Müller / Prinz / Lehr

Pharmazeutische / Medizinische Chemie

Müller | Prinz | Lehr

Pharmazeutische/Medizinische Chemie

Müller / Prinz / Lehr

Pharmazeutische/ Medizinische Chemie

Arzneistoffe – von der Struktur zur Wirkung

Klaus Müller, Münster
Helge Prinz, Münster
Matthias Lehr, Münster

Mit 1898 Abbildungen und 54 Tabellen

WVG Wissenschaftliche Verlagsgesellschaft Stuttgart

Zuschriften an
lektorat@dav-medien.de

Anschrift der Autoren
Prof. Dr. Klaus Müller
Dr. Helge Prinz
Prof. Dr. Matthias Lehr
Westfälische Wilhelms-Universität Münster
Institut für Pharmazeutische und
Medizinische Chemie
Correnssstr. 48
48149 Münster

 **Hinweis:**

Im Sinne einer besseren Lesbarkeit wird auf die gleichzeitige Verwendung männlicher und weiblicher Sprachformen verzichtet. Alle Formen schließen Personen jeglichen Geschlechts ein.

Bibliografische Information der Deutschen Nationalbibliothek
Die Deutsche Nationalbibliothek verzeichnet diese Publikation in der Deutschen Nationalbibliografie; detaillierte bibliografische Daten sind im Internet unter https://portal.dnb.de abrufbar.

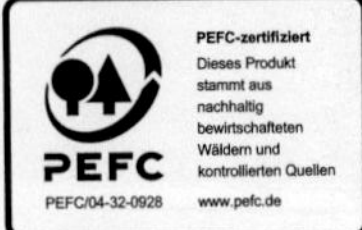

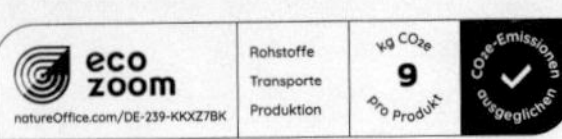

1. Auflage 2022
ISBN 978-3-8047-3925-3 (Print)
ISBN 978-3-8047-4287-1 (E-Book, PDF)

Birkenwaldstraße 44
70191 Stuttgart
www.wissenschaftliche-verlagsgesellschaft.de
Printed in Germany

Satz: primustype Hurler GmbH, Notzingen
Grafiken: FOXDESiGNER, Ebsdorfergrund
Indexer: Walter Greulich, Birkenau; Dr. Eberhard Scholz, Ludwigsburg; Ines Reinhardt, Jockgrim
Druck und Bindung: aprinta druck GmbH, Wemding
Umschlagabbildung: bestbrk/istockphoto.com
Umschlaggestaltung: deblik, Berlin

Vorwort

Anfang des Jahres 2017 überzeugte uns Herr Dr. Eberhard Scholz von der Wissenschaftlichen Verlagsgesellschaft, dass für das Fach „Medizinische Chemie“ ein aktuelles Lehrbuch wünschenswert, sinnvoll und dringend notwendig sei. In der Tat sind die deutschsprachigen Lehrbücher zu diesem Thema entweder hoffnungslos veraltet oder repräsentieren nur Teildisziplinen des Fachgebiets. Es bestand schnell Einigkeit darüber, dass trotz der interdisziplinären Ausrichtung des Fachs dessen individueller Charakter in diesem Buch nicht verwässert oder gar verloren gehen dürfe. Der Inhalt sollte auch das enthalten, was sein Titel verspricht – **Medizinische Chemie**. Nachdem wir ein entsprechendes Konzept erstellt hatten, sagten wir dieser interessanten Herausforderung gerne zu. Damals konnten wir nicht ahnen, dass uns die Zusage zu dieser Aufgabe eine fast vierjährige, extrem zeitintensive Zusatzbeschäftigung bescherte. Zwar lag das aus mehr als 20 Jahren Vorlesungen über „Pharmazeutische/Medizinische Chemie“ sowie „Drug Design“ kontinuierlich aktualisierte Material vor, wodurch das Buch in zwei Teile zu gliedern war, doch musste der Stoff völlig neu aufbereitet sowie in der Breite und Tiefe wesentlich erweitert werden. Damit wurde zudem schnell klar, dass weit mehr als ein Lehrbuch entstehen würde und keinesfalls etwa ein Kompendium zur Prüfungsvorbereitung. Das Buch soll zum einen Studierenden der **Pharmazie** und **Arzneimittelwissenschaften** (o. ä. Studiengänge), gleichzeitig auch der **Chemie**, insbesondere mit Schwerpunkt Medizinische Chemie/Wirkstoffchemie, **Molekularen Medizin** sowie **Life-Science/Molekularen Lebenswissenschaften** helfen, Vorlesungsinhalte konsequent nachzuarbeiten und das erhaltene Grundgerippe mit Fleisch und Blut zu versehen. Zudem geht der Inhalt über das Mainstream-Wissen hinaus und soll als förderliche Lektüre für Chemiker, Apotheker, Biochemiker, Mediziner, Toxikologen und weitere Wissenschaftler in der Pharmaforschung und anderen Berufsfeldern dienen, die dringend ein Update auf den Kenntnisstand der Medizinischen Chemie zu Beginn der 2020er Jahre brauchen oder sich einen Überblick zu den zahlreichen neu eingeführten, innovativen Arzneistoffen des vergangenen Jahrzehnts verschaffen wollen.

Die Medizinische Chemie ist essenzieller Bestandteil der Naturwissenschaft Pharmazie und fachverwandter Studiengänge wie etwa der Arzneimittelwissenschaften. Da es sich um eine auf der Chemie basierende Disziplin handelt, wird das Fach vermehrt auch als Modul im Masterstudiengang Chemie angeboten. Neben der Entdeckung, dem Design und der Entwicklung neuer Wirkstoffe beschäftigt sich die Medizinische Chemie mit deren Identifizierung und Synthese. Darüber hinaus befasst sie sich mit der Frage, wie Arzneistoffe wirken und im Körper verändert werden. Gleichzeitig liefert sie auf der molekularen Ebene die Beweise, die zur Beantwortung dieser Frage erforderlich sind.

Grundsätzlich geht die Medizinische Chemie von der **chemischen Struktur** eines Arzneistoffs aus und liefert damit die wohl wertvollste Information, die man über diesen erhalten kann. Denn sämtliche Aspekte, wie und warum ein Arzneistoff mit einer körpereigenen Zielstruktur interagiert, sein Applikationsweg, das Ausmaß seiner Biotransformation und das Auftreten von Nebenwirkungen oder Wechselwirkungen mit anderen Arzneistoffen beruhen auf chemischen Reaktionen und sind durch die jeweils charakteristische Arzneistoffstruktur bedingt. Die Sprache der Strukturformeln ist somit entscheidend für unser Verständnis über Arzneistoffe, das ansonsten nichts mehr als ein krampfhaftes Anhäufen von Blackbox-Wissen bleibt. Daher gilt es, die chemische Struktur eines Arzneistoffmoleküls als Zusammenspiel der an einem Kohlenwasserstoffgerüst spezifisch angeordneten funktionellen Gruppen mit weiteren Partialstrukturen zu erfassen, zu lesen und die Formelsprache verstehen zu lernen.

Das vorliegende Buch will dem Leser diese Aufgabenstellung schmackhaft machen und die dazu erforderliche Hilfestellung leisten. Der Untertitel des Buches **„Arzneistoffe – von der Struktur zur Wirkung“** bringt dies zum Ausdruck. Die Struktur eines Arzneistoffs liefert mit ihren chemischen, physikalisch-chemischen und biologischen Eigenschaften den entscheidenden Beitrag zur Charakterisierung und Bewertung seines pharmakodynamischen und pharmakokinetischen Profils. Darüber hinaus ist die chemische Struktur der Schlüssel zu toxischen Effekten und Arzneistoffwechselwirkungen. Anders gesagt, ohne Chemie läuft zwischen Arzneistoff und Körper gar nichts! In diesem Buch wollen wir den Arzneistoff auf seiner gesamten Reise durch den Körper – hin zu seinen Zielstrukturen und wieder aus dem Körper heraus – begleiten. Dabei wollen wir durch das „chemische Auge“ beobachten und erkennen, welche chemischen Reaktionstypen einerseits der Arzneistoff mit körpereigenen Molekülen eingeht, andererseits, welche Reaktionstypen der Organismus am Arzneistoff ausübt.

In der zuversichtlichen Hoffnung, dass sich das Buch den Studierenden sowie dem Fachpublikum als gewinnbringende Lektüre erweisen und eine positive Aufnahme erfahren wird, sind wir uns auch bewusst, dass eine Erstauflage nicht frei von Kinderkrankheiten sein kann. Ebenso wollen wir nicht übersehen, dass die Stoffauswahl, insbesondere im Allgemeinen Teil des Buches, einer gewissen Subjektivität unterliegt. Dabei respektieren wir die Vorstellungen von Kollegen, die gerne andere Teilbereiche des Fachs thematisiert hätten.

Unser Dank geht an Herrn Dr. Eberhard Scholz und Herrn Dr. Tim Kersebohm von der Wissenschaftlichen Verlagsgesellschaft Stuttgart für die angenehme und konstruktive Kooperation auf dem Weg der Entstehung bis zur Fertigstellung des Buches.

Münster, im Sommer 2022

Klaus Müller
Helge Prinz
Matthias Lehr

Zur Benutzung des Buches

In einem **Allgemeinen Teil** beschreiben die ersten vier Kapitel des Buches die chemischen Grundlagen der Pharmakodynamik, Pharmakokinetik, unerwünschten Arzneistoffwirkungen und Arzneistoffinteraktionen. Insbesondere rücken sie dabei auch bisher in Lehrbüchern nur wenig beachtete, aber eminent wichtige Themen der Medizinischen Chemie wie beispielsweise die toxikophoren Gruppen oder strukturellen Warnsignale (*structural alerts*) eines Arzneistoffmoleküls in den Fokus. Exemplarisch werden die Prinzipien, Methoden und einschlägigen Werkzeuge der Medizinischen Chemie vorgestellt, daneben gleichzeitig die erforderlichen Grundlagenkenntnisse der organisch-chemischen sowie biochemischen Prinzipien des Fachs vermittelt, um so auch Lesern aus fachverwandten Naturwissenschaften den Zugang zu erleichtern. Dieser Allgemeine Teil des Buches sei auch insbesondere den Pharmaziestudierenden ans Herz gelegt. Vorlesungen in Pharmazeutischer/Medizinischer Chemie im Rahmen eines Pharmaziestudiums sind üblicherweise nach Indikationsklassen gegliedert. Vor dem Hintergrund der stets wachsenden Zahl neuer Arzneistoffe und der zunehmenden Kenntnisse zur molekularen Wirkung der Substanzen bleibt angesichts des engen Korsetts, in das die Approbationsordnung mit ihren Pflichtveranstaltungen das Pharmaziestudium hineinzwängt, i. d. R. nur wenig Zeit, auf den in diesen Kapiteln behandelten Stoff einzugehen. Zum besseren Verständnis der Arzneistoffklassen-Kapitel sei den Lesern eine sorgfältige Auseinandersetzung mit dieser Materie empfohlen.

Vervollständigt wird der Allgemeine Teil des Buches mit einem kurzen Kapitel zu den chemischen Aspekten der Arzneistoffentwicklung sowie zur **Arzneistoffanalytik**. Neben einer bewusst knapp gefassten Beschreibung der instrumentellen Methoden (der interessierte Leser sei auf spezielle Lehrbücher verwiesen) werden hier die nasschemischen Verfahren präsentiert, die für Identitätsreaktionen und Gehaltsbestimmungen des Europäischen Arzneibuchs relevant sind und typischerweise in den Praktika der Pharmazeutischen/Medizinischen Chemie zur Anwendung kommen.

Die Medizinische Chemie der verschiedenen Arzneistoffklassen, die auf dem aktuellen Wissensstand in einem **Speziellen Teil** präsentiert wird, lässt das Buch auf insgesamt 14 Kapitel anwachsen. Eine Zersplitterung in viele kleinere Kapitel wurde bewusst vermieden. Der Spezielle Teil berücksichtigt sämtliche Aspekte der Medizinischen Chemie, um das Fach in seiner ganzen Breite darzustellen. Bewusst wollen wir die Medizinische Chemie nicht auf bestimmte Teildisziplinen reduzieren, um dem Leser ein attraktives Bild von der Vielseitigkeit dieses faszinierenden Fachgebiets zu geben. Das vorliegende Buch will und kann aber nicht den Anspruch erheben, den gesamten Arzneischatz abzudecken. Dennoch ist die Stoffauswahl sehr umfangreich und geht deutlich über das Standardwissen eines Pharmazeuten hinaus. Die Auswahl der Arzneistoffe orientiert sich insbesondere an den aktuellen Daten und Verordnungen des deutschen Arzneimittelmarktes.

Die einzelnen Kapitel präsentieren die verschiedenen Aspekte der Medizinischen Chemie aus didaktischen Gründen in einer systematischen Gliederung. Dabei halten alle Kapitel konsequent am einheitlichen Aufbauprinzip fest, woraus sich eine **monographieartige Darstellung** der Arzneistoffklassen ergibt. Dies erlaubt dem Leser, rasch und gezielt die gewünschten Informationen zu entnehmen, ohne zeitraubende Textwüsten durchschreiten zu müssen. Zum besseren Verständnis des Stoffgebiets erschien es bei einigen Arzneistoffklassen sinnvoll, eine kurze Einführung in die physiologischen oder biochemischen Grundlagen voranzustellen. Im Allgemeinen werden die nachfolgend aufgeführten **medizinisch-chemisch relevanten Teilaspekte** einer Arzneistoffklasse besprochen.

Design und Entwicklung. Je nach Arzneistoffklasse kann hier auch einfach die Entdeckung des Arzneistoffs beschrieben werden. Zum Verständnis eines Arzneistoffmoleküls ist es sehr hilfreich, wenn man es nicht aus seiner historischen Entwicklung herausnimmt, weil uns diese etwas über die Herkunft der Struktur erzählt. Es verhindert, dass man von „seelenlosen, entwurzelten" Molekülen überflutet wird, die aufgrund ihrer strukturellen Vielfalt den Eindruck eines Chaos hinterlassen, weil man sie nicht zuordnen kann. Außerdem erhält der Leser auf diese Weise einen vielfältigen und aufschlussreichen Einblick in Fallstudien zur Wirkstoffentwicklung.

Struktur und Eigenschaften. Hier werden die Partialstrukturen, funktionellen Gruppen und chemischen Besonderheiten der Moleküle betrachtet, insbesondere auch die Säure-Base-Eigenschaften (pK_S-Werte) und ggf. die Stereochemie. Bei einigen Wirkstoffen gehen diese Informationen bereits aus der Entwicklung hervor oder fließen in die Struktur-Wirkungs-Beziehungen ein.

Wirkungsmechanismus. Die Interpretation des Wirkungsmechanismus auf der molekularen Ebene ist ein wesentlicher Teilaspekt der Medizinischen Chemie. Soweit bekannt, liegt der Schwerpunkt auf den organisch-chemischen Reaktionstypen, welche die jeweilige Wirkung vermitteln, oder auf den chemischen Bindungstypen, die bei der Interaktion des Arzneistoffs mit seinem Target zum Tragen kommen. Diese Wechselwirkungen sind mittlerweile in unzähligen Fällen mithilfe von Kristallstrukturanalysen gut charakterisiert. Um den Umfang des Buches nicht zu sprengen, können diese daher nur exemplarisch vorgestellt werden. Wo es angebracht erscheint, werden molekulare Strukturen auf der Basis hinterlegter Kristallstrukturen (PDB) visualisiert (UCSF Chimera).

Struktur-Wirkungs-Beziehungen. Die Zusammenhänge zwischen der chemischen Struktur, Veränderungen in verschiedenen Molekülpositionen und deren Auswirkung auf die biologische Aktivität, Wirkstärke oder Pharmakokinetik werden typischerweise durch Aufzählungen hervorgehoben und i.d.R. in einer übersichtlichen Graphik zusammenfassend und möglichst anschaulich dargestellt.

Biotransformation. Die organisch-chemischen Reaktionstypen und am Arzneistoffwechsel beteiligten Enzyme werden breit und umfassend in ▸Kap. 2 abgehandelt. Im Hinblick auf das toxische Potenzial werden in ▸Kap. 3 die infrage kommenden Partialstrukturen und Funktionalitäten besprochen sowie die Reaktionstypen auf der molekularen Ebene dargestellt. In einigen Fällen werden auch Interaktionen durch mechanismusbasierte Enzym-Inhibitoren relevant (▸Kap. 4). Nach Bearbeitung dieser allgemeinen Kapitel sollte der Leser entsprechende Metabolisierungswege für ein beliebiges Arzneistoffmolekül aufzeigen können und für potenziell toxische Strukturmerkmale sensibilisiert sein. Dennoch wollen wir an dieser Stelle darüber informieren, welche Metaboliten man bei den einzelnen Arzneistoffklassen tatsächlich findet und welche Probleme sich ggf. daraus ergeben.

Synthetische Aspekte. Die Synthese ist der klassische Bereich der Pharmazeutischen/Medizinischen Chemie und spielt naturgemäß eine herausragende Rolle. Wie sollte man sonst an die benötigten Substanzen in ihrer strukturellen Vielfalt herankommen? Nahmen die Synthesen in früheren Lehrbüchern der Pharmazeutischen Chemie mitunter breiten Raum ein, werden sie in diesem Werk aus didaktischen Gründen und nicht zuletzt aus Platzgründen nur an ausgewählten Beispielen illustriert. Zum Teil ergänzen auch kurze Erläuterungen die dabei genutzten Reaktionen.

Analytik. Wie die Synthese gehört auch die Arzneistoffanalytik zu den traditionellen Aufgaben des Fachs. Da diesem Thema bereits ein eigenständiges Kapitel gewidmet ist, wird im Speziellen Teil nur noch in sehr wenigen Fällen auf besondere analytische Aspekte eingegangen.

Den Abschluss der jeweiligen Unterabschnitte bilden **Kurzmonographien** zu den einzelnen Arzneistoffvertretern der besprochenen Arzneistoffklasse, womit der Leser noch einmal einen Überblick erhält. Bei den hier aufgeführten Handelspräparaten handelt es sich lediglich um ausgewählte Beispiele. In der Regel werden die erstmals auf dem Markt erschienenen oder die derzeit am häufigsten verordneten Präparate genannt. Zudem lässt sich entnehmen, welche Arzneistoffe in das Europäische Arzneibuch (Pharmacopoea Europaea) aufgenommen wurden und in welcher Form sie monographiert sind. Vervollständigt werden diese Abhandlungen mit Informationen zu den Darreichungsformen, Anwendungsgebieten oder den pharmakokinetischen Eigenschaften. Die chemischen und strukturbezogenen Eigenschaften werden meist zuvor schon besprochen, doch hängt es vom Aufbau des jeweiligen Unterabschnitts ab, welche Themen bereits bei den Teilaspekten abgehandelt werden oder noch zu ergänzen sind.

Das Buch enthält überdies ein Verzeichnis mit sorgfältig ausgewählten Literaturangaben sowie weiterführender Literatur. Der interessierte Leser soll sich insbesondere über die Neuentwicklungen der letzten 10 Jahre informieren können. Dazu werden vorzugsweise Review-Artikel der in diesem Zusammenhang wichtigsten chemischen Fachzeitschriften aufgelistet. Ebenso finden sich zahlreiche Originalarbeiten aus der einschlägigen medizinisch-chemischen Fachliteratur zur Entdeckung und Entwicklung wichtiger Arzneistoffe. Aus Platzgründen ist lediglich der jeweilige Erstautor (oder Herausgeber) aufgeführt.

Inhaltsverzeichnis

Abkürzungsverzeichnis

A

A	Adenin
ABC	ATP-Binding-Cassette-Transporter
ACE	Angiotensin-konvertierendes Enzym
ABL	*Abelson murine leukemia viral oncogene homologue*
Ach	Acetylcholin
AcChE	Acetylcholinesterase
ACTH	adrenocorticotropes Hormon
ADH	Alkoholdehydrogenase
ADME	Absorption, Distribution, Metabolismus, Exkretion
a. H.	außer Handel
Ala	Alanin
ALK	Anaplastische Lymphomkinase
AML	Akute myeloische Leukämie
AMP	Adenosinmonophosphat
AMPA	*α-amino-3-hydroxy-5-methyl-4-isoxazolepropionic acid*
AR	Androgenrezeptor
Arg	Arginin
Asn	Asparagin
Asp	Asparaginsäure
AT	Angiotensin
ATP	Adenosintriphosphat

B

BCR	*breakpoint cluster region*, Gen auf Chromosom 22
BCR	B-Zell-Rezeptor
BCRP	*breast cancer resistance protein*
BPH	Benigne Prostatahyperplasie
BuChE	Butyrylcholinesterase

C

C	Cytosin
cAMP	zyklisches Adenosinmonophosphat
cAPK	cAMP-abhängige Proteinkinase
CDK	*cyclin-dependent kinase*, Cyclin-abhängige Kinase
CINV	Chemotherapie-induzierte Nausea und Vomitus
CIP	Cahn-Ingold-Prelog
CML	Chronisch-myeloische Leukämie
CMV	Cytomegalie-Virus
CoA	Coenzym A
CoMFA	*comparative molecular field analysis*, vergleichende molekulare Feld-Analyse
COMT	Catechol-*O*-Methyltransferase
COPD	*chronic obstructive pulmonary disease*, chronisch obstruktive Lungenkrankheit
COX	Cyclooxygenase
CRISPR/Cas	*clustered regularly interspaced short palindromic repeats/CRISPR-associated*
CRE	Carbapenem-resistente Enterobakterien
CSE	Cholesterol-Synthese-Enzym
CYP	Cytochrom-P450, Hämproteine mit enzymatischer Aktivität (Oxidoreduktasen)
Cys	Cystein

D

DAB	Deutsches Arzneibuch
DAG	Diacylglycerol, second Messenger
dAMP	Desoxyadenosinmonophosphat
DES	Diethylstilbestrol
DHEA	Dehydroepiandrosteron
DHFR	Dihydrofolat-Reduktase
DHP	Dehydropeptidase
DMAP	4-(Dimethylamino)pyridin
4-DMAP	4-Dimethylaminophenol
DNAMT	DNA-Methyltransferase
DPP	Dipeptidylpeptidase
dTMP	Desoxythymidinmonophosphat
dUMP	Desoxyuridinmonophosphat

E

EGF	*epidermal growth factor*, epidermaler Wachstumsfaktor
EMA	European Medicines Agency (Europäische Arzneimittel-Agentur)
ER	endoplasmatisches Retikulum, Estrogenrezeptor
Et	Ethyl-
ET	Endothelin

F

FAD	Flavin-Adenin-Dinukleotid
FDA	US Food and Drug Administration
FMN	Flavin-Mononukleotid
FMO	Flavin-abhängige Monooxygenase
FSH	follikelstimulierendes Hormon

G

G	Guanin
GABA	γ-Aminobuttersäure
GC	Gaschromatographie
GDP	Guanosindiphosphat
Gln	Glutamin
Glu	Glutaminsäure
GLUT	Glucosetransporter
Gly	Glycin
GMP	Guanosinmonophosphat
GnRH	Gonadotropin-Releasing-Hormon
GPCR	*G-protein-coupled receptor*, G-Protein-gekoppelter Rezeptor
GR	Glucocorticoidrezeptor
GSH	Glutathion
GST	Glutathion-S-Transferase
GTP	Guanosintriphosphat

H

h	Stunde
HBV	Hepatitis-B-Virus
HC	Hepatitis C
HCV	Hepatitis-C-Virus
HDAC	Histondesacetylase
hEGF	*human epidermal growth factor*, humaner epidermaler Wachstumsfaktor
HER	*human epidermal growth factor receptor*, Rezeptor des humanen epidermalen Wachstumsfaktors
hERG	*human ether-a-go-go related gene*
His	Histidin
HMG-CoA	3-Hydroxy-3-methylglutaryl-CoA
HSV	Herpes-simplex-Virus
5-HT	5-Hydroxytryptamin

I

IL	Interleukin
IMP	Inosinmonophosphat
INF	Interferon
IP_3	Inositol-1,4,5-trisphosphat
IUPAC	*International Union of Pure and Applied Chemistry*

J

JAK	Januskinase

L

Leu	Leucin
LH	Luteinisierendes Hormon
LHRH	Luteinisierendes-Hormon-Releasing-Hormon
log P	Logarithmus des Verteilungskoeffizienten
Lys	Lysin

M

MAO	Monoaminoxidase
MAP	Mitogen-aktiviertes Protein
MAPK	Mitogen-aktivierte Proteinkinase
MATE	*multidrug and toxin extrusion*
MDR	*multidrug resistance protein*
Me	Methyl-
MEK	MAP-ERK-Kinase
Met	Methionin
min	Minute
mp	*melting point*, Schmelzpunkt
MRP	*multidrug resistance-associated protein*
MRSA	Methicillin-resistenter-Staphylococcus-aureus
MS	Massenspektrometrie
ms	Millisekunde
mTOR	*mammalian target of rapamycin*, Serin/Threonin-Kinase

N

NADP	Nicotinsäureamid-Adenin-Dinukleotid-Phosphat
NAT	*N*-Acetyltransferase
NDMA	Nitrosodimethylamin
NET	Norepinephrin-Transporter
NF-κB	Transkriptionsfaktor
NMDA	*N*-Methyl-D-aspartat
NNRTI	*non-nucleoside reverse transcriptase inhibitors*, nichtnukleosidische Reverse-Transkriptase-Hemmer
NRI	Noradrenalin-Rückaufnahme-Inhibitor
NRTI	*nucleoside reverse transcriptase inhibitors*, nukleosidische Reverse-Transkriptase-Hemmer
NtRTI	*nucleotide reverse transcriptase inhibitors*, nukleotidische Reverse-Transkriptase-Hemmer

O

OAT	*organic anion transporter*, organischer Anionentransporter
OATP	organisches Anionen-Transport-Polypeptid
OCT	*organic cation transporter*, organischer Kationentransporter

P

PAF	plättchenaktivierender Faktor
PARP	Poly-ADP-Ribose-Polymerase
PDE	Phosphodiesterase
PDGF	*platelet-derived growth factor*, Plättchen-Wachstumsfaktor
PDT	fotodynamische Tumortherapie
PG	Prostaglandin
P-gp	P-Glykoprotein
PHB	*para*-Hydroxybenzoesäure
Ph. Eur.	Pharmacopoea Europaea, Europäisches Arzneibuch
Phe	Phenylalanin
PI3K	Phosphoinositid-3-Kinase
PIP_2	Phosphatidylinositol-4,5-bisphosphat
PIP_3	Phosphatidylinositol-3,4,5-trisphosphat
PK	Proteinkinase
pm	Picometer
POD	Peroxidase
PONV	postoperative Nausea und Vomitus
PPAR	Peroxisomen-Proliferator-aktivierter-Rezeptor
Pro	Prolin
PUFA	*poly-unsaturated-fatty-acid*, mehrfach ungesättigte Fettsäure
PUVA	kombinierte Applikation von Psoralenen und UVA-Licht

Q

QSAR	*quantitative structure-activity-relationship*, quantitative Struktur-Wirkungs-Beziehung

R

RANK	*receptor-activator of NF-κB*, Transmembranrezeptor
RAR	*retinoic acid receptors*, Retinsäure-Rezeptoren
RAS	Renin-Angiotensin-System
RAS	*rat sarcoma*, Onkogen, das zuerst bei Ratten-Sarkom-Viren entdeckt wurde
RGD-Sequenz	Arginin-Glycin-Asparaginsäure-Sequenz
RINV	Radiotherapie-induzierte Nausea und Vomitus
RKI	Robert Koch-Institut
RNR	Ribonukleotid-Reduktase
ROS	reaktive Sauerstoffspezies
RXR	Retinoid-X-Rezeptor

S

S1P	Sphingosin-1-phosphat
s	Sekunde
SAM	S-Adenosylmethionin
SARS	schweres akutes respiratorisches Syndrom
SDS	*sodium dodecyl sulfate*, Natriumlaurylsulfat
Ser	Serin
SERD	selektiver Estrogenrezeptor-Downregulator
SERM	selektiver Estrogenrezeptor-Modulator
SERT	Serotonin-Transporter
SGLT	*sodium glucose linked transporter*, Na^+-abhängiger Glucose-Transporter
SHBG	Sexualhormon-bindende Globuline
SLC	*solute-carrier-transporter*
SRI	Serotonin-Rückaufnahme-Inhibitor
SSNRI	selektiver Serotonin-/Noradrenalin-Rückaufnahme Inhibitor
SSRI	selektiver Serotonin-Rückaufnahme-Hemmer
STAT-Proteine	*signal transducer and activator of transcription*, Transkriptionsfaktoren

T

T	Thymin
T_3	Liothyronin
T_4	Levothyroxin
TGF	*transforming growth factor*

Thr	Threonin
TNF	Tumornekrosefaktor
Top	Topoisomerase
TPP	Thiaminpyrophosphat
TR	Thyroidhormon-Rezeptor
Tr	Trityl-Schutzgruppe
TRH	Thyreotropin-Releasing-Hormon
Trp	Tryptophan
TSH	Thyreoidea-stimulierendes Hormon
Tyr	Tyrosin

U

UGT	UDP-Glucuronosyltransferase
USP	United States Pharmacopeia

V

Val	Valin
VDR	Vitamin-D-Rezeptor
VEGF	*vascular endothelial growth factor*, vaskulärer endothelialer Wachstumsfaktor
VKORC1	Vitamin-K-Epoxid-Reduktase-Komplex, Untereinheit 1

W

WHO	World Health Organization, Weltgesundheitsorganisation

Z

ZNS	Zentralnervensystem

Allgemeiner Teil

A

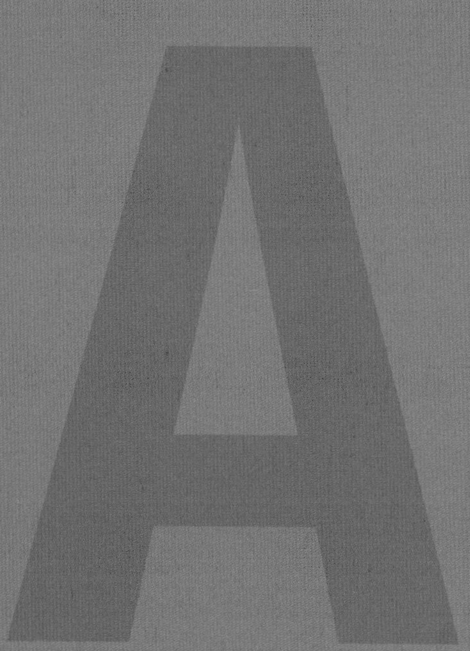

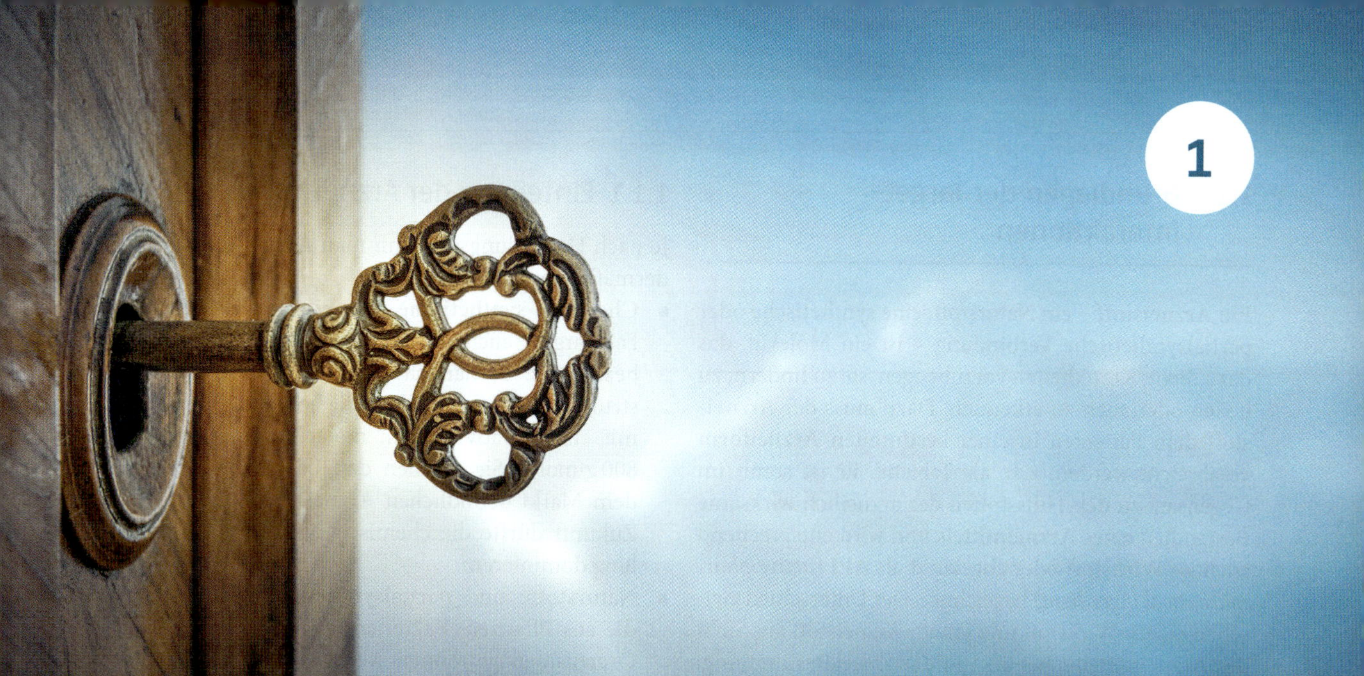

1 Chemische Grundlagen der Pharmakodynamik

Dieses Kapitel befasst sich mit der zugrundeliegenden Chemie, die sich abspielen muss, damit ein Arzneistoff an einer ganz bestimmten Stelle im Körper die ihm zugedachte Aufgabe erfüllen kann. Seine Aufgabe hat er dann erfüllt, wenn er die erwünschte Wirkung hervorruft und möglichst wenig andere (unerwünschte) Wirkungen aufweist, die in der Regel alle durch chemische Interaktionen ausgelöst werden. Insbesondere soll der grundsätzliche chemische Aufbau eines Arzneistoffes betrachtet werden, um zu erfahren, welche Möglichkeiten sich für ihn daraus ergeben, definierte körpereigene Strukturen chemisch zu beeinflussen. Dafür ist es hilfreich, die chemischen Strukturen der relevanten Bindestellen für einen Arzneistoff und die Art der chemischen Bindung zwischen diesen beiden Partnern zu kennen. Mit dem Begriff **Pharmakodynamik** beschreibt man die **Wirkung des Arzneistoffes auf den Organismus**.

1.1 Grundlagen der Target-Interaktionen

Ein **Arzneistoff** – ein Naturstoff, eine synthetische oder partialsynthetische Verbindung – ist ein Molekül, das dazu dient, Krankheiten vorzubeugen, sie zu lindern, zu heilen oder auch zu erkennen. Dazu muss der Arzneistoff dem Patienten in einer bestimmten **Arzneiform** verabreicht werden, z.B. als Tablette. Er ist somit im Gegensatz zu den Hilfsstoffen der arzneilich wirksame Bestandteil eines **Arzneimittels** und wird entsprechend auch als **Wirkstoff** oder abgekürzt als **API** (*active pharmaceutical ingredient*) bezeichnet. Der Unterschied zwischen einem Wirkstoff und einem Arzneistoff aus Sicht des Arzneimittelrechts liegt in der Zweckbestimmung. Ein Wirkstoff wird durch das Inverkehrbringen mit einer zielgerichteten therapeutischen oder diagnostischen Verwendung zum Arzneimittel.

Pharmazeutische/Medizinische Chemie. Bevor der Arzneistoff im menschlichen oder tierischen Körper seine Aufgabe erfüllen kann, muss er mit dem komplexen chemischen System des Organismus zahlreiche Interaktionen eingehen. Mit diesen Interaktionen beschäftigt sich die **Medizinische Chemie**, insbesondere mit den organisch-chemischen und biochemischen Reaktionen des Arzneistoffs mit den eigentlichen Zielmolekülen auf der molekularen Ebene, den sogenannten **Targets** (▸ Kap. 1.2). Dies ist aber nur ein Aspekt, andere wichtige Aufgaben sind die Synthese und Analytik von Arzneistoffen. Die beiden letzten Aspekte werden manchmal als **Pharmazeutische Chemie** bezeichnet, jedoch befasst sich auch die Medizinische Chemie mit der Synthese. In Deutschland gebraucht man daher beide Begriffe synonym.

> **Definition**
>
> Eine Definition der **Medizinischen Chemie** wurde von einer speziellen Kommission der IUPAC (International Union of Pure and Applied Chemistry) herausgegeben: „Medizinische Chemie ist eine auf der Chemie basierende Disziplin, die verschiedene Aspekte der biologischen, medizinischen und pharmazeutischen Wissenschaften einschließt. Sie beschäftigt sich mit der Entdeckung, Entwicklung, Identifizierung und Synthese biologisch aktiver Verbindungen, ihrem Metabolismus, der Interpretation ihres Wirkungsmechanismus auf molekularer Ebene und der Ermittlung von Struktur-Wirkungs-Beziehungen."

1.1.1 Einteilung der Arzneistoffe

Je nach Herstellungsart kann man Arzneistoffe folgendermaßen unterscheiden:

- **Chemisch-synthetische Arzneistoffe**, die man im Fachjargon auch als **Small-Molecule-Arzneistoffe** bezeichnet. Es handelt sich um niedermolekulare, strukturell ausgesprochen heterogene Substanzen mit einer relativ kleinen molaren Masse bis etwa $800\,g\cdot mol^{-1}$. Sie machen den Löwenanteil der auf dem Markt befindlichen Arzneistoffe aus. Auch in Zukunft dürfte die chemisch-synthetische Herstellung dominieren.
- **Naturstoffe und partialsynthetische Arzneistoffe**, die aus Pflanzen, Bakterien, Pilzen oder tierischen Organismen gewonnen werden. Zum Teil werden diese auch chemisch modifiziert, sogenannte semi- oder partialsynthetische Stoffe. Insbesondere Antibiotika fallen in diesen Bereich. Diese Substanzen werden aufgrund ihrer Größe in der Regel den Small-Molecule-Arzneistoffen zugerechnet.
- **Biologicals**, biologische Stoffe, die gentechnisch oder biotechnologisch hergestellt werden und durch eine einfache Strukturformel meist nicht beschrieben werden können. Hierzu gehören u.a. Peptidhormone, Impfstoffe, Enzyme und insbesondere die stetig wachsende Gruppe der monoklonalen Antikörper.

In diesem Lehrbuch werden ausschließlich Arzneistoffe besprochen, die den beiden erstgenannten Kategorien zuzuordnen sind. Anders als die Biologicals lassen sich chemisch hergestellte Arzneistoffe meist gut zu Tabletten oder Kapseln verarbeiten, die für den Patienten leicht einzunehmen sind. Was bei der Anwendung eines Arzneistoffs im menschlichen Körper eigentlich passiert, soll im Folgenden etwas näher betrachtet werden.

1.1.2 Weg eines Arzneistoffs im Organismus

Verabreicht man ein Arzneimittel peroral, muss der darin enthaltene Arzneistoff verschiedene Prozesse durchlaufen, bevor er eine Wirkung auslösen kann. Der Weg eines Arzneistoffs durch den Körper bis hin zu seinem Target und wieder aus dem Körper heraus ist komplex und lässt sich in 3 Phasen untergliedern (○ Abb. 1.1).

- In der **pharmazeutischen Phase** wird der Arzneistoff aus der Arzneiform freigesetzt. Zudem muss er sich lösen, damit er durch die Magen-Darm-Schleimhaut aufgenommen werden kann.
- Die **pharmakokinetische Phase** umfasst sämtliche Vorgänge, die der Organismus auf den Arzneistoff ausübt, angefangen mit seiner Aufnahme durch die Schleimhäute im Magen und Dünndarm, Übertritt

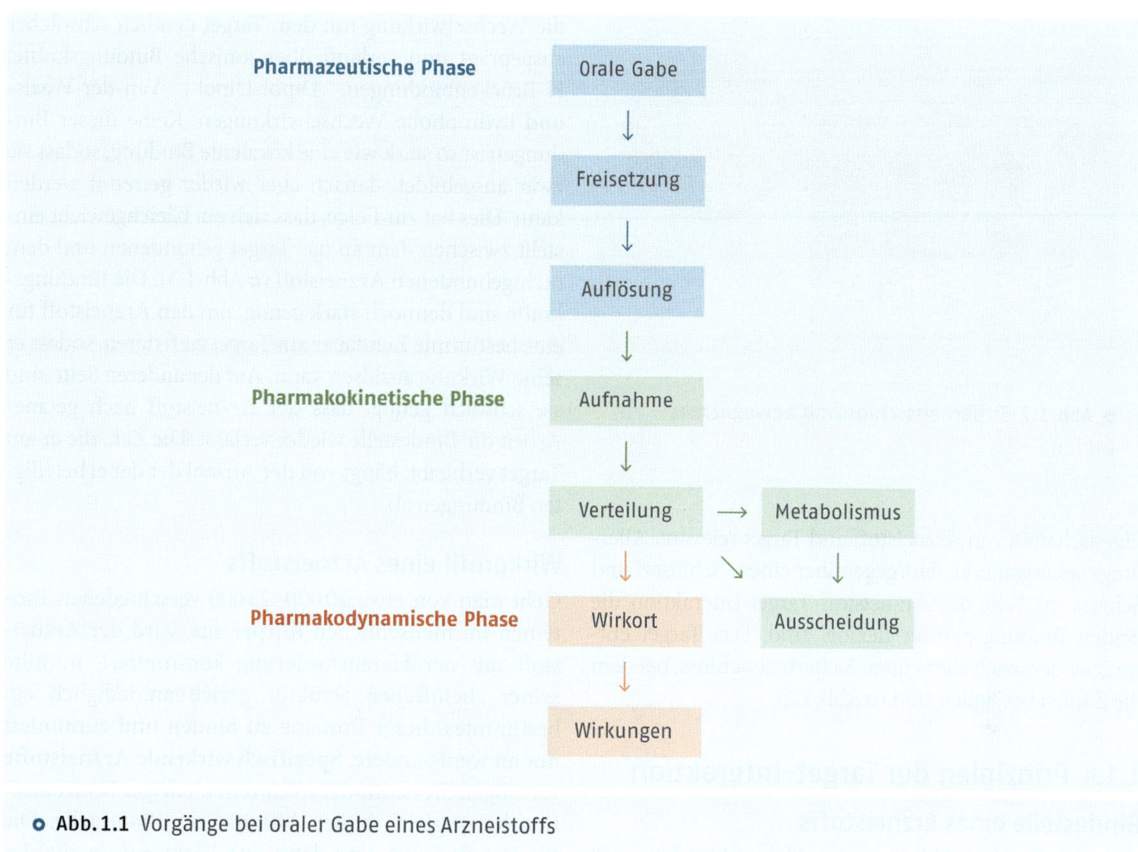

Abb. 1.1 Vorgänge bei oraler Gabe eines Arzneistoffs

in die Blutbahn, Verteilung im Körper, Erreichen des Wirkorts, Abbau durch verschiedene Enzyme bis hin zu seiner Ausscheidung.

- Die **pharmakodynamische Phase** beschreibt, wie der Arzneistoff seine eigentliche Wirkung im Körper an seinem Wirkort ausübt.

Sämtliche Phasen basieren grundsätzlich auf chemischen Reaktionen und sind daher für die chemische Betrachtungsweise eines Arzneistoffs von Interesse. Es sei an dieser Stelle angemerkt, dass es **nur eine Chemie** gibt. Der menschliche Organismus bedient sich derselben Prinzipien, die man aus dem chemischen Labor kennt. Jede Reaktion des Organismus, die zur chemischen Veränderung des Arzneistoffs führt oder jede Reaktion des Arzneistoffs, die er im Rahmen seines Wirkungsmechanismus im Körper ausübt, hat ihr Pendant unter den Reaktionstypen der organischen Chemie.

Bezüglich der pharmazeutischen Phase sei auf Lehrbücher der Pharmazeutischen Technologie verwiesen. Die Grundlagen aus der Perspektive der Pharmazeutischen und Medizinischen Chemie zum Verständnis der pharmakokinetischen Phase findet man in ▸ Kap. 2.

1.1.3 Wirkung eines Arzneistoffs

Für das Design und die weitere Entwicklung eines Arzneistoffs muss eine wesentliche Frage geklärt werden. Wie wirkt ein Arzneistoff? Wie hemmt beispielsweise Cisplatin das Wachstum von Tumorzellen? Wodurch beeinflusst Omeprazol die Säureproduktion im Magen? Warum hilft Ibuprofen bei Kopfschmerzen? Um derartige Effekte zu erzielen, muss der Arzneistoff an geeignete Strukturen im Körper binden. Warum aber bindet Citalopram gerade an den Serotonin-Transporter und nicht an die Cyclooxygenase? Genauso gut könnte man fragen, warum ein bestimmter Schlüssel die Tür eines Hauses im Richard-Wagner-Weg 23 öffnet, während man damit in der Frankfurter Straße 86 keinen Zugang hat. Die Passgenauigkeit muss stimmen! Emil Fischer (Nobelpreis für Chemie, 1902) benutzte das Bild eines Schlüssels, der exakt in ein Schloss passt, um die Wechselwirkung eines Substrats mit dem aktiven Zentrum eines Enzyms zu veranschaulichen.

Auf der molekularen Ebene beruht die Wirkung eines Arzneistoffs auf der **chemischen Interaktion mit einem Target** gemäß diesem **Schlüssel-Schloss-Prinzip**. Dazu muss seine Struktur in geeigneter Weise mit der des Targets zusammenpassen. Für die molekulare Erkennung sind somit die komplementären physikochemischen

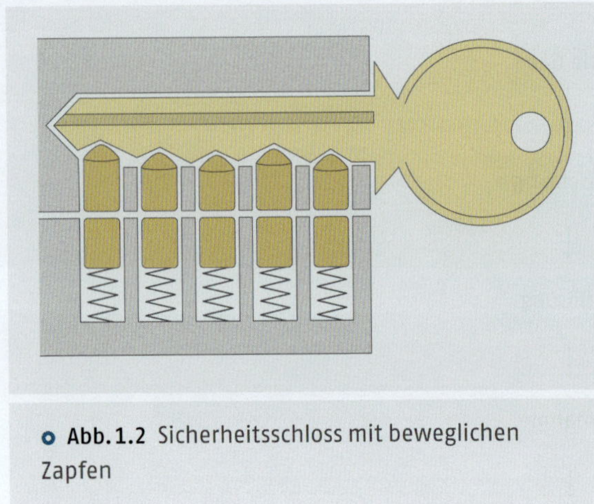

Abb. 1.2 Sicherheitsschloss mit beweglichen Zapfen

Eigenschaften von Arzneistoff und Target relevant. Allerdings sei angemerkt, dass gegenüber einem Schlüssel und Schloss im Falle der Arzneistoff-Target-Interaktion die beiden Bindungspartner flexibel sind. Das Target entspräche demnach eher einem Sicherheitsschloss, bei dem die Zapfen beweglich sind (Abb. 1.2).

1.1.4 Prinzipien der Target-Interaktion

Bindestelle eines Arzneistoffs

Arzneistoffe sind üblicherweise kleine Moleküle mit einer molaren Masse von meist weniger als $800\,g \cdot mol^{-1}$. Somit sind sie wesentlich kleiner als makromolekulare Targets wie Enzyme oder Rezeptoren. Demzufolge interagieren sie auch nur mit einem kleinen, spezifischen Bereich des Makromoleküls, den man als **Bindestelle** bezeichnet, oder mit ganz bestimmten Strukturelementen der Makromoleküle. Bei diesem Vorgang kommt es zur Ausbildung einer chemischen Bindung, wobei nahezu alle Bindungstypen vorkommen können. Einige Arzneistoffe binden sogar kovalent und sind somit permanent an das Target gebunden. In den meisten Fällen ist jedoch die Wechselwirkung mit dem Target deutlich schwächer ausgeprägt und verläuft über ionische Bindungskräfte, H-Brückenbindungen, Dipol-Dipol-, Van-der-Waals- und hydrophobe Wechselwirkungen. Keine dieser Bindungen ist so stark wie eine kovalente Bindung, sodass sie zwar ausgebildet, danach aber wieder getrennt werden kann. Dies hat zur Folge, dass sich ein Gleichgewicht einstellt zwischen dem an das Target gebundenen und dem nichtgebundenen Arzneistoff (Abb. 1.3). Die Bindungskräfte sind dennoch stark genug, um den Arzneistoff für eine bestimmte Zeitdauer am Target zu fixieren, sodass er seine Wirkung auslösen kann. Auf der anderen Seite sind sie schwach genug, dass der Arzneistoff nach getaner Arbeit die Bindestelle wieder verlässt. Die Zeit, die er am Target verbleibt, hängt von der Anzahl der dabei beteiligten Bindungen ab.

Wirkprofil eines Arzneistoffs

Geht man von etwa 20 000–25 000 verschiedenen Proteinen im menschlichen Körper aus, wird der Arzneistoff mit der Herausforderung konfrontiert, mithilfe seiner chemischen Struktur gezielt an lediglich ein bestimmtes dieser Proteine zu binden und zumindest nur an wenig andere. **Spezifisch wirkende Arzneistoffe** vermögen dies mitunter in extrem niedriger Konzentration bei zugleich hoher Affinität zur Bindestelle. Die Bindestelle weist eine definierte Form auf, in die der Arzneistoff hineinpassen muss, um chemische Bindungen einzugehen. Daher hängt die Wirkung von der Struktur des gesamten Arzneistoffmoleküls ab und somit von seinen funktionellen Gruppen und deren räumlicher Lage, aber ebenso von der Größe und Form seines Kohlenwasserstoffskeletts, einer gegebenenfalls speziellen stereochemischen Anordnung sowie von den physikochemischen Eigenschaften. Somit können Substanzen mit ähnlichen Strukturelementen oft am selben Target binden und eine vergleichbare Wirkung hervorrufen. Darüber hinaus soll der Arzneistoff zur Binde-

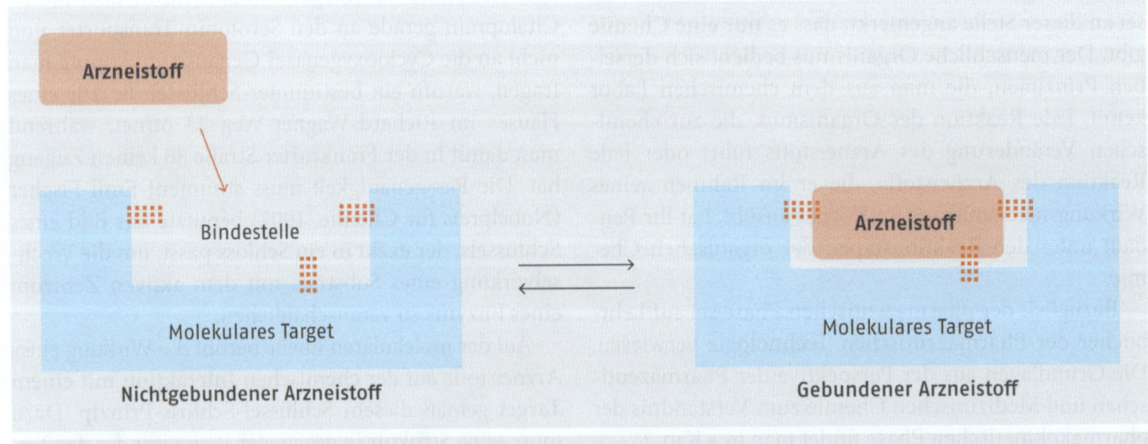

Abb. 1.3 Gleichgewicht zwischen dem an das Target gebundenen und nichtgebundenem Arzneistoff

stelle ausreichende **Selektivität** aufweisen. Oft wird dies jedoch nur bedingt erreicht, sodass außer der gewünschten Hauptwirkung auch unerwünschte Arzneimittelwirkungen (UAW, ▸Kap. 3) auftreten können. Insbesondere gilt das für Substanzen, die mit vielen verschiedenen Targets interagieren. Es handelt sich dann um den allerdings geringen Teil von **unspezifisch wirkenden Arzneistoffen**. Weist eine Substanz nur unzureichende Affinität zum Target auf, ist sie unwirksam. Das Ausmaß, mit dem ein Arzneistoff der Forderung nach spezifischer Wirkung gerecht wird, bestimmt weitgehend sein **Wirkprofil**.

1.1.5 Funktionelle Gruppen in Arzneistoffen

Die Aufgaben der funktionellen Gruppen eines Arzneistoffs lassen sich gut am Bild eines „chemischen Ritters“ veranschaulichen. Um seinen Auftrag zu erledigen, muss sich der Ritter in ein feindliches Gebiet begeben. Angenommen, er soll eine Prinzessin aus der Hand des bösen Barons befreien, die dieser in seinem Schloss gefangen hält. Für diese Aufgabe stehen ihm verschiedene Waffen zur Verfügung, zum Beispiel ein Schwert, mit dem er im finalen Kampf den bösen Baron besiegen muss. Doch bevor es überhaupt zu diesem Kampf im feindlichen Schloss kommen kann, muss der Ritter etliche Hindernisse überwinden. Zudem lauern auf seinem Weg zum Schloss mehrere Gefahren. Entsprechend benötigt er eine geeignete Schutzrüstung. Die **Waffen** und **Schutzrüstung** des Arzneistoffs sind seine diversen Strukturmerkmale. Einerseits können sie mit der Bindestelle des Targets interagieren und eine biologische Wirkung auslösen, andererseits auch dem Arzneistoff den Weg durch den menschlichen Körper erleichtern und ihm ausreichende Stabilität verleihen. Seine Waffen sind daher der entscheidende Faktor für die pharmakodynamischen Eigenschaften, während die Schutzrüstung sein pharmakokinetisches Verhalten bestimmt (o Abb. 1.4).

 Merke

Das Verständnis einer funktionellen Gruppe ist der **Schlüssel zum Verständnis der Pharmazeutischen und Medizinischen Chemie.** Ohne Kenntnis der Effekte dieser funktionellen Gruppe kann man die Wirkung eines Arzneistoffs auf der molekularen Ebene nicht verstehen. Der erste Schritt bei der Betrachtung eines Arzneistoffs besteht stets darin, sich einen Überblick über die vorhandenen funktionellen Gruppen und deren chemische Eigenschaften zu verschaffen.

1

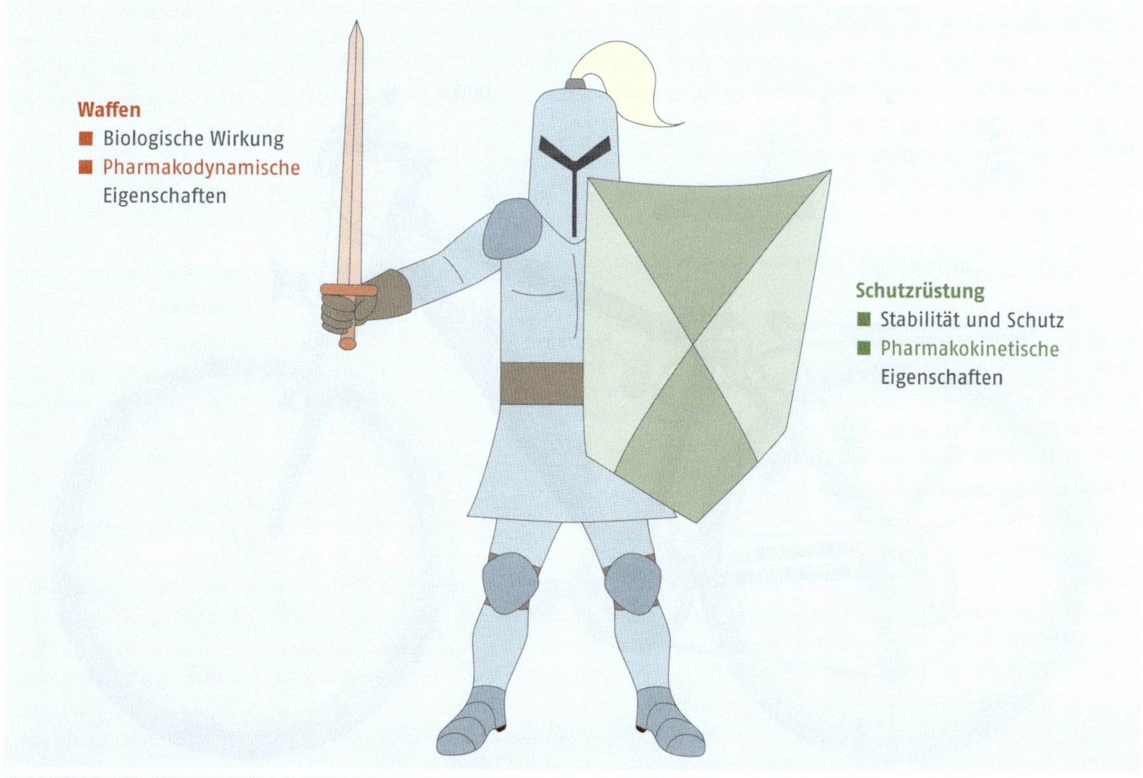

o **Abb. 1.4** Der Arzneistoff als chemischer Ritter – Aufgaben der funktionellen Gruppen

Aufgaben der funktionellen Gruppen

Was ist eine funktionelle Gruppe aus Sicht der Medizinischen Chemie? Als Vergleich soll ein Fahrrad dienen. Essenziell sind beim Fahrrad der Rahmen und die funktionellen Bauteile wie beispielsweise die Räder, Sattel, Lenker, Kette oder Bremsen. Die Funktionalität kann ergänzt werden durch eine Gangschaltung, Schutzbleche, Fahrradschloss oder einen Gepäckträger (o Abb. 1.5). In ähnlicher Weise ist ein organisches Arzneistoffmolekül aus einem Kohlenwasserstoffgerüst und verschiedenen funktionellen Gruppen aufgebaut, die für seine Wirkung essenziell sind oder unterstützende Funktionen ausüben. Veranschaulichen soll dies der Arzneistoff **Itraconazol** (o Abb. 1.6), der bei Pilzerkrankungen oral verabreicht wird und aus insgesamt 8 verschiedenen funktionellen Gruppen aufgebaut ist. Wie die Bauteile des Fahrrads erfüllen sie als Bauteile des Arzneistoffs verschiedene Aufgaben. Und so wie ein Fahrrad ohne Räder nicht funktionsfähig wäre, könnte Itraconazol ohne den Triazolring nicht wirken. Dieser bildet nämlich eine koordinative Bindung zum Häm-Eisen der 14α-Demethylase und blockiert damit dieses Enzym, das der Pilz zur Synthese von Ergosterol benötigt (▸ Kap. 12.4.1). Ohne diesen Baustein ist die Pilzmembran nicht funktionsfähig. Allerdings bindet der Triazolring auch an andere Cytochrom-P450-abhängige Enzyme, die für den Abbau der meisten Arzneistoffe sorgen (▸ Kap. 2.6.1). Von daher kann die gleichzeitige Gabe anderer Arzneistoffe zu Interaktionen führen (▸ Kap. 4.5.1).

Natürlich kann man auch Fahrrad fahren, ohne etwas über dessen Bauteile zu wissen und seine Funktionsweise zu verstehen. Für Konstrukteure oder Servicemitarbeiter sind Kenntnisse der Fahrradtechnik jedoch unerlässlich. Ebenso kann man auch einen Arzneistoff einnehmen, ohne Kenntnisse über seine funktionellen Gruppen und Wirkung zu haben. Dies gilt aber üblicherweise für den Patienten. Medizinische Chemiker dagegen können keine neuen Arzneistoffe entwerfen, wenn sie sich mit den dazu benötigten Einzelbauteilen nicht auskennen. Genauso wenig können Pharmazeuten ohne Verständnis der funktionellen Gruppen eines Arzneistoffs auch dessen Wirkung nicht wirklich verstehen.

Definition

Funktionelle Gruppen bestehen aus einer Atomgruppe oder einem Atom und sind anstelle eines H-Atoms an das Kohlenwasserstoff-Grundgerüst des Arzneistoffs gebunden. Sie bestimmen das chemische Verhalten eines Arzneistoffs und statten ihn mit spezifischen Eigenschaften aus, die es ihm erlauben, im Humanorganismus die gewünschte Pharmakodynamik und Pharmakokinetik zu entfalten. Letztlich kodieren die funktionellen Gruppen alle pharmazeutischen Eigenschaften.

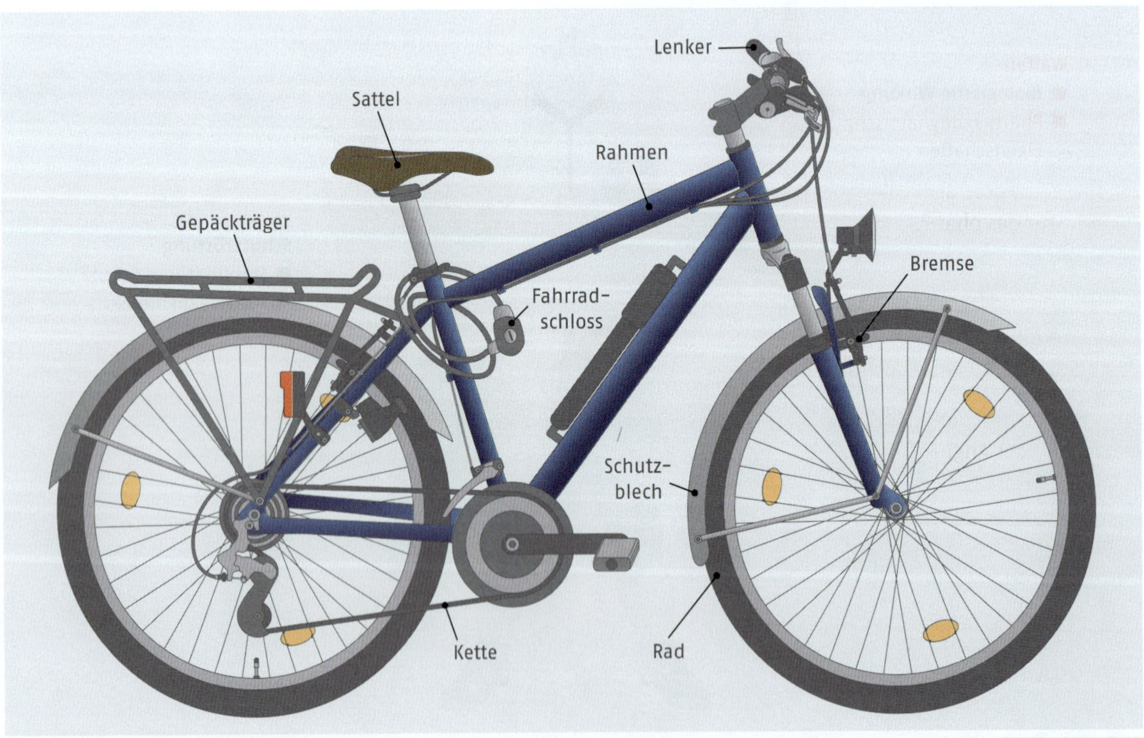

o **Abb. 1.5** Essenzielle und ergänzende Bauteile eines Fahrrads

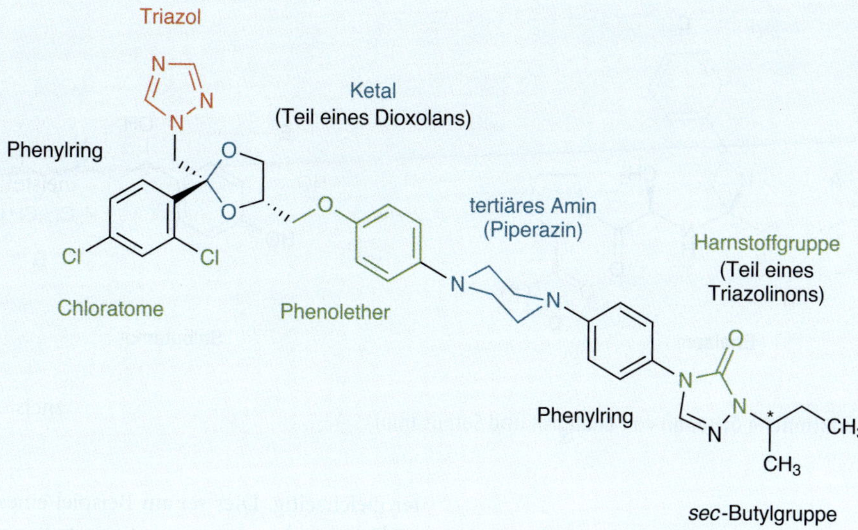

Triazol
Ketal (Teil eines Dioxolans)
Phenylring
tertiäres Amin (Piperazin)
Harnstoffgruppe (Teil eines Triazolinons)
Chloratome
Phenolether
Phenylring
sec-Butylgruppe

Abb. 1.6 Funktionelle Gruppen von Itraconazol

Wie im Praxisbeispiel weiter unten gezeigt, kann jede individuelle Gruppe eines Arzneistoffmoleküls dazu dienen, mehr oder weniger spezifische Aufgaben und Funktionen zu übernehmen. Wie die funktionellen Gruppen B und D (Abb. 1.7) verdeutlichen, kann die gleiche Funktion – in diesem Fall eine Carboxylatgruppe – unterschiedliche Anforderungen erfüllen, je nachdem, wo sie sich innerhalb der Arzneistoffstruktur befindet. Manchmal überschneiden sich innerhalb eines Arzneistoffmoleküls auch die Zuordnung von Atomgruppen zu einer funktionellen Gruppe und auch deren Aufgaben. So ist die funktionelle Gruppe G Teil der pharmakodynamisch relevanten sekundären Aminogruppe F, besitzt aber gleichzeitig eine eigenständige Aufgabe für das pharmakokinetische Verhalten des Arzneistoffs.

Praktisch umgesetzt

Betrachtet werden die jeweiligen Aufgaben der funktionellen Gruppen A bis D von **Enalapril**, das als Inhibitor des Angiotensin-konvertierenden Enzyms bei Hypertonie und Herzinsuffizienz eingesetzt wird, und der funktionellen Gruppen E bis F von **Salbutamol**, einem β_2-Sympathomimetikum zur Asthmatherapie (Abb. 1.7).

A: Ethylgruppe, die den Arzneistoff als Ethylester in ein Prodrug überführt, um seine Resorption zu verbessern.

B: Freie Carboxylatgruppe, die in der Leber durch Esterasen aus dem Ethylester-Prodrug gebildet wird. Sie bindet koordinativ an das Zinkion im aktiven Zentrum des Angiotensin-konvertierenden Enzyms, wodurch das Enzym gehemmt wird.

C: Phenylethyl-Seitenkette, die in eine hydrophobe Tasche des Enzyms hineinragt und über Van-der-Waals-Wechselwirkungen die Bindungsaffinität verstärkt.

D: Carboxygruppe, die in deprotonierter Form für eine starke ionische Wechselwirkung mit dem Enzym sorgt und dem Arzneistoff die initiale Interaktion mit dem Target ermöglicht.

E: Hydroxymethylgruppe, die als Ersatz für eine phenolische Gruppe dient, um den metabolischen Abbau des Arzneistoffs durch die Catechol-*O*-Methyltransferase zu verhindern.

F: Sekundäres Amin mit großem Alkylrest, der die Selektivität zum β_2-Rezeptor erhöht und damit Nebenwirkungen am Herzen verhindert.

G: Tertiäre Butylgruppe, die zur sterischen Abschirmung dient und den metabolischen Abbau durch die Monoaminoxidase verhindert.

Chemische Eigenschaften der funktionellen Gruppen

Bezüglich ihrer Eigenschaften lässt sich zwar vieles von dem übernehmen, was aus der Organischen Chemie über funktionelle Gruppen bekannt ist. Dennoch sind die Verhältnisse nicht eins zu eins auf die Pharmazeuti-

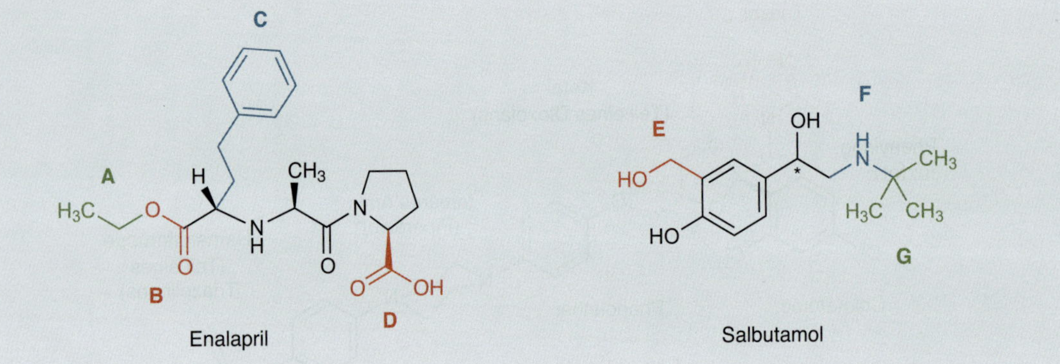

Abb. 1.7 Funktionelle Gruppen von Enalapril und Salbutamol

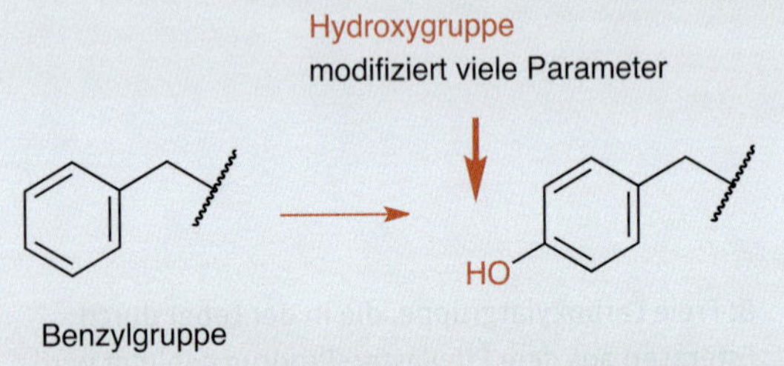

Abb. 1.8 Einführen einer *para*-Hydroxygruppe in einen Phenylring

sche und Medizinische Chemie übertragbar. Allein aus der Tatsache, dass man bei Arzneistoffen auf das physiologische Milieu begrenzt ist, lässt sich folgern, dass andere Anforderungen an die Lipophilie und Löslichkeit der Substanzen zu stellen sind. In den meisten Fällen kommt außerdem nur ein relativ enger pH-Bereich in Betracht. Als Mitspieler bei chemischen Reaktionen haben es Arzneistoffe mit Enzymen als Biokatalysatoren zu tun, und auch bezüglich ihrer Stabilität ergeben sich daraus andere Herausforderungen.

Im Wesentlichen müssen 3 Eigenschaften der funktionellen Gruppen betrachtet werden, um das pharmakodynamische und pharmakokinetische Verhalten eines Arzneistoffs zu bewerten. Jede funktionelle Gruppe besitzt einen

- elektronischen Effekt,
- sterischen Effekt,
- Lipophilie-Effekt.

Dabei ist zu bedenken, dass durch Hinzufügen nur einer einzigen funktionellen Gruppe zu einem bestimmten Molekül sich sowohl seine elektronischen und sterischen Eigenschaften als auch die Lipophilie und damit sein Löslichkeitsverhalten ändern. Eine funktionelle Gruppe modifiziert also immer mehrere dieser Parameter gleichzeitig. Dies sei am Beispiel eines Arzneistoffs erklärt, der über eine unsubstituierte Benzylgruppe verfügt (Abb. 1.8). Führt man eine *para*-ständige Hydroxygruppe ein, beeinflusst sie die Elektronendichte im Phenylring durch ihre Interaktion mit den π-Elektronen des Aromaten. Darüber hinaus erhöht die Ausbildung von H-Brücken durch diese Hydroxygruppe die Wasserlöslichkeit der Verbindung. Insgesamt vergrößert sich auch die räumliche Ausdehnung der betreffenden Substanz, da eine Hydroxygruppe größer ist als ein H-Atom. Eine derartige Strukturveränderung führte beim nur schlecht resorbierbaren **Ampicillin** zum wesentlich besser bioverfügbaren **Amoxicillin** durch Carrier-vermittelte Resorption (▸ Kap. 12.1.2).

Elektronische Effekte

Der elektronische Effekt einer funktionellen Gruppe ergibt sich aus deren Fähigkeit, entweder Elektronen an ein benachbartes Atom bzw. eine funktionelle Gruppe abzugeben oder von diesen Nachbargruppen Elektronen abzuziehen. Dadurch verändert eine funktionelle Gruppe die Elektronendichteverteilung (Ladungsverteilung) in einem Arzneistoff und beeinflusst sein Reaktionsverhalten. Der elektronische Effekt setzt sich aus 2 Komponenten zusammen,

- dem **mesomeren Effekt** (**Resonanzeffekt**, konjugativer Effekt, Delokalisierung, M-Effekt) und
- dem **induktiven Effekt** (I-Effekt).

Das Verständnis, wie sich der elektronische Effekt einer funktionellen Gruppe auswirkt, erlaubt es, reaktive Stellen innerhalb eines Arzneistoffmoleküls zu erkennen und sein Verhalten gegenüber biologischen Molekülen abzuschätzen.

Mesomerer Effekt und Delokalisierung. **Mesomerie** (Resonanz) tritt auf, wenn **π-Elektronen** über eine Gruppe von Atomen verteilt werden, in der ein ungesättigtes System – im einfachsten Fall eine Doppelbindung – an ein Atom mit einem freien Elektronenpaar angrenzt. Dies führt zu **mesomeren Grenzstrukturen** (**Resonanzstrukturen**), in denen die π-Elektronen **delokalisiert**, d.h. über die einzelnen Atome verteilt sind. Mesomere Grenzstrukturen beschreiben die Elektronenverteilung und bringen zum Ausdruck, dass diese nicht genau lokalisiert werden kann. Sämtliche Grenzformeln tragen zur Beschreibung desselben Moleküls bei, dessen Bindungsverhältnisse nicht durch eine einzige Strukturformel dargestellt werden kann. Die eigentliche Struktur ist ein Hybrid aus sämtlichen Resonanzstrukturen. Als klassisches Beispiel fungiert das delokalisierte Molekülorbital des Benzenmoleküls, das sich anhand zweier Grenzstrukturen darstellen lässt. Weitere Beispiele für mesomere Grenzstrukturen sind in ○ Abb. 1.9 dargestellt.

Wie beim Carboxylat-Anion zu sehen ist, können Resonanzstrukturen bereits innerhalb einer funktionellen Gruppe auftreten. Die negative Ladung wird hier gleichermaßen über beide O-Atome verteilt. Eine derartige Fähigkeit zur Delokalisierung einer positiven oder negativen Ladung ist äußerst wichtig, da sie die Acidität oder Basizität von bestimmten funktionellen Gruppen verstärkt (▸ Kap. 2.2.3). Mesomere Grenzstrukturen treten auch dann auf, wenn eine funktionelle Gruppe Elektronen an benachbarte Gruppen abgibt (**+M-Effekt**) oder von ihnen abzieht (**–M-Effekt**). Eine aromatische Aminogruppe kann ihre Elektronen über den Aromaten delokalisieren. Dazu stellt das N-Atom ein freies Elektronenpaar zur Verfügung. Die entsprechenden Resonanzstrukturen illustrieren, dass die negative Ladung über die 3 C-Atome des Aromaten verteilt werden kann, die in *ortho-* oder *para-*Position zur Aminogruppe stehen. Im Gegensatz zu einer Aminogruppe kann eine Nitrogruppe Elektronen aus dem Aromaten abziehen. In diesem Fall übernimmt die Nitrogruppe die negative Ladung, und der aromatische Ring weist eine positive Ladung auf. Wie bei der Aminogruppe lässt sich die positive Ladung über die *ortho-* und *para-*ständigen C-Atome delokalisieren.

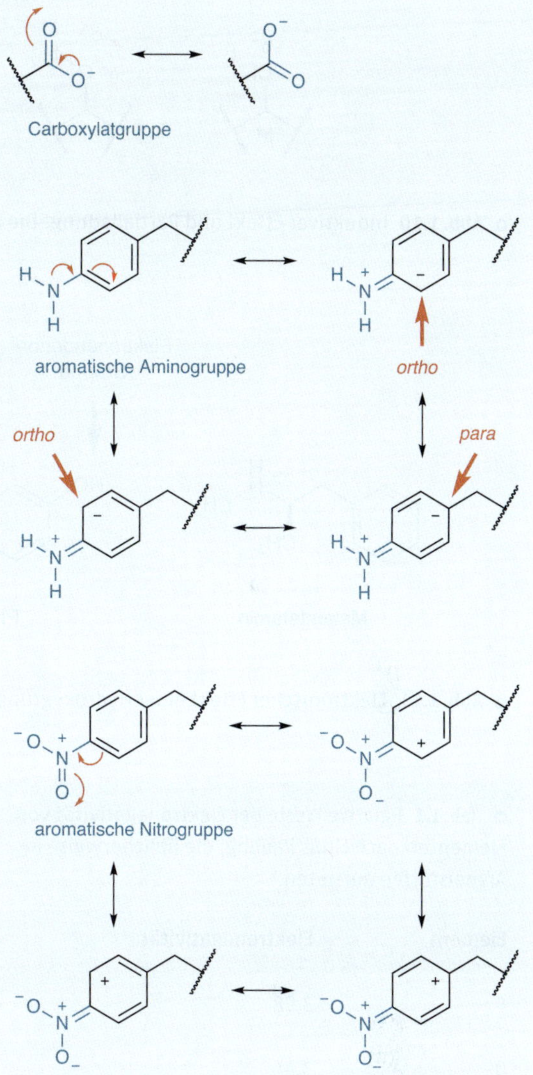

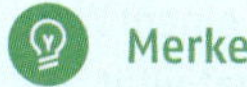
Merke

Mesomere Grenzstrukturen (Resonanzstrukturen) haben keine physikalische Realität. Mit ihrer Hilfe lassen sich aber Ladungsverhältnisse veranschaulichen und Reaktionsmechanismen erklären. Die tatsächliche Struktur ist ein Mittelding (griech. *mésos* = Mitte; griech. *méros* = Teil) aus den dargestellten mesomeren Grenzformeln. Auf keinen Fall darf der zwischen den Resonanzstrukturen stehende **Mesomeriepfeil** (Resonanzpfeil, ○ Abb. 1.9) mit dem Gleichgewichtspfeil für die Hin- und Rückreaktion eines chemischen Gleichgewichts verwechselt werden.

Carboxylatgruppe

aromatische Aminogruppe

aromatische Nitrogruppe

○ **Abb. 1.9** Beispiele für mesomere Grenzstrukturen

Induktiver Effekt. Der induktive Effekt einer funktionellen Gruppe beruht auf der **Elektronegativität** (□ Tab. 1.1) der beteiligten Atome. Elektronegative Gruppen polarisieren die Bindung zum benachbarten Atom, indem sie die **σ-Elektronen** zu sich ziehen. Dadurch ergibt sich eine unterschiedliche Ladung für die Bindungspartner, die dann eine Partialladung aufweisen (○ Abb. 1.10). Da die Schwerpunkte der positiven und negativen Ladung nicht zusammenfallen, resultiert ein Molekül mit einem Dipolmoment. Dipole sind für die Wasserlöslichkeit von großer Bedeutung und erlauben einem Arzneistoff entsprechende Interaktionen mit einem Targetmolekül (▸ Kap. 1.1.3). Ist ein Substituent elektronegativer als Kohlenstoff, weist er einen **–I-Effekt** (sprich: negativer induktiver Effekt) auf. Er wirkt elektronenziehend. Verschiebt er die Ladungsdichte zum C-Atom, spricht man vom **+I-Effekt** (sprich: positiver induktiver Effekt). Der induktive Effekt setzt sich längs

o Abb. 1.10 Induktiver Effekt und Partialladung. Die Pfeile geben die Richtung der Elektronenbewegung an.

o Abb. 1.11 Elektronischer Effekt einer Hydroxygruppe in Abhängigkeit von benachbarten Gruppen

▫ Tab. 1.1 Relative Werte der Elektronegativität von Elementen nach Linus Pauling, die üblicherweise in Arzneistoffen auftreten.

Element	Elektronegativität
F	3,98
O	3,44
Cl	3,16
N	3,04
Br	2,96
I	2,66
S	2,58
C	2,55
H	2,20
P	2,19

einer Kohlenstoffkette fort, nimmt jedoch mit dem Quadrat der Entfernung zwischen den C-Atomen ab, sodass meist nur 3 benachbarte Bindungen betroffen sind.

Definition

Die **Elektronegativität** ist ein Maß für die Fähigkeit eines Atoms, in einer kovalenten Bindung das bindende Elektronenpaar an sich zu ziehen. Je größer der Unterschied in der Elektronegativität der Bindungspartner, umso polarer ist die Bindung. Das Elektronegativitätsmodell wurde von Linus Pauling (Nobelpreis für Chemie, 1954; Friedensnobelpreis, 1963) etabliert. Neben der Pauling-Skala gibt es auch weitere Skalen. Definitionsgemäß ist Fluor das elektronegativste Element mit einem Wert von 3,98 (dimensionslos). Die Elektronegativität nimmt in einer Gruppe des Periodensystems von oben nach unten ab, innerhalb einer Periode von rechts nach links ab. Nur die relativen Werte dienen zum qualitativen Vergleich verschiedener Elemente. Die Elektronegativität ist nicht messbar, es gibt verschiedene Verfahren für ihre Berechnung.

Überlagerung von mesomeren und induktiven Effekten. Die Anwesenheit von benachbarten funktionellen Gruppen kann die chemischen Eigenschaften einer bestimmten funktionellen Gruppe beeinflussen. Um zu

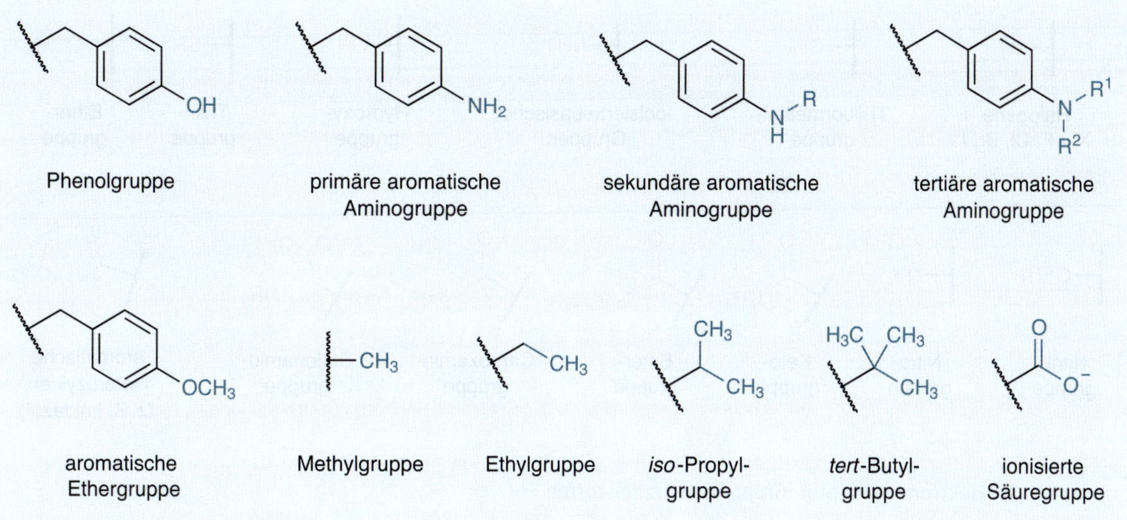

Phenolgruppe
primäre aromatische Aminogruppe
sekundäre aromatische Aminogruppe
tertiäre aromatische Aminogruppe
aromatische Ethergruppe
Methylgruppe
Ethylgruppe
iso-Propylgruppe
tert-Butylgruppe
ionisierte Säuregruppe

Abb. 1.12 Elektronendonor-Gruppen in Arzneistoffen

veranschaulichen, wie sich ein benachbarter Phenylring auf die elektronischen Effekte einer Hydroxygruppe auswirken kann, sollen 2 Arzneistoffderivate des aus der Drogenszene bekannten **Metamfetamin** (Crystal Meth, Abb. 1.11) betrachtet werden. Das strukturverwandte **Phenylephrin** wird als Sympathomimetikum zur Vasokonstriktion in Augen- und Nasentropfen eingesetzt. Es besitzt eine aromatische und eine aliphatische Hydroxygruppe. **Ephedrin** ist ein indirektes Sympathomimetikum und ist zum Beispiel in Schnupfenmitteln enthalten. Es besitzt nur eine aliphatische Hydroxygruppe. Die aromatische Hydroxygruppe (Phenolgruppe) von Phenylephrin tritt mit dem Phenylring in Resonanz. Der mesomere Effekt (+M-Effekt) überlagert dabei den induktiven Effekt (–I-Effekt) des O-Atoms und gestattet dieser funktionellen Gruppe, als Elektronendonor-Gruppe zu agieren. Da π-Elektronen leichter zu verschieben sind als σ-Elektronen, überwiegt bei entgegengesetzten Effekten oft der mesomere gegenüber dem induktiven Effekt. Im Gegensatz dazu kann die aliphatische Hydroxygruppe von Ephedrin nicht zu einer Mesomeriestabilisierung beitragen. Daher ergibt sich ihr elektronischer Effekt ausschließlich aus dem induktiven Effekt (–I-Effekt). Da Sauerstoff elektronegativer als Kohlenstoff ist, fungiert eine aliphatische Hydroxygruppe als Elektronenakzeptorgruppe.

Elektronendonor-Gruppen. Funktionelle Gruppen mit einem freien, nichtbindenden Elektronenpaar (+M-Effekt) können einem Phenylring oder auch anderen aromatischen Systemen Elektronen zur Verfügung stellen. In Arzneistoffen findet man hauptsächlich Phenole, aromatische Amine (primäre, sekundäre und tertiäre) oder aromatische Ether wie Methoxyaromaten. Durch ihren

Elektronendonor-Gruppe
erhöht die Nukleophilie
Omeprazol

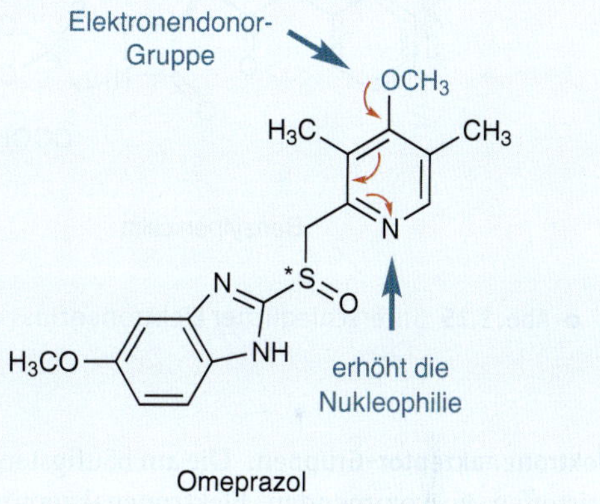

Abb. 1.13 Elektronendonor-Gruppe in Omeprazol

induktiven Effekt (+I-Effekt) können auch Alkylgruppen (Methyl, Ethyl, *iso*-Propyl, *tert*-Butyl) als Elektronendonor-Gruppen fungieren. Gleichermaßen zeigen negativ geladene Gruppen wie das Carboxylat-Anion durch einen induktiven Effekt Elektronendonor-Eigenschaften (Abb. 1.12).

Einige der Elektronendonor-Gruppen können auch als **nukleophile Gruppen** fungieren. Sie haben entweder ein freies Elektronenpaar oder sind negativ geladen. Auch kann dadurch die Nukleophilie eines benachbarten Systems erhöht werden. So trug eine Elektronendonor-Gruppe entscheidend zur Optimierung der Protonenpumpen-Inhibitoren bei. In Omeprazol konnte man durch Einführen einer Methoxygruppe in *para*-Position zum Pyridin-Stickstoff dessen Nukleophilie erhöhen (Abb. 1.13), sodass für eine ausreichende Bioaktivierung dieses Ulkustherapeutikums gesorgt ist (▸ Kap. 10.1.3).

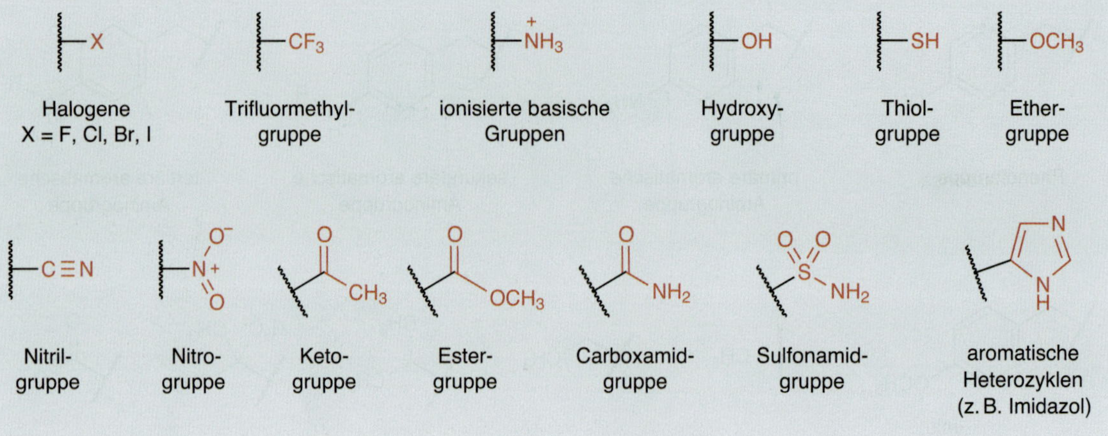

Abb. 1.14 Elektronenakzeptor-Gruppen in Arzneistoffen

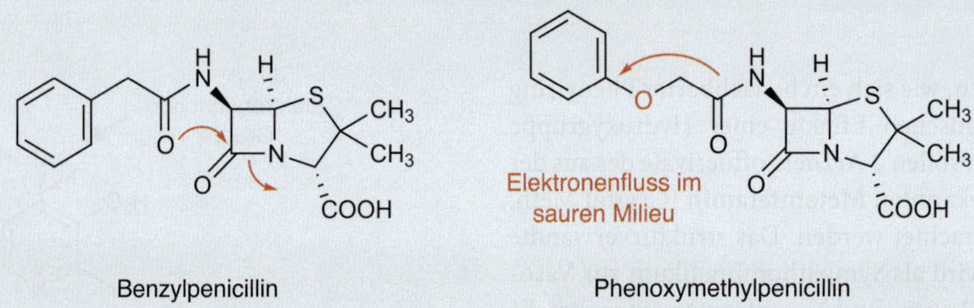

Abb. 1.15 Unterschiedlicher Elektronenfluss in Benzylpenicillin und Phenoxymethylpenicillin

Elektronenakzeptor-Gruppen. Die am häufigsten in Arzneistoffen vorkommenden Elektronenakzeptor-Gruppen sind in Abb. 1.14 aufgeführt. Halogengruppen, eine Trifluormethylgruppe oder positiv geladene Funktionalitäten wie ein ionisiertes Amin wirken durch ihren negativen induktiven Effekt (–I-Effekt) elektronenziehend. Wenn Hydroxygruppen, Thiolgruppen und Ethergruppen sich nicht an einem Aromaten oder einem Doppelbindungssystem befinden, agieren sie ebenfalls als Elektronenakzeptor-Gruppen (–I-Effekt). Funktionelle Gruppen mit Doppel- oder Dreifachbindungen wie Nitril-, Nitro-, Keto-, Ester-, Carboxamid- und Sulfonamidgruppen, aber auch aromatische Heterozyklen wie Imidazol (Abb. 1.14) können Elektronen durch einen mesomeren Effekt (–M-Effekt) an sich ziehen.

Abschließend soll noch ein Fall untersucht werden, in dem eine Elektronenakzeptor-Gruppe einen therapeutischen Nutzen bringt. Der einzige Strukturunterschied zwischen **Benzylpenicllin** (Penicillin G) und **Phenoxymethylpenicillin** (Penicillin V) ist das Ether-O-Atom von Phenoxymethylpenicillin. Dieses O-Atom fungiert zum einen als Elektronendonor (+M-Effekt), zum anderen aber auch als Elektronenakzeptor (–I-Effekt). In diesem Fall ist beides möglich. Es kann in den benachbarten Phenylring Elektronen schieben und zur Resonanzstabilisierung beitragen, zugleich aber wegen seiner höheren Elektronegativität vom benachbarten Methylenkohlenstoff und den weiteren Atomen, die an diesen gebunden sind, Elektronen abziehen. Daraus resultiert insgesamt ein Elektronenfluss von der rechten Hälfte des Arzneistoffmoleküls (Abb. 1.15) in den Phenylring. Im sauren Milieu des Magens wird Benzylpenicillin säurekatalysiert abgebaut. Eingeleitet wird dieser Vorgang durch das freie Elektronenpaar der benachbarten Seitenketten-Carbonylgruppe, das am Carbonylkohlenstoff des Lactamrings angreift und diesen öffnet, wodurch das Molekül strukturell zerstört wird (▸Kap. 12.1.2). In Phenoxymethylpenicillin hingegen wird die Elektronendichte der Seitenketten-Carbonylgruppe durch das Ether-O-Atom vermindert, sodass die Reaktivität für einen Angriff am Lactamring nicht mehr vorhanden ist. Gegenüber Benzylpenicillin, das intravenös oder intramuskulär verabreicht werden muss, verleiht dieser chemische Kunstgriff eine gewisse Säurestabilität und erlaubt die orale Gabe von Phenoxymethylpenicillin.

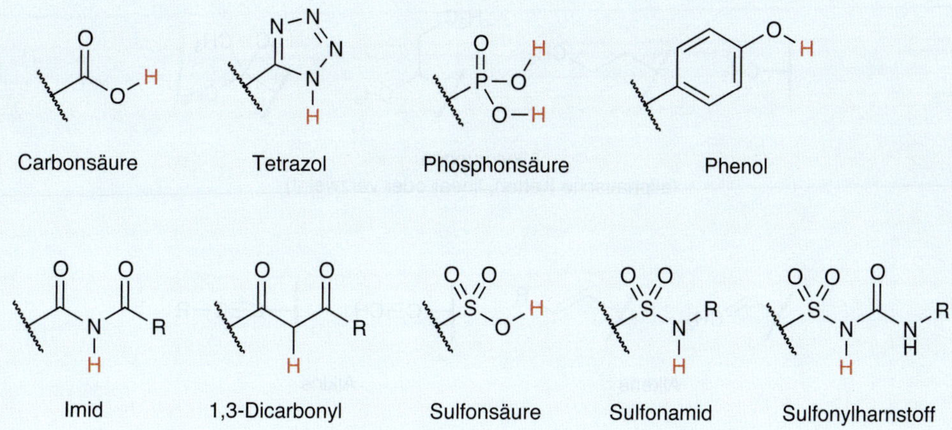

Carbonsäure Tetrazol Phosphonsäure Phenol

Imid 1,3-Dicarbonyl Sulfonsäure Sulfonamid Sulfonylharnstoff

Abb. 1.16 Saure funktionelle Gruppen in Arzneistoffen

primäres Amin sekundäres Amin tertiäres Amin

Hydrazin Imin Amidin Guanidin

zyklische Amine aromatische Amine aromatische Stickstoffbasen (z. B. Pyridin)

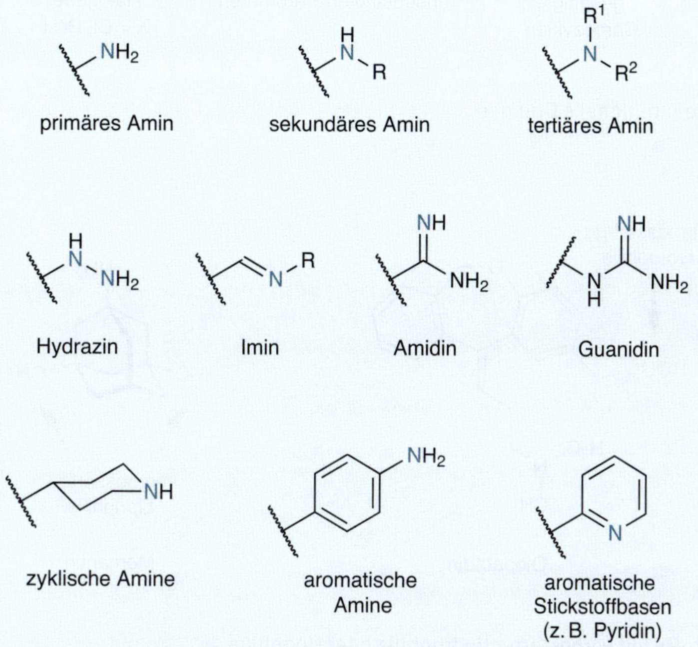

Abb. 1.17 Basische funktionelle Gruppen in Arzneistoffen

Sterische Effekte

Jede funktionelle Gruppe besitzt eine definierte Größe oder räumliche Gestalt und leistet einen bestimmten Beitrag zur dreidimensionalen Raumstruktur des gesamten Arzneistoffmoleküls. Es ist augenfällig, dass einige funktionelle Gruppen größer und sperriger sind als andere und 2 verschiedene funktionelle Gruppen meist nicht den gleichen Raum einnehmen können. Die Größe und Gestalt jeder funktionellen Gruppe muss den Anforderungen einer Bindestelle des Targets gemäß anpassungsfähig sein. Sterische Effekte funktioneller Gruppen macht man sich hauptsächlich im Arzneistoffdesign zunutze, um die

- Selektivität zum Target zu erhöhen,
- Intensität der Interaktion mit dem Target zu verstärken,
- Biotransformationswege zu optimieren.

Sterische Effekte von funktionellen Gruppen werden daher in den entsprechenden Abschnitten zur Optimie-

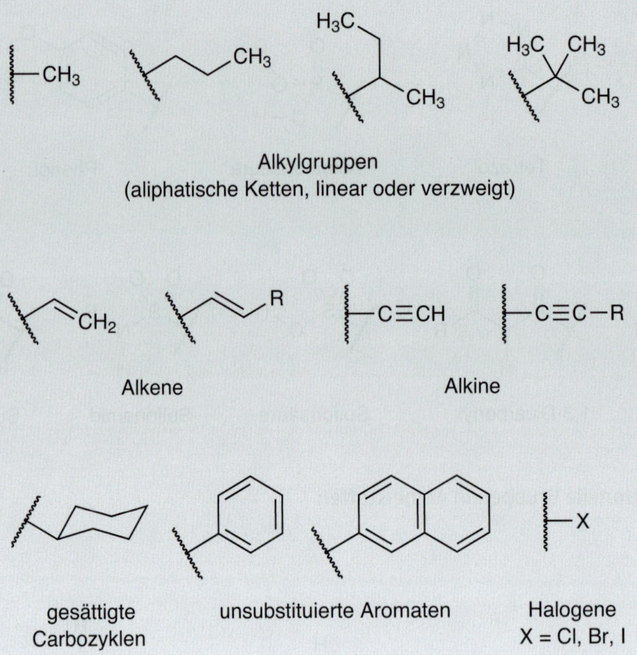

Abb. 1.18 Lipophile funktionelle Gruppen

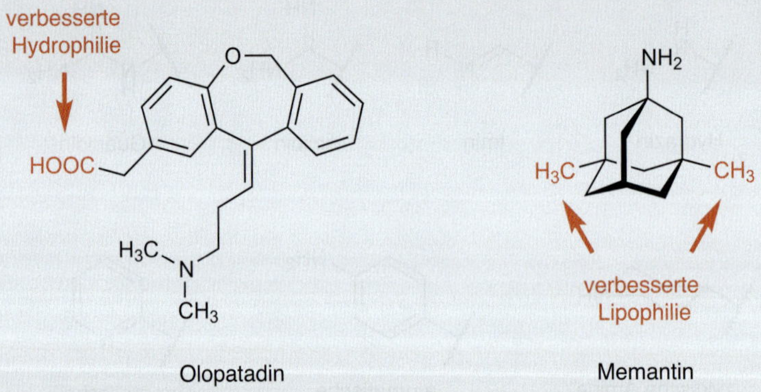

Abb. 1.19 Arzneistoffe mit verbesserter Hydrophilie oder Lipophilie

rung der Target-Interaktion (▸Kap. 1.3) und Biotransformation (▸Kap. 2.6) betrachtet.

Lipophilie-Effekte

Die Gesamtlipophilie eines Arzneistoffs ist u. a. entscheidend für seine Löslichkeit und pharmakokinetischen Eigenschaften. Sie setzt sich aus den jeweiligen Beiträgen der im Arzneistoff vorhandenen funktionellen Gruppen zusammen. Wie bei den elektronischen Effekten können benachbarte Gruppen den Beitrag einer funktionellen Gruppe zum Löslichkeitsverhalten modifizieren.

Hydrophile Gruppen. Hydrophile funktionelle Gruppen verstärken in der Regel die Wasserlöslichkeit eines Arzneistoffs. Die beiden wesentlichen Eigenschaften, mittels derer eine funktionelle Gruppe zur Wasserlöslichkeit beiträgt, sind ihre Befähigung, H-Brücken mit dem Lösemittel Wasser zu bilden und insbesondere ihre Fähigkeit zur Ionisation, falls dies die Struktur erlaubt. Saure und basische Gruppen gehen durch Abgabe oder Aufnahme eines Protons in Ionen über. In Abb. 1.16 und Abb. 1.17 sind die häufig in Arzneistoffen vorliegenden sauren bzw. basischen funktionellen Gruppen dargestellt.

H-Brückenbindungen werden in ▸Kap. 1.1.7 näher betrachtet. Ist für eine funktionelle Gruppe eine solche Wechselwirkung mit Wassermolekülen möglich, erhöht sich entsprechend die Wasserlöslichkeit.

Lipophile Gruppen. Lipophile funktionelle Gruppen (hydrophobe Gruppen) erhöhen die Lipidlöslichkeit eines Arzneistoffs. Diese Gruppen besitzen keine Möglichkeit, Ionen oder H-Brücken zu bilden. Beispiele sind lineare oder verzweigte aliphatische Alkylketten, Alkene, Alkine, gesättigte Carbozyklen, unsubstituierte Aromaten, sowie Iod-, Brom- und Chloratome (○ Abb. 1.18). Ein Fluoratom hingegen kann als H-Brückenakzeptor fungieren und so oft die Wasserlöslichkeit verbessern. Zwar weist Chlor den zweitgrößten Elektronegativitätswert unter den Halogenen auf, besitzt aber gegenüber dem Fluor den größeren Atomradius und damit eine geringere Ladungsdichte. Bei Estern und Ethern hängt die Lipophilie von der Größe der beteiligten Alkylgruppen ab.

Ein Beispiel für die Nutzung des Lipophilie-Effekts funktioneller Gruppen in der Arzneistoffentwicklung (○ Abb. 1.19) ist **Olopatadin**. Durch Einführen einer Essigsäurefunktion in das eher lipophile Antidepressivum **Doxepin**, das auch ein potentes H_1-Antihistaminikum ist, gelangte man zu einer hydrophileren Struktur. Die Substanz wird in Form von Augentropfen als Antiallergikum eingesetzt und wird durch die verbesserte Hydrophilie in nur geringem Ausmaß systemisch resorbiert. Umgekehrt konnte man mit Methylgruppen die Lipophilie des Antiparkinsonmittels **Amantadin** so weit erhöhen, dass man mit **Memantin** einen Arzneistoff erhielt, der eine stark verbesserte Penetration ins zentrale Nervensystem aufweist und bei Alzheimer-Demenz verwendet wird.

Zusammenspiel der funktionellen Gruppen in Arzneistoffen

Die funktionellen Gruppen eines Arzneistoffs darf man natürlich nicht nur isoliert betrachten, denn oft ist das Zusammenspiel mehrerer Funktionen für den gewünschten Effekt ausschlaggebend. Exemplarisch soll dies an 3 Arzneistoffen erläutert werden. Ein Zusammenwirken liegt auf der Hand, wenn funktionelle Gruppen in einem Arzneistoff über ein konjugiertes System miteinander verbunden sind. So sorgen beim Catechol-*O*-Methyltransferase-Inhibitor **Entacapon**, der bei Parkinsonpatienten den Abbau des Arzneistoffs Levodopa verhindert (▸Kap. 7.14.1), die aromatische Nitrogruppe und die Acrylnitrilgruppe als Elektronenakzeptoren (–M-Effekte) für eine drastische Aciditätserhöhung der 4-Phenolgruppe (○ Abb. 1.20). Anstelle der für Phenole üblichen Werte im pK_S-Bereich von 9–10 beträgt der pK_S-Wert von Entacapon 4,5. Dies gewährleistet unter physiologischen Bedingungen das Vorliegen des Phenolats in ausreichend hoher Konzentration, um im aktiven Zentrum des Enzyms mit hoher Affinität koordinativ an ein Magnesiumion zu binden und dadurch die Methylierung von L-Dopa zu blockieren. Gleichzeitig wird durch die genannten Elektronenakzeptoren die Nukleophilie der Phenolgruppe so weit vermindert, dass Entacapon vom Enzym auch nicht als Substrat umgesetzt wird.

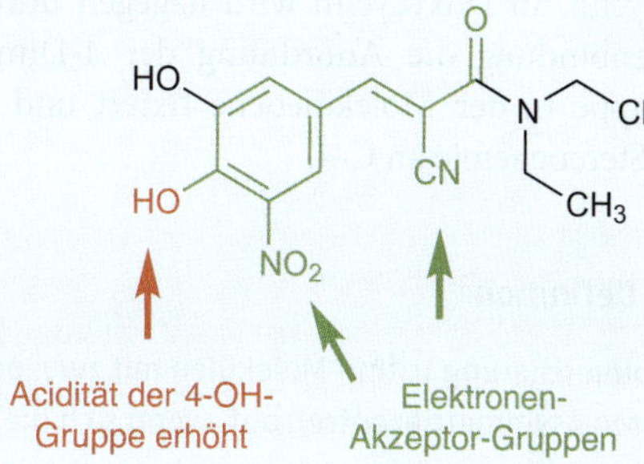

○ **Abb. 1.20** Aciditätserhöhung in Entacapon

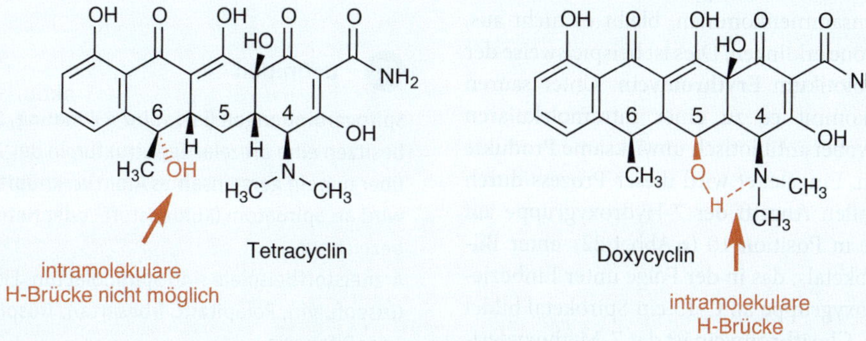

○ **Abb. 1.21** Intramolekulare Stabilisierung in Doxycyclin

Aber auch ohne Konjugation kann ein Zusammenspiel erfolgen. Wie bereits gesagt können die Eigenschaften einer funktionellen Gruppe durch Nachbargruppeneffekte modifiziert werden. Die Antibiotika **Tetracyclin** und **Doxycyclin** unterscheiden sich einzig durch die Anordnung der 6-Hydroxygruppe von Tetracyclin, die bei Doxycyclin zur Position 5 verschoben ist (○ Abb. 1.21). Dies erlaubt ihr, in Doxycyclin zur tertiären Aminogruppe in Position 4 eine intramolekulare H-Brücke auszubilden. Gegenüber Tetracyclin vermindert sich dadurch die Wasserlöslichkeit, da die Hydroxygruppe für H-Brücken mit Wassermolekülen nicht mehr verfügbar ist. Zudem wird das Amin nicht mehr zum Kation protoniert, da es sein freies Elektronenpaar für die intramolekulare H-Brücke benötigt. Der veränderte Lipophilie-Effekt der beiden funktionellen Gruppen führt zur verbesserten Resorption, Penetration in Bakterien und verlängerten Wirkungsdauer. Schließlich stabilisiert der sterische Effekt der 5-Hydroxygruppe in Doxycyclin das Molekül im Vergleich zu Tetracyclin. Abgesehen davon, dass die 6-Hydroxygruppe für dessen Zersetzung durch Säuren und Basen verantwortlich ist (▸ Kap. 12.1.13), unterliegt Tetracyclin im sauren Milieu einer **Epimerisierung** an C-4 zum nur wenig wirksamen Epitetracyclin. In Doxycyclin wird dagegen durch die H-Brückenbindung die Anordnung der 4-Dimethylaminogruppe in der Molekülebene fixiert und damit auch die Stereochemie an C-4.

Definition

Eine **Epimerisierung** tritt in Molekülen mit zwei oder mehreren Asymmetriezentren auf, wenn sich die Konfiguration an nur einem Asymmetriezentrum ändert. **Epimere** bilden somit ein Paar diastereomerer Moleküle mit unterschiedlicher Konfiguration an lediglich einem von zwei oder mehreren Stereozentren (▸ Kap. 1.4.2).

Wenn die funktionellen Gruppen eines Arzneistoffs zum Konzert zusammenkommen, bleibt es nicht aus, dass auch Misstöne erklingen. Dies ist beispielsweise der Fall beim Antibiotikum **Erythromycin**. Unter sauren Bedingungen kommt es zu einer intramolekularen Ketalisierung, wobei antibiotisch unwirksame Produkte gebildet werden. Eingeleitet wird dieser Prozess durch einen nukleophilen Angriff der 7-Hydroxygruppe auf die Ketogruppe in Position 10 (○ Abb. 1.22) unter Bildung eines Halbketals, das in der Folge unter Einbeziehung der Hydroxygruppe an C-13 ein Spiroketal bildet (▸ Kap. 12.1.16). **Clarithromycin** ist das 7-Methoxyderivat von Erythromycin. In diesem Molekül hat man eine derartige Interaktion der funktionellen Gruppen durch Veretherung der relevanten Alkoholgruppe unterbunden.

Definition

Ein **Ketal** ist ein geminaler Diether, d. h., die beiden Alkoxygruppen befinden sich am selben C-Atom. Die **Ketalisierung** ist eine säurekatalysierte Addition von 2 Molekülen Alkohol an die Carbonylfunktion eines Ketons unter Wasserabspaltung. Wird anstelle eines Ketons ein Aldehyd verwendet, spricht man von **Acetalisierung** und es entsteht ein **Acetal**. Im ersten Schritt reagiert der Alkohol mit der Carbonylverbindung zu einem **Halbketal (Halbacetal)**, welches im zweiten Schritt protoniert wird und unter Wasseraustritt zum Ketal (Acetal) weiterreagiert (○ Abb. 1.23). Nach IUPAC werden Ketale als Acetale von Ketonen geführt und sind demnach eine Untergruppe der Acetale.

Acetale (Ketale) werden häufig als Schutzgruppen verwendet, da sie im alkalischen Milieu beständig sind. Mit Säuren erfolgt die Rückreaktion zum Alkohol und der entsprechenden Carbonylverbindung. Für synthetische Zwecke lassen sich umgekehrt auch 1,2- oder 1,3-Diole in Form zyklischer Ketale schützen. Als Beispiel dient die Ascorbinsäuresynthese (▸ Kap. 14.1.1). Oft wird Aceton verwendet, wobei die gebildeten **zyklischen Ketale** als **Acetonide** bezeichnet werden. Arzneistoffe können zur Verbesserung der lipophilen Eigenschaften ketalisiert oder acetalisiert werden. Arzneistoffbeispiele für Acetonide sind die Glucocorticoide Triamcinolon, Fluocinolon und Fluocinonid. Budesonid und Ciclesonid liegen dagegen als zyklische Acetale ihrer 1,2-Diolstruktur vor (▸ Kap. 8.3.3).

Halbacetale treten auch als Zwischenprodukte bei der Biotransformation von Arzneistoffen typischerweise durch Hydroxylierung einer Methoxygruppe auf und zerfallen zum Alkohol (Phenol) und Formaldehyd.

Definition

Spiroverbindungen (lat. *spira* = Windung, Schlinge) besitzen eine brezelartige Struktur, in der 2 Ringe über nur ein gemeinsames Atom verknüpft sind. Dies wird als Spiroatom (Kohlenstoff- oder Heteroatom) bezeichnet.

Arzneistoffbeispiele sind Spironolacton, Fluspirilen, Griseofulvin, Rolapitant, Irbesartan, Trospiumchlorid oder Rifabutin.

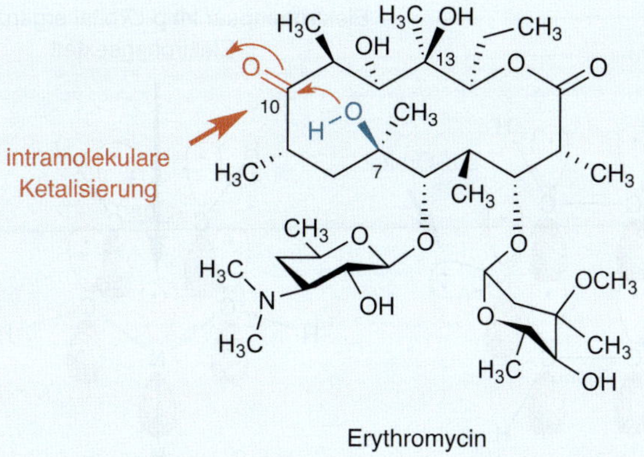

Abb. 1.22 Intramolekulare Ketalisierung in Erythromycin

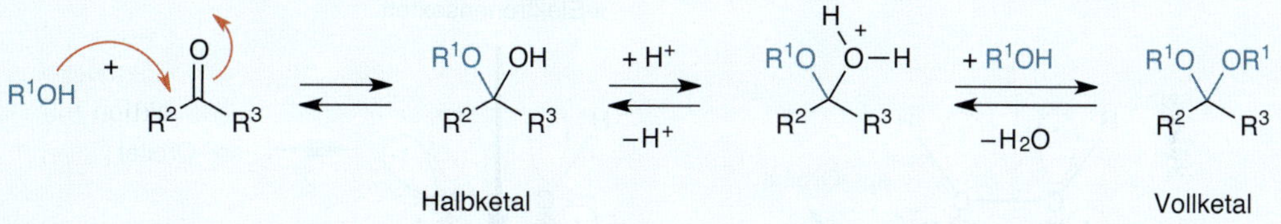

Abb. 1.23 Ketalbildung

1.1.6 Heterozyklen in Arzneistoffen

Nomenklatur der Heterozyklen

Neben den funktionellen Gruppen sind in einem Großteil der Arzneistoffe **Heterozyklen** (griech. *heteros* = anders, fremd; spätlat. *cyclus*, griech. *kyklos* = Kreis) enthalten, d. h. Ringsysteme, die neben C-Atomen ein oder mehrere Heteroatome wie N, O oder S aufweisen.

Bereits lange bekannte heterozyklische Verbindungen tragen entsprechend **Trivialnamen**. Hier sollen die Namen und Strukturen verschiedener Fünf- und Sechsringsysteme betrachtet werden, die in der Pharmazeutischen und Medizinischen Chemie relevant sind. Viele Arzneistoffe basieren auf diesen Strukturen. Wird an ein vorhandenes Ringsystem noch ein weiterer Ring angefügt, spricht man von **Anellierung** (lat. *anellus* = Ring). Diese Strukturen werden systematisch mit einem Anellierungsnamen belegt, besitzen aber oft auch einen Trivialnamen. In der **Hantzsch-Widman-Nomenklatur** für Heteromonozyklen kennzeichnet man die Art des Heteroatoms durch ein Präfix. Arzneistoffrelevante Atome sind

- Aza = Stickstoff,
- Oxa = Sauerstoff,
- Thia = Schwefel.

Tab. 1.2 Hantzsch-Widman-System: Endungen für die Ringgröße der Heterozyklen

Zahl der Ringglieder	Ungesättigt	Gesättigt
3	-iren (-irin[1])	-iran (-iridin[1])
4	-et	-etan (-etidin[1])
5	-ol	-olan (-olidin[1])
6	-in	-an (-inan[1])
7	-epin	-epan

[1] N-enthaltende Ringe

Da in Arzneistoffen fast ausnahmslos diese 3 Heteroatome auftreten, mag dem Pharmazeuten für die Prioritätenfolge O vor S vor N als Eselsbrücke „O-S-N-abrück“ dienen. Vor einem Vokal im zusammengesetzten Namen des Heterozyklus entfällt die Endung „a“ des Präfixes. So bezeichnet man einen gesättigten Dreiring mit einem N-Atom als Aziridin. Die Ringgröße und ggf.

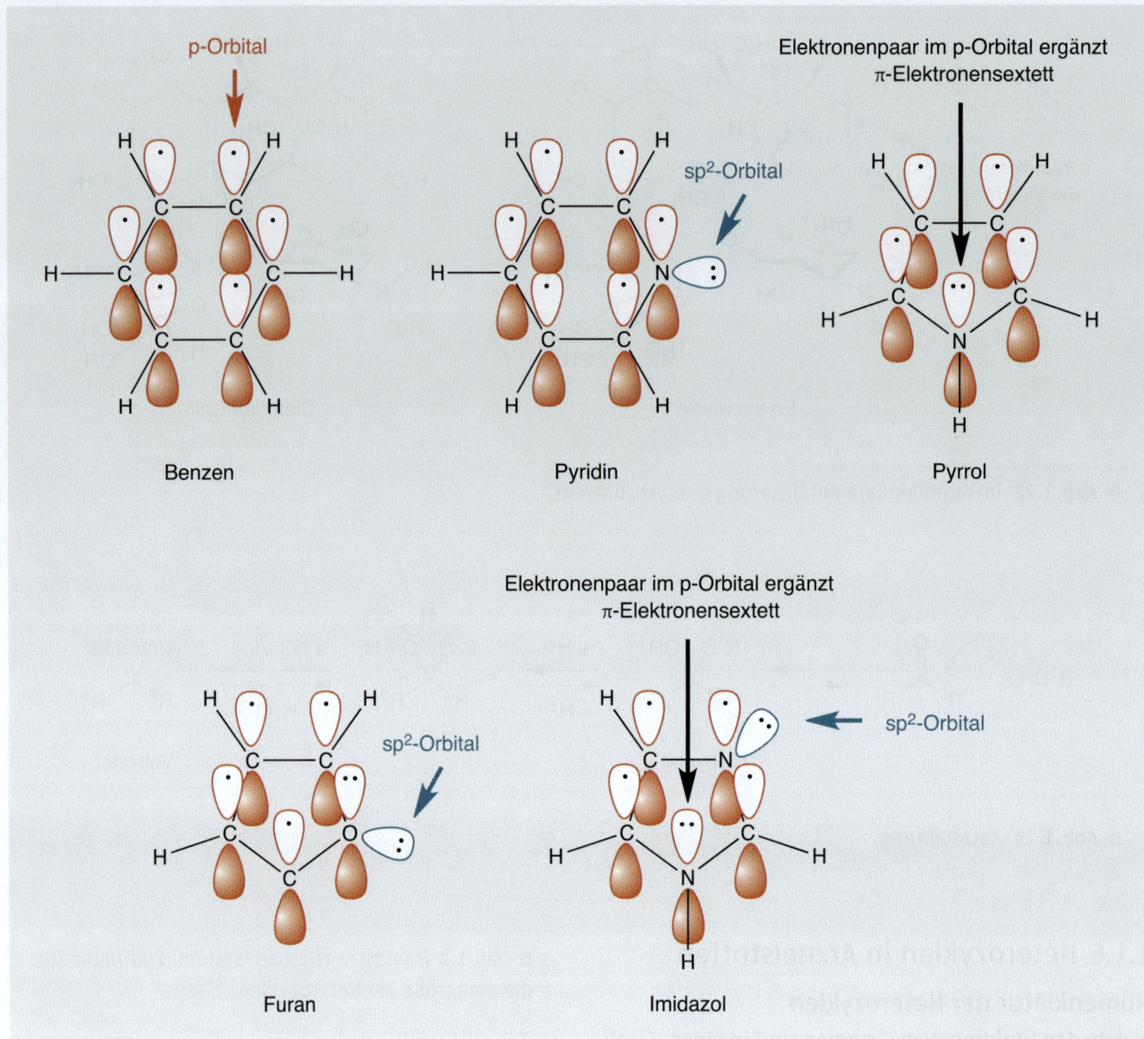

Abb. 1.24 π-Elektronenstruktur von Benzen sowie der Heteroarene Pyridin, Pyrrol, Furan und Imidazol

der Sättigungsgrad werden durch eine charakteristische Endung gekennzeichnet (Tab. 1.2). Beispiele sind die systematischen Namen von Tetrahydrofuran (Oxolan), Imidazol (1,3-Diazol) oder Pyrimidin (1,3-Diazin). Bei teilweise ungesättigten Verbindungen wird der Sättigungsgrad durch ein Präfix (z. B. dihydro) angegeben. Enthält ein Heterozyklus mehrere Heteroatome, werden diese nacheinander entsprechend ihrer Priorität genannt. Tritt ein gleiches Heteroatom mehrfach auf, wird ein Multiplikationspräfix vorangestellt, beispielsweise 1,2,4-Triazol oder 1,3,4-Thiadiazol.

Wie bei den funktionellen Gruppen muss man auch die Eigenschaften der Heterozyklen kennen, um zu verstehen, welchen Beitrag derartige Partialstrukturen zur Funktionsweise eines Arzneistoffs leisten. Daher werden hier die wesentlichen chemischen Eigenschaften von wichtigen Heterozyklen in Arzneistoffen kurz erläutert.

Heteroarene

Als **Heteroarene** bezeichnet man aromatische Kohlenwasserstoffe, die ein oder mehrere Heteroatome im Ringgerüst aufweisen (Heterozyklen). Im Benzen ist jedes C-Atom sp^2-hybridisiert und das σ-Bindungsgerüst (C–C- und C–H-Bindungen) vollständig eben. Die verbleibenden 6 p-Orbitale sind senkrecht dazu ausgerichtet und bilden das planare, zyklisch-konjugierte π-Elektronensystem (Abb. 1.24), wobei die 6 π-Elektronen vollständig über das Grundgerüst delokalisiert sind. Führt man in Benzen anstelle eines C-Atoms ein sp^2-hybridisiertes N-Atom ein, wird der Sechsring ebenfalls planar gehalten. Das Elektron des p-Orbitals des N-Atoms partizipiert an der Delokalisierung der π-Elektronen. Da Stickstoff dreibindig ist, gibt es keine N–H-Bindung. Stattdessen nimmt nun das freie Elektronenpaar im sp^2-Orbital den Platz der C–H-Bindung in Benzen ein. In Pyridin (Abb. 1.24) bleibt

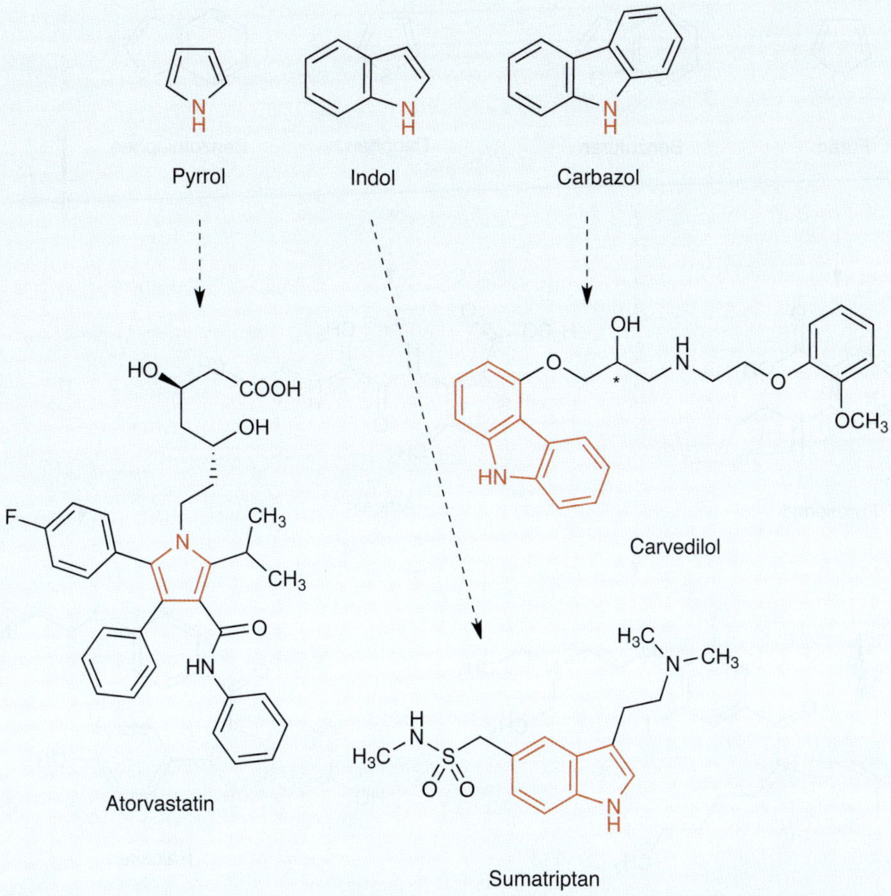

Pyrrol
Indol
Carbazol
Atorvastatin
Carvedilol
Sumatriptan

o Abb. 1.25 Arzneistoffe mit Pyrrol-, Indol- und Carbazolstruktur

also die **Aromatizität** gemäß der Hückel-Regel ([4n + 2] π-Elektronen, n = 0, 1, 2, …) mit 6 π-Elektronen erhalten. Warum aber ist auch das fünfgliedrige Pyrrol (o Abb. 1.24) ein Aromat? Formal gelangt man zum Pyrrol, wenn eine CH=CH-Einheit in Benzen durch ein sp^2-hybridisiertes N-Atom ersetzt wird. Der aromatische Charakter bleibt dann erhalten, wenn das Elektronenpaar am Stickstoff zum delokalisierten System beiträgt. Dazu muss es sich in einem p-Orbital befinden. Zusammen mit den 4 π-Elektronen aus den verbleibenden Doppelbindungen des Benzenrumpfes ergibt das Elektronenpaar des p-Orbitals das benötigte π-Elektronensextett.

Pyrrol ist daher im Gegensatz zu den meisten Stickstoffaromaten keine Base (pK_S-Wert von −3,8 für die konjugierte Säure) und bildet auch keine *N*-Oxide, da das freie Elektronenpaar am Stickstoff für die Ausbildung des aromatischen π-Elektronensextetts benötigt wird. Die Acidität der NH-Gruppe (pK_S = 16,5) entspricht in etwa der von Ethanol, was physiologisch aber irrelevant ist. Entsprechende Verhältnisse gelten für die anellierten Systeme **Indol** und **Carbazol**. Beispiele für Arzneistoffe mit den genannten Heterozyklen (o Abb. 1.25) sind der Lipidsenker Atorvastatin, das Migränemittel Sumatriptan bzw. der Betablocker Carvedilol.

Furan und **Thiophen** sind Sauerstoff- bzw. Schwefelanaloga von Pyrrol. Die Heteroatome sind annäherungsweise sp^2-hybridisiert (o Abb. 1.24). Der aromatische Charakter nimmt mit zunehmender Elektronegativität des Heteroatoms in der Reihe Thiophen/Pyrrol/Furan ab. Trotz des elektronegativen O-Atoms verhält sich Furan anders als heterozyklische Ether wie Tetrahydrofuran und ist schlecht löslich in Wasser. Thiophen ist in seiner Reaktivität mit Benzen vergleichbar und dient wegen der ähnlichen physikochemischen Eigenschaften in Arzneistoffen oft als bioisosterer Ersatz (▸ Kap. 1.3) für einen Phenylring. Furan, Thiophen sowie Benzofuran und Benzothiophen (o Abb. 1.26) sind beispielsweise in dem Diuretikum Furosemid, dem Lokalanästhetikum Articain, dem Antiarrhythmikum Amiodaron bzw. dem Osteoporosemittel Raloxifen enthalten.

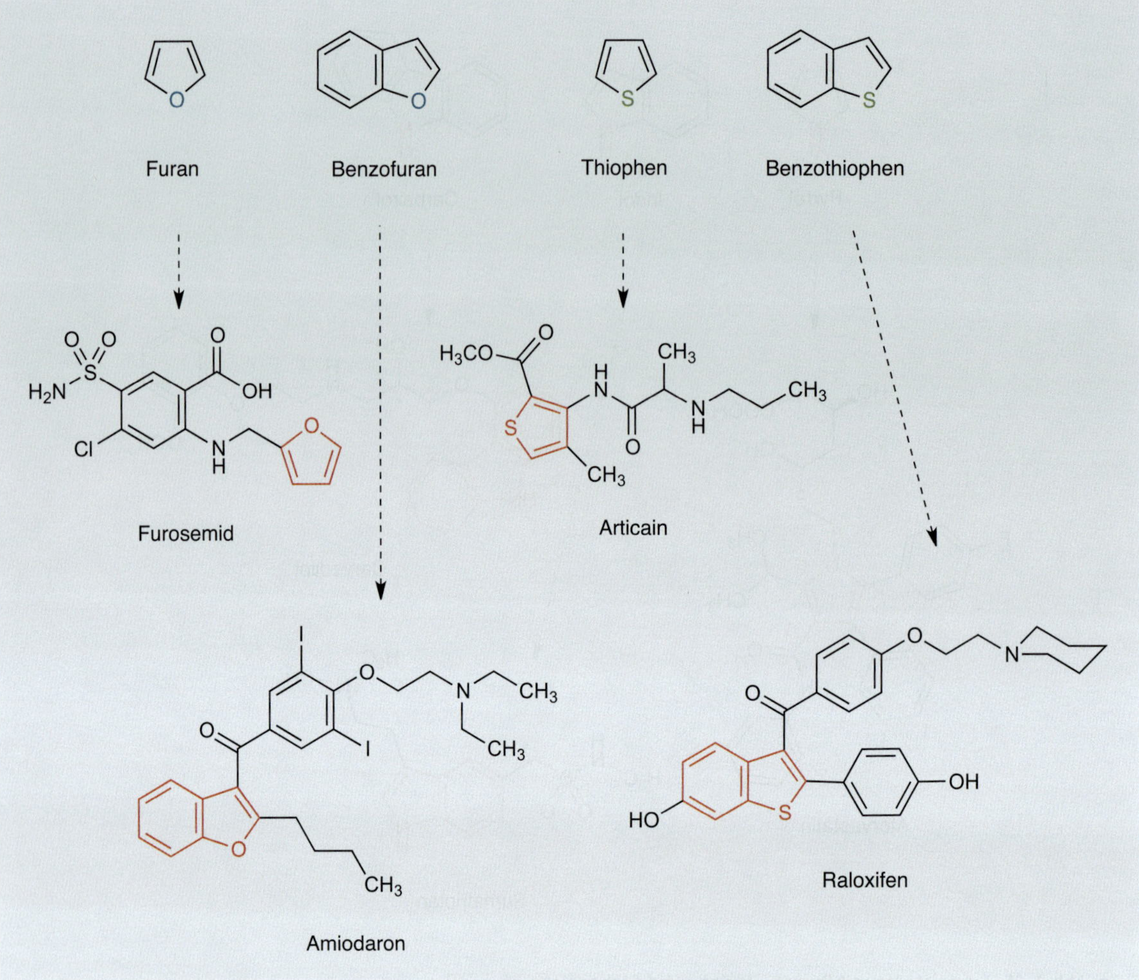

o Abb. 1.26 Arzneistoffe mit Furan-, Thiophen-, Benzofuran- und Benzothiophenstruktur

Führt man in den Pyrrolring ein weiteres N-Atom ein, kann nur ein N-Atom im Heterozyklus sein Elektronenpaar zum aromatischen Sextett beisteuern. Das andere ersetzt eine CH-Gruppe und trägt kein H-Atom. Dieses Elektronenpaar befindet sich in einem sp^2-Orbital (o Abb. 1.24) und kann als Elektronenpaar-Donor fungieren, zum Beispiel ein Proton aufnehmen oder in Komplexen das Elektronenpaar für eine koordinative Bindung bereitstellen. Zudem sind H-Brückenbindungen möglich, wodurch sich die Wasserlöslichkeit erklärt. **Pyrazol** ist sehr schwach basisch (pK_S = 2,2). Diesen Heterozyklus findet man z. B. im COX-2-Inhibitor Celecoxib (o Abb. 1.27), während er in Analgetika wie Phenazon als Pyrazolinon vertreten ist. **Imidazol** ist mit einem pK_S-Wert von 7,0 für das Imidazolinium-Ion mäßig stark basisch, hingegen stärker basisch als Pyridin. Die Basizität erklärt sich durch die zyklische Amidinstruktur. Durch die 1,3-Position der beiden N-Atome liegt für die protonierte Form ein mesomeriestabilisiertes Kation vor, die positive Ladung ist auf beide N-Atome verteilt. Imidazol ist in zahlreichen Arzneistoffen, beispielsweise im Glaukommittel Pilocarpin enthalten. Das anellierte **Benzimidazol**, das z. B. im AT_1-Antagonisten Candesartan vorliegt, ist schwächer basisch (pK_S = 5,6) als Imidazol, kann aber ebenfalls koordinative Bindungen eingehen. Benzimidazol ist zudem sehr schwach NH-acide (pK_S = 12,8), während Imidazol (pK_S = 14,5) im wässrigen Milieu nicht mehr deprotoniert wird.

Triazol hat in Arzneistoffen als 1,2,4-Isomer Bedeutung, beispielsweise im Aromatase-Inhibitor Anastrozol. Durch das zusätzliche elektronegative N-Atom ist es mit einem pK_S-Wert von 2,2 nur noch sehr schwach basisch, die NH-Gruppe sehr schwach acide (pK_S = 10,3). **Tetrazol** ist hingegen unter physiologischen Bedingungen nicht mehr basisch (pK_S = –3,0; protonierte Form), besitzt aber eine beachtliche, der Essigsäure vergleichbare Acidität (pK_S = 5,0). Die negative Ladung des Anions ist über sämtliche N-Atome delokalisiert. Wegen der den Carbonsäuren vergleichbaren Acidität kann man 5-substituierte Tetrazole als

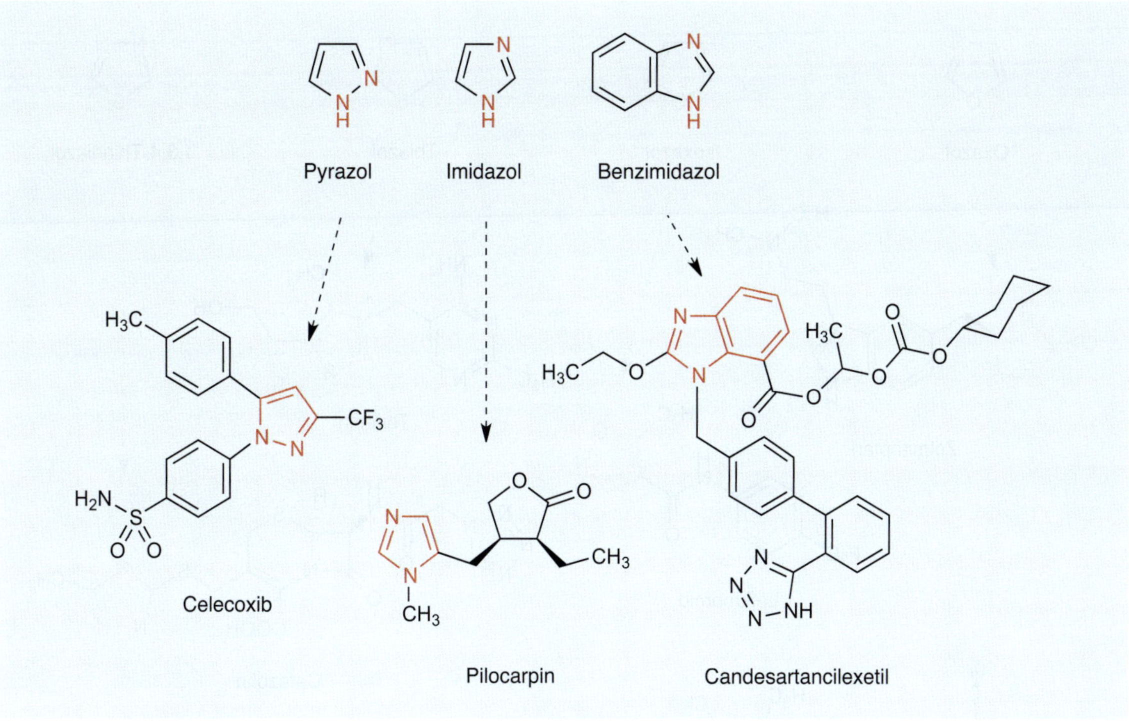

Abb. 1.27 Arzneistoffe mit Pyrazol-, Imidazol- und Benzimidazolstruktur

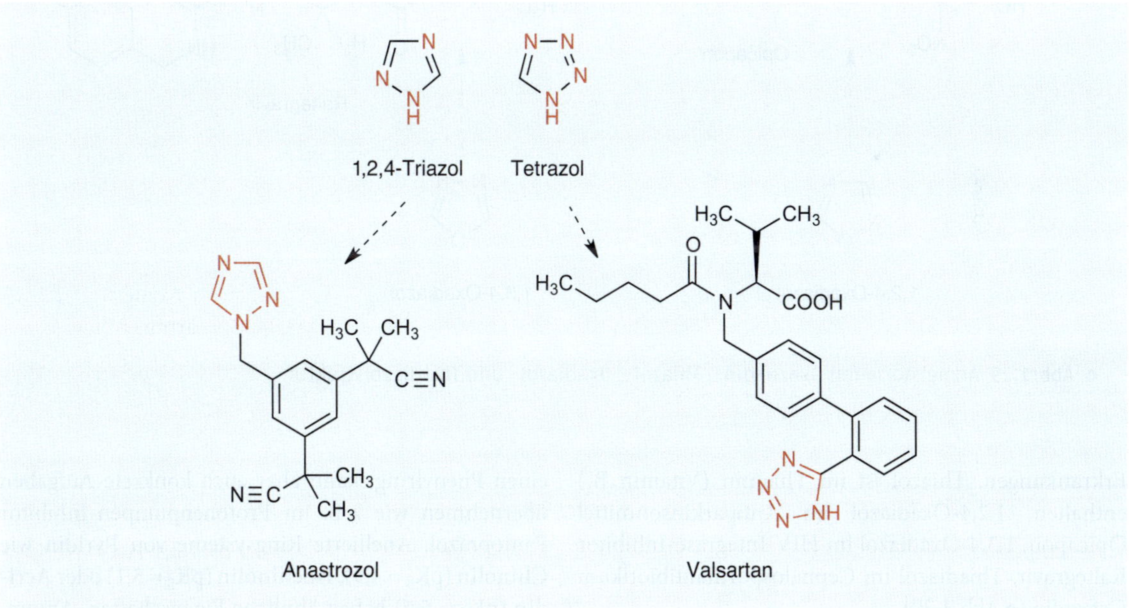

Abb. 1.28 Arzneistoffe mit Triazol- und Tetrazolstruktur

bioisosteren Ersatz für die Carboxygruppe verwenden, z. B. im AT_1-Antagonisten Valsartan (Abb. 1.28).

Die Basizität von **Oxazol** ist wegen des stark elektronegativen O-Atoms nur noch sehr gering ($pK_S = 0{,}8$) ausgeprägt, **Isoxazol** ist nicht mehr basisch, und der pK_S-Wert von **Thiazol** beträgt 2,4. Oxazol kommt in Arzneistoffen in seiner reduzierten Oxazolidin-Form vor, beispielsweise im Migränemittel Zolmitriptan. Isoxazol ist z. B. eine Teilstruktur von Leflunomid, einem Basistherapeutikum zur Behandlung rheumatischer

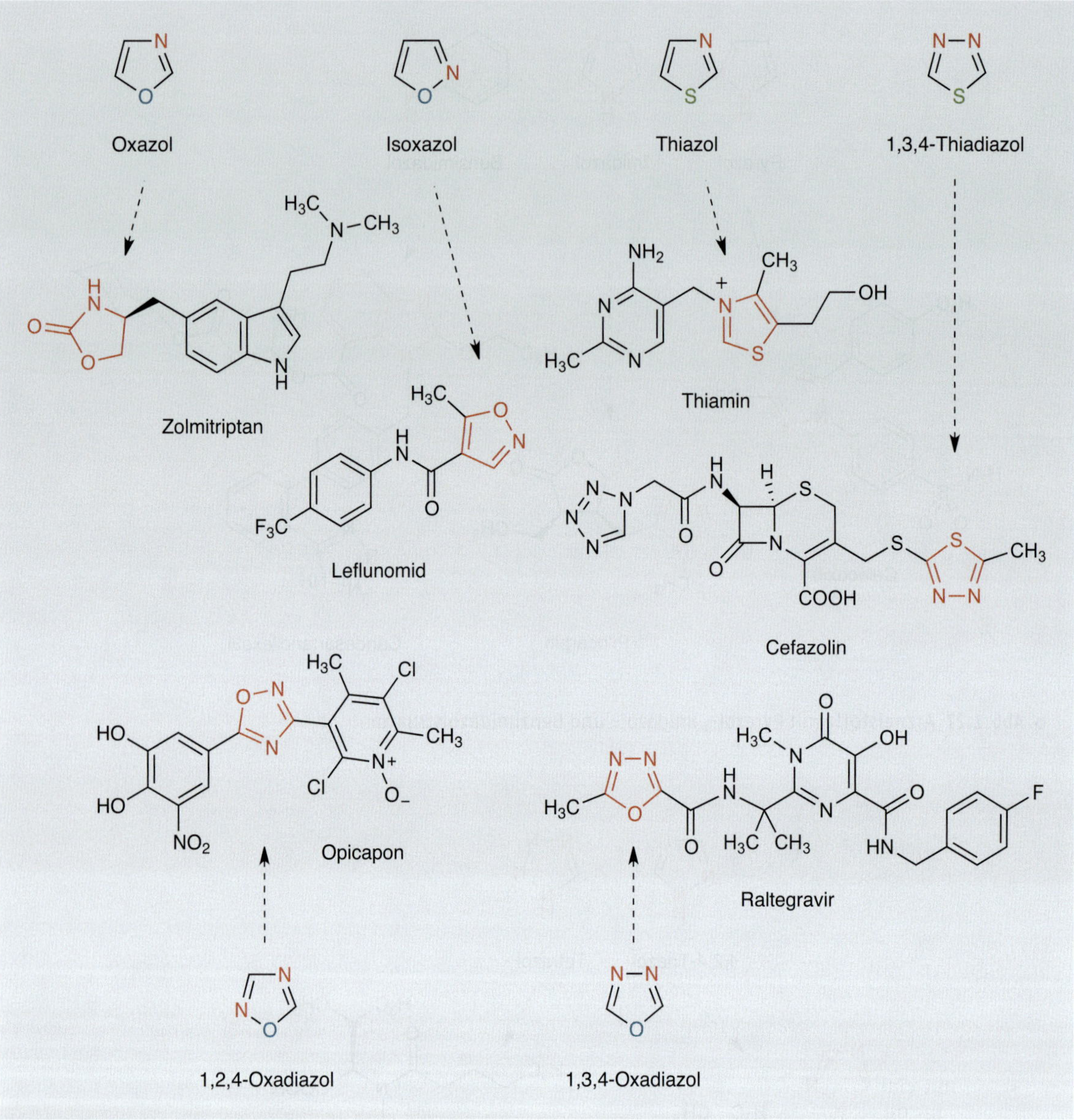

Abb. 1.29 Arzneistoffe mit Oxazolidin-, Thiazol-, Oxadiazol- und Thiadiazolstruktur

Erkrankungen. Thiazol ist im Thiamin (Vitamin B_1) enthalten, 1,2,4-Oxadiazol im Antiparkinsonmittel Opicapon, 1,3,4-Oxadiazol im HIV-Integrase-Inhibitor Raltegravir, Thiadiazol im Cephalosporinantibiotikum Cefazolin (Abb. 1.29).

Pyridin ist eine schwache Base mit einem pK_S-Wert von 5,2. Das N-Atom ist nukleophil, weil sein freies Elektronenpaar nicht in den Ring delokalisiert werden kann. Es befindet sich in einem sp^2-Orbital senkrecht zu den p-Orbitalen des Rings (Abb. 1.24), sodass keine Wechselwirkung stattfindet. Gegenüber Benzen ist Pyridin mit Wasser mischbar, da das freie Elektronenpaar eine H-Brückenbindung mit Wassermolekülen ermöglicht. In Arzneistoffen ersetzt Pyridin oft lediglich einen Phenylring, kann aber auch konkrete Aufgaben übernehmen wie z. B. im Protonenpumpen-Inhibitor Pantoprazol. Anellierte Ringsysteme von Pyridin wie **Chinolin** (pK_S = 4,9), **Isochinolin** (pK_S = 5,1) oder **Acridin** (pK_S = 5,6) haben ähnliche Eigenschaften. Arzneistoffbeispiele sind das Malariamittel Chloroquin, das Spasmolytikum Papaverin bzw. das Antiseptikum Ethacridin (Abb. 1.30).

Gegenüber Pyridin sind die aromatischen Sechsringe mit einem weiteren elektronenziehenden N-Atom **Pyridazin** (pK_S = 2,2), **Pyrimidin** (pK_S = 1,3) und **Pyrazin** (pK_S = 0,7) deutlich schwächer basisch, da die N-Atome um die Elektronen konkurrieren. Beispiele für Arzneistoffe mit diesen Heterozyklen (Abb. 1.31) sind das

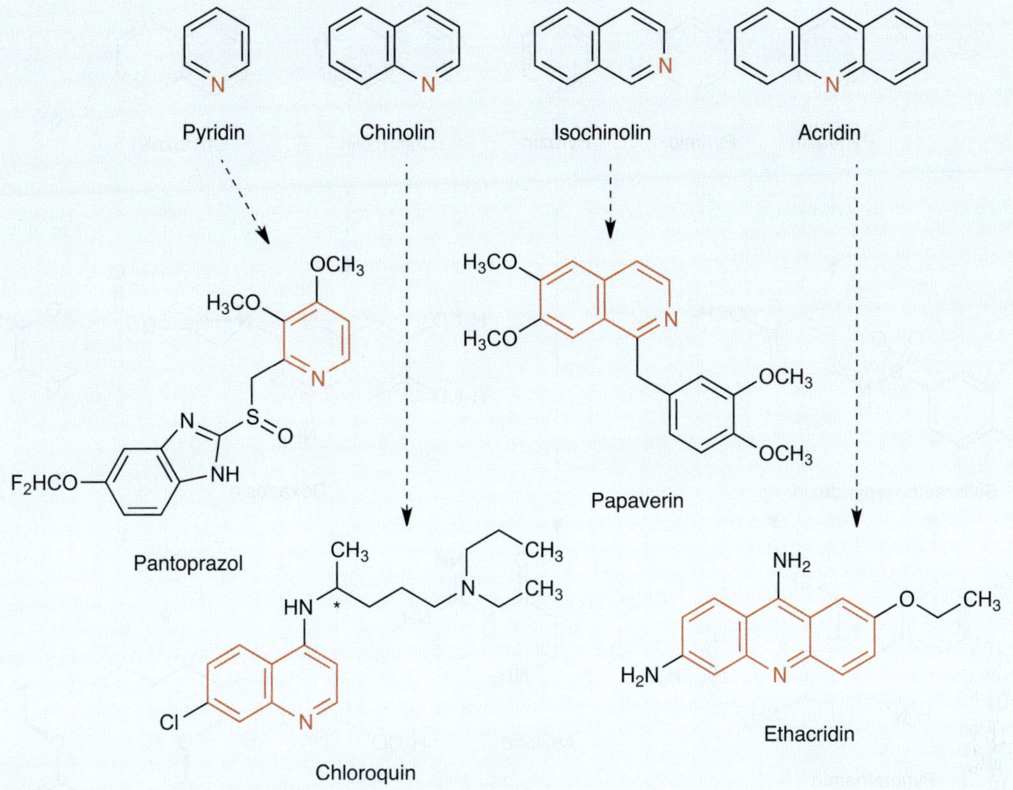

Abb. 1.30 Arzneistoffe mit Pyridin-, Chinolin-, Isochinolin- und Acridinstruktur

Antiinfektivum Sulfamethoxypyridazin, das Malariamittel Pyrimethamin bzw. das Diuretikum Amilorid. Ebenfalls nur schwach basisch sind **Chinazolin** (pK_S = 3,4) mit einem an Pyrimidin sowie **Chinoxalin** (pK_S = 0,6) mit einem an Pyrazin anellierten Benzenring. Chinazolin findet man in α_1-Rezeptorenblockern wie Doxazosin, Chinoxalin in HCV-Protease-Inhibitoren wie Grazoprevir.

Pteridin ist ein anelliertes System aus Pyrazin und Pyrimidin, entsprechend ist im unsubstituierten Heterozyklus kaum noch Basizität vorhanden. **Purin** ist ein anelliertes System aus einem Pyrimidin- und Imidazolring und liegt überwiegend in der stabileren 7*H*-Form vor. Es ist an N-9 des Imidazols sehr schwach basisch (pK_S = 2,4) und kann aufgrund seiner NH-Acidität (pK_S = 8,9) Salze bilden. Arzneistoffbeispiele sind das kaliumsparende Diuretikum Triamteren bzw. das Immunsuppressivum Azathioprin (Abb. 1.32).

Gesättigte Heterozyklen

In Arzneistoffen liegen auch oft gesättigte Stickstoff-Heterozyklen vor. Diese verhalten sich meist wie sekundäre Amine, sind aber im Vergleich mit den entsprechenden azyklischen Aminen etwas nukleophiler. Dies hat sterische Gründe, da die Alkylsubstituenten am Stickstoff in den Ring eingebunden sind und deshalb dem nukleophilen freien Elektronenpaar fernbleiben, sodass es sich einem Elektrophil ungehindert nähern kann. Der Einfluss der Ringstruktur auf die Basizität gegenüber den sekundären azyklischen Aminen ist hingegen gering. Da ein Proton sehr klein ist und einen geringen Platzbedarf hat, kann es ihm egal sein, ob die Alkylgruppen in die Ringstruktur eingebunden sind oder nicht.

Einen viel größeren Einfluss auf die Basizität übt hingegen ein zusätzliches Heteroatom im Ring aus. Dies verdeutlicht ein Blick auf die pK_S-Werte von typischen zyklischen Aminen in Arzneistoffen. Gegenüber **Piperidin** (pK_S = 11,2) vermindert das zusätzliche N-Atom in **Piperazin** (pK_S = 9,8 und 5,7) durch seinen –I-Effekt die Elektronendichte am anderen N-Atom und damit dessen Basizität. Noch stärker wird dies aufgrund der höheren Elektronegativität des O-Atoms in **Morpholin** (pK_S = 8,4) sichtbar. Zu beachten ist außerdem, dass der zweite pK_S-Wert in Piperazin viel niedriger ist, da das N-Atom des einfach protonierten Amins dem nicht protonierten N-Atom sehr effizient die Elektronen entzieht. Arzneistoffbeispiele für diese 3 Heterozyklen sind das

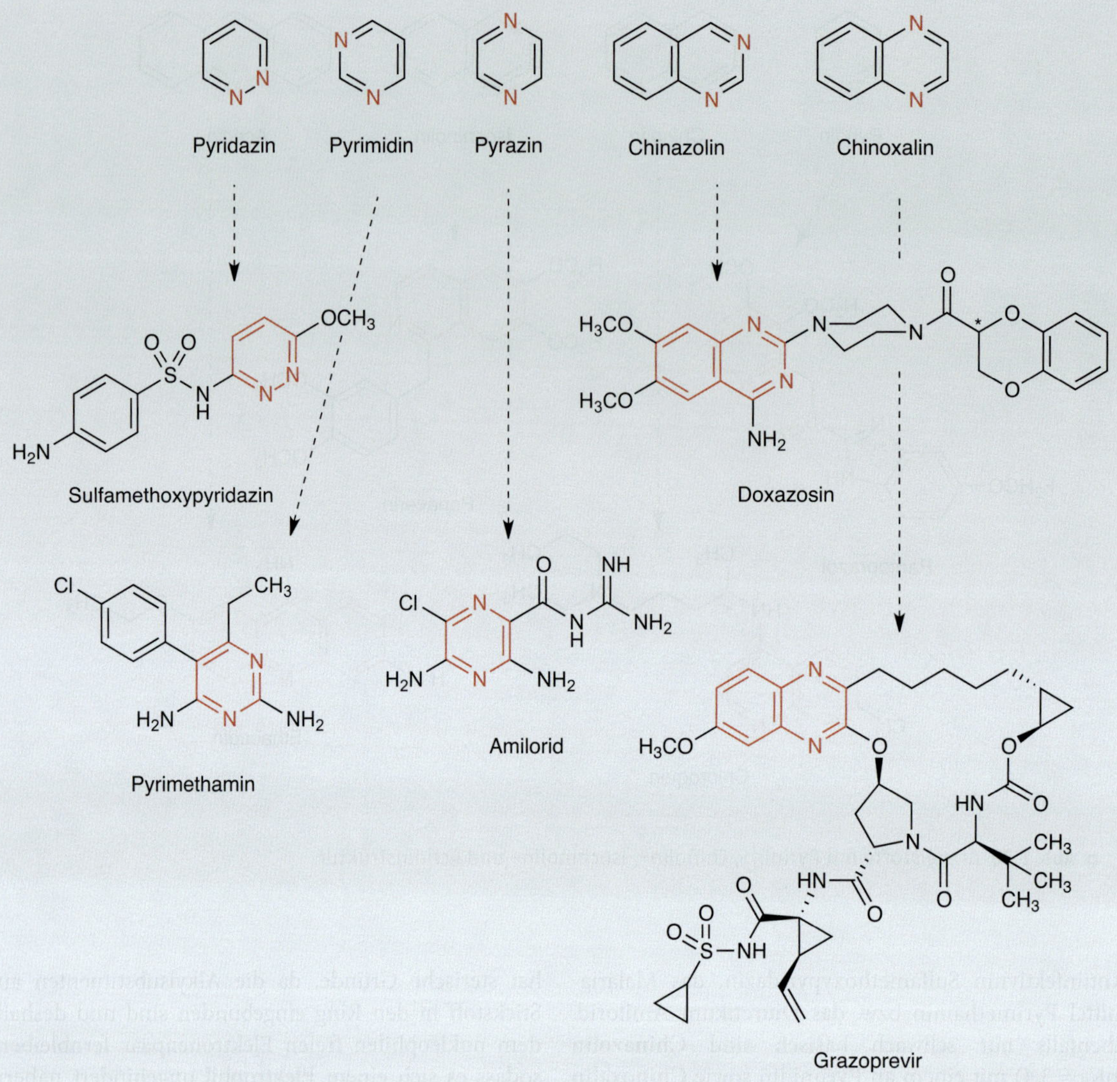

Abb. 1.31 Arzneistoffe mit Pyridazin-, Pyrimidin-, Pyrazin-, Chinazolin- und Chinoxalinstruktur

Antiallergikum Desloratadin, das Antipsychotikum Fluphenazin bzw. das Antibiotikum Linezolid (Abb. 1.33).

1.1.7 Relevante Bindungskräfte für die Target-Interaktion

Will man den Wirkungsmechanismus eines Arzneistoffs korrekt einschätzen, muss man die Kräfte kennen, die zwischen ihm und der Bindestelle an seinem Target wirksam sind. In Abhängigkeit von der Entfernung zwischen den beiden Partnern spielen unterschiedliche Bindungsarten eine Rolle. Meist sind die Bindungen schwach und nichtkovalent, sodass der ausgelöste Effekt reversibel ist. Dadurch verliert ein Arzneistoff seine Aktivität, sobald seine Konzentration in der extrazellulären Flüssigkeit abnimmt. Für die Steuerbarkeit der Arzneistoffwirkung ist es meist wünschenswert, dass ein pharmakodynamischer Effekt nur über eine begrenzte Zeitdauer anhält. In der Chemotherapie von Erregern oder Tumoren kann es dagegen von Vorteil sein, wenn der Arzneistoff irreversibel an sein Target bindet. In diesem Fall wäre eine kovalente Bindung sinnvoll. Anschließend sollen die einzelnen Bindungsarten etwas näher betrachtet werden.

Kovalente Bindung

Kovalente Bindungen kommen durch die Überlappung von Atomorbitalen der Bindungspartner zustande, sodass zwischen den beteiligten Atomen ein

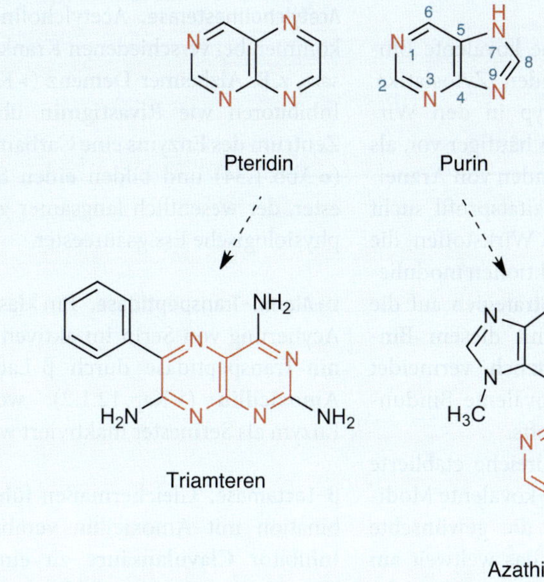

o Abb. 1.32 Arzneistoffe mit Pteridin- und Purinstruktur

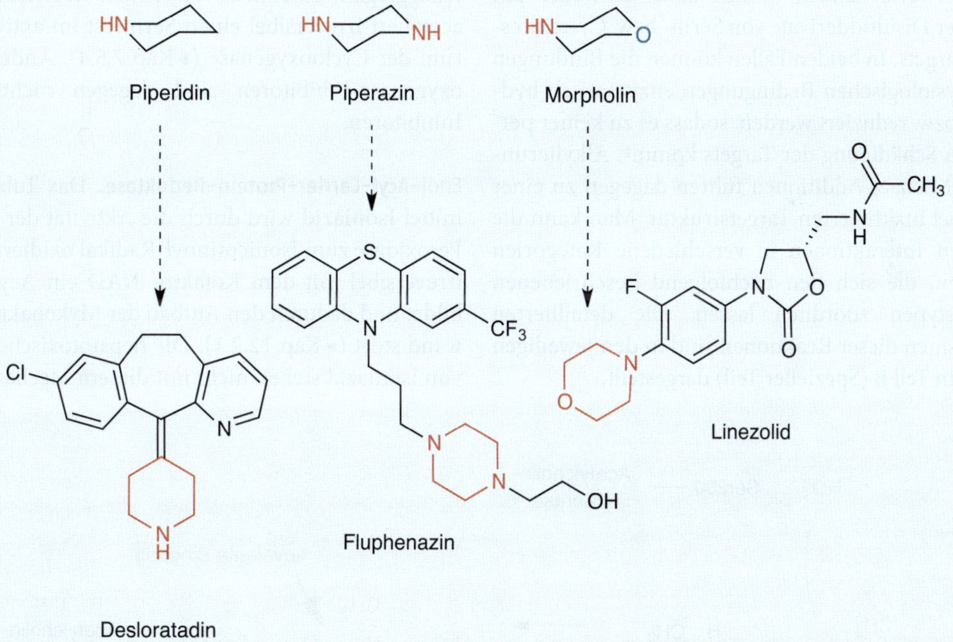

o Abb. 1.33 Arzneistoffe mit Piperidin-, Piperazin- und Morpholinstruktur

bindendes Elektronenpaar vorliegt. Ein Sonderfall ist die **koordinative Bindung**, bei der das bindende Elektronenpaar nur von einem der beiden Bindungspartner stammt und die typischerweise bei Metall-Komplexen auftritt. Kovalenten Bindungen begegnet man üblicherweise in organischen Molekülen. Die kovalente Bindung ist mit einer Bindungsenergie im Bereich zwischen 200 und 500 kJ/mol die stärkste Bindung. Bindungen mit einer Bindungsstärke von größer als 40 kJ/mol werden bei der üblichen Körpertemperatur von 36–38 °C auf nichtenzymatischem Wege normalerweise nicht gespalten.

Möglicherweise assoziiert man eine kovalente Bindung in erster Linie mit alkylierenden Zytostatika. Allerdings kommt dieser Bindungstyp in den Wirkungsmechanismen von Arzneistoffen häufiger vor, als man vielleicht vermutet. Für das Auffinden von Arzneistoffkandidaten mit attraktivem Toxizitätsprofil sucht die Pharmaindustrie vorwiegend nach Wirkstoffen, die das Target durch nichtkovalente Interaktionen modulieren. Demgemäß sind die Screening-Strategien auf die Identifizierung von Leitstrukturen mit diesem Bindungsprofil zugeschnitten. Grundsätzlich vermeidet oder minimiert man unspezifische kovalente Bindungen bei der Optimierung eines Wirkstoffs.

Auf der anderen Seite gibt es zahlreiche etablierte und sichere Arzneistoffe, die über eine kovalente Modifizierung ihres Targets (○ Abb. 1.34) die gewünschte Wirkung auslösen, wie zum Beispiel das weltweit am häufigsten therapeutisch eingesetzte Aspirin®. Für die Bildung eines kovalenten Arzneistoff-Target-Addukts kommen verschiedene Reaktionstypen infrage, wobei in einigen Fällen Addukttypen entstehen, deren Bildung auf der biologischen Zeitskala eher reversibel ist. Bemerkenswerterweise handelt es sich dabei entweder um Ester- oder Disulfidderivate von Serin- bzw. Cysteinresten des Targets. In beiden Fällen können die Bindungen unter physiologischen Bedingungen enzymatisch hydrolysiert bzw. reduziert werden, sodass es zu keiner permanenten Schädigung der Targets kommt. Alkylierungen und Michael-Additionen führen dagegen zu einer irreversibel inaktivierten Targetstruktur. Man kann die kovalenten Interaktionen in verschiedene Kategorien unterteilen, die sich den nachfolgend beschriebenen Reaktionstypen zuordnen lassen. Die detaillierten Mechanismen dieser Reaktionen sind in den jeweiligen Kapiteln in Teil B (Spezieller Teil) dargestellt.

Acylierungen

Acetylcholinesterase. Acetylcholinesterase-Inhibitoren kommen bei verschiedenen Krankheitsbildern zum Einsatz, z. B. Alzheimer-Demenz (▸ Kap. 7.2.3, ▸ Kap. 7.2.4). Inhibitoren wie **Rivastigmin** übertragen im aktiven Zentrum des Enzyms eine Carbamoyl-Gruppe auf Serin (○ Abb. 1.34) und bilden einen Serin-Carbamidsäureester, der wesentlich langsamer gespalten wird als der physiologische Essigsäureester.

D-Alanin-Transpeptidase. Ein klassisches Beispiel ist die Acylierung von Serin im aktiven Zentrum der D-Alanin-Transpeptidase durch β-Lactam-Antibiotika wie **Amoxicillin** (▸ Kap. 12.1.2), wobei das bakterielle Enzym als Serinester inaktiviert wird.

β-Lactamase. Gleichermaßen führt der meist in Kombination mit Amoxicillin verabreichte β-Lactamase-Inhibitor **Clavulansäure** zu einem irreversibel verknüpften Serinester-Addukt mit dem Enzym (▸ Kap. 12.1.2), das im aktiven Zentrum ebenfalls mit Serin arbeitet.

Cyclooxygenase. Die als Analgetikum und Thrombozytenaggregationshemmer verwendete **Acetylsalicylsäure** acetyliert irreversibel einen Serinrest im aktiven Zentrum der Cyclooxygenase (▸ Kap. 7.5.4). Andere Cyclooxygenase-Inhibitoren sind dagegen nichtkovalente Inhibitoren.

Enol-Acyl-Carrier-Protein-Reduktase. Das Tuberkulosemittel **Isoniazid** wird durch die Aktivität der Katalase-Peroxidase zum Isonicotinoyl-Radikal oxidiert, welches irreversibel mit dem Kofaktor NAD ein Acyl-Addukt bildet und dadurch den Aufbau der Mykobakterienzellwand stört (▸ Kap. 12.2.1). Die hepatotoxischen Effekte von Isoniazid stehen nicht mit diesem Mechanismus in

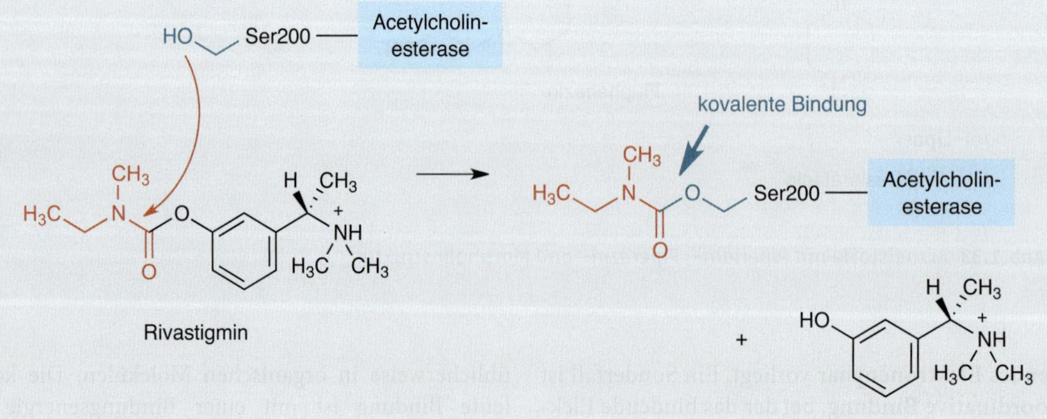

○ **Abb. 1.34** Kovalente Modifizierung des Target-Enzyms (Acetylcholinesterase) durch Rivastigmin

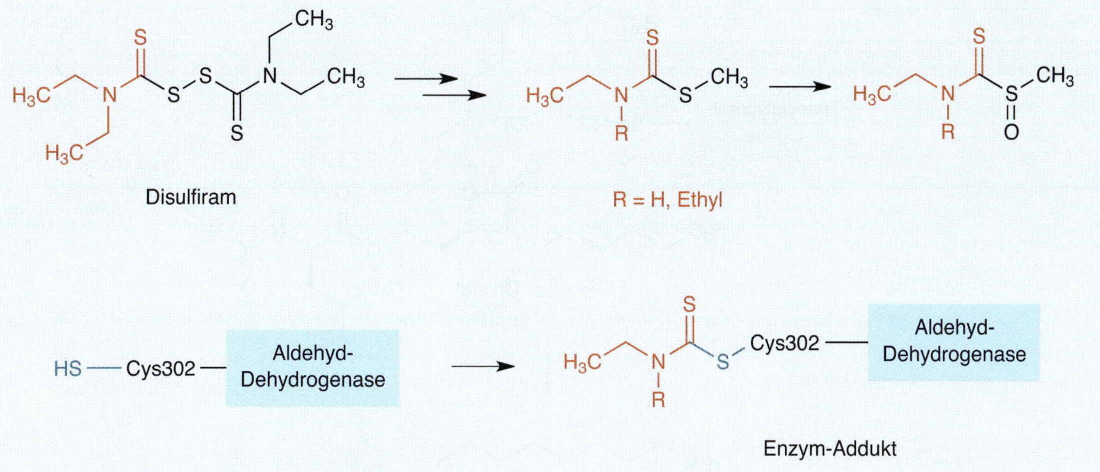

Abb. 1.35 Kovalente Modifizierung der Aldehyd-Dehydrogenase durch Disulfiram

1

Zusammenhang, sondern sind auf den Acylhydrazin-Metaboliten zurückzuführen.

Aldehyd-Dehydrogenase. Disulfiram (Antabus®) wird zur Behandlung der Alkoholabhängigkeit verwendet und verursacht durch Blockade der hepatischen Aldehyd-Dehydrogenase eine Anreicherung von Acetaldehyd, dem Metaboliten von Alkohol. Erhöhte Acetaldehyd-Spiegel führen zu Unverträglichkeitsreaktionen (**Antabus-Effekt**) wie Hautrötung und insbesondere Übelkeit und Kopfschmerzen, was vor Alkoholkonsum abschrecken soll. In Deutschland ist der Arzneistoff nicht mehr zugelassen.

Disulfiram wirkt als Prodrug. Die Disulfidbindung wird gespalten und zu einem Methyldithiocarbamat methyliert, das weiter zu einem Thiocarbamoylsulfoxid oxidiert wird (Abb. 1.35). Cystein 302 der Aldehyd-Dehydrogenase wird von diesem in ein thiocarbamoyliertes, kovalentes Addukt überführt. Auch das durch Biotransformation gebildete *N*-Monoethylderivat kann die Thiocarbamoyl-Gruppe auf das Enzym übertragen.

Triacylglycerol-Lipase. Das Lifestyle-Medikament **Orlistat** (Xenical®) wird auch als „Antabus für Übergewichtige" bezeichnet und kommt bei Übergewicht und Fettleibigkeit zum Einsatz. Orlistat acyliert mit seiner reaktiven Lactonkomponente das Serin 152 im aktiven Zentrum des Pankreasenzyms Triacylglycerol-Lipase und bindet so kovalent an das Enzym (Abb. 1.36). Dadurch werden die Triglyceride der Nahrungsfette nicht zu resorbierbaren Fettsäuren und Monoglyceriden hydrolysiert, und die Fettresorption wird zu 30 % reduziert. Die Hemmung des Enzyms ist reversibel, da der gebildete Serinester mit dem Enzym wieder verseift werden kann. Da Orlistat eine Vielzahl von Lipasen hemmt, liegt der Schlüssel zum Sicherheitsprofil dieser Substanz darin, dass sie nur geringfügig resorbiert wird und ihre Wirkung auf den Magen-Darm-Trakt begrenzt ist.

Bildung von Disulfidbrücken

H^+/K^+-ATPase. Der Protonenpumpen-Inhibitor **Omeprazol** bindet nach Aktivierung zur reaktiven Sulfensäure und zum Sulfenamid in den Parietalzellen des Magens an Cystein-Bausteine der H^+/K^+-ATPase. Es liegt ein kovalent gebundenes Disulfid-Addukt vor (▸ Kap. 10.1.3).

$P2Y_{12}$-Purinozeptor. Der Thrombozytenaggregationshemmer **Clopidogrel** wird zu einem Thiolderivat metabolisiert, das über eine Disulfidbrücke ein kovalentes Addukt mit einem Cysteinrest bildet und dadurch den Rezeptor irreversibel blockiert (▸ Kap. 9.7.1).

Thyroxin-5′-Deiodase (Typ I). Das Selenoenzym spielt eine wesentliche Rolle im Stoffwechsel und bei der Regulierung der Aktivität der Schilddrüsenhormone. Das Thyreostatikum **Propylthiouracil** hemmt das Enzym irreversibel, indem es an das essenzielle Selenocystein im aktiven Zentrum des Enzyms bindet. Dabei entsteht eine kovalente Selen-Schwefel-Bindung (▸ Kap. 8.1.2).

Alkylierungen

DNA-Basen. Dieser Reaktionstyp liegt typischerweise alkylierenden Zytostatika wie **Cyclophosphamid** zugrunde, die zu reaktiven Elektrophilen aktiviert werden und kovalent an nukleophile Gruppen der DNA

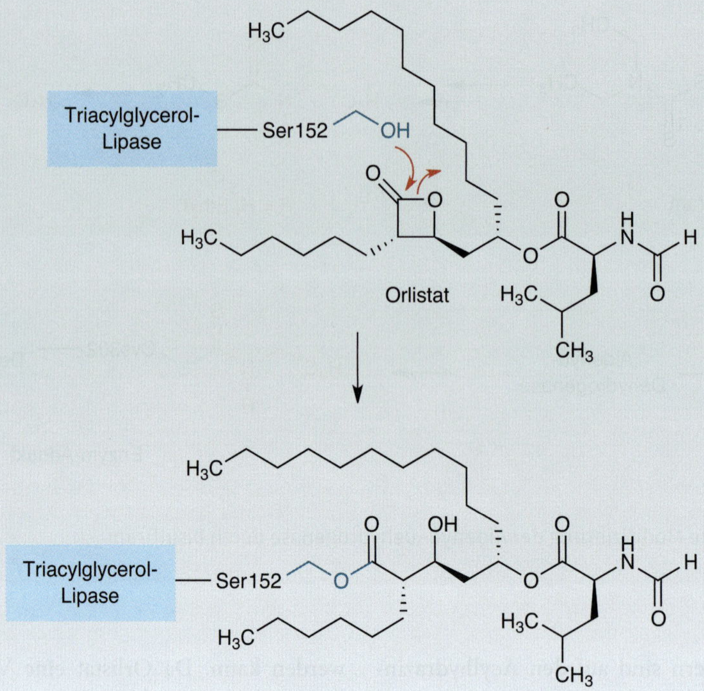

Abb. 1.36 Hemmung der Triacylglycerol-Lipase durch Orlistat

binden, bevorzugt an N-7 eines Guaninrests (▸Kap. 13.1.1). Zudem löst dies Folgereaktionen aus. Es gibt aber auch Beispiele für die Alkylierung von Targetproteinen in anderen Indikationsbereichen. In allen Fällen geht dem Alkylierungsschritt eine Aktivierung des Arzneistoffmoleküls voraus.

UDP-*N*-Acetylglucosamin-Enolpyruvyl-Transferase. Das Harnwegs-Antibiotikum **Fosfomycin** ist ein irreversibler Hemmstoff des an der Zellwand-Biosynthese beteiligten Enzyms. Durch nukleophilen Angriff am Oxiranring von Fosfomycin wird der katalytisch relevante Cysteinrest 115 alkyliert und damit kovalent gebunden (▸Kap. 12.1.6).

Monoaminoxidase A. Das Antidepressivum **Tranylcypromin** bindet unter Öffnung seines Cyclopropanrings kovalent an den Kofaktor FAD und hemmt dadurch irreversibel die MAO-A (▸Kap. 7.16.6).

Michael-Additionen

GABA-Glutamat-Transaminase. Das Antiepileptikum **Vigabatrin** hemmt die Transaminase irreversibel, indem es mit seiner γ-Aminogruppe an der Aldehydfunktion des Kofaktors Pyridoxylphosphat eine Iminiumspezies bildet, die zu einem reaktiven Enamin tautomerisiert und als Michael-Akzeptor für einen benachbarten Lysinrest fungiert (▸Kap. 7.13.5).

Monoaminoxidase B. Nach vorausgehenden Aktivierungsschritten bindet das Antiparkinsonmittel **Rasagilin** mit dem Kofaktor FAD von MAO-B ein Michael-Addukt (▸Kap. 7.14.3).

5α-Reduktase. Finasterid wird zur Behandlung der benignen Prostatahyperplasie verwendet. Die Substanz addiert über das Michael-System ein Hydridion und bildet mit dem Kofaktor NADPH der 5α-Reduktase ein kovalentes NADP-Dihydrofinasterid-Addukt (▸Kap. 8.4.2).

ErbB-Rezeptortyrosinkinasen. Afatinib ist ein **irreversibler Inhibitor** von ErbB-Rezeptortyrosinkinasen. Es wird zur Therapie des nichtkleinzelligen Bronchialkarzinoms mit aktivierenden EGFR-Mutationen eingesetzt. Es besitzt eine als **Michael-Akzeptor** fungierende Acrylamidstruktur, die zur kovalenten Bindung mit Methioninresten befähigt ist (▸Kap. 13.6.2).

Pinner-Reaktion

Dipeptidylpeptidase-4. Dipeptidylpeptidase-4 ist eine Serinprotease, die durch Antidiabetika wie **Vildagliptin** und **Saxagliptin** gehemmt wird. Über eine Pinner-Reaktion reagiert das Serin im aktiven Zentrum des Enzyms mit der Nitrilgruppe dieser Substanzen zu einem Imidsäureester (▸Kap. 8.2.5).

Wie die oben aufgezeigten Beispiele belegen, können kovalent-bindende Arzneistoffe durchaus sichere und wirksame Therapeutika darstellen.

Bildung einer koordinativen Bindung

Erwähnt sei zudem ein Beispiel für eine koordinative Bindung eines Arzneistoffs. Dies ist insbesondere von Interesse, wenn der Arzneistoff an Enzyme bindet, die Metallionen wie Zn^{2+} als Kofaktoren haben. So bindet der Inhibitor des Angiotensin-konvertierenden Enzyms **Captopril** (▸ Kap. 9.1.1) mit seiner Thiolgruppe koordinativ an das Zn^{2+}-Ion im aktiven Zentrum des Enzyms (○ Abb. 1.37).

Ionische Wechselwirkungen

Ionische Wechselwirkungen beruhen auf der **elektrostatischen Anziehung** zwischen den entgegengesetzt geladenen Gruppen eines Arzneistoffs und des Targets. Die Anziehungskraft *F*, die zwischen einem Kation und einem Anion wirkt, lässt sich durch das **Coulomb-Gesetz** beschreiben.

$$F = \frac{1}{4\pi\varepsilon_0} \frac{q_1 q_2}{r^2}$$

ε_0 Elektrische Feldkonstante | r Abstand zwischen den Mittelpunkten der Ladungsmengen | q_1, q_2 Kugelsymmetrisch verteilte Ladungen der Ionen

Ionische Wechselwirkungen sind die stärksten (20–40 kJ/mol) nichtkovalenten Bindungen. Ob ein Arzneistoff diesen Bindungstyp ausüben kann, hängt von den pK_S-Werten seiner funktionellen Gruppen und deren Ionisierung bei einem bestimmten physiologischen pH-Wert ab. Dieser Bindungstyp findet beispielsweise zwischen einer Carboxylat-Anion- und Ammonium-Kation-Gruppe statt. ○ Abb. 1.38 illustriert die ionische Wechselwirkung zwischen dem entzündungshemmenden **Flurbiprofen** und einem Argininrest im aktiven Zentrum der Cyclooxygenase. Da diese Bindungskräfte noch auf größere Entfernungen wirksam sind, ist davon auszugehen, dass der erste Kontakt zwischen einem Arzneistoff und seinem Target über eine ionische oder Ionen-Dipol-Wechselwirkung hergestellt wird. Aus dem Coulomb-Gesetz geht hervor, dass die Bindungsstärke mit dem Quadrat des Abstands zwischen den Ladungen abnimmt, zudem durch die elektrische Feldkonstante des Mediums gemindert wird. Sie ist somit in der hydrophoben Umgebung im Inneren eines Proteins stärker als im polaren wässrigen Milieu. Die Bindungskräfte lassen bei der Trennung des Arzneistoffs vom Target weniger nach als bei anderen zwischenmolekularen Interaktionen, sodass, wenn eine ionische Wechselwirkung möglich ist, ihr wohl die größte Bedeutung für die initiale Interaktion zwischen den Bindungspartnern zukommt.

Ionen-Dipol- und Dipol-Dipol-Wechselwirkungen

Ebenfalls auf elektrostatischer Anziehung beruhen Ionen-Dipol- und Dipol-Dipol-Wechselwirkungen. Die Stärke der Bindung beträgt je nach spezifischer Interaktion 2–20 kJ/mol. Bedingt durch die unterschiedlichen Elektronegativitäten ihrer Atome und funktionellen Gruppen und den dadurch auftretenden positiven und negativen Partialladungen weisen viele Arzneistoffe ein Dipolmoment auf. Die Bindestellen besitzen ebenfalls Dipolmomente. Die Dipole in einem Arzneistoff kön-

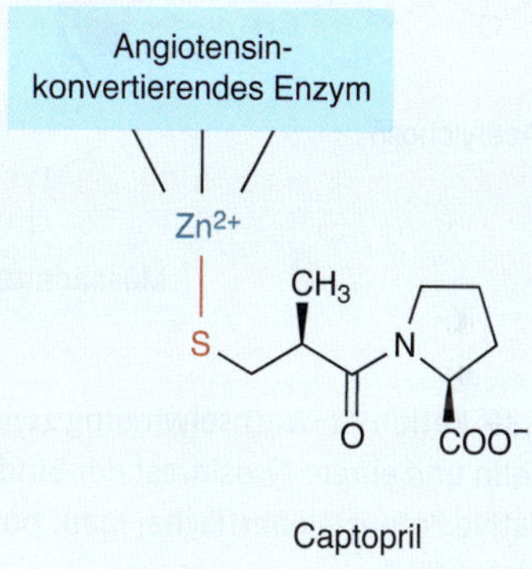

1

○ **Abb. 1.37** Koordinative Bindung von Captopril an das Angiotensin-konvertierende Enzym

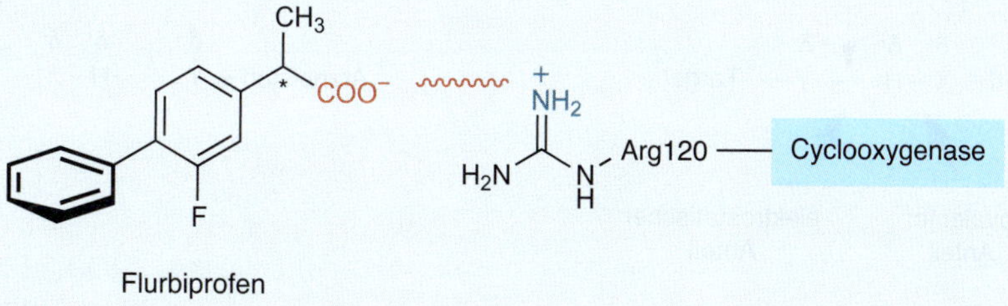

○ **Abb. 1.38** Ionische Wechselwirkung zwischen Flurbiprofen und einem Argininrest

nen von Ionen oder anderen Dipolen der Bindestelle angezogen werden. Dazu müssen sie entgegengesetzt geladen und passend ausgerichtet sein. Stärker als Dipol-Dipol-Wechselwirkungen sind Ionen-Dipol-Wechselwirkungen, da die Ladung eines Ions stärker ist als die eines Dipols.

Ionen oder permanente Dipole können auch Dipole induzieren. Dies ist der Fall, wenn die positive Ladung einer quaternären Ammoniumgruppe mit der π-Elektronenwolke eines Aromaten wechselwirkt und für eine ungleiche Elektronenverteilung sorgt. Die Oberfläche eines aromatischen π-Elektronensystems wie Benzen repräsentiert eine negative Potenzialfläche, positive Potenzialbereiche liegen hingegen in der Ringperipherie. Man bezeichnet die Interaktion des Kations mit einer solchen negativen elektrostatischen Potenzialoberfläche als Kation-π-Wechselwirkung. Deren Ausmaß hängt u. a. von den mesomeren und induktiven Effekten der Substituenten ab. Ein Beispiel ist die Interaktion von **Acetylcholin** mit seiner Bindestelle am Muscarinrezeptor. Neben einer ionischen Wechselwirkung mit einem Aspartatrest kann das permanente Kation auch induzierte Dipol-Interaktionen mit aromatischen Aminosäuren wie Phenylalanin, Tyrosin oder Tryptophan eingehen (o Abb. 1.39).

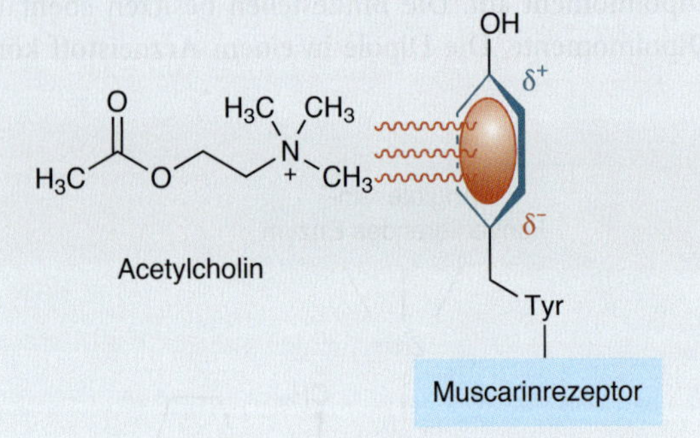

o **Abb. 1.39** Kation-π-Wechselwirkung zwischen Acetylcholin und einem Tyrosinrest der Bindestelle. Rot: negative Potenzialoberfläche, blau: positive Potenzialoberfläche

Wasserstoffbrücken-Bindung

Eine H-Brückenbindung ist ein spezieller Fall der Dipol-Dipol-Wechselwirkungen und tritt auf, wenn ein **H-Atom als Brücke zwischen 2 elektronegativen Atomen** dienen kann. Dazu muss das H-Atom kovalent an ein elektronegatives Atom (N oder O) gebunden sein, welches eine starke Anziehung auf die Elektronen der kovalenten Bindung ausübt und so am H-Atom eine positive Partialladung erzeugt. Ein weiteres elektronegatives Atom (N, O oder F) eines anderen Moleküls kann nun mit seinem freien Elektronenpaar mit dem positiv polarisierten H-Atom eine elektrostatische Wechselwirkung eingehen und die H-Brückenbindung ausbilden (o Abb. 1.40). H-Brücken haben dementsprechend einen **kovalenten** und einen **elektrostatischen Anteil**, der durch Orbitalüberlappung zustande kommt. H-Brückenbindungen kennzeichnet man in Formeln durch eine punktierte Linie.

- Der Bindungspartner, der das H-Atom kovalent gebunden hat und dieses für die Wasserstoffbrücke zur Verfügung stellt, ist der **H-Brücken-Donor** (HBD).
- Das elektronegative Atom, dessen freies Elektronenpaar sich an der Wasserstoffbrücke durch elektrostatische Wechselwirkung beteiligt, ist der **H-Brücken-Akzeptor** (HBA).

Einige funktionelle Gruppen können sowohl als H-Brücken-Donor als auch als H-Brücken-Akzeptor fungieren (z. B. OH, NH_2). So kann das Hydroxy-O-Atom der Carboxygruppe im Antibiotikum **Ciprofloxacin** mit seinen freien Elektronenpaaren als H-Brücken-Akzeptor fungieren, diese Gruppe über das H-Atom aber auch als H-Brücken-Donor dienen (o Abb. 1.41). Ebenso ist

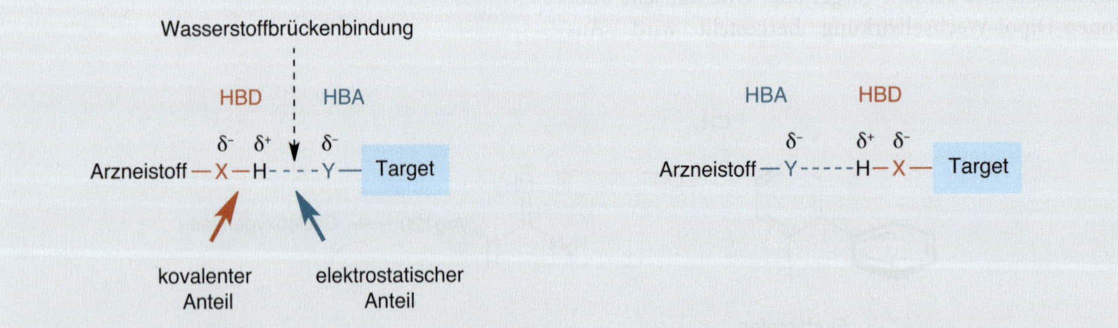

o **Abb. 1.40** H-Brückenbindung zwischen Arzneistoff als H-Brücken-Donor (HBD, X = O, N) und Target (Y = O, N) sowie zwischen Arzneistoff als H-Brücken-Akzeptor (HBA, Y = F, O, N) und Target (X = O, N)

die sekundäre Aminogruppe des Piperazinrings durch das freie Elektronenpaar am N-Atom ein H-Brückenakzeptor und zugleich durch ihr H-Atom ein H-Brücken-Donor. Liegt eine solche Gruppe in einer Bindestelle des Targets vor, kann sie den einen Liganden als H-Brücken-Donor, einen anderen als H-Brücken-Akzeptor binden.

H-Brückenbindungen können **intermolekular** zwischen Arzneistoff und Target sowie zwischen Arzneistoff und Lösemittel auftreten, aber auch **intramolekular** innerhalb eines Arzneistoffs (o Abb. 1.41) oder Targets (DNA, RNA, Proteine). Intramolekulare H-Brücken in Arzneistoffen können zu Abweichungen von den erwarteten Säure-Base-Eigenschaften oder Lipophilie-Effekten führen, siehe dazu auch o Abb. 1.21. H-Brücken können zudem erheblichen Einfluss auf die **Wasserlöslichkeit** von Arzneistoffen ausüben. So erklärt sich beispielsweise die gute Wasserlöslichkeit beim Purin durch 3 sp^2-hybridisierte N-Atome, deren nichtbindende Elektronenpaare H-Brücken mit Wassermolekülen eingehen.

H-Brücken-Bindungen sind stärker als die Anziehungskräfte durch die Partialladungen. Im Gegensatz zu anderen zwischenmolekular auftretenden Kräften findet zwischen den beteiligten Partnern eine **Orbitalüberlappung** statt. So interagiert in o Abb. 1.42 das Hybridorbital des elektronegativen Atoms (Y), welches das freie Elektronenpaar enthält, mit dem Atomorbital, das normalerweise an der kovalenten Bindung zwischen H und X beteiligt ist. Dies führt zu einer geschwächten σ-Bindung und erlaubt dem H-Brücken-Akzeptor, näher an das Proton heranzutreten. Zudem hat dies Konsequenzen für die **Geometrie** der H-Brückenbindung. In der optimalen Orientierung sind die Atome X, H und Y nahezu linear angeordnet mit einem Winkel von 180°. Dies ist bei sehr starken H-Brückenbindungen der Fall.

Die Stärke einer H-Brückenbindung kann variieren. Arzneistoff-Target-Interaktionen sind meist moderate Bindungen mit Bindungsenergien zwischen 17–63 kJ/mol und damit etwa 10-fach schwächer als kovalente Bindungen. Die Bindungsabstände liegen zwischen 2,5 und 3,2 Å gegenüber 1,0–1,5 Å in kovalenten Bindungen.

H-Brücken-Akzeptoren

In Arzneistoffen und Bindestellen sind dies meist neutrale funktionelle Gruppen wie Alkohol-, Ether-, Phenol-, Keton-, Amid- und Aminogruppen. Diese bilden moderate H-Brückenbindungen. Stärkere H-Brückenbindungen findet man bei ionisierten Gruppen. So sind die negativ geladenen Carboxylat- und Phosphatgruppen sehr gute H-Brücken-Akzeptoren. Beispielsweise ist der aktive Metabolit (EXP 3174) des kompetitiven AT_1-Rezeptor-Antagonisten **Losartan** 10-fach stärker wirksam und im Vergleich zu seiner Muttersubstanz ein nichtkompetitiver Antagonist. Die Ursache ist die Biotransformation der primären Alkoholgruppe von Losartan zur Carbonsäure, die als Carboxylatgruppe wie die Alkoholgruppe eine H-Brücke zu Lysin bildet. Darüber hinaus verstärkt aber eine zweite H-Brücke zu einem Glutaminrest die Bindung, sodass der Imidazolstickstoff im Gegensatz zu Losartan über eine zusätzliche H-Brücke zu Tyrosin fixiert wird (o Abb. 1.43). Interessanterweise werden zu Fluoratomen – Fluor ist das elektronegativste Element – nur schwache H-Brücken ausgebildet. Das Fluoratom stellt seine Elektronenpaare kaum zur Verfügung, sodass die Elektronendichte zur Ausbildung von H-Brücken gering ist.

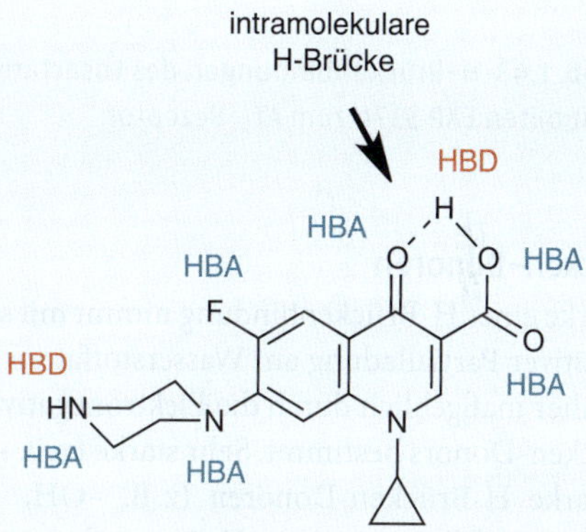

o Abb. 1.41 H-Brücken-Donor- und H-Brücken-Akzeptor-Gruppen sowie intramolekulare H-Brückenbindung in Ciprofloxacin

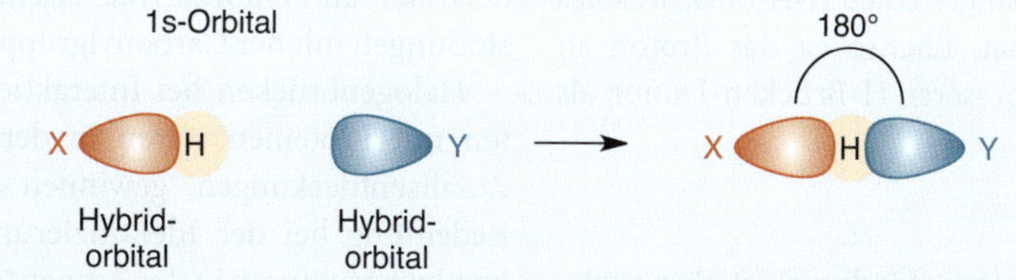

o Abb. 1.42 Orbitalüberlappung in einer H-Brückenbindung (die Atome X, H und Y sind nahezu linear angeordnet)

Abb. 1.43 H-Brückenbindungen des Losartan-Metaboliten EXP 3174 zum AT_1-Rezeptor

H-Brücken-Donoren

Die Stärke einer H-Brückenbindung nimmt mit steigender positiver Partialladung am Wasserstoffatom zu und wird daher maßgeblich durch die Elektronegativität des H-Brücken-Donors bestimmt. Sehr starke (z. B. $-N^+H_3$) und starke H-Brücken-Donoren (z. B. –OH, –NHR) besitzen ein elektronenarmes H-Atom, das an Sauerstoff oder Stickstoff gebunden ist. Auch ist ein Proton an einer Ammoniumgruppe ein stärkerer H-Brücken-Donor als das Proton einer sekundären oder tertiären Aminogruppe. Durch die positive Ladung übt das Ammonium-N-Atom einen stärkeren Elektronenzug auf die es umgebenden Atome aus und erhöht entsprechend den Elektronenmangel eines H-Atoms, welches es kovalent gebunden hat. Ebenso ist das Proton an einer Amidgruppe ein besserer H-Brücken-Donor als ein Amino-Proton.

Halogenbrücken

Eine Halogenbrücke (**Halogenbindung**) ist eine anziehende Wechselwirkung zwischen einem elektrophilen Bereich eines Moleküls an einem Halogenatom und einem nukleophilen Bereich eines anderen Moleküls.

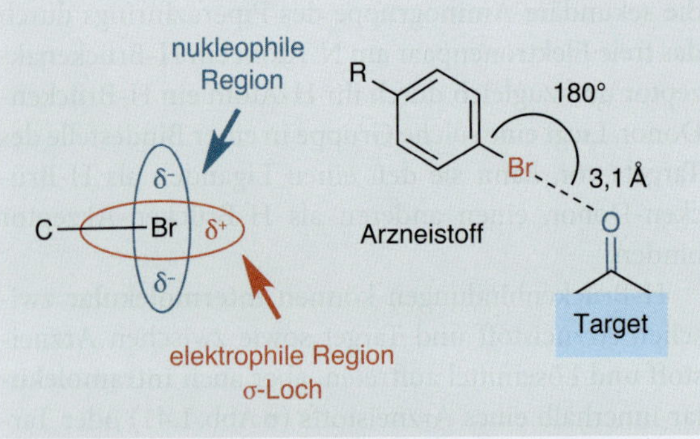

Abb. 1.44 Ladungsverteilung an einem Bromsubstituenten und Geometrie einer Halogenbrücke zwischen einem Bromphenyl-substituierten Arzneistoff und der Carbonylgruppe eines Targets

Die Bindungskräfte sind nichtkovalent und vorrangig elektrostatischer Natur. Üblicherweise weist man in einer kovalenten Kohlenstoff-Halogen-Bindung – den unterschiedlichen Elektronegativitäten gemäß – dem C-Atom eine positive, dem Halogenatom eine negative Partialladung zu. Warum sollte dann aber ein kovalent gebundenes Halogenatom mit einem Nukleophil reagieren? Die Ursache ist der überraschende Befund, dass die Elektronendichte um das Halogenatom unterschiedlich verteilt ist (Abb. 1.44). Auf dieser anisotropen, also ungleichen Ladungsverteilung um das Halogenatom basiert der Bindungseffekt. Am Halogenatom entsteht dabei ein Bereich, in dem Ladungsarmut herrscht. Dieser Elektronenmangel wird als **σ-Loch** bezeichnet, da er im äußersten Bereich entlang der σ-Bindung zwischen Kohlenstoff- und Halogenatom auftritt. Als positiv geladener Bereich kann das σ-Loch das Elektronenpaar eines nukleophilen Bindungspartners anziehen. Der Winkel der Halogenbrücke zwischen den Atomen C, Br und O liegt nahe 180° (Abb. 1.44). Mit zunehmender Elektronegativität des Halogenatoms nimmt die Stärke der Halogenbrücke ab (I > Br > Cl). Im Falle eines Arzneistoffs befindet sich das Halogenatom an einem Aromaten und bildet typischerweise mit der Carbonylgruppe einer Bindestelle des Targets eine Halogenbrücke. Auch Halogen-π-Wechselwirkungen sind möglich. Die meisten Halogenbrücken treten mit Iod- und Bromderivaten auf. Fluorderivate erleiden dagegen Dipolabstoßungen mit der Carbonylgruppe.

Halogenbrücken bei Interaktionen von Arzneistoffen mit Proteinen waren in der Vergangenheit eher Zufallsentdeckungen, gewinnen aber zunehmend an Bedeutung bei der Identifizierung und Optimierung von Leitstrukturen in der Arzneistoffentwicklung. Zahlreiche auf dem Markt befindliche Arzneistoffe enthalten Halogenaromaten. Die genaue Rolle bezüglich der Halogenbrücken ist meist nicht bekannt, da Halogenatome oft zur Feinregulierung der lipophilen Eigenschaften eingeführt wurden. Halogenbrücken der Iodphenylgruppen von **Levothyroxin** und **Liothyronin** sind beispielsweise involviert beim Transport, bei der Rezeptorbindung sowie Deiodierung dieser Schilddrüsenhormone.

Van-der-Waals-Wechselwirkungen

Van-der-Waals-Wechselwirkungen (Dispersions-Wechselwirkungen) sind sehr schwache Kräfte und betragen üblicherweise 2–4 kJ/mol. Sie treten zwischen unpolaren Bereichen eines Arzneistoffmoleküls und seinem Target auf wie beispielsweise aliphatischen Gruppen und sind elektrostatischer Natur. Durch die Änderung des Aufenthaltsortes von Elektronen in sich nahekommenden Orbitalen werden temporäre Dipolmomente erzeugt. Die daraus resultierende elektrische Anziehung ist nur schwach und hat eine sehr geringe Reichweite. Dennoch können zwischen Arzneistoff und Target eine Vielzahl solcher Wechselwirkungen auftreten, sodass die Gesamtheit der Van-der-Waals-Wechselwirkungen wesentlich zur Bindung beitragen kann.

Hydrophobe Wechselwirkungen

Unter hydrophoben Wechselwirkungen versteht man die Selbstassoziation hydrophober Moleküle im wässrigen Milieu unter Verdrängung von Wassermolekülen von den wechselwirkenden Moleküloberflächen. Bildhaft dafür steht etwa die Zusammenlagerung von Öltröpfchen in Wasser durch Van-der-Waals-Kräfte. Hydrophobe Wechselwirkungen liefern auch für Arzneistoffe mit lipophilen Gruppen einen wichtigen Beitrag zu ihrer Bindungsaffinität. Es handelt sich dabei nicht um eine gerichtete chemische Bindung im eigentlichen Sinn, sondern hauptsächlich um einen **Entropieeffekt**.

Ein entscheidender Faktor, der bei der Betrachtung der Wechselwirkungen eines Arzneistoffs mit seinem Target oft übersehen wird, ist die **Rolle des Wassers**. Die makromolekularen Targets des Körpers befinden sich in wässriger Umgebung, und auch der Weg des Arzneistoffs verläuft durch wässriges Milieu, ehe er sein Target erreicht.

Assoziieren unpolare Moleküle oder unpolare Seitenketten als Teil größerer Moleküle, so wird die Kontaktfläche zwischen Wassermolekülen und den hydrophoben Bereichen der Moleküle geringer. Die Wassermoleküle umgeben lipophile Moleküle in Form eines dreidimensionalen Netzwerks, eines Wasserclusters, in dem allerdings die H-Brücken an den Grenzflächen der lipophilen Molekülbereichen zum wässrigen Milieu hin ausgerichtet sind (hydrophobe Hydratation). Die umgebenden Wassermoleküle sind demnach translatorisch und rotatorisch eingeschränkt. Im molekularen Grenzflächenbereich wird somit die Verkettung der Wassermoleküle über H-Brücken und damit die Ausbildung des regellosen Wasserclusters gestört, was entropisch ungünstig ist. Lagern sich nun hydrophobe Molekülbereiche oder Strukturen aneinander, so werden Wassermoleküle, beispielsweise aus dem Bereich einer Bindetasche, verdrängt und können nun in die normale, fluktuierende Clusterstruktur integriert werden. Diese Clusterstruktur ist nicht starr, sondern einem ständigen Auf- und Abbau unterworfen, was einem entropisch günstigen Zustand entspricht. So liegt die Lebensdauer der H-Brücken des Wasserclusters im Bereich von etwa 2 Picosekunden (25 °C), kann aber im Grenzflächenbereich um mehrere Picosekunden verlängert sein. Hydrophobe Interaktionen sind also eng mit einem entropischen Beitrag verbunden.

Ist der hydrophobe Oberflächenbereich groß, werden entsprechend viele Wassermoleküle verdrängt, der Entropiegewinn und damit der Beitrag zur Bindungsaffinität ist groß. In gleicher Weise verhält es sich mit hydrophoben Protein-Ligand-Wechselwirkung, die als wesentliche Triebkraft von Konformationsänderungen im Rezeptorbereich gelten.

Der entscheidende Beitrag und die **treibende Kraft für die hydrophobe Wechselwirkung** sind also nicht die direkten Van-der-Waals-Wechselwirkungen zwischen den lipophilen Gruppen des Arzneistoffs und seinem Target, sondern der **Entropiegewinn ΔS_W aus der Freisetzung von Wassermolekülen**, die an den hydrophoben Oberflächen entropisch ungünstig fixiert waren und nun frei beweglich sind. Dadurch vergrößert sich die Unordnung des Systems und damit die Entropie, die nach der Gibbs-Helmholtz-Gleichung zur Abnahme der Gibbs-Energie führt und damit den freiwilligen Ablauf des Vorgangs gewährleistet. Neben dem Entropiegewinn durch die Freisetzung der Wassermoleküle resultiert auch ein Enthalpiegewinn durch Dipol-Dipol-Wechselwirkungen zwischen den freigesetzten Wassermolekülen. Es gibt somit einen entropischen und einen enthalpischen Anteil an der hydrophoben Wechselwirkung.

Wie sehen die unterschiedlichen Energiebeiträge für diesen Vorgang (○ Abb. 1.45) aus? Solange ein Arzneistoff noch nicht gebunden ist, kann er sich frei bewegen und verfügt entsprechend über eine bestimmte Rotations- und Translationsentropie ΔS_{RT}. Zu berücksichtigen ist auch eine interne Rotationsentropie ΔS_{int}, da er über drehbare Bindungen unterschiedliche Konformationen einnehmen kann. Diese beiden Freiheitsgrade gehen insbesondere bei konformativ flexiblen Molekülen bei der Bindung verloren, was sich in einer Zunahme der Gibbs-Energie im Bereich von etwa 12–60 kJ/mol (37 °C) niederschlagen kann. Dem Entropieverlust steht bei der Bindung an das Target nur ein kleiner Entropiegewinn ΔS_{vib} aus neu gewonnenen niederfrequenten Vibrationen gegenüber, die durch nichtkovalente Wechselwirkungen des Arzneistoffs mit dem Target zustande

1

kommen. Der Bindungsvorgang ist demnach zwar entropisch ungünstig, wird aber durch den Entropiegewinn bei der Verdrängung der Wassermoleküle bei großer hydrophober Oberfläche letztlich ausgeglichen.

Neben den hydrophoben Interaktionen müssen der Arzneistoff und das Target vorhandene Hydrathüllen abstreifen, da polare Gruppen der Reaktionspartner hydratisiert vorliegen. Erst dann kann die eigentliche Wechselwirkung stattfinden. Von daher entspricht der

Entropie, Enthalpie und freie Enthalpie

Die **Entropie** S ist eine Zustandsfunktion und ein Maß für die **Unordnung** in einem System. Eine hohe Entropie beschreibt einen Zustand großer Unordnung. Nach dem **2. Hauptsatz der Thermodynamik** laufen nur solche Vorgänge freiwillig ab, bei denen die Entropie zunimmt ($\Delta S > 0$).

Die **Enthalpie** H ist eine Zustandsfunktion, die es erlaubt, Energieveränderungen bei konstantem Druck zu verfolgen. Die Enthalpieänderung in einem System entspricht der freigesetzten (exotherme Reaktion, $\Delta H < 0$) oder verbrauchten Wärme (endotherme Reaktion, $\Delta H > 0$).

In die thermodynamische Freiwilligkeit einer Reaktion und damit auch in die Vorgänge, die zur Beschreibung der Bindung eines Arzneistoffs an ein Target relevant sind, fließen sowohl eine entropische als auch eine enthalpische Komponente ein. Neben der Enthalpie, die bei dem Vorgang zwischen den Bindungspartnern ausgetauscht wird, ist es auch ausschlaggebend, ob das System in einen Zustand größerer Unordnung übergeht. Ein Kriterium für die Triebkraft einer chemischen Reaktion ist die **freie Enthalpie** G (Gibbs-Energie), die nach der **Gibbs-Helmholtz-Gleichung** berechnet wird:

$$\Delta G = \Delta H - T \cdot \Delta S$$

ΔG freie Reaktionsenthalpie (kJ/mol) | ΔH Reaktionsenthalpie (kJ/mol) | ΔS Reaktionsentropie (J/mol·K) | T absolute Temperatur (K)

Sämtliche Größen beziehen sich auf Änderungen im System, alle Glieder der Gleichung sind Energiegrößen. Vergrößert sich die Unordnung im System, erhält man für ΔS einen positiven Wert. Dies führt zu einem negativen Wert für ΔG und die Reaktion läuft freiwillig ab (exergone Reaktion, $\Delta G < 0$). Je negativer der Wert für ΔG ist, umso größer ist die Wahrscheinlichkeit für die Bindung des Arzneistoffs an das Target.

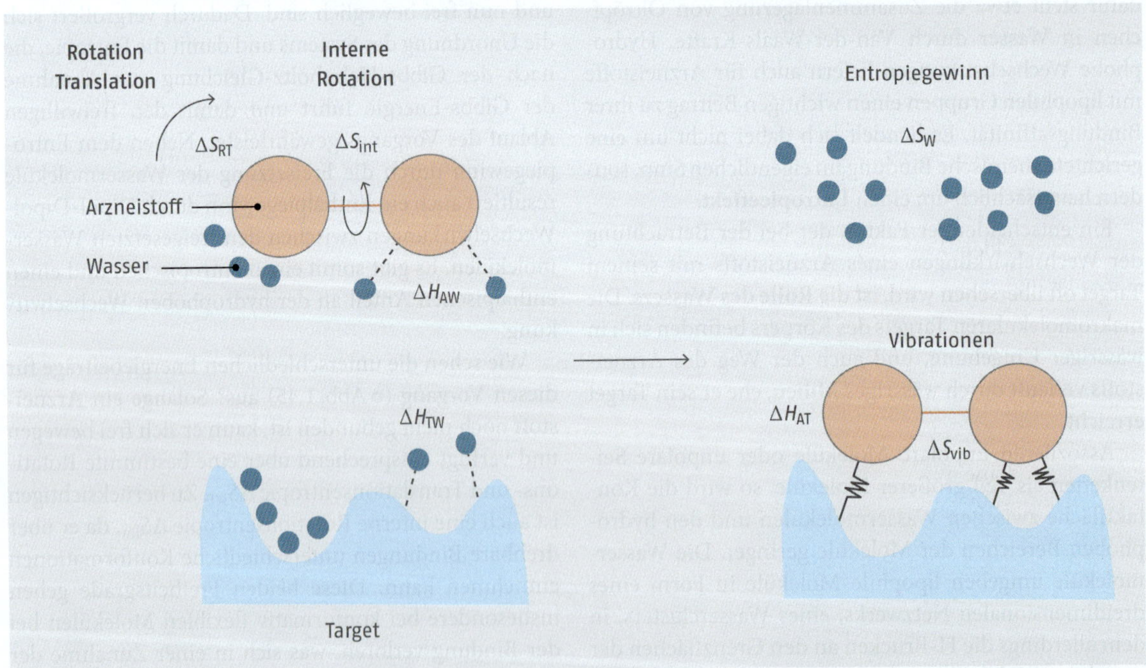

Abb. 1.45 Hydrophobe Wechselwirkungen eines Arzneistoffs mit seinem Target. ΔS_{RT}: Rotations- und Translationsentropie, ΔS_{int}: interne Rotationsentropie, ΔS_{vib}: Vibrationsentropie, ΔS_W: Entropiegewinn aus freigesetzten Wassermolekülen, ΔH_{AT}: Wechselwirkungsenthalpie (Arzneistoff, Target), ΔH_{AW}: Dehydratisierungsenthalpie (Arzneistoff, Wasser), ΔH_{TW}: Dehydratisierungsenthalpie (Target, Wasser)

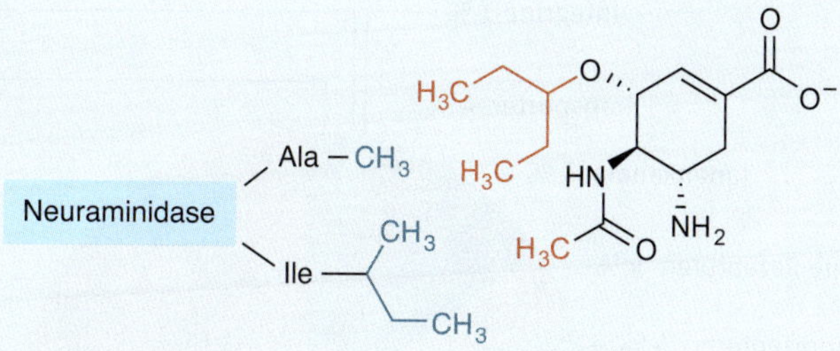

○ Abb. 1.46 Hydrophobe Wechselwirkung des Oseltamivir-Metaboliten mit der Neuraminidase

Energiegewinn aus der Wechselwirkung des Arzneistoffs mit dem Target lediglich der Differenz aus der Wechselwirkungsenthalpie ΔH_{AT} (Arzneistoff, Target) und den Dehydratisierungsenthalpien ΔH_{AW} (Arzneistoff, Wasser) und ΔH_{TW} (Target, Wasser).
Ein Beispiel für den Beitrag der hydrophoben Wechselwirkungen zur Bindungsaffinität ist das Grippemittel **Oseltamivir**, das durch Esterasen zur Oseltamivirsäure hydrolysiert wird. Der Metabolit bindet mit erhöhter Affinität im aktiven Zentrum der Neuraminidase (○ Abb. 1.46), da die Struktur gegenüber dem Substrat Sialinsäure zusätzliche hydrophobe Wechselwirkungen erlaubt (▸ Kap. 12.3.3).

1.2 Arzneistoff-Targets

Wie im vorigen Kapitel gezeigt wurde, besteht ein Arzneistoff aus einer mehr oder weniger einfachen chemischen Struktur – einem meist kleinen Kohlenwasserstoff-Gerüst und einer Handvoll funktioneller Gruppen oder Heterozyklen. Mit seiner Aufnahme in den Körper betritt er nun eine spannende und chemisch faszinierende Welt, vollgepackt mit potenziellen Reaktionspartnern, welche die physiologischen Abläufe des Körpers durch sehr unterschiedliche chemische Reaktionen regulieren. Hier darf er sich jetzt als chemischer Mitspieler betätigen und kann diese Reaktionen – wie auch immer dies seine funktionellen Gruppen erlauben – verstärken, modifizieren, beeinträchtigen oder gar blockieren.

Doch wer sind seine Mitspieler? Da kommen jetzt endlich die sogenannten Targets (*target* = Zielscheibe) ins Spiel. Der Arzneistoff gleicht im Prinzip dem vom Bogen abgeschossenen Pfeil, der möglichst genau auf einem bestimmten Punkt der Zielscheibe landen soll. So wie der Pfeil aber nicht immer nur ins Schwarze trifft, kann auch der Arzneistoff andere Treffer landen. Von daher überrascht es nicht, wenn ein Arzneistoff im Körper verschiedene Wirkungen entfaltet. Vor dem Hintergrund, dass etwa 1500 Targets bekannt sind, an denen ein Arzneistoff potenziell angreifen kann, ist es sicher bemerkenswert, dass ein Arzneistoff in der Lage ist, gezielt an ein ganz bestimmtes Target zu binden, um dessen physiologische Funktion zu verstärken oder pathophysiologische Funktion zu hemmen.

Für die Wirkung eines Arzneistoffs spielt die Zelle als kleinste lebende Einheit des Organismus eine entscheidende Rolle. Unterschiedliche Arzneistoffe wirken entsprechend an Targets in verschiedenen Zellorganellen. Doch die eigentliche Wirkung eines Arzneistoffs entfaltet sich auf der **molekularen Ebene**. Die wesentlichen **molekularen Targets** sind

- Proteine, insbesondere Enzyme und Rezeptoren, daneben auch Ionenkanäle, Transportproteine sowie
- Nukleinsäuren (DNA und RNA).

Dominant sind die klassischen Targets. Fast die Hälfte der auf dem Markt befindlichen Small-Molecule-Arzneistoffe greift an Enzymen an, ein Drittel etwa bindet an G-Protein-gekoppelte Rezeptoren. Die verbleibenden etwa 20 % verteilen sich auf Ionenkanäle, Transporter, nukleäre Rezeptoren sowie sonstige Targets. DNA hingegen macht lediglich ein Prozent aus (○ Abb. 1.47).

1.2.1 Aminosäuren als Bausteine proteinbasierter Targets

Proteine machen den Löwenanteil der Arzneistoff-Targets aus. Daher sollte man ihre chemischen Bausteine kennen, um die Wirkung von Arzneistoffen an proteinbasierten Targets zu verstehen. Das sind im Humanorganismus 20 Aminosäuren, die genetisch kodiert werden und somit regelmäßig in Proteinen vorliegen. Aus diesem Grund soll zunächst ein Blick auf die chemischen Eigenschaften dieser primären Interaktionspartner der Arzneistoffe geworfen werden. Man bezeichnet sie auch als proteinogene Aminosäuren. Nichtproteinogene Aminosäuren sind beispielsweise die γ-Aminobuttersäure (GABA, ▸ Kap. 7.10.1) im Gehirn, das

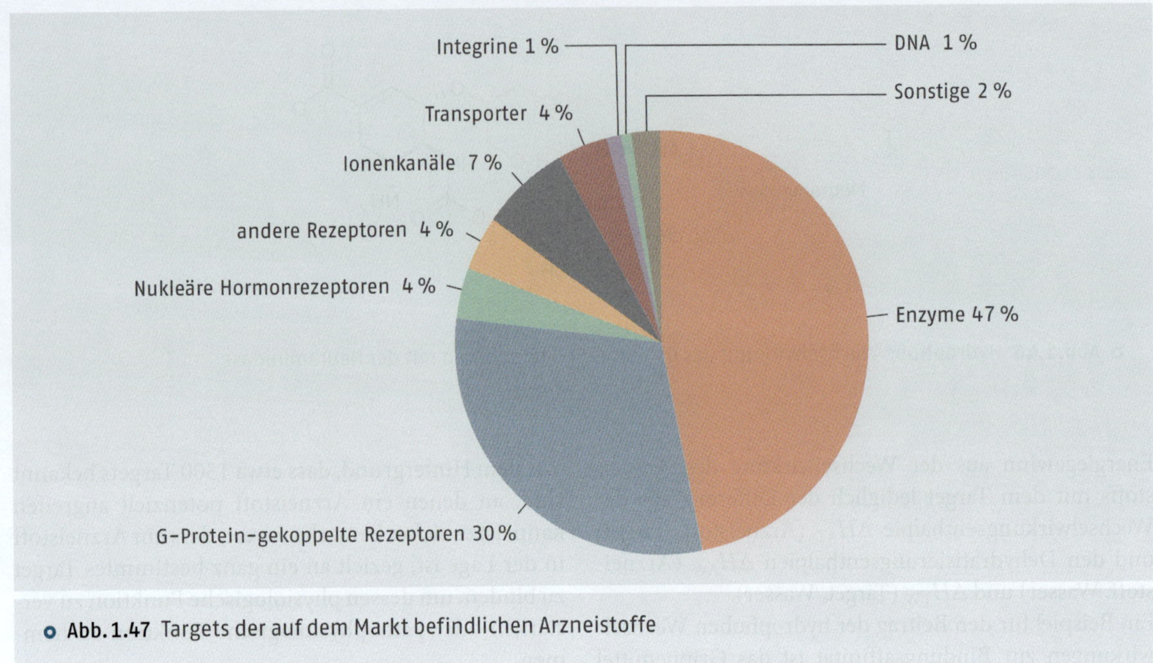

Abb. 1.47 Targets der auf dem Markt befindlichen Arzneistoffe

Homocystein im Blut oder das Thyroxin der Schilddrüse (▸ Kap. 8.1.1). Zur Abkürzung der Namen ist der **Dreibuchstaben-Code** üblich, für die Notierung längerer Sequenzen auch der **Einbuchstaben-Code** (Abb. 1.57 bis Abb. 1.63).

Struktur und Eigenschaften

Die natürlich vorkommenden Aminosäuren tragen die primäre Aminogruppe (sekundäre Aminogruppe bei Prolin) fast ausschließlich am α-C-Atom der Carboxygruppe, man spricht daher von **α-Aminosäuren**. Mit Ausnahme von Glycin ist außer einem H-Atom am α-C-Atom noch eine lineare oder verzweigte Kohlenstoffkette gebunden, die auch eine funktionelle Gruppe, einen Aromaten oder Heterozyklus tragen kann. Dadurch ist das α-C-Atom asymmetrisch substituiert. Proteine sind aus L-Aminosäuren aufgebaut, die ***S*-konfiguriert** sind, ausgenommen Cystein. D-Aminosäuren treten in der Natur wesentlich seltener auf. Man findet sie zum Beispiel in der Zellwand von Bakterien, aber auch als Bestandteil von Arzneistoffen.

Durch den –I-Effekt der zur Carboxygruppe α-ständigen Aminogruppe sind Aminosäuren saurer als vergleichbare aliphatische Carbonsäuren. Der pK_S-Wert für die Carboxygruppe liegt im Bereich 1,7–2,6, der pK_S-Wert der protonierten α-Aminogruppe beträgt 8,9–10,6. Somit liegen in wässriger Lösung weitgehend **Zwitterionen** (dipolare Ionen) vor (Abb. 1.48). Diese Form überwiegt am isoelektrischen Punkt, der sich aus den pK_S-Werten berechnen lässt. Im sauren Milieu fungiert das Aminosäure-Zwitterion als Base, wobei das Carboxylatanion protoniert wird. In basischer Lösung reagiert das Zwitterion als Säure unter Deprotonierung der Ammoniumgruppe.

In Abhängigkeit von der Struktur der Seitenkette lassen sich die proteinogenen Aminosäuren einteilen in

- hydrophobe,
- polare, neutrale,
- aromatische,
- saure,
- basische Aminosäuren.

Definition

Die **Stellung (Ständigkeit)** eines Atoms oder einer funktionellen Gruppe wird in der Verbundnomenklatur mit griechischen Buchstaben angegeben. Am **α-C-Atom** ist die Hauptgruppe gebunden, das folgende ist das β-C-Atom usw. bis zum letzten C-Atom der Kette. Bei ungesättigten Fettsäuren ordnet man dem endständigen C-Atom die ω-Stellung zu.

Die Hauptgruppe ist die funktionelle Gruppe eines Arzneistoffs, die im Nomenklaturverfahren den höchsten Rang einnimmt und als Suffix im Namen des Arzneistoffs erscheint. In vielen Fällen ist dies die Carboxygruppe.

Zum Beispiel ist der als Antiepileptikum eingesetzte GABA-Transaminase-Inhibitor (▸ Kap. 7.13.5) Vigabatrin ein γ-Aminobuttersäurederivat. Die Carboxygruppe ist als Hauptgruppe an das α-C-Atom gebunden, die Amino- und Vinylgruppe sitzen beide am γ-C-Atom (Abb. 1.49).

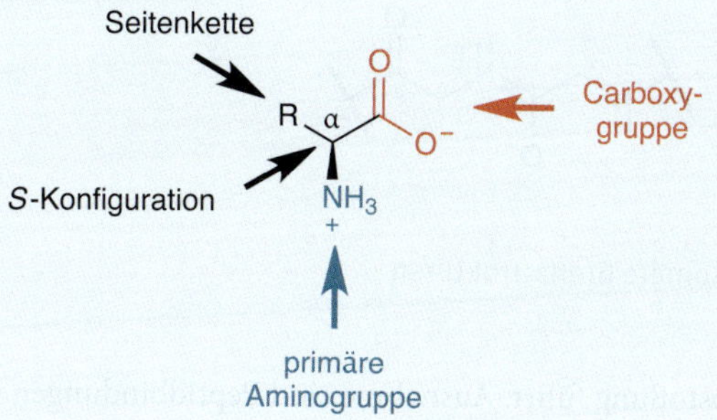

o Abb. 1.48 Allgemeine Struktur einer Aminosäure

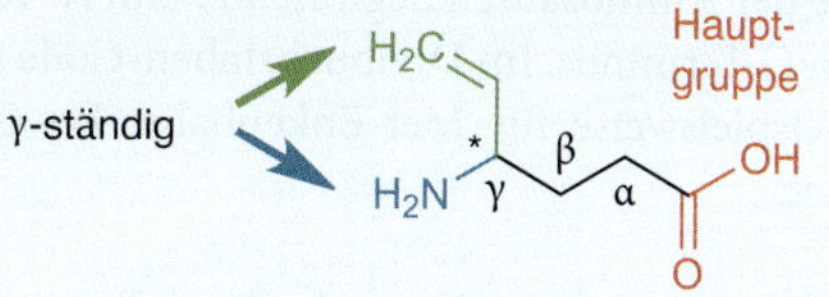

o Abb. 1.49 γ-Aminosäurederivat Vigabatrin

Definition

Als **isoelektrischen Punkt** eines Moleküls bezeichnet man den pH-Wert, bei dem es vollständig als Zwitterion vorliegt, d. h., die Zahl seiner positiven und negativen Ladungen ist gleich. Berechnen lässt sich der isoelektrische Punkt aus den pK_S-Werten:

$pH = \frac{1}{2} (pK_{S1} + pK_{S2})$

Peptide

Die beiden funktionellen Gruppen der Aminosäure werden in Proteinen zur Verknüpfung der einzelnen Aminosäuren durch die **Peptidbindung** (o Abb. 1.50) – eine **Amidbindung** zwischen der Carboxygruppe und der Aminogruppe – genutzt. Daher können sie auch nicht mehr dissoziieren. Ladungen treten indessen in sauren oder basischen Seitenketten auf, zudem an der ***N*-terminalen** primären Aminogruppe sowie an der ***C*-terminalen** Carboxygruppe eines Peptids. Somit liegen diese Gruppen dissoziiert vor. o Abb. 1.50 zeigt die Primärstruktur des endogenen Opioidpeptids **Met-Enkephalin**, das an den Opioidrezeptor bindet und als körpereigenes Schmerzmittel wirkt (▸ Kap. 7.3.1).

Baut sich eine Substanz aus 2 Aminosäuren auf, spricht man von einem **Dipeptid**, bei 3 und mehr von einem **Tri-**, **Tetra-**, **Pentapeptid** usw. Met-Enkephalin ist demgemäß ein Pentapeptid. Substanzen mit bis zu 10 über Peptidbindungen verknüpften Aminosäuren bezeichnet man als **Oligopeptide**, größere als **Polypeptide**. Ab etwa 100 Aminosäure-Einheiten spricht man meist von **Proteinen** (griech. *proteion* = grundlegend, an erster Stelle). Konventionsgemäß stellt man diese so dar, dass der *N*-Terminus links und der *C*-Terminus rechts liegt. In Met-Enkephalin ist Tyrosin die *N*-terminale Aminosäure mit der freien Aminogruppe, Methionin die *C*-terminale Aminosäure mit der freien Carboxygruppe.

Peptidbindung. Die Peptidbindung ist das **strukturelle Charakteristikum** der Peptide und soll am Beispiel der Glycin-Einheiten des Met-Enkephalins (o Abb. 1.51) betrachtet werden. Aus der mesomeren Grenzstruktur wird deutlich, dass die C–N-Bindung partiellen Doppelbindungscharakter und damit eine eingeschränkte Rotation aufweist, was sich auch spektroskopisch belegen lässt. Dies hat Konsequenzen für die Eigenschaften von Peptiden und Proteinen. Zum einen resultiert dar-

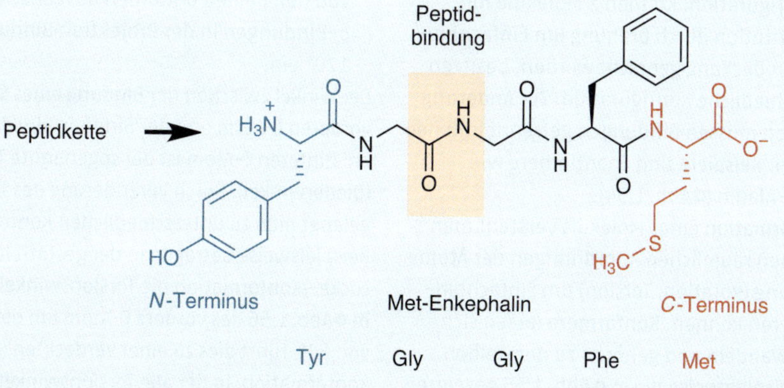

o Abb. 1.50 Struktur des Oligopeptids Met-Enkephalin

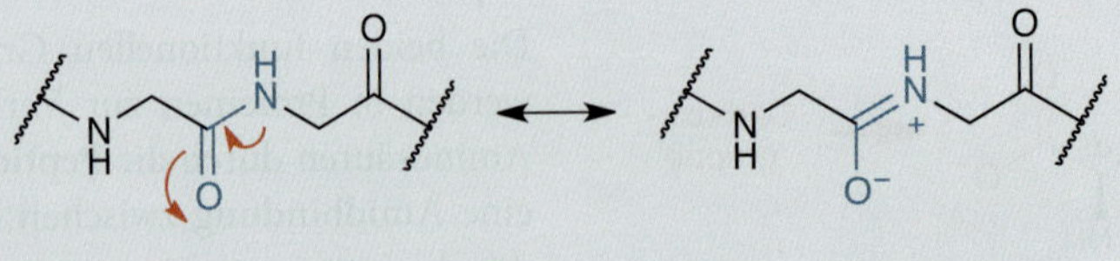

Abb. 1.51 Peptidbindung zwischen Glycin-Einheiten – mesomere Grenzstrukturen

aus die relative chemische **Stabilität** der Peptide, beispielsweise gegenüber einem nukleophilen Angriff. Sie sind daher nur unter drastischen Bedingungen hydrolysierbar. Zum anderen ist durch die Delokalisierung des freien Elektronenpaars das N-Atom **nicht basisch**. Verfügt das N-Atom über ein Proton – die einzige Ausnahme ist Prolin – kann dieses als guter **H-Brücken-Donor** fungieren.

Wegen des π-Bindungsanteils ist die C–N-Bindung planar, die Atome der Peptidbindung und die direkt daran gebundenen α-C-Atome liegen in einer Ebene. Die freie Drehbarkeit um die C–N-Achse ist eingeschränkt und nur um die C–C-Bindungsachse zu den α-C-Atomen möglich. Die flankierenden α-C-Atome sind daher entweder *trans* oder *cis* zueinander angeordnet (Abb. 1.52). Von den beiden möglichen Konformationen liegt in Proteinen normalerweise die *trans*-Konformation vor, da die *cis*-Konformation zur sterischen Abstoßung führt. Ausnahme sind Peptidbindungen mit benachbarten Prolinresten.

Primärstruktur. Die Aufeinanderfolge der einzelnen Aminosäuren, die **Aminosäuresequenz**, charakterisiert die Primärstruktur. Konventionsgemäß erfolgt die Angabe der Aminosäuren beginnend beim *N*-Terminus bis zum *C*-Terminus. Im Dreibuchstaben-Code schreibt man beispielsweise für Met-Enkephalin Tyr-Gly-Gly-Phe-Met.

Sekundärstruktur. Die Faltung der Peptidkette bezeichnet man als Sekundärstruktur. Diese wird durch H-Brücken zwischen den Carbonyl- und NH-Gruppen des Peptid-Rückgrats stabilisiert. Die wichtigsten Sekundärstrukturen sind die α-Helix und die β-Faltblattstruktur. Die α-Helix wird durch H-Brücken innerhalb der Kette stabilisiert, bei β-Faltblattstrukturen

Konstitution, Konfiguration und Konformation

Die **Konstitution** eines Moleküls legt fest, welche Atome durch welche Bindungen aneinander gebunden sind, ohne die räumliche Anordnung der Bindungen zu berücksichtigen. Vielfach werden in der Literatur Isomere, die sich in der Konstitution unterscheiden, auch als **Konstitutionsisomere** bezeichnet. α-Alanin und β-Alanin sind Konstitutionsisomere (Abb. 1.53).

Die räumliche Anordnung eines Moleküls – ohne Berücksichtigung der Drehung um Einfachbindungen – nennt man **Konfiguration.** Können 2 Moleküle mit derselben Konstitution durch Drehung um Einfachbindungen nicht zur Deckung gebracht werden, besitzen sie eine unterschiedliche Konfiguration. Zur Änderung der Konfiguration müssen Bindungen getrennt und neu gebildet werden. Beispiele sind Enantiomere wie L-Alanin und D-Alanin (Abb. 1.54).

Unter der **Konformation** eines Moleküls versteht man die verschiedenen räumlichen Anordnungen der Atome, die durch Drehung (Rotation, Torsion) um Einfachbindungen resultieren können. **Konformere** lassen sich ineinander umwandeln und gehören zu demselben Molekül, wie beispielsweise die in Abb. 1.55 gezeigten Konformationen von L-Alanin.

Zur perspektivischen Darstellung der verschiedenen Konformeren eines Moleküls eignet sich die **Newman-Projektion** (Abb. 1.56). Dabei sind folgende Regeln zu berücksichtigen.

- Man blickt entlang der C–C-Bindungsachse eines Moleküls.
- Das hintere C-Atom wird durch einen Kreis, das vordere durch einen Punkt symbolisiert.
- Als Folge der Projektionsschreibweise schließen die von den beiden C-Atomen ausgehenden σ-Bindungen in der Projektion Bindungswinkel von 120° ein.

Der Winkel zwischen der Bindung eines Substituenten am vorderen C-Atom und der Bindung eines Substituenten am hinteren C-Atom ist der sogenannte **Torsionswinkel** (Diederwinkel). Durch Veränderung des Torsionswinkels gelangt man zu unterschiedlichen Konformationen. Beispielsweise betragen in der gestaffelten (Atom-Lücke-)Konformation die Torsionswinkel 60°. Dreht man in Abb. 1.56 das vordere C-Atom um den Torsionswinkel von 60°, führt dies zu einer verdeckten (Atom-Atom-) Konformation, in der alle Torsionswinkel 0° aufweisen. Diese wird der Übersichtlichkeit wegen leicht versetzt gezeichnet, als ob die Bindung etwas gedreht wäre.

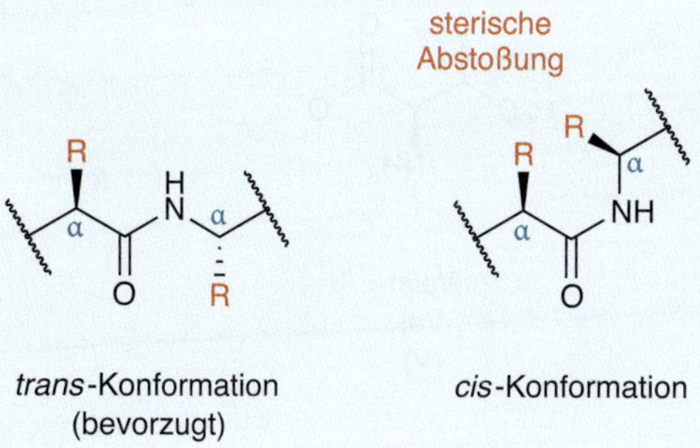

sterische Abstoßung

trans-Konformation (bevorzugt)

cis-Konformation

Abb. 1.52 Konformationen der Peptidbindung

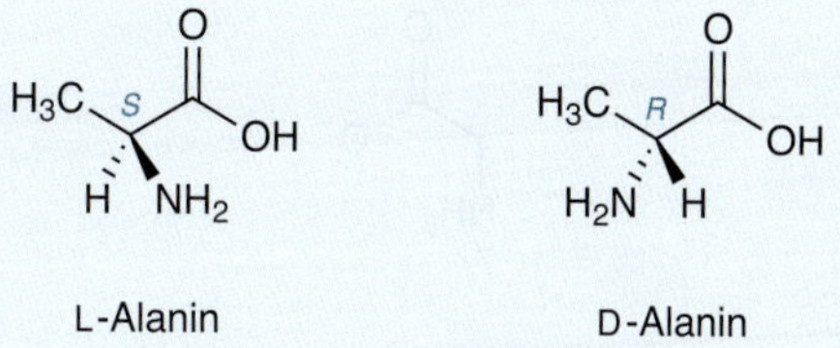

α-Alanin

β-Alanin

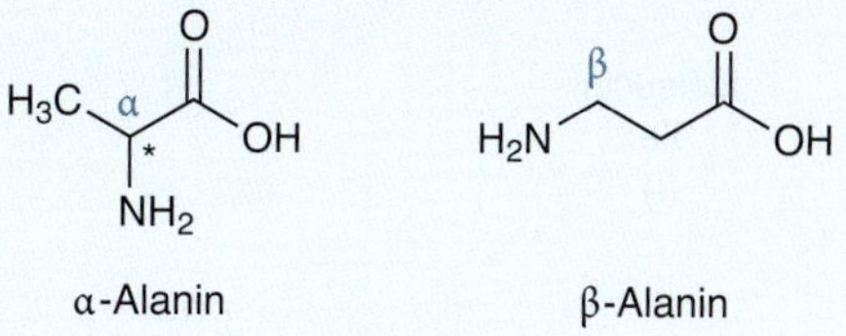

Abb. 1.53 Konstitutionsisomere

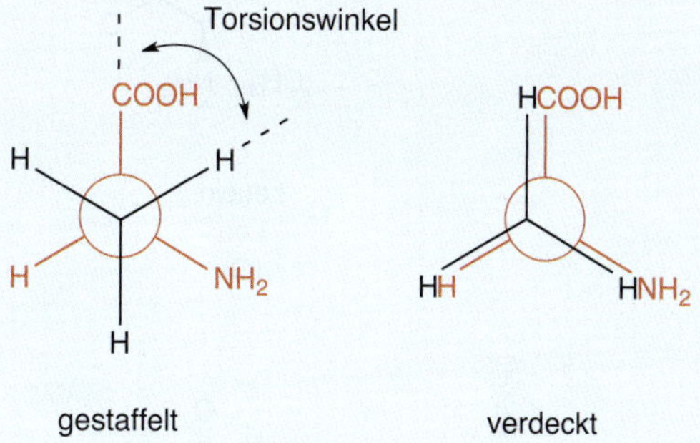

L-Alanin

D-Alanin

Abb. 1.54 Aminosäuren mit unterschiedlicher Konfiguration (Enantiomere)

Torsionswinkel

gestaffelt

verdeckt

Abb. 1.56 Newman-Projektion eines gestaffelten und eines verdeckten Konformers von L-Alanin

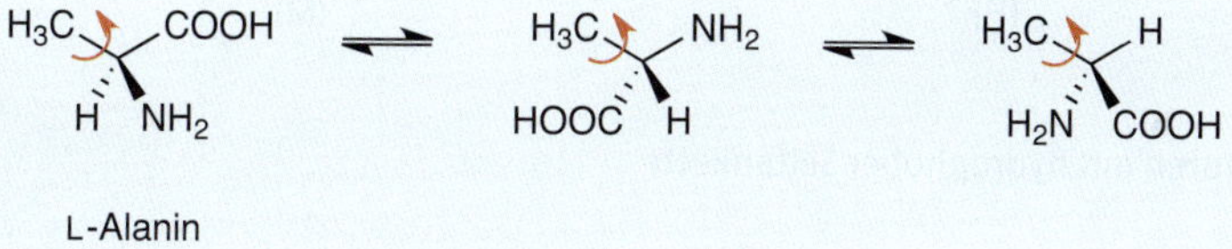

L-Alanin

Abb. 1.55 Unterschiedliche Konformationen derselben Aminosäure

erfolgt dies durch H-Brücken zwischen parallel oder antiparallel verlaufenden Ketten.

Tertiärstruktur. Aus der räumlichen Anordnung der Peptidkette sowie der Gruppen der Seitenkette resultiert die dreidimensionale Tertiärstruktur, die Lage aller Atome im Raum. Neben H-Brücken sind Disulfidbrücken zwischen Cysteinresten (Abb. 1.62) sowie ionische und hydrophobe Wechselwirkungen beteiligt. Eine Disulfidbrücke, die innerhalb einer Peptidkette auftritt, bezeichnet man als **intra**chenare Brücke (franz. *chaîne* = Kette). **Inter**chenare Disulfidbrücken verknüpfen 2 getrennte Peptidketten.

Quartärstruktur. Bestehen Proteine aus mehreren Polypeptidketten, die man als **Untereinheiten** bezeichnet, ergibt die räumliche Gestalt der Untereinheiten die Quartärstruktur. Sie beschreibt also die Assoziation einzelner Proteine und die Bildung von Aggregaten. Der Zusammenhalt erfolgt durch zwischenmolekulare Kräfte.

Da in Proteinen die Carboxy- und Aminogruppe sowie das α-C-Atom der Aminosäuren in die Peptidkette eingebunden sind, interessiert uns nur die chemische Natur der Seitenkette, die für die Raumstruktur der Proteine Bedeutung haben. Entsprechend basiert die Einteilung der Aminosäuren auf den Eigenschaften ihrer Seitenketten. Man kann 5 Klassen unterscheiden.

Aminosäuren mit hydrophober Seitenkette

Zu dieser Gruppe gehören Glycin, Alanin, Valin, Leucin, Isoleucin, Prolin und Methionin (Abb. 1.57). **Glycin** beansprucht den geringsten Raum und ist die einfachste

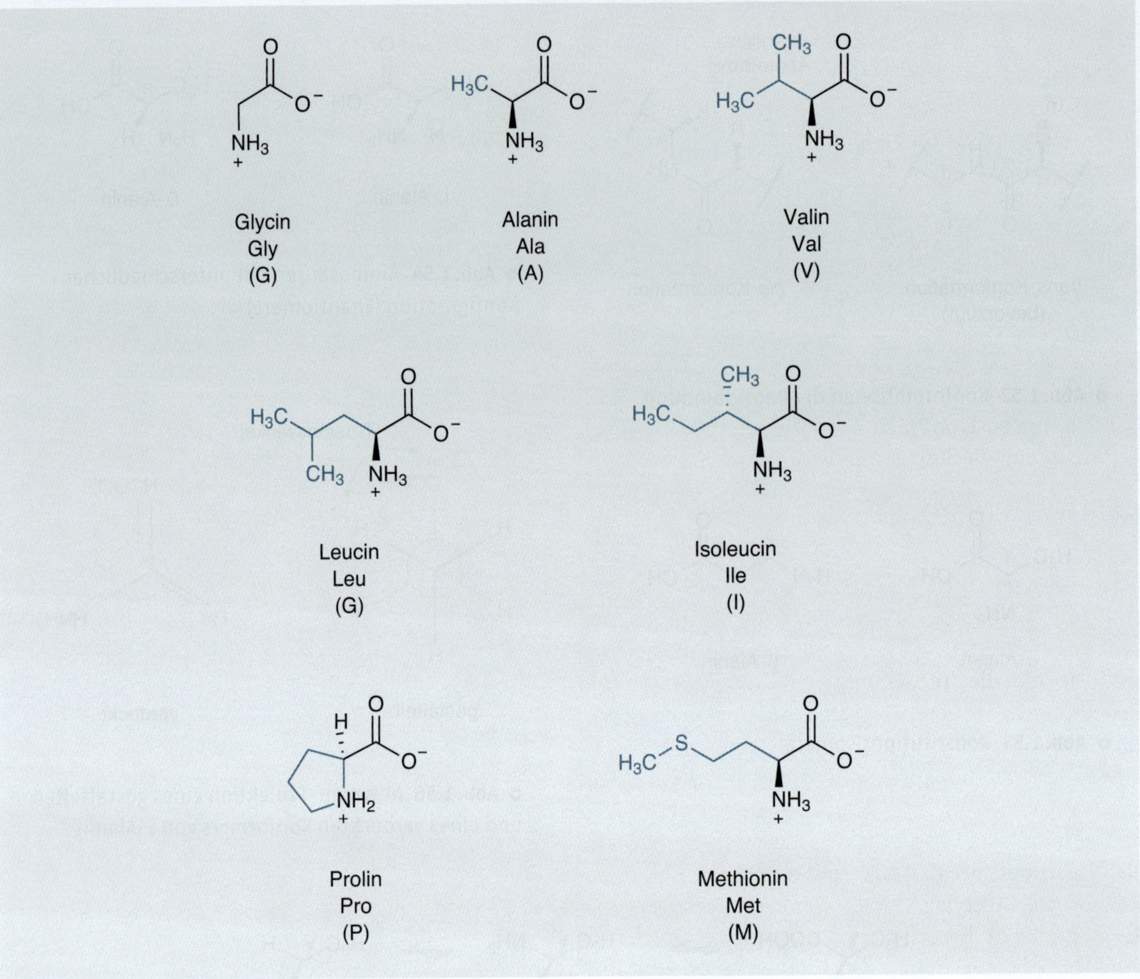

Glycin
Gly
(G)

Alanin
Ala
(A)

Valin
Val
(V)

Leucin
Leu
(G)

Isoleucin
Ile
(I)

Prolin
Pro
(P)

Methionin
Met
(M)

Abb. 1.57 Aminosäuren mit hydrophober Seitenkette

Aminosäure. Sie führt zu keiner sterischen Behinderung und vermittelt einer Peptidkette Flexibilität.

Alanin, **Valin**, **Leucin** und **Isoleucin** enthalten lineare oder verzweigte aliphatische Kohlenwasserstoff-Ketten mit unterschiedlichem Raumbedarf. Die Seitenketten dieser Aminosäuren sind von großer Bedeutung für die Bildung von hydrophoben Taschen in einem Protein und die Interaktion mit Kohlenwasserstoff-Ketten von Arzneistoffmolekülen. Der unterschiedliche Raumbedarf dieser Aminosäuren kann den Zugang eines Arzneistoffs zu einem bestimmten Proteinbereich entweder erlauben oder verhindern, je nachdem, welche Aminosäure vorliegt. Die hydrophobste Aminosäure Isoleucin besitzt am β-C-Atom ein zweites Asymmetriezentrum mit *S*-Konfiguration.

Praktisch umgesetzt

Bei der für die antirheumatische Therapie als Target relevanten **Cyclooxygenase** (▶Kap. 7.5.1) befindet sich das katalytisch aktive Zentrum am Ende eines hydrophoben Kanals. Bei der Cyclooxygenase-1 liegt in einer Seitentasche die hydrophobe Aminosäure **Isoleucin** vor, welche bei der Cyclooxygenase-2 gegen das weniger voluminöse **Valin** ausgetauscht ist. Die größere Bindetasche ermöglicht die Entwicklung selektiver Inhibitoren für die Cycloxygenase-2.

Prolin ist die einzige natürlich vorkommende Aminosäure mit einer sekundären anstelle der primären Aminogruppe. Der Ringschluss zwischen der Seitenkette und der α-Aminogruppe zu einem Pyrrolidinring behindert die freie Drehbarkeit zwischen dem Stickstoff- und α-C-Atom und schränkt die strukturelle Flexibilität des Proteins an dieser Stelle ein. In einer Peptidbindung kann das Prolin-N-Atom keine H-Brückenbindungen eingehen. Dieser Umstand verursacht einen starren Knick oder eine Krümmung in der Aminosäurekette. Gegenüber anderen Peptidbindungen liegen die vor Prolin (Prolylpeptidbindungen) häufig in *cis*-Form vor. Dabei ist das α-C-Atom der Aminosäure vor Prolin zum α-C-Atom des Prolins *cis*-ständig angeordnet (○ Abb. 1.58). Bei *cis-trans*-Isomerisierungen von Polypeptidketten kann Prolin als molekularer Schalter fungieren, um die Funktion von Proteinen zu regulieren.

Methionin enthält in der relativ langen, unverzweigten Seitenkette eine Thioethergruppe. Da sich die Elektronegativität von Schwefel und Kohlenstoff nur unwesentlich unterscheiden, ist die Seitenkette ebenfalls unpolar. Bedeutung hat die Aminosäure als Bestandteil des *S*-Adenosylmethionins (SAM) im Stoffwechsel als Methylgruppen-Donor. In der Proteinbiosynthese bildet Methionin die Start-Aminosäure jedes Proteins.

Aminosäuren mit polarer, ungeladener Seitenkette

Serin und **Threonin** enthalten in ihren Seitenketten eine Hydroxygruppe, die als H-Brücken-Donor wie auch als H-Brücken-Akzeptor fungieren kann. Daher sind sie für die Tertiärstruktur eines Proteins von Bedeutung. In Threonin liegt am β-C-Atom ein weiteres Asymmetriezentrum vor. Das in Proteinen vorkommende L-Threonin ist 2*S*,3*R*-konfiguriert. Serin spielt eine wesentliche Rolle im aktiven Zentrum von Enzymen. Als Alkohol kann es verestert werden. So ist Serin als Nukleophil bei der enzymatischen Hydrolyse von Estern (z. B. Acetylcholinesterase) oder Amiden (z. B. Serinproteasen) beteiligt und dient als Akzeptor für Phosphatgruppen durch Proteinkinasen. Von daher wundert es nicht, dass Serin vielen Arzneistoffen als Zielscheibe dient, um aus der Interaktion mit seinen physiologischen Aufgaben einen therapeutischen Nutzen zu ziehen. Exemplarisch genannt seien hier der bei Alzheimer-Demenz eingesetzte Acetylcholinesterase-Inhibitor **Rivastigmin**, der antibakteriell wirkende β-Lactamase-Inhibitor **Amoxicillin** und der als nichtsteroidales Antirheumatikum verwendete Cyclooxygenase-Inhibitor **Acetylsalicylsäure**.

Asparagin und **Glutamin** sind die Amide der sauren Asparaginsäure und Glutaminsäure. Als Amide sind sie zwar polar, können aber nicht ionisiert werden. Die Amidgruppe kann als Donor oder Akzeptor für H-Brücken dienen.

Aminosäuren mit aromatischer Seitenkette

Phenylalanin, **Tyrosin** und **Tryptophan** (○ Abb. 1.60) sind mit ihren aromatischen Seitenketten hydrophob und können sich entsprechend an hydrophoben Wechselwirkungen beteiligen. Dies eröffnet Interaktionsmöglichkeiten mit Aromaten in Arzneistoffmolekülen. Tyrosin wegen seiner Phenolgruppe ($pK_S = 9{,}1$) und Tryptophan wegen des N-Atoms im Indolring sind etwas polarer als Phenylalanin und können beide als H-Brücken-Donor fungieren. Tyrosin hat zudem Bedeutung als Akzeptor bei der Übertragung von Phosphatgruppen durch Tyrosinkinasen, die als Target der zytostatischen Behandlung von Interesse sind.

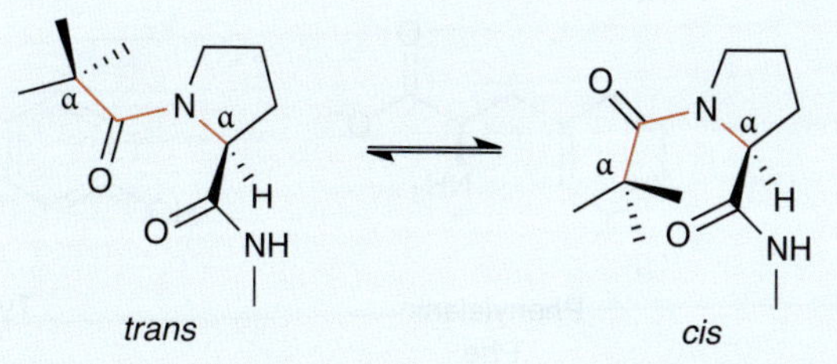

○ **Abb. 1.58** Isomerisierung zwischen der *cis*- und *trans*-Konfiguration einer Prolylpeptidbindung

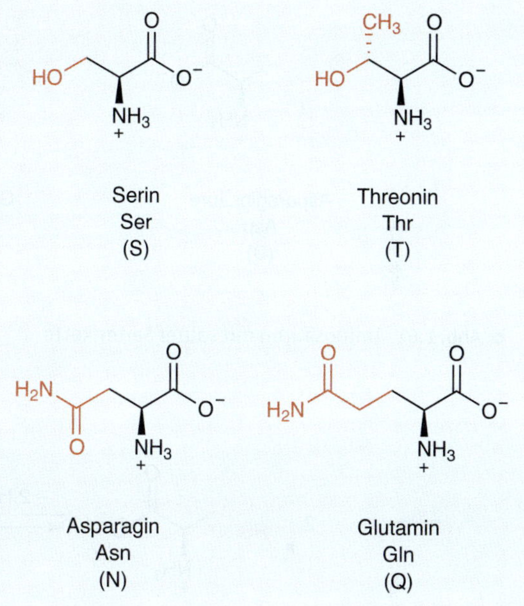

○ **Abb. 1.59** Aminosäuren mit polarer, ungeladener Seitenkette

Aminosäuren mit saurer Seitenkette

Asparaginsäure und **Glutaminsäure** (○ Abb. 1.61) verfügen in der Seitenkette über eine zweite Carboxygruppe ($pK_S = 3{,}9$ bzw. $4{,}1$), die pH-abhängig eine negative Ladung trägt. Die ionisierten Formen heißen Aspartat bzw. Glutamat und können mit positiv geladenen funktionellen Gruppen von Arzneistoffen oder Metallionen ionische Interaktionen eingehen. Aspartat hat katalytische Bedeutung bei der Spaltung von Peptidbindungen durch Aspartatproteasen. Therapeutisch genutzt wird dies in der AIDS-Therapie durch HIV-

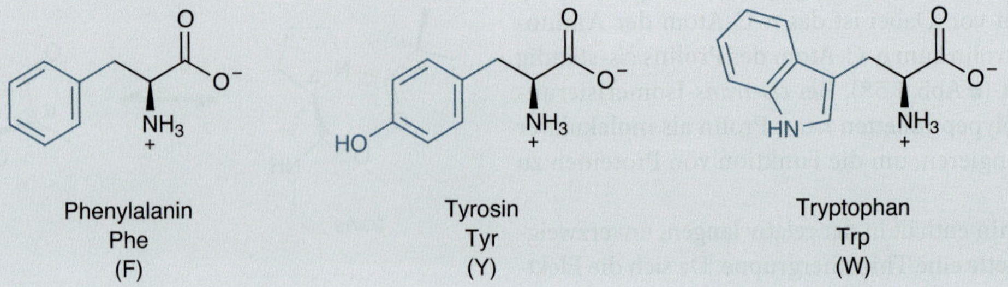

Abb. 1.60 Aminosäuren mit aromatischer Seitenkette

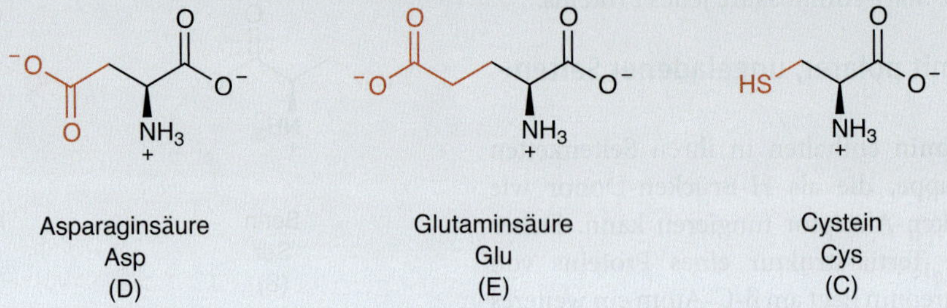

Abb. 1.61 Aminosäuren mit saurer Seitenkette

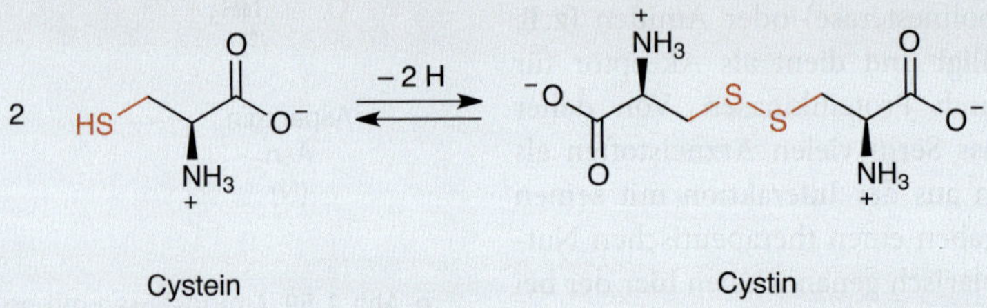

Abb. 1.62 Disulfidbrücke durch Oxidation von Cystein zu Cystin

Protease-Inhibitoren. Glutamat ist der wichtigste exzitatorische Neurotransmitter im ZNS.

Cystein ist eine L-Aminosäure, die nach der Cahn-Ingold-Prelog-Konvention (▸Kap. 1.4.1) wegen der höheren Priorität von Schwefel gegenüber Sauerstoff *R*-konfiguriert ist. Im Gegensatz zur Alkoholgruppe des Serins reagiert die Thiolgruppe von Cystein sauer ($pK_S = 8{,}4$). Da hier das H-Atom an das größere S-Atom gebunden ist, ist die Überlappung der Atomorbitale geringer als beim O-Atom und das Proton schwächer gebunden. Das Thiolat-Anion des Cysteins ist nukleophil und spielt eine wesentliche Rolle als Bestandteil von **Glutathion** bei der Phase-II-Biotransformation (▸Kap. 2.6.2) und der Entgiftung reaktiver Metaboliten (▸Kap. 3.1 bis ▸Kap. 3.3). Die Thiolgruppe kann zudem oxidiert werden, wobei 2 Moleküle Cystein durch eine Disulfidbrücke zum **Cystin** verbunden werden (Abb. 1.62). Ebenfalls Bedeutung hat die deprotonierte Thiolgruppe von Cystein für koordinative Bindungen an Metallionen, beispielsweise im Cytochrom-P450-System.

Aminosäuren mit basischer Seitenkette

Die primäre Aminogruppe in **Lysin** und die Guanidinogruppe in **Arginin** (Abb. 1.63) liegen unter physiologischen Bedingungen überwiegend protoniert vor (pK_S = 10,8 bzw. 12,5) und stellen eine positive Ladung zur ionischen Wechselwirkung mit negativ geladenen funktionellen Gruppen zur Verfügung. Die Seitenkette von **Histidin** ist mit dem Imidazolring weniger basisch

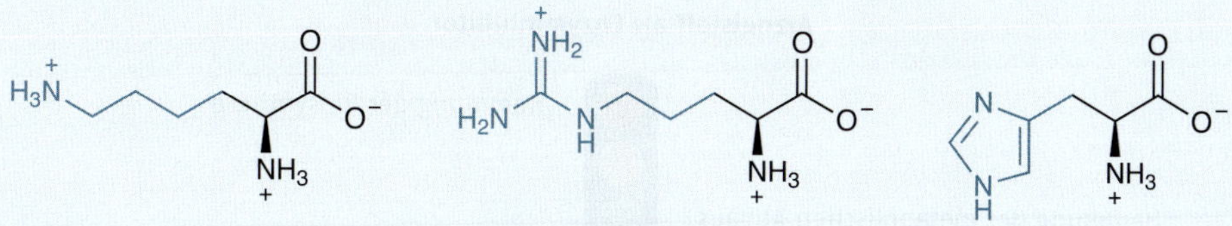

Lysin
Lys
(K)

Arginin
Arg
(R)

Histidin
His
(H)

Abb. 1.63 Aminosäuren mit basischer Seitenkette

(pK_S = 6,0). Dieser liegt in physiologisch relevanter Umgebung vorwiegend nicht protoniert vor. Er kann als Protonenakzeptor und Protonendonor fungieren. Ein Beispiel dafür ist seine Beteiligung bei der Spaltung von Acetylcholin im aktiven Zentrum der Acetylcholinesterase. Histidin hat zudem funktionelle Bedeutung im Hämoglobin und als Ligand in Metallionen-Komplexen wie zum Beispiel im aktiven Zentrum der Carboanhydrase.

1.2.2 Enzyme

Zahlreiche Humanenzyme sowie Erregerenzyme aus Bakterien, Pilzen, Parasiten und Viren sind Targets zugelassener Arzneistoffe. Darüber hinaus gibt es mehrere Tausend Enzyme, für die entsprechende Gene kodieren. Dies eröffnet somit noch zahlreiche Möglichkeiten für die Entwicklung neuer Arzneistoffe.

Was macht ein Enzym als Target für die Entwicklung von Arzneistoffen so attraktiv? Enzyme sind die Fabrikanlagen des Körpers. Sie stellen alle wesentlichen Substanzen her, die für die physiologischen Abläufe relevant sind und sind verantwortlich für die Produktion und den Abbau chemischer Botenstoffe wie Neurotransmitter, Zytokine oder Hormone, die als Auslöser von Symptomen der verschiedenen Krankheitsbilder Bedeutung haben. Arzneistoffe können diesen chemischen Steuerelementen signalisieren, welche Tätigkeiten sie aufnehmen oder unterlassen sollen. So können sie die Ampel auf Rot oder Grün schalten (Abb. 1.64), je nachdem, ob sie zum Beispiel ein **Enzym für die Biosynthese** eines Botenstoffs hemmen und damit seine Funktion ausschalten, oder ob sie ein relevantes **Enzym für seinen metabolischen Abbau** blockieren und damit seine Wirkung verlängern.

Von besonderem Interesse sind Enzyme von Infektionserregern, die im menschlichen Organismus nicht vorkommen oder sich deutlich von den körpereigenen Enzymen unterscheiden. Diese Anforderung erfüllt beispielsweise die ausschließlich in Bakterien vorliegende Transpeptidase, die für den Aufbau der Bakterienzellwand große Bedeutung hat und sich mit Penicillinen hemmen lässt. Nur bedingt gerecht werden diesem Anspruch hingegen die Enzyme der Biosynthese von Ergosterol, die das Target verschiedener Antimykotika sind. Dieses Sterol kommt zwar nur in den Zellmembranen von Pilzen vor, allerdings kann es durch Hemmung seiner Syntheseenzyme im Humanorganismus zur Beeinträchtigung vergleichbarer Enzyme kommen, die für den Aufbau des Cholesterols benötigt werden.

Chemische Natur der Enzyme

Chemisch betrachtet gehören Enzyme zu den Proteinen, abgesehen von einer kleinen Gruppe katalytisch aktiver RNA-Moleküle. Die Aufgabe der Enzyme besteht darin, den Stoffwechsel des Organismus – die Gesamtheit seiner chemischen Reaktionen – zu ermöglichen, indem sie als **Katalysatoren** agieren. Ohne Enzyme laufen die allermeisten Reaktionen bei der Körpertemperatur von 37 °C nur sehr langsam ab. In ihrer Gegenwart kann die Umsetzung eines **Substrats** – so bezeichnet man ein Molekül, das in einer Enzym-katalysierten Reaktion umgesetzt wird – zum entsprechenden Produkt um einen Faktor von typischerweise 10^8–10^{10} beschleunigt werden.

Das Substrat wird im **aktiven Zentrum** (katalytischen Zentrum) eines Enzyms gebunden. Dabei entsteht der **Enzym-Substrat-Komplex**. Für die Stabilisierung des aktiven Zentrums bildet eine vielfach gefaltete Polypeptidkette ein geeignetes molekulares Gerüst. Die Spezifität der Substratbindung beruht auf der genauen räumlichen Anordnung der funktionellen Gruppen des Enzyms im aktiven Zentrum. Enzyme binden bevorzugt den sogenannten **Übergangszustand** eines Substrats. Darunter versteht man einen aktivierten Zustand, der energiereicher als der Ausgangszustand ist und dadurch die nötige Reaktivität besitzt.

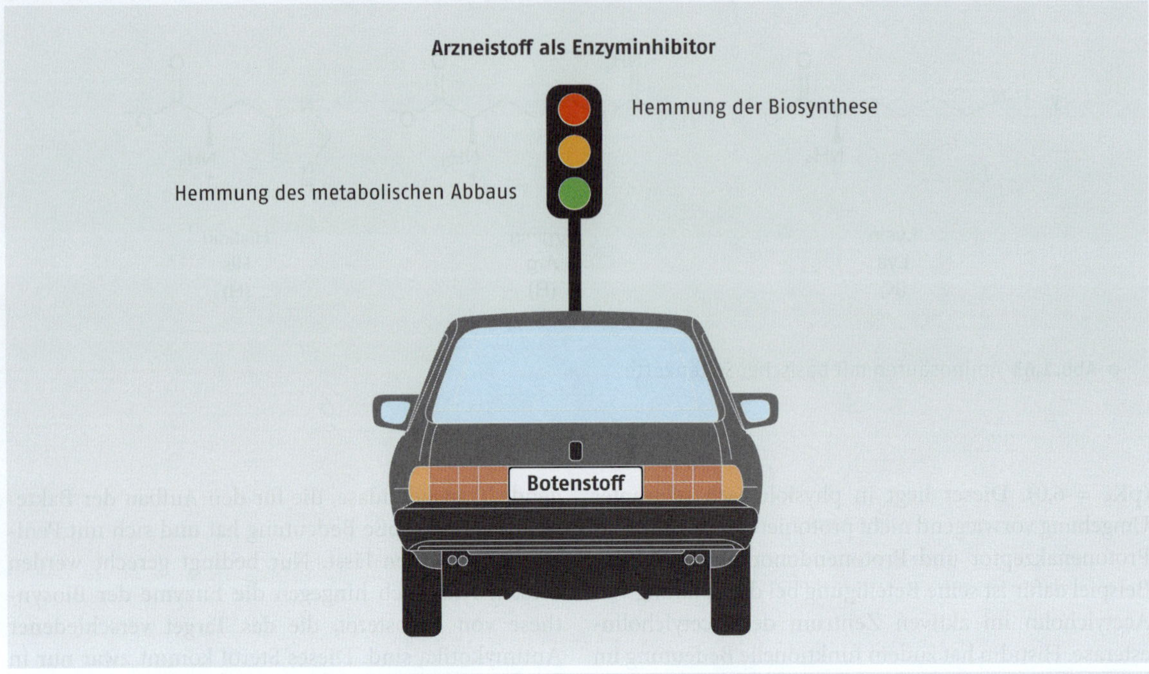

Abb. 1.64 Blockade oder Verstärkung der Wirkung von Botenstoffen durch Enzymhemmung

Kofaktoren

Viele Enzyme benötigen eine zusätzliche chemische Komponente, die man als **Kofaktor** bezeichnet. Das können Metallionen sein wie Zn^{2+} (Tab. 1.3), aber auch niedermolekulare Moleküle, die man **Coenzyme** nennt (Tab. 1.4). Die meisten Coenzyme werden durch Ionenbindung und andere nichtkovalente Bindungskräfte gebunden. Korrekterweise sollte man zu den Coenzymen besser **Kosubstrate** sagen, da sie während der Katalyse strukturell verändert und in modifizierter Form vom Enzym freigesetzt werden. Anschließend werden sie in ihre ursprüngliche Form zurückgeführt und können sich erneut an der Katalyse beteiligen. Ein typisches Beispiel dafür ist das an zahlreichen Redoxreaktionen beteiligte NAD^+ (Nicotinsäureamid-Adenin-Dinukleotid) und dessen reduzierte Form NADH. Sind Coenzyme kovalent an das Enzym gebunden, nennt man sie **prosthetische Gruppen**. Das Enzymprotein allein ist das **Apoenzym** und ergibt zusammen mit dem Kofaktor das **Holoenzym**. Die Mehrzahl der Kofaktoren leitet sich von den wasserlöslichen Vitaminen ab. Durch die Beteiligung eines Kofaktors erweitert sich das Reaktionsspektrum eines Enzyms. Beispielsweise sind die Seitenketten von Aminosäuren für einen Elektronentransfer nur bedingt geeignet, während Kofaktoren wie NAD^+, FAD (Flavin-Adenin-Dinukleotid) oder Hämgruppen dies ermöglichen.

Tab. 1.3 Metallionen als Kofaktoren von Enzymen

Metallion	Enzym (Beispiele)
Fe^{2+}, Fe^{3+}	Cytochrom-P450-Monooxygenasen Cyclooxygenase Ribonukleotid-Reduktase
$Co^{+/2+/3+}$	Methionin-Synthase
$Cu^{+/2+}$	Superoxid-Dismutase Tyrosinase
Zn^{2+}	Alkohol-Dehydrogenase Angiotensin-konvertierendes Enzym Carboanhydrase
$Mo^{4+/6+}$	Xanthinoxidase
Mn^{2+}	Glutamin-Synthetase Superoxid-Dismutase
Mg^{2+}	HIV-Integrase

Tab. 1.4 Coenzyme und prosthetische Gruppen

Coenzym	Vitamin	Funktion	Beispiel
Nicotinsäureamid-Adenin-Dinukleotid (NAD^+, $NADP^+$)	Nicotinsäureamid	Wasserstofftransfer	NAD(P)H:Chinon-Oxidoreduktase
Coenzym A (CoA)	Pantothensäure	Acyltransfer	Hydroxymethylglutaryl-CoA-Synthase
Tetrahydrofolat	Folsäure	C_1-Transfer (Formyl)	Purinnukleotidbiosynthese
Ascorbinsäure	Vitamin C	Redoxsystem Hydroxylierung	Prolylhydroxylase
Phyllochinon	Phytomenadion (Vitamin K_1)	γ-Carboxylierung von Glutamatresten	Biosynthese von Gerinnungsfaktoren
S-Adenosylmethionin (SAM)	–	Methylgruppen-Transfer	Catechol-*O*-Methyl-Transferase
Adenosintriphosphat (ATP)	–	Phosphoryl- und AMP-Transfer	Tyrosinkinase
Phosphoadenosinphosphosulfat (PAPS)	–	Sulfonattransfer	Sulfotransferasen
Prosthetische Gruppe			
Thiaminpyrophosphat (TPP)	Vitamin B_1	Oxidative Decarboxylierung	Pyruvat-Dehydrogenase
Flavin-Mono-Nukleotid (FMN), Flavin-Adenin-Dinukleotid (FAD)	Vitamin B_2 (Riboflavin)	Wasserstofftransfer	Monoaminoxidase
Pyridoxalphosphat	Vitamin B_6 (Pyridoxin)	Decarboxylierung Transaminierung	DOPA-Decarboxylase GABA-Transaminase
5'-Desoxyadenosyl-Cobalamin	Vitamin B_{12} (Cobalamin)	Intramolekularer Transfer von Methylgruppen	Isomerisierung von Aminosäuren
Biotin	Vitamin H	Carboxylierung	Acetyl-CoA-Carboxylase

Chemische Reaktionstypen der Enzyme

Enzymnomenklatur

Enzyme erhöhen die Reaktionsgeschwindigkeit der Gleichgewichtseinstellung, aber nicht die Lage des Gleichgewichts. Enzyme können somit die Hin- und Rückreaktion einer Gleichgewichtsreaktion katalysieren. Dementsprechend kann eine Oxidase gleichermaßen Reduktionen wie Oxidationen katalysieren. Die jeweils katalysierte Reaktion hängt von der Natur des Substrats ab, je nachdem, ob es in der oxidierten oder reduzierten Form vorliegt.

Die Einteilung der Enzyme beruht auf dem Reaktionstyp, den sie katalysieren. Der systematische Name eines Enzyms setzt sich aus den folgenden Bestandteilen zusammen: Der erste Teil bezeichnet das Substrat, der zweite Teil spezifiziert den katalysierten Reaktionstyp und der Gesamtname endet auf „ase“.

Enzymklassifikation

Neben dem systematischen Namen erhält jedes Enzym eine sogenannte EC-Nummer (EC = Enzyme Commission), einen Code aus 4 durch Punkte voneinander getrennten Zahlen. Die erste Zahl steht für die Hauptklasse, die nachfolgenden Zahlen geben die Subklasse, weitere Unterklasse und Seriennummer an und beziehen sich auf chemische Details der katalysierten Reaktion.

Reaktionstypen der Enzyme

Enzyme lassen sich 6 verschiedenen Reaktionstypen zuordnen.

Oxidoreduktasen. Oxidoreduktasen katalysieren Redoxreaktionen, bei denen Elektronen oder Wasserstoff übertragen wird. Häufig genutzte Kofaktoren sind $NAD(P)^+$, FMN oder FAD. **Monooxygenasen** führen lediglich ein O-Atom in das Substrat ein, das zweite wird zu Wasser reduziert. **Dioxygenasen** übertragen beide O-Atome auf das Substrat. Bei Oxidasen fungiert molekularer Sauerstoff als Elektronenakzeptor. **Hydroxylasen** führen eine Hydroxygruppe in ein Molekül ein. **Dehydrogenasen** oxidieren das Substrat unter Abspaltung von Wasserstoff (formal Hydridion und Proton).

Transferasen. In dieser Klasse findet man Enzyme, die den Transfer einer funktionellen Gruppe zwischen 2 Substraten katalysieren. Bedeutende Vertreter dieser Klasse sind die **Kinasen**, welche von ATP eine Phosphorylgruppe typischerweise auf die Alkoholgruppe eines Substrats übertragen. **Transaminasen** übertragen eine Aminogruppe von einer Aminosäure auf eine α-Ketosäure, wodurch diese zur Aminosäure und die ursprüngliche Aminosäure zur α-Ketosäure wird. **Polymerasen**, z. B. die DNA-Polymerase, verknüpfen in einer durch eine Matrize vorgegebenen Reihenfolge einzelne Nukleotide zu einer längeren Nukleinsäurekette.

Hydrolasen. Diese Klasse katalysiert die hydrolytische Spaltung von kovalenten Bindungen. **Esterasen** spalten Ester zu einem Alkohol und einer Säure, Phosphatabspaltende Esterasen sind **Phosphatasen**. **ATPasen** hydrolysieren ATP zu ADP und Phosphat, wobei sie die freigesetzte Energie für eine andere Reaktion nutzen können. **Proteinasen** lösen Peptidbindungen in Proteinen zwischen einzelnen Aminosäuren. **Glykosidasen** greifen glykosidische Bindungen in Glykosiden an und setzen einen Zucker und ein sogenanntes Aglykon frei.

Lyasen. Zu dieser Klasse zählt man alle diejenigen Enzyme, die eine kovalente Bindung – nicht hydrolytisch, nicht oxidativ und ohne Beteiligung von ATP – spalten, wobei meist eine Doppelbindung oder Ringstruktur entsteht. **Synthasen** sind Lyasen, die umgekehrt ohne Spaltung von ATP 2 Moleküle miteinander verknüpfen oder allgemein einen Syntheseprozess katalysieren. **Decarboxylasen** katalysieren die Abspaltung von CO_2 aus einer Carbonsäure. **Adenylatcyclasen** sind Enzyme, die aus ATP zyklisches Adenosin-3',5'-monophosphat (cAMP) bilden.

Isomerasen. Diese Enzyme katalysieren die Umwandlung eines Substrats in eine isomere Struktur. **Racemasen** lagern das H-Atom am einzigen asymmetrisch substituierten C-Atom eines Substrats um. **Epimerasen** wandeln Substrate in Epimere um, d. h., von mehreren Chiralitätszentren ändern sie lediglich die Konfiguration von einem.

Ligasen. Die Klasse umfasst Enzyme, die **unter Spaltung von ATP** oder einer anderen Verbindung mit hohem Gruppenübertragungspotenzial ein C-Atom mit dem O-, S-, N- oder anderen C-Atom eines Moleküls verknüpfen. **Synthetase** ist eine veraltete Bezeichnung für Ligasen.

Enzym-Inhibitoren

Reversible Inhibitoren

Der am weitesten verbreitete Mechanismus für die Wirkung von Arzneistoffen ist die Hemmung eines Enzyms. Dementsprechend beeinträchtigen Arzneistoffe die Funktion eines Enzyms oder hindern es daran, einen der oben genannten Reaktionstypen zu katalysierten.

Die Bindungskräfte zwischen einem Enzym und seinem Substrat sowie dem daraus gebildeten Produkt müssen ausgewogen sein. Auf der einen Seite muss das Substrat für den erfolgreichen Ablauf der Reaktion im aktiven Zentrum stark genug gebunden werden, andererseits muss die Freisetzung des gebildeten Produkts gewährleistet sein. Dies kann der Medizinische Chemiker für das Design von Arzneistoffen nutzen, je nachdem, ob er ein bestimmtes Enzym hemmen oder vollständig ausschalten will. Entsprechend kann er Moleküle entwerfen, die dem natürlichen Substrat oder Produkt ähneln und die geeignete Passform für das aktive Zentrum aufweisen, dort aber stärker binden als diese. Ein solches Molekül muss selbst nicht an der enzymatischen Reaktion teilnehmen. Solange es aber im aktiven Zentrum verweilt, blockiert es den Zugang des Substrats und verhindert seine enzymatische Umwandlung. Diesen Vorgang bezeichnet man als **kompetitive Hemmung**. Der Arzneistoff konkurriert dabei mit dem Substrat um die Besetzung der Bindestelle am Enzym.

Kompetitive Inhibitoren binden durch **nichtkovalente Wechselwirkungen** und die Bindung an das Enzym ist reversibel. Eine **reversible Enzymhemmung** (○ Abb. 1.65) erlaubt die Einstellung eines Gleichgewichts zwischen gebundenem und nichtgebundenem Arzneistoff, eine Art Jo-Jo-Effekt, wodurch der Arzneistoff im aktiven Zentrum bindet, wieder freigesetzt wird und erneut bindet. Steigt die Substratkonzentration an, konkurriert sie stärker mit dem Arzneistoff um die Bindestelle im aktiven Zentrum, sodass die Enzymhemmung durch den Arzneistoff weniger effektiv ist. Daher müssen reversible Inhibitoren eine hohe Affinität zum Enzym aufweisen, um die Umsetzung des Substrats zuverlässig zu verhindern. Kompetitive Hemmungen lassen sich üblicherweise durch ein erhöhtes Substratangebot aufheben.

Es gibt zahlreiche Beispiele für Arzneistoffe, die als kompetitive Inhibitoren wirken. So hemmen Lipidsenker wie **Lovastatin** kompetitiv die HMG-CoA-Reduktase und damit den geschwindigkeitsbestimmenden Schritt der Cholesterolbiosynthese (▸Kap. 9.6.1). Bei der Mehrzahl der therapeutisch verwendeten Enzym-Inhibitoren ist der Hemmtyp kompetitiver Natur.

Unter den reversiblen Inhibitoren findet man auch Arzneistoffe, die **kovalent** im aktiven Zentrum des Enzyms binden. Ihre Bindung ist aber chemisch labil und erlaubt die Trennung des Inhibitors von der Bindestelle. Ein Beispiel ist **Orlistat**, das bei Adipositas verwendet wird und mit einem Serinrest im aktiven Zentrum der Triacylglycerollipase einen Serinester bildet (○ Abb. 1.36).

Einige kompetitive Inhibitoren binden zwar im aktiven Zentrum des Enzyms, konkurrieren aber nicht mit dem Substrat. Wodurch kommt dann aber die Hemmung zustande? Wie bereits gesagt sind viele Enzyme auf die Beteiligung von Kofaktoren angewiesen. Demzufolge kann ein Inhibitor ebenso gut **mit dem Kofaktor interagieren** oder mit diesem um seine Bindestelle im aktiven Zentrum konkurrieren. Ein Beispiel ist der in der Tumortherapie eingesetzte Tyrosinkinase-Inhibitor **Imatinib**, der an die ATP-Bindestelle im aktiven Zentrum bindet und damit die Phosphorylierung des Substrats verhindert (▸Kap. 13.6.3).

Viele Enzyme sind in der Lage, alternativ auch strukturverwandte Substrate umzusetzen. Der Enzym-Inhibitor kann somit selbst als Substrat fungieren und konkurriert dabei mit dem eigentlichen Substrat um die Bindestelle. Als Antidot bei einer Methanolvergiftung gibt man beispielsweise **Ethanol** als **alternatives Substrat**, das den Abbau von Methanol durch die Alkohol- und Aldehyd-Dehydrogenase zu Formaldehyd und Ameisensäure aufgrund seiner höheren Affinität zu den Enzymen blockiert.

1

Irreversible Inhibitoren

Eine **irreversible Enzymhemmung** ist in der Regel die Folge einer chemisch stabilen Bindung im aktiven Zentrum des Enzyms. Irreversible Inhibitoren (○ Abb. 1.66) verfügen über eine elektrophile funktionelle Gruppe (X) und reagieren mit nukleophilen OH- und SH-Gruppen in den Seitenketten einer katalytisch relevanten Aminosäure wie Serin bzw. Cystein. Dabei entsteht eine **kovalente Bindung**. Das Enzym wird durch den Arzneistoff permanent blockiert, da der Arzneistoff oder die übertragene Gruppe nicht wieder abgelöst werden. Das Enzym bleibt bis zu seinem Abbau im Organismus blockiert, und seine Aktivität kann erst durch **De-novo-Synthese** wiederhergestellt werden. Ein Beispiel dafür ist die Hemmung der H^+/K^+-ATPase durch das Ulkustherapeutikum **Omeprazol** (▸Kap. 10.1.3).

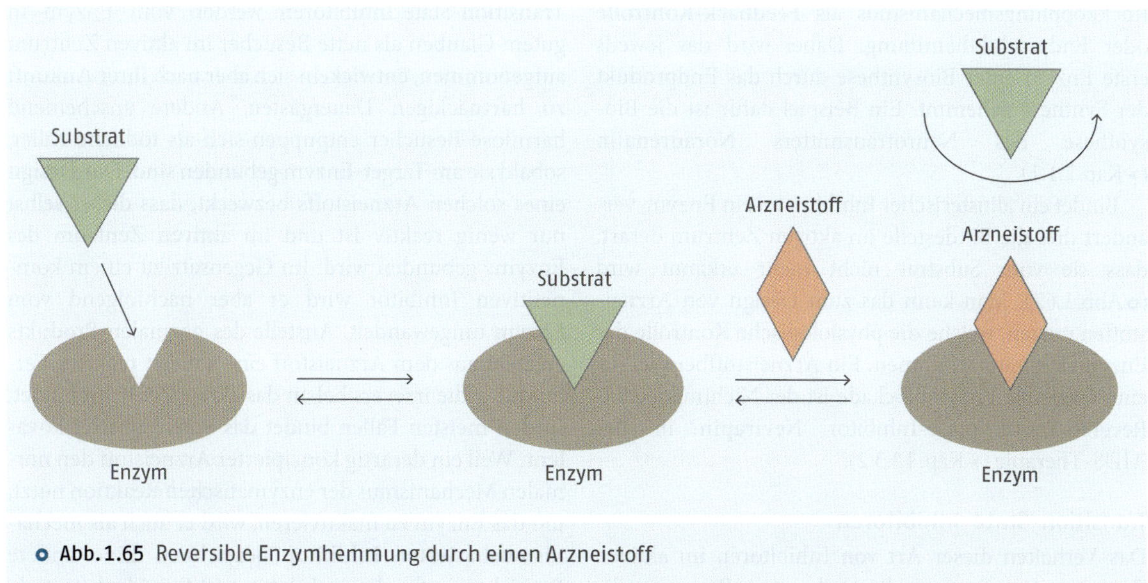

○ **Abb. 1.65** Reversible Enzymhemmung durch einen Arzneistoff

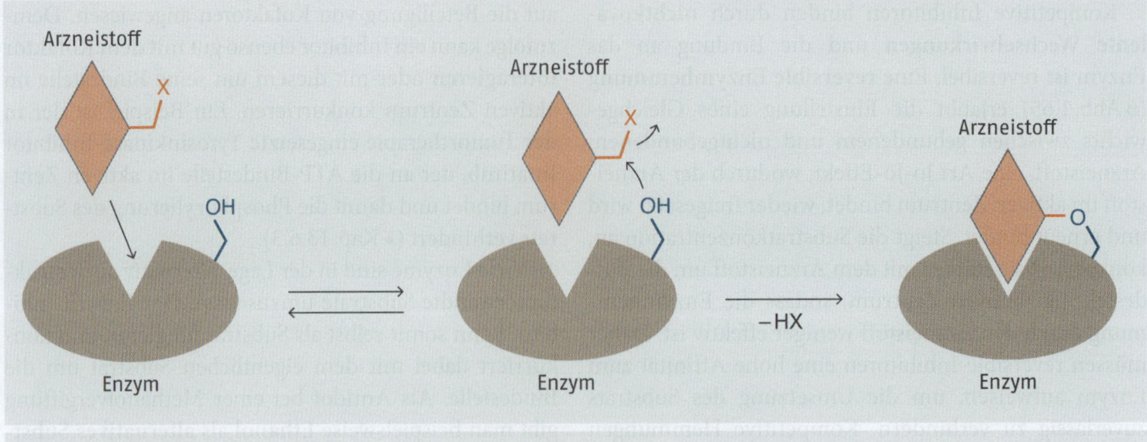

o Abb. 1.66 Irreversible Enzymhemmung durch einen Arzneistoff

Allosterische Inhibitoren

Oft findet man neben der Bindestelle im aktiven Zentrum noch eine weitere Bindestelle in einem anderen Bereich des Enzyms, die als allosterische Bindestelle (griech. *allos* = anders) bezeichnet wird. Bindet dort ein Ligand, induziert er eine **Konformationsänderung** des Enzyms, welche auch die Struktur und funktionellen Eigenschaften des aktiven Zentrums verändert. Dies erlaubt bestimmten Molekülen, die Enzymaktivität zu kontrollieren, da durch die veränderte Raumstruktur die Bindung des Substrats meist erschwert oder unterdrückt wird.

Die allosterische Hemmung ist ein **Sonderfall der nichtkompetitiven Hemmung**. Besondere Bedeutung hat dieser Vorgang, wenn die Biosynthese eines Stoffs über mehrere Stufen verläuft und das Endprodukt dazu genutzt wird, den ersten Schritt seiner eigenen Synthese zu stoppen. Man bezeichnet diesen physiologischen Rückkopplungsmechanismus als **Feedback-Kontrolle** oder Endprodukthemmung. Dabei wird das jeweils erste Enzym einer Biosynthese durch das Endprodukt der Synthese gehemmt. Ein Beispiel dafür ist die Biosynthese des Neurotransmitters **Noradrenalin** (▸ Kap. 7.1.1).

Bindet ein allosterischer Inhibitor an ein Enzym, verändert dies die Bindestelle im aktiven Zentrum derart, dass sie vom Substrat nicht mehr erkannt wird (o Abb. 1.67). Man kann das zum Design von Arzneistoffen nutzen, welche die physiologische Kontrolle der Enzymaktivität nachahmen. Ein Arzneistoffbeispiel für eine reversible Enzymblockade ist der Nichtnukleosid-Reverse-Transkriptase-Inhibitor **Nevirapin** in der AIDS-Therapie (▸ Kap. 12.3.2).

Transition-State-Inhibitoren

Das Verhalten dieser Art von Inhibitoren im aktiven Zentrum eines Enzyms gleicht dem von Personen, die eine Einladung zum Essen für einen dauerhaften Verbleib in der Wohnung ihres Gastgebers nutzen. Ein Weg zum Design solcher Arzneistoffe besteht darin, den Übergangszustand (*transition state*) eines Substrats mit einer chemisch ähnlichen Struktur nachzuahmen, die jedoch nicht in ein Reaktionsprodukt umgewandelt wird. Solche Moleküle nennt man **Übergangszustands-Analoga** oder **Transition-State-Inhibitoren**. Sie binden über nichtkovalente Kräfte wesentlich stärker an das Enzym als das physiologische Substrat oder Produkt, sodass die Hemmung zu einem irreversiblen Vorgang werden kann. Ein Arzneistoffbeispiel ist das gegen Pilzerkrankungen eingesetzte **Amorolfin**, dessen Struktur den Übergangzustand einer Ergosterol-Vorstufe nachahmt und durch Hemmung der Δ^8,Δ^7-Isomerase ihre Isomerisierung blockiert (▸ Kap. 12.4.1).

Suizidsubstrate

Transition-State-Inhibitoren werden vom Enzym in gutem Glauben als nette Besucher im aktiven Zentrum aufgenommen, entwickeln sich aber nach ihrer Ankunft zu hartnäckigen Dauergästen. Andere anscheinend harmlose Besucher entpuppen sich als tödliche Killer, sobald sie am Target-Enzym gebunden sind. Das Design eines solchen Arzneistoffs bezweckt, dass dieser selbst nur wenig reaktiv ist und im aktiven Zentrum des Enzyms gebunden wird. Im Gegensatz zu einem kompetitiven Inhibitor wird er aber nachfolgend vom Enzym umgewandelt. Anstelle des normalen Produkts entsteht aus dem Arzneistoff eine äußerst reaktive Verbindung, die irreversibel an das aktive Zentrum bindet. In den meisten Fällen bindet das Suizidsubstrat **kovalent**. Weil ein derartig konzipierter Arzneistoff den normalen Mechanismus der enzymatischen Reaktion nutzt, um das Enzym zu inaktivieren, wird er auch als **mechanismusbasierter Inhibitor** bezeichnet. Eine andere Bezeichnung für diesen Inhibitor ist **Suizidsubstrat**, da

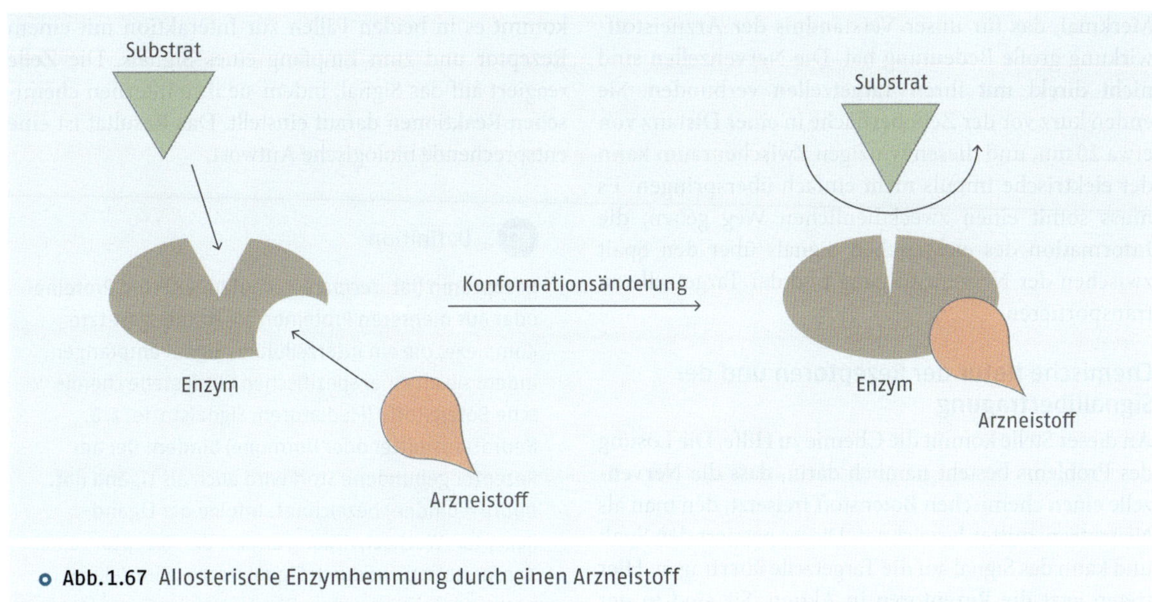

Abb. 1.67 Allosterische Enzymhemmung durch einen Arzneistoff

das betroffene Enzym den Inhibitor als Substrat umsetzt und durch diese Reaktion quasi Selbstmord begeht. Ein therapeutisch genutztes Suizidsubstrat zur Gichtbehandlung ist das Hypoxanthin-Analogon **Allopurinol**, das von der Xanthinoxidase zum Oxipurinol oxidiert wird und an das Molybdän-Ion im aktiven Zentrum des Enzyms koordinativ bindet (▸Kap. 7.7.2). Ein weiteres prominentes Beispiel ist die Hemmung der Thymidilatsynthase im Folsäurestoffwechsel durch 5-Fluorouracil (▸Kap. 13.5.2).

Isoenzym-selektive Inhibitoren

In den einzelnen Geweben können verschiedene Formen eines Enzyms vorliegen, die sich chemisch in ihrer Aminosäuresequenz geringfügig unterscheiden, aber die gleiche Reaktion katalysieren. Man bezeichnet sie als **Isoenzyme**. Dies erlaubt dem Medizinischen Chemiker, gewebeselektive Enzym-Inhibitoren zu entwickeln.

Das Design Isoenzym-selektiver Inhibitoren ermöglicht somit deren Einsatz bei unterschiedlichen Erkrankungen, obwohl sie den gleichen enzymatischen Vorgang beeinflussen. Beispielsweise ist die Monoaminoxidase (MAO) für die Biotransformation von Neurotransmittern wie Dopamin, Noradrenalin oder Serotonin verantwortlich und existiert in 2 Isoformen, MAO-A und MAO-B. Die Isoformen unterscheiden sich in ihrer Substratspezifität und Gewebeverteilung. MAO-A baut vorwiegend Noradrenalin und Serotonin ab, MAO-B insbesondere Dopamin. Entsprechend verwendet man den selektiven MAO-A-Inhibitor **Moclobemid** als Antidepressivum (▸Kap. 7.16.6), während der selektive MAO-B-Inhibitor **Rasagilin** bei der Parkinson-Erkrankung zum Einsatz kommt (▸Kap. 7.14.3).

Enzymaktivatoren

Im Vergleich zur Enzymhemmung spielt die Aktivierung eines Enzyms bei Arzneistoffen nur eine untergeordnete Rolle. Arzneistoffbeispiele sind Nitrate zur Behandlung der koronaren Herzkrankheit wie **Isosorbiddinitrat**, die über NO die lösliche Guanylylcyclase aktivieren und die Sauerstoffversorgung des Myokards verbessern (▸Kap. 9.3.3).

1.2.3 Rezeptoren

Ein komplexer Organismus erfordert zwischen den einzelnen Zellen ein gut funktionierendes Kommunikationssystem. Es wäre ziemlich sinnlos, wenn die Kontraktion der einzelnen Herzzellen zu unterschiedlichen Zeiten erfolgen würde. Das Herz käme einem Wackelpudding gleich und wäre in seiner Pumpfunktion ohne jeglichen Nutzen. Eine reibungslose Kommunikation ist die Voraussetzung, dass alle Herzmuskelzellen gleichzeitig kontrahieren. Dies gilt für alle Organe und Körpergewebe, wenn sie in koordinierter und kontrollierter Weise arbeiten sollen.

Die Kontrolle und Kommunikation gehen hauptsächlich vom Gehirn und Rückenmark – dem zentralen Nervensystem (ZNS) – aus, das über ein mit rasender Geschwindigkeit kommunizierendes Netzwerk von miteinander verschalteten Zellen verfügt, um die empfangenen Informationen an andere Zellen zu übermitteln. Die jeweilige Botschaft wird dabei in Form eines elektrischen Signals über die Nervenzelle bis zum Target weitergeleitet, zu einer Muskelzelle oder anderen Nervenzelle. Um mit einem Arzneistoff in dieses vielschichtige Kommunikationssystem gezielt eingreifen zu können, fehlt hier noch ein wesentliches

Merkmal, das für unser Verständnis der Arzneistoffwirkung große Bedeutung hat. Die Nervenzellen sind nicht direkt mit ihren Targetzellen verbunden. Sie enden kurz vor der Zelloberfläche in einer Distanz von etwa 20 nm, und diesen winzigen Zwischenraum kann der elektrische Impuls nicht einfach überspringen. Es muss somit einen zweckdienlichen Weg geben, die Information des elektrischen Signals über den Spalt zwischen der Nervenendigung und der Targetzelle zu transportieren.

Chemische Natur der Rezeptoren und der Signalübertragung

An dieser Stelle kommt die Chemie zu Hilfe. Die Lösung des Problems besteht nämlich darin, dass die Nervenzelle einen chemischen Botenstoff freisetzt, den man als **Neurotransmitter** bezeichnet. Dieser passiert den Spalt und kann das Signal auf die Targetzelle übertragen. Hier treten jetzt die **Rezeptoren** in Aktion. Sie sind in der Zellmembran eingebettet und nehmen die Botschaft durch Interaktion mit dem Neurotransmitter in Empfang (lat. *recipere* = empfangen). Dieser Prozess löst dann eine Kaskade von sekundären Effekten aus, die entweder zum Ein- oder Ausschalten von Enzymen innerhalb der Targetzelle führen oder einen Ionenstrom durch die Zellmembran in Gang setzen. Diese intrazelluläre Signalkaskade bezeichnet man als **Signaltransduktion**. Sie führt zu einer Reaktion der Zelle in Form einer biologischen Antwort, beispielsweise zur Kontraktion von Muskelzellen.

Für den interzellulären Informationsaustausch kommen infrage

- **membranständige Rezeptoren**,
- **intrazelluläre Rezeptoren (nukleäre Rezeptoren)**.

An membranständigen Rezeptoren greifen neben Neurotransmittern beispielsweise auch Peptidhormone und Fettsäurederivate an. Bei einer **endokrinen Signalübertragung** wird der Mediator von der sezernierenden Zelle in die Blutbahn abgegeben, um die Information an meist entfernt gelegene Zellen weiterzugeben. Auf diesem Weg gelangen typischerweise die in endokrinen Drüsen gebildeten **Steroidhormone** zu ihren Targetzellen und binden dort an intrazelluläre Rezeptoren. Auch dies löst in der Folge eine Reihe sekundärer Effekte aus.

Als wesentlichen Punkt gilt hier die Abhängigkeit des jeweiligen Kommunikationssystems von einem **chemischen Überträgerstoff** festzuhalten. Da ein chemischer Vorgang beteiligt ist, kann dieser folgerichtig durch eine andere chemische Verbindung – also durch einen Arzneistoff – beeinträchtigt oder blockiert werden.

Neurotransmitter und Hormone unterscheiden sich deutlich durch ihren Weg, auf dem sie ihre Botschaft im Körper transportieren, und auch in der Art ihrer Freisetzung. Sobald sie aber ihre Targetzelle erreicht haben, kommt es in beiden Fällen zur Interaktion mit einem Rezeptor und zum Empfang eines Signals. Die Zelle reagiert auf das Signal, indem sie ihre internen chemischen Reaktionen darauf einstellt. Das Resultat ist eine entsprechende biologische Antwort.

 **Definition**

Rezeptoren (lat. *recipere* = empfangen) sind Proteine oder aus mehreren Proteinen zusammengesetzte Komplexe, die ein interzelluläres Signal empfangen, indem sie an einer spezifischen Bindestelle chemische Botenstoffe (Mediatoren, Signalstoffe, z. B. Neurotransmitter oder Hormone) binden. Der am Rezeptor gebundene Stoff wird auch als **Ligand** (lat. *ligare* = binden) bezeichnet. Infolge der Ligand-Rezeptor-Wechselwirkung ändert der Rezeptor seine Konformation, wodurch Signalprozesse im Zellinneren ausgelöst werden. Der Begriff des Rezeptors geht ursprünglich auf Paul Ehrlich zurück, der diesen 1900 erstmals in immunologischem Kontext verwendete. John Newport Langley postulierte 1905 auf der Basis seiner Untersuchungen zu Pilocarpin und Atropin als erster die Rezeptortheorie der Arzneistoffwirkung.

Rezeptortypen und Rezeptorsubtypen

Rezeptoren identifiziert man über die spezifischen Botenstoffe, die sie jeweils aktivieren. So bezeichnet man den Rezeptor, der durch Histamin aktiviert wird, als Histamin-Rezeptor, den durch Serotonin aktivierten Rezeptor als Serotonin-Rezeptor.

Für einige Neurotransmitter findet man auch mehrere Rezeptoren. Zum Beispiel unterscheiden sich adrenerge Rezeptoren in der Lunge von denen am Herzen. Die chemischen Unterschiede ergeben sich durch Abweichungen in der Aminosäuresequenz. Liegt innerhalb der Bindestelle eine unterschiedliche Aminosäuresequenz vor, eröffnet dies dem Medizinischen Chemiker die Möglichkeit, durch entsprechendes Wirkstoffdesign die unterschiedlichen Rezeptoren selektiv zu adressieren. Wie bei Enzymen verschiedene Isoformen auftreten kann man bei Rezeptoren analog verschiedene **Typen** und **Subtypen** unterscheiden, die man üblicherweise durch Buchstaben oder Zahlen kennzeichnet. So bindet der Neurotransmitter Acetylcholin an 2 Typen von Rezeptoren, die entweder durch das Nicotin der Tabakpflanze (Nicotinrezeptoren, n-Cholinozeptoren, ligandengesteuerter Ionenkanal) oder durch das Muscarin aus dem Fliegenpilz (Muscarin-Rezeptoren, m-Cholinozeptoren, G-Protein-gekoppelter Rezeptor) stimuliert werden. Von beiden Rezeptortypen existieren wiederum Subtypen (▸ Kap. 7.2.1).

Im Hinblick auf das Schlüssel-Schloss-Prinzip entspricht der physiologische Botenstoff eher einem Generalschlüssel, der in verschiedene Schlösser passt, während man durch das Design eines Rezeptorsubtyp-selektiven Arzneistoffs den passenden Schlüssel für ein bestimmtes Einzelschloss erhält. Derartige Arzneistoffe lösen folglich auch nur einen Teil der durch den physiologischen Botenstoff vermittelten Effekte aus, wodurch unerwünschte Wirkungen reduziert oder vermieden werden können. So liegen für den Neurotransmitter Serotonin zwar zahlreiche Rezeptorsubtypen vor, mit dem Arzneistoff Sumatriptan kann man jedoch selektiv die Serotonin-Rezeptorsubtypen 5-HT_{1B} und 5-HT_{1D} stimulieren (▸ Kap. 7.17.1). Dadurch lassen sich die beim Migräneanfall auftretenden Symptome beseitigen.

Membranständige Rezeptoren

Membranständige Rezeptoren sind meist Transmembranproteine. Bindet an der Außenseite der Membran ein Botenstoff, löst er eine intrazelluläre Reaktionskaskade aus. In Abhängigkeit von der Struktur und dem Mechanismus der Signaltransduktion kann man unterscheiden in

- G-Protein-gekoppelte Rezeptoren,
- liganden- und spannungsgesteuerte Ionenkanäle,
- Kinase-Rezeptoren.

G-Protein-gekoppelte Rezeptoren

G-Protein-gekoppelte Rezeptoren (*G-protein-coupled receptors*, GPCR) bilden die weitaus größte Familie der membranständigen Rezeptoren und gehören zu den wichtigsten Arzneistoff-Targets der Medizinischen Chemie. Entdeckt und beschrieben wurden diese Rezeptoren von Brian Kobilka und Robert Lefkowitz (Nobelpreis für Chemie, 2012). Es handelt sich um **metabotrope Rezeptoren**, die intrazelluläre Stoffwechselprozesse beeinflussen. Hierzu zählen die Rezeptoren für Dopamin, Noradrenalin, Acetylcholin (Muscarin-Rezeptor), Histamin, Serotonin (ausgenommen 5-HT_3-Rezeptoren), GABA ($GABA_B$-Rezeptor) sowie Opioide. Die **biologische Antwort** der Signaltransduktion des G-Protein-gekoppelten Rezeptors erfolgt im **Sekundenmaßstab**. Das ist langsamer als beim ligandengesteuerten Ionenkanal, welcher nur wenige Millisekunden benötigt, aber schneller als bei den Kinase-Rezeptoren, welche mehrere Minuten in Anspruch nehmen.

Struktur

Diese Rezeptoren aktivieren ein Signalprotein, das man als **G-Protein** bezeichnet (Alfred Goodman Gilman, Martin Rodbell, Nobelpreis für Medizin, 1994). Der Name bezieht sich auf die Bindung der Guaninnukleotide **Guanosindiphosphat**- oder **Guanosintriphosphat**. Die Aminosäurekette des Proteins, deren *N*-Terminus extrazellulär lokalisiert ist, windet sich über 7 α-Helices durch die Membran. Diese hydrophoben Transmembrandomänen sind durch jeweils 3 extra- und intrazelluläre Schleifen miteinander verbunden (○ Abb. 1.68). Die Bindestelle für das G-Protein ist auf der intrazellulären Seite des Proteins gelegen und beinhaltet einen Teil des *C*-terminalen Endes der Aminosäurekette. Das heterotrimere G-Protein besteht aus einer α-, β- und γ-Untereinheit. Die α-Untereinheit bindet im Ruhezustand GDP.

Mechanismus der Signaltransduktion

Auslösen der Signaltransduktion. Die spezifischen Bindestellen für die Liganden befinden sich im Innern der Transmembrandomäne oder auf der extrazellulären Seite. Bindet dort ein geeigneter Ligand wie beispielsweise ein Neurotransmitter an den Rezeptor, wird seine Konformation derart verändert, dass intrazellulär eine neue Bindestelle freigelegt wird und dort ein G-Protein bindet. In der Folge kommt es an der α-Untereinheit des G-Proteins zum Austausch von GDP gegen GTP (○ Abb. 1.69). Dies löst eine erneute Konformationsänderung im G-Protein aus und schwächt die Verknüpfung seiner Untereinheiten, sodass die α-Untereinheit vom G-Protein-Komplex abdissoziiert. Solange GTP gebunden ist, bleibt das G-Protein aktiv. Dieser erste Schritt der Signaltransduktion ist allen G-Protein-gekoppelten Rezeptoren gemeinsam. Je nach Aufbau der α-Untereinheit der G-Proteine können nun verschiedene Effektorproteine stimuliert (G_s) oder inhibiert (G_i) werden. Der Ligand-Rezeptor-Komplex aktiviert auf diese Art immer wieder neue G-Proteine, wodurch das Signal wesentlich verstärkt wird.

Abschalten der Signaltransduktion. Wenn der von außen gebundene Ligand abwandert, kann der Rezeptor abgeschaltet werden. G-Proteine verfügen zudem über eine Inaktivierungsautomatik. Die α-Untereinheit des G-Proteins besitzt GTPase-Aktivität und kann das angelagerte GTP durch Abspalten von Phosphat in GDP überführen. Daraufhin löst sich die α-Untereinheit vom Effektorprotein und vereint sich wieder mit den abgetrennten Untereinheiten zum inaktiven heterotrimeren G-Protein.

Effektorproteine und Second Messenger

In der Zelle können nun sehr unterschiedliche Signalwege eingeschlagen werden, je nachdem, welche G-Protein-Familie beteiligt ist und welches Effektorprotein durch die entsprechende α-Untereinheit reguliert wird. Nach der Funktion des G-Proteins kann man die Rezeptoren unterteilen in

- G_s-gekoppelte Rezeptoren, die eine stimulierende Kaskade mit erhöhtem cAMP-Spiegel,
- G_i-gekoppelte Rezeptoren, die eine inhibierende Kaskade mit erniedrigtem cAMP-Spiegel oder

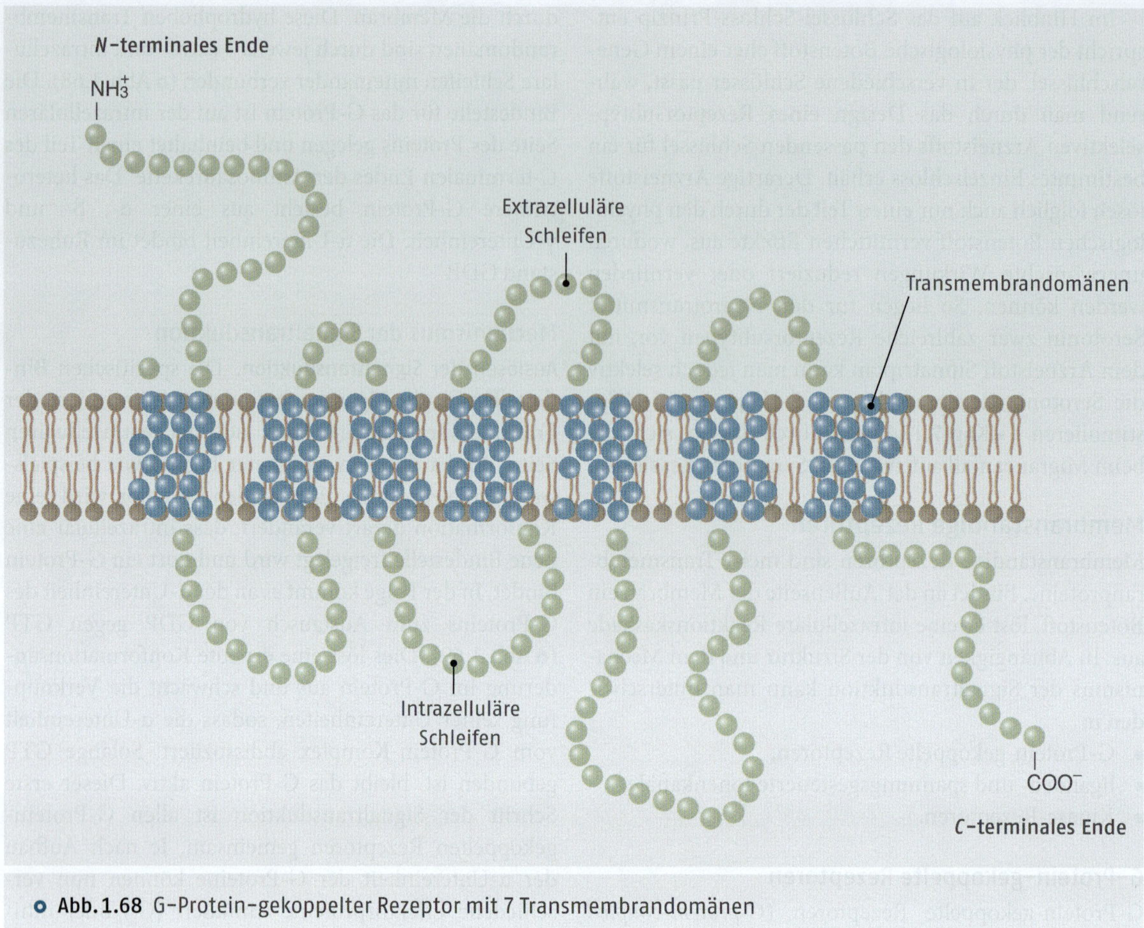

Abb. 1.68 G-Protein-gekoppelter Rezeptor mit 7 Transmembrandomänen

- G_o-gekoppelte Rezeptoren, die eine andere Wirkung (*other* = andere) auslösen.

Aufgrund der Primärstruktur der α-Untereinheit mit mehr als 20 Isotypen können G-Proteine auch in Familien wie G_q- oder G_t-gekoppelte Rezeptoren eingeteilt werden, z. B. in

- G_q-gekoppelte Rezeptoren, die Phospholipase C aktivieren (q wurde willkürlich gewählt) oder
- G_t-gekoppelte Rezeptoren, welche die cGMP-abhängige Phosphodiesterase aktivieren (t steht für Transducin der Netzhaut).

Fortführung der Signaltransduktion durch Effektorproteine und Second Messenger. Im zweiten Schritt erfolgt die eigentliche Aufgabe der Signaltransduktion, die Weiterleitung des vom G-Protein-gekoppelten Rezeptor aufgenommenen Signals (Abb. 1.69). Dazu bindet die α-Untereinheit an das bereits genannte **Effektorprotein**, bei dem es sich typischerweise um ein membranständiges Enzym oder um Ionenkanäle handelt. Im Falle eines Enzyms katalysiert dieses die Bildung eines Moleküls, das als **Second Messenger** bezeichnet wird, da es als sekundärer Botenstoff innerhalb der Zelle fungiert. Der Second Messenger steuert über allosterische Wechselwirkungen die Aktivität **sekundärer Effektorenzyme**, die fast ausschließlich Proteinkinasen sind. Die Kinasen phosphorylieren wiederum Serin- oder Threoninreste bestimmter **Funktionsproteine** – inaktive Enzyme, die durch Phosphorylierung aktiviert werden – innerhalb der Zelle und lösen dadurch eine chemische Reaktion aus, die zur **biologischen Wirkung** des übermittelten Signals führt.

G_s-Proteine. Die α_s-Untereinheit eines G_s-gekoppelten Rezeptors bindet an die regulatorische Bindestelle des Membranenzyms **Adenylatcyclase** (Adenylylcyclase), das in diesem Fall als Effektorprotein fungiert. Das Enzym katalysiert die Synthese von zyklischem Adenosin-3',5'-monophosphat (**cAMP**) aus Adenosintriphosphat (ATP) unter Abspalten von Diphosphat (Abb. 1.70). Das gebildete cAMP fungiert als Second Messenger und diffundiert ins Zytoplasma der Zelle. Solange die α_s-Untereinheit gebunden ist, bleibt das Enzym aktiv und kann mehrere Hundert Moleküle cAMP synthetisieren, wodurch der cAMP-Spiegel in der

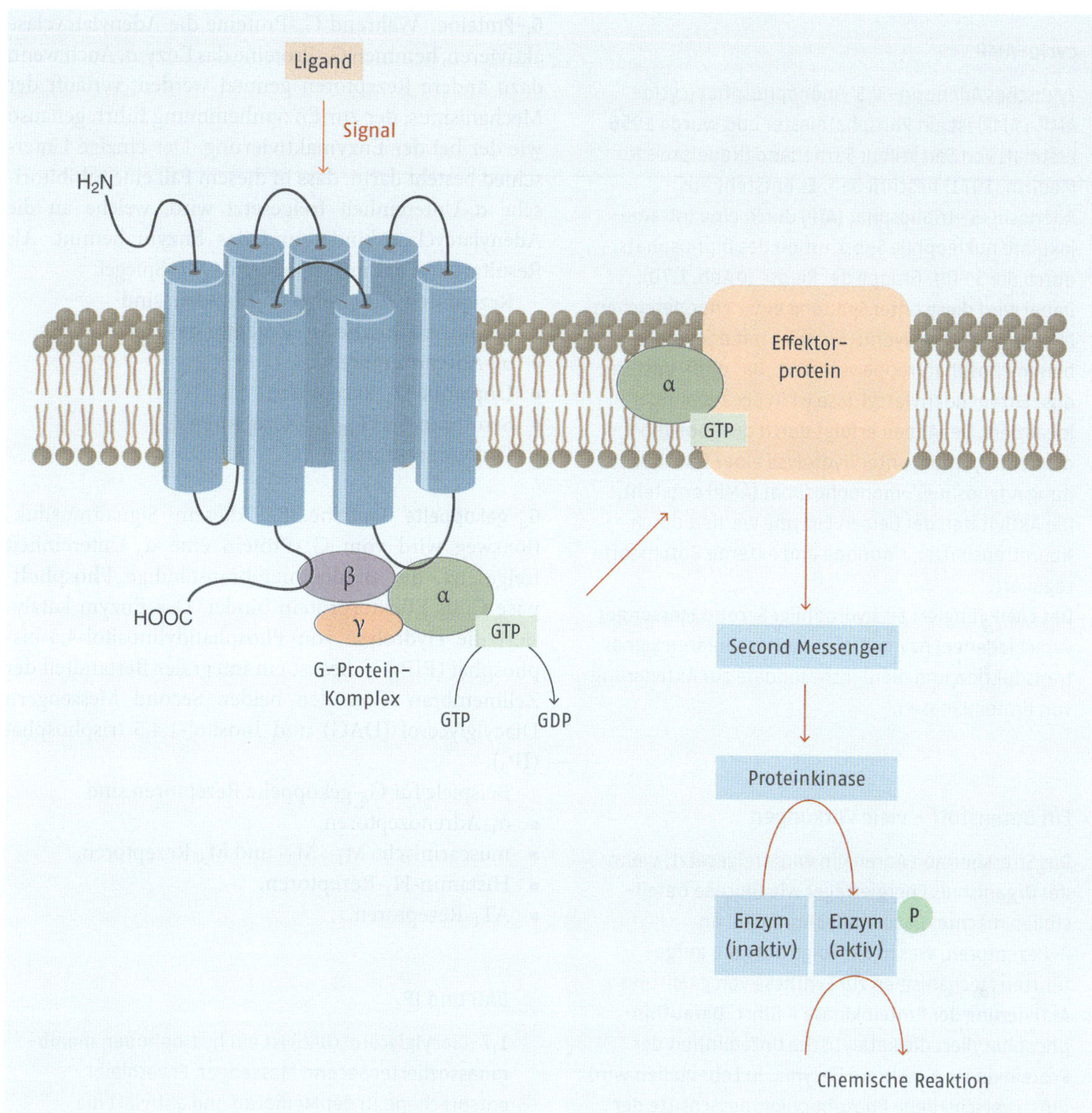

Abb. 1.69 Funktion eines G-Protein-gekoppelten Rezeptors. Nach Bindung eines Liganden an den Rezeptor wird ein G-Protein gebunden und GDP gegen GTP ausgetauscht. Die GTP-besetzte α-Untereinheit des G-Proteins bindet an ein Effektorprotein und aktiviert oder hemmt die Bildung eines Second Messengers. Dieser aktiviert eine Proteinkinase, wodurch Enzyme phosphoryliert werden und eine chemische Reaktion auslösen.

Zelle erhöht und das Signal an dieser Stelle verstärkt wird.

Im nächsten Schritt aktiviert cAMP die **Proteinkinase A**, welche zur Gruppe der Serin-Threoninkinasen gehört und die Phosphorylierung von Serin- und Threoninresten in Funktionsproteinen katalysiert. Dabei handelt es sich meist um Enzyme. Je nach Funktionsprotein können nun zahlreiche Wirkungen im Stoffwechsel und bei der Genexpression ausgelöst werden. Im Signaltransduktionsweg können zwischen der Aktivierung der Proteinkinase A und Aktivierung (oder Desaktivierung) des eigentlichen Targetenzyms noch einige weitere Enzyme beteiligt sein.

Beispiele für G_s-gekoppelte Rezeptoren sind

- β-Rezeptoren,
- Histamin-H_2-Rezeptor.

cyclo-AMP

Zyklisches Adenosin-3',5'-monophosphat (cyclo-AMP, cAMP) ist ein Phosphatdiester und wurde 1956 erstmals von Earl Wilbur Sutherland (Nobelpreis für Medizin, 1971) beschrieben. Es entsteht aus Adenosin-5'-triphosphat (ATP) durch eine intramolekulare nukleophile Substitution des Diphosphats durch die 3'-OH-Gruppe der Ribose (Abb. 1.70). Dabei wird diese unter Spaltung einer energiereichen Phosphorsäureanhydrid-Bindung mit der verbliebenen Phosphatgruppe verestert. Das dafür zuständige Enzym **Adenylatcylclase** ist in der Zellmembran lokalisiert. Der Abbau erfolgt durch die **Phosphodiesterase**, wobei unter Hydrolyse einer Esterbindung Adenosin-5'-monophosphat (AMP) entsteht. Die Aktivitäten der beiden Enzyme werden durch Neurotransmitter, Hormone und externe Botenstoffe reguliert.
Das cAMP fungiert als **hydrophiler Second Messenger** verschiedener Enzyme bei der intrazellulären Signaltransduktion und dient insbesondere zur Aktivierung von Proteinkinasen.

Ein Botenstoff – viele Wirkungen

Das Stresshormon **Adrenalin** wird freigesetzt, wenn der Organismus Energieträger wie Glucose bereitstellen möchte. Dazu bindet Adrenalin an **β-Rezeptoren**, was in der Folge über die aufgeführten Mechanismen zur Synthese von cAMP und Aktivierung der Proteinkinase A führt. Daraufhin phosphoryliert die katalytische Untereinheit der Proteinkinase A mehrere Enzyme. In **Leberzellen** wird durch verschiedene Phosphorylierungsschritte der intrazelluläre Abbau von Glykogen (**Glykogenolyse**) durch Abspalten von Glucose-1-phosphat gefördert, hingegen wird die Glykogen-Synthase durch Phosphorylierung inaktiviert, um in den Leberzellen als Gesamtresultat aus Glykogen Glucose zu erzeugen. Je nach Art der Zellen kann Adrenalin unterschiedliche Wirkungen hervorrufen. So wird in **Fettzellen** nach Phosphorylierung die Lipase aktiviert und die **Lipolyse** gefördert. In **Herzmuskelzellen** werden membranständige Ca^{2+}-Kanalproteine phosphoryliert und die Offenwahrscheinlichkeit der Ca^{2+}-Kanäle erhöht, wodurch vermehrt Ca^{2+}-Ionen in die Herzmuskelzellen einströmen. Als Folge steigt deren Kontraktionskraft (**positiv inotrope Wirkung**).

G_i-Proteine. Während G_s-Proteine die Adenylatcyclase aktivieren, hemmen G_i-Proteine das Enzym. Auch wenn dazu andere Rezeptoren genutzt werden, verläuft der Mechanismus, der zur Enzymhemmung führt, genauso wie der bei der Enzymaktivierung. Der einzige Unterschied besteht darin, dass in diesem Fall eine inhibitorische α_i-Untereinheit freigesetzt wird, welche an die Adenylatcyclase bindet und das Enzym hemmt. Als Resultat sinkt der intrazelluläre cAMP-Spiegel.

Rezeptoren, die G_i-Proteine binden, sind

- der muscarinische M_2-Rezeptor des Herzmuskels,
- α_2-Adrenozeptoren,
- Dopamin-D_2-Rezeptoren,
- Serotonin-5-$HT_{1B}/_{1D}$-Rezeptoren,
- Opioidrezeptoren.

G_q-gekoppelte Proteine. Bei diesem Signaltransduktionsweg wird vom G_q-Protein eine α_q-Untereinheit freigesetzt, die an die membranständige **Phospholipase C** als Effektorprotein bindet. Das Enzym katalysiert die Hydrolyse von Phosphatidylinositol-4,5-bisphosphat (PIP_2) – dies ist ein integraler Bestandteil der Zellmembran – zu den beiden Second Messengern Diacylglycerol (**DAG**) und Inositol-1,4,5-trisphosphat (**IP_3**).

Beispiele für G_q-gekoppelte Rezeptoren sind

- α_1-Adrenozeptoren,
- muscarinische M_1-, M_3- und M_5-Rezeptoren,
- Histamin-H_1-Rezeptoren,
- AT_1-Rezeptoren.

DAG und IP_3

1,2-Diacylglycerol (DAG) ist ein **hydrophober, membranassoziierter Second Messenger.** Er verbleibt entsprechend in der Membran und aktiviert die **Proteinkinase C.**
Inositol-1,4,5-trisphosphat (IP_3) ist ein **hydrophiler Second Messenger**, diffundiert durch das Zytoplasma und stimuliert das **Freisetzen von Ca^{2+}-Ionen** aus dem endoplasmatischen Retikulum. Dadurch beeinflusst er zahlreiche zelluläre Funktionen wie die Tonuserhöhung der glatten Muskulatur und die Anregung von Drüsensekretionen.
Gebildet werden die beiden Second Messenger aus einem Phospholipid, Phosphatidylinositol-4,5-bisphosphat (PIP_2), unter Katalyse der **Phospholipase C** (PLC). Im Gegensatz zu den Phospholipasen A_1, (PLA_1), A_2 (PLA_2) oder D (PLD) spaltet sie die Phospholipide an der Esterbindung zwischen Phosphorsäure und Glycerol (Abb. 1.71).

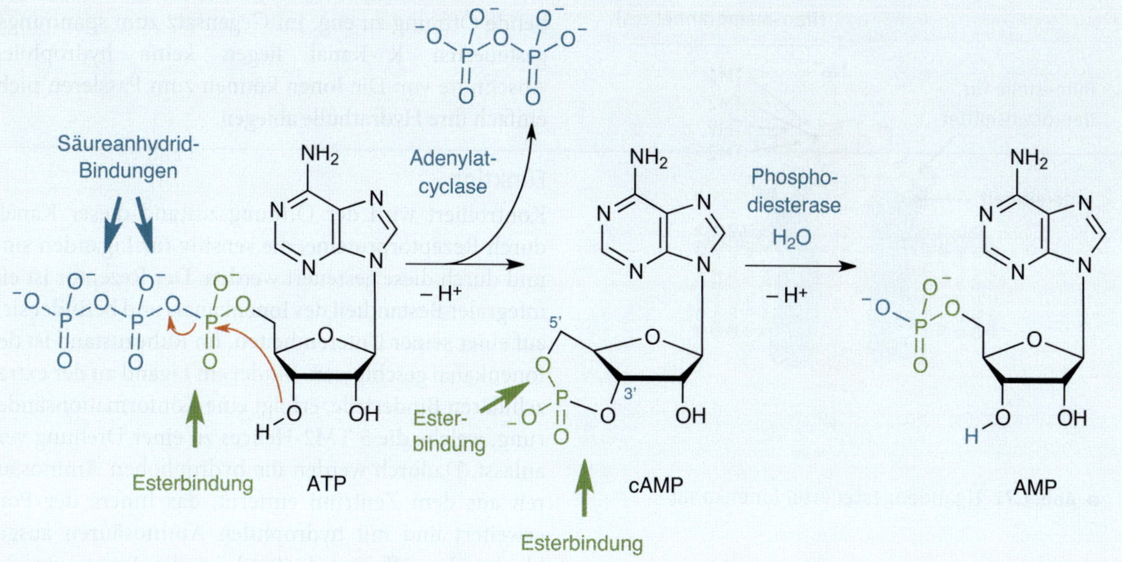

Abb. 1.70 Bildung und Abbau von cAMP

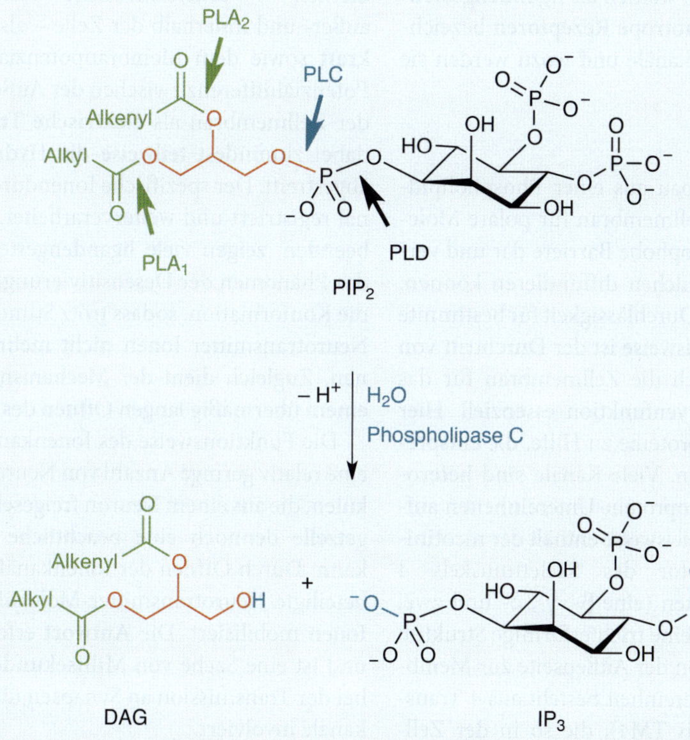

1

Abb. 1.71 Bildung der Second Messenger DAG und IP_3

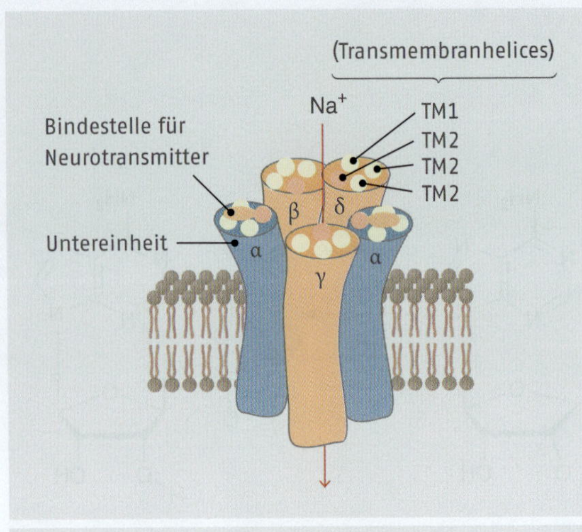

Abb. 1.72 Ligandengesteuerter Ionenkanal

Ligandengesteuerte Ionenkanäle

Einige Neurotransmitter binden an Rezeptoren auf der Oberfläche ihrer Targetzelle und veranlassen dort das Öffnen eines Ionenkanals. Ionenkanäle, die sich durch Liganden aktivieren lassen, werden als **ligandengesteuerte Ionenkanäle** oder **ionotrope Rezeptoren** bezeichnet. Doch was sind Ionenkanäle und wozu werden sie benötigt?

Struktur

Bedingt durch ihren Aufbau aus einer Phospholipiddoppelschicht stellt die Zellmembran für polare Moleküle oder Ionen eine hydrophobe Barriere dar und verhindert, dass geladene Teilchen diffundieren können. Jedoch ist die Zelle auf die Durchlässigkeit für bestimmte Stoffe angewiesen, beispielsweise ist der Durchtritt von Na^+- oder K^+-Ionen durch die Zellmembran für das Aufrechterhalten der Nervenfunktion essenziell. Hier kommen Transmembranproteine zu Hilfe, die entsprechende Ionenkanäle bilden. Viele Kanäle sind **heteropentamer**, also aus 5 Glykoprotein-Untereinheiten aufgebaut (Abb. 1.72). Beispielsweise enthält der nicotinische Acetylcholin-Rezeptor des Skelettmuskels 4 verschiedene Untereinheiten (eine β-, γ-, δ- und zwei α-Untereinheiten). Er hat eine trichterförmige Struktur, wobei sich der Trichter von der Außenseite zur Membran hin verengt. Jede Untereinheit besteht aus 4 Transmembranhelices (TM1 bis TM4), die so in der Zellmembran verankert sind, dass sie in ihrem Zentrum eine ringförmige Kanalpore durch die Zellmembran bilden. Die Innenwandung der Ionenpore wird jeweils von den amphiphilen TM2-Helices der 5 Untereinheiten gebildet. An der engsten Stelle des Ionenkanals verfügen die TM2-Helices über **hydrophobe Aminosäuren** wie Valin und Leucin, die im **geschlossenen Zustand** den Durchtritt von Ionen verhindern. Für hydratisierte Ionen mit ihren sperrigen Hydrathüllen ist die verbleibende Öffnung zu eng. Im Gegensatz zum spannungsgesteuerten K^+-Kanal liegen keine hydrophilen Abschnitte vor. Die Ionen können zum Passieren nicht einfach ihre Hydrathülle ablegen.

Funktion

Kontrolliert wird der Öffnungszustand dieser Kanäle durch Rezeptorproteine, die sensitiv für Liganden sind und durch diese gesteuert werden. Der Rezeptor ist ein integraler Bestandteil des Ionenkanals und befindet sich auf einer seiner Untereinheiten. Im Ruhezustand ist der Ionenkanal geschlossen. Bindet ein Ligand an der extrazellulären Bindestelle, erfolgt eine Konformationsänderung, welche die 5 TM2-Helices zu einer Drehung veranlasst. Dadurch werden die hydrophoben Aminosäuren aus dem Zentrum entfernt, das Innere der Pore erweitert und mit **hydrophilen Aminosäuren** ausgekleidet. Im **offenen Zustand** ist die Innenseite des Kanals somit polar und erlaubt den raschen Einstrom von Ionen mit ihrer Hydrathülle. Treibende Kraft für den Ionendurchtritt ist der **elektrochemische Gradient**, der sich zusammensetzt aus dem Konzentrationsgradienten – unterschiedliche Ionenkonzentrationen außer- und innerhalb der Zelle – als **chemische Triebkraft** sowie dem Membranpotenzial der elektrischen Potenzialdifferenz zwischen der Außen- und Innenseite der Zellmembran als **elektrische Triebkraft**. Oft wird dabei zumindest teilweise die Hydrathülle der Ionen abgestreift. Der spezifische Ionendurchtritt wird als Signal registriert und weiterverarbeitet. Um das Signal zu beenden, zeigen viele ligandengesteuerte Ionenkanäle das Phänomen der Desensitivierung. Sie ändern erneut die Konformation, sodass trotz Stimulation durch einen Neurotransmitter Ionen nicht mehr durchtreten können. Zugleich dient der Mechanismus als Schutz vor einem übermäßig langen Öffnen des Kanals.

Die Funktionsweise des Ionenkanals erklärt, warum eine relativ geringe Anzahl von Neurotransmitter-Molekülen, die aus einem Neuron freigesetzt wird, in der Targetzelle dennoch eine beachtliche Wirkung erzielen kann. Durch Öffnen der Ionenkanäle werden für jedes beteiligte Neurotransmitter-Molekül mehrere Tausend Ionen mobilisiert. Die **Antwort** erfolgt extrem schnell und ist eine Sache von **Millisekunden**. Deswegen sind bei der Transmission an Synapsen üblicherweise Ionenkanäle involviert.

Die Ionenselektivität dieser Kanäle ist unterschiedlich. So gibt es **Kationenkanäle** für Na^+-, K^+- oder Ca^{2+}-Ionen, aber auch **Anionenkanäle** für Cl^-. Die Ionenselektivität der einzelnen Ionenkanäle hängt davon ab, durch welche Aminosäuren diese ausgekleidet sind.

Beispiele für Kationenkanäle:

- nicotinischer Acetylcholin-Rezeptor,

- Serotonin-5-HT_3-Rezeptor,
- ionotroper Glutamat-Rezeptor.

Anionenkanäle (Cl^--Kanäle):
- $GABA_A$-Rezeptor,
- Glycin-Rezeptor.

Das Öffnen der ligandengesteuerten Kationenkanäle resultiert in einer Depolarisation, während das Öffnen der Anionenkanäle meist zu einer Hyperpolarisation führt. Dies erklärt die erregende Wirkung der Kationenkanäle und die hemmende Wirkung der Anionenkanäle.

Spannungsgesteuerte Ionenkanäle

Unter den Ionenkanälen gibt es auch solche, die nicht durch einen Liganden kontrolliert werden, sondern vom Membranpotenzial der Zelle abhängig sind. Diese Superfamilie der **spannungsgesteuerten Ionenkanäle**, die beim Entstehen des Aktionspotenzials eine wesentliche Rolle spielen, umfasst u. a. die spannungsgesteuerten Na^+-, K^+- und Ca^{2+}-Kanäle.

Der Aufbau dieser Membranproteine, die gewebespezifisch aus verschiedenen Untereinheiten zusammengesetzt sind, erfolgt jeweils nach ähnlichen Strukturprinzipien. Statt einer Bindestelle für einen Liganden benötigen spannungsgesteuerte Ionenkanäle entsprechend einen **Spannungssensor** (○ Abb. 1.73). Dieser befindet sich in der Lipidmembran und besteht aus einer Transmembranhelix, die aus positiv geladenen Arginin- und Lysinresten aufgebaut ist. Ändert sich die Membranspannung, kommt es im Kanalprotein zu einer Kaskade von Konformationsänderungen und zum Öffnen der Kanalpore, wodurch der Ioneneinstrom ermöglicht wird. Bei **Depolarisation** der Membranspannung bewegt sich der Spannungssensor in Richtung des Extrazellulärraums, bei **Repolarisation** in Richtung des Intrazellulärraums, sodass der geöffnete Kanal wieder geschlossen oder desaktiviert werden kann.

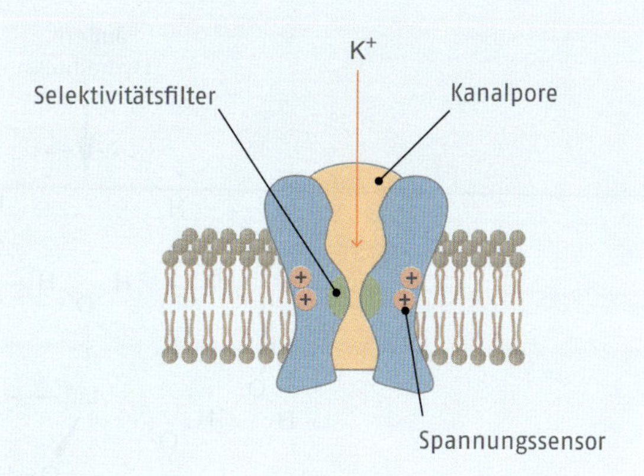

○ **Abb. 1.73** Spannungsgesteuerter Ionenkanal

1

Hydrathülle und Hydratation

Ionen sind in wässriger Lösung von einer **Hydrathülle** umgeben. Man bezeichnet dies als **Hydratation**. Während innerhalb einer Gruppe des Periodensystems der Ionenradius mit steigender Ordnungszahl zunimmt (□ Tab. 1.5), zeigen die hydratisierten Ionen ein gegenläufiges Verhalten. Bei größeren Ionen wird die positive Kernladung durch die neu dazukommenden Schalen stärker abgeschirmt, sodass sie Wassermoleküle weniger stark anziehen und eine kleinere Hydrathülle besitzen.
Die meisten **Kationen** haben gewöhnlich 6–8 Moleküle Wasser angelagert. Dabei wenden sich die O-Atome des Wassers mit ihrer negativen Partialladung dem Kation zu. Das Li^+-Ion verfügt aufgrund seiner Stellung in der zweiten Periode lediglich über 4 Außenorbitale, ist sp^3-hybridisiert und koordiniert bevorzugt 4 Moleküle Wasser. Die **innere Hydrathülle** umfasst ein $[Li(H_2O)_4]^+$-Ion, das als tetraedrischer Aqua-Komplex vorliegt (○ Abb. 1.74). Außerdem existiert eine **äußere Hydrathülle**, da über H-Brücken zusätzliche Wassermoleküle gebunden werden. Dieses $[Li(H_2O)_{12}]^+$-Ion kann seinerseits noch weitere Wassermoleküle über H-Brücken anlagern, wodurch der Ionenradius des kleinen Li^+-Ions im hydratisierten Zustand auf fast das Sechsfache ansteigt. Damit ist er größer als der Ionenradius des nicht hydratisierten sowie des hydratisierten K^+-Ions (□ Tab. 1.5).
Die inneren Hydrathüllen sind bei den Aqua-Komplexen der sp^3d^2-hybridisierten Zentralionen wie $[Na(H_2O)_6]^+$ und $[Mg(H_2O)_6]^{2+}$ oktaedrisch aufgebaut. Dazu kommen dann noch die äußeren Hydrathüllen. Dagegen sind die 8-fach koordinierten $[K(H_2O)_8]^+$- und $[Ca(H_2O)_8]^{2+}$-Ionen quadratisch-antiprismatisch konfiguriert (○ Abb. 1.75). Neben dem s- und den 3 p-Orbitalen werden zusätzlich 4 d-Orbitale benötigt, sodass in diesem Fall eine sp^3d^4-Hybridisierung vorliegt. Nicht nur der deutlich größere Hydratationsradius, sondern auch die unterschiedliche räumliche Anordnung der koordinierten Wassermoleküle sind ausschlaggebend dafür, dass die kleineren Na^+-Ionen nicht durch den K^+-Kanal passen oder die kleineren Mg^{2+}-Ionen nicht einfach durch den Kanal des größeren Ca^{2+}-Ions schlüpfen, sondern eine antagonistische Wirkung zeigen.
Anionen sind ebenfalls von Wassermolekülen umgeben, wobei in diesem Fall die H-Atome mit ihrer positiven Partialladung dem Anion zugewandt sind.

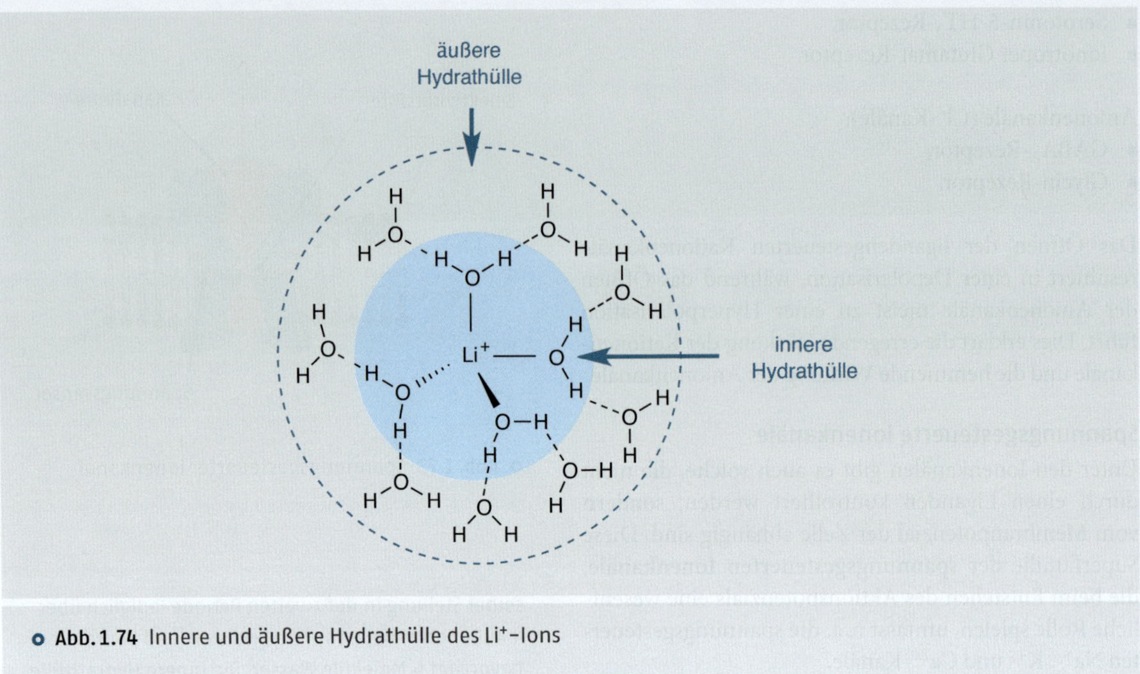

Abb. 1.74 Innere und äußere Hydrathülle des Li^+-Ions

Im Vergleich zu den ligandengesteuerten Ionenkanälen sind die spannungsgesteuerten viel selektiver für einzelne Ionen. Doch wie kann der Kanal die gewünschte Selektivität erzielen, beispielsweise für Ionen aus der vierten Periode wie K^+ oder Ca^{2+}, die im Vergleich zu anderen Ionen einen relativ großen Ionenradius (Tab. 1.5) aufweisen? Wieso können K^+-Ionen den K^+-Kanal passieren, nicht jedoch Na^+-Ionen, die ja deutlich kleiner sind? Die Beantwortung dieser Frage wurde mit dem Nobelpreis für Chemie belohnt (Roderick MacKinnon, Peter Agre, 2003).

Unter physiologischen Verhältnissen liegen Ionen hydratisiert vor, wodurch sich die Größenverhältnisse umkehren, da die kleineren Ionen stärker hydratisiert sind und den größeren Hydratationsradius aufweisen (Tab. 1.5). Anders als bei den ligandengesteuerten Ionenkanälen müssen Ionen vor dem Durchtritt durch den spannungsgesteuerten Kanal ihre **Hydrathülle** abstreifen. Dieser Vorgang erfolgt an der engsten Stelle der Kanalpore, die nahe am extrazellulären Eingang liegt. Hier befindet sich der **Selektivitätsfilter**, dem die Aufgabe zukommt, nur einem bestimmten Ion den Durchgang zu gewähren. Die Pore ist so klein, dass Ionen in hydratisierter Form nicht passieren können. Sie trennen sich aber nur ungern von ihrer Hydrathülle, da die hydratisierte Form für das Ion einen thermodynamisch günstigen Zustand bedingt. Bei K^+-Ionen kann der Verlust der Hydrathülle durch das Binden an das Kanalprotein kompensiert werden. Die Geometrie und Abstandsverhältnisse im Selektivitätsfilter des K^+-Kanals sind nämlich mit denen der quadratisch-antiprismatisch konfigurierten Hydrathülle des K^+-Ions (Abb. 1.75) vergleichbar. Die Wand des Selektivitätsfilters wird durch die Aminosäuresequenz Glycin–Tyrosin–Glycin–Valin ausgekleidet. Die 4 Kanaluntereinheiten des K^+-Kanals binden mit den beiden Carbonyl-O-Atomen ihres Tyrosin- und inneren Glycinrests koordinativ an das K^+-Ion (Abb. 1.76). Dabei bilden sie eine Ringstruktur, die perfekt die Anordnung der 8 Wassermoleküle in der Hydrathülle des $[K(H_2O)_8]^+$ ersetzt. Der durch die Koordination des K^+-Ions gewonnene Energiebetrag ist größer als der, welcher für die Dehydratisierung aufzuwenden ist. Ein größeres Ion passt hingegen nicht in diese **quadratisch-antiprismatische Geometrie** des Selektivitätsfilters und kann daher nicht passieren. Ist das Ion indessen zu klein, ist die Energiebilanz nach der Dehydratisierung nicht ausgeglichen, da der Selektivitätsfilter die tetraedrisch oder oktaedrisch konfigurierten Hydrathüllen der kleineren Li^+- bzw. Na^+-Ionen nicht imitieren kann. Der Abstand zu den Carbonyl-O-Atomen ist im Vergleich zu den O-Atomen der Hydrathülle zu groß und stimmt nicht mit der Geometrie der Aqua-Komplexe überein, sodass diese Ionen trotz gleicher Ionenladung ebenfalls nicht passieren können.

Spannungsabhängige Ionenkanäle haben essenzielle Bedeutung in Nerven- und Herzmuskelzellen. Werden diese durch ein Aktionspotenzial erregt, ändert sich für die einzelnen Ionen die Membranpermeabilität. Durch Depolarisation der Membran öffnen sich die spannungsgesteuerten Na^+-Kanäle und es kommt zum schnellen Einstrom von Na^+-Ionen. Dadurch wird das Membranpotenzial lokal positiv. Die spannungsgesteuerten K^+-Kanäle öffnen sich und lassen – allerdings

Tab. 1.5 Ionenradien und Hydratationsradien ausgewählter Kationen

Kation	Ionenradius (pm)	Hydratations-radius (pm)	Kation	Ionenradius (pm)	Hydratations-radius (pm)
Li^+	60	340			
Na^+	95	276	Mg^{2+}	65	590
K^+	133	232	Ca^{2+}	94	234

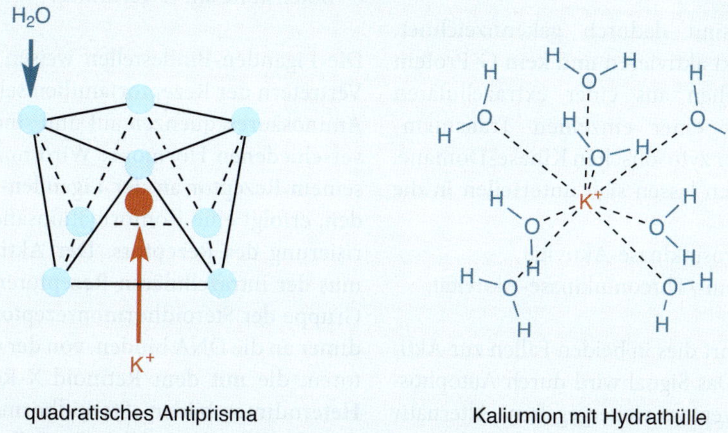

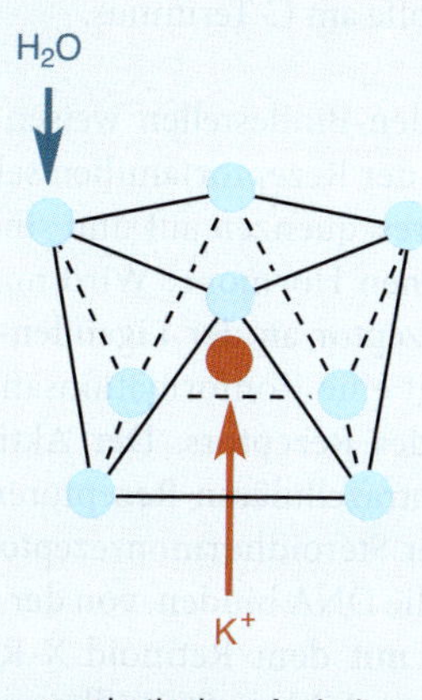

quadratisches Antiprisma

Kaliumion mit Hydrathülle

Abb. 1.75 Quadratisches Antiprisma sowie quadratisch-antiprismatisch angeordnetes Octaqua-Kaliumion

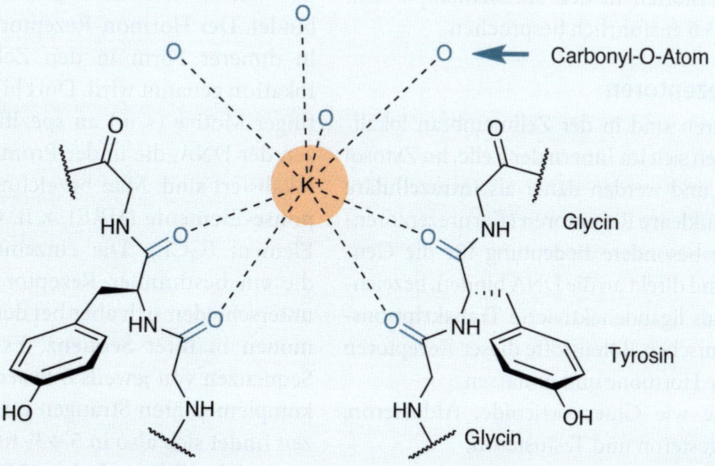

Abb. 1.76 Selektivitätsfilter des K^+-Kanals mit quadratisch-antiprismatischer Geometrie. Dargestellt sind nur 2 Untereinheiten mit der jeweiligen Aminosäuresequenz Glycin-Tyrosin-Glycin und 4 Koordinationsstellen für das K^+-Ion, das durch die 4 Carbonyl-*O*-Atome der beiden weiteren Untereinheiten insgesamt 8-fach koordiniert ist.

etwas langsamer – K^+-Ionen aus der Zelle ausströmen, wodurch das Membranpotenzial wieder in Richtung Ruhepotenzial zurückkehrt (Repolarisation). Die Erregung von Na^+-Kanälen lässt sich beispielsweise durch Antiepileptika wie **Carbamazepin**, der epitheliale Na^+-Kanal durch Lokalanästhetika wie **Lidocain** oder durch das Diuretikum **Amilorid** blockieren. Durch Blockade der K^+-Kanäle verlängern Klasse-III-Antiarrhythmika wie **Sotalol** das Aktionspotenzial. Auch Ca^{2+}-Ionen können über Ca^{2+}-Kanäle die Zellen erregen. Verringern lässt sich der Ca^{2+}-Einstrom durch Ca^{2+}-Kanalblocker (L-Typ) wie **Nifedipin**.

Kinase-Rezeptoren

Kinase-Rezeptoren sind dadurch gekennzeichnet, dass sie Enzyme direkt aktivieren und kein G-Protein erfordern. Sie bestehen aus einer extrazellulären Liganden-Bindestelle, einer einzelnen Transmembrandomäne und einer zytosolischen Kinase-Domäne. Die Kinase-Rezeptoren lassen sich unterteilen in die Familien der

- Rezeptoren mit Tyrosinkinase-Aktivität,
- Rezeptoren mit Serin-/Threoninkinase-Aktivität.

Bindet ein Ligand, führt dies in beiden Fällen zur Aktivierung der Kinase. Das Signal wird durch Autophosphorylierung des Rezeptors weitergegeben. Alternativ können auch die Hydroxygruppen der entsprechenden Aminosäuren von Rezeptor-assoziierten Proteinen phosphoryliert werden. Für das Bereitstellen der Phosphorylgruppe wird ATP benötigt.

Kinase-Rezeptoren spielen eine wichtige Rolle als Targets von Arzneistoffen in der Tumortherapie und werden in ▸Kap. 13.6 ausführlich besprochen.

Intrazelluläre Rezeptoren

Nicht alle Rezeptoren sind in der Zellmembran lokalisiert. Einige befinden sich im Innern der Zelle, im Zytosol oder im Zellkern, und werden daher als **intrazelluläre Rezeptoren** oder **nukleäre Rezeptoren** (Kernrezeptoren) bezeichnet. Da sie besondere Bedeutung für die Genregulation haben und direkt an die DNA binden, bezeichnet man sie auch als ligandenaktivierte **Transkriptionsfaktoren**. Die chemischen Botenstoffe dieser Rezeptoren sind typischerweise Hormone und umfassen

- Steroidhormone wie Glucocorticoide, Aldosteron, Estrogene, Progesteron und Testosteron,
- Schilddrüsenhormone,
- Retinsäuren und Vitamin D.

Ferner zählen auch die Fibrate als Liganden der PPARα-(*peroxisome proliferator-activated receptor*-)Familie dazu. Um die intrazellulären Rezeptoren zu erreichen, müssen diese Botenstoffe die Zellmembran passieren. Damit dies durch einfache oder erleichterte Diffusion geschehen kann, sind ausreichend hydrophobe Eigenschaften erforderlich.

Im Vergleich zu den membranständigen Rezeptoren benötigt die **biologische Antwort** nach Aktivierung der intrazellulären Rezeptoren relativ viel Zeit und dauert **Stunden bis Tage**.

Intrazelluläre Rezeptoren sind nach ähnlichen Strukturprinzipien aufgebaut und umfassen

- am *N*-Terminus die Transaktivierungsdomäne, eine variable Region, die für die Regulation der Genexpression essenziell ist,
- eine DNA-Bindungsdomäne,
- eine Liganden-Bindestelle für niedermolekulare Botenstoffe am *C*-Terminus.

Die Liganden-Bindestellen weisen bei den einzelnen Vertretern der Rezeptorfamilien sehr unterschiedliche Aminosäuresequenzen auf und sind spezifisch für die verschiedenen Hormone. Wird nun ein Hormon von seinem Rezeptor an der Liganden-Bindestelle gebunden, erfolgt eine Konformationsänderung und Dimerisierung des Rezeptors. Der Aktivierungsmechanismus der intrazellulären Rezeptoren unterscheidet die Gruppe der Steroidhormonrezeptoren, die als **Homodimer** an die DNA binden, von der Gruppe von Rezeptoren, die mit dem Retinoid-X-Rezeptor (RXR) ein **Heterodimer** bilden. Steroidhormon-Rezeptoren liegen in der nichtstimulierten Zelle als Monomere im Zytosol vor (○ Abb. 1.77). Dort sind sie an Hitzeschockproteine (Hsp90 mit einer Molekülmasse von 90 kDa) gebunden, um die DNA-Bindungsdomäne zu blockieren und den inaktiven Zustand zu stabilisieren. Diese dissoziieren ab, wenn das Hormon an den Rezeptor bindet. Der Hormon-Rezeptor-Komplex wandert nun in dimerer Form in den Zellkern ein, was **Translokation** genannt wird. Dort bindet er über seine Zinkfinger-Motive (s. u.) an spezifische Nukleotidsequenzen der DNA, die in der Promotorregion des Zielgens lokalisiert sind. Man bezeichnet sie als **Hormon-Response-Elemente** (HRE), z. B. Glucorticoid-Response-Element (GCE). Die einzelnen Response-Elemente, die ein bestimmter Rezeptor erkennt, sind ähnlich, unterscheiden sich aber bei den jeweiligen Steroidhormonen in ihrer Sequenz. Es liegen palindromische Sequenzen von jeweils 6 Basenpaaren vor. Auf beiden komplementären Strängen im Bereich dieser Sequenzen findet sich also in 5'→3'-Richtung gelesen dieselbe Basenreihenfolge. Jedes Monomer des dimeren Hormon-Rezeptor-Komplexes erkennt eine Sechser-Sequenz. Die Interaktion mit den DNA-Basen erfolgt über die **DNA-Bindungsdomäne**. Sie enthält ein Motiv aus 2 Helices mit jeweils 4 benachbarten Cysteinresten, die koordinativ an ein Zn^{2+}-Ion binden und einen tetraedrischen Komplex bilden. Wegen der fingerförmigen Struktur bezeichnet man das Motiv als Zink-

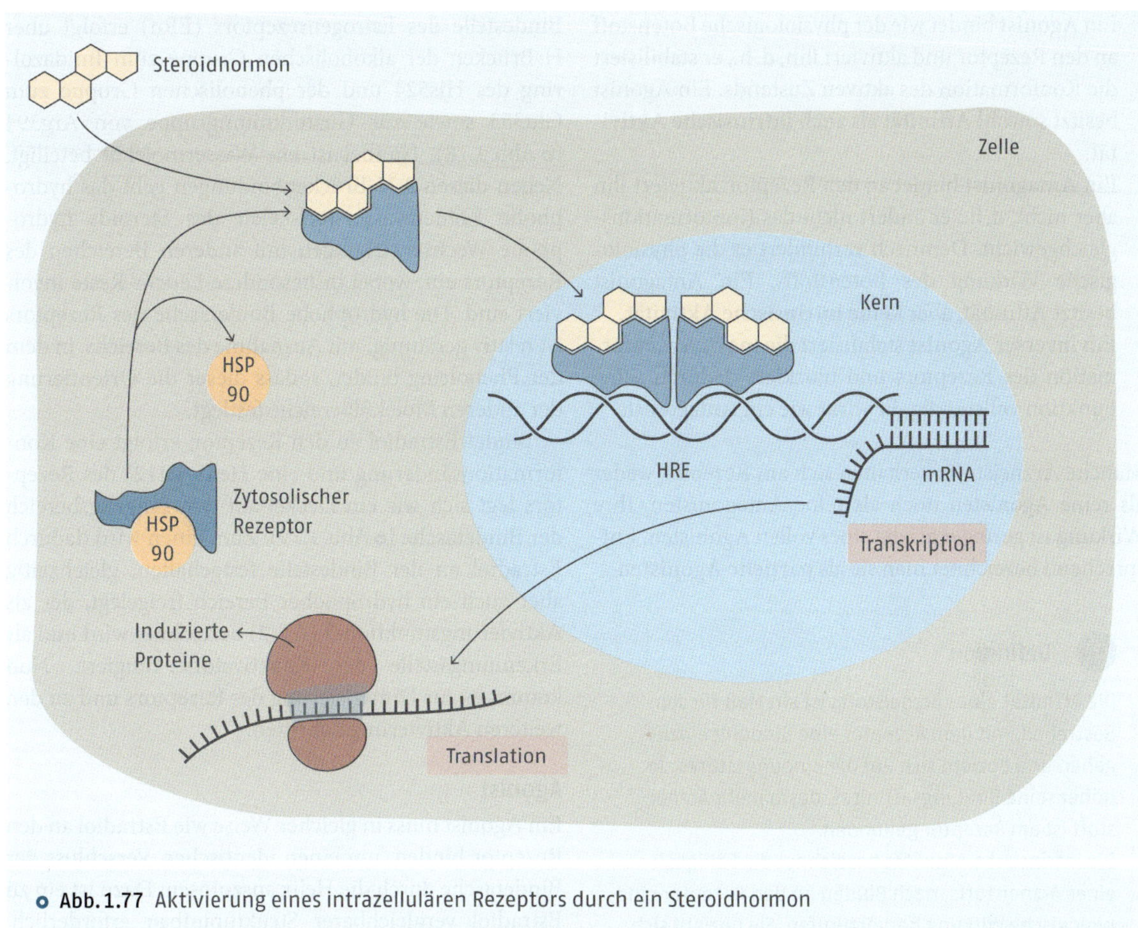

Abb. 1.77 Aktivierung eines intrazellulären Rezeptors durch ein Steroidhormon

finger. Mithilfe von 2 Zinkfingern lagert sich die DNA-Bindungsdomäne in die große Furche der DNA ein und greift eine Sechser-Sequenz der DNA-Basen ab. Nach Andocken von Koaktivatoren wird die RNA-Polymerase aktiviert und die Transkription gestartet. Es entsteht mehr mRNA, und die darin als Basensequenz gespeicherte genetische Information wird an den Ribosomen durch Translation in die Aminosäuresequenz des neuen Proteins übersetzt.

Agonisten und Antagonisten

Wie weiter vorn gezeigt wurde, werden die meisten Rezeptoren durch bestimmte chemische Botenstoffe aktiviert. Das interzelluläre und intrazelluläre Kommunikationssystem muss entsprechend reibungslos ineinandergreifen, damit Funktionen und Leistungen der Zelle nicht beeinträchtigt werden. Kommt es im zellulären Regulationsprozess und in der Signalverarbeitung zu Störungen, kann dies verschiedene Erkrankungen zur Folge haben wie Bluthochdruck, Muskelschwäche, Depression oder Schilddrüsenüberfunktion, nur um einige zu nennen.

Werden beispielsweise zu hohe Konzentrationen an chemischen Botenstoffen freigesetzt, würde der überstimulierte Signalweg die Zielzelle zu einer übersteigerten Rezeptorantwort veranlassen. Werden umgekehrt Botenstoffe in unzureichendem Ausmaß produziert, verringern sich die Aktivitäten der zellulären Signaltransduktionswege oder kommen zum Erliegen, sodass die Zelle nicht mehr wie gewünscht arbeitet. An dieser Stelle spielt das Verhalten des Arzneistoffs am Rezeptor eine entscheidende Rolle. Einerseits kann er als Ersatz für den chemischen Botenstoff fungieren und dessen physiologische Aufgabe übernehmen. Andererseits kann er ihn auch davon abhalten, seine Information weiterzutragen, indem er den Rezeptor blockiert. In beiden Fällen muss der Arzneistoff ausreichend hohe Affinität zum Rezeptor aufweisen. Der Rezeptor liegt in einem thermodynamischen **Gleichgewicht zwischen der inaktiven und aktiven Konformation** vor, das meist weitgehend auf der inaktiven Seite liegt. Oft verfügen Rezeptoren auch in Abwesenheit eines Liganden über eine gewisse Grundaktivität, man bezeichnet sie als **konstitutiv aktiv**. Für das Verhalten eines Arzneistoffs am Rezeptor trifft man folgende Unterscheidung.

- Ein **Agonist** bindet wie der physiologische Botenstoff an den Rezeptor und aktiviert ihn, d. h., er stabilisiert die Konformation des aktiven Zustands. Ein Agonist besitzt sowohl **Affinität** als auch **intrinsische Aktivität**.
- Ein **Antagonist** bindet an den Rezeptor, aktiviert ihn aber nicht, d. h., er ändert nicht das Konformationsgleichgewicht. Demnach verhindert er die physiologische Wirkung des Botenstoffs. Ein Antagonist besitzt Affinität, aber **keine intrinsische Aktivität**.
- Ein **inverser Agonist** stabilisiert die inaktive Konformation des Rezeptors und blockiert dadurch seine Funktion vollständig. Er wirkt wie ein Antagonist.

Manche Arzneistoffe verhalten sich am Rezeptor weder als reine Agonisten noch als reine Antagonisten. Ihre Wirkung ist geringer als die eines vollen Agonisten. Entsprechend bezeichnet man sie als **partielle Agonisten**.

Definition

Die **Affinität** eines Arzneistoffs ist ein Maß für sein Bestreben, mit dem Rezeptor eine Bindung einzugehen und bezieht sich auf die Bindungsstärke. Je höher seine Bindungsaffinität, desto mehr Arzneistoff ist am Rezeptor gebunden.
Die **intrinsische Aktivität** bezeichnet die Fähigkeit eines Arzneistoffs, nach Binden an den Rezeptor eine biologische Wirkung hervorzurufen. Sie bezieht sich auf die Größe der Maximalwirkung.
Die **Wirkstärke (Potenz)** bezieht sich auf die Konzentration eines Arzneistoffs, die erforderlich ist, um eine definierte biologische Wirkung auszulösen. Je geringer die erforderliche Konzentration, desto potenter ist der Arzneistoff.

Um als Agonist am Rezeptor zu fungieren, sollte ein potenzieller Arzneistoff der Struktur des physiologischen Botenstoffs ähneln. Sind die relevanten Aminosäuren der Rezeptor-Bindestelle für die Interaktion mit den funktionellen Gruppen des Botenstoffs und ihre Positionen bekannt, sind an das Design eines Agonisten folgende Anforderungen zu stellen.

- Der Arzneistoff muss die geeigneten funktionellen Gruppen besitzen.
- Die funktionellen Gruppen müssen im Molekül die korrekte Position einnehmen.
- Er muss von seiner Größe in die Bindestelle des Rezeptors passen.

Physiologischer Botenstoff

Vom **Estrogenrezeptor** gibt es die beiden Subtypen ERα und ERβ. Der physiologische Ligand ist das Steroidhormon **Estradiol**. Dessen Interaktion mit der Ligandenbindestelle des Estrogenrezeptors (ERα) erfolgt über H-Brücken der alkoholischen Gruppe zum Imidazolring des His524 und der phenolischen Gruppe zum Glu353 sowie zur Guanidiniumgruppe von Arg394 (o Abb. 1.78). Hierbei ist ein Wassermolekül beteiligt. Neben diesen 3 H-Brückenbindungen geht das hydrophobe Kohlenwasserstoffskelett des Steroids hydrophobe Wechselwirkungen mit anderen Bereichen des Rezeptors ein, wobei insbesondere Leucin-Reste involviert sind. Die hydrophobe Bindetasche des Rezeptors ist relativ geräumig, mit Ausnahme des Bereichs, in dem der Phenolring bindet, sodass dieser die Orientierung der anderen Molekülbereiche festlegt.

Bindet Estradiol an den Rezeptor, erfolgt eine Konformationsänderung und eine Helix (H12) des Rezeptors legt sich wie ein Deckel auf den Eingangsbereich der Bindetasche (o Abb. 1.79). Zum einen wird dadurch Estradiol an der Bindestelle festgehalten, gleichzeitig aber auch ein hydrophober Bereich freigelegt, der als Aktivierungsfunktion-2 (AF-2) bezeichnet wird und als Erkennungsstelle des Koaktivators fungiert. Nun kommt es zur Dimerisierung des Rezeptors und zu den weiteren Aktivierungsschritten.

Agonist

Ein Agonist muss in gleicher Weise wie Estradiol an den Rezeptor binden, um einen identischen Verschluss der Bindetasche durch die Helix auszulösen. Dazu ist ein zu Estradiol vergleichbarer Strukturaufbau erforderlich. Insbesondere sollten die für die H-Brückenbindung relevanten Hydroxygruppen einen vergleichbaren Abstand aufweisen. Diese Voraussetzungen werden von **Diethylstilbestrol** (o Abb. 1.80) erfüllt. Die Substanz wurde ursprünglich als Hormonersatzpräparat bei menopausalen Beschwerden eingeführt, wegen karzinogener Wirkung in den 1970er Jahren aber vom Markt genommen. In den 1990er Jahren wurden Patienten mit fortgeschrittenem Brust- und Prostatakrebs mit Diethylstilbestrol behandelt. Diethylstilbestrol bindet als nichtsteroidaler Agonist analog zu Estradiol an den Rezeptor, auch wenn der Abstand der beiden Hydroxygruppen um 1,2 Å größer ausfällt als bei Estradiol. Unter Beteiligung der beiden Ethylgruppen geht Diethylstilbestrol zusätzliche hydrophobe Wechselwirkungen mit dem Rezeptor ein und besitzt im Vergleich zu Estradiol eine 3–5-fach höhere Bindungsaffinität.

Antagonist

Für das Design von Antagonisten gibt es verschiedene Strategien. Beispielsweise kann ein Antagonist die korrekte Passform für die Bindestelle aufweisen, darf aber keine Konformationsänderung auslösen oder muss die Struktur der Bindestelle derart verzerren, dass keine Aktivierung stattfinden kann. Meist sind Antagonisten etwas größer als Agonisten und können

Abb. 1.78 Bindungsinteraktionen von Estradiol mit dem Estrogenrezeptor

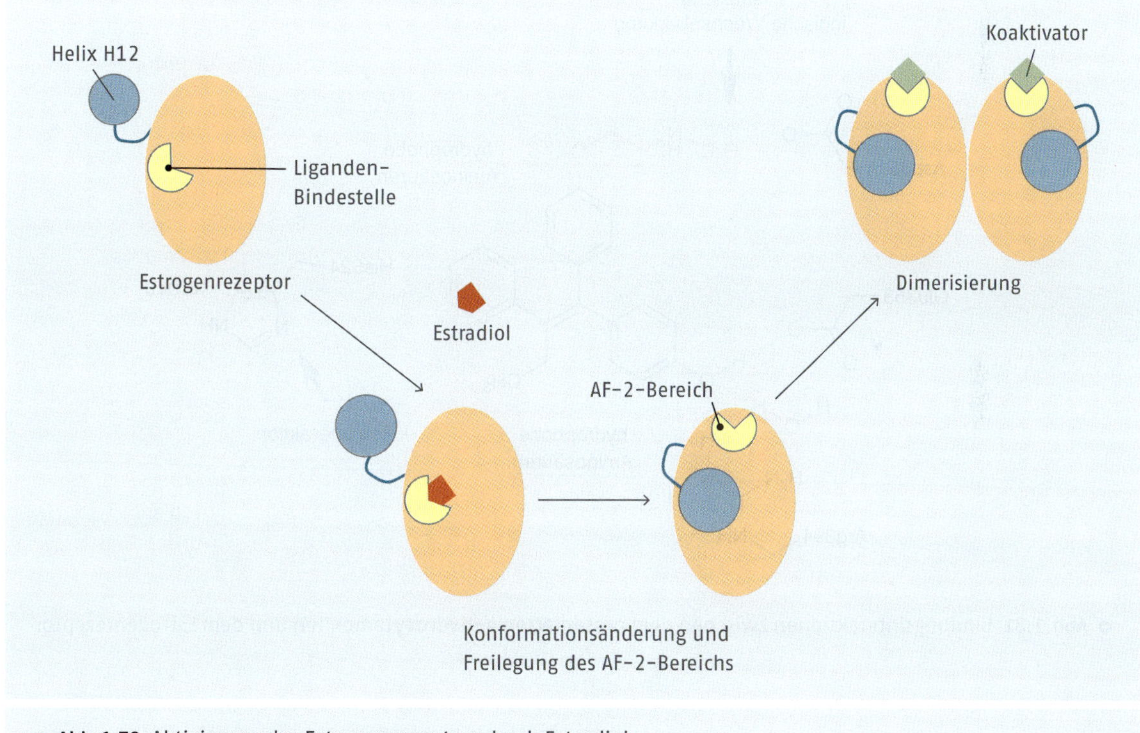

Abb. 1.79 Aktivierung des Estrogenrezeptors durch Estradiol

noch mit weiteren Aminosäureresten an der Bindestelle des physiologischen Botenstoffs interagieren, oft auch mit Aminosäureresten von Nachbarregionen. **Tamoxifen** dient zur Therapie des hormonabhängigen Mammakarzinoms und gehört zur Gruppe der selektiven Estrogenrezeptor-Modulatoren (SERM). Während Tamoxifen auf Estrogenrezeptoren im Uterusgewebe agonistische Effekte zeigt (▸ Kap. 13.8.1), wirkt es im Brustgewebe am Estrogenrezeptor (ERα) als Antagonist, worauf die antiestrogene Wirkung in der Tumortherapie beruht. Verantwortlich für die hohe Bindungsaffinität ist der aktive Metabolit **4-Hydroxytamoxifen**. Dieser bindet wie Estradiol H-Brücken zu Glu353 und Arg394, nicht jedoch zu His524, da die entsprechende Hydroxygruppe fehlt. Das Kohlenstoffgrundgerüst entspricht ebenfalls dem hydrophoben Charakter von Estradiol. Warum wirkt die Substanz dann antagonistisch? Entscheidend ist die

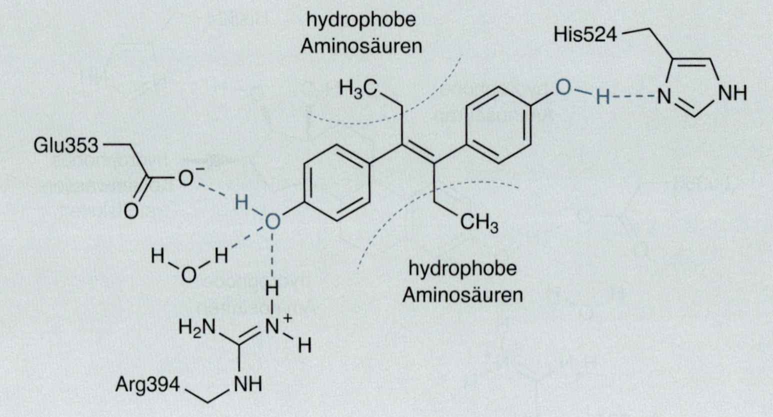

Abb. 1.80 Bindungsinteraktionen zwischen Diethylstilbestrol und dem Estrogenrezeptor

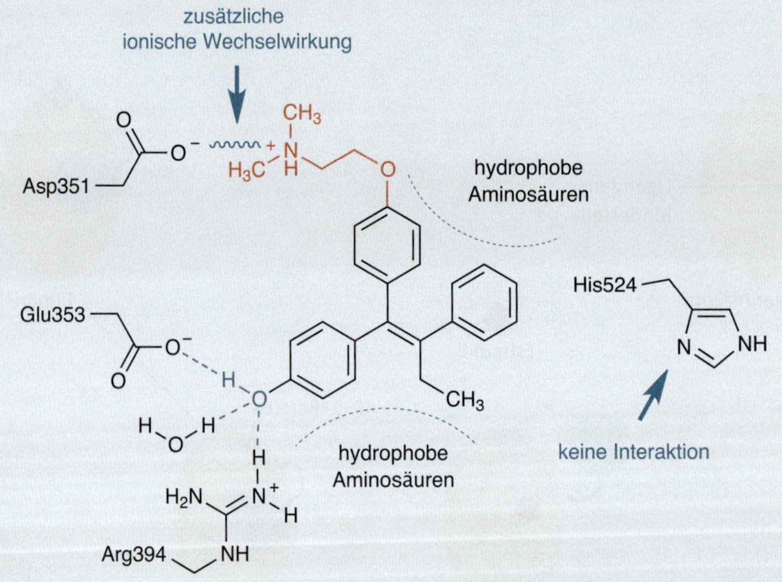

Abb. 1.81 Bindungsinteraktionen zwischen dem protonierten 4-Hydroxytamoxifen und dem Estrogenrezeptor

basische Seitenkette von 4-Hydroxytamoxifen. Die Dimethylaminogruppe liegt protoniert vor und kann mit dem Asp351 eine ionische Wechselwirkung eingehen (Abb. 1.81), die bei Estradiol nicht möglich ist. Durch diese Interaktion ragt die Seitenkette des Moleküls aus der Bindetasche heraus und die Helix H12 ist nicht mehr in der Lage, sich wie ein Deckel auf die Bindetasche zu legen. Als Resultat bleibt die Aktivierungsfunktion AF-2 und damit die Erkennungsstelle für den Koaktivator verschlossen, wodurch die Dimerisierung des Rezeptors und die weiteren Aktivierungsschritte unterbleiben.

1.2.4 Transporter

Die größte Barriere, die essenzielle Synthesebausteine wie Aminosäuren, Zucker oder Nukleinbasen auf ihrem Weg in die Zelle überwinden müssen, ist die Zellmembran. Um den gezielten Transport dieser polaren Moleküle, die ohne Hilfe die hydrophobe Zellmembran nicht passieren können, zu ermöglichen, liegen in der Zellmembran spezielle Moleküle vor, die als Schleuser fungieren. Gegenüber Ionenkanälen, die als Kanalpore den passiven Transport entlang eines Konzentrationsgradienten vermitteln, verfügen diese als **Transporter** bezeichneten Proteine z. T. über spezielle Mechanismen, womit sie die von der Zelle benötigten Substanzen auch entgegen ihrer Gradienten transportieren können. Die Transporter besitzen eine Bindestelle, mit deren Hilfe sie ein spezifisches Gastmolekül für den Transport erkennen und binden. Bietet man ihnen anstelle der physiologischen „Fahrgäste" einen strukturverwandten Arzneistoff an, kann man die Transporter austricksen. Wenn der Arzneistoff stark genug an das Protein bindet, wird der normale Transport außer Kraft gesetzt.

Von besonderer Bedeutung sind **Transporter für Neurotransmitter** wie Noradrenalin und Serotonin, die für die ökonomische Rückführung dieser Botenstoffe aus dem synaptischen Spalt zurück in das präsynaptische Neuron sorgen. Mit Antidepressiva wie **Amitriptylin** oder **Citalopram** (▸Kap. 7.16.2) lassen sich entsprechende Transporter blockieren, die zur **Superfamilie der Solute-Carrier-Transporter** (SLC, ▸Kap. 2.4.3, ▸Kap. 2.7) gehören. Beispiele sind SERT (Serotonin-Rückaufnahme-Transporter, SLC6A4) oder NET (Norepinephrin-Transporter, SLC6A2).

Ein Transporter für Sterole sorgt im Dünndarm für die Cholesterolaufnahme aus der Nahrung und lässt sich durch den lipidsenkenden Arzneistoff **Ezetimib** (▸Kap. 9.6.2) inaktivieren.

Erfolgt der Transport gegen einen Konzentrationsgradienten, muss dazu Energie aufgewandt werden, beispielsweise durch Hydrolyse von ATP. Der ATP-getriebene Transport durch **Ionenpumpen** ist besonders wichtig für die Aufrechterhaltung der Ionengradienten von Na^+, K^+, Ca^{2+} und H^+. Während die Konzentration von Na^+ (10 mmol/L) im Zellinnern niedrig und die von K^+ (155 mmol/L) hoch ist, sind umgekehrt die extrazellulären Konzentrationen von Na^+ (145 mmol/L) hoch und von K^+ (4 mmol/L) niedrig. Der für die Aufrechterhaltung des Konzentrationsgradienten verantwortliche Transporter ist die **Na^+/K^+-ATPase**, der unter Verbrauch von einem Molekül ATP 3 Na^+-Ionen (drei positive Ladungen) nach außen und nur 2 K^+-Ionen (zwei positive Ladungen) nach innen befördert und damit direkt zum Membranpotenzial beiträgt. Wird der Transport durch Herzglykoside wie **Digitoxin** (▸Kap. 9.3.1) gehemmt, erhöht sich die intrazelluläre Na^+-Konzentration, wodurch dem **Na^+/Ca^{2+}-Austauscher** SLC8A13 das für den Transport von Ca^{2+} notwendige Konzentrationsgefälle fehlt. Das erhöhte Angebot an Ca^{2+} steigert die Kontraktionskraft. In der Ulkustherapie blockiert man durch Protonenpumpen-Inhibitoren wie **Pantoprazol** die **H^+/K^+-ATPase** (▸Kap. 10.1.3). Schleifendiuretika wie **Furosemid** (▸Kap. 9.2.3) hemmen die Wiederaufnahme von Na^+ ins Blut, indem sie den dafür zuständigen Kotransporter, den **$Na^+/K^+/2Cl^-$-Symporter** (SLC12A1) blockieren. Diuretika wie **Hydrochlorothiazid** hemmen den **Na^+/Cl^--Symporter** SLC12A3. Ebenfalls ein Kotransporter, der Glucose im Symport mit Na^+ transportiert und nach seiner englischen Bezeichnung als SGLT2-Transporter (SLC5A2) abgekürzt wird, lässt sich durch Antidiabetika wie **Dapagliflozin** (▸Kap. 8.2.8) hemmen.

Insgesamt hat der Transport durch Membranproteine eine größere Relevanz für die Resorption, Verteilung, Biotransformation und Elimination eines Arzneistoffs. Daher wird auf die einzelnen Transportproteine ausführlicher in ▸Kap. 2.4 eingegangen.

1.2.5 Nukleinsäuren

Obwohl der überwiegende Teil der Arzneistoff-Targets aus Proteinen aufgebaut ist, gibt es doch mehrere Gruppen wichtiger Arzneistoffe, die mit Nukleinsäuren interagieren. Allerdings haben sie gerade mal ein Prozent Marktanteil. Was ist der Hintergrund?

Die Nukleinsäuren gelten als Schlüsselmoleküle des Lebens. Da sie für das Funktionieren des Humanorganismus eine so wesentliche Rolle spielen und sich die DNA normaler Zellen von der DNA entarteter oder infizierter Zellen kaum unterscheidet, sind DNA-interagierende Arzneistoffe prinzipiell als toxisch einzustufen. Von daher wundert es nicht, dass man Nukleinsäuren als Targets für Arzneistoffe hauptsächlich bei der Therapie lebensbedrohlicher Erkrankungen mit **antibakteriellen Antibiotika**, **Virostatika** und **Zytostatika** findet. Oft ist die Selektivität der Wirkung nur dadurch bedingt, dass Tumorzellen oder Virus-infizierte Zellen eine hohe DNA-Syntheserate aufweisen, die Arzneistoffe von den schnell proliferierenden Zellen aufgenommen werden und diese Zellen selektiv in ihrer Replikation hemmen. Die selektive Toxizität beruht in diesem Fall also eher auf einem kinetischen als auf einem qualitativen Unterschied.

Arzneistoffe mit DNA oder RNA als Target hemmen entweder deren Synthese oder greifen direkt an den Nukleinsäuren an. Zur ersten Gruppe gehören typischerweise **Antimetaboliten** oder Enzym-Inhibitoren. Eine direkte Interaktion mit den Nukleinsäuren erfolgt beispielsweise in der Tumortherapie durch Alkylanzien, Platin-Komplexe, Interkalatoren oder Topoisomerase-Inhibitoren (▸Kap. 13.1–13.4), in der antiinfektiven Therapie durch Gyrasehemmer oder Kettenterminatoren (▸Kap. 12.1.10, ▸Kap. 12.3.1). Dabei ist anzumerken, dass oft mehr als ein einziger Mechanismus greift und DNA-interagierende Arzneistoffe üblicherweise die Transkription, RNA-interagierende die Translation hemmen. Das Gesamtresultat ist in beiden Fällen die Hemmung des Zellwachstums und der Zellteilung.

Antimetaboliten

Antimetaboliten (griech. *anti* = anstelle von) sind Abwandlungsprodukte physiologischer Metaboliten, die eine hohe strukturelle Ähnlichkeit mit diesen aufweisen. Dadurch werden sie vom Organismus als **falsche Substrate** mit den physiologischen Bausteinen verwechselt und verdrängen sie, ohne ihre Funktion auszuüben.

Viele Antimetaboliten sind Enzym-Inhibitoren und hemmen oft spezifisch einzelne Metabolisierungsschritte. Ein Beispiel ist der Arzneistoff **Fluorouracil**, der als strukturmodifiziertes Thymin oder Uracil die DNA-Synthese hemmt bzw. als falscher Baustein in die RNA eingebaut wird.

Bausteine der Nukleinsäuren

Vom chemischen Aufbau her sind Nukleinsäuren Polymere aus Nukleotiden. Viele Nukleinsäure-Moleküle bestehen aus bis zu 100 Millionen Nukleotiden, die wiederum aus einer heterozyklischen Base, einem Zucker und Phosphorsäure aufgebaut sind. Nach der Art des Zuckers unterscheidet man

- Desoxyribonukleinsäuren (**DNA**) mit 2'-Desoxyribose,
- Ribonukleinsäuren (**RNA**), welche Ribose enthalten.

Der rein chemischen Unterscheidung entspricht biologisch die unterschiedliche Funktion der Nukleinsäuren. So ist die DNA Trägerin des genetischen Materials, die RNA setzt die genetische Information der DNA in die Biosynthese von Proteinen um.

Nukleinbasen

In den Nukleinsäuren findet man **Pyrimidinbasen** und **Purinbasen** (o Abb. 1.83). Pyrimidinbasen sind **Cytosin**, **Thymin** und **Uracil**, Purinbasen sind **Adenin** und **Guanin**. In der DNA liegen die 4 Basen Cytosin, Thymin, Adenin und Guanin vor, die deshalb als **DNA-Basen** bezeichnet werden. **Uracil** findet man anstelle von Thymin praktisch nur in RNA.

Zucker

Die Zuckerbausteine der Nukleinsäuren sind Pentosen und liegen als Furanose vor. Der Zucker der DNA trägt im Gegensatz zur **D-Ribose** der RNA keinen Substituenten in der 2'-Position. Dort befindet sich keine Hydroxygruppe, daher das Präfix „Desoxy-" und die Bezeichnung **2'-Desoxy-D-ribose**. Die C-Atome der Zucker werden zur Unterscheidung von der Bezifferung der Basen mit 1' bis 5' bezeichnet.

Nukleoside

Die Zucker sind in Position 1' *N*-glykosidisch mit einer Purin- oder Pyrimidinbase verknüpft, sodass ein *N,O*-Acetal vorliegt. Diese Verbindungen heißen Nukleoside und werden mit Trivialnamen bezeichnet (o Abb. 1.83), die von denen der Basen abgeleitet sind. Bei Pyrimidinbasen enden sie auf -idin, bei Purinbasen auf -osin. Bei den Nukleosiden der DNA, die anstelle von Ribose mit Desoxyribose gebildet werden, stellt man das Präfix „Desoxy-" voran, z. B. Desoxycytidin.

Nukleotide

Durch Veresterung der 5'-Position des Zuckers in den Nukleosiden mit Phosphorsäure erhält man die Nukleotide. Die **Nomenklatur** ergibt sich aus dem Namen des Nukleosids und der Anzahl sowie Lokalisation der Phosphatgruppen am Zucker, beispielsweise Adenosin-5'-monophosphat. Das Nukleosid wird mit dem ersten Buchstaben (C, T, U, A, G) abgekürzt (o Abb. 1.83). So steht C für Cytidin. Die Bausteine der DNA sind die Desoxyribonukleotide und werden durch Vorsetzen von „d" gekennzeichnet, also dAMP für Desoxyadenosinmonophosphat. Aus Gründen der Einheitlichkeit kürzt man das in der DNA vorkommende Thymidin mit „dT" ab, da ein Desoxyzucker vorliegt.

Als 5'-Monophosphate sind die Nukleotide mit pK_S-Werten im Bereich von 1,5–6,5 für die beiden Dissoziationsstufen stärker sauer als die Phosphorsäure, sodass unter physiologischen Bedingungen die Dianionen vorliegen.

Merke

Nukleoside bestehen aus einer heterozyklischen Base und einem Zucker, **Nukleotide** aus einer heterozyklischen Base, einem Zucker und einer Phosphatgruppe.

In o Abb. 1.82 ist Adenosin das Nukleosid. Es besteht aus Adenin (Base) und Ribose (Zucker). Adenosinmonophosphat (AMP) ist das Nukleotid, das den Nukleinsäurebaustein im Ganzen bezeichnet.

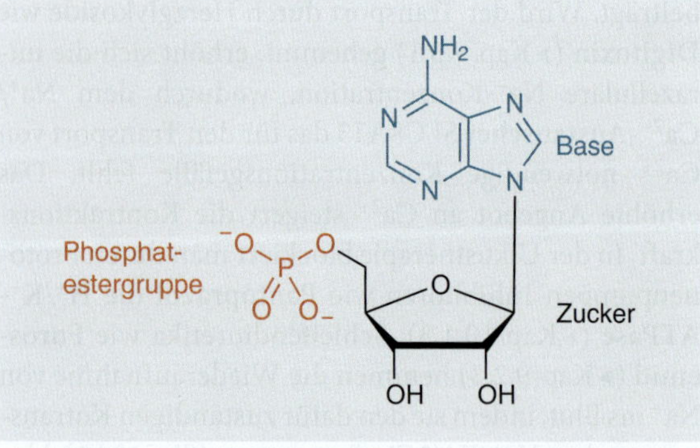

o **Abb. 1.82** Adenosinmonophosphat (AMP)

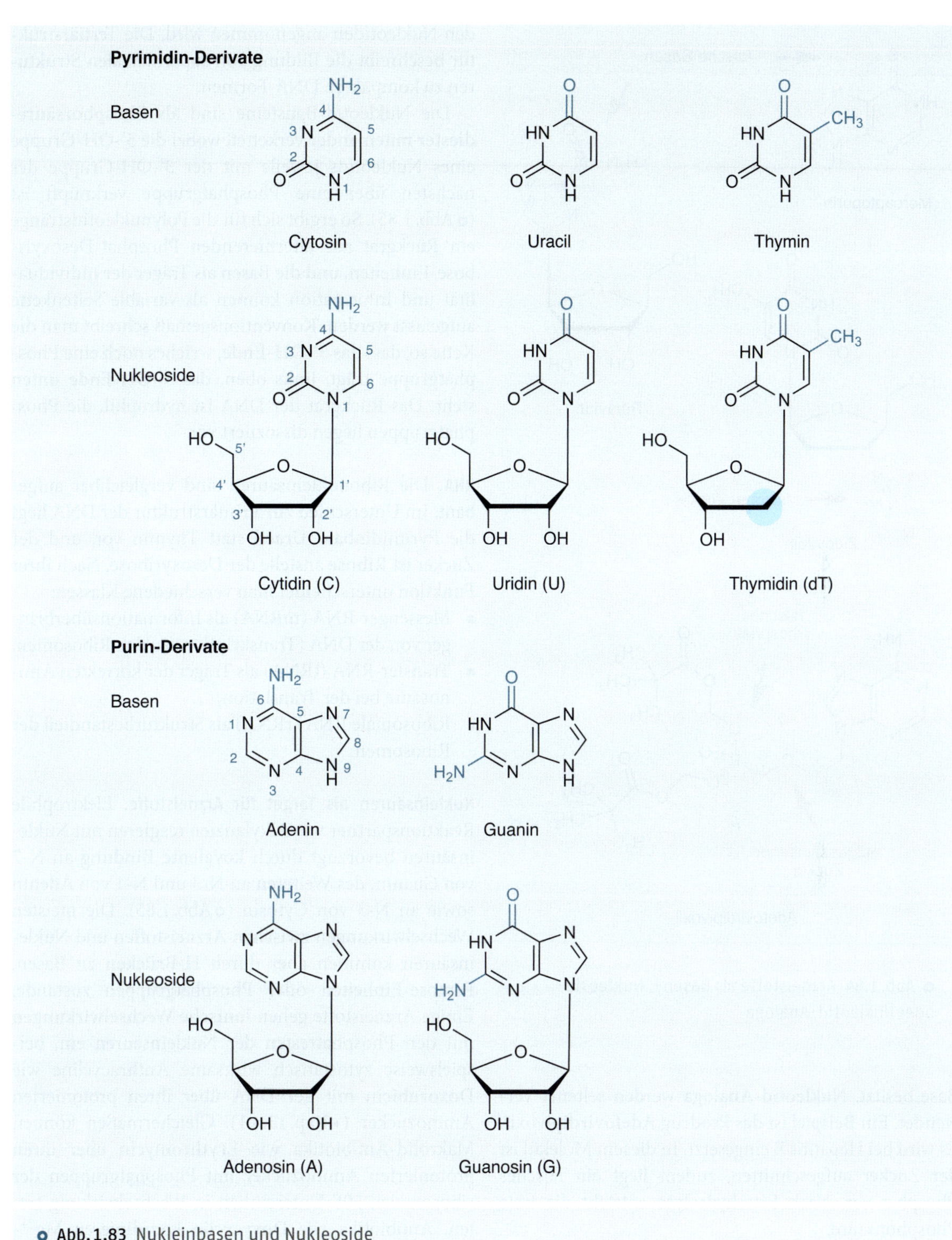

Abb. 1.83 Nukleinbasen und Nukleoside

1

Arzneistoffe als Antimetaboliten

Strukturvariationen gibt es zu den Basen, Nukleosiden und Nukleotiden. Das bei Leukämie eingesetzte Mercaptopurin liegt in verschiedenen tautomeren Formen vor und kann als **Basen-Analogon** von Adenin aufgefasst werden. Verschiedene Arzneistoffe fungieren als **Nukleosid-Analoga** (Abb. 1.84). Sie besitzen entweder einen falschen Zucker oder eine falsche Base, manchmal sind auch beide Bausteine modifiziert. Beispiele sind das zur AIDS-Therapie verwendete **Zidovudin**, das einen falschen Zucker aufweist, wohingegen das gegen Hepatitis-C-Viren eingesetzte **Ribavirin** eine falsche

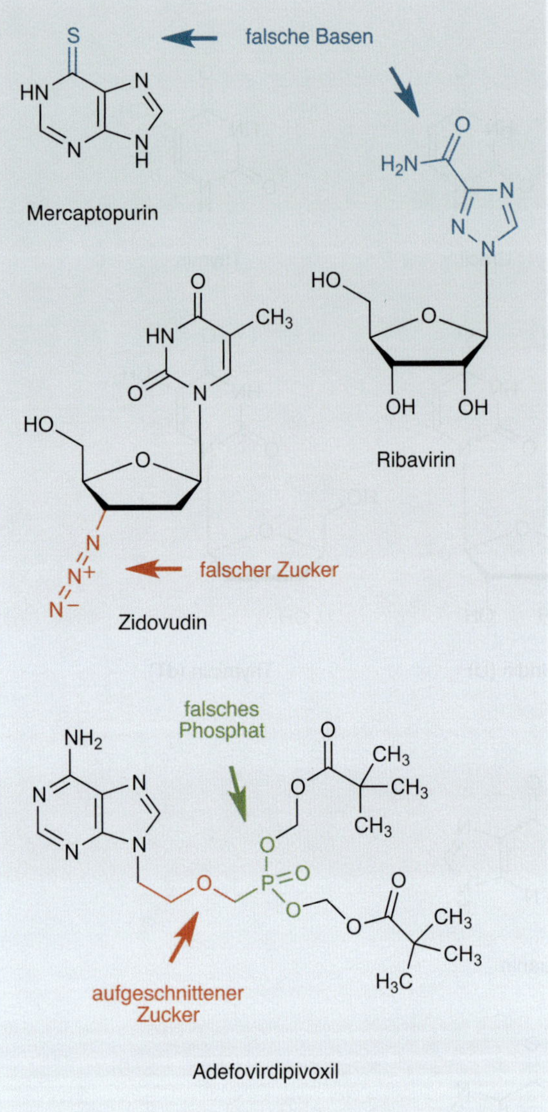

Abb. 1.84 Arzneistoffe als Basen-, Nukleosid- oder Nukleotid-Analoga

Base besitzt. **Nukleotid-Analoga** werden seltener verwendet. Ein Beispiel ist das Prodrug **Adefovirdipivoxil.** Es wird bei Hepatitis B eingesetzt. In diesem Molekül ist der Zucker aufgeschnitten, zudem liegt ein falsches Phosphat vor. Nach Esterhydrolyse entsteht die freie Phosphonsäure.

Struktur der Nukleinsäuren

Primärstruktur

Kettenstruktur der DNA. Ähnlich wie bei den Proteinen kann man bei den Nukleinsäuren eine Primärstruktur, Sekundärstruktur und Tertiärstruktur unterscheiden. Die Primärstruktur ist die Abfolge der Nukleotide, die man als **Nukleotidsequenz** (**Basensequenz**) bezeichnet. Die Sekundärstruktur ist jede stabile Struktur, die von den Nukleotiden angenommen wird. Die Tertiärstruktur beschreibt die Bildung von superhelikalen Strukturen zu kompakten DNA-Formen.

Die Nukleotid-Bausteine sind als **Phosphorsäurediester** miteinander verkettet, wobei die 5'-OH-Gruppe eines Nukleotids jeweils mit der 3'-OH-Gruppe des nächsten über eine Phosphatgruppe verknüpft ist (Abb. 1.85). So ergibt sich für die Polynukleotidstränge ein Rückgrat aus alternierenden Phosphat-Desoxyribose-Einheiten, und die Basen als Träger der Individualität und Information können als variable Seitenkette aufgefasst werden. Konventionsgemäß schreibt man die Kette so, dass das **5'-OH-Ende**, welches noch eine Phosphatgruppe trägt, links oben, das **3'-OH-Ende** unten steht. Das Rückgrat der DNA ist hydrophil, die Phosphatgruppen liegen dissoziiert vor.

RNA. Die Ribonukleinsäuren sind vergleichbar aufgebaut. Im Unterschied zur Primärstruktur der DNA liegt die Pyrimidinbase **Uracil** statt Thymin vor, und der Zucker ist **Ribose** anstelle der Desoxyribose. Nach ihrer Funktion unterscheidet man verschiedene Klassen:

- Messenger-RNA (mRNA) als Informationsüberbringer von der DNA (Transkription) zu den Ribosomen,
- Transfer-RNA (tRNA) als Träger der korrekten Aminosäure bei der Translation,
- Ribosomale RNA (rRNA) als Strukturbestandteil der Ribosomen.

Nukleinsäuren als Target für Arzneistoffe. Elektrophile Reaktionspartner wie Alkylanzien reagieren mit Nukleinsäuren bevorzugt durch **kovalente Bindung** an N-7 von Guanin, des Weiteren an N-3 und N-1 von Adenin sowie an N-3 von Cytosin (Abb. 1.85). Die meisten Wechselwirkungen zwischen Arzneistoffen und Nukleinsäuren kommen aber durch **H-Brücken** zu Basen, Pentose-Einheiten oder Phosphatgruppen zustande. Einige Arzneistoffe gehen **ionische Wechselwirkungen** mit den Phosphatresten der Nukleinsäuren ein, beispielsweise zytostatisch wirksame Anthracycline wie **Doxorubicin** mit der DNA über ihren protonierten Aminozucker (▸Kap. 13.4.1). Gleichermaßen können Makrolid-Antibiotika wie **Erythromycin** über ihren protonierten Aminozucker mit Phosphatgruppen der ribosomalen 50S-Untereinheit in Wechselwirkung treten. Antibiotika wie **Doxycyclin** koordinieren Mg^{2+}-Ionen, die wiederum mit den Phosphatresten der ribosomalen RNA interagieren (▸Kap. 12.1.13).

Sekundärstruktur

Basierend auf den Kristallstrukturen von Rosalind Franklin entwickelten James Watson und Francis Crick (Nobelpreis für Medizin 1962, gemeinsam mit Maurice Wilkins) 1953 ein Strukturmodell – die berühmte DNA-Doppelhelix. Sie ist die Grundlage der modernen Mole-

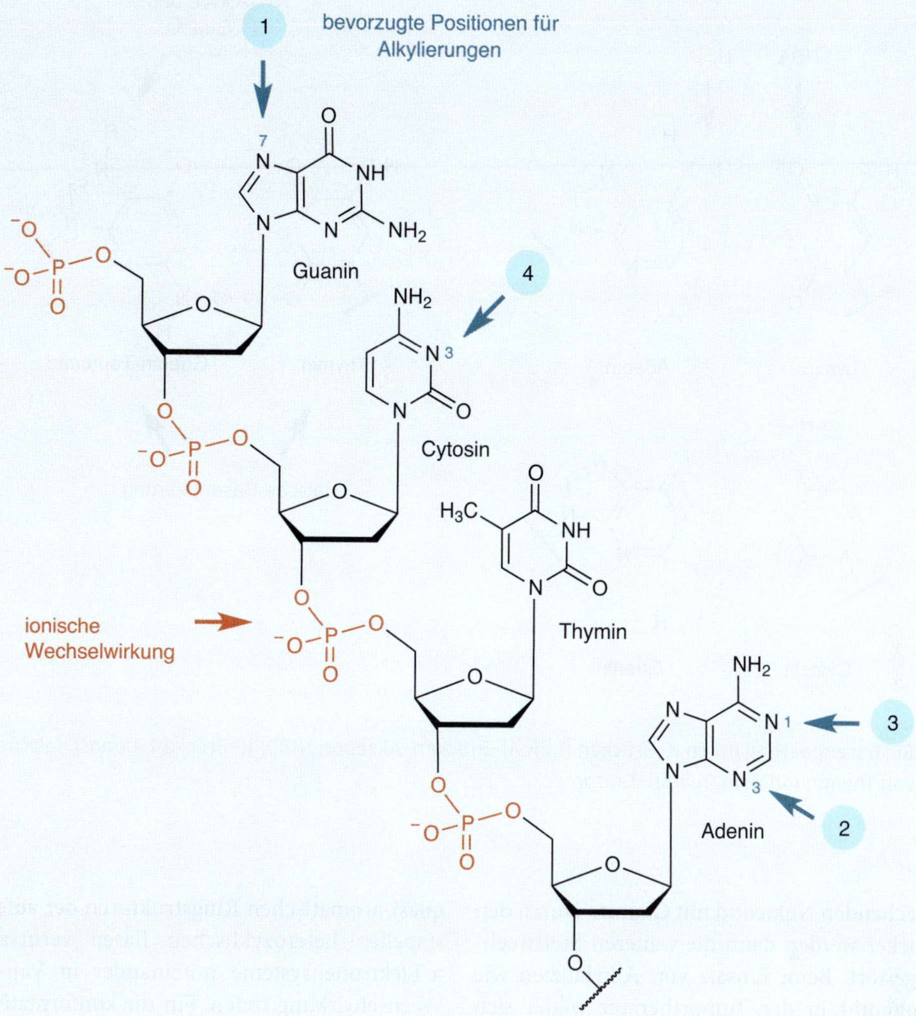

Abb. 1.85 DNA-Strang und Angriffspunkte von Arzneistoffen. Für die bevorzugten Positionen der Alkylierung ergibt sich folgende Reihung: N-7 von Guanin > N-3 von Adenin > N-1 von Adenin > N-3 von Cytosin

kularbiologie und Genforschung geworden. Beispielhaft lassen sich die Polymerase-Kettenreaktion (PCR), die Knockout-Maus oder auch die CRISPR/Cas9-Methode (von Clustered Regularly Interspaced Short Palindromic Repeats und CRISPR-assoziiertes Protein) als „Genschere" zur zielgenauen Genveränderung (Genome Editing) aufführen.

Basenpaarung. Dem Strukturmodell gemäß treten je 2 gegenüberliegende Basen durch H-Brücken miteinander in Beziehung. Dabei paart immer eine Pyrimidinbase mit einer Purinbase, **Adenin mit Thymin** über 2 H-Brücken, **Cytosin mit Guanin** über 3 H-Brücken (Abb. 1.86). Nur in dieser spezifischen Anordnung liegt jeweils ein H-Brücken-Donor einem H-Brücken-Akzeptor gegenüber. Als Folge sind die *N*-glykosidischen Bindungen voneinander gleich weit entfernt, die Sprossen der DNA-Leiter haben somit immer die gleiche Länge, die mit einem Paar aus 2 Pyrimidin- oder Purinbasen nicht zu erreichen wäre. Da jede Base den entsprechenden Partner bestimmt, wird durch den einen Strang die vollständige Sequenz der Basen im anderen Strang festgelegt, die beiden Polynukleotidstränge sind **komplementär**. Die Komplementarität ist der Schlüssel für den Erhalt der genetischen Information bei der DNA-Replikation.

Aufgrund der spezifischen Basenpaarung ist beim Einsatz von Nukleosid-Analoga mit einem falschen Zucker festgelegt, mit welchem Partner der Arzneistoff beim Einbau in den DNA-Strang paart. Beispielsweise paart das Cytidin-Analogon **Lamivudin**, das in der AIDS-Therapie eingesetzt wird, nach Bioaktivierung

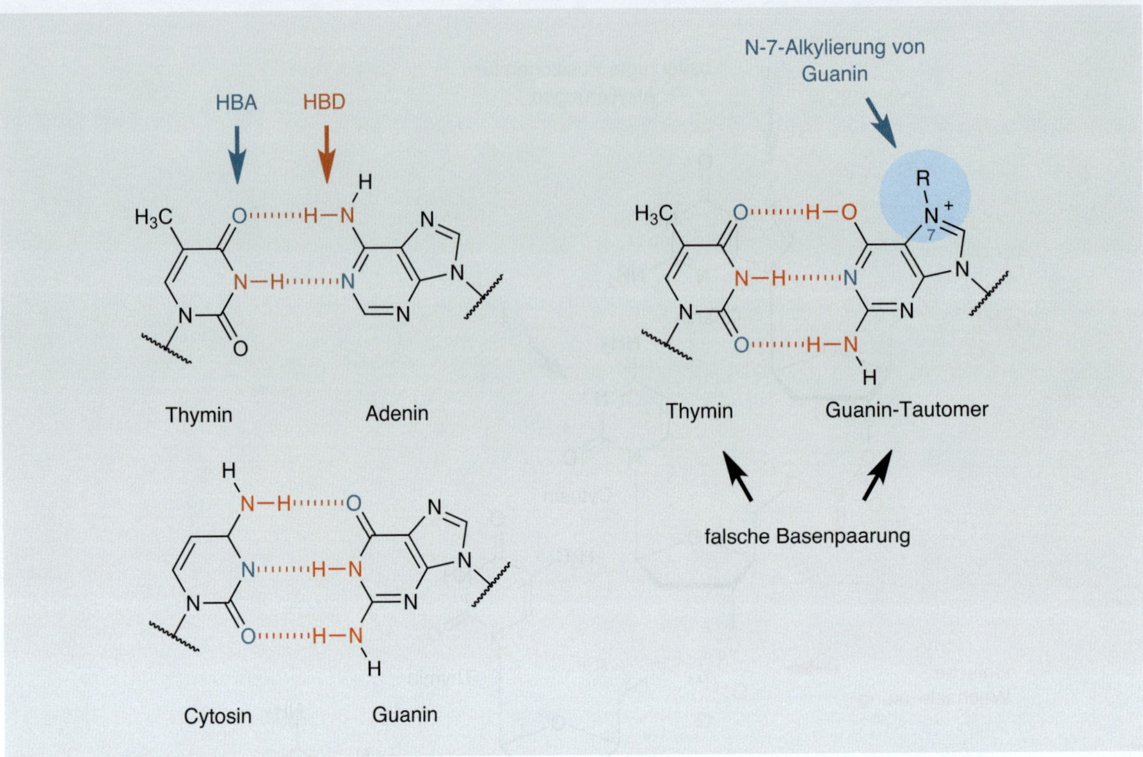

Abb. 1.86 Basenpaarung durch H-Brücken (HBA: H-Brücken-Akzeptor, HBD: H-Brücken-Donor), falsche Basenpaarung von Thymin mit dem Guanin-Tautomer

zum entsprechenden Nukleotid mit Guanin. Durch den falschen Zucker werden dann die weiteren Stoffwechselschritte gestört. Beim Einsatz von Alkylanzien wie **Cyclophosphamid** in der Tumortherapie bildet sich nach Alkylierung von N-7 des Guanins eine tautomere Struktur, die wegen der veränderten Eigenschaften als H-Brücken-Donor/-Akzeptor eine andere Base als Partner benötigt und anstelle von Cytosin mit Thymin paart. Durch die falsche Basenpaarung kommt es zu Replikationsfehlern.

Doppelhelix. Die Kristallstrukturanalyse weist mehrere DNA-Formen (A, B, C, D, Z) aus. Man geht davon aus, dass die humane DNA unter physiologischen Bedingungen in der Helixkonformation der B-Form vorliegt. Die DNA ist dabei aus 2 spiralförmigen DNA-Ketten aufgebaut (Abb. 1.87). Sie winden sich helical um die gleiche Achse und bilden eine rechtsgängige Doppelhelix. Etwa 10 Basenpaare machen eine Windung aus, wobei die DNA-Basen nach innen und nahezu orthogonal zur Helixachse ausgerichtet sind. Diese **Stapelung der Basen innerhalb einer Nukleinsäurekette** (Basennachbarschaft) der Doppelhelix trägt wesentlich zur Stabilität der Konformation bei. Entscheidend sind dabei die Stapel-Kräfte (*stacking forces*) zwischen benachbarten Basen. Diese werden durch die planaren, quasi-aromatischen Ringstrukturen der aufeinandergestapelten heterozyklischen Basen verursacht, deren π-Elektronensysteme miteinander in Van-der-Waals-Wechselwirkung treten. Für die konformative Stabilität der Doppelhelix sind die H-Brücken dagegen nur in untergeordnetem Maß relevant.

Die hydrophile Rückgratkette aus alternierenden Desoxyribose- und Phosphatgruppen liegt auf der Außenseite der Doppelhelix, ist also zum umgebenden Wasser orientiert. Durch die räumliche Anordnung der Stränge entstehen eine **große Furche** und eine **kleine Furche** zwischen den beiden Strängen.

Einige **DNA-Interkalatoren** erhalten über die große oder kleine Furche Zugang zur DNA und schieben sich in der Doppelhelix zwischen benachbarte Basenpaare ein, beispielsweise das schon genannte **Doxorubicin**. Dies verursacht eine Störung der gestapelten Basenpaare, wodurch das Rückgrat verformt und die Ganghöhe der Helix vergrößert wird. Alkylanzien können die beiden DNA-Stränge durch kovalente Bindung verknüpfen, wodurch Strangbrüche ausgelöst werden. Zytostatisch wirksame Platinkomplexe wie **Cisplatin** führen zur Quervernetzung (**Cross-Link**) bevorzugt innerhalb eines Strangs (▸ Kap. 13.2). Die Folge ist in allen Fällen eine Blockade der Replikation und Transkription.

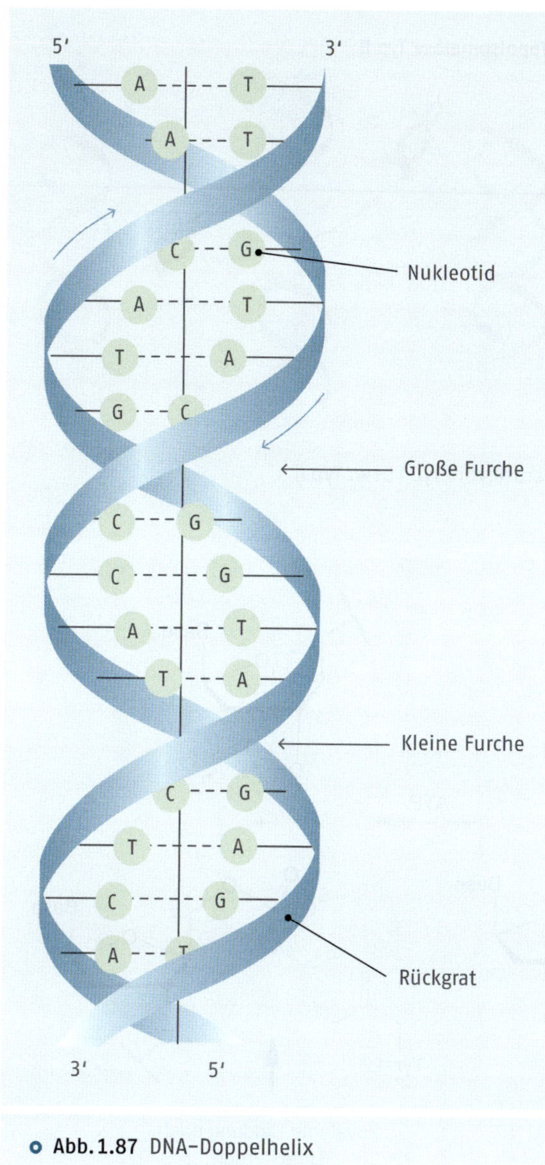

Abb. 1.87 DNA-Doppelhelix

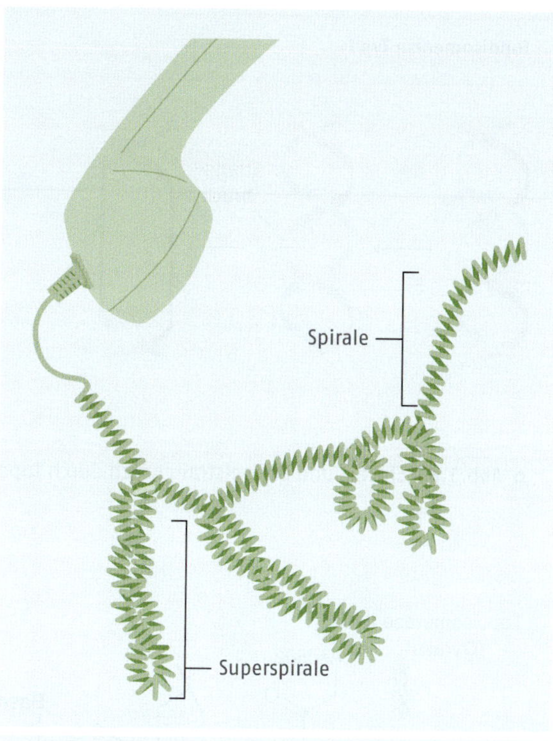

Abb. 1.88 Superspirale durch Verdrillung einer bereits spiralisierten Telefonschnur

Tertiärstruktur

Die Tertiärstruktur der DNA findet in der Medizinischen Chemie oft weniger Beachtung. Sie ist dennoch von großer Bedeutung für die Wirkung antibakteriellen Antibiotika aus der Gruppe der Chinolone (▸Kap. 12.1.10), zudem für verschiedene Zytostatika (▸Kap. 13).

Die DNA einer einzelnen menschlichen Zelle ergibt aneinander gereiht einen DNA-Faden von etwa 2 m Länge. Wie bekommt man dann die DNA so dicht gepackt, damit sie überhaupt in eine Zelle passt? Der amerikanische Biochemiker Jerome Vinograd konnte die Frage 1965 beantworten, doch im Zeitalter der Smartphones und Schnurlostelefone hätte sich die Lösung des Problems wohl deutlich schwieriger gestaltet. Es war nämlich die Untersuchung der Verdrillung einer Wendel-Telefonschnur (Abb. 1.88), bei der durch Spiralisierung einer Spirale eine Superspirale entsteht, die ihn und seine Mitarbeiter zum Verständnis der **DNA-Superhelix** führte. Durch **Superspiralisierung** entstehen entsprechend kompakte DNA-Formen. Die für diesen Prozess verantwortlichen Enzyme sind die **Topoisomerasen**, von denen es 2 verschiedene Formen gibt:

- Topoisomerase vom Typ I, die vorübergehend nur einen der beiden DNA-Stränge spaltet,
- Topoisomerase vom Typ II, die beide Stränge spaltet.

Um die Anzahl der Windungen der Doppelhelix zu ändern, wird zunächst ein Einzel- bzw. Doppelstrang geöffnet. Der intakte komplementäre Strang bzw. eine andere DNA-Doppelhelix kann nun hindurchschlüpfen, bevor nach Superspiralisierung oder Entspiralisierung die Stränge wieder verknüpft werden (Abb. 1.89). Die bakterielle Topoisomerase II wird auch als **Gyrase** bezeichnet. Sie kann unter ATP-Verbrauch und Beteiligung von Mg^{2+}-Ionen ringförmige DNA-Moleküle superspiralisieren.

Um den DNA-Strang zu öffnen, greift die phenolische Gruppe eines Tyrosinrests in der Seitenkette der Gyrase die Phosphodiesterbindung nukleophil an. Die Topoisomerase I bildet durch **Umesterung** eine kovalente Bindung zum 3'-Phosphatende des DNA-Strangs.

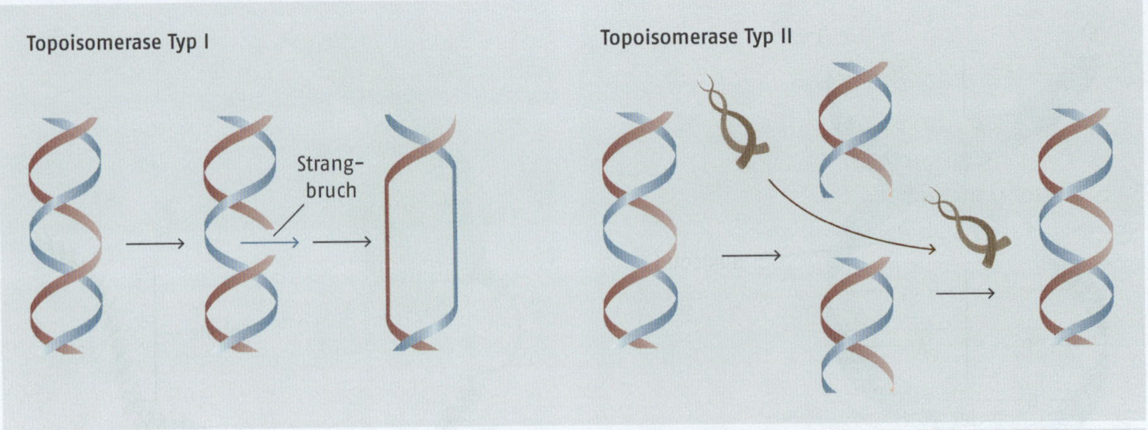

Abb. 1.89 Einzel- und Doppelstrangbruch durch Topoisomerase vom Typ I bzw. Typ II

Abb. 1.90 Mechanismus der DNA-Öffnung durch Topoisomerase II

Im Falle der Topoisomerase II resultiert vorübergehend eine 5'-Phosphotyrosin-Bindung.

Abb. 1.90 zeigt den Mechanismus des Gyrase-katalysierten DNA-Strangbruchs. An der Reaktion sind 2 Mg^{2+}-Ionen beteiligt. Durch Koordinierung wird Tyrosin 122 der Gyrase polarisiert, wobei ein Histidinrest das phenolische Proton übernimmt. Ein weiteres Mg^{2+}-Ion stabilisiert koordinativ das 3'-O-Atom, sodass das 3'-Oxyanion gegenüber dem 5'-Sauerstoff zur besseren Abgangsgruppe wird. Abschließend wird das 3'-Oxyanion durch eine saure Gruppe im aktiven Zentrum des Enzyms protoniert.

Die als Gyrasehemmer bezeichneten Antibiotika wie **Ciprofloxacin** bilden einen ternären Chinolon-DNA-Gyrase-Komplex und verhindern dadurch, dass die DNA-Stränge wieder verknüpft werden (▸ Kap. 12.1.10). Der Arzneistoff ist somit durch eine direkte DNA-Interaktion beteiligt. In der Tumortherapie werden sowohl Hemmstoffe der Topoisomerase von Typ I als auch vom Typ II eingesetzt, Beispiele sind **Topotecan** bzw. **Etoposid** (▸ Kap. 13.4.1).

1.3 Optimierung der Target-Interaktionen

Das vorausgehende Kapitel behandelte die verschiedenen Arzneistoff-Targets. Ist einmal ein Target für einen potenziellen Arzneistoff identifiziert und validiert worden und stehen entsprechende Testverfahren, sogenannte Assays zur Verfügung, kommt der Medizinischen Chemie die Aufgabe zu, geeignete Substanzen zu entdecken, die mit dem Target interagieren und diese durch Synthese bereit zu stellen. Letztendlich geht es in der Pharmaforschung um die Entwicklung neuer Arzneistoffe. Doch der Weg bis zu ihrer Einführung in die Therapie ist steinig und mühsam und kann bis zu 2 Jahrzehnte in Anspruch nehmen. Unter **Drug Design** versteht man den gezielten Entwurf eines neuen Arzneistoffs im Rahmen der rationalen Arzneistoffentwicklung, der auf dem Entdecken und Optimieren von Leitstrukturen basiert. Die sogenannte **Leitstruktur** (*lead*) ist der Prototyp für das Design und die Entwicklung eines neuen Arzneistoffs. Oft sind noch verschiedene Strukturmodifikationen nötig, um beispielsweise die pharmakodynamischen und pharmakokinetischen Eigenschaften zu optimieren sowie unerwünschte Wirkungen und Toxizität zu minimieren.

1.3.1 Screening, Hit und Leitstruktur

Zunächst benötigt man also geeignete Testsubstanzen. Dazu bedient man sich verschiedener Screening-Programme. Dank der rasanten Entwicklung in der Robotertechnik und der Assay-Technologie lassen sich heutzutage eine hohe Anzahl von Substanzen in kurzer Zeit im Rahmen eines **High-Throughput-Screenings** (HTS, Hochdurchsatz-Screening) bewältigen. Es handelt sich um eine automatisierte Methode, bei der mithilfe von Testrobotern im Hochdurchsatz ganze **Substanzbibliotheken** – das sind Sammlungen von Proben chemischer Verbindungen, die sogar mehrere Millionen Moleküle umfassen können –, mitunter bis zu 100 000 Substanzen pro Tag, untersucht werden. Man unterscheidet zwischen **targetbasiertem Screening** und **phänotypischem Screening**. Dabei untersucht man die Wirkung einer Substanz auf einen isolierten Bestandteil eines biologischen Signalwegs mit definierter Zielstruktur, im anderen Fall auf ein komplexes System in lebenden Zellen oder Geweben.

Im Verlauf des Screening-Prozesses filtert man Substanzen mit ausreichender Aktivität heraus (○ Abb. 1.91), die gute Chancen haben, den weiteren Entwicklungsprozess erfolgreich zu durchlaufen. Liegt die Aktivität einer Testsubstanz oberhalb eines vorgegebenen Schwellenwerts, bezeichnet man die Substanz als **Hit**. Ein Hit ist also ein primärer Treffer in einer Testreihe. Je nach Target und Arzneistoffklasse kann die angestrebte Trefferrate von 0,1–10 % variieren. Diese Hits testet man im weiteren Verlauf z. B. auf ihre Membranpermeabilität, zytotoxischen Eigenschaften und Biotransformationsprofil, um bereits einfache Struktur-Wirkungs-Beziehungen aufzustellen. Für die Nominierung einer **Leitstruktur** muss ein definiertes Anforderungsprofil erfüllt sein. Gegenüber dem Hit hat die Leitstruktur somit bereits erste Schritte einer Optimierung durchlaufen. Damit ist sie aber noch lange kein fertiger Arzneistoff, da ihr in Bezug auf Wirkstärke, Selektivität oder ihre pharmakokinetischen und toxikologischen Eigenschaften die nötige Qualität fehlt. Den Feinschliff dazu verpasst die Medizinische Chemie. Zur Optimierung der Leitstruktur zu einem geeigneten **Arzneistoffkandidaten** werden oft umfangreiche chemische Modifikationen – immer im Feedback mit geeigneten biologischen Assays – durchgeführt, damit sie den Anforderungen an einen qualitativ hochwertigen Arzneistoff gerecht wird. Auch wenn das Design von Arzneistoffen auf bereits existierendem Wissen basiert und sich moderner Technologien bedient, leisten Kreativität und Intuition, aber auch Glück immer noch einen entscheidenden Beitrag zu einer erfolgreichen Arzneistoffentwicklung.

Welche Quellen stehen für mögliche Leitstrukturen zur Verfügung, und wie kommt man an bisher noch nicht bekannte Strukturen heran? Geht man von einer molaren Masse eines Small-Molecule-Arzneistoffs von unter 500 $g \cdot mol^{-1}$ aus, stehen Zahlen von bis zu 10^{200} denkbaren Molekülen im Raum. Die Atome des Universums würden für deren Synthese nicht ausreichen! Demgegenüber steht eine verschwindend geringe Zahl von etwa 20 Millionen an bisher **synthetisierten Substanzen**. Doch welche der theoretisch möglichen Strukturen sind überhaupt als potenzielle Arzneistoffe brauchbar? In der frühen Pharmaforschung und bis weit in das 20. Jahrhundert kam oft der glückliche Zufall zu Hilfe. Beispielhaft stehen Substanzklassen wie die Penicilline, Sulfonamide oder Benzodiazepine. Überraschende Entdeckungen ordnet man der Kategorie **Serendipität** zu. Geprägt wurde dieser Begriff von Horace Walpole nach einem persischen Märchen, in dem 3 Prinzen von Serendip – eine alte Bezeichnung für das heutige Sri Lanka – viele unerwartete und glückliche Entdeckungen machten. Insbesondere lieferte die **Volksmedizin** zahlreiche Pflanzen mit interessanten Inhaltsstoffen als Vorlage für weitere Entwicklungen. Gerade **Naturstoffe** können sehr wertvoll sein, da sie oft selbst in biologische Abläufe eingreifen und von daher eine prinzipiell geeignete chemische Grundstruktur mitbringen. Später standen auch Mikroorganismen, tierische Gifte und marine Quellen zur Verfügung. Auch körpereigene, **physiologische Moleküle** kommen infrage, indem man ihre chemische Struktur oder die

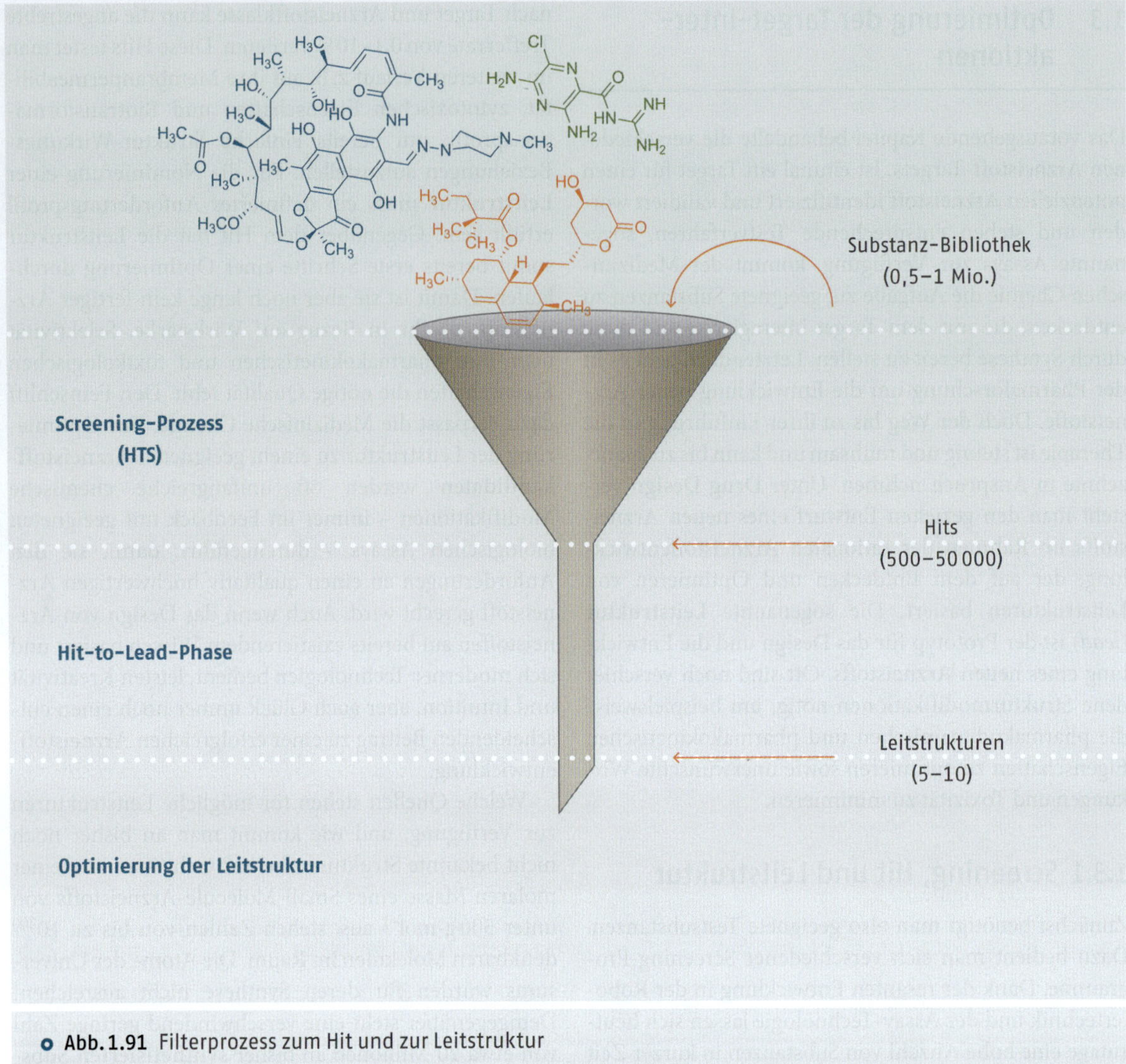

Abb. 1.91 Filterprozess zum Hit und zur Leitstruktur

des bei ihrer Biosynthese oder Biotransformation gebildeten Übergangszustands nachahmt. Zu Leitstrukturen gelangt man auch durch **klinische Beobachtungen** der Nebenwirkung eines bereits existierenden Arzneistoffs, die sich für eine angestrebte Hauptwirkung profilieren lässt. Da die enorme Testkapazität heutzutage aber weitaus größere Zahlen von Substanzen chemischer Diversität erforderlich macht, bediente man sich in der Vergangenheit auch der **kombinatorischen Chemie**. Damit lässt sich gegenüber der klassischen Einzelsynthese relativ schnell eine Vielzahl unterschiedlicher chemischer Substanzen zum Aufbau einer Substanzbibliothek synthetisieren.

Mittlerweile findet die moderne Leitstruktursuche in hohem Maße am Computer unter Anwendung modernster Hard- und Software statt. Mit dem Begriff des **Molecular Modelling**, dem molekularen Modellieren, beschreibt man eine ganze Reihe von Techniken und Ansätzen, die zur Erzeugung, Manipulation und/oder Visualisierung von Molekülstrukturen und physikochemischen Eigenschaften dienen. Es lassen sich 2 prinzipielle **In-silico-Methoden** unterscheiden:

- ligandbasiertes Wirkstoffdesign,
- strukturbasieres Wirkstoffdesign.

Das **ligandbasierte Wirkstoffdesign** setzt man meist dann ein, wenn Strukturinformationen bezüglich des Zielproteins oder Targets fehlen. Es basiert auf der Annahme, dass strukturell ähnliche Moleküle auch ähnliche Bioaktivitäten haben. Man muss also die Aktivität von bekannten Molekülen am untersuchten Target kennen und nutzt diese Information, um auf strukturverwandte Moleküle mit vergleichbarer Bioaktivität zu schließen und Pharmakophor-Modelle abzuleiten.

Dem **strukturbasierten oder rationalen Wirkstoffdesign** liegt das Schlüssel-Schloss-Prinzip zugrunde. Hier werden dreidimensionale (3D) Strukturdaten des Targets benötigt – idealerweise mit einem gebundenen

Liganden – die durch Röntgenstrukturanalyse oder NMR-Spektroskopie aufgeklärt wurden. Ist das Target, i. d. R. ein Protein, identifiziert, schließt sich typischerweise ein Screeningverfahren zum Auffinden einer Leitstruktur an, deren 3D-Struktur dann nochmals weiter optimiert werden kann. Um die Trefferquote in den meist sehr aufwändigen, teuren Hochdurchsatzscreenings zu erhöhen, lässt sich die Auswahl der Substanzen durch ein **virtuelles Screening** erleichtern, das zudem oft kostengünstiger und auch schneller ist. Dazu sucht man in großen Moleküldatenbanken unter Verwendung von **computergestützten Methoden** nach neuen Wirkstoffen. Informationen zu vielen Millionen Molekülen sind in zum Teil frei zugänglichen Datenbanken hinterlegt. So unterhält das Cambridge Crystallographic Data Centre eine Datenbank mit mittlerweile mehr als 1 000 000 Kristallstrukturen organischer kleinerer Moleküle. Die Brookhaven-Proteindatenbank (PDB) enthält mehr als 170 000 Strukturmodelle, die überwiegend von Proteinen, zum kleineren Teil auch von Nukleinsäuren stammen.

In der Regel kommt ein automatisches Docking (*docking* = einpassen) konformativ flexibler Ligandmoleküle in das Rezeptormodell mit Unterstützung spezieller Software (DOCK, MOE, GOLD, Autodock, FlexX etc.) zur Anwendung. Mit Docking umschreibt man letztlich bildlich das von Emil Fischer postulierte Schlüssel-Schloss-Prinzip.

Liegt keine originäre 3D-Struktur des Targets vor, so ist man manchmal auf eine **Homologie-Modellierung** in Anlehnung an ein strukturell verwandtes Target, beispielsweise einen Rezeptor, angewiesen. Mitunter ist dann allerdings die experimentelle Bestätigung des Bindungsverhaltens schwierig.

In den letzten Jahren hat zunehmend auch das **fragmentbasierte Wirkstoffdesign** an Bedeutung erlangt. Bei dieser Methode werden in die Bindungsregion positionierte Fragmenthits bestimmter Struktur schrittweise vergrößert oder verknüpft oder zu größeren Leitstrukturen vereinigt.

Das strukturbasierte Wirkstoffdesign leistete und leistet beispielsweise wesentliche Beiträge zur Entwicklung von Kinase-Inhibitoren, da zahlreiche Röntgenkristallstrukturen humaner Kinasen dokumentiert sind, z. B. in der Proteindatenbank des Research Collaboratory for Structural Bioinformatics (RCSB). So kennt man beispielsweise die Kristallstruktur des Epidermalen-Wachstumsfaktor-Rezeptors mit dem Inhibitor Gefitinib. Ein anderes Beispiel ist das Design von Liganden für G-Protein-gekoppelte Rezeptoren.

Mittels der **Röntgenstrukturanalyse** (Röntgenkristallographie) oder auch der **mehrdimensionalen kernmagnetischen Resonanzspektroskopie** lässt sich das Bindungsverhalten geeigneter Molekülkandidaten überprüfen.

Zur Durchführung einer Röntgenstrukturanalyse ist es zunächst notwendig, einen Proteinkristall zu züchten, was sehr schwierig sein kann. Häufig wird auch versucht, das Protein mit gebundenem Liganden zu kristallisieren. Hat man einen Kristall erhalten, so wird dieser mit einem monochromatischen Röntgenstrahl aus einer Röntgenröhre beschossen. Aus dem beobachteten Diffraktionsmuster lässt sich mittels computergestützter Berechnungen eine Kristallstruktur ableiten oder ein 3D-Modell erstellen.

1.3.2 Struktur-Wirkungs-Beziehungen

Hat man eine neue Leitstruktur entdeckt, richtet sich das Interesse der Medizinischen Chemie auf die Frage, wie und warum die chemische Struktur dieser Substanz auf ihre biologische Wirkung Einfluss nimmt. Art und Intensität der Interaktion zwischen Wirkstoff und Target werden entscheidend durch seine physikochemischen Eigenschaften bestimmt. Diese wiederum resultieren ihrerseits aus der Art der in einem Arzneistoff vorliegenden funktionellen Gruppen sowie ihrer Verknüpfung und räumlichen Anordnung, zusammen mit den weiteren Atomen, aus denen sich der Arzneistoff aufbaut. Daraus folgt, dass zwischen den strukturellen Eigenschaften eines Arzneistoffs und seinem pharmakodynamischen und pharmakokinetischen Verhalten ein Zusammenhang besteht, den man prinzipiell qualitativ und quantitativ in Studien zu **Struktur-Wirkungs-Beziehungen** (*structure-activity relationships*, SAR) zu erfassen versucht. Derartige Studien beinhalten die systematische Modifizierung eines Moleküls in enger Verbindung mit automatisierten und oft miniaturisierten biologischen Assays zur zielgerichteten Optimierung eines potenziellen Arzneistoffs. Anhand **quantitativer Struktur-Wirkungs-Beziehungen** (QSAR, *quantitative structure-activity relationships*) versucht man, Zusammenhänge zwischen der Struktur einer chemischen Verbindung und ihrer biologischen Aktivität zu finden und diese mittels bestimmter Parameter zu quantifizieren.

Die zu untersuchenden Substanzen sollten möglichst aus einer chemisch-strukturell einheitlichen oder analogen Serie stammen, dennoch aber eine gewisse strukturelle Vielfalt besitzen. Sie sollten zudem das gleiche molekulare Target (Rezeptor, Enzym, Ionenkanal etc.) oder die gleiche Bindestelle am Target aufweisen und auch mechanistisch gleichartig wirken. Die Korrelation zwischen den physikochemischen Eigenschaften und der biologischen Aktivität bezieht sich dabei immer auf relative Wirkstärken in einem ganz bestimmten Modell.

Es gilt also herauszufinden, welche funktionellen Gruppen und Partialstrukturen eines Moleküls für die gewünschte biologische Aktivität oder auch für unerwünschte Wirkungen Bedeutung haben und welche nicht. Für das exakte Ableiten von Struktur-Wirkungs-Beziehungen benötigt man Informationen zur chemischen Struktur des Targets. Ist das Target bereits identifiziert und sind **Kristallstrukturanalysen** möglich, lassen sich durch **computergestützte Verfahren** wichtige Bindungsinteraktionen ermitteln und Vorstellungen zur Struktur neuer Liganden für die 3D-Struktur des Targetproteins entwickeln. Stehen diese Daten nicht zur Verfügung, muss man auf **empirische Verfahren** zurückgreifen, indem man nach klassischen Methoden arbeitet und eine bestimmte Zahl von strukturanalogen Verbindungen synthetisiert. Diese werden in bestimmten Positionen der ursprünglichen Struktur variiert, um anschließend die Wirkung dieser Molekülveränderung auf die biologische Aktivität zu prüfen. Dazu benötigt man ein relativ einfaches Testsystem, um den Einfluss pharmakokinetischer Parameter auf die biologischen Daten auszuschließen.

o Abb. 1.92 H-Brückenbindungspotenzial eines Phenols

Phenol- und Alkoholgruppen

Die Bedeutung einer bestimmten funktionellen Gruppe hinsichtlich der Wechselwirkung mit dem Target soll an einer phenolischen Verbindung aufgezeigt werden. Das O-Atom kann als H-Brücken-Akzeptor, das H-Atom als H-Brücken-Donor fungieren (o Abb. 1.92). Durch Alkylierung oder Acylierung würde man das H-Atom dieser Möglichkeit berauben. Dagegen liegt es bei einer Methoxygruppe (o Abb. 1.93, A) auf der Hand, dass eine potenzielle H-Brücke verloren geht, wenn man das Proton entfernt (o Abb. 1.93, B). Falls der Sauerstoff als H-Brücken-Akzeptor fungiert (o Abb. 1.93, C), wird er in gewissem Maße auch im Ether-Analogon noch dazu befähigt sein. Aufgrund der sterischen Abschirmung (o Abb. 1.93, D) durch die Methylgruppe wird die H-Brückenbindung sicher nicht vollständig zerstört, wird aber nur noch in deutlich geschwächter Form vorliegen.

Auch ein Ester-Analogon kann nicht als H-Brücken-Donor interagieren. Es kann zwar noch als H-Brücken-Akzeptor wirken, aber der zusätzliche Raumanspruch der Acylgruppe ist hier noch größer als beim Ether und behindert die ursprüngliche H-Brückenbindung (o Abb. 1.94, A). Zudem unterscheiden sich die elektronischen Eigenschaften eines Esters von denen des Phenols. Die Elektronendelokalisierung im Ester (o Abb. 1.94, B) macht das freie Elektronenpaar des

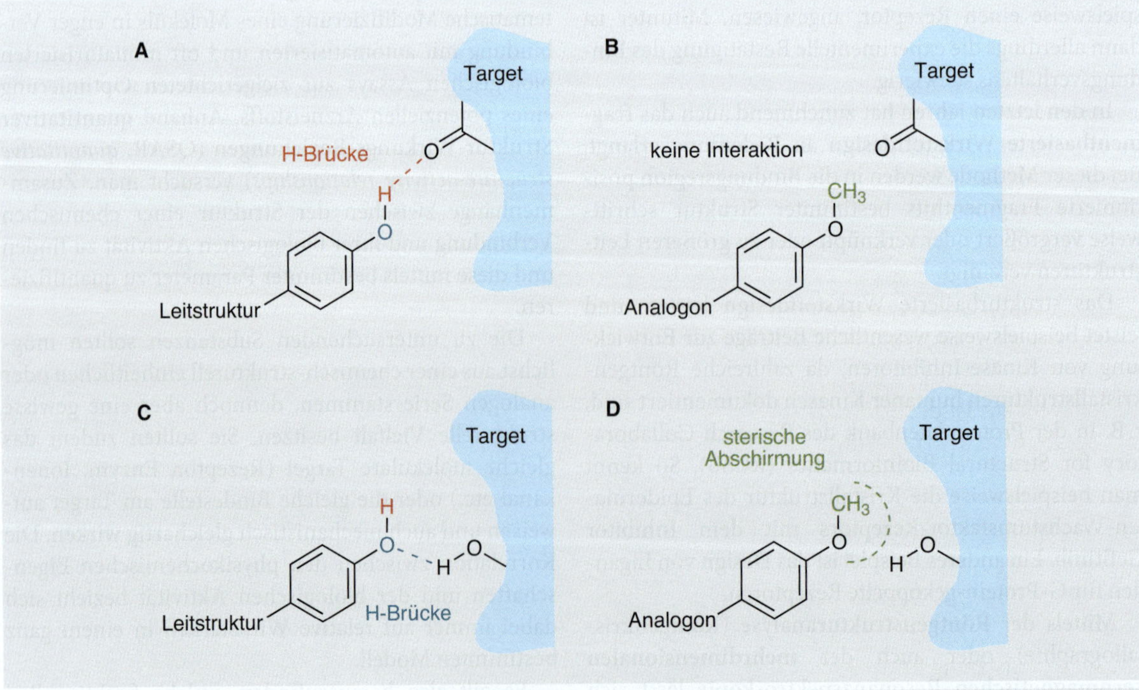

o Abb. 1.93 H-Brückenbindungen eines Phenols zum Target im Vergleich zum Phenolether

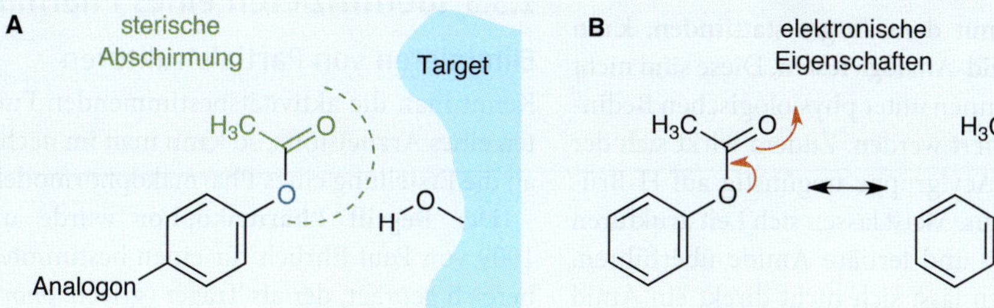

Abb. 1.94 Sterische und elektronische Faktoren eines Esters, die zur Zerstörung von H-Brückenbindungen eines Phenols führen

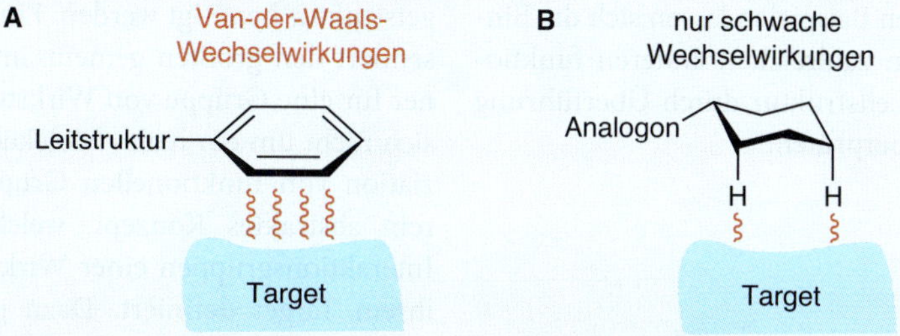

Abb. 1.95 Bindungsvergleich eines Aromaten mit einem Cyclohexanring

ursprünglichen Phenolsauerstoffs als H-Brücken-Akzeptor weniger geeignet. Da man Phenole und Alkohole relativ leicht in Ester oder Ether überführen kann, waren diese Reaktionen eine der ersten Maßnahmen zur Derivatisierung von Naturstoffen wie Morphin.

Aromaten und Doppelbindungen

Aromaten sind planare, hydrophobe Strukturen und führen üblicherweise über π-π-Interaktionen zu stärkeren Van-der-Waals-Wechselwirkungen mit aromatischen Strukturelementen einer Bindestelle (Abb. 1.95, A). Konstruiert man Analoga mit einem Cyclohexanring anstelle des Aromaten, können nur noch die axialen Protonen schwach interagieren (Abb. 1.95, B). Darüber hinaus ist der Raumanspruch größer als beim Aromaten. Ein Cyclohexanring ist daher weniger geeignet, falls flache und enge Bindestellen vorliegen. Schließlich sind im Gegensatz zum Aromaten keine Kation-π-Interaktionen mit einer Ammoniumgruppe möglich. Da bei den meisten Leitstrukturen aromatische Strukturen nur schwer in einen Cyclohexanring überführbar sind, muss ein entsprechendes Analogon in der Regel vollständig neu synthetisiert werden.

Gleichermaßen wie Aromaten sind auch Doppelbindungen planar und hydrophob und können ebenfalls mit den hydrophoben Regionen der Bindestelle über π-π-Wechselwirkungen interagieren. Hier kann man vergleichend die Aktivität entsprechend gesättigter Analoga bestimmen, da diese konformativ flexibler sind. Alkene lassen sich zudem leichter reduzieren als Aromaten, sodass es oft möglich ist, die gesättigten Analoga direkt aus der Leitstruktur zu synthetisieren.

Amine

Amine sind äußerst wichtige Funktionalitäten bei Arzneistoffen und spielen daher in der Medizinischen Chemie eine bedeutende Rolle. Das freie Elektronenpaar am N-Atom kann als H-Brücken-Akzeptor fungieren. Primäre und sekundäre Amine haben durch ihre NH_2- bzw. NH-Gruppen zudem H-Brücken-Donoreigenschaften. Ausschließlich als H-Brücken-Donor wirken aromatische und heteroaromatische Amine, da das freie Elektronenpaar am Stickstoff im π-Elektronensystem des Aromaten delokalisiert wird. Durch eine Protonierung ginge diese Resonanzstabilisierung verloren.

In den meisten Fällen liegt das Amin in protonierter Form vor, wenn es mit der Bindestelle eines Targets interagiert. Es hat dann keine H-Brücken-Akzeptoreigenschaften mehr, kann aber als Donor fungieren und als Kation stärkere H-Brücken bilden als in nichtionisierter Form. Alternativ kann es mit Carboxylat-Gruppen der Bindestelle eine starke ionische Wechselwirkung eingehen (o Abb. 1.96). Ob ionische oder H-Brücken-Interaktionen mit dem Target stattfinden, kann man anhand von Amid-Analoga testen. Diese sind nicht mehr basisch und können unter physiologischen Bedingungen nicht protoniert werden. Zudem wirkt sich der Raumanspruch der Acylgruppe ungünstig auf H-Brücken-Interaktionen aus. Meist lassen sich Leitstrukturen einfach in sekundäre und tertiäre Amide überführen. Aus tertiären Aminen lässt sich nicht direkt ein Amid erhalten. Handelt es sich bei einem der Alkylsubstituenten um eine Methylgruppe, kann man diese oft mit Vinyloxycarbonylchlorid (VOC-Cl) entfernen (o Abb. 1.97). Es entsteht ein sekundäres Amin, das zum Amid acyliert werden kann. Diese Methode wurde erfolgreich zur Synthese von Morphin-Analoga verwendet.

Wie bei den gezeigten Beispielen lassen sich die Bindungsinteraktionen von zahlreichen anderen funktionellen Gruppen einer Leitstruktur durch Überführung in geeignete Analoga überprüfen.

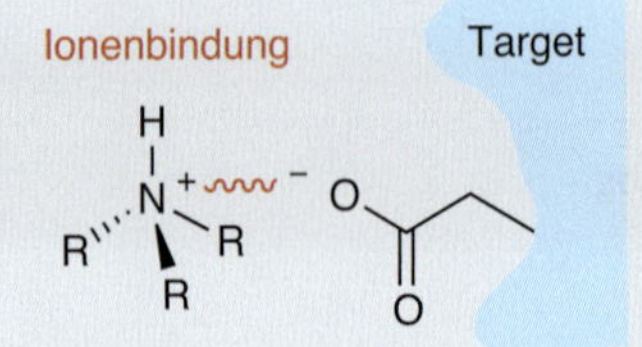

o Abb. 1.96 Ionische Wechselwirkung zwischen einem protonierten Amin und dem Target

1.3.3 Identifizieren eines Pharmakophors

Eliminieren von Partialstrukturen

Kennt man die aktivitätsbestimmenden Funktionalitäten eines Arzneistoffs, so kann man im nächsten Schritt an die Erstellung eines Pharmakophormodells gehen.

Der Begriff **Pharmakophor** wurde ursprünglich 1909 von Paul Ehrlich für einen bestimmten Molekülbereich geprägt, der als Träger (griech. *phoros*) der biologischen Aktivität eines Arzneistoffs (griech. *pharmakon*) verantwortlich gemacht wird. Der Pharmakophor beschreibt die räumliche Anordnung der für die biologische Wirkung eines Arzneistoffs verantwortlichen funktionellen Gruppen. Dabei wird die Gesamtheit der sterischen und elektronischen Eigenschaften erfasst, die für die optimale Interaktion mit der biologischen Targetstruktur benötigt werden. Ein Pharmakophor repräsentiert den größten gemeinsamen strukturellen Nenner für eine Gruppe von Wirkstoffen. Dabei handelt es sich nicht um ein reales Molekül oder eine reale Assoziation von funktionellen Gruppen, sondern um ein rein abstraktes Konzept, welches die gemeinsamen Interaktionsgruppen einer Wirkstoffgruppe gegenüber ihrem Target definiert. Dazu gehören beispielsweise funktionelle Gruppen, die als H-Brücken-Donor oder H-Brücken-Akzeptor fungieren, ionisierte, geladene Gruppen, aromatische Ringe oder hydrophobe Bereiche eines Wirkstoffs, aber auch Bindungslängen und Bindungswinkel.

Funktionelle Gruppen in der Leitstruktur, die nicht zum Pharmakophor gehören, können belanglos sein. Einige werden jedoch benötigt, damit das Molekül intakt bleibt und die pharmakophoren Gruppen in der geeigneten Lage gehalten werden. Andere dagegen kön-

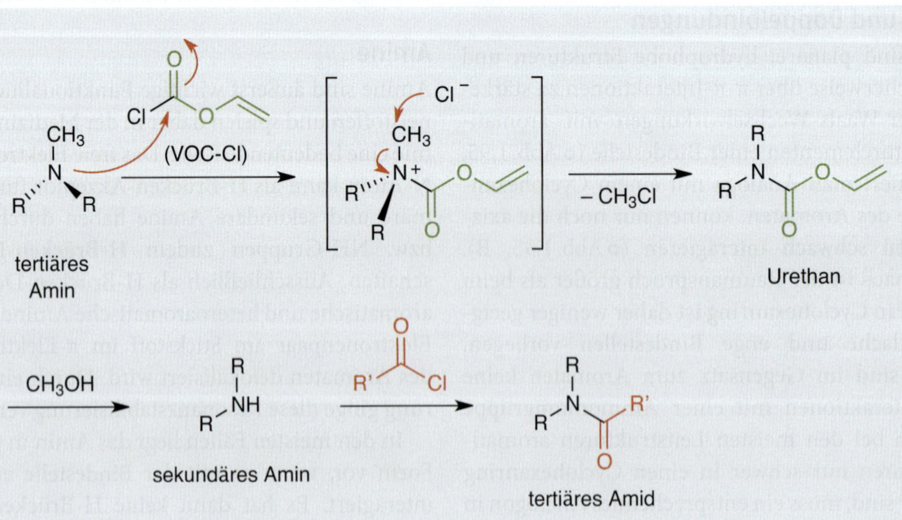

o Abb. 1.97 Demethylierung eines tertiären Amins und Überführung in ein tertiäres Amid. VOC-Cl: Vinyloxycarbonylchlorid

nen mit der Bindung des Pharmakophors interferieren und müssen aus der Leitstruktur entfernt werden. Auch wenn bestimmte Gruppen keinen besonderen Beitrag für die Interaktion mit dem Target leisten, ist es dennoch von Bedeutung dies zu wissen, da man sie modifizieren kann, um beispielsweise pharmakokinetische Probleme zu lösen. Eine Möglichkeit zur Modifizierung der Leitstruktur besteht darin, Teilstrukturen zu entfernen und den Effekt dieser Veränderung auf die Wirkstärke zu bestimmen. So lässt sich ermitteln, welche essenziell und welche überflüssig sind.

Als klassisches Beispiel soll das Analgetikum **Morphin** dienen, das zentral als Agonist an Opioidrezeptoren wirkt und hauptsächlich die μ-Rezeptoren aktiviert. Hier synthetisierte man nach seiner Entdeckung verschiedene Analoga. Während man Veränderungen an der alkoholischen 6-OH-Gruppe oder 7,8-Doppelbindung unter Erhalt der analgetischen Aktivität durchführen konnte, verminderte sich die Aktivität signifikant bei Alkylierung der phenolischen 3-OH-Gruppe. Diese und andere Ergebnisse ließen darauf schließen, dass die Phenolgruppe, der aromatische Ring und die protonierte, tertiäre Aminstruktur für die Interaktionen mit der Bindestelle des Arzneistoffs entscheidend sind (o Abb. 1.98). Zudem erkannte man die Bedeutung der Stereochemie. Das als Racemat vorliegende, synthetisch hergestellte Morphin war nur halb so wirksam wie das natürlich vorkommende. Nach Enantiomerentrennung zeigte das nicht in der Natur vorkommende Spiegelbild keine analgetische Wirkung. Auch Epimerisierungen an einzelnen Asymmetriezentren sind ungünstig und können die Form des Moleküls stark verändern, wodurch die Interaktion mit der Bindestelle beeinträchtigt wird. So führt der Wechsel von der *R*-Konfiguration an C-14 in die *S*-Konfiguration zu einem Epimer, das nur noch 10 % der Aktivität des Morphins aufweist. Dies belegt, dass sich die biologische Aktivität nicht nur über das Vorliegen bestimmter Funktionalitäten definieren lässt, sondern auch von deren relativen Lage zueinander abhängt, somit vom Pharmakophor.

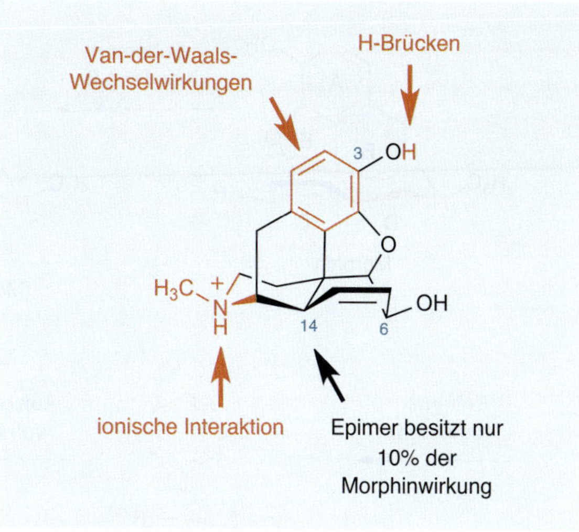

o **Abb. 1.98** Wesentliche Funktionalitäten des Morphins für die analgetische Aktivität

Anhand der drastischeren Abwandlungen der Morphinstruktur soll gefragt werden, ob das komplette Kohlenstoffgerüst für die Wirkung nötig ist. Morphin besteht aus 5 Ringen (o Abb. 1.99), dem aromatischen Phenylring (A), 2 ungesättigten Sechsringen (B, C), einem Piperidinring (D) sowie einem Dihydrofuranring (E). Um die Struktur systematisch zu vereinfachen, beispielsweise einen oder mehrere Ringe aufzuschneiden oder zu eliminieren, synthetisierte man die entsprechenden Analoga. Falls das starre Ringsystem eine biologisch aktive Konformation fixiert, ist das Aufschneiden eines Rings nachteilig. Normalerweise sind flexible Analoga gegenüber Leitstrukturen mit Ringsystemen trotz der chemischen Ähnlichkeit meist weniger wirksam und auch weniger selektiv. Lagern sie an die Bindestelle an, werden Freiheitsgrade der Rotation um drehbare Bindungen eingefroren, was entropisch ungünstig ist. Zudem kann sich ein konformativ flexibles Molekül an unterschiedliche Bindestellen anpassen. Letztlich sollte man durch das sukzessive Beschneiden der Leitstruktur Morphin zum Pharmakophor gelangen (o Abb. 1.99).

Eliminieren von Ring E

Schneidet man den Dihydrofuran-Sauerstoff heraus, ebenso die 6-OH-Gruppe und reduziert die Doppelbindung, gelangt man zum **Morphinan**-Gerüst mit analgetisch aktiven Vertretern. Dies zeigt, dass die Sauerstoffbrücke nicht essenziell ist. Da die für das Vorliegen der Wannenform erforderlichen Elemente fehlen, liegt der C-Ring in der Sesselform vor. Das linksdrehende **Levorphanol**, das die gleiche absolute Konfiguration wie Morphin aufweist, ist etwa 5-fach potenter als Morphin, aber auch die Nebenwirkungen werden verstärkt, während das Suchtpotenzial erhalten bleibt. Dagegen ist das spiegelbildliche Dextrorphan kaum analgetisch aktiv, besitzt aber antitussive Eigenschaften. Sein Phenolmethylether **Dextromethorphan** wird entsprechend als Antitussivum (▸ Kap. 7.4.1) verwendet.

Eliminieren von Ring D

Entfernt man Ring D, führt dies zum vollständigen Wirkungsverlust, was die Bedeutung des basischen N-Atoms für die analgetische Aktivität betont.

Aufschneiden von Ring C

Schneidet man den Cyclohexenring auf, sodass nur noch die Methylgruppen verbleiben, gelangt man zu **Metazocin**, das aus einem trizyklischen **Benzomor-**

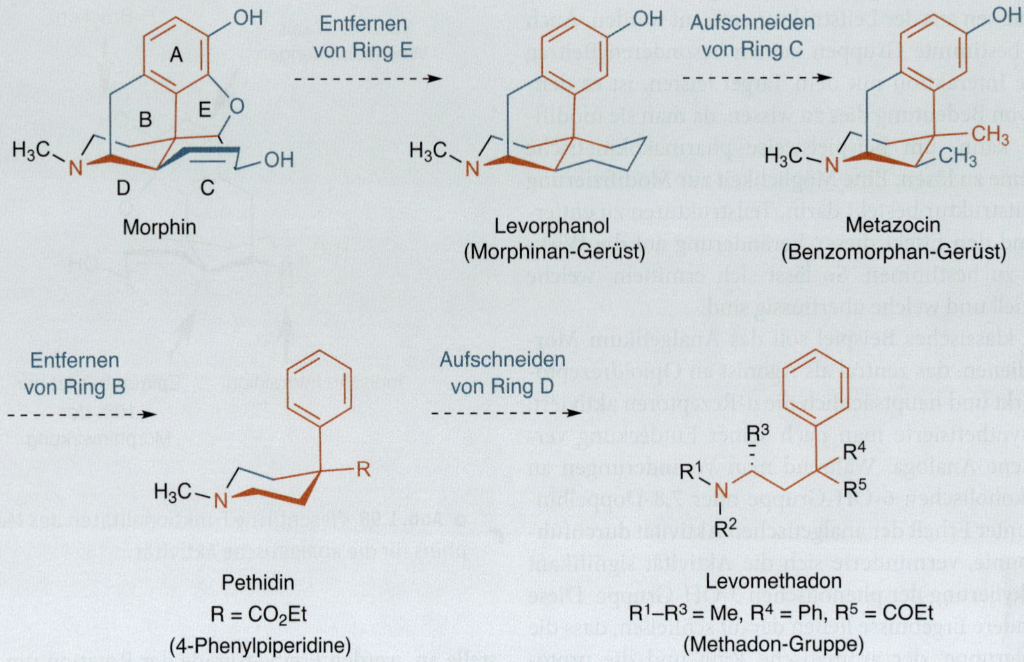

Abb. 1.99 Sukzessives Eliminieren von Teilstrukturen und Aufschneiden der Leitstruktur Morphin zur pharmakophoren Gruppe. Der Pharmakophor (rot) ist die für die biologische Aktivität erforderliche Minimalstruktur.

phan-Gerüst aufgebaut ist. Durch diese Maßnahme lässt sich in gewisser Weise die suchterregende Wirkung vermindern. Therapeutische Bedeutung erlangte **Pentazocin**, das anstelle der *N*-Methylgruppe in Metazocin eine *N*-Allylgruppe aufweist, in Deutschland aber nicht mehr im Handel ist.

Eliminieren von Ring B

Das weitere Abspecken des Morphins führt nach Eliminieren der Methylengruppe des anellierten Cyclohexanrings zu den 4-Phenylpiperidinen. Diese sind weiterhin analgetisch wirksam. Der Prototyp ist das **Pethidin**, in dem der Phenylring als größerer Substituent die äquatoriale Lage einnimmt.

Aufschneiden von Ring D

Öffnet man zuletzt noch den Piperidinring, gelangt man zur Methadon-Gruppe mit dem *R*-konfigurierten **Levomethadon** als Prototyp. Neben dem aufgeschnittenen Piperidinring ist im Vergleich zu Pethidin zudem das Ester-Sauerstoffatom entfernt und ein zusätzlicher Phenylring enthalten. Die analgetische Wirkung bei oraler Gabe ist 4-mal so stark wie die des Morphins.

Die in Abb. 1.99 dargestellten Substanzen sind alle analgetisch wirksam und binden an den µ-Opioidrezeptor, aber mit unterschiedlicher Potenz. Der gemeinsame Pharmakophor ist in Rot dargestellt und repräsentiert die Minimalstruktur, die für die biologische Aktivität erforderlich ist. Der nach Eliminieren der Ringsysteme erhaltene Pharmakophor wurde erstmals durch frühe Hypothesen zur sogenannten analgiphoren Gruppe des Pethidins als **Schaumann-Prinzip** definiert (Otto Schaumann, 1939). Wie man sieht, ist die Phenolgruppe zwar ein wichtiger Faktor für die Rezeptorbindung des Opioid-Pharmakophors, wird aber für die In-vivo-Aktivität verschiedener Opioide nicht zwingend gebraucht.

Dreidimensionaler Pharmakophor

Der Begriff Pharmakophor lässt sich auf verschiedene Weise definieren und erweitern. Weit verbreitet sind zweidimensionale Strukturen, da sie schnell erfassbar und intellektuell zu verarbeiten sind. Dennoch weist ein **2D-Pharmakophor** Limitationen auf, da die dreidimensionale Gestalt eines Moleküls daraus nicht hervorgeht. Folgerichtig wurde der Begriff auf die dreidimensionale Anordnung der funktionellen Gruppen ausgedehnt. Der **3D-Pharmakophor** spezifiziert die relativen Positionen der wesentlichen Funktionalitäten im Raum, die für die biologische Aktivität eines Arzneistoffs relevant sind. Man definiert ihn meist durch 3 oder 4 Punkte unter Angabe der Bindungslängen und Winkel. Für **Morphin** lässt sich ein Dreipunkt-Phar-

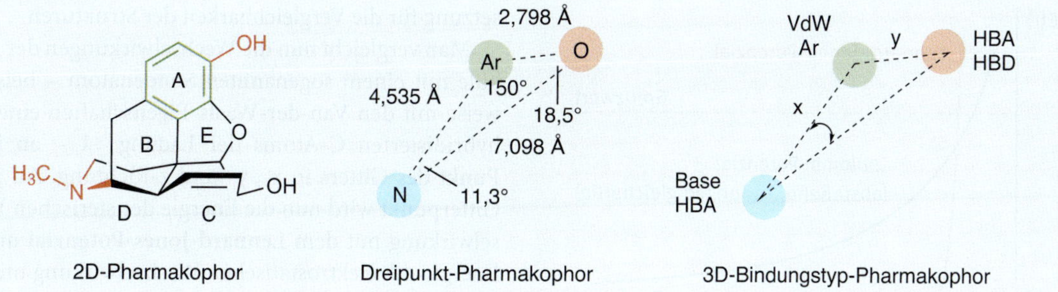

2D-Pharmakophor Dreipunkt-Pharmakophor 3D-Bindungstyp-Pharmakophor

○ Abb. 1.100 Pharmakophor von Morphin und verwandten Opioiden. HBA: H-Brücken-Akzeptor, HBD: H-Brücken-Donor, VdW: Van-der-Waals-Wechselwirkung

makophor definieren (○ Abb. 1.100) mit einem Phenol-Sauerstoff, einem aromatischen Ring sowie einem Amin-Stickstoff. Das Grundgerüst muss dabei nicht spezifisch angegeben werden. Um die Zusammenhänge zwischen der chemischen Struktur und der biologischen Aktivität weiter zu generalisieren, verwendet man einen 3D-Bindungstyp-Pharmakophor (○ Abb. 1.100). Dieser ermöglicht den Vergleich von Molekülen mit gleichem Pharmakophor und gleichen Bindungsinteraktionen, die dazu aber unterschiedliche funktionelle Gruppen gebrauchen. Anstelle der funktionellen Gruppen werden die charakteristischen Bindungen definiert. In Fall des Morphins kann die Phenolgruppe als H-Brücken-Donor oder -Akzeptor fungieren, der Aromat kann Van-der-Waals-Wechselwirkungen eingehen und das Amin als H-Brücken-Akzeptor wirken oder, wenn es protoniert vorliegt, eine Ionenbindung eingehen.

Für starre zyklische Strukturen wie Morphin lässt sich ein 3D-Pharmakophor relativ leicht identifizieren. Bei flexibleren Strukturen ist dies nicht mehr so klar, da das Molekül in einer Vielzahl von unterschiedlichen Konformationen vorliegen kann, in denen die relevanten Funktionalitäten zueinander verschiedene Positionen einnehmen und die Gestalt des Moleküls ändern. Normalerweise wird von der Bindestelle nur eine dieser Konformationen erkannt. Man bezeichnet sie als **aktive Konformation**. Um sie zu erkennen, kann man beispielsweise starre Analoga synthetisieren und prüfen, ob die Aktivität erhalten bleibt. Auch kann man sich mithilfe rigider Modellverbindungen an die aktive Konformation herantasten. Schließlich können eine **Röntgenstrukturanalyse** des an das Target gebunden Wirkstoffs oder mehrdimensionale **NMR-Techniken** die gewünschten Informationen liefern. Darüber hinaus stehen zahlreiche **Software-Programme** zur Verfügung, mit deren Hilfe sich mehrere Verbindungen an der Bindestelle des Targets überlagern lassen, um daraus die 3D-Struktur zu berechnen.

3D-QSAR

Die 3D-QSAR-Technik kann im Rahmen dieses Buches nur gestreift werden, sodass für detailliertere Einblicke auf weiterführende Literatur verwiesen wird.

Während klassische QSAR-Methoden überwiegend mit bestimmten Strukturmerkmalen oder atomaren und molekularen Parametern (Free-Wilson-Analyse, Hansch-Analyse) operieren, basieren 3D-QSAR-Methoden auf den molekularen Wechselwirkungsfeldern dreidimensionaler Strukturen. Mittlerweile sind mehrere 3D-QSAR-Techniken etabliert, von denen die vergleichende molekulare Feldanalyse **CoMFA** (*comparative molecular field analysis*) eine sehr populäre Standard-3D-QSAR-Methode darstellt. Das Verfahren wurde von Richard D. Cramer und Mitarbeitern zu Beginn der 1980er Jahre entwickelt und 1988 anhand der Bindung von Steroiden an Carrierproteine beschrieben. Das Ziel dieser mathematischen Modelle besteht darin, vorteilhafte sowie weniger vorteilhafte Ligand-Rezeptor-Wechselwirkungen herauszuarbeiten und ein auf der Anordnung funktioneller Gruppen basierendes **Pharmakophormodell** zur Beschreibung und Vorhersage von Bindungsaffinitäten zu entwickeln. CoMFA fußt auf der Vorstellung, dass unterschiedliche Bindungsaffinitäten auf unterschiedliche nichtkovalente elektrostatische und sterische Wechselwirkungen zwischen Bindungsort und Ligand zurückgeführt werden können und ein linear-additiver quantitativer Zusammenhang gegeben ist.

In die Gesamtenergie eines Moleküls fließen unter molekülmechanischen Gesichtspunkten mehrere Standardenergieterme ein, von denen die Coulomb-Energie und die Lennard-Jones-Energie die Interaktionen zwischen nichtkovalent verknüpften Atomen charakterisieren. Mittels CoMFA versucht man, die Affinität der Liganden zu einer Zielstruktur anhand **dreidimensionaler nichtkovalenter elektrostatischer Wechselwirkungen** (Coulomb-Gesetz) und sterischer Van-der-Waals-Wechselwirkung (Lennard-Jones-Potenzial) zu

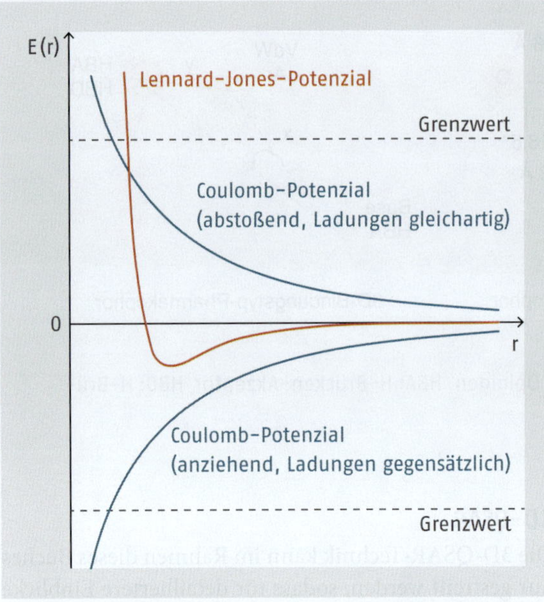

Abb. 1.101 Lennard-Jones- und Coulomb-Potenzial in Abhängigkeit vom Teilchenabstand. r: Abstand der Teilchenmittelpunkte

beschreiben. Aus den berechneten und addierten Wechselwirkungstermen resultiert das Kraftfeld (Feldanalyse). CoMFA ist demnach eine feldbasierte, ausrichtungsabhängige Methode, bei der molekulare Felder mit biologischen Aktivitäten unter Verwendung einer sehr komplexen **multivariaten Statistik** korreliert werden, einem statistischen Verfahren, mit dem man Zusammenhänge zwischen zahlreichen Variablen untersuchen kann.

CoMFA bedient sich eines virtuellen, ausreichend dimensionierten 3D-Gitterkäfigs, in den die einheitlich ausgerichteten Liganden eingebettet werden (Abb. 1.102). Jeder der orthogonalen Gitterpunkte (Auflösung meist 1–2 Å, in x-y-z-Richtung) entspricht einem hypothetischen Rezeptoratom. Am Anfang steht das Erstellen von 3D-Strukturen, die man aus Datenbanken erhält (PDB) oder mittels spezieller Software erzeugt sowie das Errechnen einer geeigneten, energieminimierten Konformation und deren optimierte Ausrichtung für jeden Liganden. Idealerweise handelt es sich um eine rezeptorgebundene Konformation, die aber oft nicht verfügbar ist. Als Referenzverbindung bzw. Templat für die Überlagerung der einzelnen Konformationen kann ggf. die aktivste Verbindung einer Serie fungieren. Da alle Moleküle eines Datensatzes an den Gitterpunkten miteinander verglichen werden, müssen neben einem möglichst identischen Bindungsmodus auch alle zu untersuchenden 3D-Strukturen im Raum möglichst konformativ gleich ausgerichtet und überlagert werden (Alignment). Dieser Prozess ist oft schwierig und zeitintensiv, aber eine wichtige Voraussetzung für die Vergleichbarkeit der Strukturen.

Man vergleicht nun die Wechselwirkungen der Moleküle mit einem sogenannten Sondenatom – beispielsweise mit den Van-der-Waals-Eigenschaften eines sp^3-hybridisierten C-Atoms der Ladung +1 – an jedem Punkt des Gitters in x-, y- und z-Richtung. An jedem Gitterpunkt wird nun die Energie der sterischen Wechselwirkung mit dem **Lennard-Jones-Potenzial** und die Energie der elektrostatischen Wechselwirkung mit dem **Coulomb-Potenzial** für jedes Molekül mittels des Sondenatoms der Reihe nach gemessen, tabellarisch notiert und mathematisch ausgewertet. Das Lennard-Jones-Potenzial beschreibt den Energieverlauf zwischen 2 Teilchen in Abhängigkeit von ihrem Abstand zueinander. Nähern sich die Teilchen an, dann überwiegen bei extrem kleinen Abständen die abstoßenden Kräfte, da sich die inneren Elektronenhüllen (Rumpfelektronen) der wechselwirkenden Atome durchdringen. Infolgedessen steigt die potenzielle Energie rasch an und die positive Abstoßungsenergie wird sehr groß (Abb. 1.101). Bei mittleren Abständen überwiegen Anziehungskräfte und die potenzielle Energie nimmt negative Werte an. Nähert sich der Abstand r von Sonde und Molekül dem Wert Null, strebt allerdings – wie aus den steilen Potenzialverläufen ersichtlich (Abb. 1.101) – die potenzielle Energie gegen Unendlich. Dies gilt als ein Nachteil der Methode. Das Coulomb-Potenzial beschreibt elektrostatische Wechselwirkungen. Es nimmt bei Annäherung gleicher Ladungen für Abstände, die gegen Null streben, ebenfalls unendlich große Werte an. Handelt es sich um gegensätzliche Ladungen, streben die Potenzialwerte gegen negativ unendlich. Um unrealistisch große Potenzialwerte zu vermeiden, wird den Gitterpunkten, an denen der berechnete Wert höher als der festgelegte Schwellenwert ist, ein willkürlicher Grenzwert („cut off") zugewiesen.

Letztlich resultiert eine aus sehr vielen Spalten und vergleichsweise nur wenigen Reihen bestehende Matrix der einzelnen Gitterpunktwerte bzw. Feldvariablen je Molekül (Abb. 1.102). Sie lässt sich in ihrer Gesamtheit nicht mehr durch eine simple Regressionsanalyse mit der biologischen Aktivität korrelieren. Anziehende (elektronenreiche) oder abstoßende (elektronenarme) 3D-Felder (unabhängige Variablen) werden unter Verwendung des Verfahrens der Partielle-Kleinste-Quadrate-Schätzung (PLS, *partial least squares*) – einer robusten linearen Regressionsmethode – mit den vorliegenden biologischen Aktivitäten (abhängige Variablen) verglichen. PLS ermittelt aus einem unüberschaubar großen Datensatz diejenigen molekularen Feldwerte, die am besten mit den biologischen Daten korrelieren. Eine Kreuzvalidierung dient zur Kontrolle der statistischen Signifikanz (Kreuzvalidierungskorrelationskoeffizient q^2). Um die Vorhersagekraft des aus dem

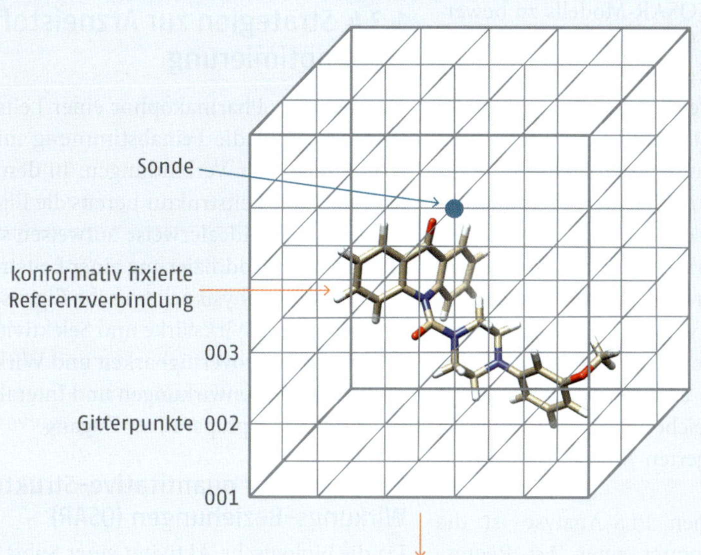

Gesamtheit der Feldbeiträge als mehrdimensionale Datenmatrix

Verbindung	Aktivität a	Berechnete Energien der Gitterpunkte								
		Sterische Felder S Gitterpunkte 001–999					Elektrostatische Felder E Gitterpunkte 001–999			
Verbindung 1	a1	S001	S002	S003	…	S999	E001	E002	…	E999
Verbindung 2	a2									
Verbindung 3	a3									
etc.	etc.									

PLS-Analyse und Kreuz-Validierung

QSAR-Gleichung

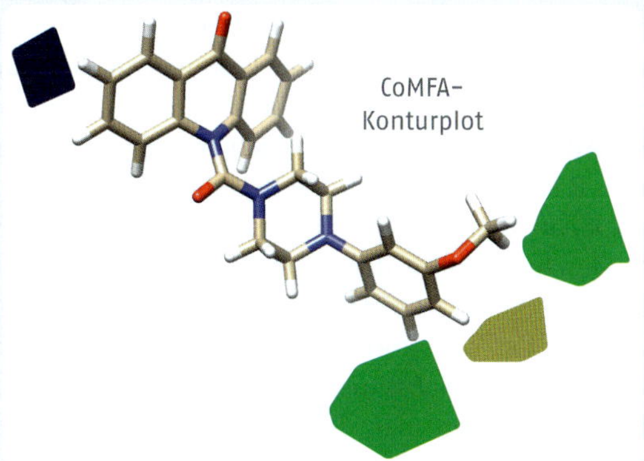

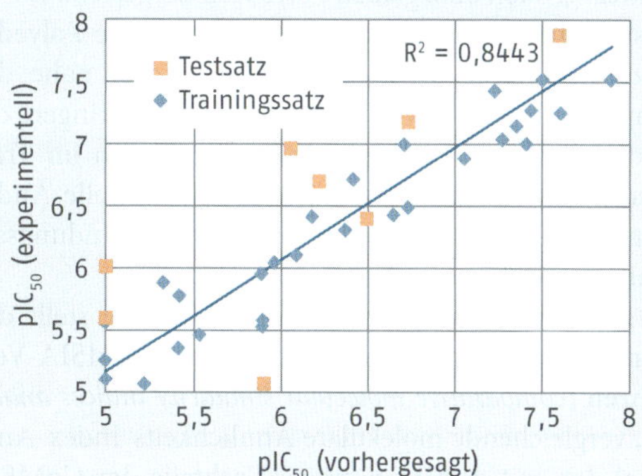

Abb. 1.102 Konformation eines potenziellen Inhibitors im CoMFA-Gitter zur Kalkulation molekularer Wechselwirkungsfelder (lediglich ein Molekül gezeigt). Korrelation experimentell bestimmter und vorhergesagter pIC_{50}-Werte.

Trainingsset abgeleiteten 3D-QSAR-Modells zu bewerten, werden nun die biologischen Aktivitäten eines Sets von Verbindungen (Testset) vorhergesagt. Hierfür wird das Modell auf eine kleinere Testmenge angewendet und die Ergebnisse mit den tatsächlichen Werten verglichen (prädiktiver Korrelationskoeffizient R^2). Für CoMFA-Untersuchungen setzt sich der Trainingssatz aus dreidimensionalen Strukturen kleiner Moleküle zusammen, deren Bindungsaffinitäten sich über einen größeren Wertebereich unterscheiden und die zudem ähnliche Pharmakophore aufweisen. Der Testdatensatz sollte Moleküle enthalten, die den Trainingsmolekülen ähnliche Pharmakophore aufweisen und deren 3D-Strukturen durch die Bereiche abgedeckt werden, in denen sich auch die überlagerten Moleküle des Trainingsdatensatzes befinden.

Das Resultat einer solchen PLS-Analyse ist die 3D-QSAR-Gleichung. Sie kommt einer Art Regressionsgleichung mit vielen Tausend Koeffizienten für ein repräsentatives Molekül des Trainingssets gleich und ermöglicht ggf. Vorhersagen für Verbindungen außerhalb des untersuchten Trainingssatzes.

Im Rahmen von CoMFA können Gitterpunktbereiche, die aufgrund der Wechselwirkungsfelder zu einer verstärkten oder verminderten biologischen Aktivität A beitragen, vorteilhaft durch farbige Konturdiagramme visualisiert werden (○ Abb. 1.102). Sie können für das Design neuer Wirkstoffe nützlich sein. Diese Regionen liegen außerhalb der ihnen zugrunde liegenden Molekülbereiche, da wie erwähnt, die beiden Potenzialfunktionen bei zu starker Annäherung gegen unendlich große Werte streben.

In CoMFA-Konturkarten werden die Regionen mit hoher und niedriger sterischer Toleranz üblicherweise mittels grünen bzw. gelben Polyedern dargestellt. Elektrostatische Felder werden als blaue und rote Polyeder dargestellt. Eine niedrige Elektronendichte nahe der blauen oder roten Polyeder erhöht bzw. verringert die Aktivität. Aus dem Vergleich der Strukturen im Trainingssatz können Rückschlüsse auf strukturelle Änderungen und damit verbundene veränderte Bindungsaffinitäten gezogen werden.

Eine ebenfalls ligandenbasierte Methode stellt das von Gerhard Klebe 1994 beschriebene **CoMSIA-Verfahren** (*comparative molecular similarity indices analysis*, vergleichende molekulare Ähnlichkeits-Index-Analyse) dar, mit dem man einige Nachteile der CoMFA-Technik auszugleichen versucht. Bei dieser Methode werden in die mathematische Auswertung weitere Felder (sterisch, elektrostatisch, hydrophob, H-Brücken-Donor und -Akzeptor) miteinbezogen. Die Verwendung von Gauß-Funktionen anstelle von Lennard-Jones- und Coulomb-Funktionen liefert mitunter genauere Informationen an Gitterpunkten zur Berechnung molekularer Felder.

1.3.4 Strategien zur Arzneistoffoptimierung

Hat man den Pharmakophor einer Leitstruktur identifiziert, beginnt die Feinabstimmung mit der Synthese strukturanaloger Verbindungen. In den seltensten Fällen besitzt die Leitstruktur bereits die Eigenschaften, die ein Arzneistoff idealerweise aufweisen sollte. Wesentliche Ziele der Modifizierung einer Leitstruktur sind

- verbesserte physikochemische Eigenschaften,
- eine höhere Wirkstärke und Selektivität,
- optimierte Bioverfügbarkeit und Wirkungsdauer,
- weniger Nebenwirkungen und Interaktionen,
- erleichterter präparativer Zugang.

Parameter für quantitative-Struktur-Wirkungs-Beziehungen (QSAR)

Da die biologische Aktivität einer Substanz stark durch ihre physikochemischen Eigenschaften bestimmt wird, hat man versucht, die Variation der biologischen Aktivität innerhalb einer Serie von Analoga insbesondere durch ihre elektronischen, sterischen und lipophilen Eigenschaften zu erfassen, zumal diese Parameter auch quantitativ zu beschreiben sind. Dazu müssen die molekularen Eigenschaften im Rahmen von **quantitativen Struktur-Wirkungs-Beziehungen** (QSAR) in geeignete mathematische Gleichungen einfließen.

Elektronische Eigenschaften

Die elektronischen Effekte der einzelnen Substituenten haben einen deutlichen Einfluss auf die Polarität und Ionisierung eines Arzneistoffs. Diese Parameter können wiederum darüber entscheiden, wie leicht ein Arzneistoff Zellmembranen passieren und wie stark er mit der Bindestelle interagieren kann. Frühe Bemühungen, eine mathematische Beziehung zwischen der Struktur und der Reaktivität zu entwickeln, kommen in der **Hammett-Gleichung** zum Ausdruck, die auf der Hypothese der Additivität von elektronischen Effekten beruht. Louis P. Hammett formulierte 1937, dass bei verschiedenen *meta*- und *para*-substituierten Benzoesäureestern die Geschwindigkeit der Hydrolyse eine Funktion der elektronischen Effekte der Substituenten am Phenylring darstellt. Bei den korrespondierenden Benzoesäuren beeinflussen die Substituenten deren pK_S-Wert, also die Säurestärke. Trägt man die logarithmierten Werte der Geschwindigkeitskonstanten K der basenkatalysierten Esterhydrolyse gegen die logarithmierten Säurekonstanten (H_2O, 25 °C) der entsprechend substituierten Benzoesäuren auf, so erhält man angenähert eine Gerade (○ Abb. 1.103). Über die Korrelation von Reaktivität und Kinetik einerseits sowie von Struktur und Thermodynamik andererseits konnte Hammett also einen quantitativen Zusammenhang zwischen Struktur und Reaktivität ableiten und letztlich Aussagen zur

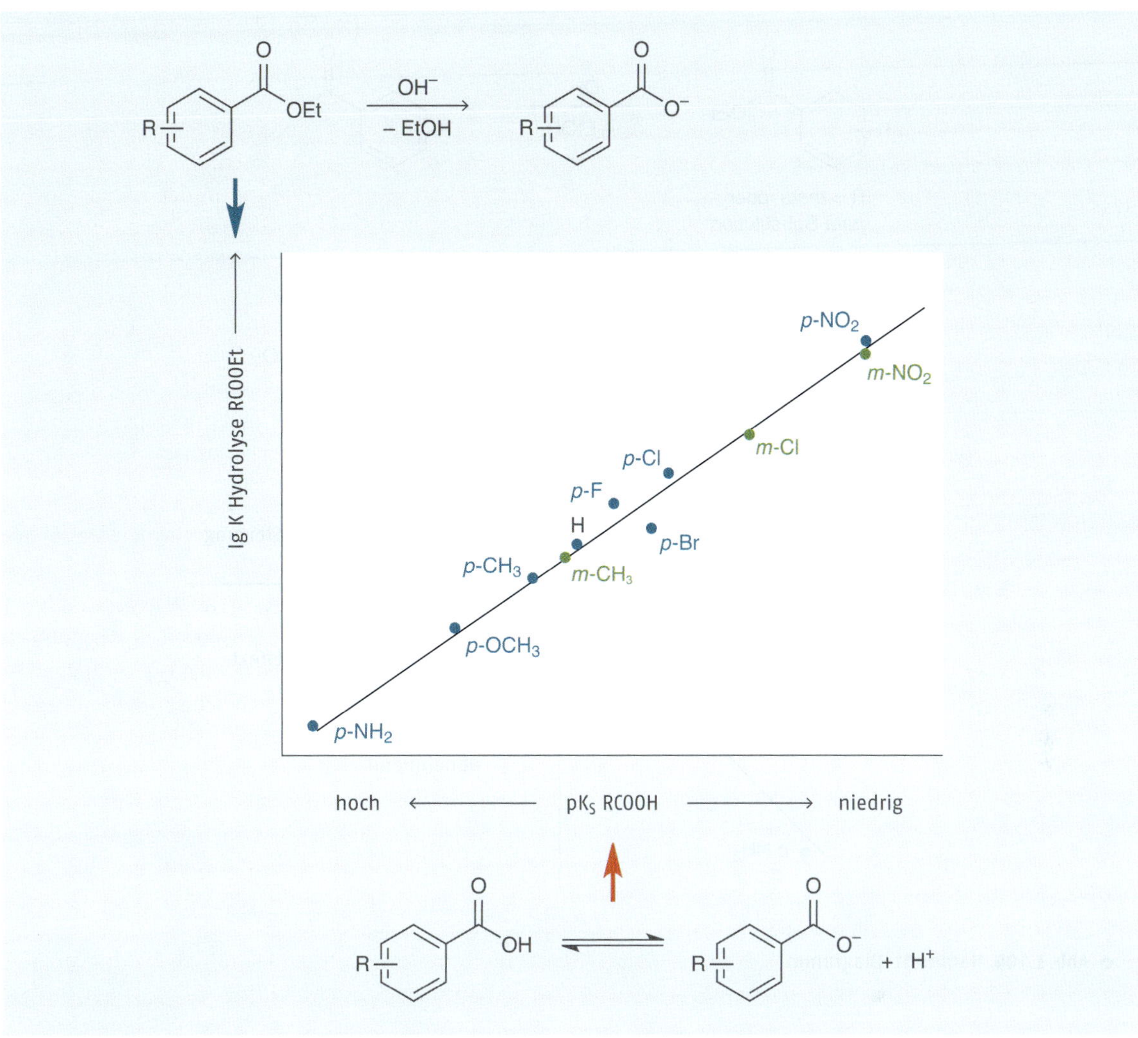

Abb. 1.103 Stark idealisierte Beziehung zwischen der Hydrolysegeschwindigkeit *meta-* und *para-*substituierter Benzoesäureester und dem pK_S-Wert der korrespondierenden Benzoesäuren nach Hammett

Kinetik strukturell ähnlicher Verbindungen treffen. Man erkennt, dass beispielsweise der Ester der stark aciden *para-*Nitrobenzoesäure deutlich rascher verseift wird als der Ester der wesentlich schwächer sauren *para-*Methoxybenzoesäure. Es zeigte sich, dass die Beeinflussung der Säurestärke durch den jeweiligen Substituenten, ausgedrückt durch die Dissoziationskonstante K_S, mit der Geschwindigkeit der alkalischen Esterhydrolyse korreliert. Da Gleichgewichtskonstanten und Geschwindigkeitskonstanten mit der Gibbs-Energie ΔG bei konstanter Temperatur in Beziehung stehen ($\Delta G° = -RT \ln K$), spricht man auch von einer linearen Freien-Enthalpie-Beziehung.

Hammett verwendete in der Folge statt der eigentlichen pK_S-Werte die **Substituenten-** oder **Hammett-Konstante σ**. Sie definiert die Elektronenakzeptor- und Elektronendonor-Eigenschaften eines zur Seitenkette *meta-* oder *para-*ständigen Substituenten am Aromaten relativ zu H, ausgedrückt als Differenz der pK_S-Werte des substituierten Benzoesäurederivats und der Benzoesäure selbst (Gleichung 1.1).

Gleichung 1.1

$$\rho \cdot \sigma = \log\left[\frac{K_S(R\text{-}C_6H_4COOH)}{K_S(C_6H_5COOH)}\right] = pK_S(C_6H_5COOH) - pK_S(R\text{-}C_6H_4COOH)$$

Je stärker elektronenziehend ein Substituent (z. B. NO_2, CN, CF_3) ist, desto positiver ist sein σ-Wert im Vergleich zu H. Umgekehrt haben elektronenschiebende Gruppen (NH_2, OH, OMe) einen negativen σ-Wert (Abb. 1.104). Ein Substituent mit einem σ-Wert von Null entspräche einem „-H" und wäre demnach elektronisch kaum rele-

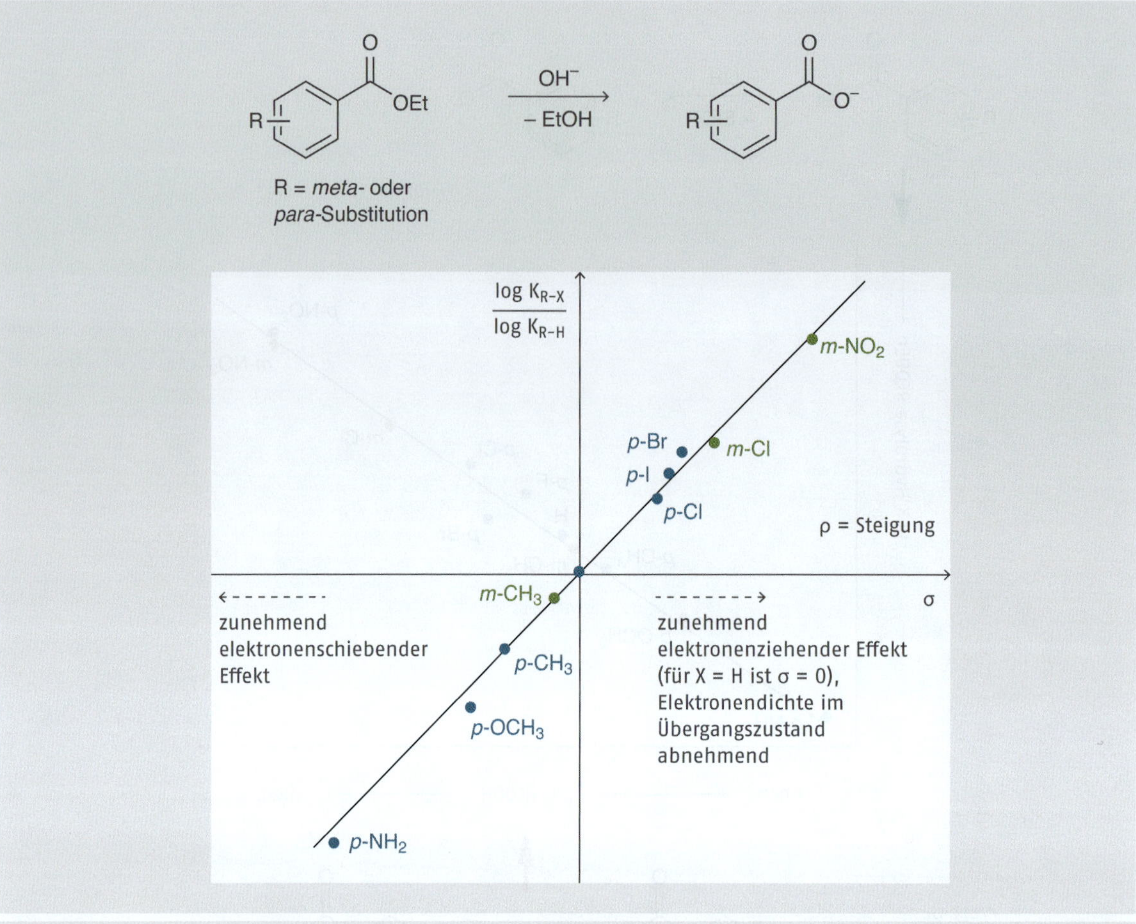

Abb. 1.104 Hammett-Diagramm

vant. Für den unsubstituierten Aromaten (X = H) gilt definitionsgemäß σ_H gleich Null. Die Hammett-Konstante σ berücksichtigt sowohl induktive als auch mesomere Effekte eines Substituenten X. Daher hängt der Wert für einen bestimmten Substituenten von seiner Stellung am Aromaten ab, und man muss entsprechend der *para*- oder *meta*-Position σ_{para}- bzw. σ_{meta}-Werte unterscheiden. Reaktionen, die mit der Hammett-Beziehung korrelierbar sind, weisen eine für die jeweilige Reaktion charakteristische Steigung für die Ausgleichsgerade auf, die man als **Reaktionskonstante ρ** (griech. *rho*) bezeichnet. Diese ist für die jeweils betrachtete Reaktion, wie die Dissoziation einer Säure oder die alkalische Hydrolyse *meta*- oder *para*-substituierter Benzoesäureethylester (Abb. 1.104), **spezifisch** und ein Maß für die Empfindlichkeit der Reaktion gegenüber elektronischen Einflüssen. Der Wert für ρ ist von der Temperatur und dem Lösemittel abhängig. Ein positiver Wert für ρ bedeutet, dass die betrachtete Reaktion durch den Substituenten in ähnlicher Weise beeinflusst wird wie die Dissoziationskonstante der entsprechenden Benzoesäuren. Demnach wird sie durch elektronenziehende Substituenten begünstigt. Liegt dagegen eine hohe Elektronendichte am Reaktionszentrum vor, resultieren negative Werte für ρ. Die Reaktionskonstante ρ hat einen relativen Bezug. Man setzt ρ für die Dissoziation der Benzoesäure gleich eins, was eine Skalierung für die Substituentenkonstante ermöglicht.

Die Hammett-Gleichung berücksichtigt nur elektronische Effekte. Da bei der *ortho*-Position zusätzlich die sterische Hinderung ins Spiel kommt, ist die Hammett-Gleichung hier nicht anwendbar. Bei mehr als einem Substituenten verhalten sich die σ-Werte annähernd additiv (Σσ), sofern sie sich nicht gegenseitig beeinflussen. Die Bedeutung der Hammett-Gleichung liegt letztlich in der analogen Betrachtung von Gleichgewichts- und Reaktionsgeschwindigkeitskonstanten anderer chemischer Reaktionen.

Sterische Eigenschaften

Ein sperriger Substituent kann durch Abschirmung die ideale Interaktion zwischen einem Arzneistoff und seiner Bindestellen behindern. Alternativ kann er aber auch für die geeignete Orientierung des Arzneistoffs

X OCH$_3$ $\xrightarrow{H_2O,\ H^+}$ X OH + CH_3OH

o Abb. 1.105 Hydrolyse α-substituierter Essigsäuremethylester

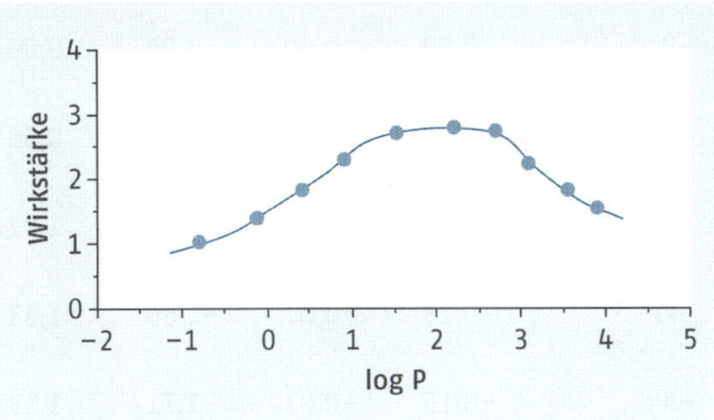

o Abb. 1.106 Beziehung zwischen log-P-Werten und Wirkstärke in einer fiktiven homologen Reihe

Physikochemische Parameter

Elektronische Effekte (Hammett-Gleichung):

$\log(K_{R-X}/K_{R-H}) = \rho \cdot \sigma$

K Gleichgewichtskonstante für beliebige Reaktionen | R–X aromatische Substanz mit Substituent X | R–H unsubstituierte aromatische Leitstruktur | ρ Reaktionskonstante für einen bestimmten Reaktionstyp aromatischer Substanzen | σ elektronischer Parameter des Substituenten (Hammett-Konstante)

Sterische Effekte (Taft-Gleichung):

$E_S = \log K_{R-X} - \log K_{R-Me}$

E_S sterischer Parameter | R–X Substanz mit Substituent X (aliphatischer Ester) | R–Me Leitstruktur (Referenzester, z. B. Methylester)

Lipophilie-Effekte (Hansch-Gleichung):

$\pi = \log P_{R-X} - \log P_{R-H}$

π Lipophilie-Konstante | log P Verteilungskoeffizient im System Octanol/Wasser | R–X Substanz mit Substituent X | R–H unsubstituierte Leitstruktur

Hansch-Analyse:

$\log 1/c = -k_1\pi^2 + k_2\pi + k_3\sigma + k_4E_S$

c molare Konzentration der Testsubstanz | k_1, k_2, k_3, k_4 Regressionskoeffizienten

sorgen und dadurch dessen Aktivität erhöhen. Robert W. Taft modifizierte die Hammett-Gleichung 1952, indem er **sterische Effekte** miteinbezog und so die Anwendbarkeit der Gleichung erweiterte (**Taft-Gleichung**). Der Wert des **sterischen Faktors E_S** lässt sich beispielsweise ermitteln, indem man die saure Hydrolyse α-substituierter Essigsäuremethylester gegen den unsubstituierten Essigsäuremethylester (X = H) als Referenzester vergleicht (o Abb. 1.105). Kleinere Substituenten als die Methylgruppe führen zu einer schnelleren Hydrolyse und einem positiven E_S-Wert, größere vermindern die Hydrolyserate und führen zu einem negativen E_S-Wert. Von Nachteil ist, dass die Bestimmung der E_S-Werte auf einem intramolekularen sterischen Effekt beruht, wohingegen Arzneistoffe mit der Bindestelle am Target intermolekular in Wechselwirkung treten. Zudem sind außerhalb dieses Modells viele weitere Faktoren zu berücksichtigen.

Lipophilie

Arzneistoffe müssen beim Übertritt aus einem wässrigen Medium in ein anderes Kompartiment Zellmembranen passieren, die den Charakter einer lipophilen Barriere besitzen. Von daher bestimmen die **lipophilen** und **hydrophilen Eigenschaften** eines Arzneistoffs in erheblichem Maß sein pharmakokinetisches Verhalten. Auch an der Rezeptorinteraktion kann die Lipophilie eines Arzneistoffs entscheidenden Anteil haben. Corwin Hansch, der oft als Vater der QSAR bezeichnet wird, erkannte, dass es sich auch bei der Lipophilie um einen additiven Molekülparameter handelt. Er konnte in den frühen 1960er Jahren erstmals die biologische Wirkung mit den physikochemischen Eigenschaften quantitativ in Beziehung bringen. Seine Gleichungen bauen auf der von Hammett auf, berücksichtigen aber zusätzliche Parameter wie Lipophilie und Wirkstoffkonzentration (*c*). Die Lipophilie bestimmte er über den Octanol-Wasser-Verteilungskoeffizienten (log P, ▸ Kap. 2.1.1) und definierte auf Basis der Hammett-Gleichung eine **Lipophilie-Konstante π**. Diese errechnet sich z. B. für eine Methylgruppe aus der Lipophiliedifferenz von Benzen und Toluen, wobei die Lipophilie-Konstante für H null ist. Gegenüber der unsubstituierten Leitstruktur ergeben sich für Analoga mit lipophileren Substituenten (Me, Pr, Cl) positive, bei hydrophileren Substituenten (NH_2, OH, CN) dagegen negative π-Werte. Die π-Werte verhalten sich additiv, wodurch der log-P-Wert einer mehrfach substituierten Substanz aus der Summe des log-P-Werts für die unsubstituierte Substanz und der π-Werte der einzelnen Substituenten errechnet werden kann.

In homologen Reihen von Substanzen, die sich in der Zahl der CH_2-Spacer unterscheiden, wird die biologische Aktivität innerhalb eines begrenzten Bereichs der log-P-Werte in einer linearen Beziehung zur Lipophilie stehen. Beispielsweise mag die biologische Wirkung in einer Reihe von Strukturen mit einem bis 5 Spacern ansteigen. Bei weiterer Verlängerung der Kette zu sehr hohen log-P-Werten wird der Graph eine parabolische Beziehung anzeigen (o Abb. 1.106). Mit der Zunahme der log-P-Werte wird ein Optimum erreicht, danach kommt es zum abrupten Abfall der Aktivität.

Korrelation der physikochemischen Parameter

In ◘ Tab. 1.6 sind die physikochemischen Eigenschaften einiger Substituenten aufgelistet. Wie lässt sich aber aus der Vielzahl der physikochemischen Parameter für die einzelnen Substituenten darüber entscheiden, welches Analogon im nächsten Schritt zu synthetisieren ist? Corwin Hansch und Toshio Fujita entwickelten 1964 ein mathematisches Modell, das einen Zusammenhang zwischen der biologischen Aktivität und den physikochemischen Parametern einer Struktur herstellt und als die Basis aller quantitativen Struktur-Wirkungs-Analysen gilt. In der **Hansch-Analyse** berücksichtigt man hinsichtlich der biologischen Aktivität zwei oder mehr Parameter, die mit dem reziproken Wert für die molare Konzentration der Testsubstanz – bei höherer Wirkstärke sind geringere Konzentrationen nötig – verknüpft werden. Durch Einführung der jeweiligen Koeffizienten (k_1, k_2, k_3, k_4, ...) für die Wirkung der verschiedenen physikochemischen Parameter gelangt man zu den gewünschten Gleichungen, je nachdem, welche Faktoren innerhalb einer bestimmten Serie von Interesse sind. Durch den quadratischen Term für die Lipophilie entspricht die Gleichung einer parabolischen Funktion. Wird ein Parameter nicht benötigt, weil er für die Struktur-Wirkungs-Beziehungen nicht relevant ist, kann er entfallen. Die Gleichung kann jederzeit durch andere Terme wie Gestalt, Größe oder Topographie erweitert werden. Die Koeffizienten (k_1, k_2, k_3, k_4, ...) müssen durch **multiple Regressionsanalyse** ermittelt werden. Die Komplexität der Gleichung, die für die Vorhersage der molekularen Eigenschaften eines Arzneistoffkandidaten erforderlich ist, wächst mit jedem zugefügten Parameter. Ohne die geeignete Computersoftware ist es daher nahezu unmöglich, die benötigten Rechenoperationen für eine ausreichend hohe Zahl von Substanzen innerhalb des Zeitrahmens eines bestimmten Projekts durchzuführen. Man findet viele Beispiele in der Literatur für eine erfolgreiche Anwendung der Hansch-Analyse. Allerdings bleiben in diesem Modell wesentliche Aspekte der Interaktion eines Arzneistoffs mit seinem Rezeptor weitgehend unberücksichtigt, beispielsweise die konformativen Eigenschaften.

◘ **Tab. 1.6** Physikochemische Parameter von Substituenten zur Untersuchung von Struktur-Wirkungs-Beziehungen. σ: elektronischer Parameter, E_S: sterischer Parameter, π: lipophiler Parameter

Substituent	σ_{para}	σ_{meta}	E_S	π
–H	0,00	0,00	0,00	0,00
–Me	–0,17	–0,07	–1,24	0,56
–Et	–0,15	–0,07	–1,31	1,02
–Pr	–0,13	–0,07	–1,60	1,55
–*i*Pr	–0,15	–0,07	–1,71	1,53
–OMe	–0,27	0,12	–0,55	–0,02
–OH	–0,37	0,12	–0,55	–0,67
–NH_2	–0,66	–0,16	–0,61	–1,23
–F	0,06	0,34	–0,46	0,14
–Cl	0,23	0,37	–0,97	0,71
–Br	0,23	0,39	–1,16	0,86
–I	0,18	0,35	–1,40	1,12
–CF_3	0,54	0,43	–2,40	0,88
–COMe	0,50	0,38		–0,55
–NHCOMe	0,0	0,21		–0,97
–NO_2	0,78	0,71	–2,52	–0,80
–CN	0,66	0,56	–0,51	–0,57

Modifizierung von funktionellen Gruppen am Aromaten

Der klassische Weg der Strukturoptimierung ist die Modifizierung der Leitstruktur an einer bestimmten Position des Moleküls. Wie bereits erläutert können sich

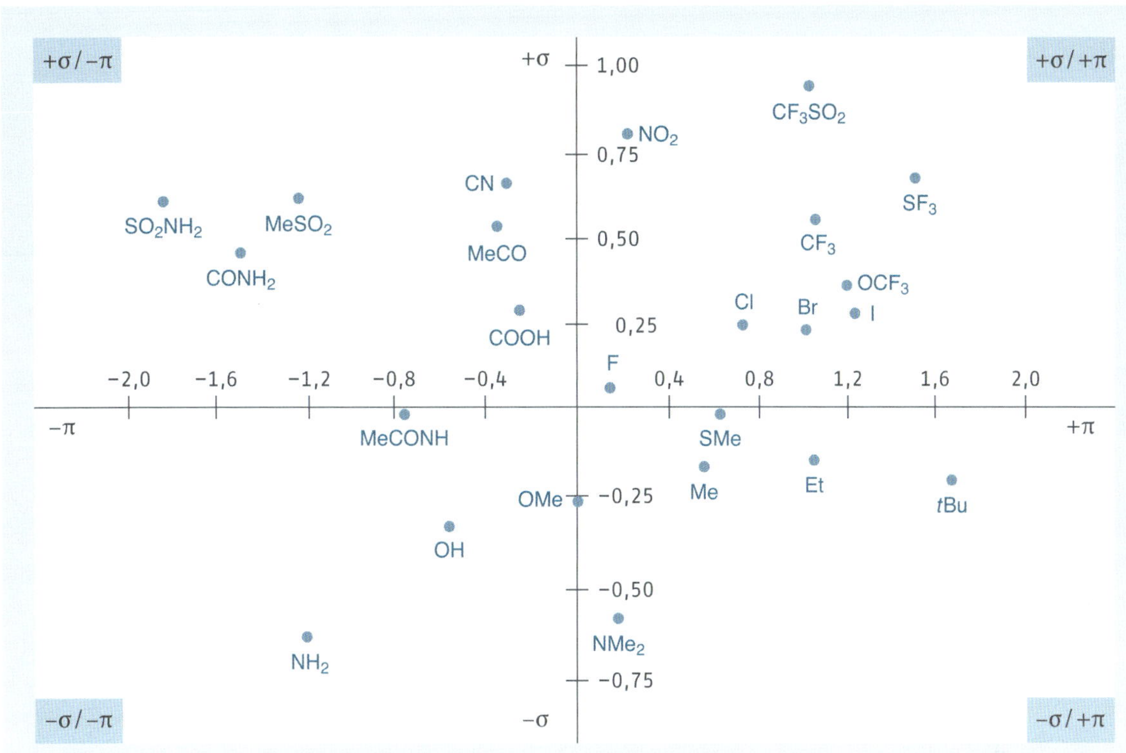

o Abb. 1.107 Craig-Diagramm mit σ- und π-Werten der verschiedenen Substituenten

1

durch Austausch einer bestimmten funktionellen Gruppe gegen eine andere die elektronischen, lipophilen und sterischen Eigenschaften ändern. Daher will das Design der neu zu synthetisierenden Strukturen wohlüberlegt sein, da komplexe Änderungen mehrerer Eigenschaften resultieren können. Tauscht man beispielsweise eine Methyl- gegen andere Alkylgruppen aus, ändert dies die Größe und Lipophilie. Substituiert man Methyl gegen Chlor, würde dies die elektronischen Eigenschaften verändern und zudem die Biotransformation am Aromaten und auch am Substituenten selbst beeinflussen. Sind saure oder basische Substituenten vom Austausch betroffen, können sich die Ladungsverhältnisse ändern, bei H-Brücken-Donoren und -Akzeptoren auch diese Eigenschaften.

Craig-Diagramm

Zwar lassen sich σ- oder π-Werte für die elektronischen bzw. lipophilen Eigenschaften der Substituenten aus Tabellen entnehmen, doch ist es meist bequemer, diese durch ein entsprechendes Diagramm visualisiert darzustellen. Im **Craig-Diagramm** werden die σ-Werte auf der y-Achse gegen die π-Werte auf der x-Achse graphisch aufgetragen und verteilen sich auf 4 Quadranten (o Abb. 1.107). Man kann auch andere Parameter darstellen oder das Konzept dreidimensional ausweiten. Ein solches Craig-Diagramm weist mehrere Vorzüge auf.

- Das Diagramm verdeutlicht, dass zwischen den σ- und π-Werten kein allgemeiner Zusammenhang besteht. Die verschiedenen Substituenten sind über alle 4 Quadranten verteilt.
- Man kann mit einem Blick feststellen, welche Substituenten einen positiven σ- und π-Wert aufweisen, welche für beide Parameter negative Werte besitzen und welche Substituenten einen positiven und einen negativen Wert haben.
- Es ist leicht ersichtlich, welche Substituenten ähnliche π-Werte zeigen. So liegen die Trifluormethylsulfonyl-, Trifluormethyl-, Brom- und die Ethylsubstituenten auf derselben Vertikale des Diagramms. Theoretisch sind diese Gruppen gegeneinander austauschbar, wenn die Lipophilie der wesentliche Faktor für die biologische Wirkung ist. Auf vergleichbare Weise liefert eine Horizontale die funktionellen Gruppen mit gleichen elektronischen Effekten, z. B. COOH, Cl, Br und I.

Topliss-Schema

Eine effiziente Methode, auf praktische Weise die Wirkstärke einer Leitstruktur unter Variation der aromatischen Substituenten ohne Computerhilfe zu optimieren, ist die Entscheidungsfindung durch das Topliss-Schema (John G. Topliss, 1972). Dieses Konzept berücksichtigt Parameter wie elektronische Effekte und

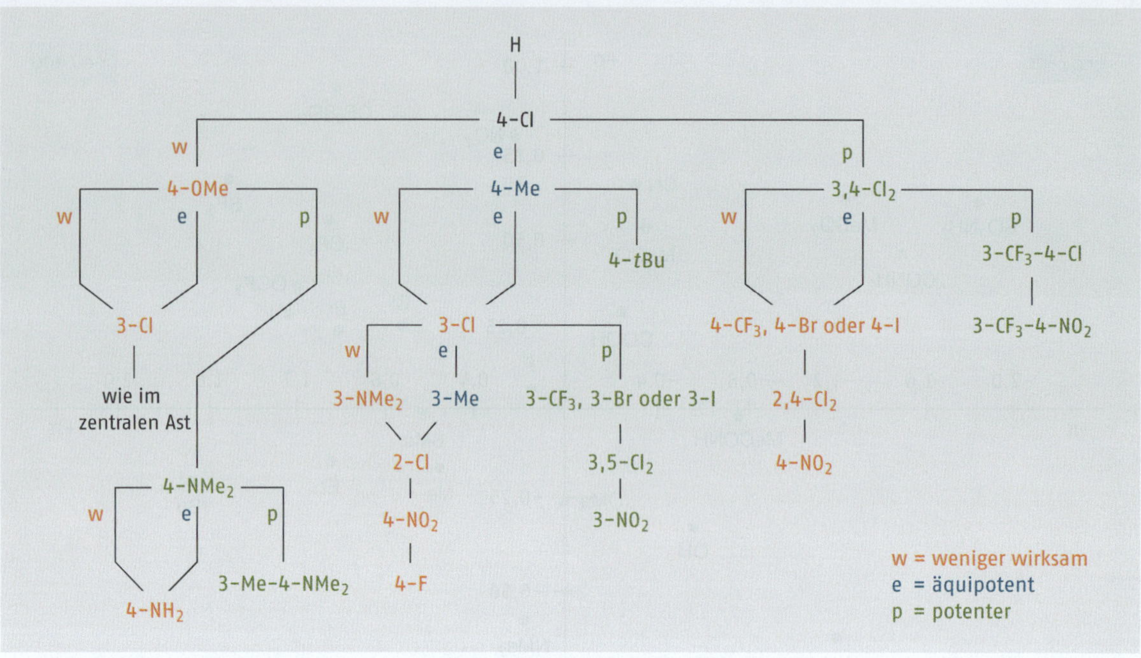

Abb. 1.108 Topliss-Schema für aromatische Substituenten

Lipophilie und geht bei der Auswahl des neu zu synthetisierenden Analogons schrittweise vor. Man kommt dabei mit einer minimalen Zahl an neu zu synthetisierenden Substanzen aus. Es gibt ein Topliss-Schema für aromatische Substituenten (Abb. 1.108) und eins für die Substituenten einer aliphatischen Seitenkette. Geht man von einer Leitstruktur mit einem unsubstituierten Aromaten aus, testet man zuerst das 4-Chlor-Analogon, das prinzipiell potenter (p), äquipotent (e) oder weniger stark (w) als der unsubstituierte Aromat wirken kann. Das Resultat bestimmt die Entscheidung, welches Analogon als nächstes synthetisiert werden soll. Ist das 4-Chlorderivat potenter, könnte man das 3,4-Dichlor-Analogon testen. Wirkt es weniger stark, würde man in den Aromaten eine 4-Methoxygruppe einführen. Ist die biologische Aktivität mit der der Ausgangssubstanz vergleichbar, führt der „Entscheidungsbaum" zum 4-Methylderivat. Hat man dann die jeweiligen Analoga synthetisiert und getestet, gelangt man in diesem „Entscheidungsbaum" zu einem neuen Entscheidungspunkt und erhält weitere Vorschläge für geeignete Substitutionen. Entscheidungshilfen dieser Art basieren auf empirischen Beobachtungen, die aus sehr unterschiedlichen Datensätzen hervorgehen. Demgemäß kann man von ihnen keine perfekte Anleitung für das Design von Arzneistoffen erwarten.

Welche Logik verbirgt sich hinter dieser Vorgehensweise? Der 4-Chlorsubstituent besitzt einen positiven σ- und π-Wert. Wenn die biologische Aktivität ansteigt, deutet dies darauf hin, dass eine dieser physikochemischen Eigenschaften oder beide von Bedeutung sind. Sind beide wichtig, sollte ein zweiter Chlorsubstituent die Wirkung weiter steigern. Ist dies der Fall, variiert man die Substituenten, um die σ- und π-Werte nochmals zu erhöhen. Ist dies hingegen nicht der Fall, könnte ein ungünstiger sterischer Einfluss oder eine zu hohe Lipophilie die Ursache sein. In weiteren Strukturmodifizierungen überprüft man die Bedeutung der lipophilen und sterischen Parameter.

Nimmt die Wirkung durch den 4-Chlorsubstituenten hingegen ab, sind entweder negative σ- und/oder π-Werte aktivitätsfördernd oder ein *para*-Substituent ist sterisch ungünstig. Geht man von einem ungünstigen σ-Effekt als Ursache der verminderten Aktivität aus, wählt man als nächstes einen Substituenten mit einem negativen σ-Wert (4-OMe). Verbessert dieser die Wirkung, dienen die weiteren Veränderungen dazu, die relative Bedeutung der σ- und π-Parameter zu prüfen. Verbessert die 4-Methoxygruppe jedoch die Wirkung nicht, muss man von einem ungünstigen sterischen Einfluss ausgehen. Zur Überprüfung testet man als nächstes das 3-Chlorderivat. Die weiteren Modifizierungen sind danach wie im zentralen Ast des „Entscheidungsbaums" durchzuführen.

Als dritte Möglichkeit könnte das 4-Chlor-Analogon fast genauso aktiv wie die Leitstruktur sein. Dies könnte daran liegen, dass ein positiver π-Wert und ein negativer σ-Wert benötigt werden. Da beim Chlorsubstituenten beide Werte positiv sind, könnte man mit einer Methylgruppe (+π-, −σ-Wert) die Aktivität verbessern. Trifft dies nicht zu, wird es wohl an einer ungünstigen sterischen Interaktion an der *para*-Position liegen und man

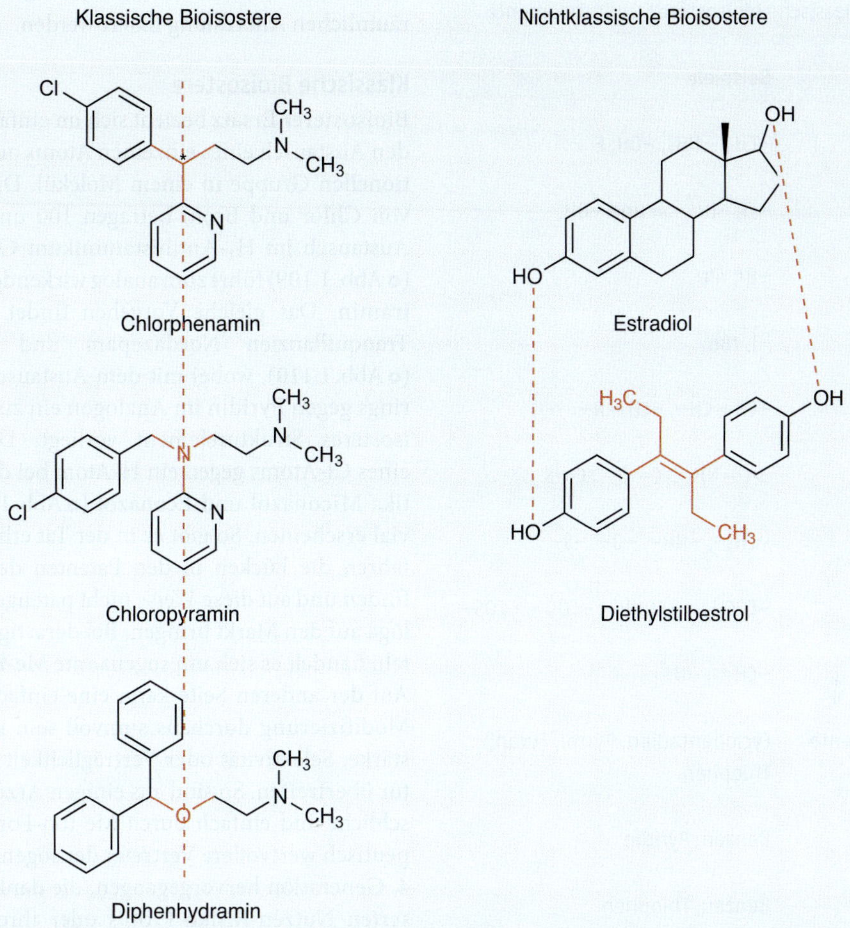

Abb. 1.109 Klassische und nichtklassische Bioisostere

entscheidet sich als nächstes für das 3-Chlorderivat. Weitere Änderungen zielen auf eine Variation der σ- und π-Werte.

Bioisosterie-Konzept

In der derzeitigen Praxis der Medizinischen Chemie gilt das Konzept der **Bioisosterie** als grundlegende Strategie zur Optimierung von Arzneistoffkandidaten. Unter diesem Begriff erfasst man chemisch ähnliche Substituenten oder Strukturelemente, die ein weitgehend gleiches biologisches Wirkungsspektrum hervorrufen. Der Begriff ist angelehnt an Irving Langmuir, der Moleküle oder Ionen mit gleicher Elektronenzahl und Elektronenkonfiguration als isoelektronisch bezeichnete. Er entwickelte 1919 das Konzept der **Isosterie**, um damit Gruppen, Ionen und Moleküle mit gleicher Gesamtzahl an Atomen, Elektronen und Ladung zu definieren. Beispiele sind CO und N_2 sowie CO_2 und N_2O. Hans G. Grimm formulierte 1925 den **Hydrid-Verschiebungssatz** (Grimm-Regel), aus dem sich folgern lässt, dass beispielsweise ein N-Atom einer CH-Einheit entspricht, ein O-Atom einer NH-Einheit oder CH_2-Einheit und dass ein F-Atom schließlich hydridisoster mit einer OH-, NH_2- oder CH_3-Gruppe wird. Carl Emil Erlenmeyer erweiterte das Prinzip auf Atome, Ionen und Moleküle mit gleicher Anzahl von Außenelektronen. Blickt man auf das Periodensystem der Elemente, findet man Elemente mit der gleichen Zahl an Außenelektronen in Gruppen zusammengefasst. So üben auch einige Elemente innerhalb einer Gruppe ähnliche biologische Effekte aus, wobei sie mit ihrer Mimikry oft toxisch wirken. Der Begriff **bioisoster** wurde 1950 von Harris Friedman geprägt. Er definierte damit Substanzen, welche eine ähnliche biologische Wirkung (oder auch entgegengesetzte Wirkung, Antagonisten) erzeugen. Substanzen können demgemäß isoster sein, aber nicht notwendigerweise auch bioisoster. Bioisostere müssen sich nicht unbedingt aufgrund ihrer physikochemischen Eigenschaften ähneln und exakte Strukturanaloga darstellen. Die Gemeinsamkeit

Tab. 1.7 Klassische bioisostere Strukturelemente

Bindungen	Beispiele
Einbindig	$-CH_3$, $-NH_2$, –OH, F
	–Cl, –Br, –SH und –OH
	–Br, *i*Pr
	–I, *t*Bu
Zweibindig	–CH=CH–, –CH=N–
	>C=NH, >C=O, >C=S
	$-CH_2-$, –NH–, –O–, –S–
	$-COCH_2-$, –CONH–, –COO–, –COS–
Dreibindig	–CH=, –N=
Ringäquivalente	Cyclopentadien, Pyrrol, Furan, Thiophen
	Benzen, Pyridin
	Benzen, Thiophen

basiert eher auf den biologischen Eigenschaften. Alfred Burger unterschied 1970 entsprechend zwischen klassischen und nichtklassischen Bioisosteren. **Klassische Bioisostere** umfassen typischerweise einfache ein-, zwei- oder dreibindige Atome oder Gruppen und Ringglieder aus Tab. 1.7, die der Grimm-Regel oder der Erlenmeyer-Definition genügen. Arzneistoffbeispiele dazu sind **Chlorphenamin**, **Chloropyramin** und **Diphenhydramin**, die den Propylamin-, Diaminoethan- und Ethanolamin-Typ der H_1-Antihistaminika repräsentieren (Abb. 1.109). Dagegen ist das Konzept bei **nichtklassischen Bioisosteren** auf Strukturelemente erweitert, die eine biochemische Mimikry erlauben, aber keine atomaren Übereinstimmungen aufweisen und sich in ihren elektronischen, sterischen und lipophilen Eigenschaften deutlich unterscheiden können. Dabei dürfen zyklische Strukturen gegen nichtzyklische Bioisostere ausgetauscht werden, die deren Aufgabe nachahmen. Klassisch wird dieses Phänomen durch Vergleich von **Estradiol** und **Diethylstilbestrol** verdeutlicht (Abb. 1.109). Hier ist für die Aktivität entscheidend, dass die dafür kritischen Funktionalitäten durch die bioisostere Struktur in der passenden räumlichen Anordnung fixiert werden.

Klassische Bioisostere

Bioisosterer Ersatz bezieht sich im einfachsten Fall auf den Austausch eines einzelnen Atoms oder einer funktionellen Gruppe in einem Molekül. Die Atomradien von Chlor und Brom betragen 100 und 115 pm. Ihr Austausch im H_1-Antihistaminikum Chlorphenamin (Abb. 1.109) führt zum analog wirkenden **Brompheniramin**. Das gleiche Vorgehen findet man bei den Tranquillanzien **Nordazepam** und **Bromazepam** (Abb. 1.110), wobei mit dem Austausch des Phenylrings gegen Pyridin im Analogon ein zusätzliches bioisosteres Strukturelement vorliegt. Der Austausch eines Cl-Atoms gegen ein H-Atom bei den Antimykotika **Miconazol** und **Econazol** (Abb. 1.110) mag trivial erscheinen. So gibt es in der Tat etliche Trittbrettfahrer, die Lücken in den Patenten der Konkurrenz finden und auf diese Weise nicht patengeschützte Analoga auf den Markt bringen. Bei derartigen Arzneimitteln handelt es sich um sogenannte **Me-too-Präparate**. Auf der anderen Seite kann eine einfache bioisostere Modifizierung durchaus sinnvoll sein und die Wirkstärke, Selektivität oder Verträglichkeit der Leitstruktur übertreffen. So sind aus einigen Arzneistoffklassen schlicht und einfach durch Me-too-Forschung therapeutisch wertvollere Vertreter der sogenannten 3. oder 4. Generation hervorgegangen, die dank ihres verbesserten Nutzen-Risiko-Profils oder ihrer optimierten ADME-Parameter (▸ Kap. 2) ihre Vorgänger verdrängt haben.

Unter den klassischen Bioisosteren findet man auch eine Reihe von biologisch aktiven Strukturen, bei denen Ringsysteme unter Erhalt der Wirkung ausgetauscht wurden (Abb. 1.111). Ein Beispiel für eine Benzen-Pyridin-Bioisosterie findet man, wie oben erwähnt, in **Nordazepam** und **Bromazepam**, aber auch in anellierten Systemen wie in den Antidepressiva **Mianserin** und **Mirtazapin** sowie den Antipsychotika **Promazin** und **Prothipendyl**. Die beiden antibiotisch wirksamen Cephalosporine **Cefuroxim** und **Cefoxitin** sind Beispiele für die Bioisosterie von Thiophen und Furan.

Zu den klassischen Bioisosteren zählt man oft Benzen und Thiophen (Abb. 1.112), für die es eine Vielzahl von Arzneistoffbeispielen gibt. Die Äquivalenz zwischen –CH=CH– und –S– begründet sich durch den vergleichbaren Durchmesser – der Abstand der beiden Kohlenstoffzentren im Ethen beträgt 134 pm, der Atomradius von Schwefel 104 pm. Zudem sind Molekülgröße und Raumerfüllung von Benzen und Thiophen ähnlich, die molare Masse beträgt 78,11 bzw. 84,14 $g \cdot mol^{-1}$. Beispiele sind die COX-Inhibitoren **Ketoprofen** und **Tiaprofensäure** sowie die Lokalanästhetika **Lidocain** und **Articain**. Benzen-Thiophen-Bioisostere sind auch

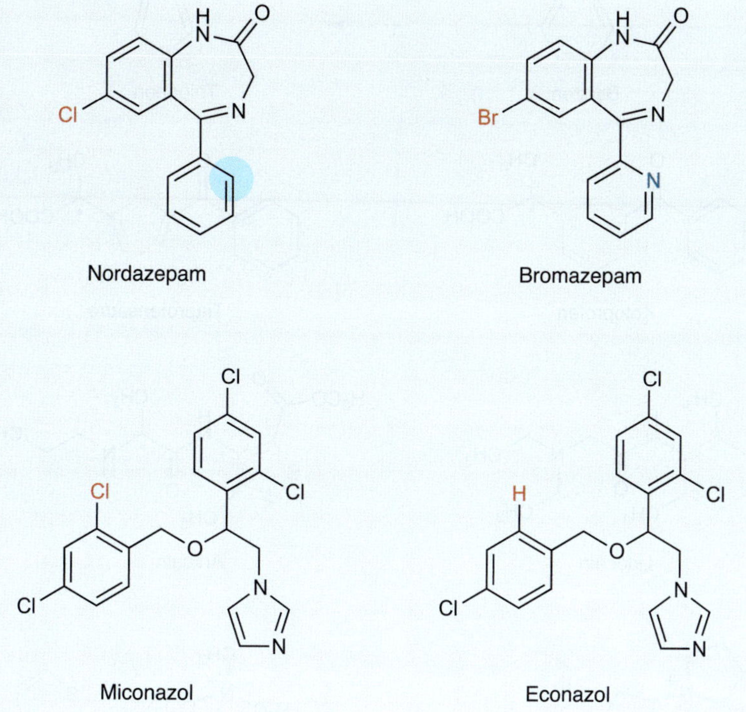

Abb. 1.110 Einfacher bioisosterer Ersatz

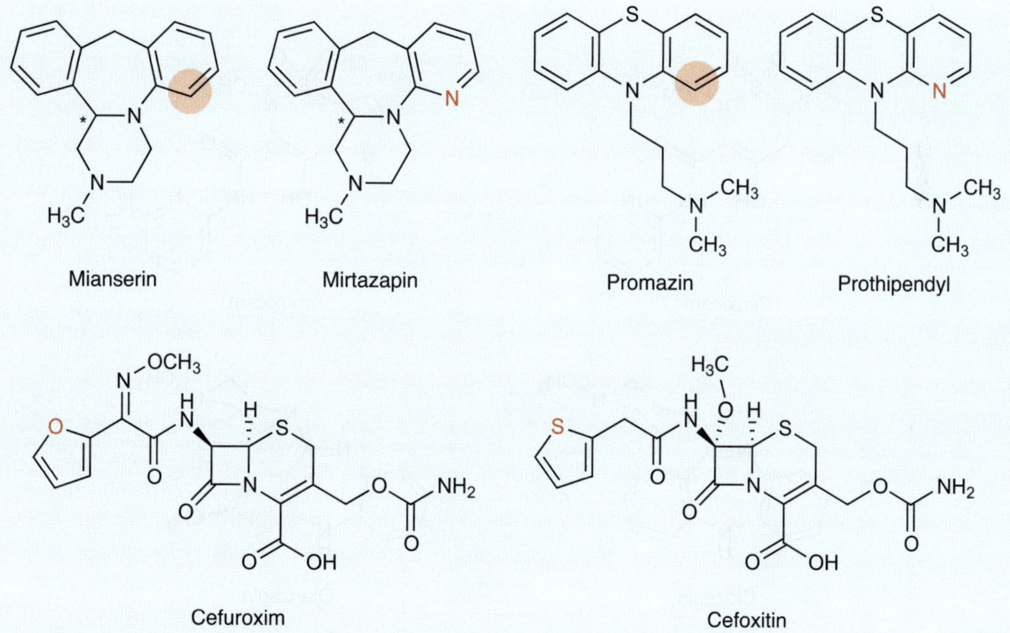

Abb. 1.111 Ringäquivalente Strukturen

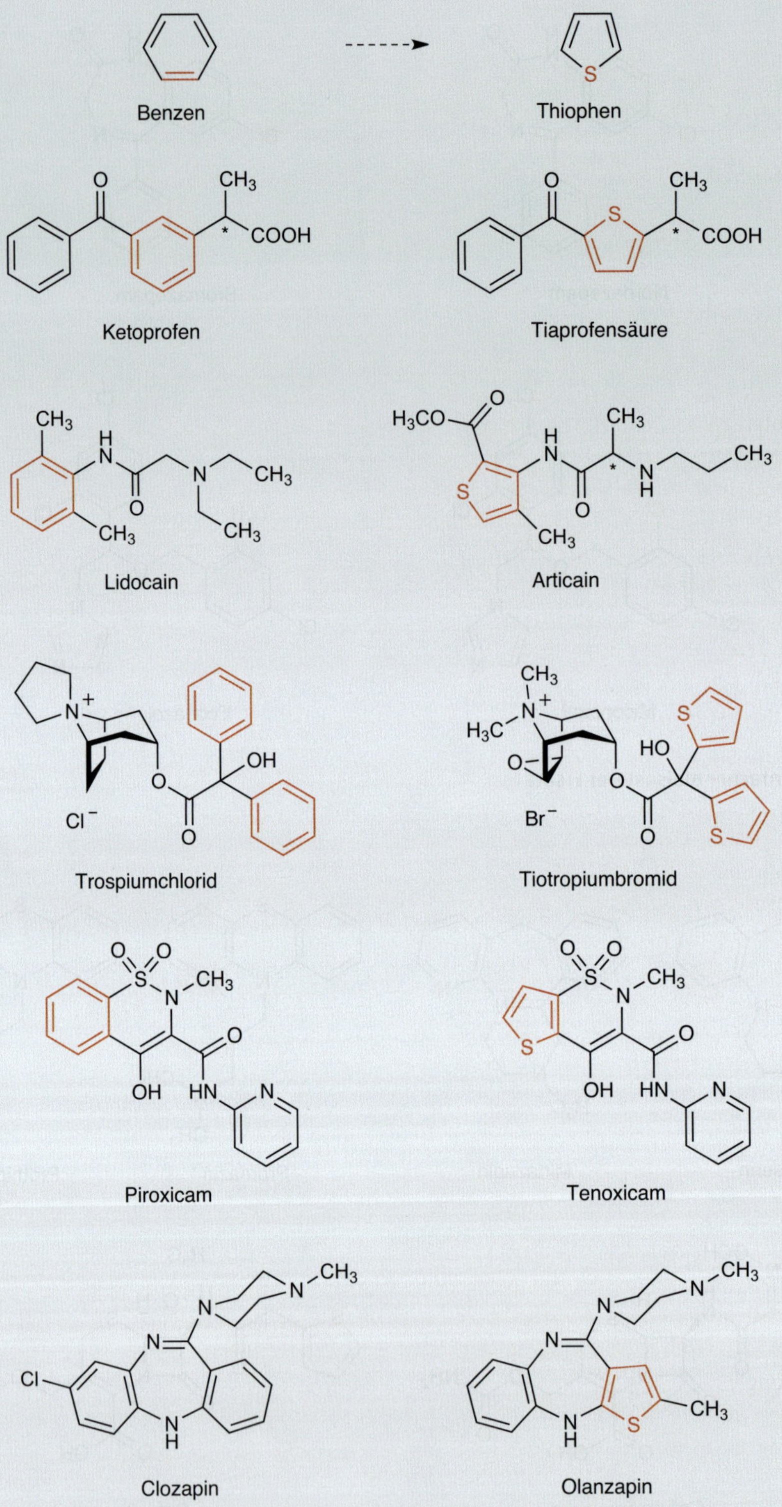

Benzen

Thiophen

Ketoprofen

Tiaprofensäure

Lidocain

Articain

Trospiumchlorid

Tiotropiumbromid

Piroxicam

Tenoxicam

Clozapin

Olanzapin

Abb. 1.112 Benzen-Thiophen-Bioisosterie

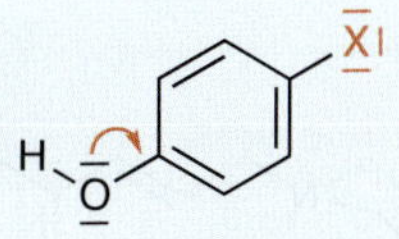

4-halogenierte Phenole

Abb. 1.113 Elektronendelokalisierung zwischen der phenolischen OH-Gruppe und einer Gruppe X ist im Falle von X = F nicht möglich

Tab. 1.8 pK_S-Werte 4-halogenierter Phenole

Substanz	pK_S-Wert
Phenol	9,99
4-Fluorphenol	9,92
4-Chlorphenol	9,38
4-Bromphenol	9,34
4-Iodphenol	9,20

die parasympatholytisch wirkenden, quarternisierten Tropanderivate **Trospiumchlorid**, das bei hyperaktiver Blase eingesetzt wird, und das als Broncholytikum verwendete **Tiotropiumbromid**. Dem Konzept begegnet man ebenfalls in anellierten Ringen, wie dies die beiden COX-Inhibitoren **Piroxicam** und das nicht mehr im Handel befindliche **Tenoxicam** verdeutlichen. Beispiele für entsprechende Trizyklen mit bioisosterem Benzen-Thiophen-Austausch sind die beiden atypischen Antipsychotika **Clozapin** und **Olanzapin**.

Nichtklassische Bioisostere

Das **Fluoratom** bildet unter den Halogenen eine Ausnahme. So verfügt Fluor als Element der 2. Periode über keine d-Orbitale und hat daher keine Möglichkeit, sich an der Delokalisierung von π-Elektronen zu beteiligen (Abb. 1.113). Verdeutlichen lässt sich dies anhand der pK_S-Werte von 4-halogenierten Phenolen. Während bei anderen Halogenen die Acidität mit der Ordnungszahl steigt, unterscheidet sich der pK_S-Wert von 4-Fluorphenol nur unwesentlich von dem des unsubstituierten Phenols (Tab. 1.8). Fluor ist beträchtlich kleiner als die anderen Halogene und ähnelt in mancher Hinsicht oft einem H-Atom. Die Ähnlichkeit zwischen H und F ist durch deren geringen Atomradius (25 und 50 pm) und Van-der-Waal-Radius (120 und 147 pm) gegeben, sodass der sterische Anspruch von F gering ist. Dagegen unterscheiden sich die beiden Substituenten deutlich in der Elektronegativität und anderen Eigenschaften. Die Fluorierung von Aromaten erhöht die Lipophilie. Durch die gute Überlappung der 2s- oder 2p-Orbitale des Fluors mit den entsprechenden Orbitalen des Kohlenstoffs ist die C–F-Bindung nicht polarisierbar und trägt zum Anstieg der Lipophilie bei.

Durch Ersatz eines H-Atoms gegen F in lassen sich beispielsweise Biotransformationswege blockieren, was durch die starken elektronenziehenden Eigenschaften von Fluor und die Stärke und Stabilität der C–F-Bindung bedingt ist. Unter physiologischen Bedingungen ist die C–F-Bindung metabolisch so gut wie inert. In vergleichbarer Weise ist die Trifluormethylgruppe metabolisch stabil, während eine Methylgruppe rasch oxidiert wird. Auch die terminale Pentafluorethylgruppe in der Seitenkette des 17β-Estradiolanalogons **Fulvestrant** dient einer erhöhten metabolischen Stabilität (▸ Kap. 13.8.1).

Das Antivertiginosum **Cinnarizin** wird überwiegend durch Aromatenhydroxylierung metabolisiert. Durch die Fluorsubstitution der beiden Aromaten in **Flunarizin** ist dies nicht mehr möglich, sodass sich die Halbwertszeit von 5 h auf bis zu 3 Wochen erhöht. Das Einführen von 2 Fluor-Atomen war auch ein entscheidender Schritt für die erhöhte metabolische Stabilität des Cholesterol-Resorptionshemmers **Ezetimib** (Abb. 1.114). Zu diesem Zweck enthält auch der antiemetisch wirkende NK_1-Antagonist **Aprepitant** einen Fluoraromaten, zudem eine Trifluormethylgruppe. Umgekehrt tauschte man im fluorierten Vorläufer des COX-2-Inhibitors **Celecoxib**, der eine unerwünschte, extrem lange Halbwertszeit besitzt, das F-Atom gegen eine Methylgruppe aus, um eine deutlich raschere Metabolisierung zu gewährleisten. Beim Antidiabetikum **Sitagliptin** tragen die F-Atome nicht nur zur metabolischen Stabilisierung bei, sondern erhöhen auch die Bindungsaffinität gegenüber DPP-4. In der Chinolon-Reihe der antibakteriell wirksamen Gyrasehemmer wie **Ciprofloxacin** erhöht der Austausch von H gegen F die Wirkstärke, fördert die Zellpenetration, vermindert die Plasmaproteinbindung und verbessert das pharmakokinetische Profil. Schließlich kann durch Vorliegen von F anstelle von H eine enzymatische Reaktion gestört werden, da die C–F-Bindung nicht so leicht gelöst werden kann. Das Zytostatikum **Fluorouracil** wird als sogenanntes Suizidsubstrat von der Thymidilat-Synthase wie das physiologische Substrat Uracil umgesetzt. Da das abstrahierbare H-Atom durch den Fluorsubstituenten ausgetauscht ist, wird der Enzymmechanismus unterbrochen.

Ein häufiges Problem in der Medizinischen Chemie ist der Bedarf an geeignetem **Ersatz für eine Carboxygruppe**. Insbesondere benötigt man lipophilere Struk-

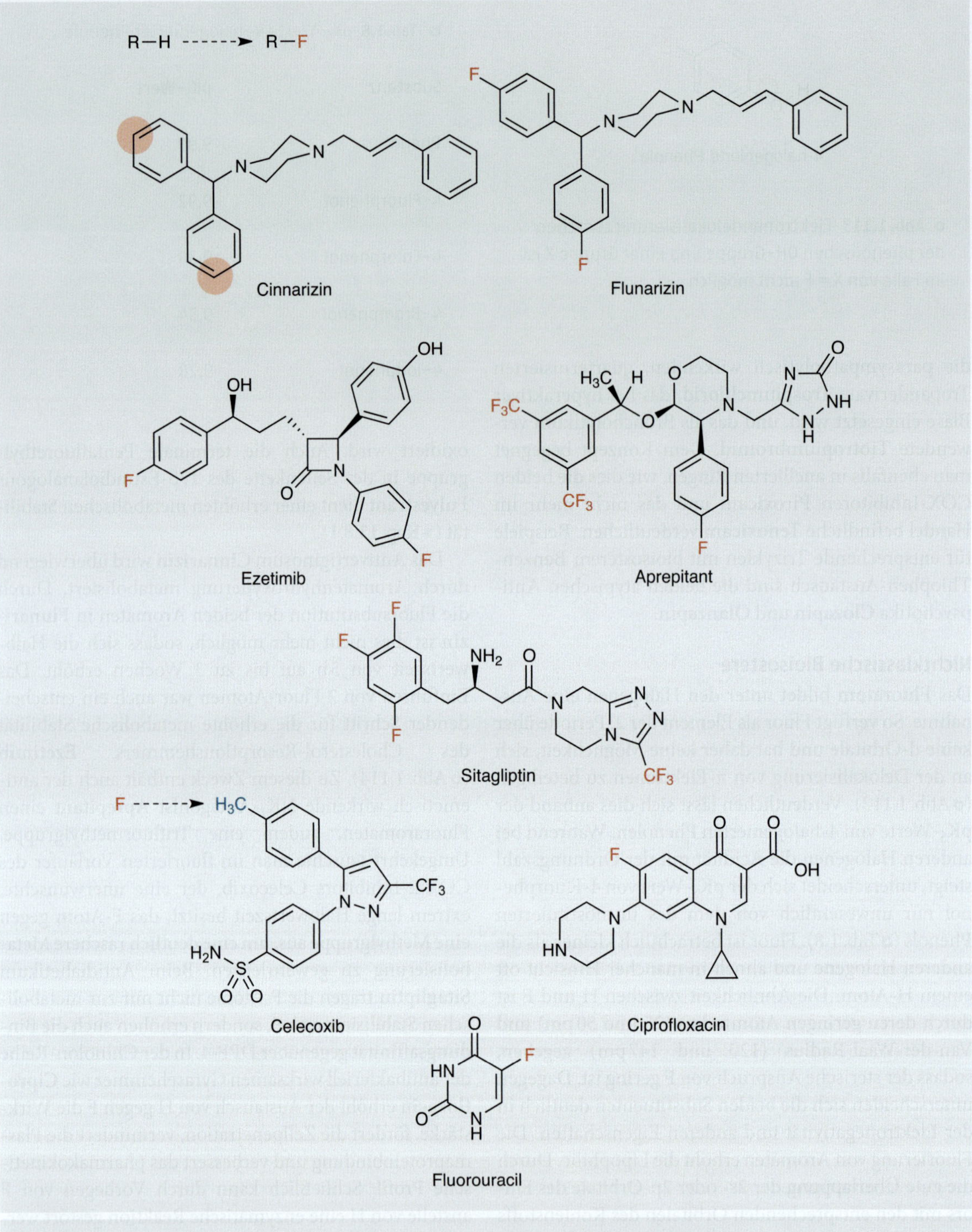

Abb. 1.114 Austausch von H-Atomen gegen ein F-Atom oder eine Trifluormethylgruppe

turelemente, um das Diffusionsvermögen eines Moleküls durch Zellmembranen oder die Endothelien der Blut-Hirn-Schranke zu gewährleisten. Zudem erweisen sich verschiedene Acyl-CoA-Estermetaboliten von carbonsäurehaltigen Arzneistoffen als elektrophile Acylierungsmittel (▸Kap. 3.2.1), und das ist ein weiterer Beweggrund, die Carbonsäurefunktion durch ein Isoster zu ersetzen, das diesen Stoffwechselweg nicht nutzen kann. Ein exzellenter bioisosterer Ersatz für die Carboxygruppe ist der 5-substituierte **Tetrazolring** (Abb. 1.115). Er kann als 1*H*- und 2*H*-Tautomer vorliegen. Sowohl aliphatische als auch aromatische Tetrazole weisen mit pK_S-Werten von 4,5–4,9 eine vergleichbare Acidität mit der Carboxygruppe auf. Wie diese lie-

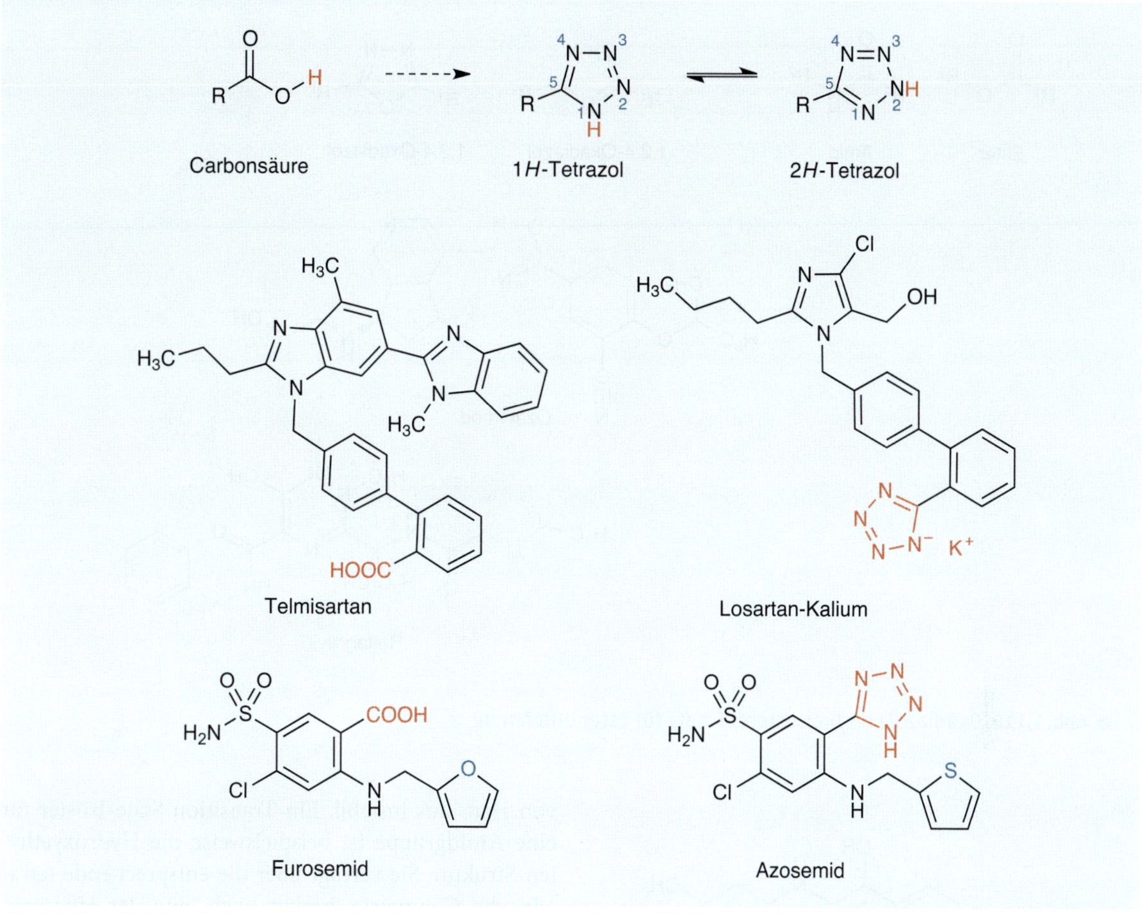

Abb. 1.115 Tetrazol-Carboxylat-Bioisosterie

gen Tetrazole bei physiologischem pH-Wert ionisiert vor, sind aber um den Faktor 10 lipophiler. Anwendung findet der Tetrazol-Carboxylat-Austausch bei den meisten Angiotensin-II-Rezeptor-Antagonisten wie **Losartan**, während in **Telmisartan** eine Carboxygruppe vorliegt. Bei Losartan erhöht sich durch diese Maßnahme im Vergleich zum Carboxylat-Analogon zudem die Potenz um das 10-Fache. Ein weiteres Beispiel ist das Diuretikum **Furosemid**, dessen Carboxygruppe und Furanring im nicht mehr im Handel erhältlichen **Azosemid** bioisoster gegen Tetrazol bzw. Thiophen ausgetauscht sind.

Ein geeignetes Ringäquivalent für funktionelle Gruppen wie Ester, Amide oder Carbamate sind 1,2,4- und 1,3,4-Oxadiazole (Abb. 1.116). Arzneistoffbeispiele sind das zur Behandlung der Multiplen Sklerose eingesetzte **Ozanimod** sowie der zur HIV-Therapie verwendete Integrase-Inhibitor **Raltegravir** mit einem 1,2,4- bzw. einem 1,3,4-Oxadiazolring.

Wird eine metabolisch labile Phenolgruppe für die biologische Aktivität einer Leitstruktur benötigt, bieten sich verschiedene Gruppen als bioisosterer Ersatz an. So beträgt die Halbwertszeit für das β-Sympathomimetikum **Bamethan** nur 2 h. Durch Austausch der Phenolgruppe gegen eine *ortho*-Chlor-flankierte Anilingruppe im Antiasthmatikum **Clenbuterol** oder durch eine Methansulfonamidgruppe in dem als Antiarrhythmikum eingesetzten Betablocker **Sotalol** (Abb. 1.117) konnte man die Halbwertszeit auf 34 bzw. 12 h verlängern.

Ein spezieller Typ von bioisosteren Strukturen sind die **Transition-State-Isostere**, die den Übergangszustand eines Substrats in einer enzymatischen Reaktion nachahmen. Da man davon ausgeht, dass der Übergangszustand im Enzym stärker gebunden wird als das Substrat oder das Produkt, macht das Design von Arzneistoffen Sinn, die sich strukturell vom Übergangszustand herleiten. Jedoch ist der Übergangszustand von Natur aus instabil, von daher werden als Transition-State-Isostere Strukturelemente benötigt, welche die entscheidenden Merkmale des Übergangszustands aufweisen, aber gegenüber der enzymatischen Reaktion stabil sind. Beispielsweise ähnelt der Übergangszustand einer Amidhydrolyse dem in Abb. 1.118 dargestellten tetraedrischen Intermediat. Als geminales Diol ist es

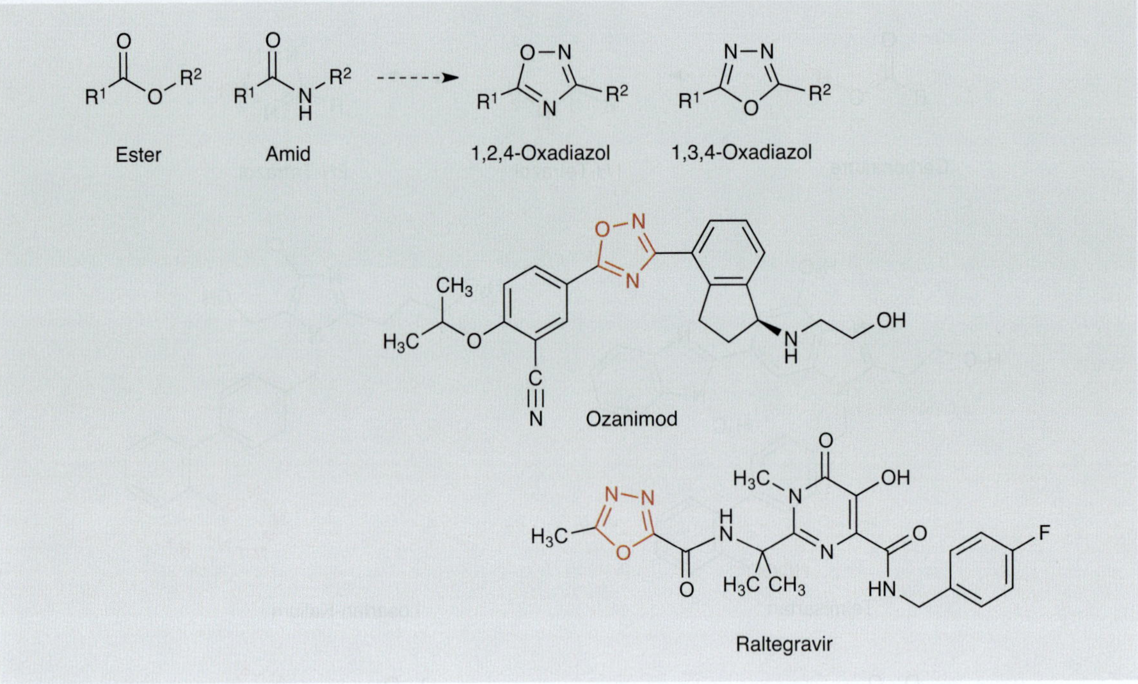

Ester Amid 1,2,4-Oxadiazol 1,3,4-Oxadiazol

Ozanimod

Raltegravir

Abb. 1.116 Oxadiazole als bioisosterer Ersatz für Ester und Amide

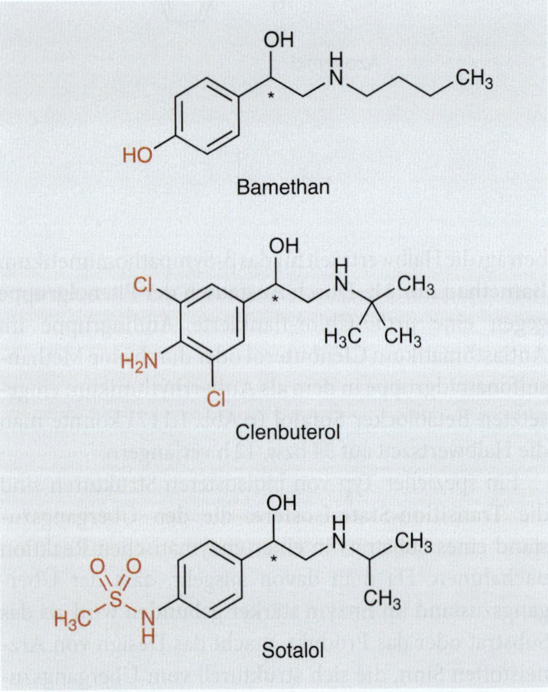

Bamethan

Clenbuterol

Sotalol

Abb. 1.117 Bioisosterer Ersatz für eine Phenolgruppe

von Haus aus instabil. Ein Transition-State-Isoster für eine Amidgruppe ist beispielsweise die Hydroxyethylen-Struktur. Sie verfügt über die entsprechende tetraedrische Geometrie, besitzt noch eine der Hydroxygruppen und ist hydrolysestabil. Ein Arzneistoffbeispiel findet man unter den HIV-Protease-Inhibitoren wie **Darunavir**.

Scaffold Hopping

Der Begriff „Scaffold Hopping" (Grundgerüstwechsel) wurde 1999 von Gisbert Schneider geprägt und stellt eine Erweiterung des Bioisosterie-Konzepts dar. Man versteht darunter eine Strategie, mit computergestützten Methoden das Grundgerüst einer Leitstruktur systematisch zu modifizieren, um einen neuen Wirkstoff mit gleichem Wirkungsmechanismus zu erhalten. Während beim bioisosteren Ersatz Atome oder kleine Funktionalitäten ausgetauscht werden, wird der zentrale Molekülteil durch ein Grundgerüst mit ähnlicher Form und vergleichbarer Wirkung ersetzt. Die Beweggründe für das Scaffold Hopping liegen in der Optimierung pharmakodynamischer und pharmakokinetischer Eigenschaften einer Leitstruktur. Oft eröffnet es auch den sogenannten Copycats einen komfortablen Weg, einen bestehenden Patentschutz zu umgehen.

Ein erfolgreiches Beispiel für Scaffold Hopping im Bereich der Phosphodiesterase-5-Inhibitoren zur Behandlung der erektilen Dysfunktion ist die Entwicklung von **Vardenafil** (Levitra®) aus **Sildenafil** (Viagra®). Durch Verschieben eines N-Atoms im bizyklischen

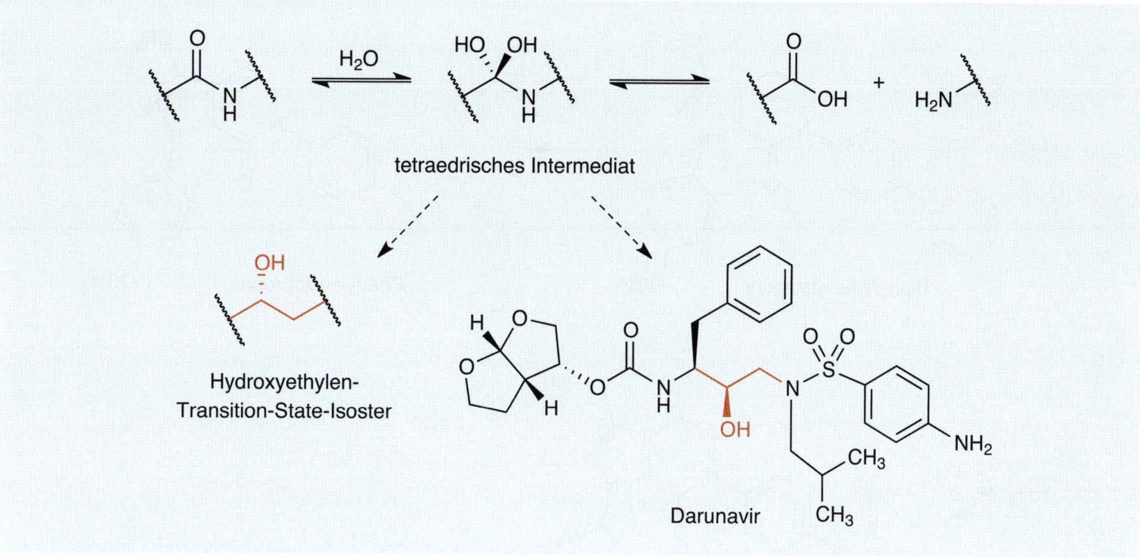

Abb. 1.118 Transition-State-Isostere

7*H*-Pyrazolo[4,3-*d*]pyrimidin-7-on zum Brückenkopf wurde der ursprüngliche Pyrazolring in einen Imidazolring umgewandelt, sodass man zu einem neuartigen Imidazo[5,1-*f*][1,2,4]triazin-4(3*H*)-on-Gerüst gelangte (Abb. 1.119). Vardenafil ist siebenmal wirksamer als der Vorläufer Sildenafil, allerding ist die Bioverfügbarkeit geringer.

Bei der Entwicklung von Faktor-Xa-Inhibitoren zur Hemmung der Blutgerinnung ging man bei Bristol-Myers-Squibb von einer *ortho*-substituierten Biphenyl-Leitstruktur aus. Deutlich potentere Vertreter erhielt man durch Austausch der Biphenyl-Einheit gegen Phenylcyclopropane. Unter Dutzenden von Biphenylisosteren zeigte das 1-Phenylpiperidin-2-on die arzneistoffähnlichsten Eigenschaften (*drug like properties*) und führte zur Entdeckung von **Apixaban** (Abb. 1.120).

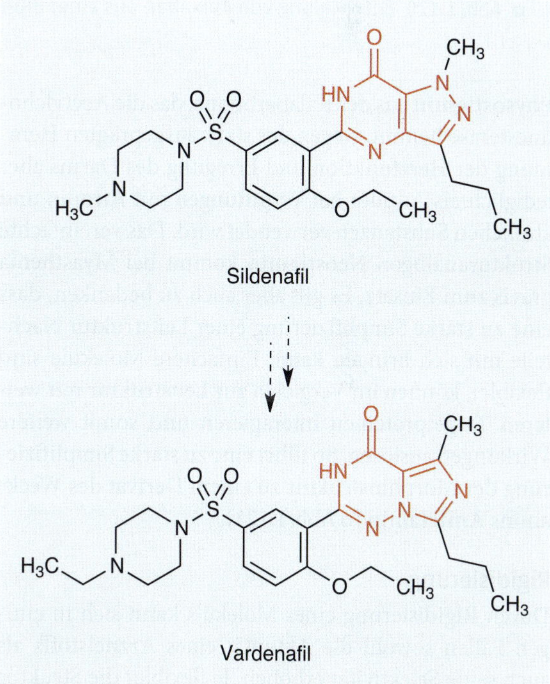

Abb. 1.119 Entwicklung von Vardenafil durch Scaffold Hopping

Simplifizierung und Rigidisierung einer Leitstruktur

Simplifizierung

Es gibt etliche Beispiele in der Medizinischen Chemie, die aufzeigen, wie aus relativ komplexen Naturstoffen durch systematische Simplifizierung strukturanaloge Substanzen mit identischer Wirkung gewonnen werden (Abb. 1.99). Der Vorteil simplifizierter Strukturen liegt darin, dass diese einfacher, rascher und kostengünstiger zu synthetisieren sind. Gemeinhin besteht für komplexe Leitstrukturen aus natürlichen Quellen kein leichter Zugang. Das Entfernen nichtessenzieller funktioneller Gruppen kann auch bestimmte Nebenwirkungen ausschalten, wenn die an sich unnötigen Gruppen mit anderen Targets interagieren oder chemische bzw. metabolische Reaktivität aufweisen. Ein Beispiel ist das Tropan-Alkaloid **Cocain** (Abb. 1.121), das lokalanästhetische Eigenschaften aufweist. Durch Strukturvereinfachung gelangte man zu Lokalanästhetika wie **Procain** ohne suchterregende Komponente. Allerdings fehlt den synthetischen Vertretern der erwünschte vasokonstriktorische Effekt. Ein weiteres Beispiel ist das Alkaloid

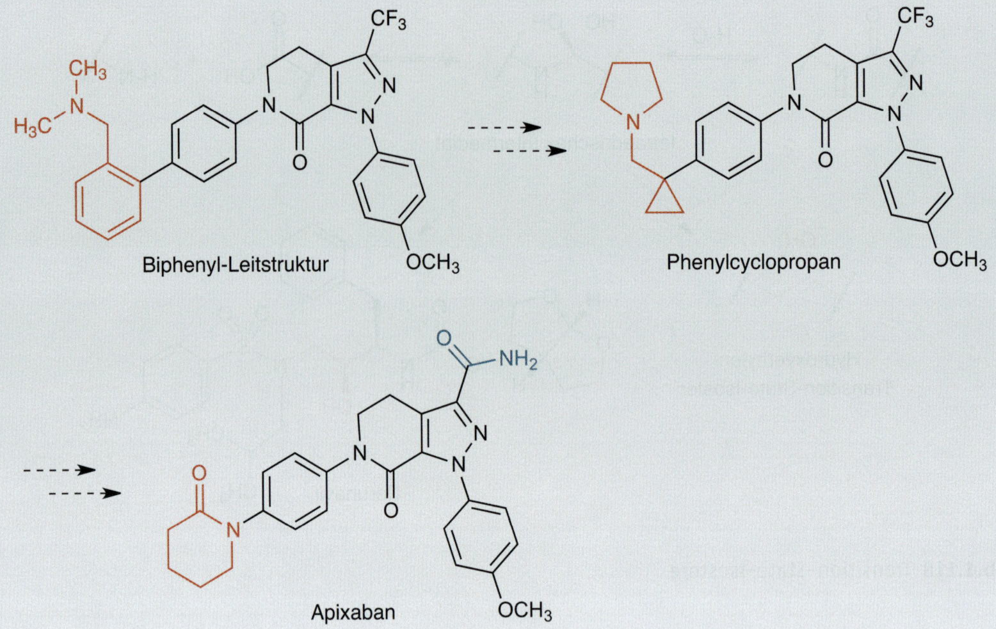

○ **Abb. 1.120** Entwicklung von Apixaban aus einer Biphenyl-Leitstruktur

Physostigmin aus der Kalabarbohne, das die Acetylcholinesterase hemmt, wegen der stark ausgeprägten Hemmung der Herzfunktion und Erregung des Darms aber lediglich als Antidot bei Vergiftungen mit Atropin und ähnlichen Substanzen verwendet wird. Das vereinfachte Strukturanalogon **Neostigmin** kommt bei Myasthenia gravis zum Einsatz. Es gilt aber auch zu bedenken, dass eine zu starke Simplifizierung einer Leitstruktur Nachteile mit sich bringen kann. Einfachere Moleküle sind flexibler, können im Vergleich zur Leitstruktur mit weiteren Targetproteinen interagieren und somit weitere Wirkungen auslösen. So führt eine zu starke Simplifizierung der Morphinstruktur zu einem Derivat des Weckamins **Amfetamin** (○ Abb. 1.121).

Rigidisierung

Durch Rigidisierung eines Moleküls kann sich in einigen Fällen sowohl die Aktivität eines Arzneistoffs als auch seine Selektivität erhöhen. Je flexibler die Struktur eines Rezeptorliganden ist, desto höher ist die Wahrscheinlichkeit, dass er auch an anderen Rezeptoren oder mehreren Rezeptor-Subtypen angreift und dadurch auch weitere Effekte hervorruft. Zielsetzung ist somit, durch eine rigide Struktur die aktive Konformation einer Leitstruktur zu erhalten und gleichzeitig die Zahl der weiteren Konformationsmöglichkeiten zu begrenzen. So weisen besonders rigide Strukturen im Gegensatz zu konformativ flexiblen Strukturen meist ähnliche Konformationen in Lösung, im Kristall sowie am Rezeptor auf. Das Antiemetikum **Metoclopramid** ist beispielsweise ein als Dirty-Drug agierender Arzneistoff und fungiert als Antagonist an D_2-, D_3- und $5HT_3$-Rezeptoren sowie als Agonist an $5\text{-}HT_4$-Rezeptoren. Durch Inkorporation der Diethylaminogruppe in einen Pyrrolidinring entstand das Antipsychotikum **Sulpirid** (○ Abb. 1.122) mit bevorzugter Blockade der D_2-Rezeptorfamilie. Beim $5\text{-}HT_4$-Agonisten **Prucaloprid**, das bei chronischer Obstipation eingesetzt wird, ist die Diethylaminogruppe über einen Piperidinring fixiert und dadurch konformativ eingeschränkt. Darüber hinaus wurde das 2-Methoxyphenyl-Strukturelement zu einem anellierten Dihydrobenzofuran-System rigidisiert.

Ein Beispiel für die Entwicklung Rezeptor-Subtyp-selektiver Substanzen geht von **Tretinoin** (○ Abb. 1.123) aus, das zu den nichtaromatischen Retinoiden der 1. Generation gehört und bei Akne und anderen hyperkeratotischen Hautkrankheiten eingesetzt wird. Als all-*trans*-Retinsäure ist Tretinoin mit seinen alternierenden Doppel- und Einfachbindungen ein sehr flexibles Molekül und kann als sogenannter *pan*-Agonist mit verschiedenen Rezeptor-Subtypen des Retinsäure-Rezeptors (RAR) und Retinoid-Rezeptors (RXR) interagieren. Um die Selektivität zu erhöhen und damit unerwünschte Wirkungen auszuschalten, hat man im Falle des Antipsoriatikums **Tazaroten** die konformative Mobilität durch Einbau der Polyen-Doppelbindungen in 2 Ringsysteme und eine lineare Dreifachbindung eingeschränkt. Beim Aknemittel **Adapalen** liegt zur Versteifung eine Biarylstruktur vor, die zudem mit dem rigiden Adamantankörper substituiert ist.

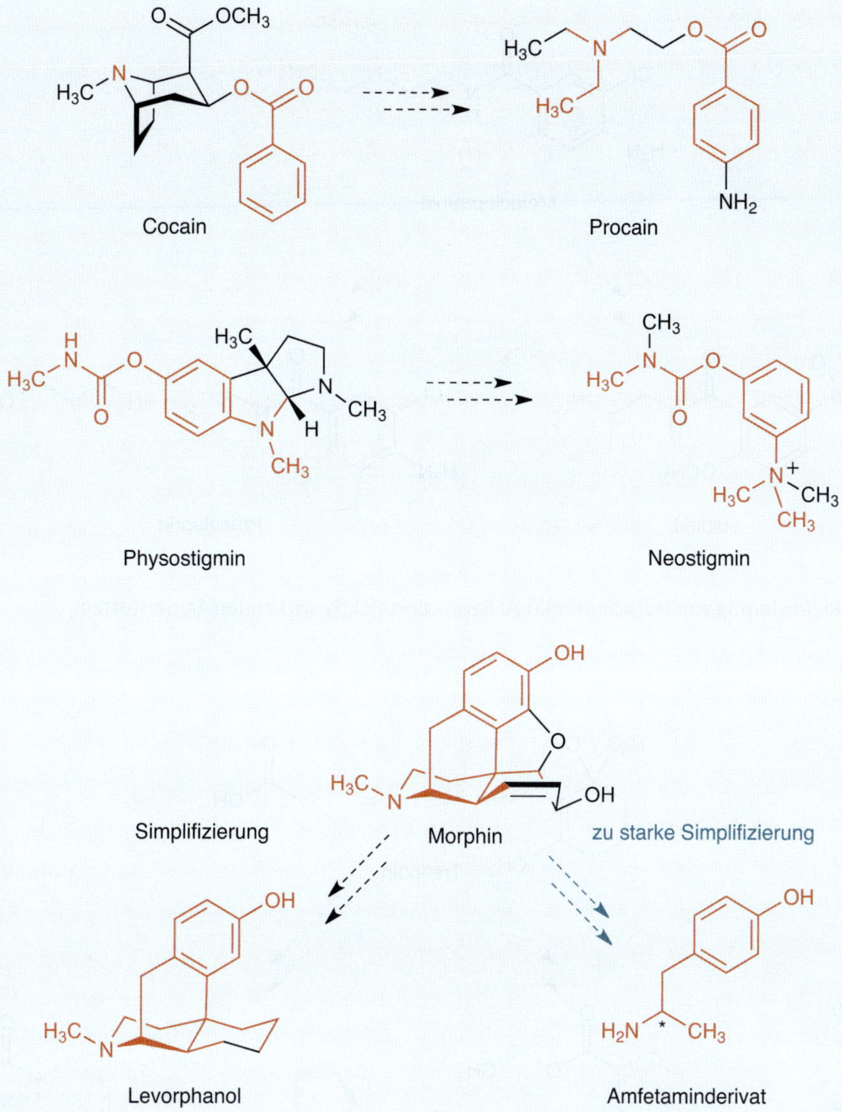

Abb. 1.121 Simplifizierung von Naturstoffen

Konformationsblocker

Eine weitere Strategie zur Einschränkung der Konformationsmöglichkeiten einer Substanz besteht im Einsatz von Konformationsblockern, die durch sterische Blockade die konformative Umwandlung eines Moleküls verhindern. So lässt sich in bestimmten Fällen durch Einbringen einfacher Substituenten die freie Rotation um eine Einfachbindung behindern. Beispielsweise führen die beiden *ortho*-ständigen Cl-Atome im Antiphlogistikum **Diclofenac** zur sterischen Kollision und forcieren die nicht koplanare Anordnung der beiden Aromaten (Abb. 1.124). Die freie Rotation des Aromaten ist nicht mehr möglich, sodass die beiden Aromaten zueinander gewinkelt vorliegen. Dadurch wird die Bindungsaffinität zum aktiven Zentrum der Cyclooxygenase erhöht. Auch die Selektivität einer Substanz lässt sich mithilfe von Konformationsblockern steigern. Die *ortho*-Methylgruppe im Zytostatikum **Imatinib** führt zur verstärkten Affinität gegenüber Tyrosinkinasen, während die dadurch begünstigte Konformation keine Aktivität gegenüber Serin-Threoninkinasen aufweist.

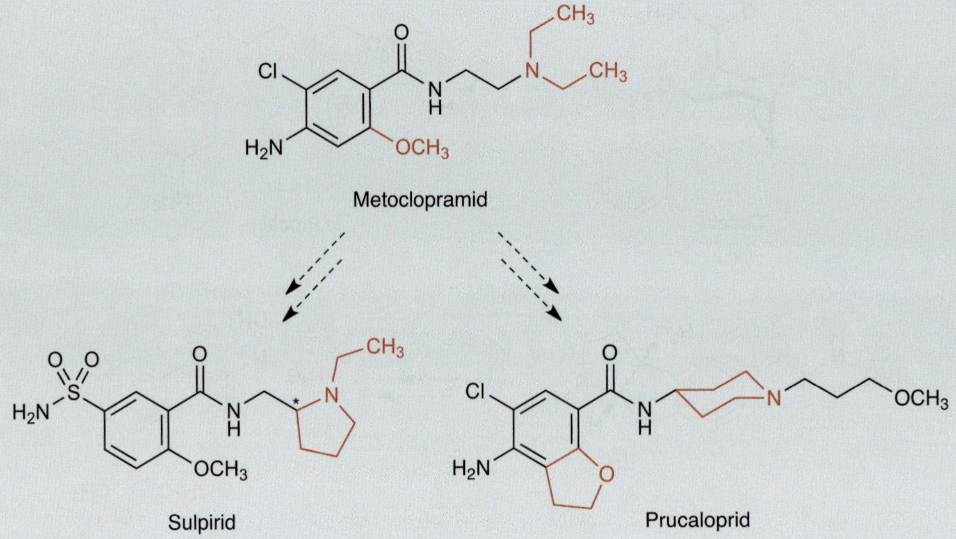

Abb. 1.122 Rigidisierung von Metoclopramid zu Rezeptor-selektiv wirkenden Arzneistoffen

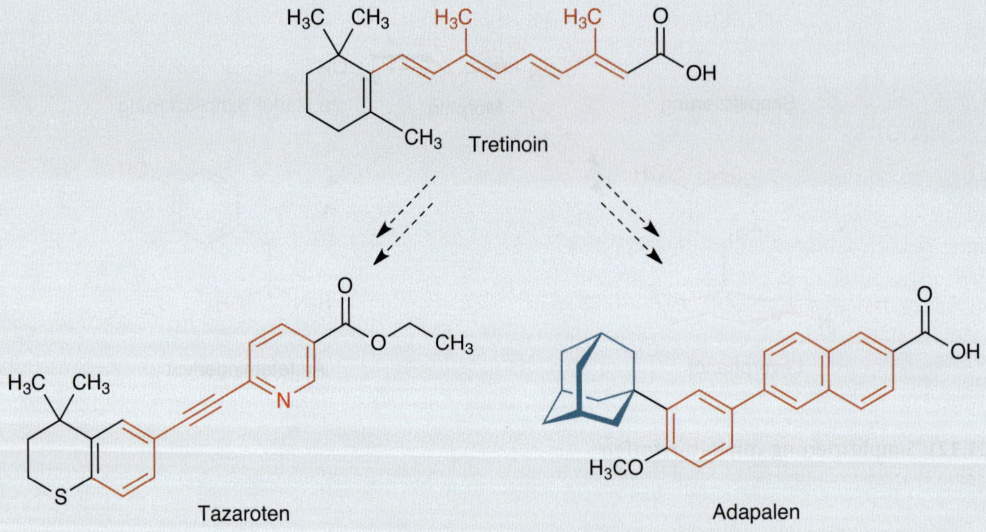

Abb. 1.123 Rigidisierung eines Naturstoffs

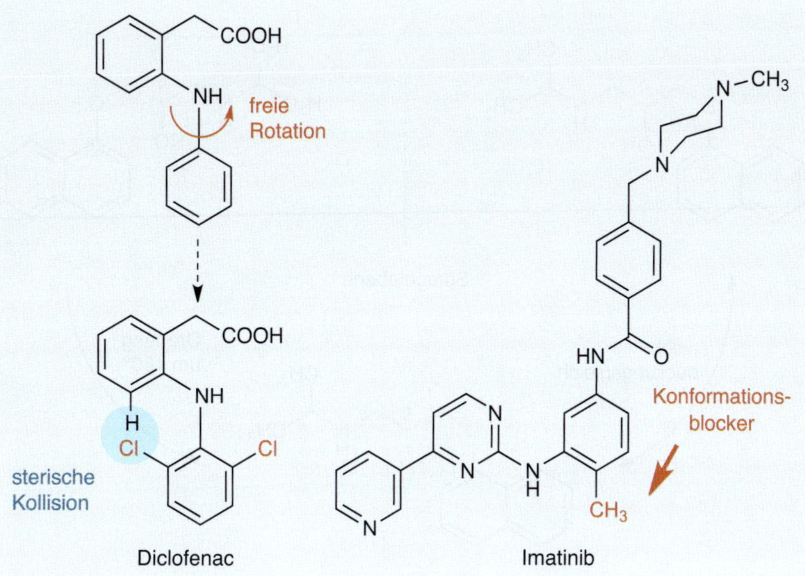

Abb. 1.124 Konformationsblocker in Diclofenac und Imatinib

1.4 Stereochemische Aspekte

1.4.1 Definitionen und Begriffe

Die Stereochemie (griech. *stereo* = räumlich) betrachtet die Eigenschaften und Reaktionen chemischer Verbindungen unter Berücksichtigung ihrer räumlichen Struktur. Arzneistoffe sind dreidimensionale molekulare Gebilde, deren biologische Aktivität eng mit stereochemischen Aspekten verknüpft ist, insbesondere hinsichtlich der molekularen Erkennung durch die körpereigenen makromolekularen Targetmoleküle. Letztere können aufgrund ihrer meist proteinogenen Struktur und der darin gespeicherten stereochemischen Information zwischen stereoisomeren Arzneistoffmolekülen unterscheiden. Dabei kommt der Konfiguration und Konformation (▸Kap. 1.1) der jeweiligen Agonisten, Antagonisten, Inhibitor- oder Substratmoleküle eine wesentliche Bedeutung zu.

Enantiomere

Kamen früher bei chiralen Arzneistoffen überwiegend Racemate zur Marktreife, werden mittlerweile bevorzugt Enantiomere eingesetzt. Ein **Racemat** (racemisches Gemisch, z. B. *acidum racemicum* = Traubensäure, lat. *racemus* = Weintraube) ist in einem äquimolaren (1:1) Verhältnis aus Molekülen zusammengesetzt, die sich zueinander wie Bild und Spiegelbild verhalten und nicht deckungsgleich sind. Man nennt diese spiegelbildlichen, stereoisomeren Formen **Enantiomere** (griech. *enantion* = Gegenteil). Nicht spiegelbildliche Stereoisomere bezeichnet man als **Diastereomere** (s. u.). Besteht eine Verbindung nur aus Molekülen eines Enantiomers, bezeichnet man sie als **enantiomerenrein**. Bei Arzneistoffen wird das hinsichtlich des gewünschten Effektes besser oder stärker wirksame Enantiomer eines Enantiomerenpaares als **Eutomer** bezeichnet, das schwächer wirksame oder inaktive Enantiomer als **Distomer**. Über den Quotienten aus der Wirkstärke des Eutomers und des Distomers lässt sich das **eudismische Verhältnis** – in logarithmierter Form der eudismische Index – als Parameter für die Stereoselektivität eines chiralen Targets hinsichtlich seines Liganden heranziehen.

Am Beispiel des Betablockers Propranolol (Abb. 1.125) wird erkennbar, dass Enantiomere ähnlich unserer rechten und linken Hand durch Drehung, eine einfache Symmetrieoperation, nicht zur Deckung gebracht werden können.

Diese besondere Eigenschaft eines Gegenstandes, beispielsweise eines Moleküls, bezeichnet man als **Chiralität** (griech. *cheir* = Hand). Chiralität bedeutet, dass sich Bild und Spiegelbild nicht zur Deckung bringen lassen. Bei Enantiomeren handelt es sich also um verschiedene Moleküle. Sie weisen unterschiedliche Konfigurationen auf und können ohne Bindungsbruch nicht ineinander umgewandelt werden. Für das Auftreten von Enantiomeren ist **Chiralität** die notwendige und hinreichende Bedingung. Geknüpft ist sie an das Vorhandensein bestimmter **Chiralitätselemente**, wie eines Chiralitätszentrums, einer Chiralitätsachse oder einer Chiralitätsebene. Davon abzugrenzen sind **Symmetrieelemente**

o Abb. 1.125 *R*- und *S*-Enantiomere von Propranolol, zur Definition von *R* und *S* siehe Text

innerhalb eines Moleküls, die zu Punktsymmetrie oder Spiegelsymmetrie führen und Achiralität bedingen. Für achsensymmetrische Moleküle gilt dies jedoch nicht zwingend, weshalb Chiralität nicht mit dem Fehlen jeglicher Symmetrieelemente im Molekül assoziiert werden darf. Bei den meisten Arzneistoffen geht Chiralität auf ein **Chiralitätszentrum**, also ein tetraedrisches asymmetrisch substituiertes C-Atom mit 4 unterschiedlichen Substituenten, zurück. Man bezeichnet es auch als **stereogenes Zentrum** oder **Asymmetriezentrum**. Das Chiralitätszentrum muss allerdings kein Atom sein, auch ein Raumpunkt kann als Chiralitätszentrum fungieren.

Auch tetraedrische Heteroatome können, sofern sie 4 verschiedene Substituenten aufweisen, als chirales Zentrum fungieren (o Abb. 1.126). An die Stelle des vierten Substituenten kann dabei ein nichtbindendes Elektronenpaar treten. Mit Blick auf den Arzneischatz sind hier in erster Linie Stickstoff-, wesentlich seltener Phosphor- und Schwefelverbindungen von Interesse. Beim sp^3-hybridisierten, tetraedrischen N-Atom lassen sich – anders als bei den Elementen Phosphor und Schwefel der 3. Periode des PSE – bei Raumtemperatur aufgrund des raschen **Invertierens** des nichtbindenden Elektronenpaars keine Enantiomere fassen. Sofern das N-Atom Teil eines überbrückten, starren Ringsystems ist (z. B. Chinin, Chinidin, o Abb. 1.139), unterbleibt die Inver-

Optische und spezifische Drehung

Die **optische Drehung** einer chiralen Probe ist der Drehwinkel α, ausgedrückt in Grad (°), um den die Schwingungsebene von linear polarisiertem Licht nach Durchgang durch die Lösung der Probe gedreht wird.

Die optische Drehung optisch aktiver Substanzen hängt ab

- von der Wellenlänge des polarisierten Lichts (meist D-Linie Na-Licht bei 589,3 nm),
- der Temperatur (meist 20 °C),
- dem Lösemittel (i. d. R. wässrig),
- der Schichtdicke der durchstrahlten Lösung oder Flüssigkeit,
- der Konzentration.

Die **spezifische Drehung** $[\alpha]^{20}_D$ der Lösung einer chiralen Substanz ist definiert durch den Drehwinkel α, ausgedrückt in Grad (°), der Drehung der Polarisationsebene bei der Wellenlänge der D-Linie des Natriumlichts (λ = 589,33 nm), gemessen bei 20 °C an einer Lösung der zu prüfenden Substanz, bezogen auf eine Schichtdicke von 1 Dezimeter und einer Massenkonzentration von 1 Gramm Substanz je Milliliter (praxisnäher meist g/100 mL).

Die spezifische Drehung wird durch ihren Zahlenwert ohne Angabe einer Einheit ausgedrückt, wobei aber die **tatsächliche Einheit** Grad mal Milliliter je Dezimeter und Gramm ($° \cdot mL \cdot dm^{-1} \cdot g^{-1}$) darunter zu verstehen ist.

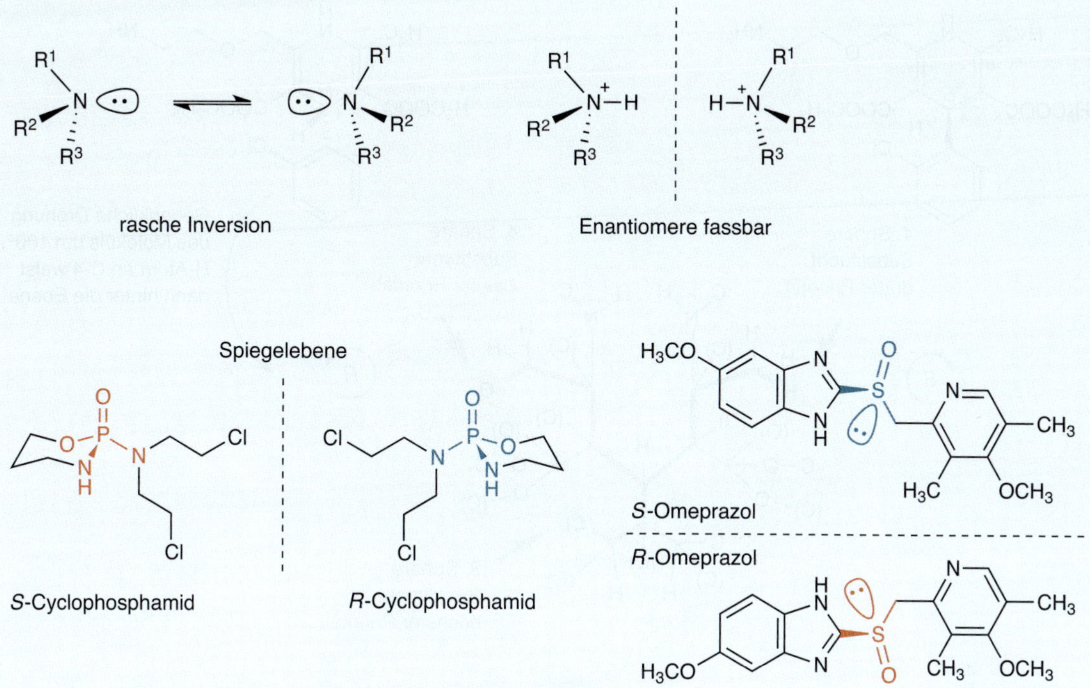

o Abb. 1.126 Stickstoff-Inversion sowie Enantiomerenpaare von Cyclophosphamid und Omeprazol mit Heteroatomen als Chiralitätszentrum

sion. Auch durch Protonierung oder *N*-Glucuronidierung können enantiomere Ammoniumsalze gebildet werden (o Abb. 1.126).

Enantiomere weisen identische chemische und physikalische Eigenschaften, wie Siedepunkt, Schmelzpunkt, Brechungsindex oder Dichte auf, mit einer Ausnahme: Sie sind **optisch aktiv** und vermögen die Schwingungsebene des linear polarisierten Lichts zu drehen. Dieses Verfahren wird als **Polarimetrie** bezeichnet. Der Betrag des Drehwinkels ist unter identischen Bedingungen für die Enantiomere gleich, die Drehrichtung jedoch gegensätzlich. Infolgedessen zeigt ein Racemat keinen Einfluss auf die optische Rotation. Die Angabe der Drehrichtung bei Enantiomeren erfolgt durch ein (+) für rechtsdrehend oder ein (–) für linksdrehend, wobei man stets in Richtung der Lichtquelle blickt. Mit der Angabe (±) kennzeichnet man ein Racemat.

Cahn-Ingold-Prelog-Konvention

Am besten werden Enantiomere über ihre **absolute Konfiguration** – ermittelbar etwa mithilfe der Einkristall-Röntgen-Diffraktometrie – und ihr optisches Rotationsverhalten charakterisiert. Die Angabe der Drehrichtung lässt jedoch keine Rückschlüsse auf die absolute Konfiguration eines Enantiomeren zu. Mit der absoluten Konfiguration ist die tatsächliche räumliche Anordnung von Atomen oder Gruppen um die stereogene Einheit einer chiralen Verbindung gemeint. Durch **Stereodeskriptoren** beschreibt man sie exakt. Dazu verwendet man die formale Vorgehensweise nach Robert Sidney Cahn, Christopher Kelk Ingold und Vladimir Prelog (**CIP-System**, 1966). Demnach werden die 4 Gruppen an einem Stereozentrum in einer ganz bestimmten Reihenfolge, basierend auf Sequenzregeln, geordnet.

- Prioritäten werden nach abnehmenden **Ordnungszahlen** vergeben, z. B. I > Br > Cl > F > O > N > C > H.
- Freie Elektronenpaare erhalten die fiktive Ordnungszahl 0 und damit die niedrigste Priorität.
- Bei Isotopen gilt: höhere Massenzahl vor niedrigerer Massenzahl (z. B. D > H).
- Sind die Substituenten der ersten Sphäre – also die direkt am Chiralitätszentrum gebundenen Atome – identisch, betrachtet man so lange die Atome der nächsten Sphäre, bis ein Prioritätsunterschied feststellbar ist. Der verbleibende Teil der Kette ist ohne Relevanz (o Abb. 1.127).
- Mehrfachbindungen werden so betrachtet, als sei das jeweilige Atom oder die jeweilige Gruppe doppelt bzw. dreifach vorhanden (Duplikatatome), z. B. Estergruppe COOC, in C[O+O+O] > Aldehyd-

o Abb. 1.127 Prioritätenfolge und Angabe der Deskriptoren beim Amlodipin (Priorität in Pfeilrichtung abnehmend). Bei Doppelbindungen verbindet man jedes der beiden an der Bindung beteiligten Atome per Einfachbindung mit einem Duplikatatom des jeweils anderen Atoms, C=O wird z.B. zu –C–(O) und –C–O–(C), Duplikatatome in Klammern.

gruppe CHO, in C[O+O+H] > Alkohol CH_2OH, in C[O+H+H]. Duplikatatomen ordnet man in der nächsten Sphäre keine Substituenten mehr zu.

- Bei gleichen Substituenten, die selbst chiral sind, gilt: *R* > *S* und *R*,*R* > *R*,*S* sowie *S*,*S* > *S*,*R*.
- Bei unterschiedlich konfigurierten Doppelbindungen gilt *Z* > *E*.

Zur Festlegung des Stereodeskriptors (*R* oder *S*) positioniert man den Substituenten mit der niedrigsten Priorität – meist ein H-Atom – hinter der Bildebene und legt die Prioritätenfolge der um das Chiralitätszentrum angeordneten Substituenten nach den Sequenzregeln fest. Meist wird das H-Atom in stereogenen Zentren nicht gezeichnet und muss dann gedanklich ergänzt werden. Die jeweils vorliegende Konfiguration wird entweder als *R* (lat. *rectus* = rechts, Prioritäten im Uhrzeigersinn abnehmend) oder *S* (lat. *sinister* = links; Prioritäten entgegen dem Uhrzeigersinn abnehmend) bezeichnet.

Das CIP-System dient auch der Festlegung der Konfiguration (Stereodeskriptoren *E*/*Z*) an C=C-Doppelbindungen. Man ordnet die Substituenten an der Doppelbindung nach ihrer Priorität entsprechend den obigen Regeln. Befinden sich die beiden ranghöchsten Substituenten der beiden Atome der Doppelbindung auf derselben Seite, dann liegt eine *Z*-Konfiguration vor (*Z*, zusammen). Liegen sie auf unterschiedlichen Seiten der Doppelbindung, liegt *E*-Konfiguration vor (*E*, entgegen).

Da beim **Amlodipin**, einem Ca^{2+}-Kanalblocker vom Nifedipintyp, die beiden Seiten des Dihydropyridins ungleich substituiert sind, weist das C-4-Atom ein Chiralitätszentrum auf und es gibt ein Enantiomerenpaar. Am C-4-Atom sind zunächst nur C-Atome gebunden, die wiederum selbst nur an C-Atome binden. Die Festlegung der Prioritätenfolge entsprechend den Sequenzregeln weist den 2-Chlorphenylring als den ranghöchsten Substituenten in der dritten Sphäre aus (o Abb. 1.127). Das O-Atom der vierten Sphäre hat wiederum Priorität vor dem H-Atom der Methylgruppe in Position C-6.

Fischer-Projektion

Neben der CIP-Konvention wird auch eine etwas ältere Übereinkunft, die **Fischer-Konvention** (D- und L-Deskriptoren), zur Bezeichnung absoluter Konfigurationen verwendet (o Abb. 1.128). Gängig ist sie bei Zuckern und Aminosäuren. Mittels der Fischer-Projektion transformiert man dreidimensionale Tetraederstrukturen in eine ebene zweidimensionale Darstellung. Bezugssubstanz ist der Glycerinaldehyd, wobei man das rechtsdrehende (+)-Enantiomer willkürlich als D-Enantiomer bezeichnete.

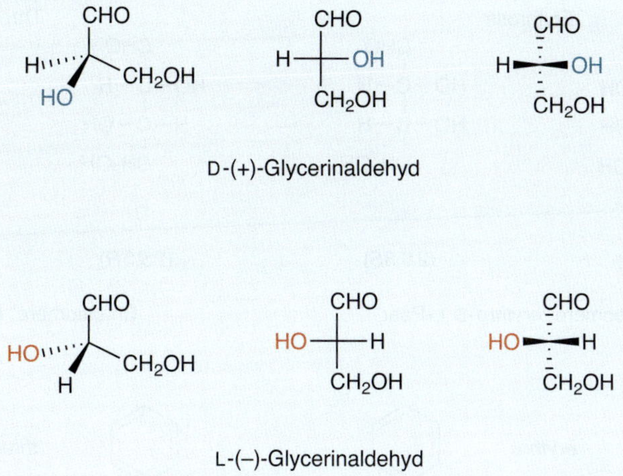

D-(+)-Glycerinaldehyd

L-(−)-Glycerinaldehyd

Abb. 1.128 Tetraederstruktur und absolute Konfigurationen gemäß Fischer-Konvention beim Glycerinaldehyd

- Die längste C-Atom-Kette wird vertikal formuliert, wobei das C-1-Atom ganz oben steht und in der Regel die höchste Oxidationsstufe aufweist.
- Durch das unterste **stereogene** C-Atom der Kette wird die absolute Konfiguration festgelegt.
- Asymmetrisch substituierte C-Atome liegen in der Projektionsebene, wobei das zentrale C-Atom nicht formuliert wird.
- Waagerechte Bindungen sind dem Betrachter aus der Projektionsebene heraus zugewandt, dargestellt durch nach außen hin breiter werdende Keile (Keilstrichprojektion).
- Senkrechte Bindungen weisen hinter die Projektionsebene, dargestellt durch nach oben und unten hin breiter werdende quergestrichelte Keile.
- Weist in der Fischer-Projektion die funktionelle Gruppe am untersten stereogenen C-Atom nach rechts, so handelt es sich um ein **D**-Enantiomer (D, *dexter* = rechts), weist sie nach links, so liegt das L-Enantiomer vor (L, *leavus* = links).

Von der D- oder L-Konfiguration lässt sich nicht einfach auf den Drehsinn (+) oder (−) des Enantiomers im Polarimeter schließen. D-konfigurierte Verbindungen können linksdrehend und L-konfigurierte rechtsdrehend sein.

Möchte man die Konfigurationsverhältnisse bei Kohlenhydraten mit mehreren benachbarten Chiralitätszentren nach der Fischer-Konvention bezeichnen, so erfolgt die Zuordnung entsprechend der Konfiguration des asymmetrisch substituierten C-Atoms, das am höchsten beziffert ist. Es ist der CH_2OH-Gruppe am nächsten positioniert. Weist die Hydroxygruppe nach rechts, ordnet man der D-Reihe, weist sie nach links, ordnet man der L-Reihe zu. Basierend auf der Konfiguration der Erythrose und Threose spricht man bei Verbindungen mit 2 benachbarten asymmetrisch substituierten C-Atomen von *erythro-* oder *threo*-konfigurierten Verbindungen (Abb. 1.129).

meso-Verbindung

Im Falle einer Anzahl n konstitutionell unterschiedlicher stereogener C-Atome existieren in der Regel 2^n Konfigrationsisomere, sofern keine intramolekulare Spiegelebene vorhanden ist. Im Falle von 3 konstitutionell unterschiedlichen stereogenen C-Atomen (n = 3) existieren demnach bereits acht ($2^n = 2^3 = 8$) Konfigurationsisomere und somit 4 Enantiomerenpaare. Ein vorhandenes Chiralitätselement impliziert aber nicht notwendigerweise Chiralität. So weisen *meso*-Verbindungen zwar Stereozentren auf, sind aber dennoch achiral, da sie 2 gleichartig substituierte Chiralitätszentren und eine **intramolekulare Spiegelebene** (in Abb. 1.130 senkrecht zur Papierebene) besitzen. Verbindungen, die 2 asymmetrisch substituierte C-Atome aufweisen, welche die gleichen Substituenten tragen, kommen demnach nur in 3 stereoisomeren Formen vor. Das bekannteste Beispiel ist die mit 2 Stereozentren ausgestattete **Weinsäure**, bei der lediglich 3 statt 4 Stereoisomere auftreten. Während 2 davon Enantiomere darstellen und optisch aktiv sind, ist die zu diesen diastereomere *meso*-Form optisch inaktiv. Die optische Aktivität hebt sich bei den *meso*-Formen – salopp formuliert – intramolekular auf. Auch das Tuberkulosemittel **Ethambutol** weist 2 gleichartig substituierte Chiralitätszentren sowie eine Spiegelebene auf. Somit kommen auch hier nur 3 stereoisomere Formen vor (Abb. 1.130). Eutomer ist das rechtsdrehende *S,S*-konfigurierte Enantiomer, das *R,R*-konfigurierte Enantiomer ist nahezu inaktiv. Die optisch inaktive *R,S*-konfigurierte *meso*-Form ist gegenüber der *S,S*-Form 16-fach weniger wirksam.

	Erythrose		Threose	
	CHO / H–C–OH / H–C–OH / CH_2OH	CHO / HO–C–H / HO–C–H / CH_2OH	CHO / HO–C–H / H–C–OH / CH_2OH	CHO / H–C–OH / HO–C–H / CH_2OH
Fischer:	D	L	D	L
CIP:	(2*R*,3*R*)	(2*S*,3*S*)	(2*S*,3*R*)	(2*R*,3*S*)
	Enantiomere, *erythro*-D,L-Paar		Enantiomere, *threo*-D,L-Paar	

	erythro		*threo*	
	HO–C–H / H_3CHN–C–H / CH_3	H–C–OH / H–C–$NHCH_3$ / CH_3	HO–C–H / H–C–$NHCH_3$ / CH_3	H–C–OH / H_3CHN–C–H / CH_3
Fischer:	L	D	D	L
CIP:	1*R*,2*S*-(–)-Ephedrin (L-Ephedrin)	1*S*,2*R*-(–)-Ephedrin	1*R*,2*R*-(–)-Pseudoephedrin	1*S*,2*S*-(+)-Pseudoephedrin

o Abb. 1.129 D/L-Deskriptoren sowie *erythro*- und *threo*-Formen

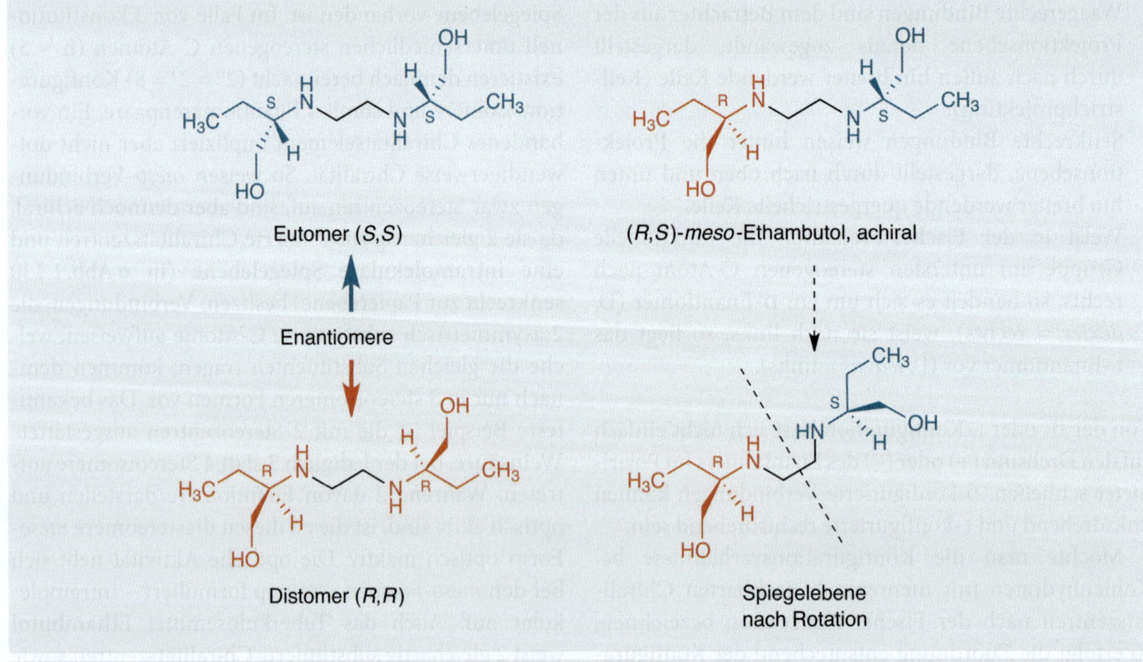

o Abb. 1.130 Enantiomerenpaar und achirale *meso*-Form beim Ethambutol

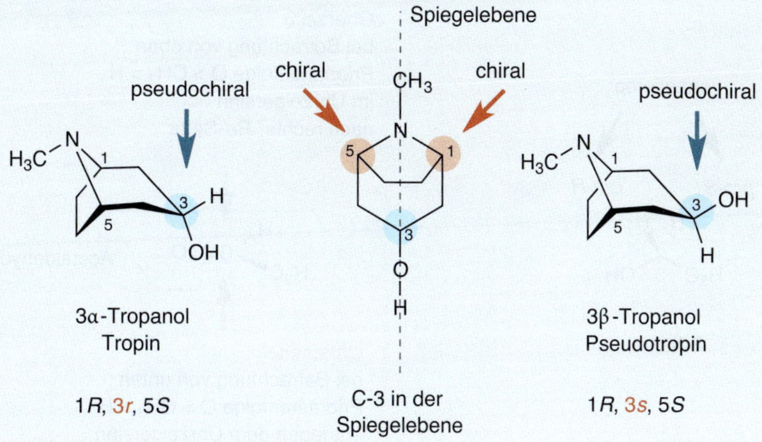

○ Abb. 1.131 Pseudochiralität am Beispiel der 3α/3β-Tropanole

Pseudochiralität

Pseudoasymmetrie liegt bei Verbindungen vor, die am Pseudoasymmetriezentrum 4 unterschiedliche Substituenten aufweisen, von denen 2 zueinander **enantiomorph** sind, also entgegengesetzten Chiralitätssinn aufweisen. Verbindungen dieser Art sind achiral. So weisen die in ○ Abb. 1.131 dargestellten Tropanole an den C-Atomen C-1 und C-5 entgegengesetzt konfigurierte Chiralitätszentren auf. Das C-3-Atom mit axialständiger oder äquatorialer Hydroxygruppe liegt in der Spiegelebene des Moleküls und ist daher pseudochiral. Von seinen 4 verschiedenen Substituenten sind demnach 2 konstitutionell identisch aber spiegelbildlich konfiguriert. Für die Konfiguration von Pseudochiralitätszentren verwendet man die Deskriptoren *r* und *s*, wobei für die Prioritätenfolge der im Molekül vorhandenen chiralen Zentren *R*>*S* festgelegt wurde. Im 3α-Tropanol von **Atropin** weist das *R*-konfigurierte C-1 gegenüber dem *S*-konfigurierten C-5 die höhere Priorität auf. Somit wird C-3 gemäß den CIP-Regeln mit dem Kleinbuchstaben *r* bezeichnet. Im 3β-Tropanol von **Cocain** ist es dagegen 3*s*-konfiguriert.

Prochiralität

Manche Moleküle, beispielsweise Ethanol, weisen **Prochiralitätszentren** auf. Ein derartiges Zentrum kann durch Austausch eines Substituenten zu einem Chiralitätszentrum werden. Charakterisiert ist es durch 2 identische Substituenten sowie 2 Substituenten, die sich von diesen und natürlich auch untereinander unterscheiden müssen (○ Abb. 1.132). Die beiden identischen Substituenten bezeichnet man als **enantiotop**. Ersetzt man einen der beiden enantiotopen Substituenten, würde ein Enantiomer entstehen, folglich sich ein Chiralitätszentrum bilden. Trigonal-planare Moleküle können hingegen **enantiotope Flächen** aufweisen und dadurch prochiral sein (○ Abb. 1.132). Tritt über eine der beiden Seiten des planaren, sp^2-hybridisierten Moleküls ein vierter Substituent hinzu, entsteht ein sp^3-hybridisiertes Enantiomer. Der Angriff erfolgt also von der *Re*- oder der *Si*-Seite. Die Differenzierung enantiotoper Flächen ist von großer Relevanz bei vielen metabolischen Prozessen.

Sofern einer oder beide der ungleichen Substituenten eines Prochiralitätszentrums chiral sind, können Diastereomere gebildet werden (○ Abb. 1.133). Am Beispiel des NADH wird der Sachverhalt erkennbar.

Die beiden H-Atome des NADH werden nach CIP mit *pro*-(**pro**chiral-)*S* und *pro*-*R* bezeichnet, wobei die Deskriptoren *R* und *S* nach jeweils gedanklichem Austausch eines H-Atoms gegen Deuterium und Berücksichtigung der Prioritätenfolge D > H im nun chiralen Molekül resultieren. Da das NADH bereits Stereozentren in den Zuckereinheiten aufweist, sind die beiden H-Atome **diastereotop**. Die Prochiralität der beiden H-Atome im NADH ist wichtig mit Blick auf den stereochemischen Verlauf der Reaktionen von Dehydrogenasen. So zeigten Versuche mit deuteriertem Ethanol, dass durch die chirale Alkoholdehydrogenase das *pro*-*R*-H-Atom des Ethanols auf den Wasserstoffakzeptor NAD^+ transferiert wird. Das gleiche Enzym reduziert die Brenztraubensäure von der *Re*-Seite unter Bildung von *S*-Milchsäure (○ Abb. 1.134).

Prochirale Arzneistoffe wie Phenylbutazon, Diazepam, Valproinsäure oder Phenytoin werden im Rahmen der Biotransformation in Enantiomere umgewandelt. Instruktiv ist die metabolische Umwandlung von Levodopa in L-Norepinephrin, da die Begrifflichkeiten noch einmal klar werden (○ Abb. 1.135).

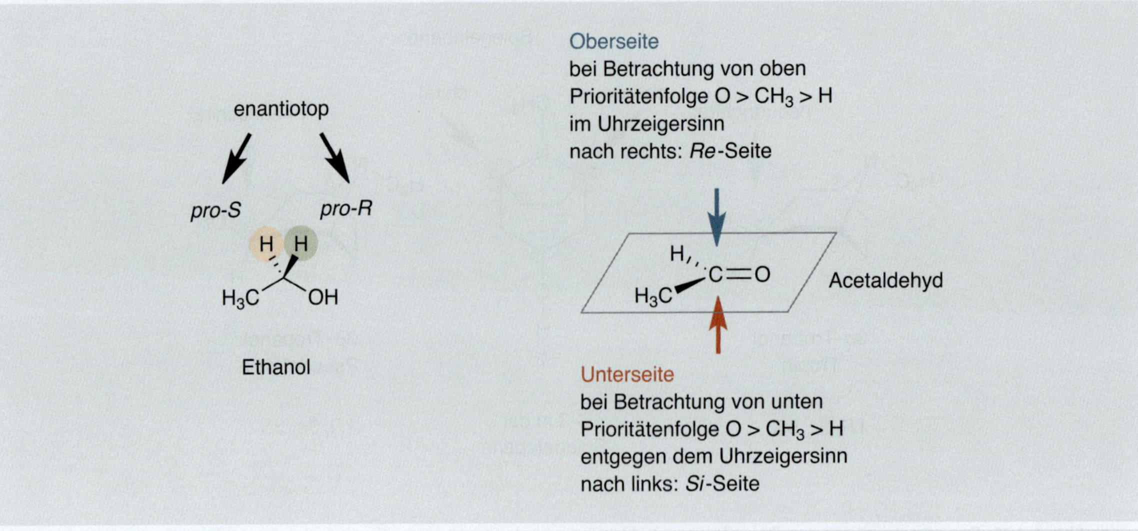

o Abb. 1.132 Prochiralitätszentrum bei Ethanol und prochirale Flächen bei Acetaldehyd

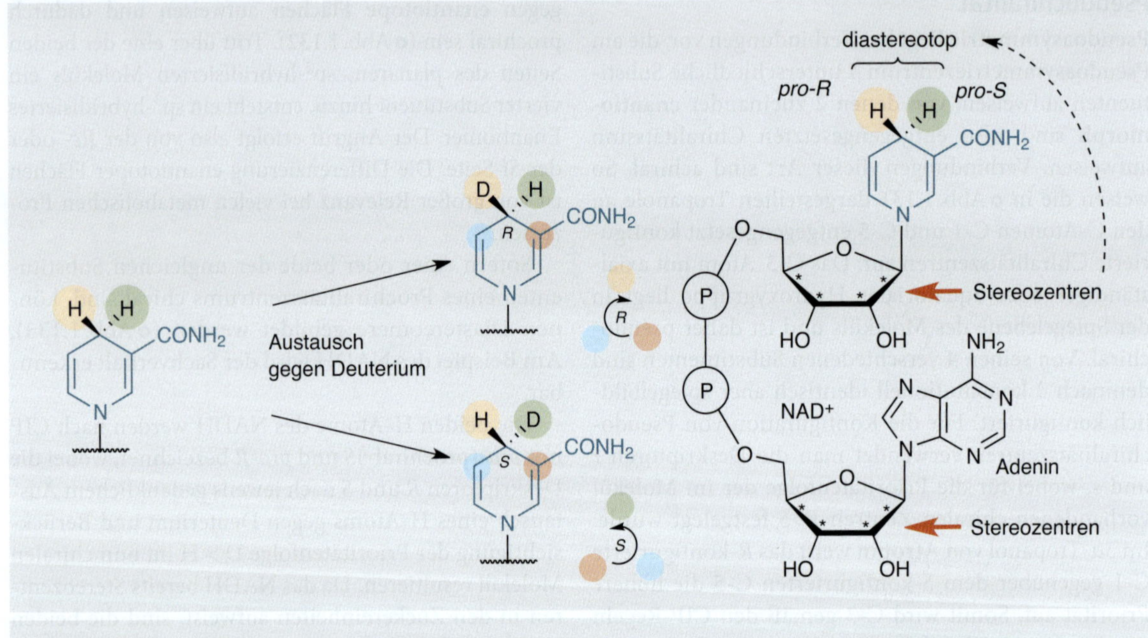

o Abb. 1.133 Prochirales Zentrum beim NADH und Vorgehensweise zur Festlegung der Prioritätenfolge

Planare und axiale Chiralität, Atropisomere

Neben zentraler Chiralität kennt man auch Beispiele von helikaler, axialer sowie planarer Chiralität. Ein Beispiel **planarer Chiralität** findet sich beim H_1-Antihistaminikum **Ketotifen.** Die Substanz weist ein nichtplanares, sterogenes System auf, wobei dem mittleren Ring, bedingt durch die intrazyklische Methylengruppe, noch eine gewisse konformative Beweglichkeit zukommt. Die Chiralitätsebene läuft beim Ketotifen durch die 4 farbig markierten, koplanaren C-Atome (o Abb. 1.136). Das dem zentralen C-Atom benachbarte C-Atom auf der Anellierungsseite des Phenylrings fungiert als Pilot-Atom und befindet sich außerhalb der Ebene. Planare Chiralität lässt sich auch nach dem CIP-System charakterisieren. Man betrachtet ausgehend vom Pilot-Atom (Leit-Atom) die Atome der Ebene entlang der Bindungen. Tritt hierbei eine Verzweigung auf, wählt man das Atom mit der höheren Priorität, wobei der resultierende Pfad dann im Uhrzeigersinn (R_p) oder entgegen diesem verlaufen (S_p) kann.

Wird das Ketotifen im Rahmen der Biotransformation *N*-glucuronidiert, kommt es zur Aufhebung der

o Abb. 1.134 Oxidation von Ethanol durch die Alkoholdehydrogenase und Bildung von S-Milchsäure aus Brenztraubensäure

o Abb. 1.135 Metabolische Umwandlung von Levodopa in L-Norepinephrin. DDC: Dopa-Decarboxylase, DBH: Dopamin-β-Hydroxylase

Inversion des N-Atoms und zur Bildung eines quartären Ammoniumglucuronids. Dies führt neben der planaren zu **axialer Chiralität**, da nun jeweils 2 ungleiche Substituenten an den Achsenenden auftreten (o Abb. 1.137). Theoretisch sind somit 4 stereoisomere *N*-Glucuronide des Ketotifens denkbar. Zur Benennung blickt man in die Bildebene entlang der Chiralitätsachse, wobei die dem Auge des Betrachters näheren Substituenten Priorität vor den entfernter liegenden besitzen. Man schaut zunächst auf die beiden vorderen Substituenten, wobei man diese durch einen kräftigen Strich markiert, und zeichnet dann die hinteren Substituenten ein.

Ein Spezialfall axialer Chiralität sind **Atropisomere**. Bei diesen ist aus sterischen oder elektronischen Gründen die ungehinderte Rotation um eine bestimmte Einfachbindung im Molekül erschwert. Atropisomere wandeln sich hinreichend langsam – per Definition mit einer Halbwertszeit von > 1000 Sekunden – ineinander um, sodass sich die Enantiomere **isolieren** lassen. Klassisch findet man Atropisomere bei Biaryl- und Heterobiaryldervaten, die sperrige Substituenten in *ortho*-Stellung zur Biphenylverknüpfung und damit axiale Chiralität aufweisen. Atropisomerie tritt potenziell aber auch bei Diarylethern, Benzamiden oder Diarylaminen auf. Ist

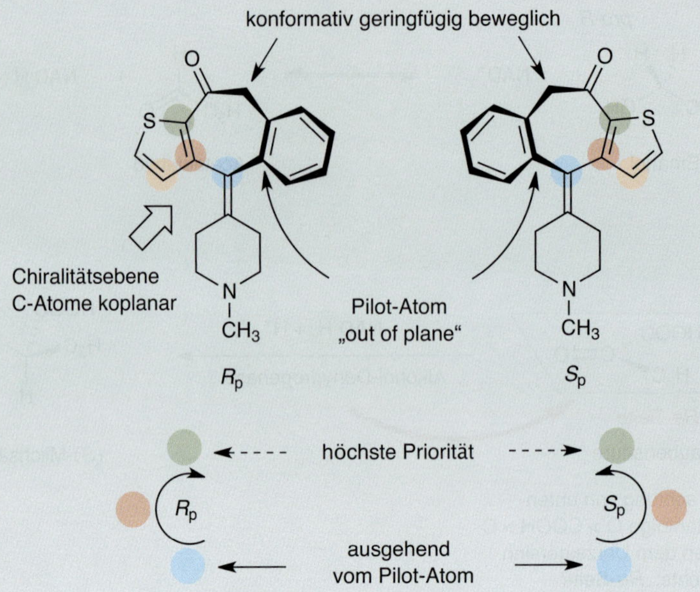

o Abb. 1.136 Planare Chiralität bei Ketotifen

die Isomerisierungsbarriere niedrig, liegen bei Raumtemperatur meist racemische Mischungen vor. Ein bekanntes Beispiel für die Atropisomerie ist das chirale Phosphan (2,2'-Bis(diphenylphosphino)-1,1'-binaphthyl, BINAP; o Abb. 1.138), ein exzellenter zweizähniger chiraler Ligand für Rh(I) oder Ru(II), eingesetzt insbesondere bei asymmetrischen Hydrierungen. Der zur Gichtbehandlung verwendete Mitose-Hemmstoff **Colchicin** weist am C-7-Atom ein Stereozentrum auf. Die eingeschränkte Rotation um die Tropolon-Phenyl-Bindung (C-12a–C-12b) bedingt zudem **axiale Chiralität**, wodurch ein Enantiomer und ein diastereomeres (s. u.) Enantiomerenpaar denkbar sind. Colchicin liegt jedoch ausschließlich als thermodynamisch stabiles (ca. 13 kJ/mol für R_a,7*S* vs. S_a,7*S*) und sterisch bevorzugtes Atropisomer (R_a,7*S*) mit äquatorialer Anordnung der Acetamidogruppe vor. Das enantiomere S_a,7*R*-(+)-Colchicin kommt in der Natur nicht vor, das atropisomere Diastereomer (S_a,7*S*; o Abb. 1.138) hat nur hypothetischen Charakter. Die näher am Auge des Betrachters liegenden Substituenten a und b haben Vorrang vor den Substituenten c und d. Die Bestimmung der Priorität erfolgt nach CIP. Zur Festlegung der Konfiguration bewegt man sich nun von b nach c, entweder im Uhrzeigersinn (R_a) oder entgegen (S_a). Anhand der Atropisomere des Desacetamidocolchicins konnte gezeigt werden, dass nur die R_a,7*S*-Form die Tubulinpolymerisation hemmt.

Diastereomere

Nicht spiegelbildliche Stereoisomere bezeichnet man als **Diastereomere**. Sie können **chiral oder achiral** sein. Enantiomere weisen demgegenüber bei 2 asymmetrisch substituierten C-Atomen (allgemein *n*) **in allen Stereozentren invertierte Konfiguration** auf. Keinesfalls können 2 Stereoisomere also zueinander enantiomer und diastereomer zugleich sein. Analog den Enantiomeren können Diastereomere nicht zur Deckung gebracht werden, spiegelbildlich sind sie jedoch auch nicht. Diastereomere unterscheiden sich meist deutlich in ihren chemischen und physikalischen Eigenschaften, wie dem Löslichkeitsverhalten, den Siede- und Schmelzpunkten sowie den NMR- und IR-Spektren, mitunter auch deutlich in der biologischen Wirkung.

So wird das 8*S*,9*R*-konfigurierte Chinolinalkaloid **Chinin** aus der Rinde des Chinarindenbaums (*Cinchona succirubra*) zur Therapie der Malaria tropica eingesetzt, während das zum Chinin diastereomere 8*R*,9*S*-konfigurierte **Chinidin** ein Antiarrhythmikum darstellt (o Abb. 1.139).

Das bereits erwähnte Alkaloid Ephedrin weist **2 Chiralitätszentren** und damit 4 (2^n) **optisch aktive Formen** auf (o Abb. 1.140). Bei 1*R*,2*S*-(−)-Ephedrin/1*S*,2*R*-(+)-Ephedrin (o Abb. 1.129) sowie 1*R*,2*R*-(−)-Pseudoephedrin/1*S*,2*S*-(+)-Pseudoephedrin handelt es sich jeweils um Enantiomerenpaare (o Abb. 1.140). Zueinander verhalten sich die Ephedrine und Pseudoephedrine aber als Diastereomere.

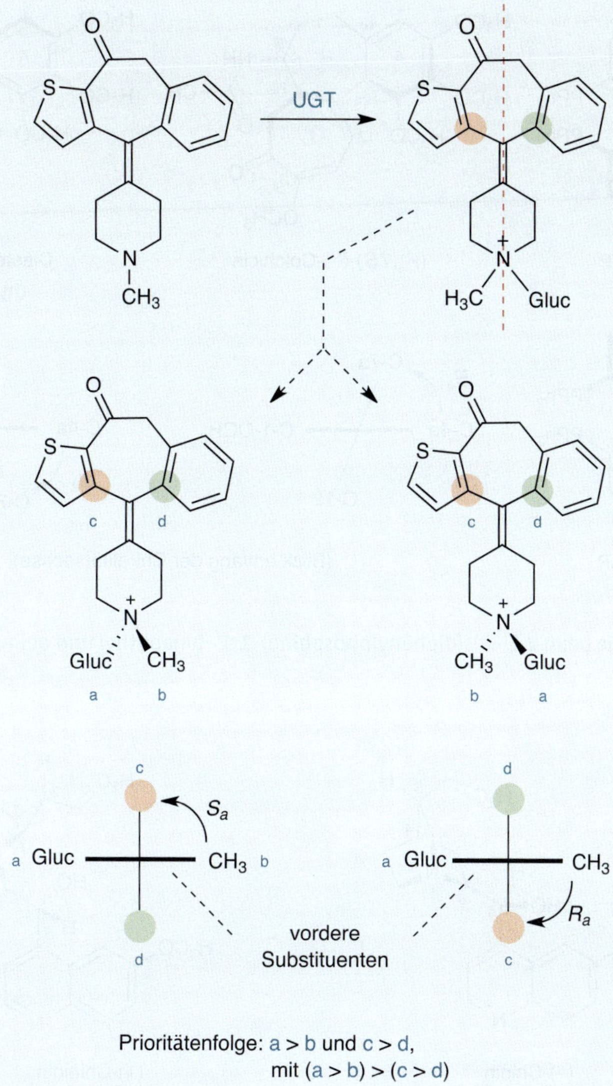

Abb. 1.137 Axiale Chiralität beim Ketotifen nach *N*-Glucuronidierung. UGT: UDP-Glucuronosyltransferase, *a*: axiale Chiralität

Epimere und Anomere

Unterscheiden sich Diastereomere in der Konfiguration an genau einem Chiralitätszentrum, bezeichnet man diese als **Epimere**. So ist beispielsweise **Cytarabin** (▸ Kap. 13.5.2) das 2'-Epimer des Cytidins (○ Abb. 1.141). **Epirubicin** ist das 4'-Epimer des **Doxorubicins** und unterscheidet sich von diesem nur durch die äquatoriale Anordnung der 4'-OH-Gruppe im Aminozucker Daunosamin (○ Abb. 1.141).

Insbesondere von Kohlenhydraten und Glykosiden sind spezielle Diastereomere bzw. Epimere bekannt, die man als **Anomere** bezeichnet. Sie werden als α- und β-Form bezeichnet und unterscheiden sich bei sonst gleicher Konfiguration nur am Chiralitätszentrum des C-1-Atoms, dem anomeren C-Atom. Dieses entsteht aus dem **prochiralen** Carbonyl-C-Atom der offenkettigen Aldehyd(*al*)-Form des Zuckers (○ Abb. 1.142) bei dessen Umwandlung in die zyklische Halb- oder Vollacetal- bzw. Ketalform und ist dem Ringsauerstoff benachbart. Da die C-5-OH-Gruppe von beiden Seiten an die prochirale Carbonylfunktion addieren kann, resultieren 2 Diastereomere. Diese Anomere können sich ineinander umlagern. Löst man α-D-Glucose oder β-D-Glucose in Wasser, so stellt sich ein Gleichgewicht ein, dessen Drehwert etwas zur Seite der β-Form verlagert ist (○ Abb. 1.142). Betrachtet man die Sesselformen, so ist bei der α-D-Glucose die acetalische Hydroxygruppe axial angeordnet, bei der β-D-Glucose steht sie äquato-

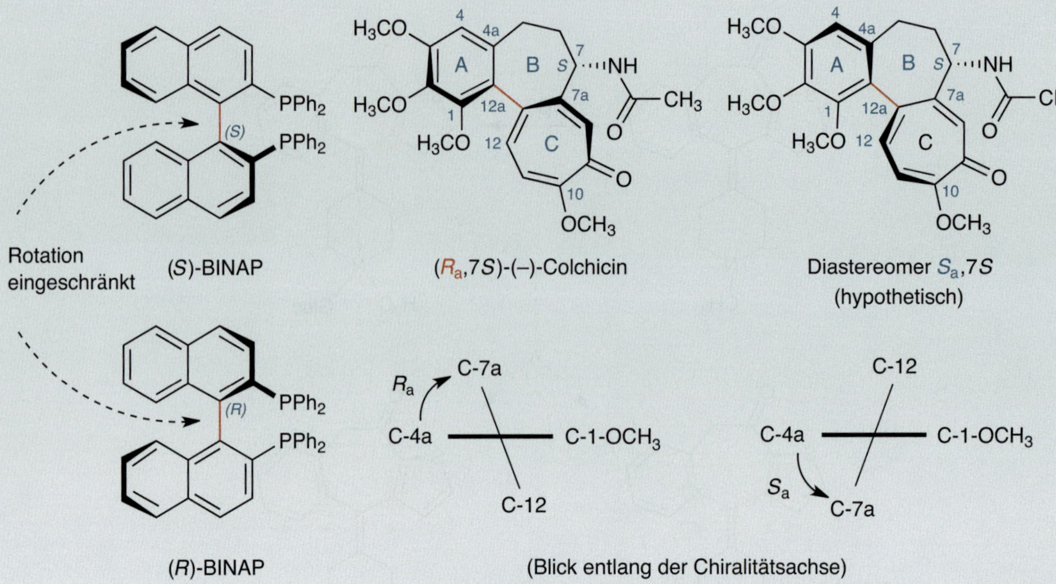

Abb. 1.138 Atropisomerie beim 2,2′-Bis(diphenylphosphino)-1,1′-binaphthyl und beim Colchicin

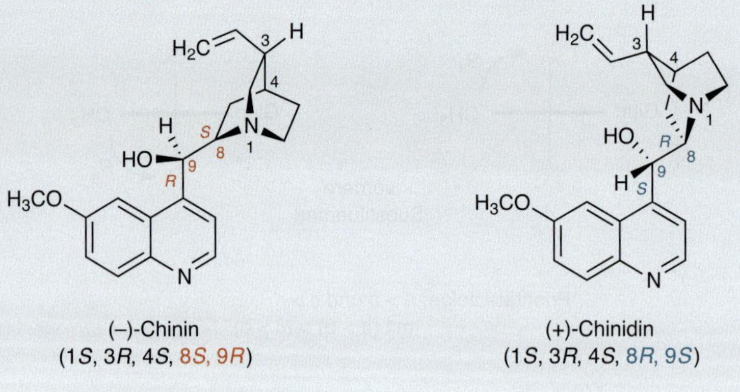

Abb. 1.139 Diastereomerenpaar Chinin und Chinidin

rial. In den Tollens'schen Ringformeln der D-Zucker steht die Hydroxygruppe in der α-Form am C-1-Atom auf der rechten Seite, bei der β-Form steht sie links.

Geometrische Isomere

Doppelbindungen

Bei geometrischen Isomeren handelt es sich um einen speziellen Typ von Diastereomeren. **Geometrische Isomerie** tritt auf, wenn Substituenten um eine Bindung mit eingeschränkter Rotation angeordnet sind. Dies ist durch im Molekül vorhandene Doppelbindungen und Ringsysteme möglich.

Sofern sich die Substituenten mit der jeweils höchsten Priorität nach der **CIP-Konvention** auf der gleichen Seite einer Doppelbindung befinden, liegt das *Z*-Isomere (*Z* = zusammen) vor, andernfalls das *E*-Isomere (*E* = entgegen). Die ***E/Z*-Nomenklatur** ist der ***cis/trans*-Nomenklatur** vorzuziehen. Letztere bezeichnet die geometischen Isomere als *cis*-Isomere (lat. *cis* = diesseits) bzw. *trans*-Isomere (lat. *trans* = jenseits, hinüber). Allerdings ist sie nur eindeutig, wenn der Substituent genannt wird, auf den sich die Deskriptoren beziehen. Das Antidepressivum **Doxepin** liegt als achirales *E*/*Z*-Isomeren- bzw. Diastereomerengemisch vor (Abb. 1.143), wobei der Anteil des *Z*-Isomers bei etwa 15 % liegt. Die antidepressive Wirkung schreibt man dem *E*-Isomer zu, in welchem das H-Atom und die Seitenkette der C=C-Doppelbindung im Vergleich zum *Z*-Isomer umgekehrt angeordnet sind.

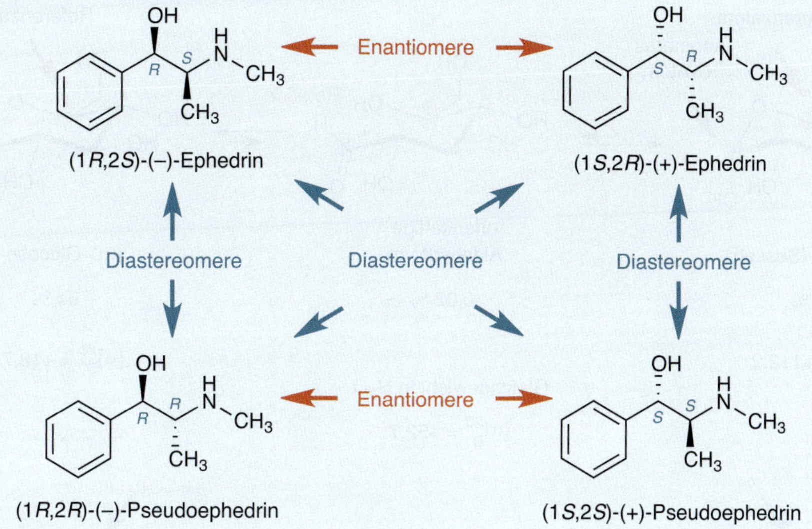

Abb. 1.140 Optisch aktive Formen bei Ephedrin und Pseudoephedrin

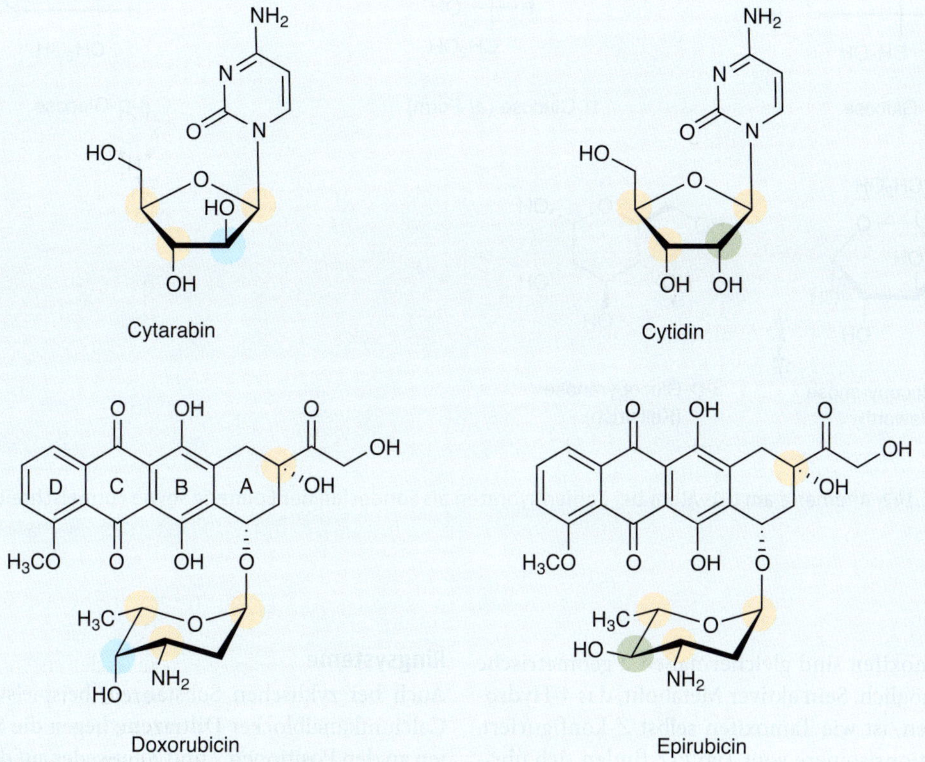

Abb. 1.141 Ausgewählte Epimerenpaare

1

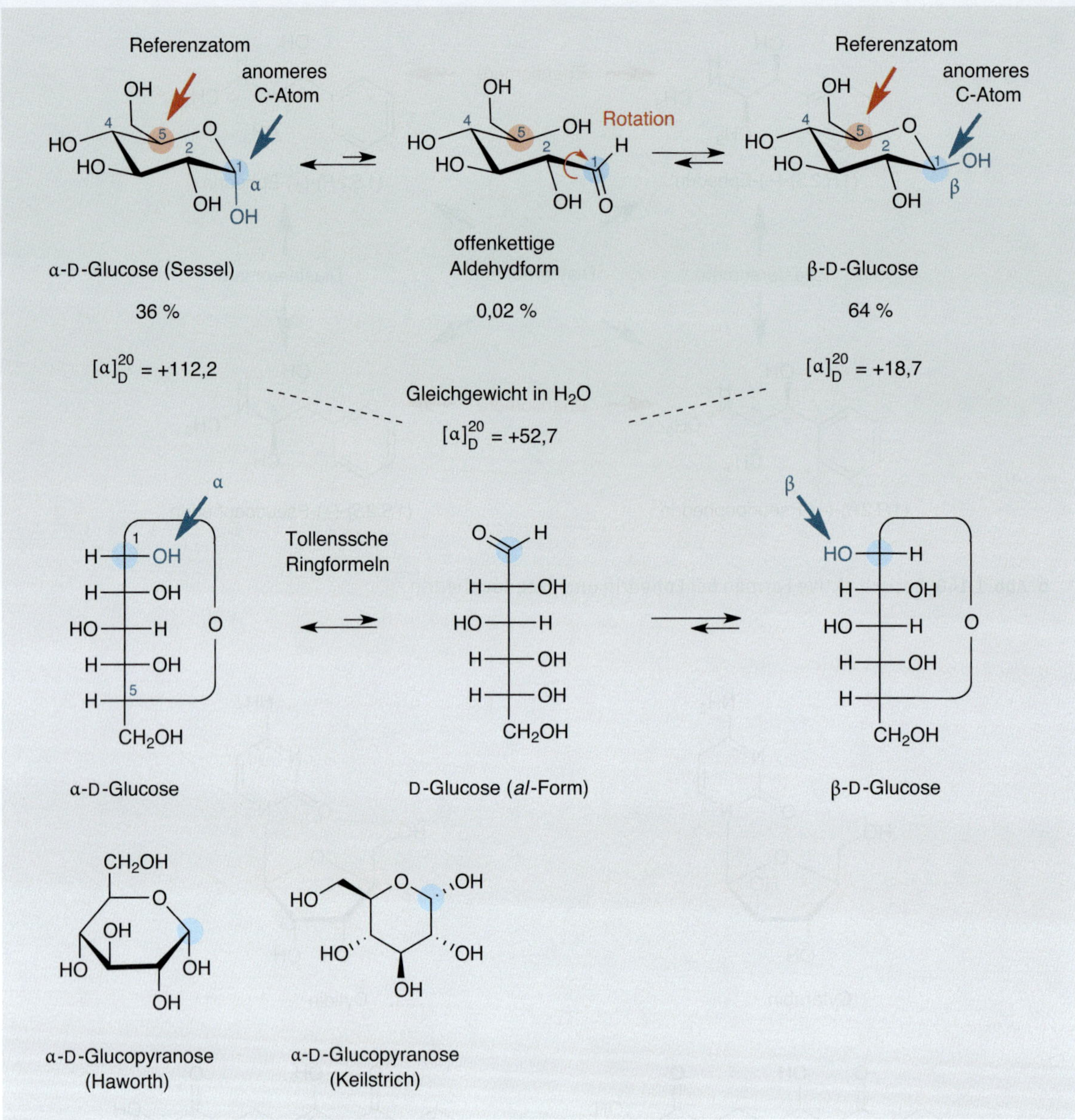

Abb. 1.142 Anomerie am C-1-Atom bei Kohlenhydraten als Sonderfall der Epimerie sowie Formelschreibweisen

Bei **Tamoxifen** sind gleichermaßen 2 geometrische Isomere möglich. Sein aktiver Metabolit, das 4-Hydroxytamoxifen, ist wie Tamoxifen selbst *Z*-konfiguriert. Konfigurationsisomere vom Typ *E*/*Z* finden sich übrigens auch bei C=N- und N=N-Doppelbindungen, also auch bei Oximen, Iminen, Hydrazonen und Azoverbindungen. Ein Beispiel ist das β-Lactam-Antibiotikum Cefuroximaxetil, dessen Oximetherstruktur *Z*-konfiguriert vorliegt. Bei der Ermittlung der Priorität der Substituenten nach CIP erhält hier das freie Elektronenpaar am N-Atom die niedrigste Priorität.

Ringsysteme

Auch bei zyklischen Substanzen, beispielsweise beim Calciumkanalblocker **Diltiazem**, liegen die Substituenten an den Positionen 2 und 3 entweder auf der gleichen Seite (*cis*) oder auf unterschiedlichen Seiten (*trans*) des Tetrahydrobenzothiazepin-Rings. Diltiazem besitzt Chiralitätszentren an den C-Atomen C-2 und C-3, wodurch 4 stereoisomere Formen denkbar sind. Nur das rechtsdrehende, (2*S*,3*S*)-konfigurierte Enantiomer der *cis*-Form (Abb. 1.144) zeigt eine potente, koronare gefäßerweiternde Aktivität. Das (2*R*,3*S*)-konfigurierte Diastereomer tritt als Verunreinigung auf.

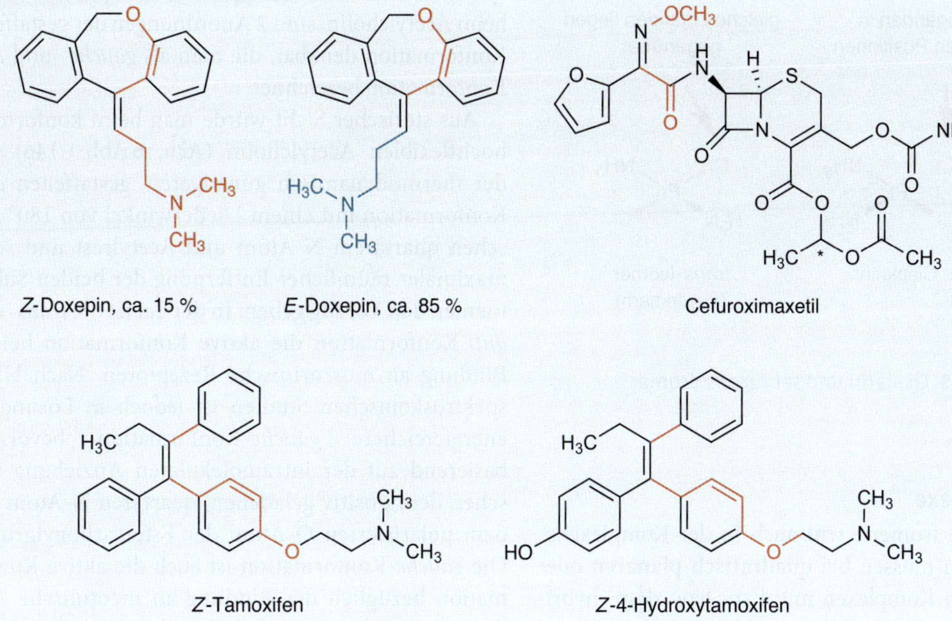

Z-Doxepin, ca. 15 %

E-Doxepin, ca. 85 %

Cefuroximaxetil

Z-Tamoxifen

Z-4-Hydroxytamoxifen

Abb. 1.143 *E/Z*-Isomerie bei Arzneistoffen mit C=C- oder C=N-Doppelbindungen

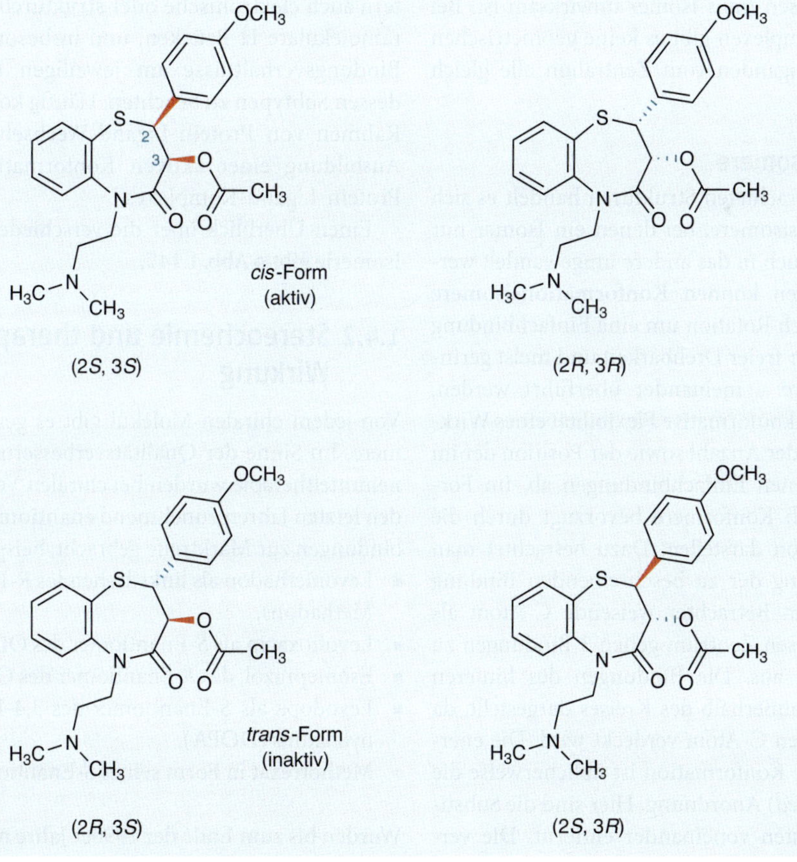

cis-Form (aktiv)

(2*S*, 3*S*)

(2*R*, 3*R*)

trans-Form (inaktiv)

(2*R*, 3*S*)

(2*S*, 3*R*)

Abb. 1.144 *cis-trans*-Isomere von Diltiazem

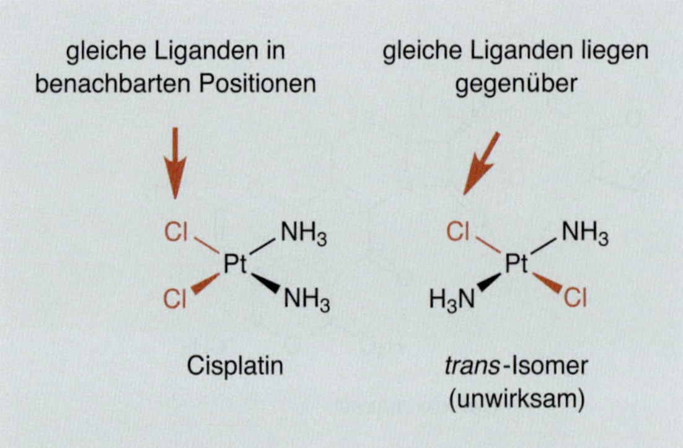

gleiche Liganden in benachbarten Positionen

gleiche Liganden liegen gegenüber

Cisplatin

trans-Isomer (unwirksam)

○ Abb. 1.145 Cisplatin und sein *trans*-Isomer

Metallkomplexe

Geometrische Isomerie tritt auch in der Komplexchemie auf. Dazu müssen bei **quadratisch-planaren** oder **oktaedrischen** Komplexen mit d^2sp- bzw. d^2sp^3-hybridisiertem Zentralion mindestens 2 verschiedene Liganden vorhanden sein. Das Isomer mit den gleichen Liganden in benachbarten Positionen ist das *cis*-Isomer. Beim *trans*-Isomer liegen sich die gleichen Liganden gegenüber. Ein Beispiel ist das Zytostatikum **Cisplatin** (○ Abb. 1.145), dessen *trans*-Isomer unwirksam ist. Bei tetraedrischen Komplexen gibt es keine geometrischen Isomere, da die Liganden vom Zentralion alle gleich weit entfernt sind.

Konformationsisomere

Bei den bisher betrachteten Strukturen handelt es sich um Konfigurationsisomere, bei denen ein Isomer nur durch Bindungsbruch in das andere umgewandelt werden kann. Dagegen können **Konformationsisomere** (Konformere) durch Rotation um eine Einfachbindung – bei ausreichender freier Drehbarkeit und meist geringer Energiebarriere – ineinander überführt werden. Letztlich hängt die konformative Flexibilität eines Wirkstoffmoleküls von der Anzahl sowie der Position der im Molekül vorhandenen Einfachbindungen ab. Im Formelbild lassen sich Konformere bevorzugt durch die **Newman-Projektion** darstellen. Dazu betrachtet man das Molekül entlang der zu beschreibenden Bindung und stellt das zum Betrachter weisende C-Atom als Kreis dar. Von dessen Zentrum gehen 3 Bindungen zu den Substituenten aus. Die Bindungen des hinteren C-Atoms werden außerhalb des Kreises dargestellt, da dieses vom vorderen C-Atom verdeckt wird. Die energieärmste, stabilste Konformation ist üblicherweise die **gestaffelte** (*staggered*) Anordnung. Hier sind die Substituenten am weitesten voneinander entfernt. Die verdeckte, **ekliptische** Konformation ist aufgrund der Coulomb-Abstoßung die energiereichste. Weisen die beiden C-Atome unterschiedliche Bindungspartner auf, beispielsweise eine Estergruppe und ein quartäres Amin beim Acetylcholin, sind 2 Anordnungen der gestaffelten Konformation denkbar, die man als *gauche*- und *anti*-Konformation bezeichnet.

Aus sterischer Sicht würde man beim konformativ hochflexiblen Acetylcholin (Ach, ○ Abb. 1.146) eher der thermodynamisch günstigeren, gestaffelten *anti*-Konformation mit einem Diederwinkel von 180° zwischen quartärem N-Atom und Acetylrest und somit maximaler räumlicher Entfernung der beiden Substituenten den Vorzug geben. In der Tat ist die *trans*- oder *anti*-Konformation die aktive Konformation bei der Bindung an muscarinische Rezeptoren. Nach NMR-spektroskopischen Studien ist jedoch in Lösung die energiereichere *gauche*-Konformation bevorzugt, basierend auf der intramolekularen Anziehung zwischen dem positiv geladenen, quartären N-Atom und dem polarisierten O-Atom der Estercarbonylgruppe. Die *gauche*-Konformation ist auch die aktive Konformation bezüglich der Bindung an nicotinische Ach-Rezeptoren. Grundsätzlich kann sich demnach die aktive Konformation eines Wirkstoffs von einer energetisch günstigeren Konformation unterscheiden. Letztlich sind hinsichtlich der bevorzugten Konformation bei vielen Wirkstoffen neben sterischen Parametern auch elektronische oder strukturelle Aspekte, intramolekulare H-Brücken, und insbesondere auch die Bindungsverhältnisse am jeweiligen Rezeptor oder dessen Subtypen zu beachten. Häufig kommt es erst im Rahmen von Protein-Ligand-Wechselwirkungen zur Ausbildung einer aktiven Konformation und eines Protein-Ligand-Komplexes.

Einen Überblick über die verschiedenen Arten der Isomerie gibt ○ Abb. 1.147.

1.4.2 Stereochemie und therapeutische Wirkung

Von jedem chiralen Molekül gibt es genau 2 Enantiomere. Im Sinne der Qualitätsverbesserung in der Arzneimitteltherapie wurden bei chiralen Verbindungen in den letzten Jahren zunehmend **enantiomerenreine** Verbindungen zur Marktreife gebracht, beispielsweise

- Levomethadon als linksdrehendes *R*-Enantiomer des Methadons,
- Levofloxacin als *S*-Enantiomer des Ofloxacins,
- Esomeprazol, das *S*-Enantiomer des Omeprazols,
- Levodopa als *S*-Enantiomer des 3,4-Dihydroxyphenylalanins (DOPA),
- Methotrexat in Form seines *S*-Enantiomers.

Wurden bis zum Ende der 1990er Jahre neu zugelassene chirale Arzneistoffe überwiegend als Racemat vermarktet, sind es mittlerweile überwiegend die Eutomere. Auch ist in vielen Fällen mit der chiralen Umschaltung

Abb. 1.146 Konformationen von Acetylcholin, ekliptische Darstellung: Substituenten etwas versetzt gezeichnet

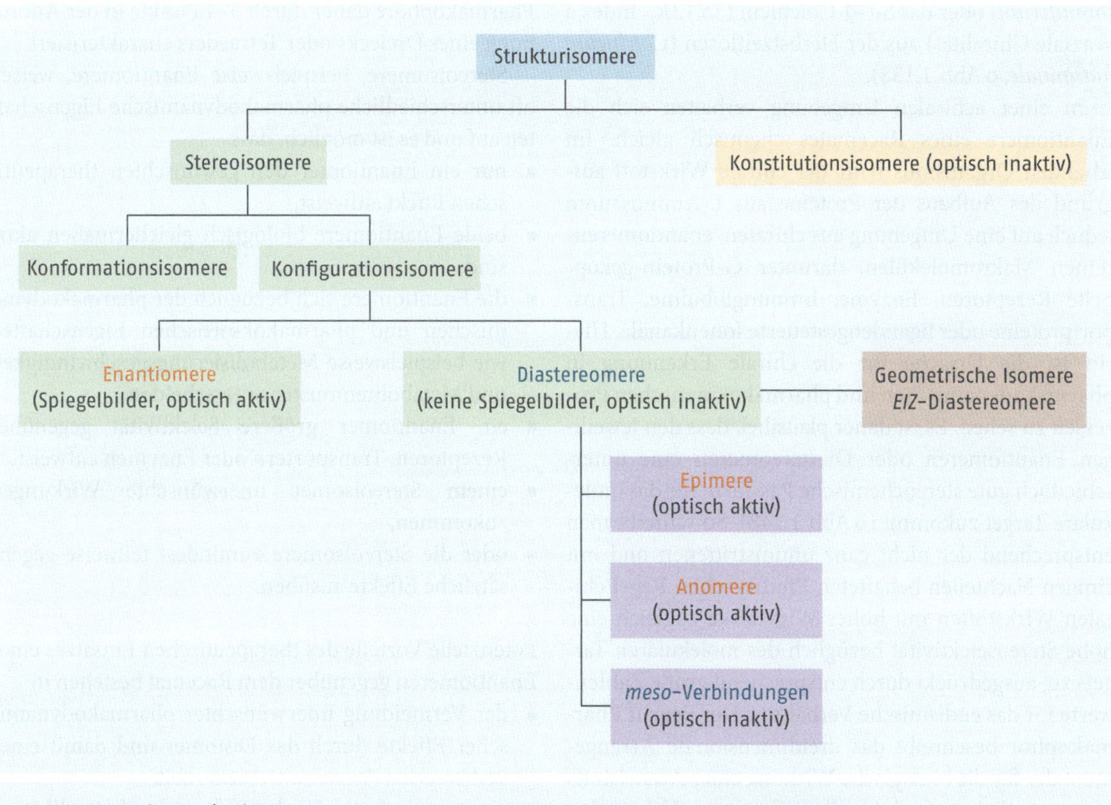

Abb. 1.147 Isomerie-Arten

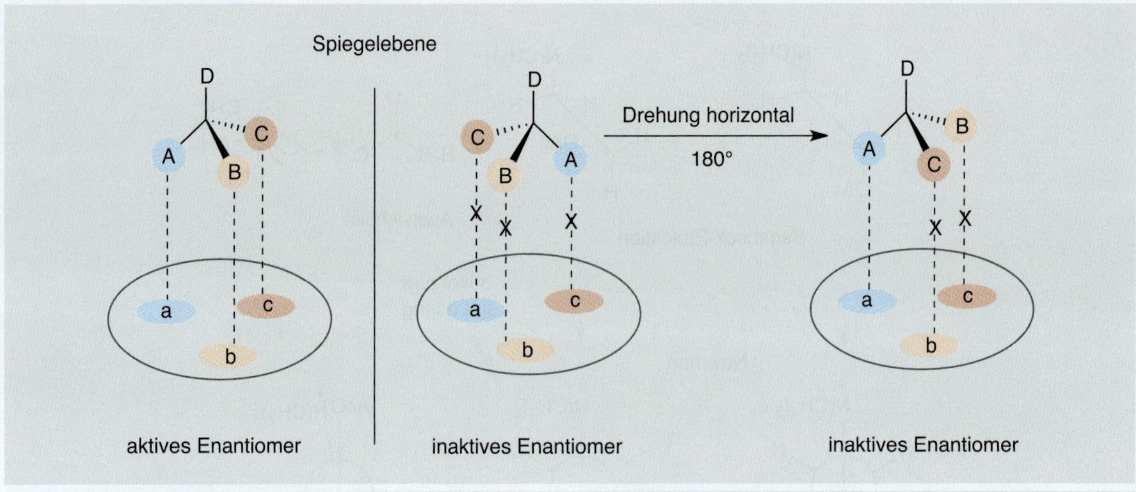

Abb. 1.148 Schematische Dreipunkt-Adaption zwischen den Enantiomeren einer chiralen Verbindung und einem Rezeptorprotein

eines zunächst vermarkteten Racemates auf das Eutomer, dem „chiral switch", ein günstigeres Nutzen-Risiko-Verhältnis verbunden.

Dagegen wird der ganz überwiegende Teil der natürlich vorkommenden Arzneistoffe von der Natur enantiomerenrein biosynthetisiert, so z. B. das mit 5 asymmetrisch substituierten C-Atomen versehene, linksdrehende Morphin aus dem Schlafmohn (*Papaver somniferum*) oder das *S*-(–)-Colchicin (7*S*,12R_a, Index a = axiale Chiralität) aus der Herbstzeitlosen (*Colchicum autumnale*, Abb. 1.138).

In einer achiralen Umgebung verhalten sich die Enantiomere eines Racemates chemisch gleich. Im lebenden Organismus trifft der chirale Wirkstoff aufgrund des Aufbaus der Proteine aus L-Aminosäuren jedoch auf eine Umgebung aus chiralen, enantiomerenreinen Makromolekülen, darunter G-Protein-gekoppelte Rezeptoren, Enzyme, Immunglobuline, Transportproteine oder ligandengesteuerte Ionenkanäle. Hierin ist die Ursache für die chirale Erkennung in pharmakodynamischen und pharmakokinetischen Prozessen zu sehen. Es ist daher plausibel, dass den jeweiligen Enantiomeren oder Diastereomeren eine unterschiedlich gute stereochemische Passform für das molekulare Target zukommt (Abb. 1.148). So schreibt man entsprechend der nicht ganz unumstrittenen und mit einigen Nachteilen behafteten **Pfeifferschen Regel** chiralen Wirkstoffen mit hoher Wirkstärke zugleich eine hohe Stereoselektivität bezüglich des molekularen Targets zu, ausgedrückt durch entsprechend große Zahlenwerte für das eudismische Verhältnis. Der Begriff **Pharmakophor** beschreibt das dreidimensionale Arrangement der für die biologische Wirkung eines Arzneistoffs verantwortlichen funktionellen Gruppen. Neben den elektronischen Eigenschaften sind es insbesondere sterische Aspekte, die eine optimale Interaktion mit dem molekularen Target ermöglichen. Nach einer Hypothese von Easson und Stedman (Easson-Stedman-Modell) geht man davon aus, dass 3 der 4 Substituenten eines asymmetrisch substituierten C-Atoms zur intermolekularen Wechselwirkung mit der Rezeptoroberfläche in der Lage sein sollten (Abb. 1.148), wobei eine generelle Gültigkeit allerdings nicht gegeben ist. Oft werden Pharmakophore daher durch 3–4 Punkte in der Anordnung eines Dreiecks oder Tetraeders charakterisiert.

Stereoisomere, beispielsweise Enantiomere, weisen oft unterschiedliche pharmakodynamische Eigenschaften auf und es ist möglich, dass

- nur ein Enantiomer den gewünschten therapeutischen Effekt aufweist,
- beide Enantiomere biologisch gleichermaßen aktiv sind,
- die Enantiomere sich bezüglich der pharmakodynamischen und pharmakokinetischen Eigenschaften wie beispielsweise Metabolisierungsgeschwindigkeit und Metabolitenmuster unterscheiden,
- ein Enantiomer größere Selektivität gegenüber Rezeptoren, Transportern oder Enzymen aufweist,
- einem Stereoisomer unerwünschte Wirkungen zukommen,
- oder die Stereoisomere zumindest teilweise gegensätzliche Effekte ausüben.

Potenzielle Vorteile des therapeutischen Einsatzes eines Enantiomeren gegenüber dem Racemat bestehen in

- der Vermeidung unerwünschter pharmakodynamischer Effekte durch das Distomer und damit einer verbesserten Arzneimittelsicherheit,
- einer verringerten Wirkstoffdosis durch Applikation des Eutomers,

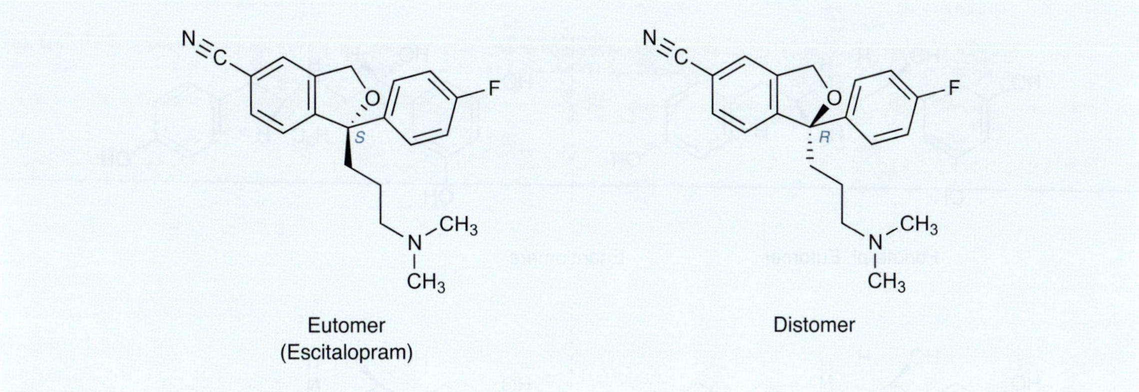

Eutomer (Escitalopram)

Distomer

o Abb. 1.149 Enantiomerenpaar beim Citalopram

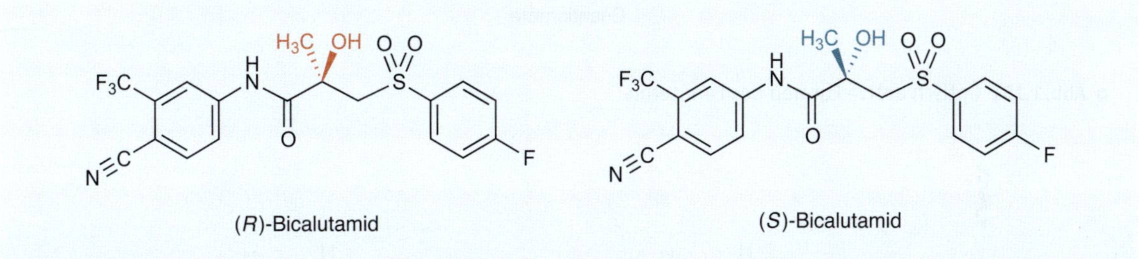

(*R*)-Bicalutamid

(*S*)-Bicalutamid

o Abb. 1.150 Enantiomerenpaar von Bicalutamid

- der selektiveren Erstellung eines pharmakodynamischen Profils,
- eines weniger komplexen pharmakokinetischen Profils,
- der Vermeidung von metabolischem Ballast.

Anhand der folgenden Wirkstoffbeispiele lassen sich einige Szenarien aufzeigen.

Unterschiedliche Affinität zu Transportern

Escitalopram ist als antidepressiv wirksames *S*-Enantiomer (o Abb. 1.149) des selektiven Serotonin-Wiederaufnahmehemmers Citalopram im Handel (▸ Kap. 7.16.2). Es hemmt die Serotonin-Wiederaufnahme weitaus effektiver als die *R*-Form. Diese Hemmung basiert auf einer stereoselektiven Interaktion mit dem Serotonin-Transporter, da *S*-Citalopram ca. 40-fach stärker an das Transportprotein bindet als das *R*-Enantiomer. Escitalopram bindet außerdem nicht oder in nur geringem Maß an andere Rezeptoren, wie 5-HT_{1A}-, 5-HT_2-, α_1-, α_2-, β-Adrenozeptoren, Histamin-H_1-Rezeptoren, Benzodiazepin- und Opioidrezeptoren sowie cholinerge Muscarinrezeptoren. Aufgrund des in der Stereochemie begründeten speziellen Wirkungsmechanismus der Serotonin-Wiederaufnahmehemmung ist Escitalopram ein ausgesprochen selektiv wirkender Arzneistoff.

Enantioselektiver Metabolismus

Das hochaffine Antiandrogen **Bicalutamid** (▸ Kap. 13.8.3) weist ein Stereozentrum am C-2-Atom auf. Zwar ist das Racemat im Handel, doch geht die antiandrogene Aktivität nahezu ausschließlich auf das (−)-*R*-Bicalutamid (o Abb. 1.150) als Eutomer zurück.

Dessen In-vitro-Bindungsaffinität zum Androgenrezeptor ist ca. 33-fach höher als die des (+)-*S*-Distomers. Zudem ist die Bindungsaffinität des racemischen Bicalutamids nur etwa halb so groß wie die des (−)-*R*-Bicalutamids, woraus ersichtlich wird, dass das (+)-*S*-Enantiomer für die antiandrogene Aktivität nahezu bedeutungslos ist. In vivo ist die antiandrogene Aktivität des *R*-Bicalutamids im Rattenmodell sogar 60-fach höher. Offenbar trägt bei Bicalutamid neben der stereoselektiven Rezeptorbindung insbesondere der höhere systemisch verfügbare Anteil des *R*-Enantiomers als Folge einer enantioselektiven Biotransformation erheblich zur antiandrogenen Aktivität bei. In der Tat wird beim Menschen (−)-*R*-Bicalutamid wesentlich langsamer metabolisiert und eliminiert als das *S*-Enantiomer, da letzteres nach oraler Gabe einem extensiven First-Pass-Metabolismus unterliegt.

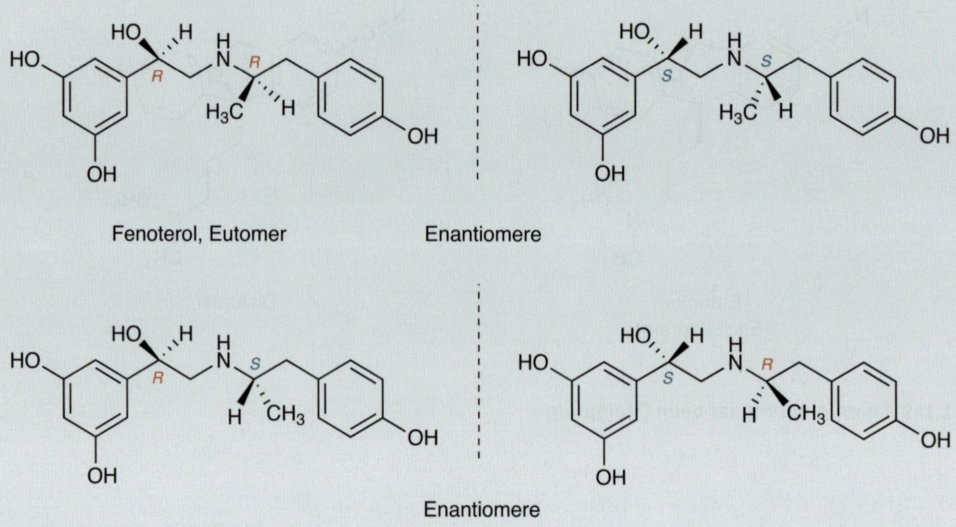

Fenoterol, Eutomer

Enantiomere

Enantiomere

○ Abb. 1.151 Optisch aktive Formen des Fenoterols

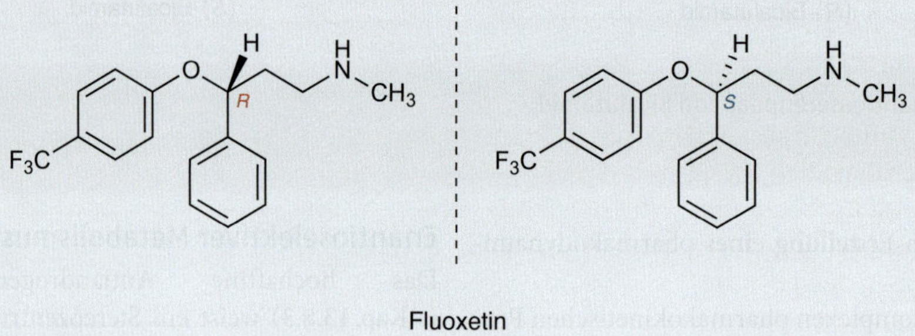

Fluoxetin

○ Abb. 1.152 Enantiomerenpaar von Fluoxetin

Unterschiedliche Wirkstärke

Beim β_2-Sympathomimetikum **Fenoterol** mit 2 Chiralitätszentren kommt dem von der Ph. Eur. beschriebenen Racemat mit *R,R*/*S,S*-Konfiguration eine 9–20-mal stärkere β-sympathomimetische Wirkung zu als dem zu diesem Enantiomerenpaar diastereomeren *R,S*/*S,R*-konfigurierten chiralen Racemat. Eutomer ist das *R,R*-Enantiomer.

Unterschiedliches Interaktionspotenzial

Beim selektiven Serotonin-Wiederaufnahmehemmer **Fluoxetin** fungieren beide Enantiomere als effiziente Serotonin-Reuptake-Inhibitoren, zugleich sind sie aber auch potente CYP2D6-Inhibitoren. Einziger identifizierter aktiver Metabolit ist das chirale Demethylfluoxetin, ebenfalls ein potenter CYP2D6-Inhibitor. Probleme ergeben sich daher in der Kombination mit Arzneistoffen, deren Abbau stark von CYP2D6 abhängt, beispielsweise beim Desipramin. Es wird metabolisch aus Imipramin gebildet und durch CYP2D6 metabolisiert. Sowohl *R*-Fluoxetin als auch *R*-Demethylfluoxetin inhibieren CYP2D6 jeweils etwa 5–6-fach stärker als die *S*-Formen. Da CYP2D6 durch das *S*-Enantiomer weniger inhibiert wird als durch das *R*-Enantiomer, verknüpfte man mit der *S*-Form weniger starke Arzneimittelinteraktionen.

Unerwünschte Nebenwirkungen

Die als Chelatbildner verwendete nichtproteinogene α-Aminosäure **Penicillamin** (○ Abb. 1.153) besitzt *S*-Konfiguration, nach der Fischer-Rosannof-Konvention (D,L-Nomenklatur) wird sie als D-Penicillamin bezeichnet. Das *R*-Enantiomer ist deutlich toxischer, da der Humanorganismus die L-Aminosäure von den proteinogenen Aminosäuren L-Valin und L-Isoleucin kaum zu unterscheiden vermag und diese als Proteinbaustein verwendet. Die bei der Therapie mit D-Penicillamin beobachteten allergischen Reaktionen und antagonistischen Wirkungen gegenüber Vitamin B_6 werden hauptsächlich der Verunreinigung mit dem *R*-Enantiomer (L-Penicillamin) zugeschrieben.

Unterschiedliches Wirk- und Nebenwirkungsprofil

Ein eindrucksvolles Beispiel für das unterschiedliche Wirkprofil von Enantiomeren ist **Methadon** (o Abb. 1.154). Methadon ist ein chirales, vollsynthetisches Opioid und ein reiner Agonist am μ-Opioid-Rezeptor. Es wird als klassisches Analgetikum in der Tumortherapie und auch zur Heroinsubstitution eingesetzt. Die schmerzstillende Wirkung des *R*-Enantiomers Levomethadon (L-Polamidon®) ist etwa doppelt so groß wie die des racemischen Methadons. Folglich kommt dem *S*- oder Dextromethadon nahezu keine analgetische Potenz zu. Es ist allerdings ein potentes Antitussivum. Zudem ist das kardiale Risikopotenzial des Levomethadons gegenüber dem Dextromethadon verringert. Beide Enantiomere des Methadons hemmen den hERG-Kanal (▸ Kap. 3.5.1), was zu Herzrhythmusstörungen führen und unter Umständen in potenziell lebensbedrohende Torsades-de-pointes-Arrhythmien münden kann. Dextromethadon ruft im Vergleich zum Levomethadon allerdings eine 3–4-fach stärkere hERG-Inhibition hervor, was auf einen enantioselektiven Inhibitionsmechanismus hinweist. Die Hemmung des hERG-Kanals wird im Elektrokardiogramm an einer Verlängerung des QT-Intervalls erkennbar.

Stereoisomerisierung

Asymmetrisch substituierte C-Atome sind in der Regel konfigurationsstabil. In einigen Fällen beobachtet man aber unter physiologischen Bedingungen eine Stereoisomerisierung des Chiralitätszentrums. Mit dem Begriff **Racemisierung** wird ein makroskopischer, statistischer Prozess beschrieben, in dessen Verlauf eine optisch aktive Verbindung irreversibel in ein racemisches Gemisch umgewandelt wird. Der Prozess kann sehr langsam, aber auch extrem schnell verlaufen. Auch der pH-Wert spielt eine wichtige Rolle. So beträgt die Halbwertszeit der Racemisierung beim Oxazepam bei 37 °C etwa 4 min. Als **Enantiomerisierung** bezeichnet man die wechselseitige, über einen Übergangszustand oder ein Intermediat verlaufende reversible Umwandlung eines Enantiomers in das jeweils andere. **Thalidomid** (▸ Kap. 13.11) wurde bis zum Ende der 1950er Jahre in Form des Racemates als hervorragend verträgliches Beruhigungs- und Schlafmittel (Contergan®) beworben und eingesetzt. Es stellte sich jedoch heraus, dass Thalidomid – in der Frühschwangerschaft bei Morgenübelkeit eingenommen – schwerste Missbildungen bei Ungeborenen, wie Organfehlbildungen oder auch fehlende Organe, hervorrief. Die fruchtschädigende Wirkung schrieb man später dem (–)-*S*-Enantiomer zu, die sedierende dem (+)-*R*-Enantiomer. Bei Thalidomid kommt es unter physiologischen Bedingungen allerdings zu einer **bidirektionalen** chiralen Inversion, wobei sich aufgrund der etwas schnelleren Elimination des *S*-Enantiomers kein Racemat im klassischen Sinne bilden kann. Die chirale Inversion liegt in der Keto-

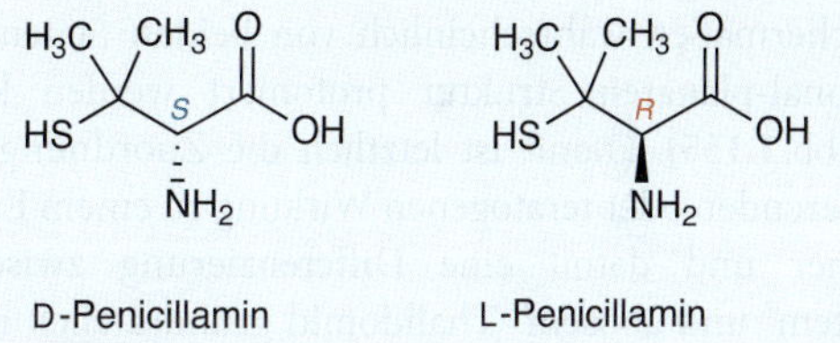

D-Penicillamin

L-Penicillamin

o **Abb. 1.153** Enantiomerenpaar von Penicillamin

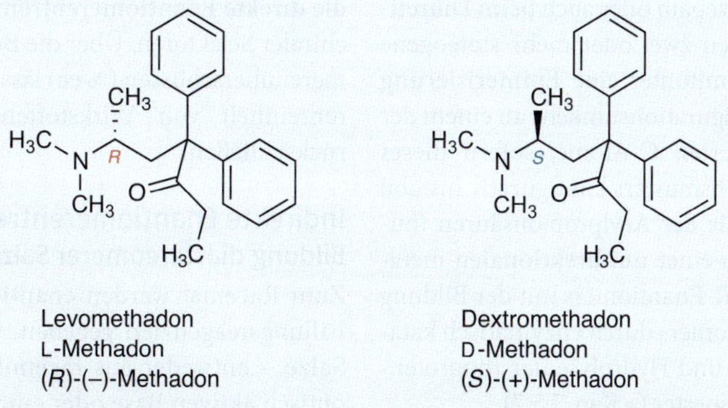

Levomethadon
L-Methadon
(*R*)-(–)-Methadon

Dextromethadon
D-Methadon
(*S*)-(+)-Methadon

o **Abb. 1.154** Enantiomerenpaar von Methadon

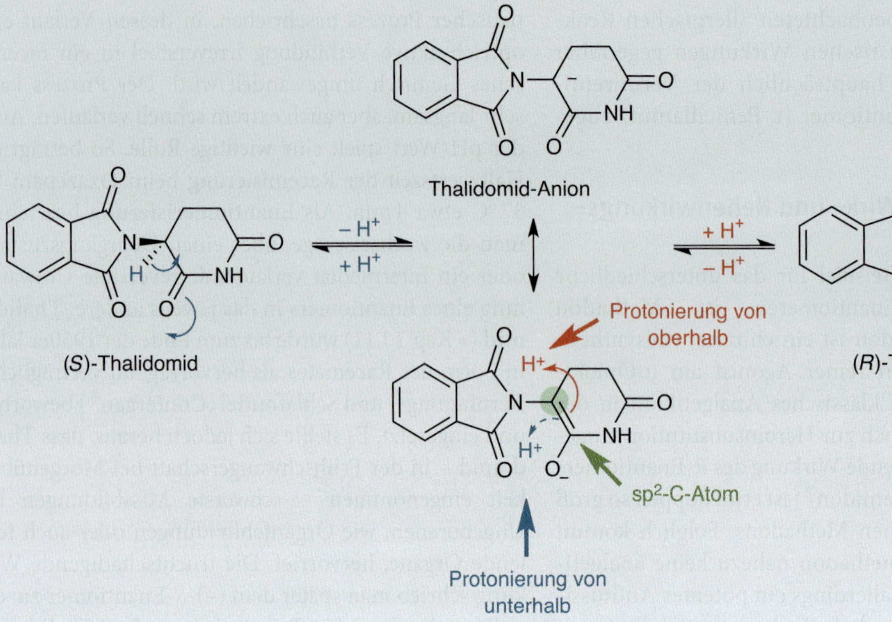

Abb. 1.155 Chirale Inversion bei Thalidomid über dessen mesomeriestabilisiertes Anion

Enol-Tautomerie des Thalidomids begründet. So weist das mesomeriestabilisierte Anion als konjugierte Base des Thalidomids ein sp^2-hybridisiertes C-Atom auf, das gleichermaßen wahrscheinlich von beiden Seiten der trigonal-planaren Struktur protoniert werden kann (Abb. 1.155). Damit ist letztlich die Zuordnung der sedierenden oder teratogenen Wirkung zu einem Enantiomer und damit eine Differenzierung zwischen „gutem" und „bösem" Thalidomid grundsätzlich nicht möglich. Auch durch die gezielte Verabreichung nur eines Enantiomers hätte die Contergan-Katastrophe somit nicht verhindert werden können.

Neben dem Thalidomid finden sich Enantiomerisierungen bei chiralen 3-Hydroxy-1,4-benzodiazepinen wie dem erwähnten Oxazepam oder auch beim Diuretikum Chlortalidon. Liegen zwei oder mehr stereogene C-Atome vor, so kann mitunter eine **Epimerisierung** eintreten, also eine Konfigurationsumkehr an einem der asymmetrisch substituierten C-Atome, sofern dieses aufgrund des Substitutionsmusters konfigurativ instabil ist. So kommt es im Falle der Arylpropionsäuren Ibuprofen und Naproxen zu einer **unidirektionalen** metabolischen Inversion des *R*-Enantiomers mit der Bildung des *S*-konfigurierten Eutomers durch enzymatisch katalysierte **Epimerisierung** und Hydrolyse der Ibuprofen- oder Naproxen-CoA-Thioester (▸ Kap. 7.5.7).

In der Kammerflüssigkeit des Auges kann nach lokaler Applikation von **Pilocarpin** (3*S*,4*R*; ▸ Kap. 7.2.2) neben ringgeöffneten Produkten das inaktive Epimerisierungsprodukt (3*R*,4*R*)-*trans*-Isopilocarpin nachgewiesen werden.

Anhand obiger Beispiele wird deutlich, dass es unabdingbar ist, Enantiomere hinsichtlich ihrer Eigenschaften zu untersuchen. Wesentliche Punkte sind dabei

- das optische Rotationsverhalten,
- das In-vivo-Verhalten bzw. die Stabilität gegenüber einer Racemisierung.

1.4.3 Enantiomerentrennung

Generell eignen sich zur Enantiomerentrennung und -analytik die **indirekte Enantiomerentrennung** nach entsprechender Derivatisierung (nasschemisch) sowie die **direkte Enantiomerentrennung** unter Verwendung chiraler Selektoren. Über die Bestimmung von Enantiomerenüberschüssen (% ee) lässt sich auf die Enantiomerenreinheit von Wirkstoffen und Syntheseedukten rückschließen.

Indirekte Enantiomerentrennung

Bildung diastereomerer Salze

Zum Racemat werden enantiomerenreine (*R* oder *S*) Fällungsreagenzien gegeben, wodurch **diastereomere Salze** – entweder aus racemischen Säuren und einer optisch aktiven Base oder einer racemischen Base und einer optisch aktiven Säure – erzeugt werden. Da die Schmelzpunkte und Löslichkeiten diastereomerer Salze meist erheblich voneinander abweichen, trennt

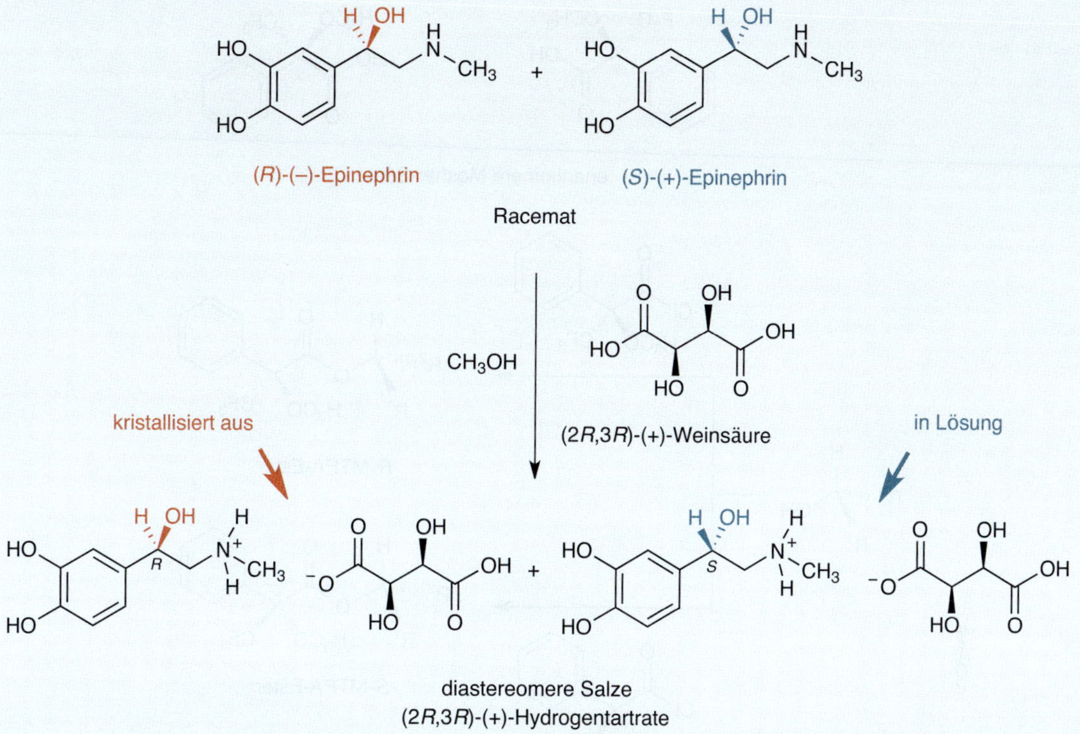

○ Abb. 1.156 Racemattrennung durch Bildung diastereomerer Salze am Beispiel des racemischen Epinephrins und dessen Umsetzung mit (2*R*,3*R*)-(+)-Weinsäure

man die diastereomeren Salze aufgrund ihres unterschiedlichen Löslichkeitsverhaltens durch fraktionierte Kristallisation und setzt dann die Enantiomere frei (○ Abb. 1.156).

Zur Bildung diastereomerer Salze mit racemischen Basen werden meist Äpfelsäure, Mandelsäure, Weinsäure oder auch Camphersulfonsäure verwendet. Für racemische Säuren kommen beispielsweise Ephedrin, Brucin, Chinin oder Phenylethylamin infrage.

Als Arzneistoffbeispiel sei das Sympathomimetikum Epinephrin (Adrenalin) genannt, dessen Eutomer das *R*-Enantiomer ist. Das bei der Synthese anfallende Racemat wird entsprechend mit (2*R*,3*R*)-(+)-Weinsäure zu den diastereomeren Salzen umgesetzt (○ Abb. 1.156) und durch fraktionierte Kristallisation das *R*-konfigurierte Epinephrinhydrogentartrat gewonnen. Aus diesem kann mit Ammoniak das *R*-konfigurierte Epinephrin gewonnen werden.

Kovalente Derivatisierung

Neben der Bildung diastereomerer Salze können auch kovalente Derivatisierungen zur Enantiomerentrennung herangezogen werden. Möglich wird dies durch **kovalente Derivatisierung** unter Verwendung enantiomerenreiner **chiraler Auxiliare**. Man erzeugt auch hier Diasteromere, die beispielsweise chromatographisch an achiralem Säulenmaterial getrennt werden können. Ausreichend reaktive Substanzen, wie racemische Alkohole und Amine, können vorteilhaft mit der **Mosher-Säure** (MTPA, α-Methoxy-α-trifluormethylphenylessigsäure), einem chiralen Derivatisierungsreagenz, in diastereomere Ester oder Amide überführt werden (James A. Dale, Harry S. Mosher, 1973). Als eigentliches Derivatisierungsreagenz fungiert das reaktive Säurechlorid der Mosher-Säure (○ Abb. 1.157), wobei durch Prioritätsumkehr aus dem *S*-Säurechlorid der *R*-Ester entsteht und umgekehrt.

Dabei ist die exakte Kenntnis der Absolutkonfiguration zur Bestimmung des Mengenverhältnisses nicht erforderlich. Für das bereits erwähnte Citalopram (○ Abb. 1.149) erwies sich eine diastereomere Salzbildung als schwierig, und die Gewinnung von Escitalopram stellte sich als Herausforderung dar. Ein entscheidender Schritt, größere Mengen an Escitalopram zu erhalten, war die Umsetzung des Diols, das aus der Synthese vor dem Zyklisierungsschritt anfällt (▸ Kap. 7.16.2) mit der Mosher-Säure. Aus den diastereomeren Estern gelang in Gegenwart einer stärkeren Base ein stereoselektiver Ringschluss zu den reinen Diastereomeren von Citalopram, woraus Escitalopram erhalten wurde.

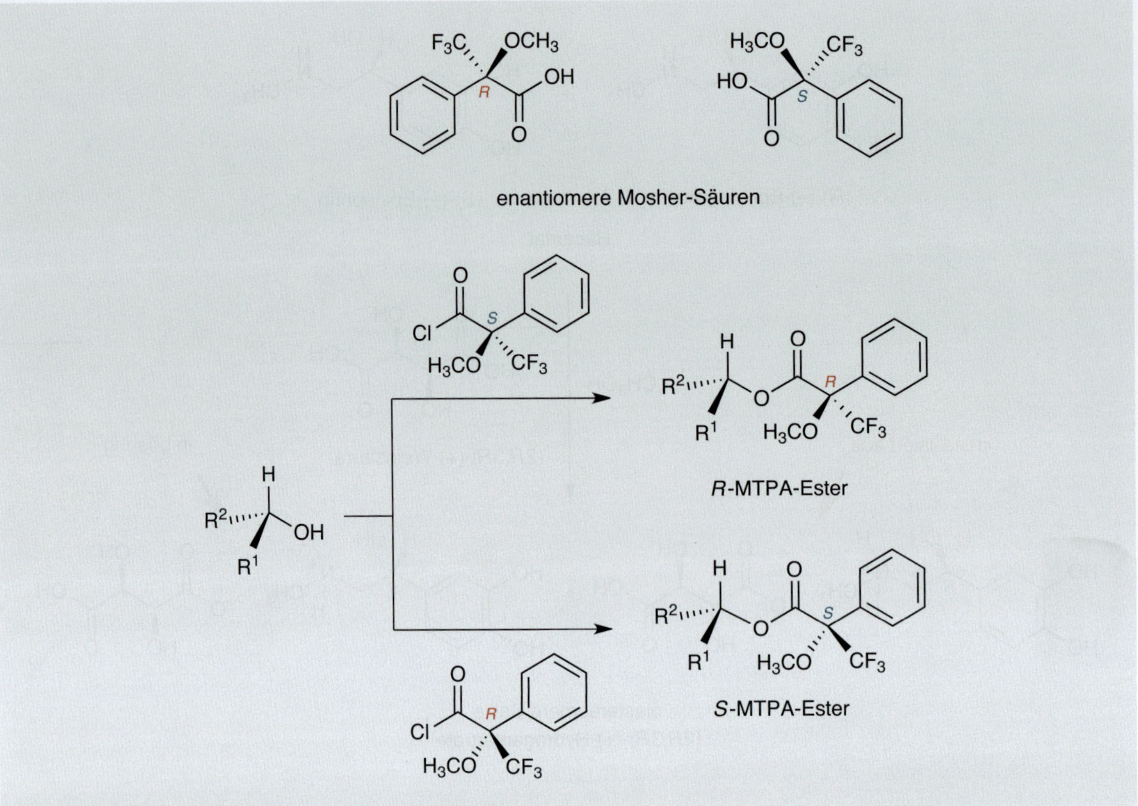

enantiomere Mosher-Säuren

R-MTPA-Ester

S-MTPA-Ester

Abb. 1.157 Kovalente Modifizierung eines chiralen Alkohols durch Bildung diastereomerer *R*- und *S*-Mosher-Ester

Enzymatische kinetische Racematspaltung

Das Prinzip einer kinetischen Racematspaltung basiert auf der unterschiedlichen Reaktionsgeschwindigkeit der Enantiomere bei einer chemischen Umsetzung. Da Enzyme chiral sind, setzen sie zumeist nur ein Enantiomer um und können daher zu einer enzymatischen kinetischen Racemattrennung verwendet werden. Idealerweise setzt sich ein Enantiomer vollständig um, während das andere nicht oder wesentlich langsamer reagiert und sich anreichert. Mittels einer Esterhydrolase aus dem Hefepilz *Trichosporon* spp. gelingt beispielsweise die enantioselektive Hydrolyse des *R*-Naproxenmethylesters, das *S*-Enantiomer bleibt unverändert (Abb. 1.158). Hydrolyserate und Selektivität hängen dabei von der Größe der Alkylgruppe des Esters ab.

Das Antiepileptikum **Levetiracetam** besitzt am C-2-Atom ein Chiralitätszentrum. Das linksdrehende *S*-konfigurierte Enantiomer ist das Eutomer, das rechtsdrehende *R*-konfigurierte Distomer hat keine antiepileptische Aktivität. Das enantiomerenreine Amid *S*-Levetiracetam kann beispielsweise durch eine enzymatisch-kinetische Nitrilhydrolyse zum Amid aus dem racemischen Nitril mittels einer enantioselektiven Nitril-Hydratase gewonnen werden (Abb. 1.159).

Direkte Enantiomerentrennung

Racemattrennung durch Auslesen enantiomorpher Kristalle

Durch Auslesen gelang Louis Pasteur 1845 die Trennung der enantiomorphen Kristalle der (+)- und (–)-Formen des Natriumammoniumtartrats und damit die erste Enantiomerentrennung. Mittels eines Mikroskops und einer Pinzette konnte er die Kristalle, deren Kristallhabitus sich ebenfalls wie Bild und Spiegelbild verhielt, mühsam voneinander trennen. Bei gleichen Flächen und Winkeln konnten die Kristalle nicht zur Deckung gebracht werden, die Lösungen der Kristalle erwiesen sich als optisch aktiv. Das Verfahren ist zeitaufwendig und gelingt nur unter optimalen Kristallisationsbedingungen und bei gut erkennbarem Kristallhabitus.

Chromatographische Racemattrennung

Neben diversen Kristallisationstechniken verwendet man für analytische und präparative Zwecke zur **direkten Enantiomerentrennung** chromatographische (HPLC, GC) oder auch kapillarelektrophoretische (CE) Methoden, bei denen man die Enantiomere einer speziellen chiralen Umgebung aussetzt. Auf diesem Wege

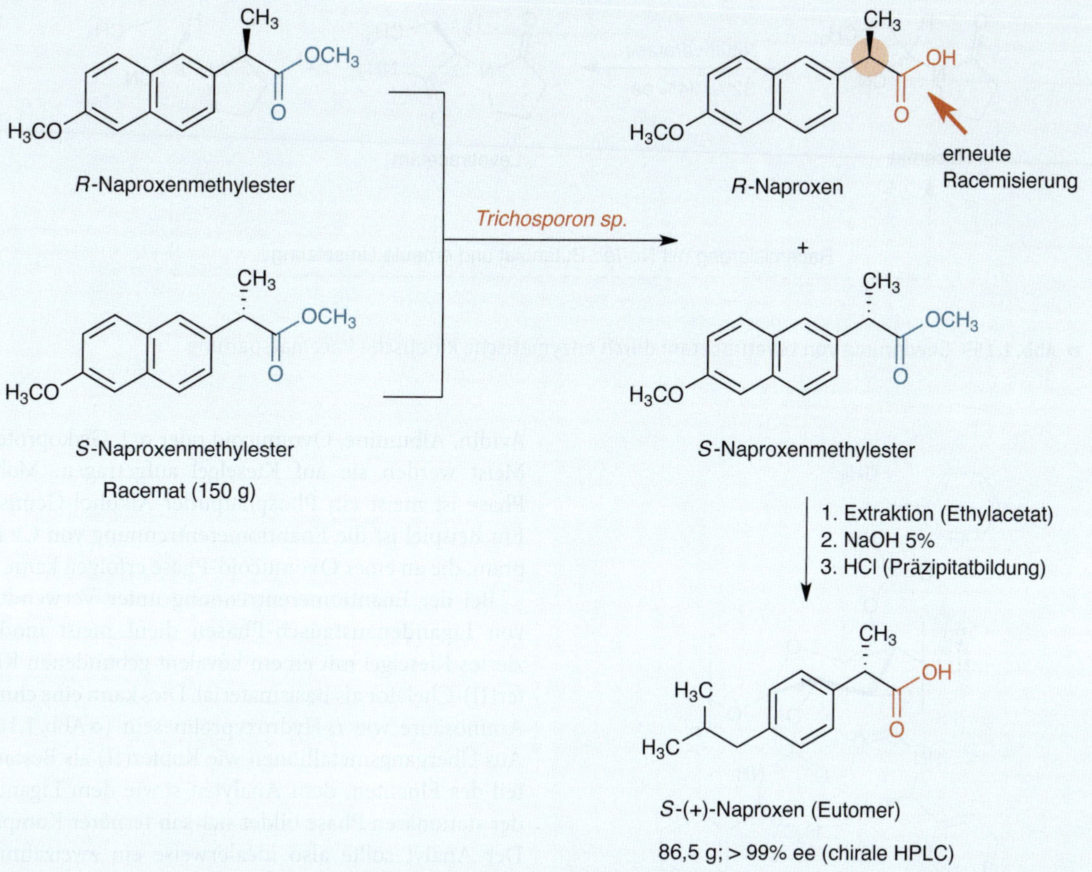

R-Naproxenmethylester

S-Naproxenmethylester
Racemat (150 g)

Trichosporon sp.

R-Naproxen

erneute Racemisierung

S-Naproxenmethylester

1. Extraktion (Ethylacetat)
2. NaOH 5%
3. HCl (Präzipitatbildung)

S-(+)-Naproxen (Eutomer)

86,5 g; > 99% ee (chirale HPLC)

Abb. 1.158 Gewinnung von S-(+)-Naproxen durch enzymatische Racematspaltung

werden Enantiomere aufgrund von **diastereomeren Wechselwirkungen** unterscheidbar. Bei der HPLC und der GC werden vorwiegend chirale stationäre Phasen eingesetzt. Demgegenüber erfolgt bei der CE die Enantiomerentrennung durch Verwendung chiraler Additive, die dem Trennpuffer zugesetzt werden, beispielsweise Cyclodextrine oder Kronenether. In Abhängigkeit von der eingesetzten Trenntechnik kommen u. a. folgende Verfahren zur Anwendung:

- Enantiomerentrennung mit Polysacchariden,
- Enantiomerentrennung durch Bildung von Einschlussverbindungen,
- Enantiomerentrennung mit Proteinphasen,
- Enantiomerentrennung unter Verwendung von Ligandenaustausch-Phasen,
- Enantiomerentrennung unter Verwendung chiraler π-Donor-π-Akzeptor-Systeme.

Zur Enantiomerentrennung mit **Polysacchariden** werden zahlreiche chemisch modifizierte Amylose- und Cellulose-Derivate als chirale stationäre Phasen eingesetzt, darunter Celluloseester oder Phenylcarbamate von Cellulose und Amylose (Abb. 1.160). Natürliche Polysaccharide sind dagegen wegen ihrer geringen Enantioselektivitäten und ungünstigen mechanischen Eigenschaften ungeeignet.

Bei der Enantiomerentrennung durch **Bildung von Einschlussverbindungen** kommt es zur Bildung eines stabilen diastereomeren Clathrats zwischen einem chiralen Clathratbildner (Wirt) und einem der zu trennenden Enantiomere (Gast). Das andere Enantiomer trennt man ab. Das Prinzip dieser Racemattrennung basiert auf den unterschiedlich guten Passformen der Enantiomere im Clathrat und der Bildung von Inklusionskomplexen. Spezifische Wechselwirkungen über funktionelle Gruppen sind hier nicht zwingend notwendig.

Die bekanntesten Phasen für chirale HPLC-Trennungen sind beispielsweise kovalent an Kieselgel gebundene Cyclodextrine, makrozyklische Glykopeptide (Vancomycin, Teicoplanin), Polyacryl- und Methacrylamide oder auch substituierte Kronenether als chirale Käfigverbindungen. **Cyclodextrine** sind ringförmige Abbauprodukte von Stärke. Sie bestehen aus 1,4-verknüpften α-D-Glucoseeinheiten (Abb. 1.161). Letzt-

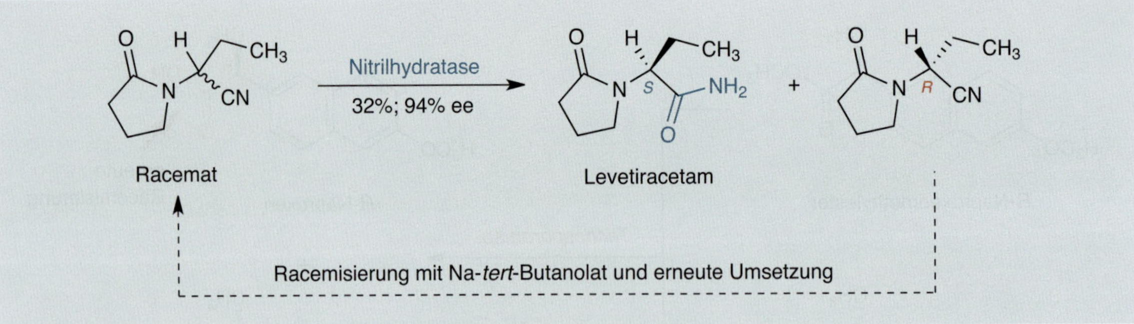

Abb. 1.159 Gewinnung von Levetiracetam durch enzymatische kinetische Racematspaltung

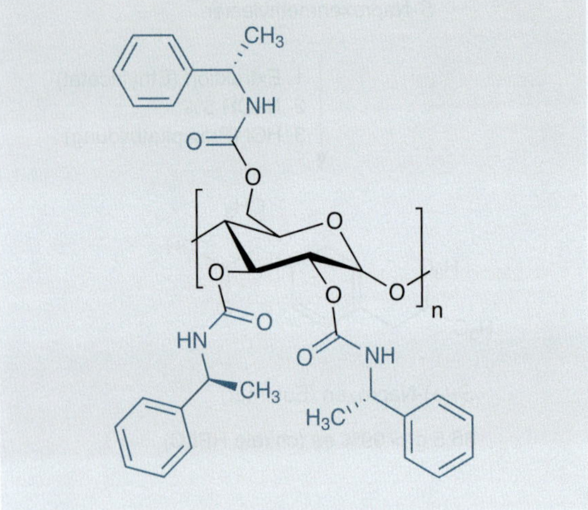

Abb. 1.160 S-1-Phenylethylcarbamat der Amylose

lich sind es die chiralen Zuckerbausteine der Cyclodextrine, die enantioselektive Wechselwirkungen und damit die Racemattrennung ermöglichen. Sie unterscheiden sich in der Anzahl der Glucoseeinheiten. Neben α-Cyclodextrinen (6 Glucosebausteine) werden β-Cyclodextrine (7 Glucosebausteine) oder γ-Cyclodextrine (8 Glucosebausteine) eingesetzt. Die Cyclodextrinoberfläche ist aufgrund der Hydroxygruppen hydrophiler Natur. Das „Käfiginnere" des Cyclodextrins gleicht dagegen einem hydrophoben Hohlraum, in den die zu trennenden Moleküle eindringen können. Auf diese Weise entstehen Einschlusskomplexe, deren Stabilitätsunterschiede für die Trennung verantwortlich sind. Für chirale GC-Trennungen verwendet man oft natives oder acetyliertes sowie methyliertes β-Cyclodextrin, meist in Form von Gemischen unterschiedlichen Substitutionsgrades. Auch in der Kapillarelektrophorese werden die Cyclodextrine, insbesondere β-Cyclodextrin, als chirale Selektoren intensiv genutzt.

Zur Trennung von chiralen Arzneistoffen lassen sich auch **Proteinphasen** mit Erfolg einsetzen, beispielsweise Avidin, Albumine, Ovomucoid oder α-1-Glykoprotein. Meist werden sie auf Kieselgel aufgetragen. Mobile Phase ist meist ein Phosphatpuffer-Alkohol-Gemisch. Ein Beispiel ist die Enantiomerentrennung von Citalopram, die an einer Ovomucoid-Phase erfolgen kann.

Bei der Enantiomerentrennung unter Verwendung von **Ligandenaustausch-Phasen** dient meist modifiziertes Kieselgel mit einem kovalent gebundenen Kupfer(II)-Chelator als Basismaterial. Dies kann eine chirale Aminosäure wie L-Hydroxyprolin sein (Abb. 1.162). Aus Übergangsmetallionen wie Kupfer(II) als Bestandteil des Eluenten, dem Analyten sowie dem Liganden der stationären Phase bildet sich ein ternärer Komplex. Der Analyt sollte also idealerweise ein zweizähniger Ligand mit der Fähigkeit zur Chelatisierung von Kupfer(II) sein. In Frage kommen diverse Aminosäuren, aber auch α-Hydroxysäuren. Es resultieren **diastereomere Komplexe**, die sich in der Komplexstabilität unterscheiden und chromatographisch getrennt werden können. Eine wichtige Anwendung ist die Trennung von α-Aminosäuren. Ph. Eur. lässt durch chirale Ligandenaustausch-Chromatographie beispielsweise bei Levodopa die Enantiomerenreinheit durch Quantifizierung des spezifizierten *R*-Stereoisomers D-Dopa überprüfen.

Im Rahmen der Enantiomerentrennung können auch **modifizierte Kieselgele**, die über **π-Donor-Akzeptor-Systeme** verfügen, eingesetzt werden. Als chirale Selektoren fungieren beispielsweise die Enantiomere des Dinitrobenzoylphenylglycins. Sie werden in der Regel über einen Linker kovalent an Kieselgel gebunden (Abb. 1.163). Derart modifizierte Kieselgele werden nach ihrem Entdecker William H. Pirkle auch als Pirkle- oder Brush-Typ-Phasen (*brush* = Bürste) bezeichnet. Es liegen konformativ eingeschränkte Diamide vor.

Am Trennmechanismus dürften neben π-Donor-Akzeptor-Wechselwirkungen auch H-Brückenbindungen sowie Dipol-Dipol-Wechselwirkungen und aufgrund der konformativ eingeschränkte Diamide auch sterische Effekte beteiligt sein. Die Solvenskompatibilität solcher Phasen ist hoch. Man setzt sie beispielsweise

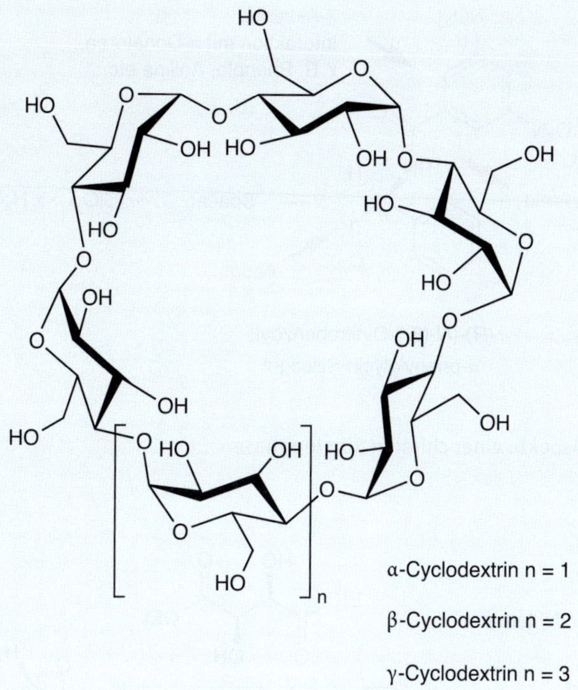

Abb. 1.161 Cyclodextrine

für die Enantiomerentrennung von Betablockern oder nichtsteroidalen Analgetika ein.

Quantifizierung eines Enantiomerenverhältnisses

Die **Enantiomerenreinheit** einer Verbindung wurde früher meist durch die **optische Reinheit** ausgedrückt und durch eine Drehwertmessung bestimmt. Sie beschreibt das Verhältnis des gemessenen Drehwerts zum Drehwert des reinen Enantiomers (Gleichung 1.2). Heutzutage wird die Reinheit eines Enantiomerengemischs meist mit dem Begriff **Enantiomerenüberschuss** (ee; *enantiomeric excess*) charakterisiert. Er ist definiert als Überschuss eines Enantiomers im Gemisch gegenüber dem Racemat und entspricht der optischen Reinheit unter der Annahme, dass der Drehwinkel linear von der Konzentration abhängig ist (Gleichung 1.3). In der Regel stimmen die Werte überein. Ein Enantiomerenverhältnis wird meist mittels chromatographischer Methoden über die Integration der Peakfläche oder mittels spezieller NMR-Techniken ermittelt. Beträgt der ee-Wert 100 %, wird ein Enantiomer enantiomerenrein gebildet. Bei einem ee-Wert von null Prozent liegt ein Racemat vor, da beide Enantiomere zu gleichen Teilen entstanden sind. Bei einem ee-Wert von 80 % handelt es sich demnach um ein Gemisch der Enantiomere im Verhältnis 90:10.

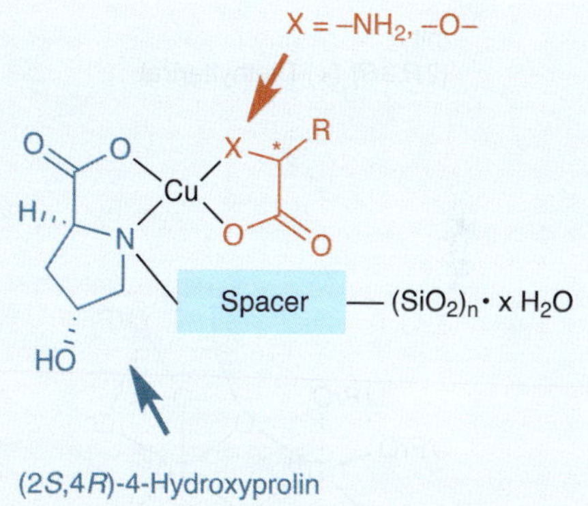

Abb. 1.162 Bildung diastereomerer Komplexe im Rahmen der Ligandenaustausch-Phase

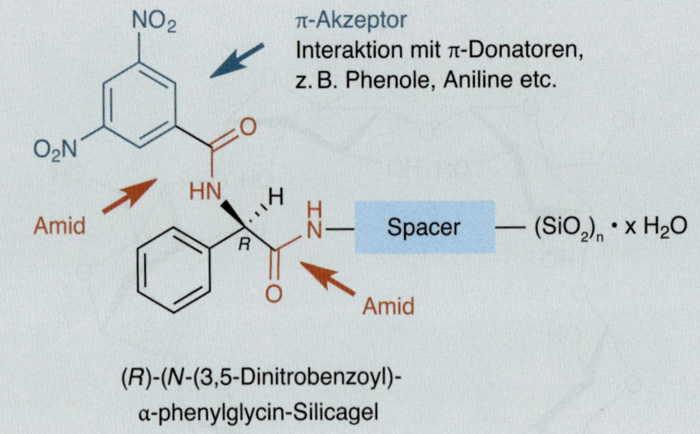

π-Akzeptor
Interaktion mit π-Donatoren, z. B. Phenole, Aniline etc.

Amid

Spacer — $(SiO_2)_n \cdot x\ H_2O$

Amid

(*R*)-(*N*-(3,5-Dinitrobenzoyl)-α-phenylglycin-Silicagel

Abb. 1.163 Strukturelle Aspekte einer chiralen Bürstenphase

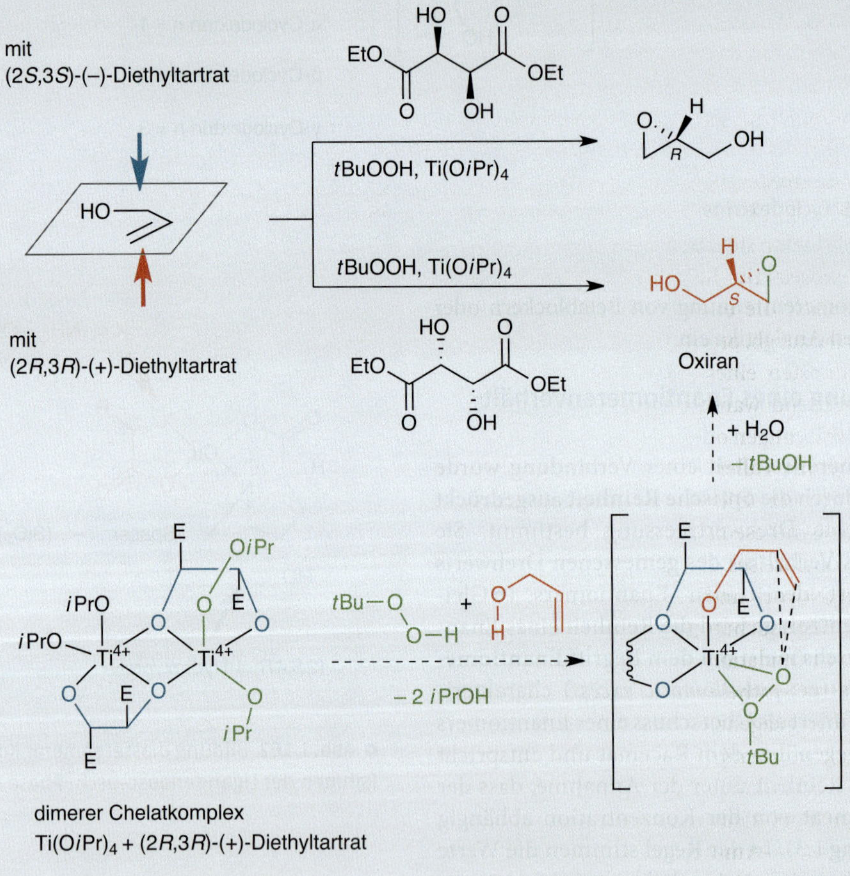

mit (2*S*,3*S*)-(–)-Diethyltartrat

*t*BuOOH, $Ti(OiPr)_4$

*t*BuOOH, $Ti(OiPr)_4$

mit (2*R*,3*R*)-(+)-Diethyltartrat

Oxiran

$+ H_2O$
– *t*BuOH

– 2 *i*PrOH

dimerer Chelatkomplex
$Ti(OiPr)_4$ + (2*R*,3*R*)-(+)-Diethyltartrat

Abb. 1.164 Sharpless-Epoxidierung von Allylalkohol und Übergangszustand. E: COOEt

Gleichung 1.2

$$\% \text{ optische Reinheit} = \frac{[\alpha]_{\text{gemessen}}}{[\alpha]_{\text{maximal}}} \cdot 100$$

$[\alpha]_{\text{gemessen}}$ spezifischer Drehwert der untersuchten Probe | $[\alpha]_{\text{maximal}}$ spezifischer, bekannter Drehwert des reinen Enantiomers unter gleichen Messbedingungen

Gleichung 1.3

$$\% \text{ optische Reinheit} = \% \text{ ee}$$
$$= \frac{[A] - [B]}{[A] + [B]} \cdot 100 = (\% A) - (\% B); \text{ für } [A] > [B]$$

A, *B* Enantiomere; *A* dominierend

1.4.4 Stereoselektive Synthese

Mittels einer stereoselektiven Synthese beabsichtigt man entweder reine Diastereomere oder reine Enantiomere zu erhalten. Entsteht ein Enantiomer ausschließlich, bezeichnet man die Reaktion als **enantiospezifisch**, sofern ein Enantiomer im Überschuss entsteht als **enantioselektiv**. Handelt es sich um ein Diastereomer, nennt man die Reaktion **diastereoselektiv**. Die Synthese einer chiralen Verbindung führt ausgehend von racemischen oder achiralen Edukten stets zu einem Racemat, verläuft also nicht stereoselektiv bzw. nicht enantioselektiv. Demgegenüber zielt die enantioselektive (asymmetrische) Synthese darauf ab, organisch-chemische Reaktionen gezielt zugunsten eines Enantiomers ablaufen zu lassen. Bahnbrechend waren diesbezüglich Rhodium-katalysierte Hydrierungen oder auch die Sharpless-Epoxidierung. In beiden Fällen kommen Metall-Template (Rh, Ti) zum Einsatz. Die besondere Bedeutung der asymmetrischen Synthese findet ihren Ausdruck in der Vergabe des Nobelpreises für Chemie an William S. Knowles, Ryoji Noyori und Barry Sharpless im Jahr 2001 für deren Untersuchungen zu chiral katalysierten Hydrierungs- und Oxidationsreaktionen.

Enantioselektive Synthesen basieren auf der Verwendung chiraler Hilfsreagenzien, chiraler Katalysatoren sowie optisch aktiver, natürlich vorkommender enantiomerenreiner Verbindungen des chiralen Pools.

Zum chiralen Pool zählt man natürlich verfügbare enantiomerenreine L-Aminosäuren, Aminoalkohole und Hydroxysäuren, D-Kohlenhydrate und ihre Derivate sowie Alkaloide und Terpene.

Zunächst sei die katalytische asymmetrische Synthese des Betablockers *S*-Propranolol (o Abb. 1.165) betrachtet, der etwa 100-fach wirksamer ist als das *R*-Enantiomer. Die Synthese gelingt über eine **Sharpless-Epoxidierung** (siehe auch Esomeprazol, ▸ Kap. 10.1.3), einem präparativ intensiv genutzten Zugang zu Enantiomeren und zahlreichen Folgeprodukten. Bei dieser enantioselektiven Epoxidierung von Allylalkoholen bestimmt die absolute Konfiguration des chiralen Auxiliars Weinsäurediethylester die absolute Konfiguration des Produkts (o Abb. 1.164). Die Betablocker-Grundstruktur eines chiralen 1-Amino-2,3-propandiols ist durch die Ringöffnung eines zunächst gebildeten 2,3-Epoxids (Oxiran) mit Isopropylamin als Nukleophil zugänglich. Als Edukt wird der prochirale Allylalkohol eingesetzt, der nach Sharpless mit Cumolhydroperoxid als oxidierendem Agens epoxidiert und in das *R*-Oxiran oder dessen Enantiomer umgewandelt wird. Als chirales Hilfsreagenz dient enantiomerenreines (+)- oder (–)-Diisopropyltartrat (DIPT) als Komplexbildner für Tetraisopropylorthotitanat $Ti(O\textit{i}Pr)_4$ (o Abb. 1.164).

Ausgehend von *R*-Oxiranylmethanol tosyliert man zunächst die Hydroxygruppe in Gegenwart von Triethylamin und substituiert anschließend das Tosylat durch 1-Naphthol. Dieser nukleophile Angriff des Phenolations erfolgt regioselektiv am C-1-Atom, da die Tosylgruppe eine gute Abgangsgruppe darstellt. Auch das enantiomere *S*-Oxiranylmethanol wäre als Edukt geeignet. Nach der Öffnung des Epoxids mit 1-Naphtholat setzt man das erhaltene Diol mit Bromwasserstoff in Eisessig um, wobei der sekundäre Alkohol verestert und die primäre Hydroxygruppe gegen Brom ausgetauscht wird. Das gewünschte, enantiomerenreine Epoxid entsteht durch Ringschluss infolge alkalischer Hydrolyse. Dessen Ringöffnung mit Isopropylamin führt zum *S*-Propranolol.

Hoch enantioselektive Hydrierungen, beispielsweise von α-Acetamidozimtsäuren oder deren Estern, dienen unter anderem der Synthese nichtproteinogener *S*-Aminosäuren. Man setzt dabei Rh- oder Ru-Katalysatoren ein. Ein Meilenstein in der Synthese und Anwendung chiraler Hydrierkatalysatoren ist die Synthese von Levodopa (L-DOPA), einer Dopamin-Vorstufe zur Behandlung der Parkinson-Krankheit (▸ Kap. 7.14.1). Die Synthese gelang im Rahmen des Monsanto-Verfahrens (William S. Knowles, 1983; Nobelpreis 2001, s. o.) durch eine Rhodium-katalysierte enantioselektive (asymmetrische) Hydrierung einer prochiralen *Z*-α-Acetamidozimtsäure unter Verwendung eines enantiomerenreinen bidentaten chiralen Phosphin-Liganden (*R,R*-DIPAMP: *R,R*-(–)-1,2-Ethandiylbis[(*o*-methoxyphenyl)phenylphosphin]). Die sperrigen Gruppen des Liganden favorisieren die *cis*-Addition von Wasserstoff an der *Re*-Seite der Doppelbindung und damit die Bildung des *S*-Enantiomers. Die koordinative Bindung des Metallions erfolgt über die zu hydrierende **olefinische Doppelbindung** als π-Donor, ein in räumlicher Nähe zur Doppelbindung befindliches **Heteroatom** fungiert als σ-Donor. Der Eintritt zweier **Hydrido-Liganden** in den Metall-Substrat-Komplex ist für die Aktivierung des Wasserstoffs und damit den Hydrierungsprozess essenziell (o Abb. 1.166). Der abschließende Schritt besteht im Entfernen der Schutzgruppen.

1

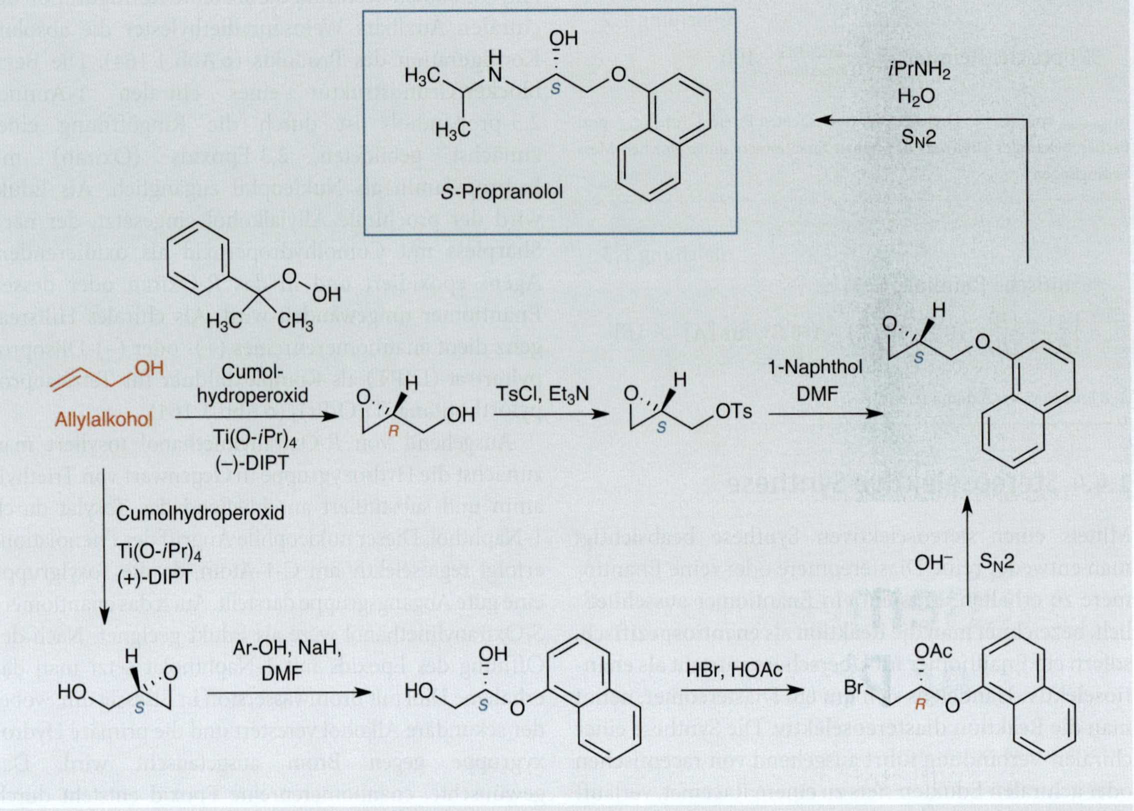

Abb. 1.165 Asymmetrische Synthese von *S*-Propranolol

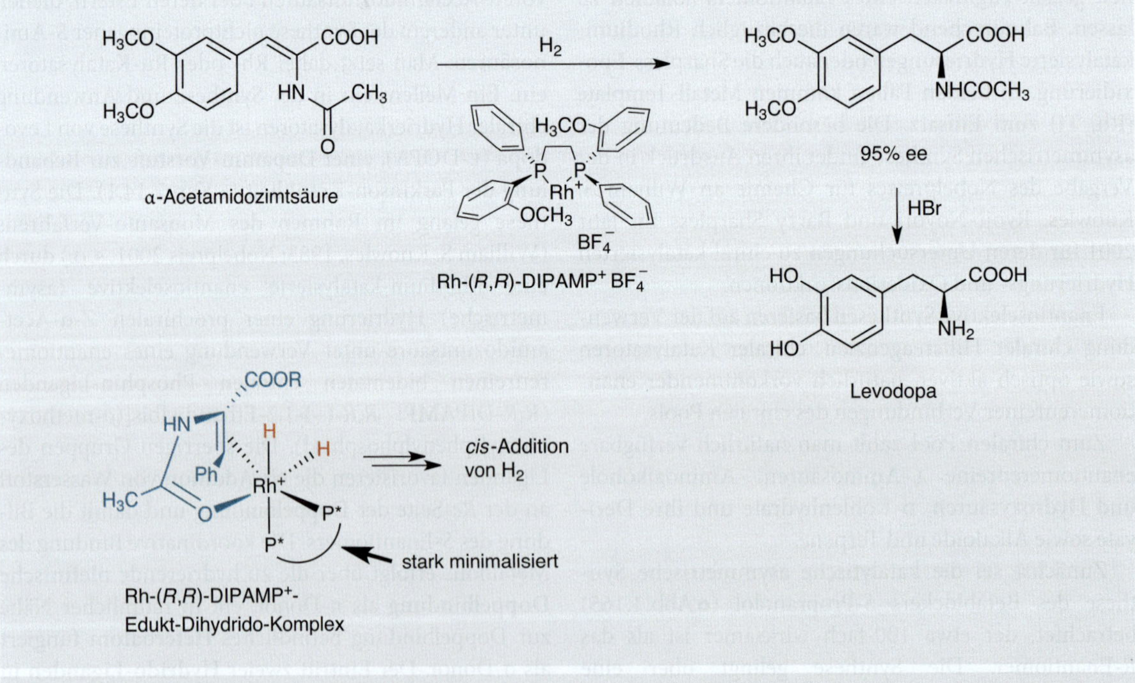

Abb. 1.166 Synthese von Levodopa durch enantioselektive Hydrierung (Monsanto-Verfahren). DIPAMP: *R,R*-(–)-1,2-Ethandiylbis[(*o*-methoxyphenyl)phenylphosphin]

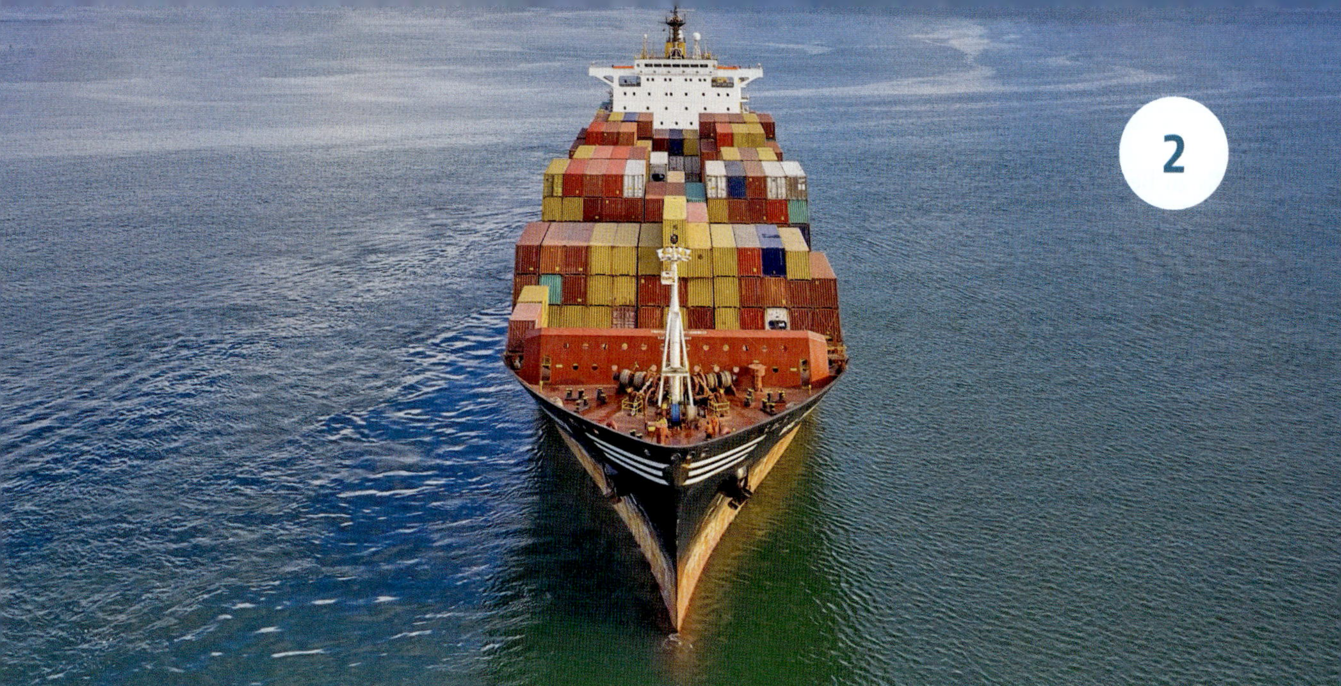

2 Chemische Grundlagen der Pharmakokinetik

Der Wirkstoff mit den besten Bindungsinteraktionen am Target ist nicht zwingenderweise auch als Medikament geeignet. Um überhaupt an sein Ziel zu gelangen, muss ein Arzneistoff zahlreiche Hürden überwinden. Die pharmakokinetische Phase, die sich der Freisetzung des Arzneistoffs aus der Arzneiform und seiner Auflösung anschließt, beginnt mit der Aufnahme in die Blutbahn und umfasst sämtliche Faktoren, die den Weg zum Target bis hin zum Verlassen des Körpers beeinflussen. Dieses Kapitel begleitet den Arzneistoff auf seiner Reise durch den Körper und betrachtet die chemischen Prozesse, denen er im Organismus in Abhängigkeit von der Zeit unterliegt.

Bis zu Beginn der 1990er Jahre war das Hauptaugenmerk der Medizinischen Chemie auf die Wirkstärke einer Leitstruktur gerichtet. Den in dieser Hinsicht optimierten Wirkstoffkandidaten reichte man dann an die Pharmazeutische Technologie weiter, die mithilfe einer geeigneten Formulierung dessen Bioverfügbarkeit verbessern sollte. Doch aus einem Ackergaul kann man nun mal kein Rennpferd machen. In der Tat scheiterten 1991 noch 40 % der Wirkstoffkandidaten in klinischen Studien an ihrer unzureichenden Pharmakokinetik/Bioverfügbarkeit. Letztlich kam die Botschaft in der Medizinischen Chemie an, und in der Folge schenkte man den pharmakokinetischen Eigenschaften beim Wirkstoffdesign mehr Aufmerksamkeit. So konnte man 10 Jahre später, im Jahr 2001, die klinische Ausfallrate, die auf ein ungünstiges pharmakokinetisches Profil der Substanzen zurückzuführen war, um das Fünffache auf nur 8 % reduzieren.

Die **Pharmakokinetik** beschreibt das Schicksal eines Arzneistoffs im Körper (o Abb. 2.1) und umfasst seine

- Liberation (Freisetzung) aus der Arzneiform (pharmazeutische Phase),
- Aufnahme in den Organismus (Absorption/Resorption),
- Distribution (Verteilung),
- Metabolisierung (Biotransformation),
- Exkretion (Ausscheidung).

Diese Prozesse werden unter dem Akronym **ADME** (*absorption, distribution, metabolism, excretion*) zusammengefasst. Häufig wird der Begriff auch zu **LADME** erweitert, wobei hier die Liberation (Freisetzung) des Arzneistoffs aus der Arzneiform, bei festen Arzneiformen demgemäß die Desintegration der Arzneiform und das Lösen des Arzneistoffs, zur pharmakokinetischen Phase gerechnet wird. Berücksichtigt man auch die Toxizität einer Substanz, kommt dies im Akronym **ADMET** zum Ausdruck.

Entscheidend für die Wirksamkeit eines Pharmakons ist sein Vorliegen am molekularen Target in therapeutischer Konzentration. Ob dies der Fall ist, wird in erster Linie durch Messung der Konzentration des Arzneistoffs im Blutplasma ermittelt. Dabei geht man davon aus, dass der Arzneistoff in der Regel von dort aus in die Gewebe diffundiert und sich dort mehr oder minder gleichmäßig verteilt. Zu beachten ist allerdings, dass in manchen Fällen Arzneistoffe vom Blut aus nicht oder nicht ausreichend schnell in das Zielorgan (z. B. Gehirn oder Knochen) übergehen. Eine wichtige pharmakokinetische Größe stellt in diesem Zusammenhang die **Bioverfügbarkeit** eines Arzneistoffs dar. Sie ist definiert als der prozentuale Anteil, mit dem ein in einer pharmazeutischen Zubereitung applizierter Arzneistoff unverändert den systemischen Kreislauf erreicht. Definitionsgemäß beträgt die Bioverfügbarkeit eines intravenös (i. v.) applizierten Arzneistoffs 100 %. Zur Bestimmung der Bioverfügbarkeit eines extravasal – meist peroral – applizierten Arzneistoffs aus seiner Formulierung werden die Flächen der Plasmakonzentrations-Zeit-Kurven (AUC, *area under the curve*) nach extravasaler und i. v. Applikation miteinander verglichen (o Abb. 2.2). Der erhaltene Wert ist die **absolute Bioverfügbarkeit**. Der nach oraler Gabe ermittelte Wert wird auch als **orale Bioverfügbarkeit** bezeichnet. In der Praxis versucht man, eine möglichst hohe Bioverfügbarkeit zu erzielen.

2.1 Lipophilie und Hydrophilie

Auf seiner Reise durch den Organismus ist der Arzneistoff zu Gast in verschiedenen Körperkompartimenten, die durch die Lipiddoppelschichten der Biomembranen begrenzt werden. Viele Prozesse im Rahmen der Pharmakokinetik sind demgemäß abhängig von der Fähigkeit des Arzneistoffs, diese Membranen zu durchqueren. Die Permeationsrate eines Arzneistoffs hängt somit ganz wesentlich von seiner Lipophilie ab. Darüber hinaus haben viele Proteine, die an Verteilungsvorgängen von Arzneistoffen beteiligt sind, hydrophobe Bindestellen, was die Bedeutung der Lipophilie noch verstärkt. An dieser Stelle sei daher zunächst ein Blick auf die lipophilen und hydrophilen Eigenschaften von Arzneistoffen geworfen.

Unter **Lipophilie** (griech. *lipos* = Fett, griech. *philos* = liebend) versteht man die Affinität eines Moleküls zu einer lipophilen Umgebung. Die Intensität der Wechselwirkung mit einer polaren – insbesondere wässrigen – Phase, wird entsprechend als **Hydrophilie** (griech. *hydro* = Wasser) bezeichnet.

2.1.1 Verteilungskoeffizient P

Die Lipophilie (bzw. Hydrophilie) einer Substanz lässt sich durch den **Verteilungskoeffizienten** P (*partition coefficient*) beschreiben. Dieser ist definiert als das Verhältnis der Gleichgewichtskonzentrationen eines Stoffs in 2 angrenzenden nicht mischbaren Phasen, von denen die eine lipophil und die andere hydrophil ist. Zur Berechnung des P-Werts wird die Konzentration des Stoffs in der lipophilen unpolaren Phase durch seine Konzentration in der hydrophilen polaren Phase dividiert. Meist wird der Verteilungskoeffizient in dekadisch logarithmierter Form als **log-P-Wert** angegeben. Stark lipophile, hydrophobe Stoffe weisen hohe log-P-Werte auf.

Bei der Bestimmung des log-P-Werts eines Arzneistoffs wird als lipophile Phase häufig das organische Lösemittel Octan-1-ol und als hydrophile Phase H_2O oder eine wässrige Pufferlösung verwendet. Der pH-

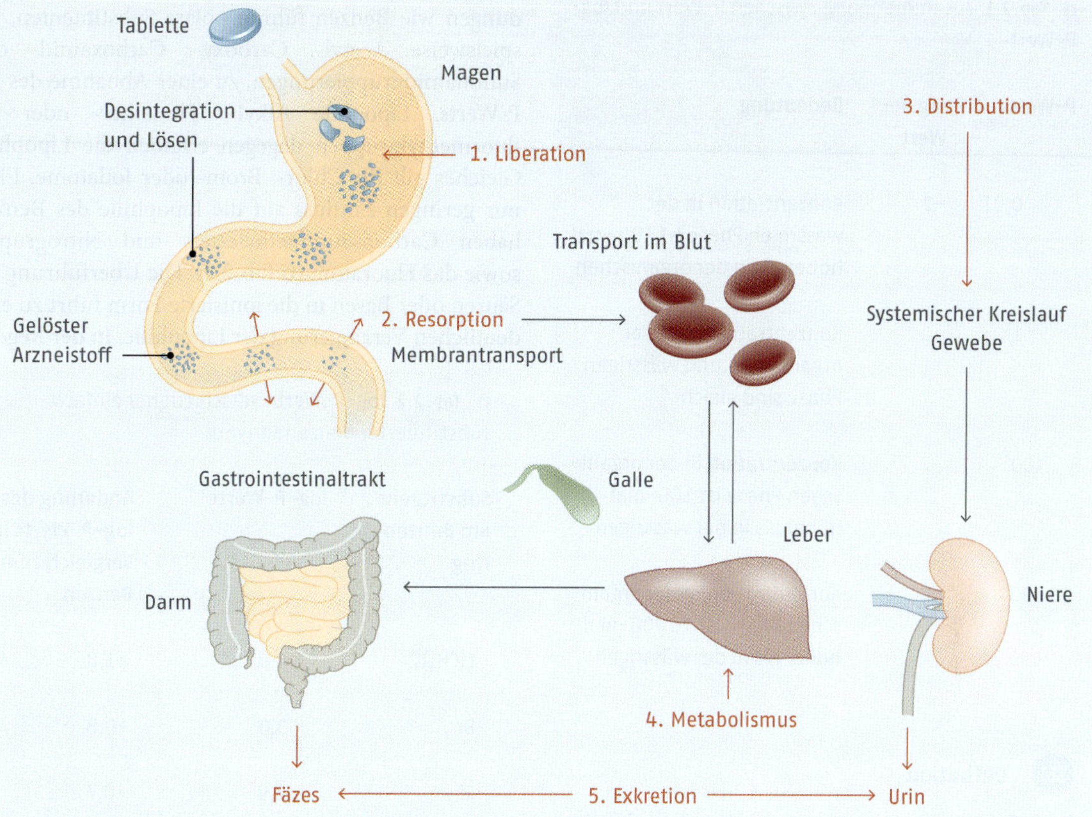

○ Abb. 2.1 Schicksal eines peroral aufgenommenen Arzneistoffs im Körper

Wert der wässrigen Lösung ist dabei so eingestellt, dass die Substanz in ungeladener Form vorliegt. Bei einem log-P-Wert von 0 ist die Stoffkonzentration in organischer und wässriger Phase gleich. Der log-P-Wert ist positiv für lipophile und negativ für hydrophile Substanzen. Ein log-P-Wert von 2 bedeutet, dass die Konzentration in der organischen Phase 100-mal höher ist als die in der wässrigen Phase, bei einem log-P-Wert von 4 beträgt dieser Faktor 10 000 (□ Tab. 2.1).

Wird das Verteilungsverhältnis bei einem pH-Wert gemessen, bei dem ein Teil der Moleküle in Abhängigkeit vom pK_S-Wert in ionisierter Form und ein Teil in neutraler Form vorliegt, spricht man vom D-Wert (*distribution coefficient*) bzw. **log-D-Wert**. Ionisiert vorliegende und damit polare Moleküle haben eine größere Affinität zur polaren wässrigen als zur unpolaren organischen Phase. Da bei sauren Arzneistoffen der Anteil an ungeladenen Molekülen mit fallendem pH-Wert steigt, sinkt somit ihr log-D-Wert bei pH-Erhöhung. Umgekehrt erhöht sich bei basischen Arzneistoffen das Verhältnis von unpolarer Neutralform zu ionisierter Form – und damit der log-D-Wert – mit zunehmendem pH-Wert.

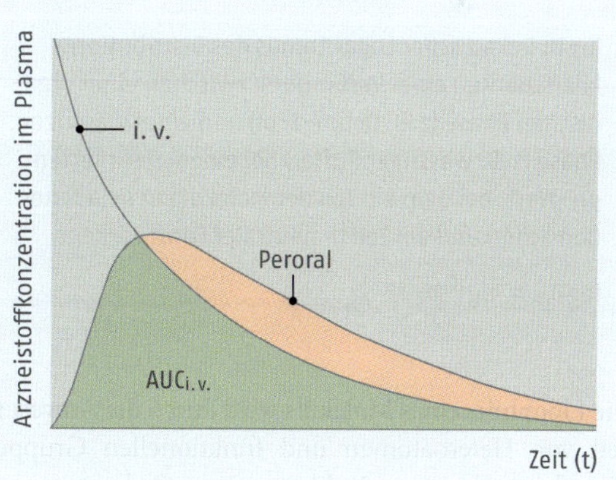

○ Abb. 2.2 Verlauf der Konzentration eines Arzneistoffs im Blutplasma nach intravenöser und peroraler Applikation. Bioverfügbarkeit: $F = (AUC_{p.o.}/AUC_{i.v.}) \cdot 100\,[\%]$; $AUC_{p.o.}$: Fläche unter der Blutspiegelkurve nach peroraler Applikation, $AUC_{i.v.}$: Fläche unter der Kurve nach intravenöser Applikation

Tab. 2.1 Zusammenhang zwischen P-Wert und log-P-Wert

P-Wert	log-P-Wert	Bedeutung
0,01	−2	Konzentration in der wässrigen Phase ist 100-mal höher als in der organischen
1	0	Konzentrationen in der organischen und wässrigen Phase sind gleich
100	2	Konzentration in der organischen Phase ist 100-mal höher als in der wässrigen
10000	4	Konzentration in der organischen Phase ist 10000-mal höher als in der wässrigen

Definition

log P: Dekadischer Logarithmus des Verteilungskoeffizienten einer Verbindung zwischen einer organischen Phase (z. B. Octan-1-ol) und einer wässrigen Phase (z. B. wässriger Puffer) bei einem pH-Wert, bei dem alle Moleküle in neutraler Form vorliegen.

$$\log P = \log\left(c_{organisch}/c_{wässrig}\right)$$

log D: Dekadischer Logarithmus des Distributionskoeffizienten einer Verbindung zwischen einer organischen Phase (z. B. Octan-1-ol) und einer wässrigen Phase (z. B. wässriger Puffer) bei einem definierten pH-Wert, bei dem ein Teil der Moleküle in geladener (ionischer) und ein Teil in neutraler Form vorliegt.

$$\log D_{pH} = \log\left(c_{organisch}/c_{wässrig}\right)$$

Die Lipophilie eines Moleküls wird durch die Anwesenheit von Heteroatomen und funktionellen Gruppen beeinflusst. Gesättigte Kohlenwasserstoffe besitzen aufgrund der Abwesenheit von polaren Strukturelementen eine sehr hohe Lipophilie. Werden in eine Kohlenwasserstoffkette oder ein Kohlenwasserstoffringsystem Heteroatome eingeführt, die eine höhere Elektronegativität als Kohlenstoff haben, wie zum Beispiel Stickstoff oder Sauerstoff, so bilden sich in den Molekülen permanente Dipole aus. Dies führt zu einer Abnahme der Lipophilie bzw. Zunahme der Polarität. Der Einbau von Substituenten kann sich ebenfalls auf die Lipophilie eines Moleküls auswirken. Bei aromatischen Verbindungen wie Benzen führen polare Substituenten, beispielsweise Acetyl-, Carboxy-, Carboxamid- oder Sulfonamidgruppierungen, zu einer Abnahme des log-P-Werts. Lipophile Alkyl-, Thioether- oder Trifluormethylgruppen dagegen erhöhen die Lipophilie. Gleiches gilt für Chlor-, Brom- oder Iodatome. Einen nur geringen Einfluss auf die Lipophilie des Benzens haben Carbonsäuremethylester- und Nitrogruppen sowie das Fluoratom (Tab. 2.2). Die Überführung von Säuren oder Basen in die ionisierte Form führt zu einer deutlichen Verringerung der Lipophilie. In der Regel ist

Tab. 2.2 log-P-Werte verschiedener einfachsubstituierter Benzenderivate

Substituent am Benzenring	log-P-Werte[1]	Änderung des log-P-Werts im Vergleich zum Benzen
$-C(CH_3)_3$	4,0	+1,8
−Br	3,0	+0,8
$-CF_3$	2,9	+0,7
−Cl	2,9	+0,7
$-CH_3$	2,7	+0,5
−F	2,3	+0,1
−H (Benzen)	2,2	0
$-COOCH_3$	2,1	−0,1
$-NO_2$	1,9	−0,3
$-COCH_3$	1,7	−0,5
−OH	1,6	−0,6
−COOH	1,6	−0,6
$-NH_2$	1,2	−1,0
$-SO_2CH_3$	0,9	−1,3
$-CONH_2$	0,8	−1,4
$-SO_2NH_2$	0,5	−1,7

[1] Berechnete Werte (nach Chemical Abstracts)

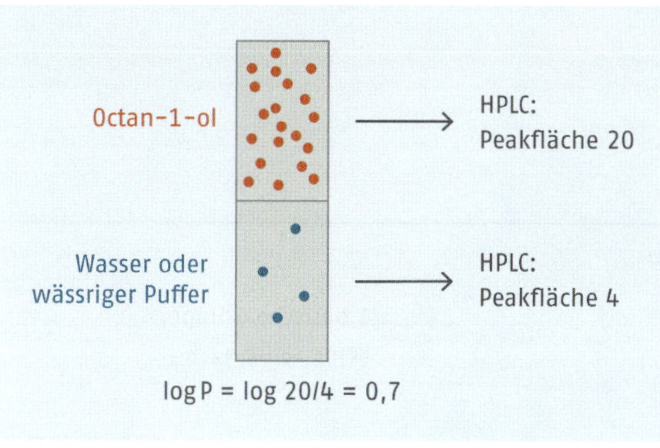

Abb. 2.3 Klassische Schüttelmethode zur Bestimmung des log-P-Werts

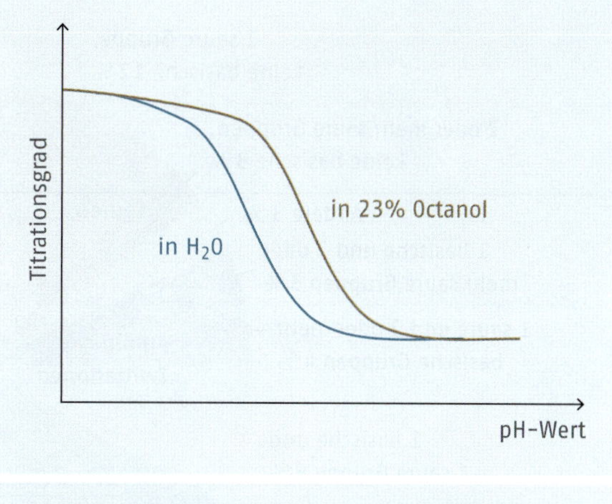

Abb. 2.4 pH-metrische Methode zur Bestimmung des log-P-Werts

der log-P-Wert der ungeladenen Spezies um 2–3 Einheiten höher als der log-D-Wert der ionisierten Form.

2.1.2 Experimentelle Bestimmung des log-P- und log-D-Werts

Die Standardmethode zur experimentellen Bestimmung des Verteilungskoeffizienten ist die sogenannte Schüttelmethode (Shake-Flask-Methode). Dabei wird die Testsubstanz in einem Gefäß mit definierten Volumina an Octan-1-ol und H_2O bzw. wässrigem Puffer versetzt und die Mischung ausgiebig geschüttelt (Abb. 2.3). Anschließend wird der Gehalt der Substanz in beiden Phasen z. B. durch UV/VIS-Spektroskopie oder HPLC ermittelt. Distributionskoeffizienten können in entsprechender Weise bestimmt werden.

Zur Bestimmung der Lipophilie von sauren oder basischen Verbindungen können auch pH-metrische Methoden eingesetzt werden. Dabei titriert man die Säure oder Base zunächst in wässriger Lösung. Anschließend wird die Messung in Anwesenheit einer bestimmten Menge an Octan-1-ol wiederholt. Die zu beobachtende Verschiebung der Titrationskurve (Abb. 2.4) ist abhängig vom Ausmaß der Verteilung zwischen Octanol- und Wasserphase. Aus dem Grad der Verschiebung der Titrationskurven lässt sich der log-P-Wert berechnen.

Die Ermittlung von log-P- und log-D-Werten ist ferner mittels Reversed-Phase-HPLC möglich. Diese Methodik basiert auf der unterschiedlichen Verteilung von Testsubstanzen zwischen einer lipophilen stationären Phase und einer polaren mobilen Phase bei der chromatographischen Analyse. Als stationäre Phase wird zumeist octadecylsilyliertes (RP18) Kieselgel verwendet. Die mobile Phase besteht aus H_2O oder wässriger Pufferlösung mit einem gewissen Anteil eines polaren organischen Lösemittels wie Acetonitril oder Methanol. Die Retentionszeit einer Verbindung ist dabei von ihrem Verteilungskoeffizienten abhängig. Je lipophiler eine Substanz ist, desto höher ist die Affinität zur lipophilen stationären Phase und desto größer die Retentionszeit. Bei dieser Bestimmungsweise werden zunächst Referenzsubstanzen vermessen, deren log-P- oder log-D-Werte z. B. mit der Schüttelmethode zuvor bestimmt worden sind. Die Retentionszeiten dieser Substanzen – präziser die Retentionsfaktoren, die das Verhältnis von Nettoretentionszeit und Totzeit darstellen – werden gegen die zuvor ermittelten log-P- oder log-D-Werte aufgetragen. Mithilfe dieser Kalibrationskurve können aus den Retentionsfaktoren der Testverbindungen deren Lipophiliewerte berechnet werden. Eine experimentelle Bestimmung der Lipophilie eines Arzneistoffs ist darüber hinaus mit kapillarelektrophoretischen Verfahren, wie der Mikroemulsions-Kapillarchromatographie oder der Mizellaren-Elektrokinetischen-Chromatographie (MEKC), möglich. log-P- und log-D-Werte können auch aus der Struktur errechnet werden. Dazu stehen verschiedene kommerziell erhältliche Software-Programme zur Verfügung.

2.2 Säure-Base-Eigenschaften

Die überwiegende Zahl der Arzneistoffe liegt unter physiologischen pH-Bedingungen partiell ionisiert vor. Dabei handelt es sich um schwache Säuren (meist Carbonsäuren, Phenole, Sulfonamide, Tetrazole und NH-acide Verbindungen) oder schwache Basen (in der Regel Stickstoffbasen). Die meisten dieser Substanzen, etwa 67 %, sind Basen (Abb. 2.5). Ein deutlich geringerer Teil sind reine Säuren oder amphotere Stoffe, d. h. Ver-

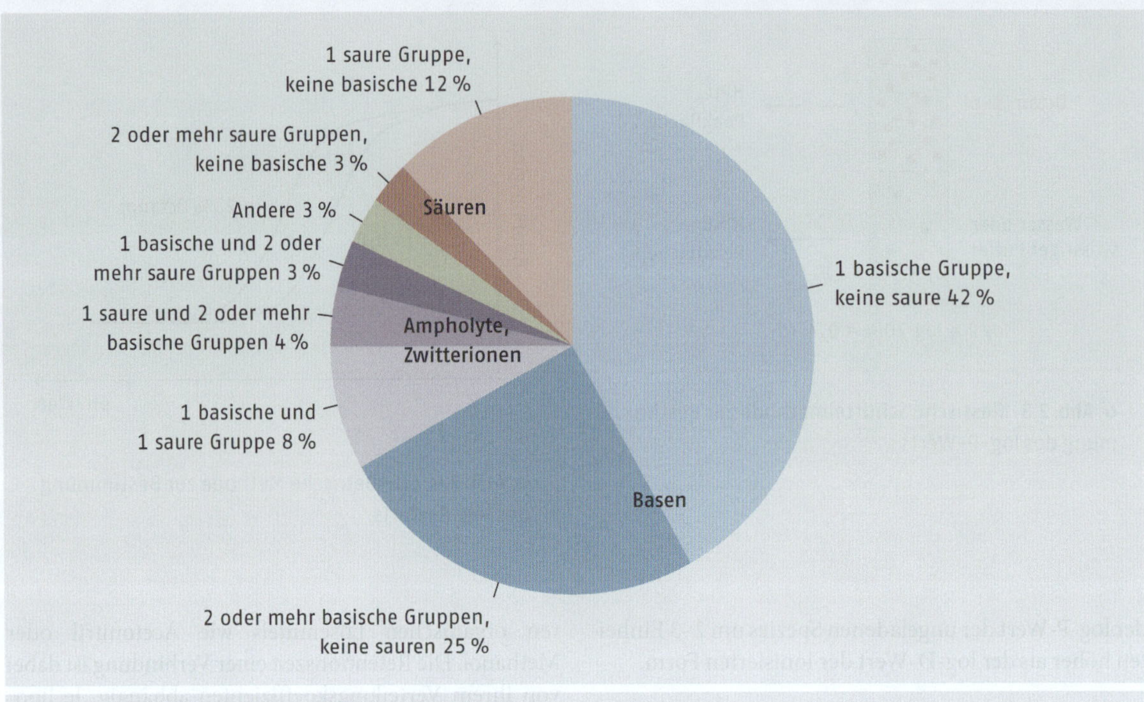

Abb. 2.5 Anteil an Säuren, Basen und Neutralstoffen bei den therapeutisch verwendeten Arzneistoffen

bindungen mit sauren und basischen Gruppen, jeweils etwa 15 %. Nur sehr wenige Arzneistoffe (ca. 3 %) sind in der Biophase nicht in eine ionische Form überführbar. Die Biophase ist der Raum, von dem aus ein Arzneistoff direkt mit seiner Bindestelle interagieren kann. In der Regel können nur ungeladene, lipophile Substanzen Lipidbarrieren durch nichtionische Diffusion überwinden. Ionisierte, hydrophile Wirkstoffe vermögen dies üblicherweise nicht. Daher spielen die jeweiligen pK_S-Werte sowie die pH-Verhältnisse auf beiden Seiten der Lipidbarriere eine wichtige Rolle.

2.2.1 Henderson-Hasselbalch-Gleichung

Das Ausmaß der Dissoziation der sauren und basischen Arzneistoffe im Körper – und damit das Verhältnis ihrer ionisierten zur ungeladenen Form – resultiert zum einen aus ihrer Säure- oder Basenstärke, die durch den pK_S-Wert ausgedrückt wird, und zum anderen aus dem pH-Wert, der im menschlichen Organismus je nach Kompartiment zwischen 1 und 8 liegt. Der Zusammenhang zwischen Protolysegrad, pH-Wert und pK_S-Wert schwacher Säuren und Basen wird durch die **Henderson-Hasselbalch-Gleichung** (Gleichung 2.1, Gleichung 2.2, Gleichung 2.3) beschrieben:

Für saure Arzneistoffe: Gleichung 2.1

$$pH = pK_S + \log \frac{c(A^-)}{c(HA)}$$

Für basische Arzneistoffe (protoniert): Gleichung 2.2

$$pH = pK_S + \log \frac{c(B)}{c(BH^+)}$$

Allgemein: Gleichung 2.3

$$pH = pK_S + \log \frac{c(\text{basische Form})}{c(\text{saure Form})}$$

Somit lässt sich das Verhältnis von ionisierter Form und ungeladener Form eines Arzneistoffs bei einem beliebigen pH-Wert berechnen, sofern der pK_S-Wert bekannt ist. Vergleicht man nun den pK_S-Wert des Arzneistoffs mit dem vorliegenden pH-Wert seiner biologischen Umgebung, ergeben sich 3 mögliche Szenarien für das Verhältnis der ionisierten Form zur ungeladenen Form. Es überwiegt jeweils die ionisierte oder die nichtionisierte Form oder beide liegen in der gleichen Konzentration vor. Dieses Verteilungsgleichgewicht der polaren ionischen Form und der unpolaren Neutralform hat wesentliche Bedeutung für die Löslichkeit eines Arzneistoffs und die Penetration durch Lipidmembranen. Ionische Arzneistoffe sind nämlich kaum in der Lage, Lipidmembranen durch passive Diffusion zu durchdringen.

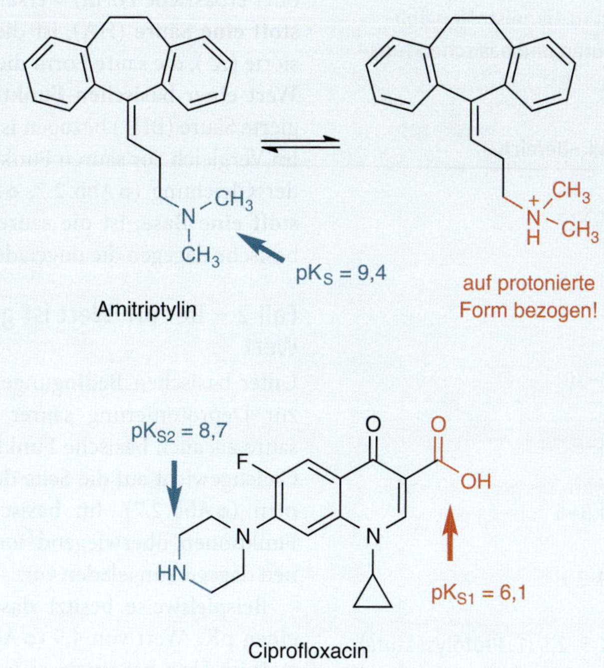

Amitriptylin

$pK_S = 9{,}4$

auf protonierte Form bezogen!

$pK_{S2} = 8{,}7$

$pK_{S1} = 6{,}1$

Ciprofloxacin

Abb. 2.6 Zuordnung von pK_S-Werten auf basische und saure Funktionen

Merke

Auch als Maß für die **Stärke einer Base** wird der pK_S-Wert angegeben. Es ist wichtig zu wissen, dass sich der pK_S-Wert einer Base auf ihre konjugierte Säure bezieht. Wird beispielsweise für das Antidepressivum Amitriptylin ein pK_S-Wert von 9,4 aufgeführt, ist damit der **pK_S-Wert der protonierten Form** gemeint (Abb. 2.6). Dies kann verwirrend für Studierende, Apotheker, Kliniker und Wissenschaftler sein. Es ist daher entscheidend, die Chemie des Arzneistoffs bei der Interpretation eines pK_S-Werts verstanden zu haben. Beim Entnehmen eines pK_S-Werts aus Tabellen oder Datenbanken muss man bedenken, dass der angegebene Wert für die **Protonendonor-Form** des Moleküls gilt, unabhängig davon, welche Form durch den Namen (z. B. Ciprofloxacin, Ciprofloxacinhydrochlorid) angegeben wird.
Liegen bei einem Arzneistoff sowohl saure als auch basische Funktionen vor, so spricht man von einer **amphoteren Verbindung (Ampholyt)**. Die Säure-Base-Eigenschaften von beiden Gruppen werden durch den pK_S-Wert charakterisiert. Stets muss klar sein, auf welche funktionellen Gruppen sich die angegebenen pK_S-Werte beziehen. Daher sollte man mit den pK_S-Bereichen der wichtigsten sauren und basischen Funktionen (Tab. 2.3) vertraut sein. Als Beispiel dient Ciprofloxacin. Der pK_{S1}-Wert von 6,1 lässt sich der Carboxygruppe zuordnen, der pK_{S2} von 8,7 dem protonierten sekundären Aminstickstoff im Piperazinring. Das zweite N-Atom des Piperazinrings ist ein deutlich schwächer basisches aromatisches Amin, dessen Basizität durch die *para*-ständige Carbonylgruppe noch weiter vermindert wird. Durch die Carbonylgruppe ist zudem der Chinolonstickstoff als Teil eines vinylogen Amids nicht mehr basisch.

2.2.2 Ionisierte und ungeladene Formen

In der Medizinischen Chemie wird die Henderson-Hasselbalch-Gleichung üblicherweise dazu genutzt, die Ionisierung einer oder mehrerer funktionellen Gruppen innerhalb der Struktur eines Arzneistoffmoleküls zu bestimmen. Für qualitative Aussagen zum Vorliegen ionisierter und ungeladener Formen eines Arzneistoffs ist die **relative Differenz** zwischen dem pH- und pK_S-Wert von größerer Bedeutung als der eigentliche pH- oder pK_S-Wert.

Fall 1 – Der pH-Wert entspricht dem pK_S-Wert

Zunächst kann die wichtige Erkenntnis abgeleitet werden, dass die saure und die basische Form in genau der gleichen Konzentration vorliegen, wenn der pH-Wert

Tab. 2.3 pK_S-Bereiche der in Arzneistoffen üblicherweise auftretenden sauren und basischen funktionellen Gruppen

Funktionelle Gruppe	pK_S-Bereich
Carbonsäuren	2,5–5
CH- und NH-acide Gruppen	5–8,5
Sulfonamide	5–10
Sulfonylharnstoffe	5–6
Tetrazole	4,5–6
Phenole	9–10
Phosphorsäuren, Phosphonsäuren	1,5–2,5 (1. Protolysestufe)
	6,5–7,5 (2. Protolysestufe)
Aliphatische Amine, gesättigte Heterozyklen	9–11
Aromatische Amine	2–5
Imine	3–4
Amidine	10–11
Guanidine	12–13
Aromatische Stickstoff-Heterozyklen	1–5

gleich dem pK_S-Wert ist. Unter diesen Bedingungen liegt die entsprechende funktionelle Gruppe zu 50 % ionisiert und zu 50 % ungeladen vor, ungeachtet dessen, ob es sich um eine saure oder basische Funktion handelt. Ist pH = pK_S, so folgt (Gleichung 2.4)

$$0 = \log \frac{c(\text{basische Form})}{c(\text{saure Form})} \qquad \text{Gleichung 2.4}$$

Daraus ergibt sich für beide Seiten der Gleichung (Gleichung 2.5)

$$1 = \frac{c(\text{basische Form})}{c(\text{saure Form})} \qquad \text{Gleichung 2.5}$$

oder *c*(basische Form) = *c*(saure Form). Ist der **Arzneistoff eine Säure** (HA), ist die basische Form die ionisierte (A^-), die saure Form die ungeladene. Da der **pK_S-Wert einer basischen Funktion** (B) auf deren konjugierte Säure (BH^+) bezogen ist, liegt die ionisierte Form im Vergleich zur sauren Funktion auf der anderen Seite der Gleichung (Abb. 2.7, Abb. 2.9). Ist der **Arzneistoff eine Base**, ist die saure Form die ionisierte, die basische dagegen die ungeladene Form.

Fall 2 – Der pH-Wert ist größer als der pK_S-Wert

Unter basischen Bedingungen kommt es in der Regel zur Deprotonierung saurer Funktionen. Sowohl für saure als auch basische Funktionen verschiebt sich das Gleichgewicht auf die Seite der nicht protonierten Formen (Abb. 2.7). Im basischen Milieu liegen saure Funktionen überwiegend ionisiert, basische Funktionen dagegen ungeladen vor.

Beispielsweise besitzt das Analgetikum **Ibuprofen** einen pK_S-Wert von 4,9 (Abb. 2.8). Liegt der Arzneistoff im Urin bei einem sauren pH von 5,9 hauptsächlich ionisiert oder ungeladen vor? Zuerst muss der pK_S-Wert einer geeigneten funktionellen Gruppe zugeordnet werden. Es ist in diesem Fall leicht zu erkennen, dass er sich auf die Carboxygruppe bezieht. Zunächst setzt man nun den vorgegebenen pH- und pK_S-Wert in die Henderson-Hasselbalch-Gleichung (für eine Säure) ein (Gleichung 2.6):

$$5{,}9 = 4{,}9 + \log \frac{c(A^-)}{c(HA)} \qquad \text{Gleichung 2.6}$$

Umformen der Gleichung, indem man auf beiden Seiten 4,9 subtrahiert, führt zu folgendem Ergebnis (Gleichung 2.7):

$$1 = \log \frac{c(A^-)}{c(HA)} \text{ und daraus } \frac{c(A^-)}{c(HA)} = 10 \qquad \text{Gleichung 2.7}$$

Der positive Wert für den logarithmischen Ausdruck macht deutlich, dass die konjugierte Base (A^-) der Carbonsäure dominiert, d. h., bei pH 5,9 liegt Ibuprofen überwiegend ionisiert vor. In diesem Fall lässt sich einfach errechnen, dass die Konzentration des Anions 10-fach höher als die der ungeladenen Säure ist.

Beim Beispiel eines basischen Arzneistoffs, dem Antimykotikum **Terbinafin** (Abb. 2.8), lässt sich dessen pK_S-Wert von 7,1 der *tert*-Aminogruppe zuweisen. Unter normalen physiologischen Bedingungen (pH 7,4) ist der pH-Wert größer als der pK_S-Wert. Daher liegt die basische funktionelle Gruppe im basischen Milieu in stärkerem Ausmaß ungeladen vor. Wenn man die entsprechenden Werte in die Henderson-Hasselbalch-

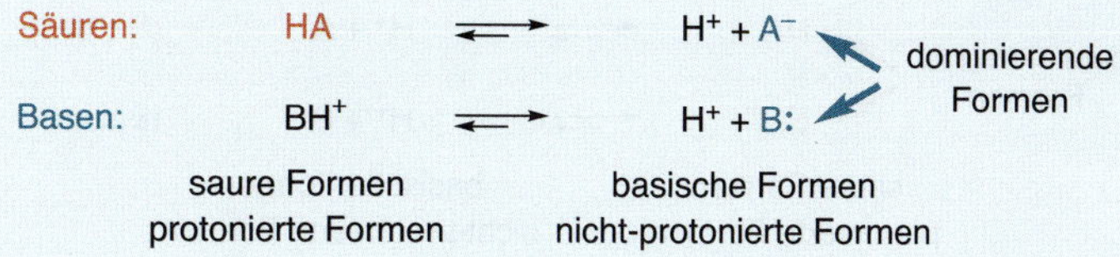

Säuren: HA ⇌ $H^+ + A^-$
Basen: BH^+ ⇌ $H^+ + B:$
saure Formen / protonierte Formen — basische Formen / nicht-protonierte Formen — dominierende Formen

Abb. 2.7 Gleichgewichtsverschiebung zugunsten der deprotonierten Formen (pH > pK_S)

Gleichung (für eine Base) einsetzt, führt dies zu (Gleichung 2.8, Gleichung 2.9)

$$7{,}4 = 7{,}1 + \log \frac{c(B)}{c(BH^+)}$$ Gleichung 2.8

$$0{,}3 = \log \frac{c(B)}{c(BH^+)}$$ Gleichung 2.9

Ohne den exakten Wert zu berechnen wird durch den positiven Zahlenwert deutlich, dass die basische, ungeladene Form dominiert.

Fall 3 – Der pH-Wert ist kleiner als der pK_S-Wert

Unter sauren Bedingungen werden funktionelle Gruppen aufgrund des erhöhten Angebots an Protonen verstärkt protoniert. Das Gleichgewicht verschiebt sich für saure und basische Funktionen auf die Seite der protonierten Formen (Abb. 2.9). Somit liegen im sauren Milieu saure Funktionen überwiegend ungeladen, basische Funktionen dagegen ionisiert vor.

Zur Veranschaulichung seien die bereits besprochenen Arzneistoffbeispiele (Abb. 2.8) unter veränderten pH-Bedingungen betrachtet, für die ein pH-Wert des Magensafts von 1,9 zugrunde gelegt wird. Unter Verwendung der Henderson-Hasselbalch-Gleichung erhält man für das saure Ibuprofen folgenden Ausdruck, nach Subtraktion von 4,9 auf beiden Seiten (Gleichung 2.10, Gleichung 2.11):

$$1{,}9 = 4{,}9 + \log \frac{c(A^-)}{c(HA)}$$ Gleichung 2.10

$$-3 = \log \frac{c(A^-)}{c(HA)}$$ Gleichung 2.11

Der negative Wert für den logarithmischen Ausdruck zeigt an, dass die nichtionisierte Form von Ibuprofen überwiegt.

Gleichermaßen lässt sich die Henderson-Hasselbalch-Gleichung auf das basische Terbinafin anwenden (Gleichung 2.12, Gleichung 2.13).

$$1{,}9 = 7{,}1 + \log \frac{c(B)}{c(BH^+)}$$ Gleichung 2.12

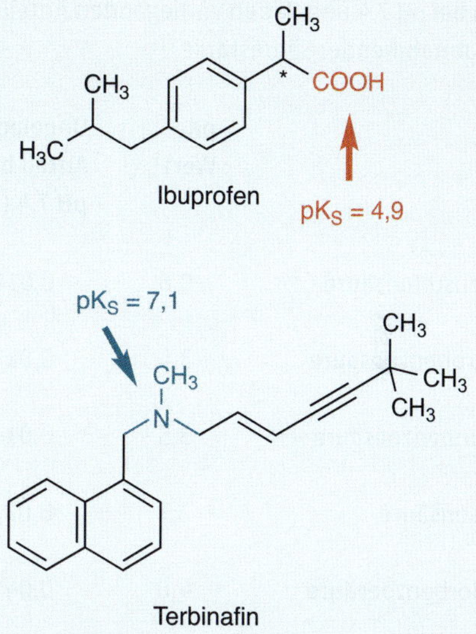

CH_3, CH_3, H_3C, COOH, Ibuprofen, $pK_S = 4{,}9$
$pK_S = 7{,}1$, CH_3, N, CH_3, CH_3, CH_3, Terbinafin

Abb. 2.8 Saurer und basischer Arzneistoff

$$-5{,}2 = \log \frac{c(B)}{c(BH^+)}$$ Gleichung 2.13

Der negative Zahlenwert ist hier größer, aber es ist derselbe Trend zu erkennen. Wenn der pH-Wert geringer ist als der pK_S-Wert, führt dies zu einem negativen Zahlenwert für $\log c(\text{basische Form})/c(\text{saure Form})$, und somit zum überwiegenden Vorliegen der sauren Form.

2.2.3 Einfluss von Substituenten auf die Säure- und Basenstärke

Die Stärke von Säuren und Basen wird durch die Anwesenheit von elektronenziehenden bzw. elektronenschiebenden Substituenten in Nachbarschaft zur sauren bzw. basischen Gruppe beeinflusst. So ist die schwach saure Benzoesäure ($pK_S = 4{,}2$) acider als ihr gesättigtes Analogon, Cyclohexancarbonsäure ($pK_S = 4{,}9$), da die Phenylgruppe einen elektronenziehenden Einfluss (–I-Effekt) ausübt. Die Elektronendichte der Carboxygruppe wird dadurch vermindert und damit das Abdis-

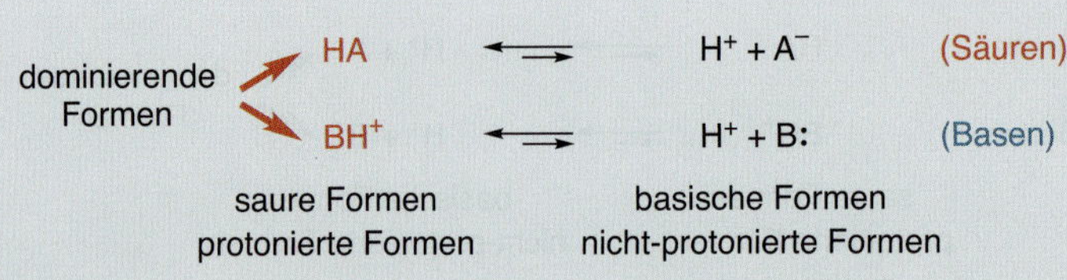

Abb. 2.9 Gleichgewichtsverschiebung zugunsten der protonierten Formen (pH < pK_S)

Tab. 2.4 pK_S-Werte verschiedener Säuren und deren bei pH 7,4 ungeladen vorliegenden Anteile nach abnehmender Säurestärke

Säure	pK_S-Wert[1]	Ungeladener Anteil bei pH 7,4 (in %)
Benzensulfonsäure	−0,6	≪0,010
p-Nitrobenzoesäure	3,4	0,01
p-Cyanbenzoesäure	3,5	0,01
Ameisensäure	3,7	0,02
p-Chlorbenzoesäure	4,0	0,04
Benzoesäure	4,2	0,06
p-Methylbenzoesäure	4,4	0,09
p-Methoxybenzoesäure	4,5	0,1
p-Hydroxybenzoesäure	4,6	0,2
Essigsäure	4,8	0,2
Cyclohexancarbonsäure	4,9	0,3
p-Aminobenzoesäure	4,9	0,3
N-Acetylbenzensulfonamid	5,5	1,4
p-Nitrophenol	7,2	38,7
m-Nitrophenol	9,3	98,8
Phenol	9,9	99,7
Benzensulfonamid	10,1	99,8

[1] Berechnete Werte (Chemical Abstracts)

Tab. 2.5 pK_S-Werte verschiedener Basen und deren bei pH 7,4 ungeladen vorliegenden Anteile nach abnehmender Basenstärke

Base	pK_S-Wert[1]	Ungeladener Anteil bei pH 7,4 (in %)
N-Methylguanidin	14,1	≪0,01
N-Phenylguanidin	11,1	0,02
Piperidin	11,1	0,02
Trimethylamin	9,8	0,4
Imidazol	6,8	79,9
Pyridin	5,2	99,4
Chinolin	4,9	99,7
Anilin	4,9	99,7
Triazol	2,5	99,9
Purin	2,4	>99,9
Pyrimidin	1,2	≫99,9

[1] Berechnete Werte (Chemical Abstracts); pK_S-Wert der protonierten, geladenen Form

soziieren des Protons erleichtert. In gleicher Weise haben auch Substituenten am Benzenring der Benzoesäure Auswirkungen auf die Acidität. Elektronenziehende Nitro-, Nitril- und Chlor-Substituenten in *para*-Position erhöhen die Säurestärke, während elektronenschiebende Methyl- und Methoxgruppen diese vermindern. Am Stickstoff unsubstituierte Sulfonamide sind nur sehr schwach sauer. Substitution des Stickstoffs mit elektronenziehenden Acetylgruppen oder Aromaten erhöht die NH-Acidität. Im Gegensatz zur Carbonsäure- und zur Sulfonamidgruppe ist die Sulfonsäurefunktion stark sauer. Der pK_S-Wert der Benzensulfonsäure beträgt –0,60.

Sehr viele basische Arzneistoffe haben aliphatische Aminstrukturen, wobei die Aminogruppe häufig mit einer oder zwei Alkylgruppen substituiert ist. Der pK_S-Wert solcher Verbindungen beträgt etwa 9,8. Die am stärksten basischen Arzneistoffe sind Verbindungen mit Guanidinstruktur (pK_S etwa 12–13).

Eine Säure mit der Stärke der Essigsäure (pK_S = 4,8) liegt beim pH-Wert des Blutes von 7,4 zu etwa 99,8 % als Anion vor. Somit sind nur 0,2 % der Substanz ungeladen. Bei der sehr schwachen Säure Phenol (pK_S = 9,9) beläuft sich der Anteil der anionischen Form (Phenolat) in dieser Umgebung dagegen nur auf 0,3 %. Basische Dimethylaminoalkyl-Gruppen (pK_S = 9,8) befinden sich bei pH 7,4 zu 99 % im protonierten, ionischen Zustand und zu 1 % im nichtionischen. Die Tabellen ◻ Tab. 2.4 und ◻ Tab. 2.5 zeigen die pK_S-Werte von verschiedenen sauren und basischen Grundstrukturen und deren bei pH 7,4 ungeladen vorliegende Anteile.

2.3 Liberation

Die meisten Arzneistoffe werden oral in Form von Tabletten, Kapseln oder Dragees eingenommen. Um an den Zielort gelangen zu können, müssen sie zunächst aus diesen festen Arzneiformen freigesetzt werden (Liberation, *drug release*). Dazu ist es notwendig, dass die Formulierung zerfällt und der Wirkstoff sich anschließend im wässrigen Milieu des Gastrointestinaltrakts löst. Deshalb haben die Löslichkeit und die Lösungsgeschwindigkeit eines Arzneistoffs einen entscheidenden Einfluss auf seine Bioverfügbarkeit.

2.3.1 Löslichkeit

Lipophilie, Kristallgitterenergie und Kristallmodifikationen

Die **Wasserlöslichkeit** ist definiert als die maximal mögliche Konzentration (**Sättigungskonzentration**) eines Stoffs in H_2O unter gegebenen Bedingungen (Temperatur, pH-Wert, An- bzw. Abwesenheit lösungsvermittelnder Substanzen). Sie hängt ab von verschiedenen physikochemischen Eigenschaften des Stoffs, und zwar von seiner Lipophilie (log P), Kristallgitterenergie, Kristallmodifikation, Partikelgröße sowie Ionisierbarkeit (pK_S-Wert).

Die **intrinsische Löslichkeit** S einer Substanz ist definitionsgemäß die Löslichkeit ihrer neutralen, ungeladenen Form. Eine empirische Formel zur Berechnung der intrinsischen Löslichkeit eines Arzneistoffs wurde von Yalkowsky und Banerjee ermittelt (○ Gleichung 2.14). Sie beschreibt deren Abhängigkeit von der Lipophilie des Stoffs (log-P-Wert) und seiner Kristallgitterenergie, die durch den Schmelzpunkt (mp, *melting point*) ausgedrückt wird:

Gleichung 2.14

$$\log S = 0{,}8 - \log P - 0{,}01\,(mp - 25)$$

Die Gleichung zeigt, dass die Löslichkeit um den Faktor 10 ansteigt, wenn durch eine Strukturmodifikation der log-P-Wert um eine Einheit oder der Schmelzpunkt um 100 °C gesenkt wird. Generell kann man davon ausgehen, dass Substanzen mit einem log-P-Wert >5 aufgrund ihrer sehr hohen Lipophilie nur noch eine sehr geringe Wasserlöslichkeit besitzen.

Dass sowohl die Lipophilie als auch die Kristallgitterenergie die Löslichkeit beeinflussen zeigt sich an den Daten der Betablocker **Metoprolol** und **Atenolol**. Diese unterscheiden sich strukturell nur anhand der Substituenten am Phenylring. Im Falle von Metoprolol ist dies eine lipophile Methoxyethyl-, bei Atenolol eine polare Acetamidgruppe (○ Abb. 2.10). Demzufolge ist Metoprolol (log P 1,9) deutlich lipophiler als Atenolol (log P 0,3). Trotzdem ist Metoprolol etwas besser löslich als Atenolol (17 mg/mL vs. 13 mg/mL bei 25 °C). Dies lässt sich damit erklären, dass die Amidgruppe von Atenolol über H-Brücken sehr starke intermolekulare Wechselwirkungen eingeht, woraus eine hohe Kristallgitterenergie resultiert (mp 147 °C). Entsprechende Interaktionen sind beim Metoprolol nicht möglich, der Schmelzpunkt liegt hier nur bei 35 °C.

Viele Arzneistoffe können in mehreren unterschiedlichen Kristallformen vorkommen, was als **Polymorphie** (Vielgestaltigkeit) bezeichnet wird. Diese verschiedenen Kristallformen eines Arzneistoffs haben häufig unterschiedliche Kristallgitterenergien, was zu unterschiedlichen Schmelzpunkten führt. Die polymorphen Formen unterscheiden sich deshalb auch in ihrer Löslichkeit. Amorphe (nichtkristalline) Formen von Wirkstoffen sind meist am besten löslich. Das Antibiotikum **Chloramphenicolpalmitat** kommt in 3 unterschiedlichen Kristallformen vor (A-, B- und C-Form), wobei die sogenannte B-Form (mp 89 °C) etwa zweimal so gut wasserlöslich ist wie die A-Form (mp 95 °C). Aus diesem Grund zeigt die B-Form auch eine deutlich bessere Bioverfügbarkeit als die A-Form. Eine Verbesserung der Lösungseigenschaften eines Arzneistoffs kann demzufolge durch Überführung in eine besser lösliche Kristallmodifikation erreicht werden. Dabei kann es allerdings vorkommen, dass der Arzneistoff gleich nach dem Lösen in Form einer weniger löslichen Kristallmodifikation wieder ausfällt.

Partikelgröße

Die Löslichkeit von Arzneistoffen ist zudem abhängig von der Partikelgröße. Sehr kleine Partikel sind besser

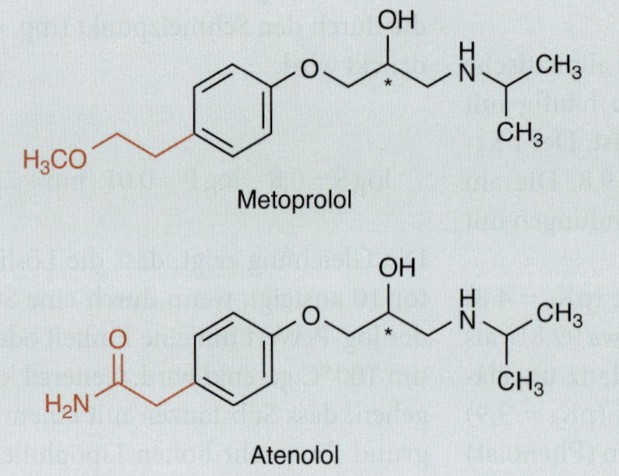

Metoprolol

log P: 1,9
mp: 35 °C
Löslichkeit: 17 mg/mL

Atenolol

log P: 0,3
mp: 147 °C
Löslichkeit: 13 mg/mL

Abb. 2.10 Physikochemische Eigenschaften von Metoprolol und Atenolol

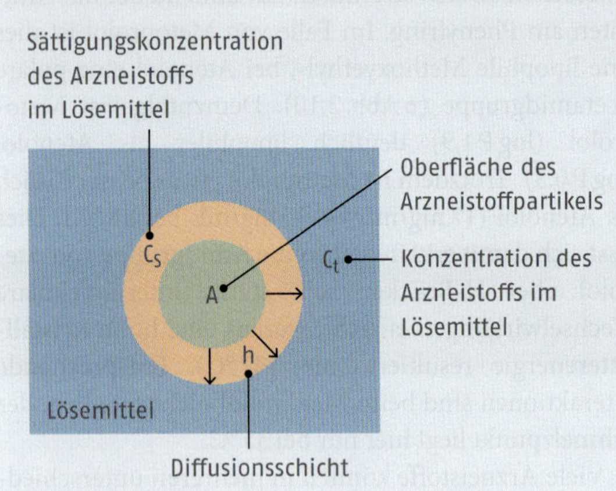

Abb. 2.11 Auflösungsprozess eines Arzneistoffpartikels

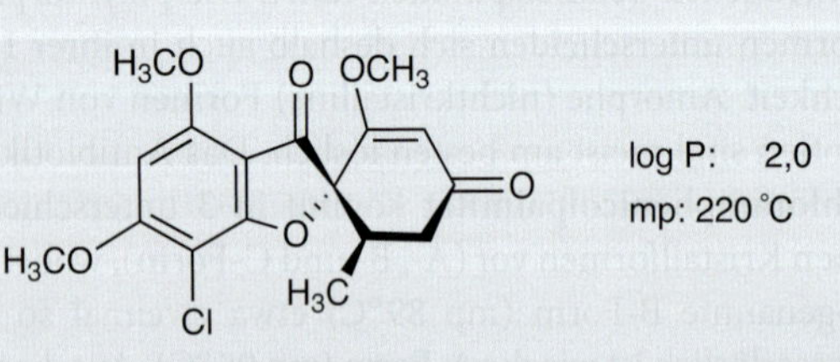

Griseofulvin

log P: 2,0
mp: 220 °C

Abb. 2.12 Physikochemische Eigenschaften von Griseofulvin

löslich als große. Im Rahmen des Auflösungsprozesses von Arzneistoffen spielt neben der Löslichkeit auch die Lösungsgeschwindigkeit eine Rolle. Diese nimmt analog der Löslichkeit mit abnehmender Partikelgröße zu, wie die zu ihrer Beschreibung anwendbare **Noyes-Whitney-Gleichung** (Gleichung 2.15) zeigt.

$$\frac{dM}{dt} = \frac{D \cdot A \cdot (c_S - c_t)}{h}$$ Gleichung 2.15

$\frac{dM}{dt}$ Lösungsgeschwindigkeit des Arzneistoffs | D Diffusionskoeffizient | A Oberfläche der Arzneistoffpartikel | c_S Sättigungskonzentration des Arzneistoffs (Löslichkeit) | c_t Konzentration des Arzneistoffs im Lösemittel zu der Zeit t | h Dicke der Diffusionsschicht um die Arzneistoffpartikel

Die Größe dM/dt gibt dabei an, welche Menge Arzneistoff sich pro Zeiteinheit löst. D ist der Diffusionskoeffizient, der unter anderem von der Viskosität der Lösung abhängt. A ist die Oberfläche der Arzneistoffpartikel (Abb. 2.11), die umso größer wird, je kleiner die Partikel sind, h die Ausdehnung der Schicht, die an die Partikel angrenzt und in welcher der Arzneistoff in gesättigter Konzentration vorliegt. c_S ist der Wert der Sättigungskonzentration, c_t die Konzentration im Lösemittel zu der Zeit t.

Das sehr schwer wasserlösliche Antimykotikum **Griseofulvin** (Abb. 2.12) wird peroral in mikronisierter Form verabreicht. Durch die sehr kleine Partikelgröße werden sowohl seine Löslichkeit als auch seine Lösungsgeschwindigkeit verbessert, was letztlich eine ausreichende Bioverfügbarkeit gewährleistet. Bei der Anwendung solch kleiner Partikel kann es allerdings passieren, dass sich der gelöste Wirkstoff an größeren Partikeln, die ja eine geringere Löslichkeit haben, wieder abscheidet. Dadurch würde die Löslichkeit des Stoffs letztendlich wieder vermindert. Eine Verbesserung der Löslichkeit kann auf technologischem Wege auch durch Zusatz bestimmter Hilfsstoffe, wie lösungsvermittelnde Tenside, erzielt werden.

Ionisationsgrad

Auf die Löslichkeit saurer und basischer Arzneistoffe hat auch ihr **Ionisationsgrad** einen großen Einfluss. Generell sind Substanzen in geladener Form besser wasserlöslich als in ungeladener, da sie polarer sind. Die Löslichkeit wird sowohl durch die intrinsische Löslichkeit des neutralen Moleküls als auch durch die Löslichkeit der ionisierten Spezies bestimmt, die viel größer ist. Die folgenden Beziehungen, die aus der Henderson-Hasselbalch-Gleichung abgeleitet werden, beschreiben die Löslichkeit (S) in Abhängigkeit vom pH-Wert (o Gleichung 2.16, o Gleichung 2.17):

Für Säuren: Gleichung 2.16

$$S = S_0(1 + 10^{(pH - pK_S)})$$

Für Basen: Gleichung 2.17

$$S = S_0(1 + 10^{(pK_S - pH)})$$

Dabei ist S_0 die Löslichkeit der neutralen Substanz. Die Löslichkeit ändert sich exponentiell mit der Differenz zwischen pH und pK_S. Wenn der Anteil an Ionen zunimmt, nimmt somit die Löslichkeit zu. Die Löslichkeit lässt sich durch Ändern des pH-Werts der Lösung oder durch Strukturmodifizierung zur Veränderung des pK_S-Werts ändern.

Einfluss des pH-Werts des Gastrointestinaltrakts auf die Löslichkeit von Säuren und Basen

Da sich der pH-Wert in den verschiedenen Bereichen des Gastrointestinaltrakts unterscheidet (□ Tab. 2.6), ändert sich auch die Löslichkeit schwacher Säuren und Basen im Verlauf der Magen-Darm-Passage. Der pH-Wert der Mundhöhle beträgt 7,0. Im Magen liegt er im nüchternen Zustand zwischen 1 und 2,5. Nach Einnahme von Nahrung kann er kurzzeitig bis auf einen beinahe neutralen Wert von 6,8 ansteigen. Dies ist vor allem auf Nahrungsproteine zurückzuführen, die einen amphoteren Charakter besitzen und deshalb als Puffer wirken. Das saure Milieu des Magens wird durch Säuresekretion relativ schnell wiederhergestellt. An den Magen schließt sich der Dünndarm an, der sich in 3 Bereiche gliedert, das Duodenum (Zwölffingerdarm), das Jejunum (Leerdarm) und das Ileum (Krummdarm). Der pH-Wert im Duodenum liegt zwischen 5,0 und 6,0. Die pH-Erhöhung wird hier durch Hydrogencarbonat enthaltende Verdauungssäfte der Bauchspeicheldrüse bewirkt. Im weiteren Verlauf des Dünndarms steigt der pH-Wert auf 7,0–8,0 an. Im nachfolgenden Dickdarm (Colon) kann der pH im Bereich von 5,0–8,0 liegen. Insgesamt gesehen tritt im Verlauf des Gastrointestinaltrakts ein gradueller Anstieg des pH-Werts ein.

Schwache Basen liegen selbst bei dem höchsten pH-Wert des Magen-Darm-Trakts zu einem großen Anteil in geladener Form vor: Bei einem pH-Wert von 8 beträgt für einen basischen Arzneistoff mit einem pK_S-Wert von 9 der protonierte, geladene Anteil 90 % (vgl. Henderson-Hasselbalch-Gleichung). Dies begünstigt die Auflösung

□ **Tab. 2.6** pH-Wert verschiedener Abschnitte des Verdauungstrakts und Ladungszustand schwacher Säuren und Basen bei diesen pH-Werten

	pH-Wert	Ladungszustand	
		Schwache Säuren (pK_S 4–6)	Schwache Basen (pK_S 8–10)
Mundhöhle	7,0	COO^-	NR_2H^+
Magen			
nüchtern	1,0–2,5	COOH	NR_2H^+
gefüllt	3,0–6,8	COO^-/COOH	NR_2H^+
Dünndarm			
Duodenum	5,0–6,0	COO^-/COOH	NR_2H^+
Jejunum	5,0–6,6	COO^-/COOH	NR_2H^+
Ileum	7,0–8,0	COO^-	NR_2H^+/NR_2
Dickdarm	5,0–8,0	COO^-/COOH	NR_2H^+/NR_2

$pK_S = 6{,}5$

log P: 4,0
mp: 146 °C

Ketoconazol

o Abb. 2.13 Physikochemische Eigenschaften von Ketoconazol

schwacher Basen über den gesamten Bereich des Verdauungstrakts. Die Auflösung sehr schwacher Basen, wie zum Beispiel von **Ketoconazol** (o Abb. 2.13, $pK_S = 6{,}5$), wird dagegen nur bei niedrigen pH-Werten verbessert, wie sie im Magen vorliegen. Durch Gabe von Antazida steigt der pH-Wert des Magens an, wodurch sich der Protonierungsgrad dieser Stoffe vermindert und ihre Löslichkeit verringert. Es empfiehlt sich daher, sehr schwache Basen wie Ketoconazol in zeitlichem Abstand zu säureneutralisierenden Medikamenten und säureneutralisierender Nahrung einzunehmen, damit Magensäure für den Lösungsprozess optimal genutzt werden kann.

Schwache Säuren sind im sauren Magen schwerer löslich als im weniger sauren bzw. alkalischen Darmbereich. Starke Säuren (wie zum Beispiel Sulfonsäuren) sind im gesamten pH-Bereich des Magen-Darm-Trakts nahezu quantitativ und permanent deprotoniert, was ihre Löslichkeit fördert. Sie sind allerdings als Wirkstoffe für perorale Anwendungen ungeeignet, da sie in dieser geladenen Form nicht die Membranen des Magen-Darm-Trakts überwinden können (▸ Kap. 2.4). Sehr schwache Säuren, wie zum Beispiel Phenole (pK_S etwa 9,5), werden von den pH-Veränderungen innerhalb des Magen-Darm-Trakts nicht beeinträchtigt. Sie durchwandern diesen in ungeladener Form, da ihre Deprotonierung erst in stark basischem Milieu erfolgt. Unter physiologischen Bedingungen liegen somit keine nennenswerten Anteile in ungeladener Form vor.

Beispielsweise liegt das Schleifendiuretikum **Furosemid** (o Abb. 2.14) als schwache Carbonsäure (pK_S = 3,9) im sauren pH des Magens protoniert vor. Die ungeladene Form ist praktisch unlöslich. Bei pH 3,9 ist die Hälfte des Moleküls ionisiert. Bei den höheren pH-Werten des Dünndarms steigt der ionisierte Anteil und damit die Löslichkeit des Arzneistoffs, die Permeabilität ist in der geladenen Form allerdings geringer.

Einfluss der Nahrungsaufnahme auf die Löslichkeit von Säuren und Basen

Nahrungsaufnahme kann die Löslichkeit eines Arzneistoffs über folgende Mechanismen beeinflussen:

- Änderung des pH-Werts im Gastrointestinaltrakt,
- Änderung der Viskosität der Flüssigkeit des Gastrointestinaltrakts,
- Verzögerung der Magenentleerung,
- Lösung lipophiler Stoffe in Fetten,
- Verbesserung der Löslichkeit durch sezernierte Salze von Gallensäuren.

Nahrungsbestandteile können die Löslichkeit von Arzneistoffen nicht nur durch eine Veränderung des pH-Werts beeinträchtigen. Sie können auch die Lösungsgeschwindigkeit von Substanzen beeinflussen. Beispielsweise können Quellstoffe die Viskosität des Mediums erhöhen und dadurch Auflösungsprozesse verlangsamen (vgl. Noyes-Whitney-Gleichung, o Gleichung 2.15). Das Lösungsverhalten eines Arzneistoffs ist daneben von seiner Verweildauer im Magen-Darm-Trakt abhängig. Eine Verkürzung der Transitzeit zum Beispiel bei Durchfallerkrankungen kann negative Auswirkungen haben. Eine Hemmung der Magen-Darm-Motilität, wie dies bei Aufnahme fettreicher Nahrung der Fall ist, gibt schwer löslichen Arzneistoffen dagegen vermehrt Zeit sich zu lösen. Das Fett der Nahrung verbessert zudem die Löslichkeit lipophiler Stoffe. Darüber hinaus stimulieren Fette die Produktion und Sekretion von Gallenflüssigkeit. Die darin enthaltenen Salze von Gallensäuren erhöhen aufgrund ihrer tensidartigen Eigenschaften die Löslichkeit lipophiler Arzneistoffe zusätzlich. Aus

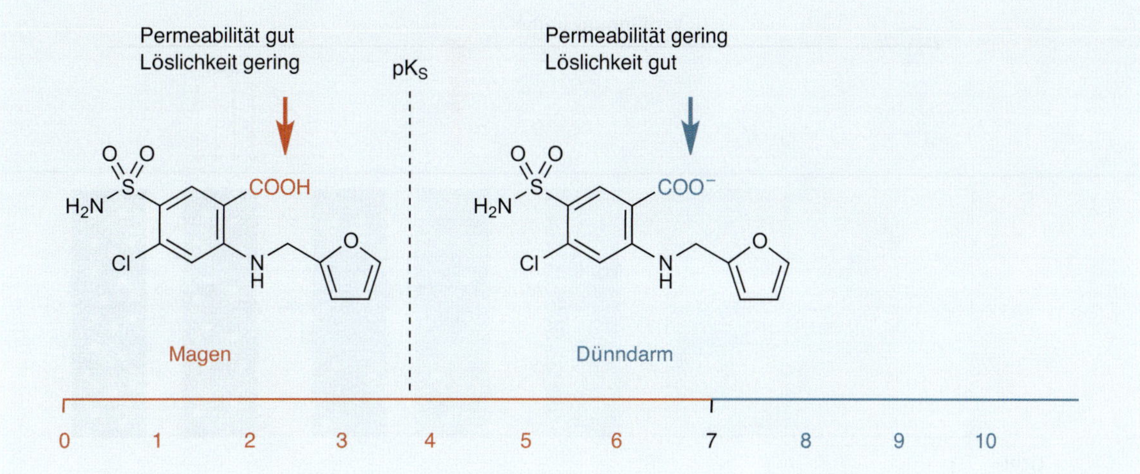

Abb. 2.14 Ionisation von Furosemid im Magen-Darm-Trakt

diesem Grund kann die Bioverfügbarkeit schwer löslicher lipophiler Wirkstoffe bei Einnahme mit der Nahrung unter Umständen gesteigert werden.

Experimentelle Bestimmung der Löslichkeit

Im Rahmen der Arzneistoffentwicklung wird die Löslichkeit neuer Arzneistoffkandidaten entweder **kinetisch** oder **thermodynamisch** ermittelt. Bei der kinetischen Methode wird eine konzentrierte Lösung der Substanz in Dimethylsulfoxid (DMSO) einem wässrigen Puffer zugesetzt. Nach einer bestimmten Zeit (z. B. 18 h) wird der ausgefallene Anteil abfiltriert oder abzentrifugiert und der gelöste Wirkstoff zum Beispiel durch Messung der UV-Absorption erfasst. Alternativ kann analog eine Verdünnungsreihe angesetzt werden. Ungelöste Partikel des Wirkstoffs führen bei Bestrahlen mit Laserlicht zur Lichtstreuung, womit die Konzentration ermittelt werden kann, bei der die Substanz gerade noch nicht ausfällt. Dazu trägt man die Lichtstreuung gegen die Konzentration auf (Abb. 2.15).

Bei der thermodynamischen Löslichkeit wird die feste Substanzprobe mit Puffer versetzt und über einen bestimmten Zeitraum geschüttelt oder gerührt (z. B. 24 h). Nach Abfiltrieren oder Abzentrifugieren ungelöster Partikel wird der gelöste Anteil bestimmt. Die kinetische Löslichkeit lässt sich schneller und einfacher bestimmen als die thermodynamische. Bei polymorphen Substanzen ist der Wert allerdings mit einer gewissen Unsicherheit behaftet, da die am schnellsten ausfallende Kristallform nicht die ursprünglich eingesetzte sein muss, und sich unterschiedliche Kristallformen in ihrer Löslichkeit und Lösungsgeschwindigkeit deutlich unterscheiden können.

Die **kinetische Löslichkeit** von Wirkstoffen wird häufig folgendermaßen klassifiziert:

- schwer löslich: < 10 µg/mL,
- teilweise löslich: 10–60 µg/mL,
- gut löslich: > 60 µg/mL.

Mehr als 85 % aller peroral eingesetzten Arzneistoffe haben unter physiologischen Bedingungen eine kinetische Löslichkeit > 60 µg/mL. Arzneistoffe mit geringerer Löslichkeit können diesen Mangel zum Beispiel durch eine hohe Potenz kompensieren, weshalb nur geringere Mengen in Lösung gehen müssen (Beispiel: **Testosteron**, Löslichkeit 2,4 µg/mL in H_2O bei 20 °C). Umgekehrt bedeutet dies, dass Arzneistoffe, die hoch dosiert werden, eine entsprechend hohe Löslichkeit besitzen müssen, wie zum Beispiel **Paracetamol** (14 000 µg/mL in H_2O bei 20 °C) und **Acetylsalicylsäure** (3300 µg/mL in H_2O bei 20 °C) .

Bei Arzneistoffkandidaten mit mangelhafter Löslichkeit kann man versuchen, die Löslichkeit durch gezielte Strukturmodifizierungen zu verbessern. Diese umfassen:

- Einbau polarer Gruppen (ionisierbar oder nicht ionisierbar),
- Verminderung der Lipophilie durch Entfernen oder Variation lipophiler Strukturen,
- Erniedrigung des Schmelzpunkts, z. B. durch Einführen von Substituenten, die die Planarität des Moleküls beeinträchtigen und dadurch eine kompakte Kristallpackung verhindern,
- Herstellen von Prodrugs.

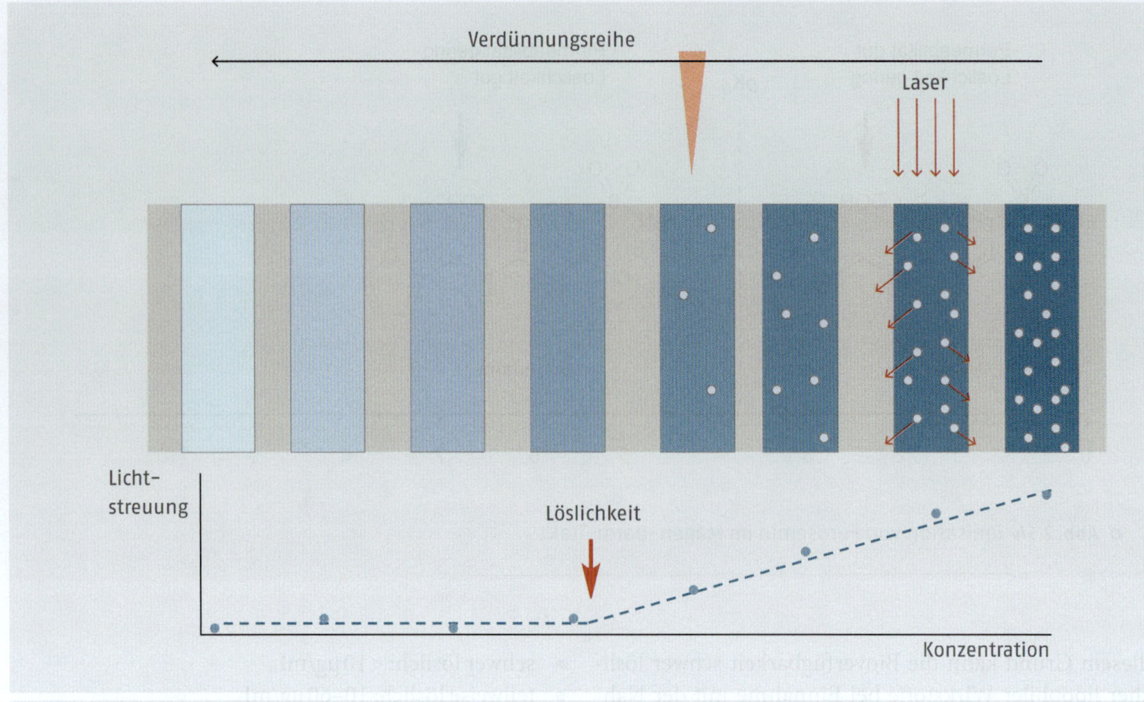

o Abb. 2.15 Bestimmung der kinetischen Löslichkeit über die Messung der Lichtstreuung

2.4 Resorption

2.4.1 Resorptionsbarrieren

Der Begriff **Resorption** (Absorption) umfasst alle Vorgänge im Organismus, die zur Aufnahme eines Arzneistoffs vom Ort seiner Verabreichung in die Blut- und Lymphbahnen führen. Sofern Arzneistoffe nicht aktiv injiziert werden, müssen sie Barrieren überwinden, um in die Blutbahn zu gelangen. Mögliche Barrieren sind die Mundschleimhaut, die Schleimhaut des Gastrointestinaltrakts, die Nasenschleimhaut, die Augenschleimhaut, die Lungenschleimhaut oder die Haut.

Die Barrieren werden aus Zellschichten gebildet, wobei die Zellen selbst von einer Zellmembran begrenzt sind, die aus Phospholipiden besteht (o Abb. 2.16). Grundbaustein dieser Verbindungen ist Glycerol, das in Position 1 mit einer langkettigen gesättigten Fettsäure (z. B. Stearinsäure) und in Position 2 mit einer langkettigen ungesättigten Fettsäure (z. B. Arachidonsäure) verestert ist. Ebenfalls in Esterform ist an Position 3 eine Phosphatgruppe gebunden, die zudem mit einem polaren Aminoalkohol (Ethanolamin, Cholin), einer polaren hydroxylierten Aminosäure (Serin) oder einem Polyol (Inositol bzw. Inositolphosphat) verestert ist. Insgesamt ergibt sich dadurch eine Struktur, die aus einer polaren Kopfgruppe sowie 2 langkettigen lipophilen Kohlenwasserstoffketten besteht. Das allgemein akzeptierte Modell zum Aufbau einer Zellmembran ist das **Flüssig-Mosaik-Modell** (o Abb. 2.17), in dem die Phospholipide eine Doppelschicht (Bilayer) bilden, wobei sich ihre polaren Strukturelemente in Richtung des wässrigen Zytoplasmas oder des wässrigen extrazelluären Raums orientieren. Die lipophilen Ketten lagern sich direkt aneinander an und erzeugen so eine eigene Phase. In diese flüssige Phospholipiddoppelschicht sind weiter Lipide (Cholesterol und Sphingolipide) sowie integrale Proteine eingelagert, weitere Protein sind aufgelagert oder kovalent gebunden. Die Membran ist kein starres, sondern ein dynamisches Gebilde, d. h., alle Bausteine können sich jederzeit gegeneinander verschieben.

Auf dem Weg in den Körper muss ein Arzneistoff demnach zunächst die Membranen der Endothelzellen passieren. Dazu sind folgende Mechanismen verfügbar:

- passive Diffusion durch die Lipiddoppelschicht der Zellen,
- Transport durch Membrantransportproteine,
- Endozytose,
- parazelluläre Diffusion.

2.4.2 Passive Diffusion durch die Lipiddoppelschicht

Der wichtigste Aufnahmemechanismus für Arzneistoffe ist die transzelluläre passive Diffusion. Man schätzt, dass 95 % aller peroral applizierten Arzneistoffe haupt-

Abb. 2.16 Phospholipid und Beispiele für Kopfgruppenalkohole

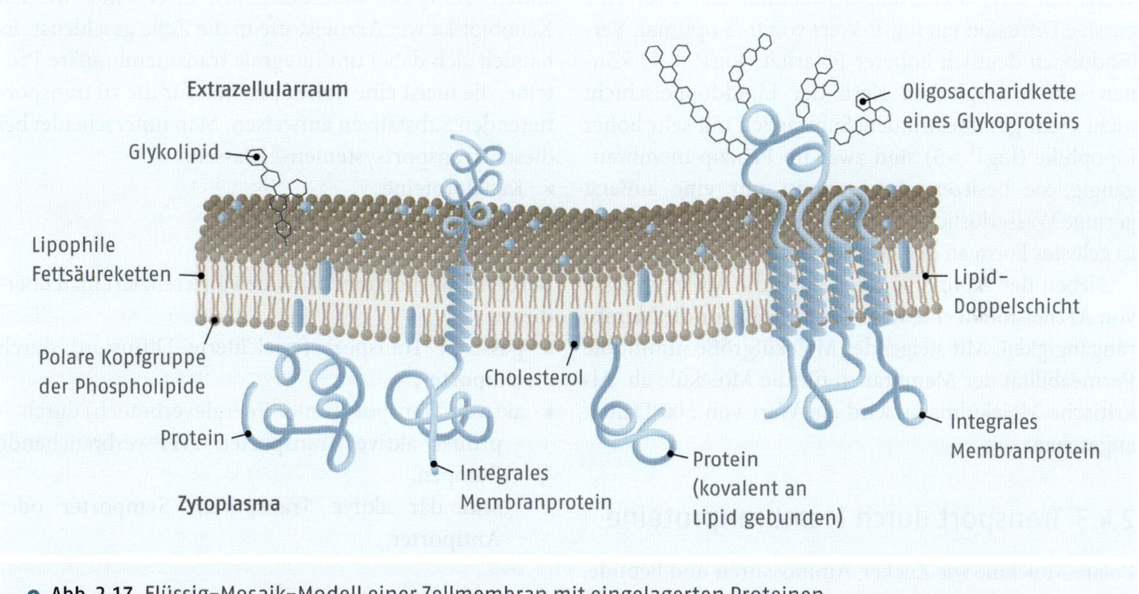

Abb. 2.17 Flüssig-Mosaik-Modell einer Zellmembran mit eingelagerten Proteinen

sächlich auf diese Weise vom Gastrointestinaltrakt ins Blut gelangen. Die Substanzen bewegen sich bei diesem Prozess angetrieben von der **Brown'schen Molekularbewegung** von einem Bereich hoher Konzentration zu einem Bereich niedriger Konzentration hin und durchwandern dabei die Lipiddoppelschicht der Zellmembranen. Da die Membran durch die spezielle Anordnung der lipophilen Kohlenwasserstoffketten der Phospholipidbausteine im Wesentlichen eine lipophile Barriere darstellt, ist ihre Durchlässigkeit für lipophile Stoffe wesentlich höher als für polare (Abb. 2.18). Deshalb ist auch bei Säuren und Basen im Prinzip nur die nichtionisierte (ungeladene) Form in der Lage, die Zellmembranen durch Diffusion zu durchdringen. Eine Ausnahme stellt hier der Ionenpaartransport dar. Dabei bilden Ionen mit geeigneten Gegenionen ein Ionenpaar, das nach außen hin elektrisch neutral ist und deshalb durch die Zellmembran hindurch diffundieren kann. Dieser Transportmechanismus wird bei einigen quaternären Ammoniumverbindungen wie den als Spasmolytika eingesetzten **Trospium** und **Isopropamid** beobachtet, spielt aber quantitativ keine große Rolle.

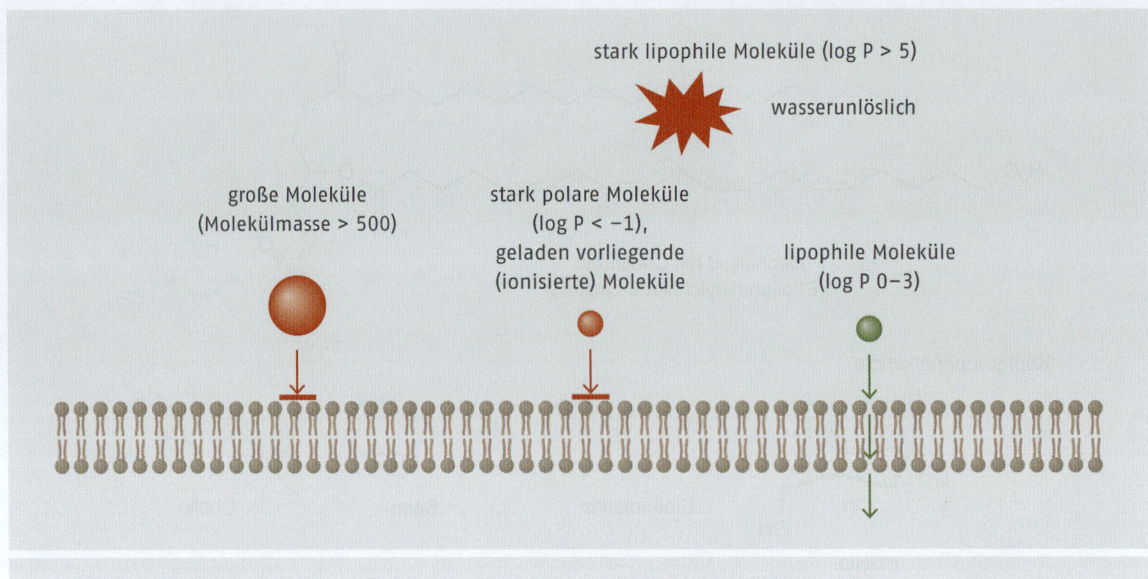

Abb. 2.18 Durchlässigkeit der Lipiddoppelschicht für verschiedene Molekülarten

Korreliert man die Lipophilie einer Substanz (log-P-Wert) mit ihrer Membranpermeabilität, so ist für eine passive Diffusion ein log-P-Wert von 0–3 optimal. Verbindungen deutlich höherer Polarität (log P <−1) können den hydrophoben Kern der Lipiddoppelschicht nicht mehr gut überwinden. Substanzen mit sehr hoher Lipophilie (log P >5) sind zwar im Prinzip membrangängig, sie besitzen aber zumeist nur eine äußerst geringe Wasserlöslichkeit und fluten somit gar nicht erst in gelöster Form an der Zellmembran an.

Neben der Lipophilie spielt auch die Molekülmasse von Arzneistoffen eine wesentliche Rolle für die Membrangängigkeit. Mit steigender Molekülgröße nimmt die Permeabilität der Membranen für die Moleküle ab. Als kritische Molekülmasse wird ein Wert von 500 Dalton angesehen.

2.4.3 Transport durch Membranproteine

Polare Moleküle wie Zucker, Aminosäuren und Peptide, ebenso auch Ionen (Na^+, K^+, Cl^-, HCO_3^-), können die unpolare Lipiddoppelschicht nicht durch einfache Diffusion durchdringen. Für die Aufnahme in die Zelle wird daher eine Art Fährmann (Abb. 2.19) benötigt, der diesen Substanzen den Eintritt und das Verlassen der Zellen erleichtert. Je nachdem, welcher chemische Fährmann genutzt wird, ist der Transport nicht immer kostenlos. Folglich ist ein Obolus in Form eines Energiebetrags zu entrichten. In Analogie zum Fährmann Charon, der in der griechischen Mythologie die Toten für einen Obolus über den Fluss Styx beförderte, übernehmen **Transportproteine** (*carrier*) in der Zellmembran die Rolle eines chemischen Fährmanns für die Aufnahme polarer physiologischer Stoffe in die Zelle. Ebenso wie die körpereigenen Stoffe können sie auch andere Fahrgäste befördern. Mit ihrer Hilfe werden Xenobiotika wie Arzneistoffe in die Zelle geschleust. Es handelt sich dabei um integrale transmembranäre Proteine, die meist eine hohe Spezifität für die zu transportierenden Substanzen aufweisen. Man unterscheidet bei diesen Transportsystemen 2 Klassen:

- Kanalproteine,
- Transporter.

Bei den Transportmechanismen differenziert man überdies in

- passiven Transport (erleichterte Diffusion) durch **Uniporter**,
- aktiven Transport (unter Energieverbrauch) durch
  - primär aktive Transporter: ATP-verbrauchende Pumpen,
  - sekundär aktive Transporter: **Symporter** oder **Antiporter**.

Über porenbildende **Kanalproteine** können Ionen, H_2O sowie kleine hydrophile Moleküle die Zellmembran passieren. Der Fluss der Teilchen erfolgt entlang ihres Konzentrations-, elektrischen Potenzial- bzw. osmotischen Druck-Gradienten. Die Durchtrittsrate liegt in einer Größenordnung von 10^6–10^8 Teilchen pro Sekunde und ist damit sehr hoch. Die meisten Ionenkanäle sind üblicherweise geschlossen und öffnen sich nur auf spezifische Signale hin (z. B. liganden- und spannungsgesteuerte Ionenkanäle). Bestimmte K^+-Kanäle und die Kanäle für H_2O (Aquaporine) sind dagegen generell offen. Die **Aquaporine** erlauben einen ständigen Austausch von H_2O zwischen dem Inneren einer Zelle und dem extrazellulären Raum. Dadurch wird

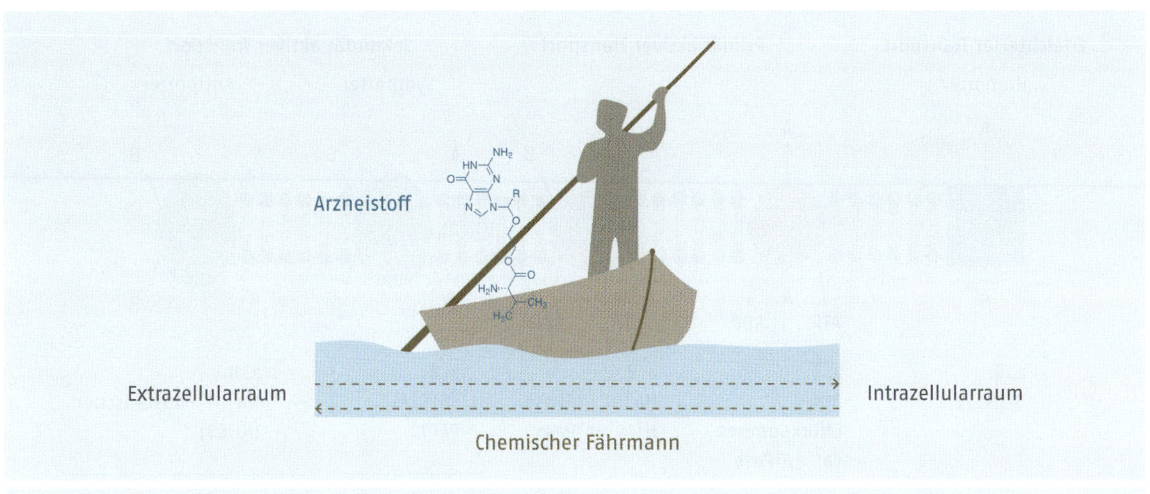

Abb. 2.19 Viele Arzneistoffe benötigen einen chemischen Fährmann, der sie in die Zelle transportiert.

gewährleistet, dass der osmotische Druck innerhalb und außerhalb einer Zelle immer gleich ist. Eine Ausnahme gibt es in bestimmten Bereichen der Niere. Dort fehlen diese Poren, was Konzentrationsunterschiede zwischen Zellen und Umgebung ermöglicht. Für den Transport von Arzneistoffen spielen Aquaporine allerdings keine Rolle.

Transporter katalysieren den spezifischen, gerichteten Transport von Substraten (Ionen oder kleinere Moleküle) über Membranen. Sie binden jeweils nur ein oder einige wenige Substratmoleküle oder Ionen. Danach gehen sie eine konformative Änderung in der Weise ein, dass sich das Transportprotein zur anderen Seite der Membran hin öffnet. Da dieser Prozess eine gewisse Zeit benötigt, bewegen Transporter nur 100–1000 Moleküle bzw. Ionen pro Sekunde. Transporter können eingeteilt werden in **passive Transporter**, die nicht auf eine Energiequelle angewiesen sind (erleichterter Transport), und **aktive Transporter**, welche die Teilchen unter Verbrauch von Energie durch die Membran befördern (primär und sekundär aktiver Transport, Abb. 2.20).

Passiver Transport

Beim passiven Transport werden die Substanzen entlang ihres Konzentrationsgradienten durch sogenannte **Uniporter** solange über die Membran transportiert, bis ihre Konzentration auf beiden Membranseiten gleich ist. Man spricht in diesem Zusammenhang auch von erleichterter Diffusion. Die Glucose-Transporter wie z. B. GLUT1 (Abb. 2.21) und GLUT2 sind Beispiele für Uniporter. Weitere Uniporter sind die Organic-Cation-Transporter (OCT1-3), die in Leber und Niere vorkommen und kleine Kationen wie die protonierten Formen von Metformin, Amilorid oder Propranolol bevorzugen. Ebenso als Uniporter gelten die ubiquitär auftretenden Equilibrative-Nucleoside-Transporter (ENT), die als Substrate Nukleoside wie Gemcitabin, Cladribin oder Fludarabin aufweisen. Die Uniporter zählen zur großen Gruppe der Solute-Carrier-Transporter (SLC).

Aktiver Transport

Bei den unter Energieverbrauch ablaufenden Transportprozessen können die Substrate auch entgegen ihres Konzentrationsgradienten befördert werden, d. h. von der Region geringerer zur Region höherer Konzentration. Dabei unterscheidet man

- primär aktiven Transport,
- sekundär aktiven Transport.

Primär aktive Transporter gewinnen die für den Transportvorgang benötigte Energie aus der Hydrolyse von ATP zu ADP. Sie werden auch als ATP-verbrauchende Pumpen bezeichnet. Zu ihnen zählen die Ca^{2+}-ATPase und die Na^+/K^+-ATPase (Abb. 2.22), welche die niedrigen Ca^{2+}- bzw. Na^+-Konzentrationen in der Zelle aufrechterhalten, die H^+/K^+-ATPase, die für den sauren pH-Wert des Magens sorgt, sowie die **ABC-Effluxpumpen** (ABC = ATP-Binding-Cassette). ABC-Effluxpumpen, von denen über 50 bekannt sind, spielen eine wichtige Rolle bei der Aufnahme, Verteilung und Ausscheidung von Arzneistoffen. Sie sind unter anderem auf der apikalen (luminalen) Seite (nach außen gerichtet) der Epithelzellen des Gastrointestinaltrakts und der Blut-Hirn-Schranke lokalisiert und wirken dort der Aufnahme von Arzneistoffen in den Körper bzw. das Gehirn entgegen. Eine starke Expression von ABC-Effluxpumpen in Tumorzellen kann zur Resistenz dieser Zellen gegenüber verschiedenen Zytostatika führen, da diese aufgrund des aktiven Transportes aus der Zelle sich dort nicht mehr ausreichend gut anreichern können. Häufig findet man daher entsprechende synonyme Bezeich-

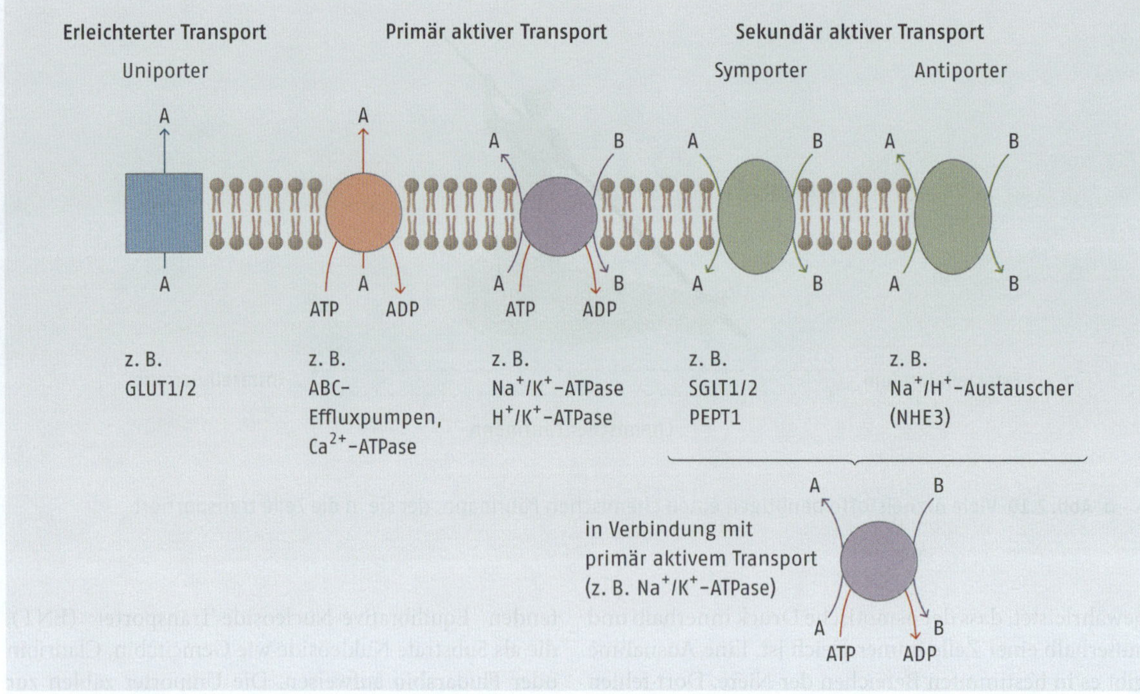

○ Abb. 2.20 Transportarten für Ionen bzw. Moleküle. GLUT1/2: Glucose-Transporter 1 und 2, PEPT1/2: Peptidtransporter 1, NHE3: Sodium Hydrogen Exchanger 3, SGLT: Sodium-Dependent-Glucose-Transporter

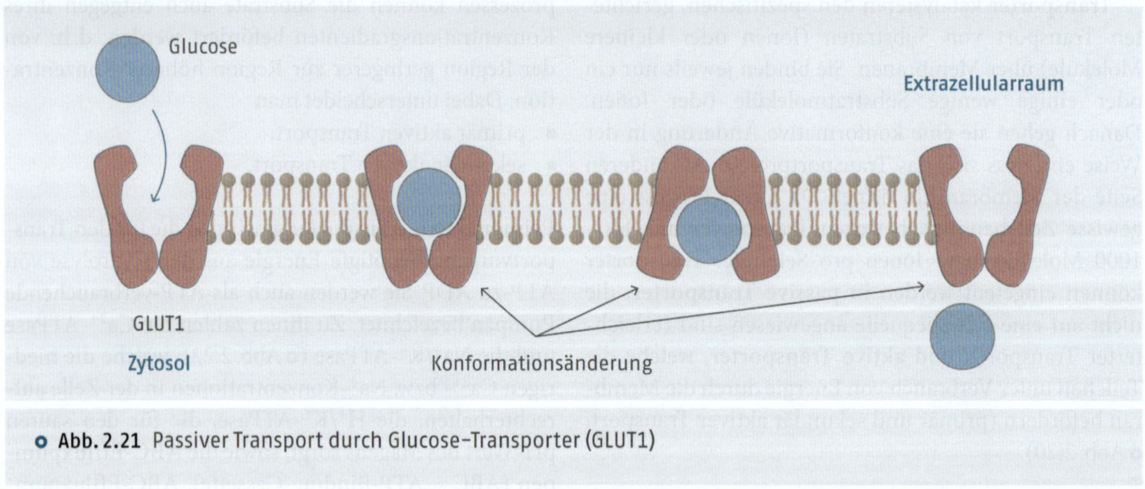

○ Abb. 2.21 Passiver Transport durch Glucose-Transporter (GLUT1)

nungen wie MDR1 (*multidrug resistance protein 1*, □ Tab. 2.7).

Sekundär aktive Transporter gehören wie die Uniporter zur Superfamilie der **SLC-Transporter** (*solute carrier transporter*). Sie benutzen als Energiequelle den Konzentrationsgradienten einer zweiten Substanz, wie z. B. von Protonen oder Na^+-Ionen, die mit dem Substrat gleichzeitig mittransportiert wird. Da der Konzentrationsgradient dieses Kosubstrats durch primär aktive Transporter wie z. B. die Na^+/K^+-ATPase oder die H^+/K^+-ATPase hergestellt bzw. aufrechterhalten wird, kommt es bei dem Prozess indirekt auch zum ATP-Verbrauch (○ Abb. 2.22). Üblicherweise werden SLC-Transporter mit einer bestimmten Zahl für den Familiennamen bezeichnet, z. B. SLC22 für die organischen Kationen- und Anionen-Transporterproteine. Zusätzlich erhalten sie einen Buchstaben und eine Zahl, z. B. steht SLC22A1 für den Organischen-Kationen-Transporter 1. In der Praxis wird allerdings meist die alte Nomenklatur verwendet, in diesem Falle OCT1.

Verläuft der simultane Transport von Substrat und Kosubstrat in die gleiche Richtung, spricht man von **Symport**. Verläuft er in entgegengesetzte Richtungen,

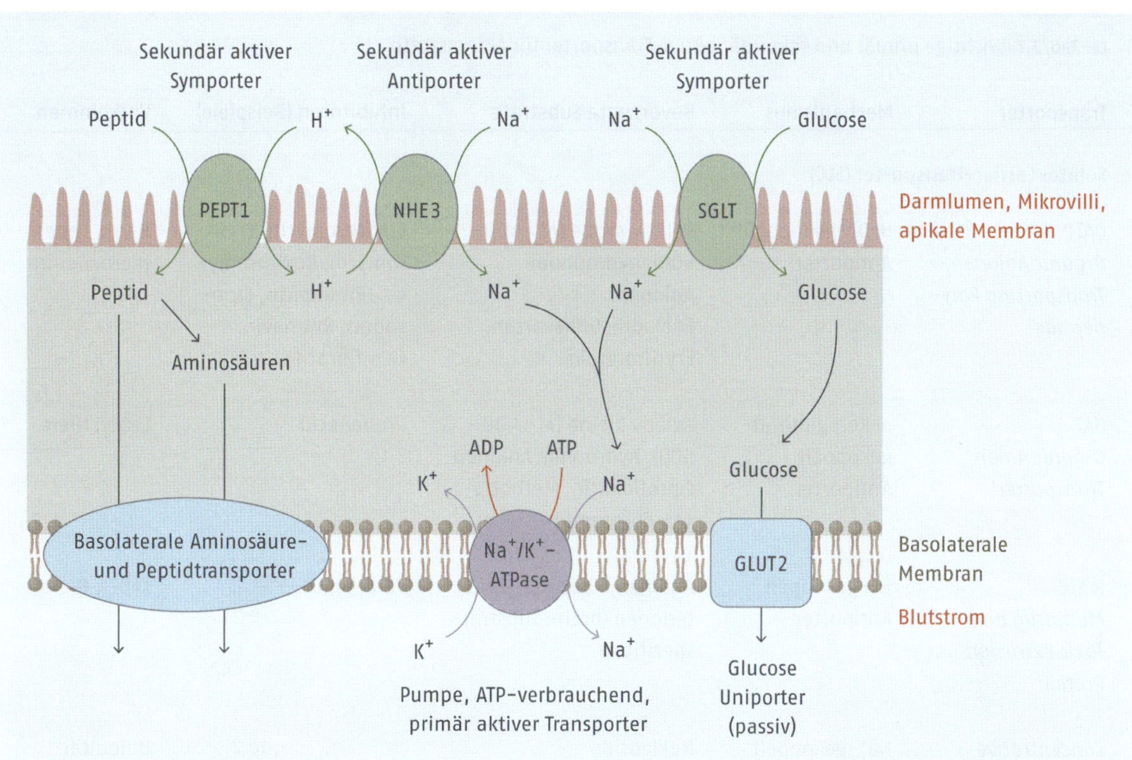

Abb. 2.22 Vorkommen von passiven, primär aktiven und sekundär aktiven Transportern in einer Darmepithelzelle; Darmzelle mit protoplasmatischen Ausstülpungen (Mikrovilli) auf der Darmlumenseite (apikal) und normaler Zellmembran auf der Seite des angrenzenden Darmbindegewebes (basolateral). GLUT2: Glucose-Transporter 1 und 2, NHE3: Sodium Hydrogen Exchanger 3, PEPT1: Peptidtransporter 1, SGLT: Sodium-Dependent-Glucose-Transporter

spricht man von **Antiport**. Ein Beispiel für einen **Symporter** ist der Glucose-Transporter SGLT1/2. Hier ist der Transport von Glucose an den gleichgerichteten Transport von Na^+ in die Zelle gekoppelt (Abb. 2.22). Ein weiterer gut untersuchter Symporter ist der Di- und Tripeptidtransporter PEPT1 der apikalen Enterozytenmembran. Dieser schleust die bei dem Verdau von Proteinen anfallenden Di- und Tripeptide unter Kotransport eines Protons über die apikale Membran in die Enterozyten. Die basale Protonenkonzentration in der Zelle wird hierbei durch den Na^+/H^+-Austauscher (Isoform 3, NHE3, Na^+/H^+-Exchanger 3) wiederhergestellt (Abb. 2.22). In diesem Falle handelt es sich um einen **Antiporter**, der die Protonen im Austausch mit Na^+-Ionen in den Darm zurücktransportiert. Die Na^+-Ionen, die durch diesen Prozess in die Zelle gelangen, werden schließlich unter ATP-Verbrauch durch eine Na^+/K^+-ATPase auf die dem Blutstrom zugewandte (basolaterale) Seite der Enterozyten transportiert. Die Di- und Tripeptide werden im Zytoplasma durch Peptidasen zu Dipeptiden bzw. Aminosäuren hydrolysiert, die durch einen basolateralen Peptidtransporter bzw. einen Aminosäuretransporter aus den Enterozyten hinausbefördert werden.

Tab. 2.7 fasst einige wichtige primär und sekundär aktive Membranproteine zusammen, die für den Transport von Arzneistoffen zuständig sind. Während die ABC-Transporter vor allem für den Transport aus der Zelle heraus (Efflux) sorgen, sind die SLC-Transporter überwiegend für den Transport in die Zelle hinein (Influx) relevant.

2.4.4 Weitere Resorptionsmechanismen

Endozytose

Unter **Endozytose** versteht man die Aufnahme von festen Partikeln (**Phagozytose**) bzw. von Flüssigkeit und darin gelösten Bestandteilen (**Pinozytose**) in eine Zelle, indem diese zunächst von der Plasmamembran umschlossen und dann als Vesikel in das Zytoplasma abgegeben werden. Diese Vorgänge laufen auch unter Verbrauch von Stoffwechselenergie ab. Für die Aufnahme kleiner Arzneistoffmoleküle spielt dieser Aufnahmeweg allerdings nur eine geringe Rolle.

Tab. 2.7 Wichtige primär und sekundär aktive Transporter für Arzneistoffe

Transporter	Mechanismus	Bevorzugte Substrate	Inhibitoren (Beispiele)	Vorkommen
Solute-Carrier-Transporter (SLC)				
OATP *Organic Anion-Transporting Polypeptide*[1]	HCO_3^--gekoppelt Antiporter	Relativ große (M > 400–500), hydrophobe Anionen Enalapril, Olmesartan, Erythromycin	Clarithromycin, Erythromycin, Roxithromycin, Rifampicin, Ciclosporin, Ritonavir, Gemfibrocil	Darm, Leber, Niere, Gehirn
OAT *Organic Anion Transporter*[1]	α-Ketoglutarat-gekoppelt Antiporter	Relativ kleine (M < 400–500), hydrophile Anionen Ciprofloxacin, Methotrexat, Furosemid	Probenecid	Leber, Niere
MATE *Multidrug and Toxic Extrusion Protein*[2]	H^+-gekoppelt Antiporter	Anionen, Kationen, Zwitterionen (breite Substratspezifität)	Verapamil	Leber, Niere
Concentrative Nucleoside Transporter[1] (CNT)	Na^+-gekoppelt Symporter	Nukleoside Gemcitabin, Ribavirin		Ubiquitär
PEPT *Peptid-Transporter*[1]	H^+-gekoppelt Symporter	Peptide β-Lactam-Antibiotika Enalapril, Valaciclovir	Fosinopril, Losartan	Darm, Niere
ATP-Binding-Cassette-Transporter (ABC)				
P-gp/MDR1 *P-Glykoprotein/ Multidrug Resistance Protein 1*[2]	ATP-abhängig primär aktiv	Breite Substratspezifität Loperamid, Doxorubicin, Fexofenadin, Vinblastin	Ciclosporin Verapamil	Ubiquitär
MRP *Multidrug Resistance-Associated Protein*[2]	ATP-abhängig primär aktiv	Breite Substratspezifität, Methotrexat, Valsartan	Ciclosporin, Efavirenz, Benzbromaron, Emtricitabin	Darm, Leber, Niere, Gehirn
BCRP *Breast Cancer Resistance Protein*[2]	ATP-abhängig primär aktiv	Breite Substratspezifität Anthracycline, Imatinib, Pantoprazol	Imatinib, Ivermectin	Darm, Leber, Niere, Gehirn

[1] Influxtransporter, [2] Effluxtransporter

Parazelluläre Diffusion

Bei der passiven Diffusion durch die Lipiddoppelschicht, dem Transport durch Membrantransportproteine und der Endozytose handelt es sich um transzelluläre Transportmechanismen über die Zellmembranen hinweg. Eine weitere Möglichkeit, Zellbarrieren zu überwinden, ist die parazelluläre passive Diffusion, d. h. die Wanderung zwischen den Zellen hindurch entlang der Zwischenräume. Bei Epithelgeweben sind die Interzellularspalten allerdings durch sogenannte **Tight Junctions** (dichte Verbindungen) verschlossen (Abb. 2.23), was den freien Stoffaustausch zunächst einmal ein-

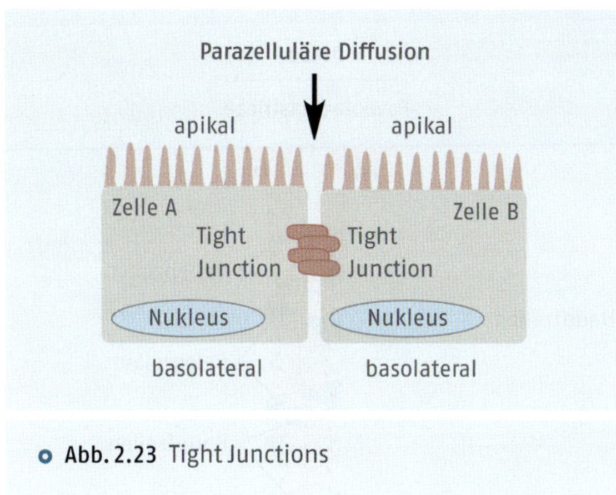

Abb. 2.23 Tight Junctions

schränkt. Die Proteinstränge der Tight Junctions bilden allerdings Poren aus, die eine Größe von 0,4–0,8 nm aufweisen. Durch diese können kleine Moleküle bis zu einer Molekülmasse von etwa 200 Da entlang des Konzentrationsgradienten hindurchdiffundieren. Manche Epithelgewebe, wie die des Magen-Darm-Trakts, verlieren zum Teil auch die Tight Junctions, was die parazelluläre Transportrate etwas erhöhen kann. Insgesamt machen die Tight Junctions aber nur etwa 0,1 % der gesamten Membranoberfläche der gastrointestinalen Epithelgewebe aus, sodass die Aufnahmekapazität über diesen Weg gering bleibt. Die parazelluläre Diffusion kann allerdings quantitativ bedeutsam werden, wenn ein Wirkstoff aufgrund hoher Hydrophilie oder einer vorhandenen Ladung kaum transzellulär resorbiert wird. Man nimmt an, dass bei weniger als 5 % aller Arzneistoffe eine signifikante parazelluläre Resorption erfolgt. Zu diesen gehören **Natriumalendronat**, **Metformin** und **Foscarnet**.

2.4.5 Organabhängige Resorption

Gastrointestinale Resorption

Die größte Bedeutung bei der Verabreichung von Arzneistoffen hat der orale Applikationsweg. Ein Grund dafür ist, dass dieser zumeist unkompliziert ist und vom Patienten als sehr angenehm empfunden wird. Die Aufnahme des Arzneistoffs erfolgt dabei im Magen-Darm-Trakt.

Die Epithelschicht des **Magens** besteht aus einem einschichtigen, nach innen gefalteten Zylinderepithel, bei dem die einzelnen Zellen durch Tight Junctions miteinander verbunden sind (Abb. 2.24). Die im oberen Bereich der Einsenkungen (Foveolae gastricae) liegenden Nebenzellen scheiden hauptsächlich Schleim (Muzin) ab. In den mittleren Abschnitten dieser Bereiche befinden sich die Belegzellen, die HCl sezernieren. Die vor allem in den basalen Regionen lokalisierten Hauptzellen produzieren Pepsinogene und eine Lipase. Unterhalb der Epithelschicht befindet sich ein lockeres Bindegewebe, die Lamina propria. Neben Bindegewebszellen und kollagenen und elastischen Fasern enthält diese Schicht verschiedene Zellen des Immunsystems sowie Kapillaren, Nerven und Lymphgefäße. Die gesamte, in Falten angeordnete Resorptionsfläche der Magenschleimhaut beträgt 0,1–0,2 m^2.

Das einschichtige Epithel des **Dünndarms** ist so angeordnet, dass sich eine sehr starke Vergrößerung der Oberfläche ergibt. Durch Ausstülpungen der gesamten Darmschleimhaut bilden sich zunächst Hautfalten (Kerckring-Falten), auf denen sich etwa 1 mm hohe fingerförmige Zotten befinden (Makrovilli). Die Endothelzellen selbst weisen auf der zum Darmlumen orientierten Seite protoplasmatische Fortsätze auf (Mikrovilli), die den sogenannten Bürstensaum bilden. Auf diese Weise erhöht sich die Dünndarmoberfläche von etwa 0,33 m^2 auf ca. 200 m^2, also um den Faktor 600.

Die Dünndarmschleimhaut ist wegen ihrer gegenüber dem Magen sehr großen Oberfläche und ihrer Mikrostruktur ausgezeichnet zur Resorption von Wirkstoffen geeignet. Die Epithelzellen des Dünndarms, die auch als Enterozyten bezeichnet werden, sind wie die des Magens durch Tight Junctions verbunden. Zwischen diesen Zellen befinden sich vereinzelt die schleimproduzierenden Becherzellen. Am Boden der Zotten sind teilweise Vertiefungen vorhanden (Krypten), die Drüsen zur Bildung des verdauungsenzymhaltigen Darmsafts enthalten. Wie im Magen befindet sich auch im Darm unter den Epithelzellen eine lockere Bindegewebsschicht (Lamina propria) mit Bindegewebszellen, Immunzellen, Blutkapillaren, Nerven und Lymphgefäßen. Die Schleimhaut des **Dickdarms** weist keine Zottenbildung auf, die Epithelzellen sind teilweise mit einem Bürstensaum versehen. Die gesamte Oberfläche des Dickdarms beträgt 0,1–1 m^2.

Die Endothelzellen der Blutkapillaren in der Lamina propria der Magen- und Darmschleimhaut besitzen aufgrund von Einstülpungen der Zellmembran 50–70 nm weite Fenster (Abb. 2.25). In den Wänden dieser fenestrierten (lat. *fenestra* = Fenster) Kapillaren befinden sich größere Poren (Fenestrationen), die teilweise mit einer perforierten Membran überdeckt sind. Dadurch sind sie 100–1000-fach permeabler für H_2O und niedermolekulare hydrophile Substanzen. Da die Zellen der Lamina propria außerdem nicht dicht gepackt sind, sondern viele interzelluläre Lücken besitzen, können Nährstoffe und Arzneistoffe, sobald sie die Epithelzellen des Magens bzw. Darms durchdrungen haben, ohne Probleme in das Blut gelangen. Über die Blutbahn werden sie im Körper verteilt, wobei sie zunächst über die Pfortader der Leber zugeführt werden.

2

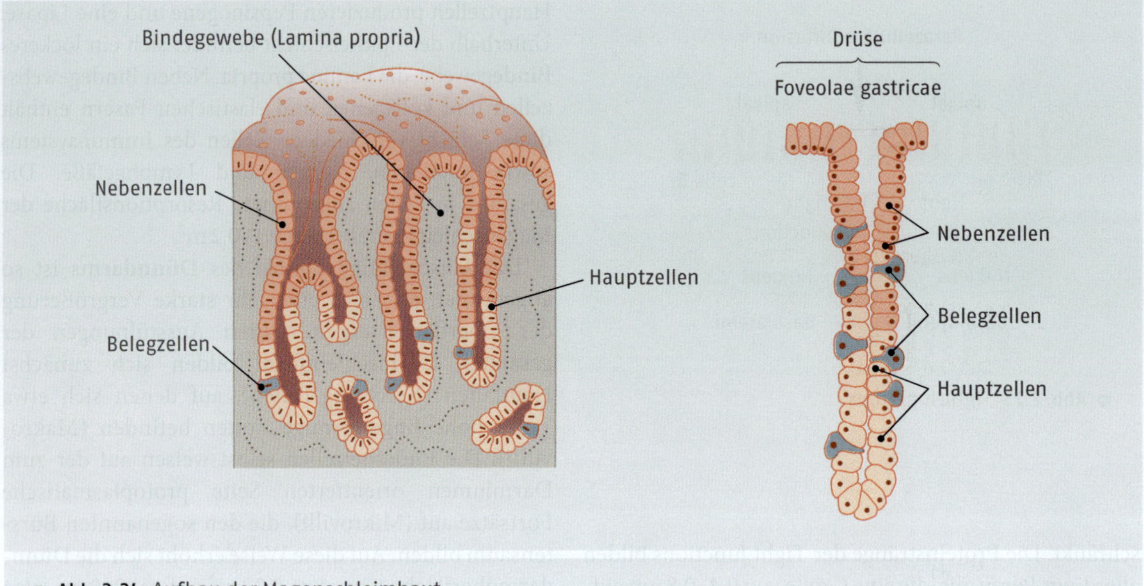

Abb. 2.24 Aufbau der Magenschleimhaut

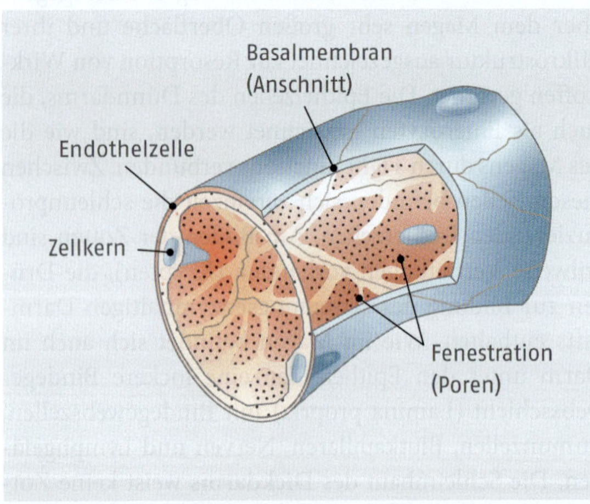

Abb. 2.25 Fenestrierte Kapillaren. Die Poren ermöglichen eine schnelle Verteilung kleiner Moleküle zwischen Blut und Gewebe.

pH-Abhängigkeit der Resorption von Säuren und Basen im Gastrointestinaltrakt

Wie bereits erwähnt weisen die verschiedenen Bereiche des Gastrointestinaltrakts unterschiedliche pH-Werte auf. Dies beeinflusst nicht nur die Löslichkeit von Säuren und Basen, sondern auch ihre Aufnahme durch passive Diffusion. Generell gilt, dass geladene Stoffe die stark lipophile Zellmembrandoppelschicht nicht oder nur in äußerst geringem Maße durch Bildung von elektrisch neutralen Ionenpaaren durchdringen können. Eine signifikante Aufnahme von Säuren und Basen ist demnach nur dann zu erwarten, wenn sie in ausreichender Menge in ungeladener Form vorliegen und wenn sie gleichzeitig eine ausreichende Lipophilie besitzen.

Im Magen sind schwache Säuren wie z. B. Benzoesäurederivate weitgehend undissoziiert. Bei einem pK_S-Wert der Säure von etwa 4 und einem Magen pH-Wert von 2 befinden sich 99 % der Moleküle im ungeladenen Zustand. Starke Säuren wie z. B. Benzensulfonsäure, die einen pK_S von ca. -1 aufweisen, liegen dagegen unter diesen Verhältnissen zum größten Teil in ionischer Form vor, was ihre Resorption verhindert. Gleiches gilt für schwache und starke Stickstoffbasen ($pK_S > 9$), die bei pH-Werten um 2 fast ausschließlich protoniert und damit geladen sind.

Gelangt der stark saure Mageninhalt ins Duodenum (pH 6–6,5) wird er zunächst durch den HCO_3^--haltigen Pankreassaft (pH 7,5–8,4) stark abgepuffert. Generell liegt der pH-Wert des Darminhaltes je nach Darmabschnitt zwischen 5 und 8, das heißt, dass schwache Säuren (pK_S ca. 4) und schwache Basen (pK_S ca. 9) auch überwiegend in ionischer, d. h. nicht resorbierbarer Form vorliegen. Der Anteil der ungeladenen Form dieser Stoffe beträgt nur etwa 10–0,01 %. Diese Mengen reichen allerdings aus, um eine signifikante Resorption schwacher Säuren und Basen zu ermöglichen, da ungeladene, membrangängige Moleküle nachgeliefert werden, sobald deren Anteil am Protolysegleichgewicht infolge des Durchtritts durch die Mukosamembran lokal abnimmt (Abb. 2.26). Aufgrund der relativ langen Dauer der Darmpassage und der sehr großen Oberfläche ($200\,m^2$) des Darmes bleibt für diesen Prozess genügend Zeit und Platz. Bei starken Säuren ($pK_S = -1$) und Basen ($pK_S = 14$) beträgt die maximale Konzentration der ungeladenen Form im Darm, die bei pH 5 für starke Säuren bzw. pH 8 für starke Basen erreicht wird, jeweils nur noch ca. 0,0001 %. Dies ist zu wenig für eine messbare Resorptionsquote.

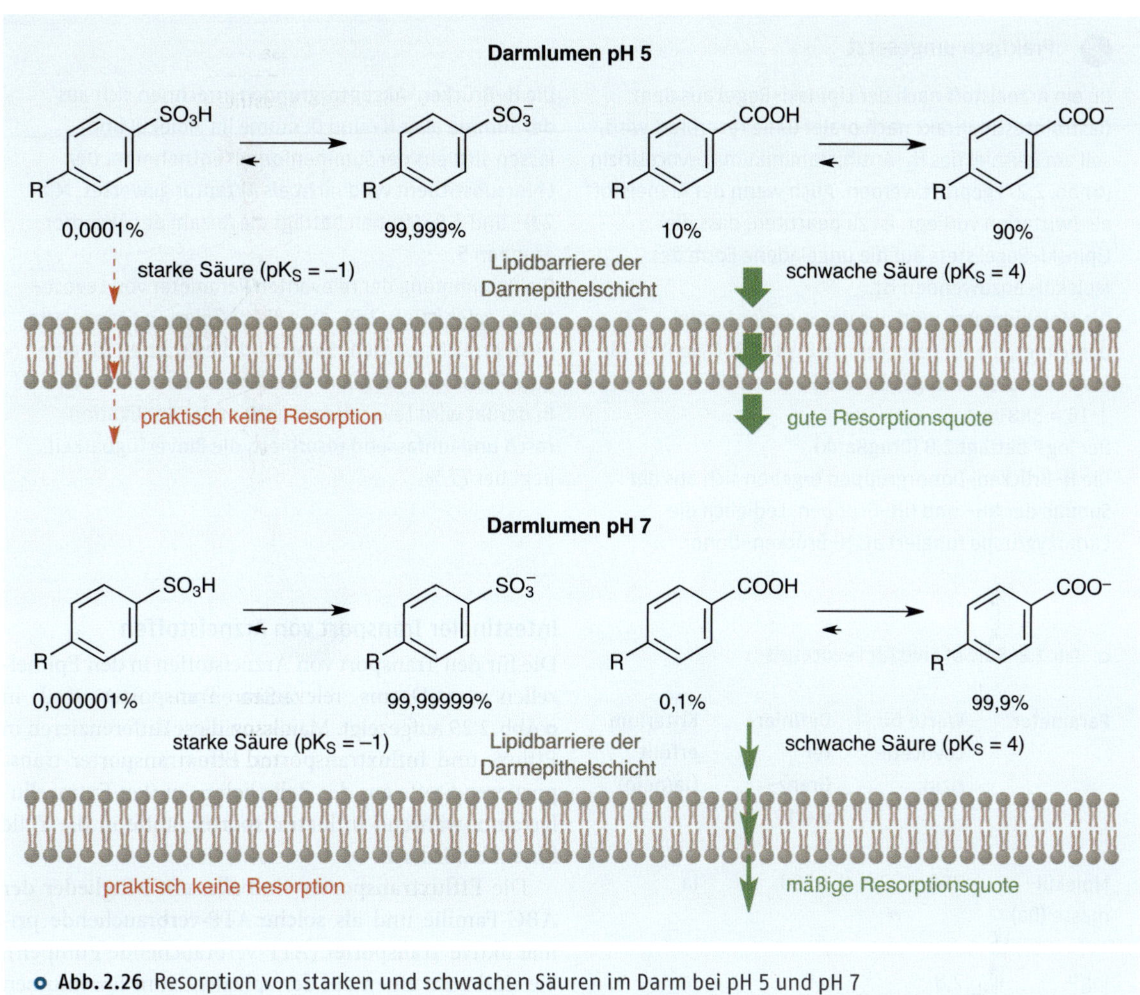

Abb. 2.26 Resorption von starken und schwachen Säuren im Darm bei pH 5 und pH 7

2

Lipinski-Regel – Rule of Five

Als Faustregel zur Abschätzung der oralen Bioverfügbarkeit eines Arzneistoffs aus dem Gastrointestinaltrakt kann man sich an den Lipinski-Regeln orientieren, die Christopher Lipinski 1997 bei Pfizer aufstellte. Danach tendieren oral resorbierbare Arzneistoffe dazu, der sogenannten „Rule of Five" zu gehorchen. Diese Regeln stammen von Erfahrungswerten zu oral wirksamen Arzneistoffen, die man durch Analyse von 4 Wirkstoffparametern aus einer Computerdatenbank (Word Drug Index) erhielt. Gemäß der **Lipinski-Regel** sollte ein Wirkstoff nicht mehr als eines dieser Kriterien verletzen. Die Bezeichnung Fünferregel leitet sich von den Zahlenwerten ab, die man für die jeweiligen molekularen Parameter ermittelte, da diese die Zahl 5 oder Vielfache davon ergaben. Demnach sollte ein Arzneistoff mit guter Resorption

- eine Molekülmasse von maximal 500 Da aufweisen,
- einen Verteilungskoeffizienten (log P) von maximal 5 besitzen,
- nicht mehr als 5 H-Brücken-Donorgruppen (HBD, NH- und OH-Gruppen),
- höchstens 10 (5 + 5) H-Brücken-Akzeptorgruppen (HBA, N- und O-Atome) aufweisen.

Diese Faustregeln, auch in modifizierter Form, werden seither als Eingangsfilter im Drug Design für die Wirkstoffauswahl genutzt.

Die Lipinski-Regel ist als Faustregel zwar sehr nützlich, erlaubt aber weder quantitative Aussagen noch ist sie für alle Arzneistoffgruppen geeignet. So folgen beispielsweise etliche Antibiotika, Antimykotika, Vitamine oder Herzglykoside dieser Regel nicht. Die Regel erfasst nur den passiven Transport von Arzneistoffen und trifft nicht mehr zu, wenn der Transport aktiv über Membrantransportproteine erfolgt. Beim Herzglykosid **Digoxin** (Abb. 2.28), das eine Molekülmasse von 780 Da aufweist, liegen 14 H-Brücken-Akzeptor-, dazu 6 H-Brücken-Donorgruppen vor. Somit werden 3 der 4 Grenzwerte überschritten. Einzig der log-P-Wert von 1,26 entspricht den erforderlichen Kriterien. Dennoch wird Digoxin aus dem Dünndarm resorbiert, wenn auch unvollständig, und die Bioverfügbarkeit liegt bei 60–80 %, da die Substanz mithilfe von Transportern resorbiert wird.

Praktisch umgesetzt

Ob ein Arzneistoff nach der **Lipinski-Regel** aus dem Gastrointestinaltrakt nach oraler Gabe resorbiert wird, soll am Beispiel des H_1-Antihistaminikums **Levocetirizin** (Abb. 2.27) geprüft werden. Auch wenn der Arzneistoff als Zwitterion vorliegt, ist zu beachten, dass die Lipinski-Regel stets auf die ungeladene Form des Moleküls anzuwenden ist.
Die **Molekülmasse** wird aus der Summenformel berechnet, die für Levocetirizin $C_{21}H_{25}ClN_2O_3$ lautet. Die Molekülmasse beträgt 21·12 + 25·1 + 1·35 + 2·14 + 3·16 = 388 Da.
Der **log P** beträgt 2,8 (DrugBank).
Die **H-Brücken-Donorgruppen** ergeben sich aus der Summe der NH- und OH-Gruppen. Lediglich die Carboxygruppe fungiert als H-Brücken-Donor.
Die **H-Brücken-Akzeptorgruppen** errechnen sich aus der Summe aller N- und O-Atome im Molekül und lassen sich aus der Summenformel entnehmen. Der Chlorsubstituent wird nicht als Akzeptor gewertet. Mit 2 N- und 3 O-Atomen beträgt die Anzahl der Akzeptorgruppen 5.
Die Bestimmung der relevanten Parameter von Levocetirizin zeigt (Tab. 2.8), dass die definierten Grenzwerte nicht erreicht werden. Somit sind die Kriterien für eine gute Resorption aus dem Gastrointestinaltrakt erfüllt. In der Tat wird Levocetirizin nach oraler Applikation rasch und umfassend resorbiert, die Bioverfügbarkeit liegt bei 77 %.

Tab. 2.8 Rule of Five für Levocetirizin

Parameter	Werte für Levocetirizin	Definierter Grenzwert	Kriterium erfüllt (ja/nein)
Molekülmasse (Da)	388	< 500	ja
log P	2,8	< 5	ja
HBD	1	< 5	ja
HBA	5	< 10	ja

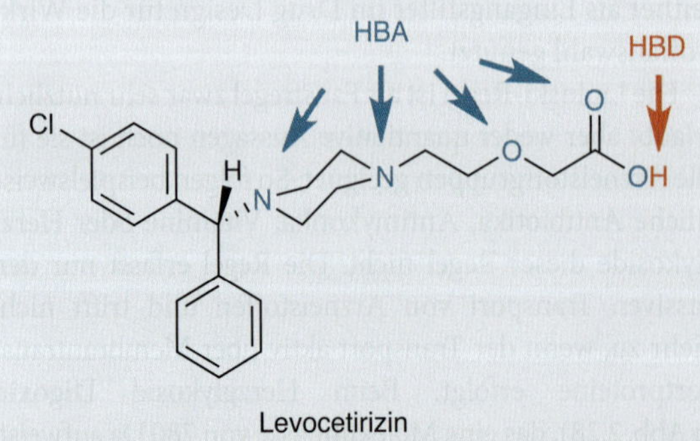

Abb. 2.27 Überprüfung von Levocetirizin nach der Lipinski-Regel. HBA: H-Brücken-Akzeptor, HBD: H-Brücken-Donor

Intestinaler Transport von Arzneistoffen

Die für den Transport von Arzneistoffen in den Epithelzellen des Darms relevanten Transporter sind in Abb. 2.29 aufgezeigt. Man kann diese differenzieren in Efflux- und Influxtransporter. Effuxtransporter transportieren Stoffe aus der Zelle heraus in den Extrazellulärraum, während Influxtransporter Stoffe in die Zelle hinein befördern.

Die **Effluxtransporter** sind allesamt Mitglieder der ABC-Familie und als solche ATP-verbrauchende primär aktive Transporter (ATP-verbrauchende Pumpen). Sie sind zum einen auf der apikalen, zum Darmlumen weisenden Seite der Enterozyten lokalisiert und wirken dort der Aufnahme von Arzneistoffen in den Körper entgegen. Zum anderen finden sie sich auch auf der basolateralen, zum Blutstrom weisenden Seite der Darmzellen, von wo aus sie Stoffe aus den Zellen in Richtung der Blutgefäße transportieren.

Die wichtigsten **ABC-Transporter** auf der apikalen Seite der Darmzellen sind

- P-Glykoprotein (P-gp, *Permeability Glykoprotein*), auch *Multidrug-Resistance-Protein-1* (MDR1) genannt,
- *Multidrug Resistance Associated Protein 2* (MRP2),
- *Breast Cancer Resistance Protein* (BCRP).

P-Glykoprotein (P-gp) ist die am besten untersuchte ABC-Effluxpumpe. Sie besteht aus 1280 Aminosäuren und weist 12 transmembranäre Domänen auf. Nach Bindung eines Fremdstoffs an das Protein werden 2 ATP-Moleküle hydrolysiert. Dadurch erfolgt eine Konformationsänderung des Proteins, sodass der Fremdstoff aus der Zelle in die extrazelluläre Flüssigkeit transportiert wird. Die Substratspezifität von P-gp ist sehr breit. Bevorzugte Substrate sind basische Stoffe ($pK_S > 4$) mit einer Molekülmasse größer 400 und mehr als 7 N- und O-Atomen.

Abb. 2.28 Digoxin als Ausnahme von der Lipinski-Regel. HBA: H-Brücken-Akzeptor, HBD: H-Brücken-Donor

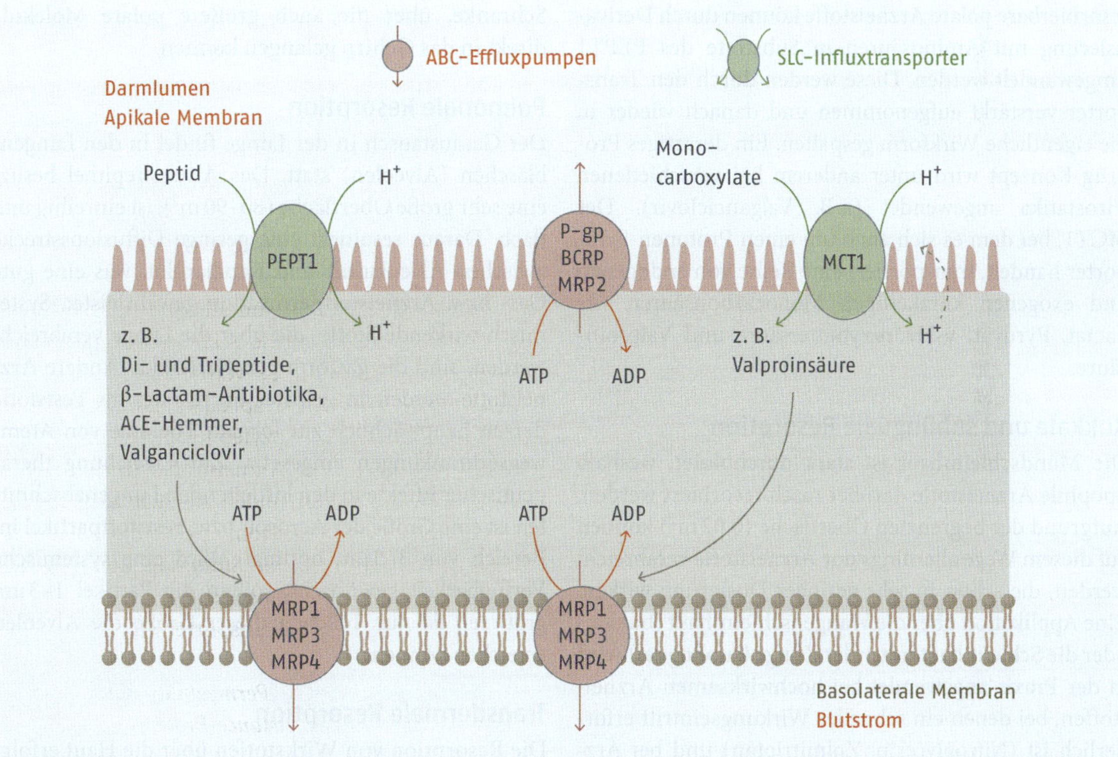

Abb. 2.29 Arzneistofftransporter im Darm. ABC: ATP-Binding-Cassette, BCRP: Breast Cancer Resistance Protein, MCT1: Monocarboxylat Transporter, MRP: Multidrug Resistance Associated Protein, PEPT1: Peptidtransporter 1, P-gp: P-Glykoprotein, SLC: Solute Carrier Transporter

MRP2 transportiert vornehmlich organische Anionen aus der Zelle, **BCRP** hat eine ähnliche Substratspezifität wie P-gp, wobei BCRP neben Basen auch Säuren transportiert. Die gleichzeitige Gabe eines Arzneistoffs, der als Substrat eines ABC-Transporters fungiert, und eines Arzneistoffs, der diesen Transporter inhibiert, kann zu klinisch relevanten Interaktionen führen. So erhöhten sich bei oraler Koadministration des BCRP-Substrats Rosuvastatin und des BCRP-Inhibitors Atazanavir die Blutplasmaspiegel von Rosuvastatin signifikant.

Effluxtransporter, die sowohl körpereigene Stoffe wie Gallensäuren als auch Fremdstoffe und deren Metaboliten (insbesondere Glucuronide und Sulfate)

aus den Darmzellen heraus in Richtung Blutstrom befördern, sind die **Multidrug-Resistance-Associated-Proteine 1, 3** und **4** (MRP1, MRP3, MRP4). MRP1 scheint an der aktiven Resorption verschiedener Peptide, MRP4 an der von β-Lactam-Antibiotika beteiligt zu sein.

Bei den **Influxtransportern** der Darmzellen handelt es sich in der Regel um sekundär aktive Transporter, die der Familie der **SLC-Transporter** (Solute-Carrier-Transporter) zuzurechnen sind. Im Darm werden von diesen insbesondere der Peptid-Transporter PEPT1 und der Monocarboxylat-Transporter MCT1 in hoher Konzentration exprimiert. PEPT1 ist ein H^+/Di-und Tripeptid-Symporter. Neben natürlichen Peptiden transportiert er auch eine Reihe von Arzneistoffen. Zu diesen zählen β-Lactam-Antibiotika und ACE-Hemmer, was aufgrund der strukturellen Ähnlichkeit dieser Wirkstoffe zu Di- und Tripeptiden auch plausibel ist. Schlecht resorbierbare polare Arzneistoffe können durch Derivatisierung mit Aminosäuren in Substrate des PEPT1 umgewandelt werden. Diese werden durch den Transporter verstärkt aufgenommen und danach wieder in die eigentliche Wirkform gespalten. Ein derartiges Prodrug-Konzept wird unter anderem bei verschiedenen Virostatika angewendet (z. B. Valganciclovir). Der MCT1, bei dem es sich auch um einen Protonen-Symporter handelt, transportiert eine Reihe von endogenen und exogenen kurzkettigen Monocarbonsäuren wie Lactat, Pyruvat, γ-Hydroxybuttersäure und Valproinsäure.

Bukkale und sublinguale Resorption

Die Mundschleimhaut ist stark durchblutet, weshalb lipophile Arzneistoffe darüber rasch resorbiert werden. Aufgrund der begrenzten Oberfläche (0,02 m^2) können auf diesem Wege allerdings nur Arzneistoffe verabreicht werden, die schon in sehr geringer Dosierung wirken. Eine Applikation über die Wangenschleimhaut (bukkal) oder die Schleimhaut unter der Zunge (sublingual) wird in der Praxis angewendet bei hochwirksamen Arzneistoffen, bei denen ein schneller Wirkungseintritt erforderlich ist (Nitroglycerin, Zolmitriptan) und bei Arzneistoffen mit hohem hepatischem First-Pass-Effekt (Fentanyl, Buprenorphin).

Nasale Resorption

Die Aufnahmekapazität von Arzneistoffen über die Nasenschleimhaut ist aufgrund der geringen Oberfläche ebenfalls gering (0,01 m^2). Deshalb können auf diesem Weg, bei dem ein hepatischer First-Pass-Effekt umgangen wird, auch nur hochaktive Wirkstoffe effektiv resorbiert werden (Cocain, Nicotin in Schnupftabak). Die Epithelschicht der Nase ist durchlässiger als die des Magen-Darm-Trakts und des Mundes. Ursache dafür sind Unterschiede in der Beschaffenheit, Anordnung und Anzahl der Tight Junctions, was eine Aufnahme über den parazellulären Weg erleichtert. Aufgrund dessen und aufgrund einer geringen Aktivität an metabolisierenden bzw. katabolischen Enzymen wie Proteasen und Peptidasen in der Nasenschleimhaut sind verschiedene Peptidhormone, wie Desmopressin, Nafarelin, Gonadorelin und Buserelin nach nasaler Applikation systemisch verfügbar, obwohl sie polar und relativ groß sind (Molekülmasse 1000–1500 Da). Die Bioverfügbarkeit dieser Substanzen ist dabei zwar nicht sehr hoch (1–3 %). Die resorbierbaren Mengen reichen jedoch für die therapeutischen Effekte aus, was eine Injektionstherapie vermeidbar macht. Als Besonderheit ist hervorzuheben, dass durch eine nasale Applikation die Blut-Hirn-Schranke umgangen werden kann. Die vom Nasengewebe in das Gehirn verlaufenden Nerven (Riechnerv und Trigeminusnerv) verursachen Lücken in der Blut-Hirn-Schranke, über die auch größere polare Moleküle direkt in das Gehirn gelangen können.

Pulmonale Resorption

Der Gasaustausch in der Lunge findet in den Lungenbläschen (Alveolen) statt. Das Alveolarepithel besitzt eine sehr große Oberfläche (80–90 m^2), ist einreihig und flach. Daraus resultiert eine geringe Diffusionsstrecke zwischen Alveolarluft und Kapillarblut, was eine gute Gas- bzw. Arzneistoffpermeation gewährleistet. Systemisch wirkende Stoffe, die über die Lunge verabreicht werden, sind die gasförmigen Narkotika. Andere Arzneistoffe werden in gelöster Form oder als Feststoffe derzeit hauptsächlich zur lokalen Therapie von Atemwegserkrankungen eingesetzt. Zur Erreichung therapeutischer Effekte in den luftleitenden Lungenabschnitten ist eine Größe der Aerosol- bzw. Feststoffpartikel im Bereich von 3–5 µm optimal. Wird eine systemische Verfügbarkeit gewünscht, sollten die Partikel 1–3 µm groß sei, da nur Teilchen dieser Größe die Alveolen erreichen können.

Transdermale Resorption

Die Resorption von Wirkstoffen über die Haut erfolgt in wesentlich geringerem Umfang als über die Epithelschichten der Schleimhäute. Die Hauptbarriere der Haut ist das etwa 15 µm dicke Stratum corneum. Dieses besteht aus mehreren Schichten abgestorbener Plattenepithelzellen (Korneozyten), die in eine Lipidmatrix eingebettet sind. Aufgrund fehlender Durchblutung und eines niedrigen Wassergehalts ist eine Penetration von Wirkstoffen durch diese Zellschichten nur schlecht möglich. Noch am besten resorbiert werden lipophile Stoffe, die eine gewisse Wasserlöslichkeit besitzen. Die Resorption über die Haut kann erhöht werden durch hyperämisierende Stoffe wie Benzylnicotinat, durch eine Verstärkung der Hydratation mit

Okklusionspflastern oder harnstoffhaltigen Dermatika sowie durch Penetrationsförderer wie DMSO. Arzneistoffe, die dermal appliziert werden, sind Nicotin zur Raucherentwöhnung, Scopolamin gegen Schwindel und Übelkeit, Nitroglycerin zur Behandlung eines Angina-pectoris-Anfalls, Testosteron und Estrogen in der Hormonersatztherapie, Rotigotin als Parkinsonmittel sowie Fentanyl und Buprenorphin zur Schmerzbehandlung. Die Anwendung erfolgt zumeist in Form von **transdermalen therapeutischen Systemen** (TTS), die an Hautbereichen angebracht werden, an denen das Stratum corneum relativ dünn ist. Die transdermale Resorption hat wie die Resorption über Mundschleimhaut, Nase und Lunge den Vorteil, dass – anders als bei der Resorption über den Gastrointestinaltrakt – kein hepatischer First-Pass-Effekt zu befürchten ist, da die Wirkstoffe nicht erst der Leber zugeführt, sondern gleich über den gesamten Organismus verteilt werden.

Rektale Resorption

Von den unteren zwei Dritteln des Rektums aus gelangt ein Arzneistoff in die untere Hohlvene und nicht in die Pfortader, sodass die primäre Leberpassage und damit ein First-Pass-Effekt hier weitestgehend umgangen wird. Da die Oberfläche des Rektums relativ gering ist, ist die Resorptionsquote bei rektaler Applikation normalerweise deutlich niedriger als bei oraler.

Analytische Aspekte

Heutzutage wird im Rahmen der Arzneistoffentwicklung schon frühzeitig mit In-vitro-Modellen untersucht, wie gut ein neuer Wirkstoff Lipidmembranen durch Diffusion überwinden kann. Beim **P**arallel-**A**rtificial-**M**embrane-**P**ermeation-**A**ssay (PAMPA) simuliert man die Epithelschicht des Magen-Darm-Trakts mit einer Filterplatte, die mit einer Mischung aus Phospholipiden und Kohlenwasserstoffen imprägniert ist (○ Abb. 2.30). Der sogenannte CaCo-2-Assay verwendet lebende Zellen. Dabei handelt es sich um humane, epitheliale Darmkrebszellen, die in einer zusammenhängenden einzelligen Schicht (Monolayer) wachsen. Da diese Zellen auch Transporter wie P-gp exprimieren, können hierbei nicht nur – wie beim PAMPA – passive Diffusionsprozesse gemessen, sondern auch aktive Transportmechanismen untersucht werden.

Bei Arzneistoffkandidaten mit mangelhafter Permeabilität lässt sich diese ggf. durch gezielte Strukturmodifikation verbessern, beispielsweise durch Ersatz ionisierbarer durch nichtionisierbare Gruppen, durch Erhöhung der Lipophilie mittels Entfernen polarer oder Einbau lipophiler Strukturen, durch Verringerung der Molekülgröße bei größeren Molekülen (Molekülmasse > 500) oder durch Herstellung von Prodrugs.

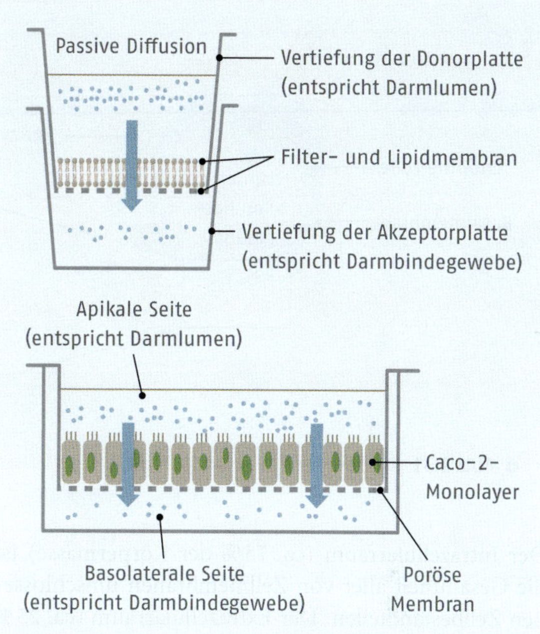

○ **Abb. 2.30** Aufbau des PAMPA (oben) und des CaCo-2-Systems (unten) zur In-vitro-Messung der Permeation von Wirkstoffen. Die Testsubstanzen werden in der Pufferlösung der Donor- bzw. apikalen Seite gelöst und ihr Gehalt in der Akzeptor- bzw. basolateralen Seite nach einer bestimmten Zeit (meist 2 h) mittels HPLC bestimmt.

2.5 Verteilung

2.5.1 Verteilungsräume

Ein Arzneistoff, der durch Resorption oder durch direkte intravasale Applikation in das Blut gelangt, verteilt sich mit dem Blutstrom im gesamten Körper. Der größte Teil des Arzneistoffs flutet dabei zunächst überwiegend in gut durchbluteten Organen wie Leber und Niere an. Die Verteilung in schlecht durchblutete Gewebe wie Haut, Knochen-, Muskel- und Fettgewebe ist dagegen zu Anfang des Verteilungsprozesses gering. Nach und nach kommt es dann jedoch zu einer Umverteilung des Arzneistoffs aus den gut durchbluteten in die weniger gut durchbluteten Gewebe. Am Ende dieses Prozesses, der Minuten bis einige Stunden dauern kann, steht die Konzentration des Arzneistoffs in allen Geweben im Gleichgewicht mit seiner Konzentration im Blut, das Verteilungsgleichgewicht ist erreicht.

Die Verteilungsräume, die einem Arzneistoff im Organismus zur Verfügung stehen, kann man einteilen in

- Intrazellularraum und
- Extrazellularraum.

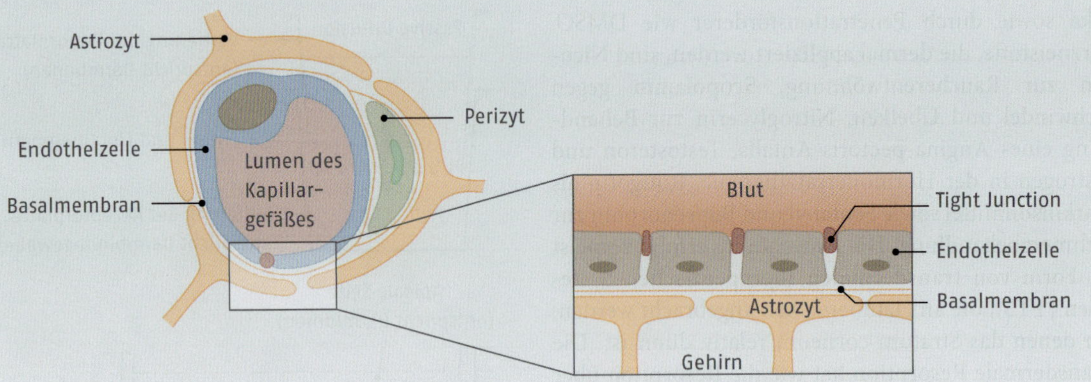

Abb. 2.31 Aufbau der Blut-Hirn-Schranke

Der Intrazellularraum (ca. 75 % der Körpermasse) ist die Gesamtheit aller von Zellmembranen umschlossenen Zellbestandteilen. Der Extrazellularraum (ca. 25 % der Körpermasse), der alle mit Flüssigkeit gefüllten Räume außerhalb der Zellen beinhaltet, kann weiter differenziert werden in den

- intravasalen Raum (ca. 4 % der Körpermasse),
- interstitiellen Raum (ca. 20 % der Körpermasse),
- transzellulären Raum (ca. 1 % der Körpermasse).

Der intravasale Raum umfasst die Flüssigkeit in den Gefäßen (Blut- und Lymphgefäße), der interstitielle Raum die Flüssigkeit zwischen den Zellen (freie Gewebsflüssigkeit) und der transzelluläre Raum Flüssigkeitsansammlungen in Körperhöhlen (Liquor, Kammerwasser des Auges).

Substanzen, die in das Blut (intravasaler Raum) gelangt sind, können von dort aus ohne Probleme in den interstitiellen Raum permeieren, da die Endothelzellen der Blutkapillaren aufgrund von Fenestrierung bzw. Diskontinuitäten stark durchlässig sind (Abb. 2.25). Dies gilt auch für polare und höhermolekulare Stoffe bis zu einer Molekülmasse von 80 000, z. B. Transferrin. Eine Ausnahme ist das Gehirn.

Blut-Hirn-Schranke

Bereits 1909 konnte Edwin Goldmann zeigen, dass intravenös verabreichtes Trypanblau alle Organe färbte, nicht jedoch Gehirn und Liquor. Umgekehrt färbte Trypanblau nach intrazerebraler Injektion die Cerebrospinalflüssigkeit, ohne jedoch danach ins Blut oder andere Organe zu gelangen. Die Eigenschaft der Hirnkapillaren, den Stoffaustausch zwischen dem Blut und der extrazellulären Flüssigkeit des Gehirns zu kontrollieren, bezeichnet man als **Blut-Hirn-Schranke** (*blood brain barrier*, Abb. 2.31). Die Blut-Hirn-Schranke trennt das neuronale Gewebe des Hirns vom Blut und besteht aus Endothelzellen, die von einer Basalmembran umgeben sind, an welche die Astrozyten grenzen. Zusammen mit den Perizyten sind sie an der Funktionalität der Blut-Hirn-Schranke beteiligt. Die Endothelzellen der Blut-Hirn-Schranke sind durch Tight Junctions extrem dicht miteinander verknüpft. Damit wird der Zugang zum Gehirn für Krankheitserreger und Fremdstoffe wie toxische Metaboliten abgeriegelt. Nur wenige Arzneistoffe können diese Hürde überwinden. Eine Aufnahme von Stoffen in das Gehirn ist nur möglich, wenn diese die Endothelzellen transzellulär durchdringen können. Dies beschränkt sich auf lipophile Substanzen und solche, für die aktive Transportmechanismen zur Verfügung stehen. Gleiches gilt generell für die Aufnahme von Stoffen in den intrazellulären Raum. In der Blut-Hirn-Schranke befinden sich wie im Gastrointestinaltrakt zudem eine Reihe von Transportproteinen, die Arzneistoffe aktiv nach außen transportieren. Diese **Effluxtransporter** (wie P-gp und BCRP) tragen zum Schutz des Gehirns vor Xenobiotika bei. Aktive **Influxtransporter** der Blut-Hirn-Schranke sind beispielsweise Transporter für Leu-Enkephalin, Arginin-Vasopressin und der L-Typ-Aminosäure-Transporter (LAT1, *large neutral amino acid transporter*), mit dessen Hilfe Levodopa in das Gehirn gelangen kann. LAT1 kann große neutrale Aminosäuren transportieren.

2.5.2 Plasmaproteinbindung

Das Ausmaß der Verteilung eines Arzneistoffs im Organismus wird nicht nur von der Durchblutung der Gewebe und Organe sowie der Durchlässigkeit der Blutkapillaren bestimmt, sondern auch durch die Größe und Lipophilie der Moleküle. Eine wesentliche Rolle spielt zudem die Bindung an Plasma- und Gewebsproteine. Die Plasmaproteinbindung kann als Interaktion der Wirkstoffmoleküle mit einer definierten Zahl von Proteinbindestellen betrachtet werden. Sie unterliegt einer Sättigungscharakteristik und lässt sich im Wesentlichen durch Beziehungen beschreiben, die aus dem Massenwirkungsgesetz ableitbar sind.

Arzneistoffmoleküle, die sich in der Blutbahn befinden, werden mehr oder weniger stark reversibel an Plasmaproteine gebunden. Die Bindung beruht auf elektrostatischen (ionogenen) und hydrophoben Wechselwirkungen. Bei den für die Bindung hauptsächlich verantwortlichen Proteinen handelt es sich um Albumin und saures Alpha-1-Glykoprotein. **Albumin** ist das Hauptplasmaprotein. Sein Anteil am Gesamtplasmaproteingehalt beträgt 60 %, seine Konzentration im Plasma 500–750 µM (35–50 mg/mL). Es ist aus 585 Aminosäuren (Molekülmasse 66,5 kDa) aufgebaut, die in 3 homologen helikalen Domänen (I–III) angeordnet sind. Albumin bindet physiologischerweise eine Reihe von endogenen Stoffen, wie Fettsäuren, Bilirubin, Hämin und Thyroxin. Bei all diesen Verbindungen handelt es sich um saure lipophile Komponenten. Deshalb ist es nicht verwunderlich, dass lipophile Arzneistoffe mit Carbonsäuregruppen in besonders starkem Maße an Albumin binden. Eine Anlagerung von neutralen und basischen Stoffen ist allerdings auch möglich. Albumin besitzt 2 Hauptbindestellen für Arzneistoffe. Die erste liegt auf der Domäne IIA und bindet unter anderem Indometacin, Phenylbutazon und Warfarin. Die zweite befindet sich auf der Domäne IIIA. Eine hohe Affinität zu ihr haben Diazepam, Diflunisal und Ibuprofen. Daneben gibt es eine Reihe weiterer Bindestellen mit geringerer Bindungsstärke.

Das **saure Alpha-1-Glykoprotein** ist im Blut in einer Konzentration von 15 µM (0,5–1,0 mg/mL) enthalten. Es besteht aus einer Kette (Molekülmasse 44 kDa) und bindet primär basische Verbindungen (Amine) und hydrophobe Neutralstoffe (Steroide). Da die Konzentrationen an Albumin und Alpha-1-Glykoprotein normalerweise deutlich höher sind als die therapeutischen Arzneistoffkonzentrationen im Blut, haben Fluktuationen in der Wirkstoffkonzentration üblicherweise keinen großen Einfluss auf das prozentuale Ausmaß der Proteinbindung.

Bei der Plasmaproteinbindung gibt es 2 komplementäre Faktoren:

- Ausmaß der Bindung,
- Bindungsstärke (Ausmaß von Assoziation und Dissoziation).

Eine Auswirkung der Plasmaproteinbindung auf die Verteilung eines Arzneistoffs ist nur dann zu erwarten, wenn dieser in hohem Maße und gleichzeitigt sehr fest (mit geringer Dissoziationsrate) an die Proteine bindet, wie dies z. B. bei Ibuprofen, Indometacin und Warfarin der Fall ist. Folgende Effekte können dann eintreten:

- Verbleiben des Arzneistoffs im Plasmakompartiment verbunden mit einer geringen Verteilung in den Geweben,

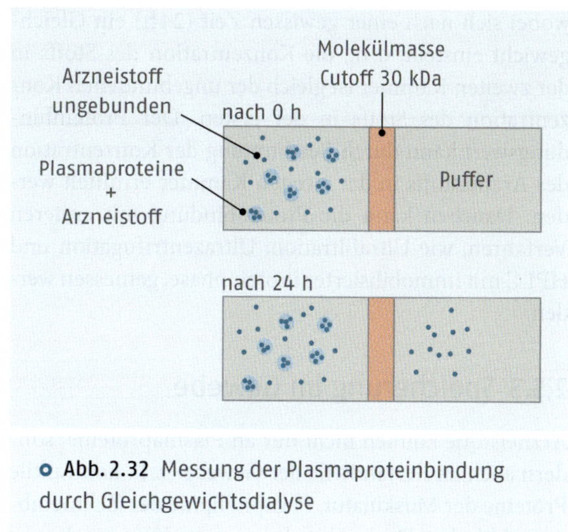

Abb. 2.32 Messung der Plasmaproteinbindung durch Gleichgewichtsdialyse

- verminderte Metabolisierung,
- verminderte Ausscheidung.

Bei Arzneistoffen, die in hohem Maße an Plasmaproteine gebunden werden, aber gleichzeitig eine schnelle Bindungskinetik (hohe Dissoziationsrate) aufweisen, hat die Plasmabindung keinen oder nur einen sehr geringen Einfluss auf Verteilung, Metabolisierung und Ausscheidung. So wird Oxacillin sehr schnell über die Niere ausgeschieden, obwohl es eine Proteinbindung von 90 % aufweist. Verapamil und Propranolol, die ebenfalls eine hohe Plasmaproteinbindung aufweisen (> 90 %), werden bei der ersten Leberpassage bereits zu etwa 80–90 % metabolisiert.

Die Plasmaproteinbindung der therapeutisch eingesetzten Arzneistoffe schwankt in einem weiten Bereich (von < 10 % bis über 99 %). Die einzelnen Wirkstoffklassen zeigen dabei in der Regel keine Häufungen bei bestimmten Werten. Einige Ausnahmen gibt es jedoch: Die Klasse der Antiphlogistika und die Klasse der ZNS-wirksamen Verbindungen enthalten relativ viele Stoffe mit sehr hoher Proteinbindung. Dagegen ist bei den Antibiotika, Antimykotika, antiviralen Mitteln und Zytostatika der Anteil an niedrig bindenden Wirkstoffen mit 77 % relativ hoch.

Analytische Aspekte

Die gängigste Methode zur Bestimmung der Plasmaproteinbindung ist die Gleichgewichtsdialyse (Abb. 2.32). Die dafür verwendeten Versuchsanordnungen bestehen aus 2 Kammern, die durch eine Membran voneinander getrennt sind. Diese ist nur für Moleküle durchlässig, deren Masse kleiner 30 kDa ist. In eine Kammer werden Plasma bzw. Lösungen von Plasmaproteinen und der Arzneistoff gegeben, in die zweite nur Puffer. Der ungebundene Anteil des Arzneistoffs kann über die Membran in die zweite Kammer diffundieren, wobei sich nach einer gewissen Zeit (24 h) ein Gleichgewicht einstellt, d. h., die Konzentration des Stoffs in der zweiten Kammer ist gleich der ungebundenen Konzentration des Stoffs in der ersten. Der Proteinbindungswert kann durch Bestimmung der Konzentration des Arzneistoffs in der zweiten Kammer ermittelt werden. Daneben kann die Proteinbindung mit anderen Verfahren, wie Ultrafiltration, Ultrazentrifugation und HPLC mit immobilisierter Proteinphase, gemessen werden.

2.5.3 Speicherung im Gewebe

Arzneistoffe können nicht nur an Plasmaproteine, sondern auch an Bestandteile der Gewebe (z. B. kontraktile Proteine der Muskulatur, Phospholipide der Zellmembranen) binden. Da die Gewebsmasse im Körper sehr viel größer ist als die des Plasmas, spielt die Gewebsbindung quantitativ gesehen eigentlich eine wichtigere Rolle als die Plasmaproteinbindung. Sie hat deshalb auch einen großen Einfluss auf die Wirkstärke und die Wirkdauer von Pharmaka. Allerdings lässt sie sich – zumindest beim Menschen – experimentell nur schlecht erfassen.

Stark lipophile Verbindungen, wie Chlorinsektizide (DDT), Dioxine (TCDD) oder die als Arzneistoffe eingesetzten Retinoide (Isotretinoin, Acitretin), gehen gut in das Fettgewebe über und reichern sich dort an. Aufgrund der schlechten Durchblutung werden die Stoffe nur sehr langsam wieder ausgeschieden. Das Fettgewebe kann somit ein Reservoir für derartige Substanzen darstellen. Die zweiwertigen Schwermetallionen Pb^{2+} und Sr^{2+} werden anstelle von Ca^{2+}-Ionen in das Knochengewebe eingebaut, Tetracycline können mit Ca^{2+}-Ionen Chelate bilden. Dies führt zu einer Anreicherung bzw. Speicherung dieser Substanzen in den Knochen.

2.6 Biotransformation – chemische und biochemische Mechanismen der Arzneistoffmetabolisierung

Körperfremde Substanzen wie Arzneistoffe werden auch als **Xenobiotika** (griech. *xenos* = fremd; griech. *bios* = Leben) bezeichnet. Die Ausscheidung solcher Fremdstoffe erfolgt hauptsächlich über die Niere. Bei der Filtration des Blutes durch die Glomeruluskapillaren der Niere wird der Primärharn gebildet, der die Niere durchläuft und dabei um etwa den Faktor 100 konzentriert wird. Entsprechend steigt auch die Konzentration der im Harn enthaltenen Fremdstoffe an. Dadurch entsteht ein Konzentrationsgefälle zwischen Harn und Blut mit der Folge, dass lipophile Arzneistoffe aufgrund ihrer guten Membrangängigkeit zum Großteil wieder in das Blut zurückdiffundieren und deshalb nur sehr langsam ausgeschieden werden. Eine lange Verweildauer von Xenobiotika im Körper erhöht allerdings die Gefahr, dass sie den Organismus schädigen. Deshalb ist er mit entsprechenden Enzymsystemen ausgestattet, die insbesondere lipophile Substanzen in hydrophilere umwandeln. Diese sind nur wenig rückresorbierbar und damit besser ausscheidbar. Eine derartige **chemische Modifizierung** von Arzneistoffen, anderen Xenobiotika oder körpereigenen Stoffen wird als **Biotransformation** oder **Metabolisierung** bezeichnet. Die Produkte der Biotransformation bezeichnet man als **Metaboliten** (griech. *metabolites* = der Umgewandelte).

Die durch die Biotransformation bewirkte Strukturmodifizierung eines Arzneistoffs kann verschiedene Auswirkungen haben. So kann der Metabolit

- unwirksam oder nur noch schwach wirksam sein (**Entgiftung**),
- wirksam sein (**aktiver Metabolit**),
- der eigentliche Wirkstoff sein, d. h., ein an sich unwirksamer Arzneistoff wird zu einem aktiven Metaboliten umgewandelt (**Bioaktivierung**),
- die gezielt aus einem **Prodrug** gebildete **Wirkform** des Arzneistoffs darstellen
- oder auch eine höhere Toxizität als der Arzneistoff aufweisen (**Giftung**).

Toxische Reaktionen von Arzneistoffmetaboliten werden im ▸ Kap. 3.2 besprochen.

Hauptort des Fremdstoffmetabolismus ist die Leber. Metabolisierende Enzyme finden sich daneben vor allem noch in den Epithelzellen und der Bakterienflora des Darms sowie in der Niere, der Lunge und dem Blut. Die Biotransformationen kann man in 2 Gruppen einteilen.

Phase-I-Reaktionen sind Oxidationen, Reduktionen und Hydrolysen, die eine neue funktionelle Gruppe in das Substratmolekül einführen oder eine bestehende modifizieren.

Phase-II-Reaktionen koppeln eine vorhandene Alkohol-, Phenol-, Carbonsäure-, Amin- und Thiol-Funktion mit einer körpereigenen Substanz wie Glucuronsäure, Sulfat, Glycin oder Acetyl (Konjugationsreaktion), was üblicherweise zu einer Erhöhung der Polarität des Fremdstoffs führt.

Die meisten Arzneistoffe werden bei der Biotransformation sowohl in Phase-I- als auch Phase-II-Reaktionen umgesetzt. Diese können sowohl unabhängig voneinander als auch nacheinander durchlaufen werden (○ Abb. 2.33).

2.6.1 Phase-I-Reaktionen

Phase-I-Reaktionen sind **Funktionalisierungsreaktionen**, d. h., es werden **neue funktionelle Gruppen** in den Arzneistoff eingeführt oder bestehende funktionelle

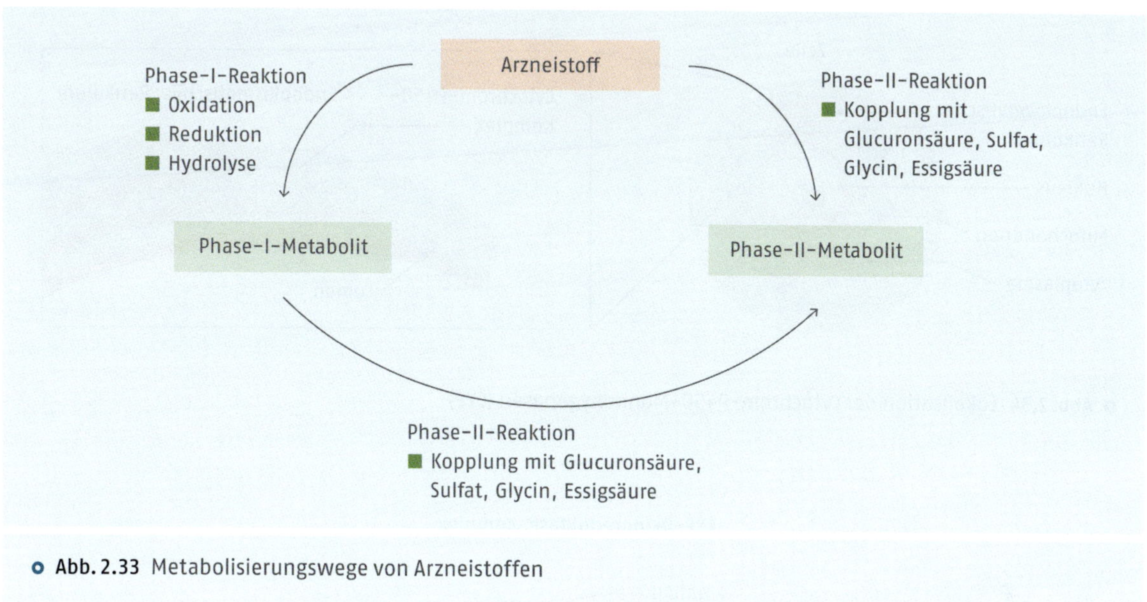

Abb. 2.33 Metabolisierungswege von Arzneistoffen

2

Gruppen transformiert. Häufig werden dadurch die Voraussetzungen für anschließende Phase-II-Reaktionen geschaffen. Der überwiegende Teil der Phase-I-Reaktionen sind Oxidationsreaktionen. Eine Reduktion von Arzneistoffen ist allerdings auch möglich. Liegen hydrolysierbare Strukturelemente (Ester, Amid, Epoxid, Glykosid) vor, kommt es zudem häufig zu einer Hydrolyse der Substanzen.

Oxidationsreaktionen werden durch folgende Enzyme katalysiert:

- Cytochrom-P450-Monooxygenasen,
- Flavinmonooxygenasen,
- Aminoxidasen,
- Molybdänhydroxylasen,
- Alkoholdehydrogenase,
- Aldehyddehydrogenase.

An **Reduktionsreaktionen** beteiligt sind

- Carbonylreduktasen,
- Azo- und Nitroreduktasen.

Zu den metabolisierenden **Hydrolasen** zählen

- Carboxylesterasen,
- Epoxidasen,
- Glykosidasen.

Cytochrom-P450-Monooxygenasen (CYP)

Die mit Abstand wichtigste Enzymgruppe bei der Metabolisierung von Arzneistoffen sind die **Cytochrom-P450-Monooxygenasen** (CYP). Schätzungsweise sind diese Enzyme an etwa 75 % aller Arzneistoff-metabolischen Reaktionen beteiligt. Sie bestehen aus 2 Proteinkomponenten, dem Eisen(III)-Protoporphyrin IX (Häm b), das auch als **Cytochrom P450** bezeichnet wird, und einem Flavoprotein, der sogenannten **NADPH-Cytochrom-P450-Oxidoreduktase**.

Beim Menschen findet man CYP-Enzyme vor allem in der Leber, aber auch im Darm, den Nieren und der Lunge. Dabei handelt es sich um Membranproteine, die in das glatte endoplasmatische Retikulum (ER) der Zellen eingelagert sind (Abb. 2.34). Bei Aufschluss der Zellen durch Homogenisierung bilden sich aus dem ER kleine Vesikel, die als Mikrosomen bezeichnet werden. Da die CYP-Enzyme in diesen enthalten sind, bezeichnet man sie auch als **mikrosomale Enzyme**.

Cytochrom P450 ist der katalytische Substrat- und Sauerstoff-bindende Anteil des Enzymsystems. Die zweite enzymatische Komponente ist die NADPH-Cytochrom-P450-Oxidoreduktase, die in 2 distinkten Schritten Elektronen vom Kosubstrat NADPH (Nicotinsäureamid-Adenin-Dinukleotid-Phosphat, Abb. 2.39) auf Cytochrom P450 transferiert (Abb. 2.35). Das Eisenatom des Häms im Cytochrom P450 koordiniert mit den 4 N-Atomen des Porphyrinrings und mit dem proximalen Thiolato-Liganden einer Cystein-Seitenkette des Proteins. Liegt das Eisen im Häm im dreiwertigen Zustand vor, ist als distaler Ligand ein Wassermolekül gebunden (Abb. 2.36). Im zweiwertigen Zustand des Eisens kann sich außer Sauerstoff als sechster Ligand auch Kohlenmonoxid anlagern. Aus der charakteristischen Absorptionsbande des CO-haltigen Komplexes (λ = 450 nm) resultiert die Bezeichnung P450. Bei den CYP-Isoformen, die sehr fest an die Membran gebunden sind, ist der Zugang der Substrate zum aktiven Zentrum nur über die Membran des ER möglich. Dies bedeutet, dass die Substanzen eine höhere Lipophilie aufweisen müssen. Bei weniger fest gebundenen CYP-

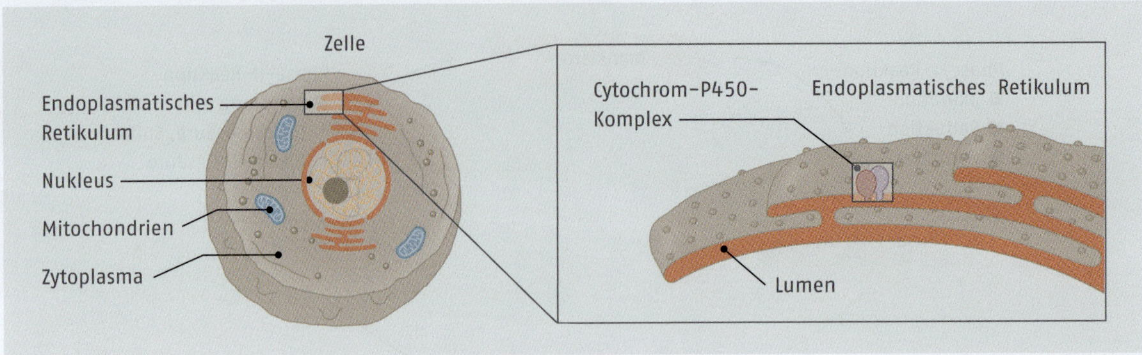

Abb. 2.34 Lokalisation der Cytochrom-P450-Monooxygenasen (CYP)

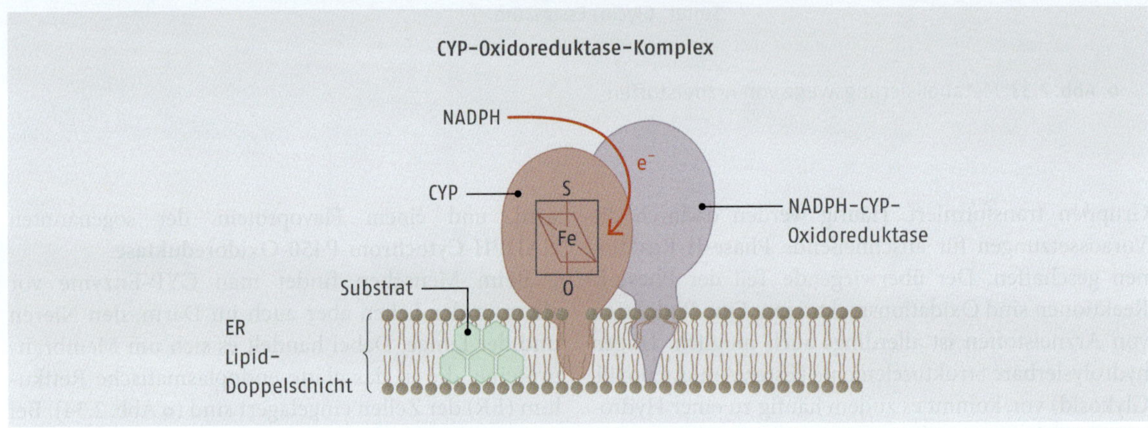

Abb. 2.35 Aufbau des in das endoplasmatische Retikulum (ER) eingelagerten Cytochrom-P450-Komplexes

Isoformen ist ein Zugang auch über das Zytosol möglich, sodass diese Enzyme auch polarere Stoffe metabolisieren können.

Die wichtigsten Funktionen der Cytochrom-P450-Monooxygenasen sind

- Bindung des Substrats durch hydrophobe Wechselwirkungen mit der Proteinkomponente in der Nähe des aktiven Zentrums,
- Aktivierung von molekularem Sauerstoff und Einlagerung eines der beiden O-Atome in ein organisches Substrat,
- während das zweite O-Atom gleichzeitig zu H_2O reduziert wird (Abb. 2.37).

Die Enzyme werden deshalb als **Monooxygenasen**, synonym auch als **mischfunktionelle Oxidasen** bezeichnet, da sie mit der Oxidation des Substrats und der Reduktion des Sauerstoffs eine doppelte Funktion ausüben.

Die benötigten Reduktionsäquivalente werden vom Kosubstrat NADPH bereitgestellt und durch das Flavoprotein NADPH-Cytochrom-P450-Oxidoreduktase übertragen (Abb. 2.38).

CYP-Enzyme katalysieren sehr vielfältige Reaktionen, darunter die

- Hydroxylierung von Aromaten,
- Oxidation von aliphatischen Doppelbindungen (Epoxidierung),
- aliphatische und alizyklische Hydroxylierung,
- oxidative Desalkylierung (*N*, *O*- und *S*-Desalkylierung),
- oxidative Desaminierung,
- Dehalogenierung,
- *N*-Oxidation,
- *S*-Oxidation.

Kosubstrate NADH und NADPH

Viele Oxidoreduktasen übertragen Hydrid-Ionen mithilfe von **NADPH** (Nicotinsäureamid-Adenin-Dinukleotid-Phosphat) oder **NADH**, die als Kosubstrate dienen. Ein wichtiger Bestandteil ist **Nicotinamid**, das wie **Nicotinsäure** (Niacin, Vitamin B_3) zu den B-Vitaminen gehört. Als Mangelerkrankung gilt Pellagra, gekennzeichnet durch Dermatitis, Durchfall und Demenz. Der Pyridinring ist nach Art eines *N*-Glykosids an C-1' der Ribose

Abb. 2.36 Aufbau des katalytischen Zentrums von Cytochrom P450 (Ruhezustand)

$$\underset{\text{Substrat}}{R\text{–}H} + \underset{\text{Kosubstrat}}{O_2} + NADPH + H^+ \xrightarrow{\text{Cytochrom P450}} R\text{–}OH + H_2O + NADP^+$$

Abb. 2.37 Einbau eines Sauerstoffatoms aus molekularem Sauerstoff in das Substrat durch Cytochrom P450

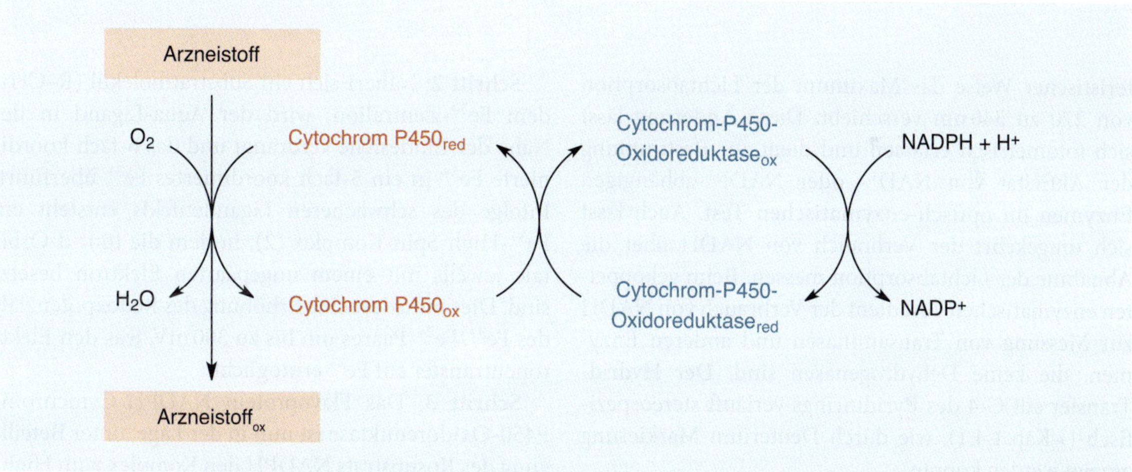

Abb. 2.38 Elektronentransfer bei der Hydroxylierung von Arzneistoffen durch Cytochrom P450

gebunden. Über eine Diphosphat-Brücke zwischen den beiden 5'-Positionen der Ribose-Einheiten erfolgt die Verknüpfung mit dem Adenosin-Teil. Im Vergleich zu NADH trägt NADPH an C-2' der Ribose eine zusätzliche Phosphatgruppe. Die reduzierte Form ist NADPH, die oxidierte Form $NADP^+$ (Abb. 2.39). Beide Paare – NAD^+/NADH und $NADP^+$/NADPH – nehmen auf der zellulären Ebene an enzymkatalysierten Redoxreaktionen teil und fungieren als **reversible Hydrid-Carrier**. Der funktionale Unterschied besteht darin, dass das Paar NAD^+/NADH im Wesentlichen an katabolen Oxidationen beteiligt ist. NAD^+ ist das bevorzugte **Oxidationsmittel** der Zelle ($NAD^+/NADH \gg 1$), z. B. bei der Oxidation von Alkoholen zu Aldehyden und Ketonen oder der Synthese organischer Säuren aus Aldehyden. Dagegen ist das Paar $NADP^+$/NADPH überwiegend in anabolen Prozessen involviert. Dabei dient NADPH der Zelle überwiegend als **Reduktionsmittel** ($NADP^+/NADPH \ll 1$), z. B. bei der Bildung gesättigter Verbindungen aus solchen, die eine C=C-Doppelbindung enthalten.

Formal wird ein Hydrid-Ion (1 Proton und 2 Elektronen) auf C-4 des Pyridinrings der oxidierten Form übertragen. Dessen aromatischer Charakter ist in der reduzierten Form aufgehoben, wodurch sich in charak-

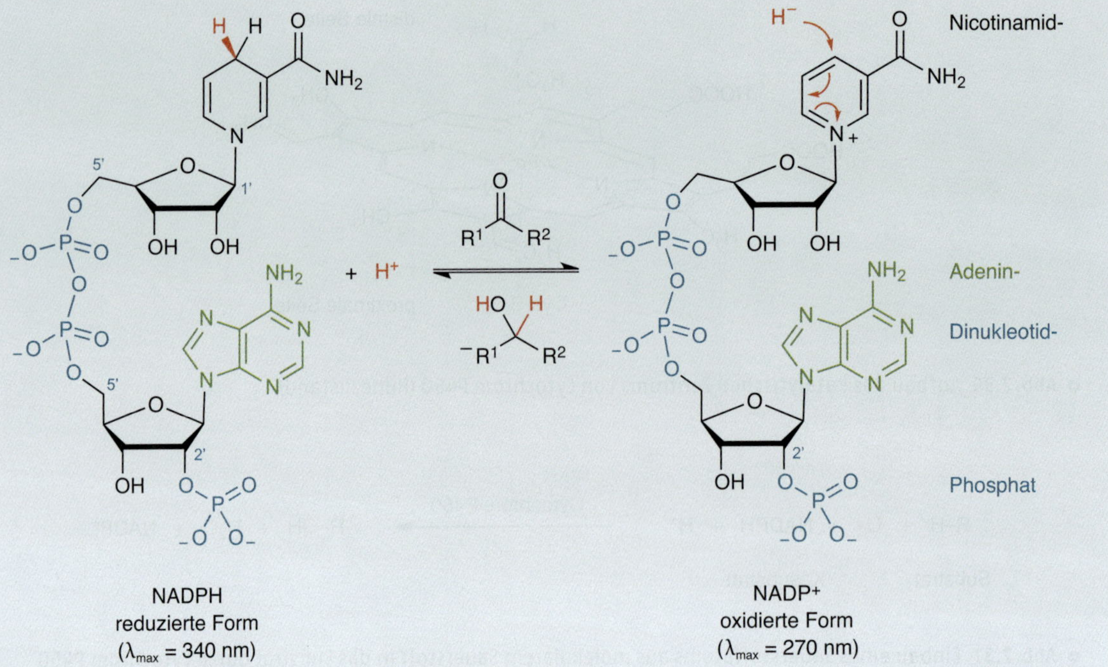

Abb. 2.39 Reduzierte und oxidierte Formen von Nicotinsäureamid-Adenin-Dinukleotid-Phosphat (NADPH)

teristischer Weise das Maximum der Lichtabsorption von 270 zu 340 nm verschiebt. Diese Änderung lässt sich fotometrisch erfassen und dient zur Bestimmung der Aktivität von NAD^+- oder $NADP^+$-abhängigen Enzymen im **optisch-enzymatischen Test**. Auch lässt sich umgekehrt der Verbrauch von NADH über die Abnahme der Lichtabsorption messen. Beim gekoppelten enzymatischen Test dient der Verbrauch von NADH zur Messung von Transaminasen und anderen Enzymen, die keine Dehydrogenasen sind. Der Hydrid-Transfer auf C-4 des Pyridinrings verläuft stereospezifisch (▸ Kap. 1.4.1), wie durch Deuterium-Markierung gezeigt werden konnte.

Katalytischer Zyklus

Der Katalysezyklus von Cytochrom P450 für die Oxidation einer Methylgruppe an einem Arzneistoff ist in Abb. 2.40 dargestellt und lässt sich in folgenden Schritten zusammenfassen.

Schritt 1: Im Ruhezustand liegt ein oktaedrisch koordinierter Fe^{3+}-Low-Spin-Komplex (**1**) vor, an dessen axialen Positionen sich ein Wassermolekül und ein Cysteinat befinden. Die N-Atome des Protoporphyrin IX nehmen die äquatorialen Positionen ein. Das relativ niedrige Redoxpotenzial von −400 bis −170 mV, je nach Isoenzym, verhindert die Reduktion durch NADPH-Cytochrom-P450-Oxidoreduktase und unterdrückt die Leerlaufreaktion, die zytotoxische Sauerstoffradikale produzieren würde.

Schritt 2: Nähert sich ein Substratmolekül ($R\text{–}CH_3$) dem Fe^{3+}-Zentralion, wird der Aqua-Ligand in der Nähe der Bindestelle verdrängt und das 6-fach koordinierte Fe^{3+} in ein 5-fach koordiniertes Fe^{3+} überführt. Infolge des schwächeren Ligandenfelds entsteht ein Fe^{3+}-High-Spin-Komplex (**2**), in dem die fünf d-Orbitale jeweils mit einem ungepaarten Elektron besetzt sind. Dies induziert eine Erhöhung des Redoxpotenzials des Fe^{3+}/Fe^{2+}-Paares um bis zu 300 mV, was den Elektronentransfer auf Fe^{3+} ermöglicht.

Schritt 3: Das Flavoprotein NADPH-Cytochrom-P450-Oxidoreduktase ist nun in der Lage, unter Beteiligung des Kosubstrats NADPH den Komplex zum High-Spin-Fe^{2+}-P450-Komplex (**3**) zu reduzieren.

Schritt 4: Dieser ist aufgrund der exponierten „out of plane"-Position des Fe^{2+}-Ions prädestiniert für die Bindung eines Triplett-O_2-Moleküls (Diradikal), das als sechster Ligand koordiniert wird. Es resultiert ein koordinativ gesättigter Low-Spin-Fe^{2+}-P450-Sauerstoff-Komplex, der mesomeriestabilisiert als Fe^{3+}-P450-Superoxido-Komplex (**4**) dargestellt werden kann, d. h., ein Elektron wird dabei vom Fe^{2+}-Zentralion zum Sauerstoff verschoben.

Schritt 5: Die Übertragung eines zweiten Elektrons durch die NADPH-Cytochrom-P450-Oxidoreduktase führt zum sehr labilen Low-Spin-Fe^{3+}-P450-Peroxido-Komplex (**5**), in dem beide O-Atome in der Oxidationsstufe −1 vorliegen. Dieser zweite Elektronentransfer ist in der Regel der **geschwindigkeitsbestimmende Schritt** des katalytischen Zyklus.

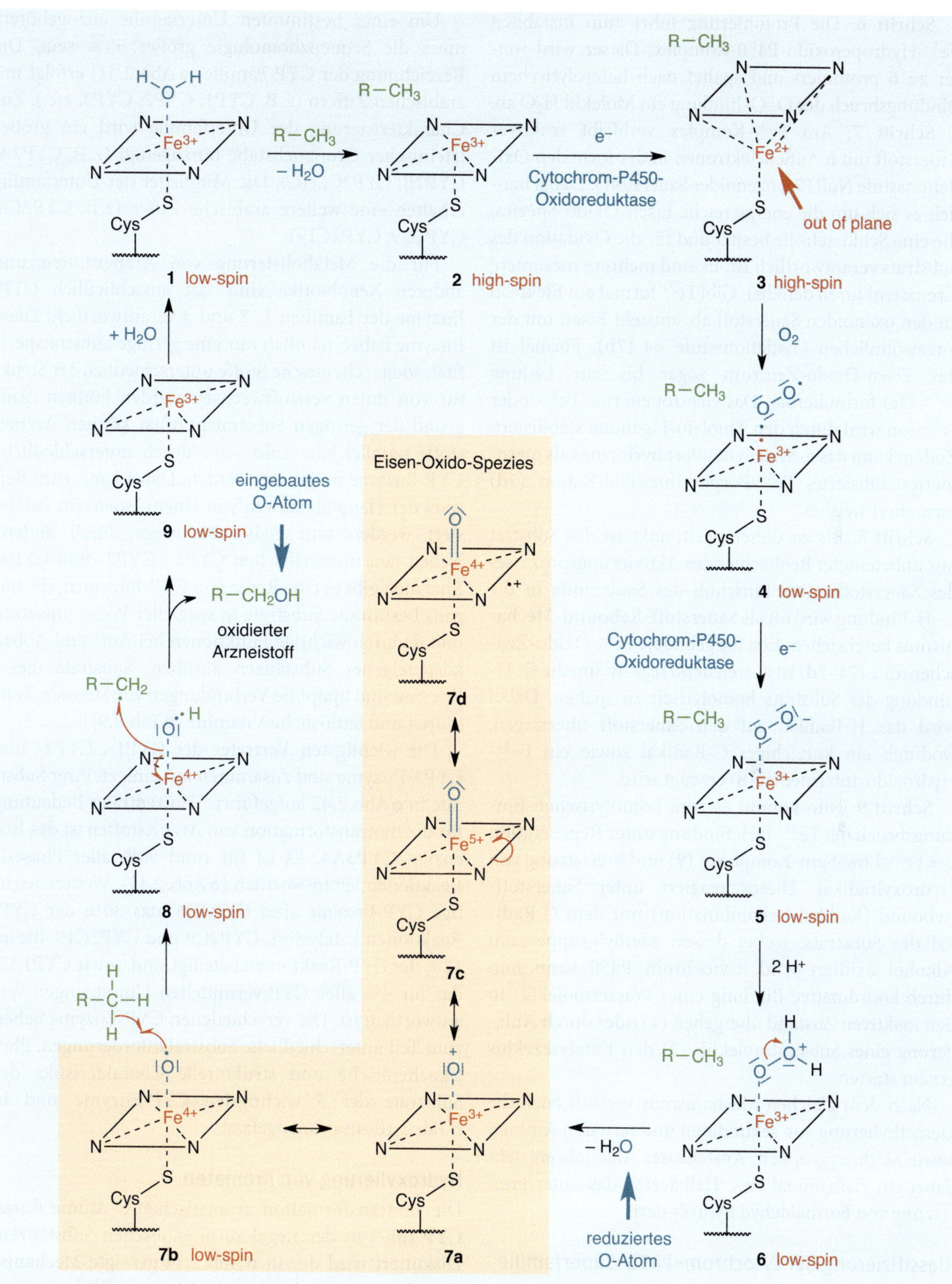

Abb. 2.40 Katalyse-Mechanismus von Cytochrom P450. Die 4 äquatorial angeordneten N-Atome symbolisieren die N-Atome der Pyrrolringe des Hämproteins. Erläuterung zu den Schritten 1–9 siehe Text.

Schritt 6: Die Protonierung führt zum instabilen Fe^{3+}-Hydroperoxido-P450-Komplex. Dieser wird weiter zu **6** protoniert und spaltet nach heterolytischem Bindungsbruch der O–O-Bindung ein Molekül H_2O ab.

Schritt 7: Am Fe^{3+}-Komplex verbleibt reaktiver Sauerstoff mit 6 Außenelektronen in der formalen Oxidationsstufe Null (**7a**, oxenoider Sauerstoff). Dabei handelt es sich um die energiereiche Eisen-Oxido-Spezies, die eine Schlüsselrolle besitzt und für die Oxidation des Substrats verantwortlich ist. Es sind mehrere mesomere Grenzstrukturen denkbar. Gibt Fe^{3+} formal ein Elektron an den oxenoiden Sauerstoff ab, entsteht Eisen mit der ungewöhnlichen Oxidationsstufe +4 (**7b**). Formal ist das Eisen-Oxido-Zentrum sogar bis zur Ladung Fe^{5+} (**7c**) formulierbar. Das elektronenarme Fe^{4+}- oder Fe^{5+}-Ion wird durch den Thiolato-Liganden stabilisiert. Zudem kann das π-System des Porphyrinrings als mesomeriestabilisiertes Fe^{4+}-Porphyrinradikal-Kation (**7d**) formuliert werden.

Schritt 8: Bis zu diesem Zeitpunkt ist das Substrat nur unbeteiligter Beobachter des Aktivierungsprozesses des Sauerstoffs. Der Einschub des Sauerstoffs in die C–H-Bindung wird oft als **Sauerstoff-Rebound-Mechanismus** beschrieben. Erst die gebildete Fe^{4+}-Oxido-Zwischenstufe (**7a–7d**) ist ausreichend reaktiv, um die C–H-Bindung des Substrats homolytisch zu spalten. Dabei wird das H-Radikal auf den Sauerstoff übertragen, wodurch ein kurzlebiges C-Radikal sowie ein Fe^{4+}-Hydroxido-Intermediat (**8**) erzeugt wird.

Schritt 9: Nun kommt es zum homolytischen Bindungsbruch der Fe^{4+}–OH-Bindung unter Regeneration des Fe^{3+}-Low-Spin-Komplexes (**9**) und Freisetzung von Hydroxylradikal. Dieses reagiert unter Sauerstoff-Rebound (Radikal-Rekombination) mit dem C-Radikal des Substrats, wobei dessen Methylgruppe zum Alkohol oxidiert wird. Cytochrom P450 kann nun durch koordinative Bindung eines Wassermoleküls in den inaktiven Zustand übergehen (**1**) oder durch Anlagerung eines Substratmoleküls (**2**) den Katalysezyklus erneut starten.

Nach dem gleichen Mechanismus verläuft auch die Demethylierung von sekundären und tertiären Aminen sowie Methoxygruppen. Anstelle des Alkohols entsteht dabei ein Halbaminal bzw. Halbacetal, das unter Freisetzung von Formaldehyd hydrolysiert.

Klassifizierung der Cytochrom-P450-Superfamilie

Im menschlichen Organismus kommen etwa 60 verschiedene CYP-Enzyme vor. Entsprechend der Homologie ihrer Aminosäuresequenz werden sie in 18 Familien untergliedert, die aus verschiedenen Unterfamilien bestehen, welche selbst wiederum verschiedene Mitglieder haben können. Zu einer Familie gerechnet werden Enzyme mit einer Homologie in der Aminosäuresequenz von 40–55 %.

Um einer bestimmten Unterfamilie anzugehören, muss die Sequenzhomologie größer 55 % sein. Die Bezeichnung der CYP-Familie (◘ Abb. 2.41) erfolgt mit arabischen Ziffern (z. B. CYP1, CYP2, CYP3, etc.). Zur Charakterisierung der Unterfamilie wird ein großer lateinischer Großbuchstabe hinzugefügt (z. B. CYP2A, CYP2B, CYP2C, etc.). Die Mitglieder der Unterfamilie erhalten eine weitere arabische Ziffer (z. B. CYP2C8, CYP2C9, CYP2C19).

Für die Metabolisierung von Arzneistoffen und anderen Xenobiotika sind fast ausschließlich CYP-Enzyme der Familien 1, 2 und 3 verantwortlich. Diese Enzyme haben nämlich nur eine geringe Substratspezifität, sodass chemische Stoffe unterschiedlichster Struktur von ihnen verstoffwechselt werden können. Aufgrund der geringen Substratspezifität können Arzneistoffe parallel bzw. sukzessive durch unterschiedliche CYP-Enzyme umgesetzt werden. Dabei kann zum Beispiel der Hauptabbauweg von einem Isoenzym katalysiert werden und Nebenabbauwege durch andere. Neben den unspezifischen CYP1-, CYP2- und CYP3-Enzymen gibt es eine Reihe von CYP-Enzymen, die nur ganz bestimmte Substrate in spezieller Weise umsetzen und dadurch wichtige Funktionen bei Auf- und Abbau körpereigener Substanzen ausüben. Substrate dieser Enzyme sind lipophile Verbindungen wie Steroide, Fettsäuren und fettlösliche Vitamine (◘ Tab. 2.9).

Die wichtigsten Vertreter der CYP1-, CYP2- und CYP3-Enzyme sind zusammen mit einigen ihrer Substrate in ◘ Abb. 2.42 aufgeführt. Von zentraler Bedeutung für die Biotransformation von Arzneistoffen ist das Isoenzym **CYP3A4**. Es ist für rund 50 % aller Phase-I-Reaktionen verantwortlich (◘ Abb. 2.43). Weitere wichtige CYP-Enzyme sind CYP2D6, das 30 % der CYP-Reaktionen katalysiert, CYP2C9 und CYP2C19, die an 12 % der CYP-Reaktionen beteiligt sind, sowie CYP1A2, das für 4 % aller CYP-vermittelten Umsetzungen verantwortlich ist. Die verschiedenen CYP-Enzyme haben zum Teil unterschiedliche Substratanforderungen. Physikochemische und strukturelle Charakteristika der Substrate der 5 wichtigsten CYP-Enzyme sind in ◘ Tab. 2.10 zusammengefasst

Hydroxylierung von Aromaten

Die Biotransformation aromatischer C-Atome durch CYP führt in der Regel zu phenolischen Substanzen. Diskutiert wird der in ◘ Abb. 2.44 gezeigte Mechanismus. Intermediär kommt es dabei zur Bildung einer Oxiran-Zwischenstufe (Epoxid, Arenoxid). Nach Anlagerung des Aromaten an den reaktiven Eisen-Oxido-Komplex bildet sich eine kovalente Bindung zwischen dem O-Atom des Eisen-Oxido-Komplexes und einem C-Atom des Aromaten aus. Es entsteht ein radikalisches Intermediat, dessen Fe–O-Bindung homolytisch gespalten wird. Ein Elektron verbleibt beim Fe^{4+}, das in

Tab. 2.9 CYP-Enzyme des menschlichen Organismus mit spezifischen Aktivitäten

CYP-Isoform	Enzymtyp	Funktion im Stoffwechsel
CYP4	ω-Hydroxylase	ω-Hydroxylierung von Fettsäuren und Eicosanoiden
CYP5	Thromboxan-A_2-Synthase	Synthese von Thromboxan A_2 aus Arachidonsäure
CYP7A	7α-Hydroxylase	Synthese von Gallensäuren aus Cholesterol
CYP7B	7α-Hydroxylase	Hydroxylierung von Steroiden
CYP8A	Prostacyclin-Synthase	Synthese von Prostacyclin aus Arachidonsäure
CYP8B	12α-Hydroxylase	Synthese von Gallensäuren aus Cholesterol
CYP11A1	Steroid-20α/22-Hydroxylase	Synthese von Sexualhormonen
CYP11B1	11β-Hydroxylase	Synthese von Glucocorticoiden
CYP17A1	17α-Hydroxylase und 17,20-Lyase	Synthese von Sexualhormonen
CYP19A	Aromatase	Synthese von Sexualhormonen
CYP21A1	Steroid-21-Hydroxylase	Synthese von Glucocorticoiden
CYP24	24-Hydroxylase	Abbau von Vitamin D
CYP26A1	*trans*-Retinsäure-Hydroxylase	Abbau von *trans*-Retinsäure
CYP26B1	Retinsäure-Hydroxylase	Abbau von *trans*- und *cis*-Retinsäure
CYP26C1	Retinsäure-Hydroxylase	Unbekannt
CYP27A1	27-Hydroxylase	Unbekannt
CYP27B1	Vitamin-D_3-1α-Hydroxylase	Aktivierung von Vitamin D_3
CYP27C1	Unbekannt	Unbekannt
CYP39	Unbekannt	Synthese von Gallensäuren aus Cholesterol
CYP46	Cholesterol-24-Hydroxylase	Unbekannt
CYP51	Lanosterol-14α-Demethylase	Synthese von Cholesterol

Fe^{3+} übergeht. Das andere Elektron paart sich mit dem Elektron des radikalischen C-Atoms unter Bildung eines Arenoxids. Dies ist allerdings äußerst instabil und lagert sich nichtenzymatisch zum Phenol um. Dabei wird zunächst unter Öffnung des Oxiranrings ein Hydrid-Ion von einem C-Atom des Dreirings auf das andere übertragen. Da solche Hydridwanderungen erstmals im National Institute of Health (NIH) der USA entdeckt wurden, spricht man auch von einem NIH-Shift. Das gebildete Keton tautomerisiert unter Rearomatisierung zum Phenol, dem Endprodukt der Hydroxylierung.

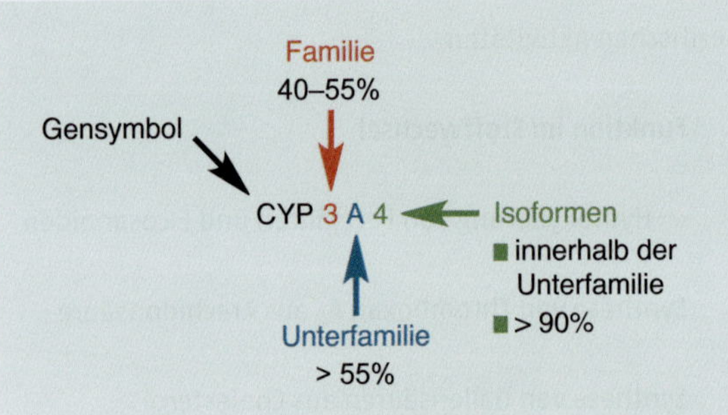

Abb. 2.41 Nomenklatur der Cytochrom-P450-Isoenzyme. Die prozentualen Werte sind auf die Homologie in der Aminosäuresequenz bezogen.

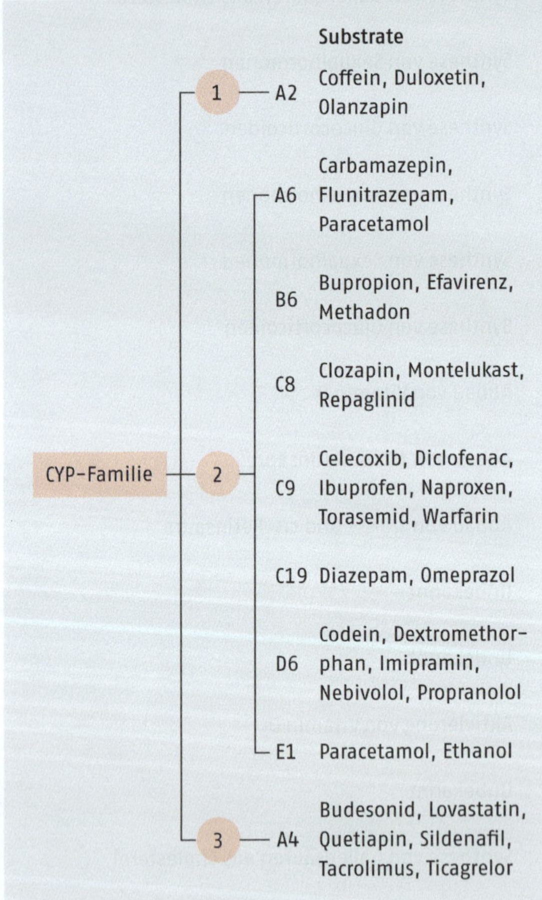

Abb. 2.42 Für den Arzneistoffmetabolismus wichtige CYP-Enzyme mit Beispielen für Arzneistoffsubstrate

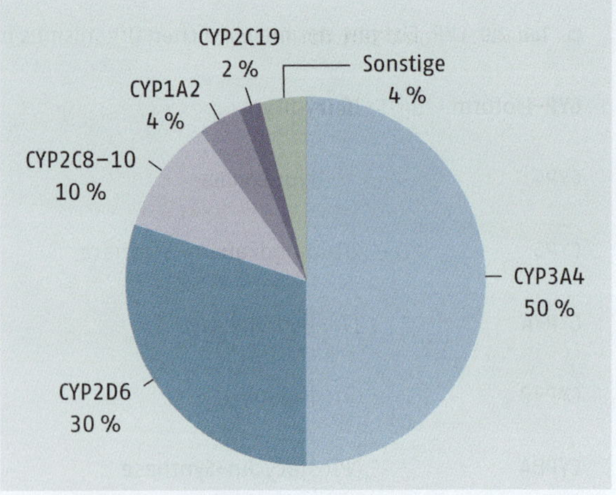

Abb. 2.43 Prozentualer Anteil der durch bestimmte CYP-Enzyme metabolisierten Arzneistoffe

Die Position der Hydroxylierung wird wie bei der elektrophilen Substitution am Aromaten durch die Art der Substituenten am Ring bestimmt. So verläuft die Hydroxylierung schneller, wenn der aromatische Ring elektronenreich ist. Bei Elektronendonor-Substituenten wie Hydroxy-, Alkoxy- oder Aminogruppen findet bevorzugt *ortho-* und insbesondere *para*-Hydroxylierung statt (Abb. 2.45). Beispiele sind das Estrogen **Ethinylestradiol**, der Betablocker **Propranolol** oder das bei ADHS verwendete **Amfetamin**. Dagegen werden Aromaten mit elektronenziehenden Substituenten nur langsam oder nicht metabolisiert, beispielsweise das bei arterieller Hypertonie eingesetzte **Clonidin**. Darüber hinaus müssen auch sterische Faktoren berücksichtigt werden, da die Oxidation meist an der am wenigsten gehinderten Position erfolgt. Wenn mehr als ein Phenylring vorhanden ist, wird typischerweise nur ein Ring hydroxyliert (z B. **Phenylbutazon**). Im Falle des Tranquilizers **Diazepam** oder beim Antipsychotikum **Chlorpromazin** wird der elektronenreichere Ring hydroxyliert. Dagegen inaktiviert die elektronenziehende Carbonylgruppe im nichtsteroidalen Antiphlogistikum **Ketoprofen** die Hydroxylierung der Phenylringe.

Oxidation von aliphatischen Doppelbindungen

Aliphatische Doppelbindungen sind reaktiver als aromatische π-Bindungen und werden nach dem gleichen Mechanismus wie diese zum Oxiran umgesetzt. Ein typisches Beispiel ist das Antiepileptikum **Carbamazepin**, das ein stabiles Epoxid bildet (Abb. 2.46). Dieses wird durch die Epoxidhydrolase stereoselektiv zum 10*S*,11*S*-Diol umgewandelt. In vergleichbarer Weise wird das bei Urtikaria und Appetitlosigkeit verwendete **Cyproheptadin** umgesetzt.

Tab. 2.10 Charakteristische Eigenschaften der Substrate verschiedener CYP-Isoenzyme

CYP	log-P-Bereich	Struktureigenschaften	Arzneistoffbeispiel
1A2	0–3,6	Planare Amine und Amide	Coffein
2C9	1,6–5,2	Mittelgroße Säuren mit 1–2 H-Brückenakzeptoren	Naproxen
2C19	1,5–3,3	Mittelgroße Moleküle mit 2–3 H-Brückenakzeptoren	Omeprazol
2D6	0,8–5,0	Mittelgroße Basen	Propranolol
3A4	1,0–5,0	Relative große, strukturell unterschiedliche Moleküle	Lovastatin

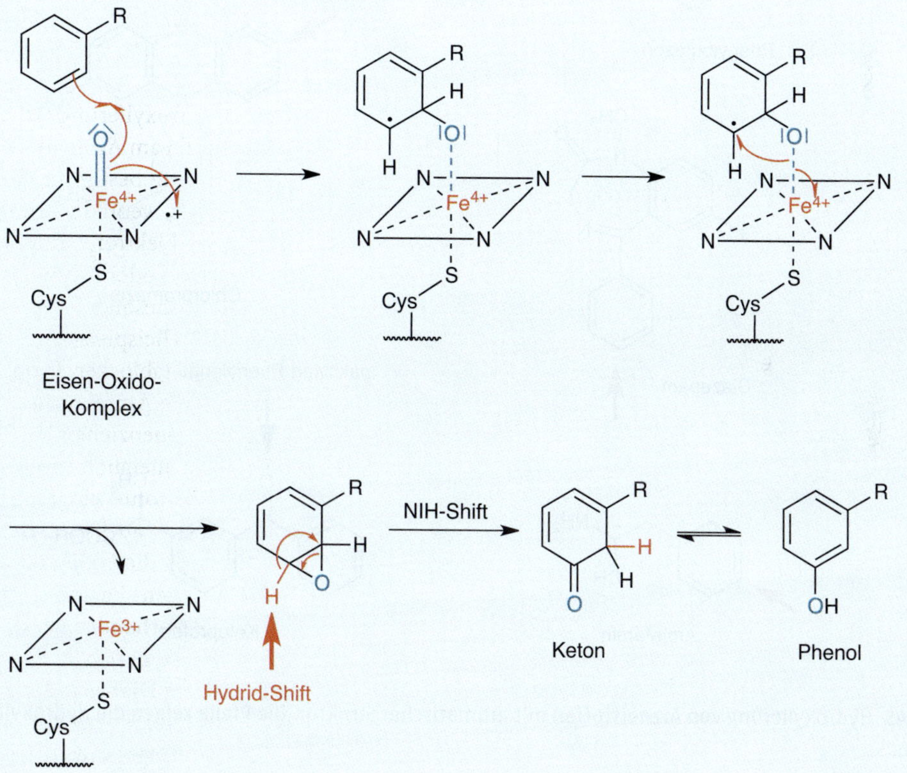

Abb. 2.44 Mechanismus der Hydroxylierung von Aromaten durch den aktivierten Eisen-Oxido-Komplex von Cytochrom P450

Bei der Epoxidierung von Doppelbindungen können auch toxische Produkte entstehen. Das durch den Schimmelpilz *Aspergillus flavus* gebildete **Aflatoxin B$_1$** ist eine stark hepatoxische Verbindung, die auch karzinogen wirkt. Das Epoxid bindet kovalent an N-7 einer Guaninbase der DNA. Für weitere Reaktionen von Epoxiden als reaktive Metaboliten ▸ Kap. 3.2.

Oxidation von C-Atomen mit benachbarten sp^2-Zentren

Funktionelle Gruppen mit einer sp^2-Hybridisierung aktivieren das benachbarte sp^3-C-Atom für Hydroxylierungen. Hierzu zählen C-Atome in **Benzylstellung** oder **Allylstellung**. Ein benzylisches C-Atom ist direkt an einen Aromaten gebunden, ein allylisches an eine Doppelbindung. Durch CYP wird leicht der entsprechende

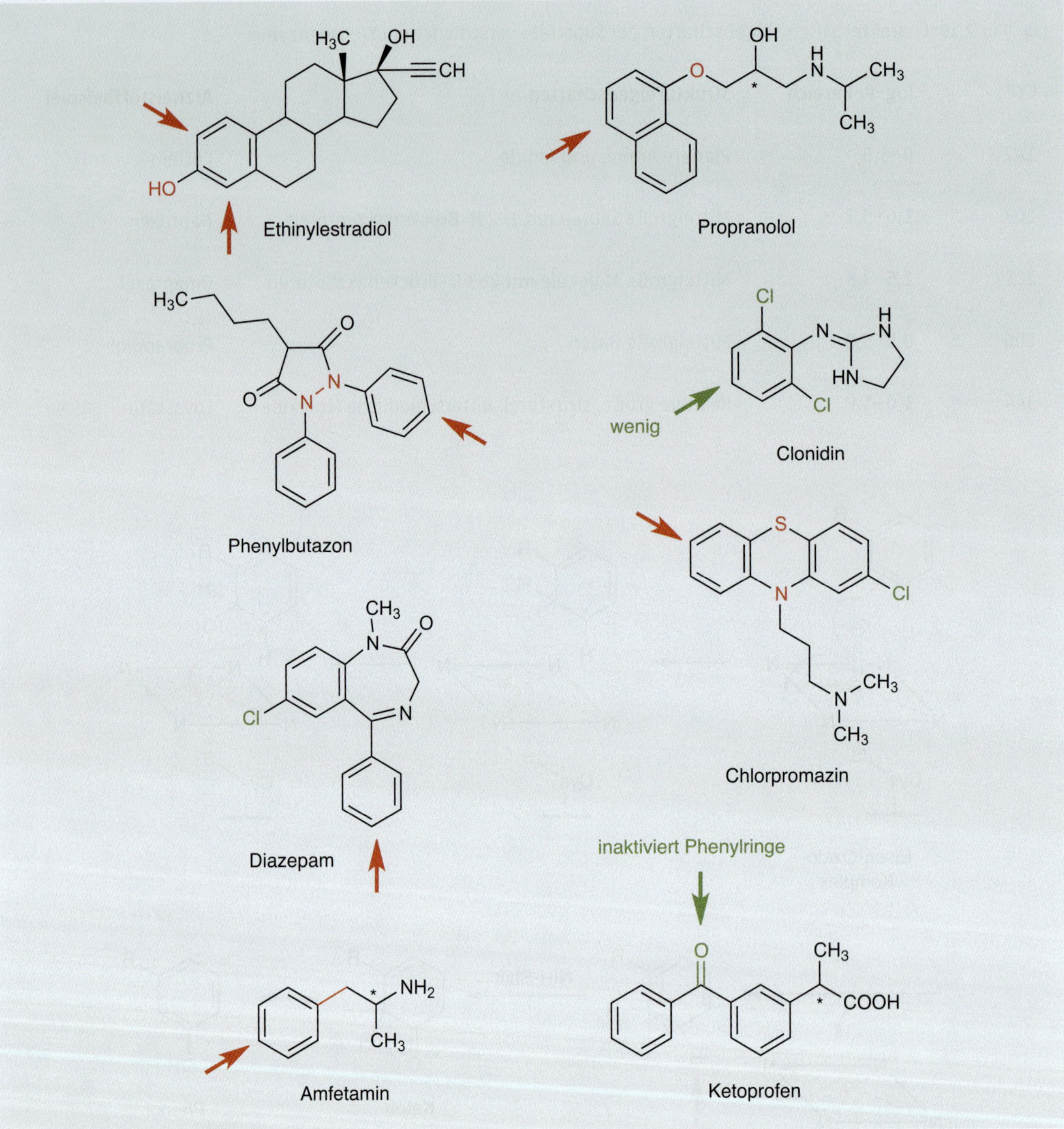

Abb. 2.45 Hydroxylierung von Arzneistoffen mit aromatischer Struktur. Die Pfeile zeigen die Hydroxylierungsstellen an.

Alkohol gebildet. Primäre Alkohole werden häufig weiteroxidiert zu Aldehyden und Carbonsäuren, sekundäre Alkohole werden durch Alkohol- und Aldehyddehydrogenasen zu Ketonen umgewandelt. Beispiele für benzylische Hydroxylierungsreaktionen sind das Antidepressivum **Amitriptylin**, der Betablocker **Metoprolol** oder der COX-2-Inhibitor **Celecoxib**. Im Falle von **Ethinylestradiol**, das über 2 Benzylpositionen verfügt, wird das sterisch weniger gehinderte C-Atom hydroxyliert. Eine Hydroxylierung der Allylposition wird beispielsweise beim Antiarrhythmikum **Chinidin** oder beim Opioidanalgetikum **Pentazocin** beobachtet. Der Aldosteron-Antagonist **Spironolacton** besitzt 2 Allyl-C-Atome, eines weist jedoch kein abstrahierbares H-Atom auf. Auch C-Atome, die an eine **Carbonyl-** oder **Imingruppe** gebunden sind, neigen zu metabolischen Hydroxylierungsreaktionen. Für das C-3-Atom vieler Benzodiazepine wie **Diazepam** trifft beides zu. Es entsteht der entsprechende 3-Hydroxy-Metabolit.

Oxidation von aliphatischen und alizyklischen C-Atomen

Die metabolische Oxidation einer terminalen Methylgruppe in einer aliphatischen Seitenkette bezeichnet

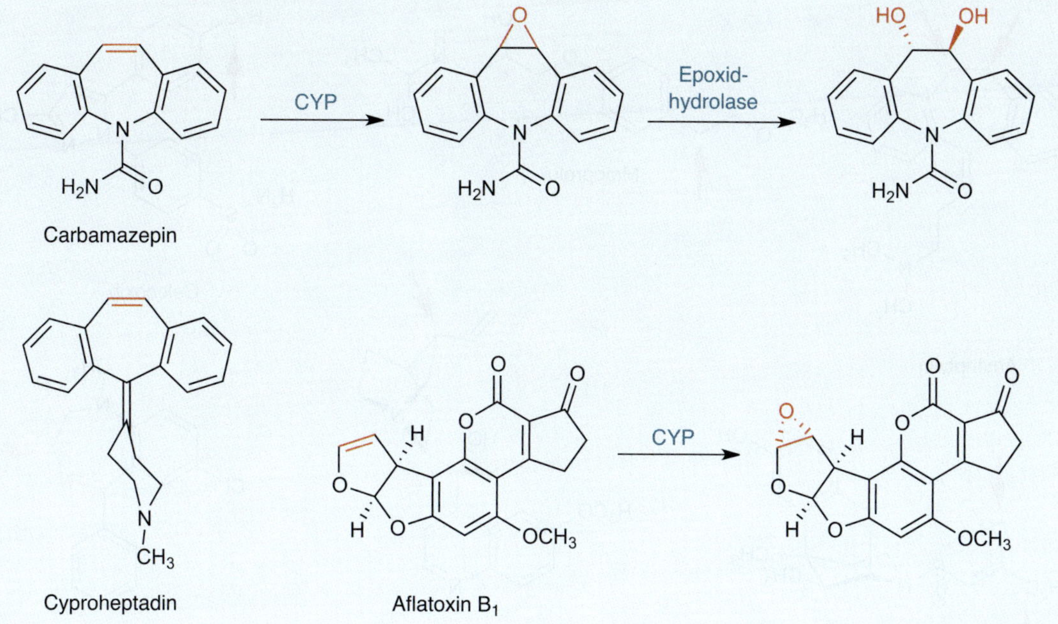

Abb. 2.46 Epoxidierung aliphatischer Doppelbindungen

man als **ω-Oxidation**, die des vorletzten C-Atoms als ω–1-Oxidation. Die dabei gebildeten Alkoholmetaboliten können weiter zu Aldehyden, Ketonen oder Carbonsäuren oxidiert werden oder alternativ eine Glucuronid-Konjugation eingehen. So durchläuft das Antiepileptikum **Valproinsäure** sowohl die ω-Oxidation als auch die ω–1-Oxidation zu den 5-Hydroxy- bzw. 4-Hydroxy-Metaboliten. Die weitere Oxidation des 5-Hydroxy-Metaboliten führt zur 2-Propylglutarsäure (Abb. 2.48). In ähnlicher Weise liefert die ω- und ω–1-Oxidation der im nichtsteroidalen Antiphlogistikum **Ibuprofen** vorliegenden Isobutylgruppe die entsprechende Carbonsäure bzw. den tertiären Alkohol. Weitere Beispiele für eine aliphatische Hydroxylierung sind die Seitenkette des AT-II-Rezeptor-Antagonisten **Losartan** und die Cyclohexylgruppe des Antidiabetikums **Glibenclamid**. Diese alizyklische Hydroxylierung erfolgt typischerweise an C-3 oder C-4 und kann zu *cis*- und *trans*-Isomeren führen.

Oxidation von C-Atomen an benachbarten Heteroatomen

Oxidative Desalkylierung. Die α-C-H-Bindung eines *N*-, *O*- oder *S*-alkylierten Arzneistoffs ist durch den induktiven Effekt des benachbarten Heteroatoms ein begünstigter Angriffspunkt für CYP-Enzyme. Die α-C-Hydroxylierung leitet die **oxidative Desalkylierung** von Alkylamin-, Alkoxy- oder Thioethergruppen ein und gehört zu den häufigsten Biotransformationswegen. Aus sekundären oder tertiären Aminen sowie Ether- oder Thiothergruppen entstehen als Primärprodukte **Halbaminale**, **Halbacetale** oder **Halbketale** sowie **Semithioacetale** (Abb. 2.49). Diese sind nicht stabil und spalten in der Folge einen entsprechenden Aldehyd oder im Falle von verzweigten Alkylketten ein Keton ab. Als Metaboliten entstehen nach *N*-Desalkylierung die korrespondierenden primären oder sekundären **Amine**, nach *O*- oder *S*-Desalkylierung **Alkohole**, **Phenole** bzw. **Thiole**.

In **tertiären** und **sekundären Aminen** werden typischerweise kleine Alkylgruppen wie Methyl, Ethyl oder Isopropyl durch oxidative Desalkylierung entfernt. Beispiele sind das Antihistaminikum **Diphenhydramin**, das Lokalanästhetikum **Lidocain** und der Betablocker **Metoprolol**, bei denen der jeweilige Alkylsubstituent in Form von Formaldehyd, Acetaldehyd bzw. Aceton abgespalten wird (Abb. 2.50). Liegt dagegen eine *tert*-Butylgruppe vor, wie im Asthmamittel **Salbutamol**, findet aufgrund des fehlenden α-H-Atoms keine Hydroxylierung der Alkylgruppe statt. Im Allgemeinen werden tertiäre Amine schneller zu sekundären Aminen desalkyliert als sekundäre Amine zu primären Aminen. Dieser Unterschied korreliert mit ihrer Lipidlöslichkeit.

Die oxidative *O*-Desalkylierung von **aromatischen** oder **aliphatischen Ethergruppen** verläuft mechanistisch analog zur *N*-Desalkylierung. Typische Beispiele sind Methoxysubstituenten wie in **Indometacin** oder dem Dihydrofolatreduktase-Inhibitor **Trimethoprim** (Abb. 2.51), ebenso aliphatische Ethergruppen wie in

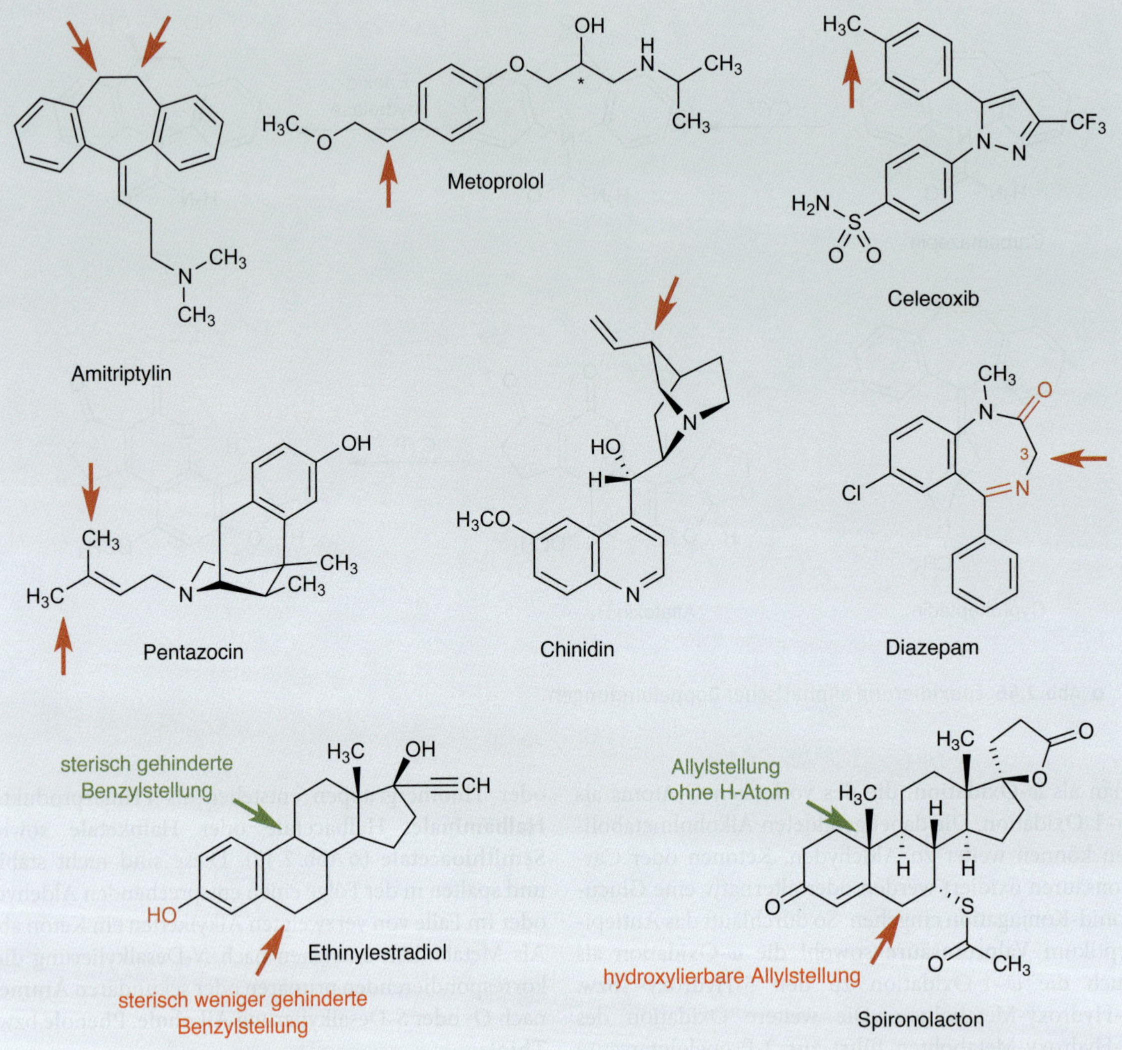

Abb. 2.47 Hydroxylierung von Benzyl- und Allylpositionen sowie in Nachbarstellung einer Carbonylgruppe. Die Pfeile zeigen die Hydroxylierungsstellen an.

den Betablockern **Metoprolol** oder **Bisoprolol**. Bei letzterem kommt es zur Abspaltung von Aceton, in den anderen Beispielen wird Formaldehyd abgespalten. Die Geschwindigkeit der *O*-Desalkylierung hängt von der Kettenlänge ab, d.h., längere oder auch verzweigte Alkylgruppen verringern die Desalkylierungsrate. Enthält ein Arzneistoff mehr als eine Ethergruppe, wird meist nur ein Ether gespalten. Aliphatische und aromatische Methylthioether können unter *S*-Desalkylierung zu Thiolen umgesetzt werden. Ein Beispiel ist das Anthelminthikum **Albendazol**, bevorzugt findet aber meist die Oxidation am Schwefel zu Sulfoxiden oder Sulfonen statt.

Oxidative Desaminierung. Liegt ein primäres aliphatisches Amin vor, wird nach α-C-Hydroxylierung aus dem entsprechenden Halbaminal Ammoniak freigesetzt und ein Aldehyd oder ein Keton gebildet. Diesen Vorgang bezeichnet man als **oxidative Desaminierung.** Im Prinzip handelt es sich um dieselbe Reaktion wie bei der oxidativen Desalkylierung, bei der allerdings eine kleinere Alkylgruppe abgespalten wird und das Amin als Hauptprodukt entsteht. Die oxidative Desaminierung führt hingegen zu einem Aldehyd oder Keton als Hauptprodukt unter Abspaltung von typischerweise Ammoniak. Ein Beispiel für diese Metabolisierungsreaktion ist **Amfetamin** (Abb. 2.52). Liegt ein sekundäres Amin vor, entsteht ebenfalls eine Carbonylverbindung als Hauptprodukt unter Abspaltung einer kleineren Aminkomponente. So wird beim Betablocker **Propranolol** nach Abspaltung der Isopropylamin-Komponente ein Aldehyd gebildet, der weiter zur Car-

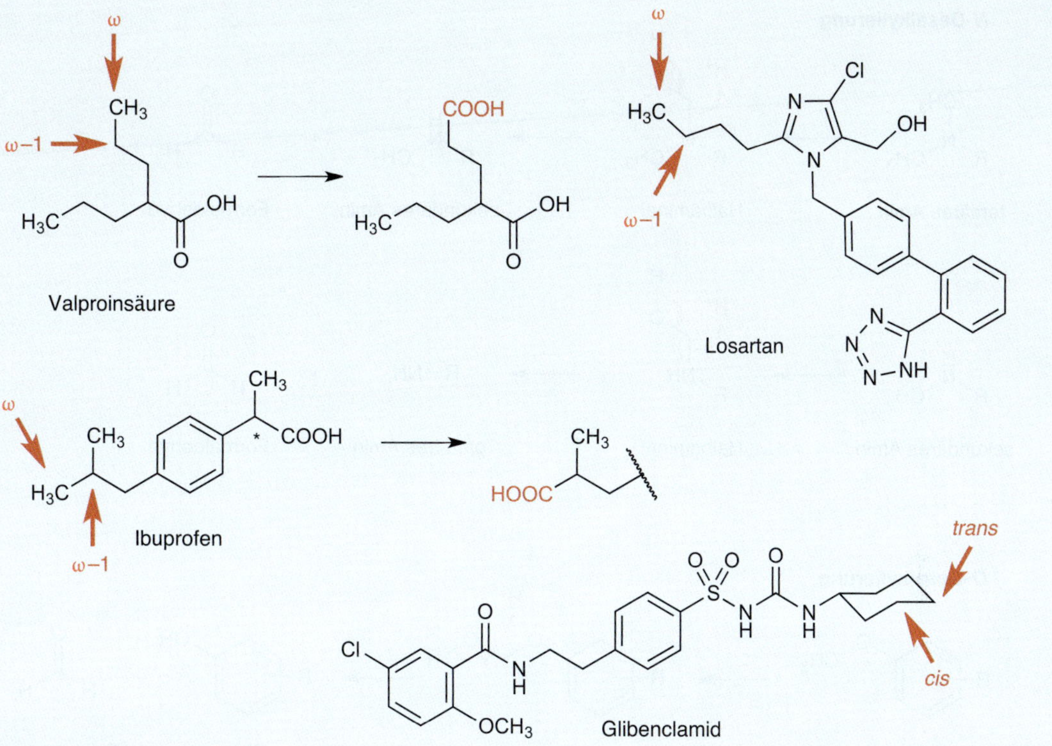

○ Abb. 2.48 Hydroxylierung aliphatischer und alizyklischer C-Atome. Die Pfeile zeigen die Hydroxylierungsstellen an.

bonsäure oxidiert wird. Daneben wird Propranolol auch durch *N*-Desalkylierung metabolisiert.

Dehalogenierung

Einige halogenhaltige Arzneistoffe werden durch oxidative Dehalogenierung metabolisiert. Nach α-C-Hydroxylierung entsteht ein instabiles vicinales Halogenhydrin, das in eine Aldehyd- oder Ketonkomponente und eine Halogenwasserstoffsäure zerfällt (○ Abb. 2.53). Beispielsweise wird das Anästhetikum **Halothan** zum Halogenhydrin-Intermediat hydroxyliert, aus dem unter Austritt von Bromwasserstoff Trifluoracetylchlorid entsteht. Die Hydrolyse führt zum Hauptmetabolit Trifluoressigsäure. Als reaktiver Metabolit kann Trifluoracetylchlorid allerdings auch kovalent an Leberproteine binden und toxische Wirkungen auslösen. Ein weiteres Beispiel ist das Antibiotikum **Chloramphenicol**, dessen Dichloracetamid-Struktur nach oxidativer Dechlorierung ein reaktives Oxamylchlorid-Intermediat bildet. Dieses kann mit H_2O zum entsprechenden Oxamsäurederivat (Oxalsäuremonoamid-Derivat) weiterreagieren. Alternativ sind auch in diesem Fall kovalente Addukte mit körpereigenen Nukleophilen möglich.

Genetischer Polymorphismus

Die im Organismus vorhandene Menge an CYP-Enzymen und deren Aktivität kann sich interindividuell stark unterscheiden. Bei einigen CYP-Enzymen, wie CYP2B6, CYP2C9, CYP2C19 und CYP2D6 treten Mutationen in kodierenden Gensequenzen auf, die die Aktivität dieser Enzyme beeinträchtigen können. Diese sogenannten **Polymorphismen** können zum Beispiel durch Veränderungen bei den Basenpaaren der CYP-Gene verursacht sein. Durch genetischen Polymorphismus kann es zu einem Funktionsverlust, aber auch zu einer Aktivitätssteigerung bestimmter Gene kommen. Aufgrund des doppelten Chromosomensatzes hat jeder Mensch normalerweise 2 Kopien eines Gens. Sind eines oder beide Gene, die ein spezielles CYP-Enzym kodieren, in der Weise mutiert, dass es zu einer geringeren Aktivität oder Inaktivität des Enzyms kommt, ist die Metabolisierung eines Arzneistoffs nur noch beschränkt oder nicht mehr möglich. Dies kann von klinischer Relevanz sein, wenn der Beitrag des entsprechenden Metabolisierungswegs an der Gesamtmetabolisierung hoch ist.

Wird ein Arzneistoff unzureichend verstoffwechselt, kann dies seine Plasmakonzentration und damit auch das Risiko für unerwünschte Wirkungen erhö-

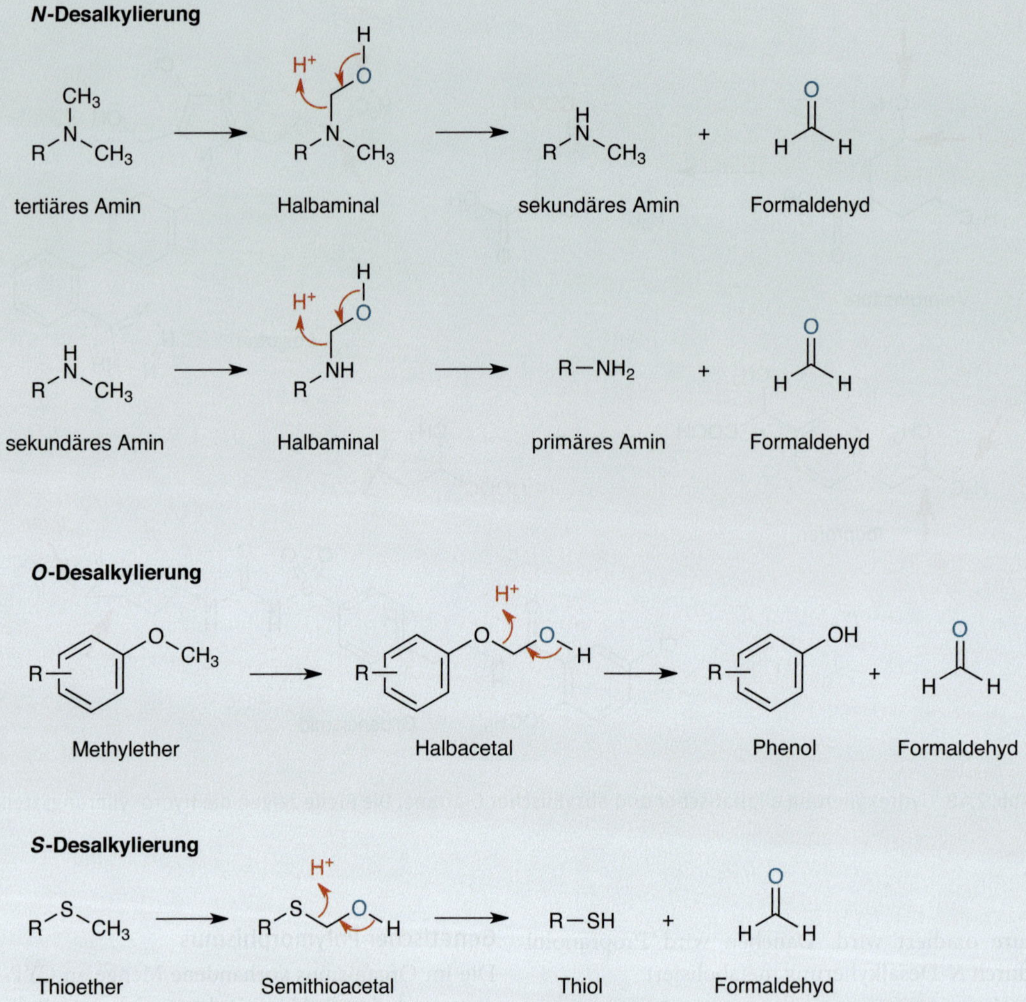

N-Desalkylierung

tertiäres Amin → Halbaminal → sekundäres Amin + Formaldehyd

sekundäres Amin → Halbaminal → primäres Amin + Formaldehyd

O-Desalkylierung

Methylether → Halbacetal → Phenol + Formaldehyd

S-Desalkylierung

Thioether → Semithioacetal → Thiol + Formaldehyd

Abb. 2.49 Mechanismus der oxidativen Desalkylierung

hen. Am bekanntesten ist der CYP2D6-Polymorphismus. Bei etwa 5–10 % der Europäer werden aufgrund eines Polymorphismus Substrate von CYP2D6 so gut wie nicht verstoffwechselt. Man bezeichnet sie als **langsame Metabolisierer** (*poor metabolizer*, PM). **Intermediäre Metabolisierer** (*intermediate metabolizer*, IM), die 10–15 % der Bevölkerung ausmachen, sind nur bedingt in der Lage, entsprechende Substrate zu metabolisieren, die Enzymaktivität ist verlangsamt. Im Unterschied dazu besitzen **schnelle Metabolisierer** (*extensive metabolizer,* EM) voll funktionsfähige CYP2D6-Enzyme. Dies ist der Normalfall, d. h., etwa 75–80 % der Europäer können solche Arzneistoffe effizient metabolisieren, sodass die Wirkung des Arzneistoffs den Erwartungen entspricht. Durch Verdoppelung oder Vervielfachung von CYP2D6-Genen kann es zu einer stark erhöhten Enzymaktivität kommen. Menschen mit diesem Phänotyp sind sogenannte **ultraschnelle Metabolisierer** (*ultrarapid metabolizer*, UM). Etwa 1–10 % der europäischen Bevölkerung haben in Bezug auf CYP2D6 diesen Status. Dies kann dazu führen, dass sich bei Arzneistoffen, die stark über diese CYP-Isoform metabolisiert werden, keine ausreichenden Plasmaspiegel mehr aufbauen. Bei den an der Biotransformation von Arzneistoffen beteiligten CYP-Enzymen der Familien 1 und 3 (CYP1A2 und CYP3A4) sind bisher keine Auswirkungen von genetischen Veränderungen auf die Enzymaktivität bekannt. Dagegen kann die Metabolisierungsrate durch das Geschlecht, Alter oder die Ernährung beeinflusst werden.

Flavin-Monooxygenasen

Die Biotransformation durch **Flavin-abhängige Monooxygenasen** (FMO) ist ein alternativer Weg für die Umwandlung von N- und S-haltigen lipophilen Arz-

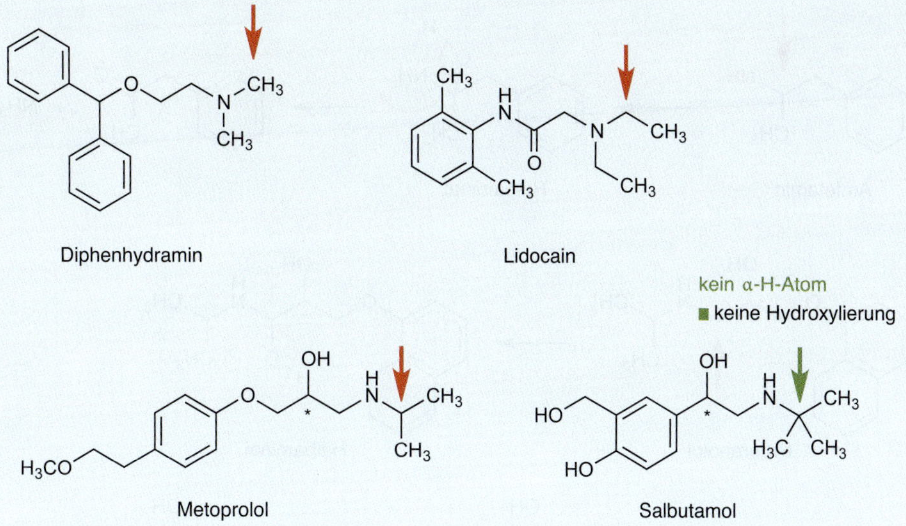

Diphenhydramin

Lidocain

kein α-H-Atom

keine Hydroxylierung

Metoprolol

Salbutamol

Abb. 2.50 *N*-Desalkylierung von Arzneistoffen. Die Pfeile zeigen die Hydroxylierungsstellen an.

Indometacin

Trimethoprim

Bisoprolol

Albendazol

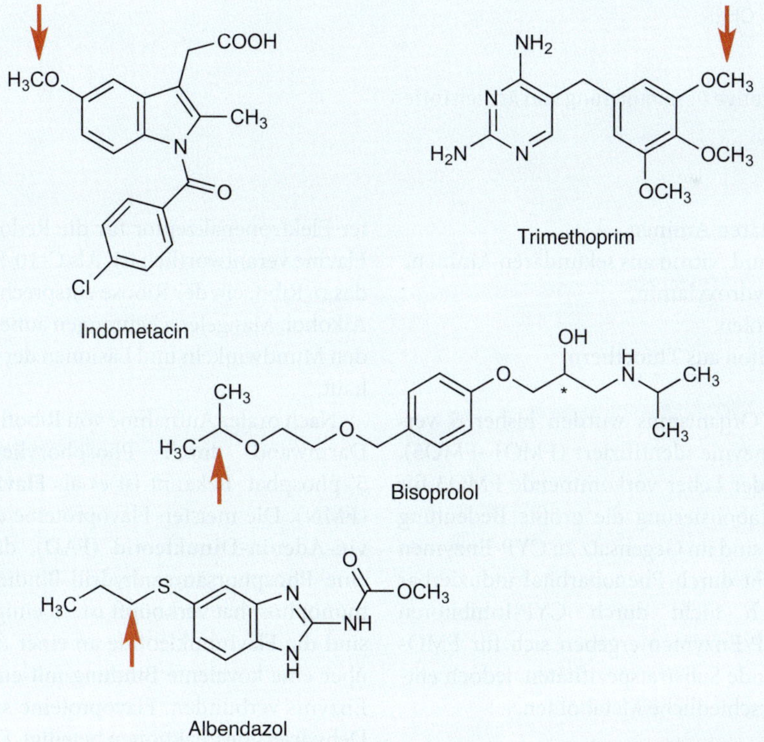

Abb. 2.51 *O*- und *S*-Desalkylierung von Arzneistoffen. Die Pfeile zeigen die Hydroxylierungsstellen an.

neistoffen und anderen Xenobiotika in polarere Verbindungen. Typischerweise katalysieren sie die Oxygenierung weicher Nukleophile, üblicherweise Stickstoff- und Schwefelverbindungen. Im Gegensatz zu CYP-Enzymen katalysiert FMO keine Epoxidierung oder Hydroxylierung an nichtaktivierten C-Atomen von Arzneistoffen. Anionische Gruppen werden vom aktiven Zentrum der FMO ausgeschlossen. Typische FMO-katalysierte Biotransformationen von Arzneistoffen sind die Bildung von einem

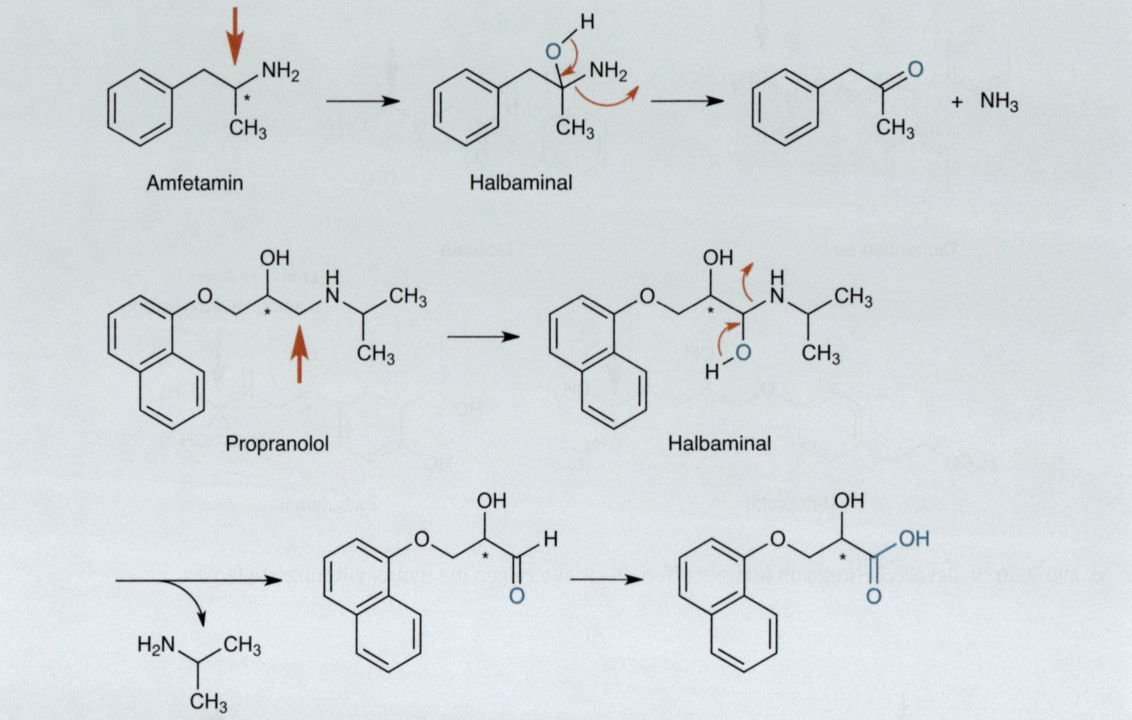

○ **Abb. 2.52** Oxidative Desaminierung von Arzneistoffen

- *N*-Oxid aus tertiären Aminen,
- Hydroxylamin und Nitron aus sekundären Aminen,
- aromatischen Hydroxylamin,
- Disulfid aus Thiolen,
- Sulfoxid und Sulfon aus Thioethern.

Im menschlichen Organismus wurden bisher 5 verschiedene FMO-Enzyme identifiziert (FMO1–FMO5), von denen das in der Leber vorkommende FMO3 für die Arzneistoffmetabolisierung die größte Bedeutung hat. FMO-Enzyme sind im Gegensatz zu CYP-Enzymen normalerweise nicht durch Phenobarbital induzierbar und werden auch nicht durch CYP-Inhibitoren gehemmt. Mit CYP-Enzymen ergeben sich für FMO-Enzyme überlappende Substratspezifitäten, jedoch entstehen häufig unterschiedliche Metaboliten.

Flavin-Coenzyme

Flavine (lat. *flavus* = gelb) sind in den prosthetischen Gruppen der Flavoproteine enthalten. Ein wesentlicher Bestandteil ist das gelbe **Riboflavin** (Lactoflavin, Vitamin B_2, ○ Abb. 2.54), dessen Struktur 1935 durch Arbeiten von Paul Karrer (Nobelpreis für Chemie, 1937) und Richard Kuhn (Nobelpreis für Chemie, 1938) aufgeklärt und durch Synthese bestätigt wurde. Es enthält ein 7,8-Dimethylisoalloxazin-System, das als ausgezeichneter Elektronenakzeptor für die Redoxeigenschaften der Flavine verantwortlich ist. Als C-10-Seitenkette fungiert das D-Ribit, ein der Ribose entsprechender fünfwertiger Alkohol. Mangelerscheinungen äußern sich in Rissen in den Mundwinkeln und Läsionen der Haut und Schleimhaut.

Nach oraler Aufnahme von Riboflavin entsteht in der Darmwand durch Phosphorylierung Riboflavin-5'-phosphat. Bekannt ist es als **Flavin-Mononukleotid** (FMN). Die meisten Flavoproteine enthalten aber **Flavin-Adenin-Dinukleotid** (FAD), das zusätzlich über eine Phosphorsäureanhydrid-Bindung mit Adenosinmonophosphat verknüpft ist. In einigen Flavoproteinen sind die Flavinnukleotide an einer der Methylgruppen über eine kovalente Bindung mit einer Seitenkette des Enzyms verbunden. Flavoproteine sind an zahlreichen Dehydrierungsreaktionen beteiligt. Dabei kommt es zur reversiblen Aufnahme von Wasserstoff an N-1 und N-5 des Isoalloxazinrings. Die oxidierte Form (FAD) stellt ein chinoides System dar (○ Abb. 2.55), das durch Ein-Elektronentransfer zum semichinoiden Radikal-Anion reduziert wird. Dieses lässt sich durch mehrere mesomere Grenzstrukturen beschreiben. Unter Aufnahme eines weiteren Elektrons und zweier Protonen entsteht die reduzierte Form ($FADH_2$), die als Leukoverbindung farblos ist.

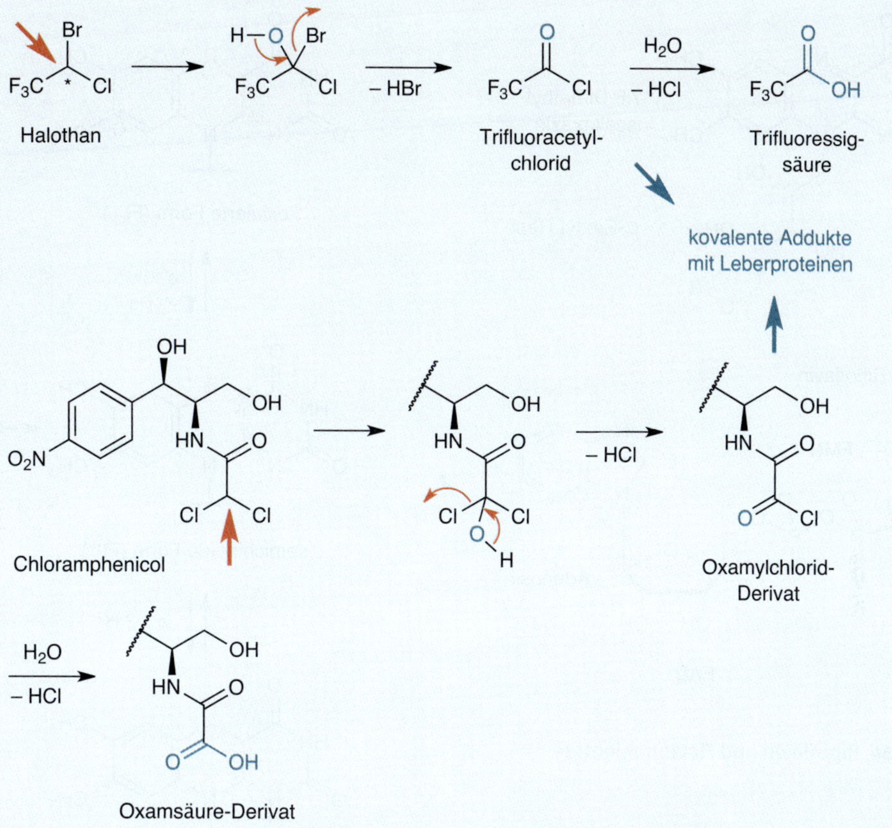

Abb. 2.53 Dehalogenierung von Arzneistoffen

Katalytischer Zyklus

Flavin-Monooxygenasen sind wie die CYP-Enzyme im endoplasmatischen Retikulum lokalisiert und benötigen wie die meisten anderen Monooxygenasen molekularen Sauerstoff und NADPH als Kosubstrat, dazu FAD als prosthetische Gruppe.

Dabei wird ebenfalls ein O-Atom zu H_2O reduziert und das andere zur Oxidation des Substrats genutzt. Die Monooxygenierung erfordert die Reduktion des FAD-Kofaktors durch NADPH und die Bildung eines Flavin-4a-Hydroperoxid-Intermediats. FMO-Enzyme unterscheiden sich von CYP-Enzymen dadurch, dass sie keine Reduktase benötigen, um Elektronen von NADP zu übertragen. Für die Sauerstoffaktivierung muss der zu oxidierende Arzneistoff nicht an das Enzym gebunden sein. Der Mechanismus der Katalyse ist in Abb. 2.56 aufgezeigt. Im ersten Schritt wird die prothetische Gruppe FAD zunächst durch Übertragung eines Hydrid-Ions von NADPH sowie eines Protons zu $FADH_2$ reduziert. Nach Deprotonierung von N-1 wird ein Elektron auf molekularen Sauerstoff übertragen, wobei das intermediäre semichinoide Radikal ($FADH^•$) und Superoxidradikal-Anion ($O_2^{•-}$) erzeugt werden. Letzteres wird zum Hydroperoxylradikal protoniert. Radikal-Rekombination führt schließlich zum reaktiven Flavin-4a-Hydroperoxid-Intermediat (FADH-OOH). Jedes Substrat mit einem nukleophilen Atom wie N oder S, das Zugang zum aktiven Zentrum des Enzyms hat, kann nun am elektrophilen distalen O-Atom der Hydroperoxid-Einheit angreifen und oxidiert werden. Nach heterolytischer Spaltung der O–O-Bindung wird ein oxenoider Sauerstoff übertragen. Neben dem oxidierten Arzneistoff entsteht das 4a-Hydroxy-Flavinderivat (FADH-OH), das unter Freisetzung von H_2O die oxidierte Form des Flavins (FAD) liefert. Nun kann der katalytische Zyklus erneut durchlaufen werden.

Oxidation von N-Atomen

Unter den zahlreichen N-Atom-haltigen Funktionalitäten werden sekundäre und tertiäre azyklische, zyklische sowie aromatische Amine durch FMO oxidiert. Tertiäre Amine bilden stabile *N*-Oxide (Abb. 2.57). Diese sind stark polarisiert, hydrophil und weniger basisch und können im Gastrointestinaltrakt wieder in die Ausgangsverbindungen reduziert werden. Beispiele für ali-

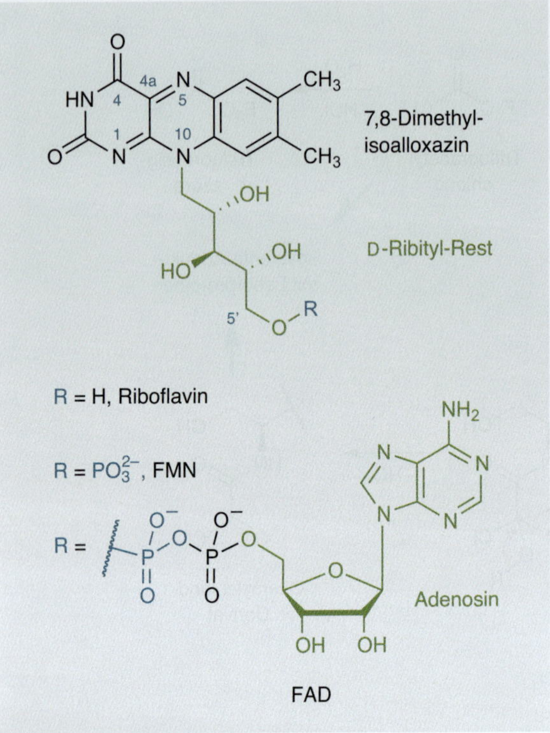

Abb. 2.54 Riboflavin und Flavinnukleotide

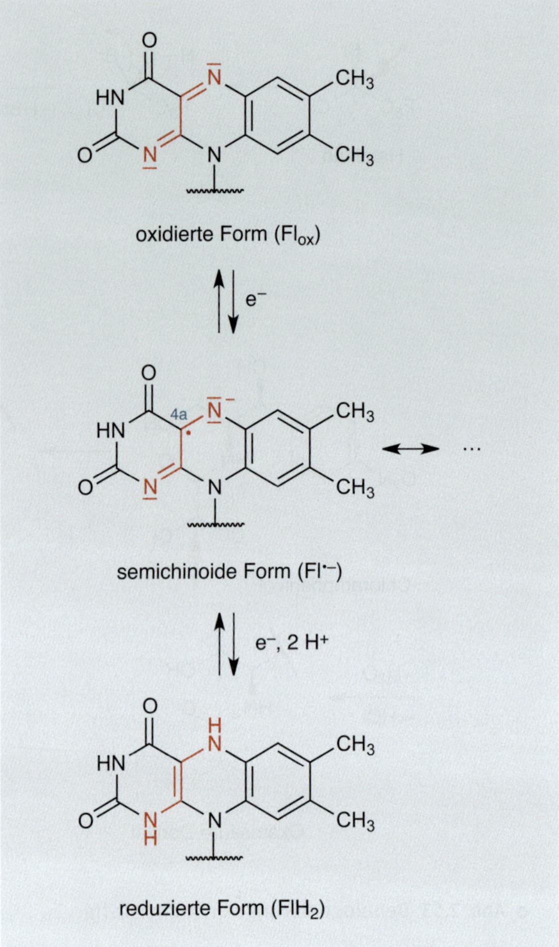

Abb. 2.55 Oxidierte, halbreduzierte und reduzierte Form von Flavin

phatische tertiäre Amine sind das Antidepressivum **Amitriptylin** und das Parasympatholytikum **Atropin**, das Antipsychotikum **Fluphenazin** wird als zyklisches Amin *N*-oxidiert. Auch aus heterozyklischen aromatischen Aminen können *N*-Oxide entstehen. Beispiele sind der Dihydrofolatreduktase-Inhibitor **Trimethoprim** und das Antibiotikum **Metronidazol**. Sekundäre aliphatische Amine wie das Antidepressivum **Desipramin** werden stufenweise zum Hydroxylamin und Nitron (*N*-Oxid eines Imins) oxidiert (Abb. 2.58).

Sekundäre aromatische Amine können zu reaktiven *N*-hydroxylierten Metaboliten oxidiert werden. Primäre aromatische Amine und Amide sowie aromatische heterozyklische Amine werden durch CYP-Enzyme zu Hydroxylaminen *N*-oxidiert. *N*-Hydroxylamine sind nicht unproblematisch und führen zu Folgeprodukten, die für deren toxische, mutagene und karzinogene Aktivität verantwortlich sind (▸Kap. 3.2.1). Aromatische Hydroxylamine sind zudem Methämoglobinbildner (▸Kap. 3.3).

Oxidation von S-Atomen

Die *S*-Oxidation von schwefelhaltigen Arzneistoffen zum entsprechenden Sulfoxid (Abb. 2.59) wird sowohl von FMO als auch von CYP-Enzymen katalysiert. FMO-katalysierte Reaktionen liefern ausschließlich die Sulfoxide, CYP dagegen zusätzlich die *S*-Desalkylierungsprodukte. Beide Prozesse finden bei der Biotransformation des Anthelminthikums **Albendazol** und des Histamin-H_2-Antagonisten **Ranitidin** statt. Beim Antipsychotikum **Thioridazin** werden beide S-Atome zu den entsprechenden Sulfoxiden, die Seitenkette auch zum Sulfon metabolisiert. Während Seitenketten-Sulfoxide relativ leicht weiteroxidieren, sind Ringsulfone in größeren Mengen nur bei Phenothiazinen gefunden worden. Da die S–O-Bindung eine höhere Orbitalsymmetrie aufweist als vergleichsweise die N–O-Bindung, sind Sulfoxide weniger polar als *N*-Oxide und oft noch aktiv.

Thiole werden zu Disulfiden oxidiert, wie dies beim ACE-Hemmer **Captopril** der Fall ist (Abb. 2.60). Das Thyreostatikum **Thiamazol** kann über den Sulfensäure- zum Sulfinsäure-Metaboliten oxidiert werden.

Die oxidative Umwandlung von Kohlenstoff-Schwefel-Doppelbindungen zur entsprechenden Kohlenstoff-Sauerstoff-Doppelbindung wird als Desulfu-

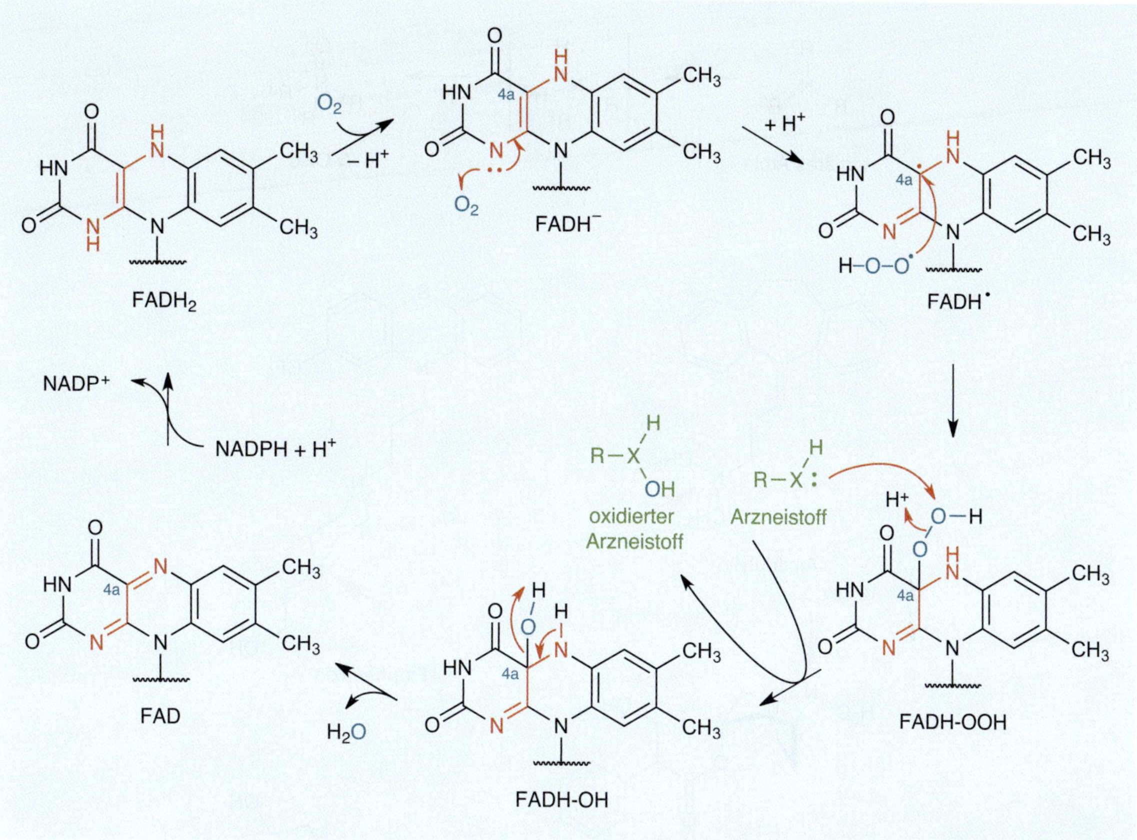

Abb. 2.56 Mechanismus der Oxidation von Arzneistoffen durch Flavin-Monooxygenasen

rierung bezeichnet. So ist von **Thiopental** bekannt, dass die Thiocarbonylgruppe zur Carbonylgruppe biotransformiert wird (Abb. 2.60), wobei **Pentobarbital** entsteht.

Aminoxidasen

In Abhängigkeit vom Kofaktor, der am katalytischen Mechanismus beteiligt ist, kann man diese Enzymklasse in Flavin-abhängige und in Kupfer-abhängige Enzyme unterteilen. Wichtige Flavin-abhängige Aminoxidasen sind die mitochondrialen **Monoaminoxidasen A** und **B** (**MAO-A** und **MAO-B**). Die Kupfer-abhängigen Enzyme umfassen u. a. die Plasmaaminoxidase (auch Semicarbazid-sensitive Aminoxidase genannt) und die Diaminoxidase, die beide Topachinon (2,4,5-Trihydroxyphenylalanin-Chinon) als weiteren Kofaktor benötigen. Die Aminoxidasen spielen bei verschiedenen physiologischen Prozessen eine Rolle, wie dem **Abbau von biogenen Aminen** (Serotonin, Dopamin, Histamin), können aber auch Xenobiotika metabolisieren. Die Monoaminoxidasen katalysieren die **oxidative Desaminierung** von primären, sekundären und tertiären aliphatischen Aminen. Voraussetzung ist, dass die Aminogruppe an eine unsubstituierte Methylengruppe gebunden ist. Primäre Amine werden zu einem Aldehyd unter gleichzeitiger Bildung von Ammoniak desaminiert (Abb. 2.61). Als Mechanismus wird der Transfer von 2 Elektronen aus dem Substrat unter Reduktion von Sauerstoff zu Wasserstoffperoxid am Flavin diskutiert. Das zum Iminium-Ion oxidierte Substrat wird schließlich zum Aldehyd hydrolysiert.

Bei sekundären und tertiären Aminen wird anstelle des Ammoniaks ein primäres bzw. sekundäres Amin freigesetzt. Die gebildeten Aldehyde werden zumeist sehr schnell durch andere Enzyme zu Carbonsäuren oxidiert oder zu Alkoholen reduziert. Durch MAO-A werden unter anderem offenkettige Triptane wie Sumatriptan und Rizatriptan metabolisiert (▸Kap. 7.17.1). MAO-B katalysiert die oxidative Giftung von 1-Methyl-4-phenyl-1,2,3,6-tetrahydropyridin (MPTP), das u. a. bei der Synthese von Pethidin entstehen kann (▸Kap. 7.3.3).

Molybdänhydroxylasen

Zu den Molybdänhydroxylasen, die vor allem im Zytosol der Leberzellen zu finden sind, gehören die **Aldehydoxidase** und die **Xanthinoxidase**. Substrate dieser Enzyme sind verschiedene N-Heterozyklen wie Pyridin, Purin, Pyrimidin, Chinolin und Pteridin. Oxi-

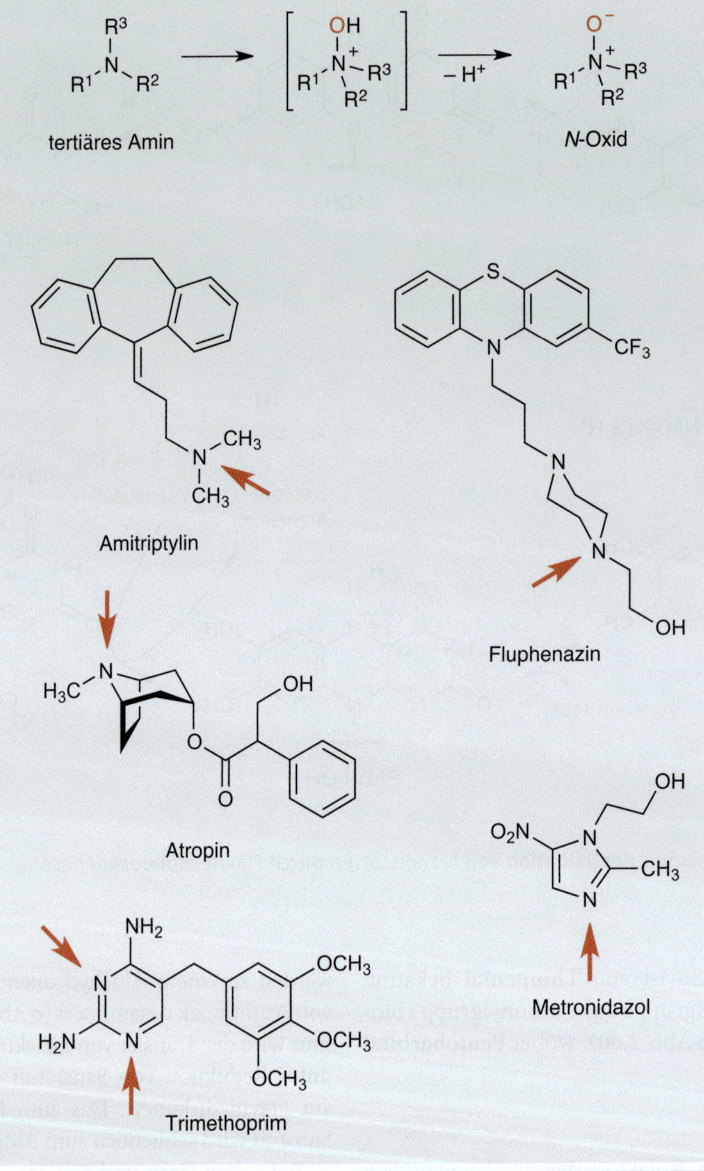

o Abb. 2.57 Bildung von *N*-Oxiden aus tertiären Aminen. Die Pfeile zeigen die Position der *N*-Oxid-Bildung an.

diert wird dabei das in Nachbarstellung eines N-Heteroatoms stehende C-Atom zu einer Oxogruppe, wodurch ein Lactam entsteht (▸Kap. 7.2.2). Als Quelle für das in das Substrat eingeführte O-Atom dient H_2O und nicht wie bei den CYP- und FMO-Enzymen molekularer Sauerstoff. Arzneistoffe, die durch diese Enzyme metabolisiert werden, sind unter anderem die Zytostatika **Methotrexat** und **6-Mercaptopurin**.

Alkohol-Dehydrogenasen

Im Humanorganismus existieren 5 verschiedene Formen der Alkohol-Dehydrogenasen (ADH). Es handelt sich dabei um zytosolische Enzyme, die aus 2 gleichartigen Untereinheiten bestehen. Diese enthalten jeweils 2 Zn^{2+}-Ionen, von denen eines an der Bindung der Alkoholsubstrate im aktiven Zentrum beteiligt ist. Die wichtigste Form ist die in der Leber vorhandene ADH1. Sie setzt unter Reduktion des Kosubstrats NAD^+ zu NADH primäre Alkohole, insbesondere Ethanol, zu Aldehyden (o Abb. 2.62) und einige sekundäre Alkohole zu Ketonen um. Eine Besonderheit der ADH-Enzyme ist ihre Reversibilität, d. h., sie können in Abhängigkeit vom Substrat und den Konzentrationsverhältnissen auch als Reduktasen fungieren und die Umwandlung von Aldehyden und Ketonen zu Alkoholen katalysieren. Zu einem gewissen Grad am Abbau von Ethanol betei-

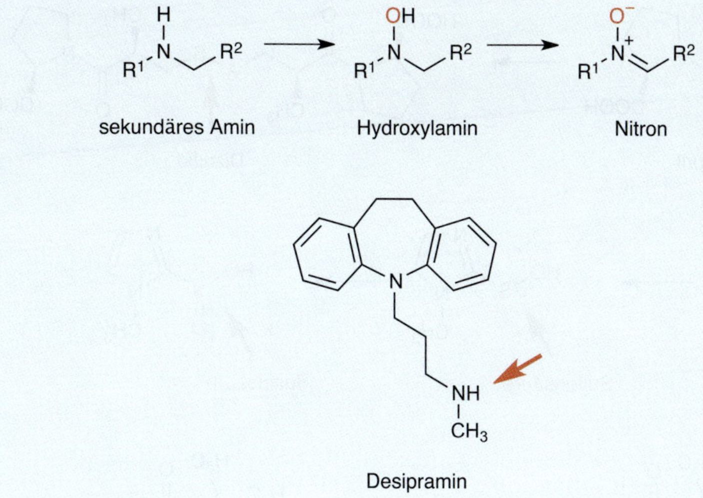

Abb. 2.58 Bildung von *N*-Hydroxylaminen und Nitronen aus sekundären Aminen

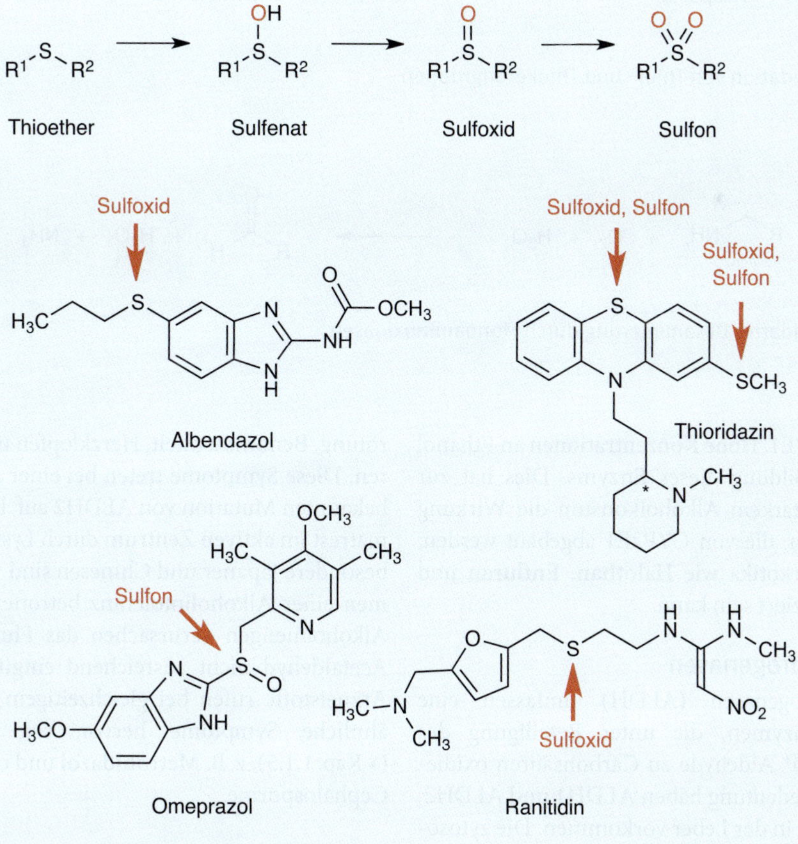

Abb. 2.59 Bildung von Sulfoxiden und Sulfonen

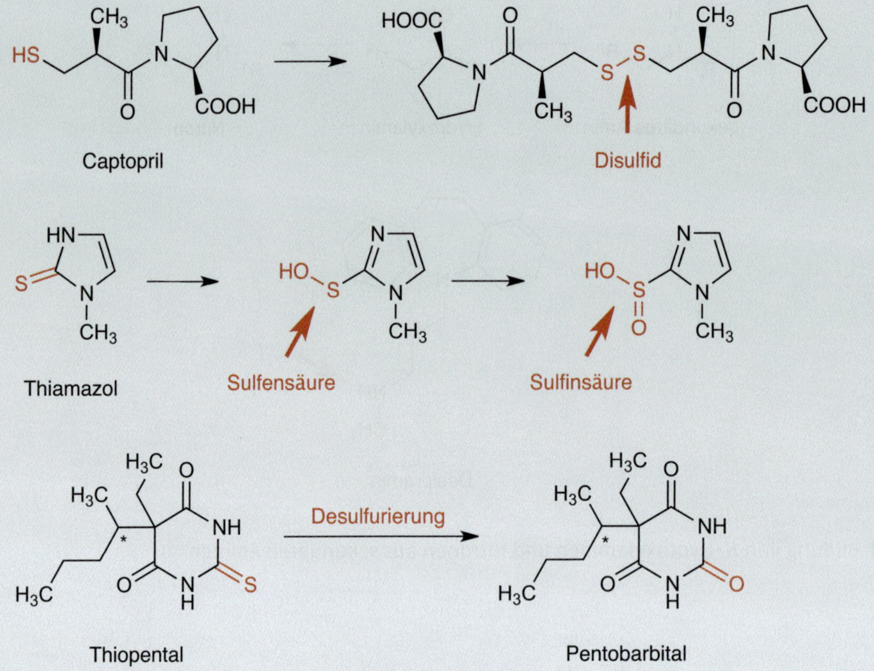

Abb. 2.60 Oxidation von Thiol- und Thioketongruppen

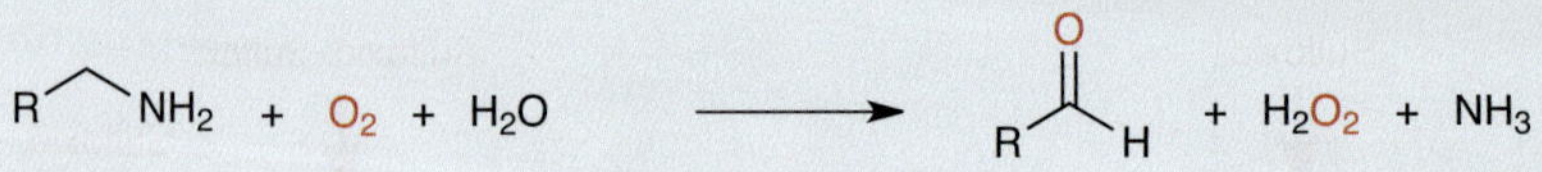

$$R{-}CH_2{-}NH_2 + O_2 + H_2O \longrightarrow R{-}CHO + H_2O_2 + NH_3$$

Abb. 2.61 Oxidative Desaminierung durch Monoaminoxidasen

ligt ist auch CYP2E1. Hohe Konzentrationen an Ethanol induzieren die Bildung dieses Enzyms. Dies hat zur Folge, dass bei starkem Alkoholkonsum die Wirkung von Arzneistoffen, die von CYP2E1 abgebaut werden, insbesondere Narkotika wie **Halothan**, **Enfluran** und **Sevofluran**, reduziert sein kann.

Aldehyd-Dehydrogenasen

Aldehyd-Dehydrogenasen (ALDH) umfassen eine Gruppe von Enzymen, die unter Beteiligung des Kosubstrats NAD^+ Aldehyde zu Carbonsäuren oxidieren. Die größte Bedeutung haben ALDH1 und ALDH2, die hauptsächlich in der Leber vorkommen. Die zytosolische ALDH1 ist verantwortlich für die Oxidation von Retinal zu Retinsäure. Die mitochondrial lokalisierte ALDH2 spielt die Hauptrolle beim Abbau des aus Ethanol gebildeten Acetaldehyds zu Essigsäure (Abb. 2.62) sowie anderer Aldehyde, die z. B. durch Oxidation biogener Amine entstehen. Die Akkumulation von nicht metabolisiertem Acetaldehyd im Blut kann zu Gesichtsrötung, Benommenheit, Herzklopfen und Übelkeit führen. Diese Symptome treten bei einer als „Asian Flush" bekannten Mutation von ALDH2 auf, bei der ein Glutamatrest im aktiven Zentrum durch Lysin ersetzt ist. Insbesondere Japaner und Chinesen sind von den Symptomen einer Alkoholintoleranz betroffen. Selbst geringe Alkoholmengen verursachen das **Flush-Syndrom**, da Acetaldehyd nicht ausreichend entgiftet wird. Einige Arzneistoffe rufen bei gleichzeitigem Alkoholkonsum ähnliche Symptome hervor, sog. **Antabus-Effekt** (▸ Kap. 1.1.5), z. B. **Metronidazol** und einige Parenteral-Cephalosporine.

Carbonylreduktasen

Reduktive Prozesse spielen in der Biotransformation von Arzneistoffen eine wesentlich geringere Rolle als Oxidationen, dienen aber insbesondere zur Bildung von Hydroxy- oder Aminogruppen. Diese Funktionalitäten erhöhen die Hydrophilie und bereiten den Arzneistoff für die Phase-II-Konjugation vor.

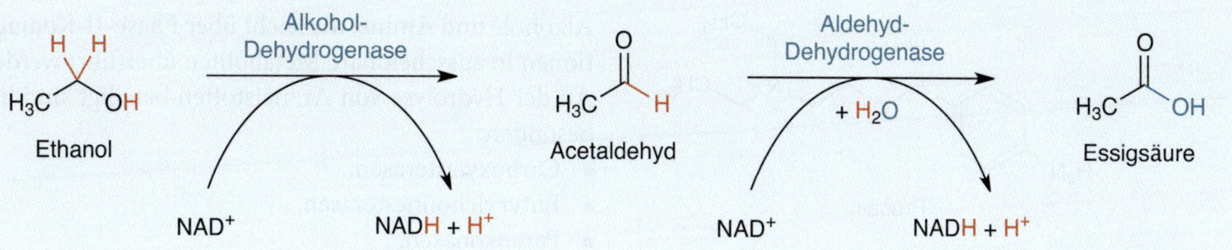

Abb. 2.62 Stufenweise Oxidation von Ethanol

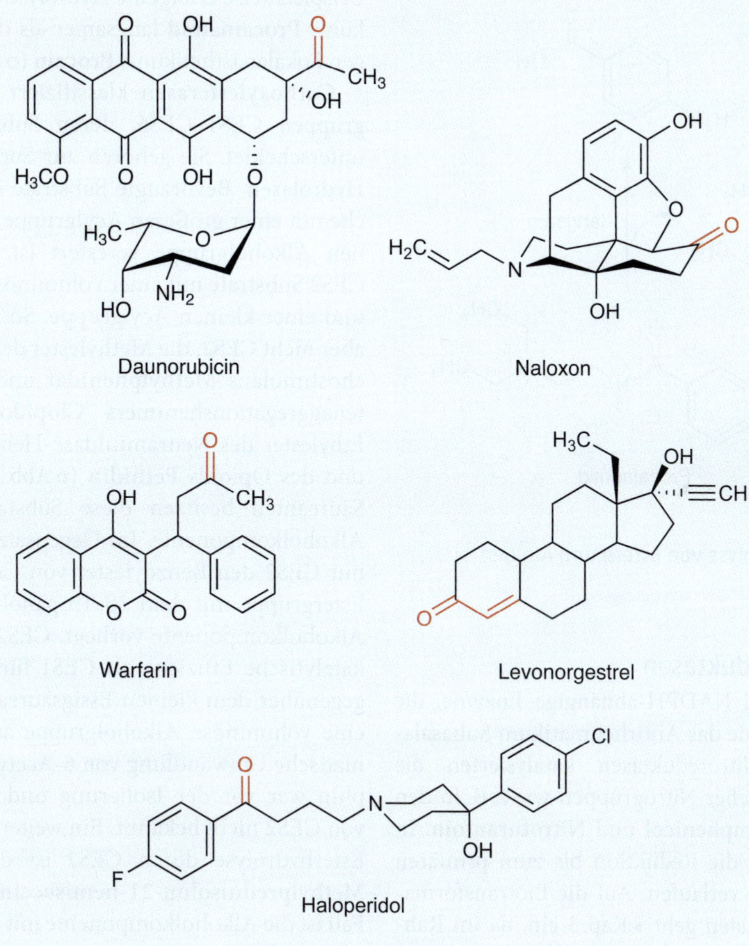

Abb. 2.63 Reduktion von Carbonylgruppen in Arzneistoffen. Die Positionen der Reduktion sind rot markiert.

Carbonylgruppen können von Reduktasen zu Alkoholen reduziert werden. Diese Metabolisierungsreaktion ist z. B. relevant für den Opioid-Antagonisten **Naloxon**, das Zytostatikum **Daunorubicin**, den Vitamin-K-Antagonisten **Warfarin** oder beim Antipsychotikum **Haloperidol** (Abb. 2.63). α,β-ungesättigte Carbonylverbindungen wie das Kontrazeptivum **Levonorgestrel** können zu gesättigten Alkoholen metabolisiert werden, wobei überwiegend der 3α-Hydroxy-5β-*H*-Metabolit entsteht. Hauptsächlich verantwortlich für die Reduktion sind 2 Klassen von Enzymen, die beide NADH- bzw. NADPH-abhängig sind, die Aldo-Keto-Reduktasen (AKR) und die Short-Chain-Dehydrogenasen/Reduktasen (SDR). Die AKR-Enzyme liegen im Zytosol der Zellen vor, von den SDR-Enzymen gibt es zytosolische und mikrosomale Formen. Daneben kann auch die NADPH-Cytochrom-P450-Oxidoreduktase an Carbonylreduktionen beteiligt sein.

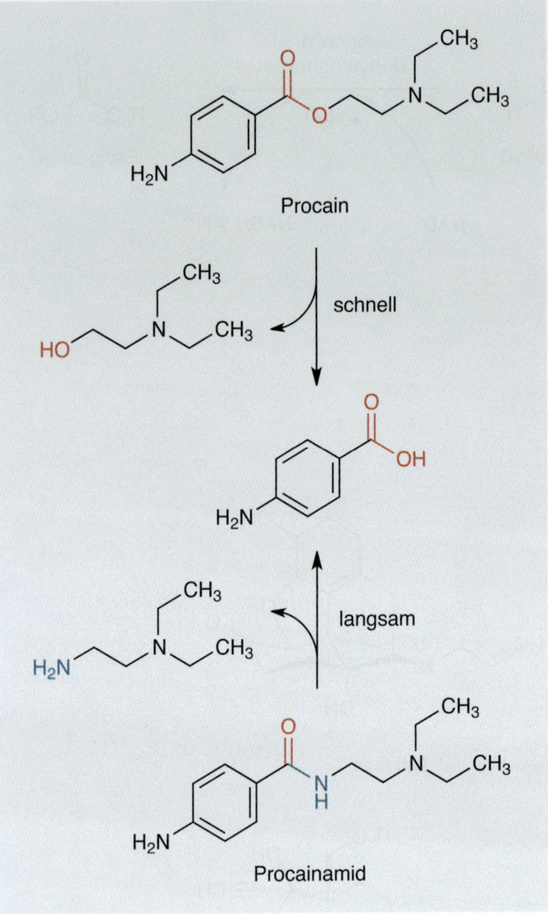

Abb. 2.64 Hydrolyse von Estern und Amiden

Azo- und Nitroreduktasen

Azoreduktasen sind NADPH-abhängige Enzyme, die Azoverbindungen wie das Antirheumatikum Sulfasalazin reduzieren. Nitroreduktasen katalysierten die Reduktion aromatischer Nitrogruppen wie z. B. in den Antibiotika **Chloramphenicol** und **Nitrofurantoin**. In beiden Fällen kann die Reduktion bis zum primären aromatischen Amin verlaufen. Auf die Biotransformation von Nitroaromaten geht ▸Kap. 3 ein, da im Rahmen der Sechs-Elektronenreduktion verschiedene reaktive Spezies wie das Nitro-Radikal-Anion oder *N*-Hydroxylamine entstehen. Die erstgenannte Spezies kann einen Redoxzyklus durchlaufen und Sauerstoffradikale produzieren (▸Kap. 3.2.2), letztere eine Methämoglobinbildung hervorrufen (▸Kap. 3.3).

Esterasen

Die Bezeichnung **Hydrolyse** (griech. *hydro* = Wasser, griech. *lysis* = Auflösen) bedeutet buchstäblich die Spaltung eines Moleküls mithilfe von Wasser. Die an der Hydrolyse beteiligten Enzyme besitzen häufig Esterase- und Amidase-Aktivität. Während des hydrolytischen Abbaus von Arzneistoffen entstehen Carbonsäuren, Alkohole und Amine, die leicht über Phase-II-Konjugationen in ausscheidbare Metaboliten überführt werden. An der Hydrolyse von Arzneistoffen beteiligt sind insbesondere

- Carboxylesterasen,
- Butyrylcholinesterasen,
- Paraoxonasen.

Allgemein hydrolysieren Carboxylesterasen Ester, Amide sowie ihre zyklischen Analoga, Lactone bzw. Lactame, wobei Ester schneller reagieren als Amide. Beispielsweise erfolgt die Hydrolyse des Antiarrhythmikums **Procainamid** langsamer als die des Ester-analogen Lokalanästhetikums **Procain** (Abb. 2.64).

Carboxylesterasen klassifiziert man in 6 Hauptgruppen CES1–CES6, deren Substratspezifität sich unterscheidet. Sie gehören zur Superfamilie der α/β-Hydrolasen. Bevorzugte Substrate der CES1 sind solche mit einer größeren Acylgruppe, die mit einer kleinen Alkoholgruppe verestert ist. Dagegen erkennt CES2 Substrate mit einer voluminösen Alkoholgruppe und einer kleinen Acylgruppe. So hydrolysiert CES1, aber nicht CES2, die Methylester des **Cocains**, des Psychostimulans **Methylphenidat** und des Thrombozytenaggregationshemmers **Clopidogrel**, ebenso die Ethylester des Neuraminidase-Hemmers **Oseltamivir** und des Opioids **Pethidin** (Abb. 2.65). Relativ zum Säureanteil besitzen diese Substanzen eine kleine Alkoholkomponente. Im Gegensatz dazu hydrolysiert nur CES2 den Benzoylester von Cocain, da in dieser Estergruppe mit dem 3β-Tropanol eine relativ große Alkoholkomponente vorliegt. CES2 zeigt eine höhere katalytische Effizienz als CES1 für **Diamorphin**, das gegenüber dem kleinen Essigsäureanteil mit Morphin eine voluminöse Alkoholgruppe aufweist. Die enzymatische Umwandlung von 6-Acetylmorphin zu Morphin war vor der Isolierung und Charakterisierung von CES2 nicht bekannt. Ein weiteres Beispiel für eine Esterhydrolyse durch CES2 ist das Glucocorticoid **Methylprednisolon-21-hemisuccinat**. Auch in diesem Fall ist die Alkoholkomponente mit dem Steroidkörper sehr groß.

Die Enzyme kommen in höheren Konzentrationen intrazellulär in mikrosomal gebundener oder gelöster Form in Leber, Darm und Niere vor. Die für die Hydrolyse erforderliche **katalytische Triade** aus den Aminosäure Glutamat, Histidin und Serin ist bei den Carboxylesterasen hoch konserviert (zum Mechanismus der Esterhydrolyse ▸Kap. 7.2.3).

Bei humanen Cholinesterasen existiert neben der Acetylcholinesterase (AcChE) als zweites Hauptenzym die **Butyrylcholinesterase** (BuChE, Pseudocholinesterase). Diese wird im Leber-, Lungen-, Gehirn- und Herzgewebe exprimiert und ist vorwiegend im Plasma

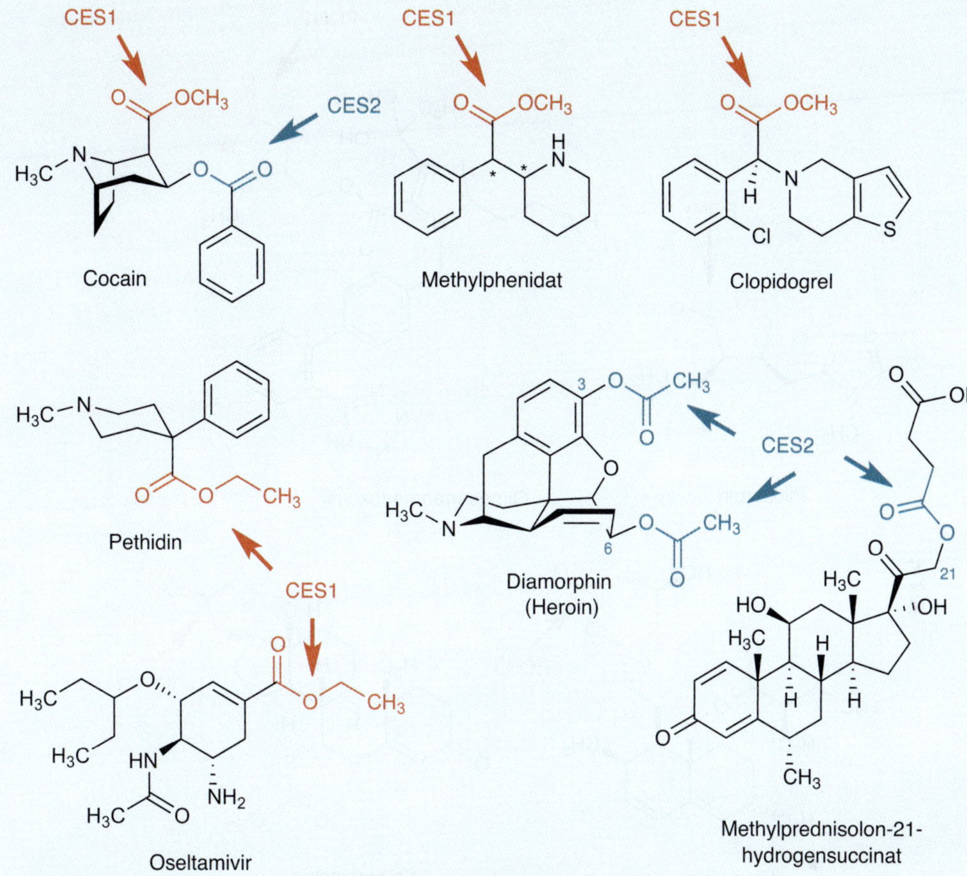

o Abb. 2.65 Selektive Esterhydrolyse durch Carboxylesterasen CES1 und CES2

vorhanden. BuChE hat ähnliche katalytische Eigenschaften wie AcChE (▸Kap. 7.2.3). Muskelrelaxanzien wie Suxamethoniumchlorid und Mivacuriumchlorid werden überwiegend durch BuChE hydrolysiert. Auch das als Prodrug eingesetzte Asthmamittel Bambuterol wird durch BuChE zu Terbutalin hydrolysiert. Neben der Hydrolyse durch CES2 entsteht aus Cocain auch durch BuChE der Ecgoninmethylester.

Im Gegensatz zu den Carboxylesterasen und Cholinesterasen gehören die **Paraoxonasen** (PON1–PON3) nicht zur Familie der Serinesterasen und benötigen neben 2 Histidinresten, Glutaminsäure und Asparagin auch Ca^{2+} für ihre katalytische Aktivität. Sie katalysieren in erster Linie die Hydrolyse von Arzneistoffen mit **Lactonringen**. Während PON1 Organophosphate wie Paraoxon (namensgebend für das Enzym), Sarin und Soman (▸Kap. 7.2.5) hydrolysiert, bestehen bei der Biotransformation von Arzneistoffen Unterschiede in der Substratspezifität. PON1 spaltet den Lactonring im Glaukommittel **Pilocarpin** oder zyklische Carbonatstrukturen wie im AT_1-Antagonisten **Olmesartanmedoxomil** (o Abb. 2.66). Die Lactonringe in den HMG-CoA-Reduktase-Hemmern **Lovastatin** und **Simvastatin** sowie im Aldosteron-Antagonisten **Spironolacton** werden dagegen durch PON3 hydrolysiert.

Zahlreiche funktionelle Gruppen wie Phosphorsäureester, Sulfonylharnstoffe, Carbamate, Glykoside sowie Glucuronid- oder Sulfat-Konjugate werden durch viele andere Enzyme hydrolysiert, die meist aber geringere Bedeutung haben. Beispiele sind Phosphatasen, β-Glucuronidasen oder Sulfatasen. Letztere sind auch in Darmbakterien enthalten und können durch Dekonjugation von Phase-II-Metaboliten die Wirkungsdauer bestimmter Arzneistoffe verlängern, da der als lipophiles Spaltprodukt freigesetzte Wirkstoff in den unteren Darmabschnitten wieder resorbiert werden kann. Durch diesen enterohepatischen Kreislauf kann sich die Halbwertszeit des Arzneistoffs erhöhen.

Epoxidhydrolasen

Epoxidhydrolasen katalysieren die Hydrolyse von Epoxiden, die bei der Oxidation von Doppelbindungen und Aromaten durch CYP-Enzyme entstehen kön-

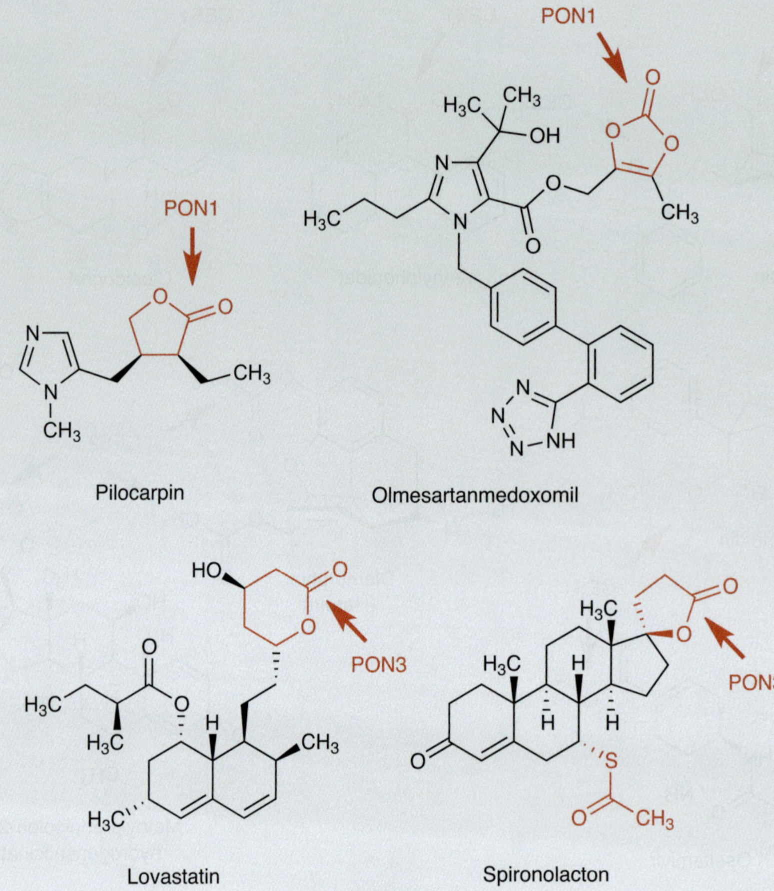

Abb. 2.66 Hydrolyse von Lactonringen durch Paraoxonasen (PON)

nen. Als Produkte werden dabei vicinale Diole erhalten. Wie andere Hydrolasen verwenden Epoxidhydrolasen H_2O als Kofaktor. Sie katalysieren jedoch die Addition von H_2O an das Substrat, anstatt das Substrat zu spalten.

Mechanismus der Epoxidhydrolyse

Epoxidhydrolasen gehören zur Superfamilie der α/β-Hydrolasen. Trotz allgemeiner geringen Sequenzähnlichkeit ist die **katalytische Triade** hoch konserviert. Sie besteht aus einem nukleophilen Aspartat, Histidin sowie Aspartat oder Glutamat. Bei der Bindung und Positionierung des Substrats sind noch 2 Tyrosinreste beteiligt. Im ersten Schritt der Katalyse bilden diese H-Brücken zum O-Atom des Epoxids (Abb. 2.67), während das nukleophile Aspartat mit seiner Carboxylatfunktion an einem der Epoxid-C-Atome angreift. Unter Ringöffnung entsteht ein kovalentes Alkyl-Enzym-Intermediat, ein Asparaginsäureester. Dieser wird im zweiten Schritt durch ein Wassermolekül, das zuvor durch das Histidin im Verbund mit dem zweiten Aspartat deprotoniert wurde, zum Diol hydrolysiert. Der nukleophile Angriff des Wassermoleküls auf den Oxiranring erfolgt vorwiegend von der sterisch ungehinderten Seite und führt zu den *trans*-Stereoisomeren. Die aus Arenoxiden gebildeten *trans*-Dihydrodiole werden häufig zu Catecholstrukturen weiteroxidiert. Sehr hohe Enzymaktivität weist die Leber auf. Von besonderer Bedeutung ist die mikrosomale Epoxidhydrolase, die in enger Nachbarschaft zu den CYP-Enzymen bereits am Bildungsort Epoxide entgiften und damit toxische Reaktionen verhindern kann.

2.6.2 Phase-II-Reaktionen

Phase-II-Reaktionen sind **Konjugationsreaktionen**, d. h., funktionelle Gruppen von Arzneistoffen, die im Molekül bereits vorhanden oder in einer Phase-I-Reaktion eingeführt wurden (Alkohol-, Phenol-, Carbonsäure-, Amin- und Thiol-Funktionen), werden an körpereigene Moleküle **kovalent gebunden**. Insbesondere handelt es sich bei den endogenen Substanzen um Glu-

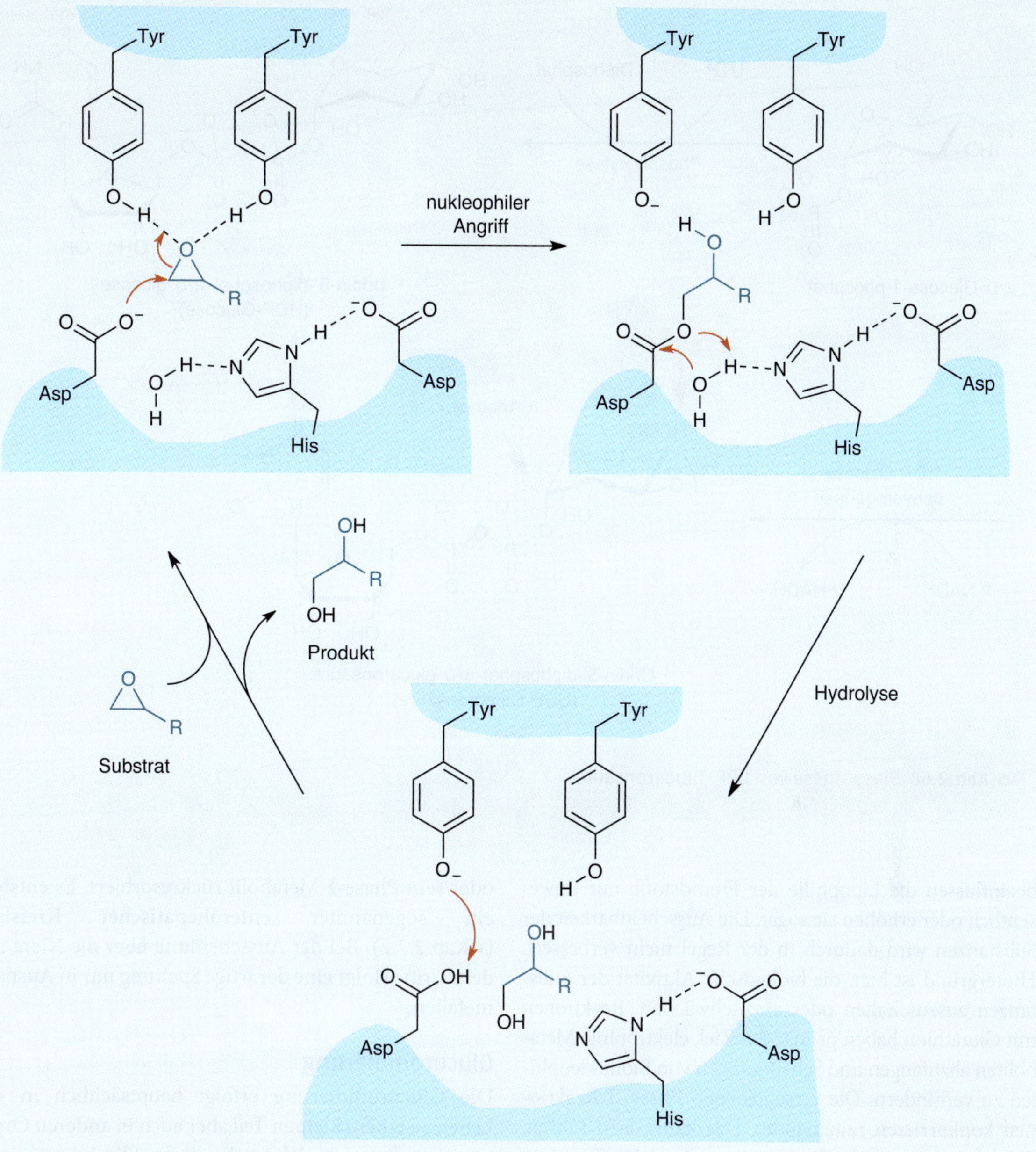

o Abb. 2.67 Mechanismus der Epoxidhydrolyse durch Epoxidhydrolasen

curonsäure, Sulfat, Glycin, Glutathion, Acetyl- und Methylgruppen.

In der Regel werden die Konjugationsreaktionen durch entsprechende **Transferasen** enzymatisch katalysiert. Meist ist ein **Kosubstrat** beteiligt, das in unmittelbarer Nähe zum Substrat mit dem Enzym interagiert, das zu übertragende Strukturelement als **aktivierte Gruppe** gebunden hält und somit ein **hohes Gruppenübertragungspotenzial** besitzt.

Die für den Körper effektivsten Phase-II-Reaktionen sind die Glucuronidierung und die Sulfatierung, die quantitativ auch den größten Teil ausmachen, sowie die Konjugation mit Glycin. Dabei wird jeweils eine stark hydrophile Gruppe in die Fremdstoffmoleküle eingeführt. Dies erhöht die Polarität der Moleküle meist so weit, dass bei der renalen und biliären Ausscheidung eine passive Rückresorption nicht mehr oder nur noch in geringerem Umfang erfolgt und somit die Elimination begünstigt wird. Die Ausscheidung der Phase-II-Produkte erfolgt dabei auch zum Teil über aktive Transportprozesse. Acetylierungs- und Methylierungsreaktionen treten im Rahmen der Arzneistoffmetabolisierung seltener auf. Sie

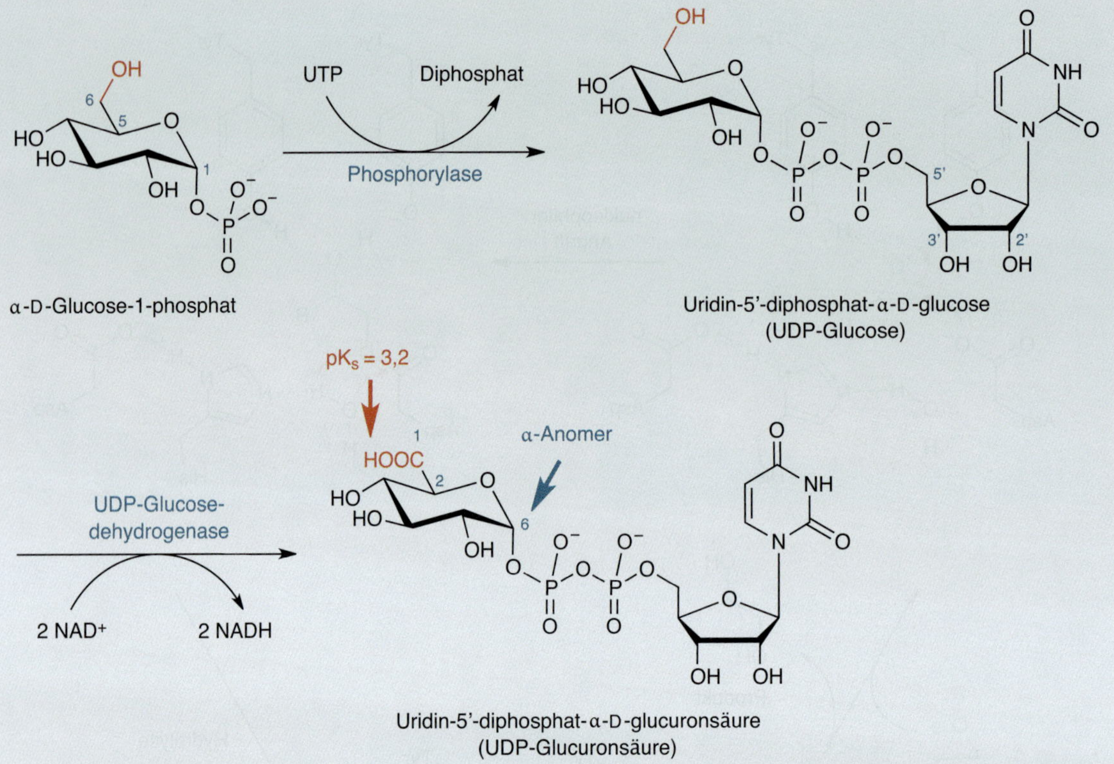

Abb. 2.68 Biosynthese von UDP-Glucuronsäure

beeinflussen die Lipophilie der Fremdstoffe nur unwesentlich oder erhöhen sie sogar. Die Ausscheidbarkeit der Substanzen wird dadurch in der Regel nicht verbessert. Hintergrund ist hier, die biologische Aktivität der Substanzen auszuschalten oder abzuschwächen. Reaktionen mit Glutathion haben primär das Ziel, elektrophile Metaboliten abzufangen und Schädigungen von Bionukleophilen zu verhindern. Die verschiedenen Phase-II-Reaktionen konkurrieren miteinander. Das kann dazu führen, dass eine funktionelle Gruppe eines Arzneistoffs unterschiedliche Phase-II-Reaktionen eingeht.

Traditionell war man der Meinung, dass durch Glucuronidierung und Sulfatierung die biologische Aktivität eines Arzneistoffs verloren geht. Diese Ansicht hat sich in den letzten Jahren geändert, nachdem mehrere aktive Phase-II-Metaboliten entdeckt worden waren. Dazu zählen das Morphin-6-glucuronid, die C-17-Glucuronide von Estrogenen und Androgenen sowie der Schwefelsäurehalbester des Diuretikums Triamteren. Zudem sind Acylglucuronide aufgrund ihres elektrophilen Charakters an unerwünschten Arzneistoffwirkungen beteiligt (▸ Kap. 3.2.1).

Erfolgt die Ausscheidung der Phase-II-Konjugate über die Galle in den Darm, werden diese dort zum Teil wieder hydrolysiert und der freigesetzte Arzneistoff oder sein Phase-I-Metabolit rückresorbiert. Es entsteht ein sogenannter **enterohepatischer Kreislauf** (▸ Kap. 2.7.2). Bei der Ausscheidung über die Niere mit dem Urin erfolgt eine derartige Spaltung nur in Ausnahmefällen.

Glucuronidierung

Die Glucuronidierung erfolgt hauptsächlich in der Leber, zu einem kleinen Teil aber auch in anderen Organen, vor allem in solchen, die an der Eliminierung von Fremdstoffen beteiligt sind, wie Darm, Lunge und Niere. Sie ist die häufigste Phase-II-Reaktion. Dafür gibt es verschiedene Gründe. D-Glucuronsäure leitet sich von D-Glucose ab und ist somit leicht verfügbar, zudem lassen sich zahlreiche funktionelle Gruppen enzymatisch mit Glucuronsäure konjugieren. Schließlich sind Glucuronide aufgrund der Carboxygruppe, die mit einem pK_S-Wert von 3,2 (Abb. 2.68) unter physiologischen Verhältnissen überwiegend ionisiert vorliegt, zusammen mit den 3 sekundären Hydroxygruppen sehr polar. Sie werden daher im Tubulussystem der Nieren aus dem Urin kaum rückresorbiert und rasch mit dem Urin eliminiert. Wenn die Molekülmasse des Konjugats 300 Da übersteigt, wird die Ausscheidung in der Galle relevant.

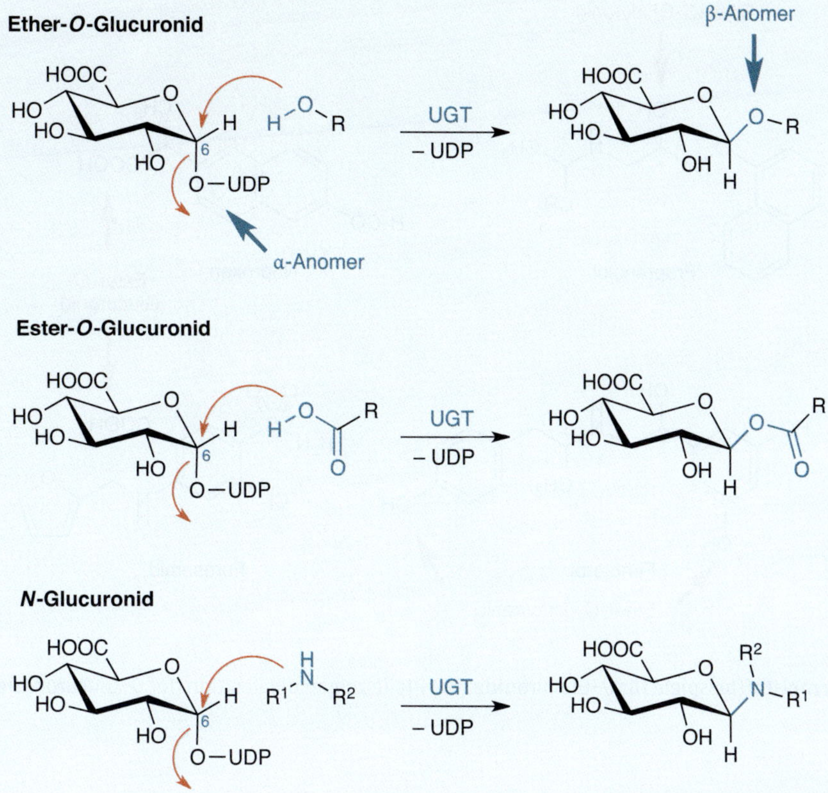

Ether-*O*-Glucuronid

Ester-*O*-Glucuronid

***N*-Glucuronid**

○ Abb. 2.69 Glucuronid-Typen. UGT: UDP-Glucuronosyl-Transferase

Mechanismus der Glucuronsäure-Konjugation

Der Mechanismus der Glucuronsäure-Konjugation umfasst 3 Schritte. Die ersten beiden Schritte bestehen in der Biosynthese von **Uridin-5'-Diphospho-α-D-Glucuronsäure** (**UDPG**), die als Kosubstrat benötigt wird. UDP-Glucuronsäure wird vom Körper ausgehend von α-D-Glucose-1-phosphat synthetisiert (○ Abb. 2.68). Dieses wird zunächst durch eine Phosphorylase mit UTP unter Abspaltung von Diphosphat zu UDP-Glucose umgesetzt. Die Oxidation der primären Alkoholgruppe der Glucose durch eine NAD^+-abhängige UDPG-Dehydrogenase liefert schließlich die UDP-Glucuronsäure, die aktivierte Form der Glucuronsäure, wovon der Körper täglich etwa 5 g produziert. Die **aktive Glucuronsäure** kann nun mit einem elektronenreichen nukleophilen Atom (O-, N-, S- oder acides C-Atom) des Arzneistoffs reagieren (○ Abb. 2.69). Die Reaktion wird durch **UDP-Glucuronosyl-Transferasen** (UGT) katalysiert. Bei diesem dritten Schritt der Glucuronidierung handelt es sich um eine nukleophile Substitutionsreaktion, bei der das nukleophile Atom des Arzneistoffs an C-6 der Glucuronsäure-Einheit von UDP-Glucuronsäure angreift und UDP aus dem Molekül verdrängt. Glucuronsäure besitzt in UDPG α-Konfiguration, die Glucuronide sind jedoch β-Glykoside. Die Reaktion verläuft daher unter **Inversion der Konfiguration** am anomeren C-Atom (▸ Kap. 1.4.1), d. h. S_N2-artig. Glucuronsäure selbst kann nicht umgesetzt werden, da die Hydroxygruppe an C-6 aufgrund der hohen Basizität des OH^--Ions im Gegensatz zur schwachen Base UDP nur eine sehr schlechte Abgangsgruppe ist.

Glucuronid-Typen

Es lassen sich 4 Glucuronid-Typen unterscheiden, *O*-, *N*-, *S*- und *C*-Glucuronide. Alkohole wie **Propranolol** und Phenole wie das β_2-Sympathomimetikum **Fenoterol** werden zu Ether-*O*-Glucuroniden umgesetzt, aromatische und einige aliphatische Carbonsäuren bilden Ester-*O*-Glucuronide. Beispiele dazu sind das Diuretikum **Furosemid** und das Analgetikum **Naproxen** (○ Abb. 2.70). Aus aliphatischen und aromatischen Aminen, Carboxamiden, Sulfonamiden und bestimmten Stickstoffheterozyklen (Pyridine, Imidazole, Tetrazole) können *N*-Glucuronide entstehen. Dies wird beispielsweise für das Antidepressivum **Desipramin**, das Tuberkulosemittel **4-Aminosalicylsäure**, das Antiepileptikum **Carbamazepin**, das Antibiotikum **Sulfame-**

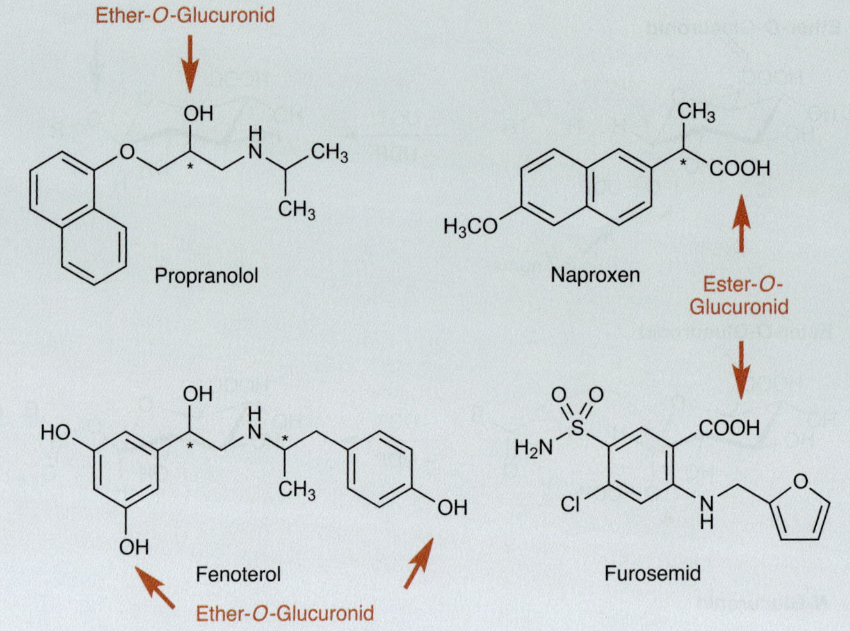

Abb. 2.70 Arzneistoffbeispiele für *O*-Glucuronide. Die Pfeile zeigen die Position der *O*-Glucuronidierung an.

thoxazol sowie den AT-II-Antagonisten **Irbesartan** beschrieben (Abb. 2.71). Im Falle des Anästhetikums **Midazolam** entsteht ein quartäres *N*-Glucuronid, auch einige tertiäre Amine wie das Antidepressivum **Imipramin** werden teilweise zu quartären Ammonium-*N*-Glucuroniden metabolisiert. CH-acide 1,3-Dicarbonylverbindungen wie **Phenylbutazon** bilden *C*-Glucuronide (Abb. 2.72). Außerdem können Thiole in *S*-Glucuronide umgewandelt werden, z. B. das Thyreostatikum **Thiamazol**. Während *O*-Glucuronidierungen bei sehr vielen Arzneistoffen zu beobachten sind, treten *N*-, *C*- und vor allem *S*-Glucuronidierungen im Rahmen der Arzneistoffmetabolisierung eher seltener auf.

UGT-Familien

Im menschlichen Organismus wurden bisher 18 Isoformen der UDP-Glucuronosyl-Transferasen gefunden, die entsprechend ihrem Verwandtschaftsgrad jeweils zur Hälfte den beiden Familien UGT1 und UGT2 zugeordnet wurden. Die Mitglieder der Familie 1 werden aus dem gleichen Gen gebildet, wobei bei den einzelnen Vertretern gewebsspezifisch vor der Translation unterschiedliche Genabschnitte herausgeschnitten werden (alternatives Splicing). Der *C*-terminale Bereich der Proteinstruktur ist bei diesen Enzymen gleich. Die Isoenzyme der UGT2-Familie werden dagegen von unterschiedlichen Genen kodiert. Ausgehend von der Bezeichnung der Supergenfamilie (UGT) wurde eine mit den CYP-Enzymen vergleichbare Nomenklatur eingeführt, d. h. eine arabische Ziffer für die Familie, ein Großbuchstabe für die Unterfamilie mit anschließender arabischer Ziffer für das einzelne Gen. Die größte Bedeutung für die Arzneistoffmetabolisierung haben UGT1A1, UGT1A4 und UGT2B7, die 15 %, 20 % bzw. 40 % aller Glucuronide produzieren.

Die UGT-Enzyme sind wie die CYP-Enzyme intrazellulär an die Membranen des endoplasmatischen Retikulums lokalisiert, sodass nach Oxidation der Arzneistoffe durch CYP die gebildeten Phase-I-Metaboliten in der Phase-II-Reaktion effizient konjugiert werden können. Das aktive Zentrum dieser Enzyme ist allerdings nicht wie das der CYP-Enzyme zum Zytoplasma, sondern zum Lumen des ER hin ausgerichtet. Dies hat zwei Konsequenzen. Zum einen muss das Kosubstrat UDP-Glucuronsäure, das aufgrund seiner hohen Polarität nicht durch die Zellmembran hindurchdiffundieren kann, durch einen Transporter (Translokase) in das ER hineingebracht werden. Zum anderen muss das polare Arzneistoffglucuronid wieder aus dem Lumen in das Zytoplasma zurückgelangen. Dies geschieht mithilfe eines Organischen-Anionen-Transporters (Abb. 2.73).

Sulfatierung

Die Sulfatierung von Arzneistoffen findet außer in der Leber auch zu einem nicht geringen Teil im Darm sowie in der Niere statt. Diese Konjugation mit akti-

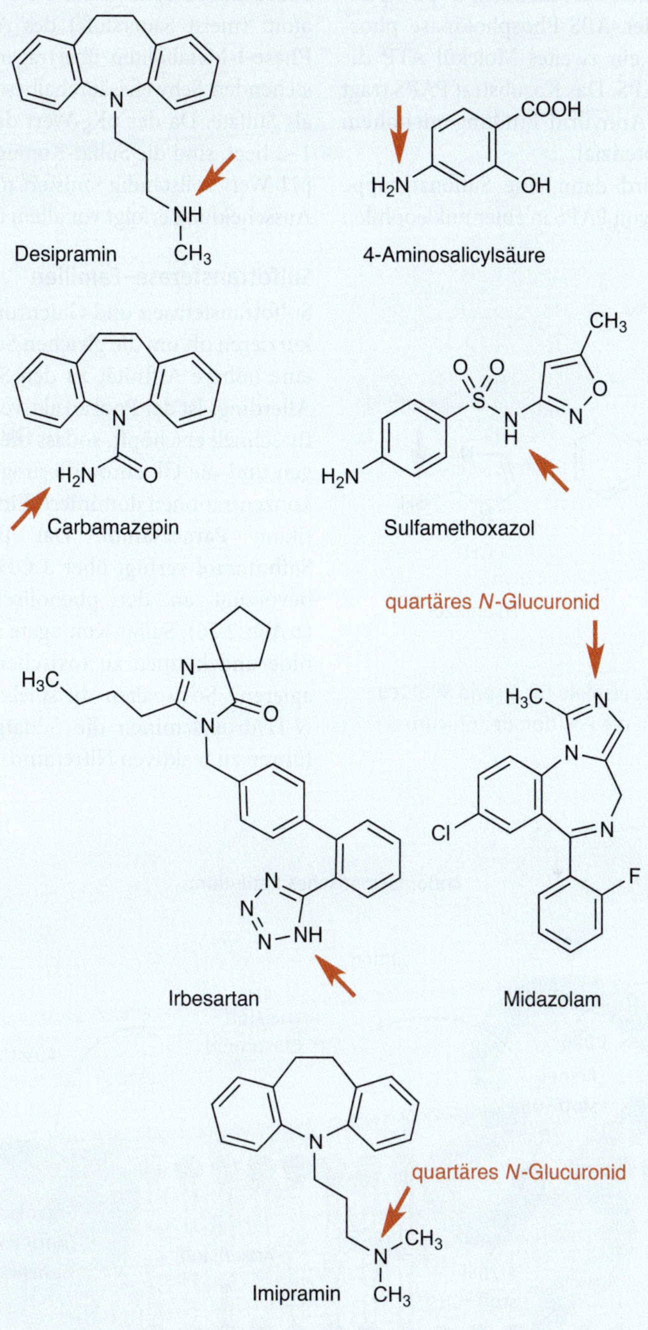

o Abb. 2.71 Arzneistoffbeispiele für *N*-Glucuronide. Die Pfeile zeigen die Position der *N*-Glucuronidierung an.

vierter Schwefelsäure erfolgt primär mit Phenolgruppen, in geringerem Umfang auch mit Alkoholen, aromatischen Aminen und *N*-Hydroxygruppen. Sie tritt seltener auf als die Konjugation mit Glucuronsäure, da dem Körper nur ein begrenzter Sulfat-Pool zur Verfügung steht.

Mechanismus der Sulfat-Konjugation

Die 3 relevanten Schritte der Sulfat-Konjugation sind bekannt. Die beiden ersten Schritte (o Abb. 2.74) dienen zur Biosynthese des erforderlichen Kosubstrats **3'-Phosphoadenosin-5'-phosphosulfat (PAPS)**, das ist das **aktive Sulfat**. Es wird in 2 ATP-abhängigen enzymatischen Reaktionen aus anorganischem Sulfat gebildet. Zunächst entsteht durch eine ATP-Sulfurylase unter

Abspaltung von Diphosphat das Adenosin-5'-phosphosulfat (APS). Mithilfe der APS-Phosphokinase phosphoryliert anschließend ein zweites Molekül ATP die 3'-Hydroxygruppe von APS. Das Kosubstrat PAPS trägt die Sulfatgruppe in einer Anhydrid-Bindung mit hohem Gruppenübertragungspotenzial.

Im dritten Schritt wird dann eine Sulfonatgruppe durch **Sulfotransferasen** von PAPS in einer nukleophilen Substitutionsreaktion auf ein elektronenreiches Heteroatom (meist Sauerstoff) des Arzneistoffs oder dessen Phase-I-Metaboliten übertragen (**o** Abb. 2.75). Die entstehenden Schwefelsäurehalbester bezeichnet man auch als Sulfate. Da der pK_S-Wert der Sulfatgruppe bei etwa 1–2 liegt, sind die Sulfat-Konjugate bei physiologischem pH-Wert vollständig ionisiert und somit sehr polar. Die Ausscheidung erfolgt vor allem über die Niere.

o Abb. 2.72 Arzneistoffbeispiele für *C*- und *S*-Glucuronide. Die Pfeile zeigen die Position der Glucuronidierung an.

Sulfotransferase-Familien

Sulfotransferasen und Glucuronosyl-Transferasen konkurrieren oft um die gleichen Substrate, die in der Regel eine höhere Affinität zu den Sulfotransferasen haben. Allerdings ist der Pool an aktivem Sulfat im Körper relativ schnell erschöpft, sodass die Sulfatierung bei niedrigen und die Glucuronidierung bei hohen Arzneistoffkonzentrationen dominiert. Ein Beispiel ist das Analgetikum **Paracetamol**. Das β_2-Sympathomimetikum **Salbutamol** verfügt über 3 OH-Gruppen, wird jedoch bevorzugt an der phenolischen Gruppe sulfatiert (**o** Abb. 2.76). Sulfat-Konjugate sind labiler als Glucuronide und können zu toxischen Metaboliten weiterreagieren. So spalten beispielsweise die Sulfate von *N*-Hydroxylaminen die Sulfatgruppe schnell ab und führen zu reaktiven Nitrenium-Ionen (▸ Kap. 3.2.1).

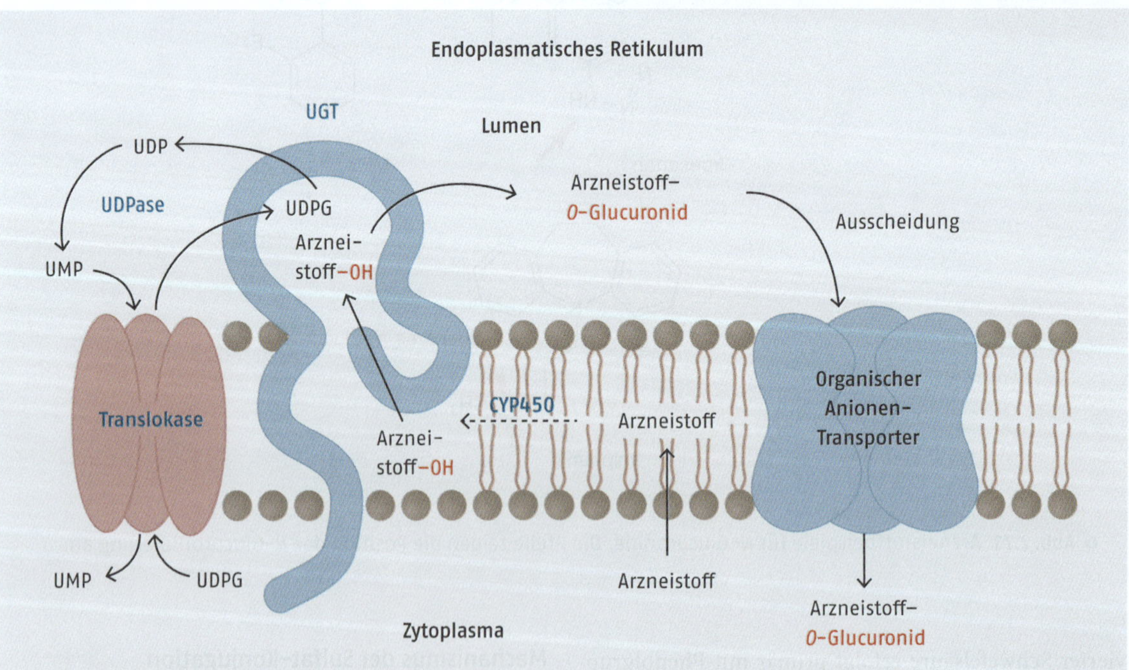

o Abb. 2.73 Modell der Glucuronidierung von Arzneistoffen. Ein lipophiler Arzneistoff erreicht von der Membran oder vom Zytoplasma aus das aktive Zentrum von CYP. Der hydroxylierte Arzneistoffmetabolit wird auf UGT übertragen. Dort wird er glucuronidiert, gefolgt von der Freisetzung in das Lumen und Ausscheidung aus der Zelle. UDPG wird im Zytoplasma synthetisiert und durch eine Translokase in das ER transportiert. UDPG: Uridin-5'-Diphospho-α-D-Glucuronsäure, UGT: UDP-Glucuronosyl-Transferase

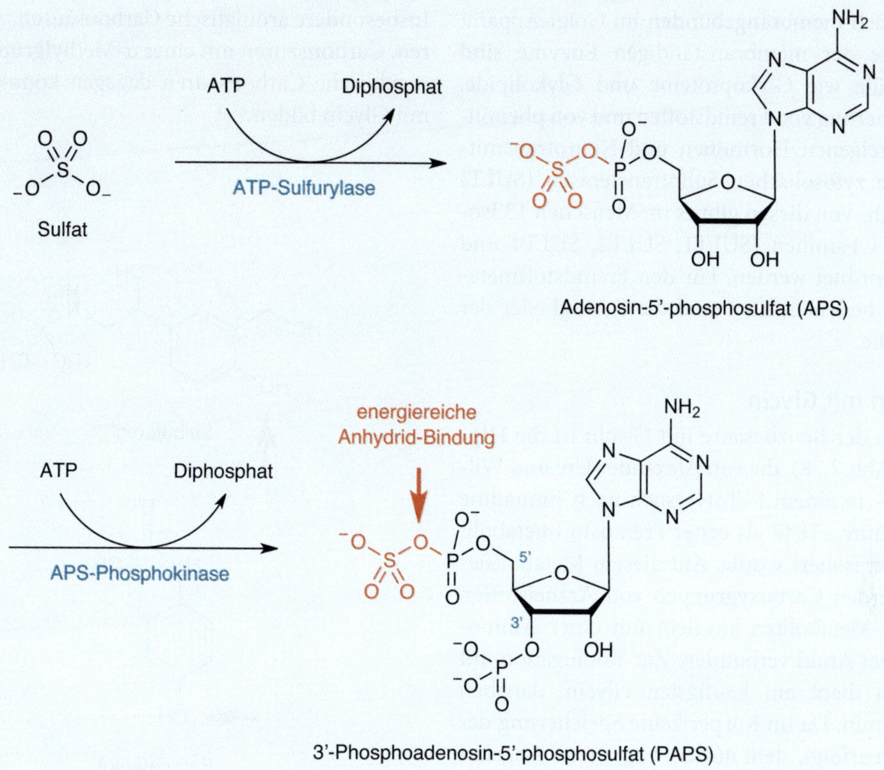

Abb. 2.74 Biosynthese des aktiven Sulfats

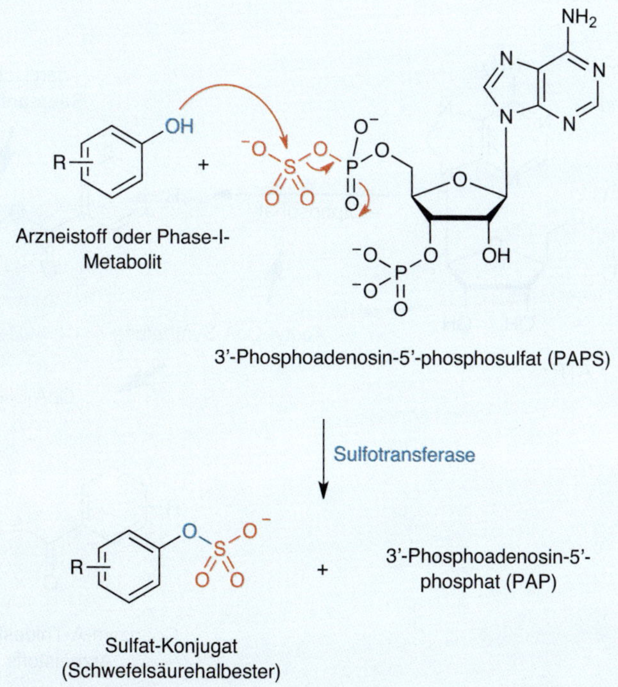

Abb. 2.75 Sulfatierung einer phenolischen Verbindung

2

Sulfotransferasen kommen im Körper sowohl im Zytosol als auch membrangebunden im Golgi-Apparat vor. Substrate der membranständigen Enzyme sind Makromoleküle wie Glykoproteine und Glykolipide. Für die Sulfatierung von Fremdstoffen und von phenolischen körpereigenen Hormonen und Neurotransmittern sind die zytosolischen Sulfotransferasen (SULT) verantwortlich. Von diesen gibt es im Menschen 13 Isoformen, die 4 Familien (SULT1, SULT2, SULT4 und SULT6) zugeordnet werden. Für den Fremdstoffmetabolismus am bedeutendsten sind die 8 Mitglieder der SULT1-Familie.

Konjugation mit Glycin

Das Konjugat der Benzoesäure mit Glycin ist die **Hippursäure** (o Abb. 2.78), die von Alexander Ure und Wilhelm Keller – in einem Selbstversuch nach Einnahme von Benzoesäure –1842 als erster Fremdstoffmetabolit aus dem Harn isoliert wurde. Auf diesem Metabolisierungsweg werden Carboxygruppen von Arzneistoffen oder Phase-I-Metaboliten kovalent mit einer Aminosäure zu einem Amid verbunden. Zur Konjugation mit Aminosäuren dient am häufigsten Glycin, daneben auch L-Glutamin. Da im Körper keine Speicherung der Aminosäuren erfolgt, steht nur ein begrenztes Angebot für die Konjugation zur Verfügung. Die Art der Metabolisierung von Carbonsäuren hängt von ihrer Größe und der Natur der zur Carboxygruppe benachbarten Substituenten ab. Die meisten unverzweigten aliphatischen Carbonsäuren werden durch β-Oxidation bis zur Essigsäure oxidiert und typischerweise nicht konjugiert. Insbesondere aromatische Carbonsäuren, Arylessigsäuren, Carbonsäuren mit einer α-Methylgruppe und heterozyklische Carbonsäuren dagegen können Konjugate mit Glycin bilden.

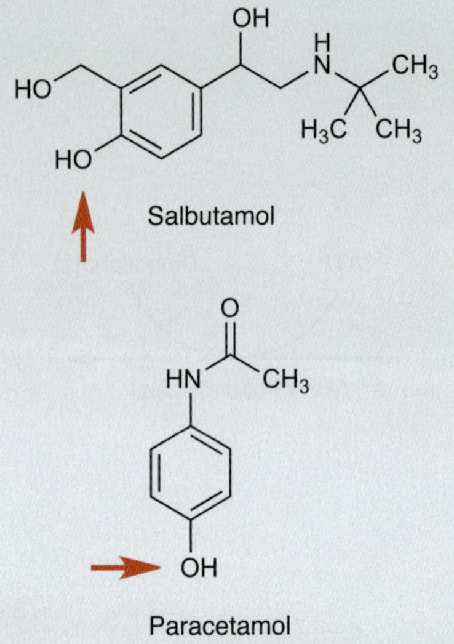

o **Abb. 2.76** Sulfatierung von Arzneistoffen. Die Pfeile zeigen die Position der Sulfatierung an.

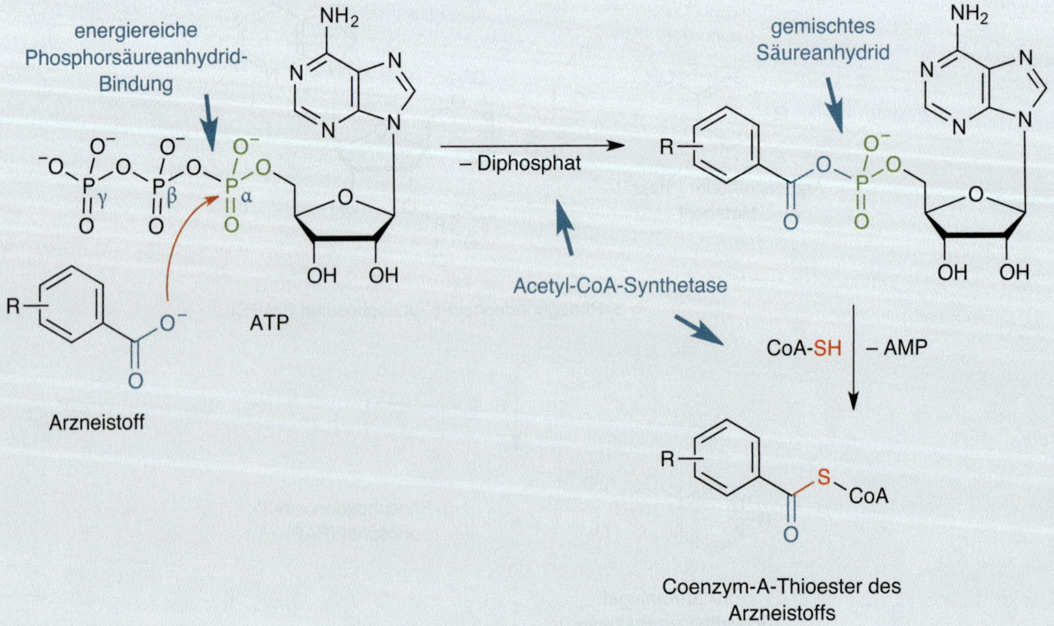

o **Abb. 2.77** Aktivierung einer Carboxygruppe eines Arzneistoffs zum CoA-Thioester

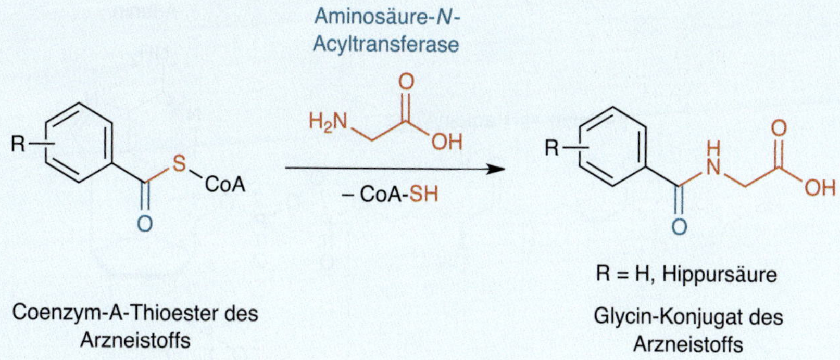

Aminosäure-*N*-Acyltransferase

Coenzym-A-Thioester des Arzneistoffs

– CoA-SH

R = H, Hippursäure

Glycin-Konjugat des Arzneistoffs

Abb. 2.78 Konjugation der aktivierten Arzneistoffcarbonsäure mit Glycin

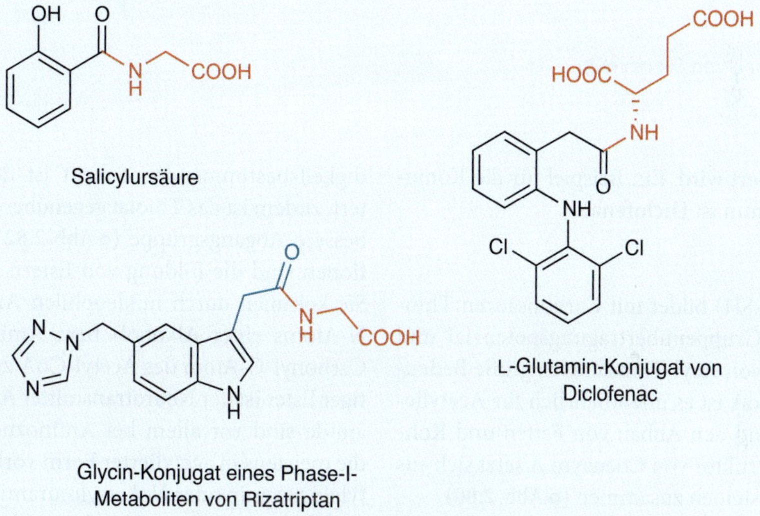

Salicylursäure

L-Glutamin-Konjugat von Diclofenac

Glycin-Konjugat eines Phase-I-Metaboliten von Rizatriptan

Abb. 2.79 Arzneistoffbeispiele für die Konjugation mit Aminosäuren

Mechanismus der Konjugation mit Glycin

Der Hauptunterschied zur Konjugation mit Glucuronsäure besteht darin, dass die im Arzneistoffmolekül vorliegende Carboxygruppe aktiviert wird und nicht die Aminosäure. Der Mechanismus beinhaltet 3 Schritte. Zunächst muss die Carbonsäure in eine Verbindung mit hohem Gruppenübertragungspotenzial überführt werden. Dazu greift die Carboxygruppe des Arzneistoffs am α-P-Atom von ATP an und bildet unter Abspaltung von Diphosphat ein gemischtes Säureanhydrid (Abb. 2.77). Diese reaktive Zwischenstufe reagiert anschließend schnell mit der nukleophilen Thiolgruppe von **Coenzym A** zu einem reaktiven **Coenzym-A-Thioester.** ATP kann hier als biologisches Analogon zu Thionylchlorid aufgefasst werden, mit dem man in der organischen Chemie Carbonsäuren zu Säurechloriden umsetzt, um ihre Acylierungsstärke gegenüber Nukleophilen zu erhöhen. Beide Schritte der Carbonsäureaktivierung werden durch die Acetyl-CoA-Synthetase katalysiert. Im dritten Schritt erfolgt durch eine geeignete Aminosäure-*N*-Acyltransferase die Kondensation mit der Aminosäure zum entsprechenden Amid (Abb. 2.78).

Salicylsäure ist das klassische Beispiel für einen Arzneistoff, der ein Glycin-Konjugat bildet, nämlich die Salicylursäure als Hauptmetabolit. In beiden Substanzen ist zwar jeweils eine Carboxygruppe enthalten, die zusätzliche Amidgruppe im Glycin-Konjugat erhöht jedoch merklich die Polarität. Weitere Beispiele für Aminosäurekonjugate sind in Abb. 2.79 aufgeführt. Das Migränemittel **Rizatriptan** wird nach 2-facher *N*-Demethylierung zum primären Amin oxidativ desaminiert. Der resultierende Aldehyd wird zum Essigsäurederivat oxidiert, das zur Erhöhung der Polarität

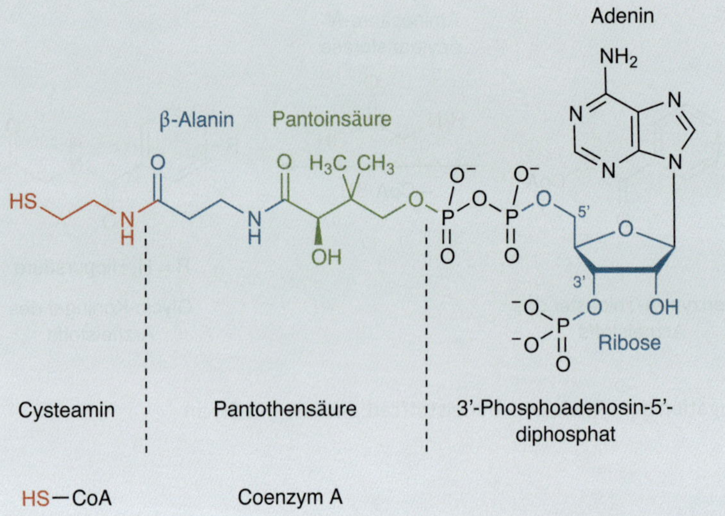

Abb. 2.80 Aufbau von Coenzym A

mit Glycin konjugiert wird. Ein Beispiel für die Konjugation mit L-Glutamin ist **Diclofenac.**

Coenzym A

Coenzym A (CoA-SH) bildet mit Carbonsäuren Thioester mit hohem Gruppenübertragungspotenzial und hat als Kosubstrat von Acyl-Transferasen große Bedeutung. Als **Acetyl-CoA** ist es unentbehrlich für Acetylierungsreaktionen und den Abbau von Fetten und Kohlenhydraten. Die Struktur von Coenzym A setzt sich aus verschiedenen Bausteinen zusammen (Abb. 2.80).

- Die terminale Thiolgruppe des **Cysteamin**-Anteils ist das reaktive Zentrum. Mit ihr werden für die Übertragung von Acetyl- oder anderen Acylgruppen die dazu benötigten Carbonsäuren verestert. Formal ist Cysteamin ein Decarboxylierungsprodukt des Cysteins.
- Über eine Peptidbindung ist es verbunden mit der **Pantothensäure**, ein Amid aus der *R*-konfigurierten **Pantoinsäure** und **β-Alanin.**
- Diese ist schließlich über eine Diphosphat-Brücke mit der 5'-Position der Ribose eines in 3'-Position phosphorylierten Adenosins verknüpft.

Bei den Reaktionen von Coenzym A in Form der Thioester lassen sich 2 Gruppen unterscheiden.

Reaktionen der Thioestergruppe sind vergleichbar mit Reaktionen von Säureanhydriden oder Säurechloriden in der organischen Chemie. Im Gegensatz zu normalen Estern ist bei Thioestern aufgrund der Größe des S-Atoms die Elektronendelokalisierung über die Carbonylgruppe weniger begünstigt (Abb. 2.81). Der Angriff eines Nukleophils auf die Carbonylgruppe im geschwindigkeitsbestimmenden Schritt ist demgemäß erleichtert, zudem ist das Thiolat gegenüber dem Alkoholat die bessere Abgangsgruppe (Abb. 2.82). Relevante Reaktionen sind die Bildung von Estern und Säureamiden. Sie kommen durch nukleophilen Angriff des O- bzw. N-Atoms einer Alkohol- bzw. Aminogruppe auf das Carbonyl-C-Atom des Acetyl-CoA zustande. Ein wichtiger Ester ist der Neurotransmitter Acetylcholin. Säureamide sind vor allem bei Aminozuckern anzutreffen, die meistens in acetylierter Form vorliegen, z. B. *N*-Acetylglucosamin oder *N*-Acetylmuraminsäure.

Reaktionen an der benachbarten CH-aciden Gruppe sind im Prinzip Reaktionen eines Carbanions, das durch Eliminierung eines Protons am α-C-Atom gebildet wird. Der pK_S-Wert für das α-Proton eines Thioesters ist nämlich deutlich niedriger als der eines Sauerstoffesters, wodurch die Carbanion-Bildung erleichtert wird. Eine biochemisch wichtige Reaktion im Citratzyklus ist die Kondensation von Oxalacetat und Acetyl-CoA zu Citrat unter Ausbildung einer C–C-Bindung. Pharmazeutisch relevant ist die Epimerisierung des CoA-Thioesters von *R*-Ibuprofen (▸ Kap. 7.5.7).

Konjugation mit Glutathion

Der wichtigste Entgiftungsmechanismus des Körpers für reaktive elektrophile Xenobiotika oder elektrophile Phase-I-Metaboliten ist deren Konjugation mit Glutathion, katalysiert durch die **Glutathion-S-Transferasen** (GST). Mit der stark nukleophilen Thiolgruppe im Cystein-Anteil des Glutathions können besonders elektrophile Substanzen bereits **nichtenzymatisch** reagieren, dann allerdings viel langsamer. Die große Bedeutung dieser Reaktion für den Körper zeigt sich daran, dass die

Konzentration an Glutathion in den Zellen mit etwa 10 mmol/L sehr hoch ist, und dass Glutathion-*S*-Transferasen bis zu 10 % des Proteingehalts der Zellen ausmachen.

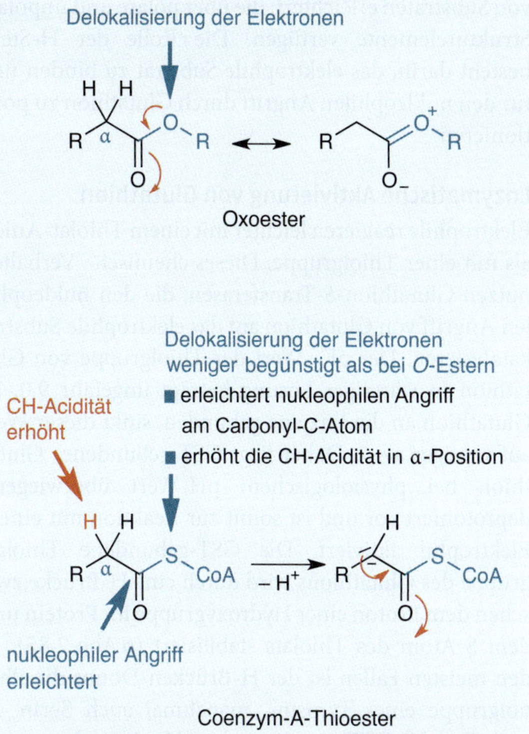

Abb. 2.81 Weniger begünstigte Elektronendelokalisierung beim CoA-Thioester erleichtert den nukleophilen Angriff am Carbonyl-C-Atom und erhöht die CH-Acidität am Nachbar-C-Atom

Glutathion

Glutathion (GSH) ist ein Tripeptid (Abb. 2.83). Auffällig ist die ungewöhnliche Verknüpfung der L-Glutaminsäure über ihre γ-Carboxygruppe mit dem *R*-konfigurierten L-Cystein. Cystein ist zudem mit Glycin verbunden. Glutathion wurde 1921 von Frederick Gowland Hopkins in Hefe und Muskeln gefunden. Es ist in fast allen Zellen des Körpers enthalten und gehört zu den wichtigsten **Antioxidanzien** im Organismus. Mit der zentralen Aminosäure Cystein verfügt es über eine Thiolgruppe und kann leicht zum Glutathiondisulfid (GSSG) oxidiert werden. Diese Reaktion kann durch Glutathion-Peroxidase katalysiert werden und dient zur Entgiftung von Peroxiden (Abb. 2.84). Auch bei der Regenerierung von Thiolgruppen in Proteinen entsteht GSSG. Dieses kann unter Verbrauch von NADPH mithilfe der Glutathion-Reduktase wieder zu 2 Molekülen Glutathion reduziert werden. Als **Zytoprotektivum** (▸ Kap. 14.2.1) besteht die Hauptfunktion des Glutathions in der Entgiftung von Fremdstoffen, die entweder reduziert

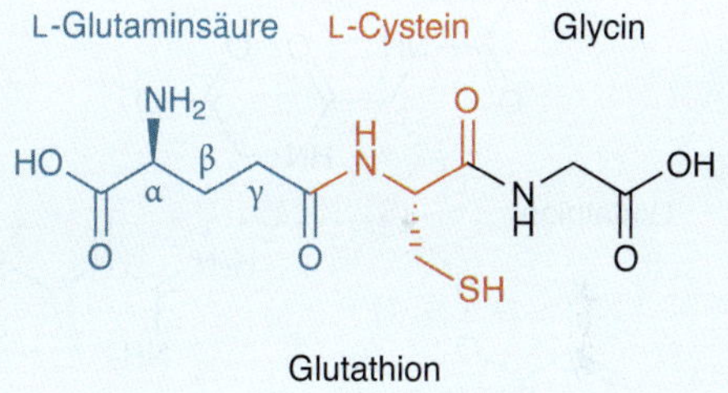

Abb. 2.83 Tripeptid Glutathion

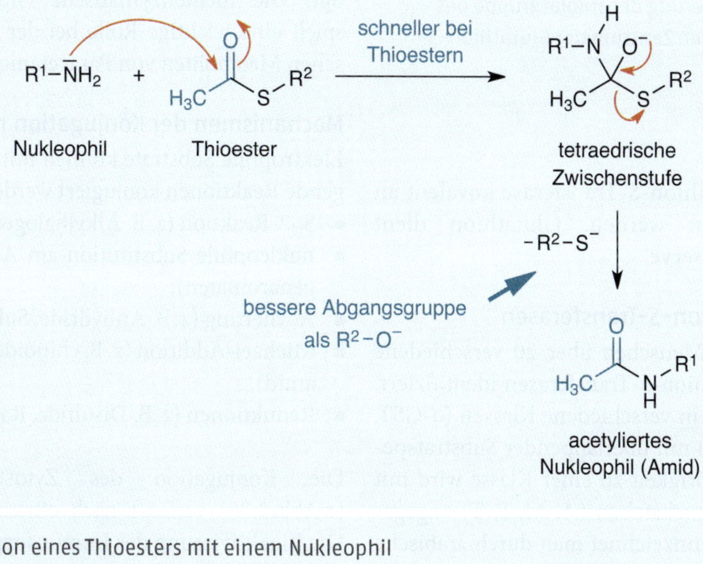

Abb. 2.82 Reaktion eines Thioesters mit einem Nukleophil

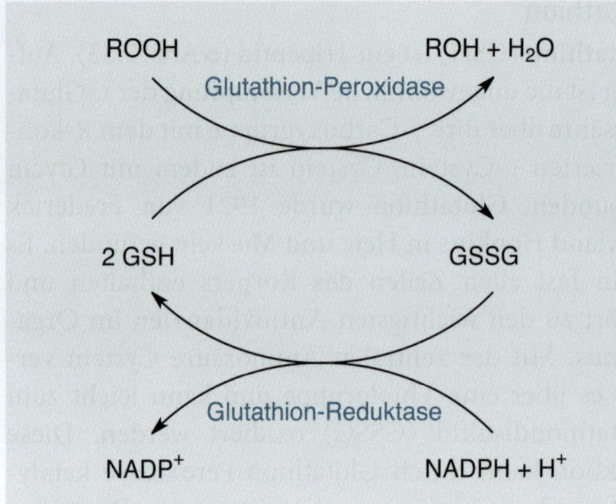

Abb. 2.84 Oxidation von Glutathion (GSH) zum Glutathiondisulfid (GSSG) und Regenerierung

Abb. 2.85 Stabilisierung der Thiolatgruppe des Glutathions im aktiven Zentrum der Glutathion-S-Transferase (GSTA1)

oder durch die Glutathion-*S*-Transferase kovalent an Glutathion gebunden werden. Glutathion dient zudem als Cystein-Reserve.

Klassen von Glutathion-*S*-Transferasen

Bisher wurden beim Menschen über 20 verschiedene Isoenzyme der Glutathion-*S*-Transferasen identifiziert. Die Enzyme teilt man in verschiedene Klassen (α-GST, μ-GST, π-GST, θ-GST) mit überlappender Substratspezifität ein. Die Zugehörigkeit zu einer Klasse wird mit dem jeweiligen Großbuchstaben (A, M, P, T) angegeben. Die Isoformen kennzeichnet man durch arabische Ziffern. Im aktiven Zentrum der Enzyme befindet sich eine Bindestelle für Glutathion, die sogenannte G-Stelle, daneben eine üblicherweise hydrophobe Bindestelle für das elektrophile Substrat, die H-Stelle. Die Enzyme der π-Klasse sind sowohl mit hydrophoben als auch hydrophilen Oberflächen ausgekleidet, was die Erkennung von Substraten erleichtert, die über polare und unpolare Strukturelemente verfügen. Die Rolle der H-Stelle besteht darin, das elektrophile Substrat zu binden und für den nukleophilen Angriff durch Glutathion zu positionieren.

Enzymatische Aktivierung von Glutathion

Elektrophile reagieren leichter mit einem Thiolat-Anion als mit einer Thiolgruppe. Dieses chemische Verhalten nutzen Glutathion-*S*-Transferasen, die den nukleophilen Angriff von Glutathion auf das elektrophile Substrat katalysieren. Der pK_S-Wert der Thiolgruppe von Glutathion in wässriger Lösung beträgt ungefähr 9,0. Ist Glutathion an die Enzyme gebunden, sinkt dieser Wert auf weniger als 7. Daher liegt GST-gebundenes Glutathion bei physiologischem pH-Wert überwiegend deprotoniert vor und ist somit zur Reaktion mit einem Elektrophil aktiviert. Die GST-gebundene Thiolatgruppe des Glutathions wird durch eine H-Brücke zwischen dem Proton einer Hydroxygruppe im Protein und dem S-Atom des Thiolats stabilisiert (Abb. 2.85). In den meisten Fällen ist der H-Brücken-Donor die Phenolgruppe eines Tyrosins, manchmal auch Serin. In α-GST und θ-GST trägt eine sekundäre Interaktion zwischen der Guanidiniumgruppe eines Argininrests im aktiven Zentrum und dem S-Atom von Glutathion zur Stabilisierung des Thiolats bei. Dieses ist jetzt bereit für die Reaktion mit dem elektrophilen Substrat.

Glutathion-*S*-Transferasen sind beispielsweise an der Metabolisierung von Zytostatika wie Chlorambucil, Doxorubicin, Cyclophosphamid oder Etoposid beteiligt. Die nichtenzymatische Glutathion-Konjugation spielt eine wichtige Rolle bei der Entgiftung der toxischen Metaboliten von Paracetamol.

Mechanismen der Konjugation mit Glutathion

Elektrophile Substrate können mit Glutathion über folgende Reaktionen konjugiert werden:

- S_N2-Reaktion (z. B. Alkylhalogenide, Epoxide),
- nukleophile Substitution am Aromaten (z. B. Halogenaromaten),
- Acylierung (z. B. Anhydride, Sulfonsäureester),
- Michael-Addition (z. B. chinoide Metaboliten, Acrylamid),
- Reduktionen (z. B. Disulfide, Radikale).

Die Konjugation des Zytostatikums **Busulfan** (Abb. 2.86) verläuft nach einem S_N2-Mechanismus. Die Bioaktivierung des Immunsuppressivums **Azathioprin** durch Glutathion ist ein Beispiel für eine nukleophile Substitution am Aromaten (▸ Kap. 13.5.3). **Acrylamid** aus Lebensmitteln kann beispielsweise über eine Michael-Addition konjugiert werden (○ Abb. 2.87). Die unmittelbare Nähe der positiv geladenen Guanidiniumgruppe von Arg15 im aktiven Zentrum der GST verschiebt dabei die π-Elektronenwolke des konjugierten Doppelbindungssystems des Michael-Akzeptors zu dessen Carbonyl-O-Atom, wodurch die positive Ladung und damit die Elektrophilie des C-Atoms in Position 3 erhöht wird.

Zahlreiche weitere Beispiele für die Bildung von Glutathion-Konjugaten aus Arzneistoffen oder ihren reaktiven Metaboliten sind in den ▸ Kap. 3.1 und ▸ Kap. 3.2 aufgeführt.

Bildung von Mercaptursäuren

Konjugate mit Glutathion werden aufgrund ihrer hohen Molekülmasse und ihres amphiphilen Charakters normalerweise nicht renal eliminiert, sondern bestenfalls biliär. In der Regel wird aber von den primär gebildeten Glutathion-Konjugaten sukzessive die *N*- und *C*-terminale Aminosäure abgespalten (○ Abb. 2.88). Zuerst katalysiert γ-Glutamyl-Transferase die Hydrolyse des Glutaminsäure-Anteils. Das verbleibende Konjugat wird mithilfe der Cysteinglycin-Dipeptidase unter Freisetzung von Glycin zum Cystein-Konjugat hydrolysiert. Im finalen Schritt erfolgt die *N*-Acetylierung von Cystein zur entsprechenden **Mercaptursäure**. Dabei handelt es sich um Konjugate von *N*-Acetyl-L-cystein, die durch die deprotonierte Carboxygruppe und die Amidfunktion ausreichend polar sind. Der hier beschrieben Metabolismus der Glutathion-Konjugate wird manchmal auch als **Phase-III-Metabolismus** bezeichnet. Die Konjugatbildung erfolgt im Zytoplasma, insbesondere in der Leber und der Niere.

Acetylierung

Bei den bisher betrachteten Phase-II-Reaktionen entsteht ein hydrophiler Metabolit, der im Vergleich zum Arzneistoff oder Phase-I-Metabolit besser wasserlöslich ist. Die Acetylierung jedoch wandelt eine primäre Aminogruppe, die bei physiologischem pH-Wert weitgehend protoniert und damit geladen vorliegt, in ein ungeladenes Amid um. Somit geht die Polarität in Abhängigkeit von der Basizität der Aminogruppe mehr oder wenig deutlich zurück. Die Funktion der Acetylierung ist in erster Linie im **Ausschalten der biologischen Aktivität** des Arzneistoffs zu sehen. Primäre aromatische Amine, primäre aliphatische Amine, bei denen die Aminogruppe an ein tertiäres C-Atom gebunden ist, aromatische Hydroxylamine, Hydrazine und Hydrazide können am N-Atom acetyliert werden (○ Abb. 2.90).

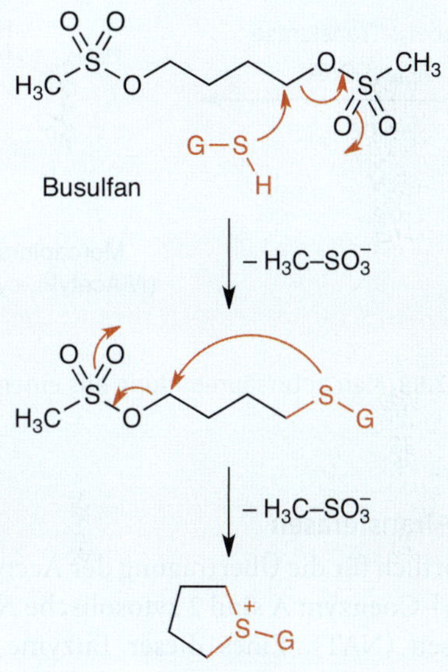

○ **Abb. 2.86** Konjugation von Busulfan mit Glutathion

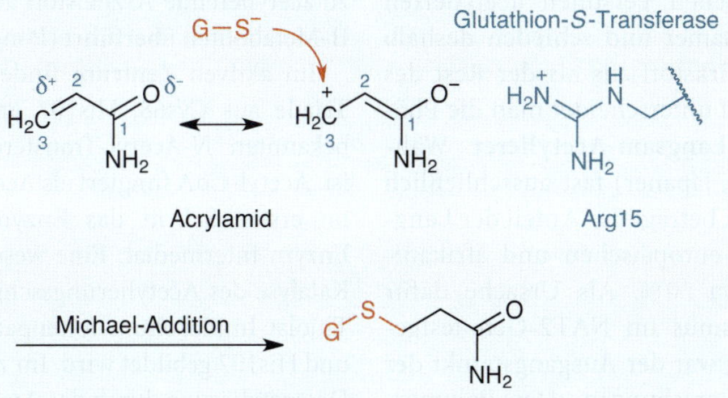

○ **Abb. 2.87** Aktivierung eines Michael-Akzeptors für die Konjugation mit Glutathion

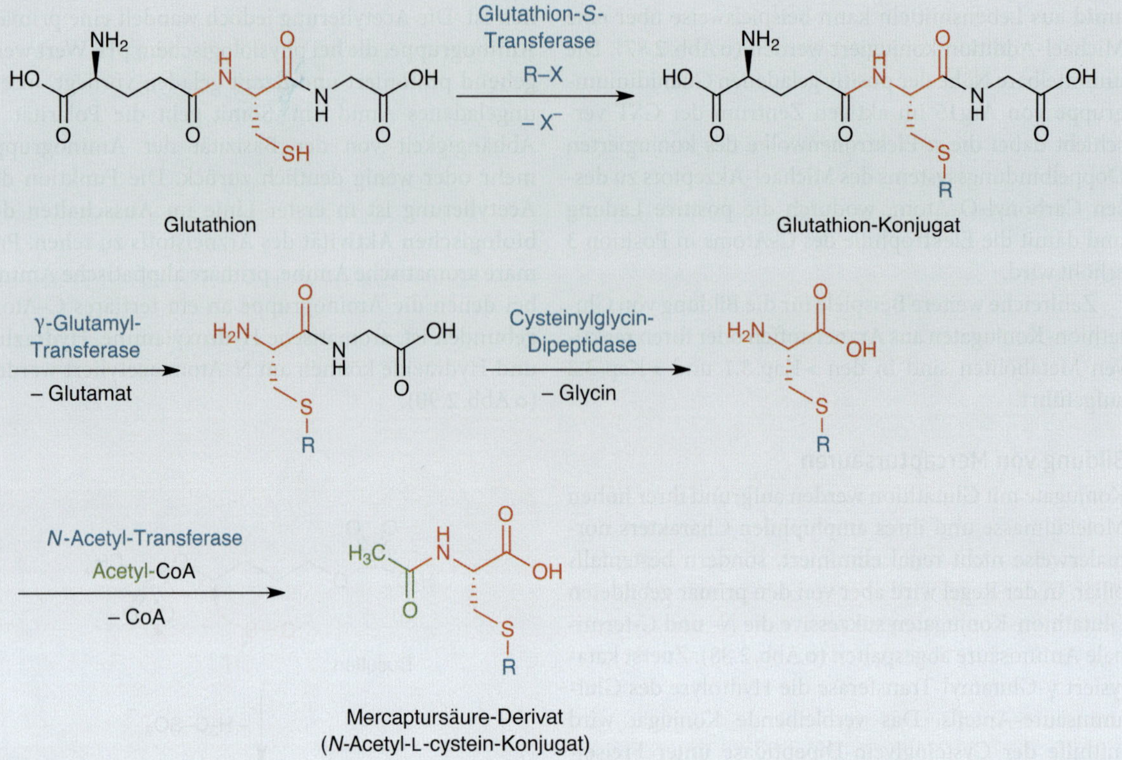

Abb. 2.88 Mercaptursäurebildung aus einem Glutathion-Konjugat. R–X: elektrophiles Substrat

N-Acetyl-Transferasen

Verantwortlich für die Übertragung der Acetylgruppe von Acetyl-Coenzym A sind 2 zytosolische *N*-Acetyltransferasen (NAT). Eines dieser Enzyme (NAT1) kommt ubiquitär im Organismus vor, das andere (NAT2) wird vornehmlich in der Leber und im Gastrointestinaltrakt exprimiert. Bei den NAT-Genen treten **Polymorphismen** auf. So wurden bei etwa 10 % der Patienten, die mit dem Tuberkulostatikum Isoniazid behandelt wurden, verstärkt toxische Effekte festgestellt. Die betroffenen Personen acetylierten Isoniazid deutlich langsamer und schieden deshalb mehr unveränderten Wirkstoff aus als der Rest des Kollektivs. Entsprechend unterscheidet man die Phänotypen **Schnell-** und **Langsam-Acetylierer**. Während Asiaten (Chinesen, Japaner) fast ausschließlich Schnell-Acetylierer sind, beträgt der Anteil der Langsam-Acetylierer in der europäischen und afrikanischen Bevölkerung etwa 50 %. Als Ursache dafür wurde ein Polymorphismus im NAT2-Gen festgestellt. Diese Entdeckung war der Ausgangspunkt der pharmakogenetischen Forschungen. Der Polymorphismus kann Einfluss auf Nebenwirkungen von Medikamenten haben. Beispielsweise kann bei Sulfonamiden die geringere Wasserlöslichkeit der acetylierten Substanzen zu ihrer Ausfällung im Urin führen (Kristallurie).

Mechanismus der Acetylierung

Die Acetylierung durch die hepatische *N*-Acetyl-Transferase folgt einem sogenannten **Ping-Pong-bi-bi-Mechanismus**. Dies bedeutet, dass 2 Substrate (bi) zu 2 Produkten (bi) umgesetzt werden. Der Vorgang verläuft in 2 separaten Schritten (Abb. 2.89). Zunächst wird das Kosubstrat umgesetzt (Ping), danach wird der zu acetylierende Arzneistoff als Substrat in den Phase-II-Metaboliten überführt (Pong).

Im aktiven Zentrum findet man eine **katalytische Triade** aus Cys68, His107 und Asp122, die in allen bekannten *N*-Acetyl-Transferasen streng konserviert ist. Acetyl-CoA fungiert als Acetyl-Donor und acetyliert im ersten Schritt das Enzym zum stabilen Acetyl-Enzym-Intermediat. Eine wesentliche Aufgabe bei der Katalyse des Acetylierungsschritts kommt dabei einem Thiolat-Imidazolium-Ionenpaar zu, das durch Cys68 und His107 gebildet wird. Im zweiten Schritt erfolgt die Desacetylierung durch das Amin, das als Acetyl-Akzeptor fungiert.

Beispiele für die *N*-Acetylierung von Arzneistoffen oder deren Phase-I-Metaboliten sind in Abb. 2.90

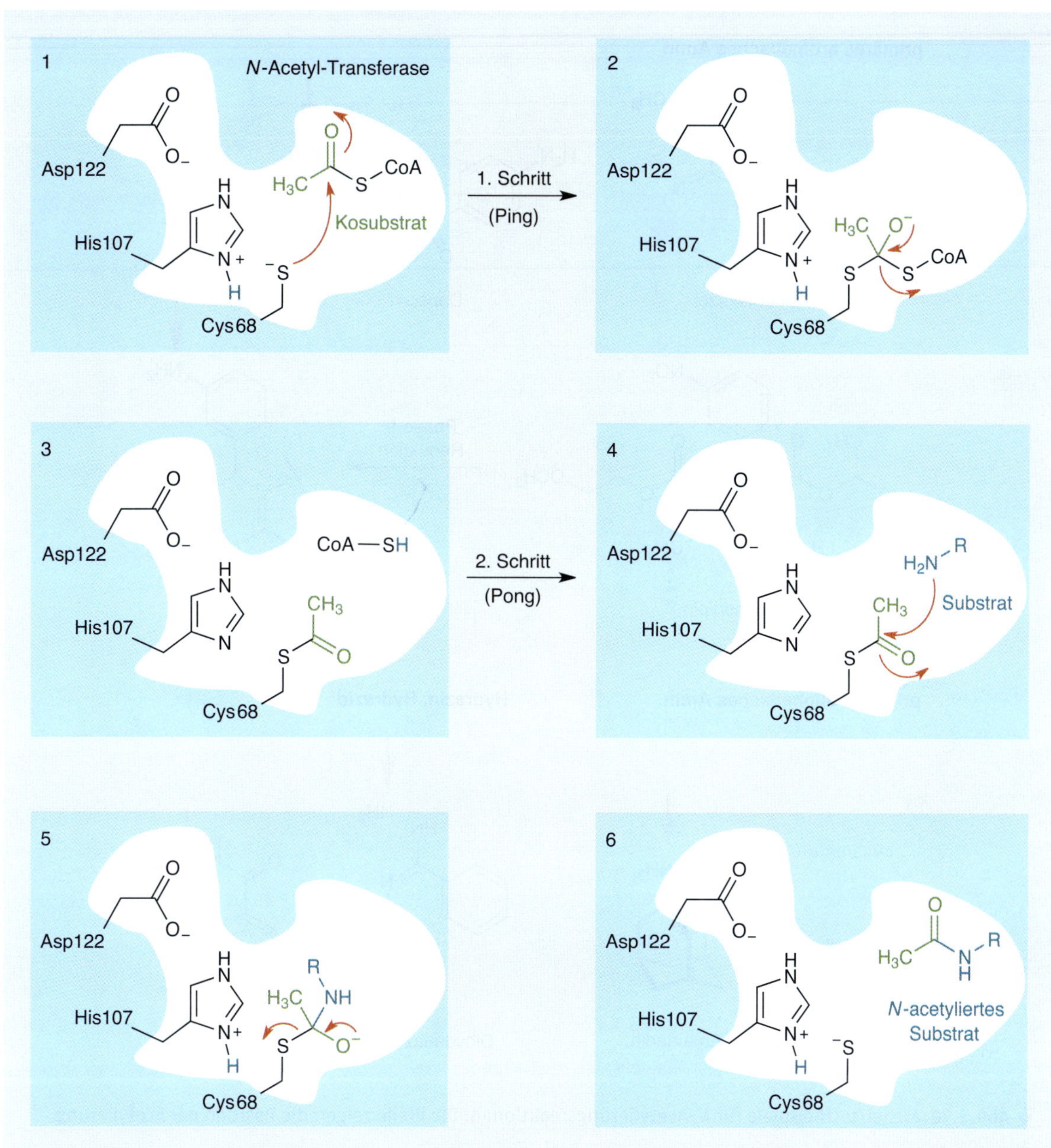

Abb. 2.89 Postulierter Mechanismus der *N*-Acetyl-Transferasen. Erläuterung siehe Text.

aufgeführt, so das Antibiotikum **Sulfamethoxazol** und das Lepramittel **Dapson**, die als primäre aromatische Amine konjugiert werden. Auch Nitroaromaten wie der Ca^{2+}-Kanalblocker **Nimodipin** werden nach Phase-I-Metabolisierung zum primären aromatischen Amin entsprechend umgesetzt. Als Beispiel für ein primäres aliphatisches Amin sei das Virostatikum **Amantadin** genannt. Schließlich werden auch Hydrazine acetyliert. Die *N*-Acetylierung der Hydrazingruppe ist der Hauptmetabolisierungsweg für das Antihypertensivum **Dihydralazin** und auch für das Tuberkulostatikum **Isoniazid**.

N-Acetyl-Transferasen sind auch an der Umwandlung von primären aromatischen Aminen zu Kanzerogenen beteiligt. Ein Beispiel dafür ist das Antiarrhythmikum **Procainamid** (▸ Kap. 3.2.1). Im ersten Schritt werden die Amine durch CYP- oder FMO-Enzyme zu *N*-Hydroxylaminen oxidiert. Diese werden am O- oder am N-Atom acetyliert, wodurch das *N*-Acylprodukt zum *O*-Acylprodukt isomerisieren kann. Aus diesem kann sich Acetat abspalten, wodurch ein Arylnitrenium-Ion entsteht, das kovalente Bindungen mit der DNA eingehen kann und deshalb kanzerogene Eigenschaften besitzt.

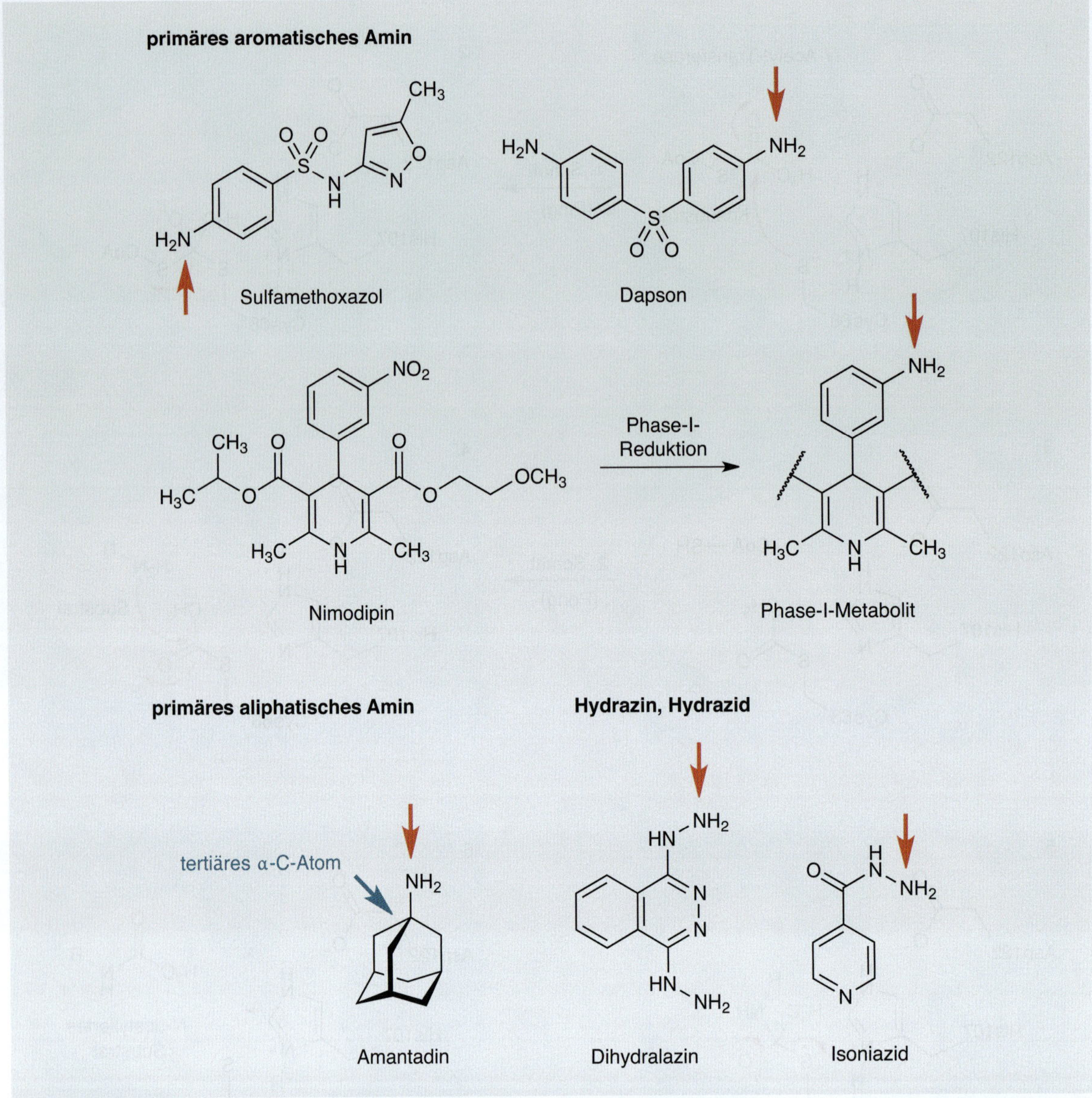

Abb. 2.90 Arzneistoffbeispiele für *N*-Acetylierungsreaktionen. Die Pfeile zeigen die Position der Acetylierung an.

Methylierung

Im Rahmen der Biotransformation von Arzneistoffen können *O*-, *N*- und *S*-Methylierungsreaktionen auftreten. Allerdings ist ihre Bedeutung im Gegensatz zur Biosynthese oder zum Abbau endogener Substanzen relativ gering. Durch die Methylierung lassen sich funktionelle Gruppen maskieren und die Arzneistoffe werden lipophiler, ausgenommen bei der Umwandlung tertiärer Amine in quartäre Ammonium-Ionen. Daraus folgt, dass die methylierten Arzneistoffe im Rahmen des Ausscheidungsprozesses verstärkt ins Blut zurückdiffundieren.

S-Adenosylmethionin (SAM)

***S*-Adenosyl-L-Methionin** (SAM, Abb. 2.91) ist ein biologischer **Kofaktor**, der eine entscheidende Rolle bei der Übertragung von Methylgruppen auf verschiedene Biomoleküle spielt, einschließlich Nukleinsäuren, Proteinen, Phospholipiden oder Neurotransmittern. SAM ist somit der biologische **Methylgruppen-Donor** und das biologische Analogon von Dimethylsulfat oder Methyliodid, die man in der organischen Chemie zur Methylierung einsetzt. So stammen die Methylgruppen des Adrenalins und des Acetylcholins vom SAM.

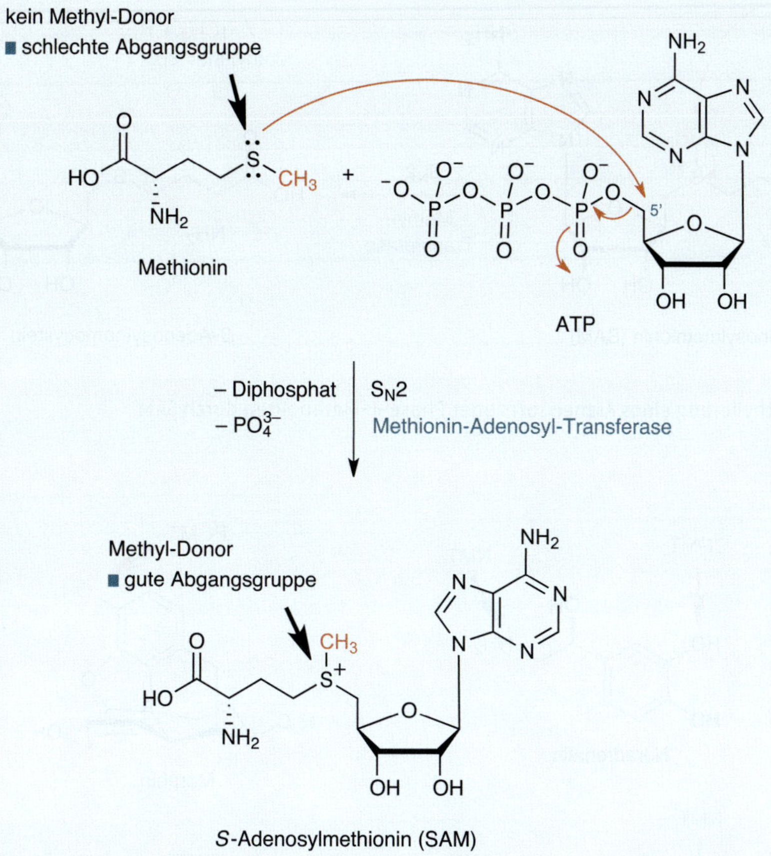

Abb. 2.91 Biosynthese von SAM

Der wichtigste Lieferant von Methylgruppen in der Zelle ist die schwefelhaltige Aminosäure **L-Methionin**. Die Methylgruppe ist als Thioether gebunden. Methionin selbst ist für den Methyl-Transfer auf ein Nukleophil aber ungeeignet, da der Substituent eine schlechte Abgangsgruppe darstellt. Daher ist eine Aktivierung durch Reaktion mit ATP erforderlich. Unter Katalyse der Methionin-Adenosyl-Transferase wird die Triphosphatgruppierung von ATP in Diphosphat und Orthophosphat gespalten und in einer S_N2-Reaktion das S-Atom des Methionins in eine reaktionsfähige **Sulfonium-Verbindung** überführt. Im SAM ist Methionin über das S-Atom mit C-5' des 5'-Desoxyadenosins verknüpft. In dieser Form kann die Methylgruppe als H_3C^+ auf ein Atom mit freiem Elektronenpaar übertragen werden, da jetzt eine gute Abgangsgruppe vorliegt. Das demethylierte Produkt von SAM ist *S*-Adenosylhomocystein.

Methyl-Transferasen

Die Übertragung der Methylgruppe wird durch SAM-abhängige **Methyl-Transferasen** katalysiert. Es handelt sich um substratspezifische und -unspezifische *O*-, *N*- und *S*-Methyl-Transferasen, die im endoplasmatischen Retikulum oder Zytosol zu finden sind, so die Catechol-*O*-Methyl-Transferase (COMT), Phenol-*O*-Methyl-Transferase (POMT), Thiopurin-*S*-Methyl-Transferase (TPMT), Thiol-Methyl-Transferase (TMT) und 3 unterschiedliche *N*-Methyl-Transferasen (NMT). Von größerer klinischer Bedeutung ist die TPMT, die aromatische und heterozyklische SH-Verbindungen wie Azathioprin, 6-Mercaptopurin und Thioguanin am S-Atom methyliert. Ebenso die COMT, die für die Methylierung der 3-OH-Gruppe von Catecholen wie Noradrenalin und DOPA verantwortlich ist. Noradrenalin (Abb. 2.93) selbst kann durch eine *N*-Methyl-Transferase in Adrenalin überführt werden.

Mechanismus des Methyl-Transfers

Die Methylierung verläuft in 2 Schritten. Zuerst muss SAM als Kofaktor synthetisiert werden, meist aus Methionin. Dabei verdrängt in einer S_N2-Reaktion das nukleophile S-Atom die Triphosphatgruppierung von ATP (Abb. 2.91). Auch im zweiten Schritt

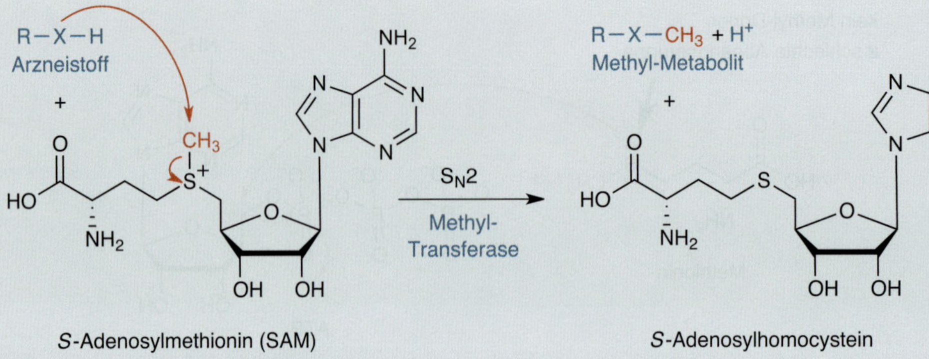

Abb. 2.92 Methylierung eines Arzneistoffs oder Phase-I-Metaboliten durch SAM

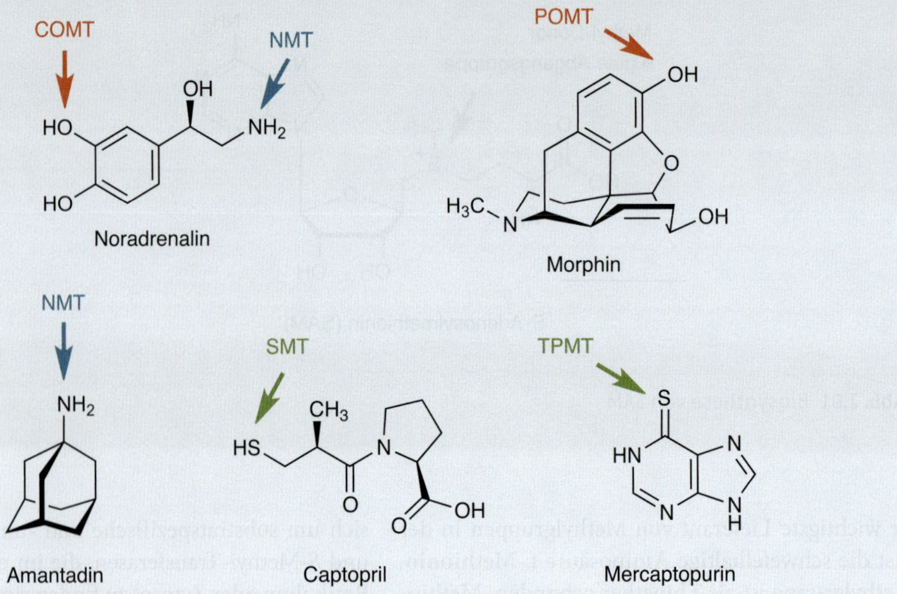

Abb. 2.93 Metabolische Methylierung von Arzneistoffen. Die Pfeile zeigen die Position der Methylierung an. COMT: Catechol-*O*-Methyl-Transferase, NMT: *N*-Methyl-Transferase, POMT: Phenol-*O*-Methyl-Transferase, SMT: *S*-Methyl-Transferase, TPMT: Thiopurin-*S*-Methyl-Transferase

(Abb. 2.92) liegt eine S_N2-Reaktion vor, in der das nukleophile Substrat an der reaktiveren Methylgruppe (gegenüber den beiden Methylengruppen) des Sulfonium-S-Atoms angreift und nach Übertragung der Methylgruppe der entsprechende Methyl-Metabolit entsteht.

Abb. 2.93 zeigt neben dem schon erwähnten **Noradrenalin** weitere Beispiele für die Methylierung von Arzneistoffen. So wird Morphin im Humanorganismus durch POMT zu **Codein** methyliert. Der ACE-Hemmer **Captopril** wird durch eine *S*-Methyl-Transferase an der Thiolgruppe methyliert.

2.6.3 Metabolisierung in der Leber

Die im Magen-Darm-Trakt resorbierten Arzneistoffe gelangen über dessen venöses Blutkapillarsystem zunächst über die Pfortader (Vena portae hepatis) direkt in die Leber. Die Leber wird daneben über die Leberarterie (Arteria hepatica propria) mit sauerstoffreichem arteriellem Blut versorgt (Abb. 2.94). Venöses und arterielles Blut durchmischen sich schließlich in weitlumigen Kapillaren, den Lebersinusoiden. Aufgrund der starken Fenestrierung dieser Blutgefäße können Arzneistoffe leicht in den Extrazellularraum der Leber (Disse-

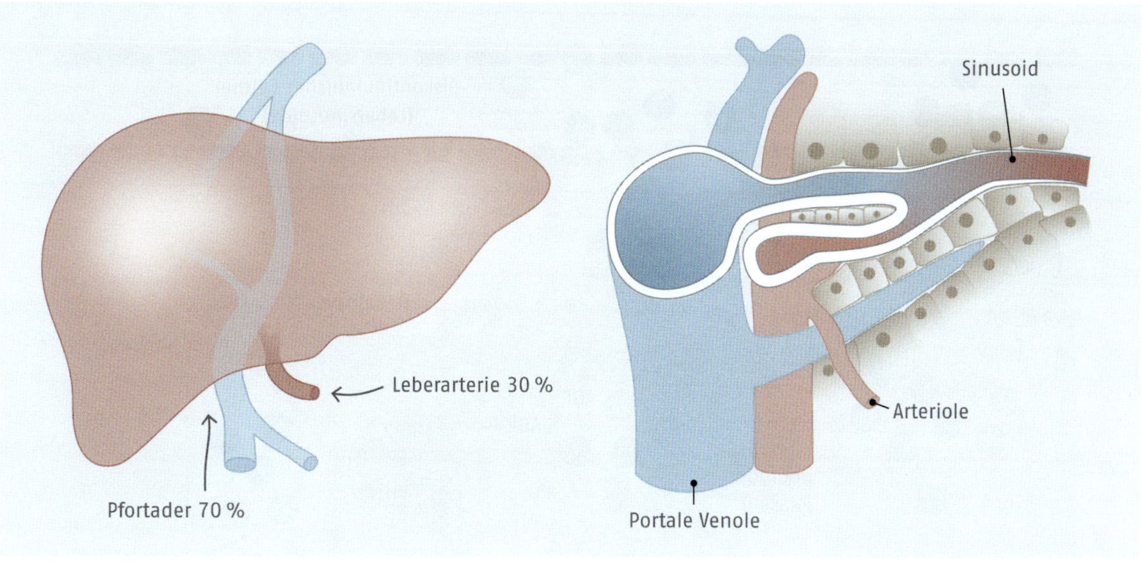

Abb. 2.94 Links: Blutversorgung der Leber. Rechts: Der arterielle Zustrom in die Lebersinusoide erfolgt über langgestreckte Arteriolen, um den Druck auf venöses Niveau abzusenken.

Raum) einwandern. Von dort aus gelangen sie dann durch passive Diffusion oder mithilfe von Transportern in die Leberzellen (Hepatozyten). Diese sind auf der zum Blut hin orientierten Seite mit Einstülpungen versehen (Mikrovilli), was die Oberfläche vergrößert und den Stofftransport verbessert. Das Blutangebot an die Leber erfolgt etwa zu 30 % arteriell und zu 70 % über die Pfortader.

In den Hepatozyten befinden sich die Enzyme der Biotransformation sowohl frei im Zytosol (Esterasen, Carbonylreduktasen) als auch an partikuläre Strukturen gebunden wie dem Golgi-Apparat und dem endoplasmatischen Retikulum (CYP450, Glucuronosyl-Transferasen). Der nichtmetabolisierte und der durch Phase-I- und -II-Reaktionen metabolisierte Anteil des Arzneistoffs kann dann aus den Leberzellen durch passive Diffusion oder durch Transportsysteme über den Disse-Raum zurück in die Sinusoide und von dort aus über 2 Zentralvenen in die Vena cava inferior gelangen. Diese führt zum Herzen, von wo aus sich das Blut über den systemischen Blutkreislauf in die verschiedenen Gewebe verteilt. Arzneistoffe und deren Metaboliten werden zum Teil auch aktiv in die Gallengänge sezerniert und mit der Gallenflüssigkeit in den Magen-Darm-Trakt transportiert (siehe biliäre Ausscheidung).

Die wichtigsten Phase-I-Enzyme in der Leber sind die CYP-Enzyme. Der relative Gehalt der einzelnen **CYP-Isoformen** ist in Abb. 2.95 dargestellt. Obwohl CYP3A nur 28 % der gesamten CYP-Proteinmenge in der Leber ausmacht, ist es für 40 % der Phase-I-Metabolisierungsreaktionen bei Arzneistoffen verantwortlich. Noch bemerkenswerter ist, dass CYP2D6 trotz seines geringen Gehalts von nur 3 % an der Metabolisierung von 30 % aller Arzneistoffe beteiligt ist. Die Phase-II-Leberenzyme, die quantitativ gesehen die größte Bedeutung für den Arzneistoffmetabolismus besitzen, sind UDP-Glucuronosyl-Transferasen und Sulfotransferasen.

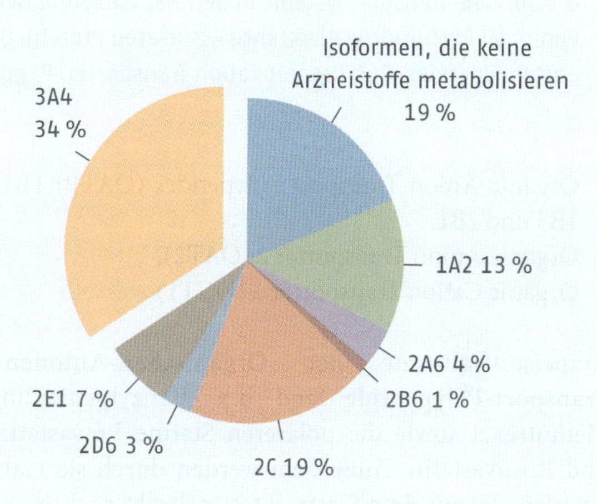

Abb. 2.95 Anteil verschiedener CYP-Isoformen am gesamten CYP-Proteingehalt in der Leber

Mithilfe von Transportern können Leberzellen auch stark hydrophile Arzneistoffe aufnehmen, die aus diesem Grund Zellmembranen nicht durch einfache Diffusion überwinden können (Abb. 2.96). Zu den wichtigsten dieser Transporter, die alle der **Solute-Carrier-Transporter-Familie** (SLC) angehören, zählen:

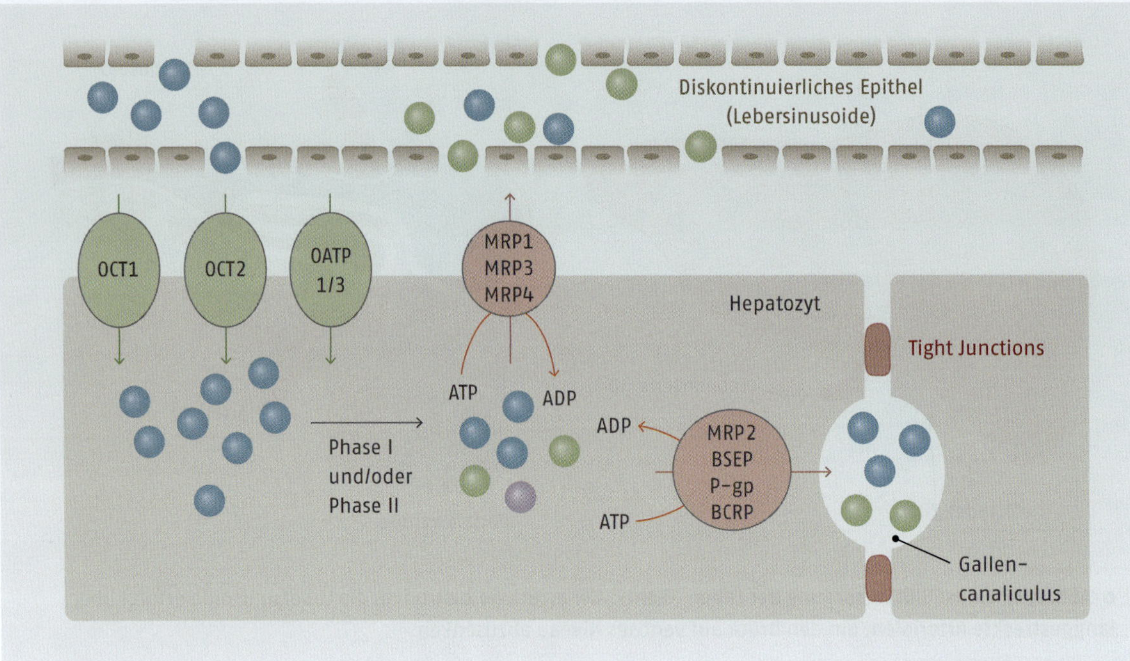

Abb. 2.96 Transportsysteme in den Hepatozyten. BCRP: Breast Cancer Resistance Protein, BSEP: Bile Salt Export Pump, MRP: Multidrug Resistance Associated Protein, OAT: Organic Anion Transporter, OATP: Organic Anion Transport Polypetides, OCT: Organic Cation Transporter, P-gp: P-Glykoprotein

- Organic Anion Transport Polypetides (OATP) 1B1, 1B3 und 2B1,
- Organic Anion Transporter 2 (OAT2),
- Organic Cation Transporter 1 (OCT1).

Arzneistoffsubstrate der **Organischen-Anionen-Transport-Polypeptide** sind u.a. Benzylpenicillin, Methotrexat sowie die polareren Statine Pravastatin und Rosuvastatin. Außerdem werden durch sie Gallensalze, die aus dem Gastrointestinaltrakt rückresorbiert wurden, zurück in die Hepatozyten gebracht. Der **Organische-Anionen-Transporter 2** transportiert verschiedene Antibiotika (Erythromycin, Cefotaxim, Tetracycline), Virostatika (Aciclovir, Ganciclovir) und Antimetaboliten (Fluorouracil, Methotrexat). Der **Organische-Kationen-Transporter 1** transportiert vor allem organische Kationen in die Leberzelle wie die stark basischen Metformin und Ranitidin, die unter physiologischen Bedingungen vollständig geladen vorliegen. Daneben können auch verschiedene schwache Basen, Neutralstoffe und Anionen Substrate dieses Transporters sein. Gallensalze werden durch den NTCP-Transporter (Natrium-Taurocholat-kotransportierendes Polypeptid) aus dem sinusoidalen Blut in die Leberzellen zurück resorbiert.

An den Außenmembranen der Hepatozyten lokalisierte ABC-Pumpen sind verantwortlich für das Ausschleusen von Arzneistoffen und deren Metaboliten aus diesen Zellen. An den sinusoidalen Membranen transportieren die **Multidrug-Resistance-Associated-Proteine** MRP1, MRP3 und MRP4 unter anderem Glucuronide und Sulfate von Arzneistoffen zurück in das sinusoidale Blut. An der kanalikulären Membran werden durch P-gp, BCRP und MRP2 Arzneistoffe und Arzneistoffmetaboliten aktiv in die Gallenflüssigkeit führenden Gallencanaliculi sezerniert. Dabei spielen BCRP und MRP2 eine wichtige Rolle beim Efflux von Arzneistoffkonjugaten (Glucuronide und Sulfate). Wichtig für den Transport von Gallensalzen über die kanalikuläre Membran ist neben dem MRP2-Transporter auch die Bile Salt Export Pump (BSEP). Durch diese Transporter wird erreicht, dass in den Gallencanaliculi die Konzentration der Gallensalze etwa 1000-mal höher ist als die im sinusoidalen Blut.

2.6.4 Metabolisierung in den Darmzellen

Die Endothelzellen des Intestinaltrakts enthalten größere Mengen an CYP3A4, UDP-Glucuronosyl-Transferasen, Sulfotransferasen und Glutathion-*S*-Transferasen, sodass eine Arzneistoffmetabolisierung durch diese Enzyme schon im Intestinum in relevantem Maße stattfinden kann. Diese sogenannte prähepatische oder präsystemische Metabolisierung spielt u.a. eine größere Rolle bei der Glucuronidierung von Morphin und der Sulfatierung von Paracetamol. Ferner wird angenommen, dass CYP3A4 zusammen mit der ABC-Effluxpumpe P-gp eine Barriere für die intestinale Resorption von CYP3A4-Substraten bildet, da viele Substrate und Enzymprodukte von CYP3A4 auch Substrate von P-gp sind. Weitere in Darmzellen vorkommende Transportsysteme sind im ▸Kap. 2.4.3 beschrieben. Eine Metabolisierung von Arzneistoffen findet im Darm auch durch die bakterielle Mikroflora statt. Während in Darm und Leber überwiegend Oxidations- und Konjugationsreaktionen ablaufen, ist der bakterielle Arzneistoffmetabolismus vor allem hydrolytisch, reduktiv und degradativ.

2.6.5 First-Pass-Effekt

Peroral applizierte Arzneistoffe gelangen nach dem Durchtritt durch die Endothelzellen des Magen-Darm-Trakts in venöse Blutkapillaren. Die Pfortader sammelt das Blut aus diesen Gefäßen und führt es direkt in die Leber. Demnach kann ein Arzneistoff, bevor er überhaupt den systemischen Kreislauf und damit mögliche Zielorgane erreicht, bereits im Darm (prähepatisch) und in der Leber (hepatisch) metabolisiert werden. Somit steht nur ein Teil für dessen systemische Verteilung zur Verfügung. Dieses Phänomen wird als **First-Pass-Effekt** bezeichnet (○Abb. 2.97). Trotz vollständiger Resorption aus dem Darm kann die Bioverfügbarkeit eines Arzneistoffs – der Anteil, der unverändert in den systemischen Kreislauf gelangt – bei der ersten Passage durch die Leber deutlich sinken. Dies kann zur Folge haben, dass der Arzneistoff am Wirkort nicht mehr in ausreichend hoher Konzentration vorliegt. Bei Prodrugs kann ein First-Pass-Effekt allerdings auch erwünscht sein.

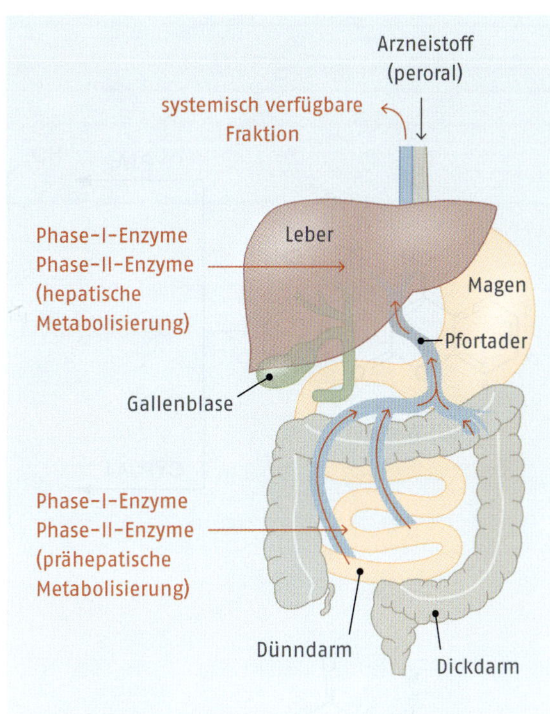

○ **Abb. 2.97** Prähepatische und hepatische Metabolisierung eines peroral applizierten Arzneistoffs (First-Pass-Effekt)

2.6.6 Stereochemische Aspekte

Die Biotransformation von Arzneistoffen kann enantioselektiv verlaufen (▸Kap. 1.4.2). Man unterscheidet dabei zwischen Substrat-Enantioselektivität und Produkt-Enantioselektivität.

Im Falle von **Substrat-Enantioselektivität** werden die beiden Enantiomere eines chiralen Arzneistoffs unterschiedlich schnell oder über verschiedene Wege metabolisiert, was zur bevorzugten Metabolisierung eines der beiden Enantiomere führen kann. Bei den meisten chiralen Arzneistoffen unterscheidet sich die metabolische Clearance der Enantiomere um den Faktor 2–5. Ein Beispiel für eine unterschiedliche Metabolisierungsgeschwindigkeit ist die Demethylierung des Antidepressivums *R*,*S*-**Fluoxetin** durch CYP2C9. Diese verläuft beim *R*-Enantiomer deutlich schneller als beim *S*-Enantiomer. Eine Metabolisierung der Enantiomere über verschiedene Wege zeigt sich zum Beispiel beim Antikoagulans **Warfarin** (○Abb. 2.98). Das *S*-Enantiomer dieses Arzneistoffs wird bevorzugt durch CYP2C9 in Position 7, das *R*-Enantiomer durch CYP1A2 in den Positionen 6 und 8 sowie durch CYP3A4 in Position 10 hydroxyliert. Die gebildeten Produkte sind in diesen beiden Fällen weiterhin chiral. Eine enantioselektive Metabolisierung kann jedoch auch zum **Chiralitätsverlust** führen. Eine solche chirale-achirale Transformation kommt bei allen chiralen Ca^{2+}-Kanalblockern mit Dihydropyridinstruktur wie **Nitrendipin** vor infolge der Oxidation des Dihydropyridinrings zu einem Pyridinring (○Abb. 2.99).

Produkt-Enantioselektivität tritt auf, wenn eine prochirale Gruppierung eines Arzneistoffs in ein chirales Strukturelement umgewandelt wird. Derartige Reaktionen laufen häufig stereoselektiv ab. Bei einer achiralen Verbindungen entsteht deshalb hauptsächlich nur eines der beiden möglichen Enantiomeren. Ein Beispiel dafür ist die metabolische Reduktion der Ketogruppe des Antipsychotikums **Haloperidol** durch Carbonylreduktasen zu einem chiralen *S*-konfigurierten sekundären Alkohol (○Abb. 2.100). Enthält der Arzneistoff außer der prochiralen Gruppe noch ein Chiralitätszentrum, so werden bei stereoselektiver Metabolisierung des prochiralen Strukturelements 2 Diastereomere gebildet. Die Hydroxylierung der prochiralen Benzylstellung im Betablocker **Metoprolol** führt selektiv zur *R*-Konfiguration, sodass bevorzugt die diastereomeren *R*,*S* und *R*,*R*-

2

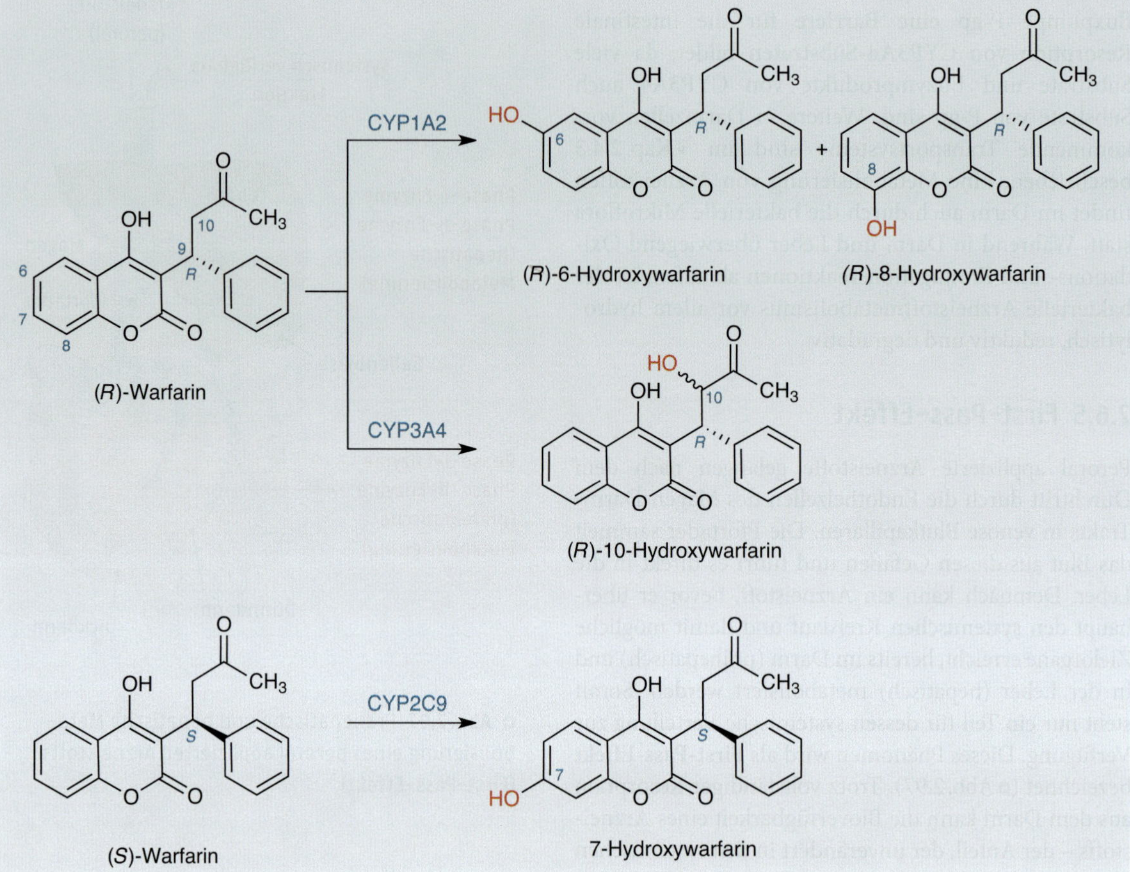

Abb. 2.98 Unterschiedliche Metabolisierungswege von (*R*)- und (*S*)-Warfarin

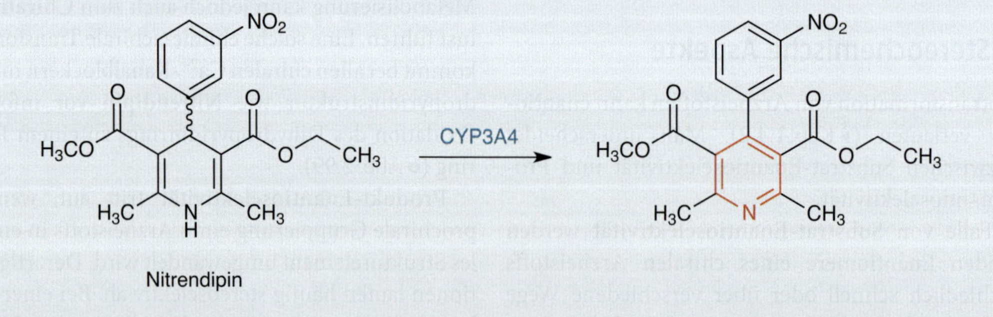

Abb. 2.99 Chiralitätsverlust bei der Metabolisierung von Dihydropyridinen durch Ringoxidation

konfigurierten Metaboliten gebildet werden. Diastereomere entstehen auch bei der stereoselektiven Glucuronidierung von chiralen Arzneistoffen mit der chiralen Glucuronsäure.

2.6.7 Analytische Aspekte

Auf **metabolische Stabilität** wird bei der Wirkstoffentwicklung schon sehr frühzeitig geprüft. Dazu werden folgende Materialien verwendet:

- rekombinante humane (rh) CYP-Isoenzyme,
- Lebermikrosomen (vesikuläre Fragmente des endoplasmatischen Retikulums),

○ Abb. 2.100 Produkt-Enantioselektivität – stereoselektive Reduktion von Haloperidol und Metoprolol

- Leber-S9-Fraktion (*supernatant*, Überstand; Zentrifugation bei 9000 *g*),
- Hepatozyten.

Die Testsubstanzen werden mit diesen Materialien, gegebenenfalls unter Zugabe von Kosubstraten, über einen definierten Zeitraum bei 37 °C inkubiert. Anschließend wird das Ausmaß der Metabolisierung und die Art der gebildeten Metaboliten mittels HPLC und MS-Detektion untersucht.

Die rhCYP-Isoenzyme werden durch cDNA-Klonierung humaner CYP-Gene und deren Expression in Insektenzellen und Bakterien gewonnen. Sie werden einzeln oder in Mischungen eingesetzt. Bei der Inkubation mit den Testsubstanzen muss als Kosubstrat NADPH zugesetzt werden. Mikrosomen und S9-Fraktion werden aus tierischer oder humaner Leber gemäß dem in ○ Abb. 2.101 gezeigten Schema gewonnen. Die S9-Fraktion ist das aus dem Leberhomogenat nach Abtrennung grober Zellbestandteile bzw. Zelltrümmer (Zentrifugation bei 500 *g*) sowie Mitochondrien und Lysosomen (Zentrifugation bei 9000 *g*) erhaltene Zentrifugat. Sie enthält neben den mikrosomalen Enzymen (CYP-Isoenzyme, Flavin-Monooxygenasen und UDP-Glucuronosyl-Transferasen) zusätzlich noch die metabolisierenden Enzyme des Zytosols (Sulfotransferasen und Reduktasen). Durch Zentrifugation bei 100 000 *g* können die Mikrosomen aus der S9-Fraktion isoliert werden. Bei der Untersuchung von Phase-I-Reaktionen mit Mikrosomen bzw. S9-Fraktion muss das Kosubstrat

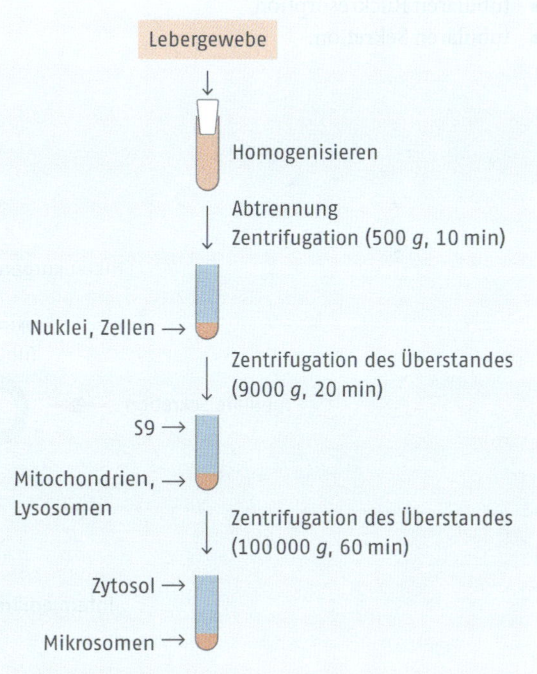

○ Abb. 2.101 Gewinnung von Mikrosomen und der S9-Fraktion nach Zellaufschluss und differentieller Zentrifugation von Lebergewebe

NADPH zugegeben werden. Sollen mit diesen Materialien Phase-II-Glucuronidierungen und -Sulfatierungen betrachtet werden, ist ein Zusatz von UDP-Glucuronsäure bzw. PAPS erforderlich. Da bei der Gewinnung der Mikrosomen bzw. S9-Fraktion die Mitochondrien abgetrennt werden, wird bei Verwendung dieser Materialien die Metabolisierung durch mitochondriale Enzyme, wie insbesondere von MAO-A und MAO-B, nicht erfasst. Die aus frischer Leber gewonnenen Hepatozyten enthalten dagegen das gesamte Ensemble der metabolisierenden Enzyme. Eine Zugabe von Kosubstraten ist bei Verwendung dieser Zellen nicht nötig. Allerdings ist die Durchführung der Untersuchungen aufwendiger.

2.7 Elimination

2.7.1 Niere

Die Niere ist ein wichtiges Ausscheidungsorgan für körpereigene und körperfremde Stoffe. Das Ausmaß der Ausscheidung hängt dabei ab von der

- glomerulären Filtrationsrate,
- tubulären Rückresorption,
- tubulären Sekretion.

Jede Niere ist aus über einer Million **Nephronen** aufgebaut, die aus **Glomeruli** (Nierenkörperchen) und **Tubuli** (Nierenröhrchen) bestehen (o Abb. 2.102). In den Glomeruli wird das Blut einer Ultrafiltration unterzogen (glomeruläre Filtration). Im wässrigen Filtrat liegen die im Blut gelösten niedermolekularen Bestandteile (bis 5 kDa Molekülmasse) unabhängig von ihrer Lipophilie in gleicher Konzentration wie im Blutplasma vor. Es handelt sich um den Primärharn, von dem pro Tag etwa 120 Liter produziert werden. Moleküle mit einer Molekülmasse zwischen 5 und 50 kDa sind nur beschränkt filtrierbar. Plasmaproteine, die eine Molekülmasse größer 65 kDa aufweisen, und die Blutzellen können dagegen unter physiologischen Bedingungen nicht in den Primärharn übertreten.

In den Tubuli, die aus einem proximalen, intermediären und distalen Teil bestehen, gelangen im Filtrat gelöste Elektrolyte und Nährstoffe (Aminosäuren, Glucose) – zumeist durch aktive Transportprozesse – in das Blut zurück (**tubuläre Rückresorption**). Gleichzeitig wird das Filtrat durch Rückresorption von H_2O konzentriert, sodass letztlich nur 1 % der filtrierten Flüssigkeitsmenge als Harn ausgeschieden wird. Infolge dieses Prozesses erhöht sich die Konzentration von glomerulär filtrierten Arzneistoffen im Harn entsprechend. Lipophile Substanzen, die gut im Magen-Darm-Trakt durch Diffusionsprozesse resorbiert wurden, diffundieren deshalb entlang des Konzentrationsgradienten leicht

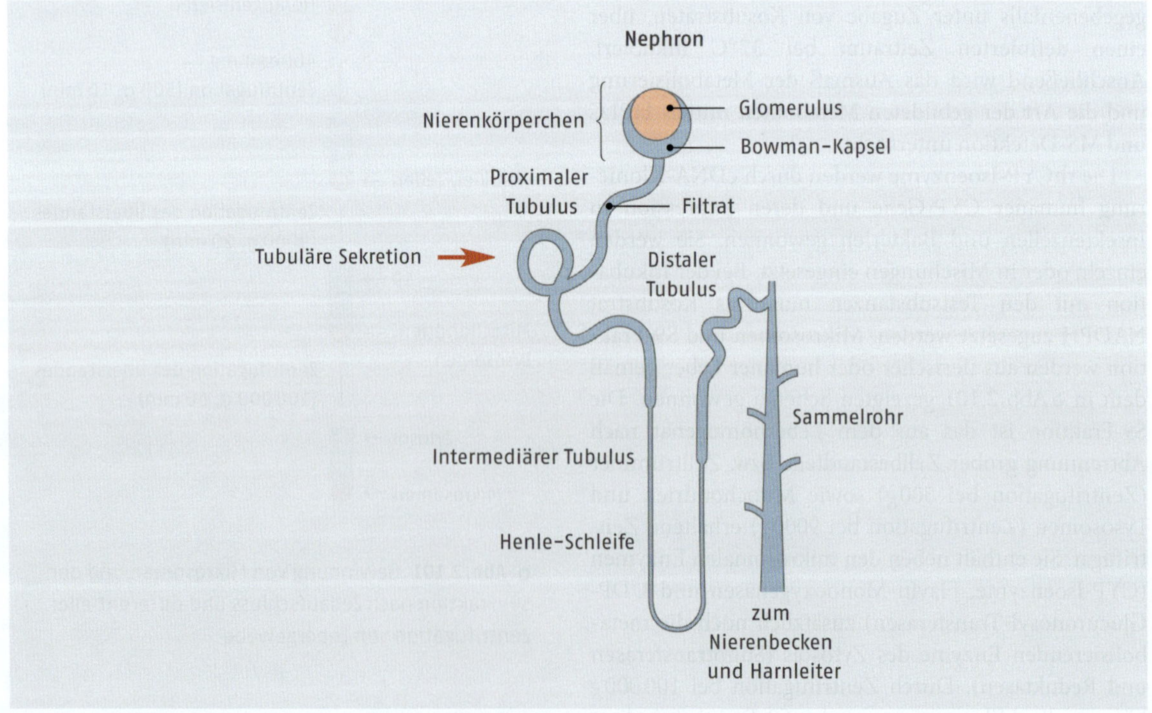

o **Abb. 2.102** Aufbau eines Nephrons der Niere

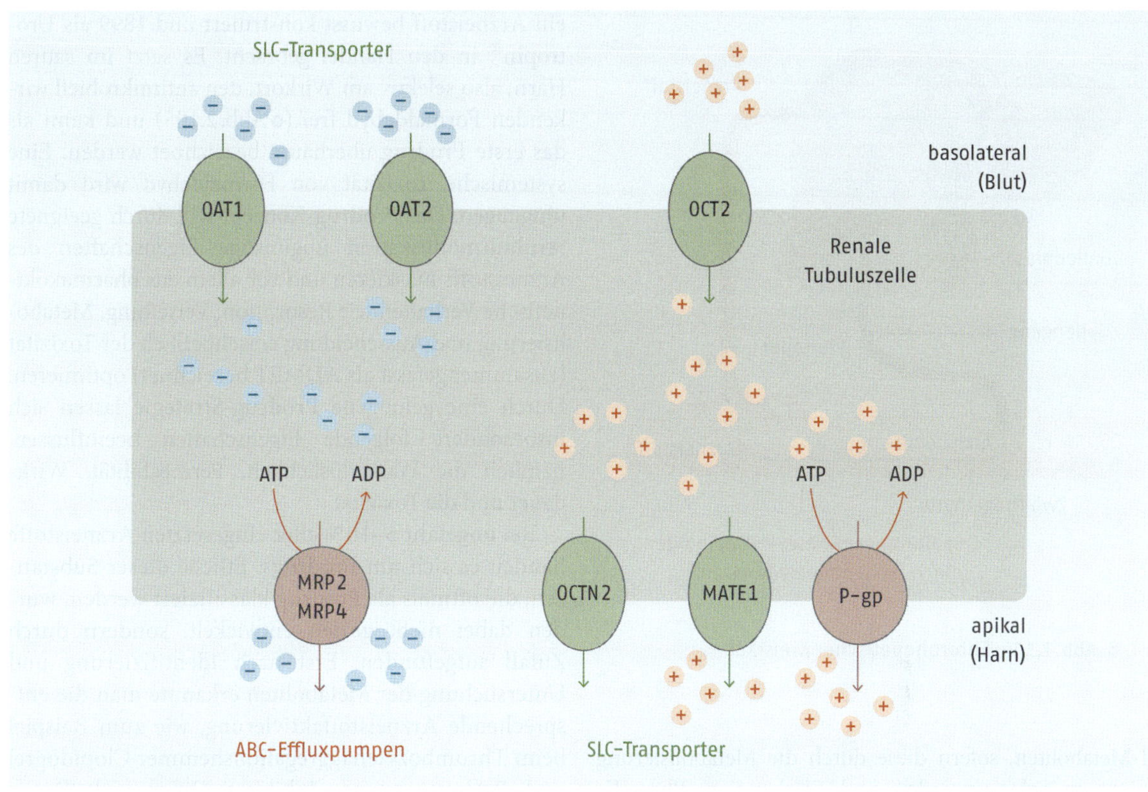

Abb. 2.103 Transportsysteme in den Tubuluszellen. ABC: ATP-Binding-Cassette, MATE1: Multidrug and Toxin Extrusion 1, MRP: Multidrug Resistance Associated Protein, OAT: Organic Anion Transporter, OCTN2: Organic Cation/Carnitine Transporter 2, OCT: Organic Cation Transporter, P-gp: P-Glykoprotein, SLC: Solute Carrier Transporter

wieder durch die Epithelzellen der Tubuli zurück in das Blut. Dagegen ist für sehr polare Substanzen, wie zum Beispiel stark hydrophile Phase-I- und Phase-II-Arzneistoffmetaboliten, ein passiver Durchtritt durch die Membranen der Tubuluszellen nicht möglich. Demzufolge werden sie mit dem Harn ausgeschieden.

Körpereigene und körperfremde Substanzen können auch durch aktive Transportprozesse entgegen einem Konzentrationsgradienten in die Nierentubuli sezerniert werden (**tubuläre Sekretion**, Abb. 2.103). Diese finden im proximalen Tubulus des Nephrons statt. Um in den Tubulus zu gelangen, muss ein Stoff zunächst aus dem Blutstrom aktiv oder passiv von der Tubuluszelle aufgenommen werden. Von dort aus kann er durch einen Transporter (▸ Kap. 2.4.3) in den Harn transportiert werden. Für die aktive Aufnahme von organischen Anionen vom Blut in die Tubulusepithelzelle sorgen hauptsächlich die **SLC-Transporter** OAT1 und OAT2. Von dort aus werden sie durch die **ABC-Pumpen** MRP2 und MRP4 in den Urin abgegeben. Beispiele für Arzneistoffe oder deren Metaboliten, die über diesen Weg renal sezerniert werden, sind Furosemid, Methotrexat, Aciclovir und Zidovudin. Organische Kationen werden vor allem durch den SLC-Transporter OCT2 in die Tubuluszelle eingeschleust. Sie gelangen von dort aus durch die SLC-Transporter OCTN2 (Organic-Cation/Carnitine Transporter 2) und MATE1 (Multidrug and Toxin Extrusion 1) oder die ABC-Pumpe P-gp in den Harn. Substrate des OCT2 und des MATE1-Transporters sind beispielsweise Oxaliplatin und Metformin.

2.7.2 Leber

Die Leber ist das größte und vielseitigste zentrale Stoffwechselorgan. Als solches spielt sie bei der Biotransformation eine essenzielle Rolle. Die Durchblutung des Organs ist mit etwas 1,5 L/min sehr hoch. Zu etwa 80 % besteht die Leber aus Parenchymzellen, die jeweils einige tausend Enzyme beinhalten. Ein von den Leberzellen aufgenommener Arzneistoff wird dort in mehr oder minder starkem Maße metabolisiert. Der nichtmetabolisierte Anteil und die Metaboliten werden entweder wieder an das Blut abgegeben oder aber mithilfe von Transportern in die Gallencanaliculi sezerniert. Mit der Gallenflüssigkeit gelangen sie von dort aus in den Zwölffingerdarm. Im Verlauf der weiteren Darmpassage kann der Arzneistoff durch passive Diffusion wieder in den systemischen Kreislauf zurückgeraten. Das gleiche gilt für seine Phase-

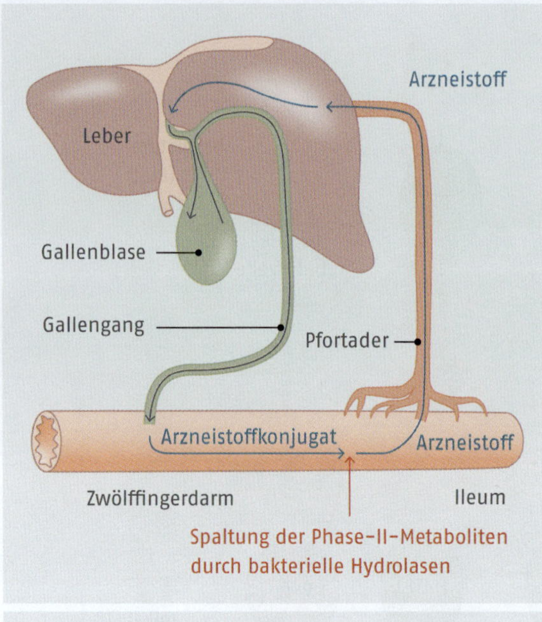

o Abb. 2.104 Enterohepatischer Kreislauf

I-Metaboliten, sofern diese durch die Metabolisierung nicht zu polar geworden sind. Stark polare Phase-II-Metaboliten (Glucuronid-, Sulfat-, Glutathion- und Glycinkonjugate) können dagegen nicht durch das Epithel der Darmmukosa hindurchdiffundieren. Allerdings werden diese Konjugate im Darm durch Hydrolasen der Darmbakterien zum Teil wieder gespalten, sodass gegebenenfalls die Spaltprodukte zurückresorbiert werden können. Dieser Zirkulationsprozess wird als **enterohepatischer Kreislauf** (o Abb. 2.104) bezeichnet. Diesem unterliegen auch die für die Resorption von Nahrungsfetten benötigten Gallensäuren. Zu den Arzneistoffen, für die ein signifikanter enterohepatischer Kreislauf beschrieben wurde, zählen Erythromycin, Tetracycline, Ampicillin, Methadon, Morphin, Indometacin und die Steroide.

2.8 Prodrugs

Prodrugs sind Arzneistoffmoleküle, die

- biologisch inaktiv oder wenig aktiv sind,
- kovalent modifizierte Derivate ihrer Muttersubstanz darstellen,
- ein metabolisch labiles Strukturelement besitzen,
- erst im Körper durch enzymatische und/oder chemische Reaktionen in den eigentlich wirksamen Arzneistoff umgewandelt werden.

Geprägt wurde der Begriff 1958 von Adrien Albert. Davor gab es aber bereits Arzneistoffe, die als Prodrugs vorliegen, ohne so bezeichnet worden zu sein. So wurde bei Schering mit **Methenamin** (Hexamethylentetramin) ein Arzneistoff bewusst konstruiert und 1899 als Urotropin® in den Handel gebracht. Es setzt im sauren Harn, also selektiv am Wirkort, den antimikrobiell wirkenden Formaldehyd frei (o Abb. 2.105) und kann als das erste Prodrug überhaupt bezeichnet werden. Eine systemische Toxizität von Formaldehyd wird damit umgangen. Das Prodrug-Konzept will durch geeignete Strukturmodifikation ungünstige Eigenschaften des Arzneistoffs maskieren und vor allem das pharmakokinetische Verhalten wie Resorption, Verteilung, Metabolisierung und Ausscheidung einschließlich der Toxizität (zusammengefasst als ADMET bezeichnet) optimieren. Durch eine gelungene **Prodrug-Strategie** lassen sich insbesondere folgende Eigenschaften beeinflussen, nämlich die Wasserlöslichkeit, Permeabilität, Wirkdauer und die Toxizität.

Bei ungefähr 5–10 % aller eingesetzten Arzneistoffe handelt es sich um Prodrugs. Etliche dieser Substanzen, die oftmals als Prodrug klassifiziert werden, wurden dabei nicht gezielt entwickelt, sondern durch Zufall aufgefunden. Erst nach Identifizierung und Untersuchung der Metaboliten erkannte man die entsprechende Arzneistoffaktivierung, wie zum Beispiel beim Thrombozytenaggregationshemmer Clopidogrel und Protonenpumpen-Inhibitor Omeprazol. Deren Umwandlung in den eigentlichen Wirkstoff ist ein rein phänomenologischer Befund. Der Begriff Prodrug sollte zur Abgrenzung gegenüber den **Zufallsentdeckungen** daher dem **rationalen Prodrug-Design** vorbehalten bleiben.

2.8.1 Klassen von Prodrugs

Carrier-gebundene Prodrugs

Zur Konstruktion eines Prodrugs wird der Arzneistoff häufig mit einem zusätzlichen Strukturelement (**Carriergruppe**, **Prodrug-Gruppe**, engl. *promoiety*) versehen (o Abb. 2.106), mit dem sich die angestrebte Problemlösung realisieren lässt. Typischerweise impliziert dies die kovalente Bindung des Arzneistoffs an eine metabolisch labile Gruppe. Dazu müssen geeignete Funktionalitäten im Arzneistoffmolekül vorliegen, mit denen sich die Carriergruppe verknüpfen lässt, wie zum Beispiel Alkohol-, Amin- und Carbonsäuregruppen. Hat die Carriergruppe im Körper ihre Aufgabe erfüllt, wird sie abgespalten und die eigentliche Wirksubstanz freigesetzt. Bei der Auswahl einer geeigneten Prodrug-Gruppe ist darauf zu achten, dass das daraus entstehende Molekül keine toxischen Effekte hervorruft.

Bioprecursor-Prodrugs

Manchmal erfolgt die Bioaktivierung des Prodrugs nicht einfach unter Abspaltung einer Prodrug-Gruppe, sondern löst eine Strukturmodifizierung oder Umla-

Wirkform, als Aminal gebunden

Methenamin (Prodrug) $\xrightarrow{6\ H_2O,\ H^+}$ 6 Formaldehyd (Wirkform) + 4 NH_3

Abb. 2.105 Methenamin als erstes Prodrug

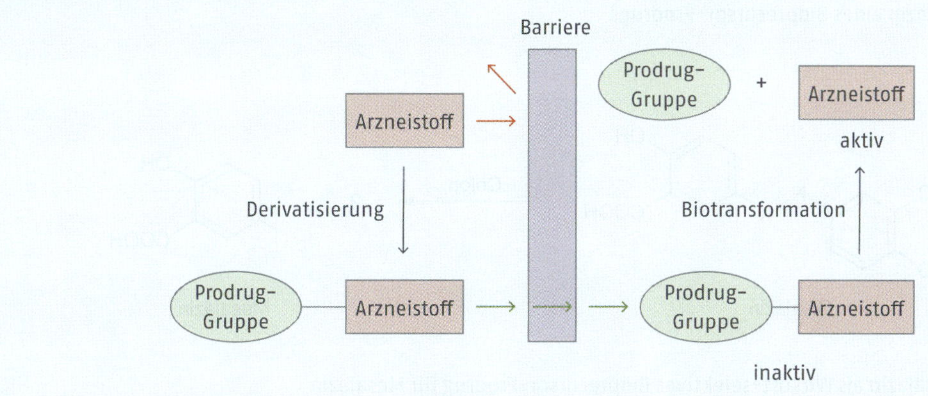

Abb. 2.106 Prinzip eines Carrier-gebundenen Prodrugs. Barriere, z. B. unzureichende Membranpermeabilität, geringe Wasserlöslichkeit, geringe Stabilität, zu kurze Wirkdauer

gerung aus, beispielsweise eine Oxidation oder intramolekulare Reaktion, wodurch die Wirkform entsteht. Man spricht dann von **Bioprecursor-Prodrugs**. Diese entstehen durch chemische Molekülmodifizierung eines Wirkstoffs. Die neue Verbindung dient als Substrat metabolisierender Enzyme, die daraus den erwarteten Wirkstoff erzeugen (Abb. 2.107). Beispielsweise gelingt eine **Wirkort-selektive** Therapie mit dem Bioprecursor-Prodrug **Olsalazin**. Aufgrund der polaren, doppelten Salicylatstruktur wird die Substanz im Magen-Darm-Trakt nicht resorbiert. Erst in den tieferen Abschnitten des Dickdarms wird die Azogruppe durch anaerobe Bakterien reduktiv gespalten (Abb. 2.108). Dabei entstehen 2 Moleküle des Arzneistoffs Mesalazin. Dies ermöglicht die selektive Behandlung der Colitis ulcerosa. Hätte man Clopidogrel und Omeprazol gezielt als Prodrugs entwickelt, wären sie auch als Bioprecursor-Prodrugs zu bezeichnen.

Trojanische Pferde

Analog zum trojanischen Pferd in der griechischen Mythologie, in dessen Bauch Odysseus und andere Helden die Stadttore Trojas passieren und dank dieser List die Stadt erobern konnten, entwickelte man Prodrugs, die **Transportproteine** der Zellmembranen dazu nutzen, Permeabilitätsprobleme bei Arzneistoffen zu umgehen. In der Zelle wird das **chemische trojanische Pferd** dann durch körpereigene Enzyme in den eigentlichen Wirkstoff transformiert (Abb. 2.109).

Beispielsweise lässt sich das Herpesmittel **Aciclovir** als trojanisches Pferd einsetzen. Dazu wird es mit L-Valin zum Prodrug **Valaciclovir** verestert. Als Substrat des intestinalen Aminosäuretransporters wird es gut resorbiert und schließlich vollständig zur Muttersubstanz metabolisiert. Es bedarf dann noch weiterer Aktivierungsschritte zur Überführung in das Triphosphat, der eigentlichen Wirkform (▸ Kap. 12.3.1).

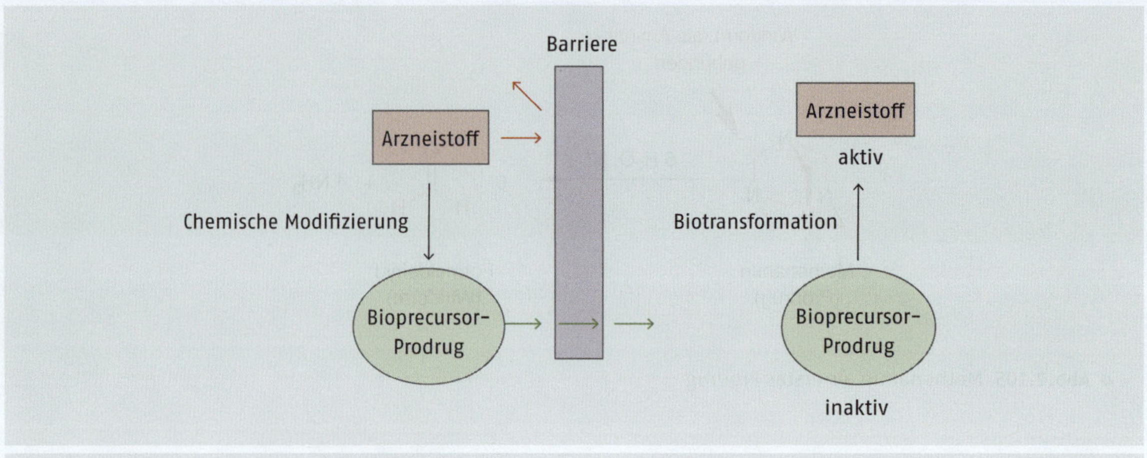

Abb. 2.107 Prinzip eines Bioprecursor-Prodrugs

Abb. 2.108 Olsalazin als Wirkort-selektives Bioprecursor-Prodrug für Mesalazin

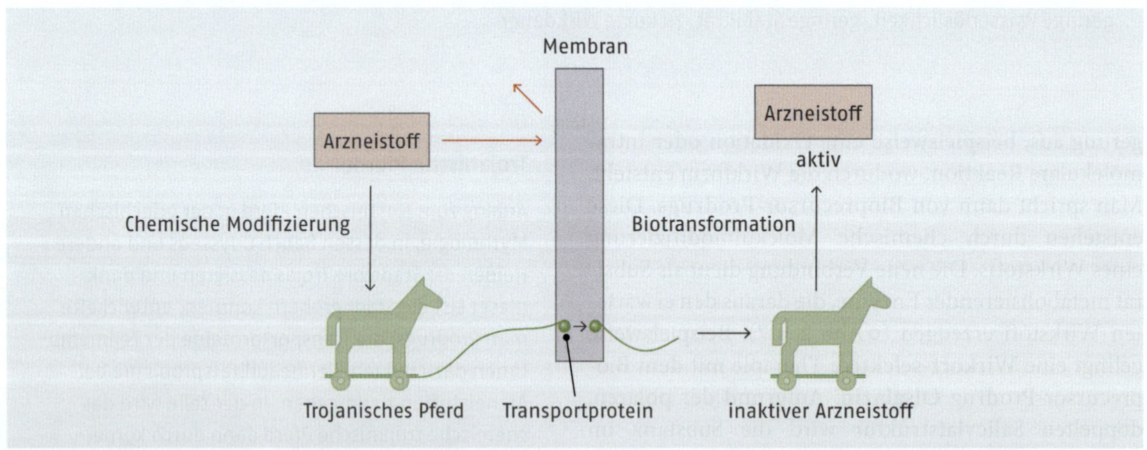

Abb. 2.109 Trojanisches Pferd, das als Substrat von Transportproteinen in die Zelle gelangt und nach enzymatischer Umwandlung zum Wirkstoff führt

Weitere Prodrug-Formen

Zu den Prodrugs im weiteren Sinne zählen auch die **Limited-Prodrugs**. Es handelt sich um aktive Arzneistoffe, deren Metaboliten ebenfalls entscheidend zur Wirkung beitragen (z. B. Imipramin). In solchen Fällen wurde oft auch der aktive Metabolit vermarktet. Als **Mutual-Prodrugs** (Co-Drugs) werden Substanzen bezeichnet, die im biologischen System in zwei oder mehrere aktive Wirkstoffe umgewandelt werde, z. B. Sulfasalazin (▸Kap. 7.5.11) und Sultamicillin (▸Kap. 12.1.2). Dabei dient ein Arzneistoff dem anderen als Prodrug-Gruppe.

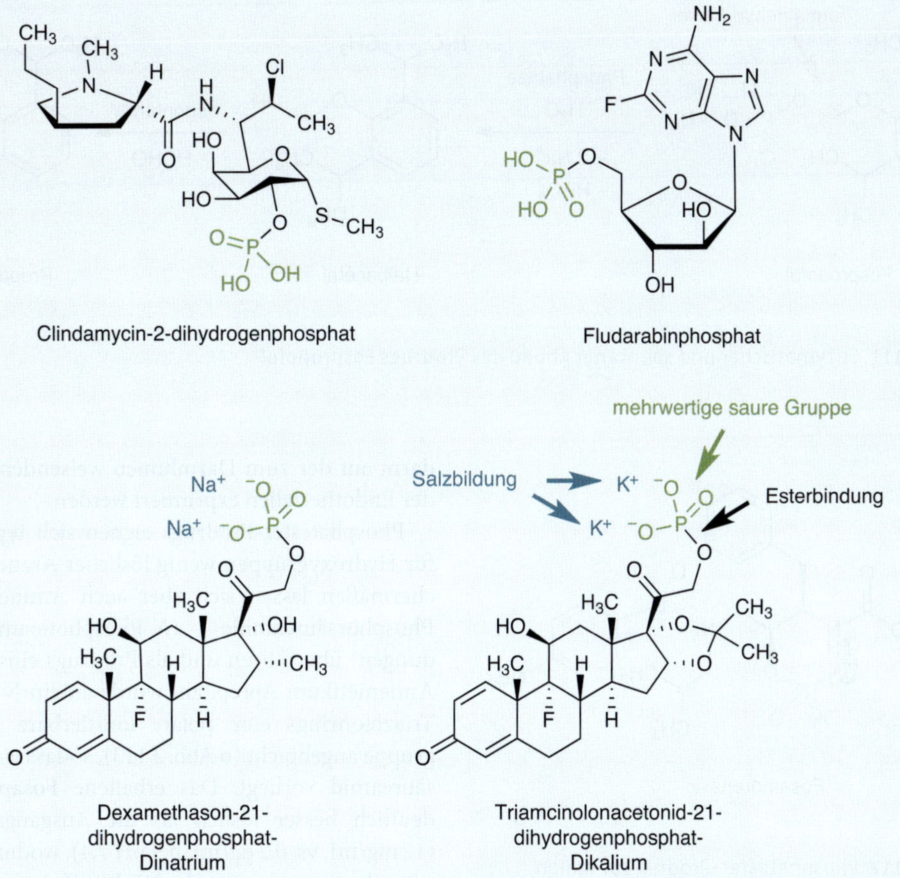

○ Abb. 2.110 Phosphatester-Prodrugs zur parenteralen Anwendung

2.8.2 Prodrugs zur Verbesserung der Wasserlöslichkeit

Die ausreichende Wasserlöslichkeit einer Substanz ist Voraussetzung für ihre Anwendbarkeit als Arzneistoff. Dies gilt unabhängig von der Art der Applikation. Bei oral gegebenen Wirkstoffen kann eine geringe Wasserlöslichkeit eine geringe oder stark variable Bioverfügbarkeit zur Folge haben, was zu starken Wirkungsschwankungen führen kann. Arzneistoffe zur parenteralen Applikation müssen prinzipiell eine besonders gute Wasserlöslichkeit besitzen. Ansonsten wären sehr große Volumina an wässrigen Lösungen zu applizieren, was nicht praktikabel ist. Um im Rahmen einer Prodrug-Strategie die Wasserlöslichkeit zu erhöhen, führt man **polare Strukturelemente** in das Molekül ein. Mit nichtionischen polaren Gruppen, wie Polyethylenglycol- oder Zuckerresten, lässt sich die Löslichkeit typischerweise um den Faktor 2–3 verbessern. Ein wesentlich stärkerer Effekt ist allerdings mit **ionisierbaren Gruppen** erreichbar. Derartige Strukturen können die Löslichkeit um 1–3 Zehnerpotenzen erhöhen.

Phosphorsäureester und Phosphorsäureamide

Eine besonders starke Erhöhung der Löslichkeit lässt sich durch Veresterung einer im Arzneistoffmolekül vorhandenen Alkoholfunktion mit einer **mehrwertigen Säure** wie Phosphorsäure erzielen, da die erhaltenen Phosphatgruppen unter physiologischen Bedingungen in ionischer Form vorliegen. Phosphate, die bevorzugt für parenterale Formulierungen entwickelt wurden, sind das Antibiotikum **Clindamycin-2-dihydrogenphosphat**, die Corticoide **Triamcinolonacetonid-21-dihydrogenphosphat-Dikaliumsalz**, **Dexamethason-21-dihydrogenphosphat-Dinatriumsalz** sowie das Zytostatikum **Fludarabinphosphat** (○ Abb. 2.110). So konnte zum Beispiel beim Clindamycin auf diese Weise die Löslichkeit von 0,2 mg/mL auf 150 mg/mL erhöht werden. Die Hydrolyse des Phosphorsäureesters unter Freisetzung von Phosphat wird durch alkalische Phosphatasen des Blutes und der Leber katalysiert.

Fospropofol ist der wasserlösliche Phosphatester des Halbacetals des Narkosemittels Propofol, das in Wasser schwer löslich ist und als Emulsion eingesetzt werden

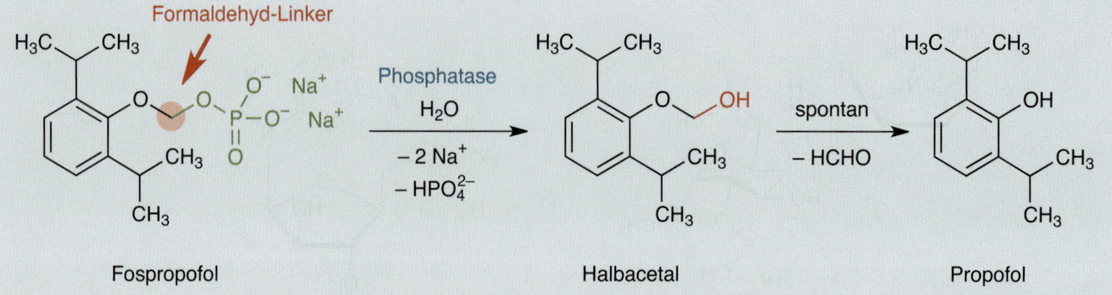

Abb. 2.111 Enzymatischer und spontaner Abbau des Prodrugs Fospropofol

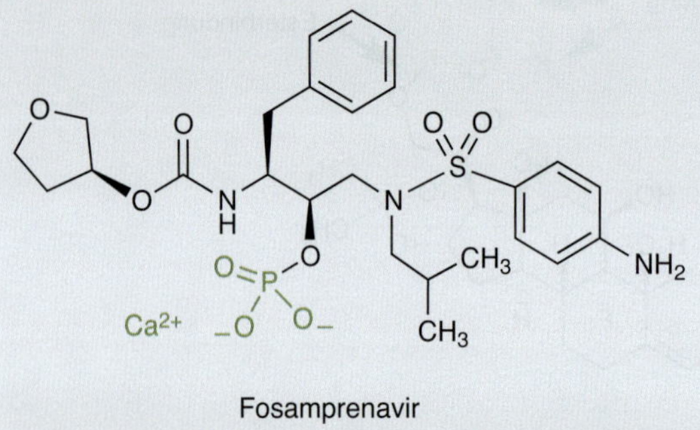

Abb. 2.112 Phosphatester-Prodrug zur oralen Anwendung

muss. Zur Erhöhung der Löslichkeit bindet man eine Phosphat-Prodrug-Gruppe über einen Methylenspacer an die Phenolgruppe (Abb. 2.111), die aufgrund der *ortho*-Flankierung mit Isopropylgruppen sterisch abgeschirmt wird. Die mithilfe des Spacers verlagerte Phosphatgruppe ermöglicht der alkalischen Phosphatase einen besseren Zugang. Aus der enzymatischen Hydrolyse resultiert neben Phosphat ein instabiles Halbacetal, das spontan den Wirkstoff und Formaldehyd freisetzt. Die Wasserlöslichkeit von Fospropofol erhöht sich so von 0,13 mg/mL auf 500 mg/mL.

In vergleichbarer Weise fungiert der SYK-Inhibitor **Fostamatinib** als Methylenphosphat-Prodrug von Tamatinib (▸ Kap. 7.5.13). In diesem Fall handelt es sich um den wasserlöslichen Phosphatester eines Halbaminals.

Ein Beispiel für einen peroral angewendeten Arzneistoff, bei dem ein Phosphatrest zur Erhöhung der Löslichkeit im Rahmen des Resorptionsprozesses eingeführt wurde, ist der HIV-Protease-Inhibitor **Fosamprenavir** (Abb. 2.112). Die Spaltung dieses Prodrugs erfolgt durch alkalische Phosphatasen, die im Dünndarm auf der zum Darmlumen weisenden Oberfläche der Endothelzellen exprimiert werden.

Phosphatester-Prodrugs eignen sich typischerweise für Hydroxygruppen wenig löslicher Arzneistoffe, gleichermaßen lassen sich aber auch Aminogruppen in Phosphorsäureamide (*N*-Phosphonoamino-Verbindungen) überführen und als Prodrugs einsetzen. Beim Antiemetikum Aprepitant wurde an ein N-Atom eines Triazolonrings eine polare ionisierbare Phosphonogruppe angebracht (Abb. 2.113), sodass ein Phosphorsäureamid vorliegt. Das erhaltene **Fosaprepitant** ist deutlich besser löslich als die Ausgangsverbindung (12 mg/mL vs. 0,2 µg/mL bei pH 7,4), wodurch sich parenterale Arzneiformen des Wirkstoffs herstellen lassen. Das ebenfalls intravenös einsetzbare **Ceftarolinfosamil** ist ein *N*-Phosphonoamino-Prodrug des Cephalosporins Ceftarolin. Auch hier ist die Wasserlöslichkeit des Prodrugs signifikant höher als die der Muttersubstanz (> 100 mg/mL vs. 2,3 mg/mL bei pH 7,0). Die Spaltung von Fosaprepitant erfolgt in der Leber sowie auch in anderen Geweben, Ceftarolinfosamil wird durch im Blutplasma enthaltene Phosphatasen in die aktive Form umgewandelt.

Succinate

Zu den ersten Prodrugs, die eine parenterale Anwendung wenig löslicher Arzneistoffe ermöglichten, zählen die Succinatester von **Hydrocortison**, **Prednisolon**, **Methylprednisolon** und **Chloramphenicol** (Abb. 2.114). Bei neueren Wirkstoffen wird diese Strategie allerdings nicht mehr angewendet, da derartige Ester in Lösung oft nicht ausreichend stabil sind und die Umwandlung der Muttersubstanz durch Esterasen in vivo häufig nicht vollständig verläuft.

N-Acylsulfonamide

Parecoxib ist ein Prodrug des Cyclooxygenase-2-Inhibitors Valdecoxib (Abb. 2.115). Durch Anbindung eines neutralen Propionyl-Substituenten an die Sulfonamidgruppe der Muttersubstanz verbessert

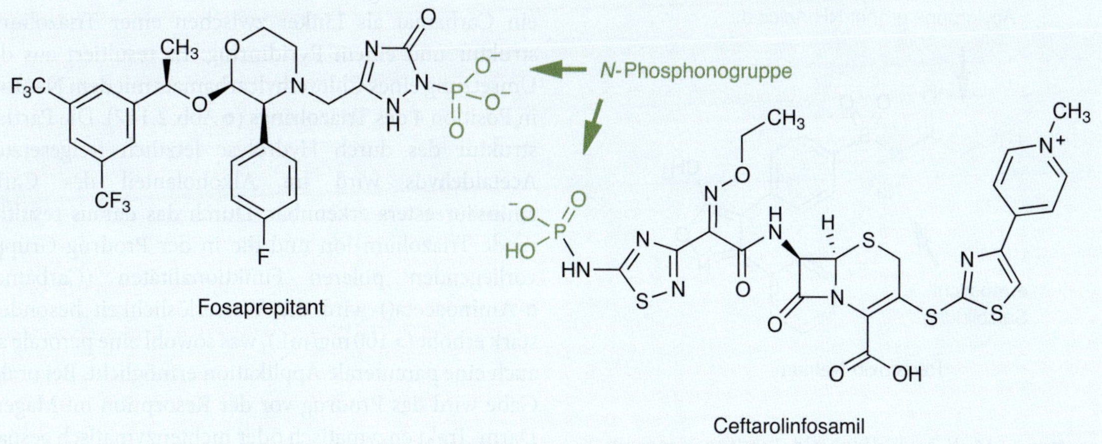

Abb. 2.113 Prodrugs mit *N*-Phosphonogruppen

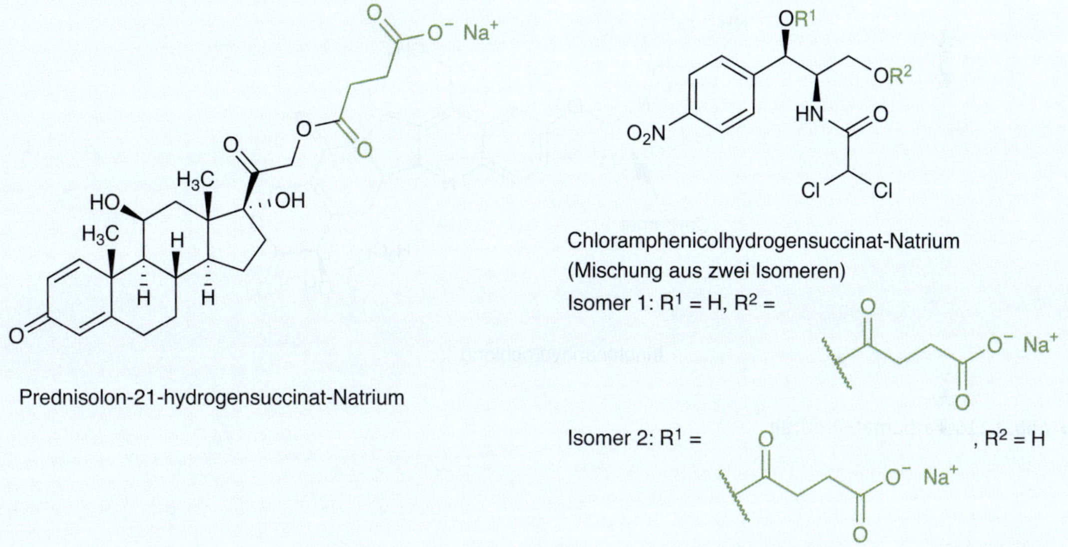

Abb. 2.114 Succinatester-Prodrugs

sich deren Wasserlöslichkeit deutlich. Aufgrund des zusätzlichen Elektronenzugs der Carbonyl-Gruppierungen erhöht sich die NH-Acidität im *N*-Acylsulfonamid (pK_S = 4,9) im Vergleich zur unsubstituierten Sulfonamidgruppe (pK_S etwa 10) enorm, sodass bei physiologischem pH-Wert von 7,4 weitgehend das Anion vorliegt. Das Natriumsalz dieses Prodrugs wird zur Herstellung parenteraler Formulierungen eingesetzt. Die Spaltung von Parecoxib zu Valdecoxib und Propionsäure erfolgt schnell und weitgehend vollständig in der Leber.

Carbamate

Das Zytostatikum **Irinotecan** ist die parenteral angewendete wasserlösliche Form des Wirkstoffkandidaten SN-38. Bei diesem Prodrug ist ein 4-Piperidinopiperidin-Rest über eine Carbonylgruppe an eine phenolische Hydroxygruppe der Muttersubstanz gebunden. Die dadurch erzeugte Carbamatstruktur wird in der Leber durch Esterasen gespalten. Die erhöhte Wasserlöslichkeit ergibt sich unter anderem durch die in der Prodrug-Gruppe enthaltene tertiäre Aminstruktur, die aufgrund ihrer Basizität leicht in das ionische Hydrochlorid überführt werden kann (Abb. 2.116).

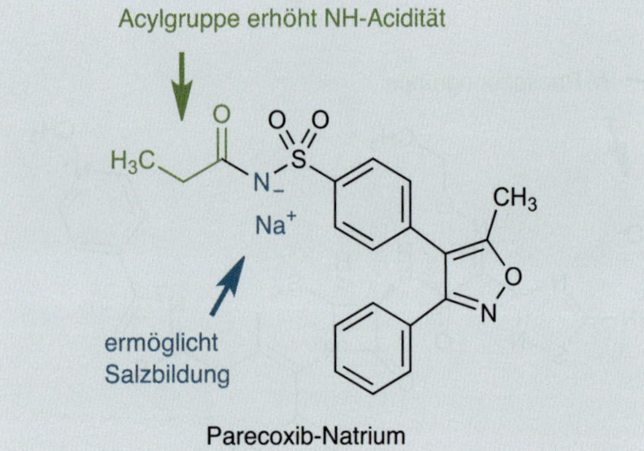

Abb. 2.115 *N*-Acylsulfonamid-Prodrug Parecoxib

Beim Prodrug **Isavuconazonium** (▸ Kap. 12.4.1) dient ein Carbamat als Linker zwischen einer Triazoliumstruktur und einem Pyridinring. Es resultiert aus der Umsetzung eines Chlorethylcarbamats mit dem N-Atom in Position 4 des Triazolrings (Abb. 2.117). Die Partialstruktur des durch Hydrolyse letztlich freigesetzten Acetaldehyds wird im Alkoholanteil des Carbaminsäureesters erkennbar. Durch das daraus resultierende Triazolium-Ion und die in der Prodrug-Gruppe vorliegenden polaren Funktionalitäten (Carbamat, α-Aminoacetat) wird die Wasserlöslichkeit besonders stark erhöht (> 100 mg/mL), was sowohl eine perorale als auch eine parenterale Applikation ermöglicht. Bei oraler Gabe wird das Prodrug vor der Resorption im Magen-Darm-Trakt enzymatisch oder nichtenzymatisch gespalten. Im Falle einer i. v. Gabe kommt es im Blut zunächst

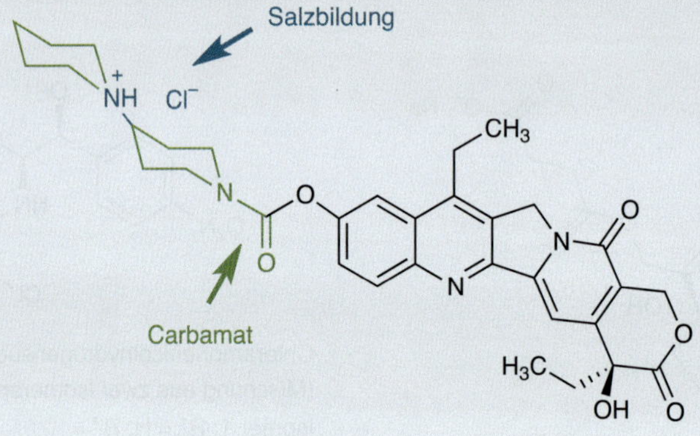

Abb. 2.116 Carbamat-Prodrug

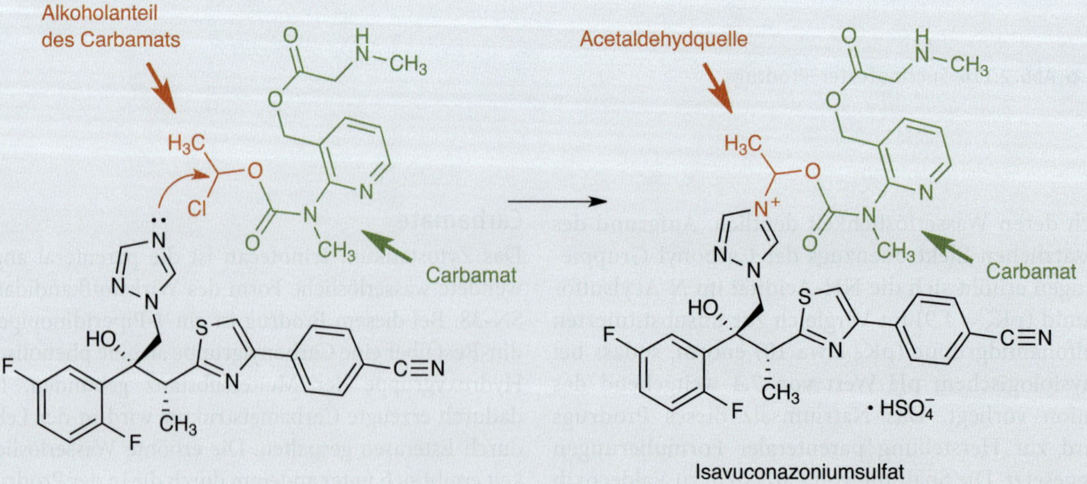

Abb. 2.117 Bildung des Carbamatlinkers bei Isavuconazoniumsulfat

zur Abspaltung der *N*-Methylglycinester-Gruppe durch Esterasen. Zur Bildung der Wirkform Isavuconazol und der Freisetzung von Acetaldehyd ▸ Kap. 12.4.1.

Sulfonsäuren

Metamizol ist aufgrund der enthaltenen Sulfonat-Gruppierung, die unter physiologischen Bedingungen ionisiert vorliegt, sehr gut wasserlöslich und deshalb für die Herstellung parenteraler Arzneiformen geeignet. Nach Injektion erfolgt der Abbau in das eigentlich wirksame 4-Methylaminoantipyrin (4-MAA) unter Freisetzung von Formaldehyd und Sulfit (▸ Kap. 7.5.3). Nach peroraler Aufnahme erfolgt diese Hydrolyse rasch im Gastrointestinaltrakt, wobei die Spaltung im Sauren schneller abläuft als unter neutralen bzw. schwach basischen Bedingungen.

2.8.3 Prodrugs zur Verbesserung der Permeabilität

Biologische Membranen, insbesondere die Membranen der Epithelzellen des Magen-Darm-Trakts, zählen zu den Hauptbarrieren für die Aufnahme von stark polaren und geladenen Arzneistoffen. Eine geringe Membranpermeabilität führt oft zu geringen Resorptionsraten und demzufolge zu einer geringen Bioverfügbarkeit. Um den Durchtritt von Arzneistoffen durch die lipophilen Zellmembranen zu verbessern, erhöht man die passive Permeabilität oder nutzt die Funktion membranständiger Transportproteine.

Verbesserung der passiven Permeabilität

Die Lipophilie von Arzneistoffen lässt sich durch Maskieren ihrer polaren oder ionischen Funktionalitäten mit Kohlenwasserstoff-Carriergruppen erhöhen. Häufig überführt man daher bei der Konzeptionierung von Prodrugs, deren Design eine verbesserte Permeabilität zum Ziel hat, polare Hydroxy-, Carboxy-, Phosphat- oder Amin-Gruppierungen in lipophilere Alkylester, Arylester oder *N*-Acylderivate. Nach erfolgreicher Resorption werden diese im Körper schnell durch ubiquitär vorkommende Esterasen oder Peptidasen zur Muttersubstanz hydrolysiert.

Ester-Prodrugs von Carbonsäuren

Ein relativ einfacher Weg, die passive Diffusion eines Arzneistoffs durch die Membranen zu verbessern, besteht in der Umwandlung einer Carboxygruppe in einen einfachen Ester (○ Abb. 2.118), der auch als **Resorptionsester** bezeichnet wird, wie z. B. das in der Gynäkologie eingesetzte Methylester-Prodrug **Misoprostol**. Der ACE-Hemmer Enalapril oder das Grippemittel **Oseltamivir** sind Beispiele für Ethylester-Prodrugs. Bei letzterem beträgt bei peroraler Gabe der freien Carbonsäure – der eigentlichen Wirkform – die Bioverfügbarkeit nur 5 % gegenüber 80 %, wenn man das Esterprodrug verabreicht. Bei den Glaukommitteln **Tafluprost**, **Latanoprost** und **Travoprost** verbessert man die okulare Permeation, indem man in der jeweiligen Muttersubstanz die Carbonsäurefunktion in einen Isopropylester überführt. Da die Spaltung des sperrigen Isopropylesters nur relativ langsam abläuft, erhält man mit diesen Prodrugs gleichzeitig auch eine verlängerte Wirkdauer. Um die Permeabilität des Antidiarrhoikums Thiorphan zu verbessern, wurde dessen Säuregruppe in einen Benzylester überführt. Gleichzeitig hat man die oxidationsempfindliche SH-Gruppierung durch Acetylierung geschützt. Das so erhaltene Prodrug **Racecadotril** wird nach Resorption sehr schnell enzymatisch zur Muttersubstanz hydrolysiert. Der Angiotensin-II-Antagonist Olmesartan wird in Form seines Oxodioxolylmethylesters **Olmesartanmedoxomil** verabreicht. Die Spaltung dieses Prodrugs erfolgt unter anderem durch Esterasen des Blutserums, wobei aus der Prodrug-Gruppe Kohlendioxid und Diacetyl entstehen (○ Abb. 2.118).

Doppelester-Prodrugs von Carbonsäuren

Einfache chemische Ester werden in einigen Fällen, insbesondere wenn die Estergruppe durch ein nahegelegenes Ringsystem sterisch abgeschirmt wird, von Esterasen nicht oder nur unzureichend hydrolysiert. Daher hat man das Einfachester-Konzept zur **Doppelester-Prodrug-Strategie** erweitert. Der wesentliche Unterschied gegenüber gewöhnlichen Alkylestern besteht in der **erhöhten Labilität** solcher Doppelester. Gegenüber den Zwei-Komponentensystemen der üblichen Prodrugs liegt jetzt ein Drei-Komponentensystem aus Arzneistoff, Linkergruppe und Carriergruppe vor (○ Abb. 2.119). Die Carriergruppe ist nicht mehr direkt an den Arzneistoff gebunden. Zwischen den beiden befindet sich eine geeignete Linkergruppe, die mit beiden eine kovalente Bindung eingeht. Typischerweise handelt es sich dabei um Formaldehyd, Acetaldehyd oder einen anderen einfachen Aldehyd. Man bringt damit die Hydrolysestelle der Carriergruppe in ausreichende Entfernung vom Arzneistoff, wodurch man dessen sterischen Einfluss vermindert. Nach Resorption des Doppelesters erfolgt seine Spaltung oft bereits in der Darmmukosa. Chemisch handelt es sich um **Acylale**. Darin wird die Carbonsäuregruppe des als Prodrug zu konzipierenden Arzneistoffs über die Aldehyd-Linkergruppe mit einer zweiten Estergruppe verknüpft. Letztere ist entweder ein Alkylester aus einer Hilfssäurekomponente oder ein Kohlensäurediester mit einer Hilfsalkoholkomponente. Entsprechend liegt als Doppelester-Prodrug ein α-Acyloxyalkylester bzw. ein α-Alkoxcarbonyloxyalkylester vor. Die zweite Estergruppierung ist aufgrund ihrer kompakten Struktur und ihrer exponierten Lage für die spaltenden Esterasen

2

Misoprostol

Oseltamivir

Tafluprost

Racecadotril

Olmesartanmedoxomil

Esterase

Olmesartan

$+ CO_2$

+ Diacetyl

Abb. 2.118 Ester-Prodrugs von Carbonsäuren

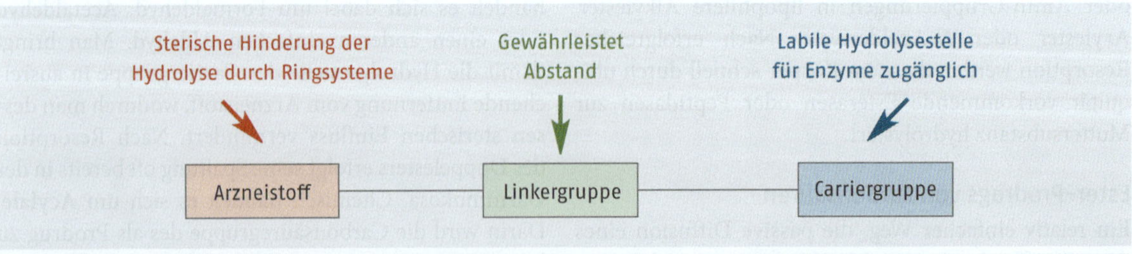

Abb. 2.119 Drei-Komponentensystem als Prodrug

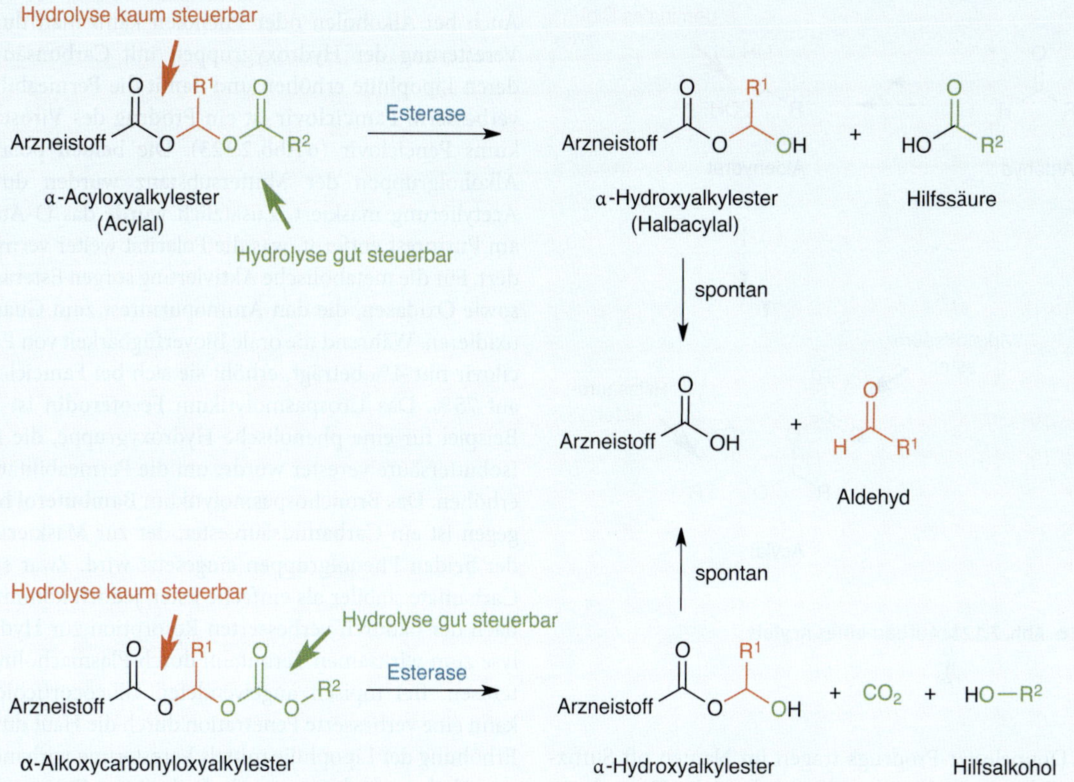

Abb. 2.120 Freisetzung von Wirkstoffen aus Doppelester-Prodrugs

meist leichter zugänglich. Sie kann von diesen deshalb schneller hydrolysiert werden als ein einfacher Ester der Muttersubstanz. Nach Hydrolyse des äußeren, schnell hydrolysierbaren Esters wird die Hilfssäure, alternativ der Hilfsalkohol und CO_2 freigesetzt. In beiden Fällen entsteht zunächst ein α-Hydroxyalkylester. Als Halbacylal ist dieser äußerst instabil und zerfällt schnell in die gewünschte Arzneistoffsäure und den entsprechenden Aldehyd (Abb. 2.120). Durch geeignete Wahl der Aldehyd- oder Esterkomponente lässt sich die Stabilität dieser Prodrugs entsprechend steuern.

Wichtig ist in diesem Zusammenhang, dass die freigesetzten Hilfssäuren-, Hilfsalkohol- und Aldehydkomponenten keine Toxizität aufweisen. Dies scheint aber für die Aldehyde nicht zuzutreffen, da eine hohe Reaktivität mit Bionukleophilen zu erwarten ist. Allerdings liegen die Mengen, die im Rahmen einer Behandlung mit den entsprechenden Prodrugs im Organismus des betroffenen Patienten daraus freigesetzt werden, deutlich unter denen, die dieser pro Tag mit der Nahrung oder aus der Umwelt aufnimmt. Ein Sicherheitsrisiko ist somit auszuschließen.

Acylale

Acylale gehören zu einer Gruppe chemischer Substanzen, die man durch Reaktion von Aldehyden mit Acetanhydriden und einem geeigneten Katalysator erhält. Man kann sie als **Doppelester** auffassen, in denen ein **geminales Diol als Alkoholkomponente** dient (Abb. 2.121). Letzteres wird durch einen Aldehyd erzeugt, der dazu als Aldehydhydrat vorliegen muss. Gehen beide Hydroxygruppen eine Esterbindung mit einer Säure ein, entsteht ein Doppelester (Vollacylal). Neben der Säuregruppe des Arzneistoffs wird zum Aufbau eines Acylals somit noch eine Hilfssäure benötigt. Ist nur eine Hydroxygruppe des geminalen Diols verestert, handelt es sich um ein instabiles **Halbacylal**. Acylale lassen sich mit Acetalen vergleichen. Im Gegensatz zu diesen hat der Aldehyd nicht mit 2 OH-Gruppen von Alkoholen als Nukleophil reagiert, sondern mit 2 OH-Gruppen von Säuren.

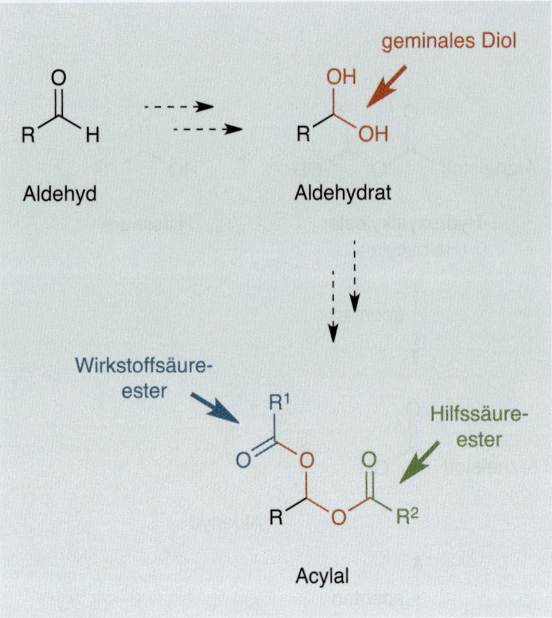

Abb. 2.121 Aufbau eines Acylals

Doppelester-Prodrugs tragen im Namen oft Suffixbezeichnungen, die über die Struktur der Doppelester Auskunft geben (Tab. 2.11). Im Falle von Pivmecillinam und anderen Pivalinsäureestern wird dagegen ein Präfix verwendet. Arzneistoffe mit Strukturelementen der Doppelester-Strategie findet man insbesondere bei den β-Lactam-Antibiotika und Angiotensin-II-Rezeptor-Antagonisten, beispielsweise **Pivmecillinam, Cefuroximaxetil** oder **Candesartancilexetil** (Abb. 2.122). Das Konzept ist nicht auf Carbonsäuren beschränkt und lässt sich auch auf andere Säuren wie Phosphin- oder Phosphonsäuren übertragen (Abb. 2.124).

Ester-Prodrugs von Alkoholen und Phenolen

Auch bei Alkoholen oder Phenolen kann man durch Veresterung der Hydroxygruppen mit Carbonsäuren deren Lipophilie erhöhen und damit die Permeabilität verbessern. **Famciclovir** ist ein Prodrug des Virostatikums Penciclovir (Abb. 2.123). Die beiden polaren Alkoholgruppen der Muttersubstanz wurden durch Acetylierung maskiert. Zusätzlich wurde das O-Atom am Purinrest entfernt, was die Polarität weiter vermindert. Für die metabolische Aktivierung sorgen Esterasen sowie Oxidasen, die den Aminopurinrest zum Guanin oxidieren. Während die orale Bioverfügbarkeit von Penciclovir nur 4 % beträgt, erhöht sie sich bei Famciclovir auf 75 %. Das Urospasmolytikum **Fesoterodin** ist ein Beispiel für eine phenolische Hydroxygruppe, die mit Isobuttersäure verester wurde, um die Permeabilität zu erhöhen. Das Bronchospasmolytikum **Bambuterol** hingegen ist ein Carbamidsäureester, der zur Maskierung der beiden Phenolgruppen eingesetzt wird. Zwar sind Carbamate stabiler als einfache Ester, jedoch kommt es nach der dadurch verbesserten Resorption zur Hydrolyse zum wirksamen Terbutalin durch Plasmacholinesterasen. Bei topisch angewendeten Glucocorticoiden kann eine verbesserte Penetration durch die Haut durch Erhöhung der Lipophilie mittels Veresterung vorhandener Hydroxyfunktionen mit Essigsäure, Buttersäure, 3,3-Dimethylbuttersäure, Pivalinsäure, Valeriansäure oder 3-Cyclohexylpropionsäure erreicht werden.

Ester-Prodrugs von Phosphor-, Phosphon- und Phosphinsäuren

Arzneistoffe mit einer freien Phosphon- oder Phosphinsäuregruppe liegen fast vollständig ionisiert vor und besitzen deshalb nur eine sehr geringe Membrangängigkeit. Bei den antiviral wirksamen Nukleosidphosphonaten Adefovir und Tenofovir wurden die

Tab. 2.11 Suffixbezeichnungen für Doppelester-Prodrugs

α-Acyloxyalkylester			α-Alkoxcarbonyloxyalkylester		
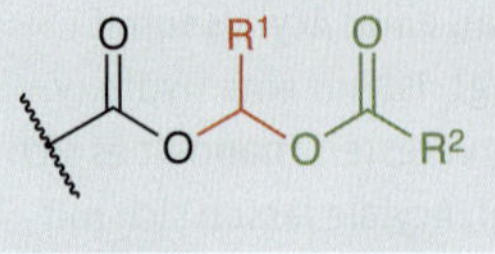			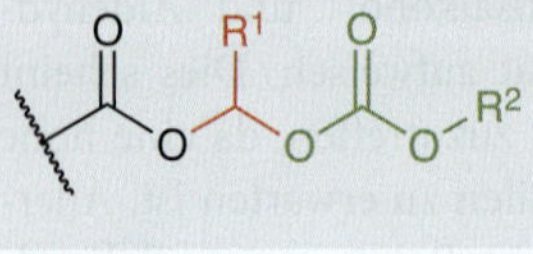		
-axetil	$R^1 = CH_3$	$R^2 = CH_3$	-proxetil	$R^1 = CH_3$	R^2 = Isopropyl
-hexetil	$R^1 = CH_3$	R^2 = Cyclohexyl	-cilexetil	$R^1 = CH_3$	R^2 = Cyclohexyl
-pivoxil	$R^1 = H$	R^2 = *tert*-Butyl	-isoproxil	$R^1 = H$	R^2 = Isopropyl
-pentexil	$R^1 = CH_3$	R^2 = *tert*-Butyl			

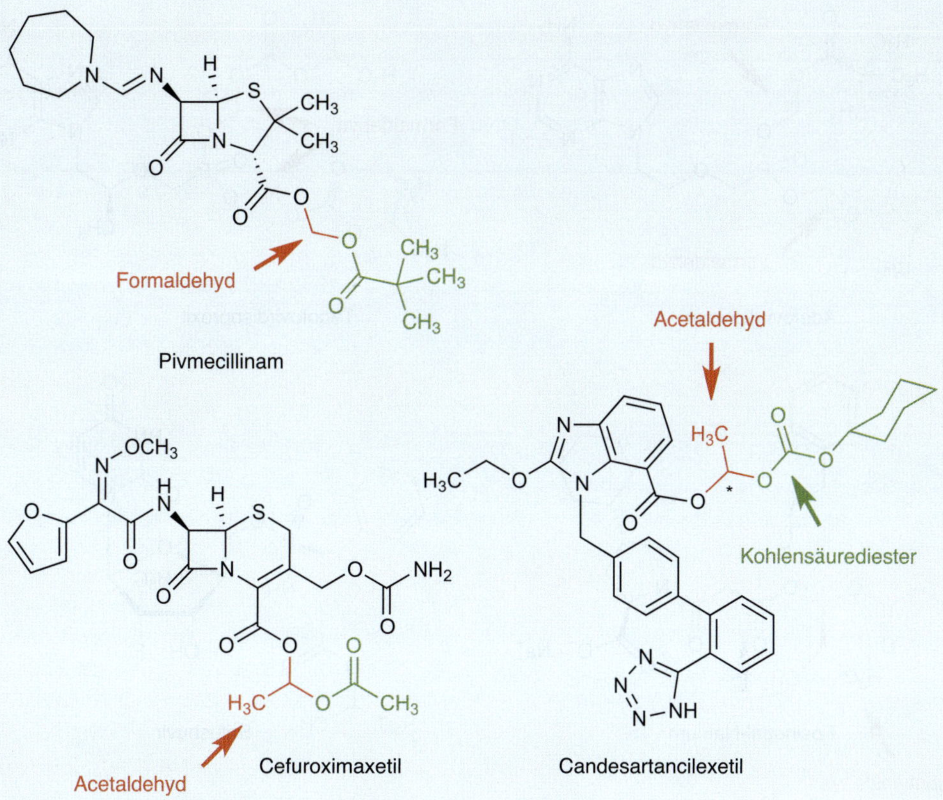

Abb. 2.122 Doppelester-Prodrugs. Die jeweilige Aldehydkomponente ist rot dargestellt.

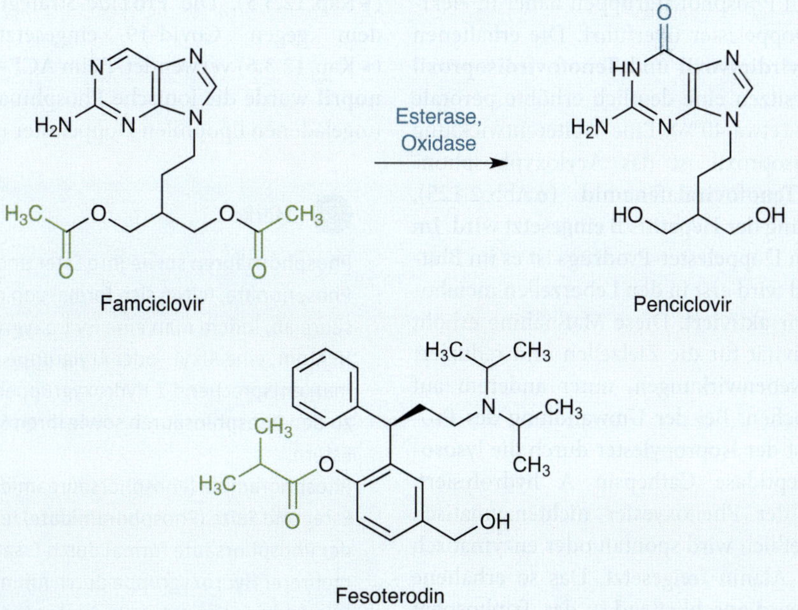

Abb. 2.123 Ester-Prodrugs von Alkoholen und Phenolen

2

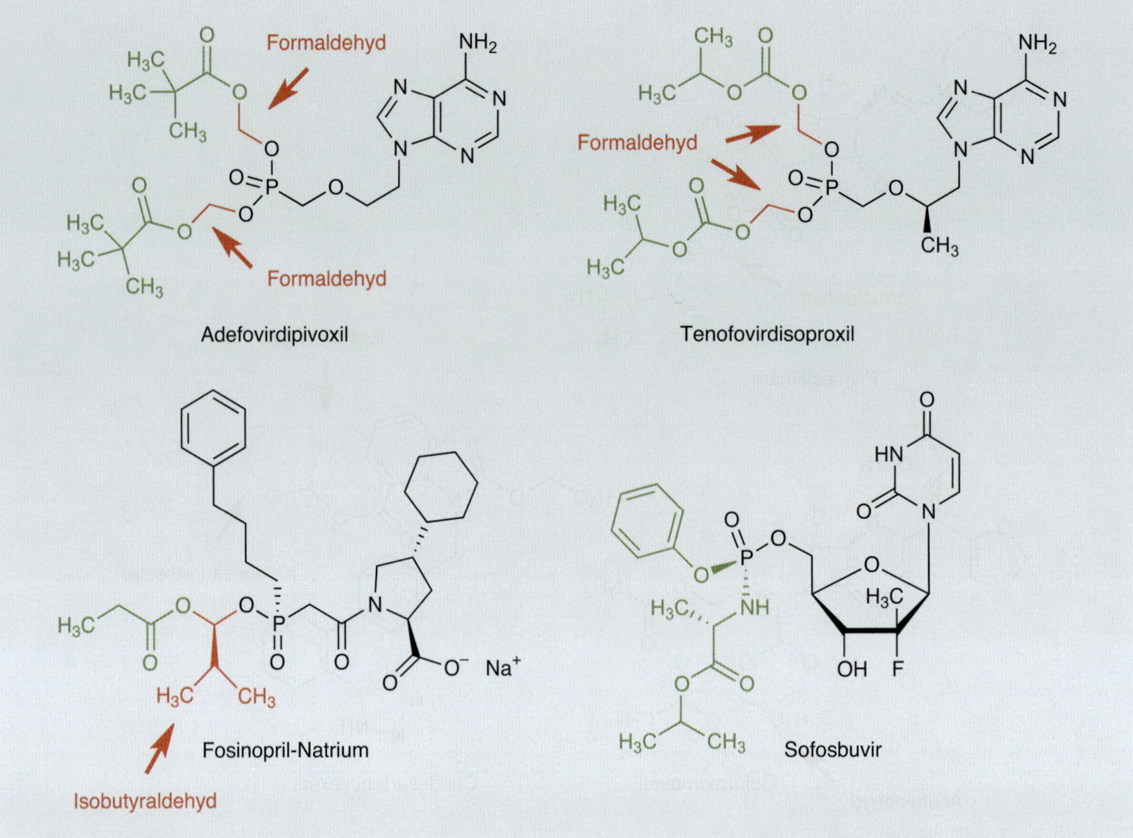

Abb. 2.124 Phosphorsäureester-, Phosphonsäureester- und Phosphinsäureester-Prodrugs

negativ geladenen Phosphonatgruppen daher in elektrisch neutrale Doppelester überführt. Die erhaltenen Prodrugs **Adefovirdipivoxil** und **Tenofovirdisoproxil** (Abb. 2.124) besitzen eine deutlich erhöhte perorale Bioverfügbarkeit (etwa 40 %). Eine Weiterentwicklung von Tenofovirdisoproxil ist das Aryloxyphosphonamid-Prodrug **Tenofoviralafenamid** (Abb. 2.125), das zur Behandlung der Hepatitis B eingesetzt wird. Im Gegensatz zu den Doppelester-Prodrugs ist es im Blutplasma stabil und wird erst in den Leberzellen metabolisch zu Tenofovir aktiviert. Diese Maßnahme erhöht somit die Selektivität für die Zielzellen und reduziert unerwünschte Nebenwirkungen, unter anderem auf Nieren und Knochen. Bei der Umwandlung des Prodrugs wird zuerst der Isopropylester durch die lysosomale Carboxypeptidase Cathepsin A hydrolysiert. Danach spaltet der Phenoxyester nichtenzymatisch Phenol ab. Schließlich wird spontan oder enzymatisch die Aminosäure Alanin freigesetzt. Das so erhaltene Monophosphat wird anschließend in das Triphosphat als Wirkform überführt. Das Hepatitis-C-Virostatikum **Sofosbuvir** (Abb. 2.124) ist ein strukturverwandtes Aryloxyphosphoramidat Prodrug, das nach dem ProTide-Konzept (**pro**drug nucleot**ide**) konstruiert ist (▸ Kap. 12.3.5). Die ProTide-Strategie wird auch bei dem gegen Covid-19 eingesetzten **Remdesivir** (▸ Kap. 12.3.6) verwendet. Beim ACE-Hemmstoff **Fosinopril** wurde die ionische Phosphinatgruppe in einen ungeladenen lipophilen Doppelester umgewandelt.

Merke

Phosphonsäuren sowie ihre Ester und Salze, die Phosphonate, leiten sich formal von der Phosphorsäure ab, indem man eine Hydroxygruppe durch ein H-Atom, eine Alkyl- oder Arylgruppe ersetzt. Ersetzt man entsprechend 2 Hydroxygruppen, gelangt man zu den **Phosphinsäuren** sowie ihren Salzen und Estern.

Phosphoramide (Phosphorsäureamide) sowie deren Ester und Salze (**Phosphoramidate**) leiten sich von der Phosphorsäure formal durch Ersatz einer oder mehrerer Hydroxygruppe durch Amino- oder substituierte Aminogruppen ab. Analog leiten sich **Phosphonamidsäuren** und **Phosphonamidate** von der Phosphonsäure ab (Abb. 2.126).

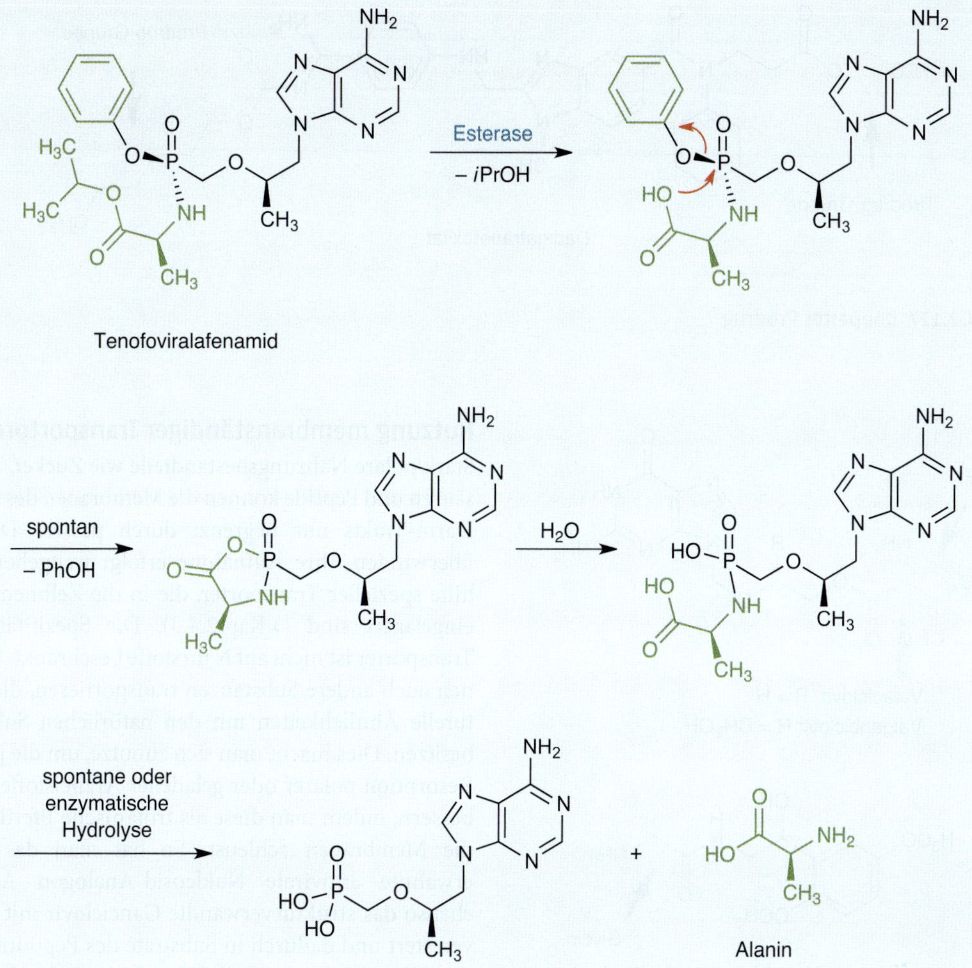

Abb. 2.125 Hydrolyse des Phosphonamidsäureester-Prodrugs Tenofoviralafenamid

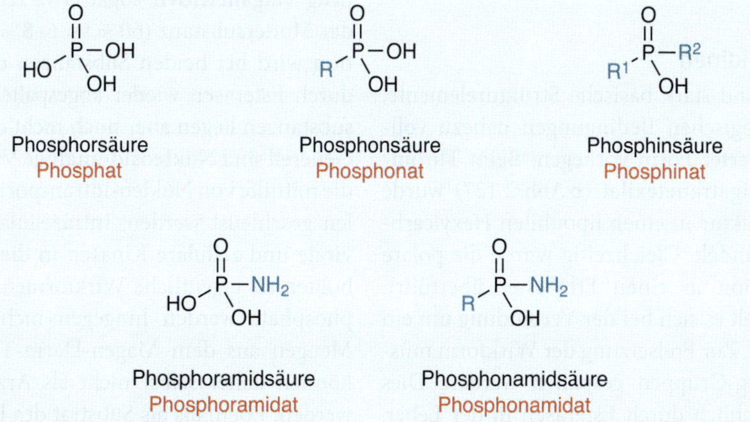

Abb. 2.126 Strukturen und Namen wichtiger Sauerstoffsäuren des Phosphors. Rot markiert sind die Namen der Ester oder Salze.

2

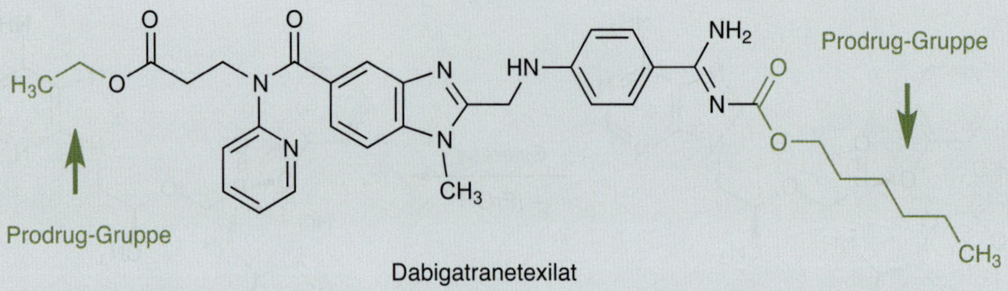

Prodrug-Gruppe
Prodrug-Gruppe
Dabigatranetexilat

Abb. 2.127 Doppeltes Prodrug

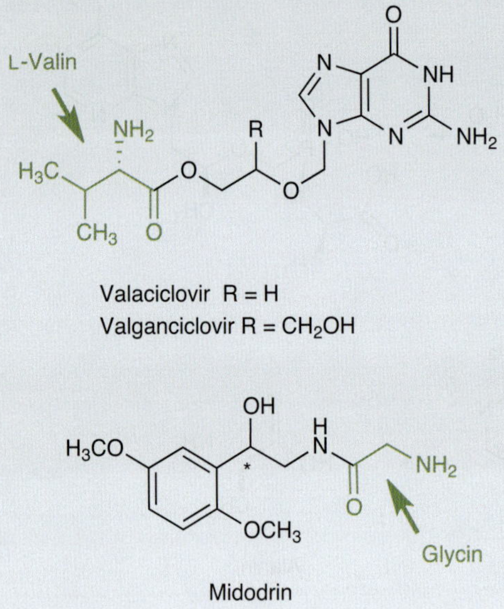

L-Valin
Valaciclovir R = H
Valganciclovir R = CH_2OH
Glycin
Midodrin

Abb. 2.128 Substrate von Aminosäuretransportern

Prodrugs von Amidinen

Amidingruppen sind stark basische Strukturelemente, die unter physiologischen Bedingungen nahezu vollständig in protonierter Form vorliegen. Beim Thrombin-Inhibitor **Dabigatranetexilat** (Abb. 2.127) wurde dessen Amidinstruktur in einen lipophilen Hexylcarbamatester umgewandelt. Gleichzeitig wurde die polare Carbonsäurefunktion in einen Ethylester überführt. Demzufolge handelt es sich bei der Verbindung um ein doppeltes Prodrug. Zur Freisetzung der Wirkform müssen beide Prodrug-Gruppen gespalten werden. Dies geschieht hauptsächlich durch Esterasen in der Leber. Die absolute Bioverfügbarkeit von Dabigatran nach Gabe des Prodrugs ist mit 3–7 % immer noch relativ gering. Durch spezielle pharmazeutisch-technologische Formulierungen lässt sie sich noch etwas auf bis zu 12 % erhöhen.

Nutzung membranständiger Transportproteine

Stark polare Nahrungsbestandteile wie Zucker, Aminosäuren und Peptide können die Membranen des Magen-Darm-Trakts nur begrenzt durch passive Diffusion überwinden. Ihre Aufnahme erfolgt weitgehend mithilfe spezieller Transporter, die in die Zellmembranen eingelagert sind (▸Kap. 2.4.3). Die Spezifität dieser Transporter ist nicht auf Nährstoffe beschränkt. Sie können auch andere Substanzen transportieren, die strukturelle Ähnlichkeiten mit den natürlichen Substraten besitzen. Dies macht man sich zunutze, um die perorale Resorption polarer oder geladener Arzneistoffe zu verbessern, indem man diese als **trojanische Pferde** durch die Membranen schleust. So hat man das bereits erwähnte antivirale Nukleosid-Analogon Aciclovir, ebenso das strukturverwandte Ganciclovir mit L-Valin verestert und dadurch in Substrate des Peptidtransporters PEPT1 konvertiert. Man erreicht dadurch für das Prodrug **Valaciclovir** (Abb. 2.128) eine orale Bioverfügbarkeit von 60 %, die aufgrund des PEPT1-vermittelten Transportes etwa 3–6-fach höher liegt als die von Aciclovir. Im Fall von Ganciclovir liegt diese beim Prodrug **Valganciclovir** sogar etwa zehnmal höher als bei der Muttersubstanz (60 % vs. 6–8 %). Nach der Resorption wird bei beiden Substanzen der Valinsubstituent durch Esterasen wieder abgespalten. Mit den Muttersubstanzen liegen aber noch nicht die Wirkformen vor. Generell sind **Nukleosid-analoge Virostatika** Prodrugs, die mithilfe von Nukleosidtransportern in die Targetzellen geschleust werden. Intrazellulär werden sie durch virale und zelluläre Kinasen in die Triphosphat-Metaboliten als eigentliche Wirkformen überführt. Die Triphosphate werden hingegen nicht in ausreichenden Mengen aus dem Magen-Darm-Trakt resorbiert und können daher selbst nicht als Arzneistoffe eingesetzt werden. Ebenfalls als Substrat des PEPT1-Transporters fungiert **Midodrin**, ein Amid-Prodrug des α-Sympathomimetikums Desglymidodrin. Dessen primäre Aminogruppe wurde zu diesem Zweck mit Glycin umgesetzt. Nach Resorption erfolgt die Bioaktivierung dieser Substanz durch Peptidasen der Leber und des

Blutes. Die orale Bioverfügbarkeit von Desglymidodrin konnte so von 50 % auf 93 % erhöht werden.

Das Antiparkinsonmittel **Levodopa** (▸ Kap. 7.14.1) stellte sich erst im Nachhinein als Prodrug im Sinne eines **trojanischen Pferds** heraus, das Carrier-vermittelt sein Zielorgan erreicht. Es dient als Prodrug für den Neurotransmitter Dopamin, der zu polar ist, um die Blut-Hirn-Schranke zu überschreiten. Zwar ist Levodopa noch polarer, wird aber als Aminosäure vom L-Typ-Aminosäuretransporter erkannt, der zur SLC-Familie der Transportproteine gehört. Auf diese Weise gelangt es ins Gehirn, wo durch die Dopa-Decarboxylase die eigentliche Wirkform gebildet wird. Beim Ester-Prodrug **Enalapril** (▸ Kap. 9.1.1) beruht die erhöhte orale Bioverfügbarkeit im Vergleich zur eigentlich wirksamen Dicarbonsäure (40 % vs. 3 %) nicht nur auf der verbesserten passiven Permeabilität. Das Prodrug ist zudem ein Substrat des gastrointestinalen PEPT1-Transporters.

2.8.4 Prodrugs zur Verlängerung der Wirkdauer

Es gibt verschiedene Wege, die therapeutische Wirkung eines Arzneistoffs zu verlängern und seine Applikationsfrequenz zu verringern. Meist gibt man den Arzneistoff in einer Retardform, woraus er nur verzögert freigesetzt wird. Mit dieser Maßnahme beabsichtigt man insbesondere

- die Applikationsfrequenz des Arzneistoffs zu verringern und die Patienten-Compliance zu erhöhen,
- konstant niedrige Konzentrationen des Arzneistoffs freizusetzen und damit toxische Spitzenwerte der Plasmaspiegel zu vermeiden.

Alternativ zu Retardformen lässt sich die Wirkdauer auch über verzögert freigesetzte Prodrugs verlängern. Ein derartiges Konzept verfolgt man unter anderem mit subkutan oder intramuskulär injizierbaren Depotarzneiformen. Damit gelingt es, die therapeutischen Wirkspiegel über Wochen bis Monate aufrechtzuerhalten. Liegen in den Arzneistoffen **Hydroxygruppen** vor, lassen sie sich mit mittel- oder langkettigen Fettsäuren zu sehr lipophilen Prodrugs verestern. Das **Fettsäureester-Prodrug** wird in einem öligen Vehikel gelöst oder suspendiert, aus dem es nach intramuskulärer Injektion langsam an den Blutkreislauf abgegeben wird. Die Umwandlung zur Muttersubstanz erfolgt schließlich durch Esterasen. Beispiele für diese Art von Prodrugs sind Depotarzneiformen der Sexualhormone Estradiolvalerat (Estrogen), **Norethisteronenantat** (Gestagen) oder Testosteronundecanoat (Androgen), bei denen eine konstante Wirkstoffabgabe erwünscht ist. Ebenso sind Depotformen besonders bedeutsam in der Psychotherapie, wenn eine Langzeitbehandlung von oft nicht kooperativen Patienten erfolgen muss. So sind entsprechende Antipsychotika wie Fluphenazindecanoat, Flupentixoldecanoat, **Haloperidoldecanoat** (○ Abb. 2.129), oder Zuclopenthixoldecanoat verfügbar. Die an C-21 mit Acetylgruppen ausgestatteten Betamethason-, Prednisolon- und **Dexamethasonacetat** kann man in Form von Kristallsuspensionen injizieren, aus denen sie verzögert freigesetzt werden. Die Wirkformen werden schließlich durch enzymatische Hydrolyse der Acetate erhalten.

Ebenfalls gut geeignet für die Konzeption von Prodrugs mit verlängerter Wirkdauer sind **Amid- und Carbamat-Strukturen**. Beim **Lisdexamfetamin** wurde die Aminogruppe der Muttersubstanz Dexamfetamin mit L-Lysin zum Amid acyliert. Eine Verlängerung der Wirkdauer des Bronchodilatators Terbutalin ermöglicht sein Bisdimethylcarbamat-Prodrug **Bambuterol**. Das Prostacyclinmimetikum **Selexipag** ist ein *N*-(Methylsulfonyl)amid, das sehr langsam zur wirksamen Carbonsäure hydrolysiert wird. Im Ophthalmikum **Bimatoprost** überführt man die Carboxygruppe der Muttersubstanz in ein Ethylamid und verlängert so die Wirkdauer.

2.8.5 Prodrugs zur gezielten Anreicherung des Arzneistoffs am Wirkort (Drug Targeting)

Die toxischen Effekte eines Arzneistoffs lassen sich verringern, wenn es gelingt, ihn in einer geschickten chemischen Verpackung gezielt und selektiv an seinem Wirkort im Körper anzureichern. Die Entwicklung spezieller Arzneiformen, die das sogenannte **Drug Targeting** ermöglichen, ist Gegenstand umfangreicher Forschungen. Eine Target-orientierte Arzneistoffwirkung lässt sich prinzipiell auch mit einem Prodrug erreichen. Die selektive Adressierung des Zielorgans kann insbesondere erzielt werden durch

- Ausnutzen spezieller physiologischer Bedingungen am Zielort,
- Ausnutzen spezifischer Enzyme am Zielort.

Eine selektive Bildung der Wirkform unter den physiologischen Bedingungen im Zielgewebe erfolgt beispielsweise beim Protonenpumpen-Inhibitor Omeprazol (▸ Kap. 10.1.3). Allerdings wurde der Aktivierungsmechanismus erst im Nachhinein festgestellt. Eine bevorzugte Aktivierung eines Prodrugs durch ein spezielles Enzym des Zielortes tritt bei dem Zytostatikum Capecitabin ein (▸ Kap. 13.5.2). Die Umwandlung in die Wirkform 5-Fluorouracil verläuft in 3 Schritten. Dabei wird der letzte Schritt durch ein Enzym katalysiert (Thymidinphosphorylase), dessen Aktivität in Krebszellen 3–5-fach so hoch ist wie in gesunden Zellen. Dies führt letztlich zu höheren Wirkstoffkonzentrationen in den Tar-

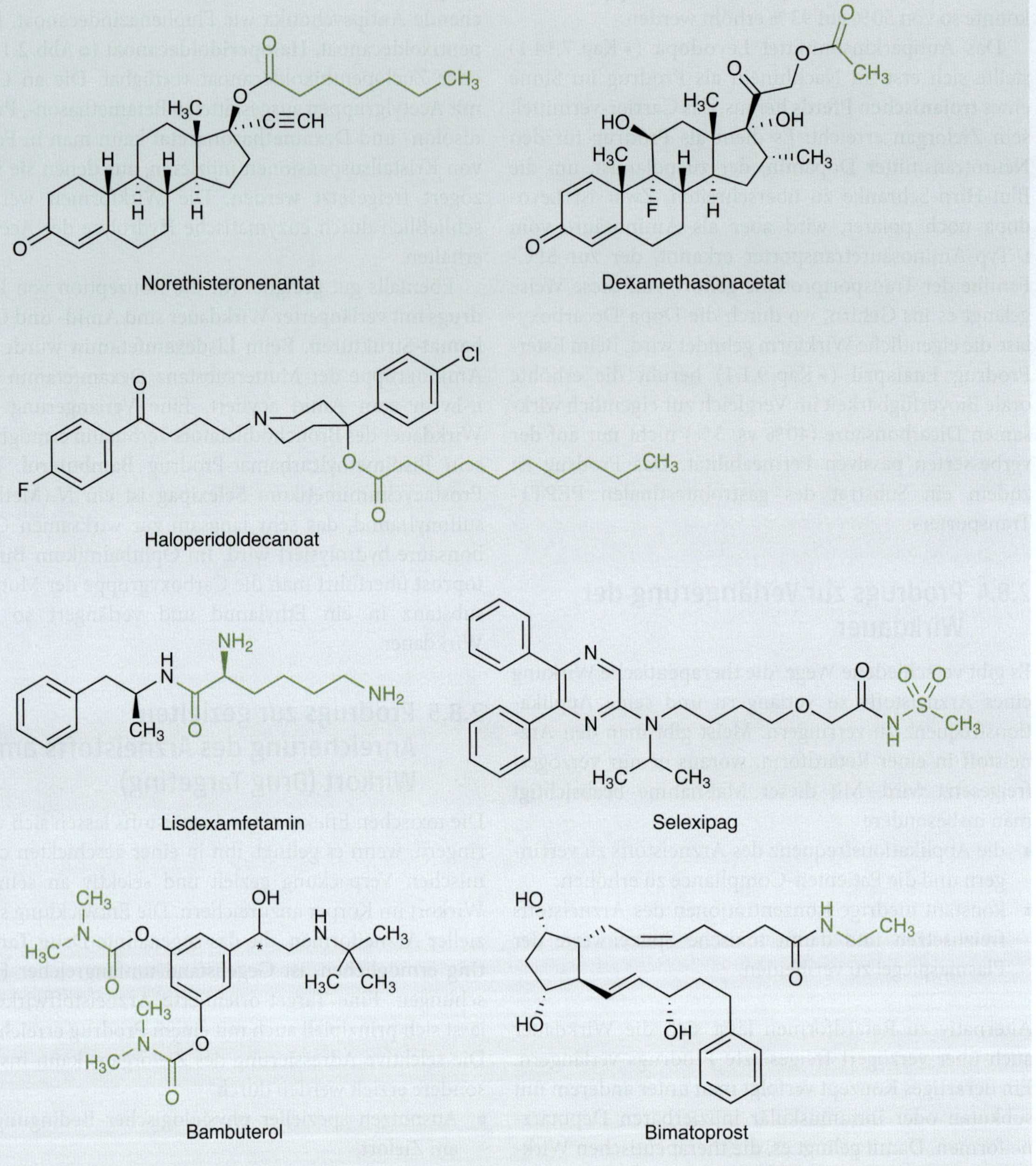

Norethisteronenantat

Dexamethasonacetat

Haloperidoldecanoat

Lisdexamfetamin

Selexipag

Bambuterol

Bimatoprost

Abb. 2.129 Beispiele für Prodrugs zur Verlängerung der Wirkdauer

getzellen. Selektiv aktiviert in Virus-infizierten Zellen werden die schon genannten Virostatika Aciclovir, Famciclovir, Ganciclovir, Penciclovir, Valaciclovir und Brivudin, die 3-fach phosphoryliert werden müssen (▸Kap. 12.3.1). Die Umwandlung zum Monophosphat wird dabei bevorzugt durch die Thymidinkinase vermittelt. Es handelt sich um ein **Virus-spezifisches Enzym**, weshalb die aktiven Formen dieser Prodrugs deutlich höhere Konzentrationen in infizierten Zellen erreichen als in gesunden.

2.9 Softdrugs

Softdrugs werden gerne mit Prodrugs verwechselt, da beide Strategien auf eine metabolische Umwandlung des Arzneistoffs ausgerichtet sind. Jedoch handelt es sich um konzeptionelle Gegensätze. Während Prodrugs erst in die Wirkform umgewandelt werden müssen, sind **Softdrugs aktive Wirkstoffe**. Sie sind so konzipiert, dass sie, sobald ihre therapeutische Aufgabe erfüllt ist, eine vorhersagbare und kontrollierte metabolische Inaktivierung durchlaufen. Auf diese Weise will man unerwünschte Effekte durch reaktive Metaboliten vermeiden. Idealerweise entfaltet das Softdrug den gewünschten pharmakodynamischen Effekt nur lokal am Wirkort, um dann prompt durch Biotransformation inaktiviert zu werden. Eingeführt wurde das Softdrug-Konzept 1977 von Nicholas Bodor. Der Einsatz von Softdrugs eignet sich besonders in solchen Fällen, in denen eine lokale Wirkung am Applikationsort, z. B. Auge, Lunge, Haut oder Darm, insbesondere eine gut kontrollierte oder eine ultrakurze Wirkung erwünscht ist, wie beispielsweise in der Anästhesie.

Die meisten Softdrugs basieren auf einer bekannten Leitstruktur, deren Wirksamkeit klinisch erprobt ist, und versuchen, das Sicherheitsprofil des Arzneistoffs zu verbessern. Diese Klasse bezeichnet man auch als **Softanaloga**. In den Molekülen liegt bereits eine **metabolisch sensitive Sollbruchstelle** vor, die eine rasche einstufige metabolische Inaktivierung ermöglicht. Die Metaboliten sollen nicht toxisch sein und keinen Beitrag zur therapeutischen Wirkung leisten. Auch ein De-novo-Design von Softdrugs ist möglich, wobei metabolische Prozesse bereits in der frühen Designphase des Wirkstoffs mit einbezogen werden sollten und nicht erst zu einem späteren Zeitpunkt, wenn damit im Zusammenhang stehende Probleme auftreten.

So besitzt das Softsteroid **Loteprednoletabonat** an C-17 nicht wie üblich die α-Hydroxyketon-Struktur, sondern stattdessen eine Chlormethylestergruppe (○ Abb. 2.130), die als Soll-Metabolisierungsstelle fungiert. Diese Estersubstitution war das Ergebnis eines retrometabolischen Wirkstoffdesigns. Nach lokaler Applikation am Auge erreicht der lipophile Ester schnell seinen Wirkort, die Cornea, und wird anschließend durch unspezifische Esterasen durch Hydrolyse des C-20-Esters inaktiviert. Die zu den Softsteroiden zählenden lipophilen, inaktiven Doppelester Prednicarbat und Methylprednisolonaceponat sind dagegen als **Pro-Softdrugs** aufzufassen. Aufgrund ihrer hohen Lipophilie permeieren sie lipophile Hautschichten sehr gut, ehe Esterasen sie im Hautgewebe in die Monoester-Hauptmetaboliten überführen. Sollten Wirkstoffanteile perkutan resorbiert werden und die systemische Zirkulation erreichen, sorgt eine intensive First-Pass-Metabolisierung für ihre rasche Inaktivierung.

Der selektive, ultrakurz wirkende β_1-Antagonist **Landiolol** wird intravenös injiziert, um Tachyarrhythmien während oder nach Operationen zu behandeln. Nach rascher Hydrolyse der dazu konzipierten Esterfunktion folgt der spontane Zerfall des Ketals zu Aceton und Glycerol. Das β_2-Sympthomimetikum **Vilanterol** (▸ Kap. 7.1.4) löst nach Inhalation lokal die gewünschte Wirkung aus, ehe es in Benzylposition zu einem instabilen Halbacetal hydroxyliert wird, das wiederum spontan zum Benzaldehydderivat und dem entsprechenden Alkohol zerfällt.

Zur raschen Senkung des Blutdrucks in perioperativen Situationen dient **Clevidipin**, ein ultrakurz wirkender Ca^{2+}-Kanalblocker. Die Wirkung hält nur kurz an, da der Doppelester zum Halbacylal hydrolysiert, das spontan zum inaktiven Carbonsäuremetaboliten und Formaldehyd zerfällt.

Das ultrakurz wirksame Opioid **Remifentanil** weist 2 Estergruppen auf. Nach intravenöser Injektion bei einer Anästhesie wird nur der frei zugängige Ester am N-Substituenten rasch durch Serumesterasen zur inaktiven Carbonsäure hydrolysiert.

Wie bei den Produgs gibt es neben den im rationalen Wirkstoffdesign entwickelten Softdrugs auch solche, die man später zufällig als Softdrugs klassifizierte. Beispielsweise sind Lokalanästhetika vom Ester-Typ wie Procain oder Benzocain anfälliger für eine hydrolytische Spaltung als jene vom Amid-Typ wie Lidocain oder Bupivacain (▸ Kap. 7.8.2) und besitzen daher eine kürzere Wirkungsdauer. Das strukturell mit Amfetamin verwandte Methylphenidat wird zur ADHS-Therapie eingesetzt. Es kann als Soft-Psychostimulans aufgefasst werden, auch wenn es nicht als solches konzipiert wurde, da die Methylestergruppe schnell zur inaktiven Säure hydrolysiert wird.

2

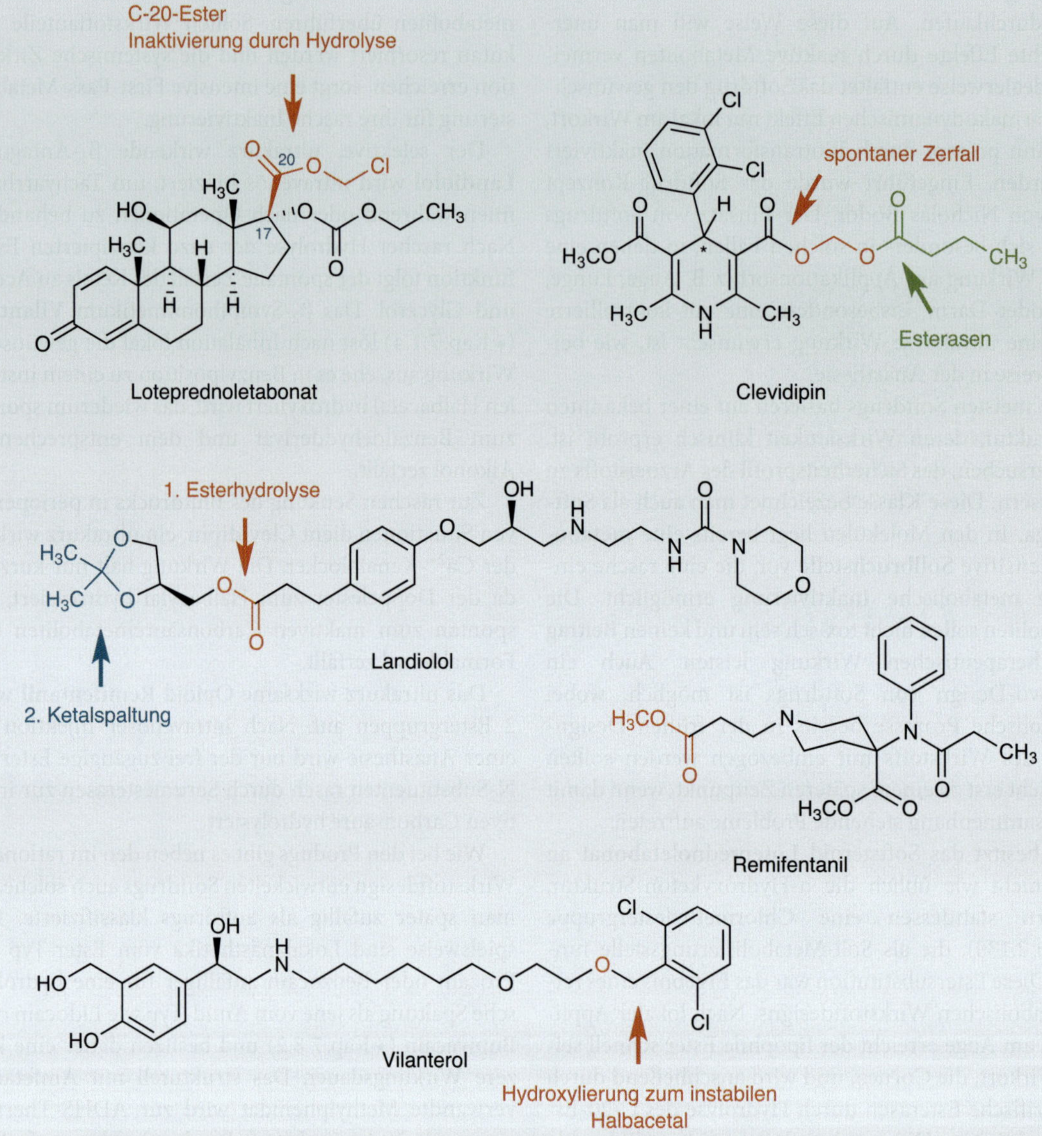

C-20-Ester
Inaktivierung durch Hydrolyse

Loteprednoletabonat

spontaner Zerfall

Esterasen

Clevidipin

1. Esterhydrolyse

2. Ketalspaltung

Landiolol

Remifentanil

Vilanterol

Hydroxylierung zum instabilen Halbacetal

Abb. 2.130 Beispiele für klinisch erprobte Softdrugs

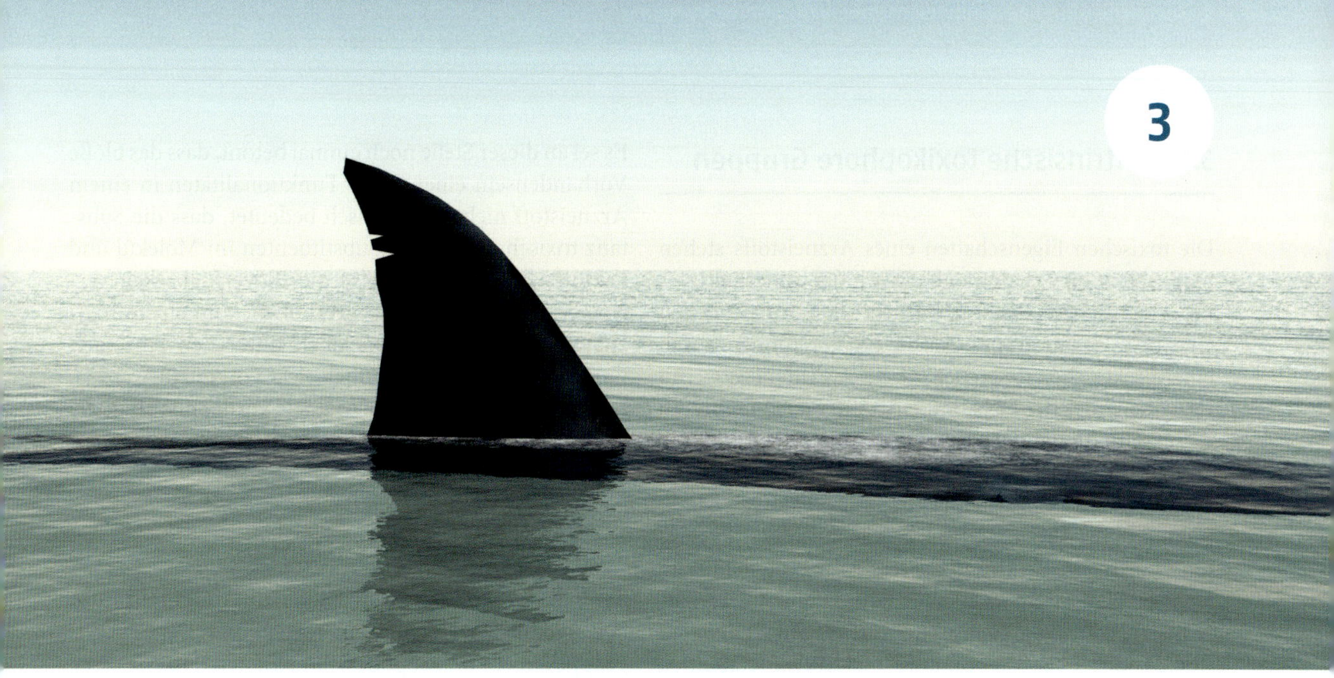

3 Chemische Grundlagen unerwünschter Arzneistoffwirkungen

Die Hauptgründe für die Marktrücknahme eines Arzneistoffs sind unzureichende Wirksamkeit und unvorhergesehene Toxizität. Toxizität kann mit seinem Wirkungsmechanismus zusammenhängen (On-Target-Effekt), ist also auf konkrete chemische Strukturelemente des Arzneistoffs (**toxikophore Gruppen**) zurückzuführen. Leberschäden durch Arzneistoffe, die häufigste Arzneistoff-induzierte Todesursache, gehen überwiegend jedoch nicht auf den Arzneistoff selbst, sondern auf Bildung **reaktiver Metaboliten** zurück. Kennt man die dafür verantwortlichen Strukturmerkmale, sog. **strukturelle Warnsignale** (*structural alerts*), und versteht die zugrunde liegenden Mechanismen, lassen sich durch Eliminieren oder Modifizieren der kritischen Partialstrukturen toxische Risiken reduzieren oder sogar gänzlich vermeiden. Der Arzneistoff kann aber auch weitere Targets adressieren (**Anti-Target-Effekt**, Off-Target-Effekt) und deren physiologische Funktion beeinträchtigen. Dosisabhängige toxische Wirkungen, die innerhalb von Stunden oder Tagen nach Therapiebeginn auftreten, bezeichnet man als intrinsische oder direkte Toxizität. Problematischer ist die nicht dosisabhängige und kaum vorhersehbare idiosynkratische Toxizität.

3.1 Intrinsische toxikophore Gruppen

Die toxischen Eigenschaften eines Arzneistoffs stehen maßgeblich im Zusammenhang mit den innerhalb seiner chemischen Struktur vorliegenden funktionellen Gruppen. Organotrope toxische Effekte können durch eine direkte chemische Reaktion oder Interaktion mit Proteinen oder der DNA mit einer oder auch mehreren dieser Funktionalitäten zustande kommen. Alternativ können bestimmte Strukturelemente durch Biotransformation zur Bildung eines chemisch **reaktiven Metaboliten** beitragen, der beispielsweise mit dem beteiligten Enzym, einem Aminosäurerest von Proteinen oder einer DNA-Base ein kovalentes Addukt bildet. Funktionalitäten, die als intrinsische Elektrophile entweder direkt oder über die Bildung reaktiver Metaboliten reagieren können, bezeichnet man als **toxikophore Gruppen** oder **strukturelle Warnsignale** (*structural alerts*). Toxikophore Gruppen sind dementsprechend Strukturelemente, für die in einem definierten molekularen Kontext eine erhöhte Wahrscheinlichkeit für eine bestimmte toxische Reaktion besteht. So wie das Vorliegen eines bestimmten Pharmakophors in einer Struktur noch nicht die Wirksamkeit gewährleistet, ist das Vorliegen einer bestimmter toxikophoren Gruppe zwar ein strukturelles Warnsignal, führt aber nicht zwingend zu toxischen Effekten.

Wichtigster Anlass für die Auslösung toxischer Arzneistoffwirkungen sind **kovalente Bindungen**. Daher wird man funktionelle Gruppen, die zu einer direkten Reaktion mit biologischen Targets führen, normalerweise bei der Entwicklung von Arzneistoffen vermeiden. Wie bereits gezeigt wurde (▸Kap. 1.1.4), kommt dieser Bindungstyp bei der Interaktion eines Arzneistoffs mit seinem Target dennoch häufiger vor als man vermutet. Typischerweise findet man direkt kovalent bindende Arzneistoffe unter den Antiinfektiva und Zytostatika, deren Aufgabe darin besteht, im Humanorganismus Infektionserreger abzutöten oder ihre Vermehrung zu hemmen bzw. das Wachstum und die Verbreitung krebsartig veränderter Zellen zu verhindern, ohne die übrigen Körperzellen zu schädigen.

Zu den **intrinsischen Toxikophoren** gehören funktionelle Gruppen, die **ohne vorangegangene metabolische Aktivierung** mit Proteinen oder DNA eine direkte kovalente Interaktion eingehen können. Hierzu zählen

- intrinsische Elektrophile, die durch Alkylierung oder eine Michael-Addition an das Target binden,
- gruppenübertragende Funktionalitäten, die beispielsweise ein biologisches Target acylieren oder phosphorylieren,
- chelatisierende Funktionalitäten, die durch koordinative und damit kovalente Bindung an ein Metallion eines Enzyms toxisches Potenzial entfalten können.

Es sei an dieser Stelle noch einmal betont, dass das bloße Vorhandensein einer dieser Funktionalitäten in einem Arzneistoff nicht automatisch bedeutet, dass die Substanz toxisch ist. Andere Substituenten im Molekül und Faktoren, die beispielsweise die Bioverfügbarkeit verringern oder die Elimination erhöhen, können die Toxizität beeinflussen. Daher sollen unter den einzelnen Gruppen auch Arzneistoffbeispiele vorgestellt werden, bei denen strukturelle Warnsignale vorhanden sind, die bisher aber keinen Anlass zu gesundheitlichen Bedenken gaben.

3.1.1 Intrinsische Elektrophile

Typische Reaktionen elektrophiler toxikophorer Gruppen sind die Übertragung einer Alkyl-, Aryl- oder Acylgruppe auf ein nukleophiles Targetmolekül (○ Abb. 3.1). Wichtige toxikophore Gruppen sind in □ Tab. 3.1 aufgeführt. Gruppen mit hoher Elektrophilie können wahllos mit verschiedenen zellulären Nukleophilen reagieren und sind von daher als potenziell toxisch einzustufen. Mögliche Reaktionspartner sind DNA-Basen, Aminosäurereste und endogene Antioxidanzien wie Glutathion.

Alkylierende Funktionalitäten

Beispiele für Arzneistoffe mit alkylierenden Funktionalitäten sind Zytostatika wie **Chlorambucil** (○ Abb. 3.2). Die unspezifische Reaktivität des daraus gebildeten Aziridiniumions (▸Kap. 13.1.1) mit Proteinen und der DNA kann schwerwiegende Zellschädigungen auslösen, wobei vor allem proliferierende Zellen wie z. B. die Zellen des Knochenmarks (Leukopenie, Neutropenie, Thrombozytopenie) und der Magenschleimhaut betroffen sind. Die durch Glutathion-Transferase katalysierte Alkylierung von Glutathion durch Chlorambucil ist ein allgemeiner Entgiftungsweg für **Alkylanzien** (▸Kap. 13.1.1).

Dreigliedrige Ringe

Die Reaktivität dreigliedriger Ringe wird von deren Ringspannung geprägt. So können ungeladene und positiv geladene dreigliedrige Heterozyklen alkylierend wirken. Anstelle einer einfachen Alkylgruppe wird dabei eine Alkylgruppe mit einem β-ständigen Heteroatom auf das Target übertragen.

Aziridine treten in den Strukturen der zu den Alkylanzien zählenden Zytostatika **Mitomycin C** und **Thiotepa** (○ Abb. 3.2) auf (▸Kap. 13.1.2) und sind essenziell für den Wirkungsmechanismus. Die Nebenwirkungen entsprechen denen anderer Alkylanzien. Kein Heterozyklus, aber ein **Cyclopropylaminring** liegt im Gyrasehemmer **Trovafloxacin** (Trovan®, ○ Abb. 3.4) vor, wodurch sich die Substanz von anderen Fluorchinolonen unterscheidet. Nur ein Jahr nach der Markteinfüh-

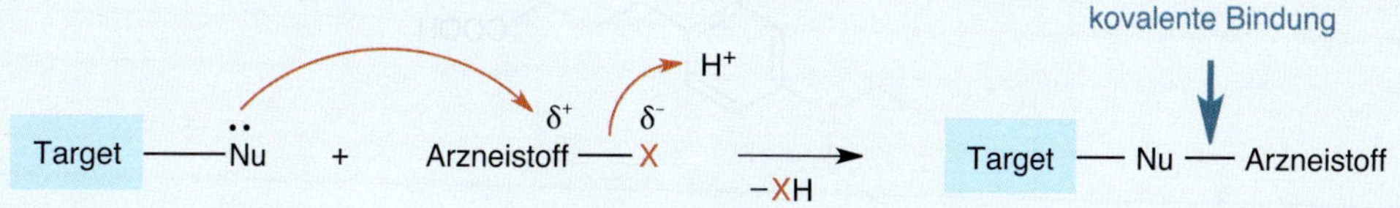

Abb. 3.1 Reaktion einer intrinsischen toxikophoren Gruppe eines Arzneistoffs mit dem nukleophilen Zentrum eines Targetmoleküls. Nu: nukleophiles Zentrum, X: Abgangsgruppe

Tab. 3.1 Toxikophore Gruppen, die zur Reaktion mit Nukleophilen keine metabolische Aktivierung benötigen

Toxikophore Gruppe	Strukturmerkmal	
Alkylierende Funktionalitäten	R–X	R = sp^3-C-Atom X (Abgangsgruppe) = Cl, Br, I, SO_2CH_3
Dreigliedrige Ringe	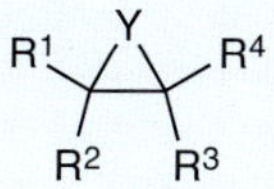 R^1, Y, R^4, R^2, R^3	R^1–R^4 = Alkyl- oder Arylgruppe Y = O (Oxiran), NH (Aziridin)
Aktivierte Aromaten und Heteroaromaten	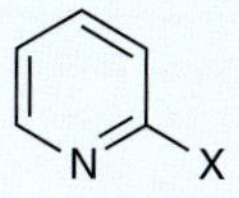 N, X (Ar–X)	Ar = Cyan- oder Nitrobenzen, Pyridin, Pyrimidin, Benzothiazol, Indol, Benzofuran, Thiadiazol X (Abgangsgruppe in Position 2) = Cl, Br, I, CN, SO_2CH_3, SO_2NH_2
Acylierende Funktionalitäten	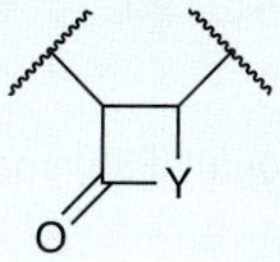 O, Y	Y = O (β-Lacton), NH (β-Lactam)
Michael-Akzeptoren	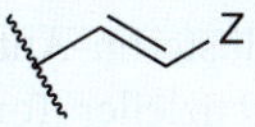 Z	Z (elektronenziehende Gruppe) = COR (R = H, Alkyl oder Aryl, O-Alkyl, NH_2), SO_2-Alkyl, CN, NO_2
Thiole	R–SH	R = Alkyl- oder Arylgruppe

Ringspannung in dreigliedrigen Ringen

Infolge des elektronegativen O-Atoms und insbesondere wegen der Ringspannung neigt der Oxiranring (Epoxid) leicht zur Ringöffnung. Da der Innenwinkel im dreigliedrigen Ring mit 60° deutlich vom idealen Tetraederwinkel von 109° abweicht, lastet auf jedem Ringatom eine Spannung von 49°. Die daraus resultierende Ringspannung wird als **Baeyer-Spannung** bezeichnet. Die eigentliche Ursache der Spannung liegt in der geringen Überlappung zwischen den Orbitalen, welche die σ-Bindungen innerhalb des dreigliedrigen Rings bilden. Um den idealen tetraedrischen Winkel für alle beteiligten Atome wiederherzustellen, muss sich das Molekül öffnen. Forciert werden kann dies durch den nukleophilen Angriff eines Targetmoleküls in einer S_N2-Reaktion (Abb. 3.3). Dadurch löst sich die Ringspannung und es bildet sich ein kovalent gebundenes Addukt. Der Gleichung zufolge verdrängt das Nukleophil zwar ein Alkoholat als Abgangsgruppe, bleibt aber nach Umprotonierung als Alkoholgruppe Bestandteil des Addukts. Von daher kann man die Reaktion auch als Additionsreaktion auffassen.

In analoger Weise kann ein protonierter Aziridinring durch das nukleophile Zentrum eines Targetmoleküls geöffnet werden, wodurch eine kovalente Bindung zum Target entsteht.

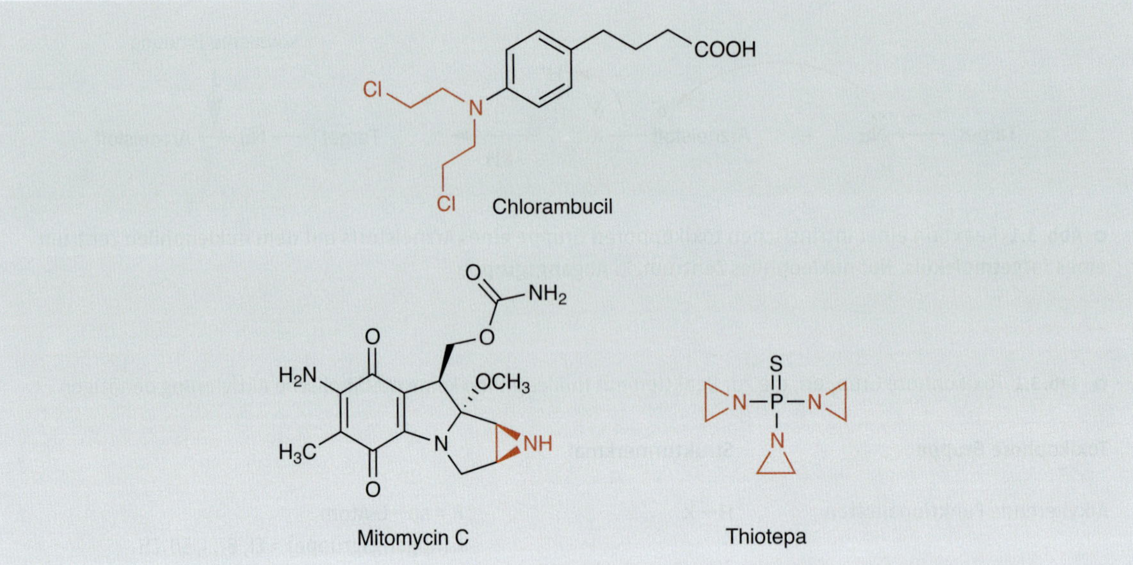

Abb. 3.2 Toxikophore Gruppen in Alkylanzien

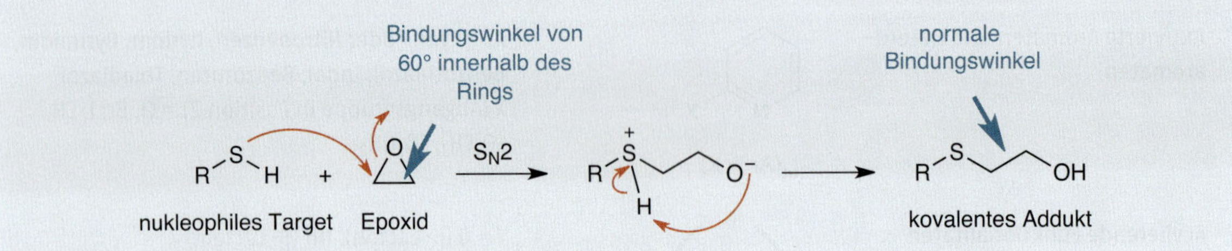

Abb. 3.3 Ringöffnung einer Epoxidgruppe durch ein Nukleophil (RSH) und kovalente Bindung

rung erfolgte 1999 wegen des Risikos für schwere Leberschäden die Marktrücknahme. Die idiosynkratische Hepatotoxizität wird auf die Cyclopropylamin-Funktionalität und deren CYP-vermittelte Umwandlung in einen α,β-ungesättigten Aldehyd zurückgeführt.

Die größte Bedeutung als toxikophore Gruppen besitzen **Oxirane** (**Epoxide**), insbesondere als reaktive Intermediate bei Metabolisierungsreaktionen. Dies wird im nächsten Kapitel näher erläutert. Interessanterweise gibt es auch Arzneistoffe, die bereits in ihrer Struktur eine Epoxidgruppe aufweisen. Beim Antibiotikum **Fosfomycin** wird die Epoxidgruppe für den Wirkungsmechanismus benötigt, um eine Cystein-Seitenkette der Pyruvyltransferase zu alkylieren und das Enzym irreversibel zu hemmen (▸ Kap. 12.1.6). Damit wird der erste Schritt der Mureinbiosynthese blockiert. Eine im Zusammenhang mit der Epoxidgruppe stehende Toxizität von Fosfomycin ist bisher nicht bekannt. Weitere Beispiele sind die parasympatholytisch wirkenden Spasmolytika bzw. Bronchospasmolytika **Butylscopolaminiumbromid** und **Tiotropiumbromid** sowie der Aldosteron-Antagonist **Eplerenon**. Bedenken wegen potenzieller Toxizitätsrisiken durch das Epoxid-Strukturmotiv liegen auch hier nicht vor.

Aktivierte Aromaten und Heteroaromaten

Unter bestimmten strukturellen Voraussetzungen sind Aromaten oder Heteroaromaten in der Lage, mit Glutathion oder Aminosäureresten von Proteinen auf nichtenzymatischem Weg oder Enzym-katalysiert zu kovalenten Addukten zu reagieren. In diesem Zusammenhang relevante Strukturelemente sind Methylsulfon-, Sulfonamid- oder Halogenidgruppen als Abgangsgruppen, die an einen elektronenarmen Aromaten (z. B. Cyan- und Nitrobenzen) oder einen Heteroaromaten (z. B. Pyridin, Pyridon, Benzothiazol, Thiadiazol, Benzofuran, Indol) gebunden sind. In einer nukleophilen aromatischen Substitution führt der nukleophile Angriff des Thiolat-Anions von Glutathion am elektrophilen Zentrum zum negativen geladenen σ-Komplex, der nach Elimination der Abgangsgruppe das Glutathion-Konjugat ergibt (○ Abb. 3.5).

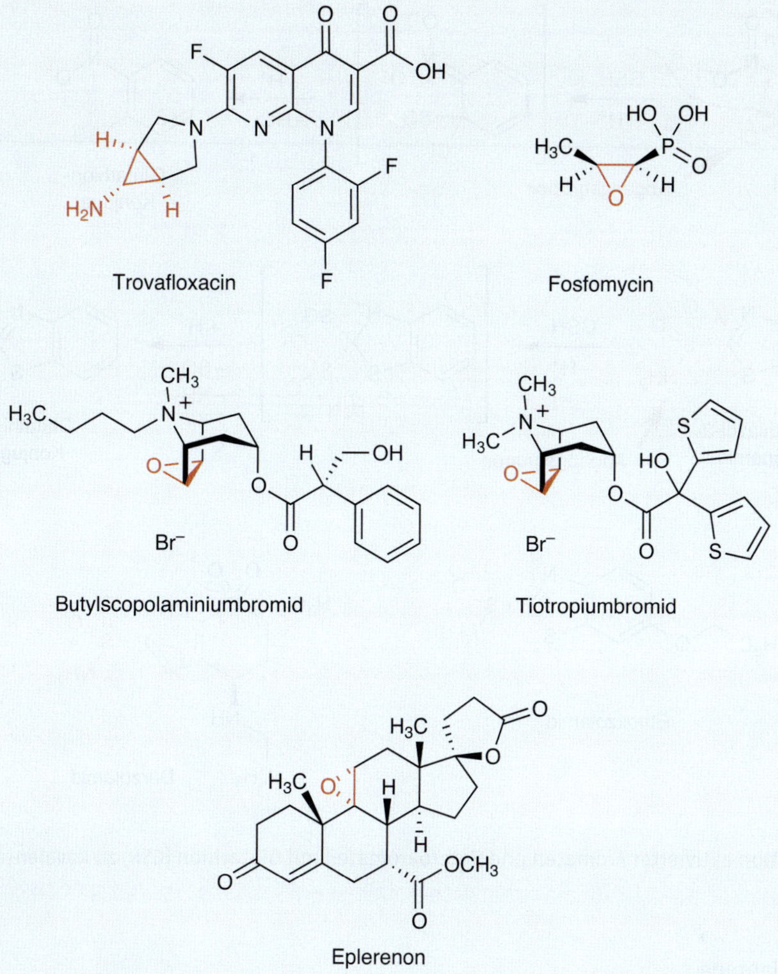

o Abb. 3.4 Arzneistoffe mit dreigliedrigen Ringen

Der elektrophile Charakter von heterozyklischen **Sulfonamiden** wurde erstmals bei Carboanhydrase-Inhibitoren aus der Reihe der Benzothiazol-2-sulfonamide wie **Ethoxzolamid** gezeigt. In präklinischen Studien konnte man das Hautsensibilisierungspotenzial der Substanzen ermitteln. Die allergische Reaktion dürfte auf eine Proteinarylierung zurückzuführen sein, da die Sulfonamidgruppe in diesen und anderen Strukturen experimentell durch Glutathion leicht verdrängt werden kann. Entsprechende Benzofuran- und Indol-2-sulfonamide reagieren sogar noch stärker mit Glutathion und führen in Hautsensibilisierungsstudien zu allergischen Reaktionen. Dagegen sind die Benzothiophen-2-sulfonamide nicht allergen und gegenüber Glutathion inert. In dem zur Glaukomtherapie verwendeten Carboanhydrase-Hemmer **Dorzolamid** liegt ein anelliertes Thiophen-2-sulfonamid-Strukturelement vor, allerdings erhöht die elektronenziehende Sulfongruppe im anellierten Thiopyran gegenüber Benzothiophen die Elektrophilie der 2-Position. Allergische Reaktionen am Auge und Hautreaktionen sind für Dorzolamid bekannt.

So kann die Sulfonamidstruktur als antigene Determinante (Epitop) fungieren und insbesondere auf der Haut Unverträglichkeiten auslösen. Diese sind vor allem Urtikaria, Erytheme, Exantheme und Pruritus. Bekannt ist dies beispielsweise für das Urikosurikum Probenecid, die Diuretika **Furosemid**, **Hydrochlorothiazid** oder **Indapamid** sowie das antibakteriell wirkende **Sulfadiazin** (o Abb. 3.6). Auch der vom Markt genommene COX-2-Hemmer **Valdecoxib** kann u. a. schwere allergische Hautreaktionen auslösen.

Acylierende Funktionalitäten

Der β-Lactamring ist ein intrinsisches Elektrophil und führt unter Acylierung eines nukleophilen Reaktionspartners zu kovalenter Bindung. Die antibakterielle Wirkung von β-Lactam-Antibiotika wie **Amoxicillin** ist

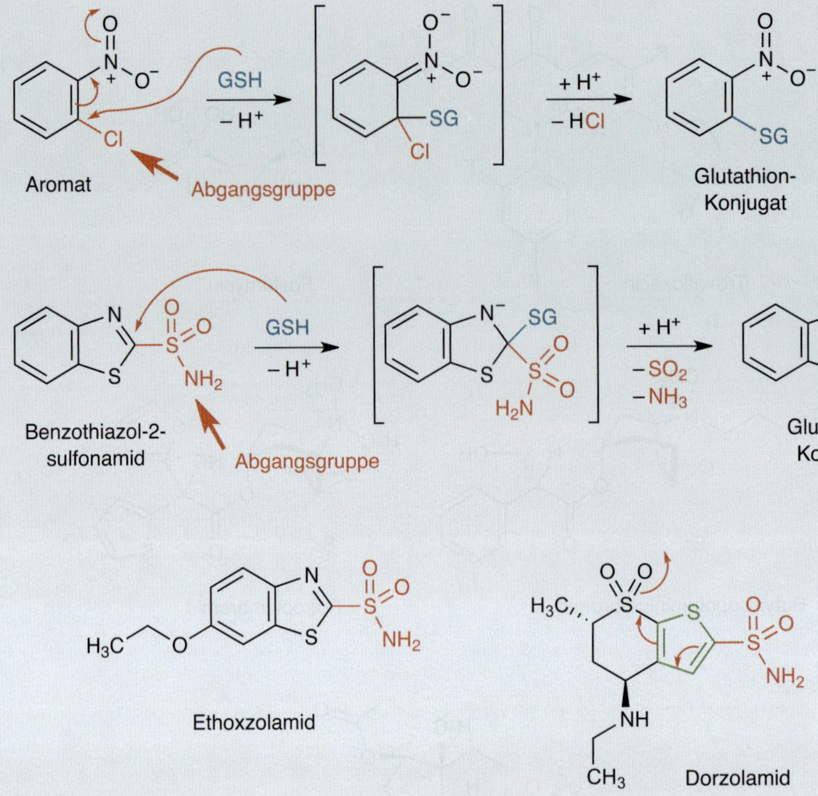

Abb. 3.5 Reaktion aktivierter Aromaten und Heteroaromaten mit Glutathion (GSH) zu kovalenten Addukten

Antigene und Haptene

Vom Immunsystem erkannte körperfremde Strukturen, an die sich Antikörper spezifisch binden, bezeichnet man als **Antigene.** Die stärksten Antigene sind Proteine. In der Regel liegen in einem Antigen bestimmte Teilstrukturen vor, die eine spezifische Immunantwort auslösen und als **Determinanten** oder **Epitope** bezeichnet werden. Niedermolekulare Substanzen wie Arzneistoffmoleküle können per se nicht als Antigen wirken. Um eine Immunreaktion hervorzurufen, muss ein Arzneistoff im Organismus an ein Trägerprotein gebunden werden und so ein Immunogen erzeugen. Das Addukt aus Protein und dem daran gebundenen **Hapten** ist das vollwertige Antigen. Arzneistoffe oder ihre Metaboliten fungieren als Haptene und erhalten somit erst nach Kopplung an einen Träger die Antigenfunktion.

direkt auf ihre Reaktion mit dem Serin der D-Alanin-Transpeptidase unter Acylierung zum Serinester zurückzuführen, wodurch das Enzym gehemmt wird. Auch wenn β-Lactam-Antibiotika allgemein gut verträglich sind, werden sie häufig mit allergischen Reaktionen assoziiert. Die unspezifische Acylierung von freien Amino- und Thiolgruppen in Proteinen über eine nichtenzymatische Spaltung des β-Lactamrings führt zu einer Immunantwort gegen das Penicillin-Protein-Addukt. Durch die hervorgerufene Antigen-Antikörper-Reaktion kann eine schwere allergische Reaktion wie Anaphylaxie auftreten. Der Mechanismus β-Lactam-induzierter allergischer Reaktionen entspricht der **Hapten-Hypothese,** wonach die chemische Reaktivität des β-Lactams als Hapten mit einem Protein (Abb. 3.7) eine Immunantwort auslöst.

Leberschädigungen durch Amoxicillin sind selten, die Kombination mit dem β-Lactamase-Inhibitor **Clavulansäure** erhöht jedoch dieses Risiko. Der β-Lactamring der Clavulansäure reagiert in analoger Weise zu den Penicillinen mit dem katalytischen Serinrest der β-Lactamase zu einem stabilen Serinester und inaktiviert funktionell den bakteriellen Resistenzmechanismus (▸ Kap. 12.1.2). Auch in Kombination mit

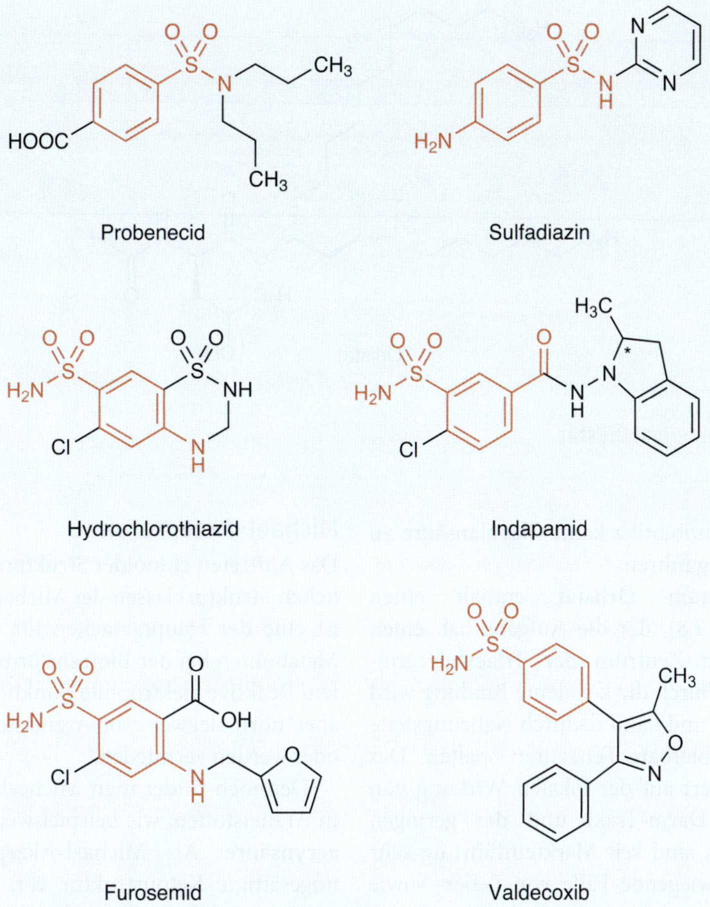

Probenecid

Sulfadiazin

Hydrochlorothiazid

Indapamid

Furosemid

Valdecoxib

Abb. 3.6 Beispiele für Allergie-auslösende Arzneistoffe mit Sulfonamidstruktur

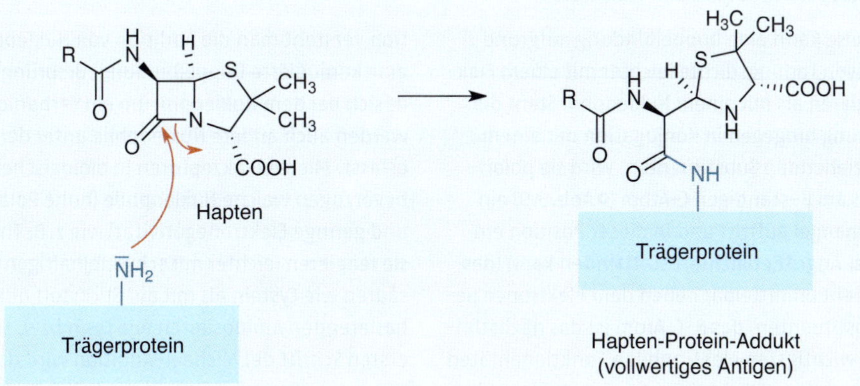

Hapten

Trägerprotein

Trägerprotein

Hapten-Protein-Addukt (vollwertiges Antigen)

Abb. 3.7 Reaktion eines β-Lactam-Antibiotikums mit einem körpereigenen Trägerprotein zu einem Hapten-Protein-Addukt, das eine Immunantwort auslösen kann

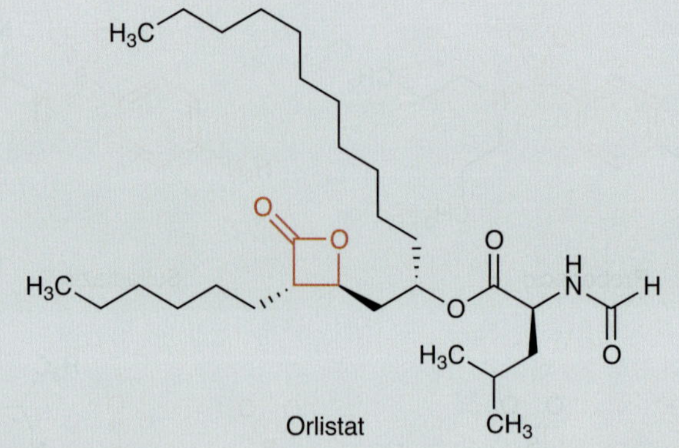

Abb. 3.8 β-Lactonderivat Orlistat

anderen β-Lactam-Antibiotika kann Clavulansäure zu einer Leberschädigung führen.

Das Antiadipositum **Orlistat** enthält einen β-Lactonring (Abb. 3.8), der die Aufgabe hat, einen Serinrest im aktiven Zentrum der Triacylglycerol-Lipase zu acylieren. Durch die kovalente Bindung wird das Enzym gehemmt und kann dadurch Nahrungsfette nicht mehr in resorbierbare Fettsäuren spalten. Das Sicherheitsprofil basiert auf der lokalen Wirkung von Orlistat im Magen-Darm-Trakt und der geringen Resorption. Dennoch sind seit Markteinführung sehr seltene, aber schwerwiegende Fälle von Leber- sowie Nierenversagen bekannt.

Michael-Akzeptoren

Das Auftreten chinoider Strukturen, die zu den wesentlichen Strukturklassen der Michael-Akzeptoren zählen, ist eine der Hauptursachen für die Bildung reaktiver Metaboliten bei der Biotransformation von Arzneistoffen. Reaktive elektrophile Funktionen dieser Art treten aber normalerweise in Arzneistoffen nicht direkt auf oder werden vermieden.

Dennoch findet man Michael-Akzeptor-Strukturen in Arzneistoffen, wie beispielsweise im Diuretikum **Etacrynsäure**. Als Michael-Akzeptor liegt eine α,β-ungesättigte Ketonstruktur vor. Die Substanz ist ein potenter Inhibitor der Glutathion-*S*-Transferase und geht mit thiolhaltigen Nukleophilen reversibel Michael-

Michael-Akzeptor und Michael-Addition

Normalerweise kann eine Doppelbindung aufgrund ihrer negativen Ladungsdichte leichter mit einem Elektrophil reagieren als mit einem Nukleophil. Steht die Doppelbindung hingegen in Konjugation mit einem elektronenziehenden Substituenten, wird sie polarisiert, sodass am β-ständigen C-Atom (Abb. 3.9) ein Elektronenmangel auftritt und in dieser Position ein nukleophiler Angriff erleichtert stattfinden kann (das α-C-Atom steht unmittelbar neben dem elektronenziehenden Substituenten, das β-C-Atom ist das nächstfolgende). Die wichtigsten elektrophilen Funktionalitäten in biologisch aktiven Strukturen, die eine nukleophile Addition eingehen können, sind α,β-ungesättigte Carbonylverbindungen, α,β-ungesättigte Nitrile und entsprechende Nitroverbindungen. Die Wirksamkeit der Substituenten fällt in der Reihenfolge CHO > COR > COOR > CN > NO_2. Auch SOR und F üben einen starken Einfluss aus. Ein derartig reaktives Strukturelement bezeichnet man als **Michael-Akzeptor.** Unter einer **Michael-Addition** versteht man die Addition von Nukleophilen an eine konjugierte Doppelbindung. Ursprünglich handelte es sich bei dem Nukleophil um ein Carbanion, heute werden auch andere Nukleophile unter dem Begriff erfasst. Michael-Akzeptoren in biologischen Systemen bevorzugen weiche Nukleophile (hohe Polarisierbarkeit und geringe Elektronegativität) wie z. B. Thiole, d. h., sie reagieren leichter mit schwefelhaltigen Aminosäuren wie Cystein als mit auf Stickstoff oder Sauerstoff basierenden Aminosäuren wie Lysin bzw. Serin. Im ersten Schritt der Michael-Addition wird das Nukleophil durch eine Base deprotoniert (Abb. 3.9). Es folgt der nukleophile Angriff auf die β-Position der polarisierten Doppelbindung. Die Protonierung des Enolat-Intermediats und nachfolgende Tautomerisierung führt zum **Michael-Addukt.** Michael-Reaktionen sind potenziell reversibel. Von daher kann das Nukleophil unter Regeneration des Michael-Akzeptors eliminiert werden.

Additionen ein (○ Abb. 3.10). Nebenwirkungen der Etacrynsäure sind irreversible Hörschäden. Das zu den antihämorrhagischen K-Vitaminen gehörende **Menadion** ist ein Michael-Akzeptor aus der Reihe der Chinone. Im Organismus wird es allerdings mit 4 Isopren-Einheiten am β-C-Atom zum biologisch aktiven Menachinon-4 prenyliert, an dem keine Michael-Addition mehr stattfindet (○ Abb. 3.11). Reizerscheinungen an Haut und Atemwegen sind bekannt, eine hohe Dosierung kann zur Verschlechterung von Leberfunktionsstörungen führen. Das Virostatikum **Oseltamivir** enthält eine zyklische Michael-Akzeptor-Struktur und entsprechende Glutathion-Konjugate sind beschrieben. Trotz relativ hoher Tagesdosen von 150 mg ist dieses Grippemittel selten mit idiosynkratischer Toxizität assoziiert. Es können aber allergische Reaktionen auftreten. Auch der nicht mehr im Handel befindliche Calciumkanalblocker **Lacidipin** weist eine α,β-ungesättigte Esterstruktur als Michael-Komponente auf. Zu seinen häufigsten unerwünschten Wirkungen gehören Gesichtsrötung, Hautausschlag und Juckreiz. Der bei Morbus Parkinson eingesetzte COMT-Inhibitor **Entacapon** (▸ Kap. 7.14.4) ist trotz seiner Acrylamid-Acrylnitril-Partialstruktur weniger lebertoxisch als das strukturverwandte Tolcapon. Aus struktureller Sicht liegt aber das Hauptproblem bei diesen Substanzen in der Nitrocatechol-Struktur, die zu reaktiven Metaboliten führt.

Trotz Bedenken wegen möglicher toxikologischer Folgen entwickelte man auch **zielgerichtete kovalente Inhibitoren**, die in der Zelle kovalent an ein bestimmtes Target binden und dessen biologische Funktion unterdrücken. Damit dies infolge der elektrophilen Eigenschaften nicht wahllos geschieht, verfügt der Inhibitor über eine schwache elektrophile Funktionalität, die als sogenannter Gefechtskopf (engl. *warhead*) auf geeignet positionierte nukleophile Gruppen von Kinasen gerichtet ist. Im Falle der Zytostatika **Afatinib** (▸ Kap. 13.6.2) und **Ibrutinib** (▸ Kap. 13.6.3) sind dies Rezeptor-Tyrosinkinasen wie ErbB bzw. die Bruton-Tyrosinkinase. Sehr häufig wird als Gefechtskopf ein Michael-Akzeptor auf Basis einer Acrylamidgruppe verwendet, die als relativ schwaches Elektrophil fungiert (○ Abb. 3.12). Unter der Therapie mit Afatinib sind klassenspezifische Nebenwirkungen wie Diarrhö und Hautausschläge beschrieben. Von den schweren und lebensbedrohlichen Nebenwirkungen traten bei Behandlung mit Ibrutinib Anämie, Neutropenie und Thrombozytopenie am häufigsten auf.

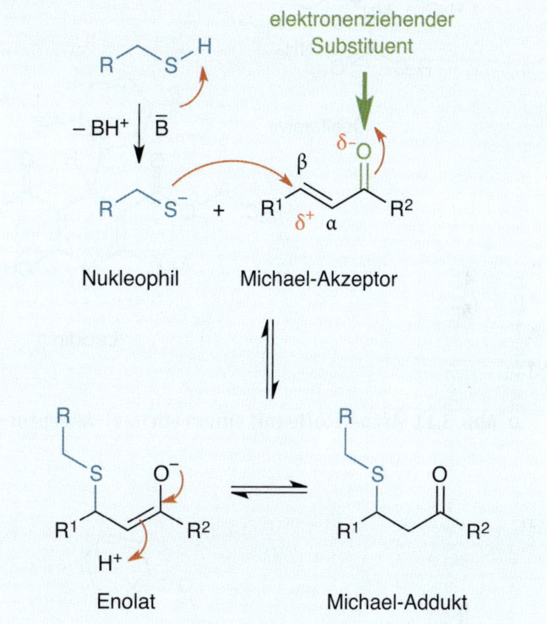

○ **Abb. 3.9** Michael-Addition an einem Michael-Akzeptor

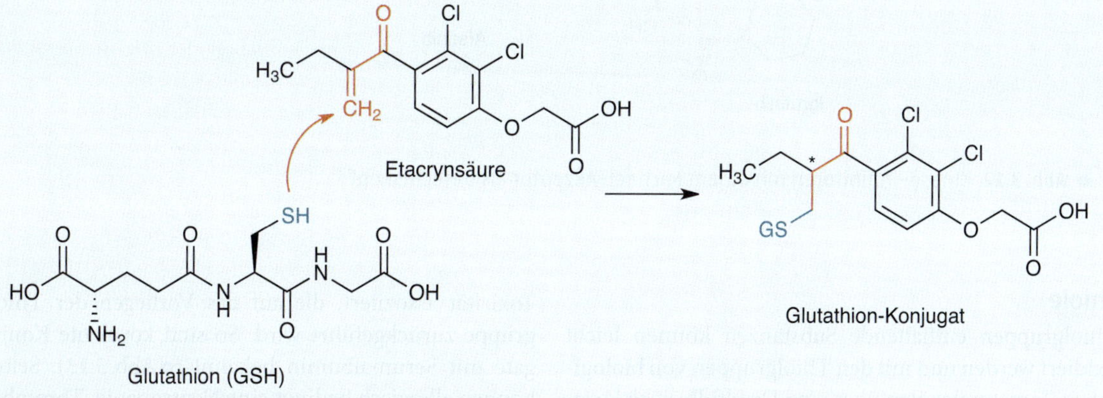

○ **Abb. 3.10** Michael-Addition der Etacrynsäure mit Glutathion

3

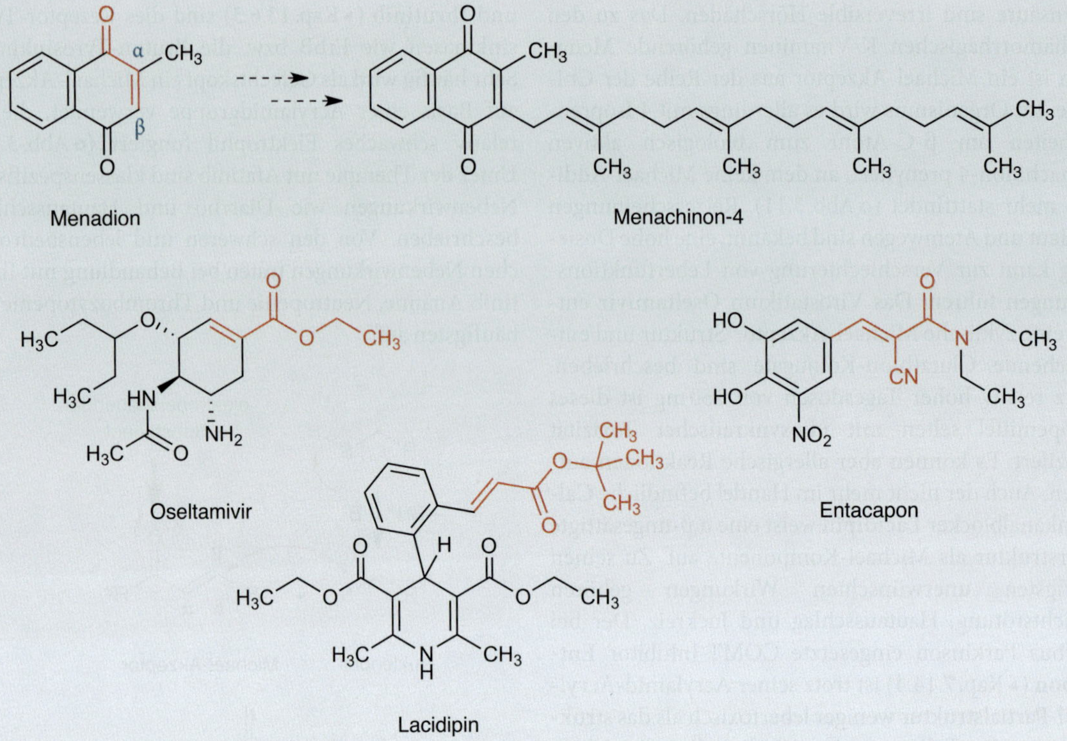

Menadion

Menachinon-4

Oseltamivir

Entacapon

Lacidipin

Abb. 3.11 Arzneistoffe mit einem Michael-Akzeptor-Strukturelement

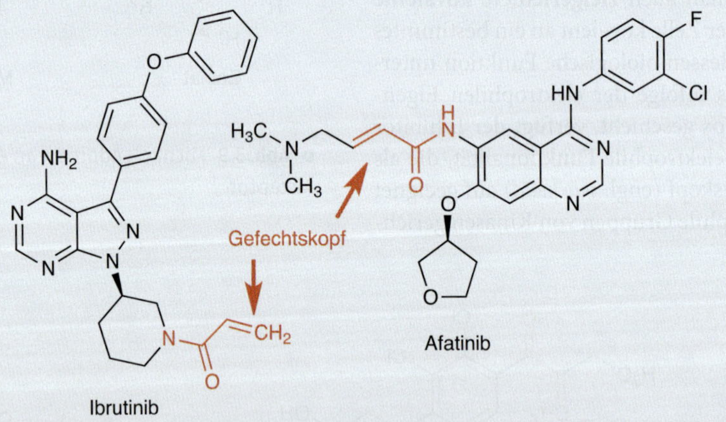

Ibrutinib

Gefechtskopf

Afatinib

Abb. 3.12 Kinase-Inhibitoren mit einem Michael-Akzeptor als Gefechtskopf

Thiole

Thiolgruppen enthaltende Substanzen können leicht oxidiert werden und mit den Thiolgruppen von biologischen Targetmolekülen über eine Disulfidbrücke kovalent binden. Der bei Bluthochdruck eingesetzte ACE-Hemmer (▸Kap. 9.1.1) **Captopril** ist im Vergleich zu anderen Vertretern dieser Klasse mit idiosynkratischer Toxizität assoziiert, die auf das Vorliegen der Thiolgruppe zurückgeführt wird. So sind kovalente Konjugate mit Serumalbumin bekannt (Abb. 3.13). Selten können allergisch bedingt eine Neutropenie, Thrombozytopenie und ein allergischer Schock oder Leberfunktionsstörungen auftreten. Als Captopril auf den Markt kam, wurden bei Bluthochdruckpatienten Dosen bis zu

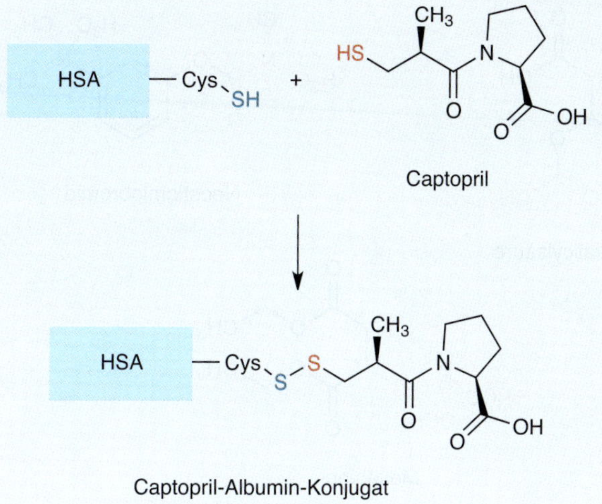

Abb. 3.13 Konjugatbildung von Captopril mit humanem Serumalbumin (HSA)

1000 mg appliziert. Heute sind Tagesdosen von 100–150 mg üblich.

Unter der Therapie mit dem Thyreostatikum **Propylthiouracil** können Überempfindlichkeitsreaktionen wie Blutbildveränderungen, Hepatitis und Lupus auftreten. Kovalente Disulfidbrücken durch Reaktion der Thiolgruppe (tautomere Form, Abb. 3.14) mit Proteinen sind beschrieben. Ebenfalls über eine Thiolgruppe verfügt das bei Schwermetallvergiftungen und in der Rheumatherapie eingesetzte **Penicillamin**. Hier können häufige und starke allergische Hautreaktionen oder auch eine Knochenmarksschädigung auftreten.

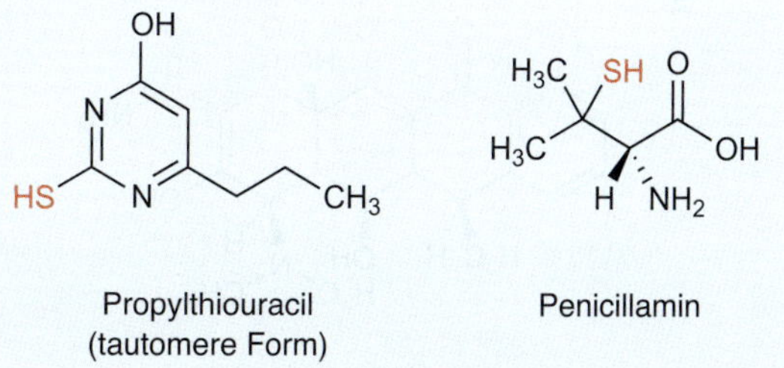

Abb. 3.14 Arzneistoffe mit Thiolgruppen

3.1.2 Gruppenübertragende Funktionalitäten

Seit seiner Entdeckung im späten 19. Jahrhundert bis in die 1970er Jahre hütete das altehrwürdige Aspirin® ein Geheimnis, das einen medizinischen Chemiker bei der Entwicklung eines Arzneistoffs nicht erfreuen würde. Der Arzneistoff **Acetylsalicylsäure** interagiert nicht einfach mal eben mit den Cyclooxygenase-Enzymen COX-1 und COX-2 und blockiert damit die Bildung von Prostaglandinen, sondern überträgt eine Acetylgruppe auf Serin im aktiven Zentrum der Enzyme und modifiziert diese damit kovalent und dauerhaft (▸Kap. 7.5.4).

Acetylcholinesterase-Inhibitoren aus der Gruppe der Stigmine (▸Kap. 7.2.3) wie **Neostigmin** (Abb. 3.15) übertragen im aktiven Zentrum des Enzyms eine Carbamoyl-Gruppe auf Serin und können somit nukleophile Gruppen kovalent binden. Als Nebenwirkungen der Therapie sind Hautreaktionen und Überempfindlichkeitsreaktionen möglich. Ebenfalls ein Acetylcholinesterase-Inhibitor ist das Insektizid **Malathion**, das in einigen Ländern noch gegen Kopfläuse und Krätze eingesetzt wird. In diesem Fall wird nach Metabolisierung des Dithiophosphorsäureesters zum entsprechenden Thiophosphorsäureester der Serinrest phosphoryliert. Lokale Überempfindlichkeitsreaktionen wie Haut- und Augenreizungen sind bekannt.

3.1.3 Chelatisierende Funktionalitäten

Diese toxikophoren Gruppen sind Strukturelemente, die als zwei- oder mehrzähnige Liganden fungieren und Metallionen wie Mg^{2+}, Ca^{2+}, Zn^{2+}, $Fe^{2+/3+}$ oder Al^{3+} komplexieren können, wodurch eine kovalente Bindung beispielsweise zum katalytisch aktiven Metallion in einem Enzym hergestellt werden kann. Aufgrund ihrer chelatisierenden Funktionen gehen unerwünschte Wirkungen der Tetracyclin-Antibiotika wie **Doxycyclin** insbesondere auf irreversible Einlagerungen von Chelatkomplexen mit Calcium in Knochen und Zähnen zurück. Dies führt besonders bei Neugeborenen zu Verfärbungen der Zähne mit erhöhter Kariesanfälligkeit sowie vermehrten Knochenbrüchen. Auch Fluorchino-

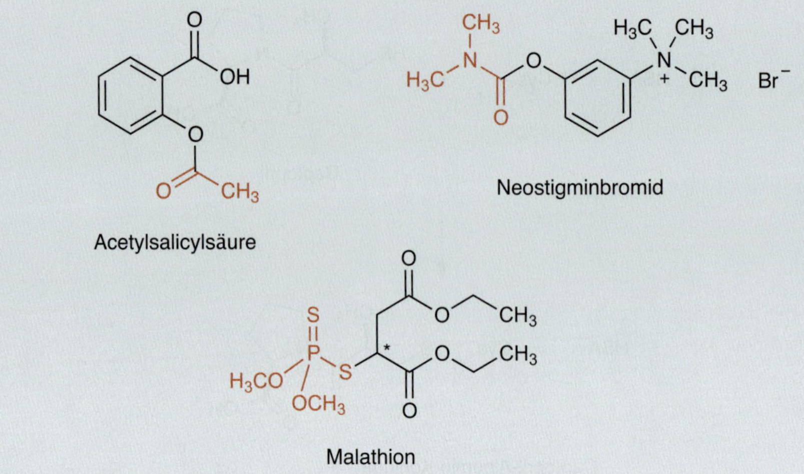

Abb. 3.15 Gruppenübertragende Arzneistoffe

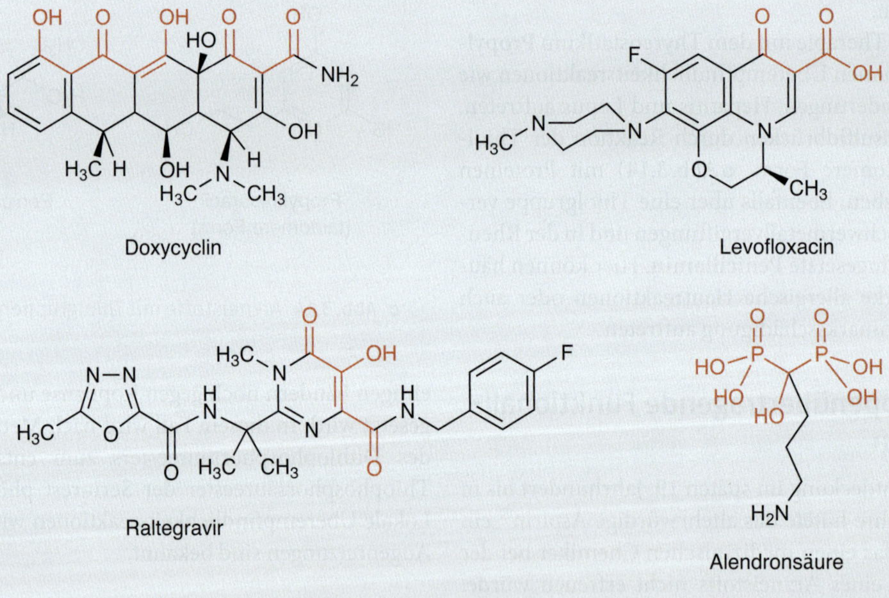

Abb. 3.16 Arzneistoffe mit chelatisierenden Funktionalitäten

lon-Antibiotika wie **Levofloxacin** chelatisieren mit ihrer β-Ketocarbonsäuregruppierung zweiwertige Kationen wie Mg^{2+}, was die kardiotoxischen Effekte erhöht. Dies ist auch ein bedeutender Faktor bei der Entstehung von Bindegewebsschäden, da Mg^{2+} oder Ca^{2+} nur noch in unzureichendem Maß für ihre physiologischen Aufgaben zur Verfügung stehen. Im Knorpel- und Sehnengewebe, die kaum vaskularisiert sind und so der Mangel an funktionell verfügbarem Mg^{2+} nicht rasch kompensiert werden kann, führt dies zur Schädigung. So beobachtet man insbesondere bei der Anwendung von Ofloxacin und seinem L-Isomer Levofloxacin ein gehäuftes Auftreten von Entzündungen und Rupturen der Achillessehne. Auch die zur Osteoporosetherapie verwendeten Bisphosphonate wie **Alendronsäure** interagieren mit Metallionen durch Komplexbildung. Mittlerweile sind Kieferknochennekrosen, die sich nach zahnärztlichen Eingriffen oder spontan, vor allem durch Zahnprothesen entwickeln, als Langzeitkomplikationen bekannt. Auch der zur HIV-Therapie verwendete Integrase-Inhibitor **Raltegravir** verfügt über eine Mg^{2+}-chelatisierende Funktion, da die Aktivität des retroviralen Enzyms die Anwesenheit eines Metallkation-Kofaktors erfordert. Bei einigen Patienten, die eine antiretrovirale Kombinationsbehandlung erhalten, wurden Fälle einer Osteonekrose berichtet.

3.2 Reaktive Metaboliten

Für den Begriff **reaktiver Metabolit** liegt keine allgemeine Definition vor. Er weist jedoch auf einen kurzlebigen Metaboliten hin, der aus einem nichtreaktiven Arzneistoff durch Biotransformation gebildet wird und Biomoleküle chemisch zu modifizieren vermag. Normalerweise dient die Biotransformation einer beschleunigten Ausscheidung von Fremdstoffen durch Umwandlung in hydrophilere Substanzen, wodurch die Akkumulation lipophiler Stoffe verhindert wird (▸Kap. 2.6). In etlichen Fällen, meist sind es Phase-I-Reaktionen, entstehen aber reaktive Intermediate wie Elektrophile oder Radikale, die unerwünschte Effekte auslösen können. Die meisten Strukturelemente in Arzneistoffen, die in der Medizinischen Chemie als **Toxikophore** oder **strukturelle Warnsignale** gelten, werden erst durch Bioaktivierung zu reaktiven und dadurch toxischen Metaboliten. Allgemein erfolgt die Bioaktivierung dieser relativ inerten Funktionalitäten auf oxidativem Weg unter Beteiligung von CYP-Enzymen. Sie kann aber auch reduktiv oder über Konjugationsreaktionen verlaufen. Während in der Arzneistoffentwicklung etablierte Strategien für die Risikobewertung stabiler Metaboliten vorliegen, besteht noch kein Konsens für die Risikobewertung reaktiver Metaboliten. Ursache ist die Komplexität der bei dieser Art von Toxizität involvierten Mechanismen sowie die Herausforderung, kurzlebige reaktive Spezies wie reaktive Metaboliten zu identifizieren und quantifizieren. Eine klinisch relevante Toxizität wird zudem nur bei einem Teil der Arzneistoffe beobachtet, für die unter In-vitro-Bedingungen die Bildung reaktiver Metaboliten gezeigt wurde. Es gibt unterschiedliche **Typen reaktiver Metaboliten**, die grob unterteilt werden können in

- **elektrophile Intermediate**,
- **freie Radikale** und **reaktive Sauerstoffspezies**.

Tab. 3.2 Reaktive Metaboliten potenziell toxischer Funktionalitäten

Funktionalität	Reaktiver Metabolit
Aromatische Amine	Hydroxylamin, Nitrosoverbindung, Nitrenium-Ion, *ortho*-, *para*-Chinonimine
Nitroaromaten	Nitrosoverbindung, Hydroxylamin, Nitroradikal-Anion (Redoxzyklus)
Halogenaromaten	Epoxid
Thiophene	*S*-Oxid, Epoxid, Sulfensäure
Furane	α,β-ungesättigte Dicarbonylverbindung, Epoxid
Thiazole	Epoxid, Thioamid (Thioharnstoff)
Phenole, Phenolether, Catechole, Hydrochinone, Benzo[1,3]dioxole	*ortho*-, *para*-Chinon
ortho-, *para*-Alkylphenole, -Alkylaniline	*ortho*-, *para*-Chinonmethid, -Iminmethid
Arylessig-, Arylpropionsäuren	Arylacylglucuronid
Aliphatische Amine	Nitrosamine
Chinone	Semichinonradikal-Anion (Redoxzyklus)
Pyridinium-, Amidinium-, Iminiumionen	Radikale (Redoxzyklus)

Tab. 3.3 Weiche sowie harte Elektrophile und Nukleophile

Elektrophile (Metaboliten)	Nukleophile (Targetmoleküle)
Weiche	
▪ Hohe Polarisierbarkeit ▪ Geringe Ladungsdichte ▪ Hohe Elektronegativität	▪ Hohe Polarisierbarkeit ▪ Geringe Ladungsdichte ▪ Geringe Elektronegativität
α,β-ungesättigte Carbonylverbindung (Michael-Akzeptoren)	Thiolgruppen (Cystein, Glutathion)
ortho-, *para*-Chinone, -Chinonimine, -Chinonmethide und Iminmethide	Cystein-Thiolat in Proteinen
	Methylthiolgruppen (Methionin)
Harte	
▪ Geringe Polarisierbarkeit ▪ Hohe Ladungsdichte ▪ Geringe Elektronegativität	▪ Geringe Polarisierbarkeit ▪ Hohe Ladungsdichte ▪ Hohe Elektronegativität
Alkylchloride	Lysin, Histidin
Acyliumionen aus Acylglucuroniden	Serin, Threonin
Epoxide	N- und O-Atome in DNA- und RNA-Basen

In diesem Kapitel werden häufig vorkommende Funktionalitäten vorgestellt, die nach Bioaktivierung zu elektrophilen Intermediaten irreversibel an zelluläre Targetmoleküle binden und dadurch unerwünschte Wirkungen auslösen können. Daher sollte der Pharmazeut und medizinische Chemiker diese Strukturmerkmale kennen und für derartige Reaktionen sensibilisiert sein. Potenziell problematische Funktionalitäten und daraus resultierende reaktive Metaboliten sind in ◘ Tab. 3.2 aufgeführt. Wie bereits bei den intrinsischen Toxikophoren veranschaulicht wurde, löst das bloße Vorliegen einer kritischen Partialstruktur und deren Bioaktivierung zu einem reaktiven Metaboliten nicht zwingend eine toxische Reaktion aus. Bewusst sind auch in diesem Kapitel Arzneistoffbeispiele aufgeführt, bei denen durch konkurrierende Entgiftungsreaktionen oder aufgrund einer geringen Dosierung die aufgezeigten Reaktionswege keine toxikologische Relevanz besitzen.

Da es in der Arzneistoffentwicklung nach dem derzeitigen Kenntnisstand nicht unbedingt vorhersagbar ist, welche reaktiven Metaboliten Nebenwirkungen auslösen werden, scheint es zwar sinnvoll, Strukturelementen zu vermeiden, die sich als anfällig für eine metabolische Aktivierung erwiesen haben. Auf der anderen Seite würde man aber auch viele therapeutisch wertvolle Substanzen vorzeitig ausschließen und dem Markt vorenthalten.

3.2.1 Elektrophile Intermediate

Elektrophile weisen in ihrer Struktur Bereiche mit Elektronenmangel auf, beispielsweise eine aktivierte Doppelbindung oder ein positiv polarisiertes Atom. Von daher reagieren sie bevorzugt mit elektronenreichen biologischen Nukleophilen zu kovalent gebundenen Addukten, in der Regel nach einem Substitutions- oder Additionsmechanismus

Um die Frage zu klären, mit welchen biologischen Targetmolekülen ein bestimmtes elektrophiles Intermediat bevorzugt reagiert, kann man als Faustregel das **HSAB-Prinzip** (*hard and softacids and bases*) heranziehen. Auch wenn das Konzept ursprünglich auf Säuren und Basen angewendet wurde, kann man ähnlich für Elektrophile und Nukleophile verfahren (◘ Tab. 3.3). Es klassifiziert die miteinander reagierenden Spezies entweder als relativ „hart" oder „weich" und basiert auf der Polarisierbarkeit. Entscheidend ist somit, wie leicht sich die Elektronendichte verschieben lässt, um neue kovalente Bindungen zu bilden. Demnach reagieren weiche Elektrophile bevorzugt mit weichen Nukleophilen, harte Elektrophile bevorzugt mit harten Nukleophilen. Weiche Elektrophile haben eine geringe Ladungsdichte und π-Elektronen, die delokalisiert vorliegen, z. B. eine α,β-ungesättige Carbonylverbindung. Ihre Reaktionspartner sind entsprechen weiche Nukleophile, die eine geringe Elektronegativität, niedrige Ladungsdichte und hohe Polarisierbarkeit aufweisen, beispielsweise die Cystein-Thiolgruppen von Glutathion oder Proteinen. Demgegenüber haben harte Elektrophile eine hohe Ladungsdichte am elektrophilen Zentrum, und die Valenzelektronen sind nur wenig delokalisiert oder polarisiert (z. B. Acyliumionen aus Acylglucuroniden oder Epoxide). Harte Nukleophile besitzen Atome mit einer hohen Elektronegativität (Sauerstoff- und Stickstoffgruppen) und einer geringen Polarisierbarkeit. Die ε-Aminogruppe von Lysin, Imidazol-NH in Histidin oder die Hydroxygruppen von Serin und Threonin in Proteinen sind harte Nukleophile, ebenso die O- und N-Atome von DNA- und RNA-Basen.

Zum Beispiel kann die Biotransformation eines aromatischen Rings zu einem Epoxid führen. Als relativ harter elektrophiler Metabolit bildet dies ein ringgeöffnetes Hydroxyladdukt hauptsächlich mit harten nukleophilen Zentren an Guanin und Adenin der DNA und weniger mit weichen Thiolnukleophilen. Auf der anderen Seite führt ein weiches Elektrophil wie der *N*-Acetyl-*para*-benzochinonimin-Metabolit von Paracetamol zur Adduktbildung mit Thiolgruppen von Glutathion und Proteinen, jedoch nicht mit den harten nukleophilen Gruppen von Lysin oder Serin sowie den N- oder O-Atomen der DNA-Basen. Glutathion bietet oft wenig Schutz gegen Karzinogene, von denen die meisten harte Nukleophile sind. Diese Beispiele zeigen, dass ein reaktiver Metabolit unterschiedliche elektrophile Eigenschaften aufweisen kann und daher verschiedene nukleophile Zielmoleküle adressiert. Somit sind **weiche Elektrophile** eher mit **organspezifischer Toxizität** (z. B. Hepato-, Nephrotoxizität) assoziiert, **harte Elektrophile** hingegen mit **Kanzerogenität**.

Aromatische Amine (Anilinderivate)

Beispiele für Arzneistoffe mit einer primären aromatischen Aminfunktion sind das Lepramittel **Dapson**, das antibakteriell wirksame **Sulfamethoxazol** (o Abb. 3.17) und das in Deutschland nicht mehr verwendete Antiarrhythmikum **Procainamid** (o Abb. 3.18). Blutbildveränderungen, Hautreaktionen und Hepatotoxizität dieser Stoffe stehen im Zusammenhang mit ihrer Biotransformation. Das Antidepressivum **Nomifensin** (o Abb. 3.19) wurde 1986 aus dem Handel genommen, da massive Nebenwirkungen wie hämolytische Anämie,

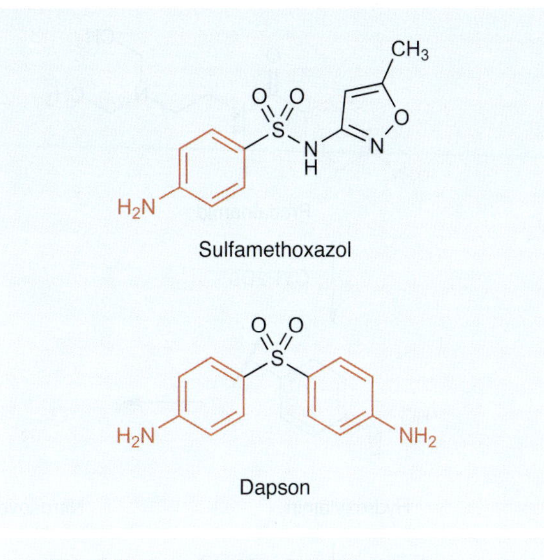

o **Abb. 3.17** Arzneistoffe mit Anilingruppe

immunologisch bedingte Überempfindlichkeitsreaktionen oder Leberfunktionsstörungen auftraten.

Obligatorischer Schritt der Bioaktivierung von Anilinderivaten ist zunächst die *N*-Hydroxylierung des primären Aminstickstoffs zum *N*-Hydroxylamin-Intermediat, wie für Procainamid gezeigt (o Abb. 3.18). ***N*-Hydroxylamine** können in einer Phase-II-Reaktion die noch reaktiveren *N-O*-Sulfat-oder *N-O*-Acetyl-Konjugate bilden. Nach Abspaltung von Sulfat oder Acetat können aus diesen wiederum hochreaktive **Nitrenium-Ionen** entstehen, die für Proteinmodifizierungen infrage kommen. Alternativ kann das *N*-Hydroxylamin durch Zwei-Elektronenoxidation **Nitroso-Metaboliten** bilden, die zur kovalenten Bindung an Thiolgruppen in Proteinen oder Glutathion in der Lage sind. Die resultierenden instabilen Addukte können zu Sulfinamiden umlagern. Im Fall von Procainamid und Sulfamethoxazol ist die *N*-Acetylierung durch die polymorphe *N*-Acetyltransferase (NAT2) der Hauptmetabolisierungsweg. Patienten mit dem Phänotyp der schnellen Acetylierung weisen in diesem Fall gegenüber langsamen Acetylierern eine verlangsamte Toxizitätsentwicklung auf.

Eine weitere Möglichkeit zur kovalenten Adduktbildung besteht nach Hydroxylierung durch CYP-Enzyme in *ortho*- oder *para*-Position zur Aminogruppe. Die dadurch gebildeten **Hydroxyanilin-Metaboliten** werden über eine Zwei-Elektronenoxidation leicht zum *ortho*- bzw. *para*-**Chinonimin** metabolisiert. Diese elektrophilen Intermediate können mit Bionukleophilen eine Michael-artige 1,4-Addition unter Bildung von immunogenen Addukten eingehen, die zu Überempfindlichkeitsreaktionen oder sogar Hepatotoxizität führen (o Abb. 3.19).

3

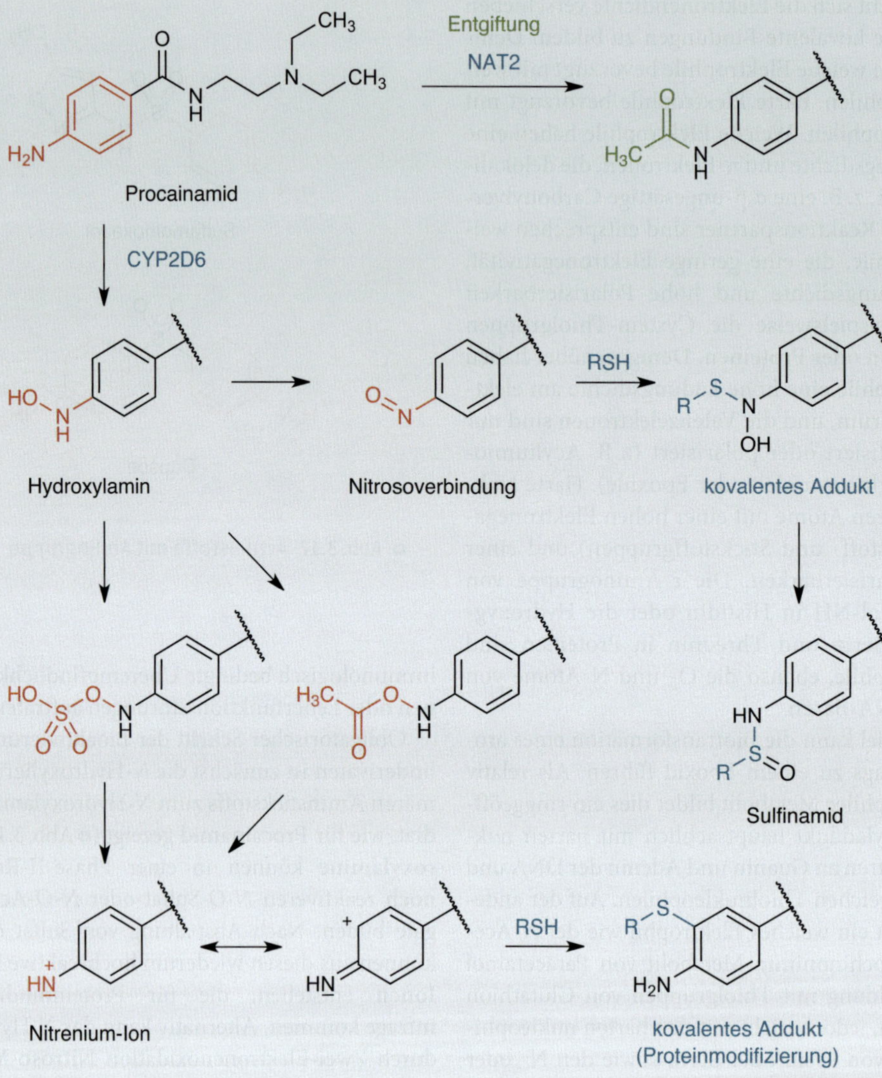

○ Abb. 3.18 Bioaktivierung von Procainamid zur Nitrosoverbindung und zum Nitrenium-Ion. NAT: *N*-Acetyltransferase

Klassische Beispiele hierfür sind das Analgetikum **Paracetamol**, das bereits eine *para*-ständige Hydroxygruppe aufweist, und das nichtsteroidale Antiphlogistikum **Diclofenac** (▸Kap. 7.5.6). Für den mit Diclofenac strukturverwandten COX-2-Inhibitor **Lumiracoxib** (○Abb. 3.20) wurde 2008 wegen des Risikos einer schweren Leberschädigung die Zulassung widerrufen. Er unterliegt einer CYP-Hydroxylierung und Oxidation zu einem reaktiven *para*-**Chinonimin**, das kovalente Thioladdukte bildet. Auch die Malariamittel **Amodiaquin** und **Pyronaridin** (▸Kap. 12.5.1) besitzen *para*-Hydroxyanilin-Partialstrukturen und dürfen nur kurzzeitig angewendet werden. Amodiaquin wurde als Einzelsubstanz wegen schwerer Nebenwirkungen wie Leberschädigung in Europa vom Markt genommen.

Normalerweise werden Chinonimine durch Konjugation mit Glutathion (RSH = Glutathion) entgiftet. Sind die Glutathion-Reserven nach längerer Einnahme entsprechender Arzneistoffe erschöpft, kann es zu Lebernekrosen kommen, wofür eine kovalente Bindung des reaktiven Metaboliten an Proteine der Leber verantwortlich ist. Als **Antidot** setzt man Thiole wie Acetylcystein ein, um den reaktiven Metaboliten abzufangen.

Da das Auslösen toxischer Reaktionen dosisabhängig ist, muss die Bildung reaktiver Chinonimine nicht zwangsläufig zur Leberschädigung führen. Zwar unterliegt die Anilid-Struktur des HMG-CoA-Reduktasehemmers **Atorvastatin** (○Abb. 3.21) einer metabolischen Aktivierung zum Chinonimin, das hochelektro-

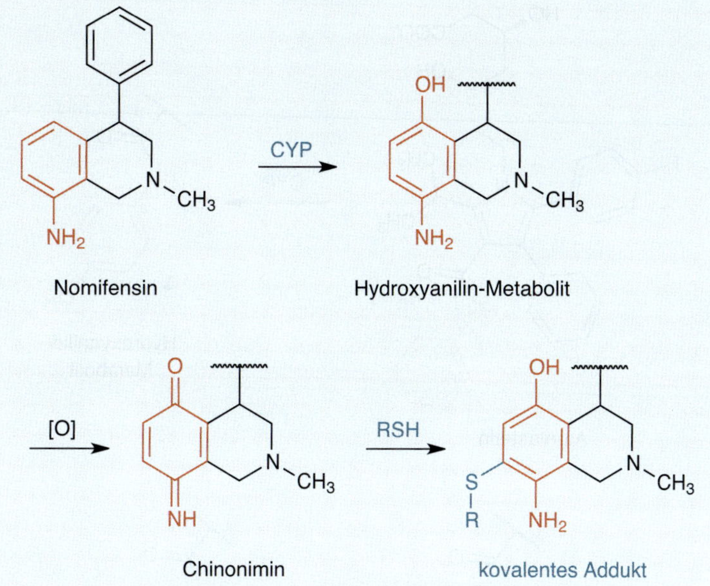

Abb. 3.19 Bioaktivierung eines anilinhaltigen Arzneistoffs zum Chinonimin

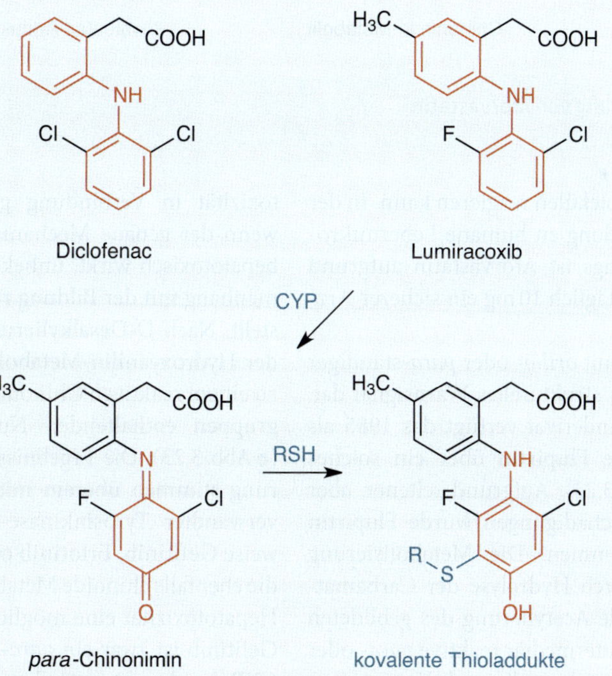

Abb. 3.20 Bioaktivierung von Lumiracoxib

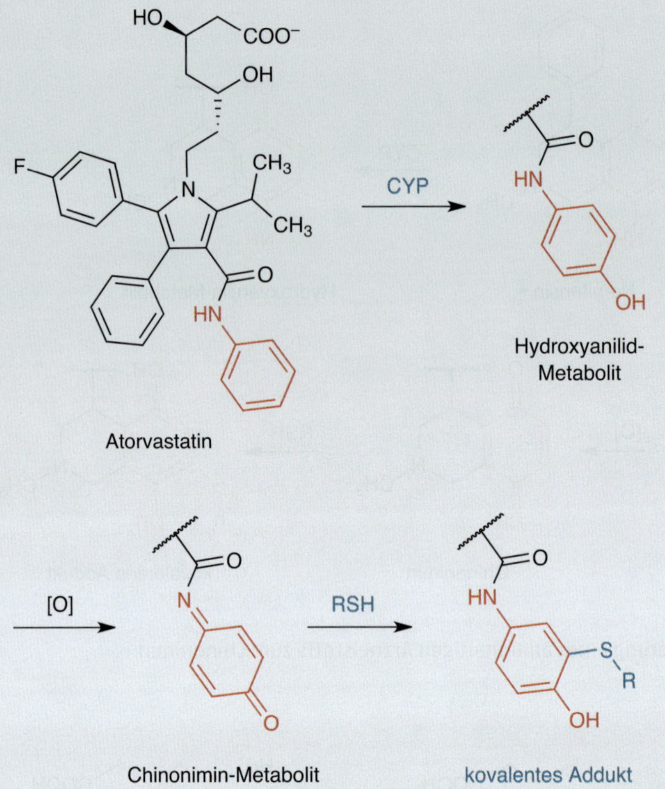

HO COO⁻ OH F N CH3 CH3 O HN Atorvastatin CYP O HN OH Hydroxyanilid-Metabolit [O] O N O Chinonimin-Metabolit RSH O HN S R OH kovalentes Addukt

Abb. 3.21 Bioaktivierung von Atorvastatin

phil ist und mit Makromolekülen reagieren kann. In der Tat ist die kovalente Bindung an humane Lebermikrosomen bekannt. Allerdings ist Atorvastatin aufgrund der niedrigen Dosis von täglich 10 mg ein sicherer Arzneistoff.

Aromatische Amine mit *ortho-* oder *para-*ständiger Aminogruppe stellen ein strukturelles Warnsignal dar. Als 2,3,6-Triaminopyridinderivat verfügt das 1985 als Analgetikum eingeführte **Flupirtin** über ein solches Strukturelement (Abb. 3.22). Aufgrund seltener, aber schwerwiegender Leberschädigungen wurde Flupirtin 2018 vom Markt genommen. Die Metabolisierung erfolgt hauptsächlich durch Hydrolyse der Carbamatgruppe und nachfolgende Acetylierung des gebildeten Amins. Zudem können intermediär reaktive *para-* oder *ortho-***Chinondiimine** entstehen, die nach Konjugation mit Glutathion als Mercraptursäurederivate im Urin ausgeschieden werden. Die reaktiven Chinondiimin-Intermediate können ähnliche hepatotoxische Effekte hervorrufen wie das Chinonimin von Paracetamol.

Auch aromatische Amine mit *ortho-* oder *para-***Alkoxy-Substituenten** geben Anlass zur Bildung von Chinoniminen. Für den bei Brustkrebs eingesetzten Tyrosinkinase-Inhibitor **Lapatinib** registrierte man erhöhte Leberenzymwerte und seltene, mit der Hepatotoxizität in Verbindung gebrachte Todesfälle. Auch wenn der genaue Mechanismus, durch den Lapatinib hepatotoxisch wirkt, unbekannt ist, wurde ein Zusammenhang mit der Bildung reaktiver Metaboliten festgestellt. Nach *O*-Desalkylierung durch CYP3A4 entsteht der Hydroxyanilin-Metabolit, der sich nach Oxidation zu einem reaktiven Chinonimin-Intermediat mit Thiolgruppen enthaltenden Nukleophilen abfangen lässt (Abb. 3.23). Die Ergebnisse der Lapatinib-Bioaktivierung stimmen überein mit denen anderer strukturell verwandter Tyrosinkinase-Inhibitoren, wie beispielsweise **Gefitinib**, **Erlotinib** oder **Dasatinib** (Abb. 3.24), die ebenfalls chinoide Metaboliten bilden und bei denen Hepatotoxizität eine mögliche Nebenwirkung darstellt. Gefitinib ist zwar ein *para-*Fluoranilin, wird aber über CYP in den *para-*Hydroxyanilin-Metaboliten umgewandelt (▸ Kap. 13.6.2).

Chinonimine können auch aus tertiären aromatischen Aminen entstehen, wie beispielsweise aus **Phenylpiperazin-Strukturelementen**. Das Antidepressivum **Nefazodon** wurde aufgrund der Gefahr von Lebererkrankungen bis hin zum Leberversagen 2003 vom Markt genommen. Hydroxylierung durch CYP3A4 führt zur *para-*Hydroxyanilinstruktur, durch Zwei-Elektronenoxidation entsteht die elektrophile chinoide

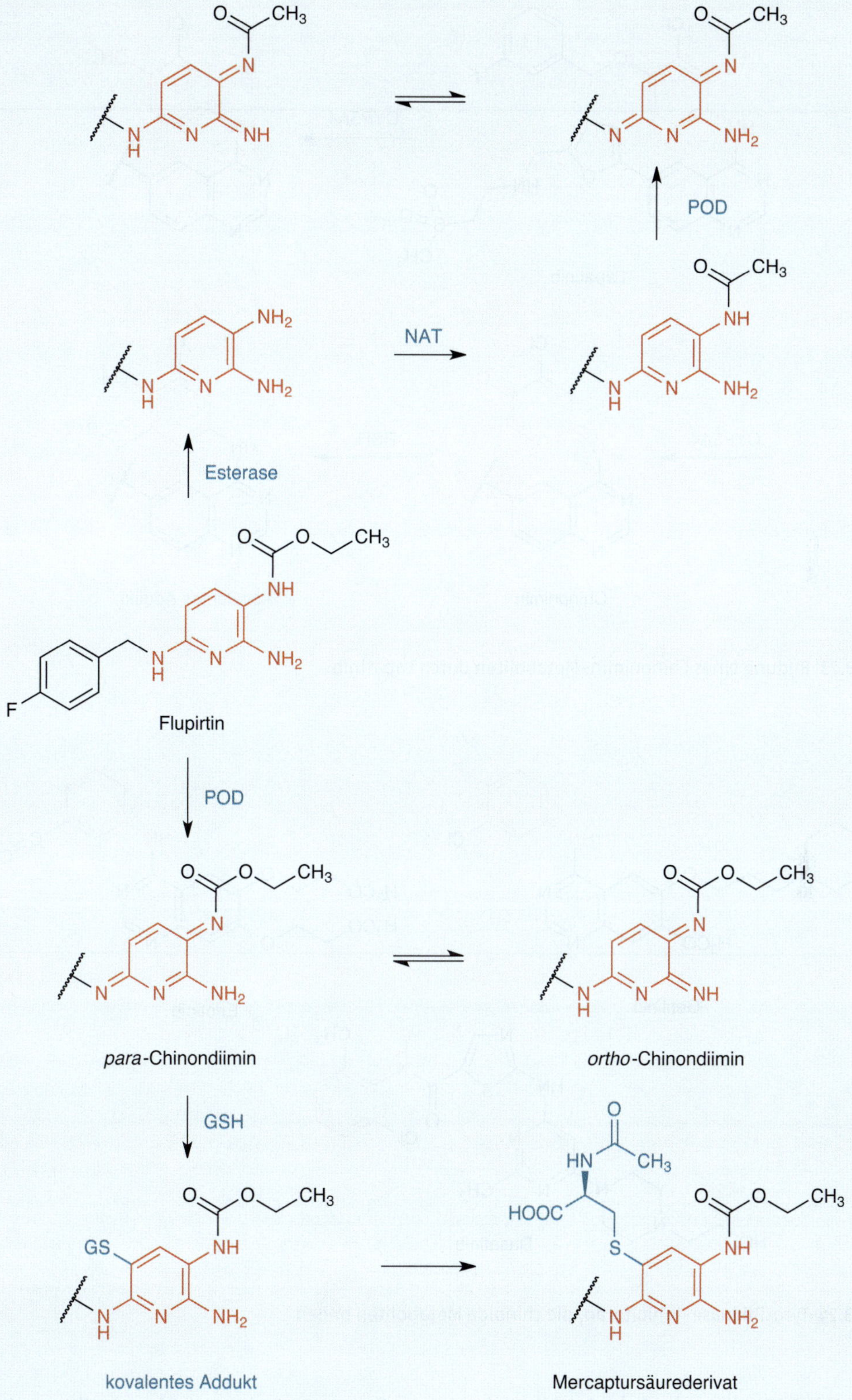

Esterase

NAT

POD

Flupirtin

para-Chinondiimin

ortho-Chinondiimin

GSH

kovalentes Addukt

Mercaptursäurederivat

3

Abb. 3.22 Biotransformation von Flupirtin und potenzielle reaktive Intermediate. NAT: *N*-Acetyltransferase, POD: Peroxidase, GSH: Glutathion

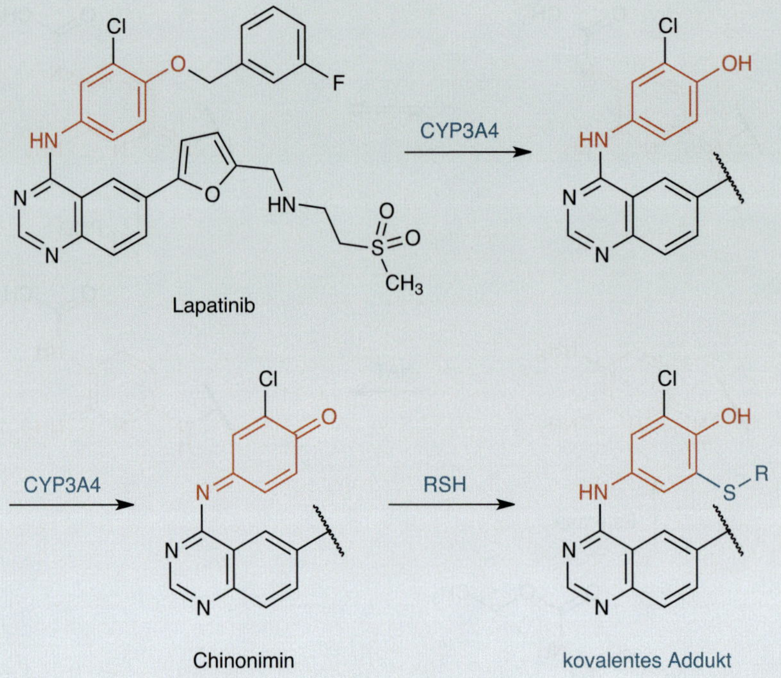

Lapatinib

CYP3A4

CYP3A4

RSH

Chinonimin

kovalentes Addukt

o Abb. 3.23 Bildung eines Chinonimin-Metaboliten durch Lapatinib

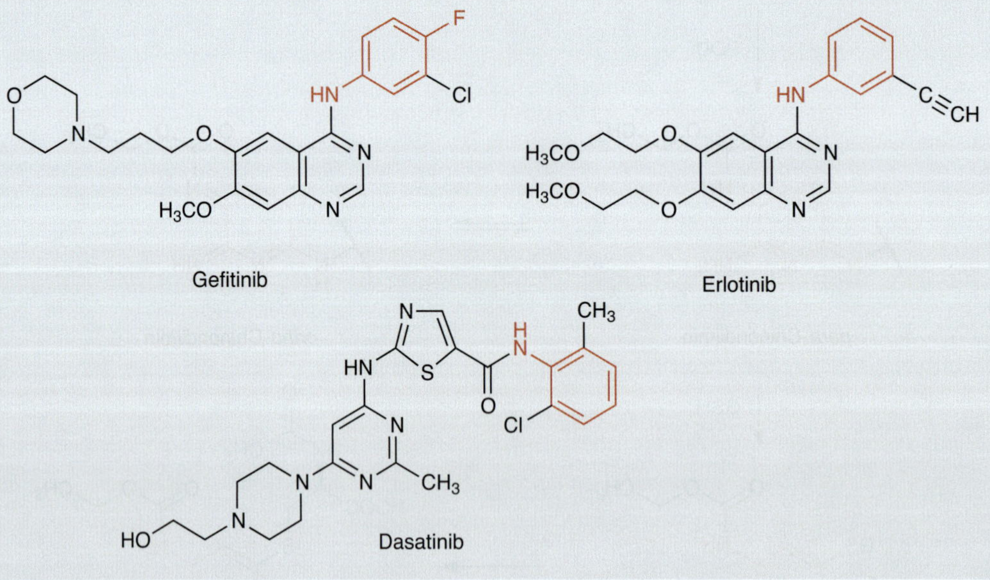

Gefitinib

Erlotinib

Dasatinib

o Abb. 3.24 Tyrosinkinase-Inhibitoren, die chinoide Metaboliten bilden

Spezies (o Abb. 3.25), die nach Michael-Addition kovalente Produkte bildet. Auch beim strukturverwandten Antidepressivum **Trazodon** (o Abb. 3.26) sind einige Fälle von zwar seltener, aber schwerer Hepatotoxizität bekannt, die mit der Bildung von reaktiven Metaboliten in Verbindung gebracht wurden.

Beim atypischen Antipsychotikum **Aripiprazol** (o Abb. 3.26) führt die CYP3A4-vermittelte aromatische Hydroxylierung am 2,3-Dichlorphenylpiperazin-Ring zwar ebenso zur Bildung des *para*-Hydroxyanilin-Metaboliten, der weitere Bioaktivierungsweg wie bei Nefazodon unterbleibt jedoch. Aripiprazol besitzt zudem eine

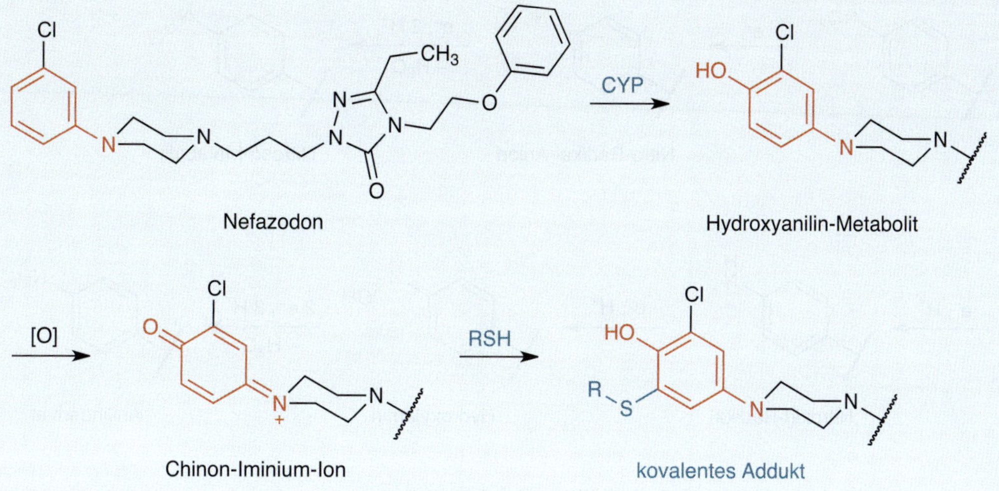

Nefazodon

CYP

Hydroxyanilin-Metabolit

[O]

Chinon-Iminium-Ion

RSH

kovalentes Addukt

Abb. 3.25 Bioaktivierung des hepatotoxischen Nefazodons

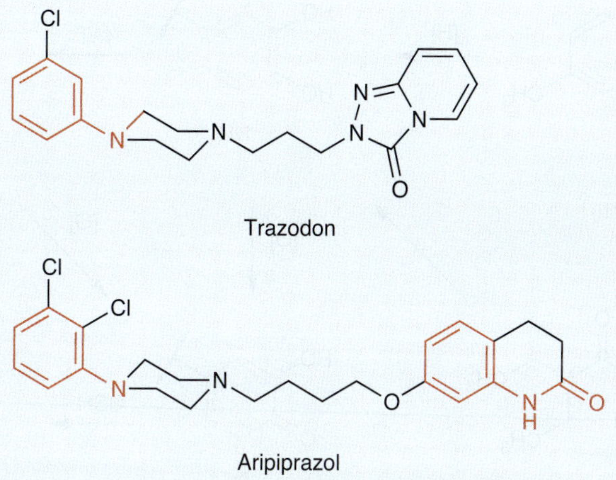

3

Trazodon

Aripiprazol

Abb. 3.26 Weniger toxische Arzneistoffe mit tertiärem aromatischem Amin als Partialstruktur

Anilidstruktur, aus der ebenfalls ein elektrophiles Chinonimin gebildet werden kann. Eine wahrscheinliche Erklärung für das deutlich verbesserte Sicherheitsprofil ist die gegenüber Nefazodon erheblich verbesserte Pharmakokinetik, die dank der insgesamt verminderten Metabolisierung eine wesentlich niedrigere Tagesdosis erlaubt.

Weiterhin können Anilinderivate über das *N*-Hydroxylamin-Intermediat zur **Methämoglobinbildung** führen (▸ Kap. 3.3.1).

Nitroaromaten

Für die unerwünschten Arzneistoffwirkungen der Nitroaromaten sind in erster Linie 3 Metaboliten verantwortlich, die auf reduktivem Weg gebildet werden:

- das **Nitroradikal-Anion**, das in einem **Redoxzyklus** zur **Bildung reaktiver Sauerstoffspezies** beitragen kann, (▸ Kap. 3.2.2),
- das ***N*-Hydroxylamin**, das in einer gekoppelten Oxidation zur **Methämoglobinbildung** führen kann (▸ Kap. 3.3.1),
- das **Anilinderivat**, dessen toxisches Potenzial bereits oben beschrieben wurde.

Der übliche Metabolisierungsweg der meisten Nitroaromaten verläuft über mehrere Schritte in einer Sechs-Elektronenreduktion zum entsprechenden Anilinderivat (○ Abb. 3.27). Als reaktive Zwischenstufe auf diesem Weg entsteht im ersten Schritt durch Ein-Elektronenreduktion der Nitrogruppe das **Nitroradikal-Anion**. Der

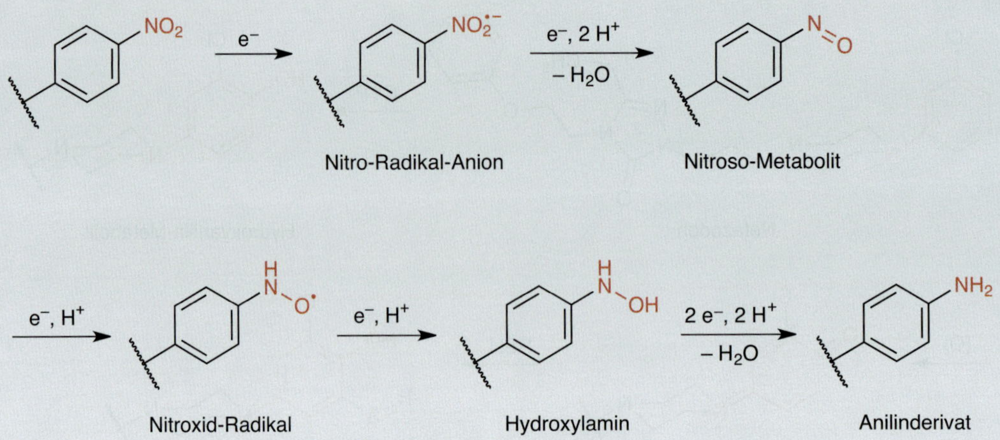

Abb. 3.27 Sechs-Elektronenreduktion eines Nitroaromaten

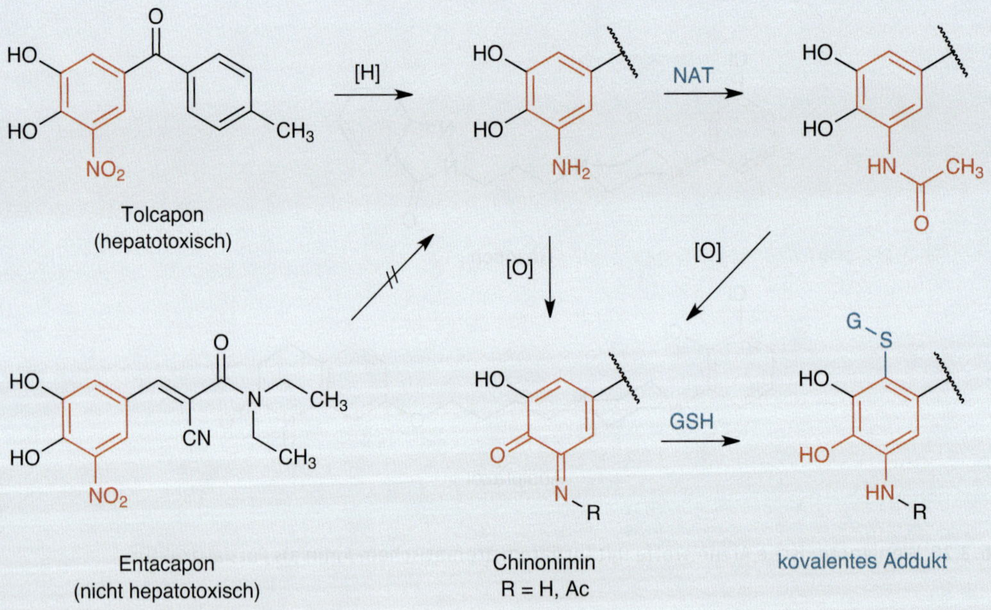

Abb. 3.28 Biotransformation von Tolcapon zu reaktiven Metaboliten. NAT: *N*-Acetyltransferase, GSH: Glutathion

geschwindigkeitsbestimmende Schritt ist die Reduktion der Nitrogruppe zur **Nitrosoverbindung**, dem die Bildung eines ***N*-Hydroxylamins** folgt. Die mit diesem reaktiven Metaboliten assoziierten Probleme wurden bereits bei den aromatischen Aminen besprochen. Die *N*-Acetylierung des finalen Anilinderivats ist auch hier ein Entgiftungsweg (Abb. 3.18).

Tolcapon wird als Inhibitor der COMT (Catechol-*O*-Methyltransferase) zur Behandlung der Parkinson-Krankheit verwendet und ist mit einer relativ hohen Inzidenz von Lebertoxizität verbunden. Dies führte in mehreren Ländern zur Marktrücknahme. Als Metaboliten wurden Anilin- und *N*-Acetylanilinderivate nachgewiesen. Beide bilden in einer Zwei-Elektronenoxidation elektrophile **Chinonimine**, die sich durch Glutathion in humanen Lebermikrosomen abfangen lassen (Abb. 3.28). Interessanterweise ist die Hepatotoxizität aber kein Klasseneffekt der COMT-Hemmer. Zwar besitzt auch **Entacapon** die identische Nitrocatechol-Einheit, doch trotz Verabreichung hoher Tagesdosen von 1600 mg ist der Arzneistoff nicht mit hepatotoxischen Effekten assoziiert. Die Reduktion der Nitro-

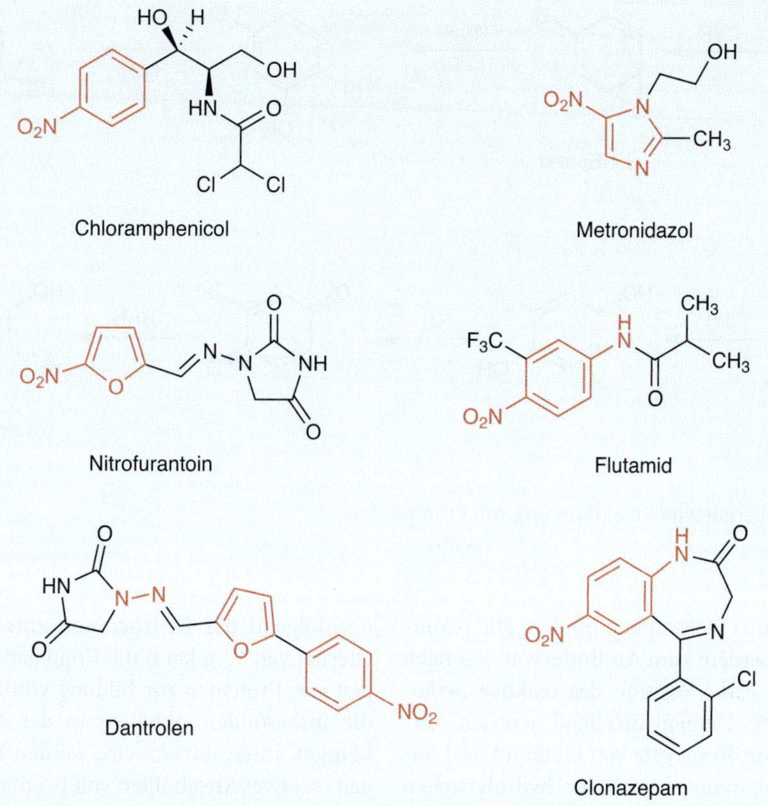

Abb. 3.29 Arzneistoffe mit Nitroaromaten, die reaktive Metaboliten bilden

gruppe leistet in diesem Fall keinen signifikanten Beitrag zur Biotransformation, die beim Menschen insbesondere über Isomerisierung der Doppelbindung und Glucuronidierung verläuft.

Weitere Beispiele für Arzneistoffe mit Nitroaromaten sind in Abb. 3.29 aufgelistet. Die schwerwiegendste Nebenwirkung bei systemischer Anwendung des Antibiotikums **Chloramphenicol** ist seine Knochenmarkstoxizität, die dosisabhängig und reversibel als Knochenmarksuppression und als aplastische Anämie auftreten kann. Letztere ist idiosynkratisch und kann zu Todesfällen führen. Verantwortlich gemacht wird der kovalent bindende **Nitroso-Metabolit**, dessen Toxizität für hämatopoetische Stammzellen nachgewiesen wurde. Obwohl die Reduktion der Nitrogruppe im Antibiotikum **Metronidazol** zum entsprechenden heterozyklischen Amin für seine Wirksamkeit wesentlich ist, erzeugt dieser Metabolisierungsweg auch reaktive Metaboliten, die kovalent an zelluläre Proteine und DNA binden. Gelegentliche Nebenwirkungen sind Leukopenie und Granulozytopenie, in seltenen Fällen auch Thrombozytopenie und Agranulozytose. Darüber hinaus spielen auch radikalbildende Prozesse eine Rolle. Eine reduktive Bioaktivierung des Nitroaromaten beobachtet man auch bei **Nitrofurantoin**, das bei Harnwegsinfekten verwendet wird. Zu den gelegentlichen Nebenwirkungen gehört die Bildung allergischer Infiltrate in der Lunge.

Bei der Langzeitanwendung des Muskelrelaxans **Dantrolen** wurden Leberschädigungen beobachtet, die zu Todesfällen führten. Mit den Nitrobenzen-, Furan- und Hydrazin-Strukturelementen enthält Dantrolen gleich 3 strukturelle Warnsignale. Einer der Stoffwechselwege von Dantrolen beim Menschen beinhaltet die Reduktion des Nitrobenzenrings zum entsprechenden Anilin-Metaboliten. Das elektrophile Nitroso-Intermediat bildet ähnlich wie die anilinhaltigen Wirkstoffe ein Thiol-Konjugat (Abb. 3.18).

Mit der klinischen Anwendung des nichtsteroidalen Antiandrogens **Flutamid** (▸ Kap. 13.8.3) werden verschiedene Fälle von Hepatotoxizität in Verbindung gebracht, einschließlich seltener schwerer Leberfunktionsstörungen. Mehrere Fälle von Eosinophilie deuten zudem auf eine immunvermittelte Toxizität hin. Die Reduktion der Nitrogruppe zum entsprechenden Anilin beim Menschen ist bekannt. In Verbindung mit der *para*-Anilid-Struktur entstehen reaktive ***para*-Chinondiimin-Metaboliten**, die aufgrund ihrer chinoiden

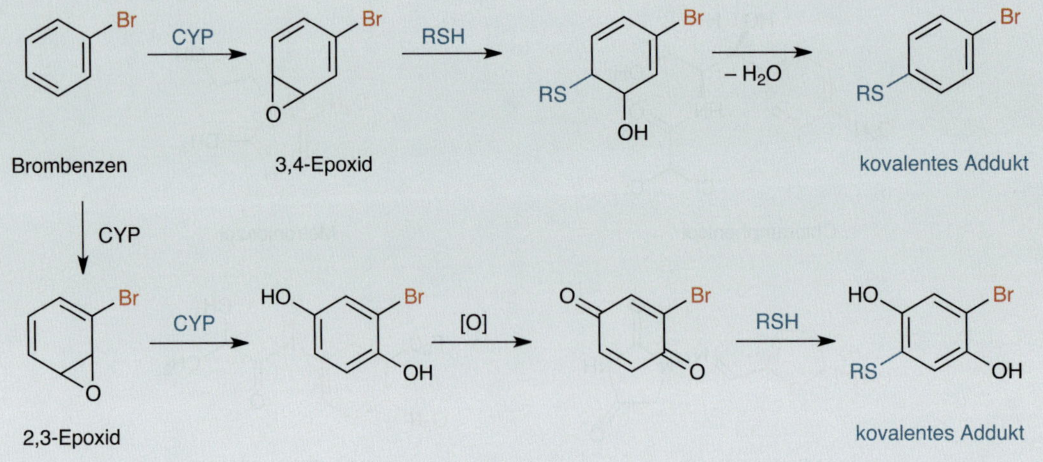

Abb. 3.30 CYP-vermittelte Bioaktivierung von Brombenzen

Struktur kovalent an Thiolgruppen binden. Die Amidhydrolyse führt außerdem zum **Anilinderivat**, das nach Hydroxylierung in *ortho*-Position das reaktive ***ortho*-Chinonimin** liefert. Dementsprechend wurden verschiedene Glutathion-Konjugate von Flutamid und seinen hydroxylierten, reduzierten oder hydrolytischen Metaboliten im menschlichen Lebergewebe nachgewiesen.

Ebenfalls ein Nitroaromat ist in einigen Benzodiazepinen wie **Clonazepam** enthalten. Zudem liegt das Anilid-Strukturelement vor. Zwar verläuft der Biotransformationsweg für die Nitrogruppe bei Clonazepam analog zu dem des hepatotoxischen Tolcapons, doch gibt es nur sehr wenige Hinweise auf idiosynkratische Toxizität. Möglicherweise mindert die niedrige tägliche Dosis von 2–8 mg das Toxizitätsrisiko, das durch Bildung reaktiver Metaboliten aus Clonazepam gegeben ist.

Aromaten

Aromatische Substanzen können je nach Substitutionsmuster zu instabilen Epoxiden metabolisiert werden. Diese reagieren leicht mit Thiolgruppen zellulärer Proteine, was hepatotoxische Effekte hervorrufen kann. Der Mechanismus der potenziellen Toxizität halogensubstituierter Aromaten lässt sich am Beispiel von **Brombenzen** veranschaulichen (Abb. 3.30), das in einigen Arzneistoffen als Partialstruktur vorhanden ist. Diese Substanz wird durch CYP-Enzyme der Leber zum 3,4-Epoxid oxidiert, das keine mutagene oder kanzerogene Aktivität aufweist. Allerdings reagiert es nichtenzymatisch mit Leberproteinen und führt zur hepatischen Nekrose. Dagegen lagert sich der isomere 2,3-Epoxid-Metabolit rasch zu 2-Bromphenol um und ist weniger toxisch. Allerdings kann durch CYP-katalysierte Oxidation das entsprechende Hydrochinon und nachfolgend das Benzochinon entstehen. Bei diesem alternativen Weg kann die Konjugation mit Thiolgruppen von Proteinen zur Bildung von Produkten führen, die insbesondere Schäden in der Niere hervorrufen können. Interessanterweise werden kovalente Bindungen reaktiver Metaboliten von Bromaromaten mit zellulären Proteinen erst dann signifikant, wenn die zellulären Glutathionspeicher erschöpft sind, was die ausgezeichnete Elektrophilie und Reaktivität dieser Metaboliten dokumentiert. Die NADPH-abhängige kovalente Bindung an humane Lebermikrosomen und Hepatozyten wurde für das Urikosurikum **Benzbromaron** (Abb. 3.31) nachgewiesen und deutet auf die Bildung von reaktiven Metaboliten hin. Sehr seltene Fälle einer schweren Hepatitis sind bekannt, teilweise auch mit tödlichem Ausgang. Der am Auge eingesetzte COX-Inhibitor **Bromfenac** besitzt neben dem Brombenzen-Strukturelement auch eine Anilin- und Arylessigsäure-Partialstruktur, die durch oxidative Metabolisierung oder Konjugation aktiviert werden können und somit strukturelle Warnsignale darstellen. Die kovalente Bindung von Bromfenac an humane Lebermikrosomen wurde gezeigt.

Das bei Epilepsie verwendete **Lamotrigin** ist trotz allgemein guter Verträglichkeit mit einer relativ hohen Inzidenz (> 10 %) von immunvermittelten Überempfindlichkeitsreaktionen assoziiert, einschließlich schwerer Hauterkrankungen. Seltene Fälle von akuter Hepatotoxizität und Blutbildveränderungen wurden ebenfalls berichtet. Während der Hauptmetabolisierungsweg am Diaminotriazin stattfindet und Lamotrigin überwiegend als *N*-Glucuronid im Urin ausgeschieden wird, konnte auch die Bildung eines Epoxid-Intermediats am Dichlorphenylring gezeigt werden, das sich durch Glutathion abfangen lässt (Abb. 3.32). Da Human-Kerati-

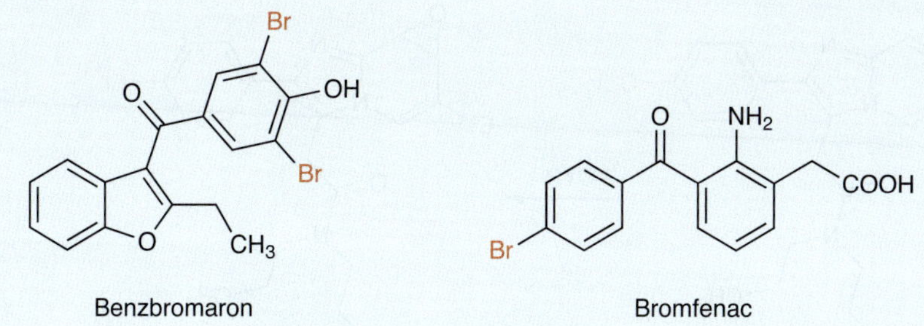

Abb. 3.31 Beispiele für Arzneistoffe mit Bromaromaten

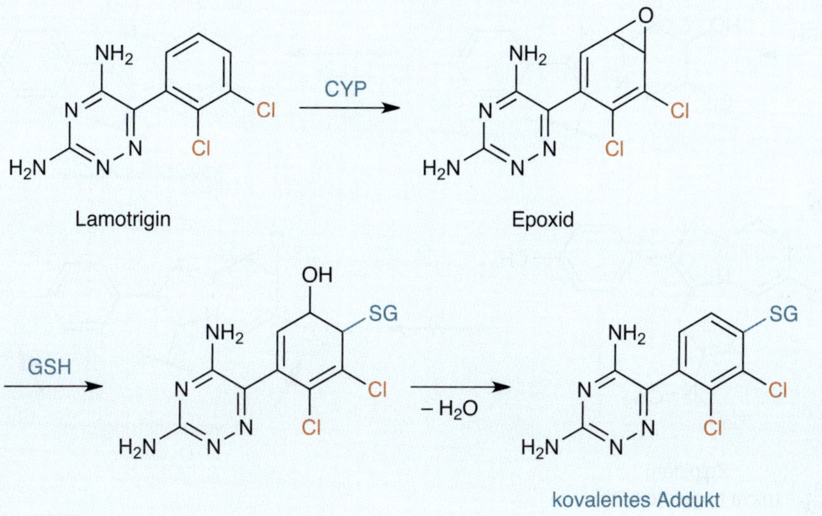

Abb. 3.32 Bioaktivierung von Lamotrigin in humanen Lebermikrosomen und Human-Keratinozyten

nozyten das gleiche Konjugat bilden können, ergibt sich hier ein Zusammenhang mit dem Auftreten immunvermittelter Hautreaktionen.

Das Anxiolytikum **Alpidem** wurde kurz nach seiner Einführung aufgrund mehrerer Fälle schwerer Hepatotoxizität wieder vom Markt genommen. Eine CYP-vermittelte Bioaktivierung des Chlorimidazopyridinrings führt zum Epoxid (Abb. 3.33), das mit Glutathion oder mikrosomalen Proteinen reagiert. Interessanterweise ist das strukturanaloge **Zolpidem**, das als Hypnotikum eingesetzt wird, nicht hepatotoxisch. Ein wesentlicher struktureller Unterschied zwischen den beiden Wirkstoffen ist der Ersatz der beiden Chloratome in Alpidem durch 2 Methylgruppen in Zolpidem. Zolpidem wird durch Oxidation beider Methylgruppen in die entsprechenden Alkohol- und Carbonsäuremetaboliten überführt und bildet keine reaktiven Metaboliten.

Thiophene

Der Thiophenring hat sich als attraktiver bioisosterer Ersatz für den Phenylring erwiesen und ist in etlichen Arzneistoffen enthalten. Einige unsubstituierte thiophenhaltige Arzneistoffe mussten jedoch aufgrund unerwünschter Wirkungen vom Markt genommen werden. Diese umfassen das Diuretikum **Tienilsäure** (Abb. 3.34), das H_1-Antihistaminikum **Methapyrilen** sowie die nichsteroidalen Antiphlogistika **Tenoxicam** und **Suprofen** (Abb. 3.35). So wird die CYP2C9-katalysierte Bioaktivierung des Thiophenrings in **Tienilsäure** mit dessen hepatotoxischen Effekten assoziiert. Beim Menschen führt der Hauptmetabolisierungsweg zum 5-Hydroxythiophen-Metaboliten. Dieser kann über zwei verschiedene Intermediate entstehen. Zum einen wird der Thiophenring zum reaktiven elektrophilen *S*-Oxid-Intermediat sulfoxidiert, was zur Suizid-Inaktivierung des CYP-Enzyms führt. Das Tienilsäure-*S*-Oxid kann mit verschiedenen nukleophilen Gruppen

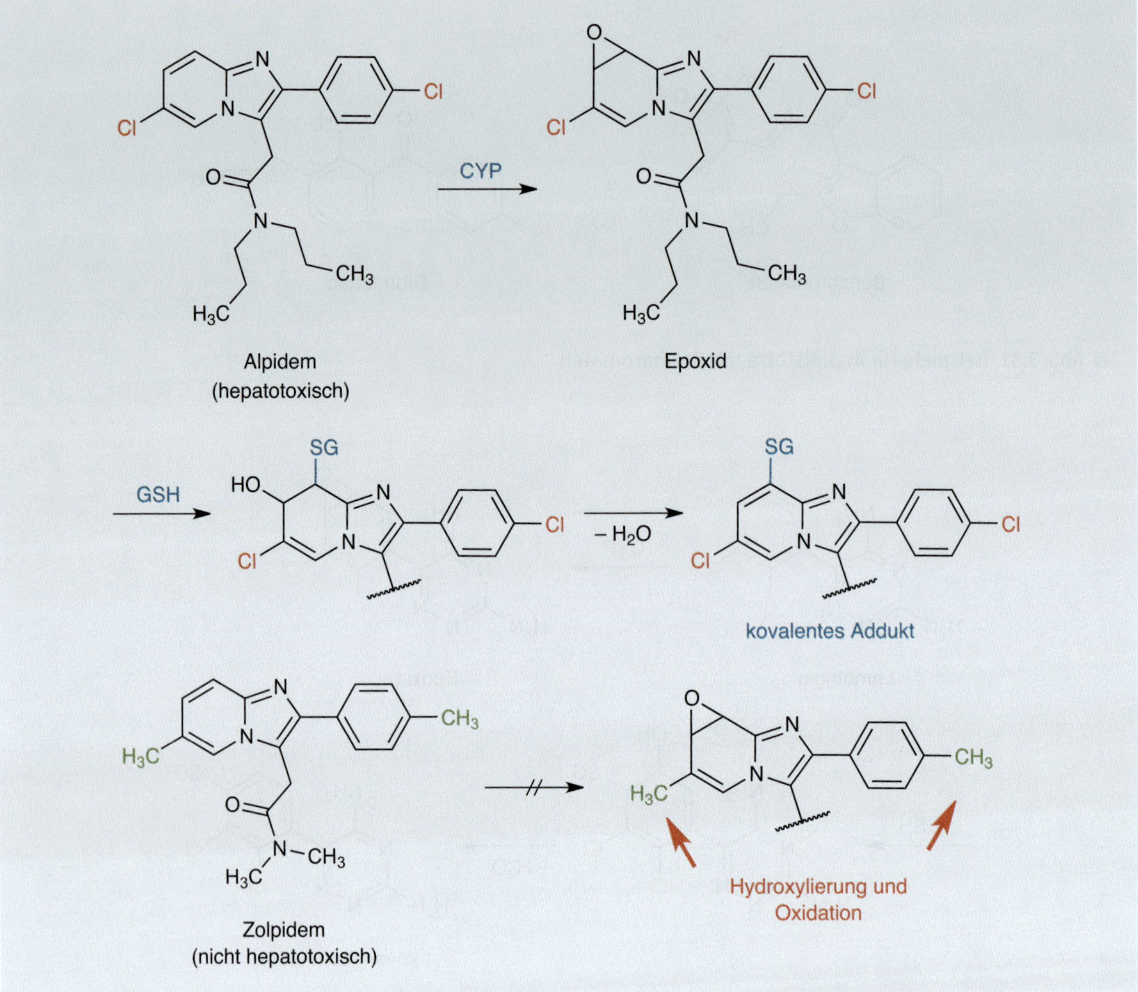

Abb. 3.33 Bioaktivierung des hepatotoxischen Alpidems und das nicht hepatotoxische Zolpidem

im aktiven Zentrum des Enzyms oder mit anderen biologischen Nukleophilen wie Glutathion in einer Michael-Typ-1,4-Addition reagieren, wodurch CYP2C9 kovalent modifiziert wird oder andere kovalente Addukte entstehen. Alternativ führt die Reaktion des *S*-Oxids mit Wasser zur 5-Hydroxytienilsäure. Zum zweiten kann der 5-Hydroxythiophen-Metabolit zusätzlich über einen Epoxid-Weg gebildet werden. Auch das 4,5-Epoxid kann CYP2C9 irreversibel inaktivieren. Im Gegensatz zu Tienilsäure wurde das strukturverwandte Arylpropionsäurederivat **Suprofen** wegen akutem Nierenversagen vom Markt genommen. Seine Nephrotoxizität unterscheidet sich deutlich von der normalerweise mit anderen nichtsteroidalen Antiphlogistika assoziierten Toxizität. Der als akutes Flankenschmerz-Syndrom bezeichnete Krankheitszustand wurde auch bei Personen beobachtet, die man mit Tienilsäure behandelte. Dies lässt auf eine vergleichbare Bioaktivierung schließen, die ebenfalls mit einer mechanismusbasierten Inaktivierung von CYP2C9 einhergeht. Das zu Suprofen isomere Arylpropionsäurederivat **Tiaprofensäure** ist hingegen ein 2,5-disubstituiertes Thiophenderivat und wird hauptsächlich durch Phase-II-Konjugation metabolisiert.

Obwohl der thiophenhaltige Thrombozytenaggregationshemmer **Ticlopidin** immer noch verwendet wird, ist sein Einsatz mit einer relativ hohen Inzidenz von Agranulozytose, aplastischer Anämie und Thrombozytopenie assoziiert. Involviert ist hierbei ein immunogener Mechanismus, der eine Spaltung des Thiophenrings zu einem elektrophilen **Sulfensäure-Metaboliten** in Neutrophilen beinhaltet. Dabei entsteht CYP-vermittelt zunächst ein Thiolacton, das in das hochreaktive Thiolacton-*S*-Oxid überführt und zum elektrophilen Sulfensäure-Metaboliten hydrolysiert wird (Abb. 3.36). Dieser kann mit verschiedenen Bionukleophilen kovalente Addukte bilden. Der Blockbuster in diesem Indikationsbereich, **Clopidogrel**, wirkt über eine kovalente Disulfidbindung mit einem Cysteinrest des $P2Y_{12}$-Rezeptors und hemmt diesen dadurch irreversibel. Die eigentliche

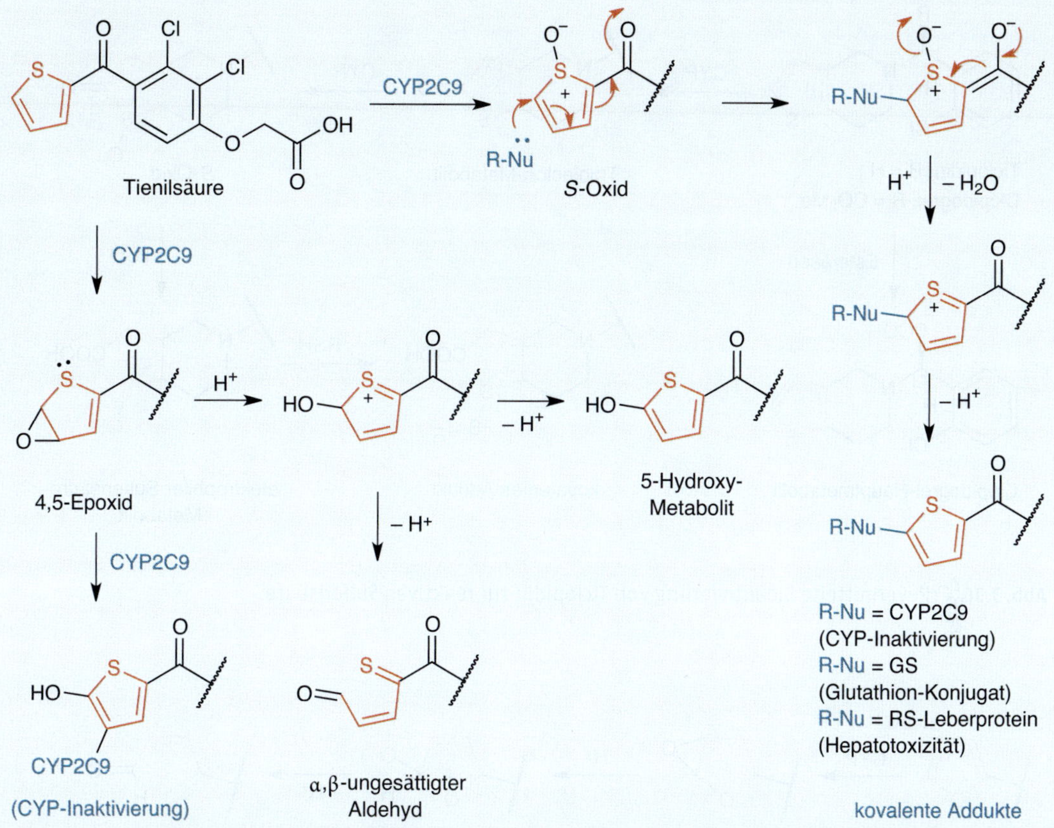

Abb. 3.34 Bioaktivierung des Thiophenrings in Tienilsäure zu reaktiven Metaboliten

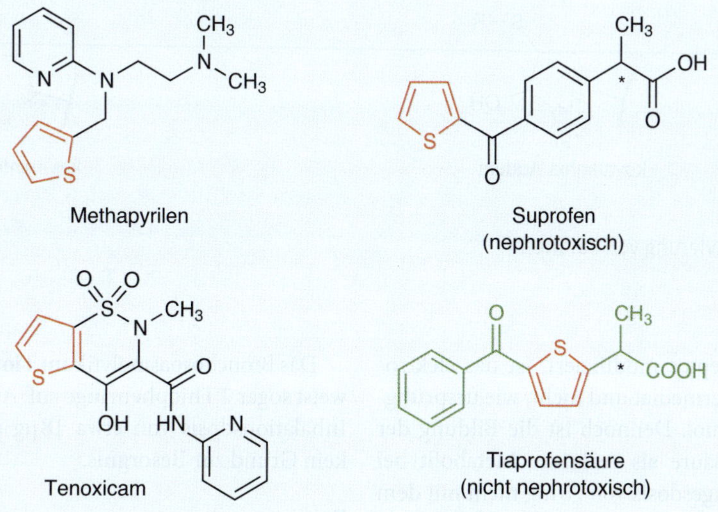

Abb. 3.35 Aus dem Handel genommene Arzneistoffe mit Thiophenring und Tiaprofensäure

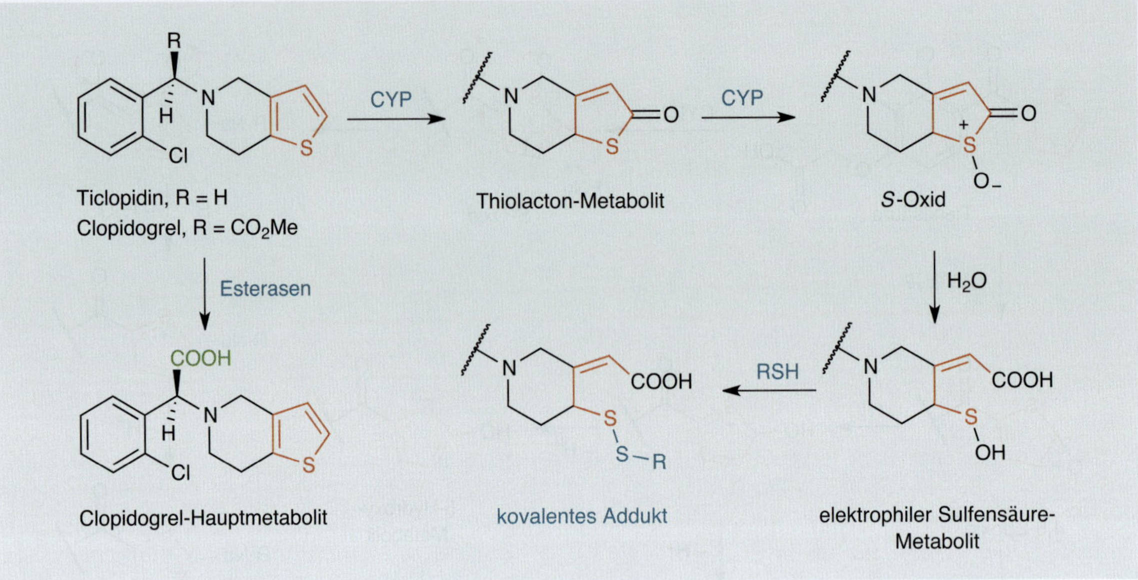

Abb. 3.36 CYP-vermittelte Bioaktivierung von Ticlopidin zur reaktiven Sulfensäure

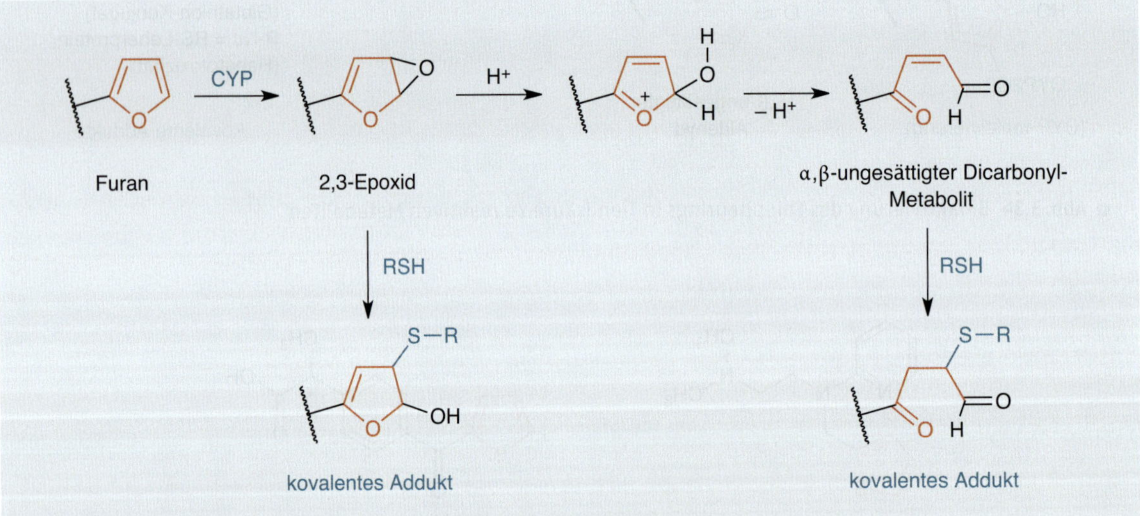

Abb. 3.37 Bioaktivierung von Furanen

Spezies, die den Rezeptor modifiziert, ist das elektrophile Sulfensäure-Intermediat und nicht, wie ursprünglich vermutet, ein Thiol. Dennoch ist die Bildung der elektrophilen Sulfensäure als reaktiver Metabolit bei einer relativ hohen Tagesdosis von 75 mg nicht mit dem Auftreten von toxischen Wirkungen assoziiert, da über 70 % der Clopidogrel-Tagesdosis durch Esterasen rasch zum inaktiven Carbonsäuremetaboliten hydrolysiert werden (Abb. 3.36). Tatsächlich wird Clopidogrel in nur geringem Ausmaß kovalent an Thrombozyten gebunden.

Das Bronchospasmolytikum **Tiotropium** (▸ Kap. 7.2.4) weist sogar 2 Thiophenringe auf. Aufgrund der geringen Inhalationsdosis von etwa 18 µg pro Tag besteht hier kein Grund zur Besorgnis.

Furane

Der vorherrschende Biotransformationsweg von Furanringen umfasst die Bildung eines 2,3-Epoxids und nachfolgende Ringöffnung zu einem α,β-ungesättigten Dicarbonyl-Metaboliten (Abb. 3.37). Dieses elektrophile Intermediat kann mit biologischen Makromolekülen über eine Michael-Addition reagieren. Alternativ

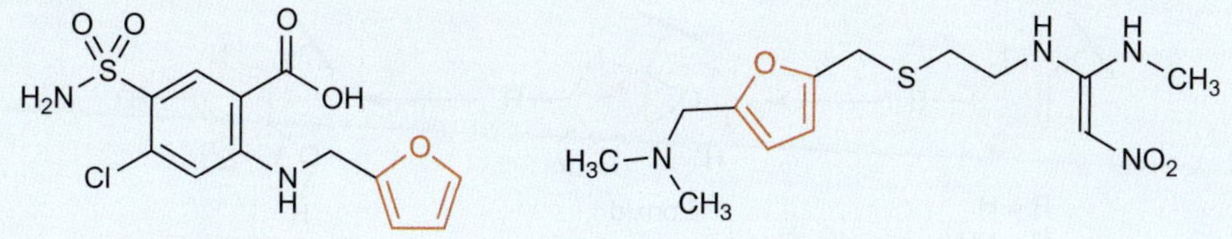

Abb. 3.38 Furanhaltige Arzneistoffe

kann auch das Furanepoxid mit Nukleophilen kovalente Addukte bilden.

Die Anwendung des Schleifendiuretikums **Furosemid** (Abb. 3.38) ist mit dem Auftreten einer idiosynkratischen Hepatitis assoziiert, die mit der Bioaktivierung seines Furan-Substituenten durch CYP-Enzyme zu einer reaktiven Epoxidspezies im Zusammenhang steht. Die Furanstruktur im H_2-Antagonisten **Ranitidin** scheint aus toxikologischer Sicht trotz der hohen Tagesdosis von 300 mg nicht problematisch zu sein. Dies liegt daran, dass der 2,5-disubstituierte Furanring in Ranitidin bei der Metabolisierung keine Rolle spielt. Ein Großteil des Clearance-Mechanismus entfällt auf die durch Transportproteine vermittelte Ausscheidung im Urin. Die hepatische Biotransformation trägt nur wenig zum gesamten Clearance-Prozess bei.

Thiazole

Die CYP-katalysierte oxidative Ringspaltung von Thiazolen führt über ein 4,5-Epoxid zur Bildung von α-Dicarbonyl-Metaboliten und Thioamiden oder im Falle von 2-Aminothiazolen zu Thioharnstoffen (Abb. 3.39). **Thioamide** und **Thioharnstoffe** können verschiedene toxische Effekte ausüben, einschließlich Leber- und Lungenschäden. Auch die teratogenen Eigenschaften von Thioharnstoffen sind charakterisiert. Die metabolische Aktivierung führt zum *S*-Oxid und entsprechendem *S,S*-Dioxid, das beispielsweise Lysinreste in Proteinen zu acylieren vermag.

Ein Vergleich der Biotransformationswege der beiden nichtsteroidalen Antiphlogistika **Sudoxicam** und **Meloxicam** zeigt, dass Sudoxicam in einer CYP-katalysierten Thiazolringspaltung zum Acylthioharnstoff-Metaboliten umgesetzt wird. Dieser wurde für die mit Sudoxicam verbundene Hepatotoxizität verantwortlich gemacht und war Anlass zu dessen Marktrücknahme. Einführen einer Methylgruppe in der 5-Position des Thiazolrings in Meloxicam führt zu deren umfassenden Oxidation zum Alkohol- und Carbonsäuremetaboliten. Dagegen tritt die oxidative Ringöffnung in Meloxicam kaum auf (Abb. 3.40).

Die oxidative Öffnung des Thiazolrings zu reaktiven Intermediaten wird für die mechanismusbasierte Inaktivierung von CYP3A4 durch den HIV-Protease-Inhibitor **Ritonavir** (Abb. 3.41, ▸ Kap. 12.3.2) verantwortlich gemacht. Seine gleichzeitige Anwendung mit dem Protease-Inhibitor **Tipranavir** ist mit idiosynkratischer Hepatotoxizität assoziiert, die tödlich verlaufen kann. Wahrscheinlich wird die Toxizität durch Ritonavir vermittelt, möglicherweise aufgrund der hohen täglichen Dosis (600 mg zweimal täglich) oder Biotransformation seines Thiazolrings zu reaktiven Metaboliten.

Phenole und Phenolether

Aromatische Substanzen, die über ein O-Atom funktionalisiert sind, können je nach Substitutionsmuster zu **chinoiden Systemen** metabolisiert werden. Über 40 % der bekannten reaktiven Metaboliten sind Chinone, die typischerweise aus Phenol-, Hydrochinon- oder Catechol-Strukturelementen über CYP-Enzyme oder Peroxidasen entstehen. Auch Phenolether wie Monoalkoxyphenole und Dialkoxy-substituierte Aromaten, in denen die Substituenten *ortho-* oder *para-*ständig angeordnet sind, können CYP-vermittelte oxidative *O*-Desalkylierungsreaktionen eingehen (Abb. 3.42).

- Die dabei erzeugten **Catechol**- oder **Hydrochinon**-Metaboliten werden in enzymatischen oder nichtenzymatischen Prozessen leicht zu den entsprechenden ***ortho***- oder ***para*-Chinonen** oxidiert.
- Im Falle von *ortho-* oder *para*-substituierten Hydroxyanilinderivaten (siehe aromatische Amine) entstehen ***ortho***- oder ***para*-Chinonimine**.
- Liegen *ortho-* oder *para*-alkylsubstituierte Phenolstrukturen vor, können diese analog zu ***ortho***- bzw. ***para*-Chinonmethiden** oxidiert werden.

Für das Auftreten unerwünschter Arzneistoffwirkungen durch derartige Chinonsysteme sind zwei wesentliche Mechanismen in Betracht zu ziehen.

- Chinone stellen **Michael-Akzeptoren** dar und führen, wenn die entsprechenden Positionen am Chinonring nicht substituiert sind, aufgrund ihrer elekt-

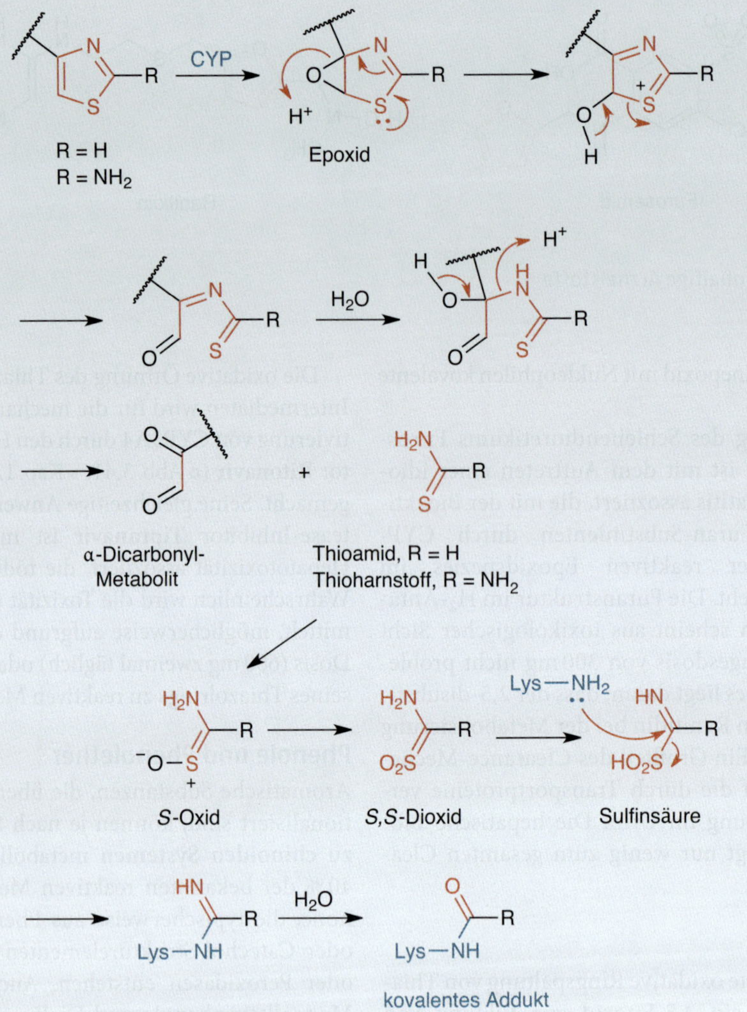

Abb. 3.39 Bioaktivierung des Thiazolrings

rophilen Natur mit zellulären Nukleophilen zu Additionsreaktion vom 1,4-Michael-Typ.

- Chinone sind zudem redoxaktive Strukturen und können in einem **Redoxzyklus** zur **Bildung reaktiver Sauerstoffspezies** führen (▸ Kap. 3.2.2).

Zelluläre Reaktionspartner der chinoiden Strukturen sind Proteine oder auch DNA-Basen, die kovalent gebunden werden (Abb. 3.42). Zum Beispiel führt die Reaktion mit Schwefel-Nukleophilen in Cysteinresten von Proteinen zur Proteinalkylierung. Reagiert Glutathion mit Chinon-Metaboliten, kommt es zu einer Verarmung der zellulären Glutathion-Spiegel. Diese Reaktion wird oft als potenzieller Entgiftungsweg angesehen. In einigen Fällen können auch bestimmte Chinone mit nukleophilen Aminogruppen in Proteinen oder DNA reagieren. Die so erzeugten kovalenten Addukte werden typischerweise rearomatisiert und können, je nach Struktur, noch einmal zu Chinonen oxidiert werden. Chinon-Metaboliten, die mit zellulären Proteinen zu Haptenen reagieren, können für immunbedingte Toxizität verantwortlich sein, während solche, die mit DNA reagieren, an Mechanismen der Karzinogenese beteiligt sind.

Die potenziell karzinogene Wirkung von Estrogenen wie **Estradiol**, die zur Substitutionstherapie eingesetzt werden, wird u. a. über eine CYP-vermittelte Biotransformation zu den entsprechenden **Chinon**- und **Chinonmethid**-Metaboliten erklärt. Diese können eine Alkylierung (Abb. 3.43) oder oxidative Schädigung von zellulären Proteinen und DNA hervorrufen. Der genannte Biotransformationsweg ist für das Kontrazeptivum **Ethinylestradiol** in humanen Lebermikrosomen dokumentiert. Das Ausbleiben der Toxizität ist höchstwahrscheinlich auf die sehr niedrigen Dosen zurückzuführen, die für die Hormonwirkung benötigt werden.

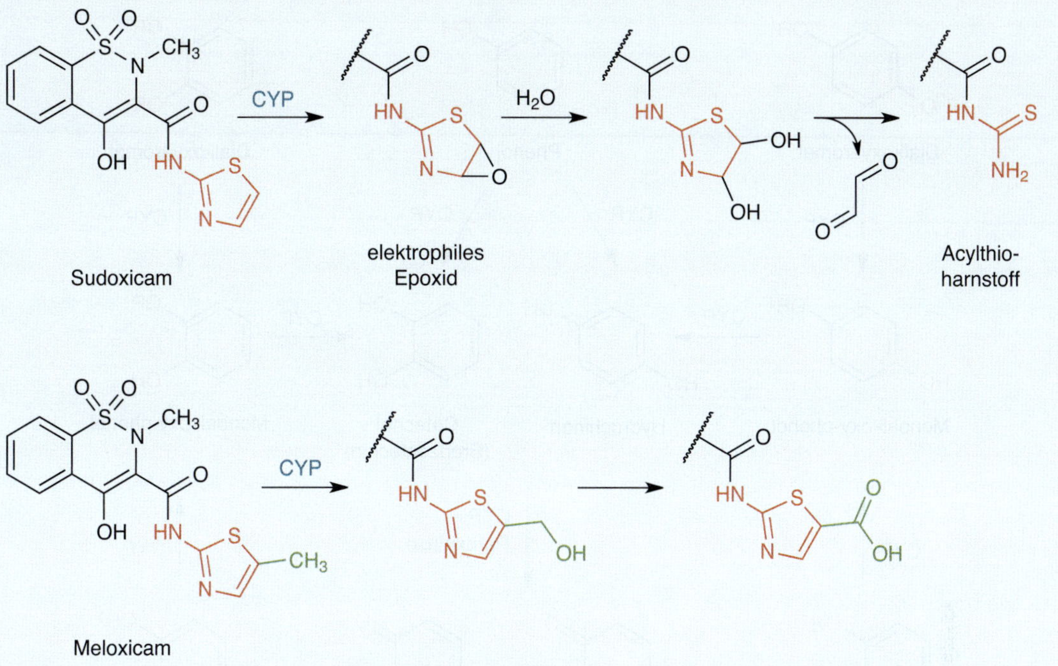

Abb. 3.40 Unterschiedliche Biotransformationswege von Sudoxicam und Meloxicam

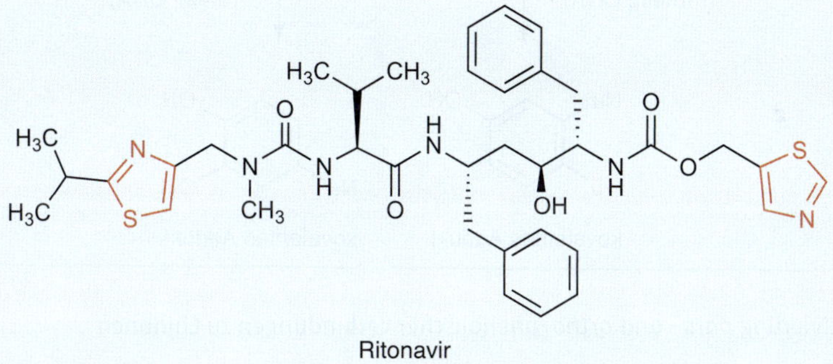

Abb. 3.41 HIV-Protease-Inhibitor mit Thiazolstruktur

Das erhöhte Risiko für Endometrium-Karzinome mit dem zur Behandlung von hormonabhängigem Brustkrebs eingesetzten **Tamoxifen** assoziiert man mit einem ungewöhnlich stabilen Chinonmethid, das aus der Wirkform 4-Hydroxytamoxifen entstehen kann. Dieses **Chinonmethid** hat neben dem α-Hydroxytamoxifen (▸ Kap. 13.8.1) das Potenzial, DNA-Basen zu alkylieren und damit den kanzerogenen Prozess zu initiieren (Abb. 3.44).

Das zur Osteoporose-Therapie eingesetzte **Raloxifen** wird an seiner Phenolstruktur über eine CYP3A4-katalysierte Bioaktivierung zu reaktiven Chinon-Metaboliten umgesetzt, die mit Glutathion abgefangen werden können. Der Vorgang wird zudem von einer irreversiblen Inaktivierung von CYP3A4 begleitet. Gemessen an der Effizienz der Glucuronidierung der gleichen phenolischen Gruppen im Dünndarm als Hauptbiotransformationsweg von Raloxifen beim Menschen (Abb. 3.45), ist die Wahrscheinlichkeit der oxidativen Bioaktivierung von Raloxifen aber eher gering einzuschätzen und erklärt das extrem seltene Auftreten unerwünschter Arzneistoffwirkungen trotz einer relativ hohen Tagesdosis von 60 mg.

Mit dem nicht mehr im Handel befindlichen Antiphlogistikum **Oxyphenbutazon** (Abb. 3.46) traten bereits in den 1960er Jahren gehäuft schwerwiegende

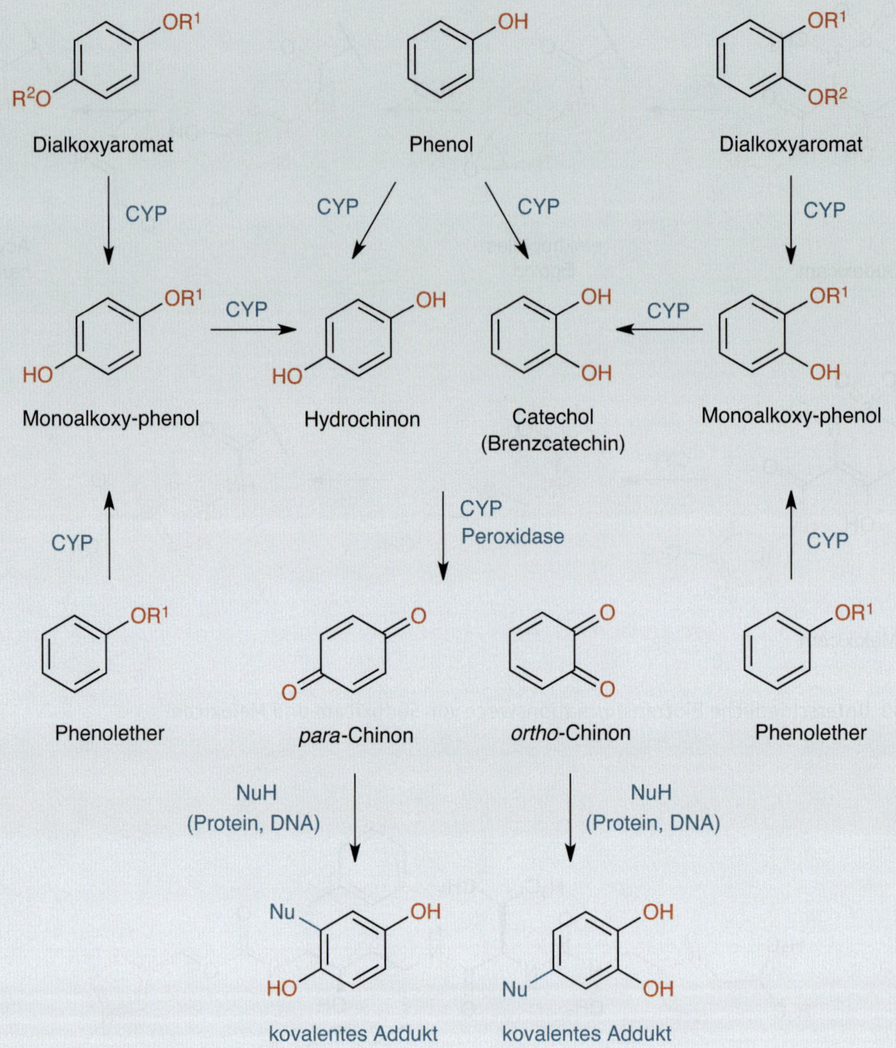

Abb. 3.42 Bioaktivierung *para-* und *ortho-*phenolischer Verbindungen zu Chinonen

Fälle einer Schädigung des hämatopoetischen Systems (aplastische Anämie, Agranulozytose) auf. Oyphenbutazon entsteht zudem nach Hydroxylierung durch CYP-Enzyme als Hauptmetabolit aus **Phenylbutazon**, bei dem die gleichen schwerwiegenden Nebenwirkungen schon bald nach Therapiebeginn auftreten können. Als strukturelles Warnsignal liegt eine *para*-Hydroxyanilid-Struktur vor, die zum reaktiven **Chinonimin** oxidiert werden kann.

Ebenfalls Fälle von tödlich verlaufener aplastischer Anämie wurden bald nach seiner Einführung für das atypische Antipsychotikum **Remoxiprid** (Abb. 3.46) bekannt, das 1993 vom Markt genommen wurde. Remoxiprid kann durch *O*-Demethylierung und Ringhydroxylierung zu Hydrochinon- und Catechol-Metaboliten umgewandelt werden. Diese wandern ins Knochenmark und werden dort durch die Myeloperoxidase zu reaktiven ***para***- und ***ortho*-Chinonen** oxidiert.

Relativ häufige Leberschädigungen wurden durch **Troglitazon** (Abb. 3.47) ausgelöst. Das erste in den USA zugelassene Antidiabetikum aus der Reihe der Glitazone, das in Deutschland keine Zulassung erhielt, wurde daher vom Markt genommen. Sowohl der Chroman- als auch der Thiazolidindionring von Troglitazon sind bekannt für die Bildung reaktiver Metaboliten, die zu kovalenten Addukten führen. Diese umfassen ein Chinonmethid sowie Spaltprodukte des Thiazolidindionrings durch CYP3A4. Troglitazon ist zytotoxisch und induziert mitochondriale Dysfunktion und Zelltod in Hepatozyten. **Rosiglitazon** und **Pioglitazon** enthalten ebenfalls das Thiazolidindion-Gerüst, aus dem wie bei Troglitazon reaktive Metaboliten entstehen. Ein Hauptunterschied liegt in den deutlich geringeren

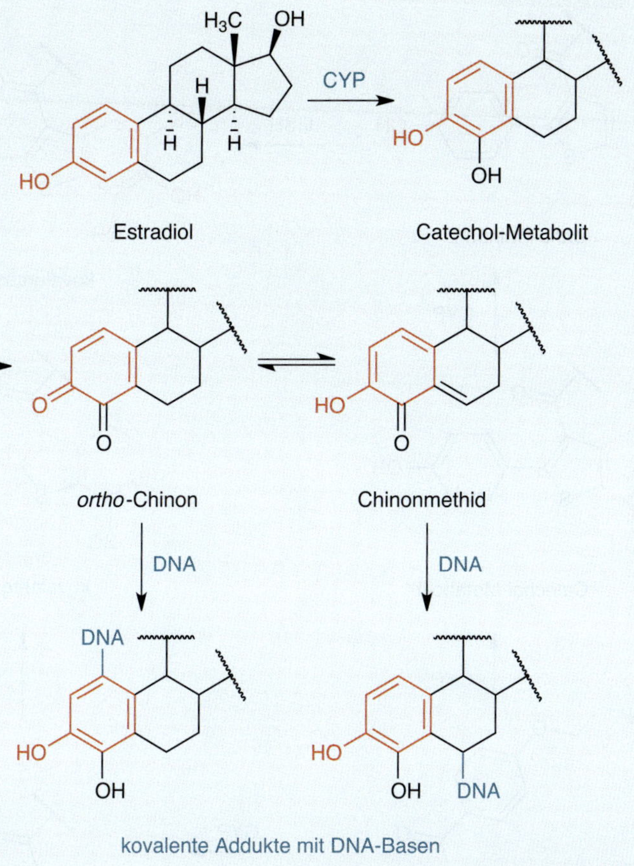

Abb. 3.43 Biotransformation von Estradiol zu DNA-reaktiven Chinon- und Chinonmethid-Metaboliten

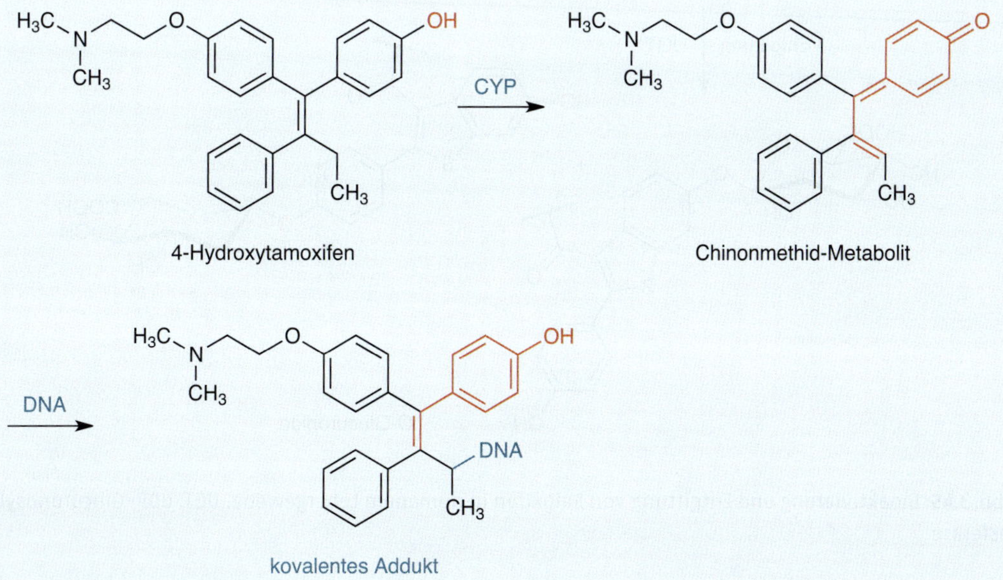

Abb. 3.44 Biotransformation von 4-Hydroxytamoxifen und Reaktion mit DNA-Basen

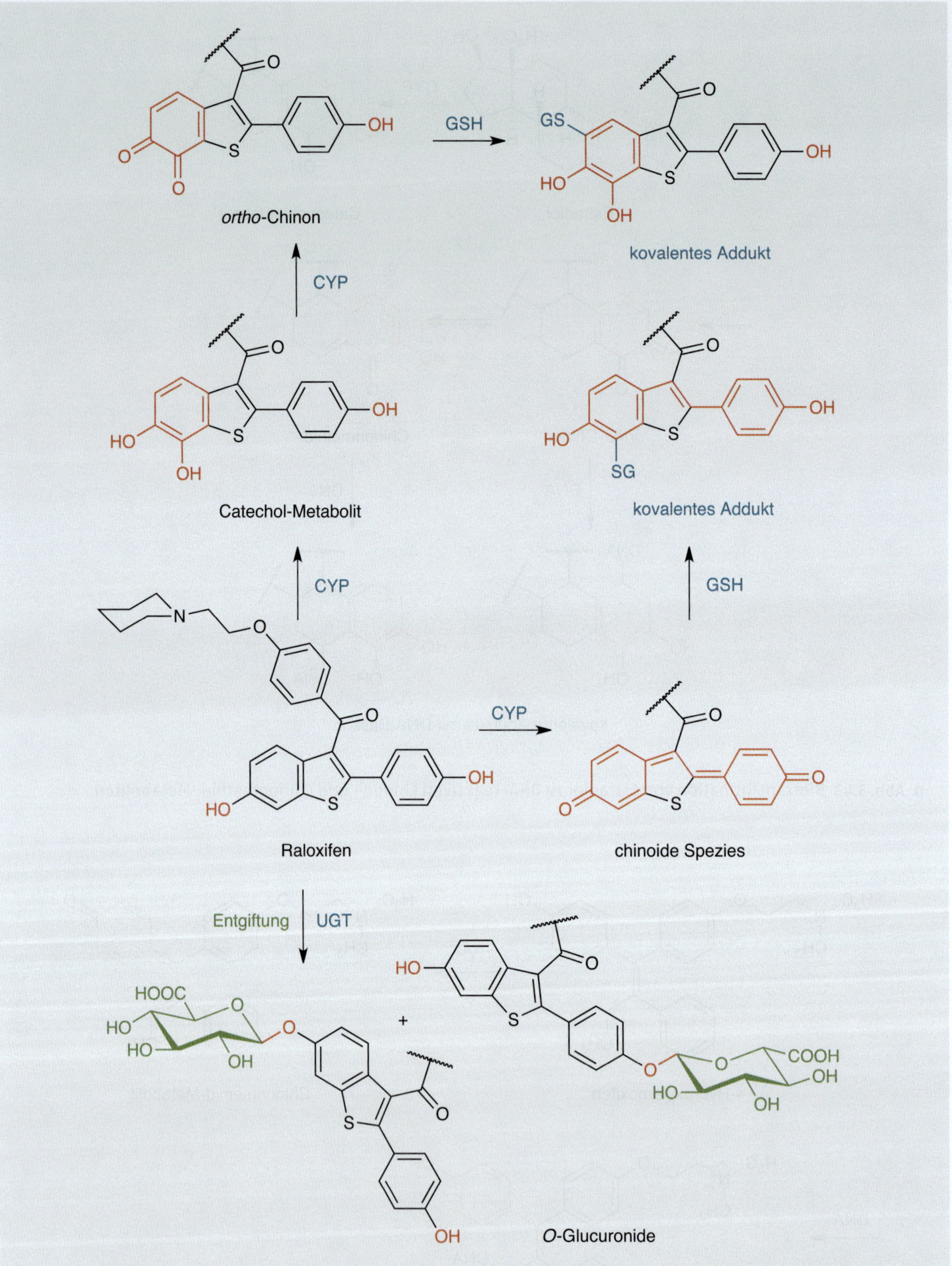

Abb. 3.45 Bioaktivierung und Entgiftung von Raloxifen in humanem Lebergewebe. UGT: UDP-Glucuronosyltransferase

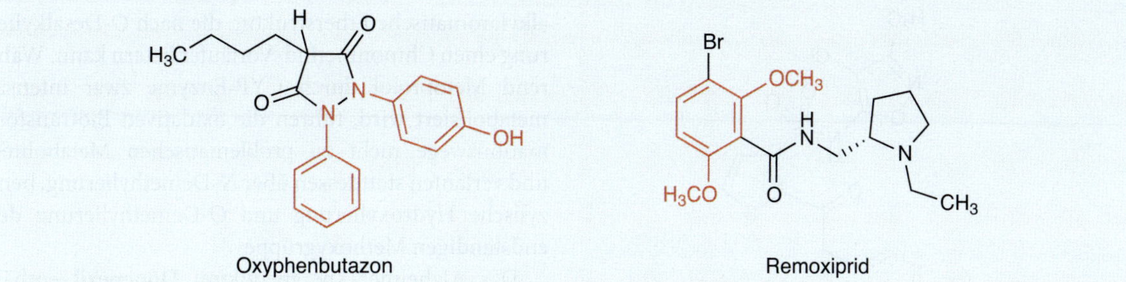

Abb. 3.46 Aus dem Handel genommene Arzneistoffe, die durch chinoide Metaboliten Blutbildschäden hervorrufen

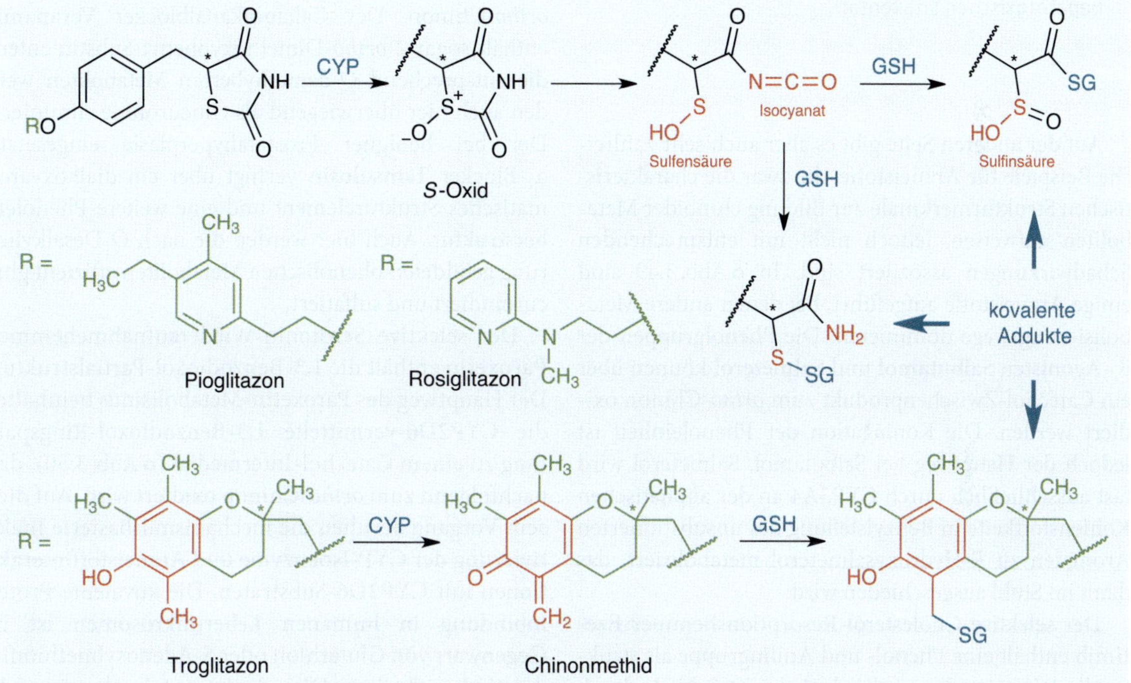

Abb. 3.47 Bioaktivierung der Glitazon-Antidiabetika

Tagesdosen von Rosiglitazon und Pioglitazon (< 10 mg) gegenüber Troglitazon (200–400 mg). Rosiglitazon wurde aufgrund des Risikos für kardiovaskuläre Ereignisse vom Markt genommen. Bei Pioglitazon besteht eine erhöhte Inzidenz für Blasenkrebs.

Unter der Therapie mit dem Endothelrezeptor-Antagonisten **Sitaxentan** (Abb. 3.48) kam es zu Todesfällen infolge von Leberversagen. Der Arzneistoff wurde deswegen 2010 in Europa vom Markt genommen. Als strukturelles Warnsignal ist in Sitaxentan ein 1,3-Benzodioxol-Strukturelement enthalten, dessen Biotransformation zu einem Catechol-Metaboliten und weiter zu einer reaktiven *ortho*-Chinon-Spezies führen kann (vgl. Paroxetin, Abb. 3.50).

Hepatotoxizität unter der Behandlung mit dem Opioid-Rezeptor-Antagonist **Naltrexon** (Abb. 3.49) hat sich bei der Standarddosis von 50 mg nicht als klinisches Problem erwiesen, höhere Dosen werfen jedoch erhebliche Bedenken auf. Die oxidative Biotransformation der Phenolfunktion durch CYP3A4 kann zur Bildung von Catechol- und Chinon-Intermediaten führen, die mit Glutathion reagieren. Der Hauptweg der Naltrexon-Clearance beim Menschen besteht allerdings in der Reduktion der Carbonylgruppe.

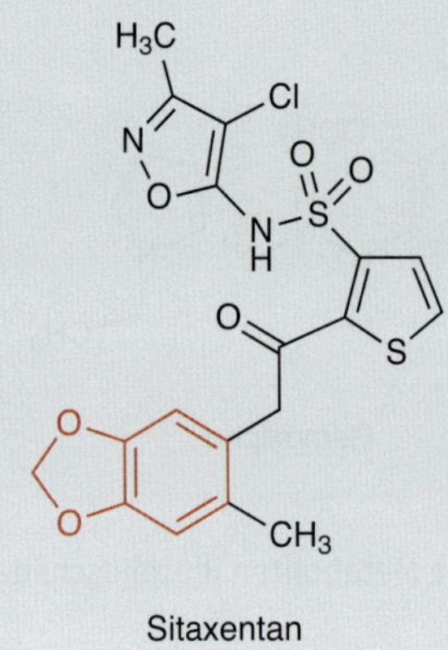

Abb. 3.48 1,3-Benzodioxol-Strukturelement im hepatotoxischen Sitaxentan

Auf der anderen Seite gibt es aber auch sehr zahlreiche Beispiele für Arzneistoffe, die zwar die charakteristischen Strukturmerkmale zur Bildung chinoider Metaboliten aufweisen, jedoch nicht mit entsprechenden Schadwirkungen assoziiert sind. In Abb. 3.49 sind einige Arzneistoffe aufgeführt, bei denen andere Metabolisierungswege dominieren. Die Phenolgruppen der β_2-Agonisten **Salbutamol** und **Salmeterol** können über ein Catechol-Zwischenprodukt zum *ortho*-Chinon oxidiert werden. Die Konjugation der Phenoleinheit ist jedoch der Hauptweg bei Salbutamol. Salmeterol wird fast ausschließlich durch CYP3A4 an der aliphatischen Kohlenstoffkette in Benzylstellung des unsubstituierten Aromaten zu *R*-Hydroxysalmeterol metabolisiert, das dann im Stuhl ausgeschieden wird.

Der selektive Cholesterol-Resorptionshemmer **Ezetimib** enthält eine Phenol- und Anilingruppe als strukturelle Warnsignale, wird jedoch hauptsächlich durch Phenolglucuronidierung und praktisch ohne Beteiligung von CYP-Enzymen eliminiert.

Das Antidepressivum **Venlafaxin** und das opioidanalgetische **Oxycodon** enthalten eine *para*-Alkylsubstituierte Phenolethergruppe, die nach *O*-Demethylierung und anschließender Oxidation des resultierenden *para*-Alkylphenol-Metaboliten ein reaktives Chinonmethid bilden kann. Zwar trägt die Venlafaxin-*O*-Demethylierung wesentlich zur Metabolisierung bei, es gibt jedoch keinen Hinweis auf eine Weiteroxidation des Phenolmetaboliten. Hier dominiert der konkurrierende Weg zum entsprechenden Glucuronid- und Sulfatkonjugat. Im Falle von Oxycodon liegen keine Daten für Bildung reaktiver Metaboliten durch CYP-Enzyme vor, und darüber hinaus hat das Opioid keine schädlichen Auswirkungen auf Leberzellen.

Auch der Betablocker **Metoprolol** enthält eine *para*-alkylaromatische Etherstruktur, die nach *O*-Desalkylierung einen Chinonmethid-Vorläufer liefern kann. Während Metoprolol durch CYP-Enzyme zwar intensiv metabolisiert wird, führen die oxidativen Biotransformationswege nicht zu problematischen Metaboliten und verlaufen stattdessen über *N*-Demethylierung, benzylische Hydroxylierung und *O*-Demethylierung der endständigen Methoxygruppe.

Das Alzheimer-Therapeutikum **Donepezil** enthält eine *ortho*-Dimethoxyphenyl-Funktionalität, die bei stufenweiser *O*-Demethylierung ein Catechol-Intermediat ergeben kann. Während die *O*-Demethylierung bekannt ist, werden die resultierenden Metaboliten effizient glucuronidiert, und es gibt keine Hinweise auf eine zusätzliche *O*-Demethylierung und Oxidation zum *ortho*-Chinon. Der Calciumkanalblocker **Verapamil** enthält sogar 2 *ortho*-Dimethoxyphenyl-Substituenten, die entsprechend *O*-demethylierten Metaboliten werden auch hier überwiegend als Glucuronide eliminiert. Der bei benigner Prostatahyperplasie eingesetzte α_1-Blocker **Tamsulosin** verfügt über ein dialkoxyaromatisches Strukturelement und eine weitere Phenoletherstruktur. Auch hier werden die nach *O*-Desalkylierung gebildeten phenolischen Metaboliten effizient glucuronidiert und sulfatiert.

Der selektive Serotonin-Wiederaufnahmehemmer **Paroxetin** enthält die 1,3-Benzodioxol-Partialstruktur. Der Hauptweg des Paroxetin-Metabolismus beinhaltet die CYP2D6-vermittelte 1,3-Benzodioxol-Ringspaltung zu einem Catechol-Intermediat (Abb. 3.50), das nachfolgend zum *ortho*-Chinon oxidiert wird. Auf diesem Vorgang beruhen die mechanismusbasierte Inaktivierung der CYP-Isoenzyme und Arzneistoffinteraktionen mit CYP2D6-Substraten. Die kovalente Proteinbindung in humanen Lebermikrosomen ist in Gegenwart von Glutathion oder *S*-Adenosylmethionin drastisch reduziert. Dies deutet auf konkurrierende Entgiftungswege hin. Zudem führt die *O*-Methylierung des Catechol-Metaboliten durch COMT zu einer beträchtlichen Verminderung der kovalenten Bindung. Die *O*-methylierten Catecholderivate sind auch die Hauptmetaboliten. Die effiziente Eliminierung der problematischen Metaboliten in Verbindung mit einer niedrigen Tagesdosis (20 mg) von Paroxetin gelten als Erklärung für die ausgezeichnete Sicherheitsbilanz dieses Arzneistoffs.

Arylessig- und Arylpropionsäuren

Mehrere Arzneistoffe mit einer Carbonsäurefunktion wurden in Laufe der Jahre als Folge seltener, aber gelegentlich schwerwiegender Nebenwirkungen vom Markt genommen. Die meisten gehören zu den nichtsteroidalen Antiphlogistika aus der Reihe der Arylessig- und Arylpropionsäuren, die mit einem hohen Risiko für

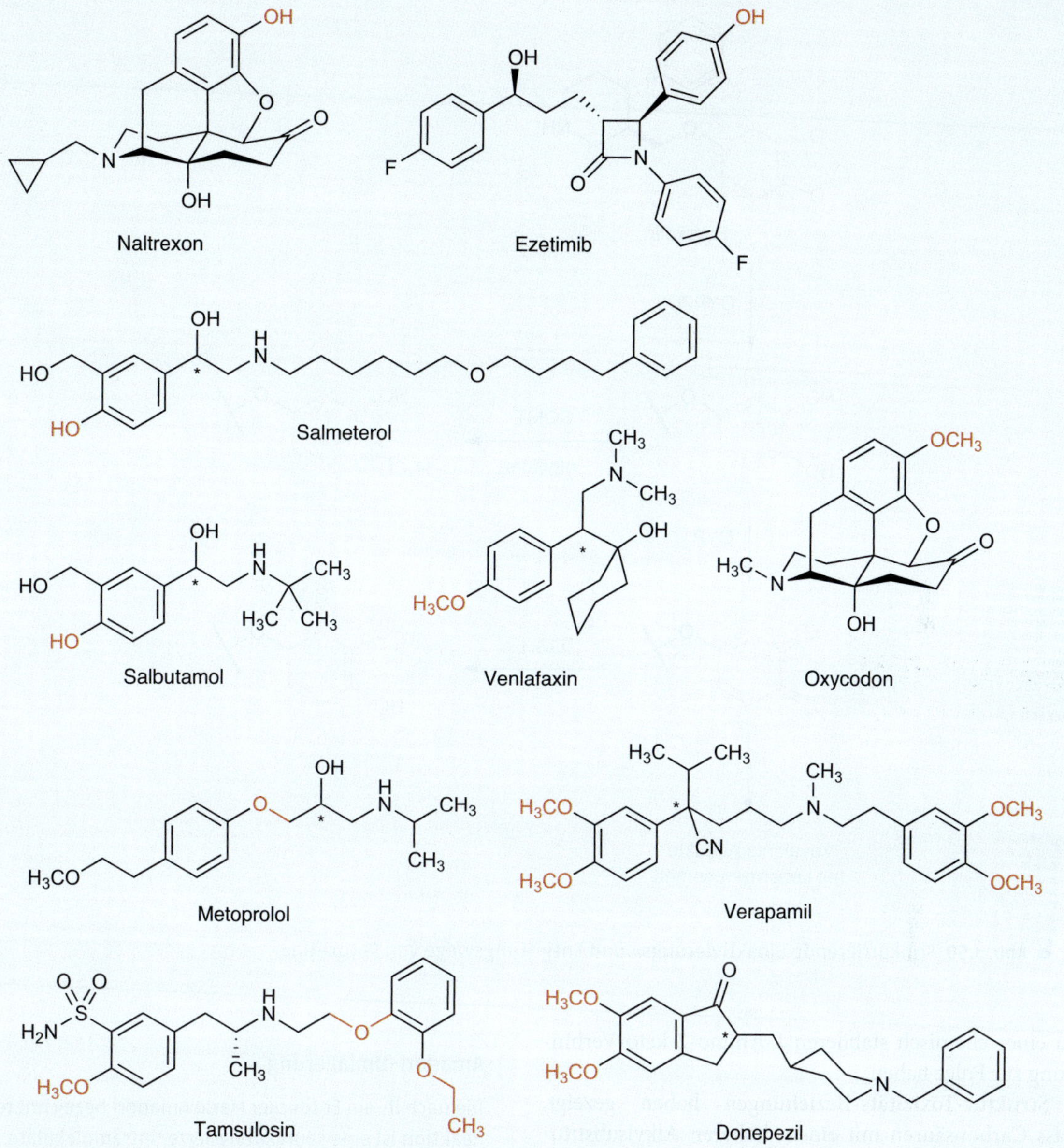

3

Naltrexon Ezetimib Salmeterol Salbutamol Venlafaxin Oxycodon Metoprolol Verapamil Tamsulosin Donepezil

o Abb. 3.49 Arzneistoffe mit strukturellen Warnsignalen für die Bildung chinoider Metaboliten, die aber nicht zu entsprechenden Schadwirkungen führen

Leberschädigungen identifiziert wurden. Größtenteils bringt man diese unerwünschten Effekte mit dem β-1-*O*-Acylglucuronid (**Acylglucuronid**) in Verbindung, das bei vielen Vertretern dieser Reihe als Hauptmetabolit auftritt. Dieser Biotransformationsweg wird durch UDP-Glucuronosyltransferasen (UGT) katalysiert. In der Regel sind die Glucuronide weniger biologisch aktiv als die entsprechenden Arzneistoffaglyka und werden aufgrund ihrer erhöhten Affinität für Transporterproteine auch schneller biliär ausgeschieden. Zudem ist durch die hohe Polarität die tubuläre Rückresorption gering. Bedingt durch die elektrophilen Eigenschaften der Acylglucuronide können diese jedoch mit Proteinen durch Transacylierung direkt reagieren (o Abb. 3.51, a) oder nach intramolekularer Acylwanderung innerhalb der β-*O*-Glucuronid-Einheit eine β-Glucuronidase-resistente Aldehydform bilden (o Abb. 3.51, b). Die Kondensation zwischen dem α-Hydroxyaldehyd-Strukturelement und einem Lysinrest oder einer Aminogruppe des *N*-Terminus in Proteinen führt zur Bildung einer Schiff-Base. Diese Reaktion ist reversibel, kann aber eine Amadori-Umlagerung des Iminozuckers

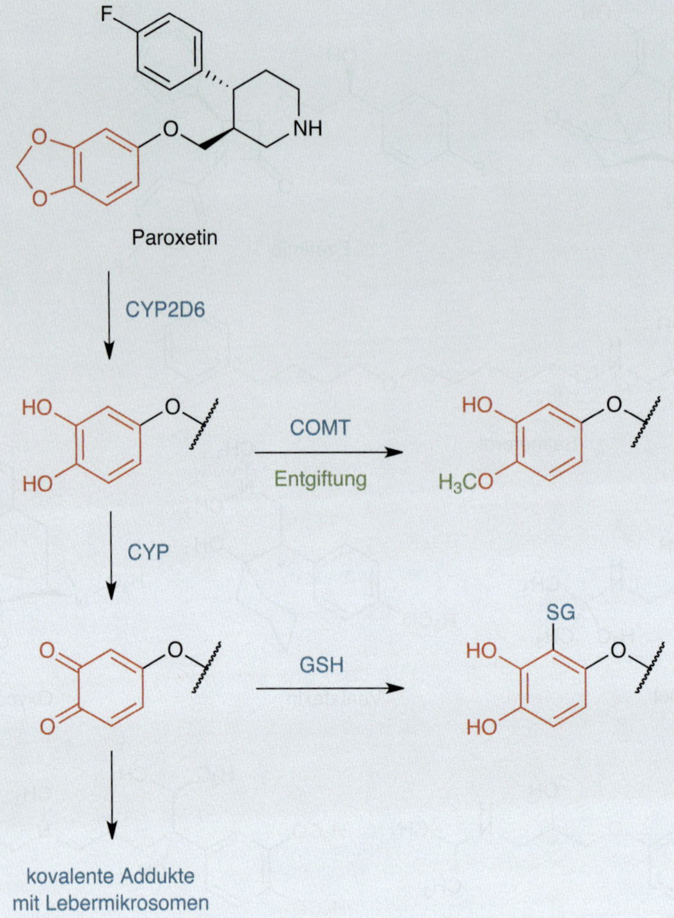

Abb. 3.50 Konkurrierende Bioaktivierungs- und Entgiftungswege von Paroxetin

zu einer chemisch stabileren 1-Amino-2-keto-Verbindung zur Folge haben.

Struktur-Toxizitäts-Beziehungen haben gezeigt, dass Carbonsäuren mit einem höheren Alkylsubstitutionsgrad am α-Kohlenstoff eine geringere Reaktivität mit nukleophilen Proteinen aufweisen. Dieser Effekt wird beim Vergleich des hepatotoxischen Arzneistoffs **Ibufenac** und des relativ sicheren **Ibuprofens** offensichtlich (Abb. 3.52). Bei vergleichbarer Tagesdosis liegt der Unterschied in der Anwesenheit des α-Methylsubstituenten in Ibuprofen. Beide Substanzen werden stark glucuronidiert, in Gegenwart des zusätzlichen α-Methylsubstituenten in Ibuprofen ist die Bildung des Acylglcuronids und die Acylwanderung gegenüber Ibufenac verlangsamt. Als weiteres Beispiel zeigen die Arylessigsäuren **Tolmetin** und **Zomepirac**, die beide ein unsubstituiertes α-C-Atom enthalten (Abb. 3.52), den höchsten Grad an Proteinbindung, während beim Diuretikum **Furosemid** (Abb. 3.38), das am α-Kohlenstoff vollständig substituiert ist, kovalente Adduktbildung am wenigsten auftritt. Zomepirac

Amadori-Umlagerung

Die nach ihrem Entdecker Mario Amadori bezeichnete Reaktion ist eine säurekatalysierte, intramolekulare Umlagerung des *N*-Glykosids einer Aldose zu einer relativ stabilen 1-Amino-1-desoxyketose. Nach Protonierung zur Iminiumspezies entsteht durch Deprotonierung eine Enaminol-Form, die zum α-Aminoketon tautomerisiert (Abb. 3.53). Der Umlagerung geht üblicherweise die Bildung eines α-Hydroxyimins durch Kondensation eines Amins mit einer Aldose voraus. Während die Bildung von Iminen im Allgemeinen reversibel ist, liegt nach der Umlagerung zum Amadori-Produkt das Amin irreversibel gebunden vor.

führte in einigen Fällen zu schweren anaphylaktischen Reaktionen mit zum Teil tödlichem Ausgang. Während die Acylglucuronidbildung über 90 % des Metabolismus von Zomepirac ausmacht, wird Tolmetin stattdessen

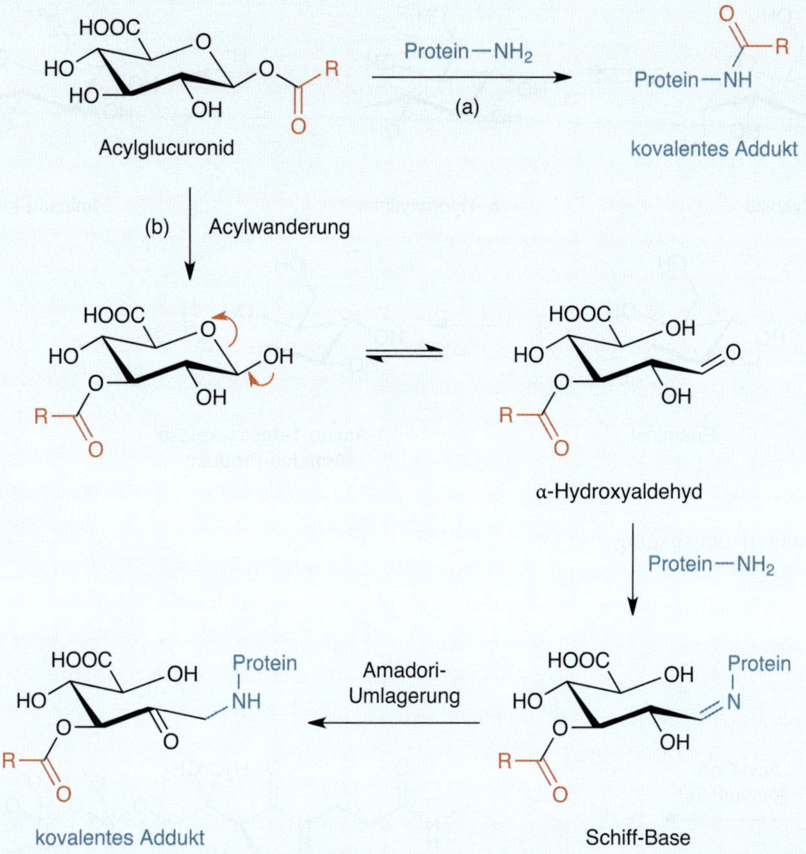

Acylglucuronid

Protein—NH_2 (a)

kovalentes Addukt

(b) Acylwanderung

α-Hydroxyaldehyd

Protein—NH_2

Amadori-Umlagerung

kovalentes Addukt

Schiff-Base

Abb. 3.51 Mechanismus für die Adduktbildung von Acylglucuroniden mit Proteinen. (a) direkte Reaktion durch Transacylierung, (b) Proteinmodifzierung nach Acylwanderung

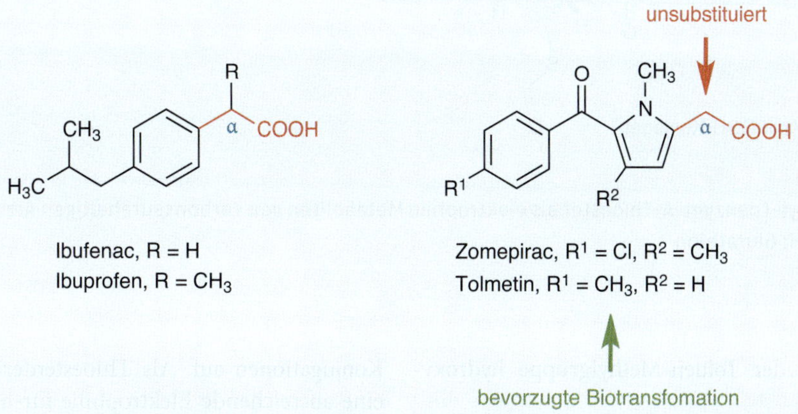

3

unsubstituiert

Ibufenac, R = H
Ibuprofen, R = CH_3

Zomepirac, R^1 = Cl, R^2 = CH_3
Tolmetin, R^1 = CH_3, R^2 = H

bevorzugte Biotransfomation

Abb. 3.52 Nichtsteroidale Antiphlogistika mit Carbonsäurefunktion

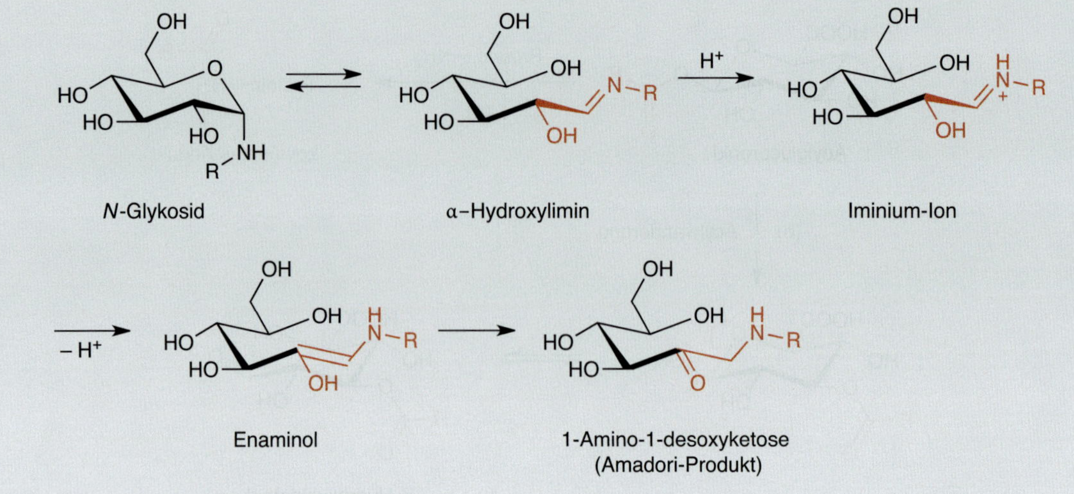

N-Glykosid α-Hydroxylimin Iminium-Ion Enaminol 1-Amino-1-desoxyketose (Amadori-Produkt)

Abb. 3.53 Amadori-Umlagerung

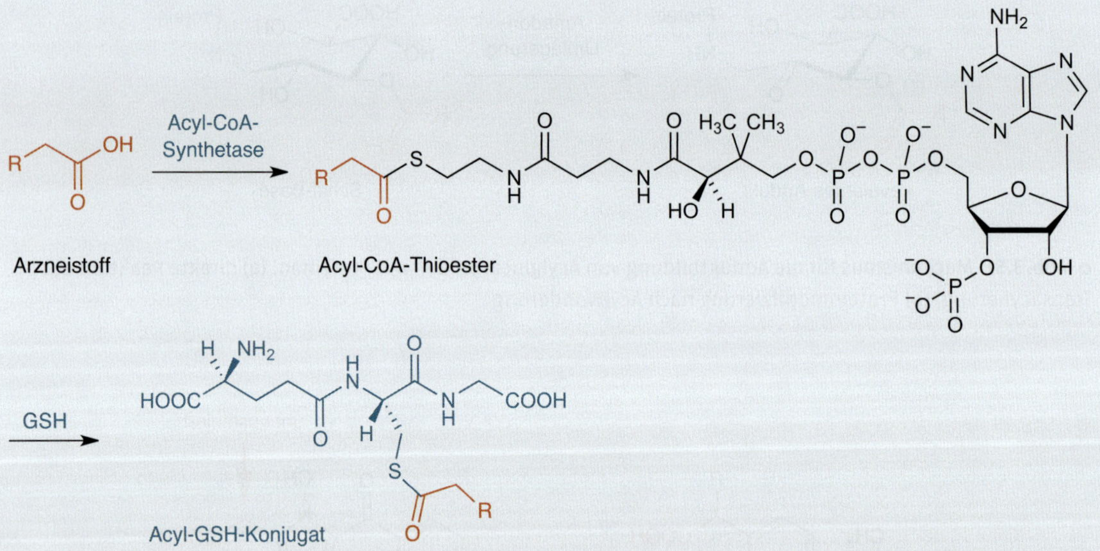

Arzneistoff Acyl-CoA-Synthetase Acyl-CoA-Thioester GSH Acyl-GSH-Konjugat

Abb. 3.54 Acyl-Coenzym-A-Thioester als elektrophile Metaboliten von carbonsäurehaltigen Arzneistoffen. CoA: Coenzym A, GSH: Glutathion

überwiegend an der Toluen-Methylgruppe hydroxyliert.

Zusätzlich zur Bildung von Acylglucuroniden können carbonsäurehaltige Arzneistoffe auch zu elektrophilen **Acyl-Coenzym-A-Thioester-Derivaten** (Acyl-CoA-Derivate) bioaktiviert werden (Abb. 3.54). Dieser Biotransformationsweg wurde für mehrere nichtsteroidale Antiphlogistika einschließlich Zomepirac gezeigt. Acyl-CoA-Derivate carbonsäurehaltiger Arzneistoffe treten als Intermediate in einer Reihe von Phase-II-Konjugationen auf. Als Thioesterderivate besitzen sie eine ausreichende Elektrophilie für nukleophile Reaktionen mit Aminosäureresten in Proteinen sowie mit Glutathion (Abb. 3.54).

Aliphatische Amine

Azyklische und zyklische sekundäre oder tertiäre Amine treten in einer Vielzahl von Arzneistoffen auf. Typischerweise erfolgt hier stufenweise Desalkylierung bis zu den primären Aminen. Problematisch

o Abb. 3.55 Nitrosaminbildung aus Dimethylaminogruppen in Arzneistoffen

kann die Bildung von **Nitrosaminen** werden, die sich aus nitrosierbaren Aminen bilden können. Allerdings ist die Ausbeute an Nitrosaminen komplex und abhängig vom molaren Verhältnis des Arzneistoffs zu Nitrit, dem pH-Wert, der Temperatur und Reaktionszeit. Insgesamt sind die Nitrosierung aminhaltiger Arzneistoffe und die toxikologischen Konsequenzen ein umstrittenes und vielleicht etwas zu wenig beachtetes Thema.

So führt die Nitrosierung von tertiären Aminen, z. B. in einem Arzneistoff mit einer Dimethylaminogruppe (o Abb. 3.55), zu einem instabilen tertiären *N*-Nitrosamin. Das instabile Zwischenprodukt setzt aus dem Arzneistoff nach Desaminierung das sekundäre Amin Dimethylamin frei. Das kann wiederum nitrosiert werden, wobei mit Dimethylnitrosamin ein stabiles sekundäres *N*-Nitrosamin entsteht.

Prominentes Beispiel für die Bildung von Nitrosaminen ist **Aminophenazon**, das nach 80 Jahren Verwen-

Nitrosamine

N-Nitrosamine sind als Nitrosoverbindungen toxisch und krebserregend. **Dimethylnitrosamin** (Nitrosodimethylamin, NDMA) gehört zu den potentesten Vertretern dieser Gruppe und kann beispielsweise als Nebenprodukt bei Synthesen auftreten. So kam es 2018 zur chargenbezogenen Rückrufaktion von Valsartan (▶ Kap. 9.1.2), das mit dieser Substanz verunreinigt war. Der chinesische Hersteller hatte 2012 das Produktionsverfahren geändert, wodurch die Verunreinigung entstand. Auch fand man in weiteren **Sartanen** Nitrosamine, 2019 folgte der Rückruf von kontaminiertem Ranitidin, auch Metformin-Präparate waren betroffen. Das Bundesinstitut für Arzneimittel und Medizinprodukte formulierte 2019 Bedingungen für das Inverkehrbringen von Sartanen mit entsprechenden Grenzwerten für Nitrosamine. Schließlich wurde 2020 das Ruhen der Zulassung für verschiedene sartanhaltige Präparate angeordnet, bei denen die risikominimierenden Maßnahmen zur Vermeidung von Verunreinigungen mit Nitrosaminen noch nicht umgesetzt wurden.

Eine Exposition gegenüber Nitrosaminen kann auch über die Nahrung erfolgen, insbesondere durch gepökeltes (Pökelsalz enthält Nitrit) Fleisch.

Entscheidend für die **karzinogene Wirkung** der Nitrosamine ist die metabolische Aktivierung durch CYP-Enzyme. Dazu erforderlich ist ein hydroxylierbares α-C-Atom, das aus dem primär gebildeten Halbaminal unter Abspaltung von Formaldehyd in ein labiles Diazohydroxid übergeht (o Abb. 3.57). Nach Protonierung und Abspaltung von Wasser entsteht ein Methyldiazonium-Ion, das unter Freisetzung von Stickstoff ein elektrophiles Methylkation erzeugt. Dieser Metabolit ist das ultimative Karzinogen, das nukleophile Biomoleküle wie DNA alkylieren kann, beispielsweise N-7 einer Guaninbase, und ist für die Gentoxizität von NDMA verantwortlich. Die DNA-alkylierenden Eigenschaften des Methyldiazonium-Ions nutzt man andererseits in der Tumortherapie, wird es doch als die eigentlich alkylierende Spezies aus den Triazenen freigesetzt (▶ Kap. 13.1.6)

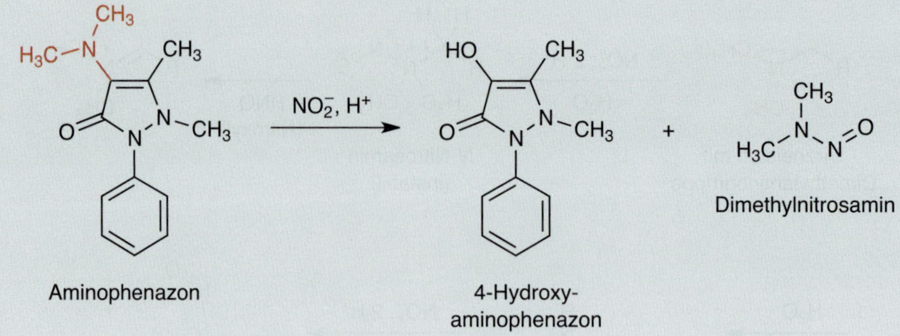

Abb. 3.56 Nitrosaminbildung aus Aminophenazon

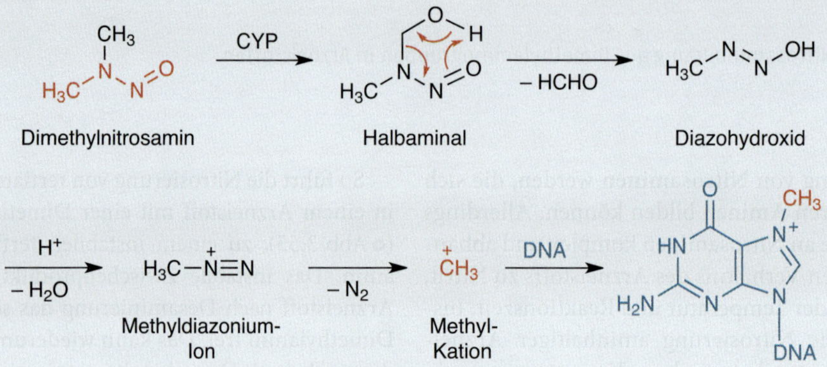

Abb. 3.57 Bioaktivierung von Dimethylnitrosamin zu einem Karzinogen

dung als Analgetikum und Antipyretikum aus dem Handel genommen wurde. In Gegenwart von Nitrit kann Aminophenazon im sauren Milieu des Magens zu geringem Anteil zu 4-Hydroxyphenazon und Dimethylnitrosamin gespalten werden (Abb. 3.56). Stärker basische tertiäre Amine bilden dagegen erst unter drastischeren Bedingungen Nitrosamine. Auch für das H_2-Antihistaminikum **Ranitidin** konnte die Bildung von Nitrosaminen unter In-vivo-Bedingungen gezeigt werden.

3.2.2 Freie Radikale und reaktive Sauerstoffspezies

Zahlreiche Arzneistoffe sind eine bedeutende Quelle für die Belastung des Organismus mit freien Radikalen. Über verschiedene Biotransformationswege können neben den Arzneistoffradikalen auch reaktive Sauerstoffspezies entstehen. Zudem ist die Aktivierung von Arzneistoffen zu Radikalen auf nichtenzymatischem Weg durch Autoxidation möglich. Für die meisten Substanzen steht der enzymatische Aktivierungsweg im Vordergrund.

Die auf diese Weise aus Arzneistoffen generierten Prooxidanzien führen normalerweise zur Schädigung von DNA, Proteinen, Lipiden und Kohlenhydraten, wenn die Schutzmechanismen des Organismus durch den dadurch hervorgerufenen oxidativen Stress überlastet werden (▸Kap. 14).

Freie Radikale

Der Begriff „Radikal" tritt auch in den Nomenklaturverfahren der organischen und anorganischen Chemie auf, wobei man zur Benennung des in diesem Zusammenhang verstandenen Radikals typischerweise dem Stammnamen die Endung -yl anfügt. Um davon abzugrenzen, bezeichnet man insbesondere die im Organismus auftretenden Spezies als **freie Radikale**. Dadurch kommt auch zum Ausdruck, dass diese Spezies in der Lage sind, unabhängig zu existieren.

Freie Radikale können aus Arzneistoffen durch oxidative wie reduktive Prozesse erzeugt werden. Größere Bedeutung für die Biotransformation von Arzneistoffen hat der zweite Weg, an dem zumeist Sauerstoff beteiligt ist und dabei zu reaktiven Sauerstoffspezies reduziert

Definition

Freie Radikale sind chemische Spezies mit **einem oder mehreren ungepaarten Elektronen.** Ein ungepaartes Elektron ist ein Elektron, das ein Atom- oder Molekülorbital allein belegt. Gekennzeichnet wird ein freies Radikal durch einen hochgestellten Radikalpunkt nach der chemischen Formel. Das vielleicht einfachste freie Radikal ist der atomare Wasserstoff ($H^{\cdot}$). Ein H-Atom besitzt nur ein Elektron, das folglich ungepaart vorliegt.

Radikale entstehen aus einer nichtradikalischen Spezies

- durch **homolytische Spaltung** einer kovalenten Bindung (Fotolyse, Radiolyse), wobei je ein Elektron des bindenden Elektronenpaars bei jedem der Bindungspartner verbleibt:
  $A{-}B \longrightarrow A^{\cdot} + B^{\cdot}$
- durch **Abgabe eines Elektrons,** wobei aus einer neutralen Verbindung ein ungepaartes Elektron und eine positive Ladung erzeugt werden:
  $X - e^- \longrightarrow X^{\cdot +}$ (Radikal-Kation)
- oder durch **Aufnahme eines Elektrons,** wobei ein ungepaartes Elektron und eine negative Ladung entstehen:
  $X + e^- \longrightarrow X^{\cdot -}$ (Radikal-Anion)

Freie Radikale können dementsprechend elektroneutral, positiv oder negativ geladen sein. Bei geladenen Radikalen gibt man zuerst den Radikalpunkt, dann das Ladungszeichen an.

Bei einem Großteil der organischen und anorganischen Radikale handelt es sich um **reaktionsfreudige Spezies,** die dadurch kurzlebig sind. Da Radikale durch das ungepaarte Elektron eine „offene" chemische Bindung aufweisen, besitzen sie eine hohe Reaktivität und sind bestrebt, die fehlenden Valenzen durch Dimerisierung (Radikal-Rekombination), H-Abstraktion von einem Reaktionspartner oder Disproportionierung auszugleichen.

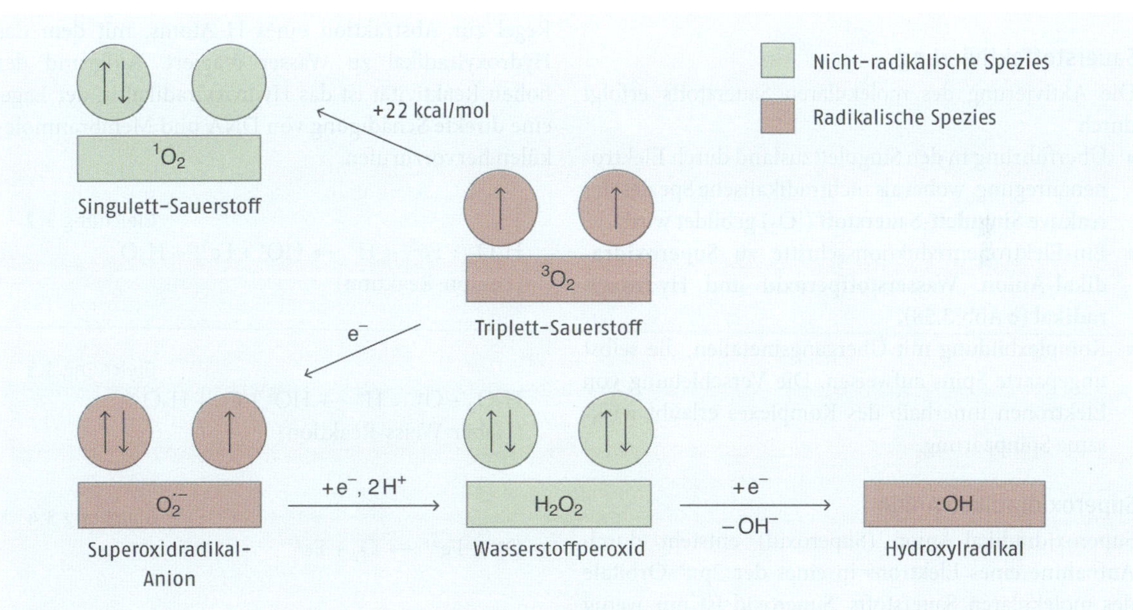

Abb. 3.58 Spin-Orbitaldiagramm der Elektronenkonfiguration von molekularem Triplett-Sauerstoff und seinen reaktiven Formen in den antibindenden Molekülorbitalen (2pπ*)

wird. Bei diesem Vorgang entstehen radikalische und nichtradikalische Spezies.

Reaktive Sauerstoffspezies

Der natürliche Sauerstoff, den wir täglich einatmen, besitzt in den äußeren antibindenden Orbitalen (2pπ*, Abb. 3.58) 2 ungepaarte Elektronen mit parallelem Spin, ist somit ein **Diradikal**. Man bezeichnet ihn auch als **Triplett-Sauerstoff**, in chemischer Symbolik abgekürzt $^3O_2$. Der Terminus Triplett rührt von der Tatsache her, dass das Sauerstoffmolekül durch die beiden ungepaarten Elektronen einen Gesamtspin $S = 1$ besitzt, woraus sich die Spinmultiplizität ($2S + 1 = 3$) errechnen lässt (▸ Kap. 13.14.1). Dieser Grundzustand ist relativ stabil und vergleichsweise harmlos, das heißt weniger reaktiv. Soll nun ein Sauerstoffmolekül einen potenziellen Reaktionspartner oxidieren, müsste es ein Elektronenpaar aufnehmen, dessen Elektronen ebenfalls parallel angeordnet sind, damit diese in die freien Plätze der antibindenden Orbitale des Sauerstoffs passen. Da aber fast alle organischen Moleküle im **Singulettzustand** (Gesamtspin $S = 0$, Spinmultiplizität $2S + 1 = 1$) vorliegen, bei dem die Elektronen antiparallel angeordnet sind, findet keine direkte Reaktion statt. Die Reaktion eines Triplett-Moleküls mit einem Singulett-Molekül würde zu einem Produkt im Triplettzustand führen, d. h. zu einem angeregten Zustand. Dies würde eine hohe Energiezufuhr erforderlich machen, weshalb ein solcher Prozess sehr unwahrscheinlich ist. Er wird als spinverboten bezeichnet. Die Quantentheorie bewahrt den Organismus somit vor der Gefahr, von Luftsauerstoff spontan verbrannt zu werden. Folglich muss die Bremse des Spinverbots gelöst werden, um spontan ablaufende Prozesse zu ermöglichen. Eine andere Anordnung der äußeren Elektronen führt zu reaktionsfreudigen Formen des Sauerstoffs, die man **reaktive Sauerstoffspezies** (**ROS**, *reactive oxygen species*) nennt. Sauerstoff muss somit aktiviert werden, bevor er mit organischen Molekülen reagieren kann.

Sauerstoffaktivierung

Die Aktivierung des molekularen Sauerstoffs erfolgt durch

- Überführung in den Singulettzustand durch Elektronenanregung, wobei als nichtradikalische Spezies der reaktive **Singulett-Sauerstoff** ($^1O_2$) gebildet wird,
- Ein-Elektronenreduktionsschritte zu **Superoxidradikal-Anion**, **Wasserstoffperoxid** und **Hydroxylradikal** (Abb. 3.58),
- Komplexbildung mit Übergangsmetallen, die selbst ungepaarte Spins aufweisen. Die Verschiebung von Elektronen innerhalb des Komplexes erlaubt wirksame Spinpaarung.

Superoxidradikal-Anion

Superoxidradikal-Anion (Superoxid) entsteht durch Aufnahme eines Elektrons in eines der $2p\pi^*$-Orbitale des molekularen Sauerstoffs. Superoxid ist nur wenig reaktiv. Eine direkte Interaktion mit DNA, Lipiden und Proteinen ist möglich, die Effektivität aber gering. Superoxid besitzt nur eine kurze Lebensdauer und dient als Quelle für weitere ROS. Unter physiologischen Verhältnissen wird es zu seiner konjugierten Säure ($pK_S = 4$) protoniert, dem Hydroperoxylradikal, mit dem es schließlich zu Wasserstoffperoxid und molekularem Sauerstoff disproportioniert (Gleichung 3.1).

$$HO_2^\bullet + O_2^{\bullet-} + H^+ \rightarrow H_2O_2 + O_2$$ Gleichung 3.1

Wasserstoffperoxid

Wasserstoffperoxid zählt man ebenfalls zu den ROS, obwohl es kein Radikal ist. Es wirkt aber stark oxidierend und kann beispielsweise Thiolgruppen in die entsprechenden Sulfensäuren überführen. Gebildet wird H_2O_2 durch Zwei-Elektronenreduktion von Sauerstoff oder nach Gleichung 3.1 aus Superoxid. Wegen der relativ schwachen O–O-Bindung kann es durch homolytische Spaltung zum Hydroxylradikal zersetzt werden.

Hydroxylradikal

Durch einen weiteren Ein-Elektronentransfer entsteht aus Wasserstoffperoxid wiederum eine radikalische Spezies, das äußerst reaktive Hydroxylradikal. Dies ist möglich über die **Fenton-Reaktion** (Gleichung 3.2) oder über die **Haber-Weiss-Reaktion** (Gleichung 3.3). Bei dem letztgenannten Reaktionsweg fungiert Superoxid als Elektronendonor und Eisen(III) als Katalysator (Gleichung 3.4). Im Prinzip handelt es sich dabei um eine durch Superoxid gesteuerte Fenton-Reaktion. Das Hydroxylradikal ist die reaktivste Form des aktivierten Sauerstoffs und kann praktisch mit allen Molekülen innerhalb der Zelle abreagieren. Dabei kommt es in der Regel zur Abstraktion eines H-Atoms, mit dem das Hydroxylradikal zu Wasser reagiert. Aufgrund der hohen Reaktivität ist das Hydroxylradikal in der Lage, eine direkte Schädigung von DNA und Membranmolekülen hervorzurufen.

Gleichung 3.2

$$H_2O_2 + Fe^{2+} + H^+ \rightarrow HO^\bullet + Fe^{3+} + H_2O$$

(Fenton-Reaktion)

Gleichung 3.3

$$H_2O_2 + O_2^{\bullet-} + H^+ \rightarrow HO^\bullet + O_2 + H_2O$$

(Haber-Weiss-Reaktion)

Gleichung 3.4

$$O_2^{\bullet-} + Fe^{3+} \rightarrow O_2 + Fe^{2+}$$

Das Hydroxylradikal stellt den Drei-Elektronenreduktions-Zustand von Sauerstoff dar. Die Aufnahme des vierten Elektrons aus Sicht des Luftsauerstoffs, also wiederum durch Ein-Elektronentransfer, reduziert das Hydroxylradikal zum Hydroxid, dessen Protonierung zu Wasser führt.

Singulett-Sauerstoff

Eine ebenfalls bedeutsame ROS ist der sogenannte Singulett-Sauerstoff ($^1O_2$). Er entsteht durch Lichtanregung eines Sensibilisators und nachfolgende Energieübertragung auf Triplett-Sauerstoff (▸ Kap. 3.4). Er kann aber

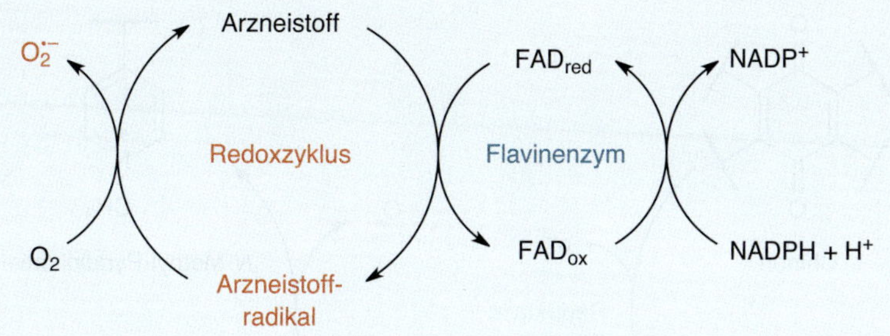

○ Abb. 3.59 Redoxzyklus eines Arzneistoffs durch enzymatische Reduktion zu einem Radikal und Bildung von Superoxidradikal-Anion als Primärspezies

auch auf chemischem Weg dargestellt werden. In der physiologisch relevanten Form des Singulett-Sauerstoffs liegen die beiden $2p\pi^*$-Elektronen in demselben antibindenden Orbital gepaart vor und sind entsprechend antiparallel angeordnet. Deswegen ist seine Reaktion mit anderen Molekülen im Grundzustand nicht spinverboten. Singulett-Sauerstoff ist eine nichtradikalische Spezies mit hohem Energiegehalt und von daher sehr reaktionsfreudig.

Bildung reaktiver Sauerstoffspezies durch Arzneistoffe

Arzneistoffe können nach enzymatischer Reduktion einen Redoxzyklus durchlaufen oder direkt durch molekularen Sauerstoff oxidiert werden. In beiden Fällen entsteht Superoxidradikal-Anion als Primärspezies, woraus weitere ROS gebildet werden. Arzneistoff-induzierter oxidativer Stress wird als potenzieller Auslöser für toxische Reaktionen in zahlreichen Geweben und Organsystemen in Verbindung gebracht, einschließlich Leber, Niere, Ohr sowie Herz-Kreislauf- und Nervensystem.

Redoxzyklus

Im Allgemeinen besteht bei Arzneistoffen mit hoher Elektronenaffinität die Neigung, durch entsprechende Flavinenzym-Systeme wie NADPH-Cytochrom-P450-Oxidoreduktase in einem Ein-Elektronenschritt zu einem reaktiven Intermediat reduziert zu werden. Als Initialspezies entsteht durch Elektronentransfer auf molekularen Sauerstoff Superoxidradikal-Anion, wobei das Arzneistoffradikal zur Ausgangsverbindung reoxidiert wird. Nun kann der Arzneistoff von neuem reduziert werden. Pro durchlaufenem **Redoxzyklus** (○ Abb. 3.59) wird ein Superoxid erzeugt, welches nach ○ Gleichung 3.1 bis ○ Gleichung 3.4 die Bildung weiterer ROS zur Folge hat.

Für einen derartigen Aktivierungsmechanismus kommen überwiegend Arzneistoffe oder deren reaktive Metaboliten mit folgenden Strukturelementen in Frage:

- Chinone,
- Nitroaromaten,
- Pyridinium-, Amidinium- und Iminiumionen.

So werden Chinone in Ein-Elektronenschritten zunächst zum Semichinonradikal-Anion reduziert (○ Abb. 3.60). Beispiele sind Zytostatika wie **Doxorubicin**, **Mitoxantron** und **Mitomycin**, anthrachinonhaltige Laxanzien, **Vitamin K**, aber auch **Paracetamol** nach vorausgegangener Oxidation zum *para*-Chinonimin, Catecholamine wie **Levodopa** und **α-Methyldopa** nach Oxidation zum *ortho*-Semichinon, **Estradiol** nach Oxidation zum entsprechenden *ortho*-Chinon. Ein Beispiel für die Toxizität von Superoxid sind die kardiotoxischen Effekte unter der Therapie mit Doxorubicin, die auf Mangel der Herzmuskelzellen an Superoxid-Dismutase zurückzuführen sind, wodurch die Entgiftungsmöglichkeit für Superoxid eingeschränkt ist.

Ebenfalls nach dem Prinzip der Ein-Elektronenreduktion werden aromatische Nitroverbindungen ($R–NO_2$) wie die Antiinfektiva **Chloramphenicol**, **Nitrofurantoin** und **Metronidazol** zum entsprechenden Nitroradikal-Anion ($R–NO_2^{\bullet-}$) reduziert. Nach Reoxidation des Radikals durch molekularen Sauerstoff wird neben Superoxid die Ausgangsverbindung regeneriert. Die Toxizität verschiedener Nitroaromaten wird im ▸ Kap. 3.2.1 beschrieben.

Weiterhin durchlaufen das Neurotoxin **MPTP** (1-Methyl-4-phenyltetrahydropyridin), das bei der Herstellung von Designerdrogen entstehen kann und weiter zum 1-Methyl-4-phenylpyridiniumion (MPP) oxidiert wird (▸ Kap. 7.3.3), sowie beispielsweise die Anthelminthika **Pyrantel** und **Pyrvinium** einen Redoxzyklus, in welchem sie zu den *N*-Methylpyridin- oder *N*-Methylamidinradikalen (○ Abb. 3.60) reduziert werden. Durch die MPP-vermittelte Bildung von Sauerstoffradikalen in dopaminergen Neuronen kam es bei den Drogenkonsumenten zu Parkinson-ähnlichen Symptomen. MPP-verwandte Strukturen können auch durch Biotransformation von Antipsychotika aus der Klasse der Butyrophenone wie

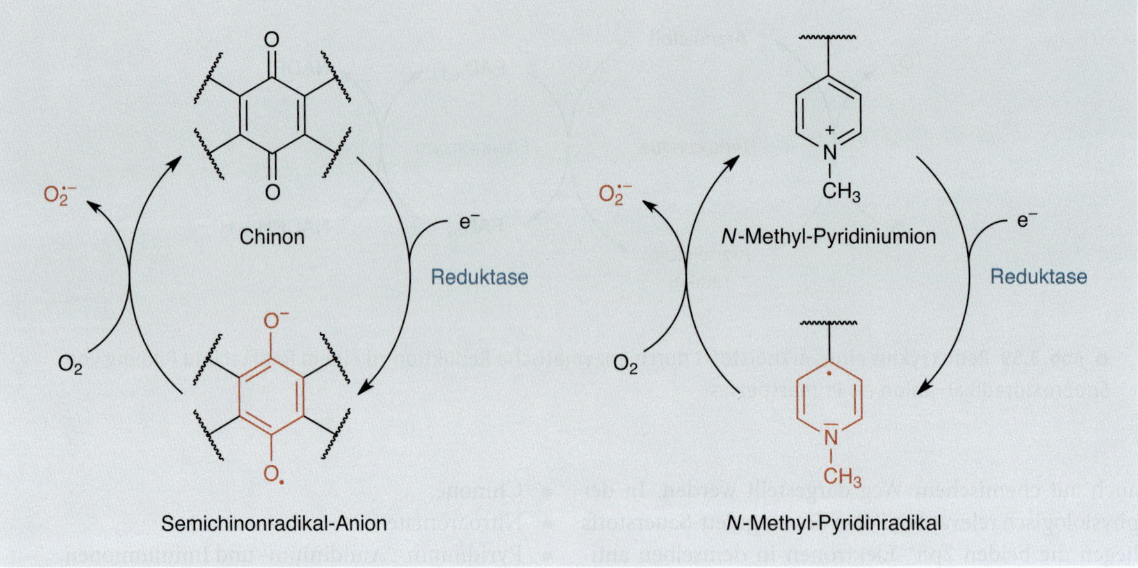

Abb. 3.60 Enzymatische Ein-Elektronenreduktion von Chinonen und *N*-Methylpyridiniumionen

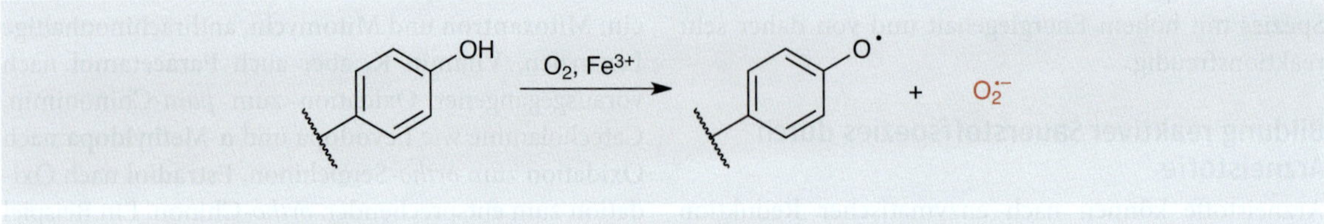

Abb. 3.61 Autoxidation phenolischer Arzneistoffe

Haloperidol entstehen. Die beiden Anthelminthika wirken dagegen lokal auf den Wurmorganismus im Verdauungstrakt und werden kaum resorbiert.

Autoxidation

Auch auf oxidativem Weg können Arzneistoffe in ein Arzneistoffradikal übergehen, wobei das Elektron in der Regel auf Sauerstoff übertragen wird und ein Superoxidradikal-Anion entsteht. Aufgrund ihrer chemischen Struktur neigen bestimmte Arzneistoffe zur **Autoxidation** mit Bildung radikalischer Intermediate. Zusammen mit diesem Autoxidationsprozess werden ROS erzeugt. Wegen des Spinverbots findet eine Autoxidationsreaktion im eigentlichen Sinne hierbei jedoch nicht statt, oder sie läuft nur sehr langsam ab. Es muss somit ein alternativer Reaktionsweg formuliert werden. Übergangsmetalle sind effiziente Katalysatoren für Redoxreaktionen, eine direkte Reaktion mit Triplett-Sauerstoff ist nicht spinverboten. Von daher kann die durch Autoxidation von Arzneistoffen beobachtete ROS-Bildung durch die ubiquitär vorhandenen Übergangsmetalle Mangan, Kupfer oder Eisen katalysiert werden (Abb. 3.61).

Beispiele für die ROS-Bildung durch Autoxidation sind naturgemäß bei phenolischen Substanzen oder Thiolen zu finden. Allerdings wird für jedes Molekül Arzneistoff nur ein Superoxid generiert.

Alternativ können freie Arzneistoffradikale von anderen Molekülen ein H-Atom abstrahieren und diese in Radikale umwandeln. Dadurch wird eine radikalische Kettenreaktion in Gang gesetzt. Wird beispielsweise von der Doppelbindung einer mehrfach ungesättigten Fettsäure in einem Lipid ein H-Atom abstrahiert, führt dies zur Lipidperoxidation und kann in Zellmembranen eine Membranzerstörung und Zellschädigung hervorrufen (▸ Kap. 14.1.2).

3.3 Methämoglobinbildner

Hämoglobin ist der rote Blutfarbstoff. Er ist in den Erythrozyten lokalisiert und hat die Aufgabe, Sauerstoff reversibel zu binden und zu transportieren. Hämoglobin ist ein hydrophobes, **tetrameres Protein** aus je zwei α- und zwei β-Untereinheiten.

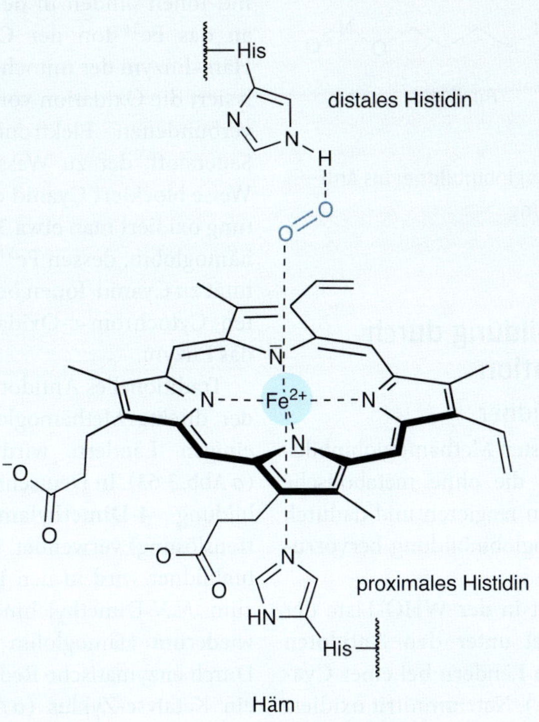

Abb. 3.62 Häm, im Hämoglobin über ein Fe^{2+}-Zentralion koordinativ an den Imidazolring des proximalen Histidins der Globinkette gebunden. Sauerstoff wird zwischen dem Fe^{2+}-Zentralion und einem distalen Histidin gebunden

Häme bilden eine Gruppe eisenhaltiger Porphyrinkomplexe, die sich in den funktionellen Gruppen am Porphyringerüst unterscheiden. Der bekannteste Vertreter ist das Häm b oder Eisen-Protoporphyrin IX, vereinfacht meist als **Häm** (Abb. 3.62) bezeichnet. Es ist die prosthetische Gruppe des Hämoglobins. Jede Untereinheit des Hämoglobins verfügt über ein Häm-Molekül, das 4 Pyrrolringe aufweist und als Porphyrinsystem bezeichnet wird. Strukturell ist Häm ein High-Spin-Komplex mit Fe^{2+} als Zentralion. Als Liganden fungieren das Protoporphyrin IX, das die 4 äquatorialen Koordinationsstellen besetzt, dazu auf der Unterseite (proximal) der Imidazolring eines Histidinrests, und die distale Koordinationsstelle wird ebenfalls durch einen Histidinrest beansprucht. Dieser ist allerdings etwas weiter entfernt, sodass hier O_2 oder andere Liganden wie CO binden können.

Sauerstoff kann nur dann an das Gewebe abgegeben werden, wenn das Eisen in der zweiwertigen Oxidationsstufe gehalten wird. **Methämoglobin** ist die oxidierte Form des Hämoglobins mit Fe^{3+} als Zentralion, das keinen Sauerstoff bindet. Als **Methämoglobinämie** bezeichnet man einen erhöhten Gehalt an Methämoglobin. Werte von 15–20 % Methämoglobin-Anteil führen zu peripherem Sauerstoffmangel, der sich durch Kopfschmerzen und Zyanose – eine bläuliche Verfärbung der Haut und Schleimhäute – bemerkbar macht. Werte ab etwa 60–70 % Methämoglobin führen zum Tod.

Unter physiologischen Bedingungen werden in intakten Erythrozyten durch Autoxidation geringe Mengen an Methämoglobin gebildet. Normalerweise bleibt der Methämoglobin-Spiegel im Humanblut unter 1 %, da er durch das Enzym **NADH-Cytochrom-b5-Reduktase**, früher **Methämoglobin-Reduktase**, und andere Reduktasen kontrolliert wird. Mithilfe von NADPH wird das komplexierte Fe^{3+}-Ion kontinuierlich reduziert:

$$4\,Hb[Fe^{3+}] + 2\,NADPH \longrightarrow 4\,Hb[Fe^{2+}] + 2\,NADP^{+} + 2\,H^{+}$$

Bei angeborenen Defekten sowie bei Neugeborenen und Säuglingen, deren Enzymaktivität noch nicht voll ausgeprägt ist, besteht eine höhere Empfindlichkeit gegenüber Arzneistoffen und anderen Substanzen, die zu einer erhöhten Methämoglobinbildung führen.

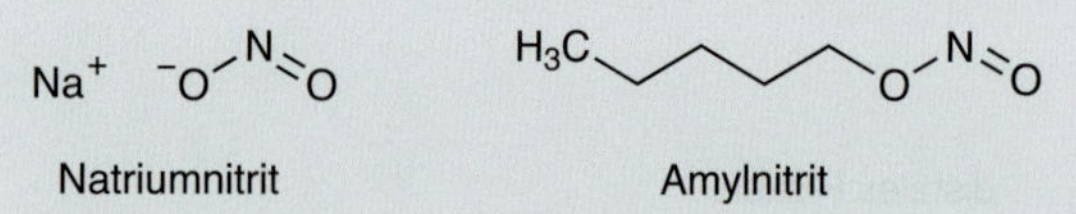

Abb. 3.63 Direkte Methämoglobinbildner als Antidote bei einer Cyanidvergiftung

3.3.1 Methämoglobinbildung durch gekoppelte Oxidation

Direkte Methämoglobinbildner

Die wahrscheinlich gefährlichsten Methämoglobinbildner sind solche Substanzen, die ohne metabolische Umwandlung mit Hämoglobin reagieren und dadurch extrem schnell eine Methämoglobinbildung hervorrufen können.

Natriumnitrit, Ph. Eur., ist in der WHO-Liste der unentbehrlichen Arzneimittel unter den Antidoten aufgeführt und wird in vielen Ländern bei einer **Cyanidvergiftung** eingesetzt (s. u.). Natriumnitrit oxidiert Hämoglobin dosisabhängig. Bei intravenöser Applikation von 12 mg/kg Körpergewicht werden innerhalb einer Stunde 30 % Methämoglobin gebildet. Nach einigen Stunden klingt die Methämoglobinämie wieder ab, da durch körpereigene Reduktion pro Stunde bis zu 10 % des oxidierten Hämoglobins wieder regeneriert werden.

Das zur Behandlung eines akuten Angina-pectoris-Anfalls verwendete **Glyceroltrinitrat** und die zur Prophylaxe und Langzeitbehandlung eingesetzten Salpetersäureester **Isosorbidmono-**, **dinitrat** und **Pentaerythrityltetranitrat** setzen Nitrit-Ionen frei und können bei Überdosierung zur Methämoglobinbildung führen. Gleichermaßen kann auch **Molsidomin** durch NO-Freisetzung bei hohen Dosen Methämoglobin bilden. Früher dienten verschiedene Ester der salpetrigen Säure wie **Amylnitrit** oder Isobutylnitrit zur Behandlung der Angina pectoris. Die Wirkstärke als Methämoglobinbildner ist für Amylnitrit 2000-mal, für Natriumnitrit 300-mal stärker als Glyceroltrinitrat. Amylnitrit und ähnliche Substanzen werden in der Drogenszene wegen ihrer aphrodisierenden und psychotropen Effekte als kurz wirkende Drogen, sogenannte **Poppers** missbraucht, wobei einige Todesfälle auftraten. Nach exzessivem Inhalieren (Schnüffeln) dieser Substanzen kommt es zur Methämoglobinämie.

Methämoglobinbildung durch Antidote

Eine Methämoglobinbildung kann auch bewusst herbeigeführt werden. So im Falle einer **Cyanidvergiftung**, bei der als Antidote Substanzen verabreicht werden, die eine Methämoglobinämie verursachen. Cyanid-Ionen binden in den Mitochondrien koordinativ an das Fe^{3+}-Ion der **Cytochrom-c-Oxidase**. Dieses Häm-Enzym der mitochondrialen Atmungskette katalysiert die Oxidation von Cytochrom c und den damit verbundenen Elektronentransfer auf molekularen Sauerstoff, der zu Wasser reduziert wird. Auf diese Weise blockiert Cyanid die Atmungskette. Zur Entgiftung oxidiert man etwa 30 % des Hämoglobins zu Methämoglobin, dessen Fe^{3+}-Zentralion eine höhere Affinität zu Cyanid-Ionen besitzt als das Fe^{3+} der blockierten Cytochrom-c-Oxidase und regeneriert dadurch das Enzym.

Traditionelles Antidot bei einer Cyanidvergiftung ist der direkte Methämoglobinbildner **Natriumnitrit**, in einigen Ländern wird auch **Amylnitrit** gegeben (Abb. 3.63). In Deutschland wird zur Methämoglobinbildung **4-Dimethylaminophenol** (4-DMAP-Injektionslösung) verwendet. Dieser indirekte Methämoglobinbildner wird in den Erythrozyten durch Sauerstoff zum *N,N*-Dimethylchinoniminium-Ion oxidiert, das wiederum Hämoglobin zu Methämoglobin oxidiert. Durch enzymatische Reduktion zum 4-DMAP entsteht ein Katalyse-Zyklus (Abb. 3.64). Bei einer Cyanid-Intoxikation durch Rauchgas ist 4-DMAP kontraindiziert und würde die Symptome verschlimmern, da hier neben Blausäure auch Kohlenstoffmonoxid freigesetzt wird. Dieses bindet mit 300-fach höherer Affinität an Hämoglobin als Sauerstoff, sodass Hämoglobin nicht mehr für den Sauerstofftransport zur Verfügung steht.

Mechanismus der gekoppelten Oxidation

Unter physiologischen Verhältnissen wird Nitrit zu Nitrat oxidiert. Gleichzeitig oxidiert es auch das Fe^{2+}-Ion in Hämoglobin zum Fe^{3+}. Diesen Vorgang bezeichnet man daher als **gekoppelte Oxidation**, wobei der an das Hämoglobin gebundene Sauerstoff reduziert wird. Zunächst werden die Elektronen von Nitrit durch Ein-Elektronentransfer auf den Sauerstoff übertragen, wodurch dieser zum Superoxidradikal reduziert wird. Das Eisen-Ion verbleibt im zweiwertigen Zustand. Anschließend dismutiert das Superoxidradikal zu Wasserstoffperoxid, das nun das Fe^{2+}-Ion des Hämoglobins in einer **Fenton-Reaktion** zu Fe^{3+} oxidiert, sodass Methämoglobin gebildet wird. Gleichzeitig entstehen ein Hydroxylradikal und ein Hydroxid-Ion:

$$NO_2^- + 2\,Hb[Fe^{2+}] \cdot O_2 + H_2O \longrightarrow NO_3^- + 2\,Hb[Fe^{2+}] \cdot O_2^{\bullet -} + 2\,H^+$$

$$2\,O_2^{\bullet -} + 2\,H^+ \longrightarrow H_2O_2 + O_2$$

$$Hb[Fe^{2+}] + H_2O_2 \longrightarrow Hb[Fe^{3+}] + HO^{\bullet} + OH^-$$

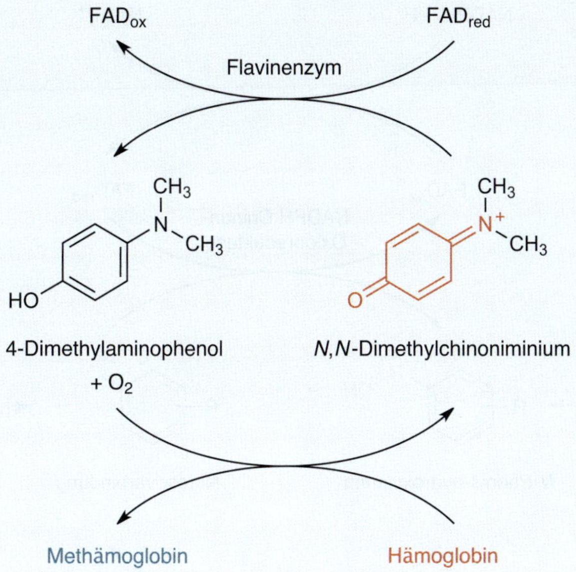

FADox FADred Flavinenzym 4-Dimethylaminophenol + O_2 N,N-Dimethylchinoniminium Methämoglobin Hämoglobin

Abb. 3.64 Katalysezyklus der Methämoglobinbildung durch das Antidot 4-Dimethylaminophenol

Indirekte Methämoglobinbildner

Die meisten Arzneistoffe, die eine Methämoglobinämie verursachen, sind keine direkten Methämoglobinbildner. Sie müssen im Körper zuvor oxidativ oder reduktiv metabolisiert werden. Dafür verantwortliche Strukturelemente sind im Wesentlichen **primäre aromatische Amine** oder **Nitroaromaten**. Der eigentlich toxische Metabolit ist in beiden Fällen die ***N*-Phenylhydroxylamin**-Stufe, die zum entsprechenden Nitroso-Metaboliten oxidiert wird. Gleichzeitig oxidiert sie das Fe^{2+}-Ion in Hämoglobin zum Fe^{3+}. Somit findet auch hier eine **gekoppelte Oxidation** statt. Da Flavinenzyme wie die NAD(P)H:Chinon-Oxidoreduktase die Nitroso-Stufe erneut auf die Hydroxylamin-Stufe führen, wird ein Kreisprozess aufrechterhalten, in dem 1 Molekül *N*-Phenylhydroxylamin mehrere Moleküle Hämoglobin oxidieren kann (Abb. 3.65).

Die Kinetik der Methämoglobinbildung durch indirekt wirkende Substanzen unterscheidet sich von der Kinetik direkter Methämoglobinbildner wie Nitrit. Aufgrund der erforderlichen Metabolisierungsschritte tritt der Beginn der Oxidation nur langsam ein. Danach aber liegen über längere Zeit hohe Methämoglobin-Spiegel vor, die erst mit der Ausscheidung der Metaboliten wieder absinken (Abb. 3.66).

Eine Reihe von Arzneistoffen wird zu Methämoglobinbildnern metabolisiert. **Dapson** wird bei Lepra und entzündlichen Dermatosen eingesetzt und muss in einigen Fällen über Jahre hinweg eingenommen werden. Die Therapie ist häufig mit einer dosisabhängigen toxischen Methämoglobinämie verbunden. Das dabei gebildete Nitrosodapson wird durch erythrozytäres Glutathion erneut zum Hydroxylamin reduziert und verstärkt so die Hämoglobinoxidation. Studien zu Struktur-Toxizitäts-Beziehungen an Dapson-Analoga legen nahe, dass die elektronenziehenden Eigenschaften der 4-Sulfongruppe in Dapson die Oxidationsgeschwindigkeit des primären Aminstickstoffs zum Hydroxylamin und damit die toxische Methämoglobinbildung verstärken.

Auch **Sulfonamide** werden zu Hydroxylaminen metabolisiert und sind als Methämoglobinbildner bekannt. Im Gegensatz zu Dapson unterliegt jedoch nur ein geringerer Anteil der Dosis diesem Metabolisierungsweg, sodass die Methämoglobin-Spiegel nach Gabe dieser Substanz nur selten über 5 % liegen.

Methämoglobinämie durch das Anilinderivat **Benzocain** ist zwar relativ selten, kann aber potenziell tödlich verlaufen, insbesondere bei Säuglingen und Kleinkindern. Das Lokalanästhetikum findet man in zahlreichen Präparaten, die zur Schmerzlinderung im Mund-Rachen-Raum gegeben werden. In Deutschland ist Benzocain in Zahnungsgelen nicht enthalten. Die Metabolisierung muss relativ rasch erfolgen, denn gelegentlich kann eine Methämoglobinämie innerhalb von 30 min nach Applikation von Benzocain auftreten und Schock und Koma verursachen. Dabei treten Werte von bis zu 50 % Methämoglobin-Anteil und darüber auf. Ebenso ist **Procain** ein Anilinderivat und kann zur Methämoglobinämie führen.

Die meisten Lokalanästhetika vom Amid-Typ, wie **Lidocain** oder **Articain**, werden zunächst durch Leberenzyme *N*-desalkyliert. Im Gegensatz dazu führt die ini-

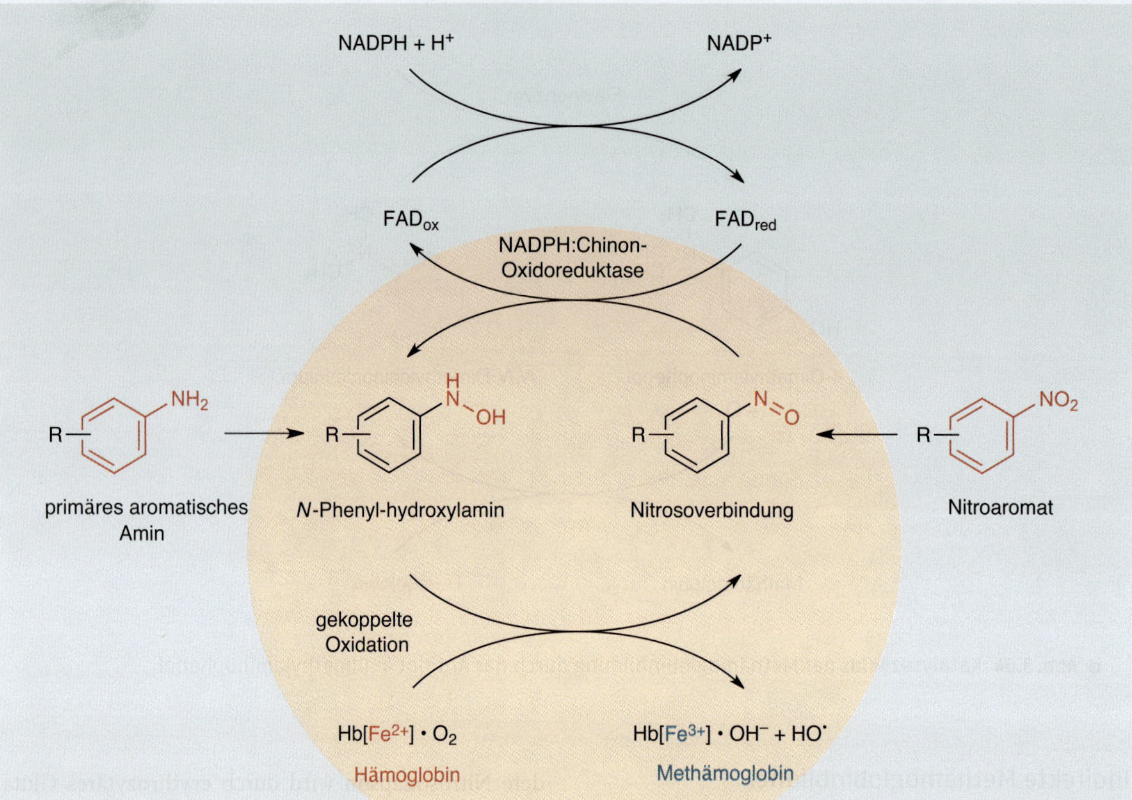

NADPH + H^+ NADP$^+$

FAD_{ox} FAD_{red}

NADPH:Chinon-Oxidoreduktase

R–C_6H_4–NH_2 → R–C_6H_4–N(H)–OH ← R–C_6H_4–N=O ← R–C_6H_4–NO_2

primäres aromatisches Amin | *N*-Phenyl-hydroxylamin | Nitrosoverbindung | Nitroaromat

gekoppelte Oxidation

Hb[Fe^{2+}] · O_2 Hb[Fe^{3+}] · OH^- + $HO^•$

Hämoglobin Methämoglobin

o Abb. 3.65 Gekoppelte Oxidation von Hämoglobin zu Methämoglobin durch *N*-Phenylhydroxylamin-Metaboliten von primären aromatischen Aminen und Nitroaromaten

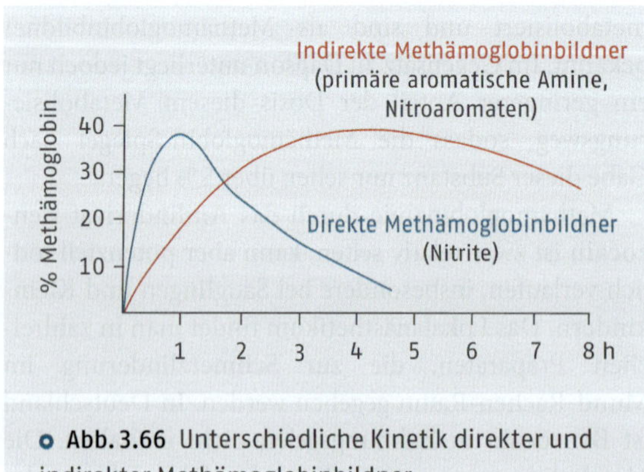

o Abb. 3.66 Unterschiedliche Kinetik direkter und indirekter Methämoglobinbildner

tiale Biotransformation von **Prilocain** beim Menschen unter Hydrolyse der Amidbindung zum primären aromatischen Amin. Aus diesem Grund verursacht Prilocain viel häufiger als andere Lokalanästhetika Methämoglobinämie. Zudem ist bei Prilocain im Vergleich zu Lidocain der sterische Schutz gegen die enzymatische Hydrolyse der Amidstruktur mit nur einer *ortho*-Methylgruppe (o Abb. 3.67) geringer. Bei topischer Applikation dieser Substanzen, z. B. auch bei Tätowierungen, scheint die Resorption im Falle einer großflächigen Anwendung oder bei geschädigter Haut ausreichend groß zu sein, um systemische Nebenwirkungen hervorzurufen.

Weitere Anilide, die metabolisch zu primären aromatischen Aminen hydrolysiert werden und eine Methämoglobinbildung auslösen können, sind das Antiemetikum **Metoclopramid** oder die Antiandrogene **Flutamid** und **Bicalutamid.**

Arzneistoffe mit einer aromatischen Nitrogruppe können durch Flavinenzyme wie Nitroreduktasen zur kritischen Hydroxylamin-Stufe reduziert werden und Methämoglobin bilden. Beispiele sind die Antiinfektiva **Nitrofurantoin** und **Chloramphenicol** sowie das oben schon erwähnte **Flutamid.**

Das Antimalariamittel **Primaquin** wird zu verschiedenen Metaboliten umgewandelt, die eine Methämoglobinämie induzieren. Potenzielle Methämoglobinbildner sind das nach oxidativer *N*-Desalkylierung und *N*-Hydroxylierung gebildete 6-Methoxy-8-hydroxyl-

enzymatische Hydrolyse

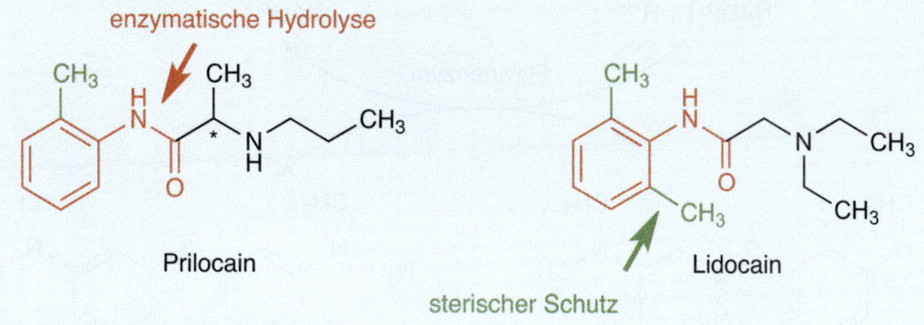

Prilocain

Lidocain

sterischer Schutz

Abb. 3.67 Lokalanästhetika vom Amid-Typ

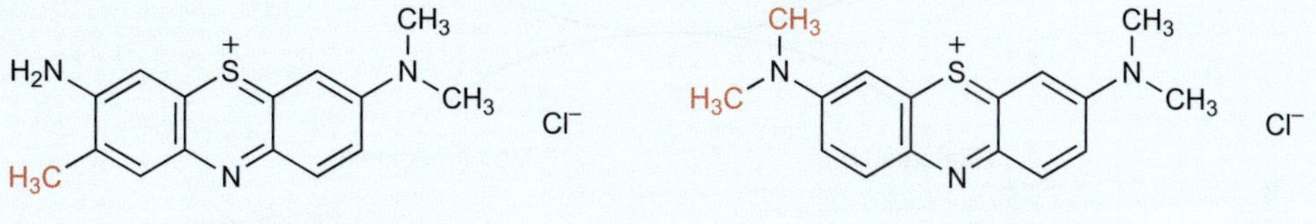

Toloniumchlorid (Toluidinblau)

Methylthioniniumchlorid (Methylenblau)

Abb. 3.68 Antidote gegen Methämoglobinbildner

aminochinolin-Derivat und das 5-Hydroxyprimaquin, welches spontan zu verschiedenen Chinon- und Chinoniminium-Metaboliten oxidiert werden kann (▸ Kap. 12.5.1). Auch Chinonderivate wie **Menadion** sind als Methämoglobinbildner bekannt.

3.3.2 Antidote gegen Methämoglobinbildner

Als Antidote gegen eine toxische Methämoglobinämie (Abb. 3.68) werden Phenothiazin-Farbstoffe wie **Toloniumchlorid (Toluidinblau)** oder **Methylthioniniumchlorid (Methylenblau)** als Infusion verabreicht. Diese sind in hohen Konzentrationen zwar selbst Methämoglobinbildner, beschleunigen aber auf der anderen Seite die enzymatische Regeneration von Hämoglobin. Dabei stellt sich ein Gleichgewicht bei 10 % Methämoglobin ein. Die Halbwertszeit der Werte von 70 % Methämoglobin-Anteil liegt bei etwa 15–20 h und lässt sich durch Applikation des Antidots auf 40–90 min reduzieren.

Wirkungsmechanismus. Phenothiazin-Farbstoffe fungieren als Elektronendonor für die nichtenzymatische Reduktion von Methämoglobin zu Hämoglobin. In einem Redoxzyklus (Abb. 3.69) überführt das Flavinenzym Biliverdin-Reduktase B unter Verbrauch von NADPH die oxidierte, blaue Form des Farbstoffs in die reduzierte, farblose Leukoform. Diese reduziert dann Methämoglobin zu Hämoglobin. Der Farbstoff wird anschließend recycelt.

Methylthioniniumchlorid (Proveblue-Injektionslösung, Methylenblau), Ph. Eur., liegt als mesomeriestabilisiertes Kation vor. Die Substanz wird nach intravenöser Applikation rasch in die Gewebe aufgenommen. Die Halbwertszeit beträgt etwa 15 h. Die Ausscheidung, teilweise in demethylierter Form, erfolgt überwiegend im Urin.

Toloniumchlorid (Toluidinblau-Injektionslösung) ist in Deutschland das Mittel der Wahl bei toxischer Methämoglobinämie. Es ist bei 30 % Methämoglobinämie schneller und bis zu 3-fach stärker wirksam als Methylthioniumchlorid und diesem daher vorzuziehen. Die Ausscheidung erfolgt über Galle und Urin.

3.4 Fotochemische Reaktionen

Zahlreiche Arzneistoffe sind in der Lage, eine fotochemische Reaktion auszulösen. Eingeleitet wird dieser Vorgang durch die Wechselwirkung des Arzneistoffs mit Licht des UVB- (280–315 nm), UVA- (315–400 nm) und sichtbaren (400–800 nm) Bereichs. Der Arzneistoff wirkt dann als **Fotosensibilisator**. In der Regel stellen fotochemische Reaktionen unerwünschte Wirkungen

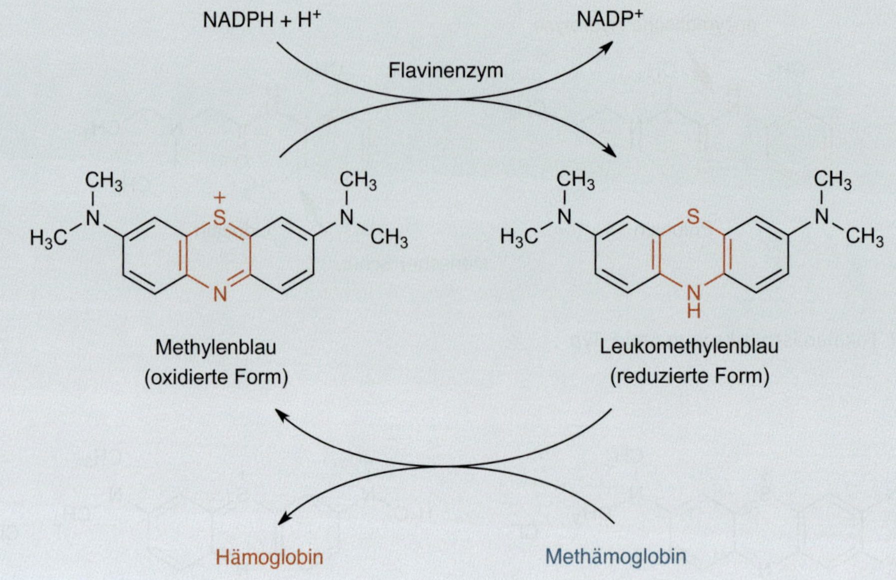

Abb. 3.69 Redoxzyklus von Methylenblau und Reduktion von Methämoglobin

dar, abgesehen von den erwünschten Effekten im Rahmen der fotodynamischen Therapie (▸Kap. 13.14) oder der PUVA-Therapie (▸Kap. 11.3.3). Sowohl **topisch** als auch **systemisch** applizierte Arzneistoffe können nach Lichtexposition des Patienten eine Hautreaktion auslösen. Etwa 300 Arzneistoffe aus verschiedenen therapeutischen Klassen verfügen über ein entsprechendes fotosensibiliserendes Potenzial. Die wichtigsten davon sind in ◻Tab. 3.4 zu finden.

Kenntnisse zu den fotochemischen Eigenschaften eines Arzneistoffs sind bei der Arzneistoffentwicklung zunehmend gefragt, da es neben unerwünschten Wirkungen auch zur Fotodegradation des Arzneistoffs kommen kann, wodurch seine Wirkung vermindert wird.

3.4.1 Pathophysiologische Grundlagen

Eine **Fotosensibilisierung** äußert sich durch die erhöhte Empfindlichkeit der Haut gegenüber Sonnenlicht, insbesondere gegenüber UVA-Strahlung. Dagegen wird UVB-Licht durch Kleidung und Glas weitgehend abgeschirmt. Die Folgen sind meist

- fototoxische Reaktionen,
- seltener auch fotoallergische Reaktionen.

Fototoxische Reaktionen führen zu direkten Zellschädigungen und sind nicht immunologisch bedingt. Sie können bereits nach dem erstmaligen Kontakt mit dem Fotosensibilisator ausgelöst werden. Die auf der Haut auftretende Reaktion wird auch als **Fotoirritation** bezeichnet. Das Hautbild ähnelt einem Sonnenbrand, die Hautveränderungen treten nach kurzer Latenzzeit auf. Die Symptome sind meistens auf die dem Licht ausgesetzten Hautareale begrenzt. Fototoxische Reaktionen sind dosisabhängig und treten bei fast jedem Patienten nach Applikation einer ausreichenden Menge des fotosensibilisierenden Arzneistoffs auf, wenn eine UV-Exposition stattfindet. Die fototoxische Reaktion klingt normalerweise ab, wenn der Wirkstoff abgesetzt wird oder aus dem Körper entfernt wurde. Die langzeitige Anwendung von fotosensibilisierenden Arzneistoffen kann allerdings Änderungen im genetischen Material von Zellen auslösen (**Fotogenotoxizität**) und sogar zur Entwicklung von Tumoren führen (**Fotokarzinogenität**). In den Leitlinien der Europäischen Arzneimittelbehörde werden bei der Prüfung der Fotosicherheit eines Arzneistoffs als Endpunkte daher die Fototoxizität (Fotoirritation), Fotoallergenität, Fotogenotoxizität und Fotokarzinogenität berücksichtigt.

Arzneistoff-bedingte Fototoxizität kann von Patient zu Patient sehr unterschiedlich ausfallen. Nach topischer Applikation sind Schädigungen der oberen Hautschichten besonders ausgeprägt. Bei systemischer Gabe gelangt der Fotosensibilisator über die Blutbahn in die Haut und verursacht vorwiegend in den tiefer gelegenen Hautschichten Veränderungen. Für das klinische Bild sind zudem der Hauttyp und der Bräunungsgrad von entscheidender Bedeutung, da durch den Lichtschutz des Melanins höhere Lichtdosen erforderlich sind, bis Schädigungen auftreten. Schließlich können fototoxische Reaktionen je nach Jahreszeit unterschiedlich ausfallen, sodass in den sonnenarmen

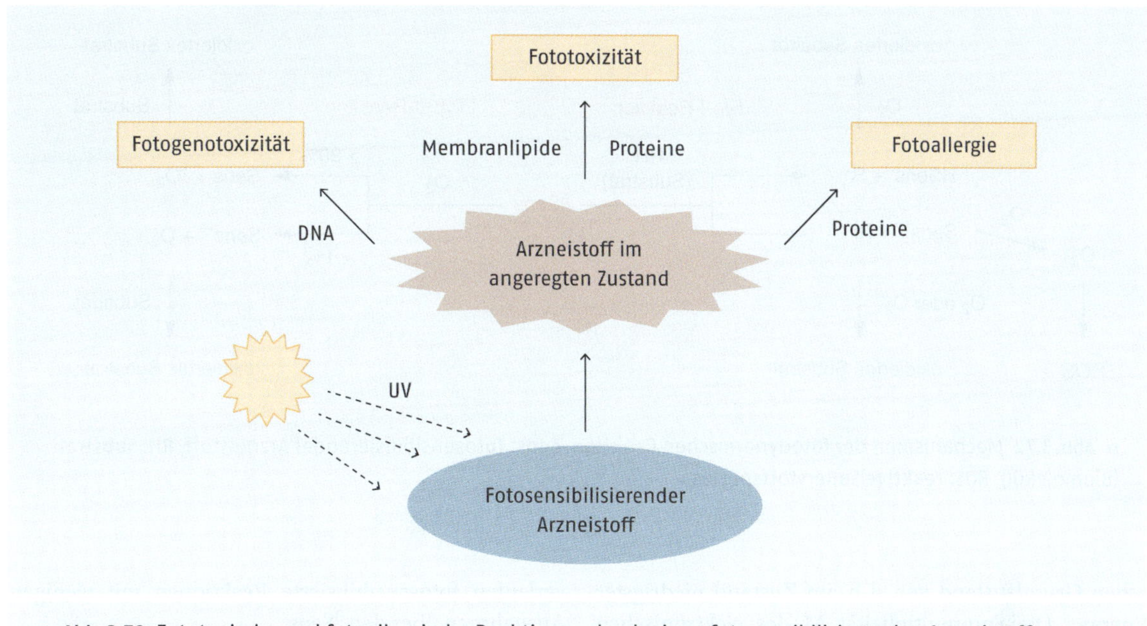

o Abb. 3.70 Fototoxische und fotoallergische Reaktionen durch einen fotosensibilisierenden Arzneistoff

Monaten potenziell fototoxische Arzneistoffe gut verträglich sind.

Fotoallergische Reaktionen werden durch das Immunsystem vermittelt. Sie sind nicht dosisabhängig und entwickeln sich nur bei sensibilisierten Personen. Eine klinische Manifestation ist somit frühestens nach wiederholtem Kontakt mit dem Fotosensibilisator möglich. Die Symptome treten erst nach einer Latenzzeit von 24 h oder mehr auf. Meistens äußert sich die Fotoallergie durch ein juckendes Kontaktekzem. In seltenen Fällen kann auch eine systemische Fotoallergie auftreten.

Eine Abgrenzung der fototoxischen von den fotoallergischen Reaktionen ist nicht immer möglich. Einige Arzneistoffe können beide Arten der Fotosensitivität bewirken. Auf der zellulären Ebene können oxidative Schäden an Membranlipiden und Proteinen zur Fototoxizität, DNA-Schädigung zur Fotogenotoxizität und die Bildung eines Fotoantigens zur Fotoallergie führen (o Abb. 3.70).

3.4.2 Fotosensibilisierung durch Arzneistoffe

Eine fotochemische Reaktion erfordert die Absorption von Photonen durch den fotosensibilisierenden Arzneistoff. Der wesentliche Bestandteil dafür ist der **Chromophor** (griech. *chroma* = Farbe, griech. *phoros* = tragend). Wichtigster Faktor von chromophoren Gruppen ist das π-Elektronensystem, daneben sind auch nichtbindende Elektronenpaare (n-Elektronen) von Bedeutung. In Arzneistoffen sind es typischerweise Carbonylgruppen,

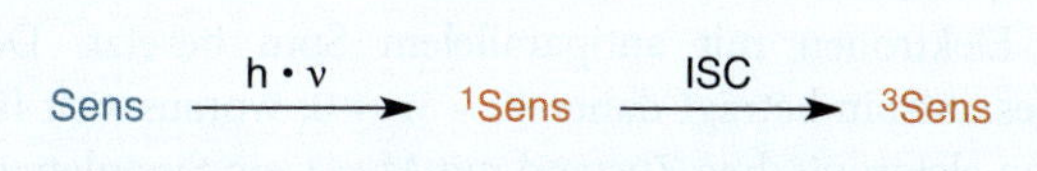

o Abb. 3.71 Überführung eines fotosensibilisierenden Arzneistoffs (Sens) in den angeregten Singulett- und Triplettzustand. ISC: Intersystem-Crossing

Systeme aus konjugierten Doppelbindungen oder entsprechend substituierte Aromaten, die über anregbare Elektronen verfügen und zu entsprechenden Elektronenübergängen führen.

Für das Auftreten einer Fotosensibiliserung durch Arzneistoffe lassen sich grundsätzlich 4 Reaktionswege unterscheiden. **Fotodynamische Reaktionen** laufen unter **Verbrauch von Sauerstoff** ab und werden definiert als

- Typ-I-Reaktion,
- Typ-II-Reaktion.

Daneben kennt man auch von **Sauerstoff unabhängige Prozesse**, die zur

- kovalenten Bindung des Fotosensibilisators oder
- Fotomodifizierung des Fotosensibilisators führen.

Lichtanregung des Arzneistoffs

Initiiert werden sowohl die fotodynamischen Reaktionen als auch Sauerstoff-unabhängige Prozesse durch Absorption von Licht durch den als Fotosensibilisator (Sens) fungierenden Arzneistoff (o Abb. 3.71). Wie andere organische Moleküle liegt der Sens im elektroni-

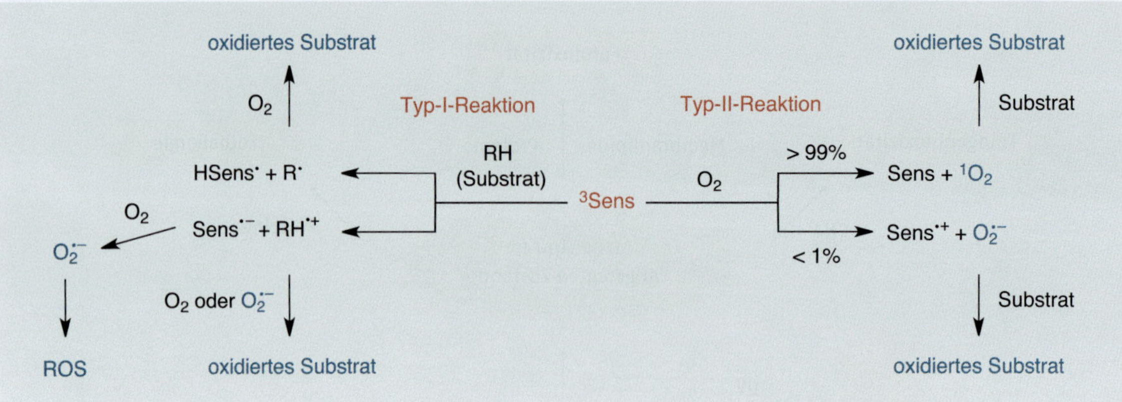

Abb. 3.72 Mechanismen der fotodynamischen Reaktion. Sens: fotosensibilisierender Arzneistoff, RH: Substrat (Biomolekül), ROS: reaktive Sauerstoffspezies

schen Grundzustand vor, d. h. im Zustand niedrigster Energie. Die Spinmultiplizität M des elektronischen Zustands einer Verbindung beträgt: $M = 2S + 1$ (S ist der Gesamtspin).

Die Orbitale im Grundzustand sind meist mit jeweils 2 Elektronen mit antiparallelem Spin besetzt. Der Gesamtspin beträgt daher ½ – ½ = 0, woraus sich für den elektronischen Zustand mit M = 1 ein Singulettzustand ergibt (▸ Kap. 13.14).

Wenn nun der fotosensibilisierende Arzneistoff ein Photon absorbiert, wird ein Elektron je nach Bindungstyp aus den Orbitalen des Grundzustands in ein energetisch höher gelegenes, unbesetztes Orbital angehoben. Dadurch wird er aus dem **Singulett-Grundzustand** (Sens) in den elektronisch **angeregten Singulettzustand** (^{1}Sens) überführt, wobei keine Spinumkehr erfolgt. Die Elektronen liegen ungepaart mit antiparallelem Spin vor. Normalerweise ist der angeregte ^{1}Sens sehr kurzlebig (10^{-10}–10^{-9} s) und geht meistens durch Intersystem-Crossing (ISC) strahlungslos in den längerlebigen (10^{-6}–10^{-3} s) **Triplettzustand** über (○ Abb. 3.71). Dieser ist energieärmer und es kommt zur Spinumkehr, sodass der Arzneistoff jetzt – wie der molekulare Sauerstoff im Grundzustand – zwei ungepaarte Elektronen mit parallelem Spin aufweist. Der Gesamtspin S beträgt in diesem Fall ½ + ½ = 1 und somit M = 3, was dem Triplettzustand (^{3}Sens) entspricht. Die möglichen Übergänge der Elektronen in die verschiedenen angeregten Zustände werden durch das Jablonski-Termschema veranschaulicht (▸ Kap. 13.14).

Da der ^{1}Sens eine sehr kurze Lebensdauer hat, können Biomoleküle wie Lipide, Proteine oder Nukleinsäuren als Reaktionspartner nur bei relativ hoher Konzentration mit diesem interagieren, bevor er zerfällt. Dagegen reichen bereits niedrige Konzentrationen aus, um mit dem längerlebigen ^{3}Sens zu reagieren. Daher verlaufen fotosensibilisierte Reaktionen mit wenigen Ausnahmen über den ^{3}Sens.

Den angeregten Zuständen des fotosensibilisierenden Arzneistoffs stehen nun mehrere Wege für die Rückkehr in den Grundzustand offen (strahlungslose Desaktivierung, Fluoreszenz, Phosphoreszenz, ▸ Kap. 13.14). Nachstehend sollen Prozesse betrachten werden, die für die Reaktion mit Biomolekülen relevant sind und zur temporären oder dauerhaften Zellschädigung führen. Diese sind komplex und laufen oft parallel ab. Nach Energieabgabe an den Sauerstoff oder an andere Moleküle kehrt der fotosensibilisierende Arzneistoff wieder in den Grundzustand zurück. Nun kann er erneut ein Photon absorbieren und Energie übertragen. Mit anderen Worten – er verhält sich wie ein **Katalysator**.

Fotodynamische Reaktionen

In den angeregten Zuständen (^{1}Sens, ^{3}Sens) ist der Arzneistoff in der Lage, Organismen für eine direkte Reaktion mit Sauerstoff zu sensibilisieren. Diesen Vorgang bezeichnet man mit dem Begriff **fotodynamischer Effekt**. Fotodynamische Reaktionen finden also stets in Gegenwart von Sauerstoff statt. Prinzipiell unterscheidet man dabei zwischen der Typ-I-Reaktion und der Typ-II-Reaktion (○ Abb. 3.72), die immer miteinander konkurrieren und je nach Konzentration von Substrat, Sensibilisator und Sauerstoff begünstigt werden können. Nach Christopher S. Foote beruht die Definition des Reaktionstyps auf der primären Interaktion des Fotosensibilisators, die entweder mit einem Substratmolekül oder mit Sauerstoff erfolgen kann, und nicht darauf, ob die Reaktion über Singulett-Sauerstoff oder einen Radikalmechanismus abläuft. Der molekulare Sauerstoff ($^3O_2$), der im Grundzustand als Diradikal (Triplettzustand) vorliegt, ist bei der Energieübertragung vom ^{3}Sens der vorherrschende Reaktionspartner,

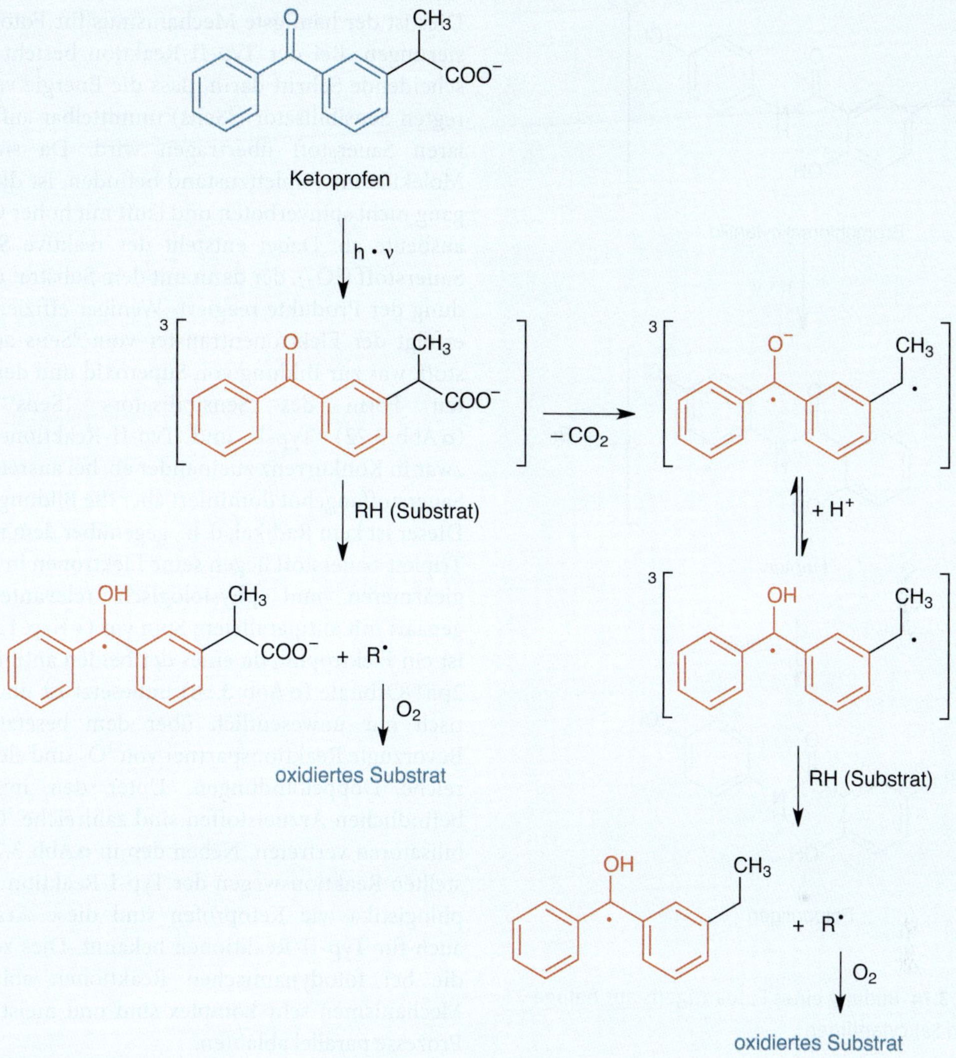

o Abb. 3.73 Fotosensibilisierung durch Ketoprofen in einer Typ-I-Reaktion

da sein energetisch niedrigster Singulettzustand ($^1O_2$) mit gepaarten Elektronen bei einer vergleichsweise niedrigen Energie liegt. Der bei dieser fotochemischen Reaktion vom Typ II gebildete $^1O_2$ kann nun mit organischen Molekülen, die üblicherweise ebenfalls im Singulettzustand vorliegen, direkt reagieren und somit zur Oxidation von Biomolekülen führen.

Typ-I-Reaktion

Bei der **Typ-I-Reaktion** interagiert der Arzneistoff im angeregten Zustand (^{3}Sens) somit primär mit einem körpereigenen Biomolekül als Substrat. Durch H-Atomtransfer oder Elektronentransfer entstehen sehr reaktionsfreudige Radikale oder Radikalionen. Diese verbinden sich meist spontan mit Sauerstoff und leiten somit weitere Oxidationsprozesse ein, die zu oxidierten Produkten des Substrats führen. Dieser Reaktionstyp wird begünstigt durch leicht reduzierbare Sensibilisatoren wie Chinone oder Benzophenone. Letztere findet man als Partialstruktur beispielsweise in nichtsteroidalen Antiphlogistika wie **Ketoprofen** oder **Tiaprofensäure.** Mit dem Benzophenon-Chromophor kommt es typischerweise zum **H-Atomtransfer** (o Abb. 3.73). Der Angriff erfolgt bevorzugt an Biomolekülen mit labilen CH- oder OH-Gruppen, wie sie in mehrfach ungesättigten Fettsäuren oder den Zuckerbausteinen der Nukleoside vorliegen. Durch die weitere Reaktion der Primärradikale mit Sauerstoff kann es im ersten Fall zur Lipidperoxidation, im zweiten zu Strangbrüchen der DNA kommen. Die Gruppe der Arylpropionsäuren ist für ihre effiziente **Fotodecarboxylierung** zu radikalischen Intermediaten bekannt. Aus dem angeregten

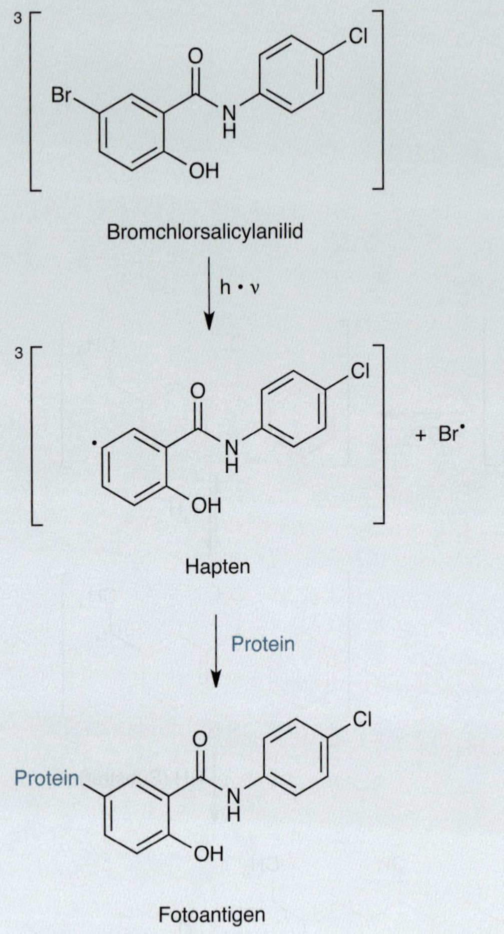

Abb. 3.74 Bildung eines Fotoantigens aus halogenierten Salicylaniliden

^{3}Sens entstehen im Falle von Ketoprofen das decarboxylierte Diradikal-Anion sowie das decarboxylierte Diradikal (Abb. 3.73). Diese angeregten Triplettzustände können nun durch H-Atomtransfer oder Elektronentransfer ihrerseits als Fotosensibilisatoren fungieren.

Elektronentransfer-Prozesse treten typischerweise bei elektronenarmen Sensibilisatoren wie Carbonylverbindungen auf, die unter Arzneistoffen häufig anzutreffen sind. Die elektronisch angeregte Carbonylverbindung wird in ein Radikal-Anion überführt, während das Substrat ein Radikal-Kation bildet. Das Radikal-Anion des Sensibilisators wird durch Sauerstoff reoxidiert, wobei **Superoxidradikal-Anion** entsteht, das mit dem Radikal-Kation des Substrats ein entsprechendes Oxidationsprodukt liefert (Abb. 3.72). Aus Superoxid können auch weitere **reaktive Sauerstoffspezies** wie **Hydroxylradikal** gebildet werden (▸ Kap. 3.2.2), die zur Gewebeschädigung beitragen.

Typ-II-Reaktion

Dies ist der häufigste Mechanismus für Fotosensibilisierungen. Bei der Typ-II-Reaktion besteht der entscheidende Schritt darin, dass die Energie vom angeregten Sensibilisator (^{3}Sens) unmittelbar auf molekularen Sauerstoff übertragen wird. Da sich beide Moleküle im Triplettzustand befinden, ist dieser Vorgang nicht spinverboten und läuft mit hoher Quantenausbeute ab. Dabei entsteht der reaktive **Singulett-Sauerstoff** ($^1O_2$), der dann mit dem Substrat unter Bildung der Produkte reagiert. Weniger effizient (< 1 %) erfolgt der Elektronentransfer vom ^{3}Sens auf Sauerstoff, was zur Bildung von Superoxid und der oxidierten Form des Sensibilisators ($Sens^{\bullet+}$) führt (Abb. 3.72). Typ-I- und Typ-II-Reaktionen laufen zwar in Konkurrenz zueinander ab, bei ausreichendem Sauerstoffangebot dominiert aber die Bildung von $^1O_2$. Dieser ist kein Radikal, d. h., gegenüber dem normalen Triplett-Sauerstoff liegen seine Elektronen in der energieärmeren und physiologisch relevanten Form gepaart mit antiparallelem Spin vor (▸ Kap. 13.14). $^1O_2$ ist ein Elektrophil, da eines der beiden antibindenden 2pπ*-Orbitale (Abb. 3.58) unbesetzt ist und energetisch nur unwesentlich über dem besetzten liegt. Bevorzugte Reaktionspartner von $^1O_2$ sind elektronenreiche Doppelbindungen. Unter den im Handel befindlichen Arzneistoffen sind zahlreiche $^1O_2$-Sensibilisatoren vertreten. Neben den in Abb. 3.73 dargestellten Reaktionswegen der Typ-I-Reaktion für Antiphlogistika wie Ketoprofen sind diese Arzneistoffe auch für Typ-II-Reaktionen bekannt. Dies zeigt, dass die bei fotodynamischen Reaktionen ablaufenden Mechanismen sehr komplex sind und meist mehrere Prozesse parallel ablaufen.

Sauerstoff-unabhängige Reaktionen

Kovalente Bindung des Fotosensibilisators

Zahlreiche Fotosensibilisierungen lassen sich über die fotodynamischen Reaktionen erklären. Darüber hinaus stehen dem angeregten Fotosensibilisator noch zusätzliche Reaktionswege offen, die ohne Verbrauch von Sauerstoff stattfinden.

Wird der fotosensibilisierende Arzneistoff in einer fotochemischen Reaktion unter Ausbildung einer kovalenten Bindung mit einem Biomolekül verbraucht, gehört dieser Reaktionstyp nicht zu den fotodynamischen Reaktionen. Ein Beispiel ist das Psoralenderivat **Methoxsalen**, das als ^{3}Sens in einer [2+2]-Cycloaddition an Thymin-Basen der DNA kovalent bindet. Hierbei handelt es sich um eine erwünschte Fotoreaktion bei der Therapie der Psoriasis (▸ Kap. 11.3.3). Neben dem Sauerstoff-unabhängigen Reaktionsweg ist Methoxsalen zusätzlich zu Sauerstoff-abhängigen Prozessen befähigt.

Unerwünschte Wirkungen, bei denen der ^{3}Sens kovalent bindet, sind **fotoallergische Reaktionen**. Es handelt sich um T-Zell-vermittelte Reaktionen vom Spättyp, die eine Sensibilisierungsphase erfordern. Wenn der Sensibilisator in die Haut penetriert und nach Lichtabsorption in den ^{3}Sens übergeht, kann dieser auch als **Hapten** fungieren und kovalent an ein Hautprotein binden. Dadurch entsteht ein **vollwertiges Antigen**. Relevante Determinanten des Antigens können nun durch Langerhans-Zellen, die zu dendritischen Zellen differenzieren und von der Epidermis zu regionalen Lymphknoten der Haut wandern, immunkompetenten Zellen präsentiert werden. Dies führt zu einer Überempfindlichkeit mit Infiltration von Lymphozyten, Freisetzung von Zytokinen, Aktivierung von Mastzellen und erhöhter Zytokinexpression. Es kommt zur T-Zell-Aktivierung und der entsprechenden Immunantwort.

Eine fotoallergische Kontaktdermatitis rufen zum Beispiel halogenierte Salicylanilide wie das früher als Antimykotikum verwendete Bromchlorsalicylanilid (Multifungin®) hervor (○ Abb. 3.74). Für den Gyrasehemmer **Ofloxacin** konnte gezeigt werden, dass dieser nach Fotoaktivierung bevorzugt an Lysin bindet. Neben den **Fluorchinolonen** zählen insbesondere **nichtsteroidale Antiphlogistika** wie **Diclofenac**, **Ketoprofen** und **Piroxicam** zu den häufigsten Fotoallergenen, wobei die 2-Arylpropionsäuren am aktivsten sind. Einige Antimykotika wie **Griseofulvin** oder **Ketoconazol** können ebenfalls zu schweren fotoallergischen Reaktionen führen.

Fotomodifizierung des Fotosensibilisators

Schließlich kann aus dem angeregten Fotosensibilisator nach Bindungsspaltung ein neues Produkt entstehen, wobei das resultierende Fotoprodukt entweder toxische Effekte auslöst oder als neuer Fotosensibilisator agiert. So fungiert der Triplettzustand des in ○ Abb. 3.73 dargestellten Fotodecarboxylierungsprodukts von Ketoprofen, der analog auch bei anderen **Antiphlogistika** wie **Naproxen** oder **Tiaprofensäure** auftritt, als Fotosensibilisator und kann fotodynamische Reaktionen auslösen.

Zwar stehen bei **Fluorchinolonen** wie **Norfloxacin**, **Ofloxacin** oder **Ciprofloxacin** nach Lichtanregung zum angeregten ^{3}Sens üblicherweise Typ-I- und Typ-II-Reaktionen im Vordergrund, allerdings nur bei den monofluorierten Vertretern. Die difluorierten **Sparfloxacin** oder **Lomefloxacin**, die in Deutschland aus dem Handel genommenen wurden, besetzen den angeregten Singulettzustand, der aufgrund einer heterolytischen C–F-Spaltung sehr kurzlebig ist. Aus diesen Fluorchinolonen entsteht ein carbenartiges Intermediat (○ Abb. 3.75), das in der Folge durch oxidative Prozesse und H-Atomabstraktion zur DNA-Schädigung führen kann.

Ein weiteres Beispiel ist der Calciumkanalblocker **Amlodipin**, der fotochemisch über ein zwitterionisches Diradikal in ein Pyridin-Fotoprodukt überführt wird (○ Abb. 3.76). Dieses weist ein stärkeres toxisches Potenzial auf als die Muttersubstanz.

Auch die als Lipidsenker eingesetzten HMG-CoA-Reduktase-Inhibitoren **Atorvastatin** und **Fluvastatin** werden durch UVA-Licht zu Phenanthren- bzw. Benzocarbazol-Fotoprodukten modifiziert (○ Abb. 3.77). Als starke $^1O_2$-Fotosensibilisatoren tragen diese wesentlich zur Fototoxizität der Substanzen bei.

Fotochemische Modifizierung von Biomolekülen

Membranen

Auf der zellulären Ebene können je nach Verteilung des fotosensibilisierenden Arzneistoffs verschiedene Bestandteile der Zelle wie Zellmembranen, Lysosomen, Mitochondrien oder der Zellkern angegriffen werden. Auf der molekularen Ebene kommt es zur fotochemischen Reaktion mit Biomolekülen wie Lipiden, Proteinen und DNA.

Große Bedeutung für die Fotoirritation haben fotochemische Prozesse, die an Membranen ablaufen und zu Lipidperoxiden führen. Ungesättigte Fettsäuren sind als essenzielle Bestandteile biologischer Membranen in den Membran-Phospholipiden enthalten, insbesondere in Position 2 des Glycerols, und können nach dem oxidativen Angriff durch Phospholipase A_2 freigesetzt werden. Der bei einer Typ-II-Reaktion erzeugte $^1O_2$ reagiert in einer **En-Reaktion** durch direkten Angriff an einer Doppelbindung, die ein H-Atom in Allylposition trägt, wobei das allylische H-Atom (○ Abb. 3.79) auf den Sauerstoff übertragen wird und ein Hydroperoxid entsteht. Im Falle mehrfach ungesättigter Fettsäuren eines Phospholipids führt beispielsweise die Reaktion mit der Linolsäure-Partialstruktur zu den konjugierten 9- und 13-Hydroperoxiden sowie den nicht konjugierten 10- und 12-Hydroperoxiden (○ Abb. 3.78). $^1O_2$ kann somit an allen Doppelbindungspositionen angreifen. Dagegen führt die Typ-I-Reaktion nach H-Atomtransfer von der 11-Position auf den fotosensibilisierenden Arzneistoff ausschließlich zu den 9- und 13-Hydroperoxiden in Allylstellung. Die so erzeugten Peroxyradikale können dann in einer Kettenreaktion zu den Lipidhydroperoxiden weiterreagieren. Diese sind instabil und zerfallen in Aldehyde, insbesondere Malondialdehyd, der zur quantitativen Erfassung der **Lipidperoxidation** dient.

Ein ebenfalls wichtiger Bestandteil von Lipidmembranen und Target fotosensibilisierter Reaktionen ist Cholesterol. Mit $^1O_2$ entsteht in einer En-Reaktion das charakteristische 5α-Hydroperoxid (○ Abb. 3.79), wohingegen Radikalreaktionen zu Gemischen anderer Hydroperoxide führen. Die fotochemisch erzeugten Hydroperoxide sind polar und stören die Membranstruktur sowie Membranfluidität. Über radikalische Folgeprozesse kommt es schließlich zu inflammatorischen Hautreaktionen.

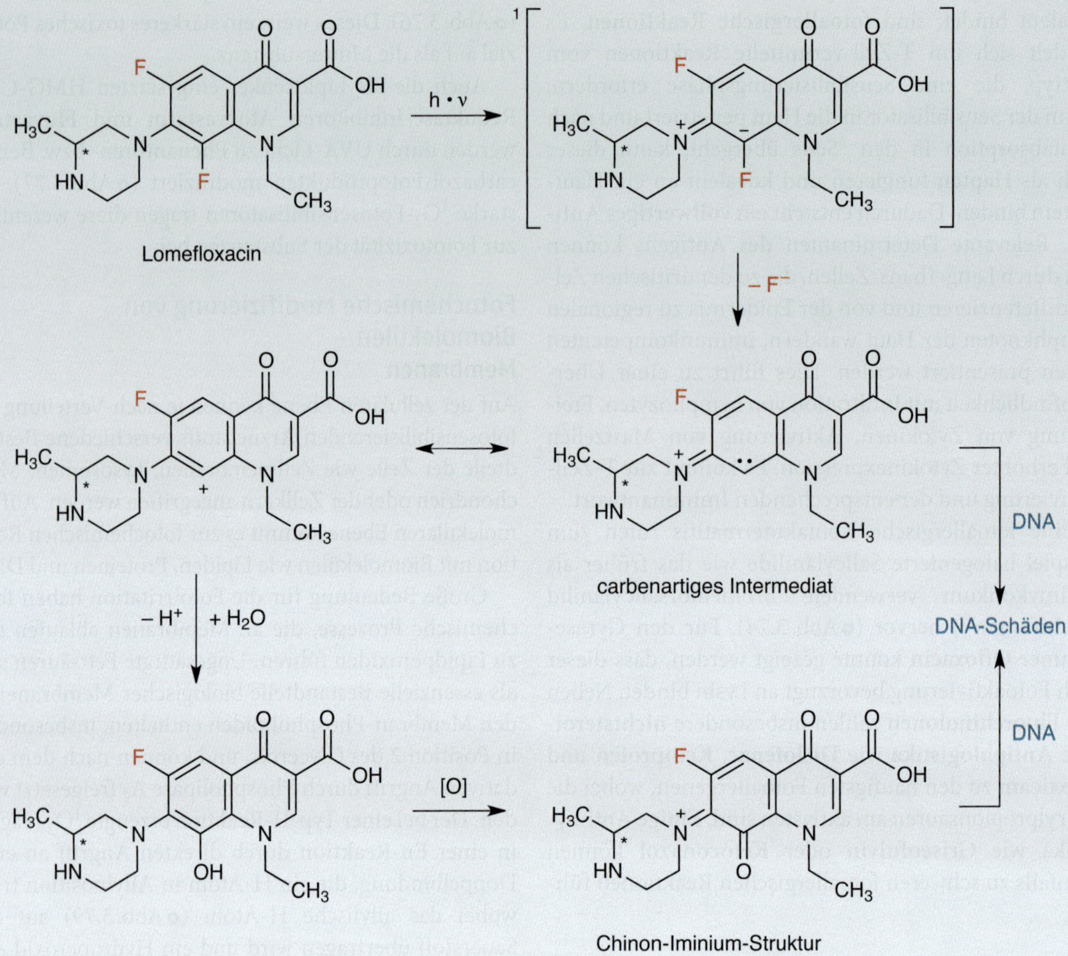

Abb. 3.75 Fotomodifizierung von Lomefloxacin zu einem reaktiven Intermediat

Proteine

Durch die fotochemisch erzeugten reaktiven Sauerstoffspezies kommt es in Proteinen zur Bildung von Peroxiden, zur oxidativen Veränderung von Seitenketten und Fragmentierung der Polypeptidkette. Zudem kann der bei der Lipidperoxidation gebildete Malondialdehyd ein Protein-Cross-Linking herbeiführen. Eine Schädigung von Proteinen führt zu weitreichenden Veränderungen in ihrer Struktur, wodurch zahlreiche Zell- und Gewebefunktionen gestört werden. Insbesondere $^1O_2$ reagiert sehr schnell mit Proteinseitenketten, wobei selektiv Tyrosin, Tryptophan, Histidin, Cystein und Methionin oxidiert werden. Beispielsweise reagiert Tyrosin in einer für $^1O_2$ typischen [4+2]-Cycloaddition zu einem Endoperoxid, das zu einem instabilen Hydroperoxydienon öffnet, welches radikalische Folgereaktionen auslösen kann (Abb. 3.80). Gleichermaßen liefert Histidin ein instabiles Endoperoxid, das zu verschiedenen Produkten öffnen kann.

Auch fotochemisch erzeugte Sauerstoffradikale und andere freie Radikale modifizieren Proteine an oxidationsempfindlichen Seitenketten. So kann z. B. Cystein zur entsprechenden Sulfensäure und weiter zur Sulfonsäure oxidiert werden (Abb. 3.81).

Modifizierungen durch Radikale treten zudem am α-C-Atom von Peptidbindungen auf (Abb. 3.82). Nach H-Atomtransfer entsteht ein Radikal, das nach Addition von Hydroxylradikal ein Halbaminal bildet. Dieses steht im Gleichgewicht mit dem freigesetzten Proteinfragment mit der Carbonylgruppe sowie der abgespaltenen Proteinseitenkette mit *N*-Terminus. Insgesamt kommt es somit zur Abspaltung der Proteinseitenkette. Alternativ kann auch Sauerstoff an das Primärradikal binden und über Folgereaktionen können vergleichbare Produkte auftreten.

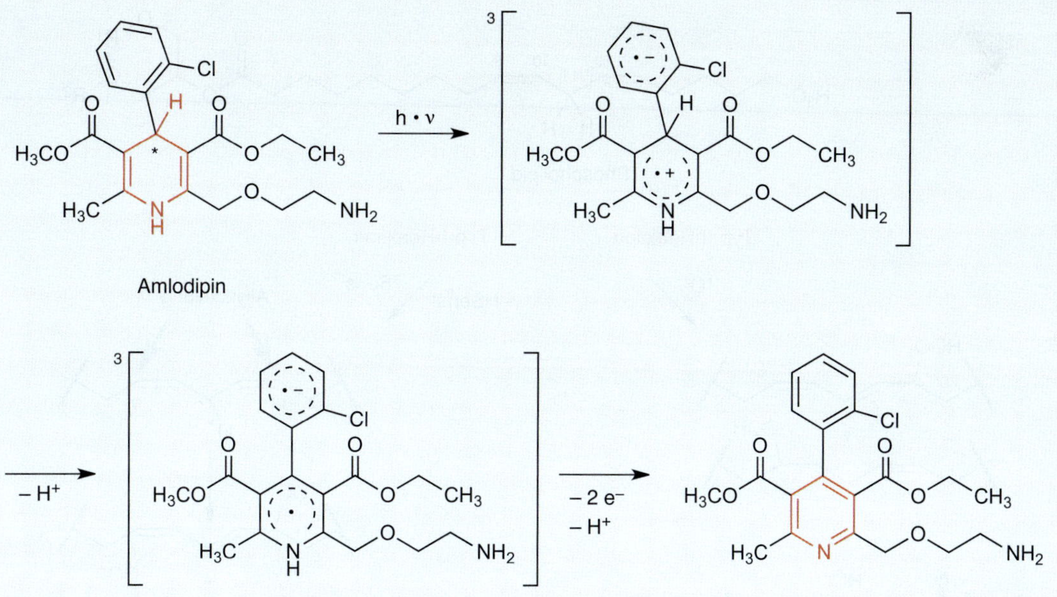

Abb. 3.76 Fotochemische Aromatisierung von Amlodipin

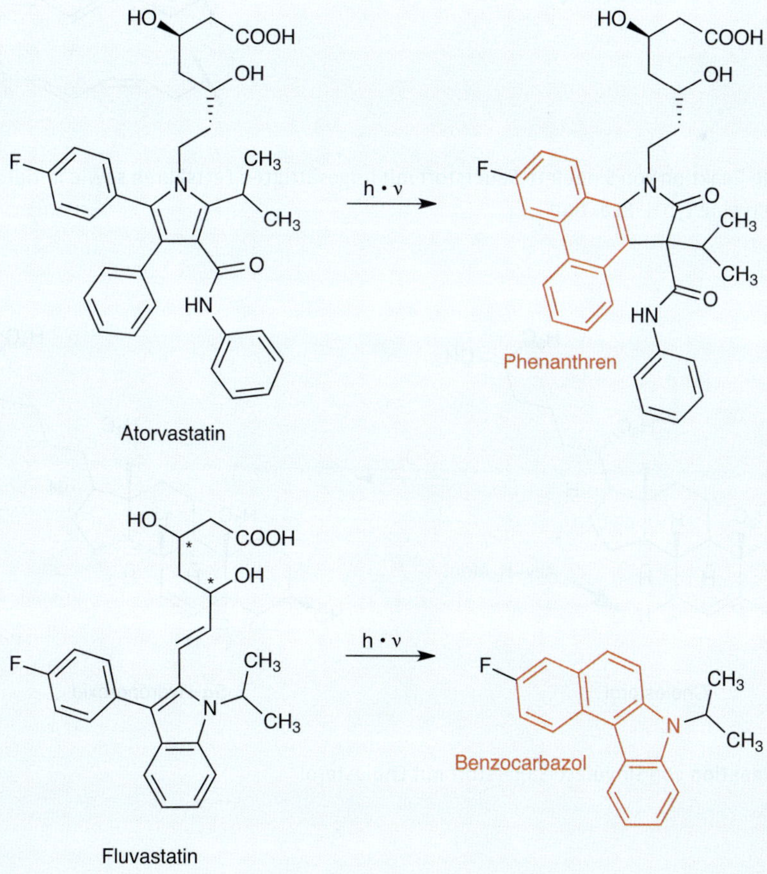

Abb. 3.77 Fotochemische Überführung von Atorvastatin und Fluvastatin in Fotosensibilisatoren

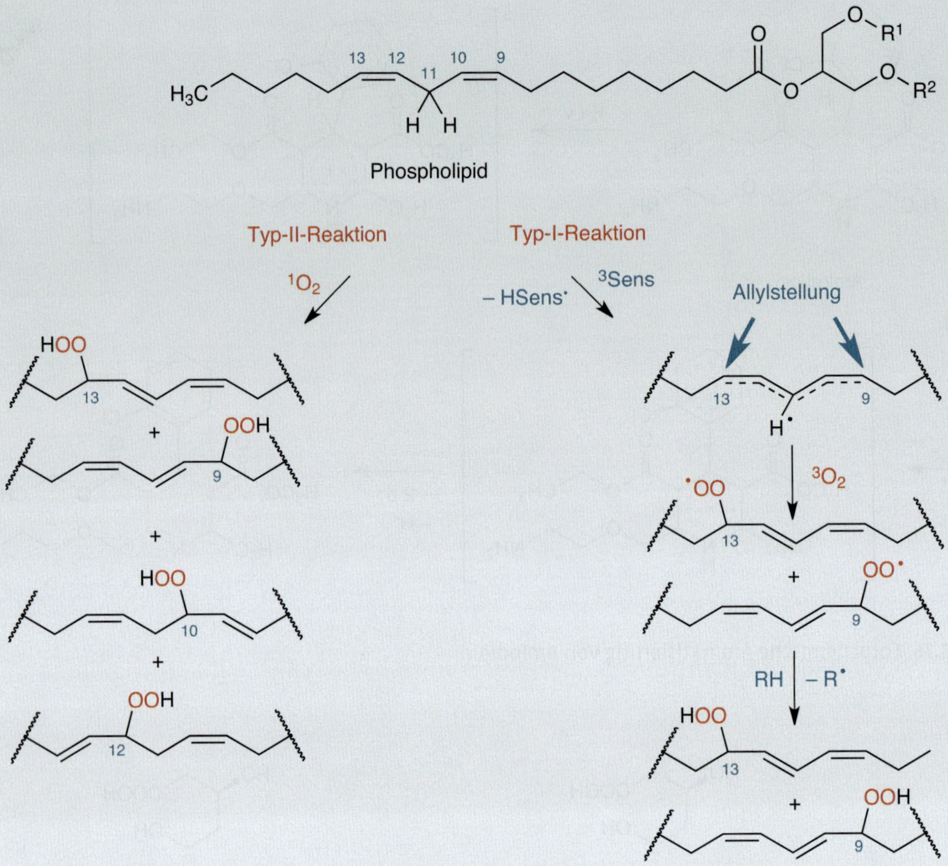

Abb. 3.78 Typ-II-Reaktion von Singulett-Sauerstoff mit ungesättigten Fettsäuren sowie Initiation der Lipidperoxidation durch eine Typ-I-Reaktion

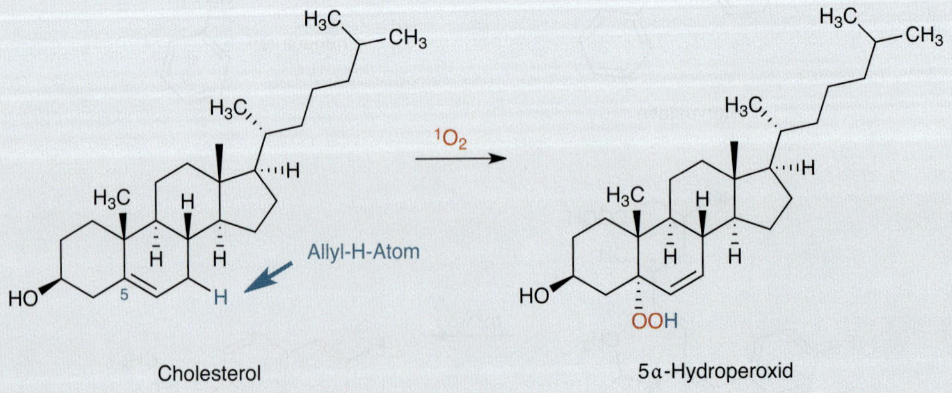

Abb. 3.79 En-Reaktion von Singulett-Sauerstoff mit Cholesterol

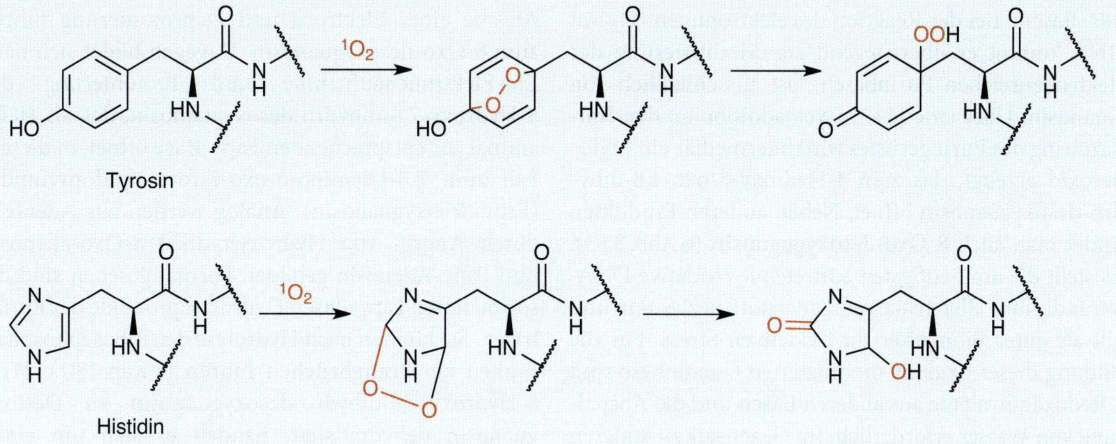

Abb. 3.80 Bildung instabiler Endoperoxide aus Tyrosin und Histidin sowie Folgeprodukte

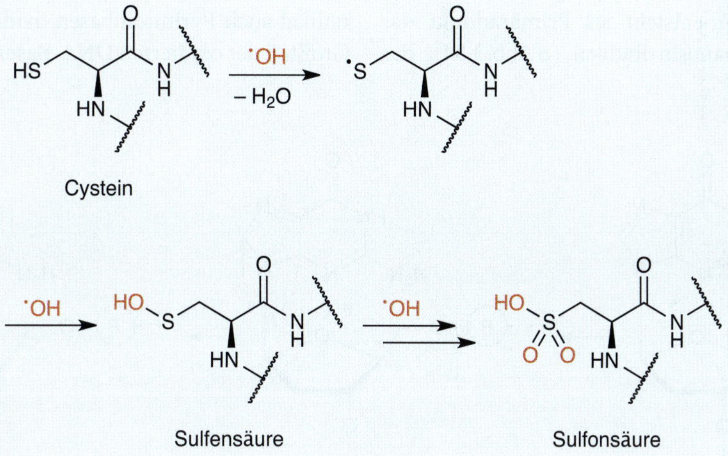

Abb. 3.81 Oxidation von Cystein durch Hydroxylradikal

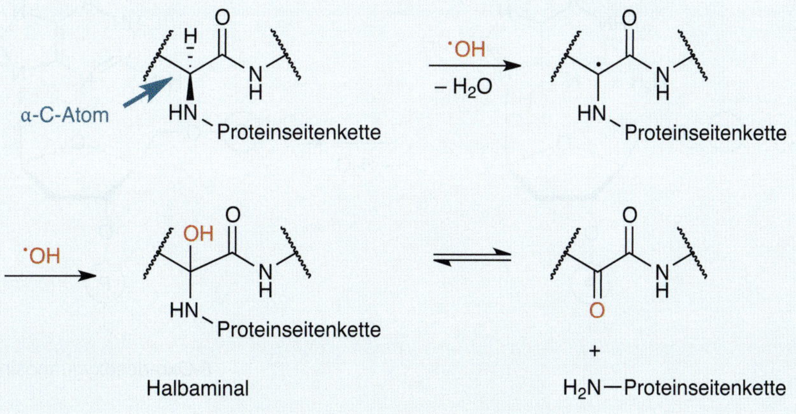

Abb. 3.82 Abspaltung der Proteinseitenkette durch ein Hydroxylradikal

DNA

DNA-Basen. Bei der Reaktion des elektrophilen $^1O_2$ mit DNA kommt es überwiegend zur Modifizierung der elektronenreichen Purinbasen, fast ausschließlich von Guanosin. Über eine [4+2]-Cycloaddition an den Imidazolring des Puringerüstes wird intermediär ein Endoperoxid erzeugt, das zum 4-Hydroxy-8-oxo-4,8-dihydro-desoxyguanosin öffnet. Neben anderen Produkten findet man auch **8-Oxo-desoxyguanosin** (o Abb. 3.83). Es stellt die am häufigsten auftretende oxidative DNA-Veränderung aller reaktiven Sauerstoffspezies dar und gilt als guter Biomarker für oxidativen Stress. Für die Bildung dieser oxidativ modifizierten Guaninbase sind 2 Redoxäquivalente aus anderen Basen und die Abspaltung von Wasser erforderlich. Im Gegensatz zu anderen reaktiven Sauerstoffspezies führt $^1O_2$ kaum zu Brüchen des DNA-Rückgrats.

Guanin ist aufgrund seines niedrigen Redoxpotenzials auch anfällig für Veränderungen durch Sauerstoffradikale. Durch Angriff des Hydroxylradikals an C-8 von Desoxyguanosin entsteht als Primäraddukt das 8-Hydroxy-desoxyguanosin-Radikal (o Abb. 3.84), das unter Oxidation oder Reduktion weiterreagieren kann. Abgabe eines Elektrons und Deprotonierung führen zum 8-Oxo-desoxyguanosin. Dagegen bildet sich nach Ein-Elektronenaufnahme und Protonierung das 8-Hydroxy-7,8-dihydro-desoxyguanosin, das als Halbaminal zur entsprechenden **Fapy-Base** öffnet, in diesem Fall zum 2,4-Diamino-6-oxo-5-**f**orm**a**mido**py**rimidin (Fapy-desoxyguanosin). Analog werden aus Adenosin durch Angriff von Hydroxylradikal 8-Oxo-adenosin und Fapy-Adenosin gebildet. Formal gesehen sind die sogenannten Fapy-Basen Hydrolyseprodukte der Purinbasen. Sie können nach Hydrolyse der Ribosephosphat-Einheit zu **Strangbrüchen** führen (▸ Kap. 13.1). Wird 8-Hydroxy-7,8-dihydro-desoxyguanosin zu Desoxyguanosin dehydratisiert, handelt es sich um einen **Repair-Mechanismus**. Die modifizierten DNA-Basen führen zu **falscher Basenpaarung** und Punktmutationen. So paart 8-Oxo-guanin mit Adenin anstelle von Cytosin, 8-Oxo-adenin mit Cytosin anstelle von Thymin. Neben den Purinbasen werden durch Hydroxylradikal auch Pyrimidinbasen oxidativ modifiziert. Der Großteil der oxidierten DNA-Basen wird mittels Basen-

o **Abb. 3.83** Oxidation von Desoxyguanosin durch Singulett-Sauerstoff

o Abb. 3.84 Bildung von 8-Oxo-desoxyguanosin durch Hydroxylradikal

exzisions-Reparatur durch DNA-Glykosylasen erkannt und nach Hydrolyse der *N*-glykosidischen Bindung entfernt.

Desoxyribose. Sauerstoffradikale führen auch zum **Desoxyribose-Abbau.** Eingeleitet wird der Vorgang durch Abstraktion eines H-Atoms an verschiedenen Positionen der Desoxyribose-Einheit durch das Hydroxylradikal. Je nach betroffenem C-Atom kommt es in verschiedenen Abbaureaktionen zum Austritt der Base und nachfolgendem Strangbruch der DNA. Glutathion kann als körpereigener Radikalfänger die Primärradikale abfangen und dem Prozess entgegenwirken.

3.4.3 Fotosensibilisierende Arzneistoffe

In ◘ Tab. 3.4 sind verschiedene therapeutische Klassen von Arzneistoffen aufgelistet, deren Vertreter häufig Anlass zu fotosensibilisierenden Effekten geben. Innerhalb einer Klasse sind die Arzneistoffe nach ihrer Häufigkeit für das Auftreten von Fotosensibilisierungen geordnet. Man muss aber bedenken, dass neben der Fotosensibilisierungspotenz für die Häufigkeit von Fotosensibilisierungen auch die Verordnungshäufigkeit eine wesentliche Rolle spielt. So besitzt das Antiarrythmikum **Amiodaron** eine starke fototoxische Potenz. Bei etwa 50 % der Patienten treten Hautreaktionen auf, allerdings sind die Verordnungen gegenüber anderen fotosensibilisierenden Arzneistoffen und damit auch die dokumentierten fotoxischen Reaktionen vergleichsweise gering. Dagegen hat das Diuretikum **Hydrochlorothiazid** nur eine mittlere Fotosensibilisierungspotenz, dominiert aber insgesamt aufgrund der häufigen Verordnungen in Mono- und zahlreichen Kombinationspräparaten bei den Arzneistoff-induzierten Lichtreaktionen.

Fototoxizität – strukturelle Zusammenhänge

Fotosensibilisierende Arzneistoffe gehören sehr unterschiedlichen chemischen Strukturklassen an. Jedoch scheint eine begrenzte Anzahl an Chromophoren und funktionellen Gruppen für die Wechselwirkung zwischen UV-Strahlen und dem Arzneistoff verantwortlich zu sein. Die essenziellen Funktionalitäten fototoxischer Arzneistoffe umfassen Aromaten und Heteroaromaten mit Carbonylgruppen, Halogenatomen, Sulfonamid-, Amino- und Nitrogruppen. Dazu kommen planare Strukturelemente und konjugierte Doppelbindungen, die für niedrige Triplettenergien verantwortlich sind (o Abb. 3.85).

Halogenaromaten

Auffällig unter den Diuretika sind aromatische oder heteroaromatische Strukturen, die oft chloriert sind und eine Sulfonamidfunktion aufweisen. Insbesondere führt die UV-induzierte Dissoziation des Chlorsubstituenten bei diesen Strukturen zu Radikalreaktionen mit Biomolekülen. Darüber hinaus sind auch Typ-II-Reaktionen über die Bildung von $^1O_2$ möglich. Dies ist für **Hydrochlorothiazid** sowie **Furosemid** ausgehend vom jeweiligen angeregten Triplettzustand bekannt. Beide Diuretika bilden auch Fotodechlorierungsprodukte über Radikal-Intermediate, bei Furosemid zudem durch Fotodecarboxylierung (o Abb. 3.86). Die Radikale kön-

Tab. 3.4 Fotosensibilisierende Arzneistoffe

Therapeutische Klasse	Arzneistoffe
Diuretika	Hydrochlorothiazid, Furosemid, Bendroflumethiazid, Amilorid, Triamteren, Spironolacton, Xipamid
Antidepressiva	Amitriptylin, Trimipramin, Nortriptylin, Desipramin, Imipramin, Doxepin, Clomipramin
Malariamittel	Chloroquin, Piperaquin, Chinin, Pyrimethamin, Hydroxychloroquin, Mefloquin
Kardiovaskulär wirksame Substanzen	Amiodaron, Nifedipin, Chinidin, Captopril, Enalapril, Fosinopril, Ramipril, Disopyramid, Hydralazin
Nichtsteroidale Antiphlogistika	Naproxen, Ketoprofen, Tiaprofensäure, Piroxicam, Diclofenac, Phenylbutazon, Mefenaminsäure, Indometacin, Ibuprofen
Antipsychotika	Chlorpromazin, Thioridazin, Chlorprothixen, Perazin, Fluphenazin, Promazin, Haloperidol
Antiepileptika	Carbamazepin, Lamotrigin, Phenobarbital, Phenytoin, Topiramat
H_1-Antihistaminika	Cyproheptadin, Diphenhydramin, Loratadin, Cetirizin, Promethazin
Antiinfektiva	Demeclocyclin, Chlortetracyclin, Sulfamethoxazol/Trimethoprim, Sulfasalazin, Ciprofloxacin, Enoxacin, Lomefloxacin, Ofloxacin, Norfloxacin, Oxytetracyclin, Tetracyclin, Doxycyclin, Minocyclin, Isoniazid, Gentamicin, Griseofulvin, Nitrofurantoin, Chloramphenicol
Zytostatika	Fluorouracil, Vinblastin, Dacarbazin, Procarbazin, Methotrexat, Capecitabin, Epirubicin, Pentostatin, Azathioprin
Lipidsenker	Clofibrat, Fenofibrat, Bezafibrat, Atorvastatin, Fluvastatin
Hormone	Corticosteroide, Estrogene, Gestagene
Dermatika	Isotretinoin, Methoxsalen, Tacrolimus, Pimecrolimus, Dithranol

nen von Biomolekülen ein H-Atom abstrahieren und weitere Oxidationsvorgänge einleiten. Für Hydrochlorothiazid besteht dosisabhängig ein erhöhtes Risiko für **Basalzell-** und **Plattenepithelkarzinome** der Haut (weißer Hautkrebs).

Auch bei anderen Arzneistoffen mit Chloraromaten wie beim Antipsychotikum **Chlorpromazin**, dem Malariamittel **Hydroxychloroquin** oder dem Antiphlogistikum **Diclofenac** kommt es nach Lichtanregung zur Bindungsdissoziation und Fotoionisierung.

Das Antiarrhythmikum **Amiodaron** (Abb. 3.87) besitzt neben dem Halogenaromaten auch eine fotochemisch aktive Benzophenon-Struktur. Der Triplettzustand ist ein $^1O_2$-Sensibilisator. Aus dem Triplettzustand wird zudem die C–I-Bindung homolytisch zu einem Arylradikal gespalten. Dieses abstrahiert von Biomolekülen ein H-Atom und kann dann erneut über eine Radikalstufe desiodiert werden. Die entsprechenden Radikale führen zur Lipidperoxidation und Membranschädigung. Neben einer langanhaltenden Pigmentierung ruft Amiodaron sonnenbrandartige Hautrötungen hervor.

Aromaten mit Aminseitenkette

Die Fototoxizität der trizyklischen Antidepressiva **Amitriptylin** und **Nortriptylin** ist auf einen Typ-I-Mechanismus zurückzuführen. Beide Substanzen bilden nach Lichtanregung als Primärspezies ein Radikal-Kation, das entsprechende Radikalreaktionen an Substratmolekülen induzieren kann. Bräunliche bis

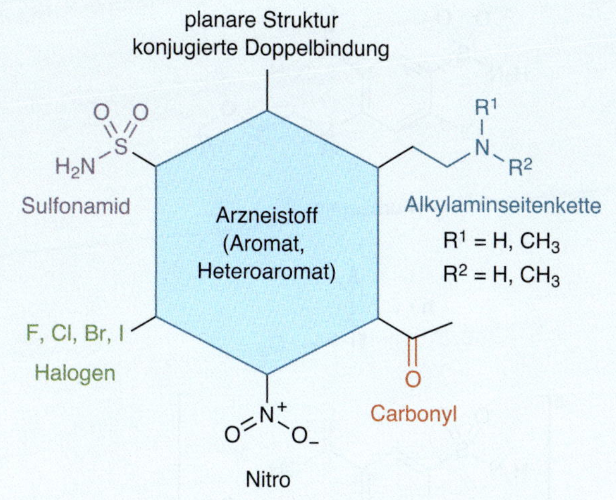

Abb. 3.85 Chromophore und funktionelle Gruppen fototoxischer Arzneistoffe

graubläuliche Pigmentierungen nach Einnahme dieser Substanzen, ebenso auch bei **Chlorpromazin** und anderen Phenothiazinen, die über vergleichbare Aminseitenketten verfügen, sind ein bekanntes Phänomen.

Das H_1-Antihistaminikum **Diphenhydramin** ist ein Fotoallergen und zersetzt sich unter UV-Bestrahlung zu zahlreichen Produkten wie Benzophenon (Abb. 3.88), das ebenfalls fotochemisch aktiv ist. Mit der tertiären Aminogruppe in der Seitenkette und dem aromatischen Bereich als Chromophor liegt eine strukturelle Verwandtschaft zu den trizyklischen Antidepressiva vor. Letztere wirken am H_1-Rezeptor ebenfalls antagonistisch. Man geht davon aus, dass bei der Fotofragmentierung von Diphenhydramin der Aminstickstoff mit dem angeregten Chromophor über einen intramolekularen **Exciplex** (*excited complex*) interagiert. Die Aminogruppe fungiert als Elektronendonor, der Aromat als Elektronenakzeptor. Der Mechanismus der Fotoreaktion scheint einen Elektronentransfer im angeregten Zustand vom Seitenkettenstickstoff zum aromatischen Teil des Moleküls zu beinhalten, wodurch Zwischenprodukte wie Radikale, Radikal-Anionen und Radikal-Kationen (Charge-Transfer-Exciplex) auftreten. Die Bildung der instabilen Zwischenprodukte nach Lichtanregung ermöglicht die Reaktion mit Biomolekülen.

Insbesondere ist das intramolekulare Zusammenspiel von Halogenaromaten mit Alkylaminogruppen problematisch, da ein fotoinduzierter Elektronentransfer Dehalogenierungsreaktionen auslöst. Dabei wird von der Aminogruppe als Elektronendonor ein Elektron auf den aromatischen Akzeptorbereich des Moleküls unter Bildung eines intramolekularen Charge-Transfer-Komplexes übertragen. Anschließend eliminiert der intramolekulare Charge-Transfer-Komplex ein Halogenidion, wobei ein Arylradikal und ein Aminradikal-Kation in der Seitenkette gebildet werden, die toxische Reaktionen auslösen können (Abb. 3.89). Arzneistoffbeispiele mit entsprechendem Substitutionsmuster sind das Antipsychotikum **Chlorprothixen**, das Antidepressivum **Clomipramin** oder das Malariamittel **Chloroquin**.

Carbonylverbindungen, Benzophenone, Chinone

Einige Vertreter aus dieser chemischen Substanzklasse wie **Ketoprofen** (Abb. 3.73), **Fluorchinolone** (Abb. 3.75) oder auch **Amiodaron** (Abb. 3.87) wurden bereits vorgestellt. Von den Tetracyclinen (Abb. 3.90) hat insbesondere das chlorierte **Demeclocyclin** den Ruf des stärksten Fotosensibilisators der Gruppe und wird heute nur noch selten verwendet. **Doxycyclin** führt zu weitaus weniger fototoxischen Wirkungen, ebenso wie **Minocyclin**. Keiner von ihnen ist jedoch völlig frei von Arzneistoff-induzierten Eruptionen, einschließlich anhaltender Pigmentierung der exponierten Haut. In Übereinstimmung mit den klinischen Beobachtungen sind die Tetracycline effiziente Sensibilisatoren für $^1O_2$-vermittelte Oxidationsprozesse, wobei Demeclocyclin und **Chlortetracyclin** doppelt so stark wirksam sind wie Minocyclin und Doxycyclin. Längerer Zeit nach Applikation von Tetracyclinen, manchmal auch erst nach Absetzen des Arzneistoffs, kann eine Fotoonycholyse auftreten, wobei sich die Nagelplatte vom Nagelbett ablöst.

Der Lipidsenker **Fenofibrat** ist ein chlorsubstituiertes Benzophenonderivat. Bei Sonneneinstrahlung kann

Furosemid

h • ν

$^1O_2$

O_2

– R• RH

+ Cl•

+ CO_2^- + H^+

o Abb. 3.86 Fotoreaktionen von Furosemid, RH: Biomolekül

sich unter der Therapie ein verstärkter Sonnenbrand entwickeln. Das als Antipsoriatikum eingesetzte Anthronderivat **Dithranol** ist ein Fotosensibilisator für die Bildung von $^1O_2$, der in diesem Fall zur therapeutischen Wirksamkeit beitragen kann.

Die bei atopischer Dermatitis verwendeten Calcineurin-Inhibitoren **Tacrolimus** und **Pimecrolimus** besitzen neben ihrer Lactongruppe noch eine weitere Carbonylgruppe im Makrolidring. Wegen des potenziell erhöhten Risikos einer Fotokarzinogenität ist eine gleichzeitige UV-Therapie zu vermeiden.

Nitroaromaten

Arzneistoffe mit Nitroaromaten reagieren mit Biomolekülen in einer Typ-I-Reaktion unter H-Atomtransfer auf die Nitrogruppe. Als Beispiel ist in **o** Abb. 3.91 das Hypnotikum **Nitrazepam** aufgeführt. Es sind weitere Reduktionsschritte bis zum primären aromatischen Amin möglich, wobei zusätzliche H-Atomtransferschritte benötigt werden. Andere Arzneistoffe mit aromatischer Nitrogruppe wie das Antiandrogen **Flutamid** folgen diesem Typ-I-Mechanismus in analoger Weise.

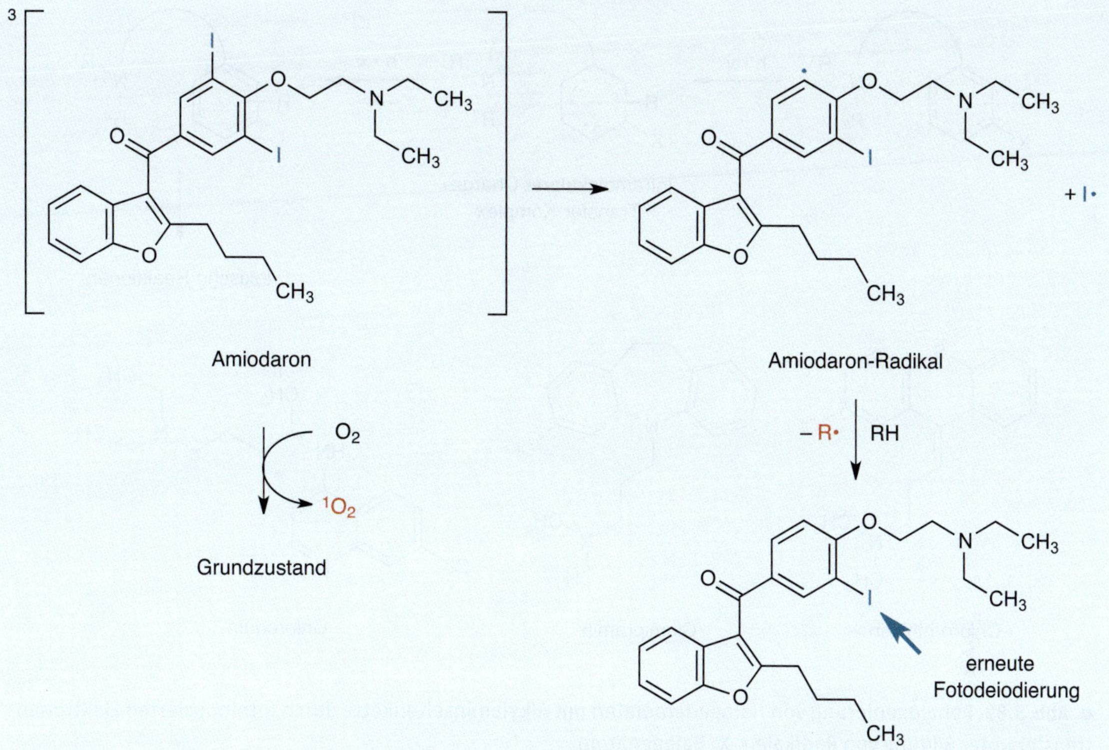

Abb. 3.87 Fotodeiodierung von Amiodaron unter Radikalbildung

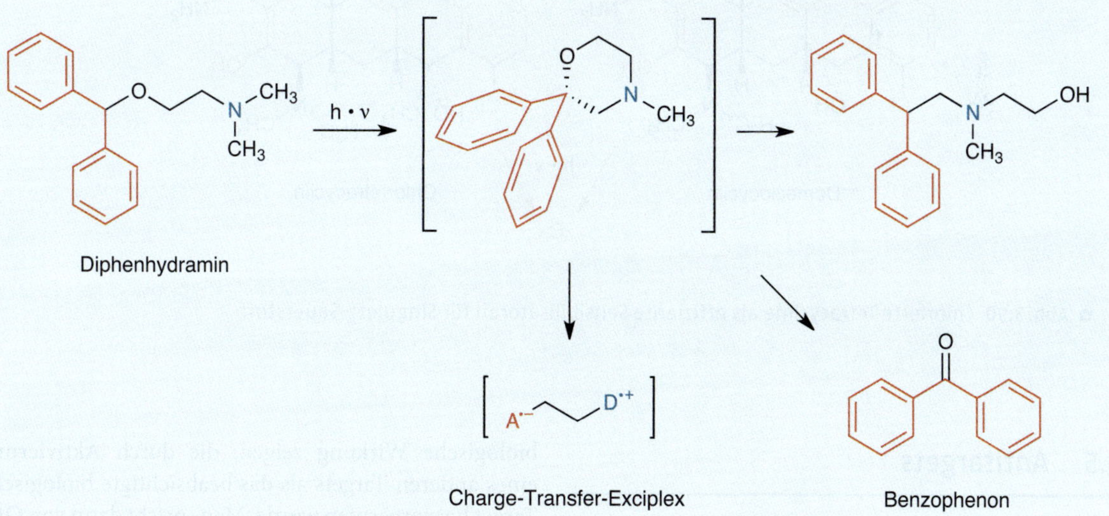

Abb. 3.88 Fotoaktivierung von Diphenhydramin. A: Elektronenakzeptor (Aromatenbereich), D: Elektronendonor (Amin)

3

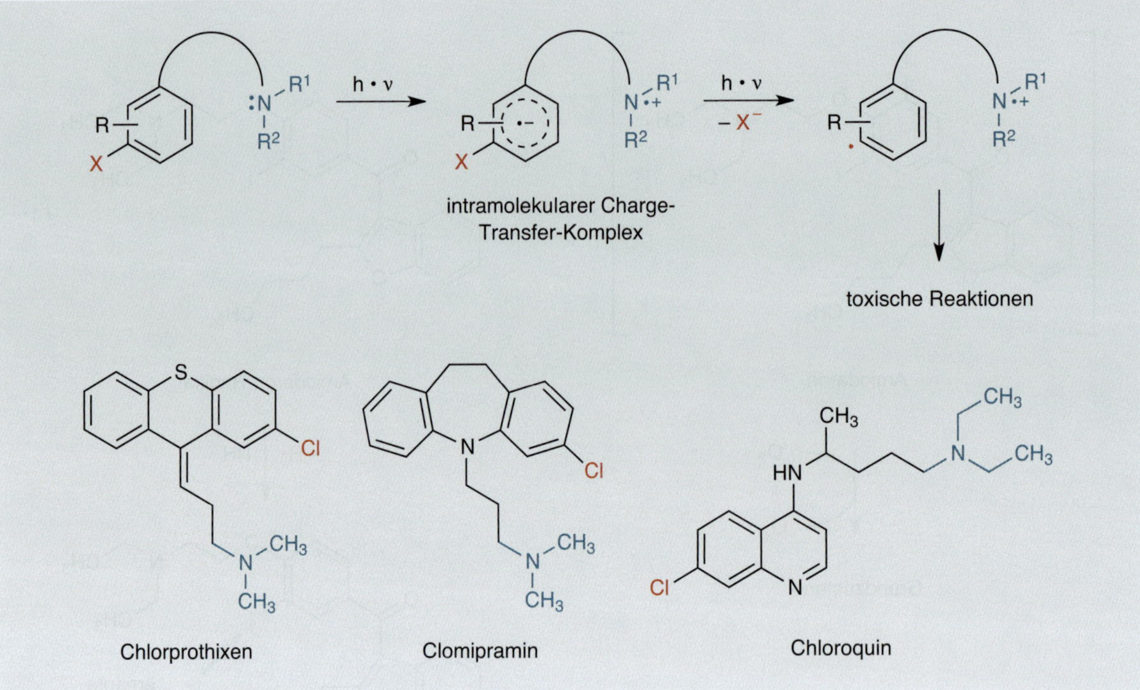

o Abb. 3.89 Dehalogenierung von Halogenaromaten mit Alkylaminseitenkette durch fotoinduzierten Elektronentransfer unter Bildung von Radikalen. X: Halogenatom

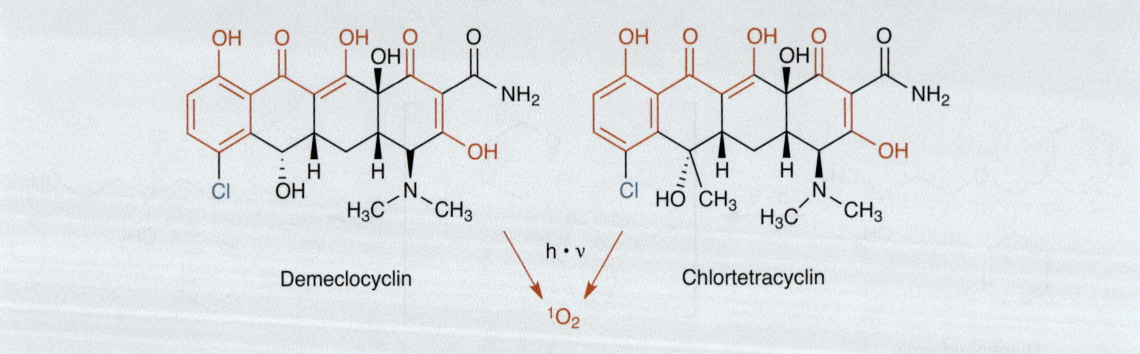

o Abb. 3.90 Chlorierte Tetracycline als effiziente Sensibilisatoren für Singulett-Sauerstoff

3.5 Antitargets

Stellen wir uns vor, wir wollen ein Bild aufhängen. Trifft der Hammer beim Einschlagen des Nagels in die Wand zusätzlich den Daumen, liegt ein unerwünschter **Antitarget-Effekt** vor (o Abb. 3.92). Hierbei entspricht der Nagel dem biologischen Target, während der Daumen das Antitarget darstellt. Wie der Hammer sind Arzneistoffe auf ein bestimmtes Target ausgerichtet, an dem sie ihre Wirkung entfalten sollen. Man versteht darunter den **On-Target-Effekt**. Allerdings können sie auch eine biologische Wirkung zeigen, die durch Aktivierung eines anderen Targets als das beabsichtigte biologische Target hervorgerufen wurde. Man spricht dann von **Off-Target-Aktivität**. Ein **Off-Target** oder ein **Antitarget** ist wie ein normales biologisches Target ein Rezeptor, Enzym oder eine andere biologische Zielstruktur, die allerdings durch den Arzneistoff nicht aktiviert, induziert oder gehemmt werden soll, um unerwünschte Wirkungen zu vermeiden.

In der Medizinischen Chemie hat man im Rahmen des Designs und der Entwicklung von Arzneistoffen daher Screening-Strategien entwickelt, um in einem

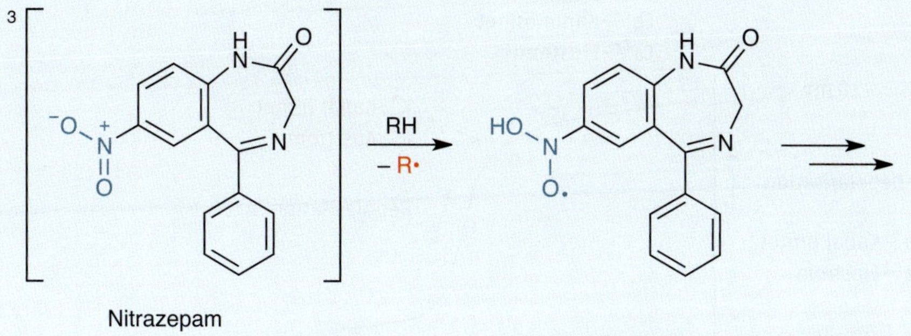

Nitrazepam

Abb. 3.91 Typ-I-Reaktion von Nitrazepam

entsprechenden Sicherheits-Panel möglichst frühzeitig relevante Antitargets der neuen Wirkstoffkandidaten zu identifizieren.

3.5.1 hERG-Kanal

Das wohl bedeutendste Antitarget ist der **hERG-Kanal**, der zur Familie der spannungsabhängigen K^+-Kanäle gehört. Er wird insbesondere in Herzmuskelzellen exprimiert, aber auch in anderen Zellen wie Neuronen, glatten Muskelzellen und Tumorzellen. Das Gen, das für die α-Untereinheit dieses K^+-Kanals kodiert, wird als hERG (***h****uman* ***e****ther-à-go-go-****r****elated* ***g****ene*) bezeichnet und erstmals 1994 beschrieben. Das humane Protein umfasst in tetramerer Form eine Pore, durch die selektiv K^+-Ionen passieren können. Ermöglicht wird dies durch einen aus den Aminosäuren Thr-Val-Gly-Tyr-Gly aufgebauten **Selektivitätsfilter** (▸Kap. 1.2.3). Über die Hydroxygruppe von Threonin und die Carbonylgruppen der restlichen Aminosäuren werden exklusiv für das nicht hydratisierte K^+-Ion Koordinationsstellen geformt. Beim Eintritt in den Kanal muss K^+ dementsprechend seine Hydrathülle ablegen, die dann im Kanal durch die Passgenauigkeit des Filters simuliert wird. Beim Austritt in den extrazellulären Raum wird es im wässrigen Milieu wieder hydratisiert.

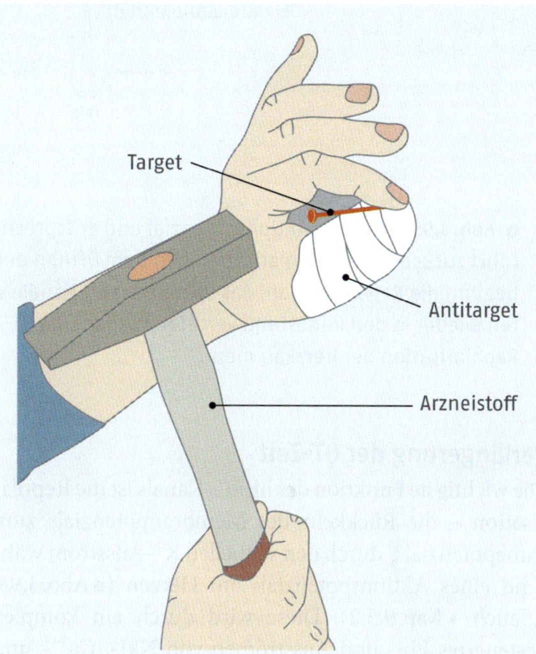

Abb. 3.92 Arzneistoff als Hammer mit Target und Antitarget

Partywissen

Die **Namensgebung** hERG (human ether-à-go-go-related gene) durch William D. Kaplan Ende der 1960er Jahre beruht auf der Verwandtschaft des Gens mit dem *Drosophila*-Gen. Als Kaplan *Drosophila*-Fliegen, die Mutationen in den entsprechenden K^+-Kanälen aufwiesen, mit Ether narkotisierte, kam es zum rhythmischen Schütteln der Beine und gelegentlichen Zucken des Bauches. Dies erinnerte ihn an einen damals beliebten Tanz im legendären Nachtlokal Whisky-a-Go-Go von West Hollywood.

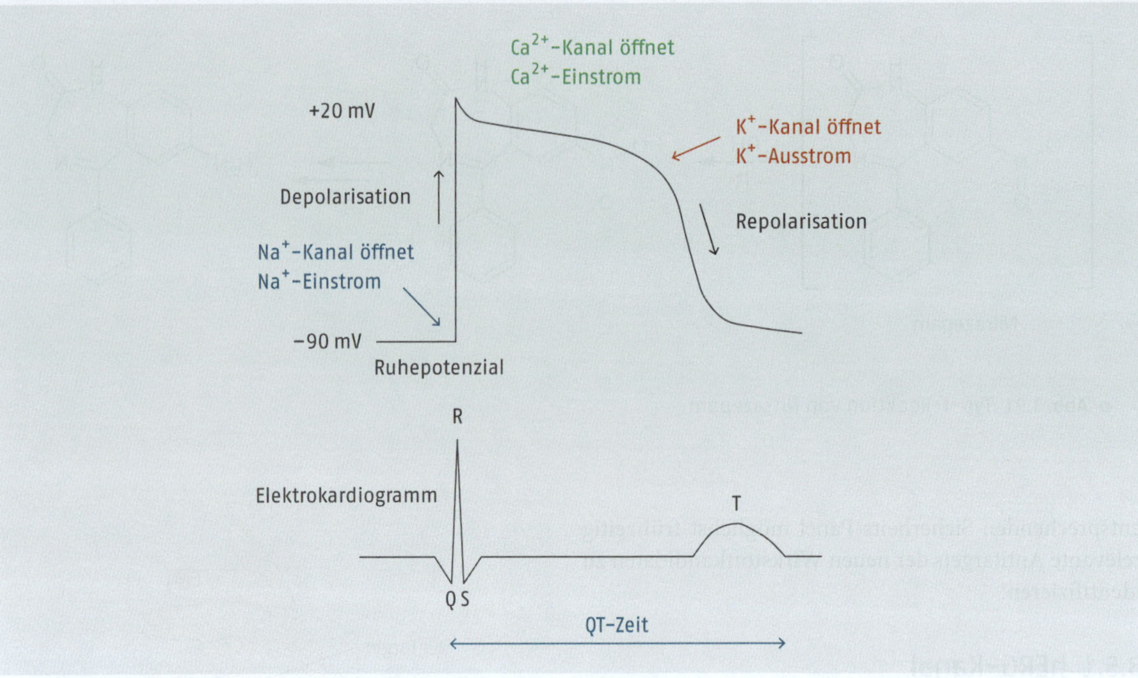

Abb. 3.93 Kardiales Aktionspotenzial und entsprechendes Elektrokardiogramm. Der Einstrom der Na^+-Ionen führt zur schnellen Depolarisation. Mit dem Öffnen der Ca^{2+}-Kanäle und dem Einstrom der Ca^{2+}-Ionen in die Zelle beginnt die Repolarisation, das Öffnen der K^+-Kanäle vervollständigt diesen Prozess, wodurch die Kardiomyozyten wieder in den Ruhestand versetzt werden. Die QT-Zeit ist der Zeitraum zwischen der Depolarisation und der Repolarisation der Herzkammern.

Verlängerung der QT-Zeit

Die wichtigste Funktion des hERG-Kanals ist die **Re**polarisation – die Rückkehr des Membranpotenzials zum Ruhepotenzial – durch den schnellen K^+-Ausstrom während eines Aktionspotenzials am Herzen (Abb. 3.93, s. auch ▸Kap. 9.3.2). Diese wird durch ein komplex gesteuertes Ein- und Ausströmen von Na^+-, Ca^{2+}- und K^+-Ionen in die bzw. aus den Herzmuskelzellen geregelt. Durch den Einstrom der Na^+-Ionen kommt es zunächst zur raschen **De**polarisation der Membran. Nach Einstrom von Ca^{2+} unter Erhalt des Aktionspotenzials wird eine Plateau-Phase erreicht. Danach schließen sich die Ca^{2+}-Kanäle, und das Membranpotenzial kehrt durch Öffnen der K^+-Kanäle wieder zurück zum Ruhepotenzial.

Die Hemmung des hERG-Kanals manifestiert sich im Elektrokardiogramm (EKG) als eine Verlängerung der QT-Zeit (Abb. 3.94). Dabei handelt es sich um das Zeitintervall von Beginn des Q-Peaks bis zum Ende der T-Welle. Die QT-Zeit wird im EKG als Maß für die Dauer der Repolarisation der Herzkammern gewertet. Wird sie verlängert, kann dies in seltenen Fällen ventrikuläre Arrhythmien, sogenannte **Torsades de Pointes** auslösen. Derartige Ereignisse sind potenziell lebensbedrohlich und können zu plötzlichem Herzrasen, Kammerflimmern und Herztod führen.

hERG-Blockade durch Arzneistoffe

Wenn ein Arzneistoff im hERG-Kanal bindet, kann er den Ausstrom von K^+-Ionen aus der Zelle teilweise blockieren. Dies verlangsamt deren Abfluss und verlängert die Zeit, die zur Repolarisation der Zelle erforderlich ist, und damit die QT-Zeit (Abb. 3.94). Einer der ersten Arzneistoffe nichtkardialer Indikation, der in vielen Ländern aufgrund plötzlicher Todesfälle durch Torsades de Pointes vom Markt genommen oder wie in Deutschland in der Anwendung beschränkt wurde (Abb. 3.95), ist das H_1-Antihistaminikum **Terfenadin**. Ein weiteres prominentes Beispiel ist das Antitussivum **Clobutinol** (Silomat®), dessen Verkehrsfähigkeit 2008 endete, nachdem lebensbedrohliche Effekte am Herzen dokumentiert wurden. Daraufhin ersetzte der Hersteller Clobutinol durch Pentoxyverin (Silomat®). In der Tat sind unerwünschte Wirkungen von Arzneistoffen die häufigste Ursache für eine erworbene verlängerte QT-Zeit. Die dafür verantwortlichen Arzneistoffe gehören sehr unterschiedlichen Indikationsklassen an. So wurden der Gyrasehemmer **Grepafloxacin**, das H_1-Antihistaminikum **Astemizol**, das Prokinetikum **Cisaprid**, das Malariamittel **Halofantrin** oder das Opioid-Analgetikum **Levacetylmethadol** vom Markt genommen. Die Liste der unter www.crediblemeds.org abrufbaren Arzneistoffe, die zu einer verlängerten QT-Zeit führen kön-

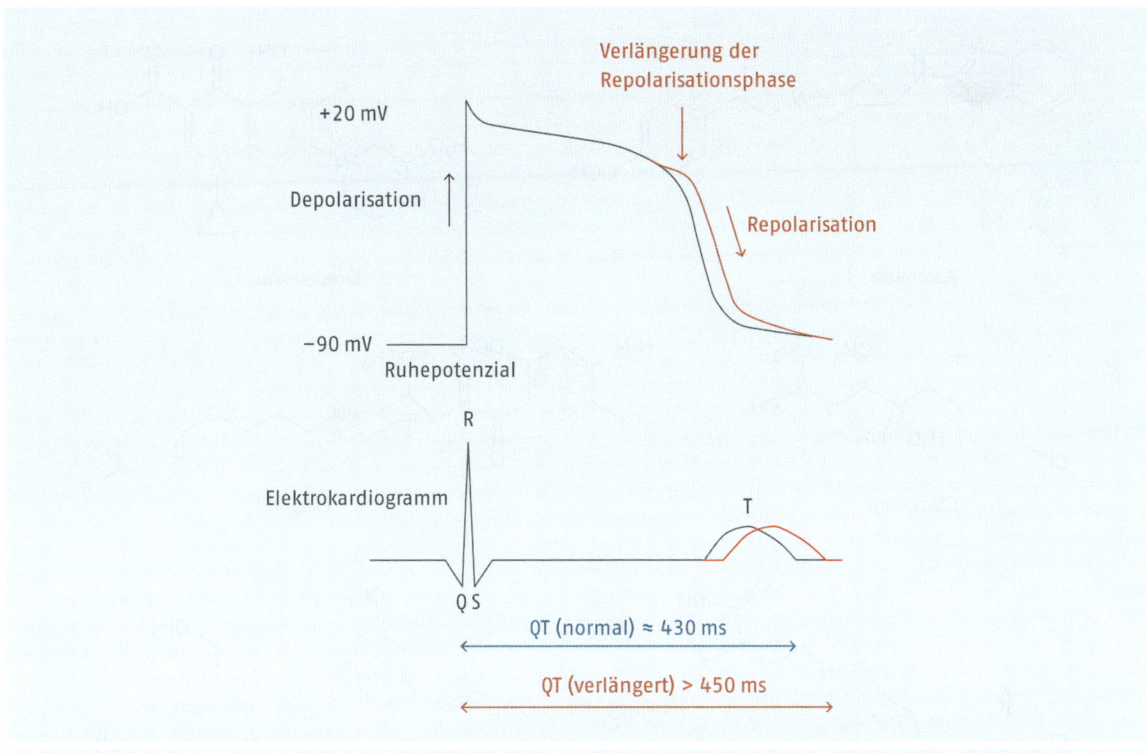

Abb. 3.94 Verlängerung der Repolarisationsphase auf der zellulären Ebene und des QT-Zeitintervalls im EKG durch hERG-Kanalblocker; schwarze Linie: normale Aktivität, rote Linie: in Anwesenheit eines hERG-Kanalblockers. Die Buchstaben Q, R, S und T für die Nomenklatur der EKG-Kurve hatte Willem Einthoven (Nobelpreis für Medizin, 1924) willkürlich gewählt.

nen, umfasst derzeit mehr als 300 Einträge. Sie wird ständig aktualisiert. Eine Auswahl ist in Tab. 3.5 gelistet. Das Antipsychotikum **Sertindol** wurde 1998 vom Hersteller vom Markt genommen, seit 2006 aber als Mittel der 2. Wahl mit Auflagen wieder zugelassen

Struktur-Wirkungs-Zusammenhänge für die Blockade des hERG-Kanals

Der hERG-Kanal zeigt im Gegensatz zu anderen Ionenkanälen die ungewöhnliche Tendenz, eine Vielzahl kleiner Moleküle zu binden. In-silico-Modelle zusammen mit Mutagenese-Studien lieferten wichtige Informationen über den hERG-Kanal und daran bindende Arzneistoffe. Die Mehrheit der Arzneistoffe bindet innerhalb der zentralen hERG-Kavität und blockiert dadurch den Ionendurchfluss. Der nichtselektive Charakter des hERG-Kanals bei der Bindung von Arzneistoffen kann über 2 strukturelle Besonderheiten des Kanals erklärt werden.

Zum einen fehlen im Gegensatz zu anderen Kaliumkanälen in der wässrigen Bindetasche unterhalb des Selektivitätsfilters 2 Prolinreste, wodurch die Tasche vergrößert ist und somit die Bindung vieler Arzneistoffe ermöglicht wird.

Zum anderen spielen 2 aromatische Aminosäuren der Porenhelix eine entscheidende Rolle, die auf jeder der 4 Untereinheiten im Innern der Kavität lokalisiert sind. Während Phe656 zwischen dem Kanal und einem Aromaten des Arzneistoffs π-π-Wechselwirkungen erlaubt, ermöglicht Tyr652 Kation-π-Wechselwirkungen mit einem geladenen, basischen N-Atom des Arzneistoffs.

Vergleichbare Strukturelemente der hERG-Kanalblocker sind ein zentrales, **tertiäres Amin**, das unter physiologischen Bedingungen protoniert vorliegt. Um das Amin gruppiert sind lipophile Seitenketten mit einem **Aromaten** (Abb. 3.95), sodass oft ein **langgestrecktes Molekül** resultiert. Abb. 3.96 zeigt ein entsprechendes Bindungsmodell für Terfenadin. Weitere Wechselwirkungen treten auch mit nichtaromatischen hydrophoben Strukturelementen des Arzneistoffs auf. Die Bindung der Arzneistoffmoleküle in der hERG-Kavität tritt hauptsächlich dann auf, wenn sich der K^+-Kanal im aktivierten, offenen Zustand befindet. Für die Orientierung der Arzneistoffe im hERG-Kanal ist noch unklar, ob diese parallel zur Kanalachse oder senkrecht dazu angeordnet sind.

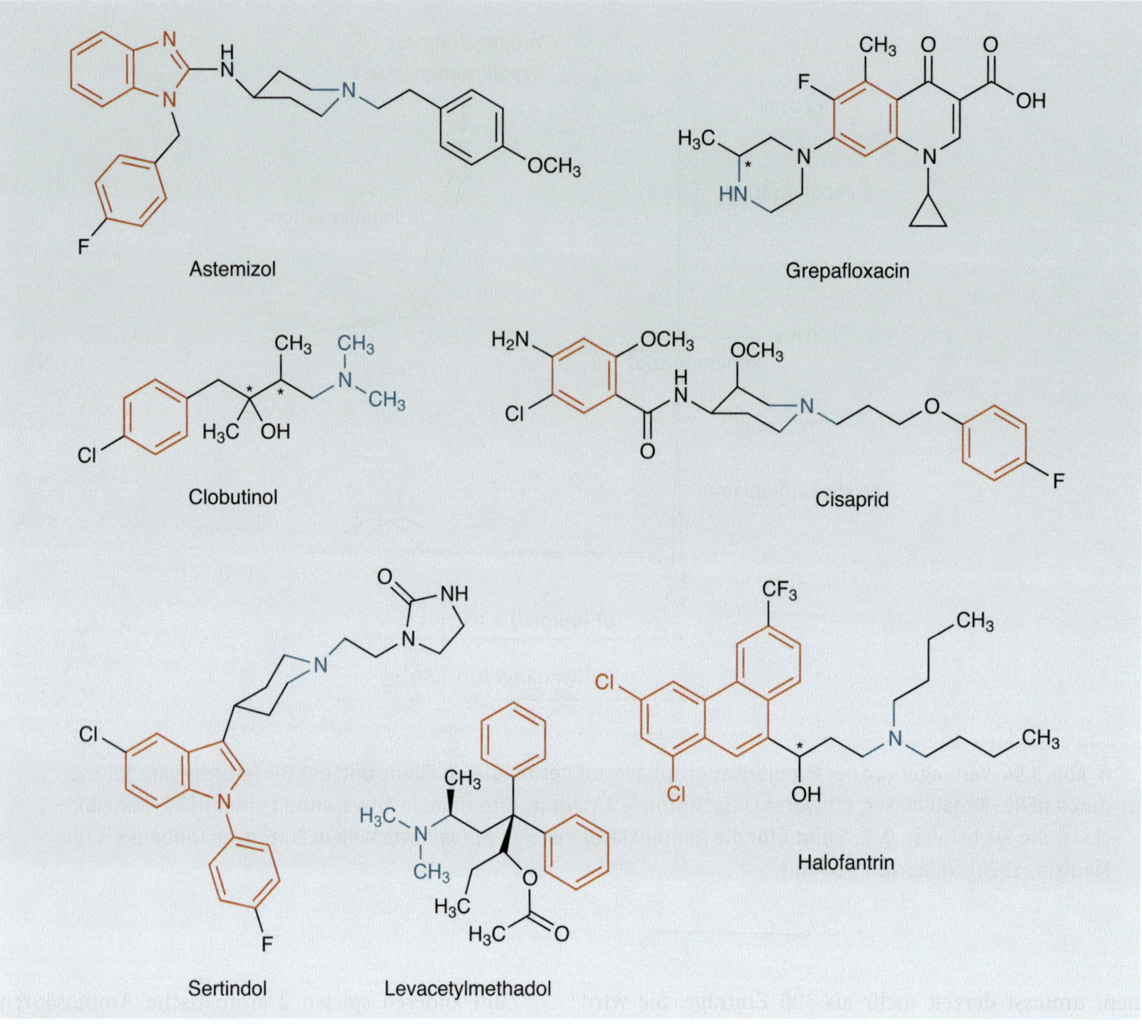

Abb. 3.95 Wegen hERG-Blockade vom Markt genommene oder mit Auflagen versehene Arzneistoffe

Struktur-Wirkungs-Beziehungen. Strukturmerkmale, welche die Bindung im hERG-Kanal begünstigen, sind

- ein basisches Amin (pK_S >7,3), insbesondere an einem gesättigten Carbo- oder Heterozyklus,
- mindestens ein aromatischer Ring,
- flexible Linker mit drehbaren Bindungen,
- 3 oder 4 hydrophobe Gruppen.

Tendenziell eher ungünstig für die Bindung an hERG sind dagegen

- Anion-bildende Gruppen,
- Sauerstoff-Funktionen als H-Brückenakzeptor-Gruppen,
- polare Gruppen.

Bereits während der **präklinischen Entwicklung** von Arzneistoffen wird heute nach einer möglichen hERG-Kanal-blockierenden Wirkung gefahndet. Dadurch wird ein hoher Prozentsatz an neuen chemischen Strukturen schon während der frühen Entwicklungsphase aufgrund ihres ungünstigen hERG-Profils gestoppt. Zudem liegen Strategien für **geeignete Strukturmodifizierungen** vor, die auf den genannten Struktur-Wirkungs-Zusammenhängen basieren und zur Verminderung der hERG-Blockade führen. Beispielsweise sollte der pK_S-Wert (Basizität) eines Amins vermindert oder, wenn möglich, die entsprechende Aminogruppe entfernt werden, die Lipophilie des Moleküls in der hERG-Bindungsregion vermindert, eine Säurefunktion hinzugefügt, Linkergruppen rigidisiert oder der aromatische Charakter durch Sättigen oder Entfernen von Ringen herabgesetzt werden.

3.5.2 Serotonin-5-HT_{2B}-Agonisten

Ein wichtiges Antitarget neben dem hERG-Kanal ist der **Serotonin-5-HT_{2B}-Rezeptor**. Dessen physiologische Stimulierung durch Serotonin führt zu einer Kontrak-

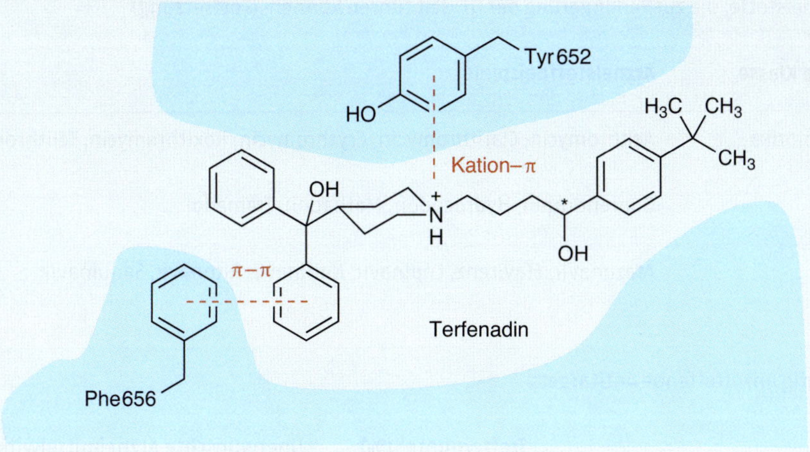

Abb. 3.96 Bindungsmodell für Terfenadin im hERG-Kanal

Tab. 3.5 Arzneistoffe, die zur Verlängerung der QT-Zeit führen können

Therapeutische Klasse	Arzneistoffbeispiele
Antiarrhythmika	Amiodaron, Chinidin, Disopyramid, Dronedaron, Flecainid, Procainamid, Propafenon, Sotalol
Antidepressiva	Amitriptylin, Citalopram, Clomipramin, Doxepin, Fluoxetin, Imipramin, Maprotilin, Nortriptylin, Paroxetin, Sertralin, Trazodon, Trimipramin, Venlafaxin
Antiemetika	Diphenhydramin, Dolasetron, Droperidol, Granisetron, Ondansetron, Promethazin
Antihistaminika	Astemizol, Ebastin, Terfenadin
Antimalariamittel	Chinin, Chloroquin, Piperaquin, Halofantrin, Hydroxychloroquin, Primaquin
Antimykotika	Fluconazol, Itraconazol, Ketoconazol, Voriconazol
Antipsychotika	Aripiprazol, Chlorpromazin, Fluoxetin, Flupentixol, Haloperidol, Levomepromazin, Olanzapin, Perphenazin, Pimozid, Quetiapin, Risperidon, Sertindol, Thioridazin, Ziprasidon
Calciumkanalblocker	Diltiazem, Isradipin, Lacidipin, Nicardipin, Verapamil
Antidementiva	Donepezil, Galantamin, Memantin
Diuretika	Bendroflumethiazid, Furosemid, Hydrochlorothiazid
Fluorchinolon-Antibiotika	Ciprofloxacin, Moxifloxacin, Ofloxacin
Magen-Darm-Mittel	Cisaprid, Dolasetron, Domperidon, Esomeprazol, Famotidin, Granisetron, Lansoprazol, Omeprazol, Ondansetron, Pantoprazol

Tab. 3.5 Arzneistoffe, die zur Verlängerung der QT-Zeit führen können (Fortsetzung)

Therapeutische Klasse	Arzneistoffbeispiele
Makrolid-Antibiotika	Azithromycin, Clarithromycin, Erythromycin, Roxithromycin, Telithromycin
Opioide	Buprenorphin, Hydrocodon, Methadon, Tramadol
Virostatika	Atazanavir, Efavirenz, Lopinavir, Nelfinavir, Ritonavir, Saquinavir

Tab. 3.6 Häufig anzutreffende Antitargets

Antitarget	Trefferquote[1] (%)	Unerwünschte Arzneimittelwirkungen
hERG-Kanal, Blocker	bis zu 60	Arrhythmien
5-HT_{2B}-Rezeptor, Agonisten	14	Herzklappenfehler, pulmonale Hypertonie
5-HT_{2A}-Rezeptor, Agonisten	11	Wahrnehmungsstörungen, Halluzinationen
α_{1A}-Rezeptor, Antagonisten	10	Orthostatische Hypotonie, Schwindel
Dopamin-D_2-Rezeptor, Antagonisten	9	Extrapyramidal-motorische Störungen
Histamin-H_1-Rezeptor, Agonisten	6	Gewichtszunahme, Sedierung, Somnolenz
α_{2A}-Rezeptor, Agonisten	6	Hypotonie, Sedierung
Muscarin-M_{1-5}-Rezeptoren	5	Vielfältige kardiovaskuläre und metabolische Nebenwirkungen, Beeinträchtigung der Wahrnehmung
µ-Opioid-Rezeptor, Agonisten	3	Sedierung, Atemdepression, Missbrauchspotenzial

[1] Trefferquote: Prozentsatz an Arzneistoff-ähnlichen Substanzen (Wirkstoffkandidaten), die an diesem Target mit einem IC_{50} von < 1 µmol/L binden (Datensatz der BioPrint-Datenbank)

tion der glatten Muskulatur im Herz-Kreislauf-System. Das 5-HT_{2B}-Rezeptorprotein gilt jedoch auch als Antitarget, da ein Zusammenhang zwischen verschiedenen Arzneistoffen (Abb. 3.97), die als Agonisten am 5-HT_{2B}-Rezeptor fungieren, und dem Auftreten von Herzinsuffizienz, Herzklappenfehlern (Valvulopathien) und pulmonaler Hypertonie nachgewiesen wurde. Diese Effekte dokumentierte man bereits 1997 bei den Appetitzüglern **Fenfluramin**, **Dexfenfluramin** und **Benfluorex**, die in der Folge vom Markt genommen wurden. Auch die Designerdroge **MDMA** (Ecstasy) teilt diese Eigenschaft, ebenso Arzneistoffe mit nichtselektivem Rezeptorprofil, wie die als Migränemittel verwendeten **Ergotamin** und **Methysergid**, obwohl die Migränewirksamkeit über 5-HT_{1B}-Rezeptoren vermittelt wird. Auf der anderen Seite zeigen die zur Migränetherapie eingesetzten Triptane nur eine geringe Affinität zu den 5-HT_{2B}-Rezeptoren und passen nicht gut in deren Bindetasche. Die Antiparkinsonmittel **Pergolid** und **Cabergolin**, eigentlich Dopaminagonisten, sind ebenfalls starke 5-HT_{2B}-Agonisten und erhöhen signifikant das Risiko einer Herzklappenerkrankung.

Ähnlich wie bei hERG-Blockern prüft man bereits sehr früh in der Arzneistoffentwicklung auf potenziell agonistische Effekte der Wirkstoffkandidaten am 5-HT_{2B}-Rezeptor.

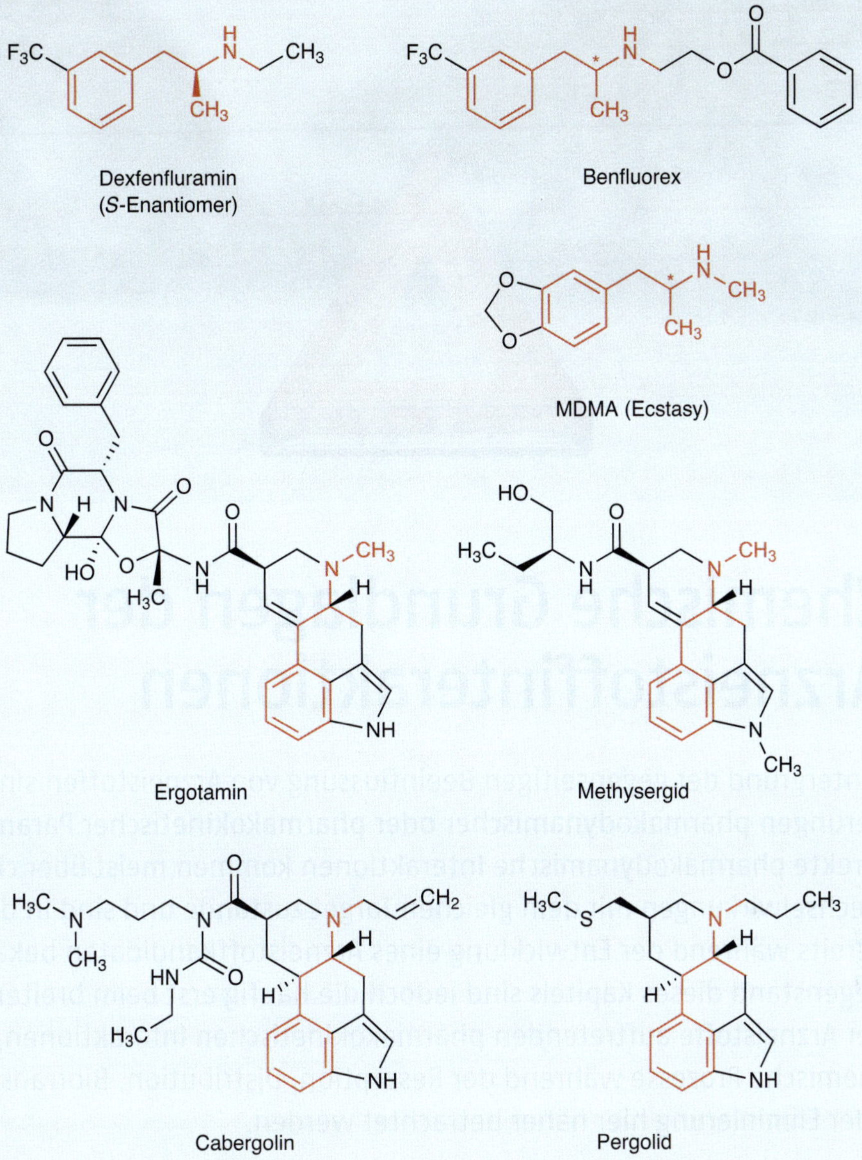

Dexfenfluramin (*S*-Enantiomer)

Benfluorex

MDMA (Ecstasy)

Ergotamin

Methysergid

Cabergolin

Pergolid

Abb. 3.97 5-HT_{2B}-Rezeptor-Agonisten

Struktur-Wirkungs-Beziehungen. Gemeinsames Strukturelement ist bei den in Abb. 3.97 aufgeführten 5-HT_{2B}-Agonisten das Phenylisopropylamin. Es ist auch als Partialstruktur in den Ergolinderivaten enthalten.

3.5.3 Häufig anzutreffende Antitargets

Neben dem 5-HT_{2B}-Rezeptor gibt es noch eine Vielzahl an weiteren G-Protein-gekoppelten Rezeptoren, die als Antitargets eingestuft werden. Diese sind aber meist weniger gut bekannt und charakterisiert als die beiden erstgenannten. Beispiele für die am häufigsten gefundenen Antitargets sind in Tab. 3.6 gelistet, einschließlich der möglichen Nebenwirkungen, die durch hochaffine Agonisten oder Antagonisten dieser Rezeptoren ausgelöst werden können.

Etwa ein Viertel der seit 1980 vom Markt genommenen Arzneistoffe lässt sich mechanistisch einer Antitarget-Aktivität zuordnen. Um Probanden in klinischen Studien vor unerwünschten Arzneimittelwirkungen zu schützen, führt man heutzutage in der präklinischen Phase gezielt Antitarget-Screening-Tests durch. Dies hat zur Folge, dass aufgrund der ermittelten Toxizität in dieser Entwicklungsphase 30 % der Wirkstoffkandidaten nicht bis in die klinische Phase vordringen.

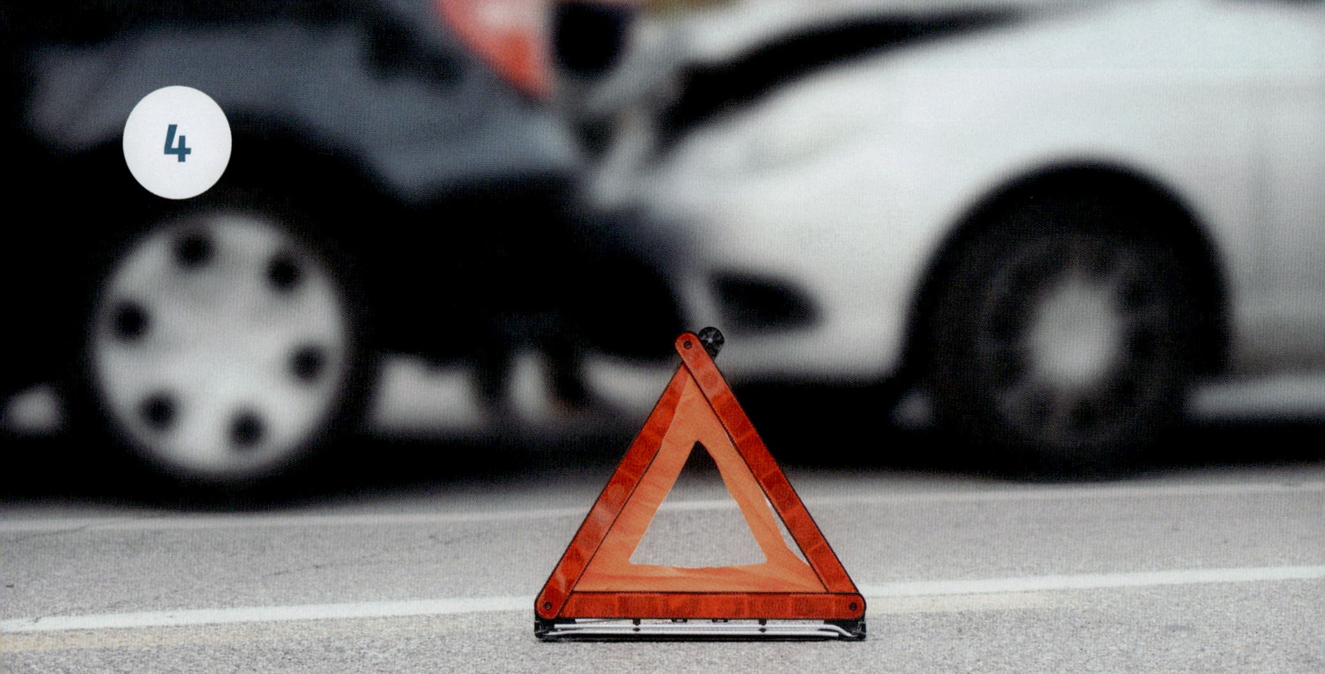

4 Chemische Grundlagen der Arzneistoffinteraktionen

Hintergrund der gegenseitigen Beeinflussung von Arzneistoffen sind **Veränderungen pharmakodynamischer oder pharmakokinetischer Parameter.** Direkte pharmakodynamische Interaktionen kommen meist über chemische Wechselwirkungen mit dem gleichen Target zustande und sind in der Regel bereits während der Entwicklung eines Arzneistoffkandidaten bekannt. Gegenstand dieses Kapitels sind jedoch die häufig erst beim breiten Einsatz der Arzneistoffe auftretenden pharmakokinetischen Interaktionen, deren chemische Prozesse während der Resorption, Distribution, Biotransformation oder Eliminierung hier näher betrachtet werden.

4.1 Arten der Arzneistoffinteraktionen

Bereits in den 1950er Jahren beobachtete der Neurochemiker Julius Axelrod (Nobelpreis für Physiologie/Medizin, 1970) Interaktionen bei der Biotransformation von Morphin. In den 1960er Jahren folgten ausführliche Studien zu Interaktionen mit Antihypertonika. Die Häufigkeit des Auftretens von Arzneistoffinteraktionen und damit deren Relevanz für den klinischen Alltag wurde jedoch erst später deutlich. **Klinisch relevant** werden Arzneistoffinteraktionen dann, wenn die therapeutische Wirkung eines Arzneistoffs derart verändert wird, dass eine **Dosisanpassung** erforderlich ist. In der Regel spielt eine verstärkte Toxizität von Arzneistoffen klinisch eine größere Rolle. Eine Wirkungsverminderung tritt hingegen nur in besonderen Fällen auf. Beispielsweise kann bei Gabe von Ciclosporin nach Transplantationen, um Abstoßungsreaktionen zu vermeiden, eine Komedikation mit Induktoren des CYP3A4-Enzyms zu einem Abfall der Arzneistoffkonzentration im Blut führen. Weitere Beispiele sind Arzneistoffe, die im Rahmen der Tumortherapie oder antiinfektiösen Therapie aufgrund von Interaktionen zu geringe Blutspiegel erreichen.

Das Interaktionspotenzial steigt mit der Zahl der gleichzeitig applizierten Arzneistoffe. Die Weltgesundheitsorganisation (WHO) definiert die routinemäßige, gleichzeitige und regelmäßige Verabreichung von 4 oder mehr rezeptfreien, verschreibungspflichtigen oder traditionellen Arzneimitteln an einen Patienten mit dem Begriff **Polypharmazie**. Die Polypharmazie ist mit zunehmender Lebenserwartung deutlich angestiegen. Insbesondere ältere Patienten leiden häufig unter mehreren chronischen Krankheiten und nehmen statistisch gesehen etwa 5 verschiedene Arzneimittel gleichzeitig ein.

Abgesehen von den **pharmazeutischen Interaktionen** lassen sich grundsätzlich 4 Arten klinisch relevanter Interaktionen bei gleichzeitig applizierten Arzneistoffen unterscheiden.

Direkte pharmakodynamische Interaktionen – beide Arzneistoffe greifen an demselben Target an – können synergistische oder antagonistische Effekte hervorrufen. Dank der wachsenden Erkenntnisse zu den Wirkungsmechanismen der Arzneistoffe auf der molekularen Ebene und dem Vorliegen zahlreicher klinischer Daten sind diese Interaktionen meist vorhersagbar.

Viel häufiger treten **indirekte pharmakodynamische Interaktionen** auf (o Abb. 4.1), wenn 2 Arzneistoffe nicht dasselbe Target besitzen, aber dennoch synergistisch oder antagonistisch wirken, indem sie an demselben Regelkreis oder demselben Erfolgsorgan angreifen.

Ebenso häufig können auch **indirekte pharmakokinetische Interaktionen** stattfinden, die durch Enzyminduktion oder insbesondere durch Hemmung metabolisierender Enzyme wie CYP3A4 oder von Transportern auftreten.

Schließlich sind auch **direkte pharmakokinetische Interaktionen** bekannt, beispielsweise die Resorptionsverminderung von Arzneistoffen, die als zweizähnige Liganden zwei- oder dreiwertige Kationen chelatisieren.

Bereits in der präklinischen Entwicklung eines Arzneistoffs (▸ Kap. 5.1) und in den klinischen Studien (▸ Kap. 5.2) charakterisiert man heute dessen Interaktionspotenzial anhand seiner Wirkung auf verschiedene Enzyme und seines Metabolitenmusters sowie seines Verhaltens gegenüber Influx- und Effluxtransportern (▸ Kap. 2.4.3, ▸ Kap. 2.4.4).

4.2 Pharmazeutische Interaktionen (Inkompatibilitäten)

4

Von den In-vivo-Interaktionen zu trennen sind **Inkompatibilitäten** von Arzneistoffen. Diese werden als **pharmazeutische Interaktionen** bezeichnet und treten im Rahmen einer chemischen oder physikochemischen Unverträglichkeit auf. Typischerweise finden diese Interaktionen außerhalb des Organismus statt und sollten vor der Herstellung eines Arzneimittels im Rahmen der galenischen Plausibilitätsprüfung erfasst werden. Inkompatibilitätsreaktionen bei Infusions- und Injektionslösungen sind oft optisch im Flüssigkeitsbehälter oder Infusionssystem wahrnehmbar.

Ursächliche Faktoren für **physikochemische Unverträglichkeiten** sind im Wesentlichen der **pH-Wert** und die **Pufferkapazität** einer Infusionslösung. Meist wird der pH-Wert durch den Arzneistoff definiert. Die simultane Gabe eines anderen Arzneistoffs kann infolge einer pH-Veränderung und des dadurch verschobenen Gleichgewichts zwischen der löslichen (geladenen) und unlöslichen (ungeladenen) Form des Arzneistoffs zu einer **Fällungsreaktion** führen. Diese wird als Trübung, Schlierenbildung oder in Form von Kristallen registriert. Auch nicht sichtbare Veränderungen sind möglich. Besitzen zwei gleichzeitig zu verarbeitende Arzneistoffe unterschiedliche pH-Optima für ihre Stabilität (s. Kasten), kann es zu Zersetzungsreaktionen kommen, die zum Wirkungsverlust oder toxischen Effekten des instabilen Arzneistoffs führen.

Chemische Unverträglichkeiten können zur Inaktivierung eines Arzneistoffs durch einen anderen führen. Dies kann über Redoxreaktionen, Hydrolyse durch pH-Veränderung oder Komplexbildungsreaktionen erfolgen.

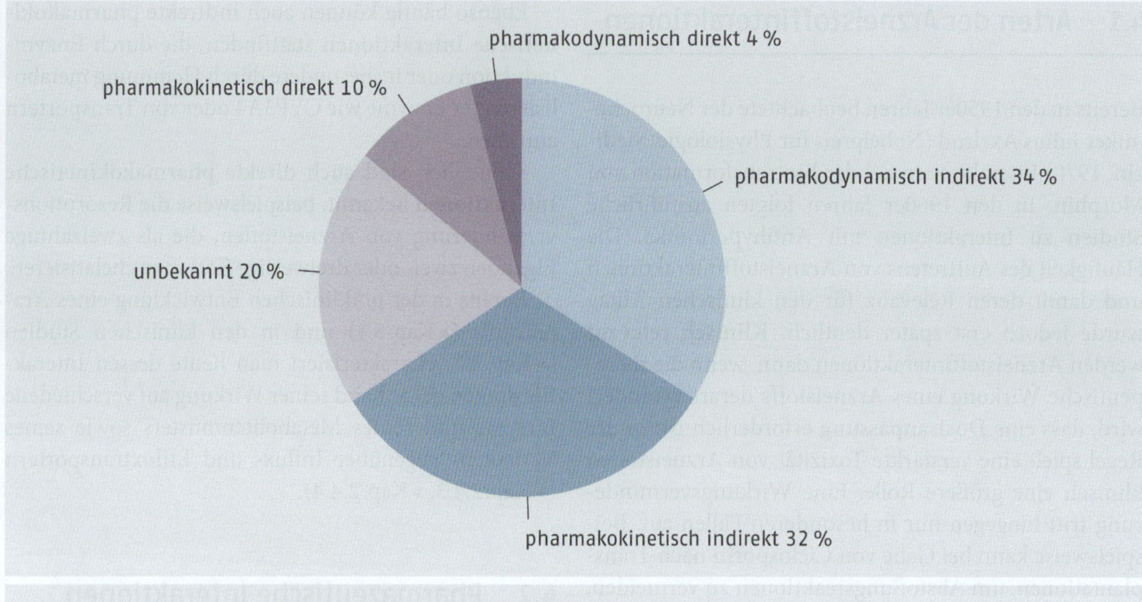

Abb. 4.1 Arzneistoffinteraktionen nach Art und Häufigkeit

> **Praktisch umgesetzt**
>
> **Metronidazol** wird häufig verordnet zur Behandlung der Rosacea, einer entzündlichen Gesichtsdermatose unbekannter Genese. Oft erfolgt eine Kombination mit **Erythromycin.** Die pH-Optima für die Stabilität der beiden Arzneistoffe differieren erheblich. Für Metronidazol liegt das Optimum im Bereich von pH = 4–6, da bei höheren Werten eine Abspaltung von Nitrit aus dem Nitroaromaten erfolgt. Dagegen ist für Erythromycin ein optimaler pH-Wert von 8 erforderlich, um die unter sauren Bedingungen ablaufenden intramolekularen Ketalisierungsreaktionen zwischen der C-10-Carbonylgruppe und den Alkoholgruppen an C-7 sowie C-13 (▸Kap. 12.1.16) zu vermeiden. Dies würde das Molekül inaktivieren. Eine Kombination der beiden Wirkstoffe in wasserhaltiger hydrophiler Salbe ist daher nicht sinnvoll. Aus chemischer Sicht sind auch bei Kombinationen in Propylenglycol mit dessen Alkoholgruppen Ketalbildungen und damit Verluste des Wirkstoffgehalts zu erwarten. Zudem besitzt Metronidazol selbst eine primäre Alkoholgruppe.

4.3 Interaktionen durch pH-Änderung

Die Löslichkeit von schwachen Säuren und Basen in wässriger Umgebung ist stark vom pH-Wert der Lösung abhängig. So sind saure oder basische Arzneistoffe in ionisierter Form deutlich besser wasserlöslich als in ungeladener. Demzufolge lösen sich basische Arzneistoffe besser in saurer, saure Arzneistoffe hingegen in basischer Umgebung. Daher können Arzneistoffe, die in einem Körperkompartiment eine pH-Änderung bewirken,

- insbesondere die **Resorption** eines anderen Arzneistoffs mit pH-abhängiger Löslichkeit im Gastrointestinaltrakt verringern oder auch erhöhen,
- in gewissem Umfang auch die **Ausscheidung über den Urin** verstärken oder vermindern.

Besonders starke Schwankungen des pH-Werts treten im Organismus im **Magen** auf. Im nüchternen Zustand liegt der pH-Wert im Magen im Bereich 1–3. Nach Nahrungsaufnahme kann er bedingt durch den Puffereffekt von Nahrungsbestandteilen, insbesondere von Peptiden und Aminosäuren, auf pH-Werte von 4–7 ansteigen.

Eine Erhöhung des pH-Werts im Magen wird auch durch bestimmte Arzneistoffe verursacht. So steigern **Antazida** den Magen-pH-Wert über einen Zeitraum von 2 h nach Einnahme um 1–2 Einheiten. **H_2-Antihistaminika** erhöhen ihn dosisabhängig auf Werte größer 5 über mehrere Stunden hinweg. **Protonenpumpen-Inhibitoren** können vergleichbare Werte sogar über einen Zeitraum von 19 h erzielen.

Die Erhöhung des pH-Werts im Magen kann bei gleichzeitiger Gabe eines anderen **Arzneistoffs mit pH-abhängigem Löslichkeitsverhalten** dessen Resorption beeinflussen und Bioverfügbarkeit verändern. Liegt der andere Arzneistoff in einer **magensaftresistenten Darreichungsform** vor, kann sich im weniger sauren Mileu des Magens der pH-abhängige magensaftresistente Film der Arzneiform auflösen oder durchlässig werden, sodass die Magensaftresistenz nicht mehr gewährleistet ist und der Arzneistoff vorzeitig freigesetzt wird.

Die Resorption sehr schwacher Basen, die sich nur im sauren Magensaft (pH < 3) ausreichend gut lösen, kann bei gleichzeitiger Gabe der genannten magensäurereduzierenden Substanzen signifikant erniedrigt sein. Dies ist beispielsweise der Fall bei den in ◻ Tab. 4.1 aufgeführten Arzneistoffen, die typischerweise einen schwach basischen Heterozyklus enthalten. Der Gebrauch von magensäurereduzierenden Wirkstoffen hat gerade bei Krebspatienten für fast alle Krebsformen eine Prävalenz von 20–33 %, bei HIV-Patienten von 37 %. Es empfiehlt sich daher, sehr schwache Basen in zeitlichem Abstand zu säureneutralisierenden Medikamenten einzunehmen, damit die für den Lösungsprozess erforderlichen pH-Bedingungen vorhanden sind und der Therapieerfolg nicht gefährdet wird.

Interaktionen durch pH-Änderung sind auch bei der **Elimination** von Arzneistoffen relevant, da die Geschwindigkeit der Elimination von Basen und Säuren vom pH-Wert des Urins abhängt. Basische und schwach basische Arzneistoffe (pK_S = 5–12) werden durch Substanzen, die den Urin-pH erniedrigen, verstärkt ausgeschieden. Der dadurch überwiegend protoniert vorliegende Arzneistoff ist wesentlich hydrophiler. Die tubuläre Rückresorption erfolgt für die meisten Arzneistoffe durch passive Diffusion, wobei für hydrophile Substanzen dieser Prozess kaum stattfindet. Der Urin-pH kann beispielsweise bei gleichzeitiger Gabe größerer Mengen von **Ascorbinsäure** erniedrigt werden und so zur beschleunigten Ausscheidung basischer Arzneistoffe führen.

Umgekehrt werden saure und schwach saure Arzneistoffe (pK_S = 3–7,5) im alkalischen Urin verstärkt eliminiert. Dies lässt sich bei einer Vergiftung nutzen, indem man durch Zufuhr von $NaHCO_3$ den Urin alkalisiert und dadurch die renale Elimination der nun vorliegenden anionischen Form des Wirkstoffs beschleunigt.

◻ **Tab. 4.1** Schwach basische Arzneistoffe, deren Resorption bei gleichzeitiger Gabe von magensäurereduzierenden Arzneistoffen signifikant erniedrigt ist

Arzneistoff	Heterozyklus	pK_S-Wert
Antimykotika		
Ketoconazol	Imidazol	6,5
Itraconazol	Triazol	3,7
Posaconazol	Triazol	3,9
Virostatika		
Atazanavir	Pyridin	4,4
Indinavir	Piperazin	7,4
Nelfinavir	Decahydroisochinolin	6,0
Ledipasvir	Imidazol; Benzimidazol	4,0; 5,0
Delaviridin	Pyrimidin; Piperazin	4,6; 8,9
Rilpivirin	Pyrimidin	5,6
Ledipasvir	Benzimidazol; Imidazol	4,0; 5,0
Velpatasvir	Naphthoimidazol; Imidazol	3,7; 6,0
Thombozytenaggregationshemmer		
Clopidogrel	Thienopyridin	4,5

4

Tab. 4.1 Schwach basische Arzneistoffe, deren Resorption bei gleichzeitiger Gabe von magensäurereduzierenden Arzneistoffen signifikant erniedrigt ist (Fortsetzung)

Arzneistoff	Heterozyklus	pK_S-Wert
Antipsychotika		
Clozapin	Dibenzazepin; Piperazin	3,7; 7,6
Immunsuppressiva		
Mycophenolatmofetil	Morpholin	5,6
Kinase-Inhibitoren		
Bosutinib	4-Aminochinolin; Piperazin	3,8; 4,8; 8,0
Dasatinib	4-Aminopyrimidin; Piperazin	6,8; 3,1
Erlotinib	4-Aminochinazolin	5,4
Gefitinib	4-Aminochinazolin; Morpholin	5,3; 7,2
Nilotinib	Imidazol; 2-Aminopyrimidin; Pyridin	3,2; 6,2
Pazopanib	Indazol; 2-Aminopyrimidin	2,1; 6,4
Vismodegib	Pyridin	3,8

4.4 Interaktionen durch Chelatisierung

Bestimmte Arzneistoffe werden im Gastrointestinaltrakt durch polyvalente Kationen in schwerlösliche Chelatkomplexe überführt. Aufgrund ihrer geringen Wasserlöslichkeit können diese nicht mehr ausreichend resorbiert werden. Betroffen von derartigen Komplexbildungsreaktionen, die letztlich zu einer Wirkungsabnahme oder gar einem Wirkungsverlust führen können, sind vor allem

- Fluorchinolone,
- Tetracycline,
- Bisphosphonate,
- Schilddrüsenhormone,
- bestimmte HIV-Integrase-Inhibitoren.

Aus diesem Grund sollten die genannten Wirkstoffe nicht gleichzeitig mit Arzneimitteln eingenommen werden, die zwei- und dreiwertige Metallionen enthalten. Hierzu zählen Mg^{2+}- und Al^{3+}-haltige Antazida, die Ulkustherapeutika Sucralfat und Bismutoxid, $Fe^{2+/3+}$-Präparate bei Eisenmangelzuständen in der Schwangerschaft sowie häufig im Rahmen der Selbstmedikation eingesetzte Zn^{2+}-, Cu^{2+}-, Mg^{2+}- und Ca^{2+}-haltige Mineralstoffpräparate.

Bei **Fluorchinolonen** wurde eine signifikante Verminderung der Bioverfügbarkeit infolge der Komplexbildung mit Metallionen von bis zu 50 % festgestellt. Als zweizähnige Liganden, die an die Metallionen koordinativ unter Bildung eines Chelatkomplexes binden, können dabei prinzipiell sowohl das β-Ketocarbonsäure-Strukturelement aus den beiden benachbarten Carbonyl- und Carboxygruppen als auch die beiden N-Atome des Piperazinrings dienen (Abb. 4.2). Dabei erfolgt die Interaktion mit den Metallionen zumeist über die freien Elektronenpaare der O-Atome. Mit divalenten Kationen bilden sich typischerweise Chelate im Verhältnis 1:1 und 1:2 (Metallion: Arzneistoff), mit trivalenten Kationen beträgt das Verhältnis 1:1, 1:2 und 1:3. In einigen Fällen wurde sogar eine 1:4-Stöchiometrie nachgewiesen. Die Reaktionsprodukte von Fe(II) mit Norfloxacin sind pH-abhängig. Während im sauren Milieu, in dem der Piperazinring protoniert vorliegt und nicht zur Koordination befähigt ist, verzerrt-oktaedrische Komplexe entstehen, die ausschließlich über die O-Atome von Norfloxacin koordinieren, entsteht unter alkalischen Bedingungen ein verzerrt-oktaedrischer Kom-

o Abb. 4.2 Mögliche Koordinationsstellen für mehrwertige Metallionen in Norfloxacin sowie 1:1-, 1:2- und 1:4-Chelatkomplexe von Norfloxacin mit Zn^{2+}- bzw. Fe^{2+}-Ionen

plex, in dem 2 Moleküle Norfloxacin als zweizähnige Liganden über die O-Atome, dazu 2 weitere Moleküle als einzähnige Liganden mit den N-Atomen des Piperazinrings koordinieren (o Abb. 4.2). Die Chelate mit dreiwertigen Kationen sind deutlich stabiler als die mit zweiwertigen. Bei Norfloxacin und Ciprofloxacin nimmt die Stabilität der Chelatkomplexe mit den Metallionen in folgender Reihenfolge ab: $Fe^{3+} > Al^{3+} > Cu^{2+} > Fe^{2+} > Zn^{2+} > Mn^{2+} > Mg^{2+} > Ca^{2+}$.

Auch **Tetracycline** zeigen eine starke Tendenz, mit einer Reihe von polyvalenten Metallionen Komplexe zu bilden. Die Chelatisierung von Metallionen im Gastrointestinaltrakt beeinträchtigt sowohl die Resorption des Tetracyclins als auch die des Metallions, da es zur Ausfällung unlöslicher Metall-Tetracyclin-Komplexe kommt. Bevorzugte Positionen im Molekül für die Komplexbildung sind die deprotonierten Funktionalitäten, da die vorherrschende Interaktion zwischen dem Metallion und dem als Liganden fungierenden Tetracyclin auf elektrostatischen Kräften beruht. Die Art der Komplexierung hängt neben der Natur und Ladung des Kations somit vom pH-Wert der Lösung ab. Aufgrund der großen Anzahl von Donoratomen im Tetracyclin ist eine Vielzahl von Komplexen denkbar. Im stark sauren

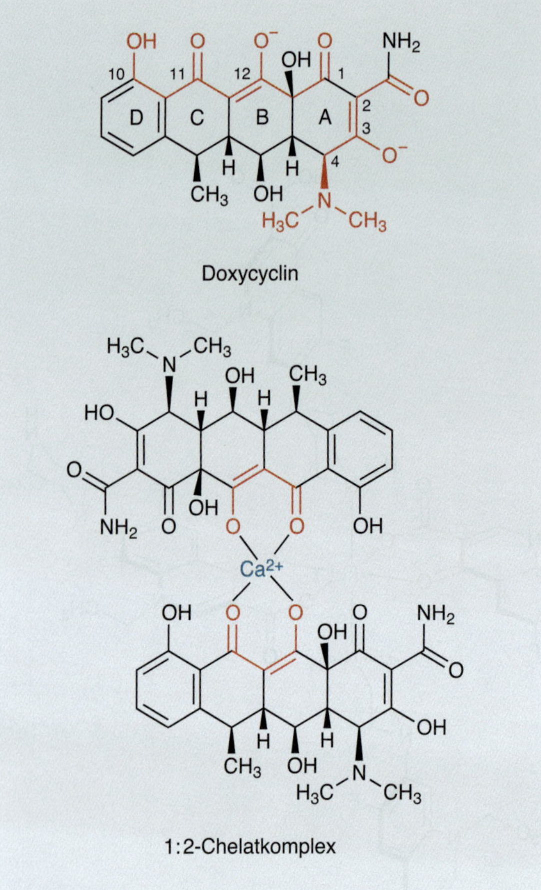

Abb. 4.3 Koordinationsstellen für polyvalente Kationen bei Tetracyclinen sowie ein Chelatkomplex mit Ca^{2+}-Ionen

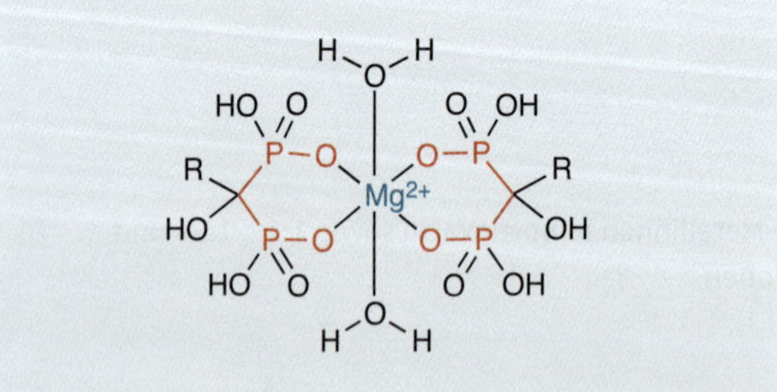

Abb. 4.4 Möglicher Mg^{2+}-Komplex eines Bisphosphonats

Milieu (pH < 3) komplexieren Tetracycline nicht. Im pH-Bereich zwischen 3 und 7,5 sind die wesentlichen Bindestellen die C-11-Carbonyl- und C-12-Enolat-O-Atome ($pK_S = 7{,}7$) der Ringe B und C (Abb. 4.3). Wird das vinyloge Carbonsäure-System an C-1 bis C-3 ($pK_S = 3{,}1$) in Ring A mit steigendem pH-Wert deprotoniert, kann auch hier in Verbindung mit der Amidgruppierung oder der deprotonierten Dimethylaminogruppe an C-4 eine Chelatisierung erfolgen. Bei gleichzeitiger Einnahme von Tetracyclinen mit Antazida wurden die Blutspiegel um 50–100 % reduziert. Das Ausmaß der Beeinflussung der Bioverfügbarkeit ist bei den einzelnen Tetracyclinen unterschiedlich. So wurde bei gleichzeitiger oraler Gabe von Eisen(II)-sulfat und Tetracyclin eine Verminderung der Tetracyclin-Blutspiegel um 40–50 % verzeichnet, bei Doxycylin betrug die Abnahme unter gleichen Bedingungen sogar 80–90 %.

Die Interaktion von **Bisphosphonaten** mit polyvalenten Kationen beeinträchtigt die ohnehin schon sehr geringe gastrointestinale Resorption. In Frage dafür kommen insbesondere Ca^{2+}-Ionen, die standardmäßig bei Osteoporose gegeben werden, und Mg^{2+}-Ionen, die häufig bei nächtlichen Wadenkrämpfen in der Selbstmedikation eingenommen werden. Im Falle der Bisphosphonate können sich unterschiedlich zusammengesetzte Komplexe bilden. Eine Möglichkeit ist die Koordination des Metallkations mit jeweils 2 O-Atomen der Phosphorylgruppen zu einem oktaedrischen Komplex (Abb. 4.4). Die noch freien Koordinationsstellen werden mit Wassermolekülen besetzt, was auch bei oben genannten Chelatkomplexen möglich ist.

Bei den **Schilddrüsenhormonen** erfolgt die Wechselwirkung mit den mehrwertigen Kationen entweder über die phenolische Hydroxygruppe oder das Aminosäure-Strukturelement. Der genaue Mechanismus dieser Interaktion ist aber nicht vollständig geklärt. Für Aluminiumhydroxid, verschiedene Calciumsalze und Eisen(II)-sulfat ist bekannt, dass sie die Resorption von Levothyroxin verringern.

Die Aufnahme von **HIV-Integrase-Inhibitoren** wie Raltegravir und Dolutegravir wird ebenfalls durch die gleichzeitige Einnahme von polyvalenten Kationen beeinträchtigt. Dies liegt auf der Hand, da HIV-Integrase-Inhibitoren trotz ihrer unterschiedlichen Grundstrukturen als gemeinsames Merkmal über eine Metallionen-chelatisierende Funktion verfügen (▸ Kap. 12.3.2), mit der sie im aktiven Zentrum des retroviralen Enzyms den erforderlichen Metallkation-Kofaktor inaktivieren. Die Komplexbildung kann hier prinzipiell über die O-Atome der darin enthaltenen aciden Hydroxygruppen zusammen mit den dazu benachbarten O- oder N-Atomen erfolgen.

4.5 Interaktionen durch Hemmung oder Induktion von CYP-Enzymen

Interaktionen von Arzneistoffen im Rahmen der Beeinflussung von Cytochrom-P450-abhängigen Monooxygenasen gehören zu den wichtigsten überhaupt. Etwa

80 % der auf dem Markt befindlichen Arzneistoffe werden insbesondere durch CYP1A2, CYP2C9, CYP2C19, CYP2D6 und CYP3A4 metabolisiert, wobei für etwa die Hälfte dieser Reaktionen CYP3A4 verantwortlich ist. Wird die Aktivität dieser Enzyme durch parallel applizierte Arzneistoffe verändert, können klinisch relevante Arzneistoffwechselwirkungen auftreten. In diesem Zusammenhang ist zu unterscheiden zwischen dem Arzneistoff, der aus der Interaktion als „**Opfer**" hervorgeht, und dem Arzneistoff, der als „**Täter**" die Interaktion verursacht (o Abb. 4.5).

So kann man Arzneistoffe auf ihr Täter- und Opferpotenzial hin bewerten. **Täter-Arzneistoffe** lassen sich klassifizieren als

- **Inhibitoren von CYP-Enzymen**, die dadurch den Abbau eines Opfer-Arzneistoffs vermindern und demzufolge seine Konzentration in einen toxischen Bereich verschieben, was wiederum Nebenwirkungen zur Folge hat, sowie
- **Induktoren der Biosynthese von CYP-Enzymen**, die auf diesem Weg den Abbau des Opfer-Arzneistoffs beschleunigen, der normalerweise durch das inhibierte Enzym metabolisiert wird. Dies kann letztlich zu einer Wirkungsabnahme oder einem Wirkungsverlust des Arzneistoffs führen.

Bevorzugte **Opfer-Arzneistoffe** sind solche, deren Biotransformation nur durch ein einziges CYP-Enzym bestimmt wird. Dies erhöht das Risiko für eine Verstärkung oder Abschwächung der Wirksamkeit des Opfer-Arzneistoffs, wenn sein Eliminationsweg blockiert oder beschleunigt wird.

In o Abb. 4.6 sind die Konsequenzen der Arzneistoffinteraktionen auf der Ebene der Biotransformation zusammenfassend dargestellt.

Einige Beispiele für Inhibitoren und Induktoren der unterschiedlichen CYP-Enzyme sind in o Abb. 4.7 aufgeführt.

4.5.1 Inhibition von CYP-Enzymen

Mechanistisch gesehen lassen sich CYP-Inhibitoren in die 3 Kategorien reversible Inhibitoren, irreversible

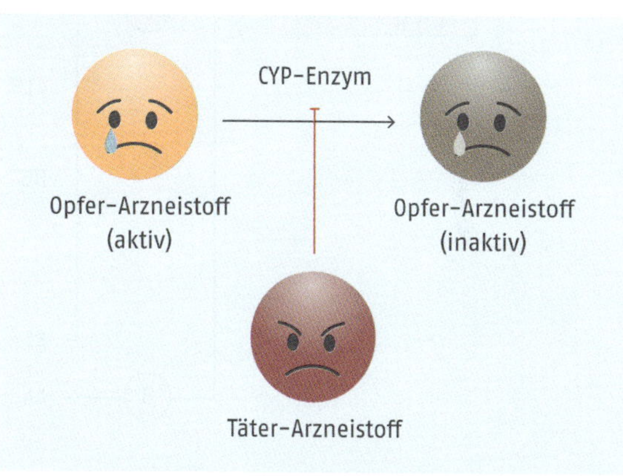

o **Abb. 4.5** Täter- und Opfer-Arzneistoff bei einer Arzneistoffinteraktion infolge einer CYP-Hemmung

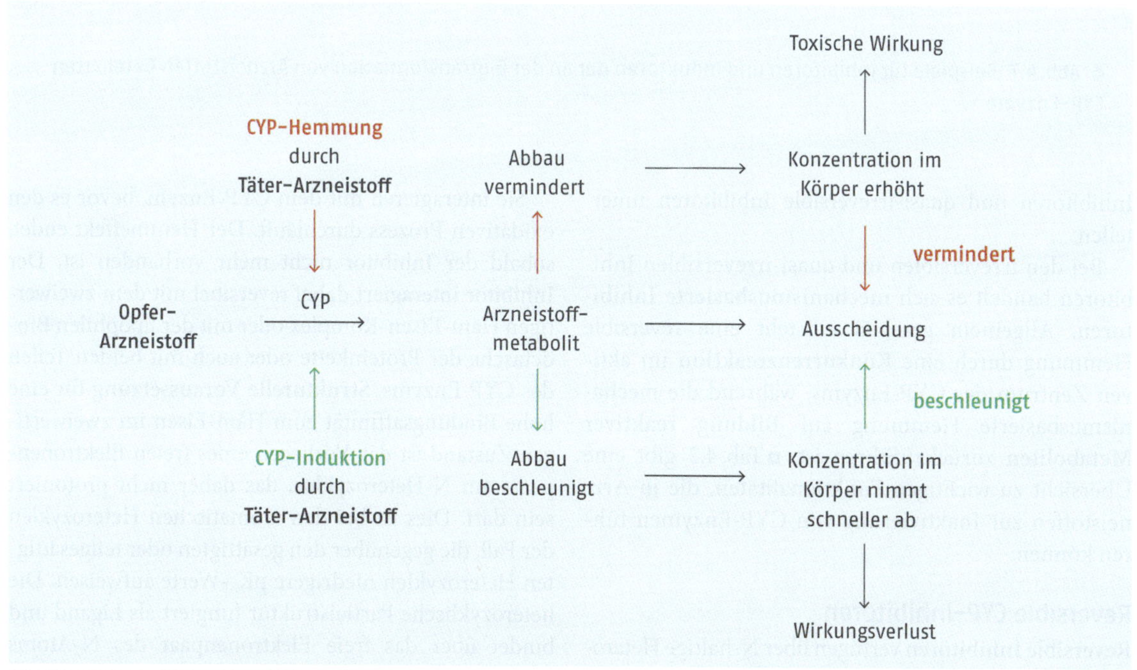

o **Abb. 4.6** Hemmung oder Induktion von CYP-Enzymen durch Arzneistoffe und Konsequenzen

4

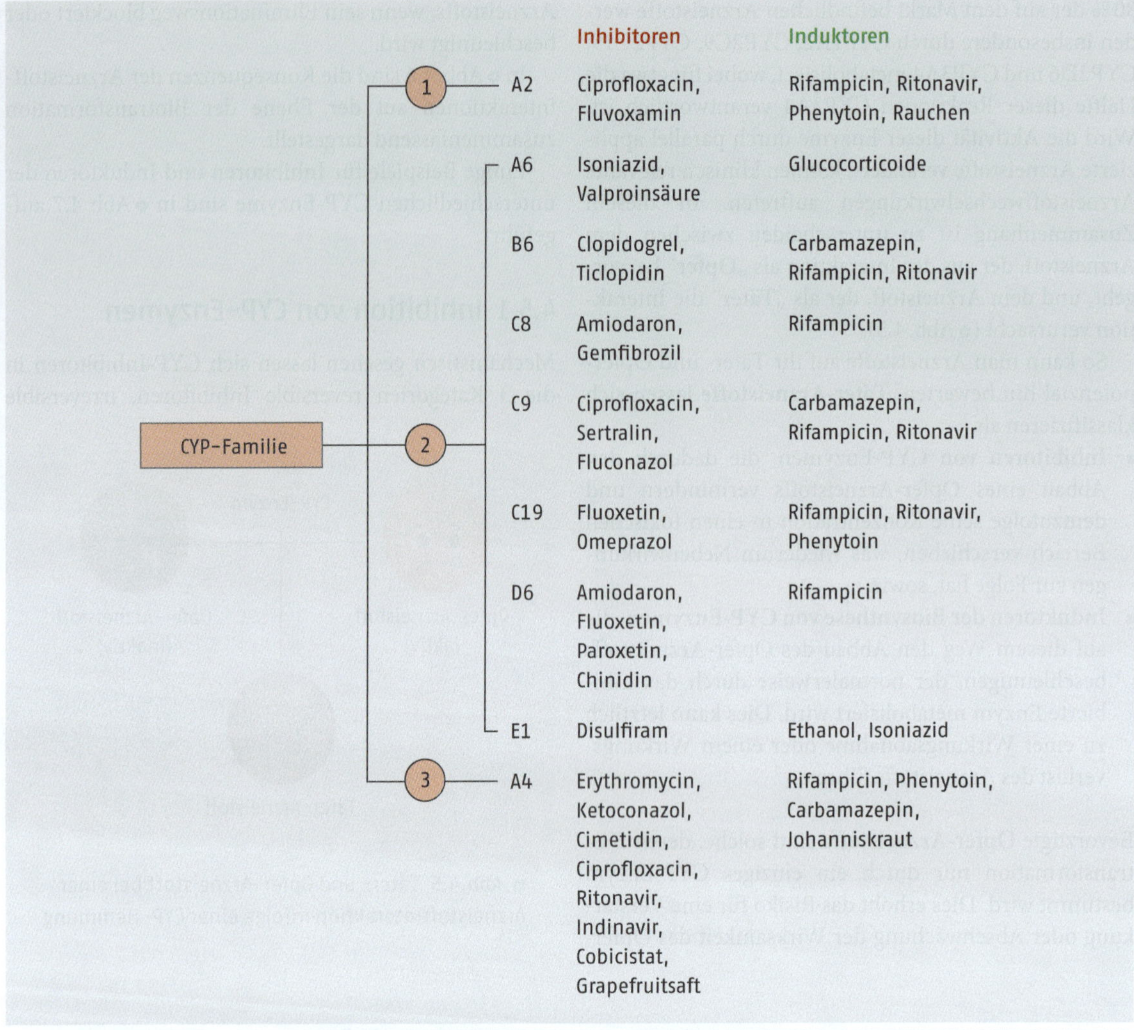

Abb. 4.7 Beispiele für Inhibitoren und Induktoren der an der Biotransformation von Arzneistoffen beteiligten CYP-Enzyme

Inhibitoren und quasi-irreversible Inhibitoren unterteilen.

Bei den irreversiblen und quasi-irreversiblen Inhibitoren handelt es sich **mechanismusbasierte Inhibitoren**. Allgemein gesehen entsteht eine reversible Hemmung durch eine **Konkurrenzreaktion** im aktiven Zentrum des CYP-Enzyms, während die mechanismusbasierte Hemmung auf **Bildung reaktiver Metaboliten** zurückzuführen ist. Tab. 4.2 gibt eine Übersicht zu wichtigen Funktionalitäten, die in Arzneistoffen zur Inaktivierung von CYP-Enzymen führen können.

Reversible CYP-Inhibitoren

Reversible Inhibitoren verfügen über N-haltige Heteroaromaten wie Imidazol- und Triazolringe, Thiazolringe oder entsprechend anellierte Heteroaromaten wie Benzimidazol und Chinolin (Abb. 4.8).

Sie interagieren mit dem CYP-Enzym, bevor es den oxidativen Prozess durchläuft. Der Hemmeffekt endet, sobald der Inhibitor nicht mehr vorhanden ist. Der Inhibitor interagiert dabei reversibel mit dem zweiwertigen Häm-Eisen-Komplex oder mit der lipophilen Bindetasche der Proteinkette oder auch mit beiden Teilen des CYP-Enzyms. **Strukturelle Voraussetzung** für eine hohe Bindungsaffinität zum Häm-Eisen im zweiwertigen Zustand ist das Vorliegen eines freien Elektronenpaars am N-Heterozyklus, das daher nicht protoniert sein darf. Dies ist bei den aromatischen Heterozyklen der Fall, die gegenüber den gesättigten oder teilgesättigten Heterozyklen niedrigere pK_S-Werte aufweisen. Die heterozyklische Partialstruktur fungiert als Ligand und bindet über das freie Elektronenpaar des N-Atoms koordinativ an das zweiwertige Häm-Eisen. Da sich O_2 als sechster Ligand dadurch nicht mehr anlagern kann, wird der Katalysezyklus blockiert. Bei Arzneistoffen mit

Tab. 4.2 Funktionelle Gruppen und Heterozyklen, die mit der Inaktivierung von CYP-Enzymen assoziiert sind

Funktionalität	Reaktives Intermediat	Mechanismus
Alkene	Radikal-Kation, Epoxid	Häm- oder Apoprotein-Alkylierung, irreversibel
Alkine	Oxiren, Keten	Häm- oder Apoprotein-Alkylierung oder -Acylierung, irreversibel
ortho-, *para*-Alkylphenole	Chinonmethid	Michael-Addition mit Apoprotein, irreversibel
Amine	Nitroso-Verbindung	Eisen(II)-Häm-Komplex, quasi-irreversibel
Aminophenol	Chinonimin	Michael-Addition mit Apoprotein, irreversibel
Dichloralkan	Acylchlorid	Apoprotein-Acylierung, irreversibel
Furan	Epoxid	Apoprotein-Alkylierung, irreversibel
Hydrazine, Hydrazide	Diazen, Nitren	Eisen(II)-Häm-Komplex, quasi-irreversibel
Imidazol		Eisen(II)-Häm-Komplex, reversibel
Methylendioxyphenyl (1,3-Benzodioxol)	Carben, *ortho*-Chinon	Eisen(II)-Häm-Komplex, quasi-irreversibel
		Michael-Addition mit Apoprotein, irreversibel
Phenol	*ortho*-, *para*-Chinon	Michael-Addition mit Apoprotein, irreversibel
Pyridin		Eisen(II)-Häm-Komplex, reversibel
Thiazol		Apoprotein-Alkylierung, irreversibel
Thiophen	Epoxid, *S*-Oxid	Apoprotein-Alkylierung, irreversibel
		Eisen(II)-Häm-Komplex, reversibel
Triazol		Eisen(II)-Häm-Komplex, reversibel

solchen Strukturelementen (Abb. 4.8) ist deshalb generell mit einer CYP-Hemmung zu rechnen. Die Wirksamkeit eines Inhibitors wird sowohl durch die Stärke der Koordination zwischen seinem **freien Elektronenpaar am N-Atom** und dem Häm-Eisen als auch durch seine **Lipophilie** bestimmt. Dies begründet die besonders hohe inhibitorische Wirkung des Antimykotikums **Ketoconazol** gegenüber CYP-Enzymen, vor allem CYP3A4. Zum einen koordiniert es über den Imidazolring mit dem zweiwertigen Häm-Eisen, zum anderen interagiert es über das lipophile Dichlorphenyl-Strukturelement mit der lipophilen Bindetasche des Enzyms (Abb. 4.9). Reversible CYP-Inhibitoren können vom Enzym entweder einfach nur gebunden werden oder aber auch nach der Bindung als Substrat des Enzyms fungieren und von diesem dann mehr oder minder schnell umgesetzt werden.

Irreversible CYP-Inhibitoren

Irreversible Inhibitoren enthalten funktionelle Gruppen, die durch CYP-Enzyme derart modifiziert werden, dass **elektrophile reaktive Metaboliten** entstehen. Von

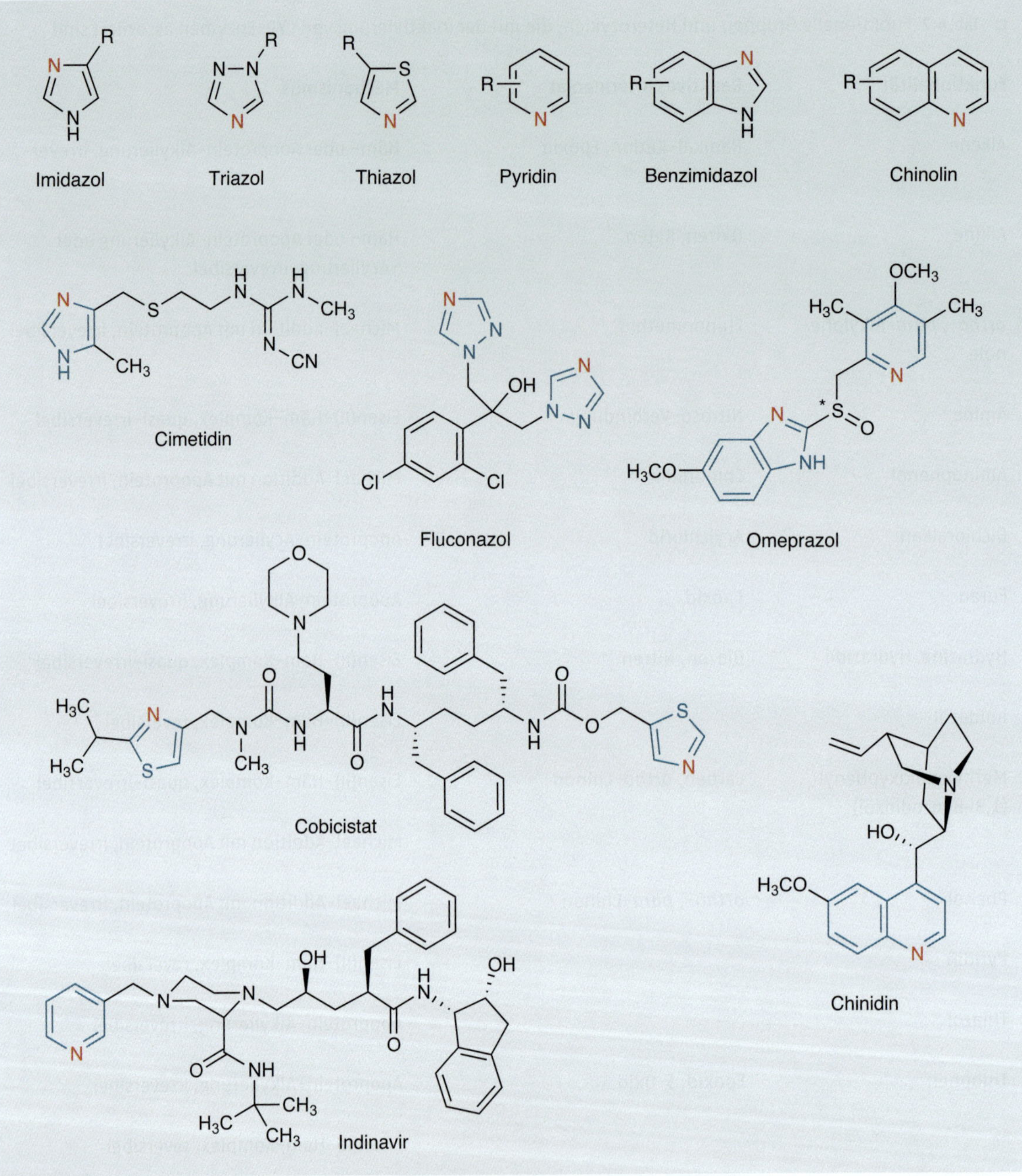

Abb. 4.8 Stickstoffheteroaromaten, die häufig in potenten reversiblen CYP-Inhibitoren anzutreffen sind, sowie Beispiele für Arzneistoffe mit diesen Strukturelementen. Das an der Koordination beteiligte Heteroatom ist rot markiert.

daher gibt es bezüglich der funktionellen Gruppen und Partialstrukturen Gemeinsamkeiten mit den Elektrophilen, die bei den toxikophoren Gruppen (▸Kap. 3.1.1) und reaktiven Metaboliten (▸Kap. 3.2.1) besprochen werden. Im Gegensatz zur unspezifischen Proteinreaktivität reaktiver Metaboliten, die mit idiosynkratischer Toxizität von Arzneistoffen assoziiert sind, wirken mechanismusbasierte CYP-Inhibitoren hochspezifisch, denn der CYP-Inhibitor

- muss zunächst reversibel an das Enzym binden und allen Anforderungen genügen, die normalerweise an ein Substrat des Enzyms gestellt werden,
- vom CYP-Enzym als Substrat akzeptiert werden, d.h., der auf diese Art interagierende Arzneistoff muss für die Bioaktivierung zum reaktiven Metaboliten einmal den katalytischen Oxidationsprozess des CYP-Enzyms durchlaufen haben,

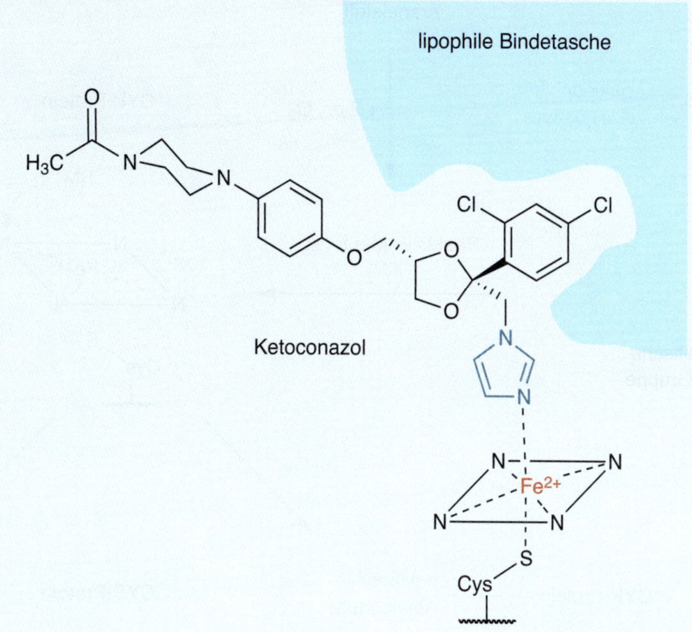

lipophile Bindetasche

Ketoconazol

o Abb. 4.9 Reversible CYP-Hemmung durch das Azolantimykotikum Ketoconazol

- und schließlich muss der resultierende reaktive Metabolit das CYP-Enzym irreversibel modifizieren und dadurch dauerhaft inaktivieren.

Der im aktiven Zentrum des CYP-Enzyms gebildete reaktive Metabolit kann dann nach 2 unterschiedlichen Mechanismen eine **kovalente Bindung** mit dem CYP-Enzym eingehen (o Abb. 4.10), und zwar entweder mit einer **nukleophilen Aminosäure** im aktiven Zentrum des CYP-Apoproteins (Proteinkomponente von CYP) oder mit den **Porphyrin-N-Atomen** der prosthetischen Hämgruppe (Nichtproteinkomponente von CYP).

In beiden Fällen kommt es zu einem dauerhaften Verlust der katalytischen Aktivität des CYP-Enzyms, die nur durch De-novo-Synthese des Enzyms wiederhergestellt werden kann. Normalerweise sind die Pyrrol-N-Atome des Häm-Porphyrinrings nicht besonders nukleophil, insbesondere im Vergleich zu vielen anderen Zellbestandteilen. Jedoch kann die Bildung extrem reaktiver Spezies (freie Radikale oder Keten) in der Nähe der prosthetischen Hämgruppe die Alkylierung des Porphyrinrings erleichtern.

Folgende Strukturelemente in Arzneistoffen gelten als mögliche Auslöser einer kovalenten Modifizierung der Proteinkette von CYP:

- Furan-, Thiophen- und Thiazolringe,
- Alkene und Alkine sowie
- Phenole, Phenolether und aromatische Amine.

Im Falle der Fünfringe, Alkene und Alkine entstehen als reaktive Zwischenstufen Epoxide, bei Thiophen- und Thiazolderivaten auch *S*-Oxide und bei den Alkinen auch Ketenderivate. Die aromatischen Strukturen können primär zu Catechol-, Hydrochinon- oder Aminophenolderivaten oxidiert werden und weiter zu Chinon-, Chinomethid- oder Chinonimin-Strukturen, die als Michael-Akzeptoren fungieren. Zahlreiche Beispiele für Arzneistoffe mit diesen Strukturelementen und deren Biotransformation zu reaktiven Metaboliten sind in ▸ Kap. 3.2 beschrieben.

Ein Beispiel für einen irreversiblen Hemmstoff mit 2 Thiazolringen, der kovalent mit dem Apoprotein von CYP reagiert, ist der HIV-Protease-Inhibitor **Ritonavir** (o Abb. 4.11). Man nimmt an, dass der Isopropyl-substituierte Thiazolring zunächst durch CYP3A4 am S-Atom oxidiert wird. Dies verleiht der 4-Position des Thiazolrings elektrophile Eigenschaften und ermöglicht dort einen nukleophilen Angriff der Aminogruppe von Lysin257 des Enzyms. Durch Ausbildung einer kovalenten Bindung wird das Enzym auf diese Weise dauerhaft inaktiviert. Für den nur einfach substituierten Thiazolring ist auch die Aktivierung über ein Epoxid denkbar (▸ Kap. 3.2.1, o Abb. 3.39). Die starke CYP3A4-Hemmung von Ritonavir macht man sich zunutze, um die Metabolisierung des Hepatitis-C-Wirkstoffs **Paritaprevir** im Intestinum und in der Leber durch CYP3A4 zu blockieren. Die gleichzeitige Gabe von subtherapeutischen Dosen an Ritonavir erhöht die Bioverfügbarkeit

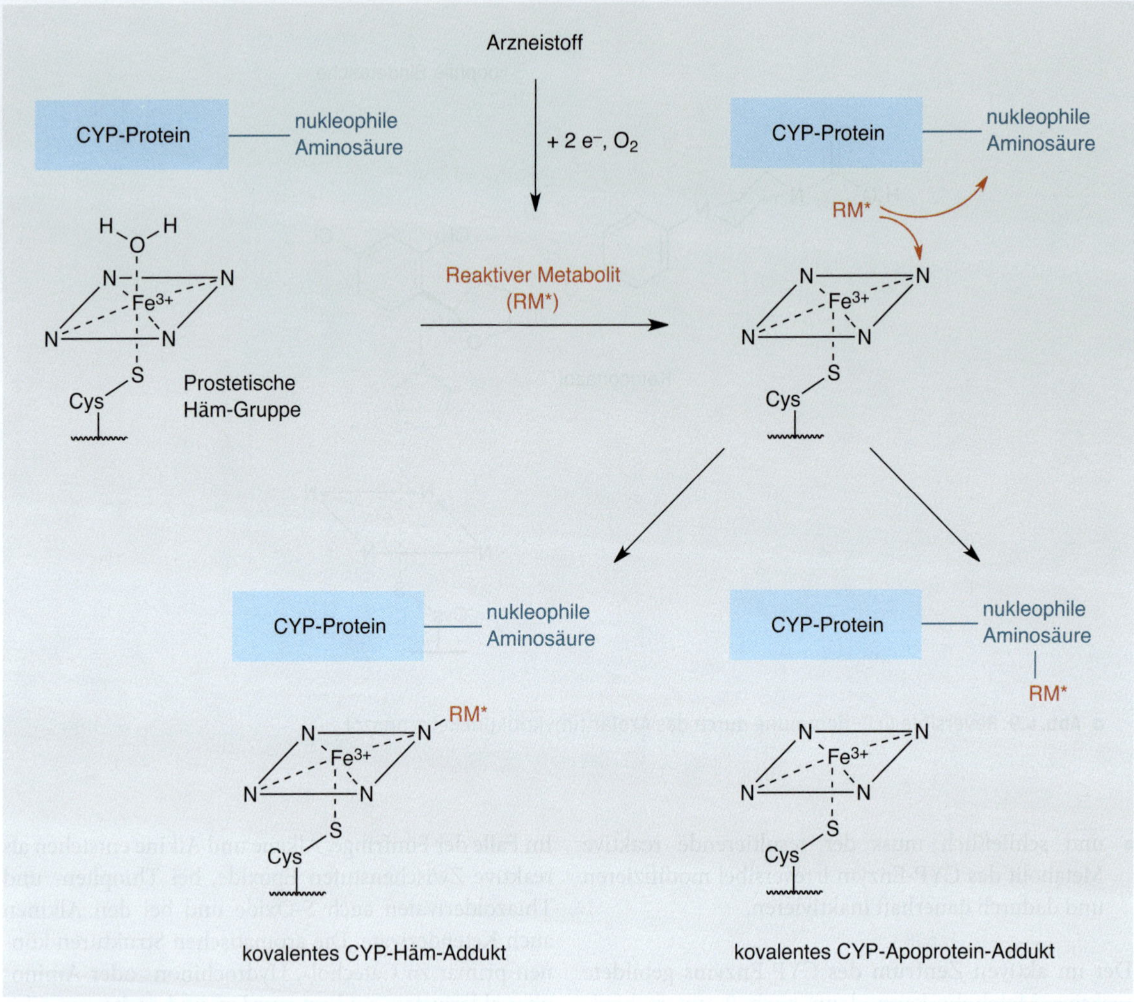

o Abb. 4.10 Irreversible CYP-Hemmung nach kovalenter Modifizierung der prosthetischen Hämgruppe oder des CYP-Proteins durch reaktive Metaboliten (RM*)

von Paritaprevir signifikant und erlaubt eine einmal tägliche Applikation. Ritonavir wirkt in diesem Falle als sogenannter **pharmakokinetischer Booster** (Verstärker). Ähnlich wirkt auch der Booster **Cobicistat** (o Abb. 4.8).

Das Antibiotikum **Chloramphenicol** hemmt CYP-Enzyme irreversibel durch Acylierung (o Abb. 4.12). Die terminale Dichlormethyl-Gruppierung wird dabei zunächst durch CYP hydroxyliert. Das nach Abspaltung von HCl verbleibende Oxamylchlorid (Oxalsäureamidchlorid) kann anschließend kovalent mit der Aminogruppe von Lysinresten im aktiven Zentrum der CYP-Enzyme reagieren.

Alkingruppen gehören zu den Strukturelementen, die eine Alkylierung der prosthetischen Häm-Gruppe von CYP bewirken können. Terminale Alkingruppen sind beispielsweise in Steroidhormonen wie dem Estrogen **Ethinylestradiol**, zahlreichen Gestagenen wie **Levonorgestrel** und dem Tyrosinkinase-Inhibitor **Erlotinib** anzutreffen (o Abb. 4.13). Innere Alkingruppen findet man in dem Progesteronrezeptor-Antagonist **Mifepriston**, dem Antimykotikum **Terbinafin** oder dem nicht-nukleosidischen Reverse-Transkriptase-Inhibitor **Efavirenz**.

Die **Porphyrin-*N*-Alkylierung** (o Abb. 4.14) wird initiiert durch die Addition des aktivierten Sauerstoffs, der in Form der energiereichen Eisen-Oxido-Spezies (▸ Kap. 2.6.1) bereitgestellt wird. Der bevorzugte Angriffsort ist dabei das substituierte C-Atom der Dreifachbindung, sodass die nach diesem Mechanismus verlaufende CYP-Hemmung auch bei Arzneistoffen mit inneren Alkingruppen stattfinden kann. Das durch Oxygenierung gebildete Enol kann zu einem Porphyrin-gebundenen Keton tautomerisieren.

Sowohl terminale als auch innere Alkingruppen von Arzneistoffen können außerdem mit der **Proteinkomponente** reagieren und CYP-Enzyme inaktivieren. Dabei addiert der aktivierte Sauerstoff zunächst entwe-

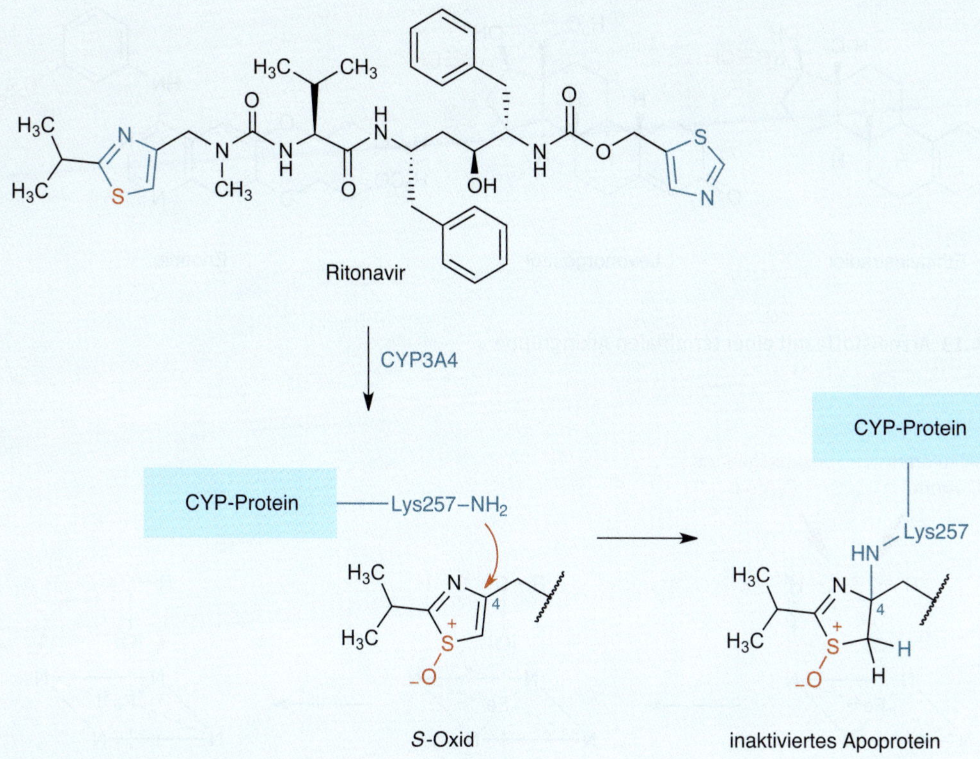

Abb. 4.11 Irreversible Hemmung von CYP3A4 durch Ritonavir

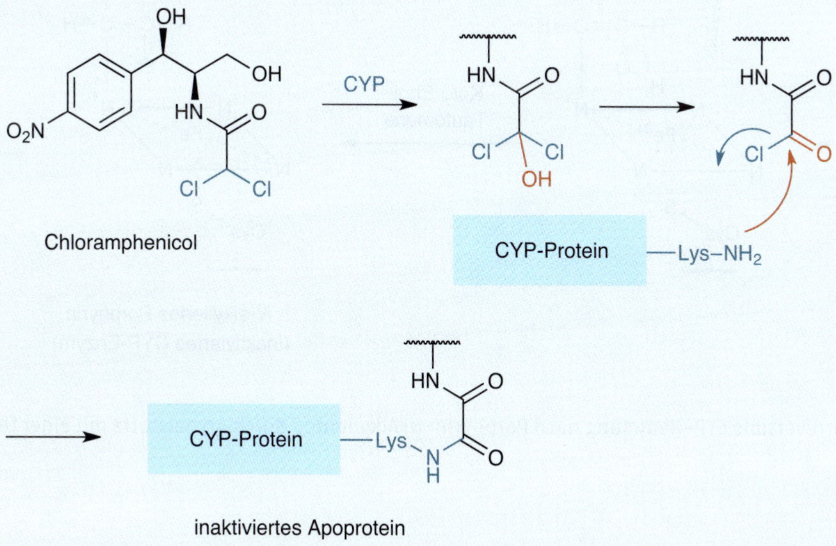

Abb. 4.12 Irreversible Hemmung von CYP-Enzymen durch Chloramphenicol

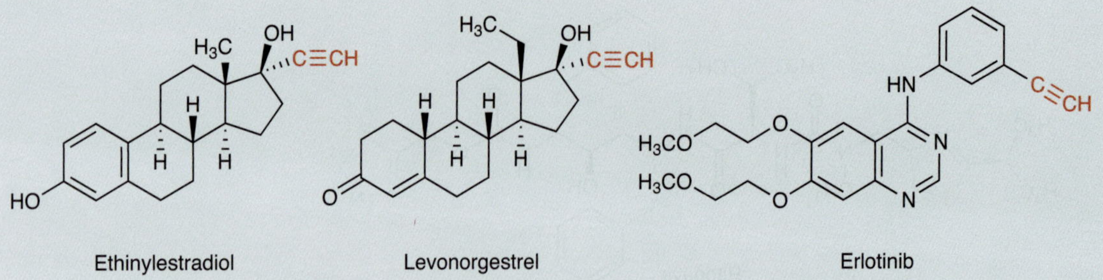

Ethinylestradiol Levonorgestrel Erlotinib

Abb. 4.13 Arzneistoffe mit einer terminalen Alkingruppe

substituiertes C-Atom unsubstituiertes C-Atom

Eisen-Oxido-Komplex

$+ H^+$

Keto-Enol-Tautomerie

N-alkyliertes Porphyrin (inaktiviertes CYP-Enzym)

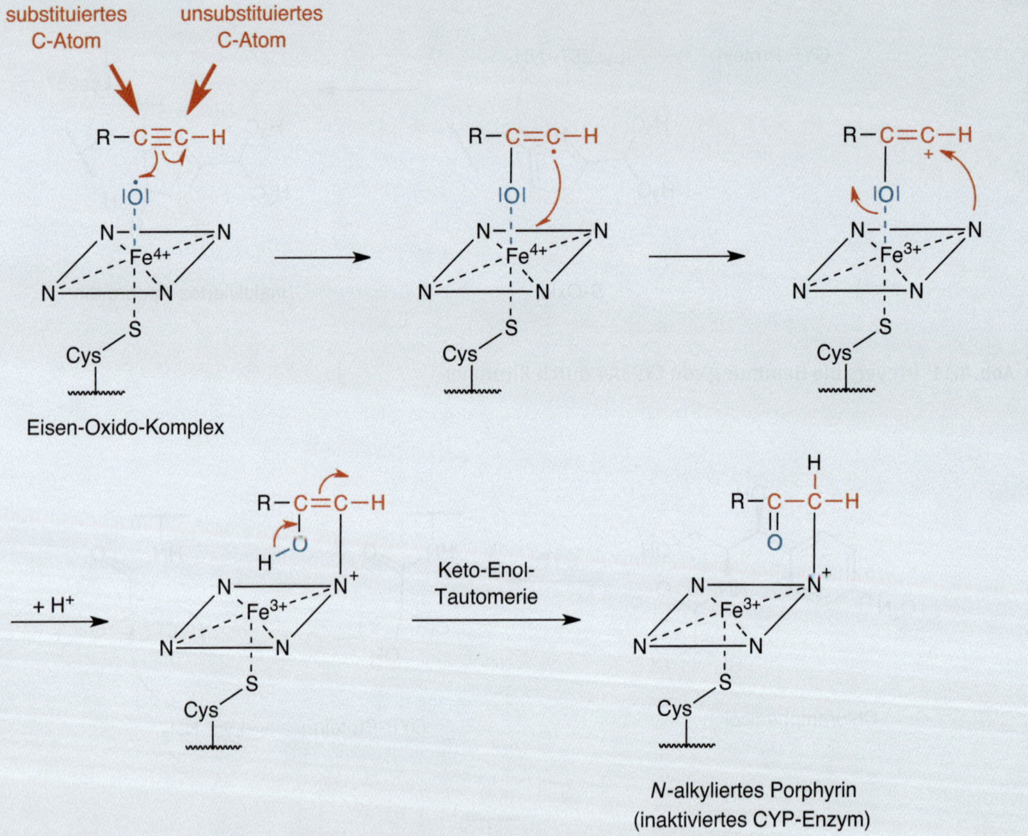

Abb. 4.14 Irreversible CYP-Hemmung nach Porphyrin-*N*-Alkylierung durch Arzneistoffe mit einer terminalen Alkingruppe

der an das unsubstituierte oder substituierte C-Atom. In beiden Fällen entsteht ein instabiles Oxiren (Abb. 4.15). Das kann auf zwei Wegen weiterreagieren. Der nukleophile Angriff einer basischen Aminosäure im aktiven Zentrum von CYP am substituierten oder unsubstituierten C-Atom der Doppelbindung führt zu einem **alkylierten CYP-Protein** (a). Alternativ kann sich das Oxiren durch Wanderung des H-Atoms (1,2-Shift) zum vicinalen C-Atom in ein Keten umlagern. Hier entsteht durch Reaktion mit einer nukleophilen Aminosäuregruppe ein **acyliertes CYP-Protein** (b), wodurch das Enzym inaktiviert wird.

Besitzen die reaktiven elektrophilen Intermediate, die im Verlauf der Bioaktivierung erzeugt wurden, eine gewisse Stabilität, können sie nach Freisetzung vom CYP-Enzym mit nukleophilen Zellbestandteilen wie Gluta-

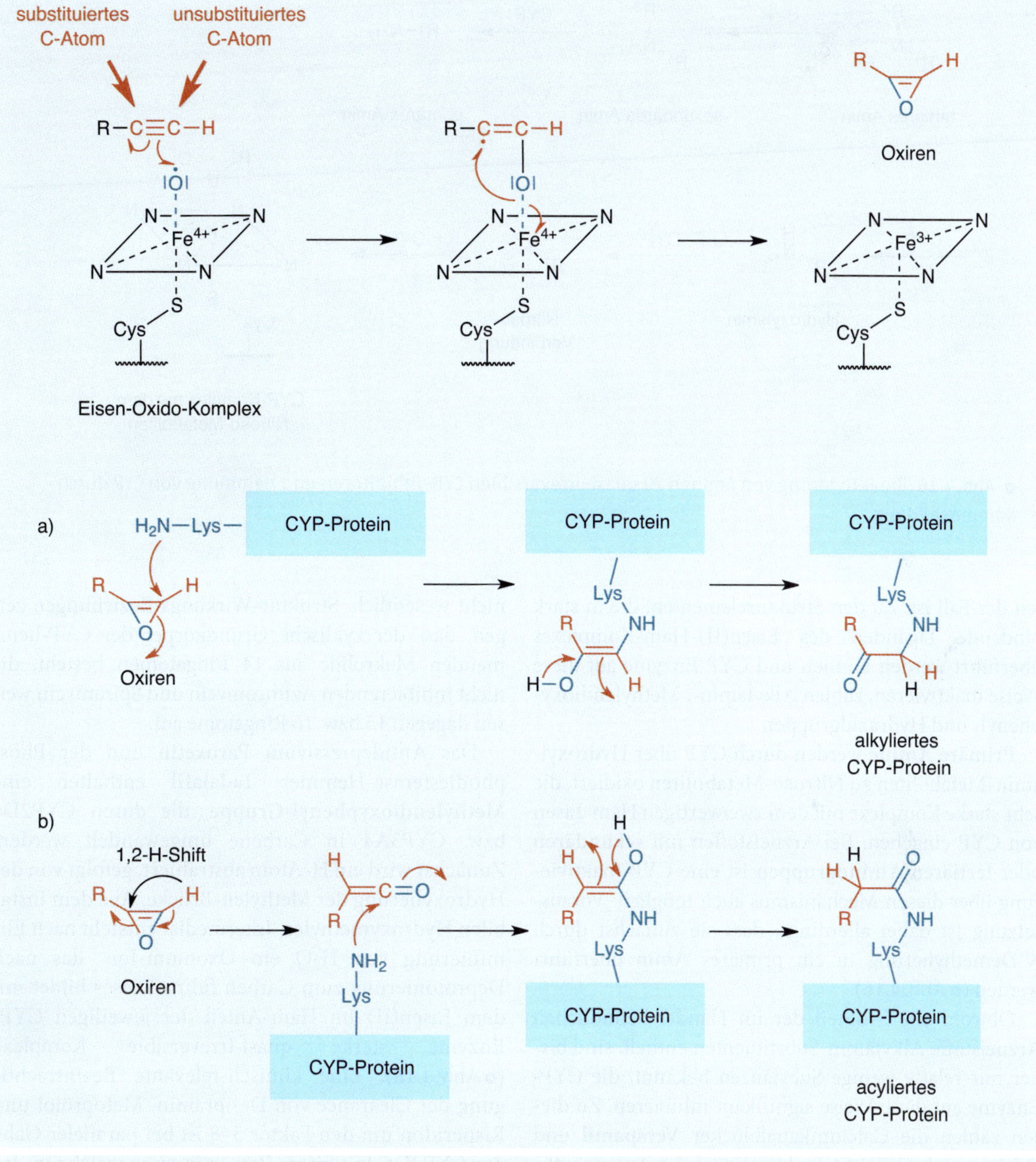

Abb. 4.15 Irreversible CYP-Hemmung nach Protein-Acylierung durch Arzneistoffe mit einer Alkingruppe

thion oder den DNA-Basen reagieren. Eine kovalente Modifizierung von Nukleobasen kann zu Mutationen und schließlich zur Tumorgenese führen. Ferner ist zu beachten, dass durch die kovalente Reaktion eines Arzneistoffmetaboliten mit CYP immunogene Proteine gebildet werden können, die Autoimmunreaktionen auslösen.

Quasi-irreversible CYP-Inhibitoren

Verschiedene Funktionalitäten von Arzneistoffen werden durch CYP-Enzyme zu Intermediaten metabolisiert, die sehr stabile Komplexe mit der reduzierten Form des Häm-Eisens bilden. Die Komplexbildung lässt sich in vielen Fällen aufheben, daher der Begriff **quasi-irreversible Inhibitoren**. Durch In-vitro-Oxidation des zweiwertigen Häm-Eisens mit dem Oxidans $K_3[Fe(CN)_6]$ kann man das metabolische Intermediat vom aktiven Zentrum verdrängen, wodurch die CYP-Aktivität wiederhergestellt wird. Unter physiologischen Bedingungen ist eine solche Reaktivierung allerdings nicht zu beobachten. Die Wiederherstellung der CYP-Aktivität erfordert daher die De-novo-Synthese des Enzyms, wie dies auch bei den irreversiblen Hemmstof-

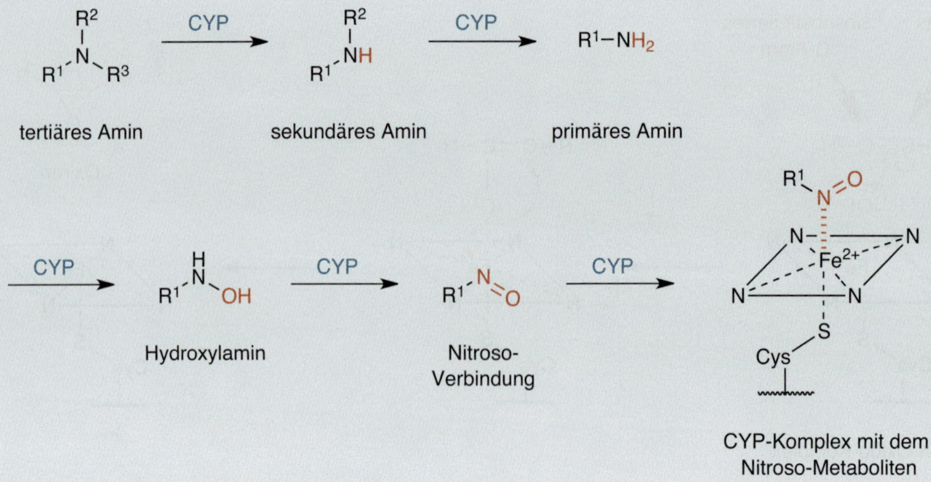

○ Abb. 4.16 Bioaktivierung von Aminen zu quasi-irreversiblen CYP-Inhibitoren und Hemmung von CYP durch Komplexbildung

fen der Fall ist. Zu den Strukturelementen, die in stark bindende Liganden des Eisen(II)-Häm-Komplexes überführt werden können und CYP-Enzyme auf diese Weise inaktivieren, zählen Alkylamin-, Methylendioxyphenyl- und Hydrazidgruppen.

Primäre Amine werden durch CYP über Hydroxylamin-Metaboliten zu **Nitroso-Metaboliten** oxidiert, die sehr starke Komplexe mit dem zweiwertigen Häm-Eisen von CYP eingehen. Bei Arzneistoffen mit **sekundären** oder **tertiären Aminogruppen** ist eine CYP-Inaktivierung über diesen Mechanismus auch möglich. Voraussetzung ist dabei allerdings, dass sie zunächst durch *N*-Demethylierung in ein primäres Amin überführt werden (○ Abb. 4.16).

Obwohl ein Großteil der im Handel befindlichen Arzneistoffe Alkylamin-Substituenten enthält, sind bisher nur relativ wenige Substanzen bekannt, die CYP-Enzyme auf diese Weise signifikant inhibieren. Zu diesen zählen die Calciumkanalblocker **Verapamil** und **Diltiazem** als CYP3A4-Inaktivatoren, das Antiarrhythmikum **Amiodaron** (CYP3A4, CYP2C8/9, CYP2D6), der Tyrosinkinase-Inhibitor **Lapatinib** (CYP3A4) sowie verschiedene Makrolidantibiotika (CYP3A4). Die Makrolide kann man auf Basis ihrer Affinität zu CYP und der sich daraus ableitenden Neigung zu Arzneistoffinteraktionen in 3 Gruppen einteilen. Zur ersten gehören **Erythromycin**, **Clarithromycin** und **Telithromycin**, die besonders stark zur Komplexbildung mit CYP3A4 über Nitroso-Verbindungen (○ Abb. 4.17) neigen. Bei der zweiten Gruppe, die **Roxithromycin** beinhaltet, ist das Ausmaß der Komplexbildung mit dem Häm-Eisen und damit das Interaktionsrisiko geringer. Die dritte Gruppe mit den Vertretern **Azithromycin** und **Spiramycin** inhibiert CYP3A4 dagegen nicht wesentlich. Struktur-Wirkungs-Beziehungen zeigen, dass der zyklische Grundkörper der CYP-hemmenden Makrolide aus 14 Ringatomen besteht, die nicht inhibierenden Azithromycin und Spiramycin weisen dagegen 15 bzw. 16 Ringatome auf.

Das Antidepressivum **Paroxetin** und der Phosphodiesterase-Hemmer **Tadalafil** enthalten eine **Methylendioxyphenyl-Gruppe**, die durch CYP2D6 bzw. CYP3A4 in Carbene umgewandelt werden. Zunächst wird ein H-Atom abstrahiert, gefolgt von der Hydroxylierung der Methylen-Brücke. Aus dem instabilen Hydroxymethylen-Intermediat entsteht nach Eliminierung von H_2O ein Oxonium-Ion, das nach Deprotonierung zum Carben führt. Dieses bildet mit dem Eisen(II) im Häm-Anteil der jeweiligen CYP-Enzyme starke quasi-irreversible Komplexe (○ Abb. 4.18). Eine klinisch-relevante Beeinträchtigung der Clearance von Desipramin, Metoprolol und Risperidon um den Faktor 5–8 ist bei paralleler Gabe des CYP2D6-Inhibitors Paroxetin zu verzeichnen. Im Gegensatz dazu wird die Pharmakokinetik der CYP3A4-Substrate Midazolam und Lovastatin bei Co-Applikation des CYP3A4-Hemmstoffs Tadalafil nicht beeinträchtigt. Dies wird darauf zurückgeführt, dass Tadalafil gleichzeitig die Biosynthese von CYP3A4 induziert, was der Hemmung des Enzyms durch die Substanz entgegenwirkt. Das Methylendioxyphenyl-Strukturelement findet sich auch in vielen Naturstoffen wie beispielsweise dem Antitussivum **Noscapin** oder dem Zytostatikum **Etoposid**.

Das Tuberkulostatikum **Isoniazid** wird durch CYP-Enzyme am terminalen Hydrazid-Stickstoff *N*-hydroxyliert. Protonierung und Wasserabspaltung führt zum Diazenium-Ion, das nach Deprotonierung ein Nitren

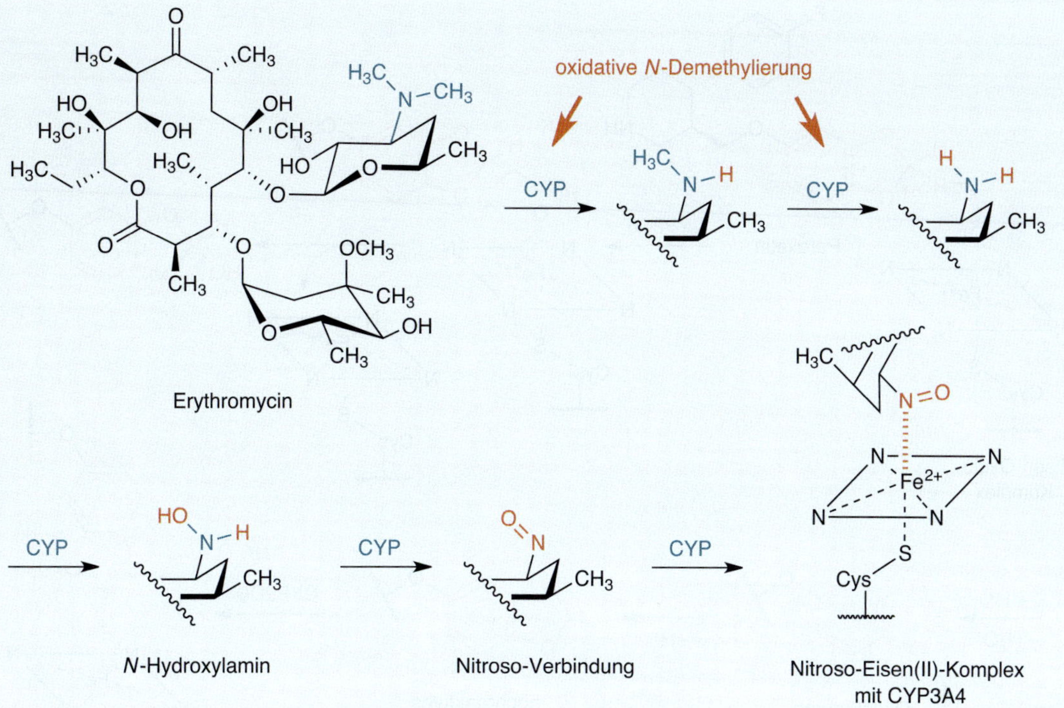

Abb. 4.17 Quasi-irreversible Hemmung von CYP3A4 durch Erythromycin

Hemmung von CYP-Enzymen durch Grapefruitsaft

In-vitro-Studien haben gezeigt, dass CYP-Enzyme wie CYP3A4 durch Inhaltsstoffe von Grapefruitsaft gehemmt werden können. Als potenzielle Inhibitoren wurden das Furanocumarin **Begamottin** sowie das 5,7,4-Trihydroxyflavanon **Naringenin**, das Aglykon des Flavanonglykosids **Naringin** (Abb. 4.20) identifiziert. Bergamottin ist ein mechanismusbasierter CYP-Inhibitor und besitzt sowohl ein Michael-Akzeptor-Strukturelement als auch einen Furanring. Ersteres kann direkt kovalent binden, der Furanring kann nach Epoxidierung als Alkylans fungieren. Naringenin ist ein Flavanon mit einem stereogenen Zentrum an C-2. Demnach gibt es 2 Enantiomere, die als pleiotrope, stereoselektive Inhibitoren von CYP-Isoformen fungieren können. (*RS*)-Naringenin hemmt CYP19, CYP2C9, CYP2C19 und CYP3A4. Das (*S*)-Enantiomer ist als Inhibitor von CYP19 und CYP2C19 etwa doppelt so potent wie das (*R*)-Enantiomer, das (*R*)-Enantiomer hingegen hemmt CYP2C9 und CYP3A4 etwa doppelt so stark wie das (*S*)-Enantiomer. Aus Naringin können zudem reaktive *ortho*-Chinon- oder *para*-Chinonmethid-Metaboliten entstehen. Dazu hemmt die Substanz im Darm den OATP1A2-Transporter, sodass Arzneistoffe, die über dieses Transportprotein aufgenommen werden, nur noch zu etwa 50 % ins Blut gelangen. Bei In-vivo-Untersuchungen wurde festgestellt, dass bei mehrtägiger Gabe von Grapefruitsaft die intestinale CYP3A4-Aktivität abnimmt. Die Aktivität des Enzyms in der Leber wird dagegen nicht beeinflusst, was auf eine nur geringe Resorption oder schnelle Inaktivierung der für die Inhibition verantwortlichen Grapefruitinhaltsstoffe zurückgeführt wird. Demnach übt Grapefruitsaft einen hemmenden Effekt nur auf den präsystemischen intestinalen CYP3A4-Metabolismus aus. In klinischen Studien konnten unter anderem Interaktionen mit dem HIV-Protease-Inhibitor Saquinavir, dem Immunsuppressivum Ciclosporin und verschiedenen Calciumkanalblockern wie Nisoldipin, Felodipin und Nitrendipin nachgewiesen werden. Die Bioverfügbarkeit dieser Arzneistoffe erhöhte sich bei paralleler Gabe von Grapefruitsaft um das 2–3-Fache. Die Pharmakokinetik von Itraconazol und Clarithromycin, die auch bevorzugt über CYP3A4 abgebaut werden, wird dagegen nicht beeinträchtigt. Dies deutet darauf hin, dass bei diesen beiden Arzneistoffen der präsystemische intestinale CYP3A4-Metabolismus keine signifikante Rolle spielt.

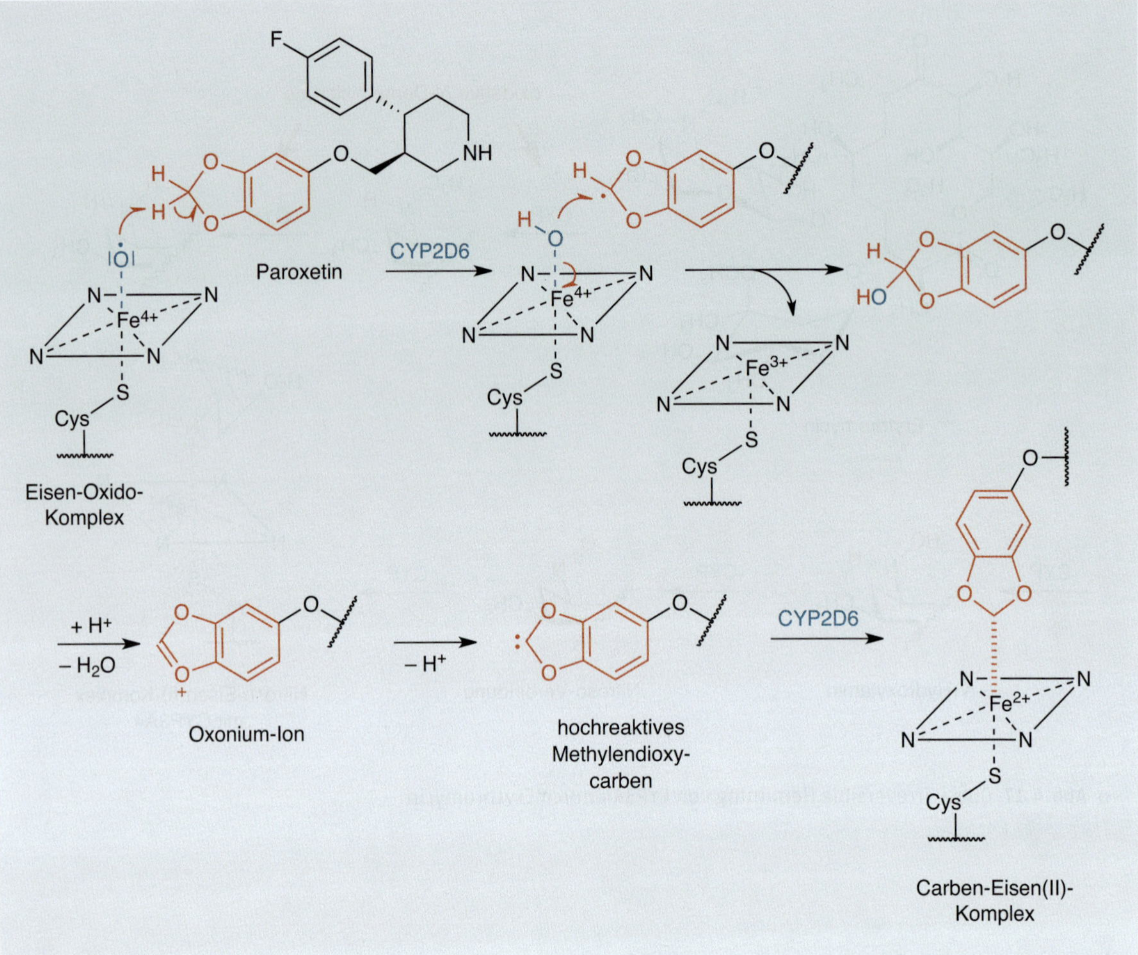

Abb. 4.18 Quasi-irreversible Hemmung von CYP2D6 durch Paroxetin

bildet. Dieses verursacht eine quasi-irreversible CYP-Inaktivierung über die Bildung eines Nitren-Eisen(II)-Komplexes (Abb. 4.19). Gleichzeitig kann die Verbindung CYP-Enzyme auch durch Komplexbildung zwischen dem Pyridin-Stickstoff und dem Häm-Eisen reversibel hemmen.

4.5.2 Induktion von CYP-Enzymen

Durch CYP-Induktion vermittelte Arzneistoffinteraktionen treten bei weitem seltener auf als solche, die auf CYP-Hemmung beruhen. Bei dieser Interaktion kann die Biosynthese zahlreicher CYP-Enzyme, die an der Biotransformation von Arzneistoffen beteiligt sind, durch einen **Täter-Arzneistoff** oder eine Umweltchemikalie (Tabakrauch) hochreguliert werden. Diesen Vorgang nennt man auch **Enzyminduktion**, die dafür verantwortliche Substanz ist ein **CYP-Induktor**. Durch die erhöhte Enzymmenge wird der **Opfer-Arzneistoff**, der über das induzierte CYP-Enzym metabolisiert wird, schneller abgebaut, sodass seine Konzentration **unter die Wirksamkeitsschwelle** fallen kann. Die Auswirkungen einer unter die Wirksamkeit gesunkenen Arzneistoffkonzentration sind jedoch nicht zu unterschätzen, insbesondere bei lebensbedrohlichen Erkrankungen. Ein klassisches Beispiel ist die gleichzeitige Verabreichung des Immunsuppressivums Ciclosporin mit dem Tuberkulosemittel Rifampicin, einem Antibiotikum zur Behandlung von Tuberkulose. Rifampicin ist ein wirksamer Induktor der CYP3A4-Aktivität, und bei gleichzeitiger Gabe des CYP3A4-Substrats Ciclosporin können dessen Plasmaspiegel unter die Wirksamkeitsschwelle fallen, was zu einer erhöhten Inzidenz von Organabstoßungen führt.

In einigen Fällen kann der induzierte Metabolisierungsweg die Bildung eines aktiven Metaboliten oder der eigentlichen Wirkform aus einem Prodrug erhöhen, was zu einer **verstärkten Wirksamkeit oder Toxizität** führen kann. Treten während der Biotransformation

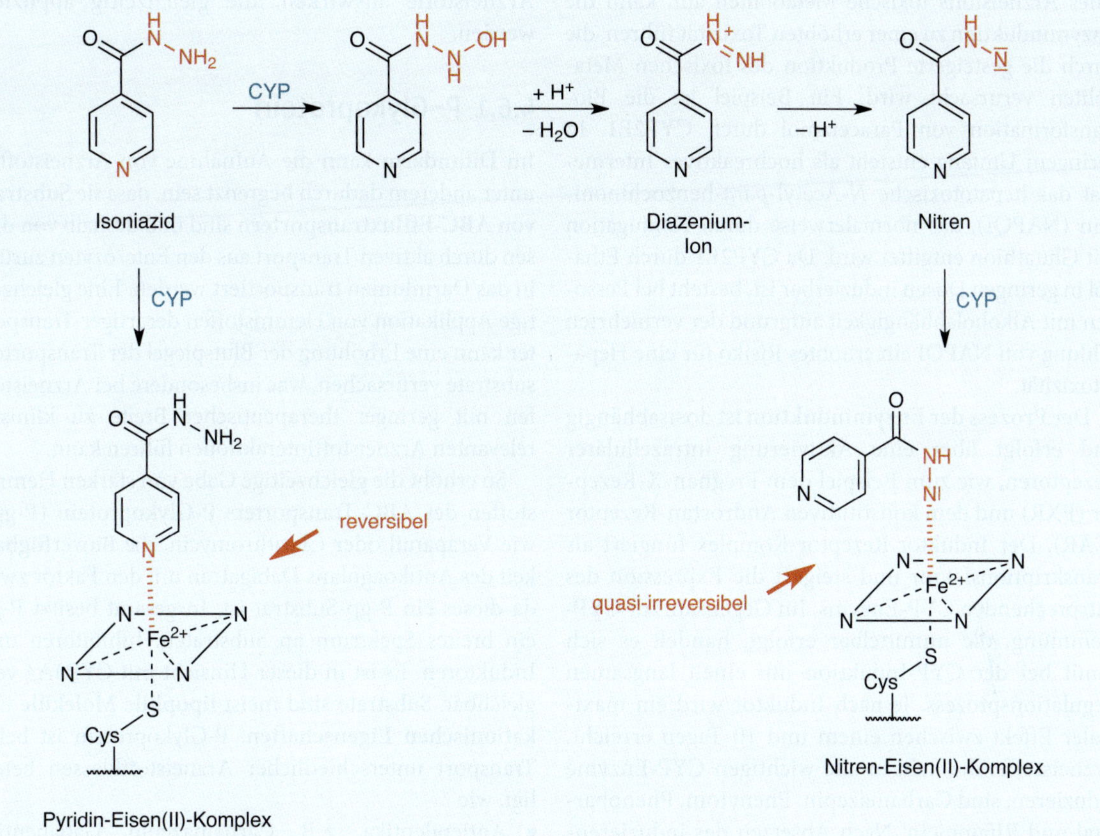

○ Abb. 4.19 Quasi-irreversible und reversible Hemmung von CYP-Enzymen durch Isoniazid

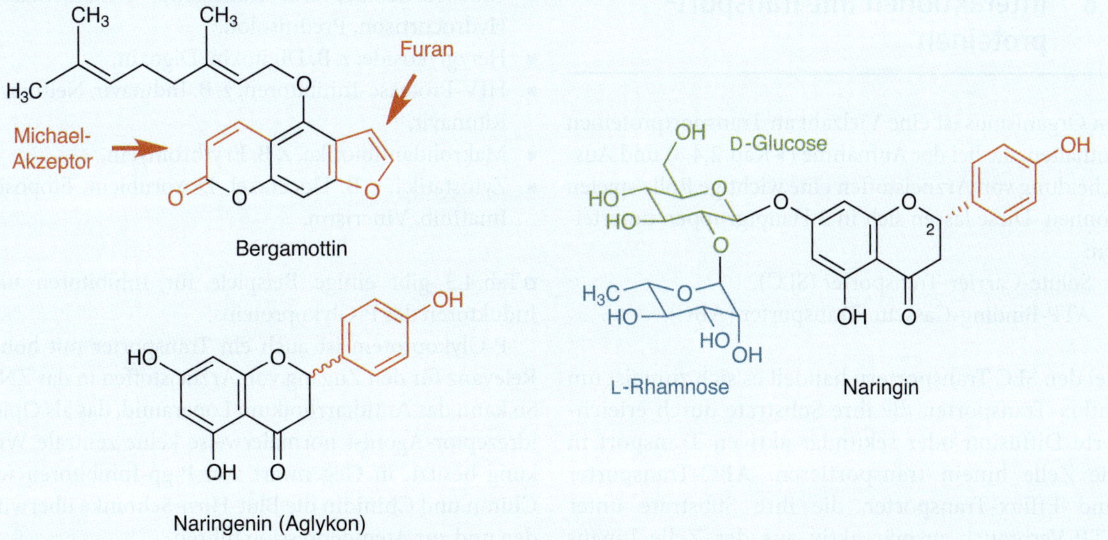

○ Abb. 4.20 Inhaltsstoffe des Grapefruitsafts als CYP-Inhibitoren

eines Arzneistoffs toxische Metaboliten auf, kann die Enzyminduktion zu einer erhöhten Toxizität führen, die durch die gesteigerte Produktion des toxischen Metaboliten verursacht wird. Ein Beispiel ist die Biotransformation von Paracetamol durch CYP2E1. In geringem Umfang entsteht als hochreaktives Intermediat das hepatotoxische *N*-Acetyl-*para*-benzochinonimin (NAPQI), das normalerweise durch Konjugation mit Glutathion entgiftet wird. Da CYP2E1 durch Ethanol in geringen Dosen induzierbar ist, besteht bei Personen mit Alkoholabhängigkeit aufgrund der vermehrten Bildung von NAPQI ein erhöhtes Risiko für eine Hepatotoxizität.

Der **Prozess der Enzyminduktion** ist dosisabhängig und erfolgt über eine Aktivierung intrazellulärer Rezeptoren, wie zum Beispiel dem Pregnan-X-Rezeptor (PXR) und dem konstitutiven Androstan-Rezeptor (CAR). Der Induktor-Rezeptor-Komplex fungiert als Transkriptionsfaktor und steigert die Expression des entsprechenden CYP-Enzyms. Im Gegensatz zur CYP-Hemmung, die unmittelbar erfolgt, handelt es sich somit bei der CYP-Induktion um einen langsamen Regulationsprozess. Je nach Induktor wird ein maximaler Effekt zwischen einem und 10 Tagen erreicht. Arzneistoffe, die nahezu alle wichtigen CYP-Enzyme induzieren, sind Carbamazepin, Phenytoin, Phenobarbital und Rifampicin. Nach Absetzen des induzierenden Arzneistoffs kann der Effekt noch 4 Wochen anhalten.

4.6 Interaktionen mit Transportproteinen

Im Organismus ist eine Vielzahl an Transportproteinen enthalten, die bei der Aufnahme (▸Kap. 2.4.3) und Ausscheidung von Arzneistoffen eine wichtige Rolle spielen können. Diese lassen sich in 2 Hauptgruppen unterteilen:

- Solute-Carrier-Transporter (SLC),
- ATP-Binding-Cassette-Transporter (ABC).

Bei den SLC Transportern handelt es sich zumeist um Influx-Transporter, die ihre Substrate durch erleichterte Diffusion oder sekundär aktiven Transport in die Zelle hinein transportieren. ABC-Transporter sind Efflux-Transporter, die ihre Substrate unter ATP-Verbrauch primär aktiv aus der Zelle hinaus schleusen. Diese Transporter sind über den ganzen Körper verteilt und befinden sich vor allem auch in den für die Aufnahme und Ausscheidung von Arzneistoffen wichtigen Organen Darm, Leber und Niere. Eine Hemmung der Transporter durch Arzneistoffe kann sich deshalb auf die Bioverfügbarkeit anderer Arzneistoffe auswirken, die gleichzeitig appliziert werden.

4.6.1 P-Glykoprotein

Im **Dünndarm** kann die Aufnahme von Arzneistoffen unter anderem dadurch begrenzt sein, dass sie **Substrate von ABC-Effluxtransportern** sind und deshalb von diesen durch aktiven Transport aus den Enterozyten zurück in das Darmlumen transportiert werden. Eine gleichzeitige Applikation von Hemmstoffen derartiger Transporter kann eine Erhöhung der Blutspiegel der Transportersubstrate verursachen, was insbesondere bei Arzneistoffen mit geringer therapeutischer Breite zu klinisch relevanten Arzneistoffinteraktionen führen kann.

So erhöht die gleichzeitige Gabe von starken Hemmstoffen des ABC-Transporters **P-Glykoprotein** (P-gp), wie Verapamil oder Clarithromycin, die Bioverfügbarkeit des Antikoagulans Dabigatran um den Faktor zwei, da dieses ein P-gp-Substrat ist. Insgesamt besitzt P-gp ein breites Spektrum an Substraten, Inhibitoren und Induktoren. Es ist in dieser Hinsicht mit CYP3A4 vergleichbar. Substrate sind meist **lipophile Moleküle** mit **kationischen Eigenschaften**. P-Glykoprotein ist beim Transport unterschiedlicher Arzneistoffklassen beteiligt, wie

- Antiepileptika, z. B. Carbamazepin, Gabapentin, Phenytoin,
- Calciumkanalblocker, z. B. Amlodipin, Verapamil,
- Calcineurin-Inhibitoren, z. B. Ciclosporin, Tacrolimus,
- Glucocorticoide, z. B. Budesonid, Dexamethason, Hydrocortison, Prednisolon,
- Herzglykoside, z. B. Digitoxin, Digoxin,
- HIV-Protease-Inhibitoren, z. B. Indinavir, Nelfinavir, Ritonavir,
- Makrolidantibiotika, z. B. Erythromycin,
- Zytostatika, z. B. Docetaxel, Doxorubicin, Etoposid, Imatinib, Vincristin.

◘ Tab. 4.3 gibt einige Beispiele für Inhibitoren und Induktoren des P-Glykoproteins.

P-Glykoprotein ist auch ein Transporter mit hoher Relevanz für den Zugang von Arzneistoffen in das ZNS. So kann das Antidiarrhoikum Loperamid, das als Opioidrezeptor-Agonist normalerweise keine zentrale Wirkung besitzt, in Gegenwart von P-gp-Inhibitoren wie Chinin und Chinidin die Blut-Hirn-Schranke überwinden und zur Atemdepression führen.

Strukturelle Eigenschaften der Substrate und Inhibitoren. Obwohl eine Vielzahl an P-gp-Substraten bekannt ist, sind die strukturellen Anforderungen in Bezug auf ihre Interaktion mit dem Transporter nur wenig untersucht. Allgemein sind P-gp-Substrate lipophil, aller-

◘ Tab. 4.3 Inhibitoren und Induktoren von P-Glykoprotein

Inhibitoren	Induktoren
Antiarrhythmika: Amiodaron, Chinidin, Chinin, Propafenon	**Antiepileptika:** Carbamazepin, Phenobarbital, Phenytoin, Primidon
Antimykotika: Itraconazol, Ketoconazol	**Glucocorticoide:** Dexamethason
Calciumkanalblocker: Diltiazem, Felodipin, Nifedipin, Verapamil	**HIV-Protease-Inhibitoren:** Amrenavir, Ritonavir
Makrolid-Antibiotika: Clarithromycin, Erythromycin	**Tuberkulosemittel:** Rifampicin
Opioid-Analgetika: Morphin, Pethidin	

dings sind sehr lipophile Steroide keine guten Substrate, sondern wirksame Inhibitoren. Auf der anderen Seite werden hydrophile Steroide wie Dexamethason und Hydrocortison gut transportiert, sind aber nur wenig wirksame Inhibitoren von P-gp. Allgemein ist für strukturell unterschiedliche P-gp-Substrate und Inhibitoren bekannt, dass die Inhibitoren lipophiler sind als die Substrate, während die Substrate mehr H-Brücken-Donor-Eigenschaften aufweisen als die Inhibitoren. Wichtige Charakteristika für P-gp-Inhibitoren sind aromatische Strukturelemente, lipophile, planare Strukturen, tertiäre N-Atome und H-Brücken-Akzeptor-Gruppen.

4.6.2 SLC-Transporter

Einige Beispiele für klinisch relevante Interaktionen zwischen Arzneistoffen, die durch Hemmung verschiedener **SLC-Transporter** hervorgerufen wurden, sind in ◘ Tab. 4.4 aufgelistet.

An der Aufnahme von Statinen in die **Leber** ist wesentlich der SLC-Transporter OATP1B1 (*organic anion transporting peptide*) beteiligt. Eine Hemmung dieses Transporters durch Ciclosporin führt bei verschiedenen Statinen zu einer deutlichen Erhöhung der Blutspiegel (Fluvastatin 4-fach, Pravastatin 10-fach) und damit zu verstärkten Nebenwirkungen wie Zerstörung von Muskelgewebe (Rhabdomyolyse). Der Lipidsenker Cerivastatin (Lipobay®) wurde 2001 vom Markt

◘ Tab. 4.4 Beispiele für Substrate und Inhibitoren von SLC-Transportern

SLC-Transporter	Substrat	Inhibitor
OATP1A2	Fexofenadin	Naringin (Grapefruit)
OATP1B1	Statine Repaglinid	Gemfibrozil Ciclosporin
OATP1B3	Statine	Erythromycin Ciclosporin
OAT1	Penicilline Cephalosporine Ciprofloxacin	Probenecid
OCT1	Metformin	Cimetidin Pyrimethamin Imatinib
MATE1	Metformin	Cimetidin Imatinib

genommen, da die Kombination mit dem ebenfalls lipidsenkenden Gemfibrozil zu zahlreichen Todesfällen führte. Gemfibrozil ist ein Inhibitor von OATP, der die Aufnahme des gleichzeitig eingenommenen Statins in die Leberzellen blockiert und somit dessen Plasmakonzentration erhöht. Dadurch steigt das Risiko für Myopathie und Rhabdomyolyse. Zudem ist Gemfibrozil ein Inhibitor von CYP2C8 (▸ Kap. 9.6.4), das an der Biotransformation von Cerivastatin beteiligt ist. Auch Makrolide wie Erythromycin hemmen die OATP-vermittelte Arzneistoffaufnahme und können die Plasmakonzentration von Statinen erhöhen.

In die Exkretion von Arzneistoffen über die **Niere** sind sowohl Transporter-vermittelte Sekretionsprozesse als auch Transporter-vermittelte Rückresorptionsprozesse involviert. Verschiedene β-Lactam-Antibiotika sind Substrate der renalen Transporter OAT1 und -3 (*organic anion transporter*). Diese vermitteln deren Aufnahme vom Blut in die Epithelzellen der proximalen Nierentubuli, von wo aus sie durch Efflux-Transporter in den Urin abgegeben werden. Dieser Prozess führt zu einer schnellen renalen Exkretion dieser Antibiotika. Ab dem 2. Weltkrieg wurde nach Substanzen gesucht, die den ausgeprägten renalen Verlust an Penicillin vermindern, mit dem Ziel Penicillin einzusparen. Um 1950 wurde mit Probenecid eine Substanz gefunden, die den

4

gewünschten Effekt hat. Dieser wird auf die Hemmung der renalen OAT1/3-Transporter zurückgeführt.

Der am intensivsten als Substrat von OCT (*organic cation transporter*) und MATE1 (*multidrug and toxic extrusion protein*) untersuchte Arzneistoff ist das Antidiabetikum Metformin. Aufgrund seiner stark basischen Biguanid-Struktur ($pK_S = 13,8$) liegt es fast ausschließlich protoniert vor, sodass die wenig lipophile Substanz nur mithilfe von Transportern die Zellmembranen durchdringen kann. OCT-Inhibitoren sind der H_2-Rezeptor-Antagonist Cimetidin und das Antiprotozoenmittel Pyrimethamin. Auch die Tyrosinkinase-Inhibitoren Imatinib und Erlotinib hemmen die Aufnahme von Metformin durch OCT1.

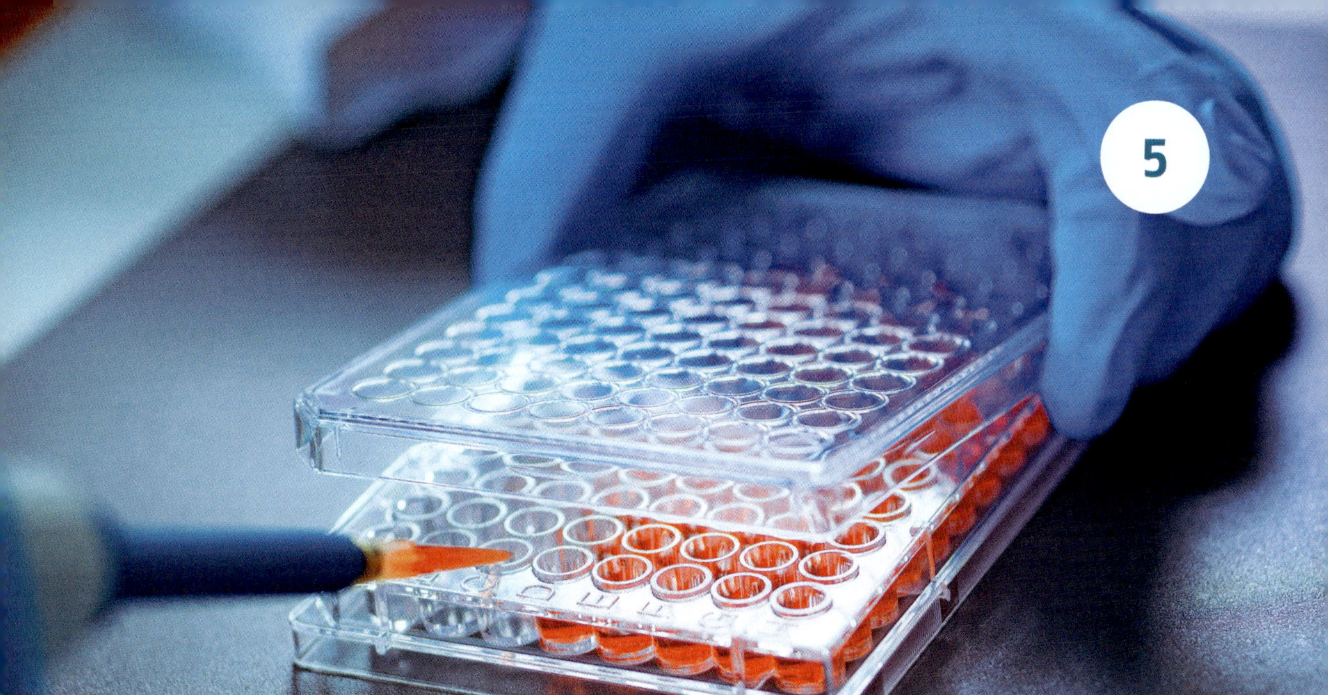

5 Chemische Aspekte der Arzneistoffentwicklung

Die gesamte Entwicklungskette zu einem neuen Arzneistoff von der Idee bis zur Marktreife ist ein sehr komplexes System ineinandergreifender Aktivitäten und ein dornenreicher Weg. Nach Abschluss von Design und Entwicklung schließen sich präklinische Studien zur Pharmakodynamik, Toxizität, Metabolisierung, Stabilität und galenischen Zubereitung sowie klinische Studien an. Darüber hinaus sind verschiedene Fragen hinsichtlich der Zulassung und des gewerblichen Rechtsschutzes, also der Patentierung zu klären. Die dazu benötigten größeren Mengen des Arzneistoffs müssen im Großmaßstab synthetisiert werden. Dies ist der Bereich der chemischen Entwicklung und Prozessentwicklung. Meist werden diese Probleme von heterogenen Berufsgruppen in gemeinsamen Teams parallel durchgeführt.

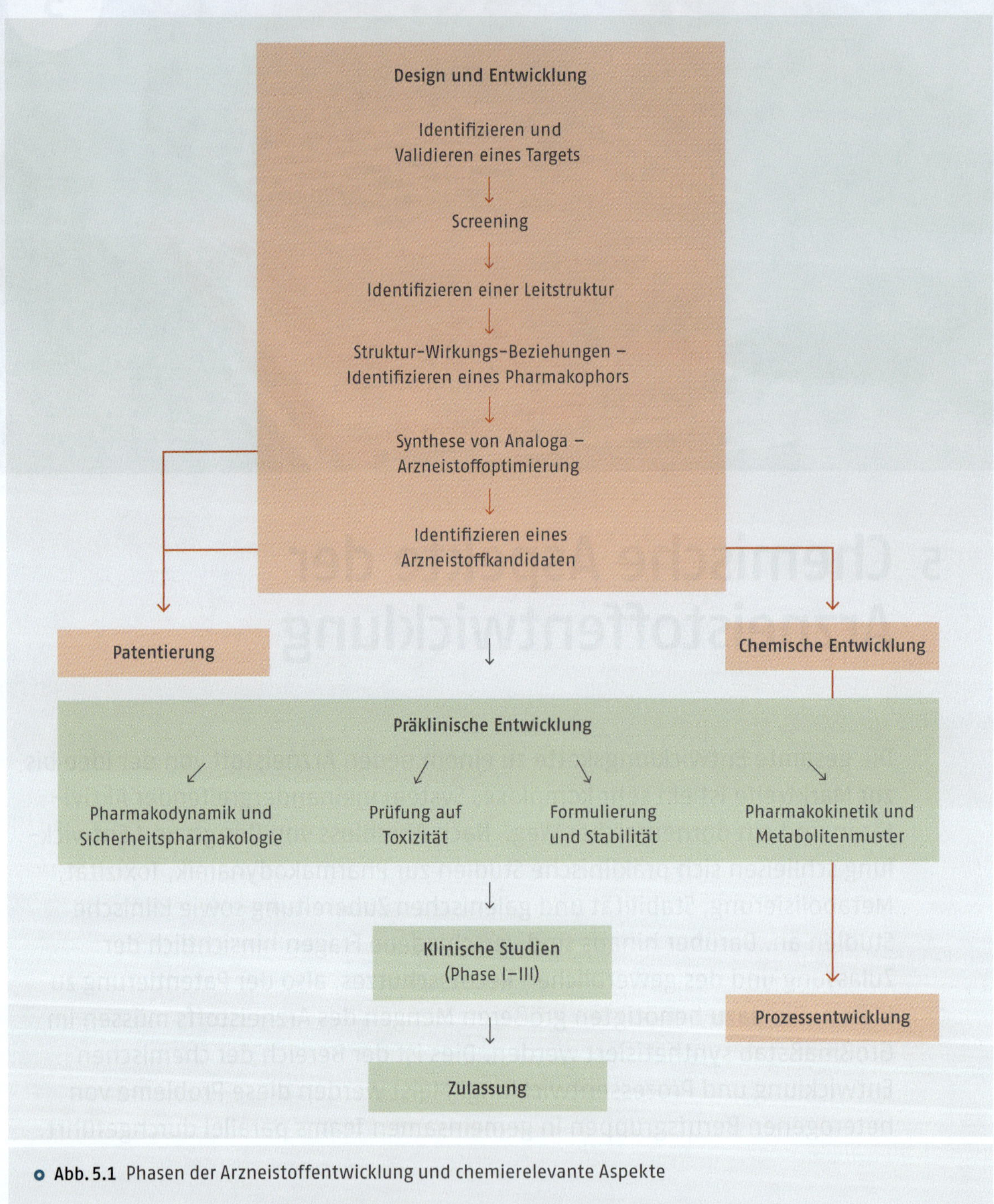

Abb. 5.1 Phasen der Arzneistoffentwicklung und chemierelevante Aspekte

Bei der Entwicklung eines Arzneistoffs lassen sich grob 3 Phasen unterscheiden (Abb. 5.1):

- **Design und Entwicklung**, dazu gehören Screening und Hit-Findung, Weiterentwicklung einer Leitstruktur und deren Optimierung zum Arzneistoffkandidaten (▸Kap. 1.3),
- **präklinische Entwicklung**,
- **klinische Studien**.

Insgesamt kann es etwa 10–15 Jahre dauern, um die Entwicklung eines Arzneistoffs bis zur Zulassung abzuschließen. Ist die erste Phase der Arzneistoffentwicklung mit dem Prozess der Forschung und Wirkstoffsuche bis hin zur Optimierung der Leitstruktur abgeschlossen, liegt damit gleichzeitig ein bestimmtes Indikationsgebiet vor, zudem ein möglicher Applikationsweg in den Organismus, der auch die zu entwickelnde Arzneiform festlegt. Einen solchen Wirkstoff bezeichnet man als **Arzneistoffkandidaten**. Im Durchschnitt erreichen von 10 000 Strukturen, die im Rahmen des Wirkstoffdesigns synthetisiert werden, 5 Substan-

Tab. 5.1 Anzahl der Substanzen, die in die einzelnen Phasen der Arzneistoffentwicklung gelangen

Jahre	Anzahl	Phase
0 Jahre	5000–10 000 Substanzen	Design und Entwicklung
1		
2		
3	6,7	Präklinische Entwicklung
4		
5	4,7	Klinische Phase I
6		
7	3,3	Klinische Phase II
8		
9	1,5	Klinische Phase III
10		
11	1,2	Zulassung beantragt
12	1	Zugelassen

zen die klinische Prüfung der Phase I und nur eine wird zur Marktreife gelangen (Tab. 5.1). Die Kosten bis zur Markteinführung werden auf 800 Millionen bis 1,3 Milliarden US-Dollar geschätzt, und sogar von noch höheren Entwicklungskosten ist die Rede.

5.1 Präklinische Entwicklung

Im Rahmen der **präklinischen Entwicklung** eines Arzneistoffs werden, wenn möglich, **In-vitro-Methoden** eingesetzt, beispielsweise zum primären Screening an entsprechenden Targets, zur Bestimmung des Metabolitenmusters oder in der Sicherheitspharmakologie bei toxikologischen Prüfungen. Anderseits sind **In-vivo-Studien** an Tieren, insbesondere für zahlreiche toxikologische Prüfungen, nach wie vor unverzichtbar.

Obwohl die **pharmakodynamischen Eigenschaften** des Arzneistoffs während der frühen Phasen des Designs und der Entwicklung des Arzneistoffs in gewisser Weise schon untersucht wurden, sind normalerweise weitere Studien notwendig, um zu sehen, ob der Arzneistoff an anderen als den gewünschten Targets aktiv ist und um einen besseren Einblick in den Wirkungsmechanismus des Arzneistoffs zu erhalten. In diesen Studien werden auch Dosis-Wirkungs-Beziehungen und die Wirkungsdauer des Arzneistoffs ermittelt. Zudem werden Daten zur **Sicherheitspharmakologie** benötigt. Dabei ist zu prüfen, ob therapeutisch relevante Dosen des Wirkstoffs sich auf wesentliche Organfunktionen wie Herz, Leber, Niere, Blutbildung usw. auswirken.

Wesentlich ist die **Prüfung auf Toxizität**. Das Auffinden toxischer Effekte vor der Neuzulassung eines Arzneimittels trägt präventiv zur Arzneimittelsicherheit bei. So ist eine Dosiserhöhung bis in den toxischen Bereich nötig, um die akute Toxizität bei einmaliger Gabe und die chronische Toxizität bei wiederholter Gabe zu ermitteln. In-vivo-Studien zur **Genotoxizität** sollen Auskunft über die krebserzeugenden (**Kanzerogenität**), erbgutverändernden (**Mutagenität**) sowie fortpflanzungsgefährdenden und Missbildungen erzeugenden (**Reproduktionstoxizität**) Eigenschaften des Wirkstoffs geben.

Bevor die klinischen Studien beginnen, sollten ausreichende Daten zur **Pharmakokinetik** vorliegen. Von besonderem Interesse ist das **Metabolitenmuster** im Versuchstier, da es mit dem verglichen werden kann, das sich bei der Anwendung am Menschen ergibt. Die Pharmakokinetik eines Wirkstoffs kann sich beim Menschen anders als bei verschiedenen Tierarten verhalten.

Während der präklinischen Entwicklung muss auch über die Formulierung entschieden und die pharmazeutische Qualität gewährleistet werden. Die **Präformulierung** umfasst die Charakterisierung der physikalisch-chemischen Eigenschaften des Arzneistoffs und der für die Formulierung benötigten Hilfsstoffe sowie deren Interaktionen. Formulierungsstudien berücksichtigen dann Faktoren wie Partikelgröße, Salzformen, Polymorphie, Säure-Base-Eigenschaften und Löslichkeit, da diese Parameter die Bioverfügbarkeit und somit die Aktivität des Arzneistoffs beeinflussen können.

Die aus der Phase der präklinischen Entwicklung gewonnenen Erkenntnisse sollen auf den Menschen übertragbar sein und damit die technischen und regulatorischen Voraussetzungen für die erstmalige Anwendung am Menschen schaffen.

5.2 Klinische Studien

Nach Abschluss der präklinischen Studien fällt die Entscheidung, ob klinische Studien durchgeführt werden sollen. In der Regel wird dies der Fall sein, wenn der Arzneistoff im Tierversuch die gewünschte Wirkung

5

zeigt, einen deutlichen Vorteil gegenüber etablierten Therapien, dazu eine akzeptable Pharmakokinetik, keine problematischen Metaboliten, eine angemessene Halbwertszeit und keine schwerwiegenden Nebenwirkungen aufweist. Klinische Studien sind für die Entwicklung und Zulassung eines Arzneimittels ein unverzichtbarer Bestandteil. Sie sind dazu bestimmt, die Wirksamkeit von neuen Arzneimitteln am Menschen nachzuweisen und deren Verträglichkeit festzustellen.

Viele erfolgsversprechende Arzneistoffkandidaten scheitern an dieser letzten Hürde. Daher müssen gegebenenfalls weitere Analoga hergestellt werden, bevor ein klinisch akzeptabler Arzneistoff erhalten wird. In klinischen Studien wird der Arzneistoff an **Probanden** und **Patienten** getestet. Daher müssen die Verfahren ethisch einwandfrei sein. Diese Versuche können 5–7 Jahre in Anspruch nehmen, hunderte bis tausende Patienten involvieren und extrem teuer sein. Man unterscheidet 4 **Phasen der klinischen Prüfung.**

Phase-I-Studien (*first in man*) dauern bis zu 1,5 Jahren und umfassen bis zu 100 gesunde freiwillige Probanden. Neben der vorläufigen Bewertung der Sicherheit und Verträglichkeit des Arzneistoffs wird seine Pharmakokinetik geprüft. Die Ergebnisse entscheiden dann, ob man in die Phase-II-Studien geht, in der die Wirksamkeit geprüft wird.

Phase-II-Studien (*first in patient*) dauern zwischen 1,5 und 2 Jahren. Sie werden an bis zu mehreren hundert Patienten durchgeführt, um die therapeutische Wirksamkeit des Arzneistoffs nachzuweisen (*proof of concept*). Auch sollen die Pharmakokinetik und Verträglichkeit eingehender untersucht und das beste Dosierungsschema definiert werden. Wenn die Ergebnisse in ersten Studien an einer begrenzten Anzahl von Patienten enttäuschend sind, können klinische Studien in diesem Stadium abgebrochen werden. Am Ende dieser Studien muss die Datenlage ausreichen, um einen Arzneistoff in der zeitlich und finanziell wesentlich aufwändigeren Phase III zu prüfen.

Phase-III-Studien (*pivotal studies*) dauern normalerweise etwa 3 Jahre und können viele tausend Patienten umfassen. Sie werden typischerweise in randomisierten, Placebo-kontrollierten Doppelblindstudien durchgeführt. Dies bedeutet, dass die Patienten in zwei Gruppen aufgeteilt werden, wobei eine Gruppe das Prüfpräparat (Verum) erhält, die andere Gruppe dagegen ein Placebo. In einer Doppelblindstudie wissen weder Arzt noch Patient, ob der Arzneistoff oder ein Placebo verabreicht wird. Die Studien zeigen, ob die Patienten, denen der Arzneistoff verabreicht wird, eine Verbesserung gegenüber den Patienten zeigen, die das Placebo erhalten. Die Studien der Phase III ermitteln die für die Zulassung eines Arzneistoffs entscheidenden Daten zum Wirksamkeitsnachweis und zur Arzneimittelsicherheit. Eines der wichtigsten Kriterien für die Zulassung ist die Nutzen-Risiko-Abwägung.

Phase-IV-Studien (*post-authorisation safety studies*) beginnen ab der Marktzulassung und dienen im Rahmen der Pharmakovigilanz der laufenden und systematischen Überwachung der Sicherheit und Verträglichkeit neuer Arzneimittel. Sie haben das Ziel, insbesondere das Auftreten seltener (0,01–0,1 %) oder sehr seltener (< 0,1 ‰) Nebenwirkungen und andere Risiken zu erfassen. In gewisser Hinsicht ist diese Phase ein nie endender Prozess, da unerwartete Nebenwirkungen viele Jahre nach der Einführung des Arzneimittels auftreten können.

5.3 Scale-Up und Prozessentwicklung

Der im Rahmen des Drug Designs entwickelte Syntheseweg eines Arzneistoffkandidaten ist normalerweise zuverlässig und ermöglicht die Herstellung der Substanz im Gramm-Maßstab. Er erfüllt üblicherweise alle Ansprüche des In-vitro-Screenings und zur Ermittlung pharmakokinetischer Daten. Die benötigte Substanzmenge für die ersten Tierversuche wird üblicherweise auch noch von der entsprechenden Arbeitsgruppe aus der Medizinischen Chemie bereitgestellt. Sobald aber ein Wirkstoff die Phasen der präklinischen Studien erreicht, muss man so schnell wie möglich mit der Entwicklung einer **Synthese im Großmaßstab** beginnen. Insbesondere für klinische Studien ist dann der Wirkstoffbedarf wesentlich größer. Daher wird in spezialisierten Labors die bisherige Synthese optimiert oder vollständig überarbeitet. Diesen Vorgang bezeichnet man als **Scale-up** (*to scale up* = vergrößern) oder Hochskalieren bzw. Upscaling.

Anfangs kann man vielleicht die erforderliche Menge des Arzneistoffs noch über den im Forschungslabor genutzten Syntheseweg erhalten, indem man ihn einfach in größeren Ansätzen fährt. Längerfristig erweisen sich solche Wege jedoch für eine **großtechnische Herstellung** oft als ungeeignet. Dafür gibt es mehrere Gründe. Während der Entwicklungsphase des Arzneistoffs legt man den Fokus darauf, möglichst rasch viele verschiedene Substanzen zu synthetisieren. Die Ausbeute spielt keine Rolle, solange ausreichend Material zum Testen erhalten wird. Die Reaktionen werden zudem in kleinen Ansätzen durchgeführt, sodass die Kosten gering sind, selbst wenn teure Reagenzien oder Ausgangsmaterialien verwendet werden. Aufgrund der geringen Mengen ist auch der Einsatz gefährlicher Reagenzien, Lösemittel oder Ausgangsmaterialien unproblematisch.

Welche Prioritäten sind beim Scale-up zu setzen? Es muss ein Syntheseweg gefunden werden, der einfach, sicher, kostengünstig, effizient und ergiebig ist, eine **minimale Anzahl von Syntheseschritten** aufweist und ein Produkt von gleichbleibend hoher Qualität liefert, das die vorgegebenen Reinheitsanforderungen erfüllt.

Während des Scale-up-Verfahrens werden die Reaktionsbedingungen für jeden einzelnen Syntheseschritt aufs Genaueste geprüft und dann modifiziert, um eine **Optimierung der Ausbeuten und Reinheit** zu erzielen. Dazu können verschiedene Lösemittel, Reagenzien und Katalysatoren ausprobiert werden. Der Einfluss von Temperatur, Druck, Reaktionszeit, Stöchiometrie der Edukte oder Reagenzien, deren Konzentrationen und die Art der Zugabe werden untersucht. Zum Beispiel beinhaltete die ursprüngliche Synthese von Aspirin aus Salicylsäure die Acetylierung mit Acetylchlorid. Leider entstand als Nebenprodukt Salzsäure, die korrosiv und umweltgefährdend ist. Der verbesserte Syntheseweg verwendet dagegen Essigsäureanhydrid als Acylierungsmittel (▸ Kap. 7.5.4). Das Nebenprodukt, das hier gebildet wird, ist Essigsäure, die nicht die unerwünschten Eigenschaften von Salzsäure hat und zudem recycelt werden kann. Somit können sich die endgültigen Reaktionsbedingungen für jede Synthesestufe radikal von den ursprünglichen Bedingungen unterscheiden. Manchmal ist es sogar notwendig, die ursprüngliche Synthese aufzugeben und einen völlig anderen Weg zu konzipieren. Zur Optimierung der Gesamtausbeuten sind normalerweise **konvergente Synthesen** gegenüber linearen Synthesen besser geeignet. Während bei einer linearen Synthese der Molekülaufbau schrittweise erfolgt, werden in einer konvergenten Synthese Teile des Zielmoleküls getrennt synthetisiert und anschließend zum Zielmolekül zusammengefügt. Diese Strategie verfolgt man beispielsweise bei der Synthese des Antipsychotikums Haloperidol (▸ Kap. 7.16.1).

Sobald man die **optimalen Reaktionsbedingungen** für jede Stufe gefunden hat, muss der Prozess **hochskaliert** werden (Scale-up). Entscheidend sind hier Kosten, Sicherheit, Reinheit und Ertrag. Teure oder gefährliche Lösemittel und Chemikalien sollten vermieden und durch billigere, sicherere Alternativen ersetzt werden. Die experimentellen Bedingungen müssen möglicherweise modifiziert werden. Viele der im Forschungslabor durchgeführten Arbeitsschritte sind für den Großmaßstab ungeeignet. Dazu gehören der Einsatz von Trockenmitteln, Rotationsverdampfern und Scheidetrichtern. Alternative großtechnische Verfahren für diese Vorgänge sind das Entfernen von Wasser als azeotropes Gemisch, Destillation und Extraktionsanlagen.

Das Scale-up unterteilt man in mehrere Stufen. In der **ersten Stufe** wird etwa ein Kilogramm Arzneistoff für kurzfristige Toxikologie- und Stabilitätsprüfungen, die analytische Forschung und galenische Entwicklung benötigt. Oft wird die ursprüngliche Syntheseroute rasch weiterentwickelt und vergrößert, um diese Substanzmengen bereitstellen zu können, da der Zeitfaktor von entscheidender Bedeutung ist. In der **zweiten Stufe** gilt es, etwa 10 kg für die toxikologische Langzeitprüfungen sowie für Formulierungsstudien zu synthetisieren. Ein Teil der Substanz kann auch bereits für klinische Studien der Phase I verwendet werden. Die **dritte Stufe** umfasst das weitere Scale-up bis zur **Pilotanlage**, eine im halbtechnischen Maßstab betriebene Versuchsanlage. Dort werden etwa 100 kg für klinische Studien der Phasen II und III hergestellt. Die für die einzelnen Stufen verwendeten Synthesewege können durchaus voneinander abweichen. Entscheidend ist jedoch, dass die **Qualität und Reinheit** des Arzneistoffs für alle Studien so konstant wie möglich bleibt. Für die Endstufe werden dann die qualitativen und quantitativen Grenzwerte festgelegt, woraus sich die erforderlichen analytischen Prüfverfahren ergeben. Alle zukünftigen Chargen des Arzneistoffs müssen die vorgegebenen Spezifikationen erfüllen. Wenn die Endstufe einmal optimiert ist, kann die weitere Entwicklungsarbeit darauf ausgerichtet werden, die Anfangsschritte der Synthese zu optimieren oder zu verändern.

Am Beispiel des HMG-CoA-Reduktase-Hemmers **Fluvastatin** soll gezeigt werden, in welchem Maße eine Syntheseroute aus dem Forschungslabor für industrielle Zwecke modifiziert werden kann. Von diesem Arzneistoff wurden 2007 über 50 Tonnen produziert, sodass der Hersteller eine **High-Throughput-Synthese** des Arzneistoffs benötigte.

Der ursprüngliche Syntheseweg von Fluvastatin ist in ○ Abb. 5.2 dargestellt. Allerdings hatte man diesen Weg für ein Analogon von Fluvastatin konzipiert. Strukturelle Unterschiede zwischen Fluvastatin und diesem Analogon bestehen in der zyklisierten Seitenkette und dem Substituenten am Indolstickstoff (○ Abb. 5.3). Aufgrund der Instabilität der zyklischen Esterstruktur im Analogon wurde diese für den finalen Arzneistoff geöffnet. Die Methylgruppe am Indolstickstoff wurde gegen eine Isopropylgruppe ausgetauscht, da die Methylgruppe im Körper leicht demethyliert wird. Dagegen ist die voluminösere Isopropylgruppe gegenüber einer oxidativen Desalkylierung stabil und sorgt für eine längere Halbwertszeit.

Die Synthese (○ Abb. 5.2) birgt zahlreiche Hindernisse für das Scale-up. Beide Molekülhälften bereiten Probleme. Viele Reagenzien und Edukte, die zum Indol-2-carbonsäureester führen, sind toxisch oder teuer. Der Aufbau des Indolgerüsts erfolgt durch eine Fischer-Indolsynthese. Dazu wird Acetessigsäureethylester mit 4-Fluorbenzylbromid benzyliert und der erhaltene β-Ketoester in einer Japp-Klingemann-Reaktion mit Phenyldiazonium zum Phenylhydrazon umgesetzt. Zyklisierung durch Erhitzen im sauren Milieu führt unter Austritt von Ammoniak zum Indol. Der Aufbau der C-2-Seitenkette am Indol bis zur Stufe des 3,5-Dihydro-

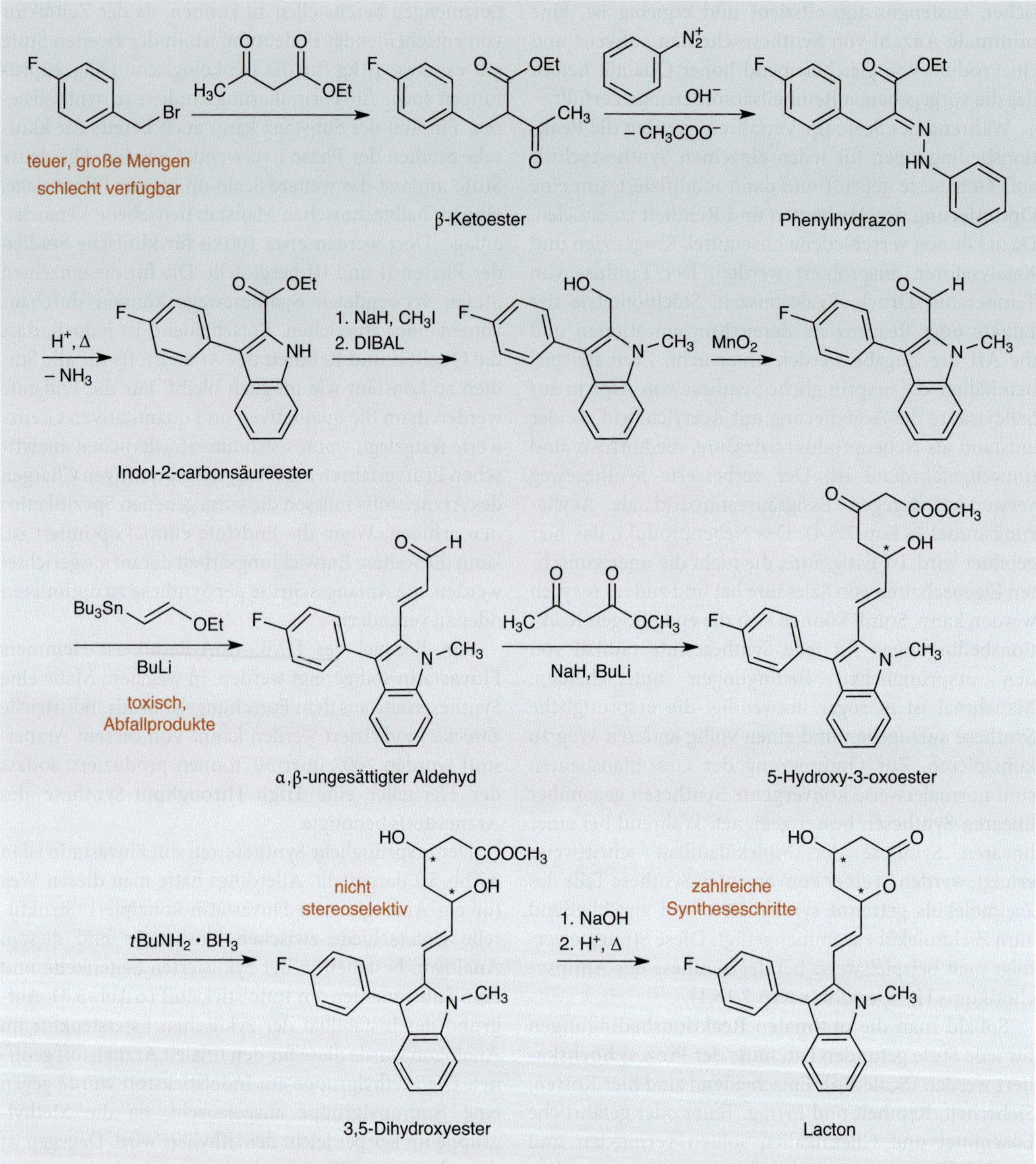

Abb. 5.2 Synthese eines zyklisierten Analogons von Fluvastatin

xyesters erfordert viele Schritte. Nach Methylierung des Indolstickstoffs muss die Estergruppe mit Diisobutylaluminiumhydrid (DIBAL) zunächst zum Alkohol reduziert, mit MnO_2 auf die Aldehydstufe reoxidiert und mit 2-(Ethoxyvinyl)tributylstannan und Butyllithium als Transmetallierungsmittel – intermediär entsteht eine Vinyllithiumverbindung – um 2 C-Atome zum α,β-ungesättigten Aldehyd erweitert werden. Danach wird die Seitenkette mit Acetessigsäuremethylester in einer Aldoladdition um 4 weitere C-Atome verlängert. Der resultierende 5-Hydroxy-3-oxoester wird mit *tert*-Butylaminboran nicht stereoselektiv zu den isomeren 3,5-Dihydroxyestern reduziert, die als *like*- und *unlike*-Diastereomerenpaare vorliegen. Die *like*-Substanzen sind an den beiden Asymmetriezentren identisch konfiguriert, also *R,R* oder *S,S*, die *unlike*-Substanzen dagegen *R,S* bzw. *S,R*. Die Diastereomere werden nicht getrennt und unter Verseifen, Ansäuern und Erhitzen zu den *cis*- und *trans*-Lactonderivaten zyklisiert. Deren Trennung erfordert Chromatographie und mehrere Kristallisationen, was im Großmaßstab teuer und ineffizient wäre. Zudem ist die Ausbeute mit 15 % nur sehr gering.

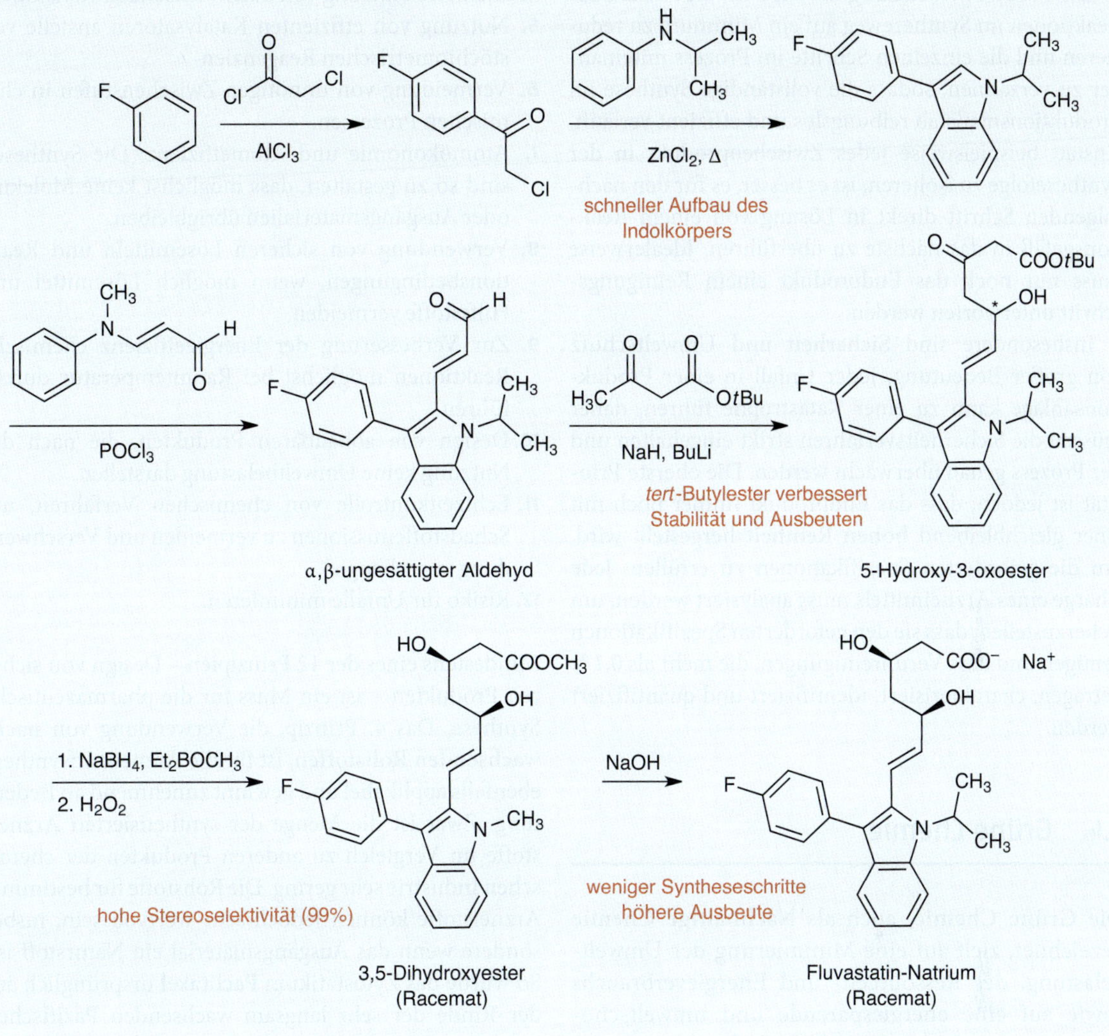

Abb. 5.3 Prozessroute für das Fluvastatin-Racemat

Zur Lösung dieser Probleme wurde für die **kommerzielle Darstellung** (Prozessroute) die Indolsynthese komplett neu gestaltet (Abb. 5.3). Das Indolstrukturelement erhält man in nur zwei Schritten. Dazu wird Fluorbenzen in *para*-Stellung mit Chloressigsäurechlorid nach Friedel-Crafts acyliert. Mit dem Produkt wird anschließend *N*-Isopropylanilin alkyliert und im gleichen Reaktionsschritt nach Bischler-Möhlau zum Indol zyklisiert. Nach zwei weiteren Schritten liegen alle C-Atome im Arzneistoffmolekül vor. So ergibt die Variante einer Vilsmeier-Haack-Formylierung in 2-Position mit *N*-Methyl-*N*-phenyl-3-aminoacrolein und Phosphoroxychlorid den α,β-ungesättigten Aldehyd. Für die Aldoladdition im nächsten Schritt wird Acetessigsäuremethylester durch den entsprechenden *tert*-Butylester ersetzt, um die Bildung von Lactonen zu vermeiden. Die stereoselektive Reduktion mit Natriumborhydrid als Reduktionsmittel in Gegenwart von Diethylmethoxyboran als Chelatbildner führt zum Enantiomerenpaar mit der *syn*-Anordnung und einer Selektivität von 99 %. Da Boronate schwer entfernbare Rückstände darstellen, werden sie mit Wasserstoffperoxid zu Borat-Intermediaten oxidiert. Die alkalische Hydrolyse des Esters vervollständigt die Synthese. Im Gegensatz zu den meisten anderen Statinen wird Fluvastatin-Natrium als Racemat vermarktet.

Die Prozessroute zu Fluvastatin reduziert die Anzahl der Syntheseschritte von insgesamt 11 auf 6. Keiner der Schritte erfordert eine chromatographische Reinigung. Unter Berücksichtigung der verbesserten Ausbeute in jedem einzelnen Schritt und der verringerten Kosten reduzieren sich die Ausgaben für die Produktion von Fluvastatin über die Verfahrensroute gegenüber der Forschungsroute um den Faktor 14.

Die **Prozessentwicklung** hat das Ziel, die Anzahl der Reaktionen im Syntheseweg auf ein Minimum zu reduzieren und die einzelnen Schritte im Prozess miteinander zu verzahnen, sodass die vollständige Synthese im Produktionsmaßstab reibungslos und effizient verläuft. Anstatt beispielsweise jedes Zwischenprodukt in der Synthesefolge zu isolieren, ist es besser, es für den nachfolgenden Schritt direkt in Lösung von einem Reaktionsgefäß in das nächste zu überführen. Idealerweise muss nur noch das Endprodukt einem Reinigungsschritt unterworfen werden.

Insbesondere sind **Sicherheit und Umweltschutz** von großer Bedeutung. Jeder Unfall in einer Produktionsanlage kann zu einer Katastrophe führen, daher müssen die Sicherheitsverfahren strikt eingehalten und der Prozess genau überwacht werden. Die oberste Priorität ist jedoch, dass das Endprodukt immer noch mit einer gleichbleibend **hohen Reinheit** hergestellt wird, um die geforderten Spezifikationen zu erfüllen. Jede Charge eines Arzneimittels muss analysiert werden, um sicherzustellen, dass sie den geforderten Spezifikationen genügen und dass Verunreinigungen, die mehr als 0,1 % betragen, charakterisiert, identifiziert und quantifiziert werden.

5.4 Grüne Chemie

Die **Grüne Chemie**, auch als **Nachhaltige Chemie** bezeichnet, zielt auf eine Minimierung der Umweltbelastung, des Ressourcen- und Energieverbrauchs sowie auf eine energiesparende und umweltschonende Produktion. Dagegen wird der Bereich der Forschung und Entwicklung (F&E) in Großunternehmen von Wirtschaftlichkeit und Kosteneffizienz getrieben. Ungeachtet ihrer Unterschiede fördern sowohl die Grüne Chemie als auch die Prozess-Chemie effiziente, gut gestaltete chemische Prozesse. Beide Bereiche erfordern auch Kreativität, Problemlösungskompetenz und solides chemisches Hintergrundwissen.

Paul Anastas von der US-amerikanischen Umweltschutzbehörde (Environmental Protection Agency) stellte 1998 die **12 Prinzipien der Grünen Chemie** zusammen (**o** Abb. 5.4).

Diese haben folgende Zielsetzungen:

1. Vermeidung von Abfällen bei chemischen Verfahren, sodass deren Entsorgung und damit Verschmutzung und Kontamination der Umwelt vermieden werden.
2. Entwicklung von sichereren chemischen Produkten, die ihre Funktion erfüllen und möglichst ungiftig sind.
3. Verwendung von harmloseren und weniger giftigen Chemikalien.
4. Intensive Nutzung von nachwachsenden Rohstoffen.
5. Nutzung von effizienten Katalysatoren anstelle von stöchiometrischen Reagenzien.
6. Vermeidung von unnötigen Zwischenstufen in chemischen Prozessen.
7. Atomökonomie und Atomeffizienz: Die Synthesen sind so zu gestalten, dass möglichst keine Moleküle oder Ausgangsmaterialien übrigbleiben.
8. Verwendung von sicheren Lösemitteln und Reaktionsbedingungen, wenn möglich Lösemittel und Hilfsstoffe vermeiden.
9. Zur Verbesserung der Energieeffizienz chemische Reaktionen möglichst bei Raumtemperatur durchführen.
10. Design von abbaubaren Produkten, die nach der Nutzung keine Umweltbelastung darstellen.
11. Echtzeitkontrolle von chemischen Verfahren, um Schadstoffemissionen zu vermeiden und Verschwendung vorzubeugen.
12. Risiko für Unfälle minimieren.

Mindestens eines der 12 Prinzipien – Design von sicheren Produkten – ist ein Muss für die pharmazeutische Synthese. Das 4. Prinzip, die Verwendung von **nachwachsenden Rohstoffen**, ist für die Arzneistoffsynthese ebenfalls applikabel und gewinnt zunehmend an Bedeutung. Zwar ist die Menge der synthetisierten Arzneistoffe im Vergleich zu anderen Produkten der chemischen Industrie sehr gering. Die Rohstoffe für bestimmte Arzneistoffe können jedoch sehr wertvoll sein, insbesondere wenn das Ausgangsmaterial ein Naturstoff ist. So wurde das Zytostatikum **Paclitaxel** ursprünglich aus der Rinde der sehr langsam wachsenden Pazifischen Eibe *Taxus brevifolia* isoliert. Als die Nachfrage nach Paclitaxel drastisch anstieg, erfolgte die Rindenernte der Eiben in einem nicht nachhaltigen Tempo und zerstörte die Baumbestände. Glücklicherweise wurde als alternative Quelle die Nadeln der Europäischen Eibe *Taxus baccata* entdeckt. Diese enthalten 10-Desacetyl-Baccatin III, das in Paclitaxel umgewandelt werden kann. Die Nadeln können ohne Zerstörung der Pflanze geerntet werden, zudem regenerieren sie sich schnell. Auch werden nahezu alle arzneilich verwendeten Steroidhormone, wie hormonale Kontrazeptiva und Glucocorticoide, indirekt aus Diosgenin gewonnen, einem nachwachsenden Rohstoff aus der Yamswurzel. In ihm ist das komplizierte Steroidgerüst bereits von der Natur vorgefertigt. Man kommt zudem mit vergleichsweise kleinen Anbauflächen aus. Auch Fermentationsprozesse entsprechen den Grundsätzen der Grünen Chemie. Ein eindrucksvolles Beispiel ist die Gewinnung von **Riboflavin** (Vitamin B_2), dessen Jahresproduktion 2012 bei weltweit 8500 Tonnen lag. War früher eine vielstufige Synthese ausgehend von Glucose erforderlich, erfolgt die industrielle Riboflavin-Synthese mittlerweile

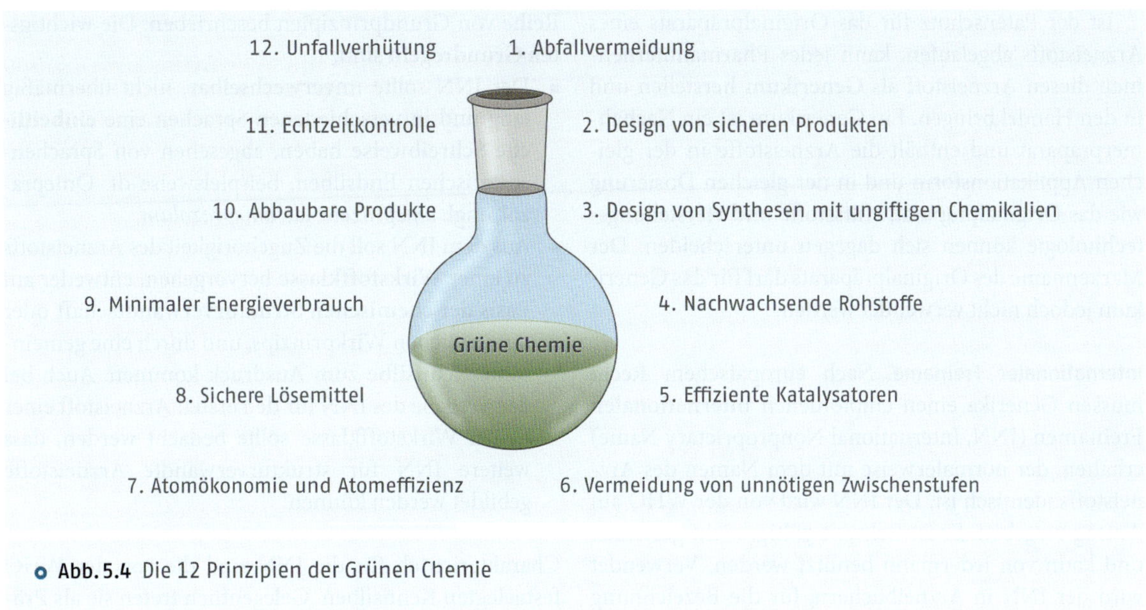

Abb. 5.4 Die 12 Prinzipien der Grünen Chemie

äußerst effizient auf fermentativem Weg mit dem Schimmelpilz *Ashbya gossypii*, einem natürlichen Riboflavin-Überproduzenten, unter Verwendung der nachwachsenden Ressource Sojaöl als Substrat. Alternativ können auch gentechnisch veränderte Stämme von *Bacillus subtilis* Riboflavin produzieren. Bei der Synthese des Antidiabetikums **Sitagliptin** konnten die Firmen Merck und Codexis den finalen Schritt der asymmetrischen Hydrierung mithilfe eines Biokatalysators im Sinne der Grünen Chemie umweltschonend gestalten und wurden dafür mit einem Umweltpreis ausgezeichnet (▸ Kap. 8.2.5).

5.5 Bezeichnung von Arzneistoffen

Für jeden neu entwickelten Arzneistoff wird eine geeignete Bezeichnung benötigt. Diese dient als Identifikations- und Unterscheidungsmerkmal und trägt somit zur Sicherheit im Umgang mit Arzneistoffen bei. Sie soll Irreführungen, Verwechslungen oder Fehlanwendungen vermeiden.

Die große Mehrzahl der chemischen Substanzen, die in der Medizinischen Chemie im Rahmen der Forschung synthetisiert werden, gelangt allerdings nie auf den Markt und es wäre nicht sinnvoll, sie alle mit Namen zu bezeichnen. Stattdessen kennzeichnen Forschungsgruppen neue, in der Entwicklung befindliche Wirkstoffe mit einer **Prüfnummer**.

Prüfnummer. Die in der Regel aus Buchstaben und Ziffern aufgebaute Prüfnummer (Prüfcode) wird nach einem firmeneigenen Chiffrierschlüssel vergeben. Die Buchstaben sind spezifisch für die jeweilige Firma der forschenden Pharmaindustrie, aus der die Substanz stammt, und bilden eine **Basiskodierung**. Die Ziffern sind spezifisch für den Wirkstoff und gestatten eine eindeutige Zuordnung. Oft finden diese Bezeichnungen auch Eingang in die wissenschaftliche Literatur. So stehen beispielsweise die Basiscodierungen Bay, Ro und MK für die Firmen Bayer, Roche bzw. Merck. Das konkrete Entwicklungspräparat Ro31-8959 wurde dementsprechend von Roche hergestellt. Ist das betreffende Entwicklungspräparat als therapeutischer Wirkstoff vielversprechend, bekommt es einen Namen zugewiesen. Zum Beispiel zeigte das genannte Entwicklungspräparat eine vielversprechende Wirkung als HIV-Protease-Inhibitor und wurde mit dem INN-Namen (s. u.) Saquinavir belegt.

Markenname. Durchläuft ein Wirkstoff die Phasen der Arzneistoffentwicklung erfolgreich und wird anschließend als Arzneimittel vermarktet, erhält er einen **Markennamen**, den ausschließlich der Hersteller verwenden darf. Der Markenname wird als Wortmarke mit dem Symbol ® gekennzeichnet und geschützt. Zum Beispiel wurde das oben genannte Saquinavir ursprünglich als Fortovase® vermarktet. Dieser Name ist auch spezifisch für die Herstellung oder Formulierung des Arzneimittels. Fortovase® war ein Handelspräparat, das 200 mg Saquinavir in einer gelgefüllten, beigefarbenen Kapsel enthielt. Wird vom Hersteller die Formulierung geändert, verwendet er auch einen anderen Markennamen. Roche brachte danach eine andere Zubereitung von Saquinavir als Invirase® in den Handel. Diese enthält 200 mg Saquinavir als Mesilatsalz in einer braunen bzw. grünen Kapsel.

5

Ist der Patenschutz für das Originalpräparats eines Arzneistoffs abgelaufen, kann jedes Pharmaunternehmen diesen Arzneistoff als **Generikum** herstellen und in den Handel bringen. Ein Generikum ist ein Nachahmerpräparat und enthält die Arzneistoffe in der gleichen Applikationsform und in der gleichen Dosierung wie das Originalpräparat, Hilfsstoffe und Herstellungstechnologie können sich dagegen unterscheiden. Der Markenname des Originalpräparats darf für das Generikum jedoch nicht verwendet werden.

Internationaler Freiname. Nach europäischem Recht müssen Generika einen empfohlenen **internationalen Freinamen** (**INN**, International Nonproprietary Name) erhalten, der normalerweise mit dem Namen des Arzneistoffs identisch ist. Der INN wird von der WHO auf Antrag vergeben. Er ist weltweit gültig, nicht geschützt und kann von jedermann benutzt werden. Verwendet wird der INN in Arzneibüchern, für die Bezeichnung von Arzneistoffen in Handelspräparaten, in der wissenschaftlichen Literatur sowie bei Generika. Der INN kann durch den Hersteller der WHO vorgeschlagen werden. Nach Prüfung wird er als pINN (proposed) publiziert. Sofern innerhalb von 4 Monaten kein Widerspruch erfolgt, gilt er als empfohlener Freiname (rINN, recommended).

Ursprünglich wurden die INN meist durch Verkürzung der systematischen chemischen Bezeichnungen gebildet, was aber relativ lange und schwerfällige Namen hervorbrachte. Heute sind für die Auswahl des INN eine Reihe von Grundprinzipien beschrieben. Die wichtigsten **Grundregeln** sind:

- Der INN sollte **unverwechselbar**, nicht übermäßig lang und in verschiedenen Sprachen eine **einheitliche Schreibweise** haben, abgesehen von Sprachenspezifischen Endsilben, beispielsweise dt. Omeprazol, engl. *omeprazole*, lat. *omeprazolum*.
- Aus dem INN soll die Zugehörigkeit des Arzneistoffs zu einer **Wirkstoffklasse** hervorgehen, entweder auf Basis der **chemischen Strukturverwandtschaft** oder des ähnlichen Wirkprinzips, und durch eine gemeinsame **Kennsilbe** zum Ausdruck kommen. Auch bei der Vergabe des INN für den ersten Arzneistoff einer neuen Wirkstoffklasse sollte bedacht werden, dass weitere INN für strukturverwandte Arzneistoffe gebildet werden können.

Charakteristisch für die INN sind die von der WHO festgelegten Kennsilben. Gelegentlich treten sie als **Präfix** auf, beispielsweise „Cef“ als Präfix für Cephalosporine oder „Sulfa“ als Präfix für Sulfonamid-Antibiotika, manchmal auch als **Infix**, wie „gest“ in den Gestagenen Progesteron, Desogestrel sowie Levonorgestrel oder „vir“ in den nichtnukleosidanalogen Reverse-Transkriptase-Inhibitoren Nevirapin und Efavirenz. In der Mehrzahl der Fälle wird die Kennsilbe aber als **Suffix** verwendet. In ◘ Tab. 5.2 ist eine Auswahl von Kennsilben zusammengestellt, die zur Charakterisierung einer Wirkstoffklasse als Suffix auftreten.

Tab. 5.2 Kennsilben von ausgewählten Wirkstoffklassen chemisch strukturverwandter Arzneistoffe

Kennsilbe	Wirkstoffklasse	Beispiele
-azepam	Benzodiazepine	Diazepam, Lorazepam
-cain	Lokalanästhetika	Cocain, Articain
-cillin	Penicilline	Amoxicillin, Flucloxacillin
-cyclin	Tetracycline	Doxycyclin, Minocyclin
-conazol	Oral wirksame Azol-Antimykotika	Fluconazol, Itraconazol
-dipin	Calciumkanalblocker	Amlodipin, Nifedipin
-dronat	Bisphosphonate	Alendronat, Risedronat
-fenac	Antiphlogistika vom Arylessigsäure-Typ	Diclofenac, Nepafenac
-floxacin	Fluorchinolon-Antibiotika	Ciprofloxacin, Ofloxacin
-gliflozin	SGLT-(Na^+/Glucose-Transporter-)2-Inhibitoren	Dapagliflozin, Empagliflozin
-gliptin	Dipeptidylpeptidase-4-Inhibitoren	Sitagliptin, Saxagliptin
-micin	Antibiotika aus *Micromonospora*-Arten	Fidaxomicin, Gentamicin
-mycin	Antibiotika aus *Streptomyces*-Arten	Erythromycin, Tobramycin
-olol	Betablocker	Bisoprolol, Metoprolol
-pitant	Neurokinin-NK_1-Antagonisten	Aprepitant, Netupitant
-prazol	Protonenpumpen-Inhibitor	Omeprazol, Pantoprazol
-pril	ACE-Hemmer	Enalapril, Ramipril
-profen	Antiphlogistika vom Arylpropionsäure-Typ	Ibuprofen, Ketoprofen
-sartan	Angiotensin-II-Rezeptor-Antagonisten	Candesartan, Valsartan
-setron	5-HT_3-Rezeptor-Antagonisten	Ondansetron, Granisetron
-stigmin	Klasse von Acetylcholinesterase-Inhibitoren	Pyridostigmin, Rivastigmin
-tinib	Tyrosinkinase-Inhibitoren	Imatinib, Sunitinib
-triptan	5-$HT_{1B/1D}$-Rezeptor-Agonisten	Sumatriptan, Rizatriptan
-vastatin	HMG-CoA-Reduktase-Hemmer	Atorvastatin, Simvastatin
-xaban	Faktor-Xa-Antagonisten	Apixaban, Rivaroxaban

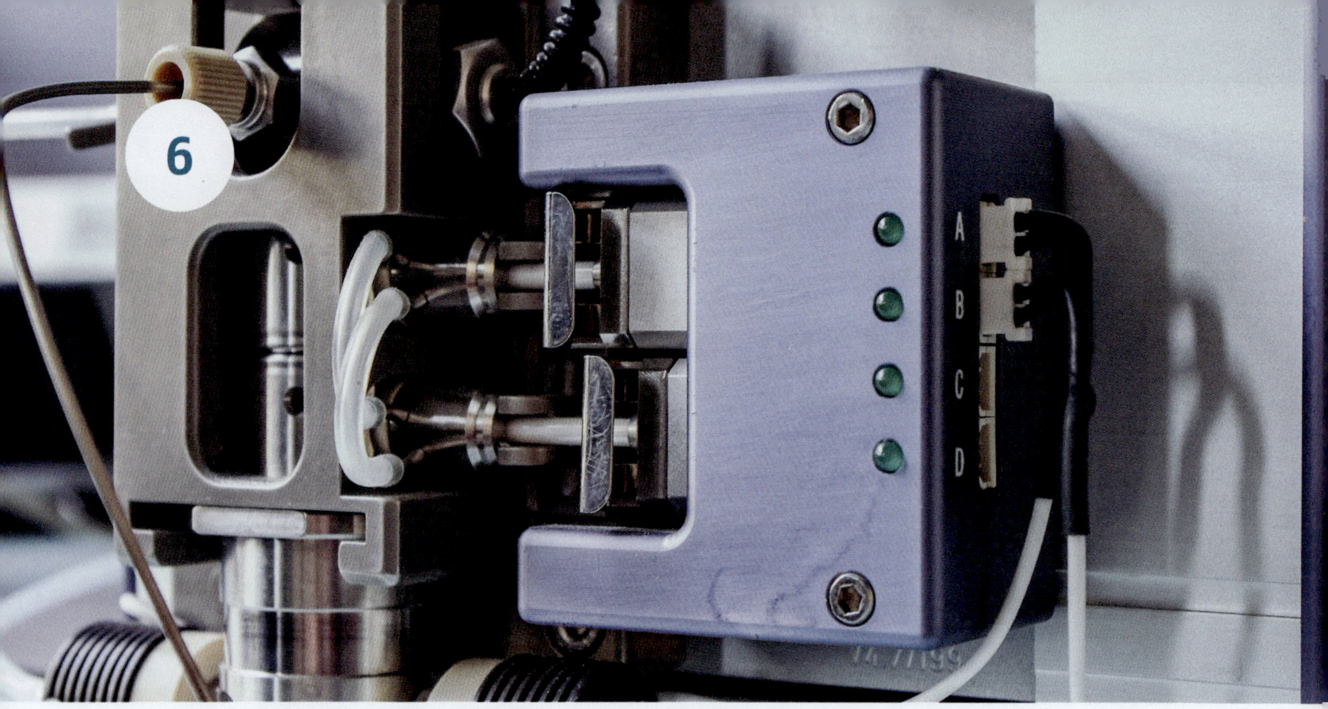

6 Arzneistoffanalytik

Sowohl Arzneistoffe als auch die Hilfsstoffe müssen auf Identität, Reinheit und Gehalt geprüft werden. Das europäische Arzneibuch beschreibt die meisten der anzuwendenden chemischen und instrumentellen Methoden. Gegenüber den einfachen nasschemischen Verfahren, die sich auch für das Apothekenlabor eignen, kommt den apparativ aufwendigen instrumentellen Methoden heute die wesentlich größere Bedeutung zu.

Zentrale Bedeutung für die Analytik der Arzneistoffe haben die Arzneibücher, in Deutschland speziell das **Europäische Arzneibuch** (**Pharmacopoea Europaea**, Ph. Eur.) in Kombination mit dem **Deutschen Arzneibuch** (DAB). Vergleicht man die Methoden zur Prüfung auf Identität und Reinheit sowie zur Gehaltsbestimmung des DAB8 sowie Ph. Eur. 1 (1. Ausgabe), die bis 1986 gültig waren, mit den Methoden der aktuellen Ausgaben der Arzneibücher, so fällt auf, dass die Analytik organischer Arzneistoffe in den letzten 30 Jahren einen großen Umbruch erlebt hat. Noch im Jahr 1986 wurden im Rahmen der Arzneistoffanalytik hauptsächlich **nasschemische Methoden** angewandt. Bei Identitäts- und Reinheitsprüfungen kamen Fällungs- und Farbreaktionen zum Einsatz, für Gehaltsbestimmungen titrimetrische Verfahren. Die **instrumentelle Analytik** wurde eher selten eingesetzt, wie beispielsweise zur IR-spektroskopischen Identitätsprüfung von Hydrocortison und Ethinylestradiol sowie zur UV-spektroskopischen Reinheits- und Gehaltsbestimmung dieser Stoffe. Demgegenüber spielen heute instrumentell-analytische Methoden in der Ph. Eur. sowie dem DAB eine zentrale Rolle und verdrängen mehr und mehr die nasschemischen Verfahren. So wird mittlerweile die IR-Spektroskopie als geeignete Methodik zur Identitätsprüfung bei nahezu allen Monographien organischer Arzneistoffe eingesetzt. Der Nachweis organischer Verunreinigungen erfolgt überwiegend durch HPLC. Gehaltsbestimmungen werden allerdings meist noch titrimetrisch durchgeführt (◻ Tab. 6.1). Noch radikaler bei der Umstellung von nasschemischen auf instrumentelle Verfahren ging das US-amerikanische Arzneibuch (**United States Pharmacopeia**, USP) vor. USP 43 lässt die Identität fast nur noch durch IR- und mitunter durch UV-Spektroskopie nachweisen, Reinheits- und Gehaltsbestimmungen werden überwiegend mittels HPLC durchgeführt. Diese Entwicklung erscheint mehr als sinnvoll, da insbesondere die IR-Spektroskopie und auch die HPLC den nasschemischen Methoden im Hinblick auf die Selektivität der Bestimmung deutlich überlegen sind.

6.1 Instrumentelle Methoden

6.1.1 Infrarotspektroskopie

MIR-Spektroskopie

Die Infrarotspektroskopie (IR-Spektroskopie) kann in die beiden Verfahren Spektroskopie im mittleren IR-Bereich (**MIR-Spektroskopie**) und Spektroskopie im nahen IR-Bereich (**NIR-Spektroskopie**) unterteilt werden.

Die Arzneibücher verstehen unter dem Begriff „Infrarotspektroskopie" die Spektroskopie unter Anwendung von Licht des mittleren IR-Bereichs (Wellenzahl: 4000–650 cm^{-1}; Wellenlänge 2,5–15,4 µm). Die Energie dieses Lichtes ist ausreichend, um in Molekülen Schwingungen von Atomen bzw. Atomgruppen an ihren Molekülbindungen zu induzieren. Dabei können sich zum einen Atome in Richtung der Bindungsachse aufeinander zu- und voneinander wegbewegen (**Valenzschwingungen**). Zum anderen kann der Bindungswinkel einer Atomgruppe zu einer anderen Bindung hin deformiert werden (**Deformationsschwingungen**). Eine Atomgruppe lässt sich dabei umso schwerer anregen, je leichter ihre Atome sind und je stärker die Bindung zwischen diesen ist. Zur Auslösung einer Valenzschwingung ist außerdem mehr Energie erforderlich als zur Auslösung einer Deformationsschwingung der gleichen Atomgruppe (○ Abb. 6.1). Zusätzlich werden durch IR-Licht Schwingungen des gesamten Moleküls induziert. Diese Gerüstschwingungen, die im Wellenzahlbereich unterhalb von ca. 1600 cm^{-1} eintreten, sind strukturspezifisch. Daher kann dieser Bereich des Spektrums wie ein Fingerabdruck zur Identifizierung eines organischen Moleküls verwendet werde. Man bezeichnet den Bereich von 1600 cm^{-1}–650 cm^{-1} deshalb auch als **Fingerprint-Bereich**.

Bei der Analyse fester Stoffe mittels der IR-Spektroskopie wurden diese früher zumeist mit einem Einbettungsmittel, z. B. Kaliumbromid, unter Druck zu einer Tablette gepresst. Der Pressling wurde zur Messung der Lichttransmission mittels einer Halterung im Strahlengang des Geräts fixiert. Allerdings erforderte die KBr-Presstechnik einen gewissen Zeitaufwand. Dieser konnte mit der Methode der abgeschwächten Totalreflexion (**ATR-Technik**, *attenuated total reflection*) deutlich reduziert werden, da die unbehandelte Probe direkt in die ATR-Messeinheit des Geräts gegeben werden kann (○ Abb. 6.2). Prinzipiell trifft ein IR-Strahl zunächst auf einen optisch dichten Kristall mit hohem Brechungsindex. Dieser dient als Lichtwellenleiter, der auch Mehrfachreflexionen ermöglicht. Die reflektierte Strahlung dringt in die optisch dünnere Probe ein und wird dabei in der Einfallsebene um etwa eine Wellenlänge longitudinal versetzt reflektiert (○ Abb. 6.2). Der austretende, durch Absorption abgeschwächte IR-Strahl wird mittels eines Detektors registriert. Die Aufnahme der Spektren erfolgt bei den heute eingesetzten modernen **FT-IR-Geräten** (Fourier-Transformation), bei denen der gesamte Wellenlängenbereich gleichzeitig eingestrahlt wird, deutlich schneller als bei den früher verwendeten Continuous-Wave-Geräten, welche die Absorption bei jeder einzelnen Wellenlänge des Messbereichs getrennt vermessen haben. Zusammenfassend betrachtet ist die ATR-FT-IR-Spektroskopie eine nahezu universell einsetzbare, einfache, schnelle und zur Identifizierung organischer Moleküle hervorragend geeignete Methode.

Tab. 6.1 Gegenüberstellung der Methoden verschiedener Arzneibücher für die Prüfung auf Identität und Reinheit sowie Gehaltsbestimmung am Beispiel ausgewählter Arzneistoffe

Arzneistoff	Ph. Eur. 1/DAB 8 (Stand 1986)	Ph. Eur. 10 (Stand 2020)	USP 43 (Stand 2019)
Acetylsalicylsäure			
Identität	Fällungsreaktion	IR	IR
	Geruchsnachweis	Fällungsreaktion	Farbreaktion
		Farbreaktionen	
Reinheit	Farbreaktion	HPLC	Farbreaktion
Gehalt	Titration	Titration	Titration
Salicylsäure			
Identität	Schmelzpunkt	IR	IR
	Farbreaktion	Schmelzpunkt	HPLC
		Farbreaktion	
Reinheit		HPLC	HPLC
Gehalt	Titration	Titration	HPLC
Paracetamol			
Identität	UV	IR	IR
	Farbreaktionen	Schmelzpunkt	HPLC
Reinheit	Farbreaktion	HPLC	HPLC
Gehalt	Titration	Titration	HPLC
Phenoxymethylpenicillin			
Identität	Farbreaktion	IR	IR
	Biologischer Test	DC	UV
		Farbreaktion	
Reinheit	UV	HPLC	HPLC
	Polarimetrie		
Gehalt	Titration	HPLC	HPLC

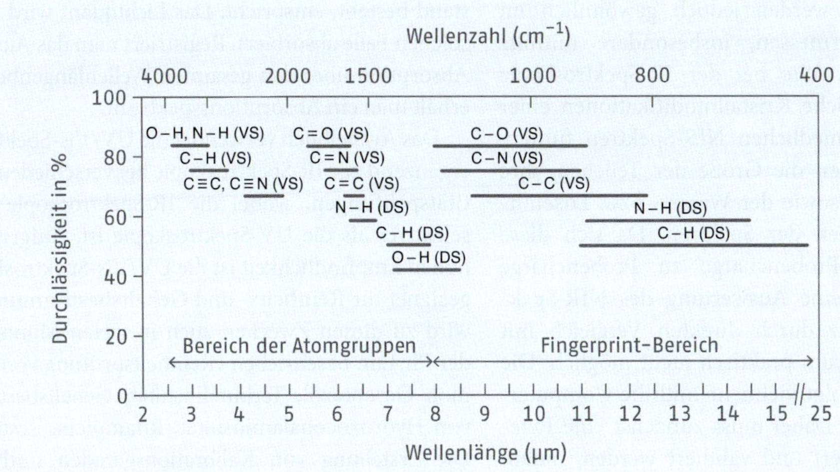

Abb. 6.1 Lage der Schwingungen verschiedener Atomgruppen sowie der Gerüstschwingungen im IR-Spektrum. DS: Deformationsschwingung, VS: Valenzschwingung.

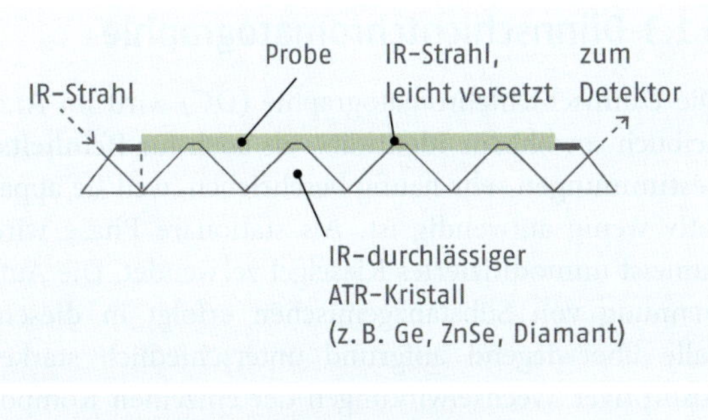

Abb. 6.2 Aufbau einer ATR-Messzelle

Die **Identitätsprüfung** gemäß Ph. Eur. erfolgt durch den Vergleich der Lage und der Intensität der Absorptionsbanden im IR-Spektrum der Untersuchungssubstanz mit den Spektren von **Referenzsubstanzen**. Diese sind unter anderem beim Technischen Sekretariat der Europäischen Arzneibuchkommission erhältlich. Prinzipiell kann die Identitätsprüfung auch mithilfe von **Referenzspektren** aus IR-Datenbanken durchgeführt werden. Beachtet werden muss dabei, dass viele Feststoffe in mehr als einer Kristallform kristallisieren. Diese Eigenschaft wird bei organischen Stoffen als Polymorphie bezeichnet. Man schätzt, dass mehr als 50 % der Arzneistoffe in mehreren Kristallformen (Modifikationen) existieren. Die polymorphen Arzneistoffe sind chemisch identisch, d. h., in gelöstem Zustand können sie nicht unterschieden werden. In den physikalischen Eigenschaften wie z. B. den Schmelzpunkten, Löslichkeiten und den IR-Spektren können jedoch Unterschiede bestehen. Die IR-Spektren polymorpher Feststoffe können sich unterscheiden hinsichtlich

- der Anzahl der Absorptionsbanden,
- den Intensitätsverhältnissen der Absorptionsbanden,
- den Bandenformen,
- den Bandenaufspaltungen.

Wenn die IR-Spektren von Probe und Referenzsubstanz bei der Prüfung in fester Form Unterschiede ergeben, so müssen gemäß Ph. Eur. die zu prüfende Substanz und die Referenzsubstanz erneut vermessen werden, nachdem sie zuvor in die gleiche Modifikation gebracht wurden. Dazu müssen sie entweder aus dem gleichen Lösemittel umkristallisiert oder nach Lösen im gleichen Lösemittel zur Trockne eingedampft werden.

NIR-Spektroskopie

Durch Licht werden in organischen Molekülen neben Grundschwingungen auch sogenannte Oberschwingungen angeregt. Dabei handelt es sich um Schwingungen, die bei der doppelten, 3-fachen, usw. Wellenzahl der Grundschwingung auftreten. Ihre Intensitäten sind gegenüber denen der entsprechenden Grundschwingungen stark vermindert. Im Nahen Infrarotbereich (NIR), der den Wellenzahlbereich von 12 800–4000 cm^{-1} umfasst, sind insbesondere Absorptionsbanden der Oberschwingungen von CH-, OH-, NH- und SH-Valenzschwingungen (Bereich der entsprechenden Grundschwingungen: 3600–2800 cm^{-1}) gut zu erkennen. Zusätzlich treten im NIR-Bereich noch Kombinationsschwingungen auf. Diese kommen dadurch zustande, dass ein Lichtquant gleichzeitig mehrere Grundschwingungen anregen kann.

Die NIR-Strahlung durchdringt flüssige, halbfeste oder feste Proben, sofern die Schichtdicke nicht zu groß ist, weshalb Transmissionsmessungen prinzipiell möglich sind. Feststoffe werden jedoch gewöhnlich im Reflexionsmodus vermessen, insbesondere mithilfe von Glasfaserkabeln. Wie bei der IR-Spektroskopie können unterschiedliche Kristallmodifikationen einer Substanz zu unterschiedlichen NIR-Spektren führen. Zusätzlich beeinflussen die Größe der Teilchen, ihre Oberflächenstruktur sowie der Wasser- bzw. Lösemittelgehalt das Aussehen der Spektren. Da sich diese Eigenschaften von Probencharge zu Probencharge ändern können, ist eine Auswertung des NIR-Spektrums einer Substanz durch direkten Vergleich mit einem Referenzspektrum praktisch nicht möglich. Die Identitätsprüfung erfolgt vielmehr mithilfe Computergestützter Verfahren. Dabei muss zunächst eine Referenzdatenbank etabliert und validiert werden, indem die Spektren unterschiedlicher Chargen einer Substanz aufgenommen werden, die von den gleichen und von unterschiedlichen Herstellern produziert wurden. Die Datenauswertung erfolgt chemometrisch mithilfe mathematischer Algorithmen.

Außer zur Identitätsprüfung kann die NIR-Spektroskopie auch zur Quantifizierung von Wirkstoffen in einer Probenmatrix, zur Bestimmung des absoluten Wassergehalts, zur Kontrolle des Lösemittelgehalts oder zur Bestimmung des Grades der Kristallinität angewendet werden. Ph. Eur. führt die NIR-Spektroskopie unter anderem als Methode zur Bestimmung des Wassergehalts in Antithrombin-III-Konzentrat des Menschen und zum Nachweis der korrekten Hydratform (Sesquihydrat) des Pantoprazols auf.

In der Pharmaindustrie wird die NIR-Spektroskopie häufig zur schnellen und einfachen Kontrolle von pharmazeutischen **Rohmaterialien** mit vorgegebener Spezifikation (Korngröße, Wassergehalt, Kristallmodifikation) eingesetzt. Für die gesetzlich vorgeschriebene Identitätsprüfung der im Rahmen des Apothekenbetriebs zur Herstellung von Arzneimitteln benötigten Ausgangsstoffe werden neben IR- auch NIR-Geräte kommerziell angeboten. Da die erhaltenen Spektren ausgedruckt bzw. abgespeichert werden können, lassen sich die mit diesen Methoden durchgeführten Identitätsreaktionen besser dokumentieren und kontrollieren als Farb- und Fällungsreaktionen.

6.1.2 UV/Vis-Spektroskopie

Bei der UV/Vis-Spektroskopie werden Moleküle in gelöster Form mit Licht des ultravioletten (UV, 200–400 nm) und des sichtbaren (visible = Vis) Bereichs (400–800 nm) bestrahlt. Die Energie dieses Lichtes ist ausreichend, um Valenzelektronen (π- und n-Elektronen) von Molekülen anzuregen, das heißt in ein höheres Energieniveau zu überführen. Voraussetzung dafür ist allerdings, dass die Energie des eingestrahlten Lichtquants genau der Energiedifferenz, die zwischen Grund- und Anregungszustand besteht, entspricht. Das Lichtquant wird in einem solchen Falle absorbiert. Registriert man das Ausmaß der Absorption über den gesamten Wellenlängenbereich, so erhält man ein Absorptionsspektrum.

Das Arzneibuch verwendet die UV/Vis-Spektroskopie ergänzend zur IR-Spektroskopie bei verschiedenen **Identitätsprüfungen**, wobei die IR-Spektroskopie deutlich selektiver als die UV-Spektroskopie ist. Aufgrund ihrer hohen Empfindlichkeit ist die UV/Vis-Spektroskopie gut geeignet für **Reinheits**- und **Gehaltsbestimmungen** und wird zu diesen Zwecken auch in vielen Monographien der Ph. Eur. beschrieben (Reinheitsprüfung von Salbutamol, Omeprazol, Terbutalinsulfat; Gehaltsbestimmung von Hydroxocobalaminsulfat, Rifampicin, Testosteron). Die Erstellung von Kalibrationsgeraden mithilfe von Referenzsubstanzen ist bei der Durchführung der Arzneibuchmethoden nicht erforderlich, da die notwendigen charakteristischen Absorptionswerte bzw. Absorptionskoeffizienten der Substanzen in der jeweiligen Monographie angegeben werden.

6.1.3 Dünnschichtchromatographie

Die Dünnschichtchromatographie (DC) wird im Arzneibuch sowohl für **Identitäts**- als auch für **Reinheitsbestimmungen** sehr häufig beschrieben, weil sie apparativ wenig aufwendig ist. Als stationäre Phase wird zumeist unmodifiziertes Kieselgel verwendet. Die Auftrennung von Substanzgemischen erfolgt in diesem Falle überwiegend aufgrund unterschiedlich starker adsorptiver Wechselwirkungen der einzelnen Komponenten mit dem Kieselgel, wobei gilt: Je größer die Polarität der Verbindung, desto stärker die Adsorption an das Kieselgel (○ Abb. 6.3). Die Zusammensetzung der mobilen Phase richtet sich nach der Stärke der Interaktion der Analyten mit der stationären Phase.

Die Identitätsbestimmung einer Substanz erfolgt immer mithilfe einer **Referenzsubstanz**. Dabei wird im Chromatogramm die Hauptzone der Untersuchungslösung visuell in Bezug auf Farbe, Größe und **Retardationsfaktor** (R_F) mit der entsprechenden Zone der Referenzlösung verglichen.

Definition

Der **Retardationsfaktor** (R_F) ist der Quotient aus der Laufstrecke der Substanz zur Laufstrecke des Fließmittels.

Die Laufstrecke der Substanz wird vom Auftragpunkt bis zum Mittelpunkt des Substanzflecks gemessen, die des Fließmittels wird ebenfalls vom Auftragpunkt aus gemessen.

Der R_F-Wert einer Substanz liegt zwischen 0 (Substanz läuft nicht) und 1 (Substanz läuft identisch mit der Laufstrecke des Fließmittels).

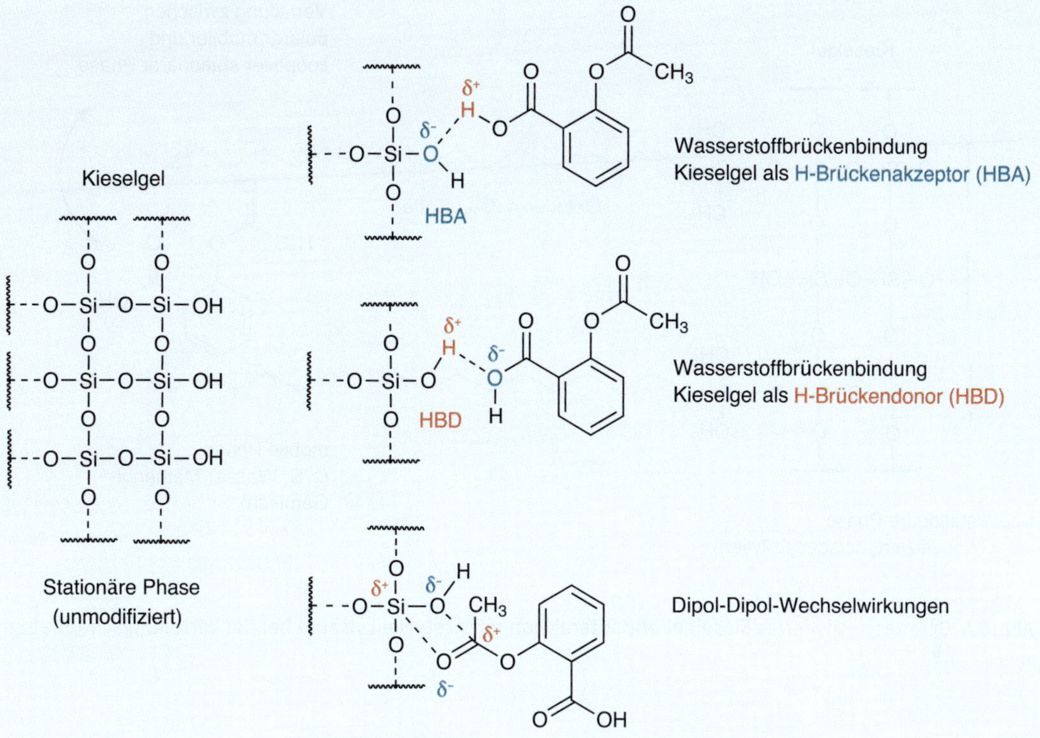

Abb. 6.3 Struktur des Kieselgels und mögliche Interaktionen zwischen Kieselgel und Acetylsalicylsäure als Ursache für die Adsorption

Bei Reinheitsuntersuchungen mittels DC wird häufig die zulässige Größe der Zonen von Verunreinigungen begrenzt auf die Zonengröße, die durch eine bestimmte Verdünnung einer Lösung des untersuchten Arzneistoffs hervorgerufen wird. Manchmal werden auch konkret zu erwartende Verunreinigungen als Vergleichssubstanzen aufgetragen (z. B. Dihydrotestosteron bei der Reinheitsbestimmung von Testosteron).

Substanzen, die nicht farbig sind, müssen zuerst sichtbar gemacht werden. Die geschieht meist durch Besprühen mit einem Reagenz, das den Analyten in einer chemischen Reaktion zu einer farbigen Verbindung umsetzt, und durch Verwendung von DC-Platten, die einen Fluoreszenzindikator enthalten.

Im letzteren Falle ist das verwendete Kieselgel mit einer fluoreszierenden Substanz versetzt, die Licht im Wellenlängenbereich von 254 nm absorbiert und sichtbares grünlichweißes Licht emittiert. Substanzen, die im Bereich von 254 nm selbst Licht absorbieren (wie zum Beispiel Verbindungen mit Aromaten) erscheinen aufgrund der Löschung der Fluoreszenz bei Betrachtung der DC-Platte unter der UV-Lampe als dunkle Zonen auf hellem Grund.

6.1.4 Hochleistungsflüssigkeitschromatographie

Ph. Eur. setzt die Hochleistungsflüssigkeitschromatographie (HPLC) häufig zur **Reinheitsprüfung** von Arznei- und Hilfsstoffen ein (Prüfung auf verwandte Substanzen). Zur Prüfung auf Identität (z. B. bei Nateglinid und Ethambutoldihydrochlorid) und Gehalt (z. B. bei Allopurinol und Carbamazepin) kommt sie in deutlich geringerem Umfang zur Anwendung. Für die Durchführung der Methoden werden stets **Referenzstandards** benötigt.

Kennzeichnend für die HPLC ist die Verwendung kurzer (ca. 5–20 cm Länge), englumiger (ca. 1–5 mm Innendurchmesser) Säulen, die mit einer stationären Phase geringer Teilchengröße (ca. 1,7–5 µm) gepackt sind. Durch die Verwendung kleiner Partikel wird eine hohe Trennleistung erzielt. Gleichzeitig müssen hohe Drücke angewendet werden, damit die mobile Phase durch die Trennsäule fließt. Als stationäre Phasen werden häufig Umkehrphasen (Reversed Phase- oder RP-Chromatographie), wie Phenyl-, Octyl-(RP-8-) oder Octadecyl-(RP-18-)silyliertes Kieselgel verwendet. Man

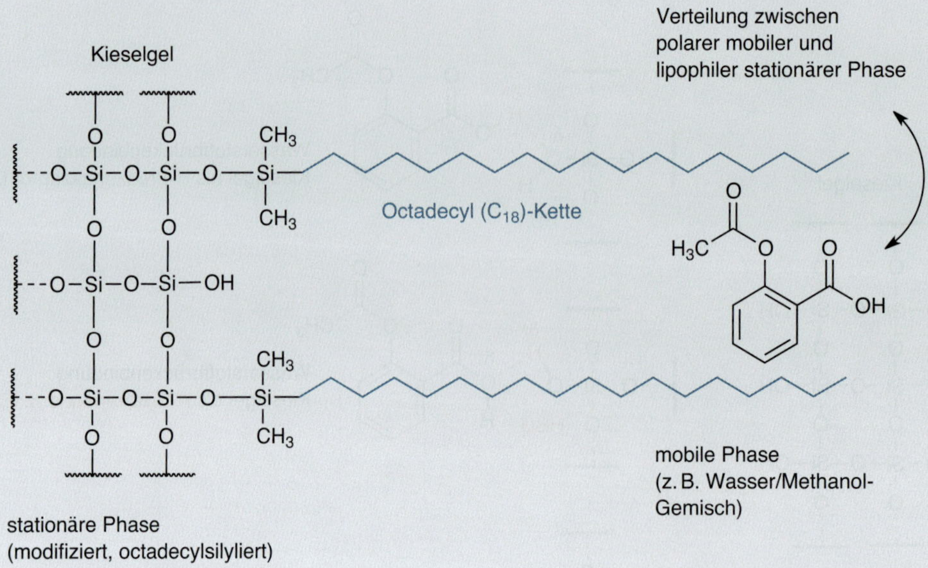

Abb. 6.4 Octadecyl-silyliertes Kieselgel und Interaktion mit Acetylsalicylsäure bei der Verteilungschromatographie

erhält sie durch **Silanisierung** von Kieselgel mit Chlorsilanderivaten. Bei diesen Materialien erfolgt die Auftrennung der Analyten hauptsächlich infolge der unterschiedlichen Verteilung zwischen der lipophilen stationären Phase und der hydrophilen mobilen Phase (Abb. 6.4). Letztere besteht zumeist aus einem Wasser/Methanol- oder Wasser/Acetonitril-Gemisch, das geringe Mengen schwacher Säuren oder Basen enthalten kann. Lipophile Substanzen werden unter diesen Bedingungen stärker zurückgehalten als polare. Für die Trennungen chiraler Substanzen im Rahmen der Untersuchung auf Enantiomerenreinheit kommen chirale Kieselgel-Cellulose- oder Kieselgel-Amylose-Säulen zum Einsatz (z. B. bei der Analytik von Duloxetinhydrochlorid und Sertralinhydrochlorid).

Die Detektion der Analyten erfolgt bei den HPLC-Methoden der Ph. Eur. zumeist UV/Vis-spektroskopisch, in einigen Fällen auch mittels der Fluorimetrie. Die hohe Selektivität der HPLC ist darin begründet, dass vor der eigentlichen Detektion eine chromatographische Auftrennung der Probe erfolgt. Die USP lässt mittels HPLC oft gleichzeitig auf Reinheit und Gehalt prüfen, was sowohl aus analytischer als auch aus ökonomischer und ökologischer Sicht sinnvoll ist. Die Ph. Eur. verwendet die HPLC dagegen vorwiegend nur zur Reinheitsprüfung. Der Gehalt wird zumeist separat erfasst, häufig durch Titration.

6.2 Nasschemische Methoden

6.2.1 Identitätsreaktionen

Zur Durchführung von Identitätsprüfungen mit instrumentellen Methoden benötigt man – mit Ausnahme der DC – kostenintensive Apparaturen. Diese sind bei nasschemischen Verfahren nicht erforderlich, zudem kann auf Referenzsubstanzen meist verzichtet werden und der zeitliche Aufwand ist vergleichsweise gering. Von Nachteil ist die wesentlich geringere Spezifität der Methoden.

Bedeutung haben die nasschemischen Verfahren (Farb- und Fällungsreaktionen) unter anderem noch in der Apothekenpraxis für die gemäß § 11 der Apothekenbetriebsordnung vorgeschriebene Untersuchung der Identität von Ausgangsstoffen zur Herstellung von Arzneimitteln. Allerdings wird zu diesem Zweck die Infrarotspektroskopie (IR und NIR) zunehmend vermehrt eingesetzt.

Bei den nasschemischen Methoden der Ph. Eur. handelt es sich zumeist um **Gruppenreaktionen**, die nicht spezifisch für einen einzelnen Arzneistoff sind, sondern auf bestimmte funktionelle Gruppen oder Partialstrukturen im Molekül ansprechen. Mit wenigen Ausnahmen kommen **Farbreaktionen** zum Einsatz. Auch bei der Dünnschichtchromatographie können mithilfe von Sprühreagenzien Farbreaktionen zur Detektion der Arzneistoffe genutzt werden.

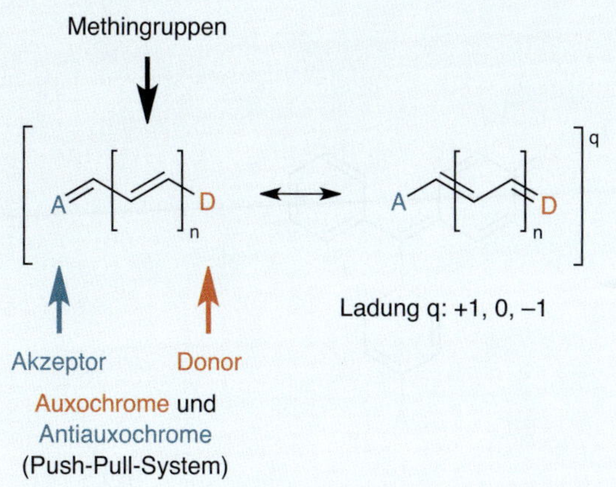

Methingruppen

Ladung q: +1, 0, –1

Akzeptor Donor

Auxochrome und Antiauxochrome (Push-Pull-System)

o Abb. 6.5 Allgemeine Struktur der Polymethinfarbstoffe

Oxonol-Farbstoff

Cyanin-Farbstoff

Merocyanin-Farbstoff

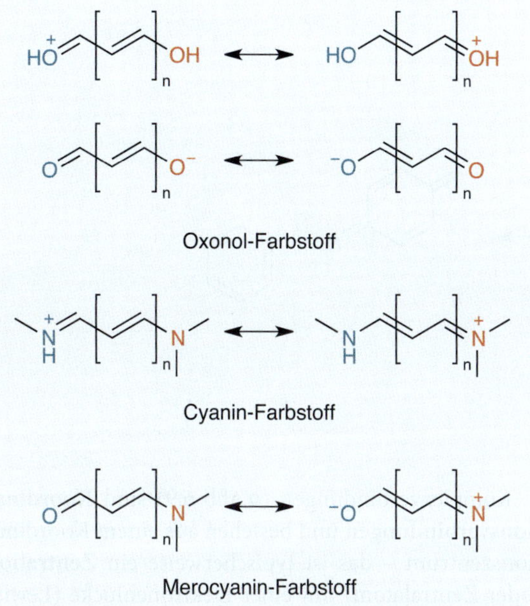

o Abb. 6.6 Typen von Polymethinfarbstoffen

In der Ph. Eur. werden eine Reihe chemischer Nachweisreaktionen für organische Arzneistoffe bzw. deren funktionelle Gruppen oder Spaltprodukte aufgeführt. Diese werden im Folgenden kurz besprochen.

Chromophore Strukturen der Farbreaktionen

Chromophore (griech. *chroma* = Farbe, griech. *phoron* = Träger) sind meist Doppelbindungssysteme, deren Absorptionsvermögen sich nicht nur auf den sichtbaren Bereich, sondern den nicht sichtbaren UV-Bereich des elektromagnetischen Spektrums erstrecken kann und deren Anwesenheit Farbigkeit erst ermöglicht. Diese farbtragenden Strukturen sind meist Teil hochkonjugierter π-Elektronensysteme, die im Rahmen der pharmazeutischen Analytik entstehen. Sie lassen sich einer relativ begrenzten Zahl von chemischen Strukturklassen zuordnen. Durch mesomere Effekte kann es zu elektronischen Veränderungen im Chromophor kommen. Wichtig sind daher Auxochrome (griech. *auxein* = wachsen) als farbverstärkende Substituenten mit Elektronendonor-Eigenschaften (+M- und +I-Effekt). Sie bewirken eine Verschiebung des Absorptionsmaximums in den längerwelligen Bereich des Spektrums, verbunden mit einer optisch wahrnehmbaren Farbänderung (bathochromer Effekt). Unterstützt wird dieser Effekt durch Antiauxochrome mit Elektronenakzeptor-Eigenschaften (–M- und –I-Effekt), wodurch es zur Ausbildung eines **Push-Pull-Systems** kommt. Auch Änderungen der chemischen Umgebung, beispielsweise pH-Effekte, können den Chromophor stark beeinflussen (Farbindikatoren).

Polymethinfarbstoffe

Als farbgebendes Prinzip treten überwiegend kationische, anionische oder neutrale Polymethine auf. Als Polyene sind sie durch die in o Abb. 6.5 gezeigte allgemeine Struktur gekennzeichnet. Man unterscheidet 3 Typen (o Abb. 6.6).

- **Oxonol-Farbstoffe** (A = D = O) sind **vinyloge Carbonsäuren**, die entweder als vinyloge Acidium-Kationen oder als Carboxylat-Anionen vorliegen.
- **Cyanin-Farbstoffe** (A = D = N) sind **vinyloge Amidine**, die als Amidinium-Kationen vorliegen.
- **Merocyanin-Farbstoffe** (A = O, D = N) sind **vinyloge Amide**, die als Neutralstoffe vorliegen.

Besteht die gesamte Kette nur aus C-Atomen, handelt es sich um **C-Polymethine**. Ist ein C-Atom der Methingruppe durch ein N-Atom ersetzt, liegen **Azapolymethine** vor, z. B. **Azaoxonole**.

Triphenylmethanfarbstoffe

Triphenylmethanfarbstoffe leiten sich formal durch Oxidation von Triarylmethanstrukturen ab. Ein Arylring weist als Auxochrom eine Donorgruppe, ein anderer eine Akzeptorgruppe auf, sodass ein Push-Pull-System vorliegt (o Abb. 6.7). Handelt es sich dabei um O-Atome, liegt ein Oxonol vor (z. B. Phenolphthalein). Handelt es sich jeweils um N-Atome, entsteht ein Cyanin (z. B. Kristallviolett).

Azofarbstoffe

Charakteristisch ist die Azogruppe –N=N–, die 2 Arylringe miteinander verbindet (o Abb. 6.8). Sie ist ein klassischer Chromophor. Typischerweise tragen die Arylringe eine Donor- oder Akzeptorgruppe als Auxochrom

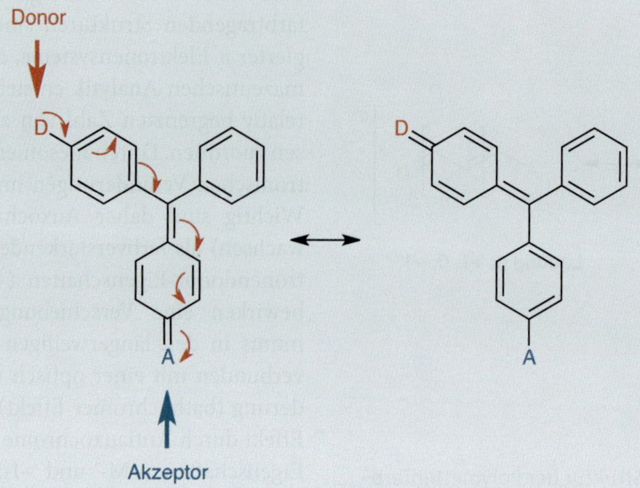

○ Abb. 6.7 Triphenylmethanfarbstoffe

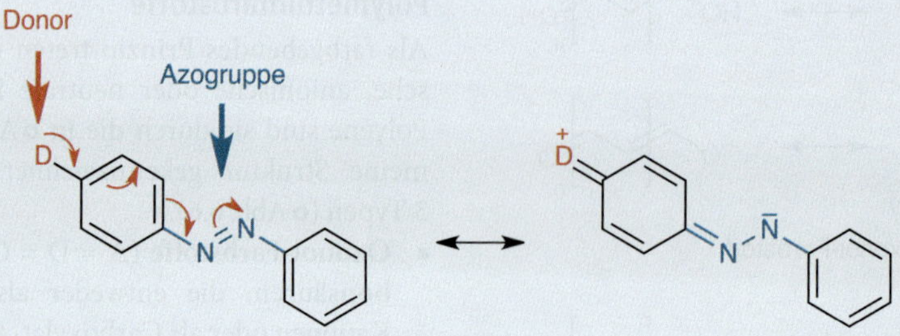

○ Abb. 6.8 Azofarbstoff

bzw. Antiauxochrom. Einige Indikatoren wie Methylorange gehören zu diesen Farbstoffen.

Für die Farbgebung können weiterhin auch Chinone oder chinoide Systeme, Radikale oder Komplexe verantwortlich sein.

Komplexverbindungen

In der Arzneistoffanalytik spielen in verschiedenen Bereichen Komplexbildungsreaktionen eine Rolle. So können Komplexe bei Farbreaktionen als farbgebende Strukturen auftreten. Umgekehrt kann auch ein stabiler farbloser Komplex die Farbgebung bei einer Identitätsreaktion aufheben. Zudem können Komplexe dazu dienen, bei Fällungsreaktionen den gebildeten Niederschlag wieder in Lösung zu bringen. Dabei wird entweder das Kation oder das Anion in einen stabilen Komplex überführt – man spricht von Maskierung der Ionen – und dadurch dem Gleichgewicht entzogen, sodass das Löslichkeitsprodukt des Salzes nicht mehr erreicht wird.

Komplexverbindungen (○ Abb. 6.9) sind **Koordinationsverbindungen** und bestehen aus einem Koordinationszentrum – das ist typischerweise ein **Zentralion** (oder Zentralatom) mit einer Elektronenlücke (Lewis-Säure) – und aus mehreren **Liganden** – das können ionische Verbindungen oder neutrale Moleküle sein. Die Liganden verfügen über mindestens ein freies Elektronenpaar (**Lewis-Base**), mit dem sie kovalent an das Zentralion binden. Da formal die Bindungselektronen von nur einem der beiden Bindungspartner stammen, handelt es sich um eine **koordinative Bindung**. Liganden können einzähnig oder mehrzähnig sein und demnach eine oder mehrere Koordinationsstellen belegen.

Die **Koordinationszahl** des Zentralions entspricht der Anzahl der direkt daran gebundenen einzähnigen Liganden. Häufig tritt die Koordinationszahl 6 auf, wobei ein Oktaeder oder ein tetragonal deformiertes Oktaeder entsteht. Bei der Koordinationszahl 4 entsteht entweder ein Tetraeder (sp^3-hybridisiertes Zentralion) oder eine quadratisch-planare Struktur (dsp^2-hybridi-

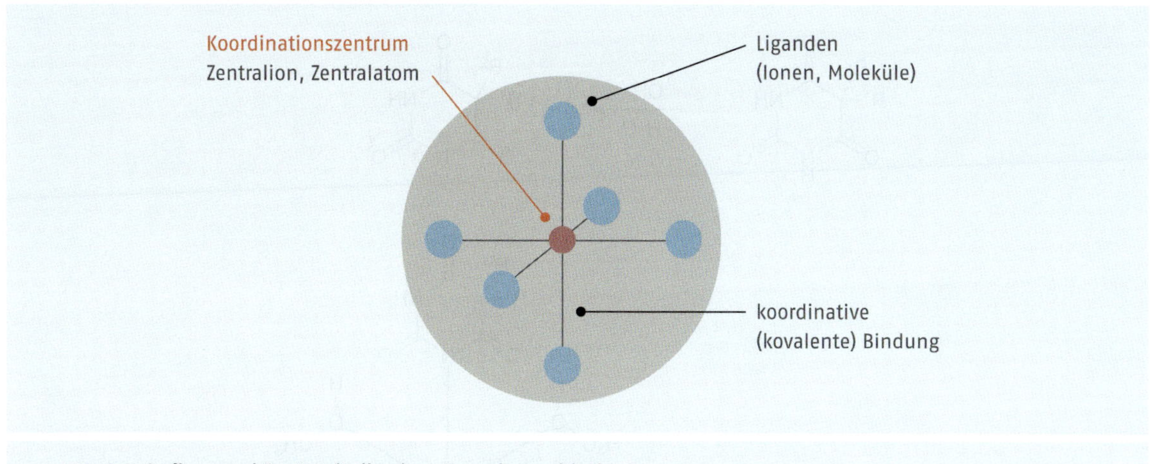

Abb. 6.9 Aufbau und Bestandteile einer Komplexverbindung

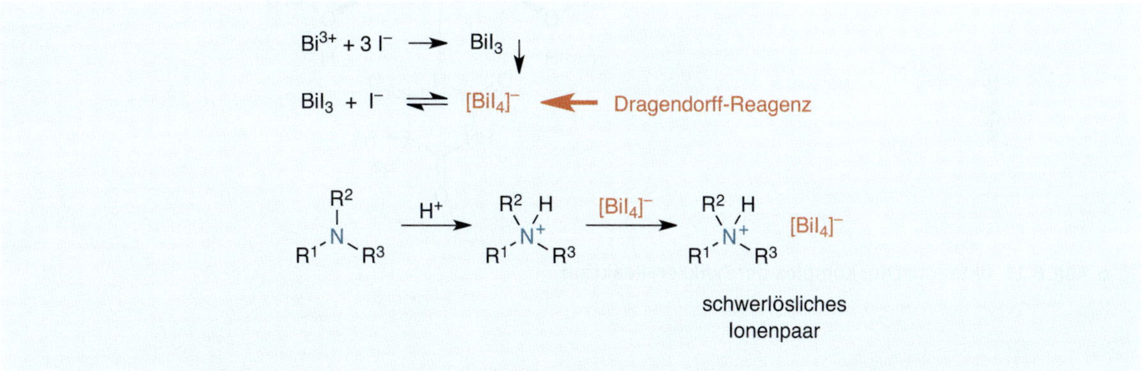

$$Bi^{3+} + 3\,I^- \longrightarrow BiI_3 \downarrow$$

$$BiI_3 + I^- \rightleftharpoons [BiI_4]^- \longleftarrow \text{Dragendorff-Reagenz}$$

$$R^1R^2R^3N \xrightarrow{H^+} R^1R^2R^3NH^+ \xrightarrow{[BiI_4]^-} R^1R^2R^3NH^+\;[BiI_4]^-$$

schwerlösliches Ionenpaar

Abb. 6.10 Dragendorff-Reaktion

siertes Zentralion), bei der Koordinationszahl 2 ein linearer Komplex (sp-hybridisiertes Zentralion). Ein **mehrzähniger Ligand** kann mehr als eine Koordinationsstelle des Zentralions einnehmen und einen **Chelat-Komplex** (griech. *chele* = Krebsschere) bilden, wie beispielsweise in Abb. 6.26 gezeigt. Diese sind aufgrund der Entropiezunahme stabiler als vergleichbare Komplexe mit einzähnigen Liganden, insbesondere bei Chelatfünfringen oder -sechsringen.

Alkaloide – Dragendorff-Reaktion

Alkaloide im klassischen Sinn sind basische Pflanzeninhaltsstoffe, deren Basizität durch Aminogruppen, die vorwiegend in Ringen eingebaut sind, hervorgerufen wird. Allerdings besteht außer der natürlichen Herkunft kein prinzipieller Unterschied zu chemisch vergleichbaren synthetischen Stickstoffbasen. Der unspezifische Nachweis dieser Substanzen kann durch Fällungsreaktion mit dem **Dragendorff-Reagenz** erfolgen, das nach Ph. Eur. aus basischem Bismut(III)nitrat, Weinsäure oder Essigsäure und Kaliumiodid hergestellt wird. Dabei entsteht zunächst ein schwarzer Niederschlag von BiI_3, der sich im Überschuss von KI zu einem orangegelben Tetraiodidobismutat(III)-Komplex $[BiI_4]^-$ löst. Dieser bildet mit dem Alkaloid oder einer synthetischen Stickstoffbase, die unter den sauren Bedingungen zu Kationen protoniert werden, ein schwerlösliches Ionenpaar (Abb. 6.10). Dragendorff-Reagenz wird häufig auch in der Papier- und Dünnschichtchromatographie als Detektionsmittel eingesetzt.

Nicht am Stickstoff substituierte Barbiturate – Zwikker-Reaktion

Am Stickstoff unsubstituierte **Barbiturate** lassen sich mit der **Zwikker-Reaktion** unter alkalischen Bedingungen als farbige Cobalt(II)-Komplexe nachweisen. Gemäß der Vorschrift der Ph. Eur. wird zu der in Methanol gelösten Untersuchungssubstanz eine Lösung aus Cobalt(II)-chlorid und Calciumchlorid geben. Anschließend wird mit verdünnter Natronlauge versetzt, wobei eine violettblaue Färbung bzw. ein violettblauer Niederschlag auftritt. Der dabei gebildete Farb-

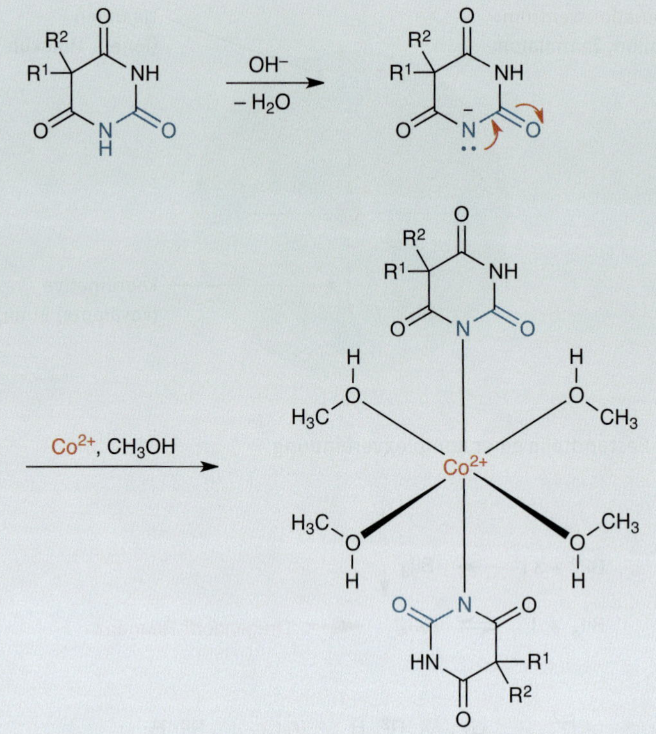

Abb. 6.11 Oktaedrischer Komplex der Zwikker-Reaktion

komplex ist ungeladen und besitzt eine oktaedrische Struktur. Die 6 Koordinationsstellen des Co^{2+}-Zentralions werden von 2 deprotonierten Barbiturat-Molekülen und 4 Molekülen des Lösemittels als Liganden belegt (Abb. 6.11). Die Zwikker-Reaktion ist nicht sehr spezifisch, auch andere **NH-acide Arzneistoffe** wie Hydantoine, Purine oder Sulfonylharnstoffe werden erfasst. Zwischen einzelnen Barbituraten kann mittels der Zwikker-Reaktion nicht unterschieden werden. Das Arzneibuch verwendet diese Methode zum Identitätsnachweis von Barbital, Amobarbital, Phenobarbital, Thiopental sowie von Domperidon.

CH-acide Gruppen – Zimmermann-Reaktion

Durch benachbarte, stark elektronenziehende Substituenten wie Carbonyl- oder Sulfonylgruppen wird die Bindung zu den H-Atomen einer CH-Gruppierung so stark polarisiert, dass ein Proton abspaltbar wird. Unter alkalischen Bedingungen wird eine derartige **CH-acide Verbindung** zu einem mesomeriestabilisierten Carbanion deprotoniert, das nach nukleophilem Angriff eine σ-Bindung zu einem aromatischen C-Atom von elektronenarmen Di- oder Trinitroaromaten wie 1,3-Dinitrobenzen, 3,5-Dinitrobenzoesäure oder Pikrinsäure knüpft. Dadurch geht das C-Atom in den tetraedrischen sp^3-Hybridisierungszustand über. Die negative Ladung in diesem farbigen σ-Komplex mit Polymethincharakter, der auch als Meisenheimer-Komplex bezeichnet wird (siehe auch nitrierbare Aromaten), wird über die *ortho-* und *para*-ständigen Nitrogruppen delokalisiert (Abb. 6.12). Ph. Eur. nutzt diese Reaktion zur Identitätsprüfung der Butyrophenon-Derivate Haloperidol, Benperidol, Bromperidol und Droperidol sowie der Digitalisalkaloide Digitoxin und Delanosid. Im Falle der Butyrophenone wird die mit 1,3-Dinitrobenzen erhaltene **Meisenheimer-Verbindung** durch Luftsauerstoff zur ebenfalls farbigen **Zimmermann-Verbindung** oxidiert. Begünstigt wird dieser Vorgang, wenn am α-C-Atom zur Carbonylgruppe ein acides Proton vorliegt.

Chlorid – Fällungsreaktion und Chromylchlorid-Probe

Ein Großteil der basischen Arzneistoffe ist in den Monographien der Ph. Eur. als Hydrochlorid beschrieben. Zum Nachweis des Chlorids nach Ph. Eur. dienen 2 Methoden. Zum einen wird Chlorid im salpetersauren Milieu mit Silbernitrat versetzt. Dabei wird das Löslichkeitsprodukt von Silberchlorid überschritten und es bildet sich ein weißer Niederschlag von Silberchlorid. Durch Zugabe von Ammoniak-Lösung (17 %) löst sich dieser auf, da die Silberionen dem Löslich-

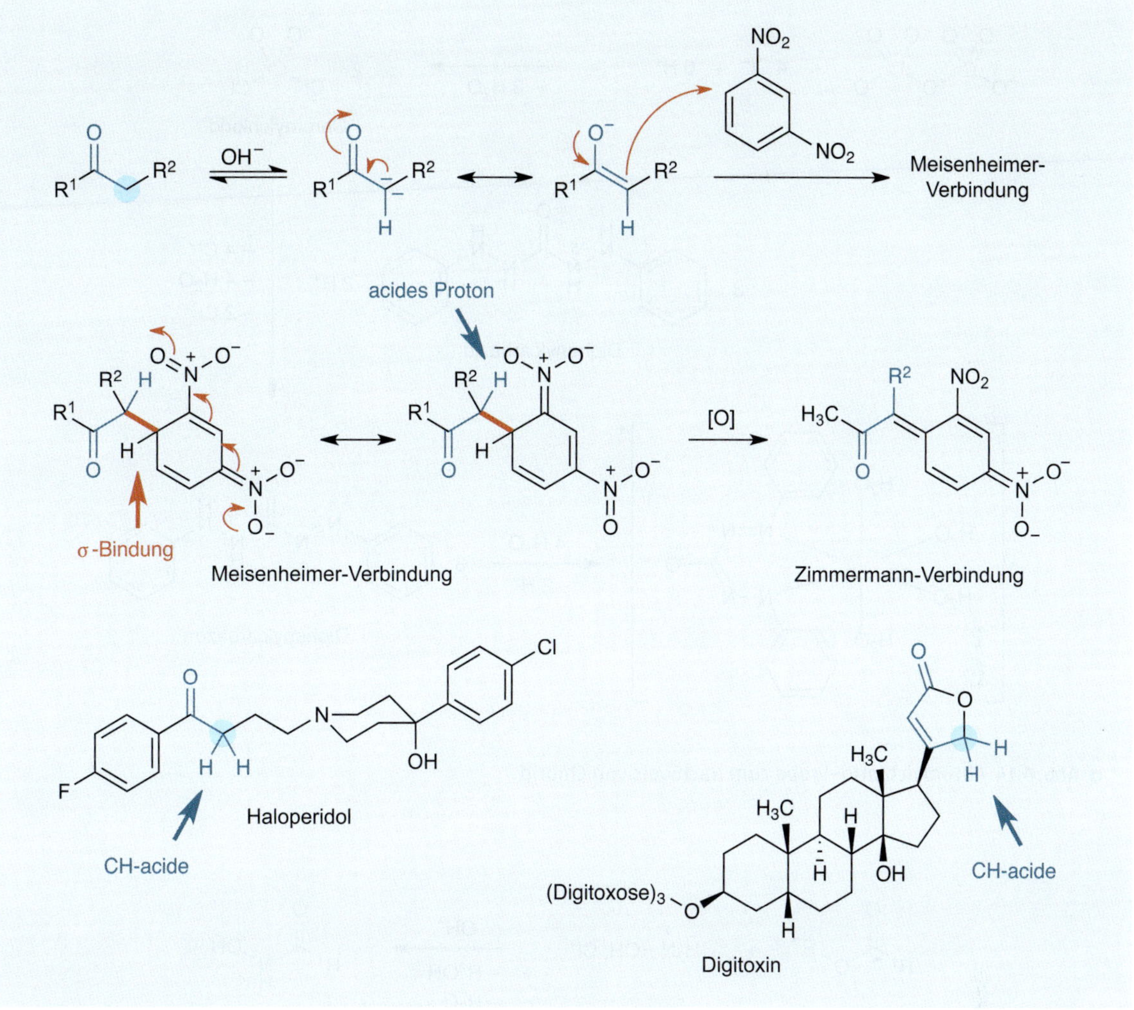

o Abb. 6.12 Reaktion CH-acider Verbindungen mit 1,3-Dinitrobenzen

keitsgleichgewicht entzogen werden und ein Diamminsilber-Komplex entsteht (o Abb. 6.13). Die Konzentration an freien Ag^+-Ionen in diesem linearen Komplex mit sp-hybridisiertem Silber reicht nicht mehr aus, um das Löslichkeitsprodukt von Silberchlorid zu überschreiten.

Eine weitere Methode ist die Überführung des Chlorids mit Kaliumdichromat und konzentrierter Schwefelsäure in das flüchtige Chromylchlorid. Die Oxidationsstufe des sechswertigen Chroms hat sich darin nicht geändert. Durch Kontakt mit einem mit Diphenylcarbazid imprägnierten Filterpapier, das über der Öffnung des Reagenzglases angebracht ist, wird das Filterpapier violettrot gefärbt. Diphenylcarbazid wird durch Cr(VI) zum Diphenylcarbazon oxidiert und bildet als zweizähniger Ligand mit den gleichzeitig entstandenen Cr^{3+}-Ionen einen farbigen Komplex. In o Abb. 6.14 ist dieser mit 4 Aqua-Liganden dargestellt. Die genaue Konstitution ist aber nicht bekannt.

$$Cl^- + Ag^+ \longrightarrow AgCl \downarrow$$

$$AgCl + 2\,NH_3 \longrightarrow [H_3N{-}Ag{-}NH_3]^+ + Cl^-$$

o Abb. 6.13 Fällungsreaktion und anschließende Komplexbildungsreaktion zum Nachweis von Chlorid

Ester

Zum allgemeinen Nachweis von Carbonsäureestern (o Abb. 6.15) beschreibt Ph. Eur. die Reaktion des Esters mit Hydroxylaminhydrochlorid und Eisen(III)-chlorid. Die Umsetzung erfolgt in KOH-Lösung, um das in freier Form instabile Hydroxylamin in situ zu erzeugen. Als Nukleophil kann es nun am Carbonylkohlenstoff des Esters angreifen, worauf

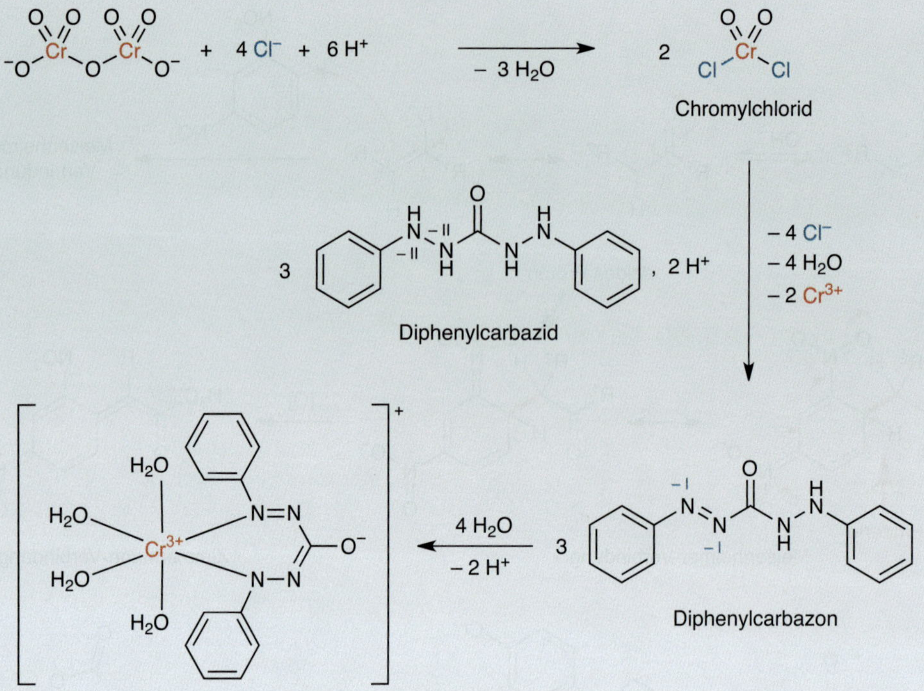

Chromylchlorid
Diphenylcarbazid
Diphenylcarbazon

Abb. 6.14 Chromylchlorid-Probe zum Nachweis von Chlorid

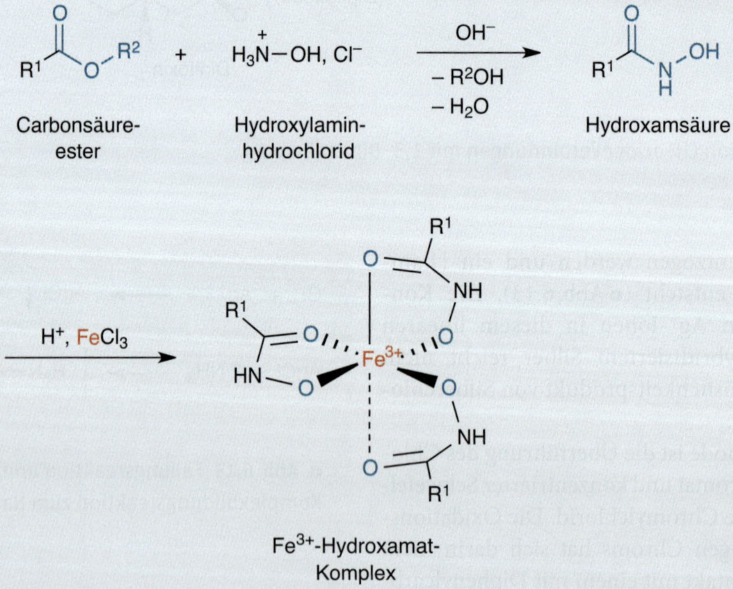

Carbonsäure-ester
Hydroxylamin-hydrochlorid
Hydroxamsäure
Fe^{3+}-Hydroxamat-Komplex

Abb. 6.15 Hydroxamsäure-Reaktion eines Esters und Nachweis als Fe^{3+}-Komplex

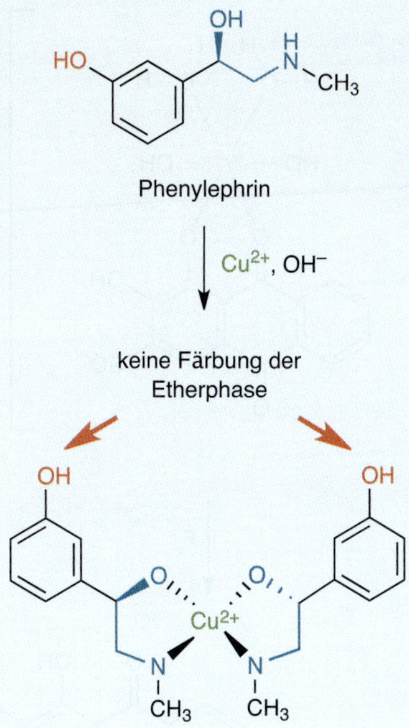

o Abb. 6.16 Chen-Kao-Reaktion

es am Stickstoff acyliert wird. Dabei entsteht eine **Hydroxamsäure**, ein *N*-Hydroxyamid. Hydroxamsäuren sind deutlich acider (pK_S etwa 9) als vergleichbare Amide. Als zweizähnige Liganden bilden Hydroxamsäuren im sauren Milieu intensiv rot bis blaurot gefärbte Chelatkomplexe. Das verzerrt-oktaedrische Fe^{3+}-Ion wird dabei von 6 O-Atomen der Hydroxamate koordiniert.

Ethanolamine – Chen-Kao-Reaktion

Verschiedene Arzneistoffe mit benachbarter Amino- und Hydroxygruppe, wie Calciumpantothenat, Dexpanthenol, Ephedrin, Ethambutol, Etilefrin, Isoxsuprinhydrochlorid, Minoxidil, Phenylephrin, Phenylpropanolaminhydrochlorid, lässt Ph. Eur. mit der Chen-Kao-Reaktion nachweisen. Dazu wird die Substanz jeweils mit konzentrierter Natriumhydroxid-Lösung und Kupfer(II)-sulfat-Lösung versetzt. Es entsteht eine blaue oder violette Färbung. In der Regel wird mit Ether ausgeschüttelt. Je nach lipophilen Eigenschaften färbt sich die Etherschicht (z. B. Ephedrin) oder bleibt entsprechend farblos. Dies ist der Fall bei phenolischen Substanzen wie Etilefrin oder Phenylephrin. 1,2-Aminoalkohol- oder auch 1,2-Diaminstrukturelemente koordinieren als zweizähnige Liganden das Cu^{2+}-Zentralion (o Abb. 6.16), wobei stabile, 5-gliedrige Chelatringe entstehen.

Fluorid – Nachweis von organisch gebundenem Fluor

Zum Nachweis des organisch gebundenen Fluors, beispielsweise in fluorierten Glucocorticoiden wie Dexamethason, in Droperidol, Flucytosin, Mefloquin und vielen anderen Arzneistoffen lässt Ph. Eur. diese unter Glühen mit Magnesiumoxid mineralisieren. Identifiziert werden die freigesetzten Fluoridionen. Diese zerstören einen roten Chelatkomplex aus Zirconium(IV) und Alizarin S als Liganden. Das 1,2-Dihydroxyanthrachinon Alizarin S hat über seine O-Atome verschiedene Möglichkeiten, koordinativ an das Zr^{4+}-Zentralion zu binden. Unter Ligandenaustausch bilden Fluoridionen farbloses Hexafluoridozirconat und setzen dabei aus dem Komplex gelbes Alizarin S frei. Entsprechend wird ein Farbumschlag von Rot nach Gelb registriert. o Abb. 6.17 zeigt Beispiele für mögliche Strukturen des Zirconiumkomplexes mit Alizarin S.

Formaldehyd – Chromotropsäure-Reaktion

Formaldehyd kann aus einer Reihe von Arzneistoffen freigesetzt werden, meist durch **Aminal**- oder **Ketal**spaltungen sowie durch Retro-Aldol- oder Retro-Mannich-Reaktionen. Der elektrophile Formaldehyd reagiert mit **Chromotropsäure** (4,5-Dihydroxynaphthalen-2,7-disulfonsäure) in *ortho*-Position zur Phenolgruppe und bildet einen **Oxonol**-Farbstoff (o Abb. 6.18). Dabei kondensieren im ersten Reaktionsschritt 2 Moleküle Chromotropsäure mit Formaldehyd in Gegenwart von Schwefelsäure und Erwärmen zu einem Dibenzoxanthen-Derivat. Dieses wird anschließend durch die Schwefelsäure zum farbigen Dibenzoxanthylium-Kation oxidiert. Ph. Eur. nutzt die Reaktion zum Identitätsnachweis von Metamizol, Etacrynsäure, Hexetidin, Hydrochlorothiazid, Lymecyclin und Primidon.

Guanidinderivate – Sakaguchi-Reaktion

Monoalkylsubstituierte Guanidinderivate lässt Ph. Eur. mit der **Sakaguchi-Reaktion** identifizieren. Dabei reagieren Arzneistoffe wie Guanethidin, Metformin, Streptomycin oder Sulfaguanidin mit 1-Naphthol in Gegenwart von Hypohalogenit zu Chinonsemicarbazonen. Zunächst entsteht ein *N*-Chlorguanidin, das am NH-aciden Stickstoff deprotoniert wird und zu einem Carbodiimid umlagert. Die Addition von Wasser führt zum Semicarbazid, welches in einer oxidativen Kupplung mit dem Phenolsystem einen **Azaoxonol-Farbstoff** bildet (o Abb. 6.19).

Indolderivate – Reaktion mit Ehrlich-Reagenz

4-Dimethylaminobenzaldehyd wird nach seinem Entdecker Paul Ehrlich auch als **Ehrlich-Reagenz** bezeichnet. Ph. Eur. setzt es zum Nachweis der **Indolderivate** Indometacin, Tryptophan, *N*-Acetyltryptophan und

ZrO(NO3)2

ZrO(NO3)2

F⁻

F⁻

$[ZrF_6]^{2-}$ +

Alizarin S

o Abb. 6.17 Nachweis der freigesetzten Fluoridionen mit Zirconium-Alizarin-S-Komplexen

Reserpin ein. Die elektrophile Aldehydgruppe von 4-Dimethylaminobenzaldehyd reagiert mit dem elektronenreichen Indolheterozyklus dieser Arzneistoffe in Abhängigkeit vom Substitutionsmuster an unterschiedlichen Stellen. Bei Indometacin ist dies die Position 6 (o Abb. 6.20). Das entstehende Benzhydrol-Derivat dehydratisiert in salzsaurer Lösung zu einem Carbeniumion, das als reaktives Elektrophil mit einem weiteren Molekül Indometacin reagiert. Dabei wird ein farbloses Diindolylmethan-Derivat gebildet, das durch Luftsauerstoff zu einem **Triphenylmethanfarbstoff** oxidiert wird. Da durch Konjugation des Indol-N-Atoms und der Dimethylaminogruppe gleichzeitig ein vinyloges Amidinium-Ion vorliegt, kann das System auch als **Cyaninfarbstoff** aufgefasst werden. Unter den sauren Reaktionsbedingungen kommt es zu einer weitgehenden Abspaltung des 4-Chlorbenzoylrests, was jedoch keinen Einfluss auf die Farbbildung hat. Beim Reserpin erfolgt der Angriff von 4-Dimethylaminobenzaldehyd in der freien Position 5 des Indolgerüstes, bei Tryptophan und *N*-Acetyltryptophan in Position 2, wobei jeweils auch entsprechende Triphenylmethanfarbstoffe entstehen. Ph. Eur. verwendet das Ehrlich-Reagenz des Öfteren auch als Detektionsreagenz bei Reinheitsuntersuchungen mit DC. Wird beim Nachweis der Indolderivate, z. B. bei den Mutterkornalkaloiden, Eisen(III)-chlorid als Oxidationsmittel verwendet, spricht man auch von der **Van-Urk-Reaktion.**

In einigen Monographien der Ph. Eur., beispielsweise bei der Reinheitsprüfung von Metoclopramid, wird das Ehrlich-Reagenz auch zum Nachweis von primären Aminen verwendet. Diese reagieren damit zum **Azomethinfarbstoff** (Schiff-Base, o Abb. 6.21).

Natriumionen – Fällungsreaktionen

Natriumionen sind die häufigsten Gegenionen in Salzen saurer Arzneistoffe. Ph. Eur. gibt 2 Methoden zur Identitätsprüfung an. Beim Versetzen mit Kaliumhexahydroxidoantimonat(V) entsteht ein weißer Nieder-

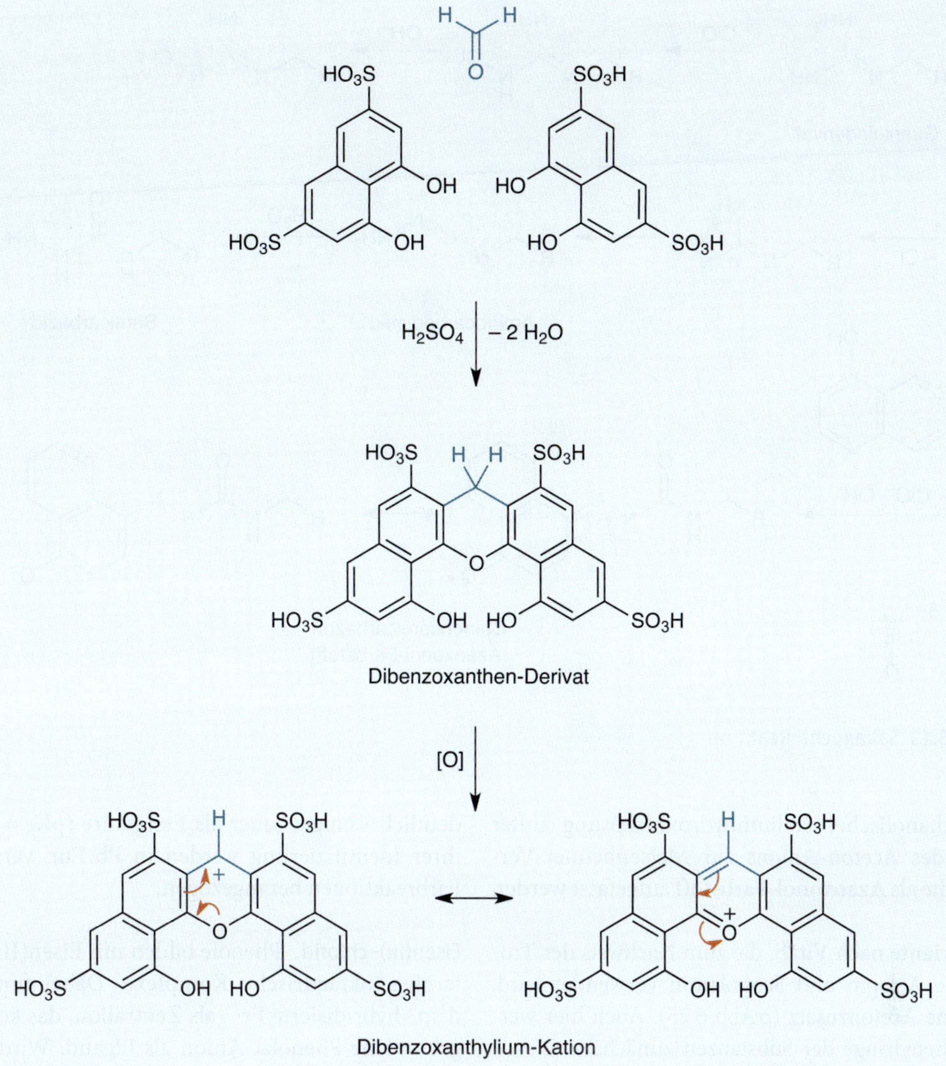

Abb. 6.18 Nachweis von Formaldehyd mit Chromotropsäure

schlag. Während das Kaliumsalz löslich ist, fällt das Natriumsalz des Komplexes $Na[Sb(OH)_6]$ aus (Abb. 6.22).

In einem weiteren Nachweis wird mit einer Lösung von α-Methoxyphenylessigsäure versetzt. Unter Kühlung mit Eiswasser entsteht ein weißer Niederschlag, der sich nach Zusatz von verdünnter Ammoniak-Lösung löst (Abb. 6.23). Der gebildete Niederschlag besteht aus einem Natriumion, einem Molekül α-Methoxyphenylessigsäure und einem Molekül α-Methoxyphenylacetat (1:1:1), sodass es zum Ladungsausgleich kommt. In ammoniakalischer Lösung erfolgt Deprotonierung der α-Methoxyphenylessigsäure im Komplex, was diesem als Anion eine Ionen-Dipol-Interaktion mit Wasser ermöglicht. Dadurch löst sich der Niederschlag wieder auf.

Nitrierbare Aromaten – Vitali-Morin-Reaktion

Zum Nachweis **nitrierbarer Aromaten** lässt die Ph. Eur. die **Vitali-Morin-Reaktion** durchführen. Man unterscheidet 2 Varianten. In der **Variante nach Morin** wird als CH-acide Komponente Aceton zugesetzt (Abb. 6.24). Die Reaktion entspricht dem Nachweis CH-acider Gruppen. Anstelle des Nitroaromaten als Reagenz wird dieser durch Nitrierung der nachzuweisenden Substanz erzeugt. Umgekehrt benötigt man anstelle der nachzuweisenden Struktur für die Bildung der **Meisenheimer-Verbindung** zusätzlich ein CH-acides Reagenz. Die Lokalanästhetika Tetracain und Lidocain werden mit rauchender Salpetersäure in einer elektrophilen Substitution am Aromaten in *meta*-Position zur Ester- bzw. Amidgruppierung 2-fach nitriert. Der so gebildete elektronenarme Dinitroaromat führt mit Ace-

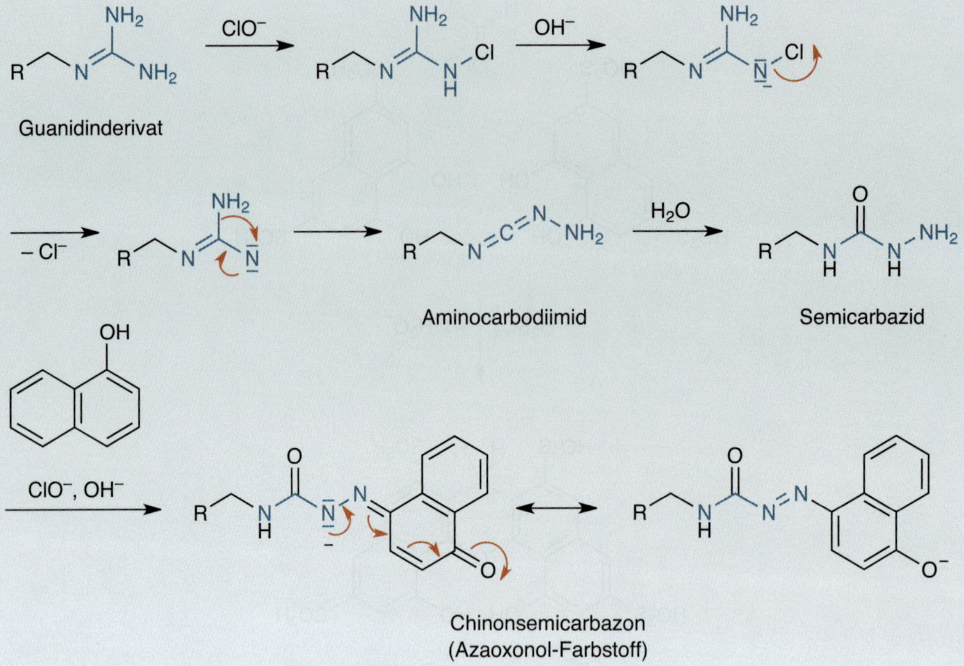

Abb. 6.19 Sakaguchi-Reaktion

ton in ethanolischer Kaliumhydroxid-Lösung unter Addition des Aceton-Anions zur Meisenheimer-Verbindung, die als **Azaoxonol-Farbstoff** aufgefasst werden kann.

Die **Variante nach Vitali**, die zum Nachweis der Tropaalkaloide Atropin und Scopolamin verwendet wird, erfolgt ohne Acetonzusatz (Abb. 6.25). Auch hier werden die Phenylringe der Substanzen zunächst mit rauchender Salpetersäure nitriert. Dabei erfolgt die elektrophile Substitution am Aromaten nur in *para*-Stellung, daneben kann auch die Hydroxygruppe verestert werden. In alkoholischer Kaliumhydroxid-Lösung wird die zur Nitrogruppe *para*-ständige CH-acide Gruppe zu einem mesomeriestabilisierten, rotvioletten Anion deprotoniert. Diese Variante ist zwar weniger empfindlich, für den Nachweis der Tropasäureester aber spezifischer.

Phenole

Phenol selbst besitzt antibakterielle Eigenschaften und diente deshalb früher als Desinfektionsmittel für kleine Wunden sowie als Mund- und Rachenantiseptikum. Aufgrund seiner relativ hohen Toxizität wird es heute zu diesen Zwecken nicht mehr angewendet. Zugelassen ist es noch als Konservierungsstoff für Sera und Impfstoffe. Zahlreiche Arzneistoffe weisen phenolische Hydroxygruppen auf, wie zum Beispiel Morphin, Apomorphin, Salicylsäure, Terbutalin, Fenoterol, Salbutamol, Levodopa, Ethinylestradiol, Dithranol, Adrenalin und Isoprenalin. Mit pK_S-Werten von etwa 10 sind Phenole deutlich weniger sauer als Essigsäure (pK_S = 4,75). Zu ihrer Identifizierung werden in Ph. Eur. verschiedene Farbreaktionen herangezogen.

Eisen(III)-chlorid. Phenole bilden mit Eisen(III)-chlorid farbige, **oktaedrische Komplexe**. Dabei fungiert das d^2sp^3-hybridisierte Fe^{3+} als Zentralion, das koordinativ gebundene Phenolat-Anion als Ligand. Wird aus geometrischen oder anderen Gründen die Koordinationszahl 6 nicht erreicht, werden die freien Koordinationsstellen durch Wasser als Sekundärliganden (Aqua-Liganden) belegt. Im einfachsten Fall entsteht aus einem einwertigen Phenol ein Komplex $[Fe(OAryl)(H_2O)_5]^{2+}$ im Verhältnis 1:1 mit Fe^{3+}. Je nach pH-Wert der Lösung, der durch Deprotonierung der Phenolgruppe die Verfügbarkeit des Liganden regelt, können weitere Phenolat-Liganden die Aqua-Liganden verdrängen und sich Komplexe der Struktur $[Fe(OAryl)_6]^{3-}$ ausbilden. Die Komplexe mit einzähnigen Liganden sind weniger stabil, ihre Farbe verblasst nach Zusatz von Alkohol (siehe Nachweis von Phenol nach Ph. Eur.). Befindet sich in *ortho*-Stellung zur Phenolfunktion eine funktionelle Gruppe, die ebenfalls koordinativ binden kann wie zum Beispiel eine Carboxylatgruppe, fungiert der nachzuweisende Arzneistoff als zweizähniger Ligand. Es bilden sich stabile, farbige Fe^{3+}-Chelatkomplexe (Abb. 6.26). Ein Beispiel in Ph. Eur. ist der Nachweis von Hydroxyethylsalicylat. Zur Farbgebung tragen die Ligandenfeldübergänge des Fe^{3+}-Ions bei.

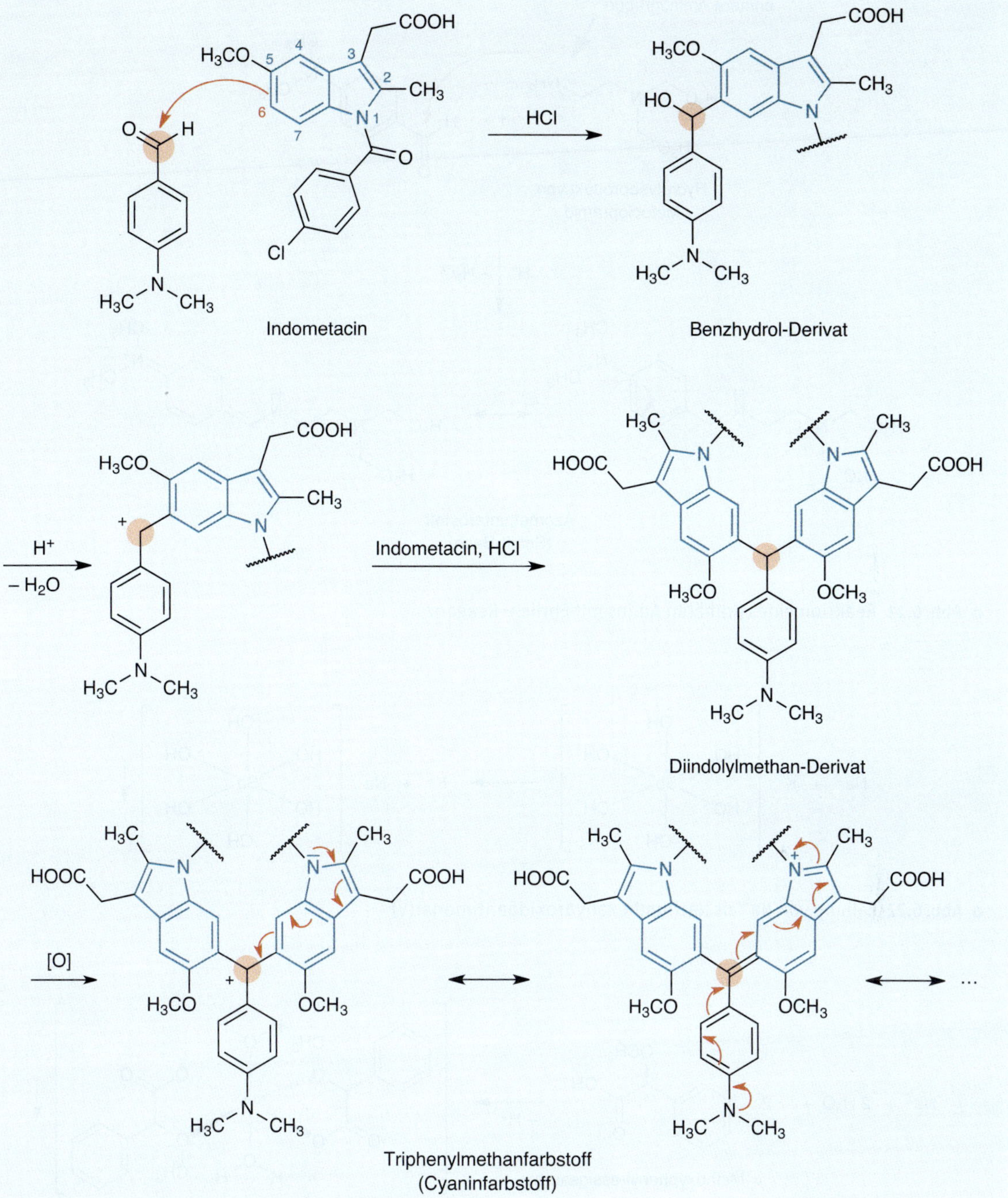
COOH
H_3CO
CH_3
HCl
Indometacin
Benzhydrol-Derivat
H^+
$- H_2O$
Indometacin, HCl
HOOC
OCH_3
Diindolylmethan-Derivat
[O]
Triphenylmethanfarbstoff
(Cyaninfarbstoff)

Abb. 6.20 Reaktion von Indometacin mit Ehrlich-Reagenz

Bei den oxidationsempfindlicheren zweiwertigen Phenolen (Diphenolen), insbesondere bei Verbindungen mit *ortho*- und *para*-ständigen OH-Gruppen (Brenzcatechine und Hydrochinone), sind bei der Reaktion mit Fe^{3+}-Ionen neben der Komplexbildung – vor allem nach Zugabe von Basen – auch oxidative Vorgänge von Bedeutung. Unter solchen Bedingungen lässt Ph. Eur. Isoprenalinsulfat mit Eisen(III)-chlorid als chinoides, farbiges Isoprenalon nachweisen (Abb. 6.27).

Emerson-Reaktion. Eine nasschemische Identifizierung von Phenolen ist auch mit der **Emerson-Reaktion** möglich. Dabei wird das Phenol mit Aminopyrazolon in Gegenwart eines Oxidationsmittels wie Kaliumhexacyanidoferrat(III) zum farbigen Chinonimin gekuppelt, das

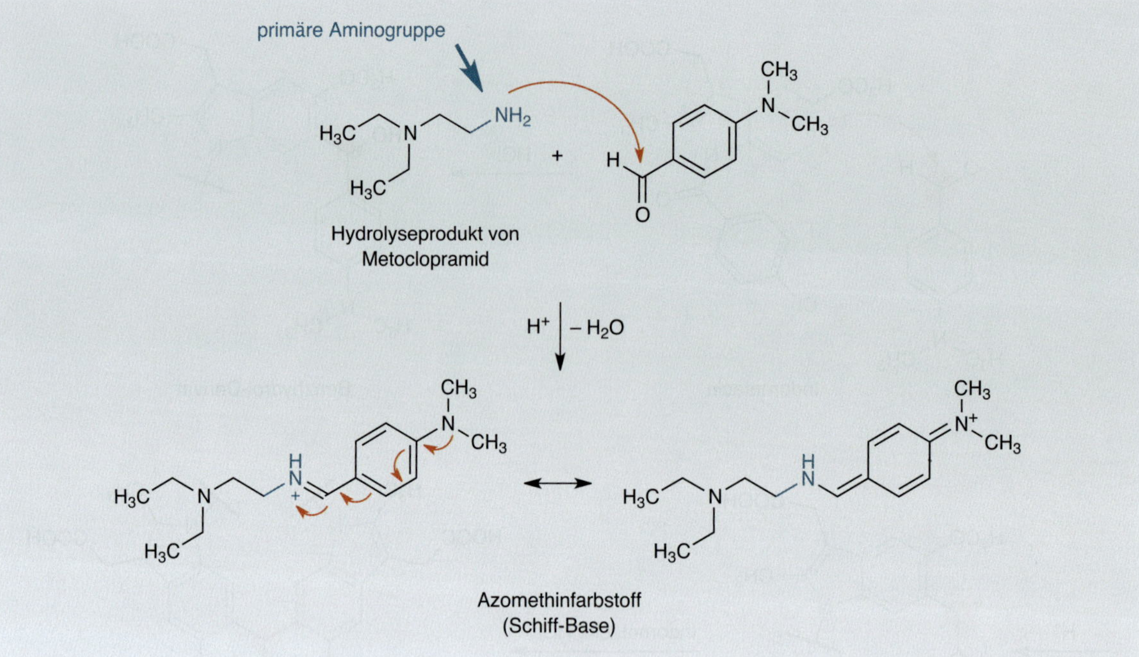

Abb. 6.21 Reaktion eines primären Amins mit Ehrlich-Reagenz

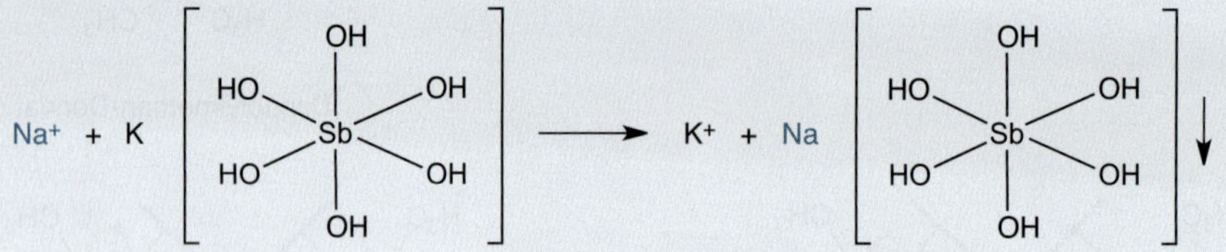

Abb. 6.22 Fällung von Na^+ als Natriumhexahydroxidoantimonat(V)

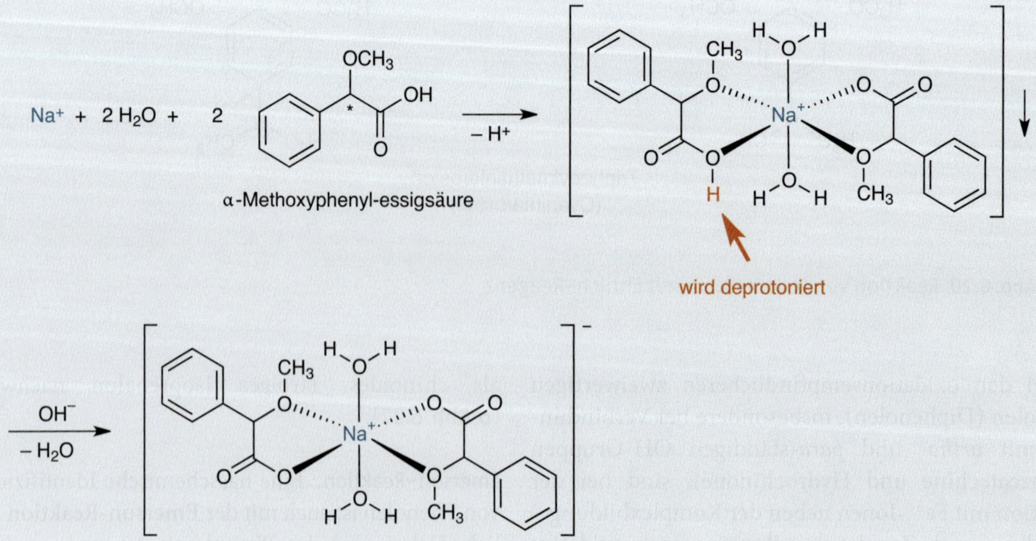

Abb. 6.23 Nachweis von Natriumionen mit α-Methoxyphenylessigsäure

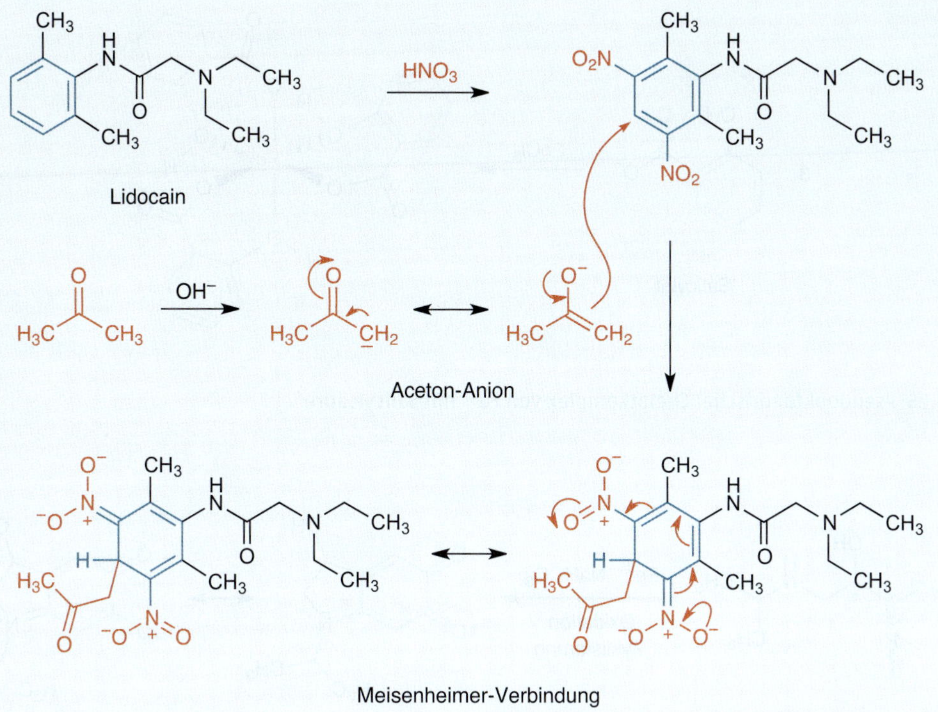

Lidocain
HNO3
OH⁻
Aceton-Anion
Meisenheimer-Verbindung

Abb. 6.24 Vitali-Morin-Reaktion mit Acetonzusatz

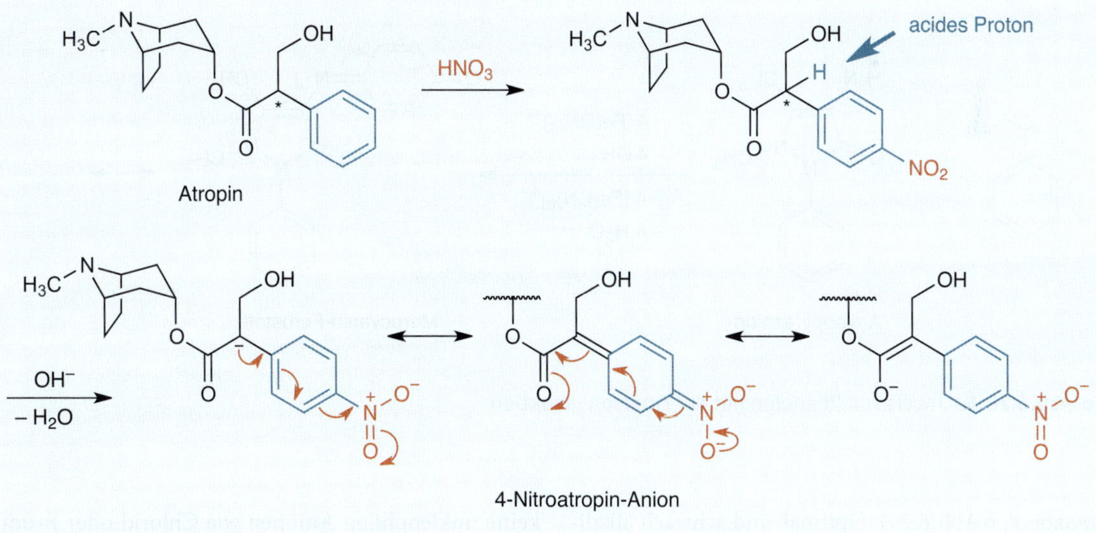

Atropin
HNO3
acides Proton
OH⁻
– H2O
4-Nitroatropin-Anion

Abb. 6.25 Vitali-Morin-Reaktion ohne Acetonzusatz

als **Merocyanin-Farbstoff** aufgefasst werden kann (Abb. 6.28). Ph. Eur. verwendet die Reaktion zum Nachweis von Butylhydroxyanisol und Salbutamol sowie zur Bestimmung von Phenol in Sera und Impfstoffen.

Gibbs-Reagenz. Ferner lassen sich Phenole, vorwiegend mit freier *para*-Stellung, mit 2,6-Dichlorchinonchlorimid (**Gibbs-Reagenz**) nachweisen. Zunächst wird das Reagenz zum Dichlorchinonimin hydrolysiert und kuppelt unter der oxidierenden Wirkung des dabei freigesetzten Hypochlorits zu einem **Indophenol-Farbstoff**

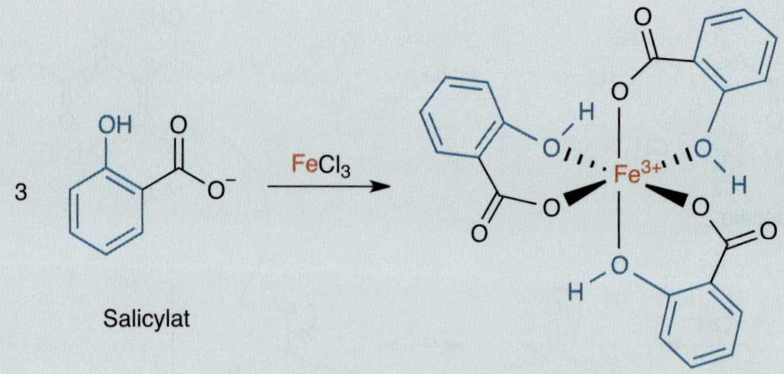

Abb. 6.26 Pseudooktaedrischer Chelatkomplex von Fe^{3+} mit Salicylsäure

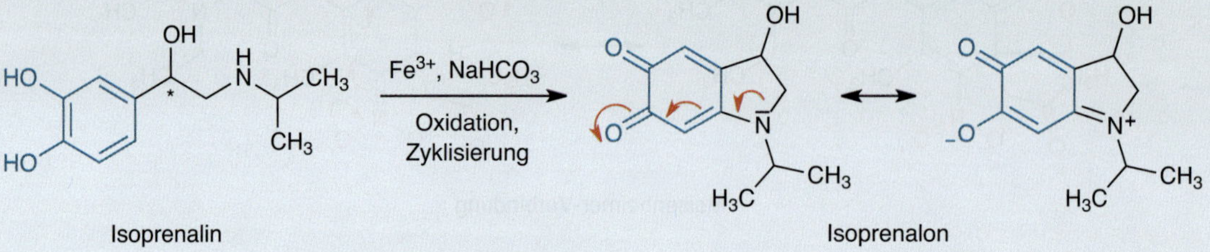

Abb. 6.27 Bildung von Isoprenalon aus Isoprenalin

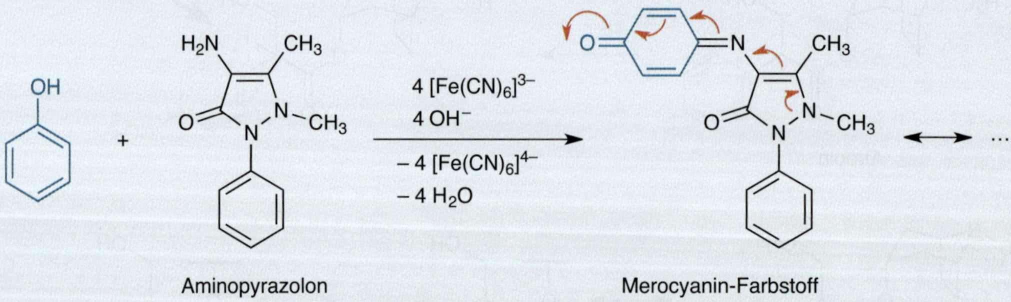

Abb. 6.28 Nachweis von Phenolen mit der Emerson-Reaktion

(Azaoxonol, Abb. 6.29). Optimal sind schwach alkalische Bedingungen. Ph. Eur. verwendet diese Reaktion zum nasschemischen Nachweis von Orciprenalin und zur Detektion von Pyridoxinhydrochlorid nach DC-Trennung.

Primäre aromatische Amine

Primäre aromatische Amine reagieren mit Natriumnitrit in mineralsaurer Lösung unter **Diazotierung** zu **Diazonium-Ionen**. Dabei wird Nitrit zur salpetrigen Säure und weiter zum Nitritacidium-Ion protoniert. Sind keine nukleophilen Anionen wie Chlorid oder Bromid anwesend, kann im stark sauren Milieu das elektrophile Nitrosyl-Kation gebildet werden. Ansonsten liegt es typischerweise als Nitrosylchlorid oder -bromid vor. Durch nukleophilen Angriff der Aminogruppe an der elektrophilen Nitrosylgruppe entsteht ein Diazohydroxid. Protonierung und Abspaltung von Wasser führt zum Diazonium-Ion (Abb. 6.30).

Das elektrophile Diazonium-Ion reagiert mit elektronenreichen Aromaten in einer elektrophilen Substitution zu einem intensiv orange- bis rotgefärbten **Azo-**

2,6-Dichlorchinonchlorimid

2,6-Dichlorchinonimin

Indophenol-Farbstoff

o Abb. 6.29 Nachweis von Phenolen mit freier *para*-Position mit Gibbs-Reagenz

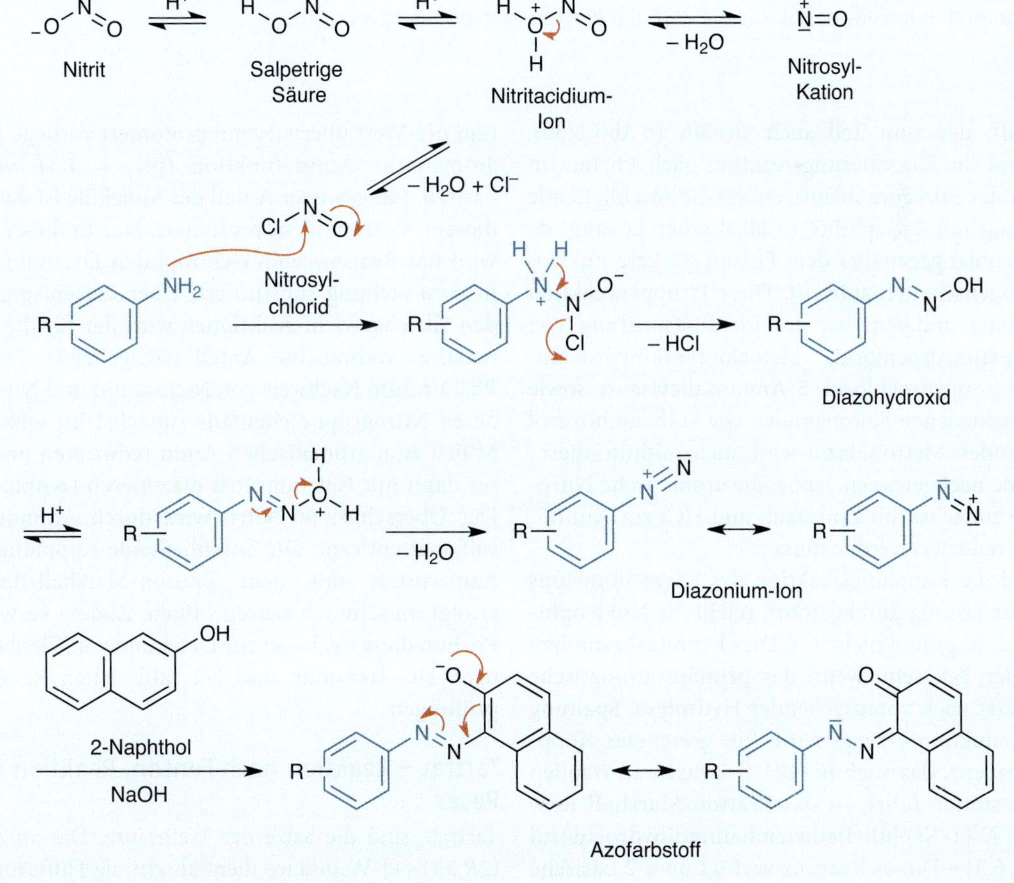

o Abb. 6.30 Nachweis primärer aromatischer Amine

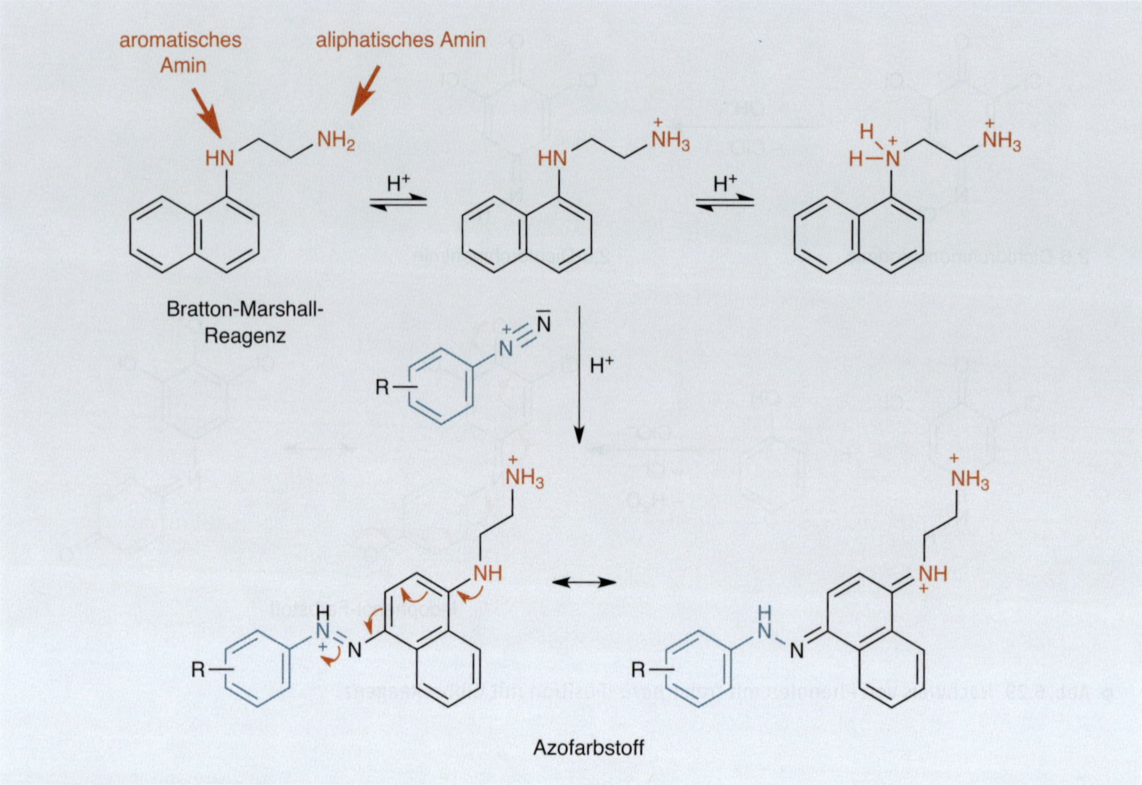

○ **Abb. 6.31** Kupplung des Diazonium-Ions mit Bratton-Marshall-Reagenz

farbstoff, der zum Teil auch ausfällt (○ Abb. 6.30). Während die Diazotierungsreaktion nach Ph. Eur. in verdünnter Salzsäure abläuft, erfolgt die anschließende Kupplung mit 2-Naphthol in alkalischer Lösung, da das Phenolat gegenüber dem Phenol stärkere nukleophile Eigenschaften aufweist. Diese Gruppenreaktion wird unter anderem bei der Identitätsprüfung von Bromhexinhydrochlorid, Metoclopramidhydrochlorid, Procainhydrochlorid, 5-Aminosalicylsäure sowie bei verschiedenen Sulfonamiden wie Sulfamethoxazol angewendet. Metronidazol wird auch mithilfe dieser Methode nachgewiesen, wobei die aromatische Nitrogruppe zunächst mit Zinkstaub und HCl zur Aminogruppe reduziert werden muss.

Wird die Kupplungsreaktion des Diazonium-Ions in saurer Lösung durchgeführt, reicht die Nukleophilie von 2-Naphthol nicht aus. Dies kann insbesondere dann der Fall sein, wenn das primäre aromatische Amin erst nach vorausgehender Hydrolyse, Spaltung oder Reduktion erzeugt wird. Ein geeignetes Kupplungsreagenz, das auch bei pH 1–2 rasch zu stabilen Azofarbstoffen führt, ist das **Bratton-Marshall-Reagenz**, *N*-(1-Naphthyl)ethylendiamindihydrochlorid (○ Abb. 6.31). Dieses Reagenz verfügt über 2 basische Zentren. Gegenüber der aliphatischen Aminogruppe ($pK_S = 9{,}0$), die im Säure-Base-Gleichgewicht bei saurem pH-Wert überwiegend protoniert vorliegt, ist die aromatische Aminofunktion ($pK_S = 1{,}3$) weniger basisch. Ein gewisser Anteil der Moleküle ist daher an diesem N-Atom nicht protoniert. Nur in dieser Form wird das Reagenz vom elektrophilen Diazonium-Ion in *para*-Stellung substituiert. Über die entsprechenden Gleichgewichtsreaktionen wird der für die Farbreaktion verbrauchte Anteil nachgeliefert. So lässt Ph. Eur. zum Nachweis von Niclosamid und Nifedipin deren Nitrogruppe ebenfalls zunächst im salzsauren Milieu zum aromatischen Amin reduzieren und dieses dann mit Natriumnitrit diazotieren (○ Abb. 6.32). Der Überschuss an Nitrit wird durch Ammoniumsulfamat entfernt. Die anschließende Kupplung zum Azofarbstoff mit dem Bratton-Marshall-Reagenz erfolgt im schwach sauren Milieu. Zudem verwendet Ph. Eur. diese Reaktion zur Detektion von Clenbuterol nach DC-Trennung und bei zahlreichen Reinheitsprüfungen.

Tartrat – Reaktion nach Fenton, Reaktion nach Pesez

Tartrate sind die Salze der Weinsäure. Die offizinelle (2*R*,3*R*)-(+)-Weinsäure dient als chirale Hilfssäure zur Trennung racemischer Arzneistoffbasen, da diastereomere Salze entstehen (▸ Kap. 1.4.3). Einige Arzneistoffe

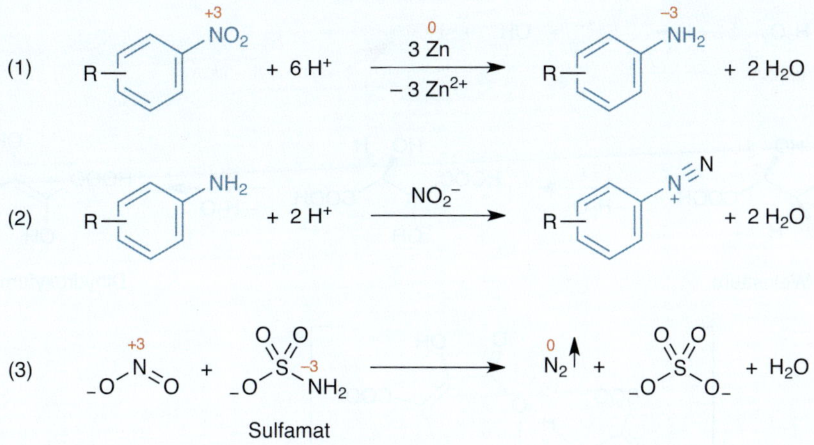

(1) R–C_6H_4–NO_2 (+3) + 6 H^+ → (3 Zn (0), − 3 Zn^{2+}) R–C_6H_4–NH_2 (−3) + 2 H_2O

(2) R–C_6H_4–NH_2 + 2 H^+ → (NO_2^-) R–C_6H_4–$N^+{\equiv}N$ + 2 H_2O

(3) ^-O–N(+3)=O + ^-O–SO_2–NH_2 (−3) (Sulfamat) → N_2↑ (0) + ^-O–SO_2–O^- + H_2O

Abb. 6.32 (1) Reduktion von Nitroaromaten zum primären aromatischen Amin, (2) Diazotierung und (3) Zerstörung des überschüssigen Nitrits

werden auch als Tartrat oder Hydrogentartrat eingesetzt. Zur Identitätsprüfung auf Tartrat schreibt Ph. Eur. 2 Methoden vor, die **Fenton-Reaktion** und die **Reaktion nach Pesez**. Eine nasschemische Prüfung auf Tartrat ist in Ph. Eur. für die entsprechenden Salze von Dextromoramid, Dihydrocodein, Dihydroergotamin, Epinephrin, Ergotamin, Norepinephrin, Tolterodin, Vinorelbin und Zolpidem vorgesehen.

Fenton-Reaktion. Das Reagenz besteht aus einer Mischung aus Eisen(II)-sulfat und Wasserstoffperoxid. Durch Ein-Elektronentransfer von Fe^{2+} auf H_2O_2 werden neben Fe^{3+} und dem zum Hydroxid-Ion reduzierten O-Atom das hochreaktive Hydroxylradikal ($HO^•$) gebildet. Das Hydroxylradikal abstrahiert von der Weinsäure ein H-Atom unter Bildung eines Wassermoleküls und eines Weinsäure-Radikals. Ein weiteres Hydroxylradikal abstrahiert von diesem erneut ein H-Atom, wodurch die Weinsäure insgesamt zur Dihydroxyfumarsäure oxidiert wird. Diese kann als zweizähniger Ligand im alkalischen Milieu mit den in der Fenton-Reaktion gebildeten Fe^{3+}-Ionen zu verschiedenen violetten Eisen(III)-Chelatkomplexen koordinieren (Abb. 6.33), deren genaue Konstitution aber nicht bekannt ist.

Reaktion nach Pesez. Beim Erhitzen mit Schwefelsäure wird die Weinsäure decarboxyliert und decarbonyliert sowie zur Glyoxylsäure oxidiert. Diese kondensiert mit 2 Molekülen Resorcin zum farblosen Diphenylmethanlacton, das in Gegenwart von Kaliumbromid und der Schwefelsäure in einer elektrophilen Substitution bromiert und zu einem Oxonol-Farbstoff oxidiert wird (Abb. 6.34).

Xanthine – Murexid-Reaktion

Die Identität der **Xanthinderivate** Coffein, Theophyllin, Theobromin, Proxyphyllin und Pentoxifyllin (Abb. 6.35) lässt Ph. Eur. unter anderem mit der **Murexid-Reaktion** nachweisen. Xanthin selbst und sein Oxidationsprodukt Harnsäure reagieren in gleicher Weise, ebenso Uracilderivate und einige Barbiturate. Bei dieser Reaktion wird das Puringerüst der Xanthine hydrolysiert und oxidativ durch geeignete Oxidationsmittel wie H_2O_2 in Salzsäure abgebaut. Neben einer Vielzahl von Abbauprodukten entstehen Pyrimidinderivate wie das Hydrolyseprodukt 5-Aminobarbitursäure sowie Alloxan als Oxidationsprodukt. Diese reagieren zu einem Kondensationsprodukt, das nach Zugabe von Ammoniak ein rotviolett gefärbtes, mesomeriestabilisiertes Anion bildet. Der für die Nachweismethode entscheidende Farbstoff entsteht neben zahlreichen anderen Produkten nur in sehr kleiner Menge. Im Falle des unsubstituierten Xanthins handelt es sich um das Ammoniumsalz der Purpursäure (Abb. 6.36), das in Assoziation an die Purpurschnecke (*Murex* spp.) als **Murexid** bezeichnet wird. Murexid ist ein **Azaoxonol-Farbstoff**, der lediglich von der Farbe her, jedoch nicht strukturell mit dem aus der Schnecke gewonnenen Purpur (6,6'-Dibromindigo) übereinstimmt. Aus den *N*-substituierten Xanthinderivaten entstehen die entsprechend substituierten Murexide.

6.2.2 Gehaltsbestimmungen

Acidimetrische und alkalimetrische Titrationen

Während die USP die Gehaltsbestimmung von Arzneistoffen überwiegend mittels Flüssigchromatographie durchführen lässt, werden in den Arzneistoffmonogra-

6

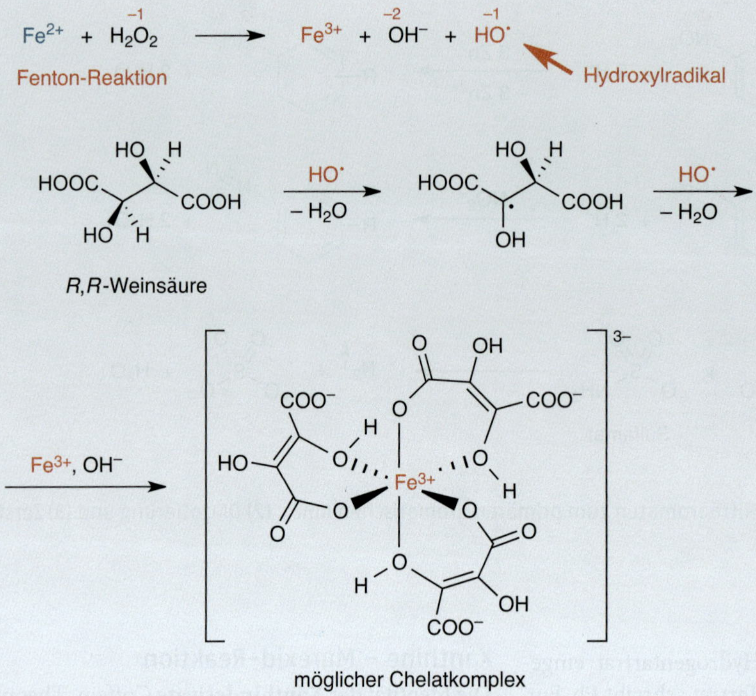

Abb. 6.33 Reaktion der Weinsäure mit Fenton-Reagenz

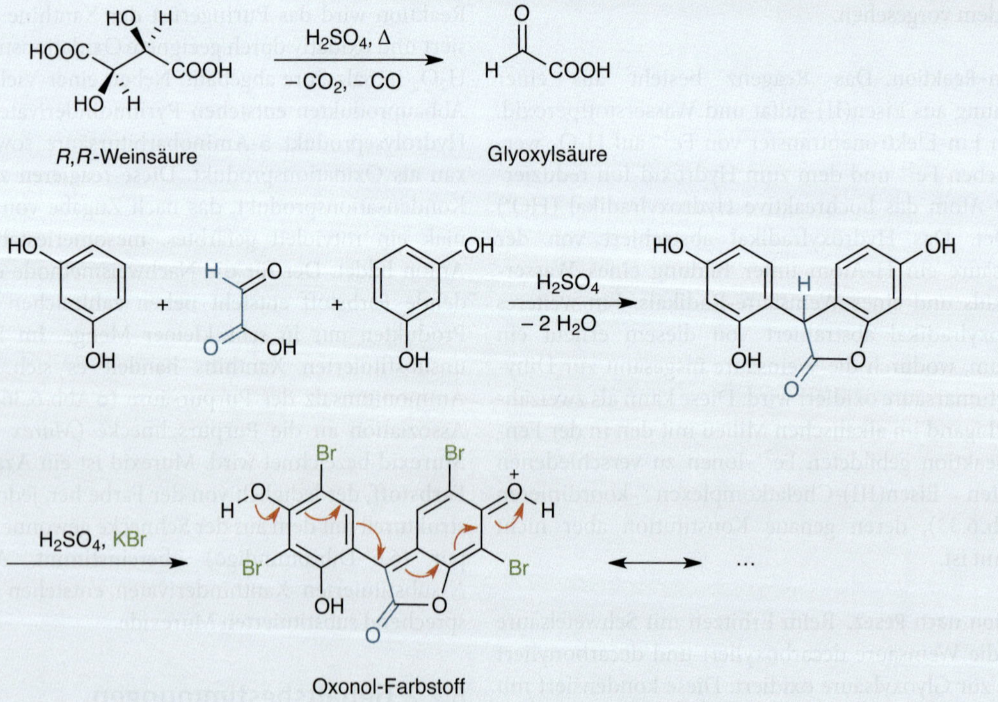

Abb. 6.34 Nachweis der Weinsäure nach Pesez

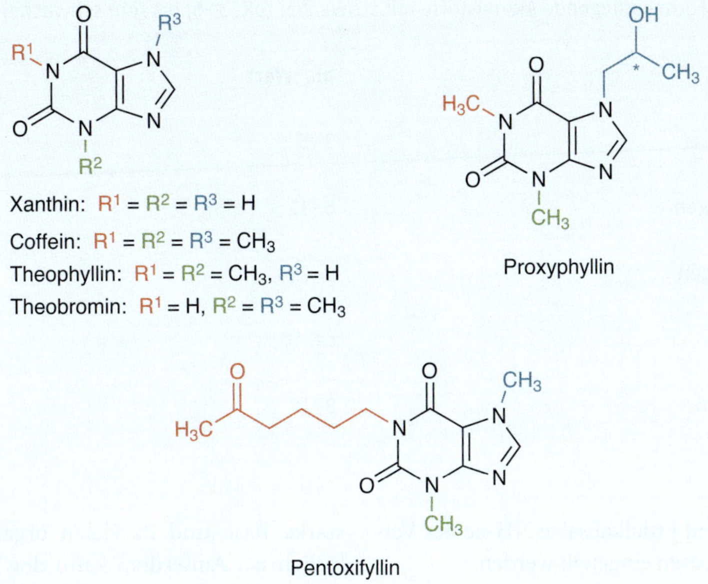

Xanthin: $R^1 = R^2 = R^3 = H$

Coffein: $R^1 = R^2 = R^3 = CH_3$

Theophyllin: $R^1 = R^2 = CH_3$, $R^3 = H$

Theobromin: $R^1 = H$, $R^2 = R^3 = CH_3$

Proxyphyllin

Pentoxifyllin

Abb. 6.35 Xanthinderivate

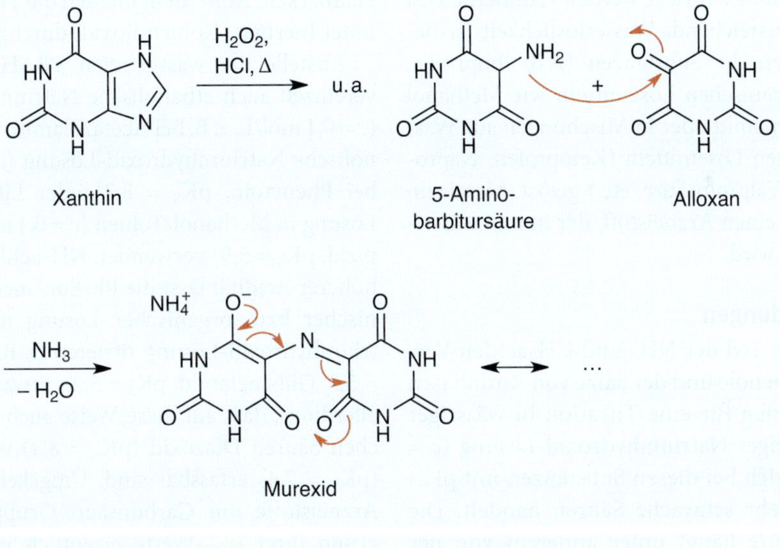

Xanthin $\xrightarrow{H_2O_2,\ HCl,\ \Delta}$ u. a. 5-Aminobarbitursäure + Alloxan

$\xrightarrow[-\,H_2O]{NH_3}$ Murexid (NH_4^+)

Abb. 6.36 Murexid-Reaktion

phien der Ph. Eur. dafür zumeist noch Titrationen vorgeschrieben. HPLC- und UV/Vis-Methoden folgen mit deutlichem Abstand. Ein Grund dafür ist die sehr hohe **Präzision** und einfache Durchführbarkeit von Titrationen. Dagegen haben chromatographische Verfahren eine etwas geringere Präzision, dafür aber eine höhere **Selektivität**.

Wie bereits in ▸ Kap. 2 erwähnt sind ungefähr 95 % aller organischen Arzneistoffe Säuren (◘ Tab. 6.2) oder Basen. Die quantitative Bestimmung dieser sauren bzw. basischen Verbindungen kann prinzipiell durch acidimetrische Titration erfolgen. Bei den in den Monographien der Ph. Eur. beschriebenen Titrationen handelt es sich sehr häufig um derartige Säure-Base-Titrationen. Die Endpunktbestimmung erfolgt durch Indikatoren oder elektrochemisch mittels Potentiometrie (Glaselektrode).

Die in **basischer Form vorliegenden Arzneistoffe** können in Alkalisalze von Carbonsäuren und Phos-

Tab. 6.2 In saurer Form vorliegende Arzneistoffe mit schwacher (pK_S 3–5) bis sehr schwacher (pK_S > 6) Säurestärke

Arzneistoffgruppe	pK_S-Wert
Carbonsäuren	3–5
NH-acide Verbindungen	6–11
CH-acide Verbindungen	5–25
Phenole	ca. 10
Salze von Aminbasen	8–10

phonsäuren, Alkali- und Erdalkalisalze NH-acider Verbindungen und Aminbasen eingeteilt werden.

Carbonsäuren

Arzneistoffe mit Carbonsäure-Funktion weisen meist pK_S-Werte im Bereich der Essigsäure auf (pK_S = 4,75) und können in wässriger Lösung mit Natriumhydroxid-Lösung (c = 0,1 mol/L) titriert werden. Hinderlich ist häufig eine nicht ausreichende Wasserlöslichkeit. In diesem Fällen werden die Substanzen (z. B. Ibuprofen, Furosemid) in organischen Lösemitteln wie Methanol oder Dimethylformamid oder in Mischungen aus Wasser und organischen Lösemitteln (Ketoprofen, Naproxen, Salicylsäure, Valproinsäure, etc.) gelöst. Mesalazin ist ein Beispiel für einen Arzneistoff, der in rein wässriger Lösung titriert wird.

NH-acide Verbindungen

Der überwiegende Teil der NH- und CH-aciden Verbindungen, der Phenole und der Salze von Aminbasen ist nicht sauer genug für eine Titration in wässriger Lösung mit wässriger Natriumhydroxid-Lösung (c = 0,1 mol/L), da es sich bei diesen Substanzen mit pK_S-Werten >7 um sehr schwache Säuren handelt. Die Acidität einer Säure hängt unter anderem von der Basizität des Lösemittels ab. Sie kann durch Übergang von Wasser auf ein basischeres (z. B. Dimethylformamid bzw. Pyridin) oder auch neutrales Lösemittel (z. B. Chloroform oder Acetonitril) beträchtlich erhöht werden. Ph. Eur. lässt deshalb etliche NH-acide Arzneistoffe unter solchen wasserfreien Bedingungen zumeist unter Verwendung von Tetrabutylammoniumhydroxid (TBAH) als Titrator (gelöst in Methanol/Toluen oder Methanol/Isopropanol) bestimmen, wie zum Beispiel Azathioprin (pK_S = 7,9), Lorazepam (pK_S = 11,0), Ethosuximid (pK_S = 9,4), Flumequin (pK_S = 6,4) und Fluorouracil (pK_S = 8,0). Diese Verfahrensweise hat die Vorteile, dass TBAH eine sehr starke Base und in vielen organischen Lösemitteln löslich ist. Außerdem kann der Endpunkt der Titration auch potentiometrisch mit der Glaselektrode bestimmt werden, wobei gut auswertbare Titrationskurven erhalten werden.

Nachteile dieser Methode sind die umständliche Herstellung der TBAH Maßlösung sowie ihre begrenzte Haltbarkeit. Außerdem müssen die Titrationen teilweise unter Inertgas (Kohlendioxid) durchgeführt werden.

Anstelle der wasserfreien TBAH-Maßlösung wird vereinzelt auch ethanolische Natriumhydroxid-Lösung (c = 0,1 mol/L, z. B. bei Acetazolamid, pK_S = 7,2), methanolische Natriumhydroxid-Lösung (c = 0,1 mol/L, z. B. bei Phenytoin, pK_S = 8,3) oder Lithiummethanolat-Lösung in Methanol/Toluen (c = 0,1 mol/L, z. B. bei Glipizid, pK_S = 5,9) verwendet. NH-acide Arzneistoffe mit höherer Acidität lässt die Ph. Eur. auch in wässrig-organischer bzw. organischer Lösung mit wässriger Natriumhydroxid-Lösung titrieren (z. B. Tolbutamid, pK_S = 5,3; Glibenclamid, pK_S = 5,2). Etwas überraschend ist allerdings, dass auf diese Weise auch die relativ schwachen Säuren Diazoxid (pK_S = 8,4) und Phenobarbital (pK_S = 7,4) erfassbar sind. Umgekehrt werden einige Arzneistoffe mit Carbonsäure-Gruppierung, die aufgrund ihrer pK_S-Werte eigentlich mit wässriger Natriumhydroxid-Lösung bestimmbar wären, nach Ph. Eur. durch wasserfreie Titration mit TBAH quantifiziert (z. B. Valsartan, pK_S = 3,9 und 4,7; Etodolac pK_S = 4,7).

Einige NH-acide Arzneistoffe werden **argentoacidimetrisch** erfasst. In Gegenwart von Ag^+-Ionen bilden diese Substanzen schwerlösliche Silbersalze oder Silberkomplexe. Das dabei freigesetzte Proton wird an Pyridin gebunden und anschließend mit Natriumhydroxid-Lösung titriert oder auch direkt titriert. Beispiele sind die Gehaltsbestimmungen von Amobarbital, Amobarbital-Natrium, Barbital, Theophyllin, Pentobarbital und Phenytoin-Natrium. So wird letzteres beispielsweise

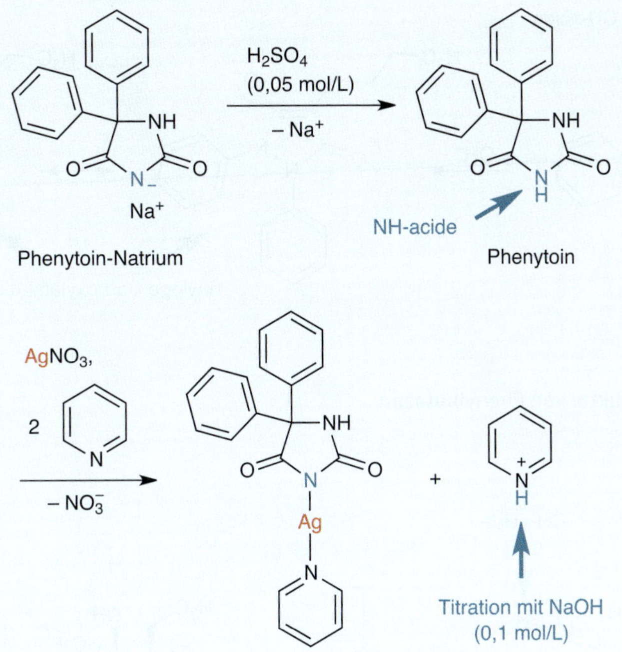

○ **Abb. 6.37** Argentoacidimetrische Bestimmung von Phenytoin-Natrium

nach Ph. Eur. mit Schwefelsäure zur korrespondierenden Säure Phenytoin protoniert. Der Säureüberschuss wird mit Natriumhydroxid-Lösung (c = 0,1 mol/L) mithilfe der Potentiometrie titriert. Nach dem ersten Wendepunkt wird mit Silbernitrat und Pyridin versetzt. Dabei entsteht ein linearer Komplex mit sp-hybridisiertem Ag^+-Zentralion, Pyridin als Neutralligand sowie dem Phenytoin-Anion als weiterem Ligand (○ Abb. 6.37). Der Komplex trägt somit keine Ladung und ist schwer löslich. Die aus dem Phenytoin freigesetzten Protonen werden an Pyridin gebunden. Anschließend werden die Pyridinium-Ionen bis zum zweiten Wendepunkt titriert. Das zwischen den beiden Wendepunkten zugesetzte Volumen der Maßlösung wird zur Auswertung herangezogen.

CH-acide Verbindungen

Das nichtsteroidale Antirheumatikum Phenylbutazon (○ Abb. 6.38) besitzt aufgrund einer 1,3-Dicarbonylstruktur eine der Essigsäure vergleichbare CH-Acidität (pK_S = 4,9) in Position 4 des heterozyklischen Systems. Die negative Ladung des Anions wird über die vinyloge Carboxylatstruktur delokalisiert. Ph. Eur. lässt die in Aceton gelöste Substanz mit wässriger Natriumhydroxid-Lösung gegen Bromthymolblau als Indikator titrieren.

Einige synthetische Estrogene und Gestagene besitzen in Position 17 des Steroidgerüstes eine Alkingruppe. Im Vergleich zu den sp^2- oder sp^3-hybridisierten C-Atomen von Alken- bzw. Alkangruppen liegt bei der sp-hybridisierten Alkingruppe, bedingt durch den höheren Anteil an s-Orbitalen, die Aufenthaltswahrscheinlichkeit der CH-Bindungselektronen näher beim C-Atom. Daraus resultiert CH-Acidität, die allerdings sehr schwach (pK_S ca. 25) ist. Mit einem Überschuss an Ag^+-Ionen entsteht jedoch aus dem terminalen Alkin ein löslicher Komplex von Silberacetylid und 6 Äquivalenten Silbernitrat unter Freisetzung eines Protons, das acidimetrisch erfasst werden kann. Ph. Eur. verwendet diese **argentoacidimetrische Methode** zur Gehaltsbestimmung von Levonorgestrel (○ Abb. 6.39), Lynestrenol, Mestranol, Norethisteron, Norethisteronacetat, Norgestrel und Tibolon. Die Stoffe werden dabei in Tetrahydrofuran gelöst und nach Zugabe von wässriger Silbernitrat-Lösung mit wässriger Natriumhydroxid-Lösung unter potentiometrischer Endpunktanzeige titriert. Den Gehalt von Ethinylestradiol lässt die Ph. Eur. davon abweichend mittels HPLC bestimmen.

Phenole

Phenole lassen sich als schwache Säuren in wasserfreiem Pyridin mit TBAH und potentiometrischer Endpunktanzeige titrieren. Dieses Verfahren schreibt Ph. Eur. für die Gehaltsbestimmung von Dithranol vor. Das dabei gebildete Anion ist oxidationsempfindlich, daher muss unter Stickstoff gearbeitet werden. Dithranol kann als

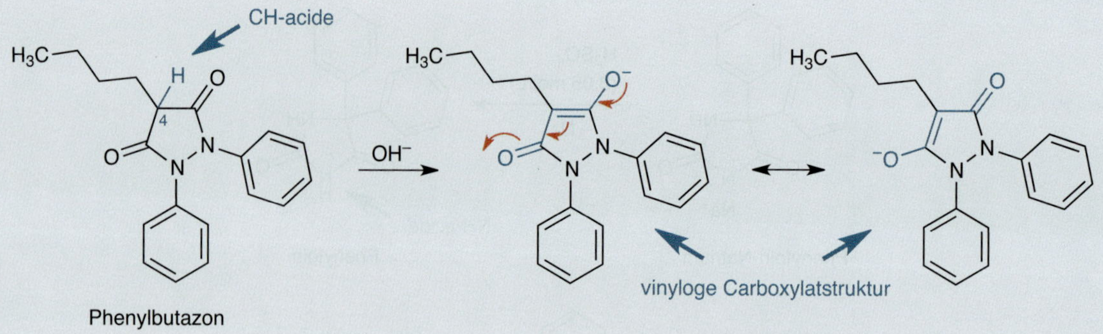

Abb. 6.38 CH-acide Struktur von Phenylbutazon

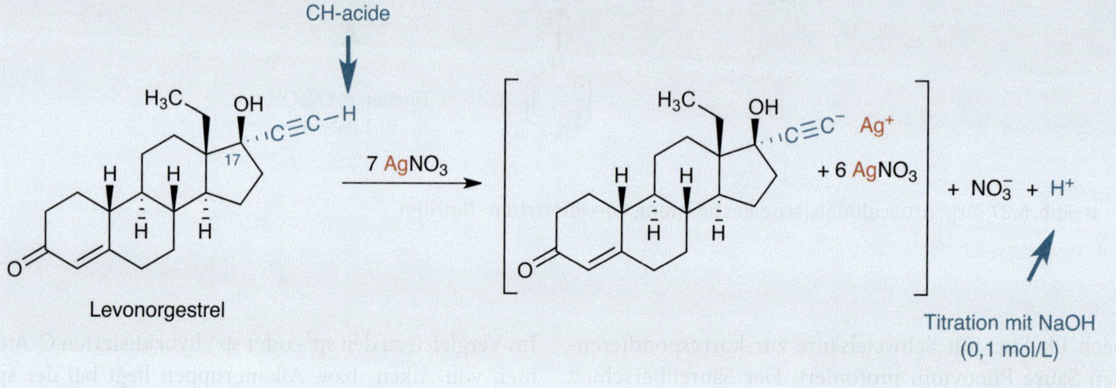

Abb. 6.39 Argentoacidimetrische Bestimmung der terminalen Alkingruppe von Levonorgestrel

phenyloge Carbonsäure aufgefasst werden, wird aber bevorzugt an der CH-aciden 10-Position ionisiert ($pK_S = 9{,}5$) und liegt als mesomeriestabilisiertes 9-Phenolat vor (Abb. 6.40).

Salze von Aminbasen

Bei vielen Arzneistoffen handelt es sich um primäre, sekundäre oder tertiäre Aminbasen, welche häufig ölig und dadurch galenisch schlecht zu verarbeiten sind. Man verwendet deshalb diese Substanzen oft in Form ihrer meist kristallinen Ammoniumsalze (Chloride, Bromide, Sulfate, Citrate, Tartrate, Phosphate). Mit pK_S-Werten von 8–10 sind diese Verbindungen nicht ausreichend sauer für eine Titration in wässriger Lösung. Ph. Eur. lässt die Bestimmung von Hydrochloriden und Hydrobromiden von Aminbasen häufig in Ethanol durchführen. Ethanol ($pK_S = 15{,}9$) ist stärker basisch als Wasser und verringert stark die Basizität dieser Aminbasen. Dadurch erhöht sich die Säurestärke der korrespondierenden Ammoniumverbindungen, die dann mit wässriger Natriumhydroxid-Lösung ($c = 0{,}1$ mol/L) mit potentiometrischer Endpunktanzeige (Glaselektrode) bestimmt werden können. Es handelt sich bei dieser Vorgehensweise um eine **Verdrängungstitration**. Bei der klassischen Verdrängungstitration wird in einem Zweiphasensystem (z. B. Ethanol und Dichlormethan) gearbeitet. Die stärkere Base OH^- entzieht der schwächeren, als Hydrochlorid vorliegenden Arzneistoffbase das Proton, verdrängt diese somit aus ihrem Salz. In der nichtionisierten Form geht die Arzneistoffbase aus der wässrigen Phase in die organische Phase über, wodurch das Gleichgewicht der Reaktion zur Produktseite hin verschoben wird. In der Variante der Ph. Eur. wird dagegen nur in einer Phase titriert, üblicherweise in Ethanol. Nach Deprotonierung durch OH^- entsteht die freie Aminbase des Arzneistoffs. Diese ist in Ethanol besser löslich als das Hydrochlorid. Beispiele für diese häufig verwendete Art von Titration sind die Gehaltsbestimmungen von Amitriptylinhydrochlorid und Promethazinhydrochlorid (Abb. 6.41).

Ph. Eur. lässt bei solchen Bestimmungen vor der Titration mit NaOH-Lösung oft eine kleine, definierte

o Abb. 6.40 Gehaltsbestimmung von Dithranol mit Tetrabutylammoniumhydroxid

o Abb. 6.41 Verdrängungstitration von Promethazinhydrochlorid

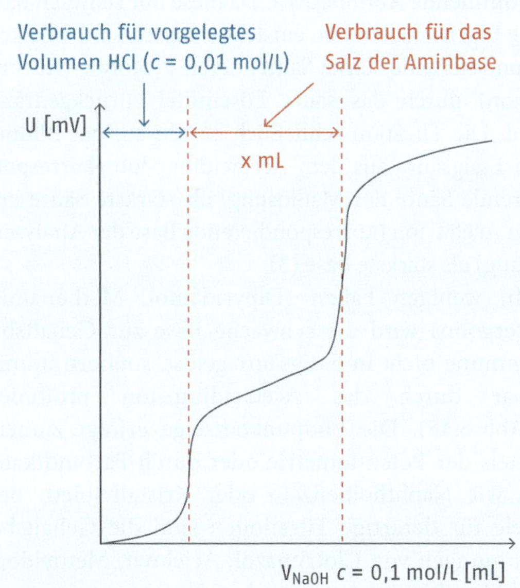

o Abb. 6.42 Titrationskurve für Salze von Aminbasen

Menge (5,0 mL) an wässriger Salzsäure (c = 0,01 mol/L) zusetzen. Zum einen verbessert dies häufig die Löslichkeit des Ammoniumsalzes im Ethanol. Zum anderen vermeidet man Fehler bei der Titration. Saure Verunreinigungen aus dem Herstellungsprozess der Ammoniumsalze würden bei der Titration mit erfasst werden und den Verbrauch an Maßlösung erhöhen. Bei der Titration mit NaOH-Lösung ergeben sich so 2 Wendepunkte. Das zwischen den beiden Wendepunkten zugesetzte Volumen der NaOH-Lösung wird zur Auswertung herangezogen (o Abb. 6.42). Am ersten Wendepunkt sind die vorgelegte starke Säure HCl und gegebenenfalls vorhandene Verunreinigungen mit HCl oder HBr neutralisiert. Am zweiten liegt die schwach saure Ammoniumverbindung vollständig als Aminbase vor. Bei direkter Titration ohne Zusatz von HCl wäre die erste Titrationsstufe nicht oder nur sehr schlecht zu erkennen, da das zur Neutralisation möglicher HCl- oder HBr-Spuren benötigte Volumen an NaOH-Lösung in der Regel sehr klein ist. Ph. Eur. verwendet diese Methodik unter anderem zur Gehaltsbestimmung von Morphinhydrochlorid, Imipraminhydrochlorid, Homatropinhydrobromid und Ephedrinhydrochlorid.

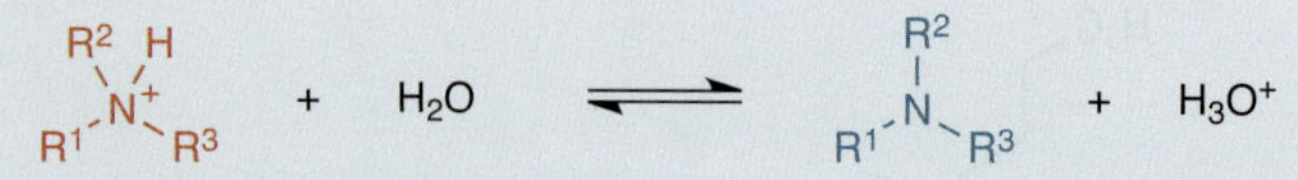

○ **Abb. 6.43** Protolyse der korrespondierenden Säure einer Aminbase

Salze von Carbonsäuren, Phosphonsäuren und NH-aciden Verbindungen

Ph. Eur. lässt Alkalisalze von aliphatischen Carbonsäuren, von Phosphonsäuren sowie Alkali- und Erdalkalisalze NH-acider Verbindungen teilweise in wässriger Lösung mit wässriger Salzsäure titrieren. Der Endpunkt der Bestimmung wird dabei potentiometrisch erfasst. Beispiele hierfür sind die Gehaltsbestimmungen von Fosinopril-Natrium, Pamidronat-Dinatriumsalz, Omeprazol-Natrium und Omeprazol-Magnesium. Salze aromatischer und nichtaromatischer Carbonsäuren werden häufig auch durch Titration mit wässriger Salzsäure in organischen Lösemitteln (z. B. Olsalazin-Natrium) oder durch wasserfreie Titration mit Perchlorsäure bestimmt (z. B. Natriumchromoglicat, Natriumsalicylat, Natriumvalproat). Die Endpunktanzeige erfolgt auch hier zumeist durch Potentiometrie.

Aminbasen – Titration in nichtwässrigem Medium

Aminbasen sind in der Regel zu schwach basisch, um in wässriger Lösung durch eine Neutralisationsreaktion mit wässriger Salzsäure bestimmt zu werden, da die Protolyse der gebildeten korrespondierenden (starken) Säure dominiert (○ Abb. 6.43). Weil die Acidität oder Basizität einer Substanz keine Stoffeigenschaft, sondern nach Brønsted eine Funktion des Lösemittels ist, kann die Basizität einer schwachen Base durch Austausch von Wasser gegen ein acideres Lösemittel erhöht werden. Die gängige Methode der Ph. Eur. zur Gehaltsbestimmung dieser Stoffe ist die **wasserfreie Titration** mit Perchlorsäure (c = 0,1 mol/L in Essigsäure) als Maßlösung und Essigsäure und/oder Ameisensäure als Lösemittel. Zur Verbesserung der Löslichkeit werden gegebenenfalls auch andere organische Lösemittel (Dioxan, Acetanhydrid, Toluen) verwendet. Aufgrund der sehr geringen Dielektrizitätskonstante der Essigsäure (ε = 6,17) liegen unter den Titrationsbedingungen kaum dissoziierte Ionen vor, sondern sie assoziieren zu solvatisierten Ionenpaaren (z. B. Acetacidium-Perchlorat).

In ○ Abb. 6.44 sind die bei der wasserfreien Titration ablaufenden Vorgänge dargestellt. Durch den nivellierenden Effekt von Wasser werden sehr starke Säuren wie HCl oder $HClO_4$ ($pK_S > 0$) alle in H_3O^+ übergeführt. Sie sind daher in ihrer Stärke nicht merklich unterscheidbar. Dagegen übt Essigsäure einen differenzierenden Effekt aus. Essigsäure verhält sich starken Säuren gegenüber als Base, wie dies auch bei Wasser der Fall ist. Sie ist aber eine deutlich schwächere Base als Wasser, sodass die Acidität sehr starker Säuren differenziert werden kann. Perchlorsäure protoniert Essigsäure zum mesomeriestabilisierten Acetacidium-Ion (1). Die Reaktion verläuft in stärkerem Ausmaß zur Produktseite als beispielsweise die entsprechende Reaktion zwischen HCl und Essigsäure. Der zu bestimmenden Aminbase gegenüber verhält sich Essigsäure als Säure. Sie protoniert diese zur korrespondierenden Säure und bildet in äquivalenter Menge Acetat-Ionen (2). Im Vergleich zu Wasser liegt das Gleichgewicht der Reaktion zwischen der Aminbase und Essigsäure auf der Produktseite. Es ist umso weiter nach rechts verschoben, je stärker die zu bestimmende Aminbase ist. Da diese nur schwach basische Eigenschaften hat, entsteht entsprechend eine korrespondierende starke Säure, deren Protolyse (Rückreaktion) durch das saure Lösemittel zurückgedrängt wird. Die Titration schließlich beruht auf der Bildung von Essigsäure aus dem Acetacidium-Ion (korrespondierende Säure der Maßlösung) als stärkste Säure und dem Acetat-Ion (korrespondierende Base der Analysenlösung) als stärkste Base (3).

In wenigen Fällen (Dipyridamol, Methenamin, Nicergolin) wird die schwache Base zur Gehaltsbestimmung nicht in Essigsäure gelöst, sondern unmittelbar durch das Acetacidium-Ion protoniert (○ Abb. 6.45). Die Endpunktanzeige erfolgt zumeist mittels der Potentiometrie oder durch Farbindikatoren wie Naphtholbenzein oder Kristallviolett. Beispiele für derartige Titrationen sind die Gehaltsbestimmungen von Clotrimazol, Aciclovir, Methyldopa und Morphin.

Aminbasen werden außer in Form ihrer Hydrochloride und Hydrobromide z. B. auch als Tartrate, Citrate, Sulfate und Fumarate eingesetzt. Bei solchen Arzneistoffen lässt Ph. Eur. zur Bestimmung des Gehalts häufig auch eine Titration mit Perchlorsäure in Eisessig durchführen.

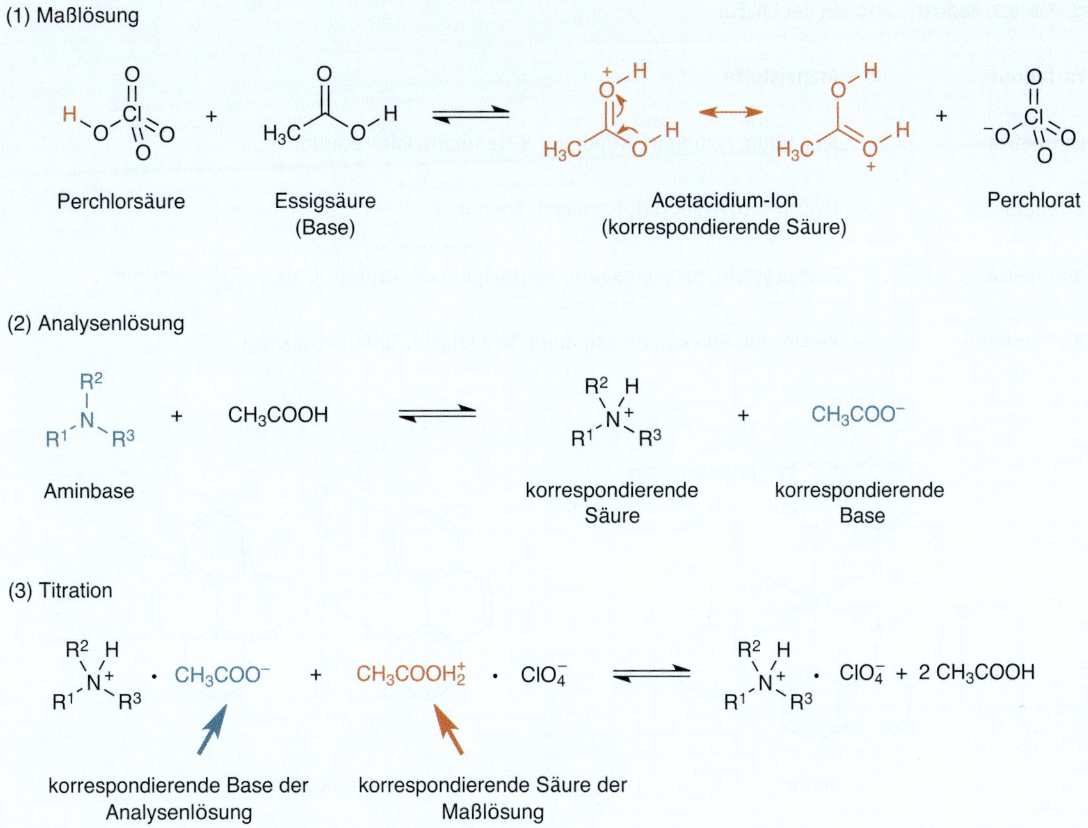

(1) Maßlösung

Perchlorsäure + Essigsäure (Base) ⇌ Acetacidium-Ion (korrespondierende Säure) + Perchlorat

(2) Analysenlösung

$R^1R^2R^3N + CH_3COOH \rightleftharpoons R^1R^2R^3NH^+ + CH_3COO^-$

Aminbase; korrespondierende Säure; korrespondierende Base

(3) Titration

$R^1R^2R^3NH^+ \cdot CH_3COO^- + CH_3COOH_2^+ \cdot ClO_4^- \rightleftharpoons R^1R^2R^3NH^+ \cdot ClO_4^- + 2\,CH_3COOH$

korrespondierende Base der Analysenlösung; korrespondierende Säure der Maßlösung

Abb. 6.44 Wasserfreie Titration schwacher Aminbasen mit Perchlorsäure in Eisessig

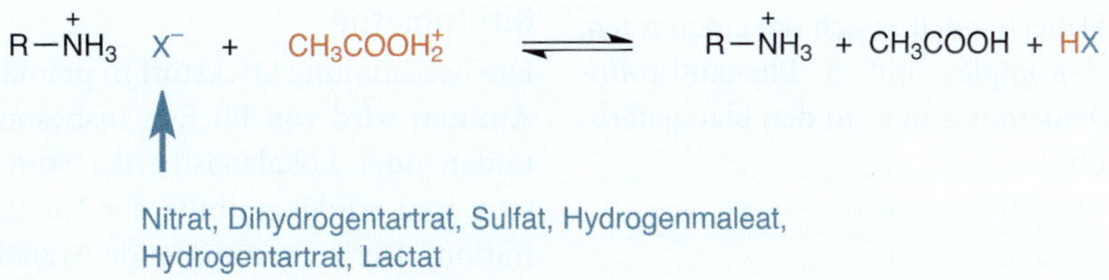

$R{-}\overset{+}{N}H_3\ X^- + CH_3COOH_2^+ \rightleftharpoons R{-}\overset{+}{N}H_3 + CH_3COOH + HX$

X⁻: Nitrat, Dihydrogentartrat, Sulfat, Hydrogenmaleat, Hydrogentartrat, Lactat

Abb. 6.45 Titration des Anions von Aminbasen

Dabei wird nicht der eigentliche Wirkstoff erfasst, sondern das Anion protoniert. Beispiele sind Fentanylcitrat, Epinephrinhydrogentartrat und Morphinsulfat.

Redoxtitrationen

Einige Monographien der Ph. Eur. beinhalten Redoxtitrationen zur Arzneistoffquantifizierung (Tab. 6.3). Die Bestimmung des Endpunkts erfolgt bei diesen Verfahren entweder durch Redoxindikatoren wie Ferroin oder elektrochemisch.

Cerimetrie

Verwendet werden in Ph. Eur. entweder Maßlösungen von Ammoniumcer(IV)-nitrat oder Ammoniumcer(IV)-sulfat. Als starkes Oxidationsmittel wird Ce^{4+} unter Aufnahme eines Elektrons zu Ce^{3+} reduziert. Nach Reduktion oder Hydrolyse des zu bestimmenden Arzneistoffs zu einem Hydrochinon oder zu einer vergleichbaren Struktur werden diese bei der Titration zu chinoiden Strukturen oxidiert. Dihydropyridine wie Nifedipin werden direkt titriert und dabei zum Pyridinderivat oxidiert. Als Indikator verwendet Ph. Eur. Fer-

Tab. 6.3 Redoxtitrationen der Ph. Eur.

Verfahren	Arzneistoffe
Cerimetrie	Menadion, Felodipin, Nifedipin, Nitrendipin, Paracetamol
Bromometrie	Hydroxyethylsalicylat, Isoniazid, Phenol
Iodometrie	Acetylcystein, Ascorbinsäure, Benzoylperoxid, Captopril, Metamizol-Natrium
Nitritometrie	Benzocain, Procain, Procainamid, Sulfadiazin, Sulfamethoxazol

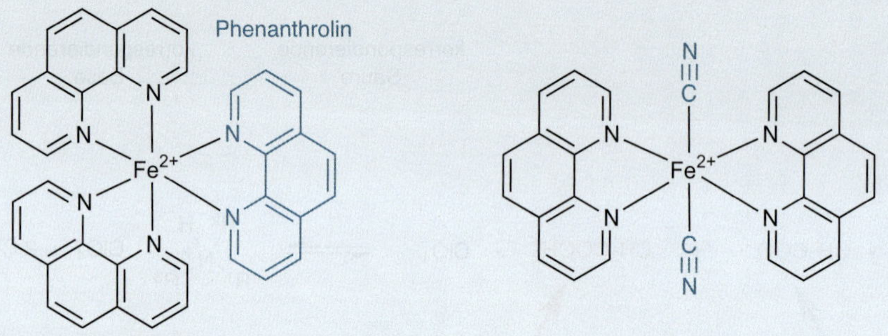

Abb. 6.46 Redoxindikatoren Ferroin und Ferrocyphen

roin (Abb. 6.46). Dabei handelt es sich um einen roten, oktaedrischen Fe^{2+}-Komplex mit 3 Phenanthrolin-Liganden. Durch Oxidation geht er in den blau gefärbten Fe^{3+}-Komplex über.

Iodometrie

Bei diesem Verfahren werden nach Ph. Eur. oxidierbare Arzneistoffe wie Acetylcystein direkt mit einer Iodlösung (c = 0,05 mol/L) titriert. Umgekehrt lässt Ph. Eur. reduzierbare Arzneistoffe wie Benzoylperoxid mit einem Überschuss an Kaliumiodid versetzen, das entsprechend zu Iod oxidiert wird. Das gebildete Iod wird mit Natriumthiosulfat-Lösung (c = 0,1 mol/L) unter Bildung von Tetrathionat bestimmt (Abb. 6.47). Stärkelösung dient als Indikator, der mit dem Iod eine tiefblaue Einschlussverbindung bildet, die man als **Clathrat** bezeichnet. Die Farbgebung beruht auf Einlagerung von I_5^- oder anderen Polyiodid-Ionen in die Amylosehelix der Stärke. In dieser Struktur liegen die Valenzelektronen der Iodatome delokalisert vor und sind leicht anregbar.

Nitritometrie

Die Bestimmung **Stickstoff in primären aromatischen Aminen** wird von Ph. Eur. insbesondere bei Sulfonamiden oder Lokalanästhetika vom Ester-Typ eingesetzt und erfolgt mithilfe der **Nitritometrie** (Diazotitration). Der zu bestimmende Arzneistoff wird in Salzsäure gelöst und nach Zugabe von KBr im Überschuss mit einer Natriumnitrit-Lösung (c = 0,1 mol/L) titriert. Es laufen dabei die in Abb. 6.30 dargestellten Reaktionen bis zur Bildung des Diazonium-Ions ab. Anstelle von Nitrosylchlorid wird Nitrosylbromid gebildet. Die Endpunktbestimmung kann **biamperometrisch** oder bivoltametrisch erfolgen (Doppelplatinelektrode). Es kann nur dann Strom fließen, wenn an der Kathode eine Reduktion und an der Anode eine Oxidation stattfindet. Gemäß der Bruttogleichung für die Diazotierungsreaktion (Abb. 6.48) ist dies erst nach Erreichen des Endpunkts der Titration der Fall. Tab. 6.4 zeigt die möglichen Elektrodenreaktionen vor und nach Erreichen des Endpunkts.

Der Endpunktanzeige kann auch visuell mit Indikator erfolgen. Dazu geeignet ist Ferrocyphen, das gegenüber Ferroin nur 2 Phenanthrolin-Liganden, zusätz-

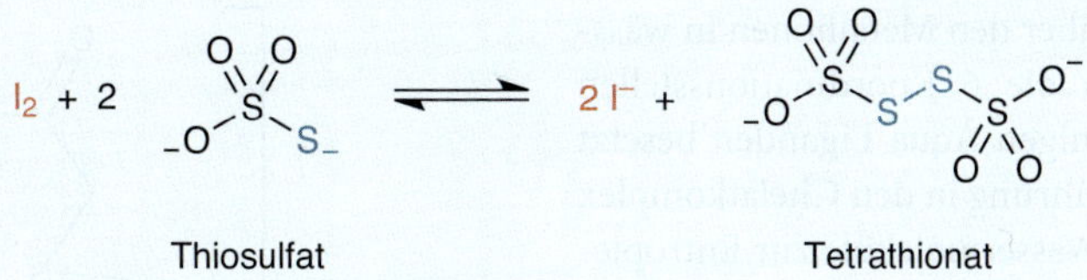

$I_2 + 2\ S_2O_3^{2-} \rightleftharpoons 2\ I^- + S_4O_6^{2-}$

Thiosulfat Tetrathionat

Abb. 6.47 Grundgleichung der Iodometrie

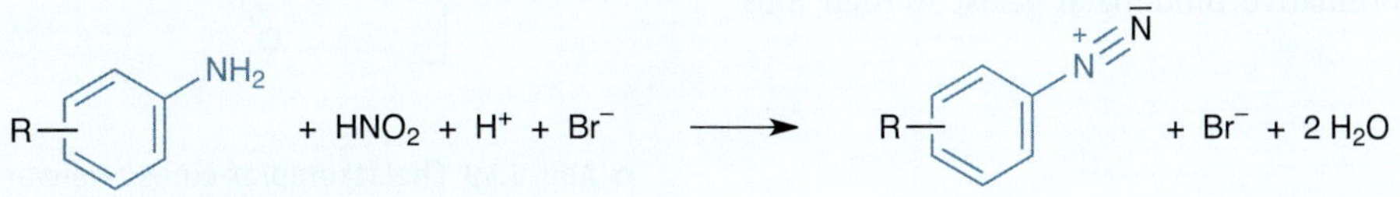

$R-C_6H_4-NH_2 + HNO_2 + H^+ + Br^- \longrightarrow R-C_6H_4-N_2^+ + Br^- + 2\ H_2O$

Abb. 6.48 Diazotierungsreaktion

Tab. 6.4 Elektrodenreaktionen bei der Nitritometrie

	Vorliegende Teilchen	**Reduktion an der Kathode**	**Oxidation an der Anode**
Vor dem Endpunkt	Ar–NH_2, Ar–N_2^+, Br^-, Cl^-, H^+	–	2 Br^- (zu Brom)
Nach dem Endpunkt	Ar–N_2^+, Br^-, Cl^-, H^+, HNO_2, NO_2^-	HNO_2 (zu NO)	2 Br^- (zu Brom) HNO_2 (zu HNO_3)

lich aber 2 Cyanido-Liganden aufweist (Abb. 6.46). Der Komplex mit dem zweiwertigen Eisen als Zentralion ist orangegelb, die oxidierte Form violett gefärbt. Am Endpunkt wird das Fe^{2+}-Ion des Indikators durch überschüssiges Nitrit unter Bildung von NO zu Fe^{3+} oxidiert.

Fällungstitrationen

Einige wenige Arzneistoffmonographien der Ph. Eur. beschreiben als Quantifizierungsmethode eine Fällungstitration. So wird bei Fenoterolhydrobromid das Bromid nach Zugabe eines Überschusses an Silbernitratlösung als AgBr gefällt und durch Rücktitration der Silberionen nach **Volhard** bestimmt. Titriert wird mit einer Ammoniumthiocyanat-Lösung (c = 0,1 mol/L) unter Bildung von schwerlöslichem AgSCN, Ammoniumeisen(III)sulfat dient als Indikator. Erst bei Überschreiten des Äquivalenzpunkts entsteht der rot gefärbte $Fe[(H_2O)_3(SCN)_3]$-Komplex. Der eigentliche Wirkstoff wird bei dieser indirekten Vorgehensweise nicht erfasst. Cyclophosphamid wird in alkalischer Lösung erhitzt, wobei das organisch gebundene Chlor quantitativ in Chlorid überführt wird. Dessen Bestimmung erfolgt ebenfalls nach Volhard. Gleiches gilt für 8-Chlortheophyllin, ein Bestandteil von Dimenhydrinat.

Komplexometrische Titrationen

Zur Bestimmung der Metallsalze von Aluminium, Bismut, Blei, Calcium, Magnesium und Zink nutzt Ph. Eur. komplexometrische Titrationen. Als Maßlösung dient typischerweise eine Natriumedetat-Lösung (c = 0,1 mol/L). Bei der Gehaltsbestimmung von Calciumfolinat lässt Ph. Eur. den Calciumanteil über eine komplexometrische Titration unter Verwendung von Calconcarbonsäure als Indikator bestimmen. Zudem wird der Gehalt an Folinat mittels HPLC und UV-Detektion gemessen. Das als Komplexbildner eingesetzte Natriumedetat ist das Dinatriumsalz der Ethylendiamintetraessigsäure (EDTA). Mit zwei- oder dreiwertigen Metallionen reagiert Edetat als sechszähniger Ligand unter Bildung von verzerrt-oktaedrischen 1:1-Komplexen, die durch insgesamt 5 5-gliedrige Chelatringe stabilisiert sind (○ Abb. 6.49). Gegenüber den Metallionen in wässriger Lösung, bei denen die 6 Koordinationsstellen jeweils mit einem einzähnigen Aqua-Liganden besetzt sind, kommt es bei Überführung in den Chelatkomplex unter Freisetzung dieser Wassermoleküle zur Entropiezunahme, da sich die Anzahl der ungebundenen Teilchen erhöht. Dieser Chelateffekt bedingt die höhere Stabilität der Komplexe mit dem mehrzähnigen Ligand. Zudem ist das Edetat als Ligand meist 6-fach an das Metall-Zentralion gebunden, sodass beim Ligandenaustausch 6 koordinative Bindungen gelöst werden müssen.

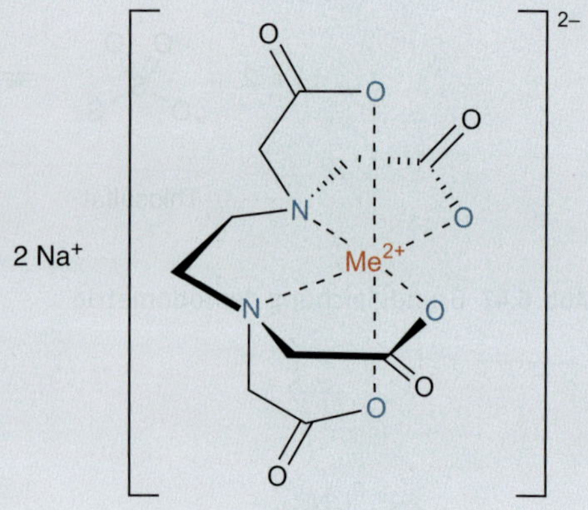

○ Abb. 6.49 Chelatkomplex eines zweiwertigen Metallions mit Natriumedetat

Spezieller Teil B

B

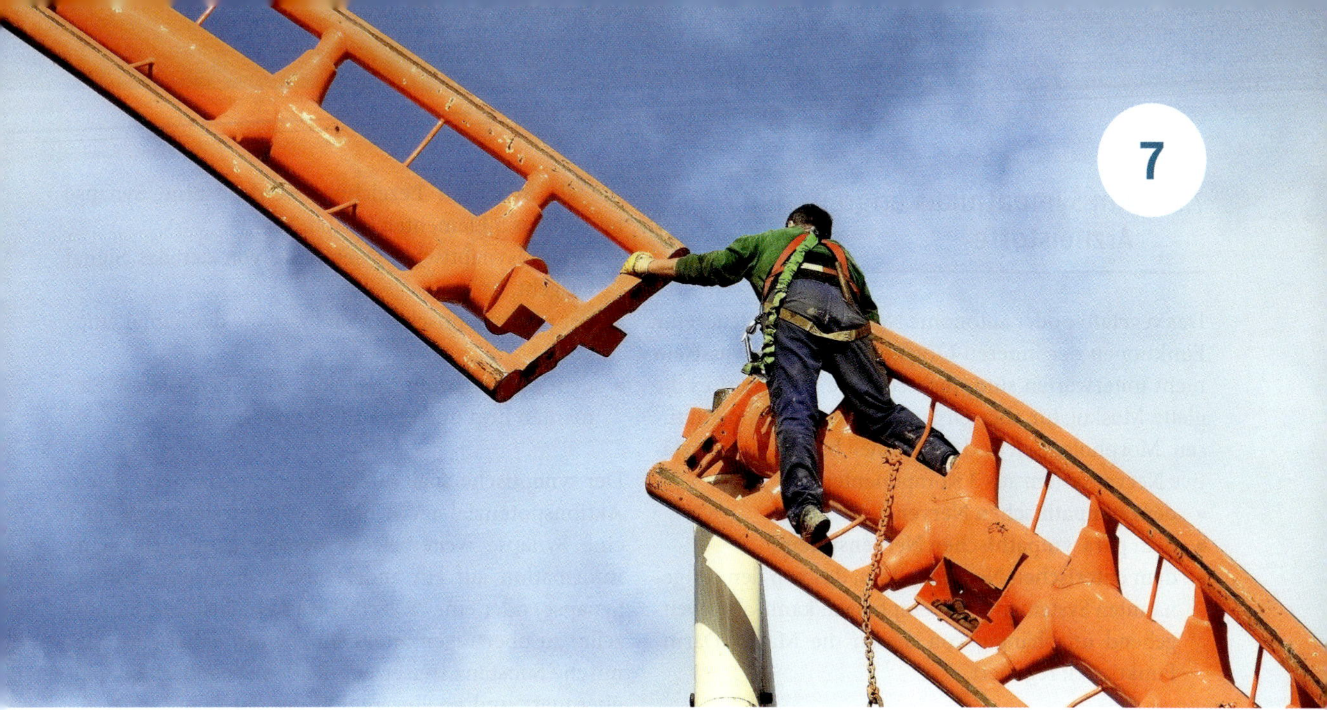

7 Nervensystem und Mediatoren

Das Nervensystem erfasst zahlreiche Reize aus der Außenwelt und dem Körperinneren, und es verarbeitet, koordiniert und steuert die Körperfunktionen. Es dient vorrangig zur schnellen und gezielten Weiterleitung von Informationen, die in erster Linie auf chemischer Ebene, daneben aber auch durch elektrische Impulse erfolgt.
Das Nervensystem wird nach zwei Gesichtspunkten unterteilt. Anatomisch unterscheidet man das Zentralnervensystem (Gehirn und Rückenmark) sowie das periphere Nervensystem aus afferenten (aufsteigenden sensiblen) Nervenfasern zur Wahrnehmung und efferenten (absteigenden motorischen) Fasern zur Steuerung. Nach funktionellen Kriterien unterscheidet man das vegetative (autonome), der Willenskraft entzogene, und das somatische (willkürliche) Nervensystem, das alle dem Willen unterworfenen Prozesse wie z. B. Bewegungen steuert. Beide haben einen zentralen und einen peripheren Anteil.

7.1 Am Sympathikus angreifende Arzneistoffe

Das vegetative oder autonome Nervensystem steuert die Funktionen der inneren Organe, die dem Bewusstsein nicht unterworfen sind. Insbesondere innerviert es die glatte Muskulatur aller Organe, das Herz und die Drüsen. Morphologisch und funktionell besteht das vegetative Nervensystem aus 3 Komponenten,

- dem **sympathischen Nervensystem**,
- dem **parasympathischen Nervensystem**,
- dem **enterischen Nervensystem**, das von den erstgenannten Systemen Reize empfangen kann, aber weitgehend unabhängig von diesen die Magen-Darm-Funktionen reguliert.

Sympathikus und Parasympathikus beeinflussen die meist doppelt innervierten Erfolgsorgane im Allgemeinen entgegengesetzt. Eine Aktivierung des **Sympathikus** versetzt den Körper in höchste Leistungsbereitschaft, wie es im Sinne einer **Fight-or-Flight-Response** (Kampf oder Flucht) notwendig ist. Der **Parasympathikus** sorgt hingegen für Regeneration und Aufbau körpereigener Reserven sowie für Verdauung und Entspannung. Somit wirken Sympathikus und Parasympathikus – wie der Tritt auf das Gaspedal bzw. auf die Bremse in einem Auto – auf die verschiedenen Organe und Drüsen des Körpers. Der Vergleich ist aber nicht ganz treffend, da beide Systeme ständig in Betrieb sind und das Gesamtergebnis davon abhängt, welcher der Effekte dominiert.

7.1.1 Adrenerge Neurochemie

Grundlagen der Neurotransmission

Eine einzelne Nervenzelle wird als **Neuron** bezeichnet und stellt die kleinste funktionelle Einheit des Nervensystems dar. Wollen Neuronen Informationen weiterleiten, müssen sie miteinander kommunizieren. Neuronen sind erregbar, d. h., sie können auf physikalische oder chemische Reize mit einer Erregung reagieren. Sie besitzen die Fähigkeit zur De- und Repolarisation und können so elektrische Impulse weiterleiten. Eingehende Nervenimpulse werden als afferent, ausgehende als efferent bezeichnet. Das Neuron besteht aus dem Zellkörper und 2 Arten von Fortsätzen. Mithilfe der **Dendriten**, das sind baumförmige Strukturen des Zellkörpers, empfängt ein Neuron eine Information in Form eines Aktionspotenzials von vorgeschalteten Neuronen. Zur Weiterleitung dieser Nervenimpulse dient ein langer, zylinderförmiger Fortsatz des Neurons – das **Axon** (Neurit). Neuronen gehen aber nicht unmittelbar ineinander über. Stattdessen gibt es spezielle Kontaktstellen, die als **Synapsen** bezeichnet werden. Eine Synapse besteht aus 3 Elementen (o Abb. 7.1),

- der präsynaptischen Membran, von der das Signal ausgeht,
- der postsynaptischen Membran, die das Signal empfängt,
- dem synaptischen Spalt, der zwischen diesen Elementen liegt und etwa 10-20 nm breit ist.

Der synaptische Spalt bildet somit eine Barriere, da ein Aktionspotenzial nicht ohne weiteres elektrisch über eine Synapse weitergeleitet werden kann. Um seine Information auf ein anderes Neuron (interneuronale Synapse) oder eine Zielzelle (Muskel-, Drüsen-, Sinneszelle) zu übertragen, muss ein Neuron daher eine chemische Substanz freisetzen, die den synaptischen Spalt überquert und an Rezeptoren der Zielzelle bindet. In den meisten Fällen handelt es sich nämlich um **chemische Synapsen**. Diese wandeln die Informationen, die als elektrisches Signal in Form eines **Aktionspotenzials** ankommen, in ein **chemisches Signal** um. Die dazu verwendeten chemischen Substanzen, welche Informationen effektiv vom Neuron auf ein anderes Neuron oder einen Rezeptor des Erfolgsorgans übertragen, sind als chemische Überträgersubstanzen oder **Neurotransmitter** bekannt. Der Neurotransmitter bindet dann an Rezeptoren der postsynaptischen Membran und erhöht dadurch die Durchlässigkeit für Kationen wie Na^+ und K^+. In der Folge kann ein Aktionspotenzial im anderen Neuron ausgelöst werden.

Die efferenten Bahnen des peripheren Nervensystems bestehen aus 2 hintereinander geschalteten Neuronen,

- dem präganglionären Neuron,
- dem postganglionären Neuron.

Ganglien sind Anhäufungen von Synapsen zwischen den Neuronen. Zwischen dem präganglionären und dem postganglionären Neuron dient sowohl in den sympathischen als auch parasympathischen Ganglien **Acetylcholin** als Neurotransmitter. Alle präganglionären Neurone des Sympathikus sind somit cholinerg. Die Erregung postganglionärer Neuronen führt im Sympathikus zur Freisetzung von **Norepinephrin** (Noradrenalin). Davon ausgenommen sind die Schweißdrüsen, deren postganglionäre Innervation ebenfalls cholinerg erfolgt. Im Parasympathikus wird dagegen postganglionär Acetylcholin freigesetzt (o Abb. 7.2).

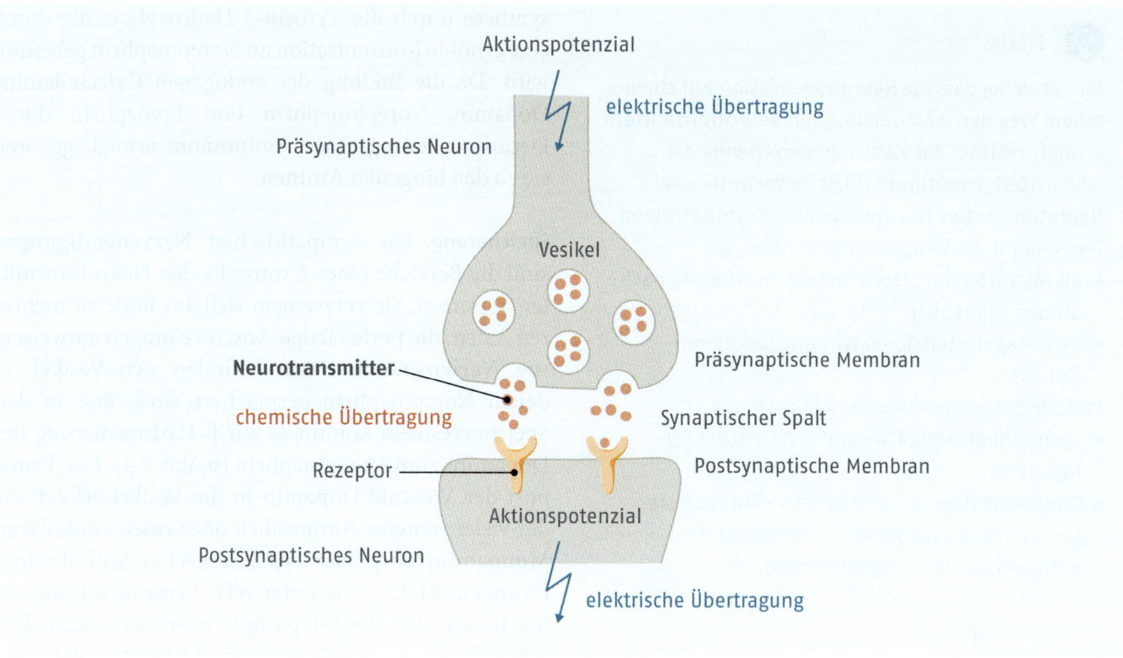

Abb. 7.1 Informationsübertragung an einer chemischen Synapse

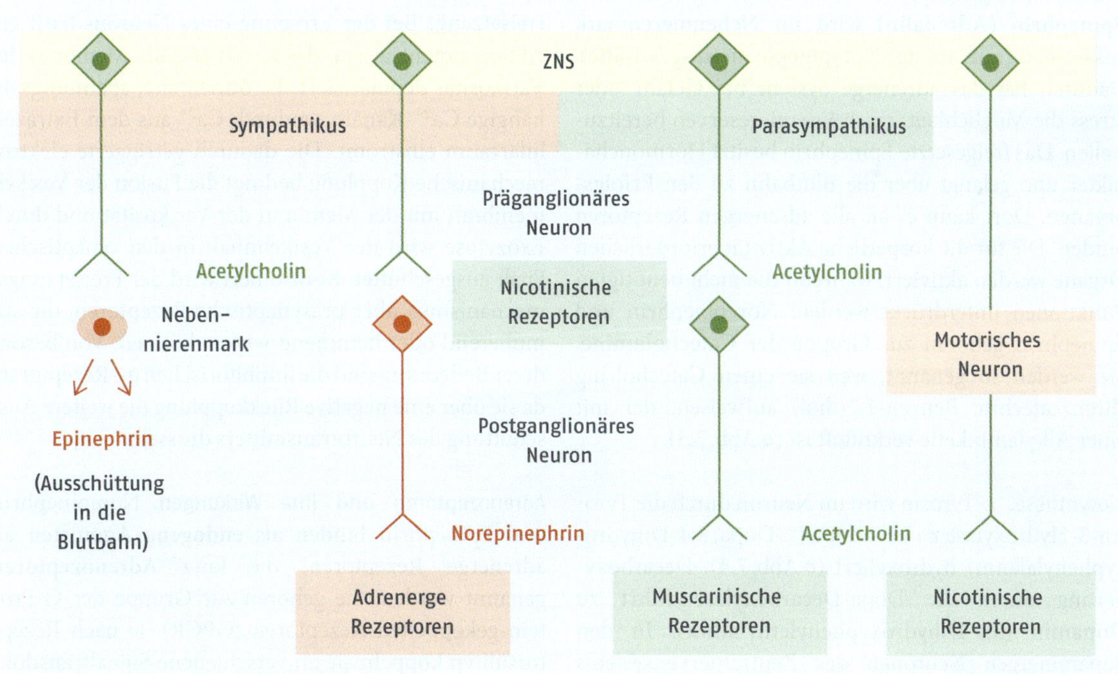

Abb. 7.2 Neurotransmitter im peripheren vegetativen Nervensystem

Merke

Die Tatsache, dass die **Neurotransmission auf chemischem Weg** durch Freisetzung von Neurotransmittern erfolgt, eröffnet der Medizinischen Chemie die Möglichkeit, **strukturmodifizierte Vertreter der Neurotransmitter** zu entwickeln und synthetisieren. Dies erlaubt das Design von Strukturen, die

- als **Agonisten** fungieren und deren **Wirkung nachahmen** (Mimetika),
- als **Antagonisten** deren **Wirkung blockieren** (Lytika).

Im Falle des Sympathikus spricht man von

- **Sympathomimetika**, α- und β-Adrenozeptor-Agonisten,
- **Sympatholytika**, α-Adrenozeptor-Antagonisten (α-Rezeptorblocker) und β-Adrenozeptor-Antagonisten (β-Rezeptorblocker).

Adrenerges System

Norepinephrin (**Noradrenalin**) ist der chemische Neurotransmitter des Sympathikus, der an den sympathischen postganglionären Neuronen freigesetzt wird. **Epinephrin** (**Adrenalin**) wird im Nebennierenmark zusammen mit wenig Norepinephrin ausgeschüttet. Dadurch hat das adrenerge System bei Gefahr oder Stress die Möglichkeit, rasch Energiereserven bereitzustellen. Das freigesetzte Epinephrin besitzt Hormoncharakter und gelangt über die Blutbahn zu den Erfolgsorganen. Dort kann es an alle adrenergen Rezeptoren binden. Die für die körperliche Aktivität erforderlichen Organe werden aktiviert, während die nicht benötigten Funktionen unterdrückt werden. Norepinephrin und Epinephrin gehören zur Gruppe der **Catecholamine**. Sie werden so genannt, weil sie einen Catecholring (Brenzcatechin, Benzen-1,2-diol) aufweisen, der mit einer Alkylaminkette verknüpft ist (○ Abb. 7.3).

Biosynthese. L-Tyrosin wird im Neuron durch die Tyrosin-3-Hydroxylase zu **Levodopa** (L-Dopa, 3,4-**Dihydroxyphenylalanin**) hydroxyliert (○ Abb. 7.4). Decarboxylierung durch die Dopa-Decarboxylase führt zu **Dopamin** (3,4-**Dihydroxyphenylethylamin**). In den dopaminergen Neuronen des Zentralnervensystems (ZNS), wo Dopamin als Neurotransmitter fungiert (▸ Kap. 7.14, Antiparkinsonmittel) endet die Biosynthese auf dieser Stufe. In noradrenergen Neuronen und im Nebennierenmark wird Dopamin durch die Dopamin-β-Hydroxylase in ***R*-Norepinephrin** umgewandelt. Dies ist die Endstufe in den noradrenergen Neuronen, während im Nebennierenmark aus Norepinephrin durch die Phenylethanolamin-*N*-Methyltransferase **Epinephrin** entsteht. Kontrolliert wird die Biosynthese durch die Tyrosin-3-Hydroxylase, die durch eine erhöhte Konzentration an Norepinephrin gehemmt wird. Da die Bildung der endogenen Catecholamine Dopamin, Norephinephrin und Epinephrin durch Decarboxylierung einer Aminosäure erfolgt, gehören sie zu den **biogenen Aminen**.

Speicherung. Die sympathischen **Nervenendigungen** sind die Bereiche eines Axons, die den Neurotransmitter freisetzen. Sie verzweigen sich am Ende zu mehreren Ästen, die perlenartige Anschwellungen aufweisen, sog. **Varikositäten**. Darin befinden sich **Vesikel**, in denen Norepinephrin gespeichert wird. Erst in den Speichervesikeln kommt es zur β-Hydroxylierung des Dopamins zum Norepinephrin (○ Abb. 7.4). Der Transport der Vorstufe Dopamin in die Vesikel erfolgt wie der vieler weiterer Amine auch über einen **vesikulären Monoamintransporter Typ 2** (VMAT2). Mithilfe einer Protonen-ATPase, die unter ATP-Verbrauch Protonen ins Innere der Vesikel pumpt, vermindert sich dort gegenüber dem Axoplasma der pH-Wert und es entsteht ein positiver Ladungsüberschuss. Der VMAT nutzt den elektrochemischen Gradienten zum Transport.

Freisetzung. Bei der Erregung eines Neurons trifft ein Aktionspotenzial ein, das kurzfristig die Membran der Varikosität depolarisiert. Es öffnen sich spannungsabhängige Ca^{2+}-Kanäle, wodurch Ca^{2+} aus dem Extrazellularraum einströmt. Die dadurch getriggerte elektromechanische Kopplung bedingt die Fusion der Vesikelmembran mit der Membran der Varikosität und durch Exozytose wird der Vesikelinhalt in den synaptischen Spalt ausgeschüttet. Kontrolliert wird der Freisetzungsmechanismus über präsynaptische Rezeptoren, die stimulierend oder hemmend wirken können. Von besonderer Bedeutung sind die inhibitorischen α_2-Rezeptoren, da sie über eine negative Rückkopplung die weitere Ausschüttung des Neurotransmitters drosseln.

Adrenozeptoren und ihre Wirkungen. Norepinephrin und Epinephrin binden als **endogene Agonisten** an adrenerge Rezeptoren, die kurz **Adrenozeptoren** genannt werden. Sie gehören zur Gruppe der G-Protein-gekoppelten Rezeptoren (GPCR). Je nach Rezeptorsubtyp koppeln sie an verschiedene Signaltransduktionswege. Man teilt in **α-** und **β-Rezeptoren** ein, die sich in weitere Subtypen untergliedern lassen.

Der β_2-Adrenozeptor war der erste GPCR, dessen Primärstruktur 1986 durch Klonierung aufgeklärt werden konnte. Mithilfe der Röntgenstrukturanalyse konnte seine dreidimensionale Struktur im Komplex mit einem Antagonisten 2007 erstmals dargestellt werden (Robert J. Lefkowitz, Brian K. Kobilka, Nobelpreis für Chemie, 2012).

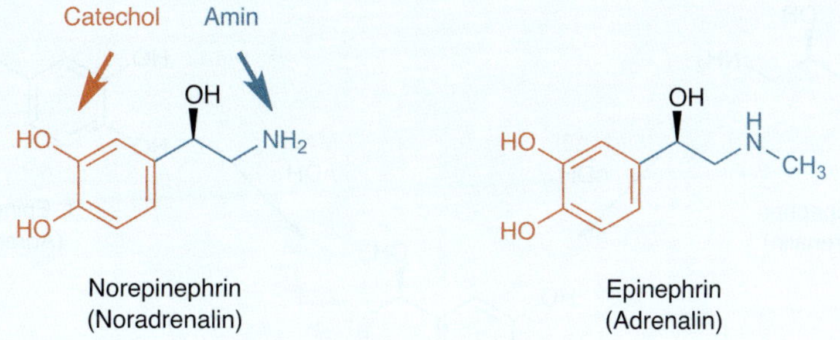

Abb. 7.3 Catecholamine – endogene Agonisten an den Adrenozeptoren

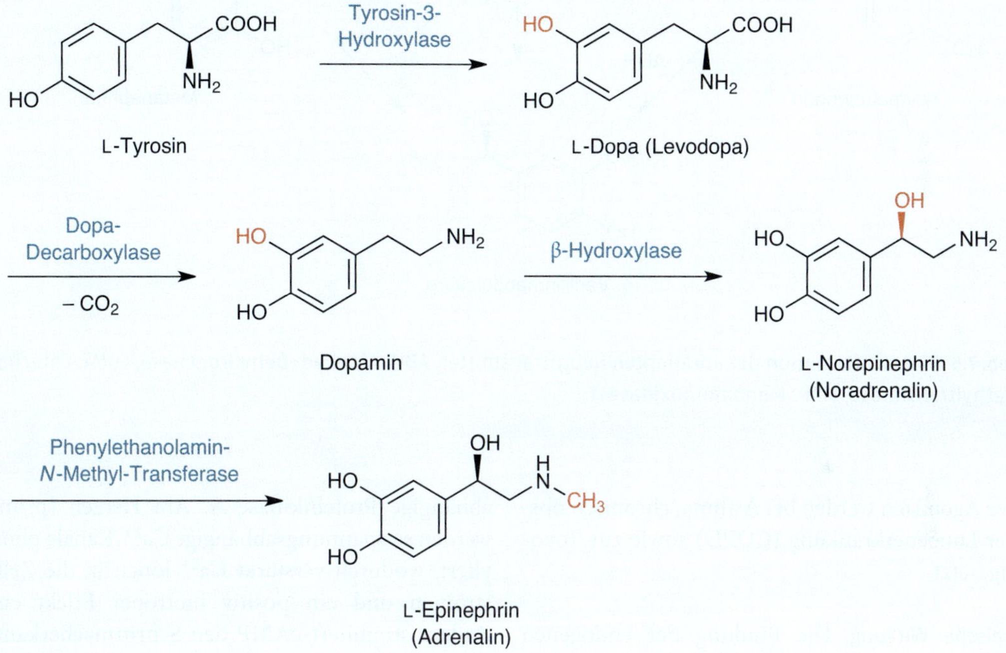

Abb. 7.4 Biosynthese der adrenergen Neurotransmitter

An sympathischen Synapsen sind die folgenden Rezeptoren einschließlich ggf. vorhandener Subtypen therapeutisch von Interesse (Abb. 7.6). Deren Aktivierung löst verschiedene Wirkungen aus.

α_1-**Adrenozeptoren** vermitteln eine Erregung der glatten Muskulatur und bewirken eine Vasokonstriktion von Haut, Schleimhaut, Venen und Prostata, wodurch es zur **Abschwellung der Schleimhäute** bzw. zum **Blutdruckanstieg** kommt. Selektive Agonisten werden lokal bei Schnupfen und Bindehautentzündung sowie bei Hypotonie eingesetzt, Antagonisten bei Hypertonie und benigner Prostatahyperplasie.

α_2-**Adrenozeptoren** hemmen nach Aktivierung als präsynaptische Rezeptoren die Freisetzung von Norepinephrin. Selektive Agonisten dienen als **Antihypertonika** und **Glaukommittel**. Präsynaptische Rezeptoren gehören immer dem α_2-Typ an, während an den Erfolgsorganen beide Subtypen vorkommen.

β_1-**Adrenozeptoren am Herzen** vermitteln positiv inotrope (steigern die Kontraktilität), positiv chronotrope (erhöhen die Herzfrequenz), positiv dromotrope (beschleunigen die Erregungsleitung) und positiv bathmotrope (senken die Reizschwelle) Effekte. Selektive Agonisten kommen bei Kreislaufstillstand und kardiogenem Schock zum Einsatz, selektive Antagonisten bei Hypertonie, Arrhythmien sowie Glaukom.

β_2-**Adrenozeptoren** führen nach Stimulation zum **Erschlaffen der Bronchial- und Uterusmuskulatur**.

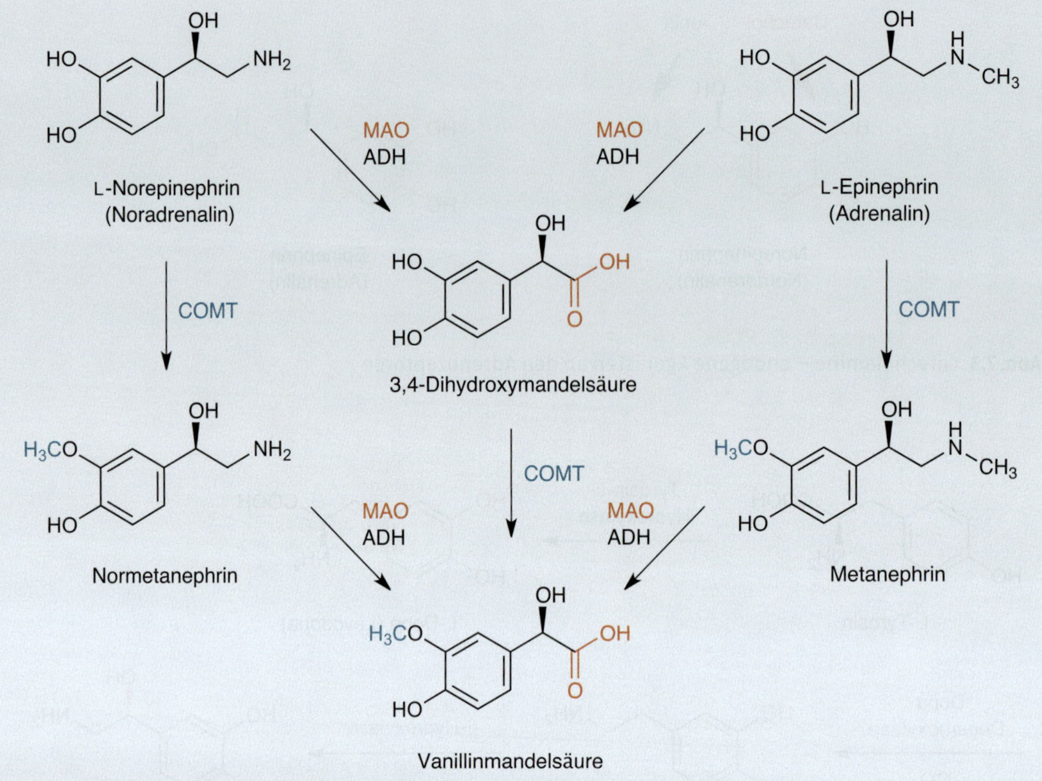

Abb. 7.5 Biotransformation der adrenergen Neurotransmitter. ADH: Aldehyd-Dehydrogenase, COMT: Catechol-*O*-Methyltransferase, MAO: Monoaminoxidase

Selektive Agonisten werden bei Asthma, chronisch obstruktiver Lungenerkrankung (COPD) sowie zur Tokolyse eingesetzt.

Biochemische Wirkung. Die Bindung der endogenen Liganden an die Adrenozeptoren löst eine Konformationsänderung aus, welche die G-Proteine aktiviert und 2 weitere Schritte der Signaltransduktion induziert:

- Stimulation von Schlüsselenzymen wie **Adenylatcyclase** oder **Phospholipase C**,
- Aktivierung oder Hemmung von **Ionenkanälen**.

α_1-Adrenozeptoren führen über eine Aktivierung der Phospholipase C zur Bildung der Second Messenger Inositoltrisphosphat (IP_3) und Diacylglycerol (▸Kap. 1.2.3). In der Folge setzt IP_3 intrazellulär Ca^{2+} frei und erhöht so den Tonus der glatten Muskulatur. Als einzige G_i-gekoppelten Adrenozeptoren inhibieren α_2-Adrenozeptoren die Adenylatcyclase und senken den cAMP-Spiegel.

Dagegen bewirkt die Aktivierung von β-Rezeptoren eine vermehrte Bildung von intrazellulärem zyklischem Adenosin-3',5'-monophosphat (cAMP). Im weiteren Verlauf der Signaltransduktion aktiviert dies die cAMP-abhängige Proteinkinase A. Am Herzen (primär β_1) werden so spannungsabhängige Ca^{2+}-Kanäle phosphoryliert, wodurch verstärkt Ca^{2+}-Ionen in die Zelle einströmen und ein positiv inotroper Effekt entsteht. Zudem stimuliert cAMP den Schrittmacherkanal und wirkt positiv chronotrop.

Wiederaufnahme. Die Wirkung des freigesetzten Norepinephrin wird überwiegend (bis zu 90 %) durch Wiederaufnahme in die Vesikel beendet. Der Großteil wird sogar vor Erreichen der Rezeptoren durch einen spezifischen **Norepinephrin-Transporter** (NET, s. Antidepressiva, ▸Kap. 7.16.1) wieder in das Neuron aufgenommen und durch den VMAT in die Vesikel verlagert.

Biotransformation. Bei den wesentlichen Abbaureaktionen der Catecholamine in den sympathischen Nervenfasern sind 2 Enzyme beteiligt (Abb. 7.5).

- Die **Catechol-*O*-Methyltransferase** (**COMT**) kommt nur postsynaptisch vor und sorgt im Zytoplasma für eine rasche Veretherung der phenolischen 3-OH-Gruppe. Dadurch wird die Wirkung ausgeschaltet. Gleichzeitig wird die mögliche Bildung reaktiver Chinonmetaboliten (▸Kap. 3.2.1) aus der Catechol-

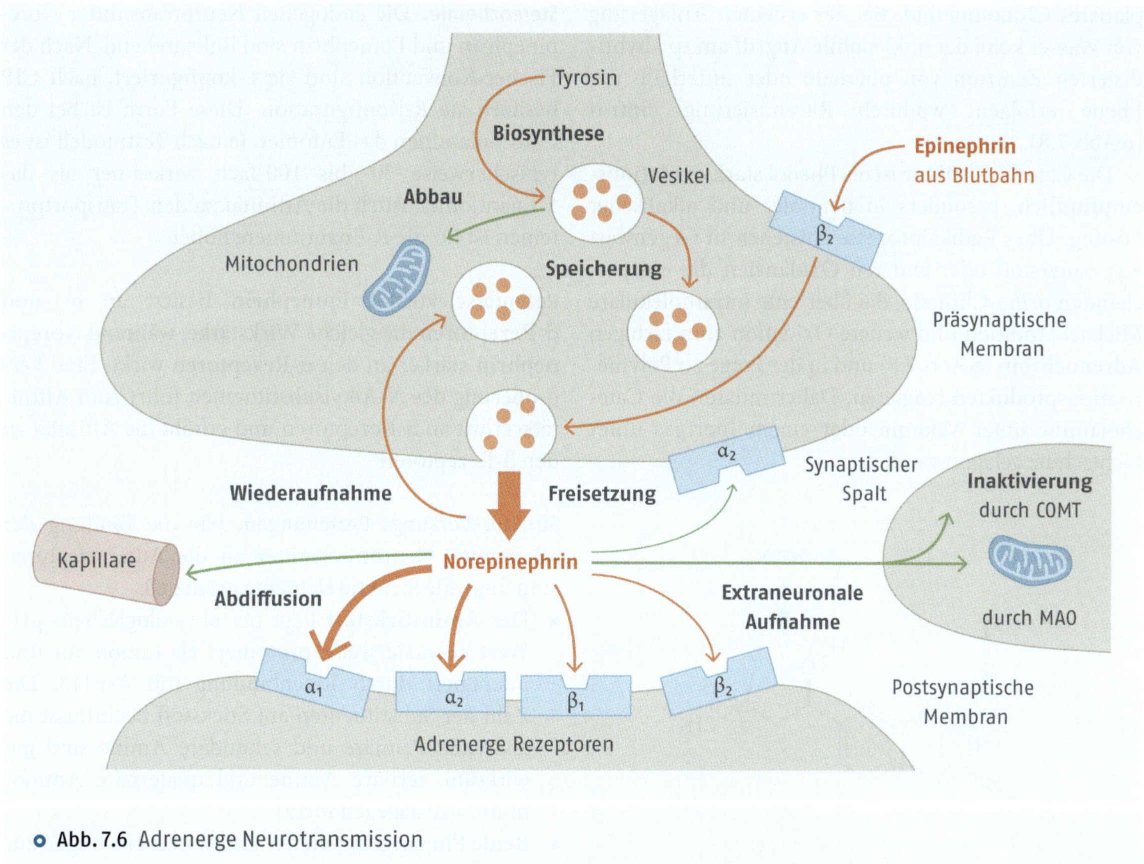

Abb. 7.6 Adrenerge Neurotransmission

struktur verhindert. Die körpereigenen Neurotransmitter werden entsprechend bei oraler Gabe sofort inaktiviert.

- Die **Monoaminoxidase** (**MAO**) der Mitochondrien tritt prä- (MAO-A) und postsynaptisch (MAO-A, MAO-B) auf und bildet durch oxidative Desaminierung die Aldehyd-Zwischenstufen, die durch Dehydrogenasen zur Mandelsäure oxidiert werden. Die Ausscheidung erfolgt im Urin in Form ihrer Konjugate mit Glucuronsäure oder Schwefelsäure.

Daneben findet man Metaboliten, die nach oxidativer Desaminierung zu den Aldehyd-Zwischenstufen durch Dehydrogenasen zu den entsprechenden Ethylenglycolderivaten DOPEG (3,4-Dihydroxyphenylethylenglycol) sowie MOPEG (4-Hydroxy-3-methoxyphenylethylenglycol) reduziert werden.

Abb. 7.6 gibt eine zusammenfassende Übersicht zur adrenergen Neurotransmission.

Struktur und Eigenschaften. Aufgrund ihrer Phenolstruktur und der Alkylaminseitenkette verfügen die beiden physiologischen Catecholamine über schwach saure und auch basische Eigenschaften. Die protonierten Formen zeigen **3 Dissoziationsstufen**. Für das Epinephrin-Kation erfolgt in der ersten Dissoziationsstufe überwiegend die Deprotonierung der *para*-ständigen Phenolgruppe ($pK_S = 8{,}7$), wobei eine zwitterionische Struktur ausgebildet wird. In der zweiten Dissoziationsstufe wird die Ammoniumgruppe ($pK_S = 9{,}9$) deprotoniert, sodass das Phenolat-Anion vorliegt. Die Deprotonierung der phenolischen 3-OH-Gruppe (pK_S ca. 12,0) ist physiologisch ohne Relevanz. Die pK_S-Werte von Norepinephrin sind mit denen des Epinephrins vergleichbar.

Trotz der polaren Funktionalitäten sind die Catecholamine praktisch unlöslich in Wasser. Therapeutisch werden daher die leicht löslichen Hydrochloride oder Hydrogentartrate verwendet. Die geringe Löslichkeit der Base ergibt sich aus der zwitterionischen Struktur. Da das Phenolat als intramolekularer H-Brücken-Akzeptor und das Ammonium-Kation als entsprechender Donor fungieren, stehen diese Gruppen nicht für Ionen-Dipol-Interaktionen oder H-Brücken mit Wassermolekülen zur Verfügung (Abb. 7.7). Aufgrund dieser strukturellen Eigenschaften werden die Catecholamine auch schlecht resorbiert und durchdringen kaum die Blut-Hirn-Schranke.

In wässriger Lösung sind die Catecholamine nicht stabil. Insbesondere im Sauren racemisieren sie, was mit einem partiellen Wirkungsverlust einhergeht. Die **Racemisierung** erfolgt nach Protonierung der Alkoholgruppe. Unter Abspaltung von Wasser entsteht ein planares Chinonmethid. Bei der erneuten Anlagerung von Wasser kann der nukleophile Angriff am sp^2-hybridisierten Zentrum von oberhalb oder unterhalb der Ebene erfolgen, wodurch Racemisierung eintritt (o Abb. 7.8).

Die Catecholstruktur ist als Phenol stark **oxidationsempfindlich**, besonders in neutraler und alkalischer Lösung. Über Radikalprozesse entstehen in Gegenwart von Sauerstoff oder anderen Oxidanzien die entsprechenden *ortho*-Chinone, die über eine intramolekulare Michael-Addition und weitere Oxidation zum farbigen **Adrenochrom** (o Abb. 7.8) und in der Folge zu Polymerisationsprodukten reagieren. Daher müssen die Catecholamine unter Vakuum oder einem Inertgas unter Lichtschutz gelagert werden.

o Abb. 7.7 Zwitterionstruktur von Epinephrin (Adrenalin) mit intramolekularen H-Brücken. HBA: H-Brücken-Akzeptor, HBD: H-Brücken-Donor

Stereochemie. Die endogenen Neurotransmitter Norepinephrin und Epinephrin sind linksdrehend. Nach der Fischer-Konvention sind sie L-konfiguriert, nach CIP besitzen sie *R*-Konfiguration. Diese Form ist bei den Catecholaminen das Eutomer. Je nach Testmodell ist es typischerweise 20- bis 100-fach wirksamer als das *S*-Enantiomer. Auch die Affinität zu den Transportproteinen ist für die *R*-Enantiomere höher.

Rezeptorselektivität. Epinephrin besitzt an **α-** und **β-Rezeptoren** die gleiche Wirkstärke, während **Norepinephrin** stärker an den **α-Rezeptoren** wirkt. Eine Vergrößerung des *N*-Alkylsubstituenten führt zum Affinitätsverlust an α-Rezeptoren und erhöht die Affinität zu den β-Rezeptoren.

Struktur-Wirkungs-Beziehungen. Für die Bindung der adrenergen Neurotransmitter an die Adrenozeptoren sind folgende Strukturelemente essenziell.

- Der **Aminstickstoff** liegt bei physiologischem pH-Wert normalerweise protoniert als Kation vor und interagiert durch Ionenbindung mit Asp113. Die Zahl der Substituenten am Stickstoff beeinflusst die Aktivität. Primäre und sekundäre Amine sind gut wirksam, tertiäre Amine und quaternäre Ammoniumsalze dagegen nicht.
- **Beide Phenolgruppen** der Catecholamine tragen zur Affinität zu den Adrenozeptoren bei. Sie binden über H-Brücken an Serinreste bzw. Asn293 des Rezeptors. Insbesondere die *meta*-ständige Phenolgruppe kann durch andere Gruppen ersetzt werden, die mit der Bindestelle über H-Brücken interagieren können,

o Abb. 7.8 Racemisierung und oxidativer Abbau von Epinephrin

z. B. $-CH_2OH$, $-NH_2$, -NHMe, -NHCOR, $-NMe_2$ oder $-NHSO_2R$.

- Die **sekundäre Alkoholgruppe** ist aktivitätssteigernd, aber nicht essenziell. Die Wechselwirkung mit dem Rezeptor erfolgt über eine H-Brücke zu Asn312. Fehlt die Hydroxygruppe wie in Dopamin, wird die Interaktion deutlich vermindert.
- Der **aromatische Ring** interagiert über Van-der-Waals-Kräfte mit Phe290 der Bindestelle.

o Abb. 7.9 zeigt die Bindung von Epinephrin an den β_2-Adrenozeptor.

Norepinephrin (Noradrenalin, Arterenol®), Ph. Eur. (Hydrochlorid), ist *R*-konfiguriert und das Eutomer. Im Arzneibuch wird zudem Norepinephrintartrat beschrieben, das als Hydrogentartrat vorliegt. Wegen des hohen First-Pass-Effektes ist Norepinephrin oral unwirksam. Selbst bei intravenöser Applikation beträgt die Halbwertszeit nur etwa 2 min. Norepinephrin wird aufgrund seiner starken vasokonstriktorischen Wirkung in der Notfall- und Schocktherapie verwendet sowie als Zusatz zu Lokalanästhetika.

Epinephrin (Adrenalin, Suprarenin®, Fastjekt®), Ph. Eur., liegt als *R*-Enantiomer vor und ist im Arzneibuch auch als Hydrogentartrat monographiert. Wie bei Norepinephrin fehlt die orale Wirksamkeit. Epinephrin wird intravenös und intratracheal, selten auch intrakardial appliziert und in der Notfalltherapie bei anaphylaktischem Schock und bei Herzstillstand verwendet. Therapeutisch stehen die Vasokonstriktion (α-Rezeptor), die positiv inotrope und chronotrope Wirkung (β_1-Rezeptor) am Herzen sowie eine Bronchodilatation (β_2-Rezeptor) im Vordergrund. Die Halbwertszeit beträgt 3–10 min.

Das Präfix „Nor-"

Norepinephrin unterscheidet sich von Epinephrin durch das Fehlen der Methylgruppe am N-Atom. Dies wird durch das **Präfix „Nor-"** gekennzeichnet. Es ist allerdings nur ein **halbsystematischer Name**, der durch die IUPAC nicht unterstützt wird. Insbesondere in Naturstoffen bringt man mit „Nor-" oft den Ersatz einer Methylgruppe gegen ein H-Atom oder das Fehlen einer Methylengruppe in einem Grundgerüst zum Ausdruck, also eine Kettenverkürzung oder Ringkontraktion. Manchmal steht „Nor-" als Akronym für am Stickstoff unsubstituierte Verbindungen und bedeutet **N**-Atom **o**hne **R**est (oder Radikal), *no-radical*. Dem Präfix „Nor-" kommen aber noch weitere Bedeutungen zu. Beispielsweise steht es bei unverzweigten Aminosäuren als Abkürzung für das **nor**male Isomer.

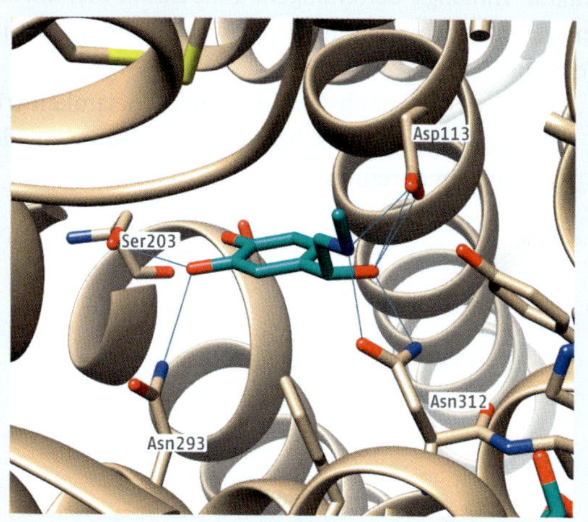

o Abb. 7.9 H-Brückenkontakte von Epinephrin im Komplex mit dem β_2-Adrenozeptor. Nach www.rcsb.org/3d-view/4LDO/1

7.1.2 α_1-Sympathomimetika

Sympathomimetika sind Arzneistoffe, die eine ähnliche Wirkung wie Norepinephrin und Epinephrin hervorrufen. **Direkte Sympathomimetika** wirken wie diese als **Agonisten** an den Adrenozeptoren und imitieren die Wirkung des sympathischen Nervensystems. **Indirekte Sympathomimetika** wirken durch Freisetzung von Norepinephrin. Bei den α_1-Sympathomimetika lassen sich 2 chemische Gruppen unterscheiden

- Phenylethylamine und
- Imidazoline zur Lokaltherapie.

Phenylethylamine

Design und Entwicklung. Bereits 1901 wurde das von Jokichi Takamine und zeitgleich von Thomas Aldrich aus Nebennierenmark isolierte Epinephrin patentiert und als Adrenalin vertrieben, 1904 gelang die Synthese durch Friedrich Stolz. Das körpereigene Catecholamin diente in der Folge als Leitstruktur für die Entwicklung von **oral wirksamen Phenylethylaminen** (o Abb. 7.10). Durch Entfernen einer der beiden phenolischen OH-Gruppen sind die synthetischen Vertreter

- relativ licht- und oxidationsstabil,
- weniger polar und werden aus dem Gastrointestinaltrakt besser resorbiert,
- metabolisch gegenüber COMT stabiler, da die Catechol-Einheit fehlt.

Wirkungsmechanismus. α_1-Sympathomimetika aktivieren als **Agonisten** bevorzugt die α_1-Adrenozeptoren. Die Kontraktion der Blutgefäße führt zum Blutdruckanstieg oder zum Abschwellen der Schleimhäute.

Struktur-Wirkungs-Beziehungen. Eine Zusammenfassung der wesentlichen Struktur-Wirkungs-Beziehungen gibt die ○ Abb. 7.11.

- Die bei weitem höchste adrenerge Wirksamkeit tritt auf, wenn den aromatischen Ring **2 C-Atome** von der Aminogruppe trennen.
- Mindestens eine **Phenolgruppe** in 3- oder 4-Position des Phenylrings ist für die α_1-Aktivität essenziell. Liegen beide vor, verstärkt dies die Affinität zu den adrenergen Rezeptoren.
- Fehlt die **alkoholische OH-Gruppe**, wird die Affinität zu den Adrenozeptoren stark vermindert. Aufgrund der erhöhten Lipophilie können solche Substanzen gegebenenfalls zentral wirken und als indirekte Sympathomimetika Norepinephrin aus den Speichervesikeln freisetzen.
- Kleine **Alkylgruppen in α-Position** zum Amin vermindern die direkte agonistische Wirkung und verlangsamen den Abbau durch MAO. Da der Abbau über COMT nicht verändert wird, ist dieses Strukturmerkmal mehr für indirekte Sympathomimetika ohne Catecholstruktur von Bedeutung.
- **Alkylsubstituenten am Aminstickstoff** sind für die Rezeptorselektivität relevant. Vergrößert man diese, nimmt die Affinität zu den α-Rezeptoren ab, die zu den β-Rezeptoren wird erhöht. Mit einer Isopropylgruppe ist bereits keine α-Aktivität mehr vorhanden.

Phenylephrin

Etilefrin

Midodrin

○ **Abb. 7.10** Phenylethylamine mit vorwiegend α-sympathomimetischer Wirkung

Phenylephrin (Neosynephrin POS®), Ph. Eur., ist als freie Base und zudem als Hydrochlorid monographiert. Die Substanz liegt enantiomerenrein in der *R*-Konfiguration vor. Gegenüber Epinephrin fehlt lediglich die 4-OH-Gruppe. Dadurch racemisiert die Substanz nicht so leicht. Dies geht aus dem Mechanismus der Racemisierung (○ Abb. 7.8) hervor, der über ein chinoides System verläuft und durch eine *para*- oder *ortho*-ständige Phenolgruppe begünstigt wird. Die pK_S-Werte betragen 8,9 (Phenol) und 10,1 (sekundäres Amin). Die Wirkstärke an den Adrenozeptoren ist geringer als die von Norepinephrin. Dafür aber ist Phenylephrin ein selekti-

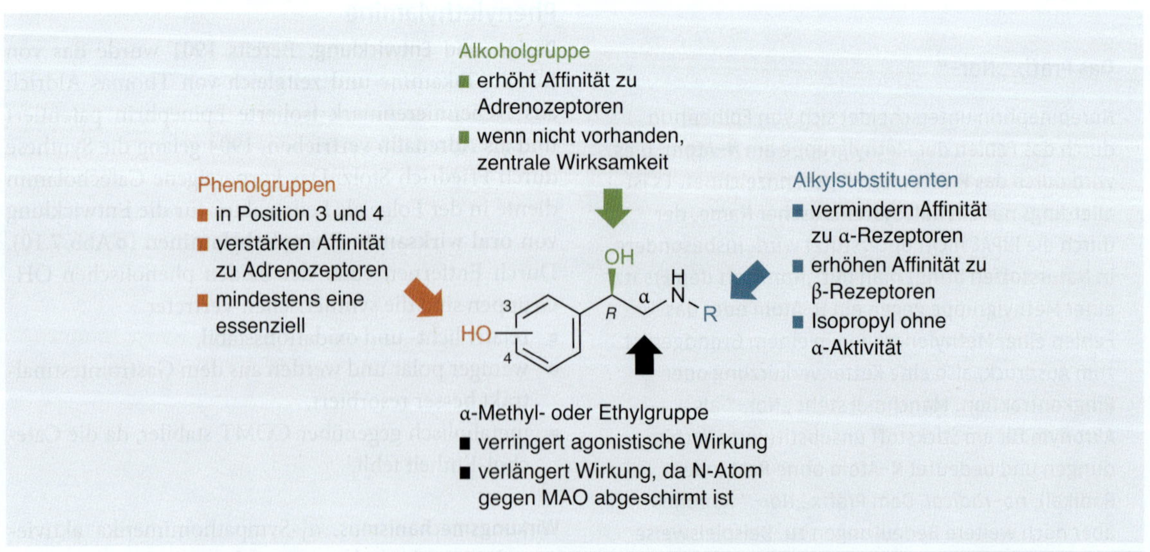

○ **Abb. 7.11** Struktur-Wirkungs-Beziehungen der α-Sympathomimetika mit Phenylethylamin-Struktur

o Abb. 7.12 Bioaktivierung von Prodrugs zu α_1-Agonisten

ver α_1-Agonist und besitzt fast keine Aktivität an den β-Rezeptoren. Die Substanz wird hauptsächlich lokal zur Schleimhautabschwellung bei Konjunktivitis oder zur Pupillenerweiterung bei Untersuchungen des Augenhintergrundes verwendet, darüber hinaus oral in Arzneimitteln gegen Erkältung und grippale Infekte. Die orale Bioverfügbarkeit beträgt aber nur 10 %, da Phenylephrin an der Phenolgruppe intestinal zum 3-*O*-Glucuronid und 3-*O*-Sulfat konjugiert wird. Parenteral wird Phenylephrin in der Spinalanästhesie eingesetzt, um die Anästhesie zu verlängern und einen Blutdruckabfall während des Eingriffs zu verhindern.

Etilefrin (Effortil®), Ph. Eur. (Hydrochlorid), liegt als Racemat vor und unterscheidet sich von Phenylephrin durch die *N*-Ethyl- anstelle der *N*-Methylgruppe. Dadurch ist die Substanz kein reiner α_1-Agonist, sondern hat ein ähnliches Wirkprofil wie Epinephrin. Im Vordergrund steht die β_1-adrenerge Wirkung am Herzen. Die Stimulation der α_1-Adrenozeptoren mit peripherer Vasokonstriktion erfolgt erst in höherer Dosierung. Etilefrin wird oral bei Hypotonie eingesetzt. Die Resorption liegt bei 70 %, die Plasmahalbwertszeit bei 2 h. Die Ausscheidung erfolgt überwiegend als Sulfat, daneben unverändert und als 3-Hydroxymandelsäure.

Midodrin (Gutron®) wird als Racemat eingesetzt und ist ein Prodrug zur Verbesserung der Resorption. Die Substanz ist ein Substrat des intestinalen Di- und Tripeptid-Transporters hPEPT1 und wird vollständig resorbiert. Die orale Bioverfügbarkeit beträgt 93 %. Midodrin ist am Aminstickstoff mit Glycin acyliert. Die Halbwertszeit für die Hydrolyse durch Peptidasen zum aktiven Metaboliten Desglymidodrin liegt bei 25 min. Dieser oder ein *O*-demethylierter Metabolit wirkt als selektiver α_1-Agonist und Vasokonstriktor. Der in Deutschland nicht verfügbare α_1-Agonist Methoxamin mit vergleichbarer Struktur wird durch *O*-Demethylierung zum *meta*-Phenolmetaboliten bioaktiviert (o Abb. 7.12). Midodrin wird insbesondere bei orthostatischer Hypotonie eingesetzt.

Imidazoline zur Lokaltherapie

Design und Entwicklung. Ende der 1930er Jahre kombinierten Wissenschaftler bei Ciba Strukturelemente von Norepinephrin mit dem Imidazolring von Histamin und gelangten zum vasokonstriktorisch wirkenden **Naphazolin** (o Abb. 7.13). Dies wurde später als α-Agonist klassifiziert und erwies sich therapeutisch geeignet zum Abschwellen der Nasenschleimhaut. Die 2-Arylimidazoline enthalten eine CH_2-Brücke zwischen dem C-2 des Imidazolins und dem Aromaten. Das Strukturelement der Phenylethylamine bleibt somit erhalten, wobei die Aminogruppe und das α-C-Atom in einen Imidazolinring inkorporiert sind. Lipophile Substituenten in *ortho*-Position erwiesen sich entscheidend für die α-Aktivität, sterisch anspruchsvolle, lipophile Gruppen in *meta*- oder *para*-Position des Phenylrings für die α-Selektivität.

Struktur und Eigenschaften. Die Ebene des substituierten Aromaten und des Imidazolinrings bilden einen Winkel von 95°. Als zyklische Amidine sind Imidazoline stärker basisch (pK_S 10–11) als die aromatischen Imidazole (pK_S ca. 7) und liegen bei physiologischem pH-Wert protoniert vor. Die positive Ladung ist über beide N-Atome des Heterozyklus verteilt. Die Imidazoline sind daher kaum in der Lage, Membranen zu passieren. Dadurch ist der Zugang in das ZNS limitiert, sodass zentrale Effekte weitgehend ausbleiben. In wäss-

7

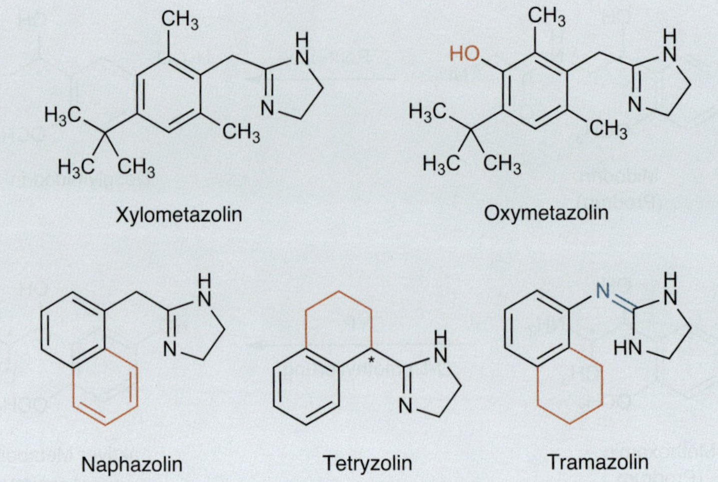

Xylometazolin Oxymetazolin

Naphazolin Tetryzolin Tramazolin

○ Abb. 7.13 Lokal wirkende Imidazoline mit α_1-sympathomimetischer Wirkung

rigen Zubereitungen ist zu beachten, dass der Imidazolinring unter Basenkatalyse langsam hydrolysiert wird. Im sauren Milieu ist er dagegen relativ stabil.

Wirkungsmechanismus. Imidazolinderivate (○ Abb. 7.13) sind selektive Agonisten an α_1-Adrenozeptoren. Sie werden ausschließlich lokal in Form von Sprays, Salben oder Tropfen eingesetzt. Bei Schnupfen und Nasennebenhöhlenentzündung führt die Vasokonstriktion zum Abschwellen der Schleimhäute des Nasen-Rachen-Raums. Da über die Eustachische Röhre eine Verbindung zum Ohr besteht, können auch durch Schnupfen ausgelöste Ohrenschmerzen behandelt werden. Durch die abschwellende Wirkung wird die Verbindungsröhre zwischen Ohr und Nase vom Druck entlastet. Am Auge werden die Imidazoline bei Konjunktivitis und wegen ihrer Wirkung auf den Musculus dilatator pupillae als Mydriatika eingesetzt.

Cave

Die Anwendung der Imidazolinderivate bei Schnupfen sollte nicht länger als 7 Tage erfolgen. Die bei andauerndem Gebrauch auftretenden Symptome wie Schwellung und Schädigung der Schleimhäute werden nach dem ursprünglichen Handelsnamen Privin® von Naphazolin als Privinismus bezeichnet.

Biotransformation. Da die Aminofunktion in den Imidazolinring eingebunden ist, die Phenolgruppen fehlen oder im Falle von Oxymetazolin sterisch abgeschirmt sind, werden Imidazoline weder durch MAO noch durch COMT metabolisiert. Die Halbwertszeiten erhöhen sich so auf 4–6 h.

Synthetische Aspekte. Zur Synthese von **Xylometazolin** werden *meta*-Xylol und *tert*-Butylchlorid in einer Friedel-Crafts-Alkylierung umgesetzt (○ Abb. 7.14). Aus sterischen Gründen erfolgt die elektrophile Substitution in der *meta*-Position. Die für die weitere Funktionalisierung benötigte Chlormethylgruppe wird mit HCl und Formaldehyd eingeführt. Letzteres wird in Gegenwart von Zinkchlorid als Katalysator aktiviert. Es handelt sich um eine Chlormethylierung nach Blanc, die im Sinne einer S_EAr-Reaktion verläuft. Die Kolbe-Nitril-Synthese mit Natriumcyanid liefert in einer S_N2-Reaktion das entsprechende Arylmethylnitril. Dieses reagiert in einer Pinner-Reaktion mit trockenem HCl-Gas zum Imidat-Hydrochlorid (Imidsäureester-Hydrochlorid, Pinner-Salz). Die abschließende Umsetzung mit 1,2-Diaminoethan in Schwefelkohlenstoff führt über den nukleophilen Angriff der Aminkomponente am Imid-C-Atom, Deprotonierung sowie Austritt des Alkoholats und von Ammoniak zum Xylometazolin.

Xylometazolin (Otriven®, Olynth®), Ph. Eur. (Hydrochlorid), besitzt mit einer *tert*-Butylgruppe sowie 2 Methylgruppen einen sterisch anspruchsvoll substituierten Phenylring. Der pK_S-Wert beträgt 10,6. Xylometazolin ist der wesentliche Vertreter der Gruppe und wird in Nasentropfen und Nasensprays bei Schnupfen eingesetzt.

Oxymetazolin (Nasivin®), Ph. Eur. (Hydrochlorid), ist ein aktiver Metabolit von Xylometazolin und wird in gleicher Weise verwendet. Die pK_S-Werte betragen 10,2 (Phenol) und 10,9 (Imidazolin).

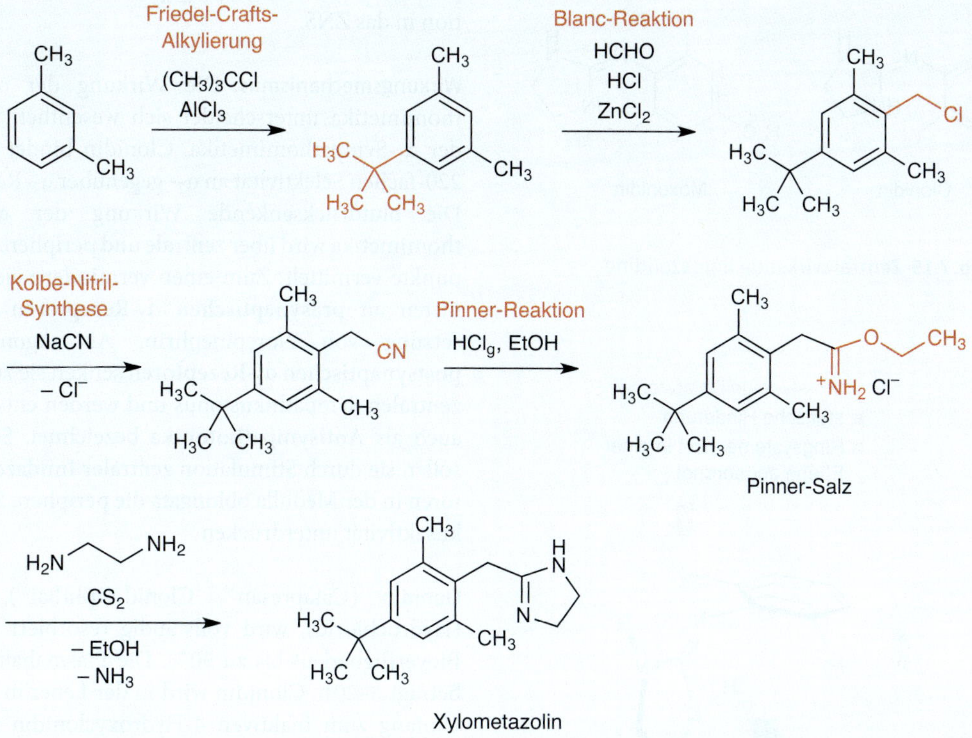

o Abb. 7.14 Synthese von Xylometazolin

Naphazolin (Rhinex®, Proculin®), Ph. Eur. (Nitrat), besitzt anstelle der Alkylgruppen zur Erhöhung der Lipophilie einen Naphthalenring. Die Substanz wird auch als Hydrochlorid beschrieben. Der pK_S-Wert beträgt 10,5. Naphazolin wird nasal und in Augentropfen bei allergischer Konjunktivitis angewendet.

Tetryzolin (Ophthalmin-N®, Berberil N®), Ph. Eur. (Hydrochlorid), besitzt aufgrund der zusätzlichen Verknüpfung des Methylen-Linkers mit dem Aromaten, wodurch ein Tetrahydronaphthalen entsteht, ein Asymmetriezentrum. Verwendet wird das Racemat in Augentropfen. Der pK_S-Wert beträgt 10,4.

Tramazolin (Rhinospray®), Ph. Eur. (Hydrochlorid-Monohydrat), ist im Gegensatz zu den anderen Vertretern ein 2-Imino-Imidazolidinderivat. Der pK_S-Wert für die Guanidin-Partialstruktur beträgt 10,7. Protoniert wird das sp^2-hybridisierte, exozyklische N-Atom. Tramazolin ist zwar mit Clonidin strukturverwandt, allerdings ein unspezifischer Agonist an α_1- und α_2-Rezeptoren. Tramazolin wird in Form von Augentropfen und Nasensprays eingesetzt. Die Indikationen entsprechen denen der Vertreter mit CH_2-Brücke.

7.1.3 α_2-Sympathomimetika

α_2-Sympathomimetika lassen sich einteilen in

- zentral wirkende Imidazolidine,
- Imidazolidine zur Glaukomtherapie,
- zentral wirkende Catecholamine.

Zentral wirkende Imidazolidine

Design und Entwicklung. Boehringer Ingelheim startete 1960 ein Programm zur Entwicklung schleimhautabschwellender Rhinologika. Auf Basis der bekannten Imidazolinstrukturen gelangte man durch Austausch der CH_2-Brücke gegen eine NH-Brücke zu **Clonidin** (o Abb. 7.15), das überraschenderweise in klinischen Studien blutdrucksenkende Eigenschaften zeigte.

Struktur und Eigenschaften. Die Substanzen liegen nicht als 2-Amino-**Imidazoline** vor, sondern als 2-Imino-**Imidazolidine**. Von den möglichen tautomeren Formen liegt das Gleichgewicht vollständig auf Seite der Imino-Form (o Abb. 7.16), da die exozyklische, zum Aromaten konjugierte Position der Doppelbindung gegenüber der Amino-Form energetisch begünstigt ist. Aufgrund der sterischen Hinderung durch die *ortho*-Substituenten am Aromaten stehen die beiden Ebenen der Ringsysteme nahezu senkrecht aufeinander.

Clonidin Moxonidin

Abb. 7.15 Zentral wirkende Imidazolidine

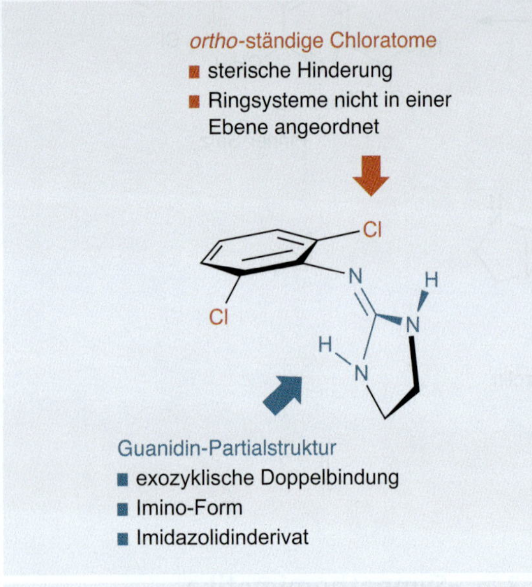

Abb. 7.16 Strukturelle Aspekte zu Clonidin

Durch die 2-Iminosubstitution verfügen die Imidazolidine über ein Guanidinstrukturelement. Normalerweise sind diese Gruppen stark basisch (pK_S = 12–13). Die Protonierung erfolgt am exozyklischen N-Atom, wobei die positive Ladung über alle 3 N-Atome delokalisiert und das System stabilisiert wird. Bei Clonidin und Moxonidin ist die Guanidingruppe allerdings direkt an einen Aromaten gebunden, sodass durch Delokalisierung des freien Elektronenpaars am Brücken-N-Atom die Basizität abgesenkt wird. Zudem ist der Aromat bei Clonidin mit elektronegativen Chloratomen substituiert, was die Basizität weiter vermindert. Bei Moxonidin liegen mit dem Pyrimidinring auch noch 2 elektronegative N-Atome im Aromaten vor. Die Basizität der Guanidingruppe vermindert sich um insgesamt 4–5 Größenordnungen. Die pK_S-Werte betragen 8,3 für Clonidin und 7,4 für Moxonidin. Daher liegt unter physiologischen Verhältnissen ein ausreichend hoher Anteil an **ungeladenen Strukturen** vor – bei Moxonidin beträgt dieser 50 %. Dies ermöglicht im Gegensatz zu den an sich lipophileren Imidazolinen mit α_1-sympathomimetischer Wirkung (pK_S = 10–11) die Penetration in das ZNS.

Wirkungsmechanismus. Die Wirkung der α_2-Sympathomimetika unterscheidet sich wesentlich von jener der α_1-Sympathomimetika. Clonidin bindet mit einer 220-fachen Selektivität an α_2- gegenüber α_1-Rezeptoren. Die blutdrucksenkende Wirkung der α_2-Sympathomimetika wird über zentrale und periphere Angriffspunkte vermittelt. Zum einen vermindern sie als Agonisten an **präsynaptischen α_2-Rezeptoren** die Freisetzung von Norepinephrin. Als Agonisten an **postsynaptischen α_2-Rezeptoren** senken sie zudem den zentralen Sympathikustonus und werden entsprechend auch als **Antisympathotonika** bezeichnet. Schließlich sollen sie durch Stimulation zentraler Imidazolinrezeptoren in der Medulla oblongata die periphere Sympathikusaktivität unterdrücken.

Clonidin (Catapresan®, Clonid-Ophthal®), Ph. Eur. (Hydrochlorid), wird vollständig resorbiert mit einer Bioverfügbarkeit bis zu 90 %. Die Plasmahalbwertszeit beträgt 6–20 h. Clonidin wird in der Leber in geringem Umfang zum inaktiven 4-Hydroxyclonidin metabolisiert, das neben dem Glucuronid und Sulfat als Hauptmetabolit im Urin ausgeschieden wird. Angewendet wird die Substanz bei Hypertonie sowie in Augentropfen bei Glaukom.

Moxonidin (Physiotens®), Ph. Eur., besitzt einen Pyrimidinring anstelle des Phenylrings. Die orale Bioverfügbarkeit liegt bei über 90 %. Die Halbwertszeit beträgt etwa 2–3 h. Moxonidin wird bis zu 50 % unverändert im Urin ausgeschieden. An der Methylgruppe wird die Substanz zum primären Alkohol und weiter zur Carbonsäure oxidiert, die dann glucuronidiert wird. Moxonidin wird bei Hypertonie verwendet, für Bluthochdruckkrisen stehen Injektionslösungen zur Verfügung.

Imidazolidine zur Glaukomtherapie

Design und Entwicklung. Clonidin wird auch lokal in Augentropfen bei Glaukom verwendet. In diesem Fall sind zentrale Wirkungen wie Blutdruckabfall und Müdigkeit nicht erwünscht. Dem hat man mit der Entwicklung von basischeren Substanzen wie Apraclonidin Rechnung getragen. Bei physiologischem pH-Wert liegen sie als Kation vor und sind nicht in der Lage, die Blut-Hirn-Schranke zu überwinden.

Wirkungsmechanismus. Imidazoline zur Glaukomtherapie (Abb. 7.17) aktivieren die α_2-Rezeptoren am Auge. Dadurch vermindern sie die Produktion von Kammerwasser und senken den intraokularen Druck. Zudem erhöht dies dessen Abfluss durch die Gefäße der Aderhaut.

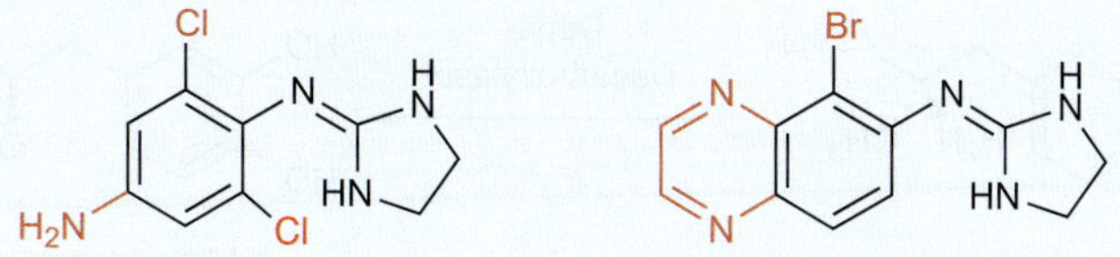

Abb. 7.17 Imidazolidine zur Glaukomtherapie

Apraclonidin (Iopidine®) besitzt gegenüber Clonidin im Phenylring eine 4-Aminogruppe. Durch den +M-Effekt erhöht sich der pK_S-Wert auf 9,2, wodurch unter physiologischen Verhältnissen das Guanidinium-Kation vorliegt, das nicht ZNS-gängig ist.

Brimonidin (Alphagan®, Mirvaso®), Ph. Eur. (Tartrat), ist ein 5-Brom-substituiertes Chinoxalinderivat. Chinoxalin besitzt kaum noch basische Eigenschaften. Der pK_S-Wert (7,4) für die protonierte Guanidinstruktur ist mit denen der zentral wirkenden Imidazolidinen vergleichbar, sodass die Substanz ins ZNS gelangt. Der Vorteil liegt in der 1000-fach höheren Affinität zu α_2-Rezeptoren. Dadurch tritt im Vergleich zu den anderen Substanzen keine α_1-vermittelte Mydriasis auf. Die systemische Halbwertszeit liegt bei 3 h. Die Biotransformation im Chinoxalinring durch die Aldehydoxidase führt überwiegend zum 2,3-Dioxoderivat. Die Ausscheidung erfolgt renal. Neben Augentropfen zur Glaukombehandlung ist ein Gel zur Behandlung des Gesichtserythems bei Rosazea im Handel.

Methyldopa

Design und Entwicklung. **Methyldopa** ist das am längsten bekannte zentrale Antihypertonikum. Die Substanz wurde bei Merck, Sharp & Dohme als Inhibitor der Biosynthese von Norepinephrin entwickelt. Allerdings erwies sie sich nicht als Hemmstoff, sondern als Substrat der Dopa-Decarboxylase. Die blutdrucksenkende Aktivität wurde 1960 festgestellt.

Wirkungsmechanismus. Methyldopa ist ein **Prodrug**. Mithilfe eines Aminosäuretransporters wird es wie Levodopa (▸Kap. 7.14.1) aktiv über die Blut-Hirn-Schranke transportiert. Im Gehirn wird es von der Dopa-Decarboxylase zu α-Methyldopa decarboxyliert und dann stereospezifisch zum **zentral wirkenden Catecholamin** 1*R*,2*S*-α-Methylnorepinephrin hydroxyliert (Abb. 7.18). Dieses Stereoisomer wird vesikulär gespeichert und stellt den eigentlichen Wirkstoff dar. Wie die physiologischen Neurotransmitter wird es bei Erregung als **falscher Transmitter** freigesetzt. Es ist ein selektiver α_2-Agonist und wirkt ähnlich wie Clonidin blutdrucksenkend.

Methyldopa (Presinol®), Ph. Eur., ist *S*-konfiguriert und als Sesquihydrat (mit 1,5 Molekülen H_2O) beschrieben. Die Substanz besitzt 4 Dissoziationsstufen mit pK_S-Werten von 2,2 (Carboxygruppe), 9,0 (Aminogruppe), 10,4 (4-OH-Gruppe) und 12,6 (3-OH-Gruppe). Die orale Bioverfügbarkeit liegt im Bereich von 20–50 %. Die Halbwertszeit beträgt 2 h. First-Pass-Metabolisierung in den Epithelzellen des Gastrointestinaltrakts führt zum 3-*O*-Sulfatmetaboliten, der im Urin eliminiert wird. Die periphere Metabolisierung des aktiven α-Methylnorepinephrin erfolgt durch COMT und MAO (Abb. 7.18).

7.1.4 β-Sympathomimetika

β-Sympathomimetika binden als **Agonisten** an β_1-Rezeptoren des Herzens und an β_2-Rezeptoren der Bronchien und des Uterus. Da die kardialen Effekte beim Einsatz als **Bronchospasmolytika** oder **Tokolytika** nicht erwünscht sind, werden meist selektive β_2-Sympathomimetika verwendet. β-Sympathomimetika lassen sich in folgende chemische Gruppen unterteilen:

- Catechol-Derivate,
- Resorcin-Derivate,
- Salicylalkohol-Derivate sowie
- Anilid- und Anilin-Derivate.

Anhand der Wirkdauer unterscheidet man bei den Bronchospasmolytika

- **kurz und rasch wirkende** (**SABA**, *short acting beta-2-agonists*),
- **lang wirkende** (**LABA**, *long acting beta-2-agonists*),
- **ultralang wirkende** (**ULABA**, *ultra long acting beta-2-agonists*) β_2-Sympathomimetika.

Die kurz wirkenden β_2-Sympathomimetika bezeichnet man wegen des raschen Wirkungseintritts auch als **RABA** (*rapid acting beta-2-agonists*) oder Reliever (*to relieve* = lindern, erleichtern).

Catechol-Derivate

Dobutamin (Dobutamin-hameln®), Ph. Eur. (Hydrochlorid), ist ein Dopamin-Derivat, d. h., die alkoholi-

o Abb. 7.18 Biotransformation von Methyldopa zum zentral wirkenden Catecholamin α-Methylnorepinephrin. GIT: Gastrointestinaltrakt, COMT: Catechol-*O*-Methyltransferase, MAO: Monoaminoxidase

o Abb. 7.19 β-Sympathomimetikum Dobutamin mit Catecholstruktur

sche OH-Gruppe fehlt. Im relativ großen *N*-Arylalkylsubstituenten (o Abb. 7.19) liegt ein Asymmetriezentrum vor, beschrieben wird das Racemat. Das *S*-(–)-Enantiomer ist ein β_1-Agonist und wirkt zudem als α_1-Agonist. Das *R*-(+)-Enantiomer ist hingegen ein α_1-Antagonist und aktiviert beide β-Rezeptorsubtypen. Da klinisch das Racemat verwendet wird, heben sich die α_1-Effekte gegenseitig auf und es dominiert der β_1-agonistische Effekt (scheinbare β_1-Selektivität). Als Folge wird am Herzen die Kontraktionskraft erhöht. Eine Affinität zu Dopamin-Rezeptoren liegt nicht vor. Die Bioverfügbarkeit ist gering, sodass Dobutamin als Infusion appliziert werden muss. Die Biotransformation durch COMT führt zum 3-*O*-Methylderivat. Als Phase-II-Konjugate entstehen die Glucuronide und Sulfate, die im Urin eliminiert werden. Dobutamin dient als Notfallmedikament bei akuter Herzinsuffizienz und kardiogenem Schock.

Resorcin-Derivate

Design und Entwicklung. Bei Catechol-Derivaten wie dem früher als Bronchospasmolytikum verwendeten **Isoprenalin** entsprechen die Positionen der phenolischen OH-Gruppen denen der physiologischen Neurotransmitter. Daher erfolgt ihr Abbau analog, insbesondere durch COMT. Sie wirken somit nur kurz. Durch Wechsel von einem 3,4-Dihydroxy- zu einem 3,5-Dihy-

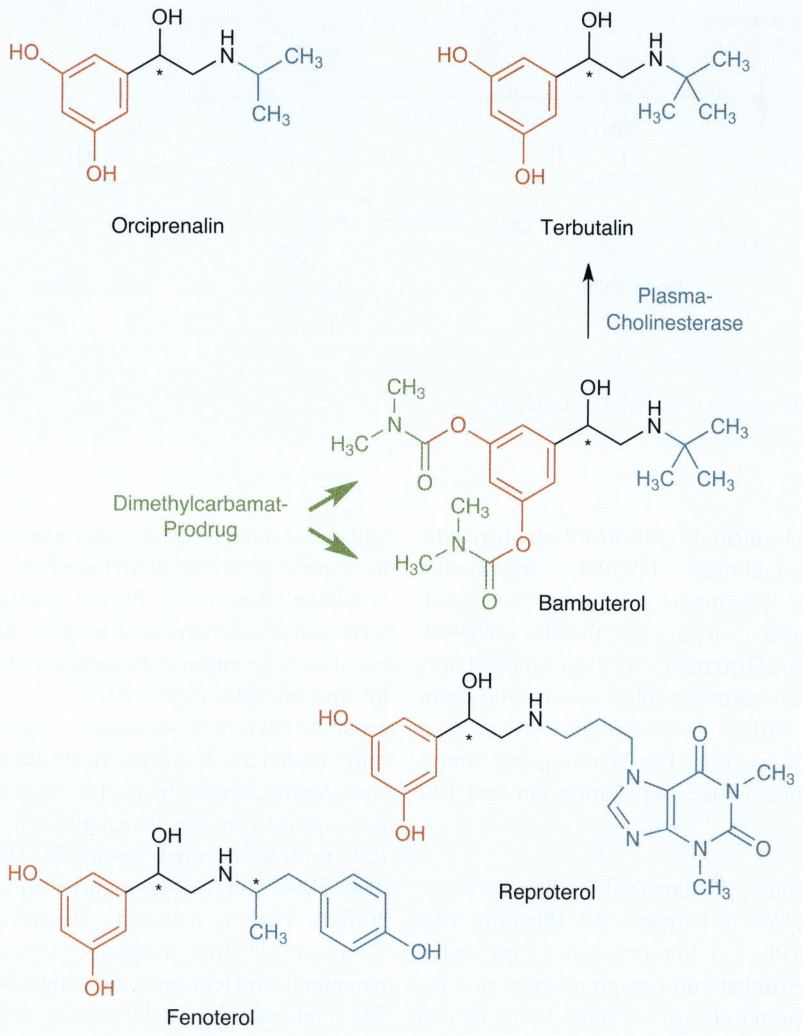

o Abb. 7.20 Resorcin-Derivate als β-Sympathomimetika

droxy-Substitutionsmuster wie bei **Orciprenalin** (o Abb. 7.21), das 1961 bei Boehringer Ingelheim synthetisiert wurde, verlangsamt sich die Biotransformation und die Wirkungsdauer verlängert sich entsprechend. Die Substanzen werden nicht durch COMT metabolisiert. Zudem verschiebt sich das Rezeptorprofil zugunsten der β_2-Rezeptoren, wohingegen Isoprenalin ein nichtselektiver β-Agonist ist. Ein besonders günstiges Verhältnis von β_2- zu β_1-Rezeptoraffinität ergibt sich durch Ersatz der Isopropyl- gegen eine *tert*-Butylgruppe wie in dem 1966 bei Astra entwickelten **Terbutalin**.

Struktur und Eigenschaften. Im Vergleich zu den Catechol-Derivaten sind Resorcin-Derivate (o Abb. 7.20) aufgrund der 3,5-Anordnung relativ stabil gegenüber oxidativen Prozessen, da kein Chinonsystem gebildet wird. Die Kationen der Substanzen verhalten sich als dreiwertige Säuren. Zuerst wird eine der beiden gleichwertigen Phenolgruppen deprotoniert, danach hauptsächlich das Proton des Ammonium-Kations. Die Deprotonierung der zweiten Phenolgruppe folgt zuletzt. Für **Terbutalin** beispielsweise betragen die jeweiligen pK_S-Werte 8,8, 10,2 bzw. 11,2.

Wirkungsmechanismus. Die direkt wirkenden β-Sympathomimetika binden im therapeutischen Dosisbereich als Agonisten i.d.R. bevorzugt an β_2-Adrenozeptoren. Dies führt zum Erschlaffen der glatten Muskulatur, insbesondere der Bronchien und des Uterus. In höherer Dosierung kommt es allerdings auch zur Stimulation der β_1-Adrenozeptoren und somit zu kardialen Wirkungen. β-Sympathomimetika werden zur The-

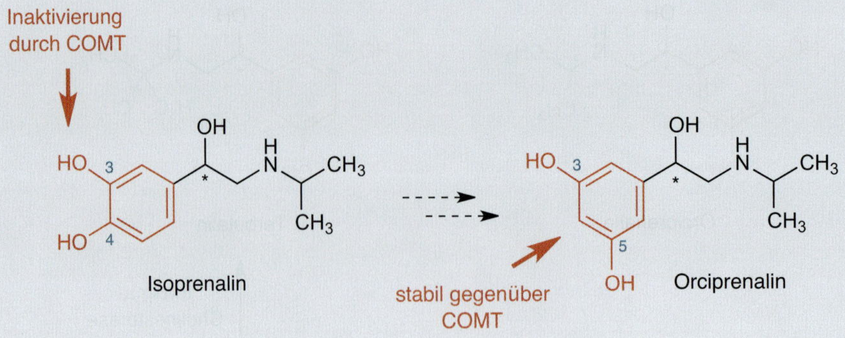

Inaktivierung durch COMT

Isoprenalin

stabil gegenüber COMT

Orciprenalin

Abb. 7.21 Variation der Catechol-OH-Gruppen

rapie von **Asthma bronchiale** und **chronisch obstruktiven Lungenerkrankungen** (COPD) angewendet (▸Kap. 7.2.6). Um systemische Effekte zu vermeiden, werden die Substanzen vorwiegend inhalativ appliziert. Zudem liegen polare Strukturen vor, die auch beim normalen Verschlucken kaum resorbiert werden und somit nicht systemisch wirken. Die Resorcin-Derivate sind **rasch wirkende** Substanzen. Die Wirkung tritt innerhalb weniger Minuten nach Applikation ein und hält etwa 4–6 h an.

Orciprenalin (Alupent®), Ph. Eur. (Sulfat), liegt als Racemat vor. Die pK_S-Werte betragen 8,9 (Phenol), 10,3 (Amin) und 11,7 (Phenol). Mit dem *N*-Isopropyl-Substituenten ist die Affinität von Orciprenalin zu den β_1- und β_2-Adrenozeptoren etwa gleich stark. Daher wird es heute als Reservemittel bei bradykarden Arrhythmien, bradykarden Reizbildungs- und Erregungsleitungsstörungen verwendet. Bei Überdosierung von Betablockern dient Orciprenalin als Antidot. Der wesentliche Metabolisierungsweg führt zur Konjugatbildung mit Sulfat an einer der beiden Phenolgruppen. Orciprenalin steht als Konzentrat zur Herstellung von Infusionslösungen zur Verfügung.

Bambuterol (Bambec®), Ph. Eur. (Hydrochlorid), liegt als Racemat vor. Die Substanz ist ein **Prodrug** und wird oral in Form von Tabletten appliziert. Die polaren phenolischen OH-Gruppen von Terbutalin sind zur Verbesserung der oralen Wirksamkeit jeweils mit *N*-Dimethylcarbamidsäure verestert. Carbamatgruppen sind im Vergleich zu einfachen Estergruppen aufgrund der Delokalisierung des freien Elektronenpaars am N-Atom über die Carbonylgruppe relativ stabil gegen chemische und enzymatische Hydrolyse. Nach Resorption aus dem Gastrointestinaltrakt werden die Estergruppen durch unspezifische Plasmacholinesterasen unter Freisetzung von **Terbutalin** hydrolysiert. Die Plasmahalbwertszeit beträgt 10 h. Hauptmetabolit ist das Terbutalin-3-*O*-Sulfat, das renal ausgeschieden wird. Bambuterol muss nur einmal täglich appliziert werden.

Terbutalin (Aerodur®), Ph. Eur. (Sulfat), ist die Wirkform von Bambuterol und wird als Racemat beschrieben. Das *S*-Enantiomer ist nahezu unwirksam. Terbutalin wird inhalativ appliziert.

Fenoterol (Berotec®, Partusisten®), Ph. Eur. (Hydrobromid), besitzt am *N*-Alkylarylsubstituenten ein zusätzliches Asymmetriezentrum. Es liegen somit 2 Enantiomerenpaare vor, von denen Ph. Eur. das Racemat der *R,R*- und *S,S*-Formen beschreibt. Dies ist gegenüber dem *R,S*- und *S,R*-konfigurierten Racemat bis zu 20-fach stärker wirksam. Neben dem inhalativen Gebrauch als Bronchospasmolytikum wird Fenoterol parenteral zur Hemmung vorzeitiger Wehen verwendet. Die metabolische Inaktivierung erfolgt vorwiegend durch Konjugation der Phenolgruppen zu Sulfaten oder Glucuroniden.

Reproterol (Bronchospasmin®) kann als Hybridmolekül aufgefasst werden, das den adrenergen Molekülbereich kovalent mit Theophyllin verknüpft. Neben der inhalativen Anwendung in Kombinationspräparaten steht eine Injektionslösung zur kurzfristigen Behandlung des schweren bronchospastischen Anfalls und des Status asthmaticus zur Verfügung.

Salicylalkohol-Derivate

Design und Entwicklung. Eine weitere Möglichkeit, den raschen Abbau durch COMT zu verhindern, besteht im Ersatz der phenolischen 3-OH-Gruppe durch eine primäre Alkoholgruppe. Das beim Glaxo-Konzern 1965 in verschiedenen Derivaten eingeführte Salicylalkohol-Strukturelement (○ Abb. 7.22) wird von COMT nicht als Substrat erkannt und führt zur verlängerten Halbwertszeit. **Salbutamol** kam bereits 1968 in den Handel. Die sperrige *tert*-Butylgruppe am Stickstoff verhindert zudem den Abbau durch MAO, eine Desalkylierung durch CYP ist am tertiären C-Atom ebenfalls nicht

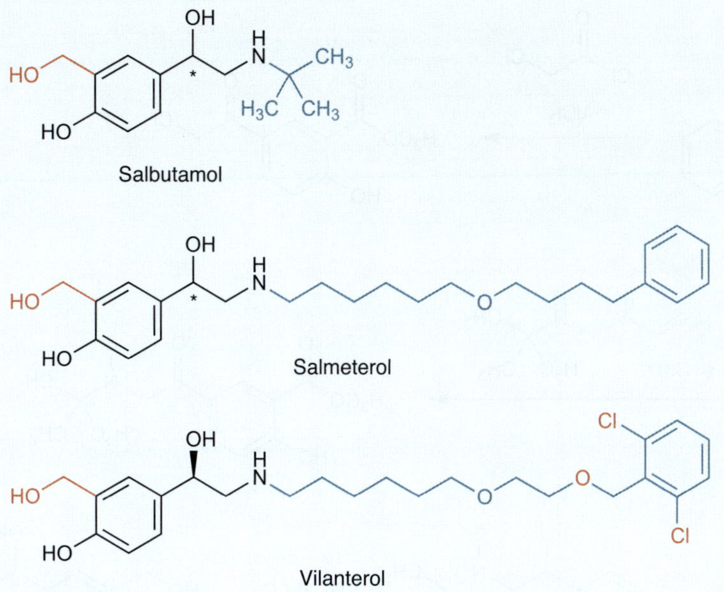

Abb. 7.22 Salicylalkohol-Derivate als β_2-Sympathomimetika

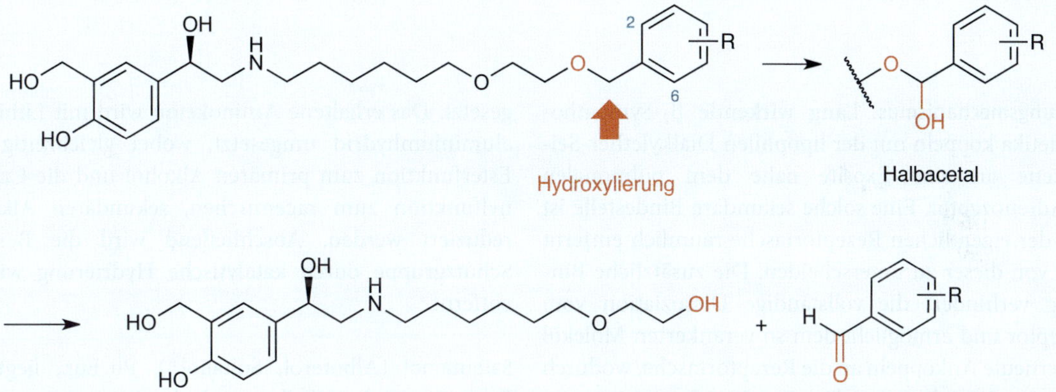

Abb. 7.23 Designkonzept von Vilanterol (R = 2,6-Dichlor) als Softdrug

möglich. Salbutamol ist der wichtigste Vertreter der **rasch wirkenden β_2-Sympathomimetika.**

Durch Vergrößerung der *N*-Alkylgruppe mit einer langen Kohlenwasserstoffkette und einem terminalen Aromaten, der den raschen Abbau der Seitenkette durch CYP-Enzyme verhindert, gelangte man in den 1980er Jahren bei Glaxo zu **Salmeterol.** Es wurde 1995 als erster Vertreter der **lang wirkenden β_2-Sympathomimetika** eingeführt.

Das **ultralang wirkende Vilanterol** wurde als **Softdrug** (▸ Kap. 2.9) entwickelt, d. h., das Designkonzept beinhaltete eine vorhersagbare metabolische Inaktivierung, nachdem der Arzneistoff lokal den gewünschten Effekt ausgelöst hatte. Damit sollte eine systemische Exposition vermieden werden. Ausgehend von der bekannten Hydroxylierung durch CPY3A4 in Benzylposition bei der Metabolisierung von Salmeterol fügte man anstelle der CH_2-Gruppe ein O-Atom in die Nachbarposition ein, sodass in diesem Fall ein Halbacetal entsteht. Dieses zerfällt spontan zu inaktiven Produkten (Abb. 7.23). Unter verschiedenen Substitutionsmustern am Aromaten war der Vertreter mit dem 2,6-Dichlorphenylring der potenteste und selektivste.

7

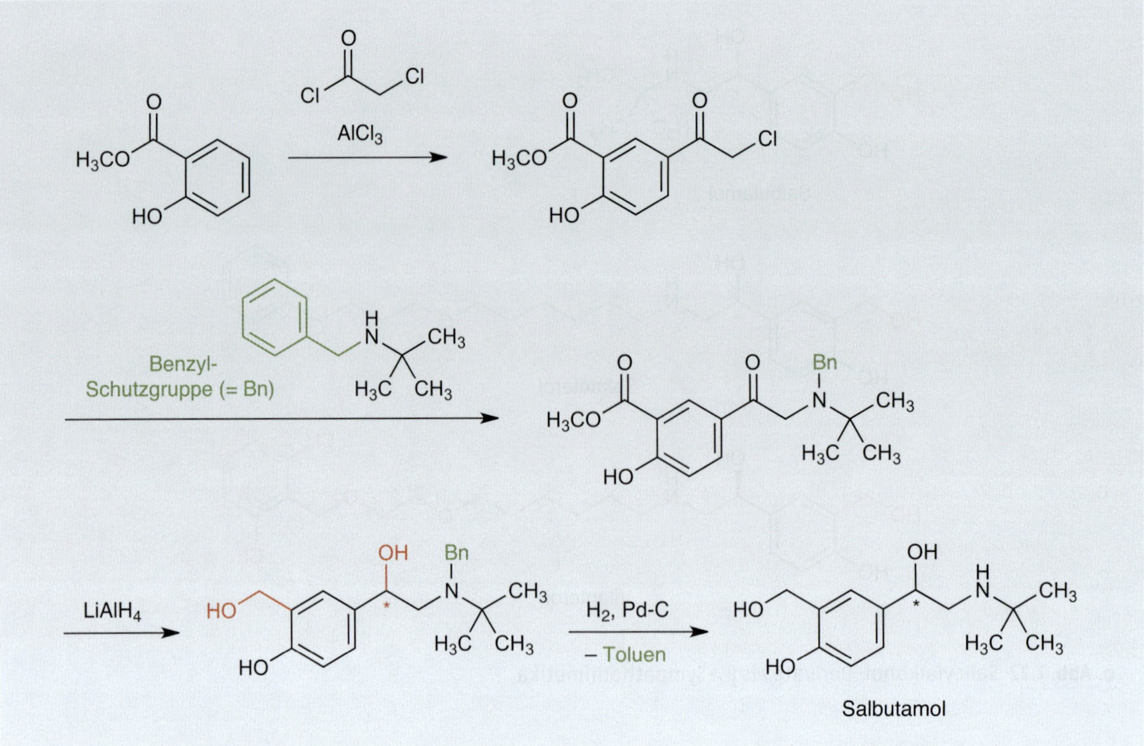

Abb. 7.24 Synthese von Salbutamol

Wirkungsmechanismus. Lang wirkende β_2-Sympathomimetika koppeln mit der lipophilen Dialkylether-Seitenkette an eine Exosite nahe dem pulmonalen β_2-Adrenozeptor. Eine solche sekundäre Bindestelle ist von der eigentlichen Rezeptortasche räumlich entfernt und von dieser zu unterscheiden. Die zusätzliche Bindung verhindert die vollständige Dissoziation vom Rezeptor und ermöglicht dem so verankerten Molekül das erneute Ankoppeln an die Rezeptortasche, wodurch sich die Wirkdauer verlängert. Im Gegensatz zum raschen Wirkungseintritt kurz wirkender β_2-Sympathomimetika tritt die Wirkung nach Inhalation der lang wirkenden Substanzen erst nach 20 min ein. Zur Behandlung eines akuten Anfalls sind letztere daher nicht geeignet.

Da Asthmaanfälle aufgrund des zirkadianen Rhythmus häufig in den frühen Morgenstunden auftreten, wenn die Sympathikusaktivität gering ist, gelingt es mit den lang wirkenden β_2-Sympathomimetika besser, eine nächtlich ausgeprägte Atemnot zu verhindern.

Synthetische Aspekte. Zur Synthese von **Salbutamol** wird Salicylsäuremethylester in einer Friedel-Crafts-Acylierung mit Chloressigsäurechlorid elektrophil substituiert (○ Abb. 7.24). Um im nachfolgenden Schritt eine Mehrfachalkylierung von *tert*-Butylamin zu vermeiden, wird dieses in *N*-Benzyl-geschützter Form eingesetzt. Das erhaltene Aminoketon wird mit Lithiumaluminiumhydrid umgesetzt, wobei gleichzeitig die Esterfunktion zum primären Alkohol und die Carbonylfunktion zum racemischen, sekundären Alkohol reduziert werden. Abschließend wird die Benzyl-Schutzgruppe durch katalytische Hydrierung wieder entfernt.

Salbutamol (Albuterol, Sultanol®), Ph. Eur., liegt als Racemat vor. Auch Salbutamolsulfat ist monographiert. Die pK_S-Werte betragen 9,3 (sekundäres Amin) und 10,3 (Phenol). Unter physiologischen Verhältnissen liegt vorwiegend das Kation vor. Zusammen mit den 3 Hydroxygruppen ist die Substanz sehr polar, sodass der beim Inhalieren verschluckte Anteil kaum resorbiert wird. Die Wirkung nach Inhalation setzt innerhalb von 5 min ein und hält 4–6 h an. Als Hauptmetabolit entsteht durch Sulfotransferasen in der Leber das 4-*O*-Sulfat. Salbutamol ist auch zur systemischen Therapie in Form von Retardtabletten (Volmac®) verfügbar. Die orale Bioverfügbarkeit beträgt 50 %. Die Ausscheidung erfolgt zum größten Teil renal. Die Plasmahalbwertszeit beträgt 3–5 h.

Salmeterol (Serevent®), Ph. Eur. (Xinafoat), liegt als Racemat vor. Die pK_S-Werte für das sekundäre Amin sowie für die Phenolgruppe betragen 9,3 bzw. 10,2. Die Salzbildung mit 1-Hydroxynaphthalen-2-carboxylat

(Xinafoat, pK_S = 2,7 und 13,5) trägt zur Wirkungsverlängerung bei, da sich das Salz nur sehr langsam auflöst. Wegen der langen Wirkdauer von 12 h eignet sich Salmeterol insbesondere zur Unterdrückung von Asthmaanfällen in den frühen Morgenstunden. Salmeterol wird zweimal täglich appliziert. Die Biotransformation durch CYP3A4 erfolgt in Benzylstellung zum endständigen Phenylring.

Vilanterol (in Anoro®, in Trelegy Ellipta®) ist seit 2013 zugelassen und wird als *R*-Enantiomer in Kombinationspräparaten mit Umeclidiniumbromid und Fluticasonfuroat zur Inhalation bei Patienten mit Asthma und COPD eingesetzt. Vilanterol ist eine Weiterentwicklung von Salmeterol (o Abb. 7.23) und muss nur einmal täglich appliziert werden. Die systemische Verfügbarkeit nach Verschlucken ist vernachlässigbar und liegt unter 2 %.

Anilid- und Anilin-Derivate

Design und Entwicklung. Alternativ zur Hydroxymethylgruppe wurden als Ersatz für die phenolische 3-OH-Gruppe des Catecholsystems weitere Funktionalitäten erprobt. Dabei sollte insbesondere die Fähigkeit zur H-Brückenbildung erhalten bleiben. In Anlehnung an eine einfache Carboxamidgruppe beim früher verwendeten Betablocker Labetalol erwies sich als inverses Amid eine Formamidgruppe wie in **Formoterol** geeignet (o Abb. 7.26). Somit wurde das ursprüngliche Benzamid- gegen ein Formanilid-Strukturelement ersetzt.

Wirkungsmechanismus. Anilid-Derivate (o Abb. 7.25) sind **lang wirkende** β_2-Sympathomimetika. Während die beiden lang wirkenden Salicylalkohol-Derivate Salmeterol und Vilanterol an eine Exosite im Rezeptor binden, erklärt man die verlängerte Wirkungsdauer der Anilid-Derivate über deren Liphophilie. Aufgrund des stärkeren lipophilen Charakters gegenüber den kurz und rasch wirkenden β_2-Sympathomimetika lagern sich die Anilide in die Zellmembran der Bronchialmuskulatur ein. Dort werden sie aus dem Arzneistoffdepot durch Diffusion langsam an den Rezeptor abgegeben. Hochlipophile Substanzen werden noch länger in den Lipidmembranen zurückgehalten. So erreicht das **ultralang wirkende** β_2-Sympathomimetikum **Indacaterol** eine Wirkungsdauer von 24 h, was eine einmal tägliche Applikation erlaubt.

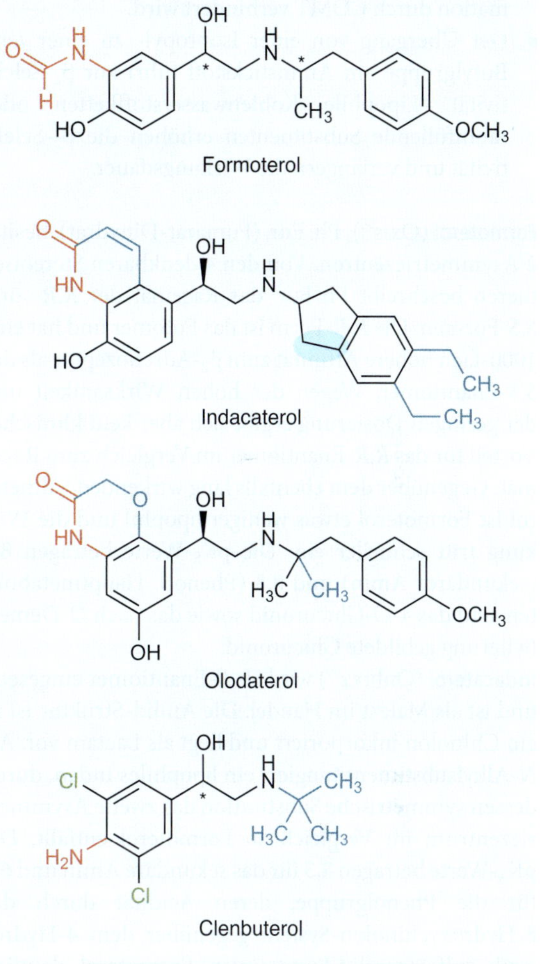

o **Abb. 7.25** Anilid- und Anilin-Derivate als β_2-Sympathomimetika

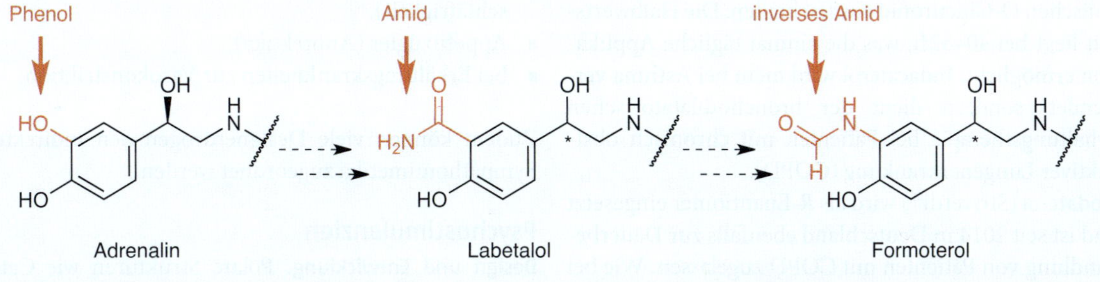

o **Abb. 7.26** Modifikation der Catecholstruktur

Struktur-Wirkungs-Beziehungen. Für die β_2-Sympathomimetika lassen sich folgende Zusammenhänge zwischen Struktur und Wirkung zusammenfassen.

- Der **Ersatz der Catechol-Struktur** durch ein adäquates Strukturelement wie eine Resorcin-, Salicylalkohol-, *ortho*-Hydroxyanilid- oder 2,6-Dichloranilin-Struktur erhöht die Stabilität, indem die Biotransformation durch COMT verhindert wird.
- Der Übergang von einer Isopropyl- zu einer *tert*-Butylgruppe am Aminstickstoff führt zur β_2-Selektivität. Lipophile Kohlenwasserstoffketten oder raumfüllende Substituenten erhöhen die β_2-Selektivität und verlängern die Wirkungsdauer.

Formoterol (Oxis®), Ph. Eur. (Fumarat-Dihydrat), besitzt 2 Asymmetriezentren. Von den 4 denkbaren Stereoisomeren beschreibt Ph. Eur. das Racemat der *R,R*- und *S,S*-Formen. Die *R,R*-Form ist das Eutomer und hat eine 1000-fach höhere Affinität zum β_2-Adrenozeptor als das *S,S*-Enantiomer. Wegen der hohen Wirksamkeit und der geringen Dosierung ergibt sich aber kein klinischer Vorteil für das *R,R*-Enantiomer im Vergleich zum Racemat. Gegenüber dem ebenfalls lang wirkenden Salmeterol ist Formoterol etwas weniger lipophil und die Wirkung tritt schneller ein. Die pK_S-Werte betragen 8,2 (sekundäres Amin) und 8,8 (Phenol). Hauptmetaboliten sind das 4-*O*-Glucuronid sowie das nach *O*-Demethylierung gebildete Glucuronid.

Indacaterol (Onbrez®) wird als *R*-Enantiomer eingesetzt und ist als Maleat im Handel. Die Anilid-Struktur ist in ein Chinolon inkorporiert und liegt als Lactam vor. Als *N*-Alkylsubstituent fungiert ein lipophiles Indan, durch dessen symmetrische Substitution das zweite Asymmetriezentrum im Vergleich zu Formoterol entfällt. Die pK_S-Werte betragen 8,3 für das sekundäre Amin und 6,7 für die Phenolgruppe, deren Acidität durch das 8-Hydroxychinolon-System gegenüber dem 4-Hydroxyphenylformanilid-System von Formoterol deutlich erhöht ist (vinyloge Carbamidsäure). Dadurch liegt vorwiegend das Zwitterion vor. Der nach Inhalation verschluckte Anteil wird somit nur geringfügig resorbiert. Indacaterol wird im Stuhl überwiegend unverändert neben einem hydroxylierten Metaboliten und dem phenolischen *O*-Glucuronid ausgeschieden. Die Halbwertszeit liegt bei 40–52 h, was die einmal tägliche Applikation ermöglicht. Indacaterol wird nicht bei Asthma verwendet, sondern dient der bronchodilatatorischen Erhaltungstherapie bei Patienten mit chronisch obstruktiver Lungenerkrankung (COPD).

Olodaterol (Striverdi®) wird als *R*-Enantiomer eingesetzt und ist seit 2014 in Deutschland ebenfalls zur Dauerbehandlung von Patienten mit COPD zugelassen. Wie bei Indacaterol liegt das Anilid in ringgeschlossener Form vor, hier als Benzoxazinon. Der *N*-Alkylsubstituent ist in der Nachbarposition zum N-Atom 2-fach methyliert, sodass wie bei Indacaterol das zweite Asymmetriezentrum entfällt. Für die Protonierung des sekundären Amins beträgt der pK_S-Wert 9,3, für die Deprotonierung der Phenolgruppe 10,1. Olodaterol bindet an den β_2-Adrenozeptor in einem ternären Komplex mit dem G-Protein mit einer langen Dissoziationshalbwertszeit von 18 h. Mit einer Halbwertszeit von 45 h nach Inhalation handelt es sich um ein ultralang wirkendes β_2-Sympathomimetikum. Die Biotransformation führt zum *O*-Glucuronid sowie zur *O*-Demethylierung der Methoxygruppe und nachfolgend zu deren Glucuronidierung oder Sulfatierung.

Clenbuterol (Spiropent®), Ph. Eur. (Hydrochlorid), ist seit 1967 patentiert und wird als Racemat beschrieben. Zur Stabilisierung wurde das Catechol-System gegen ein *ortho*-Chlor-flankiertes aromatisches Amin ausgetauscht, sodass keine phenolische Gruppe mehr vorliegt. Durch den elektronenziehenden Effekt der beiden benachbarten Chloratome ist die aromatische Aminogruppe nicht mehr basisch, sondern extrem schwach acide ($pK_S = 14$). Der pK_S-Wert für das protonierte aliphatische Amin beträgt 9,5. Clenbuterol ist lang wirksam und wird oral zur symptomatischen Behandlung von COPD und Asthma appliziert. Die Resorption ist vollständig und die Bioverfügbarkeit liegt bei 70–80 %. Die Elimination erfolgt biphasisch mit Halbwertszeiten von 1 sowie 34 h vorwiegend renal. Clenbuterol wird zu hohem Prozentsatz unverändert ausgeschieden, dazu kommen *N*- und *O*-Glucuronide sowie ein Sulfatkonjugat mit der aromatischen Aminogruppe. Wegen der anabolen Wirkung wird Clenbuterol im Leistungssport als Dopingmittel und zur Kälbermast missbraucht.

7.1.5 Indirekte Sympathomimetika

Indirekte Sympathomimetika haben selbst nur geringe Affinität zu den Adrenozeptoren und erhöhen dort indirekt das Angebot von Norepinephrin. Verwendet werden sie als

- Psychostimulanzien (Psychotonika, Psychoanaleptika) zur Therapie der Aufmerksamkeitsdefizit-Hyperaktivitätsstörung (ADHS) sowie der Narkolepsie (Störung des Schlaf-Wach-Rhythmus mit Tagesschläfrigkeit),
- Appetitzügler (Anorektika),
- bei Erkältungskrankheiten zur Vasokonstriktion.

Zudem können viele Designerdrogen den indirekten Sympathomimetika zugeordnet werden.

Psychostimulanzien

Design und Entwicklung. Polare Strukturen wie Catecholamine sind nicht in der Lage, die Blut-Hirn-Schranke zu überwinden. Entfernt man die OH-Gruppen, erhöht sich der lipophile Charakter und man

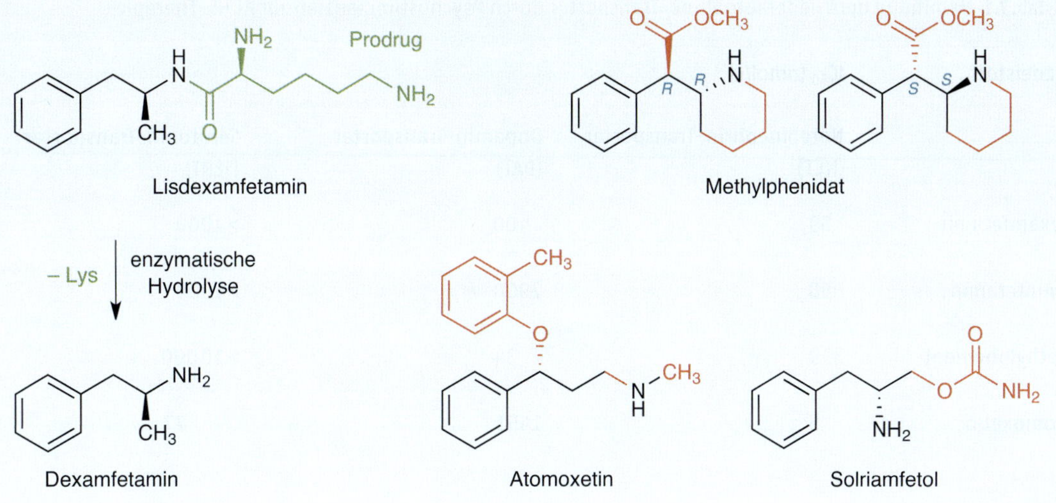

Abb. 7.27 Psychostimulanzien

gelangt zu zentral wirksamen Substanzen. Psychostimulanzien (Abb. 7.27) bezeichnete man auch als **Weckamine**, als Amine mit „aufweckender" Wirkung, die man zur Kompensation der Wirkung zentral dämpfender Arzneistoffe wie Barbitursäuren oder starker Analgetika verwendete. Der Prototyp ist das **Amfetamin**, ein 2-Amino-1-phenylpropan, von dem sich zahlreiche Strukturen ableiten. Die Substanz wurde bereits 1887 synthetisiert, seine physiologischen Wirkungen entdeckte man aber erst 1927. Als Benzedrine® wurde es dann 1932 als Schnupfen- und Asthmamittel in den Handel gebracht.

Struktur und Eigenschaften. Durch Entfernen der polaren OH-Gruppen werden die Strukturen lipophil, dazu entfallen zwitterionische Strukturelemente. Die primären oder sekundären Aminofunktionen liegen als schwache Basen zu ausreichendem Anteil in ungeladener Form vor. Diese kann aus dem Gastrointestinaltrakt resorbiert werden und leicht ins ZNS eindringen. Unter Bedingungen, die eine systemische Azidose hervorrufen, können 60–70 % der Substanz unverändert ausgeschieden werden. Dies lässt sich bei einer Überdosierung entsprechend nutzen. Durch Ansäuern des Harns liegen die Substanzen überwiegend protoniert vor und werden als hydrophile Ammoniumverbindungen mit dem Harn ausgeschieden, die tubuläre Rückresorption wird stark vermindert.

Wirkungsmechanismus. Die Effekte der Psychostimulanzien werden zur therapeutischen Intervention bei ADHS genutzt. Aufgrund ihrer Strukturverwandtschaft verdrängen sie Norepinephrin aus den Vesikeln und blockieren dessen Wiederaufnahme aus dem synaptischen Spalt durch den Transporter. Durch das vermehrte Angebot von Norepinephrin an den Rezeptoren erhöht sich der Sympathikustonus. Die zentrale Wirkung dominiert. Bei Ermüdung wird die körperliche und geistige Leistungsfähigkeit erhöht, Aufmerksamkeit und Konzentrationsvermögen steigen an. Die Anhebung der Stimmungslage und die angenehmen psychischen Wirkungen wie Euphorie, erhöhtes Selbstvertrauen sowie gesteigerte Aktivität treten auch bei nicht ermüdeten Personen auf. Damit verbunden ist der häufige Missbrauch der Substanzen als Aufputschmittel. Bei wiederholter Anwendung der indirekten Sympathomimetika kommt es zur **Tachyphylaxie**. Die Effekte lassen rasch nach, da die Speichervesikel allmählich entleert werden.

Da die Psychostimulanzien als Substrate der Wiederaufnahme-Transportproteine der biogenen Amine sowie des vesikulären Monoamintransporters fungieren, greifen sie auch in die Transmission von Serotonin und insbesondere Dopamin ein (Tab. 7.1). Die Freisetzung von Dopamin setzt suchtrelevante Mechanismen in Gang und bedingt das Suchtpotenzial.

Struktur-Wirkungs-Beziehungen. β-Phenylethylamin als Grundstruktur der indirekten Sympathomimetika besitzt keine zentrale Aktivität (Abb. 7.28). Verantwortlich ist die rasche Inaktivierung durch MAO.

- Die Verzweigung mit kleinen Alkylgruppen am α-C-Atom zur Aminogruppe erhöht die zentrale Wirksamkeit, da die Biotransformation durch MAO verzögert wird. Durch die α-Verzweigung entsteht ein Chiralitätszentrum. Bei Amfetamin ist das *S*-Isomer das Eutomer.

Tab. 7.1 Hemmung der Wiederaufnahme-Transporter durch Psychostimulanzien zur ADHS-Therapie

Arzneistoff	IC_{50} (nmol/L)		
	Norepinephrin-Transporter (NET)	Dopamin-Transporter (DAT)	Serotonin-Transporter (SERT)
Dexamfetamin	59	400	>1000
L-Amfetamin	58	2900	>1000
Methylphenidat	339	34	>10000
Atomoxetin	5	1451	77

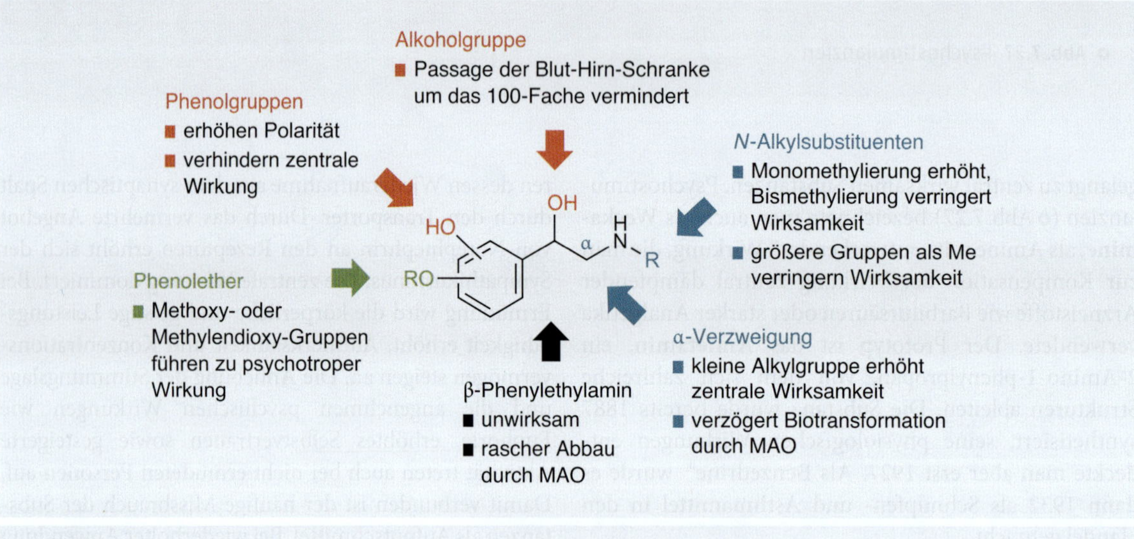

Abb. 7.28 Struktur-Wirkungs-Beziehungen zu indirekten Sympathomimetika

- Hydroxylierung des Phenylrings oder Hydroxylierung am β-C-Atom zur Aminogruppe vermindert die Wirksamkeit. Bei Phenylpropanolamin ist die Passage der Blut-Hirn-Schranke gegenüber dem nichthydroxylierten Amfetamin um das 100-Fache vermindert.
- Methoxy- oder Methylendioxy-Substitution des Phenylrings führt zu einer psychotropen Wirkung, da auch serotonerge und dopaminerge Rezeptoren aktiviert werden.
- *N*-Methylierung erhöht, 2-fache Methylierung zum tertiären Amin dagegen verringert die Wirksamkeit. Größere *N*-Alkylsubstituenten als Methyl verringern die zentralwirksamen Eigenschaften. Metabolische *N*-Desalkylierung kann aber zu wirksamen Strukturen führen.

Synthetische Aspekte. Zur Synthese von **Methylphenidat** (Abb. 7.29) wird 2-Chlorpyridin in einer nukleophilen Substitution am Aromaten mit Phenylacetonitril umgesetzt, das zunächst durch die starke Base Natriumamid in Benzylstellung deprotoniert wird. Das als Racemat erhaltene Nitril wird mit Schwefelsäure zur Carbonsäure verseift und diese anschließend mit Methanol verestert. Die Reduktion des Pyridinrings mit Wasserstoff unter Platinkatalyse führt zum Piperidinderivat. Dies liegt als Isomerengemisch vor, das diastereomerenrein zum *threo*-Racemat aufgearbeitet wird.

Dexamfetamin (Attentin®) ist das 3–4-fach stärker zentral stimulierende *S*-(+)-Enantiomer. Ph. Eur. beschreibt mit Amfetaminsulfat das in Deutschland nicht als Fertigarzneimittel, aber als Rezeptursubstanz verfügbare Racemat. Gegenüber dem linksdrehenden *R*-Enantio-

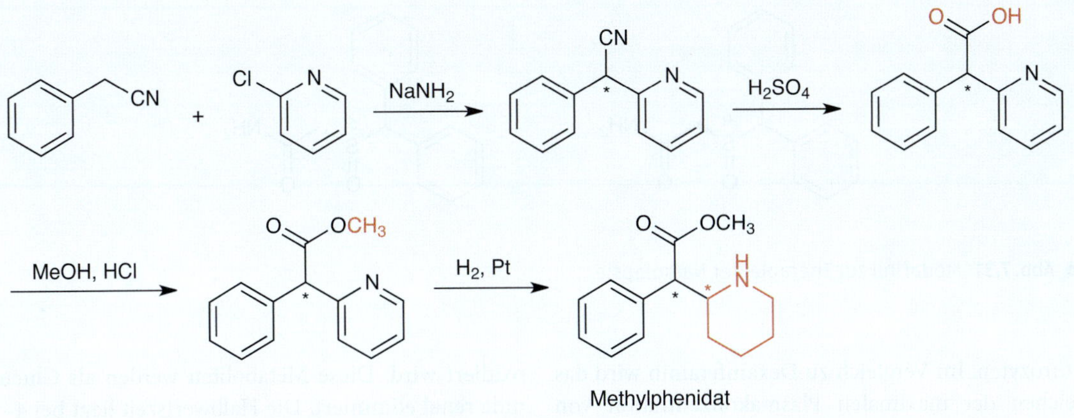

○ Abb. 7.29 Synthese von Methylphenidat

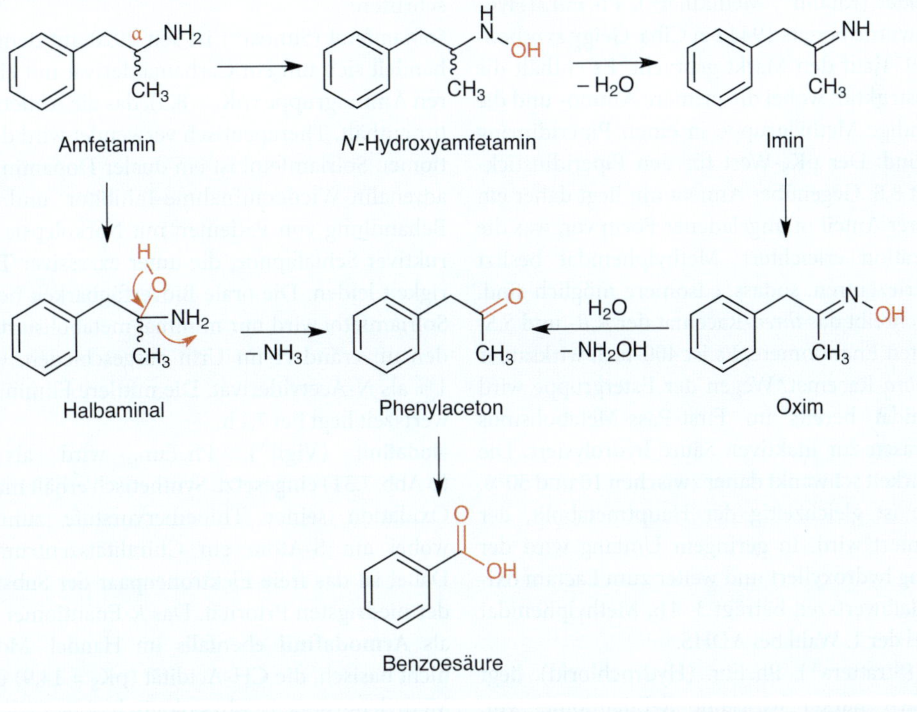

○ Abb. 7.30 Biotransformation von Amfetamin

mer weist das rechtsdrehende *S*-Enantiomer weniger kardiovaskuläre Effekte auf. Der pK_S-Wert beträgt 9,9. Bei der Biotransformation entsteht intermediär ein Halbaminal (○ Abb. 7.30), das unter Freisetzung von Ammoniak Phenylaceton bildet, welches weiter zur Benzoesäure abgebaut wird. *N*-Hydroxylierung führt zum *N*-Hydroxyamfetamin, das zum Imin dehydratisiert und zum Oxim hydroxyliert wird. Dessen Hydrolyse führt wiederum zu Phenylaceton. Daneben findet Hydroxylierung am Aromaten statt. Die zur primären Aminogruppe α-ständige Methylgruppe verzögert, aber verhindert nicht die Biotransformation von Amfetamin durch MAO. Dexamfetamin dient zur ADHS-Behandlung von Kindern, wenn andere therapeutische Maßnahmen nicht ausreichend wirksam sind.

Lisdexamfetamin (Elvanse®) ist seit 2013 im Handel. Es ist ein Amid-Prodrug von Dexamfetamin, das mit der basischen Aminosäure L-Lysin am N-Atom acyliert vorliegt. Die enzymatische Hydrolyse erfolgt nach Resorption aus dem Gastrointestinaltrakt bevorzugt in den

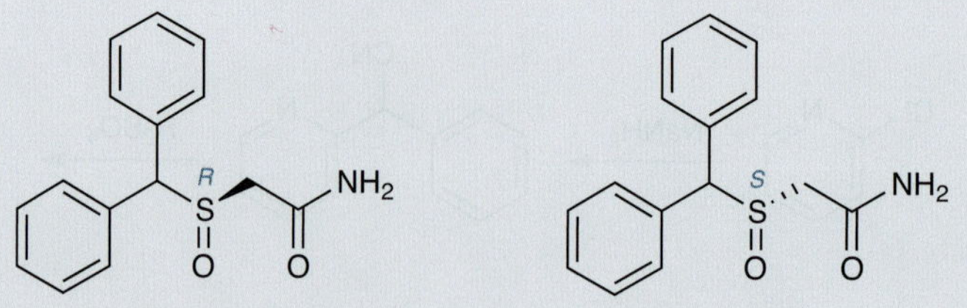

Abb. 7.31 Modafinil zur Therapie der Narkolepsie

Erythrozyten. Im Vergleich zu Dexamfetamin wird das Erreichen der maximalen Plasmakonzentration von 1,5 h auf 3,5 h verschoben und der therapeutische Effekt auf bis zu 13 h verlängert. Da der eigentliche Wirkstoff kontinuierlich und langsam freigesetzt wird, ist das Missbrauchspotenzial geringer. Die Anwendung entspricht der von Dexamfetamin.

Methylphenidat (Ritalin®, Medikinet®), Ph. Eur. (Hydrochlorid), wurde bereits 1944 bei Ciba-Geigy synthetisiert und 1954 auf den Markt gebracht. Es enthält die Amfetaminstruktur, wobei die primäre Amino- und die dazu α-ständige Methylgruppe in einen Piperidinring eingebaut sind. Der pK_S-Wert für den Piperidinstickstoff beträgt 8,8. Gegenüber Amfetamin liegt daher ein noch größerer Anteil in ungeladener Form vor, was die ZNS-Penetration erleichtert. Methylphenidat besitzt 2 Asymmetriezentren, sodass 4 Isomere möglich sind. Ph. Eur. beschreibt das *threo*-Racemat der *R,R*- und *S,S*-konfigurierten Enantiomere. Es ist 400-fach wirksamer als das *erythro*-Racemat. Wegen der Estergruppe wird Methylphenidat bereits im First-Pass-Metabolismus durch Esterasen zur inaktiven Säure hydrolysiert. Die Bioverfügbarkeit schwankt daher zwischen 10 und 50 %. Ritalinsäure ist gleichzeitig der Hauptmetabolit, der renal eliminiert wird. In geringem Umfang wird der Piperidinring hydroxyliert und weiter zum Lactam oxidiert. Die Halbwertszeit beträgt 3–4 h. Methylphenidat ist das Mittel der 1. Wahl bei ADHS.

Atomoxetin (Strattera®), Ph. Eur. (Hydrochlorid), liegt als das 9-fach stärker wirksame *R*-Enantiomer vor. Ursprünglich wurde es als Antidepressivum entwickelt, daher auch die enge Strukturverwandtschaft mit **Fluoxetin** (▸ Kap. 7.16.2). Die sekundäre Aminofunktion weist einen pK_S-Wert von 10,1 auf. Die alkoholische OH-Gruppe ist als Phenolether maskiert, wodurch keine weiteren polaren Gruppen vorliegen und die zentrale Wirksamkeit gewährleistet ist. Atomoxetin wird fast vollständig resorbiert, die Bioverfügbarkeit beträgt 63 %, bei langsamen Metabolisierern 94 %. Die Biotransformation erfolgt insbesondere durch CYP2D6. Neben dem gleichermaßen wirksamen 4-Hydroxymetaboliten entstehen das *N*-Demethylderivat sowie das Hydroxymethylderivat, das zur Carbonsäure weiteroxidiert wird. Diese Metaboliten werden als Glucuronide renal eliminiert. Die Halbwertszeit liegt bei 4–5 h, bei langsamen Metabolisierern bei bis zu 22 h. Atomoxetin ist schwächer wirksam als Methylphenidat und Mittel der 2. Wahl bei ADHS. Im Gegensatz zu den anderen Psychostimulanzien unterliegt Atomoxetin derzeit nicht den betäubungsmittelrechtlichen Vorschriften.

Solriamfetol (Sunosi®) ist seit 2020 auf dem Markt. Es handelt sich um ein Carbamatderivat mit einer primären Aminogruppe ($pK_S = 8{,}5$), das die Amfetaminstruktur enthält. Therapeutisch verwendet wird das *R*-Enantiomer. Solriamfetol ist ein dualer Dopamin- und Noradrenalin-Wiederaufnahme-Inhibitor und dient zur Behandlung von Patienten mit Narkolepsie oder obstruktiver Schlafapnoe, die unter exzessiver Tagesschläfrigkeit leiden. Die orale Bioverfügbarkeit beträgt 95 %. Solriamfetol wird nur minimal metabolisiert, 95 % werden unverändert im Urin ausgeschieden, weniger als 1 % als *N*-Acetylderivat. Die mittlere Eliminationshalbwertszeit liegt bei 7,1 h.

Modafinil (Vigil®), Ph. Eur., wird als Racemat (○ Abb. 7.31) eingesetzt. Synthetisch erhält man es durch Oxidation seiner Thioethervorstufe zum Sulfoxid, wobei am S-Atom ein Chiralitätszentrum entsteht. Dabei ist das freie Elektronenpaar der Substituent mit der niedrigsten Priorität. Das *R*-Enantiomer ist in USA als **Armodafinil** ebenfalls im Handel. Modafinil ist nicht basisch, die CH-Acidität ($pK_S = 14{,}9$) der aktiven Methylengruppe ist physiologisch ohne Bedeutung. Die Substanz wird nach oraler Gabe gut resorbiert. Bei der Biotransformation wird hauptsächlich das Amid zur inaktiven Säure hydrolysiert, daneben erfolgt Oxidation zum Sulfon, Aromatenhydroxylierung sowie Glucuronidbildung. Die Ausscheidung erfolgt mit dem Urin. Die Halbwertszeit beträgt 12–15 h. Der Sulfonmetabolit besitzt eine lange Halbwertszeit von 40 h. Das *R*-konfigurierte Armodafinil soll zu höheren Plasmaspiegeln führen. Der genaue Wirkungsmechanismus von Modafinil ist nicht bekannt. Neben der Wiederaufnahmehemmung der Neurotransmitter werden auch zentrale α_1-Rezeptoren stimuliert. Therapeutisch verwendet wird Modafinil bei Narkolepsie.

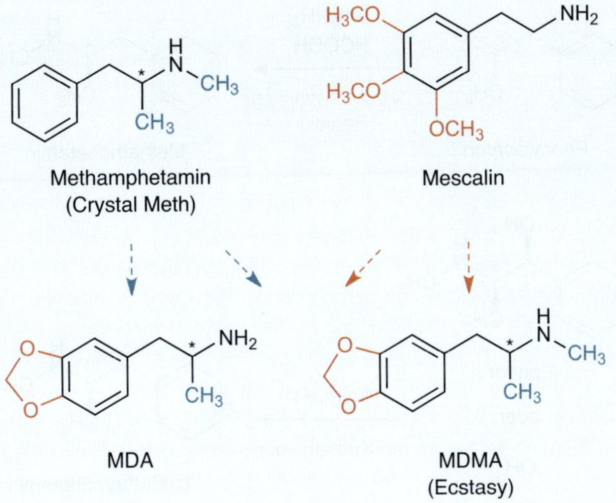

Abb. 7.32 Designerdrogen

Designerdrogen

Unter den Designerdrogen stehen psychoaktive Phenylalkylamin-Derivate im Vordergrund, die durch chemische Modifikation von Amfetamin (**Speed**) und **Mescalin** entstanden sind. Wie diese zeigen sie einen zentral stimulierenden Effekt und damit ein entsprechendes Missbrauchspotenzial. Es werden immer wieder neue Strukturvarianten mit teilweise erweitertem Wirkprofil synthetisiert. Neben sympathomimetischen Wirkungen treten durch Freisetzung und Hemmung der Wiederaufnahme von Serotonin oder Dopamin auch serotonerge bzw. dopaminerge Wirkungen auf. Insgesamt ist der Drogenkonsum mit einem hohen Ausmaß an psychotischen Störungen und neurologischen Schäden verbunden. Die hier vorgestellten Substanzen (Abb. 7.32) sind eigentlich keine echten Designerdrogen, da sie aus der Arzneistoffentwicklung stammen oder als Arzneistoffe im Handel waren. Konsumiert werden sie beispielsweise auf Rave- und Techno-Partys oder wie andere indirekte Sympathomimetika als Dopingmittel.

Synthetische Aspekte. Methamphetamin wurde industriell durch reduktive Aminierung von Phenylaceton hergestellt (Abb. 7.33). Entsprechend ist Phenylaceton heute eine überwachte Chemikalie der Kategorie I nach dem Grundstoffüberwachungsgesetz. Als Reduktionsmittel fungiert Ameisensäure (Leuckart-Wallach-Reaktion). Auch eine katalytische Hydrierung ist geeignet. Das potentere *S*-(+)-Enantiomer, D-Methamphetamin, ist auch durch katalytische Hydrierung (H_2, Pd-C) von L-Ephedrin oder Pseudoephedrin zugängig. Von diesem Weg wird in der Drogenszene zur illegalen Produktion aus Fertigarzneimitteln Gebrauch gemacht. Aus nicht verschreibungspflichtigen Erkältungspräparaten isoliert man dazu Ephedrin oder Pseudoephedrin und reduziert diese mit rotem Phosphor und Iodwasserstoffsäure zu Methamphetamin – ein Verfahren, das nicht zuletzt durch Walter White, Chemielehrer und Protagonist der US-Serie „Breaking Bad", einem breiteren Publikum offenbar wurde. Kochanleitungen zur Herstellung mit Küchenlabormitteln finden sich im Internet.

Methamphetamin wurde bereits in den 1920er Jahren in Japan vermarktet. Als Pervitin® kam es 1938 in Deutschland auf den Markt und wurde im Zweiten Weltkrieg wehrmedizinisch (Stuka-Pille, Panzerschokolade) eingesetzt, um die Müdigkeit der Soldaten zu unterdrücken. Heute ist es in der Drogenszene als **Crystal Meth** bekannt. Von Amfetamin unterscheidet es sich lediglich durch die *N*-Methylgruppe. Die zentrale Wirksamkeit ist deutlich stärker ausgeprägt.

MDMA ist das 3,4-**M**ethylen**d**ioxy-*N*-**m**ethyl**a**mfetamin, besser bekannt als **Ecstasy** (**XTC**). Ein weiterer Szenename ist Adam (Eve ist das *N*-Ethylderivat). MDMA wurde bereits 1912 bei Merck synthetisiert und als Anorektikum patentiert, wegen Nebenwirkungen dann aufgegeben. Wegen seiner kommunikations- und kontaktfördernden Wirkung wurde MDMA in den 1980er Jahren in der Psychotherapie eingesetzt. Ende der 1960er Jahren war es in der Hippie-Bewegung populär und wird seit den 1990er Jahren auch in Deutschland missbräuchlich verwendet. Schon geringe Mengen der Droge können Gehirnzellen schädigen, insbesondere Neuronen im dopaminergen System. Die

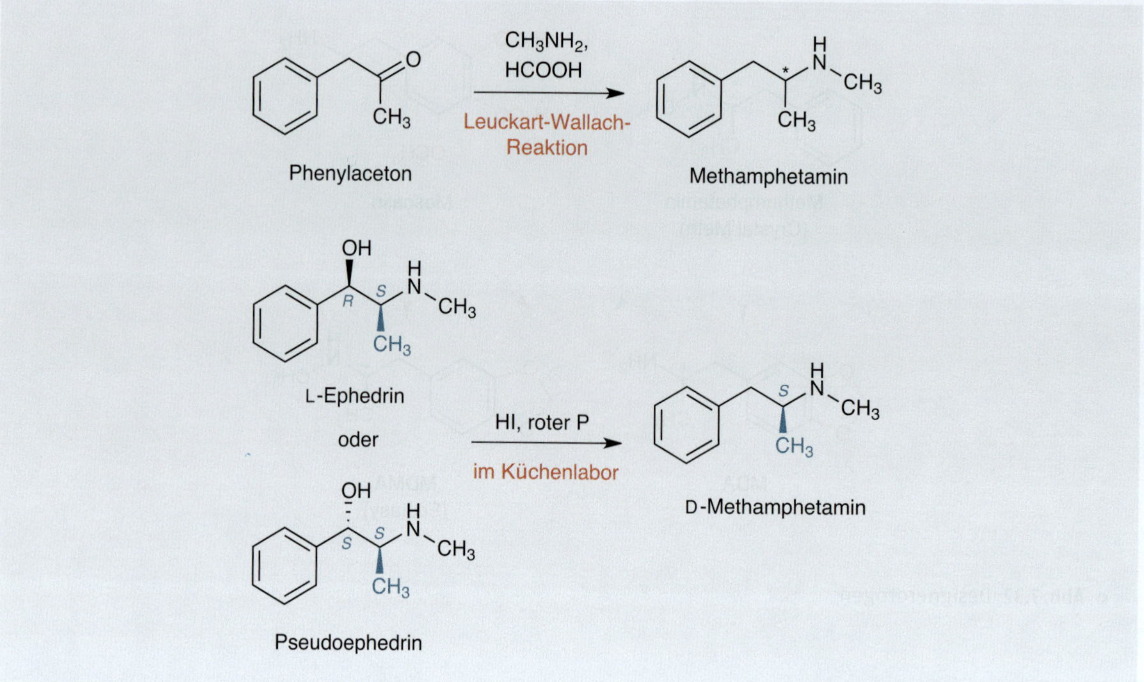

Abb. 7.33 Synthese von Methamphetamin

peripheren Nebenwirkungen sind teilweise lebensbedrohlich.

MDA ist das 3,4-Methylendioxyamfetamin, das wie MDMA bei Merck auf der Suche nach vasokonstriktorischen Substanzen hergestellt wurde. In den 1950er Jahren wurde es für den Einsatz als Antidepressivum und Tranquilizer geprüft. Durch eine Überstimulation des ZNS kam es zuweilen zu Panikattacken unter den Versuchspersonen. Dies verhinderte nicht die Verbreitung auf dem illegalen Drogenmarkt, wo MDA weithin als Liebespille bekannt wurde.

Mescalin ist ein Halluzinogen und ebenfalls mit vielen Designerdrogen strukturverwandt. Es kommt als Naturstoff im Peyotl-Kaktus (*Lophophora williamsii*) und anderen Kakteenarten vor. Der Kaktus wurde von den Indianern Nord- und Mittelamerikas für kultische Zeremonien benutzt. Seine psychotrope Wirkung wird durch Mescalin verursacht. In den 1970er Jahren wurde Mescalin als psychedelische Droge unter den Hippies verwendet. Heute wird es durch potentere synthetische Derivate ersetzt. Zum Teil ist die Wirkung mit der von LSD (Lysergsäurediethylamid) vergleichbar. Vor dem Wirkungseintritt können unangenehme Symptome wie Übelkeit und Erbrechen auftreten. Es kommt zu spektralen und akustischen Visionen mit Realitätsverlust und Glücksgefühlen. Mescalin ist ein partieller Agonist am Serotonin-5-HT_{2A}-Rezeptor, zudem bindet es an den 5-HT_{2C}-Rezeptor.

Appetitzügler

Design und Entwicklung. Die Beobachtung, dass Psychostimulanzien mit struktureller Ähnlichkeit zu Amfetamin das Hungergefühl vermindern, führte zur Entwicklung der **Anorektika** (Appetitzügler, Abb. 7.34). Die appetithemmende und zentral erregende Wirkung lassen sich aber nicht trennen. Aufgrund der raschen Toleranzentwicklung und des Abhängigkeitspotenzials sind Anorektika nur zur kurzzeitigen Behandlung einer Adipositas geeignet, ihr Einsatz ist umstritten. Einige Vertreter sind wegen vielfältiger Risiken und Nebenwirkungen wie pulmonaler Hypertonie oder Fibrose des Herzmuskels vom Markt genommen worden.

Wirkungsmechanismus. Die mit **Ephedrin** strukturverwandten Vertreter sind wegen der sekundären Alkoholgruppe weniger lipophil als Amfetamin und damit auch wenig zentral wirksam. Sie können aber aufgrund der fehlenden Phenolgruppen die Blut-Hirn-Schranke passieren. Neben der indirekten sympathomimetischen Wirkung treten auch geringe direkte Adrenozeptor-agonistische Effekte wie Blutdrucksteigerung und Schleimhautabschwellung auf. *N*-methylierte Vertreter wie Ephedrin wirken durch Angriff an β_2-Adrenozeptoren zudem bronchialerweiternd.

Phenylpropanolamin (DL-Norephedrin, in Wick DayMed®), Ph. Eur. (Hydrochlorid), ist das Racemat der 1*R*,2*S*- und der 1*S*,2*R*-Form. Als *N*-demethyliertes

Cathin
(Norpseudoephedrin, a. H.)
Amfepramon

Phenylpropanolamin
(L-Norephedrin) (D-Norephedrin)

o Abb. 7.34 Als Appetitzügler verwendete indirekte Sympathomimetika

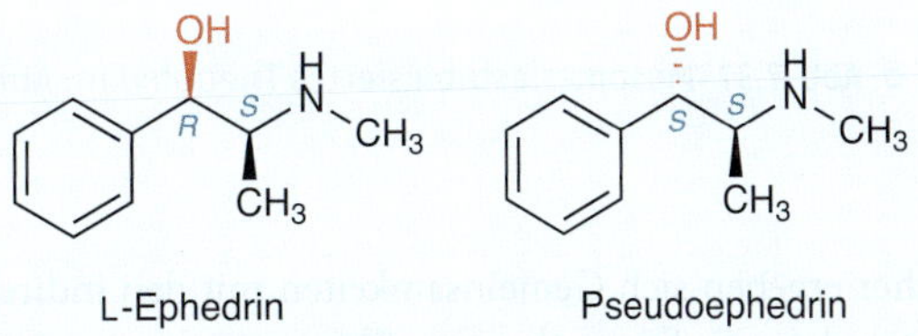

L-Ephedrin
Pseudoephedrin

o Abb. 7.35 Naturstoffe Ephedrin und Pseudoephedrin

Ephedrin liegt es ebenso in der *erythro*-Konfiguration vor. Der pK_S-Wert für die primäre Aminogruppe beträgt 9,4. Da gegenüber Ephedrin die Methylgruppe fehlt, ist es etwas weniger lipophil und damit weniger gut ZNS-gängig. Zudem entfallen β_2-agonistische Effekte. Verwendet wird die Substanz als Antiadipositum zur unterstützenden Behandlung ernährungsbedingten Übergewichts und in Erkältungsmitteln.
Cathin (D-Norpseudoephedrin) ist ein Naturstoff aus der Kaudroge Kath, den Zweigspitzen und jungen Blättern des Kathstrauchs (*Catha edulis*). Es handelt sich um die 1*S*,2*S*-konfigurierte *threo*-Form. Die Substanz wurde als Antiadipositum-Tropfen X-112 wegen der missbräuchlichen Anwendung als Aufputschmittel vom Markt genommen. Nach Änderung des Namens von Norpseudoephedrin in Cathin wurde es wieder als Appetitzügler eingesetzt. Inzwischen ist es aber außer Handel.
Amfepramon (Diethylpropion, Diethylcathinon, Regenon®) wird als Racemat eingesetzt. Es handelt sich um das *N*,*N*-Diethylderivat von Cathinon und ist wie Cathin in der Kath-Droge enthalten. Die sekundäre Alkoholgruppe ist in Cathinon zum Keton oxidiert. Als Hauptwege der Metabolisierung findet man neben der *N*-Desethylierung die Reduktion der Ketogruppe zum Alkohol, sodass verschiedene aktive Strukturen wie Cathin oder Phenylpropanolamin auftreten. Verwendet wird Amfepramon als Appetitzügler.

Erkältungsmittel

Design und Entwicklung. Ephedrin wurde erstmals 1885 aus dem Meerträubel (*Ephedra vulgaris*) isoliert. In den 1920er Jahren wurde das synthetische Racemat von Merck als Asthmamittel vermarktet.

Stereochemie. Phenylpropanolamine wie Ephedrin und Pseudoephedrin (o Abb. 7.35) besitzen 2 Asymmetriezentren, sodass 4 Stereoisomere auftreten können. Die beiden Wirkstoffe unterscheiden sich in der Konfiguration an C-1 und sind Diastereomere (▸Kap. 1.4.1). Ephedrinderivate sind *erythro*-konfiguriert, Pseudoephedrinderivate dagegen *threo*-konfiguriert.

Ephedrin (in Wick MediNait®), Ph. Eur., ist das native L-Ephedrin mit 1*R*,2*S*-(−)-Konfiguration. Zudem beschreibt Ph. Eur. das Hemihydrat, das Hydrochlorid und das racemische Ephedrinhydrochlorid. Der pK_S-Wert für das sekundäre Amin beträgt 9,7. Ephedrin wird aus dem Gastrointestinaltrakt gut resorbiert. Die Plasmahalbwertszeit liegt bei etwa 6 h. Nach Biotransformation durch Aromatenhydroxylierung und Konjugation mit Glucuron- und Schwefelsäure erfolgt die Ausscheidung über die Nieren. Ephedrin ist Bestandteil in Erkältungsmitteln und ist auch als Injektionslösung zur Behandlung einer Hypotonie im Rahmen chirurgischer Eingriffe im Handel. Ephedrin kann die Blut-Hirn-Schranke überwinden und ist zentral wirksam. Obwohl ein eher schwacher Suchtstoff, kann es, wie Pseudoephedrin auch, zu Medikamenten-Missbrauch und zu psychischer Abhängigkeit führen.
Pseudoephedrin (in Aspirin Complex®), Ph. Eur. (Hydrochlorid), ist 1*S*,2*S*-konfiguriert. Es kommt wie Ephedrin nativ in einigen *Ephedra*-Arten vor. Der pK_S-Wert beträgt 9,2. Pseudoephedrin wird fast vollständig resorbiert. Die Plasmahalbwertszeit liegt bei etwa 6 h. Neben *N*-Demethylierung zu Norpseudoephedrin wird die Substanz zu hohem Prozentsatz unverändert über die Nieren ausgeschieden. Pseudoephedrin ist neben Analgetika und H_1-Antihistaminika in Erkältungsmitteln enthalten.

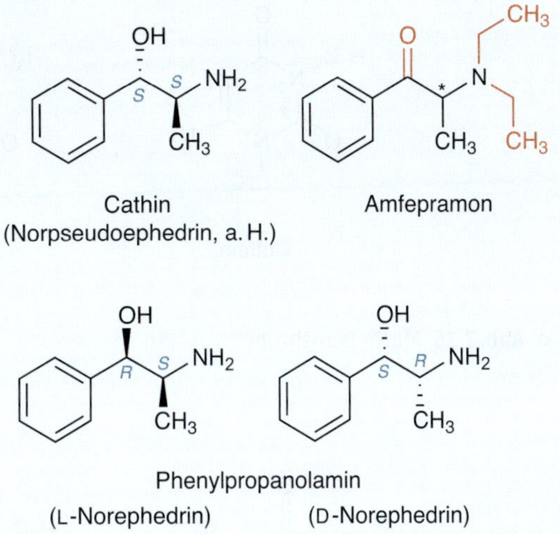

7.1.6 Methylxanthine

N-Methylxanthine (o Abb. 7.36) sind keine Sympathomimetika, haben aber therapeutische Bedeutung als Psychostimulanzien und als Bronchospasmolytika. Von

7

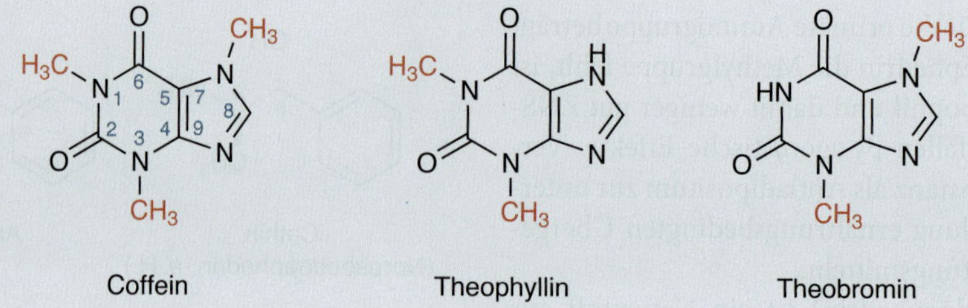

Coffein Theophyllin Theobromin

Abb. 7.36 Methylxanthine

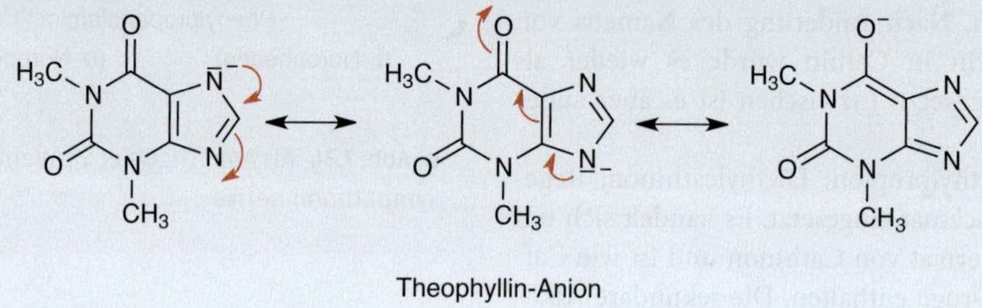

Theophyllin-Anion

Abb. 7.37 Mesomeriestabilisiertes Theophyllin-Anion

daher ergeben sich Gemeinsamkeiten mit den indirekten und den β_2-Sympathomimetika.

Entdeckung. Coffein wurde um 1820 von dem Apotheker Friedlieb Ferdinand Runge aus Kaffeebohnen isoliert. Wie Theophyllin und Theobromin wurde es erstmals 1895 von Emil Fischer synthetisiert, der alle Substanzen mit der gleichen Grundstruktur wie die Harnsäure (*purum uricum*) als **Purine** bezeichnete. Auf diesem Ringsystem basieren die Strukturen der *N*-Methylxanthine. Therapeutische Verwendung fand Coffein bald als Psychostimulans, Diuretikum sowie als Broncholytikum bei Asthma bronchiale.

Struktur und Eigenschaften. Xanthin ist die in 2- und 6-Position oxidierte Form des Purins. Dies wiederum ist ein anelliertes System aus einem Pyrimidin- und einem Imidazolring. Die beiden N-Atome im Pyrimidinring der Methylxanthine sind als Bestandteil zyklischer Säureamide nicht basisch. Lediglich der Iminostickstoff in Position 9 besitzt extrem schwach basische Eigenschaften. Die jeweiligen pK_S-Werte betragen für Coffein 0,6, für Theophyllin 0,3 und für Theobromin 0,1. N-7 ist dagegen nicht basisch, da sich das freie Elektronenpaar über den Imidazolring und die 6-Ketogruppe delokalisieren lässt. Theobromin und insbesondere Theophyllin verfügen zudem über NH-acide Strukturelemente. Bei Theobromin ist es das von 2 Ketogruppen flankierte Pyrimidin-NH in Position 1 ($pK_S = 10{,}1$), bei Theophyllin das Imidazol-NH in Position 7 ($pK_S = 8{,}8$), das über die 6-Ketogruppe mesomeriestabilisiert wird (Abb. 7.37).

Die Grundstruktur Xanthin selbst ist in Wasser unlöslich (1:15 000). Interessanterweise erhöht sich die Löslichkeit durch *N*-Methylierung. Coffein (1:80) ist wenig löslich, Theophyllin (1:150) schwer löslich und Theobromin (1:3000) sehr schwer löslich. Durch die vollständige Methylierung kann sich Coffein nicht über H-Brücken mit weiteren Coffeinmolekülen zu Molekülassoziaten zusammenlagern und ist als Monomer besser löslich. In Theophyllin und Theobromin fungieren die NH-Gruppen hingegen als H-Brücken-Donor zu den Ketogruppen eines weiteren Methylxanthinmoleküls (Abb. 7.38), wodurch diese zu Dimeren oder größeren Assoziaten aggregieren. Die Abnahme der Löslichkeit spiegelt sich in einer Zunahme der Schmelzpunkte wider (▸Kap. 2.3.1).

Wirkungsmechanismus. Methylxanthine wirken im Wesentlichen über 2 Mechanismen.

1. Kompetitiver **Antagonismus an Adenosin-Rezeptoren** löst durch Blockade der A_{2A}-Rezeptoren die psychostimulierenden Effekte aus, die gesteigerte Diurese und Herzklopfen werden vorwiegend durch Blockade der A_1-Rezeptoren vermittelt.
2. Nichtselektive, kompetitive **Hemmung der Phosphodiesterasen** (PDE), wodurch die Hydrolyse von

cAMP vermindert und dessen Konzentration erhöht wird, führt zur Erschlaffung der glatten Muskulatur der Atemwege und zur Erweiterung der Bronchien.

Von den 3 Methylxanthinen hat Coffein die stärkste zentral erregende Wirkung, Theophyllin wirkt dagegen stärker bronchialerweiternd und diuretisch sowie stärker auf das Herz, an dem es die Frequenz und Kontraktionskraft erhöht. Theobromin ist insgesamt schwächer wirksam.

Synthetische Aspekte. Die Xanthinderivate werden nach Traube synthetisiert (o Abb. 7.39), indem zunächst der Pyrimidin- und dann der Imidazolring aufgebaut wird. Dimethylharnstoff wird mit Cyanessigsäureethylester in Gegenwart von Acetanhydrid zum Cyanacetylharnstoffderivat acyliert. Im alkalischen Milieu erfolgt der Ringschluss zum Pyrimidin. Nach Nitrosierung mit Nitrit im sauren Milieu wird die Nitrosogruppe mit Natriumdithionit zur Aminogruppe reduziert. Das so erhaltene Diaminopyrimidinderivat wird schließlich mit Formamid zum **Theophyllin** zyklisiert. Die letzten 3 Schritte lassen sich in Formamid ohne Isolierung der Zwischenprodukte im Eintopf-Verfahren durchführen.

Zur Synthese von **Coffein** muss anschließend mit Dimethylsulfat methyliert werden.

Biotransformation. Methylxanthine werden in der Leber teilweise demethyliert und bis zu den Harnsäurederivaten oxidiert. Der Hauptmetabolisierungsweg führt bei Coffein zu 1-Methylxanthin und zur 1-Methylharn-

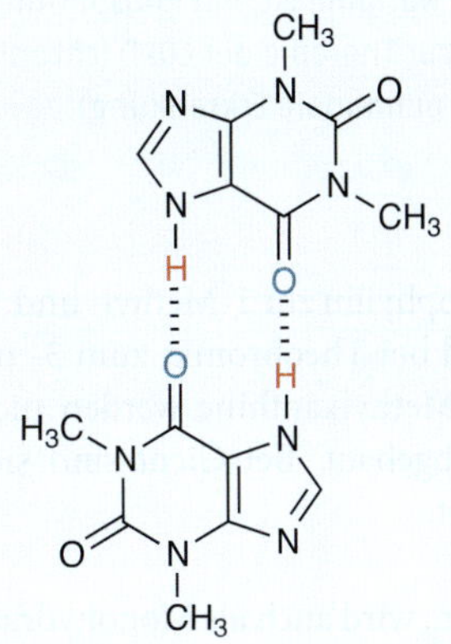

o **Abb. 7.38** Intermolekulare H-Brücken zwischen Theophyllin-Molekülen

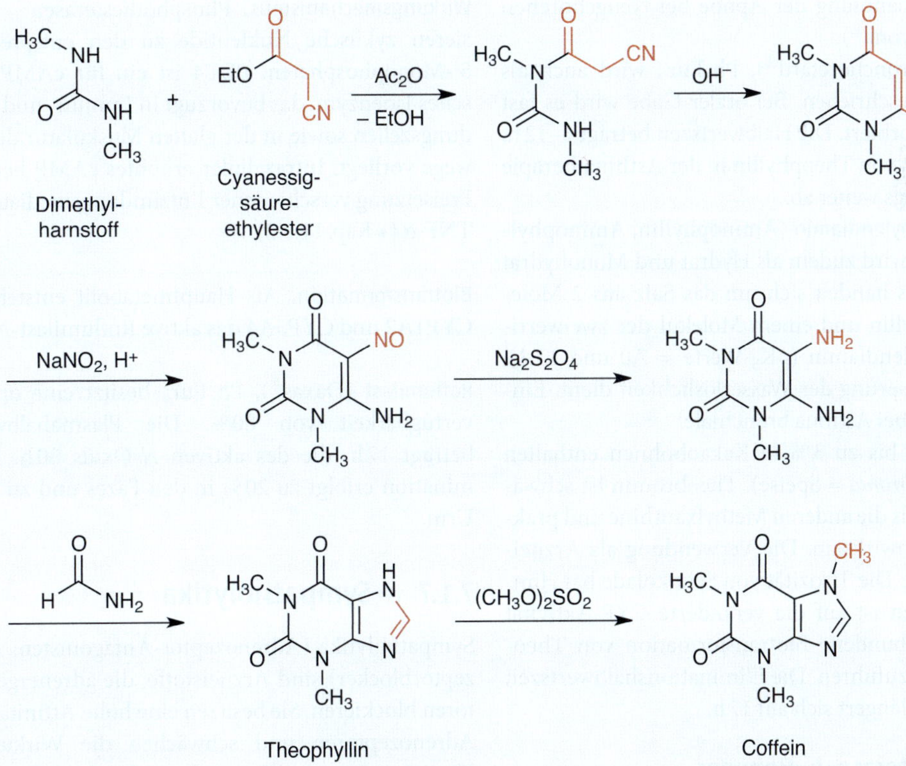

o **Abb. 7.39** Synthese von Theophyllin und Coffein nach Traube

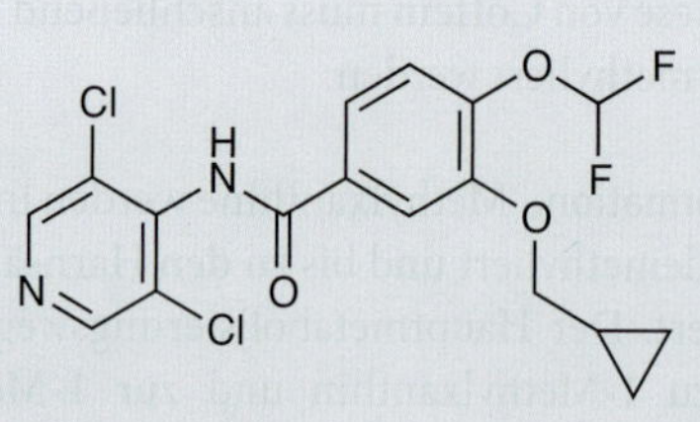

o Abb. 7.40 Roflumilast, ein Phosphodiesterase-4-Hemmer zur Therapie der COPD (chronisch-obstruktive pulmonale Erkrankung)

säure, bei Theophyllin zur 1-Methyl- und 1,3-Dimethylharnsäure und bei Theobromin zum 3- und 7-Methylxanthin. Die Methylxanthine werden nicht zur Harnsäure selbst abgebaut. Bei Gicht sind sie daher nicht kontraindiziert.

Coffein, Ph. Eur., wird auch als Monohydrat beschrieben. Coffein ist bis zu 2 % in Kaffeebohnen, bis zu 3,5 % im schwarzen Tee, bis zu 3,5 % in Colanüssen und bis zu 8 % in Guaranafrüchten enthalten. Coffein wird rasch resorbiert, die Halbwertszeit beträgt 5–8 h. Verwendet wird es in zahlreichen Kombinationspräparaten mit Analgetika und Codein. Coffein ist auch als Infusionslösung zur Behandlung der Apnoe bei Neugeborenen im Handel (Peyona®).

Theophyllin (Bronchoretard®), Ph. Eur., wird auch als Monohydrat beschrieben. Bei oraler Gabe wird es fast vollständig resorbiert. Die Halbwertszeit beträgt 6–12 h. Der Stellenwert von Theophyllin in der Asthmatherapie nimmt allerdings weiter ab.

Theophyllin-Ethylendiamin (Aminophyllin, Aminophyllin®), Ph. Eur., wird zudem als Hydrat und Monohydrat beschrieben. Es handelt sich um das Salz aus 2 Molekülen Theophyllin und einem Molekül der zweiwertigen Base Ethylendiamin (pK_S-Werte = 7,0 und 11,1), das zur Verbesserung der Wasserlöslichkeit dient. Eingesetzt wird es bei Asthma bronchiale.

Theobromin ist bis zu 3 % in Kakaobohnen enthalten (*theos* = Gott, *broma* = Speise). Theobromin ist schwächer wirksam als die anderen Methylxanthine und praktisch zentral unwirksam. Die Verwendung als Arzneistoff ist obsolet. Die Toxizität von Schokolade bei Hunden und Katzen ist auf die veränderte CYP-Aktivität und damit verbundene Biotransformation von Theobromin zurückzuführen. Die Eliminationshalbwertszeit beim Hund verlängert sich auf 17 h.

Phosphodiesterase-4-Hemmer

Während Xanthine unspezifische Phosphodiesterasehemmer sind, steht mit Roflumilast ein selektiver Phosphodiesterase-4-Hemmer (PDE4) zur Verfügung. Er dient zur Therapie der chronisch-obstruktiven Lungenerkrankung (COPD).

Design und Entwicklung. Roflumilast (o Abb. 7.40) wurde 1993 in einem umfassenden Screening-Programm aus einer Reihe von Benzamiden als potenter und selektiver PDE4-Inhibitor identifiziert. Grundlage zur Strukturfindung waren Struktur-Wirkungs-Studien für das zuvor bei Schering entwickelte Rolipram, das wegen unerwünschter Wirkungen nicht zur Marktreife gelangte. Eine Dialkoxyphenylgruppe und ein H-Brückenakzeptor, im Falle von Rolipram die Carbonylgruppe eines Lactams, galten als Mindestanforderung für eine effiziente PDE4-Bindung.

Struktur und Eigenschaften. Bedingt durch die *ortho*-Flankierung von 2 Cl-Atomen des Pyridinrings ist die NH-Acidität der Amidgruppe (pK_S = 8,7) deutlich erhöht. Roflumilast enthält das Dialkoxyphenyl-Strukturelement selektiver PDE4-Inhibitoren (▸ Kap. 11.3.2). Die Ether-O-Atome bilden in der Bindetasche H-Brücken zu einem Glutamin, der Cyclopropylring trägt zu hydrophoben Wechselwirkungen bei. Der Pyridinring bildet eine H-Brückenbindung mit einem H_2O-Molekül, das an Mg^{2+} koordiniert ist und sich am Ende der Bindetasche befindet.

Wirkungsmechanismus. Phosphodiesterasen hydrolysieren zyklische Nukleotide zu den entsprechenden 5'-Monophosphaten. PDE4 ist ein für cAMP spezifisches Isoenzym, das bevorzugt in Immun- und Entzündungszellen sowie in der glatten Muskulatur der Atemwege vorliegt. Intrazellulär erhöhtes cAMP hemmt die Freisetzung verschiedener Entzündungsmediatoren wie TNF-α (▸ Kap. 11.3.2).

Biotransformation. Als Hauptmetabolit entsteht durch CYP1A2 und CYP3A4 das aktive Roflumilast-*N*-Oxid.

Roflumilast (Daxas®), Ph. Eur., besitzt eine orale Bioverfügbarkeit von 80 %. Die Plasmahalbwertszeit beträgt 17 h, die des aktiven *N*-Oxids 30 h. Die Elimination erfolgt zu 20 % in den Fäzes und zu 70 % im Urin.

7.1.7 α-Sympatholytika

Sympatholytika (Adrenozeptor-Antagonisten, Adrenozeptorblocker) sind Arzneistoffe, die adrenerge Rezeptoren blockieren. Sie besitzen eine hohe Affinität zu den Adrenozeptoren und schwächen die Wirkung von Norepinephrin und Epinephrin ab oder heben sie auf. Wie bei den Sympathomimetika kann man nach Angriff an α- und β-Adrenozeptoren unterteilen. Bei den α-Sympatholytika unterscheidet man

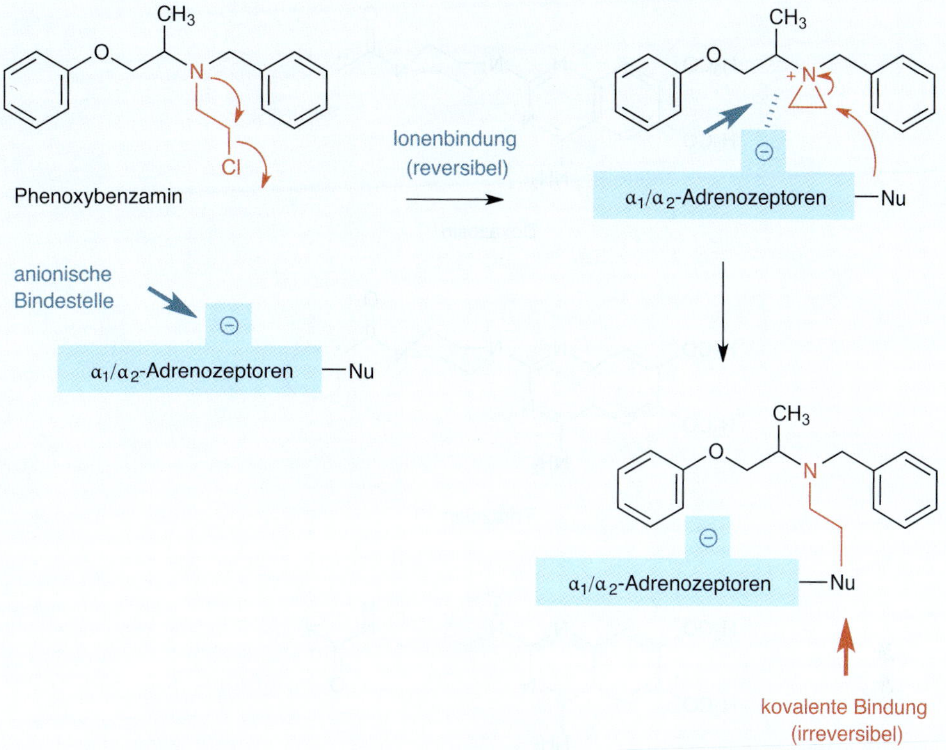

Phenoxybenzamin
Ionenbindung (reversibel)
anionische Bindestelle
α_1/α_2-Adrenozeptoren —Nu
kovalente Bindung (irreversibel)

Abb. 7.41 Alkylierung der α_1- und α_2-Adrenozeptoren durch Phenoxybenzamin. Nu: nukleophile Aminosäure, z. B. Lysin

- alkylierende α-Sympatholytika,
- selektive α_1-Sympatholytika,
- selektive α_2-Sympatholytika.

Praktisch ohne Bedeutung sind nichtselektive, nichtalkylierende α-Sympatholytika, da sich die erzielten physiologischen Effekte häufig aufheben.

Alkylierende α-Sympatholytika

Design und Entwicklung. Für **Dibenamin**, ein bereits 1934 patentiertes *N,N*-Dibenzylderivat von β-Chlorethylamin, konnte man mehr als ein Jahrzehnt später adrenerge Eigenschaften ermitteln. Es wurde dann bald durch das oral wirksame **Phenoxybenzamin** (Abb. 7.41) ersetzt. Das alkylierende β-Chlorethylamin-Strukturelement ist in Zytostatika vom *N*-Lost-Typ enthalten, deren Wirkung zu dieser Zeit bekannt war (▸ Kap. 13.1.1). Im Gegensatz zu den Zytostatika ist Phenoxybenzamin kein bifunktionales, sondern ein monofunktionales Alkylans.

Wirkungsmechanismus. Bei physiologischem pH-Wert liegt Phenoxybenzamin als freie Base im Gleichgewicht mit der protonierten Form vor. Diese ist nicht wirksam, da das freie Elektronenpaar am Stickstoff für den Alkylierungsmechanismus essenziell ist. Mit einem pK_S-Wert von 6,0 ist der Anteil der nicht protonierten Aminogruppe von Phenoxybenzamin genügend hoch. Durch intramolekularen, nukleophilen Angriff des N-Atoms am elektrophilen β-C-Atom entsteht unter Austritt von Chlorid ein reaktives Aziridinium-Ion, das durch ionische Interaktion kompetitiv an einer anionischen Bindestelle des Rezeptors bindet. Durch Angriff einer nukleophilen Aminosäure (Nu, Abb. 7.41) des Rezeptors, wie beispielsweise Lysin, am elektrophilen Aziridinium-Ion entsteht in der Folge eine **kovalente Bindung**, sodass der Rezeptor **irreversibel** blockiert wird. Die Wirkung hält einige Tage an und kann erst durch De-novo-Synthese des Rezeptorproteins aufgehoben werden.

Phenoxybenzamin (Dibenzyran®), Ph. Eur. (Hydrochlorid), wird als Racemat beim Phäochromozytom eingesetzt, um bei diesem Catecholamin-produzierenden Tumor des Nebennierenmarks Blutdruckkrisen zu verhindern. Zudem ist es indiziert zur kurzzeitigen Behandlung neurogener Blasenentleerungsstörungen. Phenoxybenzamin ist ein nichtselektiver Antagonist an α_1- und α_2-Rezeptoren. Aufgrund der fehlenden Selektivität werden auch andere Rezeptoren, die Wirkungen

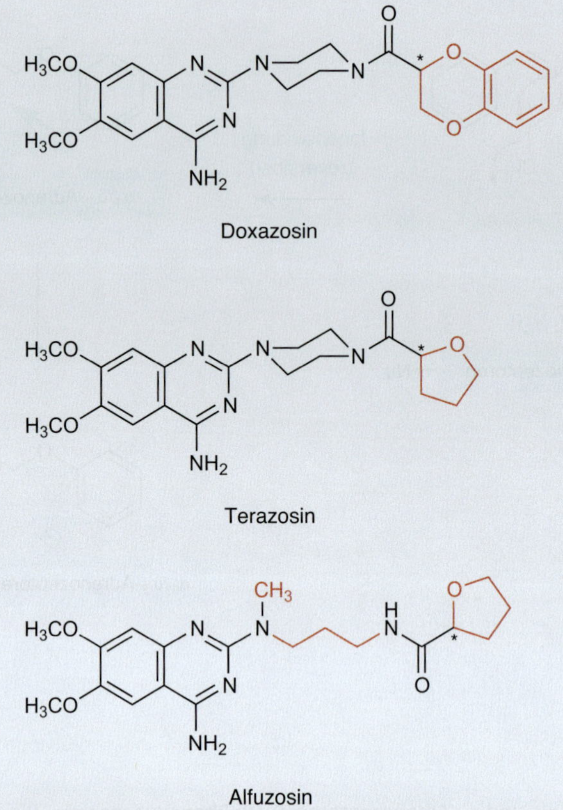

Doxazosin

Terazosin

Alfuzosin

Abb. 7.42 Chinazolin-α_1-Antagonisten

von Neurotransmittern wie Acetylcholin, Serotonin oder Histamin vermitteln, durch das Phenoxybenzamin-Aziridinium-Intermediat alkyliert. Phenoxybenzamin wird oral appliziert und zu etwa 30 % resorbiert. Hauptmetabolit im Urin ist das im Phenoxyring 4-hydroxylierte und am N-Atom dechlorethylierte Abbauprodukt.

Selektive α_1-Sympatholytika

Bei den selektiven α_1-Sympatholytika kann man Chinazolin-α_1-Antagonisten (Abb. 7.42), Catecholaminanaloge und Phenylpiperazin-α_1-Antagonisten (Abb. 7.47) unterscheiden. Verwendet werden sie zur Senkung des Blutdrucks bei **Hypertonie** sowie bei **benigner Prostatahyperplasie**.

Chinazolin-α_1-Antagonisten

Design und Entwicklung. Wegen der nichtselektiven Blockade der α-Rezeptoren bei älteren Vertretern kam es zu Nebenwirkungen wie Tachykardie und orthostatischen Beschwerden. Ein Programm zur Entwicklung peripher wirkender Antihypertensiva in den 1960er Jahren von Hans Hess bei Pfizer führte zur Entdeckung von **Prazosin** (Minipress®). In diesem Molekül hat man die 4-Aminopyrimidin-Teilstruktur des vasodilatierenden cAMP und das Dimethoxyphenyl-Strukturelement von **Papaverin**, das die Phosphodiesterase und damit den Abbau von cAMP hemmt, zum 6,7-Dimethoxy-4-aminochinazolin kombiniert (Abb. 7.43). Prazosin erwies sich als potentes Antihypertensivum und zeigte als selektiver α_1-Blocker nicht die ungünstigen Nebenwirkungen der nichtselektiven Vorgänger. Wegen der geringen Halbwertszeit von 2–4 h hat man es heute durch Strukturanaloga ersetzt. Der Wirkstoff erwies sich zudem später auch als wirksam in der Behandlung der benignen Prostatahyperplasie (BPH). Somit ist es der Prototyp einer Klasse von Strukturanaloga, die für diese Indikation entwickelt wurden und seit Mitte der 1990er Jahre vermarktet werden.

Wirkungsmechanismus. α_1-Sympatholytika führen aufgrund ihrer Selektivität nicht zur Blockade von präsynaptischen α_2-Adrenozeptoren. Infolgedessen bleibt die wichtige Autostimulation präsynaptischer α_2-Rezeptoren durch den Transmitter Norepinephrin bestehen, wodurch dieser seine Bildung und Freisetzung im Sinne einer negativen Rückkopplung selbst drosselt. α_1-Sympatholytika binden an α_1-Adrenozeptoren und

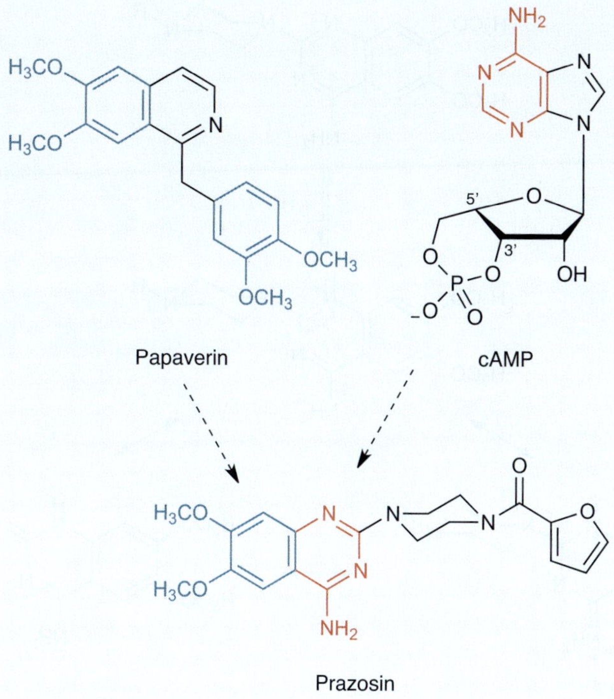

Papaverin

cAMP

Prazosin

Abb. 7.43 Design und Entwicklung von Prazosin

blockieren als Antagonisten die α_1-vermittelte Kontraktion der glatten Muskulatur des Gefäßsystems. Dadurch senken sie den Blutdruck und erweitern die Gefäße. Therapeutisch lassen sie sich dementsprechend als **Antihypertonika** verwenden. Aufgrund des kardiovaskulären und Schlaganfall-Risikos sind sie aber nicht mehr Mittel der 1. Wahl.

Zudem sind α_1-Antagonisten bei Männern zur Behandlung der Symptome einer **benignen Prostatahyperplasie** (BPH) indiziert, da der Tonus der glatten Muskulatur von Blasenhals, Harnröhre und der Prostata über α_1-Adrenozeptoren stimuliert wird. Eine Blockade der α_1-Rezeptoren bewirkt dort eine Entspannung der glatten Muskulatur und vermindert so den Blasenauslasswiderstand. Der Harnfluss wird erleichtert und die Restharnmenge sinkt. **Alfuzosin**, **Tamsulosin** und **Silodosin** werden ausschließlich bei BPH eingesetzt. Sie zeigen eine Prävalenz für den in der Prostata und Harnröhre dominierenden α_{1A}-Rezeptorsubtyp und sollen weniger blutdrucksenkend wirken. Allerdings ist nicht klar, ob das Fehlen der Kreislaufwirkungen auf dieser Selektivität beruht.

Struktur und Eigenschaften. Chinazolin ist ein Heteroaromat, der im Vergleich zu Chinolin ein zusätzliches N-Atom anstelle des C-3-Atoms aufweist. Die Basizität ist im anellierten Chinazolinsystem ($pK_S = 3{,}4$) im Vergleich zum monozyklischen Pyrimidin ($pK_S = 1{,}3$) deutlich erhöht. Eine weitere Erhöhung um mehr als 3 Zehnerpotenzen bewirkt das Einführen einer 4-Aminogruppe, wie es bei den Chinazolin-α_1-Antagonisten ($pK_S = 6{,}5–8{,}1$) der Fall ist. Erklären lässt sich dieser Befund über die mesomeriestabilisierten Formen der konjugierten Kationsäure. Die Protonierung erfolgt an N-1 des Chinazolinrings, dessen Ladung über die 4-Aminogruppe und – je nach Natur des basischen Substituenten an C-2 – auch über den 2-Aminostickstoff verteilt werden kann (○ Abb. 7.44).

Die derzeit therapeutisch eingesetzten Chinazolinderivate weisen α-ständig zur Amidcarbonylfunktion ein Asymmetriezentrum auf. Da dieses außerhalb des Pharmakophors liegt, beeinflusst es die Aktivität an den α_1-Adrenozeptoren der Prostata nicht wesentlich.

Struktur-Wirkungs-Beziehungen. Chinazolin-α_1-Antagonisten sind aus 3 Strukturelementen aufgebaut, einem Chinazolinring, i.d.R. einem Piperazinring sowie einem Acylsubstituenten (○ Abb. 7.45).

- Die **4-Aminogruppe** ist sehr wichtig für die α_1-Adrenozeptoraffinität.
- Der **Piperazinring** kann ohne Verlust der Rezeptoraffinität durch andere Heterozyklen wie z. B. Piperidin oder eine ringoffene Komponente ausgetauscht werden.

o Abb. 7.44 Mesomeriestabilisiertes 4-Aminochinazolinium-Ion

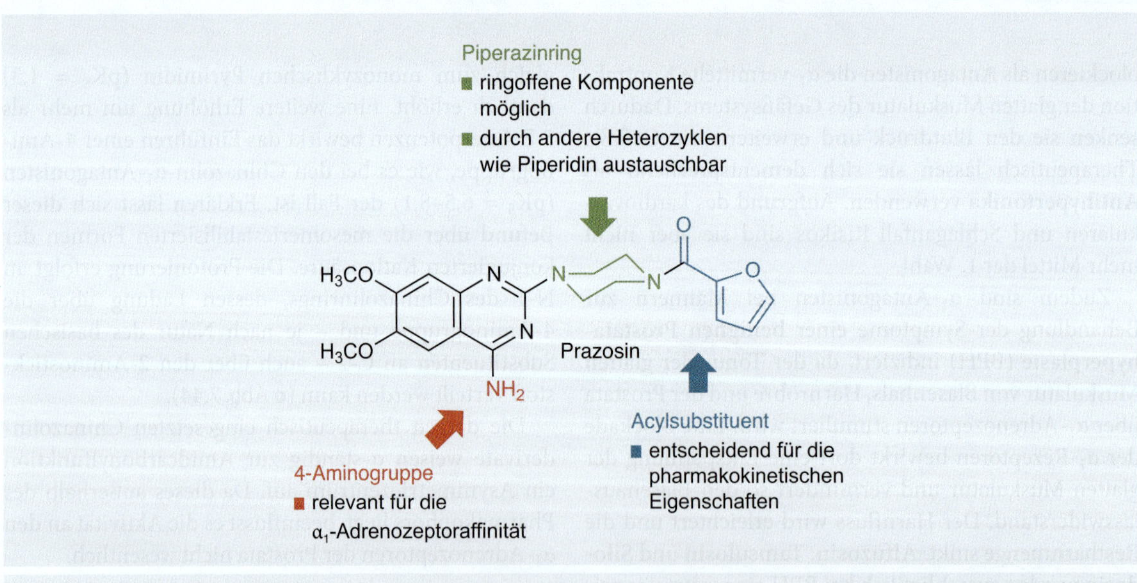

o Abb. 7.45 Prazosin als Prototyp und Struktur-Wirkungs-Beziehungen

- Die **Natur des Acylsubstituenten** hat einen entscheidenden Einfluss auf die pharmakokinetischen Eigenschaften. Darin liegt auch der Hauptunterschied zwischen den einzelnen Vertretern.

Biotransformation. Hauptmetaboliten sind die an den 6- und 7-Methoxygruppen demethylierten und im Piperazinring oder am Aminosubstituenten oxidativ desalkylierten Produkte. Daneben wird die Amidgruppe hydrolysiert und die primäre Aminogruppe *N*-glucuronidiert.

Synthetische Aspekte. Zum Aufbau des Chinazolin-Grundgerüsts (o Abb. 7.46) wird 4,5-Dimethoxyanthranilsäure mit Natriumcyanat unter Ringschluss zum ent-

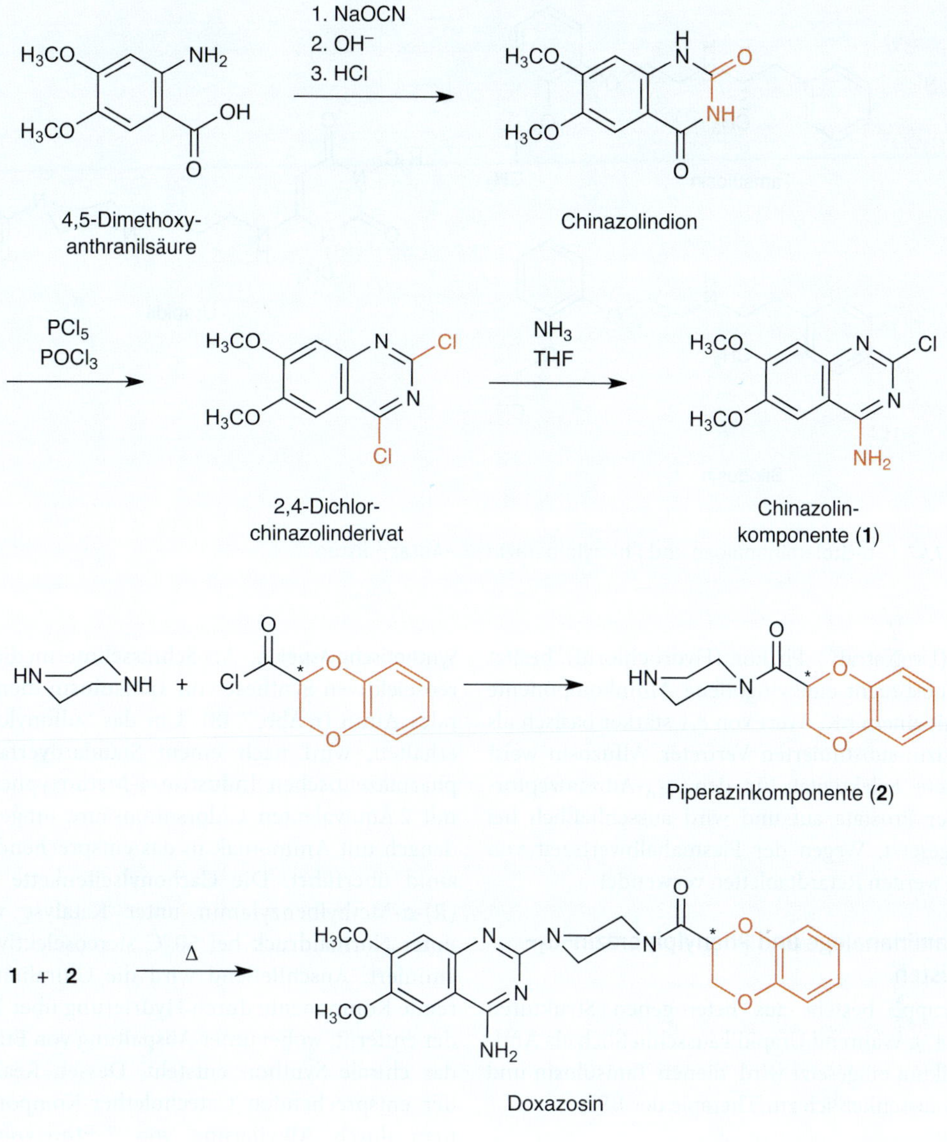

1. NaOCN
2. OH^-
3. HCl

4,5-Dimethoxy-anthranilsäure

Chinazolindion

PCl_5
$POCl_3$

2,4-Dichlor-chinazolinderivat

NH_3
THF

Chinazolin-komponente (**1**)

Piperazinkomponente (**2**)

1 + **2** Δ

Doxazosin

o Abb. 7.46 Synthese von Doxazosin

7

sprechenden Chinazolindion kondensiert. Dies wird mit Phosphorpentachlorid und Phosphoroxychlorid zum 2,4-Dichlorchinazolin umgesetzt. Die nukleophile Substitution mit Ammoniak führt selektiv zum 4-Amino-2-chlorchinazolinderivat. Mit einem entsprechenden acylierten Piperazinderivat erhält man in einer nukleophilen Substitution das gewünschte Endprodukt. Im Falle von **Doxazosin** wird zur Synthese der Acylierungskomponente Piperazin mit 1,4-Benzodioxancarbonsäurechlorid zum Monoamid acyliert, das anschließend mit der Chinazolinkomponente zu Doxazosin umgesetzt wird.

Doxazosin (Cardular®, Doxagamma®), Ph. Eur. (Mesilat), wird als Racemat beschrieben. Gegenüber den anderen Vertretern liegt am Acylsubstituenten ein Benzodioxanring vor. Der pK_S-Wert wird mit 6,9 angegeben. Die Bioverfügbarkeit beträgt 65 %. Die Plasmahalbwertszeit liegt bei 15–22 h.

Terazosin (Heitrin®, Terablock®), Ph. Eur. (Hydrochlorid-Dihydrat), ist gegenüber Prazosin im Furanring vollständig hydriert, was die Plasmahalbwertszeit von 2–4 h auf 9–12 h verlängert und so die einmal tägliche Gabe ermöglicht. Ursprünglich wollte man mit dem Austausch des Furan- gegen den Tetrahydrofuranring die Wasserlöslichkeit verbessern. Der pK_S-Wert beträgt 7,1.

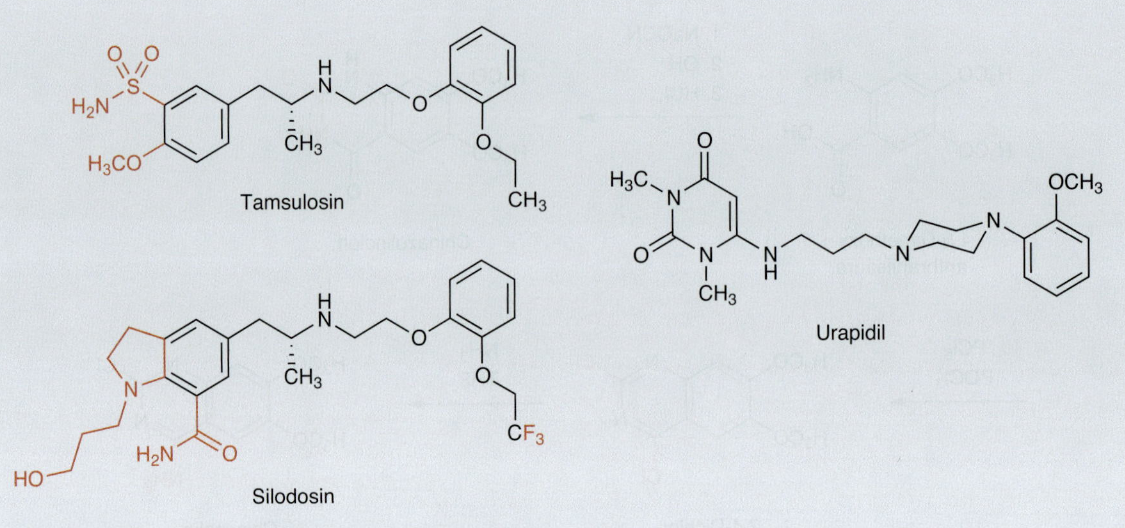

○ Abb. 7.47 Catecholaminanaloge und Phenylpiperazin-α_1-Antagonisten

Alfuzosin (UroXatral®), Ph. Eur. (Hydrochlorid), besitzt als C-2-Substituent eine ringoffene Aminkomponente und ist mit einem pK_S-Wert von 8,1 stärker basisch als die Piperazin-substituierten Vertreter. Alfuzosin weist eine höhere Selektivität für den α_{1A}-Adrenozeptor-Subtyp der Prostata auf und wird ausschließlich bei BPH eingesetzt. Wegen der Plasmahalbwertszeit von nur 4–6 h werden Retardtabletten verwendet.

Catecholaminanaloge und Phenylpiperazin-α_1-Antagonisten

Diese Gruppe besteht aus heterogenen Strukturen (○ Abb. 7.47). Während Urapidil ausschließlich als Antihypertonikum eingesetzt wird, dienen Tamsulosin und Silodosin ausschließlich zur Therapie der BPH.

Design und Entwicklung. **Tamsulosin** wurde in Japan als α_1-Antagonist ausgehend von der Struktur des physiologischen α_1-Agonisten Norepinephrin entwickelt. Aus vielen Derivaten gelangte mit Tamsulosin 1996 ein Vertreter zur Marktreife, der die Phenylethylamin-Grundstruktur enthält und sich strukturell von der Gruppe der Chinazolinderivate deutlich unterscheidet. Tamsulosin war der erste Vertreter der Subtyp-selektiven α_{1A}-Blocker.

Wirkungsmechanismus. Die Vertreter dieser Gruppe zeigen eine Präferenz für den α_{1A}-Rezeptor, der mehr als 70 % der α_1-Rezeptoren in der Prostata repräsentiert. An die vor allem im kardiovaskulären System vorliegenden α_{1B}-Rezeptoren binden sie hingegen wesentlich schlechter. Durch die selektive Blockade der α_{1A}-Rezeptoren im Prostatagewebe sind orthostatische Dysregulationen deutlich geringer ausgeprägt.

Synthetische Aspekte. Als Schlüsselintermediat zur stereoselektiven Synthese von **Tamsulosin** dient ein chirales Amin (○ Abb. 7.48). Um das Sulfonylchlorid zu erhalten, wird nach einem Standardverfahren der pharmazeutischen Industrie 4-Methoxyphenylaceton mit 2 Äquivalenten Chlorsulfonsäure umgesetzt und danach mit Ammoniak in das entsprechende Sulfonamid überführt. Die Carbonylseitenkette wird mit (*R*)-α-Methylbenzylamin unter Katalyse von PtO_2 unter Normaldruck bei 50 °C stereoselektiv reduktiv aminiert. Anschließend wird die Chiralität-induzierende Komponente durch Hydrierung über Pd-C wieder entfernt, wobei unter Abspaltung von Ethylbenzen das chirale Synthon entsteht. Dessen Reaktion mit der entsprechenden Catecholether-Komponente, die man durch Alkylierung von 2-Ethoxyphenol mit 1,2-Dibromethan erhält, führt unter Dehydrohalogenierung zu Tamsulosin. Für die Synthese sind zahlreiche Varianten möglich.

Tamsulosin (Alna® Ocas®), Ph. Eur. (Hydrochlorid), besitzt als *R*-Enantiomer die gleiche Konfiguration wie die physiologischen Neurotransmitter. Die 3-OH-Gruppe der Catecholstruktur ist durch eine Sulfonamidgruppe (pK_S = 10,2) ersetzt, die 4-OH-Gruppe liegt methyliert vor. Der pK_S-Wert für die sekundäre Aminogruppe wird mit 8,4 angegeben. Ohne gleichzeitige Nahrungsaufnahme liegt die Bioverfügbarkeit bei bis zu 90 %, ansonsten reduziert sie sich auf 50 %. Die Plasmahalbwertszeit beträgt 5–7 h. Tamsulosin wird durch CYP3A4 und CYP2D6 zu Phenolmetaboliten *O*-demethyliert und *O*-desethyliert, die anschließend zu Glucuroniden oder Sulfaten konjugiert und renal ausgeschieden werden. Es ist das Mittel der 1. Wahl zur

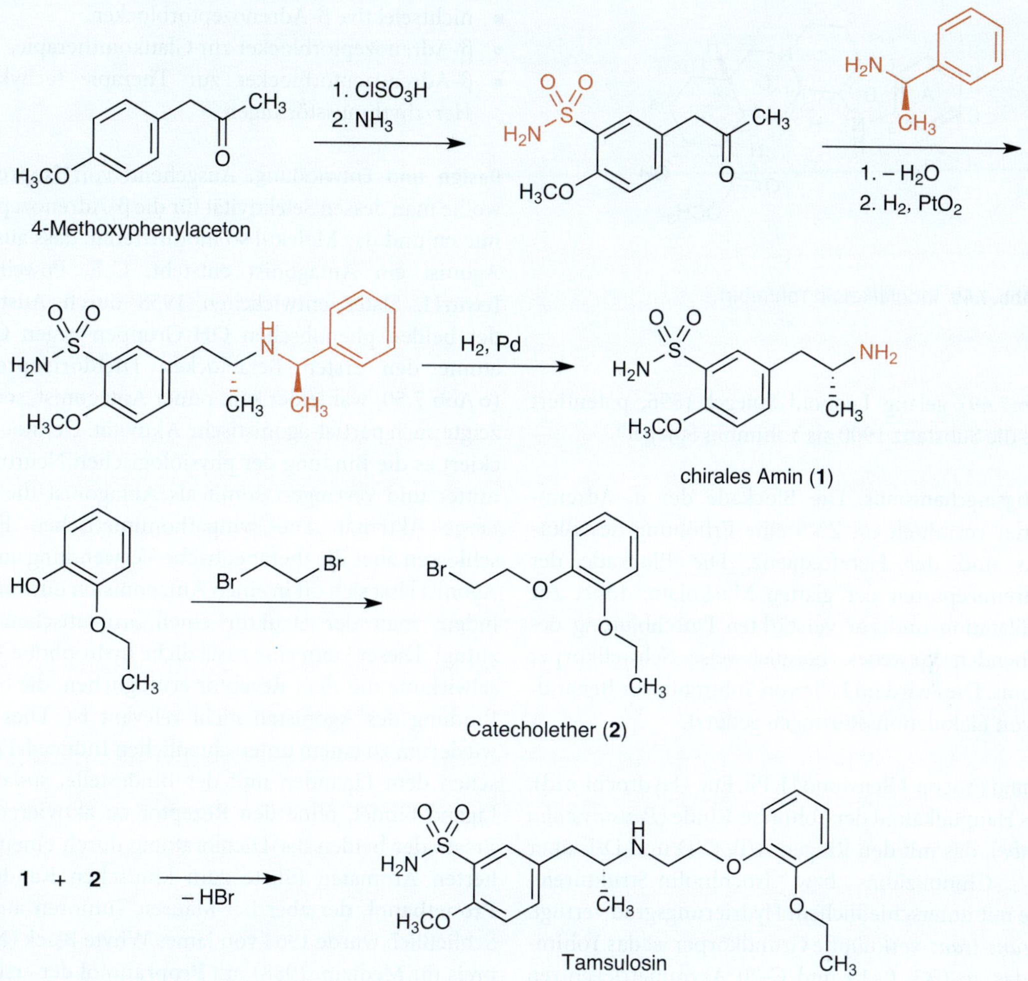

Abb. 7.48 Stereoselektive Synthese von Tamsulosin

Behandlung der BPH, da die blutdrucksenkende Wirkung geringer ist.

Silodosin (Urorec®) ist ein Indolderivat, das als *R*-Enantiomer eingesetzt wird. Die 3-OH-Gruppe ist durch eine Carboxamidgruppe ersetzt, anstelle der 4-OH-Gruppe befindet sich das Dihydroindol-N-Atom (pK_S = 4,0). Zusammen mit der sekundären Aminogruppe (pK_S = 8,5) besitzt Silodosin 2 basische Zentren. Es weist eine noch höhere Selektivität für die α_{1A}-Adrenozeptoren der Prostata auf als Tamsulosin. Die Bioverfügbarkeit beträgt 32 %, die Plasmahalbwertszeit 11 h. Silodosin wird extensiv metabolisiert durch Glucuronidierung, durch die Alkohol- und Aldehyd-Dehydrogenase sowie Oxidation, hauptsächlich durch CYP3A4. Der Hauptmetabolit im Plasma, das Glucuronidkonjugat, ist in vitro wirksam und hat eine verlängerte Halbwertszeit von etwa 24 h.

Urapidil (Ebrantil®) ist ein Uracilderivat mit basischer Seitenkette, die ein terminales *N*-Phenylpiperazin-Strukturelement aufweist. Letzteres ist für die α_1-antagonistische Wirkung essenziell. Urapidil wird als Antihypertensivum eingesetzt und aktiviert zudem zentrale Serotonin-5-HT_{1A}-Rezeptoren, die zur Blutdrucksenkung beitragen. Die Bioverfügbarkeit beträgt bis zu 90 %, die Plasmahalbwertszeit 4–7 h. Hauptmetabolit im Urin ist das am Phenylring 4-hydroxylierte Urapidil, daneben der *O*-demethylierte und der Uracil-*N*-demethylierte Metabolit.

Selektive α_2-Sympatholytika

Entdeckung. Die Anwendung der Yohimbe-Rinde in Kamerun als Aphrodisiakum wurde 1890 dem Leiter einer deutschen Handelsniederlassung bekannt. Die Isolierung des wirksamen Alkaloids Yohimbin

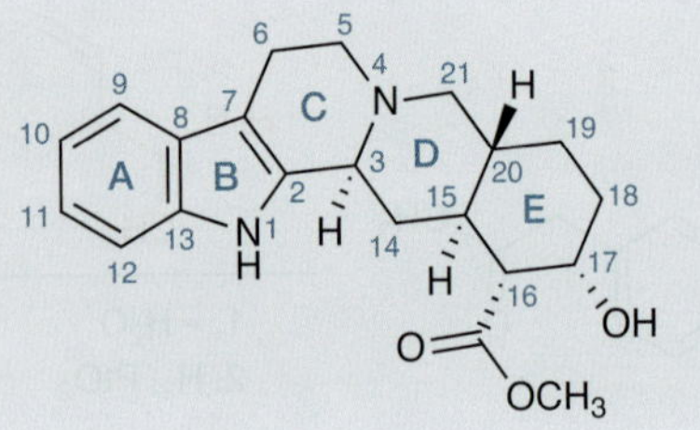

Abb. 7.49 Indolalkaloid Yohimbin

(Abb. 7.49) gelang Leopold Spiegel 1896, patentiert wurde die Substanz 1900 als Yohimbin Spiegel®.

Wirkungsmechanismus. Die Blockade der α_2-Adrenozeptoren vermittelt im ZNS eine Erhöhung des Blutdrucks und der Herzfrequenz. Die Blockade der α_2-Adrenozeptoren der glatten Muskulatur führt zur Vasodilatation und zur verstärkten Durchblutung des umgebenden Gewebes, beispielsweise Schwellkörper des Penis. Dies wird im Falle von Yohimbin zur Behandlung von Ejakulationsstörungen genutzt.

Yohimbin (Yocon-Glenwood®), Ph. Eur. (Hydrochlorid), ist das Hauptalkaloid der Yohimbe-Rinde (*Pausinystalia yohimbe*), das mit den Ringen A/B, C/D und D/E über Indol-, Chinolizidin- bzw. Isochinolin-Strukturelemente mit unterschiedlichem Hydrierungsgrad verfügt. Der *trans-trans*-verknüpfte Grundkörper ist das Yohimban, das an C-3, C-15 und C-20 Asymmetriezentren besitzt, wozu im Yohimbin noch die substituierten C-Atome 16 und 17 kommen. Mit einem pK_S-Wert von 7,5 für das tertiäre N-4 ist die Substanz schwach basisch. Der Indolstickstoff besitzt keine Basizität. Die orale Bioverfügbarkeit ist interindividuell stark schwankend (10–80 %), die Plasmahalbwertszeit liegt unter 1 h. Hauptmetabolit ist das 11-Hydroxyderivat, das vergleichbare adrenerge Effekte aufweist wie die Muttersubstanz. Yohimbin ist bei erektiler Dysfunktion und Miktionsstörungen indiziert.

7.1.8 β-Sympatholytika (Betablocker)

Die meisten β-Sympatholytika (β-Adrenozeptor-Antagonisten) – im allgemeinen Sprachgebrauch meist Betablocker genannt – sind Arzneistoffe, die adrenerge β-Rezeptoren blockieren und zur Behandlung **kardiovaskulärer Erkrankungen** dienen. Therapeutisch erwünscht ist daher eine selektive Blockade der kardialen β_1-Adrenozeptoren, ohne Blockade der β_2-Adrenozeptoren in den Bronchien, um unerwünschte Wirkungen wie Bronchospasmus zu vermeiden. Einteilen lassen sich die Betablocker in

- β_1-selektive Adrenozeptorblocker,
- nichtselektive β-Adrenozeptorblocker,
- β-Adrenozeptorblocker zur Glaukomtherapie,
- β-Adrenozeptorblocker zur Therapie tachykarder Herzrhythmusstörungen.

Design und Entwicklung. Ausgehend von **Isoprenalin** wollte man dessen Selektivität für die β-Adrenozeptoren nutzen und das Molekül so modifizieren, dass aus dem Agonist ein Antagonist entsteht. C. E. Powell und Irwin H. Slater entwickelten 1958 durch Austausch der beiden phenolischen OH-Gruppen gegen Chloratome den ersten Betablocker. **Dichlorisoprenalin** (Abb. 7.50) war leider kein reiner Antagonist, sondern zeigte auch partial-agonistische Aktivität. Dennoch blockiert es die Bindung der physiologischen Neurotransmitter und verringert somit als Antagonist die adrenerge Aktivität. Die sympathomimetischen Effekte schlossen aber die therapeutische Verwendung aus. Ein Agonist lässt sich oft in einen Antagonisten umwandeln, indem man der Struktur einen aromatischen Ring zufügt. Dieser kann eine zusätzliche hydrophobe Wechselwirkung mit dem Rezeptor ermöglichen, die bei der Bindung des Agonisten nicht relevant ist. Dies führt wiederum zu einem unterschiedlichen Induced-Fit zwischen dem Liganden und der Bindestelle, sodass der Ligand bindet, ohne den Rezeptor zu aktivieren. Der Ersatz der beiden 3,4-Dichloratome durch einen anellierten Aromaten führte zum klinischen Kandidaten **Pronethanol**, der aber bei Mäusen Tumoren auslöste. Schließlich wurde 1964 von James Whyte Black (Nobelpreis für Medizin, 1988) mit **Propranolol** der erste therapeutisch einsetzbare Betablocker entwickelt. Durch Einschieben einer Oxymethylen-Brücke zwischen Aromat und Seitenkette entstanden Betablocker vom **Aryloxypropanol-Typ**, denen die größte therapeutische Bedeutung zukommt. Propranolol diente forthin als Standard für die Entwicklung strukturverwandter Substanzen.

Ein wichtiger Schritt in Richtung β_1-Selektivität war die Beobachtung, dass das am Phenylring *para*-substituierte **Practolol** die kardialen β_1- im Vergleich zu den β_2-Adrenozeptoren der Bronchien und Gefäße in niedrigerer Dosierung blockiert. Practolol war der erste kardioselektive Betablocker, musste jedoch wegen schwerwiegender Nebenwirkungen (okulomukokutanes Syndrom mit Haut- und Augenveränderungen sowie sklerotische Bauchfellentzündung) kurz nach seiner Einführung 1975 wieder vom Markt genommen werden. Practolol diente aber als Leitstruktur für die Entwicklung kardioselektiver Vertreter wie **Atenolol** und **Metoprolol** sowie kurzwirksamer Vertreter wie **Esmolol**, zu denen man durch Ersatz der Acetamidgruppe gegen andere H-Brücken-Akzeptor-Gruppen bzw. eine labile Estergruppe gelangte.

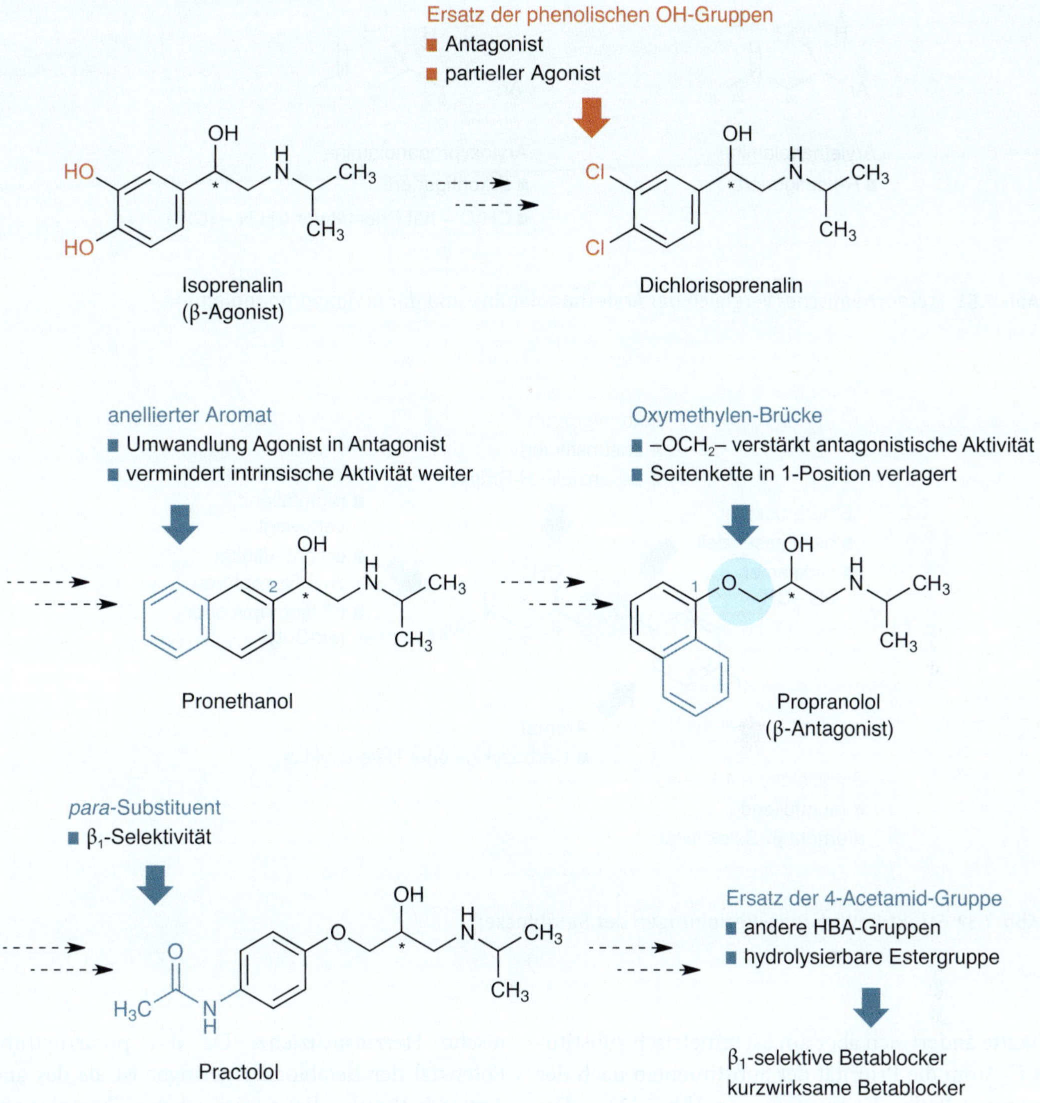

Ersatz der phenolischen OH-Gruppen
- Antagonist
- partieller Agonist

Isoprenalin (β-Agonist)

Dichlorisoprenalin

anellierter Aromat
- Umwandlung Agonist in Antagonist
- vermindert intrinsische Aktivität weiter

Pronethanol

Oxymethylen-Brücke
- $-OCH_2-$ verstärkt antagonistische Aktivität
- Seitenkette in 1-Position verlagert

Propranolol (β-Antagonist)

para-Substituent
- $β_1$-Selektivität

Practolol

Ersatz der 4-Acetamid-Gruppe
- andere HBA-Gruppen
- hydrolysierbare Estergruppe

$β_1$-selektive Betablocker
kurzwirksame Betablocker

Abb. 7.50 Entwicklung der Betablocker. HBA: H-Brücken-Akzeptor

Struktur und Eigenschaften. Alle Betablocker besitzen eine sekundäre Alkohol- sowie eine sekundäre Aminogruppe und somit schwach basische Eigenschaften. Die pK_S-Werte liegen im Bereich 9,4–9,7. Je nach Aromatenbereich und Substituenten ergeben sich größere Unterschiede in der **Lipophilie**. Propranolol ist der Betablocker mit der höchsten Lipophilie, ein sehr hydrophiler Vertreter ist Atenolol. Die Lipophilie beeinflusst die Pharmakokinetik. Während bei polaren Strukturen die Resorption aus dem Darm eher langsam erfolgt und gering ist, werden lipophile Betablocker meist rasch und vollständig resorbiert. Ihre Bioverfügbarkeit wird dadurch im Vergleich zu den hydrophilen Vertretern aber nicht unbedingt verbessert, da sie durch einen starken First-Pass-Effekt in der Leber metabolisiert werden. Dagegen werden hydrophile Betablocker überwiegend unverändert renal ausgeschieden und erreichen längere Halbwertszeiten. Durch die Lipophilie wird zudem die Gewebeselektivität beeinflusst. So erreicht das lipophile Propranolol deutlich höhere Konzentrationen im Lungengewebe im Vergleich zum weniger lipophilen Metoprolol und insbesondere zum hydrophilen Atenolol.

Stereochemie. Betablocker besitzen am C-Atom der sekundären Alkoholgruppe ein Asymmetriezentrum. Die Orientierung dieser Gruppe im Raum unterscheidet sich bei den *S*-Enantiomeren nicht von der Anordnung der *R*-konfigurierten Gruppe der Arylethanolamine, wie sie typischerweise bei den Agonisten vorliegt. Durch den Einschub des O-Atoms in der

Arylethanolamine
- *R*-konfiguriert

Aryloxypropanolamine
- *S*-konfiguriert
- CH_2O – hat Priorität vor CH_2N – (CIP)

Abb. 7.51 Stereochemischer Vergleich der Arylethanolamine und der Aryloxypropanolamine

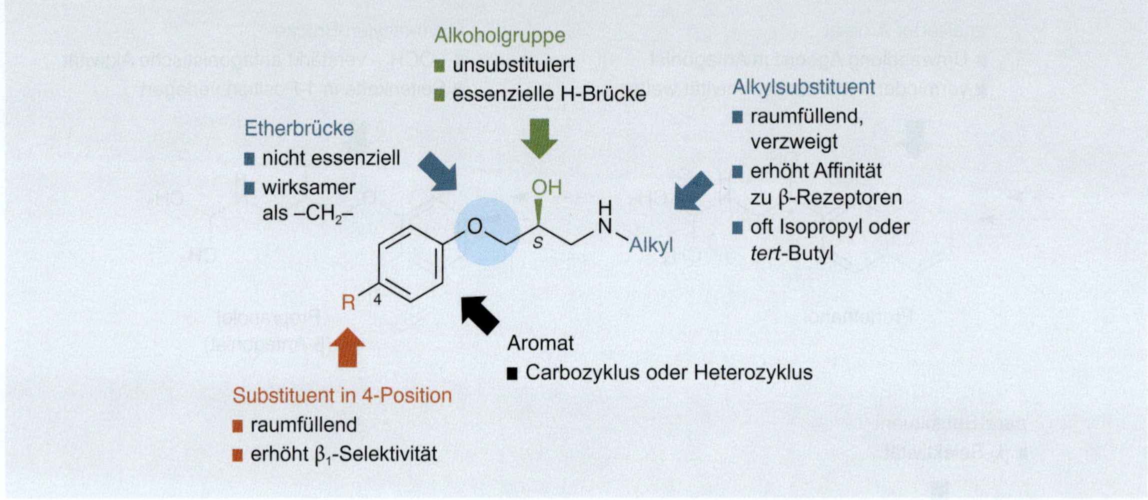

Abb. 7.52 Struktur-Wirkungs-Beziehungen der Betablocker

Seitenkette ändert sich aber am asymmetrisch substituierten C-Atom die Priorität der Substituenten nach der Cahn-Ingold-Prelog-Konvention (Abb. 7.51). Die Eutomere sind bei den Betablockern entsprechend die linksdrehenden ***S*-Enantiomere**. Sie sind 50–100-fach potenter als die *R*-konfigurierten Distomere. Fast alle Betablocker werden als Racemate verwendet.

Wirkungsmechanismus. Betablocker verdrängen kompetitiv die Catecholamine von den β-Adrenozeptoren. Therapeutisch bevorzugt ist die Bindung an die β_1-Adrenozeptoren in den Herzkranzgefäßen, wodurch die positiv inotrope und chronotrope Wirkung der Catecholamine am Herzen – Kontraktilitätssteigerung und Frequenz – gedämpft wird. Die blutdrucksenkende Wirkung ergibt sich aus dem verminderten Herzzeitvolumen. Zudem wird die Freisetzung von Renin reduziert. Renin katalysiert die Bildung von Angiotensin I, das in das vasokonstriktorische Angiotensin II umgewandelt wird (▸ Kap. 9.1). Hauptindikationen der Betablocker sind arterielle Hypertonie, koronare Herzkrankheit, tachykarde Herzrhythmusstörungen und chronische Herzinsuffizienz. Da das proarrhythmische Potenzial der Betablocker geringer ist als das anderer Antiarrhythmika, dienen sie auch zur Therapie von supraventrikulären Tachykardien.

Durch Angriff an den β_2-Adrenozeptoren in den Bronchien wird die erschlaffende Wirkung an der Bronchialmuskulatur aufgehoben. Wegen der Gefahr der Bronchokonstriktion sollten daher bei Asthma oder COPD bevorzugt selektive Betablocker gegenüber den nichtselektiven verwendet werden. Allerdings ist die β_1-Selektivität nur relativ, da in höheren Konzentration auch die β_2-Rezeptoren blockiert werden. Die üblichen Kontraindikationen sind somit weiterhin zu beachten.

Struktur-Wirkungs-Beziehungen. Die meisten Betablocker gehören zur Gruppe der Aryloxypropanolamine (Abb. 7.52).

- Für die antagonistische Aktivität ist die Etherbrücke zwischen Aromat und Seitenkette nicht essenziell, erhöht aber gegenüber $-CH_2-$ die Wirksamkeit.
- Ein verzweigter, raumfüllender Alkylsubstituent an der sekundären Aminofunktion führt wie bei den

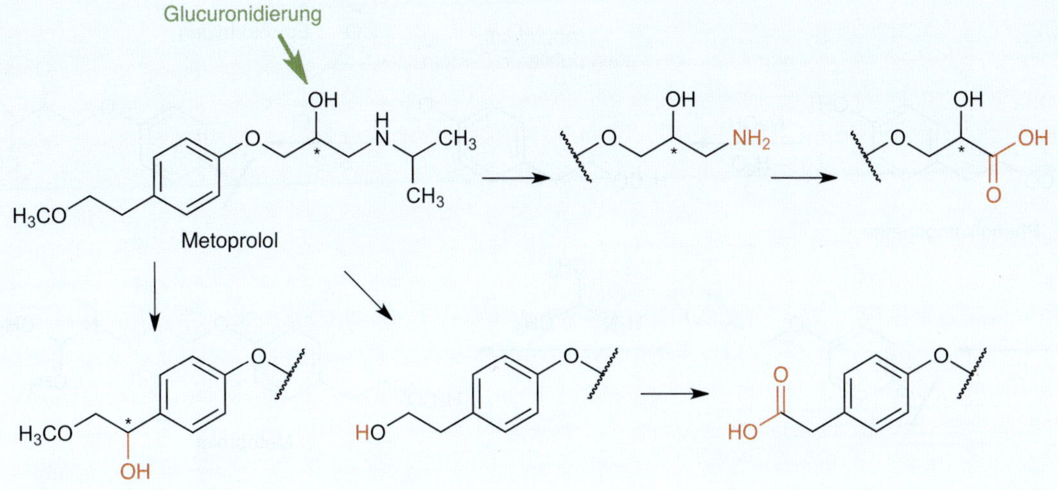

○ **Abb. 7.53** Biotransformationswege der Betablocker am Beispiel von Metoprolol

Agonisten zur Selektivität gegenüber β-Adrenozeptoren. Meist liegt eine Isopropyl- oder *tert*-Butylgruppe vor.

- Am Asymmetriezentrum muss eine unsubstituierte Hydroxygruppe vorliegen, die für eine H-Brückenbindung benötigt wird.
- Der Aromat kann ein Carbozyklus oder ein Heterozyklus sein. Die Art des Aromaten und seiner Substituenten beeinflusst die Resorption, Biotransformation und Elimination.
- Voluminöse Substituenten in 4-Position des Aromaten erhöhen die Kardioselektivität.

Biotransformation. Die lipophilen Vertreter unterliegen einem ausgeprägten First-Pass-Effekt. Die Oxidation der Seitenkette führt über *N*-Desalkylierung und nachfolgende Desaminierung bis zur α-Hydroxycarbonsäure. Die Alkoholgruppe der Seitenkette kann zudem direkt glucuronidiert und der Metabolit renal eliminiert werden. Bei **Metoprolol** kommt es zudem zur Hydroxylierung des 4-Alkylsubstituenten und zur Spaltung des Methylethers, der weiter zur Carbonsäure oxidiert wird. Die oxidativen Biotransformationswege verlaufen insbesondere durch CYP3A4 und CYP2D6 vermittelt. Am Beispiel von Metoprolol sind in ○ Abb. 7.53 verschiedene Metaboliten aufgeführt. Bei den lipophilen Betablockern stehen je nach Struktur im Aromatenbereich auch die Hydroxylierung am Ring und nachfolgende Glucuronidierung oder Sulfatierung im Vordergrund. Bei **Propranolol** entsteht durch Ringhydroxylierung beispielsweise der 4-Hydroxymetabolit.

Synthetische Aspekte. Die Synthese der Betablocker (○ Abb. 7.54) ist relativ einfach und lässt sich für zahlreiche Analoga anwenden. Eine geeignete Phenolkomponente, im Falle von **Metoprolol** wird das *para*-substituierte 2-Methoxyethylphenol benötigt, wird mit Epichlorhydrin in Gegenwart von Natriumhydroxid-Lösung umgesetzt. Dabei greift das Phenolat in einer S_N2-Reaktion am sterisch weniger gehinderten, primären α-C-Atom zum Oxiransauerstoff an, da dieses elektrophiler ist als das Chlor-substituierte C-Atom. Unter Ringöffnung entsteht der Phenolether, wobei gleichzeitig unter Austritt von Chlorid erneut ein Oxiranring gebildet wird. Dieser reagiert anschließend in einer nukleophilen Addition von Isopropylamin unter Bildung der sekundären Alkoholgruppe zu Metoprolol, das als Racemat erhalten wird. Zur asymmetrischen Synthese von *S*-**Propranolol** über eine Sharpless-Epoxidierung s. ▸Kap. 1.4.4.

Selektive β_1-Adrenozeptorblocker

Selektive Betablocker für β_1-Adrenozeptoren (○ Abb. 7.55) haben eine höhere Affinität zu den β_1-Adrenozeptoren des Herzens als zu den β_2-Adrenozeptoren anderer Gewebe. Die Beeinflussung des Kohlenhydratstoffwechsels ist geringer, sodass sie bevorzugt bei Diabetes mellitus oder gestörter Glucosetoleranz eingesetzt werden. Bei höheren Konzentrationen geht diese relative Selektivität allerdings verloren.

Metoprolol (Beloc®), Ph. Eur., wird als Tartrat und Succinat beschrieben und liegt als Racemat vor. Der pK_S-Wert beträgt 9,5. Metoprolol unterliegt einem ausgeprägten First-Pass-Effekt in der Leber. Die Bioverfügbarkeit liegt bei 40–50 %. Die Metaboliten werden überwiegend renal ausgeschieden. Die Eliminationshalbwertszeit beträgt 3–7 h.

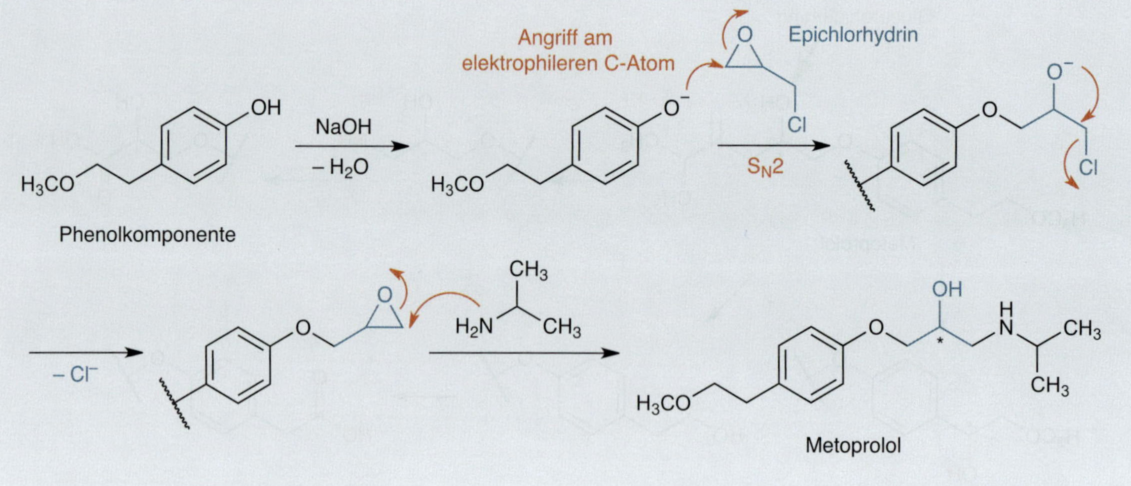

Abb. 7.54 Synthese von Metoprolol

Bisoprolol (Concor®), Ph. Eur. (Fumarat), wird als Racemat eingesetzt. Der pK_S-Wert beträgt 9,5. Der First-Pass-Effekt ist nur schwach ausgeprägt, die Bioverfügbarkeit liegt daher bei bis zu 90 %. Hauptmetabolit ist der durch *O*-Desisopropylierung gebildete Glycolether, der bis zum Phenoxyessigsäurederivat oxidiert wird. Die Eliminationshalbwertszeit beträgt 10–12 h. Etwa 50 % der Dosis werden unverändert im Urin ausgeschieden.

Betaxolol (Kerlone®, Betoptima®), Ph. Eur. (Hydrochlorid), unterscheidet sich von Metoprolol durch die zusätzliche Cyclopropylgruppe an der terminalen Etherstruktur. Dadurch erhöht sich die Lipophilie und damit die Bioverfügbarkeit auf bis zu 90 %. Wegen der sterischen Hinderung durch die Cyclopropylgruppe wird die terminale Etherfunktion im Vergleich zu Metoprolol langsamer gespalten, wodurch sich die Eliminationshalbwertszeit auf 14–22 h erhöht. Betaxolol wird als Racemat beschrieben und hat einen pK_S-Wert von 9,4. Es wird sowohl bei arterieller Hypertonie als auch beim Glaukom verwendet.

Atenolol (Tenormin®), Ph. Eur., besitzt eine *para*-ständige Acetamidgruppe und wird als Racemat eingesetzt. Gegenüber der Leitstruktur Practolol, einem Anilid-Derivat, wurde die 4-Acetamid-Gruppe invertiert. Der pK_S-Wert beträgt 9,6. Aufgrund des hydrophilen Charakters werden weniger als 10 % metabolisiert, der Rest wird unverändert über die Nieren ausgeschieden. Die Eliminationshalbwertszeit liegt bei 6–14 h.

Nebivolol (Nebilet®), Ph. Eur. (Hydrochlorid), besitzt 2 Aryloxypropanol-Strukturelemente in einer bis-ähnlichen Anordnung an einer Aminogruppe (pK_S = 8,4), die nahezu symmetrisch disubstituiert vorliegt. Aus der Stereochemie wird ersichtlich, dass die beiden Substituenten aber nicht identisch sind. Nebivolol verfügt über 4 Asymmetriezentren und ist das Racemat der β_1-selektiven (+)-*S,R,R,R*-Form, die als Antagonist wirkt, und deren enantiomeren (–)-*R,S,S,S*-Form mit gefäßerweiternder Wirkung, die auf Freisetzung von NO beruht. Die Aryloxypropanolstruktur liegt zyklisiert vor, wobei die Oxymethylenbrücke in den Chromanring eingebaut ist. Die Biotransformation führt hauptsächlich zur Aromatenhydroxylierung und Glucuronidierung, in geringerem Ausmaß zur *N*-Desalkylierung. Die Eliminationshalbwertszeit liegt bei 10 h, die Ausscheidung erfolgt sowohl im Urin als auch in den Fäzes.

Nichtselektive β-Adrenozeptorblocker

Die nichtselektiven Betablocker (Abb. 7.56) verfügen über eine vergleichbare Affinität zu β_1- und β_2-Adrenozeptoren. Einige Vertreter zeigen auch eine intrinsische sympathomimetische Aktivität (ISA), identisch mit partial-agonistischer Aktivität (PAA). Betablocker dieser Art, zu denen auch Pindolol und Celiprolol gehören, stimulieren den Betarezeptor bei niedrigem Sympathotonus. Ist dieser hoch, hemmen sie den Rezeptor. Zwar treten aufgrund dieser Eigenschaft Nebenwirkungen mitunter vermindert auf, doch wird der Effekt therapeutisch negativ beurteilt, da solche Substanzen im Gegensatz zu anderen Betablockern keine Mortalitätssenkung gezeigt haben.

Propranolol (Dociton®), Ph. Eur. (Hydrochlorid), ist der Prototyp der Betablocker und wird als Racemat eingesetzt. Der pK_S-Wert beträgt 9,5. Die Bioverfügbarkeit liegt wegen des ausgeprägten First-Pass-Effekts bei 30 %, die Plasmahalbwertszeit bei 2–3 h.

Pindolol (Visken®), Ph. Eur., wird als Racemat eingesetzt. Der Naphthalenring von Propranolol ist gegen Indol ausgetauscht. Die nicht basische NH-Gruppe des

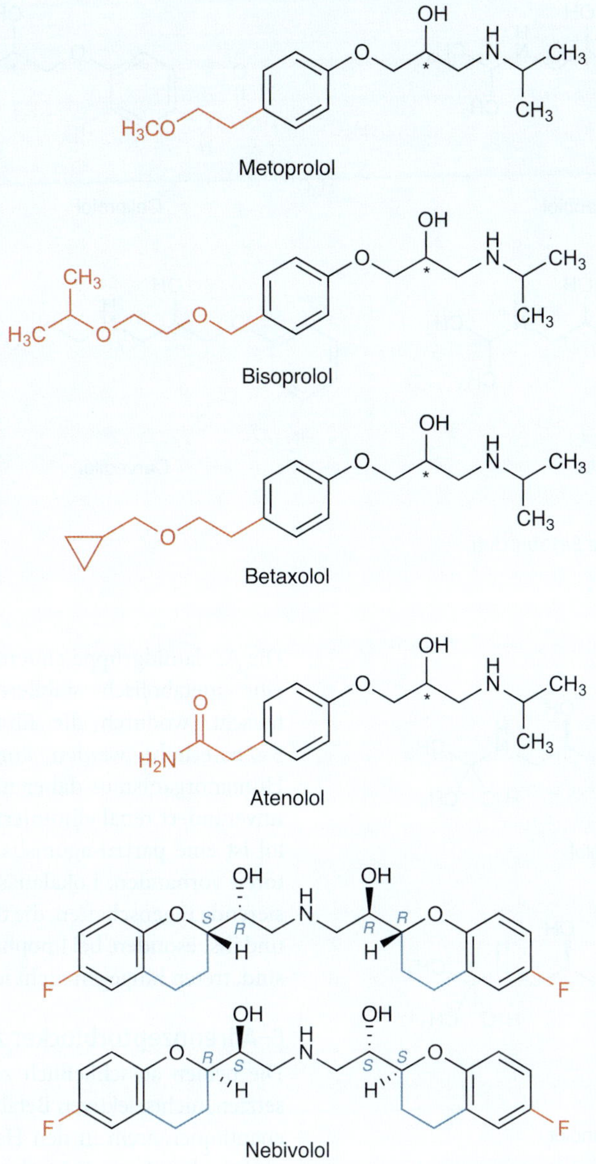

Abb. 7.55 Selektive Betablocker für β_1-Adrenozeptoren

Indols kann wie die 3-OH-Gruppe der Catecholamine am Rezeptor H-Brücken ausbilden, daher gilt Indol als bioisosterer Ersatz für Catecholsysteme. Der pK_S-Wert beträgt für das sekundäre Amin 9,7. Die Bioverfügbarkeit liegt bei 90 %, der First-Pass-Effekt ist gering. Die Plasmahalbwertszeit beträgt 3–4 h. Pindolol besitzt partial-agonistische Aktivität an β_1- und β_2-Rezeptoren und damit intrinsische sympathomimetische Aktivität.

Carvedilol (Carve TAD®), Ph. Eur., ist wie Nebivolol ein Betablocker mit vasodilatierenden Eigenschaften. Neben der Problematik der β_1-Selektivität oder dem partiellen Agonismus einiger Vertreter ist dies ein dritter therapeutisch wichtiger Aspekt von Betablockern. Carvedilol besitzt gegenüber Pindolol anstelle des Indolrings einen Carbazolring, der keine basischen und kaum saure (pK_S = 13,9) Eigenschaften aufweist. Die Basizität des sekundären Amins (pK_S = 7,8) ist vermindert, da die Isopropylgruppe gegen einen Phenoxyethyl-Substituenten ausgetauscht wurde. Typischerweise findet man diesen Substituenten auch bei α_1-Antagonisten wie Tamsulosin. Daher liegt eine zusätzliche gefäßerweiternde Wirkkomponente vor. Das *S*-Enantiomer ist sowohl ein α_1- als auch ein nichtselektiver β-Rezeptorblocker, während das *R*-Enantiomer ein

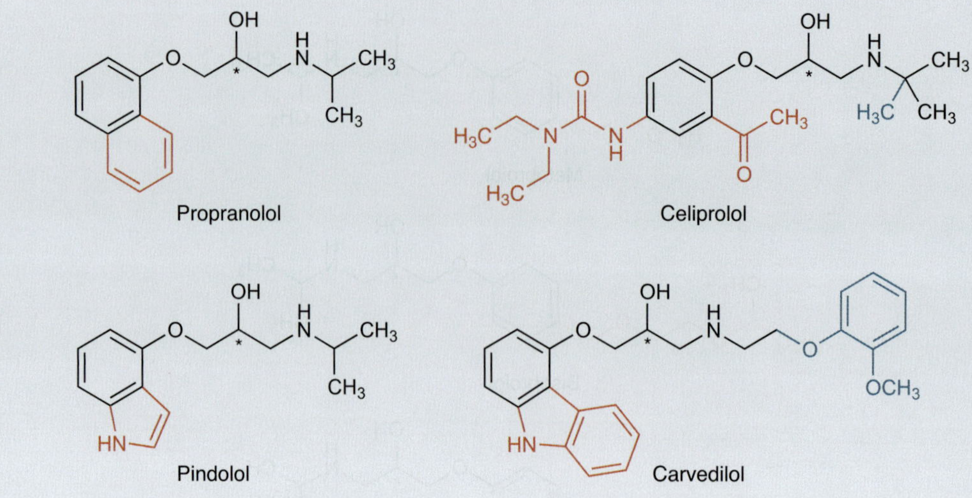

Propranolol

Celiprolol

Pindolol

Carvedilol

Abb. 7.56 Nichtselektive Betablocker

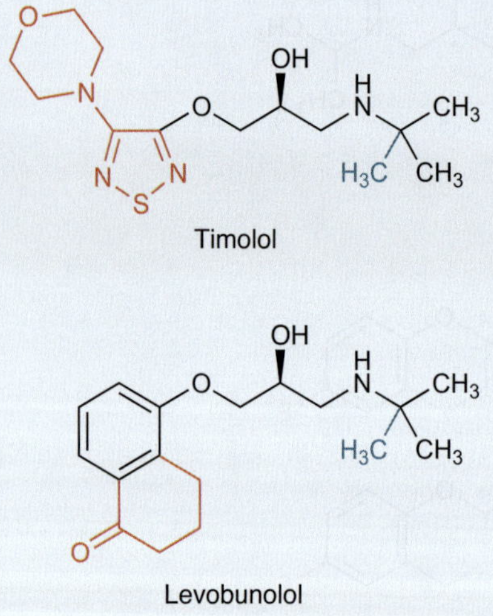

Timolol

Levobunolol

Abb. 7.57 Betablocker zur Glaukomtherapie

α_1-Blocker ist. Im Vergleich zur α_1-blockierenden ist die β-blockierende Wirkung 10–100-fach höher. Eingesetzt wird Carvedilol als Racemat. Die Bioverfügbarkeit beträgt 25 %, die Eliminationshalbwertszeit 6–10 h. Die Biotransformation führt insbesondere zu Veränderungen im Methoxyphenylring durch CYP2D6 oder CYP2C9. Als teilweise noch wirksame Hauptmetaboliten entstehen das *O*-Demethylderivat sowie die 4- und 5-Hydroxyphenylderivate, die zu Glucuroniden und Sulfaten konjugiert und renal ausgeschieden werden.

Celiprolol (Celitin®), Ph. Eur. (Hydrochlorid), wird als Racemat eingesetzt. Die sekundäre Aminofunktion (pK_S = 9,7) ist mit einer *tert*-Butylgruppe substituiert. Die Acylamidgruppe anderer Betablocker wurde gegen eine metabolisch stabilere Harnstoffgruppe ausgetauscht, wodurch die Eliminationshalbwertszeit auf 5–7 h erhöht werden konnte. Celiprolol wird im Humanorganismus daher nicht metabolisiert, sondern unverändert renal eliminiert. Vergleichbar dem Pindolol ist eine partial-agonistische Aktivität an β_2-Rezeptoren vorhanden. Lokalanästhetische, membranstabilisierende Eigenschaften, die therapeutisch kaum relevant und insbesondere bei lipophilen Betablockern zu finden sind, treten hingegen nicht mehr auf.

β-Adrenozeptorblocker zur Glaukomtherapie

Die beiden ausschließlich zur Glaukomtherapie eingesetzten, nichtselektiven Betablocker (Abb. 7.57) werden enantiomerenrein in den Handel gebracht. Betablocker senken den Augeninnendruck, ohne die Pupillenweite und die Akkommodation zu beeinflussen. Die Wirkung beruht auf der verringerten Kammerwasserproduktion. Indiziert sind Betablocker insbesondere bei Offenwinkelglaukomen. Trotz lokaler Anwendung am Auge können systemisch unerwünschte Wirkungen auftreten.

Timolol (Tim Ophthal®), Ph. Eur. (Maleat), wird als *S*-(–) Enantiomer beschrieben. Die aromatische Komponente des Aryloxypropanolamins besteht aus einem 1,2,5-Thiadiazol, das mit einem Morpholinring substituiert ist. Der sekundäre Aminstickstoff (pK_S = 9,2) ist durch eine *tert*-Butylgruppe substituiert. Die pK_S-Werte von 6,2 und 1,9 entsprechen der Deprotonierung der Maleinsäure. Die Plasmahalbwertszeit beträgt 2–4 h. Durch Hydroxylierung der α-Position des Morpholin-*O*-Atoms entsteht als Hauptmetabolit ein Halbacetal, das zum entsprechenden Aldehydderivat öffnet und

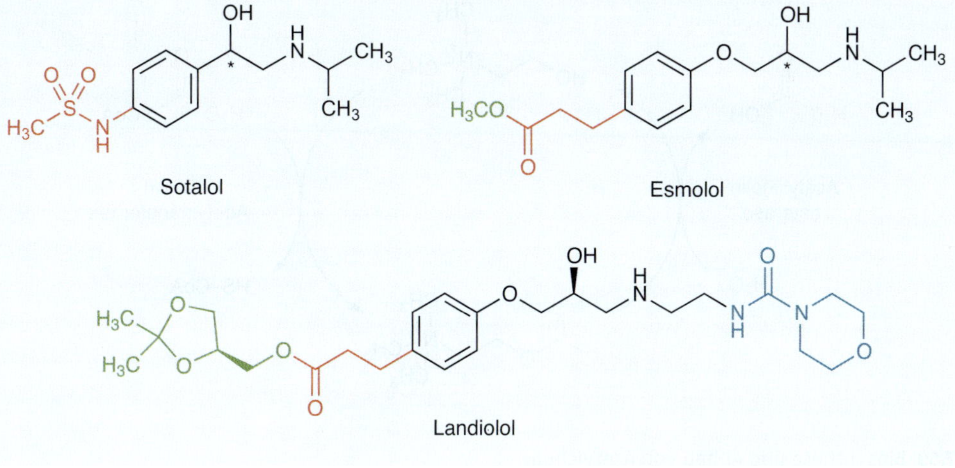

Abb. 7.58 Betablocker zur Therapie tachykarder Herzrhythmusstörungen

weiter zur Carbonsäure oxidiert wird. Timolol galt jahrelang als Goldstandard zur Senkung des Augeninnendrucks in der medikamentösen Glaukomtherapie, wird aber zunehmend durch Prostaglandinanaloga und Carboanhydrase-Inhibitoren verdrängt.

Levobunolol (Vistagan®) wird als *S*-(−)-Enantiomer eingesetzt. Im Unterschied zu Timolol besteht die aromatische Komponente aus 1-Tetralon. Der pK_S-Wert beträgt 9,3. Die Eliminationshalbwertszeit liegt bei 1–2 h, die des aktiven Hauptmetaboliten Dihydrolevobunolol, der durch Reduktion der Ketogruppe zum sekundären Alkohol entsteht, bei 3 h.

β-Adrenozeptorblocker zur Therapie tachykarder Herzrhythmusstörungen

Sotalol ist ein Klasse-III-Antiarrhythmikum (▸ Kap. 9.3.2), Esmolol und Landiolol (Abb. 7.58) sind ultrakurzwirksame β_1-selektive Betablocker, die als Infusion bei Operationen verwendet werden, um supraventrikuläre Tachykardien einzudämmen.

Sotalol (Sotalex®), Ph. Eur. (Hydrochlorid), ist der einzige Betablocker mit einer Phenylethanolamin-Struktur. Der Ersatz der Catechol-OH-Gruppen in Isoprenalin gegen eine *para*-ständige Sulfonamidgruppe führt zu einem nichtselektiven Antagonisten an β-Rezeptoren. Verwendet wird das Racemat. Beide Enantiomere blockieren K^+-Kanäle, während das *S*-Enantiomer als Betablocker wirkt. Der pK_S-Wert der sekundären Aminogruppe beträgt 9,8, der für die acide Sulfonamidgruppe 8,3. Die Bioverfügbarkeit liegt annähernd bei 100 %. Sotalol wird wegen seines hydrophilen Charakters nicht metabolisiert. Die Plasmahalbwertszeit beträgt 15 h, die Elimination erfolgt renal. Zur Behandlung von tachykarden Herzrhythmusstörungen wird Sotalol oral appliziert, für akut bedrohliche Fälle ist eine Injektionslösung verfügbar.

Esmolol (Brevibloc®) liegt als Racemat vor und ist ein selektiver β_1-Adrenozeptorblocker mit raschem Wirkungseintritt und sehr kurzer Wirkungsdauer. Der pK_S-Wert der sekundären Aminogruppe beträgt 9,5. Die Substanz wurde als **Softdrug** mit einer *para*-ständigen Esterfunktion aus Practolol entwickelt. Dessen Amidgruppe ersetzte man entsprechend in der Erwartung, dass der Ester als Bioisoster fungiert und sich gegen Esterasen als labil erweist, sodass ein inaktiver Metabolit entsteht. Der Abstand der Estergruppe zum Aromaten ist für die Geschwindigkeit der Hydrolyse entscheidend, wobei sich 2 Methylenspacer-Gruppen gegenüber dem Esterase-stabilen Arylester als vorteilhaft erwiesen haben. Die Halbwertszeit von Esmolol nach intravenöser Infusion beträgt 9 min, der durch Esterasen gebildete Carbonsäuremetabolit ist kaum noch wirksam.

Landiolol (Rapibloc®) ist ein selektiver Antagonist für β_1-Adrenozeptoren und seit 2016 im Handel. Es ist wie Esmolol ein Phenylpropionsäureester, wirkt aber 8-fach kardioselektiver. Der Alkylsubstituent am sekundären Amin trägt eine Harnstoffgruppe, wobei das endständige N-Atom Teil eines Morpholinrings ist. Die Substanz besitzt 2 *S*-konfigurierte Asymmetriezentren. Sie wird während oder nach einer Operation intravenös appliziert. Die Plasmahalbwertszeit nach intravenöser Infusion beträgt 4 min. Durch die Carboxylesterase in der Leber wird die Estergruppe mit dem Dioxolanring rasch hydrolysiert. Als Ketalstruktur wird letzterer zu Aceton und Glycerol gespalten. Die Seitenkette der inaktiven Carbonsäure wird durch β-Oxidation zum Benzoesäurederivat verkürzt. Die Ausscheidung der Metaboliten erfolgt im Harn.

7

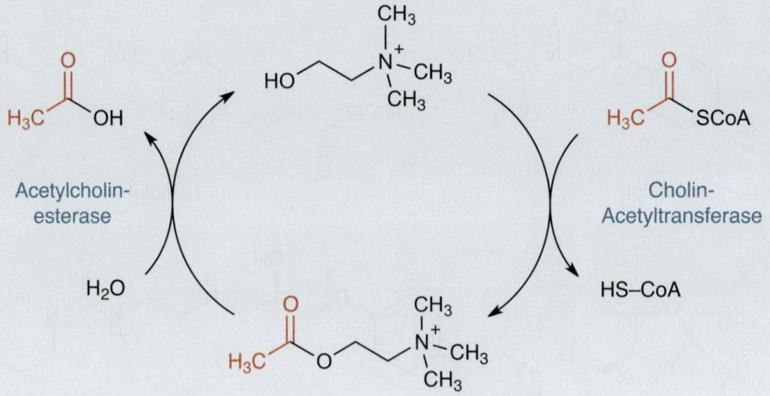

Abb. 7.59 Biosynthese und Abbau von Acetylcholin

7.2 Am Parasympathikus angreifende Arzneistoffe

Eine Erregung des Parasympathikus fördert vor allem trophotrope Reaktionen, die der Erholung des Organismus, der Konservierung der Körperenergie sowie der Verdauung und Ausscheidung dienen. Am Parasympathikus angreifende Pharmaka lassen sich in folgende Gruppen einteilen:

- **Muscarinrezeptor-Agonisten** (m-Cholinozeptor-Agonisten), die wie Acetylcholin über die postganglionären Rezeptoren des Parasympathikus wirken und dadurch dessen Reaktionen nachahmen, daher auch als **direkte Parasympathomimetika** bezeichnet werden,
- **Cholinesterase-Inhibitoren**, die indirekt über Acetylcholin wirken, indem sie als Enzym-Inhibitoren den Abbau des Neurotransmitters blockieren, daher auch als **indirekte Parasympathomimetika** bezeichnet werden,
- **Muscarinrezeptor-Antagonisten** (m-Cholinozeptor-Antagonisten, Parasympatholytika), die durch Rezeptorblockade die über den Parasympathikus ausgelösten Effekte ausschalten.

Neben dem Parasympathikus ist Acetylcholin auch der Neurotransmitter an der motorischen Endplatte. **Nicotinrezeptor-Agonisten und -Antagonisten** binden als Liganden an den Nicotinrezeptoren der motorischen Endplatte und unterbinden die Muskelkontraktion.

7.2.1 Cholinerge Neurochemie

Die efferenten Bahnen des parasympathischen Nervensystems bestehen – wie beim sympathischen Nervensystem – aus 2 hintereinander geschalteten Neuronen, dem präganglionären und dem postganglionären Neuron. Sowohl im Sympathikus als auch im Parasympathikus erfolgt mit **Acetylcholin** als Neurotransmitter die Erregungsübertragung vom präganglionären auf das postganglionäre Neuron, dessen Erregung in den parasympathischen Nervenendigungen Acetylcholin freisetzt (Abb. 7.2, ▸Kap. 7.1.1). Der freigesetzte Neurotransmitter diffundiert durch den synaptischen Spalt, erregt die parasympathischen Rezeptoren (Muscarinrezeptoren) der Erfolgsorgane und löst damit den jeweiligen Effekt aus.

Biosynthese. Die Biosynthese von Acetylcholin erfolgt im Zytoplasma der cholinergen Neuronen aus dem Aminoalkohol **Cholin** und Acetyl-Coenzym A mithilfe des Enzyms Cholin-Acetyltransferase (Abb. 7.59). Dieses Enzym wird in den cholinergen Neuronen exprimiert. Cholin stammt aus verschiedenen Quellen. Aus der Hydrolyse von Acetylcholin durch Acetylcholinesterase (AcChE) im synaptischen Spalt resultieren bis zu 50 % des benötigten Cholins, das aktiv über einen Na^+-Cholin-Symporter in den cholinergen Nervenendigungen wieder in das Neuron aufgenommen wird. Weiteres Cholin liefert die Hydrolyse von Phosphatidylcholin und Phosphorylcholinen, die im Gegensatz zu Cholin die Blut-Hirn-Schranke durchdringen können. Schließlich kann es aus Serin biosynthetisiert werden.

Speicherung. Acetylcholin wird durch den vesikulären Acetylcholintransporter (VAChT) aktiv in die zytosolischen **Speichervesikel** der präsynaptischen Nervenendigungen transportiert. Dort verbleibt es zusammen mit ATP sowie Ca^{2+}- und Mg^{2+}-Ionen und ist vor metabolischem Abbau geschützt, bis es freigesetzt wird.

Freisetzung. Die Freisetzung von Acetylcholin aus den Speichervesikeln wird durch ein präsynaptisches

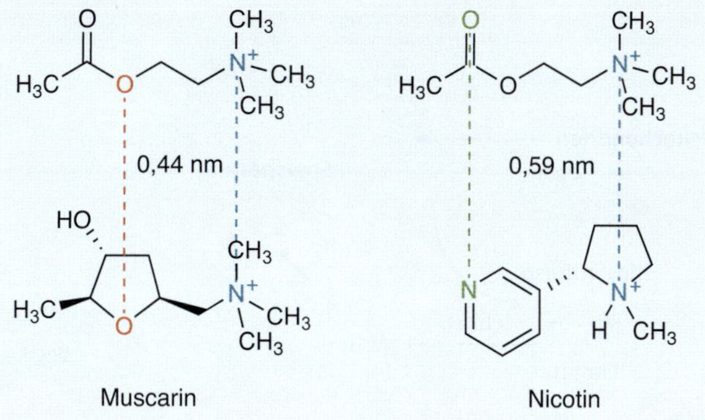

Abb. 7.60 Strukturvergleich von Acetylcholin, Muscarin und Nicotin

Aktionspotenzial ausgelöst. In der Folge öffnen sich spannungsabhängige Ca^{2+}-Kanäle und es kommt zum Einstrom von Ca^{2+}. Die Zunahme an intrazellulärem Ca^{2+} induziert die Fusion der Speichervesikel mit der präsynaptischen Membran und ermöglicht die exozytotische Freisetzung von Acetylcholin in den synaptischen Spalt.

Cholinerge Rezeptoren. Die Wirkungen des Acetylcholins werden durch Stimulation von 2 unterschiedlichen cholinergen Rezeptoren vermittelt. Man unterscheidet zwischen

- **Muscarinrezeptoren** (Muscarinrezeptor-Subtypen M_1 bis M_5, m-Cholinozeptoren) an den parasympathisch innervierten Erfolgsorganen (glatte Muskulatur, Herz, Drüsen),
- **Nicotinrezeptoren** (n-Cholinozeptoren) in Neuronen des ZNS und von vegetativen Ganglien sowie an der neuromuskulären Endplatte.

Die Muscarinrezeptoren gehören zu den G-Protein-gekoppelten Rezeptoren, während Nicotin-Rezeptoren ligandengesteuerte Ionenkanäle sind. Die Einteilung der Acetylcholin-Rezeptoren leitet sich von der selektiv erregenden Wirkung der Agonisten Muscarin und Nicotin auf diese Rezeptoren ab. Muscarin wirkt nur an den Acetylcholin-Rezeptoren im Bereich parasympathischer Synapsen, an den Rezeptoren in den Ganglien und an der neuromuskulären Endplatte wirkt es nicht. Umgekehrt ist hier die cholinerge Wirkung mit Nicotin zu erzielen.

L-(+)-Muscarin (Abb. 7.60) wurde 1869 aus dem Fliegenpilz, *Amanita muscaria*, isoliert. Struktur und absolute Konfiguration (2*S*,4*R*,5*S*) wurden in den 1950er Jahren durch Hans Eugster und Fritz Kögl geklärt. Muscarin ist ein Tetrahydrofuran-Derivat des Cholins. Es liegt somit ebenfalls als quartäre Ammoniumverbindung vor, ist aber kein hydrolysierbarer Ester, sondern ein zyklischer Ether. Das *S*-konfigurierte **Nicotin** (Abb. 7.60) ist ein Alkaloid aus der Tabakpflanze, *Nicotiana tabacum*, es bindet als Pyrrolidinium-Kation ($pK_S = 7{,}9$) an den Rezeptor. Beide Substanzen können wegen unerwünschter Nebenwirkungen nicht als Arzneistoffe verwendet werden. Dennoch bewiesen sie die selektive Adressierbarkeit der Rezeptoren des Acetylcholins und eröffneten den Weg zum Design Rezeptor-selektiver Arzneistoffe.

Biochemische Wirkung. Hinsichtlich der Signaltransduktion unterscheidet man bei den **Muscarinrezeptoren** 2 Gruppen.

Die Rezeptoren M_1, M_3 und M_5 mit ungeraden Zahlen koppeln an G_q-Proteine. Binden Agonisten an diese Rezeptoren, führt dies zur Aktivierung der Phospholipase C mit nachfolgender Bildung der Second Messenger Diacylglycerol und Inositol-1,4,5-trisphosphat. Letzteres setzt aus dem endoplasmatischen Retikulum intrazellulär Ca^{2+} frei. Die Rezeptoren M_1 bis M_5 werden zentral und peripher exprimiert. M_1-Rezeptoren sind ausschließlich neuronal lokalisiert, M_3-Rezeptoren vor allem auf glatten Muskelzellen (Kontraktion), Bronchien und exokrinen Drüsenzellen (Sekretion), M_5-Rezeptoren in der Substantia nigra des ZNS.

Die geradzahligen M_2- und M_4-Rezeptoren koppeln an inhibitorische G_i/G_o-Proteine, deren Aktivierung die Adenylatcyclase hemmt. Dies führt zu einer Abnahme von cyclo-AMP, zur Hemmung spannungsabhängiger Ca^{2+}-Kanäle und zur Aktivierung einwärts gleichrichtender K^+-Kanäle (K_{ir}-Kanäle, *inwardly rectifying*). Die Folge ist eine Hyperpolarisation und Hemmung der erregbaren Membranen. Die Erregung **präsynaptischer Muscarinrezeptoren** (Autorezeptoren, M_2 und M_4) hemmt die Freisetzung von Acetylcholin und dient als Kontrolle der Neurotransmission. M_2-Rezeptoren sind peripher vor allem auf Herzmuskelzellen und auf glatten

7

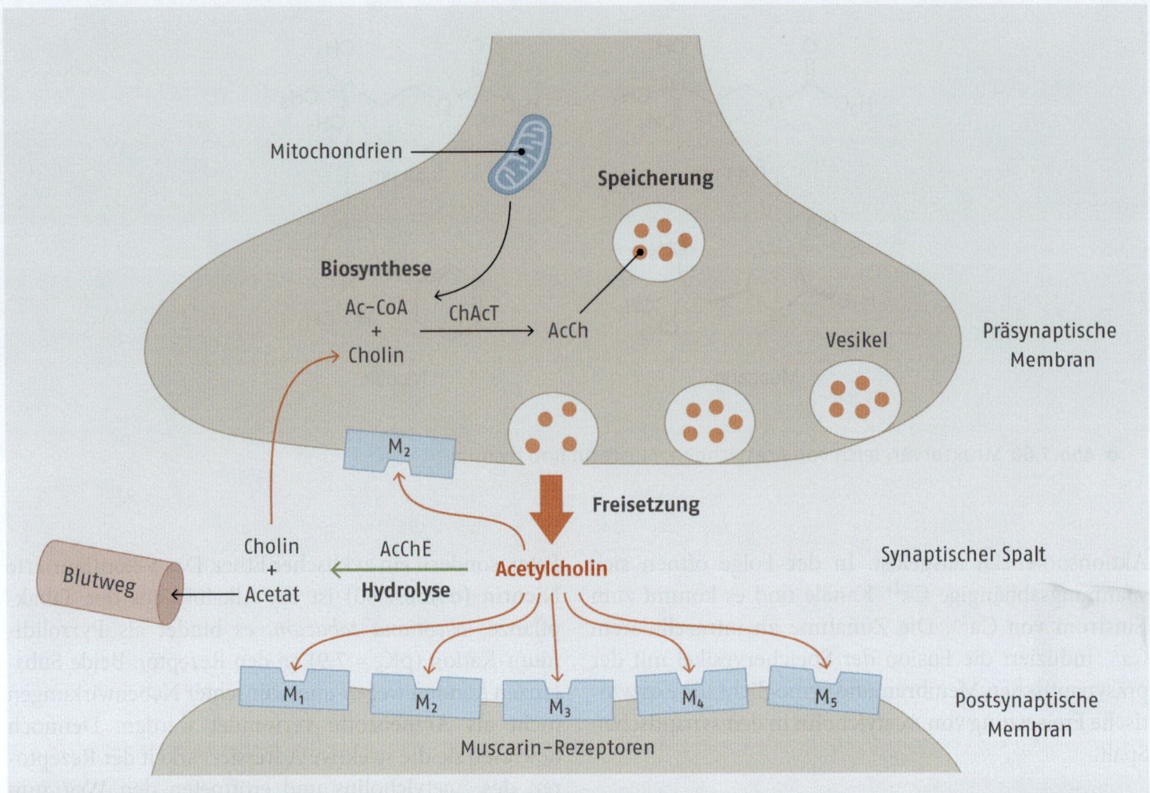

○ **Abb. 7.61** Cholinerge Neurotransmission. Ac-CoA: Acetyl-Coenzym A, AcCh: Acetylcholin, AcChE: Acetylcholinesterase, ChAcT: Cholin-Acetyltransferase

Muskelzellen zu finden. M_4-Rezeptoren finden sich vorwiegend im Striatum.

Die Aktivierung der pentameren **Nicotinrezeptoren** eröffnet eine Kanalpore, wodurch Na^+- und Ca^{2+}-Ionen in die Zelle einströmen, K^+ aus der Zelle ausströmt. Die Membran wird depolarisiert.

Wirkungen von Acetylcholin. Die Folgen einer Rezeptoraktivierung durch Acetylcholin sind insbesondere

- Pupillenverengung (Miosis),
- Senkung der Herzfrequenz (negativ chronotroper Effekt, über M_2-Rezeptoren) sowie Vasodilatation (M_3-vermittelte NO-Bildung im Endothel),
- Verringerung der Kontraktionskraft des Herzens (negativ inotroper Effekt),
- Stimulation der Drüsensekretion (Speichel, Magensaft, Bronchialsekret, Schweiß),
- Zunahme des Tonus der glatten Muskulatur des Magen-Darm-Kanals, des Urogenitaltrakts und der Bronchien; der Tonus der Schließmuskeln (Sphinktertonus von Magen-Darm, Blase) wird erniedrigt.

Die für den Parasympathikus relevanten Muscarinwirkungen lassen sich durch den nichtselektiven Muscarin-Antagonisten Atropin aufheben.

Biotransformation. Der physiologische Mechanismus, der die Wirkung des Acetylcholins an den Rezeptoren beendet, besteht in der Hydrolyse zu Cholin und Essigsäure (○ Abb. 7.59) durch die spezifische **Acetylcholinesterase**. Im Blut und in der Leber erfolgt die Hydrolyse durch die unspezifische Butyrylcholinesterase (Pseudocholinesterase). Cholin wird durch aktiven Transport wieder in die präsynaptische Nervenendigung aufgenommen und dient zur erneuten Acetylcholinsynthese. Essigsäure wird mit dem Blut abtransportiert.

○ Abb. 7.61 gibt eine zusammenfassende Übersicht zur cholinergen Neurotransmission.

Stereochemie. Acetylcholin ist **achiral** und weist als ein sehr flexibles Molekül eine Vielzahl von **Konformationsisomeren** auf, was für die Bindung an die Rezeptoren relevant ist (▸ Kap. 1.4.1).

Struktur-Wirkungs-Beziehungen. Untersuchungen mit verschiedenen Acetylcholin-Analoga weisen auf eine hohe Komplementarität der Bindestelle des Rezeptors zur Acetylcholinstruktur hin. Für die Interaktion des Acetylcholins mit den Acetylcholin-Rezeptoren sind sämtliche Bereiche des Moleküls relevant. In der klassischen Betrachtungsweise lassen sich hinsichtlich ihrer

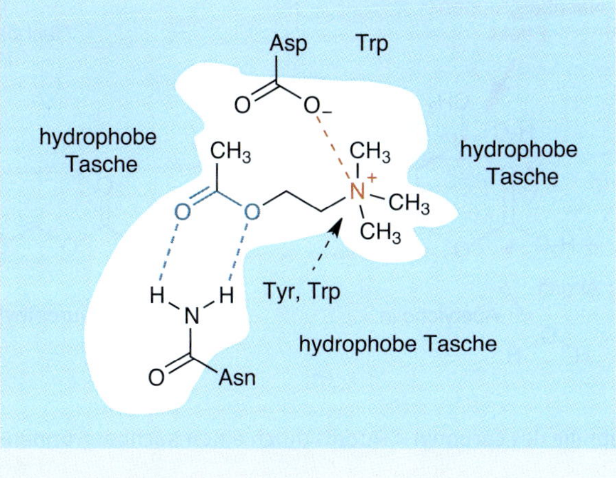

Abb. 7.62 Mögliche Interaktionen von Acetylcholin mit dem Muscarinrezeptor

Funktion und Bedeutung 3 Kategorien unterscheiden (Abb. 7.62).

- Die **quartäre Ammoniumgruppe**, für die man eine starke ionische Interaktion zwischen dem kationischen Kopf und einem Aspartat-Anion (sogenannte „anionische" Bindestelle) postulierte. Der Ersatz durch ein neutrales C-Atom führt zum Aktivitätsverlust. Es müssen 2 Methylgruppen am N-Atom vorhanden sein. Eine größere dritte Alkylgruppe wird toleriert, aber mehr als eine derartige Gruppe führt zu inaktiven Substanzen. Die quartäre Ammoniumgruppe wird in einer hydrophoben Tasche fixiert und ist für die intrinsische Aktivität essenziell. Alternative Vorstellungen sind Kation-π-Wechselwirkungen der quartären Stickstoff-Gruppe mit den aromatischen Aminosäuren Tyrosin und Tryptophan.
- Die **Estergruppe** trägt ebenfalls zur Bindungsaffinität von Acetylcholin an den Rezeptor bei und wird über den Carbonyl- oder Cholin-Sauerstoff mittels H-Brücken an einen Asparagin-Rest gebunden (esteratische Bindestelle). Eine größere Estergruppe inaktiviert die Strukturen.
- Der **Abstand zwischen den beiden Funktionalitäten** ermöglicht die Differenzierung zwischen Muscarin- und Nicotinrezeptoren. Für das Cholin-O-Atom beträgt der Abstand etwa 0,44 nm und entspricht im Muscarin dem Abstand vom Ether-Sauerstoff zum quartären Stickstoff (Abb. 7.60). Für die polarisierte Carbonylgruppe beträgt er zum positiv geladenen Stickstoff etwa 0,59 nm und entspricht im Nicotin dem des Pyridin-Stickstoffs zum protonierten Pyrrolidin-Stickstoff.

Struktur und Eigenschaften. Als Carbonsäureester wird Acetylcholin leicht durch Hydrolyse zersetzt. Dies lässt sich anhand einer bestimmten Konformation erklären, die das Molekül einnehmen kann (Abb. 7.63). In dieser Konformation interagiert der positiv geladene Stickstoff, der elektronenziehende Eigenschaften aufweist, mit der Carbonylgruppe im Sinne einer intramolekularen Ionen-Dipol-Wechselwirkung. Dies verstärkt den Elektronenzug des Carbonyl-Sauerstoffs auf das benachbarte C-Atom und erhöht somit dessen Elektrophilie. Schwache Nukleophile wie Wasser können Acetylcholin somit schneller hydrolysieren als strukturell vergleichbare Ester, z. B. Essigsäureethylester, der sich lediglich durch das Fehlen der quartären Ammoniumgruppe von Acetylcholin unterscheidet. Die Verseifung der Estergruppe verläuft unter Beteiligung des benachbarten kationischen N-Atoms, d. h. unter **anchimerer Unterstützung (Nachbargruppen-Effekt)**.

Acetylcholinchlorid (Miochol-E®), Ph. Eur., ist als Pulver zur Herstellung einer Instillationslösung im Handel. Es ist ein kurzwirksames Miotikum und wird mit einer Kanüle in die vordere Augenkammer eingeträufelt. Bei topischer Applikation am Auge ist es kaum wirksam, da aufgrund der quartären Ammoniumstruktur nur eine geringe korneale Penetration erfolgt. Die Lösung ist stets frisch herzustellen und wird insbesondere bei Kataraktoperationen und anderen operativen Eingriffen am Auge verwendet, wenn eine schnelle Miosis erforderlich ist.

Die systemische Anwendung von Acetylcholin selbst ist insgesamt äußerst limitiert, weil Acetylcholin als labiler Ester im salzsauren Milieu des Magens rasch hydrolysiert wird. Außerdem erfolgt auch im Blut rasche Hydrolyse, sowohl chemisch als auch enzymatisch durch Esterasen. Und schließlich ist die Wirkung nicht selektiv, da im Körper sämtliche Acetylcholinrezeptoren erregt werden.

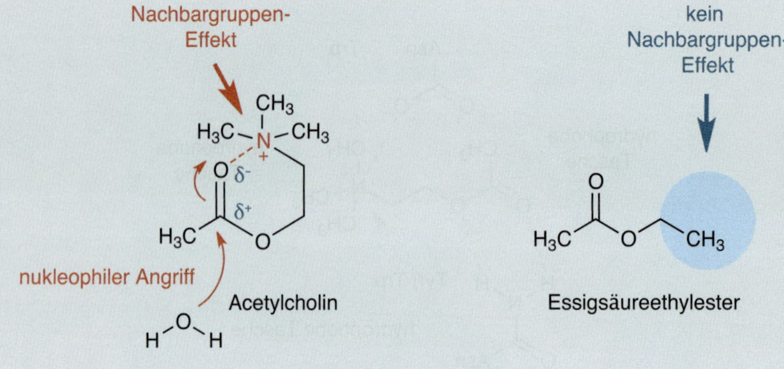

Nachbargruppen-Effekt
nukleophiler Angriff
Acetylcholin
kein Nachbargruppen-Effekt
Essigsäureethylester

○ Abb. 7.63 Erhöhte Elektrophilie des Carbonyl-C-Atoms durch einen Nachbargruppen-Effekt

Carbachol
Bethanechol

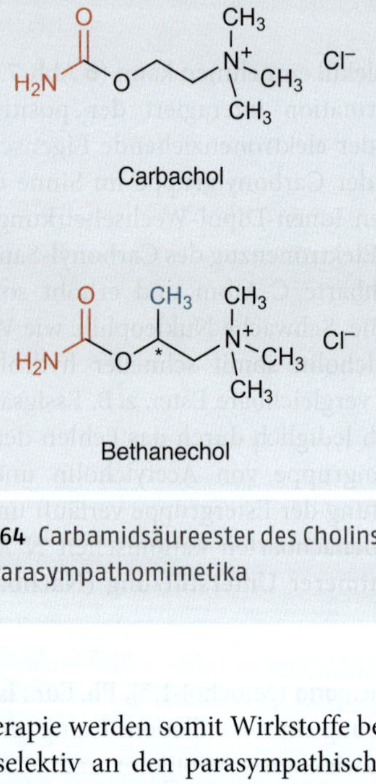

○ Abb. 7.64 Carbamidsäureester des Cholins als direkte Parasympathomimetika

Für die Therapie werden somit Wirkstoffe benötigt, die möglichst selektiv an den parasympathischen Acetylcholin-Rezeptoren angreifen, aber langsamer als Acetylcholin inaktiviert werden.

7.2.2 Muscarinrezeptor-Agonisten

Muscarinrezeptor-Agonisten (m-Cholinorezeptor-Agonisten, direkte Parasympathomimetika) sind Arzneistoffe, die wie Acetylcholin direkt an parasympathischen Rezeptoren (Muscarin-Rezeptoren) angreifen. Da sie in der Peripherie die Wirkungen des Parasympathikus nachahmen, bezeichnet man sie auch als **direkte Parasympathomimetika.** Im Gegensatz dazu sind Cholinesterase-Inhibitoren indirekte Parasympathomimetika.

Acetylcholin-Analoga

Design und Entwicklung. Die rasche Inaktivierung des Acetylcholin-Moleküls lässt sich durch 2 Maßnahmen verhindern:

- elektronische Stabilisierung,
- sterische Abschirmung.

Ein Beispiel für eine elektronische Stabilisierung ist der Carbamidsäureester **Carbachol** (○ Abb. 7.64), der erstmals 1932 eingesetzt wurde. In diesem Molekül ist die Methylgruppe der Acetylfunktion des Acetylcholins bioisoster gegen eine Aminogruppe ausgetauscht. Diese weist eine vergleichbare Größe auf und findet entsprechend am Rezeptor Platz. Dies impliziert zugleich, dass anstelle der hydrophoben Methylgruppe auch eine polare Aminogruppe in die kleine hydrophobe Tasche des Rezeptors hineinpasst.

Die Hydrolysestabilität ist auf den **elektronischen Effekt** der Carbamoylfunktion zurückzuführen. Carbamoylstrukturen sind kaum basisch. Die Mesomeriestabilisierung in ○ Abb. 7.65 zeigt, dass das freie Elektronenpaar des N-Atoms über die Carbonylgruppe delokalisiert wird und damit den elektrophilen Charakter des Carbonyl-C-Atoms aufhebt. Durch den Einbau der Aminogruppe als Elektronendonor lässt sich somit die chemische und enzymatische Stabilität des Muscarinrezeptor-Agonisten deutlich erhöhen.

Das Prinzip der **sterischen Abschirmung** lässt sich am Beispiel von **Methacholin** (○ Abb. 7.66) verdeutlichen, das in Deutschland nicht im Handel ist. Um die Carbonylgruppe abzuschirmen, hat man in das Acetylcholin-Analogon eine zusätzliche Methylgruppe eingebaut. Der Zugang eines potenziellen Nukleophils zum Carbonyl-C-Atom wird somit behindert und damit die Hydrolysegeschwindigkeit herabgesetzt. Zudem wird die Bindung an Esterasen gestört und damit auch die enzymatische Hydrolyse verlangsamt. Der Einbau größerer Alkylgruppen wie Ethyl oder Propyl hätte zwar einen stärkeren Abschirmeffekt zur Folge, allerdings werden auf Grund der hohen Passgenauigkeit des Acetylcholins an den Rezeptor sperrige Alkylgruppen nicht toleriert und verhindern die Rezeptorbindung.

Weiterhin erhöht die zusätzliche Methylgruppe signifikant die Muscarinwirkung bei gleichzeitig nur geringer Nicotinwirkung. Diese Rezeptorselektivität für Muscarinrezeptoren ist abhängig von der stereochemischen Anordnung der zusätzlich eingeführten Methylgruppe. Eine Erklärung liefert der Vergleich der aktiven Konformation des Methacholins mit der von (+)-Muscarin (○ Abb. 7.67). Muscarin ist an der für die Rezeptorinteraktion mit der esteratischen Bindestelle benachbarten 2-Position des Moleküls *S*-konfiguriert. Nur in *S*-Methacholin kann die Methylgruppe eine vergleichbare Position zur 3-Methylengruppe des Muscarins einnehmen. Experimentelle Daten bestätigen, dass es sich beim *S*-konfigurierten Molekül um das Eutomer handelt.

Eine Kombination von sterischen und elektronischen Effekten zur Molekülstabilisierung ist in **Bethanechol** realisiert.

Carbachol, Ph. Eur., ist eine quartäre Ammoniumverbindung und liegt als Chlorid vor. Es ist ein hydrolysestabiler Muscarinrezeptor-Agonist mit längerer Wirkungsdauer als Acetylcholin. Als Cholinester stimuliert es sowohl Muscarin- als auch Nicotinrezeptoren. Wegen der geringen Rezeptorselektivität wird es hauptsächlich lokal zur Glaukombehandlung verwendet. Es verengt die Pupille und erweitert die Abflusswege des Kammerwassers, wodurch der intraokuläre Druck gesenkt wird. Carbachol ist in Deutschland nicht mehr im Handel.

○ **Abb. 7.65** Mesomeriestabilisierung der Carbamoylgruppe in Carbachol

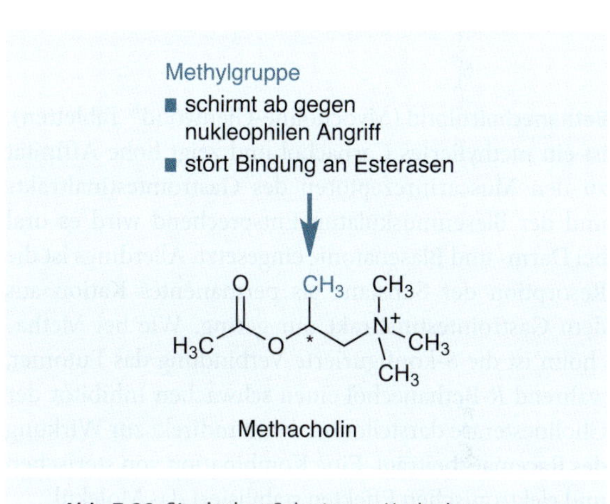

○ **Abb. 7.66** Sterischer Schutz vor Hydrolyse

○ **Abb. 7.67** Stereochemische Aspekte der Muscarinrezeptor-Agonisten

o Abb. 7.68 Glaukommittel Pilocarpin

o Abb. 7.69 Mesomeriestabilisiertes, zyklisches Amidinium-Kation

Bethanecholchlorid (Myocholine-Glenwood® Tabletten), ist ein methyliertes Carbachol und zeigt hohe Affinität zu den Muscarinrezeptoren des Gastrointestinaltrakts und der Blasenmuskulatur. Entsprechend wird es oral bei Darm- und Blasenatonie eingesetzt. Allerdings ist die Resorption der Substanz als permanentes Kation aus dem Gastrointestinaltrakt nur gering. Wie bei Methacholin ist die *S*-konfigurierte Verbindung das Eutomer, während *R*-Bethanechol einen schwachen Inhibitor der Cholinesterase darstellt und damit indirekt zur Wirkung des Racemats beiträgt. Eine Kombination von sterischen und elektronischen Effekten stabilisiert das Molekül.

Alkaloide

Während Muscarin nur experimentelle Bedeutung hat, findet mit **Pilocarpin** (o Abb. 7.68) ein Alkaloid mit Muscarin-agonistischer Aktivität therapeutische Verwendung bei Glaukom.

Gewinnung. Pilocarpin ist das Hauptalkaloid aus den Blättern von *Pilocarpus jaborandi*, aus denen es enantiomerenrein durch Extraktion mit salzsaurem Ethanol gewonnen wird.

Stereochemie. (+)-Pilocarpin besitzt am γ-Butyrolactonring, der über eine Methylenbrücke mit dem Imidazolring verknüpft ist, 2 Asymmetriezentren (3*S*, 4*R*). Die Substituenten am Lactonring sind *cis*-ständig angeordnet.

Struktur und Eigenschaften. Pilocarpin ist eine schwache Base, die unter physiologischen Bedingungen am sp^2-hybridisierten Stickstoff ($pK_S = 7{,}1$) des Imidazolrings protoniert wird. So entsteht ein mesomeriestabilisiertes, zyklisches Amidinium-Kation (o Abb. 7.69). Nur in dieser Form liegt der für die Wechselwirkung mit dem Rezeptor erforderliche kationische Stickstoff vor. Er besitzt wie in Muscarin (o Abb. 7.67) den für die Bindung an den Muscarinrezeptor benötigten Abstand zum Tetrahydrofuran-Sauerstoff von etwa 0,5 nm. Im stark sauren Milieu kann auch der Methyl-substituierte Stickstoff ($pK_S = 1{,}6$) protoniert werden. Durch den Elektronenzug der benachbarten Carbonylgruppe liegen in 3-Position des Lactonrings schwache CH-acide Eigenschaften vor, die zur Alkaliempfindlichkeit der Substanz beitragen.

Pilocarpin ist in saurer Lösung stabil, das Stabilitätsoptimum liegt bei pH 3–4. Im Alkalischen kann der Lactonring jedoch durch Nukleophile oder Basen angegriffen und zu inaktiven Strukturen umgesetzt werden (o Abb. 7.70). Durch nukleophilen Angriff von Hydroxid-Ionen am Carbonyl-C-Atom bildet sich unter Ringöffnung das Pilocarpinsäure-Anion. Die Reaktion ist reversibel, das Gleichgewicht ist pH-abhängig und liegt nur in saurer Lösung weitgehend auf der Seite des Pilocarpins.

Durch basischen Angriff von Hydroxid-Ionen wird der Lactonring an der CH-aciden 3-Position deprotoniert. Das resultierende Anion ist als Enolat-Ion mesomeriestabilisiert und reagiert nicht weiter unter Ringöffnung. Als starke Base kann das Anion in der Rückreaktion durch Wasser wieder protoniert werden. Wegen der Planarität des sp^2-hybridisierten C-3-Atoms kann die Protonierung von oberhalb oder unterhalb der Ebene erfolgen, sodass neben dem ursprünglichen Pilocarpin-Molekül teilweise auch das an C-3 epimere Isopilocarpin gebildet wird. Wegen der *trans*-ständig angeordneten Substituenten des Lactonrings ist Isopilocarpin das thermodynamisch stabilere Stereoisomer. Seine Wirksamkeit ist allerdings nur noch äußerst gering. Die **Epimerisierung** an C-3 kann auch beim Erhitzen von Pilocarpin erfolgen. Dies ist beim Herstellen steriler Lösungen zu beachten. Isopilocarpin kann ferner durch Hydroxid-Ionen zum Isopilocarpinsäure-Anion geöffnet werden.

Pilocarpin (Pilomann®), Ph. Eur., ist als Hydrochlorid und Nitrat monographiert. Die Kontraktion des Musculus sphincter pupillae und des Ziliarmuskels führt zur Pupillenverengung. Dies verbessert den Abfluss des Kammerwassers und senkt den Augeninnendruck. Systemisch (Salagen®) dient Pilocarpin dazu, die Mundtrockenheit (Xerostomie) durch Speicheldrüsen-Unterfunktion nach Bestrahlung bei Krebserkrankungen im Kopf-Hals-Bereich zu lindern. Bei der Biotransformation durch CYP2A6 kommt es u. a. zur Hydroxylierung an C-3. Durch Serumesterasen erfolgt Hydrolyse zur Pilocarpinsäure.

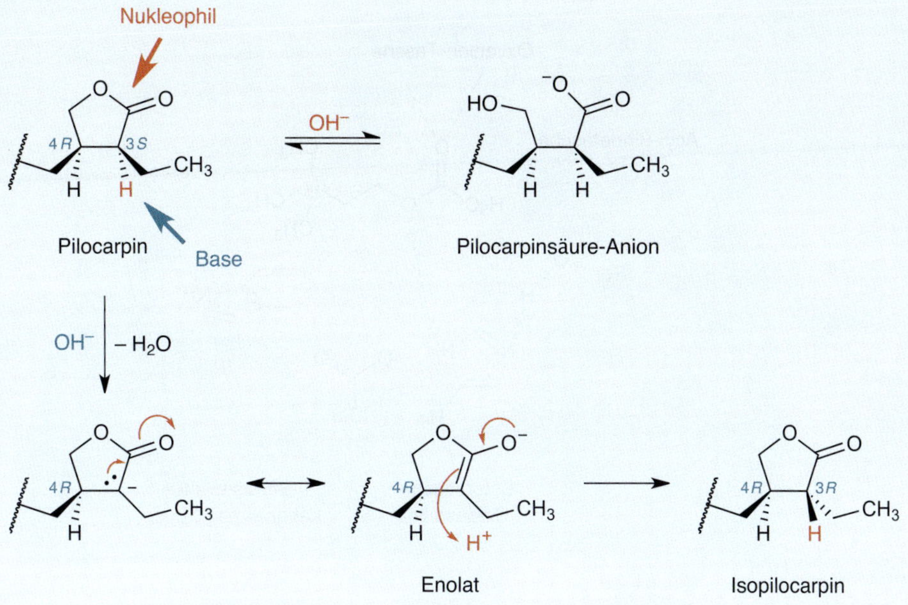

Abb. 7.70 Ringöffnung und Epimerisierung von Pilocarpin

7.2.3 Cholinesterase-Inhibitoren

Cholinesterase-Inhibitoren (**indirekte Parasympathomimetika**) sind Arzneistoffe, welche die Effekte des Parasympathikus nachahmen, indem sie den Abbau von Acetylcholin durch Cholinesterasen hemmen und damit Acetylcholin in der Nähe der Rezeptoren anreichern. Der nicht hydrolysierte Neurotransmitter kann erneut am Rezeptor angreifen und cholinerge Effekte hervorrufen, die mit denen der Muscarinrezeptor-Agonisten vergleichbar sind. Gemäß ihrer chemischen Struktur und Funktion teilt man die Cholinesterase-Inhibitoren in 3 Klassen ein:

- Carbamidsäureester (Stigmine) als **pseudoirreversible Inhibitoren**,
- Phosphorsäureester (Organophosphate) als **irreversible Inhibitoren**,
- Inhibitoren ohne Esterstruktur als **reversible Inhibitoren**.

Im Gegensatz zu den beiden anderen Klassen weisen die reversiblen Inhibitoren kein Gruppenübertragungspotenzial auf und fungieren nicht als Substrate des Enzyms.

Cholinesterasen

Nach ihren bevorzugten Substraten lassen sich physiologisch 2 Enzyme als Targets für diese Inhibitoren unterscheiden, die **Acetylcholinesterase** (AcChE, das synaptische Enzym) und die in vielen Geweben und im Blutplasma vorliegende **Butyrylcholinesterase** (Pseudocholinesterase) mit geringerer Substratspezifität. Die Wirkungen der Cholinesterase-Inhibitoren sind fast ausschließlich aus der Hemmung der Acetylcholinesterase abzuleiten.

Die AcChE gehört zur Gruppe der Serinhydrolasen und ist in den cholinergen Synapsen in unmittelbarer Nähe zu den Acetylcholin-Rezeptoren lokalisiert. Entsprechend können die Acetylcholin-Moleküle beim Verlassen des Rezeptors effizient inaktiviert werden. Die AcChE gehört zu den effizientesten Enzymen überhaupt und weist bei vollständiger Sättigung eine Wechselzahl von 25 000 Molekülen pro Sekunde auf. Die enzymatische Hydrolyse des Acetylcholins verläuft gegenüber dem nichtkatalysierten Prozess 100-millionenfach schneller. Für das Design von AcChE-Inhibitoren sind Informationen über das aktive Zentrum des Enzyms, die Bindungsverhältnisse und den Mechanismus der Hydrolyse des Acetylcholins erforderlich.

Aktives Zentrum der Acetylcholinesterase

Das aktive Zentrum der AcChE besteht aus einer esteratischen Bindestelle, an der die Esterhydrolyse vollzogen wird, und einer ursprünglich als „anionische" Bindestelle bezeichneten Region, wo der kationische Teil von Acetylcholin bindet (o Abb. 7.71).

Die Bindung des Substrats erfolgt

- in der **Bindestelle für die kationische Gruppe** allerdings durch eine Kation-π-Interaktion zwischen der

o Abb. 7.71 Bindungsverhältnisse im aktiven Zentrum der Acetylcholinesterase

aromatischen Aminosäure Trp84 und dem positiv geladenen Stickstoff des Acetylcholins.

- In der **esteratischen Binderegion**, deren funktionelle katalytische Einheit sich aus einer **katalytischen Triade** aus den 3 Aminosäuren Ser200–His440–Glu327 zusammensetzt, interagiert der Cholin-Sauerstoff mit dem Imidazol-NH des Histidins. In einer Oxyanion-Tasche binden Gly118–Gly119–Ala201 über H-Brücken zum Carbonyl-Sauerstoff, zudem existiert eine Acyl-Bindetasche aus Gly328–Ser329–Phe330–Phe331.

Mechanismus der Hydrolyse des Acetylcholins

Die Aminosäuren der katalytischen Triade haben bei der Hydrolyse des Substrats 2 Aufgaben. Zum einen dient Serin als Nukleophil für die Esterspaltung. Da die aliphatische Alkoholgruppe nur schwache nukleophile Eigenschaften aufweist, ist Serin per se nicht in der Lage, den Ester zu hydrolysieren. Zum anderen agiert das benachbarte Histidin während des gesamten Reaktionsverlaufs als Säure-Base-Katalysator und wird dabei von Glutamat unterstützt.

Der Mechanismus der Hydrolyse beinhaltet mehrere Schritte (o Abb. 7.72).

Schritt 1: Serin greift mit einem freien Elektronenpaar des O-Atoms den elektrophilen Carbonyl-Kohlenstoff an und überführt die Carbonylgruppe in einen instabilen tetraedrischen Übergangszustand – ein Oxyanion, das in der entsprechenden Tasche gebunden wird.

Schritt 2: Histidin katalysiert diese Reaktion, indem es als Base das Proton der Alkoholfunktion des Serins aufnimmt und so dessen Nukleophilie erhöht.

Schritt 3: Das protonierte Histidin fungiert danach als Säure und überträgt das Proton auf den Cholin-Sauerstoff des Intermediats, wodurch dieser Molekülbereich zu einer besseren Abgangsgruppe wird.

Schritt 4: Die Carbonylgruppe der Acetylfunktion reformiert sich und verdrängt mit Cholin den Alkoholanteil des ursprünglichen Esters.

Schritt 5: Die Umesterung ist vollzogen. Die Acetylgruppe des Acetylcholins ist jetzt kovalent im aktiven Zentrum als kurzlebiger Essigsäureserinester gebunden.

Schritt 6: Ein Wassermolekül greift den Carbonyl-Kohlenstoff nukleophil an. Es entsteht erneut ein tetraedrischer Übergangszustand mit Oxyanion-Struktur.

Schritt 7: Auch hier assistiert Histidin als basischer Katalysator unter Protonenaufnahme.

Schritt 8: Das protonierte Histidin agiert als saurer Katalysator und protoniert das Intermediat.

Schritt 9: Die Carbonylgruppe wird regeneriert und der Serinrest des Enzyms freigesetzt.

Schritt 10: Essigsäure verlässt das aktive Zentrum und das Enzym kann den Zyklus erneut durchlaufen.

Wirkung. Cholinesterase-Inhibitoren lösen ähnliche biologische Effekte aus wie Muscarin-Agonisten und eignen sich prinzipiell zur **Glaukombehandlung** sowie bei **Darm- und Blasenatonie**. Gegenüber den direkten Parasympathomimetika fördern sie aber auch die Erre-

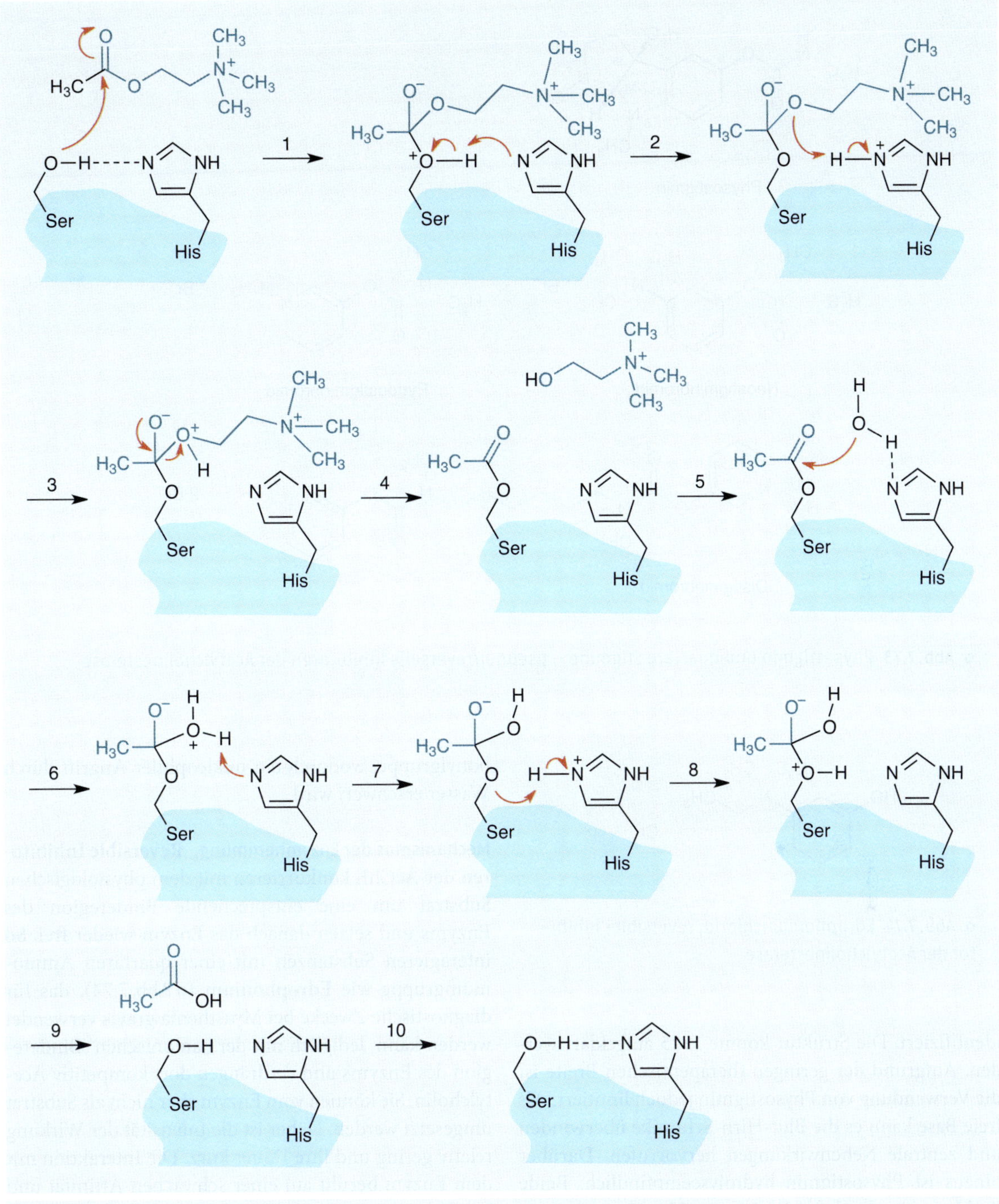

o Abb. 7.72 Mechanismus der Hydrolyse des Acetylcholins durch Acetylcholinesterase

gungsübertragung durch Acetylcholin an der neuromuskulären Endplatte. Dies erlaubt den therapeutischen Einsatz bei **Myasthenia gravis.** Bei dieser Autoimmunerkrankung werden Antikörper gebildet, welche die Acetylcholinrezeptoren der neuromuskulären Endplatte (muskulärer Typ der Nicotinrezeptoren) blockieren. Klinisch führt sie zu einer Muskelschwäche.

Carbamidsäureester

Design und Entwicklung. Als Leitsubstanz für die Entwicklung der Carbamidsäureester (Carbamate) diente ein Naturstoff (o Abb. 7.73). **Physostigmin,** auch als Eserin bezeichnet, wurde 1864 von Oswald Hesse und Julius Jobst als Hauptalkaloid in den Samen der westafrikanischen Kalabarbohne (*Physostigma venenosum*)

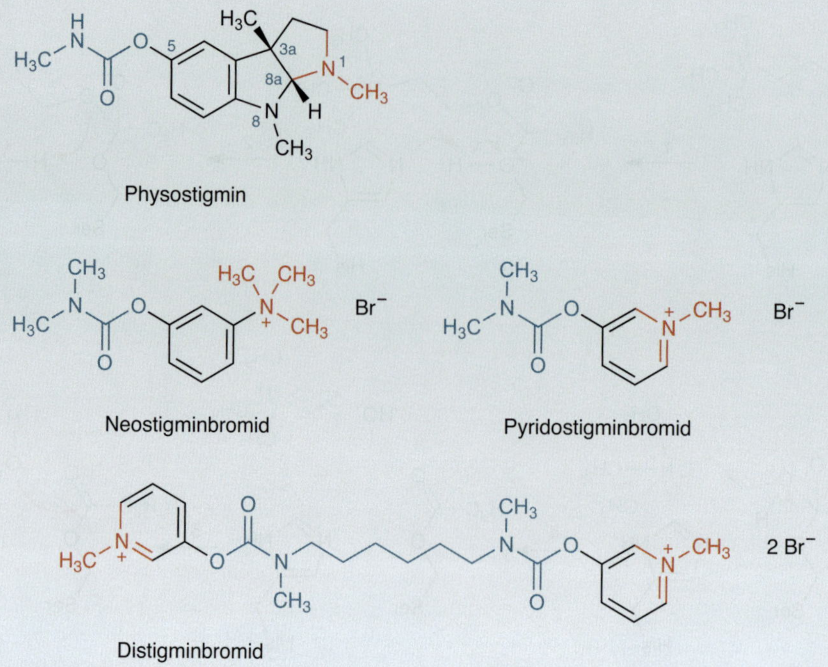

o Abb. 7.73 Physostigmin und quartäre Stigmine – pseudoirreversible Inhibitoren der Acetylcholinesterase

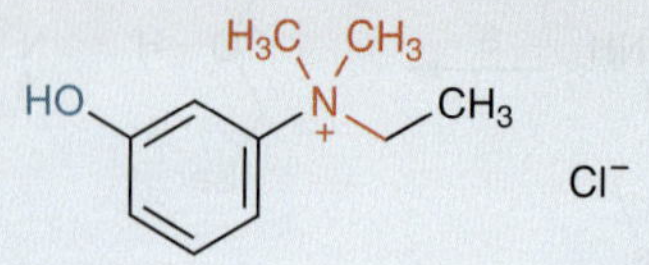

o Abb. 7.74 Edrophoniumchlorid, reversibler Inhibitor der Acetylcholinesterase

identifiziert. Die Struktur konnte 1925 aufgeklärt werden. Aufgrund der geringen therapeutischen Breite ist die Verwendung von Physostigmin jedoch limitiert. Als freie Base kann es die Blut-Hirn-Schranke überwinden und zentrale Nebenwirkungen hervorrufen. Darüber hinaus ist Physostigmin hydrolyseempfindlich. Beide Probleme wurden beim Design von **Neostigmin** adressiert. Zum einen bedingt das Vorliegen einer **quartären Ammoniumstruktur** die permanente Ionisierung des Moleküls. Dies verhindert die zentrale Wirksamkeit. Zudem ist die Hemmung der AcChE durch quartäre Stigmine nicht mehr pH-abhängig. Ein Nachteil der quartären Struktur ist allerdings die nur geringe Resorption der Wirkstoffe. Eine verbesserte **Stabilität** erzielt man durch Einführen einer Dimethylcarbamat-Gruppe. Die zusätzliche Methylgruppe verstärkt durch ihren +I-Effekt die Elektronendichte am Stickstoff und fördert dadurch dessen Interaktion mit der benachbarten Carbonylgruppe, wodurch ein nukleophiler Angriff durch Wasser erschwert wird.

Mechanismus der Enzymhemmung. Reversible Inhibitoren der AcChE konkurrieren mit dem physiologischen Substrat um eine entsprechende Binderegion des Enzyms und setzen danach das Enzym wieder frei. So interagieren Substanzen mit einer quartären Ammoniumgruppe wie **Edrophonium** (o Abb. 7.74), das für diagnostische Zwecke bei Myasthenia gravis verwendet werden kann, lediglich mit der „anionischen" Binderegion des Enzyms und verdrängen dort kompetitiv Acetylcholin. Sie können vom Enzym aber nicht als Substrat umgesetzt werden. Daher ist die Intensität der Wirkung relativ gering und ihre Dauer kurz. Die Interaktion mit dem Enzym beruht auf einer schwachen Affinität und beinhaltet keine kovalente Bindung, da Edrophonium über keine Esterkomponente und somit über kein Gruppenübertragungspotenzial verfügt.

Bei den **Carbamidsäureestern**, die ebenfalls eine quartäre Ammoniumgruppe oder bei ihrer Bindung an das Enzym ein positiv geladenes N-Atom aufweisen, sind die Verhältnisse jedoch anders. Der Vergleich von Acetylcholin und Neostigmin als Substrat der Hydrolysereaktion verdeutlicht die herausragende Funktion der Carbamatgruppe für die inhibitorischen Eigenschaften. Die ersten 5 Schritte verlaufen wie in der für Acetylcholin beschriebenen Weise unter Katalyse von Serin und

Histidin. Die Alkoholkomponente des Esters – in diesem Fall ein Phenolat, das als schwache Base eine gute Abgangsgruppe darstellt – wird verdrängt, und der Serinrest im aktiven Zentrum des Enzyms wird kovalent in Form eines Carbamidsäure-Serinesters gebunden.

Für den nun folgenden Schritt 6 (o Abb. 7.72) ergibt sich eine wesentliche Änderung. Bedingt durch die Elektronendonor-Eigenschaften der Dimethylaminogruppe und der daraus resultierenden Elektronendelokalisierung über den Carbonyl-Sauerstoff wird die Elektrophilie des Carbonyl-C-Atoms stark vermindert (o Abb. 7.75). Obwohl Histidin auch in diesem Fall als basischer Katalysator agiert (Schritt 7), ist der nukleophile Angriff des Wassermoleküls im Falle der Carbamoylgruppe im Vergleich zur Acetylgruppe deutlich erschwert und kann nur äußerst langsam ablaufen. Dieser Vorgang wird somit zum geschwindigkeitsbestimmenden Schritt des gesamten Reaktionsverlaufs. Physostigmin wird insgesamt 40-millionenfach langsamer hydrolysiert als Acetylcholin. Die Wirkdauer der Carbamidsäureester beträgt 1–4 h. Carbamidsäureester bezeichnet man als **pseudoirreversible Inhibitoren** der AcChE, da sie wie irreversible Inhibitoren kovalent im aktiven Zentrum des Enzyms binden, sich aber von diesen dadurch unterscheiden, dass sie wieder vom Enzym abgespalten werden und somit das Enzym – wenn auch langsam – regeneriert wird.

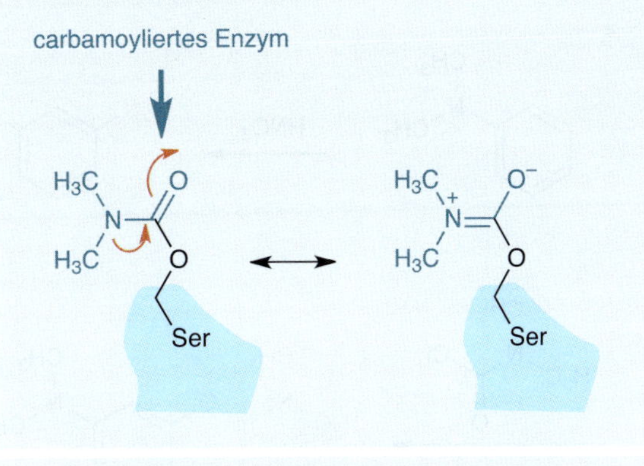

o **Abb. 7.75** Mechanismus der AcChE-Hemmung – Mesomeriestabilisierung des carbamoylierten Enzyms

Wirkung. Therapeutisch relevant sind die Effekte am Auge, auf den Magen-Darm-Trakt und die Harnwege. Diese sind mit denen der Muscarinrezeptor-Agonisten vergleichbar.

Struktur-Wirkungs-Beziehungen. Untersuchungen an verschiedenen Analoga zeigten, dass die Carbamidsäurefunktion für die Aktivität essenziell ist und dass der quartäre Stickstoff die Bindung in kationischer Form an die „anionische" Binderegion gewährleistet. Außerdem kann der aromatische Ring für zusätzliche hydrophobe Interaktionen im aktiven Zentrum Bedeutung haben. Zudem konnte man zeigen, dass *para*- oder *ortho*-substituierte Systeme weniger wirksam sind als das *meta*-substituierte Neostigmin, das hohe miotische Aktivität aufweist. Von daher postulierte man einen Abstand zwischen dem positiv geladenen Stickstoff und der Estergruppe von 0,47 nm als optimal.

Biotransformation. Die Hauptmetabolisierungswege der Stigmine sind *N*-Desalkylierung, Decarbamoylierung zu den Phenolderivaten und deren Glucuronidierung.

Synthetische Aspekte. Zum Aufbau des *meta*-ständigen Substitutionsmusters wird Dimethylanilin in 3-Position nitriert (o Abb. 7.76). Die 3-Nitrogruppe wird reduziert, diazotiert und zum Phenol verkocht. Das so erhaltene 3-Dimethylaminophenol wird mit Dimethylcarbamoylchlorid zum entsprechenden Dimethylcarbamat verestert und anschließend mit Methylbromid zu Neostigmin quaternisiert.

Physostigmin (Anticholium®), Ph. Eur., ist als Salicylat und als Sulfat monographiert. Es ist ein Pyrroloindol-Alkaloid, in dem der Pyrrolidinring und der Indolkörper *cis*-verknüpft vorliegen. Die absolute Konfiguration ist 3a*S*,8a*R*. Die Protonierung erfolgt primär an der aliphatischen Aminofunktion (Pyrrolidin-N) in Position 1 ($pK_S = 8{,}1$). Der Indol-Stickstoff in Position 8 ist als aromatisches Amin nur sehr schwach basisch ($pK_S = 2{,}0$). Physostigmin ist empfindlich gegenüber Hitze, Licht sowie Feuchtigkeit und zersetzt sich rasch. Insbesondere in alkalischer Lösung erfolgt Abspaltung von Methylamin und CO_2 zum unwirksamen Eserolin, das zunächst weiter zum roten *ortho*-chinoiden Rubreserin oxidiert wird (o Abb. 7.77). Unter physiologischen Bedingungen ist Physostigmin nur zu etwa 25 % ionisiert und kann die Blut-Hirn-Schranke überwinden. Dies kann einen zerebralen Krampfanfall hervorrufen. Wegen seiner zentralen Wirksamkeit wird es als Antidot bei Vergiftungen mit Atropin oder zentral wirksamen Arzneistoffen mit anticholinergen Haupt- und Nebenwirkungen intravenös injiziert. Es erfolgt relativ rasche Hydrolyse durch Plasma-Cholinesterasen, die Halbwertszeit beträgt nur 15–30 min. Physostigmin ist stark toxisch. Der Tod kann durch Herzstillstand oder Atemlähmung eintreten.

Die synthetischen, quartären Stigmine werden bei Myasthenia gravis sowie bei Darm- und Blasenatonie eingesetzt.

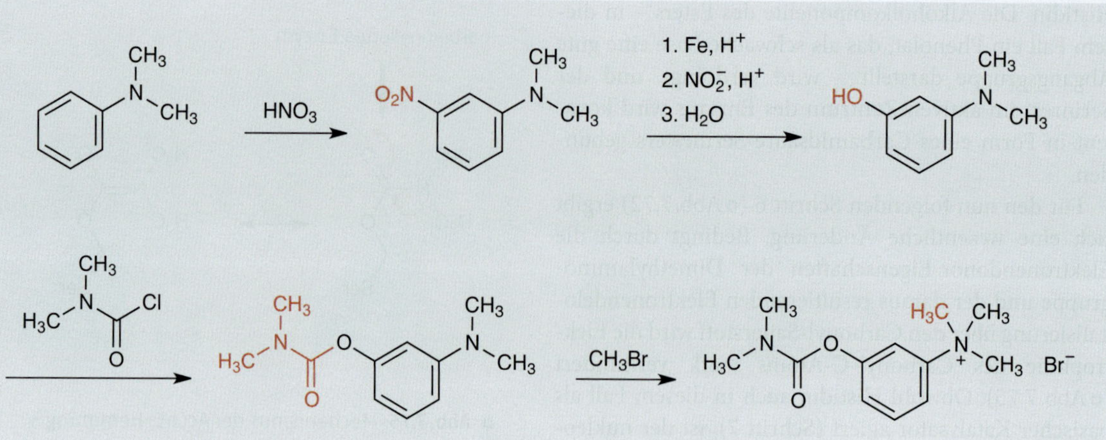

Abb. 7.76 Synthese von Neostigminbromid

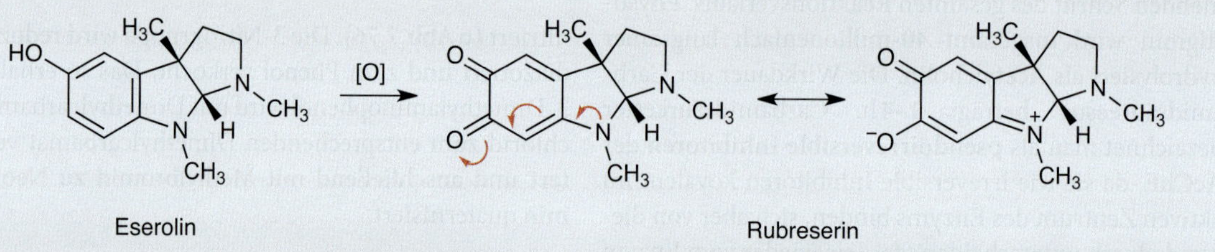

Abb. 7.77 Abbauprodukte von Physostigmin

Neostigminbromid (Neostig®), Ph. Eur., ist auch als Metilsulfat beschrieben, dem Monomethylester der Schwefelsäure. Neostigmin ist der Prototyp der synthetischen Vertreter, die hauptsächlich als Bromide vorliegen. Als permanentes Kation wird Neostigmin nach oraler Gabe schlecht resorbiert (1–2 %). Nach intravenöser Applikation liegt die Halbwertszeit bei 24–80 min. Neostigmin kann als Antidot gegeben werden, um z. B. bei der Ausleitung von Narkosen die Wirkung von nichtdepolarisierenden Muskelrelaxanzien (Nicotinrezeptor-Antagonisten) aufzuheben.

Pyridostigminbromid (Mestinon®), Ph. Eur., ist ein Pyridiniumsalz, das etwas schwächer wirkt als Neostigminbromid. Gegenüber diesem zeigt es aber weniger häufig Nebenwirkungen und besitzt eine verlängerte Wirkdauer. Die Bioverfügbarkeit beträgt 10–20 %. Oral verabreichtes Pyridostigmin hat eine Halbwertszeit von 90 min. Die im Vergleich zu Neostigmin höhere orale Bioverfügbarkeit der Pyridiniumkationen Pyridostigmin und ebenso Distigmin ist möglicherweise auf die Bildung stabiler, nach außen ungeladener Ionenpaare mit Gallensäuren zurückzuführen. Zudem wird auch ein aktiver Transportmechanismus diskutiert.

Distigminbromid (Ubretid®) verfügt gegenüber den anderen Stigminen über eine relativ lange Plasmahalbwertszeit von 65 h, sodass die Enzymhemmung bis zu 40 h anhält. Die Bioverfügbarkeit der dikationischen Verbindung beträgt 5 %. Die Ausscheidung erfolgt überwiegend renal.

7.2.4 Antidementiva

Antidementiva (Abb. 7.78) sind Arzneistoffe zur symptomatischen Behandlung der üblicherweise erst im höheren Alter auftretenden Demenzerkrankungen. Die häufigste Form ist **Morbus Alzheimer**. Die pathologischen Prozesse der Krankheit sind vielfältiger Natur und noch nicht vollständig geklärt. Als neuropathologische Ursache wird eine übermäßige Phosphorylierung der Tau-Proteine angesehen, wodurch es zum Auftreten intrazellulärer Aggregate in Form von Faserbündeln kommt. Darüber hinaus ist eine extrazelluläre Ablagerung von β-Amyloid-Proteinen nachweisbar. Auffällig ist das Absterben von cholinergen Neuronen im basalen Vorderhirn der Alzheimerpatienten, sodass die Biosynthese, Speicherung und Freisetzung des Neurotransmitters Acetylcholin beeinträchtigt sind. Die entsprechenden Hirnareale sind mit kognitiven Fähigkeiten wie Lernen, Gedächtnis, Sprache sowie sozialen Fähigkeiten und emotionalen Reaktionen assoziiert.

Cholinesterase-Inhibitoren

Um das **cholinerge Defizit** zu beheben, zielt die Therapie der Alzheimer-Demenz auf eine Erhöhung des Acetylcholin-Angebots an den Rezeptoren mithilfe von Acetylcholinesterase-Inhibitoren (o Abb. 7.78). Mit Ausnahme von Rivastigmin handelt es sich um **Inhibitoren ohne Esterstruktur.** Diese binden wegen der fehlenden strukturellen Voraussetzung nichtkovalent an das Enzym, da sie kein Gruppenübertragungspotenzial aufweisen. Es sind kompetitive und reversible Inhibitoren der Acetylcholinesterase. Als tertiäre Amine können sie in ungeladener Form die Blut-Hirn-Schranke überwinden. Cholinesterase-Inhibitoren können die kognitive Leistung für einen begrenzten Zeitraum verbessern, sind aber kaum in der Lage, den Krankheitsverlauf zu verlangsamen. Im Gehirn trägt neben der AcChE auch die weniger substratspezifische BuChE zur Hydrolyse von Acetylcholin bei. Während bei der Alzheimer-Demenz der AcChE-Spiegel nach und nach abnimmt, bleibt die BuChE-Aktivität im fortgeschrittenen Stadium erhalten oder nimmt sogar zu. Die klinisch verwendeten AcChE-Hemmer sind AcChE-selektiv (□ Tab. 7.2) oder weisen im Falle von Rivastigmin keine Selektivität auf.

Synthetische Aspekte. Die Aldol-Kondensation von 5,6-Dimethoxy-1-indanon und 1-Benzylpiperidin-4-carbaldehyd in Gegenwart von Lithiumdiisopropylamid und Hexamethylphosphorsäuretriamid (HMPA) in THF führen zum exozyklischen Enonderivat (o Abb. 7.79). Die nachfolgende Hydrierung an 10 % Palladium auf Aktivkohle liefert racemisches **Donepezil**, das mit HCl zum Donepezilhydrochlorid umgesetzt wird.

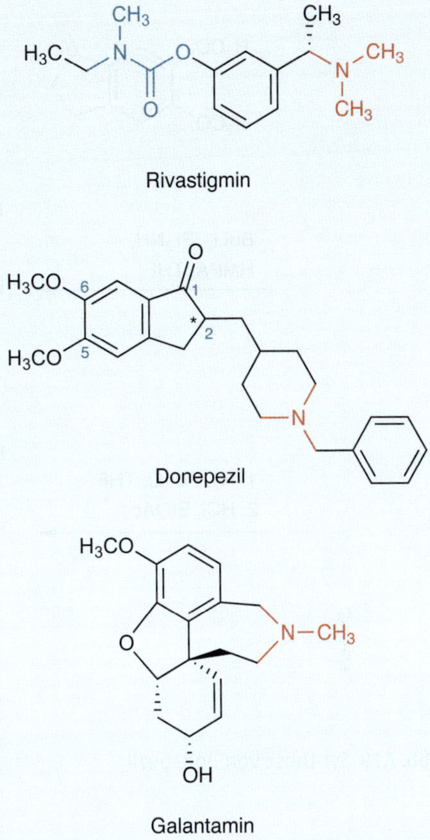

Rivastigmin (Exelon®), Ph. Eur., ist als Base und als Hydrogentartrat monographiert. Rivastigmin wurde in den 1980er Jahren von Marta Weinstock-Rosin in Israel aus dem strukturverwandten Miotin entwickelt. Miotin ist ein bereits Ende der 1920er Jahre als Racemat synthetisiertes *N*-Methylcarbamat, das man durch strukturelle Vereinfachung der Leitsubstanz Physostigmin erhalten hatte. Es war das erste klinisch verwendete synthetische Carbamat. Der zusätzliche *N*-Ethylsubstituent an der Carbamatstruktur in Rivastigmin erhöhte die Lipophilie und verbesserte die Resorption nach oraler Gabe. Im Gegensatz zu den anderen synthetischen Stigminen ist Rivastigmin keine quartäre Ammoniumverbindung, sondern wie Miotin ein α-methyliertes tertiäres Benzylamin. Dies gewährleistet die Penetration der Blut-Hirn-Schranke. Dennoch muss die Substanz am Wirkort in kationischer Form vorliegen, um im esteratischen Zentrum der Acetylcholinesterase zu binden. Folgerichtig handelt es sich hier nicht um eine aromatische Stickstoffverbindung, sondern um ein aliphatisches Amin, das stärker basische Eigenschaften aufweist. Mit einem pK_S von 9,0 dominiert unter physiologischen Bedingungen die protonierte Form, die für die Rezeptorbindung essenziell ist. Rivastigmin ist chiral und kommt als *S*-Enantiomer in den Handel. Dies ist ein 10-fach stärkerer AcChE-Hemmer als das *R*-Enantiomer. Bedingt durch die Racemattrennung mit optisch aktiver Weinsäure liegt die Substanz als *R*,*R*-Hydrogentartrat vor. Während Donepezil und Galantamin selektive und

Rivastigmin

Donepezil

Galantamin

o Abb. 7.78 Cholinesterase-Inhibitoren zur Therapie der Alzheimer-Erkrankung

□ Tab. 7.2 Humane AcChE-Selektivität von Antidementiva relativ zur humanen BuChE

AcChE-Inhibitor	AcChE-Selektivität
Rivastigmin	1,1
Donepezil	188
Galantamin	9,1

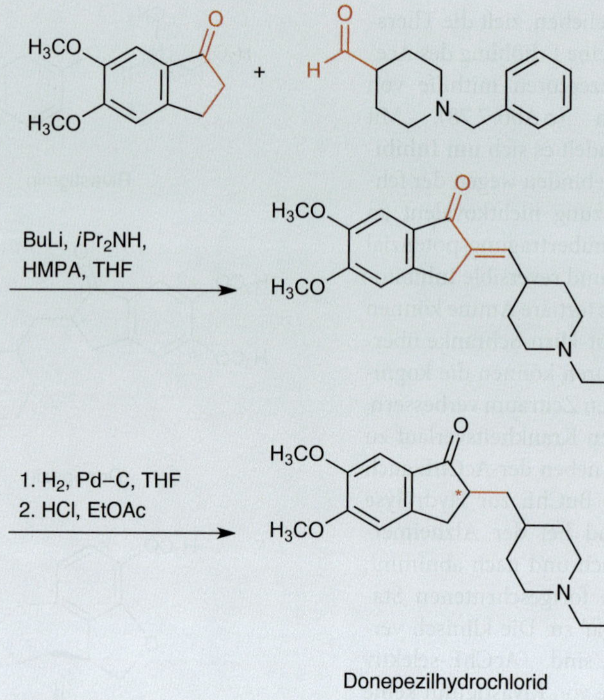

Abb. 7.79 Synthese von Donepezil

potente AcChE-Hemmer sind, ist Rivastigmin ein dualer AcChE/BuChE-Inhibitor (Tab. 7.2). Hierin liegt möglicherweise ein Vorteil des Rivastigmins gegenüber den AcChE-selektiven Inhibitoren bei fortschreitender Demenz. Die Halbwertszeit nach oraler Applikation beträgt 1 h, der Zeitraum der Enzymhemmung dagegen 9 h. Daher bezeichnet man Rivastigmin wie die quartären Stigmine als pseudoirreversiblen Inhibitor. Die Elimination erfolgt fast ausschließlich über den Urin. Rivastigmin wird als Lösung, in Form von Kapseln oder als transdermales Pflaster angewendet.

Donepezil (Aricept®), Ph. Eur., ist als Hydrochlorid und Hydrochlorid-Monohydrat monographiert. Das Indanonderivat wird als Racemat in den Handel gebracht. Es ist das Resultat der Strukturoptimierung eines *N*-Benzylpiperazin-Derivates, das man mithilfe von Molecular-Modelling-Methoden und Random-Screening entdeckte. Donepezil bindet nicht direkt im aktiven Zentrum der Acetylcholinesterase. Es interagiert mit dem protonierten Piperidinstickstoff ($pK_S = 9{,}1$) über Kation-π-Wechselwirkungen mit einem Phenylalanin-Rest der Acyl-Bindetasche und mit einem Tryptophan-Rest einer peripheren Bindestelle am Eingang der Rinne zum aktiven Zentrum des Enzyms. Die Biotransformation durch CYP2D6 und CYP3A4 führt zur *O*-Demethylierung und nachfolgend zur *O*-Glucuronidierung, *N*-Debenzylierung und Oxidation zum *cis*-*N*-Oxid. Der 6-*O*-Demethylmetabolit ist ein gleichermaßen potenter Cholinesterase-Inhibitor wie Donepezil. Die Eliminierung erfolgt renal mit einer Halbwertszeit von 70 h.

Galantamin (Reminyl®), Ph. Eur. (Hydrobromid), ist ein Alkaloid aus bestimmten Schneeglöckchen-Arten, u. a. dem kaukasischen Schneeglöckchen *Galanthus woronowii*. Es besitzt eine Benzazepin-Partialstruktur und 3 Asymmetriezentren (4a*S*, 6*R*, 8a*S*; Abb. 7.80). Die Cholinesterase-inhibierende Wirkung wurde bereits 1951 entdeckt. In den 1990er Jahren wurde der Einsatz bei Alzheimer-Demenz geprüft, die Markteinführung war aber erst nach erfolgreichem synthetischem Zugang zu diesem Naturstoff möglich. Galantamin bindet im aktiven Zentrum der Acetylcholinesterase in der Binderegion für die kationische Gruppe der Inhibitoren. Verantwortlich dafür ist aber nicht der protonierte Azepin-Stickstoff ($pK_S = 7{,}9$), sondern die Doppelbindung des Cyclohexenrings, die mit dem Indolring von Trp84 π-π-Interaktionen eingeht. Zusätzlich bestehen Interaktionen mit der Acyl-Bindetasche. Galantamin ist zudem ein allosterischer Modulator postsynaptischer Nicotinrezeptoren, wodurch die intrinsische Aktivität von Acetylcholin erhöht wird. Die Biotransformation verläuft langsam. Galantamin wird durch CYP2D6 *O*-demethyliert und zusätzlich glucuronidiert. Weiterhin erfolgt *N*-Demethylierung, durch CYP3A4 entsteht hauptsächlich das *N*-Oxid. Die Halbwertszeit liegt bei 7 h, die Elimination

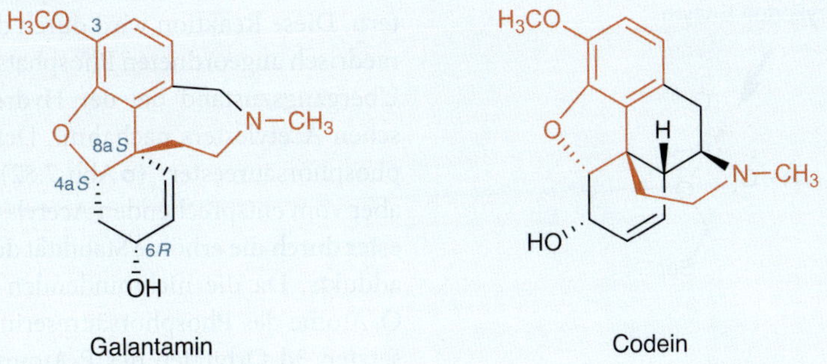

Galantamin

Codein

o Abb. 7.80 Strukturvergleich von Galantamin mit Codein

erfolgt überwiegend mit dem Urin. Galantamin zeigt eine gewisse Strukturähnlichkeit mit Codein (o Abb. 7.80) und besitzt auch eine analgetische Wirkung.

NMDA-Rezeptor-Antagonisten

Neben dem Verlust an cholinergen Neuronen nimmt gleichzeitig die glutamaterge Neurotransmission über die NMDA-Rezeptoren (*N*-Methyl-D-Aspartat) bei Morbus Alzheimer zu. Daher versucht man die gesteigerte Aktivität dieser Rezeptoren, die den Lernprozess und die kognitive Leistungsfähigkeit beeinträchtigt, mit Antagonisten zu reduzieren. Die mechanistische Bedeutung der NMDA-Rezeptoren im Zusammenhang mit der Alzheimer-Erkrankung wird kontrovers diskutiert.

Design und Entwicklung. Nach Zulassung als Influenzamittel stellte man zufällig fest, dass **Amantadin** zur Verbesserung der kognitiven Leistung bei einem an Grippe erkrankten Parkinson-Patienten führte. Entsprechend wurde es auch für diese Indikation vermarktet. Das strukturanaloge **Memantin**, das sich durch die beiden Methylgruppen am Adamantan-Gerüst (o Abb. 7.81) von Amantadin unterscheidet, erwies sich ebenfalls wirksam bei Parkinson und wurde 1968 von Lilly patentiert. Als Target konnte man den NMDA-Rezeptor identifizieren. Memantin ist seit 2001 zur Behandlung der Alzheimer-Demenz zugelassen.

Wirkungsmechanismus. NMDA-Rezeptoren werden durch Binden von Glutamat aktiviert. Glutamat ist der wichtigste exzitatorische Neurotransmitter und ist für Lern- und Gedächtnisprozesse von Bedeutung. Voraussetzung für eine normale Gehirntätigkeit ist eine physiologische Glutamat-Aktivität. Eine übermäßige Erregung der NMDA-Rezeptoren durch Glutamat ist hingegen an der Pathogenese der Alzheimer-Demenz beteiligt. Memantin ist ein spannungsabhängiger, nichtkompetitiver NMDA-Rezeptorblocker mit niedriger Affinität. Es interagiert nicht mit der Glutamat-Bindestelle, sondern dringt erst nach dem Öffnen des Kanals ein. Die

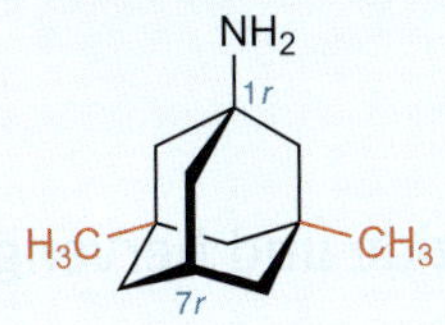

o Abb. 7.81 NMDA-Antagonist Memantin

Blockade des Kanals ist von der Aktivierung des NMDA-Rezeptors durch Agonisten abhängig. Memantin bindet im Eingangsbereich des Ionenkanals durch Interaktion mit Asparaginresten und induziert den Verschluss der Kanalpore, sodass der Ionendurchtritt verhindert wird. Durch das schnelle Abdissoziieren vom Rezeptorkanal bleibt die Funktion des Rezeptors an den Synapsen erhalten. Nach Depolarisation durch die physiologische Freisetzung von Glutamat ist dieser somit noch aktivierbar. Memantin besitzt auch eine mittlere Affinität zu den Nicotinrezeptoren und wirkt dort als nichtkompetitiver Antagonist. Aus der langfristigen Upregulation dieser Rezeptoren resultiert eine verstärkte nicotinerge Aktivität, der man einen positiven Effekt auf die kognitive Leistung der Alzheimer-Patienten zuschreibt.

Memantin (Axura®) besitzt ein Adamantan-Grundgerüst mit einer primären Aminogruppe (pK_S = 10,8). Durch die beiden Methylgruppen enthält die Substanz 4 stereogene Zentren. Die Pseudochiralitätszentren an C-1 und am tertiären C-3 sind beide *r*-konfiguriert. Da eine Spiegelebene existiert, ist Memantin achiral. Die Bioverfügbarkeit nach oraler Gabe ist fast vollständig. Die Halbwertszeit liegt bei 60–100 h. Die Biotransformation führt zu einem inaktiven Isomerengemisch von 4- und 6-Hydroxymemantin sowie 1-Nitroso-3,5-dimethyladamantan. Die Elimination erfolgt überwiegend renal.

o Abb. 7.82 Stabilisierung des phosphorylierten Enzyms durch pπ-dπ-Interaktionen (langsame Reaktivierung bei R = Me, Et; keine Hydrolyse bei R = Isopropyl)

7.2.5 Insektizide und Nervengase

Neben den reversiblen Inhibitoren gibt es auch **irreversible Inhibitoren** der Acetylcholinesterase. Dabei handelt es sich um Ester der Phosphorsäure und Phosphonsäure, die als **Organophosphate** bzw. **Organophosphonate** bezeichnet werden und zu den stärksten Inhibitoren des Enzyms gehören. Auf Grund ihrer hohen Toxizität werden diese Substanzen nur in geringem Umfang therapeutisch genutzt. Früher setzte man die Phosphorsäureester **Paraoxon** (E 600, Mintacol®) und **Fluostigmin** (Flupropryl®) zur Glaukomtherapie ein (o Abb. 7.85), der Thiophosphorsäureester **Malathion** wird in einigen Ländern noch bei Befall mit Kopfläusen verwendet. Ein Prodrug für das Insektizid **Dichlorvos** ist das Anthelminthikum **Metrifonat** (Bilarcil®, in Deutschland nicht mehr im Handel). **Phosphorsäureester** haben jedoch als Insektizide weltweit Verbreitung gefunden, daneben wurden die strukturell eng verwandten **Phosphonsäureester** als chemische Kampfstoffe (Nervengase) entwickelt.

Design und Entwicklung. Aus den systematischen Arbeiten von Gerhard Schrader über organische Phosphorsäureester ging 1938 bei der Firma Bayer in Deutschland das erste Insektizid hervor. Zuvor synthetisierte Schrader bereits die Phosphonsäureester **Tabun** und **Sarin**, wobei er sich selbst vergiftete und wochenlang pausieren musste. Diese Substanzen wurden später militärisch als Kampfstoffe eingesetzt.

Mechanismus der Enzymhemmung. Phosphorsäureester interagieren nur mit der esteratischen Binderegion. Wie der physiologische Neurotransmitter Acetylcholin und die Carbamidsäureester sind sie aufgrund ihres Gruppenübertragungspotenzials in der Lage, den Serinrest im aktiven Zentrum der Acetylcholinesterase zu verestern. Diese Reaktion wird durch die Geometrie des tetraedrisch angeordneten Phosphats begünstigt, da es den Übergangszustand bei der Hydrolyse des physiologischen Acetylesters nachahmt. Der resultierende Serinphosphorsäureester (o Abb. 7.82) unterscheidet sich aber vom entsprechenden Acetyl- oder Carbamidsäureester durch die erhöhte Stabilität des kovalenten Enzymaddukts. Da die nichtbindenden Elektronenpaare der O-Atome des Phosphorsäureserinesters von den unbesetzten 3d-Orbitalen des P-Atoms aufgenommen werden können, erhöht sich infolge eines pπ-dπ-Anteils die Bindungsenergie.

Während die Regeneration des Enzyms bei Acetylcholin (Schritte 6–10, o Abb. 7.72) unmittelbar, und bei den Carbamidsäureestern innerhalb weniger Stunden erfolgt, kann das phosphorylierte Serin unter biologischen Verhältnissen normalerweise nicht mehr hydrolysiert werden. Eine spontane Reaktivierung des phosphorylierten Enzyms findet in nur sehr geringem Umfang statt, nur für R = Me oder R = Et, im Falle der Isopropylester findet keine Spaltung statt. Die Acetylcholinesterase ist somit vergiftet und vollständig inaktiviert. Ihre Aktivität wird erst durch De-novo-Synthese des Enzyms wiederhergestellt. Phosphorsäureester sind demzufolge **irreversible Inhibitoren**. Ihre Wirkung besteht in einer kontinuierlichen Stimulation des cholinergen Systems. Der Tod tritt meist infolge einer zentralen Atemlähmung ein.

Bauprinzip der Inhibitoren. Bedingt durch die Stabilität der Phosphor- und Phosphonsäureester ist für die Cholinesterase-Inhibitoren dieser Strukturklasse ein bestimmtes Bauprinzip erforderlich, um das entsprechende Gruppenübertragungspotenzial zur Modifizierung des Serins zu gewährleisten. Dies erreicht man zum Beispiel dadurch, indem man einen Substituenten mit stark elektronenziehenden Eigenschaften (Z = F, CN) am P-Atom des Inhibitors einführt, der als Abgangsgruppe fungieren kann und leicht substituiert wird. Dies ist bei den als Nervengas eingesetzten Phosphonsäureestern **Tabun** und **Sarin** der Fall.

Bei den Insektiziden hingegen, bei denen eine P–O-Bindung gelöst werden muss, wird der oben beschriebene pπ-dπ-Bindungsanteil dadurch verringert, dass die nichtbindenden Elektronenpaare des O-Atoms über pπ-pπ-Interaktionen (z. B. mit einem sp^2-hybridisierten Kohlenstoff) in ein ausgedehnten π-System integriert werden. Dies ist in Paraoxon realisiert (o Abb. 7.83), aus dem nach nukleophilem Angriff durch Serin ein mesomeriestabilisiertes Anion eliminiert werden kann. Der allgemeinen Struktur dieser Insektizide liegt die Schrader-Formel zugrunde (o Abb. 7.84).

Insektizide

Parathion (o Abb. 7.85, E 605) war das erste Insektizid, das im Hinblick auf die Toxizität dieser Substanzen eine gewisse Selektivität für Parasiten zeigte. Es handelt sich um einen Thiophosphorsäureester, in dem das doppelt gebundene O-Atom von Paraoxon gegen das weniger elektronegative S-Atom ausgetauscht ist. Die elektrophilen Eigenschaften und die Fähigkeit zur H-Brücken-Bindung im aktiven Zentrum des Enzyms sind dadurch schwächer als bei den Sauerstoffanalogen. Die inhibitorische Aktivität ist 100-fach geringer. Die Wirksamkeit von Parathion beruht daher auf der Biotransformation zum Paraoxon durch CYP-Enzyme. Allerdings findet diese oxidative Desulfurierung nicht nur in den Parasiten, sondern auch in Lebermikrosomen statt. Eine gewisse selektive Toxizität gegenüber Insekten ergibt sich aus dem Befund, dass Parathion im Säugetierorganismus gleichzeitig zum inaktiven Thiophosphorsäurediethylester und *para*-Nitrophenol gespalten wird. In Deutschland wird Parathion seit 2002 nicht mehr in den Verkehr gebracht. Ein weiteres Beispiel für einen Thiophosphorsäureester ist **Dimethoat** (Perfekthion®), das zugleich auch eine Carbamatfunktion aufweist. Eingesetzt wird es beispielsweise gegen Blattläuse.

Malathion, Ph. Eur., liegt als Racemat vor und wird therapeutisch bei Pedikulosis und Skabies verwendet, darüber hinaus als Insektizid in der Land- und Forstwirtschaft sowie zur Bekämpfung des durch Stechmücken übertragenen West-Nil-Virus. Wie bei den meisten Insektiziden aus der Reihe der Thiophosphorsäureester handelt es sich um eine bei Raumtemperatur flüssige, hoch flüchtige und lipophile Verbindung, die leicht resorbiert wird. Als Thioverbindung wird Malathion im Parasiten zum 100-fach stärker wirksamen Malaoxon metabolisiert (o Abb. 7.86). Im Säugetierorganismus hingegen findet eine Entgiftungsreaktion statt, wobei nach Hydrolyse der Ethylestergruppen die polaren Carboxylate entstehen. In hydrolysierter Form wird Malathion fast vollständig im Urin ausgeschieden. Da nur der Säugetierorganismus die zur Ethanolabspaltung benötigte Carboxylesterase besitzt, resultiert aus den unterschiedlichen Metabolisierungswegen der Schutz für den Wirtsorganismus und die selektive Toxizität für Insekten. In Deutschland ist Malathion nicht mehr im Handel, in der EU war es bis 2020 erlaubt.

Metrifonat (Trichlorfon), ist ein von Schrader zu Beginn der 1950er Jahre als Insektizid entwickelter, mäßig toxischer Phosphonsäureester. Bei physiologischem pH-Wert wird es nichtenzymatisch in den potenten Cholinesterase-Inhibitor **Dichlorvos**, ein Phosphorsäureester, umgewandelt (o Abb. 7.87). Metrifonat wurde auch als Anthelminthikum bei der durch den Saugwurm *Schistosoma haematobium* hervorgerufenen Harnwegs-Schistosomiasis eingesetzt. Metrifonathaltige Arzneimittel und Insektizide sind in Deutschland nicht mehr auf dem Markt.

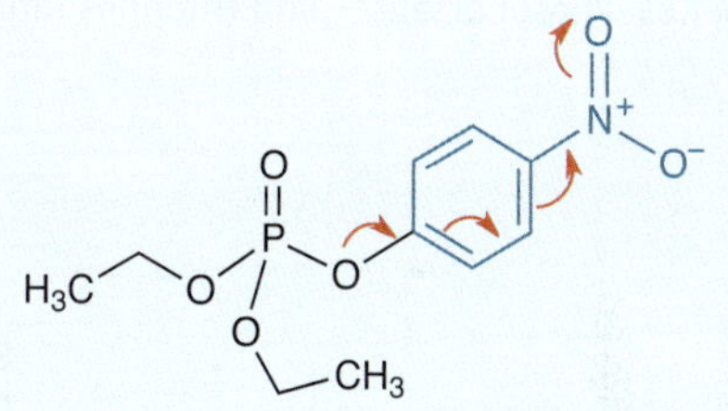

o **Abb. 7.83** pπ-pπ-Interaktionen bei Paraoxon

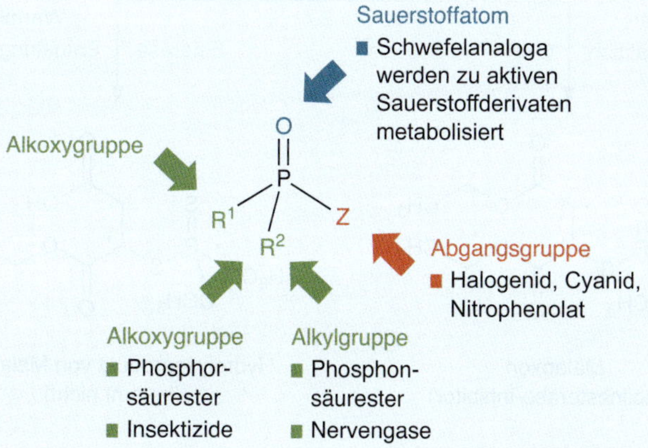

o **Abb. 7.84** Schrader-Formel als Bauprinzip der irreversiblen Cholinesterase-Inhibitoren

Paraoxon

Parathion

Dichlorvos

Dimethoat

Fluostigmin

Malathion

Abb. 7.85 Phosphorsäure- und Thiophosphorsäureester als irreversible Inhibitoren der Acetylcholinesterase

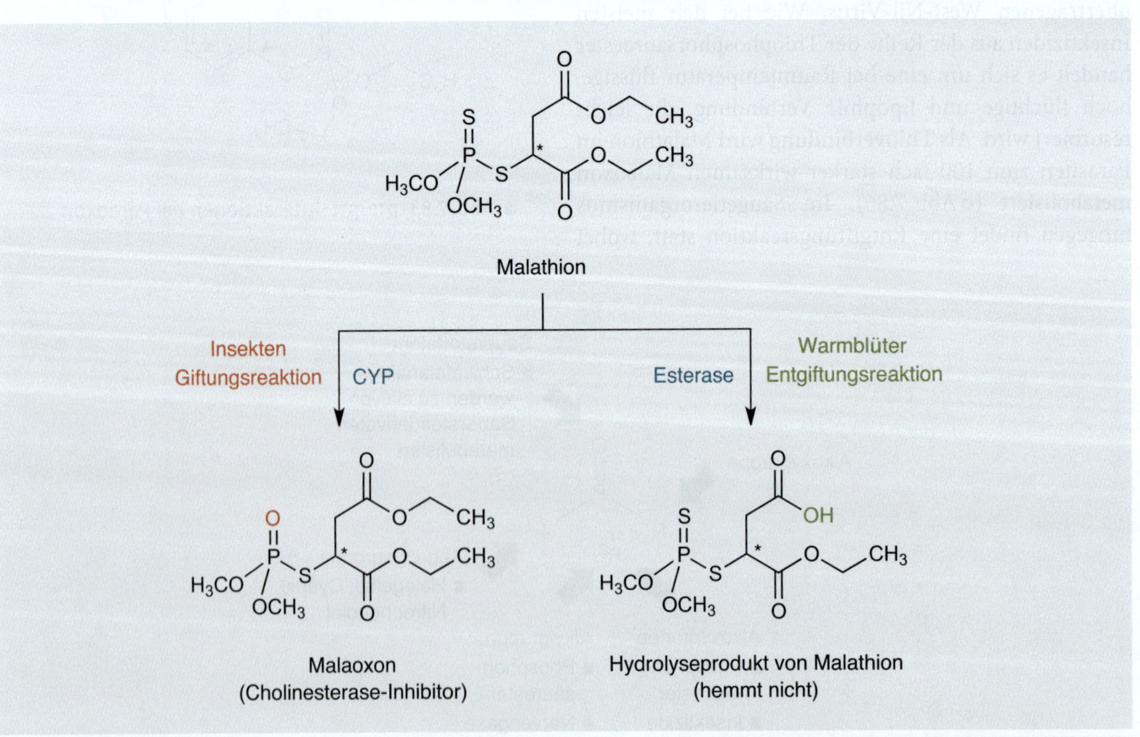

Abb. 7.86 Biotransformation von Malathion in Insekten und im Säugetierorganismus

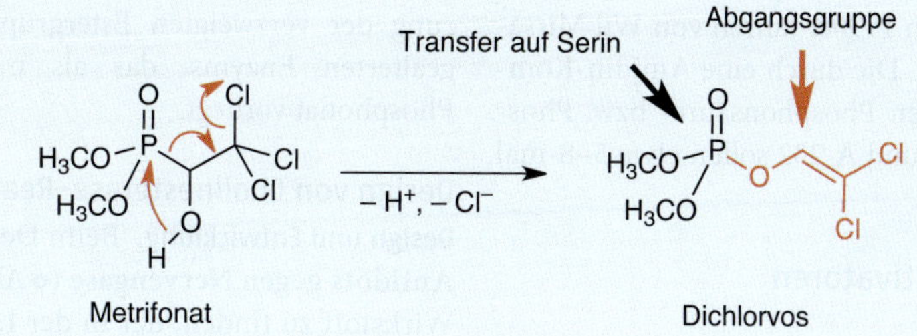

o Abb. 7.87 Bildung von Dichlorvos aus Metrifonat

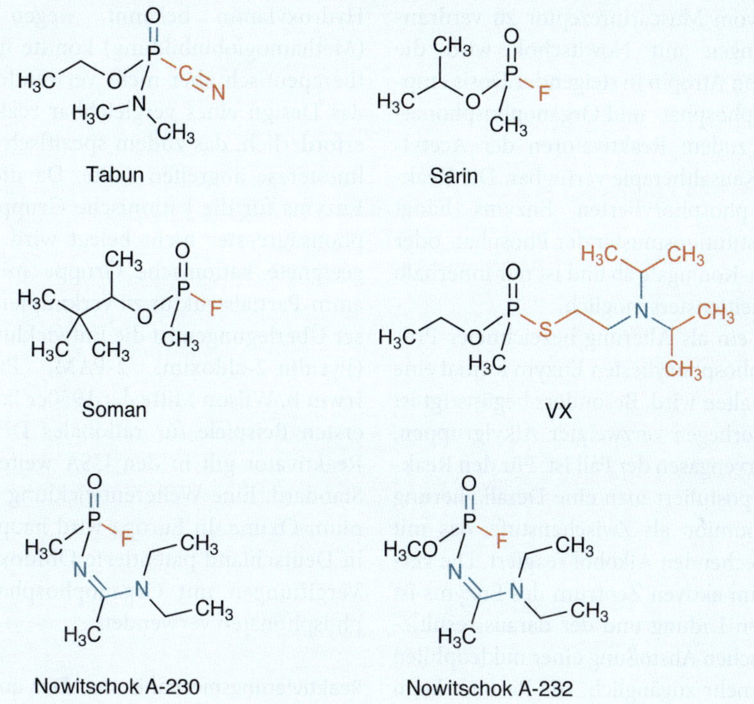

o Abb. 7.88 Irreversible Cholinesterase-Inhibitoren als Nervengase

Nervengase

Nervengase (o Abb. 7.88) sind hochtoxische Ester oder Amide der Phosphonsäure, sie sind lipophiler als die vergleichbaren Phosphorsäureester. Sie sind chiral und besitzen ein Asymmetriezentrum am P-Atom. Die *S*-Enantiomere phosphorylieren das Enzym wesentlich schneller als die *R*-Enantiomere. Bei Raumtemperatur liegen die Nervengase in flüssiger Form vor. Da sie wegen ihres hohen Dampfdrucks flüchtig sind und nach einer Explosion verdampfen, werden sie gut über die Haut und vor allem über die Atemwege aufgenommen. Ausreichenden Schutz bieten daher nur ein Ganzkörper-Schutzanzug und eine Atemschutz-Vollmaske.

Tabun, **Sarin** und **Soman** wurden in Deutschland während der Forschungsarbeiten an Insektiziden entwickelt, kamen aber im Zweiten Weltkrieg nicht zum Einsatz. Ein noch wirksamerer Vertreter ist **VX** (*venomous agent X*, Giftstoff X), das voneinander unabhängig 1952 in Schweden und England entwickelt wurde. Diese Substanz bindet wegen der Konstruktion als tertiäres Amin in protonierter Form zusätzlich an die Binderegion der Acetylcholinesterase für die kationische Gruppe und blockiert dadurch den Zugang von Antidoten zur Reaktivierung des Enzyms. Schließlich wurde in den 1970er Jahren in der ehemaligen Sowjetunion die **Nowitschok**-Reihe entwickelt, deren Vertreter zu den tödlichsten Nervengasen überhaupt zählen. Die Strukturen wurden erst in den 1990er Jahren von Wil Mirsajanow bekannt gemacht. Die durch eine Amidin-Komponente charakterisierten Phosphonsäure- bzw. Phosphorsäureamide A-230 und A-232 sollen etwa 5–8-mal toxischer wirken als VX.

Cholinesterase-Reaktivatoren

Alterung

Als **Antidot gegen Cholinesterase-Inhibitoren** bei Vergiftungen mit Phosphorsäure- und Phosphonsäureester dient das Parasympatholytikum **Atropin**. Zur symptomatischen Behandlung einer Vergiftung mit Nervengasen wird es in Dosen von 2-5 mg injiziert, um Acetylcholin kompetitiv vom Muscarinrezeptor zu verdrängen. Bei Vergiftungen mit Nowitschok wird die wiederholte Gabe von Atropin in steigender Dosis empfohlen. Für Organophosphat- und Organophosphonat-Vergiftungen sind zudem Reaktivatoren der Acetylcholinesterase zur Kausaltherapie verfügbar. Die Reaktivierbarkeit des phosphorylierten Enzyms hängt allerdings vom Substitutionsmuster der Phosphat- oder Phosphonat-Enzym-Konjugate ab und ist nur innerhalb eines bestimmten Zeitfensters möglich.

Grund dafür ist ein als Alterung bezeichneter Prozess, bei dem vom phosphorylierten Enzym formal eine Estergruppe abgespalten wird. Besonders begünstigt ist die Alterung bei Vorliegen verzweigter Alkylgruppen, wie dies bei den Nervengasen der Fall ist. Für den Reaktionsmechanismus postuliert man eine Desalkylierung mit einem Carbeniumion als Zwischenstufe, das mit Wasser zum entsprechenden Alkohol reagiert. Die verbleibende Gruppe im aktiven Zentrum des Enzyms ist wegen der negativen Ladung und der daraus resultierenden elektrostatischen Abstoßung einer nukleophilen Substitution nicht mehr zugänglich. Als Resultat kann die Phosphorylgruppe nicht mehr vom Enzym abgelöst werden. Der Einsatz der Acetylcholinesterase-Reaktivatoren ist daher nur innerhalb eines kurzen Zeitraums nach der Vergiftung erfolgreich.

Die Reaktionsgeschwindigkeit der Alterung ist vom +I-Effekt der Alkylgruppe abhängig und bei den Nervengasen im Vergleich zu den Insektiziden deutlich erhöht. So altert die Soman-gehemmte Acetylcholinesterase mit einer Halbwertszeit von nur etwa 6 min, während das Fenster für die Reaktivierung bei Vergiftungen mit Insektiziden (Alterungshalbwertszeit von mehreren Tagen) deutlich größer ist. Entscheidend für den Erfolg der therapeutischen Reaktivierung ist somit der Zeitpunkt der Antidotgabe.

○ Abb. 7.89 zeigt den nukleophilen Angriff des Serins am P-Atom des Nervengases Sarin unter Bildung eines trigonal-bipyramidalen Übergangszustands. Nach Freisetzung von Fluorid als Abgangsgruppe liegt das Enzym in veresterter Form vor. Im Gegensatz zum acetylierten Enzym (○ Abb. 7.72, Schritt 6) erfolgt nun Desalkylierung der verzweigten Estergruppe und Bildung des gealterten Enzyms, das als mesomeriestabilisiertes Phosphonat vorliegt.

Design von Cholinesterase-Reaktivatoren

Design und Entwicklung. Beim Design eines geeigneten **Antidots gegen Nervengase** (○ Abb. 7.90) galt es einen Wirkstoff zu finden, der in der Lage ist, die Phosphonatgruppe vom Enzym zu verdrängen und das Enzym vor Alterung zu schützen. Für die Spaltung der schwer hydrolysierbaren Phosphonat-Serin-Bindung wurde ein stärkeres Nukleophil als Wasser benötigt. In der Literatur war die Hydrolyse von Phosphaten mit Hydroxylamin bekannt, wegen seiner Toxizität (Methämoglobinbildung) konnte man Hydroxylamin therapeutisch aber nicht verwenden. Von daher war das Design eines vergleichbar reaktiven Nukleophils erforderlich, das zudem spezifisch an der Acetylcholinesterase angreifen sollte. Da die Binderegion des Enzyms für die kationische Gruppe durch die Phosphonsäureester nicht belegt wird, lag es nahe, eine geeignete kationische Gruppe mit einer Hydroxylamin-Partialstruktur zu verknüpfen. Das Resultat dieser Überlegungen ist die Entwicklung von **Pralidoxim** (Pyridin-2-aldoxim, 2-PAM, Protopam®) durch Irwin B. Wilson Mitte der 1950er Jahre. Es ist eines der ersten Beispiele für rationales Drug Design. Dieser Reaktivator gilt in den USA weiterhin als Therapie-Standard. Eine Weiterentwicklung sind die Bispyridinium-Oxime. In Europa wird hauptsächlich das 1964 in Deutschland patentierte **Obidoxim** als Antidot bei Vergiftungen mit Organophosphaten und Organophosphonaten verwendet.

Reaktivierungsmechanismus. Der quartäre Pyridinium-Stickstoff tritt über eine Kation-π-Interaktion mit dem Tryptophanrest der entsprechenden Binderegion der Acetylcholinesterase in Kontakt und positioniert so die nukleophile Oximgruppe für die Reaktivierung (○ Abb. 7.91). Man favorisiert dabei einen Zweistufen-Mechanismus. Durch nukleophilen Angriff des Oximat-O-Atoms am P-Atom erfolgt im ersten Schritt die Bildung eines trigonal-bipyramidalen Phosphorkomplexes. Im zweiten Schritt wird durch Elimination des Serinrests aus diesem Komplex das Enzym wieder regeneriert. Neben der unveresterten Acetylcholinesterase entsteht dabei aber auch das phosphonylierte Oxim. Solange sich dies noch in der Nähe des Enzyms befindet, kann es in einer Rückreaktion den Phosphonylrest wieder auf Serin übertragen. In einem solchen Szenario würde die gerade erst reaktivierte Acetylcholinesterase erneut gehemmt werden.

Entscheidender Schritt für eine effiziente Reaktivierung ist daher ein rascher Zerfall des phosphonylierten

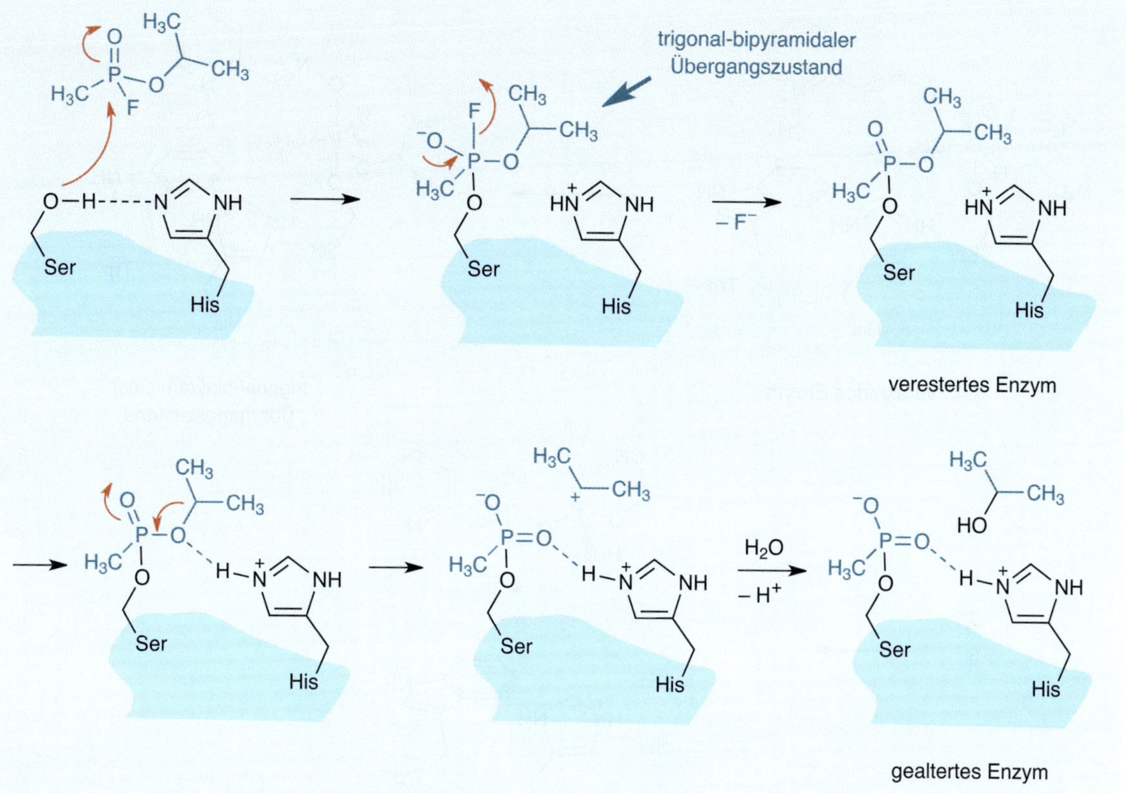

○ Abb. 7.89 Reaktion der Acetylcholinesterase mit dem Nervengas Sarin und nachfolgende Alterung des Enzyms

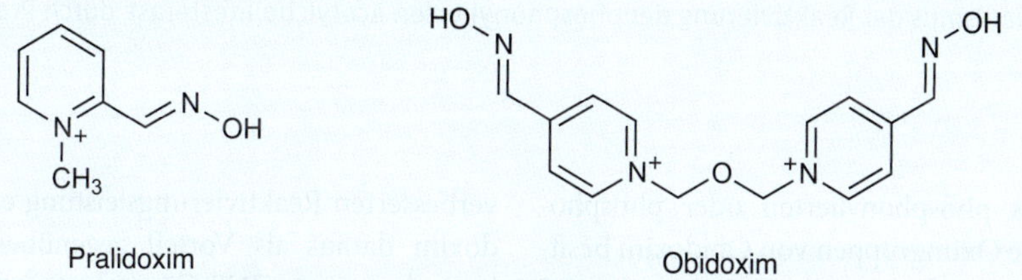

○ Abb. 7.90 Oxime als Antidote gegen Cholinesterase-Inhibitoren

Reaktivators, damit er dem Gleichgewicht entzogen wird. Strukturelle Voraussetzung dazu ist ein acides Methin-H-Atom am phosphonylierten Aldoxim. In einer β-*cis*-Eliminierung (○ Abb. 7.92) als Hauptabbauweg entstehen in schwach alkalischer Lösung das entsprechende Nitril sowie das freigesetzte Phosphonat. Das Nitril wird in der Folge durch Substitution von Cyanid zum Pyridon abgebaut. Die konkurrierende nukleophile Substitution am P-Atom, die ebenfalls zur Phosphonatabspaltung führt und das Oxim regeneriert, findet bevorzugt bei höheren pH-Werten statt.

Obidoximchlorid (Toxogonin®) gilt als optimal wirksamer Cholinesterase-Reaktivator bei Vergiftungen mit insektiziden Phosphorsäureestern. Wegen der beiden Doppelbindungen der Oximgruppen lassen sich 3 geometrische Isomere unterscheiden. In wässriger Lösung liegt die Substanz überwiegend in der stabileren *E,E*-Form vor, die im Hinblick auf die Reaktivatorwirkung das wirksamere Isomer ist. Für die Reaktivierung der inhibierten Cholinesterase ergibt sich generell ein Kompromiss zwischen einem möglichst hohen pK_S-Wert für die erwünschte Nukleophilie des Oximats und der erforderlichen Acidität zur Ablösung des Methin-Protons für den anschlie-

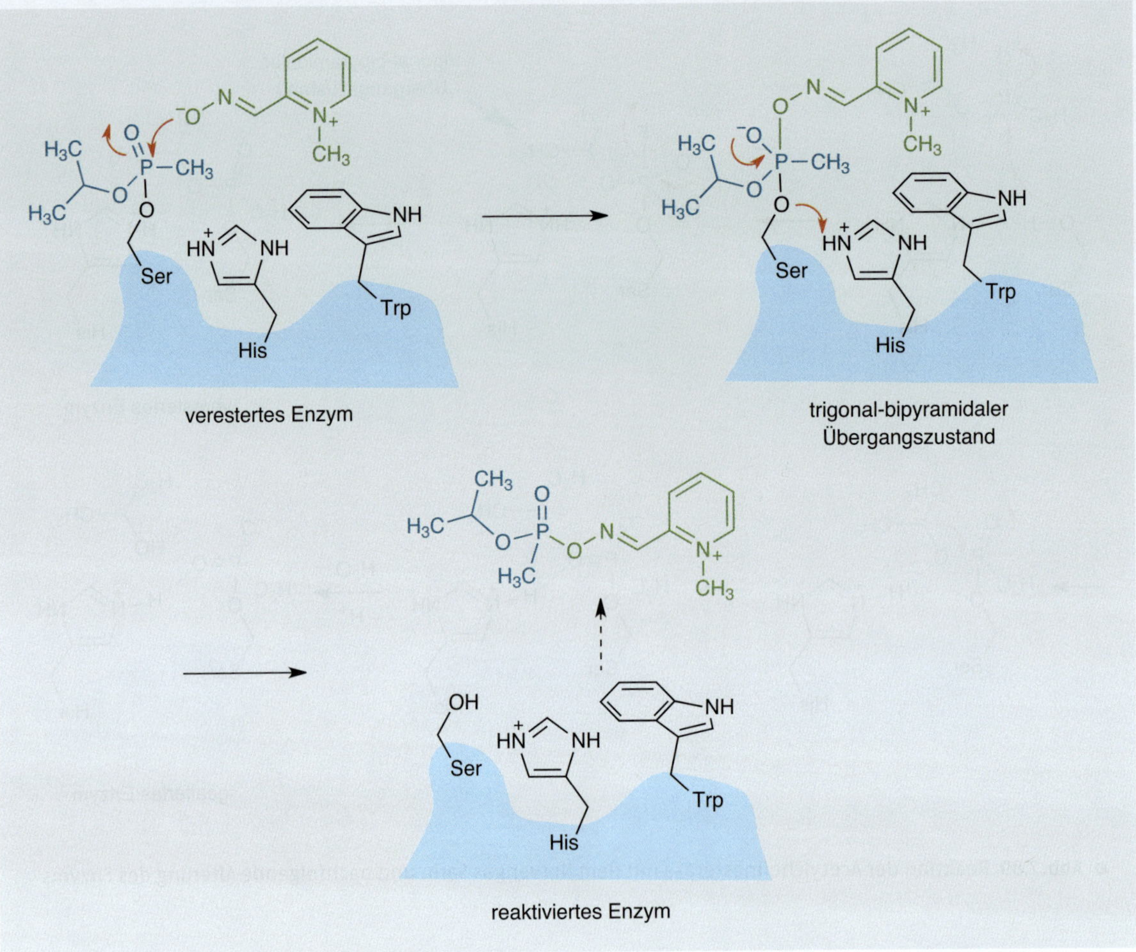

Abb. 7.91 Mechanismus der Reaktivierung der phosphonylierten Acetylcholinesterase durch Pralidoxim

ßenden Zerfall des phosphonylierten oder phosphorylierten Oxims. Die Oximgruppen von Obidoxim besitzen schwach acide Eigenschaften mit pK_S-Werten von 7,5 und 8,2 und erfüllen diesen Kompromiss optimal. Unter physiologischen Bedingungen sollte die Monobetain-Struktur mit zwei positiven und einer negativen Ladung vorliegen (Abb. 7.93), für die man durch intramolekularen Ladungsaustausch eine einfach geladene chinoide Grenzstruktur formulieren kann. Das weist darauf hin, dass Obidoxim als Charge-Transfer-Komplex mit unpolarer Sandwich-Struktur vorliegt und somit die hohe Lipophilie der Substanz erklärt. Neben der deutlich verbesserten Reaktivierungsleistung ergibt sich für Obidoxim daraus als Vorteil gegenüber Pralidoxim eine bemerkenswerte ZNS-Gängigkeit, sodass auch die zentral gehemmte Acetylcholinesterase wieder funktionsfähig gemacht wird. Für die Reaktivierung wird nur eine Oximgruppe benötigt. In der Regel entsteht daher ein monoverestertes Oxim. Obidoxim wird nach i. m. Injektion überwiegend unverändert im Urin ausgeschieden. Die Halbwertszeit liegt bei 80 min. Obidoxim wird nach den ersten Atropingaben verabreicht und kann diese auf keinen Fall ersetzen.

o Abb. 7.92 β-Eliminierung als Hauptabbauweg des phosphonylierten Oxims und nukleophile Substitution mit Regenerierung des Cholinesterase-Reaktivators

o Abb. 7.93 Mesomere Grenzstrukturen der Monobetainstruktur von Obidoxim und Ausbildung einer unpolaren Sandwich-Struktur unter physiologischen Bedingungen

7.2.6 Parasympatholytika

Parasympatholytika (Muscarinrezeptor-Antagonisten, m-Cholinozeptor-Antagonisten, Anticholinergika, Cholinolytika, Vagolytika) sind Arzneistoffe, die durch Blockade der Muscarinrezeptoren die Wirkung des Parasympathikus herabsetzen. In hohen Dosen wird auch die Erregungsübertragung an n-Cholinozeptoren (Ganglien, neuromuskuläre Endplatte) blockiert.

Wirkung. Typische Effekte der Muscarinrezeptor-Blockade sind

- Erschlaffung der glatten Muskulatur der Bronchien, des Urogenitaltrakts und des Magen-Darm-Kanals,
- Pupillenerweiterung (Mydriasis),
- Erhöhung der Herzfrequenz,
- Hemmung der Speichel-, Magensaft-, Bronchial- und Schweißsekretion.

Entsprechend werden Parasympatholytika therapeutisch als Bronchospasmolytika, als Urospasmolytika sowie bei Spasmen des Gastrointestinaltrakts eingesetzt. Außerdem dienen sie bei der Narkosevorbereitung zum Ausschalten vagaler (N. vagus, größter Nerv des Parasympathikus) Reflexe und Verminderung der Schleimsekretion sowie als Mydriatika.

Nebenwirkungen der anticholinergen Therapie sind Mundtrockenheit, Sehstörungen, Miktionsstörung, Obstipation und Konzentrationsschwierigkeiten.

Tropan-Alkaloide und synthetische Derivate

Entdeckung. **Atropin** und **Scopolamin** sind die wesentlichen Tropan-Alkaloide (○ Abb. 7.94) der Tollkirsche (*Atropa belladonna*), des Bilsenkrauts (*Hyoscyamus niger*) und des Stechapfels (*Datura stramonium*), alle aus der Familie der Nachtschattengewächse. Der Gebrauch der rohen Pflanzenextrakte als Arznei oder Rauschgifte reicht weit ins Altertum zurück. Atropin wurde 1833 vom Apotheker Philipp Lorenz Geiger und Chemiker Oswald Hesse aus den Wurzeln der Tollkirsche erhalten. Es ist als Muscarinrezeptor-Antagonist am längsten bekannt. Scopolamin wurde 1888 von Ernst Schmidt erstmals isoliert. Die Bezeichnung Tropan-Alkaloide leitet sich vom bizyklischen **Tropan** (8-Methyl-8-azabicyclo[3.2.1]octan) ab, dem Grundgerüst dieser Stoffklasse, das mit der 3-Hydroxygruppe als Aminoalkohol vorliegt. Die Konstitution wurde 1903 von Richard Willstätter (Nobelpreis für Chemie, 1915) durch Synthese geklärt.

Wirkungsmechanismus. Parasympatholytika besitzen eine hohe Affinität zu den postganglionären Muscarinrezeptoren, erregen diese jedoch nicht, da die intrinsische Aktivität fehlt. Sie verdrängen den Neurotransmitter kompetitiv und heben die muscarinartige Wirkung von Acetylcholin auf. Damit wird die Erregungsübertragung auf die Effektorzellen blockiert.

Struktur und Stereochemie. **Atropin** ist der Ester der racemischen *R,S*-**Tropasäure** mit **3α-Tropanol** (Tropin) und somit das Racemat aus *R*- und *S*-**Hyoscyamin**. Bei chiralen Naturstoffen findet man üblicherweise nur ein Enantiomer. Dies gilt auch für Atropin, das genuin in den Nachtschattengewächsen als *S*-Hyoscyamin vorliegt. Aufgrund des konfigurationslabilen α-C-Atoms der elektronenziehenden Ester-Carbonylgruppe racemisiert das *S*-Hyoscyamin aber bereits bei der Isolierung, insbesondere im alkalischen Milieu. Bezogen auf die Piperidin-Partialstruktur liegt das Molekül bevorzugt in der energieärmeren Sessel-Konformation vor, kann aber auch in die Wannen-Konformation übergehen (○ Abb. 7.95). Die *N*-Methylgruppe ist äquatorial angeordnet, während die veresterte Alkoholfunktion in 3-Position axiale Lage aufweist. Da das C-3-Atom mit axial-ständiger oder äquatorialer Hydroxygruppe in der Spiegelebene des Moleküls liegt, ist es pseudochiral. Der isomere Aminoalkohol mit äquatorialer OH-Gruppe (3β-Tropanol, Pseudotropin) ist eine Partialstruktur von **Cocain** (▸ Kap. 7.8.1). 3α-Tropanol ist 1*R*,3*r*,5*S*-konfiguriert (▸ Kap. 1.4.1). Da in der Sequenzregel das *R*-konfigurierte C-1 gegenüber dem *S*-konfigurierten C-5 die höhere Priorität aufweist, wird das pseudochirale C-3 gemäß den CIP-Regeln in Atropin mit dem Deskriptor *r* bezeichnet. Auch das N-Atom im Tropanol ist pseudochiral. Dies hat insbesondere Bedeutung für die Bezeichnung der quartären Tropan-Alkaloide. So wird nach Ph. Eur. für **Ipratropiumbromid**, das am Stickstoff zusätzlich eine Isopropylgruppe in axialer Lage aufweist, die Position des N-Atoms mit 8*r* bezeichnet.

Scopolamin ist ein Ester des zyklischen Aminoalkohols Scopin mit *S*-Tropasäure. Wie im 3α-Tropanol des Atropins ist die OH-Gruppe in Scopin axial angeordnet, das Grundgerüst weist aber noch einen Epoxidring *cis*-ständig zur Stickstoffbrücke auf. Dadurch weicht die *N*-Methylgruppe aus sterischen Gründen in die axiale Lage aus. Die beiden C-Atome in 6- und 7-Position sind zusätzlich chiral. Insgesamt ist das Scopin-Gerüst 1*S*,3*r*,5*R*,6*R*,7*S*-konfiguriert. Wie Tropanol weist Scopin eine intramolekulare Spiegelebene auf und ist nicht in Enantiomere spaltbar, beide Moleküle sind *meso*-Formen.

Eigenschaften. **Atropin** wird am basischen Tropan-Stickstoff (pK_S = 9,7) protoniert. Der Stickstoff wird hier in seiner bevorzugten tetraedrischen Geometrie gehalten und ist zur Protonenaufnahme bereit. **Scopolamin** ist dagegen deutlich weniger basisch (pK_S = 7,6). Hier wird der Stickstoff durch den β-ständigen

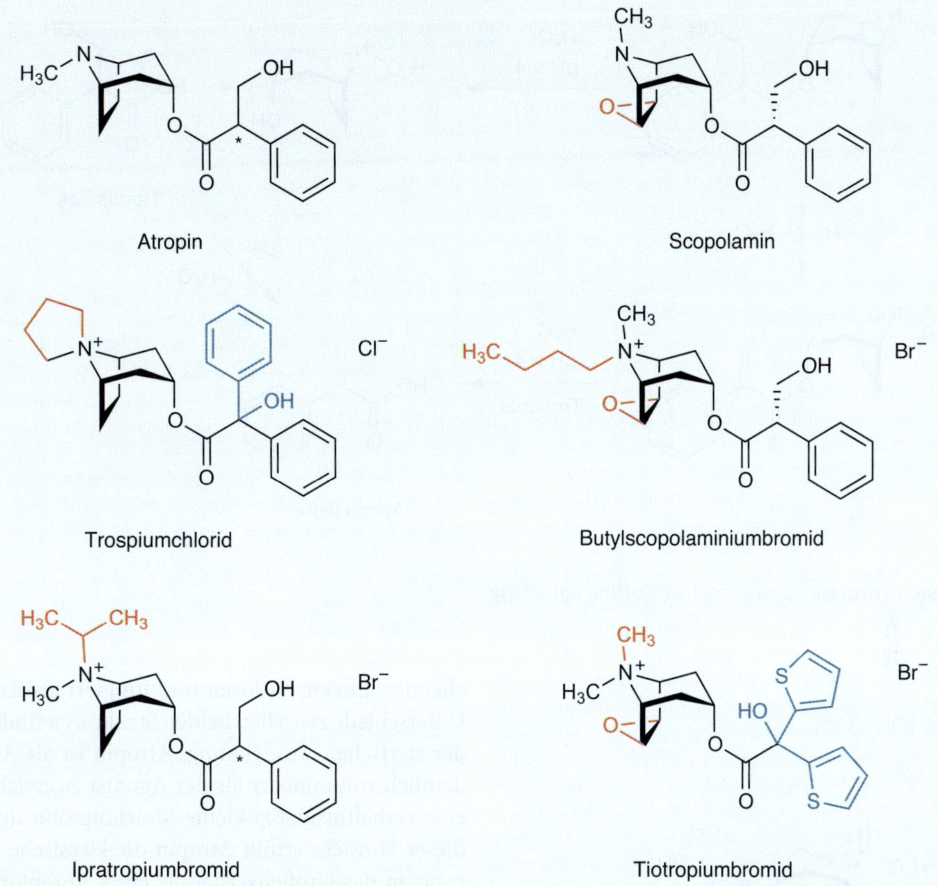

Atropin

Scopolamin

Trospiumchlorid

Butylscopolaminiumbromid

Ipratropiumbromid

Tiotropiumbromid

Abb. 7.94 Tropan-Alkaloide und synthetische Derivate

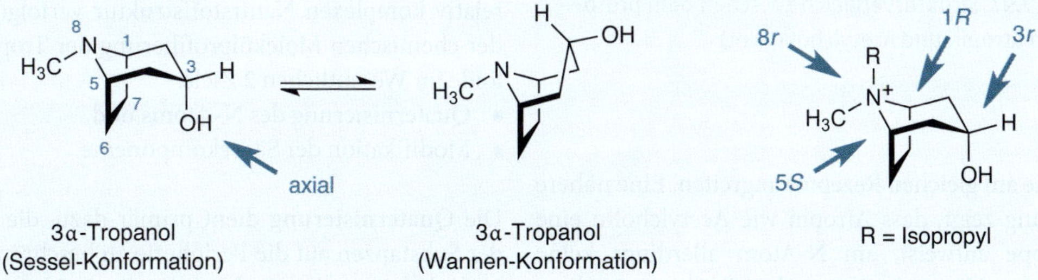

3α-Tropanol (Sessel-Konformation)

3α-Tropanol (Wannen-Konformation)

R = Isopropyl

Abb. 7.95 Stereochemie von Tropanol

Epoxidring sterisch bedrängt, was die Protonierung erschwert.

Als Ester sind die Tropan-Alkaloide alkalilabil, die Hydrolyserate ist pH-abhängig und nimmt mit steigenden pH-Werten zu. Das Stabilitätsoptimum liegt im pH-Bereich von 4–4,5. Bei niedrigerem pH-Wert erfolgt leicht Wasserabspaltung zu Apoatropin (Atropamin) oder Atropasäure im Falle der bereits durch Hydrolyse gebildeten Tropasäure (Abb. 7.96). Scopolamin zersetzt sich analog.

Antagonismus zu Acetylcholin. Auf den ersten Blick scheinen die Strukturen der Tropan-Alkaloide und des Acetylcholins keine Gemeinsamkeiten zu haben,

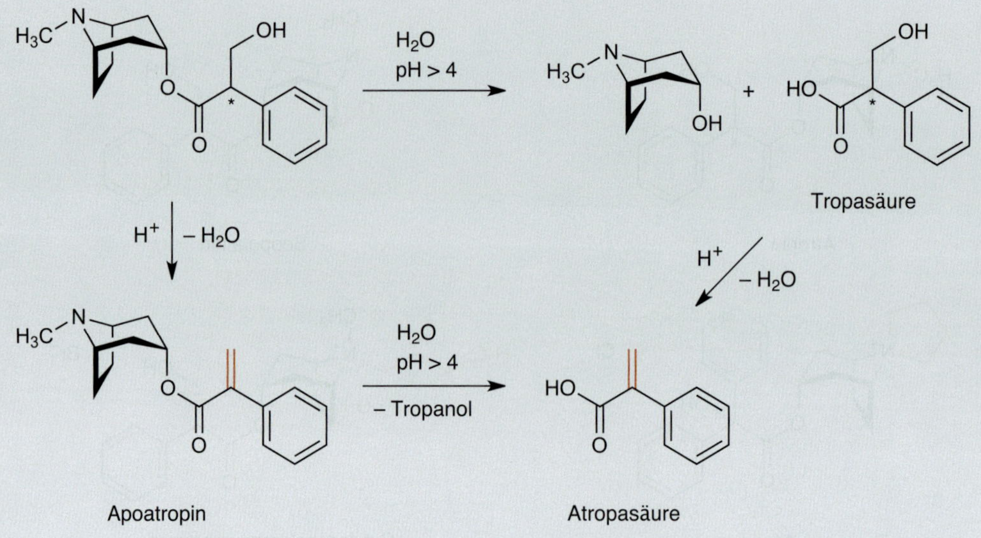

Abb. 7.96 Hydrolyse- und Dehydratisierung von Atropin

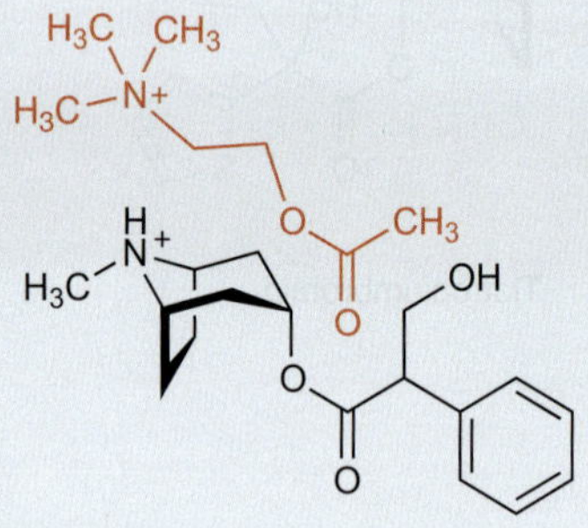

Abb. 7.97 Strukturvergleich zwischen dem protonierten Atropin und Acetylcholin (rot)

obwohl sie am gleichen Rezeptor angreifen. Eine nähere Betrachtung zeigt, dass Atropin wie Acetylcholin eine Estergruppe aufweist, am N-Atom allerdings keine Ladung trägt. Unter physiologischen Bedingungen liegt Atropin dennoch zu 99 % protoniert vor und kann in dieser Form mit der „anionischen" Bindestelle des Muscarinrezeptors interagieren. Der Abstand zwischen dem positiv geladenen Stickstoff und der Estergruppe ist mit dem im Acetylcholin-Molekül vergleichbar (Abb. 7.97). Die für die Rezeptorbindung erforderlichen Strukturmerkmale sind demzufolge auch in Atropin vorhanden. Atropin ist größer als der physiologische Neurotransmitter und bindet auch außerhalb der Acetylcholin-Bindestelle des Rezeptors, induziert jedoch nicht dieselben konformatorischen Änderungen wie Acetylcholin. Von daher kann es auch nicht die entsprechenden Effekte auslösen und fungiert als Antagonist. Unterschiede zwischen beiden Strukturen findet man in der sterischen Ausdehnung. Atropin ist als Antagonist deutlich voluminöser als der Agonist Acetylcholin, der eine verhältnismäßig kleine Molekülgröße aufweist. In dieser Hinsicht erfüllt Atropin die klassische Anforderung an das Größenverhältnis eines Rezeptor-Antagonisten zum Rezeptor-Agonisten, die aber keine allgemeingültige Regel darstellt.

Molekülprofilierung der Tropan-Alkaloide. Neben den üblichen Bemühungen zur Strukturvereinfachung der relativ komplexen Naturstoffstruktur verfolgt man bei der chemischen Molekülprofilierung der Tropan-Alkaloide im Wesentlichen 2 Ziele:

- Quaternisierung des N-Atoms und
- Modifikation der Säurekomponente.

Die **Quaternisierung** dient primär dazu, die Wirkung der Substanzen auf die Peripherie zu beschränken oder bei inhalativer Anwendung die Resorptionsrate nach dem Verschlucken und damit die systemische Verfügbarkeit zu minimieren. Atropin und Scopolamin sind tertiäre Amine, die in nicht protonierter Form die Blut-Hirn-Schranke überwinden können. Bei höherer Dosierung kommt es entsprechend auch zu zentralen Nebenwirkungen wie Halluzinationen und psychischen Störungen. Der Nachteil der Quaternisierung bei oraler Gabe ist die geringe Resorptionsrate. Während die genuinen Tropan-Alkaloide als tertiäre Amine im schwach alkalischen pH-Bereich des Dünndarms z. T. in ungeladener Form vorliegen und so die Darmwand penetrieren können, sind quartäre Stickstoffbasen per-

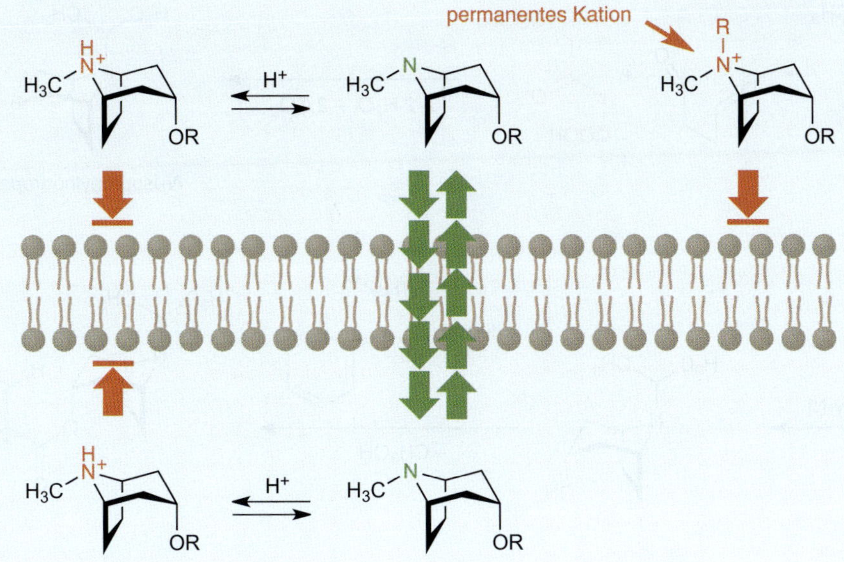

○ Abb. 7.98 Penetrationsbarriere für protonierte oder quartäre Tropan-Alkaloide

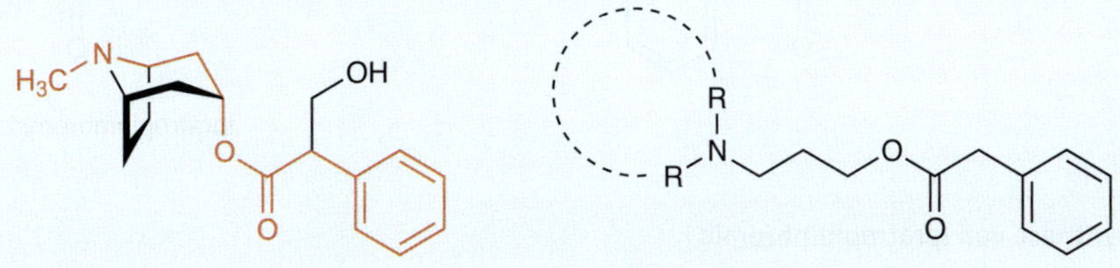

○ Abb. 7.99 Minimalstruktur für spasmolytische Aktivität der Tropan-Alkaloide

manent ionisiert (○ Abb. 7.98). Auch im alkalischen Milieu können sie nicht in einen nichtionisierten Zustand übergehen und dürften deswegen kaum die Darmwand passieren. Für ihre Resorption, die dennoch in geringem Umfang stattfindet, sind wahrscheinlich andere, weniger effiziente Transportmechanismen verantwortlich. So können quartäre Ammoniumverbindungen im Darmtrakt mit endogenen anionischen Substanzen neutrale Ionenpaar-Komplexe bilden und durch passive Diffusion die Lipidmembran penetrieren. Werden die quaternisierten Substanzen bei Krämpfen im Magen-Darm-Trakt eingesetzt, ist die geringe und uneinheitliche Resorption ohnehin kein Nachteil.

Die **Modifikation der Säurekomponente** dient der Stabilisierung. Da die Esterfunktionen der Tropan-Alkaloide hydrolyseempfindlich sind und leicht dehydratisiert werden können, tauscht man die Tropasäure gegen stabilere Phenylessigsäurederivate aus, insbesondere gegen Mandelsäure oder Benzilsäure und deren Derivate. In der Regel vermindert der Ersatz der Tropasäure-Komponente die neurotrope Wirkung, während die muskulotrope Aktivität ansteigen kann.

Minimalstruktur. Schneidet man aus dem Atropinmolekül die Minimalstruktur für die anticholinerge Aktivität heraus (○ Abb. 7.99), erhält man eine Phenylessigsäure, die mit einem Cycloalkyl- oder Dialkylaminopropanol verestert ist. Die so erhaltene Struktur diente als Ausgangsbasis für das Design klinisch wirksamer Spasmolytika.

Biotransformation. Atropin wird zu 50 % unverändert im Urin ausgeschieden, zu 24 % in demethylierter Form (Noratropin) und 15 % als *N*-Oxid. Weniger als 5 % werden einer nichtenzymatischen Esterhydrolyse unterzogen. Scopolamin wird ebenfalls *N*-demethyliert und am Aromaten hydroxyliert sowie glucuronidiert.

Synthetische Aspekte. Die Synthese von **Ipratropiumbromid** kann nicht aus Atropin erfolgen, da nach der

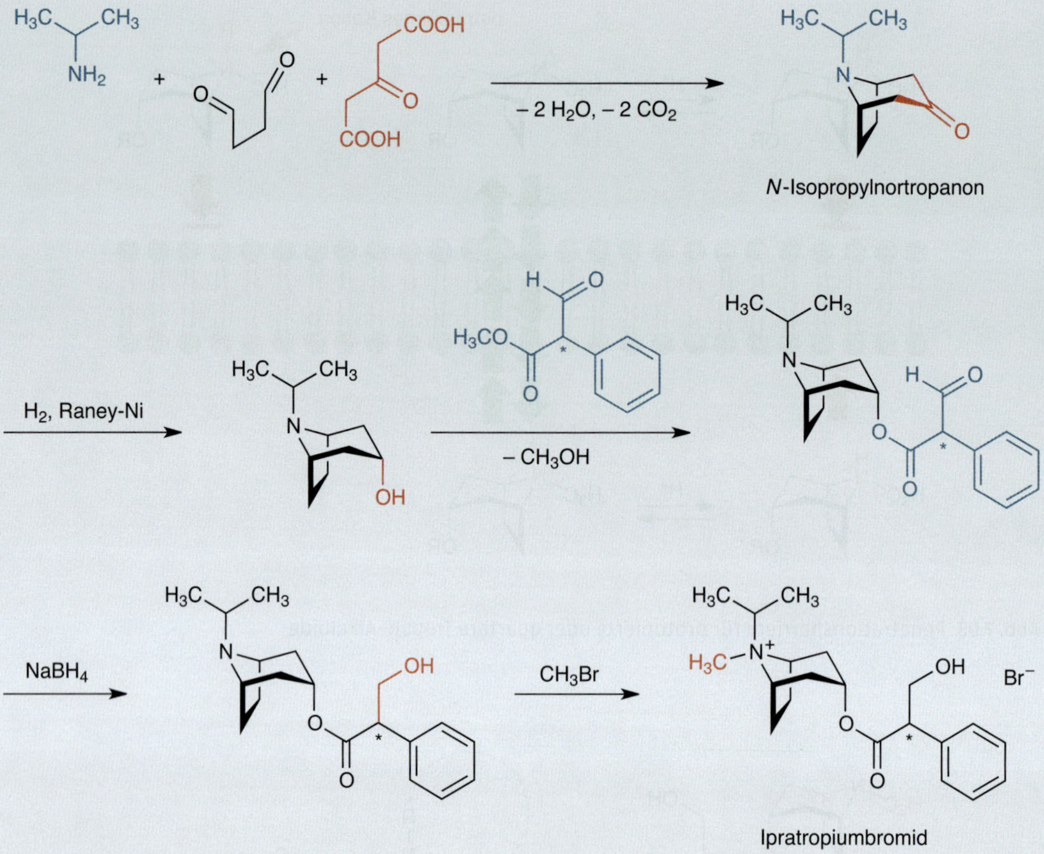

○ Abb. 7.100 Synthese von Ipratropiumbromid

Fodor-Regel bei quartären Tropanderivaten der zuletzt eingeführte Substituent die äquatoriale Lage einnimmt. Das Tropangerüst wird daher in der klassischen Methode von Robinson-Schöpf nach dem Prinzip der Mannich-Reaktion aufgebaut (○ Abb. 7.100). Die für den ersten Teilschritt der Reaktion benötigte Komponente zur Aminoalkylierung erhält man aus Isopropylamin als Base und Succinaldehyd als Elektrophil. Als CH-acide Verbindung für den zweiten Teilschritt wird Acetondicarbonsäure eingesetzt. Das so erhaltene *N*-Isopropylnortropanon wird mit Raney-Nickel zu *N*-Isopropylnortropan-3α-ol reduziert. Es folgt eine Umesterung mit dem racemischen α-Formylphenylessigsäuremethylester und anschließend die Reduktion der Aldehydgruppe mit Natriumborhydrid zu *N*-Isopropylnoratropin. Der abschließend eingeführte Methylsubstituent nimmt die für die Ipratropiumstruktur benötigte äquatoriale Lage ein.

Den für die Synthese benötigten Aminoalkohol Tropenol (**1**) gewinnt man aus Scopolamin durch reduktive Eliminierung des Epoxids und anschließende Esterhydrolyse (○ Abb. 7.101). Zur Darstellung der Säurekomponente setzt man Oxalsäuredimethylester in einer Grignard-Reaktion mit Thienylmagnesiumbromid zum Di(2-thienyl)glycolsäuremethylester (**2**) um. Dieser wird in Gegenwart von Natriumhydrid mit Tropenol zum entsprechenden Tropenolester umgeestert. **Tiotropiumbromid** erhält man nach Epoxidierung mit Wasserstoffperoxid und Vanadium(V)-oxid sowie Quaternisierung des N-Atoms von Scopin mit Methylbromid.

Atropin (Dysurgal®), Ph. Eur., ist als Base und als Sulfat monographiert. Wegen der geringen Wasserlöslichkeit der Base wird Atropin hauptsächlich in dieser Form verwendet. Die Wirkung kommt in erster Linie dem L-Hyoscyamin zu, das eine 100-fach höhere parasympatholytische Aktivität besitzt als D-Hyoscyamin. Nach oraler Gabe wird Atropin vollständig resorbiert. Die Eliminationshalbwertszeit liegt bei 4 h. Verwendet wird Atropin oral bei Spasmen (Koliken) im Magen-Darm-Bereich sowie der Harn- und Gallenwege, intravenös oder subkutan zur Narkoseprämedikation, bei bradykarden Herzrhythmusstörungen und als Antidot bei

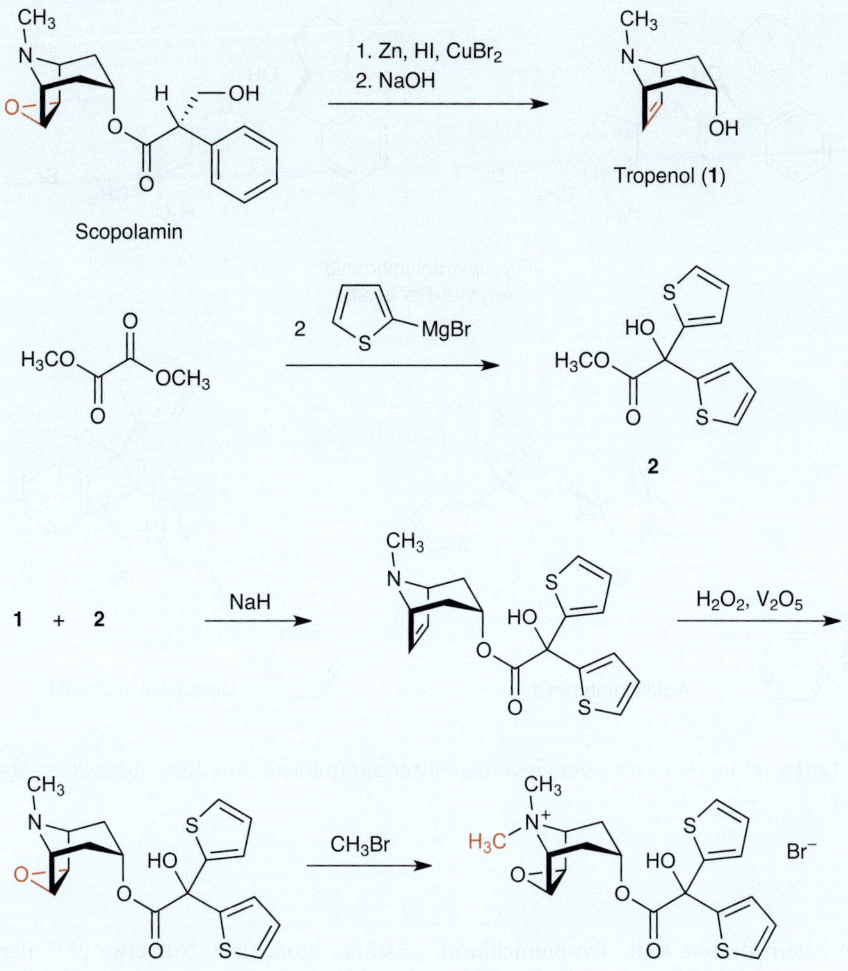

Abb. 7.101 Synthese von Tiotropiumbromid

Vergiftungen mit Cholinesterase-Inhibitoren. In der Ophthalmologie wird Atropin wegen seiner langen Wirkdauer bei Entzündungen des Augeninneren verwendet. Für Diagnosezwecke ist es durch kurzwirkende synthetische Substanzen wie Tropicamid ersetzt worden.

Scopolamin (Hyoscin, Boro-Scopol® N, Scopoderm® TTS), Ph. Eur., ist als Base und als Hydrobromid monographiert. Es wird wie Atropin am Auge als Mydriatikum verwendet. Die Substanz ist aber weniger basisch und liegt damit in geringerem Umfang geladen vor, wodurch sich die ZNS-Gängigkeit erhöht. Scopolamin wirkt zentraldämpfend und hemmend auf das Brechzentrum im Gehirn. Entsprechend wird es auch als transdermales Membranpflaster zur Prophylaxe von Erbrechen bei Kinetosen appliziert.

Butylscopolaminiumbromid (Buscopan®), Ph. Eur., erhält man durch Butylierung aus Scopolamin, wobei der *N*-Butylsubstituent die äquatoriale Position belegt. Auf Grund der quartären Stickstoffstruktur liegt die Resorption bei oraler oder rektaler Gabe unter 1 %. Daher kann die Substanz nur lokal im Magen-Darm-Trakt wirken. Sie wird bei Spasmen des Gastrointestinaltrakts oral oder rektal eingesetzt, als Injektion auch bei Spasmen der ableitenden Harn- und Gallenwege.

Trospiumchlorid (Spasmex®), Ph. Eur., besitzt ähnliche Eigenschaften wie Butylscopolaminiumbromid. Es handelt sich um eine quartäre *N*-Spiroverbindung, da der Tropan- und der Pyrrolidinring lediglich über das gemeinsame N-Atom verknüpft sind. Trospiumchlorid ist kein Tropasäure-, sondern ein Benzilsäureester und dadurch stabiler. Die Halbwertszeit verlängert sich gegenüber Butylscopolaminiumbromid von etwa 4 auf 15 h. Die orale Bioverfügbarkeit liegt trotz der Quaternisierung immerhin bei 12 %. Die Ausscheidung der überwiegend unveränderten Substanz erfolgt renal, zu gerin-

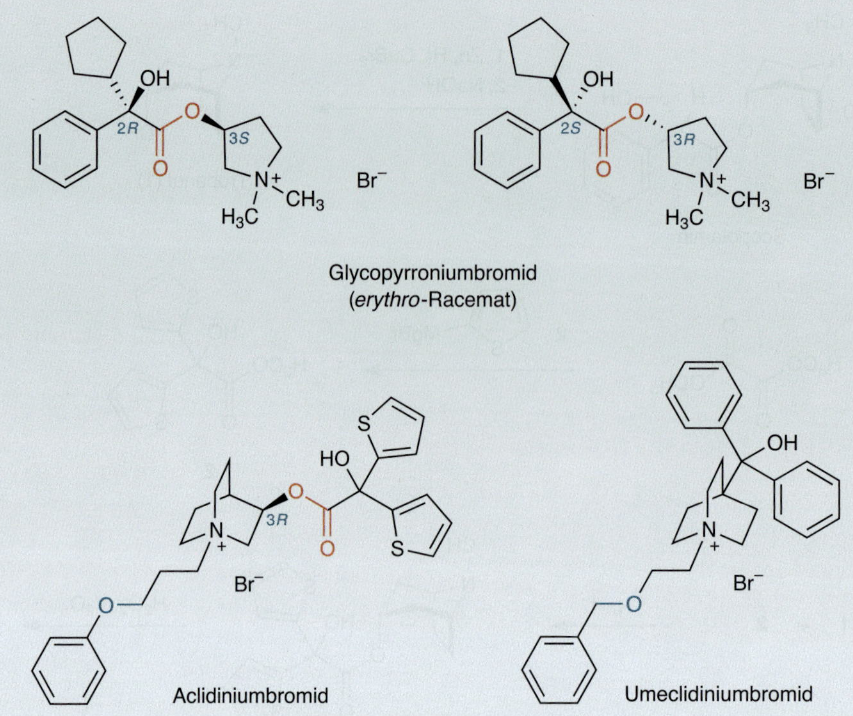

Abb. 7.102 Langwirksame Muscarinrezeptor-Antagonisten zur Therapie chronisch-obstruktiver Atemwegserkrankungen

gem Teil findet Esterhydrolyse statt. Trospiumchlorid wird als urologisches Spasmolytikum bei stark auftretendem Harndrang und Harninkontinenz verwendet, wenn diese durch eine hyperaktive Harnblase verursacht werden.

Ipratropiumbromid (Atrovent®), Ph. Eur., ist ein *N*-Isopropyl-substituiertes und somit quartäres Atropinderivat. Die Isopropylgruppe am pseudochiralen N-Atom ist axial, die Methylgruppe äquatorial angeordnet. Dieses Isomer ist stärker anticholinerg wirksam und weist weniger Nebenwirkungen auf. Die Substanz wird inhalativ bei chronisch obstruktiven Atemwegserkrankungen und Asthma bronchiale angewendet. Die Wirkdauer beträgt 6–8 h.

Tiotropiumbromid (Spiriva®), Ph. Eur., ist ein quaternisiertes Scopolaminderivat und liegt als Monohydrat vor. Die Tropasäure ist ausgetauscht gegen eine modifizierte Benzilsäure, in der die beiden Thiophenringe als bioisosterer Ersatz für die Phenylringe der Benzilsäure dienen. Dies erhöht die Lipophilie der Verbindung und bewirkt, dass Tiotropium sehr viel langsamer vom Muscarinrezeptor abdissoziiert als Atropin und Ipratropium. Die daraus resultierende lange Wirkdauer von 24 h erlaubt die einmal tägliche, inhalative Applikation bei chronisch obstruktiven Atemwegserkrankungen und Asthma bronchiale. Nur etwa 25 % der verabreichten Dosis werden metabolisch inaktiviert, wobei hauptsächlich nichtenzymatische Hydrolyse erfolgt. Die Eliminationshalbwertszeit beträgt 5–6 Tage.

Inhalative Bronchospasmolytika

Im Gegensatz zu den oral applizierten, quartären Spasmolytika ist bei der inhalativen, lokalen Verwendung der Muscarinrezeptor-Antagonisten als Bronchospasmolytika die lediglich geringfügige Resorption ausdrücklich erwünscht. Sie gehört zur Strategie der Molekülveränderung, da so kaum mit systemischen Nebenwirkungen zu rechnen ist. In inhalativer Form appliziert erreichen die quartären Stickstoffverbindungen eine lokal hohe Konzentration in der Lunge, werden aber beim Verschlucken nach Inhalation – etwa 60 bis 80 % der Dosis – kaum resorbiert. Der überwiegende Anteil wird unverändert mit dem Stuhl ausgeschieden. Neben den in Abb. 7.102 aufgeführten Wirkstoffen werden die synthetischen Tropan-Alkaloide Ipratropium- und Tiotropiumbromid inhalativ verwendet. Nach der Wirkungsdauer unterscheidet man zwischen

- **kurz wirkenden** Muscarinrezeptor-Antagonisten (SAMA, *short acting muscarinic antagonists*), z. B. **Ipratropiumbromid**,

- **lang wirkenden** Muscarinrezeptor-Antagonisten (**LAMA**, *long acting muscarinic antagonists*), z. B. **Tiotropiumbromid**.

Asthma bronchiale

Asthma bronchiale ist eine heterogene, meist chronisch-entzündliche Erkrankung der Atemwege mit vielfältigen Symptomen und verschiedenen Ursachen. Charakteristisch sind eine Überempfindlichkeit der Bronchien und Obstruktion der Atemwege, die sich insbesondere durch Atemnot, Engegefühl in der Brust, pfeifende Atemgeräusche und Hustenreiz äußern. Man unterscheidet allergisches und nichtallergisches Asthma. Im Zentrum der Behandlung stehen inhalative Glucocorticoide. Zur symptomatischen Akutbehandlung (Bedarfsmedikation) sind kurz wirkende β_2-Sympathomimetika (SABA) Mittel der Wahl. Die Langzeittherapie orientiert sich an einem Stufenplan, wobei inhalative und ggf. auch systemische Glucocorticoide sowie LABA verwendet werden. Alternativ zu LABA kommen auch LAMA wie Tiotropiumbromid in der Add-on-Therapie zum Einsatz.

Chronisch-obstruktive Lungenerkrankung

Die **chronisch-obstruktive Lungenerkrankung** (**COPD**, *chronic obstructive pulmonary disease*) weist eine hohe Mortalität auf und zählt weltweit zu den häufigsten Todesursachen. Das Krankheitsbild ist heterogen mit unterschiedlichen Ursachen und Pathomechanismen. Charakteristisch ist eine progressive, kaum reversible Obstruktion der Atemwege und Zerstörung des Lungengewebes. In der Basisbehandlung kommen SAMA oder LAMA zum Einsatz. Verschlechtert sich die Lungenfunktion weiter, sollte neben einem LAMA zusätzlich ein lang wirkendes β_2-Sympathomimetikum (LABA, *long acting beta-2 agonist*) gegeben werden. Bei weiteren Exazerbationen wird eine Dreifachkombination aus 2 Bronchodilatatoren (LAMA und LABA) und einem inhalativen Corticosteroid empfohlen. Dazu stehen entsprechende Kombinationspräparate zur Verfügung.

Neben den synthetischen Tropan-Alkaloiden werden auch Arzneistoffe verwendet, die weder ein Tropan-Grundgerüst noch eine Tropasäurekomponente aufweisen (○ Abb. 7.102). Sie gehören zur Gruppe der LAMA und zu den Mitteln der 1. Wahl bei COPD.

Glycopyrroniumbromid (Glycopyrrolat, Seebri®), Ph. Eur., besitzt eine quartäre *N,N*-Dimethyl-3-hydroxypyrrolidinium-Struktur als Tropan-Ersatz sowie eine α-Cyclopentylmandelsäure anstelle der Tropasäure. Die beiden Komponenten sind miteinander verestert und verfügen jeweils über ein Asymmetriezentrum. Das Arzneibuch beschreibt das Racemat aus den enantiomeren 2*R*,3*S*- und 2*S*,3*R*-Formen. Die Substanz wird inhalativ bei COPD eingesetzt, auch als inhalative Dreifachkombination (Trimbow®) mit Beclometason und Formoterol. Die Eliminationshalbwertszeit nach Inhalation beträgt 33–57 h. Glycopyrroniumbromid (Robinul®) ist zudem als Injektionslösung für Operationen verfügbar, um die Speichel-, Magensaft- und Bronchialsekretion während der Narkoseeinleitung herabzusetzen.

Aclidiniumbromid (Bretaris®) wurde 2012 als Pulver zur Inhalation zugelassen. Im Vergleich zu Tiotropium ist das Scopin gegen 3*R*-Chinuclidinol ausgetauscht. Zur Quaternisierung am N-Atom dient eine Phenoxypropylgruppe. Nach Inhalation wirkt die Substanz lokal in der Lunge. Die Bindungsdauer an M_3-Rezeptoren, welche die Kontraktion der glatten Muskulatur der Atemwege regeln, ist länger als an M_2-Rezeptoren. Das Risiko für systemische Nebenwirkungen ist gering, da die Estergruppe im Plasma zur inaktiven Carbonsäure und dem Chinuclidinderivat hydrolysiert wird. Diese Metaboliten werden zu 65 % im Urin ausgeschieden, der Rest in den Fäzes. Die Eliminationshalbwertszeit beträgt 2–3 h.

Umeclidiniumbromid (in Trelegy Ellipta®) ist seit 2014 wie Aclidinium als Pulver zur Inhalation zugelassen. Ebenso liegt auch ein Chinuclidinring mit quartärem N-Atom vor, der mit der Diphenylhydroxymethyl-Struktur allerdings direkt verbunden ist. Da kein hydrolysierbarer Ester vorliegt, erhöht sich die Eliminationshalbwertszeit auf 19 h. Die Biotransformation über CYP2D6 führt zur *O*-Desalkylierung und Hydroxylierung der Benzylgruppe, gefolgt von Glucuronidierung der OH-Gruppen.

Mydriatika

Als Mydriatika werden Parasympatholytika im Rahmen der diagnostischen Pupillenerweiterung eingesetzt. Eine wesentliche Voraussetzung für Kataraktoperationen ist eine ausreichende **Mydriasis**. Zur Erweiterung der Pupille werden die entsprechenden Parasympatholytika (○ Abb. 7.103) meist topisch appliziert, weil sich das Sehvermögen schneller erholt. Alternativ werden Mydriatika intrakameral appliziert, d. h., die Substanzen werden direkt in die vordere Augenkammer injiziert.

Tropicamid (Mydrum®), Ph. Eur., ist kein Ester, sondern ein Amid der Tropasäure. Als solches ist es wesentlich stabiler und wird in wässriger Lösung nicht hydrolysiert. Eingesetzt wird das Racemat. Die Tropanol-Partialstruktur wurde durch eine andere basische Komponente ausgetauscht. Auf Grund des Pyridin-Stickstoffs (pK_S = 5,3) ist Tropicamid deutlich schwächer basisch als Tropan-Alkaloide mit tertiärer Aminstruktur. Unter physiologischen Bedingungen liegt es im Vergleich zu diesen daher zu geringerem Prozentsatz in der protonierten Form vor, die für die Muscarinrezeptor-Blockade benötigt wird. Entsprechend ist Tropicamid etwa

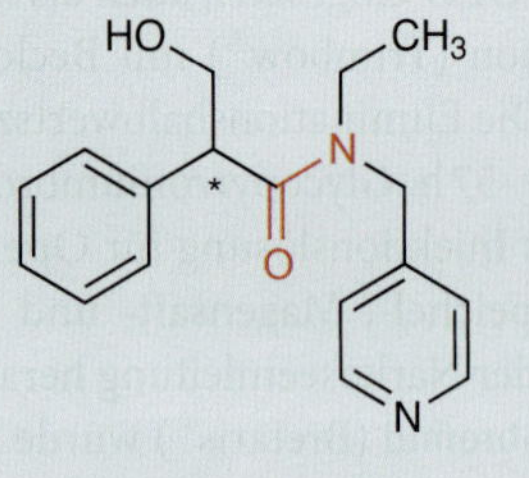

Tropicamid

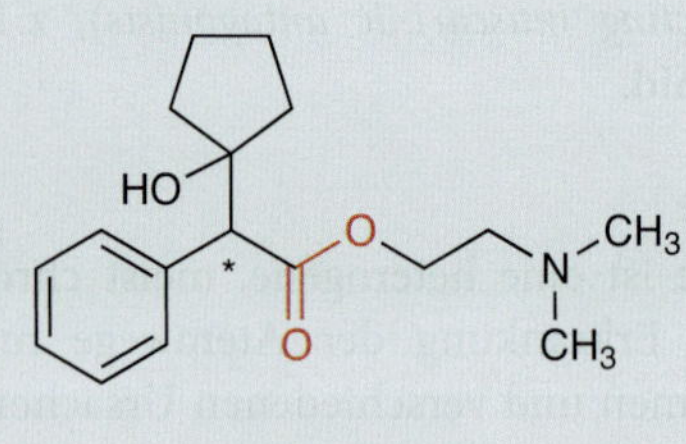

Cyclopentolat

Abb. 7.103 Parasympatholytika zur Pupillenerweiterung

100-fach weniger wirksam als Atropin. Der entscheidende Vorteil besteht in der wesentlich kürzeren Wirkdauer. Tropicamid wird in der Augenheilkunde lokal zur diagnostischen Pupillenerweiterung eingesetzt. Die maximale Wirkung wird nach 25 min erreicht und hält etwa 20 min an.

Cyclopentolat (Zyklolat EDO®), Ph. Eur. (Hydrochlorid), besitzt ein Asymmetriezentrum in der strukturell abgewandelten Benzilsäure und liegt als racemischer Ester des Dimethylaminoethanols vor. Die Verbindung ($pK_S = 7,9$) wird als Hydrochlorid eingesetzt. Cyclopentolat ist in fester Form stabil, hydrolysiert als Ester aber in wässriger Lösung bei pH-Werten über 4. Cyclopentolat wird für diagnostische Untersuchungen verwendet, um eine Zykloplegie – hier kann aufgrund der Lähmung des Musculus ciliaris keine Akkomodation erfolgen – und Mydriasis zu erzeugen. Die Wirkung tritt innerhalb von 30–60 min ein und hält im Vergleich zu Atropin nur etwa 6–8 h an.

Urologische Spasmolytika

Design und Entwicklung. Atropin gilt als Prototyp für die Entwicklung der synthetischen Urospasmolytika. Gegenüber dem synthetischen Tropan-Alkaloid **Trospiumchlorid** (Abb. 7.94) führten Strukturvariationen auch zu zahlreichen Substanzen, die keinen direkten strukturellen Bezug zu ihrer eigentlichen Muttersubstanz aufweisen (Abb. 7.104). In diesen Molekülen hat man sowohl die Aminoalkohol-Komponente als auch die Tropasäure der Tropan-Alkaloide gegen alternative Partialstrukturen ausgetauscht. Da auch die verknüpfende Funktionalität der beiden Teilstrukturen, die Estergruppe, für die anticholinerge Aktivität keine Voraussetzung ist, findet man neben den Aminoalkoholestern verschiedene Substanzen ohne diese Gruppierung. Die anticholinerge Aktivität von Estern mit Chinuclidin-3-ol als Aminoalkohol ist bereits seit den 1950er Jahren bekannt. Der entsprechende Benzilsäureester wurde als chemischer Kampfstoff entwickelt und kam im Vietnamkrieg zum Einsatz. Bezeichnet wurde er einfach als BZ (Abb. 7.105). Neben seinen anticholinergen Eigenschaften wirkt der Stoff halluzinogen und macht die Betroffenen kampf- und handlungsunfähig. Als Antidot dient Physostigmin.

Wirkungsmechanismus. Die Harnblase ist parasympathisch innerviert. Die Kontraktion der glatten Muskulatur des Musculus detrusor vesicae (lat. *detrudere* = vertreiben, *vesica* = Harnblase), der für die Entleerung der Blase sorgt, wird durch Acetylcholin, hauptsächlich über M_3-Rezeptoren ausgelöst. Urologische Spasmolytika binden als kompetitive und z. T. selektive Antagonisten an den M_3-Rezeptor. Dies führt zur Entspannung der Muskeln, die für die Blasenentleerung sorgen, wodurch sich die Blasenkapazität erhöht. Urologische Spasmolytika werden zur Behandlung der überaktiven Blase mit Harninkontinenz und Blasenentleerungsstörungen eingesetzt, um den Detrusortonus zu senken. Hinsichtlich der M_3-Selektivität einiger Substanzen gibt es keine Evidenz für eine bessere Verträglichkeit, da identische M_3-Rezeptoren beispielsweise auch in der glatten Muskulatur und der Speicheldrüse vorkommen.

Struktur-Wirkungs-Beziehungen. Urospasmolytika (Abb. 7.106) verfügen allgemein über

- eine im physiologischen Milieu protonierbare tertiäre Amingruppierung, die in der entsprechenden Binderegion des Rezeptors über Kation-π-Interaktionen bindet. Die Alkylsubstituenten am N-Atom sind üblicherweise Methyl-, Ethyl-, Propyl- oder Isopropylgruppen.
- Die Aminogruppe wird über eine Zwischenkette (Linker Z) – bestehend aus einer Ester-, Ether- oder einer einfachen Kohlenwasserstoff-Gruppe – mit einem zentralen C-Atom verbunden.
- Dieses wiederum verfügt über Substituenten R^1 und R^2, die mindestens einen Aromaten enthalten, der mit der Rezeptoroberfläche Van-der-Waals-Interaktionen eingehen kann, dazu einen raumfüllenden carbozyklischen, heterozyklischen oder aliphati-

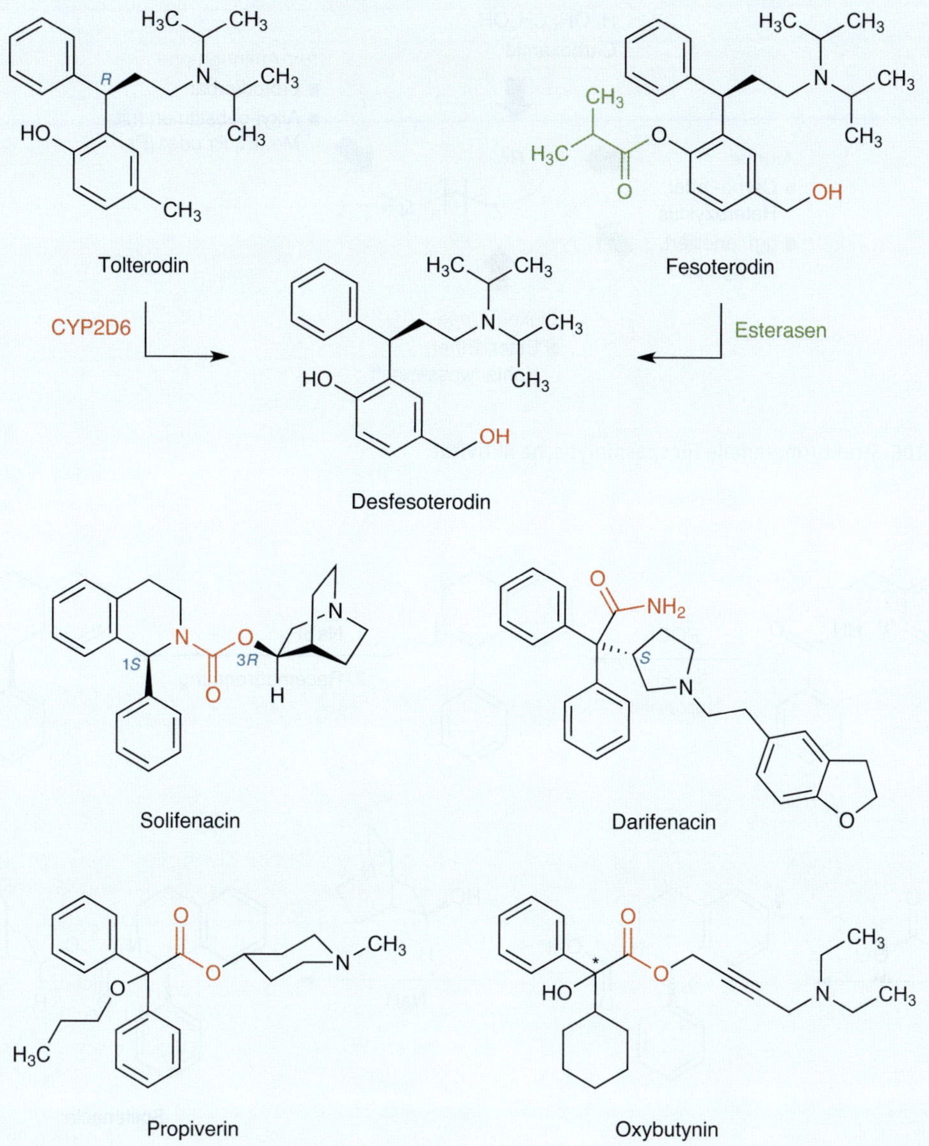

Abb. 7.104 Urologische Spasmolytika

schen Substituenten für hydrophobe Wechselwirkungen. Die Gruppen R^1 und R^2 können auch über ein anelliertes Ringsystem kombiniert vorliegen.

- Der dritte Substituent R^3 kann ein H-Atom, eine Hydroxy-, Hydroxymethyl- oder Carboxamidgruppe darstellen, die über H-Brücken an den Rezeptor bindet. Die Gruppe kann auch als Substituent am Aromaten vorliegen.

Synthetische Aspekte. *N*-(2-Phenylethyl)benzamid wird mit Phosphoroxychlorid in einer Bischler-Napieralski-Reaktion zum Dihydroisochinolin-Derivat zyklisiert (Abb. 7.107) und anschließend mit Natriumborhydrid

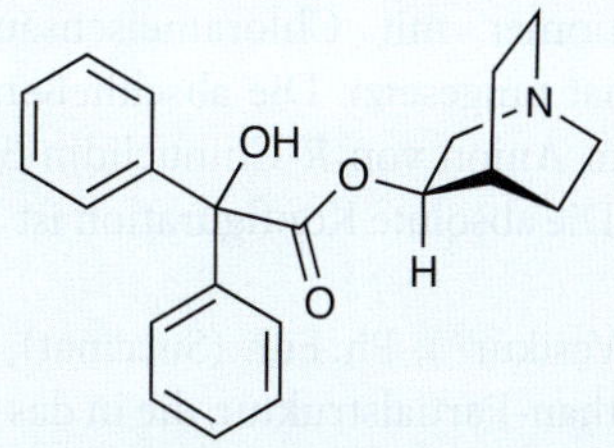

Abb. 7.105 Kampfstoff BZ, ein Benzilsäureester

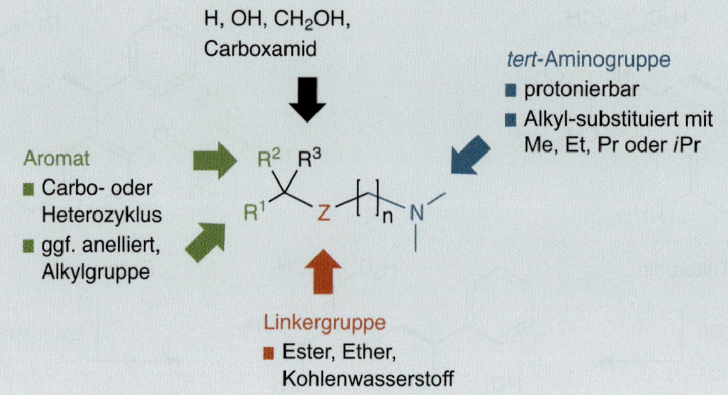

Abb. 7.106 Strukturmerkmale für spasmolytische Aktivität

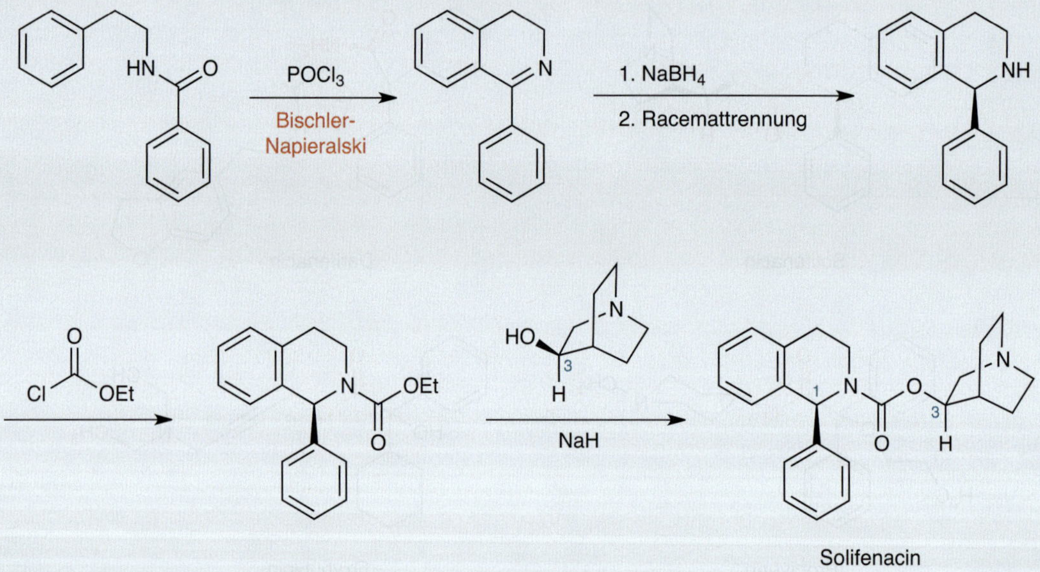

Abb. 7.107 Synthese von Solifenacin

zum racemischen 1-Phenyltetrahydroisochinolin reduziert. Nach Racemattrennung mit (+)-Weinsäure wird das *S*-Enantiomer mit Chlorameisensäureethylester zum Carbamat umgesetzt. Die abschließende Umesterung mit dem Anion von *R*-Chinuclidin-3-ol führt zu **Solifenacin**. Die absolute Konfiguration ist 1*S*,3*R*.

Solifenacin (Vesikur®), Ph. Eur. (Succinat), besitzt eine Diphenylmethan-Partialstruktur, die in das Tetrahydroisochinolin-Gerüst des Moleküls inkorporiert ist. Durch die Carbamat-Teilstruktur ist die Substanz vergleichsweise stabil und weist gegenüber anderen Vertretern eine sehr lange Halbwertszeit von 45–68 h auf. Als Aminoalkohol dient Chinuclidin-3-ol. Der Chinuclidin-Stickstoff stellt in protonierter Form (pK_S = 8,5) den kationischen Kopf des Moleküls dar. Es liegen 2 Asymmetriezentren vor. Man konnte zeigen, dass Ester des *R*-konfigurierten Aminoalkohols – auch in Solifenacin liegt das *R*-Enantiomer vor – die höhere anticholinerge Wirkstärke aufweisen Die Bioverfügbarkeit beträgt 90 %. Die Biotransformation über CYP3A4 führt zum Chinuclidin-*N*-Oxid und zur 4-Hydroxylierung im Tetrahydroisochinolinring, dazu kommt es zur Konjugatbildung mit Glucuronsäure. Die Ausscheidung erfolgt hauptsächlich renal.

Darifenacin (Emselex®) weist ebenfalls eine Diphenylmethan-Partialstruktur auf und enthält zudem eine Carboxamidgruppe. Das für die Rezeptorbindung

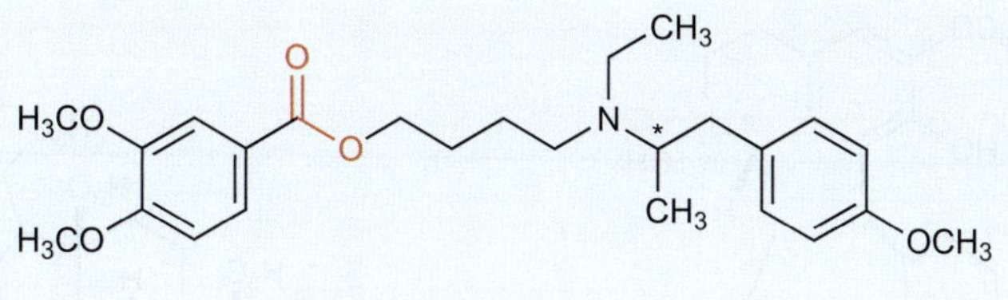

Abb. 7.108 Magen-Darm-Spasmolytikum Mebeverin

erforderliche kationische Zentrum wird durch Protonierung des Pyrrolidinrings ($pK_S = 9{,}2$) erhalten. Das N-Atom ist über 2 Spacergruppen mit einem Dihydrobenzofuran verknüpft. Darifenacin ist wie Solifenacin ein selektiver M_3-Rezeptor-Antagonist. Da das Molekül zudem die Partialstruktur der H_1-Antihistaminika vom Propylamin-Typ (▸ Kap. 7.5.6) aufweist, ist neben den anticholinergen Nebenwirkungen wie Mundtrockenheit und Obstipation durch Blockade zentraler H_1-Rezeptoren auch mit Müdigkeit zu rechnen. Die Bioverfügbarkeit beträgt nur 19 %, die Halbwertszeit liegt bei 13–19 h. Darifenacin wird von CPP3A4 und CYP2D6 metabolisiert. Dabei wird der Benzofuranring hydroxyliert und geöffnet sowie der Pyrrolidinring *N*-desalkyliert. Die Elimination erfolgt zu 60 % renal und zu 40 % biliär.

Tolterodin (Detrusitol®), Ph. Eur. (Tartrat), wird als *R*-Enantiomer eingesetzt. Die Struktur entspricht dem Propylamin-Typ der H_1-Antihistaminika. Nebenwirkungen wie Schläfrigkeit und Müdigkeit erklären sich somit über die Blockade zentraler H_1-Rezeptoren. Als tertiäres Amin liegt die Substanz unter physiologischen Verhältnissen weitgehend protoniert vor ($pK_S = 9{,}9$). Die Biotransformation in der Leber durch CYP2D6 führt zum äquipotenten 5-Hydroxymethylderivat (o Abb. 7.104), das als **Desfesoterodin** ebenfalls in den Handel kam. Hauptausscheidungsprodukte sind das 5-Carbonsäurederivat und *N*-desalkylierte Metaboliten. Die Eliminationshalbwertszeit von Tolterodin beträgt 2–3 h, die des aktiven Desfesoterodin 3–4 h. Die Elimination erfolgt im Wesentlichen über die Nieren.

Fesoterodin (Toviaz®) ist ein Ester-Prodrug des aktiven Hauptmetaboliten von Tolterodin (o Abb. 7.104). Durch unspezifische Plasma-Esterasen wird es schnell und vollständig zu Desfesoterodin und Isobuttersäure hydrolysiert. Die Bioverfügbarkeit liegt bei 50 %. Desfesoterodin wird in Form der Carbonsäure- und *N*-Desisopropylmetaboliten vor allem renal eliminiert. Die Halbwertszeit beträgt 4 h. Etwa 7 % der Bevölkerung sind aufgrund eines genetischen Polymorphismus langsame CYP2D6-Metabolisierer und können Tolterodin nicht oder nur verzögert metabolisch umwandeln. Die Metabolisierung von Tolterodin verläuft dann primär über CYP3A4, mit der Bildung von inaktivem *N*-desalkyliertem Tolterodin. Da unspezifische Plasma-Esterasen kaum interindividuelle Aktivitätsunterschiede zeigen, wird Fesoterodin auch ohne Beteiligung von Leberenzymen vollständig metabolisiert. Fesoterodin kann daher auch bei eingeschränkter Leber- oder Nierenfunktion oder Begleitmedikation mit Beeinflussung der CYP-Metabolisierung verwendet werden.

Desfesoterodin (Tovedeso®) ist der primäre aktive Metabolit von Tolterodin und seit 2018 im Handel.

Oxybutynin (Kentera®), Ph. Eur. (Hydrochlorid), wird als Racemat eingesetzt. Einer der beiden Phenylringe der Benzilsäure ist zum Cyclohexan hydriert, wodurch ein Asymmetriezentrum entsteht. In die Aminoalkohol-Komponente ($pK_S = 8{,}0$) ist zusätzlich eine Ethingruppe eingeschoben. Oxybutynin wird wegen seiner hohen Lipophilie rasch und vollständig resorbiert. In saurer und neutraler Lösung ist die Substanz stabil, als Ester wird sie jedoch im alkalischen Milieu verseift. Die resultierende 2-Cyclohexyl-2-hydroxy-2-phenylessigsäure ist ein inaktiver Hauptmetabolit, der im First-Pass-Effekt in der Leber gebildet wird. Daneben findet Desalkylierung zum aktiven Desethyl-Oxybutynin statt. Die Ausscheidung erfolgt biphasisch mit einer Halbwertszeit von 2 h im Harn. Oxybutynin wird überwiegend als transdermales Pflaster eingesetzt, um die First-Pass-Metabolisierung zu umgehen.

Propiverin (Mictonorm®) ist ein *N*-Piperidolester. Die Säurekomponente ist der Propylether der Benzilsäure. Propiverin hat neben der anticholinergen zusätzlich eine muskulotrope Wirkung wie Papaverin. Es hemmt den Ca^{2+}-Einstrom in den Ca^{2+}-Kanal vom L-Typ. Propiverin wird fast vollständig resorbiert. Der Hauptmetabolisierungsweg wird durch CYP3A4 sowie FMO1 und 3 vermittelt und führt zum *N*-Oxid. Die Eliminationshalbwertszeit beträgt bis zu 20 h.

Magen-Darm-Spasmolytika

Neben dem synthetischen Tropan-Alkaloid **Butylscopolaminiumbromid** hat **Mebeverin** (o Abb. 7.108) die größte Bedeutung in diesem Bereich. In die Struktur sind auch Elemente des heute obsoleten Opiumalkaloids **Papaverin** eingeflossen.

7

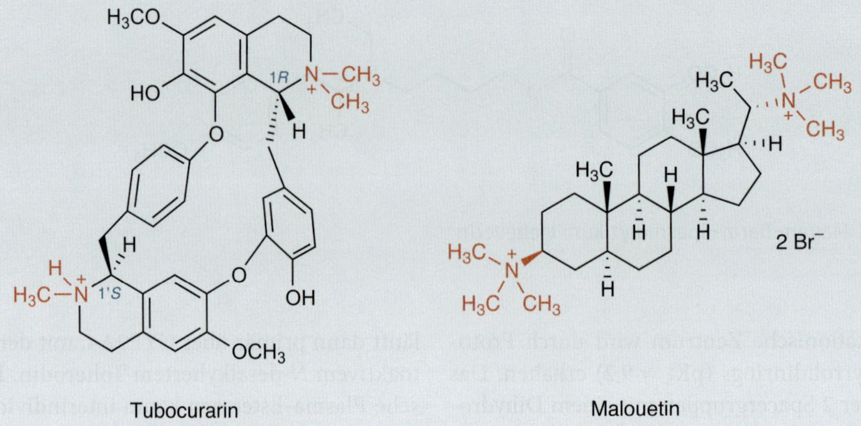

Abb. 7.109 Pfeilgifte Tubocurarin und Malouetin als Prototypen der nichtdepolarisierenden Muskelrelaxanzien

Mebeverin (Duspatal®), Ph. Eur. (Hydrochlorid), liegt als Racemat vor. Es ist ein tertiäres Amin (pK_S = 9,8), dessen Alkoholgruppe mit Veratrumsäure verestert ist. Die Substanz wird fast vollständig resorbiert und unterliegt einem hohen First-Pass-Effekt. Durch Esterasen wird sie zur Veratrumsäure und dem Mebeverinalkohol hydrolysiert. Der Alkohol wird weiter zur Carbonsäure oxidiert. Zudem erfolgt *O*-Demethylierung und Glucuronidierung der Metaboliten. Die Eliminationshalbwertszeit liegt bei 2,5 h, die Ausscheidung erfolgt renal. Mebeverin wirkt auch direkt auf die glatte Muskulatur des Verdauungstrakts und wird beim Reizdarmsyndrom verwendet.

7.2.7 Nicotinrezeptor-Agonisten und Nicotinrezeptor-Antagonisten

Muskelrelaxanzien sind Arzneistoffe, die den Tonus der Skelettmuskulatur herabsetzen und deren Kontraktion hemmen. Sie dienen in der **Anästhesie** und Intensivmedizin zur Muskelentspannung. Allgemein unterscheidet man bei den Muskelrelaxanzien nach Angriffsort zwischen peripher und zentral angreifenden Substanzen. Letztere entfalten ihre Wirkung im Zentralnervensystem (▸ Kap. 7.12). Dieses Kapitel beschäftigt sich mit den **peripheren Muskelrelaxanzien**. Sie greifen zwar nicht am Parasympathikus an, weisen aber wie Acetylcholin **Affinität zu den Nicotinrezeptoren** der motorischen Endplatte auf. Sowohl Agonisten – nach vorübergehender Erregung – als auch Antagonisten blockieren die neuromuskuläre Erregungsübertragung an der motorischen Endplatte. Man unterscheidet daher

- Nicotinrezeptor-Agonisten (depolarisierende Muskelrelaxanzien),
- Nicotinrezeptor-Antagonisten (nichtdepolarisierende Muskelrelaxanzien).

Eine wesentlich größere Bedeutung hat die Gruppe der Nicotinrezeptor-Antagonisten.

Entdeckung. Über die tödliche Wirkung der Giftpfeile südamerikanischer Ureinwohner wurde erstmals im Jahr 1510 berichtet, als Forscher die Amazonas-Region Südamerikas erkundeten. Später beschrieb Alexander von Humboldt detailliert die Gewinnung des Curare-Pfeilgifts aus Pflanzenextrakten. Mitte des 19. Jh. konnte man zeigen, dass die aktiven Bestandteile des rohen Pflanzenextrakts nach Eintritt in die Blutbahn Muskellähmungen durch neuromuskuläre Blockade hervorrufen. Der Tod tritt durch Stillstand der Atemmuskulatur ein. Oral verabreicht ist das Gift unwirksam. Der Name Curare ist eine Verschmelzung zweier Tupi-indianischer Begriffe, die „Vogel“ und „töten“ bedeuten. Curare dient als Sammelbegriff für Pfeilgifte aus verschiedenen *Chondrodendron*- und *Strychnos*-Arten. Dabei handelt es sich um komplexe Gemische von Alkaloiden. Prototyp der nichtdepolarisierenden Muskelrelaxanzien ist **Tubocurarin** (○ Abb. 7.109), ein Bisbenzyltetrahydroisochinolin-Alkaloid. Es ist die Hauptkomponente von Tubocurare, das nach seiner Aufbewahrung in Bambusrohren (span. *tubo* = Rohr) benannt ist. D-Tubocurarin besitzt eine quartäre Ammoniumgruppe sowie eine protonierbare tertiäre Aminogruppe. Die exakte Strukturaufklärung gelang 1970. Erstmals therapeutisch verwendet wurde Tubocurarin 1942. Die therapeutische Breite ist allerdings gering, insbesondere kommt es zur Histaminfreisetzung und zum Blutdruckabfall. Tubocurarin wird heute weitgehend durch Substanzen mit günstigerem Wirkungsprofil ersetzt, die man seit den 1960er Jahren entwickelte.

Physiologische Grundlagen. Der Nicotinrezeptor unterscheidet sich deutlich vom Muscarinrezeptor. Er ist ein **ionotroper Rezeptor** (▸ Kap. 1.2.3), an dem die Signaltransduktion höchstens einige Millisekunden erfordert. Als ligandengesteuerter Ionenkanal arbeitet er nicht mit einem Second-Messenger-System. Der Rezeptor besteht aus 5 Protein-Untereinheiten (Pentamer), die sich ringförmig als Ionenkanal anordnen und als α-, β-, γ- und δ-Untereinheiten bezeichnet werden. Die α-Untereinheit liegt zweimal vor und trägt die hochspezifische Bindestelle für den Neurotransmitter. Dementsprechend können **2 Moleküle Acetylcholin binden**, um den Rezeptor zu aktivieren Um die größte Wahrscheinlichkeit einer Kanalöffnung zu erhalten, sollten beide Bindestellen durch Agonisten besetzt werden. Wird nur eine Bindestelle aktiviert, kann sich der Kanal immer noch öffnen, jedoch ist die Wahrscheinlichkeit geringer.

Der beschriebene Aufbau ist typisch für den **muskulären Typ** der Nicotinrezeptoren. Der **neuronale Typ** der Nicotinrezeptoren an Ganglien und im ZNS zeigt eine größere Diversität. Dadurch lassen sich beide Typen mit einer gewissen Selektivität durch Arzneistoffe adressieren. Antagonisten an nicotinischen Acetylcholin-Rezeptoren der Ganglien sind therapeutisch wertlos, da sie nicht zwischen den Ganglien des sympathischen und denen des parasympathischen Nervensystems unterscheiden können, die beide Nicotinrezeptoren verwenden. Folglich ist mit vielen Nebenwirkungen zu rechnen. Liganden für den muskulären Typ der Nicotinrezeptoren sind jedoch therapeutisch nutzbar und als **neuromuskulär blockierende Substanzen** innerhalb der Muskelrelaxanzien bekannt. Nicotin selbst bindet über eine Kation-π-Wechselwirkung mit einem Tryptophan-Rest an den Nicotinrezeptoren im Gehirn. Zusätzlich bildet es eine H-Brücke zur Carbonylgruppe des Tryptophans. Diese Interaktion fehlt in den muskulären Nicotinrezeptoren und erklärt, warum die Nicotinaufnahme durch Rauchen keine Muskelkontraktion auslöst.

Für die Muskelkontraktion muss an der motorischen Endplatte eine Erregungsübertragung vom Nerv auf die Muskelfaser stattfinden. Da eine anatomische Diskontinuität vorliegt, die von der fortgeleiteten Erregung nicht überwunden werden kann, muss ein **chemischer Übertragungsweg** zwischengeschaltet werden. Ankommende Nervenimpulse setzen dazu Acetylcholin aus dem präsynaptischen Teil der motorischen Endplatte frei. Der Neurotransmitter diffundiert durch den synaptischen Spalt, bindet an die Nicotinrezeptoren der Endplattenmembran und löst eine Konformationsänderung der Rezeptormoleküle aus. Es strömen Na^{+}-Ionen in die Muskelzelle ein und depolarisieren die Membran. Wird ein kritischer Schwellenwert erreicht, breitet sich die Erregung auf die Muskelfasermembran aus und setzt in den Zellen der quergestreiften Muskulatur Ca^{2+}-Ionen frei. Dies führt zur Kontraktion der Muskelfaser. Um den Kontraktionszustand der Skelettmuskulatur aufrecht zu erhalten, ist eine rasche Abfolge von Aktionspotenzialen erforderlich. Dazu muss Acetylcholin rasch inaktiviert werden, damit die Bindestelle am Rezeptor bei einer erneuten Erregung wieder besetzt werden kann.

Wirkungsmechanismus. Nicotinrezeptor-Antagonisten am muskulären Typ des Rezeptors besitzen eine hohe Affinität zur Bindestelle des Acetylcholins, ohne den Rezeptor zu erregen. Bei der Bindung ist der Abstand der beiden kationischen N-Atome relevant. Durch die kompetitive Blockade der Bindestelle verdrängen Nicotinrezeptor-Antagonisten dort den Neurotransmitter und **verhindern eine Depolarisation** der Endplattenmembran, sodass keine Muskelkontraktion stattfindet. Innerhalb kurzer Zeit wird die Gesichtsmuskulatur gelähmt, dann Rumpf sowie Arme und Beine, zuletzt die Lungenmuskulatur. Die Wirkung lässt sich durch Cholinesterase-Inhibitoren wie Neostigmin aufheben, z. B. bei einer Restrelaxation am Ende einer Operation.

Bezüglich der gängigen Vorstellung zur Rezeptorbindung stellt die Struktur von Tubocurarin ein Problem dar. Die kationischen Stickstoffzentren sind zwar vorhanden, es fehlt aber die Estergruppe, die mit dem Acetyl-Bindungsbereich des Rezeptors in Wechselwirkung treten kann. Der positiv geladene Stickstoff allein reicht für eine ausreichend starke Rezeptorbindung nicht aus. Dies legt nahe, dass Tubocurarin 2 Acetylcholin-Bindestellen innerhalb des Proteinkomplexes miteinander verbrückt. Die beiden Bindestellen liegen auf den beiden α-Untereinheiten jedoch weiter voneinander entfernt, als es dem Abstand der beiden N-Atome entspricht. Daher geht man davon aus, dass eines der positiv geladenen N-Atome von Tubocurarin in der „anionischen" Binderegion einer der beiden Acetylcholin-Bindestellen bindet, das andere dagegen an einen nahegelegenen Cysteinrest.

Eigenschaften. Als quartäre Ammoniumverbindungen sind die Substanzen permanent geladen und extrem hydrophil. Bei peroraler Gabe werden sie nicht resorbiert und kommen daher als Injektionslösung zur Applikation. Durch die hydrophilen Eigenschaften können die Substanzen nicht die Blut-Hirn-Schranke überschreiten.

Struktur-Wirkungs-Beziehungen. Viele der strukturellen Merkmale peripherer Muskelrelaxanzien, welche die Aktivität am Nicotinrezeptor der motorischen Endplatte bestimmen, wurden bereits in den 1960er Jahren etabliert. Wesentlich sind

- die Anwesenheit von 2 Ammoniumgruppen, von denen eine quaternär sein sollte,

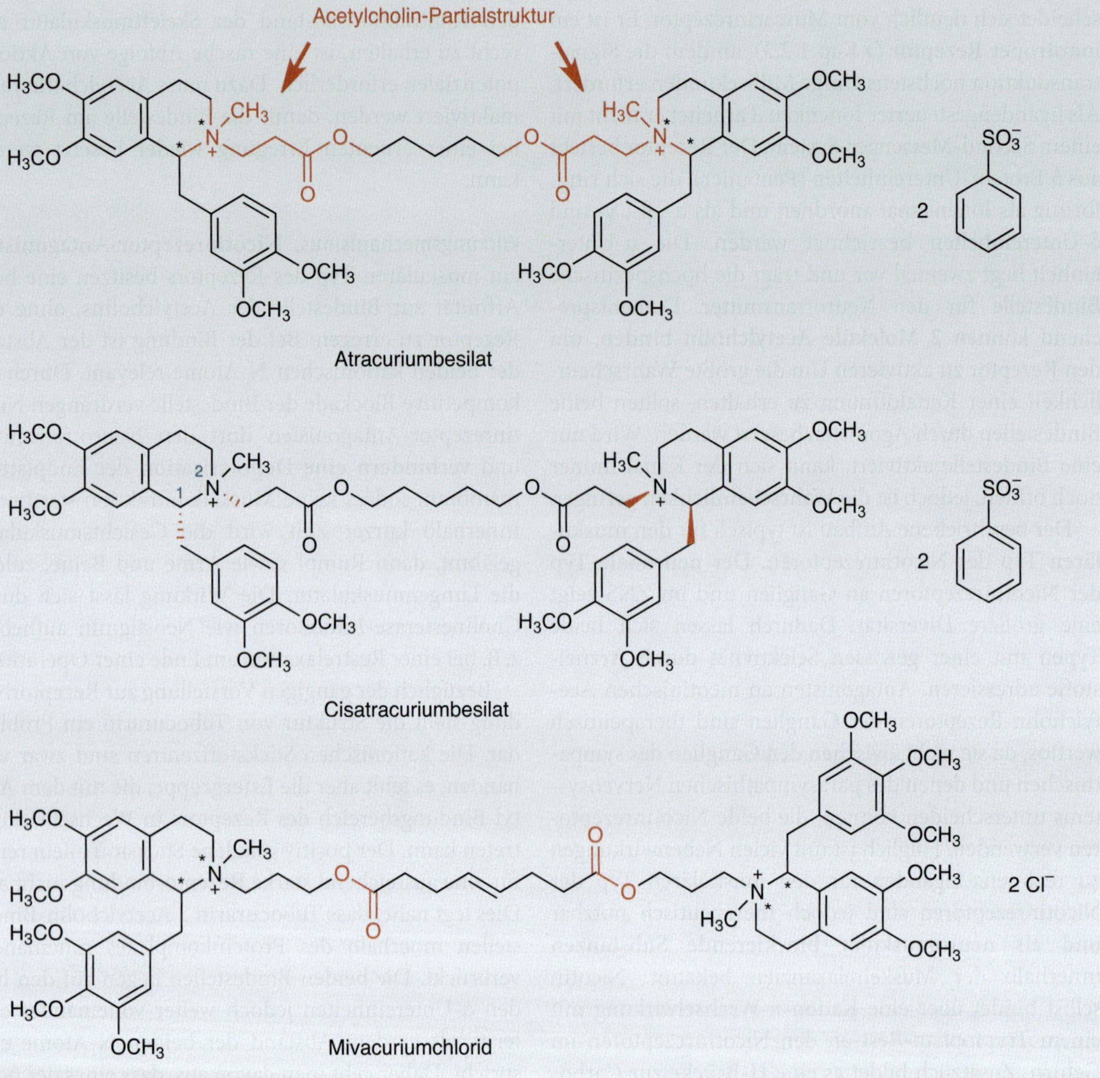

Acetylcholin-Partialstruktur

Atracuriumbesilat

Cisatracuriumbesilat

Mivacuriumchlorid

Abb. 7.110 Benzylisochinolin-Derivate als periphere Muskelrelaxanzien

- der Einbau des Aminstickstoffs in eine Ringstruktur,
- ein optimaler Abstand der kationischen Gruppen im Bereich von 1–1,4 nm sowie
- das Vorliegen von Estergruppen, um den enzymatischen Abbau zu fördern, oder alternative Strukturmerkmale, die für eine begrenzte Wirkungsdauer sorgen.

Nicotinrezeptor-Antagonisten

Bei den **nichtpolarisierenden Muskelrelaxanzien** lassen sich strukturell 2 Gruppen unterscheiden:

- Benzylisochinolin-Derivate (Abb. 7.110),
- Aminosteroide (Abb. 7.114).

Benzylisochinolin-Derivate

Design und Entwicklung. Die sperrigen bisquartären Bisbenzyltetrahydroisochinolin-Strukturelemente dieser Gruppe sind denen des Tubocurarins nachempfunden. Beim Design der Substanzen wurde insbesondere der Mechanismus für die Wirkstoffelimination aus dem Körper berücksichtigt. Daher hat man labile Esterfunktionen eingeführt, die einen raschen Abbau gewährleisten. Die beiden identischen Benzyltetrahydroisochinolin-Ringe sind über eine 13-gliedrige Atomkette verknüpft. Diese ist linear und sorgt für den erforderlichen Abstand zwischen den beiden quartären Zentren. Insgesamt existieren 10 Stereoisomere, ein Gemisch aus 3 *trans-trans-* und *cis-cis-*Isomeren sowie 4 *cis-trans-*Isomeren. **Atracurium** ist ein gutes Beispiel für rationa-

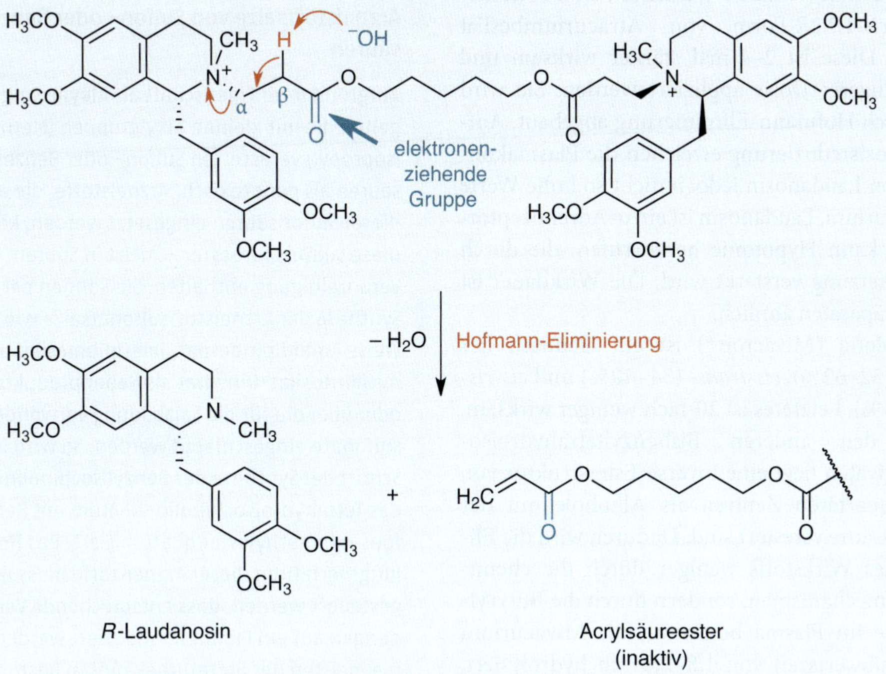

Abb. 7.111 Hofmann-Eliminierung bei Atracurium

les Drug Design. Das für die biologische Wirkung verantwortliche Strukturelement induziert seine eigene Desaktivierung. Die Wirkungsdauer wird über einen rein chemischen Abbaumechanismus begrenzt. Aus dem Arzneistoff entsteht im Körper durch eine **Hofmann-Eliminierung** Laudanosin und ein Acrylsäureester (Abb. 7.111). Letzterer bildet unter erneuter Hofmann-Eliminierung ein weiteres Molekül Laudanosin und ein Diacrylatderivat. Bereits bei der ersten Hofmann-Eliminierung geht ein quartäres Zentrum für die Rezeptorbindung verloren, sodass der Antagonist aufgrund der nun zu schwachen Wechselwirkungen die Bindestelle verlässt. Der Mechanismus der Selbstinaktivierung tritt bei leicht alkalischem pH-Wert des Blutes (pH 7,4) auf.

Atracuriumbesilat (Atracurium Hameln®), Ph. Eur., ist das Salz des quartären Atracuriumions mit Benzensulfonat (Besilat). Neben den Produkten der Hofmann-Eliminierung kommt es zur Esterhydrolyse durch Plasma-Esterasen. Daneben findet man unter den Hauptmetaboliten auch Tetrahydropapaverin. Die Wirkungsdauer beträgt 30–40 min, die Eliminationshalbwertszeit liegt bei 16–20 min. Die Ausscheidung erfolgt renal.

7

Hofmann-Eliminierung

Die nach August Wilhelm von Hofmann benannte β-Eliminierungsreaktion findet typischerweise nach Alkylierung eines Amins zu einer quartären Ammoniumverbindung statt. Sie verläuft nach einem E2-Mechanismus unter Abstraktion eines zum N-Atom β-ständigen Protons durch ein Hydroxid-Ion. Eine an das N-Atom gebundene Alkylgruppe verlässt dabei das Molekül in Form eines Alkens. Die Reaktion erfolgt im alkalischen Milieu, üblicherweise unter Erhitzen. Sind mehrere β-Protonen vorhanden, folgt die Eliminierung meist der Hofmann-Regel, d. h., es entsteht das Alken mit dem niedrigsten Substitutionsgrad (Abb. 7.112).

Die für die Hofmann-Eliminierung erforderlichen Bedingungen können in vivo nicht erreicht werden. Eine elektronenziehende Gruppe in β-Position zum quartären Zentrum – in Verbindung mit dem schwach alkalischen Milieu (pH 7,4) des Blutes – erleichtert jedoch den Vorgang. Im vorliegenden Fall erhöht die Ester-Carbonylgruppe die Acidität des H-Atoms. Die Reaktionsprodukte sind inaktiv und können den Nicotinrezeptor nicht mehr blockieren. Die Hofmann-Eliminierung findet nicht bei saurem pH-Wert statt. Daher sind die Benzylisochinolin-Derivate in Lösung bei pH 3–4 stabil und können im Kühlschrank gelagert werden.

Cisatracuriumbesilat (Nimbex®), Ph. Eur., ist im Arzneibuch als *cis*-1*R*,2*R*-Form von Atracuriumbesilat beschrieben. Diese ist 2–4-mal stärker wirksam und kann in geringerer Dosis appliziert werden. Sie wird ebenfalls durch Hofmann-Eliminierung abgebaut. Aufgrund der Dosisreduzierung erreichen die Plasmakonzentration von Laudanosin jedoch nicht so hohe Werte wie bei Atracurium. Laudanosin ist ein α-Adrenozeptor-Blocker und kann Hypotonie hervorrufen, die durch Histaminfreisetzung verstärkt wird. Die Wirkdauer ist bei beiden Präparaten ähnlich.

Mivacuriumchlorid (Mivacron®) ist ein Gemisch der *trans-trans-* (52–62 %), *cis-trans-* (34–40 %) und *cis-cis-*Isomere (4–8 %). Letzteres ist 20-fach weniger wirksam. Gegenüber den anderen Bisbenzyltetrahydroisochinolin-Derivaten liegt eine inverse Esterstruktur vor, in der die quartären Zentren als Alkohole mit der *E*-Oct-4-endisäure verestert sind. Dadurch wird die Eliminierung des Wirkstoffs weniger durch die chemischen Abbaumechanismen, sondern durch die Butyrylcholinesterase im Plasma bestimmt, die Mivacurium mit einer Halbwertszeit von 1,8–2,0 min hydrolysiert. Die Wirkungsdauer ist mit 12–18 min sehr kurz, weshalb sich die Substanz gut für diagnostische Untersuchungen eignet.

Arzneistoffsalze von Sulfon- oder Benzensulfonsäuren

Aufgrund ihrer Eigenschaft als **Alkylierungsmittel** gelten die mit kleinen Alkylgruppen (Methyl, Ethyl, Isopropyl) veresterten Sulfon- oder Benzensulfonsäuren als **genotoxisch.** Arzneistoffe, die als Salze dieser Sulfonsäuren eingesetzt werden, können diese **Sulfonsäureester** – meist in Spuren – als Verunreinigung enthalten. Sie können bei der Synthese der Arzneistoffsulfonatsalze wie beispielsweise Amlodipin**besilat,** Imatinib**mesilat** oder Sultamicillin**tosilat**-Dihydrat als Nebenprodukte auftreten oder über die für die Salzbildung verwendeten Alkylsulfonate eingeschleppt werden. So wird im letzten Schritt der Synthese der Benzylisochinolin-Derivate das Tetrahydroisochinolin-N-Atom mit Benzensulfonsäuremethylester quaternisiert. Das Herstellungsverfahren dieser Arzneistoffe muss daher so gesteuert werden, dass entsprechende Verunreinigungen auf ein Minimum reduziert werden.

Die meisten der literaturbekannten Bestimmungsmethoden weisen nicht die erforderliche Empfindlichkeit und Selektivität auf, um diese Arzneistoffverunreinigungen genau zu erfassen. Wegen ihrer **mutagenen** und **teratogenen** Wirkung und des **karzinogenen Risikos** müssen sie in Höchstkonzentrationen bis in den Zehntel-ppm-Bereich quantifiziert werden. Eine dazu etablierte Methode beschreibt Ph. Eur. unter den Gehaltsbestimmungsmethoden für **„Methyl-, Ethyl- und Isopropylbenzolsulfonat in Wirkstoffen".** Dabei versetzt man die Sulfonsäureester mit einer Lösung von Natriumthiosulfat und Natriumiodid. Unter Spaltung der Sulfonsäureester erhält man eine den veresterten Alkoholen äquivalente Menge an Alkyliodiden (o Abb. 7.113). Diese S_N2-Reaktion entspricht der Finkelstein-Reaktion, wobei anstelle eines Cl^--Ions das entsprechende Sulfonat als Abgangsgruppe fungiert. Die leicht flüchtigen Alkyliodide lassen sich dann mittels Headspace-GC/MS analysieren.

o **Abb. 7.112** Hofmann-Eliminierung

o **Abb. 7.113** Überführung der veresterten Alkohole in flüchtige Alkyliodide

Aminosteroide

Design und Entwicklung. Aminosteroide sind synthetische Produkte, die auf dem Androstangerüst des Alkaloids **Malouetin** (○ Abb. 7.109) basieren. Malouetin wurde in Afrika in Pfeilgiften verwendet und 1960 aus der Rinde der in Zentralafrika heimischen *Malouetia bequaertiana* isoliert. Im Tierversuch erzeugte es einen ausgeprägten Blutdruckabfall und kam daher für die klinische Prüfung nicht infrage. Das 1964 synthetisierte Pancuronium (○ Abb. 7.114) erwies sich als weitaus wirksamer als D-Tubocurarin und kam 1968 als erstes steroidales Muskelrelaxans auf den Markt.

Struktur. Um die Affinität zu den Bindestellen am Rezeptor zu verbessern, hat man bei den Aminosteroiden ein oder 2 Acetylcholin-Strukturelemente eingeführt. Diese sind durch ein starres Steroidgerüst getrennt. Der Abstand zwischen den quartären N-Atomen beträgt 1,09 nm. Die quartären Ammoniumgruppen sind in einen Piperidin- oder Morpholinring inkorporiert und durch 2 C-Atome des Steroids von der Acetylgruppe getrennt. Mit dieser Struktur werden die beiden Bindestellen im Nicotinrezeptor optimal besetzt, sodass die Erregung durch Acetylcholin verhindert wird.

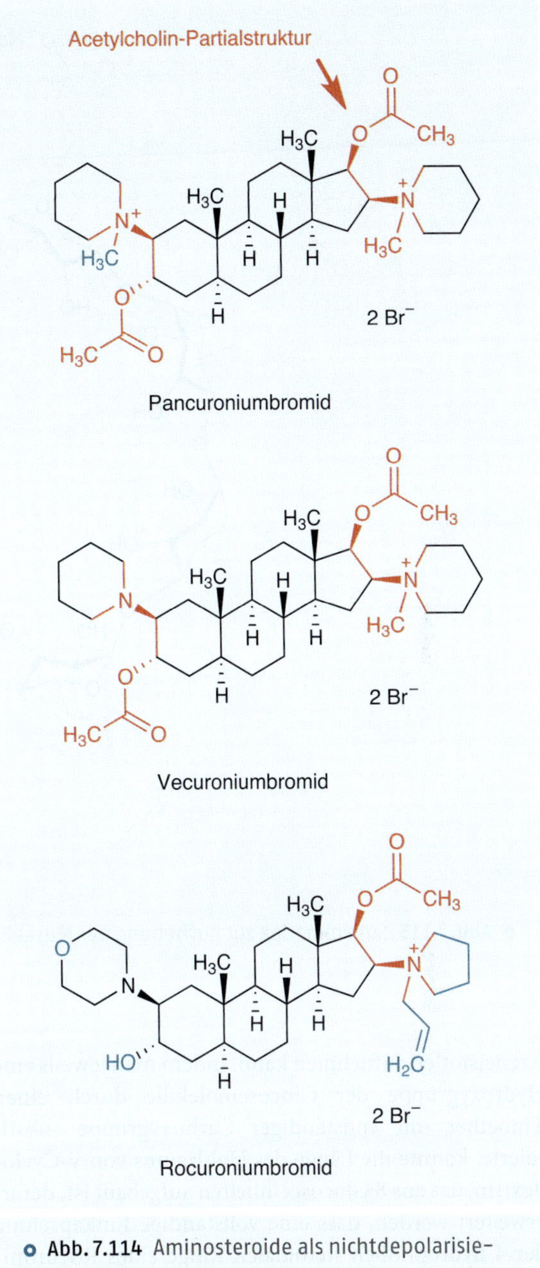

○ **Abb. 7.114** Aminosteroide als nichtdepolarisierende Muskelrelaxanzien

Pancuroniumbromid (Pancuronium Inresa®), Ph. Eur., liegt bisquartär vor und trägt in den Positionen 2 und 16 des Steroids jeweils einen *N*-Methyl-substituierten Piperidinring in β-ständiger Anordnung. Pancuronium besitzt eine lange Wirkungsdauer von bis zu 3 h. In der Leber erfolgt Desacetylierung zum aktiven 3-Hydroxy- sowie zu den inaktiven 17-Hydroxy- und 3,17-Dihydroxy-Metaboliten. Die Eliminationshalbwertszeit beträgt 110–160 min. Die Ausscheidung erfolgt hauptsächlich im Urin.

Vecuroniumbromid (Vecuronium Inresa®), Ph. Eur., unterscheidet sich von Pancuronium durch das Fehlen der *N*-Methylgruppe an der quartären Piperidiniumgruppe in Position 2, wodurch eine monoquartäre Verbindung vorliegt. Als tertiäres Amin besitzt der Piperidinstickstoff einen pK_S-Wert von 9,0, sodass unter physiologischen Bedingungen dennoch ein Bis-Kation entsteht. Die Wirkungsdauer ist auf 30–40 min reduziert, die Eliminationshalbwertszeit beträgt 60–80 min. Bei der Biotransformation entstehen hauptsächlich die Desacetylderivate. Die Ausscheidung erfolgt überwiegend biliär.

Rocuroniumbromid (Esmeron®), Ph. Eur., trägt in 2-Position einen unter physiologischen Verhältnissen teilweise protonierten Morpholinring (pK_S = 7,1) und in Position 16 eine *N*-Allyl-substituierte Pyrrolidiniumgruppe. Rocuronium wirkt 6-mal weniger stark muskelrelaxierend als Vecuronium, hat aber einen schnelleren Wirkungseintritt (1–2 min). Die Wirkungsdauer beträgt 30–40 min, die Eliminationshalbwertszeit liegt bei 80–130 min. Hauptmetabolit ist das 17-Desacetylderivat. Die Ausscheidung erfolgt zu 80 % biliär, daneben auch renal.

Antidot gegen die Aminosteroid-induzierte neuromuskuläre Blockade

Design und Entwicklung. Cyclodextrine sind makrozyklische Moleküle und gehören zu den zyklischen Oligosacchariden. Die α-1,4-glykosidisch verknüpften Glucosemoleküle bilden einen zentralen Hohlraum, der relativ hydrophob ist und Moleküle in der Größe von

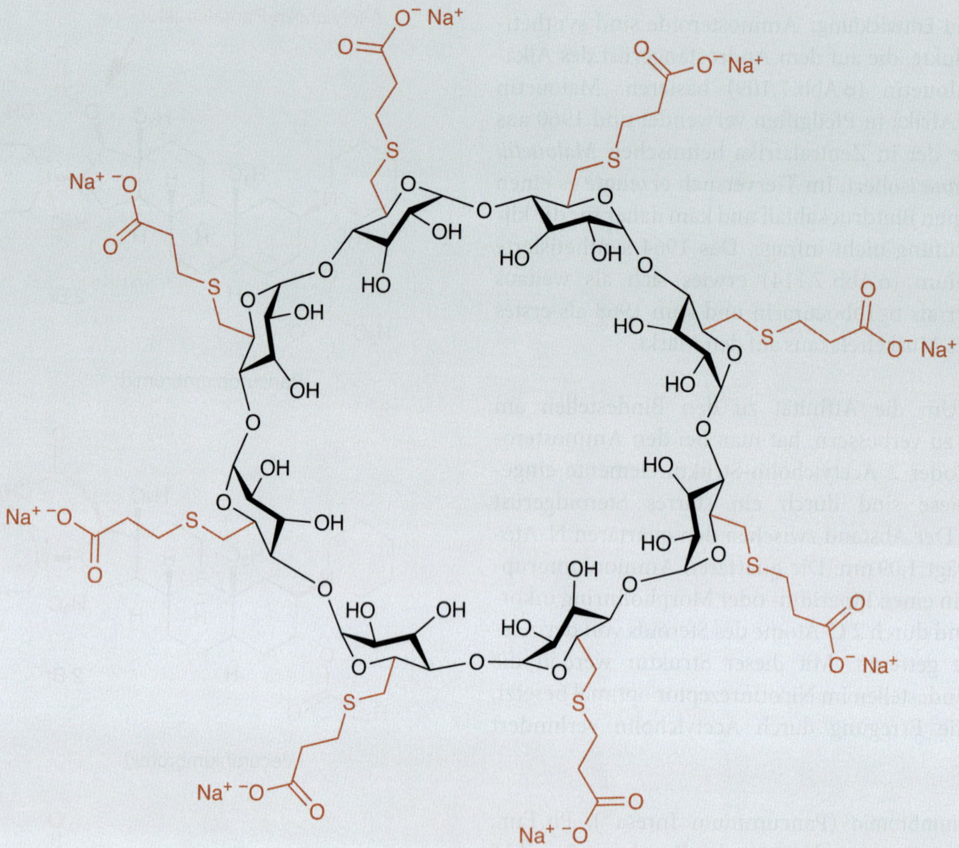

○ **Abb. 7.115** Sugammadex zur Aufhebung der Muskellähmung

Arzneistoffen aufnehmen kann. Indem man jeweils eine Hydroxygruppe der Glucosemoleküle durch einen Thioether mit endständiger Carboxygruppe substituierte, konnte die Länge des Hohlraums von γ-Cyclodextrin, das aus 8 Glucoseeinheiten aufgebaut ist, derart erweitert werden, dass eine vollständige Einkapselung der 4 hydrophoben steroidalen Ringe eines Rocuroniummoleküls gelang. **Sugammadex** (**sug**ar **gamma**-Cyclo**dex**trin, ○ Abb. 7.115) wurde speziell für Rocuronium entwickelt, kann aber auch die Wirkung anderer Aminosteroide aufheben.

Struktur und Eigenschaften. Die ringförmige Struktur weist eine konische Gestalt auf und besteht aus 8 identischen Kohlenhydratmolekülen. Die Flächen der Kohlenhydratringe bilden das Innere des makrozyklischen Systems und sorgen für eine relativ hydrophobe Umgebung, während die Hydroxy- und Carboxylatgruppen mit Wassermolekülen interagieren und dem Molekül gute Wasserlöslichkeit verleihen. Die Abmessungen des Cyclodextrin-Hohlraums sind derart, dass das Steroidgerüst innerhalb des Cyclodextrinrings passgenau eingekapselt wird (○ Abb. 7.116). Der Hohlraumdurchmesser von Sugammadex beträgt 0,75–0,83 nm. Dies entspricht der Molekülbreite von Rocuronium (etwa 0,75 nm). Die gegenseitige elektrostatische Abstoßung der 8 negativ geladenen Seitenketten tragen zur strukturellen Integrität des Makrozyklus bei, wodurch der Hohlraum offengehalten wird. Zudem helfen die Carboxylatgruppen, das Steroid im Cyclodextrin einzuschließen, indem sie mit der quartären Pyrrolidiniumgruppe des Arzneistoffs ionische Wechselwirkungen eingehen.

Wirkungsmechanismus. Die **Antidotwirkung** beruht nicht auf der Interaktion von Sugammadex mit dem biologischen Target, sondern auf der spezifischen Interaktion mit dem Wirkstoff. Nach Injektion von Sugammadex in die Blutbahn kapselt es frei im Plasma zirkulierende Aminosteroidmoleküle ein und erzeugt so einen Gradienten zwischen freien Aminosteroiden im Plasma und denen im Gewebe. Die freien Aminosteroide bewegen sich daher aus dem Gewebe heraus in das Plasma, wo sie wiederum von Sugammadex verkapselt

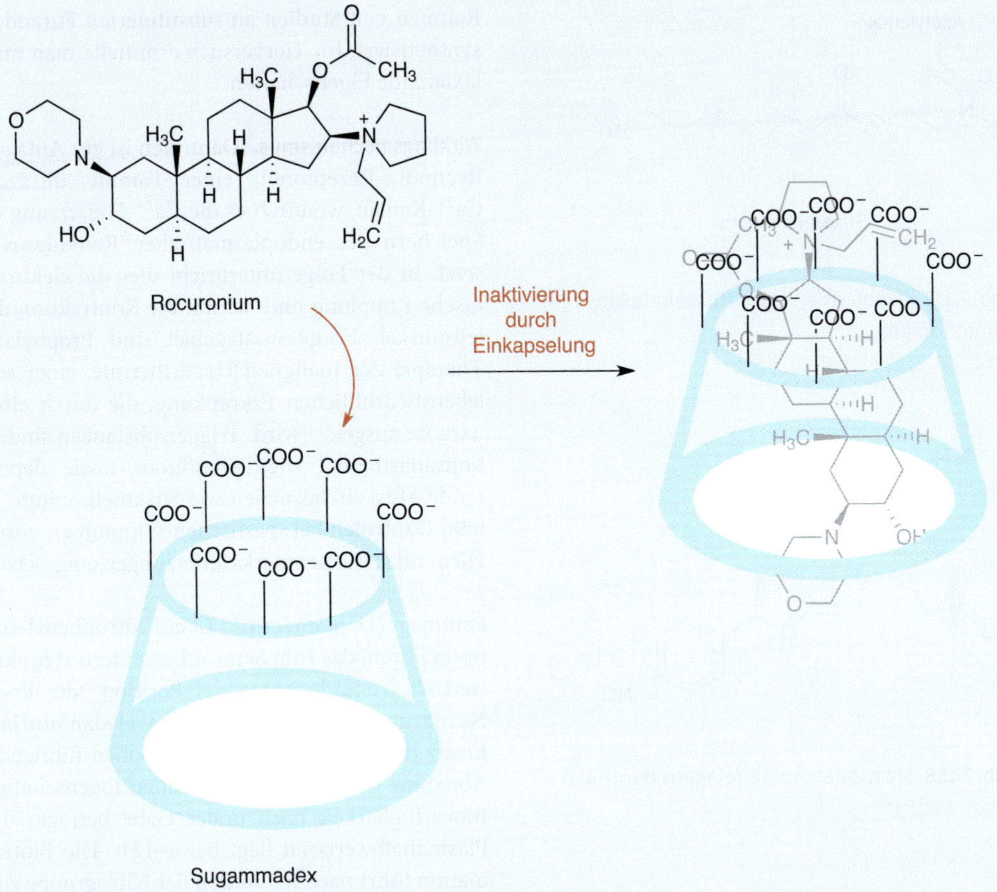

o Abb. 7.116 Einkapselung von Rocuronium durch Sugammadex

werden. Dadurch wird der Gradient aufrechterhalten. Die Menge an Aminosteroidmolekülen, die den Nicotinrezeptor blockiert, nimmt ab und ermöglicht wieder die Aktivierung des Rezeptors durch Acetylcholin. In Notfallsituationen oder am Ende einer Operation lässt sich auf diese Art die Muskellähmung abbrechen. Eine Aufhebung der durch Benzylisochinolin-Derivate ausgelösten Muskellähmung ist durch Sugammadex nicht möglich.

Sugammadex (Bridion®) liegt als Octanatriumsalz vor und steht als Injektionslösung zur Aufhebung der neuromuskulären Blockade durch Rocuroniumbromid und Vecuroniumbromid zur Verfügung. Die Plasmahalbwertszeit beträgt 2 h. Sugammadex wird im Körper nicht metabolisiert und wird über die Nieren unverändert ausgeschieden. Der Rocuronium-Sugammadex-Komplex wird ebenfalls schnell über die Nieren ausgeschieden.

Nicotinrezeptor-Agonisten (depolarisierende Muskelrelaxanzien)

Design und Entwicklung. Ausgehend von der Struktur des Tubocurarins wurde zunächst **Decamethoniumbromid** synthetisiert. In diesem Molekül sind 2 quartäre Stickstoffzentren über 10 Methylenspacer miteinander verbunden. Diese Struktur ist aber metabolisch stabil und wird daher nur sehr langsam eliminiert. Aus diesem Grund baute man 2 Estergruppen in die Kette ein, ohne den Abstand von 10 Atomen zwischen den beiden N-Atomen zu verändern. Die Estergruppen lassen sich enzymatisch hydrolysieren und gewährleisten die Inaktivierung des Moleküls. Durch die Estergruppen imitiert **Suxamethonium** (o Abb. 7.117) zudem 2 aneinander gebundene Acetylcholinmoleküle.

Wirkungsmechanismus. Nicotinrezeptor-Agonisten am muskulären Typ des Rezeptors besitzen sowohl Affinität als auch intrinsische Aktivität und führen daher zu einer Depolarisation der motorischen Endplatte. Anders als

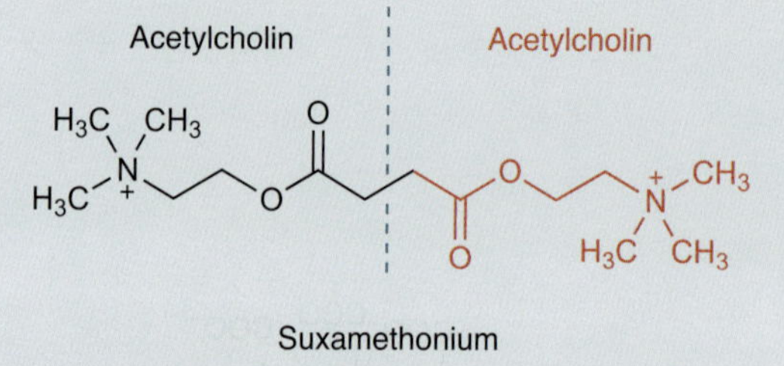

Abb. 7.117 Depolarisierendes Muskelrelaxans Suxamethonium

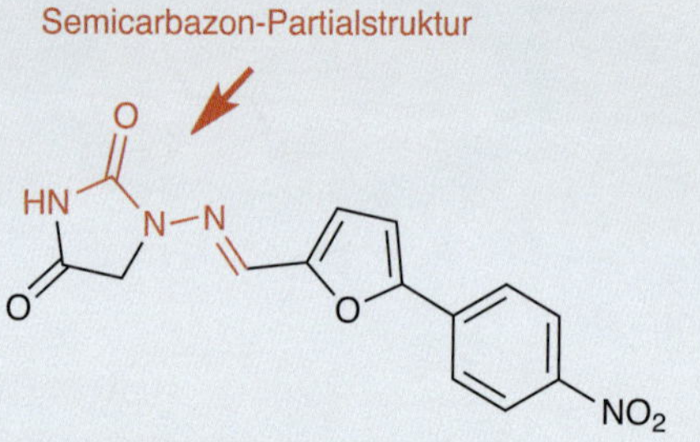

Abb. 7.118 Myotropes Muskelrelaxans Dantrolen

Acetylcholin wird Suxamethonium im synaptischen Spalt durch die Acetylcholinesterase nicht hydrolysiert, sondern erst durch die Butyrylcholinesterase im Plasma. Entsprechend hat Suxamethonium eine lange Verweildauer am Rezeptor, wodurch es ihn lang anhaltend öffnet und eine Dauerdepolarisation erfolgt. Nachfolgende Nervenimpulse können daher keine erneute Kontraktion auslösen, wodurch es zur Muskelerschlaffung kommt.

Suxamethoniumchlorid (Succinylcholin, Lysthenon®), Ph. Eur., zeigt einen sehr raschen Wirkungseintritt unmittelbar nach intravenöser Gabe. Die Wirkungsdauer beträgt 3–10 min, die Halbwertszeit liegt unter 1 min, da der Ester im Plasma sofort hydrolysiert wird. Durch Dauertropfinfusion kann die Wirkung verlängert werden. Die Ausscheidung erfolgt renal. Die Wirkung lässt sich durch Cholinesterase-Inhibitoren nicht aufheben. Suxamethonium wird insbesondere zur Intubation verwendet.

Myotrope Muskelrelaxanzien

Diese Substanzen wirken nicht an den Nicotinrezeptoren der motorischen Endplatte, sondern direkt an der quergestreiften Muskulatur. Der einzige Vertreter ist Dantrolen (Abb. 7.118).

Design und Entwicklung. Dantrolen wurde 1967 im Rahmen von Studien an substituierten Furanderivaten synthetisiert. Im Tierversuch ermittelte man muskelrelaxierende Eigenschaften.

Wirkungsmechanismus. Dantrolen ist ein Antagonist an Ryanodin-Rezeptoren, einer Familie intrazellulärer Ca^{2+}-Kanäle, wodurch es die Ca^{2+}-Freisetzung aus den Speichern des endoplasmatischen Retikulums herabsetzt. In der Folge unterbricht dies die elektromechanische Kopplung und hemmt die Kontraktion der Skelettmuskel. Haupteinsatzgebiet sind Prophylaxe und Therapie der malignen Hyperthermie, einer seltenen, lebensbedrohlichen Erkrankung, die durch eine Vollnarkose ausgelöst wird. Triggersubstanzen sind Inhalationsanästhetika wie Servofluran sowie depolarisierende Muskelrelaxanzien wie Suxamethonium. Zudem wird Dantrolen bei spastischen Symptomen infolge von Hirn- oder Rückenmarksverletzungen eingesetzt.

Dantrolen (Dantamacrin®) ist ein Nitrophenyl-substituiertes Furan, das zum Semicarbazonderivat funktionalisiert ist. Veränderungen der Position oder Ersatz der Nitrogruppe, Veränderungen am Hydantoinring oder Ersatz des Furanrings durch Thiophen führen alle zur Abnahme der muskelrelaxierenden Eigenschaften. Die Bioverfügbarkeit nach oraler Gabe beträgt 70 %, die Plasmahalbwertszeit liegt bei 4–12 h. Die Biotransformation führt nach Reduktion der Nitrogruppe zum primären aromatischen Amin, zur Hydroxylierung des Hydantoinrings und zur *N*-Acetylierung. Die Ausscheidung erfolgt biliär und renal. In Dantrolen liegen mit dem Nitroaromaten, Furanring und der Hydrazid-Teilstruktur gleich 3 strukturelle Warnsignale (▸ Kap. 3.2.1) vor, entsprechende Nebenwirkungen wie allergische Hautreaktionen, Leberfunktionsstörungen sowie Thrombo- und Leukozytopenie sind bekannt. Dantrolen wird oral und als Infusionslösung appliziert.

7.3 Opioid-Analgetika

Schmerz ist eine komplexe Sinneswahrnehmung, die in den Nozizeptoren (Schmerzrezeptoren) des peripheren Nervensystems als Symptom bei zahlreichen Erkrankungen entsteht. Nozizeptoren sind freie Nervenendigungen sensibler Neurone, die in der Haut, Schleimhaut, in tiefer gelegenen Geweben wie Skelettmuskel und Bindegewebe sowie viszeralen Organen lokalisiert sind. Schmerz hat die Funktion eines Warnsystems und erleichtert die Diagnose von Erkrankungen. Darüber hinaus kann Schmerz die Folge von Gewebeschädigungen infolge thermischer (Hitze, Kälte), mechanischer (Druck, Verletzungen) oder chemischer (Entzündungsmediatoren, Säuren) Reize sein. Als Mediatoren der Schmerzempfindung dienen Prostaglandine, Kinine, Zytokine, Serotonin sowie Protonen. Von den Nozizeptoren wird der Schmerz in Form elektrischer Signale (Aktionspotenziale) über sensible Nervenfasern weitergeleitet. Die Verarbeitung und Interpretation erfolgen im ZNS. Als Schmerzsyndrom, vor allem bei chronischen Schmerzen, können Schmerzen zur Krankheit per se werden. Unzureichend behandelter Schmerz kann im ZNS Spuren hinterlassen und die Schmerzschwelle herabsetzen. Der Körper bildet ein Schmerzgedächtnis, sodass akute Schmerzen sich zu chronischen Schmerzen entwickeln können. Daher sollte eine zeitnahe und zielgerichtete Schmerztherapie erfolgen.

Analgetika (griech. *algos* = Schmerz) sind Arzneistoffe, die eine schmerzstillende oder schmerzlindernde Wirkung haben, ohne in der üblichen Dosierung narkotisch zu wirken. Nach ihren Angriffspunkten und ihrer Wirkung kann man sie einteilen in

- **Opioid-Analgetika** (stark wirkende Analgetika), die sich vom Morphin ableiten und vorwiegend zentral wirken,
- **nichtopioide Analgetika** (schwach bis mittelstark wirkende Analgetika), die gleichzeitig antipyretische und z.T. auch antiphlogistische Eigenschaften besitzen.

Opioid-Analgetika sind **stark wirkende Analgetika**. Das Wirkprofil sämtlicher **Opioide** ist aufgrund der gemeinsamen Aktivierung der Opioid-Rezeptoren sehr ähnlich. Zu den Opioiden zählen neben verschiedenen **Opiaten** auch synthetische Substanzen unterschiedlichster Struktur sowie die peptidischen natürlichen Liganden. Die Wirkung der Opioide lässt sich durch Antagonisten wie Naloxon aufheben. Die nichtpeptidischen Opioide kann man von ihrer Struktur her in 2 Gruppen einteilen.

Polyzyklische Opioide, die aus 3–5 kondensierten Ringen aufgebaut sind. Diese kann man weiter untergliedern in

- Morphin-Derivate,
- Dihydromorphin-Derivate,
- Morphinan- und Benzomorphan-Derivate.

Flexible Opioide, die keine kondensierten Ringsysteme besitzen. Zu diesen zählen

- Pethidin,
- Methadon-Derivate,
- Fentanyl-Derivate,
- Substanzen unterschiedlicher Grundstruktur.

 **Definition**

In Opium sind neben Morphin weitere physiologisch aktive Verbindungen enthalten, und zwar unter anderem Codein, Thebain, Noscapin, Narcein und Papaverin. Als **Opiate** bezeichnet man Opiumwirkstoffe mit morphinartiger Struktur (z. B. Codein, Thebain) und deren partialsynthetische Derivate. Demgegenüber versteht man unter dem Begriff **Opioide** alle Stoffe, die Opioid-Rezeptoren aktivieren und somit ein ähnliches Wirkspektrum aufweisen wie Morphin.

7.3.1 Morphin

Entdeckung. Opium ist der getrocknete Milchsaft aus den unreifen Samenkapseln des orientalischen Schlafmohns (*Papaver somniferum*) und zählt zu den ältesten vom Menschen genutzten Arzneidrogen. Schon in der Antike wurde es als Rauschmittel zu rituellen Zwecken sowie als starkes Schmerzmittel zu medizinischen Zwecken eingesetzt. Bereits 1804 gelang es dem deutschen Apotheker Friedrich Sertürner, den Hauptwirkstoff des Opiums – das Alkaloid **Morphin** – als Reinsubstanz zu isolieren. Die Bezeichnung des Alkaloids bezieht sich auf Morpheus, den Gott der Träume. Da Morphin ein relativ komplexes Molekül ist, gestaltete es sich im 19. Jahrhundert schwierig, mit den verfügbaren Methoden die genaue Struktur zu ermitteln. Die einzige Möglichkeit bestand darin, Morphin zu einfacheren Molekülen bekannter Struktur abzubauen. So konnte nach Erhitzen unter stark basischen Bedingungen Methylamin nachgewiesen werden, was auf das Vorhandensein einer methylierten Aminogruppe hinwies. Erste Anhaltspunkte für das im Morphin enthaltene Ringsystem ergaben sich daraus, dass bei der Destillation des Morphins in Gegenwart von Zinkstaub das trizyklische Molekül Phenanthren entstand. Letztlich dauerte es bis 1925, ehe Robinson und Cahn die Konstitutionsformel des Morphins aufklären konnten. Deren Richtigkeit wurde von Clemens Schöpf 1927 bestätigt. Die Konfiguration des Moleküls konnte über die von Marshall D. Gates und Gilg Tschudi 1952 durchgeführte Totalsynthese ermittelt werden, die konformativen Verhältnisse wurden 1955 mithilfe einer Röntgenstrukturanalyse geklärt (Dorothy Crowfoot Hodgkin, Nobelpreis für Chemie, 1964).

Struktur und Stereochemie. Das Grundgerüst des Morphinmoleküls ohne die Etherbrücke wird als **Morphinan** bezeichnet. Darin enthalten ist ein teilhydriertes Benzylisochinolin-System, weshalb man Morphin auch der Gruppe der **Isochinolin-Alkaloide** zuordnet. Für

○ Abb. 7.119 Unterschiedliche Darstellungsweisen des Morphinmoleküls und seines Morphinan-Grundgerüstes. Die roten Ziffern markieren die Chiralitätszentren.

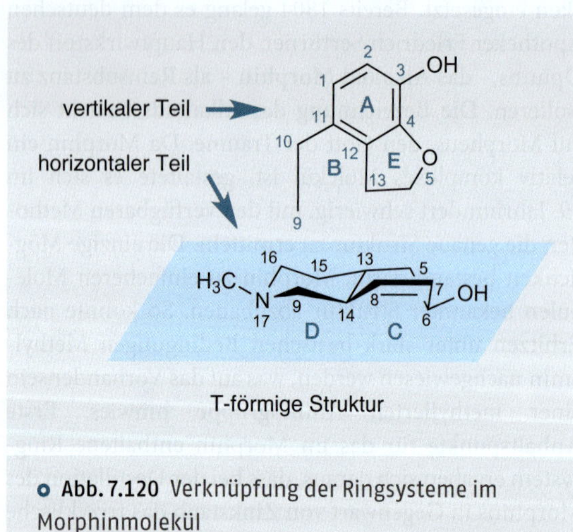

○ Abb. 7.120 Verknüpfung der Ringsysteme im Morphinmolekül

die Struktur des Morphins gibt es unterschiedliche Darstellungsweisen. Am gängigsten sind die Formeln nach Robinson und nach IUPAC (○ Abb. 7.119).

Die Formelschreibweise nach IUPAC veranschaulicht gut folgende strukturelle Eigenschaften des Morphins (○ Abb. 7.120). Das Morphin-Molekül weist eine T-förmige Struktur auf. Der aus den Ringen A, B und E bestehende vertikale Teil ist nahezu planar gebaut. Die horizontal angeordneten Sechsringe D und C sind *trans*-verknüpft und bilden ein Octahydroisochinolin-System. Der Piperidinring D liegt in einer Sesselform vor, der Cyclohexenring C wird durch die Doppelbindung in eine Wannenform gezwungen. Die an C-9 und C-13 des Piperidinrings gebundenen Kohlenstoffatome der Benzylteilstruktur sind beide axial angeordnet.

Das Morphinmolekül enthält 5 Chiralitätszentren an jeweils benachbarten Kohlenstoffatomen mit der jeweils absoluten Konfiguration: 5*R*, 6*S*, 9*R*, 13*S*, 14*R*. Die Schwingungsebene linear polarisierten Lichts wird durch das chirale Morphin nach links gedreht.

Eigenschaften. Die tertiäre Aminogruppe (pK_S = 8,1) verleiht dem Morphinmolekül basische Eigenschaften und ermöglicht dadurch die Bildung kristalliner Salze mit verschiedenen Säuren. Durch die saure phenolische Hydroxygruppe (pK_S = 9,9) wird Morphin insgesamt zu einem amphoteren Molekül, das physiologisch aber hauptsächlich ungeladen oder als Kation vorliegt.

Wirkungsmechanismus. Die analgetische Wirkung des Morphins wird ebenso wie seine antitussive, atemdepressive, sedierende, euphorisierende, dysphorisierende, miotische und antidiuretische Wirkung durch die Aktivierung spezieller Rezeptoren hervorgerufen. Diese **Opioid-Rezeptoren** kommen in unterschiedlicher Dichte prä- und postsynaptisch sowohl im zentralen als auch im peripheren Nervengewebe vor. Bislang wurden für das Morphin 3 verschiedene Rezeptoren identifiziert, die als μ-, κ- und δ-Rezeptor bezeichnet werden. Es handelt sich dabei um G-Protein-gekoppelte Rezeptoren, die bei Aktivierung $G_{i/o}$-gekoppelt Adenylatcyclasen hemmen. Dies führt in Abhängigkeit vom Rezeptortyp zu verschiedenen zellulären Effekten, wie

z. B. dem Öffnen von K^+-Kanälen, dem Schließen von Ca^{2+}-Kanälen oder der Hemmung der Neurotransmitterfreisetzung. Morphin bindet sehr stark an die µ-Rezeptoren und weniger stark an die κ- und δ-Rezeptoren. Folgende Effekte werden dabei ausgelöst.

Die Aktivierung der **µ-Rezeptoren** vermittelt hauptsächlich eine **sehr starke Analgesie** sowie

- Sedierung,
- Hemmung des Hustenreflexes,
- Atemdepression,
- Obstipation,
- Miosis,
- Euphorie,
- Abhängigkeit.

Erwünschte und unerwünschte Wirkungen sind somit funktionell aneinander gekoppelt.

Die Aktivierung der **κ-Rezeptoren** vermittelt ebenfalls eine sedierende und analgetische Wirkung, die allerdings schwächer ausgeprägt ist als bei µ-Rezeptor-Stimulation. Atemdepression, Euphorie und physische Abhängigkeit werden nicht verursacht. Als unerwünschte Nebenwirkung kann Dysphorie auftreten, weshalb κ-Rezeptoragonisten therapeutisch wenig bedeutsam sind.

Die Aktivierung der **δ-Rezeptoren** löst auch eine Analgesie aus, die ebenfalls schwächer ist als bei µ-Rezeptor-Stimulation. Sedierung, Euphorie und Abhängigkeit treten nicht auf. Unerwünschte Nebenwirkungen sind Atemdepression und das Auftreten von Krämpfen.

Einige Zeit nach der Entdeckung der µ-, κ- und δ-Rezeptoren wurde ein weiterer Rezeptor identifiziert, der eine hohe strukturelle Homologie zu den 3 klassischen Opioid-Rezeptoren aufweist. Morphin bindet allerdings nicht an diesen Rezeptor. Er wurde zunächst als ORL-1-Rezeptor (*opioid receptor like 1*) bezeichnet. Nach Entdeckung des natürlichen Liganden Nociceptin (Orphanin FQ), einem Heptadecapeptid mit *N*-terminalem Phenylalanin, gab man dem ORL-1-Rezeptor den Namen N/OFQ-Rezeptor. Im Tierexperiment führt die Aktivierung dieses Rezeptors in Abhängigkeit vom angewendeten Versuchsmodell zu einer Verstärkung oder Schwächung der Schmerzempfindlichkeit.

Endogene Liganden der Opioid-Rezeptoren – Opioidpeptide. Mit dem Auffinden und der Charakterisierung der Opioid-Rezeptoren setzte eine intensive Suche nach körpereigenen (endogenen) Liganden dieser Rezeptoren ein. Aus Schweinehirnen konnte man 1975 zwei strukturell verwandte Pentapeptide mit Opioid-artiger Wirkung isolieren, die man als Methionin-Enkephalin und Leucin-Enkephalin bezeichnete. Bald danach wurden weitere Peptide aufgefunden, die ebenfalls als Agonisten an Opioid-Rezeptoren binden. Derzeit unterscheidet man 4 Klassen von Opioidpeptiden: die **Endomorphine**, die **Endorphine**, die **Enkephaline** und die **Dynorphine** (◻ Tab. 7.3). Die Bildung dieser endogenen Peptide aus Proteinvorstufen erfolgt im Gehirn, in der Hypophyse und im Nebennierenmark. Ihre Selektivität für die Opioid-Rezeptoren ist unterschiedlich. Endomorphine aktivieren µ-Rezeptoren, Enkephaline δ-Rezeptoren und Dynorphine κ-Rezeptoren. β-Endorphin ist ein unselektiver Agonist aller 3 Rezeptoren, wobei der Effekt auf µ- und δ-Rezeptoren etwas stärker ausgeprägt ist als der auf κ-Rezeptoren. Alle Opioidpeptide tragen am *N*-terminalen Ende die Aminosäure Tyrosin, die für die Bindung der Moleküle an die Rezeptoren von großer Wichtigkeit ist. So imitieren der hydroxylierte Ring A des Morphins und seine zwei C-Atome entfernte tertiäre Aminogruppe den Tyrosinrest eines Opioidpeptids, weshalb Morphin auch als **Peptidomimetikum** betrachtet werden kann (○ Abb. 7.121). Die Bindung von Morphin an Opioid-Rezeptoren lässt sich demnach wie folgt formulieren (○ Abb. 7.122).

- Die phenolische Hydroxygruppe fungiert als H-Brücken-Donor und bildet eine H-Brücke zum His297 aus.
- Der protonierte Aminstickstoff geht eine Ionenbindung mit einer negativ geladenen Region der Bindestelle (Asp147) ein.
- Die rigide Struktur des Morphins führt dazu, dass der aromatische Ring in einem hydrophoben Bereich der Rezeptorbindungsstelle zu liegen kommt, mit dem er Van-der-Waals-Wechselwirkungen eingeht.

Biotransformation. Die Bioverfügbarkeit von Morphin beträgt nach oraler Gabe nur 20–40 %. Ein Grund dafür ist seine ausgeprägte Metabolisierung in den Mucosazellen des Darms und in der Leber. Hauptmetaboliten sind das Morphin-3-glucuronid (55 %) und das Morphin-6-glucuronid (15 %; ○ Abb. 7.123). Während Morphin-3-glucuronid nicht mehr an Opioid-Rezeptoren bindet, ist die Affinität von Morphin-6-glucuronid zu µ-Rezeptoren stärker als die von Morphin. Das Morphin-6-glucuronid dürfte daher signifikant zur analgetischen Wirkung des Morphins beitragen. Da das Glucuronid aufgrund seiner Polarität kaum durch die Blut-Hirn-Schranke diffundieren kann, überwindet es diese Barriere vermutlich mithilfe von Transportern. Als weiterer Metabolit entsteht in kleinerer Menge (5 %) das *N*-demethylierte Morphin. Es ist polarer als Morphin, kann deshalb weniger gut durch die Blut-Hirn-Schranke gelangen und ist daher auch weniger wirksam.

Analytische Aspekte. Ph. Eur. lässt die Identität von Morphin durch IR- und UV-Spektroskopie sowie nasschemisch mit **Dragendorff-Reagenz** (▸ Kap. 6.2.1) und

Tab. 7.3 Einteilung der Opioidpeptide

Opioidpeptid-Klassen und wichtige Vertreter	Rezeptor-spezifität	Aminosäuresequenz	Vorstufe
Endomorphine			**Noch nicht identifiziert**
Endomorphin-1	μ	Tyr-Pro-Trp-Phe-NH_2 (4 Aminosäuren)	
Endomorphin-2	μ	Tyr-Pro-Phe-Phe-NH_2 (4 Aminosäuren)	
Endorphine			**Proopiomelanocortin**
β-Endorphin	μ, κ, δ	Tyr-Gly-Gly-Phe-Met-... (31 Aminosäuren)	
Enkephaline			**Proenkephalin**
Met-Enkephalin	δ	Tyr-Gly-Gly-Phe-Met (5 Aminosäuren)	
Leu-Enkephalin	δ	Tyr-Gly-Gly-Phe-Leu (5 Aminosäuren)	
Dynorphine			**Prodynorphin**
Dynorphin A	κ	Tyr-Gly-Gly-Phe-Leu-... (17 Aminosäuren)	
Dynorphin B	κ	Tyr-Gly-Gly-Phe-Leu-... (13 Aminosäuren)	

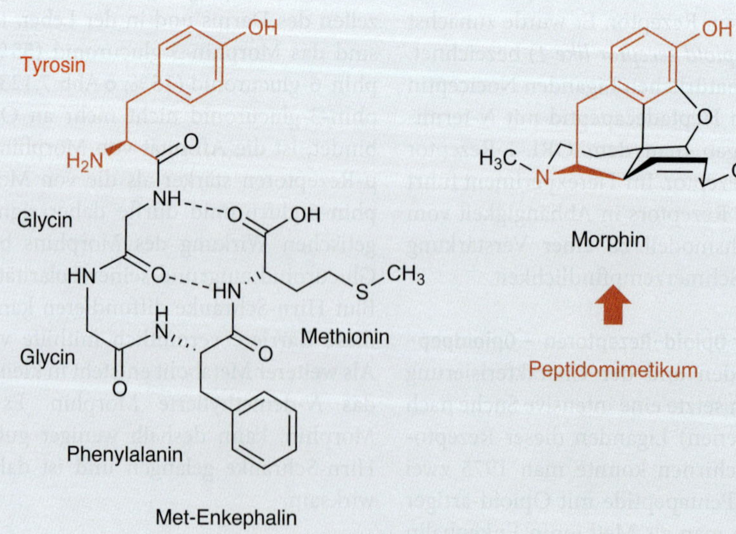

Abb. 7.121 Vergleich der Strukturen von Met-Enkephalin und Morphin

durch die **Marquis-Reaktion** nachweisen. Bei der Marquis-Reaktion wird Morphin mit Formaldehyd-Schwefelsäure versetzt, wobei sich ein mesomeriestabilisiertes, farbiges Kondensationsprodukt aus je 2 Molekülen Morphin und Formaldehyd (o Abb. 7.124) bildet. Mechanistisch dürfte es sich zunächst um den Angriff des protonierten Formaldehyds am aktivierten Aromaten handeln, gefolgt von einer oxidativen Dimerisierung, ähnlich der Chromotropsäure-Reaktion.

Morphin (Morphin Merck®, M-long®), Ph. Eur., wird als Morphinhydrochlorid und -sulfat beschrieben. Nach oraler Gabe wird Morphin zwar gut resorbiert, aufgrund des hohen First-Pass-Effekts liegt die Bioverfügbarkeit allerdings nur bei 20–40 %. Die Plasmahalbwertszeit beträgt 2–3 h, die von Morphin-6-glucuronid ist deutlich länger. Die meisten Nebenwirkungen werden über die Opioid-Rezeptoren vermittelt. Wie bei allen Opioiden sind insbesondere Obstipation, Übelkeit und Erbrechen relevant. Die Hauptgefahr besteht in der Atemdepression, bei Überdosierung tritt der Tod durch Atemlähmung ein.

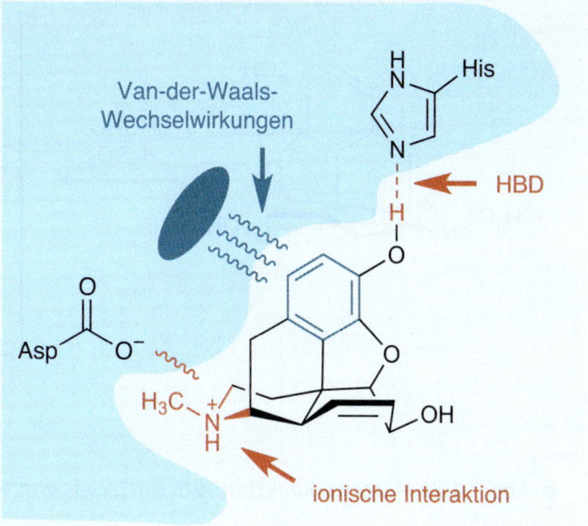

o **Abb. 7.122** Interaktionen des Morphins mit einem Opioid-Rezeptor. HBD = H-Brücken-Donor

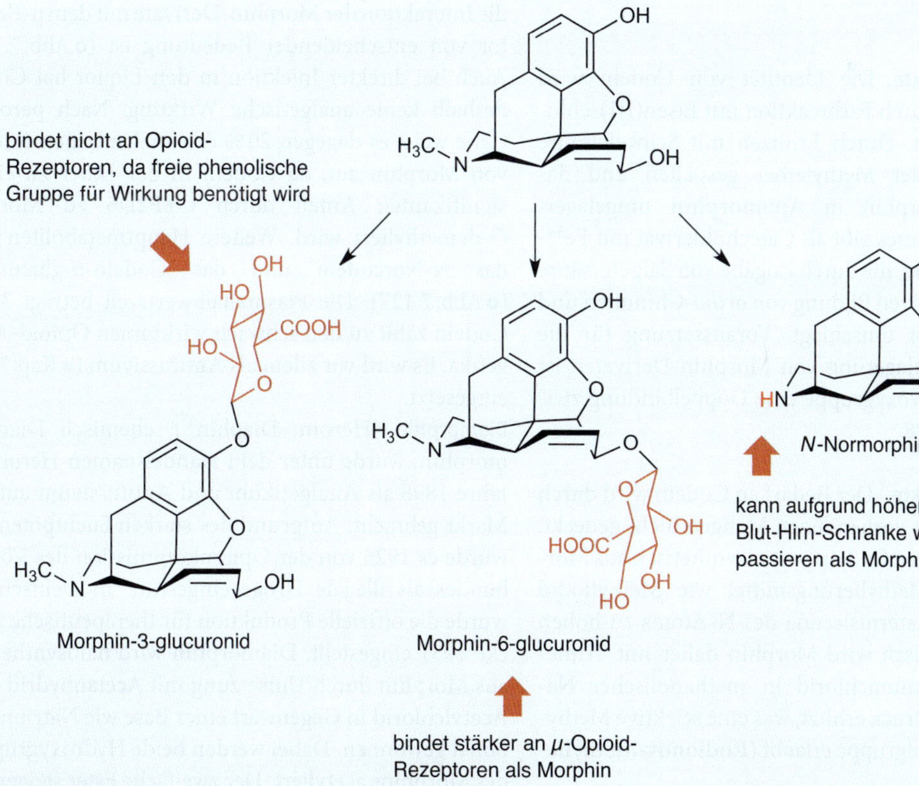

o **Abb. 7.123** Biotransformation von Morphin

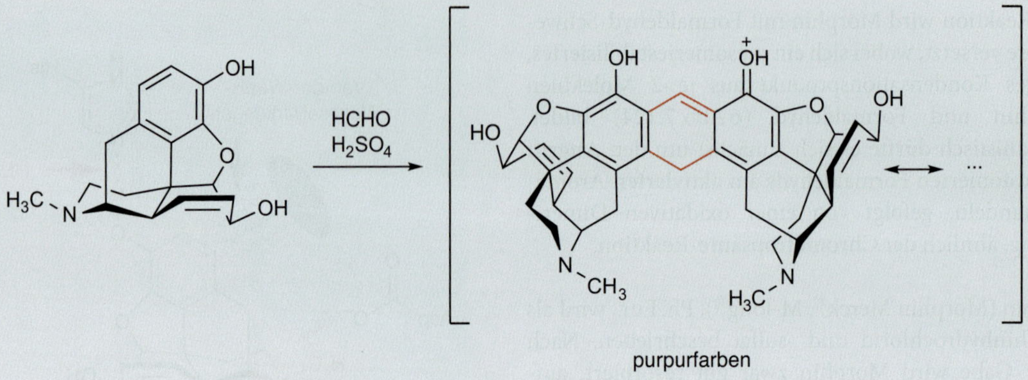

Abb. 7.124 Marquis-Reaktion zum Nachweis von Morphin

7.3.2 Polyzyklische Opioide

Morphin-Derivate

Wichtige Vertreter dieser Stoffgruppe sind Codein und Diamorphin (Abb. 7.125).

Entdeckung. Codein (Abb. 7.125) wurde 1832 von Pierre Jean Robiquet in kristalliner Form aus Opium isoliert und nach der Kapsel der Mohnpflanze (griech. *kodeia*) benannt.

Analytische Aspekte. Die Identität von Codein wird unter anderem durch Farbreaktion mit Eisen(III)-chlorid nachgewiesen. Durch Erhitzen mit Schwefelsäure wird zunächst der Methylether gespalten und das entstandene Morphin in **Apomorphin** umgelagert (Abb. 7.126). Dieses gibt als Catecholderivat mit Fe^{3+}-eine blaue Färbung, die durch Zugabe von Salpetersäure infolge der oxidativen Bildung von *ortho*-Chinonen und *N*-Oxiden in Rot umschlägt. Voraussetzung für die Apomorphin-Umlagerung von Morphin-Derivaten ist neben der 6-Hydroxygruppe eine Doppelbindung zwischen C-7 und C-8.

Synthetische Aspekte. Der Bedarf an Codein wird durch die im Rohopium vorhandenen Mengen nicht gedeckt. Daher gewinnt man Codein partialsynthetisch aus Morphin. Übliche Methylierungsmittel wie Methyliodid führen durch Quaternisierung des N-Atoms zu hohen Verlusten. Technisch wird Morphin daher mit Trimethylphenylammoniumchlorid in methanolischer Natronlauge unter Druck erhitzt, was eine selektive Methylierung der Phenolgruppe erlaubt (**Rodionov-Methylierung**).

Codein (Codicompren®), Ph. Eur., ist der 3-*O*-Methylether des Morphins. Neben der freien Base sind im Arzneibuch auch Codeinhydrochlorid-Dihydrat sowie Codeinphosphat-Hemihydrat und -phosphat-Sesquihydrat monographiert. Pro Formeleinheit sind in den Salzen entsprechend zwei, ein halbes bzw. eineinhalb Moleküle Wasser gebunden. Die tertiäre Aminogruppe hat einen pK_S-Wert von 8,2. Die Bindungsaffinität von Codein an den μ-Rezeptor beträgt nur 0,1 % der Bindungsaffinität von Morphin. Dies ist nicht überraschend, da eine freie phenolische Hydroxygruppe für die Interaktion der Morphin-Derivate mit dem μ-Rezeptor von entscheidender Bedeutung ist (Abb. 7.122). Auch bei direkter Injektion in den Liquor hat Codein deshalb keine analgetische Wirkung. Nach peroraler Gabe weist es dagegen 20 % des analgetischen Effektes von Morphin auf, da Codein in der Leber zu einem signifikanten Anteil durch CYP2D6 zu Morphin *O*-demethyliert wird. Weitere Hauptmetaboliten sind das *N*-Norcodein und das Codein-6-glucuronid (Abb. 7.127). Die Plasmahalbwertszeit beträgt 3–4 h. Codein zählt zu den schwach wirksamen Opioid-Analgetika. Es wird vor allem als Antitussivum (▸ Kap. 7.4.1) eingesetzt.

Diamorphin (**Heroin**, Diaphin®), chemisch Diacetylmorphin, wurde unter dem Handelsnamen Heroin im Jahre 1898 als Analgetikum und Antitussivum auf den Markt gebracht. Aufgrund des starken Suchtpotenzials wurde es 1925 von der Opiumkommission des Völkerbundes als illegale Droge eingestuft. In Deutschland wurde die offizielle Produktion für therapeutische Zwecke 1931 eingestellt. Diamorphin wird halbsynthetisch aus Morphin durch Umsetzung mit Acetanhydrid oder Acetylchlorid in Gegenwart einer Base wie Natriumcarbonat gewonnen. Dabei werden beide Hydroxygruppen des Morphins acetyliert. Der zweifache Ester steigert die Lipophilie des Moleküls deutlich, was die Passage der Blut-Hirn-Schranke stark erleichtert. Um an die Opioid-Rezeptoren binden zu können, muss der Phenolester

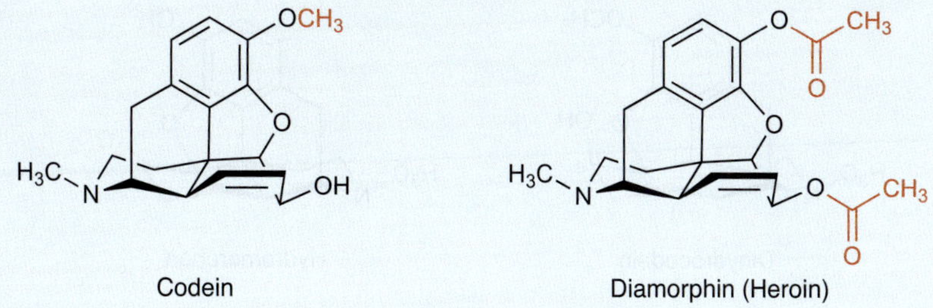

Abb. 7.125 Morphin-Derivate

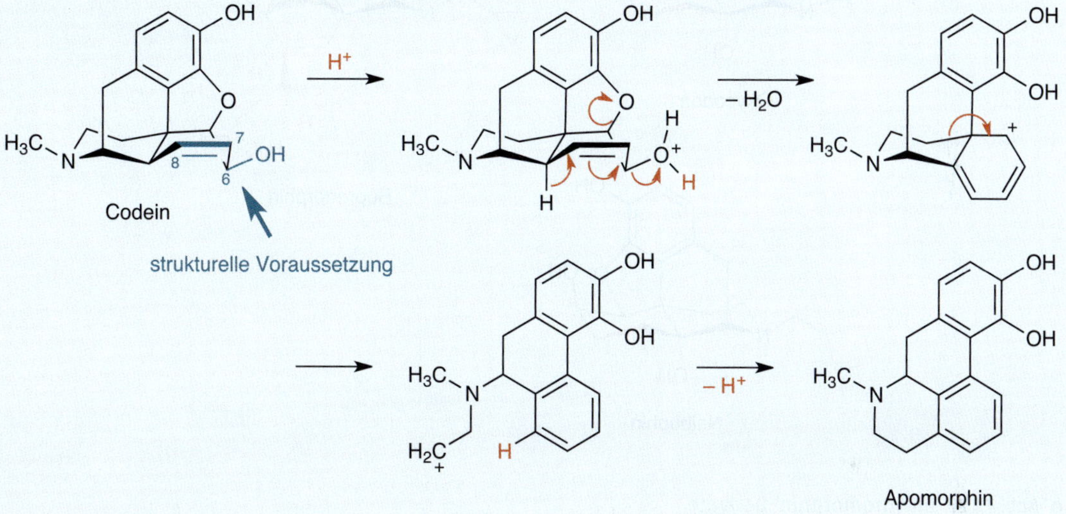

Abb. 7.126 Apomorphin-Umlagerung

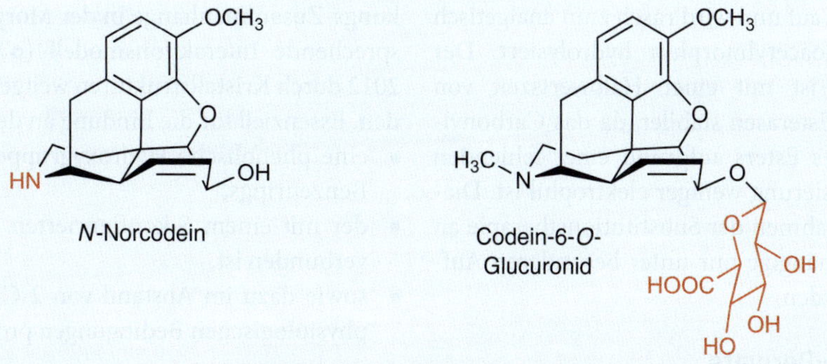

Abb. 7.127 Metaboliten von Codein

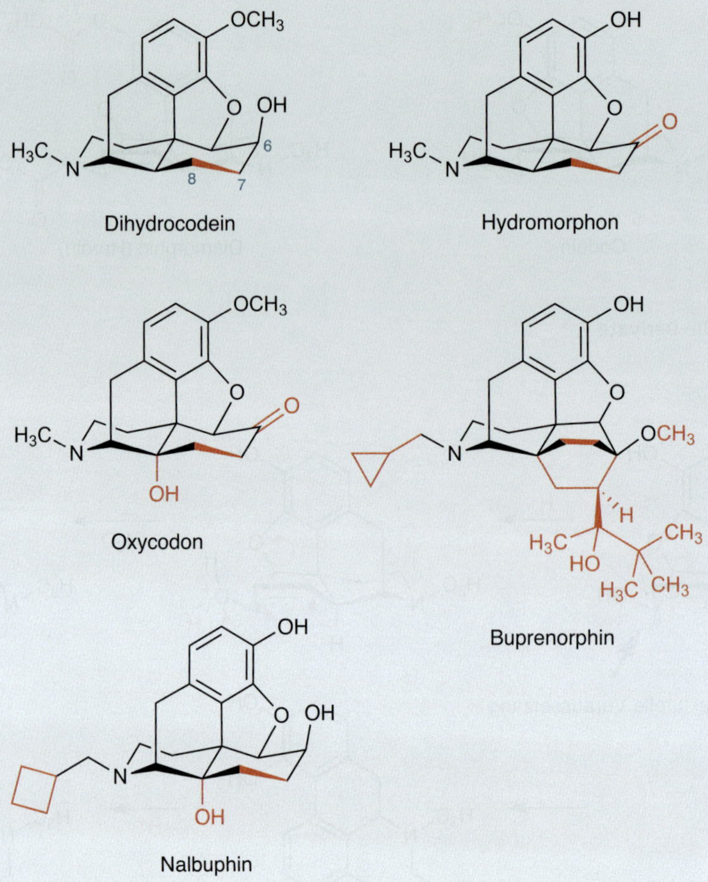

o Abb. 7.128 Dihydromorphin-Derivate

durch Esterasen im ZNS wieder abgespalten werden. Diamorphin weist bei intravenöser Injektion eine Halbwertszeit von 3 min auf und wird rasch zum analgetisch wirksamen 6-Monoacetylmorphin hydrolysiert. Der 6-Monoacetylester ist mit einer Halbwertszeit von 20 min gegenüber Esterasen stabiler, da das Carbonylkohlenstoffatom des Esters aufgrund einer fehlenden Elektronendelokalisierung weniger elektrophil ist. Diamorphin darf im Rahmen der Substitutionstherapie an schwerst Opioidabhängige nur unter besonderen Auflagen verordnet werden.

Dihydromorphin-Derivate

Bei den Dihydromorphin-Derivaten fehlt die Doppelbindung im Ring C des Morphin- bzw. Codein-Grundgerüstes. Der erhöhte Verordnungsanteil dieser Gruppe gegenüber Morphin geht auf transdermale Präparate und Retardpräparate der seit langem bekannten Arzneistoffe **Oxycodon**, **Hydromorphon** und **Buprenorphin** (o Abb. 7.128) zurück.

Struktur-Wirkungs-Beziehungen. Becket und Casy erstellten in den 1950er Jahren erste Struktur-Wirkungs-Zusammenhänge in der Morphinreihe. Das entsprechende Interaktionsmodell (o Abb. 7.122) konnte 2012 durch Kristallstrukturen weitgehend bestätigt werden. Essenziell für die Bindung an den μ-Rezeptor sind

- eine phenolische Hydroxygruppe in 3-Position des Benzenrings,
- der mit einem *S*-konfigurierten quartären C-Atom verbunden ist,
- sowie dazu im Abstand von 2 C-Atomen ein unter physiologischen Bedingungen protonierbares Amin.

Mit Ausnahme der hydrolysierbaren Estergruppe im Diamorphin bedingen Modifizierungen der Phenolgruppe eine Verminderung der analgetischen Potenz. Wird dagegen die alkoholische 6-OH-Gruppe verestert, verethert, zum Keton oxidiert oder entfernt, steigert dies die analgetische Wirksamkeit. Ebenfalls kann der analgetische Effekt durch Hydrieren der 7,8-Doppelbindung in Ring C sowie durch Einführen einer

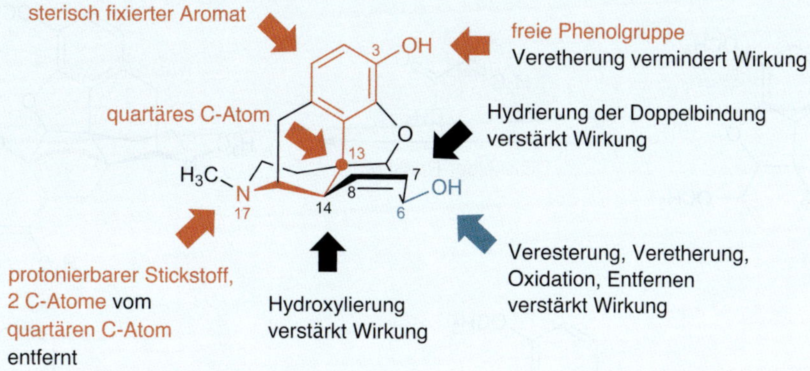

Abb. 7.129 Struktur-Wirkungs-Beziehungen zu Morphin, essenzielle Strukturbestandteile sind rot markiert

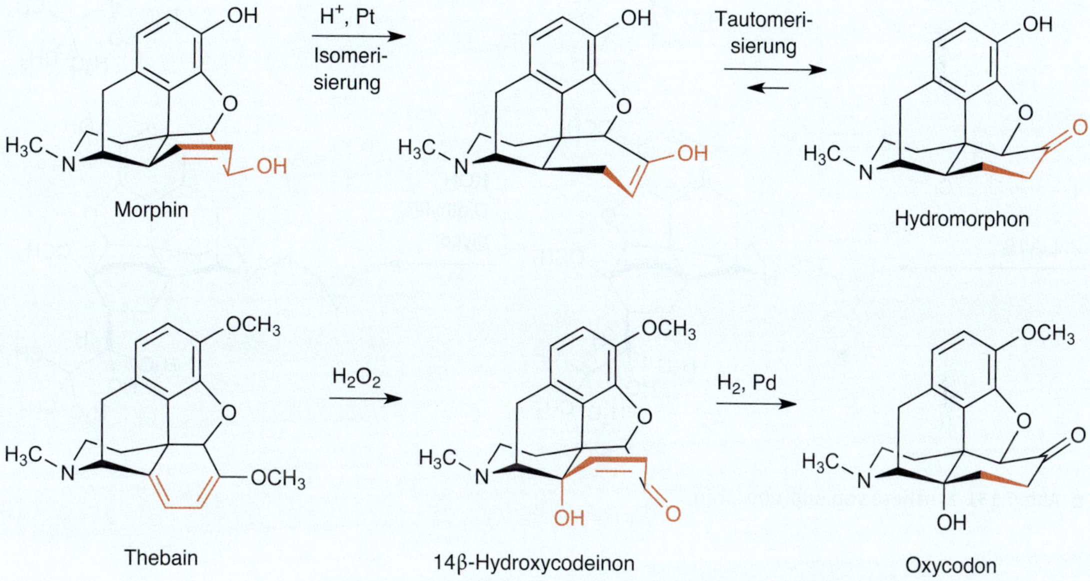

Abb. 7.130 Partialsynthesen von Hydromorphon aus Morphin und von Oxycodon aus Thebain

α-Hydroxygruppe in Position 14 verbessert werden (Abb. 7.129). Schließlich führt der Ersatz der *N*-Methylgruppe durch lipophile Substituenten bestimmter Größe wie Allyl oder Cyclopropylmethyl zu Antagonisten.

Synthetische Aspekte. Zur Synthese von **Hydromorphon** wird Morphin in ethanolischer oder saurer wässriger Lösung mit Platin versetzt. Dabei kommt es zur Isomerisierung der Doppelbindung von C-7/C-8 nach C-6/C-7 unter Bildung eines Enols, das anschließend zum Keton tautomerisiert (Abb. 7.130).

Oxycodon wird aus dem Opiumalkaloid Thebain gewonnen. Dieses wird in saurer Lösung mit H_2O_2 oxidiert. Das dabei entstehende 14β-Hydroxycodeinon wird katalytisch zu Oxycodon hydriert.

Die Synthese von **Buprenorphin** geht auch von Thebain aus (Abb. 7.131). Im Ring C dieser Substanz befindet sich ein Diensystem, das in einer **Diels-Alder-Reaktion** mit dem Dienophil Methylvinylketon unter Bildung eines Bizyklus reagiert. Die *endo*-Ethenobrücke wird katalytisch mit Palladium auf Aktivkohle zur entsprechenden *endo*-Ethanobrücke hydriert. Die gleichzeitig eingeführte exozyklische Acylgruppe wird in einer **Grignard-Reaktion** mit *tert*-Butyl-Magnesiumchlorid in einen tertiären Alkohol überführt. Diese Reaktion verläuft stereospezifisch, da das Grignard-Reagenz mit der Methoxygruppe und der Ketogruppe

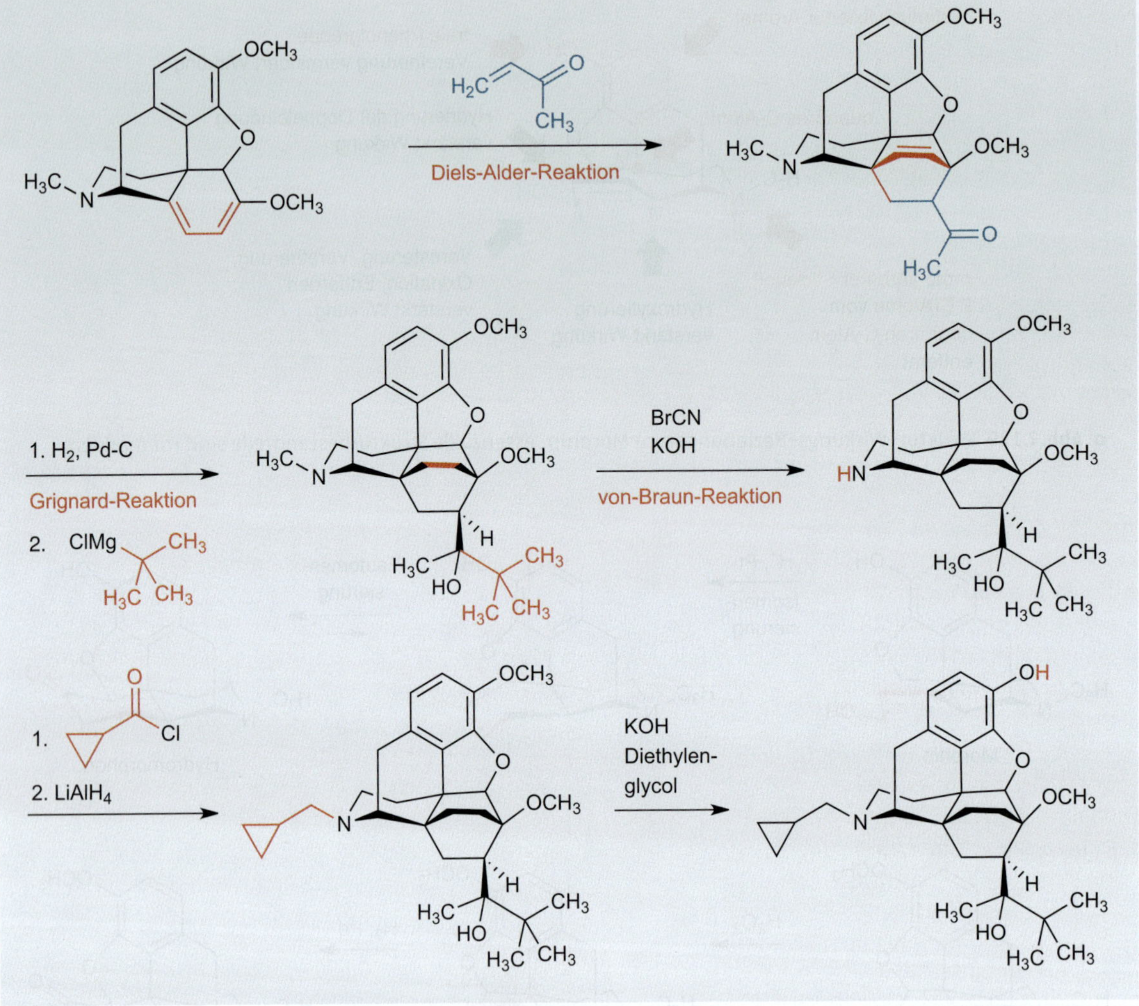

Abb. 7.131 Synthese von Buprenorphin

komplexiert und die Alkylgruppe deshalb von der weniger gehinderten Seite des Moleküls mit dem Keton reagiert. Die Methylgruppe am Stickstoff wird danach über eine **von-Braun-Reaktion** mit Bromcyan entfernt. Acylierung des Stickstoffs mit Cyclopropylcarbonylchlorid, Reduktion des gebildeten Amids zum Amin gefolgt von der Spaltung des phenolischen Ethers führt schließlich zu Buprenorphin.

Dihydrocodein wird durch katalytische Hydrierung von Codein unter Verwendung von Platin, Palladium oder Nickel als Katalysator hergestellt.

Hydromorphon (Palladon®), Ph. Eur. (Hydrochlorid), hat wie Morphin basische ($pK_S = 8{,}2$; Amin) und saure ($pK_S = 10{,}2$; Phenol) Eigenschaften. An Position 6 befindet sich anstelle der Hydroxygruppe eine Ketofunktion. Dies führt dazu, dass an dieser Stelle des Moleküls ein H-Brücken-Akzeptor anstelle eines H-Brücken-Donors lokalisiert ist. Bei Vorliegen einer Doppelbindung zwischen C-7 und C-8 im Ring C nimmt mit der Oxidation der Hydroxygruppe die Rezeptoraffinität um etwa das Dreifache ab. Dies wird darauf zurückgeführt, dass die Ketofunktion (H-Brücken-Akzeptor) in diesem Falle aufgrund der rigiden Struktur des Rings C bei Bindung an den μ-Rezeptor in der Nähe des H-Brücken-Akzeptors zu liegen kommt, mit dem die C-6-Hydroxygruppe (H-Brücken-Donor) normalerweise interagiert. Nach Reduktion der Doppelbindung wird der Ring C konformativ flexibler. Die Ketofunktion kann nun eine Position einnehmen, die Wechselwirkungen mit einer benachbarten H-Donor-Gruppe erlaubt. Insgesamt resultiert für das Hydromorphon eine etwa 6-fache Erhöhung der analgetischen Potenz. Wegen der geringen Halbwertszeit von 2–3 h ist Hydromorphon als Retardpräparat im Handel.

Oxycodon (Oxygesic®), Ph. Eur. (Hydrochlorid), besitzt einen basischen Stickstoff ($pK_S = 8{,}9$; Amin). Die zur Ketogruppe α-ständige CH-acide Funktion ($pK_S = 13{,}5$)

ist physiologisch ohne Relevanz. Gegenüber Hydromorphon liegt noch zusätzlich eine 14β-Hydroxygruppe vor. Diese erhöht die Polarität der Verbindung und verschlechtert dadurch die Penetration über die Blut-Hirn-Schranke. Gleichzeitig wird die Bindungsaffinität an den μ-Rezeptor deutlich erhöht, da die 14β-Hydroxygruppe starke Wechselwirkungen mit einem Tyrosinrest des Rezeptors eingehen kann. Insgesamt resultiert eine Zunahme der analgetischen Wirksamkeit.

Buprenorphin (Temgesic®), Ph. Eur. (Hydrochlorid), ist eine Phenolbase mit amphoteren Eigenschaften mit pK_S-Werten von 8,5 für das Amin und 10,0 für das Phenol. Die Struktur unterscheidet sich deutlich von denen der 3 anderen Verbindungen dieser Gruppe. Der Ring C ist zu einem Bizyklus erweitert, bei dem jede Brücke aus 2 Kohlenstoffatomen besteht. Zudem ist er mit einer 6-Methoxy- und einer 7-Hydroxyalkylgruppe substituiert. Das Stickstoffatom besitzt einen Cyclopropylmethyl-Substituenten. Buprenorphin besitzt eine sehr hohe Affinität zum μ-Rezeptor und wirkt dort als partieller Agonist. Für die überaus feste Bindung ist die Hydroxyalkylkette mitverantwortlich, da über eine zusätzliche H-Brückenbindung durch die Hydroxygruppe sowie hydrophobe Wechselwirkungen weitere Interaktionen mit dem Target eingegangen werden können. Die Halbwertszeit der Bindung ist mit 37 h außerordentlich lang, weshalb man die Bindungsweise auch als pseudoirreversibel bezeichnen kann. Buprenorphin weist nach oraler Gabe einen hohen First-Pass-Effekt auf. Die Bioverfügbarkeit beträgt daher nur 15 %. *N*-Desalkylierung führt zu einem 40-fach weniger aktiven Metaboliten, Glucuronidierung an C-3 zur Inaktivität. Bei sublingualer Applikation sind 55 % bioverfügbar. Die Halbwertszeit im Organismus liegt bei 12–16 h. Da Buprenorphin nur ein partieller Agonist des μ-Rezeptors ist, kann der maximale analgetische Effekt eines Vollagonisten, wie z. B. von Morphin, nicht erreicht werden. Andererseits ist dadurch auch das Risiko von opiattypischen Nebenwirkungen wie Atemdepression vermindert. Die langsame Dissoziation vom Rezeptor vermindert zudem das Auftreten von Entzugssymptomen, auch wenn die Substanz plötzlich abgesetzt wird. Aufgrund dieser speziellen Eigenschaften sowie der relativ guten sublingualen Bioverfügbarkeit und der langen Halbwertszeit wird Buprenorphin in Form von Sublingualtabletten (Subutex®) auch zur **Substitutionstherapie bei Opiatabhängigkeit** eingesetzt. Transdermale Pflaster (Transtec®) dienen in der Schmerztherapie als Alternative zu oralem Morphin.

Dihydrocodein (DHC-Mundipharma®), Ph. Eur., ist im Arzneibuch als *R*,*R*-Hydrogentartrat beschrieben und am basischen Stickstoff (pK_S = 8,8) entsprechend protoniert. Das Asymmetriezentrum an C-6 ist entgegen der Formeldarstellung in Ph. Eur. *S*-konfiguriert. Dihydrocodein wird in der Leber unter Etherspaltung zu Dihydromorphin metabolisiert, das eine um den Faktor 2 höhere Bindungsaffinität zum μ-Rezeptor als Morphin besitzt. Die analgetische Potenz der Verbindung, die außer von der Bindungsaffinität von der Bioverfügbarkeit des aktiven Metaboliten abhängt, ist auch etwa doppelt so hoch wie die des Codeins. Dihydrocodein wird wie Codein als Analgetikum und insbesondere als Antitussivum (Paracodin®) eingesetzt (▸ Kap. 7.4.1). Wegen der kurzen Halbwertszeit von 3–6 h ist es zur Substitutionsbehandlung wenig geeignet.

Nalbuphin (Nalpain®) ist eine Phenolbase mit sauren (pK_S = 10,0; Phenol) und basischen (pK_S = 8,7; Amin) Eigenschaften. Es steht als Injektionslösung zur kurzzeitigen Behandlung mittelstarker, starker oder postoperativer Schmerzen zur Verfügung. Es wirkt exklusiv als κ-Agonist, zudem besitzt es μ-antagonistische Wirkung. Das Missbrauchspotenzial und die Effekte auf die glatte Muskulatur des Verdauungstrakts sowie der Harnwege sind geringer als für reine μ-Agonisten. Die analgetische Potenz bezogen auf Morphin liegt bei 0,5–0,8. Die Halbwertszeit beträgt 3 h. Metaboliten sind u. a. 6-Ketonalbuphin, Noroxymorphon und Nalbuphin-*N*-Oxid. Die Ausscheidung erfolgt renal in Form von Glucuroniden.

Morphinan- und Benzomorphan-Derivate

Wird beim Morphin die Sauerstoffbrücke im Ring E sowie die Alkoholfunktion und die Doppelbindung im Ring C entfernt, gelangt man zu tetrazyklischen Verbindungen, die als Morphinane bezeichnet werden (○ Abb. 7.132). Die Anzahl der asymmetrisch substituierten C-Atome wird durch diese Strukturmodifikation von 5 auf 3 vermindert. Ein Vertreter dieser Gruppe ist das in Deutschland nicht zugelassene **Levorphanol**. Die Substanz ist fünfmal stärker analgetisch wirksam als Morphin. Somit sind weder die intakte Fünfringstruktur noch die aliphatische Alkoholgruppe des Morphins für die analgetische Wirkung essenziell.

Wird neben dem Ring E auch der Ring C entfernt, erhält man Benzomorphane (○ Abb. 7.132). Eine der einfachsten Strukturen dieser Art ist das **Metacocin**. Die beiden benachbarten Methylgruppen sind *cis*-ständig angeordnet und sind für die gute analgetische Aktivität der Verbindung, die der des Morphins entspricht, von Bedeutung. Metacocin ist in Deutschland ebenfalls nicht auf dem Markt.

7.3.3 Flexible Opioide

Pethidin

Entwicklung. Durch Entfernen der Ringe B, C und E des Morphins erhält man 4-Phenylpiperidine. Deren analgetische Wirkung wurde von Otto Schaumann und Otto Eisleb bei der Untersuchung von atropinähnlichen Spasmolytika entdeckt. Klinische Bedeutung besitzt derzeit nur **Pethidin** (○ Abb. 7.133), das um 1940 als ers-

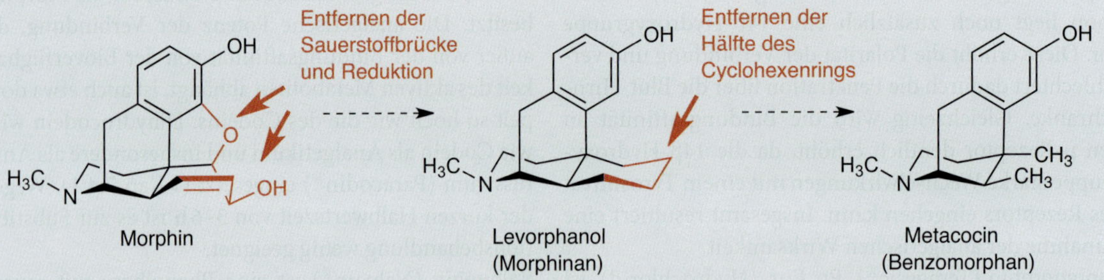

Abb. 7.132 Morphinan und Benzomorphan-Derivate

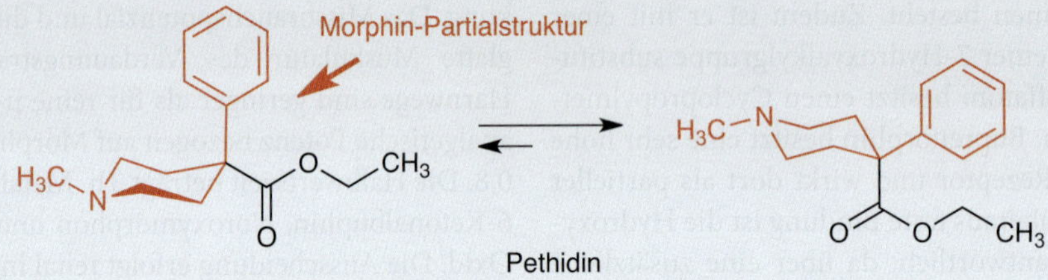

Abb. 7.133 Konformere von Pethidin mit axialer und äquatorialer Phenylgruppe

tes vollsynthetisches Opioid-Analgetikum in die Therapie eingeführt wurde.

Struktur und Eigenschaften. Pethidin besitzt einen pK_S-Wert von 8,7 (Piperidin-N). Da lediglich die 4-Phenylpiperidin-Partialstruktur des Morphins vorliegt, ist Pethidin ein wesentlich flexibleres Molekül als Morphin. Die Phenylgruppe nimmt in der Sesselkonformation des Piperidinrings als der größere der beiden Substituenten eine äquatoriale Stellung ein. Wahrscheinlich bindet Pethidin in anderer Weise an den µ-Opioid-Rezeptor als Morphin. Das lässt sich daran erkennen, dass gleichartige strukturelle Veränderungen bei Morphin und Pethidin unterschiedliche Auswirkungen haben. Während der Austausch der Methylgruppe am Stickstoff durch eine voluminösere Cinnamoylgruppe die Wirkung von Pethidin etwa 30-fach erhöht, führt eine analoge Variation beim Morphin zum Wirkungsverlust.

Biotransformation. Hauptmetaboliten sind das *N*-Demethylierungsprodukt Norpethidin, das konvulsive Eigenschaften besitzt, sowie die durch Esterhydrolyse entstehende Carbonsäure. Pethidin ist gut geeignet zur Behandlung von Geburtsschmerzen, da aufgrund eines schnellen Wirkungseintritts und einer kurzen Wirkdauer die Gefahr einer Atemdepression bei Neugeborenen gering ist.

Synthetische Aspekte. Bei der klassischen Synthese von Pethidin wird das CH-acide Phenylacetonitril mit Natriumamid deprotoniert und mit dem bifunktionalen Alkylans Bis(2-chlormethyl)(methyl)amin (*N*-Lost), das dabei intermediär ein Aziridinium-Ion bildet (▸Kap. 13.1.1), unter Ringschluss zum Piperidin 2-fach alkyliert (○Abb. 7.134). Die Nitrilfunktion wird mit Schwefelsäure in Ethanol zur Carbonsäure hydrolysiert, die unter den angewandten Bedingungen gleich weiter zum Ethylester umgesetzt wird. Daneben sind Synthesewege beschrieben, bei denen das kanzerogene und stark hautreizende *N*-Lost nicht verwendet wird.

Analytische Aspekte. Ph. Eur. lässt im Rahmen der Reinheitsuntersuchungen mittels HPLC und UV-Detektion auf das Synthesenebenprodukt 1-Methyl-4-phenyl-1,2,3,6-tetrahydropyridin (**MPTP**) prüfen, das auch als Ausgangsverbindung für Pethidinsynthesen verwendet werden kann. MPTP entsteht darüber hinaus sehr leicht als Nebenprodukt bei der Herstellung der Designerdroge 1-Methyl-4-phenylpiperidin-4-yl-propionat (MPPP), einem Pethidinderivat mit inverser Esterstruktur. Bei Konsumenten von mit MPTP verunreinigtem MPPP waren starke Parkinson-artige Symptome aufgetreten. MPTP wird im Gehirn durch die MAO-B zum 1-Methyl-4-phenylpyridinium-Kation (MPP^+) umgewandelt (○Abb. 7.135) und akkumuliert im Gehirn, da es als permanentes Kation die Blut-Hirn-Schranke nicht

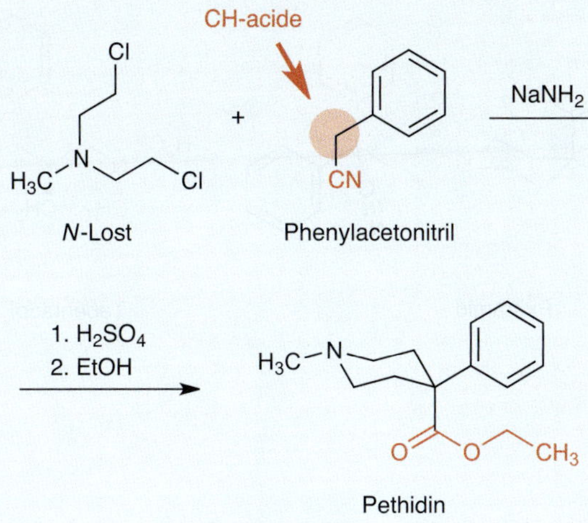

Abb. 7.134 Klassische Synthese von Pethidin

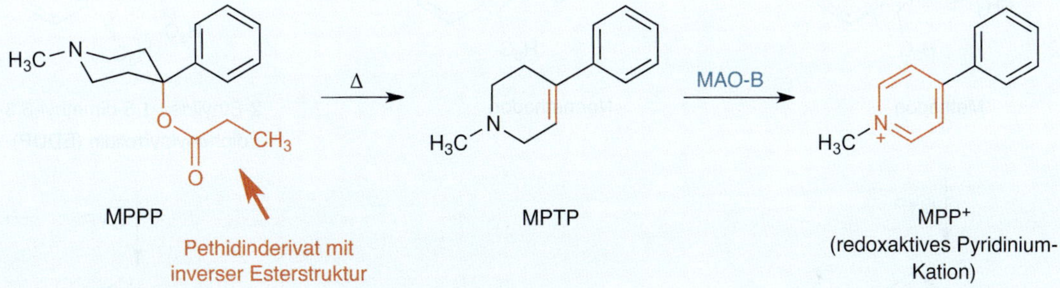

Abb. 7.135 Bildung des zytotoxischen MPP^+ (1-Methyl-4-phenylpyridinium-Kation) aus der Designerdroge MPPP (1-Methyl-4-phenylpiperidin-4-yl-propionat)

passieren kann. In dieser Form wird das Neurotoxin über einen aktiven Transportprozess durch einen Dopamintransporter in die dopaminergen Neuronen eingeschleust. Dort hemmt es irreversibel den mitochondrialen Elektronentransport und führt zum Absterben der Zellen. Das Pyridinium-Kation MPP^+ kann zudem trotz des niedrigen Redoxpotenzials in Gegenwart bestimmter Elektronendonoren wie Cytochrom-P450-Reduktase einen Redox-Zyklus durchlaufen und Superoxidradikal als Primärspezies zellschädigender Sauerstoffradikale bilden (▸ Kap. 3.2.2).

Pethidin (**Meperidin**, Pethidin-hameln®), Ph. Eur. (Hydrochlorid), ist weniger stark analgetisch wirksam als Morphin. Wegen des ausgeprägten First-Pass-Effekts beträgt die Bioverfügbarkeit bei oraler Applikation nur etwa 50 %, die Halbwertszeit 3 h. Präparate zur subkutanen und intramuskulären Gabe sind verfügbar. Falls Pethidinhydrochlorid zur Herstellung von Parenteralia verwendet wird, darf der Gehalt an MPTP höchstens 0,1 ppm betragen.

Methadon-Derivate

Werden beim Morphingrundgerüst alle Ringe mit Ausnahme des Rings A entfernt bzw. aufgeschnitten, gelangt man zu Verbindungen mit einem 3-Phenylpropan-1-amin-Strukturelement. Das sukzessive Eliminieren von Teilstrukturen und Aufschneiden von Morphin zur erforderlichen Minimalstruktur für die analgetische Wirkung ist in ▸ Kap. 1.3.3 beschrieben.

Entwicklung. Ein wichtiger Vertreter dieser Substanzklasse ist das chirale **Methadon** (Abb. 7.136). Entwickelt wurde es 1939 im Rahmen von Untersuchungen an basisch substituierten Diphenylmethan-Derivaten bei den Farbwerken Hoechst von Max Bockmühl und Gustav Ehrhart. Auf analgetische Eigenschaften wurde Methadon 1941 von Otto Schaumann geprüft. Die Wir-

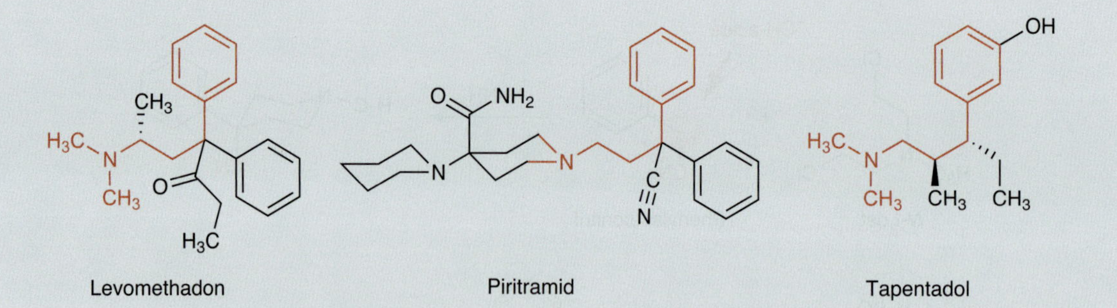

○ **Abb. 7.136** Methadon-Derivate

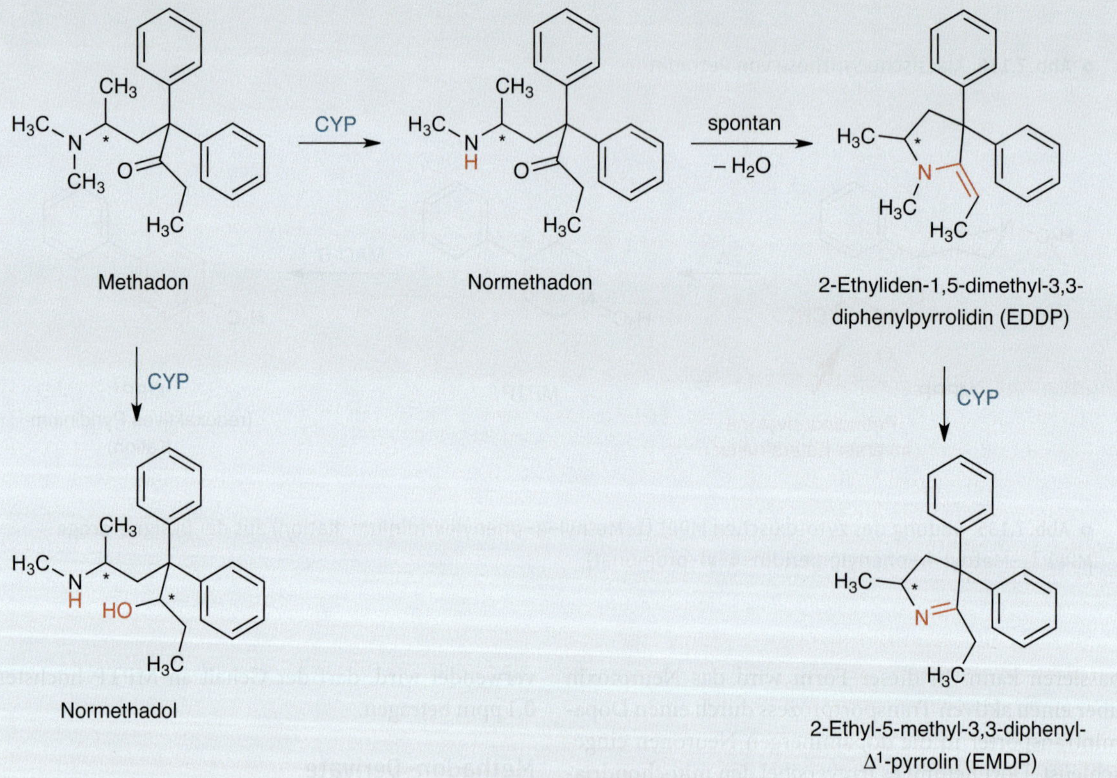

○ **Abb. 7.137** Metabolismus von Methadon

kung geht im Wesentlichen vom linksdrehenden **Levomethadon** aus.

Biotransformation. Der Metabolismus von Methadon ist interindividuell stark unterschiedlich. Er hängt vor allem davon ab, welche genetische Varianten der CYP-Enzyme jeweils vorliegen. Hauptmetabolit von Methadon ist das chemisch instabile *N*-Monodemethylierungsprodukt, das spontan zu dem inaktiven Pyrrolidinderivat EDDP zyklisiert. Nach erneuter *N*-Demethylierung und Isomerisierung der Doppelbindung entsteht das Pyrrolin EMDP. Ein Nebenmetabolit ist das noch aktive Normethadol, das durch Reduktion der Ketogruppe und *N*-Monodemethylierung gebildet wird (○ Abb. 7.137).

Synthetische Aspekte. Zur Synthese von Methadon wird das CH-acide Diphenylacetonitril in Anwesenheit von Natriumamid mit 2-Chlor-*N*,*N*-dimethylpropan-1-amin oder alternativ mit 1-Chlor-*N*,*N*-dimethyl-

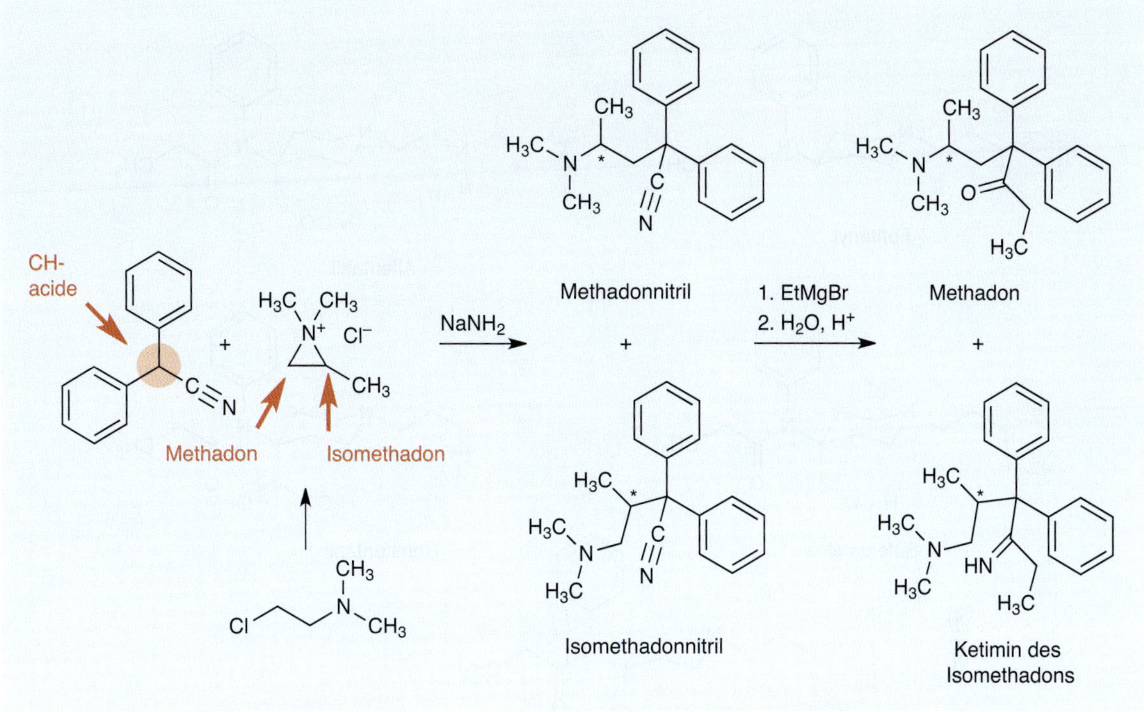

Abb. 7.138 Synthese von Methadon

propan-2-amin alkyliert (Abb. 7.138). Unter den angewandten Reaktionsbedingungen zyklisiert das Amin-Edukt zum 1,1,2-Trimethylaziridinium-Ion. Je nachdem an welchem der beiden C-Atome des Aziridinium-Ions die nukleophile Ringöffnung stattfindet, entsteht entweder das gewünschte Methadonnitril oder das Nebenprodukt Isomethadonnitril. Da das methylsubstituierte C-Atom des Aziridins sterisch etwas mehr gehindert ist, kann bei Optimierung der Versuchsbedingungen die Produktbildung ein wenig in Richtung des Methadonnitrils verschoben werden (Verhältnis 3:2). Durch Umsetzung mit dem Grignard-Reagenz Ethylmagnesiumbromid in Toluen und nachfolgende Hydrolyse mit Salzsäure entsteht aus Methadonnitril racemisches Methadon, das sich als Hydrochlorid abscheidet. Das gleichzeitig aus Isomethadonnitril gebildete Ketimin ist schwerer hydrolysierbar und bleibt gelöst. Methadon kann durch Umkristallisation in einer Aceton-Wasser-Mischung in Gegenwart von chiraler D-(+)-Weinsäure in die Enantiomeren getrennt werden. Dabei kristallisiert nur das Dextromethadontartrat aus, während das gewünschte Levomethadon in der Mutterlauge gelöst zurückbleibt, woraus es in hoher optischer Reinheit isoliert werden kann.

Methadon (Methaddict®), Ph. Eur. (Hydrochlorid), weist einen pK_S-Wert von 8,9 auf. Anders als Pethidin ist Methadon auch nach peroraler Applikation gut wirksam. Aufgrund seiner hohen peroralen Bioverfügbarkeit von bis zu 99 % und seiner langen Halbwertszeit von 20–60 h wird Methadon hauptsächlich als Substitutionsmittel bei Opiatabhängigkeit eingesetzt.

Levomethadon (L-Polamidon®), Ph. Eur. (Hydrochlorid), ist das linksdrehende *R*-Enantiomer von Methadon und etwa zehnmal stärker analgetisch wirksam als das *S*-Enantiomer. Es wirkt etwa doppelt so stark wie Morphin. Levomethadon wird sowohl als Analgetikum als auch zur Substitutionsbehandlung verwendet.

Piritramid (Dipidolor®) wurde 1960 von Janssen synthetisiert und besitzt als tertiäres Amin eine Bipiperidinstruktur sowie eine Nitrilgruppe anstelle der Ketofunktion in Methadon. Es ist ein reiner µ-Rezeptor-Agonist. Piritramid wird bei starken und stärksten Schmerzen nach Unfällen, Operationen oder bei Tumoren eingesetzt. Soll der Wirkungseintritt rasch erfolgen, wird es intravenös appliziert. Die analgetische Potenz liegt bei 75 % der des Morphins. Die Plasmahalbwertszeit beträgt 4–8 h.

Tapentadol (Palexia®), Ph. Eur., wird als reines 1*R*,2*R*(−)-Enantiomer vermarktet. Es handelt sich um eine Phenolbase mit pK_S-Werten von 9,6 für das tertiäre Amin und 10,3 für die Phenolgruppe. Die 2010 zugelassene Substanz ist etwa halb so wirksam wie Morphin, obwohl ihre Bindungsaffinität an den µ-Rezeptor 50-mal geringer ist als die des Morphins. Diese Diskrepanz wird dadurch erklärt, dass durch Tapentadol zusätzlich zur

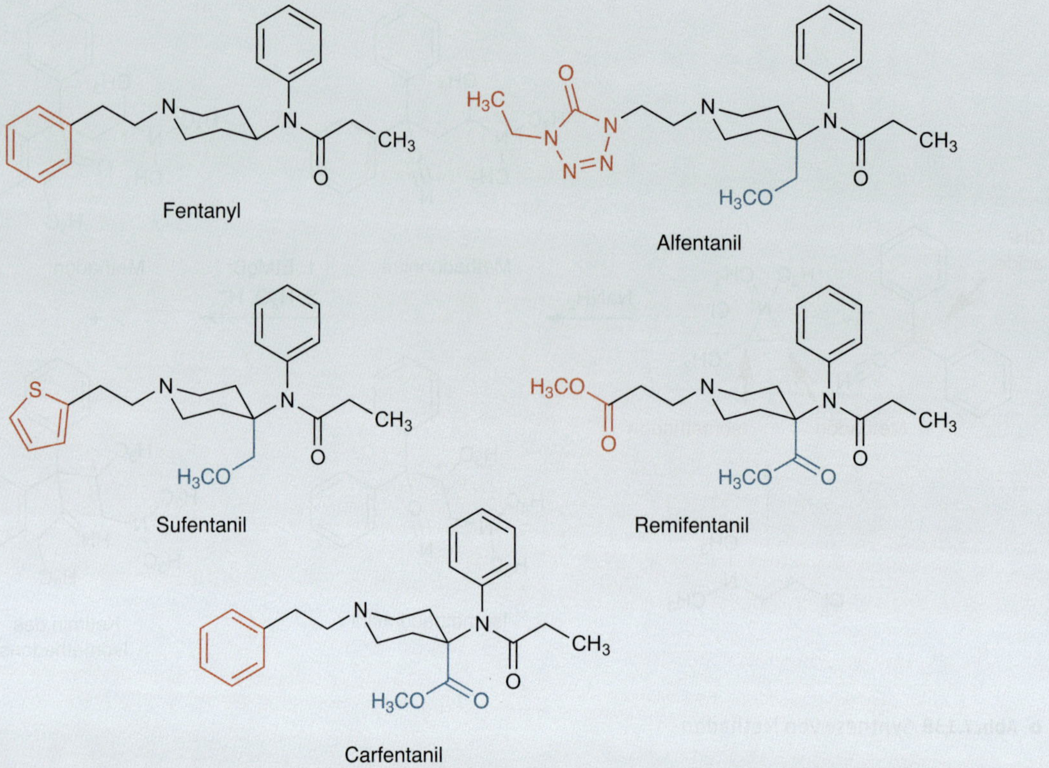

o Abb. 7.139 Opioide der Fentanylgruppe

Aktivierung der μ-Rezeptoren die neuronale Noradrenalin-Wiederaufnahme gehemmt wird, was zur analgetischen Wirkung beiträgt. Tapentadol wird bevorzugt zu den inaktiven Phase-II-Konjugaten *O*-Glucuronid und Sulfat metabolisiert. Die orale Bioverfügbarkeit beträgt 32 %, die Halbwertszeit 4 h.

Fentanylgruppe

Design und Entwicklung. Eine Modifizierung der Phenylpiperidin-Struktur von Pethidin führte zu **Fentanyl**. Charakteristisch für diese Stoffklasse ist ein 4-Anilidopiperidin, das mit Morphin strukturell gesehen nur noch den zentralen Piperidinring gemeinsam hat (o Abb. 7.139). Aufgrund der Einführung eines zweiten Stickstoffs in die Struktur der Anilidopiperidine folgen sie nicht mehr den klassischen Struktur-Wirkungs-Beziehungen für Opioide. Fentanyl und seine Analoga gehören zu den potentesten bekannten μ-Rezeptor-Agonisten. Fentanyl-Analoga werden insbesondere in der Anästhesie eingesetzt.

Fentanyl (Durogesic®), Ph. Eur., ist zudem als **Fentanylcitrat** monographiert, das als Dihydrogencitrat vorliegt. Fentanyl ist etwa 100-mal effektiver als Morphin, d. h., mit 0,1 mg Fentanyl können die gleichen analgetischen Effekte erzielt werden wie mit 10 mg Morphin. Molecular-Modelling-Studien legen nahe, dass der basische Piperidinstickstoff (pK_S = 8,4) von Fentanyl und Morphin an den gleichen Asparaginrest des μ-Rezeptors binden. Die übrigen Molekülteile der beiden Substanzen interagieren jedoch mit völlig unterschiedlichen Regionen des gemeinsamen Targets. Fentanyl dient vorwiegend der Therapie starker chronischer Schmerzzustände, bei denen Opioide über einen längeren Zeitraum kontinuierlich verabreicht werden müssen. Es kommt dabei vor allem in Form von transdermalen Pflastern zur Anwendung. Zur Behandlung von Durchbruchschmerzen stehen auch sublinguale, buccale und nasale Arzneiformen zur Verfügung. Außerdem wird Fentanyl als Narkotikum verwendet, zum Teil in Kombination mit Droperidol (Neuroleptanalgesie). Die Halbwertszeit von Fentanyl ist kurz (30–60 min). In der Leber wird sehr schnell durch CYP3A4 und CYP3A5 die *N*-Phenylethylgruppe abgespalten, wobei inaktives Norfentanyl entsteht. Aus diesem Grund wird Fentanyl nicht peroral angewendet.

Sufentanil (Sufenta®), Ph. Eur., wird wie Fentanyl auch als Citrat beschrieben und ist **das stärkste in Deutsch-**

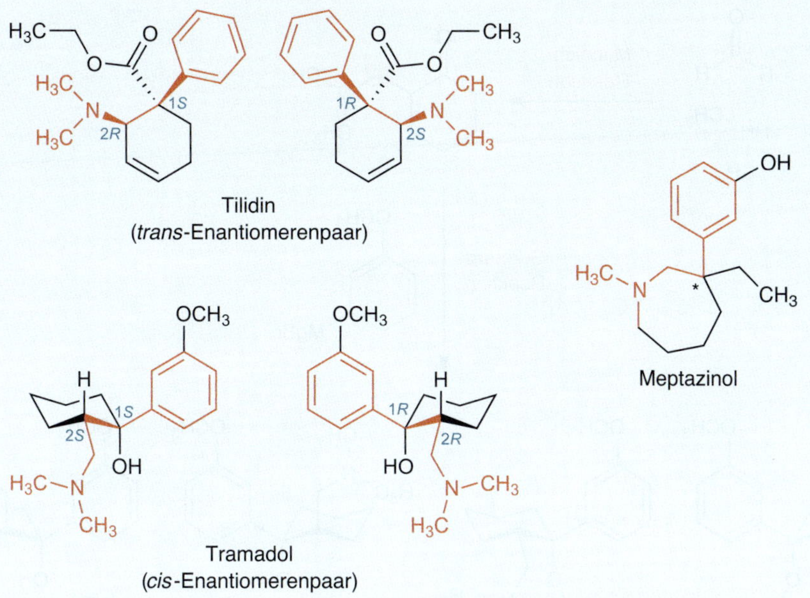

Abb. 7.140 Weitere Opioide mit Arylalkylaminstruktur

land zugelassene Schmerzmittel. Es weist anstelle des terminalen Phenylsubstituenten in Fentanyl einen bioisosteren Thiophenring auf. Die Position 4 des Piperidinrings ist darüber hinaus mit einer Methoxymethyl-Gruppe substituiert. Sufentanil zeigt gegenüber Fentanyl eine 7–10-fach höhere Affinität zu den μ-Rezeptoren und ist hinsichtlich seiner analgetischen Potenz etwa 500–1000-fach potenter als Morphin. Es wird als Injektionslösung für Mono- und Kombinationsnarkosen eingesetzt.

Alfentanil (Rapifen®), Ph. Eur. (Hydrochlorid), besitzt am Piperidin-Substituenten endständig einen polaren Tetrazolinonring. Dieses stark elektronenziehende Ringsystem verringert den pK_S-Wert am Piperidinstickstoff auf 6,5, wodurch sich der ionisierte Anteil im Blutkreislauf signifikant vermindert. Dies ermöglicht eine schnellere Penetration der Blut-Hirn-Schranke. Allerdings ist auch am Rezeptor ein geringerer Anteil des für die ionische Interaktion relevanten Kations verfügbar, sodass die Wirkstärke nur noch etwa 30–40 % der von Fentanyl beträgt. Alfentanil wird intravenös appliziert und hauptsächlich zur Einleitung und Aufrechterhaltung einer Allgemeinanästhesie eingesetzt.

Remifentanil (Ultiva®), Ph. Eur. (Hydrochlorid), ist ein ultrakurz wirksames Opioid. Es enthält am Substituenten des Piperidinstickstoffs anstelle eines Ringsystems einen elektronenziehenden Ester, der in ähnlicher Weise wie der Tetrazolinonring in Alfentanil den pK_S-Wert (7,1) vermindert und bei physiologischem pH-Wert das Vorliegen des lipophilen, nichtionisierten Anteils fördert. Gegenüber dem sterisch gehinderten Ester an C-4 wird der Ester am Stickstoffsubstituenten leicht durch Serumesterasen hydrolysiert. Die Halbwertszeit beträgt nur 3–10 min. Die schnelle Inaktivierung zur Carbonsäure verhindert die Akkumulation bei Patienten mit suboptimaler Leber- oder Nierenfunktion. Remifentanil wird intravenös appliziert und oft in Kombination mit Propofol zur Anästhesie eingesetzt.

Carfentanil ist etwa 7000-mal wirksamer als Morphin und damit eines der stärksten Opioide überhaupt. In Deutschland ist es nicht zugelassen. Es dient zur Betäubung großer Wildtiere, wie Elefanten. In Moskau wurde es 2002 bei einer Befreiungsaktion von Geiseln eingesetzt, die allerdings missglückte. Carfentanil bewirkt eine starke Dämpfung des Atemreflexes.

Arylalkylamine mit unterschiedlicher Grundstruktur

Die synthetischen Opioide **Tilidin**, **Meptazinol** und **Tramadol** weisen keine große strukturelle Verwandtschaft zu Morphin auf. Gemeinsame Strukturelemente sind ein Phenylring und eine tertiäre Aminogruppe (Abb. 7.140), die bei Tilidin und bei Meptazinol durch 2, bei Tramadol durch 3 C-Atome voneinander getrennt sind.

Synthetische Aspekte. Tramadol kann in 2 Stufen ausgehend von Cyclohexanon synthetisiert werden (Abb. 7.141). Das Edukt wird dabei in einer **Mannich-Reaktion** mit Dimethylamin und Formaldehyd in der

7

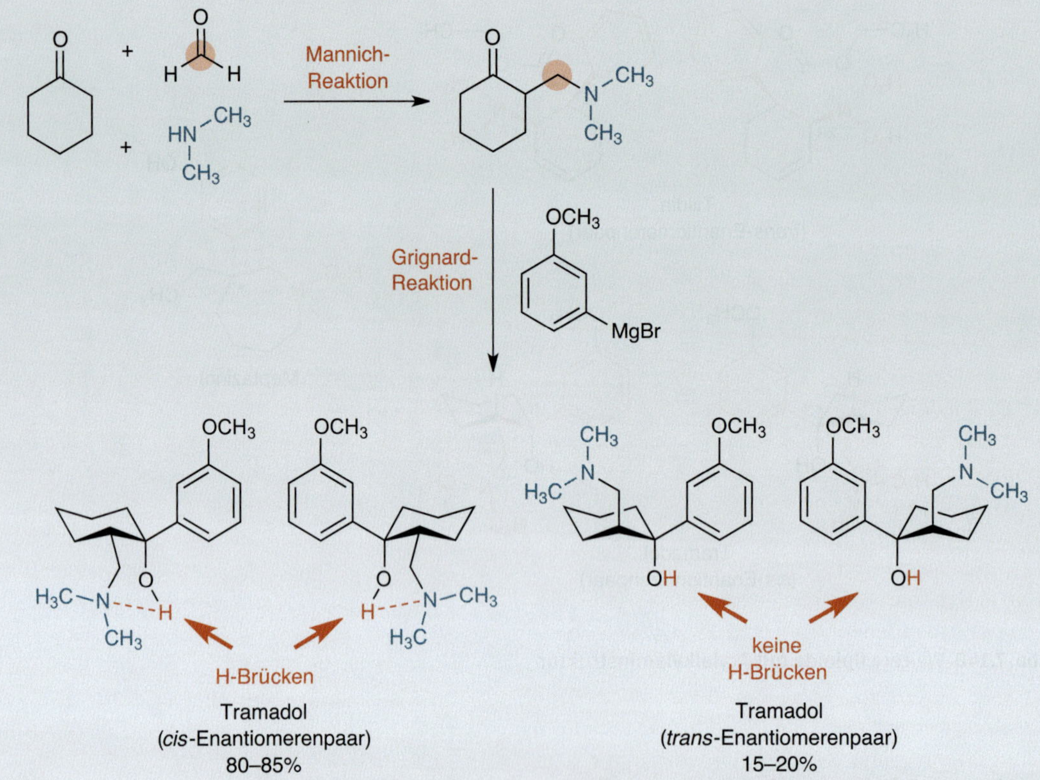

Abb. 7.141 Synthese von Tramadol

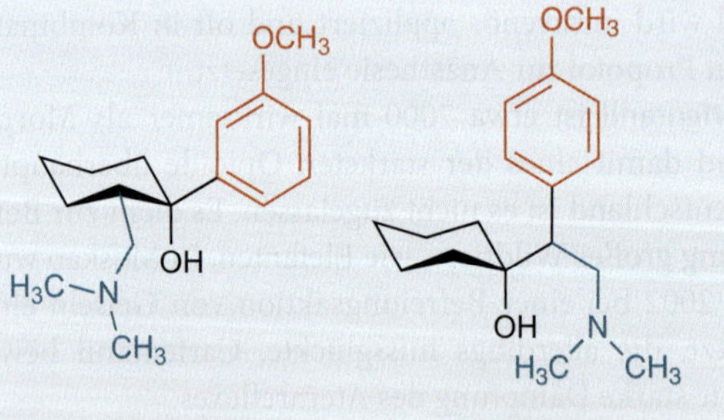

Abb. 7.142 Strukturvergleich zwischen dem Opioid Tramadol und dem Serotonin-Noradrenalin-Wiederaufnahme-Inhibitor Venlafaxin

CH-aciden Position 2 mit einer (Dimethylamino)methyl-Gruppe substituiert. Umsetzung mit dem Grignard-Reagenz 3-Methoxyphenylmagnesiumbromid liefert eine Mischung der 4 möglichen Stereoisomeren. Die beiden *cis*- und *trans*-Enantiomerenpaare treten dabei im Verhältnis von etwa 80–85 % zu 15–20 % auf. Die bevorzugte Bildung des *cis*-Racemats, in denen die (Dimethylamino)methyl-Gruppe äquatorial angeordnet ist, lässt sich durch Ausbildung einer H-Brücke zwischen der Hydroxygruppe als H-Donor und dem Aminstickstoff als H-Akzeptor erklären. Dabei entsteht ein zusätzlicher Sechsring. Beim Racemat der *trans*-Form mit axial-ständigem Aminosubstituenten ist dies nicht möglich. Durch fraktionierte Kristallisation kann das gewünschte Racemat der beiden *cis*-konfigurierten Enantiomere erhalten werden.

Tilidin (Tilidin AL comp.®), Ph. Eur. (Hydrochlorid-Hemihydrat), ist mit Pethidin strukturverwandt, wobei die tertiäre Aminogruppe ($pK_S = 7{,}8$) nicht als Bestandteil des Piperidinrings, sondern als Substituent eines Cyclohexenrings vorliegt. Tilidin besitzt 2 Chiralitätszentren, weshalb die Zahl der möglichen Stereoisomere 4 und die der möglichen Enantiomerenpaare 2 beträgt. Im Handel ist das Enantiomerenpaar, bei dem die Ester- und die Dimethylaminogruppe jeweils in *trans*-Stellung zueinander stehen. Die absolute Konfiguration von (+)-*trans*-Tilidin ist 1*S*,2*R*, die des enantiomeren (–)-*trans*-Tilidins 1*R*,2*S*. Die eigentliche Wirkform von Tilidin ist Nortilidin, das in der Leber durch *N*-Demethylierung rasch gebildet wird. Es besitzt eine etwa 100-fach höhere Affinität zum μ-Rezeptor als Tilidin. Tilidin wird zur peroralen Anwendung in fixer Kombination mit dem Opioid-Rezeptor-Antagonisten **Naloxon** in den Verkehr gebracht. Naloxon wird bei der ersten Leberpassage nahezu vollständig inaktiviert und beeinträchtigt dadurch die Wirkung von Nortilidin nicht. Bei intravenöser Gabe antagonisiert Naloxon dagegen das Opioid und verhindert so die missbräuchliche Anwendung des Präparats. Die weitere Metabolisierung führt zum primären Amin Bisnortilidin, das wie Nortilidin glucuronidiert und renal eliminiert wird. Die Halbwertszeit von Nortilidin beträgt 3–5 h.

Meptazinol (Meptid® Injektionslösung) ist eine Phenolbase mit pK_S-Werten von 9,2 für das tertiäre Amin und 10,2 für die Phenolgruppe. Die Substanz wird als Racemat eingesetzt und wie Pethidin hauptsächlich in der geburtshilflichen Analgesie verwendet. Meptazinol fungiert als partieller Agonist am μ_1-Rezeptor, wodurch die analgetische Wirkung vermittelt wird. Sein entscheidender Vorteil gegenüber dem Pethidin liegt in der erheblich geringeren Affinität zum μ_2-Rezeptor und einem damit verbundenen wesentlich geringeren Risiko für Atemdepressionen begründet. Es besitzt 10 % der analgetischen Potenz von Morphin. Die Halbwertszeit von Meptazinol ist mit etwa 2 h relativ kurz. Die Metabolisierung erfolgt primär durch Glucuronidierung und Sulfatierung der phenolischen Hydroxygruppe. Meptazinol wird nur parenteral verwendet, da die orale Bioverfügbarkeit sehr gering ist.

Tramadol (Tramal®), Ph. Eur. (Hydrochlorid), besitzt am Cyclohexanring 2 stereogene Zentren. Therapeutisch eingesetzt wird die Mischung der beiden Enantiomere, bei denen die tertiäre Alkohol- und die Dimethylaminomethyl-Gruppe (pK_S = 9,4) *cis*-ständig angeordnet sind. (±)-Tramadol bindet an den humanen µ-Opioid-Rezeptor mit nur 1/4000 der Affinität des Morphins. Ursprünglich wurde die Substanz vom Codein abgeleitet und als Antitussivum konzipiert. Wie bei Codein beträgt der Abstand des 3-Methoxyphenylrings zur tertiären Aminogruppe 3 C-Atome. Der nach metabolischer *O*-Demethylierung durch CYP2D6 entstehende rechtsdrehende phenolische Metabolit besitzt dagegen eine 450-fach höhere µ-Rezeptoraffinität als die Muttersubstanz und ist auch analgetisch wirksam. Die analgetische Wirkung des Arzneistoffs wird aber auch durch nichtopioide Effekte mitbestimmt. Das 1*R*,2*R*-(+)-Tramadol hemmt nämlich die Wiederaufnahme von Serotonin, 1*S*,2*S*-(−)-Tramadol dagegen die von Noradrenalin. Dies verdeutlicht auch der Strukturvergleich zwischen Tramadol und **Venlafaxin** (Abb. 7.142), das als Antidepressivum ebenfalls die Wiederaufnahme von Serotonin und Noradrenalin hemmt. Insgesamt gesehen hat Tramadol 1/10 der analgetischen Potenz von Morphin. Die erreichbare maximale Analgesie ist deutlich geringer als bei den starken Opioiden, ebenso wie die atemdepressive und suchterzeugende Wirkung. Aufgrund erhöhter Serotoninspiegel kann als Nebenwirkung das Serotoninsyndrom auftreten. Die metabolische Inaktivierung des für die Wirkung verantwortlichen Phenolmetaboliten erfolgt durch Glucuronid- oder Sulfat-Konjugation der Phenolgruppe, CYP3A4 und CYP2B6 katalysieren zudem die *N*-Demethylierung zu inaktiven sekundären und primären Aminmetaboliten. Die Halbwertszeit beträgt 5–7 h. Wegen des geringen Suchtpotenzials ist Tramadol nur der einfachen Rezeptpflicht unterstellt.

Analgetische Potenz

Unter der **analgetischen Potenz** eines Opioids versteht man seine relative Wirkstärke im Vergleich zum Morphin (Tab. 7.4). Zu ihrer Bestimmung wird gemessen, welche Dosis eines Opioids die gleiche Wirkung erzeugt wie eine definierte mittlere Dosis an Morphin (äquivalentanalgetische Dosis). Je höher die analgetische Potenz ist, desto niedriger muss der Arzneistoff dosiert werden.

Für die analgetische Potenz eines Opioids sind vor allem folgende Faktoren von Bedeutung:

- Agonistische Affinität zum µ-Rezeptor (intrinsische Aktivität),
- Bioverfügbarkeit der Wirkform (erreichbare Blutspiegel),
- ZNS-Gängigkeit (steigt in der Regel mit zunehmender Lipophilie),
- Vorhandensein weiterer Wirkungen, die zur Analgesie beitragen.

Maximal erreichbare Analgesie

Von der analgetischen Potenz eines Opioids ist die **maximal erreichbare Analgesie** zu unterscheiden. In dieser Hinsicht kann man die Opioide in stark wirksame und schwach wirksame einteilen. Mit allen stark wirksamen Opioiden, zu denen Fentanyl und Morphin zählen, kann die gleiche maximale schmerzstillende Wirkung erzielt werden, wobei entsprechend der analgetischen Potenz unterschiedliche Dosen erforderlich sind. Mit den schwach wirksamen Opioiden kann der Maximaleffekt nicht erreicht werden, da hierzu Dosierungen erforderlich wären, die entweder nicht praktikabel sind oder bei denen substanzbedingte unerwünschte Wirkungen auftreten. Die WHO hat eine entsprechende Einteilung vorgenommen (Tab. 7.4). Anzumerken ist, dass Buprenorphin dabei als starkes Opioid betrachtet wird, obwohl es aufgrund seiner partial antagonistischen Wirkung keine maximale Stimulation der µ-Rezeptoren bewirken kann.

7.3.4 Opioid-Antagonisten

Opioid-Antagonisten (Abb. 7.143) heben die Wirkung von Opioid-Analgetika partiell oder komplett auf. Sie werden insbesondere als **Antidote** bei Vergiftungen

7

◘ Tab. 7.4 Analgetische Potenz und Wirkstärke verschiedener Opioide bei oraler Applikation

Substanz	Analgetische Potenz	Wirkstärke gemäß WHO
Carfentanil	7000	Stark
Sufentanil	700	Stark
Remifentanil	150	Stark
Fentanyl	100	Stark
Alfentanil	40	Stark
Buprenorphin	40	Stark
Hydromorphon	7	Stark
Levomethadon	2	Stark
Morphin	1	Stark
Piritramid	0,7	Stark
Oxycodon	0,7	Stark
Tapentadol	0,5	Stark
Pethidin	0,2	Stark
Dihydrocodein	0,2	Schwach
Codein	0,1	Schwach
Tilidin	0,1	Schwach
Tramadol	0,1	Schwach
Meptazinol	0,1	Schwach

mit Opioiden eingesetzt, wobei der Aufhebung der Atemdepression besondere Bedeutung zukommt. Die rein peripher wirkenden Vertreter wie **Methylnaltrexoniumbromid** und **Naloxegol** werden als **PAMORA** (*peripherically acting μ-opioid receptor antagonists*) bezeichnet.

Wirkungsmechanismus. Opioid-Antagonisten binden mit hoher Affinität an Opioid-Rezeptoren und verdrängen dort kompetitiv Opioid-Agonisten. Im Gegensatz zu den Agonisten besitzen sie meist keine intrinsische Aktivität, lösen somit keine Wirkung aus.

Struktur-Wirkungs-Beziehungen. Wird bei Morphin die *N*-Alkylgruppe von einem auf 4 Atome verlängert, nimmt die analgetische Wirkung drastisch ab. Mit größeren Gruppen wie Pentyl und Hexyl steigt die Aktivität wieder leicht an. Ein besonders großer Wirkungszuwachs vermittelt der noch voluminösere 2-Phenylethyl-Substituent am Stickstoffatom. Die so erhaltene Verbindung ist etwa 14-mal stärker wirksam als Morphin. Ersetzt man die Methylgruppe durch eine Gruppe mit einer Länge von genau 3 C-Atomen, wie Propyl, Allyl oder Cyclopropylmethyl, führt dies überraschenderweise zu antagonistischer Wirkung. Der Antagonismus ist besonders stark ausgeprägt bei entsprechenden Derivaten von Oxycodon, und zwar bei der *N*-**Allyl**-Verbindung **Naloxon** und beim *N*-Cyclopropylmethyl-substituierten **Naltrexon** (◘ Abb. 7.143). Diese Stoffe sind reine, hochpotente Opioid-Rezeptor-Antagonisten. Man geht davon aus, dass ein am Morphinstickstoff gebundener Alkylsubstituent mit einer Länge von 3 C-Atomen prinzipiell sowohl mit einer sogenannten Antagonisten-Bindungsregion als auch mit der Agonisten-Bindungsregion interagieren kann. In diesem Modell interagiert ein äquatorial angeordneter Alkylsubstituent stark mit der Antagonisten-Bindungsregion, ein axialer Substituent hingegen mit der Agonisten-Bindungsregion. Die zusätzliche Hydroxygruppe des Oxycodongerüsts zwingt einen größeren *N*-Alkylsubstituenten aufgrund von sterischer Hinderung in die äquatoriale Lage. Dadurch kann er die Agonisten-Bindestelle nicht mehr gut erreichen, was zu einer Verstärkung des Antagonismus führt (◘ Abb. 7.144).

Naloxon (Naloxon-hameln®), Ph. Eur. (Hydrochlorid-Dihydrat), ist bei peroraler Gabe unwirksam. Ursache dafür ist eine sehr schnelle metabolische Inaktivierung im Gastrointestinaltrakt und in der Leber durch Oxidation der Allylgruppe und durch Phase-II-Glucuronidierung. Naloxon ist indiziert bei Opioidüberdosierungen und wird intravenös appliziert. Peroral wird es in Fixkombination mit Opioiden wie Oxycodon oder Tilidin, sublingual mit Buprenorphin eingesetzt, um deren missbräuchliche intravenöse Applikation zu verhindern oder in retardierter Form durch periphere Wirkung die opioidbedingte Obstipation zu antagonisieren.
Naltrexon (Adepend®), Ph. Eur. (Hydrochlorid), besitzt anstelle der *N*-Allylgruppe eine metabolisch stabilere Cyclopropylmethyl-Gruppe. Die Substanz wird rasch und vollständig resorbiert, die Bioverfügbarkeit liegt wegen des First-Pass-Effekts bei lediglich 11 %. Durch Reduktion der 6-Ketofunktion entsteht ein weiteres Asymmetriezentrum. Hauptmetabolit ist das 6β-Naltrexol, daneben entstehen Methoxynaltrexon und glucuro-

Naloxon

Naltrexon

Nalmefen

Methylnaltrexoniumbromid

Naloxegol

Naldemedin

o Abb. 7.143 Opioid-Antagonisten

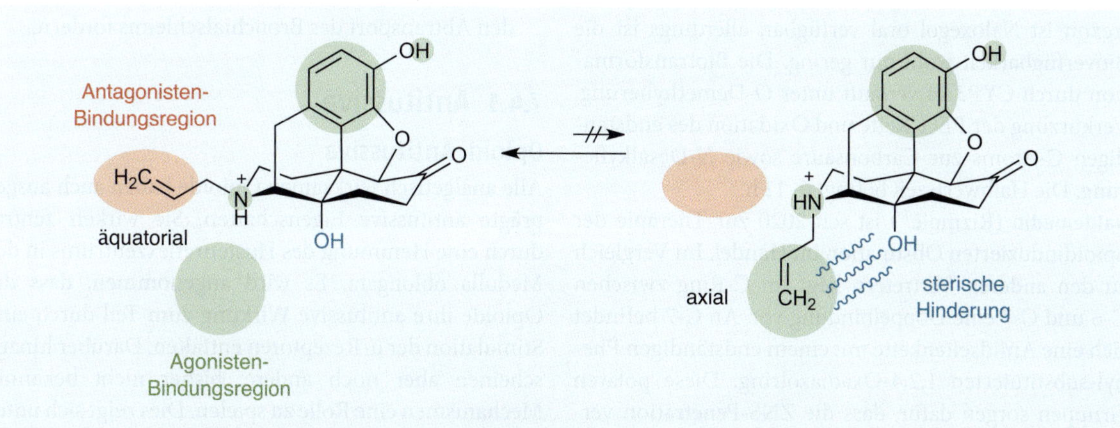

o Abb. 7.144 Modell der Interaktion von Naloxon mit dem μ-Rezeptor

nidierte Metaboliten. Naltrexon wird im Rahmen der Entwöhnung von Opiatabhängigen und zur Unterstützung der Abstinenz bei Alkoholikern angewendet. Hintergrund dabei ist die Beeinflussung der Freisetzung endogener Opioide durch Alkohol. Insbesondere die euphorisierenden Effekte von Alkohol werden über das Opioid-Endorphin-System vermittelt.

Nalmefen (Selincro®) ist seit 2014 auf dem Markt und unterscheidet sich von Naltrexon lediglich durch den Austausch der 6-Ketofunktion durch eine Methylidengruppe. Dadurch hat Nalmefen eine wesentlich längere Halbwertszeit als Naltrexon von 11 h gegenüber 1–2 h. Zudem dissoziiert es nur sehr langsam wieder vom μ-Rezeptor ab. Hauptmetabolit ist das phenolische 3-*O*-Glucuronid. Nalmefen wird oral appliziert und dient zur Reduktion des Alkoholkonsums bei Abhängigkeit.

Methylnaltrexon (Relistor®) wird als Methylnaltrexoniumbromid eingesetzt und besitzt aufgrund der zusätzlichen Methylgruppe am N-Atom eine quartäre Struktur. Dadurch ist das Molekül permanent geladen und kann weder im Gastrointestinaltrakt resorbiert werden noch die Blut-Hirn-Schranke überwinden. Es wird als nur peripher wirkender Opioid-Antagonist zur Therapie der opioidinduzierten Obstipation eingesetzt. Die Applikation erfolgt dabei subkutan, üblicherweise im Zweitagesrhythmus. Hauptmetaboliten durch Reduktion der Ketofunktion sind 6α- und 6β-Methylnaltrexol, die weniger aktiv als die Muttersubstanz sind. Die Halbwertszeit beträgt 8 h.

Naloxegol (Moventig®) ist eine pegylierte Form von Naloxon, d. h., die zum Alkohol reduzierte Ketofunktion ist mit 7 Ethylenglycol-Einheiten verethert und mit einer terminalen Methoxygruppe versehen. Die Pegylierung erhöht die Hydrophilie sowie die Molekülgröße und verhindert die Passage der Blut-Hirn-Schranke. Naloxegol ist seit 2015 zur Behandlung der opioidinduzierten Obstipation zugelassen. Gegenüber Methylnaltrexon ist Naloxegol oral verfügbar, allerdings ist die Bioverfügbarkeit wohl nur gering. Die Biotransformation durch CYP3A4 verläuft unter *O*-Demethylierung, Verkürzung der PEG-Kette und Oxidation des endständigen C-Atoms zur Carbonsäure sowie *N*-Desalkylierung. Die Halbwertszeit beträgt 6–11 h.

Naldemedin (Rizmoic®) ist seit 2020 zur Therapie der opioidinduzierten Obstipation im Handel. Im Vergleich zu den anderen Vertretern liegt im C-Ring zwischen C-6 und C-7 eine Doppelbindung vor. An C-7 befindet sich eine Amidseitenkette mit einem endständigen Phenyl-substituierten 1,2,4-Oxadiazolring. Diese polaren Gruppen sorgen dafür, dass die ZNS-Penetration vernachlässigbar ist. Zudem ist Naldemedin ein Substrat des P-Glykoprotein-Effluxtransporters (P-gp). Die orale Bioverfügbarkeit liegt bei 20–50 %. Naldemedin wird hauptsächlich durch CYP3A4 metabolisiert, das *N*-desalkylierte Nornaldemedin ist der Primärmetabolit und noch wirksam. In geringeren Mengen entsteht das 3-*O*-Glucuronid. Im Gastrointestinaltrakt erfolgt hydrolytische Spaltung zur Naldexin-Carbonsäure, auch der Phenyl-Oxadiazolring wird zum Benzamidin geöffnet. Die Ausscheidung erfolgt im Urin und in den Fäzes. Die Eliminationshalbwertszeit beträgt 11 h.

7.4 Antitussiva und Expektoranzien

Husten ist ein physiologischer Schutzreflex, der die Aufgabe hat, die Atemwege von Fremdkörpern oder übermäßigen Sekretmengen freizuhalten. Daneben kann Husten auch als pathologisches Symptom bei zahlreichen Erkrankungen auftreten. Die häufigste Ursache ist eine Virusinfektion in den oberen Atemwegen bei Erkältungen und Grippe. Der Hustenreflex wird durch Reizung bestimmter Rezeptoren ausgelöst, die sich vor allem im Bereich des Kehlkopfes, der Luftröhre und der Bronchien befinden. Man unterscheidet mechanische Rezeptoren, die auf mechanische Stimuli, Rauch oder kalte Luft reagieren und Chemorezeptoren (Endigungen sogenannter C-Fasern), die durch Chemikalien oder entzündliche Prozesse aktiviert werden. Durch den Reiz werden zum Hustenzentrum in der Medulla oblongata führende afferente Nerven stimuliert, wodurch dort die Hustenschwelle herabgesetzt wird.

Zur Therapie sind grundsätzlich 2 Wirkstoffgruppen verfügbar.

- **Antitussiva** (Hustenstiller) werden zur Reduktion eines krankheitsbedingten unproduktiven und quälenden Hustenreizes eingesetzt.
- **Expektoranzien** (Schleimlöser) kommen häufig zur Anwendung, wenn der Husten durch eine übermäßige Sekretproduktion in den Atemwegen ausgelöst wird. Sie sollen das Abhusten erleichtern, indem sie den Abtransport des Bronchialschleims fördern.

7.4.1 Antitussiva

Opioid-Antitussiva

Alle analgetisch wirksamen Opioide haben auch ausgeprägte antitussive Eigenschaften. Sie wirken zentral durch eine Hemmung des Hustenreflexzentrums in der Medulla oblongata. Es wird angenommen, dass die Opioide ihre antitussive Wirkung zum Teil durch eine Stimulation der μ-Rezeptoren entfalten. Darüber hinaus scheinen aber noch andere, bisher nicht bekannte Mechanismen eine Rolle zu spielen. Dies zeigt sich unter anderem daran, dass die antitussive Wirkung von Opioiden im Tierversuch nur partiell durch Morphin-Antagonisten aufgehoben werden kann. Die am häufigsten verordneten Opioidantitussiva sind **Codein** (Codipertussin®, Codicompren®) und **Dihydrocodein** (Paracodin®).

Nichtopioid-Antitussiva

Dextromethorphan (○ Abb. 7.145) ist kein Opioid, auch wenn es eine spiegelbildliche Morphinan-Struktur aufweist. Die anderen Antitussiva (○ Abb. 7.147) zeigen keine Strukturverwandtschaft zu den Opioiden.

Synthetische Aspekte. Cyclohexanon wird in einer **Knoevenagel-Reaktion** mit Cyanessigsäure kondensiert und unter Decarboxylierung des Kondensationsprodukts zum Cyclohexenylacetonitril umgesetzt (○ Abb. 7.146). Mit Raney-Cobalt wird die Nitrilgruppe zur Aminogruppe hydriert. Diese wird mit 4-Methoxyphenylessigsäurechlorid zum Amid acyliert, das dann mit $POCl_3$ in einer **Bischler-Napieralski**-Reaktion zu einem 2-Benzylhexahydroisochinolin zyklisiert wird. Durch Hydrierung der Doppelbindung mit Raney-Nickel und Reaktion mit Formaldehyd wird die zyklische Iminogruppe in einer Variante der **Eschweiler-Clarke**-Reaktion gleichzeitig reduktiv methyliert, wobei ein chirales Octahydroisochinolin entsteht. Dieses wird

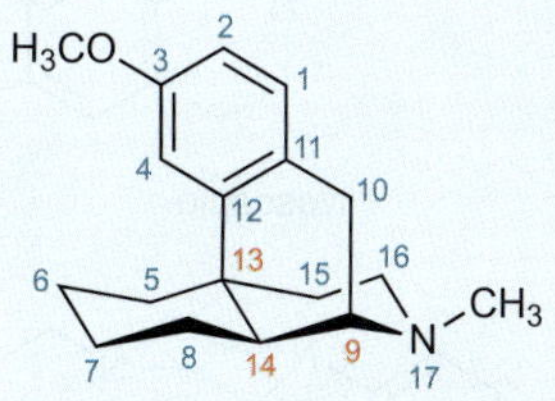

○ **Abb. 7.145** Antitussivum Dextromethorphan mit spiegelbildlicher Morphinan-Struktur. Die roten Ziffern markieren die Chiralitätszentren.

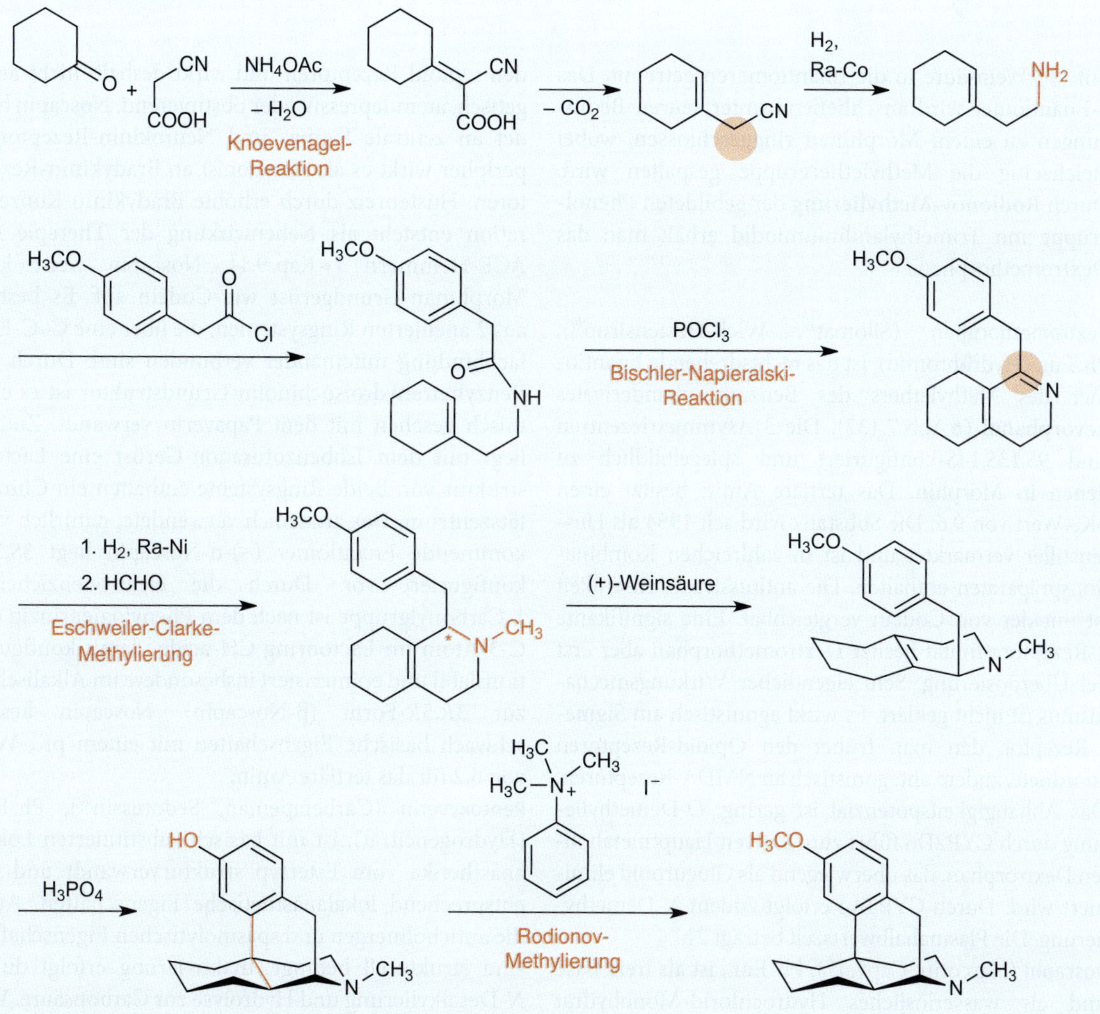

○ **Abb. 7.146** Synthese von Dextromethorphan

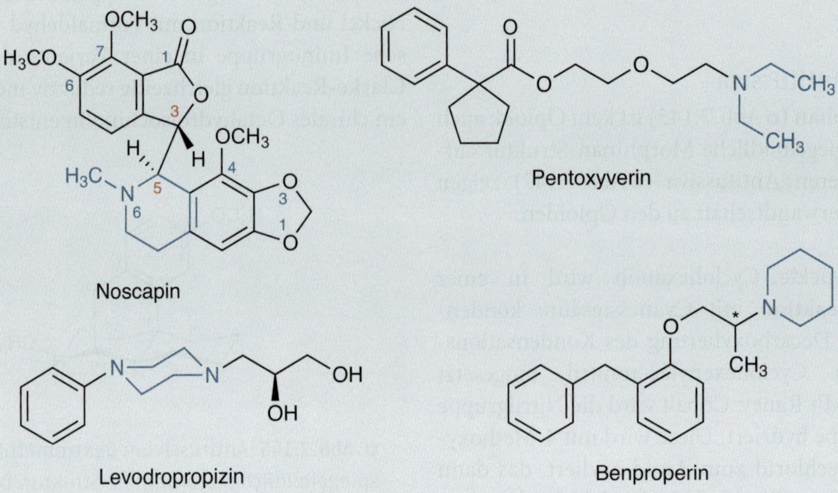

○ Abb. 7.147 Antitussiva mit unterschiedlicher Grundstruktur

mit (+)-Weinsäure in die Enantiomeren getrennt. Das *S*-Enantiomer wird anschließend unter sauren Bedingungen zu einem Morphinan ringgeschlossen, wobei gleichzeitig die Methylethergruppe gespalten wird. Durch **Rodionov-Methylierung** der gebildeten Phenolgruppe mit Trimethylaniliniumiodid erhält man das Dextromethorphan.

Dextromethorphan (Silomat®, Wick-Hustensirup®), Ph. Eur. (Hydrobromid), ist das rechtsdrehende Enantiomer des Methylethers des Benzomorphanderivates **Levorphanol** (○ Abb. 7.132). Die 3 Asymmetriezentren sind 9*S*,13*S*,14*S*-konfiguriert und spiegelbildlich zu denen in Morphin. Das tertiäre Amin besitzt einen pK_S-Wert von 9,6. Die Substanz wird seit 1954 als Hustenstiller vermarktet und ist in zahlreichen Kombinationspräparaten enthalten. Die antitussive Wirksamkeit ist mit der von Codein vergleichbar. Eine signifikante µ-Rezeptoraffinität besitzt Dextromethorphan aber erst bei Überdosierung. Sein eigentlicher Wirkungsmechanismus ist nicht geklärt. Es wirkt agonistisch am Sigma-1-Rezeptor, den man früher den Opioid-Rezeptoren zuordnete, zudem antagonistisch an NMDA-Rezeptoren. Das Abhängigkeitspotenzial ist gering. *O*-Demethylierung durch CYP2D6 führt zum aktiven Hauptmetaboliten Dextrorphan, das überwiegend als Glucuronid eliminiert wird. Durch CYP3A4 erfolgt zudem *N*-Demethylierung. Die Plasmahalbwertszeit beträgt 2 h.

Noscapin (Narcotin, Capval®), Ph. Eur., ist als freie Base und als wasserlösliches Hydrochlorid-Monohydrat monographiert. Das Alkaloid kommt im Opium vor und besitzt antitussive Eigenschaften ähnlich denen von Codein. Allerdings besitzt Noscapin keine Affinität zu den Opioid-Rezeptoren und wirkt deshalb nicht analgetisch, atemdepressiv oder obstipierend. Noscapin bindet an zentrale Sigma- und Neurokinin-Rezeptoren, peripher wirkt es als Antagonist an Bradykinin-Rezeptoren. Hustenreiz durch erhöhte Bradykinin-Konzentration entsteht als Nebenwirkung der Therapie mit ACE-Hemmern (▸ Kap. 9.1). Noscapin weist kein Morphinan-Grundgerüst wie Codein auf. Es besteht aus 2 anellierten Ringsystemen, die über eine C–C-Einfachbindung miteinander verbunden sind. Durch die Benzyltetrahydroisochinolin-Grundstruktur ist es chemisch gesehen mit dem Papaverin verwandt. Zudem liegt mit dem Isobenzofuranon-Gerüst eine Lactonstruktur vor. Beide Ringsysteme enthalten ein Chiralitätszentrum. Das arzneilich verwendete, natürlich vorkommende Enantiomer (–)-α-Noscapin liegt 3*S*,5*R*-konfiguriert vor. Durch die elektronenziehende 1-Carbonylgruppe ist nach dem Phenylogieprinzip das C-3-Atom im Lactonring CH-acide, damit konfigurationslabil und epimerisiert insbesondere im Alkalischen zur 3*R*,5*R*-Form (β-Noscapin). Noscapin besitzt schwach basische Eigenschaften mit einem pK_S-Wert von 6,2 für das tertiäre Amin.

Pentoxyverin (Carbetapentan, Sedotussin®), Ph. Eur. (Hydrogencitrat), ist mit basisch substituierten Lokalanästhetika vom Estertyp strukturverwandt und hat entsprechend lokalanästhetische Eigenschaften. Auch die anticholinergen und spasmolytischen Eigenschaften sind strukturell bedingt. Inaktivierung erfolgt durch *N*-Desalkylierung und Hydrolyse zur Carbonsäure. Wie bei den anderen Antitussiva ist der genaue Wirkungsmechanismus nicht bekannt.

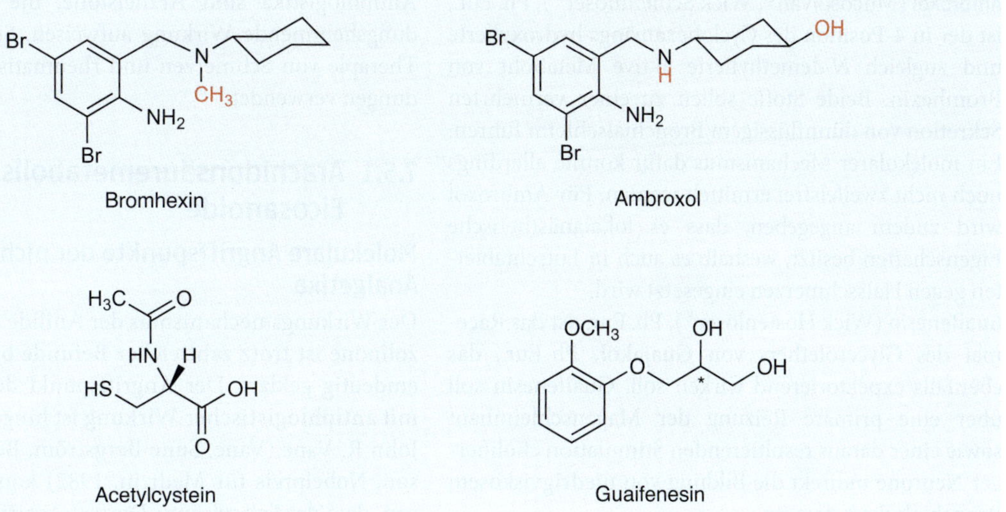

Bromhexin

Ambroxol

Acetylcystein

Guaifenesin

Abb. 7.148 Expektoranzien

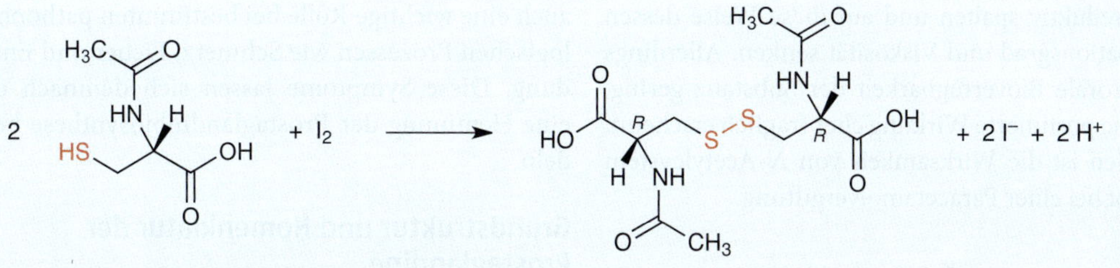

Abb. 7.149 Gehaltsbestimmung von Acetylcystein

Levodropropizin (Quimbo®), Ph. Eur., das *S*-Enantiomer von **Dropropizin** (Larylin-Hustenstiller®), ist ein Propandiol-substituiertes Piperazinderivat. Es hat geringfügige lokalanästhetische Eigenschaften, lagert sich an die Lungen- und Bronchialschleimhäute an und soll dort einen Oberflächenfilm bilden. Dadurch soll der Hustenreiz durch Blockade des afferenten Hustenreflexbogens unterdrückt werden. Das *S*-Enantiomers soll weniger unerwünschte Wirkungen wie Müdigkeit aufweisen. **Benproperin** (Tussafug®) ist ein basisches Piperidinderivat ($pK_S = 9{,}5$) mit einer Phenoletherstruktur und wird als Racemat vermarktet. Die Enantiomere zeigen in ihrer antitussiven Wirkung gegenüber dem Racemat keinen Unterschied.

7.4.2 Expektoranzien

Expektoranzien sind strukturell eine heterogene Wirkstoffklasse (Abb. 7.148). Sie sollen bei Husten, der durch das Vorliegen eines verfestigten, zähen Bronchialschleims verursacht wird, die Viskosität des Schleims senken und damit sein Abhusten fördern. Dieser Ansatz klingt vielversprechend. Allerdings konnte in keiner der zahlreichen kontrollierten Studien eine Überlegenheit der Expektoranzien gegenüber Placebo bzw. Flüssigkeitszufuhr nachgewiesen werden. Dies gilt sowohl für chemisch definierte Reinsubstanzen als auch für Phytopharmaka. Somit sind Expektoranzien, obwohl sie zu den am häufigsten eingenommenen Medikamenten gehören, von fraglichem therapeutischen Nutzen.

Analytische Aspekte. Ph. Eur. lässt den Gehalt von Acetylcystein durch direkte Titration mit Iod und Stärke als Indikator bestimmen, wobei die Thiolgruppe unter Ausbildung eines symmetrischen Disulfids oxidiert wird (Abb. 7.149).

Bromhexin (Bisolvon®), Ph. Eur., wird durch Hydroxylierung des Cyclohexanrings und *N*-Demethylierung des tertiären Amins zu Ambroxol metabolisiert.

Ambroxol (Mucosolvan®, Wick Schleimlöser®), Ph. Eur., ist der in 4-Position des Cyclohexanrings hydroxylierte und zugleich *N*-demethylierte aktive Metabolit von Bromhexin. Beide Stoffe sollen zu einer vermehrten Sekretion von dünnflüssigem Bronchialschleim führen. Ein molekularer Mechanismus dafür konnte allerdings noch nicht zweifelsfrei ermittelt werden. Für Ambroxol wird zudem angegeben, dass es lokalanästhetische Eigenschaften besitzt, weshalb es auch in Lutschtabletten gegen Halsschmerzen eingesetzt wird.

Guaifenesin (Wick Hustenlöser®), Ph. Eur., ist das Racemat des Glycerolethers von **Guajakol**, Ph. Eur., das ebenfalls expektorierend wirken soll. Guaifenesin soll über eine primäre Reizung der Magenschleimhaut sowie einer daraus resultierenden Stimulation cholinerger Neurone indirekt die Bildung von niedrigviskosem Bronchialsekret steigern.

Acetylcystein (Fluimucil®, ACC akut Hustenlöser®), Ph. Eur., ist das *N*-Acetylderivat von L-Cystein. Es wird zumeist in Form von Brausetabletten oder Lösungen auf den Markt gebracht und soll mit seiner freien Thiolgruppe Disulfidbrücken von Proteinen des Bronchialschleims reduktiv spalten und auf diese Weise dessen Polymerisationsgrad und Viskosität senken. Allerdings ist die perorale Bioverfügbarkeit der Substanz gering, weshalb die postulierte Wirkung eher fraglich erscheint. Unbestritten ist die Wirksamkeit von *N*-Acetylcystein als Antidot bei einer Paracetamolvergiftung.

7.5 Nichtopioide Analgetika und Antirheumatika

Nichtopioide Analgetika lassen sich nach ihrem Wirkungsspektrum in 2 Gruppen unterteilen. Eine weitere Untergliederung erfolgt vorwiegend nach chemischen Substanzklassen:

- Analgetika mit antipyretischer Wirkung (antipyretische Analgetika)
  - Anilide,
  - Pyrazolinone.
- Analgetika mit antipyretischer und antiphlogistischer Wirkung, die auch als **nichtsteroidale Antiphlogistika** (NSAIDs, *nonsteroidal antiinflammatory drugs*) oder auch **nichtsteroidale Antirheumatika** (NSAR) bezeichnet werden
  - Salicylsäure-Derivate,
  - Anthranilsäure-Derivate,
  - Phenyl- und Heteroarylessigsäure-Derivate,
  - Arylpropionsäure-Derivate,
  - Pyrazolidindione,
  - Oxicame,
  - Coxibe.

Antiphlogistika sind Arzneistoffe, die eine entzündungshemmende Wirkung aufweisen. Sie werden zur Therapie von Schmerzen und rheumatischen Entzündungen verwendet.

7.5.1 Arachidonsäuremetabolismus und Eicosanoide

Molekulare Angriffspunkte der nichtopioiden Analgetika

Der Wirkungsmechanismus der Anilide und der Pyrazolinone ist trotz zahlreicher Befunde bis heute nicht eindeutig geklärt. Der Angriffspunkt der **Analgetika mit antiphlogistischer Wirkung** ist hingegen bekannt. John R. Vane (Vane, Sune Bergström, Bengt Samuelsson, Nobelpreis für Medizin, 1982) konnte 1971 zeigen, dass das Salicylsäure-Derivat Aspirin® seine Wirkung über eine Hemmung der Synthese bestimmter **Prostaglandine** entfaltet. Prostaglandine sind Gewebshormone, die von Zellen abgegeben werden und lokal am Freisetzungsort wirken. Sie sind nicht nur an vielen physiologischen Vorgängen beteiligt, sondern spielen auch eine wichtige Rolle bei bestimmten pathophysiologischen Prozessen wie Schmerz, Fieber und Entzündung. Diese Symptome lassen sich demnach durch eine Hemmung der Prostaglandinbiosynthese behandeln.

Grundstruktur und Nomenklatur der Prostaglandine

Prostaglandine wurden 1935 von Ulf von Euler und Maurice Goldblatt unabhängig voneinander in Geschlechtsdrüsen und in der Samenflüssigkeit entdeckt. Der Name ist abgeleitet von der Prostata-Drüse, die man fälschlicherweise als Bildungsort der Prostaglandine ansah. Prostaglandine sind jedoch Gewebshormone und treten in nahezu allen Organen auf. Die Grundstruktur der Prostaglandine ist die hypothetische **Prostansäure** (○ Abb. 7.150), eine C_{20}-Säure mit einem Cyclopentanring. Die Seitenkette an C-8 ist α-ständig, die an C-12 β-ständig angeordnet. Die beiden Ketten stehen somit zueinander in *trans*-Position. Die natürlich vorkommenden, chemisch stabilen Prostaglandine besitzen das in ○ Abb. 7.150 gezeigte gemeinsame Strukturelement mit einer *trans*-konfigurierten Doppelbindung in Position 13 und einer 15α-Hydroxygruppe.

In Abhängigkeit von der Art und der Stereochemie der Sauerstoffsubstituenten an den Positionen 9 und 11 sowie der Lage der Doppelbindung im Cyclopentanring werden die Prostaglandine (PG) mit den

- Großbuchstaben A–F (sowie G und H für Prostaglandin-Endoperoxide) klassifiziert.

Etymologisch bezeichnete man die zuerst isolierten PGE und PGF mit dem Anfangsbuchstaben der Extraktionsmittel **E**ther bzw. Phosphatpuffer (schwedisch **F**osfat). PGA und PGB sind durch Säure (**A**cid) bzw. Lauge (**B**ase) gebildete Artefakte aus PGE. PGC entstand als Zwischenprodukt durch Einwirken von Katzenplasma (**C**at) auf PGA. PGD bezeichnet das 11-**D**ehydro-PGF. Die weitere Klassifikation erfolgt durch den

- Index für die Anzahl der Doppelbindungen in den Seitenketten, und durch die
- griechischen Buchstaben α und β nach der Stellung der Hydroxygruppe an C-9.

Biosynthese der Prostaglandine

Die Synthese der Prostaglandine (PG) erfolgt aus Membranphospholipiden. Häufige Phospholipide in einer Zellmembran sind Phosphatidylcholin, Phosphatidylethanolamin oder Phosphatidylserin (o Abb. 7.151). Durch die Aktivität einer zytosolischen **Phospholipase A_2** (PLA_2), die zuvor durch physiologische oder pathophysiologische Stimuli aktiviert werden muss, wird die Esterfunktion an der Position 2 des Phosphoglycerids hydrolytisch gespalten. Dabei entstehen eine Fettsäure und ein Lysophospholipid. Die an der Prostaglandinsynthese beteiligte PLA_2 weist eine hohe Selektivität für Phospholipide auf, welche in 2-Position mit Arachidonsäure verestert sind, die somit vornehmlich freigesetzt wird. Nur aus freier Arachidonsäure können Prostaglandine entstehen.

Arachidonsäure (lat. *arachis* = Erdnuss) ist eine (5*Z*,8*Z*,11*Z*,14*Z*)-Eicosa-5,8,11,14-tetraensäure, eine 4-fach ungesättigte Fettsäure mit 20 C-Atomen (griech. *eicosa* = zwanzig). Die Metaboliten der Arachidonsäure (Prostaglandine, Thromboxane und Leukotriene) werden entsprechend mit den Sammelbegriffen **Eicosanoide** oder Prostanoide belegt. Grundsätzlich kann der **Arachidonsäuremetabolismus** über die folgenden Wege verlaufen:

- Bildung von Prostaglandinen über die Cyclooxygenasen,
- Bildung von Leukotrienen und Hydroxyeicosatetraensäuren (HETEs) über die Lipoxygenasen.

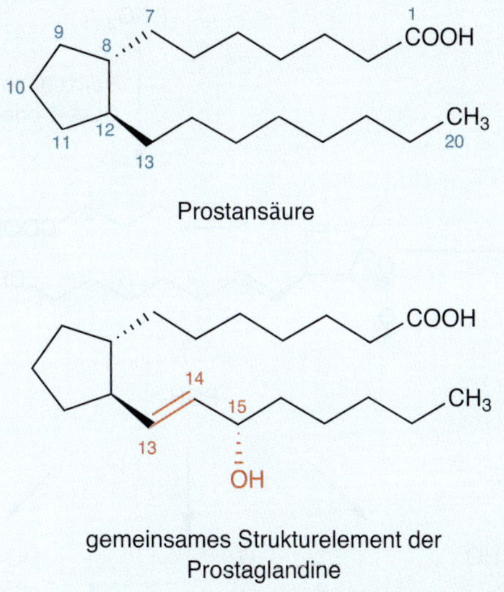

o **Abb. 7.150** Grundstruktur (Prostansäure) und gemeinsames Strukturelement der Prostaglandine

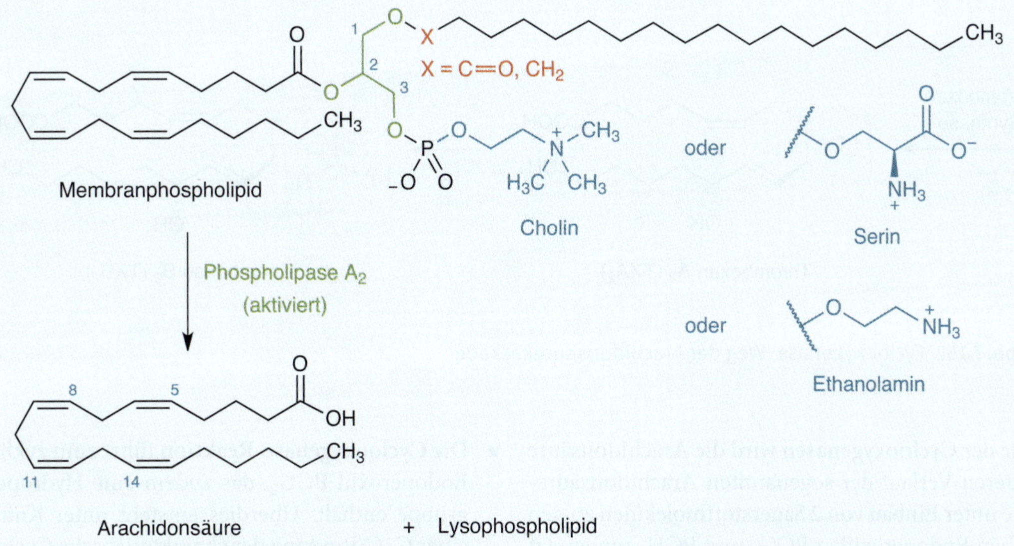

o **Abb. 7.151** Freisetzung von Arachidonsäure aus Membranphospholipiden

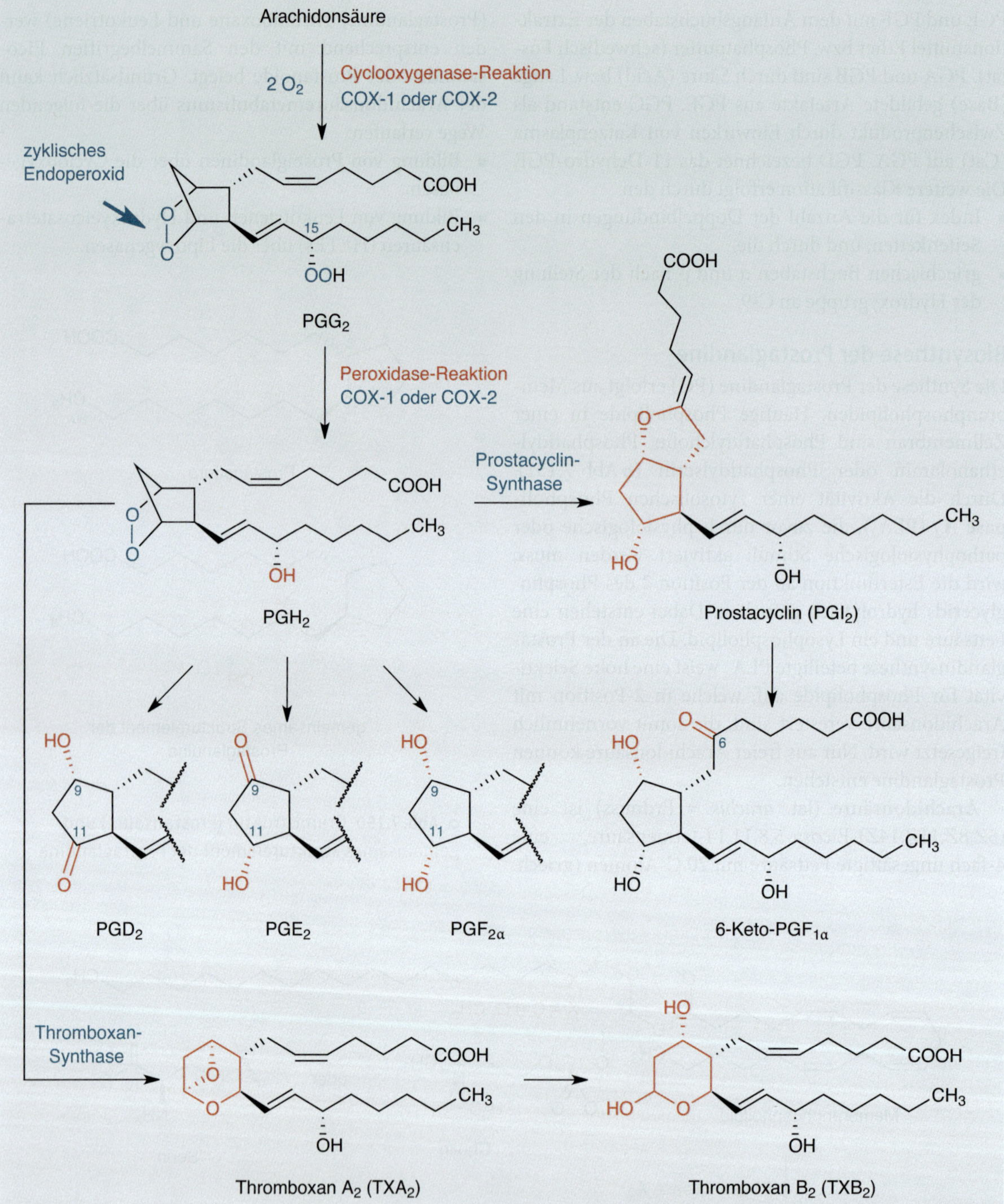

Abb. 7.152 Cyclooxygenase-Weg der Arachidonsäurekaskade

Im Falle der **Cyclooxygenasen** wird die Arachidonsäure im weiteren Verlauf der sogenannten Arachidonsäurekaskade unter Einbau von 2 Sauerstoffmolekülen zu den zyklischen Endoperoxiden PGG_2 und PGH_2 umgesetzt (Abb. 7.152). Man unterscheidet hier 2 Schritte, die durch unterschiedliche Domänen der Cyclooxygenase katalysiert werden.

- Die **Cyclooxygenase-Reaktion** führt zum zyklischen Endoperoxid PGG_2, das zudem eine Hydroperoxygruppe enthält. Überdies entsteht unter Knüpfung einer C–C-Bindung der charakteristische Cyclopentanring mit den beiden langen Seitenketten.
- Die **Peroxidase-Aktivität** des Enzyms reduziert das Hydroperoxid PGG_2 an C-15 zum Alkohol PGH_2.

Tab. 7.5 Wichtige physiologische und pathophysiologische Effekte von Prostaglandin E_2 (PGE_2), Prostaglandin I_2 (PGI_2, Prostacyclin) und Thromboxan A_2 (TXA_2)

Parameter	PGE_2	PGI_2 (Prostacyclin)	TXA_2
Thrombozyten		Hemmung der Thrombozytenaggregation	Aktivierung der Thrombozytenaggregation
Blutgefäße	Gefäßerweiterung	Gefäßerweiterung	Gefäßverengung, Thrombenbildung
Niere	Reninfreisetzung, Steigerung des Blutflusses und der Diurese	Reninfreisetzung, Steigerung des Blutflusses und der Diurese	
Magen	Hemmung der Magensaftsekretion, Steigerung der Schleim- und Hydrogencarbonatsekretion	Hemmung der Magensaftsekretion, Steigerung der Schleim- und Hydrogencarbonatsekretion	
Darm	Motilitätserhöhung	Motilitätserhöhung	
Uterus	Kontraktion		
Immunreaktion	Schmerz, Fieber, Entzündung		

7

PGG_2 und PGH_2 sind chemisch instabil, ihre Halbwertszeit beträgt etwa 5 min. Die weitere enzymatische Umsetzung kann in Abhängigkeit von der Enzymausstattung der Zelle zu unterschiedlichen Produkten führen. In den meisten Zelltypen erfolgt eine Umwandlung zu den chemisch stabilen Prostaglandinen E_2 und D_2 durch Isomerasen bzw. zum $PGF_{2\alpha}$ durch eine Reduktase. Abweichend davon entsteht in Thrombozyten aus PGH_2 durch die **Thromboxan-Synthase** das Thromboxan A_2 (TXA_2), das auf nichtenzymatischem Wege mit einer Halbwertszeit von 30 sec zu **Thromboxan B_2** (TXB_2) zerfällt (○ Abb. 7.152). TXB_2 besitzt wie TXA_2 keine Prostaglandinstruktur, sondern weist statt des Cyclopentanrings einen 6-gliedrigen sauerstoffhaltigen Ring (Oxan) auf. In Endothelzellen wird PGH_2 durch die **Prostacyclin-Synthase** in **Prostacyclin** (PGI_2) umgewandelt, das ebenfalls nur eine sehr kurze Halbwertszeit aufweist und zu 6-Keto-$PGF_{1\alpha}$ weiterreagiert.

In einigen Zelltypen, wie zum Beispiel in bestimmten Leukozyten, wird die Arachidonsäure durch Lipoxygenasen (LO) oxidiert. Auf dem **5-Lipoxygenase-Weg** der Arachidonsäurekaskade (○ Abb. 7.153) entstehen über das instabile Leukotrien A_4 das Leukotrien B_4 (LTB_4) und die cysteinhaltigen Leukotriene C_4, D_4 und E_4 (LTC_4–LTE_4). Die Bezeichnung **Leukotriene** stammt von der Entdeckung dieser Mediatoren in Leukozyten sowie den 3 konjugierten Doppelbindungen. Aus der Indexziffer geht hervor, dass der von der Arachidonsäure abgeleitete Molekülteil 4 Doppelbindungen aufweist. LTB_4 wirkt proinflammatorisch, da es die Einwanderung von Leukozyten in entzündete Bereiche des Körpers fördert. LTC_4 und LTD_4 wirken u. a. stark bronchokonstriktorisch.

Wirkungen der Prostaglandine

Die Prostaglandine und Thromboxan A_2 entfalten ihre Wirkung durch Interaktion mit G-Protein-gekoppelten Rezeptoren (▸ Kap. 1.2.3). Diese unterscheiden sich erheblich im Wirkspektrum und in der Wirkstärke. Sie lösen dabei unter anderem die in ◻ Tab. 7.5 aufgeführten Effekte aus. Für ist Entstehung von Entzündungs-, Fieber- und Schmerzsymptomen ist insbesondere das Prostaglandin E_2 (PGE_2) verantwortlich.

Cyclooxygenase-1 und Cyclooxygenase-2

Für die Synthese der Prostaglandine und der Thromboxane sind 2 Cyclooxygenasen von Bedeutung, die seit 1976 bekannte Cyclooxygenase-1 (COX-1) und die 1990 entdeckte Cyclooxygenase-2 (COX-2). Es handelt sich jeweils um dimer vorliegende, Häm-enthaltende Membranproteine, die sich strukturell und bezüglich ihrer katalytischen Eigenschaften stark ähneln. Die

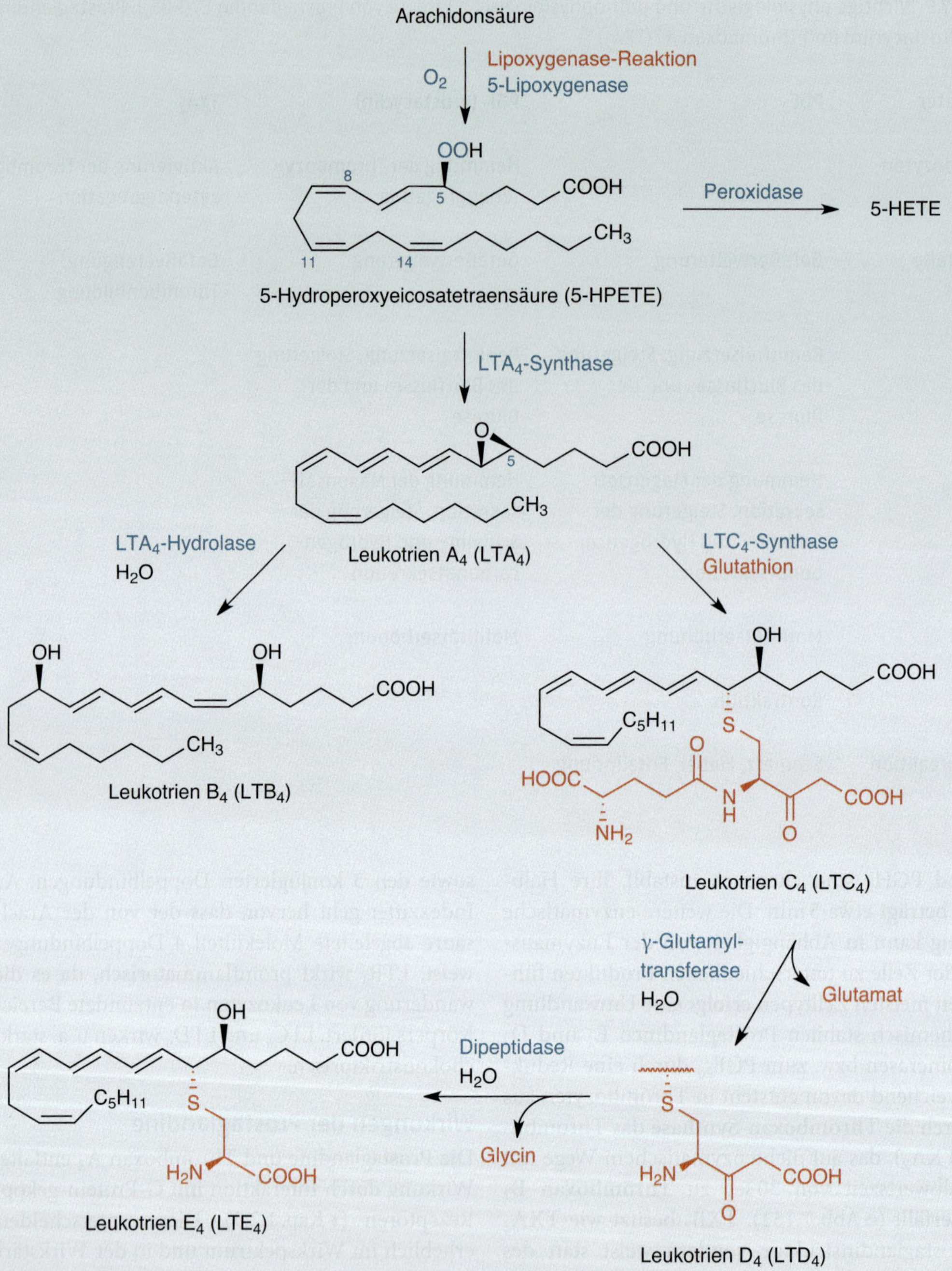

o Abb. 7.153 5-Lipoxygenase-Weg der Arachidonsäurekaskade; 5-HETE: 5-Hydroxyeicosatetraensäure

Aminosäuresequenzen der Substratbindungskanäle und der aktiven Zentren sind weitgehend identisch (o Abb. 7.154). Ein wesentlicher Unterschied besteht darin, dass das **Isoleucin** an den Positionen 434 und 523 der COX-1 bei der COX-2 jeweils durch das kleinere **Valin** ausgetauscht ist und His513 durch Arginin ersetzt ist. Dadurch öffnet sich im Substratbindungskanal der COX-2 eine zusätzliche kleine Seitentasche, die durch Strukturelemente geeigneter Inhibitoren besetzt werden kann. Bei der COX-1 ist dieser Raum nicht vorhanden. Die Bindetasche ist insgesamt kleiner, was die Entwicklung selektiver COX-2-Hemmer ermöglicht. Die beiden Cyclooxygenasen unterscheiden sich erheblich in ihrer physiologischen Funktion. COX-1 ist konstitutiv in

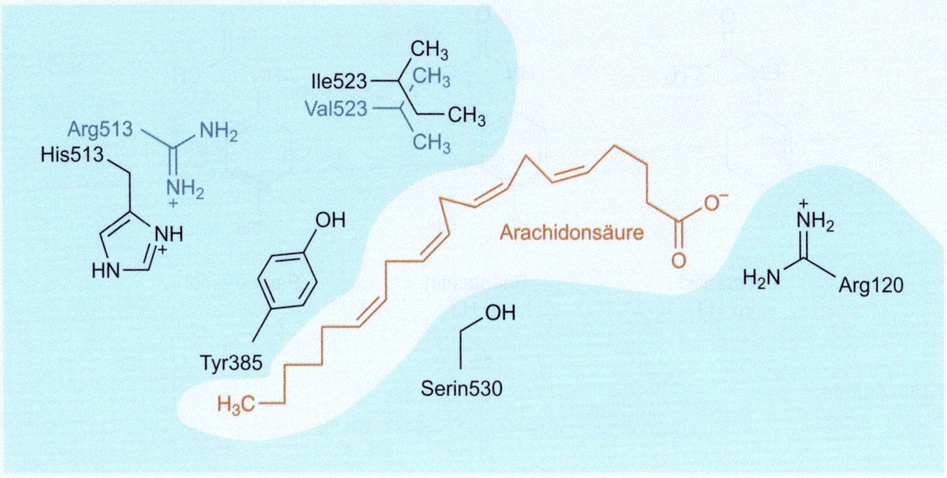

Abb. 7.154 Vergleich der aktiven Zentren von COX-1 und COX-2. Abweichende Aminosäuren der COX-2 sind blau markiert.

Thrombozyten, Endothelzellen und der Magenschleimhaut vorhanden und steuert zahlreiche physiologische Prozesse, wie die Thrombozytenaggregation. Auch für den Schutz der Magenschleimhaut ist sie von großer Bedeutung. COX-2 wird in den meisten Zellen nicht oder nur in sehr geringem Maß exprimiert. Inflammatorische Zytokine wie Interleukin-1β oder der Tumornekrosefaktor-α stimulieren die COX-2-Bildung jedoch signifikant. Die in der Folge gebildeten Prostaglandine, insbesondere PGE_2, führen zu den typischen Entzündungssymptomen Rubor (Rötung durch Gefäßerweiterung), Dolor (Schmerz infolge der Erregung bzw. Sensibilisierung von Nozizeptoren), Calor (Übererwärmung durch verstärkte Durchblutung) und Tumor (Gewebsschwellung durch verstärkte Durchblutung und Ödembildung). Eine einfache Differenzierung zwischen der physiologisch vorhandenen COX-1 und der pathophysiologisch gebildeten COX-2 ist jedoch nicht möglich, da COX-2 auch bei zahlreichen weiteren physiologischen Prozessen, wie z.B. der Ovulation, Geburtseinleitung oder Wundheilung essenziell ist.

Nichtsteroidale Antiphogistika (nichtopioide Analgetika mit antiphlogistischer Wirkkomponente) hemmen die COX, was zu einer Blockade der Prostaglandin- und Thromboxanbildung führt. Die COX-Inhibitoren lassen sich einteilen in

- selektive COX-1-Inhibitoren,
- nichtselektive COX-Inhibitoren,
- selektive COX-2-Inhibitoren.

Die Bestimmung der COX-Selektivität ist problematisch, da das Ausmaß der Enzymhemmung von den Bedingungen der jeweiligen Testmethode abhängt. Im Jahr 1997 legte man Kriterien zur Beurteilung der klinischen Relevanz der jeweiligen inhibitorischen Effekte gegenüber COX-1 und COX-2 fest. Demnach ist die Acetylsalicylsäure in niedriger Dosierung ein selektiver COX-1-Hemmstoff. Bei den klassischen Analgetika mit antiphlogistischer Wirkung wie Indometacin und Ibuprofen handelt es sich um nichtselektive Verbindungen. Meloxicam und Diclofenac sind präferenzielle COX-2-Inhibitoren. Spezifische Inhibitoren der COX-2 sind dagegen die um 1990 entwickelten Coxibe.

Im Zusammenhang mit dem Wirkprinzip der COX-Hemmer ist das Auftreten diverser Nebenwirkungen zu sehen. So entfällt durch die Hemmung der COX-1 der durch PGE_2 vermittelte Schutz der Mukosazellen des Magen-Darm-Trakts und begünstigt das Auftreten von Ulzerationen und Blutungen. Ein geringes Ulkusblutungsrisiko im Vergleich zu Kontrollen zeigen Ibuprofen (2-fach) und Diclofenac (4-fach), wohingegen für Indometacin (11-fach) und Piroxicam (14-fach) ein erhöhtes Risiko vorliegt. Ferner kommt es zu einer Hemmung der Thrombozytenaggregation sowie zu Nierenfunktionsstörungen.

7.5.2 Anilide

Design und Entwicklung. Acetanilid (Abb. 7.155, Antifebrin®) wurde 1886 von der Firma Kalle & Co. als einer der ersten synthetischen Arzneistoffe in die Therapie eingeführt. Arnold Cahn und Paul Hepp hatten zufällig dessen analgetische und antipyretische Wirkung entdeckt, wobei man die aus Steinkohlenteer isolierte und für die Wirkung verantwortliche Substanz ursprünglich für Naphthalen hielt. Schon kurz danach zeigte sich,

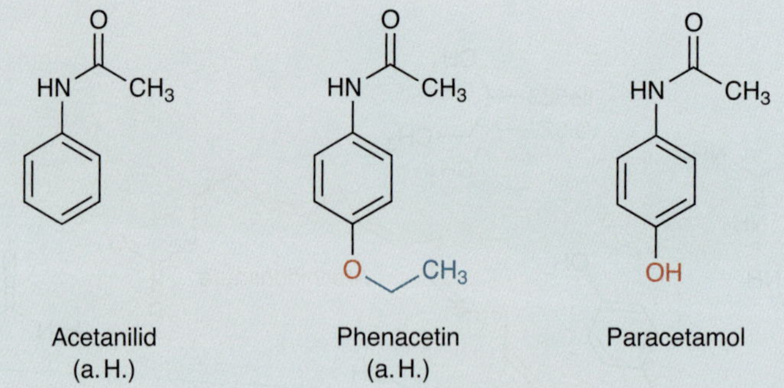

Acetanilid (a. H.) Phenacetin (a. H.) Paracetamol

Abb. 7.155 Anilide

dass der Wirkstoff durch Amidhydrolyse zum Methämoglobinbildner (▸ Kap. 3.3) **Anilin** metabolisiert wird. Die Synthese eines Acetanilid-Analogons ergab sich aus der Verwendungsmöglichkeit von 4-Nitrophenol (Abb. 7.158), das bei der Produktion von Farbstoffen in großer Menge anfiel. Mutmaßliche toxische Effekte der freien Phenolgruppe des analogen 4-Hydroxyacetanilids veranlassten Carl Duisberg zum gezielten Design des 4-Ethoxyacetanilids, das 1887 als **Phenacetin** auf den Markt gebracht wurde. Die Zulassung von Phenacetin wurde 1986 widerrufen, da es bei Überdosierung sehr häufig zu Nierenschäden gekommen war. Paradoxerweise ist der phenolische, aktive Hauptmetabolit 4-Hydroxyacetanilid besser verträglich. Bereits 1893 konnte diese Substanz im Urin eines mit Phenacetin behandelten Patienten nachgewiesen werden. Sie wurde allerdings erst in den 1950er Jahren als **Paracetamol** in den Handel gebracht und ist heute der einzige Vertreter der Anilide.

Struktur und Eigenschaften. Aufgrund der phenolischen Gruppe zeigt Paracetamol schwach saure Eigenschaften ($pK_S = 9{,}5$). Die Hydrolyse der Amidgruppe in wässriger Lösung führt zu 4-Aminophenol und Essigsäure. Im Bereich von pH 5–7 ist Paracetamol aber stabil, was die Anwendung in flüssigen Zubereitungen für die Pädiatrie ermöglicht.

Wirkungsmechanismus. Die Wirkung von Paracetamol wird über verschiedene Teilmechanismen erklärt. Im Gegensatz zu den klassischen nichtsteroidalen Antiphlogistika kann Paracetamol die Gewebeentzündung nicht verringern, sondern wirkt vorwiegend zentral analgetisch und antipyretisch. Es gibt Hinweise für eine selektive Blockade der COX-2 im ZNS. Die Stärke der Enzymhemmung ist milieuabhängig. Paracetamol scheint das Enzym indirekt zu hemmen, indem es als reduzierendes Kosubstrat die Peroxidase in die reduzierte Form und damit in den Ruhezustand überführt, wodurch deren Aktivität gehemmt wird. Liegen jedoch hohe Konzentrationen an Sauerstoff- und Peroxid-Radikalen vor, wie sie im entzündeten Gewebe zu finden sind, kann Paracetamol die COX nicht effizient inhibieren. Dies gilt auch für Thrombozyten, in denen Peroxide in Form der Hydroperoxytetraensäure als Produkt der 12-Lipoxygenase produziert werden. Insgesamt ist somit eine therapeutisch relevante COX-Hemmung durch Paracetamol auf Zellen und Gewebe mit niedrigen Peroxidspiegeln begrenzt.

Als alternativen Mechanismus diskutiert man den Eingriff von Paracetamol in das Cannabinoidsystem. Nach hepatischer Desacetylierung zum 4-Aminophenol soll es durch die Fettsäureamidhydrolase – an sich ein Amid-spaltendes Enzym – im ZNS mit Arachidonsäure zum *N*-(4-Hydroxyphenyl)arachidonoylamid (Abb. 7.156) konjugiert werden. Als Strukturanalogon des Endocannabinoids **Anandamid** ist der so aktivierte Metabolit selbst ein schwacher Agonist an den Cannabinoid-Rezeptoren CB_1 und CB_2. Insbesondere aber verhindert er durch Blockade des Anandamid-Membrantransporters die Aufnahme von Anandamid in die Nervenzelle, sodass dieser endogene CB_1-Agonist in erhöhter Konzentration im synaptischen Spalt vorliegt und über CB_1-Rezeptoren möglicherweise analgetisch wirken kann. Die Bedeutung für die Wirkung ist allerdings umstritten, zumal mit Wirkstoffen, die den Abbau von endogenem Anandamid hemmen, in klinischen Studien keine schmerzstillende Wirkung erzielt werden konnte.

Ein weiterer möglicher Mechanismus für die analgetische Wirkung ist der Eingriff in die Schmerzweiterleitung im Rückenmark durch Aktivierung des **TRPA1-Ionenkanals** (*Transient Receptor Potential Ankyrin*), der als zentraler chemischer Nozizeptor fungiert. Allerdings interagiert Paracetamol mit TRPA1 nicht nach dem klassischen Schlüssel-Schloss-Prinzip, sondern seine elektrophilen Metaboliten *N*-Acetyl-*p*-benzochinonimin und *para*-Benzochinon (Abb. 7.157) binden als Michael-Akzeptoren an Cystein-Reste des Ionenkanals und modifizieren ihn kovalent.

Biotransformation. Gemeinsamer Hauptmetabolit der Biotransformation von Acetanilid und Phenacetin ist Paracetamol, das vorwiegend durch Phase-II-Reaktionen zu Glucuronsäure- (60 %) und Schwefelsäurekonjugaten (35 %) metabolisiert und in dieser Form renal ausgeschieden wird (Abb. 7.157). Bei Paracetamol erfolgt auf diese Weise innerhalb von 24 h eine direkte Entgiftung über die bereits vorhandene Phenolgruppe. Demgegenüber muss im Falle von Acetanilid und Phenacetin die für die Konjugation benötigte Phenolgruppe erst durch Aromatenhydroxylierung bzw. *O*-Desalkylierung in den entsprechenden Phase-I-Reaktionen gebildet werden. Von daher gewinnt als Nebenweg die Desacetylierung zum Anilin bzw. Phenetidin an Bedeutung. Beide Metaboliten werden zu Hydroxylaminen oxidiert, die mit den entsprechenden Nitrosostufen im Gleichgewicht stehen und durch gekoppelte Oxidation für die **Methämoglobinbildung** verantwortlich sind (▸ Kap. 3.3).

In geringem Maße wird Paracetamol durch CYP-Enzyme in den reaktiven Metaboliten *N*-Acetyl-*p*-benzochinonimin überführt. Der Mechanismus basiert auf 2 Ein-Elektronentransfer-Schritten auf Sauerstoff, wobei Superoxidradikal-Anion ($O_2^{\bullet-}$) und intermediär ein Paracetamol-Radikal erzeugt werden. Durch den zweiten Elektronentransfer auf Sauerstoff entsteht der elektrophile Metabolit, der enzymatisch durch Esterasen und Amidasen sowie nichtenzymatisch zu *para*-Benzochinonimin und *para*-Benzochinon hydrolysiert wird. Diese elektrophilen, chinoiden Verbindungen sind potenziell toxisch und werden normalerweise rasch durch nukleophile Addition (Michael-Addition) der Thiolgruppe des Glutathions entgiftet und als Mercaptursäuren renal ausgeschieden. Werden hohe Dosen an Paracetamol eingenommen, reichen die Glutathionreserven in der Leber allerdings nicht mehr aus. Die gebildeten chinoiden Substanzen reagieren dann kovalent mit nukleophilen Gruppen der Leberzellproteine, was zu einer Nekrose der Leberzellen führt. Als Antidot bei einer **Paracetamol-Intoxikation** wird der SH-Gruppendonor ***N*-Acetylcystein** verwendet, der anstelle des fehlenden Glutathions die chinoiden Metaboliten inaktiviert. CYP2E1 ist maßgeblich an der Bildung dieser hepatotoxischen, chinoiden Metaboliten beteiligt. Alkohol induziert CYP2E1, ist aber gleichzeitig selbst ein Substrat von CYP2E1 und konkurriert mit Paracetamol.

Synthetische Aspekte. 4-Nitrophenol wird mit Eisenpulver in Salzsäure zu 4-Aminophenol reduziert und anschließend am Aminstickstoff mit Acetanhydrid acetyliert (Abb. 7.158). 4-Nitrophenol ist aus Phenol durch Nitrierung mit HNO_3 zugänglich, alternativ aus 4-Chlor-1-nitrobenzen und Natriumhydroxid. Ph. Eur. lässt mit HPLC besonders auf Verunreinigungen durch die beiden Vorstufen prüfen, da sowohl der Nitroaromat als auch das primäre aromatische Amin Methämoglobinbildner sind. Eine Verunreinigung mit 4-(Acetamino)phenylacetat ist auf weitere Acetylierung der Phenolgruppe von Paracetamol zurückzuführen.

Die großtechnische Synthese wird als **Hoechst-Celanese-Verfahren** bezeichnet und ist ein dreistufiger Prozess, der von Phenol ausgeht. Zunächst wird dessen OH-Gruppe mit Acetanhydrid acetyliert und einer Fries-Verschiebung mit Flusssäure unterworfen. Dabei protoniert ein H_2F^+-Kation das Carbonyl-O-Atom, und nach Austritt von Fluorwasserstoff spaltet sich vom Intermediat ein Acylium-Ion ab, das in einer S_EAr-Reaktion bei niedriger Temperatur bevorzugt das gewünschte *para*-Produkt liefert. 4-Hydroxyacetophe-

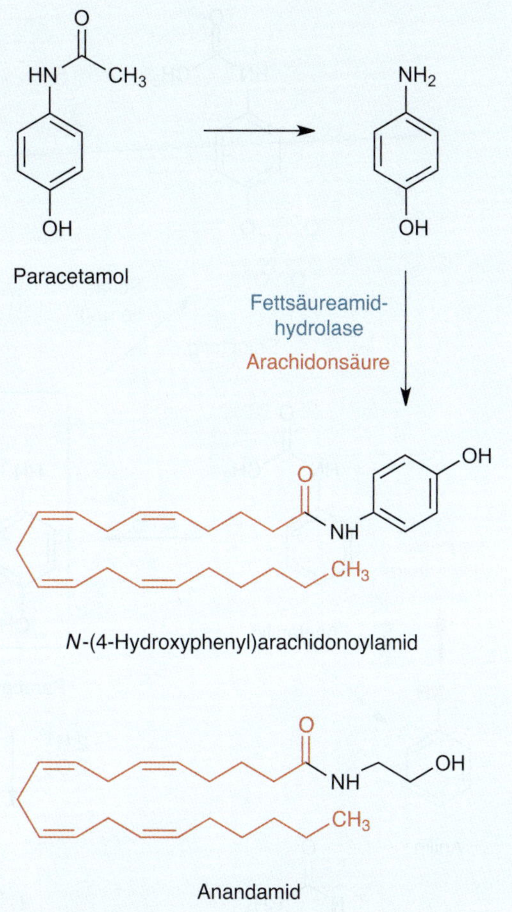

Paracetamol

Fettsäureamid-hydrolase

Arachidonsäure

N-(4-Hydroxyphenyl)arachidonoylamid

Anandamid

Abb. 7.156 Bioaktivierung von Paracetamol zum Anandamid-Analogon

7

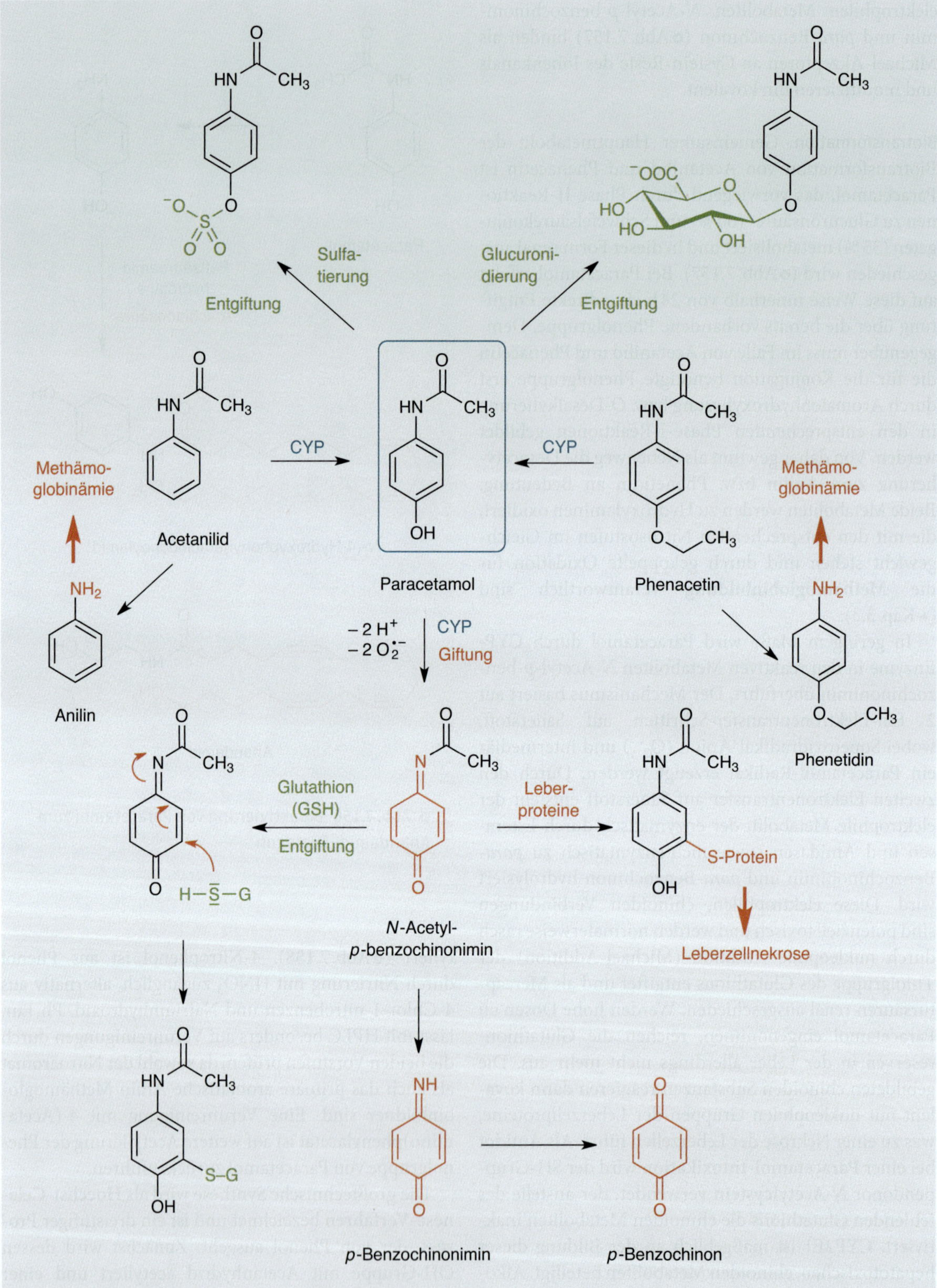

Abb. 7.157 Biotransformation der Anilide. Giftungsreaktionen sind rot, Entgiftungsreaktionen sind grün markiert.

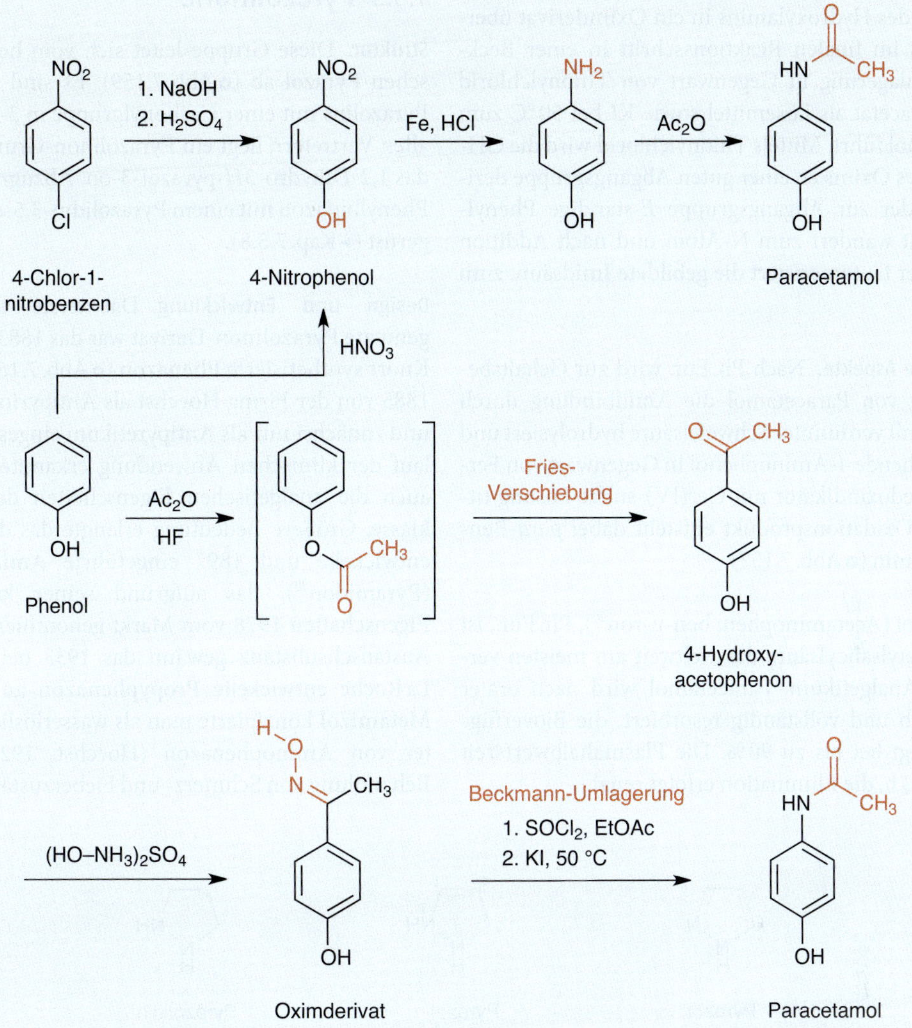

4-Chlor-1-nitrobenzen → (1. NaOH, 2. H_2SO_4) → 4-Nitrophenol → (Fe, HCl) → (Ac$_2$O) → Paracetamol

Phenol → (HNO_3) → 4-Nitrophenol

Phenol → (Ac$_2$O, HF) → (Fries-Verschiebung) → 4-Hydroxy-acetophenon

→ ($(HO–NH_3)_2SO_4$) → Oximderivat → (Beckmann-Umlagerung: 1. $SOCl_2$, EtOAc; 2. KI, 50 °C) → Paracetamol

Abb. 7.158 Synthesen von Paracetamol

4-Chloranilin in Paracetamol

In den Niederlanden entdeckte man 2020 in Paracetamol-Chargen eine Verunreinigung mit 4-Chloranilin. Diese Substanz ist als primäres aromatisches Amin ein indirekter Methämoglobinbildner (▸Kap. 3.3.1). Zudem können elektrophile Metaboliten (▸Kap. 3.2.1) auftreten, welche die Wahrscheinlichkeit für Lebertumoren erhöhen können. Als Ursache der Verunreinigung kommen insbesondere Synthesewege infrage, die von 4-Chlor-1-nitrobenzen ausgehen. Schon bei der nachfolgenden Reduktion kann daraus 4-Chloranilin entstehen. Denkbar ist auch dessen Bildung im Hoechst-Celanese-Verfahren (Abb. 7.158) beim Reaktionsschritt mit dem Chlorierungsreagenz Thionylchlorid und dem Oximderivat. Nach Untersuchungen des EDQM (European Directorate for the Quality of Medicines & HealthCare) lagen die Konzentrationen der Verunreinigung allerdings deutlich unter dem akzeptablen Grenzwert für die Aufnahme des Chloranilin von 34 µg pro Tag. Dennoch ist bei chronischer Einnahme oder missbräuchlicher Anwendung von Paracetamol mit Überschreiten der Maximaldosis – bei Schmerzmitteln nicht unüblich – mit langfristigen Schäden zu rechnen.

non wird mit dem gegenüber der freien Base stabileren Sulfatsalz des Hydroxylamins in ein Oximderivat überführt, das im finalen Reaktionsschritt in einer Beckmann-Umlagerung in Gegenwart von Thionylchlorid und Ethylacetat als Lösemittel sowie KI bei 50 °C zum Paracetamol führt. Mittels Thionylchlorid wird die OH-Gruppe des Oxims zu einer guten Abgangsgruppe derivatisiert, der zur Abgangsgruppe *E*-ständige Phenylsubstituent wandert zum N-Atom und nach Addition von Wasser tautomerisiert die gebildete Imidsäure zum Amid.

Analytische Aspekte. Nach Ph. Eur. wird zur Gehaltsbestimmung von Paracetamol die Amidbindung durch Erhitzen mit verdünnter Schwefelsäure hydrolysiert und das entstehende 4-Aminophenol in Gegenwart von Ferroin als Redoxindikator mit Cer(IV)-sulfat-Lösung titriert. Als Oxidationsprodukt entsteht dabei *para*-Benzochinonimin (o Abb. 7.157).

Paracetamol (Acetaminophen, ben-u-ron®), Ph. Eur., ist neben Acetylsalicylsäure das weltweit am meisten verwendete Analgetikum. Paracetamol wird nach oraler Gabe rasch und vollständig resorbiert, die Bioverfügbarkeit liegt bei bis zu 90 %. Die Plasmahalbwertszeit beträgt 1–3 h, die Elimination erfolgt renal.

7.5.3 Pyrazolinone

Struktur. Diese Gruppe leitet sich vom heteroaromatischen Pyrazol ab (o Abb. 7.159). Es sind Derivate des Pyrazolins mit einer Carbonylgruppe in 3-Position. Bei allen Vertretern liegt ein Pyrazolinon-Grundgerüst vor, das 1,2-Dihydro-3*H*-pyrazol-3-on. Abzugrenzen ist das Phenylbutazon mit einem Pyrazolidin-3,5-dion-Grundgerüst (▸ Kap. 7.5.8).

Design und Entwicklung. Das erste therapeutisch genutzte Pyrazolinon-Derivat war das 1883 von Ludwig Knorr synthetisierte **Phenazon** (o Abb. 7.160). Es wurde 1885 von der Firma Hoechst als Antipyrin® eingeführt und zunächst nur als Antipyretikum eingesetzt. Im Verlauf der klinischen Anwendung erkannte man später auch die analgetischen Eigenschaften der Substanzklasse. Größere Bedeutung erlangte das daraus weiter entwickelte und 1897 eingeführte **Aminophenazon** (Pyramidon®), das aufgrund seiner kanzerogenen Eigenschaften 1978 vom Markt genommen wurde. Als Austauschsubstanz gewann das 1933 bei Hoffmann-La Roche entwickelte **Propyphenazon** an Bedeutung. **Metamizol** konzipierte man als wasserlöslichen Vertreter von Aminophenazon (Hoechst, 1922). Bei der Behandlung von Schmerz- und Fieberzuständen spielen

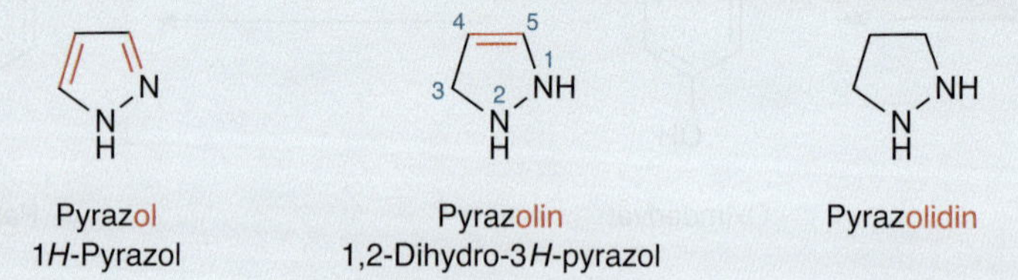

Pyrazol
1*H*-Pyrazol

Pyrazolin
1,2-Dihydro-3*H*-pyrazol

Pyrazolidin

o **Abb. 7.159** Vom Pyrazol abgeleitete heterozyklische Grundstrukturen

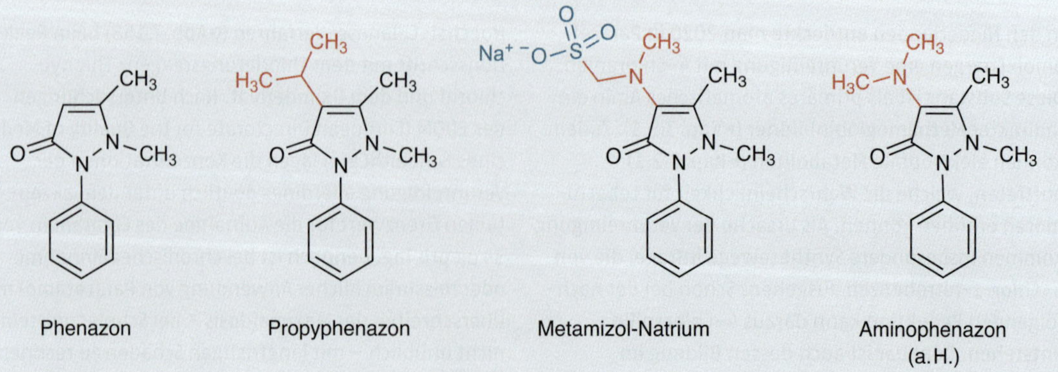

Phenazon

Propyphenazon

Metamizol-Natrium

Aminophenazon (a. H.)

o **Abb. 7.160** Pyrazolinone

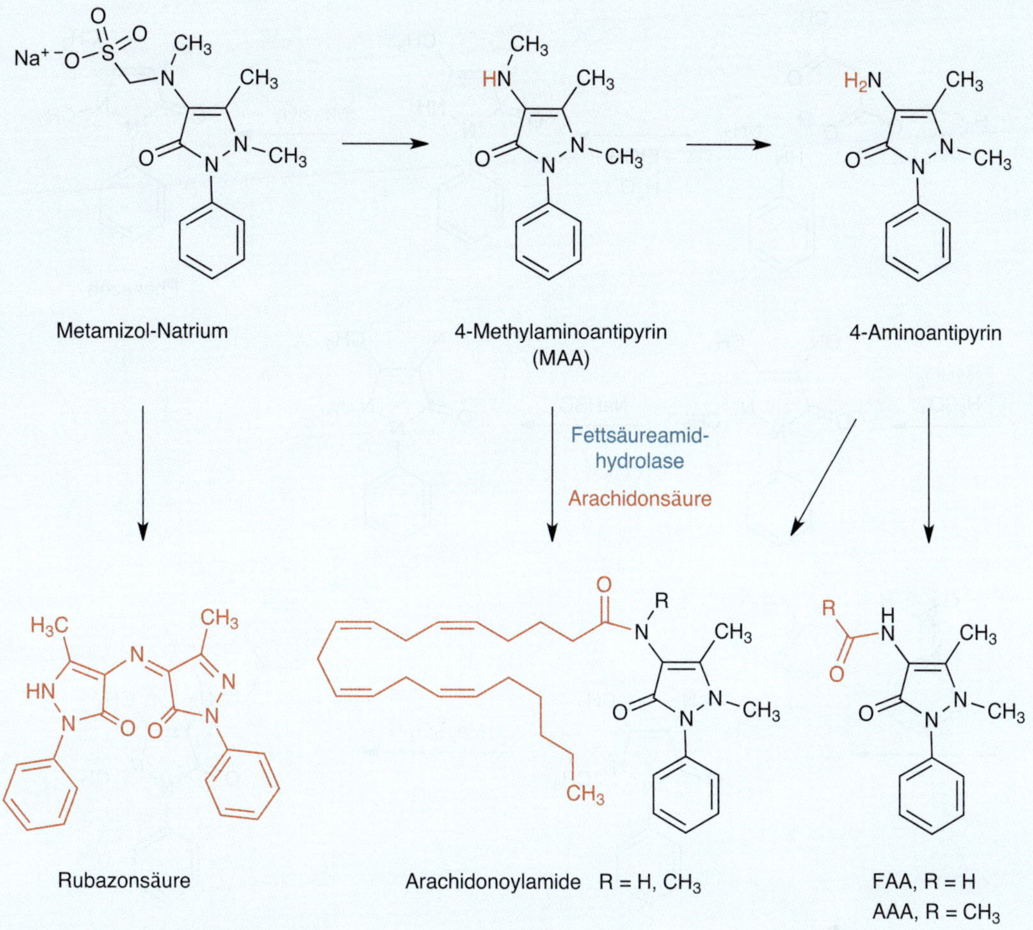

o Abb. 7.161 Biotransformation von Metamizol. FAA: 4-Formylaminoantipyrin, AAA: 4-Acetylaminoantipyrin

Phenazon und Propyphenazon heute kaum noch eine Rolle.

Wirkungsmechanismus. Pyrazolinone besitzen analgetische und antipyretische sowie spasmolytische Wirkungen. Nur in therapeutisch nicht erreichbaren Dosen sind antiphlogistische Effekte zu verzeichnen. Der Wirkungsmechanismus ist nicht endgültig geklärt. Ähnlich wie bei Paracetamol sollen die aktiven Metaboliten des Metamizols, 4-Methylaminoantipyrin (MAA) und 4-Aminoantipyrin durch die Fettsäureamidhydrolase mit Arachidonsäure zu zentral wirksamen **Arachidonoylamiden** konjugiert werden (o Abb. 7.161). Dabei bleibt unklar, wie Arachidonsäure bei dieser enzymatischen Umsetzung aktiviert wird. Die Arachidonoylamide wirken agonistisch am Cannabinoid-Rezeptor vom Typ 1 (CB_1), was zur analgetischen und spasmolytischen Wirkung beitragen könnte. Darüber hinaus gilt auch der **TRPA1-Ionenkanal**, ein Chemosensor für die Schmerzempfindung, als Angriffspunkt für die Pyrazolinone. MAA und 4-Aminoantipyrin werden auch als nichtselektive COX-Inhibitoren diskutiert, die allerdings einen anderen Wirkungsmechanismus aufweisen sollen als die klassischen COX-Inhibitoren.

Biotransformation. Metamizol kann als Prodrug im weiteren Sinne aufgefasst werden. Nach peroraler Aufnahme wird es bereits im Magen zum eigentlich wirksamen MAA hydrolysiert, das nahezu vollständig resorbiert wird. In der Leber entsteht unter anderem nach oxidativer Demethylierung das 4-Aminoantipyrin, das ebenfalls noch analgetisch und antipyretisch aktiv ist. Inaktive Metaboliten sind 4-Formylaminoantipyrin, das durch Konjugation gebildete 4-Acetylaminoantipyrin sowie Rubazonsäure (o Abb. 7.161). Letztere ist für die Rotfärbung des Harns verantwortlich. Diese ist unbedenklich und kann nach Gabe hoher Metamizoldosen beobachtet werden.

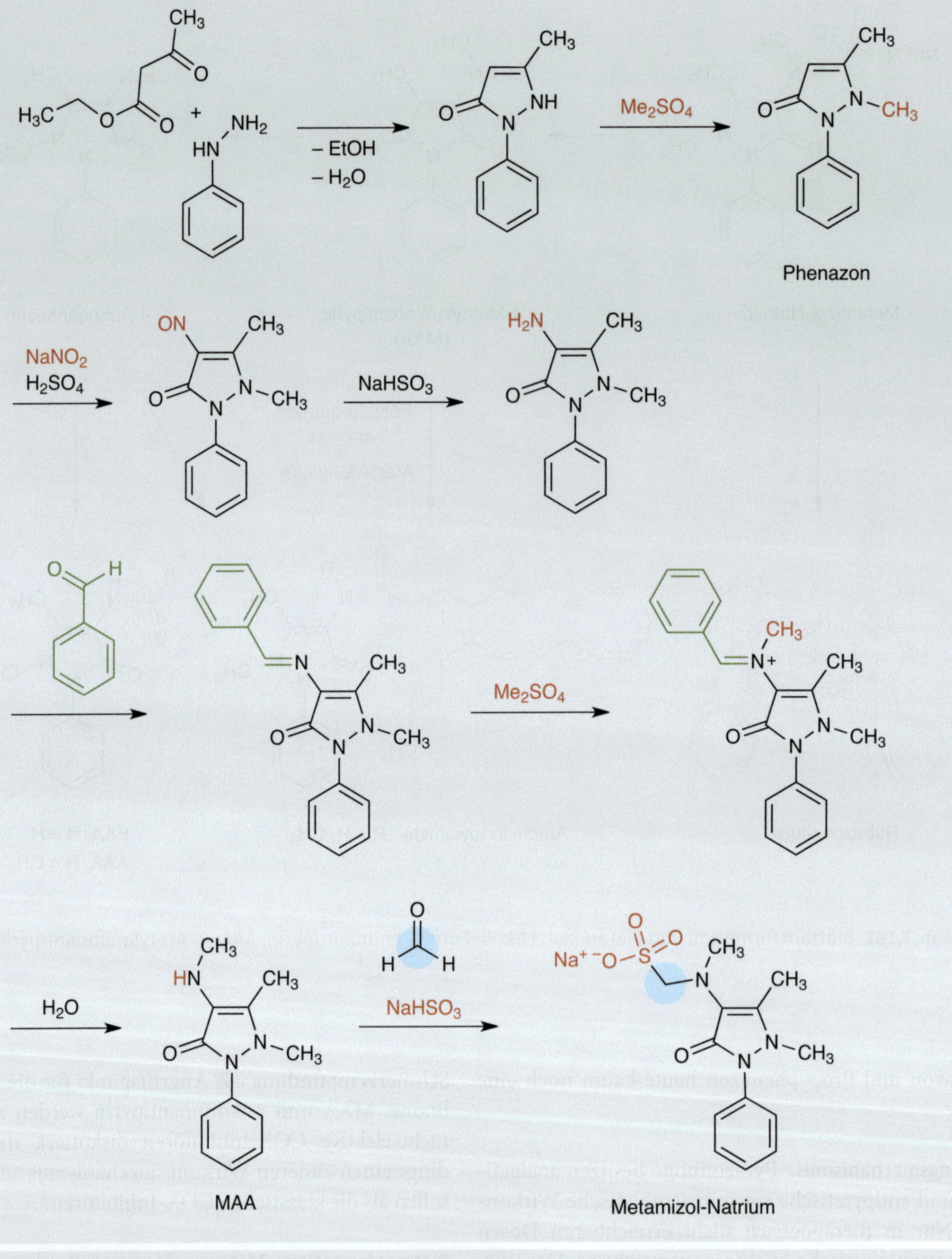

o Abb. 7.162 Synthese von Metamizol. MAA: 4-Methylaminoantipyrin

Synthetische Aspekte. Zur Synthese von **Metamizol-Natrium** (o Abb. 7.162) wird Phenylhydrazin mit Acetessigsäureethylester unter Abspaltung von Ethanol und Wasser zu einem Phenylhydrazonderivat kondensiert, das danach mit Dimethylsulfat oder Methylhalogeniden zu **Phenazon** *N*-methyliert wird. In einer elektrophilen Substitution mit Natriumnitrit in schwefelsaurer Lösung wird Phenazon in Position 4 nitrosiert und die Nitrosogruppe mit Natriumhydrogensulfit zum Amin reduziert. Zur Monomethylierung der 4-Aminogruppe wird diese mit Benzaldehyd zu einer Schiff-Base kondensiert, die mit Dimethylsulfat am Stickstoff methyliert wird. Nach anschließender Hydrolyse wird das erhaltene sekundäre Amin in einer Art Mannich-Reaktion mit Formaldehyd und Natriumhydrogensulfit zum Metamizol-Natrium umgesetzt.

Analytik. Zur Prüfung auf Identität wird Metamizol im salzsauren Milieu hydrolysiert. Der dabei gebildete Formaldehyd wird mit Chromotropsäure nachgewiesen (▸ Kap. 6.2.1). Das gleichzeitig entstehende Schwefeldioxid wird durch die Blaufärbung eines Kaliumiodat-Stärke-Filterpapiers identifiziert (o Gleichung 7.1).

Gleichung 7.1

$$5\,SO_2 + 2\,IO_3^- + 4\,H_2O \longrightarrow I_2 + 5\,SO_4^{2-} + 8\,H^+$$

Bei der iodometrischen Gehaltsbestimmung im schwach sauren Milieu ist anzunehmen, dass Iod hydrolytisch entstandenes Hydrogensulfit unter Bildung von Iodid direkt zum Hydrogensulfat oxidiert.

Phenazon (Migräne-Kranit®, in Otalgan®), Ph. Eur., ist eine schwache Base (pK_S = 1,4) und gut wasserlöslich. Dies ergibt sich aus der vinylogen Amidstruktur, die in der mesomeren Form als zwitterionische Struktur vorliegt (o Abb. 7.163). Im wasserfreien Milieu wird der Sauerstoff protoniert. Phenazon wird nach oraler Gabe rasch und vollständig resorbiert, die Bioverfügbarkeit beträgt 100 %. Die Plasmahalbwertszeit liegt bei 12 h, die Ausscheidung erfolgt renal.

Propyphenazon (Demex® Zahnschmerztabletten), Ph. Eur., ist durch die Isopropylgruppe nur schwer wasserlöslich. Mit einem pK_S-Wert von 2,4 für den protonierten Sauerstoff zeigt die Substanz schwach basische Eigenschaften. Die Resorption aus dem Magen-Darm-Trakt erfolgt nahezu vollständig, die Bioverfügbarkeit liegt wegen des First-Pass-Effekts bei 60–70 %. Die Plasmahalbwertszeit beträgt 2–2,5 h. Aktiver Hauptmetabolit ist das *N*-Demethylpropyphenazon, das anschließend in der Enolform glucuronidiert und renal eliminiert wird.

Metamizol (Noramidopyrinmethansulfonat-Natrium, Novaminsulfon, Novalgin®) ist als Natrium-Monohydrat monographiert. Es ist das am stärksten wirksame nichtopioide Analgetikum und in Form von Tabletten, Suppositorien oder Tropfen verfügbar. Die beiden Pyrazolinon-N-Atome sind nicht basisch. N-1 ist Teil einer vinylogen Amidstruktur, N-2 wird von einem Phenylring und einer Carbonylgruppe flankiert, die durch ihren –I- bzw. –M-Effekt die Verfügbarkeit des freien Elektronenpaars einschränken. Durch Einführen der Sulfonsäuregruppe (pK_S = –1,2) ist die Substanz in Wasser sehr leicht löslich, weshalb sie sich gut für die parenterale Injektion eignet. Das Optimum für die Stabilität liegt im Bereich von pH 7,3–9. Als α-Aminosulfonsäure ist Metamizol leicht hydrolysierbar und zersetzt sich in Umkehrung seiner Synthese zu Hydrogensulfit, Formaldehyd und 4-Methylaminoantipyrin (MAA). Die Plasmahalbwertszeit von Metamizol liegt bei 7 h, die Ausscheidung erfolgt renal. Aufgrund der ausgeprägten spasmolytischen Wirkung wird Metamizol häufig bei Koliken der ableitenden Gallen- und Harnwege verordnet.

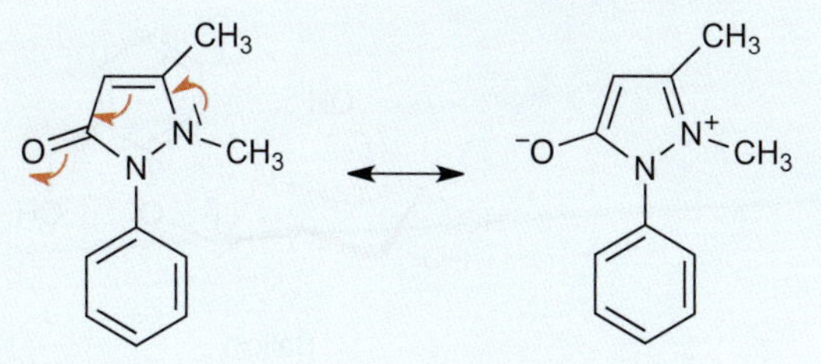

o **Abb. 7.163** Zwitterionische Struktur von Phenazon

7.5.4 Salicylsäure-Derivate

Bereits im Altertum war die analgetische und antipyretische Wirkung der Weidenrinde (lat. *salix* = Weide) bekannt, die auf Inhaltsstoffe wie **Salicin** (o Abb. 7.164), dem Glucosid des Salicylalkohols, zurückzuführen ist. Glykosidspaltung und oxidative Metabolisierung des Salicins führen zur Salicylsäure, dem eigentlichen Wirkstoff. Salicylsäure-Derivate, die durch Abwandlung der funktionellen Gruppen entstehen, gehören somit zu den ältesten Arzneistoffen.

Design und Entwicklung. Hermann Kolbe entwickelte 1860 eine kostengünstige und im großen Maßstab durchführbare Methode zur Synthese von **Salicylsäure**, die Rudolf Schmitt weiter verbesserte (Kolbe-Schmitt-Reaktion). Kurze Zeit danach gelangten diese Substanz und Derivate davon in den Fokus des medizinischen Interesses. 1885 wurde das Natriumsalz der Salicylsäure als Analgetikum, Antipyretikum und Antiphlogistikum in die Therapie eingeführt. Salicylamid folgte 1891. Schließlich wurden 1897 bei der Firma Bayer durch Arthur Eichengrün und Felix Hoffmann verschiedene Ester entwickelt. Dabei wurde erstmals **Acetylsalicylsäure** erhalten, die 1899 unter dem Namen Aspirin® als Warenzeichen eingetragen und in den Handel gebracht wurde. Später fanden weitere Salicylate medizinische Anwendung, für die systemische Applikation spielt heute aber nur noch Acetylsalicylsäure eine Rolle. Eher zufällig wurde gefunden, dass sich deren Wasserlöslichkeit durch Salzbildung mit (*R,S*)-Lysin (Aspirin® i. v.) sehr stark erhöhen lässt, was eine intravenöse Anwendung ermöglicht.

Wirkungsmechanismus. Acetylsalicylsäure hemmt die COX-1 deutlich stärker als die COX-2. Sie ist der einzige COX-Inhibitor, der die beiden Enzyme durch Übertragen einer Acetylgruppe auf Ser530 nahe dem aktiven

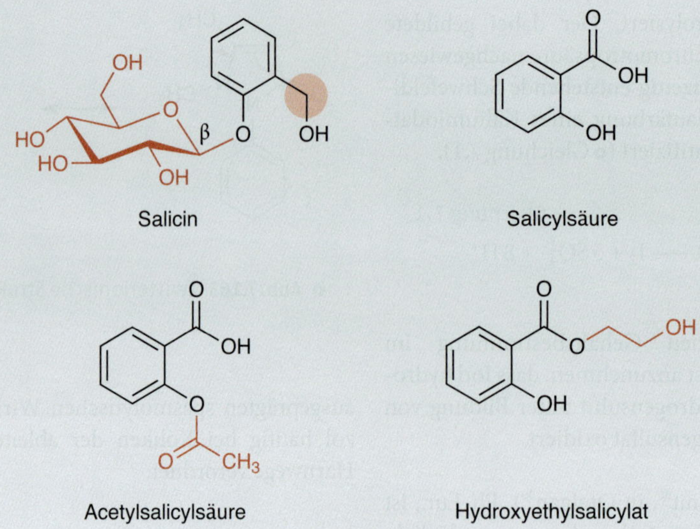

Abb. 7.164 Salicylsäure-Derivate

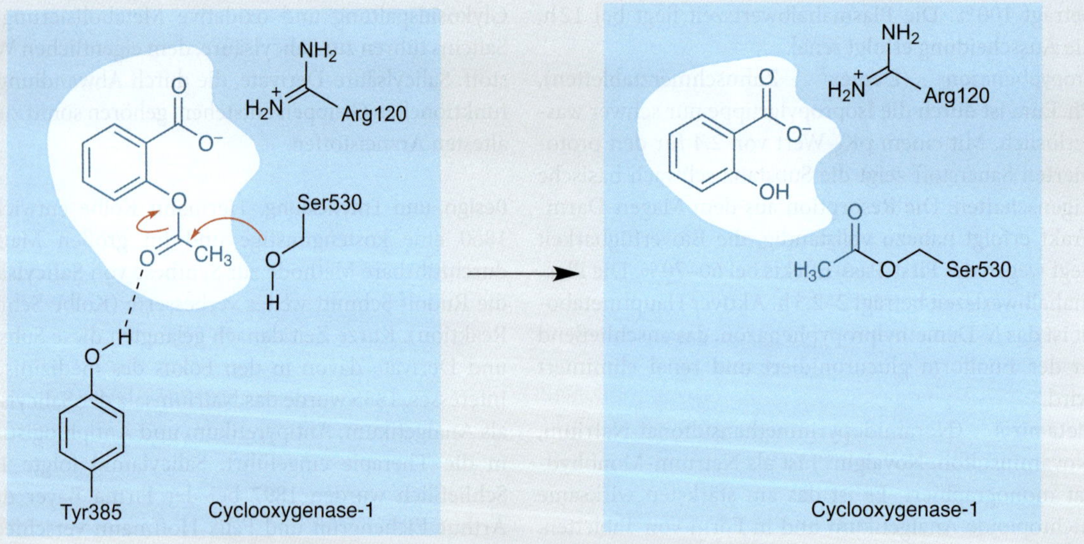

Abb. 7.165 Inaktivierung der COX durch Acetylsalicylsäure

Zentrum kovalent modifiziert (Abb. 7.165). Wie bei anderen Carboxylatgruppen enthaltenden nichtsteroidalen Antiphlogistika findet zudem eine elektrostatische Interaktion des Carboxylat-Anions mit Arg120 im aktiven Zentrum der COX-Enzyme statt. Durch das acetylierte Ser530 ist gegenüber anderen COX-Inhibitoren der Substratbindungskanal irreversibel blockiert, sodass die enzymatische Funktion der COX-Enzyme in den gehemmten Zellen erst durch De-novo-Synthese wiederaufgenommen werden kann. Die kernlosen Thrombozyten sind nicht zur Proteinbiosynthese befähigt und können keine neue COX synthetisieren. Damit ist die Bereitstellung von Thromboxan A_2 vermindert und die Thrombozytenaggregation gehemmt, woraus die „blutverdünnende" Wirkung der Acetylsalicylsäure resultiert. Dieser Effekt hält der Lebensdauer der Thrombozyten entsprechend etwa 7 Tage an. Die bei der Metabolisierung der Acetylsalicylsäure entstehende Salicylsäure hemmt die COX ebenfalls, allerdings nicht über einen kovalenten Mechanismus, sondern lediglich

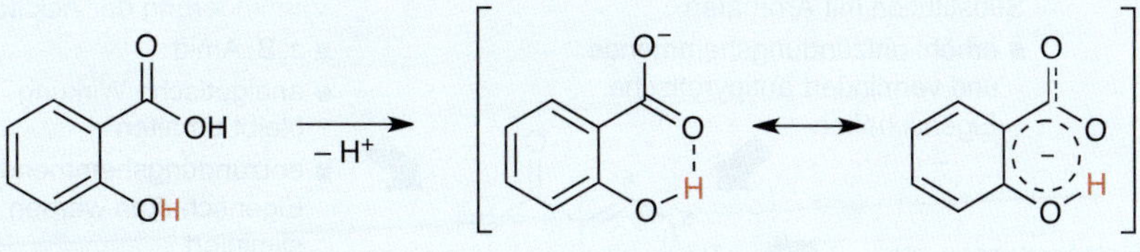

Abb. 7.166 Intramolekulare Wasserstoffbrücke des Salicylat-Anions

durch elektrostatische Interaktion. Sie ist somit ein reversibler und zur Arachidonsäure kompetitiver COX-Inhibitor.

Struktur und Eigenschaften. Salicylsäure verfügt mit der Carboxygruppe (pK_S = 2,8) und der Phenolgruppe (pK_S = 12,6) über 2 saure Funktionen. Die erste ist acider als Benzoesäure (pK_S = 4,2), die zweite weniger acide als das unsubstituierte Phenol. Eine Erklärung liefert die intramolekulare H-Brückenbindung der deprotonierten Form (Abb. 7.166), in der die negative Ladung des mesomeriestabilisierten Anions zusätzlich über die sechsgliedrige Ringstruktur delokalisiert werden kann, sodass ein stabiles Anion vorliegt. Bei der Phenolgruppe wird dagegen die Acidität vermindert, da ihr H-Atom für die H-Brücke benötigt wird. Im Falle der Acetylsalicylsäure liegt die Phenolgruppe verestert vor. Sie ist mit einem pK_S-Wert von 3,7 deutlich schwächer sauer als Salicylsäure. Hier bewirkt im Vergleich zur Benzoesäure lediglich der elektronenziehende Effekt der *ortho*-ständigen Acetylgruppe eine leichte Erhöhung der Acidität.

Acetylsalicylsäure zersetzt sich unter Einfluss von Feuchtigkeit oder in wässriger Lösung rasch zu Salicylsäure und Essigsäure, deren Geruch bereits auf eine geringfügige Hydrolyse hindeutet. Diese Hydrolyse des Phenolesters wird intramolekular durch **anchimere Unterstüzung** der benachbarten Carboxylatgruppe katalysiert (Abb. 7.167). Das Stabilitätsoptimum liegt im pH-Bereich von 2–3.

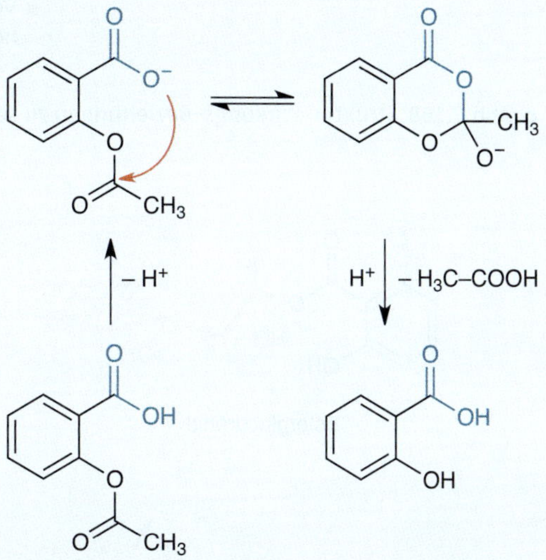

Abb. 7.167 Hydrolyse von Acetylsalicylsäure durch anchimere Unterstützung

Struktur-Wirkungs-Beziehungen. Trotz intensiver Bemühungen hat man bislang kein besseres Salicylsäurederivat als Aspirin erhalten können, das weniger gastrointestinale Nebenwirkungen, stärkere Wirksamkeit und eine längere Wirkungsdauer aufweist. Im Hinblick auf Struktur-Wirkungs-Beziehungen (Abb. 7.168) geht man vom Salicylat-Anion als dem aktiven Strukturelement aus. Die gastrointestinalen Nebenwirkungen stehen wohl mit der Carbonsäurefunktion in Zusammenhang. Vermindert man deren Acidität, z. B. durch Umwandlung in ein Amid (Salicylamid), bleibt die analgetische Wirkung erhalten, die entzündungshemmenden Eigenschaften werden jedoch eliminiert. Letztere werden auch durch Verschieben der phenolischen Hydroxygruppe in *meta-* oder *para*-Position zur Carboxygruppe aufgehoben. Benzoesäure selbst hat nur eine schwache entzündungshemmende Aktivität. Die Substitution mit Halogenatomen am aromatischen Ring erhöht die Wirksamkeit und Toxizität. Die Substitution mit Aromaten in der 5-Position von Salicylsäure erhöht die entzündungshemmenden und vermindert die antipyretischen Eigenschaften, z. B. bei dem in Deutschland nicht erhältlichen Diflunisal durch 2,4-Difluorphenylsubstitution.

Biotransformation. Acetylsalicylsäure wird nach peroraler Gabe rasch resorbiert, wobei die Acetylgruppe zum Teil schon bei der Resorption hydrolytisch abgespalten wird (Abb. 7.169). Die Halbwertszeit im Blut beträgt 20 min, die der gebildeten Salicylsäure in Abhängigkeit

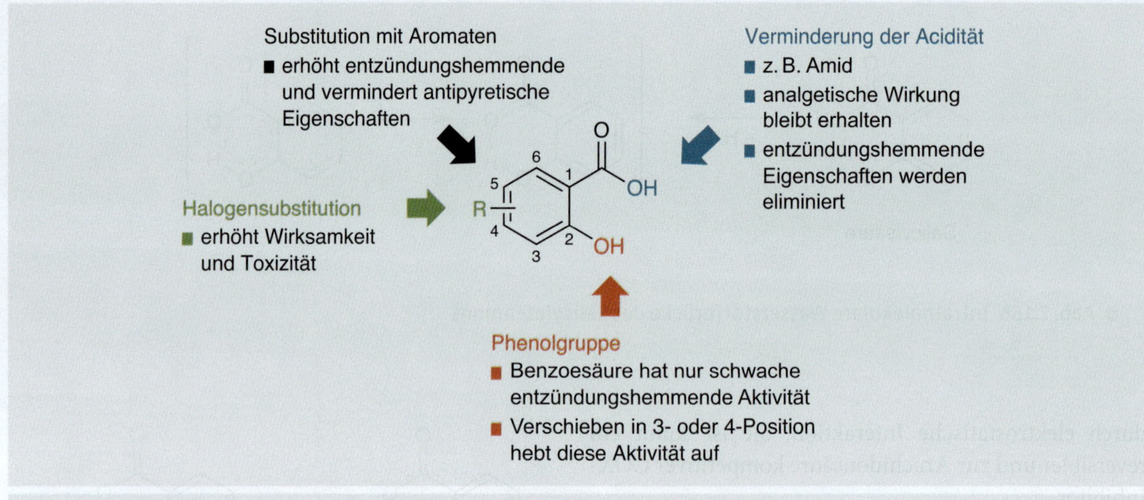

Abb. 7.168 Struktur-Wirkungs-Beziehungen zu Salicylsäure-Derivaten

Esterglucuronid

Etherglucuronid

Acetylsalicylsäure

Salicylsäure

Salicylursäure

Gentisinsäure

Abb. 7.169 Biotransformation von Acetylsalicylsäure

von der Dosis 2–6 h. Etwa 10 % der Salicylsäure werden im Urin unverändert ausgeschieden. Hauptmetabolit ist die durch Konjugation mit Glycin gebildete Salicylursäure (75 %). Daneben findet man Ether- und Esterglucuronide (15 %). In geringem Umfang erfolgt Hydroxylierung am Aromaten, wobei insbesondere Gentisinsäure entsteht.

Synthetische Aspekte. Natriumphenolat wird mit CO_2 unter Druck bei 125 °C carboxyliert und liefert nach

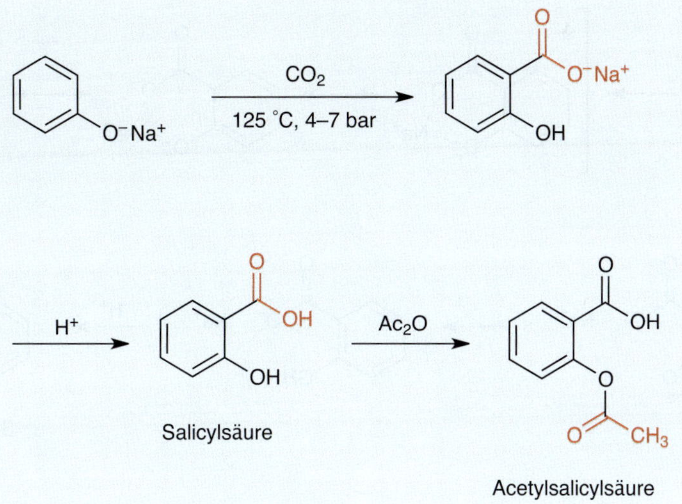

○ Abb. 7.170 Synthese von Acetylsalicylsäure

saurer Aufarbeitung Salicylsäure in hoher Ausbeute (Kolbe-Schmitt-Reaktion). Die Acetylierung der Salicylsäure mit Acetanhydrid führt zur Acetylsalicylsäure (○ Abb. 7.170).

Kolbe-Schmitt-Reaktion

Als Kolbe-Schmitt-Reaktion bezeichnet man die Synthese von Salicylsäure-Derivaten ausgehend von Alkaliphenolaten. Die hohe *ortho*-Selektivität dieser elektrophilen Substitution am Aromaten ist an den Radius der Na^+-Ionen geknüpft und wird mit der Bildung eines Chelatkomplexes als Zwischenprodukt (○ Abb. 7.171) begründet. Die Natriumionen tragen zur Polarisierung des Kohlendioxidmoleküls bei. Dadurch wird einerseits dessen Elektrophilie erhöht, andererseits wird das Kohlendioxidmolekül im Chelatkomplex räumlich fixiert, sodass es vorwiegend zu einer Carboxylierung in *ortho*-Stellung zur phenolischen Hydroxygruppe kommt. Die Rearomatisierung führt zum Natriumsalicylat. Setzt man Kaliumphenolat ein, erhält man bevorzugt 4-Hydroxybenzoesäure, da die K^+-Ionen wegen des größeren Radius keine vergleichbare Chelatbildung ermöglichen.

Acetylsalicylsäure (Aspirin®), Ph. Eur., wird peroral bei leichten bis mittelstarken Schmerzen und bei entzündlichen Erkrankungen eingesetzt. Bei Erwachsenen ist Acetylsalicylsäure das Mittel der Wahl zur Fiebersenkung. Da Acetylsalicylsäure als irreversibler COX-1-Inhibitor die Bildung von Thromboxan längerfristig und somit therapeutisch nutzbar hemmt, wird sie in subanalgetischer Dosierung (100 mg) auch als **Thrombozytenaggregationshemmer** bei Patienten mit erhöhtem Thromboserisiko eingesetzt. COX-Inhibitoren wie Ibuprofen verhindern die Wirkung von Acetylsalicylsäure, indem sie den Zugang zu Serin 530 verlegen. Daher dürfen sie erst 1 h nach der letzten Gabe von Acetylsalicylsäure eingenommen werden.

Salicylsäure (Aknefug®, Gehwohl®, Psorimed®, Verrucid®), Ph. Eur., wird aufgrund der therapeutischen Überlegenheit und besseren Verträglichkeit der Acetylsalicylsäure nur noch topisch verwendet. Salicylsäure spaltet Disulfid- und H-Brücken zwischen einzelnen Keratinsträngen (○ Abb. 7.172) und löst hydrophobe Bindungen. Daher wird sie als **Keratolytikum** bei Verhornungsstörungen entzündlicher Hauterkrankungen wie Psoriasis und Akne eingesetzt und dient zur Entfernung von Hornhaut und Hühneraugen. Sie wirkt zudem antimikrobiell. Salicylsäure-Zubereitungen gelten als Mittel der 1. Wahl in der Lokalbehandlung kleiner Warzen.

Hydroxyethylsalicylat (Dolo-Arthrosenex®), Ph. Eur., ist eine ölige Flüssigkeit. Wie die Acetylsalicylsäure ist die Substanz ein Ester der Salicylsäure, die in diesem Derivat nicht als Alkohol-, sondern als Säurekomponente fungiert. Hydroxyethylsalicylat wird als Gel oder Salbe bei rheumatoiden Beschwerden und Muskelschmerzen eingesetzt.

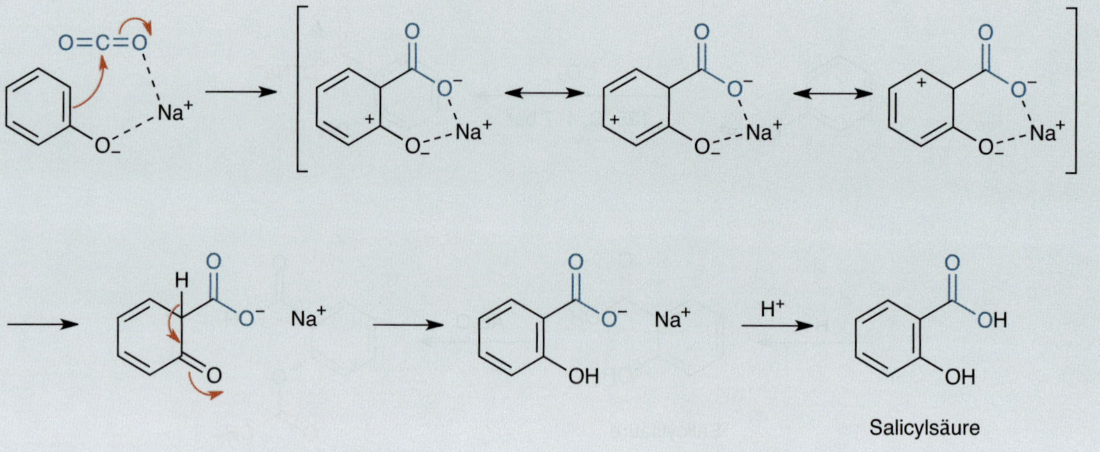

Salicylsäure

Abb. 7.171 Kolbe-Schmitt-Reaktion

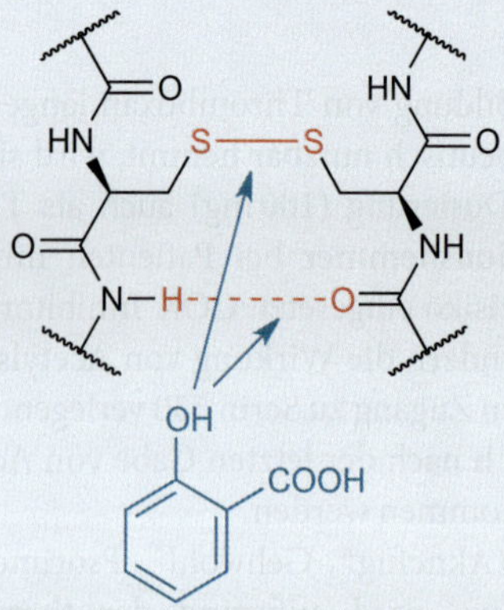

Abb. 7.172 Spaltung von Disulfid- und Wasserstoffbrücken zwischen den Keratinsträngen durch Salicylsäure

7.5.5 Anthranilsäure-Derivate (Fenamate)

Design und Entwicklung. Diese Substanzklasse enthält Strukturelemente der klassischen Anilin-Derivate und der Salicylsäure-Derivate (Abb. 7.173). Der bioisostere Austausch der Hydroxy- gegen eine Aminogruppe führt zur Anthranilsäure, die selbst nicht analgetisch oder antiphlogistisch wirksam ist. Die therapeutische Bedeutung der Anthranilsäure-Derivate, die auch als Fenamate (Phenylaminobenzoesäuren) bezeichnet werden, ist stark zurückgegangen.

Flufenaminsäure (Mobilat Intens®) wird nur in topischen Arzneiformen eingesetzt. Der pK_S-Wert für die Carboxygruppe beträgt 3,9. Wegen der Substitution mit 2 Phenylringen ist das N-Atom kaum noch basisch, sodass der saure Gesamtcharakter dominiert. Die Trifluormethylgruppe erhöht die Lipophilie.

Etofenamat (Rheumon® i. m. Injektionslösung), Ph. Eur., liegt als viskoses Öl vor und ist ein Ester-Prodrug der Flufenaminsäure zur parenteralen oder zur topischen Anwendung. Die Veresterung mit der Ether-Alkohol-Partialstruktur steigert die Lipophilie und damit die Penetrationsfähigkeit durch die Haut. Hauptmetaboliten sind Flufenaminsäure, die jeweils in *para*-Stellung zum Aminstickstoff hydroxylierten Produkte sowie deren Glucuronide. Die Halbwertszeit beträgt etwa 3 h, die Elimination erfolgt renal und mit den Fäzes.

7.5.6 Phenyl- und Heteroarylessigsäure-Derivate (Fenac-Gruppe)

Design und Entwicklung. Die wichtigsten Vertreter dieser Substanzgruppe sind Indometacin und Diclofenac (Abb. 7.174). Das seit 1963 eingesetzte **Indometacin** hatte man ursprünglich als Serotonin-Antagonist konzipiert, da man glaubte, dass Serotonin eine wichtige Rolle im Entzündungsgeschehen besitzt. Im Jahre 1964 wurde **Ibufenac** (Abb. 7.181) eingeführt, der Vorläufer von Ibuprofen. Dies musste hoch dosiert werden, erwies sich als hepatotoxisch und wurde bald wieder vom Markt genommen. Das später entwickelte **Diclofenac** wurde auf Basis der Strukturmerkmale der Anthranilsäure-Derivate und anderer nichtsteroidaler Antiphlogistika konzipiert, insbesondere unter dem Aspekt der nicht koplanaren Anordnung der Aromaten-Ebenen des Indometacins. **Acemetacin** und **Nabumeton** sind selbst keine COX-Inhibitoren, sondern werden als **Prodrugs** erst zu solchen metabolisiert: Acemetacin wird in Indometacin umgewandelt und Nabumeton in das

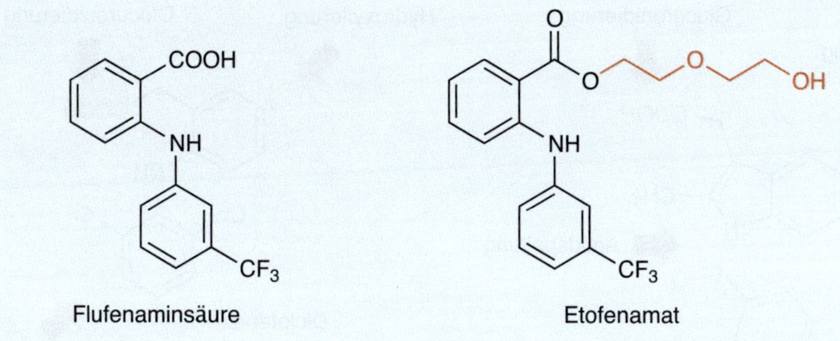

Abb. 7.173 Anthranilsäure-Derivate

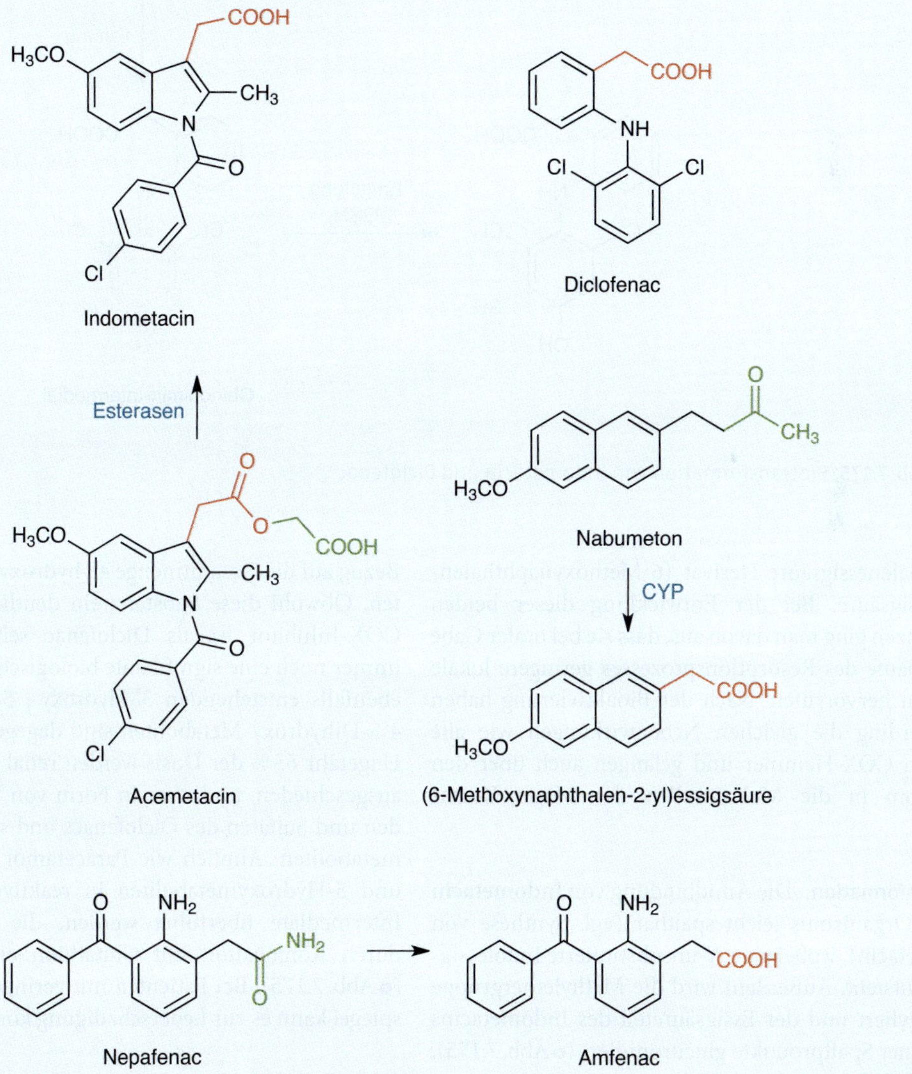

Abb. 7.174 Phenyl- und Heteroarylessigsäure-Derivate

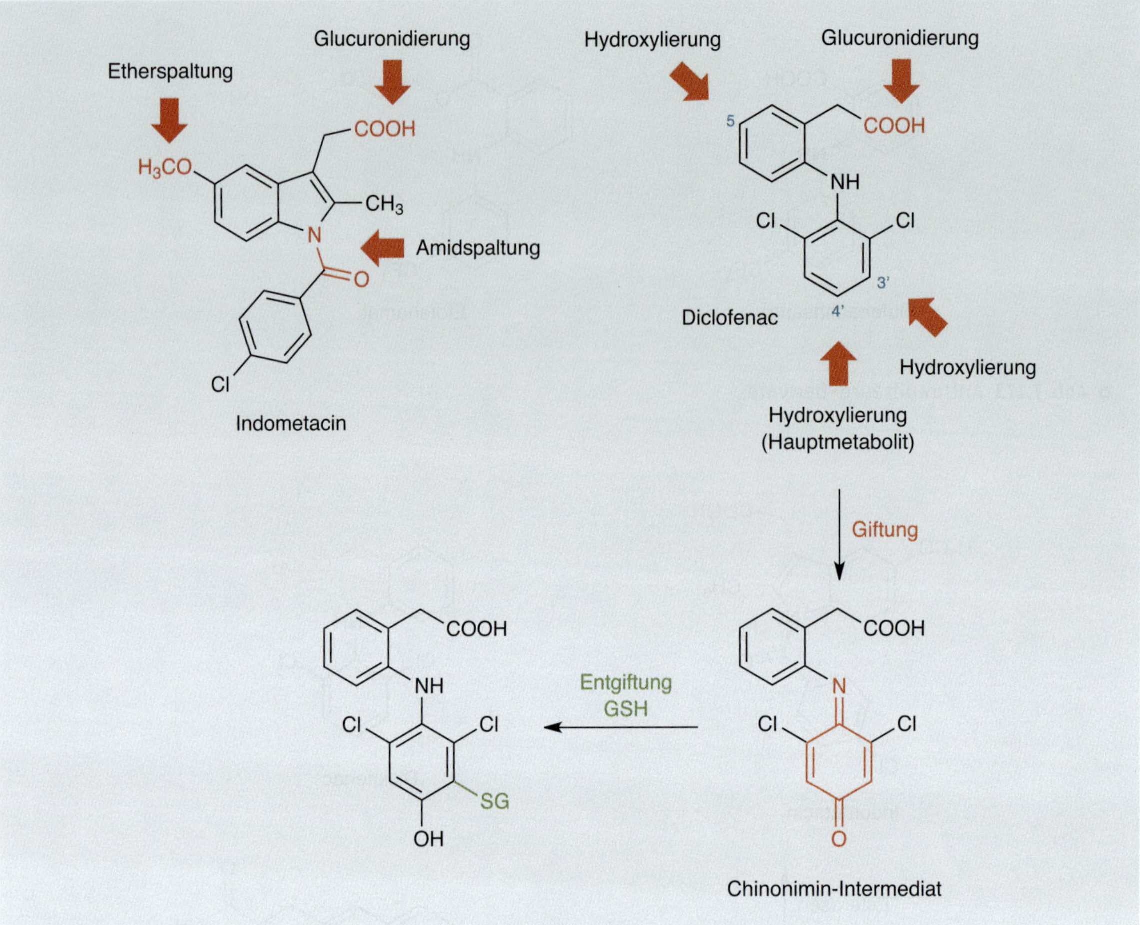

Abb. 7.175 Biotransformation von Indometacin und Diclofenac

Naphthalenessigsäure-Derivat (6-Methoxynaphthalen-2-yl)essigsäure. Bei der Entwicklung dieser beiden Substanzen ging man davon aus, dass sie bei oraler Gabe im Verlaufe des Resorptionsprozesses geringere lokale Schäden hervorrufen. Nach der Bioaktivierung haben sie allerding die gleichen Nebenwirkungen wie alle anderen COX-Hemmer und gelangen auch über den Blutstrom in die Mukosazellen des Magen-Darm-Trakts.

Biotransformation. Die Amidbindung von **Indometacin** ist im Organismus leicht spaltbar (vgl. Synthese von Indometacin), wobei eine *N*-unsubstituierte Indolessigsäure entsteht. Außerdem wird die Methylethergruppe demethyliert und der Essigsäureteil des Indometacins und seiner Spaltprodukte glucuronidiert (Abb. 7.175). Die Metaboliten sind inaktiv.

Aufgrund der ausgeprägten hepatischen Metabolisierung beträgt die Bioverfügbarkeit von **Diclofenac** nur etwa 50 %. Bei der CYP2C9-katalysierten aromatischen Hydroxylierung entsteht das 4'-Hydroxy-Derivat als Hauptmetabolit mit einem Anteil von etwa 40 % in Bezug auf die Gesamtmenge an hydroxylierten Produkten. Obwohl diese Substanz ein deutlich schwächerer COX-Inhibitor ist als Diclofenac selbst, besitzt sie immer noch eine signifikante biologische Aktivität. Die ebenfalls entstehenden 3'-Hydroxy-, 5-Hydroxy- und 4',5-Dihydroxy-Metaboliten sind dagegen wirkungslos. Ungefähr 65 % der Dosis werden renal und 35 % biliär ausgeschieden, und zwar in Form von Esterglucuroniden und Sulfaten des Diclofenacs und seiner Hydroxymetaboliten. Ähnlich wie Paracetamol können die 4'- und 5-Hydroxymetaboliten in reaktive Chinonimin-Intermediate überführt werden, die normalerweise durch Konjugation mit Glutathion entgiftet werden (Abb. 7.175). Bei Patienten mit geringem Glutathionspiegel kann es zur Leberschädigung kommen.

Synthetische Aspekte. Bei der Originalsynthese von **Indometacin** wird zunächst der heterozyklische Teil des Moleküls in einer Fischer-Indolsynthese aus 4-Methoxyphenylhydrazin und Acetpropionsäuremethylester aufgebaut (Abb. 7.176). Die nach Hydrolyse des 3-Indolylessigsäureethylesters erhaltene Carbonsäure

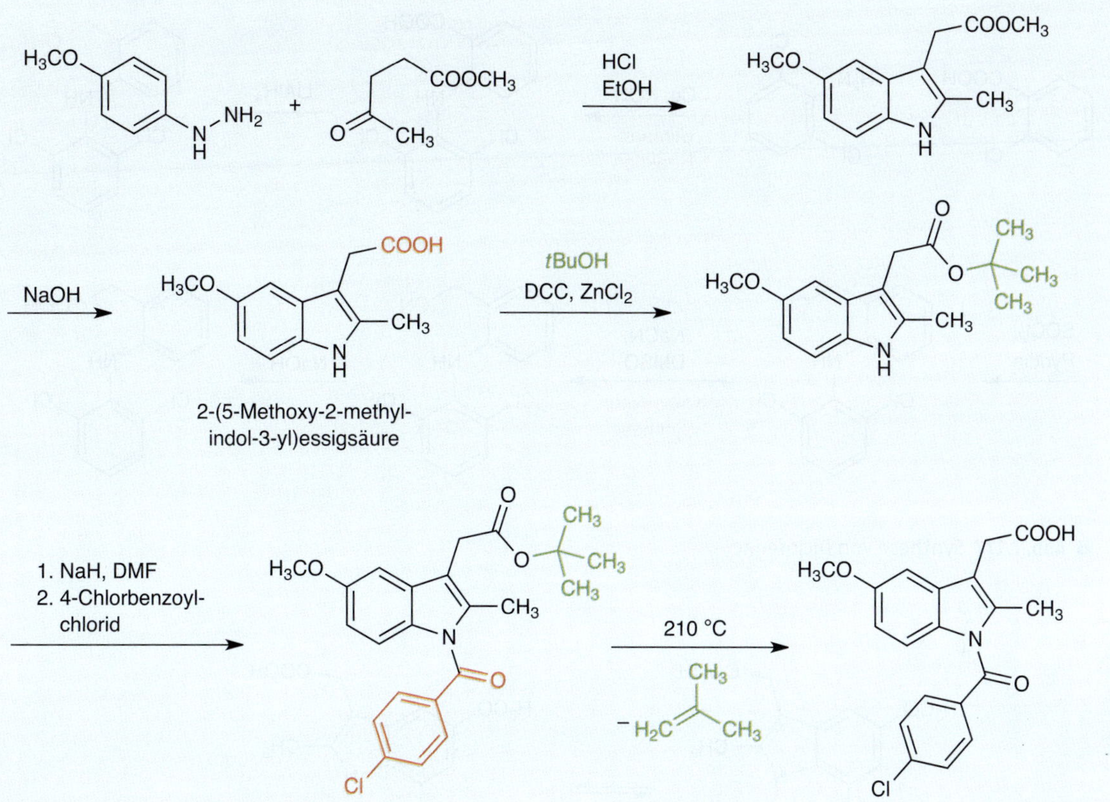

Abb. 7.176 Synthese von Indometacin

wird mit Dicyclohexylcarbodiimid (DCC) aktiviert und mit *tert*-Butanol erneut verestert, um die Carbonsäure zu schützen. Nach Deprotonierung des Indolstickstoffs mit Natriumhydrid und Einführen der 4-Chlorbenzoylgruppe wird ohne Lösemittel auf 210 °C erhitzt, wobei unter Eliminierung von Isobuten Indometacin entsteht. Der Umweg über den thermisch spaltbaren *tert*-Butylester ist nötig, um eine Esterhydrolyse in alkalischer oder stark saurer wässriger Lösung zu vermeiden. Unter diesen Bedingungen würde die 4-Chlorbenzoylgruppe wieder abgespalten werden, da beim Indometacin die Amidstruktur aus einem aromatischen Aminteil aufgebaut ist und derartige Amide relativ leicht hydrolysieren. Am stabilsten ist Indometacin in wässriger Lösung im Bereich von pH 5. Wässrige Arzneiformen der Substanz sollten deshalb auf diesen pH-Wert eingestellt werden.

Eine großtechnische Synthese von **Diclofenac** geht von 2-Chlorbenzoesäure aus, die mit 2,6-Dichloranilin als Nukleophil in einer Kupfer-katalysierten Ullmann-Reaktion als Schlüsselreaktion zum Diphenylaminderivat umgesetzt wird (Abb. 7.177). Die Carbonsäuregruppe des erhaltenen Anthranilsäure-Derivats wird anschließend mit Lithiumaluminiumhydrid zum Alkohol reduziert. Dieser wird zwecks Kettenverlängerung zunächst mit Thionylchlorid in das benzylische Chlorid überführt, das mit Natriumcyanid in einer Kolbe-Nitrilsynthese zum Nitril reagiert. Die Hydrolyse des Nitrils unter basischen Bedingungen liefert das Diclofenac.

Indometacin (Indomet-Dotopharma®), Ph. Eur., ist als schwache Säure mit einem pK_S-Wert von 4,5 zu 97 % an Plasmaproteine gebunden. Die Amidfunktion ist reaktiver als klassische Carbonsäureamide, da das freie Elektronenpaar des Indol-N-Atoms zur Aromatizität beiträgt und nicht zur Mesomeriestabilisierung des Amids verfügbar ist. Die analgetische Wirksamkeit von Indometacin ist etwa 10–40-mal größer als die der Acetylsalicylsäure. Da es bevorzugt das COX-1-Enzym hemmt, treten häufig die charakteristischen gastrointestinalen Störungen auf. Der Konformation des Moleküls wird eine entscheidende Rolle für die Bindung im aktiven Zentrum des Enzyms zugeschrieben. Der Chlorphenylring orientiert sich bevorzugt von der 2-Methylgruppe weg (*cis*-ständig zum Methoxyphenylring) und ist zum Indolring wegen der sterischen Hinderung durch die 2-Methylgruppe und des H-Atoms in der 7-Position nicht koplanar angeordnet (Abb. 7.178). Indometacin

o Abb. 7.177 Synthese von Diclofenac

o Abb. 7.178 Bevorzugte *cis*-ähnliche Konformation von Indometacin

wird nahezu vollständig resorbiert. Die Elimination erfolgt biphasisch, wobei die Plasmahalbwertszeit zwischen 3 und 11 h variiert. Die Elimination erfolgt überwiegend renal und zu geringem Anteil in den Fäzes.

Diclofenac (Voltaren®), Ph. Eur., enthält im Vergleich zu den Anthranilsäure-Derivaten ein zusätzliches C-Atom zwischen dem Phenylring und der Carboxygruppe (pK_S = 4,0). Monographiert sind das Kalium- und das Natriumsalz. Die beiden *ortho*-ständigen Chloratome drehen die Anilin-Partialstruktur aus der Ebene des Phenylessigsäure-Bereichs heraus und fixieren die nicht koplanare Anordnung der Aromaten, was die Bindungsaffinität im aktiven Zentrum der COX optimiert. Diclofenac wird oral vollständig resorbiert, die Bioverfügbarkeit liegt wegen des ausgeprägten First-Pass-Effekts bei nur 50 %. Die Halbwertszeit beträgt 2 h, die Eliminierung erfolgt überwiegend renal und teilweise biliär. Diclofenac-Präparate zählen derzeit zu den mengenmäßig umsatzstärksten Medikamenten. Zu beachten ist, dass Diclofenac von allen nichtsteroidalen Antiphlogistika das höchste Risiko für kardiovaskuläre Nebenwirkungen birgt, vergleichbar dem der Coxibe. Mechanistisch begründbar ist dies durch ein Zeitfenster, in dem bei sinkendem Blutspiegel von Diclofenac am Ende eines Dosisintervalls ausschließlich die COX-2-Aktivität inhibiert wird. Diclofenac wird zudem als Gel (Solaraze®) bei aktinischer Keratose eingesetzt.

Acemetacin (Rantudil®), Ph. Eur., ist der Glykolsäureester und ein Prodrug des Indometacins. Dies ist auch der Hauptmetabolit. Der pK_S-Wert beträgt 2,9. Nach oraler Gabe wird die Substanz rasch und nahezu vollständig resorbiert, die Bioverfügbarkeit liegt bei bis zu 100 %. Die Ausscheidung erfolgt zu etwa gleichen Teilen biliär und renal mit einer Halbwertszeit von 1–4 h.

Nabumeton (Relifex®) ist ein nichtsaures Prodrug. Das Naphthalenderivat ist nur halb so stark antiphlogistisch wirksam wie Diclofenac. Die Bioaktivierung erfolgt durch CYP-Enzyme (o Abb. 7.179). Zunächst wird in

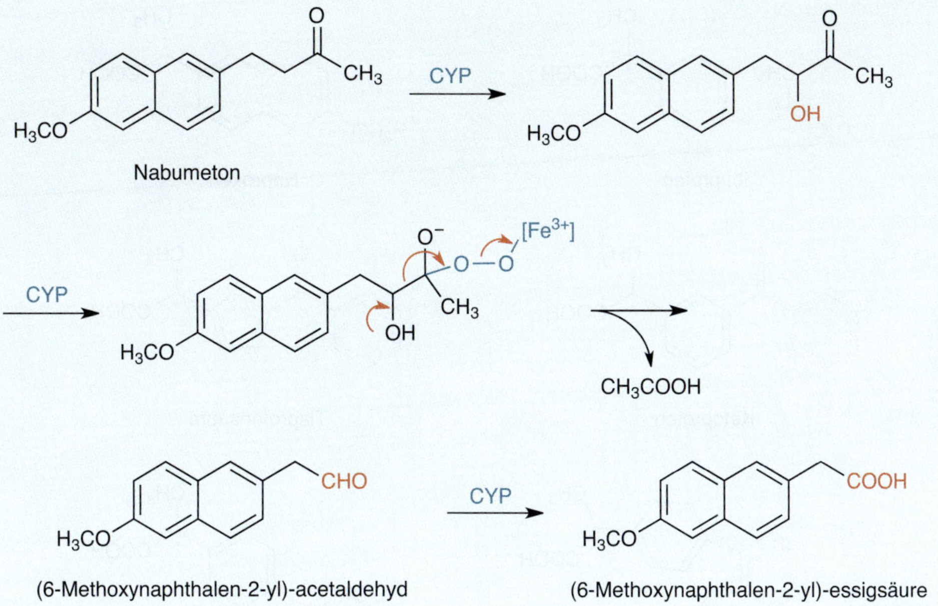

Nabumeton

CYP

CYP

$[Fe^{3+}]$

CH_3COOH

(6-Methoxynaphthalen-2-yl)-acetaldehyd

CYP

(6-Methoxynaphthalen-2-yl)-essigsäure

Abb. 7.179 Bioaktivierung von Nabumeton

3-Position der Butan-2-on-Kette eine Alkoholfunktion eingeführt. Angriff von CYP auf der Stufe des Eisen-peroxido-Anions am Carbonylkohlenstoff und nachfolgende Abspaltung von Essigsäure liefert ein Acetaldehyd-Derivat, das schließlich zu (6-Methoxynaphthalen-2-yl)essigsäure oxidiert wird. Sie ist das Naphthylessigsäure-Analogon von Naproxen und unterscheidet sich von diesem lediglich durch die fehlende Methylgruppe. Die Bioverfügbarkeit des Nabumetons bezogen auf den aktiven Metaboliten beträgt 38 %. Die Halbwertszeit liegt bei 24 h, was eine einmal tägliche Gabe erlaubt. Die Ausscheidung erfolgt hauptsächlich im Urin und nur geringfügig mit den Fäzes.

Nepafenac (Nevanac®) ist ein Prodrug und wird in Augentropfen verwendet. Nach Penetration durch die Hornhaut als Amid entsteht nach intraokularer Hydrolyse der aktive COX-Inhibitor **Amfenac**. Dieser unterscheidet sich von Ketoprofen neben der zusätzlichen Aminogruppe nur durch das Fehlen der α-Methylgruppe. Nepafenac dient zur Prophylaxe und Behandlung postoperativer Schmerzen und Entzündungen bei Katarakt-Operationen.

7.5.7 Arylpropionsäure-Derivate (Profene)

Design und Entwicklung. Diese Gruppe besteht aus 2-Arylpropionsäure-Derivaten (Abb. 7.180), die auch als Profene bezeichnet werden. Etwa gleichzeitig mit Indometacin wurde 1963 über die analgetische, antiphlogistische und antipyretische Wirkung des Phenylessigsäure-Derivats **Ibufenac** (Abb. 7.181) berichtet. Da es bei Patienten in Großbritannien bei längerer Einnahme Leberschäden verursachte, wurde es in den westlichen Ländern rasch wieder vom Markt genommen. Interessanterweise traten bei Patienten in Japan derartige Nebenwirkungen nicht auf, weshalb es dort noch einige Jahre länger verfügbar war, bevor es durch seinen Nachfolger verdrängt wurde. Das Einführen einer α-Methylgruppe in das Ibufenac-Molekül führt bei fehlender Hepatotoxizität gleichzeitig zu einer deutlichen Verbesserung der Wirkstärke. Durch diese kleine Veränderung der Seitenkette der Phenylessigsäure entstand mit **Ibuprofen** der erste und äußerst erfolgreiche Vertreter der Phenylpropionsäure-Derivate, der 1969 in den Handel gebracht wurde. Als Ursache der leberschädigenden Wirkung von Ibufenac wird die höhere Reaktivität seines elektrophilen Esterglucuronid-Metaboliten im Vergleich zum entsprechenden Metaboliten von Ibuprofen gegenüber Leberproteinen diskutiert (▸ Kap. 3.2.1).

Struktur und Eigenschaften. Durch die zusätzliche Methylgruppe in α-Position zur Carbonsäuregruppe ist Ibuprofen im Gegensatz zu Ibufenac chiral. Die beiden Enantiomere von Ibuprofen unterscheiden sich deutlich in ihrer Wirkstärke. Wie bei den anderen Profenen ist das *S*-Enantiomer die eigentlich biologisch aktive Verbindung (Eutomer). *S*-Ibuprofen inhibiert COX-1 und COX-2 etwa gleich stark. Das *R*-Ibuprofen (Distomer)

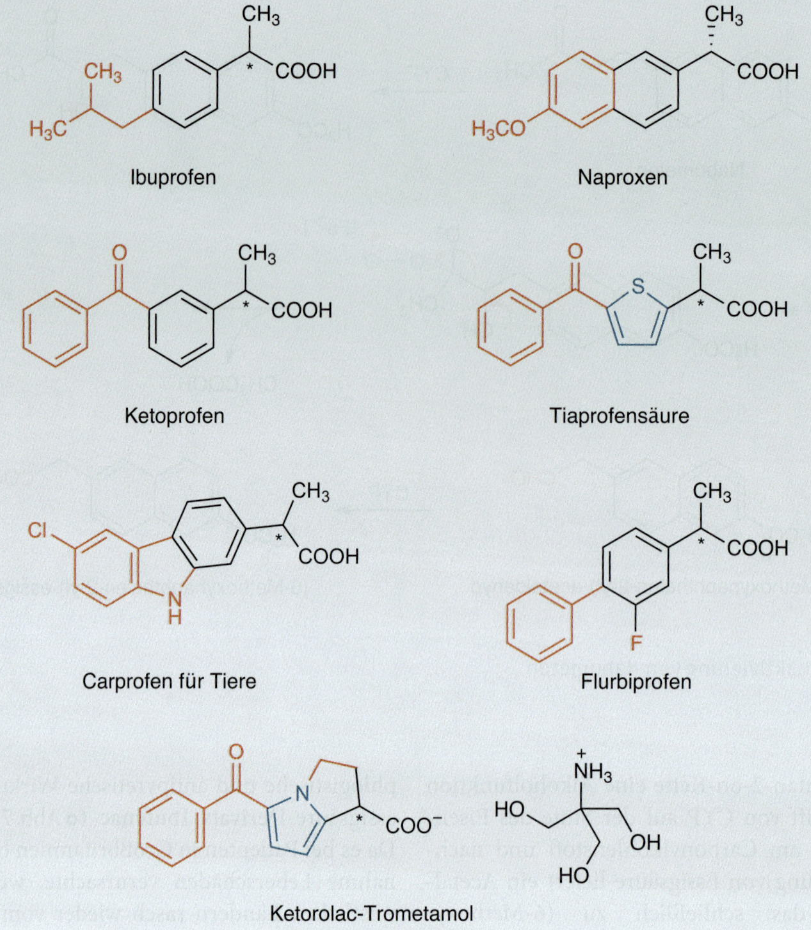

Ibuprofen

Naproxen

Ketoprofen

Tiaprofensäure

Carprofen für Tiere

Flurbiprofen

Ketorolac-Trometamol

Abb. 7.180 Arylpropionsäure-Derivate

hemmt dagegen die COX-1 etwa 15-mal schwächer als *S*-Ibuprofen. Dagegen wird die Aktivität der COX-2 durch das *R*-Enantiomer selbst in sehr hohen Konzentrationen nicht beeinträchtigt. Dennoch wird Ibuprofen zumeist als Racemat eingesetzt, da *R*-Ibuprofen im Körper in das *S*-Enantiomer umgewandelt wird (s. Biotransformation). Im Gegensatz zu Ibuprofen erfahren Ketoprofen und Flurbiprofen im Menschen keine oder nur eine geringfügige chirale Inversion. Für Naproxen liegen entsprechende Daten nicht vor. Wie die meisten nichtsteroidalen Antiphlogistika mit sauren Eigenschaften sind auch die Profene mit pK_S-Werten für die Carboxygruppe im Bereich von 3,5–4,5 zu über 99 % an Plasmaproteine gebunden.

Die meisten Profene, auch solche ohne Benzophenon-Partialstruktur, sind fotochemisch aktiv und müssen daher unter Lichtschutz gelagert werden. Fototoxische Reaktionen für einige Vertreter sind bekannt (▸ Kap. 3.4.2).

Struktur-Wirkungs-Beziehungen.

- Einführen einer Methylgruppe in α-Position der Essigsäure-Seitenkette (Abb. 7.182) verstärkt die Wirksamkeit. Dadurch wird die Carboxygruppe aus der Ebene des planaren Molekülteils gedrängt, sodass sie in eine Mulde der COX hineinragt und mit dem Arg120 besser interagieren kann.
- Der Abstand zwischen der Carboxygruppe und dem Aromaten oder Heteroaromaten ist mit der Trennung durch ein C-Atom optimal. Eine Verlängerung auf 2 oder 3 C-Atome verringert die Wirksamkeit.
- Die *S*-(+)-Enantiomere sind deutlich aktiver als die *R*-Enantiomere.
- Die Anellierung eines weiteren Ringsystems beeinflusst das pharmakokinetische Verhalten. So ist die Plasmahalbwertszeit bei Naproxen oder beim strukturverwandten Hauptmetabolit von Nabumeton deutlich verlängert.

keine α-Methylgruppe

Ibufenac

Esterglucuronid (elektrophiler Metabolit)

○ Abb. 7.181 Ibufenac und sein elektrophiler Metabolit

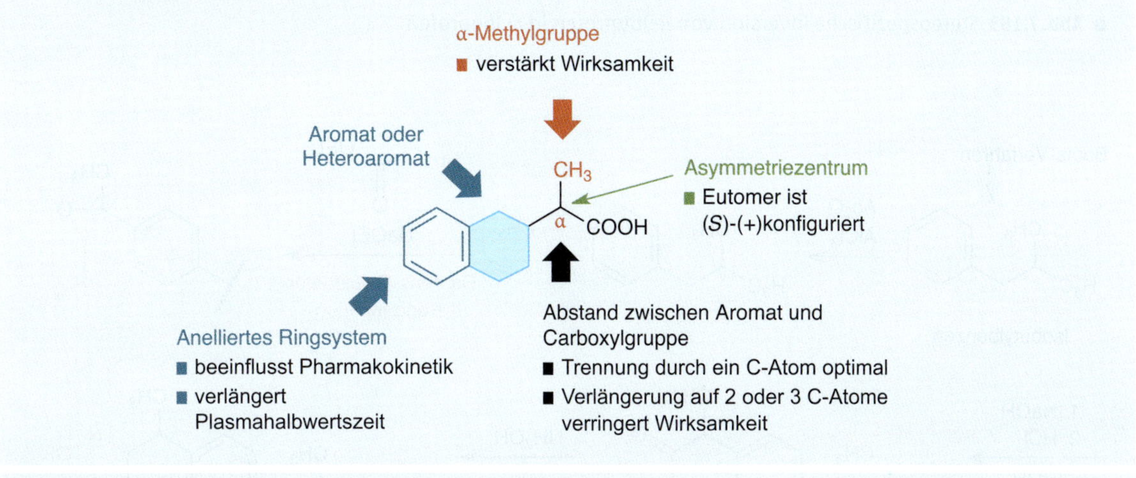

○ Abb. 7.182 Struktur-Wirkungs-Beziehungen zu den Profenen

Biotransformation. Das deutlich weniger wirksame *R*-Ibuprofen wird durch eine Acyl-CoA-Synthetase zunächst in den Coenzym-A-Thioester umgewandelt, gefolgt von einer enzymatisch katalysierten **Epimerisierung** des Chiralitätszentrums (○ Abb. 7.183). Da Coenzym A als chirales Molekül insgesamt 5 Chiralitätszentren aufweist (○ Abb. 7.186), im Thioester aber lediglich das Chiralitätszentrum des Ibuprofens invertiert wird, handelt es sich nicht um eine Racemisierung, sondern um eine Epimerisierung. Das verantwortliche Enzym für diesen Schritt wird folgerichtig als Epimerase bezeichnet. Dabei durchläuft das Molekül einen planaren Übergangszustand. Durch Hydrolyse des Thioesters wird letztlich *S*-Ibuprofen erhalten. Dieses ist selbst kein Substrat der Acyl-CoA-Synthetase, weshalb die umgekehrte Reaktion nicht abläuft. Die Inversion von *R*- in *S*-Ibuprofen verläuft im Körper nicht vollständig. Im Menschen werden nach intravenöser Gabe von reinem *R*-Ibuprofen etwa 70 % dieses Enantiomers in das *S*-Enantiomer umgewandelt. Demzufolge ist die Bioverfügbarkeit an *S*-Ibuprofen bei Gabe des reinen *S*-Enantiomers höher (90 %) als bei Gabe des Racemats (70 %) oder des *R*-Enantiomers (60 %). In der Praxis wird meist das Racemat verabreicht. Die Metabolisierung von Ibuprofen beinhaltet hauptsächlich die Hydroxylierung der Isobutylseitenkette in Position 1, 2 oder 3. Der primäre Alkohol, der durch Oxidation einer der beiden endständigen Methylgruppen gebildet wird, kann weiter zur Carbonsäure oxidiert werden. Diese Metaboliten werden anschließend zum Teil in Esterglucuronide überführt.

Synthetische Aspekte. Die klassische, großtechnische Ibuprofen-Synthese (○ Abb. 7.184) umfasst 6 Stufen und basiert auf dem **Boots-Verfahren**. Isopropylbenzen wird nach Friedel-Crafts in Position 4 acetyliert. Im zweiten Schritt wird das erhaltene Keton zur Kettenverlängerung in einer Darzens-Glycidester-Kondensation mit Chloressigsäureethylester als CH-acider Komponente umgesetzt. Der dabei gebildete Epoxycarbonsäureester (Glycidester) wird unter alkalischen Bedingungen verseift, gleichzeitig decarboxyliert und zum Aldehyd umgelagert. Die Reaktion mit Hydroxylamin führt

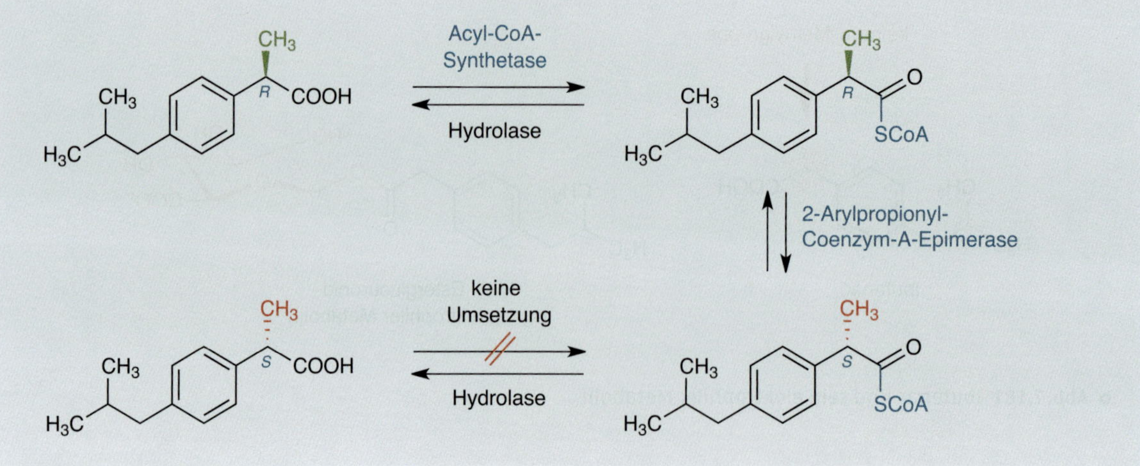

Acyl-CoA-Synthetase
Hydrolase
2-Arylpropionyl-Coenzym-A-Epimerase
keine Umsetzung
Hydrolase

Abb. 7.183 Stereospezifische Inversion von *R*-Ibuprofen in *S*-Ibuprofen

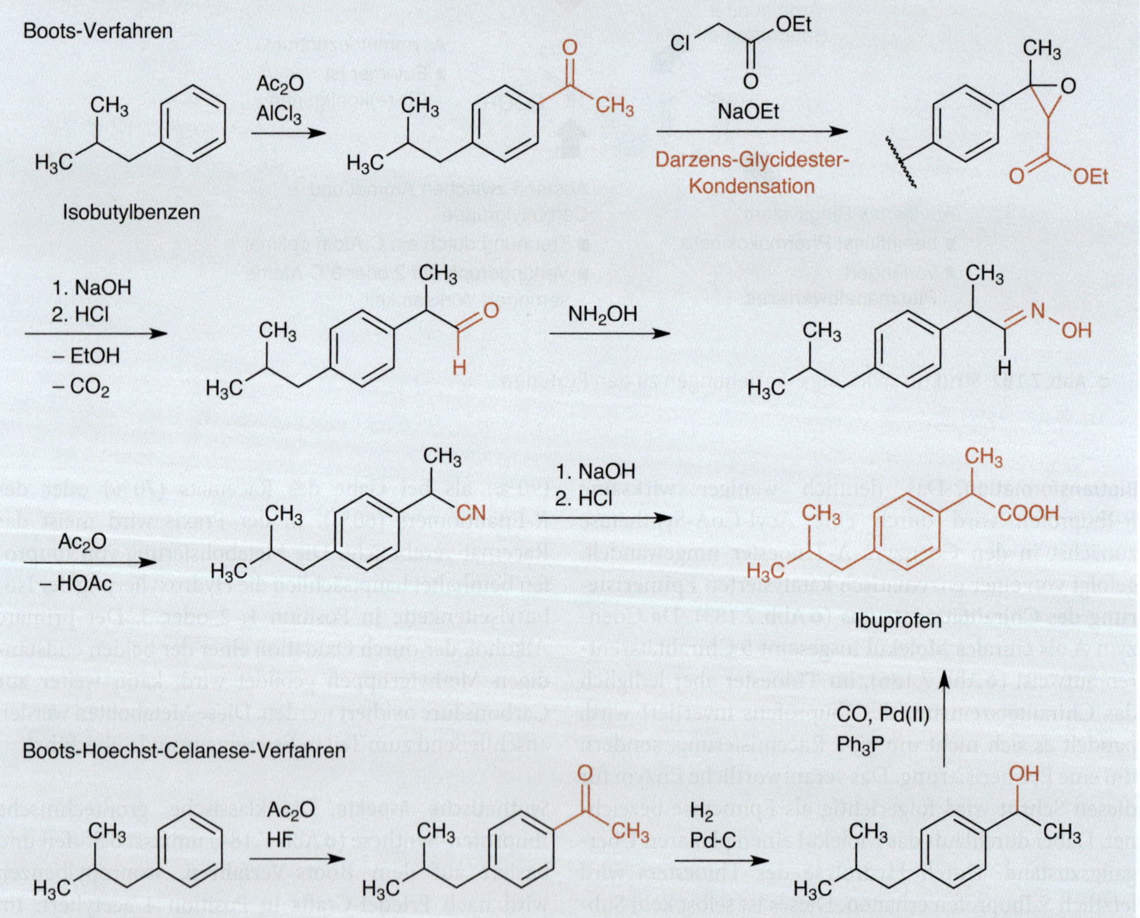

Boots-Verfahren
Isobutylbenzen
Ac_2O, $AlCl_3$
NaOEt
Darzens-Glycidester-Kondensation
1. NaOH
2. HCl
– EtOH
– CO_2
NH_2OH
Ac_2O
– HOAc
1. NaOH
2. HCl
Ibuprofen
CO, Pd(II), Ph_3P
Boots-Hoechst-Celanese-Verfahren
Ac_2O, HF
H_2, Pd-C
Isobutylbenzen

Abb. 7.184 Synthese von Ibuprofen

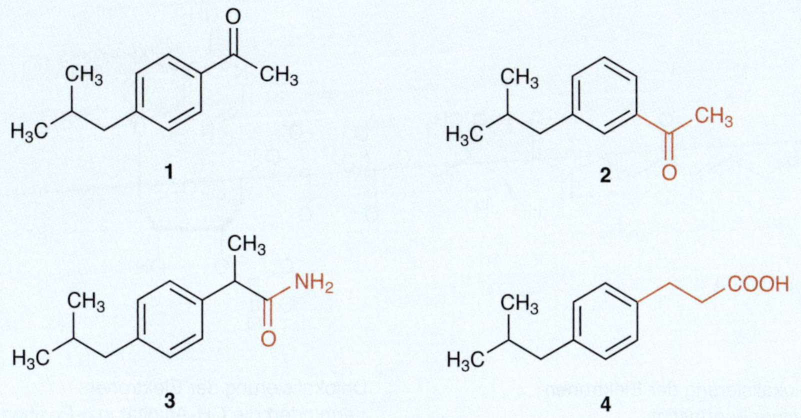

Abb. 7.185 Mögliche Syntheseverunreinigungen von Ibuprofen. Erläuterungen zu den Verbindungen 1–4 s. Text

zum Oxim. Aus diesem entsteht durch Wasserabspaltung ein Nitril, das schließlich zu Ibuprofen hydrolysiert wird. Das elegantere, nur 3 Stufen umfassende **Boots-Hoechst-Celanese-Verfahren** wurde 1992 eingeführt. Im ersten Syntheseschritt wird wiederum Isopropylbenzen acetyliert. Allerdings verwendet man als Katalysator Flusssäure, die gleichzeitig auch als Lösemittel dient. Katalytische Hydrierung der Ketogruppe zum Alkohol, gefolgt von einer katalytischen Carbonylierung liefert das Ibuprofen. Die Kohlenstoffausbeute dieser Synthese beträgt 100 %, das heißt alle C-Atome der Edukte finden sich im Produkt wieder. Da außerdem die Ausbeute der einzelnen Stufen hoch ist und die verwendeten Lösemittel- und Katalysatoren recyclingfähig sind, ist diese Methode sehr umweltschonend.

Analytische Aspekte. Zur Prüfung auf Reinheit lässt Ph. Eur. Ibuprofen mittels Umkehrphasen-HPLC und UV-Detektion bzw. Gaschromatographie unter Verwendung einer Macrogolsäule und eines Flammenionisationsdetektors untersuchen. Insgesamt listet Ph. Eur. 18 mögliche Substanzen auf, die als Verunreinigungen enthalten sein können. Vier davon sind in Abb. 7.185 aufgezeigt. Verbindung **1** ist ein Synthesezwischenprodukt, das sowohl bei der Boots-Synthese als auch beim Boots-Hoechst-Celanese-Verfahren auftritt. Die zu **1** positionsisomere Verbindung **2** kann bei der Synthese von **1** entstehen, da die Friedel-Crafts-Acylierung des Isobutylbenzens nicht ganz regioselektiv erfolgt. Verbindung **3** kann bei der Boots-Synthese bei unvollständiger Hydrolyse des Nitrils auftreten. Die zu Ibuprofen strukturisomere Verbindung **4** wird bei der Boots-Hoechst-Celanese-Synthese im letzten Schritt in einer Umlagerungsreaktion als Nebenprodukt in mehr oder minder großen Mengen in Abhängigkeit von den Reaktionsbedingungen gebildet.

Ibuprofen (Ibuflam®), Ph. Eur., liegt als Racemat vor und ist der wichtigste Vertreter der Profene. In geringerer Dosis wird es als rezeptfreies Analgetikum verwendet und ist in Deutschland unter den nichsteroidalen Antiphlogistika der verordnungsstärkste Arzneistoff. Ibuprofen ist etwa 2–3-fach stärker wirksam als Acetylsalicylsäure. Ibuprofen wird rasch resorbiert, die Bioverfügbarkeit beträgt 70 %. Die Halbwertszeit ist mit 2–3 h relativ kurz. Die Metaboliten werden überwiegend renal, zu geringem Prozentsatz auch biliär eliminiert. Für eine noch raschere Resorption nach oraler Gabe steht Ibuprofen-D,L-Lysinat (Dolormin® Migräne) zur Verfügung, das als Salz gut wasserlöslich ist und bereits nach 30 min zu maximalen Plasmakonzentrationen führt. Klinische Vorteile für das ebenfalls im Handel befindliche rechtsdrehende *S*-Enantiomer, **Dexibuprofen** (Deltaran®), sind nicht bekannt.

Naproxen (Naproxen AL®), Ph. Eur., ist ein Naphthalenderivat und wird in Form des *S*-Enantiomers vermarktet. Im Vergleich zu anderen Profenen ist die Halbwertszeit auf 12–15 h verlängert. Die Substanz wird zu 60 % unverändert ausgeschieden, der verbleibende Teil wird durch CYP1A2 und CYP2C9 zum inaktiven 6-*O*-Demethylmetaboliten umgewandelt und als Glucuronid ausgeschieden.

Ketoprofen (Gabrilen®), Ph. Eur., liegt als Racemat vor, ist aber auch als rechtsdrehendes *S*-Enantiomer **Dexketoprofen** (Sympal®) erhältlich. Die Bioverfügbarkeit beträgt bis zu 95 %, die Halbwertszeit 2–4 h. Hauptmetabolit ist das Glucuronid, daneben entstehen Hydroxylierungsprodukte. Die Ausscheidung erfolgt renal.

Tiaprofensäure (Surgam®), Ph. Eur., wird als Racemat eingesetzt und ist das bioisostere Thiophenanalogon von Ketoprofen. Die Bioverfügbarkeit liegt bei 100 %, die Halbwertszeit beträgt 1,5–3 h. Etwa zwei Drittel der Dosis werden renal, der Rest biliär eliminiert.

7

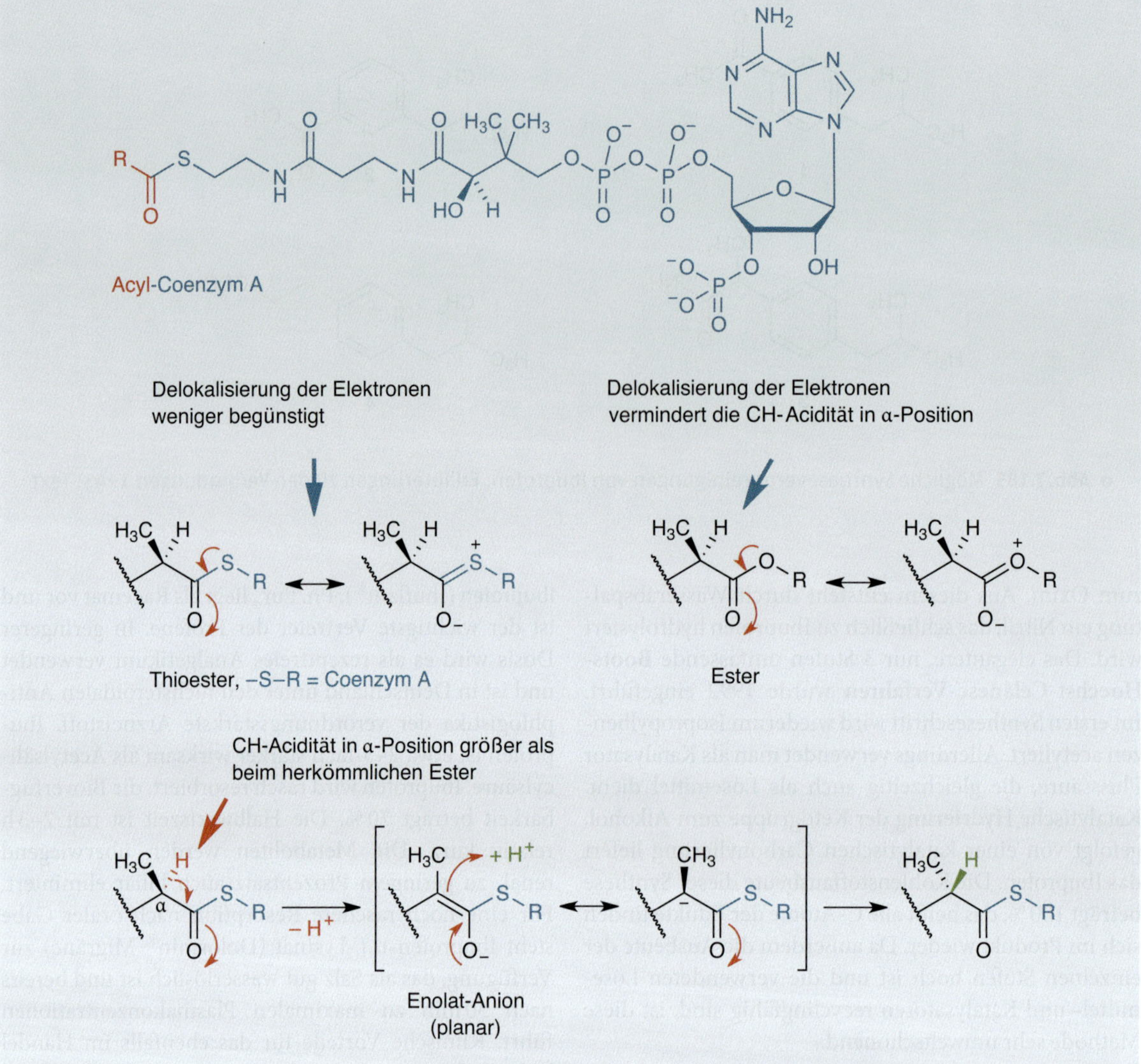

Acyl-Coenzym A

Delokalisierung der Elektronen weniger begünstigt

Delokalisierung der Elektronen vermindert die CH-Acidität in α-Position

Thioester, –S–R = Coenzym A

Ester

CH-Acidität in α-Position größer als beim herkömmlichen Ester

Enolat-Anion (planar)

Abb. 7.186 Coenzym-A-Thioester und Mechanismus der Inversion von Arylpropionsäuren

Flurbiprofen (Ocuflur®, Dobendan Direkt®), Ph. Eur., wird als Racemat nur lokal bei Bindehautentzündung in Augentropfen oder in Halsschmerztabletten eingesetzt.

Ketorolac-Trometamol (KetoVision®), Ph. Eur., ist als Racemat in Augentropfen im Handel. Es handelt sich um ein Dihydopyrrolizincarbonsäure-Derivat, das als Trometamol-Salz vorliegt. Man kann die Substanz als Bioisoster von Ketoprofen auffassen, in dem der Phenylring durch einen Pyrrolring ersetzt und die α-Methylgruppe mit diesem zum Bizyklus verbrückt wurde.

Carprofen für Tiere (Rimadyl®), Ph. Eur., ist ein Carbazolderivat und wird als Racemat ausschließlich in der Veterinärmedizin vorwiegend bei Hunden eingesetzt. Da die Hemmung der Prostaglandinsynthese durch Carprofen vergleichsweise gering ausgeprägt ist, fallen auch die gastrointestinalen Nebenwirkungen entsprechend schwächer aus. Ibuprofen und Diclofenac sind beispielsweise für Hunde und Katzen nicht geeignet, da sie zu schweren Magen-Darm-Ulzerationen führen. Carprofen wird oral oder parenteral appliziert und hat nur ein geringes toxisches Potenzial.

Exkurs: Coenzym-A-Thioester

Der Energiebedarf für die Konfigurationsumkehr an einem sp^3-C-Atom impliziert die Bildung eines intermediären Carbeniumions, Carbanions oder freien Radikals. Von daher ist normalerweise eine Racemisierung oder Epimerisierung im Säugetierorganismus eher unwahrscheinlich. Derartige Reaktionen sind gewöhn-

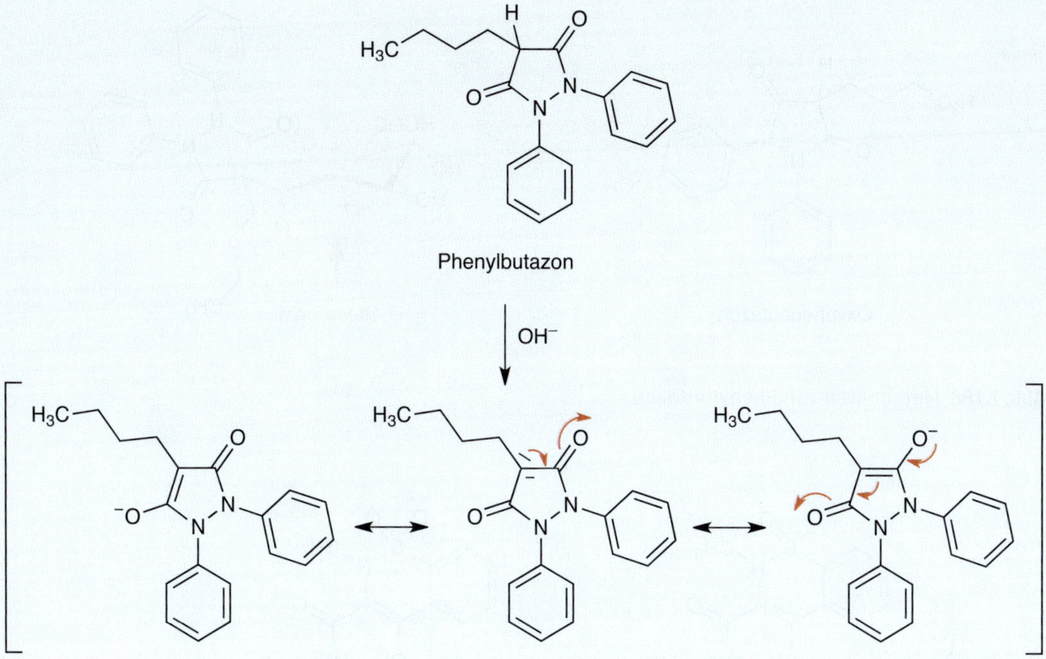

Abb. 7.187 CH-Acidität von Phenylbutazon

lich auf Mikroorganismen (z.B. Alanin-Racemase) beschränkt. Im Falle einiger 2-Arylpropionsäure-Derivate wird dieses ungewöhnliche Phänomen dennoch unter Mitwirkung von **Coenzym A** (Abb. 7.186) im Säugerorganismus beobachtet. Die wichtigste Funktionalität von Coenzym A für die Aktivierung von Carbonsäuren ist seine Thiolgruppe, die zur Bildung von Thioestern führt. Im Vergleich zu einem herkömmlichen Ester (Sauerstoffester) wie beispielsweise Ethylacetat ist beim Thioester die CH-Acidität in α-Position erhöht und mit der eines entsprechenden Ketons vergleichbar. Dadurch erhöht sich die Neigung, das Enolat-Anion zu bilden. Dies ergibt sich aus der Elektronendelokalisierung in den jeweiligen Esterfunktionen. Im Falle des herkömmlichen Esters ist die Delokalisierung begünstigt, da sich wegen der geringeren Größe des O-Atoms im Vergleich zum S-Atom das freie Elektronenpaar dichter an den Orbitalen des C-Atoms befindet und mit diesen besser überlappen kann. Beim Thioester steht hingegen der Carbonylsauerstoff zur Delokalisierung der negativen Ladung nach Dissoziation des α-H-Atom zur Verfügung, wodurch aufgrund des sp^2-hybridisierten α-C-Atoms ein planares System entsteht. Wird dies von der gegenüberliegenden Seite zur ursprünglichen Position des α-H-Atoms reprotoniert, kommt es im Falle eines asymmetrisch substituierten α-C-Atoms zur Konfigurationsumkehr.

7.5.8 Pyrazolidindione

Phenylbutazon (Ambene®), Ph. Eur., wurde zunächst als Lösungsvermittler für Aminophenazon entwickelt. Bei der biologischen Prüfung zeigte es stärkere antiphlogistische Aktivität als Aminophenazon und wurde 1952 als eigenständiger Arzneistoff in die Therapie eingeführt. Das Optimum der Kettenlänge an C-4 liegt bei 4 C-Atomen. Als 1,3-Dicarbonylverbindung besitzt Phenylbutazon eine der Essigsäure vergleichbare Acidität ($pK_S = 4{,}9$) und kann ein Enol bilden. Bei Basenzugabe (Abb. 7.187) löst es sich leicht unter Bildung eines mesomeriestabilisierten Anions. Die Acidität ist auch mit der von Ibuprofen ($pK_S = 4{,}5$) vergleichbar. In Wasser weist Phenylbutazon nur eine geringe Löslichkeit auf. Die Substanz wird nahezu vollständig resorbiert. Die Plasmaproteinbindung ist mit bis zu 99 % sehr hoch. Dies führt zu zahlreichen Interaktionen mit anderen Arzneistoffen wie Antikoagulanzien oder Antidiabetika, die aus ihrer Proteinbindung verdrängt werden. Darüber hinaus ergibt sich eine sehr lange Halbwertszeit von 50–100 h. Aktiver Hauptmetabolit ist Oxyphenbutazon (Abb. 7.188), das früher ebenfalls im Handel war. Bemerkenswert ist die bei Arzneistoffen sehr seltene metabolische Bildung eines *C*-Glucuronids an C-4. Sie geht auf die UDP-Glucuronosyltransferase-Isoform UGT1A9 zurück. Die Elimination erfolgt zu 70 % renal,

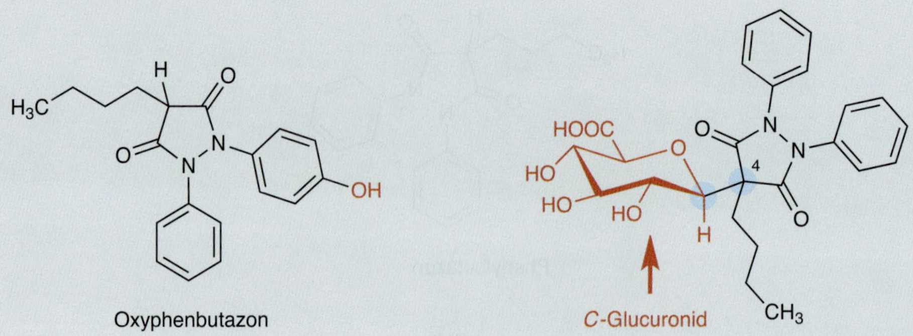

o Abb. 7.188 Metaboliten von Phenylbutazon

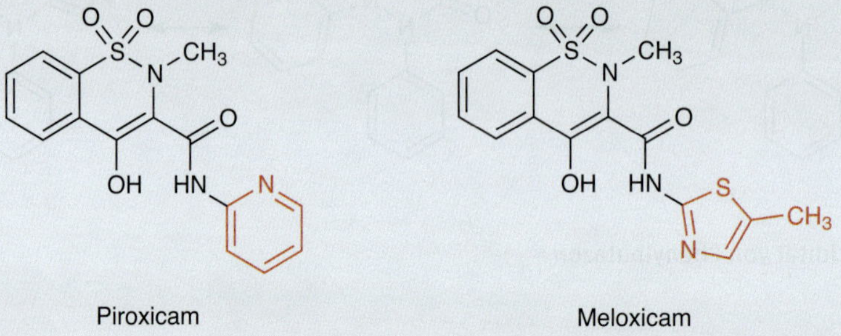

o Abb. 7.189 Oxicame

daneben biliär. Aufgrund häufiger Nebenwirkungen wie Agranulozytose wurde die Anwendung von Phenylbutazon stark eingeschränkt und auf 7 Tage begrenzt. Eingesetzt wird Phenylbutazon heute noch bei akuten Schüben von Morbus Bechterew und beim akuten Gichtanfall.

7.5.9 Oxicame

Design und Entwicklung. Die Gruppe der Oxicame (4-Hydroxy-1,2-benzothiazincarboxamide, o Abb. 7.189) stammt aus einem Forschungsprogramm bei Pfizer. Ziel war die Entwicklung nichtsteroidaler Antiphlogistika mit längerer Wirkdauer und weniger sauren Eigenschaften als bei den Carbonsäurederivaten. Ausgehend vom bekannten Phenylbutazon mit der aciden 1,3-Dicarbonylstruktur gelangte man zu einer neuen Strukturklasse (o Abb. 7.190). Das 1982 eingeführte **Piroxicam** war der erste Vertreter, in dem das acide Proton ebenfalls von 2 Carbonylgruppen flankiert wird, in diesem Fall von einem Keton und einem Amid. Die Verbindung unterliegt einer Keto-Enol-Tautomerie. Therapeutische Bedeutung hat neben Piroxicam das im Jahr 2000 zugelassene **Meloxicam**. Andere Oxicame wurde aufgrund unerwünschter Arzneimittelwirkungen wieder vom Markt genommen.

Struktur und Eigenschaften. Gemeinsames Strukturelement der Oxicame ist ein zyklisches Sulfonamid in Kombination mit einer vinylogen Carbamidsäuregruppierung, wodurch der saure Charakter bedingt ist. Die im Handel befindlichen Oxicame verfügen zudem über einen schwach basischen Heterozyklus und liegen somit als Zwitterionen vor. Der erste pK_S-Wert von 1,9 kann der 4-OH-Gruppe als Teil der vinylogen Carbamidsäurestruktur in Piroxicam zugeordnet werden. Die Deprotonierung des Piroxicam-Kations führt zur zwitterionischen Struktur (o Abb. 7.191). Treibende Kraft und Grund für die relativ hohe Acidität ist der dabei auftretende Ladungsausgleich. Der zweite pK_S-Wert für den protonierten Pyridinring beträgt 5,5. Auch in kristalliner Form liegt Piroxicam als Zwitterion vor und ist aufgrund von H-Brücken planar gebaut. Für Meloxicam werden pK_S-Werte von 1,1 (4-OH-Gruppe) und 4,2 (Thiazolium-Stickstoff) angegeben.

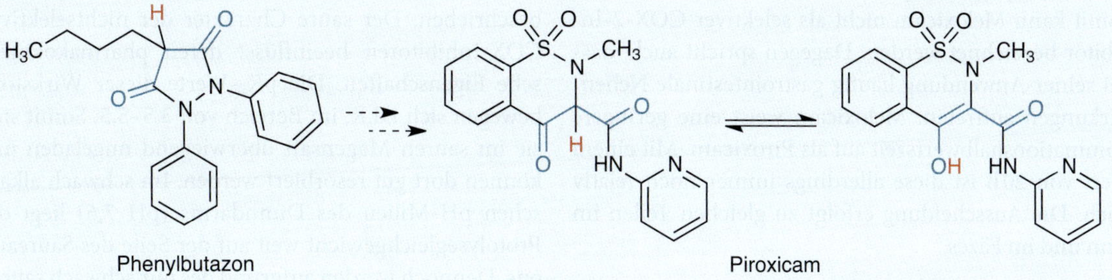

Abb. 7.190 Strukturvergleich Phenylbutazon und Piroxicam

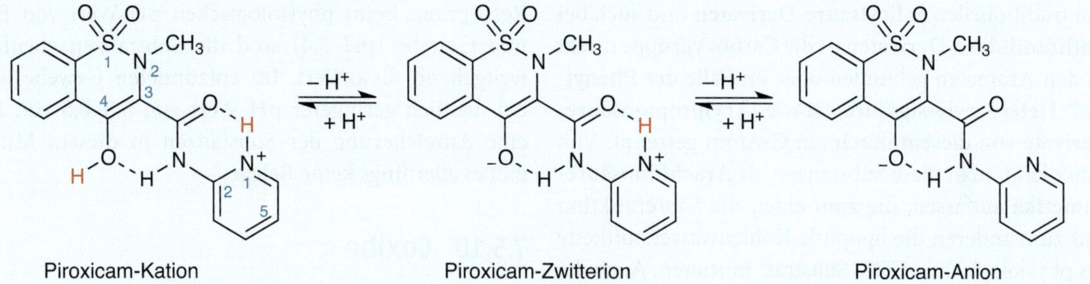

Abb. 7.191 Ionisierung von Piroxicam

Oxicame sind fotochemisch aktiv und müssen unter Lichtschutz gelagert werden.

Wirkungsmechanismus. Kristallstrukturanalysen von Meloxicam zeigen, dass der Bindungsmodus der Oxicame im aktiven Zentrum der COX-2 von dem anderer nichtsteroidaler Antiphlogistika abweicht. Die 4-Hydroxygruppe bildet eine H-Brücke zu Serin 530, und die Heteroatome des Thiazolrings interagieren mit Tyr385 und Ser530 indirekt über ein Wassermolekül als polare Brücke. Das Sulfonamid-N-Atom und Carboxamid-O-Atom binden an Arg20 und Tyr355 ebenfalls über ein koordiniertes Wassermolekül.

Struktur-Wirkungs-Beziehungen. Optimale Aktivität wird mit einer Methylgruppe am Sulfonamid-Stickstoff erzielt. Der Carboxamid-Substituent ist ein Aromat oder Heteroaromat, Alkylsubstituenten sind weniger wirksam. *N*-Heteroaryl-substituierte Carboxamide sind 2–4 pK_S-Einheiten stärker acide als *N*-Arylcarboxamide, und die antiphlogistische Wirksamkeit liegt um das Siebenfache höher.

Biotransformation. Bei der Metabolisierung von Piroxicam wird hauptsächlich die Position 5 des Pyridinrings hydroxyliert und anschließend zum Teil glucuronidiert, beim Meloxicam wird die Methylgruppe des Thiazolrings zur Carbonsäure oxidiert. Piroxicam wird durch Ringerweiterung aus Saccharin hergestellt. Dieses Syntheseedukt kann nach Amidhydrolyse, Ringkontraktion und Decarboxylierung in geringen Mengen als Produkt der Biotransformation von Piroxicam nachgewiesen werden. Sämtliche Metaboliten sind unwirksam.

Piroxicam (Piroxicam AL®), Ph. Eur., ist zu 100 % bioverfügbar und wird zu 99 % an Plasmaproteine gebunden. Wie bei Phenylbutazon ergibt sich eine sehr lange Halbwertszeit von etwa 40 h, weshalb bei der Einnahme Kumulationsgefahr besteht. Die Elimination erfolgt renal. Piroxicam ist nur noch Mittel der 2. Wahl bei rheumatischen Erkrankungen, da Antiphlogistika mit kurzer Wirkdauer besser steuerbar sind. Zudem ist das Risiko für Ulkusblutungen wesentlich höher als bei Diclofenac.

Meloxicam (Meloxicam ratiopharm®), Ph. Eur., wurde zunächst als selektiver COX-2-Inhibitor vermarktet. Der für diese Substanz ermittelte Selektivitätsgrad hängt stark von den verwendeten Testmethoden ab. In humanem Blut zeigt Meloxicam nur eine geringfügig stärkere Wirkung gegenüber COX-2 als gegenüber COX-1. Das

Selektivitätsprofil entspricht dabei dem von Diclofenac. Somit kann Meloxicam nicht als selektiver COX-2-Inhibitor bezeichnet werden. Dagegen spricht auch, dass bei seiner Anwendung häufig gastrointestinale Nebenwirkungen auftreten. Meloxicam weist eine geringere Eliminationshalbwertszeit auf als Piroxicam. Mit einem Wert von 20 h ist diese allerdings immer noch relativ hoch. Die Ausscheidung erfolgt zu gleichen Teilen im Urin und im Fäzes.

Nichtselektive COX-Inhibitoren – Struktur-Wirkungs-Zusammenhänge

Duale COX-1-/COX-2-Inhibitoren besitzen grundsätzlich eine saure Funktionalität sowie ein lipophiles aromatisches oder heteroaromatisches Ringsystem. Bei den traditionellen **Salicylsäure-Derivaten** und auch bei **Anthranilsäure-Derivaten** ist die Carboxygruppe direkt an den Aromaten gebunden oder im Falle der **Phenyl-** und **Heteroarylessigsäure-** sowie **Arylpropionsäure-Derivate** von diesem durch ein C-Atom getrennt. Von daher kann man diese Substanzen als **Arachidonsäure-mimetika** auffassen, die zum einen die Säurefunktion und zum anderen die lipophile Kohlenwasserstoffkette des physiologischen COX-Substrats imitieren. Auch die **Pyrazolidindione** mit der CH-aciden 1,3-Diketonstruktur und die **Oxicame** mit der vinylogen Carbamidsäuregruppe sowie ihren lipophilen Aromaten lassen sich prinzipiell in dieses Schema einfügen. Zumindest für die Oxicame ist jedoch ein anderer Bindungsmodus beschrieben. Der saure Charakter der nichtselektiven COX-Inhibitoren beeinflusst deren pharmakokinetische Eigenschaften. Die pK_S-Werte dieser Wirkstoffe bewegen sich i.d.R. im Bereich von 3,5–5,5. Somit sind sie im sauren Magensaft überwiegend ungeladen und können dort gut resorbiert werden. Im schwach alkalischen pH-Milieu des Dünndarms (pH 7,6) liegt das Protolysegleichgewicht weit auf der Seite des Säureanions. Dennoch werden aufgrund des nur schwach sauren Charakters der Verbindungen genügend große Mengen ungeladener, membrangängiger Moleküle nachgeliefert, wenn deren Anteil am Protolysegleichgewicht infolge des Durchtritts durch die Mucosamembran lokal abnimmt. Dies ermöglicht letztlich eine ausreichende Resorption. Beim physiologischen pH-Wert von Blut und Gewebe (pH 7,4) sind die Substanzen ebenfalls weitgehend dissoziiert. Im entzündeten Gewebe liegt ein deutlich geringerer pH-Wert von 5,5–6,5 vor. Für eine Anreicherung der Substanzen in diesem Milieu gibt es allerdings keine Belege.

7.5.10 Coxibe

Design und Entwicklung. Mit der Differenzierung der COX in 2 Isoformen begann um 1990 die Suche nach selektiven COX-2-Inhibitoren. Man nahm an, dass solche Substanzen eine bessere gastrointestinale Verträg-

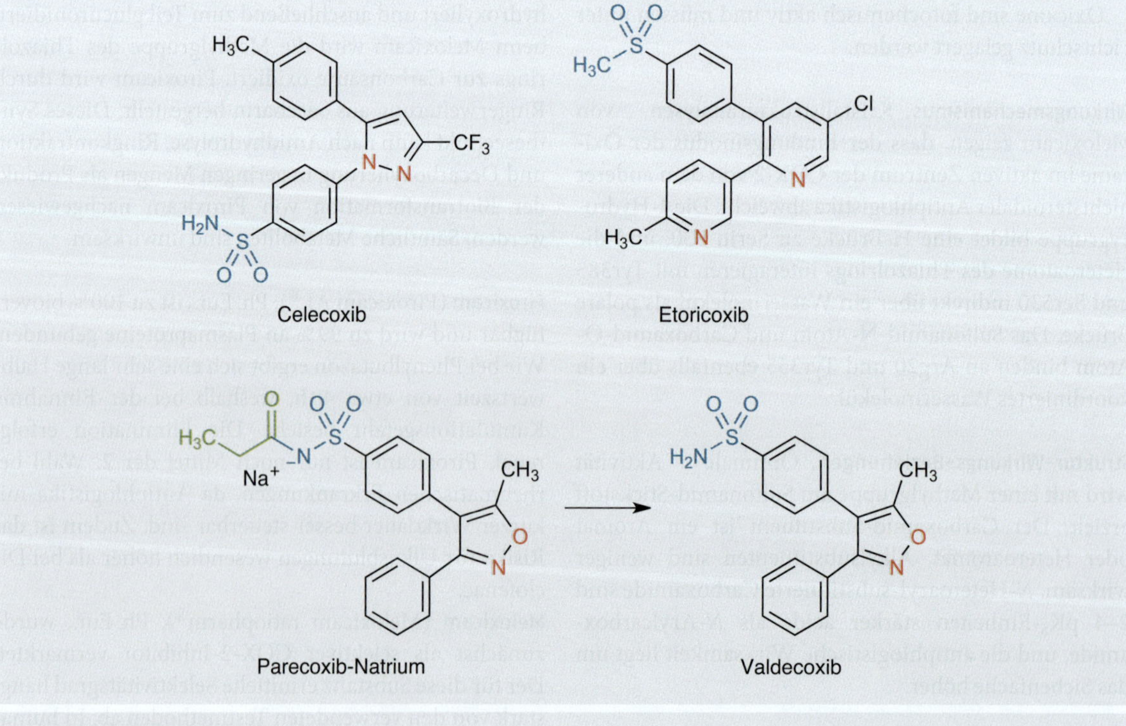

Celecoxib

Etoricoxib

Parecoxib-Natrium

Valdecoxib

○ Abb. 7.192 Coxibe

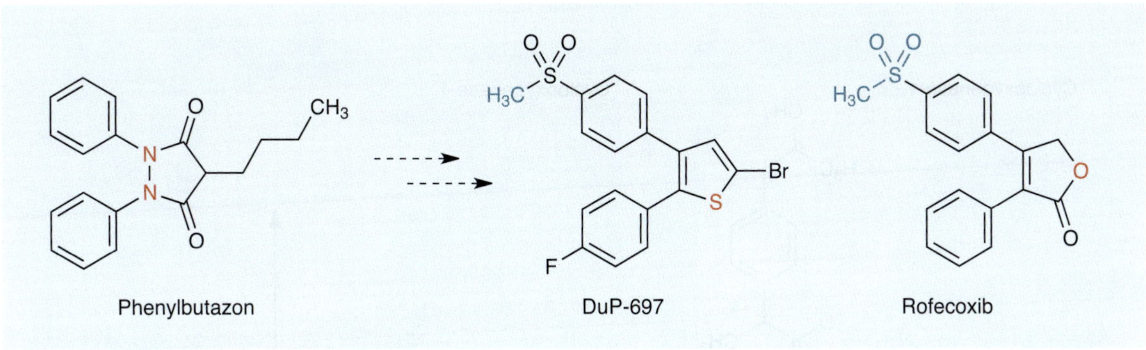

Phenylbutazon DuP-697 Rofecoxib

Abb. 7.193 Design und Entwicklung der Coxibe

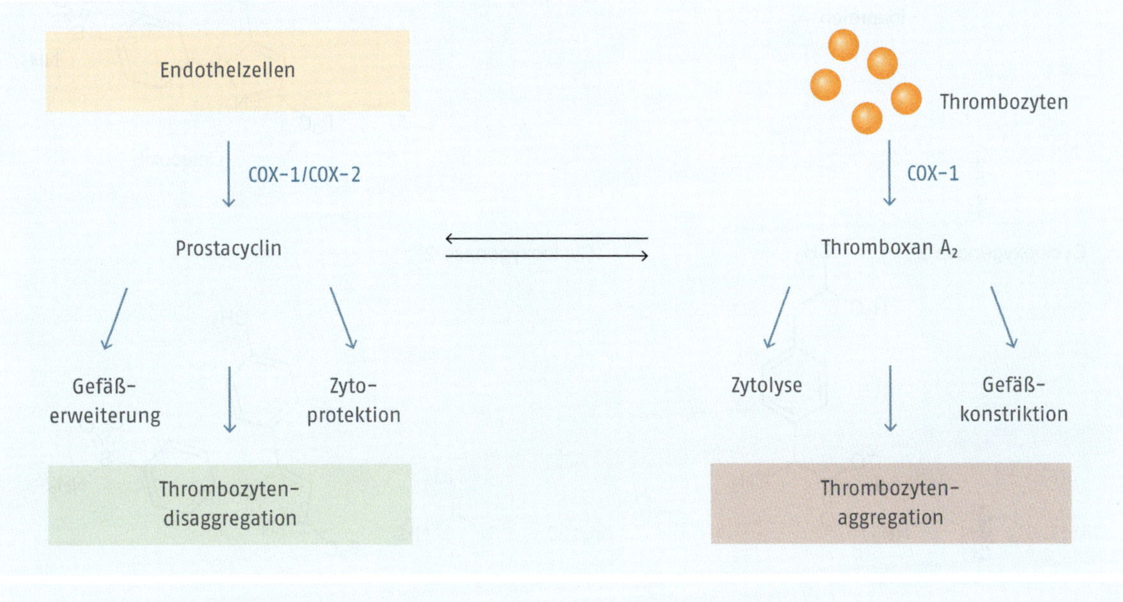

Abb. 7.194 Prostacylin-Thromboxan-Gleichgewicht

lichkeit aufweisen als die nichtselektiven COX-Hemmstoffe. Die Strukturmerkmale der selektiven COX-2-Inhibitoren, die als **Coxibe** (Abb. 7.192) bezeichnet werden, gehen auf die Struktur von **Phenylbutazon** zurück (Abb. 7.193). Aus einer Vielzahl verschiedener 1,2-Diarylheterozyklen erhielt man den Prototypen DuP-697, der die konstitutive COX-1-Aktivität in Thrombozyten nicht hemmte. Mit **Rofecoxib** (a. H.) kam im Jahre 1999 der erste selektive COX-2-Hemmstoff auf den Markt. In den darauffolgenden Jahren folgten weitere Präparate.

Wirkung. Tatsächlich ist bei den selektiven COX-2-Inhibitoren das Risiko gastrointestinaler Nebenwirkungen wie Erosionen und Blutungen zumindest in den ersten Monaten der Anwendung deutlich vermindert. Da die COX-2 in verschiedenen Organen auch konstitutiv vorhanden ist und dort an physiologischen Prozessen beteiligt ist, sind allerdings auch die COX-2-Inhibitoren mit unerwünschten Wirkungen behaftet. So wurde Rofecoxib 2004 wieder vom Markt genommen, nachdem bei seiner Anwendung eine erhöhte Rate an kardiovaskulären Ereignissen (Schlaganfall, Herzinfarkt) eingetreten war. Eine mögliche Ursache dafür wird in der Verschiebung des Prostacylin-Thromboxan-Gleichgewichts gesehen (Abb. 7.194). Während für die Synthese des Thromboxans in den Blutplättchen nur die COX-1 verantwortlich ist, wird das Prostacyclin in den Endothelzellen über den COX-1- und den COX-2-Weg gebildet. Bei einer selektiven Hemmung der COX-2 entsteht somit ein Überschuss des Thrombozyten-aggregierenden Thromboxans, was die Ausbildung von Thromben und somit das Entstehen von Herzinfarkten und Schlaganfällen begünstigt.

Den derzeit zur oralen Applikation verfügbaren COX-2-Inhibitoren **Celecoxib** und **Etoricoxib** wird ein

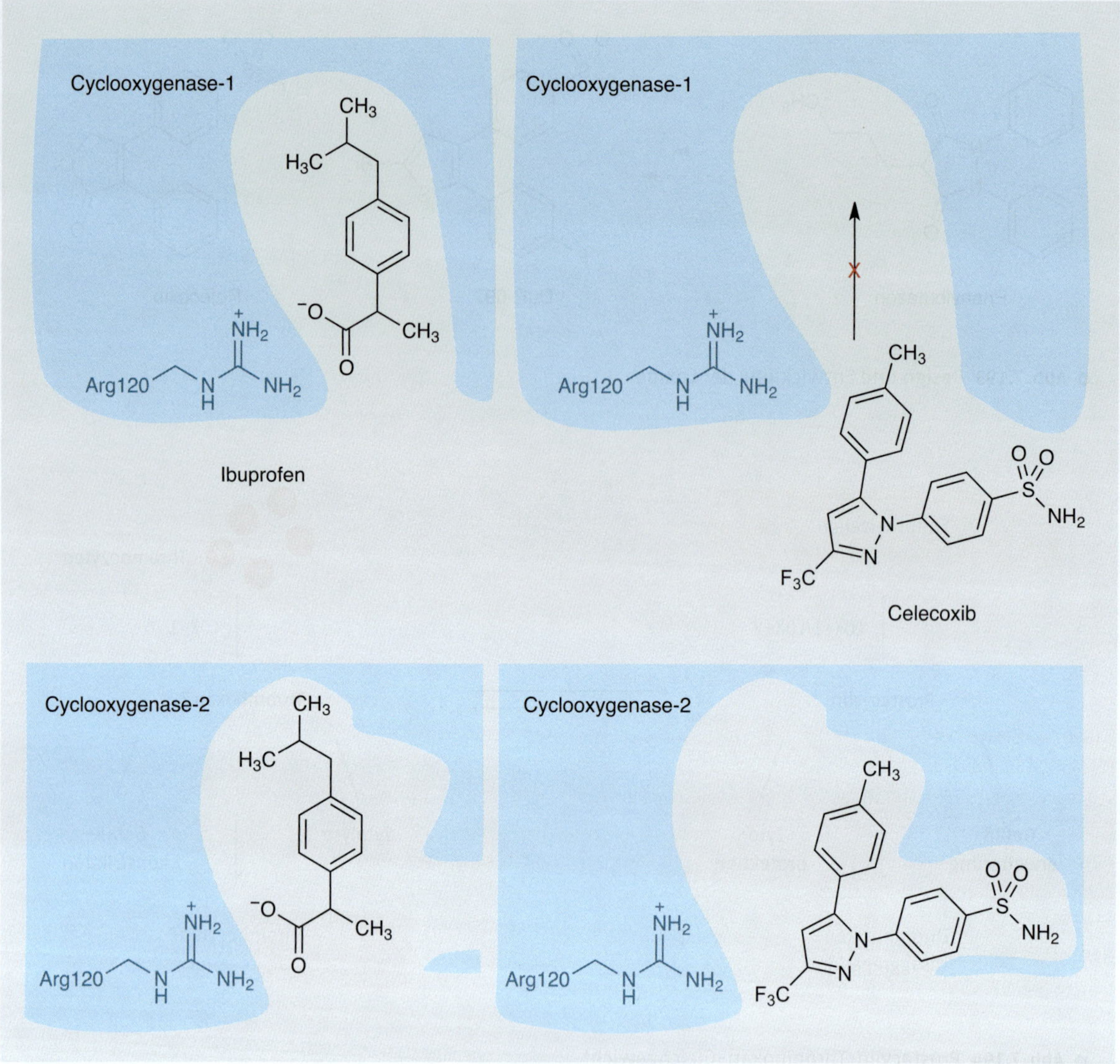

○ Abb. 7.195 Interaktion von Ibuprofen und Celecoxib mit COX-1 und COX-2

noch günstiges Nutzen-Risiko-Verhältnis bescheinigt. Kontraindiziert sind diese Substanzen allerdings bei bestimmten kardiovaskulären Erkrankungen sowie bei bestehendem Ulcus, da die COX-2 eine wichtige Rolle bei der Wundheilung besitzt und das Abheilen dieser gastrointestinalen Läsionen bei ihrer Hemmung negativ beeinträchtigt werden würde.

Struktur-Wirkungs-Beziehungen. Im Gegensatz zu den nichtselektiven COX-Inhibitoren besitzen die therapeutisch eingesetzten selektiven COX-2-Inhibitoren keine oder nur eine sehr schwach acide Gruppe. Charakteristisch für diese Substanzen ist ein fünf- oder sechsgliedriger Heterozyklus, der 2 unmittelbar benachbarte Arylsubstituenten trägt.

- Einer der Aromaten hat einen polaren Sulfonamid- bzw. Methylsulfonyl-Substituenten, der in die zusätzliche Seitentasche der COX-2 hineinragt und für eine gute COX-2-Hemmung von großer Relevanz ist.
- Der Austausch des Sulfonamid- bzw. Methylsulfonyl-Substituenten durch eine Carbonsäure, einen Carbonsäureester oder eine Methylsulfinylgruppe (CH_3SO–) führt zu einer deutlichen Aktivitätsabnahme.

In ○ Abb. 7.195 wird die unterschiedliche Bindung von nichtselektiven und selektiven COX-Hemmern an die COX-2 am Beispiel von Ibuprofen und Celecoxib aufgezeigt. Die Carboxylatgruppe des Ibuprofens geht eine ionische Bindung mit Arg120 der COX-2 ein. Beim Celecoxib fehlt eine vergleichbare Interaktion, da es im Gegensatz zu den klassischen COX-Hemmern keine ausreichend saure funktionelle Gruppe besitzt. Stattdessen kommt es zu Interaktionen des Sulfonamid-substi-

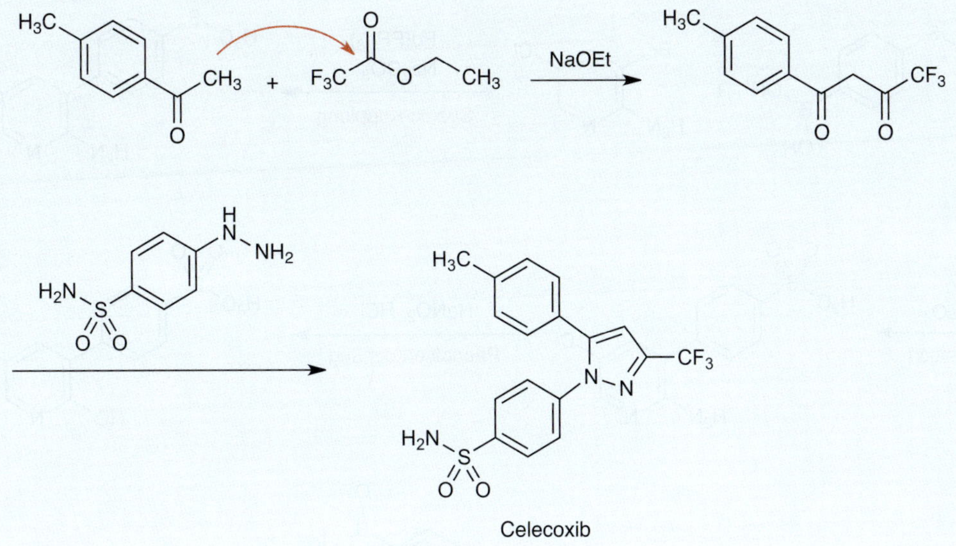

Abb. 7.196 Synthese von Celecoxib

tuierten Phenylrings mit Aminosäuren der kleinen Seitentasche, die bei der COX-2, aber nicht bei der COX-1 vorhanden ist. Der Isobutylphenylring des Ibuprofens und der Methylphenylring des Celecoxibs binden in dem lipophilen Bereich des aktiven Zentrums, der normalerweise die Kohlenwasserstoffkette der Arachidonsäure aufnimmt. An das aktive Zentrum der COX-1 kann sich Celecoxib nicht anlagern, da für den Sulfonamid-substituierten Phenylring nicht genügend Platz in der Bindetasche ist.

Biotransformation. Celecoxib und Etoricoxib werden in der Leber primär durch CYP-Enzyme (CYP2C9) metabolisiert. Dabei werden vor allem die aromatischen Methylgruppen hydroxyliert und die entstehenden Alkohole anschließend weiter zu Carbonsäuren oxidiert. Teilweise werden diese noch glucuronidiert.

Synthetische Aspekte. Zur Synthese von **Celecoxib** (Abb. 7.196) wird das CH-acide 4-Methylacetophenon nach Deprotonierung mit Natriumethanolat mit Trifluoressigsäureethylester zu einer 1,3-Dicarbonylverbindung umgesetzt. Diese reagiert als dual agierendes Elektrophil mit einem Sulfonamid-substituierten Phenylhydrazin als dual agierendem Nukleophil unter Ausbildung eines Pyrazolrings zum Celecoxib weiter.

Zur Darstellung von **Etoricoxib** (Abb. 7.197) werden die beiden Phenylsubstituenten sukzessive durch 2 Palladium-katalysierte Arylierungsreaktionen (Suzuki-Kupplung, ▸ Kap. 9.1.2) in den zentralen Pyridinring eingebaut. In der ersten Kupplungsreaktion wird 4-Methylthiophenylboronsäure mit einem 3-Brompyridinderivat zu einer Biarylverbindung umgesetzt. Die Thiomethylgruppe wird mit Osmiumtetroxid zur Methylsulfonylgruppe oxidiert. Nach Diazotierung der aromatischen 2-Aminopyridingruppe, anschließender Phenolverkochung und Chlorierung mit Phosphoroxytrichlorid erhält man das benötigte 2-Chlorpyridinderivat, das in der zweiten Suzuki-Kupplung mit 4-Methylphenylboronsäure zu Etoricoxib führt.

Celecoxib (Celebrex®), Ph. Eur., ist als Sulfonamid eine sehr schwache, NH-acide Säure mit einem pK_S-Wert von 11,1, sodass die sauren Eigenschaften unter physiologischen Verhältnissen keine Rolle mehr spielen. Die Halbwertszeit beträgt etwa 11 h, die Ausscheidung erfolgt hauptsächlich mit den Fäzes, daneben renal.
Etoricoxib (Arcoxia®) besitzt anstelle der Sulfonamid- eine Methylsulfonylgruppe und zeigt die höchste Selektivität für COX-2. Die Bioverfügbarkeit beträgt 100 %. Aufgrund der langen Halbwertszeit von 20–24 h reicht die einmal tägliche Einnahme aus. Die Ausscheidung erfolgt überwiegend im Urin.
Parecoxib (Dynastat®) ist ein Prodrug, das ausschließlich parenteral zur kurzzeitigen postoperativen Schmerzbehandlung dient. Die Acylierung der Sulfonamidgruppe von Valdecoxib, das neben Propionsäure bei der enzymatischen Hydrolyse gebildet wird, führt zu einem pK_S-Wert der NH-aciden Gruppe von 4,9. Dadurch kann die Substanz in ein wasserlösliches Natriumsalz überführt werden. Die Halbwertszeit für die nahezu vollständig verlaufende Hydrolyse beträgt 22 min. Die Wirkform ist **Valdecoxib**, das aus dem Handel genommen wurde. Durch die Sulfonamid-Struktur

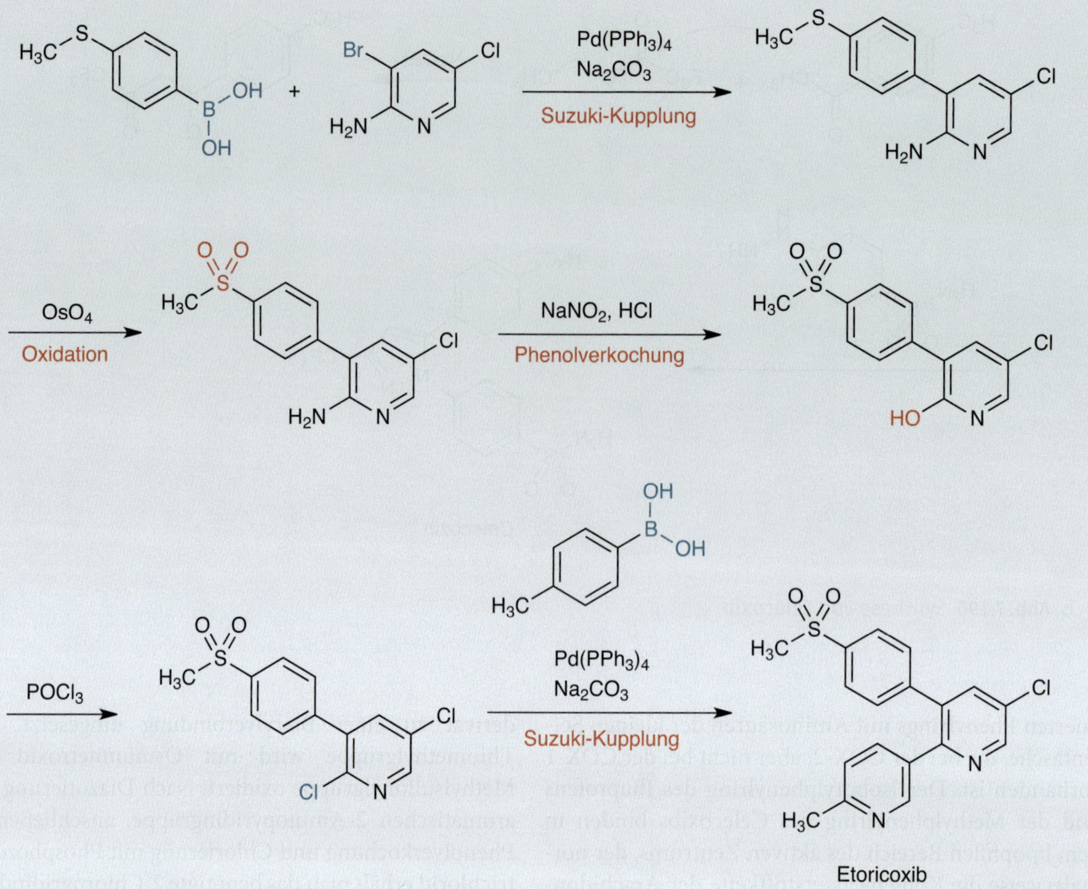

○ Abb. 7.197 Synthese von Etoricoxib

kam es während der Langzeittherapie zu lebensbedrohlichen Hautreaktionen (▸Kap. 3.1.1).

7.5.11 Krankheitsmodifizierende Antirheumatika (DMARD)

Physiologische Grundlagen. Unter dem Begriff Rheuma fasst man verschiedene entzündliche und schmerzhafte Erkrankungen des Bewegungsapparats zusammen. Betroffen sein können dabei Gelenke, Bänder, Sehnen, Knochen, Muskeln oder andere Weichteilstrukturen. Die Ursachen dieser Krankheiten sind noch nicht eindeutig geklärt. Man vermutet, dass Immun- bzw. Autoimmunreaktionen des Körpers dafür verantwortlich sind. Die häufigste chronische entzündlich-rheumatische Erkrankung ist die rheumatoide Arthritis (Gelenkentzündung). Man schätzt, dass in Deutschland etwa 1 % der Bevölkerung (etwa 800 000 Menschen) daran erkrankt ist, Frauen dabei dreimal häufiger als Männer.

Im Rahmen ablaufender Entzündungsprozesse werden vom Körper sukzessive oder parallel eine Reihe von Entzündungsmediatoren gebildet bzw. sezerniert. Dazu zählen Zytokine, wie Interleukin-1β (IL-1β) und der Tumornekrosefaktor-α (TNF-α), Prostaglandine und Leukotriene, aktivierte Sauerstoffspezies, Stickstoffmonoxid und Histamin.

Außerdem werden Enzyme wie Matrix-Metalloproteasen im Extrazellulärraum aktiviert, welche zusammen mit den reaktiven Sauerstoffspezies zur Zerstörung intakter Gewebsstrukturen beitragen (○Abb. 7.198).

Ein andauerndes Entzündungsgeschehen führt zu einer Schädigung des Entzündungsareals, verbunden mit einem Funktionsverlust der betroffenen Strukturen. Zur Behandlung entzündlich-rheumatische Erkrankungen bzw. entzündlicher Erkrankungen allgemein werden unter anderem Glucocorticoide eingesetzt. Sie unterdrücken den Entzündungsprozess aufgrund ihrer immunsuppressiven Wirkungen. Wegen ihrer Steroidstruktur nennt man sie auch steroidale Antirheumatika oder steroidale Antiphlogistika. Bei den zuvor besprochenen Analgetika mit antiphlogistischer Wirkung handelt es sich nicht um Steroide. Deshalb werden sie auch

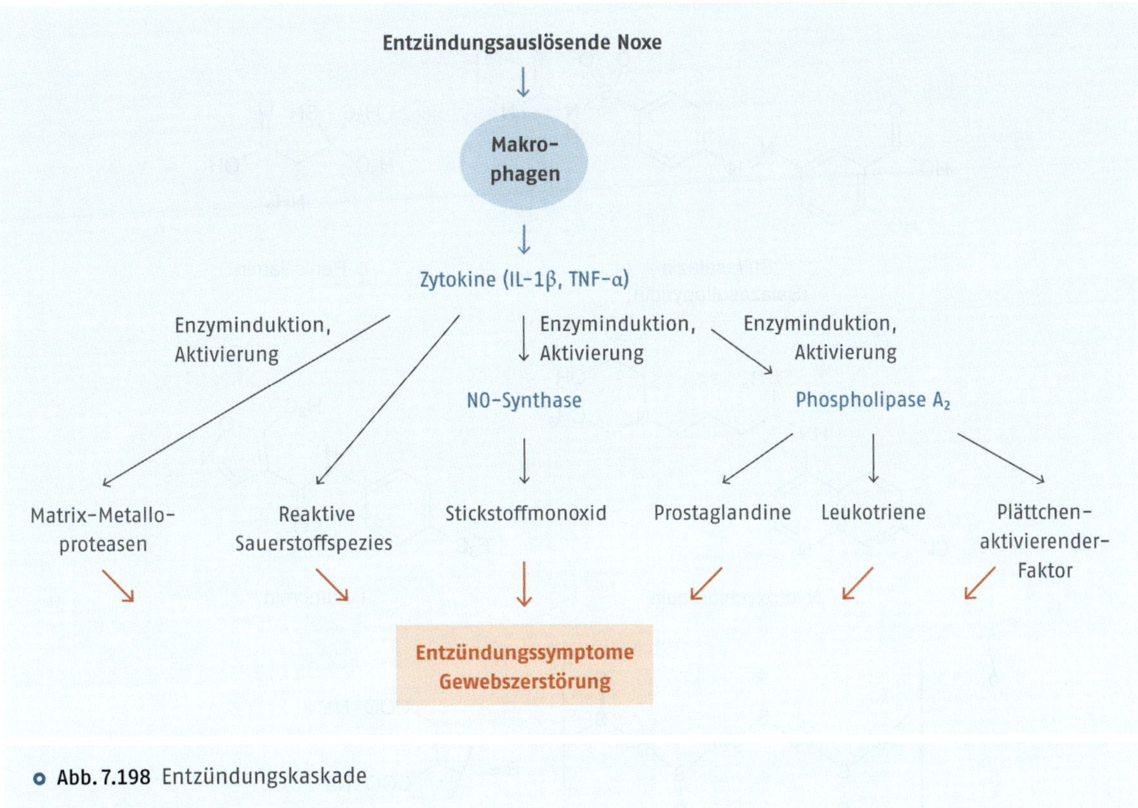

Abb. 7.198 Entzündungskaskade

7

unter dem Begriff **nichtsteroidale Antirheumatika** (NSAR) oder auch als **nichtsteroidale Antiphlogistika** (*nonsteroidal antiinflammatory drugs*, NSAID) zusammengefasst. Mit den NSAR gelingt es, die Entzündungssymptome zu lindern. Allerdings halten sie im Gegensatz zu den Glucocorticoiden die fortschreitende Gewebszerstörung nicht auf. Neben den Glucocorticoiden gibt es eine Reihe chemisch unterschiedlicher Wirkstoffe, die mittelfristig degenerative Prozesse anhalten oder zumindest verlangsamen können. Diese Substanzen werden als konventionelle **Basistherapeutika** oder **krankheitsmodifizierende Antirheumatika** (*conventional disease modifying antirheumatic drugs*, cDMARD) bezeichnet. Demnach lassen sich die zur Therapie rheumatischer Erkrankungen verwendeten Arzneistoffe in folgende Gruppen einteilen:

- nichtsteroidale Antirheumatika (▸ Kap. 7.5.4 ff.),
- Glucocorticoide (Steroide, ▸ Kap. 8.3.3),
- krankheitsmodifizierende Antirheumatika (DMARD, Basistherapeutika).

Die oral anwendbaren, krankheitsmodifizierenden Antirheumatika werden häufig in 2 Gruppen untergliedert, und zwar in die **Immunsuppresiva** Leflunomid, Sulfasalazin, Methotrexat, Ciclosporin, Azathioprin, Glucocorticoide und Januskinase-Inhibitoren. Die andere Gruppe sind diverse **Verbindungen mit unklarem Wirkungsmechanismus** wie Aminochinoline, D-Penicillamin und Goldverbindungen.

Von diesen Substanzen (Abb. 7.199) werden derzeit Methotrexat (▸ Kap. 13.5.1), Leflunomid, Sulfasalazin und Hydroxychloroquin am häufigsten in der Rheumatherapie eingesetzt. Zunehmend an Bedeutung gewinnen in diesem Bereich intravenös zu applizierende biologische Basistherapeutika (*biological disease modifying antirheumatic drugs*, bDMARD) wie TNF-α-Blocker (Etanercept®, Infliximab®) oder IL-1β-Antagonisten (Anakinra®). Im Rahmen dieses Unterkapitels wird nur auf Leflunomid, Sulfasalazin, Hydroxychloroquin sowie auf D-Penicillamin und Goldverbindungen eingegangen, zudem werden die Januskinase-Inhibitoren besprochen (▸ Kap. 7.5.12). Die übrigen niedermolekularen Substanzen werden an anderer Stelle dieses Buches behandelt.

Leflunomid (Arava®), Ph. Eur., ist ein Isoxazolderivat mit einer NH-aciden Anilidstruktur (pK_S = 10,8). Leflunomid ist ein **Prodrug** und wird während der Resorption durch die Darmwand und der Leberpassage sehr schnell (Halbwertszeit < 60 min) unter Öffnung des Isoxazolrings zum eigentlich wirksamen **Teriflunomid** metabolisiert. Dieser Vorgang erfolgt nicht nur CYP- und CYP-Reduktase-vermittelt in der Leber, sondern auch enzymatisch oder nichtenzymatisch im Blut-

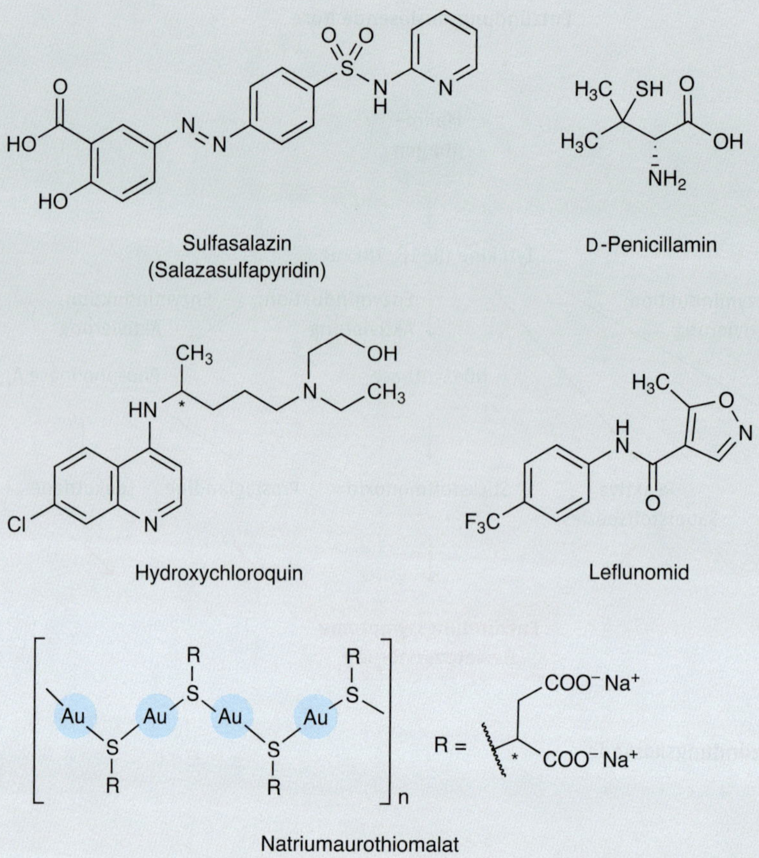

o Abb. 7.199 Krankheitsmodifizierende Antirheumatika

plasma (o Abb. 7.200). Das H-Atom an Position 3 des Isoxazolrings ist für den Ablauf der Ringöffnung essenziell.

Teriflunomid (Aubagio®), Ph. Eur., ist der aktive Metabolit von Leflunomid. Es ist seit 2013 ebenfalls im Handel und wird bei Erwachsenen zur Behandlung der schubförmig-remittierenden Multiplen Sklerose angewendet. Von den beiden denkbaren geometrischen Isomeren des Teriflunomids, die aus Leflunomid entstehen und über die Ketoform miteinander im Gleichgewicht vorliegen, ist das *Z*-Isomer aufgrund der Bildung einer intramolekularen H-Brücke energetisch begünstigt. Der Phenylring und die Amidfunktion sind koplanar angeordnet, nicht jedoch im Falle des *E*-Isomers. Teriflunomid ist eine vinyloge Carbonsäure ($pK_S = 3{,}1$). Es weist eine orale Bioverfügbarkeit von nahezu 100 % sowie eine sehr lange Halbwertszeit von bis zu 4 Wochen auf. Die Biotransformation ist gering, primär wird die Amidgruppe hydrolysiert. Im Rahmen der Phase-II-Metabolisierung kommt es zur *N*-Acetylierung und Sulfatkonjugation.

Das primäre Wirkprinzip von Teriflunomid besteht in der kompetitiven Hemmung der mitochondrialen Dihydroorotat-Dehydrogenase (DHOD). Damit wird der einzige Redox-kontrollierte Schritt in der De-novo-Pyrimidinsynthese blockiert. Die Ubichinon-abhängige DHOD katalysiert den geschwindigkeitsbestimmenden Schritt der endogenen Synthese von Uridin-5'-monophosphat (UMP), nämlich die stereospezifische Oxidation von *S*-Dihydroorotat zu Orotat (o Abb. 7.201). Die dabei freiwerdenden Elektronen werden auf Ubichinon übertragen und stehen der Atmungskette zur Verfügung. Durch die Hemmung der DHOD kommt es zu einer Abnahme der DNA- und RNA-Synthese. Die Proliferation der im Rahmen des Immunprozesses aktivierten Leukozyten und T-Lymphozyten wird in der G_1-Phase blockiert und die Bildung inflammatorischer Zytokine durch diese Zellen vermindert.

Teriflunomid bindet an der hydrophoben Ubichinon-Bindestelle in der *N*-terminalen Domäne des Enzyms, im Bereich der hydrophoben Isoprenoidkette des Ubichinons. Der Kofaktor Ubichinon (Coenzym Q) wird in seiner Funktion nichtkompetitiv und reversibel blo-

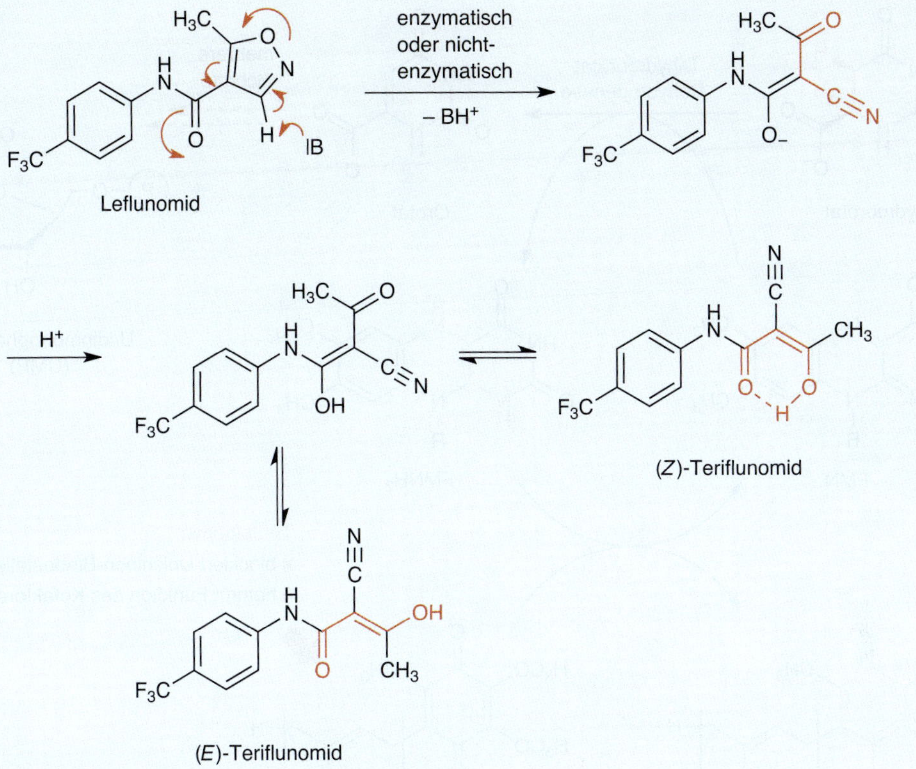

Abb. 7.200 Potenzieller Mechanismus der Aktivierung von Leflunomid zu Teriflunomid im Blutplasma

ckiert. Aus Kristallstrukturanalysen der humanen DHOD geht hervor, dass die Carbonylgruppe des Teriflunomids über ein Wassermolekül an einer H-Brücke zu Arg136 beteiligt ist, während die enolische Hydroxygruppe unmittelbar eine H-Brücke zu Tyr356 ausbildet (Abb. 7.202).

Sulfasalazin (Salazosulfapyridin, Azulfidine®), Ph. Eur., wurde als einer der ersten Wirkstoffe speziell zur Behandlung der rheumatoiden Arthritis entwickelt. Da man bei dieser Erkrankung von einer infektiösen Ursache ausging, synthetisierte man 1938 mit Sulfasalazin eine Hybridverbindung aus dem antibakteriell wirksamen Sulfapyridin und der entzündungshemmenden Salicylsäure, die strukturell über eine Azogruppe verknüpft sind. Dazu wird die primäre aromatische Aminogruppe des Sulfonamids **Sulfapyridin** mit Natriumnitrit diazotiert und das entstehende Diazoniumsalz in alkalischer Lösung mit Salicylsäure gekuppelt. Obwohl sich Sulfasalazin zur Therapie der rheumatoiden Arthritis als geeignet erwies, gewann es zunächst nur Bedeutung zur Behandlung der Colitis ulcerosa, einer chronisch entzündlichen Darmerkrankung. Eine Ursache dafür war die Einführung der Glucocorticoide zur Behandlung rheumatischer Erkrankungen um 1950. Erst in den 1970er Jahren wurde Sulfasalazin für die Therapie der rheumatoiden Arthritis wiederentdeckt.

Sulfasalazin verfügt über 4 Dissoziationsstufen, $pK_{S1} = 0{,}6$ (Pyridin), $pK_{S2} = 2{,}4$ (COOH), $pK_{S3} = 9{,}7$ (NH) und $pK_{S4} = 11{,}8$ (Phenol), sodass insgesamt die sauren Eigenschaften überwiegen und die Plasmaproteinbindung 99 % beträgt. Nach peroraler Gabe gelangen ca. 20 % des Sulfasalazins unverändert in den systemischen Kreislauf. Der Rest wird durch Colonbakterien in die Komponenten Sulfapyridin und 5-Aminosalicylsäure (**Mesalazin**) zerlegt (Abb. 7.203), wovon etwa 70 % des Sulfapyridins bzw. 25 % der 5-Aminosalicylsäure noch resorbiert werden. Bis heute ist noch nicht geklärt, ob Sulfasalazin selbst oder seine Spaltprodukte für die Wirkung bei rheumatoider Arthritis verantwortlich sind. Auch ist der Wirkungsmechanismus noch nicht eindeutig belegt. Es konnte gezeigt werden, dass unter Sulfasalazintherapie die Freisetzung inflammatorischer Zytokine abnimmt, was zur einer Immunsuppression führt.

Chloroquin (▸ Kap. 12.5.1) und sein aktiver Metabolit **Hydroxychloroquin** wurden um 1950 in die Rheumatherapie eingeführt, nachdem man erkannt hatte, dass das zur Behandlung von Malaria verwendete 4-Amino-

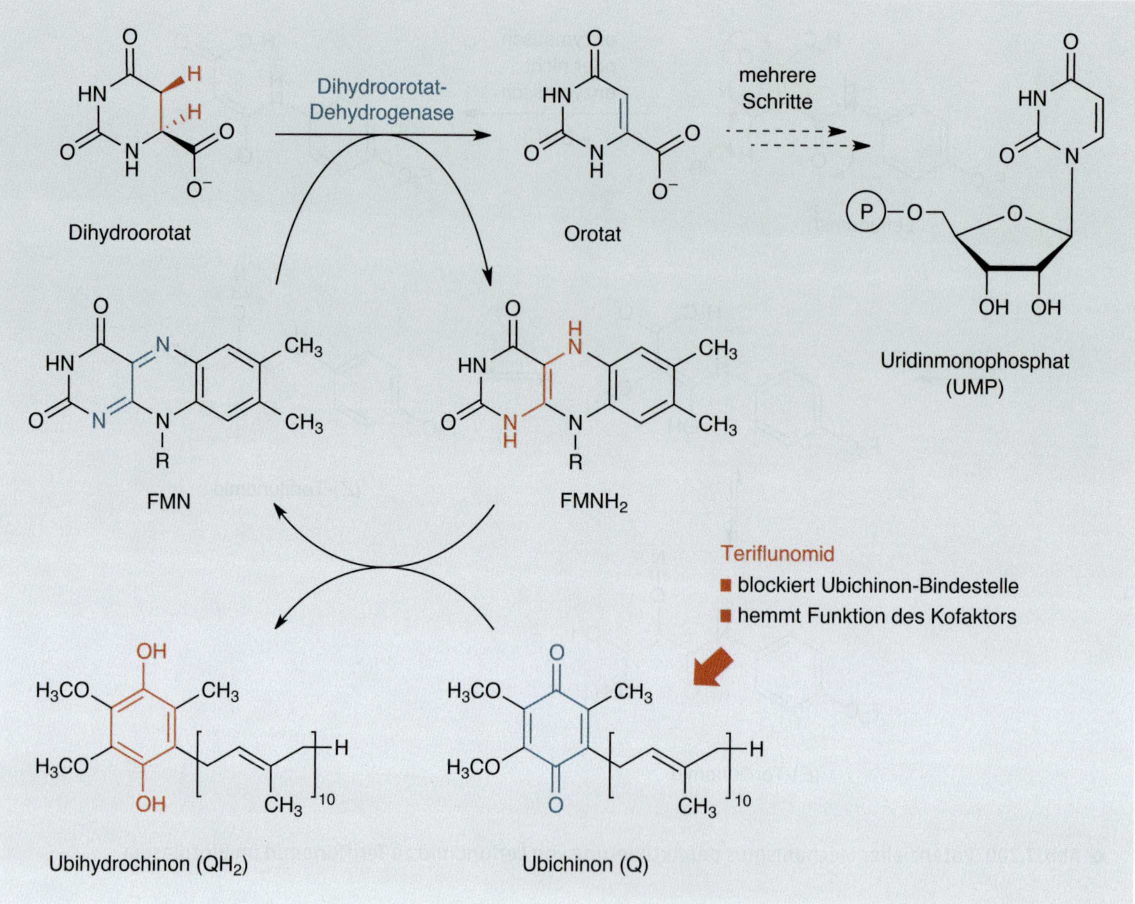

Abb. 7.201 Hemmung der Dihydroorotat-Dehydrogenase als Angriffspunkt von Teriflunomid. FMN: Flavinmononukleotid, $FMNH_2$: Flavinmononukleotid, reduzierte Form, Q: Ubichinon, QH_2: Ubihydrochinon

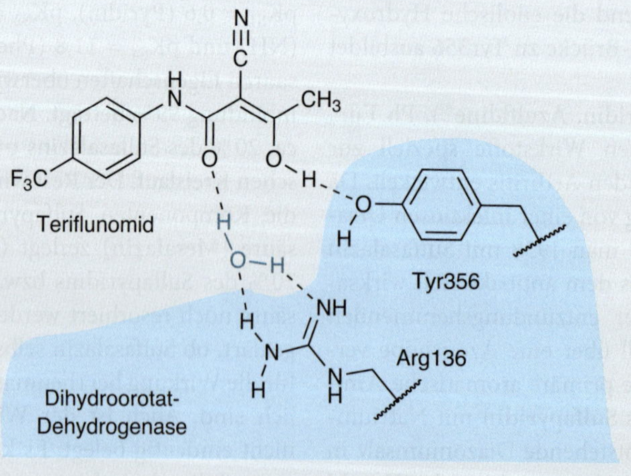

Abb. 7.202 H-Brücken-Kontakte von Teriflunomid in der *N*-terminalen hydrophoben Bindetasche der humanen Dihydroorotat-Dehydrogenase

chinolin bei Malariapatienten mit rheumatoider Arthritis zu einer Besserung der Entzündungssymptome führte.

Hydroxychloroquin (Quensyl®), Ph. Eur., hat die größere Bedeutung. Es liegt als Racemat vor und besitzt 2 basische Zentren, mit pK_S-Werten von 10,2 (tertiäres Amin) und 8,4 (4-Aminochinolin). Von daher kann die Substanz in ungeladener Form die Zellmembran penetrieren und sich dann in sauren Zellkompartimenten gut anreichern. Dort liegt sie als Dikation vor, was ihre Rückpenetration verhindert (sogenanntes *ion trapping*). Als amphiphiles Kation kann sie die Lysosomenmembran stabilisieren, wobei der lipophile Aromat und die Seitenkette mit den Fettsäuren der Lipide in Wechselwirkung treten, die protonierte tertiäre Aminogruppe lagert sich hingegen an die anionischen Phosphatgruppen an. Zudem sollen lysosomale Enzyme wie die Chondromucoprotease und das Cathepsin B gehemmt werden, die für den Abbau von Binde- und Stützgewebe verantwortlich sind. Hydroxychloroquin wird nahezu vollständig resorbiert. Die terminale Eliminationshalbwertszeit liegt bei 40 Tagen. Hauptmetabolit ist das Desethylderivat. Die Ausscheidung erfolgt über den Stuhl und zum kleineren Teil über den Urin.

Penicillamin (Metalcaptase®), Ph. Eur., ist eine unnatürliche D-Aminosäure, die beim Abbau von Penicillin entstehen kann. Nach Cahn-Ingold-Prelog ist die Substanz als Cysteinderivat *S*-konfiguriert. Das *R*-Enantiomer ist wegen seiner Strukturverwandtschaft mit L-Valin und L-Isoleucin deutlich toxischer. Anstelle dieser Aminosäuren wird es in Proteine eingebaut und beeinträchtigt deren Funktion. Die pK_S-Werte für D-Penicillamin betragen 1,8 (COOH), 7,9 (SH) und 10,5 (NH_3^+). Ursprünglich wurde es zur Behandlung von Vergiftungen mit den Schwermetallionen von Blei, Quecksilber und Zink angewendet sowie bei Morbus Wilson, bei dem es zu verminderter Ausscheidung und Kumulation von Kupfer kommt. D-Penicillamin kann mit diesen Ionen stabile, schnell ausscheidbare Chelatkomplexe ausbilden. In der Therapie der rheumatoiden Arthritis ist es ein Mittel der 2. Wahl. Der molekulare Wirkungsmechanismus des D-Penicillamins ist noch nicht eindeutig geklärt. Diskutiert wird die Spaltung von Disulfidbrücken in Rheumafaktoren mithilfe seiner Thiolgruppe. Durch Chelatisierung von Cu^{2+}-Ionen wird die Synthese von Hydroxyprolin gehemmt und die Bildung von Bindegewebe unterdrückt. Nach oraler Gabe wird D-Penicillamin nur zu 40–50 % resorbiert. Bei der Biotransformation entstehen das Disulfid und das gemischte Disulfid mit Cystein, die hauptsächlich renal eliminiert werden. Die Halbwertszeit beträgt 4–6 h.

Natriumaurothiomalat (Myochrysin, Tauredon®), Ph. Eur., ist ein Gemisch der Mono- und Dinatriumsalze der racemischen Thioäpfelsäure, die über die Thiolatgruppe als Ligand fungiert und das sp-hybridisierte Au^+-Ion in einer S-Au-S-Bindung linear koordiniert. Die Au-S-Au-Bindungen sind hingegen gewinkelt. Insgesamt liegt eine polymere, komplexe Gold-Schwefel-Doppelhelix-Struktur mit einem Goldanteil von 46 % vor. Goldpräparate zur Therapie rheumatischer Erkrankungen haben aufgrund massiver Nebenwirkungen wie Nephrotoxizität stark an Bedeutung verloren, perorale Goldpräparate sind obsolet. Das sehr gut wasserlösliche Aurothiomalat wird intramuskulär als Natriumsalz appliziert, da es im Magen-Darmtrakt nicht resorbierbar ist. Struktur-Wirkungs-Untersuchungen haben ergeben, dass einwertige Goldverbindungen therapeutisch effektiver sind als dreiwertige. Außerdem wirken nur solche Substanzen, bei denen das Au^+-Ion an einen schwefelhaltigen Liganden gebunden ist. Durch Komplexbildung mit Thiolgruppen wird die Disproportionierung des Au^+-Ions zu elementarem Au und Au^{3+} verhindert. Der Wirkungsmechanismus ist weitgehend unklar. Ähnlich wie D-Penicillamin können Au^+-Ionen mit Thiolgruppen relevanter Makromoleküle wie proinflammatorischen Transkriptionsfaktoren interagieren. Nach Applikation verteilt sich das Gold über den ganzen Organismus. Es akkumuliert im entzündeten Gewebe und verbleibt dort über eine längere Zeit. Die Ausscheidung des Goldes erfolgt zu 70 % über den Harn und zu 30 % über die Fäzes. Die Plasmahalbwertszeit beträgt initial 5–6 Tage, terminal für den Ganzkörper 60–80 Tage. Natriumaurothiomalat ist in Deutschland nicht mehr verfügbar.

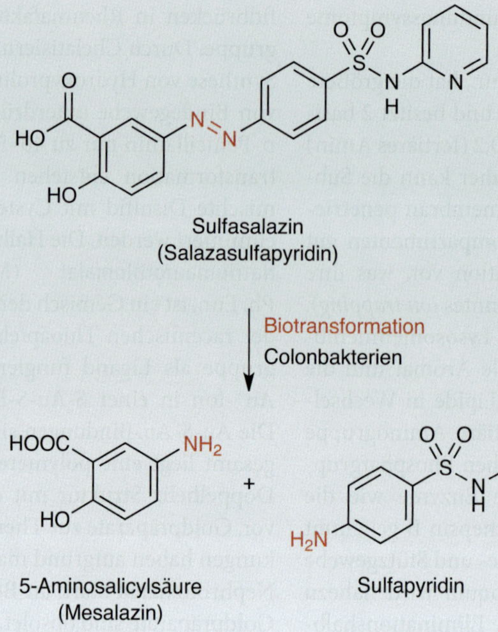

Sulfasalazin
(Salazasulfapyridin)

Biotransformation
Colonbakterien

5-Aminosalicylsäure
(Mesalazin)

Sulfapyridin

Abb. 7.203 Biotransformation von Sulfasalazin

7.5.12 Januskinase-Inhibitoren

Kinase-Inhibitoren werden in ▸Kap. 13.6 ausführlich besprochen, darunter auch die im Rahmen der Tumortherapie eingesetzten **Januskinase-Inhibitoren** (▸Kap. 13.6.3). Sie greifen aber auch als krankheitsmodifizierende Antirheumatika gezielt in Signaltransduktionskaskaden ein, die bei der rheumatoiden Arthritis eine wesentliche Rolle spielen. Typisch für die rheumatoide Arthritis ist eine Überproduktion proinflammatorischer Zytokine. Diese nutzen die Kinasen der JAK-Familie (JAK1, JAK2, JAK3, TYK2) für die intrazelluläre Signalübermittlung durch Phosphorylierung und Aktivierung nachgeschalteter Effektoren, sogenannter STAT (*signal transducers and activators of transcription*). Der JAK-/STAT-Weg beginnt mit der Aktivierung des Zytokinrezeptors. Nach extrazellulärer Ligandenbindung und Rezeptordimerisierung werden JAK-Kinasen durch Autophosphorylierung stimuliert. Die Phosphotyrosinstrukturen des Rezeptors fungieren als Andockstellen für STAT-Proteine, die durch die aktivierten JAK-Kinasen am Tyrosin phosphoryliert werden. Phosphorylierte STAT-Proteine können nun in den Zellkern diffundieren, wo sie als Transkriptionsfaktoren die Transkription JAK-/STAT-regulierter Gene aktivieren.

Wirkungsmechanismus. Tofacitinib ist ein potenter, innerhalb des humanen Kinoms weitgehend selektiver, ATP-kompetitiver Inhibitor der JAK-Familie. Tofacitinib hemmt in humanen Zellen primär die Signalübertragung von Zytokin-Rezeptoren des JAK1- bis JAK3-STAT-Signalwegs, wodurch die Signalübertragung zahlreicher Interleukine (IL-2, -4, -6, -7, -9, -15 und -21) sowie Typ-I- und Typ-II-Interferone gehemmt wird. Infolgedessen kommt es zu einer abgeschwächten Entzündungsantwort. **Baricitinib** inhibiert JAK1 und JAK2 100-fach selektiver als JAK3 und TYK2. Es vermindert ebenfalls die Phosphorylierung und Aktivierung von STAT, beispielsweise die IL-6-induzierte STAT3-Phosphorylierung. **Upadacitinib** ist ein selektiver und reversibler JAK1-Inhibitor. Auch **Filgotinib** hemmt bevorzugt JAK1.

Tofacitinib (Xeljanz®) wurde 2017 zugelassen. Ursprünglich wurde es als spezifischer JAK3-Hemmer zur Therapie von Transplantat-Abstoßungen entwickelt, zeigte aber auch Hemmwirkung gegenüber JAK1 und JAK2. Das Pyrrolopyrimidin-Gerüst imitiert das Adenin in der Hinge-Region der Kinase (▸Kap. 13.6). Im Piperidinring ist Tofacitinib 3*R*,4*R*-konfiguriert, sodass die beiden Substituenten hier *cis*-ständig angeordnet sind. Der N-Cyanacetyl-Substituent ist in der Nähe der Glycin-reichen Schleife der Kinase positioniert, die Methylgruppe besetzt eine hydrophobe Tasche in der Bindestelle. Tofacitinib wird gut resorbiert. Die orale Bioverfügbarkeit beträgt 74 %. Tofacitinib wird vorwiegend von CYP3A4 und in geringerem Ausmaß von CYP2C19 metabolisiert. In Kombination mit Methotrexat wird es zur Therapie der mittelschweren bis schweren aktiven

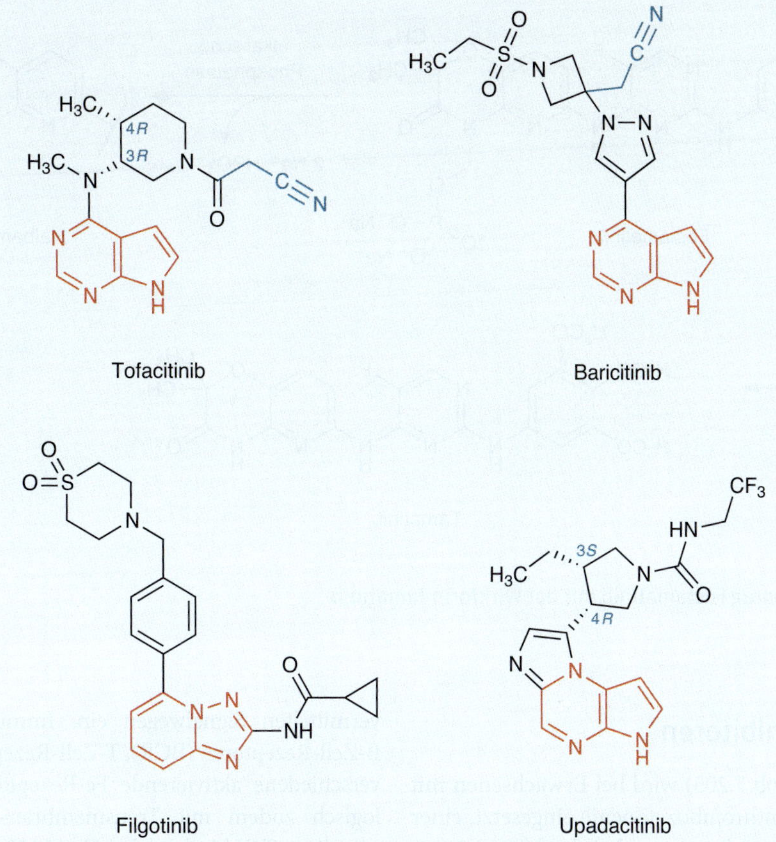

Tofacitinib

Baricitinib

Filgotinib

Upadacitinib

Abb. 7.204 Januskinase-Inhibitoren zur Therapie der rheumatoiden Arthritis

rheumatoiden Arthritis oder der aktiven Psoriasis-Arthritis bei Erwachsenen eingesetzt, die auf eine oder mehrere krankheitsmodifizierende Antirheumatika nur unzureichend ansprechen oder diese nicht vertragen haben. Ebenfalls in dieser Kombination dient es zur Therapie der mittelschweren bis schweren Colitis ulcerosa, sofern konventionelle Therapien erfolglos verlaufen sind. Tofacitinib ist als Citrat im Handel.

Baricitinib (Olumiant®) ist seit 2017 im Handel und mit Ruxolitinib (▸ Kap. 13.6.3) strukturverwandt. Wie in Tofacitinib liegt ein Pyrrolopyrimidin und auch eine Acetonitril-Teilstruktur vor. Der Pyrazolring ist zudem mit einem Azetidinring substituiert, dessen N-Atom Teil einer Sulfonamidgruppe darstellt. Nach oraler Gabe wird Baricitinib rasch resorbiert, wobei die höchsten Plasmaspiegel nach 1–3 h erreicht werden. Die absolute Bioverfügbarkeit beträgt etwa 80 %. Baricitinib wird überwiegend unverändert, vorwiegend über den Urin und zu geringerem Teil über die Fäzes ausgeschieden. Baricitinib dient wie Tofacitinib zur Behandlung der mittelschweren bis schweren aktiven rheumatoiden Arthritis bei Erwachsenen. Baricitinib wird zur Monotherapie oder in Kombination mit Methotrexat eingesetzt. Seit 2020 ist Baricitinib auch zur Behandlung der mittelschweren bis schweren atopischen Dermatitis zugelassen.

Upadacitinib (Rinvoq®) ist seit 2020 im Handel. Als Grundkörper liegt ein trizyklisches Imidazo-pyrrolopyrazin vor. Es ist mit einem Pyrrolidinring substituiert, dessen N-Atom als Teil einer Harnstoffgruppe dient. Nach oraler Gabe wird Upadacitinib vorwiegend unverändert renal sowie im Stuhl ausgeschieden. Die Eliminationshalbwertszeit beträgt 9–14 h. Die Indikation entspricht der des Baricitinibs.

Filgotinib (Jyseleca®) ist seit 2020 verfügbar. Als anellierten Heterozyklus besitzt es im Vergleich zu den anderen JAK-Inhibitoren ein Triazolopyridin-System. In der Seitenkette befindet sich ein terminaler Thiomorpholinring, dessen S-Atom als Sulfon vorliegt. Die Affinität von Filgotinib zu JAK1 ist 30-fach höher als zu JAK2. Als Hauptmetabolit entsteht durch enzymatische Hydrolyse der Cyclopropancarboxamid-Gruppe das primäre Amin, das anschließend *N*-glucuronidiert wird. Der Großteil der verabreichten Dosis wird über den Urin ausgeschieden. Die terminale Halbwertszeit von Filgotinib beträgt 7 h.

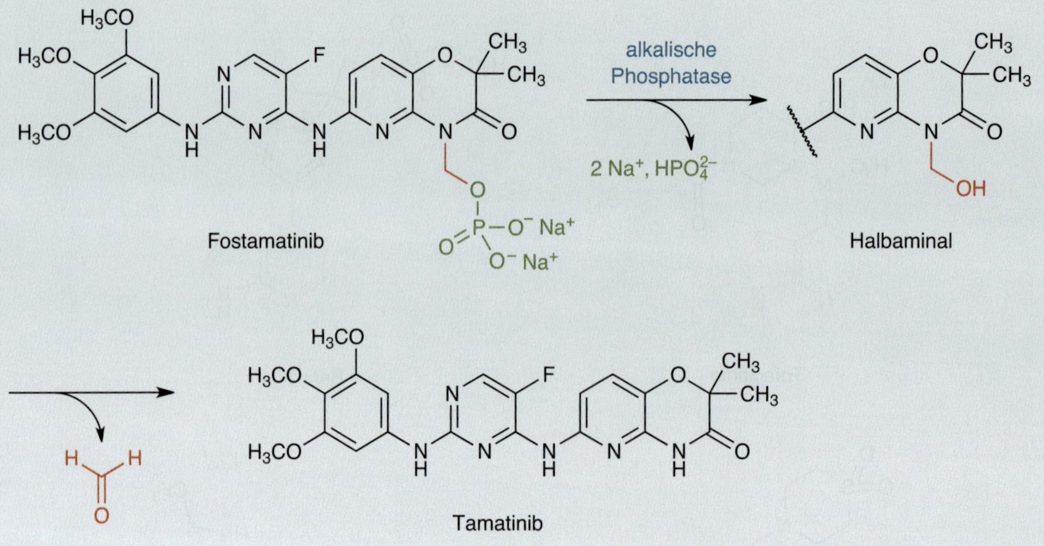

○ Abb. 7.205 Prodrug Fostamatinib mit der Wirkform Tamatinib

7.5.13 SYK-Inhibitoren

Fostamatinib (○ Abb. 7.205) wird bei Erwachsenen mit chronischer Immunthrombozytopenie eingesetzt, einer seltenen Autoimmunerkrankung, bei der körpereigene Thrombozyten zerstört werden. Fostamatinib ist der erste oral wirksame SYK-Inhibitor und kann die Zerstörung der Thrombozyten verhindern.

Design und Entwicklung. Die Struktur basiert auf 2,4-Pyrimidindiaminen mit SYK-inhibitorischer Wirkung, die von Rigel Pharmaceuticals Inc. entwickelt und 2006 patentiert wurden. Der Wirkstoff ging aus einem zellbasierten Screening an humanen Mastzellen hervor, mittels dem man FcεRI-Signaling-Inhibitoren zu finden hoffte (FcεRI = Rezeptor, der die Fc-epsilon-Region von Immunglobulin E bindet). Fc-Rezeptoren sind membranständige Rezeptoren auf der Oberfläche von Immunzellen und binden den konstanten Fc-Teil (Fc = *fragment crystallisable*, C-Terminus des Antikörpers) von Immunglobulinen, z. B. bindet Fcε an IgE, Fcμ an IgM. Fostamatinib ist seit 2020 in Deutschland auf dem Markt.

Physiologische Grundlagen. Die Milz-Tyrosinkinase SYK (*spleen tyrosine kinase*) ist eine zytosolische Nichtrezeptor-Tyrosinkinase der SRC-Familie, die erstmals zu Beginn der 1990er Jahre in Milzzellen von Schweinen beschrieben wurde. Exprimiert wird sie vorwiegend in hämatopoetischen Zellen. Die Kinase ist bei der Aktivierung des Immunsystems in Makrophagen, Neutrophilen sowie Mast- und B-Zellen beteiligt und nimmt eine Schlüsselfunktion in T-Zell-, B-Zell- sowie Fc-Rezeptor-vermittelten Signalwegen ein. Immunrezeptoren wie B-Zell-Rezeptoren (BCR), T-Zell-Rezeptoren (TCR) und verschiedene aktivierende Fc-Rezeptoren sind physiologisch zudem mit Transmembran-Adapterproteinen assoziiert. SYK bindet dabei über SH2-Tandemdomänen hochaffin an phosphorylierte Tyrosinreste in der zytoplasmatischen Region der Transmembran-Adapterproteine, die man als Immunrezeptor-Tyrosin-basierte Aktivierungsmotive (ITAMs) bezeichnet (○ Abb. 7.206). Solche Abschnitte mit 2 phosphorylierten Tyosinen in bestimmtem Abstand voneinander (Tandem) finden sich in zahlreichen Rezeptoren. Konformationsänderungen bewirken die Autophosphorylierung und Aktivierung von SYK und dadurch die direkte Phosphorylierung assoziierter Bindungspartner durch die Kinase. Die Rekrutierung und Aktivierung von SYK initiiert zahlreiche Signaltransduktionswege, beispielsweise von PI3K/AKT oder RAS/ERK (▸ Kap. 13.6), und ermöglicht Downstream-Effekte wie Phagozytose, Zytokinproduktion, Degranulation, B-Zellreifung, Osteoklastogenese oder Thrombozytenaktivierung.

Wirkungsmechanismus. Fostamatinib ist ein wasserlösliches Methylenphosphat-Prodrug und wird durch alkalische Phosphatasen im Darm zunächst in ein instabiles Halbaminal umgewandelt. Dies setzt spontan Formaldehyd frei und bildet die Wirkform **Tamatinib** (○ Abb. 7.205), einen ATP-kompetitiven, spezifischen SYK-Inhibitor. Tamatinib hemmt SYK-abhängige Signalwege in humanen Mastzellen, Makrophagen und Neutrophilen. Es blockiert die Signalwege, die durch IgE- und auch B-Zell-Rezeptoren vermittelt werden.

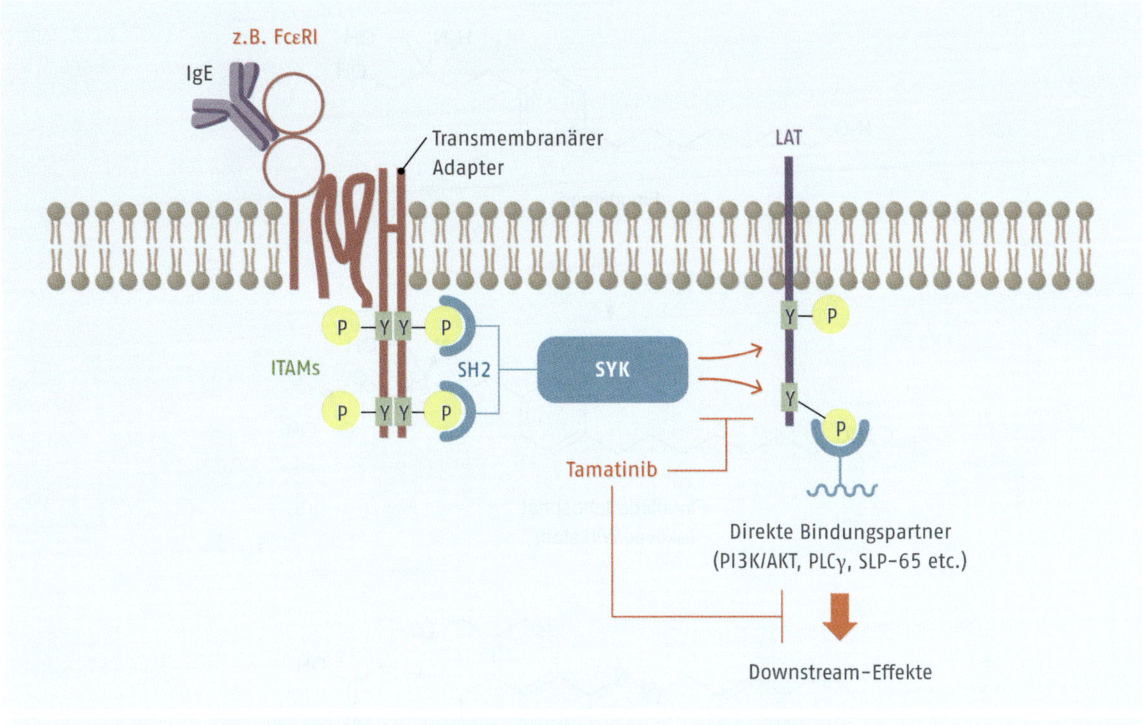

Abb. 7.206 SYK-vermittelte Signaltransduktion und Hemmung durch Tamatinib. FcεRI: Rezeptor, der die Fc-epsilon-Region von IgE bindet, ITAM: Immunrezeptor-Tyrosin-basiertes Aktivierungsmotiv, LAT: Linker for Activation of T cells, SLP-65: B-Zell-Rezeptor-assoziiertes Adapterprotein, Y: Tyrosin

Damit senkt es das Ausmaß der Antikörper-vermittelten Thrombozytenzerstörung, indem u. a. die Degranulation von Mastzellen verhindert wird. Die SYK-Aktivität wird durch Tamatinib gehemmt, wodurch die Phosphorylierung des Adapterproteins LAT (*linker for activation of T-cells*) in Mastzellen und auch des Adapterproteins SLP-65 in B-Zellen blockiert wird. Ebenso werden alle weiteren Phosphorylierungsprozesse blockiert, die mit den oben genannten Downstream-Effekten verbunden sind. Kristallstrukturen des Tamatinib-SYK-Komplexes zeigen, dass Tamatinib an den Rezeptor in einer U-förmigen Konformation bindet. Die Aminopyrimidin-Gruppe stellt dabei die Schlüsselkontakte mit der Scharnierregion von SYK her, während der methoxysubstituierte Phenylring und die Pyrido-Oxazinon-N-Atome H-Brückenbindungen und hydrophobe Interaktionen bewirken.

Biotransformation. Der eigentliche Wirkstoff Tamatinib wird umfassend metabolisiert, primär über CYP3A4. Weiterhin erfolgt u. a. Glucuronidierung am Oxazinon-N-Atom und Sulfatierung an der *para*-ständigen, demethylierten Hydroxyfunktion.

Fostamatinib (Tavlesse®) wird oral als Dinatriumhexahydrat eingesetzt. Die absolute Bioverfügbarkeit liegt bei 55 %. Die Ausscheidung erfolgt hauptsächlich mit den Fäzes. Die terminale Halbwertszeit des Metaboliten Tamatinib beträgt 15 h.

7.5.14 Sphingosin-1-phosphat-Rezeptormodulatoren

Die **Multiple Sklerose** (MS) ist eine chronisch entzündliche Autoimmunerkrankung, die mit einer Demyelinisierung von Neuronen im ZNS einhergeht. Es treten vielfältige neurologische Ausfallserscheinungen auf. Die Erkrankung zeigt einen schubförmigen und remittierenden Verlauf, bei dem die Patienten für eine gewisse Zeit Symptome erleben, die dann wieder verschwinden. Ein wesentliches Merkmal ist die Migration von Lymphozyten aus den Lymphknoten in die Blutbahn. Sie können die Blut-Hirn-Schranke penetrieren und die Myelinscheiden der Nerven angreifen. Deren Degeneration vermindert die Leitfähigkeit der Nervenzellen. Mit dem immunsuppressiv wirkenden Sphingosin-1-phosphat-(S1P)-Rezeptormodulator **Fingolimod** (Abb. 7.207) war erstmals ein Arzneistoff zur oralen Behandlung verfügbar.

Design und Entwicklung. Ein japanisches Forscherteam isolierte 1992 das immunsuppressiv wirkende **Myriocin**

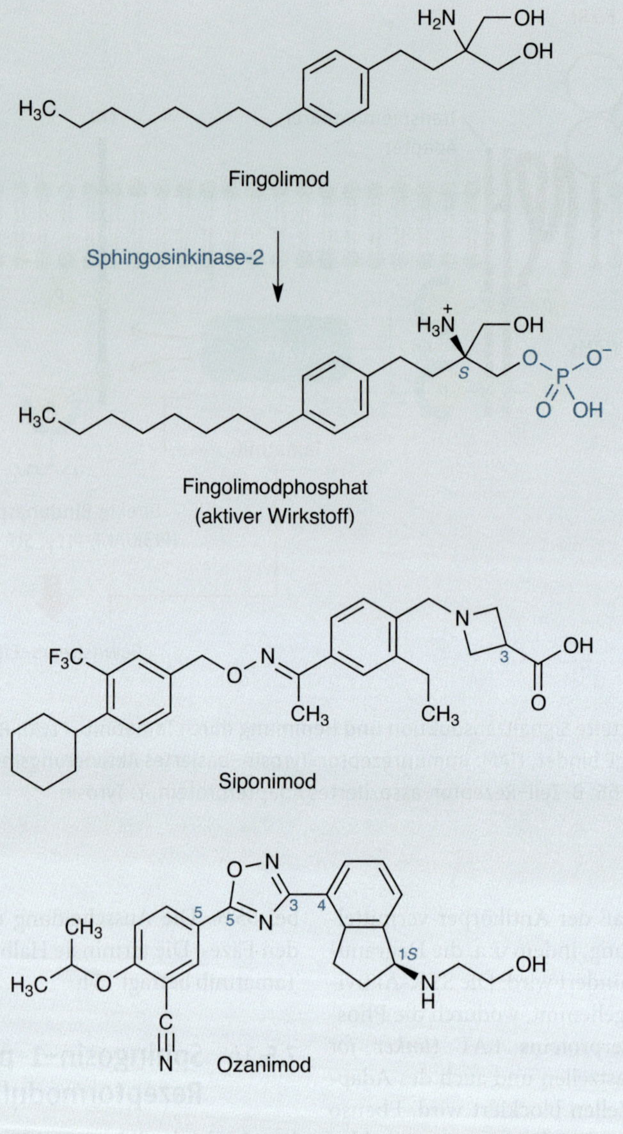

Fingolimod

Sphingosinkinase-2

Fingolimodphosphat
(aktiver Wirkstoff)

Siponimod

Ozanimod

Ponesimod

Abb. 7.207 Sphingosin-1-phosphat-Rezeptormodulatoren

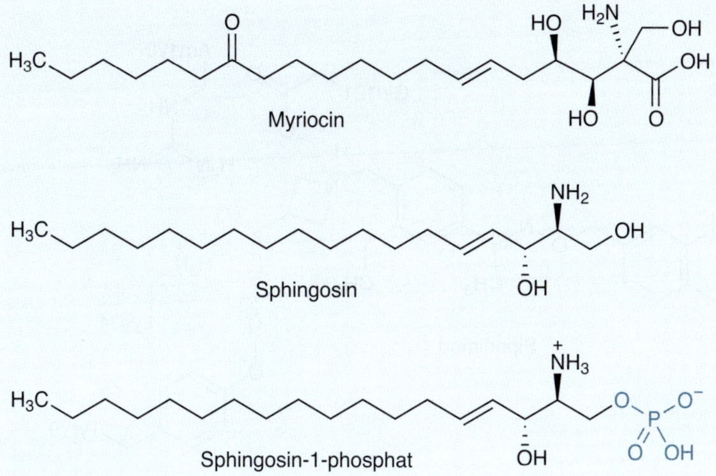

o Abb. 7.208 Naturstoff Myriocin, Sphingosin und der endogene S1P-Ligand Sphingosin-1-phosphat

(o Abb. 7.208) aus dem Pilz *Isaria sinclairii.* Ein medizinisch-chemisches Programm zur Strukturoptimierung führte 1996 zum stärker immunsuppressiv und weniger toxisch wirkenden **Fingolimod.** Fingolimod wurde zunächst als Begleittherapie zu Ciclosporin nach Nierentransplantationen erprobt. Als man im Tierversuch die Wirksamkeit bei autoimmuner Enzephalomyelitis entdeckte, wurden Studien zum Einsatz bei MS gestartet. Fingolimod kam 2011 in den Handel. Die ausgehend von Fingolimod entwickelten **Siponimod** und **Ozanimod** folgten 2020 als direkt wirkende Vertreter der 2. Generation der subtypselektiven S1P-Rezeptormodulatoren mit verminderter Halbwertszeit. **Ponesimod** kam 2021 auf den Markt.

Struktur und Eigenschaften. Fingolimod besitzt einen lipophilen Octyl-substituierten Phenylring, der über 2 Spacergruppen mit einem hydrophilen Molekülbereich aus einer primären Aminogruppe (pK_S = 7,8) und 2 primären Alkoholgruppen verknüpft ist. Wird im Organismus eine der beiden phosphoryliert, erfolgt dies stereoselektiv, wobei ein *S*-konfiguriertes Chiralitätszentrum entsteht.

In **Siponimod** ersetzt eine Oxim-Benzylether-Struktur die Octylgruppe des Fingolimods. Um die lange Halbwertszeit zu reduzieren, führte man anstelle der in der Wirkform vorliegenden Phosphatgruppe, die in geladener Form zu einer hohen Proteinbindung beiträgt, eine Carboxygruppe (pK_S = 2,7) ein. Damit wirkt Siponimod nicht als Prodrug. Im Zuge der weiteren Strukturoptimierung wurde das primäre Amin zu einem tertiären Amin (pK_S = 9,1) in einen Azetidinring eingebaut. Die polare Azetidincarbonsäure-Kopfgruppe liegt am Rezeptor als Zwitterion vor. In vergleichbarer Weise wie die zwitterionische Ammonium-Phosphat-Kopfgruppe von S1P verankert sie über starke elektrostatische Interaktionen das Molekül mit der Bindestelle am $S1P_1$-Rezeptor. So liegen in der entsprechenden Bindetasche Salzbrücken der Carboxylatgruppe zu Lys34 und Arg120 sowie eine Salzbrücke des Azetidinium-Ions mit Glu121 vor (o Abb. 7.209).

Ozanimod und **Ponesimod** sind Weiterentwicklungen, in denen man die ursprünglich zwitterionische Kopfgruppe durch eine polar-basische bzw. polar-neutrale Kopfgruppe ersetzen konnte.

Physiologische Grundlagen. Der endogene Ligand des Sphingosin-1-phosphat (S1P)-Rezeptors entsteht intrazellulär durch Phosphorylierung von Sphingosin (o Abb. 7.208), das aus dem Sphingomyelin der Zellmembran stammt. Man kennt 5 verschiedene Subtypen der G-Protein-gekoppelten S1P-Rezeptoren. $S1P_1$, $S1P_2$ und $S1P_3$ sind weit verbreitet, u. a. in Zellen des ZNS, des kardiovaskulären und des Immunsystems. Dagegen wird $S1P_4$ nur in lymphatischem Gewebe exprimiert. $S1P_5$ kommt auf natürlichen Killerzellen und im ZNS vor. Die Auswanderung der Lymphozyten aus Lymphknoten und lymphatischem Gewebe bei MS ist insbesondere mit der Aktivierung von $S1P_1$ durch das endogene S1P assoziiert.

Wirkungsmechanismus. Fingolimod wird wie Sphingosin intrazellulär von der Sphingosinkinase-2 zu Fingolimodphosphat phosphoryliert. Dieser Metabolit ist ein strukturanaloges S1P und bindet wie dieses an $S1P_1$, $S1P_4$ und $S1P_5$, in höherer Konzentration auch an $S1P_3$. Entscheidend für den Wirkungsmechanismus ist $S1P_1$ auf Lymphozyten, zu dem Fingolimodphosphat eine

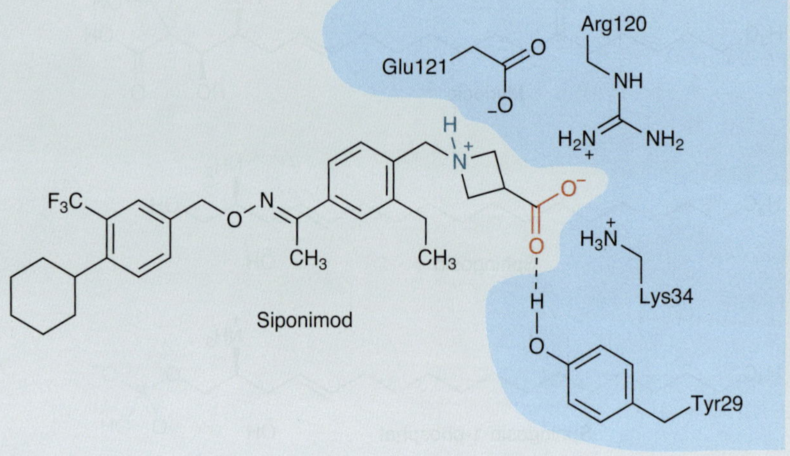

Abb. 7.209 Elektrostatische Interaktionen der polaren Kopfgruppe von Siponimod in der Bindetasche des $S1P_1$-Rezeptors

besonders ausgeprägte Affinität aufweist. Zwar fungiert dieser Metabolit als Agonist, der immunsuppressiven Wirkung liegt jedoch ein funktioneller Antagonismus zugrunde. Der stimulierende Effekt ist nämlich so intensiv, dass es zur Internalisierung des Rezeptors kommt. Das bedeutet, dass der Rezeptor in das Innere der Zelle aufgenommen und abgebaut (downreguliert) wird. In der Folge wird die S1P-abhängige Migration der Lymphozyten gehemmt. Da dies die Zirkulation autoreaktiver Lymphozyten im Blut reduziert, wird ihr Eintritt ins ZNS und die Neurodegeneration bei MS blockiert.

Die Vertreter der 2. Generation müssen nicht durch Phosphorylierung aktiviert werden. Siponimod bindet selbst hochaffin und selektiv an $S1P_1$ und $S1P_5$. Eine Interaktion mit $S1P_3$ wurde bei der Entwicklung der Substanz bewusst vermieden, weil dessen Aktivierung mit Bradykardie und einer Gefäßverengung in Verbindung gebracht wird. Siponimod kann auch die Blut-Hirn-Schranke überwinden und direkt an $S1P_5$ auf spezifischen Hirnzellen wie Astrozyten binden. Damit wirkt es im Hirngewebe schädlichen immunologischen Prozessen entgegen. Auch Ozanimod bindet als Agonist hochaffin an $S1P_1$ und $S1P_5$, Ponesimod bindet selektiv an $S1P_1$.

Biotransformation. Fingolimod wird vorwiegend über die LTB_4-ω-Hydroxylase-1 (CYP4F2) oder CYP3A4 oxidativ metabolisiert. So erfolgt Hydroxylierung am ω-C-Atom der Alkylkette zum primären Alkohol, dazu entstehen weitere Alkylhydroxymetaboliten. Durch Oxidation einer der beiden primären Alkoholgruppen entsteht ein Phenylbuttersäurederivat. Schließlich erfolgt über die Ceramid-Synthase Konjugation der primären Aminogruppe mit einer Fettsäure zu einem Ceramid.

Siponimod wird hauptsächlich durch CYP2C9, daneben durch CYP3A4 metabolisiert. Dabei erfolgt *para-* und *meta-*Hydroxylierung am Cyclohexylring. Der Oximether wird zum Oxim gespalten und in der Folge zum Keton hydrolysiert. Dieses wird weiter zum sekundären Alkohol reduziert. Die beiden Hauptmetaboliten entstehen durch Glucuroniderung des 4β-Hydroxycyclohexylmetaboliten und durch Veresterung der Carboxygruppe mit Cholesterol. Zudem treten Sulfatkonjugate auf.

Ozanimod wird extensiv metabolisiert und bildet zahlreiche aktive Metaboliten. *N*-Desalkylierung durch CYP3A4 und CYP1A1 führt zum primären Amin, das durch MAO-B zum Indan-1-on als Hauptmetabolit ungesetzt wird. Das Amin wird auch durch die *N*-Acetyltransferase-2 acetyliert. Oxidation der primären Alkoholgruppe durch Alkohol-Dehydrogenase führt zur Carbonsäure. Diese Metaboliten sind alle biologisch aktiv. Inaktive Metaboliten entstehen insbesondere nach Öffnen und Abspalten des Oxadiazolrings.

Ponesimod wird über mehrere CYP-Enzyme metabolisiert. Die beiden Hauptmetaboliten entstehen durch Oxidation der Glyceroletherstruktur zum 2-Hydroxy-3-phenoxypropionsäure- und weiter zum Phenoxyessigsäurederivat.

Fingolimod (Gilenya®) wird nach oraler Gabe langsam und umfassend resorbiert. Die Bioverfügbarkeit beträgt

93 %. Die Metaboliten werden überwiegend im Urin ausgeschieden, unverändertes Fingolimod und sein Phosphatmetabolit sind die Hauptkomponenten in den Fäzes. Die terminale Halbwertszeit liegt bei 6–9 Tagen. Fingolimod wird bei hochaktiver schubförmig-remittierender MS eingesetzt.
Siponimod (Mayzent®) ist keine Prodrug-Form. Nach oraler Gabe beträgt die Bioverfügbarkeit 84 %. Die Ausscheidung der Metaboliten erfolgt mit den Fäzes. Die Eliminationshalbwertszeit liegt bei 30 h. Siponimod ist bei Patienten mit sekundär progredienter MS mit Krankheitsaktivität zugelassen.
Ozanimod (Zeposia®) wurde ursprünglich in einer medizinischen Forschungseinrichtung (Scripps Research) entdeckt. Es handelt sich um ein Benzonitril, das über einen 1,2,4-Oxadiazolring mit einem Indanring verknüpft ist. Letzter ist mit einer sekundären Aminogruppe (pK_S = 9,0) substituiert, wodurch basische Eigenschaften vorliegen. Das Chiralitätszentrum ist *S*-konfiguriert. Nach oraler Gabe beträgt die Bioverfügbarkeit 40–60 %. Die Plasmahalbwertszeit liegt bei 21 h. Ozanimod wird bei schubförmig-remittierender MS mit aktiver Erkrankung angewendet.
Ponesimod (Ponvory®) ist seit 2021 im Handel. Es ist das Resultat der Strukturoptimierung von 2-Iminothiazolidinon-Derivaten, die man im Highthroughput-Screening als $S1P_1$-Rezeptoragonisten identifizieren konnte. Im Vergleich zum natürlichen Liganden ist die $S1P_1$-Rezeptorselektivität 650-fach höher. Die orale Bioverfügbarkeit beträgt 84 %. Die Ausscheidung erfolgt hauptsächlich in den Fäzes, die Eliminationshalbwertszeit liegt bei 33 h.

Prostaglandin-Rezeptoren

Prostanoide wie Prostaglandine, Prostacycline, Thromboxane und deren synthetische Analoga vermitteln ihre physiologischen Effekte über G-Protein-gekoppelte Membranrezeptoren. Diese werden zunächst allgemein mit dem Buchstaben P bezeichnet. Die Subfamilie der Prostaglandin-Rezeptoren umfasst 8 Mitglieder. Der jeweils dem P vorangehende Buchstabe D, E, F, I oder T kennzeichnet das mit der jeweils höchsten Affinität am Rezeptor bindende Prostanoid (PGD_2, PGE_2, $PGF_{2\alpha}$, PGI_2 oder TXA_2). Demnach bezeichnet man die Rezeptoren als **DP, EP, FP, IP, TP**. Beim Prostanoid-Rezeptor EP kennt man 4 Subtypen EP_{1-4}.
Allergen-aktivierte Mastzellen setzen Prostaglandin D_2 (PGD_2) frei. Die biologischen Effekte von PGD_2 werden neben der Stimulation der DP_1- und TP-Rezeptoren über den auf Typ-2-T-Helfer-Lymphozyten (Th2-Zellen) lokalisierten CRTh2-Rezeptor (*chemoattractant receptor homologous molecule expressed on* Th2 *cells*, DP_2-Rezeptor) vermittelt, der somit als neunter Prostanoid-Rezeptor betrachtet werden kann. Er ist an der Migration und Aktivierung der Th2-Zellen und Eosinophilen und damit wesentlich an inflammatorischen Prozessen beim allergischen Asthma beteiligt. Potente, oral verfügbare Indol- und Aza-Indol-basierte DP_2-Antagonisten wie Fevipiprant konnten die in sie gesetzten Erwartungen als potenzielle Antiasthmatika nicht erfüllen.

7

7.6 Prostanoide als Arzneistoffe

Synthetische und endogene Prostanoide werden für sehr unterschiedliche Zwecke als Arzneistoffe verwendet. Die wichtigsten Indikationsgebiete sind

- Senkung des Augeninnendrucks in der Glaukomtherapie (Grüner Star),
- gynäkologische Verwendung zur Weheneinleitung, zur Unterstützung von Schwangerschaftsabbrüchen oder beim verhaltenen Abort (missed abortion),
- Therapie schwerer Durchblutungsstörungen, beispielsweise bei chronisch arterieller Verschlusskrankheit, bei schweren Formen der primären pulmonalen Hypertonie, zur Durchblutungsförderung des Schwellkörpers bei Erektionsstörungen, zur Offenhaltung des Ductus arteriosus Botalli bei Neugeborenen mit Herzfehlern,
- Hemmung der Thrombozytenaggregation,
- Schutz der Magenschleimhaut

7.6.1 Prostaglandinderivate zur Glaukomtherapie

Die zur Glaukomtherapie verwendeten Prostaglandine **Latanoprost**, **Travoprost**, **Tafluprost** und **Bimatoprost** sind Derivate des Prostaglandins $F_{2\alpha}$ (○ Abb. 7.210). Sie gehören zu den potentesten und effizientesten Therapeutika zur Senkung des erhöhten Augeninnendrucks, einem wichtigen Risikofaktor beim chronischen Weitwinkelglaukom. Der uveosklerale (*uvea* = mittlere Augenhaut, *sklera* = Lederhaut) und trabekuläre Abfluss des im Ziliarkörper gebildeten Kammerwassers wird verbessert. Die Kammerwasserproduktion wird – anders als bei den Betablockern – nicht beeinflusst. Etwa 3–4 h nach Applikation beginnt beim Menschen der Augeninnendruck nachzulassen, nach 8–12 h ist die Wirkung maximal. Die Wirkdauer der Prostaglandine kann bis zu 24 h betragen.

Design und Entwicklung. Der bei Tieren durch endogene Prostanoide wie $PGF_{2\alpha}$ und PGE_2 am Auge hervor-

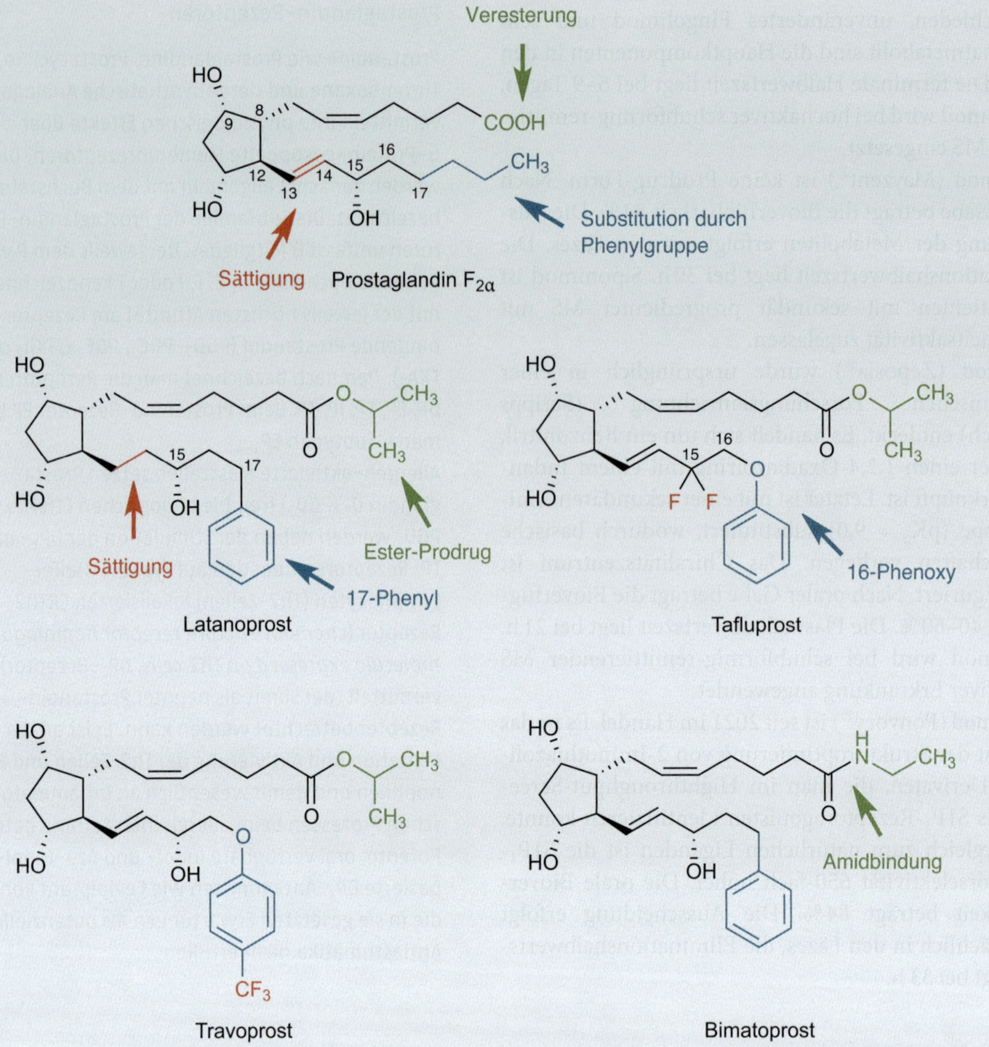

Abb. 7.210 Derivate von Prostaglandin $F_{2\alpha}$ ($PGF_{2\alpha}$) zur Glaukomtherapie

gerufene hypotensive Effekt war bekannt und konnte auch am menschlichen Auge nachgewiesen werden. Zur Verbesserung der Compliance, Pharmakokinetik und Rezeptorselektivität wurden strukturelle Änderungen an $PGF_{2\alpha}$vorgenommen. Die Penetrationsfähigkeit am Auge gegenüber der bei physiologischem pH-Wert ionisiert vorliegenden Säure erhöhte man durch Ester-Prodrugs. Die Sättigung der C-13/C-14-Doppelbindung und der Austausch der endständigen Propylstruktur durch eine Phenylgruppe verbesserte für die **freie Säure** von **Latanoprost** sowohl deutlich die Affinität zum $PGF_{2\alpha}$-Rezeptor (FP) bei zugleich verminderter Affinität zu den Prostaglandin-E-Rezeptoren (EP1, EP2, EP3) als auch die Verträglichkeit. Mit Einführen der vom Sulproston (s. u.) bekannten 16-Phenoxy- bzw. 17-Phenyl-Substituenten konnte insbesondere auch die Stabilität gegenüber der 15-Hydroxyprostaglandin-Dehydrogenase und damit die In-vivo-Wirksamkeit erheblich verbessert werden.

Wirkungsmechanismus. Die Isopropylester dieser Reihe wie Latanoprost sind **Prodrugs.** Die lipophile Isopropylgruppe erleichtert den Molekülen die Hornhautpenetration, aber erst nach Resorption werden sie durch Esterasen in der Hornhaut zu den aktiven Säuren hydrolysiert. Diese diffundieren in das Kammerwasser und binden als Agonisten an Prostaglandin-FP-Rezeptoren des Trabekelnetzwerkes. Der FP-Rezeptor (PGF-Rezeptor) ist die Bindestelle für $PGF_{2\alpha}$ und vermittelt dessen biologische Wirkungen. FP mobilisiert hauptsächlich

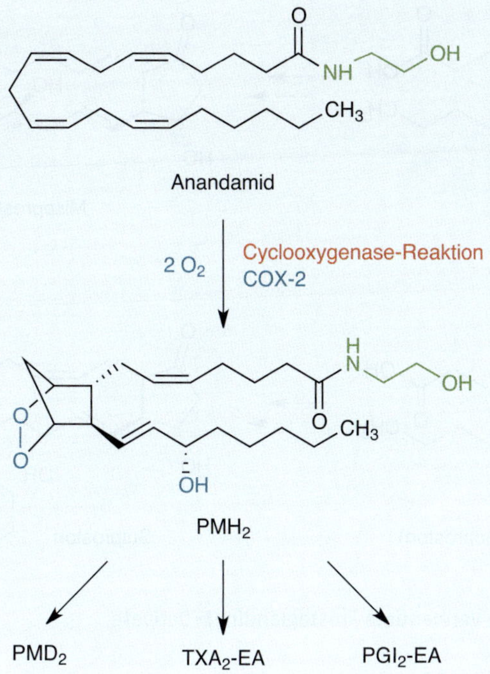

o Abb. 7.211 Auswahl von Prostamiden ausgehend von Anandamid. PM: Prostamid, EA: Ethanolamid

G-Proteine, welche die G_q-α-Untereinheit enthalten. Die Aktivierung des Rezeptors führt am Auge zur Kontraktion des M. sphincter pupillae und erhöht so den Kammerwasserabfluss.

Die Anwendung der zur Glaukomtherapie eingesetzten Prostanoide erfolgt in Form von Augentropfen. Mögliche Nebenwirkungen sind eine veränderte Irispigmentierung, ein vermehrtes Wimpernwachstum sowie eine Hyperämie am Auge.

Latanoprost (Xalatan®), Ph. Eur., besitzt gegenüber $PGF_{2α}$ in Position 13 keine Doppelbindung und wird durch eine terminale Phenylgruppe stabilisiert. Wenn die Latanoprostsäure den Blutkreislauf erreicht, wird sie in der Leber durch β-Oxidation schnell zu 1,2-Dinor- und 1,2,3,4-Tetranor-Latanoprostsäure metabolisiert. Die Plasmahalbwertszeit beträgt nur 17 min. Die Metaboliten werden hauptsächlich über die Niere ausgeschieden.

Tafluprost (Taflotan®) weist anstelle der C-15-OH-Gruppe ein geminales Difluorid auf, was für den aktiven Metaboliten Tafluprostsäure gegenüber Latanoprostsäure mit einer 12-fach höheren Affinität zum FP-Rezeptor (s. Kasten) einhergeht. Neben den durch β-Oxidation gebildeten Metaboliten erfolgt die Inaktivierung auch durch Lactonbildung der Carboxyfunktion mit der 9-OH-Gruppe.

Travoprost (Travatan®) ist an der terminalen Phenoxystruktur zusätzlich mit einer 4-Trifluormethylgruppe substituiert. Die terminale Halbwertszeit beträgt 45 min.

Bimatoprost (Ganfort®, Lumigan®) ist ein Ethylamid-Derivat, das als Amid im Vergleich zu den Ester-Prodrugs deutlich stabiler ist. Die Hydrolyse zur freien Säure wird kontrovers diskutiert. Strukturell ist Bimatoprost mit den **Prostamiden** (**Prosta**glandin-Ethanol**amiden**, o Abb. 7.211) verwandt. Als ersten Vertreter dieser Gruppe entdeckte man 1997 das Prostamid E_2. Prostamide werden endogen aus Anandamid (Arachidonylethanolamid) gebildet, parallel zur Prostaglandinsynthese aus Arachidonsäure. Bis auf die Ethanolamidgruppe entsprechen die Prostamide strukturell den Eicosanoiden (o Abb. 7.152), zeigen aber zu Prostanoid-Rezeptoren nur geringe bis keine Affinität. Es wurde vorgeschlagen, dass Prostamide über spezifische Prostamid-Rezeptoren wirken und so den Augeninnendruck regulieren. Bimatoprost ist strukturell allerdings kein Ethanolamid, von daher bleibt der Wirkungsmechanismus ungeklärt. Nach Anwendung am Auge wird im zirkulierenden Blut vor allem unverändertes Bimatoprost gefunden, danach folgen *N*-Desethylierung und Glucuronidierung zu unterschiedlichen Metaboliten. Die Eliminationshalbwertszeit beträgt 45 min.

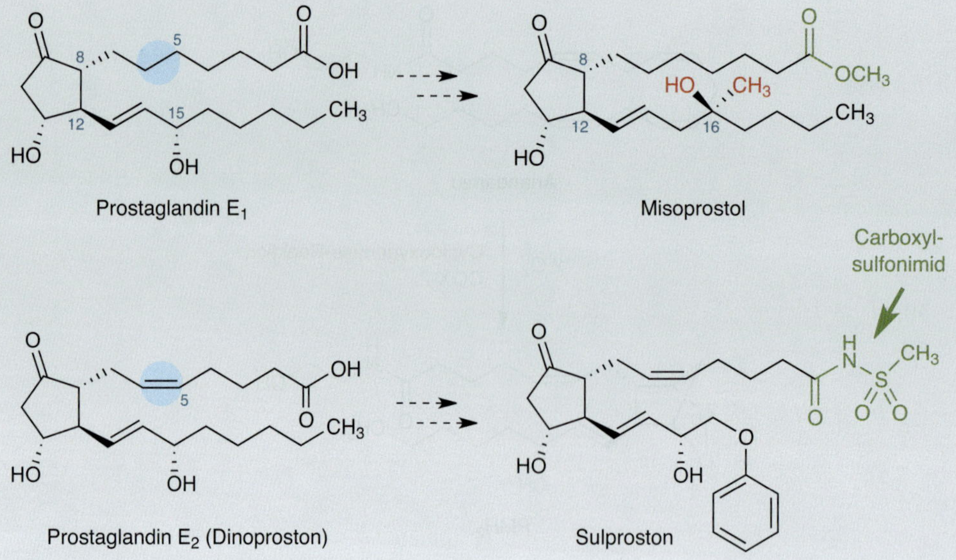

Prostaglandin E_1 --> Misoprostol

Prostaglandin E_2 (Dinoproston) --> Sulproston (Carboxyl-sulfonimid)

Abb. 7.212 In der Gynäkologie verwendete Prostaglandin-E-Derivate

7.6.2 Prostaglandine in Geburtshilfe und Gynäkologie

Die Prostaglandin-Rezeptoren EP_1–EP_4 und FP sind im Uterus präsent. PGE und $PGF_{2\alpha}$ haben über die Aktivierung von EP_3 und FP eine stimulierende Funktion auf die Kontraktion der Uterusmuskulatur bei Schwangeren, über EP_2 werden Ovulation und Nidation erleichtert. Aufgrund ihrer Signalwirkung für das Einsetzen der Wehen sind PGE-Derivate vor allem bei der Geburt und Geburtseinleitung relevant.

Misoprostol (MisoOne®), Ph. Eur., ist ein Prostaglandin-E_1-Analogon (Abb. 7.212) und als **Ester-Prodrug** oral verfügbar. Es handelt sich um ein Gemisch von 4 Stereoisomeren, als Eutomer gilt das 8*R*,11*R*,12*R*,16*S*-Isomer. Der Ester wird nach oraler Gabe rasch resorbiert und zur wirksamen Misoprostolsäure hydrolysiert. Gegenüber den natürlichen Prostaglandinen E_1 und E_2 ist die Hydroxygruppe von C-15 nach C-16 verschoben und liegt durch die zusätzlich eingeführte Methylgruppe als tertiärer Alkohol vor. Dies verhindert die Biotransformation zum inaktiven Ketonderivat und gewährleistet eine Halbwertszeit für die Misoprostolsäure von 20–40 min. Misoprostol zählt insbesondere wegen seiner gynäkologischen und geburtshilflichen Verwendung zu den unentbehrlichen Arzneistoffen der WHO. Durch Misoprostol wird eine Kontraktion der Gebärmuttermuskulatur hervorgerufen. Verwendet wird Misoprostol bei Blutungskomplikationen nach der Geburt und zur Weheneinleitung. Beim medikamentösen Schwangerschaftsabbruch wird zunächst Mifepriston gegeben (▸Kap. 8.4.5), 48 h danach wird Misoprostol verabreicht.

Prostaglandin-E-Derivate hemmen als Agonisten an EP_3 und EP_4 zudem die Säureproduktion im Magen und aktivieren protektive Faktoren durch Schleimbildung und Hydrogencarbonat-Sekretion. Misoprostol wird in Kombination mit Diclofenac (in Arthrotec®) zur Prophylaxe und Therapie medikamentenbedingter Magen- und Zwölffingerdarmgeschwüre verwendet.

Sulproston (Nalador®) ist als Pulver zur Herstellung einer Infusionslösung im Handel. Es ist der Prototyp der Prostaglandin-E_2-Mimetika (Abb. 7.212) mit 16-Phenoxy-Struktur. Diese Partialstruktur wurde später in zahlreiche Prostanoide eingebaut. Durch den bioisosteren Austausch der Carbonsäure gegen ein Carboxysulfonimid konnte man gegenüber PGE_2 die Gewebeselektivität und die metabolische Stabilität deutlich verbessern, da dies die übliche β-Oxidation der Carboxyseitenkette verhindert. Sulproston wird intravenös verabreicht. Als Hauptmetabolit entsteht das Carbonsäurederivat. Primär bewirkt Sulproston eine Stimulation der glatten Muskulatur des Uterus, während der Effekt an glattmuskulären Systemen anderer Organe weniger stark ausgeprägt ist. Durch Uteruskontraktion und Verengung uteriner Gefäße bewirkt Sulproston eine Ablösung der Plazenta und eine Erweiterung des Zervixkanals. Sulproston wird gynäkologisch bei atonischer Nachblutung nach der Geburt, zur Weheneinleitung, zur Einleitung eines Schwangerschaftsabbruchs oder zur Uterusentleerung nach intrauterinem Fruchttod verwendet.

Dinoproston (Minprostin® E2), Ph. Eur., ist ein synthetisch gewonnenes Prostaglandin und mit dem körpereigenen Prostaglandin PGE_2 identisch. Es wird in der Geburtshilfe eingesetzt. Dinoproston wird in Gel- oder Tablettenform verwendet und dient der Erweichung und Erweiterung des Muttermundes durch Stimulation des enzymatischen Kollagenabbaus. Intravenös oder vaginal appliziert führt es in allen Schwangerschaftsstadien zu einer anhaltenden Wehentätigkeit. Im kardiovaskulären System wirkt Prostaglandin E_2 vasodilatorisch und hemmt zudem die Thrombozytenaggregation.

Dinoprost, Dinoprost-Trometamol (Dinolytic® ad us. vet., Enzaprost®), Ph. Eur., ist das Trometamol-Salz des endogenen $PGF_{2\alpha}$ (o Abb. 13.210). Dinoprost wirkt luteolytisch, bewirkt also den Abbau des Gelbkörpers. Es dient zur Abort- und Geburtseinleitung in der Tiermedizin. Exogen zugeführtes $PFG_{2\alpha}$ hat eine extrem kurze Plasmahalbwertszeit von wenigen Minuten.

7.6.3 Prostaglandine mit vasodilatatorischer Wirkung

Alprostadil (Prostavasin®), Ph. Eur., entspricht dem endogenen Prostaglandin E_1 (PGE_1, o Abb. 7.213). Als Vasodilatator wird es bei der chronisch arteriellen Verschlusskrankheit, bei erektiler Dysfunktion sowie mitunter zur temporären Offenhaltung der Verbindung zwischen Aorta und Lungenarterie (Ductus arteriosus) bei Neugeborenen mit angeborenen Herzfehlern verwendet. Alprostadil hemmt die Thrombozytenaggregation. Alprostadil wird als Infusion verabreicht, die Plasmahalbwertszeit beträgt 5–10 min. Die Biotransformation erfolgt überwiegend in der Lunge und führt hauptsächlich zum 15-Ketoderivat sowie zusätzlich zur Reduktion der Doppelbindung an C-13.

o **Abb. 7.213** Alprostadil, Prostaglandin mit vasodilatatorischer Wirkung

7.6.4 Prostanoide zur Behandlung der pulmonalen Hypertonie

Prostacyclin (PGI_2, o Abb. 7.152) wurde 1976 als körpereigene Substanz entdeckt und 1995 in den USA als erster Wirkstoff zur Behandlung der pulmonalen Hypertonie zugelassen. PGI_2 liegt bei Patienten mit pulmonaler Hypertonie vermindert vor. Sein physiologischer Antagonist, Thromboxan A_2, ist jedoch erhöht und verursacht eine Vasokonstriktion. PGI_2 ist der stärkste endogene Vasodilatator, wirkt außerdem zytoprotektiv und hemmt die Thrombozytenaggregation. Es erzeugt seine Vasodilatation über die Aktivierung einer Adenylatcyclase (▸ Kap. 1.2.3), wodurch die cAMP-Konzentration steigt.

Epoprostenol (Veletri®) ist das Natriumsalz des synthetischen Prostacyclins (o Abb. 7.214). Seit 2011 ist es auch in Deutschland auf dem Markt. Epoprostenol wird durch kontinuierliche Infusion einer frisch zubereiteten Lösung innerhalb von 48 h verabreicht. Die chemische Stabilität in wässriger Lösung ist aufgrund der kurzen Halbwertszeit von 3–5 min begrenzt. Die stark vasodilatatorische und inhibitorische Wirkung auf die Thrombozytenaggregation dieses natürlichen Prostanoids führt zu einem starken, aber nur kurz andauernden therapeutischen Effekt. Als Abbauprodukt nach Hydrolyse der Vinyletherstruktur entsteht 6-Keto-Prostaglandin $F_{1\alpha}$ (o Abb. 7.152).

Iloprost (Ilomedin®, Ventavis®) ist ein synthetisches PGI_2-Analogon, das sich von diesem durch die Methylgruppe an C-16, eine C-18/C-19-Dreifachbindung sowie die Methylengruppe anstelle des Ring-O-Atoms unterscheidet. Es liegt als Gemisch der 16*R*- und 16*S*-Epimere vor. Die metabolische Stabilität ist gegenüber dem PGI_2 insgesamt deutlich verbessert. Verwendet wird Iloprost bei fortgeschrittener Thromboangitis obliterans, einer mit schweren Durchblutungsstörungen, Ischämien und Nekrosen einhergehenden Entzündung von Arterien und Venen. Bei pulmonaler Hypertonie wird es zur Verbesserung der körperlichen Leistungsfähigkeit eingesetzt. Iloprost wird primär durch β-Oxidation der Carboxyseitenkette zum inaktiven Tetranoriloprost metabolisiert. Die ω-Oxidation der anderen Seitenkette wird durch die terminale Dreifachbindung verhindert. Iloprost wird inhalativ oder als Infusionslösung eingesetzt und hat eine Plasmahalbwertszeit von 5 h. Die Elimination erfolgt über die Nieren.

Treprostinil (Remodulin®) wird bei pulmonaler arterieller Hypertonie eingesetzt. Es ist eine synthetische, stabile Form von PGI_2. Die Doppelbindung zwischen C-13/C-14 liegt hydriert vor, die labile Vinyletherstruktur ist durch einen Tetrahydronaphthalenring ersetzt. Das Natriumsalz wird entweder als kontinuierliche subkutane Infusion direkt in die Haut oder als kontinuierliche i. v. Infusion verabreicht. Die mittlere Halbwertszeit beträgt 85 min (34 min bei i. v. Infusion). Die Ausscheidung erfolgt vorwiegend im Urin. Metaboliten entstehen hauptsächlich durch CYP2C8 nach Oxidation

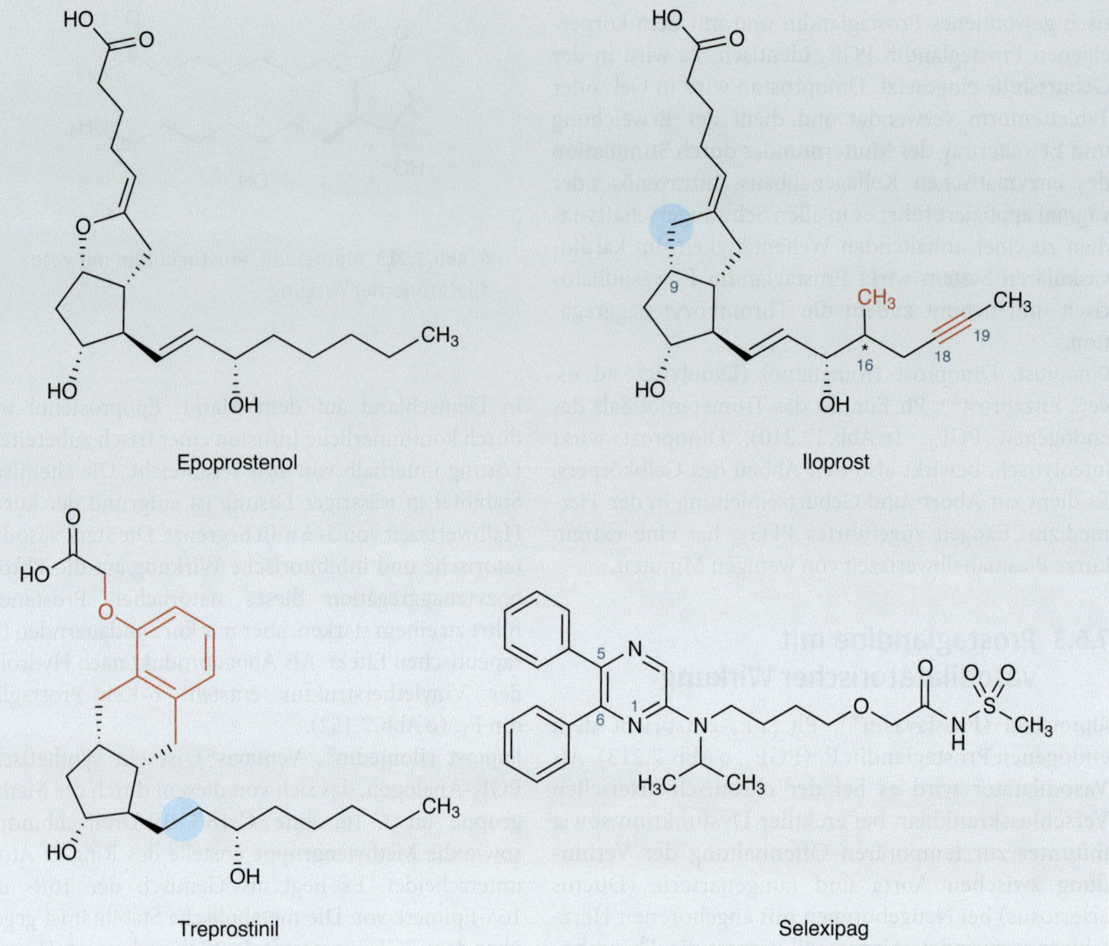

Abb. 7.214 Prostanoide zur Behandlung der pulmonalen Hypertonie; die Bezifferung in Iloprost bezieht sich auf die analogen Positionen von PGI_2

der 3-Hydroxyoctyl-Seitenkette und Konjugation mit Glucuronsäure.

Selexipag (Uptravi®) ist seit 2016 im Handel und wird bei pulmonaler Hypertonie eingesetzt. Es ist ein oral anwendbarer, selektiver Agonist am Prostacyclin-Rezeptor (IP-Rezeptor) ohne die prototypische Prostanoidstruktur. Strukturell unterscheidet sich Selexipag daher deutlich vom endogenen IP-Rezeptor-Agonist Prostacyclin und von seinen Analoga. Es handelt sich um ein 5,6-Diphenyl-substituiertes 2-Aminopyrazin (pK_S = 2,6 für N-1). Die *N*-Methylsulfonamidgruppe vermittelt metabolische Stabilität, verringert aber gegenüber einer Carboxylat-Einheit deutlich die Wirksamkeit am IP-Rezeptor. Die hohe Selektivität von Selexipag und der aktiven Carbonsäure für den IP-Rezeptor im Vergleich zu anderen Prostanoid-Rezeptoren ist von Bedeutung, um eine Vasokonstriktion über diese Rezeptoren auszuschließen. Nach oraler Gabe wird Selexipag in der Leber und im Darm durch Esterasen zur 37-fach wirksameren Carbonsäure hydrolysiert. Die Bioverfügbarkeit beträgt 49 %. Die oxidative Metabolisierung durch CYP2C8 und in geringerem Umfang durch CYP3A4 führt zu hydroxylierten und desalkylierten Produkten. Die aktive Carbonsäure wird glucuronidiert. Die Ausscheidung erfolgt primär über die Fäzes. Selexipag hat eine Halbwertszeit von 0,8–2,5 h, die Carbonsäure von 6–13,5 h.

7.6.5 Leukotrien-Rezeptor-Antagonisten und 5-Lipoxygenase-Inhibitoren zur Asthmatherapie

Montelukast (Singulair®), Ph. Eur., ist ein **Leukotrien-Rezeptor-Antagonist**, der bei leichtem und mittelschwerem Asthma prophylaktisch eingesetzt werden kann. Zur Therapie eines akuten Asthmaanfalls ist es

o Abb. 7.215 Leukotrien-Rezeptor-Antagonist Montelukast im Vergleich mit LTD_4

o Abb. 7.216 5-Lipoxygenase-Inhibitor Zileuton

nicht geeignet. Durch die antagonistische Wirkung am $CysLT_1$-Rezeptor wird der bronchokonstriktorische Effekt der Cysteinyl-Leukotriene LTC_4, LTD_4 und LTE_4 aufgehoben. Montelukast wird oral als Natriumsalz verabreicht. Montelukast geht auf ein Pyridylethenylchinolin als Leitstruktur zurück, die man systematisch optimierte. Die für die Bindung an den Rezeptor relevanten Lipid-, Säure- und Peptid-basierten Strukturelemente von LTD_4 (o Abb. 7.215) wurden in Montelukast durch verschiedene Teilstrukturen wie ein Chlor-substituiertes Styrylchinolin, eine β-Cyclopropyl-substituierte Buttersäure bzw. ein Phenylpropylthioether-System ersetzt. Therapeutisch verwendet wird das potentere *R*-Enantiomer, die Doppelbindung zwischen Chinolin- und Phenylring ist *E*-konfiguriert. Montelukast besitzt saure (COOH, $pK_S = 3{,}2$) und basische Eigenschaften (Chinolin-N $pK_S = 6{,}2$). Die Biotransformation erfolgt überwiegend durch CYP2C8, daneben CYP3A4 und CYP2C9. Durch Oxidation einer der beiden Methylgruppen entsteht neben dem Hydroxymethylderivat als Hauptmetabolit eine Dicarbonsäure. Die Oxidation des Thioethers führt zum Sulfoxid und die Konjuation der Carboxygruppe zum Glucuronid. Die Plasmahalbwertszeit liegt bei 4 h, die Ausscheidung erfolgt biliär.

Zileuton (o Abb. 7.216, Zyflo®) ist ein spezifischer Inhibitor der 5-Lipoxygenase und gehört somit nicht zu den Leukotrien-Rezeptor-Antagonisten. Es hemmt den Schlüsselschritt für die Biosynthese der Leukotriene LTB_4, LTC_4, LTD_4 und LTE_4. Zileuton ist in den USA zur Therapie von mittelschwerem Asthma zugelassen, in Deutschland ist es nicht auf dem Markt. Zileuton besitzt einen Benzothiophen-Grundkörper, der mit einer *N*-Hydroxyharnstoffstruktur versehen ist. Beide Enantiomere sind wirksam. Zileuton wird nach oraler Gabe rasch resorbiert, die maximale Plasmakonzentration wird nach etwa 2 h erreicht. Mechanistisch soll Zileuton über die Hydroxamsäure-Teilstruktur das Fe^{3+}-Ion im aktiven Zentrum der 5-Lipoxgenase komplexieren sowie als redoxaktive Substanz zum Fe^{2+}-Ion reduzieren.

7.7 Gichtmittel

Die Gicht, Arthritis urica, ist eine Stoffwechselkrankheit mit erhöhtem Harnsäurespiegel im Blut (Hyperurikämie). Sie gehört zu den Erkrankungen des rheumatischen Formenkreises (Gichtarthritis). Infolge einer Ablagerung von Harnsäurekristallen in Gelenken kann es dort zu sehr schmerzhaften Entzündungen kommen.

Beim akuten Gichtanfall werden zur Linderung der Entzündung und Schmerzen nichtsteroidale Antiphlogistika, Glucocorticoide und Colchicin eingesetzt.

Zur Senkung des Plasmaharnsäurespiegels im Rahmen der Therapie der chronischen Gicht stehen folgende Medikamente zur Verfügung:

- **Urikostatika** zur Reduzierung der Harnsäurebildung,
- **Urikosurika** zur Erhöhung der Harnsäureausscheidung.

Physiologische Grundlagen. Die **Purine** Adenin und Guanin (o Abb. 7.221) sind Grundbausteine der Nukleinsäuren DNA und RNA. Im Energiestoffwechsel und bei der Signaltransduktion der Zellen spielen sie ebenfalls eine wichtige Rolle in Form ihrer Nukleosidphosphate (ATP, GTP, cAMP, cGMP). Adenin ist zudem in den Kosubstraten NAD^+/NADH, $NADP^+$/NADPH und dem Coenzym A enthalten. Synthese und Degradation der Purine laufen im Organismus ständig parallel zueinander ab. Bei ihrem Abbau entsteht **Harnsäure**, die vorwiegend über die Niere ausgeschieden wird. Eine wesentliche Rolle spielt das **humane Urat-Transportprotein** hURAT1, das zu den Transportern organischer Anionen (SLC22A12) gehört. Als Antiporter vermittelt es die Rückresorption von Harnsäure aus dem Primärharn in die Tubuluszelle im Austausch gegen organische Anionen. Ein ebenfalls wichtiges Transportprotein ist der Fructose-Transporter (SLC2A9). Polymorphismen in den entsprechenden Genen sind häufig mit Gicht assoziiert. Sie führen zu einer Funktionsstörung der Transporter, wodurch die Harnsäureausscheidung sinkt.

Wird Harnsäure vermehrt gebildet oder vermindert ausgeschieden, kommt es zu einer Erhöhung der Harnsäurekonzentration (Hyperurikämie) im Blutplasma über die Sättigungsgrenze von 6,4 mg/100 mL hinaus. Unter physiologischen Verhältnissen fällt Harnsäure jedoch erst oberhalb einer Konzentration von 7 mg/100 mL aus. Ursache der meist genetisch bedingten primären Hyperurikämie ist eine gestörte Ausscheidung der Harnsäure über die Niere oder – was weit seltener vorkommt – eine erhöhte endogene Harnsäuresynthese. Die sekundäre Hyperurikämie ist Folge einer Erkrankung, die mit einem vermehrten Nukleinsäureabbau (z. B. bei Leukämie) oder einer verminderten Ausscheidung (z. B. bei Niereninsuffizienz) einhergeht. Entsprechend der zugrundeliegenden Hyperurikämie werden primäre und sekundäre Gicht unterschieden.

Harnsäure ist eine zweiprotonige Säure mit pK_S-Werten von 5,4 und 9,8. Bei physiologischem pH-Wert von 7,4 liegt deshalb weitgehend das Monoanion vor (o Abb. 7.217). Schon bei Konzentrationen leicht oberhalb der Plasmanormwerte wird jedoch das Löslichkeitsprodukt des Natriumsalzes der Harnsäure überschritten, und es kann zur Bildung von Natriumurat-Kristallen kommen. Ein akuter Gichtanfall ist darauf zurückzuführen, dass Leukozyten versuchen, ausgefallenes Natriumurat durch Phagozytose zu beseitigen. Dabei werden lysosomale Membranen dieser Immunzellen durch die Kristalle aufgerissen. Die dadurch austretenden Enzyme verursachen im umgebenden Gewebe Entzündungsreaktionen, die mit starken Schmerzen verbunden sind. Durch die pH-Erniedrigung, die mit der Entzündung einhergeht, können im Gewebe pH-Werte von 5,5–6,5 erreicht werden. Unter diesen Bedingungen sind die Konzentrationen an Urat und Harnsäure etwa gleich groß und es ist mit einer zusätzlichen Ausfällung von Harnsäure zu rechnen, da Harnsäure etwa 50-mal schlechter wasserlöslich ist als Natriumurat. Dies verstärkt den pathologischen Prozess und hält ihn zudem aufrecht (Circulus vitiosus). Der akute Gichtanfall tritt bevorzugt in Gelenken, insbesondere im Großzeh auf.

7.7.1 Arzneistoffe zur Behandlung des akuten Gichtanfalls

Zur Behandlung des akuten Gichtanfalls werden nichtsteroidale Antiphlogistika eingesetzt. Als Reservemittel dient Colchicin (o Abb. 7.218). Auf die Bildung und Ausscheidung der Harnsäure haben sie aber keinen Einfluss. Bei Kontraindikationen gegen diese Substanzen sind orale Glucocorticoide Therapie der Wahl.

Colchicin (Colchicin Ysat®), Ph. Eur., ist das Hauptalkaloid aus der Herbszeitlosen (*Colchicum autumnale*). Das farblose, kristalline Colchicin ist gut wasserlöslich. Aufgrund seiner exozyklischen Amidstruktur am *S*-konfigurierten Chiralitätszentrum in Ring B ist Colchicin kein Alkaloid im klassischen Sinne und ist nicht basisch. Colchicin besitzt ein methyliertes α-Tropolonsystem, in dem die Carbonylgruppe im C-Ring des Colchicins mit einer Enolmethylethergruppe in Konjugation steht. Der Ring C kann damit als vinyloger Ester angesehen werden, was die leichte Hydrolyse zum Colchicein unter sauren oder alkalischen Bedingungen erklärt (o Abb. 7.219). Über das Tautomeriegleichgewicht des α-Tropolons im Colchicein wird eine Verschiebung des 6π-Elektronensystems bewirkt, wodurch es aromati-

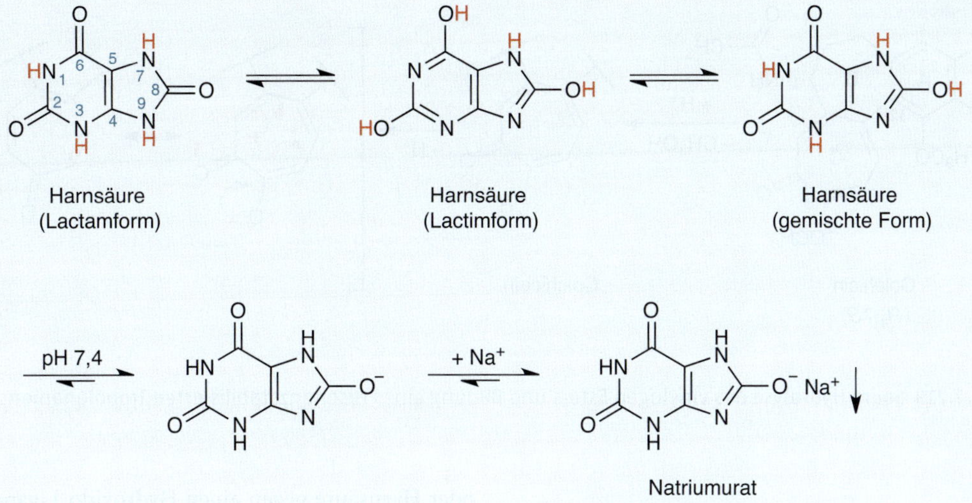

Abb. 7.217 Tautomere Formen der Harnsäure und Fällung als Natriumurat bei physiologischem pH-Wert

schen Charakter erhält. Gleiches gilt für das Tropolon-Anion. Es wird ebenfalls durch das 6π-Elektronensystem des Tropolonrings stabilisiert. Wegen der nicht frei drehbaren Bindung zwischen C-12a und C-12b der Biarylstruktur liegt axiale Chiralität vor (▸Kap. 1.4.1). Dem C-Atom 12a im α-Tropolonring C weist das Arzneibuch entsprechend R_a-Konfiguration zu. Colchicin ist ein Hemmstoff der Tubulinpolymerisation und damit antimitotisch wirksam. Die Substanz hemmt die Phagozytose-Aktivität von Leukozyten und unterbricht dadurch die im akuten Gichtanfall ablaufenden immunologischen Reaktionen. Aufgrund seiner Toxizität ist Colchicin meist nur noch Mittel 2. Wahl. Es wird oral verabreicht, die Plasmahalbwertszeit liegt bei 4–5 h. In der Leber kommt es teilweise zur Desacetylierung, daneben werden bis zu 40 % unverändert ausgeschieden.

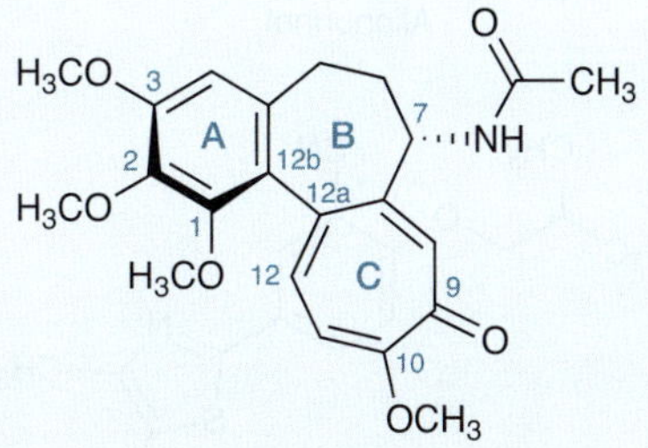

Abb. 7.218 Colchicin, ein Hemmer der Tubulinpolymerisation

7.7.2 Urikostatika

Design und Entwicklung. Allopurinol (Abb. 7.220) wurde 1956 von Roland K. Robins synthetisiert und von Gertrude B. Elion (Nobelpreis für Medizin, 1988, zusammen mit George H. Hitchings und James W. Black) als potenter Inhibitor der Xanthinoxidase entwickelt. Die Substanz kam 1966 als Gichtmittel auf den Markt.

Struktur-Wirkungs-Studien zu Xanthinoxidase-Inhibitoren verdeutlichten, dass die Purinstruktur keine Voraussetzung für inhibitorische Aktivität ist. Ein fünfgliedriger Heterozyklus mit einem Phenylring ist ein dazu ausreichendes Strukturmerkmal. Entsprechende Strukturoptimierungen führten zu **Febuxostat**, das 2010 in den Handel kam.

Biochemische Grundlagen. Der metabolische Abbau von Adenin beginnt mit seiner Desaminierung zu Hypoxanthin (Abb. 7.221). Dieses wird nachfolgend von der **Xanthinoxidase** zu Xanthin und schließlich weiter zur Harnsäure oxidiert. Aus Guanin wird direkt das Zwischenprodukt Xanthin gebildet.

Für jeden Xanthinoxidase-katalysierten Schritt der Harnsäurebildung werden 2 Elektronen und ein Proton, formal ein Hydridion, vom Substrat auf das Enzym übertragen. Die Regeneration des reduzierten Enzyms erfolgt durch Sauerstoff, wobei Superoxid-Radikal-Anion oder Wasserstoffperoxid gebildet werden. Jede Untereinheit des homodimeren Enzyms besteht aus 3 Domänen,

- dem Molybdän-Kofaktor (MoCo, Molybdopterin),
- einem Flavin-Adenin-Dinukleotid (FAD) und
- 2 Eisen-Schwefel-Zentren (2Fe-2S).

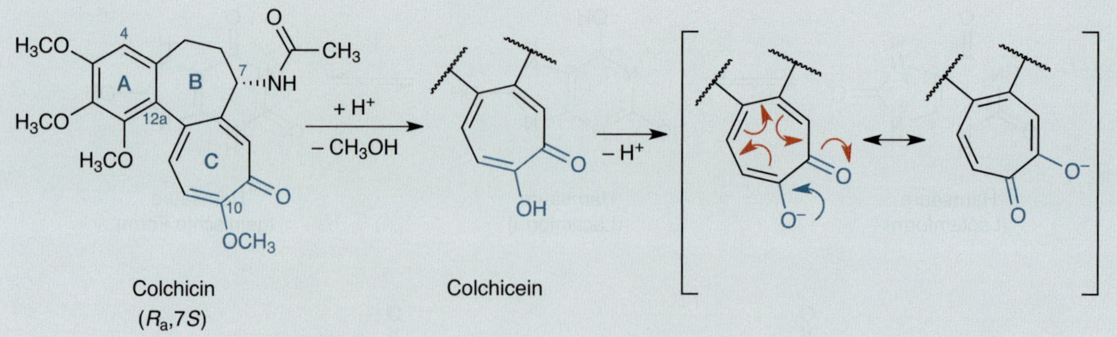

Abb. 7.219 Saure Hydrolyse des vinylogen Esters und Bildung eines resonanzstabilisierten Tropolonanions

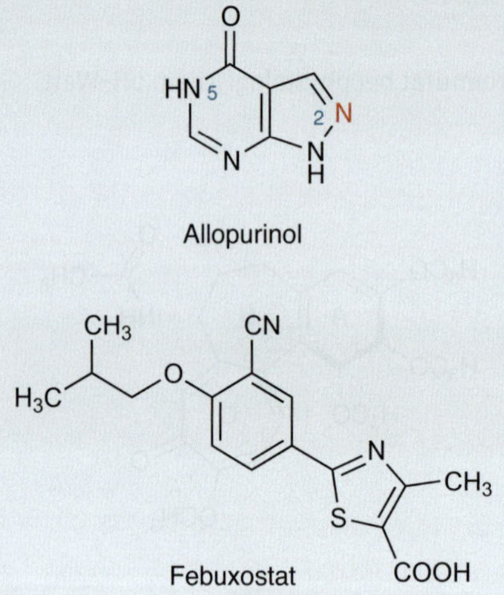

Abb. 7.220 Hemmstoffe der Xanthinoxidase

Die quadratisch-pyramidale Koordinationssphäre des Molybdän-Kofaktors ist in Abb. 7.222 dargestellt. Als zweizähniger Ligand dient ein Pyranopterin-Gerüst, das eine Endithiolat-Funktion aufweist, welche das Molybdän(VI)-Zentralion chelatisiert. Im oxidierten Zustand enthält der Kofaktor zudem einen apikalen Oxido- (Mo=O) sowie je einen äquatorialen Hydroxido- (Mo–OH) und Sulfido-Liganden (Mo=S). Bei der enzymatischen Reaktion erfolgt zunächst der nukleophile Angriff des Mo–OH-Sauerstoffs am elektrophilen C-Atom des Substrats, das über das O-Atom zunächst an das Zentral-Ion koordinativ gebunden bleibt (Abb. 7.223). Nach Reduktion und Protonierung von Mo=S liegt der Schwefel als Hydrosulfido-Ligand vor. Die Elektronen nimmt Mo(VI) auf und wird zu Mo(IV) reduziert. Danach werden sie über das Eisen-Schwefel-Zentrum an FAD weitergereicht, bevor sie schließlich auf Sauerstoff übertragen werden. Dabei wird auch das hydroxylierte Reaktionsprodukt Xanthin oder Harnsäure gegen einen Hydroxido-Liganden (aus Wasser) ausgetauscht und aus der Molybdän-Koordinationssphäre freigesetzt.

Wirkungsmechanismus. Die Urikostatika **Allopurinol** und **Febuxostat** (Abb. 7.220) vermindern die Bildung von Harnsäure, indem sie das Enzym Xanthinoxidase hemmen (Abb. 7.221). Allerdings zeigen sie einen unterschiedlichen Bindungsmodus. Während sich Allopurinol als **mechanismusbasierter** Inhibitor erweist, ist Febuxostat ein **substratbasierter** Hemmstoff des Enzyms. Allopurinol bindet als falsches Substrat der Xanthinoxidase 15–20-mal stärker an diese als das natürliche Substrat Xanthin und fungiert dadurch als kompetitiver Inhibitor des Enzyms. Die Hydroxylierung des Allopurinols führt zu **Oxipurinol** (Abb. 7.223), welches in deprotonierter Form an das Molybdän(IV) koordinativ bindet und über sein N-2-Atom – dieses entspricht der 8-Position der Purinbase – den äquatorialen Hydroxido-Liganden ersetzt. Diesbezüglich ist die dem Xanthin vergleichbare NH-Acidität des Oxipurinols ($pK_S = 7{,}7$) am N-2-Atom von Bedeutung. Darüber hinaus bildet Oxipurinol über seinen 4-Oxo- und 6-Oxo-Sauerstoff H-Brücken zu Glu802 bzw. Arg880 sowie über N-1 zu Glu1261 (Abb. 7.224), welche für die katalytische Reaktion der Xanthinoxidase essenziell sind. Die Bildung des Oxipurinol-Molybdän-Komplexes ist die Ursache für die potente Hemmwirkung des Allopurinols.

Das nicht von der Purinstruktur abgeleitete **Febuxostat** ist kein Substrat der Xanthinoxidase und stellt keine kovalente Bindung zum Molybdän her, sondern füllt den Substratkanal der Xanthinoxidase aus, indem es zahlreiche Bindungsinteraktionen mit dem Enzym eingeht. Dadurch wird der Zugang des Substrats zum Molybdän-Zentralion blockiert und das Enzym nichtkompetitiv gehemmt.

Die Hemmung der Xanthinoxidase führt in beiden Fällen zu steigenden Plasma- und Urinkonzentrationen

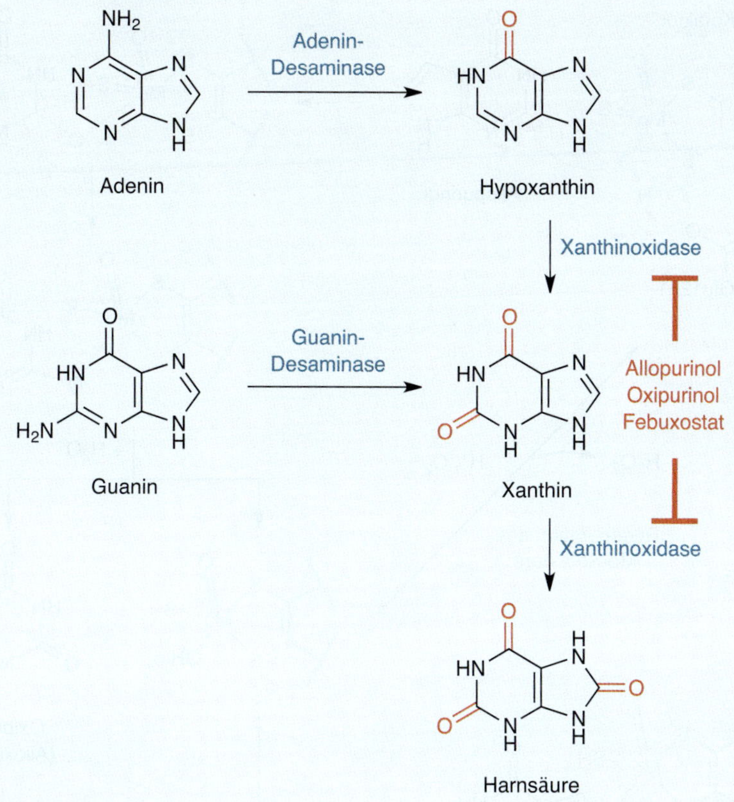

Abb. 7.221 Harnsäurebildung aus Purinbasen und Angriffspunkte der Urikostatika

7

an Xanthin und Hypoxanthin und sinkenden Urat-Konzentrationen. Fallen letztere unter die Sättigungskonzentration an Natriumurat, lösen sich die Uratkristalle auf, d. h., die primäre Ursache eines Gichtanfalls ist nicht mehr vorhanden. Die erhöhten Konzentrationen an Xanthin und Hypoxanthin stellen kein Problem dar, da diese Purinmetaboliten besser wasserlöslich sind als Harnsäure.

Allopurinol (Allopurinol AL®), Ph. Eur., ist ein Konstitutionsisomer des Adeninmetaboliten Hypoxanthin, bei dem anstelle des Imidazolrings ein Pyrazolring enthalten ist. Formal geschen ist ein N-Atom des Puringrundgerüstes um eine Position verschoben worden. In der Festsubstanz liegt ausschließlich die Lactam-Form vor (Abb. 7.225). Dies wird durch das IR-Spektrum belegt, das praktisch keine OH-Schwingung, dafür jedoch eine intensive Carbonylbande bei 1700 cm^{-1} aufweist. In Lösung steht die Lactam-Form mit der Lactim-Form im Gleichgewicht, wobei dieses überwiegend auf der Seite der Lactamform liegt. Allopurinol ist eine schwache, NH-acide Säure (pK_S = 10,2) und kann an N-1 oder N-5 zu mesomeren Formen deprotoniert werden. Die Basizität des Pyrazol-N-2 ist mit einem pK_S-

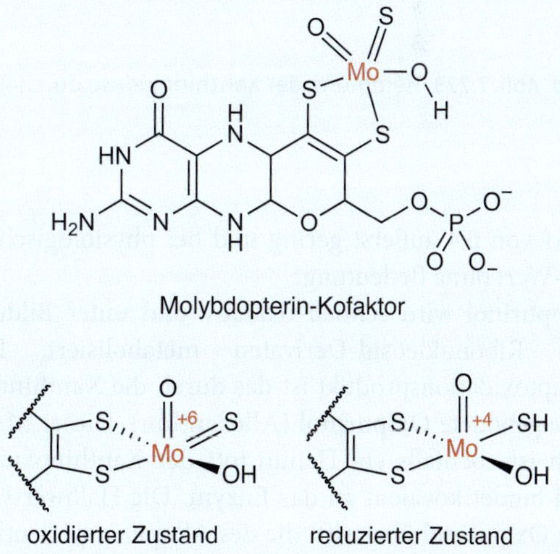

Abb. 7.222 Molybdän-Kofaktor der Xanthinoxidase sowie oxidierter und reduzierter Zustand des Koordinationszentrums

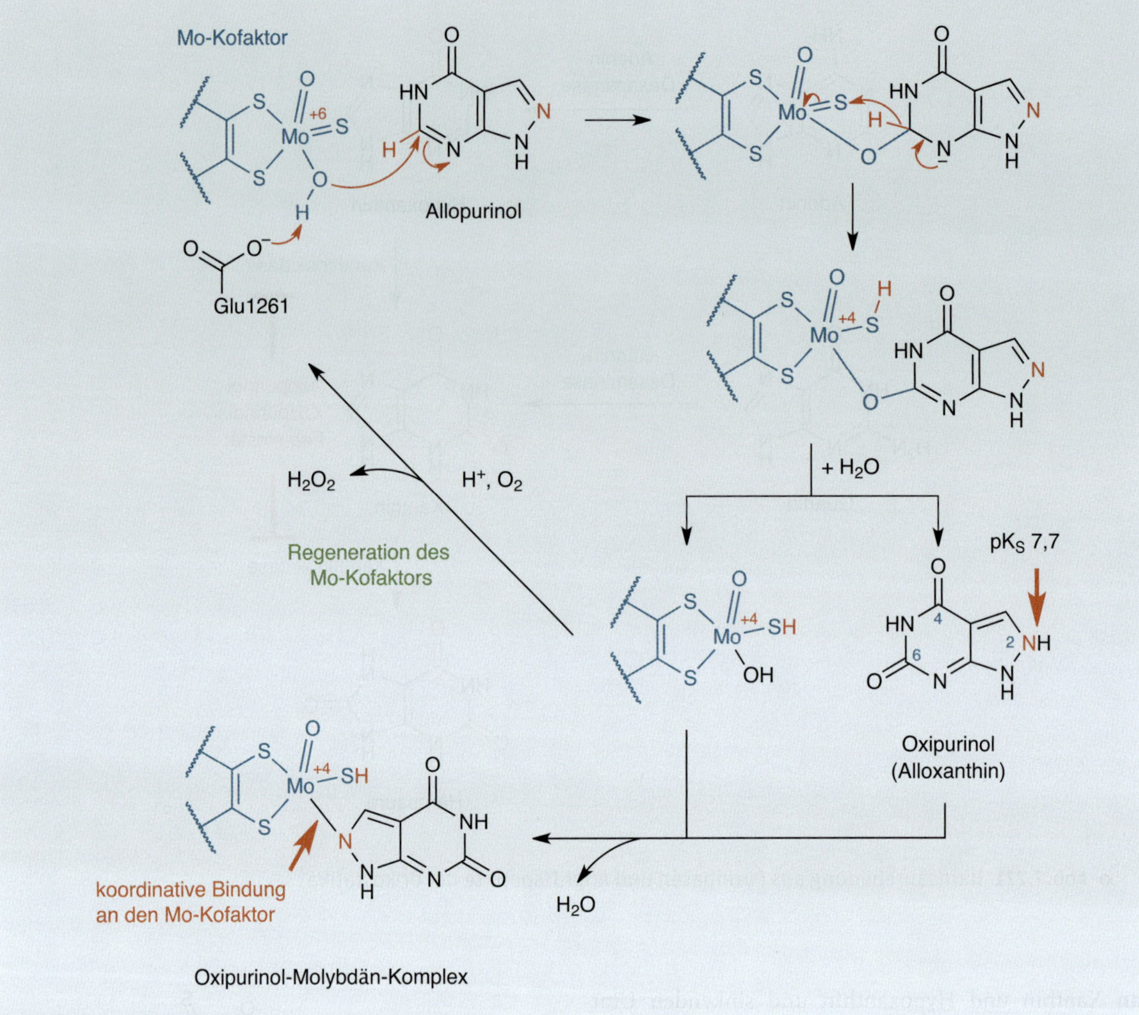

Abb. 7.223 Hemmung der Xanthinoxidase durch Allopurinol

Wert von 0,4 äußerst gering und bei physiologischem pH-Wert ohne Bedeutung.

Allopurinol wird schnell oxidativ und unter Bildung von Ribonukleosid-Derivaten metabolisiert. Das Hauptoxidationsprodukt ist das durch die Xanthinoxidase gebildete **Oxipurinol** (Alloxanthin). Dieser Metabolit ist ebenfalls ein Hemmstoff der Xanthinoxidase und bindet kovalent an das Enzym. Die Halbwertszeit von Oxipurinol übertrifft die des Allopurinols deutlich (18–30 h vs. 2–3 h). Aufgrund einer bei Dauertherapie eintretenden Kumulation trägt Oxipurinol signifikant zum Gesamteffekt bei. Die Nebenwirkungen des Allopurinols sind zum Teil darauf zurückzuführen, dass seine Metaboliten Enzyme hemmen, die in den Metabolismus von Purinen eingreifen. Interaktionen gibt es mit Arzneistoffen, die normalerweise über die Xanthinoxidase verstoffwechselt werden, wie Azathioprin, Mercaptopurin und Theophyllin.

Febuxostat (Adenuric®) ist ein selektiver Xanthinoxidase-Inhibitor. Da es als 2-Phenyl-thiazolderivat keine Purin-ähnlichen Strukturelemente aufweist, werden von ihm andere Enzyme des Purinstoffwechsels nicht beeinträchtigt. Als Carbonsäure besitzt die Substanz saure Eigenschaften (pK_S= 3,3). Febuxostat unterliegt einem ausgeprägten Metabolismus. Im Vordergrund stehen die Oxidation des Isobutylrests, *O*-Desalkylierung und die Glucuronidierung der Carbonsäurefunktion. Die Halbwertszeit beträgt 5–8 h.

7.7.3 Urikosurika

Wirkungsmechanismus. Urikosurika (Abb. 7.226) hemmen die Rückresorption der Harnsäure im proximalen Tubulus der Niere. Sie blockieren den Urat-Anionenaustausch-Transporter 1 (URAT1), der zum Organischen-Anionentransporter-System (OATS) gehört und

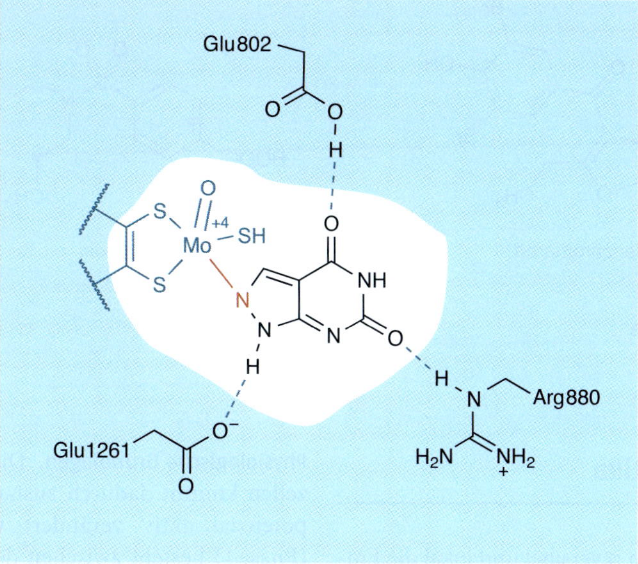

Abb. 7.224 Xanthinoxidase mit Molybdopterin und koordinativ an Mo(IV) gebundenem Oxipurinol

organische Anionen wie Lactat gegen Urat austauscht. Dadurch führenen sie zu einer gesteigerten Harnsäureausscheidung. Allerdings hemmen sie auch die tubuläre Sekretion verschiedener saurer Arzneistoffe und führen dadurch zu zahlreichen Interaktionen.

Benzbromaron (Benzbromaron AL®), Ph. Eur., leitet sich strukturell von Khellin, einem Inhaltsstoff von *Ammi visnaga*, ab und wurde ursprünglich als Spasmolytikum entwickelt. Eine zufällig entdeckte Nebenwirkung führte seit 1971 zur therapeutischen Verwendung als Urikosurikum. Durch die elektronegativen *ortho*-Bromsubstituenten und elektronenziehende *para*-Acylstruktur ist die Phenolacidität (pK_S = 4,5) deutlich erhöht. Die Biotransformation führt durch Oxidation des Ethylsubstituenten zum sekundären Alkohol und weiter zum Keton. Diese beiden aktiven Metaboliten weisen eine Plasmahalbwertszeit von 12–35 h auf und werden mit den Fäzes ausgeschieden. In seltenen Fällen kann Hepatotoxizität auftreten.

Probenecid (Probenecid Biokanol®), Ph. Eur., wurde ausgehend von Beobachtungen synthetisiert, dass Sulfonamide die Wirkung von Penicillinen verlängern können. Die Substanz wurde 1952 patentiert. Sie stammt aus einer Serie von *N*-Dialkylsulfamoylbenzoesäuren, bei denen die urikosurische Aktivität mit wachsender

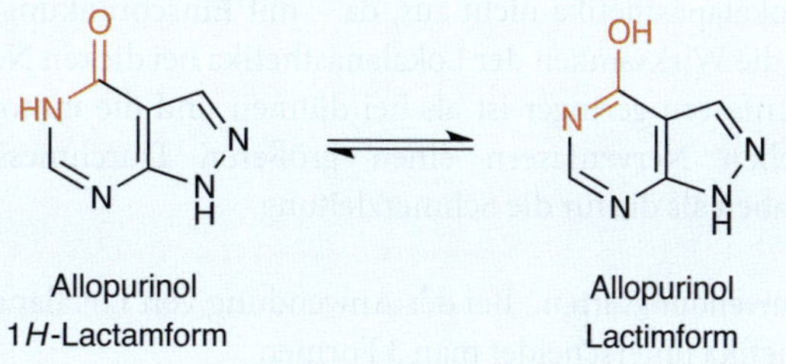

Abb. 7.225 Tautomeriegleichgewicht des Allopurinols

Größe der Alkylsubstituenten in der Reihe Methyl, Ethyl, Propyl zunimmt. Wie sehr viele Carbonsäuren (pK_S = 3,4) ist die Substanz bis zu 99 % an Plasmaproteine gebunden. Die Hauptmetaboliten sind Glucuronid-Konjugate der Carbonsäure sowie der nach ω-Oxidation der Propylseitenkette und nachfolgender Oxidation des Alkohols gebildeten Carbonsäure. Metaboliten mit Carboxygruppen sind urikosurisch wirksam. Glycin-Konjugate besitzen hohe Affinität zu OATS und verhindern die Rückresorption von Harnsäure. Die Eliminationshalbwertszeit liegt bei 2–6 h.

7

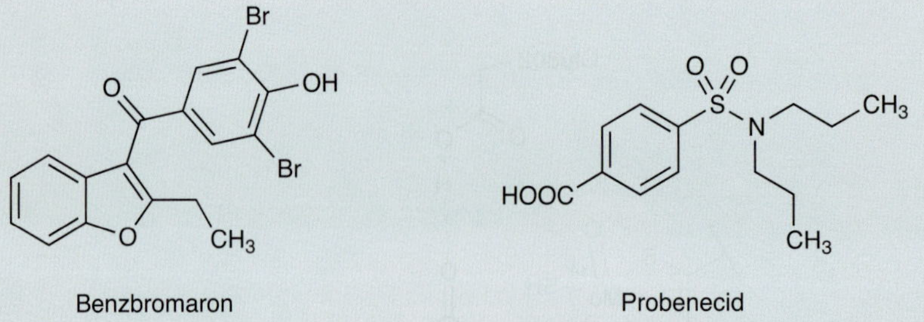

Benzbromaron Probenecid

Abb. 7.226 Urikosurika

7.8 Lokalanästhetika

Lokalanästhetika hemmen reversibel und lokal die Entstehung und Fortleitung eines neuronalen Aktionspotenzials über sensible (schmerzvermittelnde) Nervenfasern. Sie verhindern dadurch die Schmerzempfindung, ohne das Bewusstsein auszuschalten. Motorische Funktionen fallen bei der üblichen Dosierung der Lokalanästhetika nicht aus, da – mit Einschränkungen – die Wirksamkeit der Lokalanästhetika bei dicken Nervenfasern geringer ist als bei dünnen und die motorischen Nervenfasern einen größeren Durchmesser haben als die für die Schmerzleitung.

Anwendungsarten. Bei der Anwendung von Lokalanästhetika unterscheidet man 3 Formen.

Oberflächenanästhesie erzielt man mit Lokalanästhetika leicht auf wunden Haut- oder Schleimhäuten, aber nur schwer auf der intakten Haut. Vom Applikationsort aus diffundieren die Stoffe zu den sensiblen Nervenbahnen. Auf diese Weise sollen Schmerzen oder Juckreiz beseitigt bzw. verhindert werden, wie z. B. bei Hämorrhoidalleiden, Halsentzündungen und Hauterkrankungen wie Windpocken sowie bei ophthalmologischen Operationen.

Infiltrationsanästhesie. Man injiziert die Lokalanästhetika an einer oder mehreren Stellen in das Gewebe, um sensible Nervenendigungen in der Subcutis zu betäuben. Anwendung findet diese Applikationsart bei zahnärztlichen Behandlungen und kleinen chirurgischen Eingriffen.

Leitungsanästhesie. Hierbei werden bestimmte Nerven durch gezieltes Umspritzen ausgeschaltet. Auf diese Weise können auch größere Bereiche des Körpers, zum Beispiel bei Zahnbehandlungen oder chirurgischen Eingriffen an Extremitäten, schmerzunempfindlich gemacht werden. Zur Leitungsanästhesie zählen auch die Spinal- und die Periduralanästhesie, bei denen ein Lokalanästhetikum rückenmarksnah injiziert wird.

Physiologische Grundlagen. Die Reizleitung in Nervenzellen kommt dadurch zustande, dass ihr Membranpotenzial aktiv verändert wird. Im **Ruhezustand** (Phase 1) besteht zwischen dem Inneren der Nervenzelle und der extrazelluären Flüssigkeit ein Ladungsunterschied. Im Inneren der Zelle liegt ein Überschuss an Anionen vor, außerhalb der Zelle ein Überschuss an Kationen. Ursache dafür ist die unterschiedliche Durchlässigkeit der Nervenzellmembran für verschiedene Ionen sowie das Vorhandensein einer speziellen Ionenpumpe. Das ist die **Na^+/K^+-ATPase**, die unter ATP-Verbrauch Na^+-Ionen nach außen und K^+-Ionen nach innen transportiert, wobei jeweils gleichzeitig 3 Na^+-Ionen und 2 K^+-Ionen die Seiten wechseln. Weitgehend undurchlässig ist die Zellmembran für Na^+- und Cl^--Ionen sowie Proteinanionen und organische Anionen, permeabel ist sie dagegen zu einem gewissen Grad für K^+-Ionen. Verantwortlich dafür sind sogenannte K^+-Hintergrundkanäle, die auch im Ruhezustand der Nervenzelle geöffnet sind. Die Konzentration negativ geladener Proteinmoleküle beträgt innerhalb der Zelle ca. 150 mmol/L, außerhalb der Zelle ist sie dagegen annähernd bei Null. Demgegenüber sind Cl^--Ionen außerhalb der Zelle in höherer Konzentration vorhanden (120 mmol/L) als in der Zelle (15 mmol/). Ebenso ist im Ruhezustand aufgrund der Aktivität der Na^+/K^+-ATPase die **Na^+-Konzentration außen höher als innen** (150 mmol/L vs. 15 mmol/L) und die **K^+-Konzentration innen höher als außen** (140 mmol/L vs. 5 mmol/L). Ein starker K^+-Ausstrom führt zu einem Überschuss negativer Ladungen im Zellinnern. Daher ist die Diffusion der K^+-Ionen für die Ruhepotenzialbildung ausschlaggebend. Eine hohe intrazelluläre K^+-Konzentration (140 mmol/L) wird jedoch über Na^+/K^+-Ionenpumpen und elektrische Gradienten aufrechterhalten. Letztlich ist der Anteil an positiver Ladung außerhalb der Nervenzelle größer als innerhalb, die Spannungsdifferenz zwischen Innen- und Außenbereich beträgt ca. –70 mV (Ruhepotenzial).

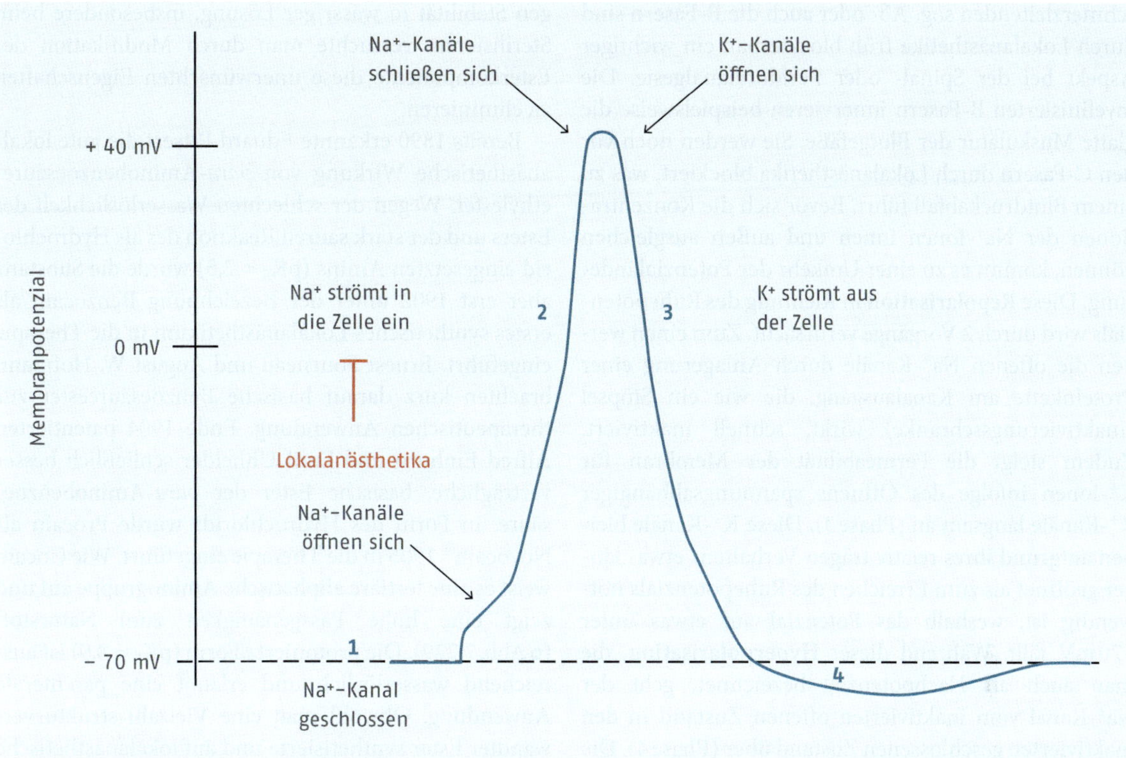

Abb. 7.227 Ablauf eines Aktionspotenzials in Nervenzellen

Ruhepotenzial (1): Alle spannungsabhängigen Na^+- und K^+-Kanäle sind geschlossen; Na^+-Aktivierungsschranke ist zu, Na^+-Inaktivierungsschranke ist offen, **Na^+-Kanal ist geschlossen, aktivierbar.**

Depolarisationsphase (2): Na^+-Kanäle öffnen sich für ca. 1 msec, Na^+-Ionen strömen in die Nervenzelle, positive Ladung im Zellinnern nimmt zu; Na^+-Aktivierungsschranke ist offen, Na^+-Inaktivierungsschranke ist offen, **Na^+-Kanal ist offen.**

Repolarisationssphase (3): Na^+-Kanäle werden durch Anlagerung einer Proteinkette im Austrittsbereich blockiert (Inaktivierungsschranke), spannungsabhängige K^+-Kanäle öffnen sich und K^+-Ionen strömen nach außen, positive Ladung im Innern nimmt ab; Na^+-Aktivierungsschranke ist offen, Na^+-Inaktivierungsschranke ist zu, **Na^+-Kanal ist geschlossen, inaktiviert (nicht aktivierbar).**

Hyperpolarisation (4) K^+-Kanäle bleiben aufgrund ihrer Trägheit noch kurze Zeit geöffnet; Na^+-Aktivierungsschranke schließt sich, Na^+-Inaktivierungsschranke öffnet sich, Na^+/K^+-ATPase stellt ursprüngliche Na^+/K^+-Verteilung wieder her.

Eine Reizleitung, d.h. ein **Aktionspotenzial** (Abb. 7.227), kommt in einer Nervenzelle dadurch zustande, dass sich in den spannungsabhängigen Na^+-Kanälen die sogenannten Aktivierungsschranken kurzzeitig öffnen, wodurch Na^+-Ionen in das Zellinnere fließen können und die negative Ladung nun außen liegt. Dies führt zu einer transmembranären **Depolarisation**, die sich in einem Anstieg des Potenzials der Nervenzelle von −70 mV auf +40 mV bemerkbar macht. Dieser Prozess dauert eine Millisekunde (Phase 2). Da das Öffnen von Na^+-Kanälen benachbarte Na^+-Kanäle stimuliert, wandert das Aktionspotenzial kontinuierlich den Nerv entlang. Dies gilt primär für nicht myelinisierte dünne Nervenfasern im peripheren Nervensystem ohne Myelinscheide, die für die Thermo- und Nozizeption wesentlich sind (sog. C-Fasern). Sie sind besonders empfindlich gegenüber Lokalanästhetika. Bei myelinisierten Nervenfasern wird die Myelinscheide durch die Ranvierschen Schnürringe in Axonsegmente unterteilt. Bei solchen Nervenfasern erfolgt die Erregungsleitung saltatorisch (sprunghaft) von Schnürring zu Schnürring und erheblich schneller, da sich dort die meisten Na^+-Kanäle im Bereich der Ranvierschen Schnürringe befinden. Auch dünnere, jedoch myelinisierte Fasern, wie die schmerzleitenden sog. Aδ- oder auch die B-Fasern sind durch Lokalanästhetika früh blockierbar, ein wichtiger Aspekt bei der Spinal- oder Periduralanalgesie. Die myelinisierten B-Fasern innervieren beispielsweise die glatte Muskulatur der Blutgefäße. Sie werden noch vor den C-Fasern durch Lokalanästhetika blockiert, was zu einem Blutdruckabfall führt. Bevor sich die Konzentrationen der Na^+-Ionen innen und außen ausgleichen können, kommt es zu einer Umkehr der Potenzialänderung. Diese **Repolarisation** in Richtung des Ruhepotenzials wird durch 2 Vorgänge verursacht. Zum einen werden die offenen Na^+-Kanäle durch Anlagerung einer Proteinkette am Kanalausgang, die wie ein Stöpsel (Inaktivierungsschranke) wirkt, schnell inaktiviert. Zudem steigt die Permeabilität der Membran für K^+-Ionen infolge des Öffnens spannungsabhängiger K^+-Kanäle langsam an (Phase 3). Diese K^+-Kanäle bleiben aufgrund ihres relativ trägen Verhaltens etwas länger geöffnet als zum Erreichen des Ruhepotenzials notwendig ist, weshalb das Potenzial auf etwas unter −70 mV fällt. Während dieser **Hyperpolarisation**, die man auch als Nachpotenzial bezeichnet, geht der Na^+-Kanal vom inaktivierten offenen Zustand in den inaktivierten geschlossenen Zustand über (Phase 4). Die ursprüngliche Ionenverteilung und damit das **Ruhepotenzial** wird schließlich mithilfe der Na^+/K^+-ATPase wieder erreicht. Die Inaktivierung des Na^+-Kanals wird aufgehoben. Er liegt nun wieder im geschlossenen Zustand vor und ist für die nächste Stimulation bereit. Lokalanästhetika hemmen reversibel die Funktion von Nervenzellen, indem sie durch Blockade der spannungsabhängigen Na^+-Kanäle die Reizleitung unterbinden.

Nach ihrem chemischen Aufbau unterscheidet man bei den klinisch eingesetzten Lokalanästhetika zwischen dem

- Estertyp,
- Amidtyp und
- Lokalanästhetika unterschiedlicher Struktur.

7.8.1 Lokalanästhetika vom Estertyp

Design und Entwicklung. Die Entwicklung der heute klinisch eingesetzten Lokalanästhetika ging vom Esteralkaloid **Cocain** (o Abb. 7.228) aus. Bereits die Ureinwohner von Peru machten sich dessen lokalanästhetische Wirkung zunutze, indem sie den beim Kauen von Cocablättern gebildeten Speichel zur Behandlung schmerzender Wunden einsetzten. Cocain, der aktive Bestandteil der Blätter des Coca-Strauches (*Erythroxylon coca*), wurde erstmals 1862 durch Niemann und Lossen isoliert. Sie stellten auch fest, dass die Substanz die Zunge betäubt. Erstmals therapeutisch verwendet wurde Cocain 1884 von Karl Koller bei einer Augenoperation. Wegen des suchterzeugenden Potenzials und der geringen Stabilität in wässriger Lösung, insbesondere beim Sterilisieren, versuchte man durch Modifikation der Esterkomponente diese unerwünschten Eigenschaften zu eliminieren.

Bereits 1890 erkannte Eduard Ritsert die gute lokalanästhetische Wirkung von *para*-Aminobenzoesäureethylester. Wegen der schlechten Wasserlöslichkeit des Esters und der stark sauren Reaktion des als Hydrochlorid eingesetzten Amins (pK_S = 2,5) wurde die Substanz aber erst 1902 unter der Bezeichnung Benzocain als erstes synthetisches Lokalanästhetikum in die Therapie eingeführt. Ernest Fourneau und August W. Hofmann brachten kurz darauf basische Benzoesäureester zur therapeutischen Anwendung. Ende 1904 patentierten Alfred Einhorn und Emil Uhlfelder schließlich besser verträgliche, basische Ester der *para*-Aminobenzoesäure. In Form des Hydrochlorids wurde Procain als Novocain® 1905 in die Therapie eingeführt. Wie Cocain weist es eine tertiäre aliphatische Aminogruppe auf und zeigt eine hohe Passgenauigkeit zum Naturstoff (o Abb. 7.229). Die protonierte Form (pK_S = 8,9) ist ausreichend wasserlöslich und erlaubt eine parenterale Anwendung. Obwohl man eine Vielzahl strukturverwandter Ester synthetisierte und auf lokalanästhetische Wirkung prüfte, werden neben Benzocain und Procain nur wenige weitere Verbindungen vom Ester-Typ (o Abb. 7.228) therapeutisch eingesetzt.

Wirkungsmechanismus. Lokalanästhetika **blockieren spannungsabhängige Na^+-Kanäle**, indem sie sich an spezifische Bindestellen nahe der intrazellulären, zytoplasmatischen Öffnung der Kanäle anlagern und die Kanalporen dadurch „verstopfen". Die Bindungsaffinität und damit die blockierende Wirkung der Lokalanästhetika hängt stark vom Aktivierungszustand des Na^+-Kanals ab. Ihre Affinität zur Bindestelle ist besonders hoch, wenn der Kanal offen oder inaktiviert vorliegt. Im geschlossenen Zustand des Kanals ist sie deutlich geringer.

Für die Wirkung sind die **Säure-Base-Eigenschaften der Lokalanästhetika** (o Abb. 7.230) maßgeblich. Lokalanästhetika können ihren Wirkort nur von der zytoplasmatischen Seite des Kanals aus erreichen.

Dazu müssen sie zuerst die **lipophile Nervenmembran** durchdringen. Dies ist ihnen nur als freie Base möglich, d. h. in **nicht protonierter Form**. Unter physiologischen Bedingungen (pH 7,4) liegen die Lokalanästhetika mit tertiärer Aminogruppe (pK_S-Werte im Bereich von 7,8–9,0) weitgehend als Ammoniumionen vor, d. h. protoniert. Der nicht protonierte und damit diffusionsfähige Anteil liegt gemäß der Henderson-Hasselbalch-Gleichung (o Gleichung 7.2) zwischen 20 % und immerhin noch etwa 3 % bei den stärker basischen Substanzen. Dies ist für eine zügige Resorption ausreichend.

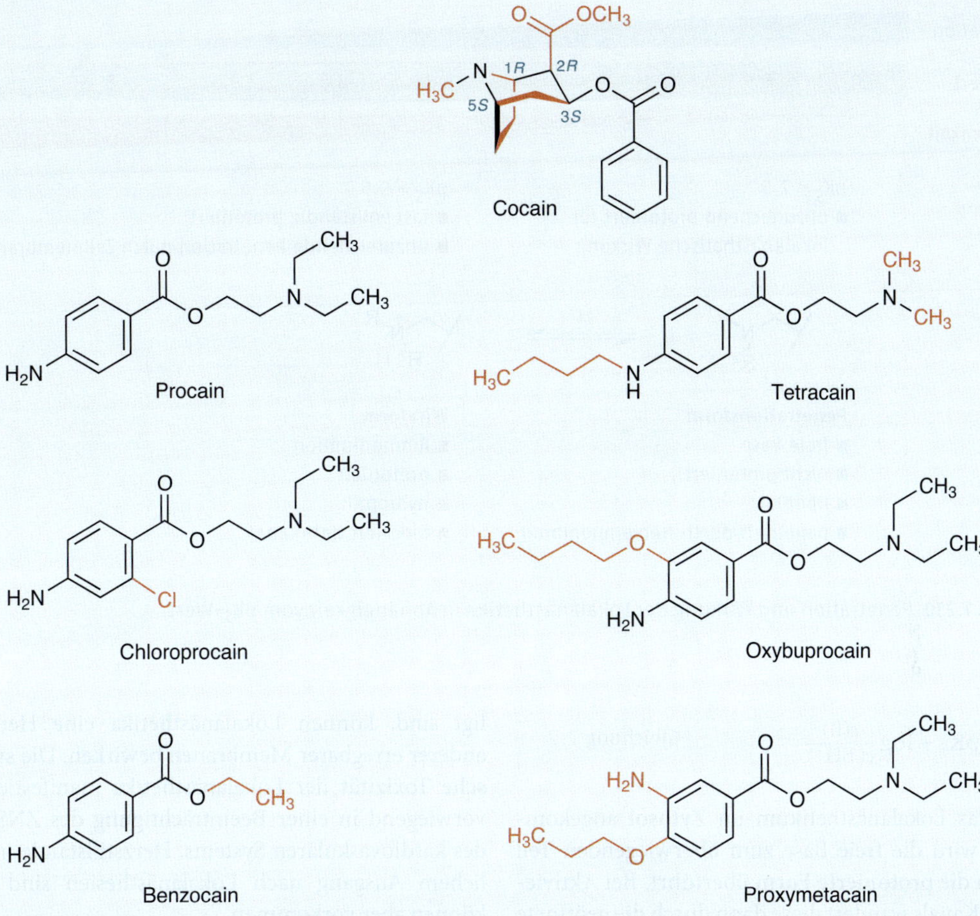

Cocain

Procain

Tetracain

Chloroprocain

Oxybuprocain

Benzocain

Proxymetacain

Abb. 7.228 Lokalanästhetika vom Benzoesäureester-Typ

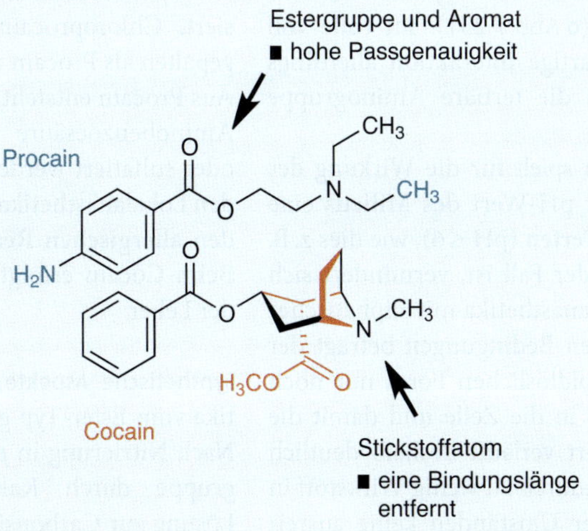

Estergruppe und Aromat
■ hohe Passgenauigkeit

Procain

Cocain

Stickstoffatom
■ eine Bindungslänge entfernt

Abb. 7.229 Molekülvergleich von Cocain und Procain

7

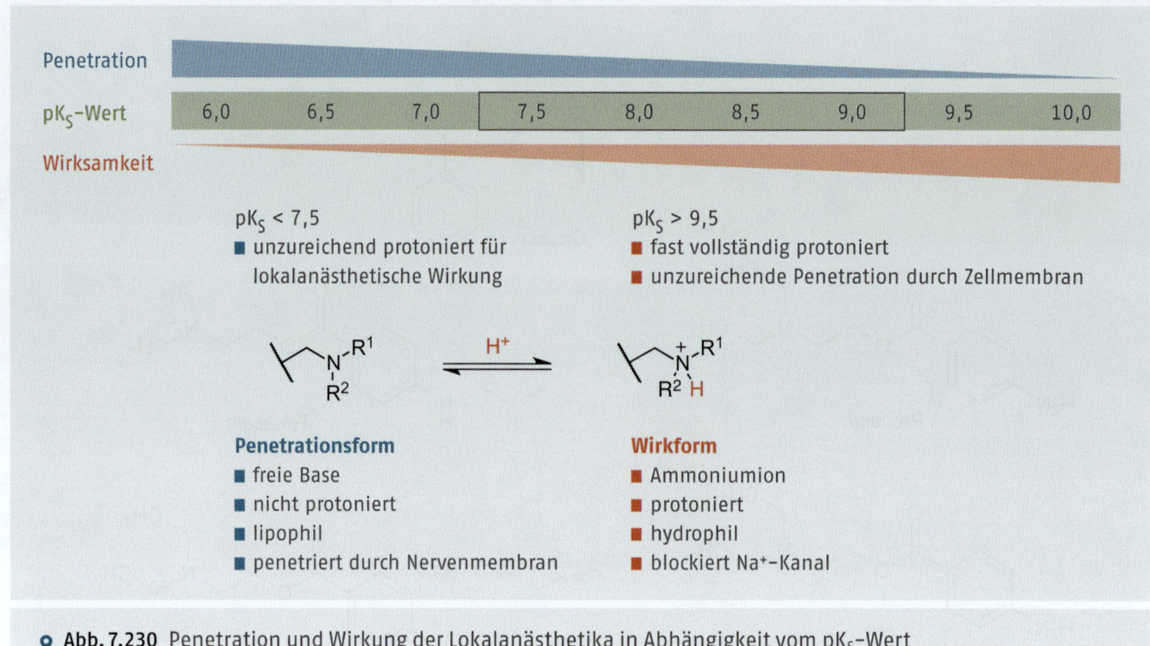

Abb. 7.230 Penetration und Wirkung der Lokalanästhetika in Abhängigkeit vom pK$_S$-Wert

$$\mathrm{pH} = \mathrm{pK_S} + \log\frac{c(\mathrm{B})}{c(\mathrm{BH^+})} \quad \text{Gleichung 7.2}$$

Sobald das Lokalanästhetikum im **Zytosol** angekommen ist, wird die freie Base zum überwiegenden Teil wieder in die **protonierte Form** überführt. Bei Aktivierung des Kanals wandert diese dann durch die geöffnete Pore an die Bindestelle und verbleibt dort auch mit hoher Affinität nach dessen Inaktivierung. Im Falle von Procain und seinen Derivaten geht man davon aus, dass der Phenylring der Moleküle mit Phenylalanin und die protonierte Aminogruppe mit einem Tyrosinrest eines Kanalproteins interagiert (Abb. 7.231). Im Falle von Benzocain kann eine derartige Interaktion allerdings nicht stattfinden, da ihm die tertiäre Aminogruppe fehlt.

Neben den pK$_S$-Werten spielt für die Wirkung der Lokalanästhetika auch der **pH-Wert des Milieus** eine Rolle. Bei **niedrigen pH-Werten** (pH ≤ 6), wie dies z. B. **im entzündeten Gewebe** der Fall ist, vermindert sich die Wirksamkeit der Lokalanästhetika mit aliphatischer Aminogruppe. Unter diesen Bedingungen beträgt der Anteil der ungeladenen lipidlöslichen Form nur noch etwa 0,1 %, die Aufnahme in die Zelle und damit die Diffusion hin zum Wirkort verläuft deshalb deutlich verlangsamt ab. Gelangt dadurch zu wenig Wirkstoff in die Nervenfaser, tritt unter Umständen keine ausreichende lokalanästhetische Wirkung ein. Gegebenenfalls ist auf ein Lokalanästhetikum mit niedrigerem pK$_S$-Wert auszuweichen.

Da spannungsabhängige Na^+-Kanäle nicht nur an der Erregungsweiterleitung in peripheren Nerven beteiligt sind, können Lokalanästhetika eine Hemmung anderer erregbarer Membranen bewirken. Die **systemische Toxizität** der Lokalanästhetika manifestiert sich vorwiegend in einer Beeinträchtigung des ZNS sowie des kardiovaskulären Systems. Herzstillstände mit tödlichem Ausgang nach Lokalanästhesien sind selten, können aber vorkommen.

Biotransformation. Die synthetischen Lokalanästhetika vom Estertyp werden nach Resorption oder parenteraler Applikation vorwiegend im Blutplasma durch die Butyrylcholinesterase (Pseudocholinesterase) hydrolysiert. Chloroprocain wird hierbei viermal schneller gepalten als Procain und 16-mal schneller als Tetracain. Aus Procain entsteht 2-Diethylaminoethanol und *para*-Aminobenzoesäure (PABA), welche glucuronidiert oder sulfatiert werden können. PABA wird für die bei den Lokalanästhetika vom Estertyp vereinzelt auftretenden **allergischen Reaktionen** verantwortlich gemacht. Beim Cocain erfolgt die Esterspaltung vorwiegend in der Leber.

Synthetische Aspekte. Die Synthese der Lokalanästhetika vom Ester-Typ geht von Toluen aus (Abb. 7.232). Nach Nitrierung in *para*-Position wird dessen Methylgruppe durch Kaliumpermanganat in alkalischer Lösung zur Carbonsäure oxidiert. Diese wird anschließend mit Ethanol verestert. Durch Reduktion der Nitro- zur Aminogruppe mit elementarem Eisen im sauren Milieu erhält man **Benzocain**. Dessen Umesterung mit 2-Diethylaminoethanol unter alkalischer Katalyse liefert **Procain**. Das freigesetzte Ethanol wird dabei zur

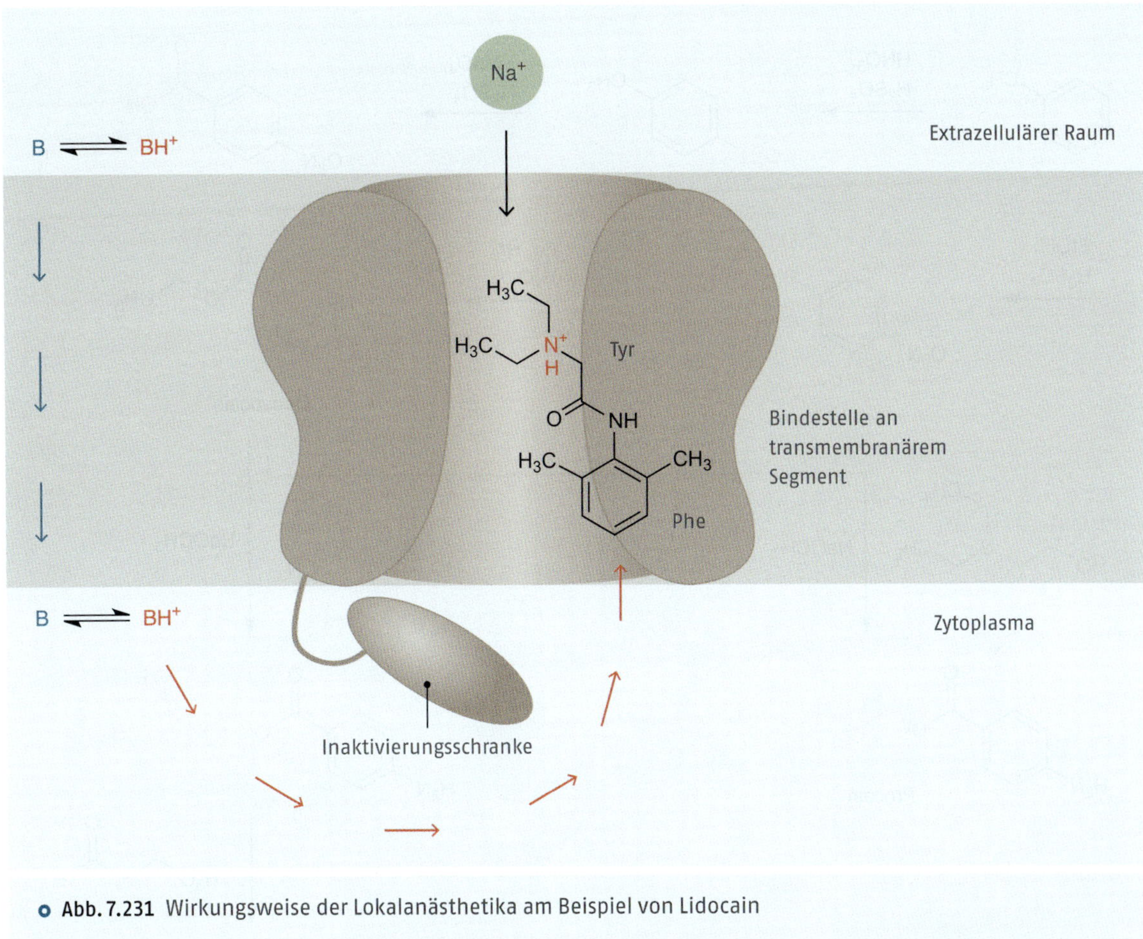

Abb. 7.231 Wirkungsweise der Lokalanästhetika am Beispiel von Lidocain

Verschiebung des Reaktionsgleichgewichts kontinuierlich abdestilliert. Zur Darstellung von **Tetracain** erfolgt die Umesterung des Benzocains mit 2-Dimethylaminoethanol. Die freie Aminogruppe wird schließlich mit Butanal zur Schiff-Base umgesetzt und mit Wasserstoff zum sekundären Amin reduziert.

Analytische Aspekte. Zur Identitätsprüfung auf Tetracain nach Ph. Eur. dient die Vitali-Morin-Reaktion. Es entsteht ein violetter Azaoxonol-Farbstoff (▸Kap. 6.2.1). Bei Procain ergibt sich dagegen unter gleichen Bedingungen eine bräunlich rote Färbung. Möglicherweise kommt es mit HNO_3 nicht nur zur Nitrierung des Moleküls, sondern auch zur Oxidation der primären aromatischen Aminogruppe. Die Gehaltsbestimmung von Benzocain und Procain wird nach Ph. Eur. nitritometrisch durchgeführt (▸Kap. 6.2.2).

Cocain, Ph. Eur. (Hydrochlorid), ist ein 2-facher Ester des (–)-Ecgonins, das ein Cycloheptanderivat mit Stickstoffbrücke darstellt. Im Unterschied zu Atropin (▸Kap. 7.2.6) ist die 3-Hydroxygruppe äquatorial (3β-Tropanol, Pseudotropin) angeordnet. Sie ist mit Benzoesäure verestert. Die axial angeordnete Carboxygruppe des (–)-Ecgonins liegt als Methylester vor. Bezüglich der Carboxygruppe an C-2 ist die Hydroxygruppe *cis*-ständig angeordnet. Der pK_S-Wert für die tertiäre Aminogruppe beträgt 8,8. Cocain wurde aufgrund seines suchterzeugenden Potenzials als Betäubungsmittel eingestuft und darf therapeutisch nur noch zur Oberflächenanästhesie bei kleineren Operationen am Auge eingesetzt werden. Bei Applikation auf der Schleimhaut liegt die Bioverfügbarkeit bei 11–26 %, die orale Bioverfügbarkeit beträgt 33 %. Die Wirkung setzt nach einer Minute ein und hält etwa 40 min an. Die Plasmahalbwertszeit beträgt etwa 1 h. Die Ausscheidung erfolgt renal. Anders als die meisten anderen Lokalanästhetika hemmt Cocain die Wiederaufnahme von Noradrenalin in die sympathischen Nervenendigungen und verursacht dadurch eine Vasokonstriktion. Dies hat den Vorteil, dass die Substanz am Ort der Applikation länger wirksam ist.

Benzocain (in Dolo-Dobendan® Lutschtabletten), Ph. Eur., ist aufgrund seiner sehr schweren Löslichkeit in Wasser nur als Oberflächenanästhetikum anwendbar. Enthalten ist es in Lutschpastillen gegen Halsschmerzen. Benzo-

o Abb. 7.232 Synthese von Benzocain, Procain und Tetracain

cain besitzt im Vergleich zu den Vertretern mit aliphatischer Aminogruppe nur sehr schwach basische Eigenschaften. Zudem ist die aromatische Aminogruppe gegenüber Anilin aufgrund der elektronenziehenden Estergruppe in *para*-Position etwa 2 Zehnerpotenzen schwächer basisch ($pK_S = 2{,}5$). Die Resorption von Benzocain erfolgt sehr langsam und unvollständig. Die Wirkung tritt innerhalb 30 s ein und hält 12–15 min, eventuell bis zu Stunden an. Die Elimination in Form der *para*-Aminobenzoesäure und des *N*-Acetyl-Metaboliten erfolgt überwiegend renal.

Procain (Pasconeural®-Injektopas), Ph. Eur. (Hydrochlorid), wird parenteral zur Infiltrations- und Leitungsanästhesie eingesetzt. Seine Wirkdauer ist kurz (0,5–1 h). In Lösung ist Procain hydrolyseempfindlich. Am stabilsten ist es bei pH-Werten von 4–6, weshalb bei der Herstellung steriler Lösungen in diesem pH-Bereich gearbeitet werden sollte. Die bei der Metabolisierung entstehende *para*-Aminobenzoesäure vermindert die antibakterielle Wirkung von Sulfonamiden, daher ist Procain bei Gabe dieser Antiinfektiva kontraindiziert. Die Halbwertszeit für die Esterhydrolyse liegt unter 1 min. Die Ausscheidung der Hydrolyseprodukte und verschiedener Konjugate erfolgt im Urin. Als Oberflächenanästhetikum findet Procain Anwendung in Ohrentropfen (Otalgan®, mit Phenazon).

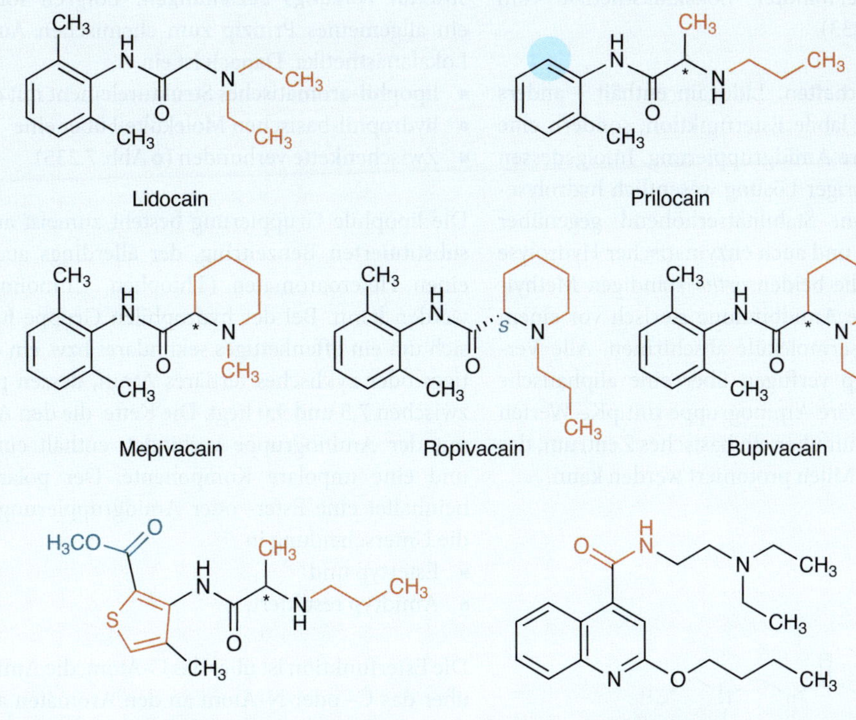

Lidocain Prilocain

Mepivacain Ropivacain Bupivacain

Articain Cinchocain

o Abb. 7.233 Lokalanästhetika vom Amidtyp

Chloroprocain (Ampres®-Injektionslösung) wird zur Infiltrations- und Leitungsanästhesie eingesetzt. Von Procain unterscheidet es sich nur durch ein *ortho*-Chloratom zur Estergruppe. Die Wirkdauer von Chloroprocain ist deutlich kürzer als die von Procain. Ursache dafür ist die schnellere Umsetzungsrate der Substanz durch die Butyrylcholinesterase, da die Carbonylaktivität aufgrund des elektronenziehenden Effekts des Chloratoms erhöht ist. Das Metabolisierungsprodukt 4-Amino-2-chlorbenzoesäure beeinträchtigt ebenso wie 4-Aminobenzoesäure die Wirkung von Sulfonamiden. Die Plasmahalbwertszeit beträgt 25 s. Die Ausscheidung der Metaboliten erfolgt im Urin.

Tetracain (in Rapydan®), Ph. Eur. (Base und Hydrochlorid), ist aufgrund der Butylkette lipophiler als Procain. Dadurch verbessert sich die topische Wirksamkeit. Tetracain besitzt eine höhere analgetische Potenz als Procain und wirkt auch deutlich länger, da der Abbau viermal langsamer erfolgt. Der Wirkungseintritt nach topischer Applikation erfolgt nach 30–45 min, die Halbwertszeit im Plasma beträgt 120–150 s. Einsatz findet Tetracain als Oberflächenanästhetikum in Pflastern, Cremes und oral anzuwendenden Lösungen.

Oxybuprocain (Conjuncain® Augentropfen), Ph. Eur. (Hydrochlorid), besitzt gegenüber Procain zusätzlich eine Butyoxygruppe in 3-Position. Der pK_S-Wert beträgt 9,0. Oxybuprocain wird in der Augenheilkunde zur Oberflächenanästhesie verwendet. Nach lokaler Anwendung reichert es sich in der Kornea an.

Proxymetacain (Proparakain-POS® Augentropfen) wird wie Oxybuprocain eingesetzt. Gegenüber diesem sind die Positionen der primären Amino- und der Alkoxygruppe am Phenylring vertauscht. Der pK_S-Wert ist mit 9,1 angegeben.

7.8.2 Lokalanästhetika vom Amidtyp

Design und Entwicklung. Zur Strukturaufklärung des Alkaloids **Gramin** synthetisierten die schwedischen Chemiker Hans von Euler (Nobelpreis für Chemie, 1929) und Holger Erdtman das isomere **Isogramin**. Bei einer Geschmacksprobe entdeckte Erdtman zufällig die lokalanästhetischen Eigenschaften von Isogramin. Darauf aufbauend entwickelte Löfgren 1946 das Amid **Lidocain**, das strukturell als offenkettiges Analogon des Isogramins betrachtet werden kann (o Abb. 7.234). Da die Säureamidgruppe des Moleküls einen Phenylring trägt, kann Lidocain auch als Anilid (= am Stickstoff acyliertes Anilinderivat) bezeichnet werden. Lidocain war der Ausgangspunkt bei der Entwicklung einer Reihe weiterer strukturverwandter Lokalanästhetika vom Amidtyp (○ Abb. 7.233).

Struktur und Eigenschaften. Lidocain enthält – anders als Procain – keine labile Esterfunktion, sondern eine hydrolytisch stabilere Amidgruppierung. Infolgedessen ist Lidocain in wässriger Lösung wesentlich hydrolysestabiler als Procain. Stabilitätserhöhend gegenüber nichtenzymatischer und auch enzymatischer Hydrolyse wirken außerdem die beiden *ortho*-ständigen Methylgruppen, welche die Amidbindung sterisch vor einem Angriff durch Wassermoleküle abschirmen. Alle Vertreter vom Amidtyp verfügen über eine aliphatische sekundäre oder tertiäre Aminogruppe mit pK_S-Werten von 7,7–9,0 und damit über ein basisches Zentrum, das im physiologischen Mileu protoniert werden kann.

Lidocain

Isogramin

○ **Abb. 7.234** Strukturverwandtschaft zwischen Isogramin und Lidocain

Struktur-Wirkungs-Beziehungen. Löfgren formulierte ein allgemeines Prinzip zum chemischen Aufbau der Lokalanästhetika. Danach ist ein

- lipophil-aromatisches Strukturelement mit einem
- hydrophil-basischen Molekülteil über eine
- Zwischenkette verbunden (○ Abb. 7.235).

Die lipophile Gruppierung besteht zumeist aus einem substituierten Benzenring, der allerdings auch durch einen Heteroaromaten (Thiophen, Chinolin) ersetzt werden kann. Bei der hydrophilen Gruppe handelt es sich um ein offenkettiges sekundäres bzw. ein offenkettiges oder zyklisches tertiäres Amin, dessen pK_S-Wert zwischen 7,5 und 9,0 liegt. Die Kette, die den Aromaten mit der Aminogruppe verbindet, enthält eine polare und eine unpolare Komponente. Der polare Anteil beinhaltet eine Ester- oder Amidgruppierung, woraus die Unterscheidung in

- Estertyp und
- Amidtyp resultiert.

Die Esterfunktion ist über das C-Atom, die Amidgruppe über das C- oder N-Atom an den Aromaten angebunden. Der lipophile Anteil der Kette besteht aus einem, 2 oder im Falle von Cocain aus 3 C-Atomen. Das **Löfgren-Bauprinzip** (○ Abb. 7.235) hilft dabei, die strukturellen Voraussetzungen für die lokalanästhetische Wirkung von Stoffen zu beschreiben. Allerdings ist zu beachten, dass verschiedene Lokalanästhetika diesen Regeln nicht entsprechen, z. B. Polidocanol oder Ambroxol.

Eigenschaften. Mit allen klinisch eingesetzten Lokalanästhetika kann eine 100%ige Wirkung, d. h. eine vollständige Blockade des Na^+-Einstroms in die schmerzvermittelnde Nervenzelle erreicht werden. Die dazu nötigen Konzentrationen sind für die einzelnen Substanzen jedoch unterschiedlich. Sie reichen vom mikro-

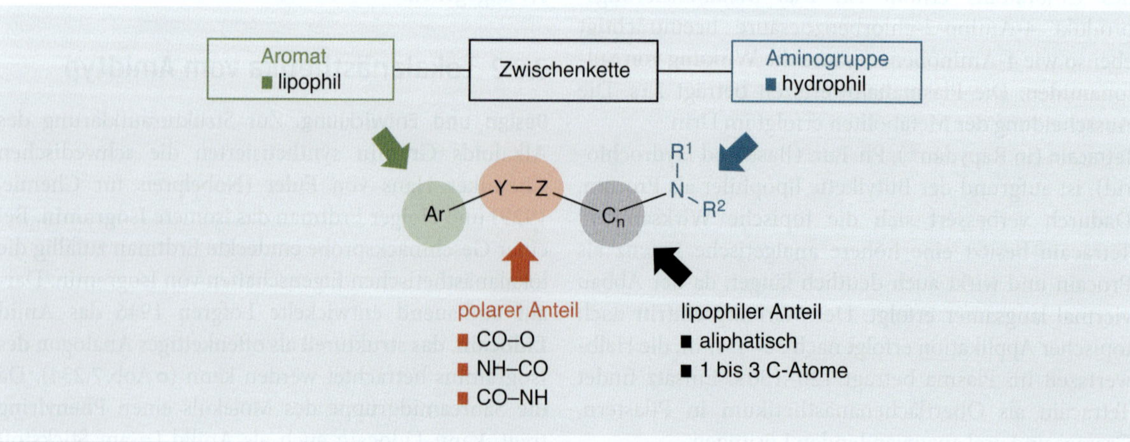

○ **Abb. 7.235** Allgemeines Bauprinzip der Lokalanästhetika nach Löfgren

Tab. 7.6 Wirkstärke, Lipophilie, Wirkdauer und pK_S-Werte parenteral anwendbarer Lokalanästhetika

	pK_S	log P	Relative Potenz	Wirkungseintritt	Mittlere Wirkdauer
Procain	9,0	1,9	1	Schnell	0,75–1 h
Mepivacain	7,8	2,0	2	Schnell	1,5–2 h
Prilocain	7,9	2,1	2	Schnell	1–2 h
Articain	7,8	2,1	2–3	Schnell	< 0,5 h
Lidocain	7,9	2,3	2	Schnell	1–2 h
Chloroprocain	8,7	2,9	3	Sehr schnell	0,5–0,75 h
Ropivacain	8,2	2,9	6	Langsam	3–5 h
Bupivacain	8,2	3,4	8	Langsam	4–6 h
Tetracain	8,3	3,7	8	Langsam	2–3 h

molaren bis zum millimolaren Konzentrationsbereich und sind insbesondere von der **Lipophilie** der Substanzen (log P) abhängig (Tab. 7.6). So hat Procain die geringste Lipophilie (log P = 1,9) und bei gegebener Konzentration auch die geringste Wirkstärke (Relative Potenz: 1). Bupivacain und das heute nicht mehr parenteral eingesetzte Tetracain weisen die höchsten Werte für die Lipophilie und auch die relative Potenz auf. Die Wirkdauer wird ebenfalls wesentlich von der Lipophilie beeinflusst. Darüber hinaus spielt hierbei auch die **metabolische Stabilität** eine Rolle. So weist Tetracain zwar einen höheren log-P-Wert auf als Bupivacain, ist aber als Ester metabolisch deutlich weniger stabil als das Amid Bupivacain.

Anders als Cocain besitzen die synthetischen Lokalanästhetika **keine vasokonstriktorischen Eigenschaften** und werden schneller als dieses vom Wirkort abtransportiert. Einen verzögerten Abtransport und damit eine verlängerte Wirkdauer kann man bei diesen Substanzen allerdings durch Zusatz von Vasokonstriktoren wie Epinephrin (Adrenalin, Suprarenin), Norepinephrin (Noradrenalin) oder Felypressin (Octapressin®) erreichen. So kann z. B. die Wirkdauer von Lidocain durch Zusatz von Adrenalin verdoppelt werden. Vasokonstriktoren dürfen allerdings nicht in Körperbereichen angewendet werden, die durch Endarterien versorgt werden, wie Finger und Zehen, da eine länger andauernde Verminderung der Durchblutung zu Nekrosen führen kann. Für eine langandauernde Anästhesie sind in solchen Fällen langwirksame Lokalanästhetika wie Bupivacain empfehlenswert.

Biotransformation. Lidocain wird vorwiegend durch CYP3A4 zu Monoethylglycinxylidin (MEGX) und zum Teil auch zu Glycinxylidin (GX) *N*-desalkyliert (Abb. 7.236). Diese Metaboliten werden dann zu 2,6-Xylidin hydrolysiert, das nach Hydroxylierung in Position 4 und Konjugation zu etwa 70 % der Dosis im Urin zu finden ist. Nur etwa 3 % des Lidocains werden unverändert mit dem Harn ausgeschieden. Ein geringer Anteil von Lidocain und MEGX wird vermutlich durch CYP1A2 in 3-Position des Phenylrings hydroxyliert. Die Metaboliten werden in konjugierter Form renal ausgeschieden. Die terminale Eliminationshalbwertszeit beträgt 1,5–2 h.

Bei Lokalanästhetika mit einer primären aromatischen Aminogruppe (Anilinstruktur) oder bei Amiden, die zu solchen metabolisiert werden, sind aufgrund der weiteren Biotransformation zum Hydroxylamin toxische Wirkungen wie **Methämoglobinämie** (▸ Kap. 3.3.1) zu beachten.

Lidocain (Xylocain®), Ph. Eur., ist das klassische Lokalanästhetikum vom Amid-Typ. Es ist als freie Base und als Hydrochlorid monographiert. Lidocain wird zum einen parenteral mit und ohne Zusatz des Vasokonstriktors Epinephrin zur Infiltrations- und Leitungsanästhesie sowie in Kombination mit Phenylbutazon zur

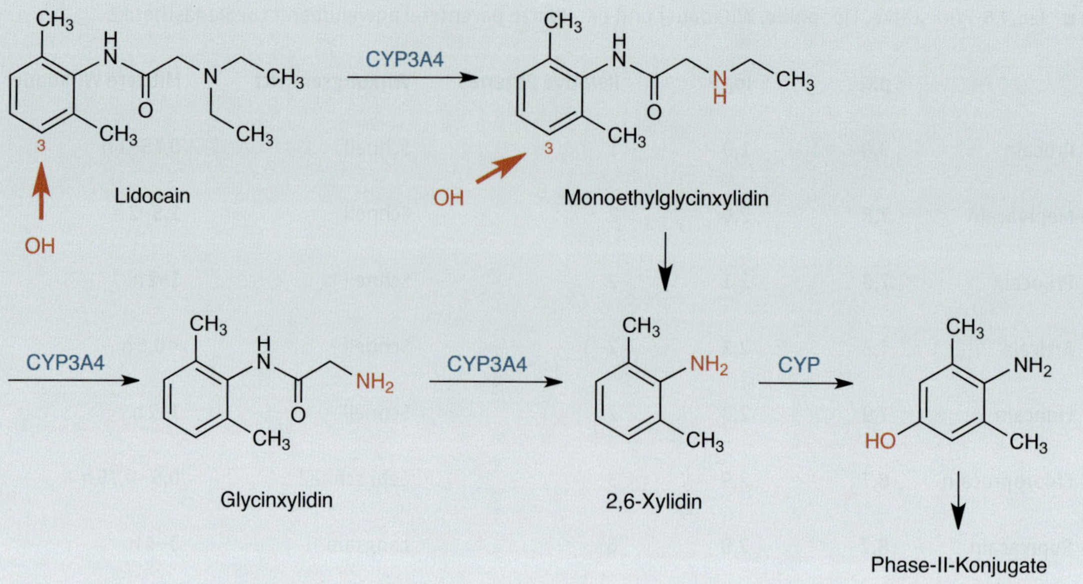

Abb. 7.236 Biotransformation von Lidocain

Behandlung von akuten Schüben entzündlich rheumatischer Erkrankungen und der Gicht (Ambene®parenteral) eingesetzt. Zum anderen ist es auch als Oberflächenanästhetikum in zahlreichen Mundgels (Kamistad® Gel®, Dynexan® Mundgel), Halsschmerztabletten (Lemocin® Lutschtabletten), in Rektalsalben und Zäpfchen gegen Hämorrhoidalleiden (Doloproct®) sowie in Gels zur Lokalanästhesie bei Katheterisierungen (Instillagel®) enthalten. Darüber hinaus findet Lidocain auch Anwendung als Antiarrhythmikum (Xylocitin®-cor; ▸Kap. 9.3.2).

Mepivacain (Scandicain®), Ph. Eur. (Hydrochlorid), liegt als Racemat vor. Es ist wie Bupivacain und Ropivacain ein Derivat von Lidocain, bei dem die basische Aminogruppe in einen Piperidinring eingbaut wurde. Diese 3 Wirkstoffe unterscheiden sich lediglich durch die Länge des aliphatischen *N*-Alkylsubstituenten am Piperidinring (Methyl, Propyl, Butyl). Der Piperidinring enthält ein asymmetrisch substituiertes C-Atom, die Substanzen sind daher chiral. Die *R*-Enantiomere haben eine höhere Affinität zu den Na^+-Kanälen und deshalb auch eine höhere Kardiotoxizität als die *S*-Enantiomere. Die Wirkstärke, die Wirkdauer und die Toxizität nehmen mit steigender Länge der Alkylkette zu (◘ Tab. 7.6). Die Plasmahalbwertszeit von Mepivacain beträgt 2–3 h. Nach Hydrolyse, *N*-Demethylierung und *para*-Hydroxylierung erfolgt die Ausscheidung der Metaboliten überwiegend renal. Mepivacain kommt bei Infiltrations- und Leitungsanästhesien zum Einsatz. Es kann wegen seiner vasokonstriktorischen Wirkung auch ohne Vasokonstriktor verwendet werden.

Bupivacain (Carbostesin®), Ph. Eur. (Hydrochlorid), liegt ebenfalls als Racemat vor. Die Metabolisierung in der Leber führt zum *N*-Debutyl- und 4-Hydroxymetaboliten. Die Eliminationshalbwertszeit ist mit 1,5–5,5 h vergleichsweise lang. Bupivacain zeigt von allen Lokalanästhetika die höchste Kardiotoxizität, die beim *R*-Enantiomer stärker ausgeprägt ist als beim *S*-Enantiomer **Levobupivacain** (in Deutschland nicht im Handel). Bupivacain dringt zwar rasch in den offenen Na^+-Kanal ein, verlässt diesen aber aufgrund seiner hohen Lipophilie nur langsam. Bupivacain reichert sich zudem im Myokard an und unterdrückt die mitochondriale ATP-Synthese von Kardiomyozyten wesentlich stärker als dies bei Lidocain und Ropivacain der Fall ist. Es wird vorwiegend in der Spinal- und Periduralanästhesie verwendet.

Ropivacain (Naropin®), Ph. Eur. (Hydrochlorid-Monohydrat), ist das *S*-Enantiomer, das geringere Kardiotoxizität aufweist. Durch die verkürzte Alkylkette dissoziiert es schneller von den kardialen Na^+-Kanälen als Bupivacain, wodurch die Kanalblockade im Herzen vermindert ist. Die Biotransformation in der Leber erfolgt vorwiegend durch 3- und 4-Hydroxylierung durch CYP1A2 bzw. CYP3A4 sowie *N*-Desalkylierung. Die Elimination erfolgt zu 86 % renal, die Halbwertszeit liegt bei 3,5–8 h. Ropivacain wird in der Leitungsanästhesie und der Periduralanästhesie eingesetzt.

Prilocain (Xylonest®), Ph. Eur., ist als Base und als Hydrochlorid monographiert. Aufgrund des asymmetrisch substituierten C-Atoms zwischen Carbonylgruppe und sekundärem Amin-N-Atom ist Prilocain chiral,

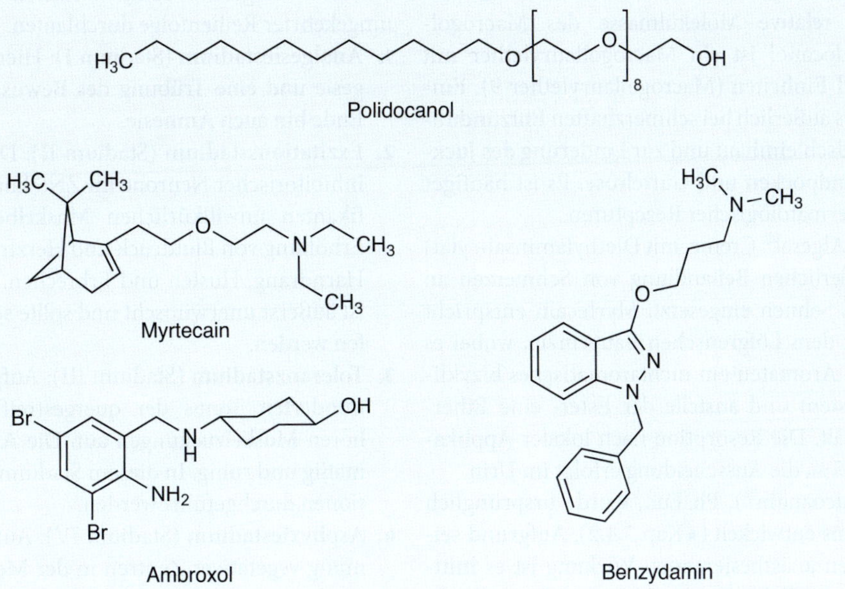

Polidocanol

Myrtecain

Ambroxol

Benzydamin

o Abb. 7.237 Weitere Lokalanästhetika

wird aber als Racemat eingesetzt. Nach Applikation auf die intakte Haut liegt die Bioverfügbarkeit bei 10 %. Im Vergleich zu anderen Vertretern hat Prilocain nur einen Substituenten in *ortho*-Position zur Amidgruppe, was diese anfälliger macht für Hydrolyse. Das dabei als Hauptmetabolit gebildete *ortho*-Toluidin ist als primäres aromatisches Amin ein Methämoglobinbildner (▸ Kap. 3.3.1). Es wird weiter metabolisiert durch Ringhydroxylierung in *ortho*- und *para*-Stellung zur Aminogruppe. Die Plasmahalbwertszeit beträgt 1,5 h. Die Metaboliten werden überwiegend renal eliminiert. Prilocain wird in der Infiltrations- und Leitungsanästhesie verwendet.

Articain (Ultracain®), Ph. Eur. (Articainhydrochlorid), wird als Racemat eingesetzt. Die Seitenkette ist mit der des Prilocains identisch. Anstelle des methylierten Phenylrings besitzt es einen bioisosteren methylierten Thiophenring, der allerdings zusätzlich noch mit einer Carbonsäuremethylestergruppe substituiert ist. Diese wird nach Applikation der Substanz relativ schnell im Blut und im Gewebe durch unspezifische Esterasen hydrolysiert. Dabei entsteht die inaktive Articainsäure, die zu 75 % unverändert und zu 25 % als Glucuronid vorwiegend renal ausgeschieden wird. Aus diesem Grund hat Articain eine nur sehr kurze Halbwertszeit. Ohne vasokonstriktorischen Zusatz beträgt sie etwa 20 min im Vergleich zu 100–160 min bei den anderen Lokalanästhetika vom Amidtyp. Im Vergleich zu diesen gilt Articain als ein wesentlich sichererer Wirkstoff für die Lokalanästhesie und ist das Mittel der Wahl in der Zahnheilkunde. In Deutschland entfallen weit über 90 % aller zahnärztlichen Lokalanästhesien auf Articain.

Cinchocain (**Dibucain**, DoloPosterine® N Salbe und Zäpfchen), Ph. Eur. (Hydrochlorid), ist im Gegensatz zu den anderen Lokalanästhetika vom Amidtyp kein Anilid, sondern ein heteroaromatisches Carboxamid-Derivat. Die tertiäre Aminogruppe besitzt einen pK_S-Wert von 8,9, die Basizität des Chinolinstickstoffs ($pK_S = 1{,}9$) ist durch die *para*-ständige Amidgruppe nur gering. Cinchocain penetriert nach Auftragen auf die intakte Haut und Schleimhaut rasch zu den Nervenendigungen. Die Biotransformation in der Leber führt zur Amidhydrolyse durch Peptidasen, *N*-Desethylierung sowie *O*-Debutylierung. Die Ausscheidung erfolgt im Urin. Cinchocain kam 1930 in den Handel und findet sich heute nur noch in Präparaten zur Therapie von Hämorrhoiden sowie in Ohrentropfen (Otobacid® N, mit Dexamethason).

7.8.3 Weitere Lokalanästhetika

Die hier zusammengefassten Substanzen (o Abb. 7.237) sind Oberflächenanästhetika, die den beiden vorher genannten Gruppen nicht zugeordnet werden können. Sie besitzen keine Ester- oder Amidgruppierung.

Polidocanol (Anaesthesulf® Lotio, Recessan® Salbe), Ph. Eur., ist unter dem Synonym Lauromacrogol 400 monographiert. Das Arzneibuch definiert die Substanz als Gemisch von Ethern verschiedener Macrogole mit hauptsächlich Laurylalkohol. Die Zahl 400 beschreibt die mittlere relative Molekülmasse des Macrogol-Anteils. Polidocanol ist ein Macrogollaurylether mit 9 Ethylenoxid-Einheiten (Macrogollaurylether 9). Eingesetzt wird es äußerlich bei schmerzhaften Entzündungen der Mundschleimhaut und zur Linderung des Juckreizes bei Windpocken und Gürtelrose. Es ist häufiger Bestandteil dermatologischer Rezepturen.

Myrtecain (in Algesal® Creme, mit Diethylaminsalicylat) wird zur äußerlichen Behandlung von Schmerzen an Muskeln und Sehnen eingesetzt. Myrtecain entspricht noch in etwa dem Löfgrenschen Bauprinzip, wobei es anstelle eines Aromaten ein nichtaromatisches bizyklisches Ringsystem und anstelle der Ester- eine Etherstruktur enthält. Die Resorption nach lokaler Applikation beträgt 45 %, die Ausscheidung erfolgt im Urin.

Ambroxol (Mucoangin®), Ph. Eur., wurde ursprünglich als Expektorans entwickelt (▸ Kap. 7.4.2). Aufgrund seiner erwiesenen anästhesierenden Wirkung ist es mittlerweile auch in Halsschmerztabletten (Mucoangin®) enthalten.

Benzydamin (Tantum Verde®), Ph. Eur. (Hydrochlorid), besitzt einen *N*-benzylierten Indazolring, der mit einer tertiären Aminogruppe in der Seitenkette (pK_S = 9,3) ausgestattet ist. Benzydamin wirkt analgetisch und lokalanästhetisch. Diese Eigenschaften nutzt man bei der lokalen Anwendung auf Mund- und Rachenraumschleimhäuten in Form von Lutschpastillen, als Gurgellösung oder Spray zur symptomatischen Schmerzbehandlung bei Halsschmerzen und Schluckbeschwerden. Die Biotransformation führt zum *N*-Oxid, zu *N*-debenzylierten, *N*-demethylierten, *O*-desalkylierten sowie ringhydroxylierten Metaboliten. Die Ausscheidung erfolgt zu 70 % renal. Die Halbwertszeit liegt bei 13 h. Benzydamin ist ein Fotosensibilisator.

7.9 Allgemeinanästhetika

Bei einer Narkose werden das Bewusstsein und das Schmerzempfinden eines Patienten reversibel ausgeschaltet, um diagnostische oder operative Maßnahmen durchzuführen. Dazu geeignete Arzneistoffe sind Anästhetika (Narkosemittel). Man unterscheidet nach Art der Anwendung zwischen

- Inhalationsanästhetika und/oder
- Injektionsanästhetika.

Injektionsanästhetika werden hauptsächlich für die Einleitung der Narkose, Inhalationsanästhetika zu deren Aufrechterhaltung eingesetzt.

Ausgehend von den Beobachtungen, die bei der Narkose mit Diethylether gemacht wurden, hat der amerikanische Anästhesist Arthur Guedel die Narkose in 4 Stadien eingeteilt. Beim Erwachen werden diese in umgekehrter Reihenfolge durchlaufen.

1. **Analgesiestadium** (Stadium I): Hierbei treten Analgesie und eine Trübung des Bewusstseins ein, zum Ende hin auch Amnesie.
2. **Exzitationsstadium** (Stadium II): Durch Hemmung inhibitorischer Neurone im ZNS kommt es zu signifikanten unwillkürlichen Muskelbewegungen, zur Erhöhung von Blutdruck und Herzfrequenz sowie zu Harndrang, Husten und Erbrechen. Dieses Stadium ist äußerst unerwünscht und sollte schnell durchlaufen werden.
3. **Toleranzstadium** (Stadium III): Aufgrund eines verminderten Tonus der quergestreiften Muskulatur hören Muskelzuckungen auf. Die Atmung ist regelmäßig und ruhig. In diesem Stadium können Operationen durchgeführt werden.
4. **Asphyxiestadium** (Stadium IV): Aufgrund der Lähmung vegetativer Zentren in der Medulla oblongata kommt es zum Atemstillstand und Kreislaufzusammenbruch. Ohne geeignete symptomatische Maßnahmen tritt der Tod des Patienten ein.

Da in der modernen Anästhesie neben Inhalationsanästhetika und Injektionsanästhetika noch weitere Medikamente verabreicht werden, treten die Narkosestadien heutzutage in dieser typischen Form nicht mehr auf. Zur Vorbereitung und Unterstützung einer Narkose werden unter anderem folgende Substanzen eingesetzt:

- Tranquillanzien (Benzodiazepine) zur Beruhigung der Patienten vor der Narkose und zur Senkung der Gefahr einer postnarkotischen Exzitation,
- Analgetika (Opioide) zur Unterstützung der Analgesie bzw. Verminderung der benötigten Menge an Narkotikum,
- Muskelrelaxanzien zur Reduktion des Muskeltonus,
- H_1-Antihistaminika zur Vermeidung anaphylaktischer Reaktionen und zur Emesisprophylaxe,
- Parasympatholytika zur Abschwächung vagaler Reflexreaktionen und unerwünschter cholinerger Nebenwirkungen (zählt allerdings nicht mehr zur Standardtherapie).

7.9.1 Inhalationsanästhetika

Inhalationsanästhetika (Inhalationsnarkotika, ○ Abb. 7.238) lassen sich anhand der chemischen Struktur in Distickstoffmonoxid und halogenierte Ether (Flurane) unterteilen.

Entdeckung. Im Jahre 1772 entdeckte der englische Chemiker und Pfarrer Joseph Priestly das **Distickstoffmonoxid** (N_2O), auch **Lachgas** (○ Abb. 7.238) genannt. Erstmals als Anästhetikum setzte der Bostoner Zahnarzt Horace Wells 1844 Lachgas bei einer Zahnextraktion im Selbstversuch ein. Die erste öffentliche Demonstration einer Narkose mit **Diethylether** wird William Morton 1846 in Boston zugeschrieben. Schließlich berichtete 1849 der amerikanische Landarzt Crawford Long über erfolgreiche Operationen unter Diethylether-Narkose, die er bereits 1842 durchgeführt hatte. Durch den Gynäkologen James Simpson wurde 1847 erstmals **Chloroform** zur Anästhesie verwendet. Das seit 1956 für viele Jahrzehnte am meisten eingesetzte Inhalationsanästhetikum war **Halothan** (○ Abb. 7.239). Heute wird es in den Industrieländern wegen seines Abbaus zu reaktiven Metaboliten (▸ Kap. 2.6.1) nicht mehr verwendet. Von den 3 Narkosemitteln der ersten Stunde hat heute nur noch Lachgas eine Bedeutung. Obsolet sind dagegen Diethylether, unter anderem wegen der Explosionsgefahr der Etherdämpfe, und Chloroform aufgrund seiner Lebertoxizität.

Wirkungsmechanismus. Der Wirkungsmechanismus der Inhalationsanästhetika ist bis heute noch nicht eindeutig geklärt. Charles Ernest Overton und Hans Horst Meyer beobachteten um 1900 unabhängig voneinander, dass die anästhetische Wirkstärke der Inhalationsanästhetika mit ihrer Lipidlöslichkeit (Öl/Gas-Verteilungskoeffizient) bei logarithmischer Auftragung korreliert. Ausgehend von der **Meyer-Overton-Korrelation** wurde postuliert, dass die unspezifische Einlagerung der lipophilen Anästhetika in die Lipiddoppelschicht der Nervenzellmembran zu deren Verformung führt. Daraus resultiert eine Behinderung der Öffnung spannungsabhängiger Na^+-Kanäle und damit die Blockade der Reizweiterleitung. Diese Vorstellung über einen einheitlichen Wirkungsmechanismus (Unitaritäts-Prinzip) gilt heute allerdings als veraltet. Stattdessen nimmt man an, dass die Inhalationsanästhetika verschiedene **direkte Interaktionen mit unterschiedlichen Ionenkanälen** (spannungsabhängige Na^+- und K^+-Kanäle, ligandengesteuerte, nicht-spannungsabhängige Ionenkanäle, wie $GABA_A$-Rezeptor, Glycin-Rezeptor und NMDA-Rezeptor) eingehen, die letztlich zur anästhetischen Wirkung führen (Konzept der multiplen Wirkungsmechanismen und Wirkorte). Für eine selektive Interaktion mit einem Rezeptor oder Ionenkanal und nicht mit einer unspezifischen Wirkung in der Plasmamembran spricht auch der Befund, dass von den beiden Enantiomeren des Isoflurans das (+)-Enantiomer um 50 % wirksamer ist als das (–)-Enantiomer. Zu bedenken ist hierbei allerdings, dass es sich bei der Plasmamembran um ein chirales Gebilde handelt, da sie unter anderem aus chiralen Phospholipiden aufgebaut ist. Deshalb ist es prinzipiell möglich, dass ein Enantiomer einer chiralen Substanz sich darin besser löst und somit stärkere Effekte auslösen kann als das andere (vgl. Chromatographie an chiralen Phasen).

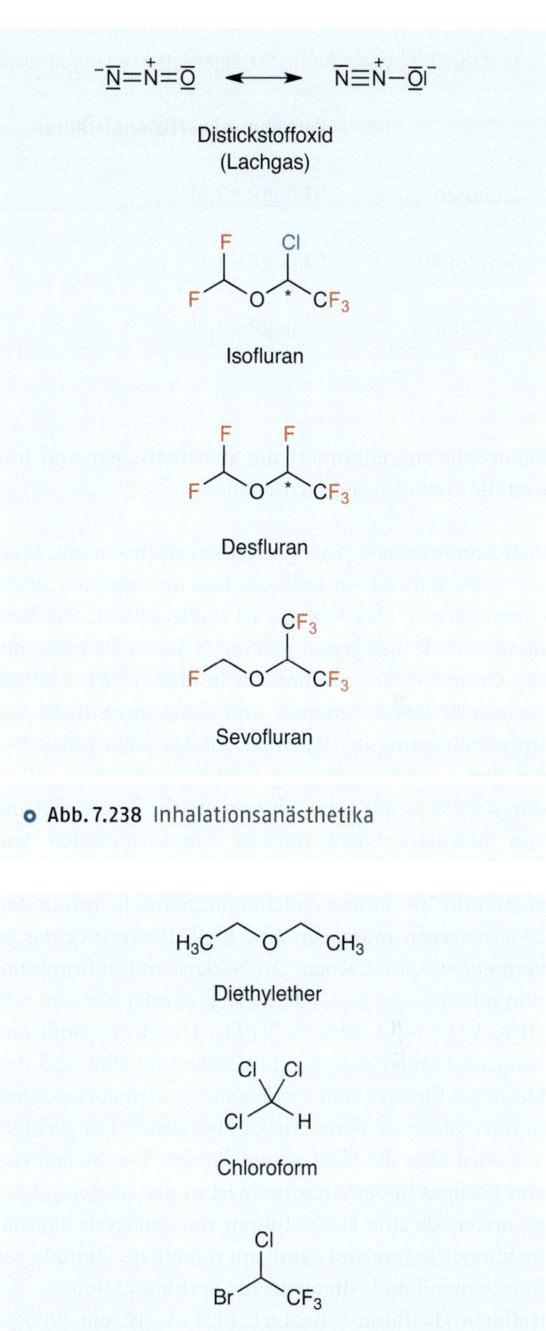

○ **Abb. 7.238** Inhalationsanästhetika

○ **Abb. 7.239** Früher verwendete Inhalationsanästhetika

Struktur-Wirkungs-Beziehungen. Die meisten Inhalationsanästhetika leiten sich vom Diethylether ab. Der Ersatz der H-Atome gegen F-Atome führt zu erhöhter Lipophilie und niedrigeren Siedepunkten, vermindert die Entflammbarkeit sowie Toxizität und erhöht die Stabilität der Moleküle. Für die anästhetische Wirksamkeit wird zumindest ein H-Atom benötigt. Eine vollständige

7

Tab. 7.7 Physikochemische Eigenschaften der klinisch eingesetzten Flurane

	Verteilungskoeffizient P Öl/Gas	Siedepunkt (°C)	MAC-Wert (% V/V)
Isofluran	97 (log P = 2,0)	49	1,2
Sevofluran	53 (log P = 1,7)	59	2,5
Desfluran	19 (log P = 1,3)	25	5,7

Halogenierung eliminiert die anästhetischen und fördert die konvulsiven Eigenschaften.

Distickstoffmonoxid (Lachgas, Distickstoffmonoxid Messer®), Ph. Eur., ist ein farbloses Gas mit schwach süßlichem Geruch. Das Molekül ist linear gebaut. Die Bindungsverhältnisse lassen sich dabei durch die mesomeren Grenzformeln beschreiben (Abb. 7.238). Lachgas verursacht keine Amnesie und führt auch nicht zur Immobilisierung der Patienten infolge einer Muskelrelaxation. Sein analgetischer Effekt ist sehr stark, allerdings wirkt es nur schwach narkotisch. Zur Auslösung von Bewusstlosigkeit müssen Konzentrationen von über 80 % (V/V) angewendet werden. Da die O_2-Konzentration in einem Inhalationsgemisch mindesten 25 % betragen muss, um eine O_2-Unterversorgung zu vermeiden, kann Lachgas zur Narkose nur in Kombination mit anderen Anästhetika angewendet werden, z. B. 70 % (V/V) N_2O, 30 % (V/V) O_2, 1 % (V/V) Isofluran. Aufgrund seiner geringen Löslichkeit im Blut und den Geweben flutet es sehr rasch an und wird auch schnell in unveränderter Form wieder abgeatmet. Ein geringer Teil wird über die Haut ausgeschieden. Der Stellenwert von Lachgas in der Anästhesie ist in den letzten Jahren gesunken, da zum Herbeiführen von Analgesie alternativ kurzwirksame und damit gut steuerbare Opioide wie Remifentanil und Alfentanil zur Verfügung stehen.

Isofluran (Isofluran® Baxter), Ph. Eur., ist ein halogenierter Methylethylether mit einem Asymmetriezentrum an C-2. Es wird als Racemat eingesetzt, allerdings besitzt das *S*-Enantiomer die höhere Wirksamkeit. Nach inhalativer Gabe wird Isofluran zu weniger als 0,2 % metabolisiert, Hauptmetabolit ist Trifluoracetat. Daneben werden F^--Ionen freigesetzt.

Desfluran (Suprane®), Ph. Eur., ist ein 6-fach fluorierter Methylethylether, der sich von Isofluran durch ein zusätzliches Fluor- anstelle des Chloratoms unterscheidet. Therapeutisch verwendet wird das Racemat. Desfluran ist polarer als die anderen Flurane und reichert sich weniger im Gewebe an. Die Aufwachdauer ist daher anders als bei Isofluran und Sevofluran nicht von der vorausgegangenen Anästhesiedauer abhängig. Deshalb wird es gerne zur Narkose bei ambulanten Operationen angewendet. Nach Inhalation wird es schneller resorbiert und auch eliminiert. Desfluran wird mit 0,02 % nur minimal metabolisiert. Neben geringen Mengen an F^--Ionen entsteht hauptsächlich Trifluoracetat. Die Ausscheidung erfolgt pulmonal überwiegend unverändert, zu geringem Anteil über die Haut. Die Eliminationshalbwertszeit beträgt 2,5 min.

Sevofluran (Sevorane®), Ph. Eur., ist ein fluorierter Methylisopropylether. Es wird nach Inhalation durch CYP2E1 zu 5 % zu F^--Ionen und Hexafluorisopropanol metabolisiert. Letzteres wird als Glucuronid renal ausgeschieden.

Die Flurane sind farblose Flüssigkeiten. Sie bewirken eine ausgeprägte Amnesie, eine tiefe Bewusstlosigkeit sowie eine mäßig starke Muskelrelaxation. Allerdings besitzen sie keine analgetischen Wirkungen. Lange Zeit wurde ihnen deshalb Lachgas zur Analgesie zugesetzt. Heute werden zu diesem Zweck Opioide appliziert. Die Lipophilie der Flurane nimmt in der Reihenfolge Isofluran > Sevofluran > Desfluran ab, die minimale alveoläre Anästhetikakonzentration (MAC-Wert) steigt in gleicher Reihenfolge an (Tab. 7.7). Der MAC-Wert bezeichnet die Konzentration des Anästhetikums in den Lungenalveoli in Volumenprozent (V/V) bei einem Druck von 1 atm, bei der 50 % der Patienten nicht mehr auf einen bestimmten Schmerzreiz reagieren.

7.9.2 Injektionsanästhetika

Injektionsnarkotika zur intravenösen Applikation werden aufgrund ihres schnellen Wirkungseintritts zur Narkoseeinleitung angewendet. Außerdem werden sie bei kurz dauernden diagnostischen und chirurgischen Eingriffen verwendet. Eingesetzt werden Substanzen aus chemisch sehr unterschiedlichen Strukturklassen (Abb. 7.240).

Entdeckung. Mit **Hexobarbital** (Abb. 7.241, Evipan®) war 1932 erstmals ein Injektionsanästhetikum mit ausreichender therapeutischer Breite und Steuerbarkeit verfügbar. Auf der Suche nach kurzwirkenden Barbitu-

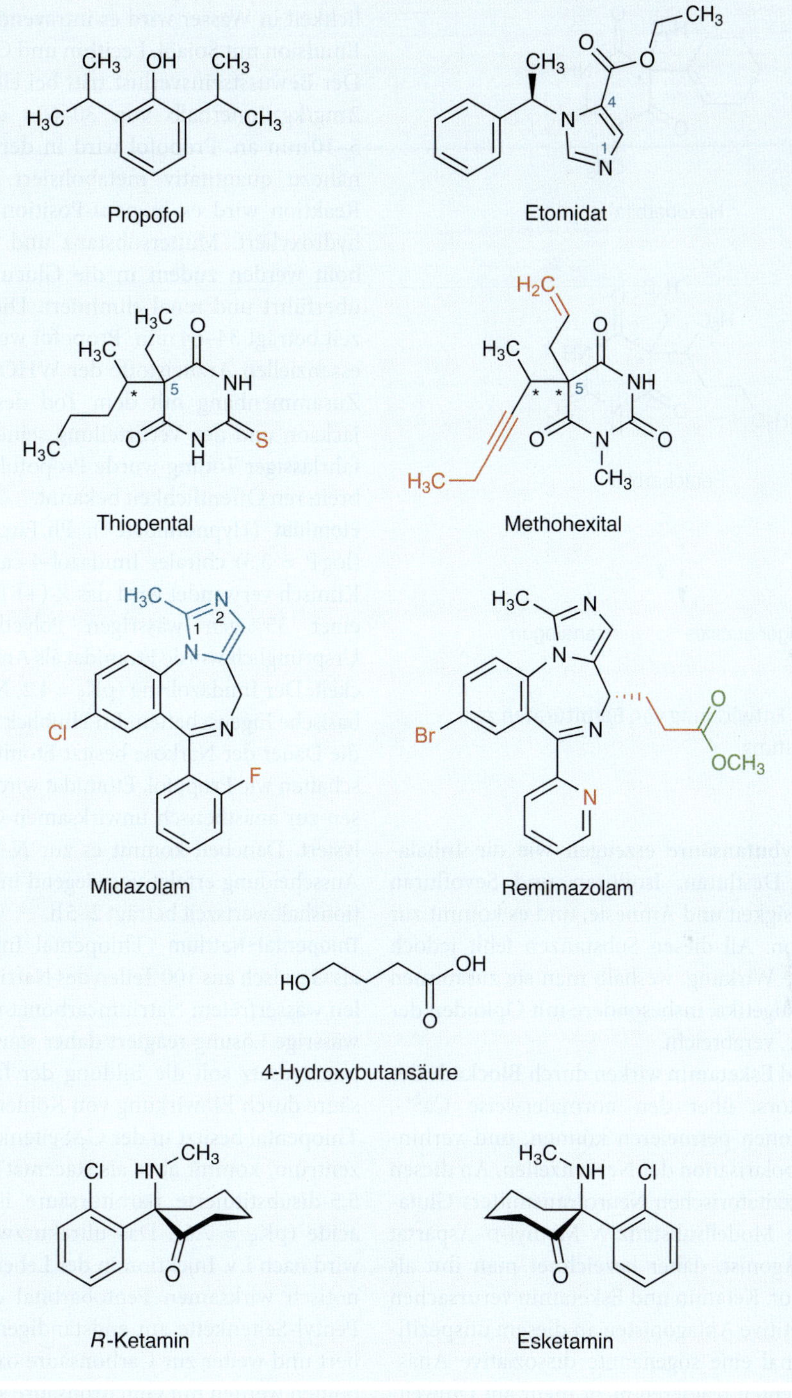

○ Abb. 7.240 Injektionsanästhetika

raten war man bei Abbot Laboratories an den chemisch weniger stabilen Thiobarbitursäuren interessiert. Das dabei entwickelte schwefelanaloge **Pentobarbital** wurde 1934 in den USA als **Thiopental** (○ Abb. 7.240) eingeführt. Bis zur aufkommenden Konkurrenz durch **Propofol** in den 1990er Jahren entwickelte es sich zum Standard-Injektionsanästhetikum zur Narkoseeinleitung.

Wirkungsmechanismus. Mit Ausnahme von Ketamin und Esketamin binden Injektionsnarkotika an unterschiedlichen Bindestellen des **GABA$_A$-Rezeptors** (▸ Kap. 7.10.1) und verursachen dadurch einen verstärkten Einstrom von Cl^--Ionen in die Nervenzelle, was zu einer Hyperpolarisation führt. **Propofol**, **Etomidat**, **Thiopental**, **Methohexital**, **Midazolam**, **Remimazolam**

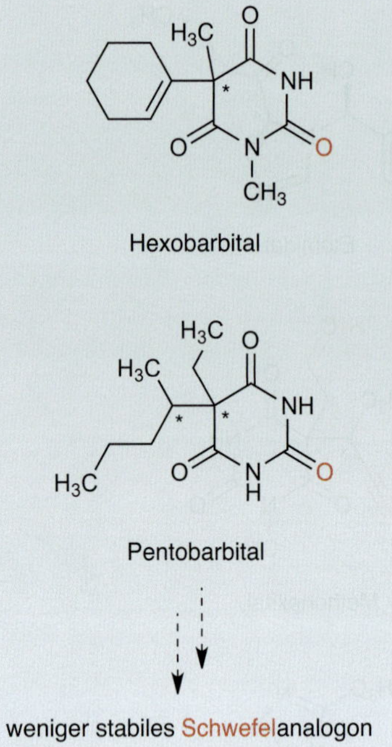

Hexobarbital

Pentobarbital

weniger stabiles Schwefelanalogon

Abb. 7.241 Entwicklung von Barbituraten zur Narkoseeinleitung

und **4-Hydroxybutansäure** erzeugen wie die Inhalationsnarkotika Desfluran, Isofluran und Sevofluran tiefe Bewusstlosigkeit und Amnesie, und es kommt zur Muskelrelaxation. All diesen Substanzen fehlt jedoch die analgetische Wirkung, weshalb man sie zusammen mit Opioid-Analgetika, insbesondere mit Opioiden der Fentanylgruppe, verabreicht.

Ketamin und **Esketamin** wirken durch **Blockade des NMDA-Rezeptors**, über den normalerweise Ca^{2+}-, Na^+- und K^+-Ionen permeieren können, und verhindern so die Depolarisation der Nervenzellen. An diesen Rezeptor des exzitatorischen Neurotransmitters Glutamat bindet die Modellsubstanz *N*-Methyl-D-Aspartat (NMDA) als Agonist, daher bezeichnet man ihn als NMDA-Rezeptor. Ketamin und Esketamin verursachen als nichtkompetitive Antagonisten an diesem unspezifischen Ionenkanal eine sogenannte dissoziative Anästhesie. Die Patienten reagieren nicht mehr auf Umweltreize, schlafen allerdings nicht richtig ein. Aufgrund des geringen amnestischen Potenzials werden Ketamin und Esketamin zumeist mit Benzodiazepinen kombiniert. Eine gleichzeitige Gabe von Opioiden ist dagegen nicht erforderlich, da Ketamin und Esketamin selbst **stark analgetisch** wirken.

Propofol (Disoprivan®), Ph. Eur., ist ein Phenolderivat (pK_S = 11,1), das durch die beiden *ortho*-ständigen Isopropylgruppen stark lipophile Eigenschaften (log P = 3,8) aufweist. Aufgrund seiner nur sehr schweren Löslichkeit in Wasser wird es intravenös als Öl-in-Wasser-Emulsion mit Sojaöl, Lecithin und Glycerol verabreicht. Der Bewusstseinsverlust tritt bei einer Dosis von etwa 2 mg/kg innerhalb von 30–60 s ein und hält etwa 5–10 min an. Propofol wird in der Leber schnell und nahezu quantitativ metabolisiert. In einer Phase-I-Reaktion wird es in *para*-Position zur Phenolgruppe hydroxyliert. Muttersubstanz und Hydrochinonmetabolit werden zudem in die Glucuronide und Sulfate überführt und renal eliminiert. Die Plasmahalbwertszeit beträgt 34–64 min. Propofol wurde in die Liste der essenziellen Arzneistoffe der WHO aufgenommen. Im Zusammenhang mit dem Tod des Popstars Michael Jackson und der Verurteilung seines Leibarztes wegen fahrlässiger Tötung wurde Propofol im Jahr 2009 einer breiteren Öffentlichkeit bekannt.

Etomidat (Hypnomidate®), Ph. Eur., ist ein lipophiler (log P = 3,3) chiraler Imidazol-4-carbonsäureethylester. Klinisch verwendet wird das *R*-(+)-Enantiomer in Form einer 35%igen wässrigen Polyethylenglykol-Lösung. Ursprünglich wurde Etomidat als Antimykotikum entwickelt. Der Imidazolring (pK_S = 4,2, N-1) besitzt schwach basische Eigenschaften. Im Hinblick auf den Eintritt und die Dauer der Narkose besitzt Etomidat ähnliche Eigenschaften wie Propofol. Etomidat wird durch Leberesterasen zur anästhetisch unwirksamen Carbonsäure hydrolysiert. Daneben kommt es zur *N*-Desalkylierung. Die Ausscheidung erfolgt vorwiegend im Urin, die Eliminationshalbwertszeit beträgt 2–5 h.

Thiopental-Natrium (Thiopental Inresa®), Ph. Eur., ist als Gemisch aus 100 Teilen des Natriumsalzes und 6 Teilen wasserfreiem Natriumcarbonat monographiert. Die wässrige Lösung reagiert daher stark basisch. Der Carbonatzusatz soll die Bildung der freien Thiobarbitursäure durch Einwirkung von Kohlendioxid verhindern. Thiopental besitzt in der C_5-Seitenkette ein Chiralitätszentrum, kommt aber als Racemat in den Handel. Als 5,5-disubstituierte Barbitursäure ist Thiopental NH-acide (pK_S = 7,6). Das ultrakurzwirksame Barbiturat wird nach i. v. Injektion in der Leber oxidativ zum hypnotisch wirksamen Pentobarbital desulfuriert, in der Pentyl-Seitenkette am endständigen C-Atom hydroxyliert und weiter zur Carbonsäure oxidiert. Beide Metaboliten werden mit Glucuronsäure konjugiert. Die Ausscheidung der Metaboliten erfolgt über die Nieren, die Eliminationshalbwertszeit beträgt 12 h. In den USA wird Thiopental als sogenannte Giftspritze auch zur Hinrichtung eingesetzt. Daher kann der Wirkstoff aus der EU nur noch mit einer Sondergenehmigung ausgeführt werden.

Methohexital (Brevimytal®) ist eine *N*-methylierte Barbitursäure, wodurch an C-5 ein Chiralitätszentrum entsteht. Ein weiteres liegt in der Alkin-Seitenkette vor. Von den beiden Enantiomerenpaaren wird das höherschmelzende sogenannte α-Racemat therapeutisch verwendet. Nach i. v. Gabe beträgt die Halbwertszeit 1–2 h. Bei der Metabolisierung werden die lipophilen Seitenketten oxidiert, außerdem die Methylgruppe am Stickstoff abgespalten. Die Ausscheidung der Metaboliten erfolgt renal. Die Produktion des Wirkstoffs wurde 2019 eingestellt.

Midazolam (Dormicum®), Ph. Eur., ist ein kurzwirksames Benzodiazepin, das wegen seiner angstlösenden und beruhigenden Wirkung als Beruhigungstablette vor einer Operation und auch zur Narkoseeinleitung eingesetzt wird. Es besitzt einen anellierten Imidazolring, dessen Methylgruppe eine rasche Metabolisierung zum 1-Hydroxymethylmetaboliten gewährleistet. Dieser wird durch anschließende Glucuronidierung inaktiviert und schnell mit dem Urin ausgeschieden. Das Resultat ist eine kurze Eliminationshalbwertszeit von 1,5–2,5 h. Midazolam verfügt mit dem Imidazol-Stickstoff in 2-Position (pK_S = 6,2) und dem Imin-Stickstoff (pK_S = 1,7) über ein schwach basisches bzw. extrem schwach basisches Zentrum. Bei einem pH-Wert von 3,5 ist Midazolam dennoch ausreichend wasserlöslich. Dabei liegt ein Gleichgewicht zwischen der ringgeschlossenen lipophilen Form und der durch Säurekatalyse zu etwa gleichen Teilen gebildeten ringoffenen, protonierten polaren Form vor (Abb. 7.242). Nach intravenöser Applikation verschiebt sich beim pH-Wert des Blutes das Gleichgewicht zum ringgeschlossenen Midazolam, welches gut die Blut-Hirn-Schranke überwinden kann. Gegenüber anderen Injektionsanästhetika hat es den Vorteil, dass seine Wirkung im Bedarfsfall mit dem Benzodiazepin-Rezeptor-Antagonisten Flumazenil (Anexate®; ▸Kap. 7.10.3) spezifisch aufgehoben werden kann.

Remimazolam (Byfavo®) ist ein Softdrug und steht seit 2021 für den intravenösen Einsatz bei medizinischen Eingriffen wie Koloskopie und Bronchoskopie zur Verfügung. Das ultrakurzwirksame Benzodiazepin ist mit einer Propionsäuremethylester-Seitenkette ausgestattet. Diese wird durch Carboxylesterasen, hauptsächlich Typ 1A, innerhalb von Minuten zur inaktiven Propionsäure verstoffwechselt. Dadurch ist die Substanz gut steuerbar und akkumuliert nicht, sodass sie sich gut für kurze und tiefe Narkosen auf Intensivstationen eignet. Die mittlere Halbwertszeit liegt bei 0,5–2 min, die Ausscheidung erfolgt mit dem Urin.

4-Hydroxybutansäure (Gamma-Hydroxybuttersäure, GHB, Somsanit®) wird als intravenöses Anästhetikum insbesondere bei Kaiserschnittgeburten, in der Unfallchirurgie sowie bei bestimmten Risikopatienten (Patienten mit Leberinsuffizienz oder Herzkatheterisierungen) verwendet. Im Vergleich zu anderen Injektionsanästhetika ist GHB schlechter steuerbar. Vereinzelt wurde eine unkalkulierbar lange klinische Wirkdauer festgestellt. Außer als Narkotikum ist die Substanz auch zur Behandlung der Narkolepsie (Xyrem®) zugelassen, einer Störung der Schlaf- und Wachrhythmik. Bei niedrigen pH-Werten zyklisiert die Substanz (pK_S = 4,7) zum γ-Butyrolacton (Abb. 7.243), das im Körper durch Esterasen schnell zu GHB hydrolysiert wird. Die Biotransformation führt primär durch GHB-Dehydrogenase zu Succinatsemialdehyd und weiterhin zur Bernsteinsäure, die in den Citratzyklus eintritt und zu CO_2 und Wasser abgebaut wird. Sekundär erfolgt durch β-Oxidation über 3,4-Dihdroxybutyrat Abbau zu Acetyl-CoA, das ebenfalls im Citratzyklus CO_2 und Wasser liefert. Die Halbwertszeit beträgt 0,5–1 h.

4-Hydroxybutansäure besitzt gegenüber GABA (Gamma-Aminobuttersäure) anstelle der Aminogruppe eine Hydroxygruppe. Somit liegt kein Zwitterion vor wie bei GABA, sodass GHB die Blut-Hirn-Schranke passieren kann. Als Agonist an speziellen GHB-Rezeptoren wirkt GHB exzitatorisch, da in der Folge die Freisetzung des exzitatorischen Neurotransmitters Glutamat steigt. Zudem ist GHB ein Agonist am $GABA_B$-Rezeptor und ruft dort eine inhibitorische Wirkung hervor.

Illegal wird GHB in sogenannten K.-o.-Tropfen eingesetzt. Als Partydroge wird es in der Szene als Liquid Ecstasy bezeichnet, ist aber mit dem als Ecstasy bekannten MDMA (▸Kap. 7.1.5) chemisch nicht verwandt.

Ketamin (Ketamin-hameln®), Ph. Eur. (Hydrochlorid), ist ein chirales Phenyl- und Methylamino-substituiertes Cyclohexanonderivat. Der pK_S-Wert für das sekundäre Amin beträgt 7,5. Neben dem Racemat wird auch das *S*-Enantiomer **Esketamin** (Ketanest®), Ph. Eur. (Hydrochlorid), eingesetzt, das den NMDA-Rezeptor viermal stärker blockiert als das *R*-Enantiomer. Die Wirkdauer nach einmaliger Injektion ist mit 10–25 min wie bei den meisten anderen Injektionsanästhetika relativ kurz. Die Aufwachzeit ist gekennzeichnet durch visuelle, auditive und verwirrende Illusionen. Verstörende Träume und Halluzinationen können bis zu 24 h nach der Verabreichung auftreten. An diesen langandauernden Effekten ist möglicherweise der durch *N*-Demethylierung über CYP2B6 gebildete Metabolit Norketamin beteiligt, der noch eine signifikante Affinität zum NMDA-Rezeptor aufweist. Beim Esketamin sollen die unangenehmen Aufwachreaktionen schwächer ausgeprägt sein. Durch Hydroxylierung am Cyclohexanon- und Phenylring entstehen weitere Metaboliten, die anschließend glucuronidiert werden. Ihre Ausscheidung erfolgt im Urin. Die Eliminationshalbwertszeit von Ketamin beträgt 2–3 h. Esketamin ist seit 2019 auch zugelassen in Form eines Nasensprays (Spravato®) in Kombination mit einem Serotonin-Wiederaufnahme-Inhibitor (SSRI) zur nasalen Behandlung einer therapieresistenten schweren Depression.

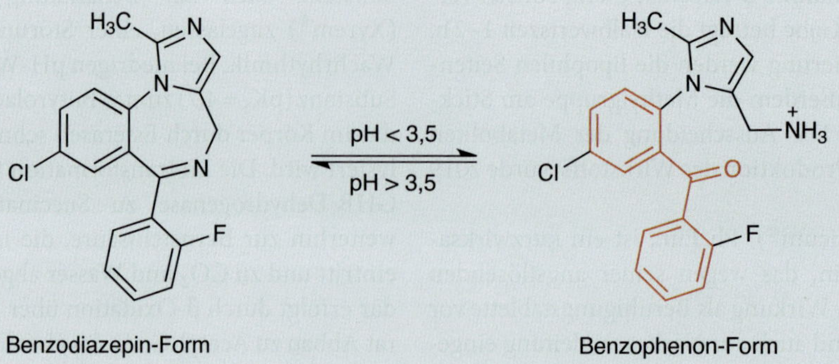

Abb. 7.242 Hydrolytische Spaltung von Midazolam im Sauren

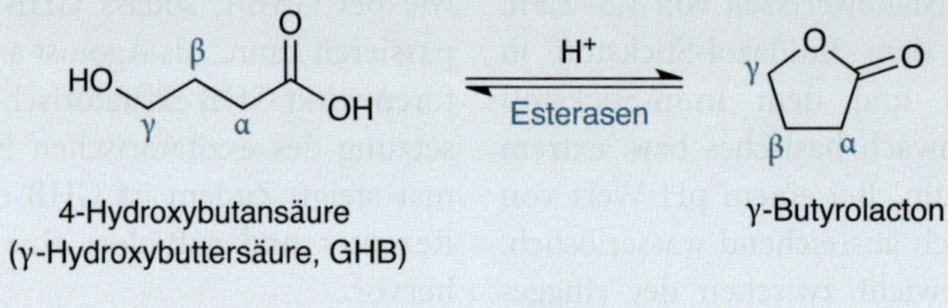

Abb. 7.243 Zyklisierung von 4-Hydroxybutansäure zum γ-Butyrolacton

Drogenszene

Ketamin wird wegen des halluzinogenen Effekts in der Drogenszene als Rauschmittel missbraucht, insbesondere aufgrund der damit in Verbindung stehenden visuellen Halluzinationen und außerkörperlichen Erfahrungen. Dabei wird es niedriger dosiert als in der Anästhesie. Die Wahrnehmung von Raum und Zeit ist verzerrt. In höherer Dosierung sind auch sogenannte Nahtoderlebnisse möglich, d. h., der Konsumierende erlebt einen Zustand, der als K-Hole (Ketamin-Loch) bezeichnet wird. Er hat das Gefühl, den eigenen Körper zu verlassen (Ich-Auflösung).

In der sogenannten **High-Opiat-Technik** werden **Fentanyl** und **Sufentanil** (▸Kap. 7.3.3) hochdosiert auch als Mononarkotika eingesetzt.

7.10 Anxiolytika

Anxiolytika (lat. *anxius* = ängstlich) werden synonym auch als Tranquillanzien oder Ataraktika bezeichnet. Sie sollen Angst beseitigen und Spannungszustände lösen. Sie dämpfen Funktionen des zentralen Nervensystems, setzen das psychomotorische Erregungsniveau herab und vermindern die Aktivität. Daher bezeichnet man die Substanzen auch als **Sedativa.**

Hypnotika sind Arzneistoffe, die Schlaf induzieren oder aufrechterhalten. Die Grenzen zwischen diesen Arzneistoffgruppen sind allerdings fließend, da Anxiolytika in höherer Dosierung auch hypnotische Eigenschaften entfalten.

7.10.1 GABA-System

GABA (γ-Aminobuttersäure, Abb. 7.244) ist der wichtigste **inhibitorische Neurotransmitter** des Zentralnervensystems. Dies macht sich dadurch bemerkbar, dass Krampfanfälle auftreten, wenn die GABA-Synthese blockiert wird. GABA ist im gesamten ZNS verbreitet und übersteigt dort in einigen Regionen die Konzentration der monoaminergen Neurotransmitter um bis zu 1000-fach. GABA entsteht in präsynaptischen Neuronen aus L-Glutamat, dem wichtigsten erregenden Neurotransmitter. Beide Neurotransmitter treten als Zwischenprodukte in einem Seitenweg des Citratzyklus auf, der speziell im Gehirn abläuft und als **GABA-Shunt** bezeichnet wird.

GABA-Shunt. Bei der **Biosynthese** von GABA (Abb. 7.244) wird zunächst α-Ketoglutarat, das aus dem Citratzyklus stammt, durch die GABA-α-

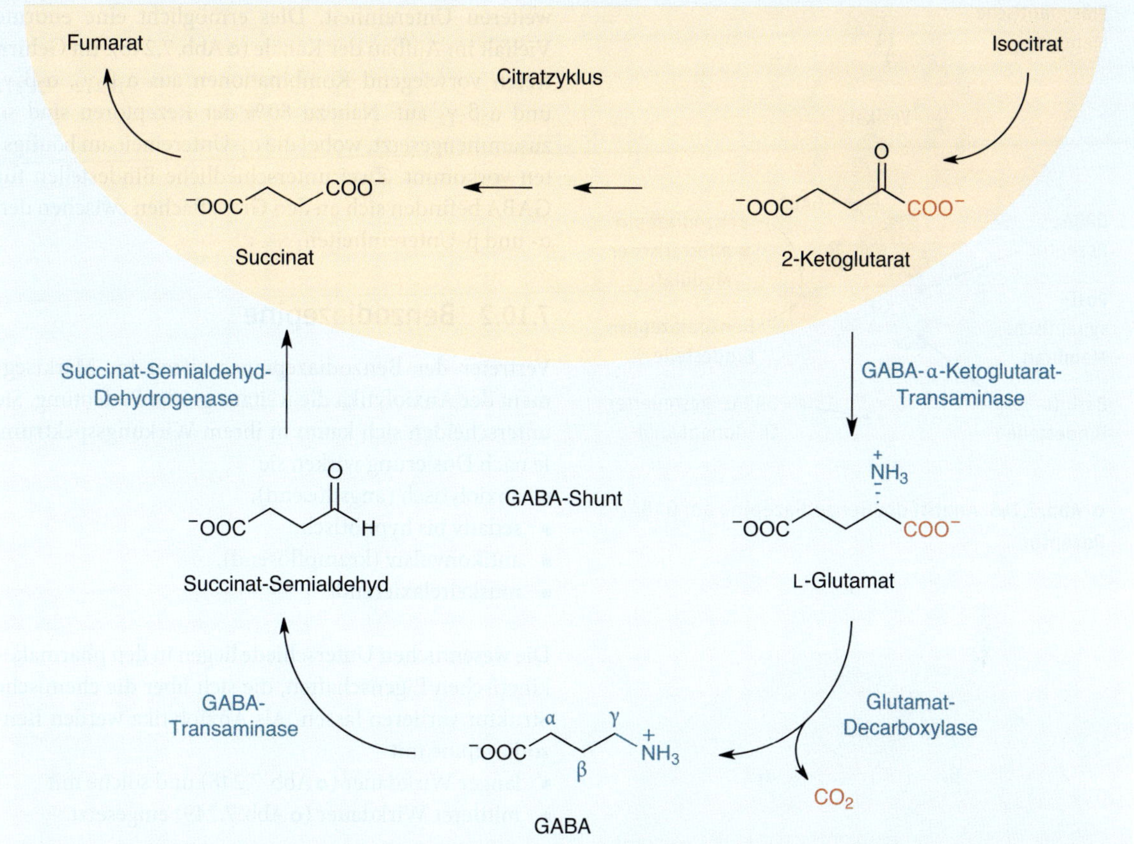

o Abb. 7.244 Biosynthese und Abbau von Glutamat und GABA über den GABA-Shunt des Citratzyklus

Ketoglutarat-Transaminase in die Aminosäure L-Glutamat überführt. Die Decarboxylierung durch Glutamat-Decarboxylase führt zu GABA. GABA wird durch einen vesikulären Protonen-GABA-Antiporter in die synaptischen Vesikel aufgenommen und dort gespeichert. Auf einen entsprechenden Reiz kommt es zur **Freisetzung** in den synaptischen Spalt und zur Rezeptorbindung. Die anschließende **Wiederaufnahme** in das präsynaptische Neuron oder auch benachbarte Gliazellen wird durch einen Na^{+}- und Cl^{-}-abhängigen Transporter vermittelt. Damit ist die Wirkung von GABA beendet. Der **Abbau** von GABA erfolgt über die GABA-Transaminase. In Gegenwart von α-Ketoglutarat als Akzeptor für die Aminogruppe katalysiert die GABA-α-Ketoglutarat-Transaminase den Transfer der γ-Aminogruppe unter Bildung des GABA-Vorläufers L-Glutamat, aus GABA entsteht Succinat-Semialdehyd. Letzterer wird durch die Succinat-Semialdehyd-Dehydrogenase zu Succinat oxidiert, das in den Citratzyklus eingeschleust wird. Damit wird der GABA-Shunt geschlossen. Dieser Shunt des Citratzyklus umgeht die oxidative Decarboxylierung von α-Ketoglutarat durch den α-Ketoglutarat-Dehydrogenase-Komplex zu Succinyl-CoA.

GABA-Rezeptoren. Die physiologischen Funktionen von GABA werden durch 2 unterschiedliche Klassen an membrangebundenen Rezeptoren (▸ Kap. 1.2.3) vermittelt. Die

- ionotropen $GABA_A$-Rezeptoren sind ligandengesteuerte Cl^{-}-Ionenkanäle, die
- metabotropen $GABA_B$-Rezeptoren gehören zur Klasse der G-Protein-gekoppelten Rezeptoren.

Wird der $GABA_A$-Rezeptor durch GABA aktiviert (o Abb. 7.245), bewirkt dies infolge eines Cl^{-}-Einstroms in die Zelle eine Hyperpolarisation der Membran. Dies erhöht das Schwellenpotenzial und vermindert damit die Wahrscheinlichkeit, dass ein Aktionspotenzial entsteht. Letztendlich wird die neuronale Aktivität im Gehirn reduziert. Daher überrascht es nicht, dass der $GABA_A$-Rezeptor ein wichtiges Target für die Behandlung zahlreicher ZNS-Störungen ist, bei denen die Dämpfung des ZNS einen therapeutischen Nutzen bietet. So vermitteln Agonisten am $GABA_A$-Rezeptor sedativ-hypnotische, anästhetische, angstlösende, muskelrelaxierende und antikonvulsive Effekte.

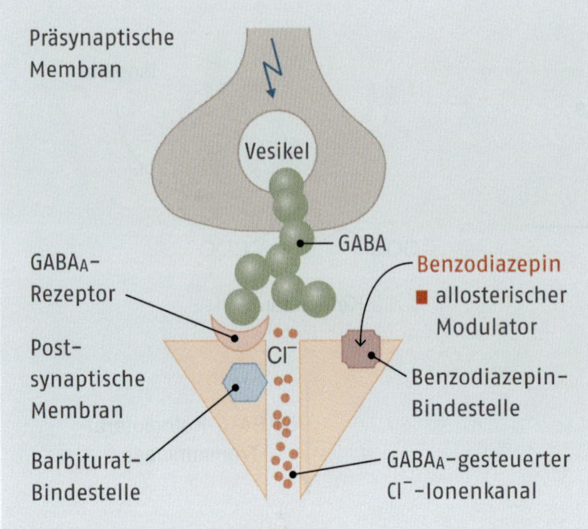

o Abb. 7.245 Angriff der Benzodiazepine am $GABA_A$-Rezeptor

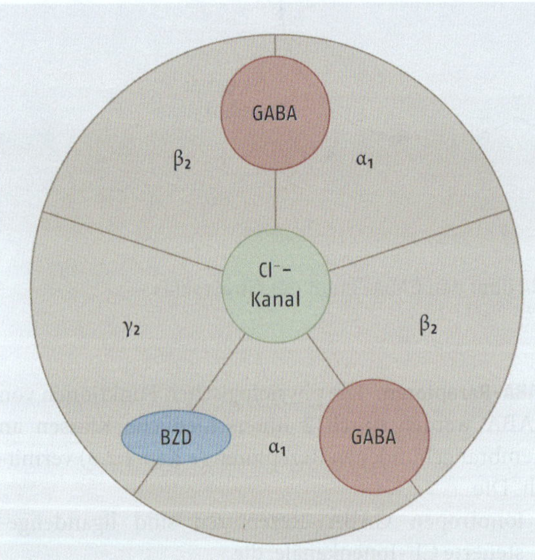

o Abb. 7.246 Aufbau eines $GABA_A$-Rezeptors von oben betrachtet. Die 5 Untereinheiten (hier bestehend aus $\alpha_1\beta_2\gamma_2$) sind gleichmäßig um eine Achse herum angeordnet und bilden in der Mitte den Cl^--Ionenkanal aus. Eine Bindestelle für GABA befindet sich jeweils zwischen einer α- und einer β-Untereinheit, die für Benzodiazepine (BZD) zwischen einer α- und einer γ-Untereinheit.

Der $GABA_A$-Rezeptorkanal-Komplex ist durch Zusammenlagerung von 5 individuellen Untereinheiten aufgebaut, die sich in 8 Klassen (α, β, γ, δ, ε, θ, π und ρ) untergliedern. Bei den α-, β-, γ- und ρ-Untereinheiten treten noch verschiedene Varianten auf (α_{1-6}, β_{1-3}, γ_{1-3} und ρ_{1-3}). Funktionsfähige $GABA_A$-Kanäle erfordern typischerweise ein Pentamer aus 2 α-, 2 β- und einer weiteren Untereinheit. Dies ermöglicht eine enorme Vielfalt im Aufbau der Kanäle (o Abb. 7.246). Im Gehirn treten vorwiegend Kombinationen aus $\alpha_1\beta_2\gamma_2$, $\alpha_2\beta_3\gamma_2$ und $\alpha_3\beta_3\gamma_2$ auf. Nahezu 80 % der Rezeptoren sind so zusammengesetzt, wobei die α_1-Untereineit am häufigsten vorkommt. Zwei unterschiedliche Bindestellen für GABA befinden sich an den Grenzflächen zwischen den α- und β-Untereinheiten.

7.10.2 Benzodiazepine

Vertreter der Benzodiazepine besitzen im Marktsegment der Anxiolytika die weitaus größte Bedeutung. Sie unterscheiden sich kaum in ihrem Wirkungsspektrum. Je nach Dosierung wirken sie

- anxiolytisch (angstlösend),
- sedativ bis hypnotisch,
- antikonvulsiv (krampflösend),
- muskelrelaxierend.

Die wesentlichen Unterschiede liegen in den pharmakokinetischen Eigenschaften, die sich über die chemische Struktur variieren lassen. Als Anxiolytika werden Benzodiazepine mit

- langer Wirkdauer (o Abb. 7.248) und solche mit
- mittlerer Wirkdauer (o Abb. 7.249) eingesetzt.

Aufgrund des hohen Abhängigkeitspotenzials unterliegen Benzodiazepine dem Betäubungsmittelgesetz (BtMG). Als Monopräparate mit festgelegtem Wirkstoffgehalt je abgeteilter Form, wie z. B. Tabletten, sind sie jedoch lediglich verschreibungspflichtig.

Entdeckung. Der große Erfolg der Benzodiazepine ist unter anderem darauf zurückzuführen, dass mit ihnen erstmals hochaktive Beruhigungs- und Schlafmittel mit sehr großer therapeutischer Breite zur Verfügung standen. Dabei war die Entdeckung dieser Substanzklasse ein Zufallsfund. Der Chemiker Leo Sternbach hatte bei Hoffmann-La Roche auf der Suche nach neuartigen Sedativa Mitte der 1950er Jahren eine Reihe von Chinazolin-*N*-oxiden hergestellt, die er zu sekundären Aminen umsetzte. Sie erwiesen sich allerdings als wirkungslos. Bei einer dieser öligen Substanzen bildeten sich während der Lagerung schöne Kristalle aus. Bei der Prüfung der Substanz wurden sedative und krampflösende Wirkungen beobachtet. Erst danach erkannte man, dass eine unerwartete Ringerweiterung zum bisher unbekannten Benzodiazepin **Chlordiazepoxid** (o Abb. 7.247) stattgefunden hatte. Chlordiazepoxid kam als erster Vertreter dieser Klasse 1960 auf den Markt, was einen Meilenstein in der Entwicklung der Tranquillanzien bedeutete. Als man entdeckte, dass Chlordiazepoxid – der einzige Vertreter des Amidin-

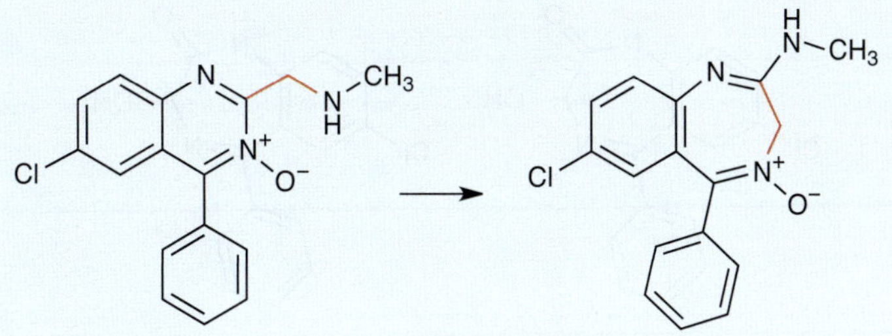

Chinazolin-*N*-oxid → Chlordiazepoxid

Abb. 7.247 Unvorhergesehene Umlagerung eines Chinazolin-*N*-oxids zu Chlordiazepoxid

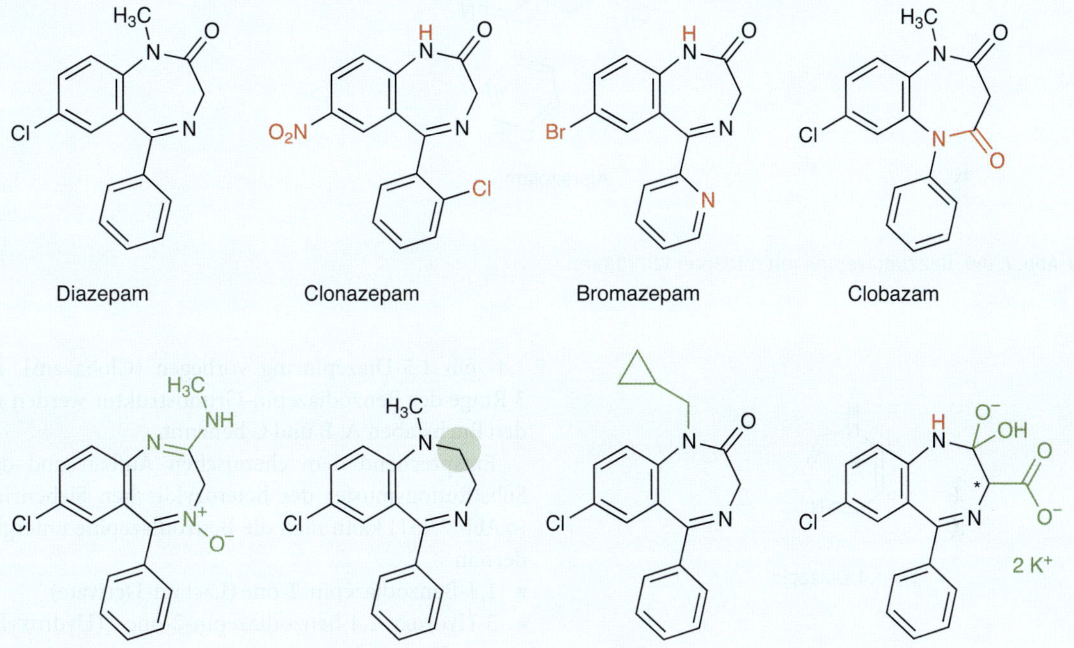

Diazepam Clonazepam Bromazepam Clobazam

Chlordiazepoxid Medazepam Prazepam Dikaliumclorazepat

Abb. 7.248 Benzodiazepine mit langer Wirkdauer

Typs – rasch zum aktiven Benzodiazepin-2-on metabolisiert wird, richtete sich das Interesse auf die Entwicklung weiterer Substanzen des nun vorliegenden Lactam-Typs. So folgte 1963 das potentere **Diazepam**, von dem oder von dessen Metaboliten sich die meisten Vertreter ableiten. Diazepam zählte viele Jahre lang zu den weltweit umsatzstärksten Substanzen. Allerdings zeigte sich mit den Jahren, dass Benzodiazepine auch über ein hohes psychisches Abhängigkeitspotenzial verfügen.

Struktur und Eigenschaften. Zentrales Bauelement der bizyklischen Benzodiazepine ist ein siebengliedriger 1,4-Diazepinring (Abb. 7.250). Der Name wurde gemäß der Hantzsch-Widman Nomenklatur für Heteromonozyklen gebildet. Das Präfix „Diaz(a)" beschreibt dabei das Vorliegen zweier Stickstoffheteroatome, das Suffix „epin" steht für einen ungesättigten Siebenring. An den 1,4-Diazepinring ist an die Seite, die von C-6 und C-7 gebildet wird, ein Benzenring anelliert, daher der Name „Benzodiazepin". Zudem ist die Position 5 mit einem Phenylring substituiert. Im Einzelfall ist der anellierte Benzenring durch einen bioisosteren Thiophenring (Brotizolam) oder der Phenylring durch Pyridin (Bromazepam) ersetzt. Außerdem kann anstelle eines

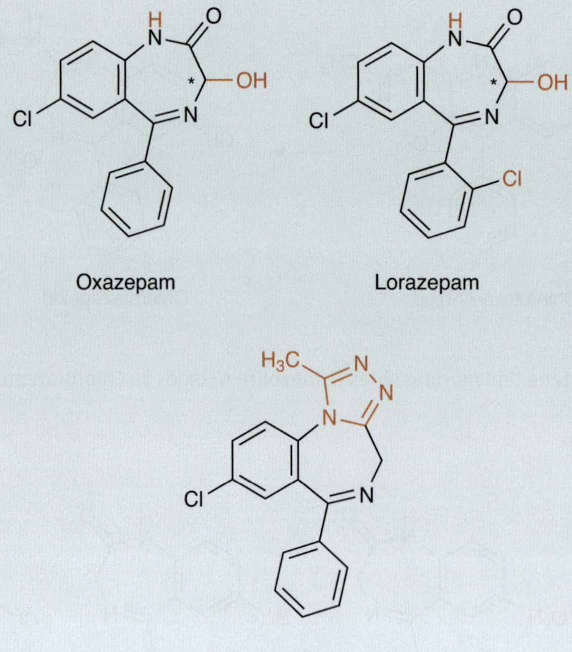

o Abb. 7.249 Benzodiazepine mit mittlerer Wirkdauer

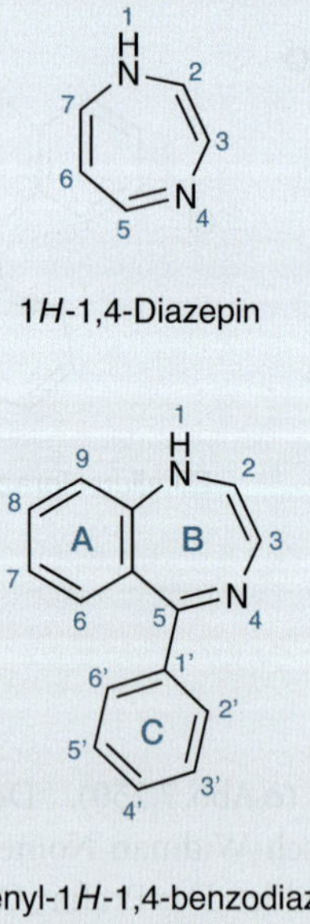

o Abb. 7.250 Grundstruktur der Benzodiazepine

1,4- ein 1,5-Diazepinring vorliegen (Clobazam). Die 3 Ringe der Benzodiazepin-Grundstruktur werden mit den Buchstaben A, B und C benannt.

Entsprechend dem chemischen Aufbau und dem Substitutionsmuster des heterozyklischen Siebenrings (o Abb. 7.251) kann man die Benzodiazepine untergliedern in

- 1,4-Benzodiazepin-2-one (Lactam-Derivate),
- 3-Hydroxy-1,4-benzodiazepin-2-one (Hydroxylactam-Derivate),
- 1,4-Benzodiazepine mit anelliertem Imidazol- oder Triazolring (Di- bzw. Triazolo-Derivate),
- 1,5-Benzodiazepin-2,4-dione (Dilactam-Derivate).

Charakteristische Funktionalitäten der meisten Benzodiazepine sind die Azomethin- und die Lactamgruppe. Das Azomethin-N-Atom in Position 4 bedingt die schwach basischen Eigenschaften (pK_S etwa 3,3). Die nach Protonierung gebildete konjugierte Säure liegt als phenyloges Amidinium-Ion mesomeriestabilisiert vor (o Abb. 7.252). Trägt das Lactam-N-Atom keine Alkylgruppe, lässt es sich aufgrund des elektronenziehenden Substituenten in 7-Position deprotonieren, sodass N-1 schwach NH-acide Eigenschaften (pK_S etwa 11,5) aufweist. Die Azomethin- und Lactamgruppe sind zudem hydrolyseempfindlich und fotolabil. Daher sind die Substanzen vor Licht geschützt zu lagern.

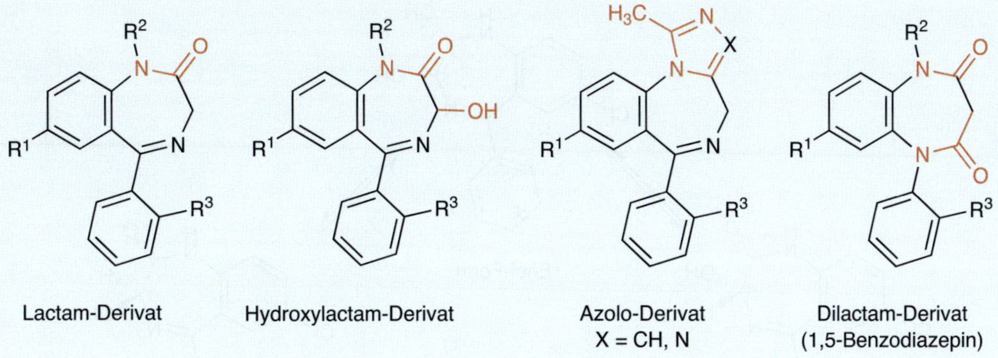

Lactam-Derivat
Hydroxylactam-Derivat
Azolo-Derivat X = CH, N
Dilactam-Derivat (1,5-Benzodiazepin)

Abb. 7.251 Einteilung der Benzodiazepine nach strukturellen Gesichtspunkten

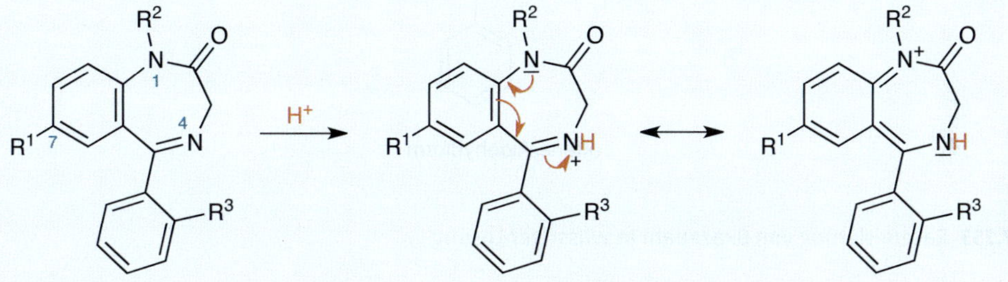

Abb. 7.252 Protonierung der Benzodiazepine zum mesomeriestabilisierten Kation

7

Stereochemie. Durch Einführen einer 3-Hydroxygruppe entsteht ein Chiralitätszentrum. So ist das *S*-(+)-Enantiomer von Oxazepam 100–200-fach wirksamer als das *R*(−)-Enantiomer. In wässriger Lösung tritt eine pH-abhängige chirale Inversion auf, die über eine Keto-Enol-Tautomerisierung oder eine reversible Ringöffnungsreaktion erfolgen kann (Abb. 7.253). In vivo wurde eine solche Umwandlung bisher nicht beobachtet. Möglicherweise wird durch die starke Plasmaproteinbindung der Substanzen eine Racemisierung verhindert oder stark verlangsamt. Trotz der enantioselektiven Wirkung werden alle 3-hydroxylierten Verbindungen nur als Racemate eingesetzt.

Wirkungsmechanismus. Benzodiazepine entfalten ihre Effekte, indem sie am $GABA_A$-Rezeptor angreifen. Sie interagieren aber nicht mit der GABA-Bindestelle selbst. Vielmehr binden sie an eine **allosterische Bindestelle**, wobei diese an der Grenzfläche zwischen einer α- und einer γ-Untereinheit lokalisiert ist. Demzufolge sind Rezeptoren, denen die γ-Untereinheit fehlt, unempfindlich gegenüber Benzodiazepinen. Indem sie an den $GABA_A$-Rezeptor binden, erhöhen Benzodiazepine dessen Affinität für GABA. Den Cl^--Ionenkanal selbst können sie aber nicht direkt öffnen, d. h., die Wirkung von GABA wird durch Benzodiazepine nur verstärkt. Dementsprechend wirken sie als **positiv allosterische Modulatoren** (allosterische Agonisten). Man bezeichnet sie auch als „Bremskraftverstärker", da die Erregbarkeit der Zelle gebremst wird. Dabei wird der Cl^--Ionenkanal nie stärker geöffnet, als dies durch Binden von endogenem GABA vermittelt wird, sodass dies zu einer großen therapeutischen Breite und Sicherheit führt, selbst bei Überdosierung.

Während eine Interaktion mit α_1-enthaltenden $GABA_A$-Rezeptorsubtypen Sedierung und hypnotische Wirkungen verursachen, vermitteln Rezeptoren mit α_2-, α_3- und α_5-Untereinheiten die anxiolytischen, muskelrelaxierenden und antikonvulsiven Effekte der Benzodiazepine. Eine Interaktion mit α_4- und α_6-Untereinheiten erfolgt dagegen nicht. Nimmt die Konzentration des Benzodiazepins im Gehirn zu, tritt zunächst eine insbesondere über α_2-Rezeptoren vermittelte zentrale Muskelrelaxation ein, dann Anxiolyse gefolgt von einer antikonvulsiven Wirkung. Eine weitere Dosissteigerung führt über eine Interaktion mit α_1-enthaltenden Rezeptoren zu sedierenden und hypnotischen Effekten sowie letztlich zur Amnesie. Da das Wirkungsprofil von

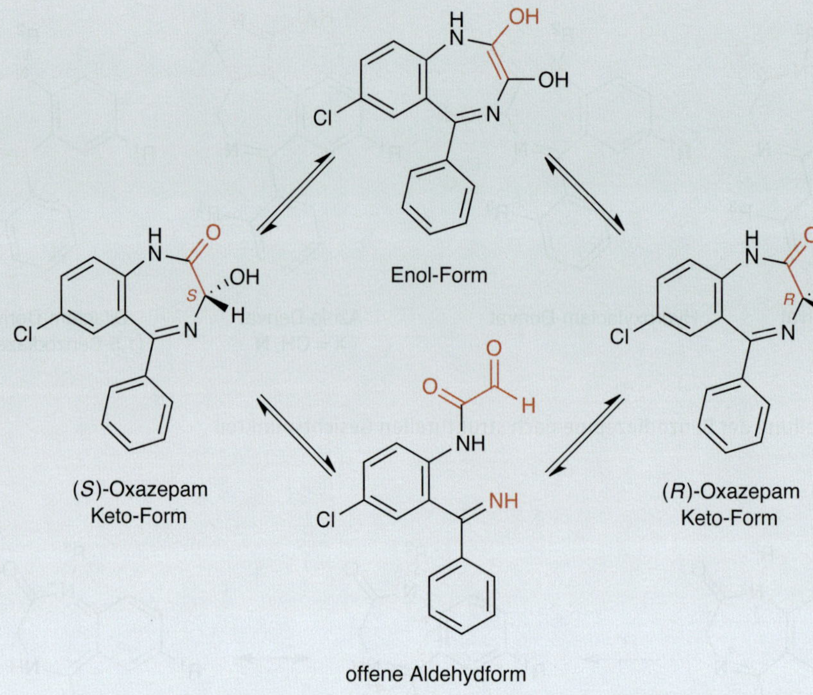

Abb. 7.253 Racemisierung von Oxazepam in wässriger Lösung

der Dosierung abhängt, lassen sich insbesondere eine zentrale Muskelrelaxation und eventuell auch eine Anxiolyse mit geringen Benzodiazepindosen erreichen, ohne dass es gleichzeitig zu einer ausgeprägten Sedierung kommt.

Für welche Indikation die einzelnen Benzodiazepine sich jeweils eignen, hängt entscheidend von ihrer Wirkdauer ab (Tab. 7.8). Außer durch die Halbwertszeit der Substanz wird diese auch durch Umverteilungsprozesse und die Bildung aktiver Metaboliten bestimmt.

- Benzodiazepine mit **langer Wirkdauer** werden bevorzugt als Sedativa/Anxiolytika, Muskelrelaxanzien und/oder Antiepileptika verwendet,
- solche mit **mittlerer Wirkdauer** bei Durchschlafstörungen,
- Derivate mit **kurzer Wirkdauer** sinnvoller Weise dagegen zur Behandlung von Einschlafstörungen.

Das ultrakurzwirkende **Midazolam** wird im Rahmen der Prämedikation zur Narkose eingesetzt (▸ Kap. 7.9.2).

Struktur-Wirkungs-Beziehungen. Der intakte Diazepinring ist für die Aktivität der Benzodiazepine essenziell. Hydrolytische Ringöffnung führt zum vollständigen Wirkungsverlust. Struktur-Wirkungs-bezogene Untersuchungen haben die folgenden Zusammenhänge gezeigt (Abb. 7.254).

- In **Ring A** steigern elektronenziehende Gruppen in Position 7 des Benzodiazepinrings die Aktivität der Verbindungen, wobei eine Nitrogruppe eine stärkere Wirkungszunahme verursacht als ein Chloratom. Über diese Gruppen erfolgt H-Brückenbindung zu einem Histidin am $GABA_A$-Rezeptor. Substituenten in Position 6, 8 und 9 führen dagegen zu einer Abnahme der Wirksamkeit.
- Ein H-Brückenakzeptor in **Ring B** für die Interaktion mit einem Histidinrest (H-Brückendonor) der $GABA_A$-Untereinheit gilt als strukturelle Voraussetzung für die Bindung an den $GABA_A$-Rezeptor. Einen besonders starken Einfluss auf die Wirkung hat eine Ketogruppe in Position 2. Vertreter mit einer Hydroxygruppe in Position 3 des Benzodiazepinrings haben vergleichbare Wirkungen wie die entsprechenden nichthydroxylierten Analoga, werden jedoch deutlich schneller ausgeschieden. Eine *N*-Methylgruppe in Position 1 ist für die Interaktion mit dem Rezeptor nicht erforderlich, sie beeinträchtigt diese allerdings auch nicht. Eine voluminösere Alkylgruppe (Cyclopropylmethyl), wie sie in Prazepam enthalten ist, verursacht eine Affinitätsabnahme um den Faktor 100. Der relativ lange Diethylaminoalkylsubstituent des Flurazepams mindert die Affinität um den Faktor 10.

Tab. 7.8 Anwendungsgebiete der Benzodiazepine gemäß ihrer rechtlichen Zulassung

Benzodiazepin	Hypnotikum	Sedativum, Anxiolytikum	Muskelrelaxans	Antiepileptikum
Benzodiazepine mit langer Wirkdauer				
Bromazepam	X	X		
Chlordiazepoxid		X		
Clobazam		X		X
Clonazepam				X
Clorazepat		X		
Diazepam		X	X	X
Flunitrazepam	X			
Flurazepam	X			
Medazepam		X		
Nitrazepam	X			X
Prazepam		X		
Benzodiazepine mit mittlerer Wirkdauer				
Alprazolam		X		
Lorazepam	X	X		X
Lormetazepam	X			
Oxazepam	X	X		
Temazepam	X			
Benzodiazepine mit kurzer Wirkdauer				
Brotizolam	X			
Triazolam	X			
Midazolam[1]				X

[1] Injektionsnarkotikum

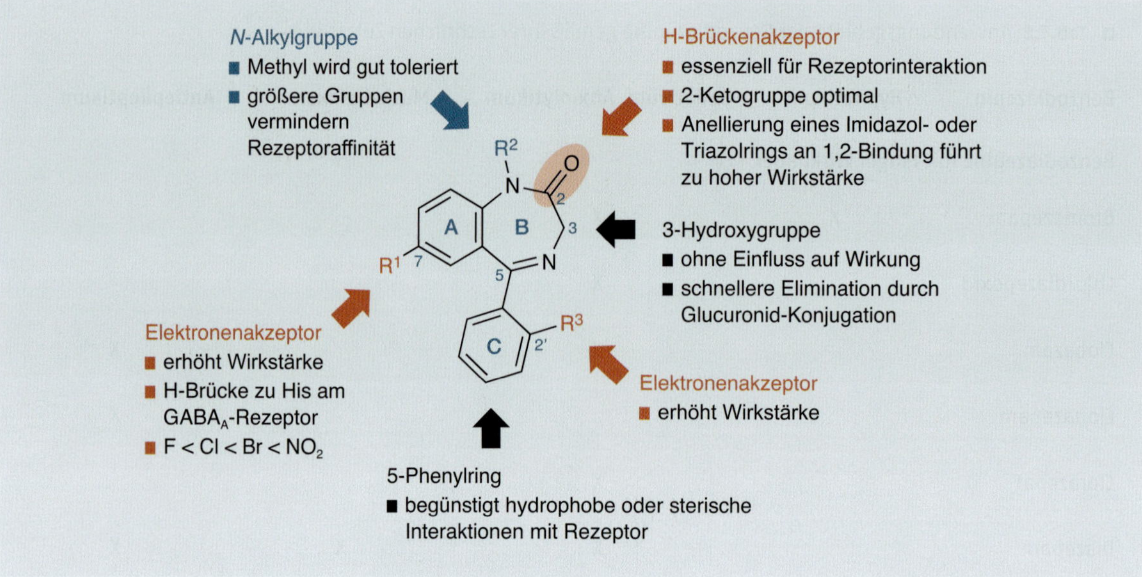

Abb. 7.254 Struktur-Wirkungs-Beziehungen der Benzodiazepine

- Der **Ring C**-Phenylring in Position 5 ist nicht erforderlich, begünstigt jedoch hydrophobe oder sterische Interaktionen mit dem Rezeptor. Einführen von elektronegativen Atomen wie Chlor oder Fluor in *ortho*-Position des Phenylrings erhöht die Wirksamkeit, auch eine Methylgruppe wird vom Rezeptor akzeptiert. Dagegen wirken sich Substituenten in 3'- und 4'-Position negativ aus.
- Die Anellierung eines elektronenreichen Rings an der 1,2-Bindung von Ring B, der als H-Brückenakzeptor fungiert, wie z. B. Triazol oder Imidazol, führt zu Derivaten mit hoher Wirkstärke.

Biotransformation. Nach oraler Gabe werden Benzodiazepine schnell und gut aus dem Magen-Darm-Trakt resorbiert. Hohe Konzentrationen werden im Blutplasma umso schneller erreicht, je lipophiler die Substanzen sind. Aufgrund ihrer hohen Lipophilie können sie auch leicht die Blut-Hirn-Schranke überwinden und ins ZNS gelangen. Alkylsubstituenten am Lactam-N erhöhen dabei die Lipophilie, eine 3-Hydroxygruppe vermindert sie. Benzodiazepine unterliegen einem ausgeprägten Metabolismus in der Leber. Die lange Wirkdauer der langwirksamen Benzodiazepine beruht u. a. darauf, dass aktive Metaboliten mit langer Halbwertszeit entstehen. Im Rahmen der Phase-I-Metabolisierung, die hauptsächlich durch CYP3A4, daneben auch durch CYP2C19 katalysiert wird, erfolgt

- *N*-Desalkylierung,
- Reduktion der Nitrogruppe zum primären Amin sowie generell
- Hydroxylierung an C-3, falls nicht bereits eine Hydroxygruppe vorliegt.

Bei Diazepam verläuft die Hydroxylierung mit bemerkenswerter Stereoselektivität unter Bildung von 90 % *S*-konfiguriertem 3-Hydroxydiazepam. Im Rahmen des Phase-II-Metabolismus kommt es anschließend zur

- Glucuronidierung der C-3-Hydroxygruppe (Abb. 7.255). Auf der raschen Glucuronidierung beruht auch die vergleichsweise kürzere Wirkdauer der bereits an C-3 hydroxylierten Vertreter.

Bei den langwirksamen Chlordiazepoxid, Prazepam, Medazepam und Clorazepat handelt es sich im Prinzip um **Prodrugs**. Ihre Affinität zum GABA$_A$-Rezeptor ist zum Teil mehr als 100-mal geringer als die des Diazepams. Um einen dem Diazepam äquivalenten Effekt zu erreichen, ist allerdings nur etwa dessen doppelte Dosis erforderlich. So entsprechen der Wirkstärke von 10 mg Diazepam jeweils 20 mg Chlordiazepoxid, Prazepam und Medazepam sowie 15 mg Clorazepat. Wirksamer Metabolit ist in allen Fällen Nordazepam (Abb. 7.255), das mit 30–120 h eine extrem lange Halbwertszeit besitzt. Nordazepam ist auch ein Hauptmetabolit von Diazepam. Die Decarboxylierung von Clorazepat zu Nordazepam erfolgt im Magen. Das Ausmaß dieser Reaktion hängt vom Magen-pH-Wert ab. Wird dieser durch Antazida oder Protonenpumpen-Inhibitoren gesenkt, vermindert dies die Resorption.

Synthetische Aspekte. Die Synthese von **Diazepam** startet mit einer Friedel-Crafts-Acylierung von 4-Chloranilin mit Benzoylchlorid in Gegenwart von Zinkchlorid ohne Lösemittel bei 220 °C (Abb. 7.256). Dabei kondensieren jeweils 2 dieser Moleküle zu einem Dihydrochinazolin, dessen saure Hydrolyse zu 2-Amino-

o Abb. 7.255 Biotransformation verschiedener Benzodiazepine. (1) *N*-Desalkylierung, (2) Desaminierung, (3) *N*-Oxid-Reduktion, (4) Hydroxylierung, (5) C-2-Oxidation, (6) Decarboxylierung, (7) Glucuronidierung

5-chlorbenzophenon führt. Dieses wird mit Glycinethylester zu Nordazepam zyklisiert und anschließend mit Dimethylsulfat zu Diazepam methyliert.

Clorazepat erhält man aus einer Estervorstufe durch alkalische Hydrolyse mit KOH als Dikaliumsalz (o Abb. 7.257).

Diazepam (Diazepam ratiopharm®, Valium®), Ph. Eur., wird peroral als Anxiolytikum, als zentrales Muskelrelaxans zur Behandlung von Muskelspasmen oder -verspannungen und zur Narkoseprämedikation eingesetzt. Für diese Indikationen sowie zur Behandlung des Status epilepticus (Grand-Mal-Anfall), von schweren Tetanusanfällen und von Fieberkrämpfen stehen parenterale sowie rektale Formulierungen zur Verfügung. Die orale Bioverfügbarkeit liegt bei 75–80 %. Die Ausscheidung erfolgt im Urin, die Eliminationshalbwertszeit variiert zwischen 20 und 50 h. Diazepam wurde in die Liste der unentbehrlichen Arzneimittel der WHO aufgenommen.

Clonazepam (Rivotril®), Ph. Eur., ist wegen des *ortho*-Chlor-substituierten Phenylrings am Azomethin-N (pK_S = 1,6) weniger basisch. Die Lactamgruppe zeigt aufgrund der 7-Nitrofunktion NH-acide Eigenschaften (pK_S = 10,5). Die antikonvulsiven Effekte sind in Clonazepam stärker ausgeprägt als bei anderen Benzodiazepinen. Es wird deshalb bevorzugt als Antiepileptikum ver-

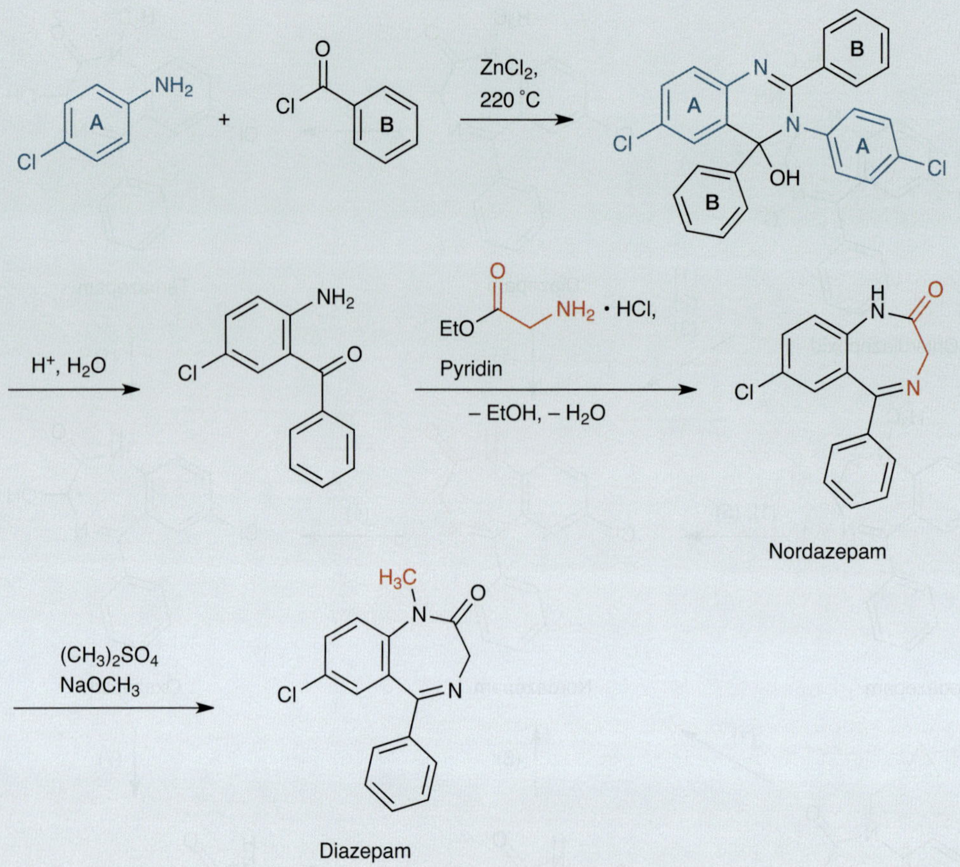

Abb. 7.256 Synthese von Diazepam

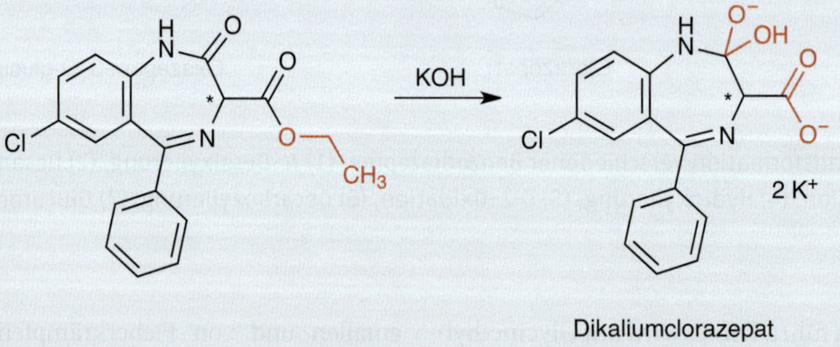

Abb. 7.257 Bildung des Clorazepat-Dikaliumsalzes nach Esterhydrolyse

wendet. Die orale Bioverfügbarkeit liegt bei 75 %, die Ausscheidung erfolgt hauptsächlich renal. Die Eliminationshalbwertszeit beträgt 30–40 h.

Bromazepam (Normoc®), Ph. Eur., besitzt als bioisosteren Ersatz für den Phenylring einen Pyridinring. Dadurch liegen insgesamt 3 Dissoziationsstufen vor: pK_{S1} = 2,5 (N-4), pK_{S2} = 5,2 (Pyridin-N) und pK_{S3} = 11,8 (NH-acide Lactamgruppe). Die orale Bioverfügbarkeit beträgt 84 %. Die Ausscheidung erfolgt hauptsächlich renal, die Eliminationshalbwertszeit liegt bei 15–28 h.

Clobazam (Frisium®), Ph. Eur., ist ein langwirksames 1,5-Benzodiazepin. Es besitzt keine basischen Eigenschaften mehr, da N-5 Teil einer zusätzlichen Lactamgruppe ist. Clobazam wird insbesondere zur Behandlung der Epilepsie eingesetzt. Die orale Bioverfügbarkeit liegt bei 90 %. Die Ausscheidung erfolgt überwiegend im Urin, die Plasmahalbwertszeit beträgt 20 h.

Chlordiazepoxid (Librium®), Ph. Eur., besitzt eine basische Amidingruppe ($pK_S = 4{,}6$). Es wird langsam resorbiert, die orale Bioverfügbarkeit beträgt nahezu 100 %. Die Halbwertszeit liegt bei 6–30 h.

Medazepam (Rudotel®) besitzt keine Lactamgruppe. Dadurch liegt eine tertiäre Aminogruppe ($pK_S = 6{,}2$) vor. Als Prodrug muss es durch Biotransformation zu Nordazepam aktiviert werden (o Abb. 7.255). Die orale Bioverfügbarkeit liegt bei 49–76 %. Die Eliminationshalbwertszeit beträgt 20–100 h.

Prazepam (Demetrin®), Ph. Eur., ist ein sehr lipophiler Vertreter mit schwach basischen Eigenschaften ($pK_S = 3{,}0$, N-4). Nach oraler Gabe wird die Substanz langsam und unvollständig resorbiert. Der aktive Metabolit Nordazepam wird als eigentlicher Wirkstoff angesehen. Die Plasmahalbwertszeit beträgt 1,3 h, die von Nordazepam 50–80 h.

Clorazepat (Tranxilium®), Ph. Eur. (Dikaliumclorazepat-Monohydrat), wird in Form seines Dikaliumsalzes eingesetzt. Durch Addition von H_2O an die C-2-Carbonylgruppe entsteht ein schwach acides geminales Diol ($pK_S = 12{,}5$). Clorazepat kann daher als Dianion des entsprechenden Lactamhydrats formuliert werden. An C-3 liegt ein konfigurationslabiles Asymmetriezentrum vor, eingesetzt wird das Racemat. Die 3-Carbonsäure ($pK_S = 3{,}5$) wird als instabile β-Ketosäure im sauren Milieu des Magens zu Nordazepam decarboxyliert (o Abb. 7.255), das für die Wirkung verantwortlich ist. So beträgt die Halbwertszeit der Decarboxylierung bei pH 2 lediglich 36 sec, dagegen 9,6 h bei neutralem pH-Wert. Die orale Bioverfügbarkeit liegt bei 10–16 %, für Nordazepam ist sie vollständig.

Oxazepam (Adumbran®), Ph. Eur., ist ein aktiver Metabolit verschiedener anderer Benzodiazepine wie Chlordiazepoxid oder Diazepam (o Abb. 7.255). Die pK_S-Werte betragen 1,6 (N-4) und 11,6 (N-1). Die orale Bioverfügbarkeit liegt bei 90 %. Durch die 3-Hydroxygruppe ist Oxazepam polarer und kann durch Glucuronidierung rasch inaktiviert werden. Die Halbwertszeit verkürzt sich daher auf 4–15 h. Gegenüber anderen Vertretern, die zunächst der Phase-I-Metabolisierung unterliegen, ist die Kumulationsgefahr daher gering. Die Ausscheidung erfolgt hauptsächlich renal.

Lorazepam (Tavor®), Ph. Eur., unterscheidet sich von Oxazepam nur durch das 2'-Chloratom am Phenylring, wodurch sich die Wirkstärke erhöht. Die pK_S-Werte betragen 1,3 (N-4) und 11,5 (N-1). Die orale Bioverfügbarkeit liegt bei 95 %. Die für das Glucuronid ermittelte Eliminationshalbwertszeit beträgt 12–16 h.

Alprazolam (Tafil®), Ph. Eur., ist ein Triazol-anelliertes Benzodiazepin. Die schwach basischen Eigenschaften

o Abb. 7.258 Benzodiazepin-Antagonist Flumazenil

o Abb. 7.259 Naturstoff Anthramycin mit 1,4-Benzodiazepinstruktur

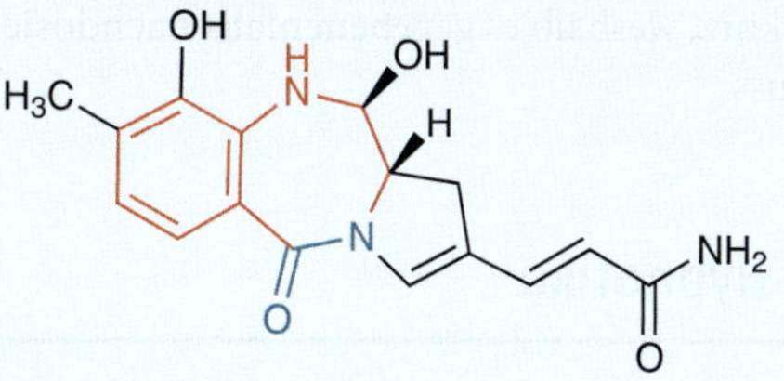

gehen auf den Azomethin-N ($pK_S = 2{,}4$) zurück, die N-Atome des anellierten Triazols weisen im physiologischen Milieu keine Basizität mehr auf. Die orale Bioverfügbarkeit beträgt 80 %. Die Methylgruppe am Triazolring gewährleistet die rasche Hydroxylierung zum α-Hydroxyalprazolam und nachfolgende Glucuronidierung. Die Halbwertszeit von Alprazolam liegt bei 12–15 h. Alprazolam und seine Metaboliten werden hauptsächlich mit dem Urin ausgeschieden.

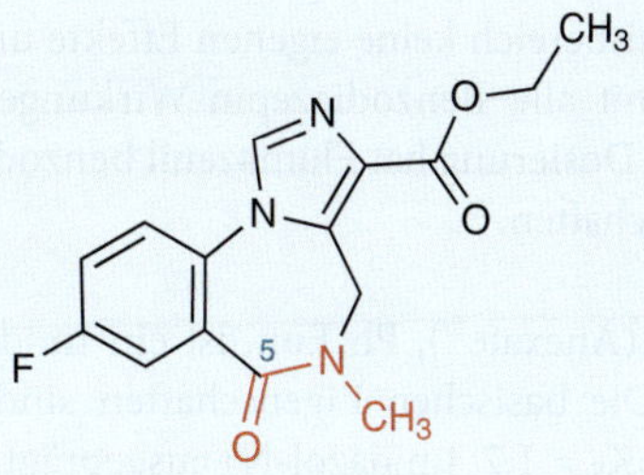

7.10.3 Benzodiazepin-Antagonist

Design und Entwicklung. Grundlage für das Design waren Strukturmerkmale des Naturstoffs **Anthramycin**, der überraschenderweise ein 1,4-Benzodiazepin darstellt (o Abb. 7.259). In Verbindung mit Strukturelementen der Azol-anellierten Benzodiazepine führte dies 1979 bei Hoffman-La Roche zur Entwicklung von **Flumazenil** (o Abb. 7.258). Der Ersatz des Phenylrings in Position 5 durch eine Carbonylgruppe eliminierte weitgehend die sedierende und anxiolytische Aktivität. Da das Molekül immer noch an die Benzodiazepin-Bindestelle des Rezeptors passte, wirkte es als Antagonist. Flumazenil brachte einen großen Fortschritt beim Einsatz der Benzodiazepine, insbesondere in der Anästhesie. Die Substanz kam 1987 in den Handel.

Wirkungsmechanismus. Flumazenil kann als reversibler, kompetitiver Partialagonist Benzodiazepine von deren

$GABA_A$-Bindestelle verdrängen. Es entfaltet über einen weiten Dosisbereich keine eigenen Effekte und antagonisiert damit alle Benzodiazepin-Wirkungen. Erst in sehr hoher Dosierung hat Flumazenil benzodiazepinartige Eigenschaften.

Flumazenil (Anexate®), Ph. Eur., ist ein Imidazobenzodiazepin. Die basischen Eigenschaften sind nur sehr schwach (pK_S = 1,7, Imidazol-N) ausgeprägt. Flumazenil wird i. v. verabreicht, um eine Benzodiazepin-Narkose zu beenden oder um als Antidot bei Benzodiazepin-Überdosierung zu fungieren. Die Halbwertszeit von Flumazenil ist aufgrund der schnellen Spaltung des Esters zur unwirksamen Carbonsäure mit 40–60 min relativ kurz, weshalb es gegebenenfalls nachdosiert werden muss.

7.11 Hypnotika

Ein Drittel seines Lebens verbringt der Mensch schlafend. Der **Schlaf** ist ein reversibler Zustand der Ruhe. Gekennzeichnet ist er durch sensorische und motorische Inaktivität sowie verminderte Empfindlichkeit gegenüber äußeren Reizen. Gegenüber der Narkose bleiben im Schlaf Schutzreflexe wie Husten erhalten, zudem kann der Schlafende geweckt werden. Schlaf ist von zentraler Bedeutung für Erholung und Entspannung des Organismus. In fast allen Organen finden lebensnotwendige Regenerationsprozesse statt. Man unterscheidet anhand unterschiedlicher Muster im Elektroenzephalogramm (EEG) 5 **Schlafstadien**:

- Einschlafstadium (Stadium I),
- Leichtschlafstadium (Stadium II),
- 2 Tiefschlafstadien (Stadien III und IV),
- REM-Schlaf.

Die ersten 4 Stadien bezeichnet man als Non-REM-Schlaf (*non rapid eye movement*) gegenüber dem REM-Schlaf, der durch schnelle Augenbewegungen und intensives Träumen charakterisiert ist. Zusammen bilden die Schlafstadien einen etwa 90-minütigen Zyklus, der sich pro Nacht 4–5-mal wiederholt. Die Zusammensetzung der Zyklen variiert im Laufe der Gesamtschlafdauer. Beispielsweise bleibt der Tiefschlaf auf die erste Nachthälfte beschränkt. Für das Wohlbefinden ist ein normaler Ablauf der einzelnen Schlafstadien erforderlich. Vor allem führt ein Entzug des REM-Schlafs zu ernsten Störungen des Allgemeinbefindens.

Hypnotika (griech. *hypnos* = Schlaf) sollen möglichst einen dem physiologischen Schlaf ähnlichen Zustand herbeiführen. Allerdings verändern alle therapeutisch verwendeten Substanzen, wenn auch in unterschiedlichem Ausmaß, das physiologische Schlafprofil. Insbesondere ist oft das REM-Stadium betroffen.

Die therapeutisch angewendeten Hypnotika lassen sich untergliedern in

- Benzodiazepine,
- Nichtbenzodiazepine (Z-Substanzen),
- Substanzen mit unterschiedlicher Grundstruktur (Chloralhydrat, Clomethiazol, Tryptophan, Melatonin und Melatonin-Agonisten).

Weitere Substanzklassen mit sedierenden Eigenschaften werden an anderer Stelle besprochen. Dazu zählen H_1-Antihistaminika, insbesondere Diphenhydramin und Doxylamin (▸Kap. 7.19.2), sedierende Antidepressiva und klassische Antipsychotika.

7.11.1 Benzodiazepine als Hypnotika

Lange Zeit waren Barbiturate, von denen **Barbital** (5,5-Diethylbarbitursäure, Veronal®) 1903 in den Handel kam, die wichtigsten Hypnotika. Mit der Einführung der Benzodiazepine in den 1960er Jahren änderte sich dies zunehmend. Heutzutage sind Barbiturate als Hypnotika obsolet. In Einzelfällen wird Phenobarbital noch als Antiepileptikum eingesetzt. Allerdings sind auch die Verordnungen der Benzodiazepine zurückgegangen.

Die als Hypnotika verwendeten Benzodiazepine unterscheiden sich weder durch besondere **strukturelle Eigenschaften** noch durch ihren **Wirkungsmechanismus** (▸Kap. 7.10.2) von den für andere Indikationen vermarkteten Vertretern. Auch bei den als Hypnotika eingesetzten Benzodiazepinen ist die Wirkdauer (◘ Tab. 7.8) der wesentliche Parameter für den differenzialtherapeutischen Einsatz. Daher unterteilt man hier ebenfalls in langwirkende, mittellangwirkende und zudem kurzwirkende Vertreter. Besprochen werden an dieser Stelle Benzodiazepine, die ausschließlich als Hypnotika vermarktet werden.

Wirkung. Aufgrund ihrer schlafanstoßenden Wirkung ist die kurzfristige Gabe von Benzodiazepinen zur Therapie von Schlafstörungen unbedenklich. Sie beschleunigen das Einschlafen und verlängern die Gesamtschlafdauer. Der Anteil des REM-Schlafs wird reduziert, die Stadien II und III verlängert. Nach Absetzen kommt es zum REM-Rebound, d. h., der REM-Schlaf nimmt zu, wodurch lange und unangenehme Traumphasen auftreten können. Die Dauer der Behandlung sollte auf 3–4 Wochen begrenzt werden, um Abhängigkeiten zu vermeiden.

Bei **Einschlafstörungen** empfiehlt sich die Gabe von Benzodiazepinen mit kurzer (○ Abb. 7.262), bei **Durchschlafstörungen** von solchen mit mittlerer (○ Abb. 7.261) Wirkdauer. Benzodiazepine mit langer (○ Abb. 7.260) Wirkdauer sollten dagegen nur in Ausnahmefällen als Hypnotika angewendet werden. Ihr Einsatz ist klinisch

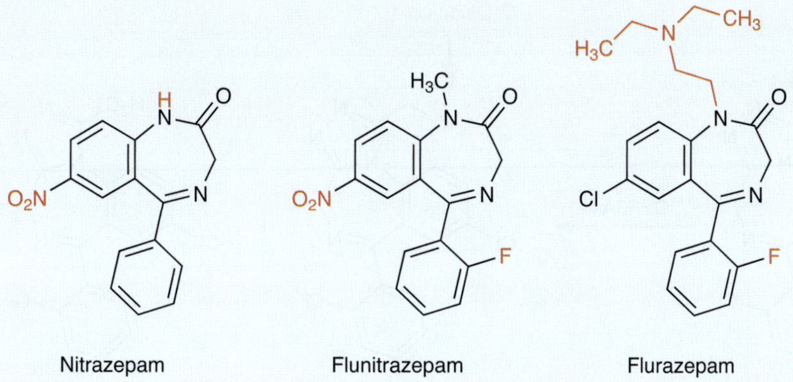

Nitrazepam Flunitrazepam Flurazepam

○ Abb. 7.260 Benzodiazepin-Hypnotika mit langer Wirkdauer

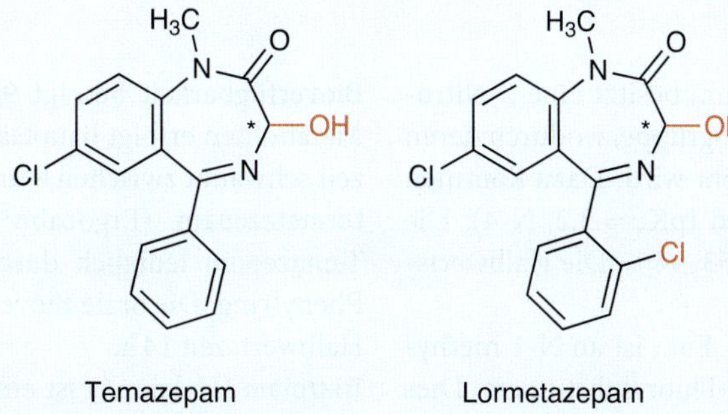

Temazepam Lormetazepam

○ Abb. 7.261 Benzodiazepin-Hypnotika mit mittlerer Wirkdauer

nur dann gerechtfertigt, wenn am folgenden Tag ein sedierender Effekt erwünscht ist. Aufgrund ausgeprägter Hangover-Effekte – Müdigkeit und Abgeschlagenheit am nächsten Tag – ist mit einer erhöhten Sturz- und Unfallgefahr zu rechnen.

Biotransformation. Die Biotransformation verläuft über die bereits genannten Reaktionswege. Diese können aber bei den meisten Benzodiazepinen durch Leberfunktionsstörungen und auch im Alter stark herabgesetzt sein. Daher ist das Risiko für Hangover-Effekte und Kumulation besonders hoch bei Substanzen, deren Metaboliten lange Halbwertszeiten aufweisen. Weniger betroffen sind davon Benzodiazepine, die direkt glucuronidiert werden, da bereits eine 3-Hydroxygruppe vorliegt (○ Abb. 7.261). Die kürzere Eliminationshalbwertszeit der Azol-anellierten Derivate (○ Abb. 7.262) ist auf die rasche Hydroxylierung der Methylgruppe des Azolrings zum α-Hydroxymetaboliten und anschließende Glucuronidierung des entstandenen Alkohols zurückzuführen (○ Abb. 7.263). Zudem können vergleichbare Reaktionen in 3-Position stattfinden.

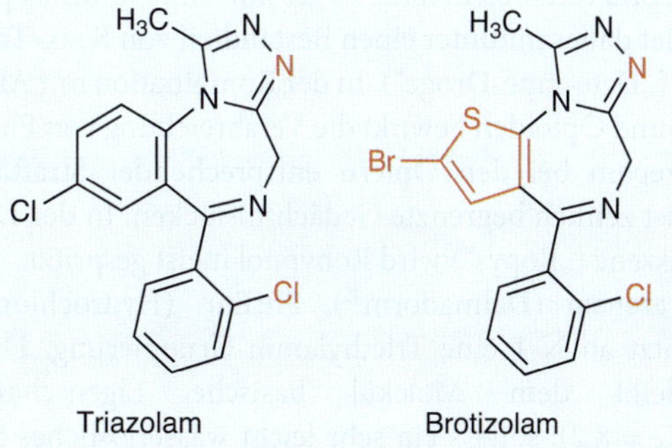

Triazolam Brotizolam

○ Abb. 7.262 Benzodiazepin-Hypnotika mit kurzer Wirkdauer

o Abb. 7.263 Biotransformation des Triazolobenzodiazepins Triazolam

Nitrazepam (Mogadan®), Ph. Eur., besitzt eine 7-Nitrogruppe *para*-ständig zur Lactamgruppe, wodurch deren NH-Acidität (pK_S = 10,8) erhöht wird. Dazu kommen schwach basische Eigenschaften (pK_S = 3,2, N-4). Die orale Bioverfügbarkeit beträgt 53–94 %. Die Halbwertszeit liegt bei 18–30 h.

Flunitrazepam (Rohypnol®), Ph. Eur., ist an N-1 methyliert und am Phenylring *ortho*-Fluor-substituiert. Dies vermindert die Basizität (pK_S = 1,7, N-4). Die orale Bioverfügbarkeit liegt bei 80–90 %. Die Halbwertszeit beträgt 18 h, die der aktiven Demethyl- und Demethylhydroxy-Metaboliten 20–30 h. Die sedierende Wirkung ist 7–10-fach stärker ausgeprägt als bei Diazepam und tritt oral verabreicht nach 15–20 min ein. Flunitrazepam bildet daher mitunter einen Bestandteil von K.-o.-Tropfen („Date-rape-Droge"). In der Kombination mit Alkohol und Opioiden bewirkt die Verabreichung von Flunitrazepam bei den Opfern entsprechender Straftaten meist zeitlich begrenzte Gedächtnislücken. In der Drogenszene („Ropys") wird Rohypnol meist gespritzt.

Flurazepam (Dalmadorm®), Ph. Eur. (Hydrochlorid), besitzt an N-1 eine Triethylamin-Gruppierung. Diese verleiht dem Molekül basische Eigenschaften (pK_S = 8,2), sodass ein sehr leicht wasserlösliches Salz gebildet werden kann. Die Basizität an N-4 (pK_S = 1,9) ist dagegen nur gering. Zur Wirkung von Flurazepam trägt entscheidend auch der *N*-Desalkylmetabolit bei. Dessen Affinität zur Benzodiazepin-Bindestelle ist etwa zehnmal so hoch wie die der Muttersubstanz. Die orale Bioverfügbarkeit variiert zwischen 30 und 60 %. Die Halbwertszeit von Flurazepam beträgt 3 h, die des Desalkylmetaboliten 19–133 h. Dieser Metabolit kumuliert bei mehrtägiger Gabe.

Temazepam (Planum®), Ph. Eur., ist der aktive 3-Hydroxymetabolit von Diazepam (o Abb. 7.255). Die orale Bioverfügbarkeit beträgt 96 %. Die Ausscheidung der Metaboliten erfolgt hauptsächlich renal, die Halbwertszeit schwankt zwischen 8 und 22 h.

Lormetazepam (Ergocalm®) unterscheidet sich von Temazepam lediglich durch das *ortho*-Chloratom im Phenylring. Die orale Bioverfügbarkeit beträgt 80 %, die Halbwertszeit 14 h.

Triazolam (Halcion®) ist ein kurz wirksames Benzodiazepin, das einen anellierten Triazolring aufweist. Der pK_S-Wert beträgt 1,5 (Azomethin). Der anellierte Triazolring (pK_S = −0,2) ist im wässrigen Milieu nicht protonierbar. Die orale Bioverfügbarkeit liegt bei 44 %. Die Halbwertszeit beider Glucuronide (o Abb. 7.263) wird mit 4 h angegeben. Die Ausscheidung erfolgt überwiegend renal. Bis zum Aufkommen der Z-Substanzen war Triazolam aufgrund seiner kurzen Wirkdauer eines der weltweit am meistverordneten Schlafmittel. Es wird noch immer von Vielreisenden auf Interkontinentalflügen verwendet, stand aber stets im Verdacht, schwere psychische Nebenwirkungen wie paradoxe Reaktionen, Depressionen oder Gedächtnisverlust zu verursachen.

Brotizolam (Lendormin®), Ph. Eur., ist der einzige therapeutisch genutzte Vertreter, der im Grundkörper anstelle eines anellierten Benzenrings einen bioisosteren Thiophenring enthält. Streng genommen ist es kein Benzodiazepin, sondern ein Thienodiazepin. Der pK_S-Wert für den Azomethin-N wird mit 2,8 angegeben. Die orale Bioverfügbarkeit liegt bei 70 %. Die Halbwertszeit beträgt 4–7 h. Mit Äquivalentdosen von 0,5 mg bezogen auf 10 mg Diazepam sind Brotizolam und Triazolam die Benzodiazepine mit der höchsten Wirkstärke.

7.11.2 Z-Substanzen (Nichtbenzodiazepine)

Design und Entwicklung. Die sogenannten **Z-Substanzen** (○ Abb. 7.264) wurden durch systematisches Screening von Molekülen entdeckt, die ähnliche Bindungseigenschaften und In-vivo-Aktivitäten wie die Benzodiazepine aufweisen. Sie besitzen aber eine von den Benzodiazepinen abweichende Struktur, daher werden sie auch als Nichtbenzodiazepine bezeichnet. **Zopiclon** und **Zolpidem** kamen 1991 auf den Markt.

Wirkungsmechanismus. Zopiclon und Zolpidem interagieren wie die Benzodiazepine als allosterische Modulatoren mit der α- und γ-Untereinheit des $GABA_A$-Rezeptors. Die Bindung erfolgt allerdings bevorzugt an solche $GABA_A$-Rezeptoren, die mit der α_1-Isoform ausgestattet sind. Benzodiazepine binden dagegen zusätzlich an α_2-, α_3- und α_5-Rezeptoruntereinheiten. Auf diesem Selektivitätsunterschied beruht vermutlich das unterschiedliche Wirkprofil. Z-Substanzen wirken zwar sedativ-hypnotisch wie die Benzodiazepine, jedoch kaum anxiolytisch, antikonvulsiv und muskelrelaxierend. Zentrale Nebenwirkungen treten ähnlich wie bei Benzodiazepinen auf, verschiedentlich wird auch Schlafwandeln beobachtet.

Synthetische Aspekte. Zum Aufbau des Grundgerüsts von **Zolpidem** wird zunächst 5-Methylpyridin-2-amin mit 2-Brom-4-methylacetophenon zum Imidazopyridin zyklisiert (○ Abb. 7.267). Dieses wird in der industriellen Synthese in Position 3 mit Dimethylacetamid-Diethylacetal kondensiert. Um die Hydroxygruppe zu

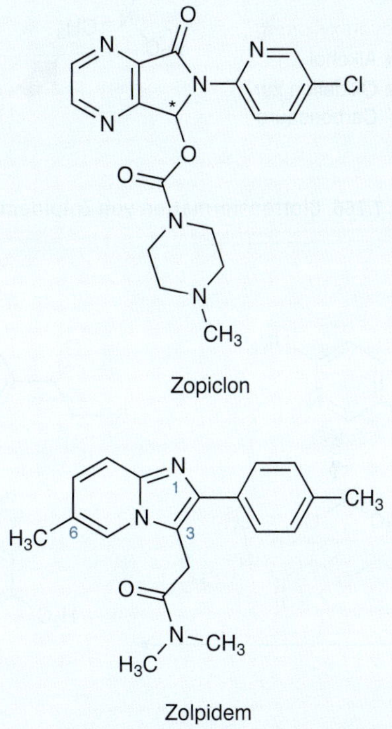

Zopiclon

Zolpidem

○ **Abb. 7.264** Z-Substanzen

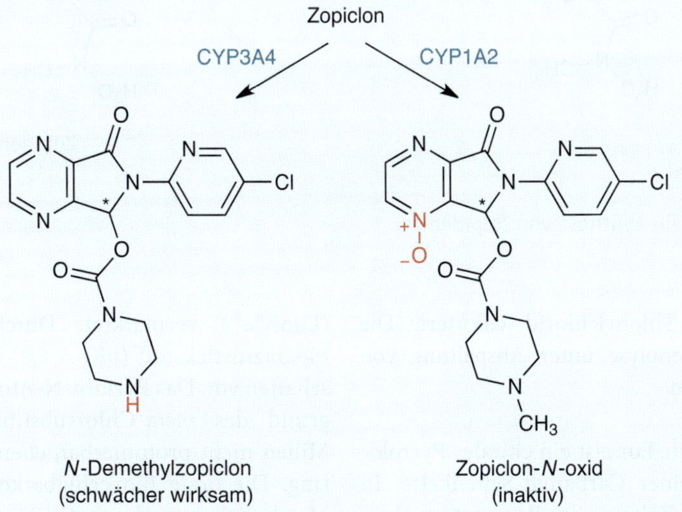

Zopiclon

CYP3A4 CYP1A2

N-Demethylzopiclon (schwächer wirksam)

Zopiclon-*N*-oxid (inaktiv)

○ **Abb. 7.265** Biotransformation von Zopiclon

7

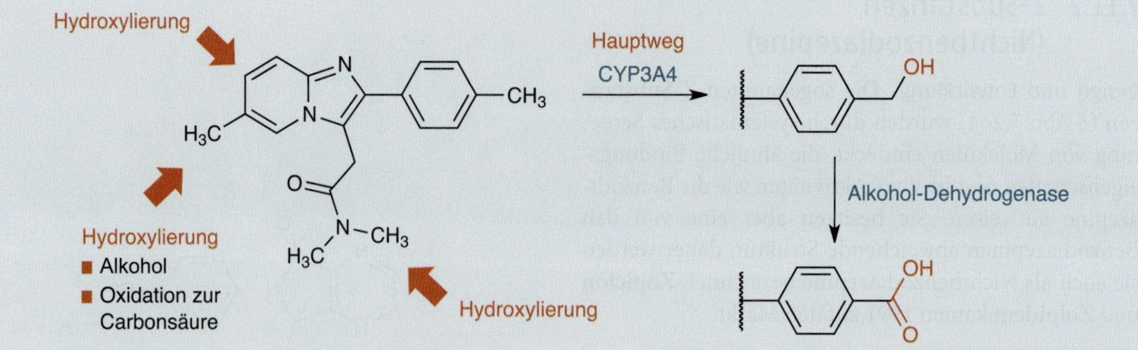

Abb. 7.266 Biotransformation von Zolpidem

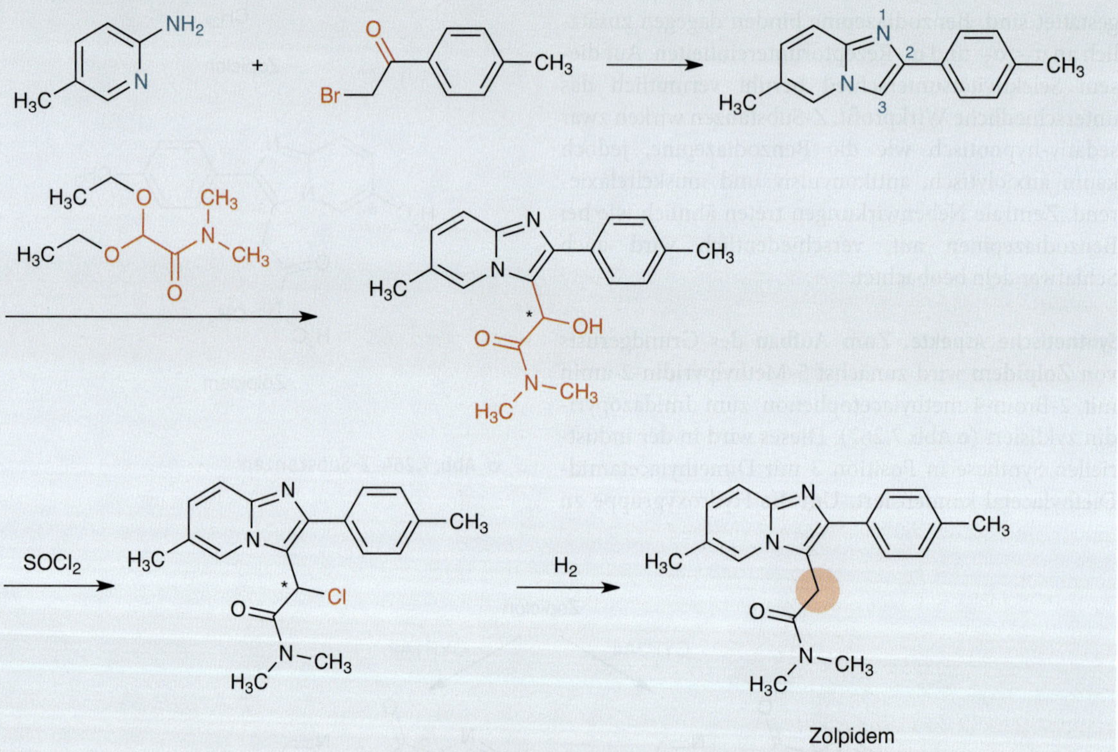

Abb. 7.267 Industrielle Synthese von Zolpidem

entfernen, wird mit Thionylchlorid chloriert. Die anschließende Hydrogenolyse unter Abspaltung von Chlorid liefert Zolpidem.

Zopiclon (Ximovan®), Ph. Eur., ist ein chirales Pyrrolopyrazin-Derivat mit einer Carbamat-Seitenkette. In Deutschland war lange Zeit nur das Racemat im Handel, obwohl das *S*-Enantiomer eine 50-fach höhere Affinität zur α_1-Untereinheit des Rezeptors aufweist als das *R*-Enantiomer. Seit 2021 wird auch **Eszopiclon** (Lunivia®) vermarktet. Durch den endständigen Piperazinstickstoff ($pK_S = 6{,}8$) liegen basische Eigenschaften vor. Das Pyridin-N-Atom ($pK_S = -1{,}5$) ist aufgrund des *meta*-Chlorsubstituenten im wässrigen Milieu nicht protonierbar, ebenso nicht der Pyrazinring. Die orale Bioverfügbarkeit liegt bei 80 %. Die Metabolisierung durch CYP3A4 führt zum weniger wirksamen *N*-Demethylzopiclon, durch CYP1A2 zum inaktiven Zopliclon-*N*-oxid (Abb. 7.265). Die Ausscheidung erfolgt vorwiegend renal. Mit einer Halb-

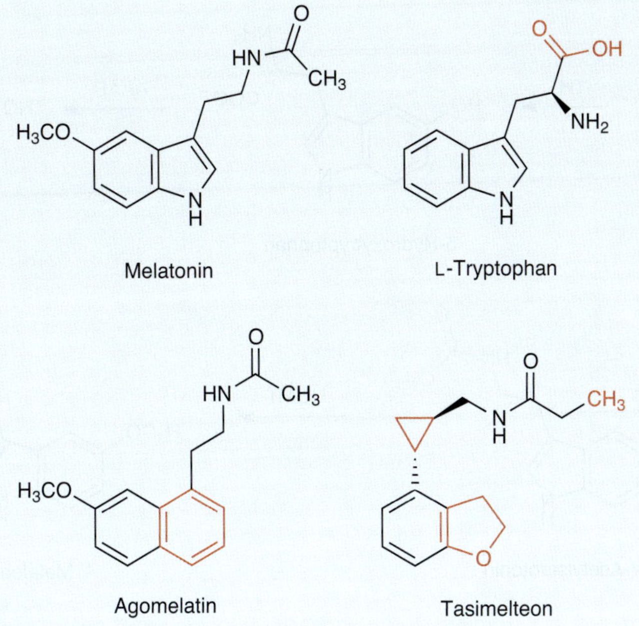

Abb. 7.268 Melatonin und verwandte Substanzen

wertszeit von etwa 5 h gehört Zopiclon zu den kurz wirkenden Hypnotika.

Zolpidem (Bikalm®), Ph. Eur. (Tartrat), ist ein Imidazopyridin mit einer *N,N*-Dimethylacetamid-Seitenkette. Das N-Atom in Position 1 des heterozyklischen Grundkörpers ist mit einem pK_S-Wert von 6,2 ausreichend basisch, um stabile Salze zu bilden. Dabei erfolgt die Salzbildung zwischen 2 Molekülen des Wirkstoffs und einem Molekül der zweibasischen Weinsäure. Zolpidem hat eine 5–10-fach höhere Affinität zur α_1- als zur α_2-Untereinheit des $GABA_A$-Rezeptors. Die orale Bioverfügbarkeit beträgt aufgrund des First-Pass-Effekts 70 %. Die Hydroxylierung der Methylgruppe des Phenylrings durch CYP3A4 führt zum Alkohol, der als Hauptmetabolit durch die Alkohol-Dehydrogenase weiter zur Carbonsäure oxidiert wird (Abb. 7.266). Außerdem treten Hydroxylierungen an den anderen Methylgruppen sowie am anellierten Pyridinring auf. Die Hydroxymetaboliten werden glucuronidiert und renal eliminiert. Andere Metaboliten werden auch mit den Fäzes ausgeschieden. Die Halbwertszeit von Zolpidem ist mit 2–4 h deutlich kürzer als bei Zopiclon.

7.11.3 Melatonin und verwandte Substanzen

Entdeckung. Der Dermatologe Aaron B. Lerner extrahierte **Melatonin** (Abb. 7.268) 1958 aus Extrakten der Zirbeldrüse von Rindern und stellte damals bereits dessen sedierende Wirkung fest.

Biosynthese. Melatonin, *N*-Acetyl-5-methoxytryptamin, ist ein Hormon der Zirbeldrüse. Gebildet wird es aus L-Tryptophan, das durch Hydroxylierung und Decarboxylierung zu Serotonin umgesetzt wird (Abb. 7.269). Zwei weitere Schritte, *N*-Acetylierung und *O*-Methylierung, liefern Melatonin. Melatonin wird nicht gespeichert, sondern direkt ins Blut abgegeben. Die Synthese von Melatonin findet nicht nur in der Zirbeldrüse statt, sondern auch in anderen Organen wie der Retina des Auges, Haut oder Magen-Darm-Trakt. Sie unterliegt einer zirkadianen Rhythmik. Nachts wird erheblich mehr Melatonin freigesetzt als am Tag. Die Synthese beginnt früh am Abend, gipfelt nachts zwischen 2 und 4 Uhr und fällt in den Morgenstunden wieder ab. Hier erreicht Melatonin die höchste Plasmakonzentration. Eine Schlüsselrolle bei der Regulation der Melatonin-Biosynthese spielen noradrenerge Nervenfasern. Freigesetztes Noradrenalin bindet an β-Adrenozeptoren in der Zirbeldrüse, wodurch die Adenylatcyclase aktiviert und intrazelluläres cAMP erhöht wird. cAMP wiederum stimuliert die Aktivität der Arylalkylamin-*N*-Acetyltransferase, dem geschwindigkeitsbestimmenden Enzym der Biosynthese. Dessen Aktivität ändert sich zudem in Abhängigkeit von den Lichtverhältnissen.

Wirkungsmechanismus. Melatonin wirkt über die G-Protein-gekoppelten Melatonin-Rezeptoren MT_1 und MT_2. Diese sind vor allem in den Schrittmacherzellen des zirkadianen Systems im Nucleus suprachias-

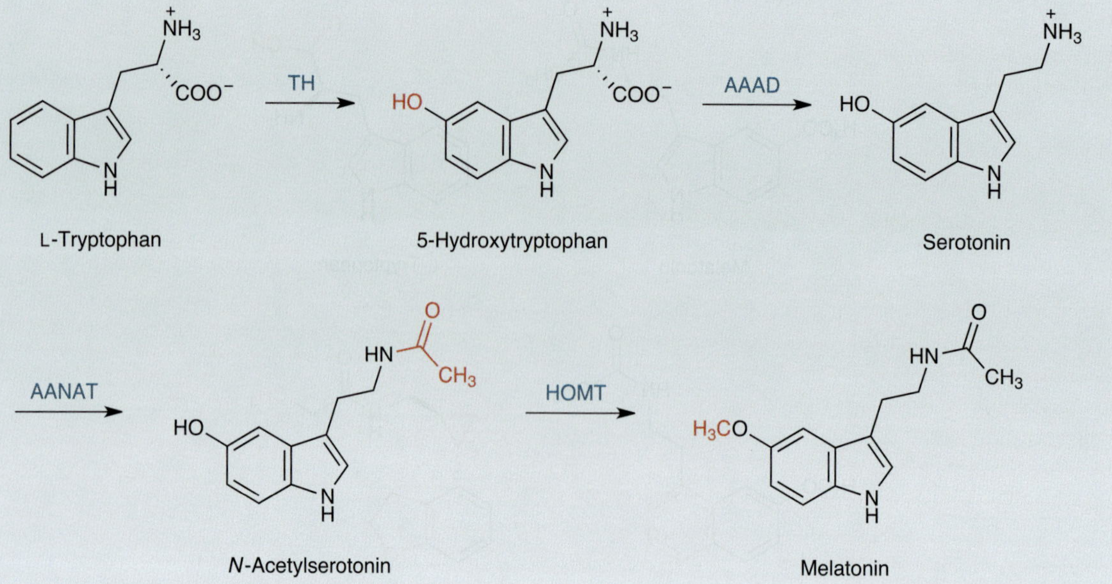

○ Abb. 7.269 Biosynthese von Melatonin. AAAD: Aromatische-Aminosäure-Decarboxylase, AANAT: Arylalkylamin-*N*-Acetyltransferase, HOMT: 5-Hydroxyindol-*O*-Methyltransferase, TH: L-Tryptophan-Hydroxylase

maticus, einem Teil des Hypothalamus, und anderen Bereichen des ZNS sowie in der Retina lokalisiert. Man geht davon aus, dass die MT-Rezeptoren an der Kontrolle des Schlaf-Wach-Zyklus beteiligt sind. Da der endogene Melatoninspiegel mit dem Beginn des nächtlichen Schlafes ansteigt, wird ein Einfluss der Substanz auf den Schlafrhythmus angenommen. Die schlafanstoßende Wirkung des Melatonins soll am besten durch abendliche Gabe erreicht werden. Insgesamt bleibt die Wirksamkeit umstritten.

Struktur-Wirkungs-Beziehungen. Die geringe Bioverfügbarkeit von Melatonin war ein Anlass für die Entwicklung von **Melatonin-Rezeptoragonisten**. Der Indol-Grundkörper des Melatonins ist für die Aktivität nicht erforderlich. Er lässt sich bioisoster durch andere Aromaten ersetzen, wie dies bei den MT-Agonisten **Tasimelteon** und **Agomelatin** der Fall ist. Der aromatische Bereich interagiert mit aromatischen Aminosäuren in der Bindetasche durch π-π-Stapel-Effekte. Eine Amidgruppe in geeignetem Abstand ist hingegen verantwortlich für die funktionelle Aktivierung der MT-Rezeptoren und kritisch für die agonistische Wirkung an beiden MT-Subtypen.

Melatonin (Circadin®) wird nach oraler Gabe gut resorbiert, die Bioverfügbarkeit liegt aufgrund des ausgeprägten First-Pass-Metabolismus aber nur bei 15 %. Es wird hauptsächlich in der Leber durch CP1A2 und CYP2C19 umgesetzt. Durch Hydroxylierung entsteht 6-Hydroxymelatonin, das anschließend zum Sulfat konjugiert wird. Die Elimination der Metaboliten erfolgt über die Nieren. Endogenes Melatonin besitzt eine Halbwertszeit von 15–60 min, bei retardierten Formulierungen beträgt sie 3,5–4 h.

Tasimelteon (Hetlioz®) ist seit 2016 im Handel. Es wird zur Behandlung von Schlafrhythmusstörungen bei völlig blinden Erwachsenen eingesetzt. Das Indolgerüst des Melatonins ist gegen ein Dihydrobenzofuran ausgetauscht, das über eine Cyclopropylgruppe mit einer Propanamidfunktion verbunden ist. Die Asymmetriezentren am Cyclopropylring sind beide *R*-konfiguriert. Die orale Bioverfügbarkeit liegt bei 38 %. Die Biotransformation erfolgt durch mehrere CYP-Enzyme und führt zu zahlreichen Metaboliten. Neben der oxidativen *N*-Desalkylierung kommt es durch Hydroxylierung am Benzofurangerüst zu phenolischen Metaboliten, die anschließend glucuronidiert werden. Zudem wird der Dihydrofuranring geöffnet und weiter zur Phenolcarbonsäure oxidiert. Die Metaboliten werden hauptsächlich renal eliminiert. Die Eliminationshalbwertszeit der Metaboliten beträgt 1,3–3,7 h.

Agomelatin (Valdoxan®) ist ein Melatoninderivat, bei dem der Indolring durch einen Naphthalenring ersetzt ist. Dies führt zu einer deutlich verbesserten metabolischen Stabilität. Die Plasmahalbwertszeit erhöht sich dadurch auf 1–2 h. Neben der agonistischen Wirkung an MT_1- und MT_2-Rezeptoren liegt zusätzlich ein kompetitiver Antagonismus an Serotonin-5-HT_{2C}-Rezeptoren vor. Dieser führt zur Freisetzung von Noradrenalin und

Dopamin im frontalen Cortex, worauf die antidepressive Wirkung zurückgeführt wird. Agomelatin wird daher zur Behandlung von Depressionen eingesetzt. Es stellt die gestörte Schlafarchitektur wieder her und normalisiert die bei einer Depression oft gestörte zirkadiane Rhythmik. Nach oraler Gabe wird die Substanz gut resorbiert, die Bioverfügbarkeit ist wegen des First-Pass-Effekts mit 5 % gering. Bei der Biotransformation durch CYP1A2, daneben CYP2C9 und CYP2C19, entstehen inaktive *O*-Demethyl- und Hydroxymetaboliten, die rasch glucuronidiert und im Urin eliminiert werden.

Tryptophan (Ardeydorm®), Ph. Eur., ist eine natürliche Aminosäure, die in einer Dosierung von etwa 1000 mg als „physiologisches Schlafregulans" wirken soll. Da die Konzentration von Tryptophan im Serum gegenüber der von Melatonin bis zu 10^6-fach höher liegt, ist es eher unwahrscheinlich, dass exogene Zufuhr die Melatoninsynthese beeinflusst. Die Wirksamkeit ist daher umstritten. Als Aminosäure liegt Tryptophan als Zwitterion vor ($pK_{S1} = 2{,}3$, $pK_{S2} = 9{,}3$), kann aber durch aktiven Transport die Blut-Hirn-Schranke überwinden. Nach oraler Gabe wird L-Tryptophan im Dünndarm ebenfalls durch aktiven Transport vollständig resorbiert. Im ZNS wird Tryptophan in Serotonin und weiter zu Melatonin metabolisiert. Zum Großteil kommt es allerdings durch die Indolamin-2,3-Dioxygenase zur Öffnung des Indolrings, wobei *N*-Formylkynurenin und daraus als Hauptmetabolit Kynurenin (o Abb. 7.270) entstehen. Die Halbwertszeit beträgt 2,5 h. In der Vergangenheit hatten Tryptophan-Präparate schwere und bisweilen tödliche Immunerkrankungen ausgelöst. Als eine mögliche Ursache dafür wurde die immunogene Verunreinigung 1,1'-Ethylidenbistryptophan ausgemacht (o Abb. 7.271), die bei einem japanischen Hersteller produktionsbedingt entstanden war.

L-Kynurenin

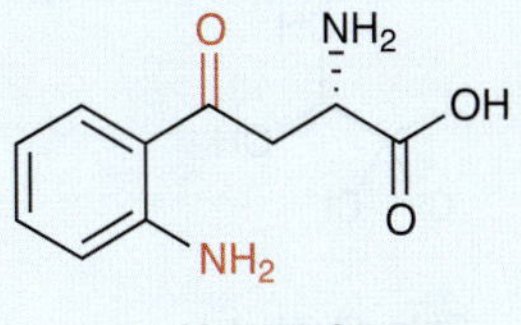

o Abb. 7.270 Hauptmetabolit von L-Tryptophan

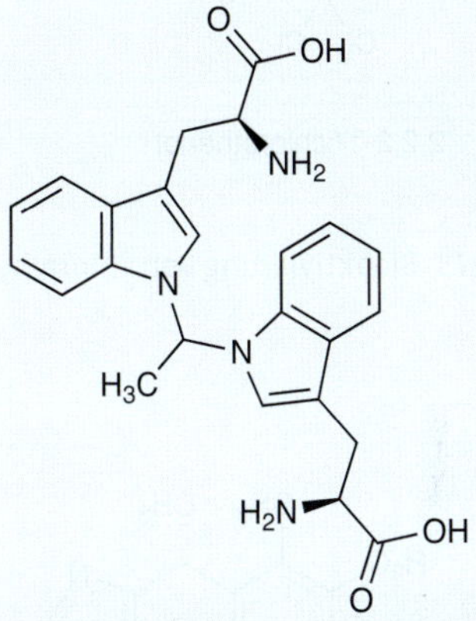

o Abb. 7.271 1,1'-Ethylidenbistryptophan, eine aus der Tryptophansynthese stammende immunogene Verunreinigung

Chloralhydrat — H_2O — Trichloracetaldehyd

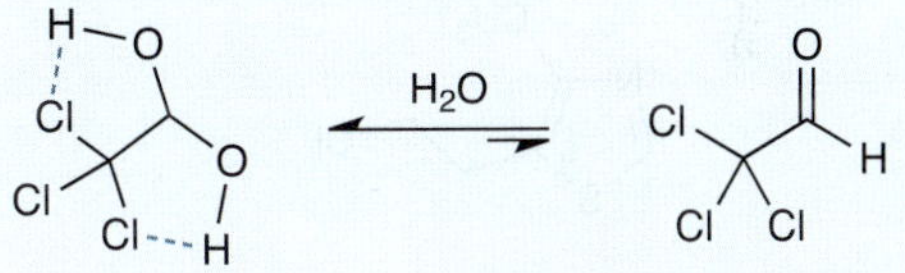

o Abb. 7.272 Hydratationsgleichgewicht von Chloralhydrat

7.11.4 Sedativa und Hypnotika mit unterschiedlicher Grundstruktur

Chloralhydrat (Chloraldurat®), Ph. Eur., war das erste synthetische Hypnotikum. Es wurde 1832 von Justus von Liebig hergestellt, seine Markteinführung als Hypnotikum erfolgte 1869. Oskar Liebreich hatte die hypnotische Wirkung erkannt, nahm aber fälschlicherweise an, dass es sich um eine Depotform des Narkotikums Chloroform handelt. Chloralhydrat wirkt jedoch nicht über eine Freisetzung von Chloroform, sondern über seinen Metaboliten 2,2,2-Trichlorethanol. Dieser wird durch die Alkohol-Dehydrogenase gebildet (o Abb. 7.273). Wahrscheinlich bindet er an der gleichen Stelle wie die Barbiturate an den $GABA_A$-Rezeptor. Von Vorteil ist die geringe Beeinflussung des REM-Schlafs. Aufgrund seiner geringen therapeutischen Breite, seiner möglichen kanzerogenen Wirkung, einer schnellen Gewöhnung mit auftretendem Wirkverlust und der Verfügbarkeit besser verträglicher Wirkstoffe hat die Bedeutung von Chloralhydrat als Hypnotikum allerdings stark abgenommen.

Chemisch handelt es sich um das Hydrat des Trichloracetaldehyds (o Abb. 7.272). Die 3 elektronenziehenden Chloratome erhöhen stark die Reaktivität des Carbonyl-C-Atoms, wodurch sich das Gleichgewicht der Hydratbildung weit auf die Seite des Hydrats verschiebt. Die Struktur des Chloralhydrats stellt demnach eine Ausnahme von der Erlenmeyer-Regel dar, nach der Verbin-

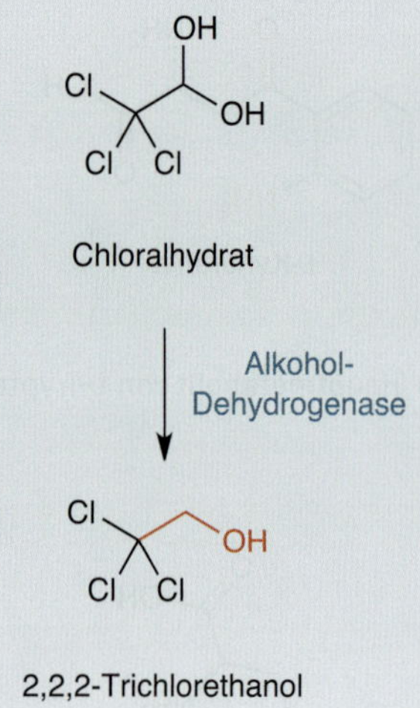

o Abb. 7.273 Bioaktivierung von Chloralhydrat zur Wirkform

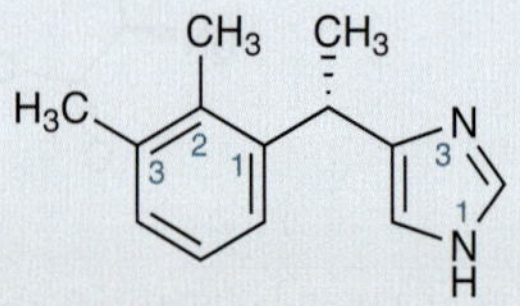

o Abb. 7.274 Dexmedetomidin

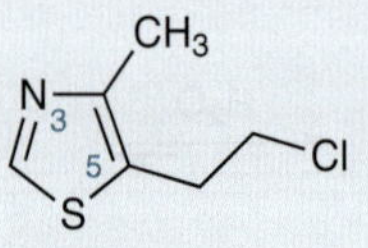

o Abb. 7.275 Clomethiazol

dungen mit mehr als einer Hydroxygruppe an einem C-Atom nicht stabil sind. Der pK_S-Wert von Chloralhydrat beträgt 10,0. Nach oraler Gabe wird Chloralhydrat vollständig resorbiert. Die Bioaktivierung in der Leber führt zu Trichlorethanol, als inaktiver Metabolit entsteht Trichloressigsäure. Trichlorethanol wird größtenteils glucuronidiert und renal eliminiert. Die Plasmahalbwertszeit von Chloralhydrat beträgt 4 min, die von Trichlorethanol 7–10 h.

Dexmedetomidin (Dexdor®) ist ein Imidazolderivat (o Abb. 7.274), das in der Intensivmedizin zur Sedierung von Erwachsenen parenteral angewendet wird. Als selektiver α_2-Adrenozeptor-Agonist reduziert es die Ausschüttung von Noradrenalin in einem Areal des Hirnstamms, das an der Steuerung von Aufmerksamkeit und Wachheit beteiligt ist. Es besteht eine gewisse Strukturverwandtschaft zum Imidazolidinderivat Clonidin und zum Injektionsanästhetikum Etomidat. In Benzylstellung liegt ein Asymmetriezentrum vor, eingesetzt wird das *S*-Enantiomer. Dexmedetomidin besitzt basische Eigenschaften (pK_S = 7,1, Imidazol-N-3). Die Biotransformation führt zu 2 isomeren *N*-Glucuroniden als Hauptmetaboliten. Dazu kommt es auch zur *N*-Methylierung sowie durch zahlreiche CYP-Isoformen (CYP2A6, CYP1A2, CYP2E1, CYP2D6 und CYP2C19) zum 3-Hydroxymethylderivat. Letzteres wird *O*-glucuronidiert. Die inaktiven Metaboliten werden überwiegend renal eliminiert. Die Halbwertszeit beträgt 2 h.

Clomethiazol (Distraneurin®) wird zur Behandlung von Unruhezuständen und schweren Schlafstörungen bei Patienten im höheren Lebensalter angewendet. Außerdem ist es zur akuten Therapie von Alkoholentzugssymptomen und des Delirium tremens im Einsatz. Chemisch ist Clomethiazol (o Abb. 7.275) mit dem Thiazolteil von Thiamin verwandt. Es ist eine schwache Base (pK_S = 3,2, N-3). Clomethiazol wirkt sedierend, hypnotisch und antikonvulsiv. Es verstärkt die Wirkung des inhibitorischen Neurotransmitters GABA durch Interaktion mit dem $GABA_A$-Rezeptor. Nach oraler Gabe wird es rasch resorbiert, unterliegt aber einem hohen First-Pass-Effekt, sodass die Bioverfügbarkeit niedrig ist. Sie variiert stark und beträgt 5–60 %. Die Biotransformation erfolgt unter Dehalogenierung und oxidativem Abbau der C-5-Seitenkette zum Essigsäurederivat. Hauptmetaboliten sind die an der Seitenkette modifizierten 1-Hydroxy-2-chlorethyl- und 2-Hydroxyethyl-Metaboliten. Die Halbwertszeit liegt bei 2–5 h.

7.12 Zentrale Muskelrelaxanzien

Muskelrelaxanzien (Myotonolytika) sind Wirkstoffe, die eine reversible Entspannung (Relaxierung) der Skelettmuskulatur (quergestreifte Muskulatur) hervorrufen. Entsprechend ihres Wirkortes werden sie eingeteilt in

- peripher wirkende Muskelrelaxanzien,
- zentral wirkende Muskelrelaxanzien.

Peripher wirkende Muskelrelaxanzien unterbrechen die Reizübertragung zu den Muskeln an den motorischen Endplatten und verursachen dadurch deren reversible Lähmung. Hauptindikation der peripheren Muskelrelaxanzien ist die Muskelrelaxation im Rahmen von Narkosen. Sie sollen dabei die Intubation sowie die Durchführung der Operation erleichtern. Die therapeu-

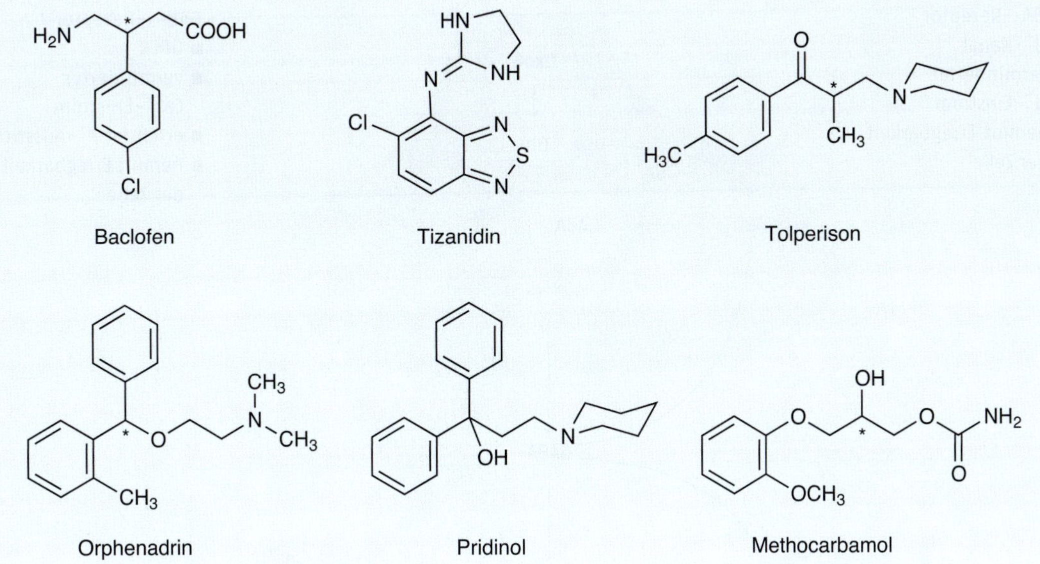

Baclofen Tizanidin Tolperison

Orphenadrin Pridinol Methocarbamol

Abb. 7.276 Zentral wirkende Muskelrelaxanzien

tisch verwendeten peripheren Muskelrelaxanzien werden in ▸ Kap. 7.2.7 besprochen.

Zentral wirkende Muskelrelaxanzien greifen an Nervenzellen der für die Regulation des Muskeltonus zuständigen Bereiche des Zentralnervensystems an. Dabei kommt es zu einer Dämpfung polysynaptischer Reflexe, ohne dass eine Lähmung ausgelöst wird. Zentral wirkende Muskelrelaxanzien werden bei neurogenen Muskelspasmen eingesetzt, wie sie zum Beispiel bei Schlaganfällen und Multipler Sklerose auftreten können, oder bei schmerzhaften Muskelverspannungen, die zum Beispiel durch degenerative Erkrankungen der Wirbelsäule oder Entzündungen ausgelöst werden.

Neben dem Benzodiazepin Diazepam (▸ Kap. 7.10.2) werden strukturell sehr heterogene Wirkstoffe als zentrale Muskelrelaxanzien verwendet (Abb. 7.276).

Synthetische Aspekte. 4-Chlorbenzaldehyd wird in einer Knoevenagel-Reaktion mit Acetessigsäureethylester zu einem α,β-ungesättigten Ester umgesetzt (Abb. 7.278). Dieser reagiert mit einem weiteren Molekül Acetessigsäureethylester in einer Michael-Addition zu einem trisubstituierten Glutarsäureester. Aus diesem 2-fachen β-Ketoester entsteht durch Säurespaltung mit konzentrierter Natronlauge die 3-(4-Chlorphenyl)glutarsäure, die mit Acetanhydrid in das Glutarsäureanhydrid überführt wird. Nach Reaktion mit Ammoniak entsteht das entsprechende Glutarimid, welches nach Hofmann-Abbau racemisches **Baclofen** liefert.

Baclofen (Lioresal®), Ph. Eur., ist ein *para*-Chlorphenyl-Derivat der γ-Aminobuttersäure (GABA). Die muskelrelaxierende Wirkung wird durch das *R*-Enantiomer verursacht, dennoch ist das Racemat im Handel. Die pK_S-Werte betragen 3,9 (Carbonsäure) und 9,6 (Amin). Die Substanz verstärkt wie **Diazepam** den dämpfenden Effekt von GABA. Sie greift dabei allerdings im Gegensatz zu Diazepam nicht allosterisch am $GABA_A$-Rezeptor, sondern agonistisch an einer GABA-Bindestelle des $GABA_B$-Rezeptors an, bei dem es sich um einen G-Protein gekoppelten Rezeptor handelt (Abb. 7.277). Dadurch wird der spannungsabhängige Ca^{2+}-Einstrom in die Zelle vermindert und der Ausstrom von K^+-Ionen erhöht, was zu einer verminderten Erregbarkeit der Nervenzelle führt. Baclofen wird nach peroraler Gabe nahezu vollständig resorbiert, die Halbwertszeit liegt bei 3–4 h. Die Substanz wird nur wenig metabolisiert, die Ausscheidung in unveränderter Form erfolgt hauptsächlich über die Niere. Die Eliminationshalbwertszeit beträgt 7 h.

Tizanidin (Sirdalud®), Ph. Eur. (Hydrochlorid), ist strukturell mit dem als Antihypertonikum eingesetzten α_2-Agonisten Clonidin verwandt. Es besitzt einen Benzothiadiazolring, der mit einer Guanidinstruktur verknüpft ist. Nach NMR-spektroskopischen Untersuchungen liegt in kristalliner und gelöster Form nicht das im Arzneibuch dargestellte 2-Amino-imidazolin-Tautomer vor, sondern das 2-Imino-imidazolidin-Tautomer. In dieser Form steht die exozyklische Doppelbindung mit dem π-Elektronensystem des Arylrings in Konjugation, was die Verbindung stabilisiert. Tizanidin ist eine schwache Base ($pK_S = 7{,}5$, Iminstickstoff). Tizanidin entfaltet seine Wirkung hauptsächlich an spinalen Interneuronen. Es fungiert als Agonist an präsynaptischen α_2-Adrenozeptoren, wodurch die Freisetzung der

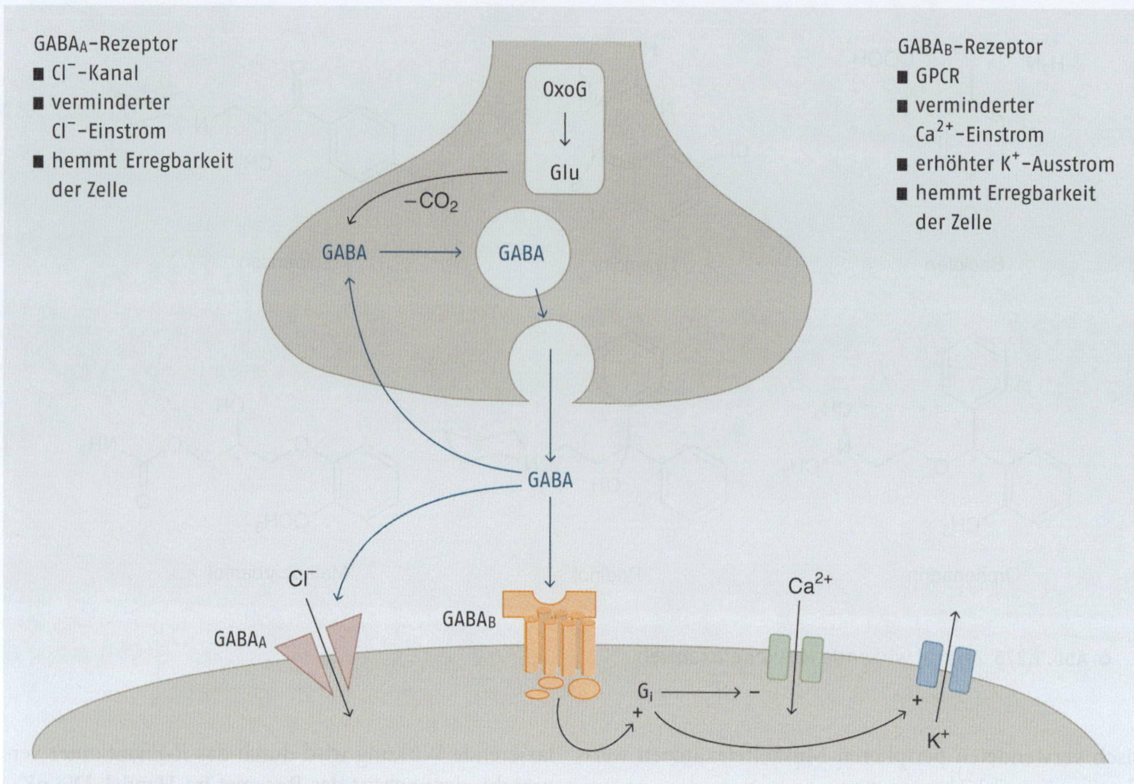

Abb. 7.277 Funktionsweise der $GABA_A$- und $GABA_B$-Rezeptoren. GPCR: G-Protein-gekoppelter Rezeptor, OxoG: 2-Oxoglutarat

exzitatorischen Neurotransmitter Glutamat und Aspartat und damit die Aktivierung von Motoneuronen gehemmt wird. Die blutdrucksenkende Wirkung von Tizanidin beträgt etwa 10–20 % der des Clonidins. Tizanidin wird nahezu vollständig resorbiert. Aufgrund eines sehr starken First-Pass Metabolismus liegt die Bioverfügbarkeit nach oraler Gabe allerdings nur bei 20 %. Die Biotransformation erfolgt überwiegend durch CYP1A2, wobei durch oxidativen Abbau des Imidazolrings die beiden Hauptmetaboliten mit einem Imidazolin-4-on- und Guanidin-Strukturelement entstehen (Abb. 7.279). Weiterhin führt die Oxidation des Schwefels zu einem Sulfonderivat. Die Ausscheidung erfolgt hauptsächlich über die Nieren. Die Eliminationshalbwertszeit beträgt 3–5 h.

Orphenadrin (Norflex®), Ph. Eur., ist als Hydrochlorid und Citrat monographiert. Es ist seit Anfang der 1960er Jahre im Handel. Strukturell gehört es zu den H_1-Antihistaminika vom Ethanolamin-Typ und ist eng verwandt mit Diphenhydramin. Orphenadrin unterscheidet sich von diesem nur durch eine zusätzliche Methylgruppe an einem der Phenylringe. Dadurch wird das Diphenylmethanol-C-Atom zum Chiralitätszentrum. Eingesetzt wird das Racemat. Der pK_S-Wert für das tertiäre Amin beträgt 8,9. Orphenadrin ist ein zentral wirkender Muscarinrezeptor-Antagonist, worauf seine muskelrelaxierenden Eigenschaften zurückgeführt werden. Nach oraler Gabe liegt die Bioverfügbarkeit bei 80 %. Die Biotransformation durch CYP3A4 führt zu *N*-Demethyl- und *N*-Bisdemethyl-Metaboliten. Die Ausscheidung erfolgt vorwiegend über die Nieren. Die Eliminationshalbwertszeit beträgt 14 h.

Pridinol (Myopridin®) besitzt ebenfalls die typische Struktur eines H_1-Antihistaminikums. Es enthält einen Piperidinring als basisches Zentrum (pK_S = 9,7). Pridinol ist auch ein Muscarinrezeptor-Antagonist, sodass die anticholinergen Effekte für die Wirkung an der glatten und quergestreiften Muskulatur verantwortlich gemacht werden. Pridinol ist in Form von Tabletten und als Injektionslösung verfügbar. Die Ausscheidung erfolgt teils unverändert, teils als Glucuronid oder als Sulfat über die Nieren.

Tolperison (Mydocalm®) ist ein β-Aminoketon mit einem Piperidinring, der als basisches Zentrum (pK_S = 8,8) fungiert. Am α-C-Atom zur Carbonylgruppe liegt ein Asymmetriezentrum vor, das aufgrund der benachbarten elektronenziehenden Gruppe konfigurationslabil ist. Eingesetzt wird das Racemat. Tolperi-

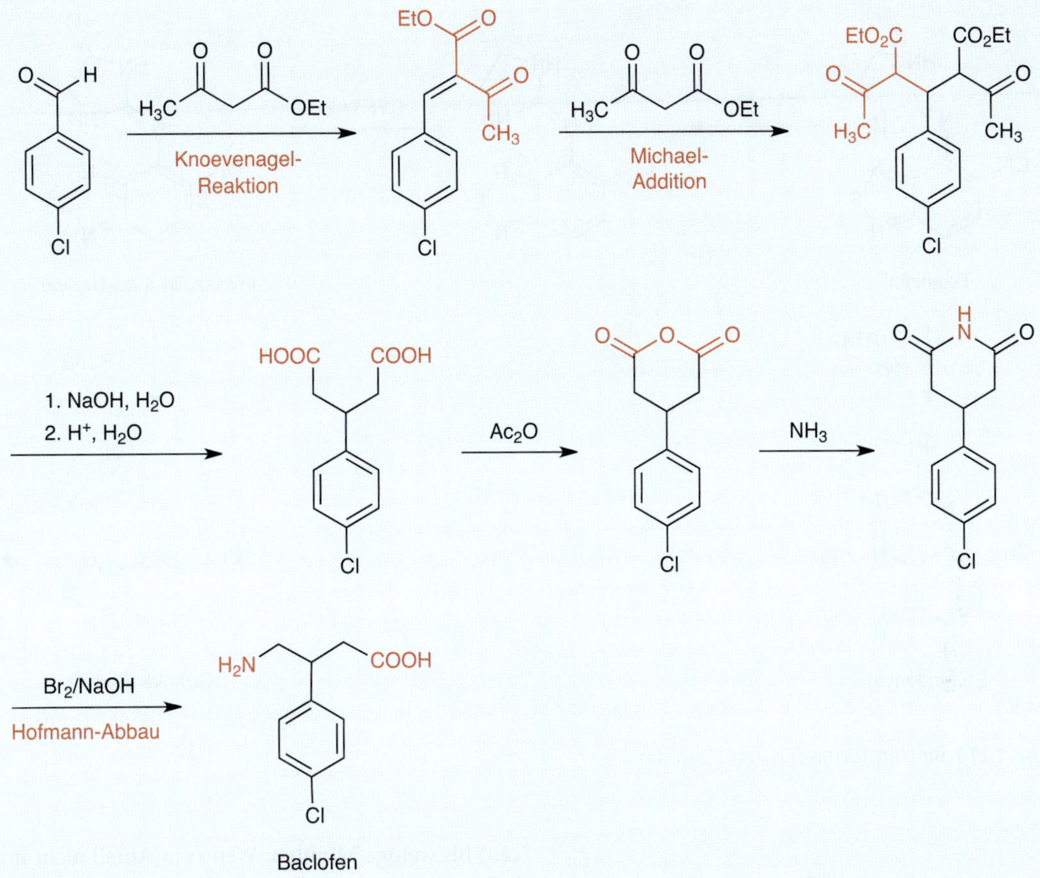

Abb. 7.278 Synthese von Baclofen

son soll seine Wirkung auf den Muskeltonus über eine Blockade spannungsabhängiger Na^+- und Ca^{2+}-Kanäle ausüben. Nach oraler Gabe wird Tolperison vollständig resorbiert, wegen des ausgeprägten First-Pass-Effekts liegt die Bioverfügbarkeit aber nur bei 20 %. Die Biotransformation führt zur Hydroxylierung der benzylischen Methylgruppe und Reduktion der Ketogruppe. Die Elimination erfolgt vorwiegend renal, die Eliminationshalbwertszeit beträgt etwa 2 h.

Methocarbamol (Ortoton®) ist der Carbamidsäureester des Guaifenesins und somit ein Catecholderivat. Das C-Atom des sekundären Alkohols ist ein Chiralitätszentrum, eingesetzt wird das Racemat. Der genaue Wirkungsmechanismus ist nicht geklärt. Methocarbamol soll ähnlich wie andere Carbamate die Acetylcholinesterase an Synapsen im zentralen Nervensystem hemmen. Nach oraler Gabe erfolgt in der Leber *O*-Demethylierung und Ringhydroxylierung in 4-Position. Methocarbamol und seine Metaboliten werden nach Glucuronidierung oder Sulfatierung über die Nieren ausgeschieden. Die Eliminationshalbwertszeit beträgt 1–2 h.

Chinin (Limptar®; ▸Kap. 12.5.1) wird als zentrales Muskelrelaxans bei nächtlichen Wadenkrämpfen verwendet.

Fampridin (Fampyra®) wird wie die Muskelrelaxanzien bei Multipler Sklerose zur Verbesserung der Gehfähigkeit eingesetzt. Es ist ein 4-Aminopyridin (Abb. 7.280). Als phenyloges Amidin ist die Basizität des Pyridinstickstoffs ($pK_S = 9{,}2$) erhöht, sodass unter physiologischen Bedingungen ein hoher Anteil der protonierten Form vorliegt. Diese wirkt als neuronaler K^+-Kanalblocker. Die selektive Blockade der K^+-Kanäle verstärkt das Aktionspotenzial und die elektrische Signalleitung demyelinisierter Nervenbahnen. Als weiterer Mechanismus wird die verstärkte Freisetzung von Acetylcholin diskutiert. Die orale Bioverfügbarkeit beträgt 95 %. Als Metaboliten entstehen durch CYP2E1 das inaktive 3-Hydroxyderivat und das entsprechende Sulfat-Konjugat. Die Ausscheidung von Fampridin erfolgt hauptsächlich in unveränderter Form im Urin. Die Eliminationshalbwertszeit liegt bei 6 h.

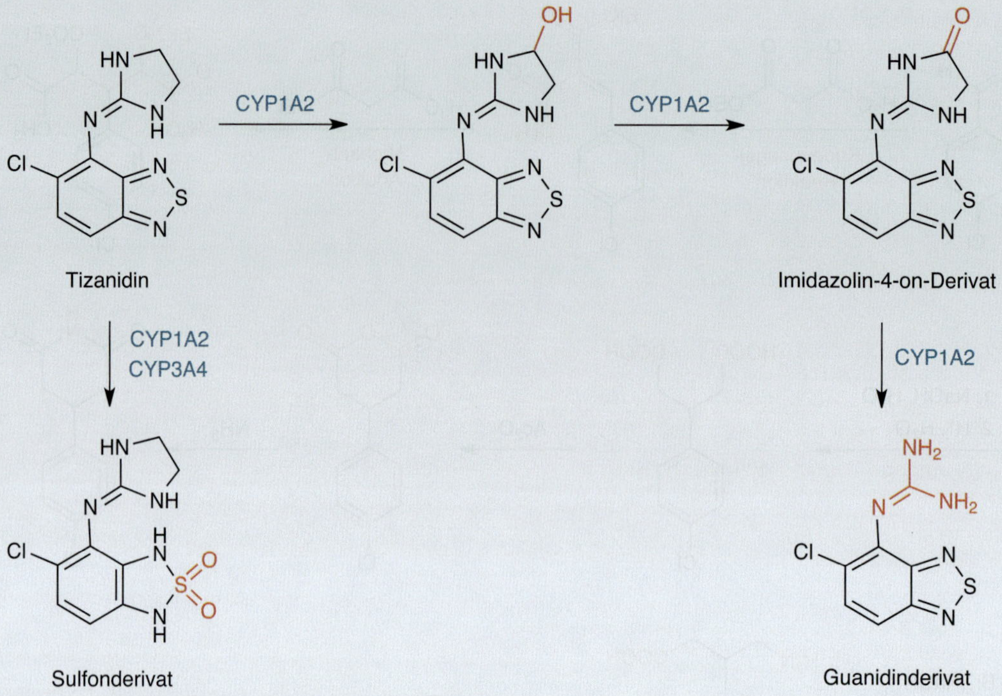

Tizanidin
CYP1A2
Imidazolin-4-on-Derivat
CYP1A2
CYP3A4
Sulfonderivat
Guanidinderivat

Abb. 7.279 Biotransformation von Tizanidin

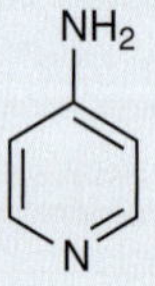

Abb. 7.280 Fampridin, K^+-Kanalblocker zur Behandlung der Multiplen Sklerose

7.13 Antiepileptika

7.13.1 Pathophysiologische Grundlagen der Epilepsie

Epilepsien sind neurologische Erkrankungen des Zentralnervensystems, bei denen es zu chronisch wiederkehrenden Anfällen kommt. Ein **epileptischer Anfall** entsteht, wenn das komplexe Zusammenspiel der miteinander vernetzten Neuronen im Großhirn aus dem Gleichgewicht gerät. Das ist der Fall, wenn diese sich spontan elektrisch entladen. Man spricht daher auch vom „Gewitter im Gehirn". Die Erregbarkeit zentraler Neuronen ist gesteigert, die Krampfschwelle erniedrigt. Ein epileptischer Anfall dauert nur Sekunden (Absencen) bis wenige Minuten. Wenn ein Anfall nicht innerhalb von 5 min von alleine aufhört oder eine Serie von Anfällen vorliegt, kann es sich um einen Status epilepticus handeln. Da hier die elektrischen Entladungen lange anhalten, wird die normale Gehirnaktivität beeinträchtigt. Infolgedessen kann die Steuerung von Atmung, Blutdruck und Temperatur versagen. Zudem besteht die Gefahr, dass Gehirnzellen bleibend geschädigt werden. Mit einer Prävalenz von etwa 0,5–1 % zählen Epilepsien zu den häufigsten chronischen Erkrankungen des ZNS.

Epilepsien haben verschiedene Ursachen. **Genetische** (idiopathische) **Epilepsien** beruhen vermutlich auf einer genetisch bedingten Veränderung von spannungsabhängigen Ionenkanälen in den Nervenzellen.

Strukturell-metabolische (symptomatische) **Epilepsien** sind auf Schädigungen des Gehirns, z. B. in Folge von Fehlbildungen, Verletzungen, Gehirntumoren, Schlaganfällen, Stoffwechselerkrankungen oder Vergiftungen zurückzuführen.

Epilepsien unbekannter Ursache wurden früher auch als kryptogene Epilepsien bezeichnet. Diese verlieren an Bedeutung, da sich mit den modernen bildgebenden Untersuchungsverfahren zumeist eine Ursache für eine Epilepsie feststellen lässt.

Zudem differenziert man im Hinblick auf die Anfallsform **fokale Anfälle**, bei denen die abnormalen Entladungen der Neuronen anfangs nur auf bestimmte Bereiche des Gehirns beschränkt sind. Man unterscheidet dabei zwischen einfach und komplex fokalen Anfallsformen. Einfach fokale Anfälle sind mit Muskelzuckungen, Gefühlsstörungen und oft auch mit ungewöhnlichen Sinneswahrnehmungen verbunden. Das Geschehen wird von dem Patienten bewusst erlebt. Komplex fokale Anfälle gehen mit ähnlichen Symptomen einher. Zusätzlich treten Bewusstseinsstörungen auf. Sie können von einer leichten Benommenheit bis zur Bewusstlosigkeit reichen. Beide Formen fokaler Anfälle können sich allerdings auch auf das gesamte Gehirn ausbreiten und in einen sogenannten sekundär generalisierten Anfall übergehen.

Bei **primär generalisierten Anfällen** sind von Beginn an beide Gehirnhälften beteiligt. Zu diesen zählen u. a. **Petit-mal-Anfälle** (franz. = kleines Übel), die durch abrupt beginnende und plötzlich endende, kurze Bewusstseinsunterbrechungen charakterisiert sind. Die Anfallsdauer beträgt 3–20 sec. **Grand-mal-Anfälle** (franz. = großes Übel) gehen einher mit einer Versteifung des gesamten Körpers (tonische Phase) mit Gleichgewichtsverlust und Sturz, begleitet von rhythmischen zuckenden Bewegungen der Arme und Beine (klonische Phase) sowie Bewusstseinsverlust.

Mit den heute verfügbaren Arzneistoffen lässt sich bei etwa 70 % der Patienten eine Anfallsfreiheit erreichen, 30 % sind therapieresistent. Damit verbunden sind eine erhöhte Mortalität und eingeschränkte Lebensqualität. Bei der Auswahl der Antiepileptika spielen neben arzneispezifischen auch Patienten-abhängige Faktoren eine Rolle, wie Alter, Geschlecht oder genetischer Hintergrund. Zur Behandlung fokaler Anfälle dienen insbesondere Carbamazepin, Oxcarbazepin, Lamotrigin, Levetiracetam oder Valproinsäure. Epilepsien mit generalisierten Anfällen werden bevorzugt mit Lamotrigin oder Valproinsäure behandelt. Zur Therapie von Absencen kann Ethosuximid eingesetzt werden, zur Behandlung des Status epilepticus (persistierender epileptischer Anfall) sind Benzodiazepine wie Clonazepam, zudem Phenobarbital oder Phenytoin geeignet.

7.13.2 Targets und Wirkprinzipien der Antiepileptika

Antiepileptika (griech. *epilepsis* = Anfall, Ergreifen) oder **Antikonvulsiva** (lat. *convulsio* = Krampf) wirken hemmend auf die Erregbarkeit von Neuronen im Gehirn, indem sie insbesondere

- das gestörte Gleichgewicht zwischen inhibitorischen und exzitatorischen Neurotransmittern wiederherstellen und/oder
- spannungsabhängige Ionenkanäle (Na^+-und Ca^{2+}-Kanäle), die für die Reizweiterleitung verantwortlich sind, blockieren.

Wichtigster **inhibitorischer Neurotransmitter** im Gehirn ist die γ-Aminobuttersäure (GABA), die aus L-Glutamat durch die Glutamat-Decarboxylase synthetisiert und durch die GABA-Transaminase (GABA-T) inaktiviert wird (○ Abb. 7.244, ▸ Kap. 7.10.1). Für die Behandlung der Epilepsie sind nur Liganden des $GABA_A$-Rezeptor-Subtyps von Bedeutung. Eine Aktivierung des $GABA_A$-Rezeptors führt zu einem Cl^--Einstrom in die Zelle und damit zu einer neuronalen Hyperpolarisation.

Der **exzitatorische Neurotransmitter** L-Glutamat vermittelt seine Wirkung über 3 ionotrope Rezeptortypen in der postsynaptischen Membran:

- NMDA-Rezeptor (*N*-Methyl-D-aspartat),
- AMPA-Rezeptor (L-α-Amino-3-hydroxy-5-methyl-4-isoxazolpropionat),
- KA-Rezeptor (Kainat, Kainsäure ist ein strukturanaloges Glutamatderivat aus Algen).

Namensgebend für diese Glutamat-Rezeptoren waren die nichtphysiologischen hochaffinen Agonisten NMDA, AMPA und KA (○ Abb. 7.281). Werden die Rezeptoren aktiviert, kommt es infolge eines Einstroms von Na^+- und Ca^{2+}-Ionen zu einer Depolarisation der Nervenzellen.

Spannungsabhängige Ionenkanäle, die für die Reizweiterleitung bei der Epilepsie besondere Bedeutung haben, sind

- Na^+-Kanäle sowie
- spezielle Ca^{2+}-Kanäle, HVA-Kanäle (*high voltage activated*) sowie LVA-Kanäle (*low voltage activated*).

Die therapeutisch eingesetzten Antiepileptika sind strukturell sehr heterogen. Oft wirken sie nicht nur über einen einzigen Mechanismus, sondern verfügen über mehrere Angriffspunkte. Die Zuordnung der Antiepileptika zu einem bestimmten Angriffspunkt bedeutet daher, dass diese ihre Wirkung vorwiegend über dieses Target ausüben. Daneben können aber auch weitere Mechanismen zur Wirksamkeit beitragen. In ○ Abb. 7.282 sind die molekularen Angriffspunkte der Antiepileptika zusammengestellt.

7.13.3 Inaktivatoren spannungsabhängiger Na^+-Kanäle

Die zahlenmäßig größte Gruppe der Antiepileptika entfaltet ihre Wirkung über eine Blockade spannungsabhängiger Na^+-Kanäle (○ Abb. 7.283).

Wirkungsmechanismus. Spannungsabhängige Na^+-Kanäle reagieren auf Änderungen im Membranpotenzial mit einer Konformationsänderung, wodurch sich die Kanalpore öffnet oder schließt. Die Kanäle durchlaufen während einer Depolarisierungsphase 3 verschiedene

L-Glutaminsäure

L-Glutamat (pH 7,4)

(*R*)-NMDA

(*S*)-AMPA

Kainsäure (KA)

Abb. 7.281 Nichtphysiologische Agonisten von L-Glutamat am Glutamat-Rezeptor

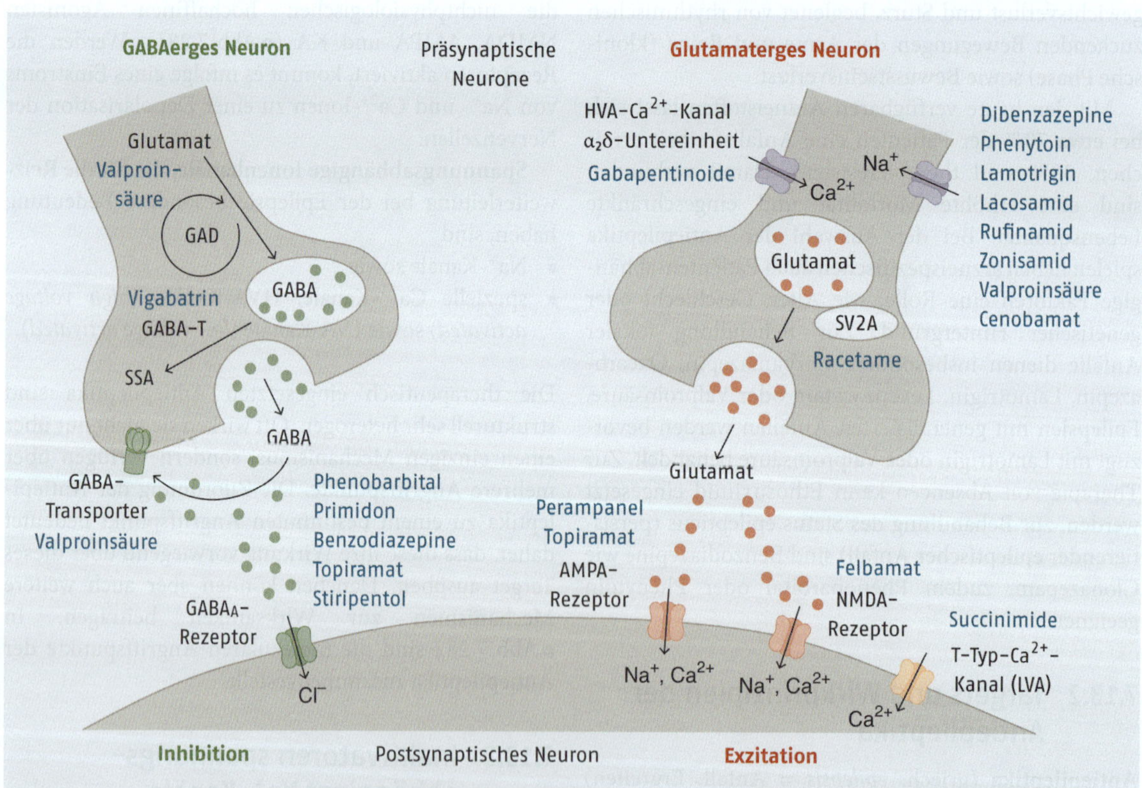

Abb. 7.282 Molekulare Angriffspunkte der Antiepileptika. AMPA: L-α-Amino-3-hydroxy-5-methyl-4-isoxazolpropionat, GABA-T: GABA-Transaminase, GAD: Glutamat-Decarboxylase, HVA: *high voltage activated*, LVA: *low voltage activated*, NMDA: *N*-Methyl-D-aspartat, SSA: Succinat-Semialdehyd, SV2A: synaptisches Vesikelprotein 2A

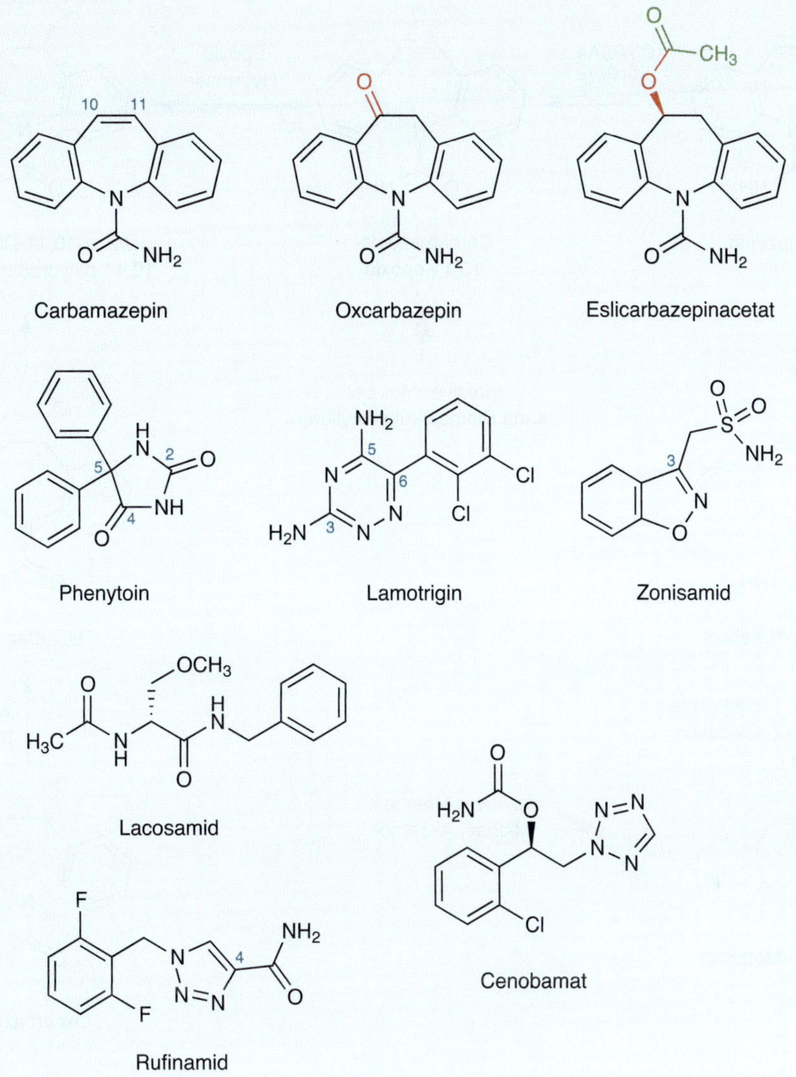

Abb. 7.283 Antiepileptika mit Wirkung auf spannungsabhängige Na^+-Kanäle

funktionelle Zustände, und zwar von **ruhend** nach **offen**, von offen nach **inaktiviert** und von inaktiviert wieder nach ruhend. Nach Öffnen der Na^+-Kanäle werden diese durch schnelle Inaktivierung innerhalb von Millisekunden wieder geschlossen. Im inaktivierten Zustand können sie nicht geöffnet werden. Zur erneuten Aktivierung müssen sie nach Repolarisierung der Membran wieder in den Ruhezustand zurückkehren. Aufgrund reversibler Konformationsänderungen der Kanalpore wird zudem eine langsame Inaktivierung relevant, die im Bereich von Sekunden bis Minuten stattfindet. Im Humanorganismus kennt man 9 verschiedene Subtypen der spannungsabhängigen Na^+-Kanäle. Sie werden systematisch von $Na_v1.1$ bis $Na_v1.9$ (v für voltage gated) durchnummeriert.

Die an diesen Na^+-Kanälen angreifenden Antiepileptika sind in der Regel neutrale Moleküle. Dennoch binden sie – wie die positiv geladenen Lokalanästhetika – bevorzugt an den offenen und an den inaktivierten Kanal. Vermutlich überlappen die Bindestellen dieser Antiepileptika mit denen der Lokalanästhetika in der Kanalpore. Die Bindung verlangsamt den Konformations-Recyclingprozess des Ionenkanals und stabilisiert die Inaktivierung des Kanals. Die Leitfähigkeit des Kanals wird spannungs- und frequenzabhängig vermindert. Damit schränken die Antiepileptika die schnell aufeinanderfolgenden neuronalen Entladungen ein, die für die epileptischen Anfälle verantwortlich sind, ohne die Erzeugung von Einzelaktionspotenzialen wesentlich zu beeinträchtigen.

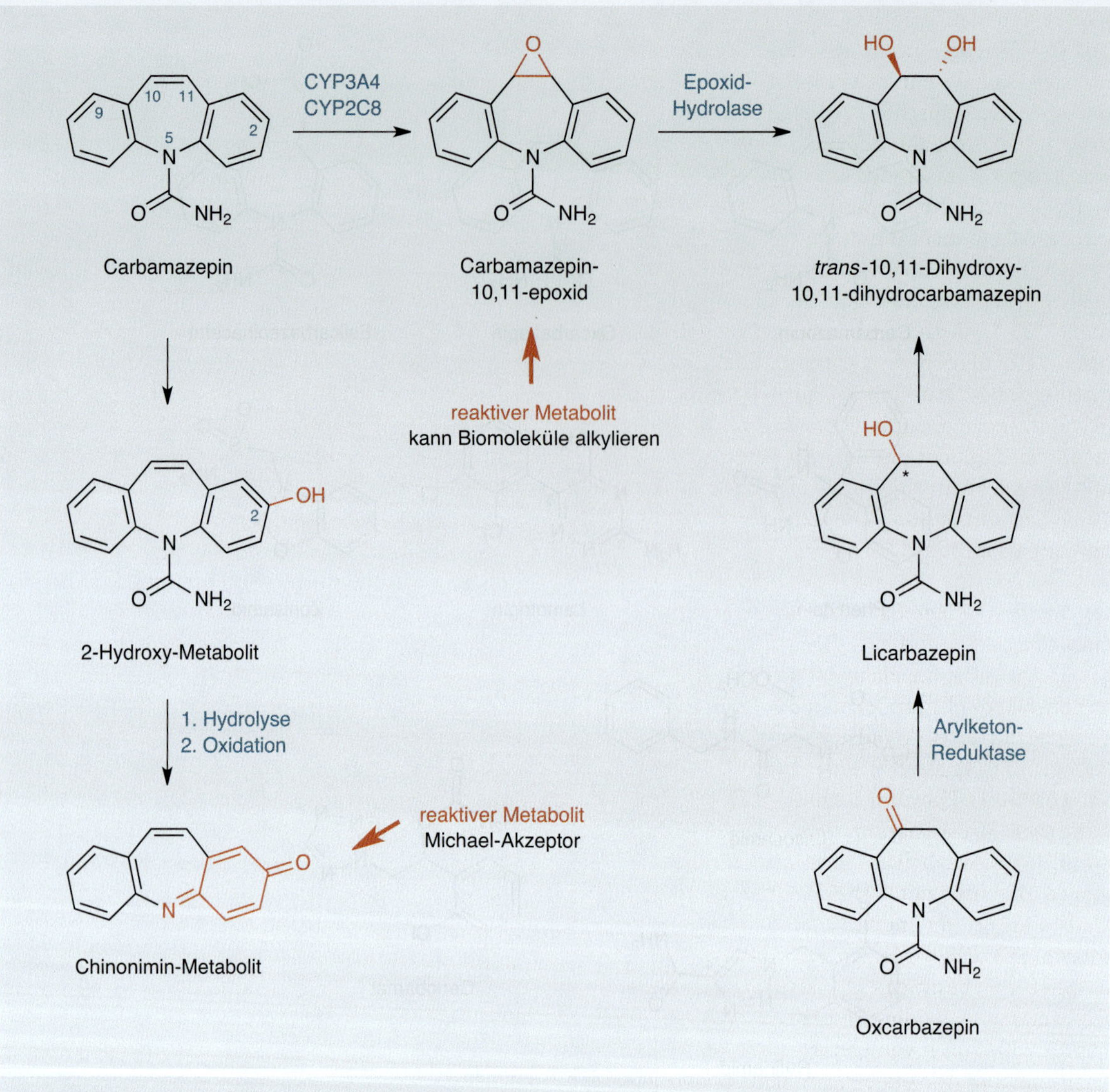

o Abb. 7.284 Biotransformation von Carbamazepin und Oxcarbazepin

Dibenzazepine

Entdeckung. Im Rahmen der Synthese von Psychopharmaka synthetisierte man bei der Geigy AG 1957 das mit Imipramin strukturverwandte **Carbamazepin** (o Abb. 7.283). Dieses zeigte sich wirksam bei Grand-mal-Epilepsien und wurde entsprechend als Antiepileptikum entwickelt. In Deutschland kam es 1964 auf den Markt.

Struktur und Eigenschaften. Der Grundkörper des Carbamazepins ist auch unter der Trivialbezeichnung Iminostilben bekannt. Der Azepin-Stickstoff ist zu einer neutralen Harnstoffgruppe funktionalisiert. Für antiepileptische Wirksamkeit muss diese unsubstituiert vorliegen. Eine Alkylierung führt zu dramatischem Wirkungsverlust.

Biotransformation. Die Metabolisierung von **Carbamazepin** durch CYP3A und CYP2C8 führt zum aktiven 10,11-Epoxid (o Abb. 7.284). Durch eine Epoxid-Hydrolase entsteht daraus die unwirksame *trans*-10,11-Dihydroxyverbindung, die als Hauptmetabolit teils unkonjugiert und teils als *O*-Glucuronid mit dem Urin ausgeschieden wird. Ein geringerer Teil wird zum 2-OH-Carbamazepin hydroxyliert, das nach Hydrolyse der Harnstoffgruppe weiter zum Chinoniminderivat oxidiert werden kann. Carbamazepin induziert stark die Biosynthese von CYP3A4 und beschleunigt dadurch seinen eigenen Metabolismus, ist somit ein **Autoinduktor**. Aufgrund dieser Eigenschaften sind Interaktionen mit zahlreichen Arzneistoffen zu erwarten, die über CYP3A4 abgebaut werden. Die Chinonimin- und Epoxid-Metaboliten können mit zellulären

Bionukleophilen reagieren. Das Chinonimin ist ein Michael-Akzeptor mit 2 elektrophilen Zentren. Das reaktive Epoxid steht im Verdacht, für sehr selten auftretende unerwünschte Wirkungen wie Agranulozytose, Hepatotoxizität oder Hypersensitivität verantwortlich zu sein. Bindet es an Proteine, kann es als Hapten-Carrier-Komplex für eine Immunantwort fungieren, falls es nicht durch die Epoxid-Hydrolase entgiftet wird. In **Oxcarbazepin** verhindert die 10-Ketogruppe die Epoxidbildung. In der Leber wird das Keton durch die Arylketon-Reduktase größtenteils stereoselektiv zum Monohydroxyderivat reduziert. Das Verhältnis des *S*-Enantiomers, auch als **Eslicarbazepin** bekannt, zum *R*-Enantiomer beträgt 80:20. Der Hauptanteil wird glucuronidiert, in geringerem Umfang erfolgt auch Hydroxylierung zum unwirksamen *trans*-10,11-Dihydroxymetaboliten, in gleicher Weise wie bei Carbamazepin.

Carbamazepin (Tegretal®), Ph. Eur., wird nach oraler Gabe langsam resorbiert. Die orale Bioverfügbarkeit beträgt 70–80 %, die Halbwertszeit 10–20 h. Carbamazepin wird sowohl zur Behandlung von fokalen als auch von generalisierten Anfällen eingesetzt.

Oxcarbazepin (Trileptal®), Ph. Eur., ist das 10-Keto-Derivat von 10,11-Dihydrocarbamazepin. Die Hauptwirkung von Oxcarbazepin wird durch seine beiden 10-Hydroxy-Metaboliten vermittelt, die sich in ihrer Wirkstärke nicht unterscheiden. Oxcarbazepin ist wie Carbamazepin ein Induktor von CYP3A4. Da dieses Enzym an seiner Metabolisierung nicht wesentlich beteiligt ist, beschleunigt Oxcarbazepin anders als Carbamazepin allerdings nicht seinen eigenen Abbau. Der Einsatzbereich von Oxcarbazepin ähnelt dem von Carbamazepin. Die orale Bioverfügbarkeit ist aufgrund der raschen Metabolisierung nur schwer zu ermitteln. Die Ausscheidung erfolgt fast ausschließlich in Form der Metaboliten im Urin. Die Halbwertszeit beträgt 8–11 h.

Eslicarbazepinacetat (Zebinix®) ist der Acetylester des Oxcarbazepin-Metaboliten *S*-(+)-10-Hydroxy-10,11-dihydrocarbamazepin. Im Organismus wird dieses **Ester-Prodrug** schnell zur eigentlich wirksamen *S*-(+)-10-Hydroxyverbindung hydrolysiert. Diese wird in sehr geringem Maße zu Oxcarbazepin oxidiert oder in das *R*-Enantiomer invertiert. Mehr als 90 % der oralen Dosis werden im Urin als Eslicarbazepin ausgeschieden, zwei Drittel davon in freier Form, ein Drittel als Glucuronid. *R*-und *S*-Enantiomer sind gleich wirksam, dennoch wird nur letzteres vermarktet. Anders als beim *S*-Enantiomer entsteht aus dem *R*-Enantiomer in größeren Mengen auch der unwirksame *trans*-10,11-Dihydroxy-Metabolit, sodass bei Gabe des *S*-Enantiomers der Körper weniger belastet wird. Die orale Bioverfügbarkeit liegt bei 90 %. Die Halbwertszeit von Eslicarbazepin beträgt 20–24 h. Eslicarbazepinacetat ist nur zur Behandlung fokaler Anfälle zugelassen.

Hydantoine

Design und Entwicklung. Das 5,5-Diphenylhydantoin Phenytoin (○ Abb. 7.283) wurde erstmals 1908 durch Heinrich Biltz synthetisiert. Im Gegensatz zu den strukturverwandten Barbitursäuren besitzt es jedoch keine hypnotischen Eigenschaften. Nachdem in Tierversuchen seine antiepileptische Aktivität erkannt worden war, wurde es 1943 als zweites organisch-chemisches Antiepileptikum nach Phenobarbital in die Therapie eingeführt. Phenytoin ist der einzige Vertreter der Hydantoine, der in Deutschland noch als Antiepileptikum verwendet wird.

Struktur und Eigenschaften. Hydantoine sind zyklische Harnstoffderivate (Ureide), die systematisch als Imidazolidin-2,4-dione bezeichnet werden. Phenytoin ist praktisch unlöslich in Wasser. Die von den beiden Carbonylgruppen flankierte Imidgruppe (N-3) ist schwach NH-acide ($pK_S = 8,3$), eine Überführung in das besser wasserlösliche Natriumsalz ist möglich. Dessen wässrige Lösung (15 mg/mL) zeigt einen pH-Wert > 11. Durch Absorption von CO_2 kommt es in solchen Lösungen (z. B. Injektionslösungen) durch Neutralisation zu einer pH-Wert-Senkung und infolgedessen zu einer Ausfällung von Phenytoin.

Biotransformation. Phenytoin wird an einem der beiden Phenylringe durch CYP2C9 in Position 4 hydroxyliert und anschließend zum Glucuronid oder Sulfat konjugiert. Etwa 70 % der aufgenommenen Phenytoinmenge wird über diesen Weg abgebaut. Phenytoin induziert wie Phenobarbital CYP3A4 sowie UDP-Glucuronosyltransferasen.

Phenytoin (Phenhydan®), Ph. Eur., ist auch als Natriumsalz monographiert. Die Substanz wird aus dem Magen-Darm-Trakt langsam resorbiert. Die orale Bioverfügbarkeit liegt bei 70–100 %. Die Ausscheidung der Metaboliten erfolgt hauptsächlich renal. Die Plasmahalbwertszeit beträgt 17–22 h. Einsatzgebiete von Phenytoin sind fokale und generalisierte Anfälle sowie der Status epilepticus.

Lamotrigin

Design und Entwicklung. Beim Folsäure-Antagonisten **Pyrimethamin** (▸ Kap. 12.5.1), der bei Malaria eingesetzt wird, stellte man 1973 bei der Firma Wellcome antikonvulsive Eigenschaften fest. Um diese zu verstärken, synthetisierte man eine Serie strukturanaloger Phenyltriazine. Deren Strukturoptimierung führte zu **Lamotrigin** (○ Abb. 7.283).

7

o Abb. 7.285 Gemeinsamer Pharmakophor und Bindungsmodus verschiedener Antiepileptika am spannungsabhängigen Na^+-Kanal

o Abb. 7.286 Biotransformation von Lamotrigin

Struktur und Eigenschaften. Lamotrigin ist ein 1,2,4-Triazin-3,5-diamin-Derivat und der einzige Vertreter mit dieser Strukturklasse. Aufgrund der *para*- und *ortho*-ständigen Aminogruppen verfügt N-2 des Triazinrings über schwach basische Eigenschaften ($pK_S = 5{,}7$). Demzufolge liegen über 90 % des Arzneistoffs bei physiologischem pH-Wert ungeladen vor. Zur Blockade des Na^+-Kanals ist somit wie bei den anderen Wirkstoffen dieser Gruppe keine kationische Struktur erforderlich.

Wirkungsmechanismus. Neben der Blockade von spannungsabhängigen Ca^{2+}-Kanälen vom L-, N- und P/Q/R-Typ stabilisiert Lamotrigin in ähnlicher Weise wie Carbamazepin und Phenytoin die schnelle Inaktivierung der präsynaptischen spannungsabhängigen Na^+-Kanäle. Diese 3 Antiepileptika verfügen über einen gemeinsamen Pharmakophor (o Abb. 7.285), darunter einen aromatischen Ring, für den eine aromatische π-π-Interaktion mit Tyr1771 von $Na_V1.2$ angenommen wird. Die polare NH-Funktion der Substanzen ist in dem vorgeschlagenen Modell in der inneren Pore des Na^+-Kanals an einer π-Dipol-Interaktion mit dem aromatischen Ring (Ar1) von Phe1764 beteiligt. Der zweite aromatische Ring (Ar2) steht fast im rechten Winkel zum Pharmakophor und füllt das Porenlumen aus. Er verschließt die innere Pore physikalisch, wodurch die Permeation der Na^+-Ionen blockiert wird. Hydrophobe Interaktionen mit diesem zweiten aromatischen Ring können einen wichtigen Beitrag zur Bindung der Antikonvulsiva leisten, der das Fehlen der positiven Ladung in ihren Strukturen energetisch kompensiert.

Biotransformation. Hauptmetabolit ist das 2-*N*-Glucuronid (o Abb. 7.286). In geringen Mengen entsteht allerdings auch ein 4,5-Epoxid-Intermediat (▸Kap. 3.2.1), das mit Glutathion und anderen Nukleophilen kovalente Addukte bildet. Dieser Metabolit kann im Zusammenhang mit Hypersensitivität stehen.

Lamotrigin (Lamictal®), Ph. Eur., wird zur Behandlung fokaler und generalisierter Anfälle eingesetzt. Nach peroraler Gabe wird es schnell und nahezu vollständig resorbiert. Die orale Bioverfügbarkeit beträgt 98 %. Die Eliminationshalbwertszeit liegt bei 13–30 h.

Lacosamid

Design und Entwicklung. Durch phänotypisches Screening in einem In-vivo-Modell der Epilepsie identifizierte man die Wirksamkeit von *N*-Acetyl-D,L-alaninbenzylamid. Im Rahmen von Struktur-Wirkungs-Studien führten weitere Optimierungsschritte zu Lacosamid (o Abb. 7.283). Zum einen zeigte sich eine stereochemische Präferenz für das *R*-Enantiomer, zum anderen für ein Heteroatom, das über ein C-Atom vom Aminosäuregerüst getrennt vorliegen sollte. Diese Rolle übernimmt die Methylethergruppe in Lacosamid.

Struktur und Eigenschaften. Lacosamid ist ein Derivat der nichtproteinogenen Aminosäure D-Serin. Da die Aminogruppe acetyliert und die Carboxygruppe als Benzylamid vorliegt, sind keine ionisierbaren Gruppen vorhanden.

Wirkungsmechanismus. Lacosamid verstärkt im Vergleich zu den anderen Na^+-Kanal-Inaktivatoren den Prozess der langsamen Inaktivierung der spannungsabhängigen Na^+-Kanäle. Dies dämpft die überschießenden Nervenreaktionen, ohne die normale Kommunikation der Nervenzellen zu stören. Außerdem moduliert Lacosamid das Protein CRMP-2 (*collapsing response mediator protein 2*). CRMP-2 ist im ZNS an der Differenzierung von Nervenzellen und am Aussprossen von Axonen beteiligt.

Biotransformation. Die Metabolisierung in der Leber erfolgt hauptsächlich über CYP2C19 und führt zur *O*-Demethylierung.

Lacosamid (Vimpat®), Ph. Eur., wird nach oraler Gabe rasch und vollständig resorbiert. Die Bioverfügbarkeit liegt bei annähernd 100 %. Rund 40 % der Dosis werden unverändert über die Niere ausgeschieden, zusammen mit dem *O*-Demethyl-Metabolit. Die Eliminationshalbwertszeit beträgt etwa 13 h. Eingesetzt wird Lacosamid zur Monotherapie und Zusatzbehandlung fokaler Anfälle.

Rufinamid

Design und Entwicklung. Rufinamid (o Abb. 7.283) wurde im Rahmen eines Screening-Programms bei Novartis entdeckt. Nach Übernahme der Vermarktungsrechte durch Eisai wurde es in weiteren klinischen Studien geprüft und 2007 zur Behandlung des Lennox-Gastaut-Syndroms zugelassen, einer besonders schwer verlaufenden Form der Epilepsie.

Struktur und Eigenschaften. Rufinamid ist ein 1,2,3-Triazolderivat, das in 4-Position mit einer Carboxamidgruppe substituiert ist. Diese ist für die Aktivität essenziell. Die freie Säure und Alkoholderivate sind am Na^+-Kanal unwirksam. Die Fluoratome im Benzylsubstituenten sind dagegen nicht erforderlich.

Wirkungsmechanismus. Rufinamid inaktiviert im Vergleich zu anderen Wirkstoffen dieser Gruppe selektiv die $Na_v1.1$- und $Na_v1.6$-Subtypen der spannungsabhängigen Na^+-Kanäle.

Biotransformation. Rufinamid wird durch die Carboxylesterase-1 zur inaktiven Carbonsäure hydrolysiert. Geringe Mengen davon werden anschließend glucuronidiert.

Rufinamid (Inovelon®) besitzt eine orale Bioverfügbarkeit von 80–85 %. Die Ausscheidung erfolgt hauptsächlich über die Nieren. Die Eliminationshalbwertszeit beträgt 6–10 h.

Cenobamat

Design und Entwicklung. Cenobamat (o Abb. 7.283) wurde von einem koreanischen Hersteller entwickelt und ist seit 2021 in Europa zugelassen.

Struktur und Eigenschaften. Cenobamat ist ein Tetrazolderivat, das in der Seitenkette eine Carbamatgruppe aufweist. Es besteht eine gewisse Strukturverwandtschaft mit Rufinamid. Therapeutisch eingesetzt wird das *R*-Enantiomer.

Wirkungsmechanismus. Der Wirkungsmechanismus von Cenobamat ist noch nicht vollständig geklärt. Cenobamat reduziert das wiederholte neuronale Feuern, indem es selektiv spannungsabhängige Na^+-Kanäle an exzitatorischen Synapsen hemmt. Seine Bindestelle unterscheidet sich von der klassischer Na^+-Kanalblocker. Zudem wirkt es präsynaptisch als positiver allosterischer $GABA_A$-Modulator an einer Nichtbenzodiazepin-Bindestelle. Die dämpfende Wirkung von GABA wird verstärkt.

Cenobamat (Ontozry®) besitzt eine orale Bioverfügbarkeit von 80–85 %. Die Ausscheidung erfolgt hauptsächlich im Urin. Die terminale Halbwertszeit liegt bei 50–60 h.

Zonisamid

Design und Entwicklung. Zonisamid (o Abb. 7.283) wurde erstmals 1972 in Japan zur Behandlung psychiatrischer Erkrankungen eingesetzt, seit 1990 in Japan und Korea auch zur Behandlung der Epilepsie. In Deutschland ist es seit 2005 auf dem Markt.

Wirkungsmechanismus. Der Wirkungsmechanismus von Zonisamid ist nicht vollständig geklärt. Es wirkt nicht nur auf spannungsabhängige Na^+-Kanäle, auch die

7

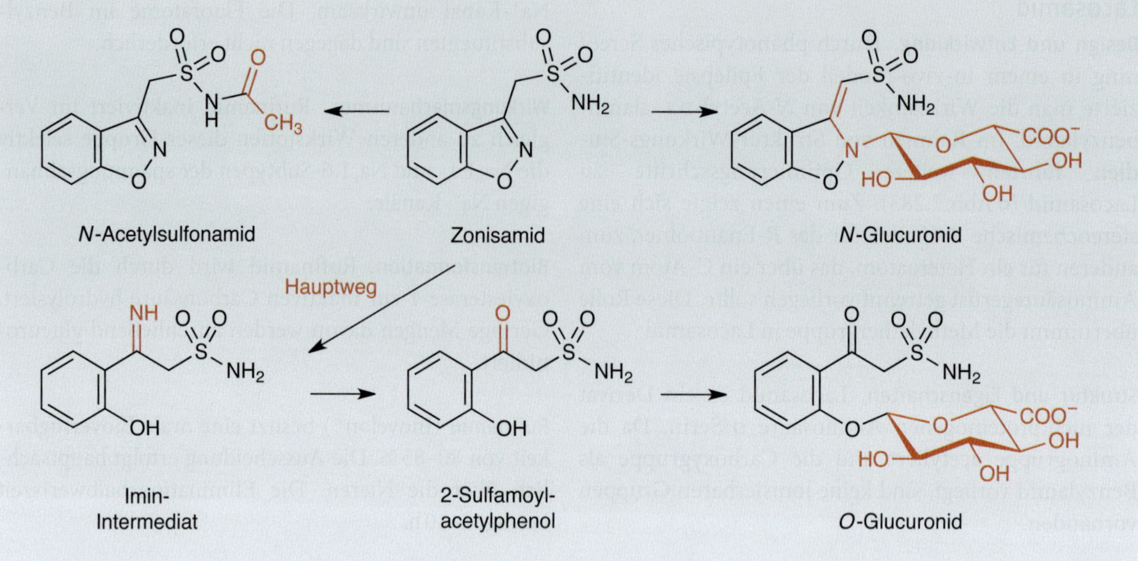

N-Acetylsulfonamid Zonisamid N-Glucuronid Hauptweg Imin-Intermediat 2-Sulfamoylacetylphenol O-Glucuronid

Abb. 7.287 Biotransformation von Zonisamid

Modulation der Funktion von T-Typ-Ca^{2+}-Kanälen scheint zur Wirkung beizutragen. Zudem beeinflusst es die GABA-vermittelte neuronale Inhibition.

Struktur und Eigenschaften. Zonisamid besitzt einen Benzisoxazolring mit einer Sulfonamid-Seitenkette in 3-Position. Deren NH-Acidität (pK_S = 10,2) ist für die Wirkung nicht relevant, da eine *N,N'*-Dialkylierung der Sulfonamidgruppe mit Methyl- oder Ethylgruppen toleriert wird.

Biotransformation. Zonisamid wird hauptsächlich durch CYP3A4 metabolisiert. Unter reduktiver Öffnung des Benzisoxazolrings führt der Hauptweg zu einem Iminderivat (Abb. 7.287), das rasch zu 2-Sulfamoylacetylphenol hydrolysiert und *O*-glucuronidiert wird. In geringerem Umfang finden auch *N*-Acetylierung der Sulfonamidgruppe und *N*-Glucuronidierung am Benzisoxazolstickstoff statt.

Zonisamid (Zonegran®) wird nach oraler Gabe rasch und vollständig resorbiert, die Bioverfügbarkeit beträgt 100 %. Die terminale Eliminationshalbwertszeit ist mit 60 h sehr lang. Sie verkürzt sich signifikant bei Anwesenheit der CYP3A4-induzierenden Antiepileptika Phenytoin, Carbamazepin und Phenobarbital. Die Ausscheidung der Metaboliten erfolgt vorwiegend über den Urin. Einsatzgebiet der Substanz als Mono- oder Zusatztherapie sind fokale Anfälle.

7.13.4 Inaktivatoren spannungsabhängiger Ca^{2+}-Kanäle

Wirkungsmechanismus. Spannungsabhängige Ca^{2+}-Kanäle tragen ebenso wie die spannungsabhängigen Na^+-Kanäle zur allgemeinen elektrischen Erregbarkeit von Neuronen bei. Exprimiert werden sie im gesamten Organismus in elektrisch erregbaren Zellen (Nervenzellen, sekretorischen Zellen, Zellen der quergestreiften und glatten Muskulatur). Entsprechend ihrer Spannungssensitivität und Aktivierungskinetik unterteilt man sie in

- HVA-Kanäle (*high voltage activated*),
- LVA-Kanäle (*low voltage activated*).

Sie werden durch hohe bzw. niedrige Spannungen aktiviert.

Bei den **HVA-Kanälen** differenziert man zwischen Kanälen vom L-, N-, P/Q- und R-Typ. Die Kanäle bestehen aus einer porenbildenden α_1-Untereinheit. Zusätzlich sind sie mit β-, $\alpha_2\delta$- und γ-Hilfsuntereinheiten assoziiert, die für die Membranverankerung des Kanals sorgen. Besondere Bedeutung als **Target der Gabapentinoide** hat die **$\alpha_2\delta$-Hilfsuntereinheit** der **HVA-Kanäle**, ein Membranglykoprotein mit großer extrazellulärer Domäne. Gabapentinoide binden mit ihren Carboxylatgruppen über eine ionische Interaktion an das protonierte Arg217 und vermindern dadurch den Ca^{2+}-Einstrom in das Neuron. In der Folge hemmt dies die Freisetzung von L-Glutamat aus exzitatorischen Nervenendigungen.

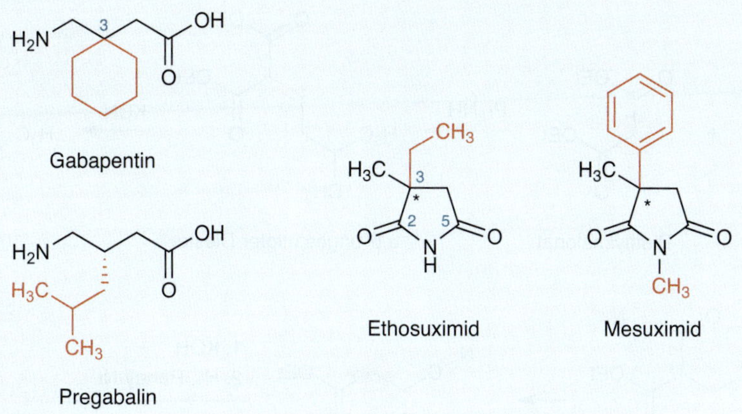

Abb. 7.288 Antiepileptika mit Wirkung auf spannungsabhängige Ca^{2+}-Kanäle

LVA-Kanäle werden auch als Ca^{2+}-Kanäle vom T-Typ bezeichnet. Sie werden besonders stark exprimiert in thalamokortikalen Neuronen und spielen dort unter anderem eine Rolle bei der Regulation neuronaler rhythmischer Entladungen dieser Zellen. Große Bedeutung haben sie insbesondere bei der Entstehung von Absencen. Daher liegt es nahe, dass **Succinimide**, die bei der Behandlung von Absencen gut wirksam sind, aber nicht bei anderen Anfallstypen, vorwiegend durch **Blockade der T-Typ-Ca^{2+}-Kanäle** wirken.

Gabapentinoide

Design und Entwicklung. Gabapentin (Abb. 7.288) wurde 1974 bei der Firma Parke-Davis als lipophiles GABA-Analogon entwickelt. In dieser für die Blut-Hirn-Schranke permeablen Form der GABA sollte der Wirkstoff leicht ins Gehirn gelangen. Anhand der dreidimensionalen Struktur erkannte man jedoch, dass die räumliche Positionierung der Hydroxy- und Aminogruppen nicht mit denen in GABA übereinstimmt. Erst 1996 konnte man den eigentlichen Wirkungsmechanismus aufklären. In Deutschland kam Gabapentin 1995 auf den Markt. Das strukturverwandte **Pregabalin** wurde 1989 in der Arbeitsgruppe von Richard Silverman entwickelt. Die antikonvulsive Wirkung hatte aber nichts mit dem ursprünglich gefundenen aktivierenden Einfluss auf die L-Glutamat-Decarboxylase zu tun. Später konnte man zeigen, dass der gleiche Wirkungsmechanismus wie bei Gabapentin zugrunde liegt. Pregabalin ist seit 2004 im Handel.

Struktur und Eigenschaften. Gabapentinoide sind Derivate der γ-Aminobuttersäure, die in 3-Position alkyliert sind. Die dabei beteiligten 5 C-Atome (pent) in Gabapentin sind zu einem Cyclohexanring geschlossen, der in der energieminimierten Konformation die Sesselform annimmt. Das Konformer mit äquatorial angeordnetem Aminomethyl-Substituenten soll bevorzugt am Target binden. Pregabalin ist mit einer 3-Isobutylgruppe substituiert und ist chiral. Eingesetzt wird das stärker wirksame *S*-Enantiomer.

Die Dissoziationskonstanten für die Carboxygruppe und die Aminogruppe sind für Gabapentin mit pK_{S1} = 3,7 und pK_{S2} = 10,7 angegeben, für Pregabalin mit pK_{S1} = 4,2 und pK_{S2} = 10,6. Beide liegen somit als Zwitterionen vor.

7

Wirkungsmechanismus. Gabapentinoide haben spannungsabhängige Ca^{2+}-Kanäle (HVA-Kanäle, s.o.) zum primären Target. Als Aminosäuren können sie allerdings kaum passiv die Blut-Hirn-Schranke durchdringen. Aufgrund ihrer engen Strukturverwandtschaft zu essenziellen Aminosäuren wie L-Leucin, L-Isoleucin oder L-Valin, die als Substrate des System-L-Transporters fungieren, werden die Gabapentinoide aktiv ins Gehirn transportiert.

Biotransformation. Gabapentin wird nicht metabolisiert. Bei Pregabalin entsteht in nur sehr geringen Mengen das *N*-Methylderivat.

Synthetische Aspekte. Zur Synthese von Pregabalin (Abb. 7.289) kondensiert man das CH-acide Diethylmalonat mit Isovaleraldehyd zum α,β-ungesättigten Diester. Dieser wird in einer Michael-Addition mit Kaliumcyanid zum racemischen β-Cyandiester umgesetzt. Auf dieser Stufe der **chemoenzymatischen Synthese** erfolgt eine stereoselektive Esterhydrolyse mit *Thermomyces-lanuginosus*-Lipase. Der als Intermediat auftretende 3*S*-konfigurierte Monoester wird thermisch

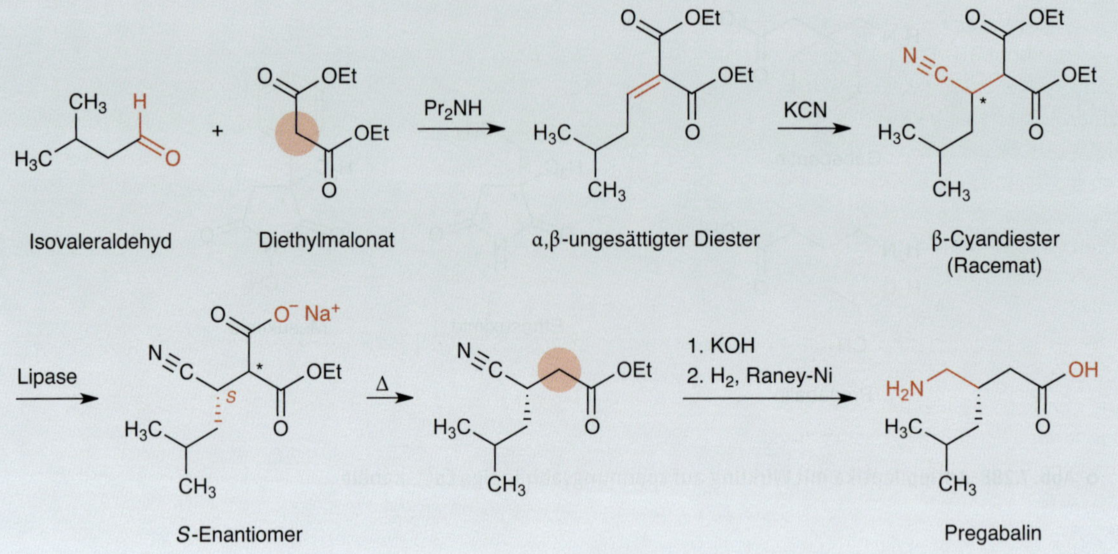

○ Abb. 7.289 Chemoenzymatische Synthese von Pregabalin

decarboxyliert. Die nachfolgende Esterhydrolyse und katalytische Hydrierung der Nitrilgruppe mit Raney-Ni liefert Pregabalin.

Gabapentin (Neurontin®), Ph. Eur., besitzt eine orale Bioverfügbarkeit von 60 %, die mit steigender Dosis abnimmt. Die Ausscheidung erfolgt hauptsächlich renal. Die Eliminationshalbwertszeit liegt bei 5–7 h.
Pregabalin (Lyrica®), Ph. Eur., ist zu über 90 % bioverfügbar. Die Ausscheidung erfolgt fast ausschließlich renal. Die Eliminationshalbwertszeit beträgt 6 h.
Beide Gabapentinoide werden auch zur Behandlung neuropatischer Schmerzen eingesetzt, Pregabalin zusätzlich noch bei Angststörungen.

Succinimide

Design und Entwicklung. Auf Grundlage der antiepileptisch wirksamen Hydantoine untersuchte man in den 1950er Jahren bei der Firma Parke-Davis die strukturverwandten Succinimide. Als erster Vertreter kam *N*-Methyl-3-phenylsuccinimid (Phensuximid) 1953 auf den Markt. Es folgten 1957 Mesuximid und schließlich 1960 Ethosuximid (○ Abb. 7.288), das die größte Bedeutung erlangte.

Struktur und Eigenschaften. Succinimide sind zyklische Imide der Bernsteinsäure. Strukturell handelt es sich bei den therapeutisch verwendeten Vertretern um 3,3-disubstituierte Pyrrolidin-2,5-dione. Aufgrund der ungleichen Substituenten liegt an C-3 ein Chiralitätszentrum vor. Eingesetzt werden die Racemate, da die Enantiomere keine signifikanten Unterschiede in der Wirksamkeit zeigen. Das am Pyrrolidin-N unsubstituierte Ethosuximid ist schwach NH-acide ($pK_S = 9{,}4$).

Struktur-Wirkungs-Beziehungen. Succinimide teilen mit den Hydantoinen einen vergleichbaren Pharmakophor, den 5-gliedrigen Heterozyklus mit einer Imidgruppe sowie einem sp^3-hybridisierten C-Atom, das 2 Kohlenwasserstoffgruppen trägt. Eine von diesen kann ein Aromat sein. Der entscheidende Unterschied im Pharmakophor, der zur abweichenden Pharmakodynamik dieser beiden Substanzklassen führt, ist der geminale Diphenylsubstituent der Hydantoine, der für die Blockade des spannungsabhängigen Na^+-Kanals erforderlich ist. Bei den T-Typ-Ca^{2+}-Kanal-selektiven Succinimiden fehlt dieser. Weniger bedeutsam ist das zusätzliche N-Atom, an dessen Stelle die Succinimide ein C-Atom aufweisen. Neben Phenytoin sind die Succinimide strukturell auch mit Phenobarbital und Primidon verwandt. Während Phenytoin, Phenobarbital und Primidon primär gegen fokale und große generalisierte (tonisch-klonische) Anfälle eingesetzt werden, zeigen die Succinimide ein relativ enges Wirkungsspektrum mit einem Einsatz bei weniger stark ausgeprägten Anfällen, die mit Absencen verbunden sind.

Biotransformation. Ethosuximid wird vor allem durch CYP3A4 und CYP2E1 in der Leber metabolisiert, wobei primär Hydroxylierungsreaktionen an den prochiralen C-Atomen der Ethylgruppe und des Pyrrolidinrings erfolgen (○ Abb. 7.290). Da Ethosuximid als Racemat eingesetzt wird, entstehen Gemische aus 4 Diastereomeren der 3-(1-Hydroxyethyl)-3-methyl- sowie des 3-Ethyl-4-hydroxy-3-methyl-Metaboliten.

Mesuximid wird schnell zum antikonvulsiv wirksamen *N*-Demethylmesuximid demethyliert. Aufgrund seiner langen Halbwertszeit von 36–45 h trägt dieser Metabolit wesentlichen zur Wirksamkeit von Mesuximid bei. Hauptmetaboliten im Urin sind die am Phenylring *para*- und *meta*-hydroxylierten Derivate sowie deren Glucuronide.

Ethosuximid (Petnidan®), Ph. Eur., wird nach oraler Gabe gut resorbiert und besitzt eine Bioverfügbarkeit von über 90 %. Die Ausscheidung erfolgt renal. Die Plasmahalbwertszeit liegt bei 38–67 h.
Mesuximid (Petinutin®) besitzt eine orale Bioverfügbarkeit von 100 %. Die Plasmahalbwertszeit beträgt 1–3 h.

7.13.5 Antiepileptika mit GABA-verstärkender Wirkung

γ-Aminobuttersäure (GABA) ist der vorherrschende inhibitorische Neurotransmitter im ZNS des Säugetierorganismus, er wird von bis zu 40 % aller Synapsen im Gehirn freigesetzt. Einige in diesem Kapitel besprochenen Antiepileptika (Abb. 7.291) verstärken die Wirkung von GABA, indem sie allosterisch an den $GABA_A$-Rezeptor binden. Ein anderer Teil entfaltet seine Wirkung durch Erhöhen der GABA-Konzentration an inhibitorischen präsynaptischen Neuronen. GABA selbst ist als Arzneistoff ungeeignet, da es nicht die Blut-Hirn-Schranke überwindet.

Barbiturate

Entdeckung. Die erstmalige Darstellung der Barbitursäure gelang Adolf von Baeyer 1863. Er benannte die Substanz nach seiner Jugendfreundin Barbara. Wenige Jahre nach Einführung der Barbiturate als Hypnotika entdeckte Alfred Hauptmann 1912 die antikonvulsive Wirkung von **Phenobarbital** (Abb. 7.291), das im gleichen Jahr von der Firma Bayer als Luminal® eingeführt worden war. Zunächst wurde Hauptmanns Entdeckung angezweifelt. Bis dahin waren lediglich Alkali- und Ammoniumbromide zur Behandlung von Epileptikern im Einsatz. Erst nach dem Ersten Weltkrieg fand die wertvolle Eigenschaft von Phenobarbital allgemein Anerkennung. Phenobarbital ist das einzige

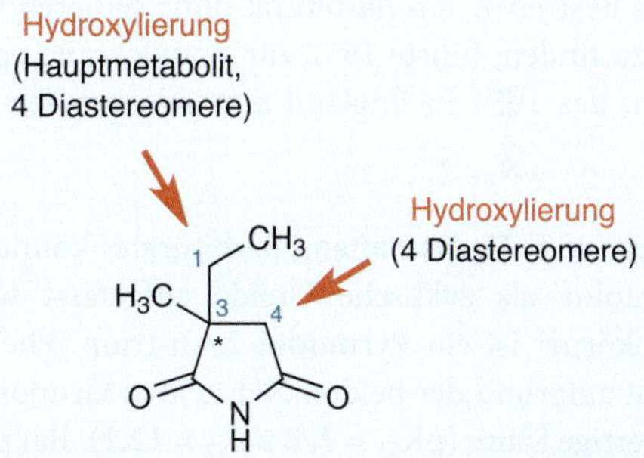

Abb. 7.290 Hydroxylierung von Ethosuximid an den prochiralen C-Atomen C-1 der Ethylgruppe und C-4 des Pyrrolidinrings

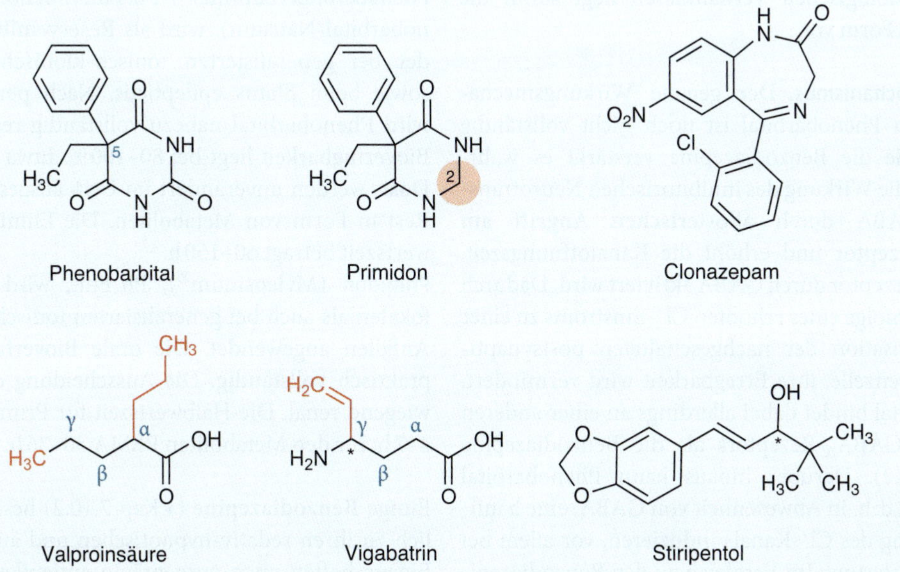

Abb. 7.291 Antiepileptika mit vorwiegend GABA-verstärkender Wirkung

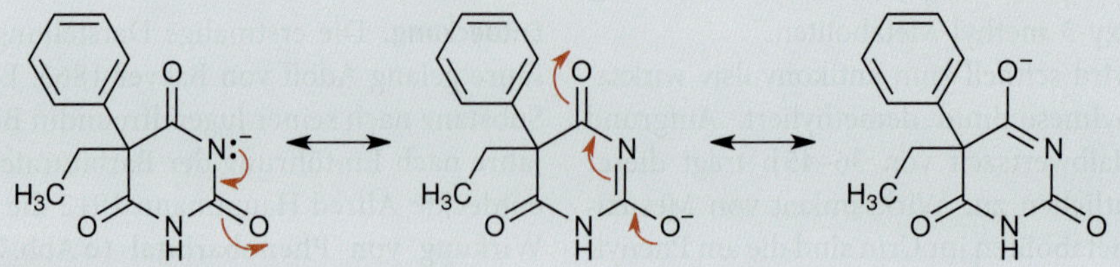

Abb. 7.292 Mesomeriestabilisiertes Phenobarbital-Monoanion

Barbiturat, das in Deutschland noch therapeutisch eingesetzt wird, allerdings nicht mehr als Sedativum und Hypnotikum, sondern nur noch zur Behandlung der Epilepsie.

Das Bestreben, ein Barbiturat ohne sedierende Wirkung zu finden, führte 1952 zur Entwicklung von **Primidon**, das 1954 in England erstmals auf den Markt kam.

Struktur und Eigenschaften. Barbiturate können wie Hydantoine als zyklische Ureide aufgefasst werden. Grundkörper ist ein Pyrimidin-2,4,6-trion. Phenobarbital ist aufgrund der beiden NH-aciden Gruppen eine zweiwertige Säure ($pK_{S1} = 7{,}4$; $pK_{S2} = 12{,}1$). Bei physiologischem pH-Wert liegt zu 50 % das mesomeriestabilisierte Monoanion (Abb. 7.292) vor. Für parenterale Applikationen steht das besser wasserlösliche Mononatriumsalz zur Verfügung.

Primidon ist keine Barbitursäure. Es ist das 2-Desoxyderivat von Phenobarbital, die beiden Lactamgruppen sind daher nur sehr schwach sauer ($pK_S = 12{,}3$). Unter physiologischen Verhältnissen liegt somit die ungeladene Form vor.

Wirkungsmechanismus. Der genaue Wirkungsmechanismus von Phenobarbital ist noch nicht vollständig geklärt. Wie die Benzodiazepine verstärkt es wahrscheinlich die Wirkung des inhibitorischen Neurotransmitters GABA durch **allosterischen Angriff am $GABA_A$-Rezeptor** und erhöht die Kanalöffnungszeit, wenn der Rezeptor durch GABA aktiviert wird. Dadurch kommt es infolge eines erhöhten Cl^--Einstroms zu einer Hyperpolarisation der nachgeschalteten postsynaptischen Nervenzelle, ihre Erregbarkeit wird vermindert. Phenobarbital bindet dabei allerdings an einer anderen Stelle des $GABA_A$-Rezeptors als die Benzodiazepine (▸Kap. 7.10.2). Darüber hinaus kann Phenobarbital auch direkt, d. h. in Abwesenheit von GABA, eine häufigere Öffnung des Cl^--Kanals induzieren, vor allem bei höherer Dosierung. Im Vergleich zu den Benzodiazepinen besteht daher das Risiko für eine Überdosierung, da selbst bei erschöpften GABA-Speichern die Wirkung nicht begrenzt ist.

Biotransformation. Phenobarbital wird durch CYP2C19 und CYP2C9 am Phenylring in ein Arenoxid überführt (Abb. 7.293), das nach NIH-Shift (▸Kap. 2.6.1) das unwirksame *para*-Phenol bildet. Letzteres wird als Glucuronid oder Sulfat über die Niere ausgeschieden. Phenobarbital wird zudem *N*-glykosyliert und *N*-glucuronidiert. Phenobarbital ist ein starker Induktor verschiedener CYP-Enzyme wie CYP3A4 oder CYP2C9 und kann so die Ausscheidungsrate von gleichzeitig applizierten Arzneistoffen erhöhen, die über die betroffenen Enzyme abgebaut werden.

Primidon wird größtenteils in der Leber CYP-abhängig an der Aminalfunktion hydoxyliert (Abb. 7.293). Etwa 25 % des Intermediats werden zu Phenobarbital oxidiert, etwa 75 % unterliegen der Hydrolyse zu Phenylethylmalonamid (PEMA). Zu etwa 20 % wird Primidon unverändert mit dem Urin ausgeschieden. Beide Metaboliten und die Muttersubstanz besitzen antiepileptische Aktivität. Primidon ist wie Phenobarbital ein starker CYP-Induktor.

Phenobarbital (Luminal®), Ph. Eur. (Phenobarbital, Phenobarbital-Natrium), wird als Reservemittel angewendet bei generalisierten tonisch-klonischen Anfällen sowie beim Status epilepticus. Nach peroraler Gabe wird Phenobarbital nahezu vollständig resorbiert. Die Bioverfügbarkeit liegt bei 80–100 %. Etwa 25–50 % der Dosis werden unverändert im Urin ausgeschieden, der Rest in Form von Metaboliten. Die Eliminationshalbwertszeit beträgt 60–150 h.

Primidon (Mylepsinum®), Ph. Eur., wird sowohl bei fokalen als auch bei generalisierten tonisch-klonischen Anfällen angewendet. Die orale Bioverfügbarkeit ist praktisch vollständig. Die Ausscheidung erfolgt überwiegend renal. Die Halbwertszeit für Primidon beträgt 4–7 h, für den Metaboliten PEMA 30–36 h.

Einige **Benzodiazepine** (▸Kap. 7.10.2) besitzen zusätzlich zu ihren sedativ-hypnotischen und anxiolytischen Eigenschaften auch ausgeprägte antiepileptische Wirkungen. Zu diesen zählen Diazepam, Lorazepam und das ausschließlich bei Epilepsie verwendete **Clonazepam** (Abb. 7.291), die insbesondere zur Behandlung des Status epilepticus eingesetzt werden.

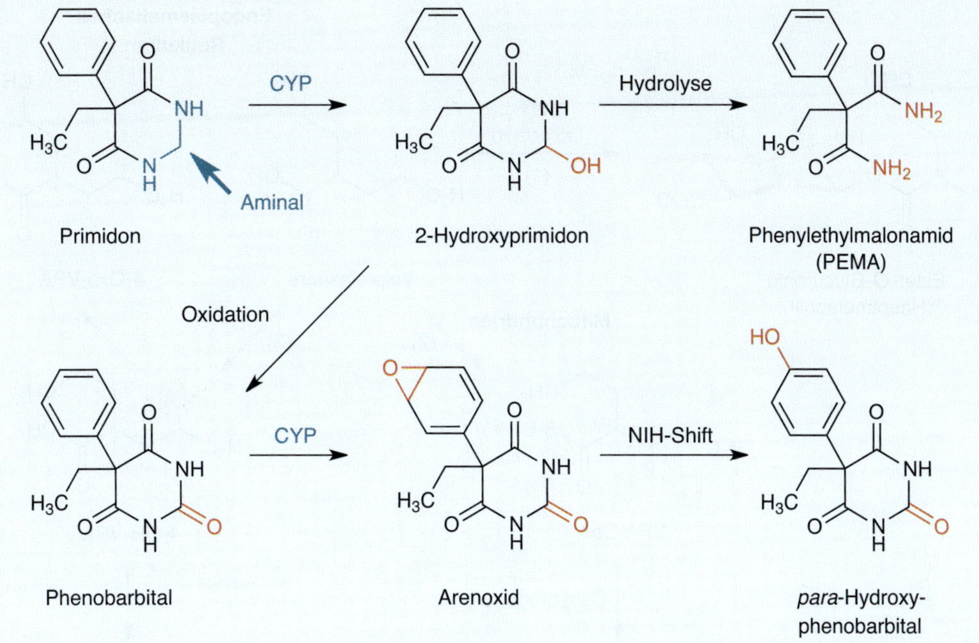

o Abb. 7.293 Biotransformation von Phenobarbital und Primidon

Valproinsäure

Design und Entwicklung. Um Khellinderivate des Doktoranden Pierre Eymard auf antikonvulsive Eigenschaften zu prüfen, verwendete Hélène Meunier 1962 bei der Firma Berthier in Grenoble **Valproinsäure** (o Abb. 7.291) als geeignetes Lösemittel. In einer Blindprobe mit dem Lösemittel erwies sich Valproinsäure als eigentliche Wirksubstanz. Es folgten umfassende klinische Untersuchungen. Natriumvalproat ist seit 1973 in Deutschland auf dem Markt.

Struktur und Eigenschaften. Valproinsäure ist eine verzweigte, kurzkettige aliphatische Carbonsäure. Vom Namen her ist es eine **Val**eriansäure, die in α-Position eine **Pro**pylgruppe trägt. Man kann sie als GABA-Derivat auffassen, in dem die γ-Aminogruppe durch eine Methylgruppe ersetzt wurde. Valproinsäure ist bei Raumtemperatur flüssig. Ihre Säurestärke ($pK_S = 4{,}8$) ist mit der Essigsäure vergleichbar.

Wirkungsmechanismus. Der genaue Wirkungsmechanismus ist noch nicht geklärt. Valproinsäure verstärkt aber die inhibitorische Aktivität von GABA, möglicherweise durch eine Erhöhung ihrer Syntheserate, indem sie die Glutamat-Decarboxylase aktiviert. Die erhöhte GABA-Konzentration in den Synapsen kann auch durch Hemmung der GABA-Transaminase oder durch Verminderung der Wiederaufnahme von GABA aus dem synaptischen Spalt in die Nervenzellen zustande kommen. Valproinsäure blockiert zudem spannungsabhängige Na^+-Kanäle und T-Typ-Ca^{2+}-Kanäle.

Biotransformation. Valproinsäure wird fast ausschließlich in der Leber metabolisiert. Der extensive Stoffwechsel erfolgt auf 3 Wegen (o Abb. 7.294), durch (1) Glucuronidierung, (2) β-Oxidation sowie durch (3) CYP-vermittelte Oxidation. Hauptmetabolit (30–50 %) ist das Ester-*O*-Glucuronid, das durch mehrere UGT-Isoformen gebildet wird.

Wie bei anderen einfachen Fettsäuren erfolgt der oxidative Phase-I-Metabolismus hauptsächlich in den Mitochondrien. Durch β-Oxidation (40–50 %) entsteht zunächst ein Coenzym-A-Ester. Dieser wird durch eine Dehydrogenase in ein α,β-ungesättigtes 2-En-Derivat umgewandelt und durch eine Hydratase zum 3-Hydroxymetaboliten hydratisiert. Aus diesem erzeugt eine Dehydrogenase ein 3-Oxoderivat, das weiter zu Propionyl- und Acetyl-Coenzym-A abgebaut wird.

Ein kleinerer Anteil (10 %) der Valproinsäure wird außerhalb der Mitochondrien durch CYP2C9, CYP2A6 und zu geringerer Beteiligung durch CYP2B6 oxidiert. Dabei entstehen vor allem der 4-Hydroxy-, der 4-Keto- und der 4-En-Metabolit. Letzterer wird in den Mitochondrien in das 2,4-Dien-Coenzym-A-Derivat überführt. Dieser hochreaktive Michael-Akzeptor bildet mit Bionukleophilen kovalente Addukte und wird für die **hepatotoxische Wirkung** der Valproinsäure verantwortlich gemacht. Aufgrund ihres teratogenen Poten-

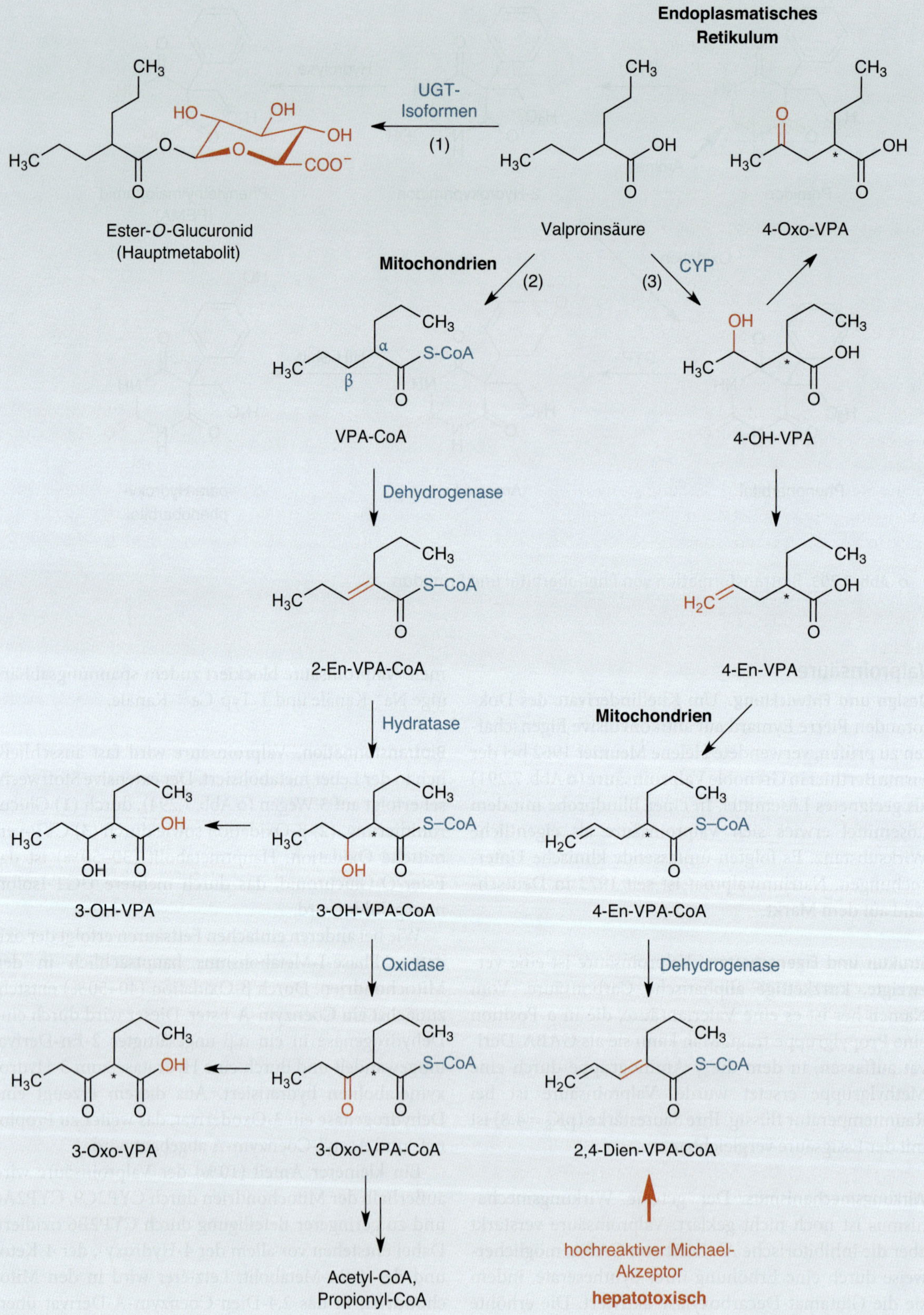

Endoplasmatisches Retikulum

UGT-Isoformen (1)

Ester-*O*-Glucuronid (Hauptmetabolit)

Valproinsäure

4-Oxo-VPA

Mitochondrien (2)

CYP (3)

VPA-CoA

4-OH-VPA

Dehydrogenase

2-En-VPA-CoA

4-En-VPA

Mitochondrien

Hydratase

3-OH-VPA

3-OH-VPA-CoA

4-En-VPA-CoA

Oxidase

Dehydrogenase

3-Oxo-VPA

3-Oxo-VPA-CoA

2,4-Dien-VPA-CoA

Acetyl-CoA, Propionyl-CoA

hochreaktiver Michael-Akzeptor **hepatotoxisch**

Abb. 7.294 Biotransformation der Valproinsäure. VPA: Valproinsäure; (1) Glucuronidierung, (2) β-Oxidation sowie (3) CYP-vermittelte Oxidation

zials sollte Valproinsäure bei Frauen im gebärfähigen Alter nicht angewendet werden. Dosisabhängig besteht bei Anwendung in der Schwangerschaft ein erhebliches Risiko für schwerwiegende Entwicklungsstörungen bei Neugeborenen und Kleinkindern, wie beispielsweise stark verminderte geistige, emotionale und verbale Fähigkeiten (Dépakine-Skandal).

Valproinsäure (Ergenyl®), Ph. Eur., ist auch als Natriumvalproat monographiert. Die orale Bioverfügbarkeit beträgt 90–100 %. Nur 1–3 % einer Dosis werden unverändert im Urin ausgeschieden, die Hauptmenge erscheint als Glucuronide oder in Form der 3-Oxo-Valproinsäure. Die Plasmahalbwertszeit liegt bei 12–16 h.

Vigabatrin

Design und Entwicklung. **Vigabatrin** (o Abb. 7.291) wurde erstmals 1974 synthetisiert. Entwickelt wurde es in den 1980er Jahren bei der Firma Marion Merrell Dow (heute Sanofi) mit der Zielsetzung, die GABA-Konzentration im Gehirn zu erhöhen. Das Design der Struktur basierte auf der Pyridoxal-katalysierten GABA-Transaminase-Reaktion. Es war der erste mechanismusbasierte Inhibitor, der durch rationales Drug Design entstand. In Deutschland ist Vigabatrin seit 1992 auf dem Markt.

Struktur und Eigenschaften. Vigabatrin ist eine **γ-Vinyl**-substituierte **GABA**, welche die GABA-Transaminase **inh**ibiert. Daraus leitet sich der Name der Substanz her. Neben ihrer Aufgabe als Pharmakophor verhilft die Vinylgruppe dem Wirkstoff, die Blut-Hirn-Schranke zu passieren, wozu GABA nicht in der Lage ist. Erstens erhöht sie die Lipophilie des Moleküls. Zweitens hat sie elektronenziehende Eigenschaften, wodurch sie den pK_S-Wert der Aminogruppe absenkt. Im Vergleich zu GABA ($pK_{S1} = 4{,}0$; COOH sowie $pK_{S2} = 10{,}6$; NH_2) ist bei Vigabatrin mit $pK_{S1} = 4{,}0$ und $pK_{S2} = 9{,}7$ die Basizität der Aminogruppe fast um eine Zehnerpotenz vermindert. Somit erhöht sich der Anteil der ungeladenen Form, wenn auch nur zu geringem Ausmaß, die im Gegensatz zur zwitterionischen Struktur Membranen penetrieren kann. Der aktive Transport über die Blut-Hirn-Schranke kann allerdings nicht ausgeschlossen werden, zumal die gastrointestinale Resorption über einen H^+-gekoppelten Aminosäuretransporter bekannt ist. Durch die zusätzliche Vinylgruppe entsteht ein Chiralitätszentrum. Vigabatrin wird als Racemat eingesetzt, wobei nur die *S*-(+)-Form antiepileptisch wirksam ist.

GABA-Transaminase-Reaktion. Transaminasen übertragen die Aminogruppe eines Aminosäuresubstrats auf eine 2-Ketosäure, sodass aus dieser wiederum eine Aminosäure entsteht. Im Falle der GABA-Transaminase (GABA-T) ist das Substrat keine α-Aminosäure, sondern die γ-Aminosäure GABA. In Abwesenheit eines Substrats ist die Aldehydfunktion des Kofaktors Pyridoxalphosphat kovalent an Lys329 im aktiven Zentrum der GABA-Transaminase gebunden (o Abb. 7.295). Im ersten Schritt der Transaminierung wird GABA anstelle von Lysin329 als protonierte Schiff-Base (Iminium-Ion) gebunden. Lys329 entfernt nun α-ständig zur Iminiumgruppe ein Proton, sodass ein instabiles Enimin entsteht. Dessen Hydrolyse setzt das Produkt Succinat-Semialdehyd frei. Die Aminogruppe bleibt im Pyridoxamin-5-phosphat gebunden und kann jetzt auf 2-Ketogutarat übertragen werden (Transaminierung). Dabei entsteht L-Glutamat, gleichzeitig wird die Aldehyd-Form des Kofaktors regeneriert.

Wirkungsmechanismus. Vigabatrin ist ein **irreversibler Inhibitor der GABA-Transaminase** und erhöht so die Konzentration des inhibitorischen Neurotransmitters GABA im Gehirn. Vigabatrin reagiert als Suizid-Inhibitor zunächst in analoger Weise wie GABA. Anstelle des Lys329 wird das *S*-Enantiomer als Schiff-Base gebunden und tautomerisiert unter der katalytischen Wirkung von Lys329 zu einem aza-analogen **Michael-Akzeptor** (o Abb. 7.296). Dazu entfernt Lys329 das α-Proton, wobei ein Enimin entsteht. Das Proton wird sodann wieder auf das Enimin übertragen und die konjugierte Base von Lys329 regeneriert. Der Michael-Akzeptor reagiert nun mit seiner C=C-Doppelbindung mit Lys329 zu einem kovalenten Michael-Addukt aus Vigabatrin, GABA-Transaminase und dem Kofaktor Pyridoxal-5-phosphat. Damit ist das Enzym irreversibel inaktiviert. Alternativ kann das α,β-ungesättigte Aldimin-System des Michael-Akzeptors zu einem α,β-ungesättigten Keton hydrolysieren, das wiederum selbst ein potenter Michael-Akzeptor ist.

Biotransformation. Vigabatrin wird durch die GABA-Transaminase umgesetzt und darüber hinaus nicht signifikant metabolisiert.

Vigabatrin (Sabril®), Ph. Eur., wird nach oraler Gabe rasch und vollständig resorbiert. Die Bioverfügbarkeit der als Racemat eingesetzten Substanz beträgt 50 % für das *S*-Enantiomer, 65 % für das *R*-Enantiomer. Die Ausscheidung erfolgt unverändert im Urin mit einer Halbwertszeit von 5–8 h. Aufgrund eines gehäuften Auftretens von Retinopathien (bis zu 30 %), die sich in irreversiblen Gesichtsfeldausfällen äußern, soll Vigabatrin nur zur Kombinationstherapie bei fokalen Anfällen angewendet werden, wenn andere Therapien nicht wirksam sind. Als Monotherapie wird es zur Behandlung infantiler Spasmen (West-Syndrom) eingesetzt, einer seltenen und schwer therapierbaren generalisierten Epilepsie bei Säuglingen.

o Abb. 7.295 Mechanismus des GABA-Abbaus durch GABA-Transaminase (GABA-T)

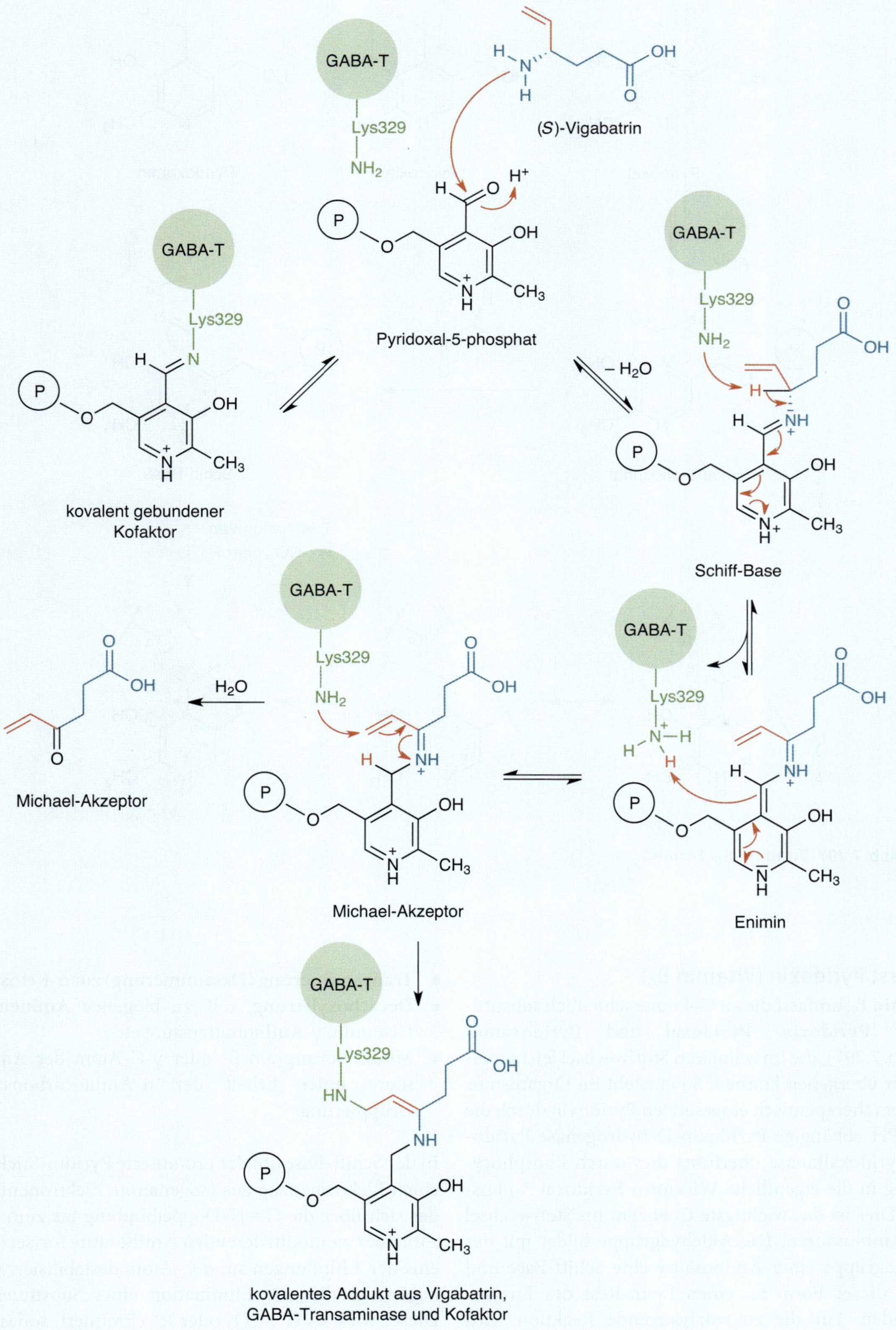
GABA-T
Lys329
NH2
(S)-Vigabatrin
H+
OH
P
CH3
Pyridoxal-5-phosphat
kovalent gebundener
Kofaktor
– H2O
Schiff-Base
H2O
Michael-Akzeptor
Michael-Akzeptor
Enimin
kovalentes Addukt aus Vigabatrin,
GABA-Transaminase und Kofaktor

Abb. 7.296 Wirkungsmechanismus von Vigabatrin. GABA-T: GABA-Transaminase

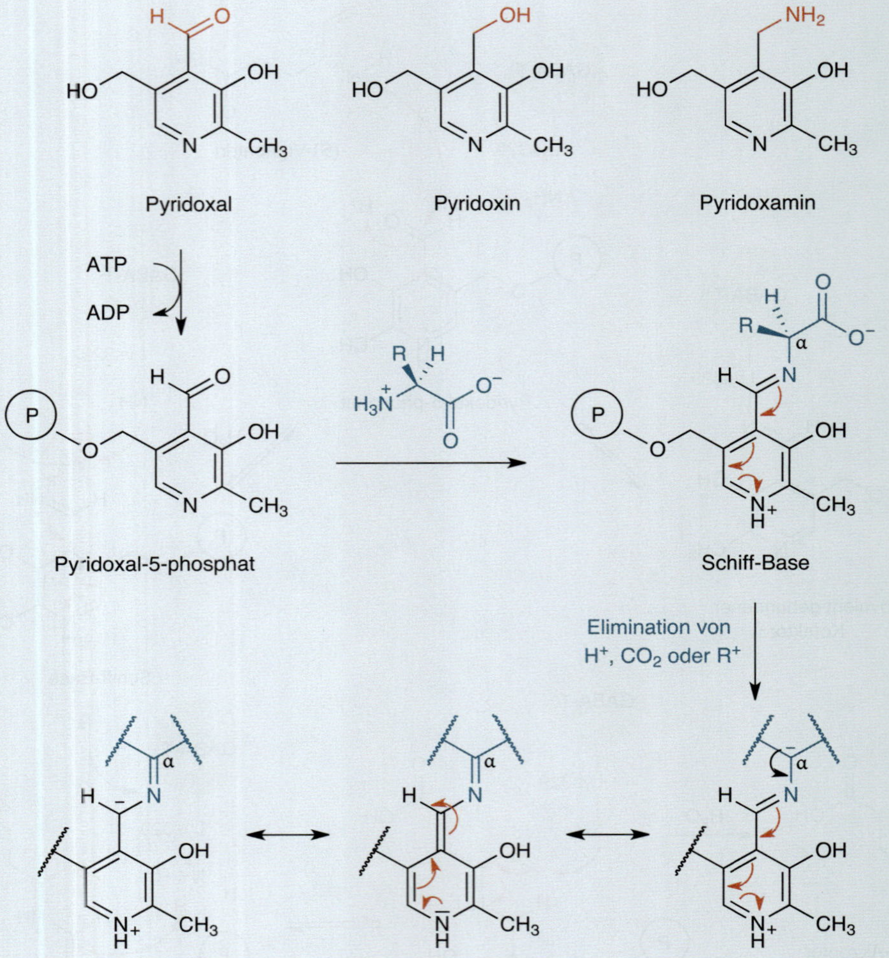

Pyridoxal Pyridoxin Pyridoxamin
ATP ADP
Pyridoxal-5-phosphat
Schiff-Base
Elimination von H^+, CO_2 oder R^+

○ **Abb. 7.297** Vitamin-B_6-Formen

Exkurs: Pyridoxin (Vitamin B_6)

Vitamin B_6 umfasst die an C-4 unterschiedlich substituierten **Pyridoxin**, **Pyridoxal** und **Pyridoxamin** (○ Abb. 7.297), die im zellulären Stoffwechsel leicht ineinander übergehen können. So entsteht im Organismus aus dem therapeutisch eingesetzten Pyridoxin durch die NADPH-abhängige Pyridoxin-Dehydrogenase Pyridoxal. Pyridoxalkinase überführt dies durch Phosphorylierung in die eigentliche Wirkform Pyridoxal-5-phosphat. Dies ist das wichtigste Coenzym im Stoffwechsel von Aminosäuren. Die Aldehydgruppe bildet mit der Aminogruppe einer Aminosäure eine Schiff-Base und ist in dieser Form an einen Lysin-Rest des Enzyms gebunden. Für die zu katalysierende Reaktion wird Lysin durch die zu modifizierende Aminosäure ersetzt. Dabei können typischerweise folgende Reaktionen ablaufen:

- **Transaminierung** (Desaminierung) zur α-Ketosäure,
- **Decarboxylierung**, z. B. zu biogenen Aminen wie Histamin, γ-Aminobuttersäure etc.,
- **Modifizierung** am β- oder γ-C-Atom der Aminosäure unter Erhalt der α-Aminocarbonsäure-Gruppierung.

In der Schiff-Base übt der protonierte Pyridin-Stickstoff einen Elektronenzug aus (sogenannte Elektronenfalle), der sich über die C=N-Doppelbindung bis zum α-C-Atom der zu modifizierenden Aminosäure fortsetzt. Da eine der 3 Bindungen am α-C-Atom destabilisiert wird, begünstigt dies die Elimination eines Substituenten. Dieser wird als H^+, CO_2 oder R^+ eliminiert, sodass ein Anion erzeugt wird, dass durch den Elektronenzug mesomeriestabilisiert vorliegt.

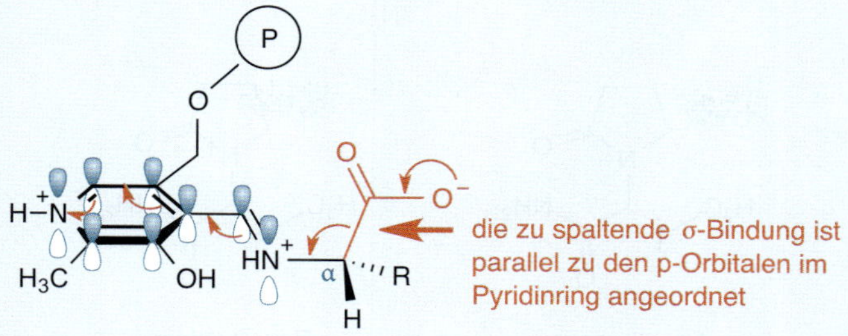

Abb. 7.298 Regiospezifische Spaltung der $C\alpha$–COO^--Bindung durch eine Decarboxylase

Wie ist es aber möglich, dass ein Enzym, z. B. eine Transaminase, Decarboxylase oder Dehydratase, selektiv eine der 3 Bindungen am α-C-Atom zu spalten vermag? Das jeweilige Enzym kann die Art der zu katalysierenden Reaktion steuern, indem es die N–C_α-Bindung derart dreht, dass die σ-Bindung, die gespalten werden soll, senkrecht zur Ebene des π-Elektronensystems von Pyridoxal und parallel zu den p-Orbitalen im Ring angeordnet wird. Eine Decarboxylase positioniert z. B. die Carboxylatgruppe (Abb. 7.298) in geeigneter Weise, sodass deren Bindung zum α-C-Atom gespalten werden und CO_2 austreten kann. Eine Transaminase oder Racemase würde hingegen das Aminosäure-Substrat derart binden, dass die C–H-Bindung parallel zur den p-Orbitalen steht und dementsprechend ein Proton abgegeben werden kann.

Pyridoxin (B6-Vicotrat®), Ph. Eur. (Hydrochlorid), besitzt mit der Phenolgruppe (pK_S = 9,0) eine schwach saure und mit dem Pyridin-N (pK_S = 4,8) eine schwach basische Funktion. Nach oraler Gabe wird Pyridoxin rasch resorbiert. Die Ausscheidung erfolgt im Harn vorwiegend als 4-Pyridoxinsäure. Die Eliminationshalbwertszeit beträgt 15–20 Tage. Therapeutisch eingesetzt wird Pyridoxin bei Kinetosen oder Schwangerschaftserbrechen sowie bei neurologischen Störungen, die unter Isoniazid- oder Terizidon-Therapie auftreten. Bei längerfristiger Einnahme höherer Dosen können allerdings auch periphere Neuropathien auftreten.

Stiripentol

Design und Entwicklung. Stiripentol (Abb. 7.291) stammt aus einer Serie von Allylalkoholen, die 1978 bei der Firma Biocodex auf zentralwirksame Aktivität geprüft wurden. Es zeigte in verschiedenen Screenings antikonvulsive Effekte.

Struktur und Eigenschaften. Stiripentol ist ein aromatischer Allylalkohol mit *tert*-Butyl- und Aryl-Substituenten. Es besitzt ein Chiralitätszentrum und eine *trans*-konfigurierte Doppelbindung. Beide Enantiomere sind wirksam, wobei das *R*-(+)-Enantiomer etwa 2,5-fach stärker wirksam ist als das *S*-(−)-Enantiomer. Eingesetzt wird das Racemat. Gegenüber alkalischen, thermischen und oxidativen Einflüssen ist Stiripentol stabil, allerdings ist es säureempfindlich und muss grundsätzlich mit der Nahrung aufgenommen werden. Unter salzsauren Bedingungen (Magensäure) kommt es zur Protonierung der sekundären Alkoholfunktion und Bildung des Halogenderivats nach nukleophiler Substitution durch Chlorid.

Wirkungsmechanismus. Man nimmt an, dass Stiripentol als positiver allosterischer Modulator die durchschnittliche Öffnungsdauer der $GABA_A$-Rezeptor-Cl^--Ionenkanäle durch einen Barbiturat-ähnlichen Mechanismus verlängert. Außerdem soll es die GABA-Konzentration durch Hemmung der synaptischen GABA-Wiederaufnahme sowie durch Hemmung der GABA-Transaminase erhöhen.

Biotransformation. Der Metabolismus von Stiripentol umfasst 5 Stoffwechselwege, die Konjugation mit Glucuronsäure, Hydroxylierung der *tert*-Butylgruppe, Umwandlung der Allylalkoholkette in eine Ketonstruktur, oxidative Spaltung des Benzodioxolrings sowie die *O*-Methylierung der dadurch gebildeten Catecholmetaboliten. Die beiden letzten Reaktionen stellen die wichtigsten Wege dar. Stiripentol hemmt bereits in therapeutischen Konzentrationen mehrere CYP-Enzyme, darunter CYP1A2, CYP2C19 und CYP3A4, sodass Wechselwirkungen mit zahlreichen anderen Antikonvulsiva wie Carbamazepin oder Phenobarbital auftreten.

Stiripentol (Diacomit®) wird nach oraler Gabe schnell resorbiert. Die absolute Bioverfügbarkeit ist nicht bekannt. Die Ausscheidung erfolgt zum größten Teil über die Nieren, die Plasmahalbwertszeit beträgt 4,5–13 h. Stiripentol ist zur Behandlung der schweren myoklonischen Epilepsie bei Kindern zugelassen, einer sel-

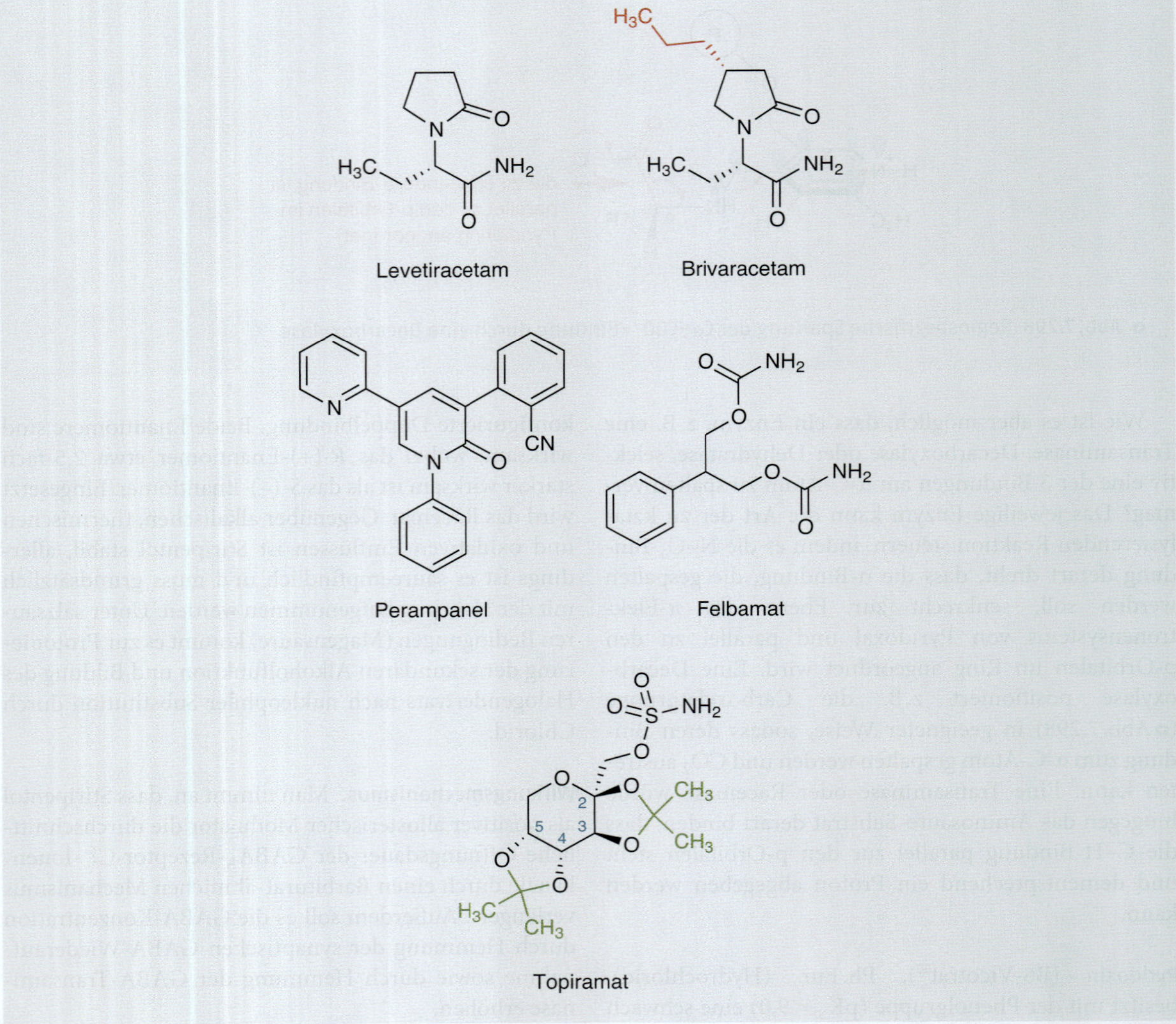

Abb. 7.299 Antiepileptika mit vorwiegend Glutamat-blockierender Wirkung

tenen Erkrankung, die mit generalisierten tonisch-klonischen Anfällen und Bewusstlosigkeit einhergeht. Zusammen mit Clobazam und Valproinsäure wird es als Zusatztherapeutikum eingesetzt, wenn mit den beiden Wirkstoffen allein keine ausreichende Wirkung erzielt wird.

7.13.6 Antiepileptika mit Glutamat-blockierender Wirkung

Etwa 80–90 % der Synapsen im Gehirn sind exzitatorischer Art. Häufig fungiert L-Glutamat als Neurotransmitter. Ausgeschüttet wird es von präsynaptischen Nervenzellen und wirkt auf ionotrope (Ionenstrom-auslösende) und nichtionotrope (G-Protein gekoppelte) Rezeptoren, die an den postsynaptischen Membranen lokalisiert sind. Ionotrope Glutamat-Rezeptoren vermitteln eine schnelle Depolarisation von postsynaptischen Neuronen und lösen ein exzitatorisches postsynaptisches Potenzial aus. Insgesamt gibt es 3 verschiedene ionotrope Glutamat-Rezeptoren, den AMPA- (L-α-Amino-3-hydroxy-5-methyl-4-isoxazolpropionat), den NMDA- (*N*-Methyl-D-aspartat) und den Kainat-Rezeptor. Die hier behandelten Antiepileptika (Abb. 7.299) hemmen die glutamaterge Neurotransmission, indem sie ionotrope Glutamat-Rezeptoren blockieren oder an das synaptische Vesikelprotein 2A (SV2A) binden und dadurch die Freisetzung von Glutamat hemmen.

Racetame

Design und Entwicklung. Anfang der 1960er Jahre versuchte man bei UCB-Pharma ein GABA-Derivat zu entwickeln, das die Blut-Hirn-Schranke überwinden kann. Anstelle des erhofften Sedativums entdeckte man 1964 **Piracetam** (Nootrop®, ○ Abb. 7.300), das seit den 1970er Jahren zur Stimulierung der Hirnleistung als Nootropikum verwendet wird. **Levetiracetam** (○ Abb. 7.299) ist eine Weiterentwicklung mit einer zusätzlichen Ethylgruppe, die 1985 patentiert wurde und sich in einem Anfallsmodell wirksam zeigte. Seit 2000 ist die Substanz in Deutschland auf dem Markt.

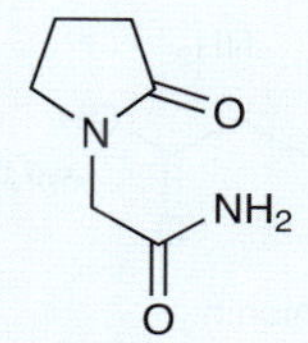

Struktur und Eigenschaften. Racetame sind Lactame, die durch ein *N*-substituiertes Pyrrolidon-Gerüst charakterisiert sind. Die als Antiepileptika eingesetzten Racetame verfügen über eine endständige Amidgruppe. Unter physiologischen Bedingungen liegen somit keine ionisierbaren Gruppen vor.

Levetiracetam ist chiral, therapeutisch eingesetzt wird das *S*-(−)-Enantiomer. Brivaracetam ist in Position 4 des Lactamrings zusätzlich mit einer Propylgruppe substituiert. Dadurch entsteht ein zweites Chiralitätszentrum. Von den insgesamt 4 Stereoisomeren wird allerdings nur das 2*S*,4*R*-konfigurierte therapeutisch verwendet.

Wirkungsmechanismus. Als molekulares Target der Racetame wurde das **synaptische Vesikelprotein 2A** (SV2A) identifiziert. Synaptische Vesikelproteine 2 sind integrale Transmembran-Glykoproteine, die in 3 Isoformen (SV2A, SV2B, SV2C) auftreten. Sie werden in den synaptischen Vesikeln der präsynaptischen Nervenendigungen im gesamten Gehirn exprimiert. SV2A ist die am weitesten verbreitete Isoform. Exprimiert wird sie auf glutaminergen und GABAergen Vesikeln. SV2A ist an der Übertragung neuronaler Reize beteiligt. Man geht davon aus, dass das SV2A neuronale Vesikel fusionsfähig macht. Dadurch können sie mit der präsynaptischen Zellmembran verschmelzen und ihre Neurotransmitter wie Glutatmat in den synaptischen Spalt abgeben. Der genaue molekulare Mechanismus für die Wirkung der Racetame ist aber noch unklar. Tierversuche zeigten jedoch, dass die Bindungsstärke von Racetamderivaten an das SV2A-Protein mit ihrer antiepileptischen Aktivität korreliert. Indem sie sich in Vesikeln von Glutamat-Nervenendigungen anreichern und an SV2A binden, vermindern sie die Freisetzung von Glutamat aus dem präsynaptischen Vesikel. Zudem blockieren sie spannungsabhängige Ca^{2+}-Kanäle.

Synthetische Aspekte. Zur Synthese des chiralen Levetiracetam sind in der Literatur zahlreiche Methoden beschrieben. Diese umfassen Chiral-Pool-Synthesen, die racemische Synthese mit nachfolgender kinetischer Racematspaltung (▸ Kap. 1.4.3) oder Racematspaltung über Diasteromere sowie enantioselektive Synthesen.

○ **Abb. 7.300** Nootropikum Piracetam

Chiral-Pool-Synthesen gehen prinzipiell von enantiomerenreinen Vorstufen aus. Im Falle von Levetiracetam ist dies beispielsweise die natürliche Aminosäure *S*-Methionin (○ Abb. 7.301). Diese wird zunächst mit einem Raney-Nickel-Katalysator entschwefelt. Die erhaltene 2-Aminobuttersäure liefert mit Thionylchlorid das Säurechlorid, das anschließend mit Methanol in den Methylester umgewandelt wird. Aus diesem entsteht mit methanolischer Ammoniaklösung (*S*)-2-Aminobutanamid, das mit 4-Chlorbutyrylchlorid in Gegenwart der Base Pyridin-2-ol an der Aminogruppe acyliert und anschließend mit KOH in Methyl-*tert*-butylether und Kaliumiodid als Katalysator (vgl. Finkelstein-Reaktion) zum enantiomerenreinen Levetiracetam zyklisiert wird.

Eine enantioselektive Synthese von Levetiracetam ist in ○ Abb. 7.302 gezeigt. Dabei werden α-Ketobuttersäure und Pyrrolidin-2-on durch Erhitzen in Toluen und Entfernen des Reaktionswassers zu einem *Z*-konfigurierten Enamin kondensiert. Die Carboxygruppe dieser Verbindung wird mit Phosphorpentachlorid in das Säurechlorid und anschließend in ein Amid überführt. Danach hydriert man die Doppelbindung unter Verwendung eines enantiomerenreinen Komplexes von Rhodium mit (*S*,*S*)-Ethyl-DUPHOS, einem chiralen Diphosphin, enantioselektiv zu Levetiracetam.

Levetiracetam (Keppra®), Ph. Eur., wird nach oraler Gabe rasch resorbiert. Die Bioverfügbarkeit beträgt nahezu 100 %. Etwa 60 % werden unverändert, 30 % in Form des Carbonsäurederivates renal ausgeschieden. Letzteres entsteht durch Hydrolyse der aliphatischen Amidfunktion durch Amidasen. Die Eliminationshalbwertszeit liegt bei 6–8 h. Levetiracetam wird sehr häufig als Mono- oder Zusatztherapie bei fokalen Anfällen mit oder ohne sekundäre Generalisierung verordnet.

Brivaracetam (Briviact®) ist seit 2016 im Handel. Es besitzt eine orale Bioverfügbarkeit von 100 %. Durch Amidasen erfolgt Hydrolyse der Amidfunktion zur Carbonsäure. Zudem wird die Propyl-Seitenkette über CYP2C19 hydroxyliert. Die Metaboliten werden zusammen mit etwa 10 % unverändertem Bivaracetam hauptsächlich renal eliminiert. Die Halbwertszeit beträgt 9 h. Brivaracetam ist anders als Levetiracetam nur zur Zusatzbehandlung fokaler Anfälle zugelassen.

Abb. 7.301 Chiral-Pool-Synthese von Levetiracetam

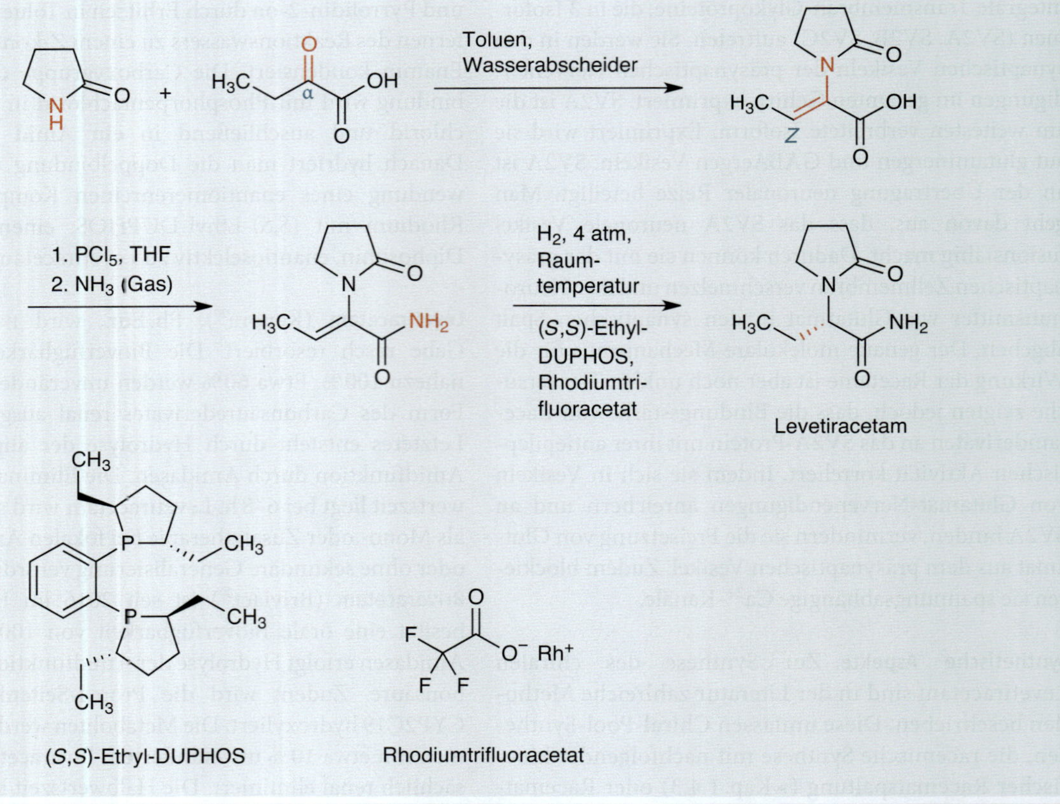

Abb. 7.302 Enantioselektive Synthese durch enantioselektive katalytische Hydrierung

Perampanel

Design und Entwicklung. Das High-Throughput-Screening einer chemischen Substanzbibliothek auf AMPA-Antagonisten ergab mit einem Diphenyl-substituierten 1,3,4-Oxadiazin-5-on einen Hit. Die Strukturoptimierung lieferte zunächst ein Diphenyl-substituiertes Pyridinon, dessen weitere Modifizierung zu **Perampanel** (○ Abb. 7.299) führte.

Struktur und Eigenschaften. Perampanel verfügt über einen zentralen Lactamring, der mit 3 Aromaten substituiert ist. Mit dem Pyridinring (pK_S = 3,2) liegen schwach basische Eigenschaften vor.

Wirkungsmechanismus. Perampanel greift als selektiver, potenter, nichtkompetitiver Antagonist am AMPA-Rezeptor an. NMDA- und Kainat-Rezeptoren werden durch die Substanz nicht blockiert. Durch allosterische Modulation modifiziert Perampanel die Rezeptorkonformation derart, dass der Rezeptor-assoziierte Ionenkanal blockiert wird, obwohl der endogene Ligand L-Glutamat binden kann. In vitro vermindert Perampanel den AMPA-induzierten, nicht jedoch den NMDA-induzierten Anstieg der intrazellulären Ca^{2+}-Konzentration.

Biotransformation. Perampanel wird vorwiegend an den Phenylringen zu Oxidationsprodukten metabolisiert (○ Abb. 7.303), hauptsächlich über CYP3A4. Am *N*-Phenylring entsteht ein Arenoxid, das weiter zum Catecholderivat reagiert. Der Pyrdinring wird oxidativ zu einem 4-Ketocarbonsäurederivat geöffnet.

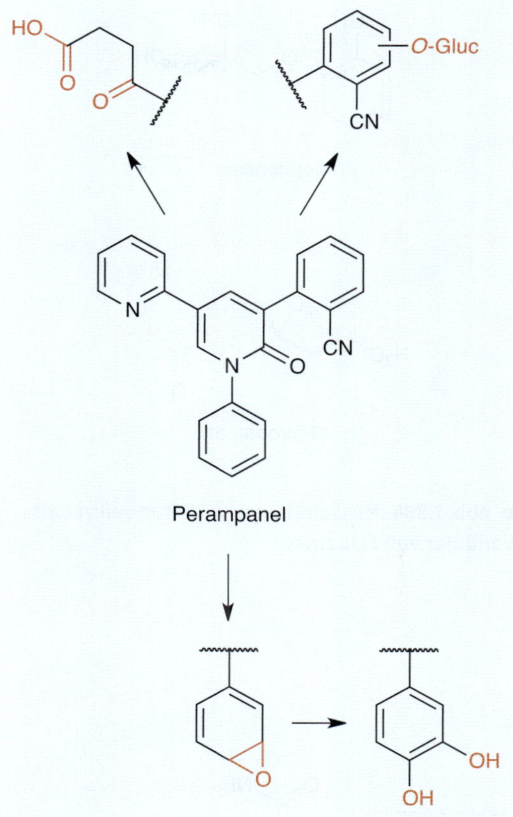

HO O O O-Gluc CN N N O CN Perampanel O OH OH

○ **Abb. 7.303** Biotransformation von Perampanel

Perampanel (Fycompa®) ist seit 2012 im Handel. Es besitzt eine orale Bioverfügbarkeit von 100 %. Die oxidierten und glucuronidierten Metaboliten werden zu 30 % im Urin und 70 % mit den Fäzes ausgeschieden. Die Halbwertszeit beträgt 105 h. Perampanel ist als Zusatztherapeutikum für fokale und generalisierte Anfälle zugelassen.

Felbamat

Design und Entwicklung. Felbamat (○ Abb. 7.299) wurde in einem Screening-Programm auf antikonvulsive Wirkstoffe entdeckt und ist seit 1995 auf dem Markt. Ursprünglich wurde es in den 1950er Jahren synthetisiert. Es leitet sich von **Meprobamat** (Miltaun®, ○ Abb. 7.304) ab, das seit 1955 als Tranquilizer eingesetzt wurde. In den USA entwickelte sich Meprobamat zum ersten psychotropen Blockbuster. In Deutschland ist es nicht mehr verschreibungsfähig. Hintergrund der Entwicklung war die Beobachtung von Frank M. Berger, dass Peniciline, denen man Glycerolderivate zur Stabilisierung zusetzte, bei Versuchstieren Lähmungserscheinungen auslösten. Zunächst setzte man das dafür verantwortliche Glycerolether-Derivat **Mephenesin** (a. H.) als zentrales Muskelrelaxans ein. In weiteren Studien mit strukturverwandten Substanzen erwies sich das von Bernard Ludwig synthetisierte Meprobamat als die wirksamste unter 500 Testsubstanzen.

Struktur und Eigenschaften. Felbamat besitzt ein Phenyl-substituiertes Propan-1,3-diol-Gerüst. Die Alkoholgruppen sind mit Carbamidsäure verestert, sodass insgesamt ein Dicarbamat-Derivat vorliegt, das unter physiologischen Bedingungen keine ionisierbaren Gruppen aufweist.

Wirkungsmechanismus. Der Wirkungsmechanismus von Felbamat ist noch nicht vollständig geklärt. Es soll über die Glycin-Bindestelle antagonistisch am NMDA-Rezeptor wirken und dadurch den Ca^{2+}-Einstrom in die Nervenzelle reduzieren. Ob dieser Effekt zur antiepileptischen Wirkung der Substanz beiträgt, ist allerdings umstritten. Eine Blockade des NMDA-Rezeptors führte in verschiedenen Tiermodellen nicht zu einer Verringerung epileptischer Anfälle.

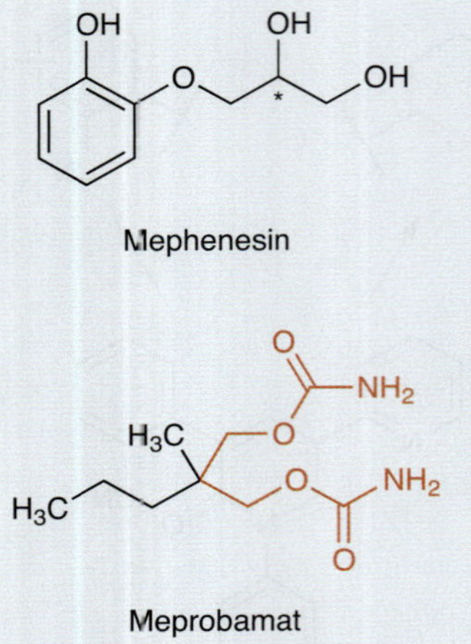

o Abb. 7.304 Muskelrelaxans und Tranquilizer als Vorläufer von Felbamat

Biotransformation. Die Hydrolyse von Felbamat durch Esterasen führt zum Monocarbamat-Metaboliten (o Abb. 7.305). Dessen Alkoholfunktion wird anschließend als Substrat der Alkohol-Dehydrogenase zum Aldehyd oxidiert. Dieser ist chemisch nicht stabil und reagiert weiter unter Oxidation zur Carbonsäure. Allerdings bildet er auch unter Austritt von Carbamidsäure den α,β-ungesättigten Atropaldehyd. Als Michael-Akzeptor reagiert dieser unter Katalyse von Glutathion-*S*-Transferase mit Glutathion zu einem kovalenten Addukt. Die Mercaptursäure-Konjugate (▸ Kap. 2.6.2) der reduzierten Alkohol- sowie oxidierten Carbonsäure-Form wurden in menschlichem Urin detektiert. Im Zusammenhang mit dem hochreaktiven Atropaldehyd-Metaboliten stehen lebensbedrohliche Nebenwirkungen wie aplastische Anämie und Hepatotoxizität, die unter der Therapie mit Felbamat auftreten können. Die weitere Metabolisierung von Felbamat durch CYP3A4 und CYP2E1 führt zu dem in 2- bzw. 4-Position hydroxylierten Alkohol und Phenol.

Felbamat (Taloxa®) wird oral gut resorbiert, die Bioverfügbarkeit liegt bei über 90 %. Die Ausscheidung erfolgt

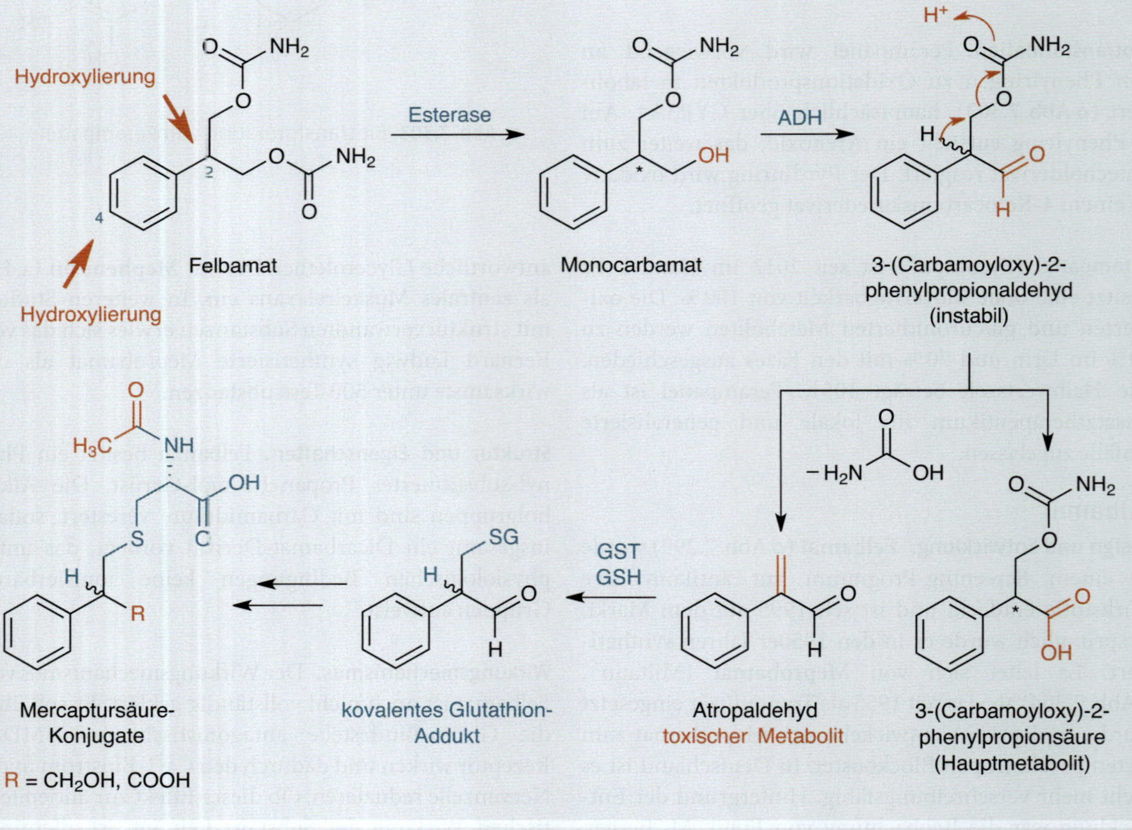

o Abb. 7.305 Biotransformation von Felbamat. ADH: Alkohol-Dehydrogenase, GSH: Glutathion, GST: Glutathion-*S*-Transferase

renal. Die terminale Eliminationshalbwertszeit beträgt 15–23 h. Therapeutisch wird Felbamat in Kombination mit anderen Antiepileptika beim Lennox-Gastaut-Syndrom eingesetzt, einer speziellen, schwer behandelbaren Form der Epilepsie.

Topiramat

Design und Entwicklung. Entdeckt wurde **Topiramat** (○ Abb. 7.299) 1979 von Bruce E. Maryanoff bei der Firma Johnson & Johnson auf der Suche nach Antidiabetika. Es war ein Zwischenprodukt der Synthese von Inhibitoren der Fructose-1,6-Bisphosphatase. In einem späteren Screening-Assay für potenzielle Antiepileptika zeigte es gute Aktivität. In Deutschland kam es 1998 auf den Markt.

Struktur und Eigenschaften. Topiramat ist ein Derivat der β-D-Fructopyranose. Durch Ketalisierung mit Aceton sind die ringständigen 2,3- und 4,5-Hydroxygruppen jeweils mit einer 2,3- und 4,5-Acetonid-Gruppe maskiert, der primäre Alkohol liegt als Sulfamat vor. Die Sulfamatgruppe ($pK_S = 8{,}6$) zeigt schwach saure Eigenschaften. Im Vergleich zu anderen Antiepileptika ist Topiramat relativ hydrophil und polar.

Wirkungsmechanismus. Topiramat hemmt die exzitatorische Neurotransmission durch Wirkungen auf glutamaterge AMPA- und Kainat-Rezeptoren. Weiterhin verstärkt es GABA-aktivierte Cl^--Kanäle und blockiert spannungsabhängige Na^+-Kanäle.

Biotransformation. Topiramat wird nur geringfügig metabolisiert. Die wesentlichen Metaboliten entstehen durch Spaltung der Acetonid-Gruppen, wobei inaktive Substanzen gebildet werden. Ein weiterer Weg ist die CYP2C19-vermittelte Hydroxylierung der Methylgruppen der 4,5-Acetonid-Struktur. Die Estergruppe des Sulfamats wird durch Sulfatasen zum primären Alkohol hydrolysiert.

Topiramat (Topamax®), Ph. Eur., wird oral gut resorbiert und weist eine Bioverfügbarkeit von 80 % auf. Etwa 70–80 % werden vom Körper unverändert mit dem Urin ausgeschieden. Die Halbwertszeit beträgt 18–24 h. Topiramat kann zur Behandlung fokaler und generalisierter Anfälle als Mono- oder Zusatztherapeutikum eingesetzt werden.

7.13.7 Carboanhydrase-Inhibitoren

Design und Entwicklung. Sultiam (○ Abb. 7.306) wurde in den 1950er Jahren bei Bayer synthetisiert und 1961 als Mittel der 2. Wahl zur Therapie der Epilepsie eingeführt.

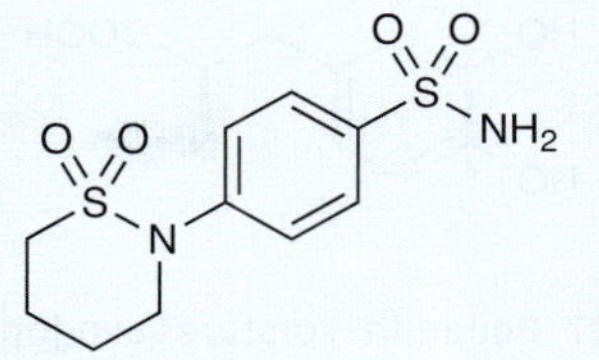

○ **Abb. 7.306** Carboanhydrase-Inhibitor Sultiam

Struktur und Eigenschaften. Sultiam ist ein Derivat von Sulfanilamid, das neben der primären (*N*-unsubstituierten) eine zyklisierte Sulfonamidgruppe enthält, die in einen Tetrahydrothiazinring inkorporiert ist. Mit der NH-aciden Sulfonamidgruppe ($pK_S = 10{,}0$) liegen sehr schwach saure Eigenschaften vor.

Wirkungsmechanismus. Sultiam ist ein Hemmstoff der Carboanhydrase. Durch Blockade dieses Enzyms steigt neben der zellulären HCO_3^-- auch die Protonenkonzentration an, wodurch sich der pH-Wert in der Zelle vermindert. In Neuronen führt dies zu einer Abschwächung exzitatorischer Signale. Zudem kommt es zu einem verringerten Na^+-Einstrom in die Zelle. Verantwortliches Strukturelement für die Enzymhemmung ist die Sulfonamidgruppe, die in deprotonierter Form das Zn^{2+}-Ion im aktiven Zentrum der Carboanhydrase koordiniert (▸ Kap. 9.2.1). Ebenso hemmen auch die Antiepileptika Zonisamid und Topiramat mithilfe ihrer Sulfonamid- bzw. Sulfamatfunktion – zusätzlich zu ihrem Hauptmechanismus – die Carboanhydrase.

Sultiam (Ospolot®) besitzt eine orale Bioverfügbarkeit von über 90 %. Etwa 30–60 % werden unverändert mit dem Urin, mehr als 25 % in Form eines hydroxylierten Metaboliten und bis zu 20 % werden mit den Fäzes ausgeschieden. Die Halbwertszeit beträgt 12 h. Sultiam darf derzeit nur zur Behandlung einer sehr speziellen Form der Epilepsie, der Rolando-Epilepsie, eingesetzt werden.

7.14 Antiparkinsonmittel

Unter dem Oberbegriff **Parkinson-Syndrom** fasst man Krankheitsbilder zusammen, die durch 4 Kardinalsymptome charakterisiert sind. Diese umfassen eine als **Hypo-** oder **Akinese** bezeichnete pathologische Bewegungslosigkeit der Skelettmuskulatur, die auch als Minus-Symptom gezählt wird, sowie die als Plus-Symptome geltenden **Ruhetremor** (Zittern), **Rigor** (Muskelsteifheit) und **posturale Instabilität** (Stand- und Gangunsicherheit). Letztere können in unterschiedlicher

HO 3 COOH NH2 HO 4

o Abb. 7.307 Dopamin-Vorstufe Levodopa (L-Dopa) als Antiparkinsonmittel

Ausprägung auftreten. Fakultative Begleitsymptome sind vegetative Störungen (vermehrter Speichel- und Tränenfluss, Störungen der Blasen und Darmfunktion), psychische Störungen (Depressionen, Schlafstörungen) sowie kognitive Störungen.

Parkinson-Syndrome werden in 4 Gruppen unterteilt. Das **idiopathische Parkinson-Syndrom** wird auch als **Morbus Parkinson** bezeichnet. Die Erkrankung wurde erstmals 1817 von dem englischen Arzt James Parkinson als „shaking palsy" beschrieben, daher wird sie auch Schüttellähmung genannt. Sie macht etwa 75 % aller Parkinson-Syndrome aus. Etwa 1 % aller Menschen über 65 Jahre sind davon betroffen, bei Personen über 70 Jahren beträgt der Anteil bereits 2 %. Ausgelöst wird der Morbus Parkinson durch eine **Degeneration dopaminerger Neurone** in der Substantia nigra, einem Kernkomplex im Bereich des Mittelhirns. Dieser ist aufgrund eines hohen Gehalts an intrazellulärem Melanin, das bei der Biosynthese des Neurotransmitters Dopamin als Nebenprodukt entsteht (▸Kap. 11.6.2), dunkel gefärbt. Durch den Untergang dieser Nervenzellen kommt es zu einem **Dopaminmangel-Syndrom**, das mit einer erhöhten cholinergen Aktivität einhergeht. Das Ungleichgewicht zwischen den Neurotransmittern führt zu den gestörten Bewegungsabläufen. Symptome treten allerdings erst auf, wenn etwa 70 % der Dopamin-produzierenden Zellen der Substantia nigra abgestorben sind. Der Morbus Parkinson ist nach dem Morbus Alzheimer die zweithäufigste neurodegenerative Erkrankung.

Zudem unterscheidet man genetische Formen des Parkinson-Syndroms, ferner atypische Parkinson-Syndrome, die im Rahmen anderer neurodegenerativer Erkrankungen auftreten, sowie symptomatische (sekundäre) Parkinson-Syndrome. Diese können durch Arzneistoffe (D_2-Rezeptor-blockierende Antipsychotika, Methyldopa, Li^+-Ionen und Valproinsäure), durch toxische Stoffe wie CO, Mn^{2+}, Methanol oder durch das Neurotoxin MPTP (▸Kap. 7.3.3) sowie durch entzündliche (AIDS-Enzephalopathie) und metabolische (Morbus Wilson) Erkrankungen verursacht sein. Ein medikamentös induzierter Parkinsonismus lässt sich durch Absetzen des Arzneistoffs aufheben.

Zur Behandlung des **Morbus Parkinson** stehen folgende Arzneistoffgruppen zur Verfügung:

- Levodopa (in Kombination mit einem peripher wirkenden Dopa-Decarboxylase-Inhibitor),
- Dopamin-Agonisten,
- MAO-B-Inhibitoren,
- COMT-Inhibitoren,
- zentralwirksame Anticholinergika.

Die genetischen Formen, die atypischen sowie die symptomatischen (sekundären) Parkinson-Syndrome sprechen auf diese Therapien weniger gut an.

7.14.1 Levodopa in Kombination mit Dopa-Decarboxylase-Inhibitoren

Design und Entwicklung. Bereits 1913 konnte Marcus Guggenheim bei Hoffmann-La Roche **Levodopa** (o Abb. 7.307) aus der Ackerbohne (*Vicia faba*) isolieren, die Struktur aufklären und synthetisieren. Die Aminosäure zeigte jedoch keine nutzbaren Wirkungen. Arvid Carlsson (Nobelpreis für Medizin und Physiologie, 2000, mit Paul Greengard und Eric Kandel) berichtete 1958, dass ein durch **Reserpin** (o Abb. 7.308), das damals als Blutdrucksenker verwendet wurde, künstlich verursachter Dopaminmangel im Tierversuch Parkinsonsymptome auslöst. Herbert Ehringer und Oleh Hornykiewicz stellten 1960 den verminderten Dopamingehalt in den Basalganglien des Hirnstammes von verstorbenen Morbus-Parkinson-Patienten fest. Daraufhin behandelte Hornykiewicz zusammen mit Walter Birkmayer Parkinsonpatienten intravenös mit der Dopamin-Vorstufe Levodopa, wobei die Akinese der Erkrankten ganz oder teilweise aufgehoben werden konnte. Als Arzneistoff zur Parkinsontherapie wurde Levodopa 1973 von Hoffmann-La Roche in den Handel gebracht. Weiterführende Arbeiten von Alfred Pletscher bei Hoffmann-La Roche zeigten, dass das als MAO-Inhibitor entwickelte **Benserazid** (o Abb. 7.312) in der Lage war, die extrazerebrale Dopa-Decarboxylase zu hemmen. Es kam 1977 als Fixkombination mit Levodopa in den Handel. Als weiterer Dopa-Decarboxylase-Inhibitor folgte **Carbidopa**.

Struktur und Eigenschaften. Levodopa (L-3,4-Dihydroxyphenylalanin, L-Dopa) ist eine aromatische Aminosäure, die als Zwitterion vorliegt. Mit der basischen Amino-, der sauren Carboxy- und den sauren Phenolgruppen weist Levodopa insgesamt 4 Dissoziationsstufen auf: pK_{S1} = 2,3 (COOH), pK_{S2} = 8,7 (NH_2), pK_{S3} = 9,7 (4-OH), pK_{S4} = 13,1 (3-OH). Die beiden phenolischen Gruppen liegen unter physiologischen Bedingungen nicht dissoziiert vor. Levodopa ist *S*-konfiguriert. Aufgrund der Catecholstruktur ist die Substanz oxidationsempfindlich.

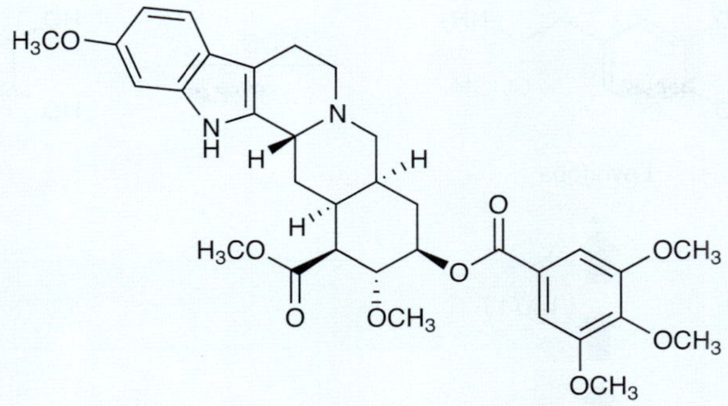

○ **Abb. 7.308** Das Alkaloid Reserpin aus *Rauvolfia serpentina*, mit dem sich im Tierversuch Dopaminmangel hervorrufen lässt.

Wirkungsmechanismus. Die Gabe von Levodopa dient zur Substitution des Neurotransmitters Dopamin. Levodopa kann als Prodrug von Dopamin aufgefasst werden, das die eigentliche Wirkform darstellt. Dopamin selbst ist zur Parkinsontherapie ungeeignet, denn es kann aufgrund seiner hohen Polarität die Blut-Hirn-Schranke nicht überwinden. Zudem weist es im Blutplasma aufgrund der raschen Metabolisierung eine nur sehr kurze Halbwertszeit (2 min) auf. Die aus L-Tyrosin (○ Abb. 7.311) gebildete Vorstufe Levodopa ist zwar noch polarer als Dopamin, kann aber Aminosäuretransporter benutzen. Mit deren Hilfe wird Levodopa nach peroraler Gabe gut aus dem Magen-Darm-Trakt resorbiert und ebenfalls über die Blut-Hirn-Schranke in das ZNS transportiert. Dafür zuständig ist der Na^+-unabhängige L-Typ-Aminosäure-Transporter 1, der zu den SLC-Transportern gehört. Im ZNS wird Levodopa dann in den dopaminergen Neuronen durch das zytoplasmatische Enzym Aromatische-L-Aminosäure-Decarboxylase, auch Dopa-Decarboxylase (DDC) genannt, in Dopamin umgewandelt (○ Abb. 7.309). Auf diese Weise wird der bestehende Dopaminmangel ausgeglichen.

Dopamin wirkt physiologisch über die Interaktion mit Dopamin-Rezeptoren, bei denen es sich um G-Protein-gekoppelte Rezeptoren handelt. Insgesamt gibt es 5 Dopamin-Rezeptor-Typen (D_1–D_5), die in 2 Gruppen eingeteilt werden, und zwar die D_1-ähnliche Gruppe mit den D_1- und D_5-Rezeptoren sowie die D_2-ähnliche Gruppe, welche die D_2-, D_3- und D_4-Rezeptoren umfasst. Eine Stimulation von D_1-ähnlichen Rezeptoren führt zu einer Aktivierung der Adenylatcyclase, während über D_2-ähnliche Rezeptoren eine Hemmung dieses Enzyms vermittelt wird. Im ZNS nimmt die Dichte an Dopaminrezeptoren in der Reihenfolge $D_1 > D_2 \gg D_3 > D_5 > D_4$ ab, wobei die D_1- und D_2-Rezeptoren mengenmäßig überwiegen.

Levodopa bessert vor allem Akinese und Rigor, während Tremor und posturale Instabilität nicht oder nur wenig ansprechen. Bei der Hälfte der Patienten kommt es nach etwa 5 Jahren zu einem Abfall der Wirksamkeit. Außerdem treten plötzliche Wirkungsschwankungen (On-off-Fluktuationen), abnorme unwillkürliche Bewegungen (Dyskinesien) sowie paradoxe Akinesien auf. Als Ursache für diese Phänomene diskutiert man eine direkte **neurotoxische Wirkung** von Levodopa (s. Biotransformation), zum anderen auch eine veränderte Empfindlichkeit von Dopamin-Rezeptoren. Deshalb versucht man die Therapie mit Levodopa, die immer noch als Goldstandard angesehen wird, durch Einsatz von Dopamin-Agonisten und MAO-B-Inhibitoren vor allem bei jungen Patienten hinauszuzögern. Insbesondere bei Therapiebeginn auftretende Übelkeit und Erbrechen sind auf eine Stimulation von Dopamin-Rezeptoren im Brechzentrum (Area postrema) zurückzuführen.

Interaktionen. Die Einnahme von Levodopa sollte nicht gleichzeitig mit proteinhaltiger Nahrung erfolgen, da es mit anderen Aminosäuren um den für die Resorption erforderlichen Aminosäuretransporter im Dünndarm konkurriert. Antipsychotika vermindern aufgrund der D_2-Blockade die Wirkung von Levodopa.

Biotransformation. Normalerweise wird Levodopa zum überwiegenden Teil schon in der Peripherie zu Dopamin decarboxyliert. Bei gleichzeitiger Applikation von Dopa-Decarboxylase-Inhibitoren ist der Hauptmetabolit in der Peripherie 3-*O*-Methyl-Dopa (○ Abb. 7.310). Es wird vor allem in der Leber und der Niere durch die Catechol-*O*-Methyltransferase (COMT) gebildet. Die COMT überträgt hierbei eine Methylgruppe vom Kofaktor *S*-Adenosyl-L-methionin auf die 3-Hydroxygruppe des Levodopa. Aufgrund seiner hohen Plasma-

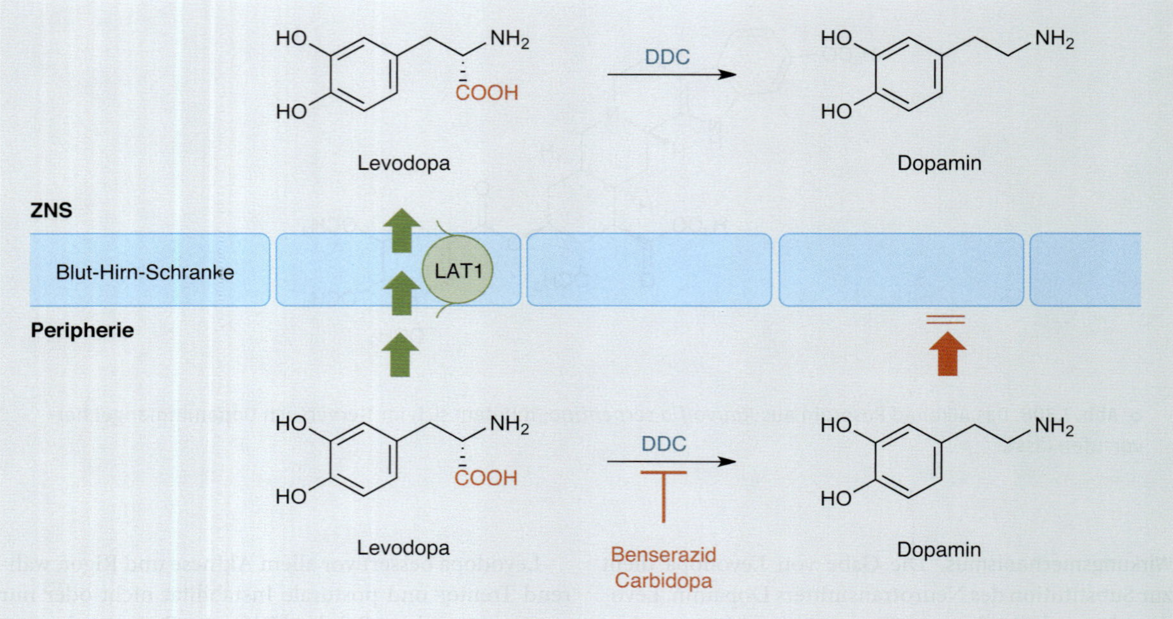

o Abb. 7.309 Transport von Levodopa durch die Blut-Hirn-Schranke und Umwandlung zur Wirkform Dopamin. DDC: Dopa-Decarboxylase, LAT1: L-Typ-Aminosäure-Transporter 1

halbwertszeit von 15 h akkumuliert 3-*O*-Methyl-Dopa bei chronischer Levodopa-Therapie mit einer Steady-State-Plasmakonzentration, die ein Mehrfaches über der von Levodopa liegt.

Im Gehirn wird nach Decarboxylierung von Levodopa das entstandene Dopamin zum einen durch die MAO-B, die in den zu den dopaminergen Neuronen benachbarten Gliazellen enthalten ist, und zum anderen durch die COMT metabolisiert. Neben NH_3 und H_2O_2 entsteht bei der Umsetzung durch MAO-B 3,4-Dihydroxyphenylacetaldehyd. Durch COMT wird 3-Methoxytyramin gebildet. Letztere werden mittels Aldehyd-Dehydrogenase, COMT bzw. MAO-B schließlich zur Homovanillinsäure (▸ Kap. 7.3.10) metabolisiert und mit dem Urin ausgeschieden.

Sowohl Levodopa als auch Dopamin können zudem zu elektrophilen chinoiden Strukturen (Dopachinon, Dopaminchinon) oxidiert werden. Diese können Thiolgruppen von Proteinen alkylieren oder weiter zu polymerem, schwarz gefärbtem Neuromelanin reagieren. Letzteres wird mit steigendem Alter zunehmend in catecholaminergen Neuronen abgelagert, was zum Zelltod führen kann. Außer diesen **reaktiven Metaboliten** besitzt auch das bei der Biotransformation gebildete **H_2O_2** zytotoxische Eigenschaften. Toxische Produkte des Levodopa- und Dopaminstoffwechsels könnten demnach prinzipiell an einem progressiven Verlust an dopaminergen Neuronen beteiligt sein (**Autotoxizität**). Davon ausgehend kommen neben einer spezifischen krankheitsbedingten Ursache für die Symptome des Parkinsonismus auch pathologische Veränderungen infrage, die sich aus dem normalen Alterungsprozess ergeben.

Synthetische Aspekte. Levodopa kann in einer Chiral-Pool-Synthese ausgehend von L-Tyrosin hergestellt werden (o Abb. 7.311). Dieses wird mit Acetylchlorid zum *N,O*-Diacetylderivat umgesetzt. In Gegenwart der Lewis-Säure $AlCl_3$ kommt es zur Fries-Verschiebung, wobei die Acetylgruppe vom Sauerstoff in Position 4 des Phenylrings unter Bildung eines Acylphenols zum benachbarten C-3-Atom verschoben wird. Dakin-Oxidation, ein Sonderfall der Baeyer-Villiger-Oxidation, mit H_2O_2 in alkalischem Milieu liefert Levodopa. Überraschenderweise treten nur geringe Mengen an oxidierten, gefärbten Nebenprodukten auf.

Levodopa (in Madopar®, mit Benserazid), Ph. Eur., wird nur in Kombination mit Dopa-Decarboxylase-Inhibitoren eingesetzt. Ansonsten wird es nach peroraler Gabe bereits sehr schnell im peripheren Gewebe zu Dopamin decarboxyliert. Nur etwa 1 % der Levodopa-Dosis erreicht das Gehirn und kann dort in seine Wirkform überführt werden. Zur Kompensation dieser Verluste müsste man deshalb sehr hohe Dosen an Levodopa im Grammbereich verabreichen. Die hohen Mengen an extrazerebral gebildetem Dopamin führen zudem zu unerwünschten Nebenwirkungen

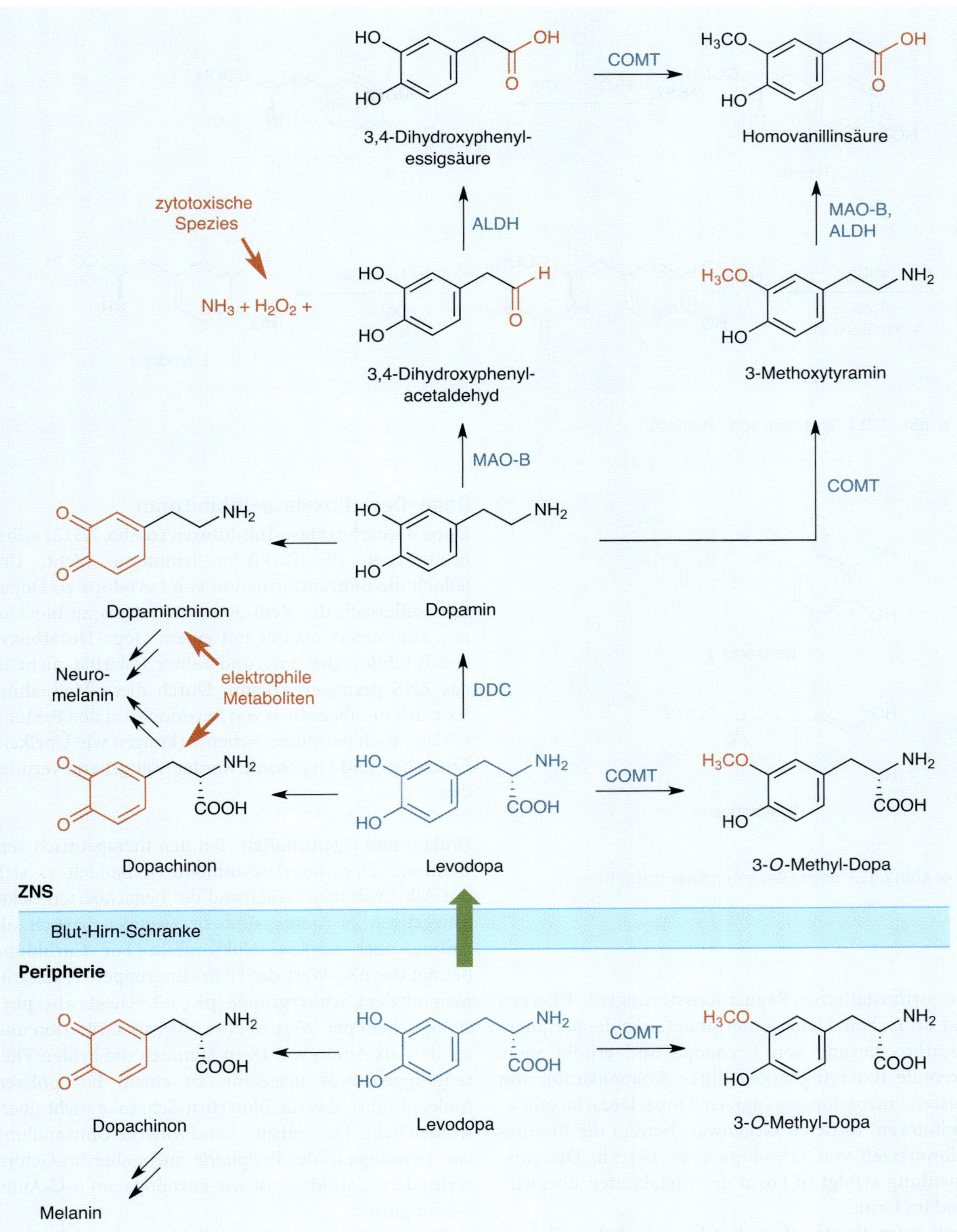

o Abb. 7.310 Biotransformation von Dopamin in Gegenwart eines peripher wirksamen Dopa-Decarboxylase-Inhibitors. ALDH: Aldehyd-Dehydrogenase, COMT: Catechol-*O*-Methyltransferase, DDC: Dopa-Decarboxylase, MAO-B: Monoaminoxidase B

7

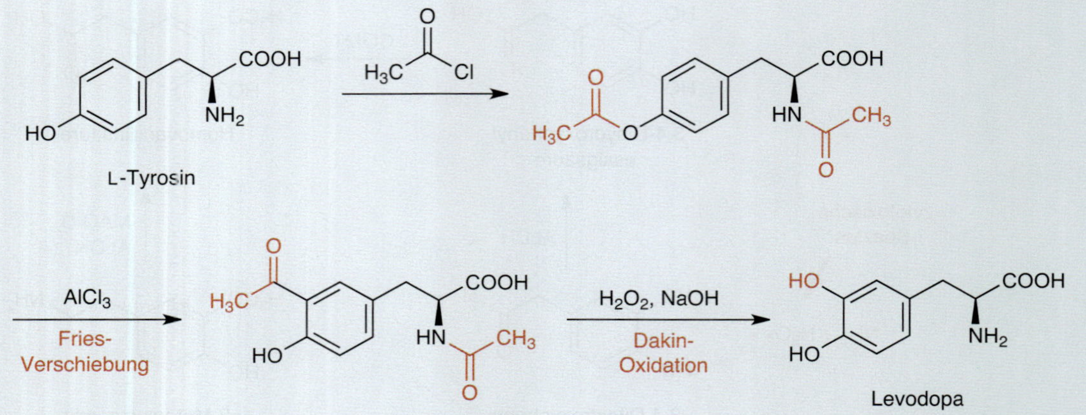

○ Abb. 7.311 Synthese von Levodopa

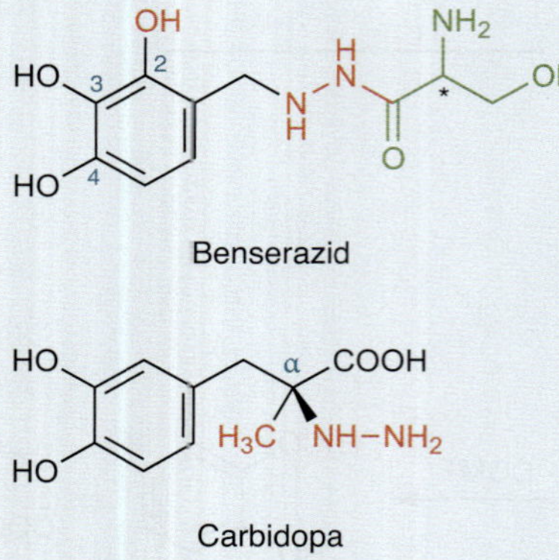

○ Abb. 7.312 Dopa-Decarboxylase-Inhibitoren

wie orthostatische Regulationsstörungen, Übelkeit und Erbrechen. Daher unterbindet man die periphere Decarboxylierung von Levodopa und erhöht seine zerebrale Bioverfügbarkeit durch Koapplikation von polaren, nicht liquorgängigen Dopa-Decarboxylase-Inhibitoren. In deren Gegenwart beträgt die Plasmahalbwertszeit von Levodopa etwa 1–1,5 h. Die Ausscheidung erfolgt in Form der Metaboliten überwiegend im Urin.

Auch beim **Restless-Legs-Syndrom** (ruhelose Beine), das durch Bewegungsdrang der Beine mit Ziehen, Stechen oder Schmerzen in den Beinen sowie Müdigkeit einhergeht, ist der Dopamin-Stoffwechsel gestört. Als Mittel der 1. Wahl gelten daher Levodopa in Kombination mit Dopa-Decarboxylase-Inhibitoren sowie Dopamin-Agonisten (Pramipexol, Ropinirol, Rotigotin, Cabergolin, Bromocriptin, ▸ Kap. 7.14.2).

Dopa-Decarboxylase-Inhibitoren

Dopa-Decarboxylase-Inhibitoren (○ Abb. 7.312) selbst beeinflussen die Parkinson-Symptome nicht. Um jedoch die Biotransformation von Levodopa zu Dopamin außerhalb des Zentralnervensystems zu blockieren, kombiniert man es mit einem Dopa-Decarboxylase-Inhibitor, der aufgrund seiner Polarität nicht in das ZNS permeieren kann. Durch diese Maßnahme lässt sich die Tagesdosis von Levodopa um den Faktor 5 senken, auch periphere Nebenwirkungen wie Übelkeit, Erbrechen und Hypotonie werden weitgehend vermieden.

Struktur und Eigenschaften. Bei den therapeutisch verwendeten Decarboxylase-Inhibitoren handelt es sich um Alkylhydrazine. Aufgrund des benachbarten elektronegativen N-Atoms sind sie weniger basisch als Amine, aber stärkere Nukleophile. Für **Carbidopa** beträgt der pK_S-Wert der Hydrazingruppe 7,3. Zusammen mit der Carboxygruppe ($pK_S = 2,3$) liegt es bei physiologischem pH-Wert zu etwa 50 % als Zwitterion und zu 50 % als Anion vor. Dazu kommen die beiden Phenolgruppen, was insgesamt zu einem hochpolaren Molekül führt, das die Blut-Hirn-Schranke nicht überwinden kann. Dementsprechend wird die Umwandlung von Levodopa in der Peripherie, nicht aber im Gehirn verhindert. Carbidopa ist wie Levodopa am α-C-Atom *S*-konfiguriert.

Benserazid ist ein Pyrogallolderivat und liegt als Racemat vor. Das Chiralitätszentrum befindet sich außerhalb des Pharmakophors in der Prodrug-Gruppe. Als DL-Serinhydrazid stellt Benserazid nämlich eine *N*-acylierte Prodrugform dar, die schnell und vollständig zum eigentlich wirksamen 2,3,4-Trihydroxybenzylhydrazin hydrolysiert wird. Auch die Wirkform ist zu polar, um die Blut-Hirn-Schranke zu passieren. Der

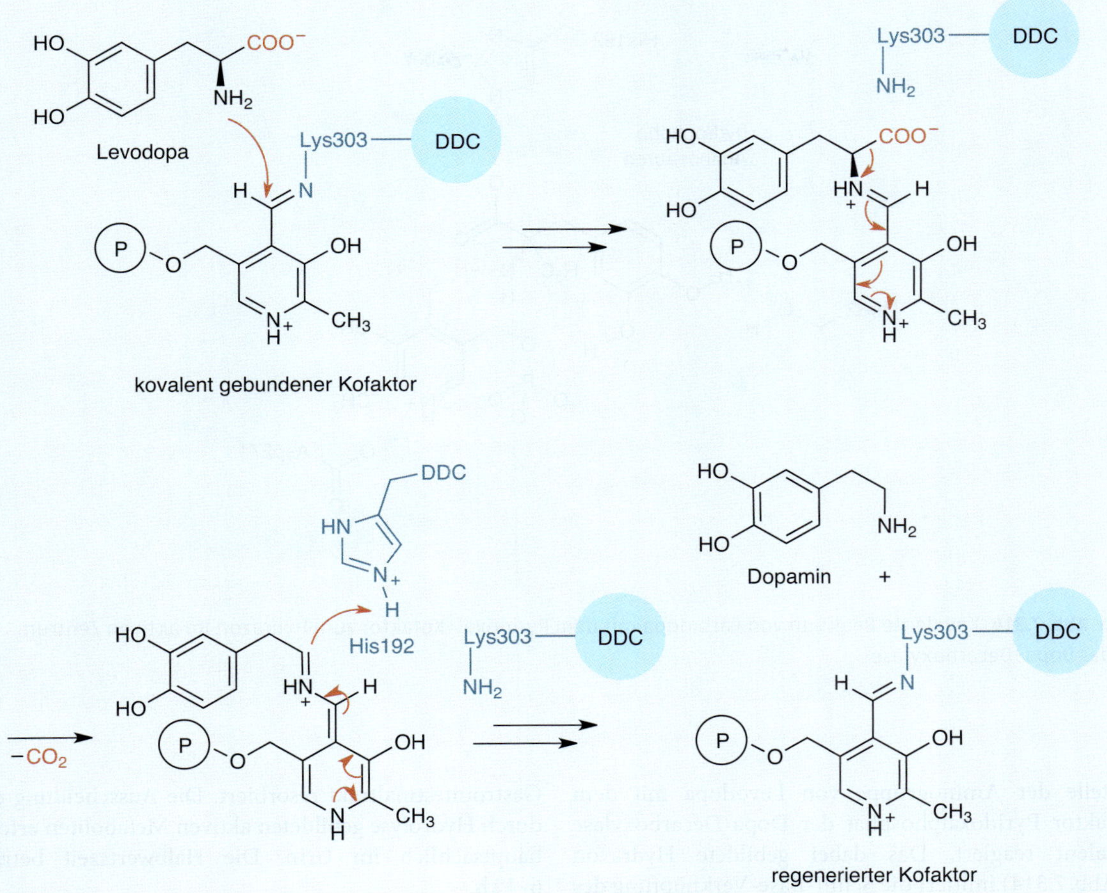

o Abb. 7.313 Mechanismus der Decarboxylierung von Levodopa. DDC: Dopa-Decarboxylase

pK_S-Wert von 9,3 ist der Aminogruppe des Serins zuzuordnen.

Biochemische Grundlagen. Substrate der Dopa-Decarboxylase sind außer Levodopa auch andere aromatische Aminosäuren wie 5-Hydroxyptryptophan, weshalb das Enzym auch als Aromatische-L-Aminosäure-Decarboxylase bezeichnet wird. Als Kofaktor enthält es Pyridoxalphosphat (Vitamin B_6, ▸ Kap. 7.13.5), das durch eine Salzbrücke zwischen seinem protonierten Pyridin-N und der Carboxylatgruppe von Asp271 im aktiven Zentrum des Enzyms fixiert wird (o Abb. 7.314). Bei einigen Pyridoxalphosphat-abhängigen Enzymen liegt der Pyridinring protoniert vor. Daher bezeichnet man Pyridoxalphosphat mitunter als Elektronenfalle, die anionische Zwischenprodukte durch Elektronendelokalisation stabilisieren kann. Dies ist auch nach Decarboxylierung des kovalent gebundenen Levodopa der Fall. Im substratfreien Zustand reagiert Pyridoxalphosphat zunächst mit der ε-Aminogruppe von Lys303 zu einer Schiff-Base (Aldimin, o Abb. 7.313). Die notwendige Deprotonierung der unter physiologischen Bedingungen üblicherweise protonierten ε-Aminogruppe wird vermutlich durch eine konformative Veränderung der elektrostatischen Umgebung im aktiven Zentrum des Enzyms ermöglicht. Durch nukleophilen Angriff von Levodopa wird die ε-Aminogruppe des Lysins in einer Transaminierungsreaktion freigesetzt und vom aktiven Zentrum verdrängt, gleichzeitig Levodopa als Substrat kovalent an den Kofaktor gebunden (o Abb. 7.313). In dieser Form erfolgt die Decarboxylierung und nachfolgende Protonierung durch His192. Das entstandene Dopamin wird anschließend in einer zweiten Transaminierung durch die freie Aminogruppe von Lys303 vom Kofaktor verdrängt und der Ausgangszustand wiederhergestellt.

Wirkungsmechanismus. Aus Röntgenkristallstrukturen ist bekannt, dass die Hydrazingruppe von Carbidopa

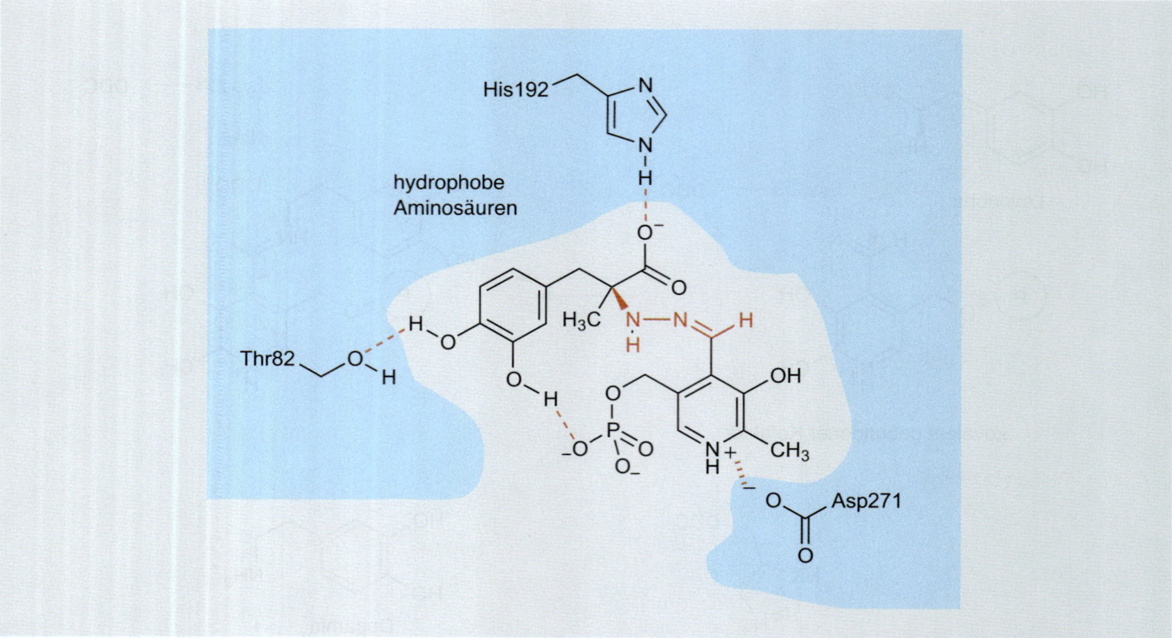

○ **Abb. 7.314** Kovalente Reaktion von Carbidopa mit dem Pyridoxal-Kofaktor zum Hydrazon im aktiven Zentrum der Dopa-Decarboxylase

anstelle der Aminogruppe von Levodopa mit dem Kofaktor Pyridoxalphosphat der Dopa-Decarboxylase kovalent reagiert. Das dabei gebildete Hydrazon (○ Abb. 7.314) imitiert die Schiff-Base-Verknüpfung des Substrats mit dem Kofaktor. Der Kofaktor wird blockiert und die Decarboxylase ist nicht mehr in der Lage, Levodopa als Substrat umzusetzen. Der Catecholring des Inhibitors, der tief in das aktive Zentrum des Enzyms hineinragt, bildet mit seinen 3- und 4-Hydroxygruppen jeweils eine H-Brücke zur Phosphatgruppe des Kofaktors bzw. zu Thr82. Ebenso ist His192 an der Bindung beteiligt, eine in Pyridoxalphosphat-abhängigen Decarboxylasen hochkonservierte Seitenkette, die eine H-Brückenbindung zur Carboxylatgruppe des Inhibitors eingeht. Zudem bestehen zum Catecholring des Inhibitors Van-der-Waals-Interaktionen mit hydrophoben Aminosäuren im aktiven Zentrum.

Analog wird auch für die Hydrazin-Wirkform von Benserazid die Bildung eines Hydrazons diskutiert. Die zusätzliche 2-Hydroxygruppe am Phenylring könnte für die starke Bindung dieses Inhibitors verantwortlich sein, da sie weitere H-Brückenbindungen zu einer Gruppe von strukturellen H_2O-Molekülen in der Nähe des aktiven Zentrums ermöglicht.

Benserazid (in Madopar®, mit Levodopa), Ph. Eur. (Hydrochlorid), ist als Racemat beschrieben. Nach oraler Gabe wird es schnell, aber nur unvollständig aus dem Gastrointestinaltrakt resorbiert. Die Ausscheidung des durch Hydrolyse gebildeten aktiven Metaboliten erfolgt hauptsächlich im Urin. Die Halbwertszeit beträgt 6–12 h.

Carbidopa (in Nacom®, mit Levodopa), Ph. Eur. (Monohydrat), wird ebenfalls schnell und unvollständig resorbiert. Die Bioverfügbarkeit beträgt 60–70 %. Hauptmetaboliten sind die durch Verlust der Hydrazingruppe entstehende α-Methyl-3,4-dihydroxyphenylpropionsäure und das daraus durch die COMT gebildete 3-Methoxy-4-hydroxy-Derivat. Beide Carbonsäuren werden zum Teil in glucuronidierter Form eliminiert. Etwa 35 % Carbidopa werden unverändert mit den Fäzes ausgeschieden. Die Halbwertszeit liegt bei 8–12 h.

7.14.2 Dopamin-Agonisten

Dopaminrezeptor-Agonisten sind mit Ausnahme von Apomorphin weniger stark wirksam als Kombinationen von Levodopa mit Decarboxylase-Inhibitoren. Im Gegensatz zu Levodopa können sie die Blut-Hirn-Schranke ohne Transporter überwinden und müssen auch nicht metabolisch aktiviert werden. Da sie eine längere Halbwertszeit als Levodopa besitzen, erzeugen sie eine länger anhaltende Stimulation des Dopamin-Rezeptors bei geringeren Wirkungsfluktuationen. Im Gegensatz zu Levodopa bilden sie auch kein toxisches H_2O_2. Patienten im Frühstadium der Parkinson-Krankheit können häufig mehrere Jahre lang ausreichend gut mit Dopamin-Agonisten behandelt werden, bevor sie Levodopa benötigen. Dadurch lässt sich das Auftreten von Dyskinesien hinauszögern, welche die Lebensqualität von Parkinsonpatienten stark beeinträchtigen. Ist eine Levodopa-Therapie notwendig, kann man durch gleichzeitige Gabe von Dopamin-Agonisten die erforderliche Levodopa-Dosis reduzieren und damit Nebenwirkungen durch Levodopa einschränken.

Dopamin-Agonisten lassen sich unterteilen in

- Ergolin-Derivate,
- Nicht-Ergolin-Derivate.

Ergolin-Derivate

Ergoline Dopamin-Agonisten (Bromocriptin und Cabergolin, ○ Abb. 7.315) sollten nur noch eingesetzt werden, wenn nichtergoline Dopamin-Agonisten nicht ausreichend wirksam sind, unwirksam sind oder nicht vertragen werden. Ergoline führen sehr häufig zu fibrotischen Veränderungen an Herz, Retroperitoneum und Lunge.

Design und Entwicklung. Bromocriptin (○ Abb. 7.315) wurde ursprünglich als Prolactin-Hemmer entwickelt, um den natürlichen Milchfluss nach der Geburt zu vermindern oder zu hemmen. Zudem lassen sich Erkrankungen behandeln, die mit einem erhöhten Prolactinspiegel einhergehen, wie bestimmte Brustkrebsarten. Nachdem man erkannt hatte, dass die Prolactin-hemmende Wirkung auf einer Stimulation von D_2-Rezeptoren beruht, erprobte man in klinischen Studien auch die Wirksamkeit bei der Parkinson-Krankheit. Zunächst wurde Bromocriptin als gleich wirksam wie Levodopa eingestuft, was sich allerdings in der Praxis nicht bestätigte. Im Gegensatz zu Bromocriptin aktiviert Levodopa nämlich auch D_1-Rezeptoren. Zur Behandlung des Morbus Parkinson muss Bromocriptin etwa 4-fach höher dosiert werden als zur Prolactin-Hemmung.

Struktur und Eigenschaften. Ergolin (○ Abb. 7.316) ist ein Tetrazyklus aus Indol und einem partiell hydrierten Chinolin. Erstmals synthetisiert wurde es 1937 von Walter A. Jacobs und R. Gordon Gould Jr. Ergolin ist der Grundkörper der Mutterkornalkaloide (Ergotalkaloide, ▸ Kap. 7.17.2). Bei den natürlich vorkommenden Vertretern ist das H-Atom in 5-Position β-ständig angeordnet, d. h. 5*R*-konfiguriert. Das weitere Asymmetriezentrum an C-10 besitzt ebenfalls *R*-Konfiguration. Ergolin enthält die Phenyethylamin-Partialstruktur des Dopamins.

Dem Bromocriptin liegt die **Lysergsäure** zugrunde, d. h., in Position 8 des Ergolins befindet sich eine β-ständige Carboxygruppe (8*R*) sowie eine Doppelbindung zwischen C-9 und C-10. Cabergolin ist ein 9,10-Dihydroderivat der Lysergsäure. Deren Struktur wurde 1951 durch Arthur Stoll und Albert Hofmann durch Synthese aufgeklärt, insbesondere die des Peptidteils der Alkaloide. Die Lysergsäure liegt nämlich in den **Ergotalkaloiden** als Amid eines zyklischen Tripeptids vor. Die einzelnen Vertreter unterscheiden sich in den Aminosäuren des Tripeptids. Bei den hier vorliegenden

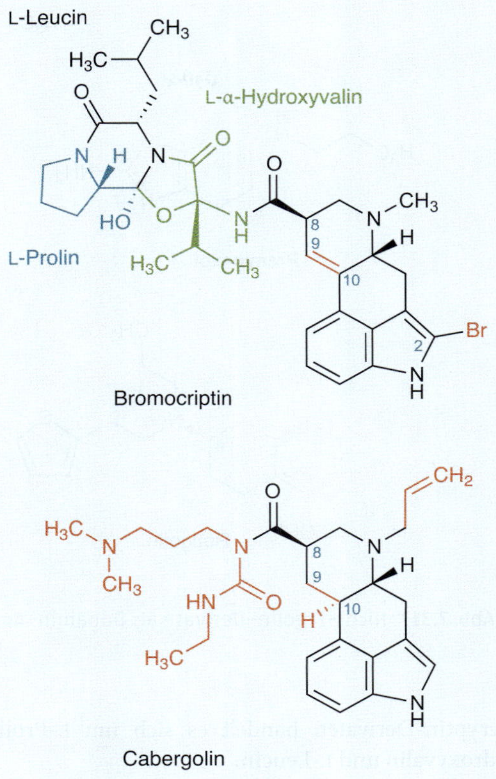

L-Leucin
L-α-Hydroxyvalin
L-Prolin
Bromocriptin
Cabergolin

○ Abb. 7.315 Ergolin-Derivate als Dopamin-Agonisten

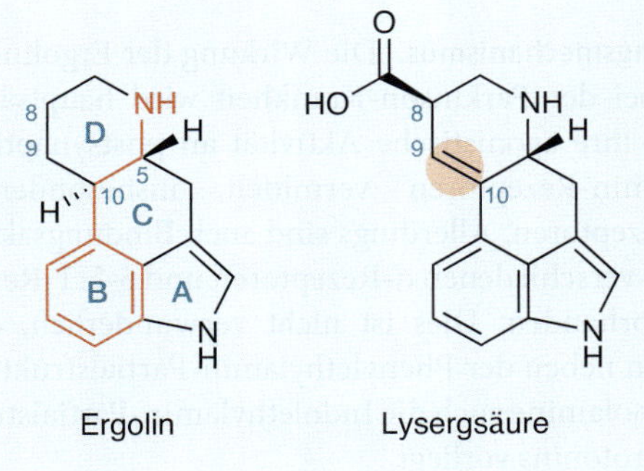

Ergolin
Lysergsäure

○ Abb. 7.316 Ergolin- und Lysergsäure-Grundgerüst. Die Phenylethylamin-Partialstruktur ist rot gezeichnet.

7

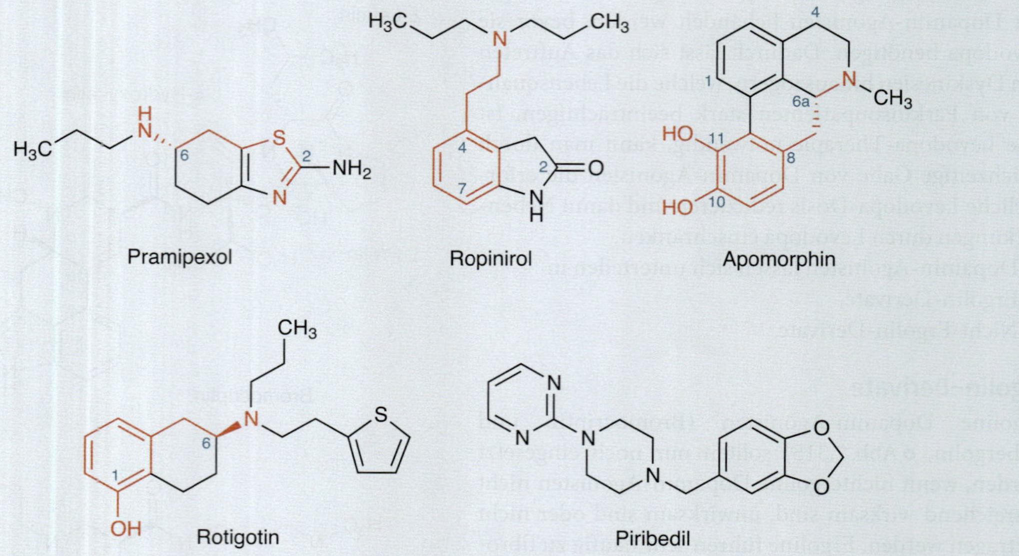

Pramipexol Ropinirol Apomorphin

Rotigotin Piribedil

o Abb. 7.317 Nicht-Ergolin-Derivate als Dopamin-Agonisten

Ergocryptin-Derivaten handelt es sich um L-Prolin, α-Hydroxyvalin und L-Leucin.

Bromocriptin (pK_S = 4,9) besitzt schwach basische Eigenschaften, die auf den tertiären Aminstickstoff im Ergolin-Gerüst zurückzuführen sind. Cabergolin besitzt im Amid-Strukturelement anstelle des Tripeptids eine *N,N'*-dialkylierte Harnstoff-Seitenkette mit endständiger Dimethylaminogruppe (pK_S = 6,4).

Wirkungsmechanismus. Die Wirkung der Ergolin-Derivate bei der Parkinson-Krankheit wird hauptsächlich durch ihre agonistische Aktivität an postsynaptischen Dopamin-Rezeptoren vermittelt, insbesondere an D_2-Rezeptoren. Allerdings sind auch Bindungsaktivitäten an verschiedenen α-Rezeptoren und 5-HT-Rezeptoren vorhanden. Dies ist nicht verwunderlich, da im Ergolin neben der Phenylethylamin-Partialstruktur der Catecholamine auch die Indolethylamin-Partialstruktur des Serotonins vorliegt.

Bromocriptin (Pravidel®), Ph. Eur. (Mesilat), ist ein in Position 2 des Indolrings bromiertes Ergocryptin. Es ist ein Agonist am Dopamin-D_2-Rezeptor, am D_1-Rezeptor besitzt es keine Aktivität. Nach oraler Gabe wird Bromocriptin rasch, aber unvollständig resorbiert. Die Bioverfügbarkeit beträgt lediglich 4 %. In der Leber unterliegt Bromocriptin einem intensiven First-Pass-Effekt. Hauptmetabolit ist die durch Hydrolyse der Amidbindung gebildete 2-Bromlysergsäure. Weiterhin wird der Prolinring in α-Stellung zum N-Atom hydroxyliert und anschließend geöffnet. Die hydroxylierten Metaboliten werden z. T. glucuronidiert und bis zu 90 % biliär ausgeschieden. Die Eliminationshalbwertszeit beträgt in der α-Phase etwa 1 h und in der β-Phase 38 h. Bromocriptin wird auch als Prolactin-Hemmer verwendet.

Cabergolin (Cabaseril®), Ph. Eur., wird rasch resorbiert und intensiv biotransformiert. Die Hauptmetaboliten entstehen durch Hydrolyse der Harnstoffgruppe zum sekundären Amid sowie bis zum Carbonsäurederivat. Ihre Ausscheidung erfolgt mit den Fäzes. Die Plasmahalbwertszeit beträgt 63–69 h. Auch Cabergolin wird als Prolactin-Hemmer eingesetzt und gilt zum medikamentösen Abstillen als Mittel der Wahl.

Nicht-Ergolin-Derivate

Design und Entwicklung. Als erster peroral anwendbarer Dopamin-Agonist wurde das in den 1960er Jahren bei der Firma Servier synthetisierte **Piribedil** (o Abb. 7.317) in den 1970er Jahren zur Parkinson-Therapie eingesetzt. Weitere Vertreter folgten in den späten 1990er Jahren, wobei in Deutschland als erstes Nicht-Ergolin-Derivat 1997 **Ropinirol** auf den Markt kam. **Pramipexol** folgte 1998.

Wirkungsmechanismus. Pramipexol ist ein selektiver D_2-/D_3-Agonist. Dies gilt auch für Ropinirol und Piribedil.

Synthetische Aspekte. Die Synthese des derzeit am häufigsten verordneten Dopamin-Agonisten **Pramipexol** geht von 4-Aminocyclohexanol aus (o Abb. 7.318). Die primäre Aminogruppe wird durch Reaktion mit Phthal-

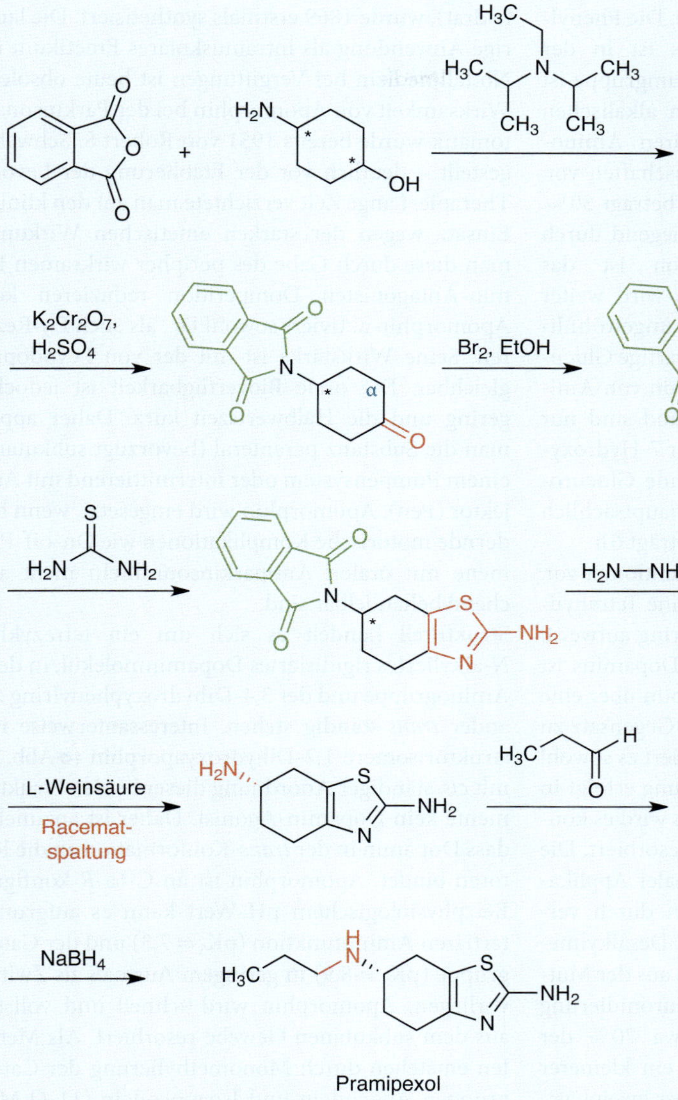

Abb. 7.318 Synthese von Pramipexol

säureanhydrid in Gegenwart einer Aminbase als Phthalimid geschützt. Anschließend oxidiert man die sekundäre Alkoholgruppe mit $K_2Cr_2O_7$ in H_2SO_4 zum Keton. Das erhaltene Intermediat wird mit Brom in Essigsäure in α-Position zur Ketogruppe bromiert und nachfolgend mit Thioharnstoff zu einem Tetrahydrobenzothiazol zyklisiert. Die Phthalimid-Schutzgruppe wird anschließend durch Hydrazinolyse entfernt. Das racemische Diaminderivat trennt man durch fraktionierte Kristallisation mit L-(+)-Weinsäure. Die zykloaliphatische Aminogruppe ist reaktiver als die aromatische und liefert mit Propanal ein Enamin, das mit Natriumborhydrid zu Pramipexol reduziert wird.

Pramipexol (Sifrol®), Ph. Eur. (Hydrochlorid-Monohydrat), ist das *S*-Enantiomer. Die Struktur besteht aus einem 2-Aminothiazolring, der mit einem Cyclohexanring kondensiert ist. Gewissermaßen ist die Phenyethylamin-Partialstruktur des Dopamins im Molekül enthalten, wobei der Phenylring bioisoster gegen einen Thiazolring ersetzt ist. Neben dem schwach basischen Thiazol-N ($pK_S = 5{,}6$) liegt in der Seitenkette ein sekundäres Amin ($pK_S = 9{,}5$) vor. Die orale Bioverfügbarkeit beträgt 90 %. Pramipexol wird nur geringfügig metabolisiert, die Elimination erfolgt überwiegend unverändert im Urin. Die Eliminationshalbwertszeit liegt bei 8–12 h.

Ropinirol (Requip®), Ph. Eur. (Hydrochlorid), ist ein Indolinon mit einer Ethylamin-Seitenkette. Die Phenylethylamin-Partialstruktur des Dopamins ist in der Struktur zu erkennen. Aufgrund der Lactamgruppe ist die Substanz sowohl im sauren als auch alkalischen Milieu hydrolyseanfällig. Mit der tertiären Aminogruppe (pK_S = 9,5) liegen basische Eigenschaften vor. Die orale Bioverfügbarkeit von Ropinirol beträgt 50 %. Hauptmetabolit der ausgeprägten, überwiegend durch CYP1A2 vermittelten Biotransformation ist das *N*-Depropylderivat (o Abb. 7.319). Dieses wird weiter zum Essigsäurederivat oxidiert und in ein ungewöhnliches Carbamoylglucuronid überführt. Derartige Glucuronide entstehen vermutlich durch Reaktion von Aminen mit CO_2 und UDP-Glucuronsäure und sind nur selten zu beobachten. Daneben werden der 7-Hydroxy-indolinon-Metabolit und das entsprechende Glucuronid gebildete. Die Ausscheidung erfolgt hauptsächlich im Urin. Die Eliminationshalbwertszeit beträgt 6 h.

Rotigotin (Neupro®), Ph. Eur., liegt als *S*-Enantiomer vor. Es ist ein tertiäres Amin (pK_S = 7,9), das eine Tetrahydronaphthol-Struktur und einen Thiophenring aufweist. Die Phenylethylamin-Partialstruktur des Dopamins ist auch hier enthalten. Zudem verfügt Rotigotin über eine phenolische OH-Gruppe (pK_S = 10,0). Im Gegensatz zu den anderen Vertretern der Gruppe stimuliert es sowohl D_1- als auch D_2-Rezeptoren. Die Anwendung erfolgt in Form von transdermalen Pflastern. Daraus wird es kontinuierlich abgegeben und über die Haut resorbiert. Die absolute Bioverfügbarkeit nach transdermaler Applikation beträgt 37 %. Die Biotransformation durch verschiedene CYP-Enzyme liefert inaktive *N*-Desalkylmetaboliten. Die Hauptmetaboliten entstehen aus der Muttersubstanz durch Sulfatierung und Glucuronidierung der phenolischen 1-Hydroxygruppe. Etwa 70 % der Dosis werden über den Urin eliminiert, ein kleinerer Anteil mit den Fäzes. Die Halbwertszeit der zweiphasischen Elimination liegt bei 5–7 h.

Piribedil (Clarium®) ist der einzige Vertreter, der nicht die Phenylethylamin-Partialstruktur des Dopamins aufweist. Der Phenylring des Benzodioxol-Strukturelementes ist hier über lediglich ein C-Atom mit einem Piperazinring verbunden. An dessen Verknüpfungsstelle mit einem Pyrimidinring liegt ein Guanidin-System vor. Der pK_S-Wert wird mit 6,9 angegeben. Piribedil wirkt agonistisch über D_2- und D_3-Rezeptoren. Nach oraler Gabe wird es rasch und vollständig resorbiert. Durch den hohen First-Pass-Effekt liegt die orale Bioverfügbarkeit unter 10 %. Bei der Biotransformation in der Leber kommt es zur Demethylierung des Benzodioxols zum Catecholderivat (struktureller Warnhinweis, ▸ Kap. 3.2.1), zur *para*-Hydroxylierung des Pyrimidinrings sowie zur Bildung des Piribedil-*N*-oxids. Die Elimination erfolgt nahezu vollständig über die Nieren. Die mittlere Halbwertszeit beträgt 12 h.

Apomorphin (Apo-go®), Ph. Eur. (Hydrochlorid-Hemihydrat), wurde 1869 erstmals synthetisiert. Die langjährige Anwendung als intramuskuläres Emetikum in der Notfallmedizin bei Vergiftungen ist heute obsolet. Die Wirksamkeit von Apomorphin bei der Parkinsonsymptomatik wurde bereits 1951 von Robert S. Schwab festgestellt – deutlich vor der Etablierung der Levodopa-Therapie. Lange Zeit verzichtete man auf den klinischen Einsatz wegen der starken emetischen Wirkung, bis man diese durch Gabe des peripher wirksamen Dopamin-Antagonisten Domperidon reduzieren konnte. Apomorphin aktiviert sowohl D_1- als auch D_2-Rezeptoren. Seine Wirkstärke ist mit der von Levodopa vergleichbar. Die orale Bioverfügbarkeit ist jedoch nur gering und die Halbwertszeit kurz. Daher appliziert man die Substanz parenteral (bevorzugt subkutan) mit einem Pumpensystem oder intermittierend mit Autoinjektor (Pen). Apomorphin wird eingesetzt, wenn behindernde motorische Komplikationen wie On-off-Phänomene mit oralen Antiparkinsonmitteln nicht ausreichend behandelbar sind.

Strukturell handelt es sich um ein tetrazyklisches *N*-alkyliertes rigidisiertes Dopaminmolekül, in dem die Aminogruppe und der 3,4-Dihydroxyphenylring zueinander *trans*-ständig stehen. Interessanterweise ist das strukturisomere 1,2-Dihydroxyaporphin (o Abb. 7.320) mit *cis*-ständiger Anordnung dieser beiden Strukturelemente kein Dopamin-Agonist. Daher ist anzunehmen, dass Dopamin in der *trans*-Konformation an die Rezeptoren bindet. Apomorphin ist an C-6a *R*-konfiguriert. Bei physiologischem pH-Wert kann es aufgrund der tertiären Aminofunktion (pK_S = 7,3) und der Catecholgruppe (pK_S = 8,9) in geringem Ausmaß als Zwitterion vorliegen. Apomorphin wird schnell und vollständig aus dem subkutanen Gewebe resorbiert. Als Metaboliten entstehen durch Monomethylierung der Catecholgruppen Apocodein und Isoapocodein (11-*O*-Methylapomorphin) sowie Glucuronide und Sulfate, die renal eliminiert werden. Die Eliminationshalbwertszeit beträgt 0,5–1 h.

7.14.3 MAO-B-Inhibitoren

Durch Gabe von **MAO-Inhibitoren** (o Abb. 7.321) lässt sich der Abbau von Dopamin im Gehirn hemmen, der primär in Gliazellen und Astrozyten stattfindet. Die Konzentration des Neurotransmitters im synaptischen Spalt erhöht sich entsprechend und seine Wirkdauer verlängert sich. Interessanterweise werden derzeit zur Parkinsontherapie nur selektive MAO-B-Inhibitoren und keine dualen MAO-A- und B-Hemmstoffe eingesetzt. Ältere Inhibitoren wie das Antidepressivum Tranylcypromin (▸ Kap. 7.16.6) hemmen beide MAO-Isoformen irreversibel und lösen dadurch häufig hypertensive Krisen aus, die man als „Käse-Effekt“ bezeichnet.

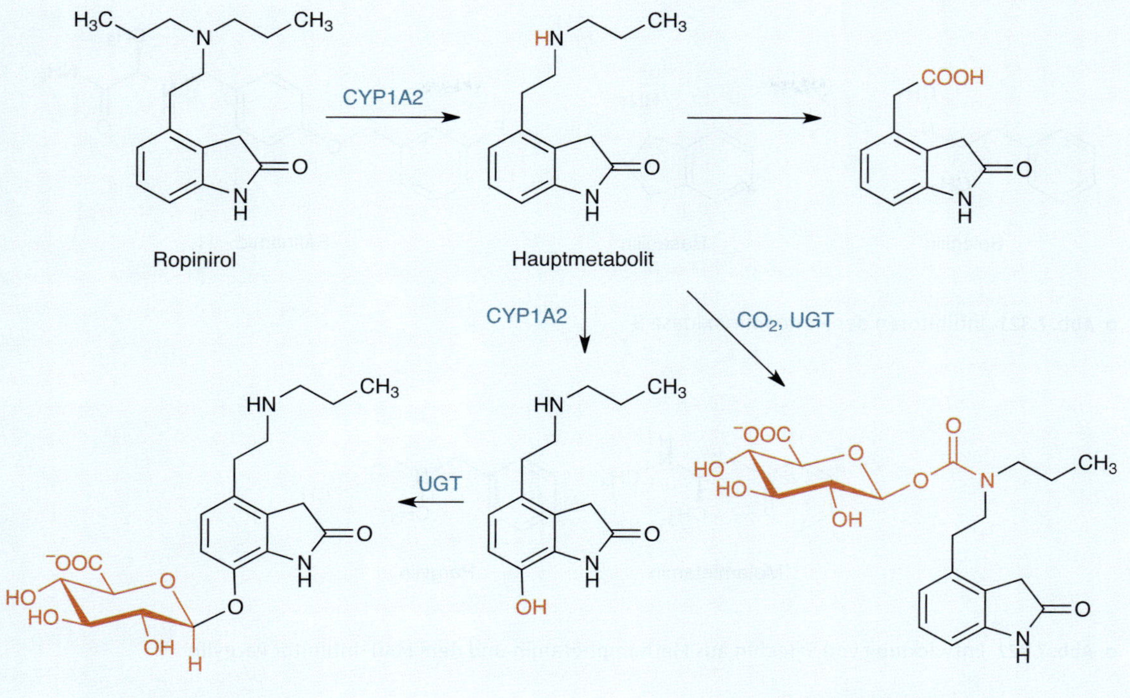

Abb. 7.319 Biotransformation von Ropinirol

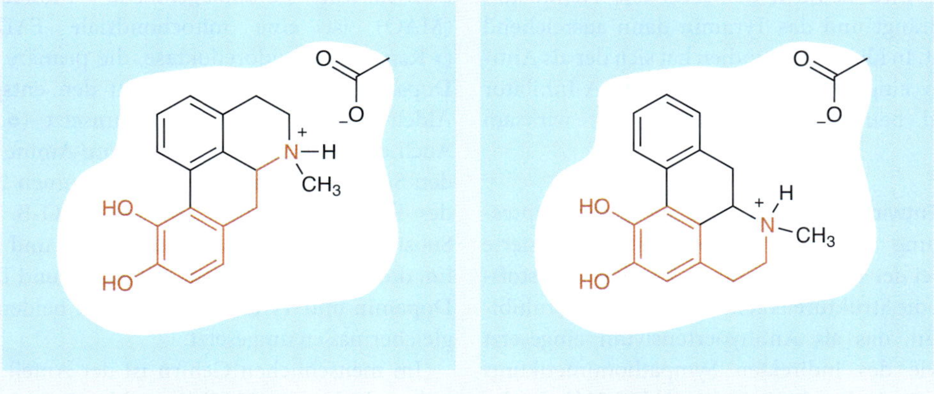

Abb. 7.320 Apomorphin und 1,2-Dihydroxyaporphin als konformativ eingeschränkte Dopaminderivate

Ursache ist der gleichzeitige Verzehr tyraminhaltiger Nahrungsmittel wie Käse, Schokolade und Wein. Damit zugeführtes Tyramin wird durch die im Darm dominierende Isoform des Enzyms MAO-A nicht mehr abgebaut. Nach Resorption wird Tyramin in die Vesikel noradrenerger Neuronen aufgenommen und setzt dabei gespeichertes Noradrenalin frei. In der Folge kann sich der Blutdruck erhöhen. Bei Hemmung der MAO-B ist dies nicht der Fall, da diese Isoform nur in geringen Mengen im Darm vorkommt. Entsprechend muss bei der Therapie auch nicht auf eine tyraminarme Diät geachtet werden. Im Gegensatz zu irreversiblen MAO-

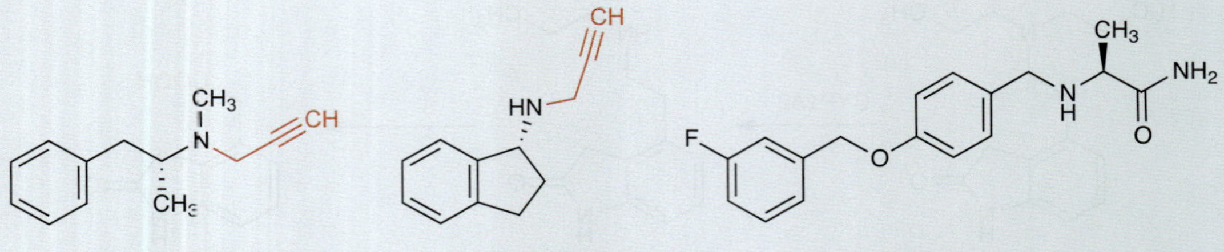

Abb. 7.321 Inhibitoren der Monoaminoxidase B

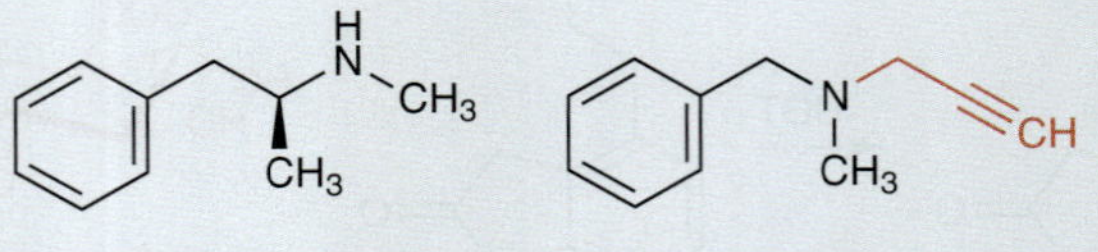

Abb. 7.322 Entwicklung von Selegilin aus Methamphetamin und dem MAO-Inhibitor Pargylin

A-Inhibitoren, die das Enzym dauerhaft blockieren, führen reversible Inhibitoren nicht zur Interaktion mit tyraminreicher Nahrung. Durch hohe Konzentrationen an Tyramin wird nämlich der reversible Hemmstoff wieder verdrängt und das Tyramin dann ausreichend gut abgebaut. In klinischen Studien hat sich der als Antidepressivum eingesetzte reversible MAO-A-Inhibitor Moclobemid beim Parkinsonsyndrom als wirksam erwiesen.

Design und Entwicklung. Auf Grundlage der antidepressiven Wirkung von MAO-Inhibitoren synthetisierte man 1962 bei der Firma Chinoin in Ungarn Wirkstoffkandidaten, die Strukturelemente des bekannten Inhibitors **Pargylin**, das als Antihypertensivum eingesetzt wurde, sowie des indirekten Sympathomimetikums **Methamphetamin** kombinierten (Abb. 7.322). In der klinischen Prüfung eines der Derivate an der Semmelweis-Universität in Budapest entdeckte Joseph Knoll, dass dieses im Gegensatz zur bekannten Wirkung der antidepressiven MAO-Inhibitoren nicht zum „Käse-Effekt" (s. oben) führte. In weiteren Studien erwies sich das später als **Selegilin** (Abb. 7.321) bezeichnete *R*-Enantiomer als stärkerer Inhibitor der MAO-B-Isoform. Walther Birkmayer und Mitarbeiter konnten schließlich die Wirksamkeit bei Morbus Parkinson zeigen, indem sie Selegilin als Adjuvans in der Levodopa-Therapie einsetzten und dabei einen potenzierenden Effekt beobachteten. Selegilin kam 1986 in Deutschland als erster selektiver MAO-B-Inhibitor auf den Markt. Das bei Teva entwickelte Rasagilin folgte 2005.

Biochemische Grundlagen. Die Monoaminoxidase (MAO) ist eine mitochondriale FAD-abhängige (▸ Kap. 2.6.1) Oxidoreduktase, die primäre Amine wie Dopamin mit O_2 und H_2O zu den entsprechenden Aldehyden, NH_3 und H_2O_2 umsetzt (Abb. 7.310). Auch einige sekundäre und tertiäre Amine gehören zu den Substraten. Im Organismus kommen 2 Isoformen des Enzyms vor, MAO-A und MAO-B. Bevorzugte Substrate der MAO-A sind Serotonin und Noradrenalin, die der MAO-B Phenylethylamin und Benzylamin. Dopamin und Tyramin werden von beiden Isoformen gleichermaßen umgesetzt.

Im menschlichen Gehirn ist der Anteil an MAO-B höher als der von MAO-A und beträgt hier etwa 80 % der gesamten MAO-Aktivität. In den dopaminergen Neuronen der Substantia nigra sind nur geringe MAO-Mengen vorhanden. Gliazellen, die den synaptischen Spalt dieser Nervenzellen umgeben, weisen dagegen hohe MAO-B-Aktivitäten auf. In Astrozyten des Nervengewebes sind sowohl MAO-A als auch MAO-B enthalten. Im Gehirn und in Blutplättchen steigt die Konzentration an MAO-B mit zunehmendem Alter an.

Struktur und Eigenschaften. Selegilin und Rasagilin sind Propargylamin-Derivate, d. h., sie verfügen über eine *N*-Propinylgruppe, die durch eine Dreifachbindung

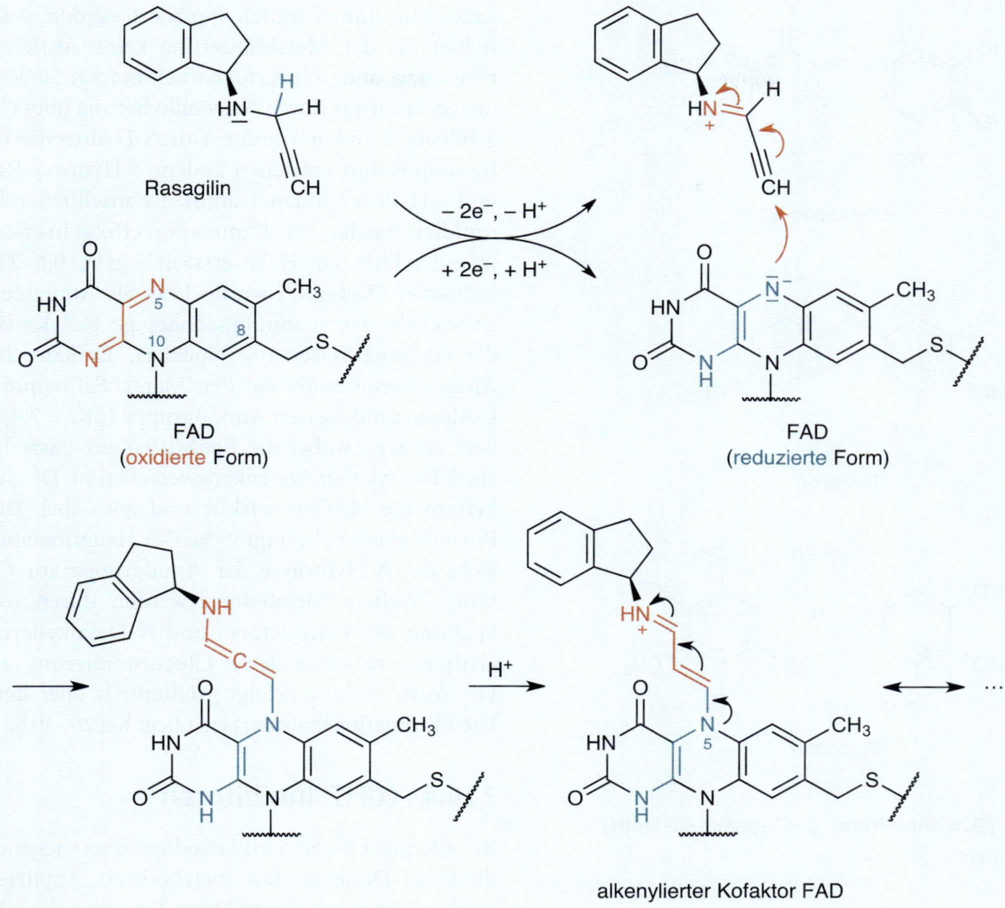

o Abb. 7.323 Postulierter Mechanismus für die Inaktivierung des Kofaktors FAD der MAO-B durch Rasagilin

charakterisiert ist. Selegilin ist ein tertiäres Amin (pK_S = 7,4), Rasagilin ein sekundäres (pK_S = 7,1). Gegenüber den protonierten Formen anderer sekundärer und tertiärer Amine liegen die Aciditätskonstanten der Ammonium-Ionen um etwa 2 Zehnerpotenzen niedriger. Da die Propinylgruppe die Basizität der Substanzen deutlich absenkt, liegen beide MAO-B-Inhibitoren bei physiologischen pH-Wert zu mindestens 50 % in ungeladener Form vor und können aufgrund ihrer lipophilen Eigenschaften gut die Blut-Hirn-Schranke überwinden. Beide Propargylamine sind chiral. Eingesetzt wird jeweils das *R*-Enantiomer.

Wirkungsmechanismus. Selegilin und Rasagilin besitzen die für die Bindung an das Enzym benötigte Phenylethylamin- bzw. Benzylamin-Partialstruktur. Sie hemmen die MAO-B irreversibel, indem sie über die Alkinylgruppe ihrer Propargylamin-Partialstruktur kovalent mit dem N-5-Atom des enzymgebundenen Kofaktors Flavin-Adenin-Dinukleotid (FAD) reagieren. FAD ist an C-8 des Isoalloxazinrings über einer Thioetherbrücke mit einer Cystein-Seitenkette der MAO-B verknüpft. Durch die Alkenylierung (o Abb. 7.323) bleibt der Kofaktor in der reduzierten Form fixiert und kann von Dopamin keine Elektronen mehr aufnehmen.

Für die Enzyminaktivierung wird ein Suizid-Mechanismus vorgeschlagen. Zunächst erfolgt die Reduktion des in der oxidierten Form vorliegenden Kofaktors, wobei die Propargylamine zu den entsprechenden Iminium-Ionen oxidiert werden. Da MAO-katalysierte Reaktionen nach einem Ein-Elektronen-Mechanismus ablaufen, dürfte die Reduktion des Kofaktors in 2 Schritten erfolgen. Das Anion des reduzierten Kofaktors addiert nachfolgend im Sinne einer Michael-Addition an die aktivierte Dreifachbindung des Inhibitors zu einem kovalenten N-5-Addukt.

Selegilin (Selegilin HEXAL®), Ph. Eur. (Hydrochlorid), wird als Monotherapeutikum zur Initialbehandlung bei Patienten im Frühstadium der Erkrankung eingesetzt.

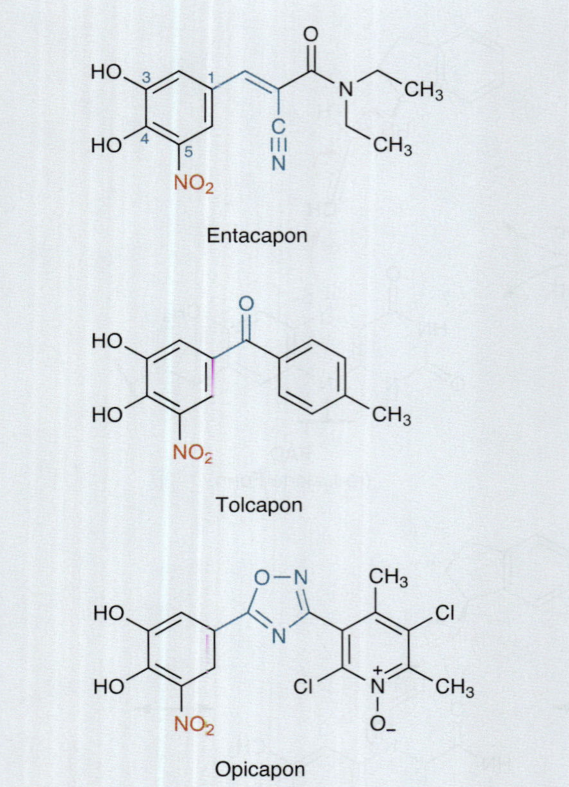

Entacapon

Tolcapon

Opicapon

o Abb. 7.324 Inhibitoren der Catechol-*O*-Methyltransferase

Dies schiebt bei moderater Wirkstärke die Notwendigkeit einer symptomatischen Behandlung mit Levodopa um etwa 9 Monate hinaus. Ferner wird es angewendet in Kombination mit Levodopa, wenn dieses nach längerem Einsatz nicht mehr ausreichend wirksam ist. Ob Selegilin neuroprotektiv wirkt, indem es die Bildung von H_2O_2 durch Blockade der Dopaminoxidation verhindert, ist klinisch bisher nicht eindeutig belegt. Selegilin wird nach oraler Gabe rasch resorbiert, ist aber nur zu 10 % bioverfügbar, da es einem ausgeprägten First-Pass-Effekt in der Leber unterliegt. Das therapeutisch eingesetzte *R*-Enantiomer wird durch CYP2B6 und CYP2C19 zu *R*-Methamphetamin und *R*-Amfetamin abgebaut, zudem entsteht das *N*-Oxid. Die *R*-konfigurierten Amfetaminderivate sind hinsichtlich der zentral stimulierenden Eigenschaften deutlich weniger potent als die *S*-Enantiomere (▸ Kap. 7.1.5). Allerdings werden diese Metaboliten mit kardiovaskulären und psychiatrischen Nebenwirkungen von Selegilin in Verbindung gebracht. Die Ausscheidung der Metaboliten erfolgt vorwiegend renal. Die Eliminationshalbwertszeit beträgt 0,2–2 h.

Rasagilin (Azilect®) muss aufgrund der längeren Wirkdauer nur einmal täglich appliziert werden. Auch entstehen bei der Metabolisierung keine Amfetaminderivate. Die orale Bioverfügbarkeit beträgt 36 %. Hauptmetabolit ist das durch *N*-Desalkylierung über CYP1A2 gebildete *R*-Indan-1-amin. Durch Hydroxylierung der Benzylposition entstehen zudem 3-Hydroxy-Rasagilin und 3-Hydroxy-indan-1-amin, die anschließend glucuronidiert werden. Die Elimination erfolgt in erster Linie über den Urin. Die Halbwertszeit liegt bei 0,6–2 h.

Safinamid (Xadago®) wurde 1994 als Antiepileptikum entwickelt, das spannungsabhängige Na^+-Kanäle und die Glutamatfreisetzung blockiert. Es kam 2015 als Antiparkinsonmittel auf den Markt. Safinamid ist ein L-Alaninamid, dessen Aminogruppe ($pK_S = 7{,}4$) benzyliert vorliegt, wobei die Benzylstruktur zusätzlich mit einer Benzylether-Seitenkette versehen ist. Die Substanz hemmt die MAO-B selektiv und reversibel. Die orale Bioverfügbarkeit beträgt 95 %. Der Hauptmetabolit entsteht durch Hydrolyse der Amidgruppe zur Carbonsäure. Weitere Metaboliten werden durch oxidative Spaltung des Benzylethers und *N*-Desalkylierung der Carbonsäure sowie deren Glucuronidierung gebildet. Die Ausscheidung erfolgt größtenteils über den Urin. Die Eliminationshalbwertszeit liegt bei 20–30 h.

7.14.4 COMT-Inhibitoren

Bei alleiniger Gabe wird Levodopa überwiegend durch die Dopa-Decarboxylase metabolisiert. Appliziert man es gleichzeitig mit einem Dopa-Decarboxylase-Hemmstoff, erfolgt die Biotransformation dagegen fast vollständig durch die periphere Catechol-*O*-Methyltransferase (COMT). Das Enzym überträgt eine Methylgruppe auf die phenolische 3-OH-Gruppe der Catecholstruktur. Das aus Levodopa erhaltene 3-*O*-Methyldopa kann nicht mehr in die Wirkform Dopamin umgewandelt werden. COMT ist außerdem im Gehirn am Abbau von Dopamin beteiligt. Durch Kombination mit einem COMT-Inhibitor (o Abb. 7.324) kann man demzufolge die Bioverfügbarkeit von Levodopa erhöhen und die Wirkung von Dopamin am Rezeptor verlängern. Mit dieser Strategie lässt sich die Dosis um 10–30 % vermindern und die Eliminationshalbwertszeit erhöhen. Letzteres führt zu geringeren motorischen On-off-Fluktuationen.

Design und Entwicklung. Bereits Ende der 1950er Jahre war man an der Entwicklung von COMT-Inhibitoren interessiert, um die Wirkung endogener Neurotransmitter zu verlängern. Vertreter der 1. Generation wie Catechol- und Pyrogallolderivate waren allerdings nur schwach wirksame, kompetitive Inhibitoren mit geringer In-vivo-Wirksamkeit. Die Mitte der 1980er Jahre bei den Firmen Orion und Hofmann-La Roche voneinander unabhängig entwickelten COMT-Inhibitoren der 2. Generation (○ Abb. 7.324) enthalten einen Nitrosubstituenten in *ortho*-Position zur Catecholgruppe. Sie haben eine deutlich höhere Affinität zum Enzym und sind wesentlich potenter. Diese Inhibitoren binden zwar fest an das aktive Zentrum der COMT, sind aber die schlechteren Substrate und werden daher nur geringfügig methyliert. **Tolcapon** kam 1997 in Deutschland auf den Markt, **Entacapon** folgte 1998.

Biochemische Grundlagen. Man kennt 2 Isoformen der Catechol-*O*-Methyltransferase. Sowohl eine lösliche (S-COMT) als auch eine membrangebundene Form (MB-COMT) wurden kloniert und charakterisiert. Während im peripheren Gewebe die S-COMT dominiert, wird im Gehirn hauptsächlich die MB-COMT exprimiert. Das Mg^{2+}-abhängige Enzym verwendet zur Übertragung einer Methylgruppe ***S*-Adenosylmethionin (SAM,** ▸ Kap. 2.6.2) als **Kosubstrat**. Dessen Bindestelle befindet sich in unmittelbarer Nachbarschaft zu der des Catechol-Substrats. Substrate der COMT sind außer Levodopa und Dopamin auch Adrenalin, Noradrenalin sowie die Dopa-Decarboxylase-Inhibitoren Carbidopa und Benserazid. Nach Anlagerung des Kosubstrats SAM kommt es zur Bindung eines Mg^{2+}-Ions sowie des Substrats. Das Mg^{2+}-Ion ist oktaedrisch koordiniert mit 2 Aspartaten, einem Asparagin, einem H_2O-Molekül sowie den beiden benachbarten O-Atomen des Catechols, welche ein Fünfring-Chelat bilden. Auf diese Weise wird das Substratmolekül in die Nähe der Methyl-Sulfoniumgruppe des Kosubstrats positioniert und zudem die 3-OH-Gruppe zum stärker nukleophilen Phenolat-Anion deprotoniert. Dies erleichtert in der nachfolgenden S_N2-Reaktion beim Methylgruppen-Transfer ihren Angriff am S-Atom des Kosubstrats.

Struktur und Eigenschaften. Die therapeutisch verwendeten COMT-Inhibitoren enthalten alle im Catecholring eine 5-Nitrogruppe. Diese senkt den pK_S-Wert der benachbarten Hydroxygruppe. Zusätzlich sind sie in *meta*-Stellung zur Nitrogruppe weiter funktionalisiert durch eine Carbonylgruppe (Tolcapon), ein α,β-ungesättigtes Nitril (Entacapon) oder durch einen 1,2,4-Oxadiazolring (Opicapon). Die Kombination der beiden elektronenziehenden Substituenten führt zu einer drastischen Aciditätssteigerung der 4-Hydroxygruppe. Vergleicht man die Dissoziationskonstanten mit denen des unsubstituierten Catechols (pK_{S1} = 9,4; pK_{S2} = 12,6), vermindert sich der pK_S-Wert für die erste Dissoziationsstufe (4-OH) um rund 5 Zehnerpotenzen. In Tolcapon (pK_{S1} = 4,5; pK_{S2} = 9,9) und Entacapon (pK_{S1} = 4,5; pK_{S2} = 10,0) liegt somit die 4-Hydroxygruppe überwiegend ionisiert vor.

Wirkungsmechanismus. Die COMT-Inhibitoren binden anstelle des Substrats als zweizähnige Liganden reversibel an den Mg^{2+}-Komplex im aktiven Zentrum des Enzyms. Die *ortho*-ständige Nitrogruppe und der elektronenziehende *para*-Substituent führen zur vollständigen Deprotonierung der 4-OH-Gruppe im Catecholring. Die erhöhte Acidität verbessert die Affinität zum aktiven Zentrum, da eine Salzbrücke des Phenolat-Anions zu einer protonierten Lysin-Seitenkette ermöglicht wird (○ Abb. 7.325). Es ist davon auszugehen, dass die benachbarte 3-OH-Gruppe, die bei den physiologischen Substraten wahrscheinlich als Anion vorliegt, in den Inhibitoren dazu nicht mehr befähigt ist, sodass durch die verminderte Nukleophilie die Methylierungsreaktion weitgehend unterbunden wird. Nitrocatechol-COMT-Inhibitoren fungieren daher nicht als Substrate des Enzyms.

Synthetische Aspekte. Zur Darstellung von **Entacapon** (○ Abb. 7.326) wird Vanillin zu 5-Nitrovanillin nitriert. Nach Spaltung des Methylethers mit HBr setzt man den entstandenen Catecholaldehyd in einer Knoevenagel-Reaktion mit *N,N*-Diethylcyanacetamid um. Dabei entstehen geometrische Isomere. Neben dem gewünschten *E*-konfigurierten Entacapon erhält man das *Z*-Enantiomer zu 20–30 %. Durch Säurebehandlung lässt es sich zu Entacapon isomerisieren.

Entacapon (Comtess®), Ph. Eur., besitzt im Gegensatz zu den anderen Vertretern eine Acrylamid-Struktur. Aufgrund des polaren Charakters ist das Molekül nicht in der Lage, die Blut-Hirn-Schranke zu überwinden. Es hemmt die COMT nur in der Peripherie. Die orale Bioverfügbarkeit beträgt 35 %. Als Hauptmetabolit entsteht das *Z*-Isomer, das wie die Muttersubstanz glucuronidiert wird. Die Ausscheidung erfolgt überwiegend mit den Fäzes. Die Eliminationshalbwertszeit liegt bei 0,5–2,5 h. Entacapon ist auch als fixe Dreifachkombination mit L-Dopa und Carbidopa (Stalevo®) verfügbar.

Tolcapon (Tasmar®) ist ein lipophiles Benzophenonderivat. Es wirkt im Vergleich zu Entacapon auch zentral. Die orale Bioverfügbarkeit beträgt 65 %. Der Hauptweg der Metabolisierung ist die Konjugation zum inaktiven Glucuronid. Die Hydroxylierung der Methylgruppe durch CYP3A4 und CYP2A6 führt zum primären Alkohol, der anschließend zur Carbonsäure oxidiert wird. Durch COMT entsteht zudem in geringen Mengen 3-*O*-Methyl-Tolcapon. Zu 60 % werden die Metaboliten mit dem Urin und zu 40 % mit den Fäzes ausgeschieden. Die Eliminationshalbwertszeit liegt bei 2 h. Tolcapon ist stark hepatotoxisch, weshalb es zeitweilig vom Markt genommen werden musste. Es darf nur unter strengen Auflagen bei engmaschiger Kontrolle der Leberfunktion eingesetzt werden. Die Gefahr der Leberschädi-

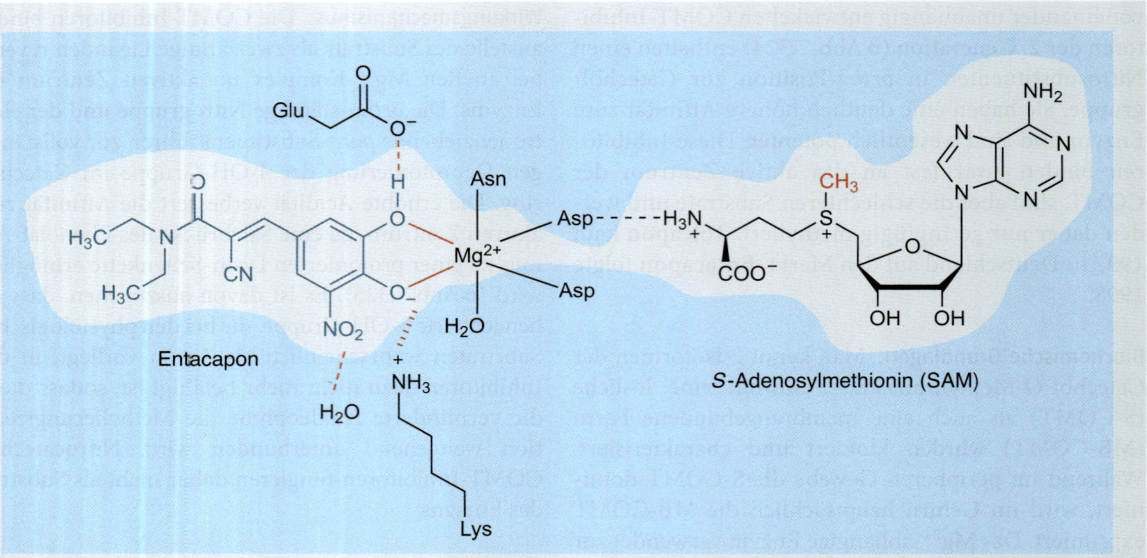

○ Abb. 7.325 Oktaedrischer Mg^{2+}-Komplex im aktiven Zentrum der COMT mit dem Inhibitor Entacapon als zweizähnigem Liganden sowie dem Kofaktor *S*-Adenosylmethionin (SAM)

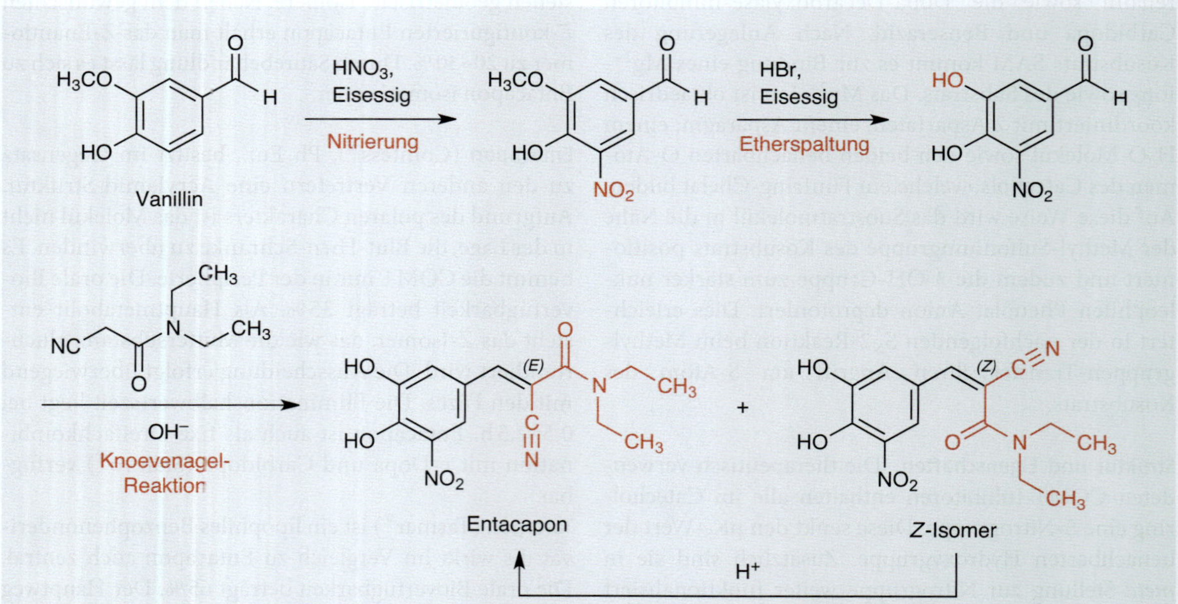

○ Abb. 7.326 Synthese von Entacapon

gung steht in Verbindung mit der Reduktion der aromatischen Nitrogruppe, die in geringem Umfang zum Anilin- und *N*-Acetylanilinmetaboliten führt. Diese können zu elektrophilen Chinoniminen (▸ Kap. 3.2.1) reagieren.

Opicapon (Ongentys®) ist seit 2016 im Handel. Hier ist die Nitrocatechol-Struktur mit einem Oxadiazolring versehen, der wiederum mit einem Pyridin-*N*-oxid substituiert ist. Opicapon ist entsprechend polar und besitzt wie Entacapon nur periphere Wirksamkeit. Die orale Bioverfügbarkeit beträgt etwa 20 %. Als Hauptmetabolit entsteht das inaktive Opicaponsulfat. Weitere Metabolisierungswege sind Methylierung, Glucuronidierung und Reduktion der Nitrogruppe. Die Ausscheidung erfolgt hauptsächlich über den Stuhl und in Form

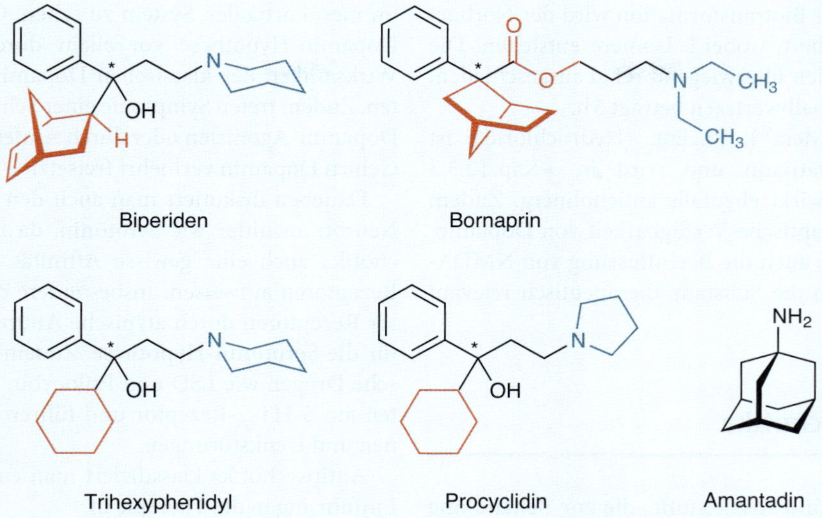

Biperiden Bornaprin

Trihexyphenidyl Procyclidin Amantadin

○ Abb. 7.327 Anticholinerg wirkende Antiparkinsonmittel

des Glucuronids auch über die Niere. Die terminale Halbwertszeit liegt bei 1–3 h.

7.14.5 Anticholinergika

Anticholinergika (○ Abb. 7.327) sind bei Morbus Parkinson weniger effektiv als dopaminerge Wirkstoffe. Zudem beeinträchtigen sie kognitive Fähigkeiten und sollten bei älteren Patienten vermieden werden. Dementsprechend sind ihre Verordnungen seit Jahren rückläufig. Eingesetzt werden sie meist gegen den Tremor.

Design und Entwicklung. Anticholinergika wurden in Form von Belladonna-Extrakten erstmals 1867 durch Leopold Ordenstein in der Parkinsontherapie gegen das Zittern (Tremor) eingesetzt, das lange als wichtigstes Symptom galt. Später lösten synthetische und besser hirngängige Wirkstoffe wie das 1951 eingeführte **Trihexyphenidyl** oder **Biperiden** (1954) die alkaloidhaltigen Tinkturen ab.

Struktur und Eigenschaften. Biperiden, Trihexyphenidyl und Procyclidin sind tertiäre Benzylakohole, die am benzylischen C-Atom einen lipophilen alizyklischen Substituenten und in der Seitenkette einen basischen gesättigten N-Heterozyklus aufweisen. Bornaprin besitzt anstelle des Alkohols eine Estergruppe, die basische Seitenkette liegt zudem ringoffen vor. Das basische Zentrum ist bei allen Vertretern ein tertiäres Amin, das unter physiologischen Verhältnissen zu hohem Anteil protoniert vorliegt. Für Biperiden beträgt der pK_S-Wert 8,8 (Piperidin-N), für Trihexyphenidyl 9,3.

Das benzylische C-Atom ist chiral, eingesetzt werden die Racemate. Die Seitenkette des Biperidens ist am Norbornenring in der *exo*-Orientierung angeknüpft. Bornaprin besitzt einen Norbornanring und ist ein Epimerengemisch der *endo*- und *exo*-Ester.

Wirkungsmechanismus. Die Substanzen sind gegen das Übergewicht an Acetylcholin im Corpus striatum gerichtet. Sie wirken durch kompetitive Blockade peripherer und zentraler Muscarinrezeptoren, ähnlich wie Atropin (▸ Kap. 7.2.6). Der Angriff erfolgt vorwiegend an M_1-Rezeptoren. Zum Teil besitzen die Substanzen auch schwache antagonistische Eigenschaften am NMDA-Rezeptor.

Biperiden (Akineton®), Ph. Eur. (Hydrochlorid), hat noch die größte Bedeutung unter den Anticholinergika als Antiparkinsonmittel. Die orale Bioverfügbarkeit beträgt etwa 30 %. Bei der Biotransformation in der Leber wird der Norbornenring hydroxyliert, daneben auch der Piperidinring. Die Hydroxylierungsprodukte und deren Konjugate werden zur Hälfte im Urin und in den Fäzes ausgeschieden. Die Plasmahalbwertszeit liegt bei 25 h.

Trihexyphenidyl (Artane®), Ph. Eur. (Hydrochlorid), hat eine orale Bioverfügbarkeit von 65 %. Die Plasmahalbwertszeit beträgt 3–4 h, die Ausscheidung erfolgt überwiegend im Urin.

Procyclidin (Osnervan®) besitzt eine orale Bioverfügbarkeit von 75 %. Die mittlere Plasmahalbwertszeit beträgt 13 h.

Bornaprin (Sormodren®) wird nach oraler Gabe gut resorbiert. Bei der Biotransformation wird der Norbornanring hydroxyliert, wobei 5 Isomere entstehen. Die Metaboliten werden überwiegend renal ausgeschieden. Die Eliminationshalbwertszeit beträgt 5 h.

Amantadin (PK-Merz®), Ph. Eur. (Hydrochlorid), ist auch ein Virostatikum und wird in ▸Kap. 12.3.3 beschrieben. Es wirkt ebenfalls anticholinerg. Zudem erhöht es die synaptische Verfügbarkeit von Dopamin. Umstritten ist, ob auch die Beeinflussung von NMDA-Rezeptoren durch die Substanz therapeutisch relevant ist.

7.15 Antipsychotika

Antipsychotika sind Arzneistoffe, die zur Behandlung von Psychosen insbesondere aus dem schizophrenen Formenkreis dienen. Dieser neutrale Begriff ersetzt zunehmend den Alternativbegriff **Neuroleptika** (griech. *neuron* = Nerv, griech. *lepsis* = ergreifen, einnehmen), der von einer psychomotorisch dämpfenden Wirkung auf das Nervensystem ausging, die jedoch bei den neueren Wirkstoffen nicht mit dem antipsychotischen Effekt korrelieren muss.

Unter einer **Psychose** fasst man verschiedene psychische Störungen zusammen, bei denen die Betroffenen die Realität verändert wahrnehmen oder verarbeiten. Zu den endogenen Psychosen, die gegenüber exogenen Psychosen nicht auf einer organischen Veränderung des Gehirns beruhen, zählen Schizophrenie und manisch-depressive Erkrankungen.

Das Erscheinungsbild der **Schizophrenie** ist komplex und durch eine vielschichtige Persönlichkeitsstörung geprägt. Man unterteilt in Positiv- und Negativsymptomatik (Plus- und Minussymptomatik). Die **Positivsymptomatik** ist geprägt durch Merkmale, die gegenüber Gesunden zusätzlich auftreten, wie akustische oder optische Halluzinationen, Wahnvorstellungen sowie schwerwiegende Denkstörungen. Dagegen ist die **Negativsymptomatik** durch fehlende Ausprägungen der Persönlichkeit des Patienten gekennzeichnet, wie Antriebsmangel, Gefühlsverarmung, Gleichgültigkeit, Sprachverarmung und sozialer Rückzug.

Neurochemische Grundlagen der Schizophrenie. Allen Antipsychotika gemeinsam ist der Angriff am dopaminergen System. Darauf basiert die **Dopamin-Hypothese** der Schizophrenie, die von einem Ungleichgewicht zwischen der Dopaminaktivität im limbischen System und in anderen Hirnarealen ausgeht. Sie besagt, dass eine erhöhte dopaminerge Neurotransmission im mesolimbischen System vorliegt, die als Ursache der Positivsymptome gilt. Die Negativsymptome sind als Resultat einer verminderten Aktivität der dopaminergen Neuronen im mesokortikalen System zu sehen. Gestützt wird die Dopamin-Hypothese vor allem durch die klinische Wirksamkeit der klassischen Dopamin-D_2-Antagonisten. Zudem treten Symptome einer Schizophrenie durch Dopamin-Agonisten oder durch Amfetamin auf, das im Gehirn Dopamin vermehrt freisetzt.

Daneben diskutiert man auch den Einfluss anderer Neurotransmitter wie Serotonin, da fast alle Antipsychotika auch eine gewisse Affinität zu den 5-HT_{2A}-Rezeptoren aufweisen. Insbesondere die Blockade dieser Rezeptoren durch atypische Antipsychotika spricht für die **Serotonin-Hypothese**. Zudem sind psychedelische Drogen wie LSD und Psilocybin partielle Agonisten am 5-HT_{2A}-Rezeptor und führen zu Halluzinationen und Denkstörungen.

Antipsychotika klassifiziert man entsprechend ihrer Einführung in die Therapie in

- klassische Antipsychotika (Antipsychotika der 1. Generation, typische Antipsychotika),
- atypische Antipsychotika (Antipsychotika der 2. Generation).

Allgemeine Struktur der Antipsychotika. Gemeinsames Strukturmerkmal der therapeutisch verwendeten Antipsychotika ist ein basisches Amin (ein protonierbares N-Atom), das über eine Kohlenstoffkette mit einem Ringgerüst verknüpft ist (○ Abb. 7.328), das aus einem oder mehreren Aromaten besteht. Diese Struktur vermittelt 2 wichtige Eigenschaften. In der

- **ungeladenen Form** können die Moleküle Lipidmembranen durchdringen und die **Blut-Hirn-Schranke überwinden**, um ihr Target zu erreichen. Hingegen erlaubt ihnen die
- **protonierte Form**, in gleicher Weise wie die körpereigenen Neurotransmitter an die Targetrezeptoren zu binden.

Die Targets der Antipsychotika sind die verschiedenen Neurotransmitter-Rezeptoren. Sie gehören den G-Protein-gekoppelten Rezeptoren an. Zwischen den verschiedenen Rezeptoren gibt es innerhalb der Transmembran-Helices ein hohes Maß an überlappenden Aminosäuresequenzen. Dazu kommen noch mehr Überlappungen in den Sequenzen, welche die Bindestellen der körpereigenen Liganden (Neurotransmitter) ausmachen. Dies trägt zum **breiten Rezeptorprofil der Antipsychotika** bei, die über eine hohe Affinität zu mehreren G-Protein-gekoppelten Rezeptoren (○ Abb. 7.328) verfügen. In der protonierten Form bildet das Antipsychotikum als Ammonium-Ion im intrazellulären Bereich der dritten transmembranären Helixstruktur eine Salzbrücke mit einer Carboxylat-Seitenkette eines Aspartats, das in den jeweiligen G-Protein-gekoppelten Zielrezeptoren vorliegt. Diese Interaktion

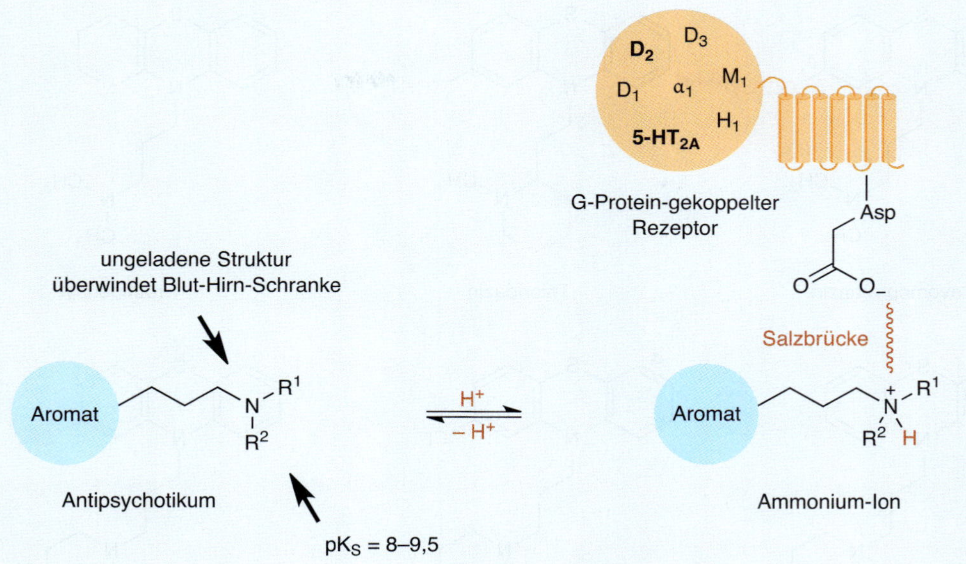

○ Abb. 7.328 Allgemeine Struktur eines Antipsychotikums und Interaktion der protonierten Form mit G-Protein-gekoppelten Rezeptoren

ist für die Bindung an den Rezeptor entscheidend. Weitere Wechselwirkungen mit H-Brücken-Akzeptorgruppen und -Donorgruppen sowie den Aromaten der Antipsychotika bestimmen die Affinitäten zu den einzelnen Rezeptoren.

7.15.1 Klassische Antipsychotika

Die Unterteilung der klassischen Antipsychotika erfolgt nach chemischen Strukturklassen in

- Phenothiazine,
- Thioxanthene,
- Butyrophenone und verwandte Strukturen.

Phenothiazine

Design und Entwicklung. Die Entdeckung der Antipsychotika in den 1950er Jahren kam in der Behandlung von Psychosen einer Revolution gleich. Davor hatten psychiatrische Anstalten im Sinne der Verwahrungspsychiatrie eher den Charakter von Gefängnissen. Der Mangel an Malariamedikamenten gegen Ende des Zweiten Weltkrieges führte dazu, dass man das gegen Malaria wirksame **Methylenblau** (▸ Kap. 12.5.1) und auch andere Phenothiazine wie **Promethazin** (▸ Kap. 7.19.2) verwendete. Dabei wurde man auf die sedierenden und antihistaminergen Eigenschaften des Promethazins aufmerksam. Promethazin erprobte man daher auch zur Prämedikation vor Operationen. Auffallend war dabei die ungewöhnliche zentrale Wirksamkeit bei Schock- und Stressreaktionen. Die Modifizierung der verzweigten Seitenkette im nur schwach antipsychotisch wirksamen Promethazin führte zu **Promazin** (Protactyl®, ○ Abb. 7.330, in Deutschland außer Handel) mit linearer Seitenkette und verbesserter Wirksamkeit. In diesem Zusammenhang synthetisierte Paul Charpentier bei Rhône-Poulenc 1950 **Chlorpromazin**, das daraufhin auch bei schizophrenen Patienten eingesetzt wurde. Der Wirkstoff kam 1953 als Megaphen® in den Handel und galt lange Zeit als Standardsubstanz zur Bestimmung der Wirkstärke von Antipsychotika. Zwar steht Chlorpromazin auf der WHO-Liste der unentbehrlichen Arzneimittel, ist aber in Deutschland nicht mehr im Handel.

Struktur und Eigenschaften. Grundgerüst der Substanzen ist das trizyklische **Phenothiazin**. Dies ist ein linear anelliertes System mit einem zentralen 1,4-Thiazinring, der von 2 Benzenringen flankiert wird, die einen Winkel von 140° bilden (▸ Kap. 7.16.1, ○ Abb. 7.355). In der zentralen S-N-Achse liegt eine schwache Winkelung vor, wodurch die Faltung, d. h. die Abweichung von der Koplanarität, definiert ist. Letztlich liegt somit kein planares Ringsystem vor. Bei allen Vertretern ist ein basischer Substituent über 3 C-Atome mit N-10 des Phenothiazins verknüpft. Das N-Atom der aliphatischen Seitenkette bildet als tertiäres Amin das basische Zentrum, mit pK_S-Werten im Bereich von 8,0–9,5. Damit liegt eine ausreichend hohe Fraktion am Rezeptor in der für die Bindung benötigten protonierten Form vor. Dagegen besitzt der Phenothiazinstickstoff als Teil eines Diphe-

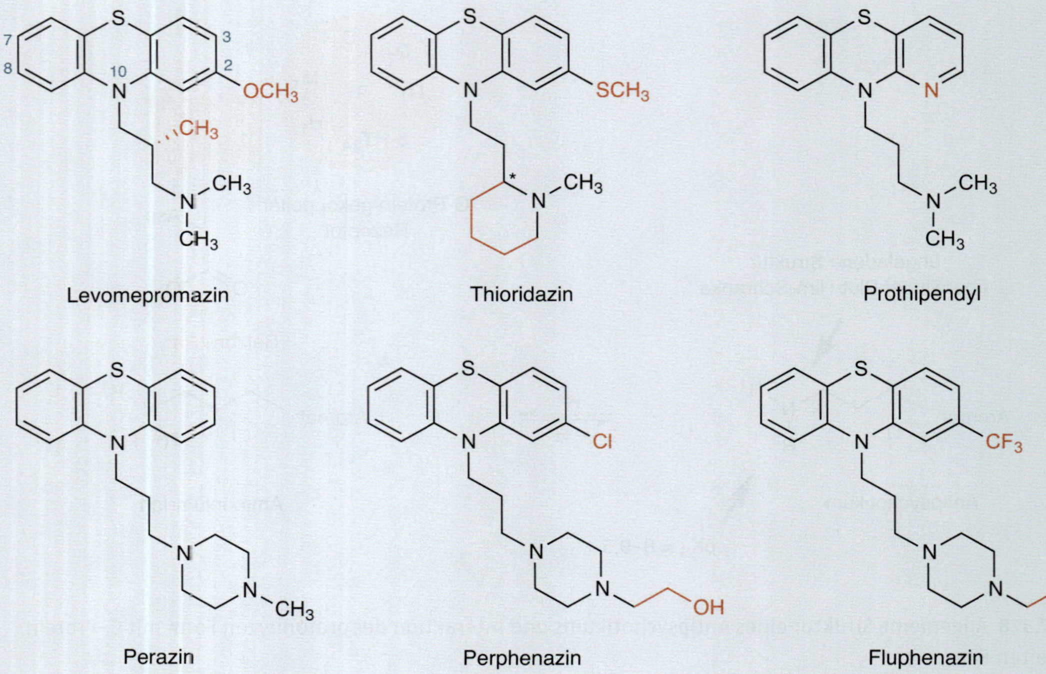

o Abb. 7.329 Phenothiazine

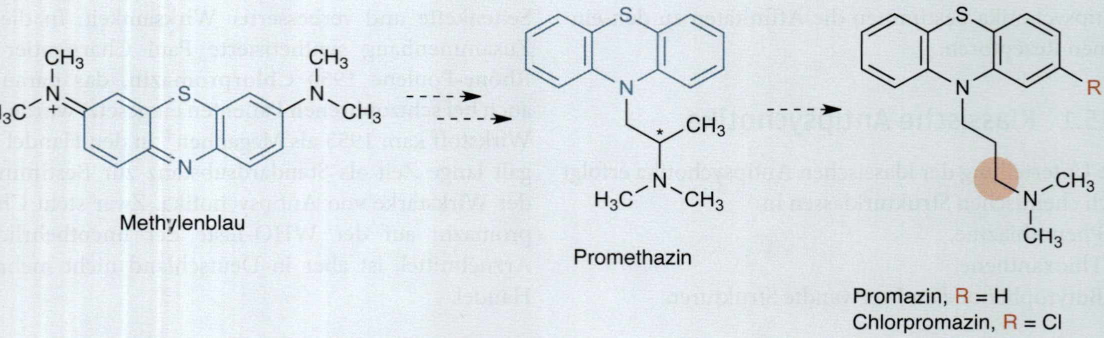

o Abb. 7.330 Entwicklung von Chlorpromazin

nylaminsystems keine basischen Eigenschaften, die Elektronendichte ist nur gering. Eine hohe Elektronendichte weist das S-Atom auf, das insbesondere unter Einfluss von Licht und Sauerstoff zum mesomeriestabilisierten, planaren Radikal-Kation (o Abb. 7.331) oxidiert wird. Als Elektrophil kann es zum unwirksamen Sulfoxid weiterreagieren.

Depotformen. Aufgrund der unsicheren Patienten-Compliance in der antipsychotischen Therapie und des mit Absetzen der Medikation verbundenen Risikos für Rezidive lassen sich mit Depotformen die therapeutischen Wirkspiegel besser sichern. Dazu wird eine endständige Hydroxygruppe eines Antipsychotikums mit einer Fettsäure verestert. Der lipophile Fettsäureester wird als ölige Injektionslösung intramuskulär verabreicht und bildet als **Carrier-gebundenes Prodrug** (▸ Kap. 2.8.1) ein lokales Depot. Das Antipsychotikum wird aus dem Depot im Muskelgewebe über einen längeren Zeitraum zuverlässig freigesetzt und anschließend zur Wirkform hydrolysiert. Zudem ist es besser bioverfügbar, da der hohe

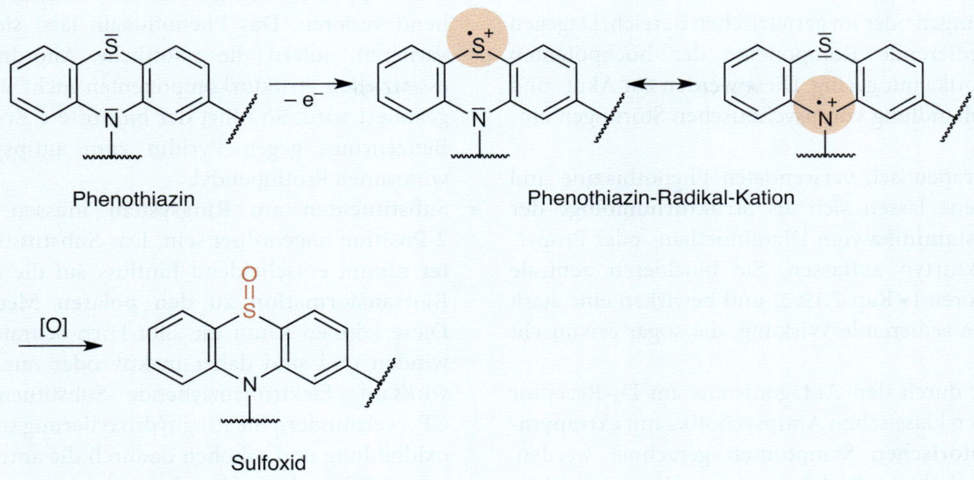

Phenothiazin

$-e^-$

Phenothiazin-Radikal-Kation

[O]

Sulfoxid

o Abb. 7.331 Oxidation zum Radikal-Kation und Sulfoxid

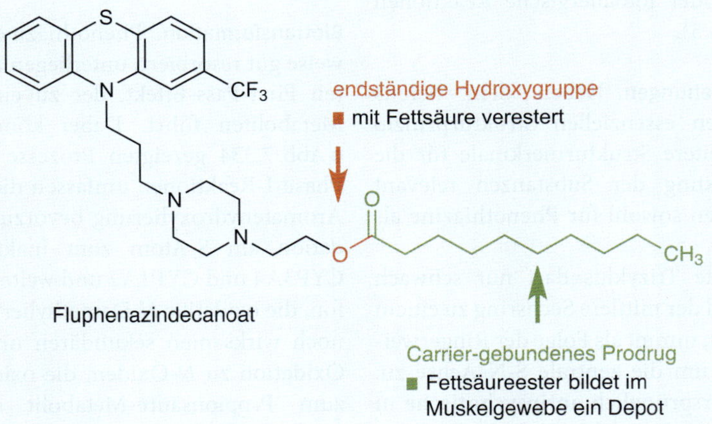

CF_3

Fluphenazindecanoat

endständige Hydroxygruppe

■ mit Fettsäure verestert

CH_3

Carrier-gebundenes Prodrug

■ Fettsäureester bildet im Muskelgewebe ein Depot

o Abb. 7.332 Depotform von Fluphenazin

First-Pass-Effekt umgangen wird. Ein Beispiel ist die Veresterung von **Fluphenazin** mit Decansäure (o Abb. 7.332).

Wirkungsmechanismus. Der genaue Mechanismus für das Zustandekommen der antipsychotischen Wirkung ist im Detail noch nicht geklärt. Klassische Antipsychotika wie Phenothiazine (o Abb. 7.329) wirken primär als kompetitive **Dopamin-D_2-Antagonisten**. Ihre antipsychotische Wirkung korreliert mit der Affinität zum D_2-Rezeptor. Einige Substanzen wirken auch antagonistisch am 5-HT_{2A}-Rezeptor. Im Grunde sind Antipsychotika sogenannte **Dirty Drugs**, d.h., sie greifen an einer Vielzahl von Rezeptoren an.

Für die **Wirkstärke** der klassischen Antipsychotika ist primär ihre Affinität zum D_2-Rezeptor entscheidend. Ist diese niedrig, spricht man von **niedrigpotenten Antipsychotika**, ist sie hoch, handelt es sich um **hochpotente Antipsychotika**. Da sich das Ausmaß der antipsychotischen Potenz nur schwer ermitteln lässt, reiht man die klassischen Antipsychotika nach ihrer **neuroleptischen Potenz** (o Abb. 7.338), die man anhand der extrapyramidal-motorischen Symptome, das sind Störungen im Bewegungsablauf, bestimmt. Als Referenzstandard dient das heute kaum noch verwendete Chlorpromazin. Da die niedrigpotenten Vertreter stärker sedierend wirken, werden sie bei Unruhe und Erregungszuständen eingesetzt. Zudem finden sie zuneh-

7

mend Anwendung bei anderen Indikationen wie bei Schlafstörungen oder im geriatrischen Bereich. Dagegen ist die sedierende Komponente der hochpotenten Antipsychotika nur gering. Diese werden zur Akut- und Langzeitbehandlung von psychotischen Störungen eingesetzt.

Die therapeutisch verwendeten Phenothiazine und Thioxanthene lassen sich als **Strukturhomologe der H_1-Antihistaminika** vom Diaminoethan- oder Propylamin-Strukturtyp auffassen. Sie blockieren zentrale H_1-Rezeptoren (▸Kap. 7.19.2) und bewirken eine stark ausgeprägte sedierende Wirkung, die sogar erwünscht sein kann.

Bedingt durch den Antagonismus am D_2-Rezeptor muss bei den klassischen Antipsychotika mit **extrapyramidal motorischen Symptomen** gerechnet werden, auch mit erhöhtem Prolaktinspiegel. Die antagonistischen Effekte an α_1- und M_1-Rezeptoren haben weitere unerwünschte Wirkungen wie Hypotonie, Mundtrockenheit, Obstipation, Harnretention und Tachykardien zur Folge. Phenothiazine sind **Fotosensibilisatoren** und können fototoxische oder fotoallergische Reaktionen hervorrufen (▸Kap. 3.4.3).

Struktur-Wirkungs-Beziehungen. Neben dem bereits erläuterten allgemeinen essenziellen Strukturprinzip (○Abb. 7.328) sind weitere Strukturmerkmale für die antipsychotische Wirkung der Substanzen relevant (○Abb. 7.333). Sie gelten sowohl für Phenothiazine als auch für Thioxanthene.

- Der linear anellierte Trizyklus darf nur schwach gewinkelt sein. Wird der mittlere Sechsring zu einem Siebenring erweitert, nimmt als Folge der Ringerweiterung die Faltung um die zentrale S-N-Achse zu. Dadurch geht die ursprünglich **antipsychotische** in eine **antidepressive** Wirkung über (▸Kap. 7.16).
- Die antipsychotische Wirksamkeit erfordert zwischen Ringstickstoff und tertiärem Aminstickstoff einen Abstand von 3 C-Atomen. Sie wird durch Verkürzung oder Verzweigung der Kette vermindert, zudem treten Antihistaminwirkungen in den Vordergrund.
- Die Art des basischen Substituenten prägt das Wirkungsbild. Vertreter mit aliphatischer Seitenkette sind **niedrigpotente Antipsychotika**, ebenso Piperidin-substituierte Phenothiazine. Dagegen führt ein *N*-substituierter Piperazinring zu **hochpotenten Antipsychotika**
- Bei Austausch des Phenothiazin-Ringstickstoffs gegen ein sp^2-C-Atom bleibt die Wirkung erhalten. Die Winkelung des dadurch erzeugten **Thioxanthens** entspricht der des Phenothiazins. Bei im Ring unsymmetrisch substituierten Vertretern entstehen geometrische Isomere. Die *Z*-Isomere besitzen die größere antipsychotische Potenz. Durch Hydrierung der Doppelbindung geht die Wirksamkeit weitgehend verloren. Das Phenothiazin lässt sich weiter variieren, sofern die räumliche Anordnung der essenziellen Strukturkomponenten nicht wesentlich geändert wird. So führt der bioisostere Ersatz eines Benzenrings gegen Pyridin zum antipsychotisch wirksamen Prothipendyl.
- **Substituenten am Ringsystem** müssen stets **in 2-Position** angeordnet sein. Das **Substitutionsmuster** nimmt entscheidend Einfluss auf die **oxidative Biotransformation zu den polaren Metaboliten**. Diese können kaum die Blut-Hirn-Schranke überwinden und sind daher inaktiv oder nur schwach wirksam. Elektronenziehende Substituenten (Cl, CF_3) vermindern die Ringhydroxylierung sowie Sulfoxidbildung und erhöhen dadurch die antipsychotische Wirksamkeit. Umgekehrt erleichtern Elektronendonor-Gruppen (OCH_3, SCH_3) in 2-Position die Bildung polarer Strukturen, wodurch diese Wirkstoffe nur niedrigpotente antipsychotische Eigenschaften aufweisen.

Biotransformation. Phenothiazine werden normalerweise gut resorbiert, unterliegen aber einem ausgeprägten First-Pass-Effekt, der zu einer großen Zahl von Metaboliten führt. Dabei können mehrere der in ○Abb. 7.334 gezeigten Prozesse gleichzeitig ablaufen. Phase-I-Reaktionen umfassen die CYP2D6-vermittelte Aromatenydroxylierung bevorzugt in 7-Position, Oxidation am S-Atom zum inaktiven Sulfoxid durch CYP3A4 und CYP1A2 und weitere Oxidation zum Sulfon, die oxidative *N*-Demethylierung der Seitenkette zu noch wirksamen sekundären und primären Aminen, Oxidation zu *N*-Oxiden, die oxidative Desaminierung zum Propionsäure-Metabolit und schließlich die *N*-10-Desalkylierung unter Freisetzung des Phenothiazin-Grundgerüsts. Die phenolischen Metaboliten werden im Anschluss zu Glucuroniden oder Sulfaten konjugiert, primäre Amine werden mit Glycin konjugiert. Phenothiazine mit Piperazin-Seitenkette werden am Piperazinring *N*-desalkyliert, zudem kommt es zur Ringöffnung unter Bildung einer endständigen Ethylendiamin-Gruppe in der N-10-Seitenkette.

Levomepromazin (Neurocil®), Ph. Eur., ist als Hydrochlorid und Maleat des links drehenden *R*-Enantiomers monographiert, bei dem es sich allerdings um das Hydrogenmaleat handelt. Die Maleinsäure (pK_{S1} = 1,9, pK_{S2} = 6,2) vermag lediglich die tertiäre Aminogruppe (pK_S = 9,2), nicht jedoch den Ringstickstoff zu protonieren. Die 2-Methoxygruppe verstärkt den oxidativen Abbau, sodass nach oraler Gabe die Bioverfügbarkeit nur bei 50 % liegt. Die Ausscheidung der Phase-I-Metaboliten erfolgt hauptsächlich im Urin, die der Glucuronide biliär. Die mittlere Eliminationshalbwertszeit

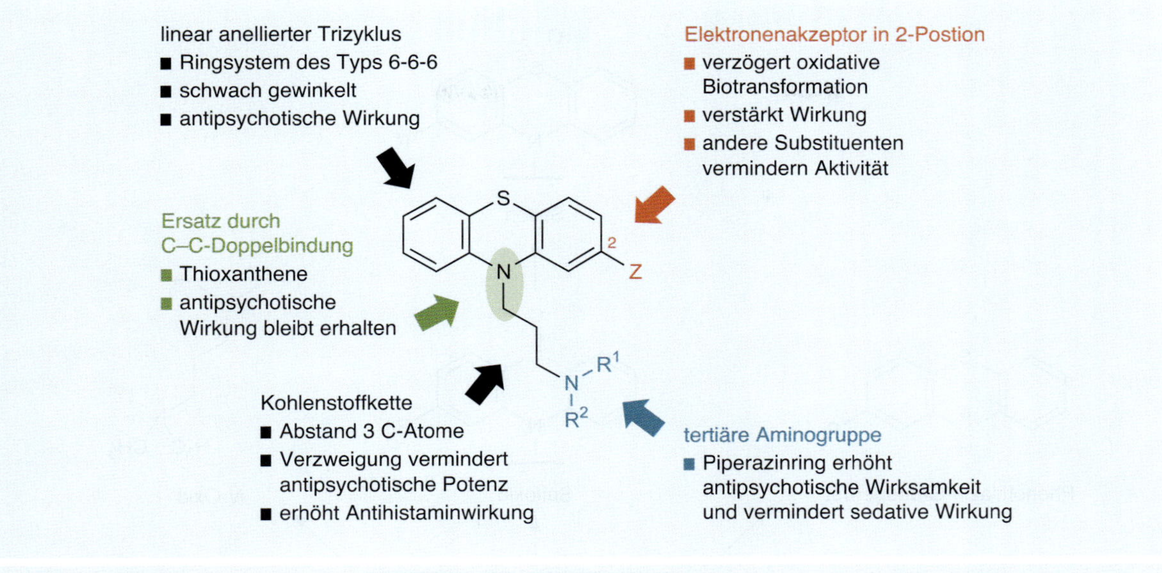

Abb. 7.333 Struktur-Wirkungs-Beziehungen antipsychotisch wirksamer Phenothiazine und Thioxanthene

beträgt 20 h. Levomepromazin ist in Form von Tropfen, Tabletten oder als Injektionslösung („Beruhigungsspritze") verfügbar. Als niedrigpotentes Antipsychotikum wird es bei psychomotorischen Erregungszuständen eingesetzt, oft auch bei Angst- und Schlafstörungen.

Prothipendyl (Dominal®) ist ein 1-Azaphenothiazin und ein niedrigpotenter Vertreter. Der pK_S-Wert beträgt 9,4. Die orale Bioverfügbarkeit liegt bei 15 %. Die Halbwertszeit ist mit 2–3 h kürzer als bei den anderen Phenothiazinen.

Thioridazin (Thioridazin-neuraxpharm®), Ph. Eur., ist als freie Base und als Hydrochlorid monographiert. Im Piperidinring besitzt Thioridazin ein Asymmetriezentrum, wird aber als Racemat eingesetzt. Der pK_S-Wert für den Piperidinstickstoff wird mit 9,5 angegeben. Die orale Bioverfügbarkeit beträgt 60 %. Neben den üblichen Metaboliten der Phenothiazine wird die 2-Methylthiogruppe durch CYP2D6 zum Sulfoxid, z. T. auch weiter zum Sulfon oxidiert. Beide Metaboliten sind antipsychotisch wirksam. Der 2-Sulfoxidmetabolit ist ein doppelt so starker D_2-Antagonist wie die Muttersubstanz, da deren Elektronendonor- nun in eine Elektronenakzeptorgruppe umgewandelt wurde. Die Ausscheidung erfolgt zu 30 % im Urin, der größere Anteil mit den Fäzes. Die Halbwertszeit beträgt 10 h.

Perazin (Perazin-neuraxpharm®) ist ein mittelpotentes Antipsychotikum. Es besitzt einen wirkungsverstärkenden Piperazinring (pK_{S1} = 8,2, pK_{S2} = 4,0), die elektronenziehende Gruppe in 2-Position fehlt dagegen. Die orale Bioverfügbarkeit beträgt aufgrund des hohen First-Pass-Effekts nur 3 %. Die Elimination erfolgt zu je etwa der Hälfte im Urin und über die Fäzes. Die Halbwertszeit liegt bei 8–16 h.

Perphenazin (Perphenazin-neuraxpharm®), Ph. Eur., ist ein hochpotenter Vertreter mit Piperazinalkyl-Seitenkette (pK_{S1} = 8,1, pK_{S2} = 3,7). Die orale Bioverfügbarkeit beträgt 40 %, die Ausscheidung erfolgt vorwiegend im Urin in Form der Metaboliten. Die Eliminationshalbwertszeit liegt bei 8–12 h.

Fluphenazin, Ph. Eur. (Dihydrochlorid), ist wie Perphenazin in der N-10-Seitenkette mit einem Piperazinylethanol-Strukturelement (pK_{S1} = 8,1, pK_{S2} = 3,9) terminiert. Dies erlaubt die Veresterung der endständigen Hydroxygruppe mit Decansäure zu einer Depotform. In Deutschland ist nur noch die Depotform im Handel.

Fluphenazindecanoat (Fluphenazin-neuraxpharm®), Ph. Eur., dient als Depotpräparat zur Langzeittherapie und Rezidivprophylaxe schizophrener Psychosen. Nach i. m. Injektion wird der Fettsäureester langsam unter Freisetzung von Fluphenazin hydrolysiert. Die Ausscheidung der Metaboliten erfolgt nach Glucuronidierung zum Großteil über die Galle. Das Applikationsintervall beträgt 2–4 Wochen.

Thioxanthene

Design und Entwicklung. Die ersten **Thioxanthene** wurden 1958 bei der dänischen Firma Lundbeck synthetisiert. Aufgrund der hohen Strukturverwandtschaft mit den Phenothiazinen ist die vergleichbare Wirkung nicht überraschend. Bei den Thioxanthenen (Abb. 7.335) ist der antipsychotische Effekt in einer gegenüber den Phenothiazinen abgeschwächten Form vorhanden, zugunsten einer antidepressiven, stimmungaufhellenden Wirkung. Als erster Vertreter kam 1959 **Chlorprothixen** in den Handel. Drei Jahre später folgte das besser antipsychotisch wirkende Clopenthi-

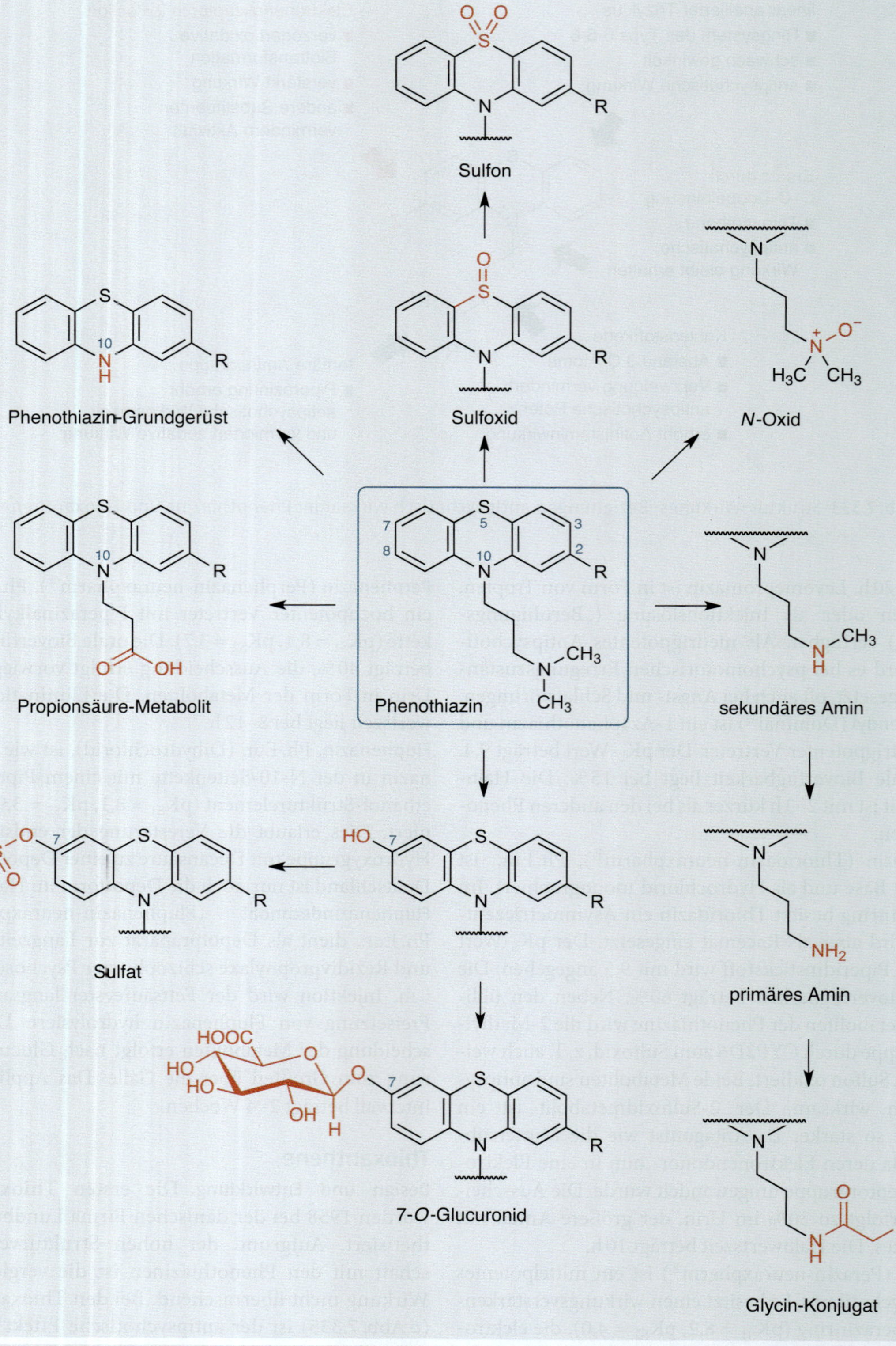

Sulfon

Phenothiazin-Grundgerüst

Sulfoxid

N-Oxid

Propionsäure-Metabolit

Phenothiazin

sekundäres Amin

Sulfat

primäres Amin

7-*O*-Glucuronid

Glycin-Konjugat

Abb. 7.334 Wesentliche Biotransformationswege der Phenothiazine

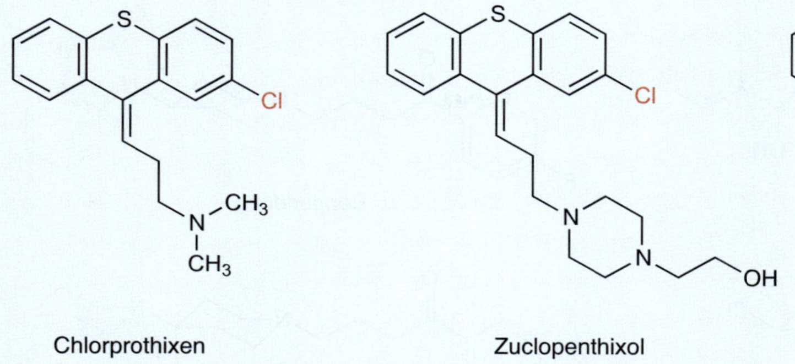

Chlorprothixen Zuclopenthixol Flupentixol

o Abb. 7.335 *Z*-Isomere der Thioxanthene

xol (a. H.), dessen aktives *Z*-Isomer als **Zuclopenthixol** auf dem Markt ist.

Struktur und Eigenschaften. Thioxanthene sind als Analoga der Phenothiazine aufzufassen, bei denen der Ringstickstoff durch einen sp^2-hybridisierten Kohlenstoff ersetzt ist. Die Seitenkette ist über eine C=C-Doppelbindung an den Trizyklus gebunden. Die *Z*-Isomere besitzen die höhere Wirksamkeit. In Gegenwart von Licht und Sauerstoff isomerisieren die Thioxanthene über einen Radikalmechanismus zu den weniger wirksamen *E*-Isomeren. Auch die fotoinduzierte Oxidation zum 9*H*-Thioxanthen-9-on wird beobachtet. Die Betrachtungen zur Struktur und Wirkung decken sich ansonsten weitgehend mit denen der Phenothiazine (o Abb. 7.333).

Biotransformation. Im Gegensatz zu den Phenothiazinen findet bei den meisten Thioxanthenen keine Ringhydroxylierung statt. Ähnlich wie bei den Phenothiazinen entstehen die Sulfoxide und *N*-desalkylierte Metaboliten.

Chlorprothixen (Chlorprothixen-neuraxpharm®), Ph. Eur. (Hydrochlorid), ist als *Z*-Isomer monographiert. Der pK_S-Wert beträgt 8,4. Die orale Bioverfügbarkeit liegt bei 23–64 %. Die Ausscheidung der Metaboliten erfolgt renal und in den Fäzes. Die Eliminationshalbwertszeit liegt zwischen 8 und 12 h. Chlorprothixen ist ein niedrigpotenter Vertreter.

Flupentixol (Fluanxol®), Ph. Eur., ist in abweichender Schreibweise von den anderen Thioxanthenen ohne „th" als Dihydrochlorid monographiert. Das Arzneibuch beschreibt das *EZ*-Isomerengemisch, wobei das wirksamere *Z*-Isomer zu 42–48 % vorliegen muss. Mit der Piperazin-Seitenkette ($pK_{S1} = 7{,}9$, $pK_{S2} = 3{,}7$) gehört Flupentixol zu den hochpotenten Vertretern. Nach oraler Gabe liegt die Bioverfügbarkeit bei 40 %. Flupentixol und seine Metaboliten werden primär mit den Fäzes ausgeschieden. Die Eliminationshalbwertszeit beträgt 35 h.

Flupentixoldecanoat (Fluanxol® Depot-Injektionslösung) ist das Carrier-gebundene Prodrug von Flupentixol.

Zuclopenthixol (Ciatyl-Z®) ist das *Z*-Isomer (*Z* = zusammen), d. h., die beiden Substituenten mit der höheren Priorität befinden sich auf der gleichen Seite der Referenzebene. Zuclopenthixol unterscheidet sich von Flupentixol nur durch den Chlorsubstituenten anstelle der Trifluormethylgruppe. Die pK_S-Werte für den basischen Piperazinring werden mit 6,2 und 3,4 angegeben. Die Elimination erfolgt hauptsächlich mit den Fäzes. Die orale Bioverfügbarkeit liegt bei 44 %. Die mittlere Halbwertszeit beträgt 20 h.

Zuclopenthixoldecanoat (Ciatyl-Z® Depot-Injektionslösung), Ph. Eur., ist die Depotform von Zuclopenthixol. Da der präsystemische Metabolismus umgangen wird, liegt die Bioverfügbarkeit bei 100 %.

Butyrophenone

Design und Entwicklung. Mitte der 1950er Jahre synthetisierte man bei der Firma Janssen **Butyrophenon**-Analoga des Opioid-Analgetikums **Pethidin** (o Abb. 7.337), um dessen Wirkung zu verstärken. Das formal von inversen Estern der Pethidinreihe – Alkohol und Säurekomponenten des Esters sind gegenüber Pethidin vertauscht – abgeleitete **Haloperidol** zeigte ähnliche antipsychotische Aktivität wie Chlorpromazin, erwies sich aber im Hinblick auf die Dosierung als deutlich potenter (o Abb. 7.338). Bereits 1959 kam es in Belgien auf den Markt und fand danach breite Anwendung. Eine Weiterentwicklung sind **Diphenylbutylpiperidine** wie **Fluspirilen.**

Struktur und Eigenschaften. Das allgemeine Strukturmerkmal der Antipsychotika vom Butyrophenon-Typ

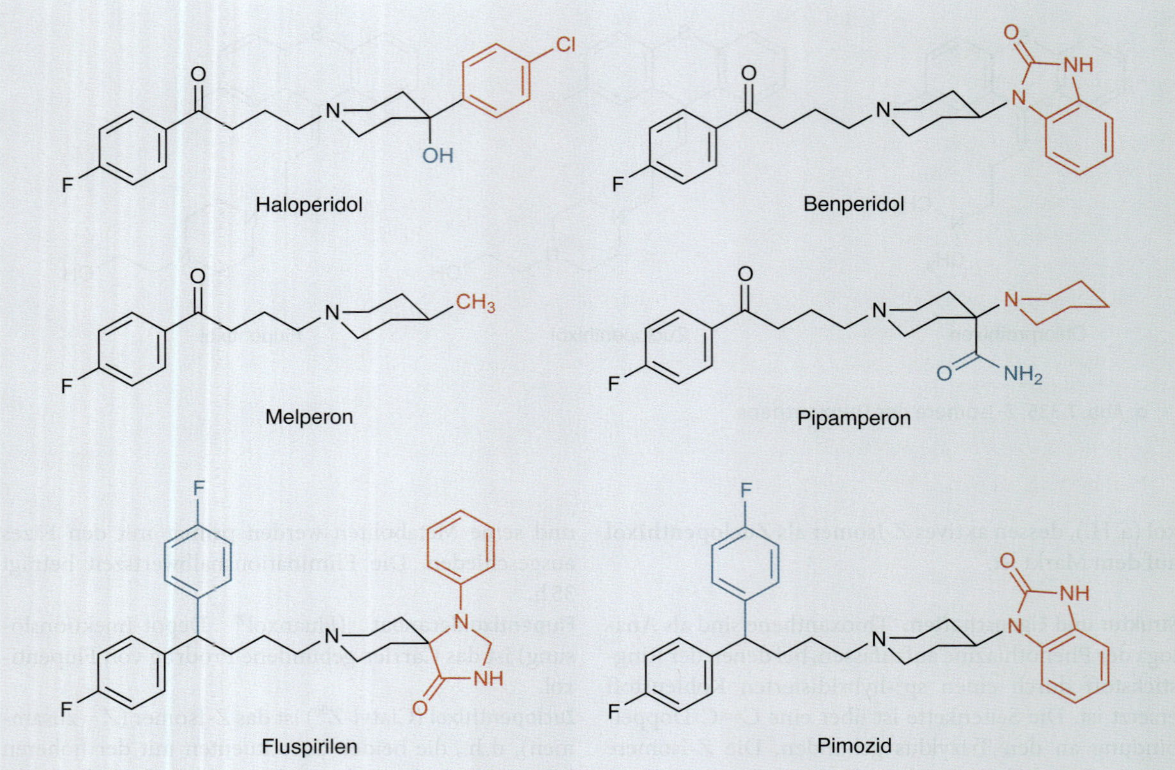

○ Abb. 7.336 Butyrophenone und strukturverwandte Diphenylbutylpiperidine

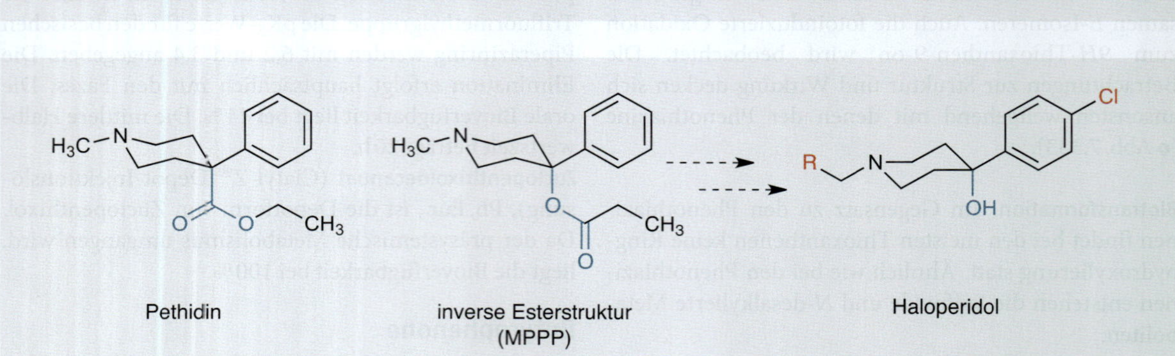

○ Abb. 7.337 Entwicklung von Haloperidol. MPPP: 1-Methyl-4-phenylpiperidin-4-yl-propionat

(○ Abb. 7.336) ist ein zentraler Piperidinring als basisches Zentrum (pK_S = 8,0–9,1). Dieser liegt in der Sesselkonformation vor und dessen N-Atom ist über eine Kette von 4 C-Atomen mit einem Fluorphenylring verknüpft. Zudem trägt der Piperidinring in 4-Position einen äquatorialen Substituenten. Die Substanzen binden in der protonierten Piperidinium-Form an den Dopamin-D_2-Rezeptor. Die NH-Acidität des bei Benperidol und Pimozid vorliegenden Benzimidazolinon-Strukturelements ist im physiologischen Milieu ohne Relevanz.

Wirkungsmechanismus. Haloperidol und Benperidol sowie die Diphenylbutylpiperidine sind deutlich potenter als Phenothiazine und Thioxanthene und werden den **hochpotenten Antipsychotika** zugeordnet (○ Abb. 7.338). Melperon und Pipamperon sind allerdings niedrigpotente Vertreter. Die antipsychotische Wirkung wird über die Blockade der Dopamin-D_2-Rezeptoren erklärt. Durch die D_2-Blockade in der Area postrema kommt es zudem zu einer ausgeprägten **antiemetischen Wirkung**. Allerdings sind mit dem D_2-Antagonismus auch die **extrapyramidal-motorischen Stö-**

rungen verbunden. Die H_1-antihistaminergen, serotonergen, noradrenergen und cholinergen Effekte sind nur gering ausgeprägt.

Struktur-Wirkungs-Beziehungen. Der Pharmakophor der Butyrophenone (○ Abb. 7.339) erfordert für die Affinität zum D_2-Rezeptor

- eine aliphatische tertiäre Aminogruppe. Die höchste Wirksamkeit erzielt man durch Einbau in ein Ringsystem, vorzugsweise in einen Piperidinring. Kleinere oder größere Ringe sind weniger wirksam.
- Ebenso ist der terminale *para*-substituierte (F bevorzugt) Phenylring erforderlich. Die Carbonylgruppe verleiht optimale Wirksamkeit. Die Reduktion zum Alkohol oder der Ersatz durch eine Phenylmethyl-Einheit wie bei den Diphenylbutylpiperidinen ergibt ebenfalls wirksame Substanzen.
- Eine Verlängerung, Verkürzung oder Verzweigung der Spacer-Kette von 3 Methylen-Einheiten vermindert die antipsychotische Potenz.
- Variationsmöglichkeiten ergeben sich am Piperidinring, insbesondere in 4-Position.

Biotransformation. Butyrophenone werden in der Leber durch CYP3A4 und CYP2D6 metabolisiert (○ Abb. 7.340). Der Hauptmetabolit entsteht durch *N*-Desalkylierung, wobei die entsprechenden 4-Oxobuttersäuren gebildet werden. Diese können durch β-Oxidation weiter abgebaut werden. Zudem wird die Carbonylgruppe zum sekundären Alkohol reduziert.

Antipsychotische Potenz (EPS)		Antipsychotikum	CPZ-Äquivalent	Sedierende Potenz
	hoch	Benperidol	75	
		Haloperidol	50	
		Pimozid	50	
		Fluspirilen	50	
		Flupentixol	50	
		Fluphenazin	40	
		Perphenazin	15	
	mittel	Zuclopenthixol	5	
		Chlorpromazin	1	
		Perazin	1	
		Thioridazin	1	
	niedrig	Chlorprothixen	0,8	
		Prothipendyl	0,7	
		Levomepromazin	0,5	

○ **Abb. 7.338** Ausmaß der antipsychotischen und sedativen Potenz klassischer Antipsychotika. CPZ-Äquivalent bezogen auf Referenzwert 1 (CPZ: Chlorpromazin), EPS: extrapyramidal-motorische Störungen

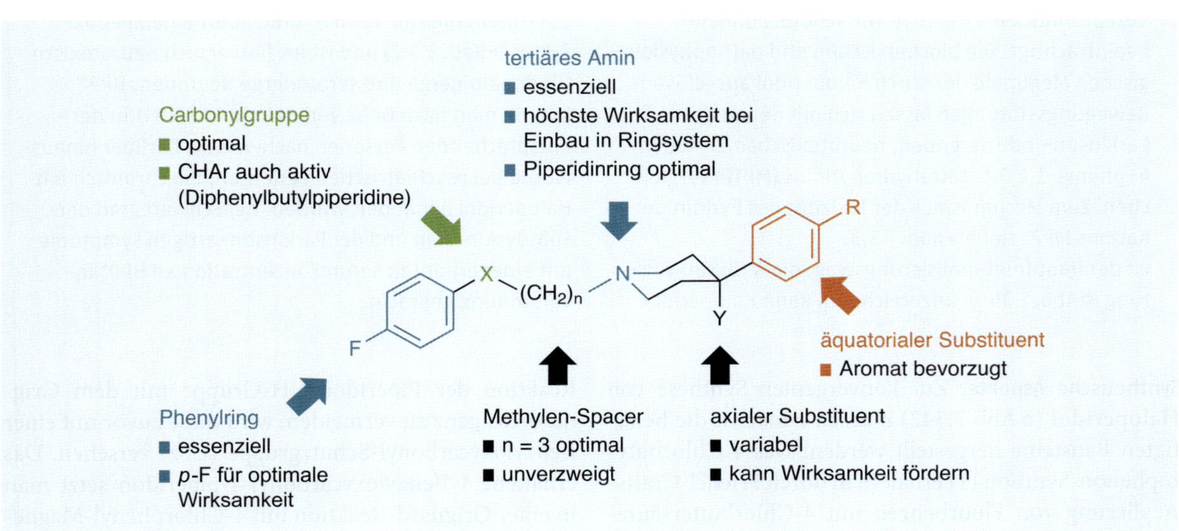

○ **Abb. 7.339** Struktur-Wirkungs-Beziehungen antipsychotisch wirksamer Butyrophenone und Diphenylbutylpiperidine

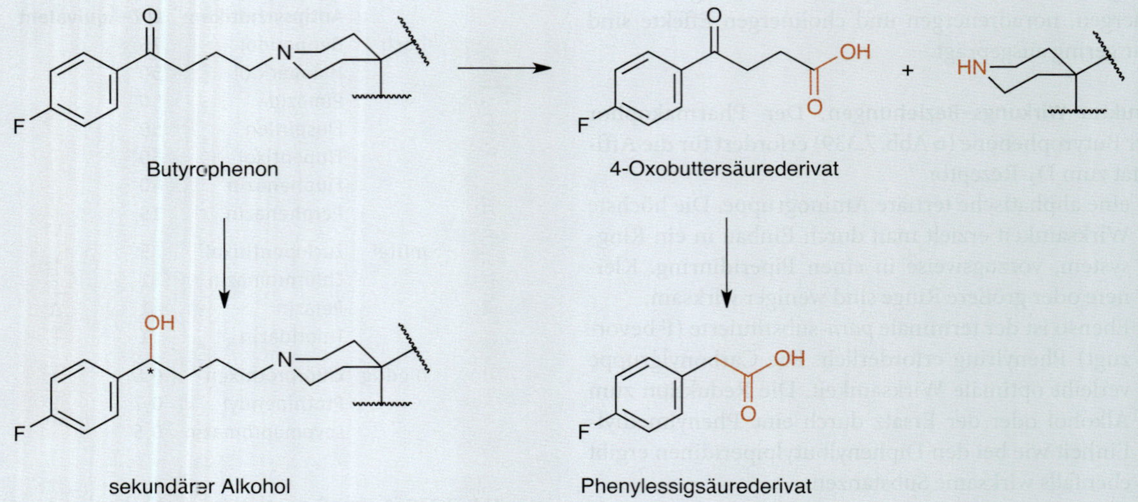

Abb. 7.340 Biotransformation der Butyrophenone

Neurotoxischer Haloperidol-Metabolit

Zu den extrapyramidalen Nebenwirkungen einer Haloperidol-Therapie gehören **Spätdyskinesien** (tardive Dyskinesien). Diese sind gekennzeichnet durch stereotype, unwillkürliche, sich wiederholende Zuckungen des Gesichts, der Augenlider, des Mundes, der Zunge, der Extremitäten und des Rumpfes. Nach langfristiger Therapie sind die Dyskinesien häufig irreversibel. Man nimmt an, dass neurotoxische Effekte im Bereich des dopaminergen Systems als Ursache gelten. So ist die dopaminerge Erregungsübertragung aufgrund der Rezeptorblockade durch Antipsychotika ohnehin beeinträchtigt. Die biochemischen und pathophysiologischen Merkmale der durch Haloperidol ausgelösten Bewegungsstörungen lassen sich mit denen des Parkinson-induzierenden, neurotoxischen 1-Methyl-4-phenyl-1,2,3,6-tetrahydropyridins (MPTP) vergleichen. Zum Mechanismus der Toxizität des Pyridinium-Kations MPP^+ siehe ▸Kap. 7.3.3.

Ist der Hauptmetabolisierungsweg, die *N*-Desalkylierung (Abb. 7.340), unzureichend, kann Haloperidol durch β-Eliminierung zum entsprechenden Haloperidol-1,2,3,6-Tetrahydropyridinderivat (HPTP) dehydratisiert werden (Abb. 7.341). Es ist ein MPTP-Analogon. MPTP wird aus einem als Designerdroge verwendeten inversen Pethidinester gebildet. Beim Menschen und bei Pavianen wird HPTP im Piperidinring zum entsprechenden **Haloperidol-Pyridinium-Kation (HPP^+)** oxidiert, in vergleichbarer Weise wie MPTP zum Neurotoxin MPP^+. Da sich die Struktur des Haloperidols von der des inversen Pethidinesters herleitet (Abb. 7.337), überrascht dies nicht. HPP^+ durchläuft einen Redox-Zyklus (▸Kap. 3.2.2) und ist im Tierversuch neurotoxisch für dopaminerge und serotonerge Neuronen. HPP^+ konnte man nach Gabe von Haloperidol im Urin der entsprechenden Personen nachweisen. Darüber hinaus wurde bei psychiatrischen Patienten, die chronisch mit Haloperidol behandelt wurden, der Schweregrad der Spätdyskinesien und der Parkinson-artigen Symptome mit einer erhöhten Serumkonzentration an HPP^+ in Verbindung gebracht.

Synthetische Aspekte. Zur konvergenten Synthese von **Haloperidol** (Abb. 7.342) müssen zunächst die benötigten Bausteine hergestellt werden. Das 4-Chlorbutyrophenon-Synthon (**1**) erhält man durch Friedel-Crafts-Acylierung von Fluorbenzen mit 4-Chlorbuttersäurechlorid. Da die Säurechlorid-Gruppe reaktiver als das Alkylchlorid ist, verläuft die Reaktion ohne konkurrierende Friedel-Crafts-Alkylierung. Um bei der Darstellung des Piperidin-Synthons (**2**) eine Säure-Base-Reaktion der Piperidon-NH-Gruppe mit dem Grignard-Reagenz zu vermeiden, wird diese zuvor mit einer Benzyloxycarbonyl-Schutzgruppe (Cbz) versehen. Das erhaltene 1-Benzyloxycarbonyl-4-piperidon setzt man in einer Grignard-Reaktion mit 4-Chlorphenyl-Magnesiumbromid zum entsprechenden 4-Phenylpiperidin um. Die Hydrogenolyse mit H_2/Pd-C verläuft unter Abspalten der *N*-Benzyloxycarbonyl-Schutzgruppe und liefert das Synthon (**2**). Durch Erhitzen der beiden Bau-

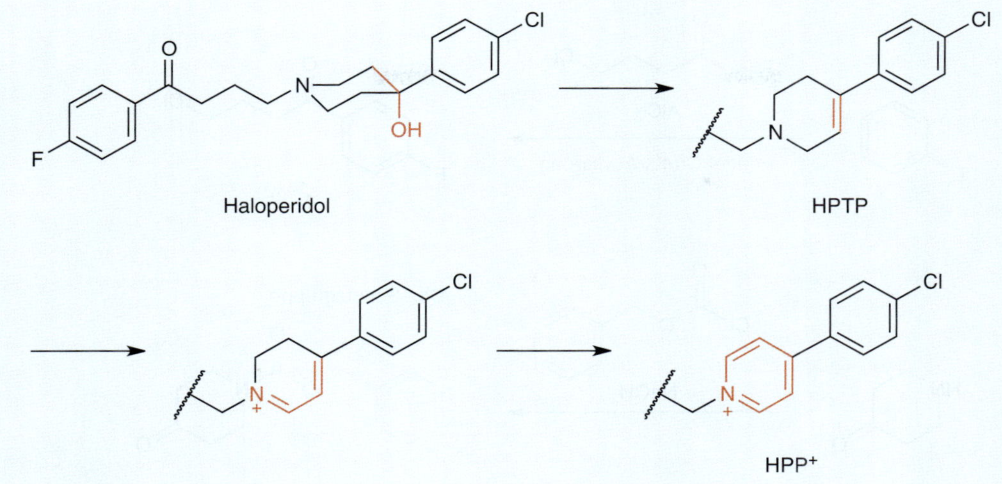

Haloperidol → HPTP → → HPP⁺

Abb. 7.341 Bildung des neurotoxischen Haloperidol-Pyridinium-Kations (HPP^+). HPTP: Haloperidol-1,2,5,6-Tetrahydropyridinderivat

steine in Toluen in Gegenwart von KI auf 100 °C im Autoklaven gelangt man zu Haloperidol. Iodid fungiert im Sinne einer Finkelstein-Reaktion als nukleophiler Katalysator und beschleunigt als gute Abgangsgruppe die nur langsam ablaufende S_N2-Reaktion.

Haloperidol (Haldol®-Janssen), Ph. Eur., ist in Form von Tabletten, als Lösung und als Injektionslösung verfügbar. Es besitzt einen pK_S-Wert von 8,7 (Piperidin). Die orale Bioverfügbarkeit beträgt 60 %. Die Ausscheidung erfolgt in Form der Metaboliten vorwiegend im Urin, zusätzlich auch mit den Fäzes. Die Eliminationshalbwertszeit liegt bei 12–35 h.

Haloperidoldecanoat (Haldol®-Janssen Decanoat Depot), Ph. Eur., ist das lipophile Prodrug von Haloperidol zur i. m. Applikation als Depot-Antipsychotikum. Durch langsame und kontinuierliche Hydrolyse gelangt Haloperidol daraus in den Blutkreislauf. Das Applikationsintervall beträgt 3–4 Wochen.

Benperidol (Glianimon®), Ph. Eur., gibt es in Form von Tropfen, Tabletten und als Injektionslösung. Der pK_S-Wert beträgt 8,0. Nach peroraler Gabe wird Benperidol rasch und vollständig resorbiert. Wegen des hohen First-Pass-Effekts in der Leber liegt die Bioverfügbarkeit nur etwa bei 30–40 %. Die Ausscheidung erfolgt überwiegend mit den Fäzes. Die Eliminationshalbwertszeit beträgt 7–8 h.

Melperon (Melneurin®) ist in Form von Tropfen und Tabletten im Handel. Der pK_S-Wert wird mit 9,1 angegeben. Nach oraler Gabe beträgt die Bioverfügbarkeit 60 %. Die Metaboliten werden hauptsächlich im Urin eliminiert. Die Eliminationshalbwertszeit liegt bei 4–6 h.

Pipamperon (Dipiperon®) ist als Lösung, Sirup und in Form von Tabletten verfügbar. Es wird meistens als Schlafmittel verordnet. Der pK_S-Wert beträgt 8,7. Pipamperon wird aus dem Gastrointestinaltrakt rasch resorbiert. Die Halbwertszeit liegt bei 17–22 h, die Ausscheidung der Metaboliten erfolgt renal. Da anticholinerge Nebenwirkungen fehlen, findet Pipamperon auch Anwendung in der Kinder- und Jugendpsychiatrie.

Diphenylbutylpiperidine

Zu den Diphenylbutylpiperidinen (Abb. 7.336) gelangt man ausgehend von den Butyrophenonen, indem man formal das O-Atom der Carbonylgruppe gegen einen zweiten *para*-Fluorphenylring austauscht. Für die Bindung an den Dopamin-D_2-Rezeptor ist der Strukturunterschied ohne Relevanz. Die beiden Vertreter dieser Reihe sind **hochpotente** und gegenüber den Butyrophenonen **langwirkende Antipsychotika**.

Fluspirilen (Imap®), Ph. Eur., wird als Injektionslösung in den Handel gebracht und als Depot-Präparat verwendet. Es ist ein Spiroderivat, in dem der Piperidinring über nur ein gemeinsames C-Atom mit einem Phenyl-substituierten Imidazolidinonring verknüpft ist. Der pK_S-Wert beträgt 8,7 (Piperidin). Fluspirilen wird nach i. m. Injektion sehr langsam über Wochen aus dem Muskeldepot freigesetzt. Die Bioverfügbarkeit liegt bei 100 %, die Eliminationshalbwertszeit liegt bei 3 Wochen. Die Ausscheidung erfolgt renal und fäkal.

Pimozid (Orap®), Ph. Eur., ist ein oral verfügbares Diphenylbutylpiperidin. Es besitzt das gleiche Substitutionsmuster wie Benperidol. Der pK_S-Wert beträgt 8,6 (Piperidin). Pimozid unterliegt einem ausgeprägten

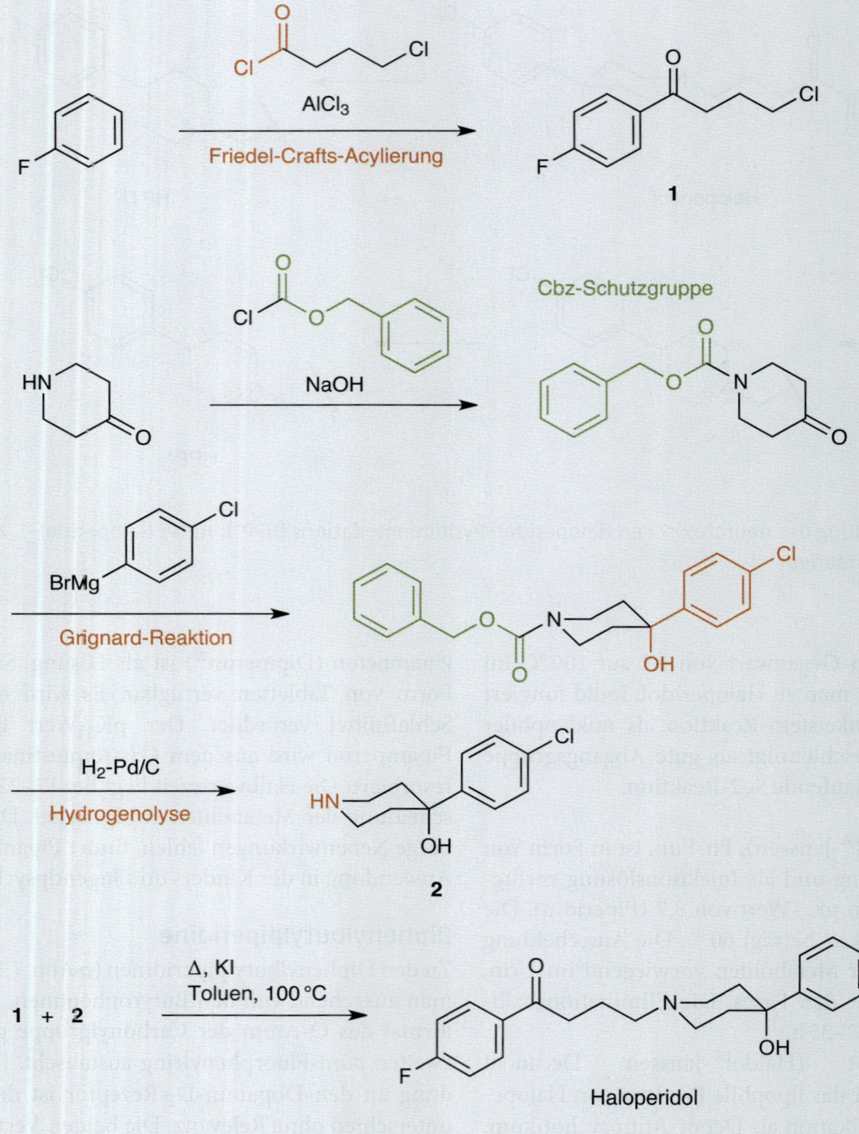

○ **Abb. 7.342** Synthese von Haloperidol. Cbz: Benzyloxycarbonyl-Schutzgruppe

First-Pass-Metabolismus. Die Eliminationshalbwertszeit liegt bei 55 h, die Ausscheidung erfolgt in Form der Metaboliten zu 45 % über den Urin.

7.15.2 Atypische Antipsychotika

Nach Verordnungshäufigkeit liegen die atypischen Antipsychotika deutlich vor den klassischen Vertretern. Gegenüber den hochpotenten klassischen Antipsychotika ist das Risiko für das Auftreten von extrapyramidalmotorischen Störungen geringer. Eine therapeutische Überlegenheit ist bislang aber nicht belegt. Ein wesentlicher klinischer Wirksamkeitsunterschied zwischen den Vertretern der 1. und 2. Generation ist nicht festzustellen. Chemisch-strukturell kann man unterteilen in

- trizyklische atypische Antipsychotika,
- Arylpiperidine und Arylpiperazine,
- Benzamide.

Trizyklische atypische Antipsychotika

Design und Entwicklung. Auf der Suche nach Antidepressiva synthetisierte man 1958 bei der Firma Wander in Bern Analoga von **Imipramin**, die im zentralen Siebenring ein oder mehrere Heteroatome anstelle von C-Atomen enthielten. Unter diesen zeigte **Clozapin** (○ Abb. 7.343) antipsychotische Wirkung, war jedoch

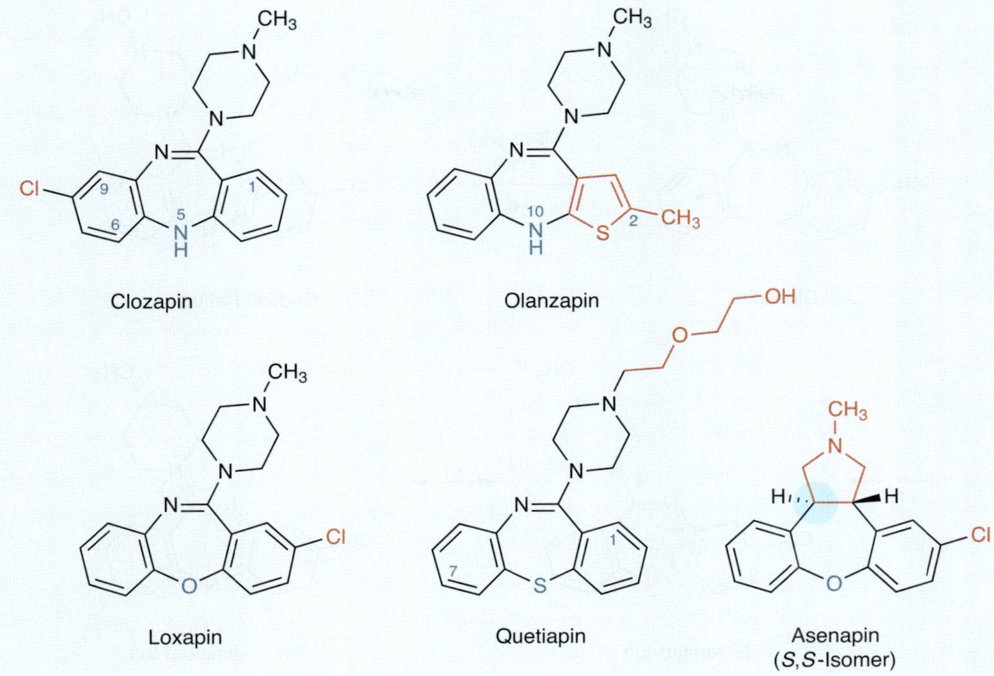

Abb. 7.343 Atypische Antipsychotika mit trizyklischer Struktur

insofern atypisch, als es keine extrapyramidalen Nebenwirkungen hervorrief. Es kam 1972 auf den Markt. Trotz der herausragenden Aktivität war die Anwendung aufgrund des hohen Agranulozytose-Risikos stark eingeschränkt. Erst 1996 folgte das bei Lilly entwickelte **Olanzapin**, in dessen Struktur einer der beiden Benzenringe des Clozapins bioisoster durch einen Thiophenring ausgetauscht wurde. Dennoch ist Clozapin ein weiterer Meilenstein in der Therapie der Schizophrenie und nach wie vor das am besten wirksame Antipsychotikum.

Struktur und Eigenschaften. Die atypischen trizyklischen Antipsychotika (Abb. 7.343) enthalten gegenüber den klassischen Vertretern einen zentralen Siebenring, sind somit nach dem 6-7-6-System konstruiert. Aufgrund der Variation der Heteroatome im mittleren Ring liegen innerhalb der Gruppe verschiedene Trizyklen vor. **Clozapin** ist ein Dibenzodiazepin, das Thiophen-analoge **Olanzapin** ein Benzothienodiazepin, **Loxapin** ein Dibenzoxazepin und **Quetiapin** ein Dibenzothiazepin. In **Asenapin** fehlt das N-Atom im Siebenring, es liegt ein Dibenzoxepin vor. Es ist mit einem Pyrrolidinring zu einem Tetrazyklus anelliert, wobei an der Anellierungsseite 2 Asymmetriezentren vorliegen. Bei allen Vertretern lässt sich das allgemeine strukturelle Grundprinzip der Antipsychotika-Struktur erkennen (Abb. 7.328). Als basisches Zentrum fungiert jeweils der *N*-alkylierte Piperazinstickstoff (pK_S = 7,0–8,6), bei Asenapin der Pyrrolidin-Stickstoff. Bei den Vertretern mit N-haltigem Siebenring liegt noch ein zweites, schwächer basisches Zentrum vor.

Wirkungsmechanismus. Auch die atypischen Vertreter entfalten ihre antipsychotische Wirkung über eine Dopamin-D_2-Rezeptorblockade. Dies hat sich auch für Clozapin herausgestellt, das zudem spezifisch den D_4-Rezeptor antagonisiert. Dennoch scheint die Bedeutung dieses Rezeptors eher gering, da reine D_4-Antagonisten keine antipsychotische Wirkung zeigen. Zusätzlich blockieren die atypischen Trizyklen verstärkt den 5-HT_{2A}-Rezeptor, dazu weitere dopaminerge und serotonerge Rezeptoren, insbesondere auch H_1-Rezeptoren sowie M_1-Rezeptoren. Letztlich sind sie ebenso wie die klassischen Vertreter **Dirty Drugs**. Das Rezeptorbindungsprofil der einzelnen Vertreter variiert, woraus sich unterschiedliche Nebenwirkungsprofile ableiten.

Mit Ausnahme von Clozapin ist die häufig behauptete bessere Wirksamkeit der atypischen Antipsychotika bei Negativsymptomatik und in therapierefraktären Fällen durch klinische Studien nicht belegt. Im Unterschied zu den klassischen Antipsychotika zeigen die atypischen Vertreter weniger extrapyramidal-motorische Störungen. Das Auftreten **unerwünschter Wirkungen** ist zwischen den atypischen Antipsychotika unterschiedlich

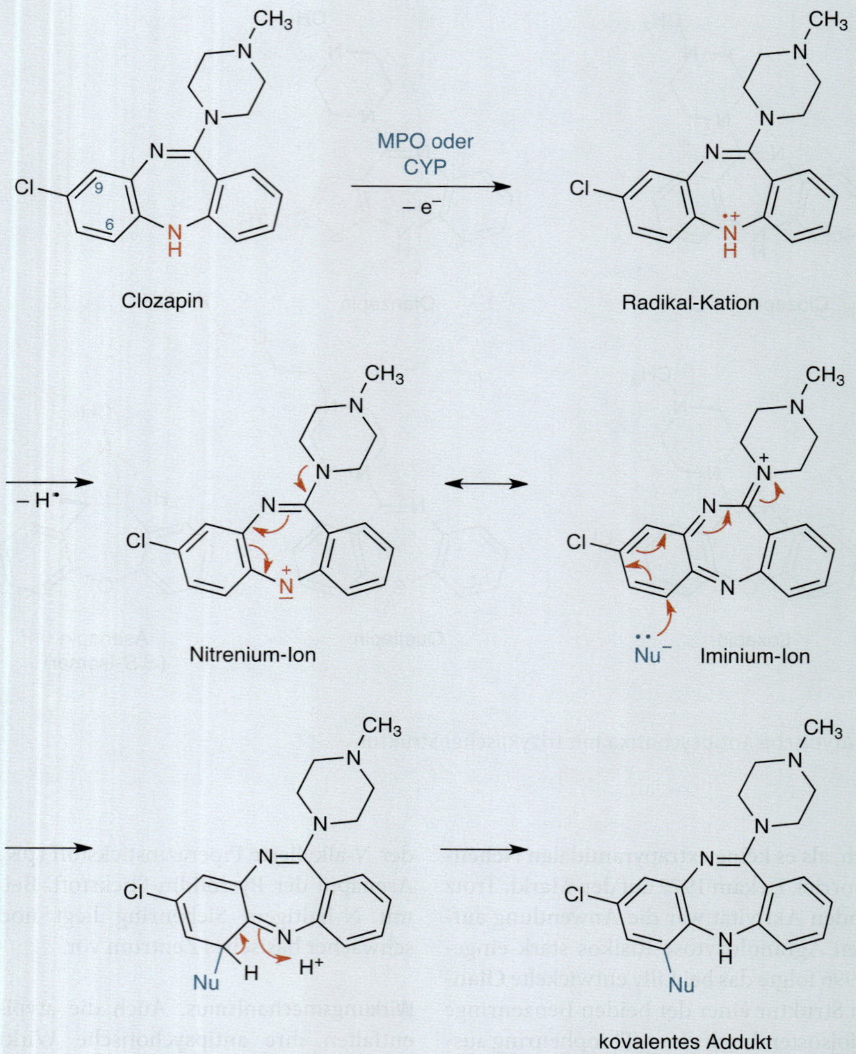

Abb. 7.344 Metabolische Aktivierung von Clozapin zu einem reaktiven Metaboliten. MPO: Myeloperoxidase, Nu: Bionukleophil

ausgeprägt. Die Effekte auf den Stoffwechsel stehen im Vordergrund. Oft wird eine massive **Gewichtszunahme** beobachtet, die mit der 5-HT_{2A}-Rezeptorblockade assoziiert wird. Dadurch kann das Risiko für Diabetes mellitus und Adipositas steigen. Das höchste Risiko besteht bei Olanzapin, gefolgt von Clozapin und Quetiapin.

Insbesondere die Therapie mit **Clozapin** erfordert eine engmaschige Kontrolle des Blutbilds wegen möglicher Blutbildschäden und des Risikos einer **Agranulozytose**. Clozapin wird in Neutrophilen über einen Myeloperoxidase- oder CYP-katalysierten Radikalmechanismus zu einem Radikal-Kation oxidiert, das nach Abstraktion eines H-Atoms eine Nitrenium-Iminium-Spezies bildet. Als **reaktiver Metabolit** bindet diese kovalent an Bionukleophile wie Glutathion. Der Angriff des Nukleophils kann in 6-Position (Abb. 7.344) oder auch in 9-Position erfolgen. **Quetiapin**, in dem das N-Atom der Diphenylamin-Partialstruktur durch ein S-Atom ersetzt ist, bildet kein reaktives Iminium-Ion. Dagegen kann **Olanzapin** zu einem ähnlichen reaktiven Metaboliten aktiviert werden. Im Gegensatz zu Clozapin steht aber die Metabolisierung zum *N*-10-Glucuronid im Vordergrund (Abb. 7.345), wodurch es sich der Aktivierung zu einem reaktiven Metaboliten entziehen könnte. Darüber hinaus besteht ein deutlicher Unterschied in der täglichen Maximaldosis von lediglich

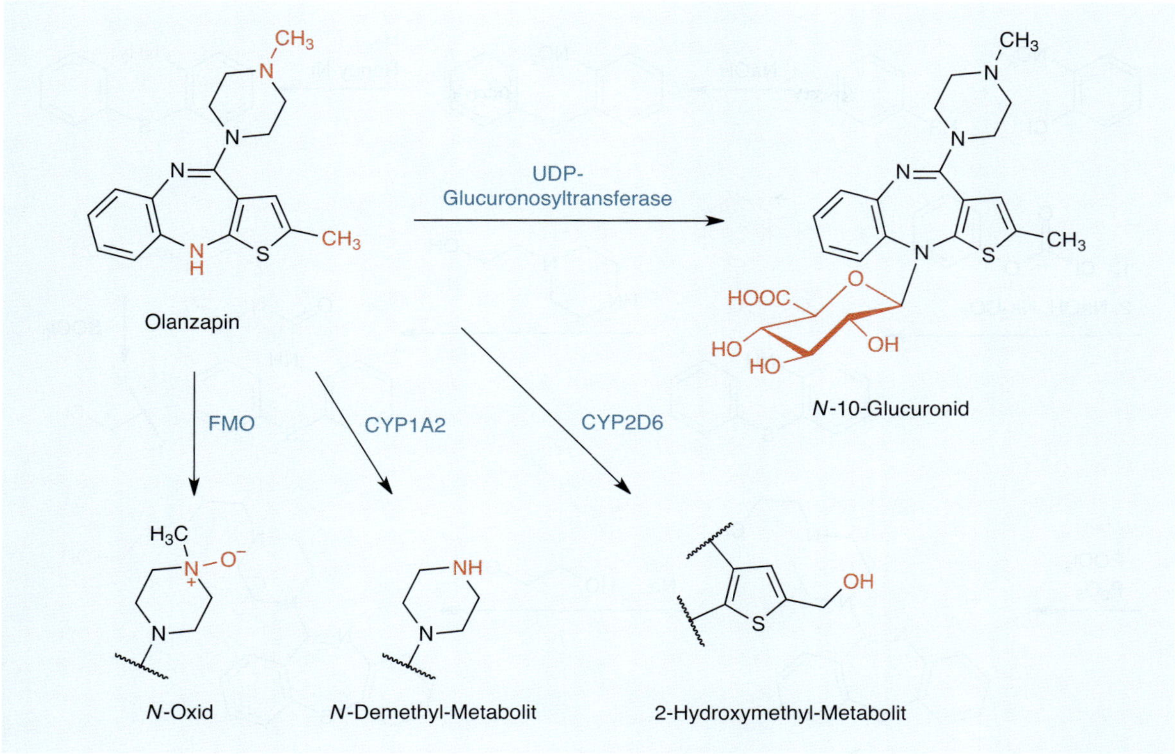

Abb. 7.345 Biotransformation am Beispiel von Olanzapin

10–20 mg für Olanzapin gegenüber 200–450 mg bei Clozapin.

Biotransformation. Die Metabolisierung der atypischen trizyklischen Vertreter durch Flavinmonooxygenasen (FMO) führt zu den *N*-Oxiden und durch CYP1A2 zur *N*-Desalkylierung am Piperazinring. Bei **Olanzapin** (Abb. 7.345) ist das durch die UDP-Glucuronosyltransferase gebildete *N*-10-Glucuronid der Hauptmetabolit, daneben entsteht der 2-Hydroxymethyl-Metabolit. **Quetiapin** wird zusätzlich durch CYP3A4 zum Sulfoxid und an der endständigen Hydroxygruppe zur Quetiapinsäure oxidiert. Dazu entsteht der 7-Hydroxymetabolit.

Synthetische Aspekte. Zur Darstellung des meistverordneten Antipsychotikums **Quetiapin** kondensiert man 2-Chlornitrobenzen mit Thiophenol zum 2-Nitrodiphenylsulfid und reduziert danach die Nitrogruppe zum Anilin. Um die Synthese über eine problematische, instabile Iminochloridstruktur (Abb. 7.346) zu vermeiden, die man nach Ringschluss zum Dibenzothiazepin für die Einführung des Piperazinsubstituenten benötigt, führt man den Piperazinring bereits zu einem früheren Zeitpunkt ein. Dazu kondensiert man das 2-(Phenylthio)anilin mit Chlorameisensäurephenylester im alkalischen Milieu zu einem Carbamatderivat. Die weitere Umsetzung mit Piperazinylethanol liefert ein Piperazincarboxamid, dessen endständige Alkoholgruppe am Piperazinring mit Thionylchlord in das Alkylchlorid überführt wird. Durch Erhitzen mit Phosphoroxytrichlorid und Phosphorpentoxid erfolgt der Ringschluss zum Dibenzothiazepin, das mit Ethylenglycol zu Quetiapin reagiert.

Clozapin (Leponex®), Ph. Eur., ist eine zweiwertige Base mit pK_S-Werten von 3,7 (Amidin-Stickstoff) und 7,6 (Piperazin-Stickstoff). Die orale Bioverfügbarkeit liegt bei 50–60 %. Die Elimination verläuft biphasisch mit einer mittleren terminalen Halbwertszeit von 12 h, die Ausscheidung erfolgt in metabolisierter Form renal und auch biliär.

Olanzapin (Zyprexa®), Ph. Eur., besitzt pK_S-Werte von 4,7 (Amidin-Stickstoff) und 7,4 (Piperazin-Stickstoff). Die Bioverfügbarkeit liegt bei 40 %. Die Eliminationshalbwertszeit beträgt 21–54 h, die Ausscheidung erfolgt renal und biliär.

Quetiapin (Seroquel®), Ph. Eur. (Fumarat), besitzt pK_S-Werte von 3,3 (Thiazepin-Stickstoff) und 7,0 (Piperazin-Stickstoff). Bedingt durch den ausgeprägten First-

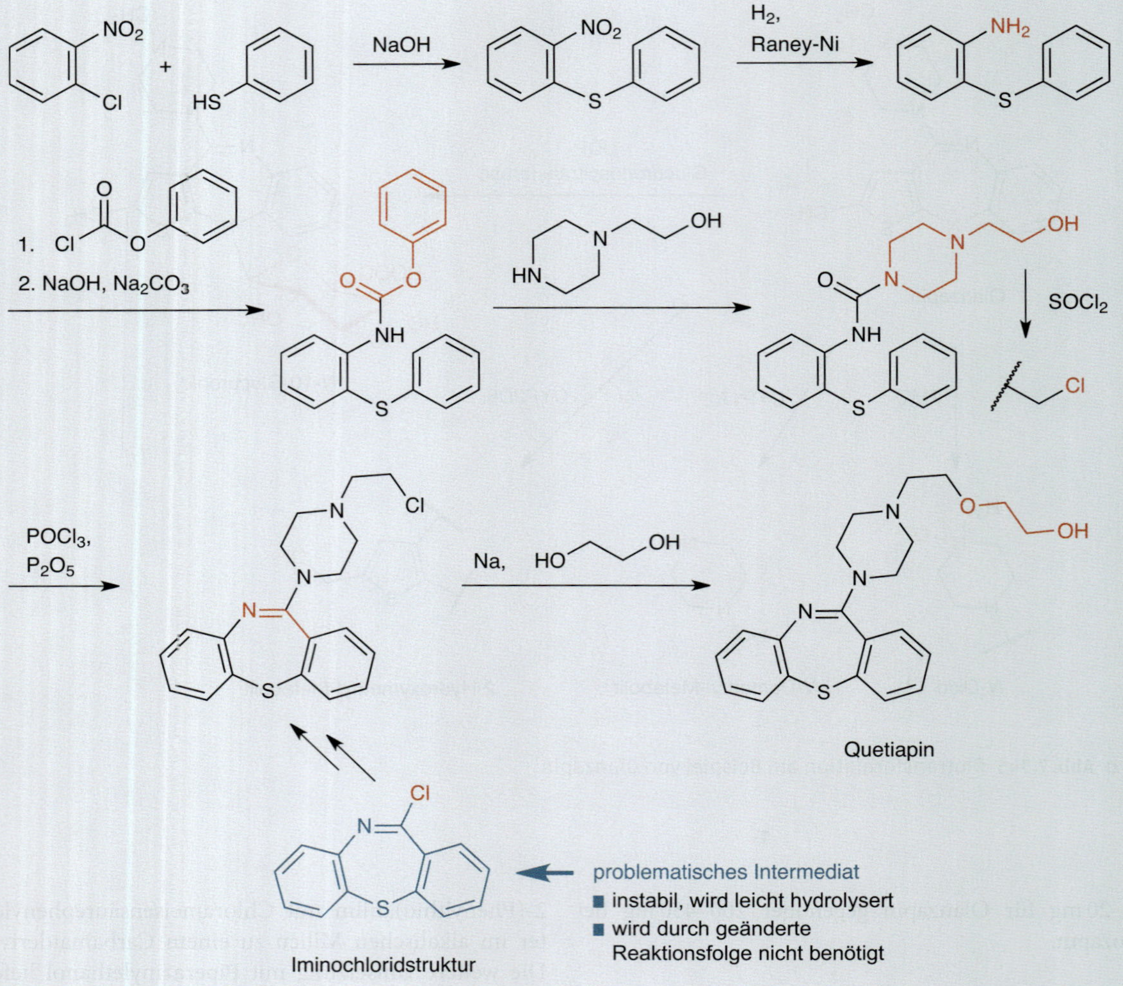
NaOH
H2, Raney-Ni
1. Cl-CO-O-Ph
2. NaOH, Na2CO3
SOCl2
POCl3, P2O5
Na, HO-CH2CH2-OH
Quetiapin
Iminochloridstruktur
problematisches Intermediat
instabil, wird leicht hydrolysert
wird durch geänderte Reaktionsfolge nicht benötigt

Abb. 7.346 Synthese von Quetiapin

Pass-Effekt liegt die Bioverfügbarkeit lediglich bei 10 %. Die Eliminationshalbwertszeit beträgt 6–7 h, die des aktiven *N*-Desalkylmetaboliten 12 h. Die Ausscheidung erfolgt hauptsächlich im Urin.

Loxapin (Adasuve®) ist in Deutschland seit 2013 als Pulver zur Inhalation im Handel. Der pK_S-Wert beträgt 7,1. Bei oraler Anwendung ist die Bioverfügbarkeit nur gering. Die Ausscheidung in unkonjugierter Form erfolgt mit den Fäzes, die der konjugierten Metaboliten im Urin. Die Eliminationshalbwertszeit liegt bei 6–8 h.

Asenapin (Sycrest®) ist seit 2010 in Form von Sublingualtabletten im Handel. Es handelt sich um das Racemat der *R,R*- und *S,S*-konfigurierten *trans*-Isomere. Eingesetzt wird es nicht bei Schizophrenie, sondern für die Behandlung manischer Episoden einer bipolaren Störung. Der pK_S-Wert beträgt 8,6 (Pyrrolidin-Stickstoff). Die Bioverfügbarkeit nach sublingualer Einnahme liegt bei 35 %. Asenapin wird in hohem Maße metabolisiert. Die primären Metaboliten sind das *N*-Glucuronid und der *N*-Demethylmetabolit. Die Ausscheidung der Metaboliten erfolgt im Urin und mit den Fäzes. Die Eliminationshalbwertszeit beträgt 24 h.

Arylpiperidine und Arylpiperazine

Design und Entwicklung. Risperidon wurde 1984 bei Janssen synthetisiert und zeigte ähnliche Wirkungen wie **Pipamperon**. Es war der erste Vertreter einer Gruppe von strukturverwandten Arylpiperidin- und Arylpiperazinderivaten (Abb. 7.347). Risperidon kann man als Weiterentwicklung der Butyrophenone auffassen. Gegenüber Pipamperon ließ sich die Dosierung etwa 100-fach reduzieren. Risperidon kam 1993 auf den Markt, 2007 folgte sein aktiver Metabolit **Paliperidon**.

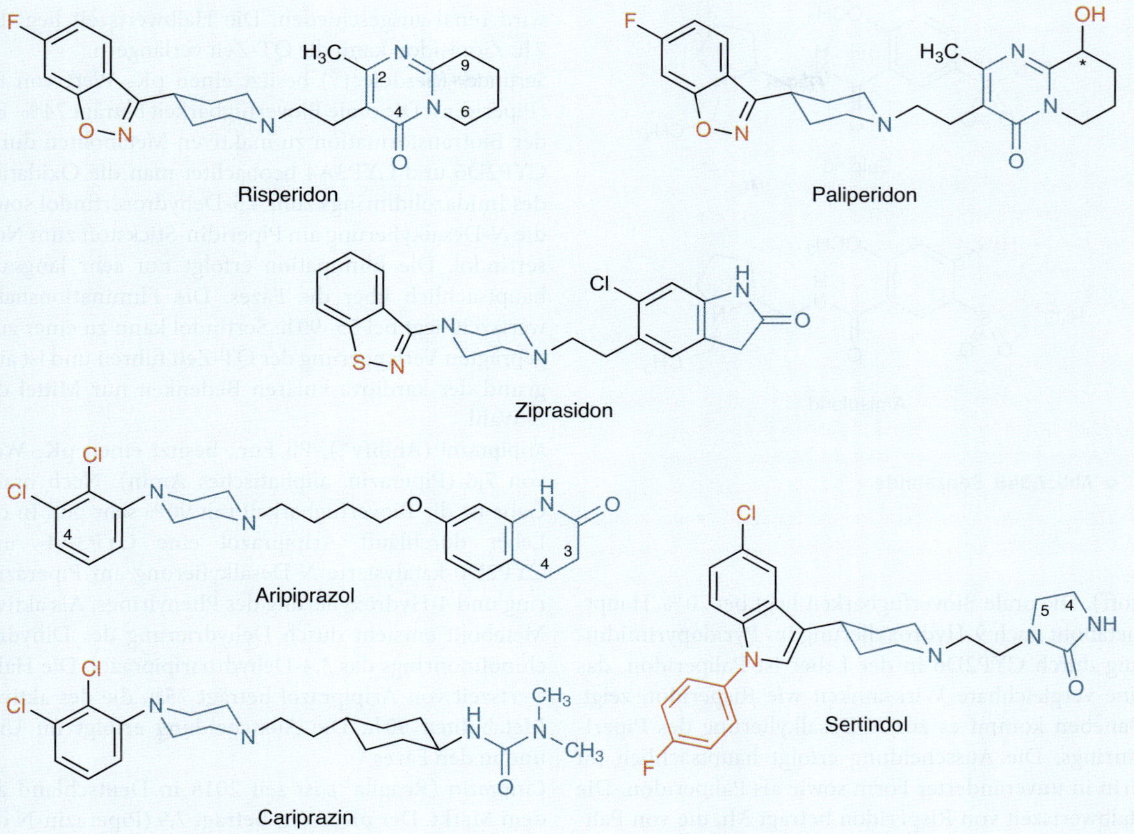

Abb. 7.347 Arylpiperidine und Arylpiperazine

Dazwischen wurden mit **Sertindol**, **Ziprasidon** und **Aripiprazol** weitere Vertreter dieser Gruppe in die antipsychotische Therapie eingeführt.

Struktur und Eigenschaften. Die basischen Eigenschaften der Substanzen werden durch die Piperidin- oder *N*-alkylsubstituierten Piperazin-N-Atome vermittelt, die in protonierter Form mit dem entsprechenden Aspartatrest der G-Protein-gekoppelten Rezeptoren eine ionische Interaktion eingehen. Der Stickstoffheterozyklus ist bei allen Vertretern mit einem Aromaten substituiert. Bei **Risperidon** und **Paliperidon** ist dies ein Benzisoxazolring, bei **Ziprasidon** ein Benzisothiazolring und bei **Sertindol** ein Indolring, während **Aripiprazol** und **Cariprazin** mit einem Phenylring substituiert sind. Ein weiteres gemeinsames Strukturmerkmal ist ein Lactamring oder eine zyklische Harnstoffgruppe, die je nach Vertreter als Pyridopyrimidinon-, Indolinon-, Chinolinon- oder Imidazolidinon-Strukturelement vorliegen. Cariprazin besitzt eine ringoffene Harnstoffgruppe.

Wirkungsmechanismus. Wie bei anderen atypischen Antipsychotika wird der D_2-Rezeptor antagonisiert. Die Affinität sowohl zu den D_2- als auch 5-HT_{2A}-Rezeptoren ist sehr hoch. Dagegen ist die Affinität zu H_1-Rezeptoren geringer ausgeprägt, während keine Bindung an M_1-Rezeptoren erfolgt. Die Blockade der α_1-Rezeptoren ist bei den einzelnen Wirkstoffen unterschiedlich stark.

Als partielle Agonisten am D_2-Rezeptor unterscheiden sich **Aripiprazol** und **Cariprazin** mechanistisch von den anderen Vertretern. Bei erhöhter dopaminerger Aktivität im mesolimbischen System wirken sie als Antagonisten am D_2-Rezeptor. Dennoch rufen sie nur geringe extrapyramidal-motorische Symptome hervor. Im mesokortikalen System können sie über die agonistische D_2-Wirkung den relativen Dopaminmangel weitgehend ausgleichen. Der partielle Agonismus an D_2-Rezeptoren kann möglicherweise auch Psychosen auslösen und führt häufig zum Abbruch der Therapie.

Risperidon (Risperdal®), Ph. Eur., besitzt pK_S-Werte von 8,6 (Piperidin-Stickstoff) und 3,1 (Pyrimidinon-Stick-

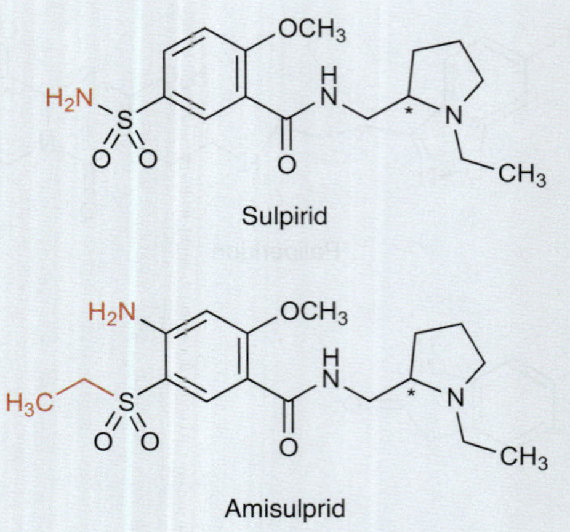

Sulpirid

Amisulprid

○ **Abb. 7.348** Benzamide

stoff). Die orale Bioverfügbarkeit liegt bei 70 %. Hauptmetabolit nach 9-Hydroxylierung im Pyridopyrimidinring durch CYP2D6 in der Leber ist Paliperidon, das eine vergleichbare Wirksamkeit wie Risperidon zeigt. Daneben kommt es zur *N*-Desalkylierung des Piperidinrings. Die Ausscheidung erfolgt hauptsächlich im Urin in unveränderter Form sowie als Paliperidon. Die Halbwertszeit von Risperidon beträgt 3 h, die von Paliperidon 23 h.

Paliperidon (Invega®) ist der aktive 9-Hydroxy-Metabolit von Risperidon. In Position 9 liegt ein Asymmetriezentrum vor, eingesetzt wird das Racemat. Die pK_S-Werte betragen 8,2 (Piperidin-Stickstoff) und 2,6 (Pyrimidinon-Stickstoff). Die orale Bioverfügbarkeit beträgt 28 %. Paliperidon wird kaum metabolisiert und zu 80 % unverändert im Urin ausgeschieden. In geringem Ausmaß kommt es zur *N*-Desalkylierung, zur Abspaltung des Benzisoxazolrings sowie zur Ringhydroxylierung.

Paliperidonpalmitat (Trevicta®) steht als 3-Monatsformulierung in Form einer Depot-Injektionslösung zur Verfügung. Aufgrund der nur sehr geringen Wasserlöslichkeit löst sich die Substanz nach i. m. Injektion nur langsam, bevor sie zur Muttersubstanz hydrolysiert und resorbiert wird.

Ziprasidon (Zeldox®), Ph. Eur., ist als Hydrochlorid-Monohydrat und als Mesilat-Trihydrat monographiert. Der pK_S-Wert beträgt 6,7 (Piperazin-N der aliphatischen Seitenkette). Die orale Bioverfügbarkeit liegt bei 60 %. Die Biotransformation durch CYP3A4 führt zur *N*-Desalkylierung am Piperazin sowie zur Oxidation des Benzisothiazol-S-Atoms zum Sulfoxid und Sulfon. Nach reduktiver Spaltung der S–N-Bindung durch die Aldehydoxidase entsteht die Dihydroverbindung. Sie wird anschließend am S-Atom durch eine Thiomethyltransferase methyliert. Dieser Hauptmetabolit wird im Wesentlichen über die Fäzes eliminiert, das Sulfoxid wird renal ausgeschieden. Die Halbwertszeit liegt bei 7 h. Ziprasidon kann die QT-Zeit verlängern.

Sertindol (Serdolect®) besitzt einen pK_S-Wert von 8,6 (Piperidin). Die orale Bioverfügbarkeit beträgt 74 %. Bei der Biotransformation zu inaktiven Metaboliten durch CYP2D6 und CYP3A4 beobachtet man die Oxidation des Imidazolidinrings zum 4,5-Dehydrosertindol sowie die *N*-Desalkylierung am Piperidin-Stickstoff zum Norsertindol. Die Elimination erfolgt nur sehr langsam, hauptsächlich über die Fäzes. Die Eliminationshalbwertszeit liegt bei 55–90 h. Sertindol kann zu einer ausgeprägten Verlängerung der QT-Zeit führen und ist aufgrund der kardiovaskulären Bedenken nur Mittel der 2. Wahl.

Aripiprazol (Abilify®), Ph. Eur., besitzt einen pK_S-Wert von 7,6 (Piperazin, aliphatisches Amin). Nach oraler Gabe ist die Bioverfügbarkeit mit 90 % sehr gut. In der Leber durchläuft Aripiprazol eine CYP3A4- und CYP2D6-katalysierte *N*-Desalkylierung am Piperazinring und 4-Hydroxylierung des Phenylrings. Als aktiver Metabolit entsteht durch Dehydrierung des Dihydrochinolinonrings das 3,4-Dehydroaripiprazol. Die Halbwertszeit von Aripiprazol beträgt 75 h, die des aktiven Metaboliten 90 h. Die Ausscheidung erfolgt im Urin und in den Fäzes.

Cariprazin (Reagila®) ist seit 2018 in Deutschland auf dem Markt. Der pK_S-Wert beträgt 7,9 (Piperazin-N der aliphatischen Seitenkette). Die absolute Bioverfügbarkeit ist nicht bekannt. Die Biotransformation über CYP3A4 und CYP2D6 beinhaltet Mono- und Didemethylierungen an der Harnstoffgruppe sowie die Hydroxylierung in 4-Position, außerdem Kombinationen dieser Metabolisierungswege. Die Metaboliten werden anschließend sulfatiert oder glucuronidiert. Weiterhin kommt es zur Piperazin-*N*-Desalkylierung und nachfolgenden Oxidation des Aldehyd-Spaltprodukts zur Carbonsäure. Die Elimination erfolgt renal und über die Fäzes. Die terminale Halbwertszeit von Cariprazin liegt bei 30–70 h.

Benzamide

Design und Entwicklung. Entwickelt wurden die Benzamide aus dem Antiemetikum **Metoclopramid** (▸ Kap. 7.18.2). Metoclopramid weist als Dirty Drug antagonistische Effekte am D_2-Rezeptor auf. Durch Einbau der flexiblen Seitenkette des Metoclopramids in einen Pyrrolidinring konnte man die konformative Flexibilität einschränken und die D_2-antagonistischen Effekte herausarbeiten (▸ Kap. 1.3.4). **Sulpirid** (○ Abb. 7.348) kam 1972 als Antipsychotikum auf den Markt, das strukturverwandte **Amisulprid** folgte 1999.

Struktur und Eigenschaften. Auch die Benzamide verfügen über die allgemeinen Strukturmerkmale der Anti-

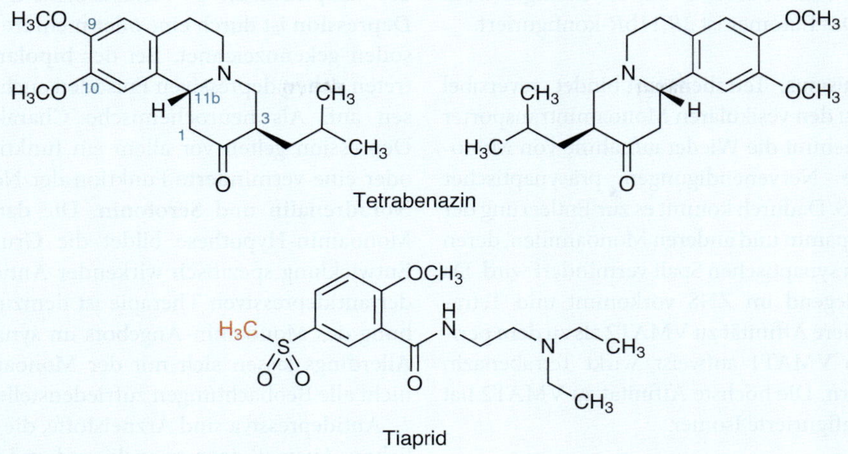

Abb. 7.349 Chorea-Huntington-Therapeutika

psychotika (Abb. 7.328). Das basische Zentrum bildet der Pyrrolidinring mit einem pK_S-Wert von 9,0 für Sulpirid bzw. 9,4 für Amisulprid. Die NH-aciden Eigenschaften der Sulfonamidgruppe (pK_S = 10,2) in Sulpirid sind physiologisch ohne Bedeutung. Das basische Zentrum ist in einem Abstand von 3 Atomen mit dem Aromaten verbunden. Am Pyrrolidinring liegt ein Asymmetriezentrum vor. Beide Benzamide kommen in Deutschland als Racemate in den Handel, in einigen Ländern wird bei Sulpirid auch das stärker wirkende *R*-(−)-Enantiomer eingesetzt.

Wirkungsmechanismus. Benzamide sind niedrigpotente Antipsychotika. Sie wirken als kompetitive Antagonisten am D_2-Rezeptor und haben auch hohe Affinität zum D_3-Rezeptor. Im Gegensatz zu anderen Antipsychotika zeigen sie keine Affinität zu D_1-, H_1-, M_1- oder Serotoninrezeptoren. Benzamide wirken daher auch nicht sedierend. Wegen der geringen psychomotorisch dämpfenden Wirkung sollen Benzamide insbesondere gegen die Negativsymptomatik wirksam sein. Benzamide können das QT-Intervall verlängern.

Biotransformation. Benzamide werden nicht in nennenswertem Umfang metabolisiert. Es kommt zur *N*-Desethylierung.

Sulpirid (Dogmatil®), Ph. Eur., besitzt eine orale Bioverfügbarkeit von 30 %. Die Elimination erfolgt überwiegend renal, die Halbwertszeit beträgt 6–8 h.

Amisulprid (Solian®), Ph. Eur., besitzt eine orale Bioverfügbarkeit von 50 %. Die Halbwertszeit beträgt 18 h, die Ausscheidung erfolgt vorwiegend unverändert im Urin.

7.15.3 Chorea-Huntington-Therapie

Chorea Huntington ist eine sehr seltene neurodegenerative Erkrankung, die durch extrapyramidal-motorische Störungen und Demenz charakterisiert ist. Früher war sie als Veitstanz (griech. *choreia* = Tanz) bekannt, da bei der Erkrankung unwillkürliche, unregelmäßige und unvorhergesehene Bewegungen (Hyperkinesien) auftreten, die entfernt an einen Tanz erinnern. Als Hypothese geht man von einem Absterben der GABAergen und cholinergen Neuronen im Verlauf der Erkrankung aus, während das dopaminerge System weitgehend unverändert bleibt. Als Folge ist der inhibitorische GABA-Effekt auf die dopaminergen Neuronen vermindert und somit die Hyperaktivität des dopaminergen Systems für die charakteristischen Bewegungen verantwortlich.

Design und Entwicklung. Tetrabenazin (Abb. 7.349) wurde in den 1950er Jahren synthetisiert und vor dem Hintergrund der trizyklischen Wirkstoffe als potenzielles Antipsychotikum konzipiert. Später diente es als Ersatz für Reserpin (Abb. 7.308), das sich zur Behandlung der Hyperkinesie bei der Chorea-Huntington-Krankheit als geeignet erwies, dessen klinischer Einsatz aber aufgrund von Nebenwirkungen eingeschränkt war. Seit 2007 ist Tetrabenazin zur Behandlung hyperkinetischer Bewegungsstörungen bei Chorea Huntington und mittelschweren bis schweren Spätdyskinesien auf dem Markt.

Struktur und Eigenschaften. Tetrabenazin ist ein hexahydriertes Benzochinolizin mit basischen Eigenschaften (pK_S = 6,5, tert. Amin). C-3 und C-11b sind chiral, ein-

7

gesetzt wird das Racemat der *R,R*- und *S,S*-konfigurierten Stereoisomere. Das Eutomer ist 3*R*,11b*R*-konfiguriert.

Wirkungsmechanismus. Tetrabenazin bindet reversibel und kurzzeitig an den vesikulären Monoamintransporter (VMAT2) und hemmt die Wiederaufnahme von Monoaminen in die Nervenendigungen präsynaptischer Neurone des ZNS. Dadurch kommt es zur Entleerung der Speicher von Dopamin und anderen Monoaminen, deren Verfügbarkeit im synaptischen Spalt vermindert wird. Da VMAT2 überwiegend im ZNS vorkommt und Tetrabenazin eine höhere Affinität zu VMAT2 als zu dem peripher agierenden VMAT1 aufweist, wirkt Tetrabenazin selektiv im Gehirn. Die höchste Affinität zu VMAT2 hat das 3*R*,11b*R*-konfigurierte Isomer.

Biotransformation. Im First-Pass-Metabolismus entstehen durch Reduktion der Carbonylgruppe im Piperidin-Fragment als aktive Hauptmetaboliten das α- und β-Dihydrotetrabenazin, von denen insbesondere das α-Isomer hohe Affinität zum VMAT2 aufweist. Über CYP2D6 entsteht der 9-*O*-Demethylmetabolit. Alle Hydroxymetaboliten werden in Glucuronide oder Sulfate überführt.

Tetrabenazin (Nitoman®) wird nach oraler Gabe beinahe vollständig resorbiert. Wegen des First-Pass-Effekts ist die Bioverfügbarkeit gering und ungleichmäßig. Tetrabenazin wird hauptsächlich in metabolisierter Form im Urin eliminiert. Die Eliminationshalbwertszeiten der Muttersubstanz und der aktiven Metaboliten betragen 2,1 h sowie 7,6 und 5,9 h.
Tiaprid (Tiaprid AL®) ist wie Sulpirid mit Metoclopramid strukturverwandt und besitzt einen pK_S-Wert von 9,1 (tert. Amin). Wie Sulpirid wirkt es als Antagonist an D_2- und D_3-Rezeptoren. Die orale Bioverfügbarkeit beträgt 75 %. Metaboliten sind das *N*-Oxid und das *N*-Desethylderivat. Die Ausscheidung erfolgt zum größten Teil renal. Die Plasmahalbwertszeit liegt bei 3–4 h. Neben Chorea Huntington wird Tiaprid bei Neuroleptika-induzierten Spätdyskinesien eingesetzt.

Auch **Haloperidol** kann bei leichter bis mittelschwerer Chorea Huntington eingesetzt werden, wenn andere Arzneistoffe unwirksam oder unverträglich sind.

7.16 Antidepressiva

Die **Depression** gehört zu den **affektiven Störungen** und äußert sich in einer gedrückten (lat. *deprimere* = niederdrücken) Stimmungslage sowie Antriebslosigkeit. Affektive Störungen führen zu nachweisbaren Veränderungen des Gehirnstoffwechsels. Man unterscheidet hauptsächlich 2 Verlaufsformen. Die **unipolare Depression** ist durch eine oder mehrere depressive Episoden gekennzeichnet. Bei der **bipolaren Depression** treten neben depressiven Episoden auch manische Phasen auf. Als neurochemische Charakteristika einer Depression gelten vor allem ein funktioneller Mangel oder eine verminderte Funktion der Neurotransmitter **Noradrenalin** und **Serotonin**. Die darauf basierende Monoamin-Hypothese bildet die Grundlage für die Entwicklung spezifisch wirkender Antidepressiva. Ziel der antidepressiven Therapie ist demzufolge die Erhöhung des Monoamin-Angebots im synaptischen Spalt. Allerdings lassen sich mit der Monoamin-Hypothese nicht alle Beobachtungen zufriedenstellend erklären.

Antidepressiva sind Arzneistoffe, die in unterschiedlichem Ausmaß depressionslösend und **stimmungsaufhellend** (thymoleptisch) sowie hemmungslösend und **antriebssteigernd** (thymeretisch) wirken.

Targets der Antidepressiva. Antidepressiva normalisieren die veränderten neurochemischen Faktoren einer Depression und haben ihren Angriffspunkt in der synaptischen Signalübertragung von Noradrenalin (○ Abb. 7.350) und/oder Serotonin (○ Abb. 7.351). Targets der Antidepressiva sind

- die Rückaufnahme-Transporter für Noradrenalin (NET) und/oder Serotonin (SERT),
- die präsynaptischen α_2-Rezeptoren,
- die Monoaminoxidase A (MAO-A).

Die Beeinflussung der Konzentrationen der Neurotransmitter sind akute Effekte, während die antidepressive Wirkung erst mit einer Latenz auftritt. Man vermutet, dass die initial erhöhten Monoamin-Konzentrationen adaptive Veränderungen auf der Ebene der Neurorezeptoren auslösen, die zeitlich mit der antidepressiven Wirkung korrelieren. Eine Reihe von Antidepressiva stimmt in ihrem Wirkprofil dahingehend überein, dass die Hemmung der Serotonin-Rückaufnahme mit einer Stimmungsaufhellung, die Hemmung der Noradrenalin-Rückaufnahme mit einer Antriebssteigerung verbunden ist. Dies trifft aber nicht generell zu.

Der wesentliche Schritt zur Inaktivierung neuronal freigesetzter Neurotransmitter an den jeweiligen Synapsen besteht darin, dass diese durch spezifische Transportproteine der präsynaptischen Membran in die präsynaptische Nervenendigung zurücktransportiert und in den Vesikeln gespeichert werden. Zahlreiche Antidepressiva hemmen mit unterschiedlicher Stärke und Selektivität diese **Monoamin-Transporter** und damit die Rückaufnahme der Monoamine Noradrenalin oder Serotonin – oder von beiden – vom synaptischen Spalt in das präsynaptische Neuron und verlängern so die Wirkung dieser Stoffe an den synaptischen Rezeptoren.

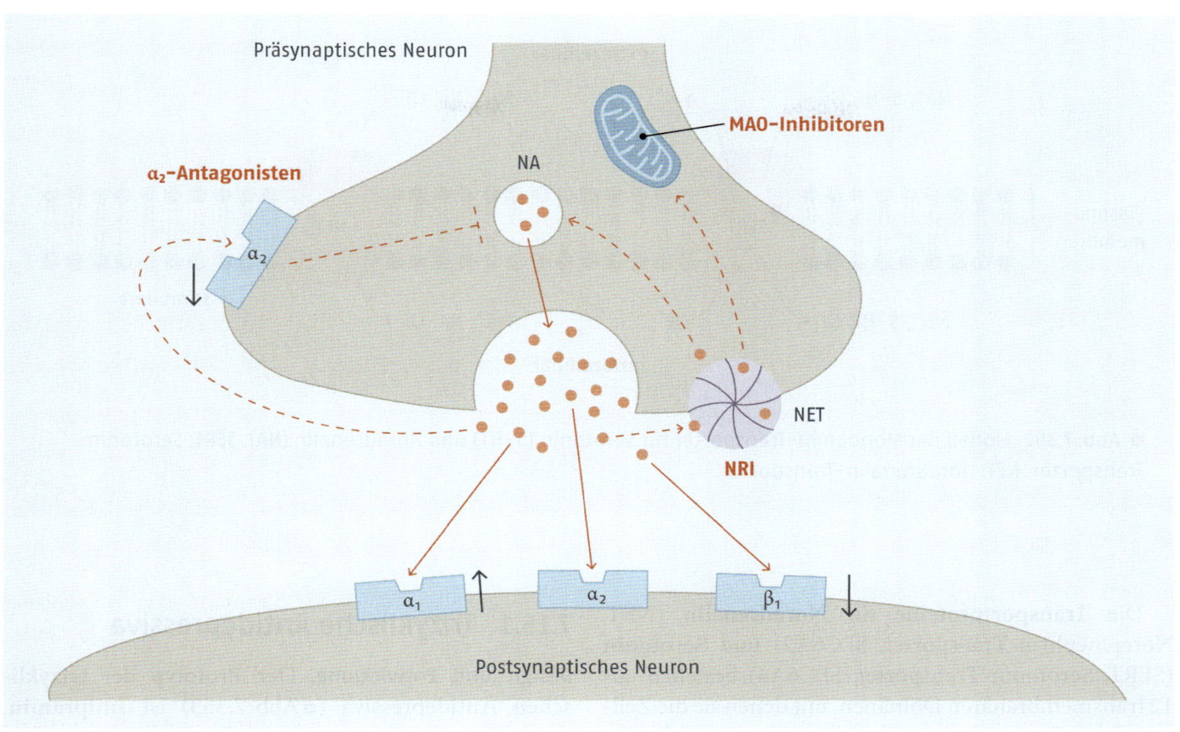

Abb. 7.350 Angriffspunkte der Antidepressiva im Noradrenalin-Stoffwechsel. NA: Noradrenalin, NET: Noradrenalin-Transporter, NRI: Noradrenalin-Rückaufnahme-Inhibitoren

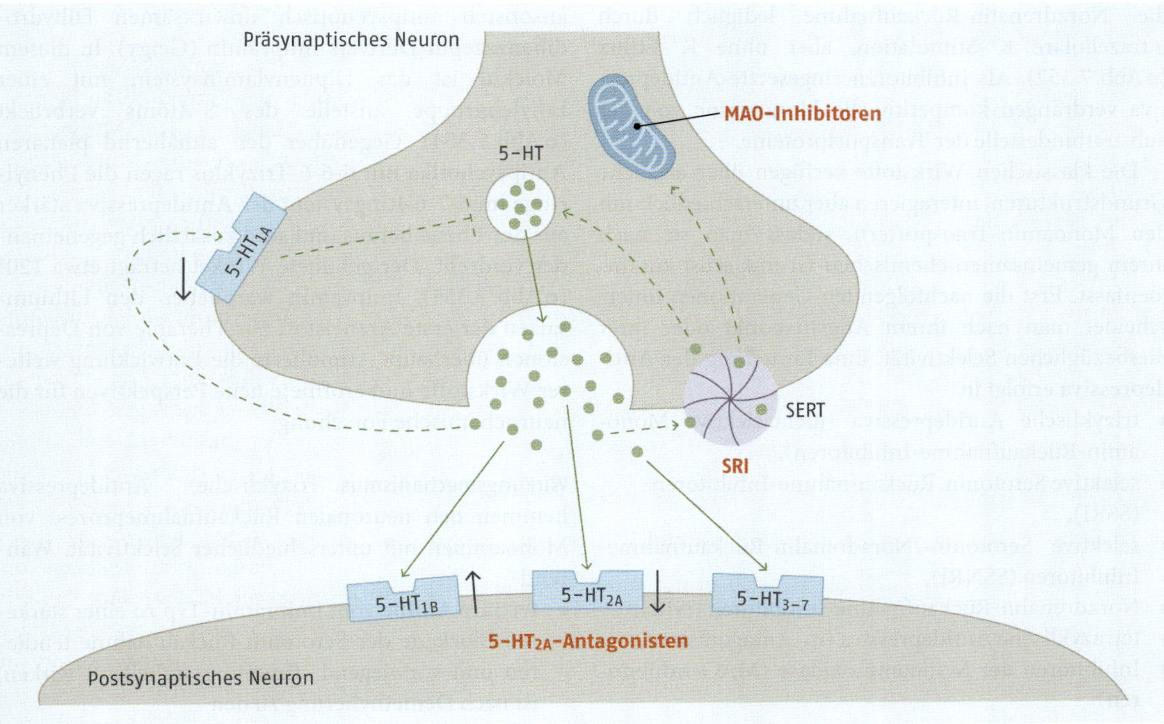

Abb. 7.351 Angriffspunkte der Antidepressiva im Serotonin-Stoffwechsel. SERT: Serotonin-Transporter, SRI: Serotonin-Rückaufnahme-Inhibitoren, 5-HT: 5-Hydroxytryptamin (Serotonin)

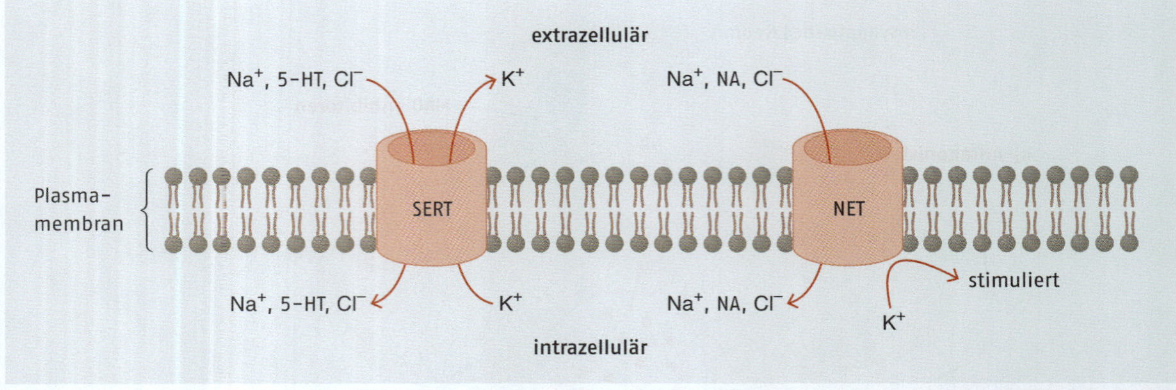

Abb. 7.352 Modell der Monoamin-Transporter für Serotonin (5-HT) und Noradrenalin (NA). SERT: Serotonin-Transporter, NET: Noradrenalin-Transporter

Die **Transportproteine für Noradrenalin** (NET, Norepinephrin-Transporter, SLC6A2) und **Serotonin** (SERT, **Serotonin-Transporter**, SLC6A4) bestehen aus 12 transmembranären Domänen, mit denen sie die Zellmembran durchziehen. Beide gehören zur Superfamilie der Solute-Carrier-Proteine (SLC). Neben den Monoaminen werden im Kotransport auch Na^+- und Cl^--Ionen gebunden. Während die Serotonin-Rückaufnahme im Austausch gegen K^+-Ionen verläuft, erfolgt die Noradrenalin-Rückaufnahme lediglich durch intrazelluläre K^+-Stimulation, aber ohne K^+-Efflux (Abb. 7.352). Als Inhibitoren eingesetzte Antidepressiva verdrängen kompetitiv die Monoamine von der Substratbindestelle der Transportproteine.

Die klassischen Wirkstoffe verfügen über ähnliche Grundstrukturen, interagieren aber unterschiedlich mit den Monoamin-Transportern, sodass man sie nach ihrem gemeinsamen chemischen Grundgerüst zusammenfasst. Erst die nachfolgenden Generationen unterscheidet man nach ihrem Angriffspunkt oder ihrer diesbezüglichen Selektivität. Eine **Einteilung der Antidepressiva** erfolgt in

- trizyklische Antidepressiva (nichtselektive Monoamin-Rückaufnahme-Inhibitoren),
- selektive Serotonin-Rückaufnahme-Inhibitoren (SSRI),
- selektive Serotonin-/Noradrenalin-Rückaufnahme-Inhibitoren (SSNRI),
- Noradrenalin-Rückaufnahme-Inhibitoren (NRI),
- tetrazyklische Antidepressiva (α_2-Antagonisten),
- Inhibitoren der Monoaminoxidase (MAO-Inhibitoren).

7.16.1 Trizyklische Antidepressiva

Design und Entwicklung. Der Prototyp der trizyklischen Antidepressiva (Abb. 7.353) ist **Imipramin.** Seine Entwicklung ist eng mit der des Antipsychotikums Promazin verbunden. Auf der Suche nach antipsychotisch und antihistaminisch wirksamen Substanzen variierte man das Phenothiazingerüst und entdeckte 1957 die stimmungsaufhellende Wirkung des ansonsten antipsychotisch unwirksamen Dihydrodibenzazepin-Derivats Imipramin (Geigy). In diesem Molekül ist das Diphenylaminsystem mit einer Ethylengruppe anstelle des S-Atoms verbrückt (Abb. 7.354). Gegenüber den annähernd planaren Antipsychotika mit 6-6-6-Trizyklus ragen die Phenylringe im 6-7-6-Ringsystem der Antidepressiva stärker aus der Ebene heraus und sind zusätzlich gegeneinander verdreht. Der gebildete Winkel beträgt etwa 120° (Abb. 7.355). Imipramin war neben den Lithiumsalzen der erste Arzneistoff zur Therapie von Depressionen überhaupt, stimulierte die Entwicklung weiterer Wirkstoffe und eröffnete neue Perspektiven für die neurochemische Forschung.

Wirkungsmechanismus. Trizyklische Antidepressiva hemmen den neuronalen Rückaufnahmeprozess von Monoaminen mit unterschiedlicher Selektivität. Während

- **tertiäre Amine** vom Imipramin-Typ zu einer stärkeren Blockade der Serotonin-Rückaufnahme tendieren und vorwiegend stimmungsaufhellend wirken, ist nach Demethylierung zu den
- **sekundären Aminen** vom Desipramin-Typ die Selektivität für die Rückaufnahme von Noradrenalin höher, und die antriebssteigernde Komponente steht im Vordergrund.

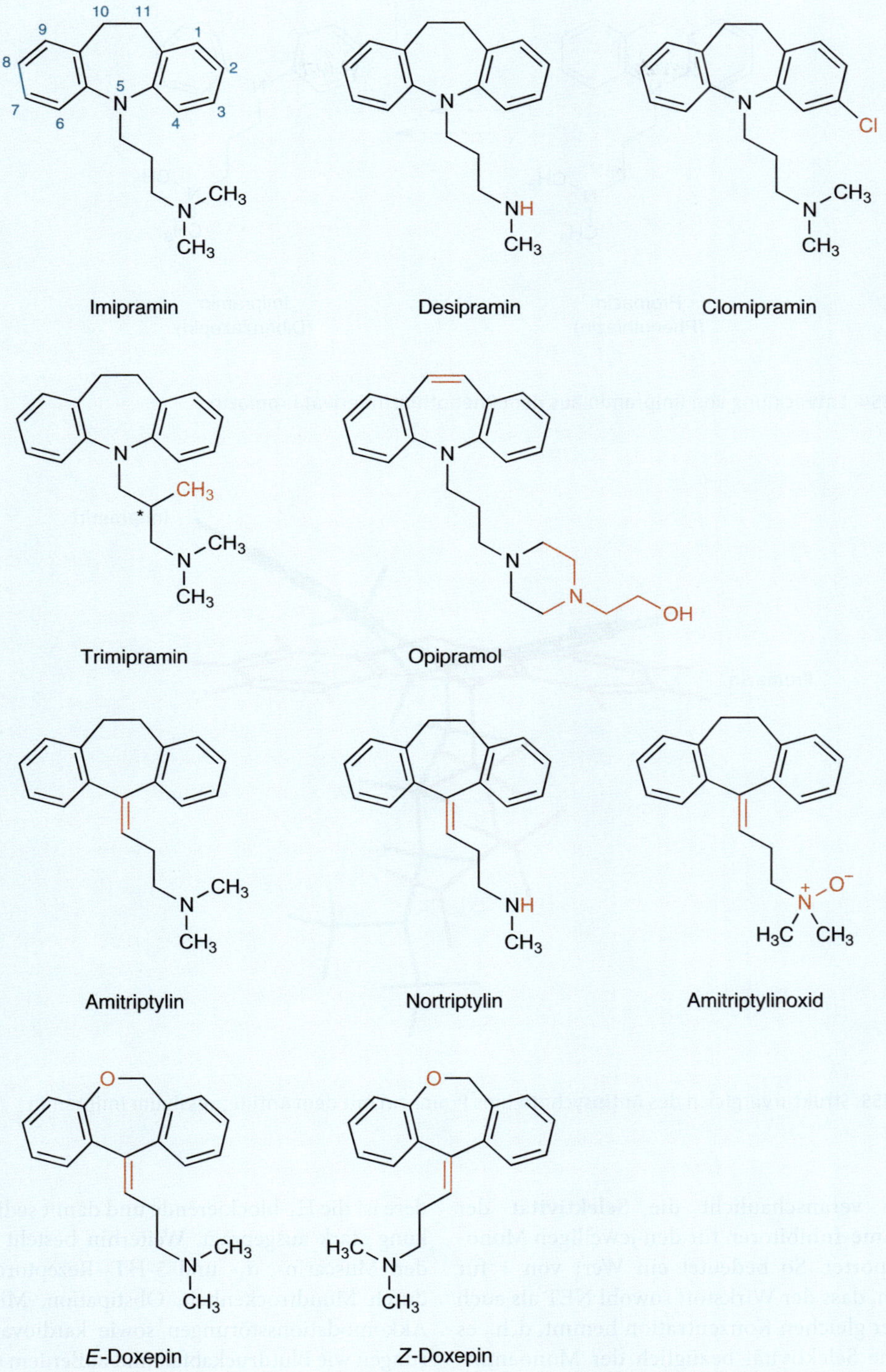

Imipramin

Desipramin

Clomipramin

Trimipramin

Opipramol

Amitriptylin

Nortriptylin

Amitriptylinoxid

E-Doxepin

Z-Doxepin

o Abb. 7.353 Trizyklische Antidepressiva

Promazin (Phenothiazin)

Imipramin (Dibenzazepin)

Abb. 7.354 Entw cklung von Imipramin aus dem Phenothiazinderivat Promazin

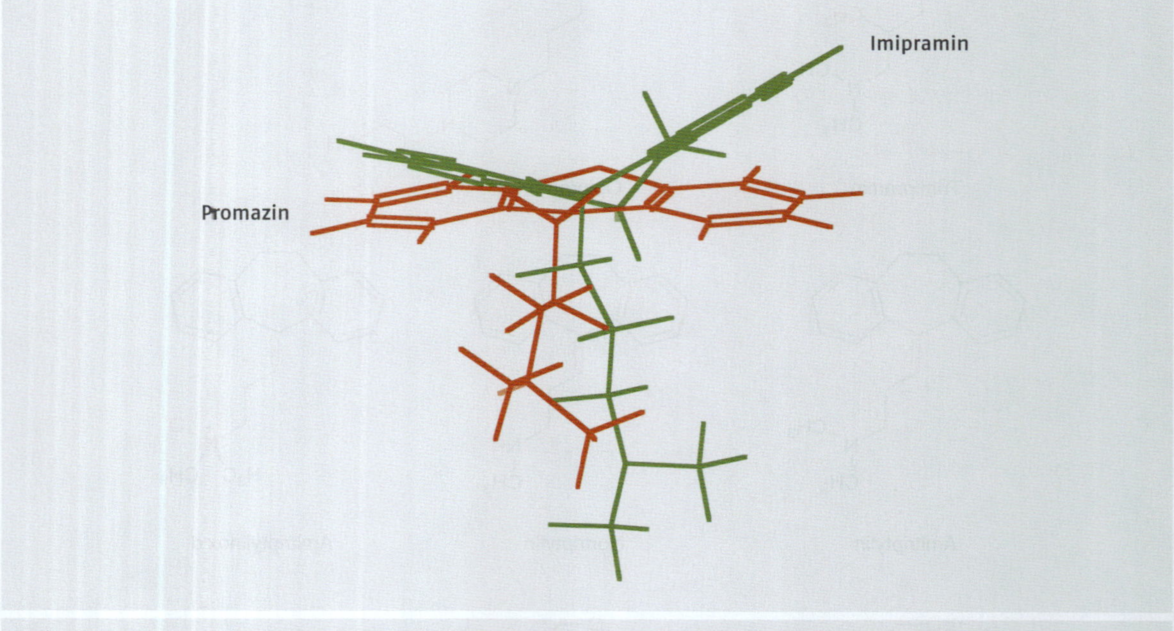

Abb. 7.355 Strukturvergleich des Antipsychotikums Promazin mit dem Antidepressivum Imipramin

Abb. 7.356 veranschaulicht die **Selektivität** der Rückaufnahme-Inhibitoren für den jeweiligen Monoamin-Transporter. So bedeutet ein Wert von 1 für Amitriptylin, dass der Wirkstoff sowohl NET als auch SERT bei der gleichen Konzentration hemmt, d. h., es besteht keine Selektivität bezüglich der Monoamin-Transporter. Der Wert von –30 für Desipramin besagt, dass Desipramin NET 30-fach stärker hemmt als SERT. Bei den selektiven Inhibitoren der Monoamin-Transporter beträgt das Selektivitätsverhältnis meist mehr als 100.

Neben der Blockade der Monoamin-Transporter weisen die trizyklischen Antidepressiva antagonistische Wirkung an verschiedenen Rezeptoren auf. Insbesondere ist die H_1-blockierende und damit sedierende Wirkung stark ausgeprägt. Weiterhin besteht Affinität zu den Muscarin-, α_1- und 5-HT_2-Rezeptoren, was sich durch Mundtrockenheit, Obstipation, Miktions- und Akkomodationsstörungen sowie kardiovaskuläre Störungen wie Blutdruckabfall und außerdem Gewichtszunahme äußern kann.

Struktur-Wirkungs-Beziehungen. Gegenüber den klassischen Vertretern der trizyklischen Antipsychotika ergeben sich durch die Erweiterung des mittleren Rings zum 6-7-6-Typ Unterschiede in der Molekülgeometrie. Mit zunehmender Abweichung von der Planarität der schwach gewinkelten trizyklischen Antipsychotika

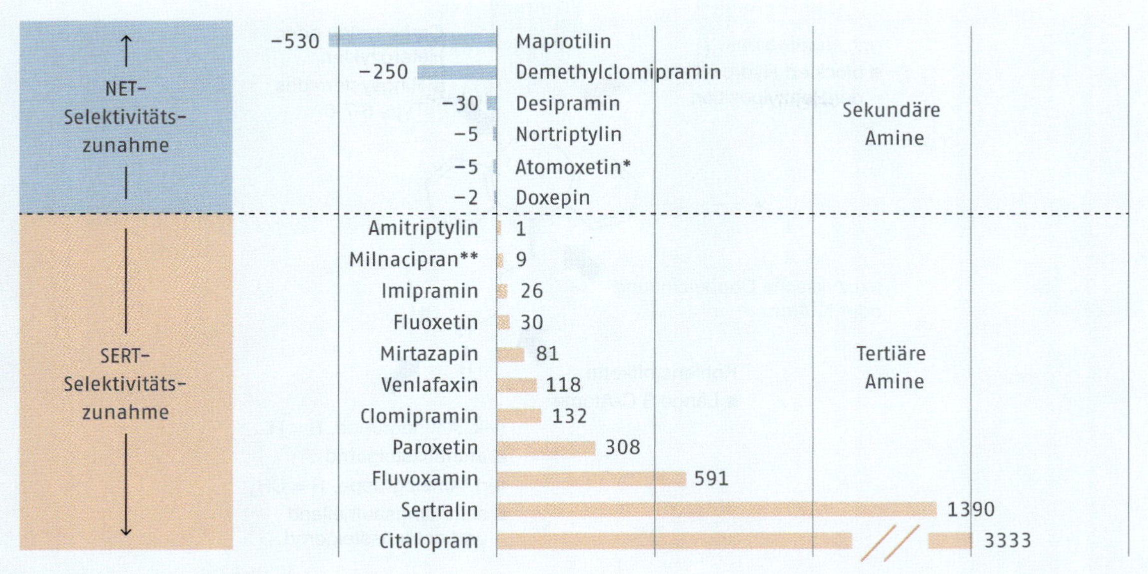

o Abb. 7.356 Selektivitätsverhältnisse für die Affinität von sekundären und tertiären Aminen zu den Monoamin-Transportern. Selektivitätsverhältnis für die Hemmung von NET (blau, < 1, K_i für die Hemmung von NET/K_i für die Hemmung von SERT). Selektivitätsverhältnis für die Hemmung von SERT (rot, > 1, K_i für die Hemmung von SERT/K_i für die Hemmung von NET). *Psychostimulans (▸Kap. 7.1.5), **primäres Amin

steigt die antidepressive Wirksamkeit der Substanzen. Charakteristisch sind folgende Strukturmerkmale (o Abb. 7.357):

- Ein **heterozyklisches** (Dihydrodibenzazepine) oder
- **carbozyklisches Grundgerüst** (Dibenzocycloheptadiene) vom 6-7-6-Typ,
- eine **Seitenkette**, die über das Heteroatom des zentralen Rings oder im Falle der Carbozyklen über eine exozyklische Doppelbindung mit dem Grundgerüst verknüpft ist und im **Abstand von 3 C-Atomen** von
- einer **Aminogruppe** terminiert wird. Dimethylamino-substituierte Verbindungen neigen zu einer stärkeren Blockade der Serotonin-Rückaufnahme, Monomethyl-Strukturen tendieren zu einer selektiven Hemmung des Noradrenalin-Transporters.
- Ein Heteroatom in Benzylposition blockiert die oxidative Metabolisierung an dieser Stelle, fördert aber den Abbau durch Ringhydroxylierung.

Analytische Aspekte. Die Identitätsreaktion zur **Unterscheidung zwischen sekundären und tertiären Aminen** nach Ph. Eur. erfolgt mit dem Chinhydron-Reagenz (o Abb. 7.358). Chinon und Hydrochinon liegen darin äquimolar als π-Komplex (Charge-Transfer-Komplex) vor. In einer Michael-Addition reagieren nur die sekundären Amine mit dem Chinon zu farblosen mono- oder disubstituierten Hydrochinonderivaten. Überschüssiges Chinon oxidiert diese wiederum zu den entsprechenden Chinonderivaten, die als vinyloge Amide zu den Merocyanin-Farbstoffen gehören. Desipramin und Nortriptylin ergeben rote Färbungen, während Imipramin und Amitriptylin nicht reagieren.

Als schwache Basen (pK_S-Werte 9,4–10,5) werden die in protonierter Form vorliegenden sekundären und tertiären Amine der im Arzneibuch aufgeführten trizyklischen Antidepressiva durch die sogenannte **Verdrängungstitration** bestimmt (▸Kap. 6.2.2).

Biotransformation. Die Lipophilie der trizyklischen Antidepressiva bedingt eine rasche und vollständige Resorption. Allerdings erniedrigt der hohe First-Pass-Effekt die Bioverfügbarkeit. *N*-Demethylierung der terminalen tertiären Aminogruppe von **Imipramin**, **Clomipramin** und **Amitriptylin** führt zu den stärker antriebssteigernden Metaboliten **Desipramin**, Demethylclomipramin bzw. **Nortriptylin** mit sekundärer Aminogruppe. **Amitriptylinoxid** ist ein *N*-Oxid und ebenfalls wirksam. Auch die weitere Demethylierung zum primären Amin ist bekannt. Die Ringhydroxylierungen in 2- und 10-Position führen zur Inaktivierung, da polare Metaboliten wie 2-Hydroxyimipramin oder *E*-10-Hydroxyamitriptylin die Blut-Hirn-Schranke kaum überwinden können. Letztere werden teilweise auch als Glucuronide ausgeschieden.

Imipramin (Imipramin-neuraxpharm®), Ph. Eur. (Hydrochlorid), ist ein schwach basisches Amin (pK_S = 9,5), dessen Wirkprofil durch den aktiven Metaboliten **Desi-**

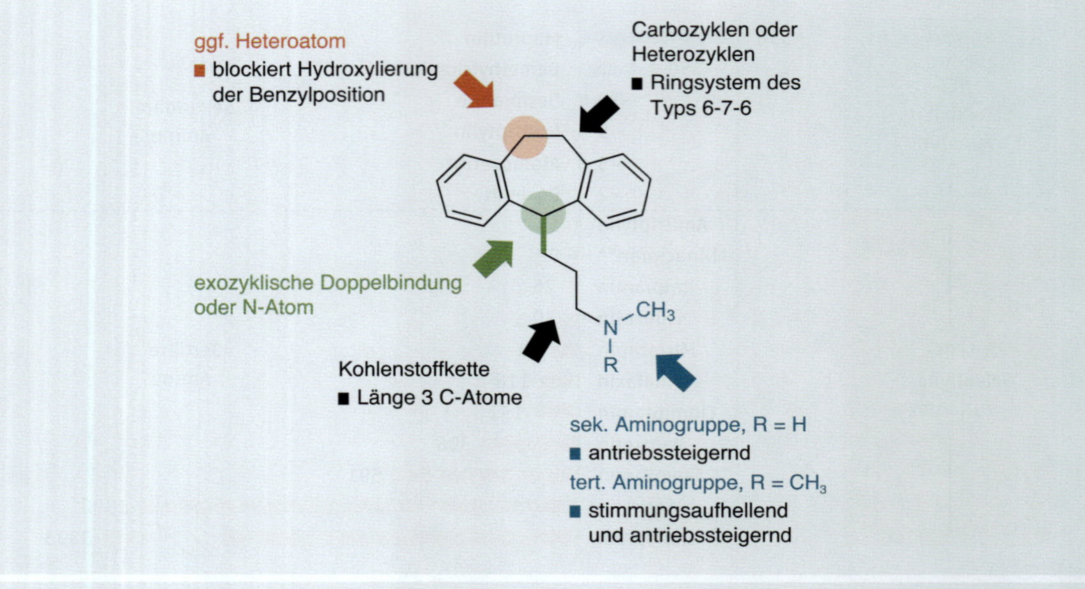

Abb. 7.357 Struktur-Wirkungs-Beziehungen für trizyklische Antidepressiva

Abb. 7.358 Identitätsreaktion auf trizyklische Antidepressiva mit sekundärer Aminogruppe

pramin, Ph. Eur., mitbestimmt wird. Das N-Atom im zentralen Ring ist als Teil des Diphenylaminsystems (pK_S = 0,8) nur extrem schwach basisch. Imipramin wird nach oraler Gabe vollständig resorbiert. Die orale Bioverfügbarkeit schwankt aufgrund des First-Pass-Effekts zwischen 20 und 75 %. Die Ausscheidung erfolgt zu 80 % im Urin, der Rest mit den Fäzes. Die Halbwertszeit beträgt 12 h.

Clomipramin (Anafranil®), Ph. Eur. (Hydrochlorid), ist durch den 3-Chlorsubstituenten etwas lipophiler und weist dadurch eine höhere ZNS-Verfügbarkeit auf. Die Affinität zu SERT ist gegenüber Imipramin ebenfalls erhöht. Die orale Bioverfügbarkeit beträgt etwa 50 %. Die Plasmahalbwertszeit liegt bei 21 h.

Trimipramin (Stangyl®), Ph. Eur. (Maleat), weist in der verzweigten Seitenkette ein Asymmetriezentrum auf, liegt aber als Racemat vor. Die Affinität zu SERT und NET liegt um 2–3 Zehnerpotenzen niedriger als bei Imipramin, die antidepressiven Eigenschaften sind daher nur wenig ausgeprägt. Im Vordergrund steht die stark sedierende Wirkung über die H_1-Blockade. Trimipramin ist in Form von Tabletten und Tropfen verfügbar. Die orale Bioverfügbarkeit schwankt zwischen 20 und 60 %. Die Halbwertszeit beträgt 24 h.

Opipramol (Opipram®) hemmt weder die Rückaufnahme von Serotonin noch von Noradrenalin. Allerdings ist dies kein Anlass, die Monoamin-Hypothese infrage zu stellen, da die chemische Struktur deutliche Unterschiede zu denen der trizyklischen Antidepressiva zeigt. Im Gegensatz zu diesen ist bei Opipramol durch die zusätzliche Doppelbindung im mittleren Ring die Winkelung im Trizyklus abgeschwächt. Zudem hat es die Piperazin-substituierte Seitenkette (pK_S = 7,5) mit den trizyklischen Antipsychotika gemeinsam. Dies mag die niedrige Affinität zu den D_2-Rezeptoren erklären. Streng genommen ist Opipramol eher ein Antipsychotikum als Antidepressivum. Opipramol wirkt als H_1-Blocker sedierend und auch anxiolytisch. Die antidepressive Wirkung ist hingegen nur unzureichend belegt. Das Rezeptorprofil ist insgesamt komplex, primär ist die Substanz ein Agonist am σ_1-Rezeptor. Die orale Bioverfügbarkeit liegt bei 90 %. Die Eliminationshalbwertszeit beträgt 11 h.

Amitriptylin (Amitriptylin-neuraxpharm®), Ph. Eur. (Hydrochlorid), gehört zu den am stärksten anticholinerg und sedativ wirkenden trizyklischen Antidepressiva. Das N-Atom im Dibenzazepin-Grundkörper des Imipramins ist bioisoster gegen ein sp^2-hybridisiertes C-Atom ausgetauscht, sodass Amitriptylin ein Dibenzocyloheptadien darstellt. Da gegenüber Imipramin durch das fehlende N-Atom das Elektronenangebot im Phenylring nicht erhöht ist, findet die Metabolisierung nicht in der analogen 2-Position, sondern überwiegend an der benzylischen 10-Position statt. Aufgrund der exozyklischen Doppelbindung entstehen geometrische Isomere, die *E*-10-Hydroxy- und *Z*-11-Hydroxyderivate. Durch die Hydroxylierung liegt gleichzeitig auch optische Isomerie vor, z B. entstehen je nach Organ und beteiligten CYP-Enzymen die *E*-(+)- und *E*-(−)-Isomere. Insgesamt ist das Metabolisierungsmuster stereochemisch komplex. Der pK_S-Wert für die tertiäre Aminogruppe beträgt 9,4. Amitriptylin wird langsam, aber vollständig resorbiert. Die orale Bioverfügbarkeit liegt bei 50 %. Die Ausscheidung erfolgt vorwiegend im Urin mit einer Halbwertszeit von 25 h.

Nortriptylin (Nortrilen®), Ph. Eur. (Hydrochlorid), ist ein wirksamer Metabolit von Amitriptylin. Als sekundäres Amin (pK_S = 9,7) wirkt es durch die bevorzugte NET-Hemmung hauptsächlich antriebssteigernd. Durch die sekundäre Aminstruktur sind wie bei Desipramin auch die anticholinergen Effekte schwächer ausgeprägt.

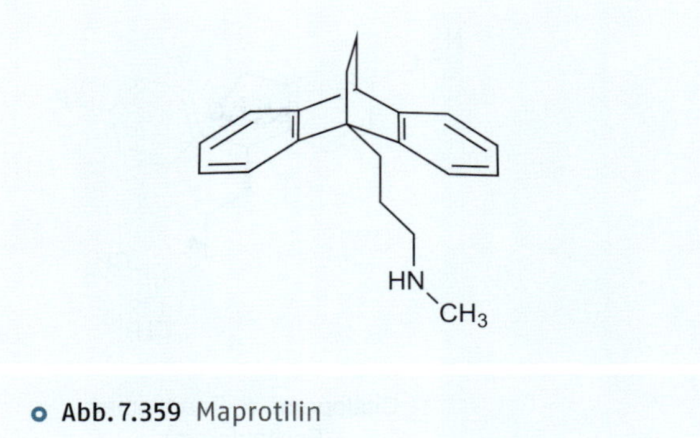

Abb. 7.359 Maprotilin

Amitriptylinoxid (Amioxid®), entsteht durch *N*-Oxidation aus Amitriptylin. Dieser Metabolisierungsweg ist reversibel, sodass die Substanz zu den eigentlich aktiven Amitriptylin und Nortriptylin metabolisiert wird. Nach oraler Gabe wird Amitriptylinoxid rasch und vollständig resorbiert. Die Bioverfügbarkeit beträgt 80 %.

Doxepin (Doxepin-neuraxpharm®), Ph. Eur. (Hydrochlorid), ist ein Gemisch von geometrischen Isomeren mit 85 % *E*-Isomer, dem die antidepressive Wirkung zukommt. Diese stereochemische Konstellation entsteht durch den bioisosteren Ersatz eines benzylischen C-Atoms in Amitriptylin gegen Sauerstoff, womit man die bei den Stickstoff-freien Trizyklen bevorzugte Hydroxylierung im zentralen Ring blockieren wollte. Allerdings erhöht der Elektronendonor-Charakter des O-Atoms die Ringhydroxylierung. Bei der Metabolisierung beobachtet man zudem eine Isomerisierung zu gleichen Mengen *E*- und *Z*-Demethyldoxepin als Hauptmetaboliten. Die orale Bioverfügbarkeit beträgt aufgrund des First-Pass-Effekts nur 27 %. Die Plasmahalbwertszeit liegt bei 17 h, die von Demethyl-Doxepin bei 51 h.

Maprotilin (Maprotilin-ratiopharm®), Ph. Eur. (Hydrochlorid), weist zwar eine tetrazyklische Struktur auf (o Abb. 7.359), unterscheidet sich im Wirkprofil aber deutlich von dem der tetrazyklischen Antidepressiva wie Mirtazapin. Maprotilin kann mit seiner Dihydroanthracen-Struktur als trizyklisches Antidepressivum mit Ethylenbrücke im zentralen Ring aufgefasst werden. Die entsprechende Winkelung des Grundgerüstes ist durch die sp^3-hybridisierten Brückenkopf-C-Atome gegeben. Das Wirkprofil ist ähnlich dem der trizyklischen Antidepressiva, wobei Maprotilin als sekundäres Amin (pK_S = 10,5) überwiegend die Noradrenalin-Rückaufnahme hemmt. Da die Ethylenbrücke die Reaktivität der benzylischen Positionen für Hydroxylierungsreaktionen blockiert, ist die Biotransformation auf die Seitenkette gerichtet. Ebenfalls aktiv sind das Demethylde-

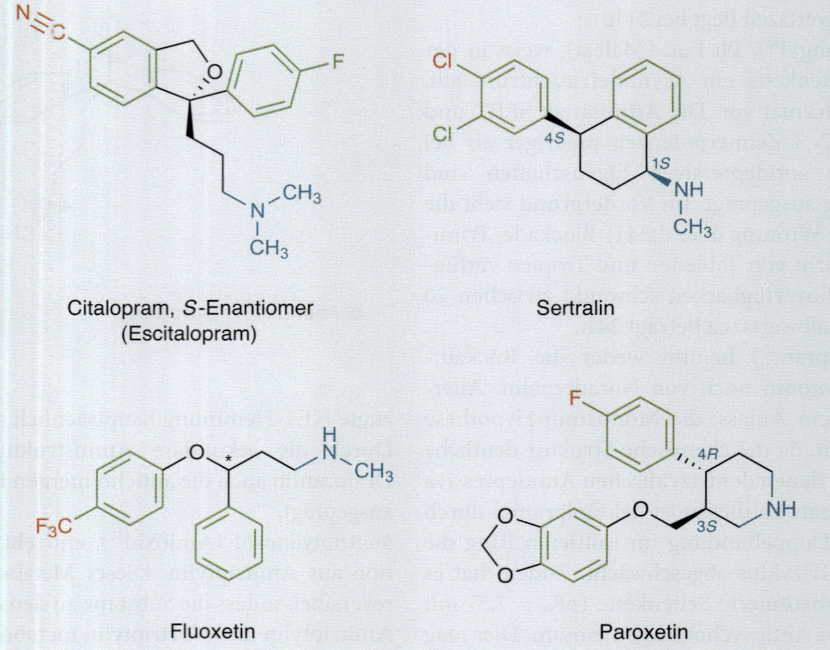

Citalopram, *S*-Enantiomer (Escitalopram)

Sertralin

Fluoxetin

Paroxetin

Abb. 7.360 Selektive Serotonin-Rückaufnahme-Inhibitoren. Strukturelle Gemeinsamkeiten sind jeweils 2 Aromaten – in ein Diphenylmethyl-System eingebettet oder durch Einschub weiterer Atome etwas versetzt – *para*-ständige Elektronenakzeptorgruppen sowie eine sekundäre oder tertiäre Aminogruppe

rivat sowie das *N*-Oxid als Hauptmetaboliten. Die Ausscheidung erfolgt im Urin und mit den Fäzes. Die Halbwertszeit beträgt etwa 50 h.

7.16.2 Selektive Serotonin-Rückaufnahme-Inhibitoren (SSRI)

Selektivität bezieht sich in dieser Substanzklasse insbesondere auf eine verminderte Affinität der Wirkstoffe zu anderen Rezeptoren, um unerwünschte antihistaminerge, anticholinerge und antiadrenerge Nebenwirkungen zu vermindern. Strukturell unterscheiden sich die Substanzen von den Trizyklen darin, dass der mittlere Ring entfernt wurde. Es handelt sich um eine chemisch heterogene Gruppe von Phenylalkylaminen (Abb. 7.360). Die Strukturen können als ringoffene Varianten der trizyklischen Antidepressiva aufgefasst werden. Teilweise liegt dabei gegenüber dem Diphenylmethyl-System einer der Aromaten um ein oder zwei Atome versetzt vor.

Design und Entwicklung. Wachsende Erkenntnisse zur Neurochemie der Depression führten zum Entschluss, selektive Inhibitoren der Serotonin-Rückaufnahme zu entwickeln. So beobachtete man neben den H_1-antagonistischen Effekten bei **Diphenhydramin** (Abb. 7.361) außerdem eine inhibitorische Wirkung auf die Monoamin-Rückaufnahme. Unter zahlreichen Analoga identifizierte man Nisoxetin als gleichermaßen wirksamen Noradrenalin-Rückaufnahme-Inhibitor wie Desipramin. In weiteren Struktur-Wirkungs-Studien erwies sich eine *para*-Trifluormethylgruppe als optimal für die gewünschte Hemmung der Serotonin-Rückaufnahme. **Fluoxetin** wurde 1988 als erster SSRI in den USA (Eli Lilly) vermarktet.

Auch bei der Entwicklung von **Citalopram** identifizierte man mit Talopram zunächst einen selektiven Noradrenalin-Rückaufnahme-Inhibitor. Struktur-Wirkungs-Studien zum Substituenteneinfluss an den beiden Aromaten ließen die Bedeutung elektronenziehender Gruppen für die selektive Rückaufnahme von Serotonin erkennen und führten nach wenigen Veränderungen an der Dihydroisobenzofuran-Struktur von Talopram, insbesondere durch Einführen einer 5-Nitrilgruppe, bis zur Marktreife von Citalopram als SSRI (Lundbeck, 1989).

Wirkungsmechanismus. Selektive Serotonin-Rückaufnahme-Inhibitoren (SSRI) hemmen überwiegend den Serotonin-Transporter und weisen nur geringe Affinität

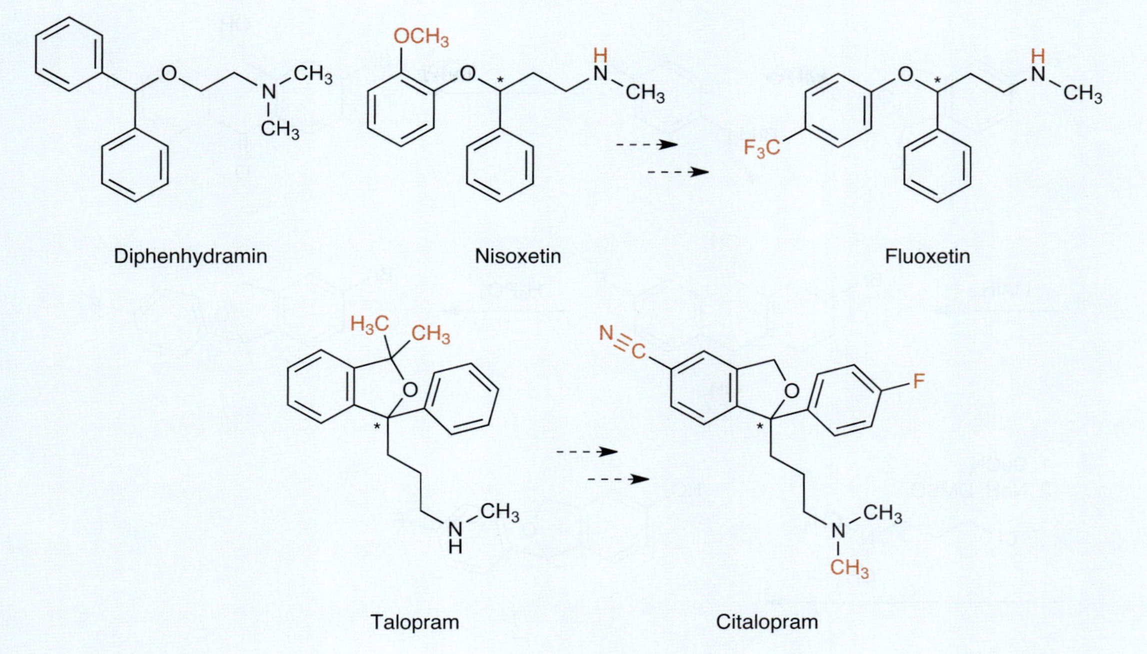

Diphenhydramin Nisoxetin Fluoxetin

Talopram Citalopram

Abb. 7.361 Entwicklung von Fluoxetin und Citalopram

zum Noradrenalin-Transporter sowie zu den α_1-, H_1- und Muscarin-Rezeptoren auf. Ein Wirksamkeitsunterschied zwischen SSRI und den trizyklischen oder neueren Vertretern der Antidepressiva besteht nicht.

Struktur-Wirkungs-Beziehungen. Als gemeinsame Strukturelemente der SSRI liegen meist

- ein 3-Phenoxypropanamin- oder 4-Phenylbutanamin-Gerüst (bioisosterer Austausch des O- gegen ein C-Atom) mit
- sekundärer oder tertiärer Aminogruppe vor, dazu
- ein weiterer Aromat.
- Substituenten in 2-Position der Aromaten führen zu Selektivität und hoher **Affinität gegenüber NET**, während
- Substituenten in 4-Position der Aromaten, insbesondere elektronenziehende Funktionen, Selektivität und hohe **Affinität zum SERT** vermitteln.

Biotransformation. Da die Hydroxylierung der Aromaten durch CYP-Enzyme der Gesetzmäßigkeit einer elektrophilen Substitution am Aromaten folgt, blockieren die elektronenziehenden Substituenten an den Phenylringen gleichzeitig die Überführung in polare Metaboliten, die nicht in der Lage sind, die Blut-Hirn-Schranke zu überwinden. Hauptrouten der Biotransformation führen in der Regel zu noch wirksamen demethylierten Metaboliten.

Synthetische Aspekte. Racemisches **Citalopram** lässt sich in verschiedenen Varianten analoger Synthesen darstellen. Ein typischer Weg (Abb. 7.362) führt von 5-Bromphthalid mit 1-Brom-4-fluorbenzen als Grignard-Reagenz zum entsprechenden Benzophenonderivat. Durch Reduktion der Ketogruppe mit $LiAlH_4$ zum racemischen Alkoholintermediat und anschließende Zyklisierung mit Phosphorsäure entsteht das Dihydroisobenzofuranderivat. An dieser Stelle wird in einer Rosenmund-von-Braun-Reaktion unter Zusatz von Kupfer(I)-cyanid Brom gegen eine Nitrilgruppe nukleophil substituiert. Diese Reaktion verläuft wahrscheinlich unter Valenzwechsel der Kupferspezies nach einem Additions-Eliminations-Mechanismus. In Gegenwart einer starken Base wie NaH wird unter dem Einfluss der jeweils *para*-ständigen elektronenziehenden Funktionalitäten das tertiäre C-Atom deprotoniert und mit 3-Chlorpropyl-*N*,*N*-dimethylamin zu Citalopram alkyliert. Escitalopram kann man z. B. durch präparative HPLC auf einer chiralen stationären Phase abtrennen.

Für die Synthese von **Fluoxetin** werden in einer **Mannich-Reaktion** Acetophenon, Paraformaldehyd und Dimethylamin zum 3-Dimethylaminopropiophenon (Mannich-Base) umgesetzt. Reduktion der Carbonylgruppe mit Diboran und anschließende Reaktion des Alkohols mit Thionylchlorid führt zum entsprechend substituierten Alkylchlorid, das als Racemat

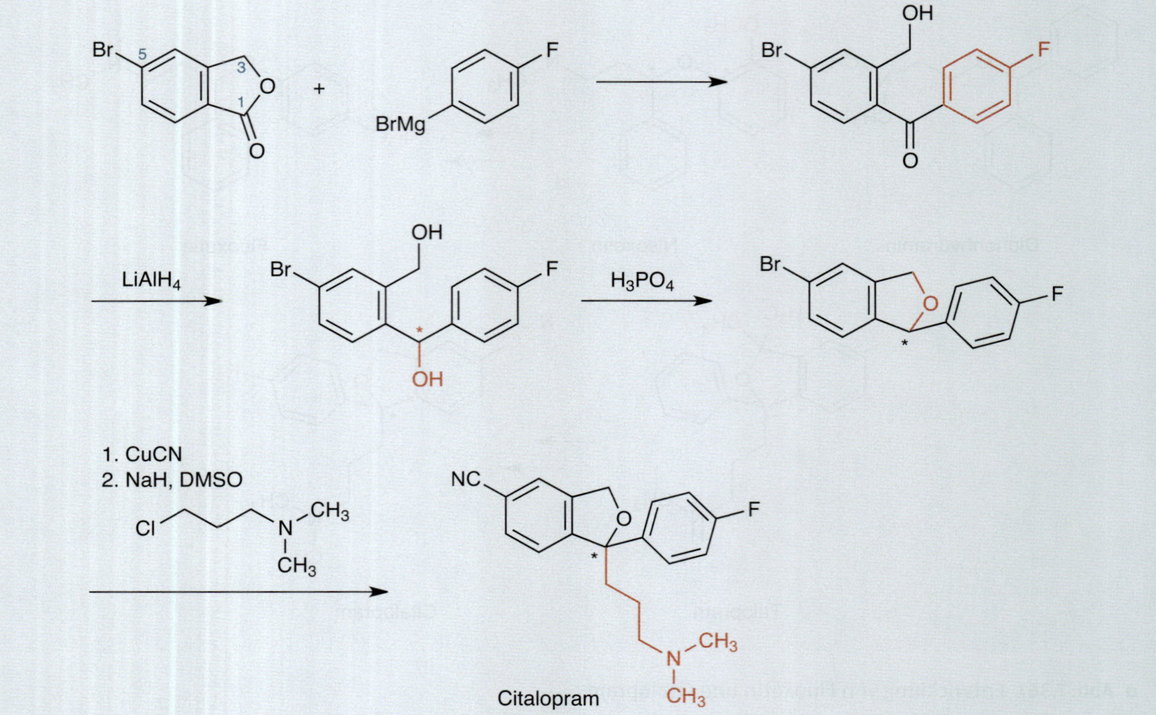

Abb. 7.362 Synthese von Citalopram

vorliegt. Alkylierung von 4-Trifluormethylphenol in einer **Williamson-Ethersynthese** ergibt ein Phenoletherderivat, aus dem man nach Demethylierung mit Bromcyan (**Von-Braun-Reaktion**) Fluoxetin erhält (Abb. 7.363).

Citalopram (Cipramil®), Ph. Eur. (Hydrochlorid und Hydrobromid), liegt als Racemat vor. Das *S*-Enantiomer **Escitalopram** (Cipralex®), Ph. Eur., ist das Eutomer und der selektivste SSRI. Als Diphenylmethyl-substituiertes Propylamin ($pK_S = 9{,}5$) weist Citalopram die typischen Charakteristika einer H_1-Antihistaminika-Struktur auf.

Mannich-Reaktion

Die Mannich-Reaktion dient zur Synthese von β-Aminoketonen in zahlreichen Arzneistoffmolekülen. An der Reaktion beteiligt sind ein Enolat (CH-acide Carbonylverbindung), ein sekundäres Amin und Formaldehyd (aus reinem, polymeren Paraformaldehyd erhält man monomeren Formaldehyd) in wässriger Lösung sowie Salzsäure als Katalysator. Die Mannich-Reaktion bezeichnet man auch als Aminomethylierung, da insgesamt eine Aminomethylgruppe in α-Position zur CH-aciden Carbonylgruppe eingeführt wird. Die Produkte werden als Mannich-Basen bezeichnet.

Von-Braun-Reaktion

In der Von-Braun-Reaktion gewinnt man aus **tertiären Aminen** durch Abspaltung einer Methylgruppe **sekundäre Amine**. Im ersten Schritt reagiert das tertiäre Amin mit Bromcyan unter nukleophiler Substitution von Bromid zu einem *N*-Cyanammonium-Intermediat, das im zweiten Schritt durch das freigesetzte Bromid unter Abspaltung eines Alkylbromids zum Cyanamid weiterreagiert. Durch Hydrolyse gelangt man zum sekundären Amin (Abb. 7.364).

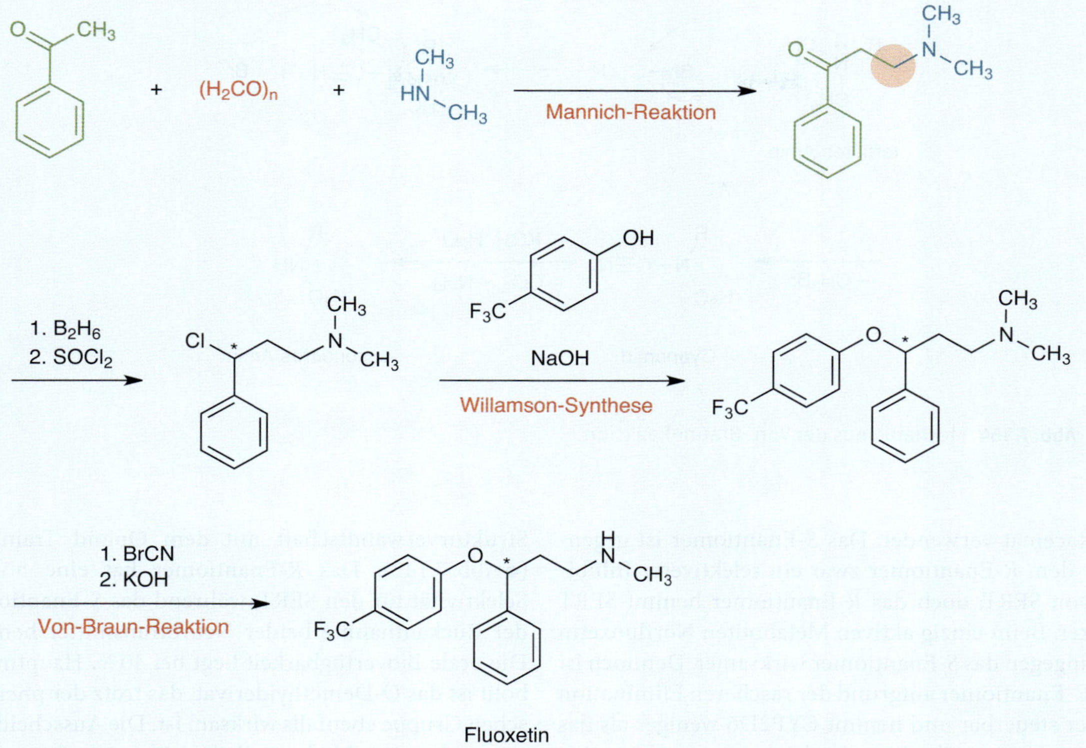

Mannich-Reaktion

1. B_2H_6
2. $SOCl_2$

NaOH
Willamson-Synthese

1. BrCN
2. KOH
Von-Braun-Reaktion

Fluoxetin

Abb. 7.363 Synthese von Fluoxetin

7

Das Asymmetriezentrum im Bereich der Diarylfunktion ist somit Bestandteil des Pharmakophors für die H_1-Blockade (▸Kap. 7.19.2). Da für die H_1-antagonistische Wirkung das *R*-Enantiomer verantwortlich ist, sind die sedierenden Eigenschaften in Escitalopram entsprechend deutlich reduziert. Die elektronenziehenden Substituenten desaktivieren die Aromaten für Hydroxylierungsreaktionen. Citalopram wird zum aktiven Hauptmetaboliten Demethylcitalopram, Didemethylcitalopram, Citalopram-*N*-oxid sowie durch Desaminierung und Oxidation zum inaktiven Propionsäurederivat metabolisiert. Die orale Bioverfügbarkeit beträgt 80 %, die Eliminationshalbwertszeit 36 h.

Sertralin (Sertralin dura®), Ph. Eur. (Hydrochlorid), wurde aus dem potenten NET-Inhibitor Tametralin entwickelt, indem man in 3- und 4-Position jeweils Chloratome einführte. Gegenüber dem daraus resultierenden, nichtselektiven (+)-*trans*-Isomer mit 1*R*,4*S*-Konfiguration erwies sich von den 4 Stereoisomeren das (+)-*cis*-1*S*,4*S*-Isomer Sertralin als selektiver Serotonin-Rückaufnahme-Hemmstoff. Zwar scheint die Struktur von anderen SSRI abzuweichen, jedoch ist das typische 4-Phenylbutan-1-amin-Motiv enthalten, das in ein starres bizyklisches Tetralin-(Tetrahydronaphthalen-)System hineingezwängt wird. Auch lässt sich die Diaryl-substituierte Propylamin-Struktur der H_1-Antagonisten erkennen. Die Basizität der sekundären Aminogruppe liegt im erwarteten Bereich (pK_S = 9,5). Die orale Bioverfügbarkeit von Sertralin beträgt 42 %. Hauptmetabolit von Sertralin ist *N*-Demethylsertralin, zudem erfolgt eine oxidative Desaminierung zum Tetralonderivat. Die Ausscheidung der Metaboliten erfolgt zu gleichen Teilen mit den Fäzes und im Urin. Die Halbwertszeit liegt bei 26 h.

Paroxetin (Paroxat®), Ph. Eur. (Hydrochlorid) ist auch als Hydrochlorid-Hemihydrat monographiert, bei dem 2 Moleküle ein Molekül Kristallwasser binden. Beschrieben wird das linksdrehende 3*S*,4*R*-*trans*-Enantiomer. Der pK_S-Wert beträgt 9,9 (Piperidin). Paroxetin wird nach oraler Gabe gut resorbiert und unterliegt einem First-Pass-Effekt. Wegen der Methylendioxy-Gruppe wird die Substanz überwiegend zu einem Catechol-Intermediat metabolisiert, das in *O*-methylierter oder *O*-glucuronidierter Form ausgeschieden wird. Wegen der Bildung eines *ortho*-chinoiden Metaboliten ist die Substanz zudem ein mechanismusbasierter Inhibitor von CYP2D6 (▸Kap. 4.5.1). Die Eliminationshalbwertszeit liegt bei etwa 24 h.

Fluoxetin (Fluoxetin-neuraxpharm®), Ph. Eur. (Hydrochlorid), ist ein sekundäres Amin (pK_S = 9,5) und wird

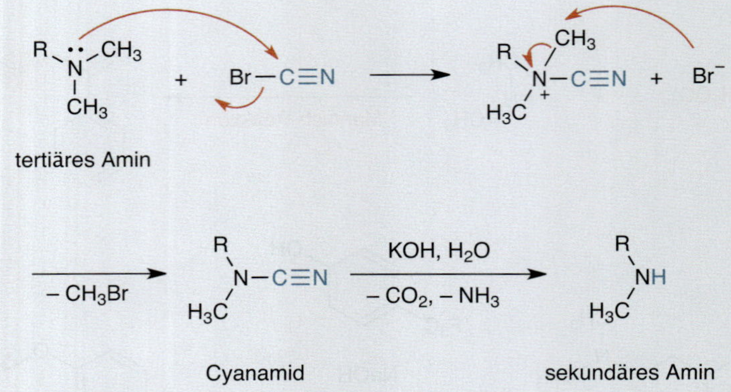

Abb. 7.364 Mechanismus der Von-Braun-Reaktion

als Racemat verwendet. Das *S*-Enantiomer ist gegenüber dem *R*-Enantiomer zwar ein selektiverer Inhibitor von SERT, doch das *R*-Enantiomer hemmt SERT stärker. Beim einzig aktiven Metaboliten Norfluoxetin ist hingegen das *S*-Enantiomer wirksamer. Dennoch ist das *R*-Enantiomer aufgrund der rascheren Elimination besser steuerbar und hemmt CYP2D6 weniger als das *S*-Enantiomer. Allerdings beobachtete man hier eine dosisabhängige QT-Zeit-Verlängerung, sodass man auf die Entwicklung des Enantiomers wegen des weniger günstigen Sicherheitsprofils gegenüber dem Racemat verzichtete. Die orale Bioverfügbarkeit von Fluoxetin beträgt 32 %. Die Ausscheidung erfolgt hauptsächlich über die Niere. Die Halbwertszeit liegt bei 4–6 Tagen.

7.16.3 Selektive Serotonin-/Noradrenalin-Rückaufnahme-Inhibitoren (SSNRI)

Zielsetzung bei der Entwicklung dieser Substanzen (Abb. 7.365) ist eine ausgewogene Aktivität an den Serotonin- und Noradrenalin-Transportern. Sie werden auch als duale SERT/NET-Blocker bezeichnet.

Wirkungsmechanismus. Selektive Serotonin-/Noradrenalin-Rückaufnahme-Inhibitoren (SSNRI) binden wie die trizyklischen Antidepressiva an SERT und NET und hemmen die Rückaufnahme beider Monoamine. Die Selektivität bezieht sich auf die nur geringe Affinität zu anderen Rezeptoren, was eine bessere Verträglichkeit bedingt.

Venlafaxin (Venlafaxin-Heumann®), Ph. Eur. (Hydrochlorid), liegt als Racemat vor. Der pK_S-Wert liegt bei 9,5 (tertiäres Amin). Gegenüber anderen Antidepressiva fehlt der zweite Aromat. Formal ist dieser durch einen Cyclohexanring ersetzt. Dadurch ergibt sich eine Strukturverwandtschaft mit dem Opioid Tramadol (Abb. 7.142). Das *R*-Enantiomer hat eine höhere Selektivität für den SERT, während das *S*-Enantiomer der Rückaufnahme beider Neurotransmitter hemmt. Die orale Bioverfügbarkeit liegt bei 40 %. Hauptmetabolit ist das *O*-Demethylderivat, das trotz der phenolischen Gruppe ebenfalls wirksam ist. Die Ausscheidung erfolgt hauptsächlich renal. Die Plasmahalbwertszeit von Venlafaxin beträgt 5 h, die des aktiven Metaboliten 11 h.

Duloxetin (Cymbalta®), Ph. Eur. (Hydrochlorid), wird als *S*-Enantiomer verwendet. Der pK_S-Wert beträgt 9,6 (sekundäres Amin). Duloxetin ist strukturell eng verwandt mit den SSRI, wobei einer der Phenylringe gegen Naphthalen, der andere bioisoster gegen Thiophen ausgetauscht ist. Die Affinität zu den Transportproteinen der Neurotransmitter ist relativ ausgewogen. Die Affinität zum NET ist für beide Enantiomere gleich groß. Aufgrund seiner höheren Affinität zum SERT wurde das *S*-Enantiomer weiterentwickelt. Die orale Bioverfügbarkeit von Duloxetin liegt zwischen 30 und 80 %. *N*-Demethylierung zu einem aktiven Metaboliten sowie Hydroxylierungen am Naphthalenring in der 4-, 5- oder 6-Position sind die Hauptwege der Biotransformation. Die Eliminationshalbwertszeit von Duloxetin bewegt sich zwischen 8 und 17 h.

Milnacipran (Milnaneurax®) ist ein Phenyl-substituiertes Cyclopropancarbonsäureamid. Gegenüber anderen Rückaufnahme-Inhibitoren liegt keine sekundäre oder tertiäre, sondern eine primäre aliphatische Aminogruppe (pK_S = 9,7) vor, zudem fehlt der zweite Aromat. Die Substanz ist das Racemat der 1*S*,2*R*- und 1*R*,2*S*-konfigurierten *Z*-Isomere. Milnacipran ist ein ausgewogener Inhibitor von SERT und NET. Die orale Bioverfügbarkeit beträgt 85 %. Der Großteil der Substanz wird über die Nieren ausgeschieden, die Biotransformation

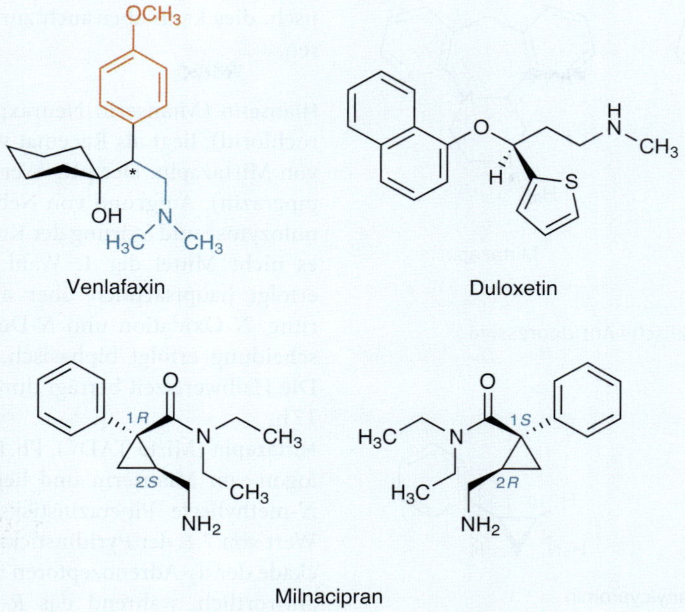

Venlafaxin

Duloxetin

Milnacipran

○ Abb. 7.365 Selektive Serotonin-/Noradrenalin-Rückaufnahme-Inhibitoren

verläuft nicht über CYP-Enzyme und beschränkt sich auf glucuronidierte Metaboliten. Die Eliminationshalbwertszeit liegt bei 8 h.

7.16.4 Noradrenalin-Rückaufnahme-Inhibitoren (NRI)

Bupropion (Amfebutamon, Elontril®) ist strukturverwandt mit Amfetamin und ein schwacher Inhibitor der Noradrenalin-Rückaufnahme, hemmt aber auch den Dopamin-Transporter (DAT). Die Substanz liegt als Racemat vor (○ Abb. 7.366). Der pK_S-Wert des sekundären Amins beträgt aufgrund der β-ständigen Carbonylgruppe nur 7,9. Die *tert*-Butylgruppe schützt vor Desalkylierung und oxidativer Desaminierung, der Phenylring ist durch die Chlor- und Acylsubstituenten gegen Hydroxylierungsreaktionen inaktiviert. Insgesamt zeigt die Substanz einen komplexen Wirkungsmechanismus, an dem insbesondere die aktiven Metaboliten beteiligt sind. Die Biotransformation führt zur Hydroxylierung einer der Methylgruppen am *tert*-Butylsubstituenten sowie zur Reduktion der Ketogruppe, wodurch *erythro-* und *threo-*Hydroxybupropion gebildet werden. Die mittlere Halbwertszeit beträgt 20 h. Bupropion war bereits in den 1980er Jahren in den USA als Antidepressivum zugelassen. Aufgrund von schweren Krampfanfällen wurde die Zulassung zunächst widerrufen, später in niedriger Dosierung wieder erteilt.

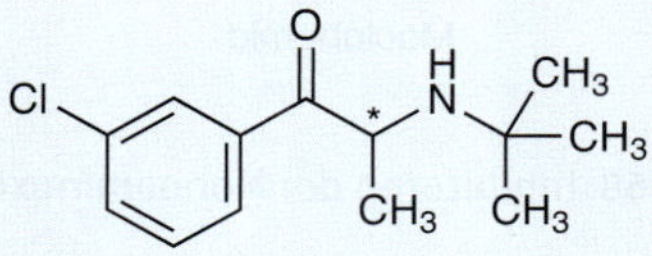

○ Abb. 7.366 Noradrenalin-Rückaufnahme-Inhibitor Bupropion

7.16.5 Tetrazyklische Antidepressiva (α_2-Antagonisten)

Diese Substanzen (○ Abb. 7.367) weisen durch das 6-7-6-Grundgerüst mit dem zentralen Dihydroazepinring und der tertiären Aminogruppe formal die Strukturanforderungen der trizyklischen Vertreter auf. Allerdings terminiert das basische Zentrum nicht die Seitenkette, sondern ist in einen anellierten Piperazinring integriert. Dies verändert den Abstand der Teilstrukturen und die Winkelung.

Wirkungsmechanismus. Tetrazyklische Antidepressiva blockieren überwiegend die präsynaptischen α_2-Adrenozeptoren, hemmende Auto- und Heterorezeptoren an noradrenergen bzw. serotonergen Synapsen. Dadurch wird die Freisetzung von Noradrenalin und Serotonin verstärkt und das Angebot dieser Neurotransmitter an

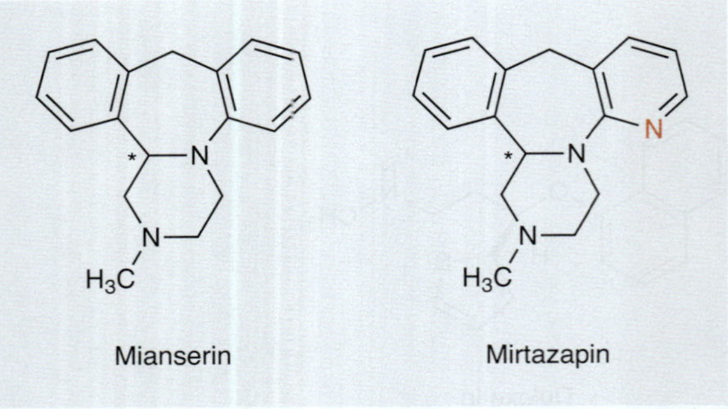

Mianserin Mirtazapin

Abb. 7.367 Tetrazyklische Antidepressiva

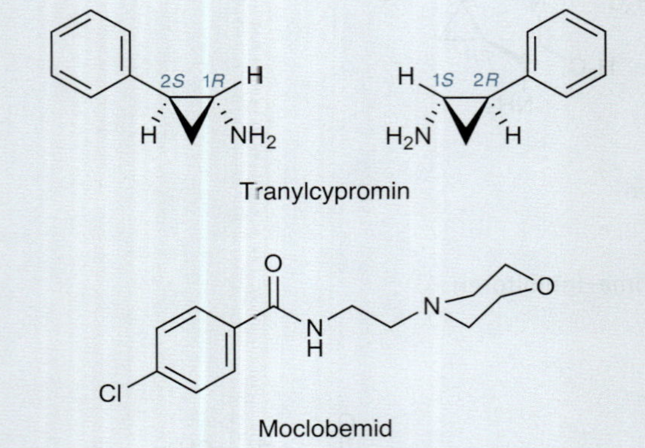

Tranylcypromin

Moclobemid

Abb. 7.368 Inhibitoren der Monoaminoxidase

Iproniazid Isoniazid

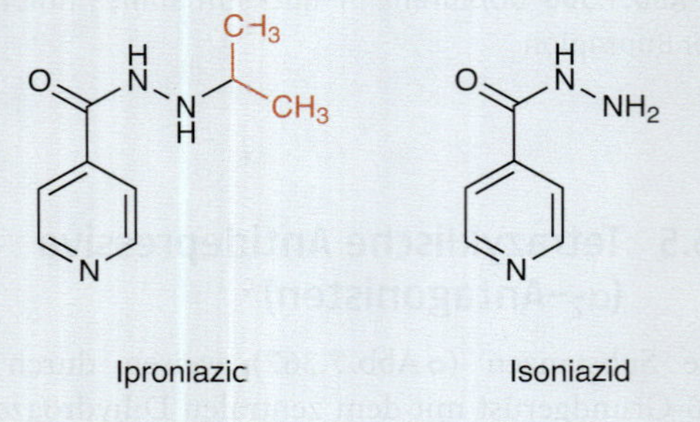

Abb. 7.369 Tuberkulosemittel Iproniazid als MAO-Inhibitor

den postsynaptischen Rezeptoren erhöht. Affinität zum NET und SERT ist dagegen kaum vorhanden. Wegen der schwachen Affinität zu muscarinischen Rezeptoren können allerdings geringe anticholinerge Nebenwirkungen auftreten. Zudem liegen H_1-antagonistische Strukturelemente (Ethylendiamin-Typ) vor, was die sedierenden Effekte erklärt. Durch Hemmung der 5-HT_{2A}-Rezeptoren wirken die Substanzen anxiolytisch, dies kann aber auch zur Gewichtszunahme führen.

Mianserin (Mianserin-Neuraxpharm®), Ph. Eur. (Hydrochlorid), liegt als Racemat vor und ist der Vorläufer von Mirtazapin. Der pK_S-Wert beträgt 7,0 (*N*-Methylpiperazin). Aufgrund von Nebenwirkungen wie Agranulozytose und Störung der Knochenmarksfunktion ist es nicht Mittel der 1. Wahl. Die Biotransformation erfolgt hauptsächlich über aromatische Hydroxylierung, *N*-Oxidation und *N*-Demethylierung. Die Ausscheidung erfolgt biphasisch, überwiegend im Urin. Die Halbwertszeit beträgt durchschnittlich 1,4 h sowie 17 h.

Mirtazapin (Mirta TAD®), Ph. Eur., ist ein Pyridyl-Analogon von Mianserin und liegt als Racemat vor. Der *N*-methylierte Piperazinstickstoff besitzt einen pK_S-Wert von 7,1, der Pyridinstickstoff von 5,9. Für die Blockade der α_2-Adrenozeptoren ist das *S*-Enantiomer verantwortlich, während das *R*-Enantiomer die 5-HT_3-Rezeptoren blockiert. Die orale Bioverfügbarkeit beträgt 50 %. Die Biotransformation durch *N*-Demethylierung führt zum aktiven Hauptmetaboliten, dazu erfolgt *N*-Oxidation und Hydroxylierung am Pyridinring. Die Ausscheidung erfolgt über Urin und Fäzes. Die mittlere Eliminationshalbwertszeit liegt bei 20–40 h.

7.16.6 Inhibitoren der Monoaminoxidase (MAO-Inhibitoren)

Design und Entwicklung. Zur Entwicklung der MAO-Inhibitoren führte in den 1950er Jahren die Beobachtung zentral erregender und euphorischer Wirkungen von Iproniazid (Abb. 7.369), einem zur Tuberkulosetherapie verwendeten **Isoniazid**-Derivat. Wegen hepatotoxischer Effekte wurde die Substanz aus dem Handel genommen. Dennoch stimulierte dies die Entwicklung weiterer Inhibitoren wie **Tranylcypromin.**

Wirkungsmechanismus. Inhibitoren der Monoaminoxidase blockieren den oxidativen Abbau verschiedener Monoamine. Dadurch erhöht sich deren Konzentration in den Speichervesikeln der Nervenzellen und das Angebot der freigesetzten Neurotransmitter im synaptischen Spalt. Dies führt im Falle von Noradrenalin und Serotonin zur Antriebssteigerung bzw. Stimmungsaufhellung.

MAO-Hemmer (Abb. 7.368) werden hauptsächlich bei gehemmter und therapieresistenter Depression eingesetzt.

Monoaminoxidasen (MAO) sind mitochondriale Oxidoreduktasen, die FAD als Kofaktor nutzen. In einer oxidativen Desaminierung überführen sie biogene Amine wie Serotonin zu den entsprechenden Aldehy-

o Abb. 7.370 Oxidative Desaminierung von Serotonin. MAO: Monoaminoxidase

o Abb. 7.371 Mechanismus der MAO-Inaktivierung durch Tranylcypromin

den und NH_3, gleichzeitig wird O_2 zu H_2O_2 reduziert (o Abb. 7.370). Man unterscheidet 2 Subtypen:

- MAO-A, die vorwiegend Serotonin, Noradrenalin, Adrenalin und Dopamin abbaut,
- MAO-B, die insbesondere für den Abbau von Dopamin sorgt.

Entsprechend setzt man möglichst selektive Inhibitoren der MAO-A als Antidepressiva ein, während selektive MAO-B-Inhibitoren wie **Rasagilin** zur Therapie der Parkinson-Erkrankung dienen (▸ Kap. 7.14.3).

Tranylcypromin (Jatrosom®) ist das Racemat der *trans*-ständigen 1*S*,2*R*- und 1*R*,2*S*-Isomere. Die Substanz kann als zyklisiertes Amfetamin aufgefasst werden, mit einem pK_S-Wert von 8,2. Von Nachteil ist, dass Tranylcypromin eine nichtselektive und irreversible Hemmung der Monoaminoxidasen bewirkt. Beide MAO-

Typen sorgen für den Abbau von **Tyramin**, der bei gleichzeitigem Genuss tyraminhaltiger Nahrung wie Käse und Rotwein blockiert wird. Da Tyramin als indirektes Sympathomimetikum die Freisetzung von Noradrenalin auslöst, kann es zu starkem Blutdruckanstieg und schließlich zu hypertensiven Krisen kommen (sog. „Käse-Effekt").

Die Kristallstruktur des blockierten MAO-B-Addukts mit kovalent gebundenem Tranylcypromin ist bekannt. Für dessen Bildung ist folgender Mechanismus denkbar. Die oxidierte Form des Kofaktors FAD abstrahiert formal ein Hydridion vom α-C-Atom der Aminogruppe des Inhibitors und startet dann einen nukleophilen Angriff auf das so gebildete Cyclopropaniminium-Ion. Unter Öffnung des Cyclopropanrings bindet Tranylcypromin kovalent und damit irreversibel an den Kofaktor FAD (**o** Abb. 7.371). Dieser steht dann für weitere Elektronentransfer-Reaktionen nicht zur Verfügung.

Tranylcypromin wird nach oraler Gabe rasch resorbiert. Die Biotransformation in der Leber führt zu *para*-Hydroxytranylcypromin und *N*-Acetyltranylcypromin. Die Ausscheidung erfolgt der Metaboliten erfolgt hauptsächlich über die Niere. Die Halbwertszeit beträgt etwa 2,5 h.

Moclobemid (Moclobemid-ratiopharm®) ist ein Benzamidderivat mit einem pK_S-Wert von 6,2 für den Morpholin-Stickstoff. Aufgrund der jeweils β-ständig angeordneten Heteroatome ist die Basizität gegenüber anderen tertiären Aminen vermindert. Die Substanz besetzt ebenfalls die Bindetasche des Enzyms, in der das Monoamin als Substrat gebunden wird. Allerding ist Moclobemid ein weitgehend reversibler Inhibitor der MAO-A und geht keine kovalente Bindung mit dem FAD-Gerüst ein. Dadurch kann es von Tyramin aus seiner Bindung an MAO-A wieder verdrängt werden. Dies verhindert hypertensive Krisen bei Tyraminaufnahme mit der Nahrung. Die orale Bioverfügbarkeit von Moclobemid liegt bei 60–80 %. Moclobemid wird umfangreich metabolisiert, insbesondere der Morpholinring wird zum aktiven *N*-Oxid umgesetzt, zum Lactam inaktiviert und oxidativ desaminiert. Die Metaboliten werden renal ausgeschieden. Die Eliminationshalbwertszeit beträgt 1–4 h.

7.17 Migränemittel

Die **Migräne** ist eine **neurologische Erkrankung** und äußert sich durch den anfallsartig auftretenden Halbseitenkopfschmerz (griech. *hemikrania* = halber Schädel), häufig begleitet von Appetitlosigkeit, Übelkeit, Erbrechen, Licht- und Geräuschempfindlichkeit. Die Pathophysiologie der Migräne ist nicht genau geklärt. Es gibt verschiedene sich ergänzende Hypothesen, eine bedeutende Rolle spielt insbesondere der Neurotransmitter **Serotonin** (5-Hydroxytryptamin, 5-HT), durch den sich der Migränekopfschmerz beseitigen lässt. Allerdings ist wegen der verschiedenen Serotonin-Rezeptoren im zentralen Nervensystem, Herz-Kreislaufsystem, Blut und Magen-Darm-Trakt mit entsprechenden Nebenwirkungen zu rechnen, was die therapeutische Verwendung von Serotonin selbst als Migränemittel ausschließt. Vergleicht man die Bezifferung der Rezeptoren von 5-HT_1 bis 5-HT_7 mit Postleitzahlen im Organismus, kommt Serotonin einer Postwurfsendung an alle Haushalte gleich. Allerdings werden die Effekte auf die Blutgefäße im Kopfbereich durch Aktivierung der **5-HT_1-Rezeptoren** vermittelt, während andere Serotonin-Rezeptoren nicht beteiligt sind. So bewirkt eine Stimulation der Rezeptoren vom Typ **5-HT_{1B}** die Konstriktion der beim Migräneanfall erweiterten Hirngefäße und vom Typ **5-HT_{1D}** die Hemmung der Freisetzung neurogener Schmerz- und Entzündungsmediatoren.

Dies eröffnet die Möglichkeit für eine selektive Adressierung dieser Rezeptoren durch Agonisten und damit eine gezielte Therapie des Migränekopfschmerzes.

Migränemittel sind Arzneistoffe, die einen akuten Migräneanfall unterbrechen. Leichte Anfälle sind durch Kombination eines Antiemetikums wie **Metoclopramid** mit einem **nichtopioiden Analgetikum** gut zu beeinflussen. Mittel der Wahl bei mittelschweren bis schweren Migräneattacken sind die Triptane (**o** Abb. 7.372).

7.17.1 Triptane

Triptan ist eine Kurzform von Tryptamin. Gegenüber Serotonin fehlt die 5-Hydroxygruppe.

Design und Entwicklung. Die Entwicklung von **Sumatriptan** brachte den entscheidenden Schub in der spezifischen Therapie der Migräne. Ausgehend von der Struktur des nichtselektiven Liganden an den Serotonin-Rezeptoren **Serotonin** (**o** Abb. 7.373) war man an der Entwicklung **selektiver Agonisten** interessiert, was durch die dazu parallel voranschreitende Charakterisierung der verschiedenen Serotonin-Rezeptorsubtypen stimuliert wurde. Ebenfalls als Prototyp diente **Methysergid**, ein früher zur Migräneprophylaxe eingesetztes Derivat der Mutterkornalkaloide. Über verschiedene Entwicklungsstufen, unter anderem **5-Carbamoyltryptamin**, entstand schließlich Sumatriptan als erster Vertreter der Triptane (Glaxo, 1991). Die Substanz diente auch als Leitstruktur für weitere Vertreter mit verbesserter Bioverfügbarkeit.

Wirkungsmechanismus. Triptane wirken als selektive Agonisten an $5\text{-HT}_{1B/1D}$-Rezeptoren. Die Stimulation

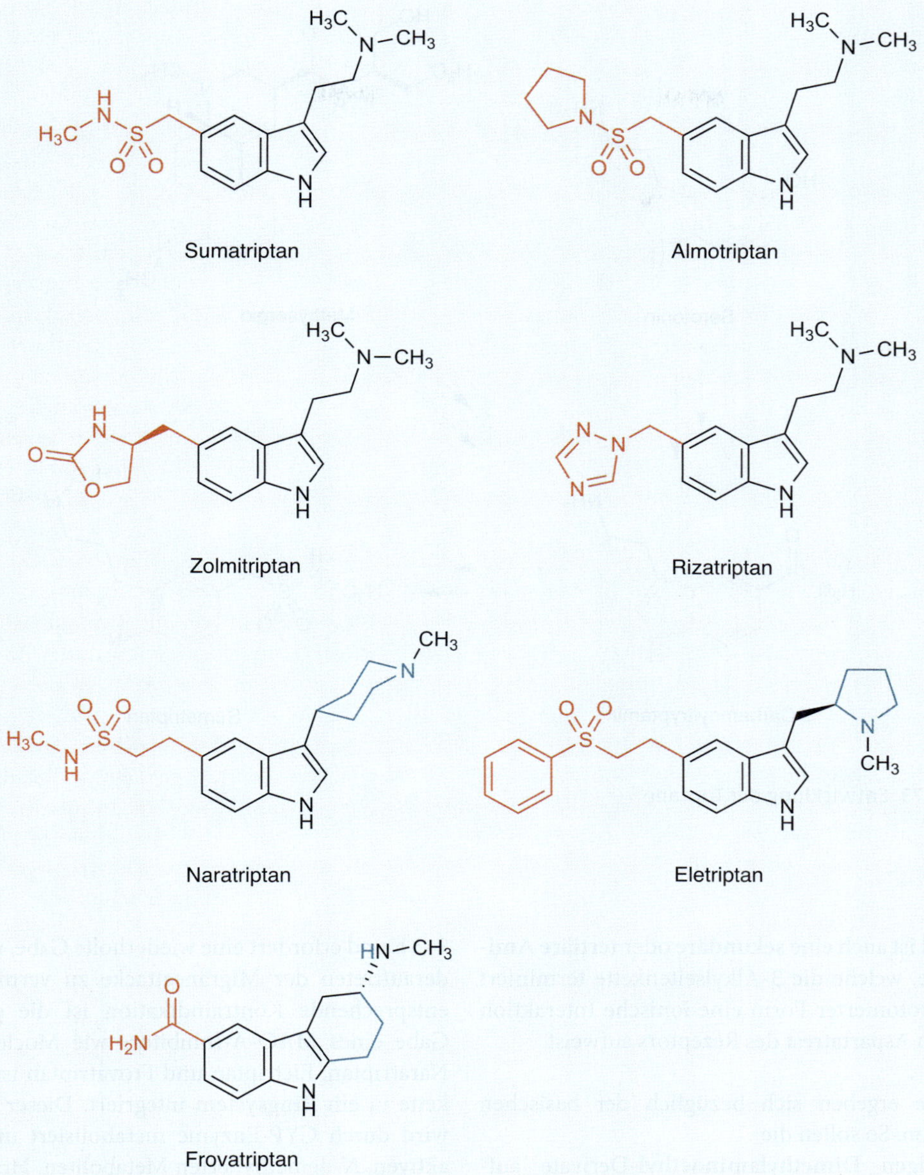

Sumatriptan

Almotriptan

Zolmitriptan

Rizatriptan

Naratriptan

Eletriptan

Frovatriptan

Abb. 7.372 Triptane

der 5-HT_{1B}-Rezeptoren führt zur Konstriktion der bei Migräne dilatierten zerebralen Gefäße. Durch Stimulation der präsynaptischen 5-HT_{1D}-Rezeptoren wird die Ausschüttung der an der neurogenen Entzündung beteiligten Neuropeptide gehemmt, und zentral werden die über den Trigeminus-Nerv vermittelten Schmerzsignale blockiert. Darüber hinaus sind Triptane auch Agonisten an 5-HT_{1F}-Rezeptoren.

Struktur-Wirkungs-Beziehungen. Triptane sind Analoga des Tryptamins. Zwischen den verschiedenen Vertretern bestehen keine relevanten Unterschiede in der Pharmakodynamik, jedoch in den pharmakokinetischen Eigenschaften. Allgemein lassen sich 2 Strukturtypen unterscheiden (Abb. 7.374).

Allen Triptanen gemeinsam ist der
- **Indol**-Grundkörper mit einem
- **Wasserstoffbrücken-Akzeptor** in 5-Position, der eine H-Brückenbindung zu einem Threoninrest bildet und für die hohe Affinität und Selektivität zu den 5-$HT_{1B/1D}$-Rezeptoren essenziell ist.

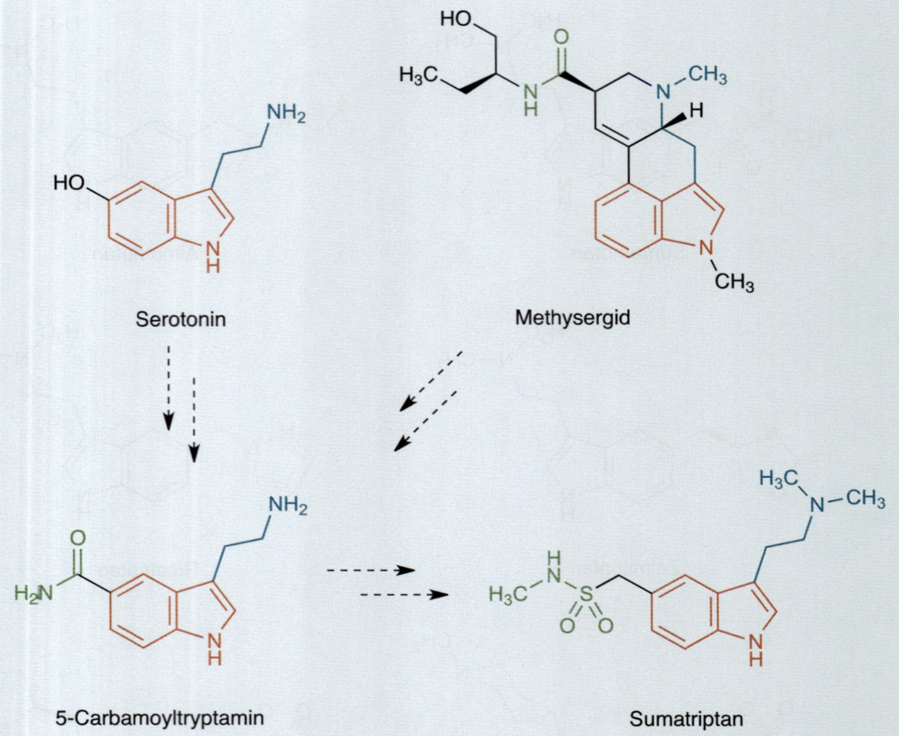

Abb. 7.373 Entwicklung der Triptane

- Essenziell ist auch eine **sekundäre** oder **tertiäre Aminogruppe**, welche die 3-Alkylseitenkette terminiert und in protonierter Form eine ionische Interaktion mit einem Aspartatrest des Rezeptors aufweist.

Unterschiede ergeben sich bezüglich der basischen Aminfunktion. So sollen die

- **offenkettigen Dimethylaminoethyl**-Derivate aufgrund ihrer strukturellen Ähnlichkeit zu Serotonin als Substrate der MAO-A fungieren und haben eine relativ kurze Wirkdauer.
- Ist hingegen die Seitenkette in ein **Ringsystem** inkorporiert, haben die Triptane eine längere Halbwertszeit, da sie nicht durch MAO-A abgebaut werden. Dadurch verringert sich das Risiko für die sogenannte Headache-Recurrence (wiederauftretender Kopfschmerz).

Biotransformation. Dominierend bei den **offenkettigen Triptanen** mit 3-Dimethylaminoethyl-Seitenkette soll die oxidative Desaminierung durch MAO-A zu den inaktiven Indolessigsäurederivaten sein, die rasch als Glucuronide ausgeschieden werden. Von daher hat dieser Strukturtyp nur eine **kurze Halbwertszeit** von etwa 2–3 h und erfordert eine wiederholte Gabe, um ein Wiederauftreten der Migräneattacke zu vermeiden. Eine entsprechende Kontraindikation ist die gleichzeitige Gabe eines MAO-A-Inhibitors wie Moclobemid. Bei Naratriptan, Eletriptan und Frovatriptan ist die Seitenkette in ein **Ringsystem** integriert. Dieser Strukturtyp wird durch CYP-Enzyme metabolisiert und führt zu aktiven, *N*-demethylierten Metaboliten. Hingegen werden diese Triptane nicht durch MAO-A inaktiviert und besitzen eine **längere Wirkdauer.** Eletriptan und Frovatriptan haben wie Amfetamin, das ebenfalls kein Substrat der MAO ist, in α-Position zur terminalen Aminogruppe eine Alkylverzweigung.

Synthetische Aspekte. Die Synthese von Sumatriptan (Abb. 7.375) ist ein Beispiel für einen rationalisierten Syntheseprozess (Streamlining). Dabei werden die ersten 3 Reaktionen sequenziell ausgeführt, ohne die Zwischenprodukte zu isolieren. Als Startmaterial dient ein Nitrobenzylsulfonamid, das katalytisch an Palladium auf Aktivkohle hydriert wird. Der Katalysator wird vom so erhaltenen primären aromatischen Amin abfiltriert und das Filtrat mit Natriumnitrit und Salzsäure zum Diazoniumsalz umgesetzt. Die Reaktions-

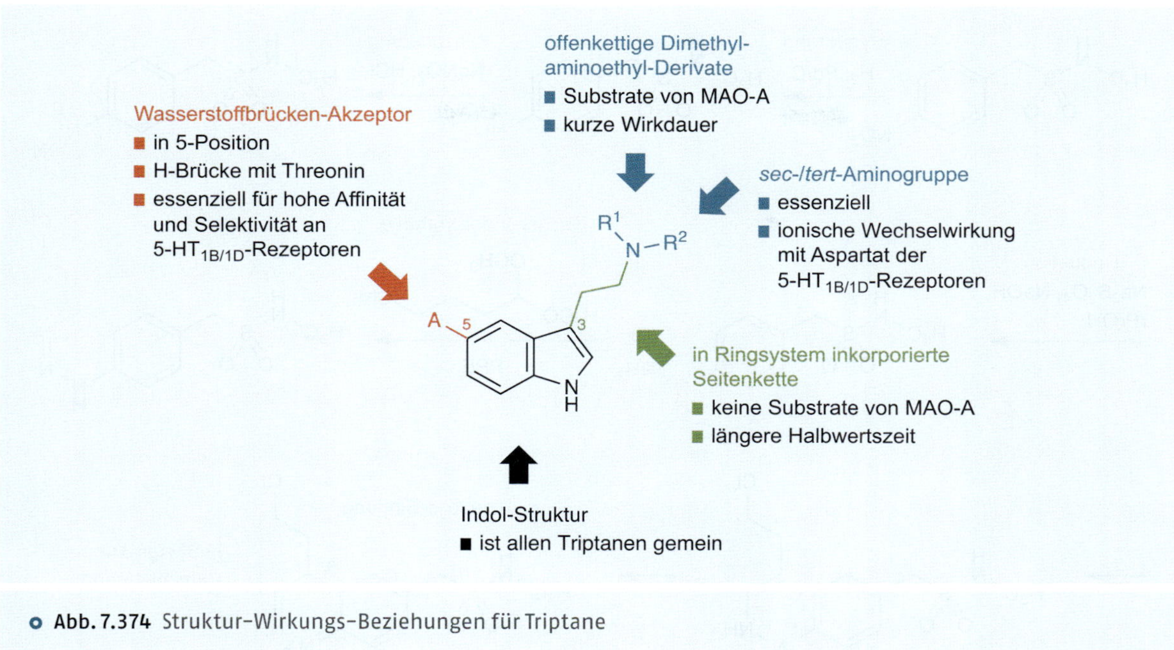

Abb. 7.374 Struktur-Wirkungs-Beziehungen für Triptane

lösung wird nun in eine Lösung von Natriumdithionit in Natronlauge und Isopropanol überführt und zum Phenylhydrazinderivat reduziert. Durch Reaktion mit 4-Chlorbutanaldimethylacetal bildet sich das Phenylhydrazonderivat, das mit Polyphosphorsäureester (PPE) in einer **Fischer-Indolsynthese** (Emil Fischer, Nobelpreis für Chemie, 1902) zum Indolderivat zyklisiert wird. Im mechanistischen Ablauf dieser Reaktion tautomerisiert das Phenylhydrazon zum En-Hydrazin, gefolgt von einer [3,3]-sigmatropen Verschiebung mit Knüpfung der neuen C–C-Bindung als Schlüsselschritt. Diese elektrozyklische Reaktion ähnelt der Claisen-Umlagerung von Phenylallylethern. Das dadurch erzeugte Diimin rearomatisiert zum primären aromatischen Amin. Dieses bildet durch intramolekularen, nukleophilen Angriff unter Ringschluss ein Aminal, das zum entsprechenden Indol weiterreagiert. Dabei wird Ammoniak freigesetzt, das gleichzeitig in einer nukleophilen Substitution mit der Seitenkette ein primäres Amin bildet. Reduktive Methylierung mit Formaldehyd und Natriumborhydrid führt zu Sumatriptan.

Sumatriptan (Imigran®), Ph. Eur. (Succinat), wird als äquimolares Verhältnis der Wirkstoffbase und Bernsteinsäure beschrieben und liegt demnach als Hydrogensuccinat vor. Der pK_S-Wert für die protonierte, tertiäre Aminogruppe beträgt 9,6, die Sulfonamidgruppe zeigt nur sehr schwachen NH-aciden Charakter (pK_S > 12). Der Indolstickstoff weist keine basischen Eigenschaften auf, da das nichtbindende Elektronenpaar zur Aromatizität beiträgt. Aufgrund der niedrigen Lipophilie besitzt Sumatriptan von allen Triptanen die geringste Bioverfügbarkeit. Normalerweise sollte daher auch nur ein geringer Anteil der Substanz die Blut-Hirn-Schranke überwinden. Möglicherweise ist aber deren Permeabilität während eines Migräneanfalls vorübergehend verändert, denn die erhöhte Lipophilie anderer Triptane scheint nicht mit einer signifikant verbesserten Wirksamkeit gegenüber Sumatriptan zu korrelieren. Sumatriptan steht in Form von Filmtabletten oder als Injektionslösung zur Verfügung. Nach subkutaner Injektion wird die Substanz gut resorbiert. Die Bioverfügbarkeit beträgt dabei 96 %, nach oraler Gabe liegt sie lediglich im Bereich von 10–20 %. Die Halbwertszeit beträgt 2 h.

Almotriptan (Almogran®), Ph. Eur. (Malat), unterscheidet sich von Sumatriptan lediglich durch die Integration der Sulfonamidgruppe in der 5-Position des Indols in einen Pyrrolidinring. Dies erhöht die Lipophilie und die Bioverfügbarkeit. Der pK_S-Wert für die tertiäre Aminogruppe wird mit 9,5 angegeben. Die orale Bioverfügbarkeit beträgt 70 %. Mehr als 75 % der verabreichten Dosis werden mit dem Urin ausgeschieden, der Rest mit den Fäzes. Die Eliminationshalbwertszeit liegt bei 3–4 h.

Zolmitriptan (AscoTop®), Ph. Eur., ist durch die Synthese aus 4-Nitro-L-phenylalanin *S*-konfiguriert. Gegenüber dem *R*-Enantiomer besteht eine 10-fach höhere Affinität zu den $5\text{-}HT_{1B/1D}$-Rezeptoren. Der pK_S-Wert für die tertiäre Aminogruppe beträgt 9,6. In 5-Position ersetzt ein Oxazolidinonring die Sulfonamidgruppe. Im Ver-

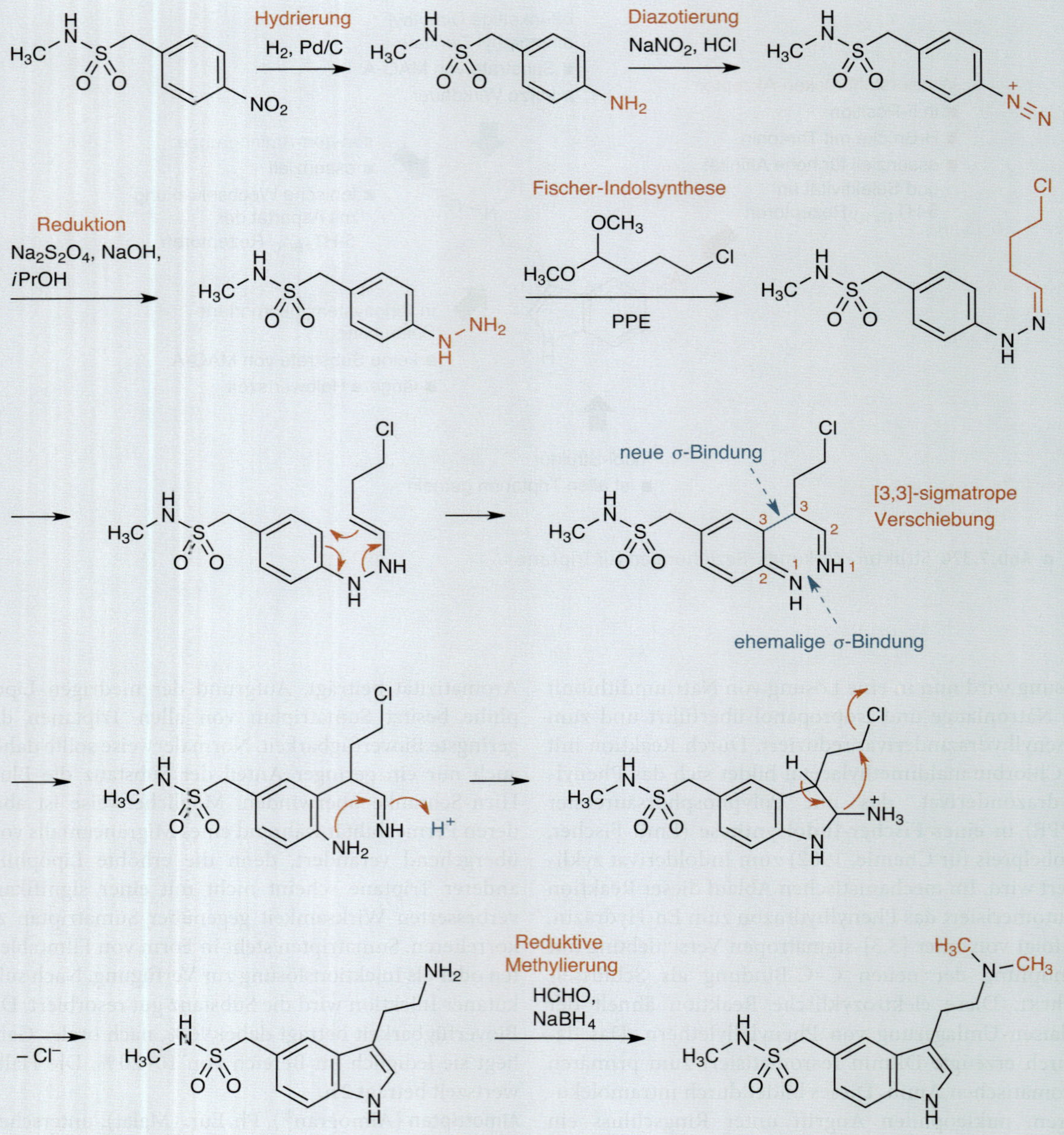

Abb. 7.375 Synthese von Sumatriptan

gleich zu Sumatriptan ist die orale Bioverfügbarkeit auf 40 % verbessert. Der durch *N*-Demethylierung über CYP1A2 gebildete Metabolit ist potenter als die Muttersubstanz. Die Ausscheidung der Metaboliten erfolgt im Urin. Die Halbwertszeit liegt bei 2,5–3 h.

Rizatriptan (Maxalt®), Ph. Eur. (Benzoat), resultiert aus einer Struktur-Wirkungs-Studie, in der verschiedene fünfgliedrige Heteroaromaten als H-Brücken-Akzeptoren in 5-Position untersucht wurden. Das günstigste pharmakokinetische Profil zeigte das Molekül, bei dem der Triazolring über einen Methylenspacer mit der Grundstruktur verknüpft ist. Die pK_S-Werte betragen 2,0 (Triazol) und 9,6 (tertiäre Aminogruppe). Nach oraler Gabe wird Rizatriptan fast vollständig resorbiert, die Bioverfügbarkeit beträgt 40–45 %. Die Halbwertszeit liegt bei 2–3 h.

Naratriptan (Naramig®) weist einen Abstand von 3 C-Atomen zwischen dem Indolkern und dem basischen Aminstickstoff auf. Durch das Einbinden dieser Funktion in einen Piperidinring (pK_S = 9,3) bleibt der Abstand aber mit dem in Sumatriptan vergleichbar. Die orale Bioverfügbarkeit liegt bei 60–75 %. Die Ausscheidung erfolgt hauptsächlich im Urin. Die Eliminationshalbwertszeit beträgt 6 h.

Eletriptan (Relpax®) hat anstelle der Sulfonamid- eine aromatische Sulfongruppe. Die basische Seitenkette ist durch die Integration in den Pyrrolidinring (pK_S = 10,4) konformativ eingeschränkt, zudem liegt ein *R*-konfiguriertes Chiralitätszentrum vor. Einige Subtypen der Serotonin-Rezeptoren unterscheiden zwischen den beiden Enantiomeren, wobei das *R*-Enantiomer signifikant potenter ist. Eletriptan wird nach oraler Gabe schnell und gut resorbiert, die Bioverfügbarkeit liegt bei 50 %. Die Halbwertszeit beträgt 4 h.

Frovatriptan (Allegro®) wird als *R*-Enantiomer (Eutomer) eingesetzt. Durch die Inkorporation der Seitenkette in ein Tetrahydrocarbazol-System ist die konformative Flexibilität eingeschränkt. Der pK_S-Wert für die sekundäre Aminogruppe wird mit 10,4 angegeben. Von allen Triptanen zeigt die Substanz die längste Wirkdauer. Durch die nur geringe Lipophilie ist allerdings der Wirkungseintritt gegenüber anderen Triptanen verzögert. Die orale Bioverfügbarkeit liegt bei 20–30 %. Die terminale Halbwertszeit beträgt 26 h.

7.17.2 Mutterkornalkaloide

Ergotamin (Ergo-Kranit®), Ph. Eur. (Tartrat), gehört zu den Mutterkornalkaloiden. Es war das erste wirksame und in reiner Form isolierte Alkaloid aus dem Mutterkornpilz (Arthur Stoll, 1918). Tetrazyklisches Grundgerüst (o Abb. 7.376) ist die 5*R*,8*R*-konfigurierte Lysergsäure. Sie enthält ein Indol-Strukturelement und ist über eine Säureamidfunktion mit einem zyklischen Tripeptid verknüpft. Dieses wiederum besteht aus den Aminosäuren L-Prolin, L-Phenylalanin und L-α-Hydroxyalanin. Der pK_S-Wert für den tertiären Aminstickstoff beträgt 6,4. Ergotamin kann als Second-Line-Therapeutikum insbesondere bei sehr langen Anfällen gegeben werden. Die therapeutische Wirkung bei Migräne wird über die Aktivierung der 5-$HT_{1B/1D}$-Rezeptoren erklärt. Wie bei allen Mutterkornalkaloiden ist das Wirkungsspektrum jedoch komplex. Ergotamin wirkt auch als partieller Agonist und partieller Antagonist an α-Adrenozeptoren und an Dopamin-Rezeptoren, was zur Vasokonstriktion und Erregung des Brechzentrums und damit zu unerwünschten Nebenwirkungen führt. Die orale Bioverfügbarkeit unterliegt interindividuellen Schwankungen und liegt bei 1–2 %. Die Ausscheidung erfolgt überwiegend über die Galle. Die Halbwertszeit beträgt 1,5–2,5 h.

L-Phenylalanin
L-α-Hydroxyalanin
L-Prolin

o **Abb. 7.376** Mutterkornalkaloid Ergotamin

Mutterkornalkaloide

Mutterkornalkaloide (Secale-Alkaloide, Ergotalkaloide) lassen sich aus den Sklerotien des auf verschiedenen Getreidearten wachsenden Pilzes *Claviceps purpurea* isolieren. Sie sind zum Großteil toxisch und führen zum sogenannten **Ergotismus** (Mutterkornbrand, Antoniusfeuer). Insbesondere im Mittelalter kam es durch Verzehr von entsprechend verunreinigter Nahrung zu schweren Vergiftungsfällen mit massiver Vasokonstriktion der Arterien und in der Folge zur Durchblutungsstörung von Herz, Nieren und Extremitäten. Im partialsynthetischen Abwandlungsprodukt des Ergotamins **Lysergsäurediethylamid** (LSD) ist der Peptidrest durch eine Diethylaminogruppe ersetzt. LSD wurde als Kreislaufstimulans entwickelt (Sandoz, 1940er Jahre), entpuppte sich aber als hochpotentes Halluzinogen mit psychedelischer Wirkung (Albert Hofmann, LSD-Selbstversuch, 1943). Der Wirkungsmechanismus ist komplex und wird über die Bindung an Serotonin-Rezeptoren erklärt. Außer bei Migräne werden Derivate der Mutterkornalkaloide zur Behandlung der Parkinson-Erkrankung (▸ Kap. 7.14.2) eingesetzt.

7.17.3 Ditane

Ditane sind eine Klasse von Migränemitteln, denen man die Kennsilbe „ditan" gab, um sie von den Triptanen abzugrenzen. Im Vergleich zu diesen sind sie selektive Agonisten an 5-HT_{1F}-Serotoninrezeptoren und binden mit hoher Affinität. Das bei Eli Lilly entdeckte **Lasmiditan** (o Abb. 7.377) ist der erste Vertreter dieser Klasse. Es hat eine 470-fache Selektivität für den

7

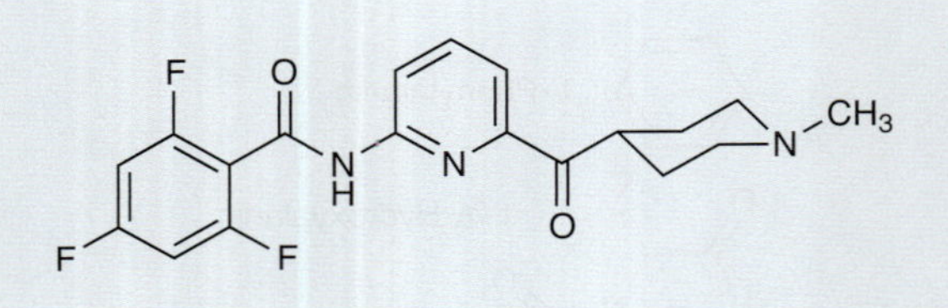

Abb. 7.377 5-HT_{1F}-Agonist Lasmiditan

5-HT_{1F}-Rezeptor gegenüber 5-$HT_{1B/1D}$-Rezeptoren. Die klinische Bedeutung des 5-HT_{1F}-Serotoninrezeptor-Subtyps ist noch nicht geklärt. Die Bindung von Sumatriptan und anderen Triptanen an diese Rezeptorpopulation deutet auf eine Beziehung zwischen der 5-HT_{1F}-Rezeptorbindung und der Antimigräne-Wirkung hin. Man geht davon aus, dass 5-HT_{1F}-Rezeptoren an der Unterdrückung der neuronalen Entzündung beteiligt sind und bei Migräne eine Rolle spielen. Im Unterschied zu den Triptanen, die nicht ausschließlich intrakranielle Blutgefäße kontrahieren, sondern auch periphere, wirken Ditane an den peripheren Gefäßen nicht vasokonstriktorisch. Sie können somit bei Migränepatienten mit kardiovaskulären Erkrankungen eingesetzt werden, bei denen Triptane kontraindiziert sind. Lasmiditan wurde 2019 von der FDA zugelassen.

Lasmiditan (Reyvow®) ist ein Trifluorbenzamid-Derivat, das basische ($pK_S = 9{,}0$, Piperidin) und sehr schwach saure ($pK_S = 10{,}8$, Amid-NH) Eigenschaften aufweist. Es wird als wasserlösliches Succinat eingesetzt. Lasmiditan dient zur Akutbehandlung eines Migräneanfalls mit oder ohne Aura und wird bei Patienten angewendet, die eine Kontraindikation für Triptane haben. Es wird nach oraler Gabe rasch resorbiert. Die Biotransformation erfolgt hauptsächlich durch Reduktion des Ketons und aliphatische Oxidation des Piperidinrings. Die Ausscheidung der Metaboliten erfolgt zu 66 % im Urin, die Halbwertszeit beträgt 5,7 h. Es treten zentrale Nebenwirkungen auf, die den Einsatz einschränken. Lasmiditan erhielt 2019 von der FDA die Zulassung, für Europa ist sie beantragt.

7.18 Antiemetika und Prokinetika

Antiemetika sind Arzneistoffe, die zur Unterdrückung von Übelkeit und Erbrechen dienen. Dafür stehen verschiedene Arzneistoffklassen zur Verfügung, die in der Regel zentrale oder periphere Rezeptoren für Neurotransmitter wie Histamin, Acetylcholin, Dopamin, Serotonin oder Neurokinine blockieren:

- H_1-Antihistaminika (▸ Kap. 7.19),
- Muscarinrezeptor-Antagonisten (▸ Kap. 7.2),
- Dopaminrezeptor-Antagonisten,
- Serotonin-5-HT_3-Antagonisten,
- Neurokinin-NK_1-Antagonisten,
- Cannabinoide.

7.18.1 Pathophysiologie des Erbrechens

Das Erbrechen (Emesis, Vomitus) ist ein Schutzreflex, der zu einer rückwärts gerichteten Entleerung von Magen- und eventuell Darminhalt führt. Dem Erbrechen voraus geht ein mit Nausea bezeichnetes Gefühl der Übelkeit, das mit Brechreiz verbunden ist. Koordiniert wird dieser komplexe Vorgang vom Brechzentrum im ZNS, das unter Beteiligung des autonomen Nervensystems periphere oder zentrale Informationen erhält. Erbrechen kann mechanisch durch Reizung des Zungengrundes, Rachens und Magens oder durch Schädelverletzungen ausgelöst werden, aber auch psychisch bedingt sein durch ekelerregenden Geruch, Geschmack oder Anblick, schließlich durch Kinetosen (Reisekrankheit), Schwangerschaft oder Vergiftungen hervorgerufen werden. Eine wichtige Rolle in der Kommunikation mit dem Brechzentrum spielt die außerhalb der Blut-Hirn-Schranke liegende **Chemorezeptor-Triggerzone** in der Area postrema. Es handelt sich um ein Netzwerk aus spezialisierten Zellen, die über einen empfindlichen Bereich von Chemorezeptoren verfügen. Beteiligt an der Auslösung von Erbrechen sind H_1-, muscarinische, D_2-, 5-HT_3-, NK_1- und Cannabinoid-CB_1-Rezeptoren (Abb. 7.378).

Das arzneimittelbedingte Risiko für Erbrechen beruht auf dem unterschiedlichen emetogenen Potenzial der Arzneistoffe. Äußerst belastend für den Patienten ist dies bei der Behandlung mit Zytostatika (Chemotherapie-induzierte Nausea und Vomitus, CINV). Ebenso häufig kann Erbrechen ausgelöst werden bei malignen Erkrankungen nach Strahlentherapie (Radiotherapie-induzierte Nausea und Vomitus, RINV). Auch bei operativen Eingriffen besteht diesbezüglich ein hohes Risiko durch verschiedene Anästhetika und postoperative Verabreichung von Opioiden (Postoperative Nausea und Vomitus, PONV).

7.18.2 Antiemetika mit prokinetischen Eigenschaften

Als **Prokinetika** (Abb. 7.379) bezeichnet man Arzneistoffe, welche die gastrointestinale Motilität fördern. Sie lassen sich einteilen in

- Benzamide und
- Benzimidazolinone.

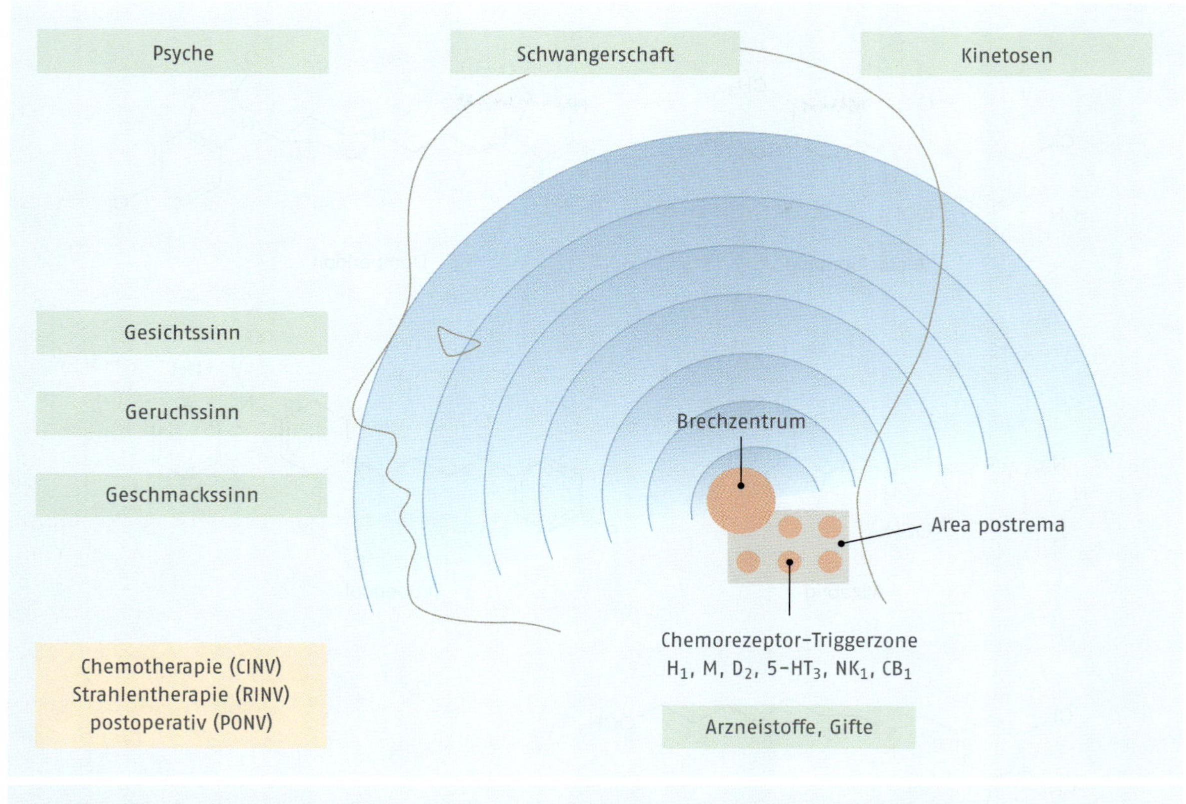

Abb. 7.378 Auslösen von Erbrechen. Chemorezeptoren: Histamin-H_1, Muscarin (M), Dopamin-D_2, Serotonin-5-HT_3, Neurokinin-NK_1, Cannabinoid-CB_1

7

Design und Entwicklung. Anfang der 1950er Jahre entdeckte man die antiemetischen Eigenschaften des aus dem Lokalanästhetikum **Procain** entwickelten Antiarrhythmikums **Procainamid** (Abb. 7.380). Durch bioisosteren Austausch der Ester- gegen eine Amidfunktion konnte man den Abbau durch Esterasen blockieren. Weiterentwicklungen führten ohne Kenntnis des Wirkungsmechanismus und des Targets bei der Firma Delagrange 1964 zur Synthese des Antiemetikums **Metoclopramid**. Dieser Arzneistoff zeigt fast keine lokalanästhetische und antiarrhythmische, dagegen aber eine motilitätsfördernde Wirkung auf den Gastrointestinaltrakt. Die in weiteren Studien zu Metoclopramid gefundenen Aktivitäten an verschiedenen Rezeptoren stimulierten die Synthese von Substanzen mit höherer Rezeptorselektivität. Beispiele sind der Dopamin-D_2-Rezeptor-Antagonist **Sulpirid** (Antipsychotikum, ▸Kap. 7.15.2), der selektiv wirkende D_2-Antagonist **Alizaprid** sowie der 5-HT_4-Agonist **Prucaloprid** und letztlich die 5-HT_3-antagonistisch wirkenden Setrone.

Die Entwicklung der Benzimidazolinone basiert auf der D_2-antagonistischen Wirkung der als Antipsychotika eingesetzten Butyrophenone (▸Kap. 7.15.1). So war **Droperidol** bereits in den 1960er Jahren als Antipsychotikum im Handel.

Wirkungsmechanismus. Antiemetika mit prokinetischen Eigenschaften erhöhen die Magen- und Darmmotilität und beschleunigen dadurch die Magenentleerung. Die vorwärts gerichtete Peristaltik (wellenartige Kontraktionen der Magen-, Darm- und Speiseröhrenwand) wird gefördert, die rückwärts gerichtete hingegen gehemmt. Die antiemetische Wirkung von **Metoclopramid** wird über die Blockade der D_2-Rezeptoren erklärt, außerdem wirkt es antagonistisch an 5-HT_3-Rezeptoren. Ursache der prokinetischen Eigenschaften ist die agonistische Wirkung an 5-HT_4-Rezeptoren. Demgegenüber ist **Alizaprid** ein selektiver D_2-Antagonist. **Prucaloprid** ist ein selektiver 5-HT_4-Rezeptoragonist und erhöht die Motilität des Darms, wirkt aber nicht antiemetisch. Die antiemetische Wirkung der Benzimidazolinone lässt sich auf eine D_2-Rezeptorblockade zurückführen.

Analytische Aspekte. Als primäres aromatisches Amin lässt Ph. Eur. Metoclopramid nach Diazotierung als Azofarbstoff identifizieren. Die Gehaltsbestimmung des Arzneibuchs für Metoclopramidhydrochlorid durch die sogenannte Verdrängungstitration (▸Kap. 6.2.2) schließt Verfälschungen des Gehalts durch geringe Mengen an Dihydrochlorid aus.

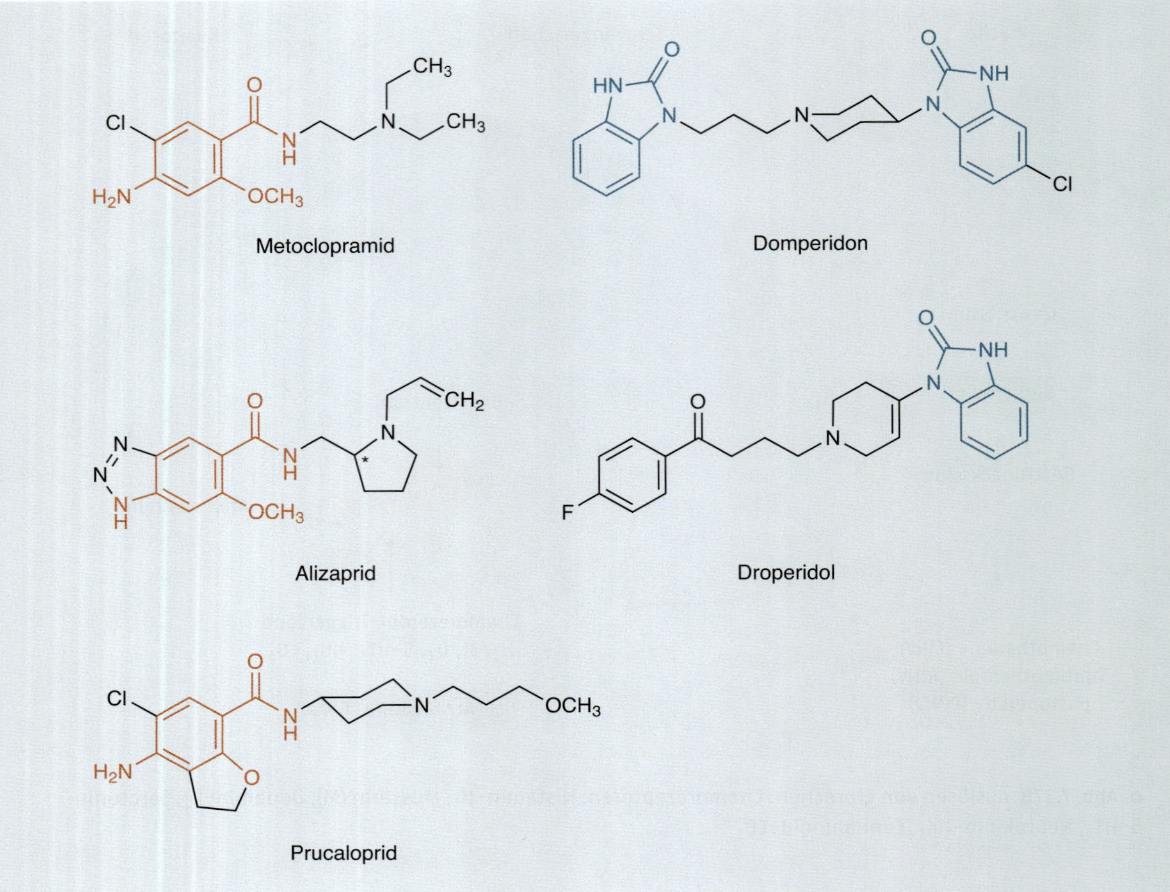

o Abb. 7.379 Prokinetika

Domperidon gibt aufgrund der NH-Acidität der Benzimidazolinon-Partialstrukturen wie Barbiturate nach Ph. Eur. eine positive Zwikker-Reaktion (▸ Kap. 6.2.1).

Die CH-acide Butyrophenonstruktur von Droperidol lässt Ph. Eur. mit 1,3-Dinitrobenzen im basischen Milieu zum Meisenheimer Salz und zur Zimmermann-Verbindung (▸ Kap. 6.2.1) umsetzen. Zudem wird nach Veraschung der Substanz das freigesetzte Fluorid mit Alizarin S unter Komplexbildung mit Zirconiumionen identifiziert (▸ Kap. 6.2.1).

Metoclopramid (MCP®), Ph. Eur., ist als Base und als Hydrochlorid monographiert. Die aromatische Aminogruppe (pK_S = 0,4) hat wegen des elektronegativen *ortho*-Chloratoms und der *para*-ständigen Amidgruppe nur noch extrem schwach basische Eigenschaften, die physiologisch keine Rolle spielen. Der pK_S-Wert für die basische Diethylaminogruppe beträgt 9,4. Wie oben beschrieben beruht die antiemetische und prokinetische Wirkung auf der Beeinflussung verschiedener Rezeptoren. Metoclopramid überwindet die Blut-Hirn-Schranke und kann zentrale D_2-Rezeptoren blockieren, was zu extrapyramidal-motorischen Störungen führt. Die orale Bioverfügbarkeit liegt bei 60–90 %. Die Biotransformation erfolgt in der Leber über CYP2D6 zu *N*-desalkylierten und oxidativ desaminierten Produkten. Sulfotransferasen führen hauptsächlich zur Konjugation der aromatischen Aminogruppe mit Sulfat. Die Halbwertszeit beträgt 4–6 h, die Ausscheidung erfolgt renal.

Alizaprid (Vergentan®) wird als Racemat beschrieben und ist ein selektiver D_2-Antagonist. Da hier die Diethylaminogruppe der basischen Seitenkette von Metoclopramid als Teil eines *N*-allylsubstituierten Pyrrolidinrings (pK_S = 7,8) vorliegt, ist deren konformative Flexibilität eingeschränkt, was die selektive Rezeptoradressierung ermöglicht. Durch die *N*-Allylgruppe wird die Basizität des N-Atoms etwas abgesenkt. Die aromatische Aminogruppe ist hingegen in einen für Arzneistoffe ungewöhnlichen 1,2,3-Benzotriazolring integriert. Das Proton an N-1 ist nur schwach gebunden und wandert zwischen den Positionen an N-1 und N-3, sodass eine schwache Säure (pK_S = 8,3) vorliegt, die ein resonanzstabilisiertes Anion bildet (o Abb. 7.381).

Obwohl hierdurch zusammen mit dem protonierten Pyrrolidin eine zwitterionische Form ermöglicht wird, ist deren Anteil unter physiologischen Bedingungen nur gering. Entsprechend kann Alizaprid die Blut-Hirn-Schranke passieren. Gegenüber Metoclopramid ist das Risiko extrapyramidal-motorischer Wirkungen geringer. Die Substanz wird zum Großteil unverändert ausgeschieden. Die Biotransformation in vitro führt nach *N*-Desallylierung zur Bildung des toxikologisch nicht unproblematischen Acroleins (▸Kap. 13.1.1). Die Ausscheidung erfolgt hauptsächlich renal, die Halbwertszeit beträgt 3 h. Alizaprid ist zugelassen zur Vorbeugung und Behandlung von zytostatikainduziertem Erbrechen.

Prucaloprid (Resolor®) hat im Benzamid-Bereich des Moleküls die 2-Methoxygruppe von Metoclopramid in einen Dihydrobenzofuranring inkorporiert. Die Basizität der aromatischen Aminogruppe (pK_S = 1,4) ist wegen des elektronegativen *ortho*-Chloratoms und der *para*-ständigen Amidgruppe nur sehr gering. Das basische N-Atom ist in einen Piperidinring (pK_S = 8,5) eingebaut, wodurch die konformative Flexibiltät eingeschränkt und die Rezeptorselektivität erhöht wird. Für die 5-HT_4-Selektivität ist möglicherweise der relativ langkettige Methoxypropyl-Substituent am Piperidin-Stickstoff von Bedeutung, da der 5-HT_4-Rezeptor voluminöse Gruppen am basischen N-Atom über eine zusätzliche hydrophobe Tasche binden kann. Prucaloprid aktiviert selektiv die 5-HT_4-Rezeptoren in der Darmwand. Als Folge kommt es zu einem peristaltischen Reflex und einer beschleunigten Darmpassage, wodurch die Entleerung des Darminhalts gefördert wird. Entsprechend wird die Substanz zur Behandlung der chronischen Obstipation eingesetzt, wenn Laxanzien nicht ausreichend wirken. Als Antiemetikum ist Prucaloprid nicht zugelassen. Die orale Bioverfügbarkeit liegt bei über 90 %. Die Substanz wird nur in gerin-

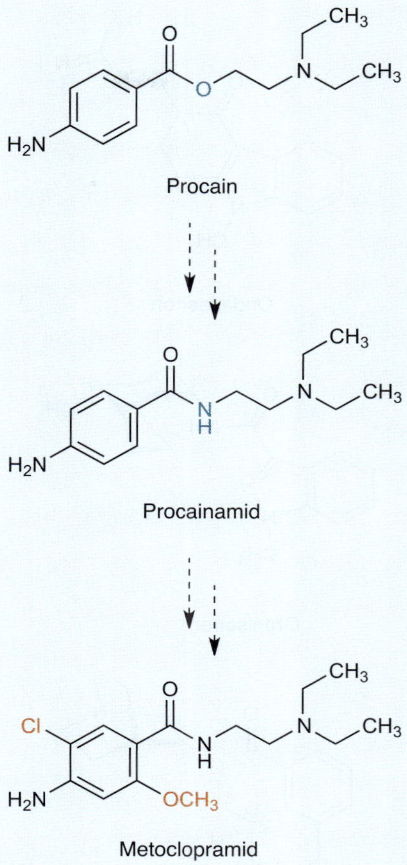

Abb. 7.380 Entwicklung der Benzamide

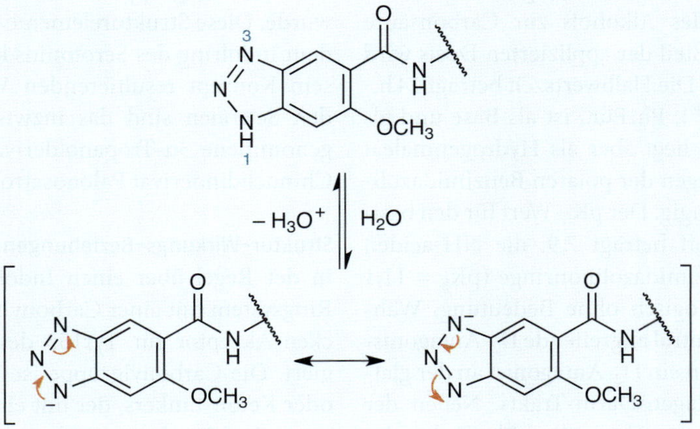

Abb. 7.381 Acidität von Alizaprid

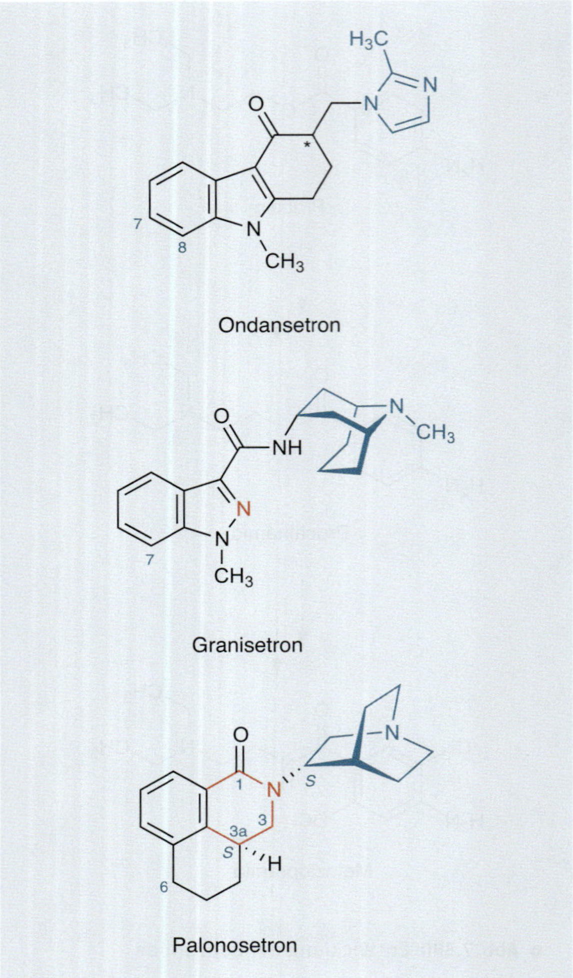

o Abb. 7.382 5-HT_3-Antagonisten (Setrone)

gem Ausmaß durch *O*-Demethylierung in der Seitenkette und Oxidation des Alkohols zur Carbonsäure metabolisiert. Der Großteil der applizierten Dosis wird im Urin ausgeschieden. Die Halbwertszeit beträgt 24 h.
Domperidon (Motilium®), Ph. Eur., ist als Base und als Maleat monographiert, liegt aber als Hydrogenmaleat vor. Die Substanz ist wegen der polaren Benzimidazolinonringe nicht ZNS-gängig. Der pK_S-Wert für den basischen Piperidinstickstoff beträgt 7,9, die NH-aciden Eigenschaften der Benzimidazolinonringe (pK_S = 11,1 und 11,8) sind physiologisch ohne Bedeutung. Während Butyrophenone zentral angreifende D_2-Antagonisten sind, ist Domperidon ein D_2-Antagonist an der glatten Muskulatur des Magen-Darm-Trakts. Neben der antiemetischen Wirkung über die Blockade der D_2-Rezeptoren fördert es auch die Magen-Darm-Motilität. Die Ursache dafür ist nicht geklärt. Die orale Bioverfügbarkeit beträgt wegen des First-Pass-Metabolismus nur 15 %. CYP3A4-Oxidation in der Leber führt zur *N*-Desalkylierung des Piperidinrings und zur 5-Hydroxylierung des nichtchlorierten Phenylrings. Die Halbwertszeit liegt bei 7–9 h, die Ausscheidung erfolgt vorwiegend im Stuhl.
Droperidol (Xomolix®), Ph. Eur., gehört zur Gruppe der Butyrophenon-Antipsychotika (▸ Kap. 7.15.1), wird aber nur noch zur Prophylaxe und Therapie von PONV eingesetzt. Die pK_S-Werte betragen 7,6 (Tetrahydropyridin) und 12,0 (Benzimidazolinon). CYP-Isoenzyme führen zur oxidativen Desalkylierung am Tetrahydropyrimidinring. Der dabei gebildete Aldehyd wird zur Fluorphenyl-4-oxobuttersäure oxidiert, oxidativ fragmentiert und zum 4-Fluorbenzoylglycin konjugiert. Die Ausscheidung der Metaboliten erfolgt renal, die Halbwertszeit beträgt 2 h.

7.18.3 Serotonin-5-HT_3-Antagonisten (Setrone)

Besonders wirksame Antiemetika sind die **Setrone** (o Abb. 7.382), die speziell zur Therapie der CINV, RINV und PONV indiziert sind.

Design und Entwicklung. Da hochdosiertes Metoclopramid seine antiemetische Wirkung über die 5-HT_3-Rezeptoren ausübt und Cocain schwache 5-HT_3-antagonistische Eigenschaften zeigte, entwickelte man ausgehend von Strukturmerkmalen dieser Arzneistoffe (o Abb. 7.383) bei der Firma Merrel Dow in den 1980er Jahren mit **Bemesetron** den ersten selektiven 5-HT_3-Antagonisten. Gegenüber **Cocain** fehlt der Carbonsäuremethylester-Substituent, außerdem ist der Benzoesäureester halogeniert und nimmt gegenüber der äquatorialen 3β-Position am Tropanol die axiale 3α-Position ein. Das therapeutisch nicht verwendete **Zacoprid** ist eine Weiterentwicklung von Metoclopramid, in der die Diethylaminogruppe über einen Chinuclidinring fixiert wurde. Diese Strukturelemente wurden in der Folge mit dem Indolring des Serotonins kombiniert. Die aus diesem Konzept resultierenden Weiterentwicklungen zu den Setronen sind das inzwischen aus dem Handel genommene 3α-Tropanolderivat Tropisetron bzw. das Chinuclidinderivat Palonosetron (o Abb. 7.382).

Struktur-Wirkungs-Beziehungen. Die Setrone verfügen in der Regel über einen Indolring oder ein analoges Ringsystem mit einer Carbonylfunktion, die als H-Brücken-Akzeptor für Tyr153 des 5-HT_3-Rezeptors fungiert. Die Carbonylgruppe ist Teil eines Ester-, Amid- oder Keton-Linkers, der mit einem basischen Zentrum terminiert ist. Letzteres besteht aus einem sperrigen, stickstoffhaltigen Bizyklus oder Heterozyklus. Für die protonierte Form vermutet man eine Kation-π-Interaktion mit Trp90 des Rezeptors (o Abb. 7.384).

Cocain

Metoclopramid

Bemesetron

Zacoprid

Abb. 7.383 Entwicklung der Setrone

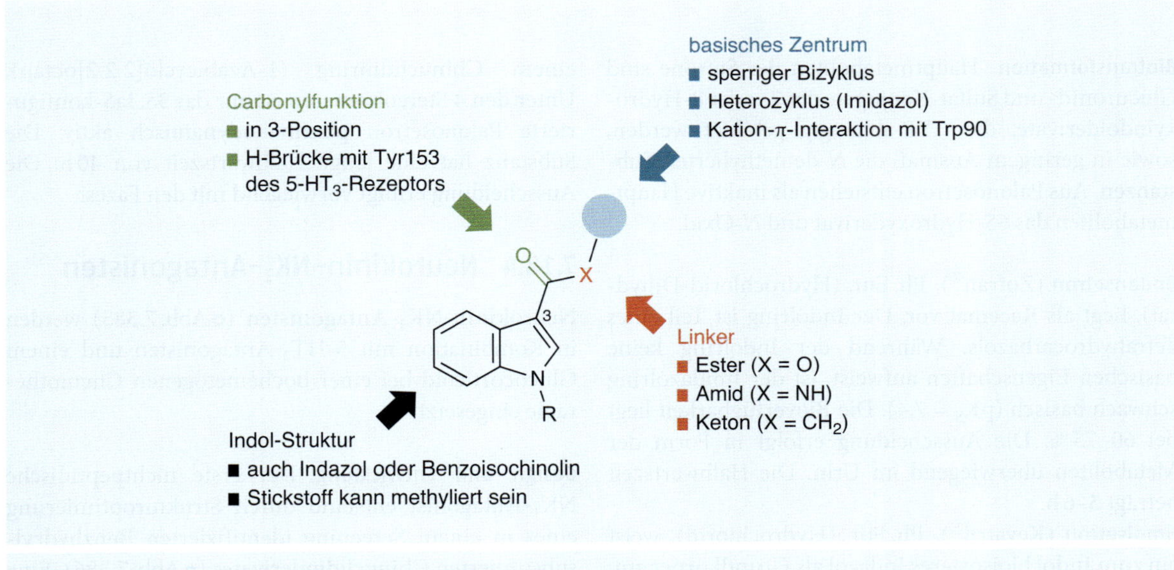

Abb. 7.384 Struktur-Wirkungs-Beziehungen der Setrone

Wirkungsmechanismus. Zytostatika und Strahlentherapie setzen durch Zellzerstörung aus den enterochromaffinen Zellen im Dünndarm Serotonin frei und lösen über die Stimulation der 5-HT_3-Rezeptoren in der Peripherie und im ZNS einen Brechreiz aus. Von daher sind 5-HT_3-Antagonisten ein wirksames Prinzip zur Unterdrückung oder Verminderung des Brechreflexes. Der 5-HT_3-Rezeptor ist im Gegensatz zu anderen Serotoninrezeptoren ein ligandengesteuerter Ionenkanal. Setrone wirken als hoch selektive, kompetitive 5-HT_3-Rezeptor-Antagonisten und blockieren dadurch die emetogene Wirkung von Serotonin. Da sie keine Affinität zu den D_2-Rezeptoren aufweisen, bleiben unerwünschte extrapyramidal-motorische Störungen aus.

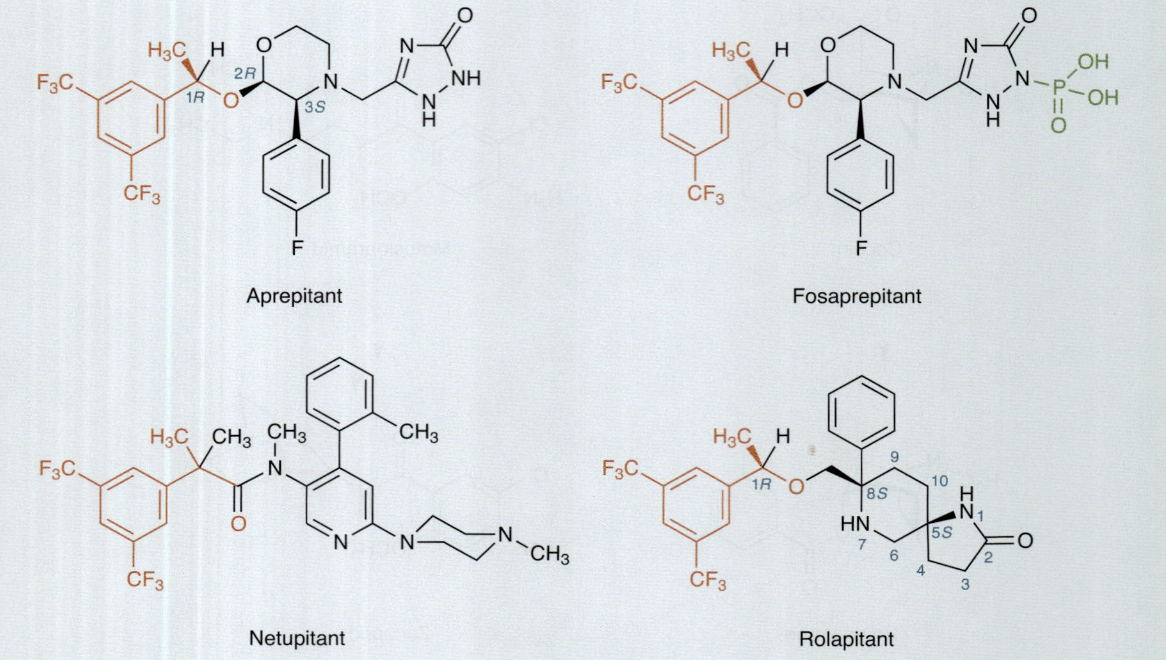

o Abb. 7.385 NK_1-Antagonisten

Biotransformation. Hauptmetaboliten der Setrone sind Glucuronid- und Sulfat-Konjugate der 7- oder 8-Hydroxyindolderivate, die CYP-abhängig gebildet werden, sowie in geringem Ausmaß die *N*-demethylierten Substanzen. Aus Palonosetron entstehen als inaktive Hauptmetaboliten das 6*S*-Hydroxyderivat und *N*-Oxid.

Ondansetron (Zofran®), Ph. Eur. (Hydrochlorid-Dihydrat), liegt als Racemat vor. Der Indolring ist Teil eines Tetrahydrocarbazols. Während der Indolring keine basischen Eigenschaften aufweist, ist der Imidazolring schwach basisch ($pK_S = 7{,}4$). Die Bioverfügbarkeit liegt bei 60–75 %. Die Ausscheidung erfolgt in Form der Metaboliten überwiegend im Urin. Die Halbwertszeit beträgt 3–6 h.

Granisetron (Kevatril®), Ph. Eur. (Hydrochlorid), weist ein zum Indol bioisosteres Indazol als Grundkörper auf. Das bizyklische System der Seitenkette, Granatan (9-Methyl-9-azabicyclo[3.3.1]nonan), ist ein ringhomologes Tropan und besitzt einen pK_S-Wert von 9,4. Die Bioverfügbarkeit beträgt 60 %. Die Ausscheidung erfolgt renal und mit den Fäzes. Die Halbwertszeit liegt bei 3–4 h.

Palonosetron (Aloxi®) weist anstelle des Indolrings ein angular anelliertes Hexahydrobenzoisochinolinon auf. Der Isochinolinon-Stickstoff ist als Lactam nicht basisch. Das basische Zentrum ($pK_S = 8{,}0$) besteht aus einem Chinuclidinring (1-Azabicyclo[2.2.2]octan). Unter den 4 Stereoisomeren ist nur das 3*S*,3a*S*-konfigurierte Palonosetron pharmakodynamisch aktiv. Die Substanz hat eine lange Halbwertszeit von 40 h. Die Ausscheidung erfolgt vorwiegend mit den Fäzes.

7.18.4 Neurokinin-NK_1-Antagonisten

Neurokinin-NK_1-Antagonisten (o Abb. 7.385) werden in Kombination mit 5-HT_3-Antagonisten und einem Glucocorticoid bei einer hochemetogenen Chemotherapie eingesetzt.

Design und Entwicklung. Der erste nichtpeptidische NK_1-Antagonist entstand durch Strukturoptimierung eines in einem Screening identifizierten Benzhydryl-substituierten Chinuclidinderivates (o Abb. 7.386). Eine unerwünschte Affinität zum L-Typ-Ca^{2+}-Kanal wurde dem basischen Chinuclidinring zugeschrieben, den man in der Folge durch einen Phenyl-substituierten Piperidinring ersetzte. In weiteren Entwicklungsschritten wurde der metabolisch anfällige 2-Methoxybenzylamin-Substituent gegen eine 3,5-Bis(trifluormethyl) benzylether-Struktur ausgetauscht, was die orale Bioverfügbarkeit verbesserte. Substitution am Piperidin-Stickstoff mit elektronenziehenden Ester- und Amidgruppen verminderte nochmals die Basizität und

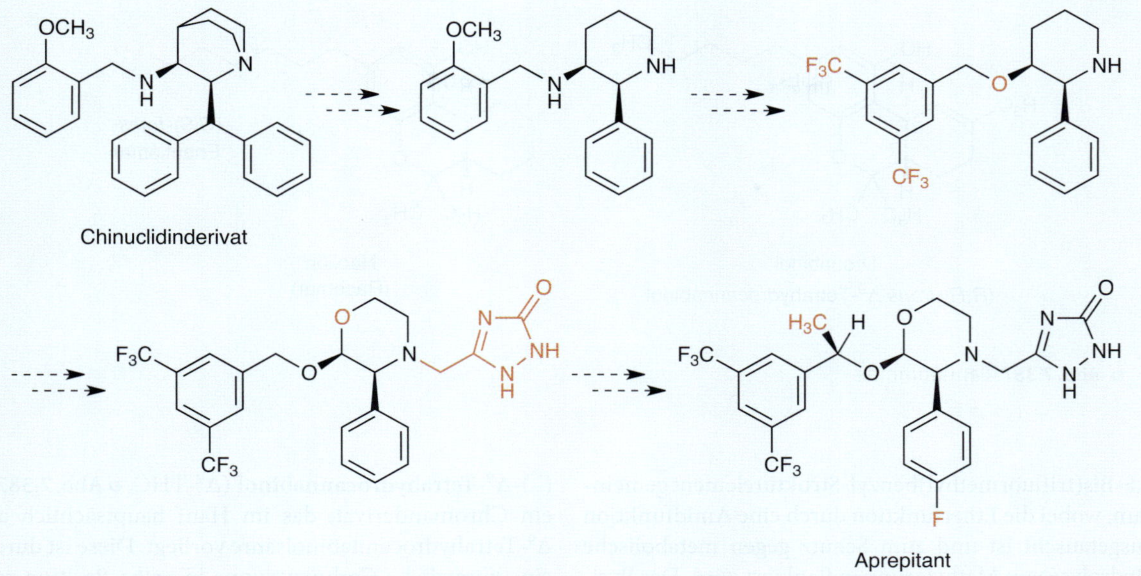

Abb. 7.386 Entwicklung der NK_1-Antagonisten

gleichzeitig auch die Affinität zum L-Typ-Ca^{2+}-Kanal. Optimal war der bioisostere Ersatz dieser Gruppen durch einen Triazolinonring und der Austausch von Piperidin gegen Morpholin. Das so erhaltene Molekül musste noch gegen metabolische Debenzylierung und Aromatenhydroxylierung geschützt werden. Methylierung am α-Kohlenstoff der Benzylgruppe und Einbau eines 4-Fluoratoms am Phenylring führte schließlich zu **Aprepitant** (Merck, Sharp & Dohme, 2003).

Wirkungsmechanismus. Substanz P ist ein Neuropeptid aus 11 Aminosäuren und fungiert als physiologischer Ligand am Neurokinin-NK_1-Rezeptor. Wie Neurokinin A und Neurokinin B gehört das Molekül zu den **Neurokininen**, für die bisher 3 Rezeptorsubtypen bekannt sind. Diese gehören zur Klasse der G-Protein-gekoppelten Rezeptoren. Substanz P ist als Neurotransmitter bei Stressreaktionen, an der Schmerzleitung und der Verarbeitung sensorischer Informationen beteiligt. Lokalisiert ist das Peptid im Gastrointestinaltrakt und in der Chemorezeptor-Triggerzone. Seine systemische und intrazerebrale Applikation löst Brechreiz aus. Insbesondere das verzögerte Erbrechen ist auf Substanz P zurückzuführen.

NK_1-Antagonisten passieren die Blut-Hirn-Schranke und wirken antiemetisch, indem sie als Antagonisten an den Neurokinin-NK_1-Rezeptor binden. Dadurch verhindern sie die Bindung der Substanz P und die Entwicklung von Übelkeit und Brechreizen.

Aprepitant (Emend®), Ph. Eur., besitzt 3 Chiralitätszentren und ist 1*R*,2*R*,3*S*-konfiguriert. Die beiden Substituenten am Fluorphenyl-substituierten Morpholinring sind *cis*-ständig angeordnet. Bedingt durch das Substitutionsmuster ist der Morpholinring nur schwach basisch (pK_S = 3,5), während der Triazolinonring (pK_S = 9,7) schwach NH-acide Eigenschaften aufweist. Bei physiologischem pH-Wert ist der Zwitterion-Anteil daher nur gering und aufgrund der hohen Lipophilie (log P = 4,8) ist Aprepitant in der Lage, ins ZNS zu penetrieren. Die orale Bioverfügbarkeit liegt bei 60–70 %. Bei der Biotransformation durch CYP-Enzyme wird der Triazolinon-Substituent vom Morpholinring abgespalten, der Morpholinring selbst wird hydroxyliert, zum Lactam oxidiert und in ringoffene Metaboliten überführt. Die Metaboliten werden mit dem Urin und über die Fäzes ausgeschieden. Die Halbwertszeit liegt bei 9–13 h.

Fosaprepitant (Ivemend®) ist ein wasserlösliches *N*-Phosphorylderivat von Aprepitant zur parenteralen Applikation. Es liegt als Salz eines Phosphorsäureamid-Dianions mit 2 Molekülen Meglumin (*N*-Methyl-D-glucamin) vor. Als **Prodrug** wird es im Körper durch ubiquitär vorhandene Phosphatasen sehr rasch zur Muttersubstanz hydrolysiert. Die pK_S-Werte betragen 3,1 (Morpholin) und 4,9 (Monophosphat).

Netupitant wird seit 2015 als feste Kombination mit Palonosetron (Akynzeo®) eingesetzt und hat mit den anderen Vertretern der Pitant-Reihe lediglich das

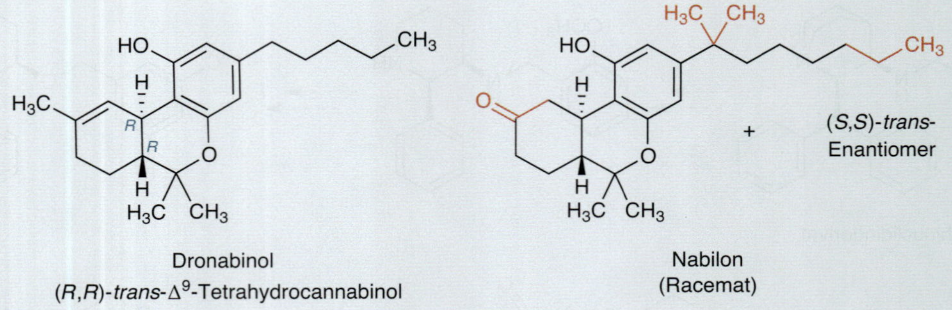

Abb. 7.387 Cannabinoide

3,5-Bis(trifluormethyl)benzyl-Strukturelement gemeinsam, wobei die Etherfunktion durch eine Amidfunktion ausgetauscht ist und zum Schutz gegen metabolische Hydrolyse von Methylgruppen flankiert wird. Der Pyridin-Stickstoff ist nur sehr schwach basisch ($pK_S = 2{,}4$), der *N*-Methylpiperazin-Stickstoff hat einen pK_S-Wert von 7,7. Die Lipophilie (log P = 5,1) ist gegenüber Aprepitant leicht erhöht und die Halbwertszeit mit 4 Tagen deutlich verlängert. Die Biotransformation erfolgt in der Leber überwiegend durch CYP3A4 und führt unter Demethylierung am Piperazinring, *N*-Oxidbildung sowie Hydroxylierung der Methylgruppe des Phenylrings zu 3 aktiven Hauptmetaboliten. Die Elimination erfolgt renal und mit den Fäzes. Die Halbwertszeit beträgt 3–4 Tage.

Rolapitant (Varuby®) ist seit 2017 im Handel. Es besitzt anstelle des Morpholinrings und der Triazolinon-Struktur einen Piperidinring und mit Pyrrolidinon einen γ-Lactamring. Die beiden Heterozyklen sind zudem zu einer Spiroverbindung verknüpft, sodass insgesamt ein 1,7-Diazaspiro[4.5]decan-2-on vorliegt. Der pK_S-Wert des Piperidin-Stickstoffs beträgt 8,3. Die absolute Bioverfügbarkeit liegt bei 100 %. Das Besondere an Rolapitant ist seine lange Halbwertszeit von bis zu 7 Tagen. Aktiver Hauptmetabolit ist das durch CYP3A4 im Pyrrolidinonring hydroxylierte 4-Hydroxyrolapitant. Die Ausscheidung erfolgt im Urin und mit den Fäzes.

7.18.5 Cannabinoide

Der Begriff **Cannabinoide** umfasst körpereigene Substanzen, Naturstoffe und synthetische Verbindungen mit chemisch heterogenen Strukturen, deren gemeinsames Merkmal sich aus der Affinität zu den sogenannten **Cannabinoid-Rezeptoren** ergibt.

Design und Entwicklung. Cannabinoide kommen als Naturstoffe in der Hanfpflanze (*Cannabis sativa*) vor. Am besten charakterisiert ist das 1964 isolierte **(−)-Δ⁹-Tetrahydrocannabinol** (Δ⁹-THC, Abb. 7.387), ein Chromanderivat, das im Hanf hauptsächlich als Δ⁹-Tetrahydrocannabinolsäure vorliegt. Diese ist durch eine zusätzliche Carboxygruppe in *ortho*-Position zur Phenolgruppe gekennzeichnet. Bei der Lagerung oder beim Rauchen (Marihuana, Haschisch) bildet sich der decarboxylierte Naturstoff, der wegen seiner antiemetischen, analgetischen, appetitstimulierenden und muskelrelaxierenden Eigenschaften aus medizinischer Sicht von Interesse ist. Dies veranlasste in den 1970er Jahren die Entwicklung vollsynthetischer Analoga wie **Nabilon**, das als Tranquilizer sowie Antiemetikum patentiert wurde. Cannabinoide sind aufgrund der psychotropen Wirkung der Betäubungsmittel-Verschreibungsverordnung unterstellt. Die therapeutische Breite ist gering, mit unerwünschten Wirkungen wie Sedierung und Beeinträchtigung des Reaktionsvermögens ist zu rechnen. Die psychotrope Wirkung kann sich durch Euphorie und eine veränderte Wahrnehmung äußern, auch psychotische Symptome können auftreten.

Physiologische Grundlagen. Die membranständigen Cannabinoid-Rezeptoren CB_1 und CB_2 sind Bindestellen der **Endocannabinoide** sowie der exogen zugeführten Cannabinoide wie Δ⁹-THC. Die wichtigsten physiologischen Liganden (Abb. 7.388) sind der Vollagonist **2-Arachidonoylglycerol** und der partielle Agonist **Anandamid** (Arachidonoylethanolamid, Sanskrit *ananda* = Freude, Glückseligkeit). Während der CB_1-Rezeptor vorwiegend im ZNS exprimiert wird, kommt der CB_2-Rezeptor vor allem in immunkompetenten Zellen des hämatopoetischen Systems vor. Beide gehören zu den $G_{i/o}$-Protein-gekoppelten Rezeptoren. Ihre Aktivierung durch Agonisten hemmt die Adenylatcyclase und kann auch zur Hemmung spannungsabhängiger Ca^{2+}-Kanäle führen, K^+-Kanäle werden dagegen aktiviert. Die Aktivierung präsynaptischer CB_1-Rezeptoren, die in vielen noradrenergen, cholinergen, GABA-

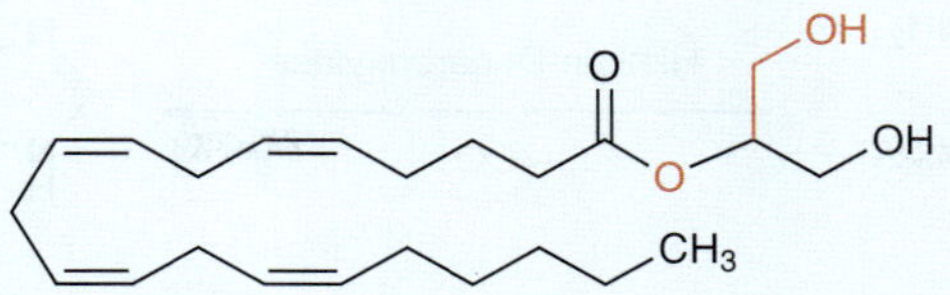

2-Arachidonoylglycerol

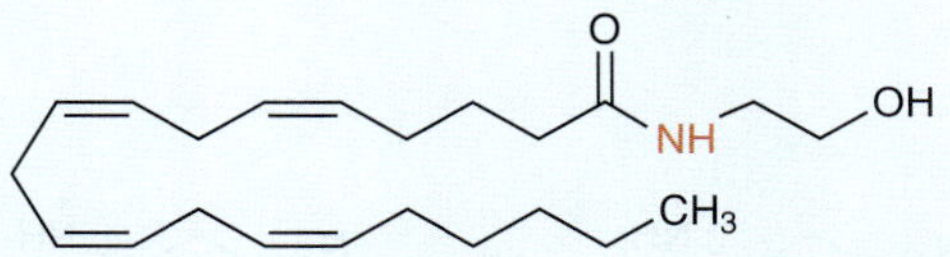

Anandamid

Abb. 7.388 Physiologische Agonisten der Cannabinoid-Rezeptoren CB_1 und CB_2

ergen und glutamatergen Neuronen im zentralen und peripheren Nervensystem lokalisiert sind, hemmt die Freisetzung der entsprechenden Neurotransmitter aus den präsynaptischen Endigungen.

Wirkungsmechanismus. Die antiemetische Wirkung erfolgt über die Aktivierung des Cannabinoid-CB_1-Rezeptors im Bereich des Brechzentrums. Auch sind antagonistische Effekte an 5-HT_3-Rezeptoren beschrieben der genaue Wirkungsmechanismus ist jedoch noch nicht abschließend geklärt.

Nabilon (Canemes®) wird rein synthetisch gewonnen und ist seit 2017 auf dem Markt. Es besitzt im partiell hydrierten Benzochromen-Grundkörper 2 Asymmetriezentren und ist das Racemat der *R,R*- und *S,S*-*trans*-Enantiomere. Die Substanz wird oral in Form von Hartkapseln verabreicht. Nabilon wird rasch resorbiert und weist eine Plasmahalbwertszeit von 2 h auf. Die Biotransformation verläuft hauptsächlich über die stereospezifische Reduktion der Carbonylgruppe zu den beiden *R,R,S*- und *S,S,S*-konfigurierten Hydroxyderivaten sowie über die Oxidation der aliphatischen Seitenkette zu Alkohol- und Carbonsäurederivaten. Die Ausscheidung erfolgt überwiegend biliär. Nabilon wird zur Behandlung von CINV bei Krebspatienten verwendet, die auf andere antiemetische Behandlungen nicht adäquat ansprechen.

Dronabinol ist das synthetisch gewonnene Δ^9-Tetrahydrocannabinol mit (–)-*R,R*-*trans*-Konfiguration. Es ist 10–100-mal stärker wirksam als das (+)-*trans*-Enantiomer. Die phenolische Gruppe (pK_S = 10,6) sorgt für schwach saure Eigenschaften. Für die arzneiliche Verwendung von Dronabinol stehen Herstell-Sets für Kapseln oder Tropfen zur Verfügung. Nach oraler Applikation wird die Substanz nahezu vollständig resorbiert. Die Bioverfügbarkeit liegt aufgrund des hohen First-Pass-Effekts allerdings bei lediglich 5–10 %. Hydroxylierung der 9-Methylgruppe durch CYP2C9 führt zum mindestens gleich stark wirksamen Hauptmetabolit 11-Hydroxy-Δ^9-Tetrahydrocannabinol. Durch weitere CYP-Oxidation entsteht die unwirksame 9-Carbonsäure, die zum *O*-Ester glucuronidiert wird. Die Plasmahalbwertszeit liegt bei bis zu 30 h. Die Elimination erfolgt zum Großteil mit den Fäzes, daneben im Urin. Dronabinol dient als Reserve-Antiemetikum bei therapierefraktärer CINV. Zudem wird es additiv in der Schmerztherapie verwendet. Zusammen mit (–)-Cannabidiol ist es Hauptbestandteil eines Mundsprays (Sativex®) zur Symptomverbesserung bei erwachsenen Multiple-Sklerose-Patienten mit mittelschwerer bis schwerer Spastik, wenn andere Therapien unwirksam sind. Hier steht die muskelrelaxierende und analgetische Wirkung im Vordergrund. Eine weitere Indikation ist die Behandlung der Anorexie bei abgemagerten AIDS-Patienten.

7.19 H_1-Antihistaminika

H_1-Antihistaminika (H_1-Blocker) sind Arzneistoffe, die an Histamin-Rezeptoren vom Typ 1 binden und dadurch im Organismus die Wirkung des Histamins abschwächen oder aufheben. Verwendet werden sie als

- Antiallergika,
- Antipruriginosa,
- Antiemetika und Antivertiginosa,
- Sedativa und Hypnotika.

7

Histidin-Decarboxylase
$- CO_2$
L-Histidin
Histamin

o Abb. 7.389 Biosynthese von Histamin

$+ H^+$ / $- H^+$
dominiert bei pH 7,4

o Abb. 7.390 N^{τ}-N^{π}-Tautomerie und ionisierte Formen von Histamin

7.19.1 Histamin

Histamin wurde 1907 von Adolf Windaus (Nobelpreis für Chemie, 1928) erstmals synthetisiert und später als körpereigene Substanz nachgewiesen.

Biosynthese. Histamin (Gewebsamin, griech. *histos* = Gewebe + Amin) ist ein biogenes Amin und entsteht durch Decarboxylierung aus der Aminosäure L-Histidin. Der Vorgang wird durch die Histidin-Decarboxylase unter Beteiligung von Pyridoxalphosphat katalysiert (o Abb. 7.389).

Struktur und Eigenschaften. Für den Imidazolring des Histamins lässt sich eine N^{τ}-N^{π}-Tautomerie formulieren (o Abb. 7.390), mit dem H-Atom am N^{τ} (τ = *tele*, bezeichnet das von der Seitenkette entfernt stehende N-Atom) oder N^{π} (π = *pros*, zur Seitenkette benachbartes N-Atom). Das Gleichgewicht liegt in wässriger Lösung überwiegend auf der Seite des N^{τ}-Tautomers. Die primäre Aminogruppe der Seitenkette hat einen pK_S-Wert von 9,8. Bei einem Plasma-pH von 7,4 liegt Histamin somit fast vollständig (97 %) ionisiert vor. Von den Ring-N-Atomen ist N^{τ} (NH-Gruppe) nicht basisch, da sein freies Elektronenpaar für das aromatische System des Heterozyklus benötigt wird. Der sp^2-hybridisierte Stickstoff (N^{π}) ist hingegen schwach basisch ($pK_S = 5,8$). Die Ph. Eur. beschreibt Histamindihydrochlorid und Histaminphosphat.

Definition

Tautomerie (griech. *tauto* = dasselbe, griech. *méros* = Teil) bezeichnet eine spezielle Form der Isomerie. Meist beruht sie auf der Verschiebung eines Protons (allgemein eines Atoms) innerhalb eines Moleküls. Die beiden tautomeren Formen stehen miteinander im chemischen Gleichgewicht und unterscheiden sich lediglich durch die Positionen des Protons und einer Doppelbindung. Dieser Fall der Tautomerie wird auch Prototropie genannt.

Physiologische Grundlagen. Histamin ist ein lokaler Mediator (Gewebshormon) sowie **Neurotransmitter** und kommt ubiquitär im Organismus vor, u. a. in der Lunge, Haut, Mucosa des Magen-Darm-Trakts und in histaminergen Neuronen des ZNS. In erhöhten Konzentrationen wird es in den parakrin aktiven Mastzellen an Heparin gebunden sowie in basophilen Leukozyten und Thrombozyten vesikulär gespeichert.

Treten Zellschädigungen auf, wird Histamin freigesetzt. Die Freisetzung kann auch durch Insektenstiche, Brennnesseln oder Sonnenbrand erfolgen. Klinisch bedeutsamer sind allergische Reaktionen, ausgelöst durch die Bindung eines Antigens an IgE-Antikörper auf Mastzellen. Histamin stimuliert die Erweiterung kleiner Blutgefäße und erhöht die Permeabilität der Kapillaren. Dies ermöglicht phagozytierenden Zellen des Körpers wie Leukozyten, in das geschädigte Gewebe

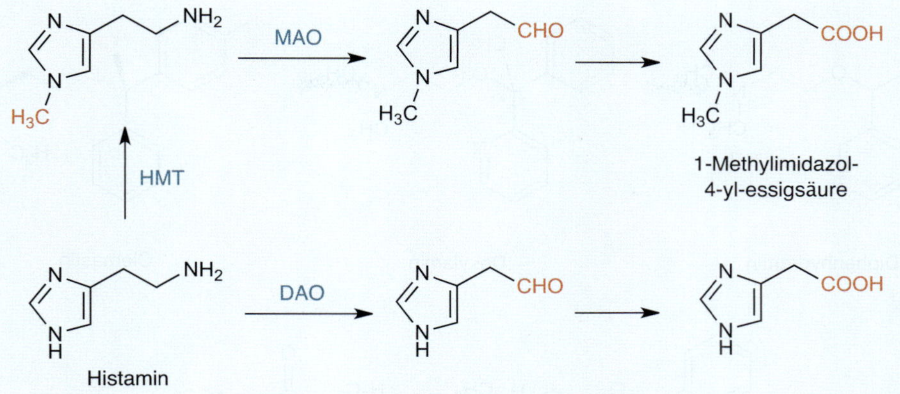

Abb. 7.391 Inaktivierung von freiem Histamin. DAO: Diaminoxidase, HMT: Histamin-*N*-Methyltransferase, MAO: Monoaminoxidase

einzuwandern und Infektionserreger zu bekämpfen. Allerdings führt die Freisetzung von Histamin auch zu allergischen Reaktionen wie Urtikaria mit Hautrötung und Quaddelbildung. Weiterhin können Heuschnupfen, Bindehautentzündungen und anaphylaktische Reaktionen ausgelöst werden. Neben diesen sehr bedeutsamen allergischen Reaktionen ist Histamin am Erhalt des Wachzustands und an der Regulation der Magensäuresekretion beteiligt.

Histamin-Rezeptoren. Zurzeit sind 4 Subtypen der Histamin-Rezeptoren bekannt, alle gehören zur Familie der G-Protein-gekoppelten Rezeptoren. Therapeutisch bedeutsam sind die H_1-, H_2- und H_3-Rezeptoren.

Die **H_1-Rezeptoren** sind Targets der H_1-Antihistaminika beim Einsatz als **Antiallergika** oder als **Antipruriginosa** zur lokalen Behandlung des Juckreizes. Lipophile H_1-Antihistaminika mit zentraler Wirksamkeit an H_1-Rezeptoren im ZNS werden auch als **Hypnotika** verwendet. Da H_1-Rezeptoren auch im Brechzentrum vorkommen und am Auslösen des Brechreflexes involviert sind, finden H_1-Antihistaminika zudem als **Antiemetika** Verwendung. Dies beeinflusst auch das Vestibularorgan (Gleichgewichtsorgan) im Innenohr und unterdrückt das Auftreten von vestibulärem Schwindel, was den Einsatz als **Antivertiginosa** ermöglicht.

Die **H_2-Rezeptoren** sind für die durch Histamin ausgelöste Säuresekretion des Magens verantwortlich und werden im Rahmen der **Ulkustherapie** mit H_2-Antihistaminika blockiert (▸ Kap. 10.1.2).

Die H_3-Rezeptoren sind für den Schlaf-Wach-Rhythmus und kognitive Prozesse bedeutsam. Der inverse Agonist **Pitolisant** (Wakix®), ein Chlorphenylpropylpiperidinpropyl-Ether, wird als Orphan-Drug zur Behandlung der exzessiven Tagesschläfrigkeit bei Narkolepsie eingesetzt.

Biotransformation. Freies Histamin wird über 2 Wege inaktiviert (○ Abb. 7.391). Der Hauptweg führt durch die Histamin-*N*-Methyltransferase zu N^{τ}-Methylhistamin, anschließend durch Monoaminoxidase unter oxidativer Desaminierung zum entsprechenden Aldehyd, der weiter oxidiert zur 1-Methylimidazol-4-ylessigsäure. Eine geringere Rolle spielt die oxidative Desaminierung durch Diaminoxidase (Histaminase).

7.19.2 H_1-Antihistaminika der 1. Generation

Nach ihrem Wirkprofil unterteilt man in
- H_1-Antihistaminika der 1. Generation (klassische H_1-Antihistaminika),
- H_1-Antihistaminika der 2. Generation (wenig sedierende H_1-Antihistaminika).

Abgesehen von einigen strukturellen Abweichungen kann man die einzelnen Wirkstoffe wiederum in 3 Gruppen unterteilen, die sich den folgenden Strukturtypen oder homologen Strukturen zuordnen lassen:
- Ethanolamin-Typ (○ Abb. 7.392),
- Diaminoethan-Typ (○ Abb. 7.393),
- Propylamin-Typ (○ Abb. 7.394).

Design und Entwicklung. Bei der Erforschung des α-Blockers **Piperoxan** in den 1930er Jahren entdeckten Daniel Bovet (Nobelpreis für Medizin, 1957) und Ernest Fourneau, dass diese Substanz auch Histamin-induzierte Bronchospasmen in Meerschweinchen antagonisieren konnte. Dieser Befund stimulierte die Synthese

7

Diphenhydramin

Doxylamin

Clemastin

Dimenhydrinat

Abb. 7.392 H_1-Antihistaminika mit Ethanolamin-Ether-Struktur und Homologe

Promethazin

Hydroxyzin

Bamipin

Abb. 7.393 H_1-Antihistaminika mit Diaminoethan-Struktur und Homologe

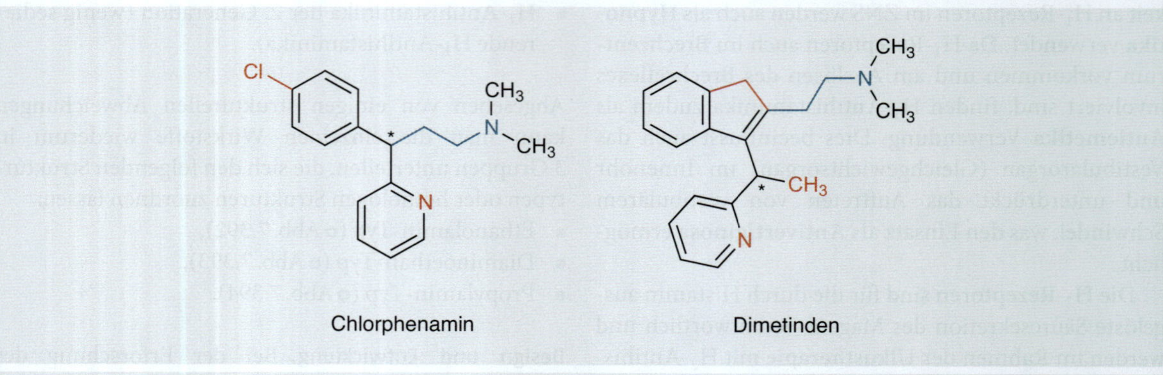

Abb. 7.394 H_1-Antihistaminika mit Propylamin-Struktur und Homologe

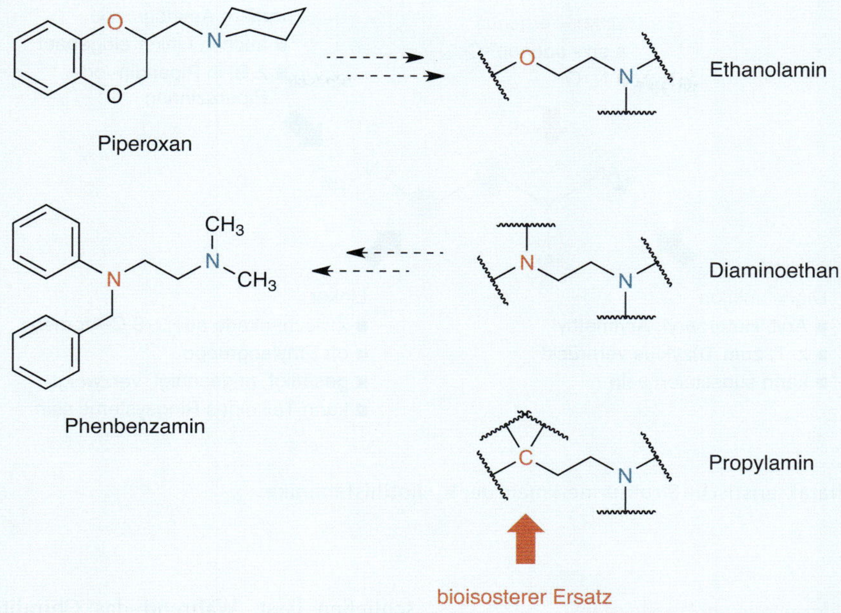

Abb. 7.395 Entwicklung von Substanzen mit Antihistaminwirkung

verschiedener *N*-Phenyldiaminoethanderivate mit verbesserter Antihistaminwirkung. Mit dem Diaminoethanderivat **Phenbenzamin** (Rhône-Poulenc, 1942) gelang die Weiterentwicklung zum ersten therapeutisch einsetzbaren H_1-Antihistaminikum. Die erfolgreiche Anwendung des in den 1930er Jahren entstandenen Konzepts, wonach sich bestimmte Atome innerhalb organischer Moleküle bioisoster austauschen lassen, führte dann zu den Prototypen der klassischen H_1-Antihistaminika (Abb. 7.395).

Wirkungsmechanismus. H_1-Antihistaminika agieren als **inverse Agonisten** am H_1-Rezeptor. Von daher ist die Bezeichnung H_1-Rezeptor-Antagonisten unzutreffend. Sie binden an die inaktive Konformation des Rezeptors, stabilisieren diese und verschieben das Gleichgewicht zwischen der aktiven und inaktiven Form in Richtung der inaktiven. So können sie die Wirkung von Histamin am H_1-Rezeptor effektiv blockieren. H_1-Antihistaminika der 1. Generation sind in der Lage, die Blut-Hirn-Schranke zu überwinden. Dadurch blockieren sie zentrale H_1-Rezeptoren und wirken sedierend, z.T. auch antiemetisch. Die Wirkung von Histamin an den H_2-Rezeptoren wird nicht beeinflusst.

Die Kristallstruktur des humanen H_1-Rezeptors mit dem inversen Agonisten **Doxepin** (▸Kap. 7.16.1) dokumentiert, dass ein Aspartat-Rest (Asp107) mit seiner Carboxylatgruppe eine Salzbrücke zur protonierten tertiären Aminfunktion der Seitenkette der H_1-Antihistaminika bildet. Aus Mutationsstudien geht hervor, dass diese ionische Interaktion für die Bindung von Agonisten und Antagonisten an den Rezeptor essenziell ist. Zudem belegt die Kristallstrukturstudie speziell für den H_1-Rezeptor das Vorliegen einer Anion-Bindestelle, die unter anderem Lysin-Reste (Lys179, Lys191) aufweist. Docking-Studien mit verschiedenen H_1-Antihistaminika der 2. Generation wie **Cetirizin** oder **Fexofenadin** zeigen eine spezifische Interaktion dieser Substanzen mit den Lysin-Resten. Ermöglicht wird dies durch das Vorliegen einer Carboxygruppe in den zwitterionischen H_1-Antihistaminika, die sie von den klassischen Vertretern unterscheidet und ihre Rezeptorselektivität erhöht.

Struktur-Wirkungs-Beziehungen. Gegenüber Histamin selbst sind H_1-Antihistaminika sowohl der 1. als auch der 2. Generation deutlich lipophiler (Abb. 7.396). Sie lassen sich charakterisieren durch das

- Vorliegen des **Diaryl-Systems** in beiden Klassen, was primär den Lipophilieunterschied bedingt. Es besteht oft aus Phenylringen, kann aber auch einen Heteroaromaten, substituierten Phenylring oder eine Arylmethylgruppe aufweisen und zu einem Trizyklus verbrückt sein. Verbunden ist das Diaryl-System über
- einen **Linker-Terminus** (X), der aus einem N-, O-, sp^2-C oder sp^3-C-Atom bestehen kann, über
- einen **Linker**, typischerweise eine Zwischenkette aus 2 C-Atomen (Ethylengruppe), die auch verzweigt,

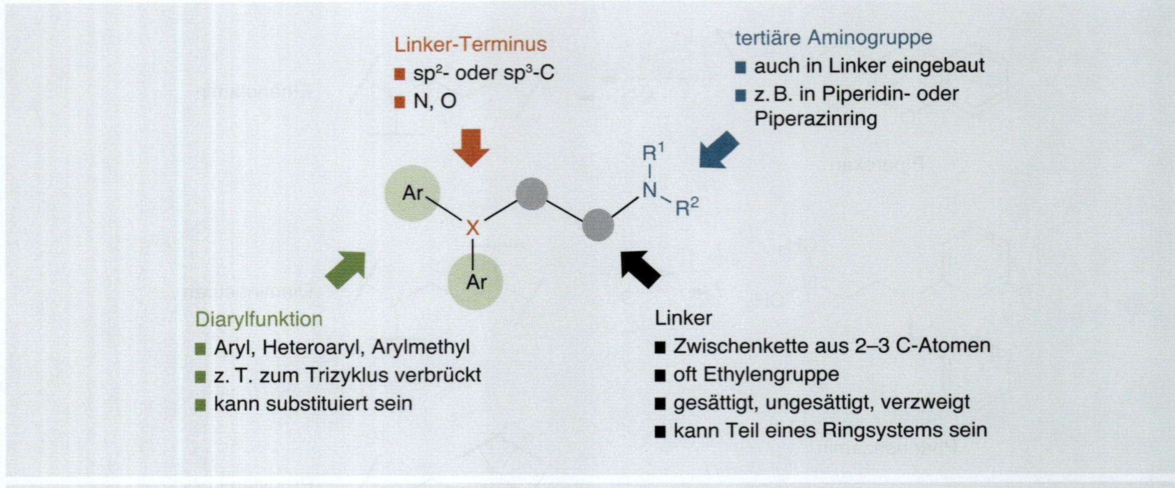

o Abb. 7.396 Charakteristische Strukturmerkmale der H_1-Antihistaminika

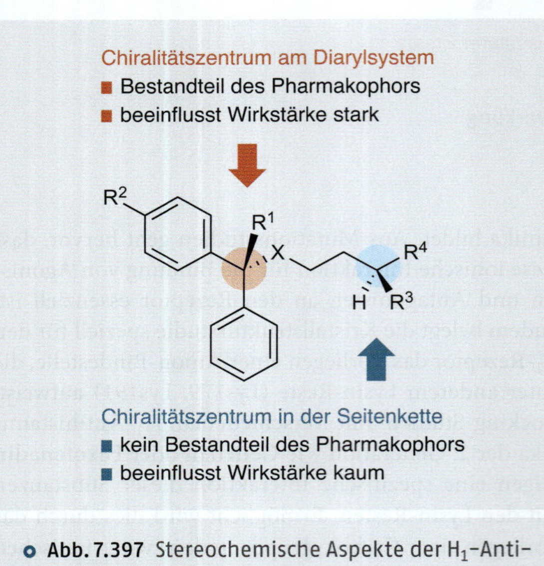

o Abb. 7.397 Stereochemische Aspekte der H_1-Antihistaminika

um eine Methylengruppe erweitert oder in ein Ringsystem eingebaut sein kann, und

- mit einem **tertiären aliphatischen Amin** verknüpft ist. Dieses wiederum kann Teil einer heterozyklischen Struktur wie Piperidin oder Piperazin sein und im Linker inkorporiert vorliegen. In allen Fällen handelt es sich um basische Funktionen, die bei physiologischem pH-Wert protoniert sind und in dieser Form an den H_1-Rezeptor binden.

Stereochemie. Einige H_1-Antihistaminika besitzen ein oder mehrere Chiralitätszentren. Obwohl Histamin achiral ist, ergeben sich deutliche Unterschiede in der Wirkstärke der entsprechenden Enantiomere, was auf eine stereoselektive Interaktion mit dem Rezeptor schließen lässt. Während das Chiralitätszentrum im Bereich des Diaryl-Systems einen entscheidenden Einfluss auf die Wirkstärke hat, spielen Chiralitätszentren außerhalb dieses Strukturelements nur eine untergeordnete Rolle (o Abb. 7.397). Das lässt sich am Beispiel von **Clemastin** (*R,R*-Enantiomer) belegen (o Abb. 7.392), das über einen asymmetrisch substituierten Benzhydryl-Kohlenstoff sowie ein Asymmetriezentrum im Pyrrolidinring verfügt. Von den 4 Stereoisomeren sind die beiden am Benzhydryl-Kohlenstoff *S*-konfigurierten Isomere 100–200-fach weniger wirksam.

Merke

Die Bezeichnung **Benzhydryl** für ein Strukturelement ist der Trivialname für eine Diphenylmethyl-Gruppe (Ph_2CH–).

Strukturbedingte Begleitwirkungen. H_1-Antihistaminika der 1. Generation zeigen verschiedene Begleitwirkungen wie Sedierung, Mundtrockenheit und Appetitsteigerung, die auf ihre Aktivität an zentralen H_1-Rezeptoren und antagonistische Effekte an α_1-adrenergen, muscarinischen bzw. 5-HT_2-Rezeptoren zurückzuführen sind. So gibt es bei H_1-Antihistaminika verschiedene Strukturelemente, die man auch bei Wirkstoffen anderer Indikationsklassen findet. Umgekehrt verfügen andere Substanzgruppen über die typischen Strukturmerkmale der H_1-Antihistaminika.

Sedierende Effekte sind häufige Begleiterscheinungen der klassischen H_1-Antihistaminika, da sie aufgrund ihrer Lipophilie die Blut-Hirn-Schranke passieren können. Wegen dieser Wirkkomponente sind sie für die Therapie allergischer Reaktionen kaum noch von

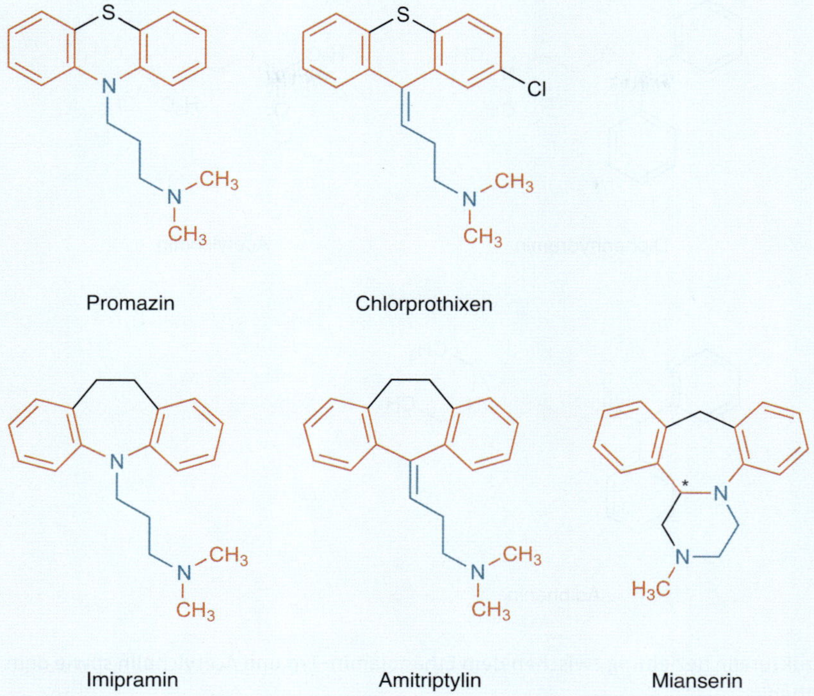

Promazin

Chlorprothixen

Imipramin

Amitriptylin

Mianserin

Abb. 7.398 Antipsychotika und Antidepressiva mit Diaminoethan-, Propylamin- oder dazu homologer Partialstruktur

Bedeutung. Beim Ethanolamin-Typ tritt der sedierende Effekt besonders hervor und bei einigen Vertretern wie Diphenhydramin und Doxylamin nutzt man ihn daher als Hauptwirkung. Auch die meisten Vertreter der trizyklischen Antipsychotika wie **Promazin** oder **Chlorprothixen** und Antidepressiva wie **Imipramin**, **Amitriptylin** oder **Mianserin** (Abb. 7.398) zeigen zentrale H_1-blockierende Effekte. Diese Substanzen lassen sich zwanglos dem Diaminoethan-, Proplylamin- oder dazu homologen Strukturtyp zuordnen und enthalten auch die anderen charakteristischen Strukturmerkmale (Abb. 7.396) der H_1-Antihistaminika.

Die klassischen Vertreter zeigen oft ausgeprägte **anticholinerge Eigenschaften**. Vergleicht man die Struktur des Ethanolamin-Prototyps Diphenhydramin mit der von **Acetylcholin** (Abb. 7.399), kann man diesen Prototyp als Cholinetherderivat auffassen. Strukturell unterscheidet sich das anticholinerg wirksame Spasmolytikum **Adiphenin** von Diphenhydramin lediglich durch eine zusätzliche Carbonylgruppe. Das Diarylsystem ist somit über eine Esterfunktion anstelle der bioisosteren Etherfunktion mit dem basischen Zentrum verbunden. Auch für H_1-Antihistaminika vom Diaminoethan-Typ lassen sich strukturelle Gemeinsamkeiten mit früher verwendeten Spasmolytika erkennen, was die anticholinergen Eigenschaften dieser Strukturen plausibel macht. Bei Verwendung der Substanzen als Antiemetika und bei Reisekrankheit trägt die anticholinerge Aktivität zur therapeutischen Wirkung bei.

Eine unerwünschte Nebenwirkung einiger H_1-Antihistaminika ist die **Gewichtszunahme**, die auch bei den Vertretern der 2. Generation auftritt. Das als Antiallergikum entwickelte **Cyproheptadin** regt den Appetit an und wurde deswegen auch zur Behandlung von Bulimie (Ess-Brech-Sucht) eingesetzt. Dies ist auf die antagonistischen Effekte der Substanz am 5-HT_2-Rezeptor zurückzuführen. Enge Strukturverwandtschaft besteht mit dem früher zur Migräneprophylaxe verwendeten **Pizotifen**, das ebenfalls gegen Appetitmangel eingesetzt wurde. Vergleicht man die Strukturen dieser trizyklischen 5-HT_2-Antagonisten (Abb. 7.400), die man dem Propylamin-Typ zuordnen kann, mit denen der H_1-Antihistaminika **Ketotifen** oder **Azatadin**, wird der Zusammenhang deutlich. Von daher sind auch andere H_1-Antihistaminika der 2. Generation aus der Gruppe der Atadine mit diesem Problem behaftet.

Beim topischen Einsatz von H_1-Antihistaminika zur Juckreizstillung ist die gleichzeitig auftretende

Diphenhydramin

Acetylcholin

Adiphenin

Abb. 7.399 Strukturelle Beziehung zwischen dem Ethanolamin-Typ und Acetylcholin sowie dem anticholinerg wirksamen Adiphenin

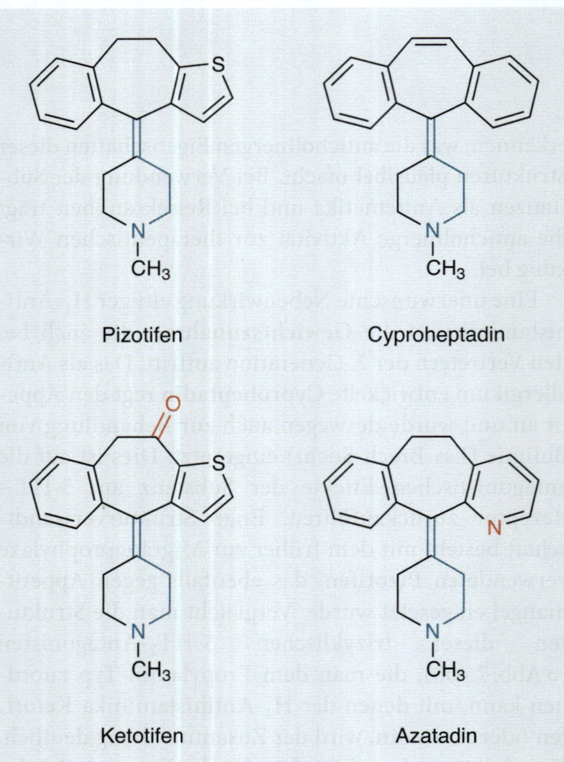

Abb. 7.400 Strukturvergleich zwischen appetitsteigernden 5-HT_2-Antagonisten und den H_1-Antihistaminika Ketotifen und Azatadin

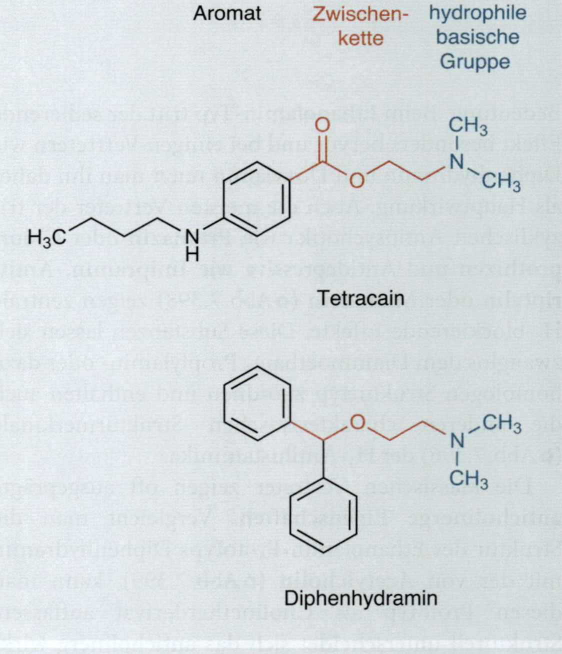

Abb. 7.401 Strukturvergleich zwischen dem Ethanolamin-Typ und Lokalanästhetika

lokalanästhetische Wirkung erwünscht. Überprüft man die Ethanolamin-Struktur anhand der Kriterien des Löfgren-Prinzips für lokalanästhetisch wirksame Strukturen (▸Kap. 7.8.2), lassen sich die Strukturelemente Aromat – Zwischenkette – hydrophile basische Gruppe deutlich erkennen (⊙Abb. 7.401). Die lokale Anwendung auf der Haut ist allerdings nicht unproblematisch, da die Substanzen bei längerer Anwendung Sensibilisierungen und Kontaktdermatitiden auslösen können.

Biotransformation. Für die H_1-Antihistaminika der 1. Generation erfolgt erwartungsgemäß eine stufenweise *N*-Demethylierung zu den sekundären und primären Aminen. Diese weisen nur noch geringe Antihistaminwirkung auf. Die nachfolgende oxidative Desaminierung führt zu entsprechenden Aldehydderivaten, die weiter oxidiert werden zu den Carbonsäuren. Die kurze Halbwertszeit ist von Vorteil, wenn die Substanzen zur Einschlafhilfe eingesetzt werden.

H_1-Antihistaminika vom Ethanolamin-Typ

Diphenhydramin (Betadorm®), Ph. Eur. (Hydrochlorid), ist ein Benzhydrylether, dessen basische Seitenkette einen pK_S-Wert von 9,1 besitzt. Die orale Bioverfügbarkeit liegt bei 40–60 %. Die Ausscheidung der Metaboliten erfolgt hauptsächlich renal. Die Plasmahalbwertszeit beträgt 5–8 h. Diphenhydramin wird in Deutschland hauptsächlich als Sedativum und Hypnotikum bei Unruhe und Einschlafstörungen verwendet.

Dimenhydrinat (Vomex A®), Ph. Eur., ist das Salz aus Diphenhydramin als basischer und 8-Chlortheophyllin als saurer Komponente. Die NH-Acidität von 8-Chlortheophyllin an N-7 (pK_S = 5,3) ist im Vergleich zu Theophyllin durch den 8-Chlorsubstituenten nochmals erhöht. Dimenhydrinat wird als Antiemetikum bei Reisekrankheit und Schwangerschaftserbrechen eingesetzt. Der Zusatz von 8-Chlortheophyllin als zentrales Stimulans soll die sedierende Wirkung abschwächen, dennoch können auch hier Schläfrigkeit und Benommenheit auftreten.

Doxylamin (Gittalun®), Ph. Eur. (Hydrogensuccinat), besitzt zusätzlich eine Methylgruppe am α-C-Atom zur Etherfunktion, zudem ist ein Phenylring bioisoster gegen Pyridin ausgetauscht. Dadurch entsteht ein Asymmetriezentrum, allerdings liegt das Racemat vor. Die pK_S-Werte liegen bei 4,4 (Pyridin) und 9,2 (tertiäre Aminogruppe). Im Salz der Substanz mit Bernsteinsäure (pK_S-Werte 2,2 und 5,6) ist nur die Aminogruppe protoniert, nicht hingegen der Pyridin-Stickstoff. Es entsteht somit ein Hydrogensuccinat. Nach oraler Gabe wird Doxylamin rasch und vollständig resorbiert. Die Ausscheidung erfolgt überwiegend in Form der Metaboliten über Urin und Fäzes. Die Eliminationshalbwertszeit beträgt 10 h. Therapeutisch genutzt wird wie bei Diphenhydramin hauptsächlich die sedierende und hypnotische Wirkkomponente.

Clemastin (Tavegil®), Ph. Eur. (Fumarat), wird als *R,R*-Enantiomer eingesetzt und weist von den 4 Stereoisomeren die höchste antihistaminische Potenz auf. Die tertiäre Aminogruppe ist Teil eines Pyrrolidinrings (pK_S = 9,6), wodurch sich die Zwischenkette des Ethanolamin-Typs um ein C-Atom verlängert. Clemastin wird bei allergischen Reaktionen oral und parenteral appliziert. Die Resorption erfolgt rasch und ist fast vollständig. Die Ausscheidung verläuft biphasisch mit Halbwertszeiten von 3,6 und 37 h.

H_1-Antihistaminika vom Diaminoethan-Typ

Promethazin (Atosil®), Ph. Eur. (Hydrochlorid), ist ein Strukturisomer des Antipsychotikums Promazin. Aufgrund der verzweigt vorliegenden Seitenkette ist die Substanz chiral, wird aber als Racemat vermarktet. Da das Chiralitätszentrum außerhalb des Pharmakophors liegt, sind beide Enantiomere äquipotent. Die Substanz repräsentiert einen Spezialfall des Diaminoethan-Typs. Das Phenothiazin-Gerüst stellt ein schwefelverbrücktes Diarylsystem dar. Das dazugehörige N-Atom weist keine Basizität auf. Der pK_S-Wert für die tertiäre Aminogruppe beträgt 9,1. Die Bioverfügbarkeit liegt aufgrund des hohen First-Pass-Effekts nur bei 25 %. Die Biotransformation entspricht weitgehend der anderer Phenothiazine (▸Kap. 7.15.1). Die Ausscheidung erfolgt überwiegend renal, die Halbwertszeit liegt bei 12–15 h. Promethazin wird oral und peroral zur Behandlung von allergischen Reaktionen, Übelkeit und Erbrechen sowie Einschlafstörungen, Angstzuständen und zur Sedierung vor Operationen eingesetzt.

Bamipin (Soventol®) kann als homologes Diaminoethanderivat aufgefasst werden. Der Abstand zwischen dem endständigen Amin und dem aus einer Benzylanilin-Struktur bestehenden Diarylsystem ist um ein C-Atom vergrößert. Die pK_S-Werte liegen bei 4,0 (Anilin) und 8,8 (Piperidin). Bamipin ist als Gel zur topischen Anwendung im Handel. Die Linderung des Juckreizes erfolgt kurz nach dem Auftragen, die Wirkung hält bis zu 48 h an. Eine Resorption durch die intakte Haut erfolgt nicht.

Hydroxyzin (Atarax®), Ph. Eur. (Hydrochlorid), ist ein Piperazin-substituiertes Diphenylmethanderivat und liegt als Racemat vor. Die Diaminoethan-Struktur ist Teil des Piperazinrings, der 2 basische Zentren aufweist (pK_{S1} = 2,1; pK_{S2} = 7,7). Das mit der Diphenylmethan-Struktur verbundene N-Atom ist nur sehr schwach basisch und liegt unter physiologischen Bedingungen nicht protoniert vor. Nach oraler Gabe wird Hydroxyzin rasch und vollständig resorbiert. Hauptmetabolit ist Cetirizin. Die Eliminationshalbwertszeit liegt zwischen 7 und 20 h. Die Ausscheidung

7

o Abb. 7.402 Erste Vertreter der H_1-Antihistaminika der 2. Generation

erfolgt zu 60 % renal, der Rest mit den Fäzes. Hydroxyzin wird wegen der stark sedierenden Wirkung hauptsächlich als Tranquilizer bei Angst- und Spannungszuständen verwendet.

H_1-Antihistaminika vom Propylamin-Typ

Chlorphenamin (Chlorpheniramin, in Grippostad® C), Ph. Eur. (Maleat), liegt als Racemat vor. Eutomer ist das rechtsdrehende *S*-Enantiomer, **Dexchlorpheniramin**, das in Ph. Eur. ebenfalls beschrieben wird. Chlorphenamin liegt mit einem Molekül Maleinsäure als Hydrogenmaleat vor. Der pK_S-Wert wird mit 9,2 angegeben. Das Einführen des *para*-ständigen Chloratoms erhöht die Wirkstärke gegenüber **Pheniramin** um das Zehnfache. Infolge des hohen First-Pass-Effekts liegt die orale Bioverfügbarkeit bei 25–50 %. Die Ausscheidung erfolgt renal. Die Plasmahalbwertszeit beträgt 15–30 h. Chlorphenamin wird oral zur kurzfristigen Behandlung allergischer Reaktionen verwendet.

Dimetinden (Fenistil®), Ph. Eur. (Maleat), ist ein Propylaminderivat mit eingeschobenem Indenring. Die Substanz liegt als Racemat vor, das *R*-Enantiomer besitzt aber die stärkere H_1-antihistaminische Wirkstärke. Die pK_S-Werte betragen 4,4 (Pyridin) und 9,1 (tertiäre Aminogruppe). Die orale Bioverfügbarkeit beträgt 70 %. Hauptmetabolit ist das 6-Hydroxydimetinden. Dimetinden und seine Metaboliten werden im Urin und mit den Fäzes ausgeschieden. Die Eliminationshalbwertszeit liegt bei 6 h. Dimetinden wird oral, parenteral und topisch bei allergischen Reaktionen eingesetzt.

7.19.3 H_1-Antihistaminika der 2. Generation

Seit den 1980er Jahren haben H_1-Antihistaminika der 2. Generation die Vertreter der ersten zur Behandlung allergischer Reaktionen weitgehend verdrängt, da sie höhere Selektivität für den H_1-Rezeptor aufweisen und weniger sedierend wirken. Man kann sie unterteilen in

- Verbindungen, die direkt oder nach Biotransformation zur Bildung von Zwitterionen führen (o Abb. 7.404),
- Atadine (o Abb. 7.407),
- Benzimidazole (o Abb. 7.411).

Design und Entwicklung. Ziele der Entwicklung von H_1-Antihistaminika der 2. Generation waren Substanzen, die nicht die Blut-Hirn-Schranke überwinden und eine verminderte Bindungsaffinität zu den muscarinischen und serotonergen Rezeptoren aufweisen.

Dies gelang durch Einführen größerer Phenylalkyl-Substituenten am endständigen tertiären Aminstickstoff (o Abb. 7.402). **Terfenadin** und **Astemizol** waren die ersten wenig sedierenden Vertreter der 2. Generation, führten aber zu lebensbedrohlichen kardiovaskulären Ereignissen (QT-Zeit-Verlängerung und Arrhythmien). Beide Substanzen hemmen den hERG-Kanal, einen spannungsabhängigen K^+-Kanal in Herzmuskelzellen (▸ Kap. 3.5.1). Schließlich wurden weitere Vertreter der 2. Generation mit wenig sedierenden Eigenschaften bei gleichzeitig geringem kardiotoxischem Potenzial entwickelt.

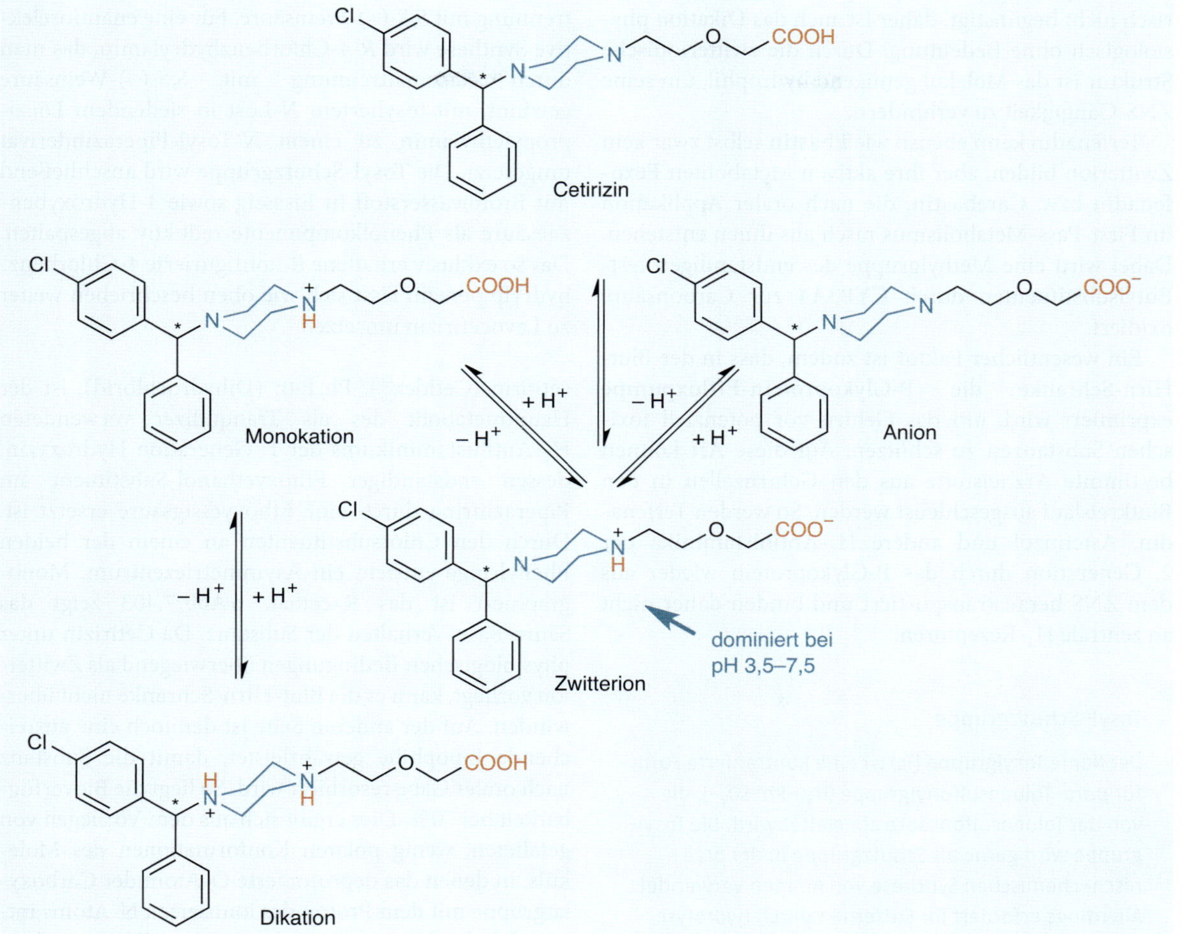

○ **Abb. 7.403** Ionisierte Formen von Cetirizin

Strukturelle Eigenschaften und ZNS-Gängigkeit. H_1-Antihistaminika der 2. Generation lassen sich direkt von den Strukturen der ersten herleiten. Von daher kann man die meisten Substanzen den klassischen Strukturtypen oder deren Homologen zuordnen. So gesehen ist Terfenadin ein Propylamin-, Astemizol ein homologes Diaminoethanderivat.

Warum aber zeigen diese Strukturen weniger sedierende Eigenschaften? Die **Lipophilie** ist zwar ein entscheidender Faktor für die Überwindung der Blut-Hirn-Schranke, aber Terfenadin (log P = 7,0) und Astemizol (log P = 5,8) sind sogar deutlich lipophiler als die meisten klassischen Vertreter (log P = 2,8–4,5). Zudem ist die Aussagekraft des Verteilungskoeffizienten (log-P-Wert) in dieser Frage deutlich begrenzt, da die Lipophilie wesentlich von den Säure-Base-Eigenschaften einer Substanz und ihrer damit verbundenen **Ionisierung** beeinflusst wird. Da ein Arzneistoff in nichtionisierter Form leichter die Blut-Hirn-Schranke passieren kann, ist es von entscheidender Bedeutung, in welchem Ausmaß seine Struktur unter physiologischen Verhältnissen ionisiert oder nichtionisiert vorliegt.

Zur Veranschaulichung dient ein weiterer Vertreter der 2. Generation, **Cetirizin**, der Hauptmetabolit von Hydroxyzin. Seine Lipophilie (log P = 3,1) ist mit der von Vertretern der 1. Generation vergleichbar. Durch die saure Carboxygruppe (pK_{S2} = 2,9) und die beiden basischen Zentren am Piperidinring (pK_{S1} = 2,2; pK_{S3} = 8,0) erinnert das Molekül an eine basische Aminosäure. Unter physiologischen Bedingungen liegt daher kein neutrales Molekül vor, sondern pH-abhängig existieren verschiedene ionisierte Formen (○ Abb. 7.403). Im pH-Bereich von 3,5–7,5 liegt das Gleichgewicht fast ausschließlich auf der Seite der **zwitterionischen Form**, die anderen Formen treten dagegen in nur geringem Umfang auf. Die Protonierung des am Diphenylmethan-System gebundenen Piperidin-N-Atoms ist sterisch nicht begünstigt, daher ist auch das Dikation physiologisch ohne Bedeutung. Durch die zwitterionische Struktur ist das Molekül genügend hydrophil, um seine ZNS-Gängigkeit zu verhindern.

Terfenadin kann ebenso wie **Ebastin** selbst zwar kein Zwitterion bilden, aber ihre aktiven Metaboliten **Fexofenadin** bzw. **Carebastin**, die nach oraler Applikation im First-Pass-Metabolismus rasch aus ihnen entstehen. Dabei wird eine Methylgruppe des endständigen *tert*-Butylsubstituenten durch CYP3A4 zur Carbonsäure oxidiert.

Ein wesentlicher Faktor ist zudem, dass in der Blut-Hirn-Schranke die **P-Glykoprotein-Effluxpumpe** exprimiert wird, um das Gehirn vor potenziell toxischen Substanzen zu schützen. Auf diese Art können bestimmte Arzneistoffe aus den Gehirnzellen in den Blutkreislauf ausgeschleust werden. So werden Terfenadin, Astemizol und andere H_1-Antihistaminika der 2. Generation durch das P-Glykoprotein wieder aus dem ZNS heraustransportiert und binden daher nicht an zentrale H_1-Rezeptoren.

Tosyl-Schutzgruppe

Der Name **Tosylgruppe** (Ts) ist eine kontrahierte Form für *para*-Toluensulfonylgruppe ($H_3C{-}Ph{-}SO_2{-}$), die von der Toluensulfonsäure abgeleitet wird. Die Tosylgruppe wird gerne als Schutzgruppe in der organisch-chemischen Synthese von Aminen verwendet. Allerdings erfordert ihr Entfernen durch Hydrolyse drastische Bedingungen, sodass man sie üblicherweise durch reduktive Methoden entfernt, z. B. mit Bromwasserstoff in Eisessig. Als Reduktionsprodukt entsteht neben dem entschützten Amin Tolyldisulfid ($H_3C{-}Ph{-}S{-}S{-}Ph{-}CH_3$). Um unerwünschte Bromierungsprodukte durch das bei der Redoxreaktion gebildete Brom zu vermeiden, wird eine Phenolkomponente zugesetzt, die bevorzugt bromiert wird.

Zwitterionenbildende H_1-Antihistaminika

Synthetische Aspekte. Chlorbenzen wird in einer **Friedel-Crafts-Acylierung** unter Katalyse der Lewis-Säure Aluminiumchlorid zum 4-Chlorbenzophenon benzoyliert. Nach Reduktion der Ketogruppe mit Natriumborhydrid zum Alkohol und Reaktion mit Thionylchlorid zum 4-Chlorbenzhydrylchlorid wird in der nachfolgenden Alkylierung das Piperazin als Carbamat geschützt, um eine Zweifachalkylierung zu vermeiden. Unter saurer Hydrolyse zum 4-Chlorbenzhydrylpiperazin wird die Carbamat-Schutzgruppe entfernt. Alkylierung mit 2-(2-Chlorethoxy)acetamid und nachfolgende Hydrolyse mit Salzsäure führen zu **Cetirizin** (○ Abb. 7.406).

Levocetirizin erhält man durch klassische Racemattrennung mit *S,S*-(−)-Weinsäure. Für eine enantioselektive Synthese wird *R*-4-Chlorbenzhydrylamin, das man durch Racemattrennung mit *S,S*-(−)-Weinsäure gewinnt, mit tosyliertem *N*-Lost in siedendem Diisopropylethylamin zu einem *N*-Tosyl-Piperazinderivat umgesetzt. Die **Tosyl-Schutzgruppe** wird anschließend mit Bromwasserstoff in Eisessig sowie 4-Hydroxybenzoesäure als Phenolkomponente reduktiv abgespalten. Das so exklusiv erhaltene *R*-konfigurierte 4-Chlorbenzhydrylpiperazin lässt sich wie oben beschrieben weiter zu Levocetirizin umsetzen.

Cetirizin (Cetidex®), Ph. Eur. (Dihydrochlorid), ist der Hauptmetabolit des als Tranquilizer verwendeten H_1-Antihistaminikums der 1. Generation Hydroxyzin, dessen endständiger Ethoxyethanol-Substituent am Piperazinring durch eine Ethoxyessigsäure ersetzt ist. Durch den Chlorsubstituenten an einem der beiden Phenylringe entsteht ein Asymmetriezentrum. Monographiert ist das Racemat. ○ Abb. 7.403 zeigt das Säure-Base-Verhalten der Substanz. Da Cetirizin unter physiologischen Bedingungen überwiegend als Zwitterion vorliegt, kann es die Blut-Hirn-Schranke nicht überwinden. Auf der anderen Seite ist dennoch eine ausreichende Lipophilie gewährleistet, damit die Substanz nach oraler Gabe resorbiert wird. So liegt die Bioverfügbarkeit bei 70 %. Dies ergibt sich aus dem Vorliegen von gefalteten, wenig polaren Konformationen des Moleküls, in denen das deprotonierte O-Atom der Carboxylatgruppe mit dem Proton des ionisierten N-Atoms intramolekular interagiert und eine partielle Neutralisation der Ladungen des Zwitterions erlaubt (○ Abb. 7.405). Cetirizin wird nur geringfügig zum inaktiven *O*-Desalkylderivat metabolisiert und zum Großteil unverändert, hauptsächlich im Urin ausgeschieden. Die Eliminationshalbwertszeit beträgt 7–9 h.

Levocetirizin (Xusal®) ist das linksdrehende *R*-Enantiomer (Eutomer) mit einer 30-fach höheren Affinität zum H_1-Rezeptor im Vergleich zum *S*-Enantiomer. Beide Substanzen werden als orale Antiallergika eingesetzt.

Terfenadin, Ph. Eur., besitzt eine chirale sekundäre Alkoholgruppe, monographiert ist das Racemat. Die Enantiomere sind gleichermaßen wirksam. Der pK_S-Wert beträgt 8,9. Terfenadin wird rasch zum wirksamen Fexofenadin biotransformiert. Ist dieser Abbau durch CYP3A4-Inhibitoren gestört, kann das potenziell arrhythmogene (QT-Zeit-Verlängerung) Terfenadin akkumulieren. Die Substanz wurde deswegen in vielen Ländern, u. a. in Deutschland, vom Markt genommen.

Fexofenadin (Telfast®), Ph. Eur. (Hydrochlorid), ist der aktive Hauptmetabolit von Terfenadin mit nur sehr geringem kardiotoxischen Potenzial. Monographiert ist das Racemat. Die pK_S-Werte betragen 4,3 (Carboxy-

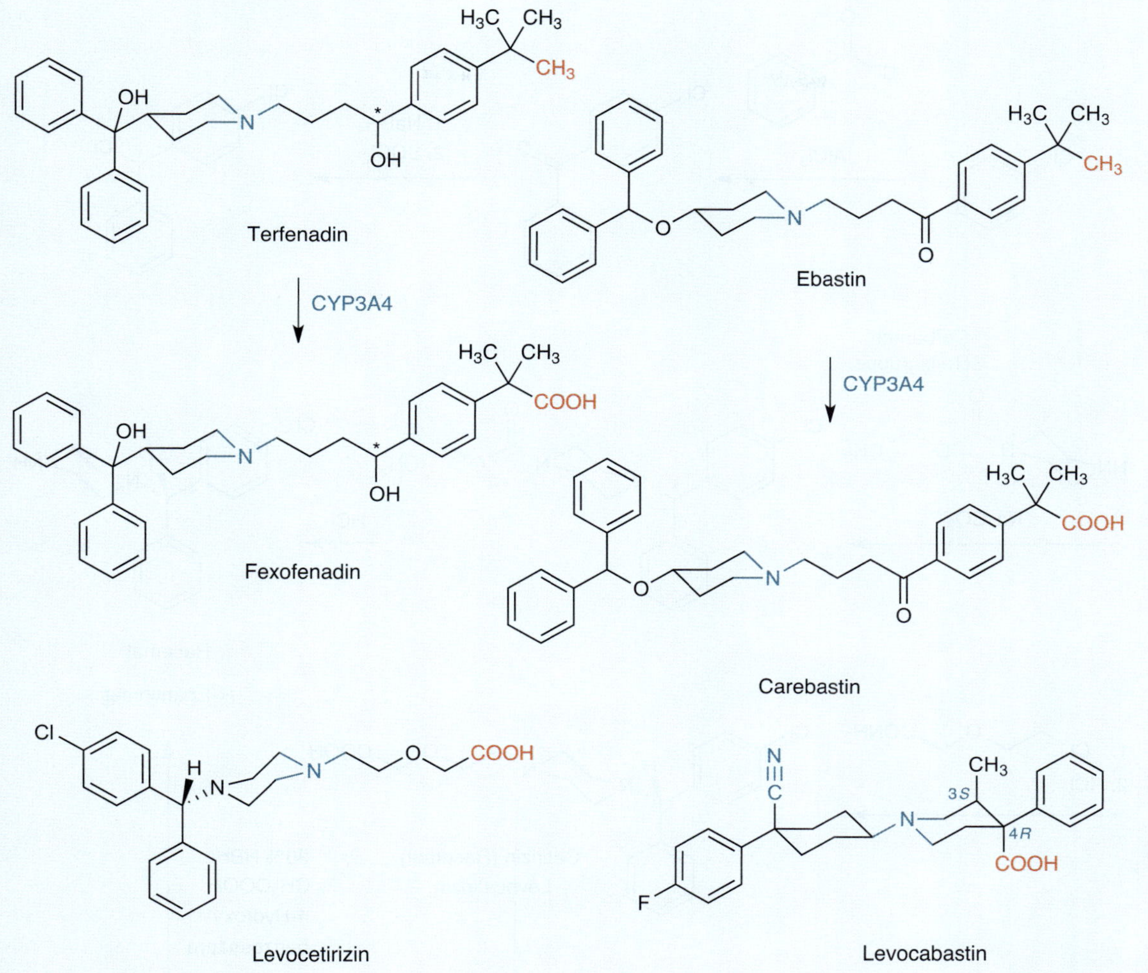

Terfenadin
CYP3A4
Fexofenadin
Ebastin
CYP3A4
Carebastin
Levocetirizin
Levocabastin

Abb. 7.404 Zwitterionenbildende H_1-Antihistaminika

gruppe) und 9,5 (Piperidin), sodass bei physiologischem pH-Wert ein Zwitterion vorliegt. Die orale Bioverfügbarkeit beträgt 33 %. Fexofenadin wird praktisch unverändert ausgeschieden, hauptsächlich mit den Fäzes. Die Eliminationshalbwertszeit liegt bei 14–18 h. Verwendet wird die Substanz oral bei allergischen Reaktionen.

Ebastin (Ebastel®), Ph. Eur., ist strukturverwandt mit Terfenadin, dessen Diphenylmethanol-Partialstruktur gegen einen Benzhydrylether ausgetauscht und die sekundäre Alkoholgruppe zum Keton oxidiert wurde. Auch die Biotransformation ist vergleichbar, wobei die Carbonsäure Carebastin entsteht, die als Zwitterion vorliegt. Alternativ zu CYP3A4 erfolgt der Abbau auch über CYP2D6. Ebastin wird hauptsächlich in Form von Konjugaten im Urin eliminiert. Die Halbwertszeit des aktiven Metaboliten Carebastin beträgt 10–16 h. Bei Anreicherung von Ebastin kann eine QT-Intervallver-

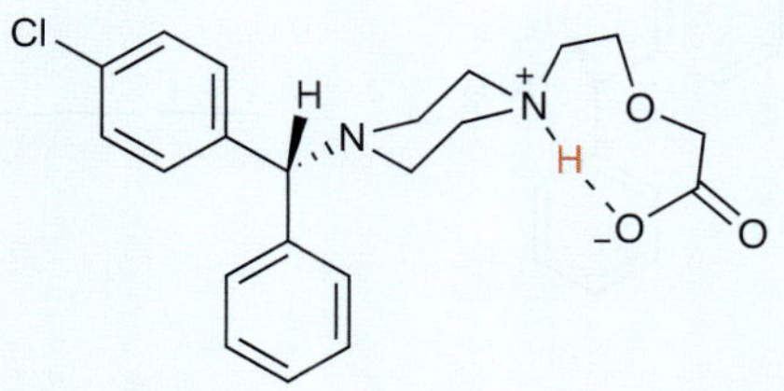

Abb. 7.405 Gefaltete Konformation von Levocetirizin mit intramolekularer Interaktion der ionisierten Gruppen

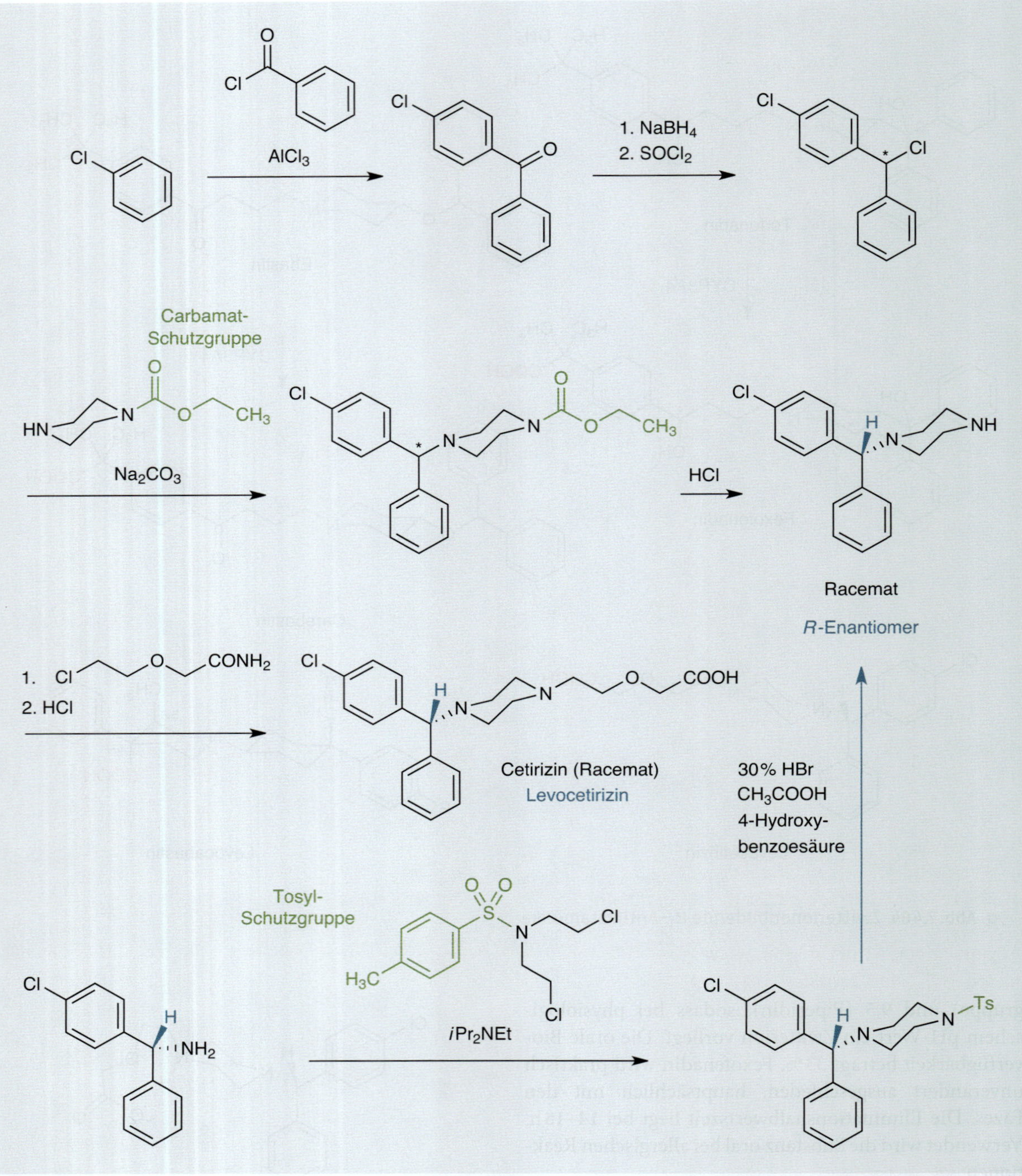

Abb. 7.406 Synthese von Cetirizin und Levocetirizin

längerung auftreten. Die Substanz wird bei allergischen Reaktionen oral verabreicht.

Levocabastin (Livocab®), Ph. Eur. (Hydrochlorid), ist das Eutomer von Cabastin und liegt als linksdrehendes 3*S*,4*R*-Enantiomer vor. Die 3-Methylgruppe und der 4-Phenylsubstituent im Piperidinring sind *cis*-ständig angeordnet. Die Nitrilgruppe am Cyclohexanring kann einen Großteil des Ringvolumens von einem Phenylring einnehmen und dient für diesen als bioisosterer Ersatz, sodass das allgemeine Strukturprinzip (homologes Propylamin) der H_1-Antihistaminika erhalten bleibt. Die pK_S-Werte betragen 3,1 (Carboxygruppe) und 9,7 (Piperidin). Levocabastin wird ausschließlich als Nasenspray oder Augentropfen zur topischen

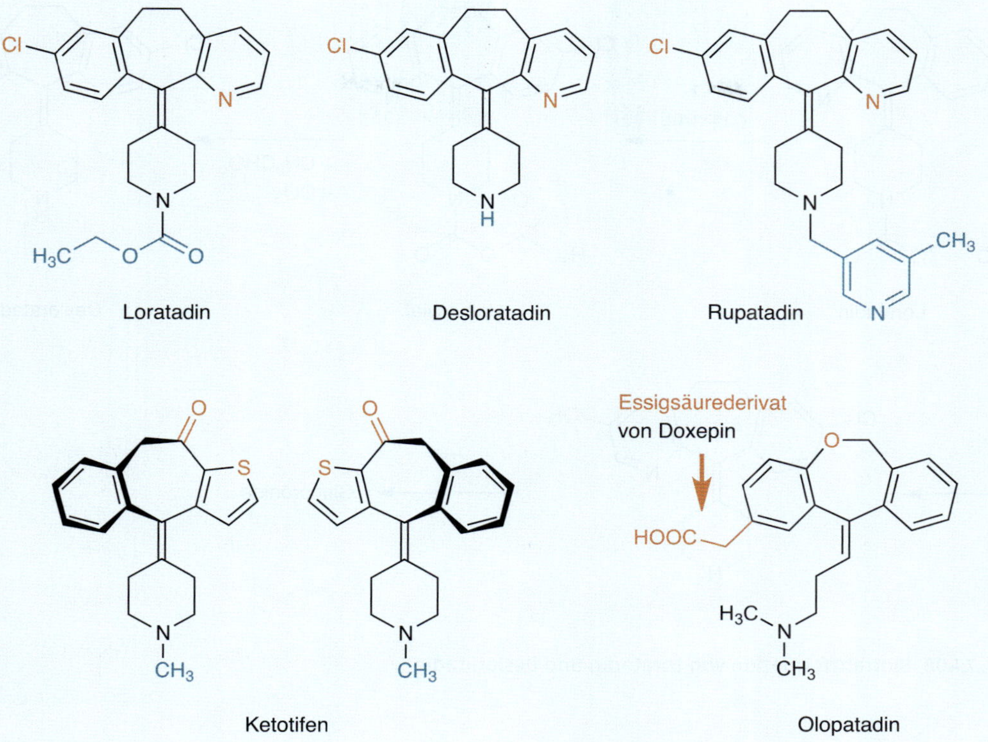

Loratadin Desloratadin Rupatadin

Essigsäurederivat von Doxepin

Ketotifen Olopatadin

○ **Abb. 7.407** Atadine und planar-chirale Enantiomere von Ketotifen

Behandlung der allergischen Rhinitis oder Konjunktivitis verwendet. Nach nasaler Applikation oder Anwendung am Auge beträgt die Bioverfügbarkeit 60–80 %. Levocabastin wird überwiegend unverändert oder als Acylglucuronid im Urin, daneben auch biliär ausgeschieden. Die mittlere Eliminationshalbwertszeit beträgt 35–40 h.

Atadine

Die zu dieser Gruppe zählenden Substanzen (○ Abb. 7.407) weisen neben der H_1-antihistaminischen Wirkung wie das zur Asthmaprophylaxe verwendete Ketotifen auch mastzellstabilisierende Eigenschaften auf und hemmen dadurch die Freisetzung von körpereigenen Entzündungsmediatoren.

Synthetische Aspekte. Für eine effiziente Synthese im Multikilomaßstab (○ Abb. 7.409) wird zunächst 3-Methylpyridin-2-carbonitril über eine **Ritter-Reaktion** mit *tert*-Butanol als *tert*-Butyl-substituiertes Amid geschützt. Dieses wird mit *n*-Butyllithium in das Dianion überführt und mit 3-Chlorbenzylchlorid selektiv an der deprotonierten Methylgruppe zum C–C-verknüpften Chlorphenylethylderivat alkyliert. Die Schutzgruppe des Amids wird mit Phosphoroxytrichlorid entfernt, wobei wiederum ein Nitril entsteht. In einer **Grignard-Reaktion** mit *N*-Methylpiperidin-4-magnesiumchlorid bildet sich das entsprechende Imin, welches mit HCl in situ zum Keton hydrolysiert. Dieses Molekül weist 2 basische Zentren auf, den Pyridin- und Piperidinstickstoff, die vorrangig protoniert werden. Für die nachfolgende Zyklodehydratisierung ist zur Protonierung der Ketogruppe daher eine **Supersäure** erforderlich. So gelingt unter Einwirkung des Systems Fluorwasserstoff-Bortrifluorid im Sinne einer elektrophilen Substitution am Aromaten der Ringschluss zum 8-Chlorazatadin. Abschließend wird mit Chlorameisensäureethylester der Piperidinstickstoff zum quartären Amid umgesetzt, das unter Abspaltung von Methylchlorid Loratadin liefert. Desloratadin gewinnt man entweder aus **Loratadin** durch alkalische Verseifung des Carbamidsäureesters oder aus 8-Chlorazatadin durch **Von-Braun-Reaktion** mit Bromcyan (▸ Kap. 7.16.2). Dabei entsteht unter Austritt von Methylbromid ein Cyanamid, welches mit Salzsäure zu **Desloratadin** hydrolysiert und decarboxyliert wird.

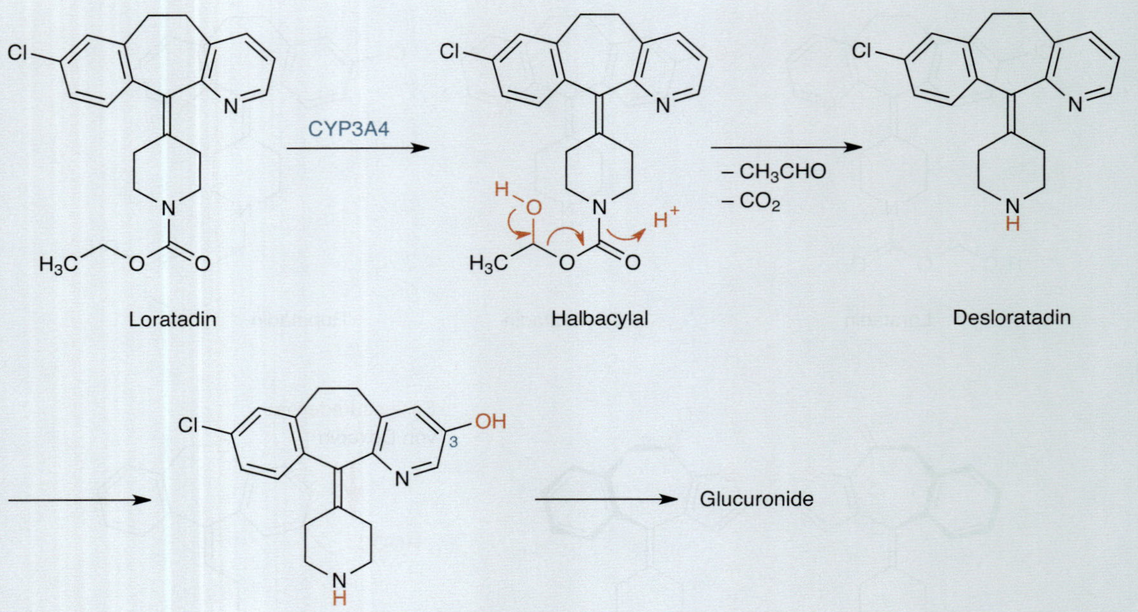

CYP3A4

– CH_3CHO
– CO_2

Loratadin Halbacylal Desloratadin

Glucuronide

Abb. 7.408 Biotransformation von Loratadin und Desloratadin

Ritter-Reaktion

Die **Ritter-Reaktion** (Abb. 7.410) ermöglicht die Überführung von Nitrilen in Gegenwart von Alkoholen, die Carbeniumionen bilden können, zu *N*-alkylierten sekundären Amiden. Dazu ist ein stark saures Milieu erforderlich. Eingeleitet wird die Reaktion durch Protonierung des Alkohols, der unter Wasserabspaltung zu einem Carbeniumion reagiert. Dieses wird vom Nitrilstickstoff nukleophil angegriffen und bildet zunächst ein *N*-Alkyl-Nitrilium-Ion, das von dem zuvor freigesetzten Wassermolekül abgefangen wird und unter Protonenverschiebung und Abspaltung des katalytischen Protons zum sekundären Amid reagiert.

Definition

Supersäuren sind definitionsgemäß stärker als wasserfreie Schwefelsäure ($pK_S = -3$), ihre pK_S-Werte liegen entsprechend im negativen Bereich. Supersäuren verfügen über eine extrem hohe Protonentransferaktivität, wodurch auch eine extrem schwache Base in ihre protonierte Form überführt werden kann. Ein Beispiel ist das System aus der Brønsted-Säure Fluorwasserstoff und der Lewis-Säure Bortrifluorid, die miteinander den Tetrafluoridoborat-Komplex bilden. Das freigesetzte Proton wird auf ein weiteres Molekül Fluorwasserstoff ($pK_S = 3{,}1$) übertragen und erzeugt das als Super-Protonendonor fungierende Fluoronium-Kation H_2F^+ ($pK_S = -17$).

$$BF_3 + 2\,HF \rightarrow [BF_4]^- + H_2F^+$$

Loratadin (Lorano®), Ph. Eur., wurde als erster Vertreter dieser Reihe aus dem sedierend wirkenden **Azatadin** (Abb. 7.400) entwickelt, indem man die basische *N*-Methylgruppe gegen eine neutrale Carbamatgruppe austauschte und in den Phenylring ein Chloratom einführte. Zudem besteht Strukturverwandtschaft zu **Cyproheptadin** (Abb. 7.400). Der zentrale Cycloheptanring des nichtplanaren Trizyklus ist mit 2 unterschiedlichen Aromaten anelliert. Infolge einer möglichen Inversion am Piperidin-Stickstoff können verschiedene Konformationen vorliegen. Der pK_S-Wert für den schwach basischen Pyridinring beträgt 5,3. Als Teil der Carbamatgruppe ist der Piperidin-Stickstoff nicht basisch und kann entsprechend nicht protoniert werden. Somit besteht für Loratadin keine ionische Wechselwirkung mit dem Asp107 des H_1-Rezeptors. Erst die Spaltung der Carbamidsäureester-Funktion zum Hauptmetaboliten Desloratadin, einem sekundären Amin, ermöglicht eine ionische Interaktion der protonierten Form mit dem Rezeptor. Diese Biotransformation zu Desloratadin erfolgt nicht durch Hydrolyse über

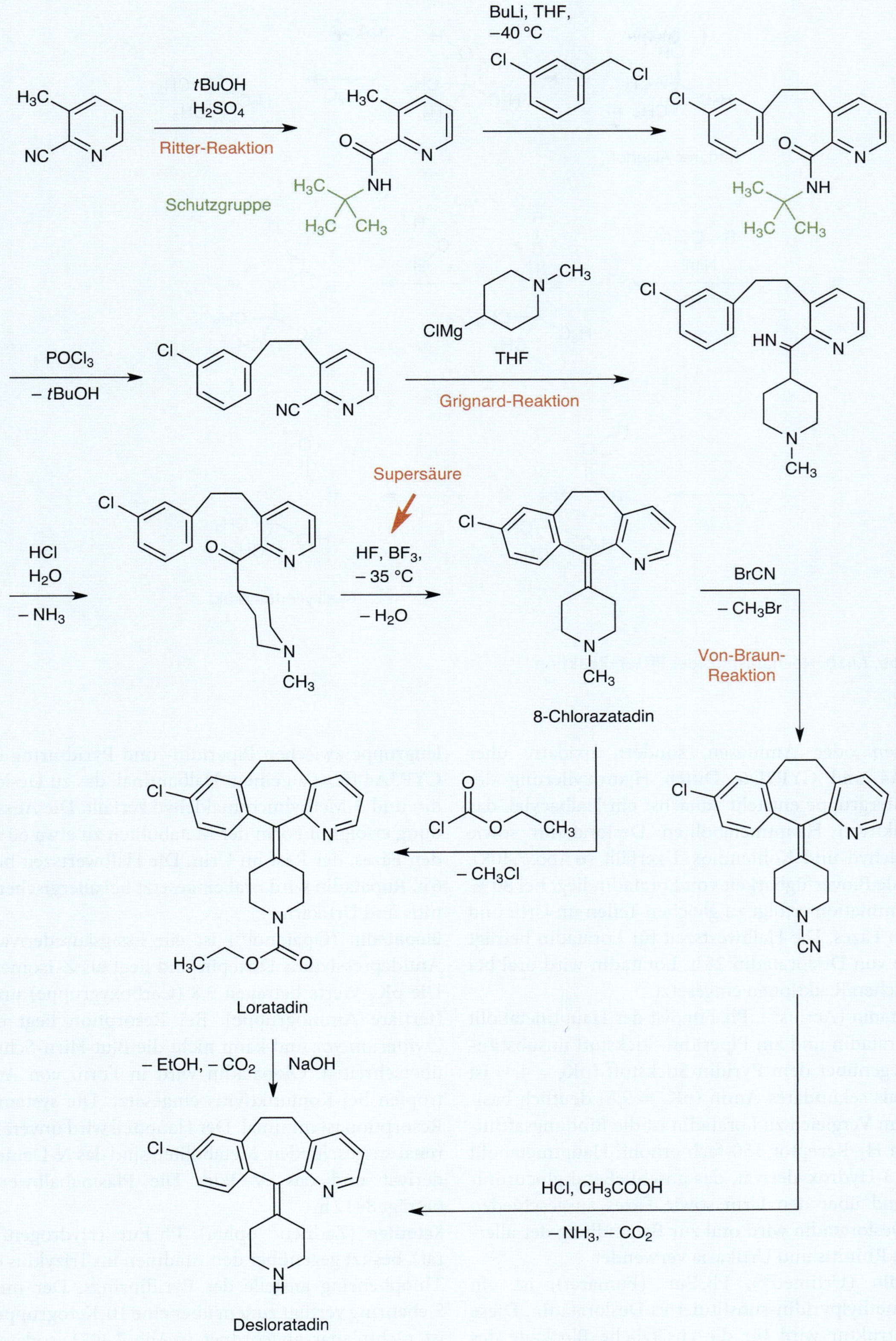

*t*BuOH
H_2SO_4
Ritter-Reaktion
Schutzgruppe

BuLi, THF,
−40 °C

$POCl_3$
− *t*BuOH

THF
Grignard-Reaktion

HCl
H_2O
− NH_3

Supersäure
HF, BF_3,
− 35 °C
− H_2O

8-Chlorazatadin

BrCN
− CH_3Br
Von-Braun-Reaktion

− CH_3Cl

Loratadin

− EtOH, − CO_2
NaOH

HCl, CH_3COOH
− NH_3, − CO_2

Desloratadin

Abb. 7.409 Synthese von Loratadin und Desloratadin

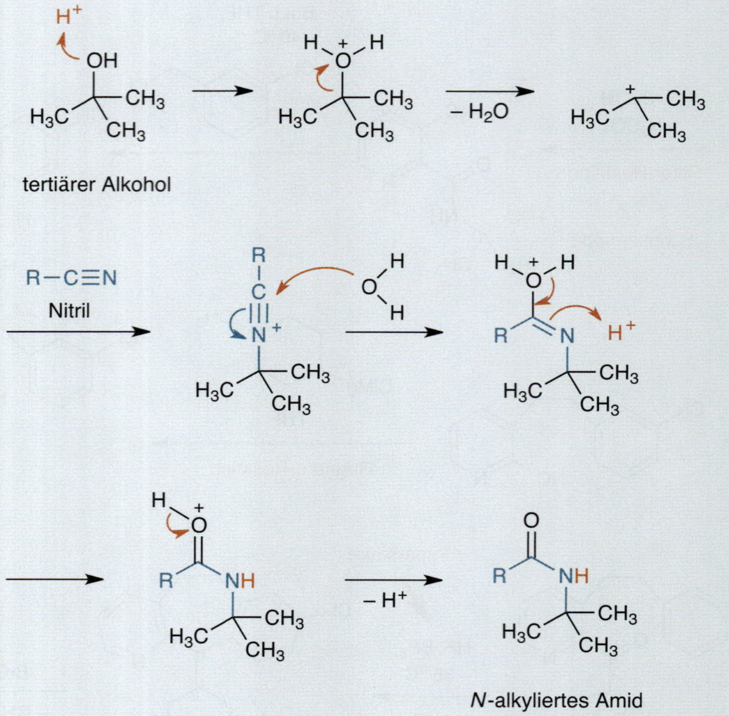

Abb. 7.410 Mechanismus der Ritter-Reaktion

Esterasen oder Amidasen, sondern oxidativ über CYP3A4 und CYP2D6. Durch Hydroxylierung der Ethylestergruppe entsteht zunächst ein Halbacylal, das zum aktiven Hauptmetaboliten Desloratadin sowie Acetaldehyd und Kohlendioxid zerfällt (Abb. 7.408). Die orale Bioverfügbarkeit von Loratadin liegt bei 80 %. Die Elimination erfolgt zu gleichen Teilen im Urin und mit den Fäzes. Die Halbwertszeit für Loratadin beträgt 8 h, die von Desloratadin 28 h. Loratadin wird oral bei allergischen Reaktionen eingesetzt.

Desloratadin (Aerius®), Ph. Eur., ist der Hauptmetabolit von Loratadin und am Piperidin-Stickstoff unsubstituiert. Gegenüber dem Pyridin-Stickstoff (pK_S = 4,4) ist dieser als sekundäres Amin (pK_S = 9,8) deutlich basischer. Im Vergleich zu Loratadin ist die Bindungsaffinität zum H_1-Rezeptor 150-fach erhöht. Hauptmetabolit ist das 3-Hydroxyderivat, das anschließend glucuronidiert und über den Urin sowie Fäzes ausgeschieden wird. Desloratadin wird oral zur Behandlung der allergischen Rhinitis und Urtikaria verwendet.

Rupatadin (Urtimed®), Ph. Eur. (Fumarat), ist ein 2,6-Dimethylpyridin-substituiertes Desloratadin. Diese Partialstruktur wird für die zusätzliche Blockade des Plättchen-aktivierenden Faktors (PAF) verantwortlich gemacht. Die pK_S-Werte betragen jeweils 4,3 (Pyridinringe) und 7,2 (Piperidin). Hydroxylierung der Methylengruppe zwischen Piperidin- und Pyridinring durch CYP3A4 führt zu einem Halbaminal, das zu Desloratadin und 5-Methylnicotinaldehyd zerfällt. Die Ausscheidung erfolgt in Form der Metaboliten zu etwa 60 % mit den Fäzes, der Rest im Urin. Die Halbwertszeit beträgt 6 h. Rupatadin wird oral eingesetzt bei allergischer Rhinitis und Urtikaria.

Olopatadin (Opatanol®) ist ein Essigsäurederivat des Antidepressivums Doxepin und liegt als *Z*-Isomer vor. Die pK_S-Werte betragen 3,8 (Carboxygruppe) und 9,8 (tertiäre Aminogruppe). Bei Resorption liegt es als Zwitterion vor und kann nicht die Blut-Hirn-Schranke überschreiten. Olopatadin wird in Form von Augentropfen bei Konjunktivitis eingesetzt. Die systemische Resorption ist minimal. Der Hauptteil wird unverändert renal ausgeschieden. Metaboliten sind das *N*-Demethylderivat und das *N*-Oxid. Die Plasmahalbwertszeit beträgt 8–12 h.

Ketotifen (Zaditen® ophta), Ph. Eur. (Hydrogenfumarat), besitzt gegenüber den Atadinen im Trizyklus einen Thiophenring anstelle des Pyridinrings. Der mittlere Siebenring verfügt zudem über eine 10-Ketogruppe und ist nichtplanar angeordnet (Abb. 7.407), sodass planare Chiralität resultiert (▸ Kap. 1.4.1). Der pK_S-Wert beträgt 8,4. Infolge des First-Pass-Effekts liegt die orale Bioverfügbarkeit nur bei 30–50 %. Die Biotransforma-

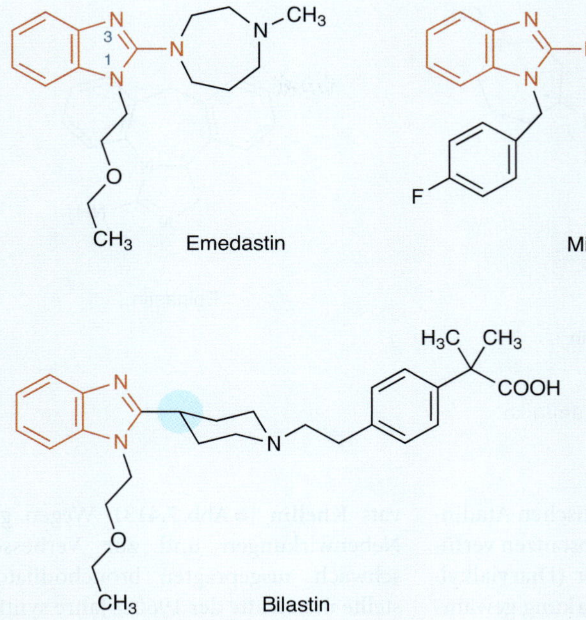

Emedastin

Mizolastin

Bilastin

o Abb. 7.411 Benzimidazole

tion führt durch Reduktion der Ketogruppe zum sekundären Alkohol sowie *N*-Glucuronid des *S*-Ketotifens als Hauptmetaboliten. Der Großteil wird in Form von Metaboliten hauptsächlich renal ausgeschieden. Die Ausscheidung verläuft biphasisch mit Halbwertszeiten von 3–5 h sowie 21 h. Verwendet wird Ketotifen oral zur Asthmaprophylaxe und lokal am Auge bei allergischer Konjunktivitis.

Benzimidazole

Mizolastin (o Abb. 7.411, Mizollen®) ist wie der klassische Vertreter Bamipin ein Benzylanilinderivat und ein Strukturverwandter von Astemizol. Dessen für die kardotoxischen Eigenschaften verantwortlich gemachter Phenylalkylsubstituent wurde gegen ein zyklisiertes Guanidin-Strukturelement ausgetauscht. Aufgrund der Elektronendelokalisierung über die Carbonylgruppe im Pyrimidinring haben die N-Atome Amidcharakter (Lactam) und sind kaum noch basisch. Der pK_S-Wert für N-3 des Benzimidazols, dessen N-Atome zusammen mit dem des Piperidinrings ebenfalls eine Guanidin-Partialstruktur bilden, beträgt 5,6. Die orale Bioverfügbarkeit von Mizolastin liegt bei 65 %. Die Biotransformation der Substanz erfolgt hauptsächlich durch Glucuronidierung, nur ein geringer Anteil wird durch CYP3A4 hydroxyliert. Die Eliminationshalbwertszeit beträgt 13 h.

Emedastin (o Abb. 7.411, Emadine®, AT), Ph. Eur. (Difumarat), enthält pro Molekül Wirkstoffbase 2 Moleküle Fumarsäure und liegt demnach als Hydrogenfumarat vor. Wie bei Mizolastin wird durch einen 2-Aminosubstituenten eine Guanidin-Partialstruktur erzeugt. Die pK_S-Werte betragen 4,5 (Benzimidazol-N-3) und 8,5 für die Diazepin-*N*-Methylgruppe. Die Primärmetaboliten 5- und 6-Hydroxyemedastin werden zum Teil in konjugierter Form über den Urin ausgeschieden. Emedastin wird in Augentropfen bei allergischer Konjunktivitis eingesetzt. Die systemische Resorption ist gering. Die Eliminationshalbwertszeit beträgt nach Applikation am Auge 10 h.

Bilastin (o Abb. 7.411, Bitosen®) ist ein Piperidin-substituiertes Benzimidazolderivat. Die pK_S-Werte betragen 4,1 für die Carbonsäure, 5,6 für das Benzimidazol-N-3- sowie 9,4 für das Piperidin-N-Atom. Aufgrund der Zwitterionstruktur passiert die Substanz kaum die Blut-Hirn-Schranke. Die orale Bioverfügbarkeit liegt bei 61 %. Bilastin wird überwiegend unverändert im Urin und Fäzes ausgeschieden. Die mittlere Eliminationshalbwertszeit beträgt 14,5 h. Die Substanz wird oral bei allergischer Rhinokonjunktivitis und Urtikaria eingesetzt.

7.19.4 Dual wirkende Antihistaminika

In diese Kategorie fallen H_1-Antihistaminika der 2. Generation, die einen dualen Wirkungsmechanismus aufweisen, da sie zusätzlich Mastzell-stabilisierende Effekte zeigen. Hierzu zählen **Azelastin**, **Epinastin**

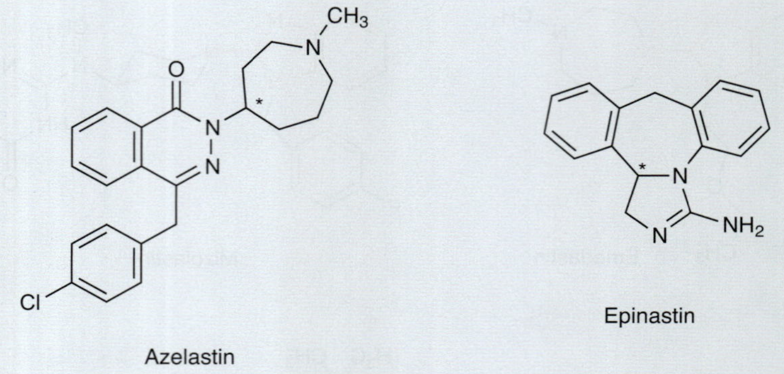

○ **Abb. 7.412** Dual wirkende H_1-Antihistaminika

(○ Abb. 7.412) und weitgehend die trizyklischen Atadinderivate, insbesondere **Ketotifen**. Die Substanzen verfügen über den geeigneten Pharmakophor (Diarylalkylamin), der eine selektive Antihistaminwirkung gewährleistet und zudem die Freisetzung von Histamin, aber auch von anderen Mediatoren wie Leukotrienen, Serotonin oder PAF aus Mastzellen hemmt.

Azelastin (Allergodil® Nspr, AT), Ph. Eur. (Hydrochlorid), liegt als Racemat vor. Beide Enantiomere tragen zur Wirksamkeit bei. Mit dem Phthalazinon-Grundgerüst weicht die Struktur anscheinend von denen anderer H_1-Antihistaminika ab, die Substanz kann aber dem homologen Diaminoethan-Typ zugeordnet werden. Der pK_S-Wert für den *N*-Methylazepin-Stickstoff beträgt 9,5. Aktiver Hauptmetabolit ist *N*-Demethylazelastin. Azelastin wird in Form von Augentropfen und Nasensprays bei allergischer Rhinokonjunktivitis appliziert.

Epinastin (Relestat®, AT), Ph. Eur. (Hydrochlorid), liegt als Racemat vor. Die beiden Enantiomere sind äquipotent. Wie bei einigen Benzimidazol-Antihistaminika liegt durch die Aminoimidazolin-Partialstruktur des tetrazyklischen Grundkörpers ein Guanidinsystem vor. Der pK_S-Wert beträgt 11,2. Protoniert wird das der Anellierungsseite gegenüberliegende, sp^2-hybridisierte Imidazolin-N-Atom. Epinastin überwindet nicht die Blut-Hirn-Schranke und wird zum Großteil unverändert ausgeschieden. Die Substanz wird bei allergischer Konjunktivitis in Augentropfen eingesetzt. Die systemische Resorption ist gering.

7.19.5 Mastzellstabilisatoren ohne H_1-Antihistaminwirkung

Design und Entwicklung. Die Entdeckung der milden bronchodilatierenden Wirkung der Früchte von *Ammi visnaga* führte zur Isolierung des Furanochromon-Derivats **Khellin** (○ Abb. 7.413). Wegen gastrointestinalen Nebenwirkungen und zur Verbesserung der nur schwach ausgeprägten bronchodilatorischen Effekte stellte man Mitte der 1960er Jahre synthetische Analoga her. Unter diesen zeigte ein Bis-Chromonderivat eine gute prophylaktische Wirkung gegen Asthma. Es wurde 1969 als **Cromoglicinsäure** in den Handel gebracht.

Wirkungsmechanismus. In aktivierten Mastzellen blockiert Cromoglicinsäure die Ca^{2+}-abhängigen Chloridkanäle und spannungsabhängigen Ca^{2+}-Kanäle. Damit wird die Degranulation der Mastzellen und die Freisetzung verschiedener Mediatoren wie Histamin gehemmt. Der genaue Mechanismus ist noch nicht vollständig geklärt.

Cromoglicinsäure (Cromolyn sodium, Allergospasmin®, Vividrin®), Ph. Eur., wird als **Natriumcromoglicat** beschrieben und liegt als Dinatriumsalz vor. Die Substanz besteht aus 2 Chromon-Einheiten, die eine Carboxygruppe enthalten und über einen Glycerol-Linker miteinander verknüpft sind. Der pK_S-Wert ist, bedingt durch die vinyloge, elektronenziehende Carbonylgruppe, für eine Carbonsäure mit 2,0 relativ niedrig. Die Substanz liegt daher physiologisch als Dianion vor und wird aus dem Gastrointestinaltrakt kaum resorbiert. Nach Inhalation erfolgt die Aufnahme über die Atemwege. Als hydrophiles Molekül wird Cromoglicinsäure nicht metabolisiert und über die Nieren und Galle unverändert eliminiert. Die Halbwertszeit nach inhalativer Applikation liegt unter 2 h, was eine 4-mal tägliche Applikation erfordert. Cromoglicinsäure wird als Antiallergikum bei Konjunktivitis und allergischer Rhinitis in Form von Augentropfen und Nasensprays eingesetzt. Zur Prophylaxe bei Asthma bronchiale sind Präparate zum Inhalieren verfügbar, diese Anwendung hat allerdings kaum noch Bedeutung.

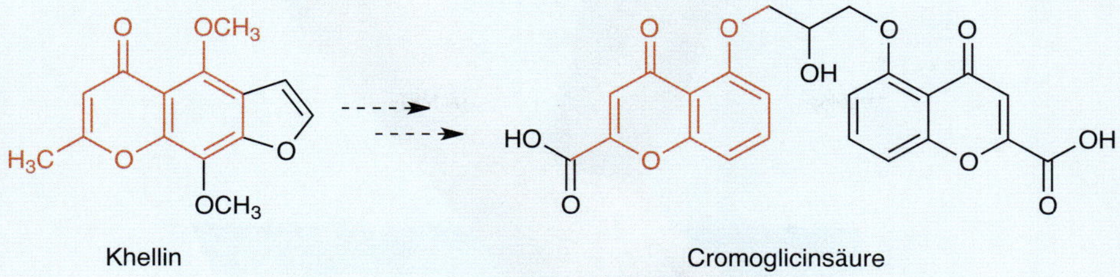

Khellin

Cromoglicinsäure

Abb. 7.413 Entwicklung der Cromoglicinsäure aus Khellin

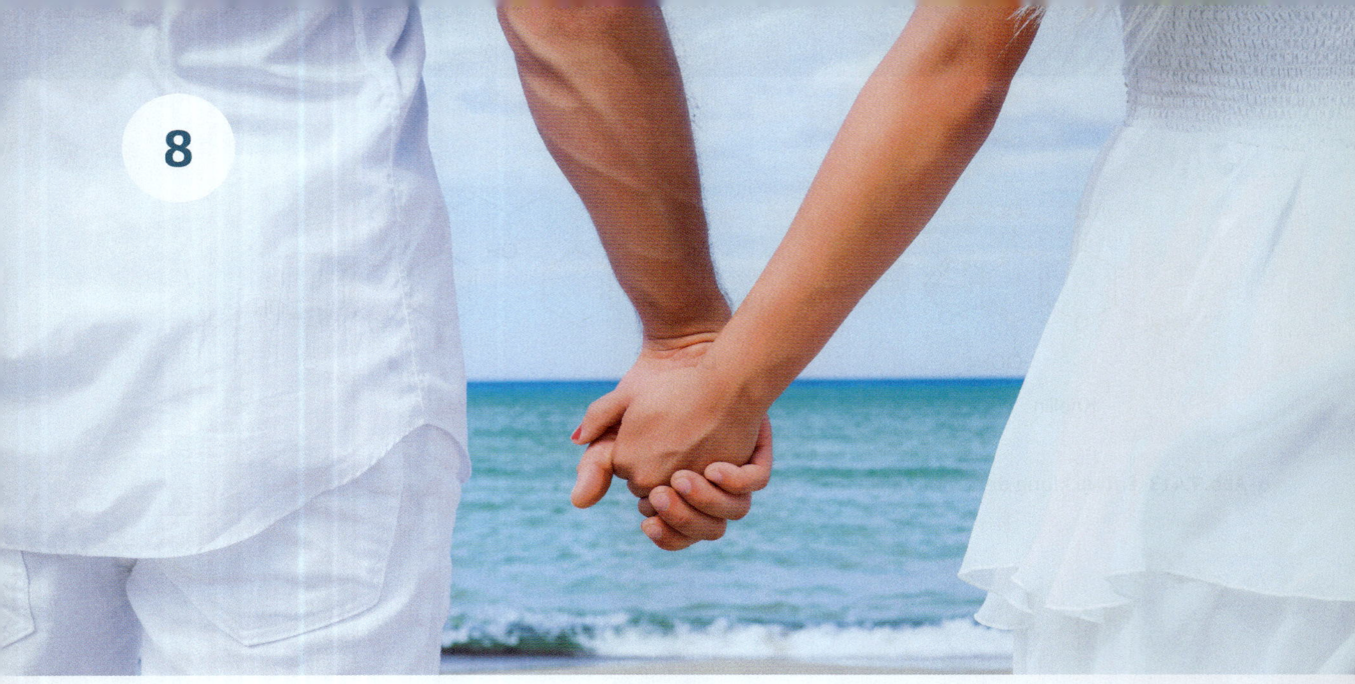

8 Hormonsystem

Das Hormonsystem dient zur länger dauernden Steuerung verschiedener Körperfunktionen. Im Gegensatz zur blitzschnellen und gezielten Weiterleitung von Informationen durch das Nervensystem, das in dieser Hinsicht einem schnellen Ethernet entspricht, ist das Hormonsystem eher mit einem kabellosen WLAN vergleichbar. Die zu übertragende Information ist in der chemischen Struktur der Moleküle verschlüsselt. Der Ausfall wie die Überproduktion der diversen Hormone kann zu verschiedenen Krankheitsbildern führen.

Hormone (griech. *hormao* = errege, treibe an) sind **chemische Informationsträger**, die zur Regulation der Zellfunktionen dienen. Der Hormonbegriff wurde 1905 von Ernest Henry Starling geprägt. Gebildet werden diese strukturell sehr heterogenen Signalmoleküle vor allem in spezialisierten Drüsen wie Hypophyse, Schilddrüse, Nebennierenrinde, Eierstöcke oder Hoden. Nach Sekretion ins Blut oder die interstitielle Flüssigkeit erreichen sie über den Blut- oder Lymphkreislauf ihr Erfolgsorgan. Dort binden sie an spezifische Rezeptoren, die sich entweder in

- der Zellmembran (membranständige Rezeptoren) oder
- intrazellulär (nukleäre Rezeptoren)

befinden. Die Interaktion mit dem Targetmolekül setzt eine Signalkaskade in Gang. Dazu werden verschiedene Folgereaktionen ausgelöst wie Phosphorylierung einer intrazellulären Phosphorylierungsdomäne, Bildung eines Second Messengers oder Beeinflussung der Proteinsynthese.

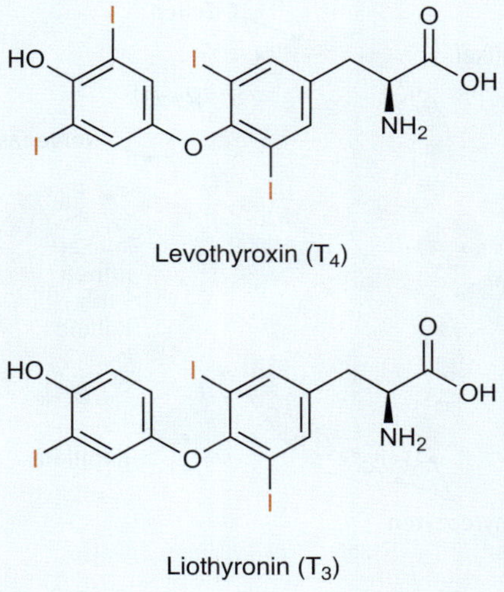

Levothyroxin (T_4)

Liothyronin (T_3)

Abb. 8.1 Schilddrüsenhormone

8.1 Schilddrüsentherapeutika

Iod gehört zu den **essenziellen Spurenelementen** und ist für den menschlichen Organismus unentbehrlich. Doch warum gerade Iod? Was macht dieses Element gegenüber anderen so attraktiv, dass der menschliche Körper es für nötig hält, seinen Chemiebaukasten damit auszustatten? Auch wenn Iod keine einzigartige Rolle beim Auslösen der hormonellen Aktivität der Schilddrüsenhormone innehat, gibt es dennoch 3 Faktoren, die andere Halogene oder funktionelle Gruppen in dieser Kombination nicht bieten können, und auf die im Folgenden näher eingegangen werden soll.

1. Iod ist das größte und **voluminöseste Halogen**. Dies hat Bedeutung für die optimale räumliche Anordnung der Schilddrüsenhormone.
2. Iod lässt sich im Vergleich zu anderen funktionellen Gruppen dieser Größe **auf enzymatischem Weg in einen Phenylring einbauen** und auch daraus entfernen.
3. Schließlich ist Iod zu einer besonderen Wechselwirkung befähigt, der **Halogenbrücke** (▸ Kap. 1.1.5), die bei Iod am stärksten ausgeprägt ist. Dies ist von Vorteil für den Transport, die Rezeptorbindung sowie für die enzymatische Aktivierung und Inaktivierung der Schilddrüsenhormone.

Am höchsten ist die Iodkonzentration in der Schilddrüse (Glandula thyreoidea). Dieses schmetterlingsförmige Organ ist zwar klein, jedoch die größte Hormondrüse des Menschen. Ihre Hauptaufgabe besteht in der Bildung und Freisetzung der beiden iodierten Hormone (Abb. 8.1)

- **Levothyroxin** (Tetraiodthyronin, T_4) und
- **Liothyronin** (Triiodthyronin, T_3).

Diese unterscheiden sich nur in der Anzahl der gebundenen Iodatome. Das 4-fach iodierte Hormon wird als T_4, das 3-fach iodierte als T_3 abgekürzt. Im Gegensatz zu den Steroidhormonen handelt es sich um **Derivate der Aminosäure L-Tyrosin**. Die Schilddrüsenhormone steuern den Grundumsatz des Körpers und tragen wesentlich dazu bei, dass der gesamte Stoffwechsel auf Hochtouren kommt oder lediglich auf Sparflamme kocht. Sie steigern die Proteinbiosynthese sowie den Abbau von Kohlenhydraten und Fetten. In der Wachstumsphase sind sie für die normale Entwicklung der Organe mitverantwortlich, vor allem der Knochen und des Gehirns. Gebildet werden die beiden Hormone von den Thyreozyten, die als Follikelepithelzellen die Wand der **Schilddrüsenfollikel** (mikroskopisch kleine Bläschen) auskleiden und das Follikellumen umschließen (Abb. 8.2). Gegenüber anderen Hormondrüsen ist die Schilddrüse eine Follikeldrüse (Stapeldrüse), welche die synthetisierten Hormone an das Glykoprotein **Thyreoglobulin** bindet und im **Kolloid** der Follikel stapelt. Zwischen den die Follikel bildenden Thyreozyten liegen die C-Zellen, die das dritte Hormon der Schilddrüse produzieren, das Peptidhormon **Calcitonin**.

Wichtige behandlungsbedürftige Erkrankungen der Schilddrüse sind die **Struma** (Kropf) durch Iodmangel, nichtimmunogene Formen der **Hyperthyreose** und immunogene Formen wie **Morbus Basedow** sowie eine **Hypothyreose**. Häufige Ursache einer Hypothyreose in

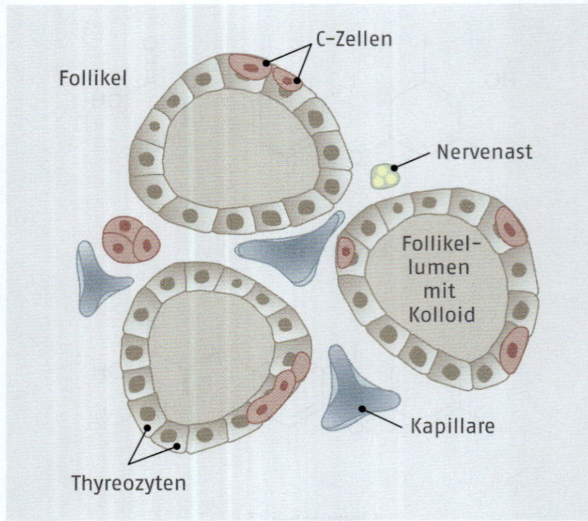

o Abb. 8.2 Follikelzellen und C-Zellen der Schilddrüse

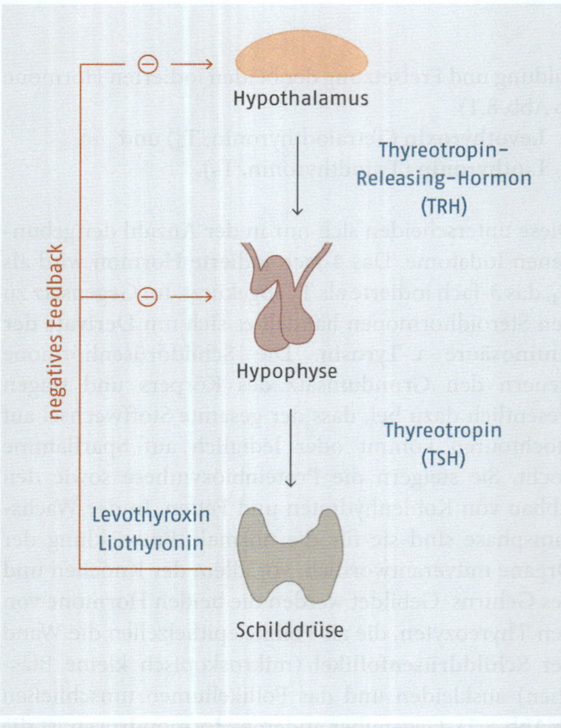

o Abb. 8.3 Thyreotroper Regelkreis

Gebieten mit ausreichender Iodversorgung ist die Hashimoto-Thyreoiditis (autoimmune Schilddrüsenentzündung). Bei angeborenem Mangel an Schilddrüsenhormonen treten schwere körperliche und geistige Störungen auf (Kretinismus).

Thyreotroper Regelkreis. Reguliert wird die Funktion der Schilddrüse im sogenannten thyreotropen Regelkreis

o Abb. 8.4 Hypothalamus-Hormon Protirelin (Thyreotropin-Releasing-Hormon, TRH)

über Hypothalamus und Hypophyse (o Abb. 8.3). Das im Hypothalamus gebildete **TRH** (Thyreotropin-Releasing-Hormon o Abb. 8.4) stimuliert in der Hypophyse die Freisetzung von **TSH** (Thyreoidea-stimulierendes Hormon, **Thyreotropin**). Daneben beeinflussen auch andere Faktoren die TSH-Ausschüttung. Das Peptidhormon TSH besteht aus 2 Untereinheiten mit insgesamt 204 Aminosäuren. Über die Blutbahn gelangt es zur Schilddrüse und bindet an einen G-Protein-gekoppelten Rezeptor auf der Oberfläche der Schilddrüsenzellen. Es stimuliert Wachstum, Hormonproduktion und Hormonausschüttung. Die Schilddrüsenhormone selbst hemmen wiederum im Rahmen des thyreotropen Regelkreises durch negatives Feedback die Ausschüttung von TSH aus dem Hypophysenvorderlappen und TRH aus dem Hypothalamus.

Protirelin (TRH Ferring®), Ph. Eur., ist ein synthetisches Peptidhormon und entspricht dem im **Hypothalamus** vorliegenden Thyreotropin-Releasing-Hormon (TRH, **Thyreoliberin**, o Abb. 8.4). Die Strukturaufklärung von TRH gelang den Gruppen um Roger Guillemin und Andrew Schally 1969 (Guillemin und Schally, Nobelpreis für Medizin, 1977). Durch den Imidazolring der L-Histidin-Seitenkette ist das Tripeptid schwach basisch (pK_S = 6,2). Die *N*-terminale primäre Aminogruppe liegt in Form der L-Pyroglutaminsäure als γ-Lactam, die *C*-terminale Carboxygruppe von L-Prolin als Amid vor. Beide sind somit ungeladen. Da keine zwitterionischen Strukturen existieren, ist auch die orale Gabe möglich. Zudem stabilisieren die an die Peptidbindungen angrenzenden Ringsysteme das Tripeptid sterisch gegenüber Peptidasen. Die Halbwertszeit nach intravenöser sowie nasaler oder oraler Gabe beträgt 7 bzw. 20–30 min. Protirelin wird als Injektionslösung im Rahmen der Schilddrüsendiagnostik angewendet.

8.1.1 Schilddrüsenhormone

Biosynthese. Das tyrosinreiche Thyreoglobulin der Thyreozyten gehört mit einer Molekülmasse von etwa 660 kDa zu den größten Humanproteinen und ist das

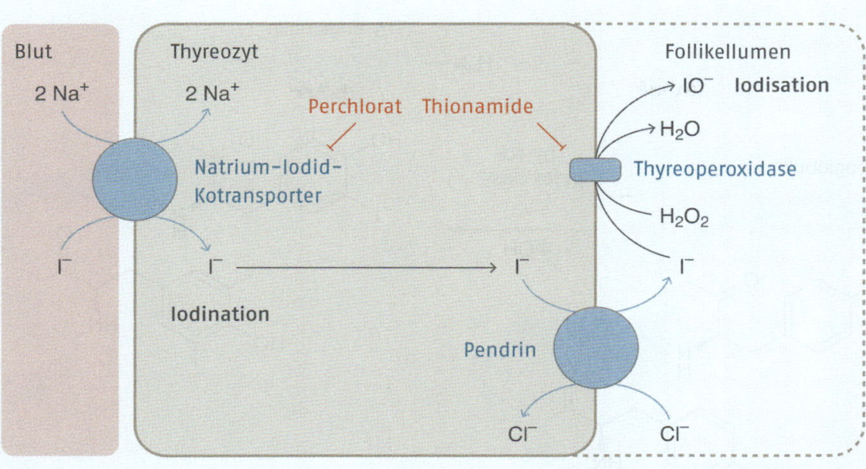

○ Abb. 8.5 Iodination und Iodisation als Teilschritte der Biosynthese der Schilddrüsenhormone sowie Angriffspunkte der Thyreostatika

zentrale Synthese-, Träger- und Speicherprotein für die Biosynthese der Schilddrüsenhormone. Die Biosynthese lässt sich in 4 Teilschritte gliedern.

1. **Iodination** ist die Aufnahme des benötigten Iodids aus dem Blut an der basolateralen Membran in die Thyreozyten. Unter ATP-Verbrauch wird mithilfe des Natrium-Iodid-Kotransporters (NIS, SLC5A5, Natrium-Iodid-Symporter) jedes I^--Ion zusammen mit 2 Na^+-Ionen in die Follikelepithelzelle transportiert (○ Abb. 8.5). Dadurch steigt der Iodidgehalt auf das 20–50-Fache der Plasmakonzentration an. Iodid wird nicht in der Zelle angereichert, sondern an der apikalen Membran über den Chlorid-Iodid-Antiporter Pendrin (SLC26A4) ins Follikellumen transportiert und für die enzymatische Iodierung des Thyreoglobulins bereitgestellt. Dafür zuständig ist die membranständige **Thyreoperoxidase** (Thyroid-Peroxidase, TPO), eine Oxidoreduktase mit einer Häm-Eisen-Gruppe im aktiven Zentrum, das zum Kolloid gewandt ist. Das Enzym katalysiert die 3 verbleibenden Teilschritte.
2. Als **Iodisation** bezeichnet man die Oxidation des aufgenommenen Iodids zur Stufe eines Iodradikals ($I^•$) oder zu Hypoiodit (○ Abb. 8.5). Als „iodierendes Intermediat" wird ein [TPO–Fe=OI⁻]-Häm-Komplex vorgeschlagen. Für die Bildung des dazu benötigten H_2O_2 sorgt eine NADPH-Oxidoreduktase (Thyreoxidase) an der apikalen Membran. Um toxische Effekte für die Zelle zu vermeiden, findet die Iodisation in einem abgeschlossenen Kompartiment, dem mit Kolloid gefüllten Lumen (○ Abb. 8.2), statt.
3. Die **Iodierung spezifischer Tyrosinreste** des Thyreoglobulins in *ortho*-Position zur Phenolgruppe ist der weitere Teilschritt (○ Abb. 8.6). Dabei entstehen Mono- und Diiodtyrosinreste.
4. Die **Phenolkupplung** der iodierten Tyrosinreste zu Iodthyroninen ist der finale Teilschritt der Biosynthese der Schilddrüsenhormone.

Auch diese TPO-katalysierte Reaktion erfordert H_2O_2 und verläuft als oxidative Kupplung über radikalische Zwischenstufen (○ Abb. 8.6). Nach Abstraktion jeweils eines Wasserstoffatoms an 2 benachbarten Tyrosinresten entstehen mesomeriestabilisierte Phenoxylradikale. Das ungepaarte Elektron wird am phenolischen O-Atom stärker stabilisiert als an den C-Atomen des Rings. Daraus resultiert der dipolare Charakter des Phenoxylradikals. Die Bildung des C–O-gekuppelten Cyclohexadienon-Derivats wird begünstigt, das einen Dehydroalanin-Rest eliminiert und zur Diphenyletherstruktur des Levothyroxins rearomatisiert. Das Hormon bleibt innerhalb der Thyreoglobulin-Peptidkette kovalent gebunden und in dieser Form im Follikellumen gespeichert. In geringem Umfang entsteht durch Kupplung eines monoiodierten mit einem diiodierten Tyrosinrest auch Liothyronin, das ebenfalls am Protein gebunden bleibt.

Bei Bedarf werden die Schilddrüsenhormone durch lysosomale Enzyme und Peptidasen freigesetzt und ins Blut abgegeben, wo sie aufgrund ihres ausgeprägten hydrophoben Charakters für den Transport an das Thyroxin-bindende Globulin, Transthyretin und Albumin gebunden werden. Zur Bindung leisten **Halogenbrücken** einen wichtigen Beitrag. Die Schilddrüse sezerniert etwa zehnmal so viel Levothyroxin (T_4) wie Liothyronin (T_3).

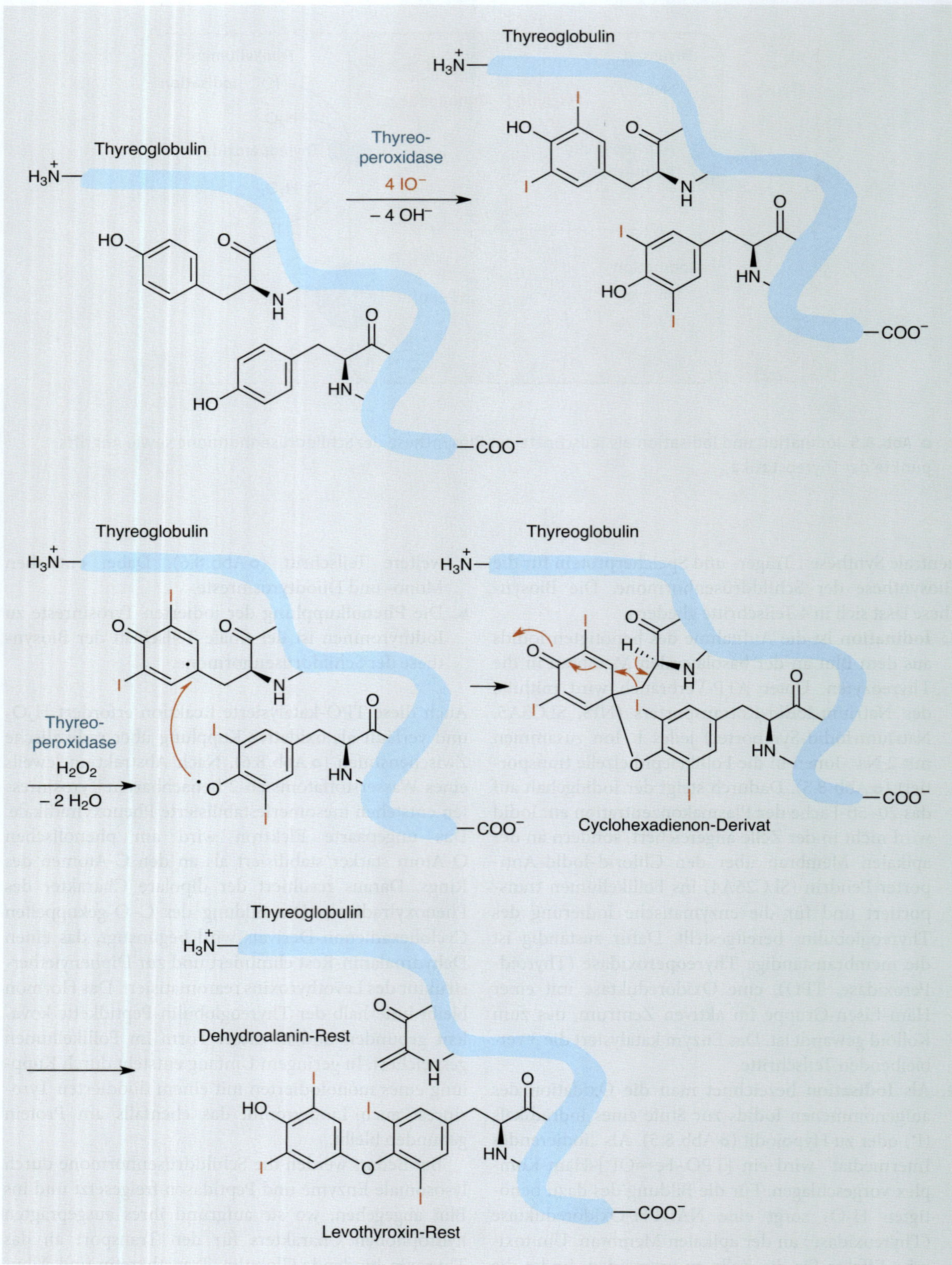

Abb. 8.6 Iodierung von Tyrosinresten und Phenolkupplung zum Levothyroxin-Rest

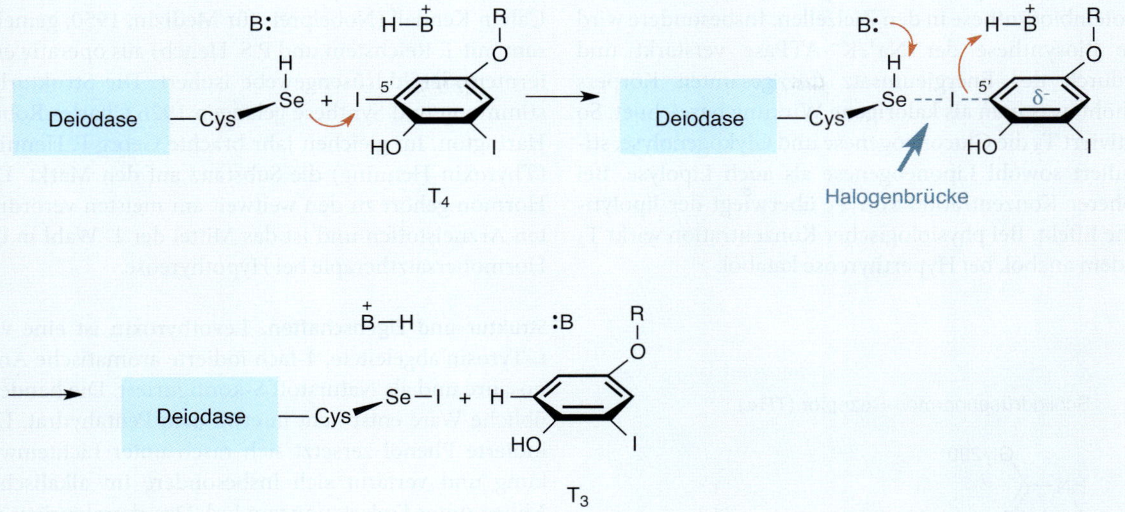

○ Abb. 8.7 Mechanismus der Deiodierung von T_4 zu T_3 über eine Halogenbrücke

Bioaktivierung. Die Iodsubstituenten im inneren Ring von T_4 befinden sich in der 3,5-Position, die im äußeren Ring in der 3',5'-Position. Die eigentliche **Wirkform** ist das **3-fach iodierte** T_3, bei dem im äußeren Ring der 5'-Iodsubstituent fehlt. Das biologisch aktive T_3 fällt bei der Biosynthese nur zu einem geringen Anteil an. Der Hauptanteil wird durch enzymatische Deiodierung aus dem als Prohormon dienenden T_4 produziert. Eine Schlüsselrolle kommt dabei den Deiodasen zu. Sie sind sozusagen das Gaspedal des Stoffwechsels, den sie sowohl beschleunigen als auch abbremsen können. Sie können nämlich einerseits T_4 in T_3 umwandeln und das Hormon aktivieren, auf der anderen Seite auch ein weiteres Iodatom aus T_3 entfernen und auf diese Weise inaktivieren (siehe Biotransformation). Die Bioaktivierung wird je nach Gewebe durch die **5'-Deiodase** (Deiodinase) vom Typ I oder Typ II reguliert. Das Enzym entfernt reduktiv Iod von der 5'-Position des äußeren Rings des Prohormons T_4 und erzeugt daraus das aktive T_3. Essenziell für die Enzymaktivität ist das Selenocystein im aktiven Zentrum. Für den Mechanismus der Deiodierung kommt einer **Halogenbrücken-Interaktion** zwischen Selen und Iod große Bedeutung zu (○ Abb. 8.7). Zur Aktivierung der C-5'-I-Bindung in T_4 bildet die Selenolgruppe (Cys-SeH) der Deiodase eine schwache Halogenbrücke mit dem 5'-Iodatom. Die Selenolgruppe des Enzyms ist stärker sauer ($pK_S = 5{,}3$) als beispielsweise die Thiolgruppe in Cystein-Resten ($pK_S = 8–10$), was ihre Deprotonierung durch eine Base (B) im aktiven Zentrum begünstigt. Zudem wird wegen der höheren Nukleophilie der Selenolatgruppe (Cys-Se^-) die Se---I-Halogenbrücken-Interaktion verstärkt. Ein Protonendonor im aktiven Zentrum des Enzyms stabilisiert die negative Ringladung und führt zur Spaltung der C-5'-I-Bindung, wobei das Produkt T_3 freigesetzt wird. Die Regenerierung der Selenolgruppe aus dem intermediär gebildeten Enzym-Selenenyliodid (Cys-SeI) erfolgt reduktiv unter Freisetzung von Iodid über einen Thiol-Kofaktor (○ Abb. 8.15). Das freigesetzte Iodid gelangt zum Teil ins Blut und wird auch wieder für die Iodisation verwendet.

Wirkungsmechanismus. Nach Bioaktivierung zu T_3 werden die Schilddrüsenhormone mithilfe des Monocarboxylat-Transporters 8 (MCT8) zu ihrem Target in den Zellkern transloziert. Dort lösen sie ihre physiologischen Wirkungen über den **Schilddrüsenhormon-Rezeptor** (**Thyroidhormon-Rezeptor**, TR) aus, der zur Superfamilie der nukleären Rezeptoren gehört und mit hoher Affinität das biologisch aktive T_3 bindet. Entscheidend dafür ist die unsubstituierte 5'-Position im äußeren Ring. Von den beiden wichtigsten Subtypen des Rezeptors, TRα und TRβ, kann TRβ auch durch höhere Konzentrationen von T_4 aktiviert werden. Röntgenstrukturen der TRα- und TRβ-Rezeptor-Ligand-Komplexe mit T_3 zeigen die charakteristischen Merkmale einer Halogenbrücken-Interaktion (○ Abb. 8.8). Im Gegensatz zum Glucocorticoid-Rezeptor bindet der TR bereits in Abwesenheit des Hormons an die entsprechenden Thyroidhormon-Response-Elemente (TRE) der DNA (○ Abb. 8.9) und bildet meist Heterodimere mit dem Retinoid-Rezeptor (RXR). Durch gleichzeitiges Binden eines Korepressors verbleibt der Rezeptor im inaktiven Zustand. Die Bindung von T_3 führt zur Konformationsänderung des TR, wodurch der Korepressor durch einen Koaktivator ersetzt wird. Dadurch kommt

8

es zur Auslösung von Transkriptionsprozessen und zur Proteinbiosynthese in den Zielzellen. Insbesondere wird die Biosynthese der Na^+/K^+-ATPase verstärkt und dadurch der Energieumsatz des gesamten Körpers erhöht, was man als kalorigene Wirkung bezeichnet. So aktiviert T_3 die Gluconeogenese und Glykogenolyse, stimuliert sowohl Liponeogenese als auch Lipolyse. Bei höherer Konzentration von T_3 überwiegt der lipolytische Effekt. Bei physiologischer Konzentration wirkt T_3 zudem anabol, bei Hyperthyreose katabol.

o Abb. 8.8 Halogenbrücken zwischen den Iodatomen von T_3 und den Carbonylgruppen aus Peptidbindungen des Rezeptorproteins

Entdeckung. Levothyroxin wurde 1915 von Edward Calvin Kendall (Nobelpreis für Medizin, 1950, gemeinsam mit T. Reichstein und P. S. Hench) aus operativ entferntem Schilddrüsengewebe isoliert. Die Strukturbestimmung und Synthese gelangen 1926 Charles Robert Harington. Im gleichen Jahr brachte Georg F. Henning (Thyroxin-Henning) die Substanz auf den Markt. Das Hormon gehört zu den weltweit am meisten verordneten Arzneistoffen und ist das Mittel der 1. Wahl in der Hormonersatztherapie bei Hypothyreose.

Struktur und Eigenschaften. Levothyroxin ist eine von L-Tyrosin abgeleitete, 4-fach iodierte aromatische Aminosäure und als Naturstoff *S*-konfiguriert. Die handelsübliche Ware entspricht in etwa dem Pentahydrat. Das iodierte Phenol zersetzt sich rasch unter Lichteinwirkung und verfärbt sich insbesondere im alkalischen Milieu unter Freisetzung von Iod. Das charakteristische Diphenylether-Ringsystem der Schilddrüsenhormone ist aufgrund der großen Atomradien der Iodsubstituenten in 3- und 5-Position des inneren Rings nicht in einer Ebene angeordnet. Die Ebenen der beiden Phenylringe bilden einen Winkel von nahezu 90° miteinander (o Abb. 8.8). Die nichtiodierte Muttersubstanz bezeichnet man als Thyronin. Die pK_S-Werte für die Carboxy- und protonierte Aminogruppe betragen 2,2 bzw. 10,1. Die Phenolgruppe zeigt durch die *ortho*-Flankierung mit Iodatomen erhöhte Acidität ($pK_S = 6,7$) und liegt im Plasma weitgehend als Anion vor. Dadurch verstärkt sich die **Plasmaproteinbindung**, wozu auch die erhöhte Lipophilie durch die Iodsubstituenten beiträgt. Ledig-

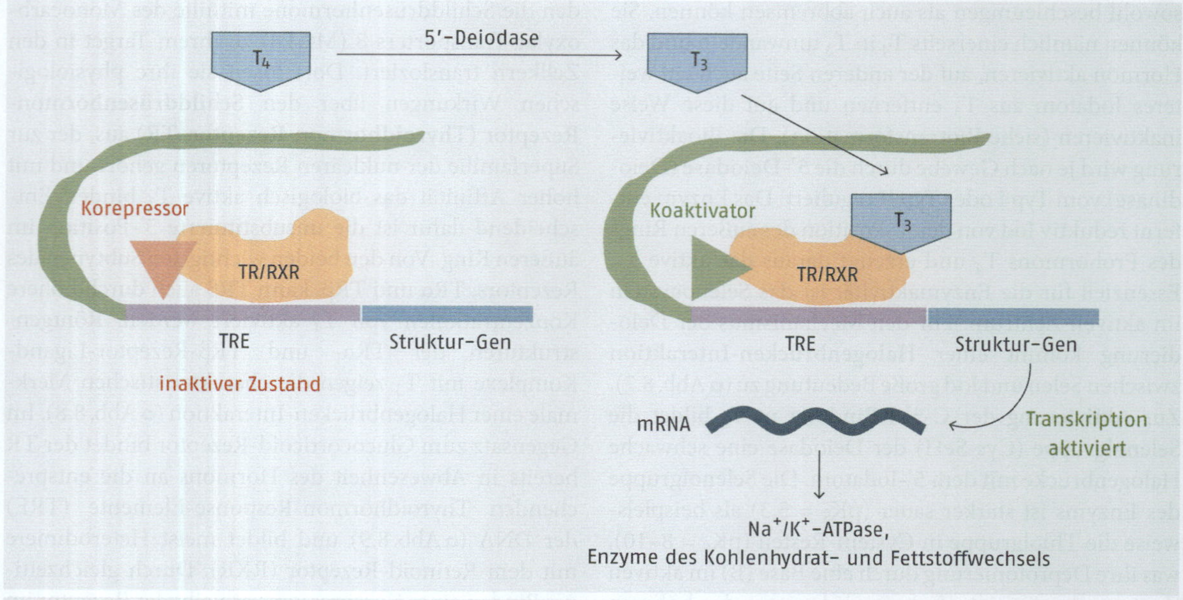

o Abb. 8.9 Regulation der Genexpression durch T_3. RXR: Retinoid-X-Rezeptor, TR: Thyroidhormon-Rezeptor, TRE: Thyroidhormon-Response-Element

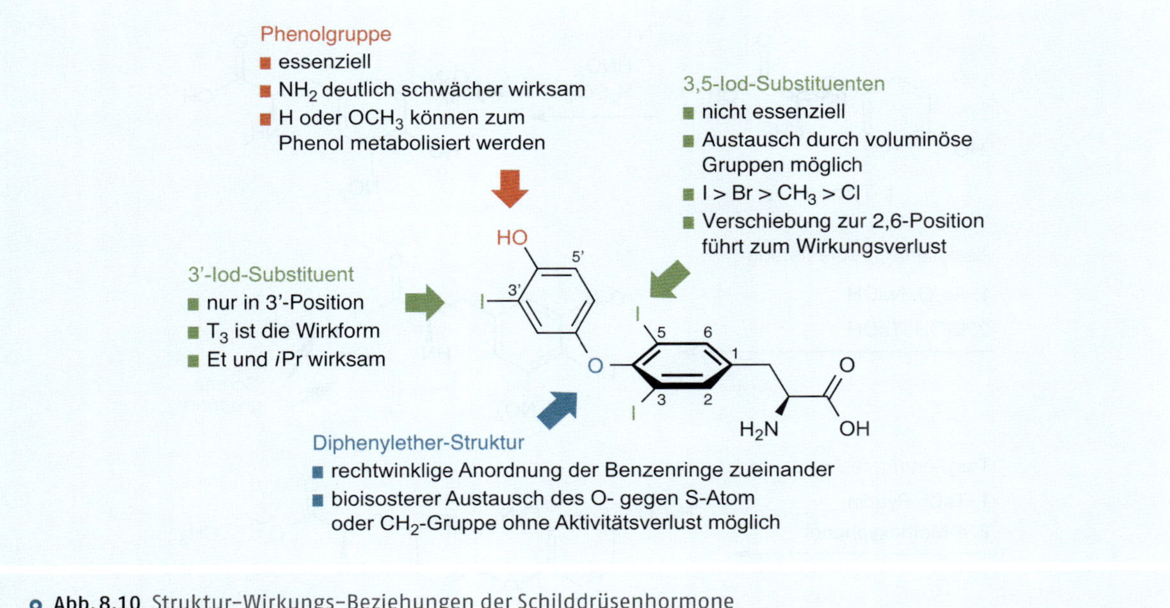

Abb. 8.10 Struktur-Wirkungs-Beziehungen der Schilddrüsenhormone

lich 0,03 % T_4 liegen im Plasma in ungebundener Form vor. Dies führt zu einer relativ langen Plasmahalbwertszeit von 5–7 Tagen, wodurch sich bei der Langzeittherapie ein gleichmäßiger Hormonspiegel erreichen lässt. Zu beachten ist, dass T_4 durch Arzneistoffe wie Phenytoin, Acetylsalicylsäure, Diazepam oder Clofibrat aus der Plasmaproteinbindung verdrängt werden kann. Aufgrund der Phenolstruktur können zwei- und dreiwertige Kationen mit T_4 schwerlösliche Salze und **Komplexe** bilden, was bei gleichzeitiger Einnahme beispielsweise von Al^{3+}-haltigen Antazida sowie $Fe^{2+/3+}$- oder Ca^{2+}-Präparaten die Bioverfügbarkeit vermindert.

Struktur-Wirkungs-Beziehungen. Für die Hormonwirkung ist die

- Konformation der Diphenylether-Struktur mit dem L-Alanin-Strukturelement essenziell, auch die
- Phenolgruppe (Abb. 8.10). Der Ersatz durch eine Aminogruppe vermindert die Wirksamkeit wesentlich. Die 4'-unsubstituierte und 4'-Methoxyverbindung können zum 4'-OH-Analogon metabolisiert werden und im Sinne von Prodrugs fungieren.
- Das Ether-Sauerstoffatom kann ohne Aktivitätsverlust gegen Schwefel oder eine Methylengruppe bioisoster ausgetauscht werden. Die jeweiligen Enantiomere Dextrothyroxin und Dextrothyronin besitzen nur noch geringe Aktivität.
- Der äußere Ring darf nur in 3'-Position iodiert sein, T_3 ist die Wirkform. Die Iodatome sind für die Hormonwirkung nicht zwingend erforderlich und können durch andere Gruppen ausgetauscht werden. Das gilt sowohl für den inneren als auch äußeren Ring, wobei die Wirkstärke bei weniger voluminösen Substituenten abnimmt: I > Br > CH_3 > Cl.
- Im inneren Ring werden größere Alkylgruppen als Methyl nicht toleriert, während eine Ethyl- oder Isopropylgruppe in 3'-Position des äußeren Rings die Wirkstärke von T_3 erhält bzw. etwas erhöht. Eine Verschiebung der Substituenten von der 3,5- zur 2,6-Position führt zum Verlust der Hormonwirkung.

Biotransformation. Während die Deiodierung von T_4 am äußeren Ring in der 5'-Position zum bioaktiven T_3 führt, ist das isomere Deiodierungsprodukt am inneren Ring biologisch inaktiv. Es wird als **reverses 3,3',5'-Triiodthyronin** (rT_3) bezeichnet. Auch die reduktive Deiodierung von T_3 am inneren Ring zu 3,3'-T_2 führt zur Inaktivierung. Diese wesentlichen Metabolisierungsschritte werden durch die Deiodase vom Typ III katalysiert. In der Leber erfolgt an der Phenolgruppe Konjugatbildung mit Glucuronsäure oder aktiviertem Sulfat. Die Alanin-Seitenkette wird zudem oxidativ desaminiert und decarboxyliert zu den Brenztraubensäure- bzw. Essigsäurederivaten. In geringem Umfang kommt es zur Spaltung des Diphenylethers.

Synthetische Aspekte. L-Tyrosin als chiraler Baustein wird *ortho*-ständig zur Phenolgruppe nitriert (Abb. 8.11). Die Amino- und Carboxygruppe werden mit Acetanhydrid in NaOH sowie Ethanol und *para*-Toluensulfonsäure als Acetamid bzw. als Ethylester geschützt. Die nachfolgende Reaktion mit *para*-Toluensulfonsäurechlorid überführt das Phenol in den *para*-Toluensulfonsäureester, dessen Anion (Tosylat) als sehr

8

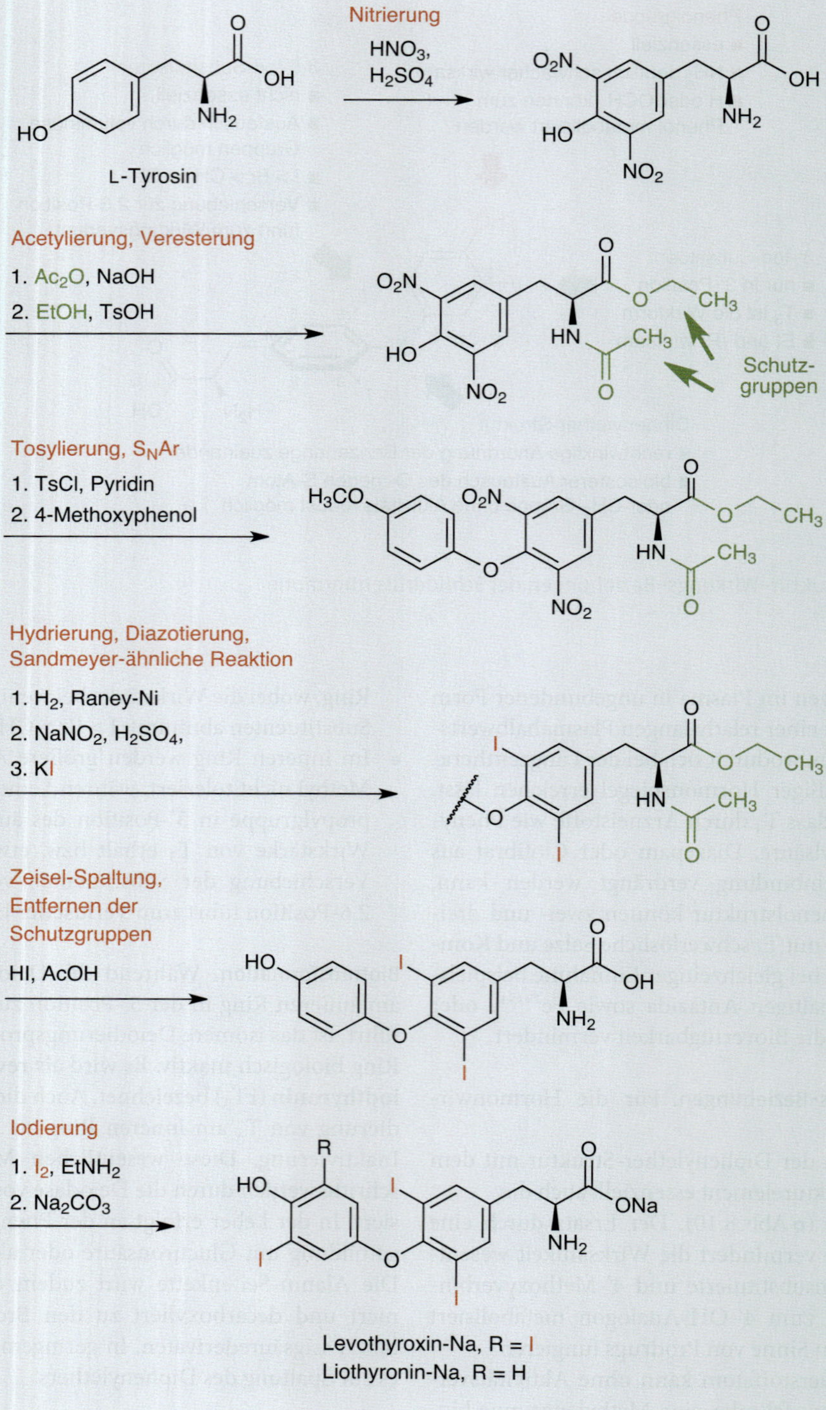

Nitrierung
HNO_3, H_2SO_4

L-Tyrosin

Acetylierung, Veresterung
1. Ac_2O, NaOH
2. EtOH, TsOH

Schutzgruppen

Tosylierung, S_NAr
1. TsCl, Pyridin
2. 4-Methoxyphenol

Hydrierung, Diazotierung, Sandmeyer-ähnliche Reaktion
1. H_2, Raney-Ni
2. $NaNO_2$, H_2SO_4,
3. KI

Zeisel-Spaltung, Entfernen der Schutzgruppen
HI, AcOH

Iodierung
1. I_2, $EtNH_2$
2. Na_2CO_3

Levothyroxin-Na, R = I
Liothyronin-Na, R = H

Abb. 8.11 Synthese der Schilddrüsenhormone

gute Abgangsgruppe fungiert. Die elektronenziehenden Effekte der benachbarten Nitrogruppen begünstigen die nukleophile Substitution am Aromaten mit 4-Methoxyphenol zum Diphenylether-Derivat. Danach werden die beiden Nitrogruppen in Gegenwart von Raney-Nickel zu Aminogruppen hydriert und anschließend diazotiert. Das Einführen der Iodsubstituenten in 3,5-Position gelingt mit KI in einer **Sandmeyer-ähnlichen Reaktion**, wobei das Iodid selbst die Aufgabe des in dieser Radikalreaktion üblicherweise verwendeten Kupfer(I)-Katalysators übernimmt. Die nachfolgende Behandlung mit Iodwasserstoffsäure in Eisessig führt zur Spaltung des Methylethers (**Zeisel-Spaltung**) sowie gleichzeitig zur Hydrolyse der beiden Schutzgruppen – Acetamid und Ethylester. Abschließende Iodierung des Phenols mit Iod in Ethylamin ergibt Levothyroxin, das mit Na_2CO_3 in das Natriumsalz überführt wird. Die einfache Iodierung im letzten Schritt führt zu Liothyronin.

Levothyroxin-Natrium (Euthyrox®, L-Thyroxin, T_4), Ph. Eur., wird nach oraler Gabe bis zu 80 % resorbiert. Die Metaboliten werden im Urin und mit den Fäzes ausgeschieden. Die Plasmahalbwertszeit beträgt 6–7 Tage.
Liothyronin-Natrium (Thybon®, T_3), Ph. Eur., wird nahezu quantitativ resorbiert. Es ist die biologisch aktive Form der Schilddrüsenhormone und weist ein Iodatom weniger auf als T_4. Wegen der dadurch geringeren Acidität der Phenolgruppe (pK_S = 8,4) und geringeren Lipophilie ist der ungebundene Anteil im Plasma mit 0,3 % zehnmal höher als bei T_4 und die Plasmahalbwertszeit auf 1–2 Tage reduziert. T_3 wird nur dann gegeben, wenn ein rascher Wirkungseintritt erforderlich ist.

8.1.2 Thyreostatika

Thionamide

Thyreostatika sind Arzneistoffe, welche die Biosynthese der Schilddrüsenhormone hemmen und bei nichtimmunogener **Hyperthyreose** sowie immunogenen Formen wie Morbus Basedow verwendet werden.

Thyreostatika der 1. Wahl sind die Thionamide (Thioamide) **Carbimazol**, **Thiamazol** und **Propylthiouracil** (○ Abb. 8.12).

Design und Entwicklung. Weißkohl und andere *Brassica*-Arten können nach Langzeitfütterung an Kaninchen einen Kropf hervorrufen und die Schilddrüse vergrößern. Zusammen mit der Beobachtung des amerikanischen Endokrinologen Astwood, dass Sulfonamide wie **Sulfaguanidin** als Nebenwirkung eine Hypertrophie der Schilddrüse verursachen, war dies in den 1940er Jahren der Ausgangspunkt für die Entwicklung der Thionamide. In der Annahme, es handle sich bei den *Brassica*-Inhaltsstoffen um schwefelhaltige Verbindungen – später isolierte man das Oxazolidinthion **Goitrin**

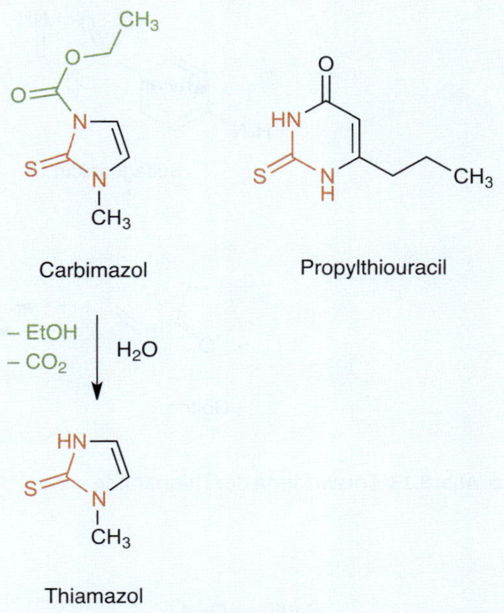

Carbimazol

Propylthiouracil

– EtOH
– CO_2
H_2O

Thiamazol

○ **Abb. 8.12** Thionamide

(○ Abb. 8.13) –, untersuchte Edwin B. Astwood mehr als 100 Derivate des Thioharnstoffs, von denen sich Thioharnstoff selbst und 2-Thiouracil am wirksamsten und am wenigsten toxisch erwiesen. Die Weiterentwicklungen Propylthiouracil und Carbimazol wurden kurze Zeit später in die Therapie eingeführt.

8

Struktur und Eigenschaften. Als strukturelle Gemeinsamkeit weisen alle Vertreter eine Thioharnstoff-Partialstruktur auf. Thiamazol und Propylthiouracil liegen fast ausschließlich als Thion-Tautomere vor. Diese Form ist energetisch begünstigt und für die inhibitorische Wirkung auf die Schilddrüsenhormon-Biosynthese verantwortlich. Die Stabilität des Thion-Tautomers verhindert die spontane Oxidation zu den entsprechenden Disulfiden.

Wirkungsmechanismus. Thionamide werden gegen einen Konzentrationsgradienten in der Schilddrüse aktiv angereichert. Sie fungieren als **Inhibitoren der Thyreoperoxidase** (○ Abb. 8.5) und hemmen dosisabhängig die Thyreoperoxidase-katalysierte Iodierung der Thyreoglobulin-verknüpften Tyrosinreste und damit die Synthese der Schilddrüsenhormone. Thionamide reagieren anstelle der Tyrosinreste als alternatives Substrat. Die Iodierung erfolgt bevorzugt am Schwefelzentrum unter Bildung eines Sulfenyliodid-Derivates (○ Abb. 8.14). Das Sulfenyliodid ist instabil und reagiert weiter zum Disulfid und Iod.

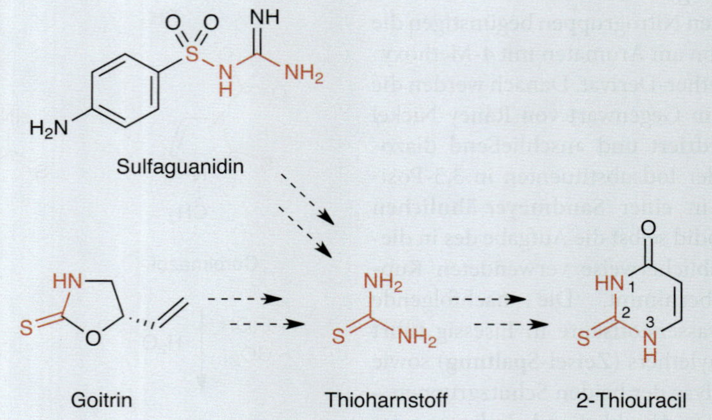

o Abb. 8.13 Entwicklung der Thionamide

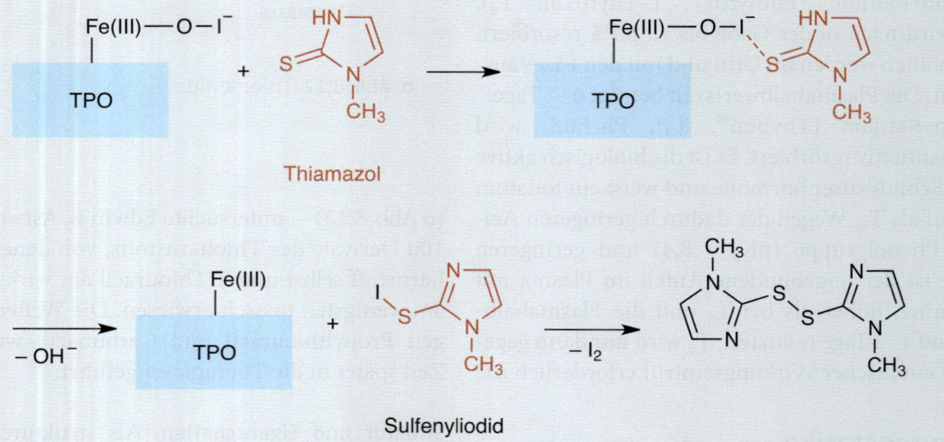

o Abb. 8.14 Hemmung der TPO (Thyreoperoxidase) mit bevorzugter Iodierung des Thionamids

Aus dem Wirkungsmechanismus wird deutlich, dass die Wirkung der Thionamide verzögert eintritt, da die Freisetzung der bereits synthetisierten und in Protein-gebundener Form gespeicherten Schilddrüsenhormone unbeeinflusst bleibt. Iodidmangel erhöht und Iodidüberschuss vermindert die Wirkung.

Gegenüber den Imidazolthionen Carbimazol und Thiamazol hemmt Propylthiouracil zusätzlich die 5'-Deiodase und damit die Bioaktivierung von T_4 zu T_3. Dabei bindet es kovalent an das Enzym und bildet mit dem intermediären Selenenyliodid (Cys-SeI) ein stabiles Selenenylsulfid-Addukt (o Abb. 8.15). Normalerweise wird das intermediär gebildete Selenenyliodid der Deiodase durch einen Thiol-Kofaktor (RSH) reduziert, wodurch die Selenolgruppe (Cys-SeH) des Enzyms regeneriert wird.

Struktur-Wirkungs-Beziehungen. Die Thioharnstoff-Partialstruktur ist der Pharmakophor und für die Hemmung der Thyreoperoxidase relevant. Eines der beiden N-Atome muss unsubstituiert vorliegen. Die Alkylgruppe in Position 4 von Propylthiouracil verstärkt die Wirkung. Imidazolthione sind deutlich wirksamer als Thiouracile.

Analytische Aspekte. Die Gehaltsbestimmung von Propylthiouracil erfolgt durch argentoacidimetrische Titration. Um die NH-Gruppen vollständig zu deprotonieren, wird Propylthiouracil mit $AgNO_3$-Lösung als Disilbersalz gefällt. Die freiwerdenden Protonen werden anschließend mit NaOH-Lösung unter potentiometrischer Endpunktanzeige bestimmt.

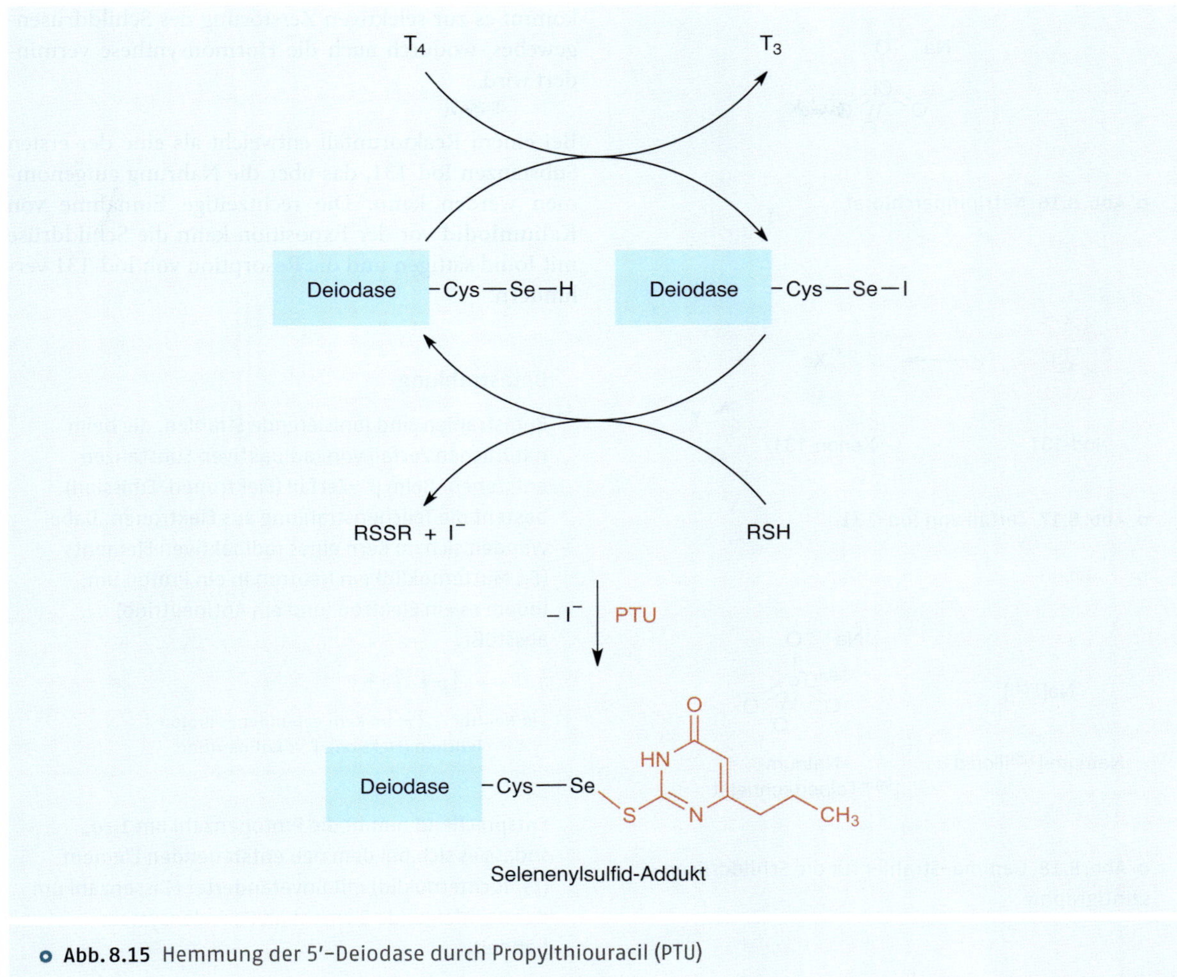

Abb. 8.15 Hemmung der 5'-Deiodase durch Propylthiouracil (PTU)

Carbimazol (Carbimazol Henning®), Ph. Eur., ist ein Prodrug der Wirkform Thiamazol, das unter Spaltung der Carbamatgruppe durch ubiquitäre Hydrolasen rasch und vollständig freigesetzt wird. Die weitere Metabolisierung verläuft wie bei Thiamazol.

Thiamazol (Methimazol, Methizol®), Ph. Eur., ist die biologisch aktive Form von Carbimazol. Bei Carbimazol-refraktären Fällen, die auf Thiamazol ansprechen, wird direkt mit dem aktiven Metaboliten behandelt. Der pK_S-Wert von Thiamazol beträgt 11,6 (NH). Interaktionen mit zwei- und dreiwertigen Kationen wie Cu^{2+}, $Fe^{2+/3+}$ und Al^{3+} führen zur Komplexbildung. Die orale Bioverfügbarkeit liegt bei 80–90 %. Trotz einer Halbwertszeit von etwa 6 h besitzt Thiamazol eine Wirkdauer von 24 h, da es sich in der Schilddrüse anreichert. Die Biotransformation erfolgt hauptsächlich durch *S*-Oxidation und Glucuronidierung mit anschließender renaler und biliärer Ausscheidung. Hepatotoxische Effekte von Thiamazol werden mit der Bildung von reaktiven Metaboliten erklärt, der genaue Mechanismus ist aber noch nicht bekannt. Nach oxidativer Ringöffnung entsteht Methylthioharnstoff, der weiter zur reaktiven Sulfensäure (–SOH) und Sulfinsäure ($–SO_2H$) oxidiert wird. Auch die direkte *S*-Oxidation führt zu entsprechenden Sulfen- und Sulfinsäure-Metaboliten.

Propylthiouracil (Propycil®), Ph. Eur., ist eine schwache Säure (N-1-H) mit einem pK_S-Wert von 8,3. Wegen der kurzen Plasmahalbwertszeit von etwa 2 h spielt die Substanz therapeutisch nur eine untergeordnete Rolle. Hauptmetaboliten sind ein Glucuronid, zudem führt *S*-Oxidation zu Sulfat und Propyluracil.

Perchlorat-Ionen

Natriumperchlorat (Irenat®, Abb. 8.16) hemmt kompetitiv die Iodidaufnahme in die Schilddrüse (Abb. 8.5). Die Substanz wird über den Natrium-Iodid-Kotransporter in die Thyreozyten aufgenommen und konkurriert dabei mit Iodid-Ionen. Auch das in den Thyreozyten befindliche Iodid wird verdrängt. Natriumperchlorat wird kaum noch zur Behandlung der Hyperthyreose verwendet. Es wird oral appliziert und ist indiziert zur Prophylaxe und zum Schutz der Schilddrüse vor einer

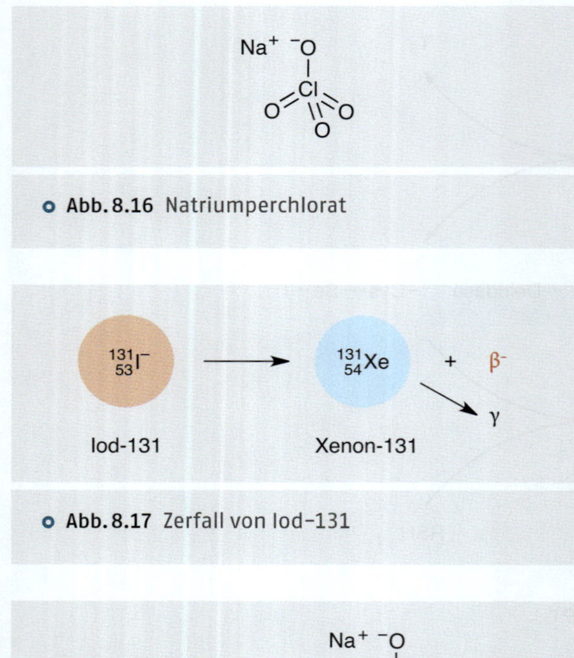

Abb. 8.16 Natriumperchlorat

Abb. 8.17 Zerfall von Iod-131

Abb. 8.18 Gamma-Strahler für die Schilddrüsenszintigraphie

thyreotoxischen Krise bei Gabe von iodidhaltigen Röntgenkontrastmitteln oder zur Blockade der Schilddrüse bei Organszintigraphien mit Radiopharmaka ($Na^{131}I$, $Na^{99m}TcO_4$), sofern die Schilddrüse nicht selbst dargestellt werden soll.

Iod-131

Natrium[^{131}I]iodid-Lösung, Ph. Eur., hat eine physikalische Halbwertszeit von 8,04 Tagen. Die Substanz zerfällt unter Emission von β⁻-Strahlen in das metastabile Xenon-131, das wiederum γ-Strahlen aussendet (Abb. 8.17). Nach peroraler Aufnahme wird Iod-131 rasch resorbiert und gelangt über den Natrium-Iodid-Kotransporter in die Thyreozyten. Zur Therapie des Schilddrüsenkarzinoms nutzt man die spezifische Anreicherung im erkrankten Schilddrüsengewebe. Die Bestrahlung ist auf das Schilddrüsengewebe beschränkt, da die β⁻-Strahlen bis zu 95 % der Strahlendosis ausmachen und eine mittlere Reichweite von weniger als 0,5 mm aufweisen. Die β⁻-Strahlen sind ionisierende Strahlen und führen zur Bildung von freien Radikalen. Insbesondere durch Doppelstrangbrüche der DNA kommt es zur selektiven Zerstörung des Schilddrüsengewebes, wodurch auch die Hormonsynthese vermindert wird.

Bei einem Reaktorunfall entweicht als eine der ersten Substanzen Iod-131, das über die Nahrung aufgenommen werden kann. Die rechtzeitige Einnahme von **Kaliumiodid** vor der Exposition kann die Schilddrüse mit Iodid sättigen und die Resorption von Iod-131 verhindern.

Betastrahlung

Betastrahlen sind ionisierende Strahlen, die beim natürlichen Zerfall von radioaktiven Substanzen entstehen. Beim **β⁻-Zerfall** (Elektronen-Emission) besteht die Teilchenstrahlung aus Elektronen. Dabei wandelt sich im Kern eines radioaktiven Elements (E_1, Mutternuklid) ein Neutron in ein Proton um, indem es ein Elektron (und ein Antineutrino) ausstößt.

$$^{1}_{0}n \longrightarrow {}^{1}_{1}p + {}^{0}_{-1}e + \bar{\nu}$$

$^{1}_{0}n$: Neutron | $^{1}_{1}p$: im Kern gebundenes Proton | $^{0}_{-1}e$: β^--Teilchen (Elektron) | $\bar{\nu}$: Antineutrino

Entsprechend nimmt die Protonenzahl um 1 zu, sodass es sich bei dem neu entstehenden Element (E_2, Tochternuklid) mit unveränderter Massenzahl um das nachfolgende Element im Periodensystem handelt.

$$^{A}_{Z}E_1 \longrightarrow {}^{A}_{Z+1}E_2 + {}^{0}_{-1}e + \bar{\nu}$$

A: Massenzahl | Z: Protonenzahl | E_1: Mutternuklid (radioaktives Element) | E_2: Tochternuklid

8.1.3 Schilddrüsendiagnostika

Die **Szintigraphie** (lat. *scintilla* = Funke) der Schilddrüse ist eine nuklearmedizinische Untersuchungsmethode, um die Schilddrüse bildlich darzustellen. Um zu ermitteln, wie stark das Schilddrüsengewebe Iod aufnimmt, injiziert man als Radiopharmaka intravenös die Radionuklide Iod-123 oder Technetium-99 *m*. Diese reichern sich selektiv in der Schilddrüse an und emittieren γ-Strahlen, die mit einer Gamma-Kamera detektiert werden und so die Darstellung der Stoffwechselleistung der Schilddrüse erlauben.

Natrium[^{123}I]iodid-Injektionslösung, Ph. Eur., dient zur Quantifizierung der Iodaufnahme in die Schilddrüse und zur morphologischen Beurteilung des Organs. Nach i. v. Applikation wird das radioaktive Iodid etwa zu Hälfte von der Schilddrüse aufgenommen, ansonsten renal eliminiert. Das Isotop hat eine physikalische Halbwertszeit von 13,3 h. Somit sind nach einem halben Tag etwa die Hälfte der Atome zerfallen. Iod-123 gehört zu den neutronenarmen Kernen. Es zerfällt durch Elektroneneinfang (s. Kasten) unter Abgabe von γ-Strahlung zu Tellurium-123.

Natrium[^{99m}Tc]pertechnetat-Injektionslösung, Ph. Eur., dient als Diagnostikum für Schilddrüsenerkrankungen. Es kann das traditionelle Radioiod ersetzen, da das [^{99m}Tc)TcO_4^--Ion vom Ionenradius mit dem I^--Ion vergleichbar ist und sich daher ähnlich biologisch verteilt. Es reichert sich kurzfristig in der Schilddrüse an und erlaubt die Szintigraphie des Organs. Das Element Technetium (griech. *technetos* = künstlich) wird im Wesentlichen künstlich hergestellt. In der Natur tritt es nur in Spuren beim Uran-235-Zerfall auf. Das [^{99m}Tc)TcO_4 ist ein metastabiles (Tc-99 *m*) Kernisomer des siebenwertigen Technetium-99. Die physikalische Halbwertszeit beträgt etwa 6 h. Beim Zerfall in den Grundzustand werden γ-Strahlen emittiert. Die Patienten werden insgesamt mit geringer Strahlendosis belastet. Der ^{99}Tc-Grundzustand hat eine sehr lange Halbwertszeit von 212 000 Jahren und geht unter relativ weichem β^--Zerfall in das stabile ^{99}Ru über.

Elektroneneinfang

Als Elektroneneinfang (*electron capture*, EC) bezeichnet man eine Art der Radioaktivität, bei der ein Atomkern eines Nuklids ein Elektron aus einer kernnahen Schale seiner Elektronenhülle einfängt. Dabei wandelt sich ein Proton des Kerns in ein Neutron um. Da sich die Protonenzahl um eins vermindert, steht das so gebildete Nuklid im Periodensystem eine Position links vom Mutternuklid. Die in der Schale entstandene Elektronenlücke wird durch ein Elektron aus einer äußeren Schale der Elektronenhülle aufgefüllt. Beim Übergang eines Elektrons aus einer äußeren in eine kernnahe Schale wird Energie in Form von Röntgenstrahlung emittiert.

8.2 Insulin und Antidiabetika

Die **Bauchspeicheldrüse** oder das **Pankreas** ist einerseits eine **exokrine Drüse** und produziert **Verdauungsenzyme** zur Aufspaltung von Kohlenhydraten (α-Amylase), Fetten (Pankreaslipase) und Proteinen (z. B. Trypsinogen), damit der Organismus die Nahrung über die Darmschleimhaut aufnehmen kann.

Zudem ist das Pankreas auch eine **endokrine Drüse.** Die endokrinen Funktionen üben die **Langerhans-Inseln** aus, die 3 **Peptidhormone** produzieren:

- **Insulin** aus B-Zellen (synonym β-Zellen), die mit 70–80 % die Hauptmasse der endokrinen Zellen ausmachen,
- **Glucagon** aus A-Zellen (10–20 % der endokrinen Zellen),
- **Somatostatin** aus D-Zellen (5–10 % der endokrinen Zellen).

Damit reguliert die Bauchspeicheldrüse durch Ausschütten von Insulin und seinem Gegenspieler Glucagon den Blutzuckerspiegel. Steigt die Konzentration von Glucose im Blut, wird vermehrt Insulin freigesetzt, bei Hypoglykämie hingegen Glucagon. Ein absoluter oder relativer Insulinmangel führt zum Krankheitsbild des **Diabetes mellitus** (griech. *diabeinein* = hindurchfließen, lat. *mel* = Honig; süßer Harn). Dabei handelt es sich um eine chronische Stoffwechselerkrankung, die insbesondere durch einen erhöhten Blutglucose-Spiegel gekennzeichnet ist und zu einer tiefgreifenden Störung des Kohlenhydrat-, Fett- und Proteinstoffwechsels führen kann. Insbesondere die Hyperglykämie verursacht eine Vielzahl von Folgeschäden.

Man unterscheidet zwei Typen. **Typ-1-Diabetes** tritt meist im jugendlichen Alter auf. Die Patienten sind auf Zufuhr von Insulin angewiesen. Die Zerstörung der B-Zellen aufgrund einer vorangegangenen Autoimmunerkrankung führt zu **absolutem Insulinmangel.**

Der **Typ-2-Diabetes** macht etwa 90 % der Fälle aus und ist Folge eines **relativen Insulinmangels.** Die meist älteren Patienten mit erhaltener Insulinproduktion leiden zu 80 % unter Fettleibigkeit, welche die Insulinempfindlichkeit der Peripherie vermindert. Vermehrt sind auch adipöse Jugendliche betroffen. Ursachen können Insulinsekretionsdefekte und eine Abnahme der Rezeptorendichte oder genetische Defekte der Rezeptoren sein, aber auch im Bereich der Signaltransduktion liegen. Im späteren Verlauf der Erkrankung kann es zum absoluten Insulinmangel kommen, sodass Zufuhr von Insulin erforderlich wird.

Die Behandlung des Typ-1-Diabetes erfolgt mit Insulin. Demgegenüber bezeichnet man die zur Therapie des nicht insulinpflichtigen Typ-2-Diabetes eingesetzten Arzneistoffe dem Applikationsweg gemäß als **orale Antidiabetika.** Diese Gruppe unterteilt man in **insulinotrope Antidiabetika** – sie bewirken eine vermehrte Freisetzung von Insulin aus den B-Zellen des Pankreas –

- Sulfonylharnstoffe,
- Glinide,
- Gliptine (DPP-4-Inhibitoren),
- GLP-1-Agonisten,

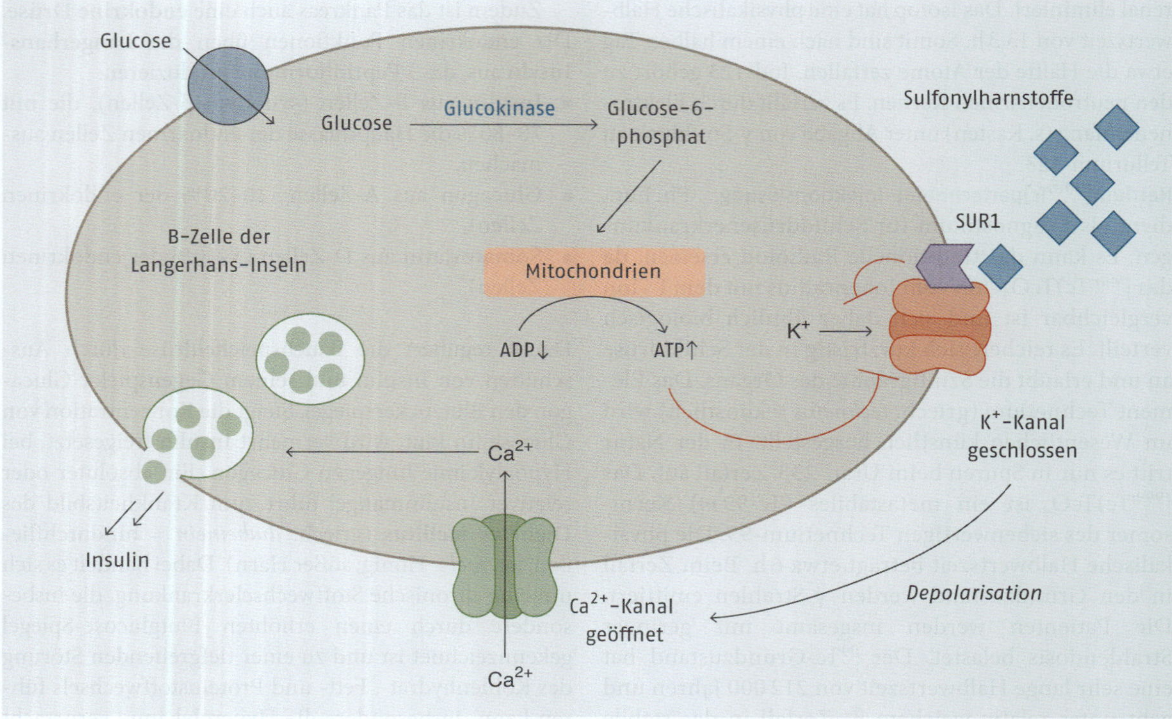

Abb. 8.19 Stimulation der Insulinsekretion aus B-Zellen der Langerhans-Inseln durch Glucose sowie durch Sulfonylharnstoffe

sowie **nicht insulinotrope Antidiabetika** – sie wirken unabhängig von einer möglichen endogenen Insulinsekretion –

- Biguanide,
- α-Glucosidase-Inhibitoren,
- Gliflozine (SGLT2-Inhibitoren).

8.2.1 Insuline

Der Name Insulin leitet sich von den Langerhans-Inseln (lat. *insula* = Insel) der Bauspeicheldrüse ab, in denen das Peptidhormon gebildet wird.

Entdeckung. Frederick Banting (Nobelpreis für Medizin, zusammen mit John MacLeod, 1923) und Charles Best konnten 1921 erstmals Insulin aus Pankreasgewebe isolieren. Die Aminosäuresequenz wurde 1955 von Frederick Sanger (Nobelpreis für Chemie, 1958) bestimmt. Die erste Totalsynthese gelang Helmut Zahn 1963. Die Aufklärung der DNA-Sequenz des Insulin-Gens gelang 1977. In der Folge kam 1982 das erste mit rekombinanter DNA-Technologie hergestellte Humaninsulin in den Handel (Lilly, USA).

Physiologische Grundlagen. Der wichtigste Stimulus für die Insulinsekretion ist der Anstieg des Blutglucosespiegels. Als entsprechende Antwort wird Glucose über die insulinunabhängigen Glucosetransporter GLUT1 und GLUT3 von den B-Zellen aufgenommen (Abb. 8.19) und dort durch die Glucokinase zu Glucose-6-phosphat phosphoryliert. Die Glucokinase ist für den glykolytischen Flux der B-Zelle geschwindigkeitsbestimmend. Der mehrstufige Abbau zu CO_2 erfolgt in den Mitochondrien und fördert die Umwandlung von ADP in ATP, sodass sich im Zytosol das Verhältnis von ATP zu ADP erhöht. Durch den Anstieg des ATP/ADP-Quotienten und Binden von ATP an eine porenbildende Untereinheit des ATP-gesteuerten Kaliumkanals (K^+_{ATP}-Kanal) wird dieser geschlossen und der K^+-Ausstrom blockiert. Der intrazelluläre Anstieg der K^+-Konzentration ist mit einem Absinken des Membranpotenzials verbunden. Durch die Depolarisation der Zellmembran wird der spannungsabhängige Ca^{2+}-Kanal (L-Typ) aktiviert, wodurch Ca^{2+}-Ionen in die Zelle strömen. Diese veranlassen die Exozytose von Insulin und somit eine erhöhte Insulinsekretion ins Blut. Die Insulin-Speichervesikel verschmelzen mit der Plasmamembran und geben so Insulin nach außen frei. Demzufolge kommt es zur Senkung des Blutglucosespiegels.

Struktur und Eigenschaften. Insulin ist ein Polypeptid aus 51 Aminosäuren. Es liegt als Heterodimer vor und

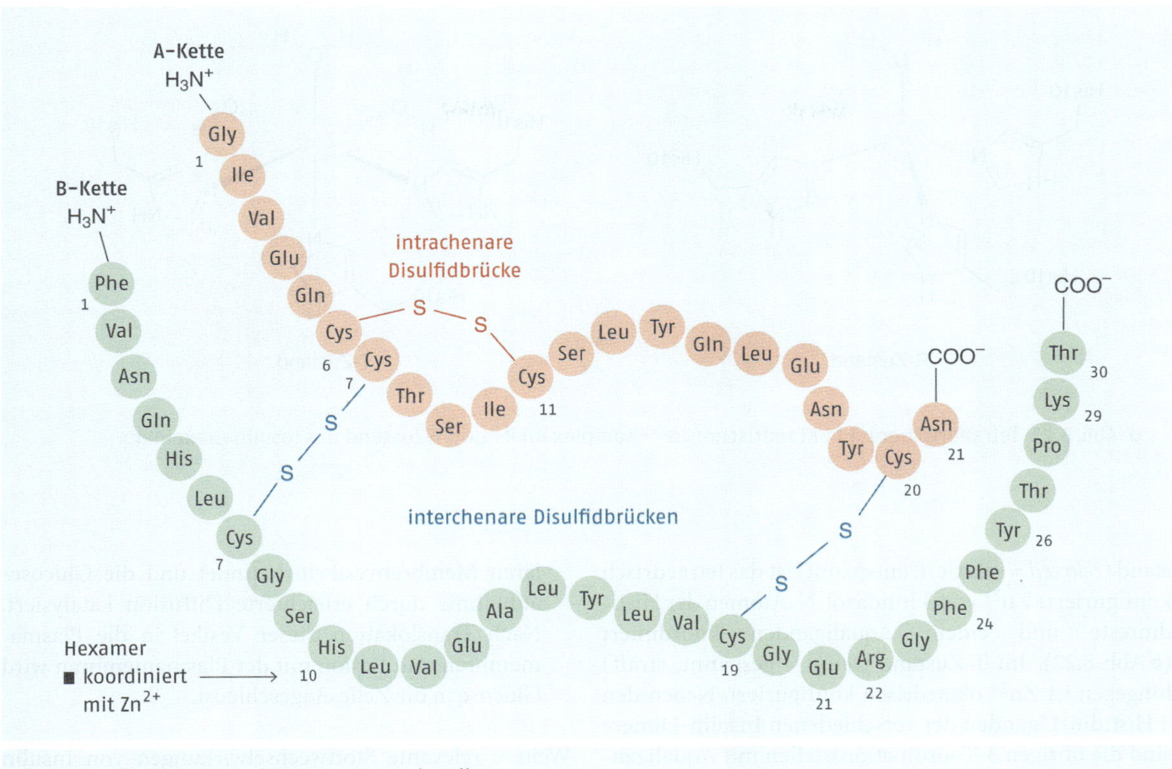

o Abb. 8.20 Primärstruktur von Humaninsulin

besteht aus 2 unterschiedlichen Peptidketten, einer **A-Kette** mit 21 und einer **B-Kette** mit 30 Aminosäuren. Die beiden Ketten sind kovalent über 2 **interchenare** Disulfidbrücken zwischen Cys-A7 und Cys-B7 sowie Cys-A20 und Cys-B19 miteinander verbunden. Zusätzlich enthält die A-Kette eine **intrachenare** Disulfidbrücke, die 2 Cystein-Bausteine in A6 und A11 miteinander verknüpft (o Abb. 8.20).

Die Sekundär- und Tertiärstruktur von Insulin wird mithilfe von H-Brücken stabilisiert. Für die Bildung der Quartärstruktur werden Zn^{2+}-Ionen benötigt, mit denen Insulin kristallisiert. Zunächst dimerisieren zwei Insulinmoleküle. Entscheidend für die Assoziation dieser beiden Monomere sind die Aminosäuren B21 bis B29 am *C*-Terminus der B-Kette, die in einer Kopf-Schwanz-Anordnung der beiden Monomere gegenläufig ausgerichtet sind (o Abb. 8.23) und einen besonders engen Kontakt halten. Die Zn^{2+}-Ionen binden koordinativ an Histidin in Position B10 eines Insulinmoleküls, das mit einem zweiten Insulinmolekül zu einem Insulin-Dimer assoziiert (o Abb. 8.23). Drei Insulin-Dimere verbinden sich zu einem **Hexamer** (o Abb. 8.21). Insgesamt liegen so 6 B-Ketten um 2 Zn^{2+}-Ionen im Innern des Insulin-Hexamers vor. Die A-Ketten sind hauptsächlich nach außen gerichtet. Es sind verschiedene Modifikationen von allosterischen Insulin-Hexameren kristallographisch charakterisiert worden. Im R-Zu-

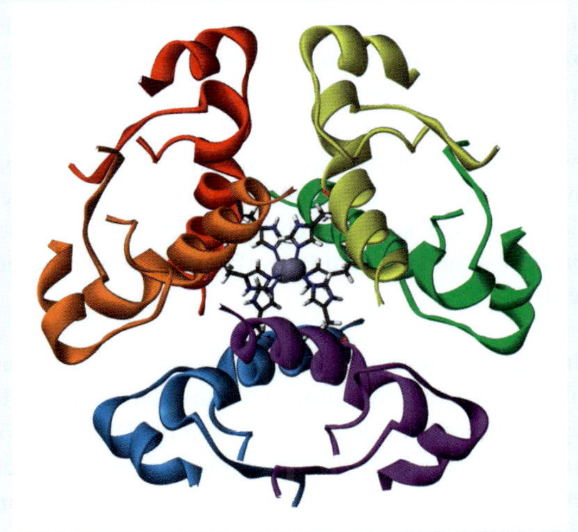

o Abb. 8.21 Bändermodell des Insulin-Hexamers mit 2 Zn^{2+}

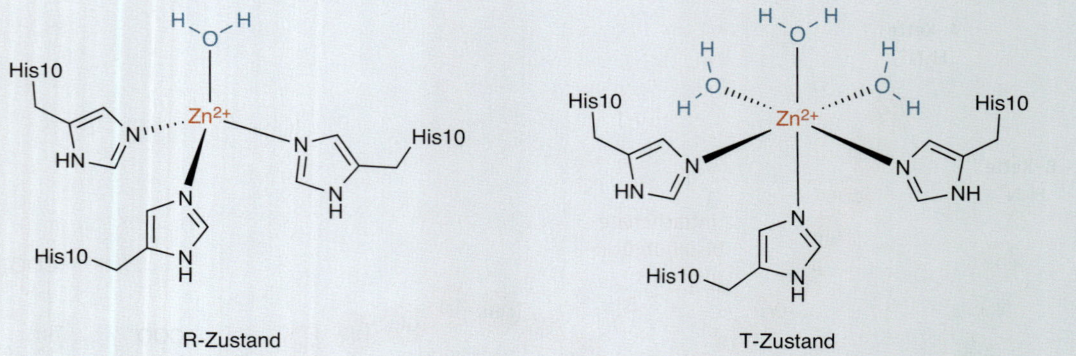

○ **Abb. 8.22** Tetraedrischer und oktaedrischer Zn^{2+}-Komplex im R- und T-Zustand des Insulin-Hexamers

stand (*relaxed* = relaxiert, entspannt) ist das tetraedrisch konfigurierte Zn^{2+} von 3 Imidazol-N-Atomen der Histidinreste und einem Aqualiganden koordiniert (○ Abb. 8.22). Im T-Zustand (*tense* = gespannt, straff) hingegen ist Zn^{2+} oktaedrisch konfiguriert. Neben den 3 Histidin-Liganden der verschiedenen Insulin-Dimere sind die übrigen 3 Koordinationsstellen mit Aqualiganden besetzt. In der hexameren Form wird Insulin in den Vesikeln des Golgi-Apparats, der an der Zellmembran der B-Zelle liegt, stabilisiert gespeichert. Nach der Freisetzung aus den Speichervesikeln muss das Hexamer wiederum in Dimere und schließlich in Monomere dissoziieren, da nur das nicht assoziierte Insulinmolekül am Insulinrezeptor binden kann.

Das monomere Insulin hat eine Molekülmasse von etwa 5700 Da. Der isoelektrische Punkt liegt bei pH 5,4. Im pH-Bereich von 4,6–6,8 ist Insulin schwer löslich. Dieser Bereich kann durch zusätzliche Koordination von Zn^{2+}-Ionen bis zum Blut-pH-Wert hin verschoben werden.

Wirkungsmechanismus. Insulin ist das wichtigste anabole Hormon. Die Wirkungen beruhen auf Bindung des Peptidhormons an den Insulinrezeptor. Dieser gehört zur Familie der Rezeptortyrosinkinasen und wird auf der Zellmembran von verschiedenen Geweben exprimiert. Durch Binden von Insulin kommt es zur Konformationsänderung des Rezeptors, wodurch nach Autophosphorylierung an intrazellulären Tyrosinresten eine intrazelluläre Signalkaskade ausgelöst wird.

Die wichtigste Insulinwirkung ist die

- Stimulation der **Glucoseaufnahme** im Muskel und Fettgewebe. Aufgrund des hydrophilen Charakters kann Glucose die Zellmembran nicht passieren und benötigt Transportproteine. Zuständig ist der **Glucosetransporter Typ 4** (GLUT4), der sich in intrazellulären Membranvesikeln befindet und die Glucoseaufnahme durch erleichterte Diffusion katalysiert. Nach Translokation dieser Vesikel in die Plasmamembran und Fusion mit der Plasmamembran wird Glucose in die Zelle eingeschleust.

Weitere relevante Stoffwechselwirkungen von Insulin sind die

- Stimulation der Glykogensynthese in der Leber und im Skelettmuskel,
- Hemmung der Glykogenolyse und Gluconeogenese,
- Stimulation der Lipogenese im Fettgewebe und in der Leber durch die gesteigerte Glykolyserate sowie
- Förderung der Aufnahme von Aminosäuren in die Gewebe und Proteinbiosynthese.

Infolge der Insulinwirkungen werden somit in den Zellen Energiedepots angelegt, die über verschiedene Regulationsmechanismen (Glucagon, Adrenalin) aktiviert werden können.

Struktur-Wirkungs-Beziehungen. Die Disulfidbrücken zwischen den beiden Ketten sind für die biologisch aktive Konformation essenziell.

Bezüglich der A-Kette

- sind das *N*-terminale Gly1 und das *C*-terminale Asn21 für die Rezeptorinteraktion essenziell und dürfen nicht abgespalten werden,
- bleibt bei Hydrolyse von Asn21 zu Asp die biologische Aktivität erhalten,
- kann das *N*-terminale Gly1 gegen L-Alanin ausgetauscht werden, nicht jedoch gegen D-Alanin.

In der B-Kette können die ersten 6 *N*-terminalen und die letzten 3 *C*-terminalen Aminosäuren unter Erhalt der biologischen Aktivität entfernt werden.

Biotransformation. Die Plasmahalbwertszeit von Insulin beträgt nur etwa 5 min, da es rasch aus dem Kreislauf entfernt und inaktiviert wird. Die Biotransformation erfolgt hauptsächlich in Leber und Niere. Das **Insulin-abbauende Enzym** (Insulysin, IDE, *insuline-degrading enzyme*), eine Zn^{2+}-Metalloprotease, sorgt für die hydrolytische Spaltung von Insulin innerhalb der B-Kette. Zusätzlich wird Insulin durch eine **Glutathion-Insulin-Transhydrogenase** metabolisiert. Dieses Enzym spaltet reduktiv die Disulfidbrücken zwischen der A- und B-Kette auf, wodurch Insulin seine Wirksamkeit verliert. Proteolytische Enzyme führen zu weiteren Abbauprodukten, die über die Niere ausgeschieden werden, ebenso 1,5 % des unveränderten Insulins.

Insulinpräparate. Zum Einsatz kommen heute grundsätzlich **Humaninsulin** oder **Insulinanaloga**. Standardtherapie beim Typ-1-Diabetes und bei einem Teil der Typ-2-Diabetiker ist die intensivierte konventionelle Insulintherapie, welche die physiologische Insulinsekretion zeitnah imitiert. Die Patienten injizieren dabei morgens und abends ein Verzögerungsinsulin sowie mahlzeitenabhängig ein kurzwirkendes Insulin.

Humaninsuline

Insulin human, Ph. Eur., wird gentechnisch hergestellt und hat das früher eingesetzte **Insulin vom Rind**, Ph. Eur., sowie **Insulin vom Schwein**, Ph. Eur., verdrängt.

Als **Normalinsulin** (Altinsulin) bezeichnet man kurzwirkende Insuline ohne wirkungsverlängernde Zusätze (z. B. Actrapid human®). Das auch im Präparat hexamer vorliegende Insulin kann die Kapillarwand kaum durchdringen. Somit muss es schrittweise erst ein Dimer bilden und in die Monomere dissoziieren, um die Blutbahn zu erreichen. Dadurch ist die Resorption bei Normalinsulin auch ohne Zusatzstoffe etwas verzögert. Die Wirkung tritt dennoch relativ rasch ein (nach etwa 15–30 min) und die Wirkdauer beträgt 6–8 h.

Aufgrund der kurzen Wirkdauer entwickelte man Insulinpräparate mit protrahierter Wirkung. Eine verzögerte Abgabe an das Blut lässt sich durch Herabsetzen der Löslichkeit des Insulins erreichen. Ein derartiges **Verzögerungsinsulin** (Langzeit-Insulin, Depot-Insulin) erhält man durch Zusatz von **Protamin** (**NPH-Insuline**, Neutral-Protamin-Hagedorn, z. B. Insulin Protaphane®). Insulin ist bei einem pH-Wert über 5,4 negativ geladen und bindet über ionische Wechselwirkungen an Protamin, das als basisches Protein aus etwa zwei Dritteln L-Arginin besteht und somit überwiegend als Kation vorliegt. Der Wirkungseintritt erfolgt nach etwa 2 h und hält bis zu 12 h an.

Insulinanaloga

Insulinanaloga sind Insulinvarianten mit **modifizierter Aminosäuresequenz**, die gegenüber Humaninsulin eine verbesserte Pharmakokinetik aufweisen. Bei gleicher Wirkung wird entweder der Wirkungseintritt oder die Wirkungsdauer verändert.

Kurzwirkende Insulinanaloga

Aufgrund des raschen Wirkungseintritts innerhalb von 10–20 min können diese Insuline unmittelbar vor oder sogar nach einer Mahlzeit appliziert werden. Die Wirkung hält für maximal 5 h an. Da nur das monomere Insulinmolekül wirkt, zielen die strukturellen Modifikationen gegenüber Humaninsulin darauf ab, die Neigung des Insulins herabzusetzen, zu relativ stabilen Dimeren und Hexameren zu assoziieren. Die Stabilisierung des Insulin-Dimers erfolgt über 2 intermolekulare H-Brücken zwischen Phe24 und Tyr26 sowie 2 intermolekulare, ionische Interaktionen zwischen dem Kation von Lys29 und Anion von Glu21 der jeweiligen B-Kette (o Abb. 8.23). Durch marginale Strukturänderungen werden insbesondere die intermolekularen Salzbrücken zwischen den geladenen Aminosäuren eingeschränkt und damit das Vorliegen der monomeren Form gefördert, welche aus dem subkutanen Fettgewebe schneller resorbiert werden kann. Da die *C*-Terminus-Region der B-Kette nicht an die Rezeptor-Bindungsinteraktionen von Insulin beteiligt ist, bleibt die Insulinwirkung erhalten.

Insulin lispro (Humalog®), Ph. Eur., erhielt als erstes Insulinanalogon 1996 die Zulassung. Im Vergleich zum Humaninsulin haben in der B-Kette die Aminosäuren Lys29 und Pro28 (lispro) ihre Positionen getauscht. Aufgrund der Variation der Lys29-Position gehen die beiden ionisierten Aminosäuren nun intramolekulare Interaktionen ein. Lysin interagiert dabei mit der Carboxylat-Gruppe von Thr30 desselben Monomers, während Glu21 eine ionische Interaktion mit dem Kation von Arg22 bevorzugt. Die erhalten gebliebenen H-Brücken-Interaktionen reichen für die Ausbildung eines in Lösung stabilen Dimers nicht aus. Vor diesem Hintergrund wird verständlich, dass das Lispro-Hexamer bei der Hydratation rasch und vollständig zu den Monomeren dissoziiert.

Eine schnellere Insulinresorption und raschere Wirksamkeit wird durch Kombination (Lyumjev®) von Insulin lispro mit den Hilfsstoffen Citrat und dem Prostacyclin-Analogon Treprostinil erzielt, welche die Gefäßpermeabilität und Vasodilatation der lokalen Blutgefäße erhöhen.

Insulin aspart (NovoRapid®), Ph. Eur., besitzt in der B-Kette anstelle von Pro28 die saure Aminosäure Asparaginsäure. Diese geht mit dem unmittelbar benachbarten Lys29 eine ionische Wechselwirkung ein, sodass die

8

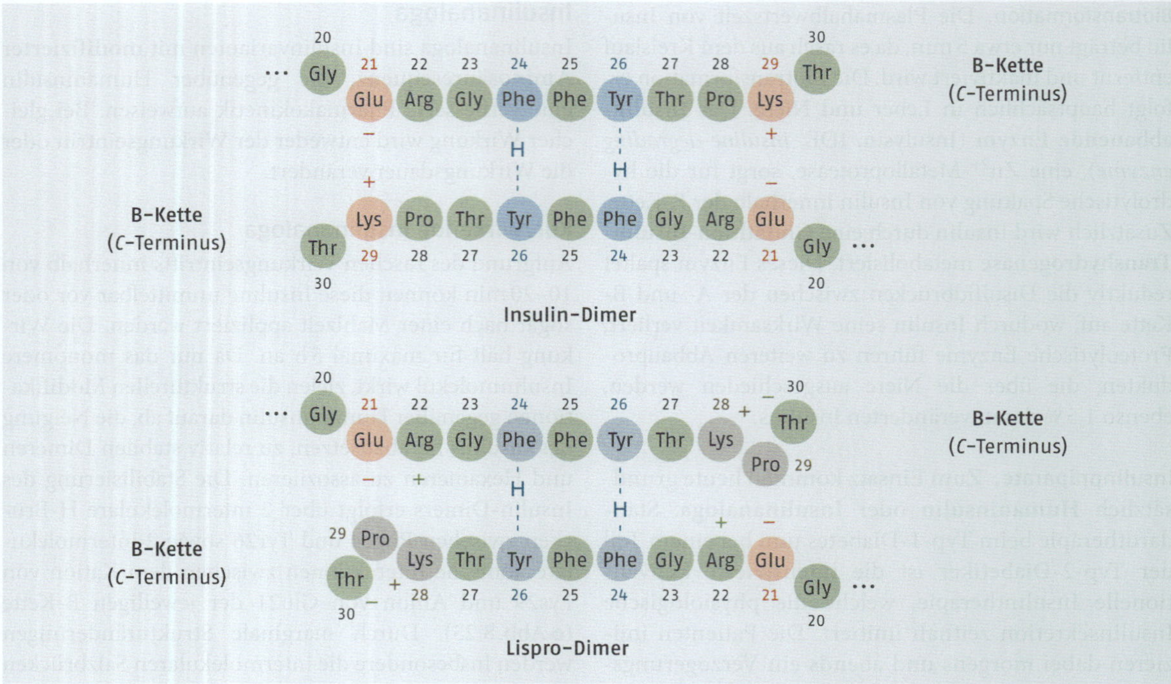

Abb. 8.23 Gegenläufige Anordnung der Aminosäuren B-20 bis B-30 und intermolekulare Bindungen im Insulin-Dimer und in Insulin lispro

intermolekulare Salzbrücke zu Glu21 des anderen Monomers, welche der Stabilisierung des Dimers dient, nicht mehr auftritt.

Insulin glulisin (Apidra®) unterscheidet sich von Humaninsulin in der B-Kette durch die saure Glutaminsäure statt der basischen Aminosäure Lys29 sowie durch das basische Lysin statt Asn3, daher die Bezeichnung glulisin. Dies verstärkt die Dipoleigenschaften, sodass vermehrt Interaktionsmöglichkeiten mit Wassermolekülen vorliegen.

Langwirkende Insulinanaloga

Als Alternative zu NPH-Insulin lässt sich eine stark verzögerte Abdiffusion aus dem subkutanen Depot durch Variation der Aminosäuresequenz von Humaninsulin oder andere chemische Modifizierungen erreichen. Die Wirkdauer dieser Insulinanaloga liegt bei bis zu 24 h.

Insulin glargin (Lantus®), Ph. Eur., unterscheidet sich von Humaninsulin an 3 Positionen. In der A-Kette ist Asn21 gegen Glycin ausgetauscht, während die B-Kette am C-Terminus (Thr30) um 2 basische Arginin-Einheiten erweitert wurde, woraus sich die Bezeichnung „gl-arg-in" herleitet. Insgesamt erhöht dies den isoelektrischen Punkt auf pH 7,2, sodass das Insulin bei physiologischem pH-Wert schwer löslich ist und sich ein Depot bilden kann. Aus diesem kann der gelöste Wirkstoff über längere Zeit mit konstanter Rate freigesetzt werden.

Insulin detemir (Levemir®) ist in der B-Kette um das C-terminale Thr30 gekürzt. Das nun endständige Lys29 ist an seiner ε-Aminogruppe mit Myristinsäure über eine Amidfunktion kovalent verknüpft. Dies begünstigt die Aggregation zu Hexameren, zudem binden die Monomere über die hydrophobe Fettsäureseitenkette an Albumin. Aus diesen Bindungen dissoziiert die freie Wirkform nur langsam.

Insulin degludec (Tresiba®) unterscheidet sich von Humaninsulin lediglich durch das Fehlen der letzten Aminosäure der B-Kette, Threonin. Stattdessen wurde über einen Linker aus γ-Glutaminsäure eine C-16-Fettsäure (Hexadecandisäure) an Lys29 der B-Kette angehängt. Die Halbwertszeit verlängert sich auf 25 h, die Wirkdauer auf 42 h. Nach subkutaner Injektion (einmal täglich) verteilt sich das in der Lösung in geringer Menge vorhandene Phenol. Der Phenolmangel fördert die Selbstassoziation der Di-Hexameren im Unterhautfettgewebe zu Multihexamer-Ketten. Aus diesem Depot lösen sich langsam und gleichmäßig Insulin-Monomere ab und gelangen in den Blutkreislauf. Die Acylierung von Lysin-B29 ist am Verzögerungsmechanismus beteiligt und ermöglicht die Bindung an Albumin wie bei Insulin detemir.

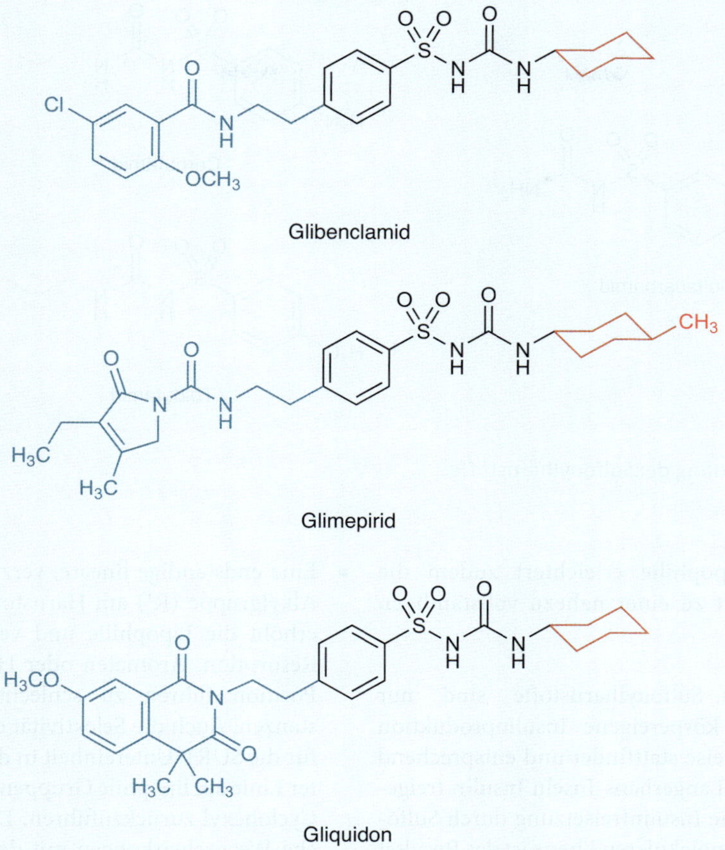

o Abb. 8.24 Sulfonylharnstoffe

8.2.2 Sulfonylharnstoffe

Therapeutisch relevant sind heutzutage nur noch die Sulfonylharnstoffe der 2. Generation (o Abb. 8.24).

Design und Entwicklung. Bereits in den 1940er Jahren entdeckte man als Nebenwirkung der antibakteriell wirksamen Sulfonamide ihre hypoglykämischen Eigenschaften. Das Sulfacarbamid-Derivat **Carbutamid** (o Abb. 8.25) wurde 1956 als erstes orales Antidiabetikum in die Therapie eingeführt. Der Ersatz der aromatischen Amino- durch eine Methylgruppe führte zum lipophilen und besser bioverfügbaren **Tolbutamid**. Strukturell besteht keine Analogie mehr zum Bakterienwuchsstoff *para*-Aminobenzoesäure, wodurch man die antibakterielle Wirkung eliminieren konnte. In der Folge synthetisierte und prüfte man Tausende von Substanzen, aus denen 1969 mit dem etwa 300-fach stärker und spezifischer wirkenden **Glibenclamid** der erste Vertreter der 2. Generation hervorging. Gegenüber den älteren Vertretern, die noch in Gramm-Mengen verabreicht werden mussten, sind Milligramm-Dosierungen ausreichend. Sulfonylharnstoffe haben insgesamt viel von ihrer früheren Bedeutung verloren.

Struktur und Eigenschaften. Der –I- und –M-Effekt der Sulfonylgruppe bedingt die NH-Acidität der Sulfonamide. Bei den Sulfonylharnstoffen ist die Acidität erhöht, da die acide Sulfonamid-NH-Funktion durch die Anwesenheit der Harnstoff-Carbonylfunktion von insgesamt 2 elektronenziehenden Gruppen flankiert wird. Die an sich in Wasser unlöslichen Sulfonylharnstoffe lösen sich somit unter Deprotonierung im alkalischen Milieu. Die pK_S-Werte der SO_2-NH-Funktion für Glibenclamid und Glimepirid betragen 5,2 bzw. 5,1. Entsprechend liegen die Substanzen beim pH-Wert des Blutes zu 95 % als Anionen vor. Darüber hinaus sind Teile der ionisierten Moleküle relativ lipophil, sodass durch die Kombination dieser Eigenschaften eine hohe Bindung an Plasma- und Gewebeproteine vorliegt. Dies führt zu Interaktionen mit zahlreichen Arzneistoffen durch Verdrängung aus der Proteinbin-

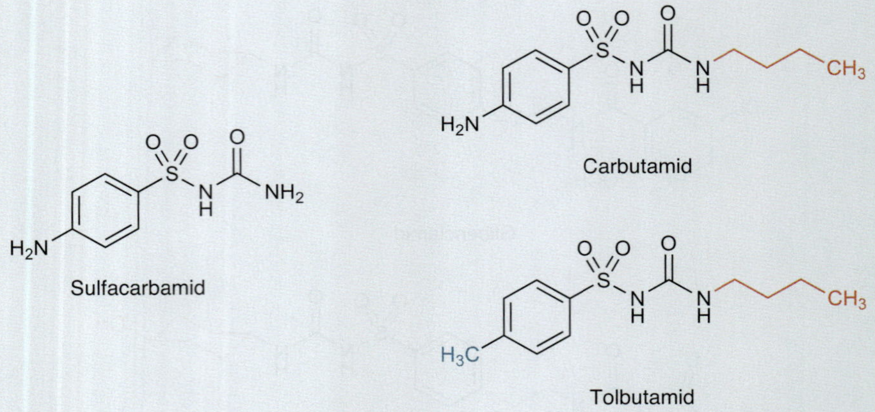

Sulfacarbamid

Carbutamid

Tolbutamid

Abb. 8.25 Entwicklung der Sulfonylharnstoffe

dung. Die hohe Lipophilie erleichtert zudem die Resorption und führt zu einer nahezu vollständigen Bioverfügbarkeit.

Wirkungsmechanismus. Sulfonylharnstoffe sind nur wirksam, wenn die körpereigene Insulinproduktion zumindest noch teilweise stattfindet und entsprechend aus den B-Zellen der Langerhans-Inseln Insulin freigesetzt werden kann. Die Insulinfreisetzung durch Sulfonylharnstoffe auf der molekularen Ebene ist das Resultat ihrer Interaktion mit dem Sulfonylharnstoff-Rezeptor-Subtyp-1 (SUR1), der die regulatorische Untereinheit des K^+_{ATP}-Kanals der B-Zelle darstellt (Abb. 8.19) und zu den ABC-Transportern gehört. Wie Glucose schließen sie dadurch den Kanal.

Im Gegensatz zu Glucose wirken Sulfonylharnstoffe direkt auf den K^+_{ATP}-Kanal und stimulieren die Insulinfreisetzung nicht nur bei erhöhtem Blutglucosespiegel. Somit können sie bei Stoffwechselgesunden und bei Typ-2-Diabetikern schwere Hypoglykämien auslösen.

K^+_{ATP}-Kanäle findet man nicht allein in der Plasmamembran der B-Zellen, sondern auch in anderen Geweben. Die K^+_{ATP}-Kanäle in Herz- und Skelettmuskulatur enthalten den Subtyp SUR2A als Untereinheit, der K^+_{ATP}-Kanal der glatten Muskulatur den Subtyp SUR2B. Sulfonylharnstoffe besitzen eine 100- bis 1000-fach höhere Affinität zum SUR1- als zum SUR2-Subtyp (Abb. 8.26).

Struktur-Wirkungs-Beziehungen. Die Sulfonylharnstoff-Partialstruktur ist der Pharmakophor und für die antidiabetische Wirkung essenziell (Abb. 8.26).

- Am Sulfonamidstickstoff muss ein H-Atom stehen. Wird das H-Atom substituiert, ist die Acidität des Sulfonylharnstoffs und damit die Bildung eines Anions aufgehoben. Die Substanzen sind unwirksam.
- Eine endständige lineare, verzweigte oder zyklische Alkylgruppe (R^1) am Harnstoff mit 2–8 C-Atomen erhöht die Lipophilie und verbessert dadurch die Resorption. Aromaten oder Heterozyklen in dieser Position führen zu schlecht verträglichen Substanzen. Auch die Selektivität der Sulfonylharnstoffe für die SUR1-Untereinheit in den B-Zellen ist in erster Linie auf lipophile Gruppen (R^1) wie zum Beispiel Cyclohexyl zurückzuführen. Diese können zusätzliche Wechselwirkungen mit der lipophilen Bindetasche der Untereinheit ausüben (Abb. 8.27).
- Der Ersatz der 4-Amino- durch eine Alkylgruppe (R^2) eliminiert die unerwünschte antibakterielle Aktivität.
- Ein kleiner lipophiler Substituent (R^2) am Phenylring in *para*-Position zur Sulfonylharnstoffgruppe führt zu den wirksamsten Vertretern der 1. Generation. Die Verschiebung in die *ortho*- oder *meta*-Position bedingt einen deutlichen Wirkungsabfall. Hydrophile Substituenten wie eine Hydroxy-, Carboxy-, Ester-, Amid- oder Nitrogruppe haben den Wirkungsverlust zur Folge.
- Besonders wirksame Substanzen erhält man durch Austausch des kleinen lipophilen Substituenten (R^2) durch eine Acylaminoethyl-Gruppierung (2. Generation). Die verbesserte Potenz ist das Resultat der wesentlich höheren Affinität zum K^+_{ATP}-Kanal über die zusätzliche Interaktion mit der Carboxamid-Bindestelle der SUR1-Einheit (Abb. 8.27).

Biotransformation. Sulfonylharnstoffe werden in der Leber praktisch vollständig metabolisiert, insbesondere über CYP3A4. Hauptmetaboliten durch Hydroxylierung am Cyclohexanring sind die *trans*-4-Hydroxy- sowie in geringerer Menge *cis*-3-Hydroxymetaboliten. Bei Gliquidon wird zudem die Methoxygruppe deme-

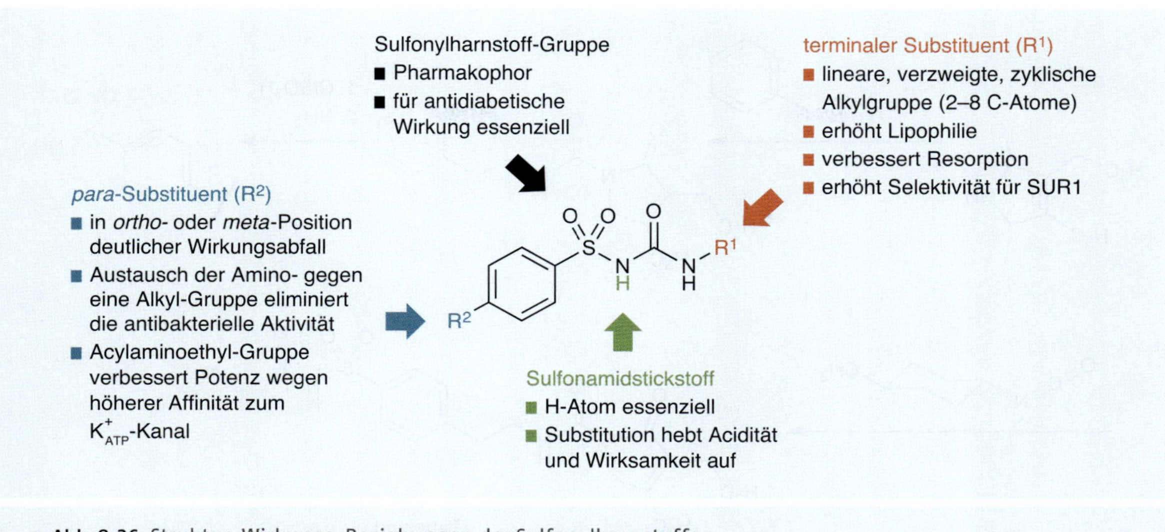

Abb. 8.26 Struktur-Wirkungs-Beziehungen der Sulfonylharnstoffe

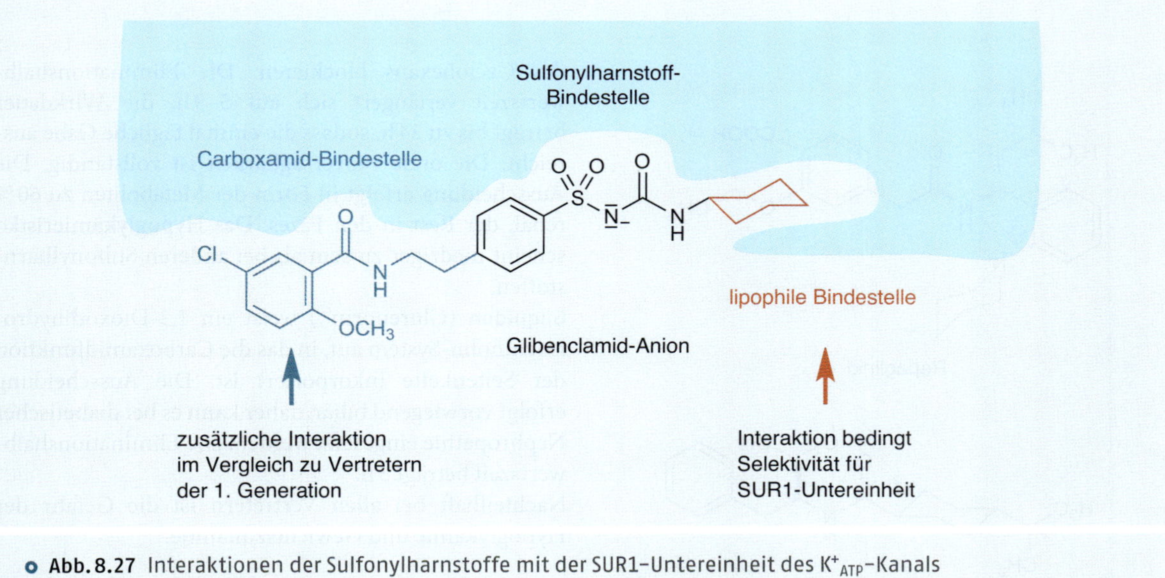

Abb. 8.27 Interaktionen der Sulfonylharnstoffe mit der SUR1-Untereinheit des K^+_{ATP}-Kanals

thyliert. Im Falle von Glimepirid wird hauptsächlich die terminale 4-Methylgruppe zum entsprechenden Alkohol hydroxyliert. Die Bedeutung dieses noch wirksamen Metaboliten ist in vivo jedoch gering, da durch zytosolische Enzyme rasche Oxidation zum Aldehyd sowie zur unwirksamen Carbonsäure erfolgt. Weiterhin führen Konjugationsreaktionen zu Glucuroniden und Sulfaten, die biliär ausgeschieden werden.

Synthetische Aspekte. Zur Synthese von Glimepirid setzt man das entsprechende 2-Oxopyrrolin mit Phenylethylisocyanat zum Harnstoffderivat um (Abb. 8.28). Die Sulfonamidfunktion führt man in der üblichen Weise durch Sulfonierung des Phenylrings mit Chlorsulfonsäure ein. Dabei werden 2 Äquivalente Reagenz benötigt, um das Sulfonylchlorid zu erhalten. Letzteres reagiert mit Ammoniak zum Sulfonamid, das mit *trans*-4-Methylcyclohexylisocyanat Glimepirid bildet.

Analytische Aspekte. Zur Gehaltsbestimmung von Glibenclamid lässt Ph. Eur. die acide Sulfonamid-NH-Funktion mit Natronlauge in Ethanol bei potentiometrischer Endpunktanzeige titrieren.

Glibenclamid (Glyburid, Maninil®), Ph. Eur., besitzt je nach galenischer Formulierung eine orale Bioverfüg-

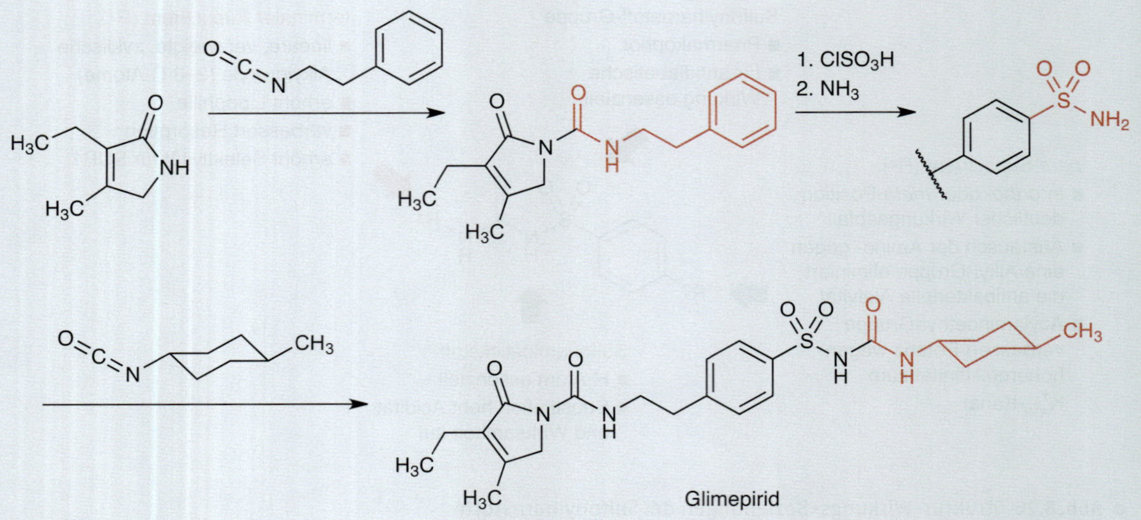

○ **Abb. 8.28** Synthese von Glimepirid

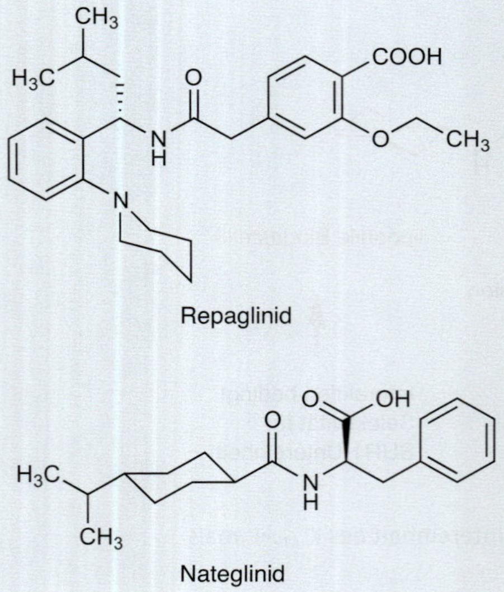

○ **Abb. 8.29** Glinide

barkeit von 50–90 %. Die Halbwertszeit liegt bei 1,5–3,5 h, die Wirkdauer bei 6–8 h. Die Ausscheidung der Metaboliten erfolgt zu gleichen Teilen biliär und renal.

Glimepirid (Glimepirid Winthrop®), Ph. Eur., ist ein Sulfonylharnstoff, der an der Carboxamidethyl-Seitenkette in 4-Position einen 2-Oxopyrrolin-Ring aufweist. Zudem ist die Substanz an der Sulfonylharnstoffgruppierung mit einem *trans*-4-Methylcyclohexan-Ring substituiert. Die Methylgruppe soll die Hydroxylierung des Cyclohexans blockieren. Die Eliminationshalbwertszeit verlängert sich auf 5–9 h, die Wirkdauer beträgt bis zu 24 h, sodass die einmal tägliche Gabe ausreicht. Die orale Bioverfügbarkeit ist vollständig. Die Ausscheidung erfolgt in Form der Metaboliten zu 60 % renal, der Rest in den Fäzes. Das Hypoglykämierisiko scheint niedriger zu sein als bei anderen Sulfonylharnstoffen.

Gliquidon (Glurenorm®) weist ein 1,3-Dioxodihydroisochinolin-System auf, in das die Carboxamidfunktion der Seitenkette inkorporiert ist. Die Ausscheidung erfolgt vorwiegend biliär, daher kann es bei diabetischer Nephropathie eingesetzt werden. Die Eliminationshalbwertszeit beträgt 3 h.

Nachteilhaft bei allen Vertretern ist die Gefahr der Hypoglykämie und Gewichtszunahme.

8.2.3 Glinide

Glinide (○ Abb. 8.29) sind eine Weiterentwicklung der Sulfonylharnstoffe. Unterschiede zwischen den beiden Gruppen ergeben sich hauptsächlich aus den pharmakokinetischen Eigenschaften.

Design und Entwicklung. Die antidiabetischen Eigenschaften von **Meglitinid** wurden bereits Ende der 1970er Jahre entdeckt. Diese Substanz enthält ein Glibenclamid-Fragment ohne Sulfonylharnstoff-Struktur und weist stattdessen als essenzielle, acide Funktion eine Carboxygruppe auf (○ Abb. 8.30), wurde aber wegen der geringen Wirksamkeit nicht vermarktet. Untersuchungen zum Wirkungsmechanismus führten zu potenteren Vertretern, von denen 1998 **Repaglinid** in den Handel kam.

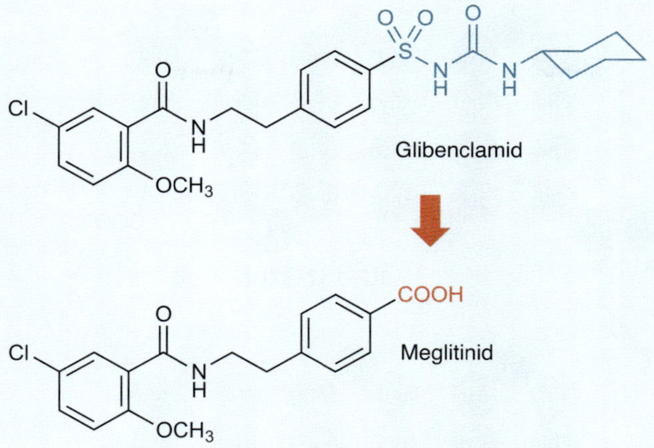

Abb. 8.30 Entwicklung der Glinide

Struktur und Eigenschaften. Im Vergleich zu den Sulfonylharnstoffen sind Glinide stärker sauer. Nateglinid besitzt als aliphatische Carbonsäure einen pK_S-Wert von 3,1, Repaglinid als aromatische Carbonsäure von 4,2. Repaglinid verfügt mit dem Piperidinring zudem über eine tertiäre Aminstruktur, die als aromatisches Amin einen pK_S von 6,0 aufweist. Das freie Elektronenpaar des Piperidinstickstoffs ist aus sterischen Gründen aus der optimalen Konjugation mit dem Phenylring etwas herausgedreht, sodass die Basizität stärker ist als bei Anilin ($pK_S = 4{,}6$). Trotz der möglichen zwitterionischen Struktur liegt bei physiologischem pH-Wert überwiegend das Carboxylat-Anion vor.

Wirkungsmechanismus. Trotz chemischer Unterschiede der Glinide zu den Sulfonylharnstoffen sind die Wirkungen und der Wirkungsmechanismus beider Strukturklassen vergleichbar. Die Glinide binden über ihre deprotonierte Carbonsäurefunktion ähnlich wie die ionisierten Sulfonylharnstoffgruppen an die Sulfonylharnstoff-Bindestelle der SUR1-Untereinheit des K^+_{ATP}-Kanals. Repaglinid kann außerdem mit seiner im Vergleich zu den Sulfonylharnstoffen inversen Amidfunktion im Bereich der Carboxamid-Bindestelle interagieren, Netaglinid hingegen mit der lipophilen Bindestelle über seinen 4-Isopropylcyclohexanring. Strukturell bedingt können die Glinide nicht alle 3 Bindestellen ausnutzen. Dadurch ist ihre Affinität zum Target geringer als bei Glibenclamid.

Struktur-Wirkungs-Beziehungen. Bei der Entwicklung von Repaglinid aus Metiglinid führten insbesondere eine inverse Amidfunktion, der Ersatz der *ortho*-Methoxgruppe durch Piperidin und eine größere α-Alkylgruppe zur Verstärkung der hypoglykämischen Wirkung.

Biotransformation. Hydroxylierung in α-Stellung des Piperidinstickstoffs durch CYP3A4 und CYP2C8 führt bei Repaglinid zu einem Halbaminal, das mit der ringoffenen Aldehydform im Gleichgewicht steht. Die Aldehyddehydrogenase bewirkt die Oxidation zum 5-Anilinopentansäurederivat als Hauptmetabolit. Dieser wird durch *N*-Desalkylierung in das Anilinderivat überführt. Zudem erfolgt Glucuronidierung der Benzoesäurefunktion.

Nateglinid wird durch die CYP-Enzyme vorrangig an der Isopropylgruppe zum primären und tertiären Alkohol hydroxyliert. An der Carbonsäurefunktion erfolgt Glucuronidbildung.

Repaglinid (NovoNorm®), Ph. Eur., ist *S*-konfiguriert und besitzt eine orale Bioverfügbarkeit von 60 %. Die Halbwertszeit beträgt 1–2 h. Aufgrund der kurzen Wirkdauer dürfte die Gefahr einer Hypoglykämie gegenüber Sulfonylharnstoffen geringer sein. Die Ausscheidung erfolgt überwiegend biliär.

Nateglinid (Starlix®) ist ein *R*-Phenylalaninderivat, in dem die Carboxygruppe von Meglitinid nun Teil einer α-Aminosäure ist. Zudem ist die Aminogruppe nicht mehr durch eine Benzoesäure, sondern durch eine Cyclohexancarbonsäure acyliert. Die Substituenten am Cyclohexanring sind *trans*-ständig angeordnet. Wie Repaglinid ist die Substanz durch rasches An- und Abfluten nach oraler Gabe gekennzeichnet, sodass die physiologische Insulinsekretion nach der Mahlzeit stimuliert wird. Die orale Bioverfügbarkeit liegt bei 70 %. Der größte Teil der Dosis wird in Form der Metaboliten mit dem Urin ausgeschieden. Die Halbwertszeit beträgt 1,5 h.

8

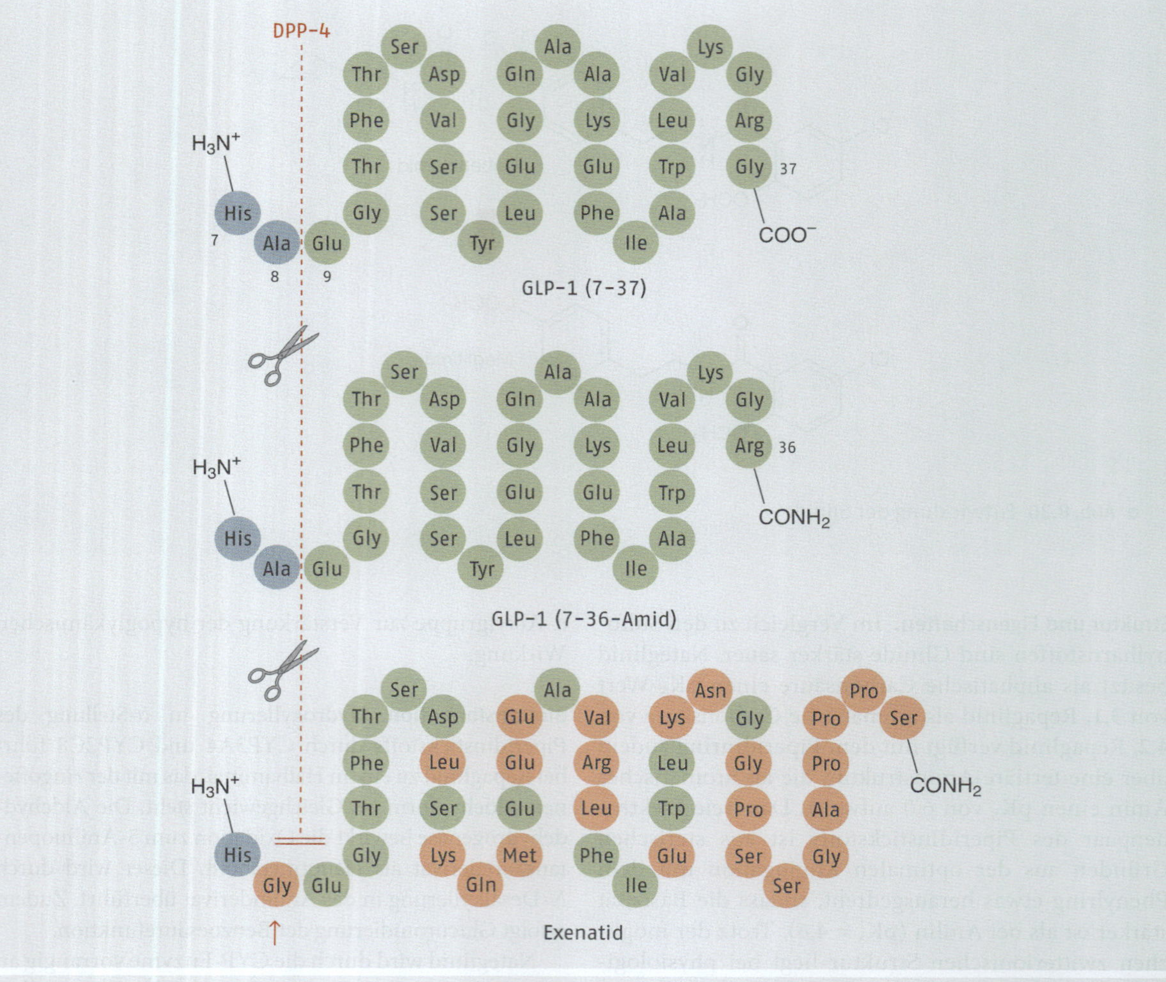

○ Abb. 8.31 Aminosäuresequenz der aktiven Formen von GLP-1 und Exenatid

8.2.4 Inkretinmimetika (GLP-1-Agonisten)

Physiologische Grundlagen. Die Aufnahme von Kohlenhydraten mit der Nahrung löst eine höhere Insulinfreisetzung aus als die intravenöse Gabe der gleichen Glucosemenge. Man bezeichnet dies als **Inkretin-Effekt**. Verantwortlich dafür sind nämlich Peptidhormone im Dünndarm, die als **Inkretine** bezeichnet werden. Wichtige Vertreter sind das

- **Glucagon-like-peptide-1** (GLP-1, 1–37), das aus 37 Aminosäuren besteht und vom Proglucagon abgespalten wird, worauf die Namensgebung beruht, obwohl es als Gegenspieler des Glucagons fungiert,
- das **Glucoseabhängige insulinotrope Peptid** (GIP), früher als gastroinhibitorisches Peptid bezeichnet, das im Zwölffingerdarm gebildet wird und aus 42 Aminosäuren besteht. Beim Typ-2-Diabetes ist es aber keine geeignete Therapieoption.

Wirkungsmechanismus. Die beiden aktiven Formen von GLP-1 (○ Abb. 8.31), d. h. GLP-1 (7–37) und das entsprechende Amid GLP-1 (7–36-NH_2), entstehen nach Abspaltung von 6 Aminosäuren am *N*-terminalen Ende. Die Wirkung beruht auf Aktivierung von GLP-1-Rezeptoren, G-Protein-gekoppelten Rezeptoren auf B-Zellen des Pankreas (○ Abb. 8.32). Über eine Signalkaskade wird die Adenylatcyclase aktiviert und die cAMP-Konzentration erhöht, wodurch eine Proteinkinase A aktiviert und durch Phosphorylierung schließlich der K^+_{ATP}-Kanal geschlossen wird. Die Freisetzung von Insulin durch GLP-1 funktioniert nur in Gegenwart von Glucose. GLP-1 hemmt zudem die Glucagonfreisetzung, die bei Typ-2-Diabetikern oft erhöht ist. In der Folge sinkt die hepatische Glucoseproduktion. Allerdings ist die Halbwertszeit der aktiven Formen von GLP-1 mit 3–5 min nur sehr kurz, da sie durch die **Dipeptidylpeptidase-4** (DPP-4) unter Abspaltung von 2 Aminosäuren zu GLP-1 (9–37) und GLP-1 (9–36-

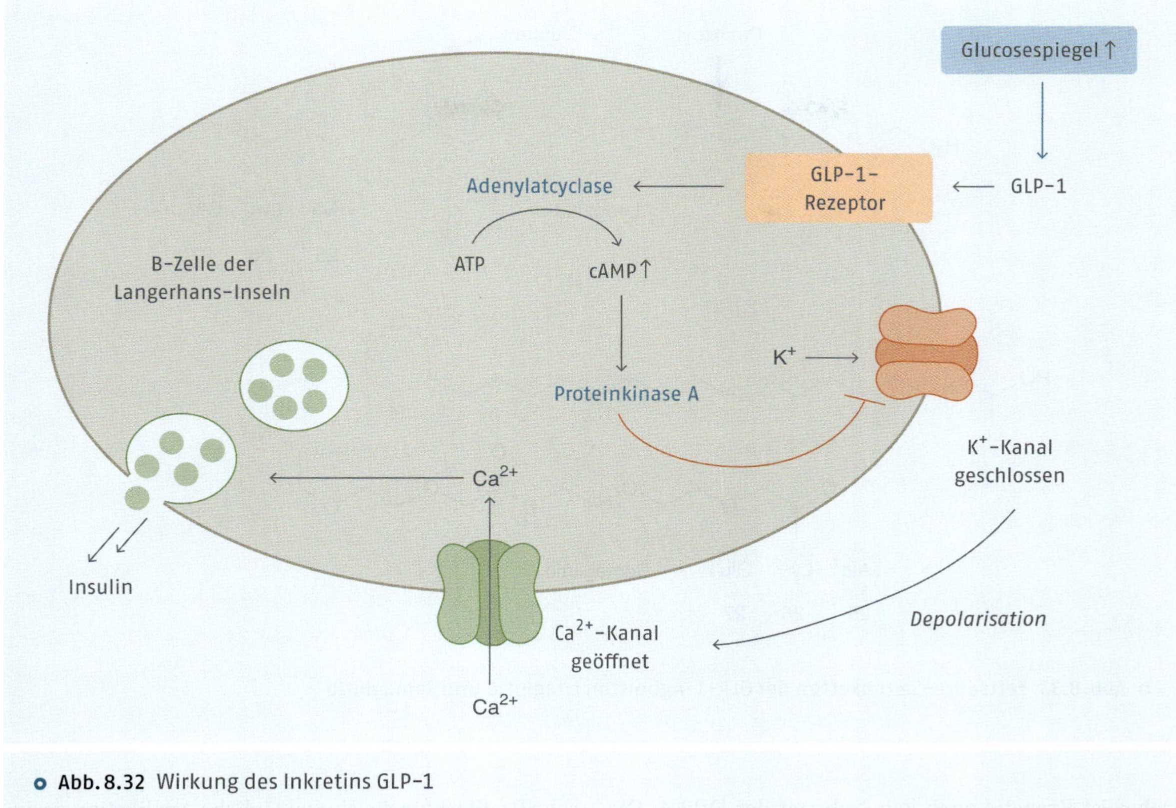

o Abb. 8.32 Wirkung des Inkretins GLP-1

NH_2) inaktiviert werden und somit als Arzneistoff nicht verwendet werden können. Therapeutisch nutzen kann man den Inkretin-Effekt durch Gabe von

- **Inkretinmimetika** (Glucagon-like-Peptide-1-Agonisten), metabolisch stabile, länger wirksame Analoga von GLP-1, welche die Wirkung der Inkretine nachahmen, oder
- **DPP-4-Inhibitoren** (**Gliptine**), welche die Halbwertszeit von GLP-1 verlängern.

Entdeckung. Auf der systematischen Suche nach bioaktiven Wirkstoffen in Insekten und Reptilien identifizierte man in den 1980er Jahren die stimulierende Wirkung des Speichelsekrets der Gila-Krustenechse (*Heloderma suspectum*) auf die Drüsengänge des Pankreas. Verantwortlich für die GLP-1-ähnliche Wirkung zeigten sich verschiedene Polypeptide, die man wegen ihrer Herkunft aus der Echse als Exendine bezeichnete. Von denen erwies sich **Exendin-4** vielversprechend und im Vergleich zu GLP-1 stabil gegenüber der Spaltung durch DPP-4. Das Hormon stimuliert bei der Echse, die nur viermal im Jahr Nahrung aufnimmt, wie das humane GLP-1 glucoseabhängig die Insulinsekretion des Pankreas. **Exenatid** (o Abb. 8.31) ist die vollsynthetische Variante mit einer *C*-terminalen Amidgruppe und kam 2007 als erster Vertreter der Inkretinmimetika auf den Markt.

Synthetische Aspekte. Exenatid ist mit 39 Aminosäuren eines der größten therapeutisch verwendeten Peptide, die durch chemische Synthese produziert werden. Die ursprünglichen Synthesekonzepte basierten auf der klassischen Festphasenpeptidsynthese nach Merrifield. Dieses stufenweise Synthesekonzept unterliegt bei dieser Größenordnung des Moleküls verschiedenen Limitationen, die man jedoch durch eine konvergente Festphasenpeptidsynthese-Strategie überwinden kann. Dabei werden 4 individuelle Fragmente zuerst separat synthetisiert und danach miteinander in flüssiger Phase gekuppelt, um das gewünschte Peptid zu erhalten. Insgesamt war Exenatid somit auch in der Large-Scale-Produktion zugängig.

Exenatid (Byetta®) bindet als GLP-1-Agonist an denselben Rezeptor wie das natürliche Inkretinhormon und induziert im Organismus die gleichen Wirkungen. Es besteht aus 39 Aminosäuren, die zu 53 % mit denen des GLP-1 übereinstimmen. An der proteolytischen Schnittstelle am *N*-terminalen Ende liegt gegenüber GLP-1 (7–37) Glycin anstatt Alanin vor (o Abb. 8.31).

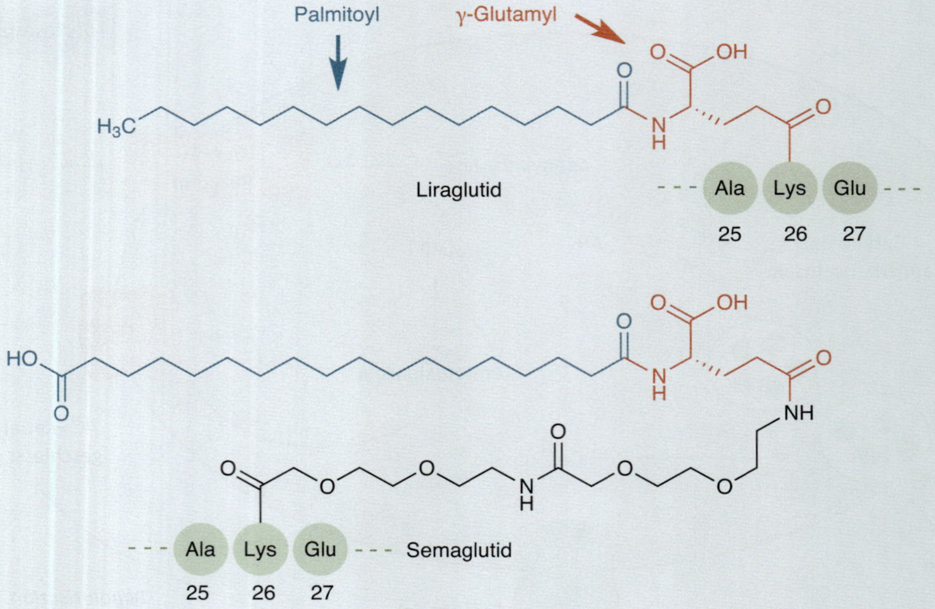

Palmitoyl γ-Glutamyl
H_3C O O OH N H O
Liraglutid --- Ala Lys Glu --- 25 26 27
HO O O OH N H O NH O O O O N H O O
--- Ala Lys Glu --- Semaglutid 25 26 27

Abb. 8.33 Fettsäure-Seitenketten der GLP-1-Agonisten Liraglutid und Semaglutid

Daher ist Exenatid auch kein Substrat der DPP-4. Die Plasmahalbwertszeit nach subkutaner Injektion ist dementsprechend auf 2–3 h verlängert. Eine retardierte Formulierung von Exenatid (Bydureon®) erlaubt die einmal wöchentliche Injektion.

Lixisenatid (in Suliqua®) ist in der Fixkombination mit Insulin glargin seit 2020 in Deutschland verfügbar. Lixisenatid unterscheidet sich am *C*-terminalen Ende von Exenatid durch das Fehlen von L-Prolin in Position 38, dazu sind am Kettenende 5 L-Lysin-Einheiten und endständig ein L-Lysinamid angefügt. Gegenüber Exenatid muss es nur einmal täglich in den Oberarm, Oberschenkel oder das Abdomen injiziert werden. Die Halbwertszeit beträgt 3 h.

Liraglutid (Victoza®) ist zu 97 % strukturhomolog mit dem nativen GLP-1. Lys34 ist durch Arginin ersetzt und die Aminogruppe von Lys26 *N*-ε(γ-Glu[*N*-α-Hexadecanoyl]-substituiert, liegt somit über einen Glu-Spacer acyliert vor (Abb. 8.33). Ähnlich wie bei Insulin detemir ist das Design von Liraglutid und auch von Semaglutid auf eine reversible Bindung an Plasmaalbumin gerichtet, die durch die Fettsäure-Seitenketten vermittelt wird. Neben dem Schutz vor Abbau durch DPP-4 und vor glomerulärer Filtration wird die Resorption verzögert. Erklärt wird dies durch Bildung von Heptameren über eine Selbstassemblierung, die von den Fettsäure-Seitenketten in Position 26 kontrolliert wird. Dadurch verlängert sich die Halbwertszeit nach subkutaner Injektion auf bis zu 15 h. Das pharmakokinetische Profil ist für die einmal tägliche Applikation geeignet.

Semaglutid (Ozempic®) ist seit 2018 in Deutschland als Injektionslösung verfügbar und seit 2020 auch in oral applizierbarer Form (Rybelsus®). Diese enthält den Resorptionsverstärker Natrium-8-(2-hydroxybenzamido)octat, der zu einem lokal begrenzten, transienten pH-Anstieg im Magen führt, wodurch Semaglutid vor proteolytischem Abbau geschützt wird. Semaglutid ist ein lang wirkender GLP-1-Agonist. Zum Schutz vor Spaltung durch DPP-4 sind Ala8 gegen α-Aminobuttersäure sowie Lys34 gegen Arginin ausgetauscht. Zudem wird die Affinität an Plasmaalbumin durch eine Seitenkette aus einer C_{18}-Dicarbonsäure erhöht, die über einen γ-Glutaminsäure-Linker und einen hydrophilen Spacer an Lys26 gebunden ist (Abb. 8.33). Dies führt zu einer sehr langen Halbwertszeit, wodurch für Semaglutid gegenüber Liraglutid eine einmal wöchentliche subkutane Injektion ausreicht. Die weitgehende Metabolisierung erfolgt am Peptid-Rückgrat durch proteolytische Spaltung und durch β-Oxidation der Fettsäure-Seitenkette. Etwas zwei Drittel werden über den Urin, ein Drittel über die Fäzes eliminiert.

Dulaglutid (Trulicity®) ist ein 2015 zugelassenes rekombinantes GLP-1-Fusionsprotein. Es ist ein Homodimer aus 2 identischen GLP-1-Analoga, in denen 3 Aminosäuren (Gly8, Glu22, Gly36) ausgetauscht wurden, um die proteolytische Spaltung durch DPP-4 zu verzögern. Die Ketten sind miteinander über Disulfid-Brücken

Sitagliptin Vildagliptin

Linagliptin Saxagliptin

o Abb. 8.34 Gliptine

verbunden und kovalent mit einem modifizierten Immunglobulin-G4-Fc-Fragment verknüpft. Dulaglutid ist ein lang wirkender GLP-1-Agonist mit einer Halbwertszeit von 4–5 Tagen, wodurch die einmal wöchentliche Injektion möglich ist.

8.2.5 Gliptine (DPP-4-Inhibitoren)

Design und Entwicklung. Die Verfügbarkeit von robusten High-Throughput-Screenings erleichterte die Entdeckung der Dipeptidylpeptidase-(DPP-)4-Inhibitoren (o Abb. 8.34). Zwei Screening-Hits bei Merck Sharp & Dohme wiesen ein β-Aminosäure-substituiertes Prolinamid- sowie ein Piperazin-Strukturelement auf. Indem man Fluoratome in den terminalen Phenylring einführte, konnten deutlich potentere Derivate erhalten werden (o Abb. 8.35). Zur Verbesserung der metabolischen Stabilität und oralen Bioverfügbarkeit erprobte man eine Reihe von anellierten Heterozyklen, was zu einem Triazolopiperazin-Derivat führte. Als Resultat weiterer Optimierung, u. a. durch Einführen einer Trifluormethylgruppe und eines 2,4,5-Trifluor-Substitutionsmusters im terminalen Phenylring, gelangte man schließlich zu **Sitagliptin**, das 2007 als erster DPP-4-Inhibitor auf den Markt kam.

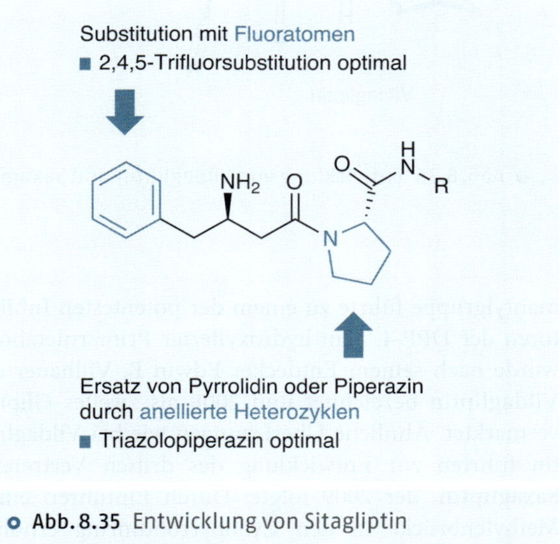

o Abb. 8.35 Entwicklung von Sitagliptin

Cyanpyrrolidin-DPP-4-Inhibitoren (o Abb. 8.36) haben peptidomimetischen Charakter und imitieren den Prolinrest in physiologischen Substraten der DPP-4. An die Stelle einer Peptidbindung tritt die elektrophile Nitrilgruppe. Zu dieser Substanzgruppe gelangte man durch Beobachtungen, dass sich Nitrile als elektrophiles Strukturmotiv für Serin-interagierende Inhibitoren (o Abb. 8.38) einer mit DPP-4 verwandten Serin-Protease eignen. Allerdings erwiesen sich die Substanzen in Lösung als chemisch nicht stabil. Wegen der gleichzeitig vorliegenden nukleophilen Aminogruppe und des elektrophilen C-Atoms der Nitrilgruppe zyklisierte das Molekül zu einem inaktiven Diketopiperazin (o Abb. 8.36). Um die intramolekulare Reaktion zwischen diesen beiden essenziellen Funktionalitäten einzuschränken, erprobte man sterisch gehinderte Amine. Die Substitution des Amins mit einer voluminösen Ada-

8

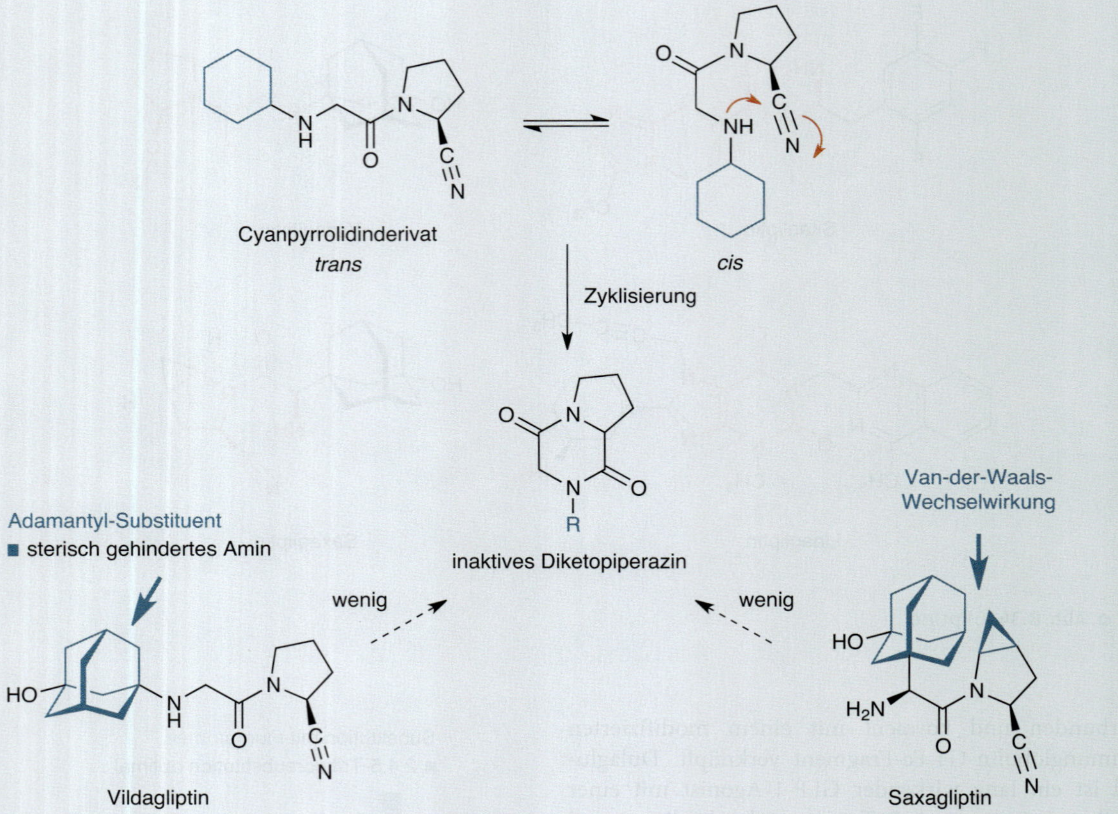

Abb. 8.36 Entwicklung von Vildagliptin und Saxagliptin; R: Cyclohexyl, Adamantyl

mantylgruppe führte zu einem der potentesten Inhibitoren der DPP-4. Sein hydroxylierter Primärmetabolit wurde nach seinem Entdecker Edwin B. Villhauer als **Vildagliptin** bezeichnet und 2008 als zweites Gliptin vermarktet. Ähnliche Überlegungen wie bei Vildagliptin führten zur Entwicklung des dritten Vertreters, **Saxagliptin**, der 2009 folgte. Durch Einführen einer Methylenbrücke in den Cyanpyrrolidinring erhöhte man den sterischen Anspruch und die Stabilität. Aufgrund der Van-der-Waals-Wechselwirkungen mit dem Adamantyl-Substituenten wird die Ausbildung der *cis*-Konformation nicht begünstigt, die für die Zyklisierung voraussetzend ist.

Linagliptin wurde aus einem Xanthinderivat entwickelt, das im High-Throughput-Screening bei Boehringer-Ingelheim entdeckt wurde. Es gelangte 2011 zur Marktreife.

Struktur und Eigenschaften. Die Entwicklung zahlreicher Strukturvarianten der DPP-4-Inhibitoren führte zur Erkenntnis, dass eine basische Aminofunktion in vergleichbarer Position zur vorletzten Aminosäure (Ala) in GLP-1 essenziell ist. Sitagliptin und Saxagliptin verfügen als primäre Amine (pK_S = 7,7 bzw. 7,3) über schwach basische Eigenschaften. Vildagliptin ist ein sekundäres Amin (pK_S = 9,0). Linagliptin besitzt eine primäre Aminogruppe (pK_S = 8,6) sowie einen sehr schwach basischen Chinazolinring (pK_S = 1,9). Die meisten Inhibitoren sind peptidähnlich konstruiert und enthalten einen α- oder β-aminoacylierten Pyrrolidinring oder ein heterozyklisches Analogon, da DPP-4 Prolinbindungen bevorzugt spaltet. In Sitagliptin ist ein Piperazin- mit einem Pyrazolring anstelle des Pyrrolidinrings anelliert, sodass ein Triazolsystem entsteht. Linagliptin enthält als zentralen Baustein ein Xanthingerüst. Sitagliptin liegt als *R*-Enantiomer vor. In Vildagliptin ist das Asymmetrienzentrum im Pyrrolidinring *S*-konfiguriert. In Saxagliptin sind das die primäre Aminogruppe tragende C-Atom sowie die 3 asymmetrisch substituierten C-Atome des Pyrrolidinrings alle *S*-konfiguriert. Linagliptin schließlich ist *R*-konfiguriert.

Wirkungsmechanismus. Dipeptidylpeptidase-4 (DPP-4) ist eine transmembranäre Serin-Protease, die von bio-

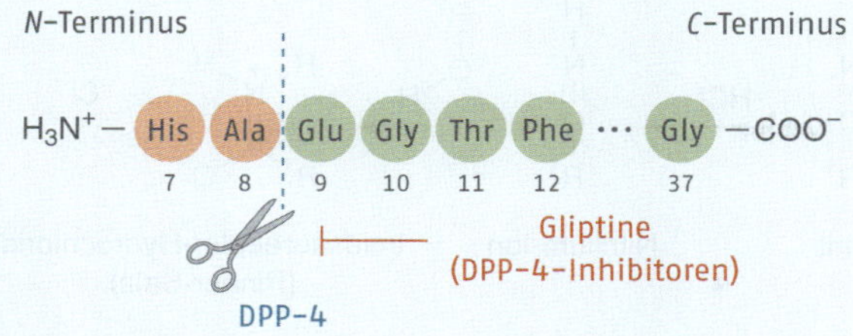

Abb. 8.37 Spaltung von GLP-1 (7–37) durch DPP-4

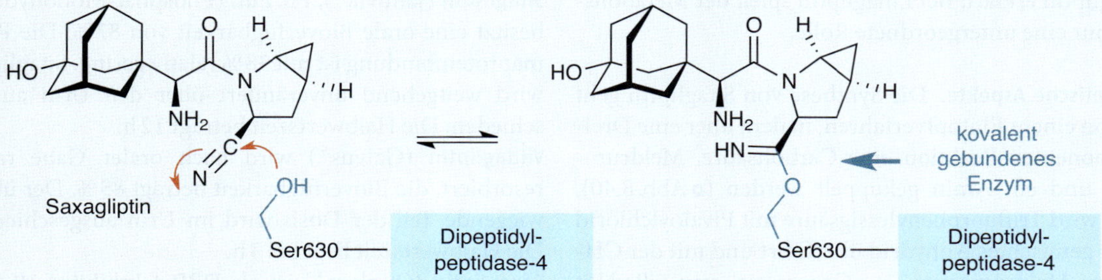

Abb. 8.38 Kovalente Bindung von Saxagliptin an DPP-4 durch eine Pinner-Reaktion

logisch aktiven Peptiden an der vorletzten Position des *N*-terminalen Endes ein Dipeptid mit einem Prolin- oder Alaninrest abspaltet und diese inaktiviert. Das Enzym enthält im aktiven Zentrum die katalytische Triade mit den Aminosäuren Ser630, Asp708 und His740. DPP-4 ist das Schlüsselenzym für die Inaktivierung des zur Steuerung des Glucosestoffwechsels relevanten Inkretinhormons GLP-1 und entfernt proteolytisch das Dipeptid His-Ala (Abb. 8.37). Gliptine sind hochselektiv für DPP-4 und verlängern als Inhibitoren dieses Enzyms somit die Halbwertszeit und Wirkdauer von GLP-1. Durch dessen insulinotrope Wirkung und Hemmwirkung auf die Glucagonsekretion kommt es zur Senkung des Blutglucosespiegels.

Sitagliptin agiert wie auch **Linagliptin** als rein **kompetitiver Inhibitor** der DPP-4 und bindet mit seiner primären Aminogruppe, die in protonierter Form vorliegt, analog zum *N*-terminalen Ende des physiologischen Substrats GLP-1 an das Enzym. Neben einer H-Brücke zu Tyr662 liegen ionische Interaktionen mit den Carboxylatgruppen von Glu205 und Glu206 vor. Dagegen sind Cyanpyrrolidine wie **Vildagliptin kovalent bindende Inhibitoren**, die das Enzym reversibel hemmen. Die dazu essenzielle Nitrilfunktion fungiert als Elektrophil und geht mit der Alkoholgruppe von Ser630 im aktiven Zentrum des Enzyms im Sinne einer **Pinner-Reaktion** eine reversible kovalente Bindung ein, wobei ein Imidsäureester (Imidat) entsteht (Abb. 8.38). Der Pyrrolidinring imitiert das Prolin des von DPP-4 gespaltenen Dipeptids.

Da im Vergleich mit Sulfonylharnstoffen der insulinotrope Effekt bei niedrigem Blutglucosespiegel nur gering ist, wird die Gefahr der Hypoglykämie beim Einsatz der DPP-4-Inhibitoren deutlich reduziert.

Pinner-Reaktion

Bei der Pinner-Reaktion wird ein Nitril mit wasserfreiem HCl-Gas und einem Alkohol zu einem Imidsäureester (Imidat, Imidoester, Iminoether) umgesetzt (Abb. 8.39). Dieser liegt als Hydrochlorid vor und wird als **Pinner-Salz** bezeichnet.

Biotransformation. Sitagliptin wird nur geringfügig metabolisiert. Vildagliptin wird überwiegend an der Nitrilgruppe hydrolysiert und dadurch inaktiviert. Saxagliptin wird hingegen intensiv durch CYP3A4 metabolisiert. Als Hauptmetabolit entsteht durch weitere Hydroxylierung des Adamantanrings das aktive 5-Hydroxysaxagliptin, welches die lange Wirkdauer von

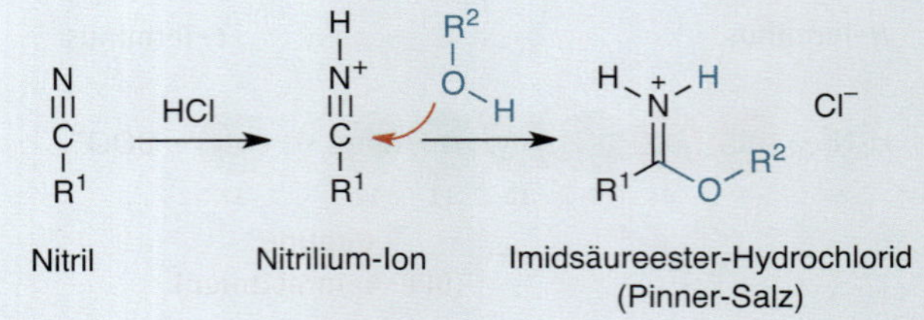

Abb. 8.39 Pinner-Reaktion

Saxagliptin erklärt. Bei Linagliptin spielt der Metabolismus nur eine untergeordnete Rolle.

Synthetische Aspekte. Die Synthese von Sitagliptin geht aus von einem Eintopfverfahren, in dem über eine Drei-Komponenten-Reaktion eine Carbonsäure, Meldrumsäure und ein Amin gekuppelt werden (Abb. 8.40). Dazu wird Trifluorphenylessigsäure mit Pivaloylchlorid in ein gemischtes Anhydrid überführt und mit der CH-aciden Meldrumsäure in Gegenwart von $i\mathrm{Pr_2NEt}$ (Hünig-Base) und katalytischen Mengen an 4-(Dimethylamino)pyridin zum entsprechenden Meldrum-Addukt umgesetzt. Die Bildung des gewünschten β-Ketoamids (Prositagliptin) verläuft unter Decarboxylierung des Meldrum-Addukts über ein α-Oxoketen, das mit dem Hydrochlorid von Triazolopiperazin abgefangen wird. Zugabe von Ammoniumacetat und Methanol zum Rohprodukt führt zu Dehydrositagliptin, das als Enaminamid vorliegt. Bei der konventionellen Synthesemethode folgte nun eine asymmetrische Hydrierung mit einem Rhodiumkatalysator und einem chiralen Liganden wie JOSIPHOS (zweizähniger Diphosphanligand mit axialer Chiralität). Dieser Schritt erforderte hohen Druck und führte durch hohe Abfallmengen zur Umweltbelastung.

Durch Verwendung eines Biokatalysators konnte man diesen Schritt umgehen. Für die verbesserte **grüne Synthese** – umweltverträglich und energieschonend – erhielten die Kooperationspartner Merck und Codexis 2010 den Presidential Green Chemistry Challenge Award. Dabei ging man von Prositagliptin als Keton aus, das biokatalytisch mithilfe einer Transaminase und Pyridoxalphosphat als Kofaktor in Sitagliptin überführt wird. Isopropylamin dient als Aminogruppen-Donor und wird dabei in Aceton umgewandelt. Mittels Molecular Modelling und Protein-Engineering konnte man die Spezifität und Aktivität einer *R*-selektiven Transaminase für dieses sterisch anspruchsvolle Keton deutlich verbessern. Nach insgesamt 27 Mutationen erhielt man ein entsprechend modifiziertes Enzym, mit dem Sitagliptin in einem Enantiomerenüberschuss von 99,95 % gebildet wird.

Sitagliptin (Januvia®), Ph. Eur. (Phosphat-Monohydrat), besitzt eine orale Bioverfügbarkeit von 87 %. Die Plasmaproteinbindung ist mit 38 % relativ gering. Sitagliptin wird weitgehend unverändert über den Urin ausgeschieden. Die Halbwertszeit beträgt 12 h.

Vildagliptin (Galvus®) wird nach oraler Gabe rasch resorbiert, die Bioverfügbarkeit beträgt 85 %. Der überwiegende Teil der Dosis wird im Urin ausgeschieden. Die Halbwertszeit liegt bei 3 h.

Saxagliptin (Onglyza®) ist als DPP-4-Inhibitor 10-fach potenter als Sitagliptin und Vildagliptin. Es besitzt eine orale Bioverfügbarkeit von 75 %. Die Elimination erfolgt sowohl renal als auch in den Fäzes. Saxagliptin und sein aktiver Hauptmetabolit haben Halbwertszeiten von 2,5 bzw. 3,1 h. Gegenüber Sitagliptin hält die Hemmwirkung auf die DPP-4 deutlich länger an, sodass eine einmal tägliche Gabe genügt. Wie bei Sitagliptin sind neben der Monotherapie auch fixe Kombinationspräparate mit Metformin im Handel.

Linagliptin (in Glyxambi®, mit Empagliflozin) wird nach oraler Gabe rasch resorbiert. Die Bioverfügbarkeit liegt bei 30 %. Die Ausscheidung verläuft dreiphasisch und erfolgt hauptsächlich mit den Fäzes. Die terminale Halbwertszeit beträgt mehr als 100 h.

8.2.6 Biguanide

Design und Entwicklung. Die frühe Beobachtung, dass Injektionen von Guanidin bei Kaninchen Hypoglykämien erzeugen (Chikayuki Watanabe, 1918), führte zur Stoffklasse der **Diguanidine**. Dekan-1,10-diyl-diguanidin als wichtigster Vertreter wurde 1927 als Synthalin® (Abb. 8.41) eingeführt, seine Vermarktung aber wegen leberschädigender Wirkung 1942 eingestellt. Eine blutzuckersenkende Wirkung wird auch für das Prenylguanidin **Galegin** diskutiert, das im Samen der in der Volksmedizin verwendeten Geißraute (*Galega officinalis*) enthalten ist. Weniger toxisch als Diguanidine erwiesen sich die **Biguanide**, von denen das bereits 1922 synthetisierte **Metformin** nach klinischer Prüfung im Jahr 1957 als Glucophage (Zuckerfresser) bezeichnet wurde. Ebenfalls klinisch geprüft und vermarktet wur-

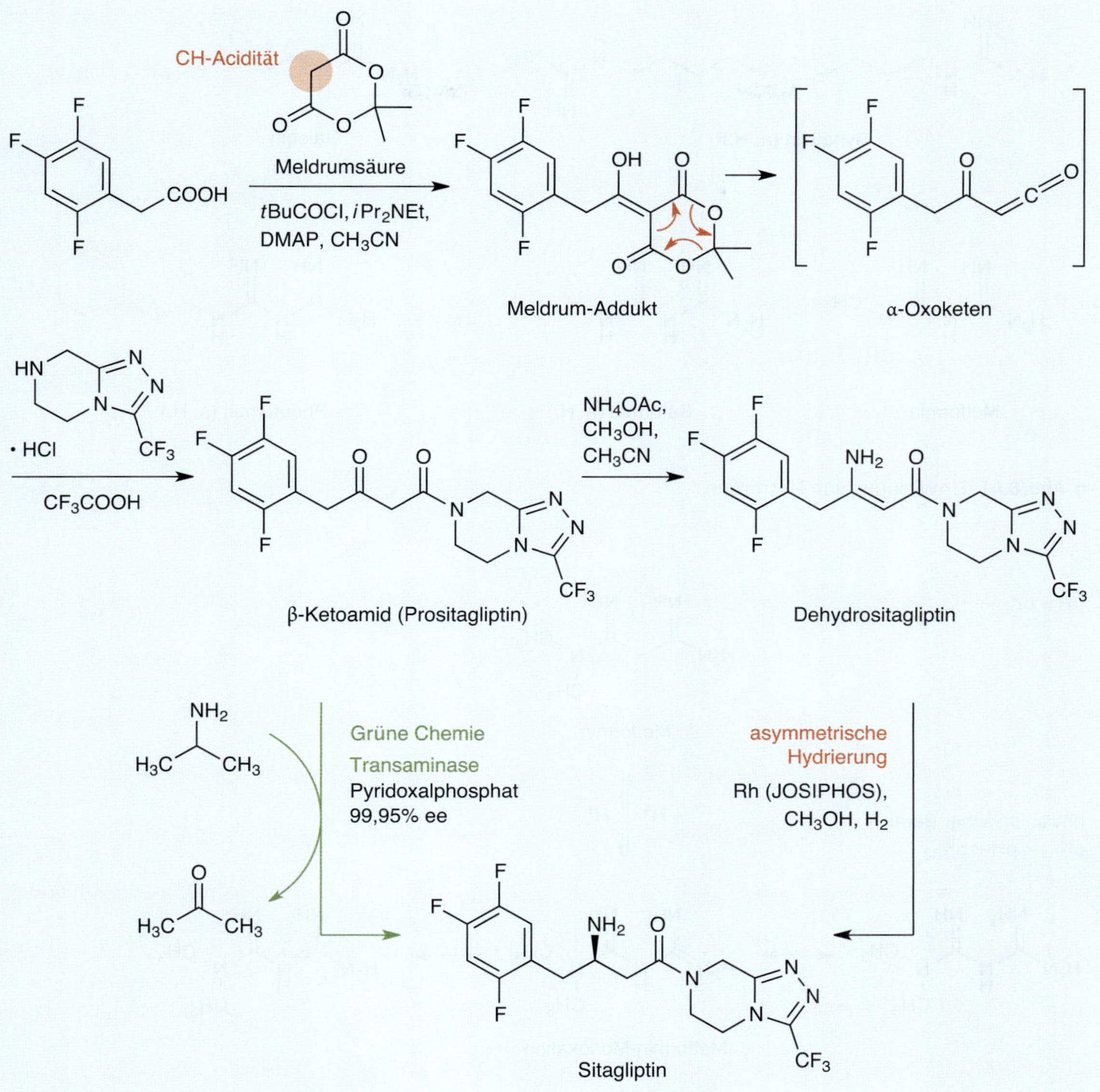

Abb. 8.40 Synthese von Sitagliptin

den **Buformin** und **Phenformin**, die allerdings Ende der 1970er Jahren wegen des erhöhten Lactatazidose-Risikos aus dem Handel genommen wurden. Bei Metformin ist das Risiko aufgrund der relativ kurzen Seitenkette und der dadurch verminderten Affinität zu den Phospholipiden der Mitochondrienmembran geringer.

Eigenschaften. Metformin weist 2 Dissoziationsstufen (pK_{S1} = 2,8 und pK_{S2} = 12,4) auf, die sich auf die diprotonierte bzw. monoprotonierte Form der stark basischen Struktur beziehen (Abb. 8.42). Unter physiologischen Verhältnissen liegt somit kein neutrales Molekül vor, sondern fast ausschließlich die einfach positiv geladene Spezies. Von daher kann Metformin die Plasmamembran nicht passieren. Der intrazelluläre Transport in protonierter Form wird durch verschiedene Isoformen des Organischen-Kationen-Transporters (OCT) vermittelt. Daneben wird auch eine parazelluläre Resorption diskutiert.

Wirkungsmechanismus. Metformin senkt nur beim Diabetiker, nicht beim Stoffwechselgesunden den Blutglucosespiegel. Der antihyperglykämische Effekt ist auf die verminderte Glucoseproduktion in der Leber zurückzuführen. Das molekulare Wirkprinzip von Metformin wird noch nicht vollständig verstanden, diskutiert wer-

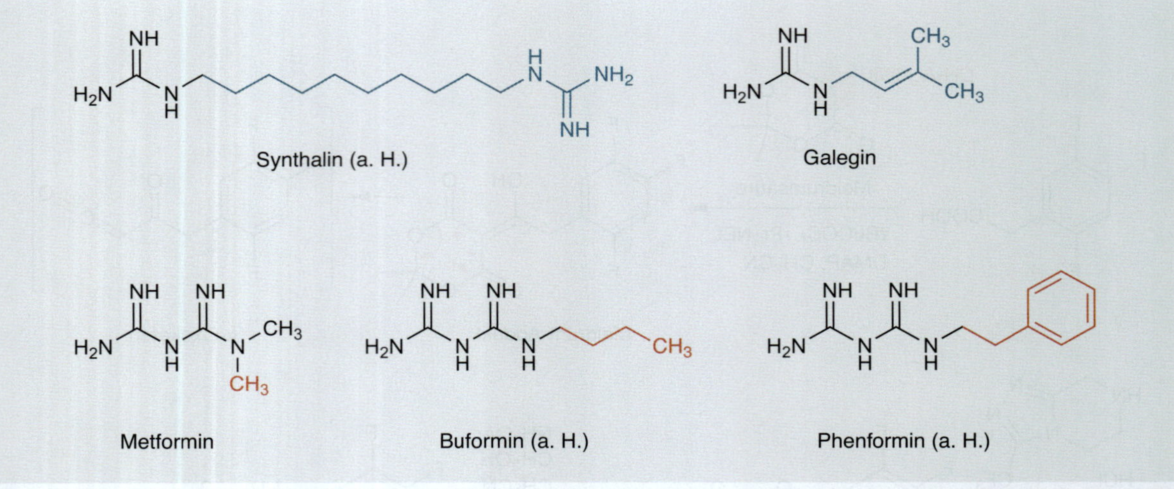

Synthalin (a. H.)

Galegin

Metformin

Buformin (a. H.)

Phenformin (a. H.)

Abb. 8.41 Entwicklung von Metformin

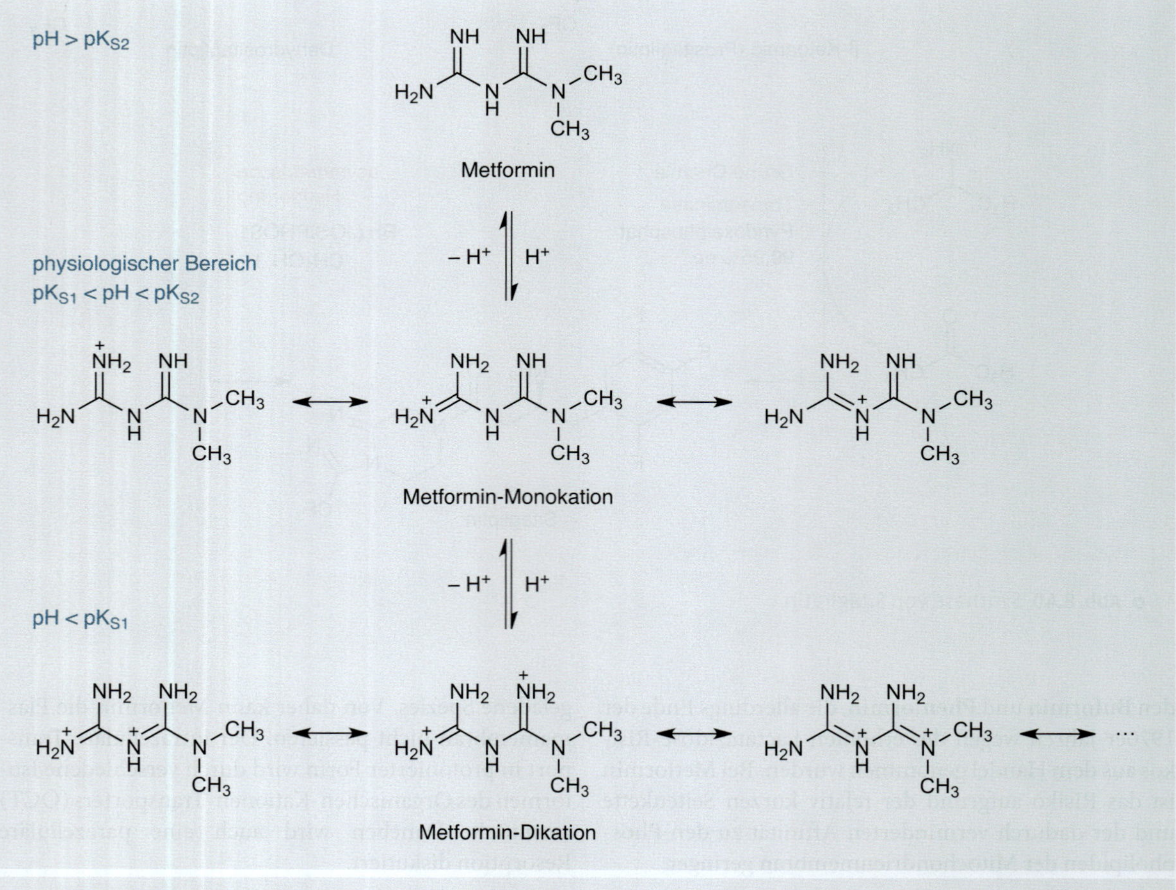

pH > pK_{S2}

Metformin

physiologischer Bereich
pK_{S1} < pH < pK_{S2}

$-H^+$ H^+

Metformin-Monokation

$-H^+$ H^+

pH < pK_{S1}

Metformin-Dikation

Abb. 8.42 Ionisierte Formen von Metformin

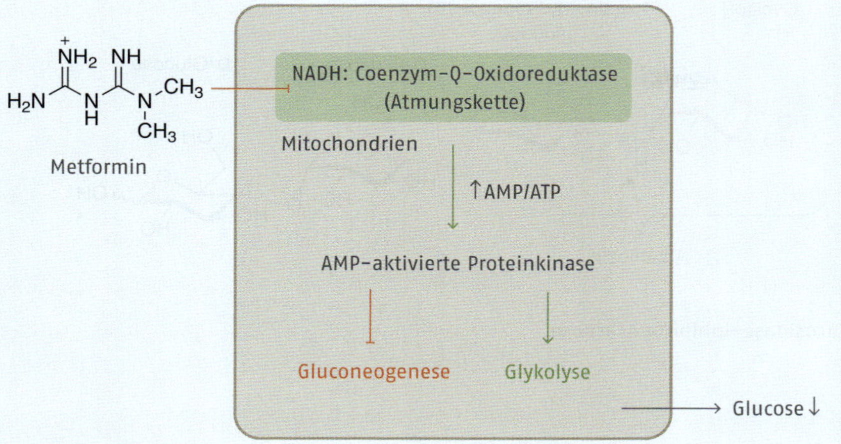

Abb. 8.43 Angriffspunkte und Wirkung von Metformin

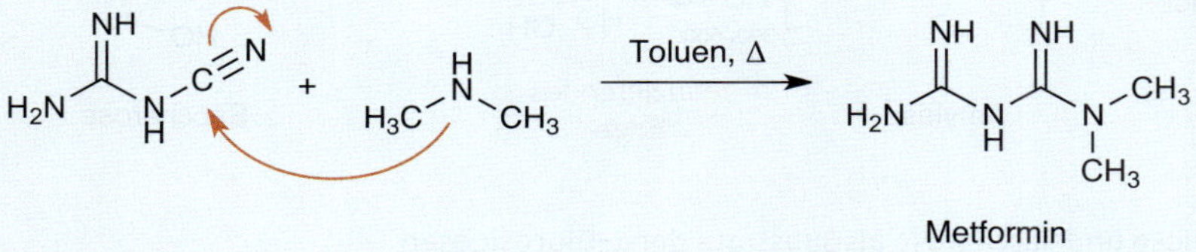

Abb. 8.44 Synthese von Metformin

den verschiedene Teilmechanismen der Wirkung. In erster Linie beeinträchtigt Metformin die Funktion der NADH:Coenzym-Q-Oxidoreduktase (Komplex I) der mitochondrialen Atmungskette (Abb. 8.43), wodurch die ATP-Produktion vermindert wird und der AMP/ATP-Quotient ansteigt. Diese Veränderungen aktivieren indirekt die AMP-aktivierte Proteinkinase (AMPK), was sich in der Folge auf den Kohlenhydratstoffwechsel auswirkt. Die Gluconeogenese wird gehemmt und die Glykolyse aktiviert. Da man im Darm 300-fach höhere Metforminspiegel als im Plasma findet, wird zudem eine Freisetzung von Glucagon-like-Peptide-1 (GLP-1) im Darm als relevant erachtet.

Struktur-Wirkungs-Beziehungen. Wird mehr als ein N-Atom der Biguanide substituiert, geht die antihyperglykämische Aktivität verloren. Die Gesamtzahl der C-Atome der Alkylkette sollte nicht mehr als 5 betragen. Bei arylsubstituierten Biguaniden darf der Phenylring nicht substituiert sein.

Biotransformation. Metformin wird nicht metabolisiert und unverändert im Urin ausgeschieden.

Synthetische Aspekte. Metformin erhält man in einer Eintopfreaktion durch Erhitzen äquimolarer Mengen an 2-Cyanguanidin und Dimethylamin (Abb. 8.44).

Analytische Aspekte. Ph. Eur. lässt die Guanidingruppe mit der Sakaguchi-Reaktion nachweisen (▸ Kap. 6.2.1). Bei der Gehaltsbestimmung mit potentiometrischer Endpunktanzeige reagiert Metforminhydrochlorid mit Perchlorsäure in Acetonitril im Verhältnis 1:1. Wegen der höheren Basizität des monoprotonierten Metformins gegenüber dem Cl^--Ion erfolgt dabei Protonierung zum Metformin-Dikation (Abb. 8.42).

Metformin (Glucophage®), Ph. Eur. (Hydrochlorid), ist das Mittel der 1. Wahl für die Behandlung des Typ-2-Diabetes. Es führt nicht zur Insulinfreisetzung und erhöht nicht das Hypoglykämie-Risiko. Die orale Bioverfügbarkeit ist mit 50–60 % sehr hoch für einen derart stark ionisierten (Abb. 8.42) und hydrophilen Wirkstoff. Die Eliminationshalbwertszeit beträgt 2–5 h. Die Ausscheidung erfolgt im Urin.

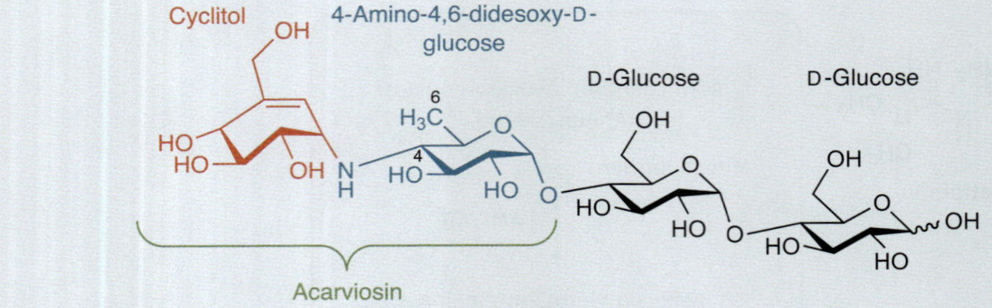

Abb. 8.45 α-Glucosidase-Inhibitor Acarbose

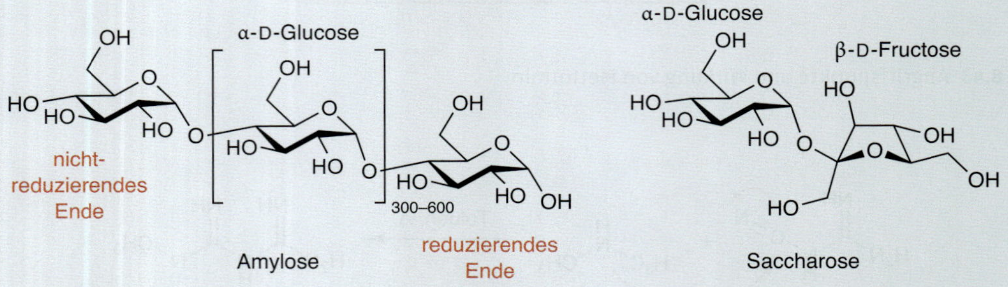

Abb. 8.46 Amylose und Saccharose als Substrate der α-Glucosidasen

8.2.7 α-Glucosidase-Inhibitoren

Design und Entwicklung. Das Einhalten einer Diät kann das Problem der oft sehr schnell auftretenden und hohen Blutglucosespitzen nach einer Mahlzeit (**postprandiale Hyperglykämie**) nicht immer lösen. Überlegungen von Walter Puls bei Bayer Ende der 1960er Jahre, wie man jene Verdauungsenzyme bremsen könne, die Stärke zu Glucose spalten, führten zur Suche nach geeigneten Inhibitoren. Im mikrobiellen Screening fielen Bakterien der Gattung *Actinoplanes* auf, deren Kulturüberstände hochpotente α-Amylase- und Saccharasehemmung zeigten. Als Wirkstoff isolierte man **Acarbose** (Abb. 8.45), die 1990 in die Diabetestherapie eingeführt wurde.

Struktur und Eigenschaften. Acarbose ist ein Pseudotetrasaccharid. Charakteristisch für die Struktur ist der Pseudomaltosebaustein Acarviosin, der aus einem ungesättigten Cyclitol und einer 4-Amino-4,6-didesoxy-D-glucose besteht. Diese Kerneinheit ist mit 2 D-Glucose-Einheiten verknüpft, wobei die terminale Einheit als Gemisch aus α- und β-Anomeren vorliegt. Alle Zuckerbausteine sind α-1,4-glykosidisch verbunden. Der pK_S-Wert von 5,1 für die sekundäre Aminogruppe in der Acarbose ist bedingt durch die β-ständigen Hydroxygruppen gering.

Biochemische Grundlagen. α-Glucosidasen sind in den Bürstensaumzellen des Dünndarms lokalisiert und katalysieren die Hydrolyse α-glykosidischer Bindungen von nicht resorbierbaren Di-, Oligo- und Polysacchariden (z. B. Saccharose, Amylose, Abb. 8.46) der Nahrung zur resorbierbaren Glucose. Unter Beteiligung eines aktiven Transportsystems (z. B. GLUT2) kann der Zucker dann in die Zellen aufgenommen werden.

Der Angriff des Enzyms erfolgt am nichtreduzierenden Ende des Zuckers unter Abspaltung der terminalen α-D-Glucose. Im ersten Schritt der Hydrolyse der glykosidischen Bindung wird das glykosidische O-Atom im aktiven Zentrum durch eine katalytische Säure – Glutamin- oder Asparaginsäure-Seitenkette der α-Glucosidase – protoniert und damit als Abgangsgruppe aktiviert (Abb. 8.47). Die glykosidische Bindung wird nun gespalten, und neben dem austretenden Zuckerrest entsteht intermediär ein Oxocarbenium-Ion, das durch ein benachbartes Nukleophil – eine Aspartat-Seitenkette des Enzyms – stabilisiert wird. Nukleophiler Angriff eines Wassermoleküls am Oxocarbenium-C-

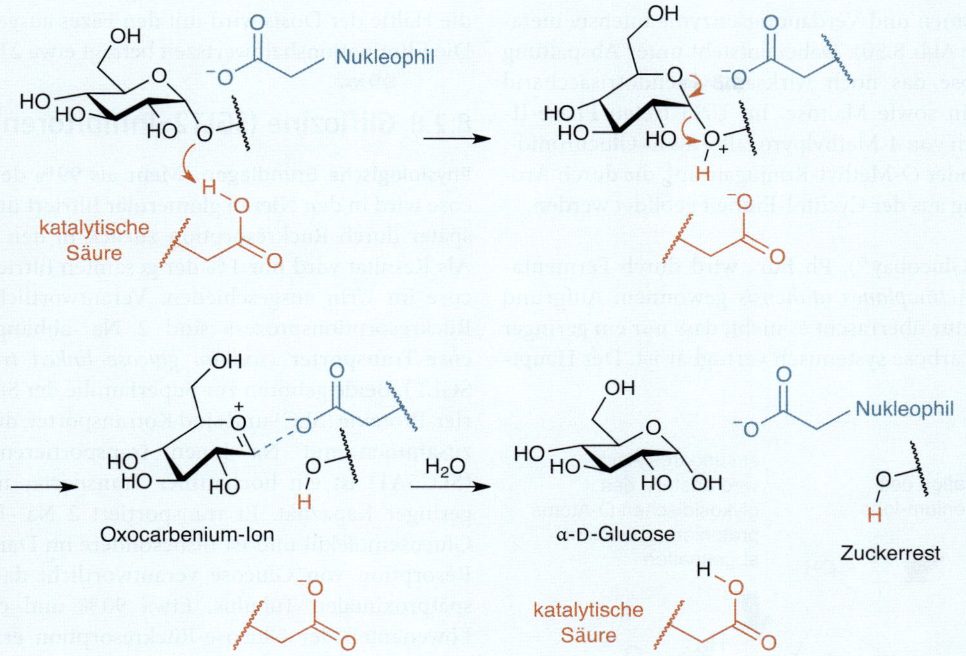

Abb. 8.47 Postulierter Mechanismus für die Hydrolyse einer α-glykosidischen Bindung durch α-Glucosidase

Atom führt zur Freisetzung von Glucose, wobei das Nukleophil im aktiven Zentrum der α-Glucosidase und die katalytische Säure unter Deprotonierung des Wassermoleküls regeneriert werden.

Wirkungsmechanismus. Das Pseudooligosaccharid Acarbose hemmt intestinale α-Glucosidasen (Abb. 8.48), sodass in den oberen Darmabschnitten der Abbau höhermolekularer, nicht resorbierbarer Kohlenhydrate und die Resorption der daraus freigesetzten Glucose verzögert, jedoch nicht verhindert wird. Die Resorption freier Glucose aus der Nahrung bleibt unbeeinflusst. Insbesondere kann so die postprandiale Hyperglykämie reduziert werden.

Acarbose konkurriert als Inhibitor mit dem physiologischen Substrat um das aktive Zentrum der α-Glucosidase. So ist die Affinität zur Saccharase um den Faktor 10^4–10^5 höher als die des Disaccharids Saccharose, das zu Glucose und Fructose gespalten wird. Die inhibitorische Aktivität der Acarbose ist an die Acarviosin-Einheit des Moleküls gebunden, die den Übergangszustand der enzymatischen Glykosidspaltung simuliert (Abb. 8.49). Demgemäß ist Acarbose ein **Transition-State-Inhibitor**. Die Cyclitol-Einheit entspricht in ihrer Konformation in etwa dem in Abb. 8.47 dargestellten Oxocarbenium-Ion. Die Aufgabe des glykosidischen O-Atoms übernimmt die sekundäre Aminogruppe. Diese wird als stärkere Base von der katalytischen Säure bevorzugt protoniert, kann allerdings als sekundäres Ammoniumion nicht abgespalten werden, da die Bindung zum Pseudozucker Cyclitol keine *N*-glykosidische Bindung darstellt. Acarbose bindet reversibel an das Enzym. Die Inhibitionskinetik folgt einem kompetitiven Mechanismus.

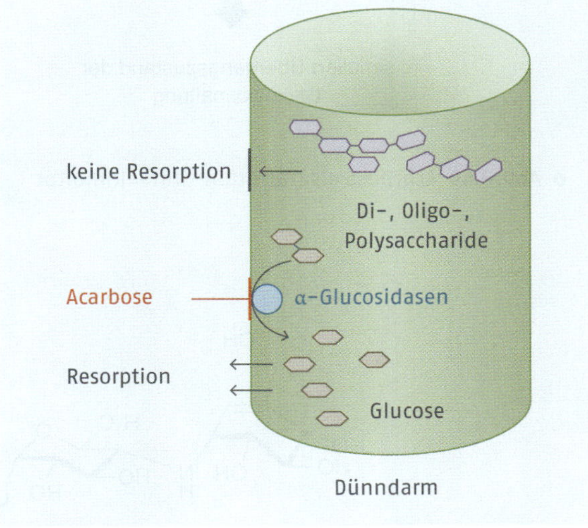

Abb. 8.48 Wirkung der α-Glucosidase-Inhibitoren

Biotransformation. Acarbose wird im Darm durch Mikroorganismen und Verdauungsenzyme intensiv metabolisiert (o Abb. 8.50). Dabei entsteht unter Abspaltung von Glucose das noch wirksame Pseudotrisaccharid Amylostatin sowie Maltose. Im Urin treten Phase-II-Metaboliten von 4-Methylpyrogallol als *O*-Glucuronid-, *O*-Sulfat- oder *O*-Methyl-Konjugate auf, die durch Aromatisierung aus der Cyclitol-Einheit gebildet werden.

Acarbose (Glucobay®), Ph. Eur., wird durch Fermentation von *Actinoplanes utahensis* gewonnen. Aufgrund ihrer Struktur überrascht es nicht, dass nur ein geringer Teil der Acarbose systemisch verfügbar ist. Der Hauptanteil der Substanz wirkt im Magen-Darm-Trakt. Über die Hälfte der Dosis wird mit den Fäzes ausgeschieden. Die Eliminationshalbwertszeit beträgt etwa 2 h.

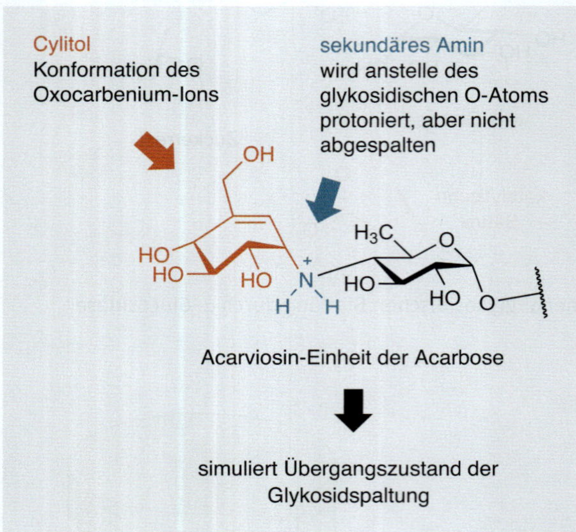

o **Abb. 8.49** Acarbose als Transition-State-Inhibitor

8.2.8 Gliflozine (SGLT2-Inhibitoren)

Physiologische Grundlagen. Mehr als 99 % der Blutglucose wird in den Nieren glomerulär filtriert und gelangt später durch Rückresorption zurück in den Kreislauf. Als Resultat wird nur 1 % der gesamten filtrierten Glucose im Urin ausgeschieden. Verantwortlich für den Rückresorptionsprozess sind 2 **Na^+-abhängige Glucose-Transporter** (*sodium glucose linked transporter*, SGLT). Beide gehören zur Superfamilie der Solute-Carrier-Proteine (SLC) und sind Kotransporter, die Glucose zusammen mit Na^+-Ionen transportieren. **SGLT1** (SLC5A1) ist ein hochaffiner Transporter mit relativ geringer Kapazität. Er transportiert 2 Na^+-Ionen pro Glucosemolekül und ist insbesondere im Darm für die Resorption von Glucose verantwortlich, daneben im spätproximalen Tubulus. Etwa 90 % und damit der Löwenanteil der Glucose-Rückresorption erfolgt aber durch **SGLT2** (SLC5A2) im frühproximalen Tubulus der Niere (o Abb. 8.53). SGLT2 transportiert pro Glucosemolekül ein Na^+-Ion und besitzt geringe Affinität, aber hohe Kapazität. Die in die Tubuluszelle aufgenommene Glucose gelangt durch den Glucosetransporter Typ 2 (GLUT2) im frühproximalen Tubulus und durch GLUT1 in den nachfolgenden Abschnitten wieder ins Blut.

Da sich bei Hemmung des SGLT1 die Glucosekonzentration und Osmolarität im Darm erhöht, muss mit gastrointestinalen Nebenwirkungen wie Durchfall gerechnet werden. Von daher war man an der Entwick-

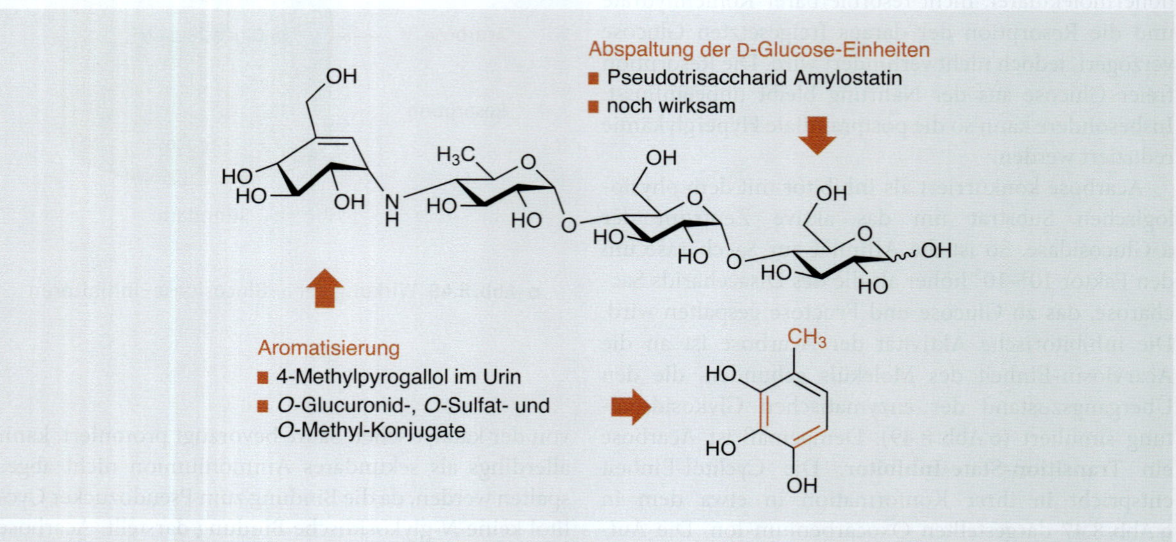

o **Abb. 8.50** Biotransformation der Acarbose

lung **SGLT2-selektiver Inhibitoren** (Abb. 8.51) interessiert.

Design und Entwicklung. Bereits 1886 beobachtete man erstmals, dass durch Gabe von **Phlorizin** (Abb. 8.52) vermehrt Glucose über den Urin ausgeschieden wird. Phlorizin ist ein Derivat von Phloroglucin (1,3,5-Trihydroxybenzen), das mit β-D-Glucose *O*-glykosidisch verknüpft ist. Es kommt in der Rinde des Apfelbaums und anderen Obstbäumen vor. Später identifizierte man die Substanz als nichtselektiven SGLT-Inhibitor. Wegen der fehlenden Selektivität und der geringen metabolischen Stabilität – im Gastrointestinaltrakt wird es durch Glucosidasen zu seinem Aglykon Phloretin gespalten – war Phlorizin kein geeigneter Arzneistoffkandidat. Zwar gelang in Japan die Weiterentwicklung zu selektiven, potenten SGLT2-Inhibitoren, allerdings war die Leitstruktur T-1095A als **O-Glucosid** (Acetal) metabolisch ebenfalls instabil. Struktur-Wirkungs-Studien an metabolisch robusteren ***C*-Aryl-Glucosiden** führten zu einer Serie von *meta*-substituierten Diarylmethanderivaten. Die um das O-Atom gekürzte Kohlenhydrat-Aglycon-Verknüpfung erforderte nämlich die Verschiebung des *ortho*-Substituenten mit dem endständigen Phenylring in die *meta*-Position, um eine potente SGLT2-Hemmung zu erzielen (Abb. 8.52). Durch Optimierung der Substituenten an C-4 (X) und C-4' (R) gelangte man schließlich zu **Dapagliflozin**, das 1200-mal selektiver für SGLT2 als für SGLT1 ist. Dapagliflozin wurde 2012 als erster SGLT2-Inhibitor zugelassen.

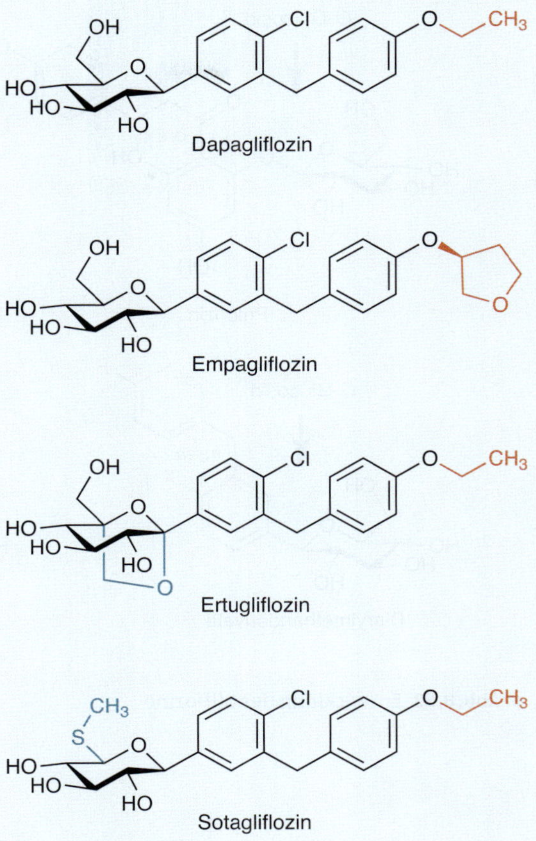

Abb. 8.51 Gliflozine

Wirkungsmechanismus. Gliflozine hemmen das Transportprotein SGLT2 im proximalen Tubulus und verhindern die Rückresorption von Glucose (Abb. 8.53). Bei Hyperglykämie senken sie durch verstärkte renale Glucoseausscheidung den Blutglucosespiegel. Der Mechanismus ist von der Insulinsekretion und Insulinwirkung unabhängig. Dapagliflozin und Empagliflozin sind 1000-fach selektivere SGLT2-Inhibitoren im Vergleich zu SGLT1. Der SGLT1 im spätproximalen Tubulus wird daher nur unwesentlich gehemmt, sodass noch ein geringer Prozentsatz Glucose rückresorbiert wird. Das Risiko einer Hyperglykämie ist dadurch gering.

Biotransformation. Dapagliflozin wird hauptsächlich am Glucosebaustein zum inaktiven 3-*O*-Glucuronid konjugiert. Als Phase-I-Metaboliten entstehen nach Desethylierung das aktive Phenolderivat sowie ein Diphenylmethanolderivat. Hauptmetaboliten von Empagliflozin sind die 2-*O*-, 3-*O*- und 6-*O*-Glucuronide.

Synthetische Aspekte. Gluconolacton wird durch Zugabe von Trimethylsilylchlorid (TMSCl) in *N*-Methylmorpholin (NMM) und Tetrahydrofuran vollständig als Trimethylsilylether geschützt und anschließend in einer metallorganischen Reaktion mit dem jeweiligen Aglykon zum *C*-Glucosid verknüpft (Abb. 8.54). Zur Darstellung des Aglykons von Dapagliflozin wird 5-Brom-2-chlorbenzoesäure mit Oxalylchlorid zum entsprechenden Säurechlorid umgesetzt. Friedel-Crafts-Acylierung mit Phenetol ergibt ein Benzophenonderivat, das mit Triethylsilan und $BF_3 \cdot OEt_2$ zum gewünschten Diphenylmethan-Aglykon reduziert wird. Nach Lithium-Halogen-Austausch mit BuLi wird der lithiierte Aromat zu dem als TMS-geschützten Gluconolacton gegeben und mit Methansulfonsäure in Methanol behandelt, sodass man in situ das desilylierte *O*-Methyl-glykosid erhält. Die selektive Reduktion mit Triethylsilan nach Acetylierung mit Acetanhydrid und 4-(Dimethylamino)pyridin als Katalysator führt fast ausschließlich zum β-Anomer, das durch Umkristallisieren in Ethanol vom α-Anomer getrennt wird. Nach abschließender Hydrolyse des Tetraacetoxy-β-C-glucosids mit Lithiumhydroxid erhält man Dapagliflozin.

o Abb. 8.52 Entwicklung der Gliflozine

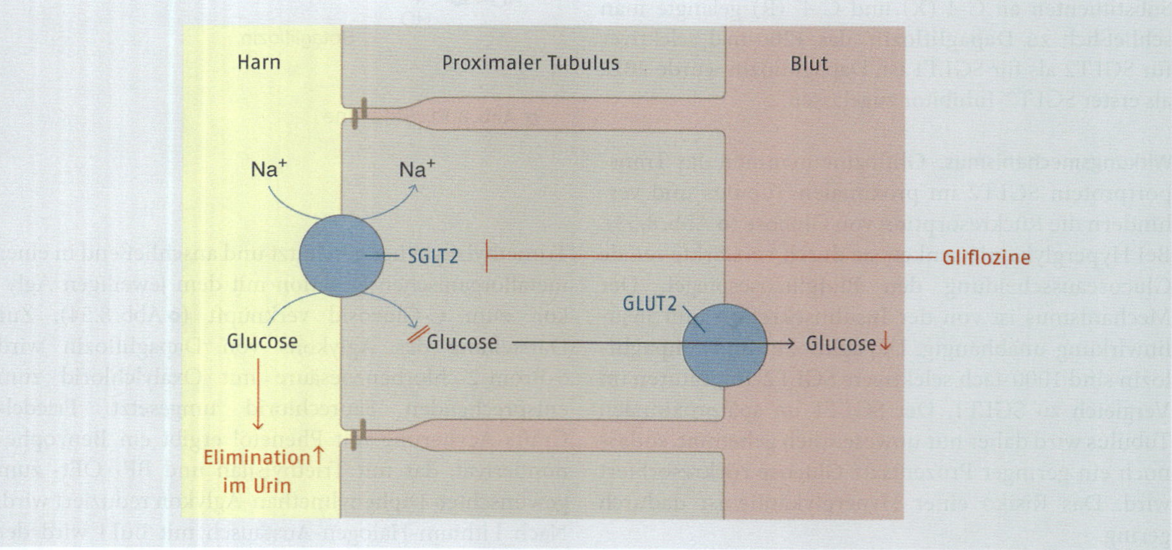

o Abb. 8.53 Wirkungsmechanismus der Gliflozine. SGLT2: sodium-glucose linked transporter 2, GLUT2: Glucose-transporter Typ 2

Dapagliflozin (Forxiga®) besitzt eine β-D-Glucose-Einheit, die *C*-glykosidisch mit einem Diarylmethan-System verknüpft ist. Die orale Bioverfügbarkeit beträgt 78 %, die Plasmaproteinbindung etwa 91 %. Die Ausscheidung erfolgt hauptsächlich in Form der Metaboliten im Urin. Die terminale Halbwertszeit liegt bei 13 h.

Empagliflozin (Jardiance®) ist seit 2014 im Handel. Gegenüber Dapagliflozin ist im Bereich der Phenolether-Struktur die Ethylgruppe durch einen Tetrahydrofuranring ersetzt. Das dadurch zusätzlich vorliegende Asymmetriezentrum ist *S*-konfiguriert. Die Bioverfügbarkeit beträgt 65 %. Die Elimination erfolgt

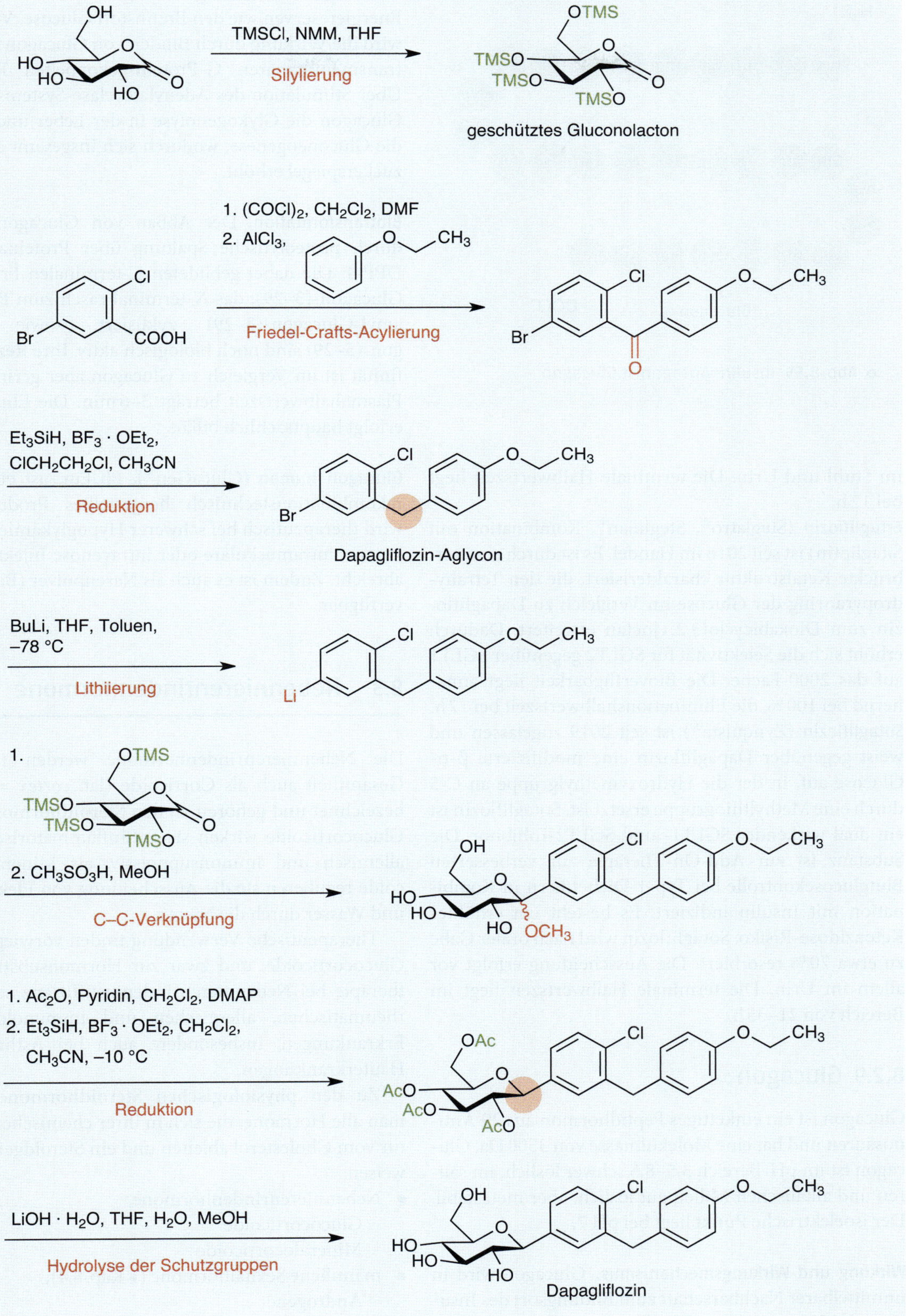

TMSCl, NMM, THF

Silylierung

geschütztes Gluconolacton

1. $(COCl)_2$, CH_2Cl_2, DMF
2. $AlCl_3$,

Friedel-Crafts-Acylierung

Et_3SiH, $BF_3 \cdot OEt_2$,
$ClCH_2CH_2Cl$, CH_3CN

Reduktion

Dapagliflozin-Aglycon

BuLi, THF, Toluen,
–78 °C

Lithiierung

1.
2. CH_3SO_3H, MeOH

C–C-Verknüpfung

1. Ac_2O, Pyridin, CH_2Cl_2, DMAP
2. Et_3SiH, $BF_3 \cdot OEt_2$, CH_2Cl_2, CH_3CN, –10 °C

Reduktion

$LiOH \cdot H_2O$, THF, H_2O, MeOH

Hydrolyse der Schutzgruppen

Dapagliflozin

Abb. 8.54 Synthese von Dapagliflozin

8

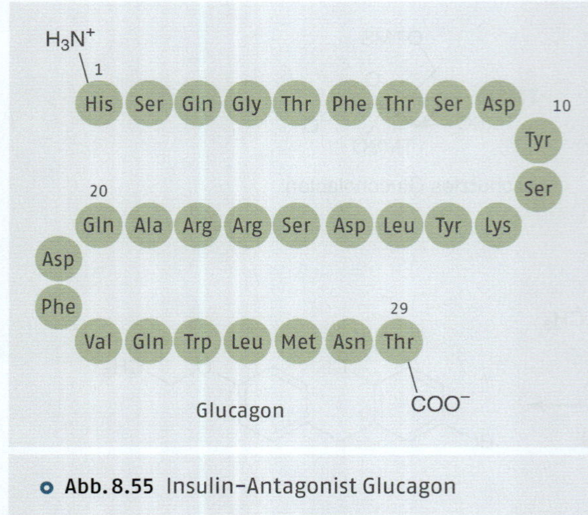

Abb. 8.55 Insulin-Antagonist Glucagon

im Stuhl und Urin. Die terminale Halbwertszeit liegt bei 12 h.

Ertugliflozin (Steglatro®, Steglujan®, Kombination mit Sitagliptin) ist seit 2018 im Handel. Es ist durch eine verbrückte Ketalstruktur charakterisiert, die den Tetrahydropyranring der Glucose im Vergleich zu Dapagliflozin zum Dioxabicyclo[3.2.1]octan erweitert. Dadurch erhöht sich die Selektivität für SGLT2 gegenüber SGLT1 auf das 2000-Fache. Die Bioverfügbarkeit liegt annähernd bei 100 %, die Eliminationshalbwertszeit bei 17 h.

Sotagliflozin (Zynquista®) ist seit 2019 zugelassen und weist gegenüber Dapagliflozin eine modifizierte β-D-Glucose auf, in der die Hydroxymethylgruppe an C-5 durch eine Methylthiogruppe ersetzt ist. Sotagliflozin ist ein dual wirkender SGLT1- und SGLT2-Inhibitor. Die Substanz ist zur Add-On-Therapie zur verbesserten Blutglucosekontrolle bei Typ-1-Diabetikern in Kombination mit Insulin indiziert. Es besteht ein erhöhtes Ketoazidose-Risiko. Sotagliflozin wird nach oraler Gabe zu etwa 70 % resorbiert. Die Ausscheidung erfolgt vor allem im Urin. Die terminale Halbwertszeit liegt im Bereich von 21–35 h.

8.2.9 Glucagon

Glucagon ist ein einkettiges Peptidhormon aus 29 Aminosäuren und hat eine Molekülmasse von 3500 Da. Glucagon ist im pH-Bereich 3,5–8,5 schwer löslich, im sauren und alkalischen Milieu gut löslich, aber metastabil. Der isoelektrische Punkt liegt bei pH 7.

Wirkung und Wirkungsmechanismus. Glucagon wird in unmittelbarer Nachbarschaft zum Bildungsort des Insulins gebildet, in den A-Zellen der Langerhans-Inseln der Bauchspeicheldrüse. Es ist ein **funktioneller Antagonist des Insulins** und steigert den Blutglucosespiegel. Fällt dieser ab, wird Glucagon freigesetzt und mobilisiert Energiereserven wie den Brennstoff Glucose. Vermittelt wird die Wirkung durch Binden von Glucagon an einen transmembranären G-Protein-gekoppelten Rezeptor. Über Stimulation des Adenylatcyclase-Systems steigert Glucagon die Glykogenolyse in der Leber und fördert die Gluconeogenese, wodurch sich insgesamt der Blutzuckerspiegel erhöht.

Biotransformation. Der Abbau von Glucagon erfolgt durch proteolytische Spaltung über Proteinasen wie DPP-4. Die dabei gebildeten *C*-terminalen Fragmente Glucagon-(3–29), das *N*-terminal rasch zum Pyroglutamyl-Glucagon-(3–29) zyklisiert, sowie Glucagon-(5–29) sind noch biologisch aktiv. Ihre Rezeptoraffinität ist im Vergleich zu Glucagon aber geringer. Die Plasmahalbwertszeit beträgt 3–6 min. Die Elimination erfolgt hauptsächlich biliär.

Glucagon human (GlucaGen®), Ph. Eur., ist ein DNA-rekombinationstechnisch hergestelltes Produkt und wird therapeutisch bei schwerer Hypoglykämie als subkutane, intramuskuläre oder intravenöse Injektion verabreicht. Zudem ist es auch als Nasenpulver (Baqsimi®) verfügbar.

8.3 Nebennierenrindenhormone

Die Nebennierenrindenhormone werden in ihrer Gesamtheit auch als **Corticoide** (lat. *cortex* = Rinde) bezeichnet und gehören zu den **Steroidhormonen**. Als Glucocorticoide wirken sie antiinflammatorisch, antiallergisch und immunsuppressiv, als Mineralocorticoide regulieren sie die Ausscheidung von Elektrolyten und Wasser durch die Nieren.

Therapeutische Verwendung finden vorwiegend die Glucocorticoide, und zwar zur Hormonsubstitutionstherapie bei Nebennierenrindeninsuffizienz sowie bei rheumatischen, allergischen und immunologischen Erkrankungen, insbesondere auch bei Asthma und Hauterkrankungen.

Zu den **physiologischen Steroidhormonen** zählt man alle Hormone, die sich in ihrer chemischen Struktur vom Cholesterol ableiten und ein Steroidgerüst aufweisen:

- Nebennierenrindenhormone,
  - Glucocorticoide
  - Mineralocorticoide
- männliche Sexualhormone (▸ Kap. 8.4),
  - Androgene
- weibliche Sexualhormone (▸ Kap. 8.4),
  - Estrogene
  - Gestagene.

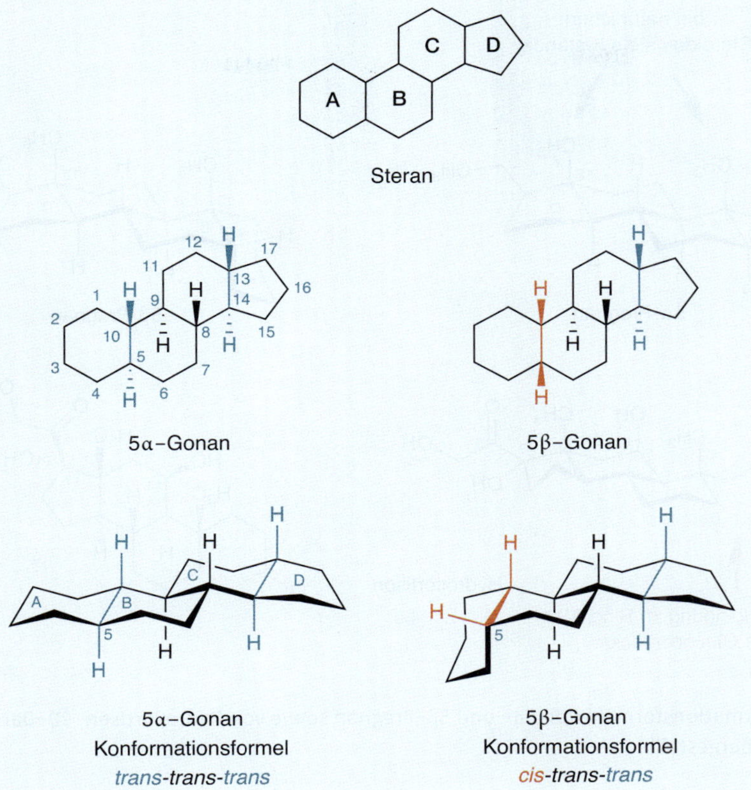

o Abb. 8.56 Grundkörper der Steroidhormone und stereochemische Differenzierung

8.3.1 Corticoide – Strukturchemie und Physiologie

Steroidgerüst und stereochemische Differenzierung

Grundkörper der Steroide ist das **Steran**, ein aus den 4 miteinander verknüpften Ringen A–D (o Abb. 8.56) bestehender alizyklischer Kohlenwasserstoff. Aufgrund der 6 Stereozentren sind theoretisch 64 Stereoisomere denkbar, letztlich kommen bei Steroidhormonen aber nur einige dieser Möglichkeiten vor. Sämtliche Steroidhormone leiten sich von einem Stereoisomer des Sterans ab, dem **Gonan**.

- Die Ringe B und C sowie C und D weisen eine *trans*-Verknüpfung auf. Das bedeutet, dass sich die H-Atome an den Verknüpfungsstellen der Ringe B/C sowie C/D auf gegenüberliegenden Seiten der durch die Ringe gebildeten Molekülebene befinden.
- Die Ringe A und B weisen entweder eine *trans*- oder eine *cis*-Verknüpfung auf (5α-Gonan bzw. 5β-Gonan). Sind die Ringe A und B *cis*-verknüpft, resultiert eine Winkelung des Moleküls an der Achse C-5/C-10.

Die beiden Gonane können durch Konformationsformeln veranschaulicht werden, in denen die 3 Cyclohexanringe in der **Sesselkonformation** vorliegen. Auch der Cyclopentanring D ist nicht völlig planar.

Steroide sind konformativ starre Moleküle, die keine Ringinversionen eingehen. Folglich befinden sich die Substituenten in fixierten Positionen, was für die Rezeptorbindung der Steroidhormone von enormer Bedeutung ist. Bei den natürlichen Steroidhormonen weist das Steroidgerüst meist folgende strukturelle Merkmale auf:

- **anguläre Methylgruppen**, meist in den Positionen C-10 und C-13 (o Abb. 8.57),
- eine oder mehrere **Doppelbindungen**, häufig in den Ringen A und/oder B,
- einen **Substituenten an C-17** wie z. B. eine Acylgruppe bei den Gestagenen oder eine Hydroxygruppe bei den Estrogenen,
- **Sauerstofffunktionen an C-3** (3-Hydroxy- oder 3-Keto).

Die Substituenten an den Verknüpfungsstellen der Ringe bezeichnet man als angulär (lat. *angulus* = Winkel), beispielsweise anguläre Methylgruppen. Sie kön-

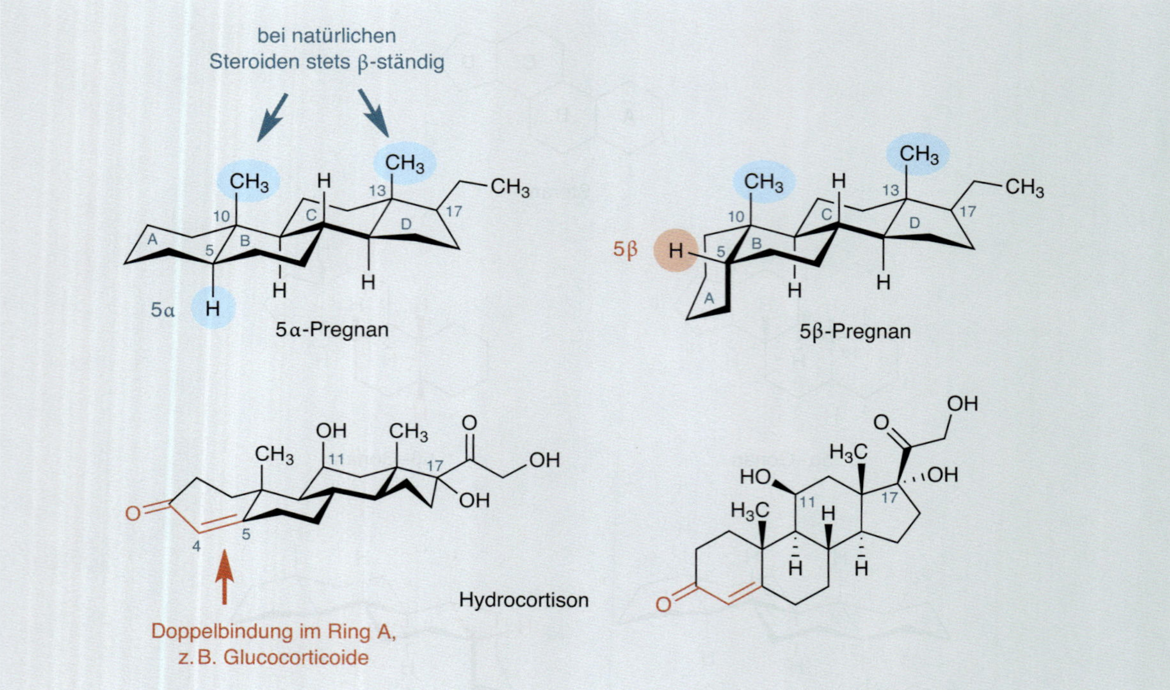

○ Abb. 8.57 Konformationsformeln von 5α- und 5β-Pregnan sowie von Hydrocortison, 2D-Darstellung von Hydrocortison gegenübergestellt

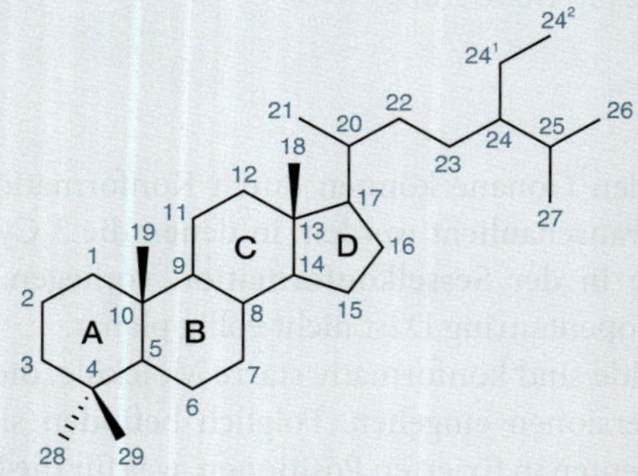

○ Abb. 8.58 Nummerierung des Steroidgerüstes nach IUPAC

nen sich oberhalb oder unterhalb der Ebene des Steroidgerüstes befinden. Stereochemischer Bezugspunkt für die Charakterisierung der *cis/trans*-Isomeren bei Steroidhormonen ist vereinbarungsgemäß die anguläre **Methylgruppe** an **C-13**. Diese zeigt mit Blick auf den Steroidkörper nach oben aus der Papierebene heraus und ist somit **β-ständig** angeordnet. Jeder beliebige Substituent, der analog der C-13-Methylgruppe aus der Papierebene heraus nach oben weist, wird ebenfalls als β-ständig bezeichnet. Betrachtet man exemplarisch das Steroidgerüst des Pregnans (○ Abb. 8.57), dann weisen beide angulären Methylgruppen an C-10 und C-13 nach oben und befinden sich oberhalb der Steroidebene. Treten in einem Sechsring eine oder mehrere Doppelbindungen auf, so ändern sie dessen Geometrie nachhaltig (○ Abb. 8.57). So ist bei allen Glucocorticoiden und den meisten Sexualhormonen, bedingt durch die $\Delta^{4,5}$-Doppelbindung im Ring A, keine *cis-trans*-Verknüpfung der Ringe A und B möglich. Eine 90°-Winkelung der Ringe A und B an der Achse C-5/C-10 analog dem 5β-Gonan (○ Abb. 8.56) oder dem 5β-Pregnan (○ Abb. 8.57) findet man in der Natur beispielsweise bei den Gallensäuren (▸ Kap. 10.4). Die stereochemischen Aspekte fasst ○ Abb. 8.57 noch einmal zusammen.

Die aktuell geltende Bezifferung der C-Atome eines Steroidgerüstes nach IUPAC mit bis zu 29 C-Atomen geht aus ○ Abb. 8.58 hervor.

Einen Überblick über einige pharmazeutisch relevante **steroidale Strukturfamilien** und deren jeweils charakteristische Anzahl von C-Atomen gibt ○ Abb. 8.59. Die Endung „-an“ zeigt den gesättigten Grundkörper an.

Biosynthese der Nebennierenrindenhormone

Anatomisch differenziert man das im Inneren der Nebenniere liegende Nebennierenmark von der außen liegenden Nebennierenrinde (NNR, Cortex glandulae

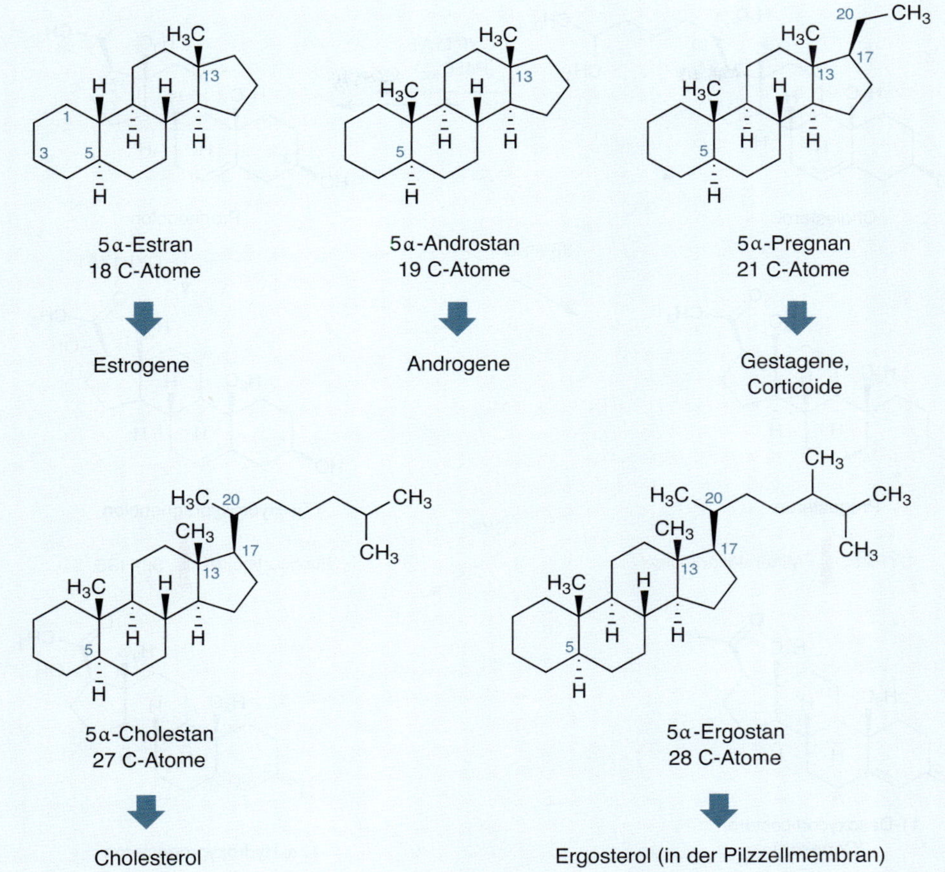

5α-Estran
18 C-Atome
Estrogene

5α-Androstan
19 C-Atome
Androgene

5α-Pregnan
21 C-Atome
Gestagene,
Corticoide

5α-Cholestan
27 C-Atome
Cholesterol

5α-Ergostan
28 C-Atome
Ergosterol (in der Pilzzellmembran)

Abb. 8.59 Ausgewählte steroidale Ringsysteme

suprarenalis). Im Gegensatz zum Nebennierenmark ist die NNR ein lebenswichtiges Organ, dessen Entfernen zum Tod des Organismus führt. Die NNR besitzt eine

- faszikuläre Zone (Zona fasciculata) als vorwiegender Bildungsort der Glucocorticoide,
- glomeruläre Zone (Zona glomerulosa), in der Mineralocorticoide gebildet werden,
- sowie eine retikuläre Zone (Zona reticularis) mit der Produktion von Glucorticoiden und Androgenen.

Der biogenetische Vorläufer aller Steroidhormone ist das Cholesterol (Abb. 8.60). Der Steroidhormonbiosynthese in der NNR liegt folgendes Prinzip zugrunde.

- Die Seitenkette von Ring D des Cholesterols wird auf 2 C-Atome verkürzt.
- Der Steroidgrundkörper wird durch Hydroxylasen in den Positionen 11, 17, 18 und 21 hydroxyliert.

Das erste wichtige Produkt des oxidativen Abbaus der Cholesterolseitenkette durch die Cholesterol-Monooxygenase (CYP11A1, $P450_{scc}$, scc = *side chain cleavage*) ist das **Pregnenolon**. Das aus Pregnenolon durch Einwirken der 3β-Hydroxysteroid-Dehydrogenase (3β-HSD) gebildete, gestagen wirksame Sexualhormon **Progesteron** (▸ Kap. 8.4.5) fungiert als Vorstufe der NNR-Hormone. Ausgehend von Pregnenolon werden auch Androgene gebildet (▸ Kap. 8.4.1).

Das Einführen von Hydroxygruppen in den Steroidgrundkörper wird durch Steroid-Hydroxylasen (Steroid-Monooxygenasen) katalysiert (Abb. 8.60). Dabei handelt es sich um CYP-Enzyme. Sie greifen am Steroidgerüst streng regiospezifisch an und treten nacheinander in Aktion:

1. Steroid-17α-Hydroxylase (CYP17A1),
2. Steroid-21-Hydroxylase (CYP21),
3. Steroid-11β-Hydroxylase (CYP11B1).

Biosynthese der Glucocorticoide

Aus Progesteron entsteht zunächst 17α-Hydroxyprogesteron, aus diesem durch C-21-Hydroxylierung 11-Desoxycortisol und schließlich durch C-11-Hydroxylierung **Hydrocortison** (zum Mechanismus der 17α-

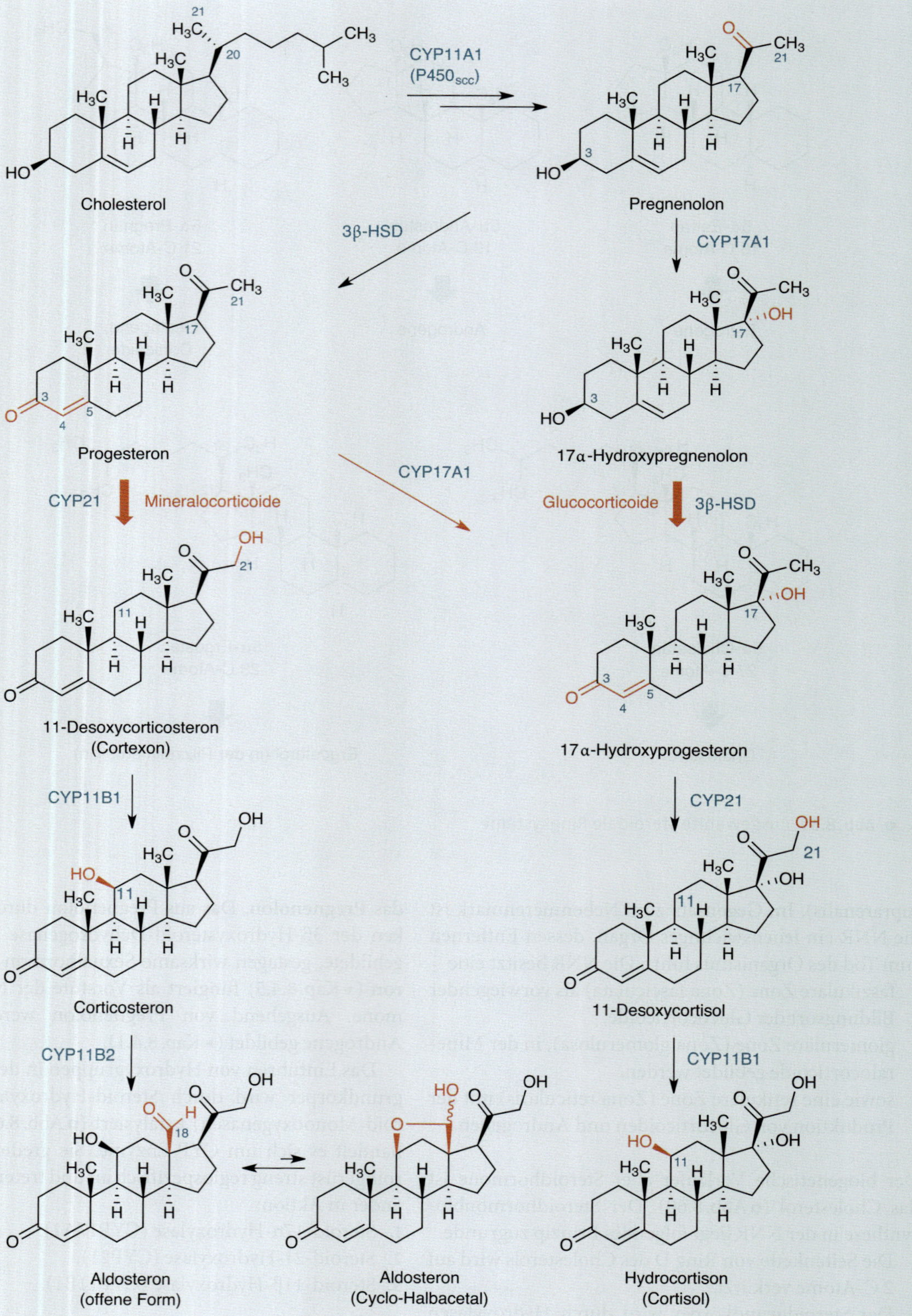

Cholesterol

CYP11A1 ($P450_{scc}$)

Pregnenolon

3β-HSD

CYP17A1

Progesteron

17α-Hydroxypregnenolon

CYP17A1

CYP21

Mineralocorticoide

Glucocorticoide

3β-HSD

11-Desoxycorticosteron (Cortexon)

17α-Hydroxyprogesteron

CYP11B1

CYP21

Corticosteron

11-Desoxycortisol

CYP11B2

CYP11B1

Aldosteron (offene Form)

Aldosteron (Cyclo-Halbacetal)

Hydrocortison (Cortisol)

Abb. 8.60 Biosynthese der Nebennierenrindenhormone. CYP11A1: Cytochrom P450, scc: *side chain cleavage* (20,22-Desmolase), CYP17A1: 17α-Hydroxylase, 3β-HSD: 3β-Hydroxysteroid-Dehydrogenase, CYP21: 21-Hydroxylase, CYP11B1: 11β-Hydroxylase, CYP11B2: 18-Hydroxylase, 18-Hydroxysteroid-Dehydrogenase (Aldosteronsynthase)

Hydroxylierung ▸Kap. 13.8.4), das potenteste endogene Glucocorticoid. Unter Umgehung des Progesterons können Glucocorticoide aber auch aus 17α-Hydroxy-pregnenolon gebildet werden (○ Abb. 8.60). Die Hydroxylierungen am Steroidgerüst laufen stets in dieser Reihenfolge ab. So kann die 17α-Hydroxylase nach C-21-Hydroxylierung nicht mehr wirksam werden. Ein Mangel an CYP21 verhindert die Hydrocortison-Biosynthese und stellt überschüssiges 17α-Hydroxy-pregnenolon, ein Prohormon des Dehydroepiandrosterons, sowie 17α-Hydroxyprogesteron für die Biosynthese der Androgene zur Verfügung.

Biosynthese der Mineralocorticoide

Bleibt die 17α-Hydroxylierung aus, wird durch die Steroid-21-Hydroxylase zunächst 11-Desoxycorticosteron und daraus Corticosteron erzeugt. Auf diese Weise werden dann nur noch die Mineralocorticoide Corticosteron und Aldosteron produziert, Hydrocortison nicht mehr. Der Weg zum **Aldosteron**, dem stärksten endogenen Mineralocorticoid, umfasst 2 Hydroxylierungsschritte an der C-18-Methylgruppe des Corticosterons durch Steroid-18-Hydroxylasen. Diese Reaktionen erzeugen zuerst 18-Hydroxycorticosteron (nicht gezeigt) und dann Aldosteron.

8.3.2 Mineralocorticoide

Mineralocorticoide greifen am distalen Nierentubulus an und wirken regulatorisch auf die Verteilung der Na^+- und K^+-Ionen im zellulären und extrazellulären Raum und damit auf den Wasserhaushalt des Organismus.

Physiologische Grundlagen. Der wichtigste physiologische Vertreter der Mineralocorticoide ist **Aldosteron**. Ein weiteres endogenes Mineralocorticoid ist **11-Desoxycorticosteron** (Cortexon, ○ Abb. 8.60), die biosynthetische Vorstufe von Corticosteron. Letzteres ist ein Zwischenprodukt auf dem Weg zu Aldosteron und besitzt eine glucocorticoide, aber nur schwach mineralocorticoide Wirkung. Die Biosynthese von Aldosteron erfolgt überwiegend in der außen liegenden Zona glomerulosa der Nebennierenrinde. Ausgehend von Cholesterol verläuft sie über Progesteron, Corticosteron und 18-Hydroxycorticosteron zum Aldosteron (○ Abb. 8.60). Im Gegensatz zu Hydrocortison wird die Sekretion von Aldosteron insbesondere durch das **Renin-Angiotensin-System** (▸Kap. 9.1) bestimmt. Die Tagessekretion von Aldosteron ist nahezu 100-fach niedriger als die des Hydrocortisons.

Die Aldosteronausschüttung erfolgt Angiotensin-II-vermittelt bei vermindertem Blutvolumen und Blutdruck sowie bei einer erhöhten extrazellulären K^+-Konzentration.

Im Vergleich zu Aldosteron liegt Hydrocortison in bis zu 1000-fach höherer Plasmakonzentration vor und bindet hochaffin an den Mineralocorticoid-Rezeptor im distalen Tubulusepithel der Niere. Das hätte eine kompetitive Verdrängung des Aldosterons zur Folge. Verhindert wird dies jedoch durch Oxidation der 11-Hydroxygruppe des Hydrocortisons zum inaktiven Cortison, katalysiert durch die vorwiegend im Nierengewebe vorkommende, NAD^+-abhängige 11β-Hydroxysteroid-Dehydrogenase-2 (11β-HSD2). Im Gegensatz zu Hydrocortison ist in Aldosteron die 11-Hydroxygruppe als Halbacetal geschützt und wird in den Tubuluszellen der Nieren durch die 11β-HSD2 nicht inaktiviert. Die Regenerierung von Hydrocortison aus dem endokrin inaktiven Cortison bewerkstelligt dagegen die NADPH-abhängige 11β-Hydroxysteroid-Dehydrogenase 1 (11β-HSD1, ○ Abb. 8.61). Das Enzym findet sich in erster Linie im ZNS, der Leber und im Fettgewebe.

Struktur und Eigenschaften. Nukleophile Addition der axialen, β-ständigen C-11-Hydroxygruppe in Aldosteron an die Aldehydgruppe in Position 13 führt zu einem **zyklischen Halbacetal** (○ Abb. 8.62). Das tautomere Gleichgewicht zwischen der offenen Aldehydform und der zyklischen Halbacetalform wird als **Oxo-Cyclo-Tautomerie** bezeichnet. Im Tautomeriegleichgewicht überwiegt das Halbacetal.

Wirkungsmechanismus. Aldosteron besitzt genomische und nichtgenomische Wirkungen. Letztere können innerhalb von Minuten eintreten, die genomischen Effekte dagegen zeitlich verzögert. Als physiologische Liganden binden Aldosteron und 11-Desoxycorticosteron zunächst an den zytosolischen **Mineralocorticoid-Rezeptor**, der als Transkriptionsfaktor fungiert. Die späten, mit einer Latenzzeit von ggf. mehreren Stunden eintretenden Effekte des Aldosterons sind auf die Stimulation der Biosynthese epithelialer Na^+-Kanäle und auf die Expression von ROMK-Kanälen (*renal outer medullary K*$^+$, Kaliumkanal des äußeren Nierenmarks) sowie die Expression von Na^+/K^+-ATPasen zurückzuführen.

In der Folge kommt es zu einer verstärkten Rückresorption von Na^+-Ionen (Diuresehemmung), verbunden mit einem Anstieg des Extrazellulärvolumens. Das Blutvolumen und folglich der Blutdruck steigen an. Zudem werden Protonen, K^+- und NH_4^+-Ionen vermehrt ausgeschieden.

Struktur-Wirkungs-Beziehungen. Den natürlich vorkommenden, reinen Mineralocorticoiden fehlt die 11β-OH-Gruppe, oder aber sie ist wie bei Aldosteron maskiert. Das Einführen eines 9α-Fluoratoms verstärkt die mineralocorticoide deutlich mehr als die glucocorti-

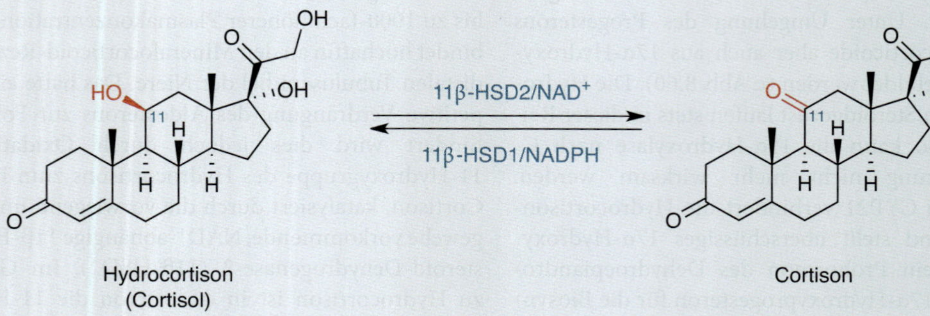

Abb. 8.61 Wechselseitige Umwandlung von Hydrocortison in die inaktive 11-Ketoform Cortison durch die 11β-Hydroxysteroid-Dehydrogenasen (11β-HSD) Typ 1 und Typ 2

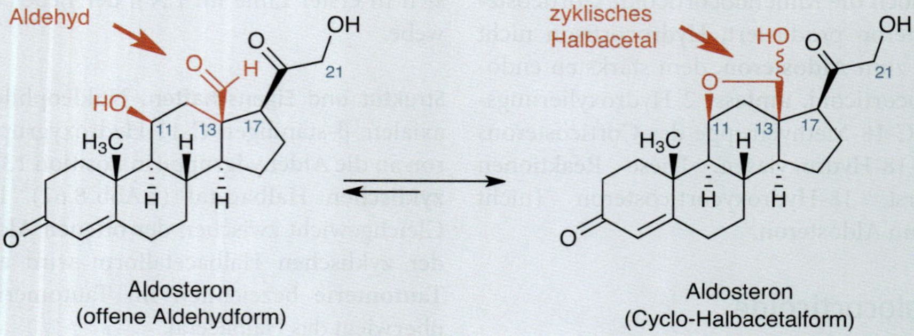

Abb. 8.62 Oxo-Cyclo-Tautomerie bei Aldosteron

coide Wirkung. Aldosteron selbst ist nach oraler Gabe nur schlecht verfügbar und müsste intravenös verabreicht werden.

Die bei langdauernder, hochdosierter **Glucocorticoidtherapie** zu beobachtende **Ödembildung** resultiert aus der mineralocorticoiden Nebenwirkung der Glucocorticoide (▸Kap. 8.1.2) auf den Mineralhaushalt. Einer Ödembildung durch NaCl-Retention kann mit **Aldosteron-Antagonisten** (▸Kap. 9.2.4) begegnet werden. Sie verdrängen die Glucocorticoide vom Mineralocorticoid-Rezeptor.

Fludrocortisonacetat (Astonin H®), Ph. Eur., ist ein lipophiles 21-Ester-Prodrug des synthetischen **Fludrocortisons** (Abb. 8.63) und wird oral appliziert. Dieses unterscheidet sich von Hydrocortison durch ein Fluoratom in der 9α-Position, wodurch die mineralocorticoide Wirkung etwa 125-fach verstärkt wird. Im üblichen Dosierungsbereich sind dessen gering ausgeprägten glucocorticoiden Effekte vernachlässigbar. Fludrocortison wird in Kombination mit Hydrocortison als Substitutionstherapeutikum bei Morbus Addison sowie beim Salzverlustsyndrom und bei orthostatischer Hypotonie eingesetzt. Fludrocortisonacetat wird schon während der Resorption durch Gewebeesterasen der Dünndarmschleimhaut rasch zu Fludrocortison aktiviert. Die hepatische Metabolisierung führt zur typischen 6β-Hydroxylierung durch CYP-Enzyme sowie zur Reduktion der 20-Ketogruppe zum entsprechenden Alkohol 20β-Dihydrofluorocortisol. Die Plasmahalbwertszeit von Fludrocortison beträgt 3,5 h, die Ausscheidung erfolgt überwiegend renal.

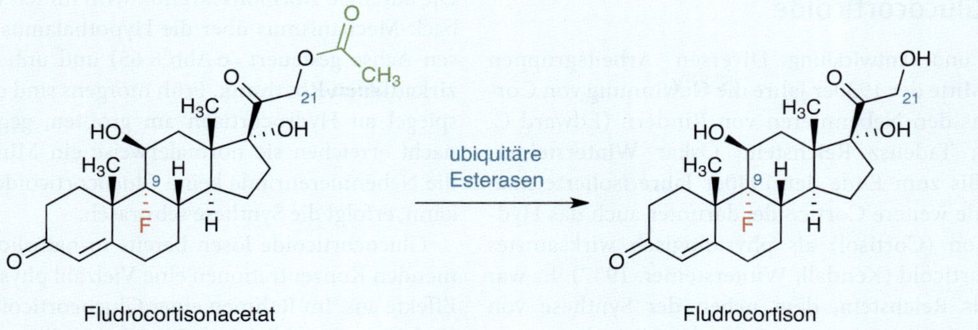

Abb. 8.63 Bildung von Fludrocortison aus dem Prodrug Fludrocortisonacetat

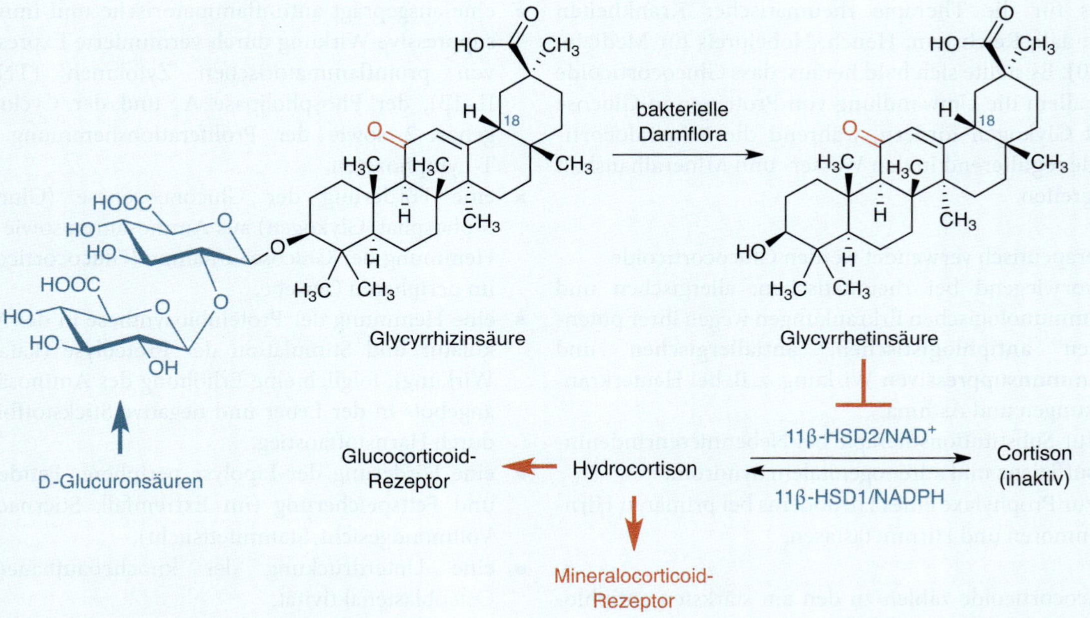

Abb. 8.64 Glycyrrhetinsäure, ein Inhibitor der 11β-Hydroxysteroid-Dehydrogenase 2

Ist Lakritze bedenklich?

Durch Einengen des Safts aus den Wurzeln des Echten Süßholzes (*Glycyrrhiza glabra*) erhält man Lakritze. Der Saft enthält das Saponin **Glycyrrhizinsäure**, das die 50-fache Süßkraft der Saccharose aufweist und auch als natürlicher Süßstoff eingesetzt wird. Glycyrrhizinsäure wird durch die Bakterien der Darmflora in das Aglykon **Glycyrrhetinsäure** umgewandelt, die als Inhibitor der 11β-HSD2 die Inaktivierung des Hydrocortisons im Nierengewebe verhindert (Abb. 8.61, Abb. 8.64). Dessen ausgeprägte **mineralocorticoide** Wirkung führt zu einer Anreicherung von Na^+-Ionen und zum Verlust von K^+-Ionen. Da die Hydrocortisonkonzentration im Blutplasma weit über der des Aldosterons liegt, kann der Wasser- und Mineralhaushalt nicht mehr von Aldosteron reguliert werden. Infolgedessen kann es bei übermäßigem Lakritzgenuss zu einer „Lakritzvergiftung" mit Blutdruckanstieg, Kopfschmerzen, Hypokaliämie und Muskelschwäche kommen. Zwar gilt eine Aufnahme von Glycyrrhizinsäure bis zu 100 mg/d als unbedenklich, doch sollten Hypertoniker, Diabetiker und Schwangere auf den Verzehr größerer Mengen Lakritze verzichten.

8.3.3 Glucocorticoide

Design und Entwicklung. Diversen Arbeitsgruppen gelang Mitte der 1930er Jahre die Gewinnung von Cortison aus den Nebennieren von Rindern (Edward C. Kendall; Tadeusz Reichstein; Oskar Wintersteiner; 1936). Bis zum Ende der 1940er Jahre isolierte man Dutzende weitere Corticoide, darunter auch das Hydrocortison (Cortisol) als physiologisch wirksamstes Glucocorticoid (Kendall, Wintersteiner, 1937). Es war abermals Reichstein, dem neben der Synthese von Desoxycorticosteronacetat auch die Herstellung von Cholesterol (1938) und von Hydrocortison gelang. Zudem klärte er die Struktur des Aldosterons auf. Philip Showalter Hench erkannte 1949 den wertvollen, systemisch entzündungshemmenden Effekt des Cortisons für die Therapie rheumatischer Krankheiten (Kendall, Reichstein, Hench; Nobelpreis für Medizin, 1950). Es stellte sich bald heraus, dass Glucocorticoide vor allem die Umwandlung von Proteinen in Glucose und Glykogen fördern, während die Mineralocorticoide regulierend in den Wasser- und Mineralhaushalt eingreifen.

Therapeutisch verwendet werden Glucocorticoide

- vorwiegend bei rheumatischen, allergischen und immunologischen Erkrankungen wegen ihrer potenten **antiphlogistischen, antiallergischen** und **immunsuppressiven** Wirkung, z. B. bei Hauterkrankungen und Asthma,
- zur Substitutionstherapie bei Nebennierenrindeninsuffizienz und adrenogenitalem Syndrom,
- zur Prophylaxe eines Hirnödems bei primären Hirntumoren und Hirnmetastasen.

Glucocorticoide zählen zu den am stärksten antiphlogistisch wirkenden Pharmaka. Sie wirken allerdings kaum kurativ, sondern stets palliativ oder symptomatisch. Aufgrund der großen therapeutischen Breite können Glucocorticoide in akuten Krankheitsfällen mitunter über einige Tage hinweg auch in hoher Dosierung wiederholt systemisch verabreicht werden.

Physiologische Grundlagen. Glucocorticoide werden in der Zona fasciculata und in der an das Nebennierenmark angrenzenden Zona reticularis gebildet, stimuliert durch das Adrenocorticotrope Hormon (ACTH) der Hypophyse. Wie die Mineralocorticoide sind es C_{21}-Steroide mit Pregnan-Gerüst (Abb. 8.59). Zu den natürlichen Glucocorticoiden zählen

- **Hydrocortison** (Cortisol) als lebenswichtiges und quantitativ bedeutsamstes (ca. 95 %) Glucocorticoid,
- das schwach wirksame **Corticosteron** sowie
- **Cortison** als inaktivierte Form.

Die adrenale Hormonsekretion wird mittels eines Feedback-Mechanismus über die Hypothalamus-Hypophysen-Achse gesteuert (Abb. 8.65) und unterliegt einer **zirkadianen Rhythmik.** Früh morgens sind die Plasmaspiegel an Hydrocortison am größten, gegen Mitternacht erreichen sie normalerweise ein Minimum. Da die Nebennierenrinde keine Glucocorticoide speichern kann, erfolgt die Synthese sehr rasch.

Glucocorticoide lösen bereits in natürlich vorkommenden Konzentrationen eine Vielzahl physiologischer Effekte aus. Im Rahmen einer Glucocorticoid-Therapie sind diese in Abhängigkeit vom jeweiligen Wirkstoff, der applizierten Dosis und der Therapiedauer in weit stärkerem Maße ausgeprägt. Zu den Glucocorticoid-vermittelten physiologischen und therapeutischen Effekten zählt man u. a.

- eine ausgeprägt antiinflammatorische und immunsuppressive Wirkung durch verminderte Expression von proinflammatorischen Zytokinen (TNF-α, IL-1β), der Phospholipase A_2 und der Cyclooxygenase-2 sowie der Proliferationshemmung von T-Lymphozyten,
- eine Förderung der Gluconeogenese (Glucose-6-phosphat, Glykogen) aus Aminosäuren sowie eine Hemmung der Glucoseaufnahme (Glucocorticoide) im peripheren Gewebe,
- eine Hemmung der Proteinbiosynthese in der Muskulatur und Stimulation der Proteolyse (katabole Wirkung), folglich eine Erhöhung des Aminosäureangebots in der Leber und negative Stickstoffbilanz durch Harnstoffanstieg,
- eine Förderung der Lipolyse peripherer Fettdepots und Fettspeicherung (im Extremfall: Stiernacken, Vollmondgesicht, Stammfettsucht),
- eine Unterdrückung der knochenaufbauenden Osteoblastenaktivität,
- eine Schwächung der Mukosaschutzschicht des Magens durch Hemmung der PGE_2-Bildung.

Wirkungsmechanismus. Für die therapeutische Wirksamkeit der Glucocorticoide sind primär deren **genomische Effekte** relevant. Sie gehen auf Protein-DNA-Interaktionen zurück und werden über Glucocorticoid-Rezeptoren (GR) vermittelt. Glucocorticoide wirken unabhängig von der Indikation dadurch, dass sie an Glucocorticoid-Rezeptoren binden und die Gentranskription fördern (Transaktivierung) oder diese unterdrücken (Transrepression). Man findet Glucocorticoid-Rezeptoren in nahezu allen Organen. Daneben sind auch **nichtgenomische Effekte** bekannt, beispielsweise auf Membranen oder Ionenkanäle. Hinsichtlich der Affinitäten zum Glucocorticoid-Rezeptor unterscheiden sich die jeweiligen Glucocorticoide mitunter erheblich, was zu unterschiedlichen intrinsischen Aktivitäten führt. Hydrocortison bindet mit hoher Affinität an den

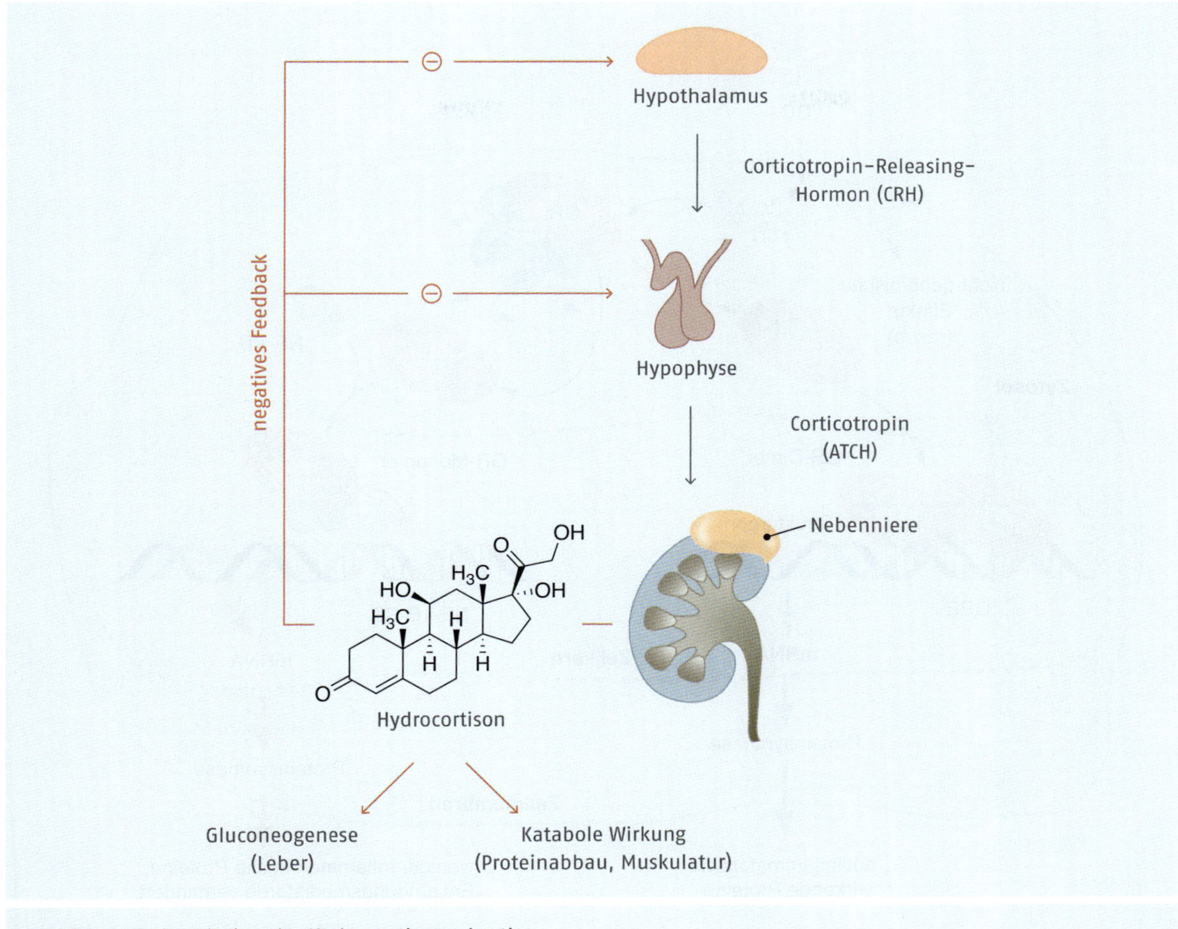

Abb. 8.65 Regulation der Hydrocortisonsekretion

Mineralocorticoid-Rezeptor (MR) sowie an den ubiquitär vorkommenden Glucocorticoid-Rezeptor (GR). An diesem weist Hydrocortison allerdings eine geringere Affinität auf als am Mineralocorticoid-Rezeptor.

Die lipophilen Glucocorticoide passieren zunächst die Zellmembran und gelangen ins Zytosol. Dort liegen die labilen Steroidhormonrezeptoren üblicherweise monomer und gebunden an Hitzeschockproteine (Hsp90, Hsp70) vor, die als molekulare Chaperone die Translokation des unbesetzten Rezeptors in den Zellkern zunächst unterbinden (Abb. 8.66). Wird die Hormonbindungsdomäne nun durch ein Steroidhormon besetzt, werden die Hitzeschockproteine abgespalten und die DNA-Bindungsdomäne samt Zinkfingermotiven wird zugänglich. Im Falle einer Transaktivierung kommt es zunächst zu einer **Rezeptordimerisierung** über die Zinkfinger und zur Bildung stabiler Steroid-Rezeptor-Komplexe sowie zur Freilegung nukleärer Lokalisierungssequenzen. In dieser Form erfolgt die Translokation in den Zellkern, wo wiederum über Zinkfinger-Motive der DNA-Bindungsdomäne eine Bindung an palindromische DNA-Sequenzen in der Promotorregion der Zielgene (GREs, *glucocorticoid response elements*) erfolgt. Dadurch wird die Genexpression induziert (Transaktivierung) oder auch inhibiert (Transrepression). Sehr wichtig für die antiphlogistische Wirkung ist die Inaktivierung proinflammatorischer Transkriptionsfakoren, wie NF-κB (nukleärer Faktor kappa B) und AP-1 (Aktivatorprotein-1), die eine DNA-Bindedomäne aufweisen und stark transaktivierend wirken. Im Falle der Transrepression ist es ein **Rezeptormonomer,** das an den aktivierenden Transkriptionsfaktor bindet, beispielsweise den p50-p65-Komplex von NF-κB. Die Bildung proinflammatorischer Substanzen, beispielsweise von Zytokinen sowie interzellulären und vaskulären Adhäsionsmolekülen (ICAM, VCAM) etc., wird unterdrückt.

In der Ligandenbindungsdomäne des GR bildet die 3-Ketogruppe im A-Ring des Hydrocortisons H-Brückenkontakte zum Arg611 und zum Gln570 aus (Abb. 8.67). Dies ist auch bei den physiologischen Liganden des Androgen-Rezeptors (AR) und Progeste-

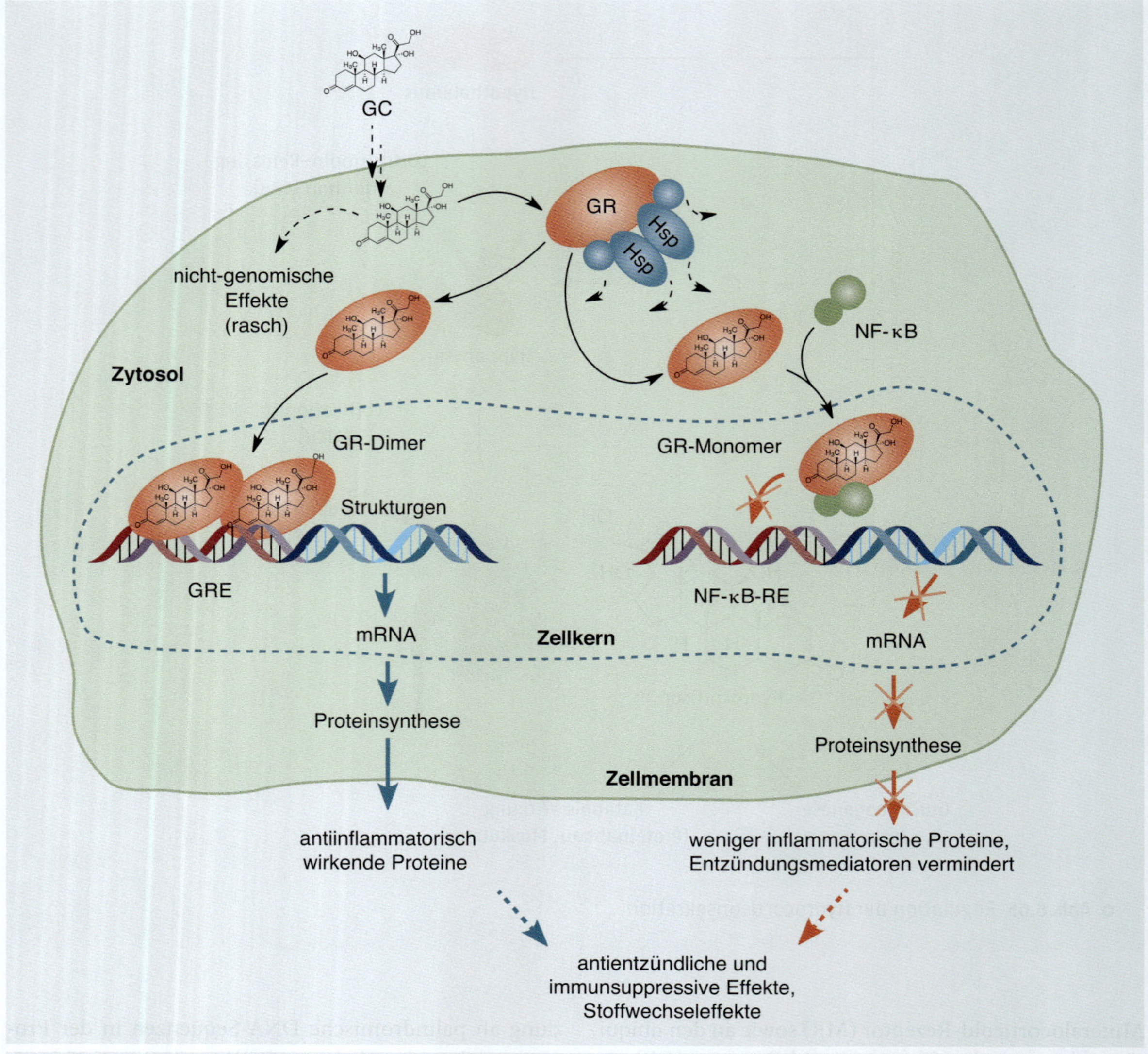

Abb. 8.66 Regulation der Gentranskription durch Glucocorticoide. GC: Glucocorticoid, HSP: Hitzeschockprotein, GR: Glucocorticoidrezeptor, GRE: Glucocorticoid-Response-Element, NF-κB: Transkriptionsfaktor

ron-Rezeptors (PR) der Fall. Entgegen der Ligandenbindungsdomäne ähnlicher Steroidhormonrezeptoren (Estrogen-Rezeptor ERα, AR, PR) findet sich aber beim GR eine zusätzliche Seitentasche, die durch Konformationsänderungen der Helices 6 und 7 gebildet wird. Es kommt zu H-Brückenkontakten der C-11- sowie der C-21-Hydroxygruppe mit der Seitenkette von Asn564 (Abb. 8.67). Diese zusätzliche Interaktion trägt wesentlich zur selektiven Bindung von Glucocorticoiden mit vergleichsweise raumfüllenden C-17-Substituenten an den GR bei. Zudem existieren H-Brückenkontakte der C-17-Hydroxygruppe des D-Rings sowie der 20-Ketogruppe mit den Seitenketten der Aminosäuren Gln642 bzw. Thr739.

Struktur-Wirkungs-Beziehungen. Essenzielle glucocorticoide Strukturmerkmale sind

- die Ketogruppen in den Positionen 3 und 20,
- ein $\Delta^{4,5}$-ungesättigtes Keton im Ring A,
- die 17β-ständige α-Hydroxyketon-Struktur sowie
- die 11β-ständige Hydroxy- oder 11-Ketogruppe. 11-Desoxyanaloga wirken mineralocorticoid.

Für eine signifikante Rezeptoraffinität sind insbesondere die 3-Keto- und 20-Ketogruppen sowie die Sauerstofffunktion an C-11 essenziell (Abb. 8.68).

Chemische Molekülprofilierungen in der Reihe der Glucocorticoide dienen in erster Linie dazu, die anti-

o Abb. 8.67 Bindung von Hydrocortison in der Ligandenbindungsdomäne des Glucocorticoid-Rezeptors

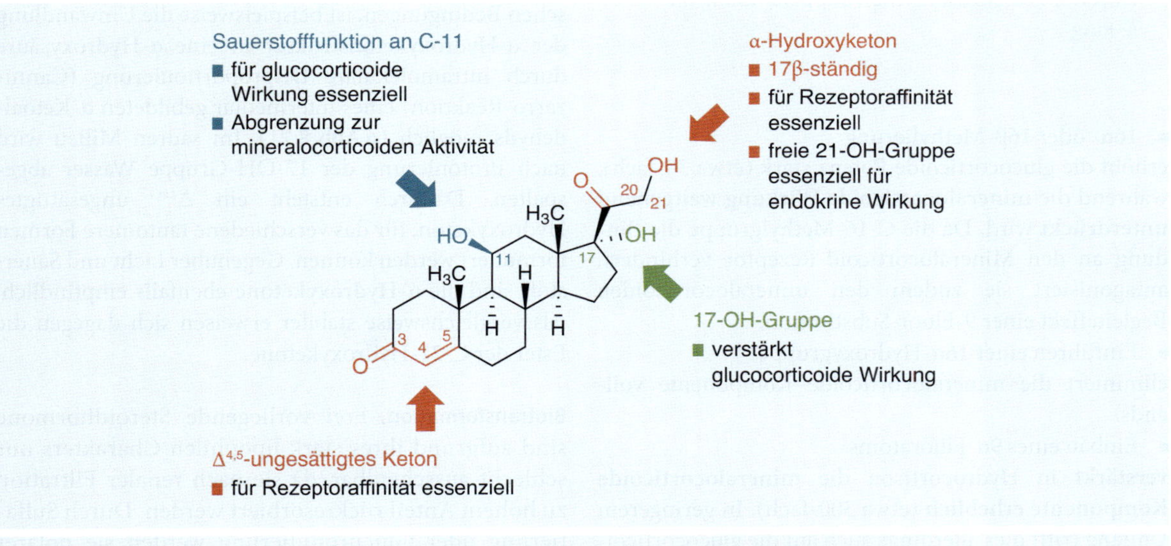

o Abb. 8.68 Essenzielle Strukturmerkmale der Glucocorticoide am Beispiel Hydrocortison

phlogistischen gegenüber den endokrinen Eigenschaften zu stärken sowie die systemische von der topischen Wirksamkeit zu trennen. Durch geeignete strukturelle Veränderungen gelang es zwar, die antiphlogistische Komponente der Glucocorticoide erheblich zu verbessern und die mineralocorticoide Wirkkomponente nahezu vollständig auszuschalten (o Abb. 8.70). Allerdings war es bislang nicht möglich, die unerwünschten endokrinen Effekte auf den Kohlenhydrat-, Lipid- und Proteinstoffwechsel mittels eines spezifischen Glucocorticoid-Rezeptoragonisten vollständig zu unterdrücken.

- Dehydrierung in 1,2-Stellung

führt im A-Ring zu einer Dienon-Struktur mit veränderter π-Elektronendichte und Ringgeometrie (o Abb. 8.69). Der Prototyp ist das **Prednisolon.** Dadurch wird die glucocorticoide Wirkung um das 4–5-Fache gesteigert, die **mineralocorticoide Wirkung sinkt** um etwa zwei Drittel.

- 6α-Methylierung

erhöht die Affinität zum Glucocorticoid-Rezeptor, die **mineralocorticoide Potenz nimmt ab.** Die 6α-Methylgruppe erschwert insbesondere die metabolische Hydroxylierung des Steroids an der 6α-Position.

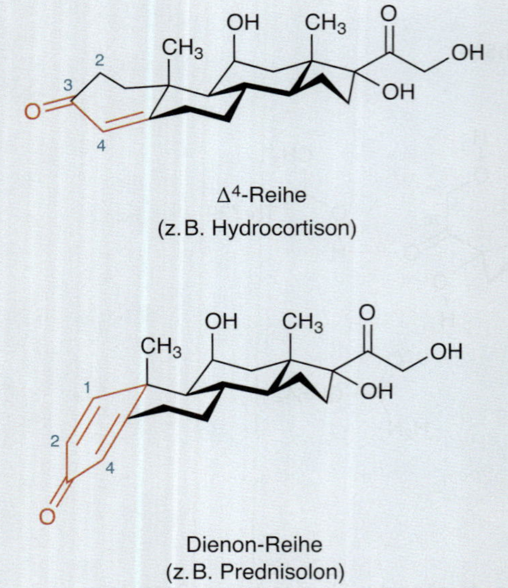

Δ⁴-Reihe (z. B. Hydrocortison)

Dienon-Reihe (z. B. Prednisolon)

Abb. 8.69 Veränderte Molekülgeometrie durch Einführen einer zusätzlichen Doppelbindung im A-Ring

- 16α- oder 16β-Methylierung

erhöht die glucocorticoide Potenz stark (etwa 30-fach), während die **mineralocorticoide Wirkung weitgehend unterdrückt** wird. Da die C-16-Methylgruppe die Bindung an den Mineralocorticoid-Rezeptor verhindert, antagonisiert sie zudem den mineralocorticoiden Begleiteffekt einer 9-Fluor-Substitution.

- Einführen einer 16α-Hydroxygruppe

eliminiert die mineralocorticoide Komponente vollends.

- Einbau eines 9α-Fluoratoms

verstärkt in Hydrocortison die **mineralocorticoide Komponente erheblich** (etwa 300-fach). In geringerem Umfang trifft dies allerdings auch auf die glucocorticoiden Eigenschaften zu, die etwa um den Faktor 10 gesteigert werden. Eine Substitution des 9α-H-Atoms durch Iod und Brom geht dagegen mit einem Wirkungsverlust einher. Die glucocorticoiden Effekte gegenüber Hydrocortison nehmen mit zunehmender Elektronegativität und abnehmendem Atomradius des Halogensubstituenten zu und lassen sich in etwa wie folgt angeben: F (10-fach) > Cl (5-fach) ≫ I, Br. Durch das 9α-Fluor-Atom erhöht sich die Acidität der 11β-Hydroxygruppe, wodurch wiederum die Bildung von H-Brücken gefördert wird.

Auch die

- Methylierung oder Halogenierung der 6-Position

führt zur **Affinitätssteigerung am Glucocorticoid-Rezeptor** und erschwert die Metabolisierung.

Eine ebenfalls signifikante Steigerung der Rezeptoraffinität wird durch die

- Veresterung der 17α-Hydroxygruppe

erreicht. Dagegen dient die

- Veresterung der 21-Hydroxygruppe,

je nach Wahl der Estergruppe, einer **verbesserten Lipid- oder Wasserlöslichkeit**. So lassen sich durch Veresterung mit Alkansäuren die Lipophilie und Gewebepenetration verbessern, mit bifunktionellen (z. B. Bernsteinsäure) oder trifunktionellen Säuren (H_3PO_4) gut wasserlösliche Salze bilden, die sich zur Herstellung von Injektionslösungen eignen. C-21-Ester sind inaktive **Prodrugs**.

- Die Ketalisierung oder Acetalisierung vicinaler Hydroxygruppen (16α- und 17α-OH) im Ring D

trägt zu einer erhöhten Lipophilie und einer erheblichen Wirkungssteigerung bei.

Struktur und Eigenschaften. Aufgrund ihrer leicht oxidierbaren, β-ständigen **α-Hydroxyketonstruktur** weisen Glucocorticoide ausgeprägt **reduzierende** Eigenschaften auf. In der Wärme, insbesondere unter alkalischen Bedingungen, ist beispielsweise die Umwandlung der α-Hydroxyketonstruktur in eine α-Hydroxysäure durch intramolekulare Disproportionierung (Cannizzaro-Reaktion) eines intermediär gebildeten α-Ketoaldehyds möglich (Abb. 8.71). Im sauren Milieu wird nach Protonierung der 17-OH-Gruppe Wasser abgespalten. Dadurch entsteht ein $\Delta^{16,17}$-ungesättigtes Hydroxyketon, für das verschiedene tautomere Formen formuliert werden können. Gegenüber Licht und Sauerstoff sind die **α-Hydroxyketone** ebenfalls empfindlich. Als vergleichsweise stabiler erweisen sich dagegen die Ester der C-21-Hydroxyketone.

Biotransformation. Frei vorliegende Steroidhormone sind aufgrund ihres stark lipophilen Charakters nur schlecht ausscheidbar, da sie nach renaler Filtration zu hohem Anteil rückresorbiert werden. Durch Sulfatierung oder Glucuronidierung werden sie polarer und nierengängig. Die Biotransformation der Glucocorticoide (Abb. 8.72) erfolgt vorwiegend in der Leber durch Redox- und Konjugationsprozesse, wobei die Endprodukte mit dem Harn ausgeschieden werden.

An der metabolischen Eliminierung der Glucocorticoide ist insbesondere CYP3A4 beteiligt. Wesentliche Metabolisierungsschritte sind die

- Oxidation zu Cortison durch die 11β-Hydroxysteroid-Dehyhydrogenase sowie die
- reduktive Umwandlung zu Ring-A-Dihydro- und -Tetrahydro-Metaboliten (Abb. 8.73).

Letztere werden überwiegend an Glucuronsäure gekoppelt und mit dem Urin eliminiert. In geringerem Um-

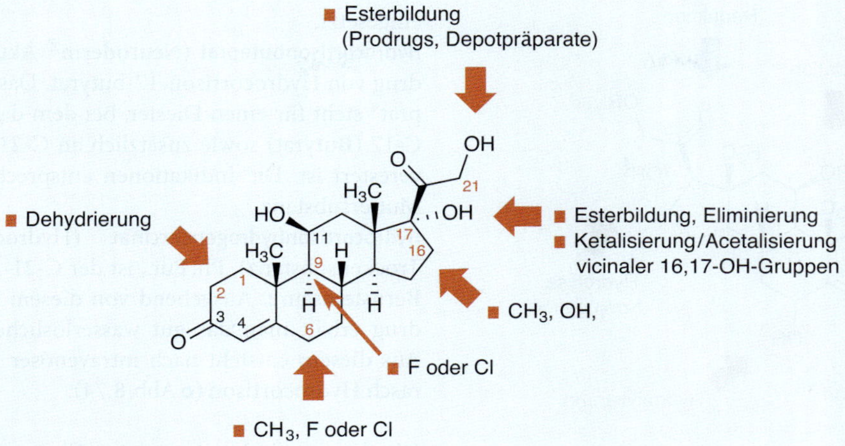

o Abb. 8.70 Molekülprofilierungen ausgehend vom Hydrocortison – Strukturmerkmale partialsynthetischer Glucocorticoide

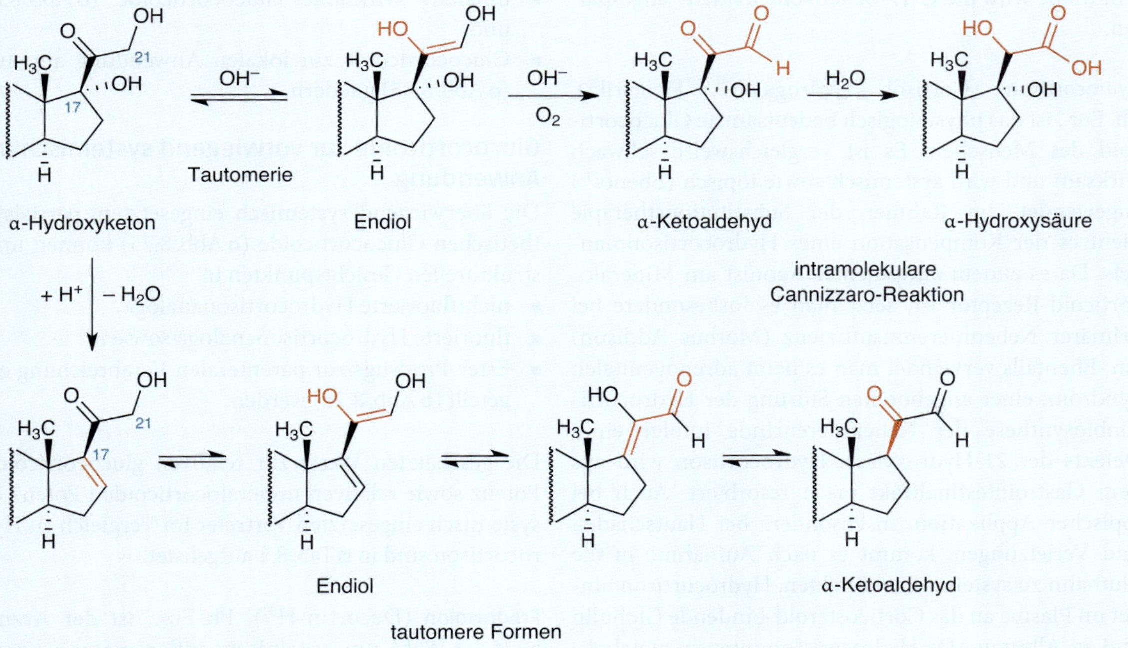

o Abb. 8.71 Reaktionsverhalten der C-21-Hydroxyketon-Struktur im Ring D unter sauren und basischen Bedingungen.

fang kommt es auch zu einer Reduktion der 20-Ketogruppe durch die 20α/20β-HSD sowie zur

- Hydroxylierung von C-6 im Steroidgerüst zum 6β-Hydroxycortisol (o Abb. 8.72).
- An C-17 oder C-21 veresterte Glucocorticoide werden hydrolysiert

– oft schon im extrahepatischen Gewebe – und danach zu Phase-II-Metaboliten konjugiert. C-16/C-17-Ketale sind dagegen stabiler.

Bei Hydrocortison tritt das Tetrahydrocortisol als Hauptmetabolit auf, das vorwiegend als 5β-Epimer mit 3α-Hydroxygruppe vorliegt (o Abb. 8.73). In geringen Mengen entsteht auch das 5α-Epimer. In untergeordne-

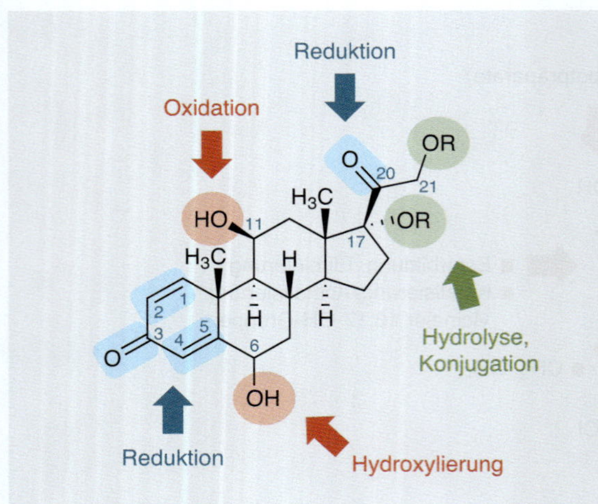

o Abb. 8.72 Biotransformation von Glucocorticoiden am Beispiel des Prednisolons

tem Maße wird die C-17-Seitenkette oxidativ abgespalten.

Hydrocortison (Cortisol, Hydrogalen®, Ficortril®), Ph. Eur., ist das physiologisch bedeutsamste Glucocorticoid des Menschen. Es ist vergleichsweise schwach wirksam und wird systemisch sowie topisch (Ebenol®) angewendet. Im Rahmen der Substitutionstherapie dient es der Kompensation eines Hydrocortisonmangels. Da es zudem ein potenter Agonist am Mineralocorticoid-Rezeptor ist, setzt man es insbesondere bei primärer Nebenniereninsuffizienz (Morbus Addison) ein. Ebenfalls verwendet man es beim adrenogenitalen Syndrom, einer angeborenen Störung der Hydrocortisonbiosynthese der Nebennierenrinde infolge eines Defekts der 21-Hydroxylase. Hydrocortison wird aus dem Gastrointestinaltrakt rasch resorbiert. Auch bei topischer Applikation, insbesondere bei Hautschäden und Verletzungen, kommt es nach Aufnahme in die Blutbahn zu systemischen Effekten. Hydrocortison bindet im Plasma an das Corticosteroid-bindende Globulin und an Albumin. Da Hydrocortison intensiv metabolisiert wird, findet sich lediglich 1 % der Dosis in unveränderter Form im Urin. Die Plasmahalbwertszeit beträgt etwa 1–2 h. Die klinisch bedeutsamere **biologische Halbwertszeit** ist aufgrund des Wirkungsmechanismus deutlich länger und liegt bei 8–12 h.

Hydrocortisonacetat (Soventol Hydrocortisonacetat®), Ph. Eur., ist als C-21-Ester ein Prodrug ohne Rezeptoraffinität (o Abb. 8.74). Es ist lipophiler als die Muttersubstanz und zeigt eine verbesserte Hautpenetration. Der Ester wird rasch und vollständig desacetyliert.

Hydrocortison-17-butyrat (Alfason®) ist als C-17-Ester selbst aktiv. Es wird wie das Acetat bei ekzematösen, entzündlichen oder allergischen Hauterkrankungen eingesetzt.

Hydrocortisonbuteprat (Neuroderm® Akut) ist ein Prodrug von Hydrocortison-17-butyrat. Das Suffix „-buteprat“ steht für einen Diester, bei dem das Corticoid an C-17 (**But**yrat) sowie zusätzlich an C-21 als **Propionat** verestert ist. Die Indikationen entsprechen denen der Muttersubstanz.

Hydrocortisonhydrogensuccinat (Hydrocortison-Pfizer Trockensubstanz), Ph. Eur., ist der C-21-Monoester der Bernsteinsäure. Ausgehend von diesem inaktiven Prodrug erhält man das gut wasserlösliche Natriumsalz. Aus diesem entsteht nach intravenöser Verabreichung rasch Hydrocortison (o Abb. 8.74).

Die therapeutisch verwendeten Glucocorticoide lassen sich, allerdings nicht völlig stringent, in

- Glucocorticoide zur systemischen Anwendung (o Abb. 8.75),
- topisch-dermal wirksame Glucocorticoide (Dermocorticoide, o Abb. 8.77, o Abb. 8.79, o Abb. 8.80),
- inhalativ wirksame Glucocorticoide (o Abb. 8.81) und
- Glucocorticoide zur lokalen Anwendung am Auge (o Abb. 8.85) gliedern.

Glucocorticoide zur vorwiegend systemischen Anwendung

Die überwiegend **systemisch** eingesetzten, partialsynthetischen Glucocorticoide (o Abb. 8.75) können unter strukturellen Gesichtspunkten in

- nichtfluorierte Hydrocortisonanaloga,
- fluorierte Hydrocortisonanaloga sowie in
- Ester-Prodrugs zur parenteralen Verabreichung eingeteilt (o Abb. 8.76) werden.

Die geschätzten Werte zur relativen glucocorticoiden Potenz sowie relativen mineralocorticoiden Potenz der systemisch eingesetzten Vertreter im Vergleich zu Hydrocortison sind in □ Tab. 8.1 aufgelistet.

Prednisolon (Decortin-H®), Ph. Eur., ist der Arzneistoff der Wahl, um systemische inflammatorische und immunologische Reaktionen zu unterdrücken. Hinsichtlich der Dosierung und Wirkung entsprechen 5 mg Prednisolon in etwa 20 mg Hydrocortison. Wegen der nur gering ausgeprägten mineralocorticoiden Wirkung von Prednisolon muss in der Substitutionstherapie bei einem Ausfall der NNR-Funktion zusätzlich ein Mineralocorticoid gegeben werden. Andererseits kommen aufgrund der sehr geringen mineralocorticoiden Aktivität im Vergleich zu Hydrocortison Ödembildung, Na^+-Retention und Hypokaliämie seltener vor. Die Plasmahalbwertszeit nach systemischer Gabe liegt bei 3 h, die biologische Halb-

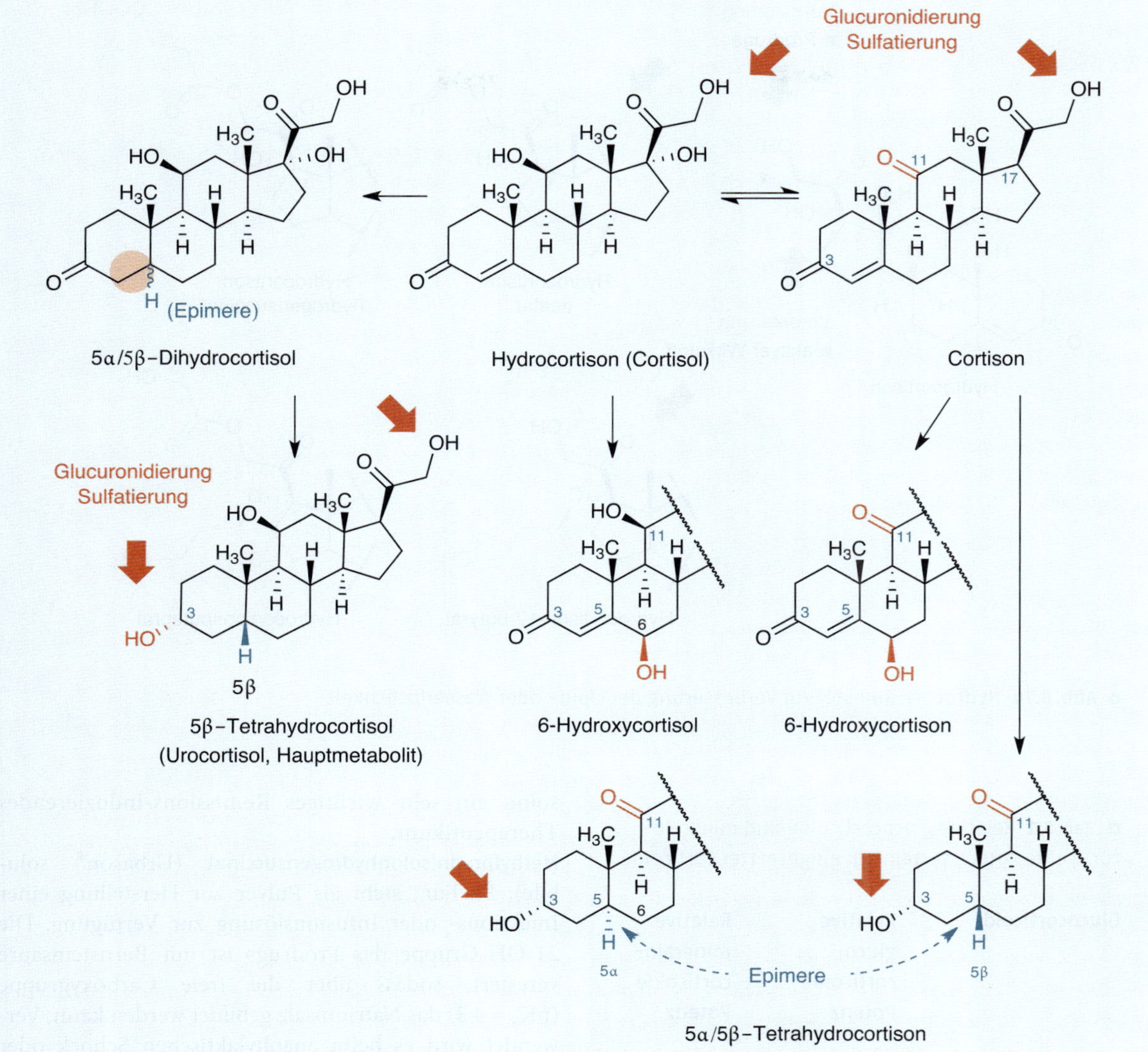

o Abb. 8.73 Biotransformation von Hydrocortison

wertszeit bei 18–36 h. Die Ausscheidung erfolgt vorwiegend renal. Bei topischer Anwendung kristallisiert Prednisolon in O/W-Grundlagen leicht zum Sesquihydrat (1,5 Äquivalente H_2O) um und neigt zu verstärktem Kristallwachstum.

Prednisolondihydrogenphosphat-Dinatrium (Okrido®), Ph. Eur., ist sehr gut wasserlöslich und dient ebenfalls zur systemischen Corticoid-Therapie (o Abb. 8.76).

Prednison (Decortin®), Ph. Eur., ist ein **Prodrug** des Prednisolons mit einer 11-Ketofunktion und muss durch die hepatische 11β-Hydroxy-Steroid-Dehydrogenase zunächst in die aktive Muttersubstanz umgewandelt werden. Da dies etwa eine Stunde benötigt, erfolgt der Wirkungseintritt etwas verzögert. Bei akuter Therapieindikation wird Prednisolon daher bevorzugt verwendet. Oral verabreicht ist Prednison über die Bildung von Prednisolon sehr gut wirksam, auf der Haut dagegen ist es unwirksam.

Methylprednisolon (Urbason®), Ph. Eur., besitzt eine zusätzliche 6α-Methylgruppe, die die Bindung an den Glucocorticoid-Rezeptor verstärkt und die Hydroxylierung an C-6 erschwert. Der Wirkstoff kann oral, aber auch topisch-dermal eingesetzt werden. Methylprednisolon wird bei Hauterkrankungen wie Neurodermitis, Nesselsucht, Psoriasis oder beim Kontaktekzem verordnet. Bei Morbus Crohn ist es neben Predni-

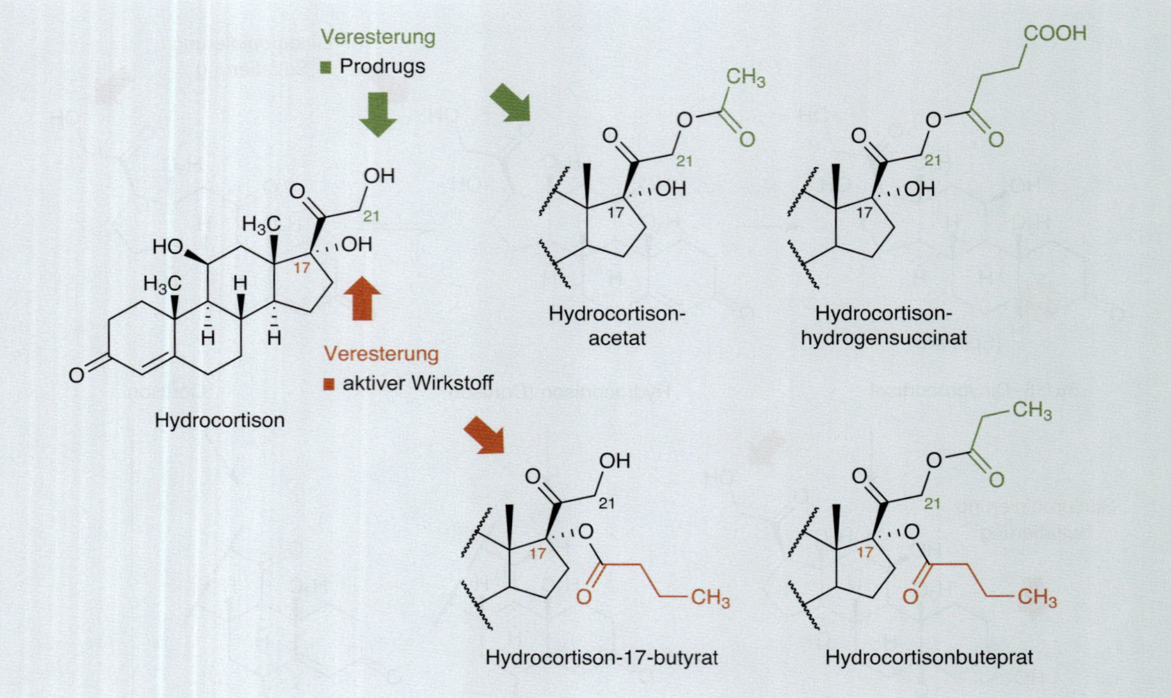

○ Abb. 8.74 Hydrocortisonester zur Verbesserung der Lipid- oder Wasserlöslichkeit

□ Tab. 8.1 Relative glucocorticoide und mineralocorticoide Potenz systemisch eingesetzter Corticoide

Glucocorticoid	Relative glucocorticoide Potenz	Relative mineralocorticoide Potenz
Hydrocortison	1	1
Prednison	3,5	0,6
Prednisolon	4	0,6
Methylprednisolon	5	0,5
Triamcinolon	6	0
Clopregnol	8	0
Dexamethason	30	0
Betamethason	30	0

solon ein sehr wichtiges Remissions-induzierendes Therapeutikum.

Methylprednisolonhydrogensuccinat (Urbason® solubile), Ph. Eur., steht als Pulver zur Herstellung einer Injektions- oder Infusionslösung zur Verfügung. Die 21-OH-Gruppe des Prodrugs ist mit Bernsteinsäure verestert, sodass über die freie Carboxygruppe ($pK_S = 4{,}3$) das Natriumsalz gebildet werden kann. Verwendet wird es beim anaphylaktischen Schock oder nach Organtransplantationen.

Cloprednol (Syntestan®) ist ein $\Delta^{6,7}$-ungesättigtes und an C-6 chloriertes Prednisolonderivat. Dies verhindert die Hydroxylierung an C-6. Cloprednol ist nach oraler Applikation stabil und zeigt keinen First-Pass-Effekt. Die Plasmahalbwertszeit beträgt etwa 2 h. Cloprednol wirkt stark antiphlogistisch. Seine glucocorticoide Wirkung ist etwa 8-fach stärker als die des endogenen Hydrocortisons. Eine mineralocorticoide Wirkung ist im Gegensatz zum Hydrocortison kaum vorhanden. Cloprednol wird vorwiegend bei Asthma, aber auch bei rheumatisch-entzündlichen Erkrankungen und Arthrose eingesetzt.

Dexamethason (Fortecortin®), Ph. Eur., ist ein 9α-fluoriertes, 16α-methyliertes Corticoid mit hoher Rezeptorselektivität. Es weist keine relevanten mineralocorticoiden Wirkungen auf. Bei oraler Gabe wirkt Dexamethason etwa 7–8-fach stärker glucocorticoid als Prednisolon und Prednison, gegenüber dem Hydrocortison ist die glucocorticoide Wirkung etwa 30-fach

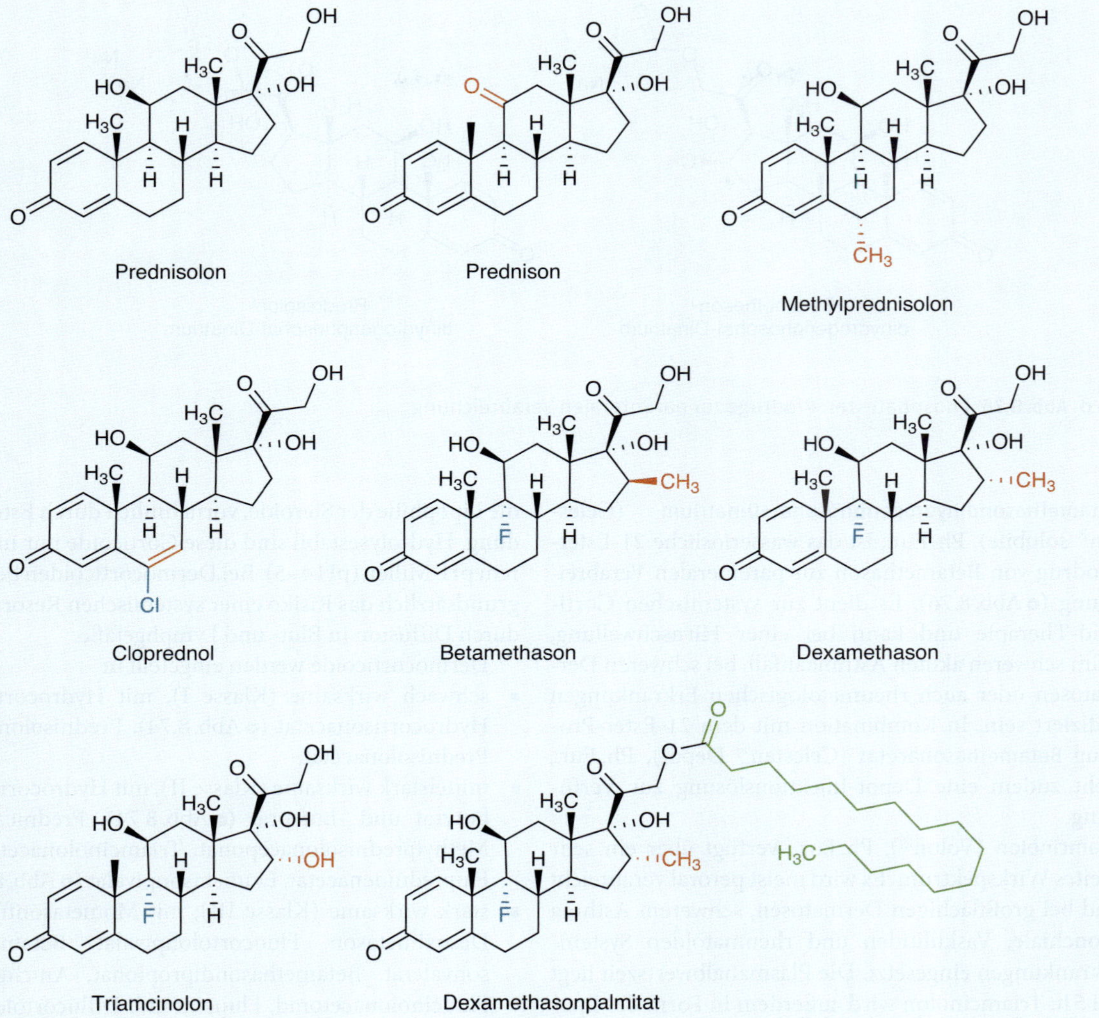

○ Abb. 8.75 Nichtfluorierte und fluorierte Glucocorticoide zur systemischen Anwendung

erhöht. Dexamethason ist nach oraler Verabreichung sehr gut bioverfügbar, wobei die maximalen Plasmaspiegel nach 1–2 h erreicht werden. Es gehört mit einer biologischen Halbwertszeit von 36 h zu den langwirkenden Glucocorticoiden. Dexamethason wird beim Hirnödem, bei Asthma, in der Dermatologie, Onkologie und Rheumatologie eingesetzt. Bei topischer Anwendung zeigt Dexamethason praktisch keine systemischen Nebenwirkungen, da das Penetrationsvermögen auf der Haut marginal ist.

Dexamethasonpalmitat (Lipotalon®) ist ein 21-Ester-Prodrug und dient der Arthrosebehandlung. Es wird als Emulsion intraartikulär injiziert. Die mittlere Verweildauer im Gelenk beträgt etwa 4 Tage, gegenüber 1,5 Tagen beim freien Dexamethason.

Dexamethasondihydrogenphosphat-Dinatrium (Dexabene®, Dexafluid® Augentropfen), Ph. Eur., ist als wasserlöslicher 21-Phosphatester zur parenteralen Applikation geeignet. Zudem wird es in der Ophthalmologie eingesetzt.

Betamethason (Celestamine N®), Ph. Eur., ist ein Epimer von Dexamethason mit einer 16β-ständig angeordneten Methylgruppe. Analog diesem wird es vielfältig systemisch eingesetzt, zudem lokal in Form seiner Ester. Im Vergleich zu Dexamethason ist bei gleicher relativer glucocorticoider Potenz die Rezeptoraffinität des Betamethasons nur etwa halb so groß. Der Eliminationsprozess ist jedoch etwas verlängert, sodass insgesamt keine gravierenden Unterschiede bezüglich Aktivität oder Wirkungseintritt resultieren.

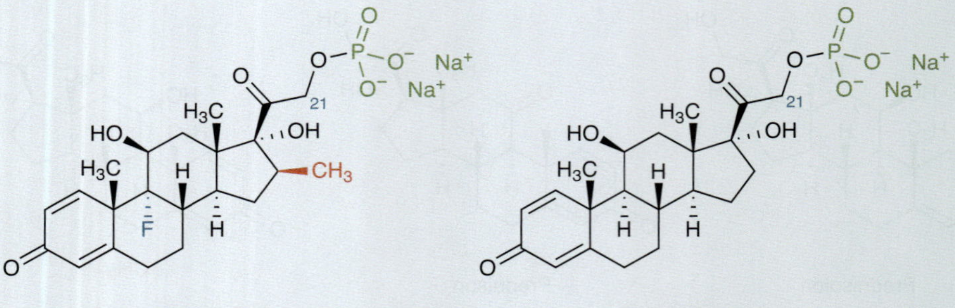

Betamethason-dihydrogenphosphat-Dinatrium

Prednisolon-dihydrogenphosphat-Dinatrium

○ Abb. 8.76 Phosphatester-Prodrugs zur parenteralen Verabreichung

Betamethasondihydrogenphosphat-Dinatrium (Celestan® solubile), Ph. Eur., ist das wasserlösliche 21-Ester-Prodrug von Betamethason zur parenteralen Verabreichung (○ Abb. 8.76). Es dient zur systemischen Corticoid-Therapie und kann bei einer Hirnschwellung, beim schweren akuten Asthmaanfall, bei schweren Dermatosen oder auch rheumatologischen Erkrankungen indiziert sein. In Kombination mit dem 21-Ester-Prodrug **Betamethasonacetat** (Celestan® Depot), Ph. Eur., steht zudem eine Depot-Injektionslösung zur Verfügung.

Triamcinolon (Volon®), Ph. Eur., verfügt über ein sehr breites Wirkspektrum. Es wird meist peroral verabreicht und bei großflächigen Dermatosen, schwerem Asthma bronchiale, Vaskulitiden und rheumatoiden Systemerkrankungen eingesetzt. Die Plasmahalbwertszeit liegt bei 5 h. Triamcinolon wird außerdem in Form des lipohilen Ketals **Triamcinolonacetonid** (Volon A® Kristallsuspension, ○ Abb. 8.77) als Depotcorticoid bei chronisch-entzündlichen Gelenkerkrankungen intraartikulär eingesetzt.

Glucocorticoide zur Anwendung auf der Haut

Glucocorticoide zur Anwendung auf der Haut werden auch als Dermocorticoide oder Externsteroide bezeichnet. Sie sind die mit Abstand am häufigsten eingesetzten Arzneimittel unter den topischen Dermatika. Es handelt sich in der Regel um stark lipophile Glucocorticoide, die aufgrund ihrer antiinflammatorischen, antiproliferativen, antipruriginösen und vasokonstriktorischen Eigenschaften verordnet werden. Sie kommen bei Psoriasis, nichtinfizierten Ekzemen, Prurigo- sowie Autoimmunerkrankungen zum Einsatz. Eine physiologisch wichtige Barriere gegen die Penetration der Glucocorticoide stellt das Stratum corneum dar. Es besteht aus abgestorbenen Plattenepithelzellen (Korneozyten) und ist die oberste Schicht der Epidermis. Um die intrakutane Permeation zu verbessern, erhöhte man chemisch gezielt die Lipophilie der Steroide, vornehmlich durch Esterbildung. Hydrolysestabil sind diese Corticoide nur in saurem pH-Milieu (pH 4–5). Bei Dermocorticoiden besteht grundsätzlich das Risiko einer systemischen Resorption durch Diffusion in Blut- und Lymphgefäße.

Dermocorticoide werden eingeteilt in

- schwach wirksame (Klasse I), mit Hydrocortison, Hydrocortisonacetat (○ Abb. 8.74), Prednisolon und Prednisolonacetat,
- mittelstark wirksame (Klasse II), mit Hydrocortisonbutyrat und -buteprat (○ Abb. 8.74), Prednicarbat, Methylprednisolonaceponat, Triamcinolonacetonid, Fluprednidenacetat, Flumetasonpivalat (○ Abb. 8.77),
- stark wirksame (Klasse III), mit Mometasonfuroat, Desoximetason, Fluocortolonpivalat, Betamethasonvalerat, Betamethasondipropionat, Amcinonid, Fluocinolonacetonid, Fluocinonid, Diflucortolonvalerat (○ Abb. 8.79),
- sehr stark wirksame (Klasse IV) Vertreter wie Clobetasolpropionat (○ Abb. 8.80).

Die meisten unveresterten Glucocorticoide sind bei vielen Hauterkrankungen unwirksam, da sie nur unzureichend in die Haut eindringen können. Die lipophilen Ester dagegen diffundieren besser in Epidermis und Dermis, außerdem sind sie gegenüber den Vertretern mit unveresterter Alkoholgruppe weniger oxidationsempfindlich.

Prednicarbat (Dermatop®, Prednitop®), Ph. Eur., ist ein Prednisolon-17α,21-Diester. Es wird relativ schnell biotransformiert und zeigt kaum Nebenwirkungen. Man zählt Prednicarbat zu den **topischen Softsteroiden**, da das Verhältnis von Entzündungshemmung zur antiproliferativen, hautatrophierenden Wirkung bei topischer Applikation ausgesprochen vorteilhaft ist. Die systemische Verfügbarkeit nach dermaler Anwendung ist äußerst gering. Der Prednisolon-17α,21-

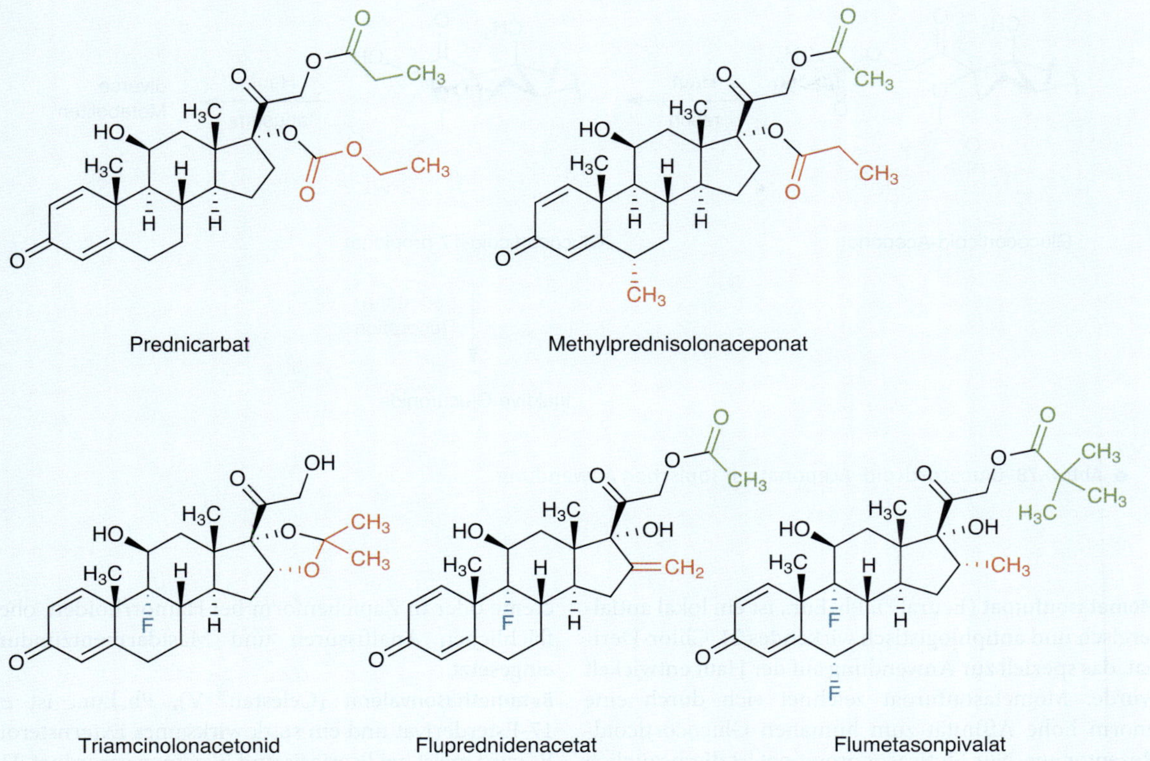

Prednicarbat

Methylprednisolonaceponat

Triamcinolonacetonid

Fluprednidenacetat

Flumetasonpivalat

o Abb. 8.77 Mittelstark wirksame Corticoide zur Anwendung auf Haut und Schleimhäuten

Diester ist ein gemischter Kohlensäureester und ein Prodrug. Prednicarbat wird in der Haut zu Prednisolon-17-ethylcarbonat abgebaut. Dessen Affinität zum Glucocorticoid-Rezeptor ist gegenüber dem Diester etwa 8-fach erhöht.

Methylprednisolonaceponat (Advantan®) ist ein weiteres Softsteroid mit einer guten Nutzen-Risiko-Relation. Das Suffix „-aceponat“ bezeichnet einen Diester, bei dem der Grundkörper sowohl mit Essigsäure (**Ace**tat) als auch mit **Propion**säure verestert ist (o Abb. 8.78). Aufgrund seiner ausgeprägten Lipophilie penetriert der Diester leicht in die Hornschicht, wo er lokal stark antiphlogistisch wirkt. Die Spaltung des sterisch nicht gehinderten C-21-Esters in der Dermis und Epidermis führt rasch zur Bildung des aktiven Metaboliten 6α-Methylprednisolon-17-propionat. Erreicht der Metabolit die systemische Zirkulation nach perkutaner Resorption, wird er ins 21-Glucuronid überführt und dadurch inaktiviert.

Triamcinolonacetonid (Volon® A), Ph. Eur., ist ein ausgeprägt lipophiles Triamcinolonderivat und ein häufiger Rezepturbestandteil. Das mit Aceton gebildete 16α,17α-Ketal ist wesentlich lipophiler als die Muttersubstanz. Daher ist es trotz etwa gleicher systemischer Wirksamkeit bei lokaler Applikation auf der Haut um den Faktor 10 stärker wirksam. Es übertrifft die relative Rezeptoraffinität von Triamcinolon bei weitem. Bis zu 30 % des Wirkstoffs gelangen in die Epidermis. Ist die Haut geschädigt und damit deren Barrierewirkung beeinträchtigt, liegt der Prozentsatz deutlich höher. Triamcinolonacetonid ist in einem relativ weiten pH-Bereich von pH 2–9 stabil, das pH-Optimum liegt bei pH 4. Hepatisch wird Triamcinolonacetonid in den 6β-Hydroxymetaboliten überführt, an Position 21 kann eine Oxidation zur Carbonsäure erfolgen. Triamcinolonacetonid ist **kein Prodrug**, da eine Hydrolyse des Ketals nicht stattfindet.

Fluprednidenacetat (Decoderm®) ist ein stark wirksames topisches Glucocorticoid mit einer exozyklischen Doppelbindung an C-16 und Veresterung an C-21. Es wird auch in einer fixen Kombination mit Miconazol bei entzündlichen Hauterkrankungen eingesetzt, bei denen zugleich eine Pilzinfektion vorliegt.

Flumetasonpivalat (Cerson®), Ph. Eur., ist ein C-21-Pivalinsäureester-Prodrug und 2-fach fluoriert. Der Wirkstoff wird bei Ekzemen oder auch bei der Psoriasis eingesetzt, meist in Kombination mit einem Keratolytikum.

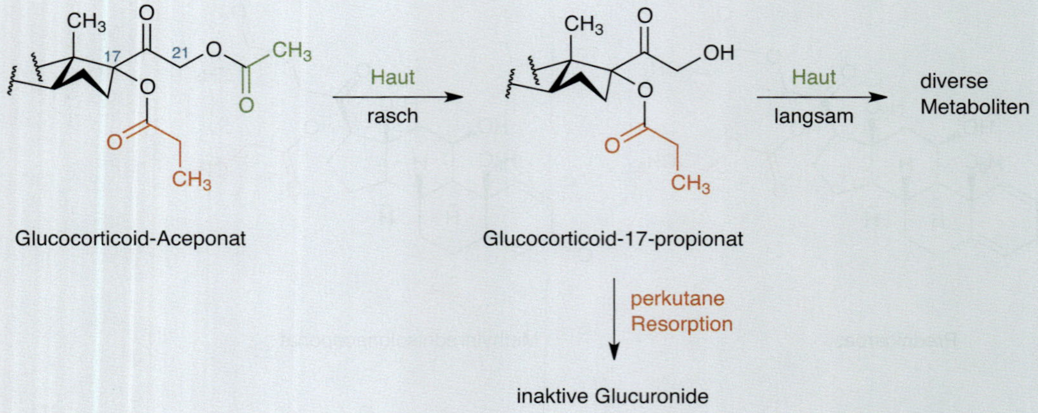

Abb. 8.78 Glucocorticoid-Aceponat zur topischen Anwendung

Mometasonfuroat (Ecural®), Ph. Eur., ist ein lokal antiallergisch und antiphlogistisch wirkendes 21-Chlor-Derivat, das speziell zur Anwendung auf der Haut entwickelt wurde. Mometasonfuroat zeichnet sich durch eine enorm hohe Affinität zum humanen Glucocorticoid-Rezeptor aus. Nur Fluticasonpropionat ist diesbezüglich ähnlich potent. Es gehört zu den **Softsteroiden** mit sehr gutem Nutzen-Risiko-Verhältnis und wird bei atopischen Hauterkrankungen (Neurodermitis), Psoriasis sowie Hautreizungen oder allergischen Erscheinungen wie Kontaktdermatitis eingesetzt. Wie bei den C-17-Estern Betamethasonvalerat oder Clobetasolpropionat besteht für den 2-Furoylester die Gefahr einer Hydrolyse bei der Verarbeitung mit basisch reagierenden Arzneistoffen, wie z. B. Zinkoxid oder Erythromycin. Die Verarbeitung mit sauer reagierenden Wirkstoffen, beispielsweise Salicylsäure oder Milchsäure, ist dagegen unkritisch. Optimal sind pH-Werte im Bereich von 1,5–5,5. Bei nasaler Verabreichung, etwa bei allergischer Rhinitis (Mometahexal®), beträgt der systemisch verfügbare Anteil weniger als 1 %. Bei inhalativer Anwendung in der Asthmatherapie unterliegt der verschluckte oder resorbierte Anteil einer ausgeprägten First-Pass-Metabolisierung.

Desoximetason (Topisolon®) wird lediglich topisch eingesetzt. Man verwendet es als potentes Corticoid zur kurzfristigen Lokalbehandlung entzündlicher Dermatosen. Wie Dexamethason besitzt es eine 16α-Methylgruppe. Da gegenüber diesem die 17α-Hydroxygruppe fehlt, weist es eine erhöhte Lipophilie auf.

Fluocortolonpivalat (Doloproct®, mit Lidocain), Ph. Eur., ist das 6α-Isomer von Desoximetason, d. h., auch hier fehlt die 17α-Hydroxygruppe. Zudem liegt es als 21-Pivalinsäureester-Prodrug vor, sodass insgesamt die Lipohilie erhöht ist. Fluocortolonpivalat wird als Rektalcreme oder in Zäpfchenform bei Hämorrhoiden, oberflächlichen Analfissuren und Mastdarmentzündung eingesetzt.

Betamethasonvalerat (Celestan®-V), Ph. Eur., ist ein 17-Esterderivat und ein stark wirksames Externsteroid. Es wird meist bei Psoriasis und Ekzemen verordnet. Der lipophile Valeriansäureester kann die keratinisierte Epidermis leicht penetrieren. Gut rezeptierbar ist Betamethason-17-valerat im pH-Bereich von 3–5, mit einem pH-Optimum bei 3,5. Die Isomerisierung zum 21-Valerat ist mit einem ausgeprägten Wirkungsverlust verbunden.

Betamethasondipropionat (Diprogenta®, mit Gentamicin), Ph. Eur., ist ein nur mäßig aktives 17,21-Diester-Prodrug, das durch Esterasen rasch zum 17-Monopropionat aktiviert wird. Es dient zur Therapie von Ekzemen und entzündlicher Hauterkrankungen.

Amcinonid (Amciderm®), Ph. Eur., ist das 21-Acetat eines spirozyklischen 16α,17α-Ketals. Die Ketalisierung mit Cyclopentanon erhöht die Lipophilie und verstärkt die Wirksamkeit. Das stark wirksame Corticoid wird bei verschiedenen Hauterkrankungen als Creme, Fettsalbe oder Lotion eingesetzt. Durch Anreicherung im Stratum corneum entsteht ein Depot, aus dem der Wirkstoff über eine längere Zeit freigeben wird, sodass eine einmal mögliche Applikation ausreicht.

Fluocinolonacetonid (Jellin®), Ph. Eur., ist ein difluoriertes Prednisolonderivat. Es wird vorwiegend topisch appliziert. Im Unterschied zum Triamcinolonacetonid weist es einen weiteren Fluorsubstituenten in der Position 6α auf. Fluocinolonacetonid ist deutlich lipophiler als Fluocinolon und kann sehr gut die Keratinschicht des Stratum corneum penetrieren.

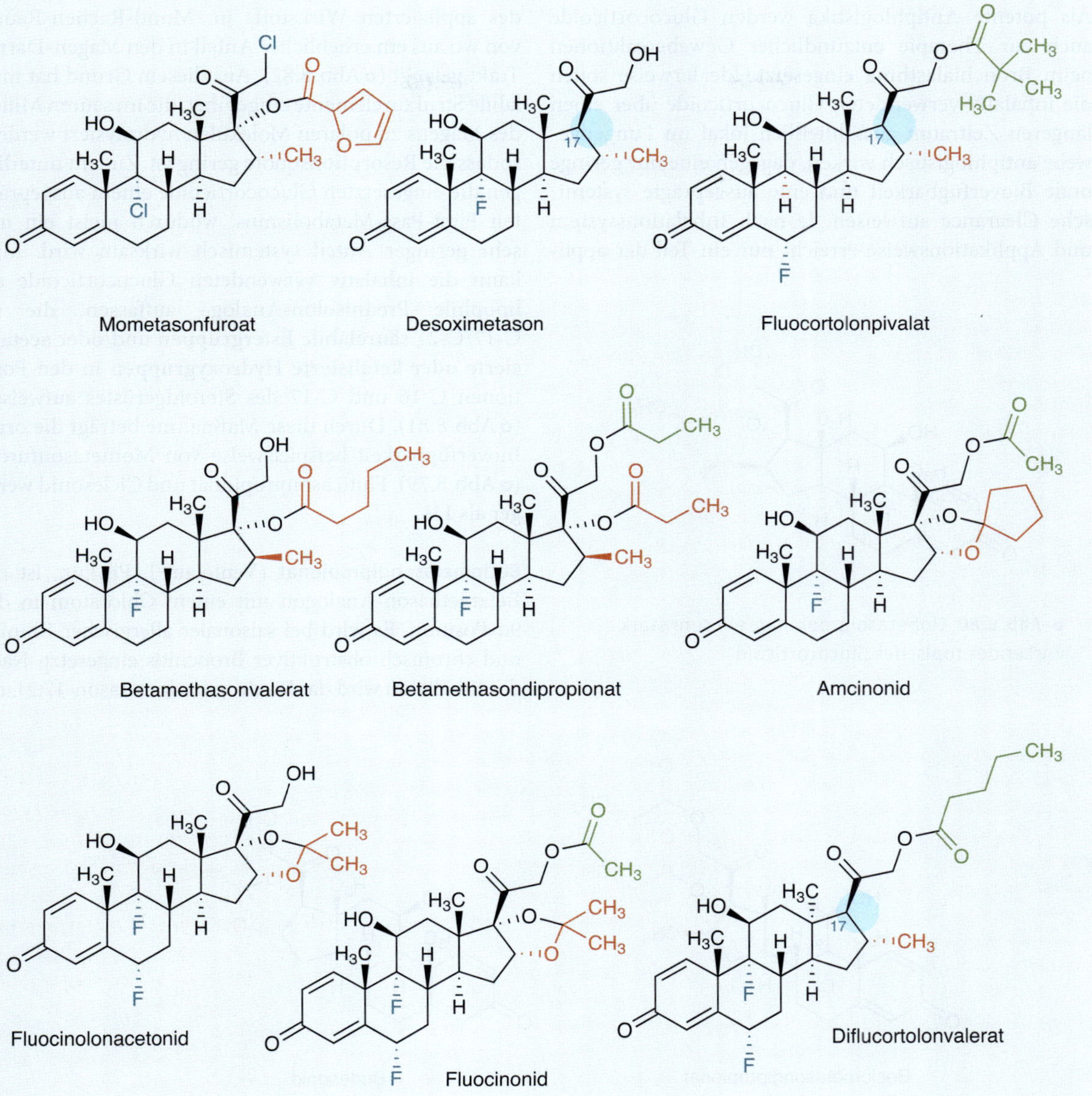

○ Abb. 8.79 Auswahl stark wirksamer Dermocorticoide

Fluocinonid (Jelliproct®, mit Lidocain) ist das 21-Acetat von Fluocinolonacetonid und wird in Form von Zäpfchen oder als Salbe bei Hämorrhoiden eingesetzt.

Diflucortolonvalerat (Nerisona®), ist ein 2-fach fluoriertes Glucocorticoid und ein 21-Ester-Prodrug. Wie bei Desoximetason und Fluocortolon hat man die 17α-Hydroxygruppe entfernt und dadurch die Lipophilie erhöht. Durch Esterasen in der Haut wird es in die Wirkform Diflucortolon umgewandelt. Es wird beispielsweise bei Psoriasis eingesetzt.

Clobetasolpropionat (Dermoxin®, Karison®, ○ Abb. 8.80), Ph. Eur., ist ein 17-Propionsäureester, in dem gegenüber Betamethason die 21-Hydroxygruppe gegen ein Chloratom ausgetauscht ist (**Chlorbeta**metha**sol**propionat). Es zählt zu den am stärksten wirksamen Glucocorticoiden und dient der Kurzzeitbehandlung entzündlicher Hauterkrankungen, wie dem atopischen Ekzem oder der Psoriasis. Das Stabilitätsoptimum liegt im schwach sauren pH-Milieu.

Glucocorticoide zur inhalativen Anwendung

Als potente Antiphlogistika werden Glucocorticoide auch zur Therapie entzündlicher Gewebereaktionen beim Bronchialasthma eingesetzt. Idealerweise sollen die inhalativ verwendeten Glucocorticoide über einen längeren Zeitraum ausschließlich lokal im Lungengewebe antiphlogistisch wirken, dagegen eine nur geringe orale Bioverfügbarkeit und eine ausgeprägte systemische Clearance aufweisen. Je nach Inhalationssystem und Applikationsweise erreicht nur ein Teil der applizierten Dosis die Lunge. Daher verbleiben stets 70–90 % des applizierten Wirkstoffs im Mund-Rachen-Raum, von wo aus ein erheblicher Anteil in den Magen-Darm-Trakt gelangt (o Abb. 8.82). Aus diesem Grund hat man labile Strukturelemente eingeführt, die im sauren Milieu des Magens zu polaren Molekülen hydrolysiert werden, sodass die Resorptionsquote gering ist. Zudem unterliegen die eingesetzten Glucocorticoide einem ausgeprägten First-Pass-Metabolismus, wodurch meist ein nur sehr geringer Anteil systemisch wirksam wird. Man kann die inhalativ verwendeten Glucocorticoide als lipophile Prednisolon-Analoga auffassen, die an C-17/C-21 **säurelabile Estergruppen** und/oder **acetalisierte oder ketalisierte Hydroxygruppen** in den Positionen C-16 und C-17 des Steroidgerüstes aufweisen (o Abb. 8.81). Durch diese Maßnahme beträgt die orale Bioverfügbarkeit beispielsweise von Mometasonfuroat (o Abb. 8.79), Fluticasonpropionat und Ciclesonid weniger als 1 %.

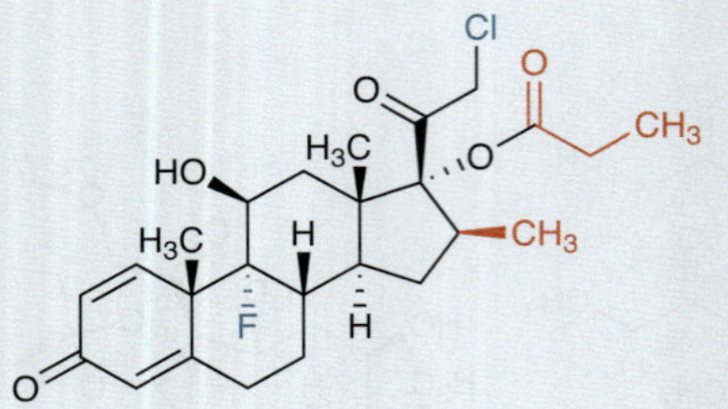

o Abb. 8.80 Clobetasolpropionat, ein sehr stark wirkendes topisches Glucocorticoid

Beclometasondipropionat (Ventolair®), Ph. Eur., ist ein Betamethason-Analogon mit einem Chloratom in der 9α-Position. Es wird bei saisonaler allergischer Rhinitis und chronisch obstruktiver Bronchitis eingesetzt. Nach der Inhalation wird das Prodrug Beclometason-17,21-di-

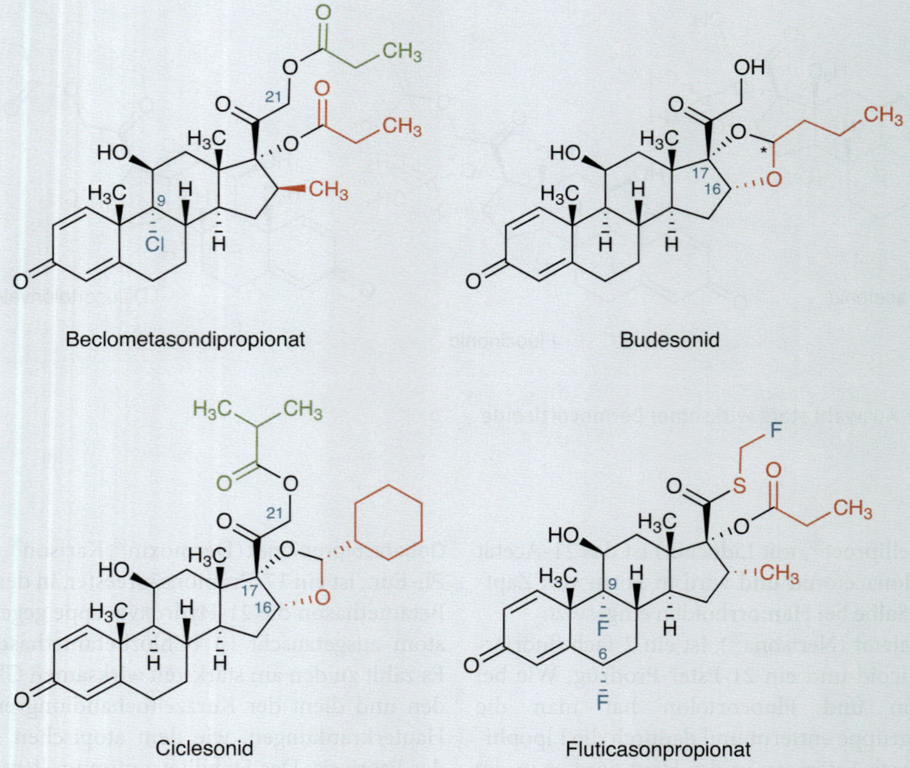

o Abb. 8.81 Glucocorticoide zur inhalativen Anwendung

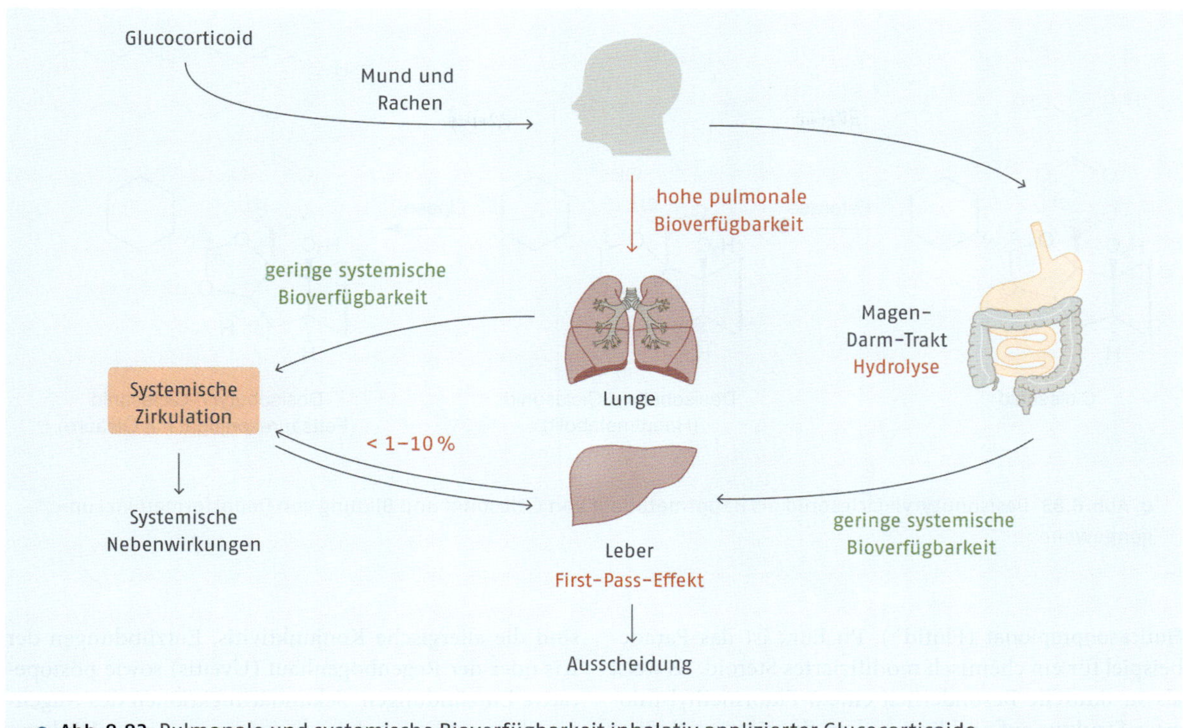

Abb. 8.82 Pulmonale und systemische Bioverfügbarkeit inhalativ applizierter Glucocorticoide

propionat zunächst durch Lungenesterasen zur eigentlichen Wirkform Beclometason-17-propionat hydrolysiert. Deren Rezeptoraffinität ist 150-fach höher als die des Hydrocortisons. Durch Umesterung entsteht Beclometason-21-propionat, das dann zu Beclometason hydrolysiert wird. Auch Beclometason wirkt antiphlogistisch auf die Bronchialschleimhaut, allerdings schwächer. In der Akuttherapie wird Beclometasondipropionat außerdem bei Lungenödemen und Hypersekretion infolge von Rauchgas- und Gasintoxikationen (Nitrose Gase, Chlor, Phosgen etc.) eingesetzt.

Budesonid (Pulmicort®, Budenofalk®), Ph. Eur., ist an den beiden Hydroxygruppen in Position 16 und 17 als Vollacetal gebunden. Es liegt als 1:1-Gemisch zweier Epimere vor, die sich lediglich in der Konfiguration des aus der Aldehydfunktion hervorgegangenen acetalischen C-22-Atoms unterscheiden. Budesonid wirkt im Lungengewebe, wo es in die inaktiven Metaboliten 6β-Hydroxy-Budesonid und 16α-Hydroxy-Prednisolon umgewandelt wird. Außerdem wird Budesonid aufgrund seiner lokal starken antiphlogistischen Wirkung auch bei entzündlichen Magen-Darm-Erkrankungen (Budenofalk®) eingesetzt. Budesonid hat eine deutlich höhere Rezeptoraffinität als Prednisolon. Da die Bioverfügbarkeit von Budesonid aufgrund eines ausgeprägten First-Pass-Effektes gering ist, treten systemische Effekte kaum in Erscheinung.

Ciclesonid (Alvesco®), Ph. Eur., ist ein nicht halogenierter C-21-Isobuttersäureester und damit ein Prodrug. Es ist wie Budesonid ein Derivat des 16α-Hydroxyprednisolons. Aufgrund der Acetalisierung der beiden Hydroxygruppen im Ring D mit Cyclohexancarbaldehyd verfügt es über stark lipophile Strukturelemente. Therapeutisch verwendet wird das an C-2' *R*-konfigurierte (Abb. 8.83) Ciclesonid, das 5-mal potenter ist als das *S*-Epimer. Gegenüber Budesonid weist Ciclesonid kaum Affinität zum Glucocorticoid-Rezeptor auf. Durch Esterasen im Lungengewebe erfolgt eine rasche On-site-Aktivierung durch Esterhydrolyse (Abb. 8.83) am C-21-Atom, was mit der Bildung des stark antiphlogistisch wirkenden C-21-Desisobutyryl-ciclesonid einhergeht. Dieser lipophile Hauptmetabolit ist der eigentliche Wirkstoff. Er zeigt eine 100-fach höhere Rezeptoraffinität als die Muttersubstanz und bindet intrazellulär in der Form des Acetals an den Glucocorticoid-Rezeptor. Desisobutyryl-ciclesonid bildet außerdem im Lungengewebe Ester mit langkettigen Fettsäuren (Abb. 8.83), was eine Depotbildung und somit eine tägliche Einmalgabe ermöglicht. Im Vordergrund steht dabei die Lipase-katalysierte Bildung von **Ciclesonidoleat**. Mometasonfuroat und Fluticasonpropionat sind zu einer solchen Esterbildung nicht in der Lage. Die Rezeptoraffinität der Fettsäureester ist marginal. Sowohl Ciclesonid als auch sein aktiver Metabolit weisen nahezu keine orale Bioverfügbarkeit auf (< 1 %). Die systemische Bioverfügbarkeit nach inhalativer Applikation wird mit über 50 % angegeben. CYP3A4-vermittelt werden überwiegend inaktive Metaboliten gebildet.

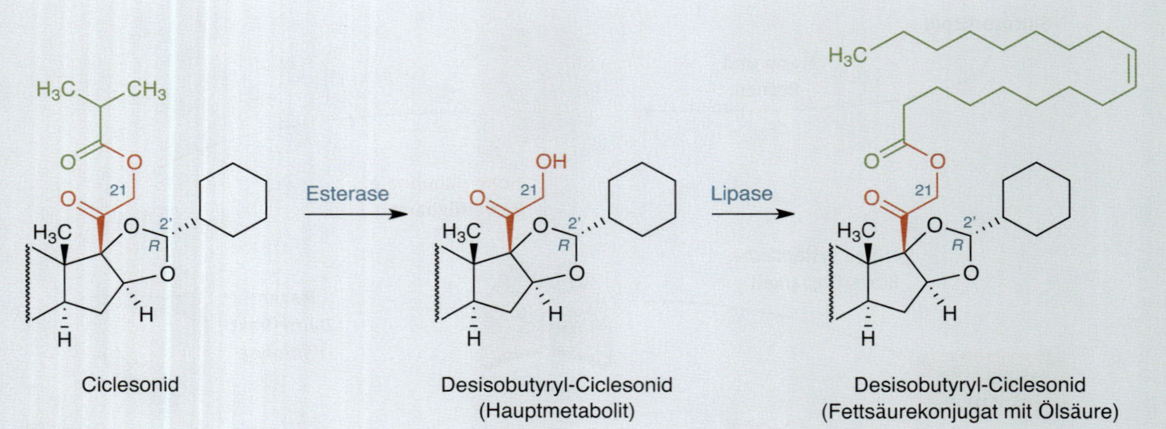

Ciclesonid

Esterase

Desisobutyryl-Ciclesonid (Hauptmetabolit)

Lipase

Desisobutyryl-Ciclesonid (Fettsäurekonjugat mit Ölsäure)

○ Abb. 8.83 Desisobutyryl-Ciclesonid als Hauptmetabolit von Ciclesonid und Bildung von Depotformen im Lungengewebe

Fluticasonpropionat (Flutid®), Ph. Eur., ist das Paradebeispiel für ein chemisch modifiziertes Steroid. Es weist als strukturelle Besonderheit eine *S*-Fluormethyl-thioester-Struktur auf und liegt zudem fluoriert, methyliert und als Ester der Propionsäure vor. Entwickelt wurde Fluticasonpropionat aus endokrin inaktiven 17β-Carbonsäuren (○ Abb. 8.84), deren Ester man als bioisostere α-Hydroxyketone ansehen kann. Im Vasokonstriktions-Test als Parameter einer topisch entzündungshemmenden Wirkung – die Vasokonstriktion ist eine Partialwirkung lokal eingesetzter Glucocorticoide – erwies sich der *S*-Fluormethyl-thioester als sehr potent. Für die sehr hohe Rezeptoraffinität ist der 17α-Propionsäureester wesentlich. Gegenüber Dexamethason ist die Rezeptoraffinität des Fluticasonpropionat etwa 18-fach erhöht. Lediglich Mometasonfuroat ist noch potenter. Fluticasonpropionat wird bei Asthma bronchiale und in Kombination mit lang wirkenden Bronchodilatatoren bei chronisch obstruktiven Lungenerkrankungen (COPD) eingesetzt. Intranasal dient es zur Behandlung der saisonal allergischen Rhinitis. Auch Fluticasonpropionat ist aufgrund der marginalen Resorption aus dem Gastrointestinaltrakt oral nicht bioverfügbar. Fluticasonpropionat wird in der Leber CYP3A4-katalysiert in die endokrin inaktive 17β-Carbonsäure umgewandelt.

Glucocorticoide zur Anwendung am Auge

Auch bei nichtinfektiösen Entzündungen am Auge werden Glucocorticoide aufgrund ihrer antiphlogistischen Wirkung eingesetzt. Neben Prednisolon, Dexamethason oder Dexamethasonphosphat kommen insbesondere solche Glucocorticoide (○ Abb. 8.85) zur Anwendung, die den Augeninnendruck vergleichsweise wenig erhöhen und damit das Risiko einer Glaukom- oder Kataraktbildung minimieren. Typische Indikationen sind die allergische Konjunktivitis, Entzündungen der Iris oder der Regenbogenhaut (Uveitis) sowie postoperative Entzündungen. Sekundärinfektionen des Augengewebes aufgrund der immunsuppressiven Wirkung können bei der ophthalmologischen Anwendung von Glucocorticoiden als Nebenwirkung auftreten.

Loteprednoletabonat (Lotemax®) ist ein ophthalmologisch verwendetes **Softsteroid** (Softdrugs, ▸ Kap. 2.5). Das Suffix „-etabonat" bezeichnet den gemischten Kohlensäureethylester (**Ethylcarbonat**). Loteprednol ist kein α-Hydroxyketon, sondern ein Esteranalogon der Cortiensäure, eines inaktiven Metaboliten des Hydrocortisons, der durch Oxidation der C-17-Seitenkette entsteht. Über die 20-Ketogruppe bilden Corticosteroide wie Prednisolon bei Langzeitanwendung Schiff-Basen mit nukleophilen Gruppen von Linsenproteinen, z. B. mit der ε-Aminogruppe eines Lysinrests. Nach Heyns-Umlagerung über ein Enaminol entsteht ein stabiles, Amin-substituiertes Addukt (○ Abb. 8.87). Dies wird als ein erster Schritt der Glucocorticoid-induzierten Kataraktbildung angesehen. Vermutlich treten durch die Esterstruktur solche Addukte nicht auf. Die Bindungsaffinität von Loteprednoletabonat zum Glucocorticoid-Rezeptor ist etwa 5-fach höher als die von Dexamethason. Das hoch lipophile, als Etabonat vorliegende Glucocorticoid, diffundiert leicht in die Cornea. Nach Applikation und Eintritt der therapeutischen Wirkung wird es sehr schnell durch ubiquitäre Plasmaesterasen in die inaktive Carbonsäure überführt (○ Abb. 8.86), sodass die Wirkung ausschließlich am Applikationsort erfolgt. Eine systemische Resorption findet nahezu nicht statt. Damit behandelt werden Entzündungen nach operativen Eingriffen am Auge.

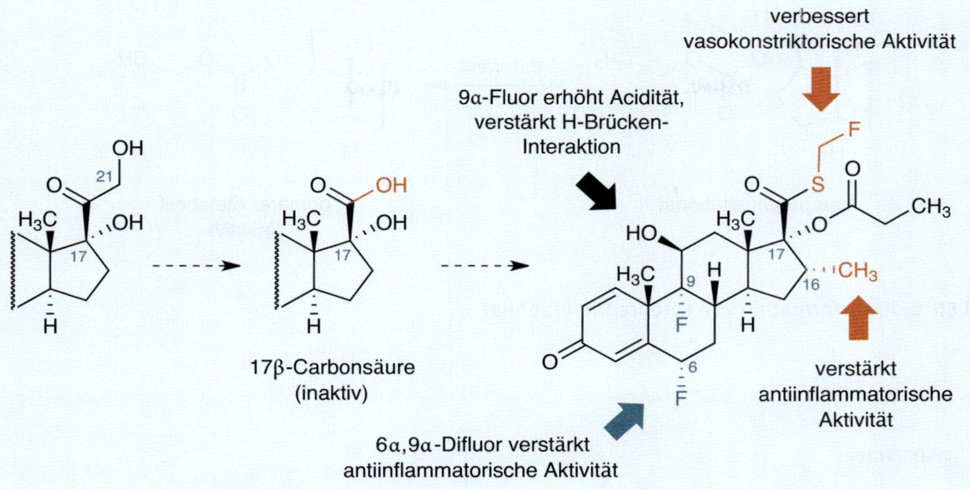

o Abb. 8.84 Entwicklung von Fluticasonpropionat

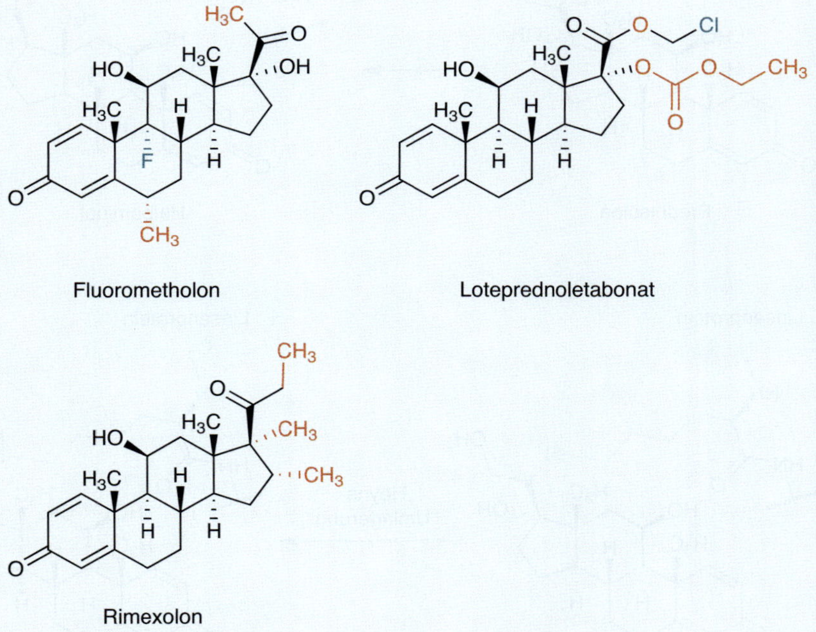

o Abb. 8.85 Glucocorticoide zur Anwendung am Auge

Fluorometholon (Fluoropos®) fehlt die typische C-21-OH-Gruppe der Glucocorticoide. Es wird ausschließlich in Ophthalmika in Form einer Suspension bei Entzündungen und Allergien am Auge eingesetzt. Wie Rimexolon erhöht Fluorometholon den Augeninnendruck kaum, sodass das Risiko an grünem Star zu erkranken gering ist.

Rimexolon (Vexol®) besitzt ebenfalls keine C-21-OH-Gruppe. Dafür weist es 2 α-ständige Methylgruppen an den Positionen C-16 und C-17 auf und eine weitere Methylgruppe an C-21. Dies ist bemerkenswert, da sich an diesen Positionen meist Hydroxygruppen befinden. Aufgrund seines hoch lipophilen Charakters dringt Rimexolon gut in die vordere Augenkammer ein, wo es

Esterase

Loteprednoletabonat

primärer Metabolit (inaktiv)

Abb. 8.86 Biotransformation von Loteprednoletabonat

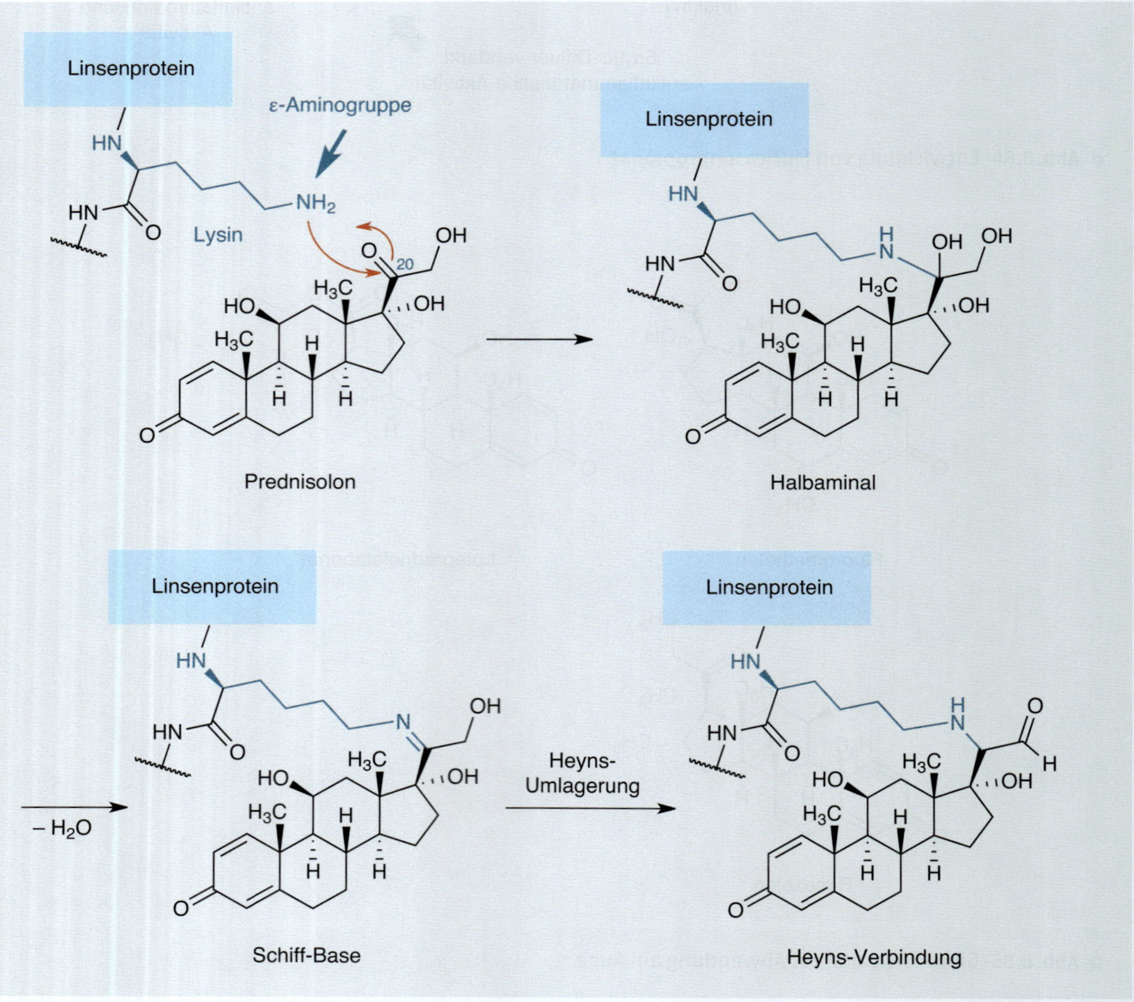

Abb. 8.87 Reaktion der 20-Ketogruppe eines Glucocorticoids mit einem Lysinrest von Linsenproteinen

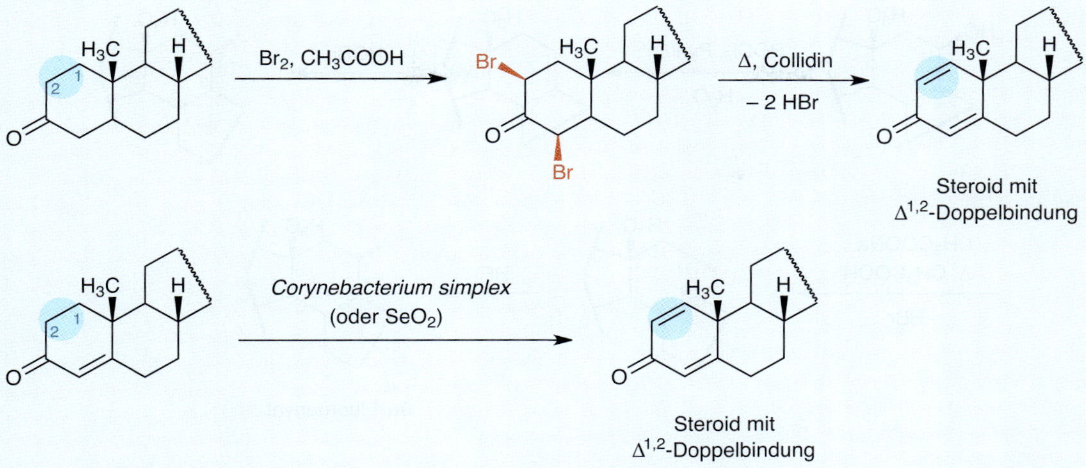

Br2, CH3COOH
Δ, Collidin
– 2 HBr
Steroid mit $\Delta^{1,2}$-Doppelbindung
Corynebacterium simplex (oder SeO2)
Steroid mit $\Delta^{1,2}$-Doppelbindung

Abb. 8.88 Einführen der $\Delta^{1,2}$-Doppelbindung in das Steroidgerüst, z. B. bei der Prednisolonsynthese

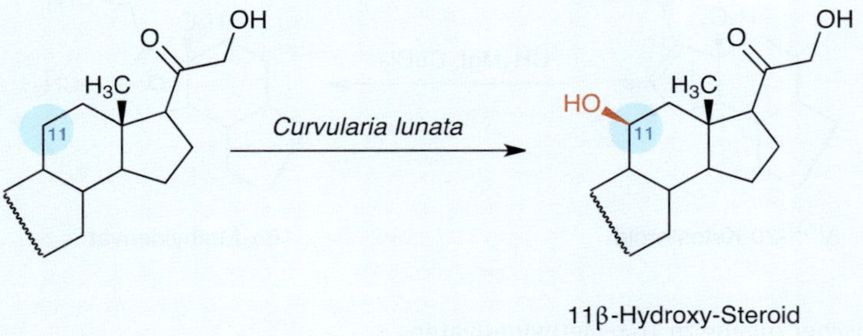

Curvularia lunata
11β-Hydroxy-Steroid

Abb. 8.89 Einführen einer 11β-Hydroxygruppe in das Steroidgerüst

nichtinfektiöse Entzündungen hemmt. Die Steigerung des Augeninnendrucks durch Rimexolon ist moderat. In Deutschland ist die Substanz außer Handel.

Semi-synthetische Steroidhormonsynthese

Am Beispiel der Glucocorticoide lassen sich einige für die Steroidpartialsynthese wesentliche, häufig wiederkehrende Reaktionen aufzeigen, die oft auch kombiniert angewendet werden. Ein wichtiges Edukt zahlreicher Steroidsynthesen ist das **16-Dehydropregnenolon** (Abb. 8.121) über das auch Pregnenolon und Progesteron als weitere relevante Ausgangsverbindungen zugänglich sind.

Jede Steroidhormonsynthese hat die möglichst effiziente Gewinnung des biologisch aktiven Stereoisomers zum Ziel. Während chemische Umsetzungen in der Regel zu Enantiomeren- oder Diastereomerengemischen führen, die kostspielig und aufwendig getrennt werden müssen, verlaufen mikrobiologische Umsetzungen meist stereoselektiv. Hierin liegt der Grund für die Kombination mikrobiologischer und synthetischer Methoden in den modernen semi-synthetischen Herstellungsverfahren, nicht nur der Steroidhormone.

Die **$\Delta^{1,2}$-Dehydrierung** des Steroidkörpers gelingt besonders vorteilhaft auf mikrobiologischem Weg mit *Corynebacterium simplex*. Auf synthetischem Weg ließe sich die Doppelbindung beispielsweise durch Bromierung und nachfolgende Eliminierung von Bromwasserstoff oder durch Oxidation mittels Selendioxid einführen (Abb. 8.88).

Zur **11β-Hydroxlierung** des Steroidgrundkörpers bedient man sich ebenfalls eines mikrobiologischen Verfahrens unter Verwendung des Schimmelpilzes *Curvularia lunata* (Abb. 8.89). Die mikrobiologische 11β-Hydroxylierung ist eminent wichtig für die Gewinnung der Glucocorticoide.

Die **9α-Fluorierung** gelingt durch Einführen einer $\Delta^{9,11}$-Doppelbindung nach vorhergehender Dehydrati-

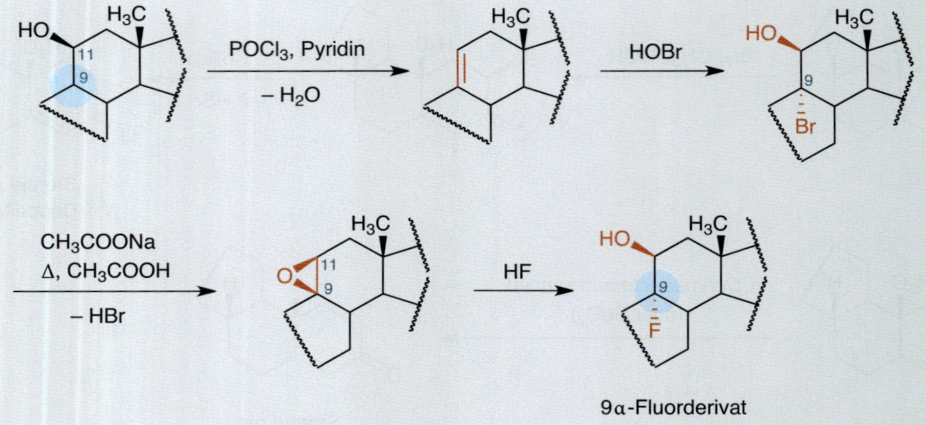

Abb. 8.90 Einführen eines 9α-Fluorsubstituenten in das Steroidgerüst

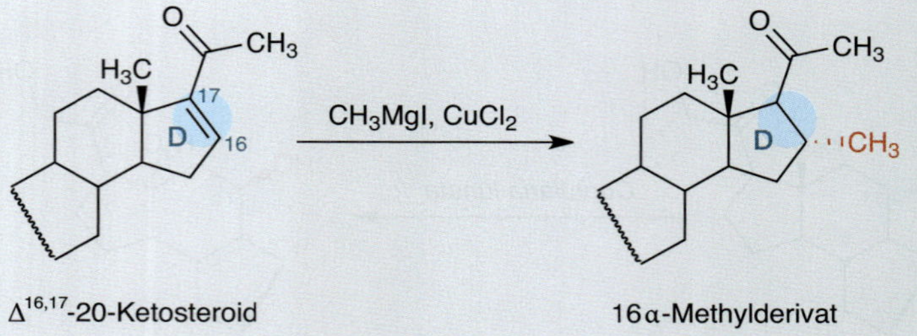

Abb. 8.91 Synthetischer Zugang zu 16α-Methylderivaten

sierung (Abb. 8.90). Dies erfolgt beispielsweise mit *para*-Toluensulfonsäure oder Phosphoroxytrichlorid in Pyridin. Nach Addition von Hypobromiger Säure an die Doppelbindung erhitzt man zur nachfolgenden Elimination von Bromwasserstoff mit Natriumacetat. Danach wird das erhaltene 9β,11β-Epoxid mit Fluorwasserstoff zum 9α-Fluorderivat geöffnet.

Eine **16α-Methylierung** gelingt durch Cu^{2+}-katalysierte 1,4-Addition der Grignard-Verbindung Methylmagnesiumiodid an $\Delta^{16,17}$-20-Ketosteroide (Abb. 8.91).

Ausgehend von $\Delta^{16,17}$-20-Ketosteroiden (Abb. 8.92) gelingt auch die Synthese von **16α-Hydroxy-Steroiden**, beispielsweise durch Oxidation mit Kaliumpermanganat.

Zur **16β-Methylierung** geht man ebenfalls von $\Delta^{16,17}$-20-Keto-Steroiden aus (Abb. 8.92). In einer 1,3-dipolaren Cycloaddition lässt sich Diazomethan unter Bildung eines Pyrazolins an die $\Delta^{16,17}$-Doppelbindung addieren. Nach Pyrolyse unter Austritt von Stickstoff und nachfolgender stereospezifischer Hydrierung erhält man die 16β-Methylverbindung.

Die **17α-Hydroxylierung** des Steroidkörpers gelingt nach Epoxidierung der $\Delta^{16,17}$-Doppelbindung mit H_2O_2 im alkalischen Milieu, Öffnung des 16α,17α-Epoxids mit HBr zum Bromhydrin und nachfolgender reduktiver Bromidentfernung (Abb. 8.93).

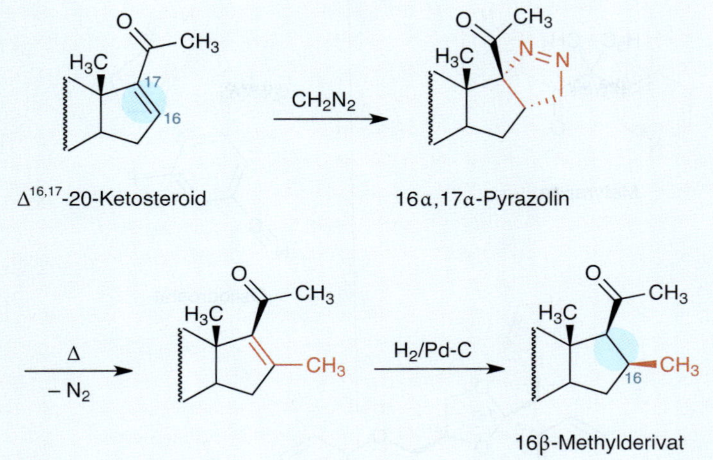

Abb. 8.92 Einführen einer 16β-Methylgruppe in das Steroidgerüst

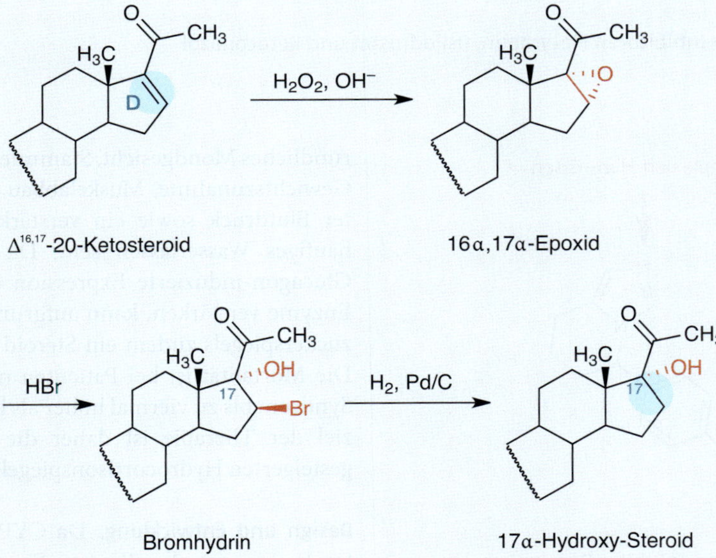

Abb. 8.93 Einführen einer 17α-Hydroxygruppe in das Steroidgerüst

8.3.4 Cortisol-Synthese-Hemmer

Cushing-Syndrom. Cortisol-Synthese-Hemmer (CYP11B1-Inhibitoren; Abb. 8.94) kommen primär beim **endogenen Cushing-Syndrom** zur Anwendung. Es handelt sich dabei um eine Stoffwechselerkrankung, die auf dauerhaft erhöhte Glucocorticoid-Spiegel (Hypercortisolismus) zurückzuführen ist. Man unterscheidet 2 Formen des endogenen Cushing-Syndroms.

Bei der ACTH-(adrenocorticotropes Hormon-)abhängigen Form (zentrales Cushing-Syndrom, Morbus Cushing) ist meist ein gutartiger Tumor der Hirnanhangsdrüse (Hypophysenadenom) die Ursache. Diese Form macht etwa 85 % der endogenen Fälle aus. Über den Blutkreislauf erreicht das sezernierte ACTH die Nebennieren und führt zu einer erhöhten Freisetzung von Corticoiden aus der Nebennierenrinde.

Abb. 8.94 CYP11B1-Inhibitoren Metyrapon, Osilodrostat und Ketoconazol

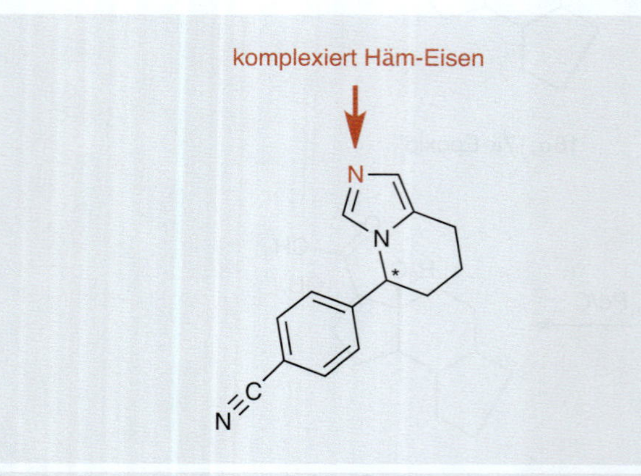

Abb. 8.95 Aromatase-Inhibitor Fadrozol

Deutlich seltener ist die ACTH-unabhängige Form des endogenen Cushing-Syndroms (adrenales Cushing-Syndrom), wobei Tumoren der Nebennierenrinde (gutartige Adenome oder bösartige Karzinome) direkt Hydrocortison produzieren.

Wesentlich häufiger als die endogenen Formen tritt jedoch das **exogene Cushing-Syndrom** auf. Es ist Folge einer Glucocorticoid-Langzeittherapie oberhalb der Cushing-Schwellendosis (30–40 mg/Tag). Das klinische Bild des Cushing-Syndroms ist sehr heterogen und von den verschiedenen Wirkungen des Hydrocortisons auf Organe und Gewebe geprägt. Symptome können ein rundliches Mondgesicht, Stammfettsucht (Stiernacken), Gewichtszunahme, Muskelabbau, Osteoporose, erhöhter Blutdruck sowie ein verstärktes Durstgefühl und häufiges Wasserlassen sein. Da Glucocorticoide die Glucagon-induzierte Expression der Gluconeogenese-Enzyme verstärken, kann aufgrund des erhöhten Blutzuckerspiegels zudem ein Steroid-Diabetes resultieren. Die Mortalität ist bei Patienten mit aktivem Cushing-Syndrom bis zu viermal höher als bei Gesunden. Hauptziel der Therapie ist daher die Normalisierung des gesteigerten Hydrocortisonspiegels.

Design und Entwicklung. Da CYP11B1 (11β-Hydroxylase) ein zentrales Enzym für die Biosynthese des Hydrocortisons (Cortisol) darstellt, lag es auf der Hand, selektive Inhibitoren des Enzyms als Cortisol-Synthese-Hemmer zu entwickeln. Wesentliche Strukturmerkmale für CYP-Inhibitoren sind Stickstoffheterozyklen, die an das Häm-Eisen der CYP-Enzyme koordinativ binden können. So diente das Imidazolderivat **Fadrozol** (Abb. 8.95), das in Form des Racemates von Novartis in Japan als nichtsteroidaler Inhibitor der Aromatase (CYP19A1) vermarktet wird, als Ausgangspunkt für die Entwicklung des selektiven CYP11B1-Inhibitors **Osilodrostat**. Das *S*-Enantiomer von Fadrozol hemmt das für die Cortisol-Biosynthese relevante CYP11B1. Bei Osilodrostat handelt sich um ein ringkontrahiertes 2-Fluor-Analogon des Fadrozols. **Metyrapon** wurde bereits 1958 als Inhibitor der 11β-Hydroxylierung beschrieben.

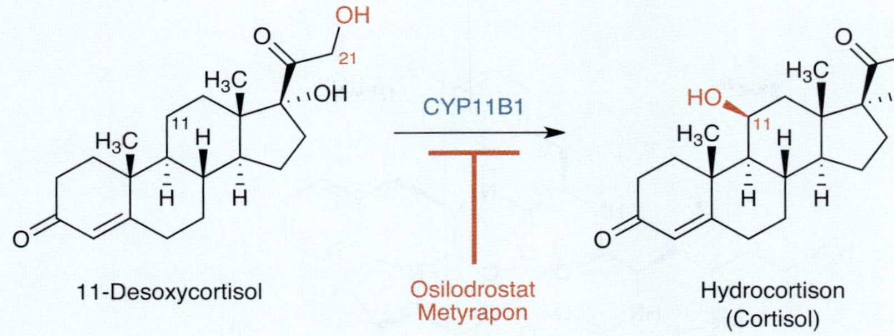

○ Abb. 8.96 CYP11B1-katalysierte Bildung von Hydrocortison (Cortisol) aus 11-Desoxycortisol

Wirkungsmechanismus. Metyrapon und Osilodrostat wirken als weitgehend selektive Inhibitoren von CYP11B1 (11β-Hydroxylase), die für den letzten Schritt der Cortisol-Biosynthese in der Nebennierenrinde verantwortlich ist (○ Abb. 8.96). In Osilodrostat bewirkt analog dem Aromatase-Inhibitor Fadrozol das nichtbindende Elektronenpaar des N-Atoms im Imidazolring eine direkte Koordination des Häm-Eisens. Für Fadrozol konnte man zeigen, dass das bizyklische Ringsystem mit dem koordinierenden N-Atom nahezu senkrecht über der Ringebene des Häms angeordnet ist. Ketoconazol (▸ Kap. 12.4.1) wirkt als nichtselektiver CYP-Inhibitor.

Ketoconazol (Ketoconazole HRA®), ein zu Beginn der 1980er Jahre systemisch und lokal eingesetztes Breitspektrum-Antimykotikum (▸ Kap. 12.4.1), wurde bis zur Marktrücknahme peroraler Ketoconazol-Präparate zur Therapie des seltenen endogenen Cushing-Syndroms im Off-Label-Use eingesetzt. Aufgrund einer positiven Nutzen-Risiko-Bewertung wurde 2014 eine Orphan-Zulassung für die systemische Anwendung von Ketoconazol zur Therapie des endogenen Cushing-Syndroms erteilt. Ketoconazol ist ein potenter Inhibitor der Glucocorticoidsynthese in der Nebennierenrinde sowie der Androgensynthese in Nebennieren und Ovarien durch Blockade der Steroid-17α-Hydroxylase/17,20-Lyase (CYP17A1). Dadurch wird die Hydroxylierung und anschließende Desacetylierung von Steroiden an der 17-Position verhindert. Auch die adrenale 11β-Hydroxylase CYP11B1 (▸ Kap. 8.3.1) wird gehemmt, außerdem auch CYP11A1 (○ Abb. 8.60) und CYP11B2 (Aldosteron-Synthase). Ketoconazol wird als Racemat eingesetzt. Den stärksten CYP-inhibitorischen Effekt zeigt das 2*S*,4*R*-Enantiomer (○ Abb. 8.94, Levoketoconazol). Zwei weitere Stereoisomere sind denkbar, doch sind diese ohne Relevanz für die Praxis. Die Anwendung von Ketoconazol muss wegen der Hepatotoxizität der Substanz und des Risikos einer Nebenniereninsuffizienz eng überwacht werden. Ketoconazol interagiert als potenter CYP3A4-Hemmer ausgeprägt mit zahlreichen klinisch relevanten Arzneistoffen.

Metyrapon (Metopiron®) ist seit 2014 verfügbar und dient zur Therapie eines endogenen Cushing-Syndroms. Es unterbindet ebenfalls die Umwandlung von 11-Desoxycortisol in Cortisol durch Hemmung von CYP11B1. Metyrapon wird zur Prüfung der corticotropen Achse auf normales physiologisches Ansprechen im Rahmen des Metyrapon-Diagnose-Tests eingesetzt, etwa zum Nachweis einer ACTH-Insuffizienz. Man bestimmt dabei die Plasmaspiegel von 11-Desoxycortisol und/oder ACTH nach Metyrapongabe. Die Cortisol-Konzentration im Serum sinkt, die 11-Desoxycortisol-Konzentration dagegen steigt. Bei normal funktionierender Hypothalamus-Nebennierenrinde-Achse bedingt der verminderte Cortisolspiegel eine vermehrte ACTH-Ausschüttung, was aufgrund der Hemmwirkung des Metyrapons eine weitere Steigerung der 11-Desoxycortisol-Konzentration nach sich zieht. Metyrapon ist ein mit 2 Pyridinringen substituiertes Isopropanon mit schwach basischen Eigenschaften (pK_S = 4,9; Pyridin). Nach oraler Gabe wird Metyrapon rasch resorbiert. Hauptmetabolit ist das nach Reduktion der Ketogruppe gebildete ebenfalls aktive Metyrapol, das wie Metyrapon in Form des *N*-Oxids glucuronidiert und renal eliminiert wird. Die Eliminationshalbwertszeit beträgt 2 h.

Osilodrostat (Isturisa®) ist ein oral wirksamer, nichtsteroidaler Corticosteroid-Biosynthese-Inhibitor, der 2020 zur Behandlung des Cushing-Syndroms zugelassen wurde. Osilodrostat ist strukturell ein 6,7-Dihydro-5*H*-pyrrolo[1,2-*c*]imidazol. Therapeutisch eingesetzt wird das *R*-Enantiomer als Dihydrogenphosphat. Die Salzbildung erfolgt über das protonierte, sp^2-hybridisierte N-Atom des Imidazolrings (pK_S = 6,9). Gegenüber Metyrapon ist Osilodrostat der potentere CYP11B1-Inhibitor und weist zudem eine längere

o Abb. 8.97 Somatostatin-Analogon Pasireotid

Halbwertszeit auf, was die zweimal tägliche Gabe ermöglicht. Osilodrostat ist außerdem ein potenter Inhibitor von CYP11B2 (Aldosteron-Synthase), wodurch erniedrigte K^+-Spiegel auftreten können. Hauptmetabolit ist das *N*-Glucuronid. Die Eliminationshalbwertszeit liegt bei 4 h. Osilodrostat kann die QT-Zeit verlängern.

Somatostatin-Analoga

Beim ACTH-abhängigen endogenen Cushing-Syndrom wird als Mittel der 2. Wahl das Somatostatin-Analogon Pasireotid (o Abb. 8.97) eingesetzt, falls ein chirurgischer Eingriff erfolglos oder nicht möglich ist. Es inhibiert die ACTH-Freisetzung aus neuroendokrinen Tumoren wie dem benignen Hypophysenadenom.

Pasireotid (Signifor®) ist seit 2012 im Handel und wird in Form des Diaspartats oder Pamoats eingesetzt. Das Cyclohexapeptid weist u. a. ein carbamoyliertes Hydroxyprolin, ein benzyliertes Tyrosin sowie D-Tryptophan auf. Es ist ein Somatostatin-Analogon der 2. Generation und besitzt eine Halbwertszeit von 12 h. Die Analoga entwickelte man aufgrund der nur kurzen Halbwertszeiten der endogenen Somatostatine von wenigen Minuten. Pasireotid wird subkutan injiziert. Es bindet an mehrere Subtypen des humanen Somatostatin-Rezeptors (hsst1, 2, 3 und 5) corticotroper Zellen, bevorzugt aber an den Subtyp 5 (hsst5). Das ist der wichtigste Subtyp corticotroper Tumorzellen, an den andere Somatostatin-Analoga wie Octreotid (Sandostatin®) und Lanreotid (Somatuline®) nur mit moderater Affinität binden. Eine weitere Indikation der Somatostatin-Analoga ist Akromegalie.

8.4 Sexualhormone

Die Sexualhormone sind Steroidhormone, die sich von den Grundkörpern Estran (Estrogene), Androstan (Androgene) und Pregnan (Gestagene) ableiten (▸Kap. 8.3). Ihre Bildung wird über die Hypothalamus-Hypophysen-Gonaden-Achse reguliert. Man unterteilt sie in

- männliche Sexualhormone (Androgene),
- weibliche Sexualhormone (Estrogene und Gestagene).

Biosynthese. Biosynthetische Ausgangssubstanz der Sexualhormone ist das **Pregnenolon** (o Abb. 8.98). Es entsteht aus Cholesterol durch Einwirkung der Cholesterol-Monooxygenase CYP11A1 (▸Kap. 8.3). Aus Pregnenolon wird unter Katalyse der 3β-Steroid-Dehydrogenase (3β-HSD) das Gestagen **Progesteron** gebildet. Durch 17α-Hydroxylierung und Abspaltung der Seitenkette, katalysiert durch die Steroid-17α-Hydroxylase (CYP17A1), wird aus Progesteron Androstendion gebildet. Das Enzym 17β-Steroid-Dehydrogenase (17β-HSD) katalysiert dessen reduktive Umwandlung in das Androgen **Testosteron**. Eine wichtige Rolle nimmt das **Dehydroepiandrosteron** (DHEA) als Pro-Hormon der männlichen und weiblichen Sexualhormone ein. Es ist das am häufigsten vorkommende Steroidhormon im menschlichen Organismus und wird, ebenfalls katalysiert durch die Steroid-17α-Hydroxylase, aus Pregnenolon gebildet. Die Biosynthese der Estrogene geht vom Testosteron aus, dessen Aromatisierung im Ring A durch die **Aromatase** (CYP19A1, o Abb. 8.113) katalysiert wird. Die Aromatase kann aber

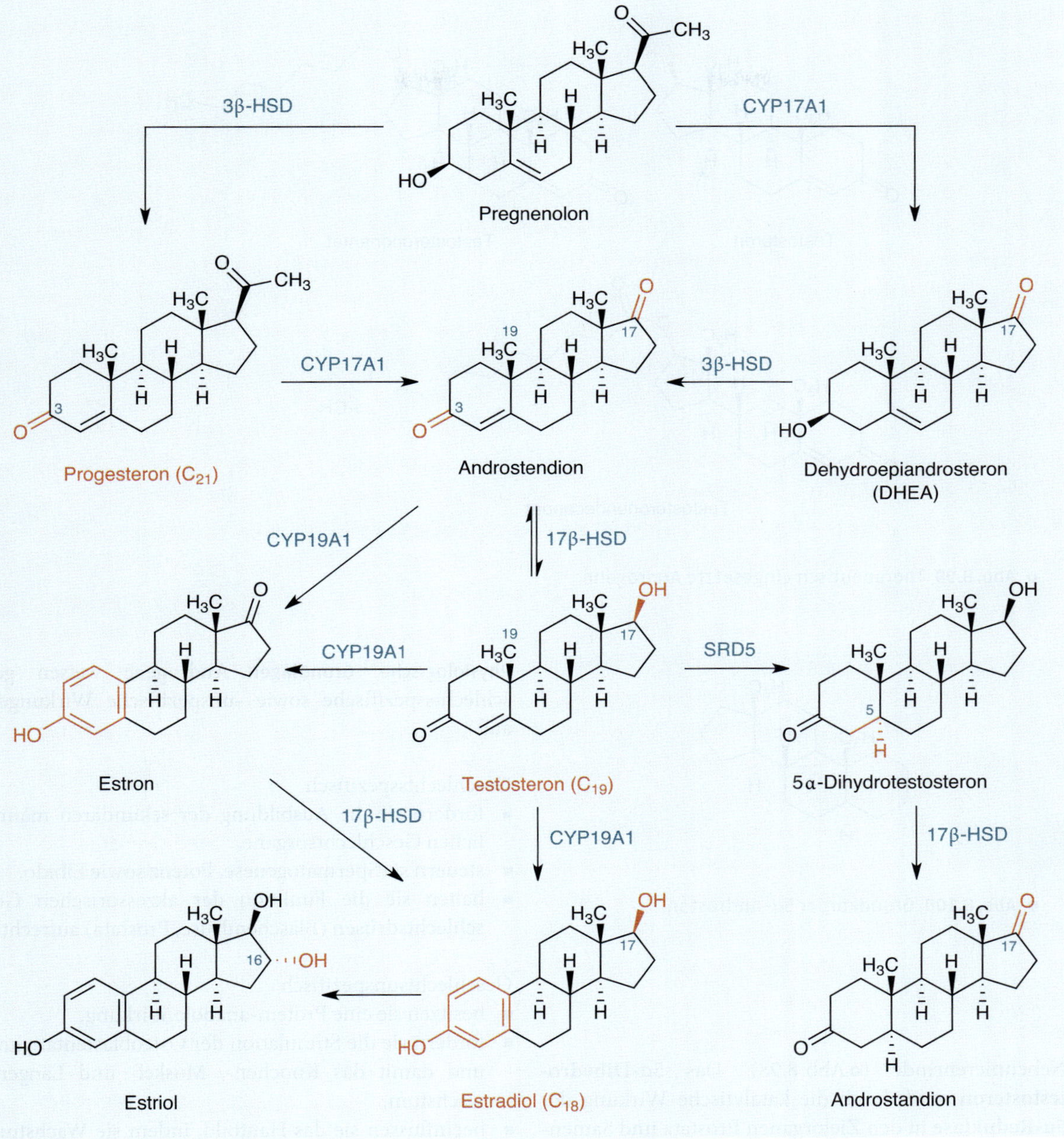

Abb. 8.98 Übersicht zur Biosynthese der Sexualhormone. 3β-HSD: 3β-Hydroxysteroid-Dehydrogenase, CYP17A1: 17α-Hydroxylase, CYP19A1: Aromatase, 17β-HSD: 17β-Hydroxysteroid-Dehydrogenase, SRD5: Steroid-5α-Reduktase

auch die Umwandlung von Androstendion in Estron katalysieren, das anschließend durch die 17β-HSD in das Estrogen **Estradiol** konvertiert wird.

Die CYP-Enzym-katalysierten Umsetzungen verlaufen irreversibel, die Steroid-Dehydrogenasen hingegen können mitunter auch Rückreaktionen katalysieren. Eine Übersicht über die Biosynthese der Sexualhormone ausgehend vom Pregnenolon gibt Abb. 8.98.

8.4.1 Androgene

Die wichtigsten körpereigenen **Androgene** (griech. *andro* = männlich; *gen* = erzeugend) sind Testosteron (Abb. 8.99) und 5α-Dihydrotestosteron (DHT). Androgene sind C_{19}-Steroide, die sich vom Grundkörper 5α-Androstan (Abb. 8.100) ableiten. Als biosynthetisches Edukt fungiert das **Dehydroepiandrosteron** der

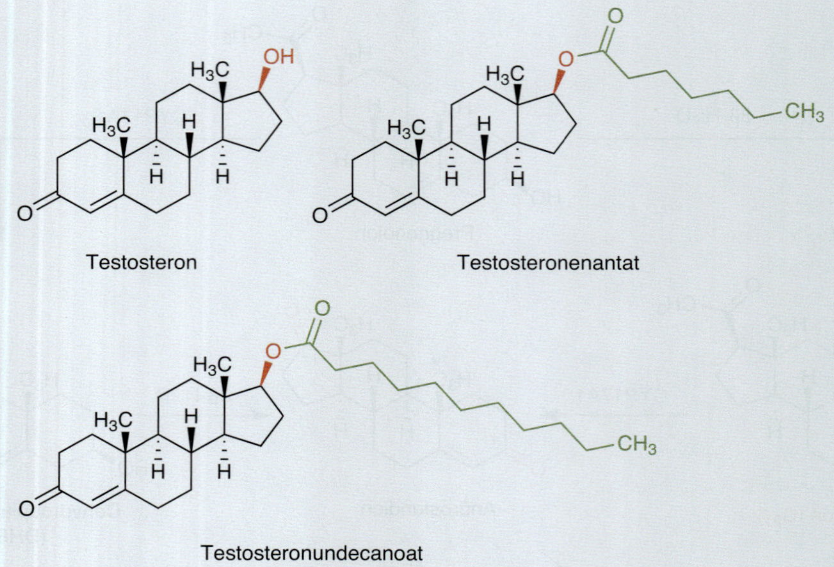

Abb. 8.99 Therapeutisch eingesetzte Androgene

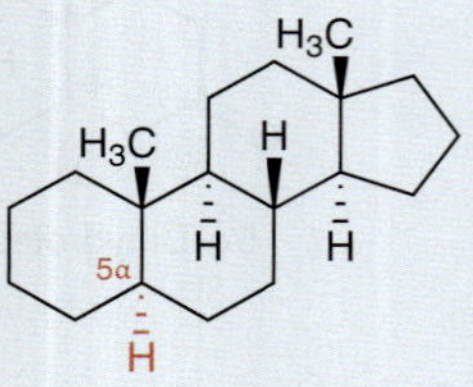

Abb. 8.100 Grundkörper 5α-Androstan

Nebennierenrinde (Abb. 8.98). Das **5α-Dihydrotestosteron** wird durch die katalytische Wirkung der **5α-Reduktase** in den Zielorganen Prostata und Samenbläschen in einer hoch diastereoselektiv ablaufenden Reduktion aus Testosteron gebildet (Abb. 8.106). Von diesem unterscheidet sich 5α-Dihydrotestosteron durch die fehlende $\Delta^{4,5}$-Doppelbindung.

Entdeckung. Als eines der ersten Steroidhormone konnte der Androgenmetabolit Androsteron (Abb. 8.103) 1931 in kristalliner Form von Adolf Butenandt und Kurt Tscherning aus tausenden Litern männlichen Harns gewonnen werden. Testosteron isolierte Ernst Laqueur 1935 aus Stierhoden, im gleichen Jahr gelang Butenandt und Leopold Ružička unabhängig voneinander die Synthese (Butenandt, Ružička; Nobelpreis für Chemie, 1939).

Physiologische Grundlagen. Androgene weisen geschlechtsspezifische sowie -unspezifische Wirkungen auf.

Geschlechtsspezifisch

- fördern sie die Ausbildung der sekundären männlichen Geschlechtsorgane,
- steuern sie Spermatogenese, Potenz sowie Libido,
- halten sie die Funktion der akzessorischen Geschlechtsdrüsen (Bläschendrüse, Prostata) aufrecht.

Geschlechtsunspezifisch

- besitzen sie eine Protein-anabole Wirkung,
- fördern sie die Stimulation der Osteoblastentätigkeit und damit das Knochen-, Muskel- und Längenwachstum,
- beeinflussen sie das Hautbild, indem sie Wachstum und Produktion der Talgdrüsen stimulieren.

Androgene werden beim Mann überwiegend in den Leydig-Zellen der Hoden gebildet, in geringem Umfang auch in der Zona reticularis der Nebennierenrinde. Auch der weibliche Organismus produziert Testosteron, und zwar durch das luteinisierende Hormon (LH) überwiegend im Corpus luteum der Eierstöcke, zu deutlich geringerem Anteil in der Nebennierenrinde. Die endogen gebildeten Androgene dienen bei der Frau als Estrogenvorstufen. Analog dem weiblichen Hormonregelkreis (Abb. 8.112) wird auch die Testosteronausschüttung über die Hypothalamus-Hypophysen-Gonaden-Achse reguliert (Abb. 8.101).

Die Sekretion von Gonadotropin-Releasing-Hormon (GnRH) bewirkt in der Adenohypophyse die Ausschüttung der Gonadotropine LH und FSH (follikelstimulierendes Hormon). Durch LH wird die Testosteronausschüttung in den Leydig-Zellen stimuliert. FSH aktiviert in den Sertoli-Zellen der Samenkanälchen die Spermatogenese, stets gekoppelt an das Vorhandensein von Testosteron. Sind Testosteron und 5α-Dihydrotestosteron in ausreichender Menge vorhanden, hemmen sie die Synthese von GnRH und LH über einen negativen Feedback-Mechanismus. Folglich wird weniger Testosteron ausgeschüttet. Die FSH-Bildung in der Hypophyse wird dagegen primär durch das Glykoprotein **Inhibin** gehemmt, dessen Ausschüttung zuvor FSH-stimuliert erfolgt ist. Die LH-Sekretion wird durch Inhibin nicht beeinflusst. Inhibin ist auch in den Ovarien aktiv.

Testosteron wird pulsatil und nach einer zirkadianen Rhythmik freigesetzt. Im Blut ist es wie Estradiol zu mehr als 95 % an das Sexualhormon-bindende Globulin (SHBG) als Transportform gebunden, wobei nur die nicht SHBG-gebundene Testosteronfraktion endokrin aktiv ist. Die physiologisch wirksamere Form des Testosterons ist 5α-Dihydrotestosteron (o Abb. 8.102), das eine 2–3-fach höhere Affinität zum Androgenrezeptor aufweist. Da 5α-Dihydrotestosteron nicht der Aromatisierung zum Estradiol unterliegt, kann man es als reines Androgen ansehen. In Geweben mit 5α-Reduktase-Aktivität ist daher primär 5α-Dihydrotestosteron für die androgenen Effekte verantwortlich.

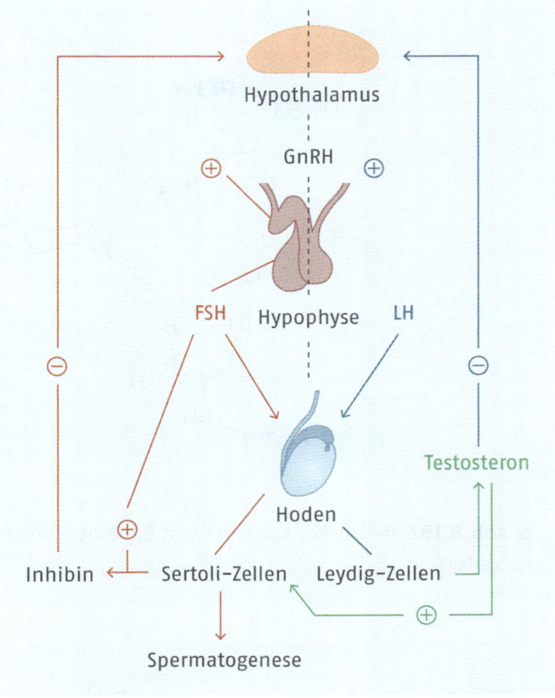

o **Abb. 8.101** Hormonregelkreis beim Mann. Rote Linie: FSH-Effekt, blaue Linie: LH-Effekt; +: Stimulation/Aktivierung, –: Hemmung; GnRH: Gonadotropin-Releasing-Hormon, FSH: follikelstimulierendes Hormon, LH: luteinisierendes Hormon

Wirkungsmechanismus. Aufgrund der hohen Sequenzähnlichkeit der Ligandenbindungsdomänen von Androgen- und Progesteron-Rezeptor stimmen die Bindungsmodi der jeweiligen Steroidliganden stark überein. So bindet 5α-Dihydrotestosteron in sehr ähnlicher Art und Weise an den Androgen-Rezeptor wie Progesteron an den Progesteron-Rezeptor. Beide Agonisten interagieren mit den Helices 3, 5 und 11 der jeweiligen Ligandenbindungsdomäne. 5α-Dihydrotestosteron bildet vergleichbar dem Progesteron über die Ringe A und D H-Brückenkontakte in der Ligandenbindungsdomäne des Androgen-Rezeptors aus (o Abb. 8.102).

Die 3-Ketogruppe von Ring A bildet H-Brücken zum Gln711, zum Arg752 und zu einem Wassermolekül aus. Zwischen dem A-Ring und der C-19-Methylgruppe bestehen außerdem Van-der-Waals-Bindungen zu Met745. Die 17-Hydroxygruppe im D-Ring fungiert als H-Brückendonor und interagiert mit der Seitenkette von Asn705 und der Seitenkette von Thr877. Die Bedeutung von Thr877 für die spezifische Ligand-Bindung geht aus Mutagenese-Experimenten hervor.

Biotransformation. Testosteron besitzt einen ausgeprägten Phase-I-Metabolismus. Im Wesentlichen beobachtet man die Oxidation der Hydroxygruppe an C-17 zum Keton, die Reduktion der Doppelbindung im A-Ring sowie die stereospezifische Reduktion der 3-Ketogruppe durch 3α-HSD zum Alkohol. Nachgewiesene Metaboliten sind die schwächer androgenwirksamen **Androsteron** und **Androstendion** (o Abb. 8.103), das stärker wirksame **5α-Dihydrotestosteron** (o Abb. 8.98) und einige weitere 17-Ketosteroide. In geringerem Umfang erfolgt auch die Umwandlung in Estrogene durch Aromatisierung. Die Ausscheidung der Metaboliten mit dem Harn erfolgt überwiegend in Form der Glucuronide und Sulfate.

Testosteron (Testogel®), Ph. Eur., ist beim männlichen Hypogonadismus indiziert, außerdem wird es bei Knaben mit verspätet einsetzender Pubertät (Pubertas tarda) zur Pubertätsinduktion eingesetzt. Testosteron ist bei oraler Gabe wegen des ausgeprägten First-Pass-Effektes nahezu unwirksam, kann aber transdermal oder topisch verabreicht werden. Die Bioverfügbarkeit aus topisch applizierten Gels liegt bei 10 %. Da Testosteron nur eine kurze Plasmahalbwertszeit aufweist, werden zur Verlängerung der Wirkdauer oft Ester-Prodrugs (o Abb. 8.99) eingesetzt.

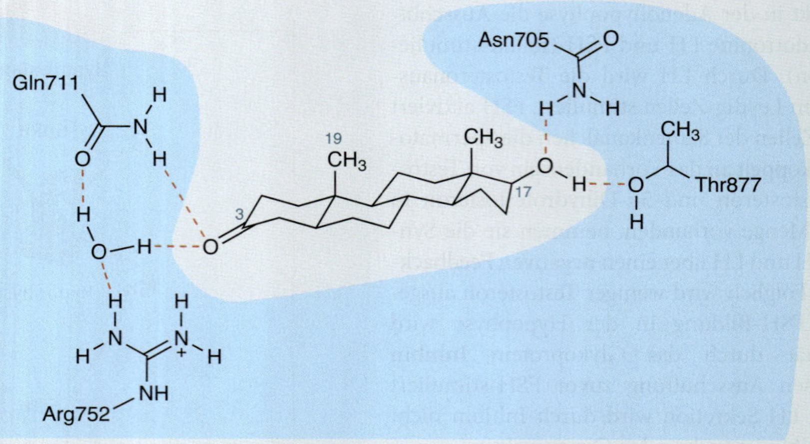

Abb. 8.102 H-Brückenkontakte von 5α-Dihydrotestosteron in der Liganden-Bindungsdomäne des Androgen-Rezeptors

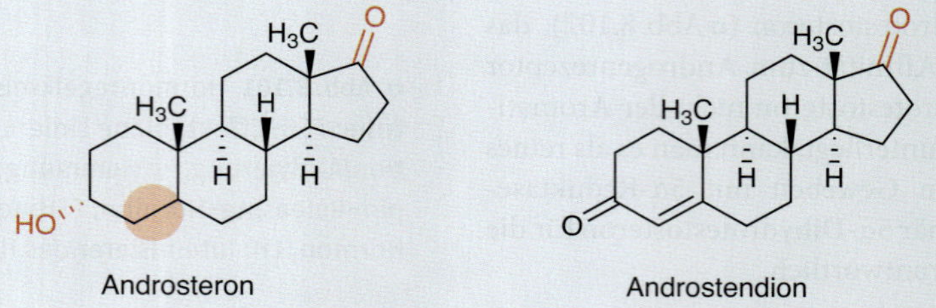

Abb. 8.103 Testosteronmetaboliten

Testosteronundecanoat (Nebido®), Ph. Eur., sowie **Testosteronenantat** (Testosteron-Depot GALEN®), Ph. Eur., dienen als Depotpräparate zur Langzeittherapie. Es handelt sich jeweils um ölige Lösungen von C-17β-Hydroxy-Estern des Testosterons, die verzögert resorbiert werden und aus denen die Wirkform Testosteron durch Esterhydrolyse entsteht. Durch die intramuskuläre Applikation wird der First-Pass-Effekt umgangen. Serumesterasen bewirken die nahezu vollständige Hydrolyse der Ester zu jeweils Testosteron und Undecansäure bzw. Enanthsäure (Heptansäure). Mit steigender Kettenlänge der Säure nimmt der Depoteffekt zu.

8.4.2 Inhibitoren der steroidalen 5α-Reduktase

Physiologische Grundlagen. In der Androgenbiosynthese ist die Reduktion von Testosteron zu 5α-Dihydrotestosteron der letzte Schritt. Infolgedessen zielt eine antiandrogene Strategie (▸ Kap. 13.8.3) darauf ab, die Umwandlung von Testosteron in 5α-Dihydrotestosteron durch **Hemmung der 5α-Reduktase** (SRD5A; 3-Oxo-5α-Steroid-Δ^4-Dehydrogenase) zu verhindern. Das in 3 Isoformen (Typ I–III) auftretende, membranständige Enzym gehört zu den Oxidoreduktasen. Es katalysiert die Reduktion von 3-Oxo-$\Delta^{4,5}$-Steroiden zu den korrespondierenden 3-Oxo-5α-Steroiden in Gegenwart des Kosubstrats NADPH. Der Typ I der 5α-Reduktase (SRD5A1) kommt vorwiegend in der Leber und in peripheren Geweben vor. In Prostata und Hoden liegt überwiegend der Typ II vor. Er ist insbesondere für die 5α-Dihydrotestosteron-Synthese aus Testosteron zuständig. Die Isoform SRDA5A3 (Typ III) wurde erst 2007 entdeckt. Sie wird insbesondere stark beim hormonrefraktären Prostatakarzinom exprimiert. Da die Affinität des 5α-Dihydrotestosterons zum Androgenrezeptor deutlich höher ist als die des Testosterons, stellt 5α-Dihydrotestosteron in vielen Organen das primär wirksame Androgen dar und ist an der Pathogenese zahlreicher androgenabhängiger Erkrankungen beteiligt.

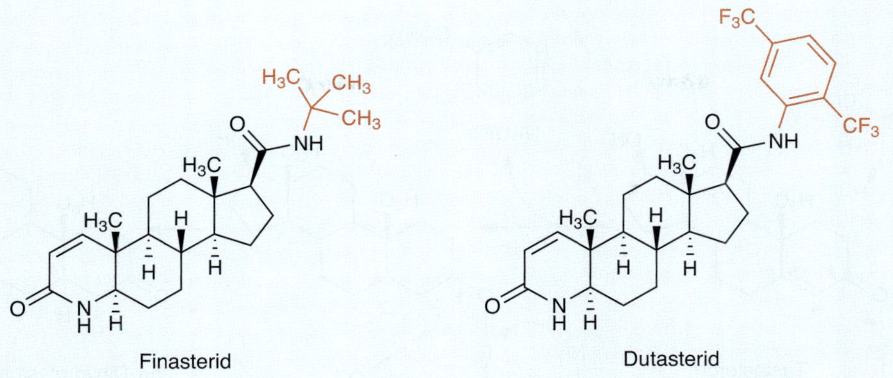

Abb. 8.104 Inhibitoren der 5α-Reduktase

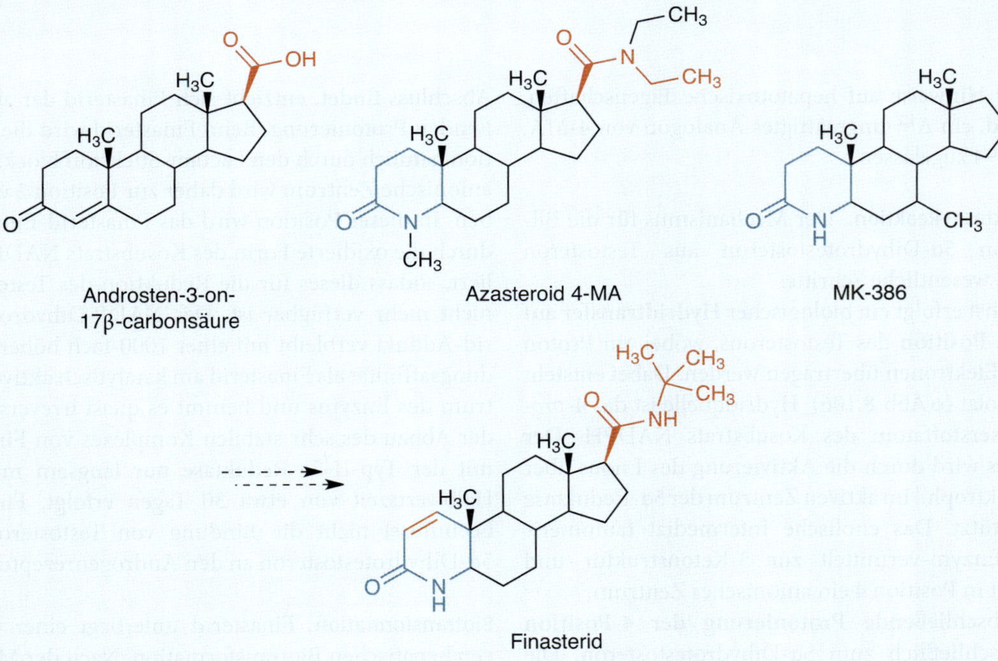

Abb. 8.105 Entwicklung von Finasterid aus strukturell ähnlichen 5α-Reduktasehemmern

Inhibitoren der steroidalen 5α-Reduktase (Abb. 8.104) werden bei der benignen Prostatahyperplasie und der androgenetischen Alopezie eingesetzt. Die **benigne Prostatahyperplasie** ist ein gutartiger Tumor der Prostata, der durch eine überschüssige Produktion von 5α-Dihydrotestosteron verursacht wird.

Design und Entwicklung. Zu Beginn der 1970er Jahre wurde mit der Androsten-3-on-17β-carbonsäure erstmals ein steroidaler, potenter Hemmstoff der 5α-Reduktase beschrieben und man erkannte bereits die Bedeutung der 3-Oxo-$\Delta^{4,5}$-Struktur und des 17β-(nicht α)-Substituenten (Abb. 8.105) für die Enzymhemmung. Die steroidalen Inhibitoren der 5α-Reduktase lassen sich strukturell auf Azasteroide zurückführen, für die man in den frühen 1980er Jahren bei Merck, Sharpe & Dohme eine potente Hemmung der 5α-Reduktase nachweisen konnte. MK-386 erwies sich als weitestgehend selektiver Hemmstoff der humanen 5α-Reduktase Typ I. Das Azasteroid 4-MA zeigte sich als potenter dualer Inhibitor der Isoformen SRD5A1 und SRD5A2. Für beide Substanzen ergaben

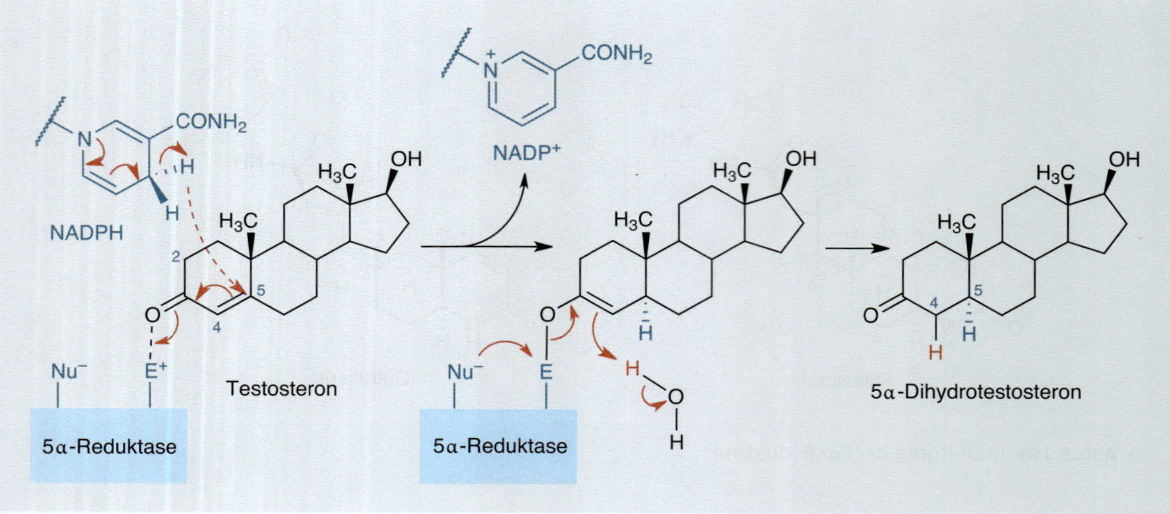

Abb. 8.106 Mechanistische Aspekte der 5α-Reduktase-Katalyse

sich aber Hinweise auf hepatotoxische Eigenschaften. **Finasterid**, ein $\Delta^{1,2}$-ungesättigtes Analogon von 4-MA, wurde 1994 zugelassen.

5α-Reduktase-Reaktion. Der Mechanismus für die Bildung von 5α-Dihydrotestosteron aus Testosteron umfasst 2 wesentliche Schritte.

- Zunächst erfolgt ein biologischer **Hydridtransfer auf die 5α-Position** des Testosterons, wobei ein Proton und 2 Elektronen übertragen werden. Dabei entsteht ein Enolat (Abb. 8.106). Hydridquelle ist das 4-*pro-S*-Wasserstoffatom des Kosubstrats NADPH. Der Prozess wird durch die Aktivierung des Enons über ein Elektrophil im aktiven Zentrum der 5α-Reduktase unterstützt. Das enolische Intermediat tautomerisiert Enzym-vermittelt zur 3-Ketonstruktur und erzeugt in Position 4 ein anionisches Zentrum.
- Die abschließende **Protonierung der 4-Position** führt schließlich zum 5α-Dihydrotestosteron. Die Herkunft des Protons aus dem Lösemittel Wasser ist experimentell eindeutig belegt.

Wirkungsmechanismus. Das 4-Azasteroid **Finasterid** ist ein mechanismusbasierter Inhibitor und imitiert mit seiner Lactamstruktur den Übergangszustand der Enzymreaktion. Dabei bindet es kovalent an das Kosubstrat der 5α-Reduktase zu einem **NADP-Dihydrofinasterid-Addukt** (Abb. 8.107). Die Hemmung des Enzyms verläuft zunächst zwar wie bei der Reduktion des Substrats über Hydridtransfer und ein Enol-Intermediat, weicht anschließend aber vom physiologischen Prozess ab. Während die Biosynthese des 5α-Dihydrotestosterons mit dem Protonentransfer auf das anionische Zentrum in Position 4 des Steroids ihren Abschluss findet, entzieht sich Finasterid der abschließenden Protonierung. Beim Finasterid wird die 4-Position nämlich durch den Lactam-Stickstoff blockiert, das anionische Zentrum wird daher zur Position 2 verschoben. In dieser Position wird das Finasterid-Enolat nun durch die oxidierte Form des Kosubstrats $NADP^+$ alkyliert, sodass dieses für die Reduktion des Testosterons nicht mehr verfügbar ist. Das NADP-Dihydrofinasterid-Addukt verbleibt mit einer 1000-fach höheren Bindungsaffinität als Finasterid am katalytisch aktiven Zentrum des Enzyms und hemmt es quasi irreversibel, da der Abbau des sehr stabilen Komplexes von Finasterid mit der Typ-II-5α-Reduktase nur langsam mit einer Halbwertszeit von etwa 30 Tagen erfolgt. Finasterid beeinflusst nicht die Bindung von Testosteron oder 5α-Dihydrotestosteron an den Androgenrezeptor.

Biotransformation. Finasterid unterliegt einer intensiven hepatischen Biotransformation. Nach der Monohydroxylierung der *tert*-Butyl-Seitenkette durch CYP3A4 wird der primäre Alkohol über die intermediäre Aldehydstufe weiter zur Carbonsäure oxidiert. Auch eine 6-Hydroxylierung wurde beobachtet. Die inhibitorische Potenz dieser Metaboliten ist gegenüber der Muttersubstanz deutlich verringert. Beim Dutasterid kommt es neben der Reduktion der 1,2-Doppelbindung im Ring A CYP3A4-vermittelt zur Bildung konstitutionsisomerer Hydroxyaromaten. Davon ist lediglich der aktive 6'-Hydroxymetabolit bezüglich der 5α-Reduktasehemmung dem Dutasterid vergleichbar.

Finasterid (Proscar®, Propecia®), Ph. Eur., verfügt als 4-Azasteroid über eine Lactamstruktur, die für die Transition-State-Mimikry benötigt wird. Die Carboxamid-

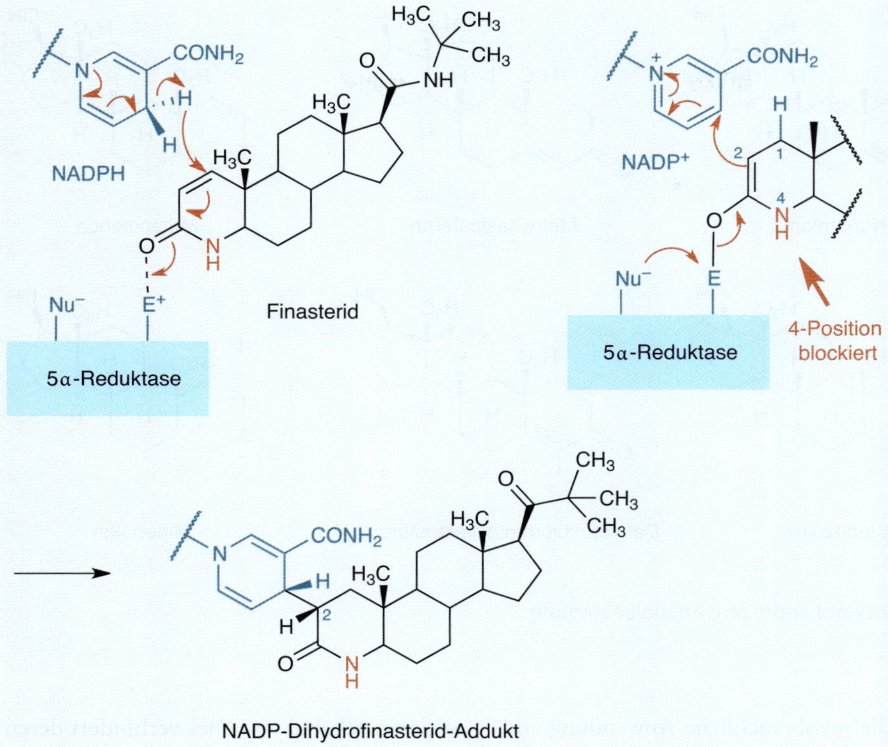

Abb. 8.107 Irreversible Hemmung der 5α-Reduktase durch Finasterid

gruppe in Position 17 bindet an eine lipophile Tasche der 5α-Reduktase. Finasterid hemmt weitgehend selektiv die Typ-II- und III-5α-Reduktase. In den Haarfollikeln hemmt Finasterid ebenfalls die 5α-Reduktase. Da in 5α-Dihydrotestosteron eine der Hauptursachen der Alopezie zu sehen ist, kann Finasterid auch den androgenetischen Haarausfall bei Männern vermindern. Beim Einsatz von Finasterid besteht allerdings die Gefahr sexueller Dysfunktionen. Die Bioverfügbarkeit beträgt 60–80 %, die Eliminationshalbwertszeit liegt bei 6–8 h.

Dutasterid (Avodart®), Ph. Eur., ist durch die 17-Carbonsäureanilidgruppe mit den beiden Trifluormethylsubstituenten deutlich lipophiler und auch potenter als Finasterid. Es senkt das Serum-5α-Dihydrotestosteron nahezu vollständig, indem es alle 5α-Reduktase-Isoformen hemmt, insbesondere Typ III. Dutasterid weist eine Bioverfügbarkeit von 60 % und eine lange mittlere Eliminationshalbwertszeit von 3–5 Wochen auf. Dutasterid ist auch in fixer Kombination (Duodart®) mit dem α-Blocker Tamsulosin verfügbar.

8.4.3 Anabolika

Unter androgen-anabol wirkenden Steroiden, kurz Anabolika (griech. *anabolikos* = aufwerfend), versteht man synthetisch gewonnene **Testosteron-Derivate**, die den Aufbau körpereigener Gewebe fördern, indem sie primär die Proteinsynthese in den Muskelzellen erhöhen und die Muskelmasse vergrößern. Sie greifen typischerweise am Androgen-Rezeptor an. Prototyp ist das natürliche Testosteron, das allerdings bei oraler Gabe wegen eines ausgeprägten First-Pass-Effektes nahezu unwirksam ist. Die in Abb. 8.108 aufgeführten Verbindungen unterscheiden sich vom Prototyp Testosteron durch eine stärkere anabole Wirkkomponente. In der Regel sind die androgenen Eigenschaften im Vergleich zu denen des Testosterons schwächer ausgeprägt.

Die meisten Anabolika wurden ursprünglich für medizinische oder veterinär-medizinische Zwecke entwickelt. Therapeutisch können androgen-anabole Steroide bei Eiweißmangelerkrankungen eingesetzt werden, beispielsweise bei Muskelschwund oder kachektischen Erkrankungen. Aufgrund des ungünstigen Nutzen-Risiko-Verhältnisses werden sie in der Humanmedizin kaum mehr verordnet oder sind außer Handel.

8

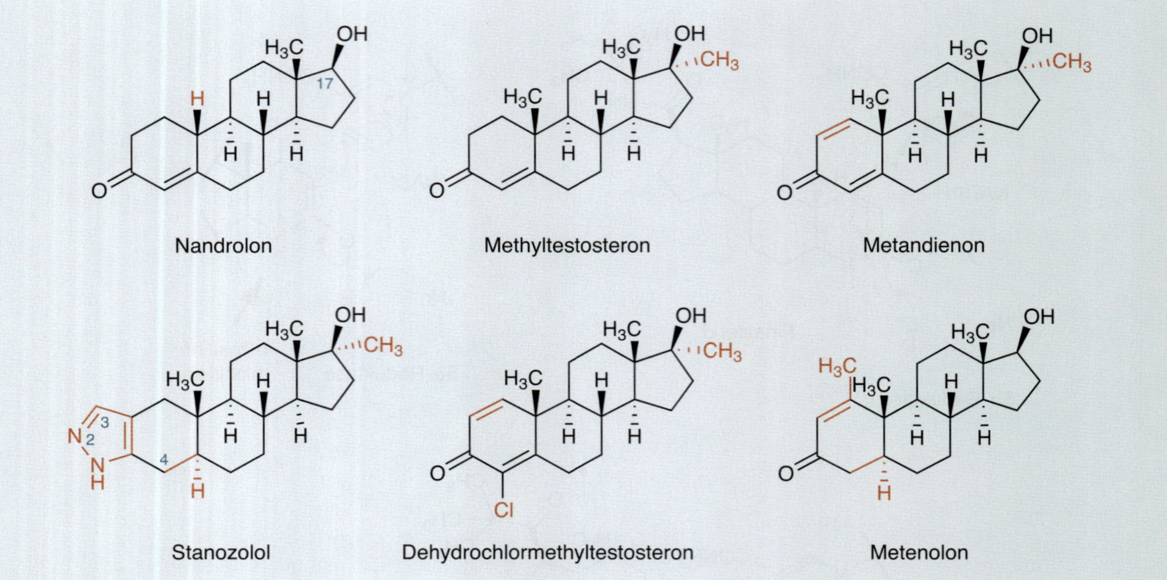

Abb. 8.108 Auswahl androgen-anaboler Steroide

Verbreitet ist die missbräuchliche Anwendung androgen-anaboler Steroide im Freizeit- und Leistungssport. Neben einem leistungssteigernden Dopingeffekt steht besonders die Muskeldefinition im Vordergrund. Man versteht darunter das Sichtbarmachen der Muskelkonturen (Bodybuilding). So werden bei sogenannten „Anabolikakuren" oft mehrere Gramm Anabolika pro Woche in kombinierter Form eingenommen. Mit der Einnahme unphysiologisch hoher Dosen von Anabolika in Kombination mit Krafttraining ist in der Regel eine signifikante Zunahme der fettfreien Körpermasse verknüpft. Dies hängt primär mit der Vergrößerung des Muskelfaserquerschnitts, aber auch mit einer vermehrten Wassereinlagerung in das Gewebe zusammen. Einige der am meisten missbräuchlich verwendeten Anabolika sind in Abb. 8.108 dargestellt. Wurden 1974 zunächst nur die synthetischen anabol-androgenen Steroide verboten, kamen 10 Jahre später auch die endogenen Vertreter wie das Testosteron auf die Dopingliste.

Struktur-Wirkungs-Beziehungen. Mittels gezielter synthetischer Variationen am Testosteronmolekül gelingt es, die androgenen Wirkungen zu vermindern und die anabole Wirkung zu verstärken oder zumindest zu erhalten. Einen Überblick über Molekülprofilierungen des Testosterons mit dem Ziel einer gesteigerten anabolen Wirksamkeit gibt Abb. 8.109. Durch Einführen einer

- C-17α-Methyl- oder -Ethylgruppe

erzielt man orale Wirksamkeit. Die 17β-Hydroxygruppe liegt dadurch nicht mehr als sekundärer, sondern als tertiärer Alkohol vor. Dies verhindert deren Oxidation im hepatischen First-Pass-Metabolismus, was die metabolische Stabilität erheblich verbessert. Zugleich steigt das hepatotoxische Potenzial an. Parenteral werden

- stark lipophile 17β-Hydroxyester

eingesetzt, die aus öligen Grundlagen verzögert resorbiert werden und einen Depoteffekt bewirken. Zur Vermeidung estrogener Nebenwirkungen dienen insbesondere das

- Einführen einer $\Delta^{1,2}$-Doppelbindung sowie das
- Entfernen der C-19-Methylgruppe.

Eine Aromatisierung von Ring A wird aber auch durch

- Substitution mit einer C-1- oder einer C-2-Methylgruppe
- oder mit Halogenatomen in der 4-Position

unterbunden.

Im Folgenden sollen einige wichtige strukturelle Zusammenhänge zwischen androgen-anaboler, gestagener und estrogener Wirkung an verschiedenen Beispielen aufgezeigt werden. Die fehlende Methylgruppe am C-10-Atom des Steroidgerüstes führt beim **Nandrolon** zu einer gegenüber dem Testosteron verstärkten anabolen Aktivität (s. u.). Durch zusätzliches Einführen einer C-17α-Ethinylgruppe erhält man mit dem oral wirksamen **Norethisteron** ein potentes Gestagen (Abb. 8.110). Dagegen bewirkt die Umwandlung der C-17α-Ethinylgruppe in eine C-17-α-Ethylgruppe beim **Norethandrolon** eine ausgeprägte anabole Wirksamkeit bei abgeschwächten androgenen, zugleich aber ebenfalls potenten gestagenen Eigenschaften. Bei anabolen

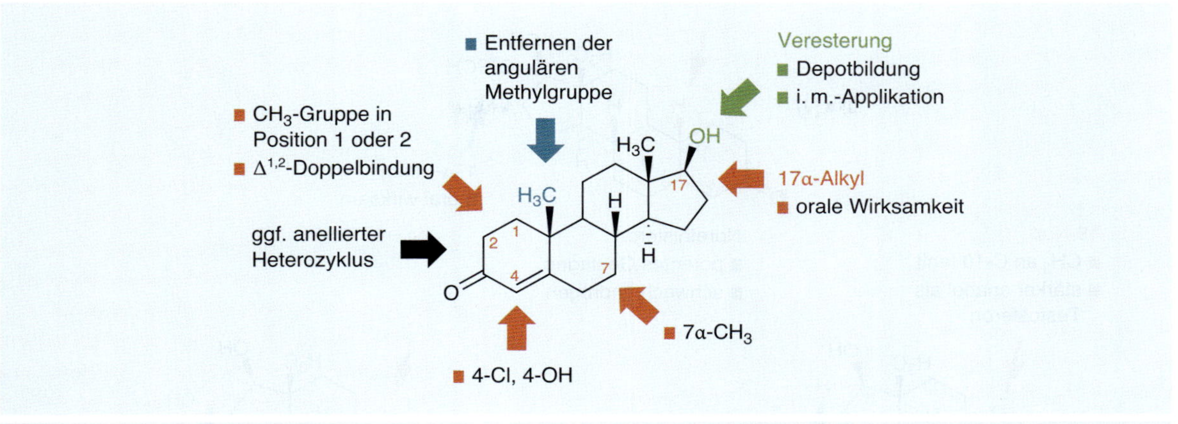

Abb. 8.109 Strukturelle Veränderungen am Testosteronmolekül zur Steigerung der anabolen Wirksamkeit

Steroiden mit vorhandener C-19-Methylgruppe an C-10 sind zudem estrogene Nebenwirkungen meist vorprogrammiert. **Methyltestosteron** (Abb. 8.110) ist eines der ersten oral verfügbaren androgen-anabolen Steroide und primär ein sehr potentes Anabolikum. Nach der Aromatisierung des Rings A durch die Aromatase entsteht mit dem **17α-Methylestradiol** jedoch ein stark wirksames Estrogen (Abb. 8.110). Steroide wie Stanozolol (Abb. 8.108) oder Steroide ohne C-19-Methylgruppe sind nicht aromatisierbar, estrogene Nebenwirkungen fehlen daher.

Typische Nebenwirkungen der androgen-anabolen Steroide sind eine Hypertrophie der Talgdrüsen (Steroidakne), Tachykardien und Kurzatmigkeit aufgrund des gestiegenen Sauerstoffbedarfs der Muskulatur sowie die Entstehung einer Hypertonie. Aufgrund der Hypertrophie des Herzmuskels in Verbindung mit einer verschlechterten mikrovaskulären Versorgung des Myokards ist mit der Einnahme von Anabolika außerdem die Gefahr eines Herzinfarkts gegeben. Sehr schwerwiegend ist der negative Effekt der Anabolika auf den Lipidstoffwechsel, da der prozentuale Anteil des Körperfetts sinkt. Beispielhaft lässt sich das stark anabol wirkende **Stanozolol** anführen, durch dessen Einnahme der Wert des antiarteriosklerotischen HDL (▸ Kap. 9.6) um mehr als 90 % abgesenkt werden kann. Die unkontrollierte Einnahme oral applizierter anaboler Steroide kann schwere Leberschäden hervorrufen, insbesondere durch 17α-alkylierte Vertreter. Der Mechanismus der hepatotoxischen Wirkung wird noch wenig verstanden.

Wegen der Metabolisierung zu Estrogenen können androgen-anabole Steroide zudem bei Männern eine Gynäkomastie bewirken. Man versteht darunter eine verstärkte Proliferation des Brustdrüsengewebes, hin zur Form einer weiblichen Brust. Bei Frauen kann es unter dem Einfluss von Anabolika aufgrund der androgenen Wirkung zu Virilisierungen (Behaarung, tiefe Stimme, Akne, Seborrhö) kommen.

Nandrolon (19-Nortestosteron) wurde bereits 1950 synthetisiert (Abb. 8.122). Oral appliziert ist es unwirksam. Das 7α-Methylderivat des Nandrolons ist ebenfalls ein potentes Androgen und fungiert als Agonist am Progesteronrezeptor. Es besitzt einen ausgeprägt antigonadotropen Effekt.

Nandrolondecanoat (Deca-Durabolin®), Ph. Eur., ist an der 17β-OH-Gruppe mit Decansäure verestert und als intramuskuläres Depotpräparat applizierbar, wodurch man den First-Pass-Effekt umgeht. Nach der Diffusion ins Blut erfolgt die rasche Esterhydrolyse zum aktiven Nandrolon. Hauptmetabolit in androgenen Geweben ist das schwach Androgenrezeptor-affine 5α-Dihydro-19-nortestosteron (19-Norandrosteron). Aufgrund der in der Skelettmuskulatur vernachlässigbaren 5α-Reduktase-Aktivität überwiegt dort der myotrophe, anabole Effekt des Nandrolons. Die Plasmahalbwertszeit beträgt 6–8 Tage.

Methyltestosteron, Ph. Eur., ist ein halbsynthetisches Androgen mit stark anaboler Wirkung. Die Substanz wird leicht zum 17α-Methylestradiol metabolisiert, das eine sehr starke estrogene Wirkung aufweist (Abb. 8.110). Die 17α-Methylgruppe lässt sich ausgehend von der 17-Ketofunktion in Dehydroepiandrosteron (Abb. 8.98) durch Grignard-Reaktion mit Methylmagnesiumbromid einführen.

Metandienon zeigt zwar eine geringere Affinität als Testosteron am Androgenrezeptor, wird aber kaum an das Sexualhormon-bindende Globulin gebunden. Da es somit überwiegend frei in der Wirkform vorliegt, ist es anabol deutlich wirksamer als Testosteron. Die Metabolisierung zum Estradiolanalogon erfolgt leichter als beim Testosteron. Man erhält Metandienon durch mikrobiologische Dehydrierung von Methyltestosteron.

8

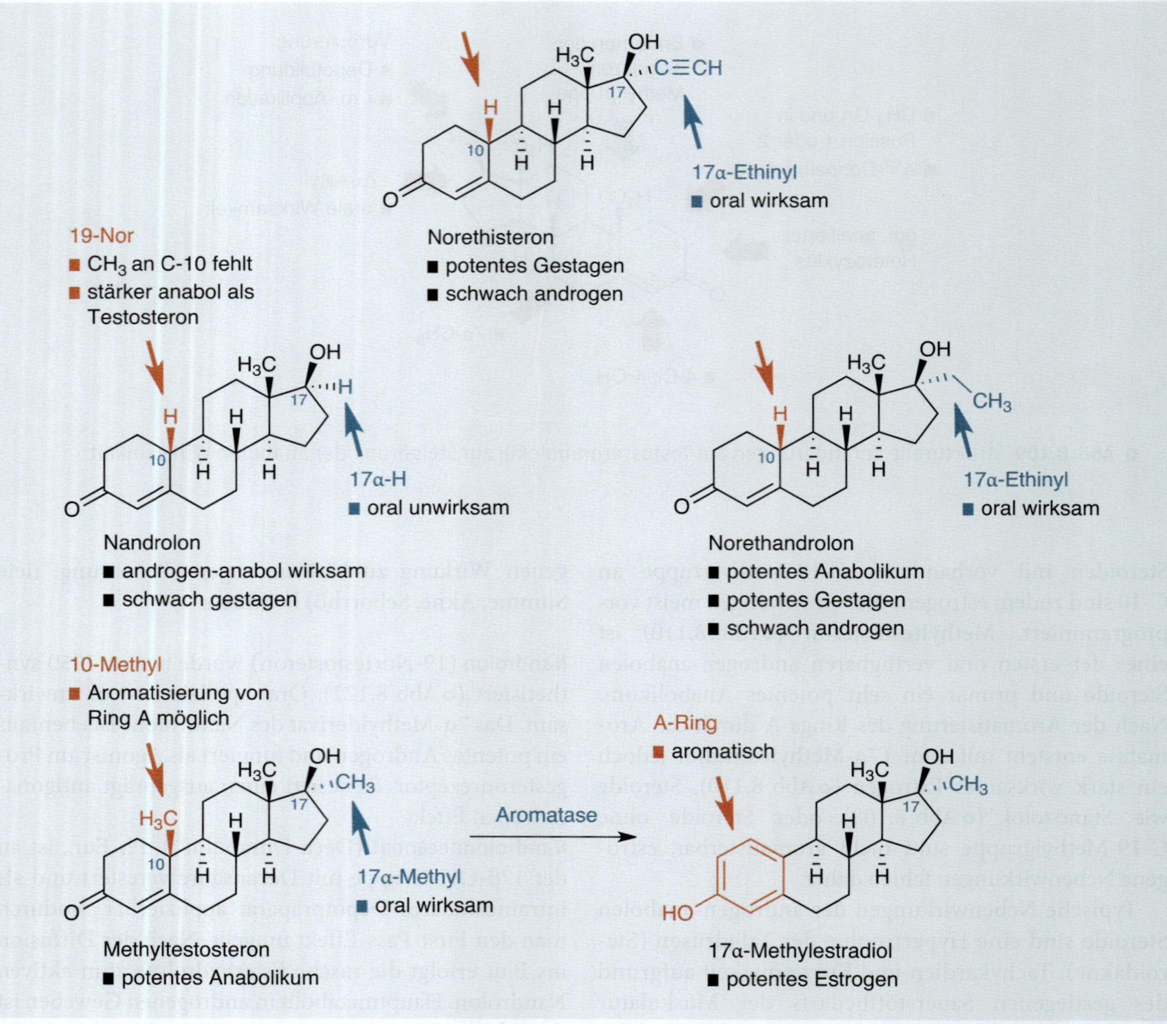

Abb. 8.110 Strukturelle Zusammenhänge zwischen androgen-anaboler, gestagener und estrogener Wirkung anhand der Beispiele Nandrolon und Methyltestosteron

Stanozolol, Ph. Eur., kann metabolisch nicht in Estradiol umgewandelt werden, da der A-Ring mit einem Pyrazolring anelliert wurde. Es ist ein mittelstark wirksames Anabolikum mit schwacher androgener Wirkung. Stanozolol besitzt schwach basische Eigenschaften ($pK_S = 2{,}9$; Pyrazol-N-2). Hauptmetabolit ist die an C-3 im Pyrazolring hydroxylierte Verbindung, weiterhin entstehen u.a. die 4- sowie 16α- und 16β-Hydroxymetaboliten.

Dehydrochlormethyltestosteron wurde in der ehemaligen DDR entwickelt und war bis 1994 unter dem Handelsnamen Oral-Turinabol® erhältlich. In den 1970er und 1980er Jahren wurde die Substanz in Form der „blauen Vitaminpille" zum Sinnbild eines großflächigen, staatlich organisierten Zwangsdopings im Leistungssport. Dehydrochlormethyltestosteron fördert ein besonders rasches Muskelwachstum. Ursprünglich diente es zur Förderung von Heilungsprozessen nach schweren Verletzungen oder Operationen. Aufgrund des 4-Chlor-Substituenten im A-Ring unterbleibt die Aromatisierung. Heutzutage stammt die Substanz überwiegend aus chinesischen Laboratorien und wird als „Kultsteroid" meist illegal vertrieben.

Metenolon ist ein 5α-Steroid mit einer C-1-Methylgruppe und einer $\Delta^{1,2}$-Doppelbindung, wodurch eine Aromatisierung des A-Rings unterbunden wird. Zur Anwendung kommt es oral als Acetat oder intramuskulär als Enantat. Esterasen im Blut bewirken die rasche Hydrolyse der Ester in freies Metenolon. Metenolon gilt als klassisches, oft verwendetes Dopingmittel.

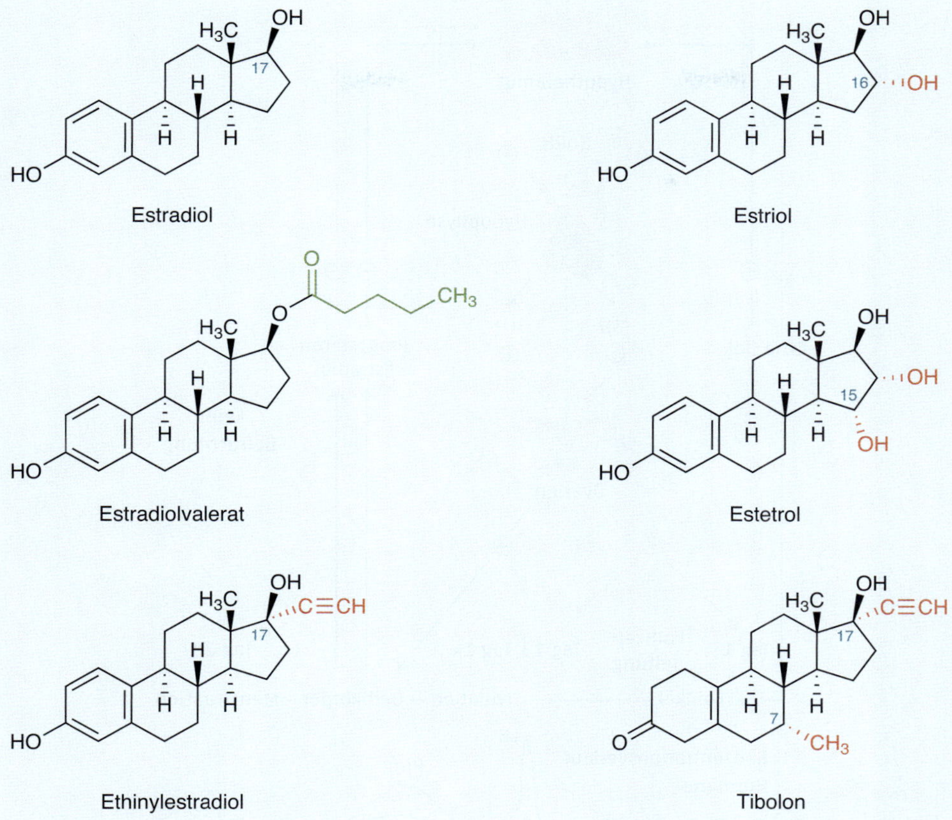

Estradiol

Estriol

Estradiolvalerat

Estetrol

Ethinylestradiol

Tibolon

Abb. 8.111 Auswahl natürlicher und synthetischer Estrogene

8

8.4.4 Estrogene

Estrogene sind Sexualhormone, die im Zusammenwirken mit Gestagenen im weiblichen Organismus essenzielle biologische Prozesse steuern und der Ausbildung der sekundären weiblichen Geschlechtsorgane dienen.

Zu den medizinisch verwendeten Estrogenen gehören **natürliche Estrogene und Analoga** (Abb. 8.111), darunter

- die endogenen Estrogene Estradiol, Estriol und Estetrol,
- die Estradiolester

sowie die **partialsynthetischen Estrogene**

- Ethinylestradiol und Tibolon.

Als Arzneistoffe dienen sie zur Hormonsubstitution sowie zur hormonalen Kontrazeption. Beim hormonabhängigen Mammakarzinom sind dagegen **Antiestrogene** (SERMs, SERDs, Aromatase-Inhibitoren, ▸Kap. 13.8.1, ▸Kap. 13.8.2) indiziert.

Entdeckung. Estron (Abb. 8.98) wurde 1929 von Adolf Butenandt (Nobelpreis für Chemie, 1939) und Edward A. Doisy (Nobelpreis für Medizin, 1943) unabhängig voneinander als erstes Sexualhormon aus dem Harn schwangerer Frauen isoliert. Im selben Jahr isolierte man auch das **Estriol** aus Schwangerenurin. Ausgehend von Estron gelang Erwin Schwenk und Friedrich Hildebrandt 1933 erstmals die Synthese von **Estradiol**, isoliert wurde es aber erst 1935 aus Ovarialgewebe. Die Synthese von Estradiol aus dem praktisch unbegrenzt verfügbaren Cholesterol gelang Hans Herloff Inhoffen 1938.

Physiologische Grundlagen. Estrogene werden bei der Frau vorwiegend in den Ovarialfollikeln und im Gelbkörper gebildet, entstehen aber auch in der Nebennierenrinde und im Fettgewebe. Während einer Schwangerschaft bilden zudem Plazenta und Fetus Estrogene. Beim Mann werden Estrogene überwiegend im peripheren Fettgewebe produziert. Physiologisch am bedeutsamsten sind Estradiol, Estriol und Estron, wobei dem Estradiol die stärkste estrogene Wirkung zukommt.

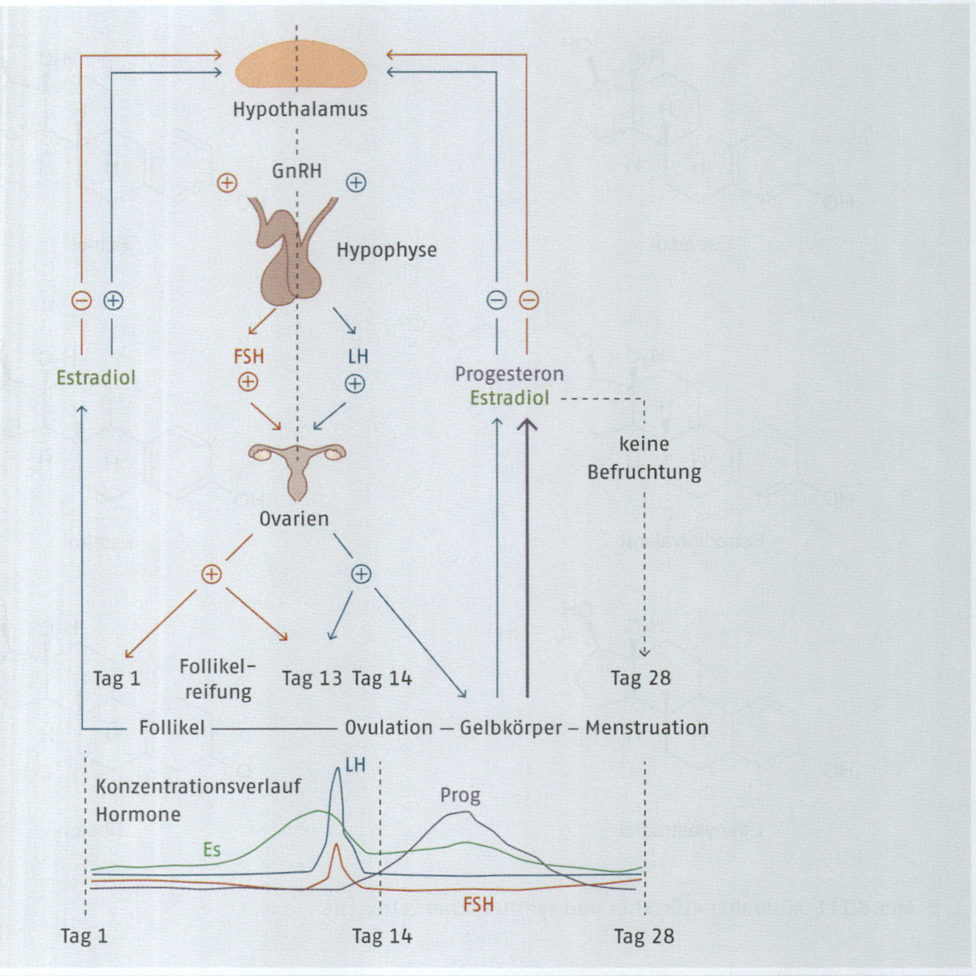

Abb. 8.112 Regulation der weiblichen Sexualvorgänge. Rote Linie: FSH-Effekt, blaue Linie: LH-Effekt; +: Stimulation/Aktivierung, –: Hemmung; Es: Estradiol, GnRH: Gonadotropin-Releasing-Hormon, FSH: follikelstimulierendes Hormon, LH: luteinisierendes Hormon, Prog: Progesteron

Postmenopausal dominiert Estron, dessen Biosynthese überwiegend in Fett-, Brust- und Muskelgewebe stattfindet.

Die Bildung der Estrogene ist im Vergleich zum männlichen Hormonregelkreis einer ungleich komplexeren hormonalen Steuerung unterworfen (Abb. 8.112). Zunächst wird über den Hypothalamus das **Gonadotropin-Releasing Hormon** (GnRH) ausgeschüttet. Es gelangt über den Blutkreislauf zur Hypophyse, wo es die Bildung des **Luteinisierenden Hormons** (LH) und des **Follikelstimulierenden Hormons** (FSH) anregt. Beide gelangen über den Blutkreislauf zu den Ovarien, wo FSH das Wachstum eines Follikels stimuliert. Im Rahmen einer LH-abhängigen Steroidsynthese wird in den Ovarialfollikeln **Testosteron** gebildet und sezerniert. Dieses diffundiert in die Epithelzellen der Ovarialfollikel, wo FSH die Bildung der Aromatase und damit die Umwandlung der Androgene in **Estrogene** bewirkt. Die Estrogenkonzentration nimmt im reifenden Follikel zur Zyklusmitte hin zu, die Konzentrationen an FSH und insbesondere LH erreichen etwa 36 h vor der Ovulation ein Maximum (LH-Gipfel). Durch die zur Zyklusmitte hin ansteigende Estrogenkonzentration im Plasma wird im Sinne einer negativen Rückkopplung die hypophysäre FSH-Bildung und -Abgabe durch Drosselung der GnRH-Produktion unterdrückt. Etwa in der Mitte des ovariellen Zyklus findet aber auch eine positive Rückkopplung statt, mittels derer die zur Ausreifung des Follikels und zur Vaskularisierung des Endometriums benötigte LH-Sekretion stimuliert wird. Während die Estrogenbildung in den Ovarien nachlässt, wird nach der LH-induzierten Ovulation in stärkerem Maße **Progesteron** (Gelbkörperhormon, Corpus-luteum-Hormon) gebildet. Die Eizelle wandert den Eileiter hinab,

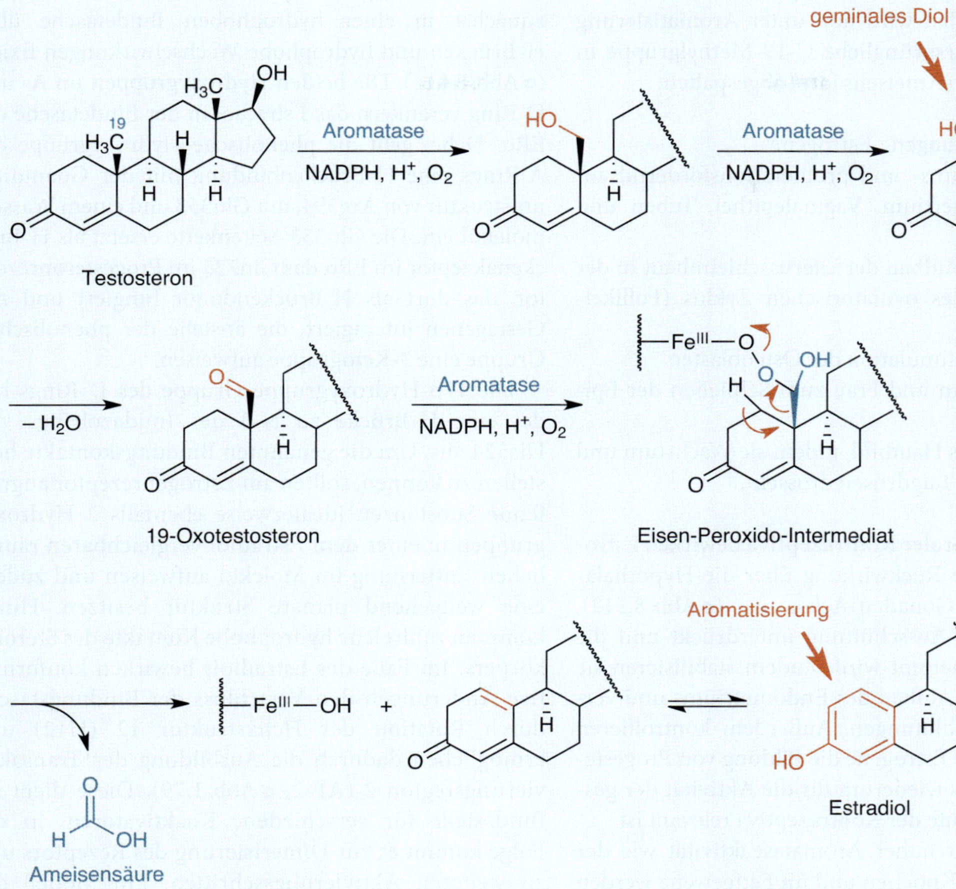

Abb. 8.113 Biosynthese der Estrogene durch enzymatische Aromatisierung des A-Rings

während der leere Follikel in den Gelbkörper, Corpus luteum, umgebildet wird. Dieser wird nun zyklusbestimmend und bildet und sezerniert Estradiol und Progesteron. Progesteron unterdrückt über eine negative Rückkopplung zur Hypothalamus-Hypophysenachse die GnRH-Ausschüttung aus dem Hypothalamus, wodurch die LH- und FSH-Sekretion weitgehend zum Erliegen kommt. Durch diese negative Rückkopplung unterbleiben die Bildung und die Reifung weiterer Follikel. Die Hauptaufgabe des Progesterons besteht in der Vorbereitung des weiblichen Organismus auf die Einnistung und Reifung einer befruchteten Eizelle (Nidation) und dem Erhalt einer Schwangerschaft. Sofern keine Befruchtung der Eizelle stattfindet, kommt es zu einer Degeneration des Gelbkörpers und zum Erliegen der Progesteronproduktion. Die Hypothalamusaktivität wird nicht weiter gehemmt. Infolgedessen wird die Gebärmutterschleimhaut proteolytisch abgebaut und abgestoßen (Menstruationsblutung), die Follikelphase beginnt von neuem

Biosynthese. Die natürlichen **Estrogene** weisen das C_{18}-Gerüst des 5α-Estrans (▸ Kap. 8.3) auf. Biosynthetisch wird Estradiol durch Aromatisierung des A-Rings von Testosteron gebildet, katalysiert durch das Enzym **Aromatase** (CYP19A1). Diese Reaktion ist von wesentlicher Bedeutung für die Aufrechterhaltung des Hormonhaushalts. Zudem ist die Aromatase ein wichtiges Target für Arzneistoffe zur Behandlung postmenopausaler Brustkrebs-Patientinnen (▸ Kap. 13.8.2). Die Umwandlung eines Androgens (Testosteron oder Androstendion) in ein Estrogen (Estron bzw. Estradiol, ⚬ Abb. 8.98, vgl. auch ▸ Kap. 12.4, Azolantimykotika) erfolgt in 3 Schritten (⚬ Abb. 8.113). Die ersten beiden Schritte bestehen in der stufenweisen Hydroxylierung der C-19-Methylgruppe zu 19-Hydroxytestosteron und anschließend zum geminalen Diol, das zu 19-Oxotestosteron dehydratisiert wird. Der dem dritten Schritt zugrunde liegende Mechanismus wird kontrovers diskutiert, die populärste Ansicht ist der nukleophile Angriff des CYP-Enzyms in Form des Peroxido-Eisen(III)-Komplexes an der 19-Aldehydgruppe des Androgens. Aus dem Eisen-Peroxido-Intermediat wird nun unter Aromatisierung des A-Rings die ursprüngliche C-19-Methylgruppe in Form von Formiat (Ameisensäure) abgespalten.

Physiologische Wirkungen. Estrogene

- wirken wachstums- und proliferationsfördernd auf Uterus, Endometrium, Vaginalepithel, Tuben und Brustdrüsen,
- regulieren den Aufbau der Uterusschleimhaut in der ersten Hälfte des ovulatorischen Zyklus (Follikelphase),
- bewirken eine Stimulation der Osteoblasten,
- führen bei Mann und Frau zum Schließen der Epiphysenfuge,
- beeinflussen das Hautbild, indem sie Wachstum und Produktion der Talgdrüsen drosseln.

Als **Komponente oraler Kontrazeptiva** bewirken Estrogene eine negative Rückwirkung über die Hypothalamus-Hypophysen-Gonaden-Achse (○ Abb. 8.112), wodurch die FSH-Ausschüttung unterdrückt und die Follikelreifung gehemmt wird. Zudem stabilisieren sie den proliferativen Aufbau des Endometriums und verhindern Zwischenblutungen. Außerdem kontrollieren und induzieren die Estrogene die Bildung von Progesteronrezeptoren, was wiederum für die Aktivität der gestagenen Komponente der Kontrazeptiva relevant ist.

In Organen mit hoher Aromataseaktivität wie der Leber, im ZNS, in Knochen und im Fettgewebe werden auch bei Männern einige Testosteron-Wirkungen indirekt über Estradiol vermittelt.

Struktur und Eigenschaften. Die Estrogene besitzen

- einen aromatischen Ring A (die 19-Methylgruppe an C-10 fehlt) – dieser unterscheidet die natürlichen Estrogene von allen anderen Sexualhormonen –,
- eine Hydroxygruppe an C-3 sowie
- eine Hydroxy- oder Carbonylgruppe an C-17.

Aufgrund der Phenolgruppe an C-3 verfügen Estrogene über schwach saure Eigenschaften. Die pK_S-Werte für Estradiol und Ethinylestradiol betragen 10,5 bzw. 10,3. Durch Veresterung der natürlichen Estrogene an der alkoholischen 17-OH-Gruppe mit längerkettigen Carbonsäuren lassen sich Estrogenderivate erhalten, die als ölige Lösung injiziert werden und einen Depoteffekt besitzen.

Wirkungsmechanismus. Estrogene binden an intrazelluläre Estrogenrezeptoren, von denen 2 Subtypen (ERα, ERβ) existieren. Diese werden in vielen Zellen gleichzeitig exprimiert. Während Estradiol an beide Subtypen bindet, interagieren Estron und Estetrol bevorzugt mit ERα, Estriol mit ERβ. Als voller physiologischer **Agonist am Estrogenrezeptor** (ERα) wird **Estradiol** zunächst in einer hydrophoben Bindetasche über H-Brücken und hydrophobe Wechselwirkungen fixiert (○ Abb. 8.114). Die beiden Hydroxygruppen im A- und D-Ring verankern das Estradiol in der Bindetasche des ERα. Dabei geht die phenolische Hydroxygruppe des A-Rings eine H-Brückenbindung mit der Guanidiniumstruktur von Arg394, mit Glu353 und einem Wassermolekül ein. Die Glu353-Seitenkette ersetzt als H-Brückenakzeptor im ERα das Gln725 im Progesteronrezeptor, das dort als H-Brückendonor fungiert und mit Gestagenen interagiert, die anstelle der phenolischen Gruppe eine 3-Ketogruppe aufweisen.

Die 17β-Hydroxygruppe-Gruppe des D-Rings bildet eine H-Brücke zu N-3 des Imidazolrings von His524 aus. Um die genannten Bindungskontakte herstellen zu können, sollten am Estrogenrezeptor angreifende Substanzen idealerweise ebenfalls 2 Hydroxygruppen in einer dem Estradiol vergleichbaren räumlichen Entfernung im Molekül aufweisen und zudem eine weitgehend planare Struktur besitzen. Hinzu kommen zahlreiche hydrophobe Kontakte des Steroidkörpers. Im Falle des Estradiols bewirken konformative Änderungen den Verschluss der Bindungstasche durch Rotation der Helixstruktur 12 (H12) und ermöglichen dadurch die Ausbildung der Transaktivierungsregion 2 (AF-2, ○ Abb. 1.79). Diese dient als Bindestelle für verschiedene Koaktivatoren. In der Folge kommt es zur Dimerisierung des Rezeptors und zu weiteren Aktivierungsschritten. Ein Modell der Aktivierung des Estrogenrezeptors durch Estradiol findet sich in ▸ Kap. 1.2.3.

Biotransformation. Die endogenen Estrogene werden intensiv hepatisch metabolisiert. Die 17β-Dehydrogenase bewirkt die reversible Dehydrierung des Estradiols zum schwächer wirksamen Estron. Der therapeutisch ebenfalls verwendete Hauptmetabolit Estriol (○ Abb. 8.111) wird durch Hydroxylierung in der 16α-Position gebildet.

Synthetische Aspekte. Ethinylestradiol ist durch Ethinylierung von Estron zugänglich (○ Abb. 8.115). Die Umsetzung verläuft besonders glatt in flüssigem Ammoniak unter Verwendung des Kaliumsalzes des Ethins. Man erhält es nach Einleiten von Ethin in eine Lösung von Kalium in Ammoniak. Obwohl bei dieser Reaktion 2 epimere Ethinylierungsprodukte denkbar sind, entsteht überwiegend das 17α-alkylierte Produkt. Die Ethinylierung des Estrons kann als Reppe-Ethinylierung (Walter Reppe, deutscher Chemiker) aufgefasst werden.

Analytik. Zur Gehaltsbestimmung wird Tibolon nach Lösen in Tetrahydrofuran mit Silbernitrat versetzt, wor-

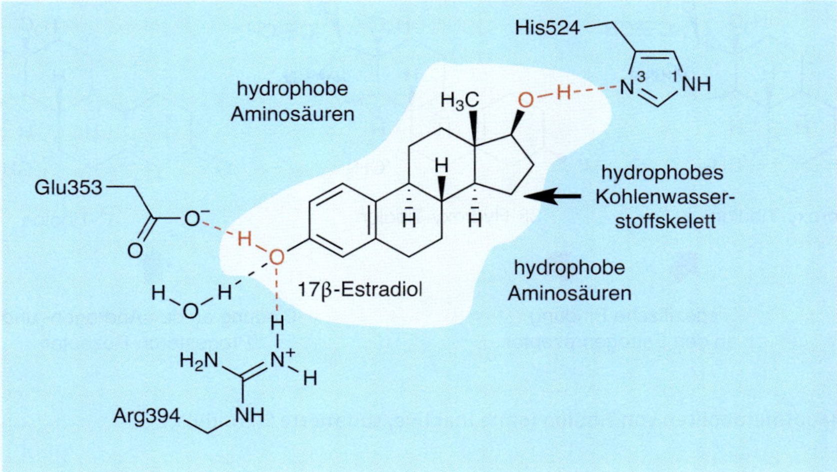

o Abb. 8.114 H-Brückenkontakte des Estradiols am Estrogenrezeptor (ERα)

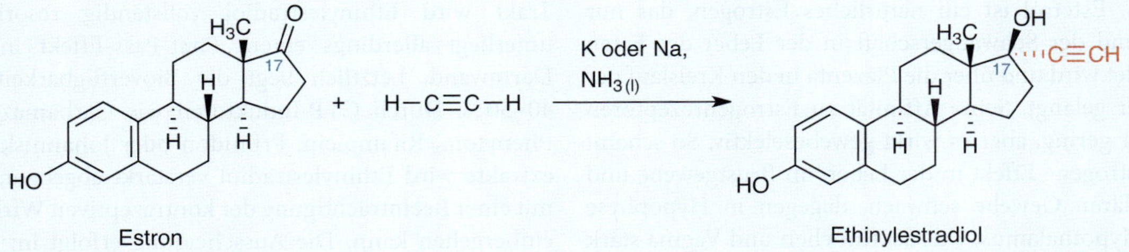

o Abb. 8.115 Synthese von Ethinylestradiol durch Ethinylierung von Estron

auf das CH-acide Acetylid des Tibolons als Silbersalz ausfällt (▸Kap. 6.2.2). Anschließend wird mit Natronlauge (c = 0,1 mol/L) titriert. Die Endpunktanzeige erfolgt potentiometrisch.

Estradiol (Estramon®, Estreva®), Ph. Eur., ist in Form des stabileren Hemihydrats monographiert, das 0,5 Äquivalente Kristallwasser aufweist. Estradiol ist etwa 6-fach stärker wirksam als Estron und wird zur Hormonsubstitutionstherapie bei Estrogenmangelsymptomen nach der Menopause eingesetzt. Es kann intravaginal, intranasal, dermal oder als transdermales Pflaster appliziert werden. Zur oralen Applikation sind Ester besser geeignet. Der Abbau erfolgt hauptsächlich in der Leber, außerdem auch in anderen Geweben. Nach oraler Applikation wird es durch den First-Pass-Effekt nahezu vollständig in Estron (o Abb. 8.98), Estronsulfat und Estriol umgewandelt. Zudem entstehen als Folge einer Aromatenhydroxylierung auch Estrogene mit Catecholstruktur. Die Ausscheidung von Estradiol und seinen Metaboliten erfolgt nach Sulfatierung und Glucuronidierung über den Harn innerhalb von 48 h, zusammen mit einem geringen Anteil an unverändertem Estradiol. Ein Teil wird über die Fäzes eliminiert. Die Halbwertszeit beträgt 1 h.

Estradiolvalerat (Gynokadin®), Ph. Eur., ist als 17β-Ester von Estradiol mit Valeriansäure ein Prodrug, das im Gastrointestinaltrakt vollständig resorbiert wird. Unabhängig vom Applikationsweg erfolgt in der Leber, im Blut und im Gewebe vollständige Hydrolyse zu Estradiol.

Estriol (Oekolp®, Ovestin®), Ph. Eur., ist ein Metabolit des Estradiols, bindet aber gegenüber diesem mit einer 10-fach geringeren Affinität an den Estrogenrezeptor. Es wird oral und dermal appliziert und dient ebenfalls zum Hormonersatz bei postmenopausalen Estrogenmangelsymptomen. Nach oraler Gabe wird Estriol rasch und vollständig resorbiert. Die Ausscheidung erfolgt überwiegend renal. Die Eliminationshalbwertszeit beträgt 3 h.

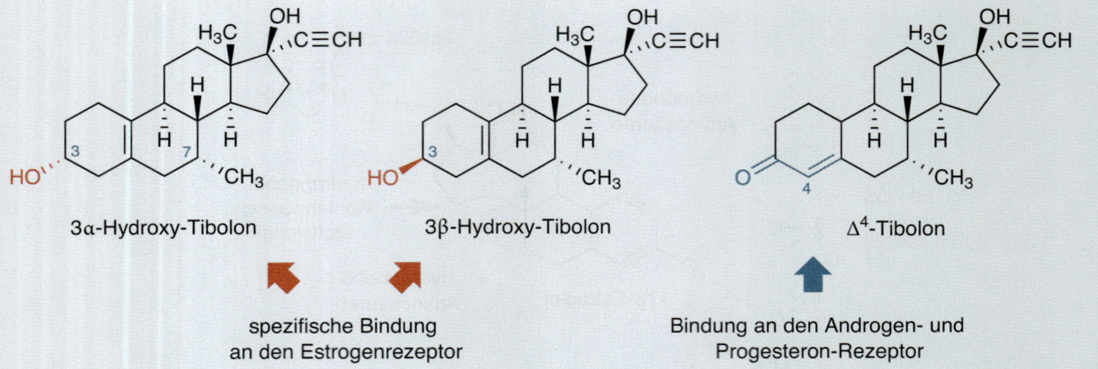

Abb. 8.116 Hauptmetaboliten von Tibolon (ohne inaktive, sulfatierte Steroide)

Estetrol (in Drovelis®) hat gegenüber Estradiol noch 2 zusätzliche α-Hydroxygruppen an C-15 und C-16. Es ist seit 2021 in einer einphasischen Kombination mit dem Gestagen Drospirenon zur Empfängnisverhütung zugelassen. Estetrol ist ein natürliches Estrogen, das nur während der Schwangerschaft in der Leber des Feten gebildet wird und über die Plazenta in den Kreislauf der Mutter gelangt. Seine Affinität zu Estrogenrezeptoren ist nur gering, aber es wirkt gewebeselektiv. So scheint der estrogene Effekt in der Leber, im Brustgewebe und vaskulären Gewebe schwach, dagegen in Hypophyse und Hypothalamus, Uterus, Knochen und Vagina stark ausgeprägt zu sein. Estetrol wird nicht durch CYP-Enzyme metabolisiert, sondern überwiegend durch UDP-Glucuronosyltransferase 2B7 glucuronidiert. Zudem erfolgt Sulfatierung durch die Sulfotransferase SULT1E1. Die terminale Eliminationshalbwertszeit beträgt etwa 24 h. Die Ausscheidung erfolgt zu 70% renal, dazu auch in den Fäzes.

Ethinylestradiol (zahlreiche Kombinationspräparate), Ph. Eur., ist ein in 17α-Stellung ethinyliertes Estradiolderivat. Es wurde 1937 von Hans Herloff Inhoffen und Walter Hohlweg als eine Zwischenstufe auf dem Weg zur Carbonsäure synthetisiert. Aufgrund seiner oralen Wirksamkeit ist es bis heute das effektivste und am häufigsten eingesetzte Derivat der natürlichen Estrogene. Gegenüber den natürlichen Vertretern weist es nach oraler Applikation eine hohe endokrine Potenz auf, sodass man es im Mikrogramm-Bereich oral verabreichen kann. Es ist die häufigste estrogene Komponente der oralen Kontrazeptiva (Antibabypille) und wird in Kombination mit einem Gestagen eingesetzt.

Da die Ethinylgruppe an C-17 die Oxidation der sekundären 17-Hydroxygruppe im Rahmen der hepatischen Metabolisierung verhindert, weist Ethinylestradiol gegenüber den natürlichen Vertretern einen deutlich verringerten First-Pass-Effekt in der Leber auf und infolgedessen auch eine weitaus größere Bioverfügbarkeit. Zudem wird es nicht an SHBG (Sexualhormonbindendes Globulin) gebunden und zirkuliert in der endokrin aktiven Form im Blut. Aus dem Magen-Darm-Trakt wird Ethinylestradiol vollständig resorbiert, unterliegt allerdings einem First-Pass-Effekt in der Darmwand. Letztlich liegt die Bioverfügbarkeit bei 40–50 %. Durch CYP-Induktoren wie Carbamazepin, Phenytoin, Rifampicin, Primidon oder Johanniskrautextrakte wird Ethinylestradiol verstärkt abgebaut, was mit einer Beeinträchtigung der kontrazeptiven Wirkung einhergehen kann. Die Ausscheidung erfolgt im Urin und mit den Fäzes. Die terminale Halbwertszeit beträgt bis zu 27 h.

Tibolon (Liviella®), Ph. Eur., wurde 1964 ausgehend von Gestagen-Derivaten des 19-Nortestosterons entwickelt. Durch Einführen der 7α-Methylgruppe in das gestagene, mit einer 5,10-Doppelbindung versehene Norethynodrel erzielte man neben einem gewissen anabolen Effekt wesentlich stärkere estrogene Effekte als bei allen anderen vom 19-Nortestosteron abgeleiteten Gestagenen. Insgesamt zeigt Tibolon eine estrogene, gestagene und androgene Partialwirkung. Durch den **fehlenden aromatischen Ring A** unterscheidet sich Tibolon aber deutlich von den Estrogenen. Seine estrogene Wirkung resultiert aus der enzymatischen Umwandlung mit der Bildung einer 3-Hydroxygruppe (Abb. 8.116), die für die Bindung an den Estrogen-Rezeptor essenziell ist. Tibolon wirkt bei postmenopausalen Frauen auf Gehirn, Knochen und Vagina analog den Estrogenen, verursacht allerdings keine Endometrium-Hyperplasie und keine Zunahme der Brustgewebsdichte. Es konnte diesbezüglich gezeigt werden, dass die estrogen wirkenden Metaboliten des Tibolons (Abb. 8.116) in hohem Maße durch Sulfotransferasen speziell im Endometrium und im Brustgewebe in endokrin inaktive Verbindungen umgewandelt werden. Tibolon setzt man bei klimakterischen Beschwerden alternativ zur kombinierten Gestagen-Estrogen-Hormonsubstitution ein.

Strategien der hormonellen Kontrazeption

Zur hormonalen Empfängnisverhütung wird meist eine **Estrogen-Gestagen-Kombination** oder aber ausschließlich ein **niedrig dosiertes Gestagen** eingesetzt („Minipille"). Auch langwirkende Kontrazeptiva, wie die Hormonspirale oder die Drei-Monats-Spritze enthalten lediglich ein Gestagen. Anders als Gestagene kommen Estrogene nicht in Form von Monopräparaten zur Anwendung. Da die strukturelle Vielfalt der Gestagene wesentlich höher ist als die der Estrogene, unterscheiden sich die meisten hormonal-kontrazeptiven Kombinationspräparate zumeist nur in der Gestagenkomponente.

Die **Einphasenpille** ist eine Kombinationspille, bei der die Dosierung der Hormone über den gesamten Einnahmezyklus gleich bleibt.

Die **Zweiphasenpille** ist eine Kombinationspille, bei der lediglich die Dosis des Estrogens bei jeder Pilleneinnahme gleich bleibt. Die Dosierung des Gestagens ändert sich allerdings. Moderne Präparate weisen für die ersten 7 Einnahmetage eine vergleichsweise geringe Gestagendosis auf. In den nachfolgenden 14 Tagen ist bei gleichbleibendem Estrogengehalt die Gestagendosis dann doppelt so hoch wie zu Beginn. Mit den nach der Stufenmethode wirkenden **Dreiphasenpillen** wird der natürliche Zyklus (o Abb. 8.112) am besten imitiert. In den ersten 6 Tagen werden Estrogene und Gestagene niedrig dosiert verabreicht, in den darauf folgenden 5 Tagen sind die verabreichten Dosierungen höher. In den verbleibenden 10 Zyklustagen sinkt die Estrogendosis, die Gestagendosis dagegen steigt nochmals.

8.4.5 Gestagene

Gestagene werden im Corpus luteum (Gelbkörper) und bei schwangeren Frauen in der Plazenta gebildet, daher auch die Bezeichnungen Gelbkörper- oder Schwangerschaftshormone. Geringe Mengen werden zudem in den Hoden und in der Nebennierenrinde synthetisiert. **Progesteron** ist das physiologisch wichtigste Gestagen. Progesteron ist außerdem die Schlüsselsubstanz in der Biosynthese der NNR-Hormone. Gegenüber den NNR-Hormonen fehlen dem Progesteron die Sauerstofffunktionen an den C-Atomen 11, 17 und 21. Die Gestagene steuern gemeinsam mit den Estrogenen den weiblichen Zyklus (o Abb. 8.112) und alle weiblichen Reproduktionsvorgänge. Sie werden zur hormonalen Substitutionstherapie und zur hormonalen Empfängnisverhütung eingesetzt.

Entdeckung. Progesteron wurde zu Beginn der 1930er Jahre von verschiedenen Arbeitsgruppen unabhängig voneinander in kristalliner Form aus dem Gelbkörper trächtiger Schweine isoliert. Die Synthese des Progesterons gelang Butenandt 1939 (Butenandt, Ružička; Nobelpreis für Chemie 1939, s. o.).

Physiologische Grundlagen. Zu den physiologischen Wirkungen des Progesterons gehören

- die sekretorische Differenzierung des proliferierten Endometriums und die Unterdrückung von Uteruskontraktionen,
- die Verengung des Cervix uteri und eine Erhöhung der Viskosität des Zervikalsekrets,
- die Senkung der Tubenmotilität,
- eine Stimulation der Alveologenese und der Milchbildung in der Brust,
- eine thermogenetische Wirkung durch Erhöhung der Basaltemperatur um 0,3–0,5 °C,
- die Verhinderung weiterer Ovulationen durch Hemmung der Ausschüttung von LH und LTH (laktotropes Hormon, Prolaktin),
- die Antagonisierung der Estrogeneffekte auf den Lipidstoffwechsel.

Während der Schwangerschaft werden vorwiegend in der Plazenta große Mengen Progesteron produziert. Auf der Grundlage der physiologischen Bedeutung des Progesterons, nämlich der Verhinderung der Ovulation (Follikelsprung) während einer Schwangerschaft, entwickelte man das Konzept der hormonellen Kontrazeption. Gestagene können alleine oder in Kombination mit einem Estrogen zur hormonalen Empfängnisverhütung eingesetzt werden. Als **Komponente oraler Kontrazeptiva** hemmen Gestagene (o Abb. 8.117) auf der hypophysären Ebene die Follikelreifung und die Ovulation durch Hemmung der LH- und LTH-Ausschüttung (o Abb. 8.112). Außerdem hemmen Gestagene die Expression von Estrogenrezeptoren. Die sekretorische Transformation des Endometriums wird dagegen gefördert.

Wirkungsmechanismus. Progesteron fungiert als physiologischer Ligand des Progesteronrezeptors, einem im Zytosol der Zielzelle lokalisierten Steroidrezeptor und Ligand-abhängigen Transkriptionsfaktor. Die Bindung des Liganden bewirkt eine Konformationsänderung mit nachfolgender Translokation des Rezeptors in den Zellkern, wo eine Rezeptordimerisierung erfolgt. Progesteron verfügt mit den Carbonylgruppen in den Positionen 3 und 20 des Steroids über 2 H-Brückenakzeptoren. Die 3-Carbonylfunktion bildet H-Brücken mit den Sei-

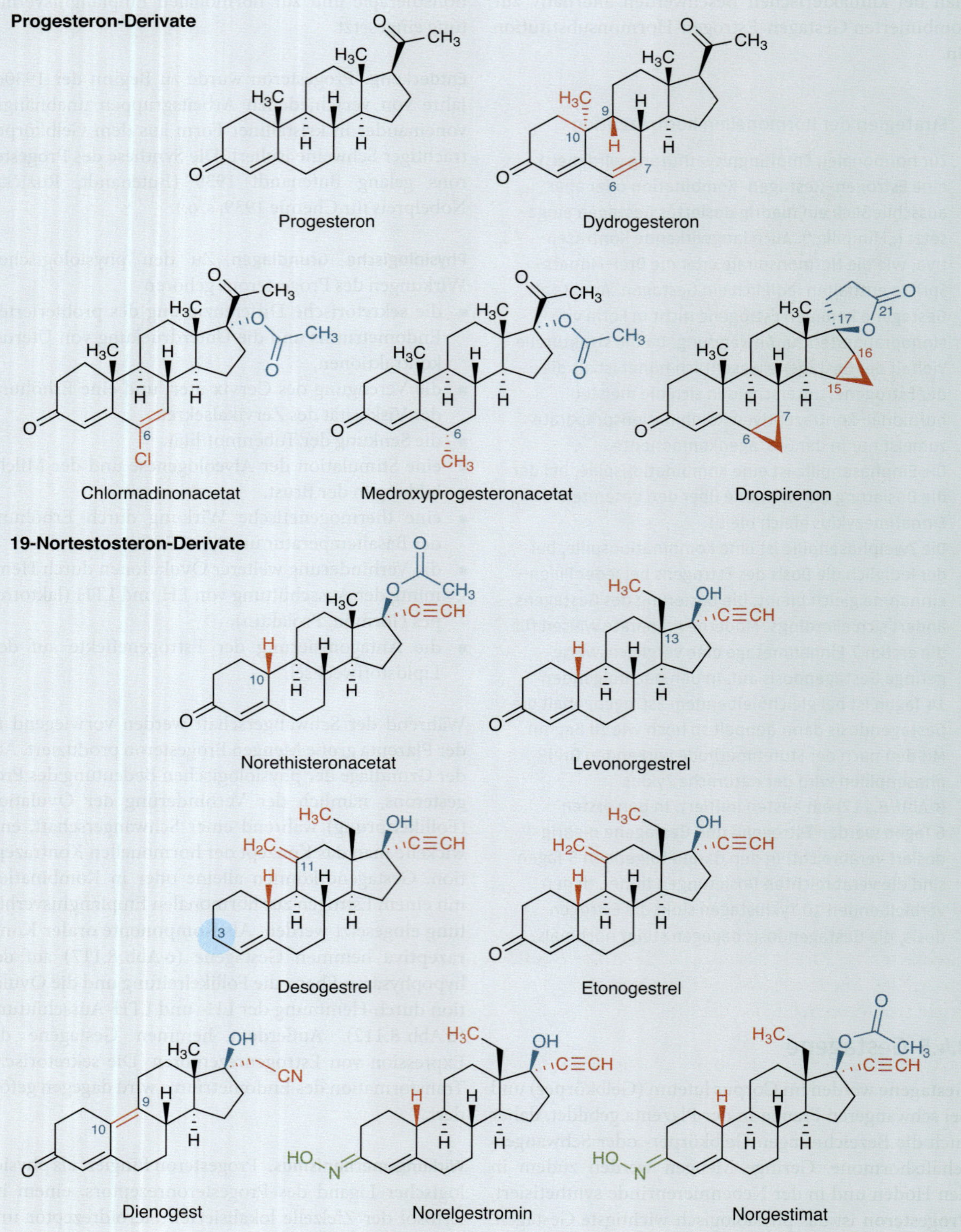

Abb. 8.117 Auswahl medizinisch eingesetzter Gestagene

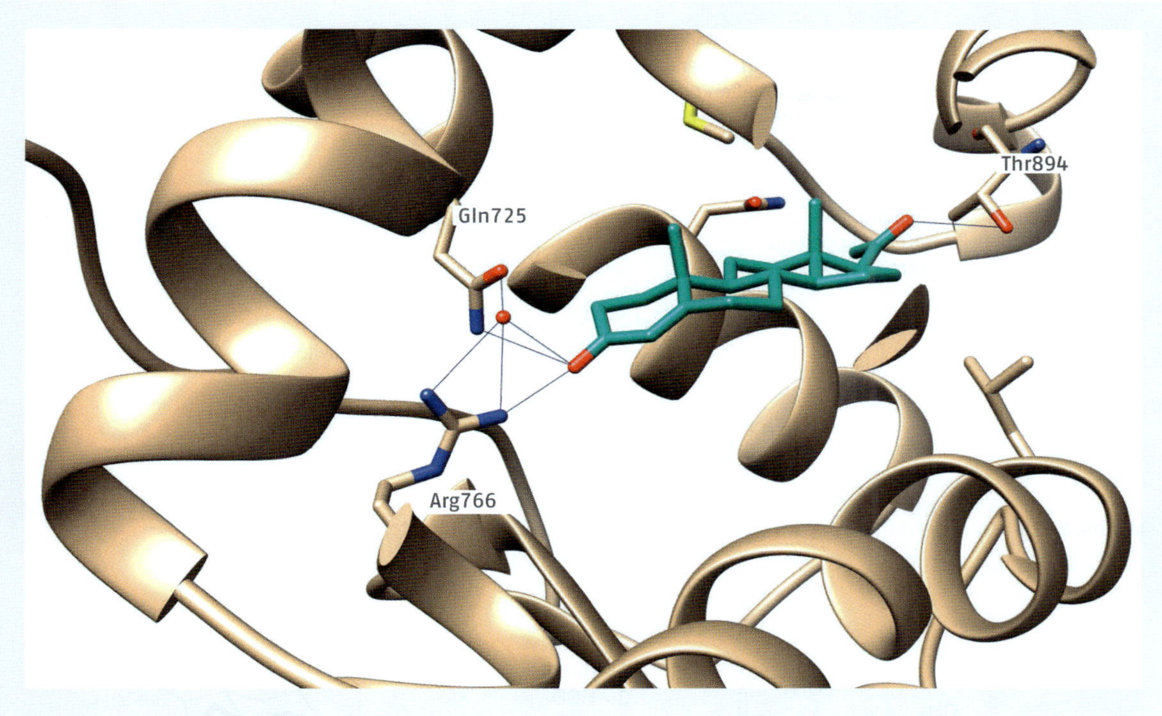

○ **Abb. 8.118** H-Brückenkontakte von Progesteron in der Ligandenbindungsdomäne des humanen Progesteron-Rezeptors (PDB-Code 1A28, Visualisierung mit UCSF Chimera 1.12)

tenketten von Gln725 und Arg766 sowie zu einem Wassermolekül, das mit beiden Aminosäureresten interagiert. Analog dem Progesteron-Rezeptor weisen auch der Androgen-Rezeptor, der Glucocorticoid-Rezeptor sowie der Mineralocorticoid-Rezeptor ein Glutamin in nahezu gleicher Position wie Gln725 auf. Deren Liganden sind ebenfalls 3-Ketosteroide. Die Carbonylgruppe der 17β-Acetylfunktion bildet schwache H-Brücken zur Seitenkette von Thr894 aus (○ Abb. 8.118). Die Position von Arg766 am *C*-terminalen Ende der Helix 5 entspricht sterisch dem Glu353 des ERα.

Struktur-Wirkungs-Beziehungen. Die therapeutische Relevanz des Progesterons ist gering. Da es nach oraler Gabe in der Leber rasch abgebaut wird, kann es nur parenteral gegeben werden. Länger wirksame und **peroral applizierbare**, potente Gestagene (○ Abb. 8.119) erhält man durch

- Einführen einer Hydroxygruppe in der C-17-Position (17α-Hydroxyprogesteron) und deren Veresterung mit Essigsäure. Auf diesem Weg wird die perorale Wirksamkeit durch die erschwerte Reduktion der 20-Ketogruppe im Vergleich zu Progesteron etwa um den Faktor 30 angehoben. Dagegen bedingt eine unveresterte 17α-Hydroxygruppe gegenüber dem Progesteron keine verbesserte Wirkung.
- Einführen einer 6α-Methyl-Gruppe oder eines 6-Cl-Atoms. Eine $\Delta^{6,7}$-Doppelbindung wirkt synergistisch.

Eine wesentlich **höhere gestagene Wirksamkeit** im Vergleich zu Progesteron besitzt **19-Norethisteron**. Strukturell erfordert dies gegenüber Testosteron

- das Entfernen der 19-Methylgruppe an C-10.

Die **Selektivität für den Gestagenrezeptor** wird deutlich erhöht durch

- eine zusätzliche Ethinylgruppe in der C-17-Position.

Die **Interaktion mit dem Androgenrezeptor** wird sterisch erschwert und androgene Nebenwirkungen werden minimiert durch eine

- 13-Ethylgruppe.

Die **Rezeptoraffinität** wird stark herabgesetzt durch

- Entfernen der 3-Ketofunktion.

Biotransformation. Die Biotransformation des Progesterons umfasst im Wesentlichen die Reduktion der Δ^4-Doppelbindung, die Reduktion der 3-Ketogruppe, die Reduktion der 20-Ketogruppe sowie die Hydroxylierung an C-6.

Im Urin findet man überwiegend das hormonell inaktive Abbauprodukt des Progesterons, Pregnan-3α,20α-diol (○ Abb. 8.120), in Form des Glucuronids. Erhöhte Pregnandiolglucuronidspiegel im Urin können daher als Indiz einer bestehenden Schwangerschaft her-

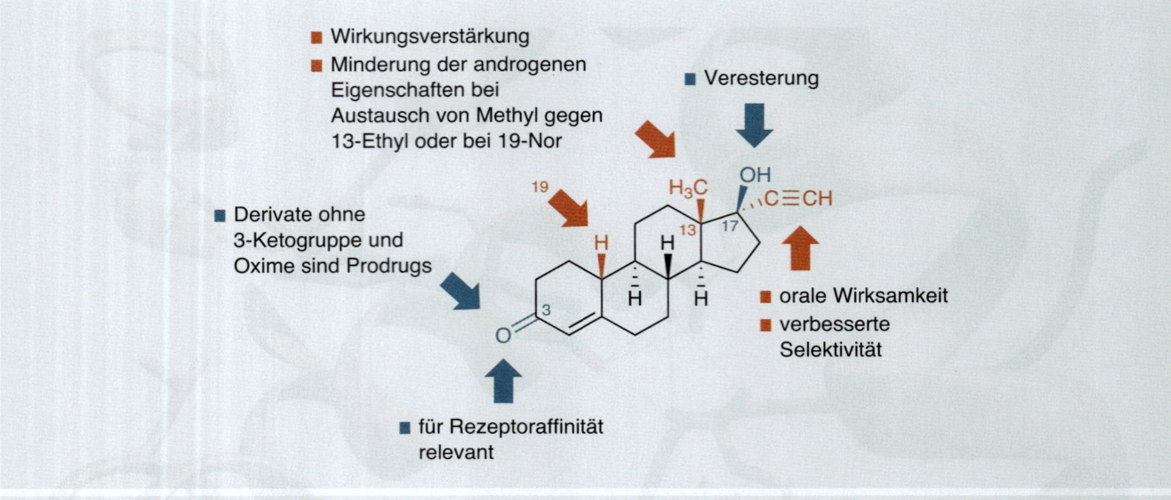

Abb. 8.119 Molekülprofilierung bei Gestagenen am Beispiel 19-Norethisteron

Abb. 8.120 Pregnandiol als Hauptmetabolit des Progesterons im Urin; HSD: Hydroxysteroid-Dehydrogenase

angezogen werden. Ein weiterer Abbauweg führt zum 6α-Hydroxyprogesteron.

Progesteron (Crinone® Vaginalgel, Utrogest®), Ph. Eur., wird therapeutisch in Form eines Gels oder Vaginalgels zur Behebung eines Progesteronmangels eingesetzt. Durch die Haut wird Progesteron allerdings nur zu 10 % resorbiert und metabolisch rasch inaktiviert. Aufgrund des hohen First-Pass-Effekts in der Leber liegt die Bioverfügbarkeit nach peroraler Gabe lediglich bei 10 % und die Eliminationshalbwertszeit beträgt weniger als 5 min, die Wirksamkeit ist entsprechend gering.

Wegen der raschen metabolischen Inaktivierung wird Progesteron heute nur noch wenig verwendet. An seine Stelle treten synthetische Gestagene, die bei oraler Gabe gut resorbiert werden und länger wirksam sind. Diese lassen sich strukturell unterteilen in

- Progesteron-Derivate,
- 19-Nortestosteron-Derivate,
- Abkömmlinge des Levonorgestrels.

Gestagene zeigen, da sie als Derivate des Progesterons, des 17α-Hydroxyprogesterons oder auch des Testosterons betrachtet werden können, ein vergleichsweise breites biologisches Wirkspektrum. Sie binden daher mitunter nicht nur an den Progesteronrezeptor, sondern auch an andere Steroidrezeptoren, darunter den Androgen-, Estrogen-, Glucocorticoid- und Mineralocorticoidrezeptor.

Progesteron-Derivate

Design und Entwicklung. Die anfänglichen Strukturmodifikationen am Progesteron-Gerüst zielten darauf ab, die metabolische Hydroxylierung an C-6 oder die Reduktion der 20-Ketogruppe einzuschränken. Die chemischen Veränderungen betreffen daher hauptsächlich diese Molekülbereiche. Als Ausgangspunkt für oral wirksame Gestagene diente insbesondere das 17α-Acetoxyprogesteron.

o Abb. 8.121 Klassische Progesteron-Synthese aus Diosgenin über den Marker-Abbau

Synthetische Aspekte. Geeignete Edukte für ökonomische Steroidsynthesen sind meist kostengünstige, in großen Mengen verfügbare Pflanzeninhaltsstoffe, die in wenigen Schritten modifiziert werden können. Dies sind beispielsweise Phytosterine, wie β-Sitosterin oder Stigmasterin, als Nebenprodukte der Sojaöl- oder Vitamin-E-Gewinnung sowie das steroide Sapogenin Diosgenin aus den Wurzeln von *Dioscorea*-Arten (Yamswurzel).

Progesteron lässt sich durch das als Marker-Abbau (Russel Marker, 1944) bekannt gewordene Verfahren aus **Diosgenin** gewinnen (o Abb. 8.121). Dieses Verfahren markiert einen Meilenstein der semisynthetischen Steroidhormongewinnung und hat zudem überragende Bedeutung für die technische Gewinnung des Hydrocortisons und seiner Derivate sowie verschiedener Sexualhormone, da bei deren Herstellung sowohl das 16-Dehydropregnenolon als auch das Progesteron wichtige Ausgangsmaterialien sind. Diosgenin wird beim Marker-Abbau in einem dreistufigen Prozess in das industriell bedeutende **16-Dehydropregnenolon** überführt. Von entscheidender Bedeutung für die Synthese ist der erste Schritt, nämlich das Erhitzen mit Acetanhydrid (Siedepunkt 130 °C) bei 200 °C im Autoklaven. Dadurch wird das Spiroketal aufgebrochen und Diosgenin wird einem weiteren Abbau zugänglich. Zugleich werden die Alkoholfunktionen in den Positionen 3 und 26 des Diosgenins acetyliert. Es schließt sich die oxidative Öffnung des verbliebenen Dihydrofuranrings mit Chrom(VI)-oxid an der elektronenreichen Enoletherstruktur an, was bereits zur C-17-Seitenkette des Progesterons führt. Nach anschließender Esterhydrolyse und Eliminierung von Wasser entsteht das 16-Dehydropregnenolon. Es kann in 2 Stufen zum Progesteron umgesetzt werden. Hydrierung führt zunächst zum Pregnenolon, aus dem man Progesteron beispielsweise durch Oppenauer-Oxidation mittels Aluminium-*tert*-butylat in Aceton erhalten kann.

Dydrogesteron (Duphaston®), Ph. Eur., besitzt im Ring B an der metabolisch labilen 6-Position eine $\Delta^{6,7}$-Doppelbindung, wodurch auch die Reduktion des Enonsystems im Ring A unterdrückt wird. Zudem ist gegenüber Progesteron die Stereochemie (9β-H, 10α-Methyl) verändert. Nach oraler Verabreichung ist Dydrogesteron gut bioverfügbar und wird rasch in den aktiven Hauptmetaboliten 20α-Dihydrodydrogesteron umgewandelt. Eine 17α-Hydroxylierung findet nicht statt, das Enonsystem im Ring A bleibt ebenfalls erhalten. Die Eliminationshalbwertszeit beträgt 36 h, die Ausscheidung erfolgt überwiegend renal. Dydrogesteron weist keinerlei estrogene, androgene, anabole oder corticoide Aktivität auf. Es bewirkt eine vollständige sekretorische Umwandlung des proliferierten Endometriums, wodurch das Risiko einer Endometriumhyperplasie oder eines Endometriumkarzinoms verringert wird. Eingesetzt wird Dydrogesteron bei Zyklusanomalien aufgrund von Progesteronmangelzuständen oder in der Hormonersatztherapie. Hier fungiert es als Gegenspieler des Estrogens am Endometrium.

Chlormadinonacetat (Chlormadinon®), Ph. Eur., unterscheidet sich vom Antiandrogen **Cyproteronacetat** (▸ Kap. 13.8.3) nur durch den fehlenden 1α,2α-anellierten Cyclopropanring. Da Chlormadinonacetat keiner First-Pass-Metabolisierung unterliegt, beträgt die Bioverfügbarkeit nahezu 100 %. Chlormadinon bindet weder an SHBG (Sexualhormon-bindendes Globulin) noch an CBG (Corticoid-bindendes Globulin), sondern überwiegend an Albumin. Die Eliminationshalbwertszeit ist mit 80 h sehr lang. Chlormadinonacetat weist nach oraler Gabe eine ausgeprägt gestagene sowie starke antiestrogene Wirksamkeit auf. Die Proliferation des Endometriums wird unterdrückt. Außerdem besitzt die Substanz eine antiandrogene Partialwirkung und verdrängt Androgene wirkungsvoll von den Zielorganrezeptoren. Relevant ist dies für die Therapie androgenabhängiger Erkrankungen, wie Hirsutismus oder Acne seborrhoica. Glucocorticoide Effekte treten nur bei sehr hoher Dosierung auf. Chlormadinonacetat wird im Rahmen der postmenopausalen Substitutionstherapie mit Estrogenen verabreicht sowie bei Zyklusunregelmäßigkeiten und Menstruationsbeschwerden.

Medroxyprogesteronacetat (Depo-Clinovir®), Ph. Eur., ist ein 17α-Acetoxy-6α-methyl-Derivat des Progesterons. Es wirkt als Agonist am Progesteronrezeptor und als Estrogen-Antagonist. Die Bildung von Estradiolrezeptoren wird unterdrückt, zudem wird die 17β-Hydroxysteroid-Dehydrogenase (17β-HSD) aktiviert und damit die Umwandlung von frei zirkulierendem Estradiol in das weniger estrogen wirksame Estron gefördert. Medroxyprogesteronacetat hemmt die Ovulation und kann als Monopräparat zur Empfängnisverhütung eingesetzt werden, beispielsweise intramuskulär in Form einer Depotformulierung (Dreimonatsspritze). Zudem wird es in höherer Dosierung zur palliativen Behandlung hormonabhängiger Tumore eingesetzt (MPA Hexal®). Es ist oral gut wirksam und hat eine Plasmahalbwertszeit von 30–60 h. Die Biotransformation führt hauptsächlich zu β-Hydroxymetaboliten in 1-, 2- und 6-Position sowie zu deren Glucuroniden und Sulfaten.

Drospirenon (in Yasmin®, in Aida®), Ph. Eur., ähnelt hinsichtlich seines Rezeptorbindungsprofils dem Progesteron. Drospirenon wurde 1976 ausgehend vom Aldosteron-Antagonisten Spironolacton entwickelt und ist strukturell dementsprechend eine Spiroverbindung mit einem Lactonring an C-17. Von Spironolacton unterscheidet es sich u. a. durch die fehlende 7α-Thioacetylgruppe. Strukturell auffällig sind zudem die beiden Cyclopropylgruppen an C-6/C-7 sowie an C-15/C-16. Nach oraler Gabe erfolgt rasche Resorption, die Bioverfügbarkeit liegt bei 80 %. Hauptmetaboliten sind die durch Öffnen des Lactonrings gebildete Säure und deren Schwefelsäureester. Die Halbwertszeit beträgt 30–40 h, die Elimination erfolgt zu gleichen Teilen im Urin und Stuhl. Drospirenon weist im therapeutisch relevanten Konzentrationsbereich antiandrogene sowie geringe antimineralocorticoide Eigenschaften auf. Die Wirkung des Aldosterons auf Rezeptorebene wird dadurch blockiert. Drospirenon wirkt daher bei einer sich nur geringfügig ändernden Elektrolytbilanz natriuretisch und kann einer durch Ethinylestradiol bewirkten, verstärkten Wassereinlagerung im Gewebe entgegenwirken. Drospirenon wirkt zudem weder glucocorticoid noch estrogen oder antiglucocorticoid.

19-Nortestosteron-Derivate

Design und Entwicklung. Strukturelles Merkmal der 19-Nortestosteron-Derivate (○ Abb. 8.117) ist die fehlende C-19-Methylgruppe an C-10. Die Entwicklung der Nortestosteron-Derivate ist eng verbunden mit dem von Arthur Birch entwickelten synthetischen Zugang (Birch-Reduktion, 1950; ○ Abb. 8.125) zu 19-Nor-Steroiden wie **Nandrolon**, dem ersten totalsynthetisch erhaltenen androgen-anabolen Steroid. Für das aus Strophantidin hergestellte **19-Norprogesteron** (○ Abb. 8.122) hatte Maximilian Ehrenstein 1944 eine 4–8-fach stärkere gestagene Potenz gegenüber dem Progesteron registriert. Weiterhin hatten Hans Herloff Inhoffen und Walter Hohlweg mit der Synthese des **Ethinylestradiols**

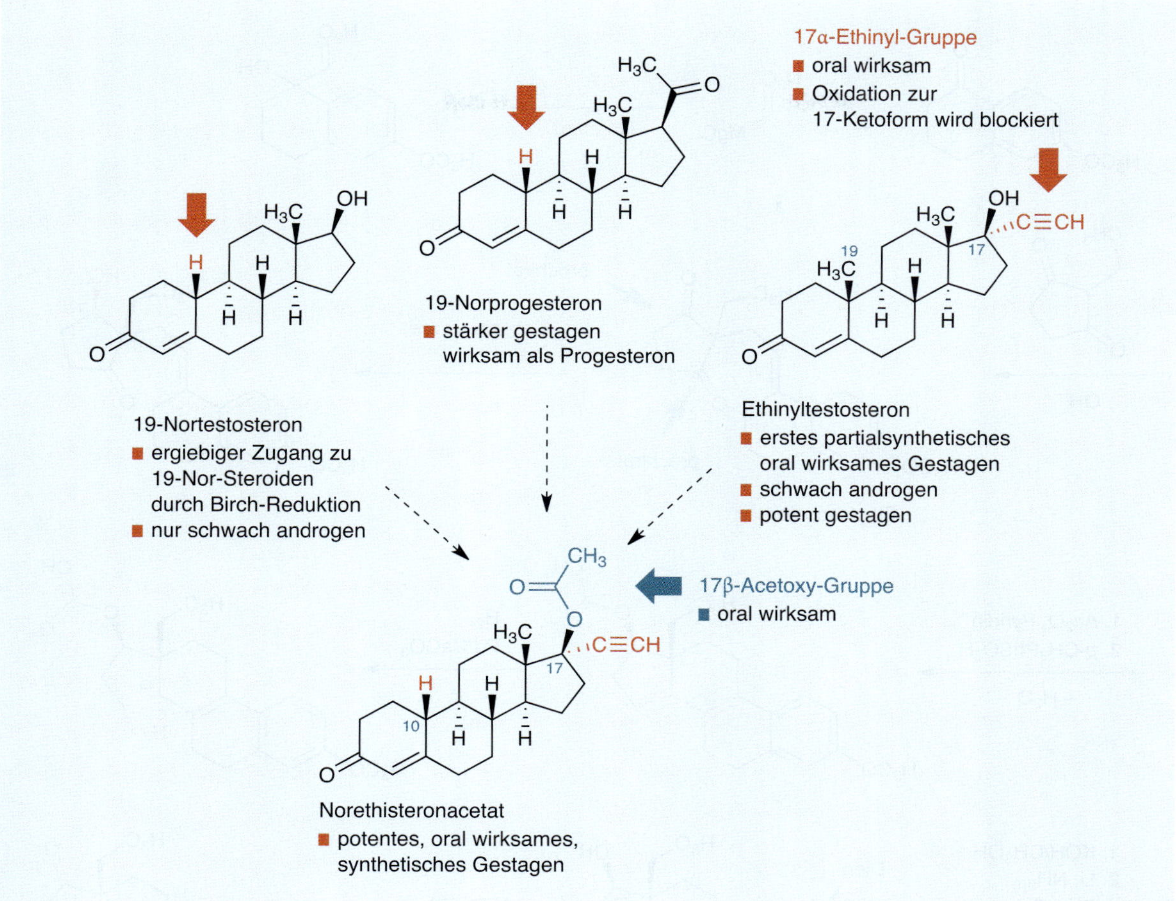

Abb. 8.122 Entwicklung von Norethisteron

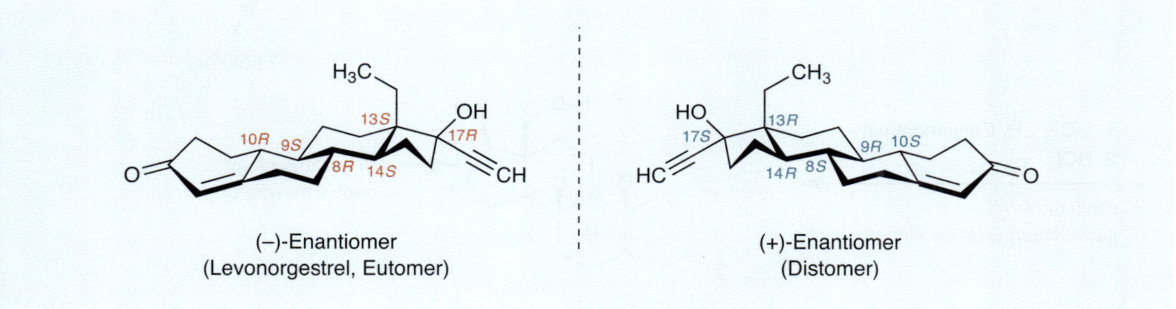

Abb. 8.123 Spiegelbildliche Formen von Norgestrel

durch die eher zufällige Einführung einer Ethinylgruppe in das Estron dessen orale Wirksamkeit unter Erhalt der estrogenen Wirksamkeit erheblich steigern können. Zwar wies das entsprechende **Ethinyltestosteron** (Ethisteron) eine unerwartet schwache androgene Wirkung auf, überraschte aber mit einer gegenüber Progesteron um den Faktor 20 gesteigerten gestagenen Wirksamkeit nach oraler Gabe. Die Summe dieser Beobachtungen mündete, ausgehend von 19-Nortestosteron, in die dreistufige Synthese des **Norethisterons** (**19-Nor-17-ethin**-yltesto**steron**; Carl Djerassi, Luis E. Miramontes, George Rosenkranz, 1951), des ersten oral wirksamen, synthetischen Gestagens (Abb. 8.122). Es war zugleich das erste zur oralen Kontrazeption eingesetzte Gestagen.

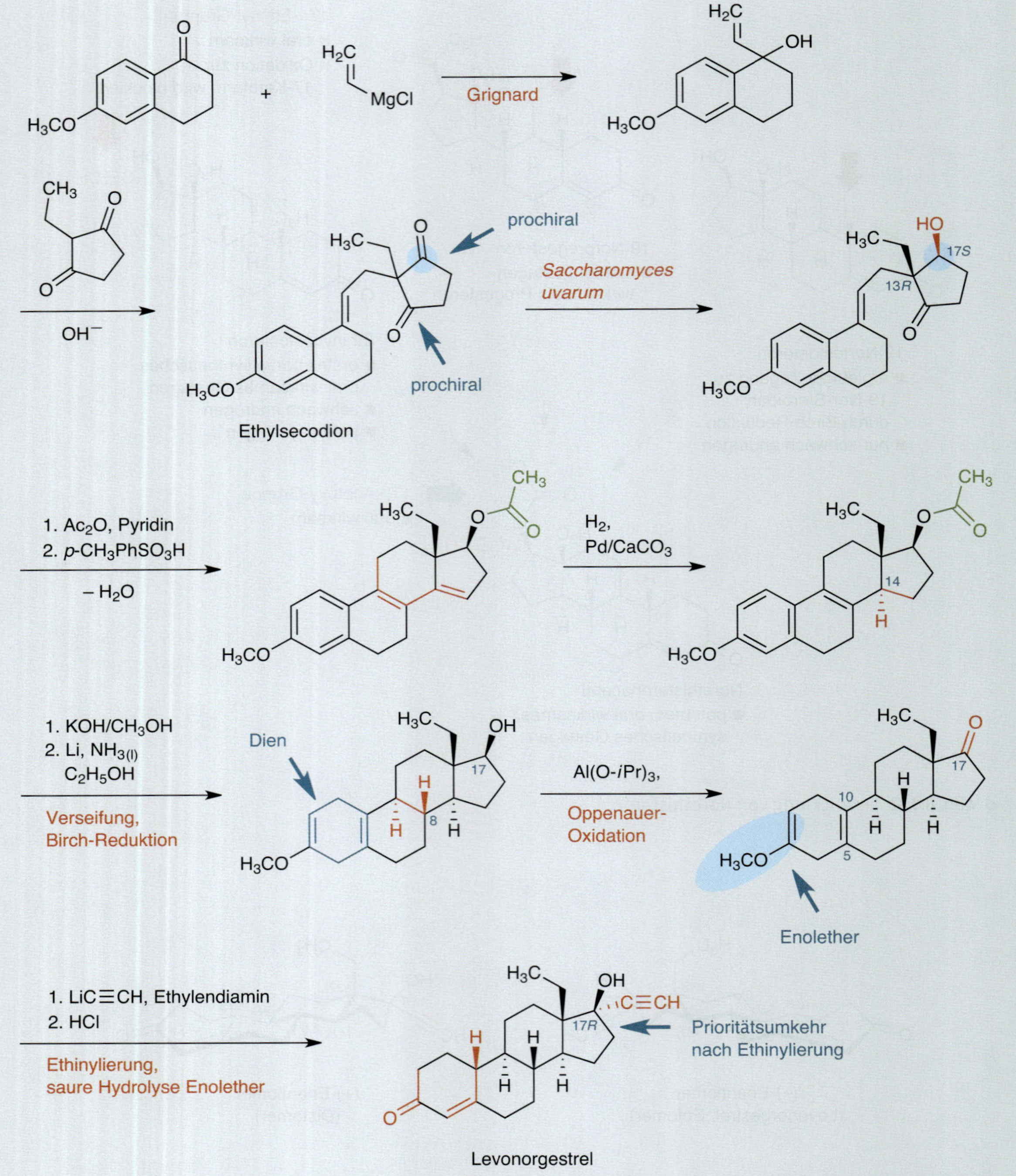

Abb. 8.124 Enantioselektive Synthese von Levonorgestrel

Synthetische Aspekte. Die Synthese von **Levonorgestrel** basiert zunächst auf einer als Torgov-Sequenz bekannt gewordenen Reaktionsfolge zum Aufbau des D-Rings. Das von dem russischen Chemiker Igor Torgov zu Beginn der 1960er Jahre entwickelte Verfahren ist bis heute die Grundlage der industriellen Herstellung verschiedener Steroidhormone. Im Falle von Levonorgestrel setzt man zunächst 6-Methoxy-1-tetralon mit Vinylmagnesiumchlorid in einer Grignard-Reaktion zu einem tertiären, säurelabilen Allylalkohol um. Kondensation mit einem 2-Ethyl-substituierten Cyclopentandion unter alkalischen Bedingungen führt zu einem im

Ring C geöffneten Ethylsecodion, – das Präfix „seco“ kennzeichnet in der Steroidchemie Ringspaltungen – dem **prochiralen** Schlüsselbaustein der Synthese. Dieser lässt sich auf **mikrobiologisch**em Weg **stereoselektiv** unter Erhalt einer der beiden Ketofunktionen reduzieren (Clemens Rufer, 1967). Mit dem (13*S*,17*S*)-Stereoisomer entsteht also das Isomer mit der korrekten Stereochemie, als eines von 4 denkbaren Stereoisomeren. Eine Racematbildung über C-13 wird damit von vornherein umgangen. Da die Ausbeute beim mikrobiologischen Verfahren größer 50 % beträgt, ist das Verfahren einer klassischen Racemattrennung (Ausbeute maximal 50 %) überlegen. Schützt man die Hydroxygruppe zunächst durch Acetylierung, so gelingt die protonenkatalysierte, Knoevenagel-artige Zyklisierung der Secoverbindung unter Olefin-Isomerisierung und Dehydratisierung mit Toluensulfonsäure in Benzen in hoher Ausbeute. Nach der selektiven Hydrierung der Doppelbindung in 14-Position mit $Pd/CaCO_3$ wird das C-17-Acetat mit methanolischer Kalilauge verseift. Analog dem für das Norgestrel entwickelten Verfahren wird der Ring A durch Birch-Reduktion mit Lithium in Gegenwart von Anilin und flüssigem Ammoniak in das Dien überführt, wobei zugleich die Doppelbindung in 8-Position stereospezifisch reduziert wird. Durch Oppenauer-Oxidation wird die sekundäre Alkoholgruppe an C-17 zum Keton oxidiert. Es folgen die α-stereospezifische Ethinylierung mit Lithiumacetylid in Ethylendiamin und die abschließende saure Hydrolyse des Enolethers in Ring A. Letztere wird von einer Keto-Enol-Tautomerisierung und Umlagerung der $\Delta^{5,10}$-Doppelbindung begleitet und führt zu Levonorgestrel.

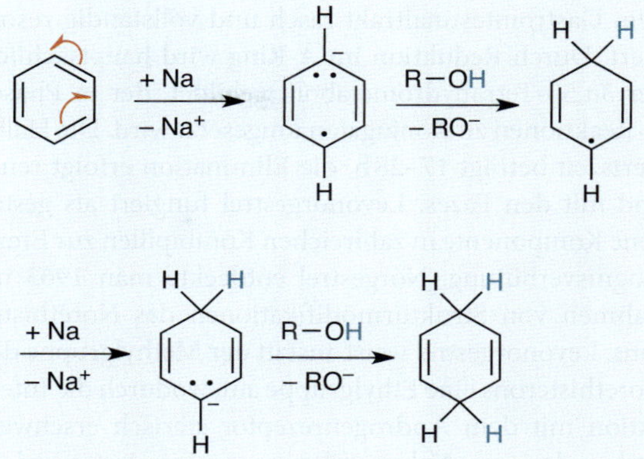

Norethisteronacetat (in Activelle®), Ph. Eur., wird nach oraler Gabe schnell resorbiert und als Ester rasch zur Wirksubstanz Norethisteron hydrolysiert. Die Halbwertszeit liegt bei 9–11 h. Wesentliche Metaboliten sind

Abb. 8.125 Birch-Reduktion

das 5α-Dihydro- und das an der 3-Ketogruppe reduzierte Derivat, die vorwiegend im Urin als Sulfat- oder Glucuronidkonjugate ausgeschieden werden. Norethisteron stimuliert analog dem Progesteron das Wachstum der Uterusmuskulatur und die Umwandlung der Brustdrüsenzelle in milchbildende Alveolarzellen. Die Proliferation des Endometriums wird gehemmt und der sekretorische Umbau eingeleitet. Unter Norethisteron nimmt die Viskosität des Zervikalsekrets zu, wodurch dieses für Spermien undurchlässig wird. In der fixen Kombination mit Estradiol dient Norethisteronacetat zur Hormonsubstitutionstherapie bei Estrogenmangelsymptomen in der Postmenopause sowie zur Osteoporoseprävention. Durch Norethisteron versucht man die Risiken einer alleinigen Estrogengabe, wie Endometriumhyperplasie oder -karzinom, weitgehend zu kompensieren.

Levonorgestrel (in Microgynon®), Ph. Eur., ist das linksdrehende Enantiomer des racemischen **Norgestrels**

Birch-Reduktion

Mittels der Birch-Reduktion (Abb. 8.125) lassen sich substituierte Benzene in Cyclohexa-1,4-diene überführen. Dazu verwendet man ein Alkalimetall als Reduktionsmittel, meist Lithium oder Natrium, in flüssigem Ammoniak als Solvens sowie Ethanol als Protonendonor. Mit diesem Verfahren gelang beispielsweise die Hydrierung von Estronmethylether im A-Ring, ein Schlüsselschritt der Synthese von 19-Nortestosteron (Arthur Birch, 1948). Durch Auflösen des Metalls in flüssigem Ammoniak bildet sich zunächst ein **Metallelektrid** $[Na(NH_3)_x]^+e^-$ in Form einer tiefblauen, paramagnetischen, elektrisch leitfähigen Lösung. Hier liegt die negative Ladung nicht als Anion, sondern in Form durch Ammoniak solvatisierter Elektronen vor. Der Aromat wird intermediär durch eine Ein-Elektronen-Übertragung aus der Lösung zum radikalischen Carbanion reduziert, das durch Ethanol protoniert und in ein Cyclohexadienyl-Radikal ungewandelt wird. Es schließt sich ein erneuter Ein-Elektronen-Transfer unter Bildung eines Cyclohexadienyl-Carbanions an, gefolgt von einer erneuten Protonierung durch den Alkohol unter Bildung eines Cyclohexa-1,4-diens. Bei der Birch-Reduktion entsteht das Cyclohexa-1,4-dien und nicht das thermodynamisch stabilere, konjugierte Cyclohexa-1,3-dien.

(○ Abb. 8.123), Ph. Eur. Nach oraler Gabe wird es aus dem Gastrointestinaltrakt rasch und vollständig resorbiert. Durch Reduktion im A-Ring wird hauptsächlich der 3α,5β-Tetrahydrometabolit gebildet, der in Phase-II-Reaktionen zu Konjugaten umgesetzt wird. Die Halbwertszeit beträgt 17–28 h, die Elimination erfolgt renal und mit den Fäzes. Levonorgestrel fungiert als gestagene Komponente in zahlreichen Kombipillen zur Empfängnisverhütung. Norgestrel entdeckte man 1963 im Rahmen von Strukturmodifikationen des Norethisterons. Levonorgestrel weist anstatt der Methylgruppe des Norethisterons eine Ethylgruppe auf, wodurch die Interaktion mit dem Androgenrezeptor sterisch erschwert und androgene Nebenwirkungen minimiert werden. Wie Norgestrel ist auch Levonorgestrel nur **totalsynthetisch** herstellbar. Dies bietet die Möglichkeit, das biologisch aktive, linksdrehende Eutomer in reiner Form zu gewinnen. Levonorgestrel wird u. a. im Rahmen der Notfallkontrazeption (PiDaNa®, „Pille danach") hochdosiert eingesetzt. Levonorgestrel bewirkt eine Hemmung der Ovulation oder auch deren zeitliche Verschiebung, allerdings nur, wenn es vor dem Anstieg des LH-Spiegels (○ Abb. 8.112) verabreicht wird. Danach ist kein Notfallverhütungseffekt mehr gegeben.

Desogestrel (Cerazette®), Ph. Eur., ist ein Prodrug und wird in der Darmmukosa und der Leber CYP-vermittelt zu Etonogestrel metabolisiert. Gegenüber dem Progesteron fehlt die 3-Ketogruppe. Desogestrel ist alleinige Komponente sogenannter Gestagen- oder Minipillen. Für die gestagene Wirkung des Desogestrels ist der 3-Keto-Metabolit Etonogestrel verantwortlich. Desogestrel wirkt über eine Verdickung des Zervixschleimes und eine Ovulationshemmung. Minipillen können als Alternative bei Unverträglichkeiten gegenüber Kombipillen eingesetzt werden.

Etonogestrel (Implanon®), ist der aktive Metabolit des Desogestrels. Es ist ein reines Gestagen-Kontrazeptivum und wird in Form eines vaginalen Verhütungsrings (NuvaRing®) oder als Stäbchenimplantat (Implanon®) appliziert. Etonogestrel wirkt ebenfalls durch Hemmung der Ovulation und der Erhöhung der Viskosität des Zervixschleims.

Dienogest (Visanne®, in Valette®), Ph. Eur., ist ein synthetisches Gestagen, das anstelle der 17α-Ethinyl-Gruppe eine 17α-Cyanmethyl-Gruppe aufweist. Zudem verändert die $\Delta^{9,10}$-Doppelbindung im B-Ring die Winkelung des Steroidgerüstes. Nach oraler Gabe wird es rasch und nahezu vollständig resorbiert. Die Bioverfügbarkeit beträgt 96 %, die Halbwertszeit 9 h. Die Biotransformation in der Leber führt zu hydroxylierten Metaboliten in verschiedenen Positionen sowie zu deren Glucuroniden und Sulfaten. Die Cyanmethyl-Seitenkette wird zur Essigsäure hydrolysiert und anschließend zum primären Alkohol reduziert. Die Ausscheidung erfolgt überwiegend renal. Dienogest wurde 1979 in der ehemaligen DDR entwickelt und 1995 in Deutschland zugelassen. Es findet als hormonales Kontrazeptivum sowie bei Akne und insbesondere zur Therapie der Endometriose Anwendung. Es ist der erste Vertreter der sogenannten **Hybridgestagene**, da es die äußerst effektive Endometriumwirkung der 19-Nortestosteron-Derivate mit den vorteilhaften metabolischen Eigenschaften der 17α-Hydroxyprogesteron-Derivate verknüpft. Besonders potent wird die estrogene Proliferationswirkung am Endometrium antagonisiert. Dienogest bindet hochselektiv an den Progesteronrezeptor und entfaltet keine estrogene, antiestrogene, androgene oder corticoide Aktivität. Allerdings weist es eine klinisch relevante antiandrogene Partialwirkung mit etwa 40 % der Wirkstärke des Cyproteronacetats auf. Die Testosteronwirkung wird insbesondere an den peripheren Androgenrezeptoren von Haut und Haarfollikeln blockiert. Im Serum bindet Dienogest vorwiegend an Albumin, nicht jedoch an SHBG. Folglich werden Androgene durch Dienogest auch nicht aus der Bindung an SHBG verdrängt.

Derivate des Levonorgestrels

Norgestimat (in Lysandra beta®), Ph. Eur., ist ein **Prodrug**. Die 3-Ketogruppe wurde zum Oxim derivatisiert. Die Substanz liegt als Gemisch der geometrisch isomeren *E*/*Z*-Oxime vor. Im Körper erfolgt nach rascher Resorption eine zweistufige Biotransformation zu aktiven Wirkstoffen. Die Hydrolyse der 17β-Acetoxygruppe im Darm und in der Leber führt zu Norelgestromin, während die Hydrolyse der 3-Oximgruppe hauptsächlich in der Leber stattfindet und die aktiven Metaboliten Levonorgestrel und dessen Vorstufe Levonorgestrel-17-acetat erzeugt. Letzteres weist eine dem Levonorgestrel vergleichbare Bindungsaffinität am Progesteronrezeptor auf. In deutlich geringerem Maße bindet Norelgestromin (Levonorgestrel-3-oxim) an den Progesteronrezeptor. Die Eliminationshalbwertszeit beträgt 37 h, die Ausscheidung erfolgt zu 50 % im Urin, der Rest in den Fäzes.

Norelgestromin (in Evra®) ist ein aktiver Metabolit von Norgestimat und das 3-Ketoxim-Derivat von Levonorgestrel, zu dem es hepatisch metabolisiert wird. Es bindet in erster Linie an Serumalbumin, während Norgestrel an Sexualhormon-bindende Globuline (SHBG) bindet. Norelgestromin besitzt eine Oximfunktion im Ring A und stellt ein *E*/*Z*-Isomerengemisch dar. Beide Diastereomere sind annähernd gleich wirksam. Norelgestromin wird zusammen mit Ethinylestradiol als transdermales Pflaster zur Empfängnisverhütung eingesetzt.

Antigestagene

Synthetische Aspekte. Das Einführen des 11β-Phenylrings in das Steroidgerüst gelingt regio- und stereospezifisch (○ Abb. 8.127). Man geht aus von einem

5α,10α-$\Delta^{9,11}$-Epoxid, das in einer Kupfer(I)-katalysierten Grignard-ähnlichen Reaktion mit 4-Dimethylaminophenyl-Magnesiumbromid umgesetzt wird. Der Vorgang lässt sich als vinyloge Ringöffnung des Epoxids ansehen. Bei Grignard-Reaktionen wird die Bildung von 1,4-Additionsprodukten durch katalytische Kupfer(I)-Mengen stark begünstigt. Das eingesetzte Kupfer(I) bewirkt die Transmetallierung der gut zugänglichen Grignard-Verbindung und damit deren Umwandlung in ein 1,4-addierendes C-Nukleophil. Aufgrund des gegenüber Mg^{2+} schwächeren elektropositiven Charakters des Cu^{+} ist die C–Cu-Bindung weniger polarisiert als die C-Mg-Bindung im Grignard-Reagenz. Die Organo-Kupfer-Verbindung ist folglich gegenüber der Grignard-Verbindung das weichere C-Nukleophil und addiert bevorzugt an die Doppelbindung in der vinylogen 11-Position (1,4-Addition).

Mifepriston (Abb. 8.126, RU-486, RU = Roussel-Uclaf; Mifegyne®) ist ein 19-Norsteroid. Auffällig neben dem 4-Dimethylaminophenyl-Substituenten in 11-Position ist die 17α-ständige Propinylgruppe. Es ist ein hochpotenter Progesteron- und Glucocorticoid-Rezeptor-Antagonist, der in erster Linie zum medikamentösen Schwangerschaftsabbruch („Abtreibungspille") eingesetzt wird. Mifepriston bindet hochaffin (K_{diss} $< 10^{-9}$ mol/L) an die Ligandenbindungsdomäne des Progesteron-Rezeptors (PR), ohne allerdings gestagene Wirkungen hervorzurufen. Ebenso bindet es hochaffin an den Glucocorticoid-Rezeptor, nicht jedoch an den Estrogen- oder Mineralocorticoid-Rezeptor. Für die abortive Wirkung ist die Bindung an den PR wesentlich. Die 11β-ständige, raumfüllende 4-Dimethylaminophenyl-Gruppe des Mifepriston ist für die spezifische Bindung an den Rezeptor essenziell. Sie füllt eine hydrophobe Tasche in der Ligandenbindungsdomäne des PR aus. Die übrigen Interaktionen des Steroidsystems von Mifepriston mit dem PR entsprechen weitgehend denen des Progesterons (Abb. 8.118). Mifepriston bindet zunächst an eine agonistische Konformation des PR und verdrängt Progesteron, was zu einer konformativen Destabilisierung im Bereich der Helixstruktur 12 des Rezeptors führt. Durch die Rekrutierung von Korepressoren wird dieser inaktive Ligand-Rezeptor-Komplex stabilisiert und infolgedessen die Transkription der Progesteron-abhängigen Gene blockiert. Mifepriston wirkt nicht unmittelbar auf den Trophoblasten, sondern auf die zwischen Embryo und Gebärmutterwand liegende Uterusschleimhaut, deren Zellen eine hohe PR-Dichte aufweisen. Durch die PR-Blockade wird die sekretorische Transformation des Endometriums verhindert. Zudem stimuliert Mifepriston die Bildung von $PGF_{2\alpha}$,

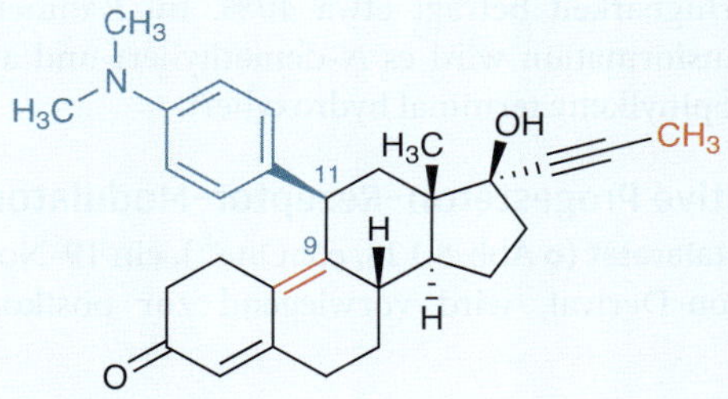

Abb. 8.126 Antigestagen Mifepriston (RU-486)

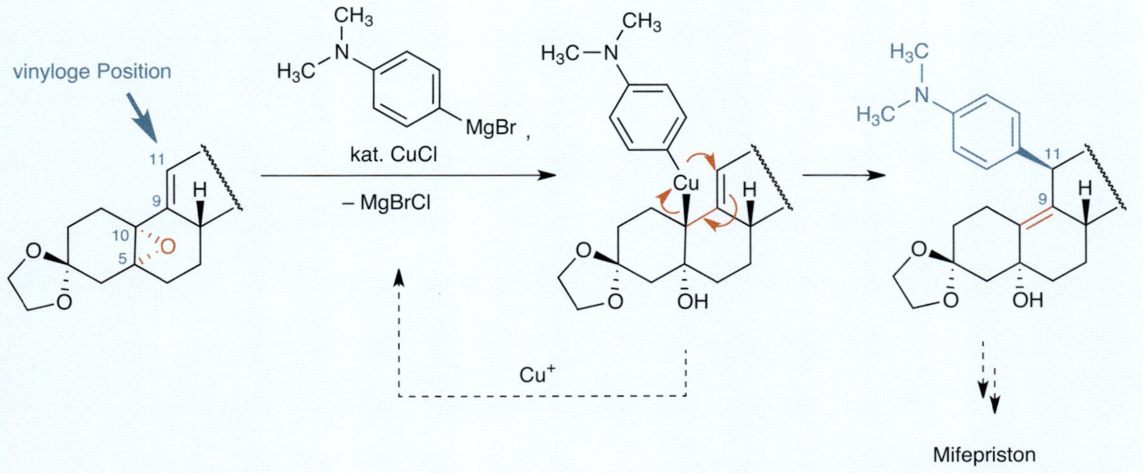

vinyloge Position

kat. CuCl

– MgBrCl

Cu⁺

Mifepriston

Abb. 8.127 Einführen eines Phenylsubstituenten in die 11-Position bei der Mifepristonsynthese durch Cu(I)-katalysierte Grignard-Reaktion

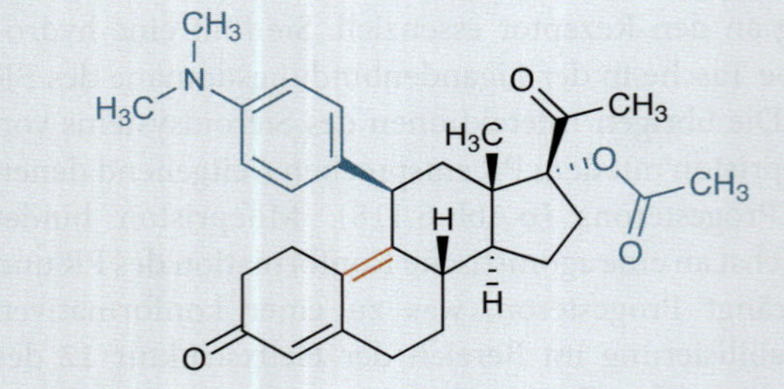

● Abb. 8.128 Ulipristalacetat, ein selektiver Progesteron-Rezeptor-Modulator

was eine verstärkte Uteruskontraktilität zur Folge hat. Letztlich wird durch die sequenzielle Gabe von Mifepriston, gefolgt von einem Prostaglandinanalogon (Gemeprost, Misoprostol) zur Einleitung der Wehentätigkeit, eine künstliche Fehlgeburt ausgelöst.

Mifepriston wird nach oraler Gabe rasch resorbiert, die Bioverfügbarkeit beträgt etwa 40 %. Im Rahmen der Biotransformation wird es *N*-demethyliert und an der 17-Propinylkette terminal hydroxyliert.

Selektive Progesteron-Rezeptor-Modulatoren

Ulipristalacetat (● Abb. 8.128, ellaOne®), ein 19-Norprogesteron-Derivat, wird vorwiegend zur postkoitalen notfallmäßigen Kontrazeption eingesetzt, um eine ungewollte Schwangerschaft zu verhindern („Pille danach"). Die Gabe von Ulipristal ist demnach eine Verhütungsmethode und nicht mit dem medikamentösen Schwangerschaftsabbruch durch das strukturell sehr ähnliche Mifepriston gleichzusetzen. Geringer dosiert wird es zur Verkleinerung von Uterusmyomen (Esmya®) eingesetzt, aufgrund hepatotoxischer Effekte allerdings zunehmend eingeschränkt. Ulipristalacetat ist ein **selektiver Progesteron-Rezeptor-Modulator** (SPRM). Abhängig vom jeweiligen Gewebe kann es sowohl hemmende als auch aktivierende Effekte an Progesteron-Rezeptoren ausüben. Die LH-Produktion sinkt durch den agonistischen Effekt auf die Hypothalamus-Hypophysen-Gonaden-Achse und das dadurch verursachte negative Feedback stark ab, der LH-Peak bleibt aus. Der Anstieg der Progesteronkonzentration bis zum Eisprung wird durch Ulipristalacetat ebenfalls wirksam unterdrückt. Diesbezüglich ist Levonorgestrel, als ein reiner PR-Agonist, wirkungslos. Auf diese Weise wird die Follikelreifung unterdrückt und die Ovulation verzögert oder gehemmt. Die Plasmahalbwertszeit von Ulipristal beträgt 32 h. Ulipristalacetat wird in der Leber in monodemethylierte, didemethylierte und hydroxylierte Metaboliten biotransformiert. Der monodemethylierte Metabolit ist noch wirksam. Der Abbau erfolgt überwiegend über CYP3A4 sowie zu einem geringen Anteil über CYP1A2 und CYP2A6.

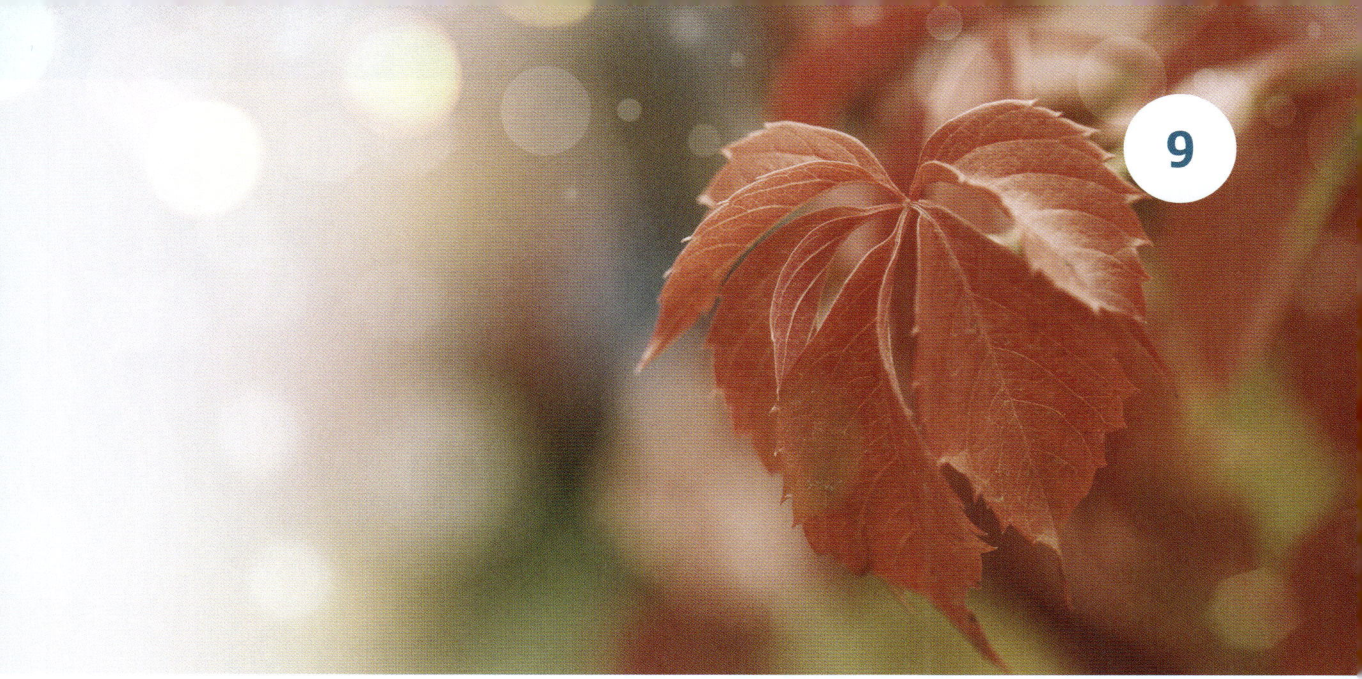

9 Herz-Kreislauf-System

Das Herz-Kreislauf-System (kardiovaskuläres System) besteht aus dem Herz als Pumpe, den Blutgefäßen als Transportsystem des Organismus sowie dem Blut als Transportmittel. Es ist für die Aufrechterhaltung des Blutkreislaufs verantwortlich. Herz-Kreislauf-Erkrankungen rangieren weltweit an erster Stelle als Ursache von körperlichen Beeinträchtigungen und krankheitsbedingten Todesfällen.

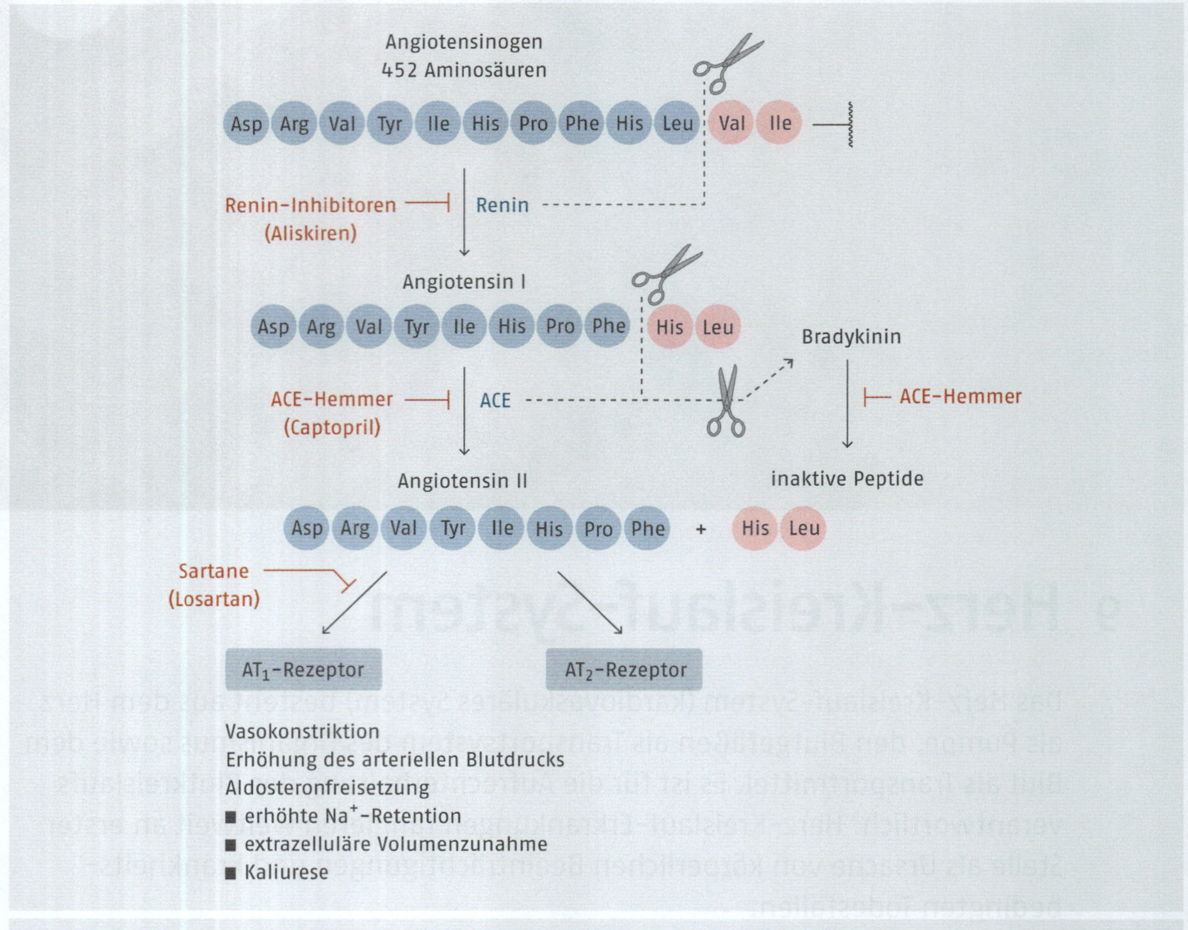

Abb. 9.1 Renin-Angiotensin-Kaskade und Angriffspunkte der Wirkstoffklassen. ACE: Angiotensin-Konversions-Enzym (*angiotensin converting enzyme*)

9.1 Arzneistoffe mit Wirkung auf das Renin-Angiotensin-System

Das **Renin-Angiotensin-System** (RAS) steuert den Flüssigkeits- und Elektrolythaushalt des Körpers. Es beeinflusst den Gefäßtonus und das Blutvolumen und ist neben dem catecholaminergen System von zentraler Bedeutung für die Blutdruckregulation. Aufgebaut ist das RAS aus einer enzymatisch kontrollierten Kaskade funktionaler Proteine (Abb. 9.1). Nimmt die Nierendurchblutung und damit der Perfusionsdruck in den Nierenkörperchen ab, vermitteln renale Barorezeptoren die Ausschüttung der Aspartylprotease **Renin**, die im Nierengewebe gebildet wird. Sinkende Natriumchlorid-Konzentrationen im distalen Tubulus lösen ebenfalls eine Reninfreisetzung aus. Renin wirkt selbst nicht auf die Blutgefäße. Einziges Substrat des Renins ist das vorwiegend in der Leber gebildete α_2-Glykoprotein **Angiotensinogen**, ein aus 452 Aminosäuren bestehendes Präkursor-Protein im RAS. Renin hat die Aufgabe, eine einzige Peptidbindung zwischen **Leucin** und **Valin** in Angiotensinogen zu öffnen, was zur Abspaltung des biologisch inaktiven Decapeptids **Angiotensin I** (AT I) führt. Dies ist der geschwindigkeitsbestimmende Schritt des RAS. Nun kommt das **Angiotensin-Konversions-Enzym** (*angiotensin converting enzyme*, ACE), eine **Dipeptidyl-Carboxypeptidase**, ins Spiel. Das Enzym findet sich in hohen Konzentrationen im Gefäßendothel von Lunge und Nieren sowie im Serum. Als Metalloenzym enthält ACE ein Zn^{2+}-Ion je Molekül, welches für die Enzymaktivität wesentlich ist, jedoch nicht für die Substratbindung. Es überführt Angiotensin I durch Abspaltung des *C*-terminalen Dipeptids **His-Leu** in das Octapepetid **Angiotensin II** (AT II). Für Angiotensin II sind mehrere Rezeptor-Subtypen bekannt. Die wichtigsten sind der AT_1- sowie der AT_2-Rezeptor. Die Angiotensin-II-Wirkungen werden im Wesentlichen über den AT_1-Rezeptor vermittelt, der zu den G-Protein-gekoppelten Rezeptoren gehört. Die Bindung von

Angiotensin II an den AT_1-Rezeptor führt insbesondere zur starken Verengung der Blutgefäße (Vasokonstriktion). Besonders betroffen sind renale und intestinale Gefäßbereiche. Dadurch wirkt Angiotensin II enorm blutdrucksteigernd. Es fördert auch die Aldosteronsekretion aus der Nebennierenrinde. Infolgedessen werden in der Niere Natriumchlorid und Wasser verstärkt zurückgehalten, das Blutvolumen nimmt zu, der Blutdruck steigt. Neben Angiotensin I ist aber auch das vasodilatorische Gewebshormon **Bradykinin** ein Substrat von ACE. Es handelt sich um ein Nonapeptid, das ähnliche Effekte wie Histamin vermittelt. Wie Angiotensin I wird es durch ACE über eine Dipeptidabspaltung inaktiviert (o Abb. 9.1).

Aufgrund seiner zentralen Bedeutung für die Blutdruckregulation ist das RAS Angriffspunkt zahlreicher Wirkstoffe zur Behandlung der Hypertonie sowie von Herz- und Nierenkrankheiten. Bezüglich der **Wirkstoffklassen** unterscheidet man

- Angiotensin-Konversions-Enzym-Inhibitoren (ACE-Inhibitoren),
- Angiotensin-II-AT_1-Rezeptor-Antagonisten (AT_1-Blocker, Sartane),
- Renin-Inhibitoren.

9.1.1 ACE-Hemmer (Angiotensin-Konversions-Enzym-Inhibitoren)

Inhibitoren des Angiotensin-Konversions-Enzyms (o Abb. 9.2, **ACE-Hemmer**) gehören zu den **Antihypertensiva**. Sie senken den gesteigerten arteriellen Blutdruck und ein damit verbundenes erhöhtes kardiovaskuläres Risiko.

Design und Entwicklung. Die Entwicklung von **Captopril**, dem Prototyp der ACE-Hemmer, ist ein Paradebeispiel für eine rationale Wirkstoffentwicklung. Sie begann mit einem Peptidgemisch, das Sérgio Henrique Ferreira 1965 aus dem Toxin der brasilianischen Jararaca-Lanzenotter (*Bothrops jararaca*) isolierte und für das man eine Steigerung der Wirksamkeit von Bradykinin beobachtet hatte (Bradykinin-potenzierender Faktor, BPF). In der Folge isolierte und charakterisierte er, zusammen mit Lewis Joel Greene, kleinere Bradykinin-potenzierende Peptide aus BPF. Mit dem Pentapeptid BPP_{5a} (pyroGlu-Lys-Trp-Ala-Pro) konnten sie erstmals im Tiermodell die blutdrucksenkende Wirkung dieser Peptide demonstrieren. Allerdings erwies es sich als hydrolytisch instabil. Bei Squibb konzentrierte man sich auf die Hemmung von ACE und synthetisierte mit dem bereits von Ferreira isolierten Nonapeptid **Teprotid** (o Abb. 9.3, Glu-Trp-Pro-Arg-Pro-Glu-Ile-Pro-Pro) einen sehr wirksamen ACE-Inhibitor, der jedoch nur mäßige orale Bioverfügbarkeit besaß. Dennoch ließ der duale Wirkungsmechanismus der „Ferreira-Peptide" – Hemmung des Bradykininabbaus sowie der AT-II-Biosynthese – Substanzen dieser Art als geeignete Antihypertensiva erscheinen. Auf der Suche nach oral wirksamen ACE-Inhibitoren war die potente Hemmung der **Carboxypeptidase A** – die dem ACE ähnelt und wie dieses eine Zink-Metalloprotease darstellt – durch die *R*-2-Benzylbernsteinsäure ein entscheidender Befund. Dabei handelt es sich um eine **nichtpeptidische** und damit metabolisch stabile, mit dem Phenylalanin-Skelett des natürlichen Substrats der Carboxypeptidase A ausgestattete Leitstruktur. Carboxypeptidase A, eine Exopeptidase, katalysiert die Abspaltung einer *C*-terminalen Aminosäure im Peptidsubstrat. ACE, ebenfalls eine Exopeptidase, katalysiert als **Dipeptidyl-Carboxypeptidase** dagegen stets die Abspaltung *C*-terminaler Dipeptide, bei geringer Substratspezifität. Als strukturelle Minimalanforderung an das Substrat gilt ein Tripeptid mit freiem, endständigem Carboxylat. In AT I entfernt ACE das *C*-terminale, auf das Phenylalanin folgende Dipeptid His–Leu. Aus den Untersuchungen ging Succinyl-L-prolin – Prolin ist die als wesentlich erkannte *C*-terminale Aminosäure in BPP_{5a} und Teprotid – als ein spezifischer ACE-Inhibitor hervor. Dessen geringe Enzymaffinität ließ sich durch Einführen einer *R*-2-Methylgruppe in Nachbarschaft zum Amidcarbonyl steigern. Eine weitere, deutliche Aktivitätssteigerung erzielte man durch den Austausch der Zn^{2+}-komplexierenden Carboxygruppe gegen eine Thiolgruppe und gelangte so zu Captopril (Miguel Ondetti, David Cushman 1974). Strukturell fungiert es als Dipeptidanalogon für das *C*-terminale AT-I-Dipeptid His–Leu.

In der Folge stellte sich heraus, dass substituierte Glutarylprolinderivate hinsichtlich ihrer Aktivität den Succinylprolinanaloga gleich oder sogar überlegen waren, was in eine zweite Generation von ACE-Hemmern mündete. Es sind **Tripeptid-Analoga** des Substrats mit **Dicarboxylatstruktur**. Allerdings sind diese Strukturen keine echten Tripeptide, sondern Dipeptide. Man knüpfte dazu erneut beim *R*-2-Methylsuccinyl-L-prolin an und verlängerte die Dicarbonsäurekette zunächst um ein C-Atom hin zur **Glutarylstruktur** (o Abb. 9.3). Einführen einer L-Alaninstruktur durch Austausch eines C-Atoms gegen eine Aminogruppe und Methylierung in α-Stellung zum Carboxylat ergab das Dipeptid (Carboxymethyl-)L-alanyl-L-prolin. Die Strukturoptimierung führte zur raumfüllenden, die *C*-terminale Tripeptidsequenz Phe-His-Leu des Substrats AT I imitierenden Phenylethylgruppe (o Abb. 9.4) und damit zu **Enalaprilat** (Arthur Patchett, Merck, 1980).

Struktur und Eigenschaften. Captopril weist als strukturelle Besonderheit eine Thiolgruppe auf. Diese fehlt bei den anderen Vertretern der Wirkstoffklasse. Captopril imitiert zwar das Dipeptid Ala-Pro, stellt allerdings kein

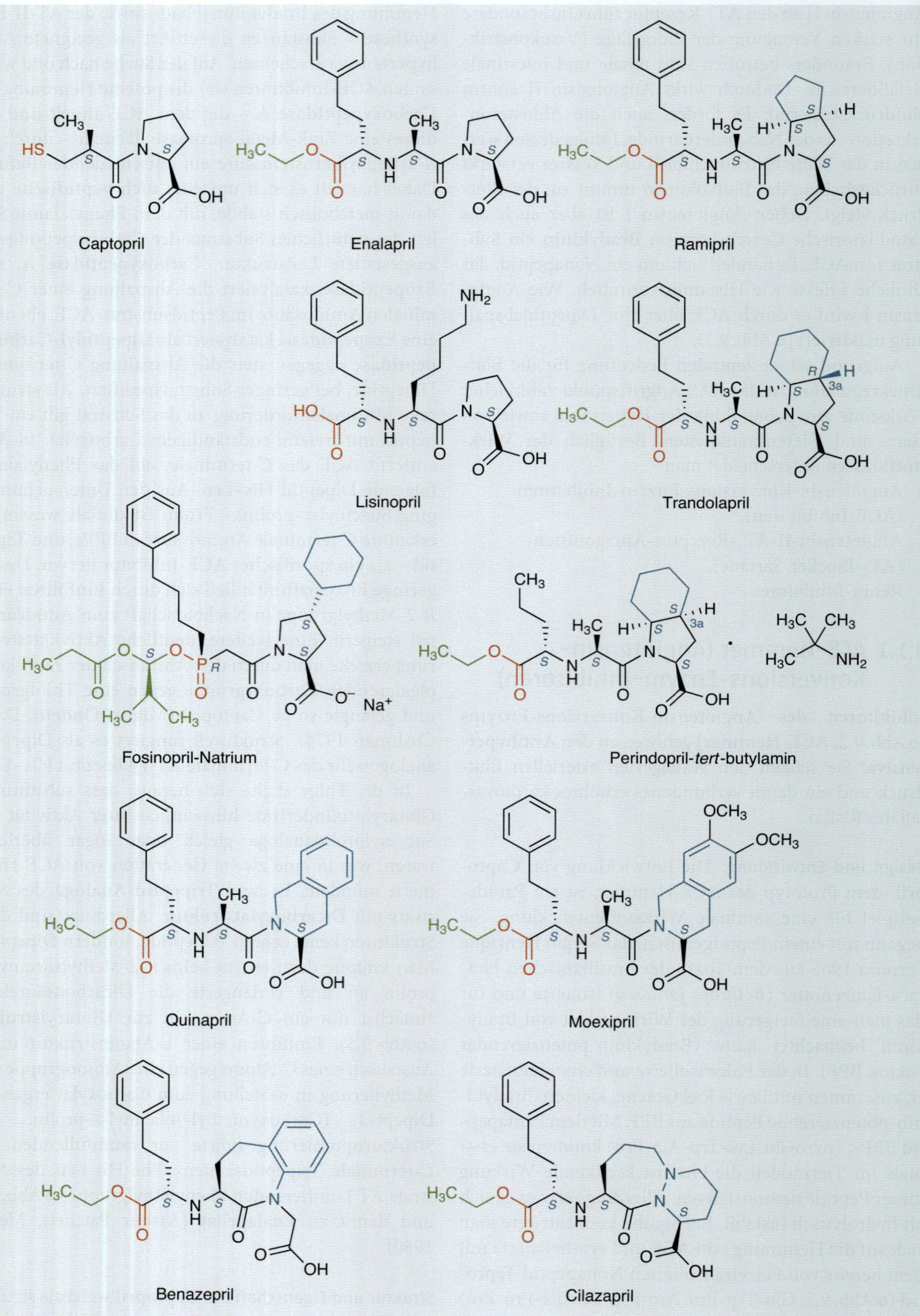

Captopril

Enalapril

Ramipril

Lisinopril

Trandolapril

Fosinopril-Natrium

Perindopril-*tert*-butylamin

Quinapril

Moexipril

Benazepril

Cilazapril

Abb. 9.2 ACE-Hemmer

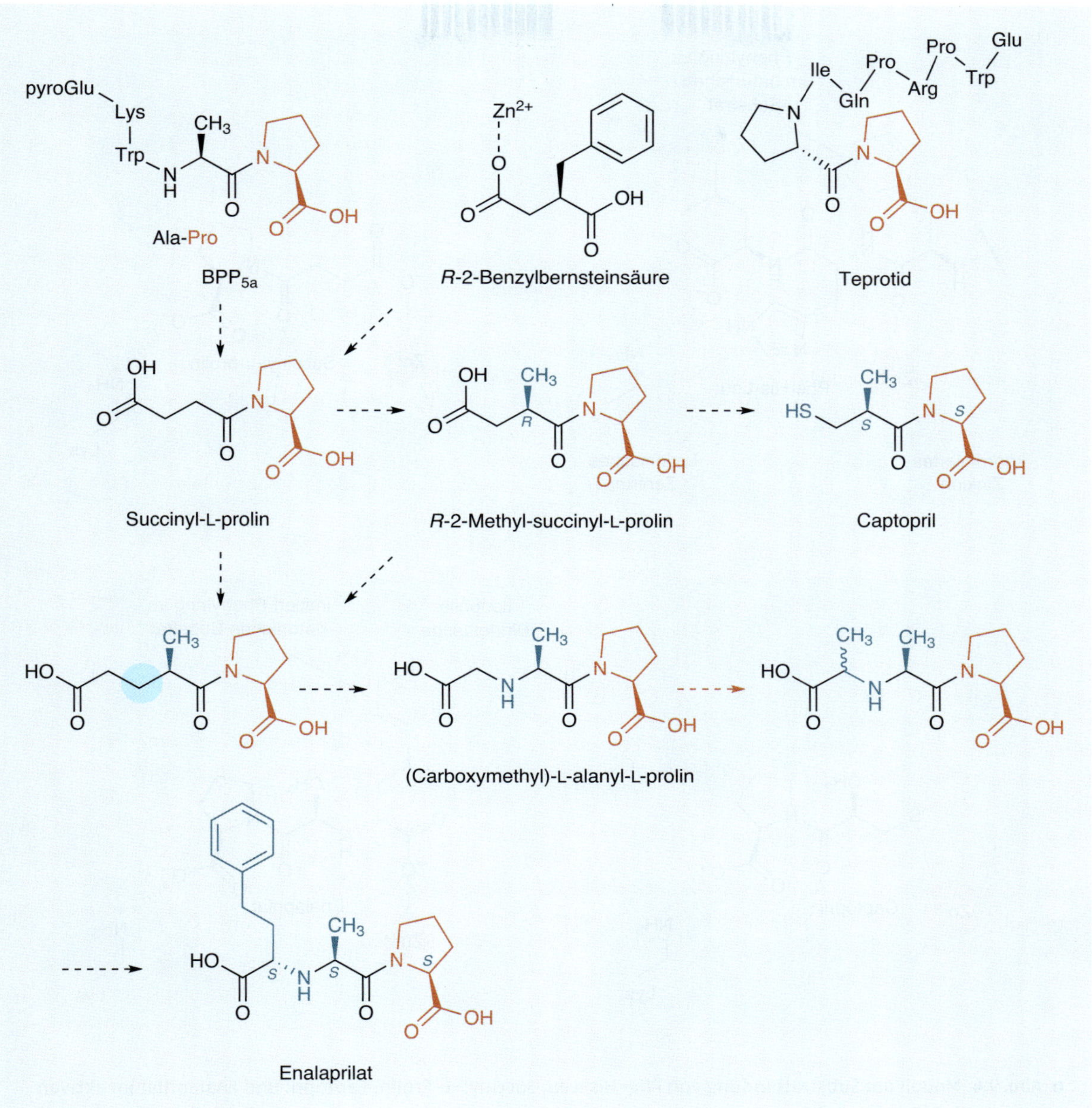

Abb. 9.3 Entwicklung von Captopril und Enalapril

echtes Dipeptid dar. Die acylierte Aminofunktion in Captopril bedingt den im Vergleich zu L-Prolin (pK_S = 2,0) etwas höheren pK_S-Wert von 3,9 für die Carboxygruppe. Die Thiolgruppe weist einen pK_S-Wert von 10 auf, ist oxidationsempfindlich und kann zur Bildung des unwirksamen Captoprildisulfids führen. Zudem ist sie Ursache für einige Nebenwirkungen wie Geschmacksbeeinträchtigungen, allergische Reaktionen und sulfidartigen Geruch.

Im Gegensatz zu Captopril sind die meisten anderen ACE-Hemmer Dipeptide und amphoter. Bei diesen Dicarboxylat-Inhibitoren ist aufgrund der beiden Carboxygruppen und des sekundären Amins die Lipophilie und die orale Bioverfügbarkeit gering. Man verestert daher die zur sekundären Aminogruppe benachbarte Carboxygruppe zum **Prodrug**, wodurch deren Deprotonierung verhindert und die Lipidlöslichkeit deutlich verbessert wird. Die Carboxygruppe am Heterozyklus hat einen pK_S-Wert im Bereich von 2,5–3,5 und liegt bei physiologischem pH-Wert ionisiert vor. Die pK_S-Werte der sekundären Aminogruppe bei den Dicarboxylat-Inhibitoren hängen davon ab, ob die benachbarte funktionelle Gruppe in der Prodrug-Form oder als aktiver Wirkstoff vorliegt. In den Prodrugs ist die Amino-

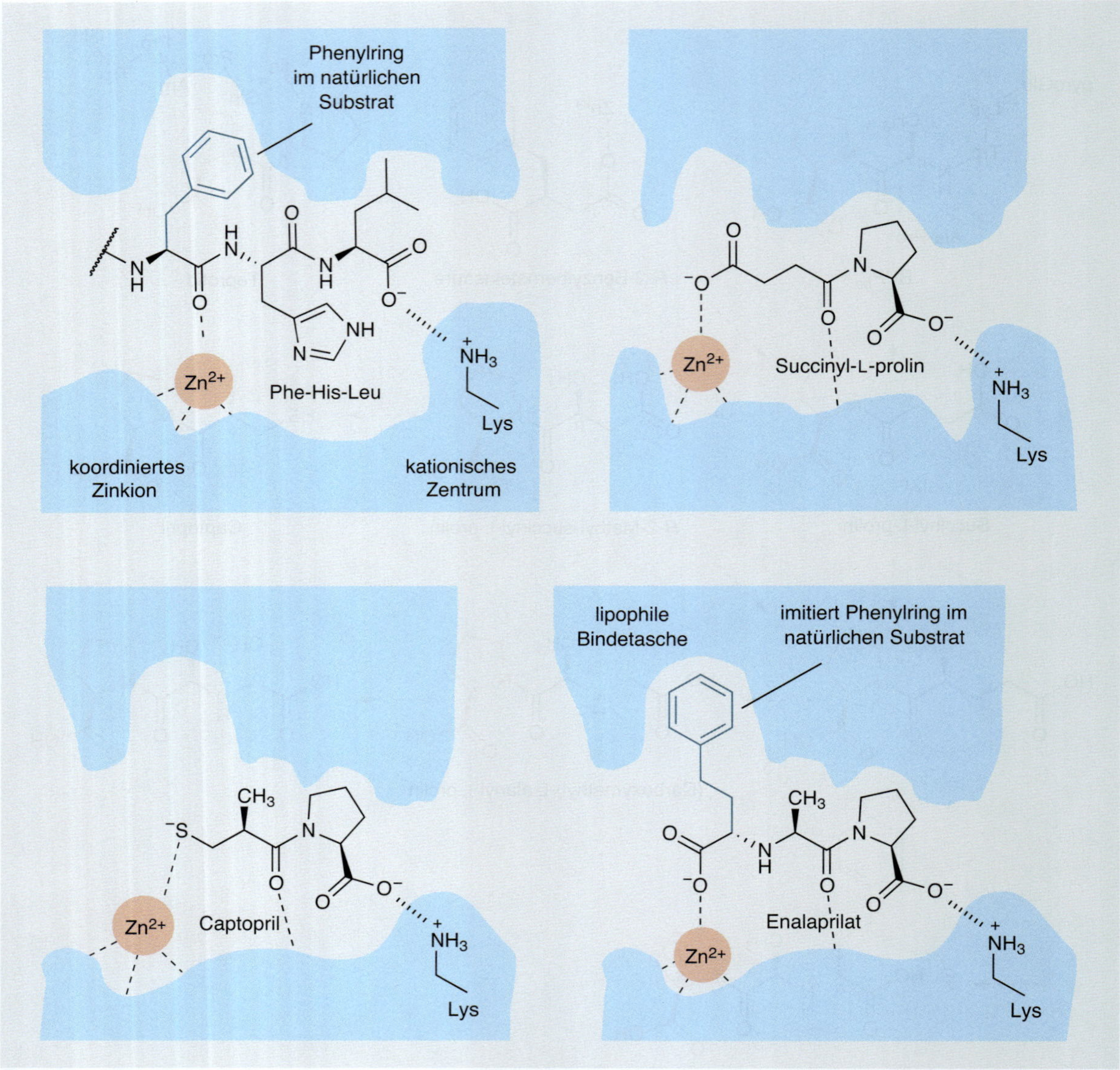

Abb. 9.4 Modell der Substratbindung von Phe-His-Leu, Succinyl-L-Prolin, Captopril und Enalaprilat im aktiven Zentrum von ACE im Vergleich

gruppe einer Esterfunktion benachbart und weniger basisch, unter physiologischen Verhältnissen daher nicht ionisiert. Nach Bioaktivierung zur Wirkform ist sie jedoch neben einem ionisierten Carboxylat gelegen, das die Basizität und damit auch die Ionisierung des Amins verstärkt. In ähnlicher Weise erhöht der basische Aminstickstoff die Acidität der benachbarten Carbonsäure, sodass diese für gewöhnlich einen niedrigeren pK_S-Wert besitzt als die an den Heterozyklus gebundene Carboxygruppe. Beispielsweise betragen die pK_S-Werte von **Enalapril** 3,0 (Prolin–COOH) und 5,4 (sek. Amin). In der Wirkform **Enalaprilat** betragen die pK_S-Werte für die entsprechenden Gruppen 3,1 und 8,0, während das nach Esterhydrolyse gebildete Carboxylat mit 1,6 die deutlich acidere Gruppe darstellt. Dies lässt sich mit der Ausbildung intramolekularer H-Brücken zwischen dem Carboxylat und dem benachbarten Amin sowie der *N*-Acylfunktion im Prolinteil und dem damit verbundenen Stabilitätsgewinn begründen (Abb. 9.5).

Lisinopril liegt unter physiologischen Bedingungen als **Di-Zwitterion-Struktur** (Abb. 9.6) vor. Computerbasierte Untersuchungen zeigen, dass es zwischen der protonierten Aminogruppe der Lysin-Seitenkette (pK_S = 10,1) und den beiden Carboxylatgruppen (pK_S =

2,5 und 4,0) des Lisinoprils zur Ausbildung von H-Brücken kommen kann. Zum einen wird das zum sekundären Amin (pK_S = 6,7) α-ständige Carboxylat durch H-Brückenbindung abgeschirmt, andererseits wird aber auch die Carboxylatgruppe des Prolins durch H-Brücken gebunden. Insgesamt sorgt die zwitterionische und summarisch ladungsneutrale Struktur für eine ausreichende Bioverfügbarkeit.

Stereochemie. ACE ist ein stereoselektives Arzneistoff-Target. Der stereochemische Aufbau der ACE-Inhibitoren muss dem der L-Aminosäuren im physiologischen Substrat entsprechen. Das offizinelle Captopril besitzt *S,S*-Konfiguration, Enalapril ist *S,S,S*-konfiguriert. Substanzen mit *C*-terminalen D-Aminosäuren sind nur schwache Inhibitoren. Das zum Captopril diastereomere, in der Seitenkette *R*-konfigurierte *epi*-Captopril ist etwa 100-fach schwächer wirksam. Wird die Konfiguration an nur einem der Asymmetriezentren in Enalapril oder anderen Dicarboxylat-Inhibitoren verändert, führt dies zu einem 100- bis 1000-fachen Verlust der inhibitorischen Wirksamkeit. Die vergleichbaren Chiralitätszentren in allen ACE-Hemmern sind daher *S*-konfiguriert.

Wirkungsmechanismus. Aufgrund der Hemmung des ACE durch ACE-Inhibitoren wird die Umwandlung von AT I in AT II unterdrückt. Als Folge der verminderten Bildung von AT II nehmen der arterielle Gefäßwiderstand, die Aldosteronsekretion und die aldosteronabhängige Salz- und Wasserretention ab.

Um zu verstehen, wie ACE-Inhibitoren wirken, soll zunächst der **Mechanismus der Peptidspaltung** durch ACE betrachtet werden. Neuere Untersuchungen machen wahrscheinlich, dass das Substrat zunächst keinen direkten Kontakt zum Zn^{2+}-Ion hat. Stattdessen wird im ACE das **Zn^{2+}-Ion** durch ein anionisches Glutamat und 2 Histidinliganden koordiniert (**o** Abb. 9.7). Eine vierte Koordinationsstelle ist durch Wasser besetzt. Durch die Bildung einer H-Brücke und den Protonentransfer auf das räumlich benachbarte Glu384 wird das an das Zn^{2+} koordinierte H_2O-Molekül für den nukleophilen Angriff aktiviert. Es reagiert dann als Nukleophil mit der zweiten Amidbindung (Phe-His), vom *C*-terminalen Ende des AT I aus betrachtet. Die Variante eines an das Zn^{2+}-Ion gebundenen, stark nukleophilen OH^--Ions – wie etwa bei der Carboanhydrase – kommt hier nicht in Betracht, da aufgrund des anionischen Glutamatliganden die 2-fach positive Ladung des Zentralions teilweise kompensiert und dadurch die Acidität des Aqua-Liganden deutlich herabgesetzt wird. Das Glu384 erfüllt hier die Funktion einer Hilfsbase. Im Sinne eines Ligandenaustauschs koordiniert nun statt H_2O der anionische Sauerstoff der Amidbindung an das Zn^{2+}. Das Zn^{2+}-Ion fungiert hier als Bestandteil des **Oxyanion-Lochs** des ACE. Man versteht darunter eine Bindetasche im aktiven Zentrum bestimmter Enzyme, in der ein negativ geladener Sauerstoff (Oxyanion) im Verlauf einer enzymatischen Katalyse gebunden und stabilisiert

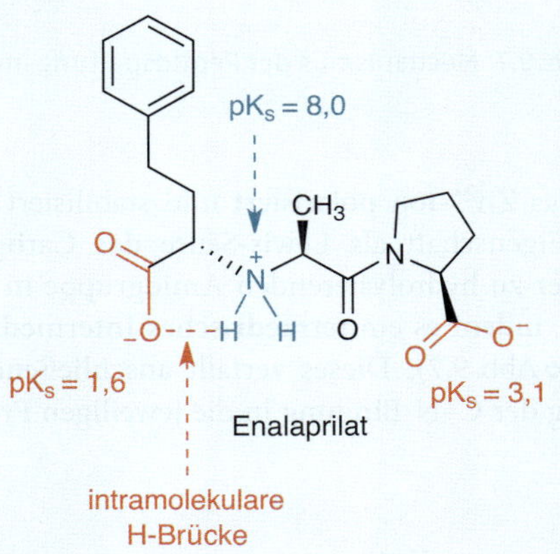

o Abb. 9.5 Intramolekulare H-Brücke in Enalaprilat

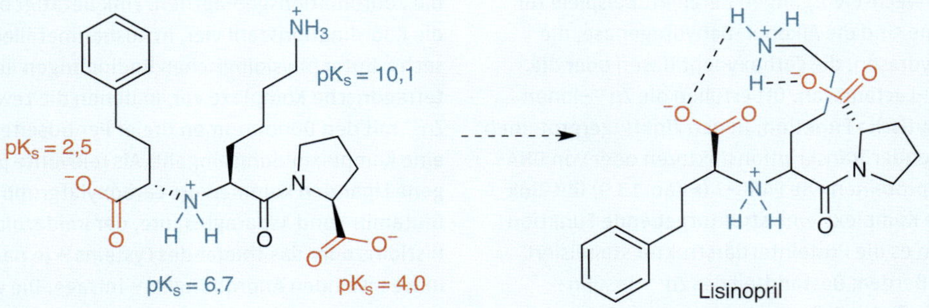

o Abb. 9.6 Di-Zwitterion-Struktur von Lisinopril und Ausbildung von H-Brücken

9

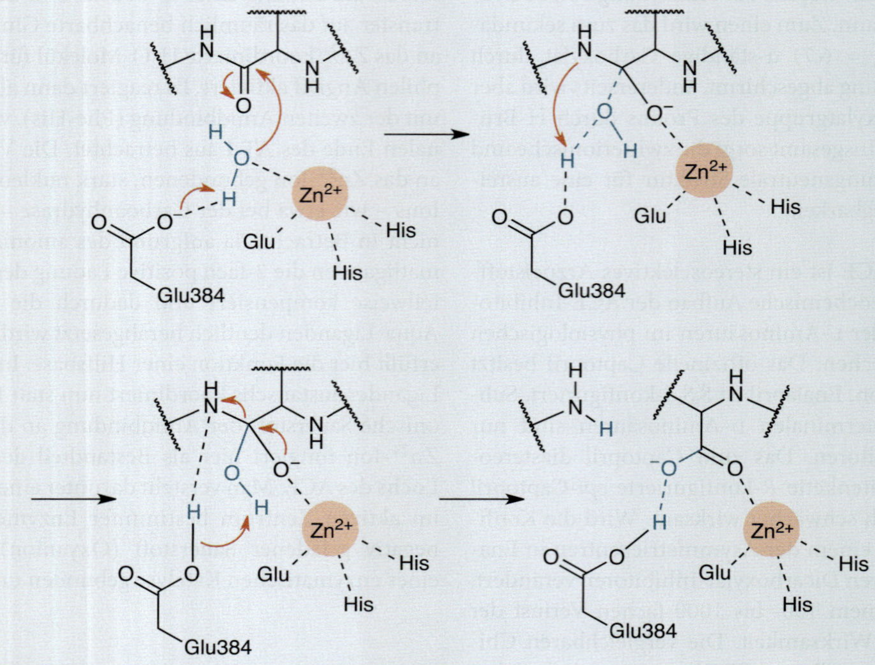

○ Abb. 9.7 Mechanismus der Peptidspaltung im ACE

wird. Das Zn^{2+}-Ion polarisiert und stabilisiert hier in seiner Eigenschaft als Lewis-Säure das Carbonyl-O-Atom der zu hydrolysierenden Amidgruppe in Angiotensin I, indem es ein **tetraedrisches Intermediat** ausbildet (○ Abb. 9.7). Dieses zerfällt anschließend unter Spaltung der C–N-Bindung in die jeweiligen Produkte.

Als Protonendonor zur Protonierung der Aminogruppe dient das zuvor durch das H_2O-Molekül protonierte Glu384. Mit der Koordination von H_2O und der erneuten Substratbindung kann der Katalysezyklus dann von vorne beginnen.

Zinkion – Lewis-Säure, Enzymbaustein, Strukturgeber

Zink ist ein lebenswichtiges Spurenelement und mit einer Gesamtkörpermenge von 1,5–2,5 g nach Eisen das quantitativ bedeutendste Spurenelement. Als Bestandteil von mehr als 300 Zinkenzymen ist es an nahezu allen Stoffwechselvorgängen beteiligt. Beispiele für Zinkenzyme sind die Alkohol-Dehydrogenase, die Carboanhydrasen, die Carboxypeptidasen oder die Metallo-β-Lactamasen. Oft erfüllen die Zn^{2+}-Ionen eine **katalytische Funktion.** In den Zinkfingerproteinen DNA-bindender Transkriptionsfaktoren oder von DNA-Reparaturproteinen wie PARP-1 (▸Kap. 13.9) übt Zink über seine Komplexe eine **strukturgebende Funktion** aus, indem es die Proteintertiärstruktur stabilisiert. Zink ist außerdem Bestandteil des Zn^{2+}-Insulin-Komplexes. Zink tritt in der Oxidationsstufe +II auf, ist farblos, diamagnetisch und nicht redoxaktiv. Mit seiner $3d^{10}$-Elektronenkonfiguration hat es eine abgeschlossene d-Unterschale (Zn: [Ar]$3d^{10}4s^2$). Aus diesem Grund haben Ligandenfeld-Effekte, die im Zusammenhang mit räumlich-strukturellen Veränderungen bei Metalloproteinen eine Rolle spielen können, kaum Einfluss auf die Koordinationsgeometrien. Zink betätigt bevorzugt die Koordinationszahl vier, in Ausnahmefällen auch sechs. Unter physiologischen Bedingungen liegen meist **tetraedrische Komplexe** vor, in denen die Lewis-Säure Zn^{2+} mit den Donoratomen dreier Peptidseitenketten eine Komplexbildung eingeht. Als relevante **proteinogene Liganden** kommen die Carboxylatgruppen der Glutamin- und Asparaginsäure, der Imidazolring des Histidins oder das Thiolat des Cysteins – je nach Enzym in wechselnden Anordnungen – infrage. Die vierte Koordinationsstelle am Zn^{2+}-Ion wird meist durch ein Wassermolekül besetzt (○ Abb. 9.8).

ACE-Inhibitoren sind strukturell dem *C*-terminalen Peptidkettenende des AT I ähnlich und besetzen an dessen Stelle die Bindetasche des AT I im ACE. Dabei imitieren sie den tetraedrischen Übergangszustand der Amidhydrolyse im Peptidsubstrat (○ Abb. 9.9), im Gegensatz zu diesem weisen sie jedoch **keine labile Amidbindung** auf. Die Phenethylgruppe der Dicarboxylat-Inhibitoren fungiert dabei als Mimetikum für den Phenylrest im *C*-terminalen Tripeptid des natürlichen Substrats (○ Abb. 9.4). Über geeignete Liganden gelingt die Bindung an das Zn^{2+}-Ion.

Auch die Phosphinsäurestruktur des Fosinoprils imitiert den sp^3-Übergangszustand der hydrolytischen Peptidspaltung sehr wirkungsvoll (○ Abb. 9.9). Durch kompetitive Bindungsstudien mit Tritium-markierten ACE-Inhibitoren an Gewebe-ACE konnte für die Wirkstärke folgende Reihung ermittelt werden: Quinaprilat = Benazeprilat > Ramiprilat > Lisinopril > Enalaprilat > Fosinoprilat > Captopril.

Struktur-Wirkungs-Beziehungen. Im Zusammenhang mit der Wirkung der ACE-Hemmer sind folgende Strukturmerkmale relevant (○ Abb. 9.10).

- Die L-Prolin-Teilstruktur mit freiem Carboxylat imitiert das *C*-terminale Substrat des ACE, wobei L-Prolin durch bioisostere Heterozyklen ersetzt werden kann. Die Carboxygruppe am N-Ring des L-Prolins fungiert als gemeinsames, essenzielles Strukturmerkmal aller ACE-Hemmer.
- Eine Zn^{2+}-bindende Gruppe (Thiol-, Carboxylat-, Phosphinat) ist unabdingbar. Esterformen sind Prodrugs.
- Große heterozyklische Ringsysteme (N-Ring) steigern die inhibitorische Aktivität.

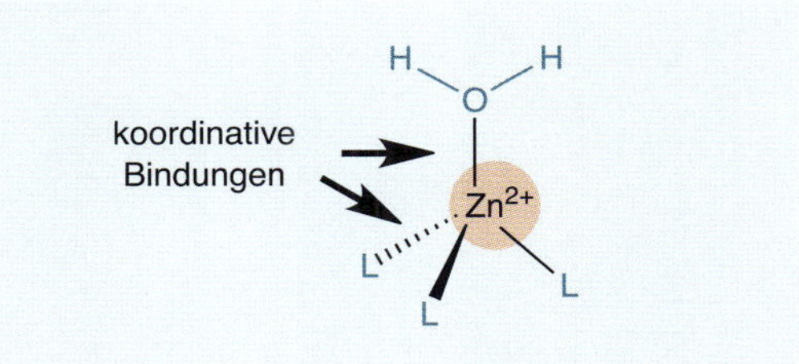

○ **Abb. 9.8** Tetraedrischer Zinkkomplex: Zn^{2+} bindet koordinativ an 3 Peptid- (L) und einen Aqua-Liganden

○ **Abb. 9.9** Tetraedrisches Intermediat der Angiotensin-I-Hydrolyse – Vergleich mit Enalaprilat und Fosinoprilat

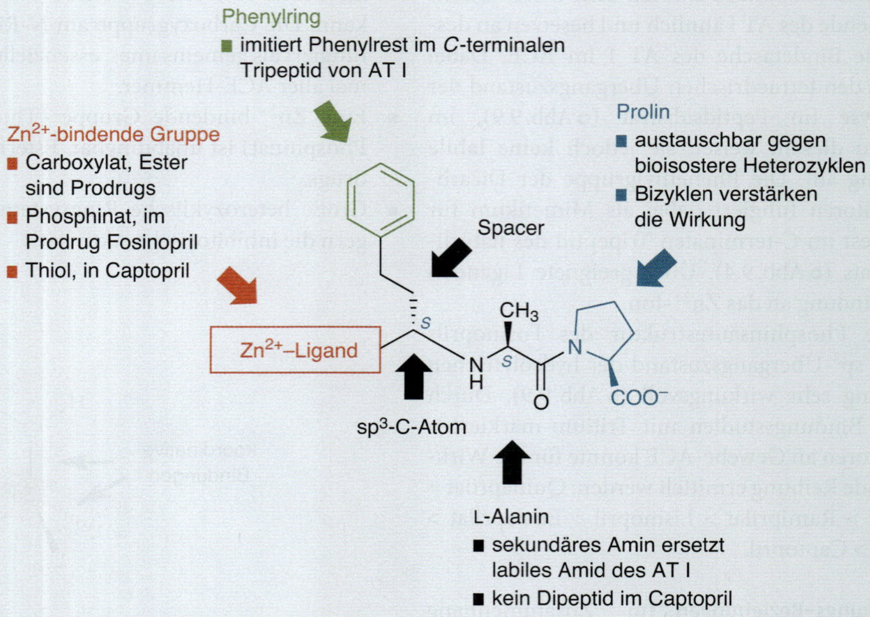

Abb. 9.10 Struktur-Wirkungs-Beziehungen bei ACE-Hemmern

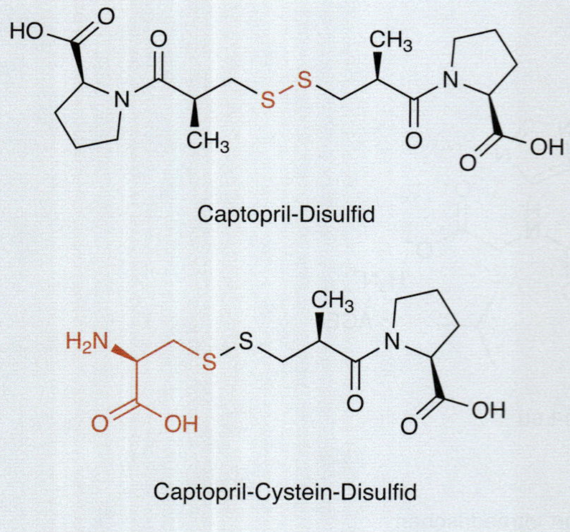

Abb. 9.11 Unwirksame Metaboliten des Captoprils

- Die Dicarboxylat-Inhibitoren weisen anstelle des *C*-terminalen Amidcarbonyl-C-Atoms des natürlichen Substrats ein tetraedrisches C-Atom auf.
- Das sekundäre Amin der Dicarboxylat-Inhibitoren ersetzt den labilen Amid-Stickstoff des natürlichen Substrats.
- Die Phenethylgruppe der Dicarboxylat-Inhibitoren imitiert den Phenylrest im *C*-terminalen Tripeptid des natürlichen Substrats.
- Die *S,S,S*-Konfiguration der Dicarboxylat-Inhibitoren ist für eine optimale Enzymhemmung essenziell.

Resorption. Die Peptid-Struktur lässt es plausibel erscheinen, dass viele ACE-Hemmer Affinitäten zu intestinalen Peptidtransportern wie PEPT1 haben. Dabei sollen die Prodrugs der ACE-Hemmer als Substrate des PEPT1 fungieren, während die Dicarboxylatformen wie Enalaprilat diesen aber meist hemmen sollen und kaum transportiert werden. Als relevante Kandidaten für den Transport der ACE-Hemmer werden zudem Vertreter aus der Familie der Organischen-Anionen-Transporter diskutiert.

Nebenwirkungen. Bradykinin-vermittelt tritt als häufigste Nebenwirkung ein trockener Husten auf. Die aufgrund der ACE-Hemmung erhöhten Bradykininspiegel sind zudem für das seltenere Angioödem verantwortlich.

Biotransformation. Bei Captopril wird etwa die Hälfte der resorbierten Dosis zu unwirksamen Metaboliten biotransformiert, darunter Captopril-Disulfid und Captopril-Cystein-Disulfid (Abb. 9.11). Lisinopril wird unverändert ausgeschieden. Die Hauptmetaboliten der als Prodrugs eingesetzten ACE-Inhibitoren sind die durch gastrointestinale und hepatische Esterasen gebildeten freien Dicarbonsäuren, die überwiegend unverändert ausgeschieden werden. Benazepril mit der

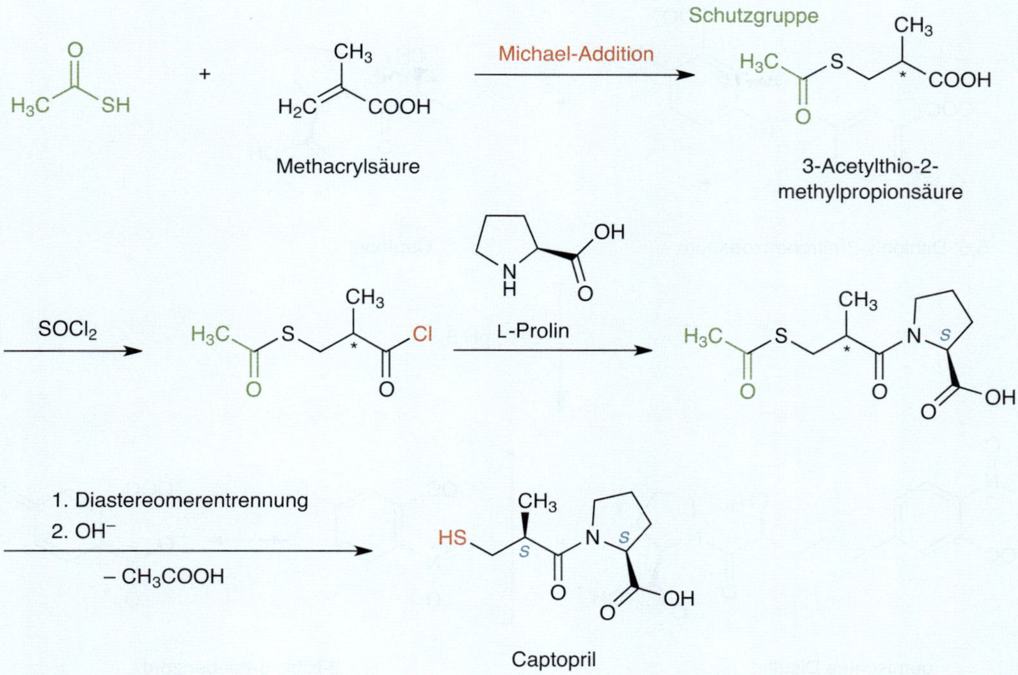

○ **Abb. 9.12** Synthese von Captopril

N-substituierten Glycin-Teilstruktur unterliegt zudem einer Glucuronidierung. Im Vergleich zu den anderen ACE-Hemmern, deren Carboxygruppe direkt an ein Ringsystem gebunden ist, ist die durch einen Methylen-Spacer vom Ringsystem getrennte Carboxygruppe weniger sterisch gehindert und wird daher leicht konjugiert.

Synthetische Aspekte. Erster Schritt der Captoprilsynthese (○ Abb. 9.12) ist die Michael-Addition eines nukleophilen Thiolats an die aktivierte Doppelbindung der Methacrylsäure. Dabei entsteht ein racemischer Thioester, die 3-Acetylthio-2-methylpropionsäure. Das daraus mit Thionylchlorid erhältliche Säurechlorid wird mit L-Prolin in Gegenwart von Natriumhydrogencarbonat zum *N*-Acylderivat umgesetzt, dessen Diastereomerentrennung über ein Dicyclohexylaminsalz möglich ist.

Analytische Aspekte. Aufgrund seiner Thiolgruppe kann Captopril mit Ellmanns Reagenz (5,5'-Dithiobis-2-nitrobenzoesäure, DTNB) kolorimetrisch identifiziert und quantifiziert werden (○ Abb. 9.13). Bei der Reaktion kommt es zur Bildung eines gemischten Disulfids aus jeweils einem Molekül Thiol und Reagenz. Zudem entsteht das gelb gefärbte 2-Nitro-5-thiobenzoat, das sich fotometrisch (412 nm) bestimmen lässt.

Als Thiol reagiert Captopril zudem mit zahlreichen Oxidationsmitteln. Die Gehaltsbestimmung nach Ph. Eur. erfolgt durch direkte Titration mit Iod (0,05 mol/L), wobei Captopril zu Captoprildisulfid oxidiert wird. Der Endpunkt wird potentiometrisch bestimmt.

Captopril (CaptoHexal®), Ph. Eur., ist die Leitsubstanz der ACE-Hemmer. Die orale Bioverfügbarkeit liegt bei 60 %. Die Eliminationshalbwertszeit beträgt wegen der oxidationsempfindlichen Thiolstruktur nur 2 h. Die Ausscheidung erfolgt renal.

Enalapril (Corvo®), Ph. Eur., ist in Form des Dihydrats sowie des Maleats beschrieben. Enalapril imitiert das Tripeptid Phe-Ala-Pro. Das Prodrug wird durch Esterasen in das aktive **Enalaprilat** umgewandelt. Im Vergleich zu Captopril weist dies mit 11 h eine deutlich verlängerte Halbwertszeit auf. Die Ausscheidung findet überwiegend renal statt.

Ramipril (Delix®), Ph. Eur., ist das Prodrug der Wirkform Ramiprilat. Gegenüber Enalapril wurde das *S*-Prolin durch Anellierung eines Cyclopentanrings in eine all-*S*-Octahydrocyclopenta[*b*]pyrrol-2-carbonsäure überführt. Alle 5 Asymmetriezentren liegen in der *S*-Konfiguration vor. Das bizyklische Ringsystem wirkt beim Ramipril wirkungsverstärkend. Die pK_S-Werte der amphoteren Substanz betragen 3,7 (COOH) und 5,5

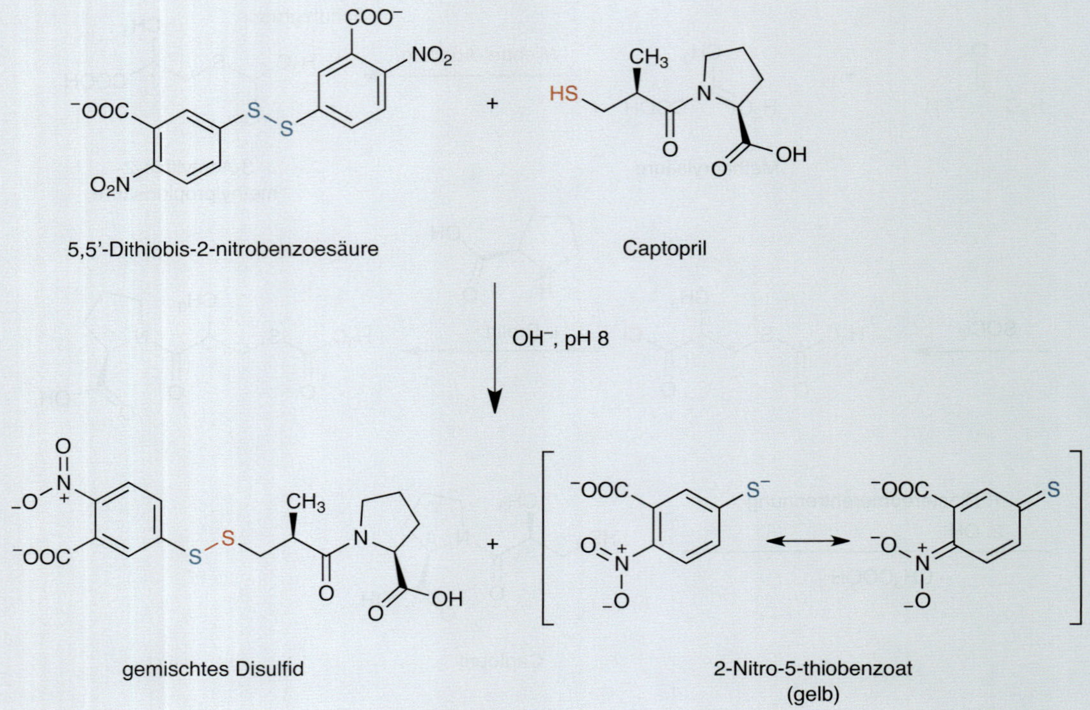

Abb. 9.13 Reaktion von Captopril mit Ellmanns Reagenz

(sek. Amin). Die orale Bioverfügbarkeit beträgt 60 %. Die Ausscheidung erfolgt im Urin und mit den Fäzes. Die Halbwertszeit liegt bei 13–17 h.

Trandolapril (Udrik®), Ph. Eur., unterscheidet sich von Enalapril oder Ramipril dadurch, dass *S*-Prolin mit einem Cyclohexanring zu einem Octahydroindol-System anelliert wurde. Das anguläre C-3a-Atom ist *R*-konfiguriert. Die pK_S-Werte betragen 3,8 (COOH) und 5,6 (sek. Amin). Die orale Bioverfügbarkeit beträgt 40–60 %. Die Ausscheidung des Trandolaprilats erfolgt hauptsächlich renal. Dessen Halbwertszeit liegt bei 16–24 h.

Perindopril-*tert*-butylamin (Coversum®), Ph. Eur., ist das wasserlösliche Salz von Perindopril mit der Base *tert*-Butylamin. Gegenüber Trandolapril ist das Asymmetriezentrum im Octahydroindol an C-3a *S*-konfiguriert. Zudem liegt keine Phenylethyl-, sondern eine Propyl-Seitenkette vor. Die pK_S-Werte betragen 3,7 (COOH) und 5,7 (sek. Amin). Die orale Bioverfügbarkeit liegt bei etwa 25 %. Der Wirkstoff Perindoprilat wird im Urin ausgeschieden und die terminale Halbwertszeit beträgt 17 h.

Lisinopril (Lisi Lich®), Ph. Eur. (Dihydrat), nimmt unter den Dicarboxylat-Inhibitoren eine Sonderstellung ein. Anstelle des L-Alanins in Enalapril und Ramipril tritt in Lisinopril die basische Aminosäure L-Lysin. Lisinopril kann daher als Lysin-Analogon betrachtet werden. Es benötigt keine Bioaktivierung, da keine der Carboxygruppen verestert vorliegt. Überraschenderweise wird Lisinopril trotz seiner ausgesprochen hydrophilen Struktur und des Fehlens einer Esterfunktion im Gegensatz zum Enalaprilat nach oraler Gabe ausreichend resorbiert. Die orale Bioverfügbarkeit beträgt 25 %. Der resorbierte Anteil wird überwiegend unverändert im Urin eliminiert. Die Halbwertszeit liegt bei 12 h.

Fosinopril-Natrium (Fosinorm®), Ph. Eur., besitzt durch den Cyclohexyl-Substituenten im Prolinteil (pK_S = 4,4) ein weiteres *S*-konfiguriertes Asymmetriezentrum sowie aufgrund der Prodrug-Konstruktion 2 zusätzliche Asymmetriezentren, die allerdings bei der Bioaktivierung verloren gehen. Das Phosphoratom ist *R*-konfiguriert, das Doppelester-C-Atom *S*-konfiguriert. Die Phosphinsäure-Partialstruktur dient nach Hydrolyse des Prodrugs zum Phosphinat als Zn^{2+}-bindendes Strukturelement. Wie bei Captopril handelt es sich um ein Dipeptid-Analogon. Die Wirkform **Fosinoprilat** liegt unter den pH-Bedingungen des Dünndarms (pH 6–8) 2-fach deprotoniert vor und ist nicht oral wirksam. Mithilfe der **Doppelesterprodrug-Strategie** (▸ Kap. 2.8.3) gelang es, die Phosphinsäurefunktionalität als Propanoyloxyisobutylester-Prodrug zu maskieren

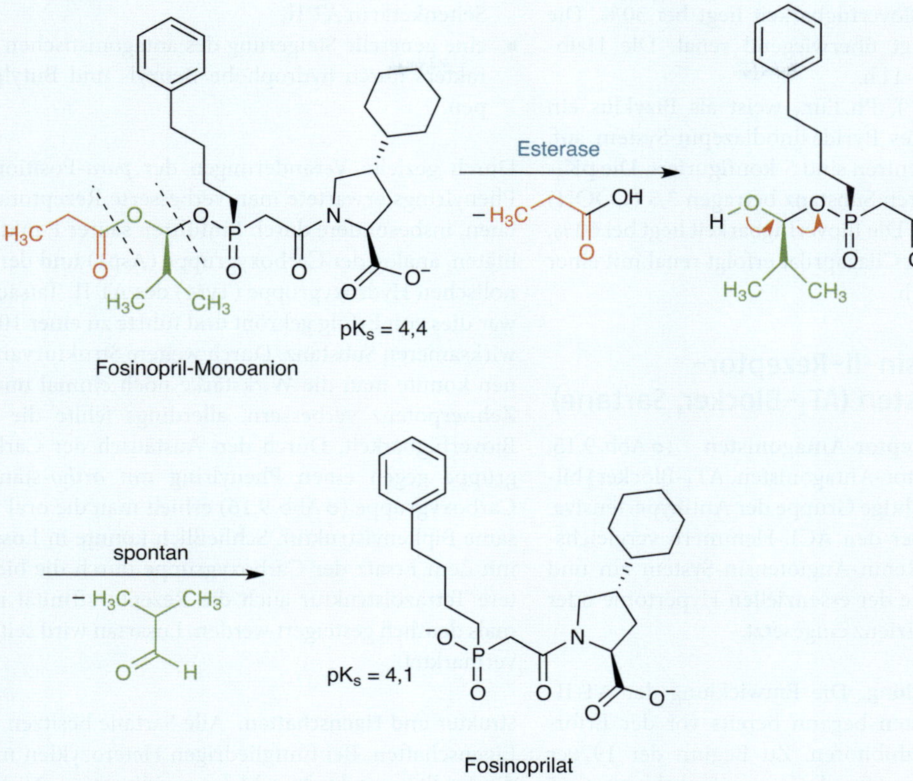

○ Abb. 9.14 Bildung von Fosinoprilat aus dem Fosinopril-Doppelester-Prodrug

und diese Problematik zu umgehen. Einfache Phosphinsäureester sind für diesen Zweck nicht geeignet, da deren Umwandlung aufgrund der hohen Stabilität – es liegt ein sp^3-Hybridorbital mit delokalisierter dπ-pπ-Bindung vor – in den meisten Geweben äußerst schleppend verläuft. Wird der Carboxyester im Doppelesterprodrug durch Esterasen gespalten (○ Abb. 9.14), kommt es zur Bildung von Propionsäure und einer Hydroxyalkylverbindung, die Halbacetal-Charakter besitzt und spontan unter Freisetzung von Isobutyraldehyd und der Wirkform Fosinoprilat zerfällt. Die orale Bioverfügbarkeit von Fosinopril liegt bei 30 %. Die Ausscheidung erfolgt zu gleichen Teilen im Urin und mit den Fäzes. Die Eliminationshalbwertszeit beträgt 11 h.

Quinapril (Accupro®), Ph. Eur. (Hydrochlorid), verfügt gegenüber Enalapril über eine *S*-konfigurierte Tetrahydroisochinolincarbonsäure-Partialstruktur, die als α-Aminosäure das Prolin bioisoster ersetzt. Quinapril ist amphoter. Unter physiologischen pH-Bedingungen ist die Carboxygruppe (pK_S = 3,1) des Quinaprils vollständig ionisiert, die Aminogruppe (pK_S = 5,4) ist nichtionisiert. Dagegen liegt das eigentlich wirksame Quinaprilat an der Aminogruppe (pK_S = 8,4) zu 90 % ionisiert vor. Die Eliminationshalbwertszeit von Quinaprilat liegt bei 2–4 h, verlängert sich aber aufgrund der langsamen Dissoziation vom Zielenzym auf bis zu 26 h. Die Ausscheidung erfolgt vorwiegend renal.

Moexipril (in Fempress® plus, mit Hydrochlorothiazid), ist gegenüber Quinapril am Tetrahydroisochinolin mit 2 Methoxygruppen substituiert. Die Bioverfügbarkeit von Moexipril beträgt 13 %. Die Ausscheidung erfolgt zu 52 % in den Fäzes. Die Eliminationshalbwertszeit liegt bei 10 h.

Benazepril (Cibacen®), Ph. Eur. (Hydrochlorid), besitzt als *S,S*-Isomer gegenüber dem unwirksamen *R,R*-Enantiomer und den beiden nur mäßig aktiven, *R,S*- und *S,R*-konfigurierten Diastereomeren die höchste Potenz und gehört zusammen mit Quinapril zu den potentesten ACE-Inhibitoren. Für die Wirkung verantwortlich ist die unveresterte Säure Benazeprilat, zu der es in der Leber nahezu vollständig metabolisiert wird. Gegenüber vielen anderen Vertretern ist der heterozyklische Ersatz für das *C*-terminale Prolin mit einem Aromaten anelliert. Zudem ist Valin neben Glycin als zweite Aminosäure in den 1-Benzazepin-2-on-Ring inkorporiert, sodass ebenfalls eine dipeptidische Struktur vorliegt.

Die pK_S-Werte betragen 3,1 (COOH) und 5,3 (sek. Amin). Die orale Bioverfügbarkeit liegt bei 30 %. Die Ausscheidung erfolgt überwiegend renal. Die Halbwertszeit beträgt 10–11 h.

Cilazapril (Dynorm®), Ph. Eur., weist als Bizyklus ein vollständig hydriertes Pyridazinodiazepin-System auf. Die 3 Asymmetriezentren sind *S*-konfiguriert. Die pK_S-Werte der amphoteren Substanz betragen 3,5 (COOH) und 6,3 (sek. Amin). Die Bioverfügbarkeit liegt bei 60 %. Die Elimination von Cilazaprilat erfolgt renal mit einer Halbwertszeit von 9 h.

9.1.2 Angiotensin-II-Rezeptor-Antagonisten (AT_1-Blocker, Sartane)

Angiotensin-II-Rezeptor-Antagonisten (○ Abb. 9.15, **Sartane**, AT_1-Rezeptor-Antagonisten, AT_1-Blocker) bilden eine weitere wichtige Gruppe der Antihypertensiva. Sie greifen gegenüber den ACE-Hemmern vergleichsweise spät in das Renin-Angiotensin-System ein und werden zur Therapie der essenziellen Hypertonie oder auch der Herzinsuffizienz eingesetzt.

Design und Entwicklung. Die Entwicklung der AT-II-Rezeptor-Antagonisten begann bereits vor der Erforschung der ACE-Inhibitoren. Zu Beginn der 1970er Jahre identifizierte man **Saralasin** – geplant als ein gegen Aminopeptidasen stabileres Octapeptid-Analogon des AT II – als partiellen Agonisten am AT-II-Rezeptor. In AT II ist insbesondere die Position 8 für die agonistische oder antagonistische Wirkung des Peptids bedeutsam, die Aminosäuren 1–7 beeinflussen dagegen Intensität, Spezifität und Dauer der biologischen Wirkung. Daher ersetzte man das *C*-terminale Phenylalanin (Phe8) durch Alanin. Zudem wurde die *N*-terminale Asparaginsäure gegen Sarkosin (Sar, *N*-Methylglycin) und Ile5 gegen Valin ausgetauscht. Bei normalem Blutdruck wirkte Saralasin schwach AT-II-agonistisch, senkte jedoch den durch AT II induzierten hohen Blutdruck. Die Substanz zeigte auf Grund ihres peptidischen Charakters kaum orale Wirksamkeit.

Ende der 1970er Jahre entdeckte man bei Takeda, dass nichtpeptidische **Benzylimidazolessigsäure**-Derivate eine schwache, aber selektive antagonistische Wirkung am AT-II-Rezeptor besitzen. Man postulierte bei DuPont eine Bindung dieser Essigsäurederivate an der AT-II-Bindestelle des AT-II-Rezeptors. Auf dem Weg zu noch wirksameren Hemmstoffen erwiesen sich zunächst hypothetische Analogien zum *C*-terminalen Ende des AT II als hilfreich (○ Abb. 9.16), wie z. B.

- eine Essigsäureteilstruktur, entsprechend dem *C*-terminalen Carboxylat (Phe8) in AT II und in Saralasin (Ala8),
- die Imitation des His6 in AT II durch Imidazol,
- die Analogie der lipophilen Butylgruppe zur Ile5-Seitenkette in AT II,
- eine generelle Steigerung des antagonistischen Charakters durch hydrophobe Benzyl- und Butylgruppen.

Durch gezielte Veränderungen der *para*-Position des Phenylrings erwartete man verbesserte Rezeptoraffinitäten, insbesondere durch Einführen saurer Funktionalitäten, analog der Carboxygruppe (Asp1) und der phenolischen Hydroxygruppe (Tyr4) des AT II. Tatsächlich war dies von Erfolg gekrönt und führte zu einer 10-fach wirksameren Substanz. Durch weitere Strukturvariationen konnte man die Wirkstärke noch einmal um eine Zehnerpotenz verbessern, allerdings fehlte die orale Bioverfügbarkeit. Durch den Austausch der Carboxygruppe gegen einen Phenylring mit *ortho*-ständiger Carboxygruppe (○ Abb. 9.16) erhielt man die oral wirksame Biphenylstruktur. Schließlich konnte in **Losartan** mit dem Ersatz der Carboxygruppe durch die bioisostere Tetrazolstruktur auch die Rezeptoraffinität nochmals deutlich gesteigert werden. Losartan wird seit 1995 vermarktet.

Struktur und Eigenschaften. Alle Sartane besitzen saure Eigenschaften. Bei fünfgliedrigen Heterozyklen nimmt die Acidität mit der Anzahl der pyridinartigen N-Atome zu, da die konjugierten Basen (Anionen) an Stabilität gewinnen. Daher ist das 6π-heteroaromatische, NH-acide 1*H*-Tetrazol (○ Abb. 9.17) hinsichtlich der Acidität ($pK_S = 4{,}9$) mit der Essigsäure ($pK_S = 4{,}76$) vergleichbar, jedoch deutlich lipophiler als eine Carbonsäure. Zudem können die 4 N-Atome des Tetrazolrings eine größere Ladungsverteilung hervorrufen als bei der Carbonsäure. Insgesamt verleiht dies den Molekülen eine bessere Bioverfügbarkeit. Aufgrund der Biphenylsubstitution liegt der pK_S-Wert der Tetrazolylgruppe in Losartan ($pK_S = 4{,}3$) niedriger als in Tetrazol selbst. Auch der Raumbedarf des Tetrazols und einer Carboxygruppe sind ähnlich. Man kann 5-substituierte Tetrazole daher als Carbonsäureanaloga auffassen, wobei der Tetrazolring als **bioisosterer Ersatz** für die Carboxygruppe fungiert. Neben der 1*H*-Tetrazolstruktur ist auch eine tautomere 2*H*-Tetrazolverbindung denkbar, wobei das Gleichgewicht meist auf der Seite der 1*H*-Tautomeren liegt. Bei Irbesartan bilden beide Tautomere in Lösung ein Gleichgewicht und sind als Festsubstanzen isolierbar.

Wirkstoffe mit Carboxygruppen lassen sich zu gut resorbierbaren, lipophilen **Doppelester-Prodrugs** vom Typ eines Acyloxyalkylesters oder eines Alkoxycarbonyloxyalkylesters umsetzen (▸ Kap. 2.8.3). Bei Candesartancilexetil handelt es sich um einen Alkoxycarbonyloxyalkylester, Olmesartanmedoxomil und Azilsartanmedoxomil weisen eine Dioxolonstruktur auf.

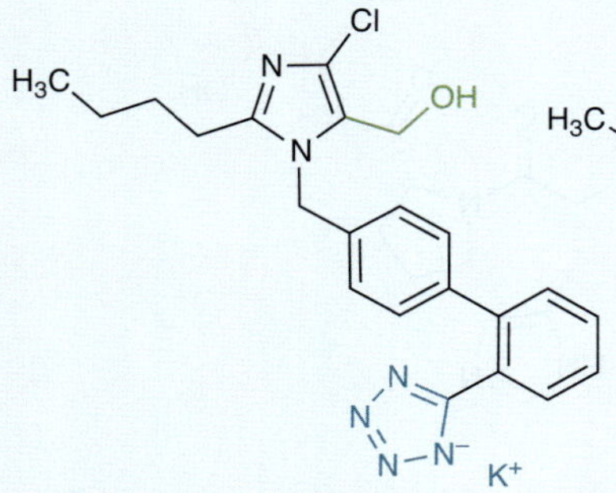

Losartan-Kalium

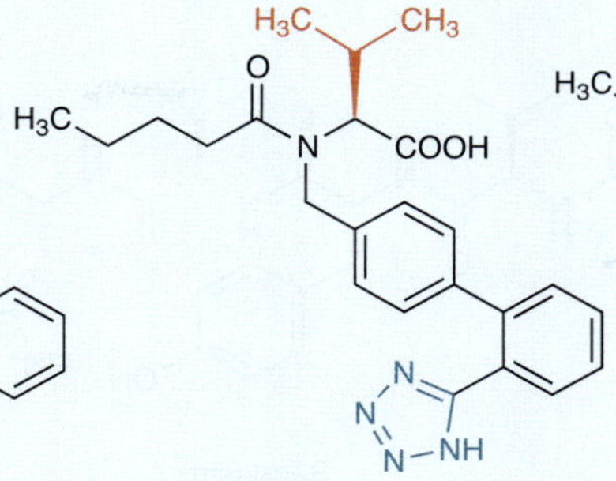

Valsartan

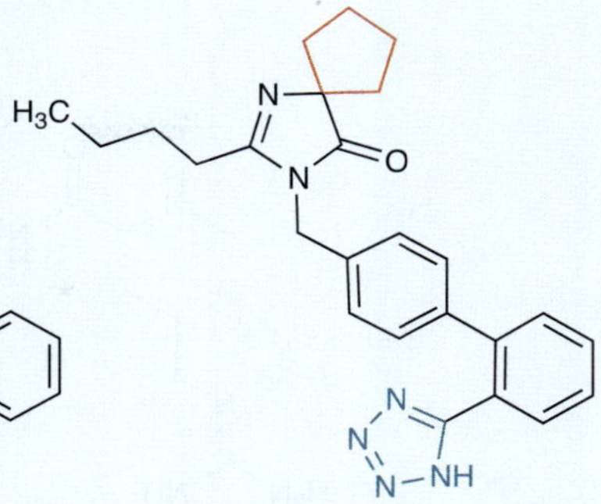

Irbesartan

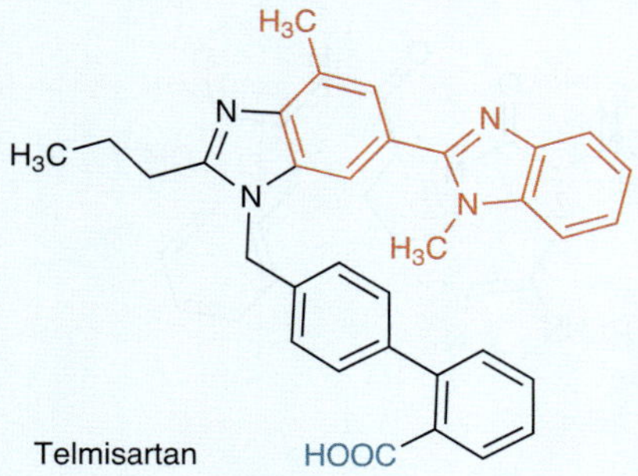

Telmisartan

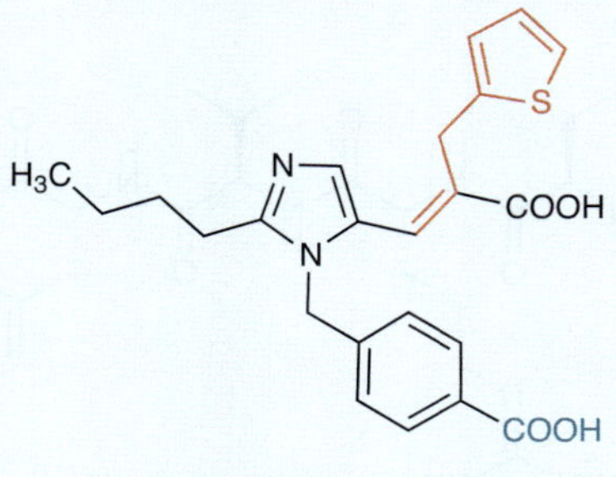

Eprosartan

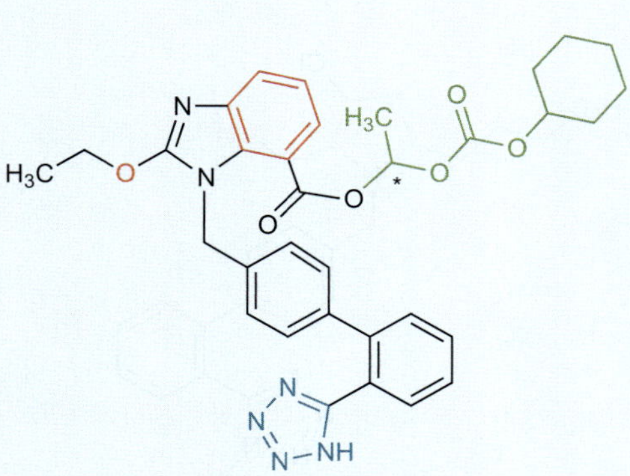

Candesartancilexetil

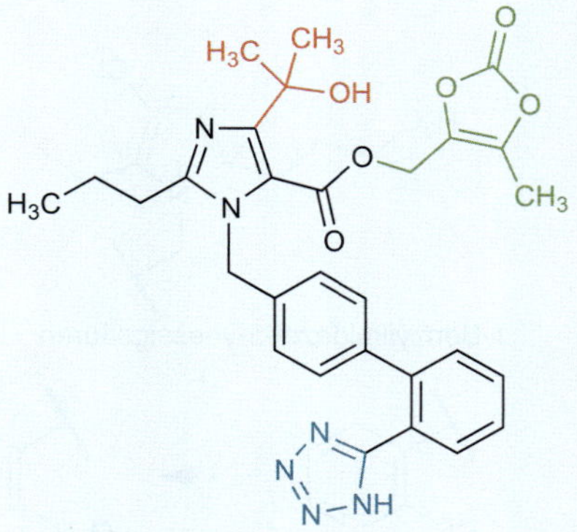

Olmesartanmedoxomil

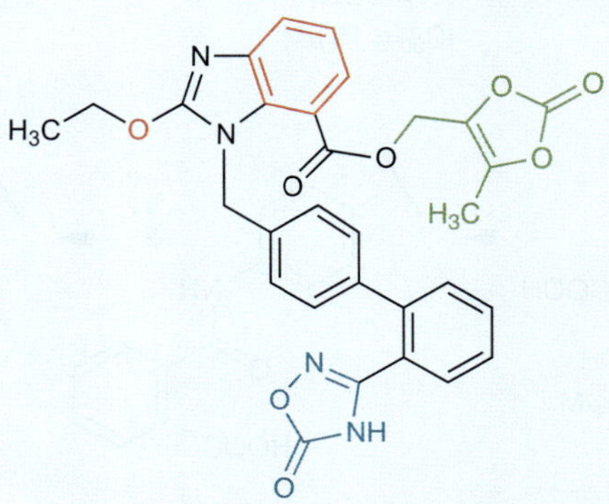

Azilsartanmedoxomil

Abb. 9.15 Therapeutisch relevante AT_1-Blocker

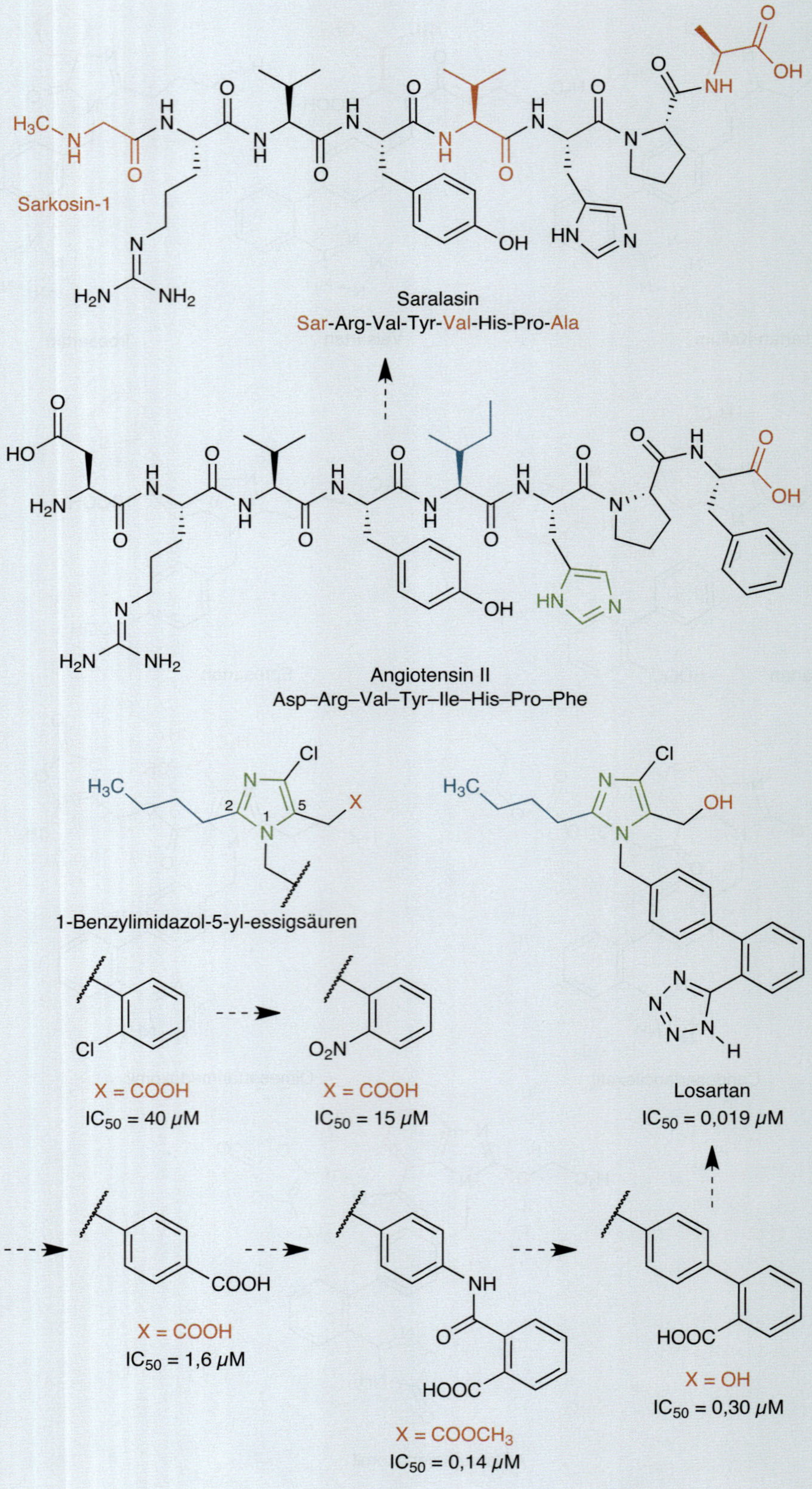

Sarkosin-1

Saralasin
Sar-Arg-Val-Tyr-Val-His-Pro-Ala

Angiotensin II
Asp–Arg–Val–Tyr–Ile–His–Pro–Phe

1-Benzylimidazol-5-yl-essigsäuren

X = COOH
IC_{50} = 40 μM

X = COOH
IC_{50} = 15 μM

Losartan
IC_{50} = 0,019 μM

X = COOH
IC_{50} = 1,6 μM

X = $COOCH_3$
IC_{50} = 0,14 μM

X = OH
IC_{50} = 0,30 μM

Abb. 9.16 Entwicklung von Losartan

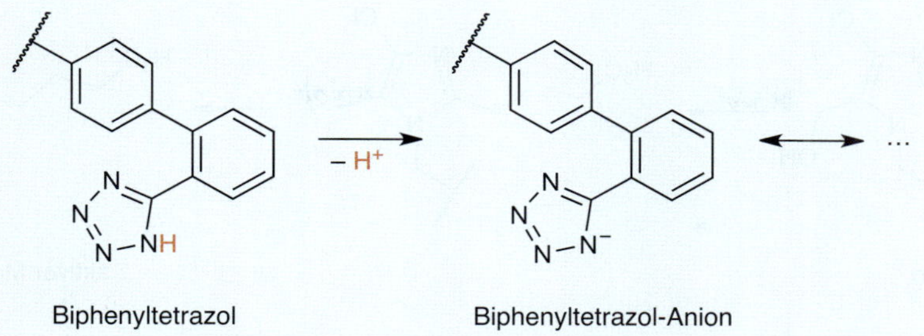

Abb. 9.17 Deprotonierung von Biphenyltetrazol

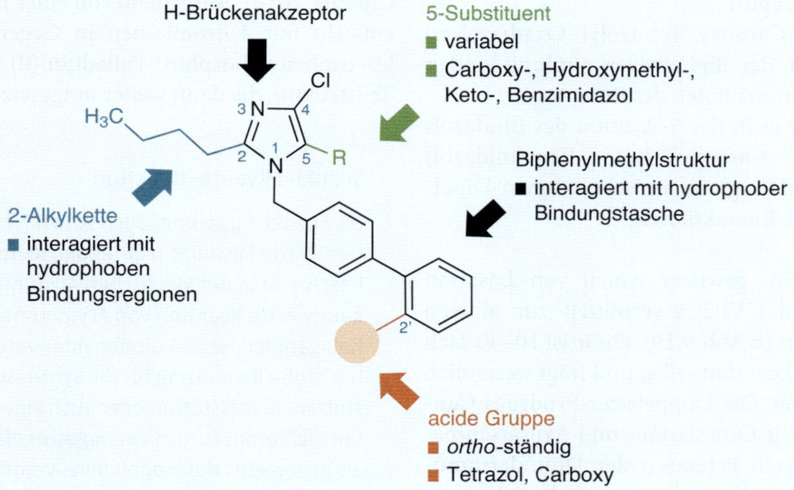

Abb. 9.18 Struktur-Wirkungs-Beziehungen bei AT_1-Blockern

Wirkungsmechanismus. Die Sartane zeigen eine hohe Affinität zum AT_1-Rezeptor und hemmen dort die Bindung von AT II. Sie greifen inhibierend am Ende des Renin-Angiotensin-Aldosteron-Systems ein und heben die Effekte von AT II auf. Die Gefäße bleiben erweitert und es kommt zu einer Blutdrucksenkung. Die Bradykinin-bedingten Nebenwirkungen der ACE-Hemmer (trockener Husten, Angioödem) treten bei Sartanen deutlich seltener auf. Sartane werden bei essenzieller und arterieller Hypertonie, diabetischer Nephropathie sowie chronischer Herzinsuffizienz eingesetzt. Pharmakodynamisch wirken sie weitestgehend gleich, die Selektivität der Sartane ist sehr hoch. Rezeptorbindungsstudien weisen die Sartane als **kompetitive Antagonisten am AT_1-Rezeptor** aus. Der für einige Vertreter verschiedentlich dokumentierte, nichtkompetitive Hemmtyp dürfte auf sehr lange Dissoziationshalbwertszeiten vom AT_1-Rezeptor zurückzuführen sein. Unterschiede zeigen sich im pharmakokinetischen Verhalten.

Struktur-Wirkungs-Beziehungen. Für die Strukturmerkmale der AT_1-Blocker ergeben sich folgende Zusammenhänge (Abb. 9.18).

- Eine rigide Biphenyltetrazol- bzw. Biphenylcarbonsäurestruktur dominiert als typisches Strukturmerkmal. Diese ist über eine Methylenbrücke mit einem variablen Fragment wie Imidazol, Benzimidazol oder auch Valin verbunden. Nur Eprosartan besitzt anstelle der Biphenylstruktur einen Phenylring.
- Eine lineare, 3–4 Atome umfassende Alkyl- oder Alkyloxykette in der 2-Position des Imidazols oder Benzimidazols dient zur Interaktion mit hydrophoben Bindungsregionen am Rezeptor.
- Ein N-Atom in der Position 3 des Imidazols fungiert als H-Brückenakzeptor.

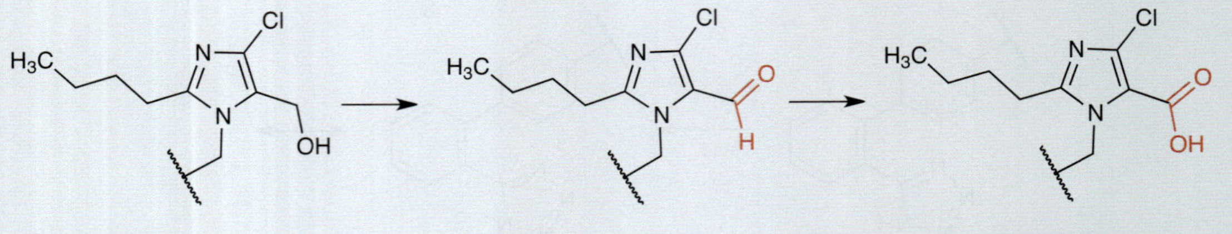

Losartan

aktiver Metabolit

○ Abb. 9.19 Biotransformation von Losartan

- Lipophile Substituenten wie die Biphenylmethylgruppe interagieren ebenfalls mit hydrophoben Bindetaschen am Rezeptor.
- Saure Gruppen (Carboxy, Tetrazolyl, Oxadiazolon) in der 2'-Position der Biphenylverknüpfung binden an basische Funktionalitäten des Rezeptors.
- Variable Strukturen in der 5-Position des Imidazols (Hydroxymethyl-, Carboxy-, Keto-, Benzimidazol) dienen der Ausbildung von ionischen, Ionen-Dipol- oder Dipol-Dipol-Interaktionen.

Biotransformation. Ein gewisser Anteil von Losartan wird CYP3A4- und CYP2C9-vermittelt zur aktiven Carbonsäure oxidiert (○ Abb. 9.19). Diese ist 10–40-fach stärker wirksam als Losartan selbst und trägt wesentlich zu Hauptwirkung bei. Die Doppelester-Prodrugs Candesartancilexetil sowie Olmesartan- und Azilsartanmedoxomil werden durch Esterasen der Dünndarmmukosa rasch und vollständig zu den eigentlich wirksamen Carbonsäuren hydrolysiert. Eine kleine Menge Irbesartan wird durch CYP2C9 an der ω-1-Position des Butylsubstituenten sowie im Spirocyclopentanring hydroxyliert. Die anderen Sartane werden überwiegend unverändert ausgeschieden oder in geringen Mengen am Tetrazolring glucuronidiert.

Synthetische Aspekte. Die Synthese des Candesartancilexetils (○ Abb. 9.20) zeigt beispielhaft den Aufbau der für die meisten Sartane charakteristischen Tetrazolstruktur. Das zunächst Trityl-geschützte Tetrazol erhält man durch 1,3-dipolare Cycloaddition aus einem Nitril als Dipolarophil und einem Azid (Trimethylzinnazid, Tributylzinnazid) als 1,3-Dipol. Der Doppelester des Candesartancilexetils entsteht aus der Carbonsäure durch Umsetzung mit Cyclohexyl-1-iodethylcarbonat unter basischen Bedingungen. Zuvor muss jedoch die NH-acide Tetrazolstruktur durch eine Tritylgruppe geschützt werden. Nach Entfernen der Trityl-Schutzgruppe (Tr) unter sauren Bedingungen erhält man den Wirkstoff als Prodrug.

Der Ausschnitt aus der Synthese des Losartans zeigt exemplarisch den Aufbau der Biphenylstruktur (○ Abb. 9.21) mittels der **Suzuki-Kupplung** (Ei-ichi Negishi, Akira Suzuki, Richard F. Heck, Nobelpreis für Chemie, 2010). Ausgehend von einer Phenylboronsäure entsteht mit 4-Bromtoluen in Gegenwart von Tetrakis(triphenylphosphin)-Palladium(0) die Biphenyl-Teilstruktur, die dann weiter umgesetzt wird.

Suzuki-Miyaura-Reaktion

Die Suzuki-Kupplung, auch Suzuzki-Miyaura-Reaktion (Norio Miyaura, Teiji Yanagi, Akira Suzuki, 1981), beschreibt in der klassischen Ausführung die Pd(0)-katalysierte Reaktion von Arylboronsäuren mit Arylhalogeniden, wobei Biphenylderivate entstehen. Sie hat große Bedeutung für die Synthese von Naturstoffen, Arzneistoffen oder auch Flüssigkristallen. Um die Boronsäure in ein negativ geladenes Boronat als geeignetes Nukleophil umzuwandeln, benötigt man eine Base. Die Reaktion liefert Biarylverbindungen unter milden Bedingungen, hohen Selektivitäten und exzellenten Ausbeuten. Mittlerweile erlauben effiziente, moderne Katalysatorsysteme auch die Umsetzung von Kaliumtrifluorboraten und Organoboranen mit Halogeniden und Pseudohalogeniden wie Chloriden bzw. Triflaten (Trifluormethansulfonaten). Die Suzuki-Miyaura-Kupplung umfasst eine **dreistufige Abfolge** von oxidativer Addition, Transmetallierung und reduktiver Eliminierung (○ Abb. 9.22). Der Katalysezyklus startet mit der oxidativen Addition des Arylhalogenids an den Pd(0)-Katalysator unter Bildung einer Pd(II)-Spezies. Als Katalysatoren dienen Palladium(0)-Phosphan-Komplexe wie $Pd(PPh_3)_4$. Es schließt sich eine Ligandenaustauschreaktion am Pd an, die sogenannte Transmetallierung. Das Halogenid als Abgangsgruppe des Elektrophils wird dabei durch einen Arylrest ersetzt. Anschließend kombinieren die über eine σ-Bindung an das Pd gebundenen Arylreste und Pd(II) geht erneut in Pd(0) über.

o Abb. 9.20 Aufbau des Tetrazolrings und der Doppelesterstruktur am Beispiel Candesartancilexetil. Tr: Trityl-Schutzgruppe (Triphenylmethyl)

o Abb. 9.21 Aufbau der Biphenylstruktur in Losartan durch Suzuki-Kupplung. Tr: Trityl-Schutzgruppe

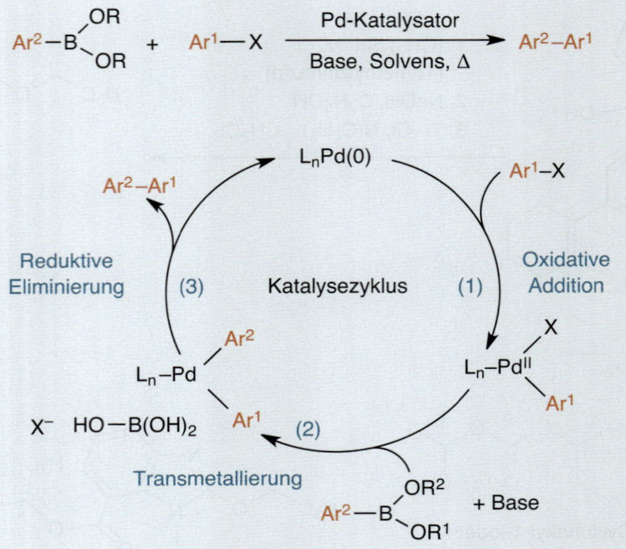

○ Abb. 9.22 Katalysezyklus der Suzuki-Kupplung. L: Ligand, z. B. PPh_3, X: Halogenid, Pseudohalogenid

Nitrosamine in Sartanen

Im sogenannten **Valsartan-Skandal** entdeckte man 2018 in Valsartan-Tabletten unerwartet das als kanzerogen eingestufte Nitrosodimethylamin (NDMA, ▸Kap. 3.2.1). Später wurden weitere Verunreinigungen mit Nitrosaminen in anderen Sartanen oder auch anderen Wirkstoffen bekannt. Ursache der Nitrosaminbildung war offensichtlich das Lösemittel Dimethylformamid (DMF) in Kombination mit Natriumnitrit. Diese kamen in einem alternativen Syntheseweg zum Aufbau des Tetrazolrings zum Einsatz. In Abwandlung der Zyklisierung nach ○Abb. 9.20 verwendete man anstelle des Tributylzinnazids das kostengünstigere Natriumazid unter Zinkchlorid-Katalyse in DMF. Überschüssiges toxisches Natriumazid wurde mit Natriumnitrit entfernt (○Abb. 9.23). Man geht davon aus, dass aus dem Lösemittel DMF als Zersetzungsprodukt Dimethylamin entsteht, das als sekundäres Amin in Gegenwart von Nitrit-Ionen das Nitrosamin bildet (○Abb. 9.24). Als weitere Quellen für die Nitrosaminbildung gelten gebrauchtes DMF, bei dessen Recycling die aus der Synthese stammenden Nitrosamine nicht korrekt abgetrennt wurden. Schließlich kommen allgemein sekundäre Amine infrage, die aus Synthesereagenzien stammen oder beim Herstellungsprozess generiert werden und während der Syntheseschritte mit Nitrit reagieren können.

In den Monographien verschiedener Sartane der Ph. Eur. wurde nun ein Abschnitt zur Herstellung aufgenommen. Hersteller müssen demgemäß für ihre Herstellungsverfahren sicherstellen, dass Nitrosodimethylamin und Nitrosodiethylamin als Verunreinigungen nicht entstehen, und geeignete Kontrollstrategien entwickeln.

Losartan-Kalium (Lorzaar®), Ph. Eur., ist ein oral verfügbares Antihypertonikum und kompetitiver Antagonist am AT-II-Rezeptor. Sein aktiver Metabolit verhält sich dagegen wie ein nichtkompetitiver Antagonist, der auch durch hohe AT-II-Konzentrationen nicht verdrängt werden kann. Bedingt durch den Chlorsubstituenten ist der Imidazolring in Losartan nur noch schwach basisch (pK_S = 3,0 für N-3). Galenische Formulierungen des Losartans basieren auf dem Kaliumsalz. Aufgrund des ausgeprägten First-Pass-Effekts liegt die orale Bioverfügbarkeit nur bei 25–33 %. Die Ausscheidung erfolgt zu 60 % biliär, der Rest wird renal eliminiert. Die Eliminationshalbwertszeit für Losartan und seinen aktiven Metaboliten betragen 2 h bzw. 7 h.

Valsartan (Diovan®), Ph. Eur., besitzt eine Valeryl-L-Valinstruktur, die anstelle des Imidazolrings mit der Biphenylstruktur verknüpft ist. Das *S*-Enantiomer weist eine deutlich höhere Affinität zum AT_1-Rezeptor auf als das *R*-Enantiomer. Valsartan verfügt mit der Carboxygruppe bereits über die biologisch aktive Funktionalität, die bei Losartan erst durch Oxidation der 5-Hydroxymethylgruppe am Imidazolring entsteht. Die Amidcar-

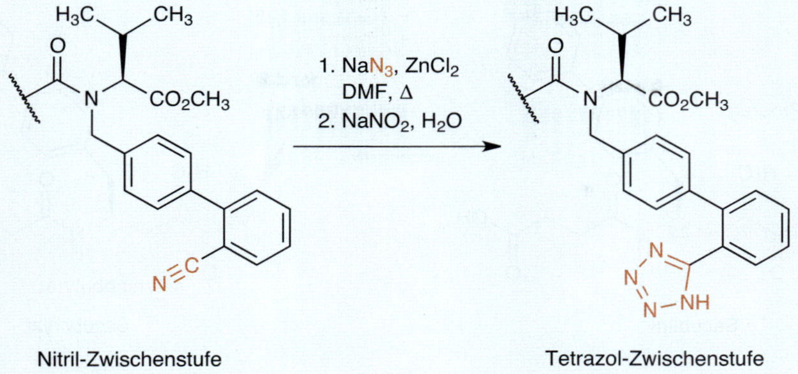

Abb. 9.23 Zyklisierungsvariante zum Aufbau der Tetrazol-Zwischenstufe in Valsartan

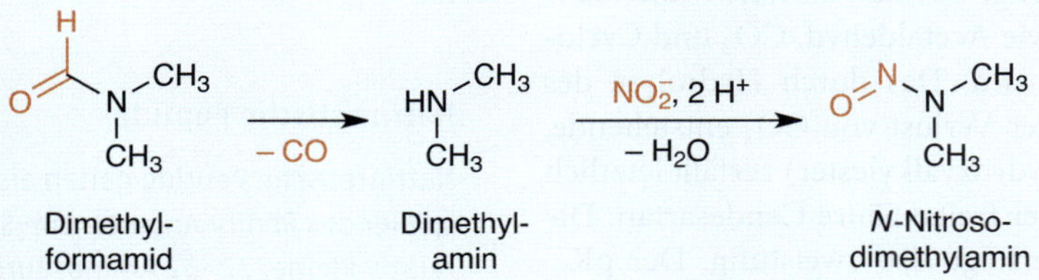

Abb. 9.24 Nitrosaminbildung aus dem Lösemittel DMF in Gegenwart von Nitrit

bonylfunktion ist isoster zum Imidazolstickstoff des Losartans und dient als H-Brückenakzeptor. Die pK_S-Werte für die Carboxy- und Tetrazolylgruppe betragen 3,6 bzw. 4,7. Unter physiologischen Bedingungen liegt Valsartan daher überwiegend in Form des hydrophilen Dianions vor. Die orale Bioverfügbarkeit beträgt 25 %. Die Ausscheidung erfolgt ausschließlich in unveränderter Form, hauptsächlich mit den Fäzes. Die Eliminationshalbwertszeit liegt bei 6–9 h.

Irbesartan (Aprovel®, Karvea®), Ph. Eur., ist eine Diazaspiroverbindung mit hoher Bioverfügbarkeit (60–80 %) und vergleichsweiser langer Halbwertszeit (11–18 h). Die Carbonylfunktion fungiert als H-Brückenakzeptor, das Spirocyclopentan erhöht die Lipophilie. Mit Dissoziationskonstanten von pK_{S1} = 3,7 (schwach basisches Dihydroimidazolon-N-3) und pK_{S2} = 4,4 (Tetrazol) liegt bei physiologischem pH-Wert die Anionform vor. Bei der Ausscheidung mit den Fäzes überwiegt das unveränderte Irbesartan.

Telmisartan (Micardis®), Ph. Eur., besitzt wie Candesartan einen zentralen Benzimidazolring und zudem einen terminalen Benzimidazolring. Beide verstärken die lipophilen Eigenschaften. Anstelle des sauren Tetrazolrings liegt eine Carboxygruppe vor, die einen pK_S-Wert von 4,5 aufweist. Die orale Bioverfügbarkeit liegt bei 50 %. Es findet praktisch keine Phase-I-Metabolisierung statt, zum geringen Teil erfolgt Glucuronidierung. Die Elimination erfolgt überwiegend in unveränderter Form über die Galle und mit den Fäzes. Die Eliminationshalbwertszeit beträgt 24 h.

Eprosartan (Teveten®) besitzt keine Tetrazol-substituierte Biphenylstruktur. Es liegt als Mesilat vor. Die Substanz wurde abweichend von der bei Losartan eingeschlagenen „*N*-Benzylstrategie" entwickelt, was die strukturellen Unterschiede erklärt. Man konzentrierte sich auf die 5-Essigsäurestruktur des Vorläufermoleküls (Abb. 9.16), die man durch eine α-Thienylacrylsäure ersetzte. Dadurch sollte eine größere Ähnlichkeit zum *C*-terminalen Ende des AT II erzielt werden, da der Thiophenring als bioisoster zum Phe8-Phenylring des AT II gilt. Zusätzlich führte man eine *para*-ständige Carboxygruppe ein. Mit pK_S-Werten von 3,1 (Benzoesäure), 3,8 (Acrylsäure) und 7,1 (Imidazol-N-3) dominiert wie bei Valsartan die hydrophile Dianion-Form. Eprosartan ist *E*-konfiguriert. Das *Z*-Isomere kann durch Lichteinwirkung entstehen und gilt als Verunreinigung. Die orale Resorption ist limitiert, daher beträgt die Bioverfügbarkeit nur 13 %. Die Ausscheidung erfolgt renal und biliär, die Halbwertszeit liegt bei 5–9 h.

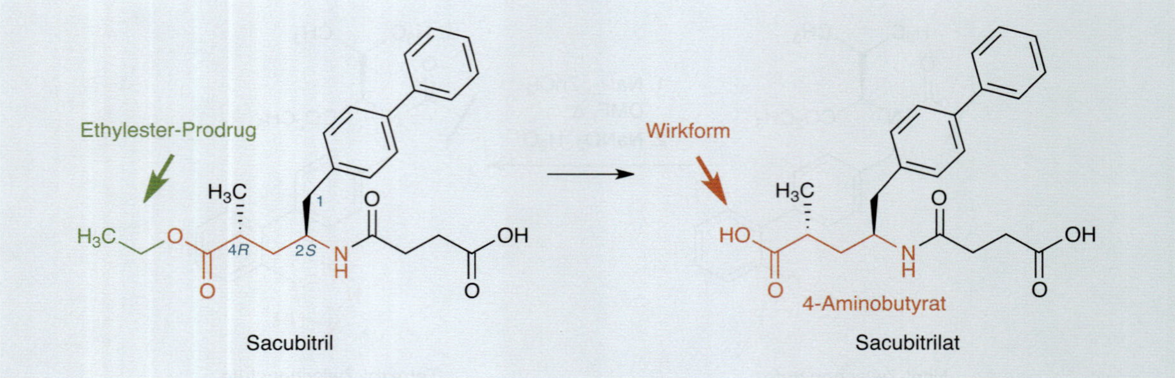

Abb. 9.25 Bildung der Wirkform Sacubitrilat aus Sacubitril

Candesartancilexetil (Atacand®, Blopress®), Ph. Eur., ist ein Doppelester-Prodrug, das zur aktiven Muttersubstanz Candesartan sowie Acetaldehyd, CO_2 und Cyclohexanol hydrolysiert wird. Das durch Hydrolyse des Kohlensäureesters unter Verlust von CO_2 entstehende, labile Halbacylal (α-Hydroxyalkylester) zerfällt letztlich zu Acetaldehyd und der freien Säure Candesartan. Die Wirkstofffreisetzung erfolgt also zweistufig. Der pK_S-Wert beträgt 6,0 (Tetrazol-NH). Die orale Bioverfügbarkeit liegt bei 40 %. Die Elimination von Candesartan erfolgt hauptsächlich unverändert mit den Fäzes. Die Halbwertszeit beträgt 9 h.

Olmesartanmedoxomil (Votum®), Ph. Eur., ist ebenfalls ein Prodrug. Der Dioxolonring liefert unter physiologischen Bedingungen CO_2, Diacetyl und Olmesartan. Olmesartan bindet weitgehend selektiv an den AT_1-Rezeptor. Die Plasmahalbwertszeit beträgt 10–15 h. Olmesartan wird in unveränderter Form über Niere und Galle ausgeschieden.

Azilsartanmedoxomil (Edarbi®) ist ein Prodrug zur oralen Anwendung und seit 2012 im Handel. Als saure Gruppe an der Biphenylstruktur dient im Gegensatz zu den anderen Sartanen ein 1,2,4-Oxadiazol-5-on-Ring, der NH-acide Eigenschaften besitzt ($pK_S = 6{,}1$). Azilsartan ist strukturell mit Candesartan verwandt und weist wie Olmesartan eine hohe Bindungsaffinität zum AT_1-Rezeptor auf. Die orale Bioverfügbarkeit des Prodrugs liegt bei 60 %. Der freigesetzte Wirkstoff Azilsartan wird über CYP2C9, primär durch *O*-Desalkylierung, in geringerem Maß durch Decarboxylierung metabolisiert. Die Metaboliten sind unwirksam. Die Eliminationshalbwertszeit beträgt etwa 11 h. Azilsartanmedoxomil ist im Gegensatz zu Candesartancilexetil licht- und feuchtigkeitsempfindlich.

Angiotensin-Rezeptor-Neprilysin-Inhibitoren (ARNIs). Seit 2016 dient die Wirkstoffkombination aus Valsartan und Sacubitril (Entresto®) als neuer vielversprechender Ansatz zur Behandlung der systolischen Herzinsuffizienz.

Natriuretische Peptide

Natriuretische Peptide gelten als wichtige Gegenspieler des Renin-Angiotensin-Systems. Es sind relativ kleine, 22–32 Aminosäuren umfassende Peptidhormone mit harntreibender, Na^+-Ionen-ausschwemmender und blutdrucksenkender Wirkung. Ihre Effekte werden über spezifische Rezeptoren auf den jeweiligen Zielzellen (Gefäßendothelzellen, Niere, Gehirn) vermittelt.

Man unterscheidet

- atrionatriuretisches Peptid (*atrial natriuretic peptide*, ANP),
- gehirnnatriuretisches Peptid (*brain natriuretic peptide*, BNP),
- C-Typ-natriuretisches Peptid (*C-type natriuretic peptide*, CNP).

Die wesentliche physiologische Funktion dieser Peptide besteht in der Reduktion des Plasmavolumens und damit dem Schutz des Herzmuskels vor zu hoher Volumen- und Druckbelastung. ANP und BNP binden an NPR-A (*natriuretic peptide receptor A*). Die Bindung des Liganden induziert eine cGMP-Synthese, wodurch wiederum eine cGMP-abhängige Serin-Threonin-Proteinkinase (PKG) und damit die Regulation weiterer Proteine aktiviert wird.

Sacubitril (Abb. 9.25) ist ein Ethylester-Prodrug und wirkt selbst nicht blutdrucksenkend. Sein aktiver Metabolit ist **Sacubitrilat**. Dieser hemmt die **Metalloprotease Neprilysin** (▸ Kap. 10.3.2). Sacubitril ging 1995 aus Struktur-Wirkungs-Untersuchungen zur Neprilysinhemmung durch 4-Aminobutyrate hervor. Die Biphe-

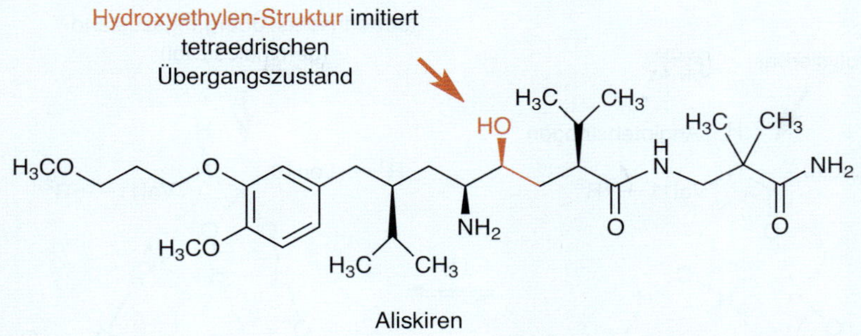

o Abb. 9.26 Renin-Inhibitor Aliskiren

nylstruktur zeigte dabei optimale Hemmwirkung. Die weitere Optimierung führte zur Succinylamid-Seitenkette und zur 2*S*,4*R*-Konfiguration (Sacubitrilat). Neprilysin (Neutrale Endopeptidase) ist ein membranständiges, Zn^{2+}-haltiges Enzym, das sich in vielen Geweben, vor allem aber in der Niere findet und zahlreiche vasoaktive Peptide abbaut. Durch die Hemmung des Neprilysins und damit des proteolytischen Abbaus der **endogenen natriuretischen Peptide** (s. Kasten) sowie des Bradykinins wird deren Konzentration im Extrazellulärraum erhöht. Dadurch kommt es zu einer Vasodilatation und einer erhöhten Na^+- und Wasserausscheidung über den Harn, wodurch die Belastung für das Herz gesenkt wird. Gleichzeitig bewirkt Valsartan eine RAS-Blockade. Sacubitril wird in Form des aktiven Metaboliten zum Großteil über den Urin ausgeschieden, der Rest mit den Fäzes.

9.1.3 Renin-Inhibitoren

Renin-Inhibitoren (o Abb. 9.26, Kirene) hemmen die Aspartylprotease **Renin** und blockieren damit den initialen, geschwindigkeitsbestimmenden Schritt des RAS (o Abb. 9.1). Dieses Prinzip erscheint therapeutisch plausibel, da sowohl ACE-Inhibitoren als auch Sartane eine Unterbrechung des AT-II-vermittelten, negativen Feedback-Mechanismus auf die Reninsekretion bewirken und die Reninkonzentration und -aktivität kompensatorisch erhöhen.

Design und Entwicklung. Mit dem nichtpeptidischen **Aliskiren** gelangte 2007 der erste oral wirksame, direkte Renin-Hemmer zur Marktreife. Renin erkennt spezifisch eine bestimmte Octapeptidsequenz (His6-Pro7-Phe8-His9-**Leu10-Val11**-Ile12-His13) in Angiotensinogen und bewirkt die Spaltung zwischen Leucin und Valin. Es hat daher nicht an Versuchen gefehlt, mittels peptidischer Renin-Inhibitoren diese Aminosäuresequenz ganz oder teilweise zu imitieren. Das von Hamao

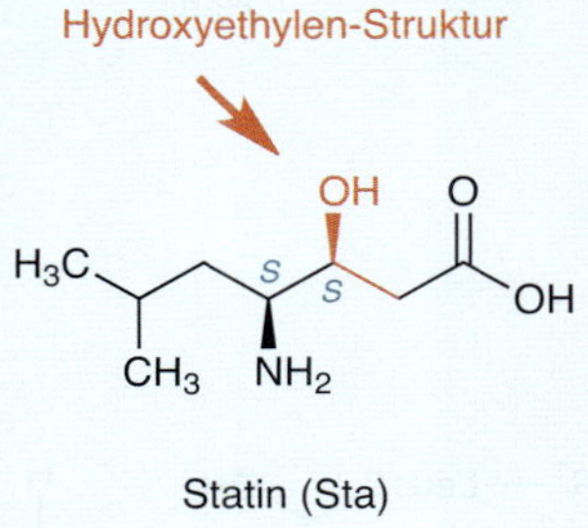

o Abb. 9.27 Aminosäure-Baustein von Pepstatin

Umezawa 1970 aus Kulturfiltraten von *Streptomyces*-Arten isolierte **Pepstatin** (Iva-Val-Val-Sta-Ala-Sta) erwies sich zwar als ein Pepsin- und schwacher Renin-Inhibitor, hätte aber parenteral appliziert werden müssen. Fehlende orale Wirksamkeit, schlechte Bioverfügbarkeit und insbesondere die kurze Wirkdauer waren Nachteile dieser und ähnlicher Verbindungen. Allerdings erkannte man später die in Pepstatin enthaltene, ungewöhnliche Aminosäure Statin (Sta, o Abb. 9.27) mit ihrer **Hydroxyethylstruktur** als essenziell für die Reninhemmung und als Mimetikum für den Übergangszustand der Peptidspaltung (o Abb. 9.28). In der Folge baute man das Statin in sehr unterschiedliche Peptidsequenzen ein, etwa anstelle von **Leu10-Val11**. Allerdings zeigten sämtliche peptidischen Analoga des Angiotensinogens eine geringe orale Bioverfügbarkeit sowie Instabilität. Ähnliche Befunde ergaben sich für dipeptidische Inhibitoren als Analoga des Übergangszustands. Zur Marktreife gelangte letztlich das **Aliskiren**, ein nichtpeptidischer Inhibitor.

Eigenschaften. Aliskiren-Hemifumarat ist sehr gut wasserlöslich. Es besitzt 4 Chiralitätszentren. Handelsüblich ist das (2*S*,4*S*,5*S*,7*S*)-Enantiomer. Aliskiren hat eine

9

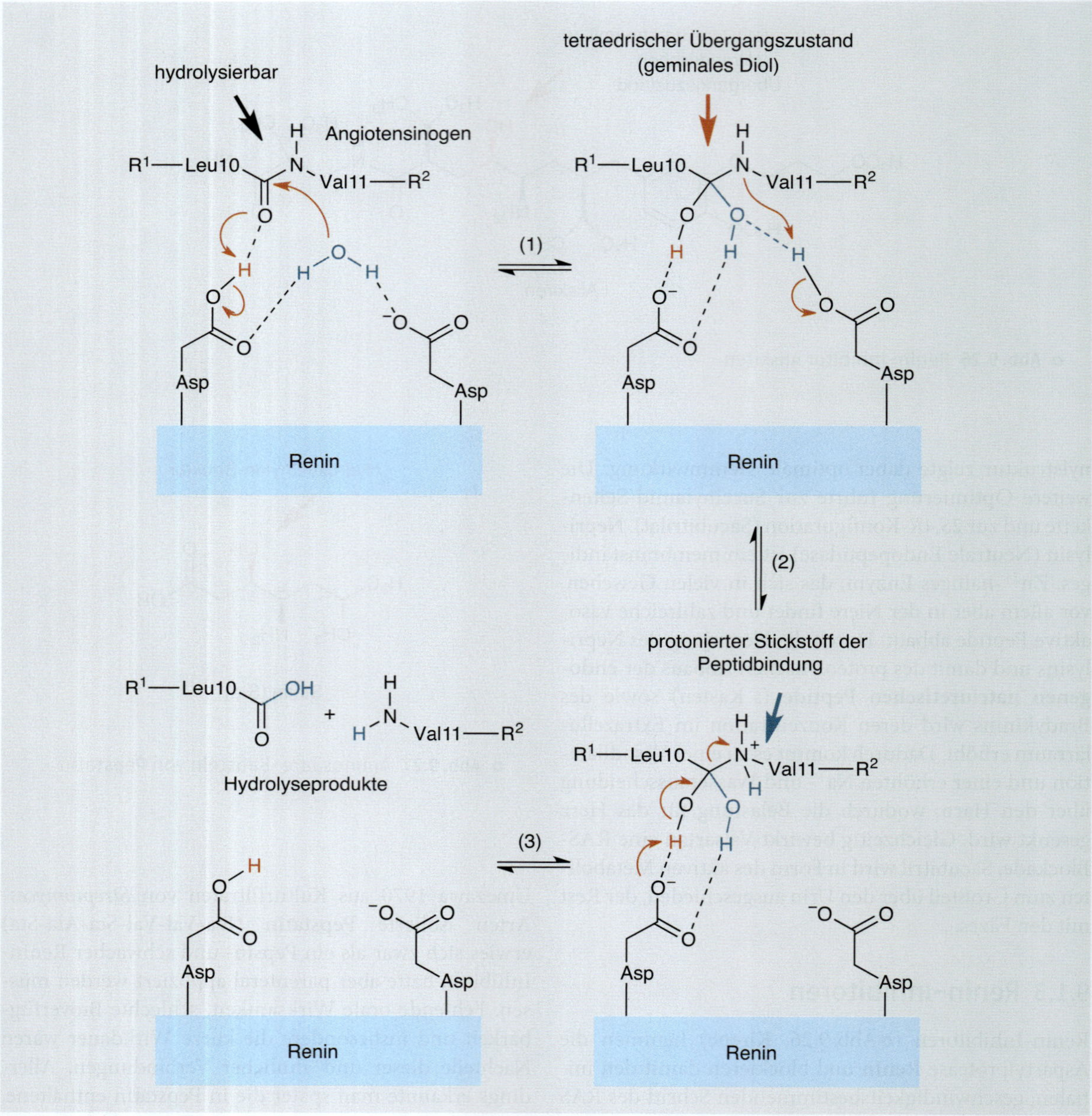

Abb. 9.28 Modell der Peptidspaltung durch Aspartyl-Proteasen

relativ lange mittlere Halbwertszeit von 24 h, da es durch Proteasen und Peptidasen nicht hydrolysiert werden kann.

Wirkungsmechanismus. Zum Verständnis der Aliskirenwirkung ist es notwendig, den Mechanismus der Aspartylprotease Renin zu betrachten. Aspartyl- oder Carboxyproteasen wie Renin, Cathepsin oder Pepsin sind **Endopeptidasen**, spalten also Peptidbindungen innerhalb des Proteins. Renin katalysiert die Hydrolyse der Peptidbindung zwischen **Leucin** und **Valin** in Angiotensinogen, was zur Abspaltung des biologisch inaktiven Decapeptids AT I führt. In diesen proteolytischen Prozess sind stets 2 unmittelbar benachbarte Aspartate involviert, die sich hinsichtlich ihrer pK_S-Werte unterscheiden. Der pK_S-Wert des einen Aspartats ist relativ hoch, der des anderen niedriger. Dementsprechend liegt das eine protoniert vor, der andere deprotoniert. Beide Aspartatreste sind über H-Brücken mit einem Wassermolekül verbunden, das für die katalytische Aktivität von Renin essenziell ist. Das protoniert vorliegende Aspartat polarisiert zunächst die Carbonylgruppe der zu spaltenden Peptidbindung, indem es eine H-Brückenbindung ausbildet.

Neuere Untersuchungen legen nahe, dass der Mechanismus der Peptidspaltung in 3 Schritten verläuft (o Abb. 9.28).

1. **Nukleophiler Angriff des Wassermoleküls:** In einer konzertierten Reaktion überträgt das protonierte Aspartat ein Proton auf die zu spaltende Carbonylgruppe, während das deprotonierte, als Carboxylat vorliegende zweite Aspartat als Hilfsbase agiert und das Wassermolekül deprotoniert. Dadurch wird der nukleophile Angriff seines O-Atoms auf den Carbonylkohlenstoff der Peptidbindung unter Ausbildung eines tetraedrischen Übergangszustands begünstigt.
2. **Protonierung des N-Atoms der Peptidbindung:** Das freie Elektronenpaar des N-Atoms der Peptidbindung liegt in der geminalen Diolstruktur des Übergangszustands nicht mehr delokalisiert vor und wird zudem durch das jetzt sp^3-hybridisierte C-Atom der Peptidbidung so positioniert, dass es vom protonierten zweiten Aspartat leicht protoniert werden kann. Beide Carboxygruppen der Aspartate sind nun deprotoniert und die Produkte noch nicht vollständig gebildet.
3. **Spaltung der Peptidbindung:** Im letzten Schritt wird die Peptidbindung vollständig gespalten. Dabei wird ein Proton des geminalen Diols auf die katalytische Dyade (saure und basische Aspartate) übertragen und so der Ausgangszustand wiederhergestellt. Als Reaktionsprodukte liegen 2 getrennte Peptide als *C*-terminale Säure und *N*-terminales Amin vor. Im Gegensatz zu Serin- oder Cysteinproteasen bilden Aspartatproteasen keine kovalenten Intermediate während der Peptidspaltung aus.

Aliskiren ist ein Peptidomimetikum, das als falsches Substrat des Renins die Umwandlung von Angiotensinogen in AT I inhibiert. In der Folge nehmen die Spiegel von AT II und Aldosteron ab. Die Reninkonzentration nimmt zwar kompensatorisch zu, nicht aber dessen Aktivität. Die zum peptidischen Amid isostere **Hydroxyethylen-Teilstruktur** des Aliskirens **simuliert die tetraedrische Geometrie** des Übergangszustands der Peptidhydrolyse, kann jedoch durch Renin nicht hydrolysiert werden. Aliskiren ist somit ein **Übergangszustandsanalogon** (*transition state analogue*). Es bindet an die S1/S3-Tasche des Renin-Moleküls und blockiert damit kompetitiv das aktive Zentrum. Die Hydroxyethylen-Teilstruktur des Aliskiren findet sich übrigens auch in HIV-Protease-Inhibitoren wie **Saquinavir** (▸ Kap. 12.3.2).

Aliskiren (Rasilez®) wird oral appliziert, jedoch beträgt die Bioverfügbarkeit nur 3 %. Teilweise ist dies auch auf das Efflux-System MDR1 (P-gp, ▸ Kap. 2.4.3) zurückzuführen. Die Elimination erfolgt hauptsächlich unverändert in den Fäzes. Die mittlere Halbwertszeit liegt bei 40 h.

9.2 Diuretika

Die Niere beteiligt sich an der Regulation des Säure-Base-Gleichgewichts des Körpers, indem sie die Ausscheidung von H^+ und HCO_3^- an die Aufnahme dieser Ionen angleicht. Sie reguliert den Wasser- und Elektrolythaushalt des Organismus und hält die chemische Zusammensetzung und das Volumen des Extrazellularraums konstant. Täglich bildet die Niere etwa 180 L Primärharn. Nur noch 1 % davon, etwa 1,5 L, gelangt als Sekundärharn in die Harnblase und wird als Urin ausgeschieden. Rund 99 % des Wassers sowie Elektrolyte, Aminosäuren, Glucose und andere Substanzen des Primärharns werden im Tubulusapparat rückresorbiert. Eine dominierende Rolle in den verschiedenen Abschnitten des Tubulus (o Abb. 9.29) spielt die Rückresorption von Na^+- und Cl^--Ionen. Der proximale Tubulus resorbiert etwa 60–70 % des filtrierten NaCl und Wassers. Etwa 20 % werden im dicken, aufsteigenden Teil der Henle-Schleife resorbiert, während eine messbare Resorption von Wasser nicht stattfindet. Dieses Tubulussegment erzeugt somit eine „verdünnte" Tubulusflüssigkeit. Im distalen Tubulus (etwa 7 %) und im Sammelrohr wird restliches NaCl fast vollständig und vom Wasser weitgehend unabhängig rückresorbiert. Weniger als 1 % des primär filtrierten NaCl verbleibt im Urin. Beeinflusst werden die Resorptionsvorgänge im distalen Tubulus durch die Hormone **Aldosteron** und **Vasopressin**.

Diuretika verursachen durch direkten Angriff an der Niere eine **vermehrte Urinausscheidung** (Diurese). Mit der Ausscheidung von Wasser werden in der Regel gleichzeitig vermehrt Salze ausgeschieden. Daher spricht man auch von **Saluretika**. Unter **Natriuretika** versteht man Substanzen, die primär die Ausscheidung von Na^+-Ionen stimulieren.

Die Hauptanwendungsgebiete der Diuretika sind Ausschwemmen von Ödemen, arterielle Hypertonie sowie Herzinsuffizienz.

Trotz teilweise sehr unterschiedlicher chemischer Strukturen wirken Diuretika mit gleichem Angriffsort weitgehend identisch, sodass die Klassifizierung weniger nach chemischen Strukturklassen erfolgt, sondern nach ihrem hauptsächlichen Angriffsort im Nephron (o Abb. 9.29), der funktionellen Einheit der Niere. Dieses besteht aus Glomerulus, proximalem und distalem Tubulus und der Henle-Schleife. An das Nephron schließt sich das Sammelrohr an. Für die heute gebräuchlichen Diuretika unterscheidet man folgende Klassen:

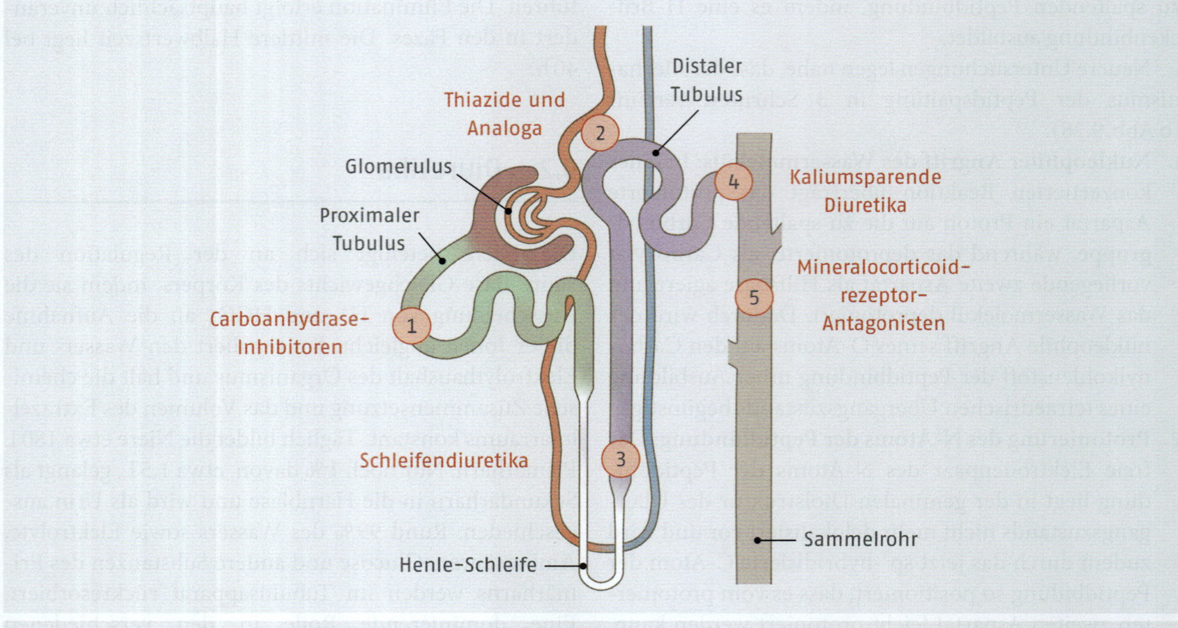

o Abb. 9.29 Angriffsorte der Diuretika im Nephron. Erläuterungen zu 1–5 siehe Text

o Abb. 9.30 Merbaphen, Organoquecksilber-Verbindung mit diuretischer Wirkung

- **Carboanhydrase-Inhibitoren** greifen vorwiegend im proximalen Tubulus an (1), werden aber nur noch zur **Glaukomtherapie** eingesetzt.
- **Thiazid-Diuretika und Analoga** greifen im frühdistalen Tubulus an (2).
- **Schleifendiuretika** greifen im dicken aufsteigenden Ast der Henle-Schleife an (3).
- **Kaliumsparende Diuretika** greifen im spätdistalen Tubulus und im proximalen Sammelrohr an (4, 5).
- **Mineralocorticoidrezeptor-Antagonisten** greifen im spätdistalen Tubulus und Sammelrohr an (4, 5).
- **Osmodiuretika** wirken entlang des gesamten Nephrons.

Die jeweiligen Arzneistoffe unterscheiden sich stark in ihrer **Wirksamkeit**, d. h. ihrer Fähigkeit, das Urinvolumen zu erhöhen, da die Wirksamkeit zum Teil durch den Angriffsort bestimmt wird. Auch die **Dauer** der diuretischen Wirkung variiert.

Design und Entwicklung. Bereits im Altertum nutzte Hippokrates metallisches Quecksilber als Diuretikum. Im Mittelalter verwendete Paracelsus Hg_2Cl_2 (Kalomel). Bis zur Entwicklung der Sulfonamid-Diuretika waren lediglich lösliche Salze von Organoquecksilber-Verbindungen als Stoffklasse mit diuretischen Eigenschaften verfügbar. Die Wirkung erfolgt durch Reaktion von Hg^{2+} mit den SH-Gruppen von renalen Proteinen wie den Aquaporinen. Zwar kannte man auch die diuretische Wirkung von Xanthinderivaten wie Theophyllin, sie ist aber nur kurz und unzureichend. Im Jahre 1919 beobachtete man zufällig die starke diuretische Wirkung des zur Syphilis-Therapie entwickelten **Merbaphen.** Dieses Organoquecksilber-Derivat des Barbitals (o Abb. 9.30) war allerdings für den klinischen Gebrauch zu toxisch, diente aber als Leitstruktur zur Entwicklung von etwas weniger toxischen Organoquecksilber-Diuretika. Ein wesentlicher Fortschritt war die ebenfalls zufällige Entdeckung der milden diuretischen Wirkung der zur antibakteriellen Therapie entwickelten Sulfonamide. Kurz nach Einführung von **Sulfanilamid** beobachtete man 1940 bei dessen klinischer Erprobung eine Azidose, die auf eine Hemmung der **Carboanhydrase** zurückgeführt werden konnte. Auf Basis der Sulfonamidgruppe folgten weitere Klassen von Diuretika wie **Thiazide** und **Schleifendiuretika** (o Abb. 9.31).

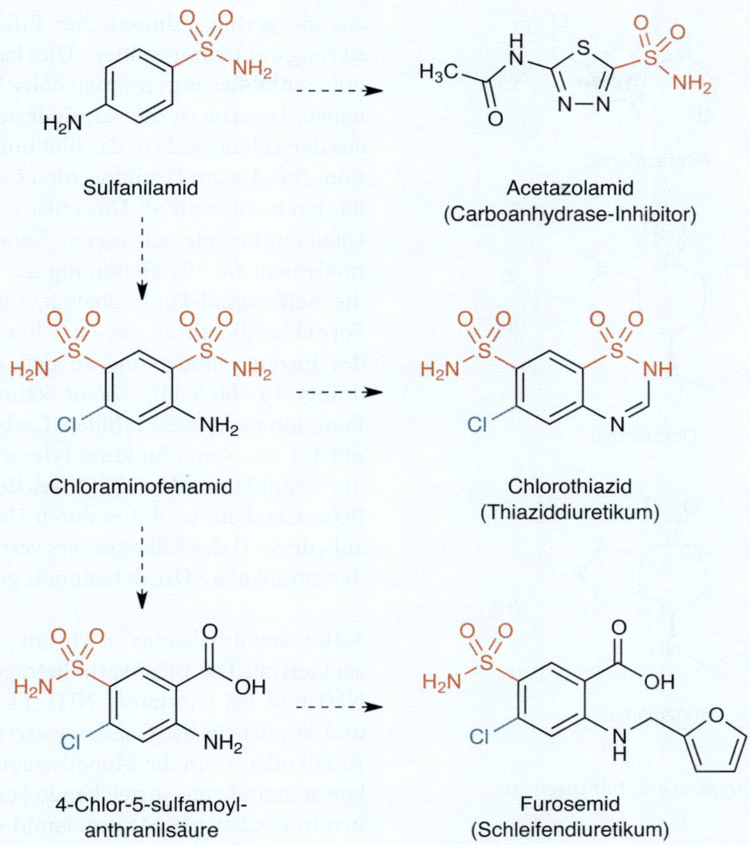

Abb. 9.31 Entwicklung der Sulfonamid-Diuretika

9.2.1 Carboanhydrase-Inhibitoren zur Glaukomtherapie

Design und Entwicklung. Systematische Untersuchungen an Sulfonamiden identifizierten eine unsubstituierte Sulfonamidgruppe als charakteristisches Strukturelement für eine ausgeprägte Hemmwirkung auf die Carboanhydrase. Besonders wirksam erwiesen sich schwefelhaltige Heterozyklen. Das 1950 als erstes Sulfonamid-Diuretikum eingeführte **Acetazolamid** ist der Prototyp der **Carboanhydrase-Inhibitoren** (Abb. 9.32) und greift im proximalen Tubulus an – Abb. 9.29, Angriffsort (1). Acetazolamid wird heute nicht mehr als Diuretikum eingesetzt, sondern nur noch zur systemischen **Glaukombehandlung**. Weiterentwicklungen zur topischen Applikation am Auge bei Glaukom sind **Dorzolamid** und **Brinzolamid**. Diese enthalten eine protonierbare Aminogruppe und können als wasserlösliche Salze eingesetzt werden. Gleichzeitig sind die Strukturen lipophil genug, um in die Cornea zu penetrieren.

Carboanhydrase-Inhibitoren kommen außerdem bei speziellen Formen der Epilepsie zum Einsatz (▸ Kap. 7.13.7).

Physiologische Grundlagen. Die Carboanhydrase ist in den proximalen Tubuluszellen der Niere lokalisiert und katalysiert die Gleichgewichtseinstellung für die Hydratisierung von CO_2 sowie Dehydratisierung von Kohlensäure, die wiederum dissoziiert (Gleichung 9.1). Die so gebildeten HCO_3^--Ionen verlassen die Tubuluszelle durch einen Na^+/HCO_3^--Symport ins Insterstitium. Die Protonen gelangen dagegen aus der Tubuluszelle mittels des Na^+/H^+-Antiporters (NHE3) in das Tubuluslumen, im Gegenzug werden aus dem Lumen Na^+-Ionen in die Zelle aufgenommen. Wiederum unter Katalyse einer Carboanhydrase in der luminalen Zellmembran reagieren die Protonen im Tubuluslumen mit HCO_3^- zu CO_2 und H_2O, wodurch die Rückresorption des Hydrogencarbonats ermöglicht wird. CO_2 diffundiert dann passiv wieder in die Tubuluszelle, wo es erneut durch die intrazelluläre Carboanhydrase zu Kohlensäure hydratisiert wird.

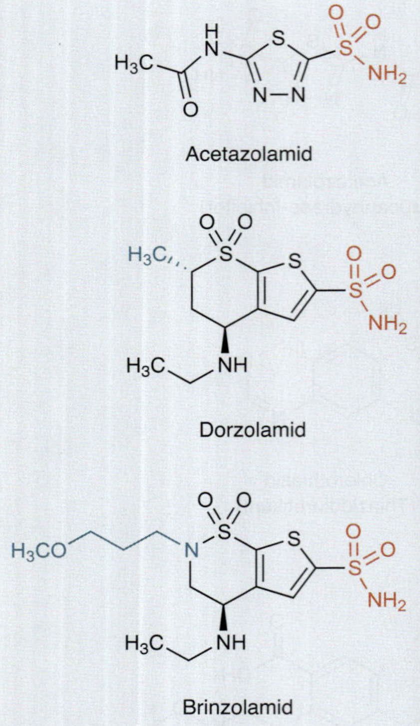

o Abb. 9.32 Carboanhydrase-Inhibitoren zur Glaukomtherapie

Gleichung 9.1

$$CO_2 + H_2O \rightleftharpoons H_2CO_3 \rightleftharpoons H^+ + HCO_3^-$$

Wirkungsmechanismus. Das Zn^{2+}-Ion im aktiven Zentrum der Carboanhydrase ist für die Katalyse essenziell. Es hat als Lewis-Säure die Aufgabe, den Aqua-Liganden zu polarisieren, der neben 3 Histidinresten in der katalytisch inaktiven Form des Enzyms die vierte Koordinationsstelle im tetraedrischen Komplex belegt (o Abb. 9.33). Dies erleichtert die Deprotonierung zum Hydroxido-Liganden durch einen benachbarten Histidin-Imidazolstickstoff (**1**). Der so gebildete Zink-Hydroxido-Komplex ist die aktive Form des Enzyms und kann nun durch nukleophilen Angriff am CO_2-Kohlenstoff die Hydratisierung einleiten (**2**) und den Hydrogencarbonato-Zink-Komplex bilden (**3**). Durch Austausch gegen ein Wassermolekül wird das HCO_3^--Ion freigesetzt und das Enzym wieder in den katalytisch inaktiven Zink-Aqua-Komplex überführt (**4**).

Wird die Carboanhydrase in der Tubuluszelle gehemmt, werden weniger Protonen zum Austausch gegen Na^+-Ionen aus dem Tubuluslumen zur Verfügung gestellt. Wegen des verminderten Na^+/H^+-Austausches auf der luminalen Seite erscheinen im Urin vermehrt HCO_3^-- und Na^+-Ionen und damit zugleich Wasser, woraus ein geringer diuretischer Effekt und eine Alkalisierung des Urins resultiert. Dies kann insbesondere bei höherer Dosierung eine metabolische Azidose zur Folge haben. Ursache ist die verminderte Abgabe von HCO_3^- aus der Tubuluszelle in das Blut und die Protonenretention. Aus diesem Grund werden Carboanhydrase-Inhibitoren nicht mehr als Diuretika, sondern nur noch zur Glaukomtherapie eingesetzt. Verantwortliches Strukturelement für die Hemmung der Carboanhydrase ist die Sulfonamid-Funktionalität, die in deprotonierter Form koordinativ an das Zn^{2+}-Ion im aktiven Zentrum des Enzyms bindet und so den Aqua-Liganden verdrängt (o Abb. 9.34). Damit kann das Enzym seine Funktion nicht mehr erfüllen. Carboanhydrase ist nicht nur für die Nierenfunktion relevant, sondern auch für die Produktion des HCO_3^--reichen Kammerwassers. Beim Glaukom wird dies durch Hemmung der Carboanhydrase-II des Ziliarkörpers verhindert und dadurch der intraokulare Druck temporär gesenkt.

Acetazolamid (Glaupax®), Ph. Eur., ist ein 1,3,4-Thiadiazolderivat. Die pK_S-Werte betragen 7,2 (Sulfonamid-NH) und 8,8 (Acetamid-NH). Es wird oral appliziert und kurzfristig bei Glaukom verwendet, beim akuten Anfall oder wenn die Monotherapie mit anderen Glaukommitteln keine ausreichende Senkung des Augeninnendrucks bewirkt. Acetazolamid wird fast vollständig in unveränderter Form über die Niere eliminiert. Die Halbwertszeit beträgt 4 h. Da in den Tubuli der Nieren auch die Rückresorption von K^+-Ionen gehemmt wird, können durch den K^+-Verlust Nebenwirkungen wie Parästhesien (Kribbeln, Taubheitsgefühl) oder Wadenkrämpfe auftreten.

Dorzolamid (Trusopt®), Ph. Eur., besitzt einen Thienothiopyran-Grundkörper und liegt als Hydrochlorid vor. Design und Entwicklung der Substanz basieren auf Computer-gestützten Methoden. Dorzolamid ist ein effektiver Carboanhydrase-Inhibitor und kann gegenüber Acetazolamid aufgrund seiner höheren Lipophilie gut ins Auge penetrieren. Dorzolamid verfügt über eine sekundäre Aminogruppe (pK_S = 6,4) und eine NH-acide Sulfonamidgruppe (pK_S = 8,5). Von daher liegt es unter physiologischen Bedingungen weitgehend ungeladen vor und weist entsprechend ein Löslichkeitsminimum auf. Die Substituenten an den 4*S*- und 6*S*-konfigurierten Chiralitätszentren des Thiopyranrings sind *trans*-ständig angeordnet. In saurer Lösung ist die Substanz stabil, in neutraler und alkalischer Lösung epimerisiert sie zum 4*R*,6*S*-konfigurierten *cis*-Diastereomer. Dorzolamidhydrochlorid-Augentropfen werden daher auf pH 5,7 eingestellt.

Brinzolamid (Azopt®) ist eine Analogsubstanz zu Dorzolamid. Durch den bioisosteren Austausch von C-6 gegen Stickstoff und der damit verbundenen Änderung

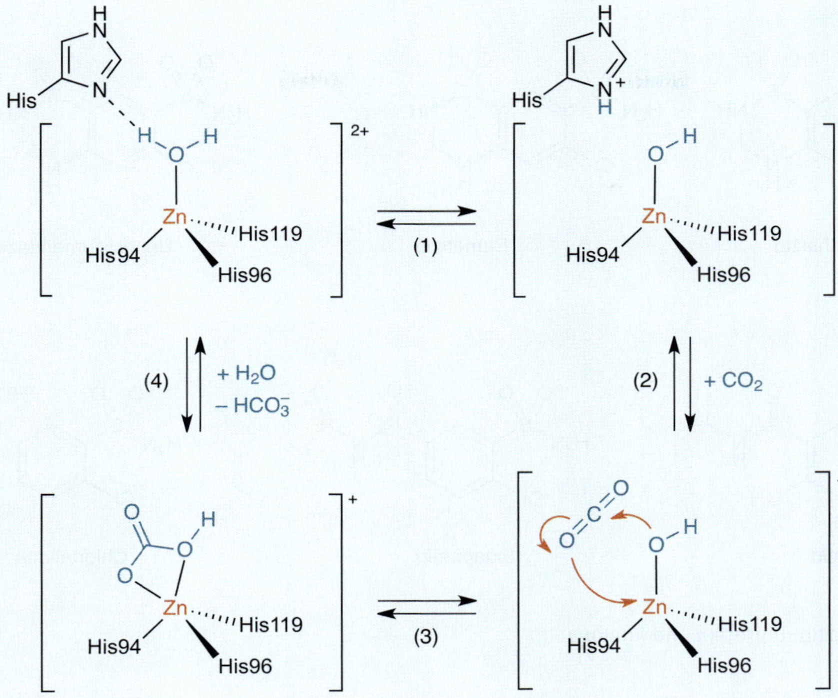

Abb. 9.33 Mechanismus der Carboanhydrase-Reaktion

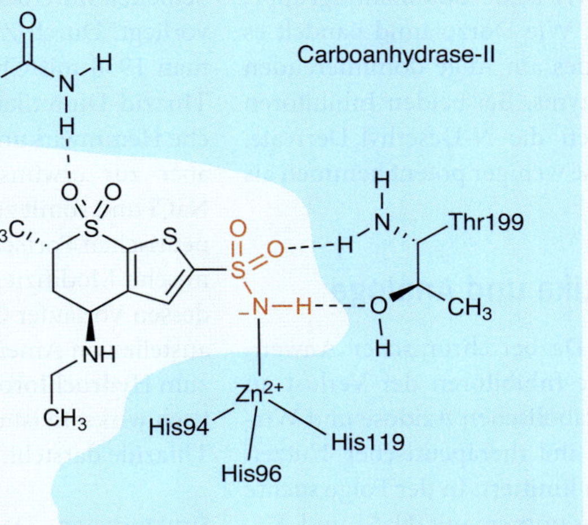

Abb. 9.34 Hemmung der Carboanhydrase-II durch koordinative Bindung des Sulfonamid-Inhibitors im aktiven Zentrum. Das Zn^{2+}-Ion im tetraedrischen Komplex koordiniert anstelle eines Wassermoleküls den Sulfonamid-Stickstoff des deprotonierten Dorzolamids, die weiteren 3 Liganden sind die Imidazolringe entsprechender Histidinreste. Der Komplex wird zusätzlich durch H-Brückenbindungen zu einem Threoninrest stabilisiert.

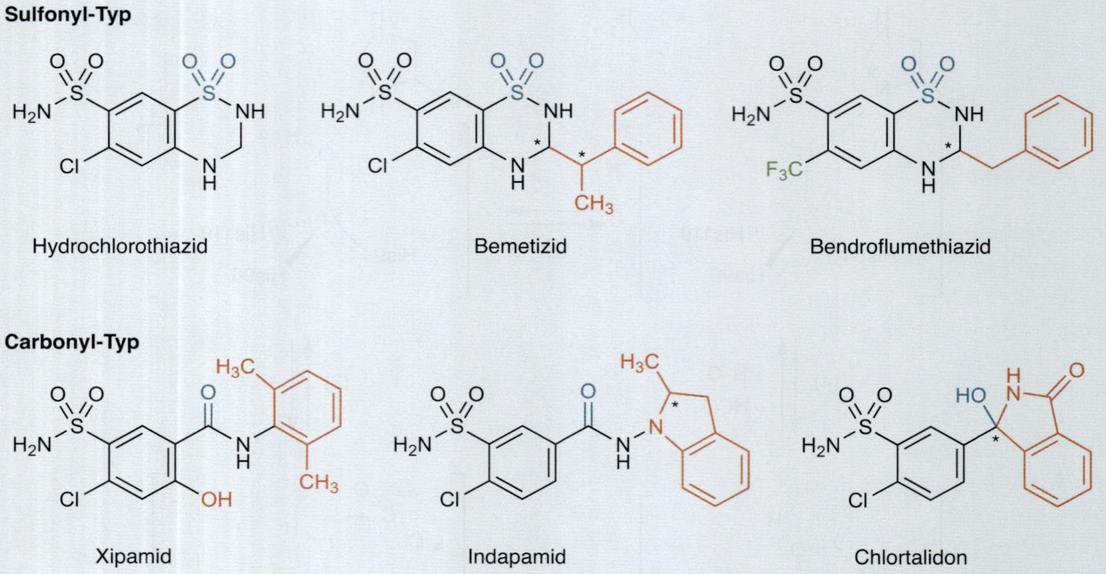

Abb. 9.35 Thiazid-Diuretika und Analoga

der Prioritätenfolge nach der Cahn-Ingold-Prelog-Nomenklatur liegt die Substanz aus formellen Gründen gegenüber Dorzolamid 4*R*-konfiguriert vor. Das Molekül besitzt schwach basische (sekundäre Aminogruppe, pK_S = 5,9) und saure (NH-acide Sulfonamidgruppe, pK_S = 8,5) Eigenschaften. Wie Dorzolamid handelt es sich um einen Inhibitor des am Auge dominierenden Carboanhydrase-II-Isoenzyms. Bei beiden Inhibitoren sind die Hauptmetaboliten die *N*-Desethyl-Derivate, welche die Carboanhydrase weniger potent hemmen als die Wirkstoffe selbst.

9.2.2 Thiazid-Diuretika und Analoga

Design und Entwicklung. Da bei chronischer Anwendung der Carboanhydrase-Inhibitoren der Verlust an HCO_3^--Ionen zu einer metabolischen Azidose und Wirkungsabnahme führt, ist ihr therapeutischer Nutzen beim Einsatz als Diuretika limitiert. In der Folge suchte man Sulfonamide, die zusammen mit Na^+- und K^+-Ionen nicht nur HCO_3^-, sondern überwiegend Cl^- ausscheiden und somit keine Azidose hervorrufen. Dies forcierte die Synthese von Derivaten, welche die pharmakophore Sulfonamidgruppe 2-fach aufweisen. Ein wichtiger Schritt war zudem das Einführen eines elektronegativen Substituenten (Cl oder CF_3) in *ortho*-Position zur Sulfonamidgruppe. Die neu synthetisierten Substanzen lieferten zudem Hinweise für das Vorliegen weiterer Targets im Nephron, die als Angriffsorte neuer Diuretika für eine therapeutische Intervention genutzt werden könnten. Schlüsselverbindung für die weitere Wirkstoffentwicklung war **Chloraminofenamid** (Abb. 9.31), dessen wesentliches Substitutionsmuster in den meisten Thiaziden (Abb. 9.35) und auch in Schleifendiuretika vom Furosemid-Typ (Abb. 9.43) vorliegt. Durch Zyklisierung mit Ameisensäure erhielt man 1958 mit **Chlorothiazid** den ersten Vertreter der Thiazid-Diuretika. Diese üben zwar noch eine schwache Hemmwirkung auf die Carboanhydrase auf, führen aber zur erwünschten, massiven Ausscheidung von NaCl und somit zur Diurese. Einen wesentlichen therapeutischen Fortschritt erzielte man durch einfache chemische Modifizierung von Chlorothiazid, indem man dessen Vorläufer Chloraminofenamid mit Formaldehyd anstelle von Ameisensäure zyklisierte. So gelangte man zum **Hydrochlorothiazid**, das 15–20-fach stärker diuretisch wirksam ist und den dominierenden Vertreter der Thiazide darstellt.

Strukturtypen. Der Begriff Thiazide ist keine Bezeichnung für ein heterozyklisches System, sondern die Kurzbezeichnung für 2*H*-1,2,4-Benzo**thia**diazin-1,1-di**oxide**. Die Thiazide im engeren Sinn werden ausschließlich durch den **Sulfonyl-Typ** repräsentiert, analoge Substanzen gehören zum **Carbonyl-Typ** (Abb. 9.36). Zum Sulfonyl-Typ zählt man die Thiazid-Diuretika mit der charakteristischen, in der Regel bizyklischen Benzothiadiazin-Struktur. Da diese Substanzen 2 *meta*-ständige Sulfonamidgruppen aufweisen, spricht man auch von Disulfonamiden. Ein typischer Vertreter ist das bereits genannte Hydrochlorothiazid. Ersetzt man die in den Ring inkorporierte Sulfonyl-Gruppe bioisoster gegen eine Carbonylgruppe, gelangt man zum Carbonyl-Typ. Im Prinzip ist hier die zyklisierte Sulfonamidgruppe gegen eine Carbonsäureamid-Gruppe ausgetauscht. Im Gegensatz zum Sulfonyl-Typ liegen die typischen Vertreter wie Xipamid aber offenkettig vor.

Eigenschaften. Aufgrund der elektronenziehenden Effekte der beiden Sulfonyl-Gruppen sind die Thiazide NH-acide Verbindungen. Auch das N-4-Proton ist von diesen Effekten über das Phenylogie-Prinzip betroffen. Die Thiazid-Diuretika sind nur wenig wasserlöslich und in alkalischer Lösung instabil, weisen amphotere Eigenschaften auf, und zum Teil überlappen sich auch die pK_S-Werte. Von daher schwanken die Angaben zu den Aciditätskonstanten erheblich. Es werden nur 2 Dissoziationsstufen angegeben. NMR- und UV-spektroskopische Untersuchungen an Thiazid-Diuretika gaben Anhaltspunkte dafür, dass das Proton in Position 2 gegenüber dem Proton der exozyklischen Sulfonamidgruppe bevorzugt dissoziiert und damit die höhere Acidität aufweist. Die erste Dissoziationsstufe wird zudem durch den Substituenten in Position 3 stark beeinflusst, wohingegen die Werte für die zweite Dissoziationsstufe weniger stark variieren. Die pK_S-Werte (o Abb. 9.37) für Hydrochlorothiazid betragen 8,8 (N-2-H) und 10,4 (exozyklisches Sulfonamid-NH). Der pK_S-Wert für das N-4-Proton überlappt wahrscheinlich mit dem für das N-2-Proton. Als Feststoff ist Hydrochlorothiazid stabil. Unter Einfluss von Luftfeuchtigkeit und in wässriger Lösung hingegen hydrolysiert die zyklische Aminalstruktur. In Umkehrung zur Synthese entstehen dabei Chloraminofenamid und Formaldehyd.

Thiazide wie Hydrochlorothiazid besitzen wie andere Diuretika **fotosensibilisierende Eigenschaften**, die im Zusammenhang mit **fototoxischen Eigenschaften** stehen. So besteht ein erhöhtes Risiko für weißen Hautkrebs (▸ Kap. 3.4.3).

Wirkungsmechanismus. Na^+- und Cl^--Ionen gelangen über einen Kotransporter aus dem Tubuluslumen in die Tubuluszelle. Dieser luminale Na^+/Cl^--Symporter (NCC, SLC12A3) gehört zur Superfamilie der Solute-Carrier-Proteine. Treibende Kraft des Transports ist die Na^+/K^+-ATPase an der blutseitigen Membran, die Na^+-Ionen aus der Zelle ausschleust und K^+-Ionen gegen einen Konzentrationsgradienten in die Zelle hineintransportiert. Die Cl^--Ionen verlassen die Zelle im Kotransport mit K^+. Thiazide und Analoga binden im frühdistalen Tubulus wahrscheinlich direkt an die Chlorid-Bindestelle des Na^+/Cl^--Kotransporters oder in unmittelbarer Nähe dazu und blockieren so den Rücktransport der Na^+- und Cl^--Ionen (o Abb. 9.38). Aufgrund des höheren Na^+-Angebots und des dadurch

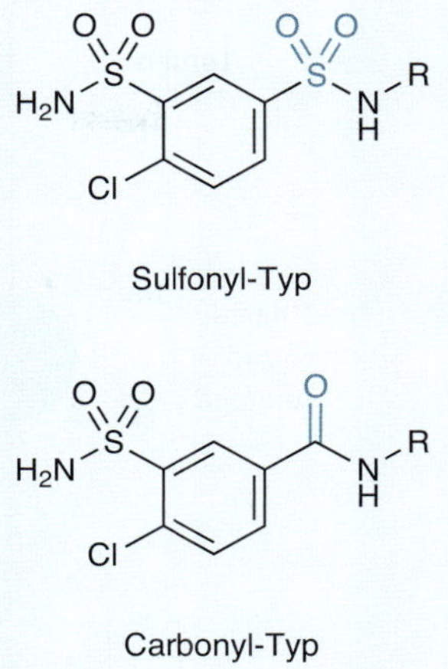

o **Abb. 9.36** Typen der Thiazid-Diuretika

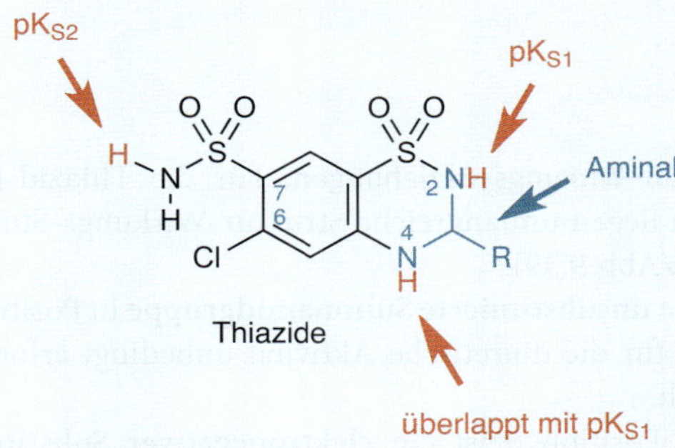

o **Abb. 9.37** Säure-Base-Eigenschaften der Thiazid-Diuretika

zunehmenden Harnvolumens nimmt im Tubuluslumen die K^+-Konzentration ab. K^+-Ionen werden aus dem Blut über die Tubuluszellen kompensatorisch nachgeführt, was zu einer Hypokaliämie führen kann. Die Rückresorption von Ca^{2+}-Ionen wird dagegen gefördert, sodass diese im Gegensatz zu den Schleifendiuretika vermindert ausgeschieden werden. Möglicherweise wird durch Senkung der intrazellulären Na^+-Konzentration der Ca^{2+}/Na^+-Austausch gesteigert, wodurch vermehrt Ca^{2+}-Ionen resorbiert werden.

Im Vergleich zu den Schleifendiuretika zählen die Thiazide zu den **Low-Ceiling-Diuretika**, d. h., die Wirkung lässt sich ab einem bestimmten Punkt durch Erhöhung der Dosis nicht mehr steigern. Die diuretische Wirkung ist schwächer und setzt langsamer ein, aufgrund der längeren Halbwertszeit hält die Wirkung jedoch länger an als die der Schleifendiuretika.

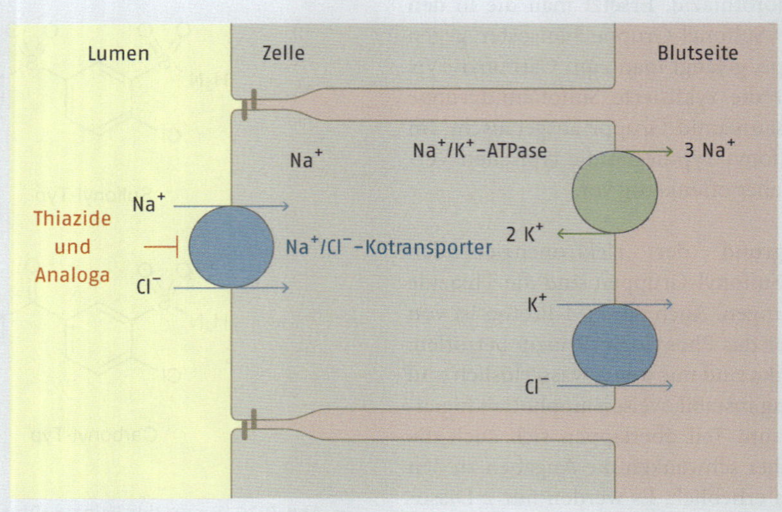

○ Abb. 9.38 Blockade des Na^+/Cl^--Symporters im frühdistalen Tubulus von der luminalen Seite durch Thiazide und Analoga

Struktur-Wirkungs-Beziehungen. Für die Thiazid-Diuretika liegen umfangreiche Struktur-Wirkungs-Studien vor (○ Abb. 9.39).

- Die **unsubstituierte Sulfonamidgruppe** in Position 7 ist für die diuretische Aktivität unbedingt erforderlich.
- In Position 6 ist ein **elektronegativer Substituent** essenziell. Chlor ist optimal und daher in den meisten Substanzen vertreten, toleriert werden aber auch Brom-, Nitro- oder Trifluormethylsubstituenten wie in Bendroflumethiazid.
- Die **zusätzliche Sulfonamidgruppe** in Position 1,2 verstärkt die diuretische Potenz und vermindert die Hemmwirkung gegenüber der Carboanhydrase. In der Regel ist sie Bestandteil des 1,2,4-Thiadiazinrings. Offenkettige Vertreter sind ebenfalls wirksam. Analoga erhält man durch bioisosteren Ersatz der 1-Sulfonyl- gegen eine Carbonyl-Funktion, die nicht zwangsläufig in eine Carbonsäureamid-Gruppe integriert sein muss.
- **Hydrierung** an Position 3,4 verstärkt die diuretische Wirksamkeit und verbessert die Resorption.
- Die Position 3 der Thiazide – dies entspricht dem Substituenten am Amid-Stickstoff bei den Analoga – hat große Bedeutung für Strukturmodifikationen. Die meisten Thiazide und Analoga unterscheiden sich daher lediglich durch das Substitutionsmuster in diesem Molekülbereich. Mit **lipophilen Substituenten** lässt sich die Wirksamkeit zusätzlich erhöhen. Die diuretische Potenz korreliert dabei gut mit der Zunahme der Lipophilie. Ein weiterer, klinisch mehr bedeutsamer Parameter ist die Wirkungsdauer der Thiazide, die ebenfalls über diese Position variiert werden kann. Einführen von **halogenhaltigen Substituenten** und solchen mit einer **terminalen Phenylgruppe** führt zu langer Wirkungsdauer, während das in 3-Position unsubstituierte Hydrochlorothiazid nur kurz wirkt.

Interaktionen. Anionisch vorliegende Diuretika wie Furosemid und einige Thiazid-Diuretika gelangen durch renale **organische Anionentransporter** (OAT1, vorwiegend Thiazide; OAT3, primär Schleifendiuretika) aus den Blutgefäßen in das Tubuluslumen. Wegen der ausgeprägten Proteinbindung der meisten Diuretika kommt dieser proximalen tubulären Sekretion keine zentrale Bedeutung zu. Werden die OATs durch Arzneistoffe inhibiert, beispielsweise durch nichtsteroidale Antiphlogistika, Penicilline oder Fluorchinolone, wird der diuretische Effekt zwangsläufig gemindert.

Biotransformation. Die meisten Thiazide wie Hydrochlorothiazid werden überwiegend in unveränderter Form renal ausgeschieden.

Synthetische Aspekte. Zur Synthese von **Hydrochlorothiazid** wird 3-Chloranilin mit überschüssiger Chlorsulfonsäure zum entsprechenden Disulfonylchlorid-Derivat sulfoniert und anschließend mit konzentriertem Ammoniak zum Chloraminofenamid umgesetzt. Die Kondensation mit Paraformaldehyd liefert Hydrochlorothiazid (○ Abb. 9.40).

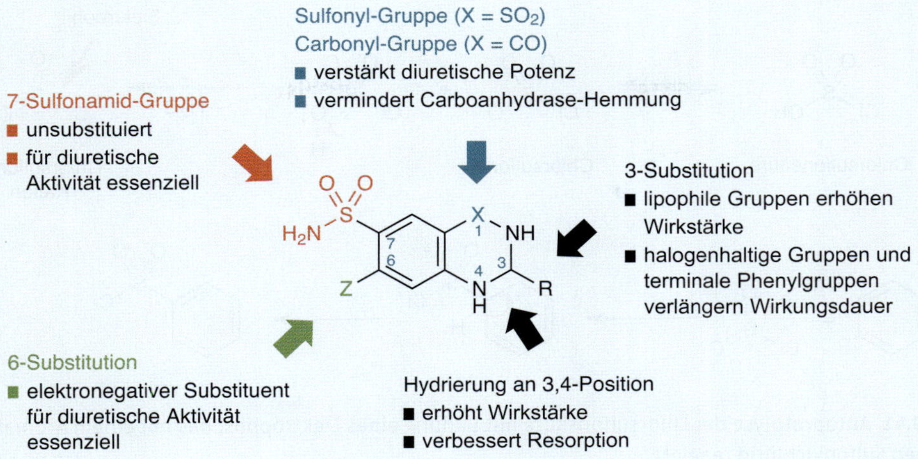

Abb. 9.39 Struktur-Wirkungs-Beziehungen für Thiazid-Diuretika und Analoga

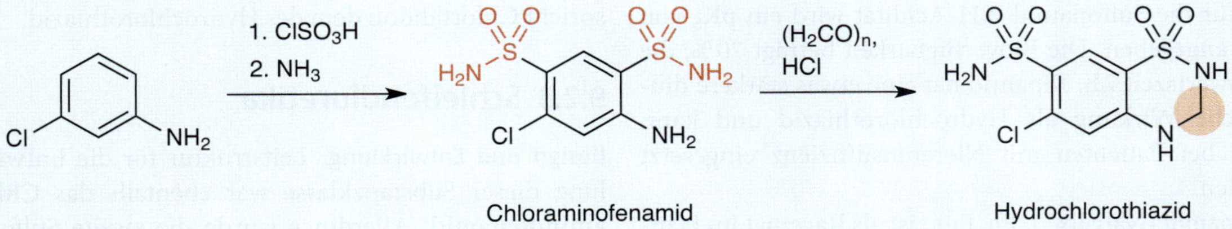

Abb. 9.40 Synthese von Hydrochlorothiazid

Chlorsulfonierung

Ein Standardverfahren in der pharmazeutischen Industrie ist das Einführen einer Sulfonylchlorid-Gruppe in einen Aromaten. Anschließend kann sie mit Ammoniak zu einer entsprechenden **Sulfonamidgruppe** umgesetzt werden, die in Wirkstoffen zahlreicher Indikationsklassen (Antiinfektiva, Antidiabetika, α_1-Antagonisten, Antiarrhythmika, Antiepileptika, Antipsychotika, COX-2-Inhibitoren, Diuretika, Glaukommittel, Kinase-Inhibitoren, Thrombin-Inhibitoren, Urikosurika) vertreten ist. Bei der **Chlorsulfonierung** setzt man einen Aromaten in einer elektrophilen Substitution mit Chlorsulfonsäure (Chloroschwefelsäure) um. Dazu werden 2 Äquivalente Chlorsulfonsäure benötigt. Eingeleitet wird die Reaktion durch Autoprotolyse der Chlorsulfonsäure ($pK_S = -10$), wobei die protonierte Form unter Austritt von Wasser das Elektrophil bildet (Abb. 9.41). Die Reaktion des Chlorsulfuryl-Kations mit dem Aromaten folgt dem Mechanismus der elektrophilen aromatischen Substitution. Dabei wird 1 Äquivalent der eingesetzten Chlorsulfonsäure verbraucht, das zweite dient zum Abfangen des Reaktionswassers.

Hydrochlorothiazid (HCT Dexcel®), Ph. Eur., ist der Prototyp der Thiazid-Diuretika. Die Wirkungsdauer ist mit 6–12 h kurz. Die Bioverfügbarkeit liegt bei 70 %, die Plasmaproteinbindung bei 95 %. Die Plasmahalbwertszeit beträgt durchschnittlich 10 h.

Bemetizid (diucomb®, mit Triamteren) und **Bendroflumethiazid** (Tensoflux®, mit Amilorid), Ph. Eur., werden als Racemate eingesetzt. Sie sind aufgrund ihrer lipophilen 3-Substituenten mittellang wirkende Thiazide mit einer Wirkungsdauer von 12–24 h. Die Plasmahalbwertszeiten betragen 6 bzw. 3–4 h.

Xipamid (Xipamid-ratiopharm®) ist ein mittelang wirkender Vertreter des Carbonyl-Typs. Bedingt durch die elektronenziehenden Substituenten am Phenylring ist

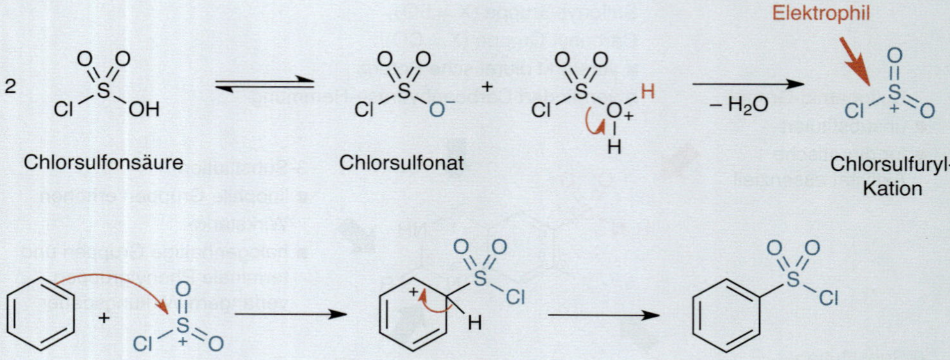

Abb. 9.41 Autoprotolyse der Chlorsulfonsäure mit Bildung eines Elektrophils, das mit einem Aromaten zum aromatischen Sulfonylchlorid reagiert

der pK_S-Wert für die Phenolgruppe mit 4,8 relativ niedrig, für die Sulfonamid-NH-Acidität wird ein pK_S von 10,0 angegeben. Die Bioverfügbarkeit beträgt 70 %, die Halbwertszeit 7 h. Xipamid hat eine etwas stärkere diuretische Wirkung als Hydrochlorothiazid und kann auch bei Patienten mit Niereninsuffizienz eingesetzt werden.

Indapamid (Natrilix®), Ph. Eur., ist als Racemat im Handel und ist ein lang wirkendes Diuretikum mit einer Wirkungsdauer von über 24 h. Es enthält einen lipophilen Methylindolinring und eine NH-acide Sulfonamidgruppe (pK_S = 8,8). Indapamid wird weitgehend metabolisiert. Beispielsweise wird es in *para*-Stellung zum Indolinstickstoff hydroxyliert und glucuronidiert, der Indolinring wird zum Indol oxidiert und die Amidgruppe hydrolysiert. Die Halbwertszeit beträgt 14–18 h.

Chlortalidon (Hygroton®), Ph. Eur., kann man als zyklische Halbaminal-Form eines ringoffenen Benzophenon-2-carbonsäureamid-Derivats auffassen (Abb. 9.42). Von daher ist die Substanz ebenfalls dem Carbonyl-Typ zuzuordnen. Im Gegensatz zu den freien Benzophenon-2-carbonsäuren liegen die Amide aber stets in zyklisierter Form als Isoindolinonderivat vor. Der pK_S-Wert beträgt 9,4. Chlortalidon ist chiral, wird aber als Racemat eingesetzt, da in wässriger Lösung die beiden Enantiomere leicht ineinander überführt werden können. Das Enantiomeren-Gleichgewicht stellt sich über ein sp^2-hybridisiertes Carbeniumion-Intermediat ein, das wiederum über die mesomere Iminium-Form resonanzstabilisiert ist. Die Resonanzstabilisierung erleichtert die Protonenabgabe unter Bildung eines achiralen Dehydratisierungsprodukts. Chlortalidon weist eine außergewöhnlich lange Wirkungsdauer von bis zu 72 h auf. Die Bioverfügbarkeit beträgt 90 %, die Halbwertszeit 47 h. In seinem natriuretischen Wirkprofil entspricht Chlortalidon dem des Hydrochlorothiazid.

9.2.3 Schleifendiuretika

Design und Entwicklung. Leitstruktur für die Entwicklung dieser Substanzklasse war ebenfalls das **Chloraminofenamid**. Allerdings wurde die zweite Sulfonamidgruppe gegen eine Carboxygruppe ausgetauscht. In die Seitenkette führte man einen Furfuryl-Rest ein und gelangte so zum **Furosemid** (Abb. 9.31), das sich im Vergleich mit den Thiazid-Diuretika als wesentlich wirksamer erwies. Die Substanz kam 1964 auf den Markt und ist auch heute noch der prominenteste Vertreter der **Schleifendiuretika** (Abb. 9.43). Völlig unerwartet fand man für Furosemid einen anderen Angriffsort und einen abweichenden Wirkungsmechanismus.

Struktur und Eigenschaften. Als Carbonsäuren sind Diuretika des Furosemid-Typs stärker sauer als Thiazid-Diuretika, deren Acidität allein von den Sulfonamidgruppen bestimmt wird. Mit einem pK_S von 3,8 für die Carboxygruppe besitzt Furosemid etwa die Säurestärke der Ameisensäure und liegt unter physiologischen Bedingungen als Anion vor, das für die Wirkung benötigt wird. Für die Deprotonierung der Sulfonamidgruppe beträgt der pK_S-Wert 7,5. Die relativ niedrigen pK_S-Werte der entsprechenden Funktionalitäten lassen sich durch die elektronenziehenden Gruppen am Aromaten erklären.

Furosemid ist fotochemisch instabil und verfärbt sich unter Lichteinwirkung. Fotolyseprodukte sind ein Anthranilsäure-Derivat und Lävulinsäure, die aus dem intermediär gebildeten Furfurylalkohol entsteht

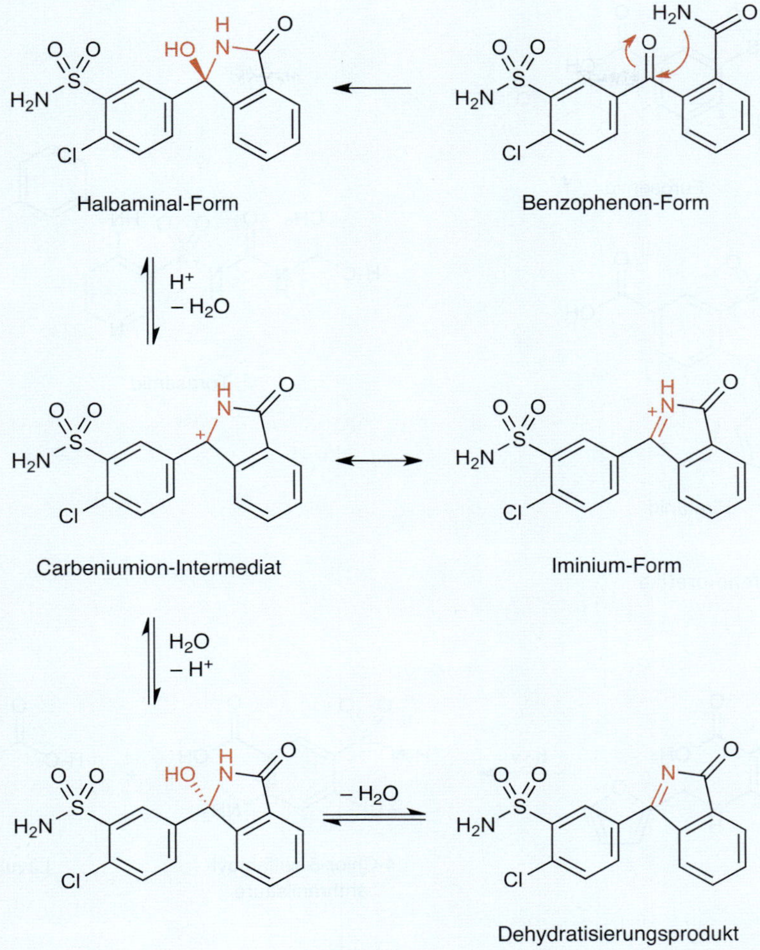

Abb. 9.42 Mechanismus der Racemisierung von Chlortalidon in wässriger Lösung

(Abb. 9.44). Daneben werden enthalogenierte Produkte gebildet.

Wirkungsmechanismus. Während Thiazid-Diuretika zu den Low-Ceiling-Diuretika gehören, bezeichnet man Schleifendiuretika als **High-Ceiling-Diuretika**. Dies bedeutet, dass man über einen weiten Dosisbereich durch Dosiserhöhung das Ausmaß der Diurese steigern kann. Allgemein sind Schleifendiuretika durch eine kurze Wirkungsdauer, aber hohe Wirkungsintensität gekennzeichnet. Neben den Vertretern vom **Furosemid-Typ** besitzt lediglich **Torasemid** therapeutische Bedeutung, obwohl auch andere Strukturen mit vergleichbarer Wirkung bekannt sind. Schleifendiuretika blockieren den $Na^+/K^+/2Cl^-$-Kotransporter (NKCC2, SLC12A1), der zur Superfamilie der Solute-Carrier-Proteine gehört, im aufsteigenden dicken Teil der Henle-Schleife und verhindern damit die Rückresorption dieser Ionen (Abb. 9.45). Wesentliche strukturelle Voraussetzung ist die Deprotonierbarkeit der Moleküle zu den entsprechenden Anionen, die von der Lumenseite mit hoher Affinität an eine Chlorid-Bindestelle binden. Schleifendiuretika ermöglichen den stärksten diuretischen Effekt. Neben Na^+, Cl^- und K^+ verringert sich auch die Rückresorption von Ca^{2+} und Mg^{2+}, die ebenfalls vermehrt ausgeschieden werden.

Struktur-Wirkungs-Beziehungen. Für die vom Furosemid abgeleiteten Diuretika (Furosemid-Typ) gelten andere strukturelle Voraussetzungen als für Thiazide.

- Der Substituent in Position 1 muss saure Eigenschaften aufweisen. Die Carboxygruppe sorgt für optimale diuretische Aktivität, kann aber zum Beispiel bioisoster durch Tetrazol ausgetauscht werden.

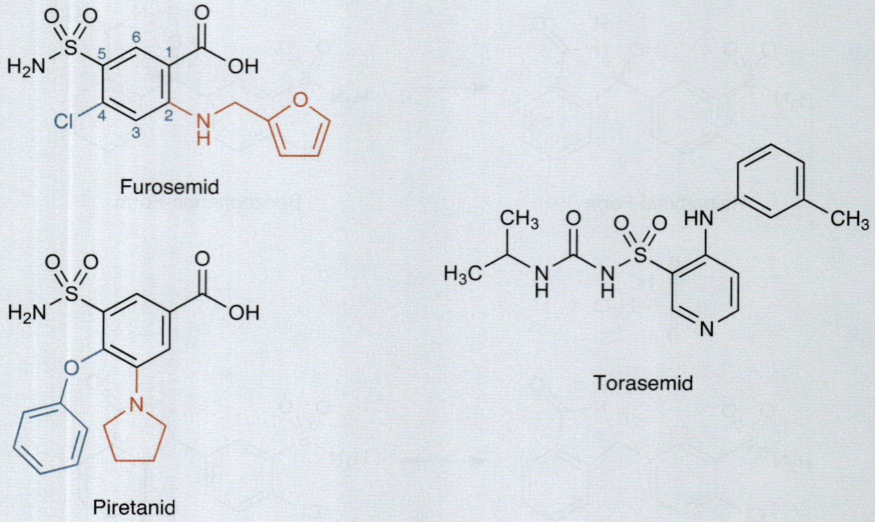

Abb. 9.43 Schleifendiuretika

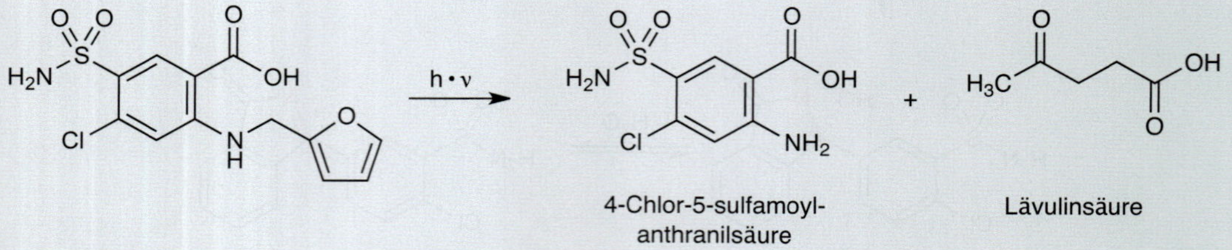

Abb. 9.44 Fotochemische Zersetzung von Furosemid

- Die Sulfonamidgruppe in Position 5 ist für die Wirkung als High-Ceiling-Diuretikum essenziell.
- In der 4-Position kann als „aktivierende" Gruppe – wie bei den Thiaziden – Chlor oder Trifluormethyl stehen. Ein Phenoxy-Substituent wie bei Piretanid, aber auch Alkoxy-, Anilin- oder Benzyl-Substituenten erhöhen die diuretische Potenz, während diese Gruppen bei den Thiaziden die Wirksamkeit abschwächen.
- Die substituierte Aminogruppe kann anstelle der *ortho-* auch in der *meta*-Position zur Carboxygruppe angeordnet sein, wie bei Piretanid. Im Falle der *ortho*-Ständigkeit ist das Substitutionsmuster an der Aminogruppe stark limitiert. Derivate mit maximaler Wirkungsstärke erhält man lediglich für Furfuryl-, Benzyl- oder Thenyl-Substituenten.

Biotransformation. Der Hauptmetabolisierungsweg des Furosemids besteht in der Veresterung der Carboxy-Gruppe zum Glucuronid. Die Substanz wird zur Hälfte in unveränderter Form renal ausgeschieden.

Synthetische Aspekte. Durch Chlorierung von Toluen in Gegenwart einer Lewis-Säure und anschließende Oxidation der Methylgruppe mit Kaliumpermanganat erhält man 2,4-Dichlorbenzoesäure (Abb. 9.46). Diese reagiert in einer elektrophilen Substitution am Aromaten mit überschüssiger Chlorsulfonsäure zum 5-Sulfonylchlorid-Derivat. Da die elektronenziehenden Funktionalitäten am Aromaten eine nukleophile Substitution der Chlorsubstituenten ermöglichen, hat die anschließende Umsetzung mit konzentriertem Ammoniak zum gewünschten Sulfonamid-Derivat unter Eiskühlung zu erfolgen, um dies zu vermeiden. Aufgrund der *ortho-* und *para*-ständigen Elektronenakzeptorgruppen lässt sich der 2-Chlorsubstituent durch überschüssiges Furfurylamin nukleophil substituieren. Die sterische Hinderung durch die Sulfonamidgruppe bedingt die Regio-

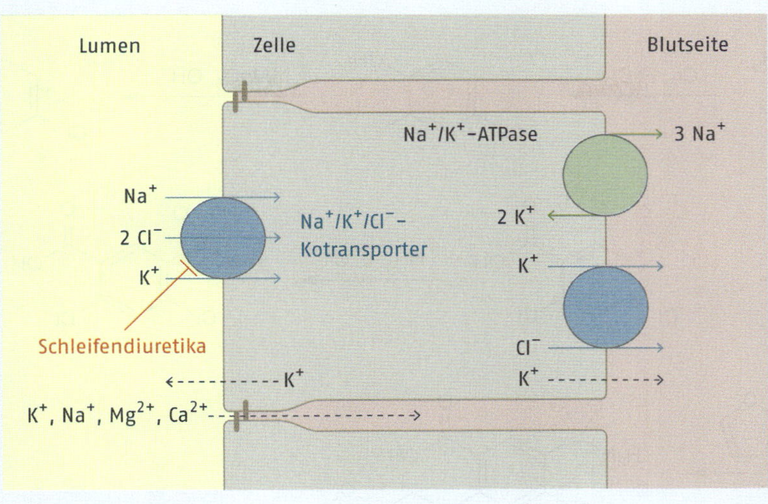

○ Abb. 9.45 Blockade des $Na^+/K^+/2Cl^-$-Kotransporters im aufsteigenden dicken Teil der Henle-Schleife durch Schleifendiuretika

selektivität dieser Reaktion. Neben dem Hauptprodukt Furosemid können durch nukleophile Substitution des 4-Chlorsubstituenten Nebenprodukte auftreten. Diese werden nach Ph. Eur. mit einem HPLC-Verfahren quantifiziert.

Furosemid (Lasix®), Ph. Eur., ist der Prototyp der Schleifendiuretika. Die Bioverfügbarkeit nach oraler Applikation ist variabel und liegt bei 50–70 %, die Halbwertszeit beträgt 0,5–2 h.

Piretanid (Arelix®), Ph. Eur., ist ein Furosemid-Analogon, bei dem das 4-Chloratom gegen eine Phenoxygruppe ausgetauscht und der sekundäre Aminosubstituent von der *ortho-* in die *meta-*Position verschoben ist. Insgesamt erhöht dies die Wirkstärke. Piretanid weist 3 Dissoziationsstufen auf, die pK_S-Werte betragen 1,5 (protonierter Pyrrolidiniumring), 3,9 (Carboxygruppe) und 10,0 (Sulfonamid-NH). Die orale Bioverfügbarkeit beträgt 90 %, die Halbwertszeit 1–1,5 h. Der Pyrrolidinring wird oxidativ zum 4-Aminobutanol-Metaboliten geöffnet, zudem erfolgt Ringhydroxylierung im Pyrrolidin- und Phenoxysubstituenten sowie anschließende Konjugation. Piretanid wird zu 40–70 % unverändert renal ausgeschieden.

Torasemid (Unat®), Ph. Eur., besitzt eine Sulfonylharnstoffgruppe, welche die Sulfonamid-Teilstruktur beinhaltet. Dieses Strukturelement ist für die Wirkung essenziell und kann nicht durch eine Sulfonsäure- oder Carbonsäuregruppe ersetzt werden. Mit einem pK_S-Wert von 7,1 liegt die Acidität der von den Sulfonyl- und Carbonyl-Funktionen flankierten NH-Gruppe zwischen den Säurestärken der Carbonsäure- und Sulfonamid-Derivaten. Gleichzeitig ist durch den Pyridin-Stickstoff (pK_S = 6,4) ein basisches Zentrum vorhanden, sodass Torasemid als Zwitterion vorliegt. Vorläufer der Substanz war das Schleifendiuretikum **Triflocin** (○ Abb. 9.47), das man in einer Studie zur antiphlogistischen Wirksamkeit von **Flufenaminsäure**-Derivaten entdeckte. Substanzen mit einer Nicotinsäure-Partialstruktur zeigten dabei eine unerwartete diuretische Aktivität. Bei der Biotransformation wird die aromatische Methylgruppe stufenweise zum Alkohol und zur Carbonsäure oxidiert, daneben erfolgt *para*-Hydroxylierung im Toluidin-System von Torasemid. Die Bioverfügbarkeit beträgt 80–90 %, die Halbwertszeit 3–4 h.

9.2.4 Kaliumsparende Diuretika

Der Verlust der K^+-Ionen mit dem Urin ist eine unerwünschte Arzneimittelwirkung, die unter der Therapie mit den oben genannten Klassen von Diuretika in mehr oder weniger starkem Ausmaß auftritt. Kaliumsparende Diuretika hemmen die Kaliumausscheidung, während die Natriurese nur schwach ausgeprägt ist. Der diuretische Effekt ist relativ schwach. Die therapeutische Bedeutung der kaliumsparenden Diuretika besteht daher vor allem in der Korrektur der Hypokaliämie, die bei der Behandlung mit Thiaziden und Schleifendiuretika auftreten kann. Die beiden einzigen Vertreter dieser Klasse sind die zyklischen Amidine **Triamteren** und **Amilorid** (○ Abb. 9.48), die zur Kompensation der Kaliurese überwiegend in fixer Kombination mit Hydrochlorothiazid eingesetzt werden.

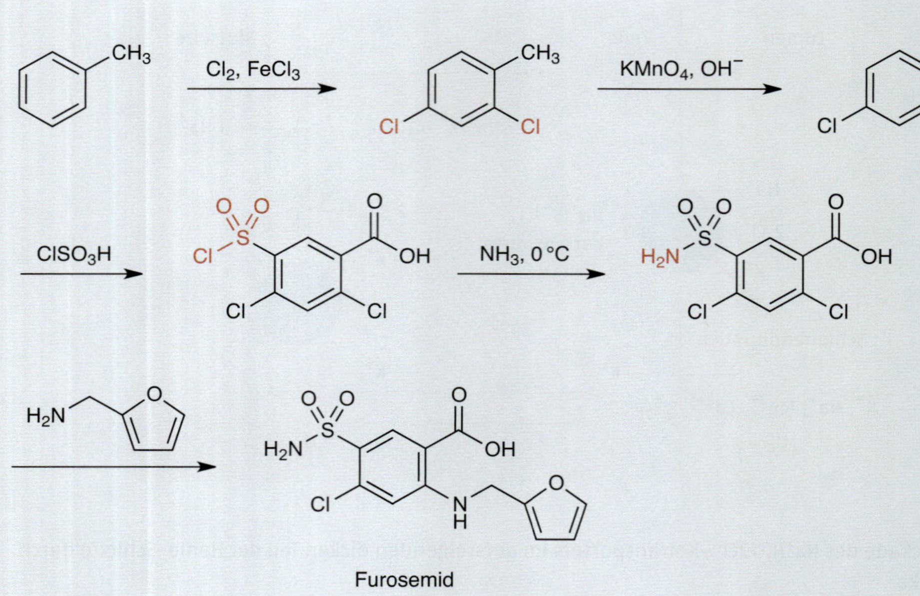

Abb. 9.46 Synthese von Furosemid

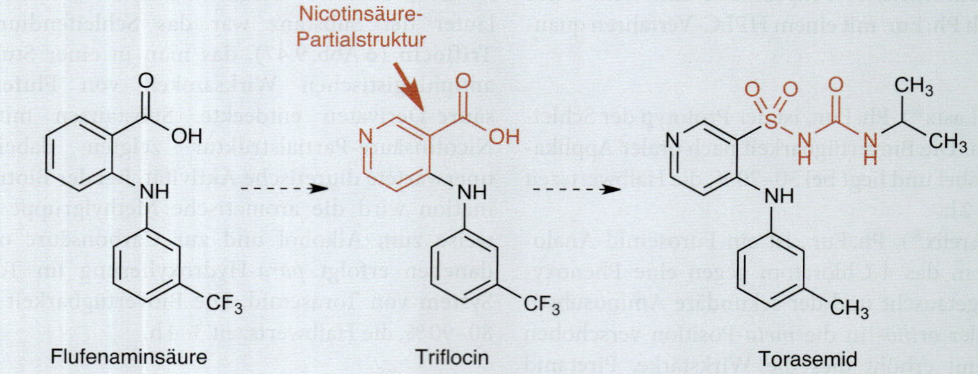

Abb. 9.47 Entwicklung des Schleifendiuretikums Torasemid

Design und Entwicklung. Die strukturelle Ähnlichkeit von **Triamteren** zur Folsäure überrascht nicht, da die Substanz aus einem Abbauprodukt der Folsäure entwickelt wurde, das im Screening diuretische Wirkung zeigte. Mit Aminogruppen in 2-, 4- und 7-Position gelangte man zum optimalen Substitutionsmuster. In Position 6 führten andere Substituenten als der Phenylring zum Wirkungsabfall. **Amilorid** ist ein offenkettiges Analogon und wie Triamteren ein zyklisches Amidinderivat. Es entstand ebenfalls durch Strukturoptimierung eines Folsäurederivates aus einem Screening-Verfahren für kaliumsparende Diuretika. Optimale diuretische Wirksamkeit für Pyrazinoyl-Guanidine erhielt man mit einem Chlorsubstituenten in 6-Position und jeweils freien Aminogruppen in den Positionen 3 und 5. Die Guanidin-N-Atome dürfen nicht mehrfach mit Alkylgruppen substituiert werden.

Wirkungsmechanismus. Triamteren und Amilorid binden an den Aldosteron-abhängigen epithelialen Na^+-Kanal in der luminalen Membran (Abb. 9.49). Treibende Kraft für den Na^+-Ionenstrom ist auch hier die Na^+/K^+-ATPase an der blutseitigen Membran. Je mehr Na^+-Ionen in die Zelle einströmen, umso mehr

K^+-Ionen strömen kompensatorisch aus der Zelle ins Lumen. Durch Blockade des Na^+-Ionenstroms im spätdistalen Tubulus und im Sammelrohr kommt die Sekretion der K^+-Ionen zum Stillstand.

Triamteren (Dytide® H, mit Hydrochlorothiazid), Ph. Eur., ist wie Folsäure ein Pteridinderivat, zeigt aber nur geringe Aktivität als Dihydrofolat-Reduktase-Inhibitor. Die 3 Aminogruppen des Triamterens liegen in Verbindung mit dem Pteridin-System als Amidin- und Guanidin-Partialstrukturen vor. Dennoch ist die Substanz in Wasser praktisch unlöslich, da die polaren Gruppen kaum mit Wassermolekülen, sondern bevorzugt mit den heterozyklischen N-Atomen als Akzeptoren intra- und intermolekulare H-Brückenbindungen bilden und so zur Assoziatbildung führen. Dies zeigt sich auch an dem hohen Schmelzpunkt von 316 °C. Erst nach Protonierung im sauren pH-Bereich ist Triamteren löslich (pK_S-Wert = 6,2). Für die konjugierte Säure lassen sich mehrere tautomere Strukturen formulieren, die an den basischen Amidin-N-Atomen im heterozyklischen Molekülbereich (N-1, N-3 oder N-8) protoniert und in diesen Formen jeweils mesomeriestabilisiert sind. ○ Abb. 9.50 zeigt die mesomeren Grenzstrukturen der N-1-protonierten Form. Die Bioverfügbarkeit von Triamteren beträgt nur 50 %. Es unterliegt nämlich einem ausgeprägten First-Pass-Effekt. In der Leber wird es am Phenylring zum 4-Hydroxytriamteren hydroxyliert und anschließend in dieser Position zum Phase-II-Metaboliten sulfatiert. Dieser ist ebenfalls diuretisch wirksam und kann u. a. über das organische Anion-Transport-System in die Niere gelangen. Die Ausscheidung des Sulfats erfolgt renal. Die Halbwertszeit von Triamteren liegt bei 4–6 h.

Amilorid (Tensoflux®, mit Bendroflumethiazid), Ph. Eur., ist als Hydrochlorid-Dihydrat monographiert. Es ist ein Pyrazinderivat, kann aufgrund des Substitutionsmusters auch als bioisosteres Pteridinderivat aufgefasst werden, in dem der Pyrimidinring zwischen N-1 und C-2 geöffnet wurde. Die Guanidin-Teilstruktur der Seitenkette liegt als Salz in der Acylamino-Form vor (○ Abb. 9.48), die freie Base dagegen als Acylimino-Tautomer. Wegen des elektronenziehenden Pyrazinoyl-Substituenten ist die Guanidin-Basizität herabgesetzt (pK_S = 8,7). Dennoch ist Amilorid stärker basisch als Triamteren und liegt bei physiologischem pH-Wert in stärkerem Umfang protoniert vor. Darauf wird die grö-

Triamteren

Amilorid

○ **Abb. 9.48** Kaliumsparende Diuretika

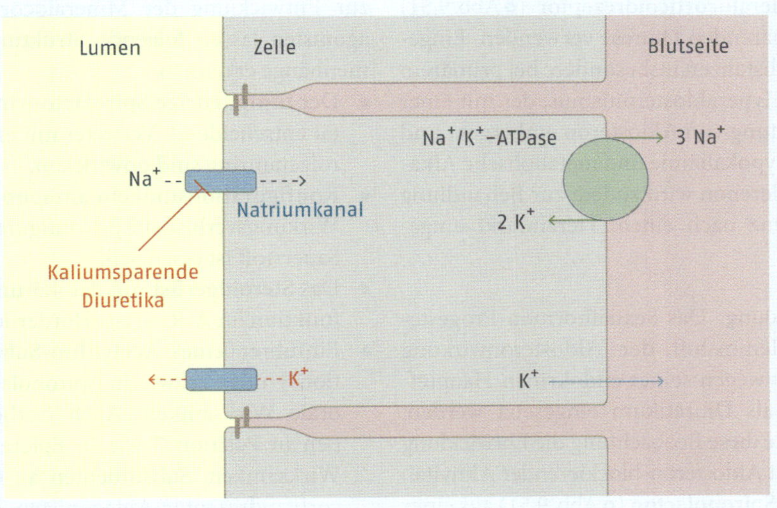

○ **Abb. 9.49** Blockade des epithelialen Na^+-Kanals durch kaliumsparende Diuretika

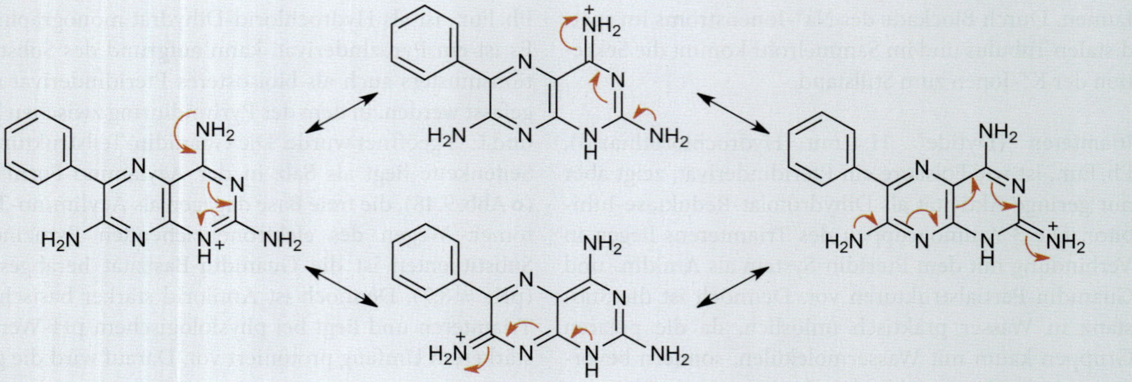

Abb. 9.50 Mesomeriestabilisiertes Triamteren-Kation (N-1-protonierte Form)

ßere In-vitro-Wirksamkeit zurückgeführt, da für die Bindung an negativ geladene Bereiche des epithelialen Na^+-Kanals das Kation vorliegen muss. Die Bioverfügbarkeit von Amilorid liegt aufgrund der Guanidin-Partialstruktur nur bei 50 %, die Halbwertszeit bei 18–20 h. Die Ausscheidung erfolgt unverändert zu gleichen Teilen über Urin und Fäzes.

9.2.5 Mineralocorticoidrezeptor-Antagonisten

Das natürliche Mineralocorticoid **Aldosteron** (Abb. 9.51, ▸Kap. 8.3.2) erhöht im Sammelrohr der Niere die Rückresorption von Na^+- und gleichzeitig die Ausscheidung von K^+-Ionen. Von daher lassen sich **Antagonisten am Mineralocorticoidrezeptor** (Abb. 9.51) ebenfalls zur K^+-sparenden Diurese verwenden. Eingesetzt werden die Substanzen insbesondere bei primärem oder sekundärem Hyperaldosteronismus, der mit einer erhöhten Ausschüttung von Aldosteron einhergeht und eine Hypertonie, Hypokaliämie und metabolische Alkalose hervorruft. Eplerenon wird zudem zur Behandlung von Herzinsuffizienz nach einem Herzinfarkt eingesetzt.

Design und Entwicklung. Das Sexualhormon Progesteron wurde als Hemmstoff der Aldosteronwirkung erkannt, kann aber wegen seiner endokrinen Haupteffekte nicht selbst als Diuretikum eingesetzt werden. Dennoch stimulierte diese Beobachtung die Entwicklung von Wirkstoffen mit Aldosteron-blockierender Aktivität. Bereits 1957 wurde **Spironolacton** (Abb. 9.51) aus einer Serie steroidaler Spirolactone entwickelt und fand in den 1960er Jahren Eingang in die Therapie. Eplerenon ist erst seit 2004 im Handel.

Wirkungsmechanismus. Mineralocorticoidrezeptor-Antagonisten binden kompetitiv an den zytoplasmatischen Mineralocorticoidrezeptor (MR) und verdrängen Aldosteron aus seiner Bindung. Infolge der Rezeptorinaktivierung blockieren sie die Biosynthese des Aldosteron-induzierten Proteins (AIP) und damit die Aktivierung luminaler Na^+-Kanäle und der Na^+/K^+-ATPase an der blutseitigen Membran (Abb. 9.52). Durch den verminderten Einstrom der Na^+-Ionen vermindert sich gleichzeitig die K^+-Ausscheidung. Aus dem Wirkungsmechanismus wird verständlich, dass die Wirkung – ein genomischer Effekt – nur langsam einsetzt und das Maximum erst nach 2–3 Tagen erreicht wird.

Struktur-Wirkungs-Beziehungen. Umfangreiche Studien zur Entwicklung der Mineralocorticoidrezeptor-Antagonisten lassen folgende Struktur-Wirkungs-Zusammenhänge erkennen.

- Der **fünfgliedrige Spirolactonring** ist für die Aktivität entscheidend. Vertreter mit entsprechendem Spirolactamring sind unwirksam.
- **Konfigurationsumkehr** am *spiro*-C-Atom führt zum Wirkungsverlust, die β-Konfiguration für den Furan-Sauerstoff ist essenziell.
- Das **Steroidgerüst** mit der 4,5-ungesättigten 3-Ketofunktion im A-Ring ist erforderlich.
- Einführen eines **Acetylthio-Substituenten** in Position 1 oder 7α wie in Spironolacton verbessert die orale Wirksamkeit. Auch Carbonsäureester-Gruppen in Position 7 wie in Eplerenon verstärken die Wirksamkeit. Substituenten an C-7 von Mineralocorticoidrezeptor-Antagonisten behindern sterisch die Wechselwirkung des Hormons mit einem Methioninrest in der Ligandenbindungsdomäne des Rezeptors, die für dessen Aktivierung essenziell ist.

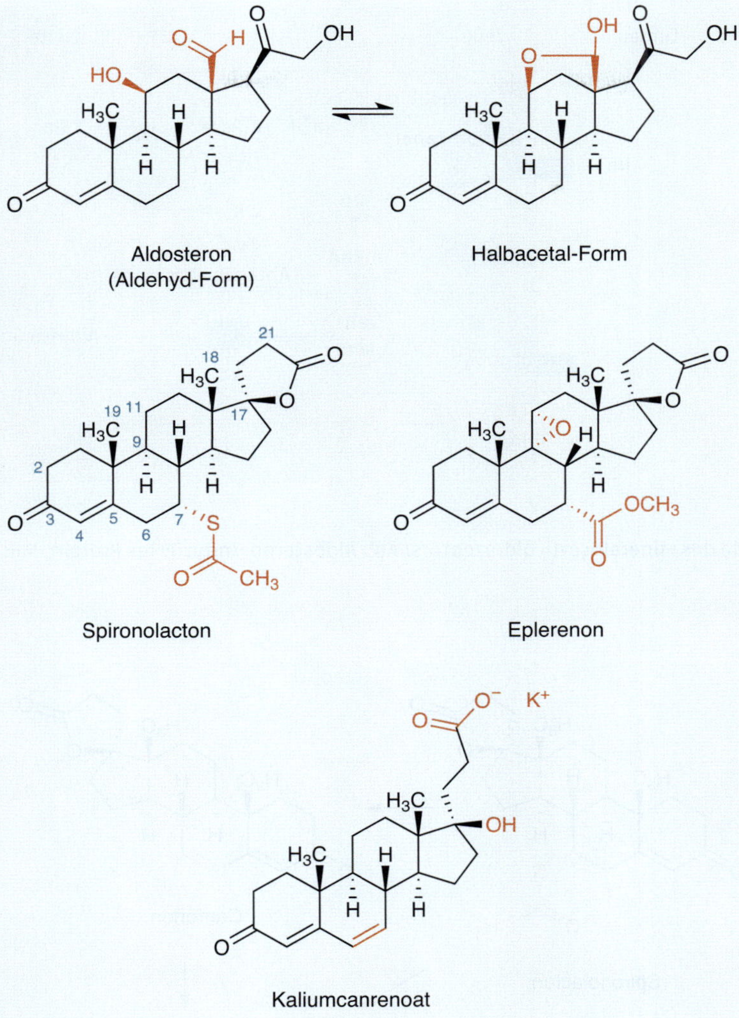

Abb. 9.51 Aldosteron und Mineralocorticoidrezeptor-Antagonisten

Der Rezeptor bleibt dadurch in der inaktiven Konformation.

- **Ringoffene Kaliumsalze** der Mineralocorticoidrezeptor-Antagonisten zeigen vergleichbare Wirkung.
- Entscheidend für die Selektivität der Rezeptorbindung ist das Einführen einer **9α,11α-Epoxygruppe**. Diese vermindert zwar die Affinität der Antagonisten zum Mineralocorticoidrezeptor, deutlich stärker wird aber die unerwünschte Affinität zum Androgen- und Gestagen-Rezeptor vermindert.

Spironolacton (Aldactone®), Ph. Eur., ist eine Spiroverbindung, d. h., das Androstan-Ringsystem und der Furanonring sind über nur ein gemeinsames Atom verknüpft. Die Struktur kann auch als Pregnan-Derivat (17α-Ethylandrostan-Gerüst) aufgefasst werden, dessen 21-Carboxy- und 17-Hydroxy-Substituenten als γ-Lacton (21,17β-Carbolacton) vorliegen. Die anellierten Ringe des Androstan-/5α-Pregnangerüsts sind *trans*-verknüpft, sodass sich ein gestrecktes Molekül ergibt. Im Vergleich zu Eplerenon ist Spironolacton ein inverser Ester mit dem Steroidgerüst als Teil des Thioalkohols. Unter sauren Bedingungen kann in einer Retro-Michael-Reaktion Thioessigsäure abgespalten werden. Dabei bildet sich das durch Konjugation stabilisierte **Canrenon**. Spironolacton wird während der ersten Leberpassage rasch und umfassend metabolisiert (Abb. 9.53). Aktive Hauptmetaboliten sind Canrenon, das durch Hydrolyse des Essigsäurethioesters und anschließende β-Eliminierung von H_2S entsteht, ein 7α-Methylthiometabolit sowie ein 6β-Hydroxy-7α-methylthiometabolit. Letztere entste-

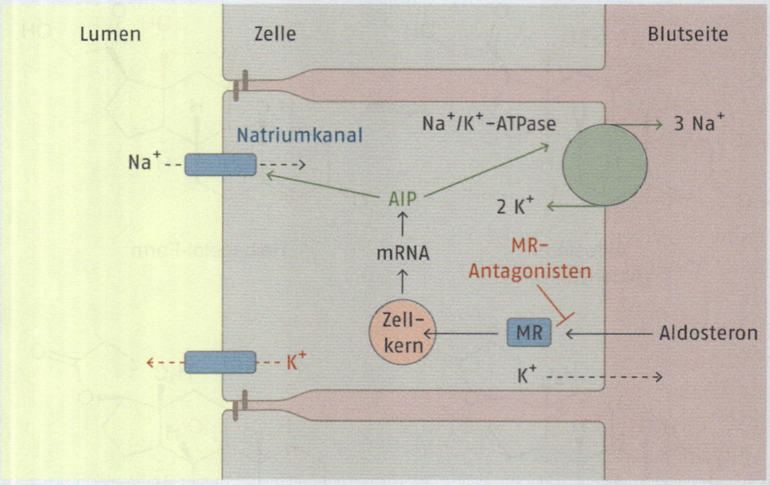

Abb. 9.52 Blockade des Mineralocorticoidrezeptors. AIP: Aldosteron-induziertes Protein, MR: Mineralocorticoid-rezeptor

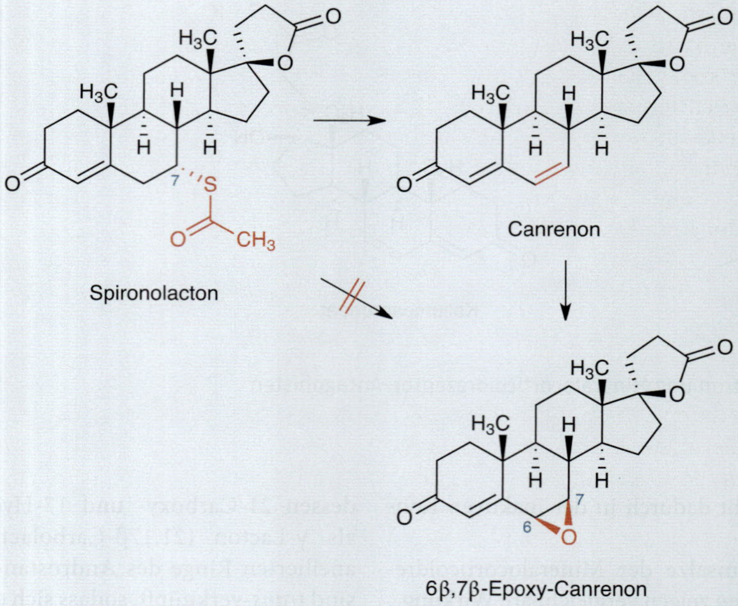

Abb. 9.53 Biotransformation von Spironolacton

hen durch Hydrolyse und Methylierung sowie Hydroxylierung. Die Halbwertszeit der Muttersubstanz beträgt etwa 1,5 h, verlängert sich aber durch Canrenon auf über 20 h. Die Metaboliten werden mit dem Urin und den Fäzes ausgeschieden. Aufgrund der Strukturverwandtschaft zu den Steroidhormonen können Nebenwirkungen wie Gynäkomastie bei Männern oder unregelmäßige Regelblutungen bei Frauen auftreten.

Kaliumcanrenoat (Aldactone® Canrenoat Injektionslösung) ist das K^+-Salz der Canrenoinsäure, der ringoffenen Form des aktiven Spironolacton-Metaboliten Canrenon. Die Salzform ist gut wasserlöslich und damit zur intravenösen Applikation geeignet. Die freie Säure ist selbst nicht wirksam, sie steht aber mit Canrenon, der aktiven Lacton-Form, im Gleichgewicht. Die Verwendung von Canrenon wurde aber eingeschränkt, da aufgrund der $\Delta^{6,7}$-ungesättigten Struktur das 6β,7β-Epoxy-Canrenon entsteht (○ Abb. 9.53). Dieses wird normalerweise als Glutathion-Konjugat entgiftet, wirkt aber bei hoher Dosierung kanzerogen. Kaliumcanrenoat dient zum Ausschwemmen von Ödemen bei Herzinsuffizienz oder Leberzirrhose, jedoch ist ein möglicher schnellerer Wirkungseintritt gegenüber der oralen Applikation von Spironolacton fraglich.

Eplerenon (Inspra®), Ph. Eur., besitzt im Vergleich zu Spironolacton eine Carbonsäuremethylester-Gruppe in Position 7 anstelle der Thioacetylgruppe. Dabei ist das Steroidgerüst Teil der Carbonsäure. Durch die zusätzliche 9α,11α-Epoxy-Gruppe bindet Eplerenon vergleichsweise selektiv an den Mineralocorticoidrezeptor. Die Bindungsaffinität ist allerdings gegenüber Spironolacton 20–40-fach geringer, dafür aber auch bis zu 500-fach geringer zu den Rezeptoren anderer Steroidhormone wie die der Gestagene oder Androgene. Daraus ergibt sich eine bessere Verträglichkeit. Steroidhormon-bedingte unerwünschte Arzneimittelwirkungen wie Zyklusstörungen, Gynäkomastie oder Impotenz sind deutlich seltener. Eplerenon hat eine Bioverfügbarkeit von 70 % und eine Halbwertszeit von etwa 5 h. Die umfangreiche hepatische Biotransformation durch CYP3A4 führt zu inaktiven Metaboliten, darunter das 6β-Hydroxyderivat als Hauptmetabolit sowie die 6β,21-Dihydroxy-, 21-Hydroxy- und 3α,6β-Dihydroxymetaboliten. Die Ausscheidung erfolgt zu zwei Dritteln im Urin, dazu in den Fäzes.

9.2.6 Osmodiuretika

Osmodiuretika sind niedermolekulare osmotisch wirksame Substanzen, die eine Erhöhung der Osmolalität des Blutplasmas bewirken. Sie werden frei durch die Bowman-Kapsel in die Nierentubuli filtriert, aber nicht rückresorbiert. Zur Anwendung kommt fast ausschließlich das Polyol **Mannitol** (○ Abb. 9.54). Eingesetzt werden Osmodiuretika bei Hirnödem und drohendem Nierenversagen, um den Urinfluss aufrecht zu erhalten.

Wirkungsmechanismus. Nach intravenöser Injektion werden Osmodiuretika glomerulär filtriert. Wenn sie sich im Nierentubulus befinden, ist aufgrund ihrer hohen Polarität ihre Rückresorption jedoch begrenzt. Bei der Verabreichung als hypertone Lösung erhöhen sie im Tubuluslumen den osmotischen Druck, wodurch Wasser aus dem Körper in den Tubulus gelangt. Da das Osmodiuretikum und das zugehörige Wasser nicht vom Nephron resorbiert werden, tritt ein diuretischer Effekt auf. Osmodiuretika erhöhen das Urinvolumen und die

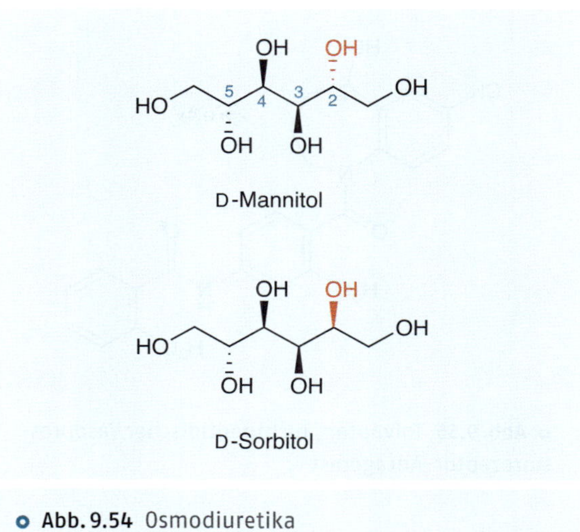

○ **Abb. 9.54** Osmodiuretika

Ausscheidung von Wasser. Der Verlust an Elektrolyten ist nur gering.

Mannitol (Osmofundin®), Ph. Eur., ist ein sechswertiger Zuckeralkohol, dessen Struktur sich von der Aldohexose D-Mannose ableitet. Es besitzt 4 *R*-konfigurierte Asymmetriezentren. Mannitol kommt in der Natur in zahlreichen Pflanzen vor. Nach intravenöser Infusion erfolgt so gut wie keine Biotransformation, die Ausscheidung erfolgt renal. Die Halbwertszeit liegt bei 70–100 min.

Sorbitol, Ph. Eur., ist ein Epimer von Mannitol und liegt an C-2 *S*-konfiguriert vor. Es leitet sich strukturell von der D-Glucose ab.

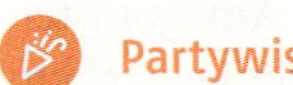

Partywissen

Diuretika, Vaptane und Desmopressin stehen auf der Verbotsliste der Welt-Antidoping-Agentur (WADA). Diese Substanzen tragen zwar nicht zur Verbesserung der körperlichen Leistungsfähigkeit bei, werden aber aus 2 unterschiedlichen Gründen missbraucht. Bei Sportarten mit Gewichtsklassen werden sie verwendet, um durch die erhöhte Wasserausscheidung das Körpergewicht soweit zu erniedrigen, sodass der Start in einer niedrigeren Gewichtsklasse möglich wird. Zum anderen können sie als Maskierungsmittel die Einnahme von Dopingmitteln verschleiern, was eine eindeutige Manipulation der Urinprobe darstellt.

o Abb. 9.55 Tolvaptan, nichtpeptidischer Vasopressinrezeptor-Antagonist

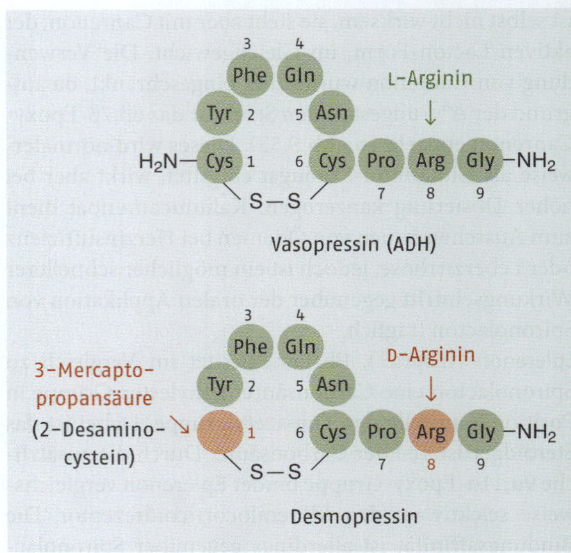

o Abb. 9.56 Vasopressin und das strukturanaloge Desmopressin

9.2.7 Vasopressinrezeptor-Antagonisten

Eine zentrale Rolle für die Regulation des Wasserhaushalts spielt **Vasopressin (antidiuretisches Hormon,** ADH, Adiuretin, o Abb. 9.56), das die Rückresorption von Wasser im Sammelrohr durch Stimulation der renalen Vasopressinrezeptoren (V_2) fördert und antidiuretisch wirkt. Durch Blockade der V_2-Rezeptoren mit **Vasopressin-Antagonisten** (o Abb. 9.55), auch **Vaptane** genannt, lässt sich somit eine diuretische Wirkung erzielen. Vaptane werden zur Behandlung der Herz- und Leberinsuffizienz sowie bei inadäquater ADH-Sekretion eingesetzt.

Design und Entwicklung. Tolvaptan ist das Resultat der gezielten Strukturoptimierung eines Dihydrochinolin-2-on-Derivates, das man im Rahmen eines Screenings nach nichtpeptidischen Vasopressin-Antagonisten in Japan entdeckte. Durch Modifizieren der Leitstruktur in verschiedenen Molekülbereichen gelangte man zu einem selektiven V_2-Antagonisten.

Wirkungsmechanismus. Die Ausschüttung von Vasopressin ist bei verschiedenen Krankheitszuständen wie Herzinsuffizienz oder Leberzirrhose erhöht. Durch Angriff an membranständigen V_2-Rezeptoren, die zu den G_S-Protein-gekoppelten Rezeptoren gehören, steigert Vasopressin durch vermehrte Bildung von cAMP den Einbau von Aquaporinen (Wasserkanälen) in die luminale Membran. Diese Aquaporine machen die Zellmembran temporär für Wasser durchlässig und führen zur verstärkten Rückresorption von Wasser aus dem Primärharn des Sammelrohrs. In der Folge kommt es zu einer Hyponatriämie durch Wasserüberschuss und Hypoosmolarität. Als kompetitiver Antagonist an V_2-Rezeptoren blockiert Tolvaptan diesen Mechanismus. Dadurch wirkt es aquaretisch, d. h., es verstärkt lediglich die Ausscheidung von Wasser, während Elektrolyte zurückgehalten werden und die erniedrigte Na^+-Plasmakonzentration wieder erhöhen.

Tolvaptan (Samsca®) ist ein Tetrahydrobenzazepin-Derivat, dessen N-Atom als Benzamid vorliegt und wiederum mit einer Benzamidstruktur substituiert ist. Tolvaptan ist seit 2009 zugelassen und wird oral als Racemat eingesetzt. Die Bioverfügbarkeit beträgt 56 %, die Halbwertszeit etwa 8 h. Die Biotransformation erfolgt in der Leber vorwiegend über CYP3A4. Die Hydroxygruppe kann zum Keton oxidiert und in der Folge der Benzazepinring zu einem Carboxymetaboliten geöffnet werden. Zudem entstehen verschiedene Hydroxymetaboliten. Tolvaptan wird eingesetzt zur Behandlung von Erwachsenen mit Hyponatriämie beim Syndrom der inadäquaten Sekretion des antidiuretischen Hormons.

9.2.8 Vasopressinrezeptor-Agonisten als Antidiuretika

Antidiuretika werden bei **Diabetes insipidus** eingesetzt, um die pathologisch erhöhte Urinausscheidung zu verringern.

Design und Entwicklung. Die Primärstruktur des Vasopressins (o Abb. 9.56) wurde 1954 von Vincent du Vigneaud (Nobelpreis für Chemie, 1955) aufgeklärt sowie durch Synthese bestätigt. Wie es der Name Vasopressin zum Ausdruck bringt, ruft das Peptidhormon neben seiner antidiuretischen Wirkung in höherer Konzentration auch eine Kontraktion der glatten Muskulatur der Blutgefäße hervor und steigert dadurch den Blutdruck. Jedoch konnte man durch systematische Modifizierung der Primärstruktur des Vasopressins die antidiuretische von der vasopressorischen Wirkkomponente trennen. So ist das Vasopressin-analoge **Desmopressin** ein etwa 2000-fach selektiveres Antidiuretikum.

Wirkungsmechanismus. Steigt der osmotische Druck im Blut, bewirkt dies die Ausschüttung des Hypophysenhinterlappen-Hormons **Vasopressin** und eine Abnahme der ausgeschiedenen Urinmenge. Beispielsweise hemmt Alkohol die Ausschüttung von Vasopressin und wirkt dadurch diuretisch. Bei Mangel an Vasopressin kommt es zum Krankheitsbild des zentralen Diabetes insipidus. Hierbei werden infolge der verminderten Rückresorption von Wasser in der Niere extrem große Urinmengen von täglich bis zu 30 L ausgeschieden. Desmopressin bindet als Agonist an die für die Wasserretention relevanten V_2-Rezeptoren und stimuliert so die Permeabilität der Nierentubuli für Wasser, wodurch dieses rückresorbiert wird und sich die Urinmenge reduziert.

Desmopressin (Minirin®), Ph. Eur., 1-Desamino-8-D-argininvasopressin, ist ein Vasopressin-analoges zyklisches Nonapeptid mit einer intramolekularen Disulfidbrücke. Das Cystein in Position 1 der Peptidkette liegt desaminiert vor, d. h. als 3-Mercaptopropansäure. Dies verzögert den Abbau durch Peptidasen, sodass die Halbwertszeit bei oraler Gabe bei 2–3 h liegt. Zudem ist L-Arginin in Position 8 durch das enantiomere D-Arginin ausgetauscht, wodurch die vasokonstriktorische Wirkung nahezu vollständig aufgehoben wird. Diese wird durch Angriff an V_{1a}-Rezeptoren an der glatten Muskulatur hervorgerufen. Durch die agonistische Wirkung an V_{1b}-Rezeptoren kommt es zur ACTH-Freisetzung im Hypophysenvorderlappen, weshalb sich Desmopressin zur Therapie eines ADH-Mangels bei Schädel-Hirn-Traumen oder nach Hypophysektomie eignet. Die über V_2-Rezeptoren vermittelte antidiuretische Wirkung ist im Vergleich zu Vasopressin 10-fach erhöht. Die orale Bioverfügbarkeit beträgt nur etwa 5–10 % derer bei nasaler Applikation. Auch Präparate zur i. v. Injektion sind verfügbar, wobei 60 % der applizierten Dosis unverändert über die Niere ausgeschieden werden.

9.3 Herztherapeutika

Herztherapeutika umfassen Wirkstoffe zur Therapie der Herzinsuffizienz, Antiarrhythmika und Koronarmittel. Für die Anwendung der entsprechenden Arzneistoffe ist in allen 3 Bereichen ein kontinuierlicher Rückgang zu verzeichnen.

9.3.1 Wirkstoffe zur Therapie der Herzinsuffizienz

Ist das Herz nicht mehr in der Lage, bei ausreichend venösem Angebot das vom Organismus benötigte Herzzeitvolumen – das ist die Menge Blut in Litern, die das Herz in einer Minute in den Blutkreislauf pumpt – bereitzustellen, liegt eine **Herzinsuffizienz** vor. Die erforderliche Pumpleistung zur Versorgung des Körpers mit ausreichend Blut und damit genügend O_2 ist somit unzureichend. Während man früher in erster Linie die Pumpleistung durch Gabe von positiv inotrop (s. u.) wirkenden Substanzen zu normalisieren versuchte, nimmt deren Bedeutung stetig ab durch den erfolgreichen Einsatz von

- ACE-Hemmern (▸ Kap. 9.1.1) und AT_1-Antagonisten (▸ Kap. 9.1.2),
- Betarezeptorenblockern (▸ Kap. 7.1.8),
- Mineralocorticoidrezeptor-Antagonisten (▸ Kap. 9.2.5).

Diese Wirkstoffe ökonomisieren die Herzarbeit und richten sich gegen die Aktivierung des Renin-Angiotensin-Aldosteron-Systems oder des Sympathikus, die infolge der unzureichenden Pumpleistung als Kompensationsmechanismen in Gang gesetzt werden.

An dieser Stelle werden lediglich Arzneistoffe besprochen, die **positiv inotrop** wirken, d. h. die unzureichende Kontraktionskraft des Herzmuskels steigern. Möglich ist dies durch eine

- Erhöhung der Ca^{2+}-Konzentration in der Herzmuskelzelle oder eine
- Erhöhung der Ca^{2+}-Empfindlichkeit der kontraktilen Proteine.

9

Herzglykoside

Steroide mit spezifischem Einfluss auf die Herztätigkeit bezeichnet man als **Herzglykoside** (○ Abb. 9.57). Heute kommen nur noch **Cardenolide** zum Einsatz, das sind C_{23}-Steroide mit einem ungesättigten γ-Lactonring an C-17 und einer an C-3 glykosidisch verknüpften Oligosaccharidkette.

Entdeckung. Cardenolide sind in glykosidischer Form vorwiegend in vielen Pflanzenarten enthalten, können aber beispielsweise auch in den Hautdrüsen Echter Kröten (*Bufo* sp., sog. Bufadienolide) vorkommen. Der purpurrote Fingerhut, *Digitalis purpurea*, wurde schon im Altertum volksmedizinisch genutzt. Der therapeutische Wert der Digitalisblätter und entsprechende Dosierungsschemata für die Herzwirkung wurden aber erst 1785 durch William Withering beschrieben. Die Steroidstruktur des Inhaltsstoffs Digitoxin wurde 1925 durch Adolf Windaus (Nobelpreis für Chemie, 1928) weitgehend aufgeklärt. Die

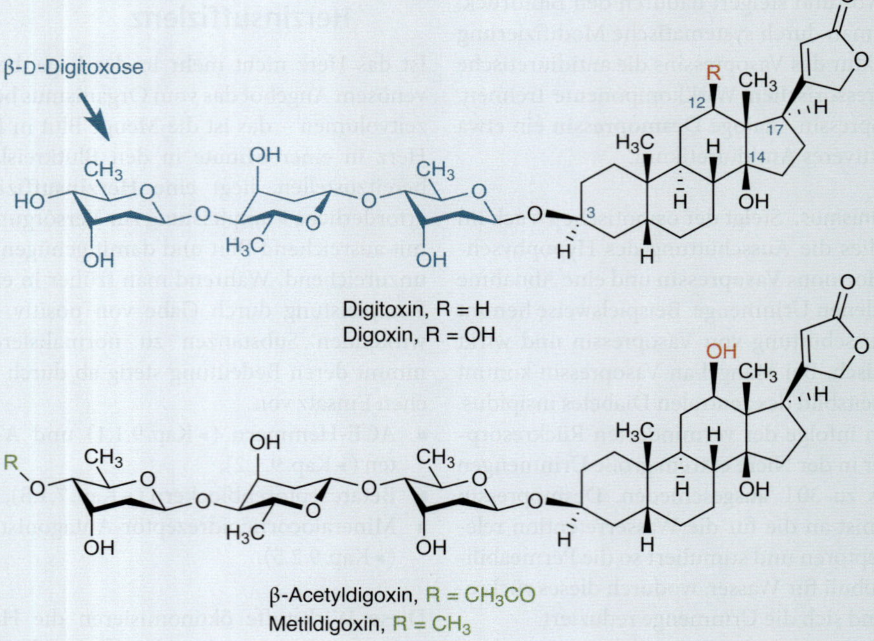

○ Abb. 9.57 Digitalis-Glykoside und partialsynthetische Digoxinderivate

Struktur des Zuckerrests konnte man 1962 bei Sandoz vollständig klären.

Struktur und Eigenschaften. Aufgebaut sind die Digitalis-Glykoside aus einem Aglykon – Digitoxigenin oder Digoxigenin – und 3 Molekülen D-Digitoxose, die miteinander β-1,4-glykosidisch verknüpft sind. Im Steroidgerüst des Aglykons sind die Ringe A/B *cis*-, B/C *trans*- und C/D *cis*-verbunden (○ Abb. 9.58). Ring D ist an C-17 β-ständig mit einem α,β-ungesättigten γ-Lactonring substituiert.

Herzglykoside sind sowohl säure- als auch alkalilabil. Unter sauren Bedingungen kann es zur Abspaltung von Zuckerresten kommen. Unter alkalischen Bedingungen steht die Hydrolyse des Lactonrings im Vordergrund.

Wirkung. Herzglykoside werden eingesetzt zur Behandlung der akuten und chronischen Herzinsuffizienz sowie bei Vorhofflimmern. Herzglykoside wirken

- positiv inotrop (gesteigerte Kontraktionskraft),
- negativ chronotrop (verlangsamte Schlagfrequenz),
- negativ dromotrop (erschwerte Erregungsleitung),
- positiv bathmotrop (gesteigerte Erregbarkeit durch Herabsetzen des Schwellenpotenzials).

Herzglykoside dienen heute als Reservemittel. Ihre therapeutische Breite ist gering und sie können potenziell lebensbedrohliche Nebenwirkungen auslösen, vor allem Herzrhythmusstörungen.

Wirkungsmechanismus. Herzglykoside binden extrazellulär und hochaffin an eine membranständige Na^+/K^+-ATPase in der Nähe der K^+-Bindestelle (○ Abb. 9.59). Das Enzym ist eine Ionenpumpe, die 3 Na^+-Ionen unter Energieverbrauch aus der Zelle heraus und 2 K^+-Ionen in die Zelle hineinpumpt. Die Hemmung der Pumpe durch Herzglykoside erhöht die intrazelluläre Na^+-Konzentration in der Nähe der Membran. Damit nimmt die treibende Kraft für den in der Diastole stattfindenden Auswärtstransport von Ca^{2+}-Ionen ab, der über den Na^+/Ca^{2+}-Antiporter vermittelt wird. Dieser tauscht 3 Na^+-Ionen gegen ein Ca^{2+}-Ion aus. Daraus resultiert eine Erhöhung der Konzentration an freien Ca^{2+}-Ionen im Zytoplasma der Herzmuskelzellen. Als unmittelbare Folge erhöht sich die Kontraktionskraft (positiv inotrope Wirkung), indem mehr Ca^{2+}-Ionen an Troponin C binden und somit die der Kontraktion zugrunde liegende Interaktion von Aktin und Myosin verbessern.

Struktur-Wirkungs-Beziehungen. Die **Pharmakodynamik** der Herzglykoside ist gleich. Als wesentliches Merkmal für die positiv-inotrope Wirkung gilt die *cis-trans-cis*-Verknüpfung der Ringe im Steroidgerüst. Der

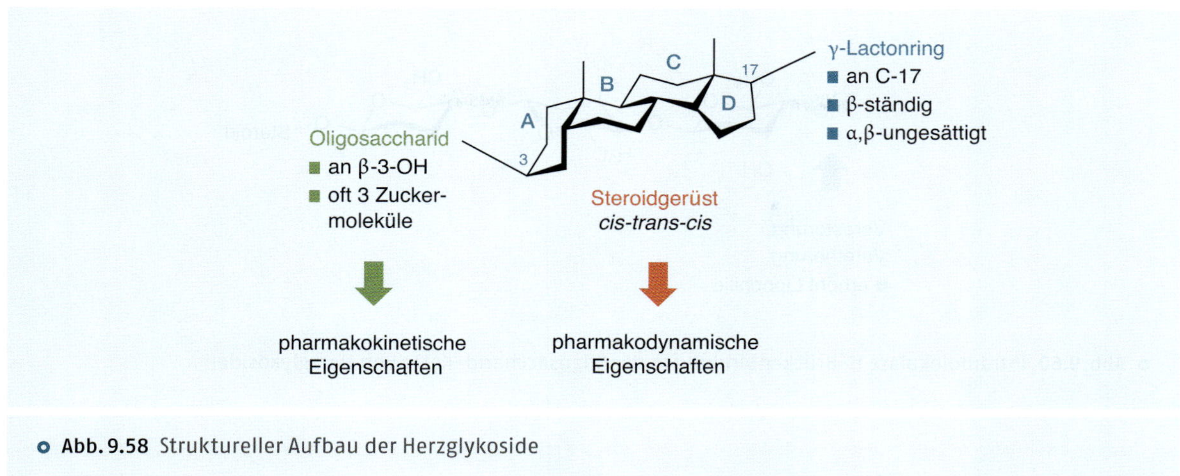

Abb. 9.58 Struktureller Aufbau der Herzglykoside

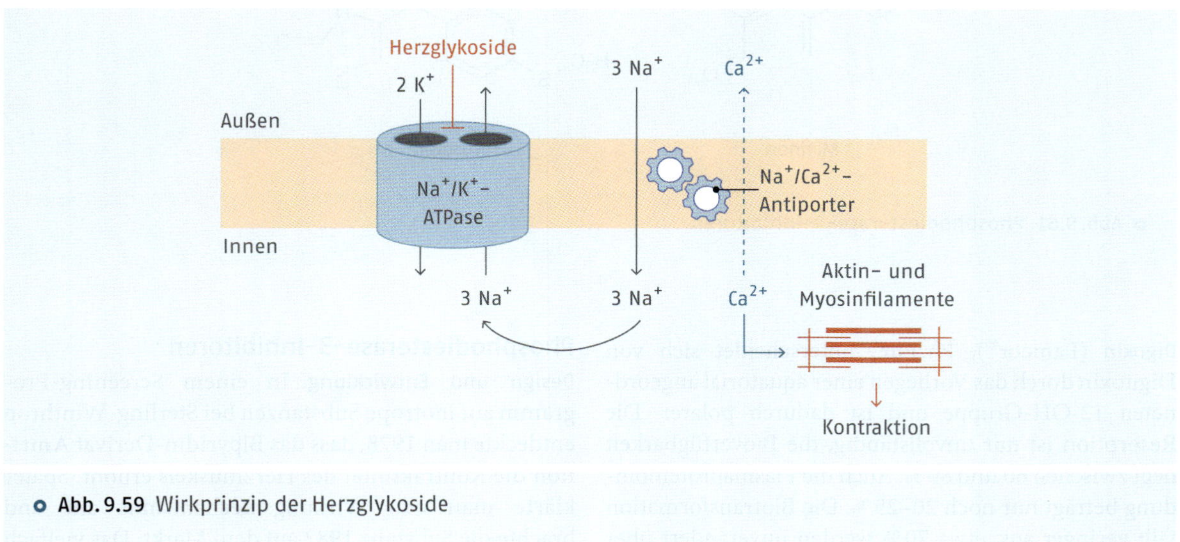

Abb. 9.59 Wirkprinzip der Herzglykoside

Lactonring an C-17 ist nicht unbedingt erforderlich, begünstigt aber die Wirkstärke, ebenso die β-ständigen 3- und 14-Hydroxygruppen.

Unterschiede ergeben sich in der **Pharmakokinetik** der Herzglykoside. Entscheidenden Einfluss darauf hat die glykosidisch gebundene Oigosaccharid-Kette. Die OH-Gruppen der endständigen D-Digitoxose nehmen nicht wie die der anderen Zuckerbausteine an intramolekularen H-Brückenbindungen teil. Daher tragen sie wesentlich zur Hydrophilie des Moleküls bei (Abb. 9.60). Durch Veresterung oder Veretherung lässt sich die Lipophilie erhöhen und die Resorption verbessern. Ein ähnlicher Effekt ergibt sich, wenn die Zahl der Hydroxygruppen im Aglykon vermindert wird. Bei lipophilen Strukturen besteht allerdings eine erhöhte Kumulationsgefahr, da durch die verstärkte Proteinbindung der Eintritt der Wirkung und die Biotransformation verzögert ist.

Digitoxin (Digimerck®), Ph. Eur., ist das wichtigste Herzglykosid. Nach oraler Gabe wird es fast vollständig resorbiert. Mit 95 % ist Digitoxin zu sehr hohem Anteil an Plasmaproteine gebunden. Im Vergleich zu Digoxin besitzt es aufgrund der fehlenden 12-OH-Gruppe mit 6–8 Tagen eine sehr lange Halbwertszeit. Da die Biotransformation vorwiegend in der Leber erfolgt, kann es im Gegensatz zu Digoxin auch bei Nierenfunktionsstörungen angewendet werden. Neben der Hydroxylierung an C-12 zu Digoxin werden die D-Digitoxose-Einheiten sukzessive abgespalten. Die dadurch erhaltenen Aglyka, Digitoxigenin und Digoxigenin, werden an der freigelegten 3-OH-Gruppe mit Glucuronsäure oder Schwefelsäure konjugiert. Die Metaboliten sind noch wirksam, wobei die Glucuronide im Darm wieder gespalten und rückresorbiert werden können, sodass die Abklingquote von Digitoxin gering ist. Die Ausscheidung der Metaboliten erfolgt zu 60 % renal, der Rest mit den Fäzes.

9

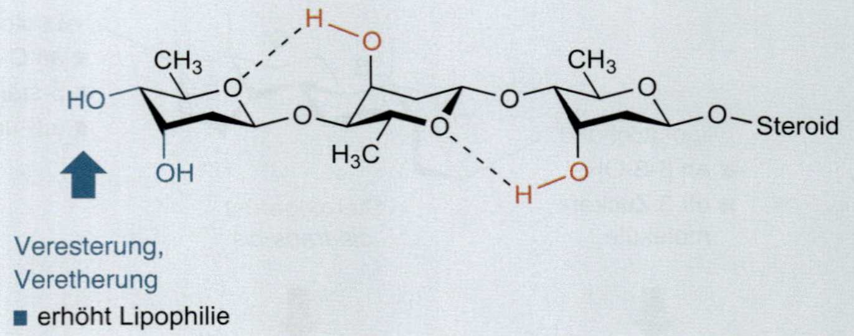

o Abb. 9.60 Intramolekulare H-Brückenbindung in der Oligosaccharid-Kette von Herzglykosiden

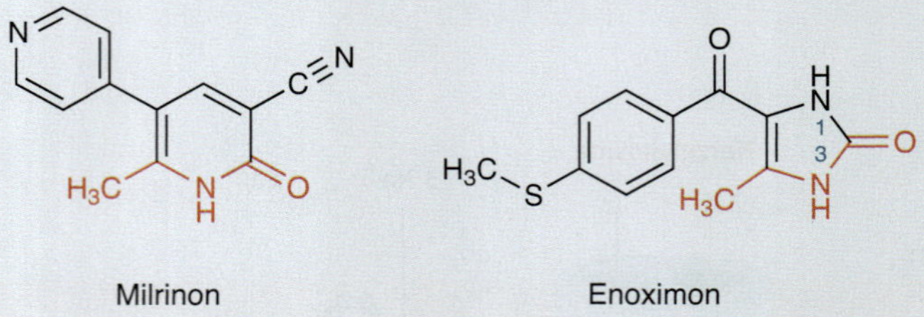

o Abb. 9.61 Phosphodiesterase-3-Inhibitoren

Digoxin (Lanicor®), Ph. Eur., unterscheidet sich von Digitoxin durch das Vorliegen einer äquatorial angeordneten 12-OH-Gruppe und ist dadurch polarer. Die Resorption ist nur unvollständig, die Bioverfügbarkeit liegt zwischen 60 und 80 %. Auch die Plasmaproteinbindung beträgt nur noch 20–25 %. Die Biotransformation fällt geringer aus, etwa 70 % werden unverändert über die Niere ausgeschieden. Die Halbwertszeit liegt bei 30–50 h. Digoxin zählt zu den unentbehrlichen kardiovaskulären Arzneimitteln der WHO.

β-Acetyldigoxin (Novodigal®), Ph. Eur., wird aus Digoxin durch selektive Acetylierung der terminalen D-Digitoxose an der 4-OH-Gruppe partialsynthetisch erhalten und ist ein Ester-Prodrug. Es ist lipophiler als die Muttersubstanz und wird dadurch aus dem Gastrointestinaltrakt besser resorbiert. Bereits in der Darmschleimhaut erfolgt vollständige Esterhydrolyse zu Digoxin.

Metildigoxin (Lanitop®), Ph. Eur., ist ein Etherderivat von Digoxin mit einer 4-Methoxygruppe an der terminalen D-Digitoxose. Es ist ebenfalls lipophiler und wird nach oraler Gabe nahezu vollständig resorbiert. Die Demethylierung zu Digoxin ist mit 60 % unvollständig, sodass etwa ein Drittel der verabreichten Dosis unverändert im Urin ausgeschieden wird.

Phosphodiesterase-3-Inhibitoren

Design und Entwicklung. In einem Screening-Programm auf inotrope Substanzen bei Sterling-Winthrop entdeckte man 1978, dass das Bipyridin-Derivat **Amrinon** die Kontraktilität des Herzmuskels erhöht. Später klärte man den Wirkungsmechanismus auf und brachte die Substanz 1983 auf dem Markt. Das vielfach wirksamere **Milrinon** (o Abb. 9.61) unterscheidet sich von dem in Deutschland nicht mehr eingesetzten Amrinon lediglich durch das Substitutionsmuster im Pyridinonring.

Wirkungsmechanismus. Die kardiale Phosphodiesterase (PDE3, Isoenzym III) ist eine PDE-Isoform, die primär im Myokard und in der glatten Gefäßmuskulatur exprimiert wird. Sie sorgt für den Abbau des Second Messengers 3',5'-cAMP in den Herzmuskelzellen (o Abb. 9.62). Eine erhöhte intrazelluläre cAMP-Konzentration führt über Aktivierung der Proteinkinase A zur Phosphorylierung spannungsabhängiger Ca^{2+}-Kanäle vom L-Typ. Konsequenzen sind ein vermehrter Ca^{2+}-Einstrom und eine gesteigerte elektromechanische Kopplung sowie verbesserte Kontraktionskraft des Myokards. Physiologisch wird das Herz durch Aktivierung der Adenylatcyclase mit Catecholaminen (β-Adrenozeptor-Agonisten) stimuliert, was nachfolgend eine Zunahme des intrazellulären 3',5'-cAMP bewirkt. Den gleichen

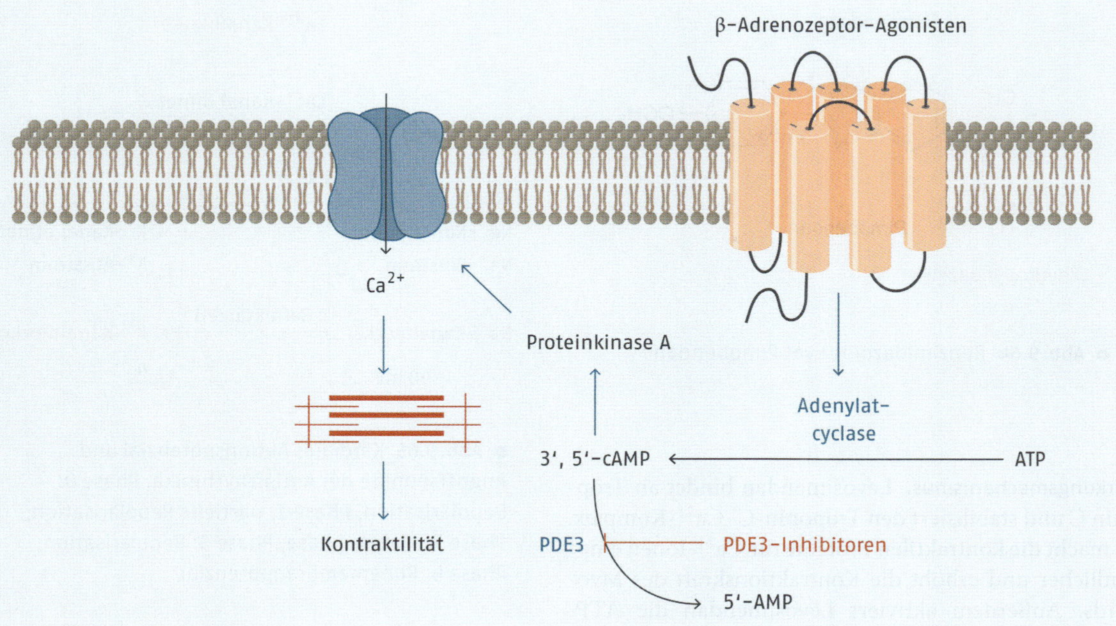

Abb. 9.62 Wirkprinzip der Phosphodiesterase-3-Inhibitoren

Effekt erzielt man durch Hemmung des 3',5'-cAMP-Abbaus mithilfe von PDE3-Inhibitoren wie Milrinon und Enoximon.

In der glatten Gefäßmuskulatur vermindert der erhöhte cAMP-Spiegel hingegen die Ca^{2+}-Konzentration, da Ca^{2+}-Ionen vermehrt in intrazelluläre Speicher aufgenommen werden. Daher kommt es zur vasodilatierenden Wirkung.

Phosphodiesterase-3-Inhibitoren dienen aufgrund erheblicher Nebenwirkungen nur zur Kurzzeitbehandlung (max. 48 h) der schweren Herzinsuffizienz, die mit den üblichen Behandlungsprinzipien nicht behandelbar ist.

Milrinon (Corotrop®) besitzt aufgrund der elektronenziehenden Eigenschaften der Nitrilgruppe im Pyridinonring NH-acide (pK_S = 8,5) und durch den Pyridinring (pK_S = 4,6) schwach basische Eigenschaften. Es wird als Injektionslösung verwendet und weist eine Halbwertszeit von 2–3 h auf. Die Ausscheidung erfolgt überwiegend im Urin in unveränderter Form sowie als *O*-Glucuronid.

Enoximon (Perfan®) ist ein NH-acides (N-3-H, pK_S = 9,4) Imidazolinon-Derivat und wird ebenfalls als Injektionslösung verwendet. Die Halbwertszeit beträgt etwa 4 h. Durch Oxidation der Thioethergruppe entsteht als Hauptmetabolit das noch schwach wirksame Sulfoxid, welches hauptsächlich renal eliminiert wird.

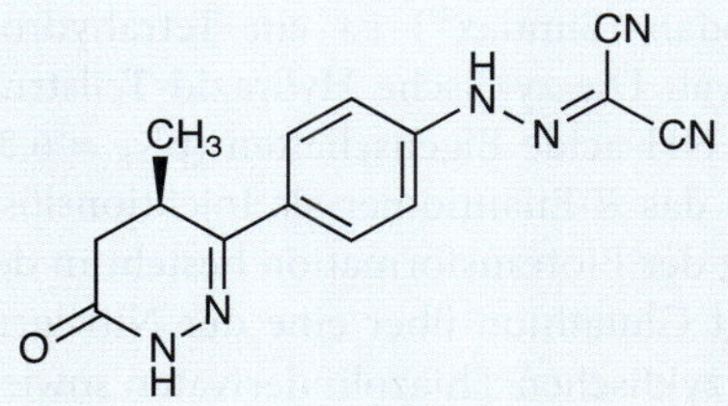

Abb. 9.63 Calciumsensitizer Levosimendan

Calciumsensitizer

Design und Entwicklung. Nachdem man die Bedeutung von Troponin C für die Kontraktion der Myofibrillen erkannt hatte, wählte man dieses myofibrilläre Regulatorprotein als molekulares Targetprotein für die Entwicklung von Calciumsensitizern aus. So konnte man 1984 zeigen, dass eine Reihe von Benzimidazol-Derivaten, darunter **Pimobendan** (Abb. 9.64), neben anderen Effekten wie PDE3-Hemmung die Wirkung von Ca^{2+}-Ionen auf die Myofilamente sensibilisieren. Das 1994 als Calciumsensitizer beschriebene **Levosimendan** (Abb. 9.63) besitzt den identischen Pyridazinonring des Pimobendans. Beide Substanzen werden seit den 1990er bzw. 2000er Jahren in Japan klinisch eingesetzt. Levosimendan ist in Deutschland seit 2013 zugelassen.

9

Abb. 9.64 Benzimidazolderivat Pimobendan

Wirkungsmechanismus. Levosimendan bindet an Troponin C und stabilisiert den Troponin-C–Ca^{2+}-Komplex. Es macht die kontraktilen Proteine für Ca^{2+}-Ionen empfindlicher und erhöht die Kontraktionskraft des Myokards. Außerdem aktiviert Levosimendan die ATP-abhängigen K^+-Kanäle in der glatten Gefäßmuskulatur, was eine vasodilatierende Wirkung hervorruft und die Koronardurchblutung fördert. Levosimendan ist zudem ein potenter Phosphodiesterase-3-Inhibitor.

Levosimendan (Simdax®) ist ein Tetrahydropyridazinon-Derivat. Die zyklische Hydrazid-Teilstruktur verfügt über NH-acide Eigenschaften (pK_S = 6,3). Eingesetzt wird das *R*-Enantiomer als Injektionslösung. Der Hauptweg der Biotransformation besteht in der Konjugation mit Glutathion über eine der Nitrilgruppen zu inaktiven zyklischen Thiazolinderivaten sowie Cysteinkonjugaten. Ein geringer Teil wird im Darm durch Reduktion der Phenylhydrazongruppierung in aktive Metaboliten umgewandelt. Neben dem Anilinderivat entsteht das *N*-Acetanilidderivat. Die Halbwertszeit von Levosimendan beträgt etwa 1 h. Allerdings liegt die mittlere Eliminationshalbwertszeit der beiden aktiven Metaboliten bei 80 h. Levosimendan ist zur Kurzzeitbehandlung bei schwerer chronischer Herzinsuffizienz indiziert, wenn eine konventionelle Therapie nicht ausreichend ist.

9.3.2 Antiarrhythmika

Antiarrhythmika umfassen eine Gruppe heterogener Substanzen, die zur Behandlung von tachykarden Herzrhythmusstörungen (Arrhythmien) eingesetzt werden, hauptsächlich bei Vorhofflimmern. Nicht jede Arrhythmie erfordert die Gabe von Antiarrhythmika, sondern lediglich lebensgefährliche Formen. Die Indikationsstellung muss streng erfolgen, da Antiarrhythmika auch proarrhythmische Effekte aufweisen. Die übliche Klassifizierung der Substanzen in die Klassen I–IV nach Vaughan-Williams erfolgt anhand ihrer Angriffspunkte:

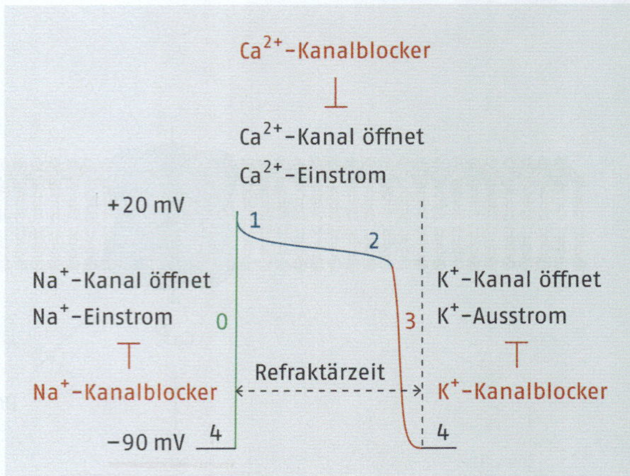

Abb. 9.65 Kardiales Aktionspotenzial und Angriffspunkte der Antiarrhythmika. Phase **0**: Depolarisation, Phase **1**: partielle Repolarisation, Phase **2**: Plateauphase, Phase **3**: Repolarisation, Phase **4**: Ruhemembranpotenzial

- Klasse I, Na^+-Kanalblocker,
- Klasse II, Betablocker,
- Klasse III, K^+-Kanalblocker,
- Klasse IV, Ca^{2+}-Kanalblocker.

Einige Substanzen mit antiarrhythmischer Wirkung wie Herzglykoside, Adenosin, Ivabradin und Ranolazin folgen dieser Klassifizierung nicht.

Physiologische Grundlagen. Alle Zellen des Myokards sind mit ihren Nachbarzellen elektrisch verschaltet. Für die Kontraktion der Muskelfasern im Herz wird Elektrizität benötigt. Die zelluläre Grundlage der Erregung ist der von den Schrittmacherzellen des Herzens (Sinusknoten) abgegebene elektrische Impuls, das sogenannte **Aktionspotenzial** (Abb. 9.65). Es pflanzt sich im Herzgewebe über Vorhöfe, Atrioventrikularknoten (AV-Knoten) und die sich anschließenden Teile des Reizleitungssystems auf die Herzkammern fort. Während bei Nervenzellen das Aktionspotenzial oft nur 1–2 ms dauert, ist das kardiale Aktionspotenzial mit 200–300 ms relativ lang. Dies schützt das Herz vor vorzeitiger Erregung während eines Herzzyklus. Die elektrische Erregung löst eine Kontraktion des Herzmuskels aus. Die Zeitabstände, in denen der Schrittmacher seine elektrischen Signale abgibt, bestimmen die Herzfrequenz. Der normale Herzrhythmus beträgt 60–80 Schläge/min. Abweichungen davon und Unregelmäßigkeiten der Herzaktion bezeichnet man als **Arrhythmien**. Frequenzen unter 60 Schläge/min

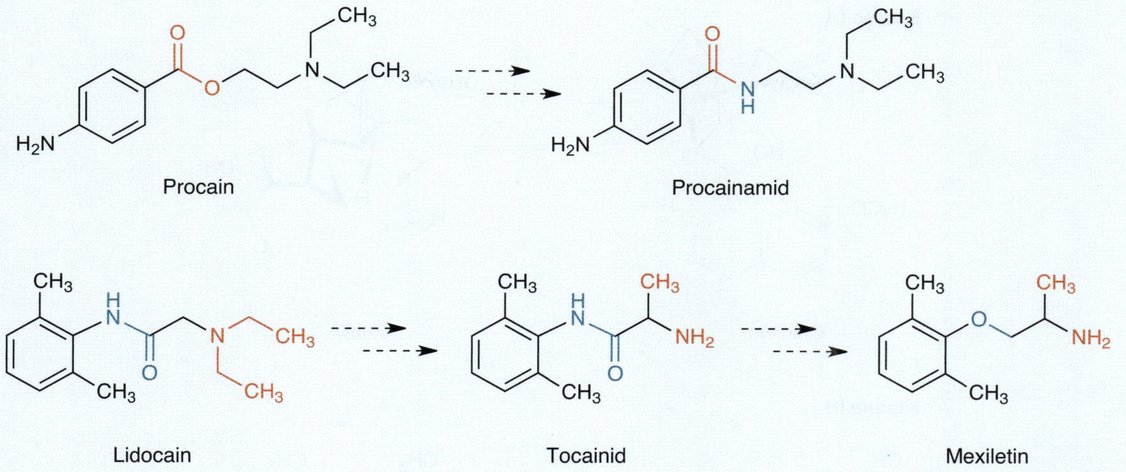

Abb. 9.66 Entwicklung der Antiarrhythmika aus Lokalanästhetika vom Ester- und Amidtyp

bezeichnet man als **Bradykardie**, über 100 Schläge/min als **Tachykardie**. Arrhythmien entstehen aufgrund von Störungen in der Erregungsbildung oder Erregungsleitung der Aktionspotenziale oder einer Kombination aus beiden.

Damit ein Aktionspotenzial zustande kommen kann, müssen verschiedene Ionenkanäle zeit- und spannungsabhängig zusammenarbeiten. Das in den Schrittmacherzellen gebildete Aktionspotenzial lässt sich in folgende Phasen unterteilen.

Phase 0: Depolarisation durch Öffnen der Na^+-Kanäle mit schnellem Na^+-Einstrom ins Zellinnere. Das Membranpotenzial erreicht einen leicht positiven Wert von +20 mV (Overshoot).

Phase 1: Partielle Repolarisation während der initialen Spitze des Aktionspotenzials durch einen vorübergehenden Auswärtsstrom von K^+-Ionen.

Phase 2: Plateauphase, während der das Membranpotenzial etwa bei 0 mV liegt. Durch Aktivierung der L-Typ-Ca^{2+}-Kanäle kommt es zum langsamen Ca^{2+}-Einstrom.

Phase 3: Repolarisation unter Beteiligung eines K^+-Auswärtsgleichrichters, bei dem sich eine langsame (I_{Ks}, slow = langsam) und schnelle (I_{Kr}, rapid = schnell) Komponente unterscheiden lassen, die durch verschiedene Ionenkanäle getragen werden. Das Membranpotenzial strebt wieder dem K^+-Gleichgewichtspotenzial von −90 mV entgegen.

Phase 4: Ruhemembranpotenzial nach Ablauf des Aktionspotenzials.

Refraktärphase: Während der Plateauphase des Aktionspotenzials sind die schnellen Na^+-Kanäle vollständig inaktiviert, sodass kein weiteres Aktionspotenzial ausgelöst werden kann. Das Herz ist somit gegen Herzrhythmusstörungen geschützt. Man bezeichnet den Zeitabschnitt als Refraktärzeit.

Design und Entwicklung. Durch den exzessiven Gebrauch der Chinarinde bei Fieber und Malaria wurde man auf ihre kardialen Wirkungen aufmerksam. Unter ihren Inhaltsstoffen gilt **Chinidin** (Abb. 9.67) als das erste Antiarrhythmikum. Es wurde 1847 von Ferdinand Ludwig Winckler isoliert, die Einführung zur Behandlung des Vorhofflimmerns erfolgte 1918 durch Walter Frey. Das Rauwolfia-Alkaloid **Ajmalin** führte man 1958 in die Therapie von Arrhythmien ein. Seine Struktur wurde bereits durch Robert Robinson (Nobelpreis für Chemie, 1947) und endgültig 1956 durch Robert B. Woodward (Nobelpreis für Chemie, 1965) geklärt. Entscheidend für die Entwicklung synthetischer Antiarrhythmika waren Erkenntnisse zum Wirkungsmechanismus von **Cocain** und daraus abgeleiteten synthetischen Lokalanästhetika (▸ Kap. 7.8.1), die letztlich auch für das Verständnis des Wirkungsmechanismus zahlreicher Antiarrhythmika relevant waren. So entdeckte man 1936 die antiarrhythmische Wirkung von **Procain** am Herzen, 1951 folgte die Einführung des metabolisch stabilen und oral applizierbaren **Procainamids** (Abb. 9.66). Ein Derivat von Procainamid, das 1966 synthetisierte **Flecainid**, wurde 1982 als Antiarrhythmikum zugelassen. Auch für Lokalanästhetika vom Amidtyp wie **Lidocain** (Abb. 9.66) erkannte man bereits 1950 die antiarrhythmische Wirkung. Ab den späten 1970er Jahren waren mit **Mexiletin** und **Tocainid** in Deutschland weitere Vertreter verfügbar.

Klasse IA

Chinidin

Ajmalin

Klasse IB

Lidocain

Mexiletin

Klasse IC

Propafenon

Flecainid

o Abb. 9.67 Klasse-I-Antiarrhythmika

Klasse-I-Antiarrhythmika

Struktur und Eigenschaften. Gemeinsam ist den Vertretern der Klasse I das Vorliegen eines basischen Zentrums, das über eine kurze Zwischenkette von 2–4 Atomen mit einer lipophilen aromatischen Teilstruktur verbunden ist. Wie bei den strukturverwandten Lokalanästhetika sind die pharmakokinetischen und pharmakodynamischen Eigenschaften pH-abhängig und stehen im Zusammenhang mit der **amphiphilen Struktur** der Moleküle. Je nach Wirkstoff können sie variieren. Die pK_S-Werte für die aliphatischen Amine liegen im Bereich von 7,5–9,5. Unter physiologischen Verhältnissen existieren somit Gleichgewichte zwischen der freien Base und der kationischen Form. Beide Formen sind wichtig. Nur die ungeladene freie Base des Na^+-Kanalblocker kann die Zellmembran durchdringen und den Wirkort vom Zytosol aus erreichen. Dagegen ist der protonierte Anteil für die Blockade des Na^+-Einstroms relevant.

Wirkungsmechanismus. Antiarrhythmika der Klasse I (o Abb. 9.67) binden an den spannungsabhängigen Na^+-Kanal und blockieren dessen Funktion. Somit verringern sie den Na^+-Einstrom während der Depolarisation. Sie unterdrücken dadurch die Erregbarkeit und vermindern die Erregungsausbreitungsgeschwindigkeit. Die einzelnen Substanzen verändern die Dauer des Aktionspotenzials sehr unterschiedlich. Man unterteilt sie nach der Zeitkonstante, mit der sie vom Na^{+}-Kanal dissoziieren.

Substanzen der **Klasse IA** mit **Chinidin** als **Prototyp** binden an den Na^{+}-Kanal im offenen Zustand und verlängern das Aktionspotenzial und die Refraktärzeit, da sie zusätzlich den K^{+}-Kanal hemmen und die Repolarisation verzögern. Dies führt im EKG zu einer verlängerten QT-Zeit (▸Kap. 3.5.1). Dagegen binden die Vertreter der **Klasse IB** – als **Prototyp** gilt **Lidocain** – mit nur kurzer Zeitkonstante an den Na^{+}-Kanal im inaktivierten Zustand und dissoziieren während der Diastole von den Kanalproteinen. Das Aktionspotenzial wird in geringem Ausmaß verkürzt. Zur **Klasse IC** gehören **Propafenon** und **Flecainid**, die eine besonders lange Verweildauer am Na^{+}-Kanal aufweisen und die Dauer des Aktionspotenzials nicht wesentlich beeinflussen. Substanzen der Klassen IA und IC besitzen aufgrund der längeren Dissoziationszeit vom Na^{+}-Kanal ein erhöhtes **proarrhythmogenes Risiko**. Daher sind sie in der Dauertherapie nicht mehr indiziert und werden nur noch zur kurzfristigen antiarrhythmischen Therapie verwendet.

Chinidin (in Deutschland a. H.), Ph. Eur., ist als Sulfat monographiert, wobei 2 am Chinuclidinstickstoff protonierte Kationen auf ein Sulfation kommen. Es ist ein Alkaloid aus verschiedenen *Cinchona*-Arten (Chinarindenbäume). Als rechtsdrehendes Diastereomer von Chinin hat es mit diesem die 3*R*,4*S*-Konfiguration gemeinsam (▸Kap. 12.5.1). Unterschiede bestehen in der 9*S*-konfigurierten Hydroxymethylgruppe, die als Linker zwischen dem Chinolin- und dem Chinuclidinring dient, und dem an C-8 *R*-konfigurierten Bizyklus. Chinin ist in diesen Positionen 8*S*,9*R*-konfiguriert. Die Vinylgruppe an C-3 liegt bezüglich C-7 *endo*-konfiguriert vor. Chinidin besitzt 2 basische N-Atome, von denen der aliphatische Chinuclidin-Stickstoff (pK_S = 8,8) gegenüber dem Chinolin-Stickstoff (pK_S = 4,2) basischer ist und unter physiologischen Bedingungen protoniert wird. Strukturell bedingt besteht auch eine antagonistische Wirkung an Muscarinrezeptoren (▸Kap. 7.2.6). Die Substanz wird im oberen Dünndarm bis zu 100 % resorbiert, die Bioverfügbarkeit liegt aber wegen des First-Pass-Effekts in der Leber mit etwa 75 % etwas unter diesem Wert. Die Halbwertszeit beträgt 5–8 h. Hauptmetaboliten der CYP3A4-Biotransformation sind 3*S*-Hydroxychinidin und das Chinuclidin-*N*-Oxid. Daneben erfolgt *O*-Demethylierung und Oxidation der Vinylgruppe zum Diol. Die Metaboliten besitzen nur etwa ein Drittel der Wirksamkeit des Chinidins. Bis zu 50 % der Dosis wird unverändert im Urin ausgeschieden. Chinidin dient zur Rezidivprophylaxe bei symptomatischem, anfallsartigem Vorhofflimmern, wird aber nur noch eingesetzt, wenn andere Verfahren nicht anwendbar sind.

Ajmalin (Gilurytmal®) wird oral nicht resorbiert. In Injektionslösungen wird es aufgrund der geringen Wasserlöslichkeit durch Zusatz von Propylenglykol in Lösung gebracht. Es handelt sich um ein Alkaloid aus der Indischen Schlangenwurzel (*Rauvolfia serpentina)* mit einem Dihydroindol-Strukturelement. Der basische, aliphatische Aminstickstoff (pK_S = 8,2) kann je nach Betrachtungsweise einem Chinolizidin- oder Chinuclidin-Strukturelement zugeordnet werden. Zusammen mit der benachbarten Hydroxygruppe liegt eine Halbaminalstruktur vor. Die Biotransformation erfolgt hauptsächlich durch Monohydroxylierung des Aromaten. Das *N*-Oxid ist noch geringfügig antiarrhythmisch wirksam. Eingesetzt wird Ajmalin zur Akuttherapie lebensbedrohlicher ventrikulärer Arrhythmien.

Lidocain wird in ▸Kap. 7.7.2 besprochen. Als Antiarrhythmikum wird es zur Therapie lebensbedrohlicher ventrikulärer Tachykardien intravenös appliziert.

Mexiletin (Namuscla®), Ph. Eur., liegt als Hydrochlorid vor und wird als Racemat eingesetzt. Als Antiarrhythmikum ist es nicht mehr verfügbar. Als **Orphan Drug** wird es zur Behandlung von Myotonie bei Erwachsenen mit nichtdystrophischen myotonen Störungen eingesetzt. Es reduziert die Muskelsteifigkeit, indem es in Muskelzellen die bei den betroffenen Patienten überaktiven Na^{+}-Kanäle blockiert. Strukturell ist Mexiletin durch die Xylyl-Einheit mit Lidocain verwandt, kann als Phenolether aber nicht hydrolysiert werden. Die primäre aliphatische Aminogruppe (pK_S = 9,1) liefert die für die Wirkung benötigte kationische Struktur. Mexiletin wird oral gut resorbiert, die Halbwertszeit beträgt 10–12 h. Die Biotransformation erfolgt überwiegend hepatisch, hauptsächlich zu 4-Hydroxymexiletin und zum Hydroxymethylderivat sowie deren Glucuroniden. Nur 10 % werden unverändert im Urin eliminiert.

Propafenon (Rytmonorm®), Ph. Eur., ist als Hydrochlorid monographiert und wird als Gemisch der *R*- und *S*-Enantiomere eingesetzt. Beide blockieren den Na^{+}-Kanal in ähnlichem Ausmaß. Mit der Aryloxypropanolamin-Struktur liegt das wesentliche Strukturelement der Betablocker vor. Teilweise tragen die antagonistischen Effekte an β-Adrenozeptoren zur Gesamtwirkung bei. Verantwortlich dafür ist allerdings nur das *S*-Enantiomer. Der pK_S-Wert der sekundären Aminogruppe beträgt 9,3. Nach oraler Gabe wird die Substanz rasch und vollständig resorbiert. Wegen des hohen First-Pass-Effekts liegt die Bioverfügbarkeit aber nur bei 50 %. Die durch CYP2D6 gebildeten 5-Hydroxymetaboliten beider Enantiomere blockieren den Na^{+}-Kanal genauso stark wie die Muttersubstanz. Bei langsamen Metabolisierern, die das Enzym nicht exprimieren, verlängert sich die Eliminationshalbwertszeit auf bis zu 32 h gegen-

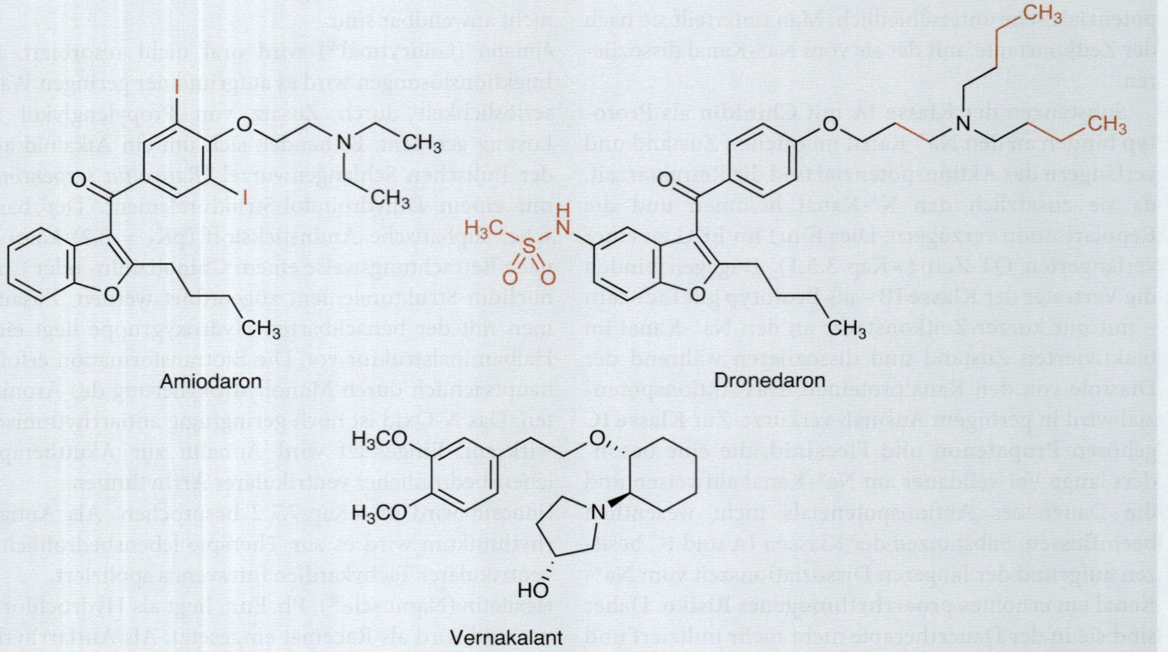

○ **Abb. 9.68** Klasse-III-Antiarrhythmika

über 3–11 h bei den schnellen Metabolisierern. Weitere Metaboliten durch CYP3A4 und CYP1A2 sind das *N*-Desalkylderivat sowie Glucuronide und Sulfate, die renal eliminiert werden.

Flecainid (Tambocor®), Ph. Eur., liegt als Acetat vor und ist ein Benzamidderivat mit lokalanästhetischer Wirkung. Am substituierten C-Atom im Piperidinring befindet sich ein Chiralitätszentrum, eingesetzt wird aber das Racemat. Der pK_S-Wert für den sekundären Piperidinstickstoff beträgt 9,3. Nach oraler Gabe wird Flecainid rasch und fast vollständig resorbiert, die Bioverfügbarkeit liegt bei bis zu 95 %. Die beiden Hauptmetaboliten, das an der *meta*-ständigen Trifluorethoxygruppe desalkylierte Derivat sowie das daraus durch Oxidation im Piperidinring gebildete Lactam zeigen noch halb so starke antiarrythmische Eigenschaften wie die Muttersubstanz bzw. noch geringe Wirksamkeit. Da das *R*-Enantiomer über CYP2D6 abgebaut wird, kann es bei langsamen Metabolisierern akkumulieren und proarrhythmische Wirkungen auslösen. Flecainid wird überwiegend renal eliminiert mit einer Halbwertszeit von 7–15 h. Eingesetzt werden Propafenon und Flecainid bei supraventrikulären Arrhythmien, die durch andere Verfahren nicht behandelt werden können, und nur bei gesundem linkem Ventrikel, da die arrhythmogene Potenz bei erkranktem Herzen besonders hoch zu sein scheint.

Klasse-II-Antiarrhythmika

Hierzu gehören **Betablocker**, die in ▸ Kap. 7.1.8 besprochen werden. Sie blockieren die β_1-Adrenozeptoren am Herzmuskel und hemmen damit vor allem die durch Ca^{2+}-Ionen vermittelte positiv chronotrope Wirkung endogener Catecholamine. Sie sind die einzigen Antiarrhythmika, für die lebensverlängernde Wirkungen bei Patienten mit kardiovaskulären Erkrankungen nachgewiesen sind. Der Betablocker Sotalol gehört zu den Klasse-III-Antiarrhythmika.

Klasse-III-Antiarrhythmika

Wirkungsmechanismus. Antiarrhythmika der Klasse III (○ Abb. 9.68) greifen insbesondere am schnellen I_{Kr}-K^+-Kanal (*rapid delayed rectifier*, schnelle Komponente, s. o. Aktionspotenzial, Phase 3) dem sogenannten hERG-Kanal (▸ Kap. 3.5.1) an und blockieren den repolarisierenden K^+-Auswärtsstrom in den Phasen 2 und 3 des Aktionspotenzials. Dadurch verlängern sie die Dauer des Aktionspotenzials und die Refraktärzeit. **Amiodaron** und **Dronedaron** blockieren zudem Na^+- und L-Typ-Ca^{2+}-Kanäle und sind mit ihren Aryloxyethanolamin- bzw. Aryloxypropanolamin-Strukturelementen Antagonisten an α- und β-Adrenozeptoren. **Vernakalant** inhibiert auch den I_{to}-K^+-Kanal (*cardiac transient outward potassium current*) und darüber hinaus den I_{Kur}-K^+-Kanal -(**u**ltra-rapid), der selektiv im Vorhofmyokard vorkommt.

Amiodaron (Amiogamma®), Ph. Eur., liegt als Hydrochlorid vor. Es wurde strukturell wie das Urikosurikum Benzbromaron (▸ Kap. 7.6.3) in den 1950er Jahren aus Khellin entwickelt. Die Veretherung der freien Phenolgruppe des entsprechend iodanalogen Benziodarons führte zu Amiodaron. Nachdem es bis 1967 als Koronardilatator im Handel war, wurde es 1980 als Antiarrhythmikum wieder vermarktet. Es ist ein Benzofuranderivat mit einer tertiären Aminogruppe ($pK_S = 8{,}7$) in der Seitenkette. Aufgrund der *ortho*-Diiod-substituierten Phenoletherstruktur wirkt Amiodaron auf die Schilddrüsenhormone und hemmt die Umwandlung von Thyroxin (T_4) in Triiodthyronin (T_3). Dies kann eine Hypothyreose verursachen. Nachteilig sind zudem die Fototoxizität (▸ Kap. 3.4.3) und zahlreiche andere Nebenwirkungen, die meist mit der Speicherung des stark lipophilen Amiodarons im Gewebe zusammenhängen (Amiodaron-Keratopathie, Optikusneuropathie). Die Resorption aus dem Gastrointestinaltrakt unterliegt starken Schwankungen, die Bioverfügbarkeit variiert entsprechend zwischen 20–80 %. Die Iodsubstitution führt auch zur Anreicherung im Fettgewebe (Lunge, Leber, Neurone, Kornea, Haut), wodurch sich die Halbwertszeit auf 50 Tage verlängert. Die Biotransformation durch verschiedene CYP-Enzyme führt zum aktiven *N*-Desethyl- und Desiod-Metaboliten. Die Leber ist das Hauptausscheidungsorgan. Amiodaron kann auch bei ventrikulär geschädigten Patienten eingesetzt werden. Es gilt als eines der Mittel der Wahl zur akuten Therapie supraventrikulärer (z. B. Vorhofflimmern) und ventrikulärer Tachykardien. Allerdings sind regelmäßige Untersuchungen erforderlich, um unerwünschte Wirkungen frühzeitig zu erkennen.

Dronedaron (Multaq®), Ph. Eur., wurde 2010 zugelassen. Es handelt sich um ein iodfreies, schwächer wirksames Analogon von Amiodaron mit zusätzlichen strukturellen Unterschieden wie der Sulfonamidgruppe am Benzofuranring. Diese soll die Lipophilie und damit die neurotoxischen Effekte verringern. Ebenso verkürzt sie die Halbwertszeit auf 25–30 h. Die dibutylierte, tertiäre Aminogruppe in der Seitenkette liefert das erforderliche basische Zentrum ($pK_S = 9{,}4$). Die Bioverfügbarkeit ist nur gering, mit der Mahlzeit eingenommen steigt sie auf 15 %. Die Biotransformation durch CYP3A4 führt überwiegend unter *N*-Desalkylierung zum schwach wirksamen *N*-Debutylderivat sowie zur oxidativen Desaminierung, wobei ein inaktiver Propionsäure-Metabolit entsteht. Die Ausscheidung erfolgt hauptsächlich mit den Fäzes. Der therapeutische Vorteil gegenüber Amiodaron ist unklar. Gegenüber Amiodaron fehlen die auf das Iod zurückzuführenden Nebenwirkungen, wie Hypo- oder Hyperthyreosen.

Vernakalant (Brinavess®) ist seit 2010 zugelassen zur raschen Wiederherstellung des normalen Sinusrhythmus nach Vorhofflimmern von kurzer Dauer (wenige Stunden bis 7 Tage) und steht als intravenöse Infusion zur Verfügung. Es wirkt selektiv auf atriale Ionenkanäle – weniger auf die Hauptkammern – und verlängert die atriale Refraktärzeit. Vernakalant besitzt 3 Asymmetriezentren, die alle *R*-konfiguriert vorliegen. Die Substituenten am Cyclohexanring sind *trans*-ständig angeordnet. Das basische Zentrum liefert der Pyrrolidin-Stickstoff mit einem pK_S-Wert von 9,5. Vernakalant wird CYP2D6-abhängig zum schwach wirksamen 4-*O*-Demethylderivat metabolisiert, danach glucuronidiert und über die Nieren ausgeschieden. Die Halbwertszeit von 2–3 h verlängert sich bei langsamen Metabolisierern auf das Doppelte.

Klasse-IV-Antiarrhythmika

Hierbei handelt es sich um Ca^{2+}-Kanalblocker vom L-Typ, die den langsamen Ca^{2+}-Einstrom hemmen. Prototypen dieser Gruppe sind **Verapamil** und **Diltiazem**, die zusätzlich zu ihrer Wirkung auf die glatte Muskulatur kardiale Effekte aufweisen. Sie werden in ▸ Kap. 9.4 besprochen.

Nicht klassifizierte Antiarrhythmika

Struktur und Eigenschaften. Das Nukleosid Adenosin ist strukturell aus der Purinbase Adenin und β-D-Ribose aufgebaut. Während Ph. Eur. die *syn*-Konformation angibt, liegt nach Röntgenstrukturanalyse die *anti*-Konformation (○ Abb. 9.69) vor. Für die Protonierung der Base werden 2 Dissoziationsstufen angegeben ($pK_{S1} = 3{,}6$, $pK_{S2} = 12{,}4$).

Wirkungsmechanismus. Adenosin aktiviert über G_i-Protein-gekoppelte A_1-Adenosin-Rezeptoren im Bereich des Sinus- und AV-Knotens einen K^+-Kanal mit Ausstrom von K^+ aus der Zelle. Dies führt zu einer negativ chronotropen und negativ dromotropen Wirkung. Eingesetzt wird Adenosin zur Akuttherapie supraventrikulärer Tachykardien und zur Demaskierung von Vorhofflattern durch kurzzeitige Blockade der AV-Überleitung.

Adenosin (Adrekar®), Ph. Eur., wird intravenös als Bolusinjektion appliziert, da die Halbwertszeit im Sekundenbereich liegt. Es wird durch Transporter in Erythrozyten und Endothelzellen aufgenommen und anschließend durch die Adenosin-Desaminase oxidativ zum inaktiven Inosin desaminiert.

9.3.3 Koronarmittel

Koronarmittel (Antianginosa) sind Arzneistoffe zur symptomatischen Behandlung der koronaren Herzkrankheit. Ziel der antianginösen Therapie ist es, einen Angina-pectoris-Anfall abzufangen oder zu durchbrechen sowie einem Anfall vorzubeugen und die Gefahr

9

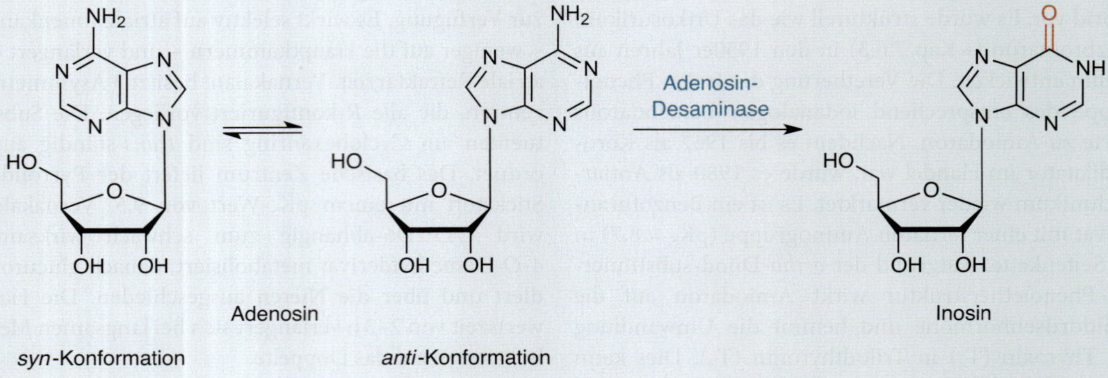

syn-Konformation anti-Konformation Adenosin Adenosin-Desaminase Inosin

Abb. 9.69 Konformere von Adenosin und Biotransformation zu Inosin

eines Herzinfarkts zu verringern. Neben den NO-Donatoren kommen einige wenige Substanzen mit unterschiedlichen Wirkungsmechanismen zum Einsatz.

Außer den Koronarmitteln werden auch Ca^{2+}-Kanalblocker (▸Kap. 9.4) und Betablocker (▸Kap. 7.1.8) verwendet.

Pathophysiologische Grundlagen. Der kontinuierlich arbeitende Herzmuskel hat einen hohen Energiebedarf, sodass eine gute Versorgung mit O_2 und Substraten erforderlich ist. Versorgungsstörungen treten in erster Linie beim O_2-Transport auf, der bei mangelhafter Durchblutung (Ischämie) des betroffenen Myokardbezirks unzureichend werden kann. Kommt es aufgrund einer **Koronarsklerose** oder pathologisch bedingten Steigerung der Herzarbeit zu einem Missverhältnis zwischen **O_2-Angebot** und **O_2-Bedarf** (Koronarinsuffizienz), äußert sich dies im Auftreten einer **Angina pectoris** (= Enge der Brust). Charakteristisch ist ein Druckgefühl in der Brust und ein stechender Schmerz, der vielfach in die linke Schulter und den Oberarm ausstrahlt. Die Angina pectoris ist das Kardinalsymptom der **koronaren Herzkrankheit** (KHK). Darunter versteht man eine Erkrankung der Herzkranzgefäße (Koronararterien). Wenn die Erkrankung fortschreitet, kann es zur Nekrose von Herzmuskelgewebe kommen. Sind durch thrombotischen Verschluss einer Koronararterie mehrere Myokardbereiche betroffen, liegt ein **Herzinfarkt** vor.

NO-Donatoren

NO-Donatoren umfassen Arzneistoffe, die nach Resorption im Körper auf mechanistisch unterschiedlichem Weg NO freisetzen. Eingesetzt werden organische Nitrate und Molsidomin (○ Abb. 9.70).

Entdeckung. Glyceroltrinitrat (Nitroglycerin) wurde erstmals 1847 von Ascanio Sobrero dargestellt. Indem er Kieselgur damit tränkte, stellte Alfred Nobel, Stifter und Namensgeber des Nobelpreises, 1867 den handhabungssicheren Sprengstoff **Dynamit** her. Bereits Sobrero beobachtete die Erweiterung der Gefäße im Kopfbereich durch Glycerolnitrat, das man dann systematisch untersuchte und kurz danach inhalativ zur Behandlung des Anginaschmerzes einsetzte. Seit 1879 wird die Substanz zur Prophylaxe und Linderung der Angina pectoris verwendet. Danach kamen weitere Nitrate auf den Markt. Erst in den 1970er Jahren konnte mit NO das für die Wirkung des Arzneistoffs im Herzkreislaufsystem verantwortliche Signalmolekül identifiziert werden. Für ihre Beiträge zu dieser Entdeckung erhielten Robert F. Furchgott, Ferid Murad und Louis J. Ignarro 1998 den Nobelpreis für Physiologie und Medizin. Die Aufklärung der Biosynthese von NO im Gefäßendothel unter Verbrauch von O_2 und NADPH mithilfe verschiedener NO-Synthasen aus L-Arginin gelang dagegen Salvador Moncada bei den Wellcome Research Laboratories Ende der 1980er Jahre, gemeinsam mit Richard Palmer.

Eigenschaften und Wirkung von NO. Stickstoffmonoxid (NO) ist ein farbloses, in Wasser wenig lösliches Gas. NO ist ein **Radikal**, d.h., es besitzt ein ungepaartes Elektron. Aus dem Molekülorbitalschema (○ Abb. 9.71) wird ersichtlich, dass das einzelne Elektron ein antibindendes π^*-2p-Orbital besetzt, daher kann NO nicht so leicht dimerisieren. Als unpolares Molekül kann es eine große Diffusionstrecke zurücklegen und somit durch Zellmembranen hindurch die biologischen Targets erreichen. In diesem Sinne fungiert es als **intra- und interzelluläres Signalmolekül**. Bei Patienten mit koronarer Herzkrankheit ist die endogene NO-Bildung vermindert. Die physiologische Wirkung entfaltet NO in erster

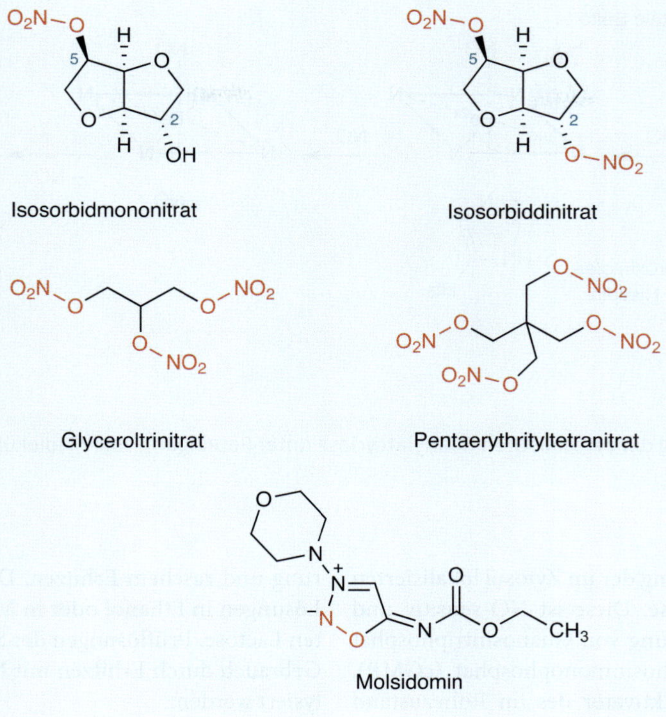

Isosorbidmononitrat

Isosorbiddinitrat

Glyceroltrinitrat

Pentaerythrityltetranitrat

Molsidomin

Abb. 9.70 NO-freisetzende Koronarmittel

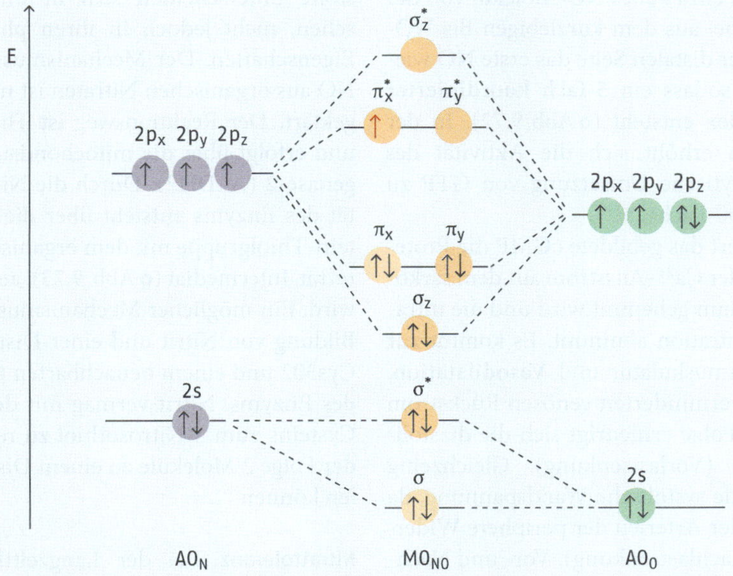

E

AO_N MO_{NO} AO_O

Abb. 9.71 Molekülorbitalschema des NO-Moleküls

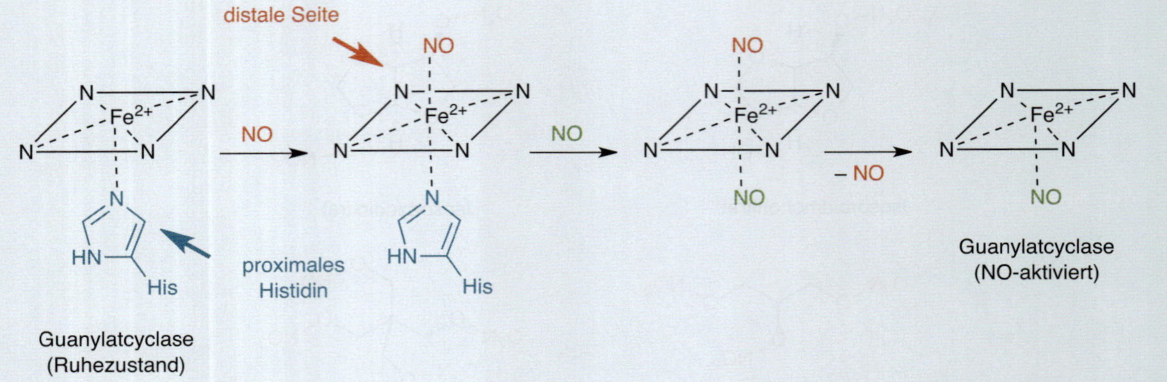

○ **Abb. 9.72** Aktivierung der zytosolischen Guanylatcyclase unter Beteiligung von 2 Molekülen NO

Linie über die Stimulierung der im Zytosol lokalisierten **löslichen Guanylatcyclase.** Diese ist NO-sensitiv und katalysiert die Umwandlung von Guanosintriphosphat zu zyklischem 3',5'-Guanosinmonophosphat (cGMP). NO ist der wichtigste Aktivator des im Ruhezustand 5-fach koordinierten Häm-Fe^{2+}-Enzyms. Zunächst bindet ein Molekül NO von der distalen Seite an das Häm-Fe^{2+}-Ion und bildet einen 6-fach koordinierten Komplex. Unter Dissoziation des proximalen Histidin-Liganden bindet dann ein zweites NO-Molekül von der proximalen Seite, wobei aus dem kurzlebigen Bis-NO-Häm-Komplex von der distalen Seite das erste NO wieder freigesetzt wird, sodass ein **5-fach koordinierter Nitrosyl-Häm-Komplex** entsteht (○ Abb. 9.72). In der NO-aktivierten Form erhöht sich die Aktivität des Enzyms für die katalytische Umsetzung von GTP zu cGMP um etwa das 400-Fache.

In der Folge aktiviert das gebildete cGMP die Proteinkinase G, wodurch der Ca^{2+}-Ausstrom aus dem sarkoplasmatischen Retikulum gehemmt wird und die intrazelluläre Ca^{2+}-Konzentration abnimmt. Es kommt zur Relaxation der Venenmuskulatur und **Vasodilatation.** Dies führt zu einem verminderten venösen Rückstrom zum Herzen und als Folge erniedrigt sich die diastolische Wandspannung (Vorlastsenkung). Gleichzeitig verringert sich auch die systolische Wandspannung, da durch die Dilatation der Arterien der periphere Widerstand gesenkt wird (Nachlastsenkung). Vor- und Nachlastsenkung sorgen für eine ökonomischere Herzarbeit, die in einer Abnahme des O_2-Bedarfs des Herzens zum Ausdruck kommt.

Struktur und Eigenschaften. Organische Nitrate sind keine Nitroverbindungen, sondern Ester der Salpetersäure mit mehrwertigen Alkoholen. Die reinen organischen Nitrate sind explosiv, insbesondere bei Erschütterung und raschem Erhitzen. Dies ist nicht der Fall für Lösungen in Ethanol oder in Mischungen mit der inerten Lactose. Prüflösungen der Substanzen müssen nach Gebrauch durch Erhitzen mit Natriumhydroxid hydrolysiert werden.

Wirkungsmechanismus. Organische Nitrate kann man als Prodrugs auffassen, die im Organismus das endogene Signalmolekül NO freisetzen. Die einzelnen Wirkstoffe unterscheiden sich in ihren pharmakokinetischen, nicht jedoch in ihren pharmakodynamischen Eigenschaften. Der Mechanismus der Freisetzung von NO aus organischen Nitraten ist noch nicht vollständig geklärt. Der Reaktionsweg ist Thiolgruppen-abhängig und erfolgt über die mitochondriale Aldehyddehydrogenase-2 (ALDH2). Durch die Nitratreduktase-Aktivität des Enzyms entsteht über die Reaktion einer Cystein-Thiolgruppe mit dem organischen Nitrat ein Thionitrat-Intermediat (○ Abb. 9.73), aus dem NO freigesetzt wird. Ein möglicher Mechanismus ist die nachfolgende Bildung von Nitrit und einer Disulfidbrücke zwischen Cys302 und einem benachbarten Cysteinrest innerhalb des Enzyms. Nitrit vermag mit der Thiolgruppe eines Cysteins zum *S*-Nitrosothiol zu reagieren, von dem in der Folge 2 Moleküle zu einem Disulfid und NO zerfallen können.

Nitrattoleranz. Bei der Langzeittherapie mit organischen Nitraten entwickelt sich rasch eine deutliche Abschwächung der Wirkung, die nach Absetzen des Wirkstoffs reversibel ist. Diesen Vorgang bezeichnet man als Nitrattoleranz. Die verantwortlichen Mechanismen sind noch nicht genau geklärt. Deutlich schwächer ausgeprägt ist die Tendenz zur Toleranz bei Molsidomin im Vergleich zu den organischen Nitraten, die auf die Bioaktivierung durch Aldehyddehydrogenase-2 ange-

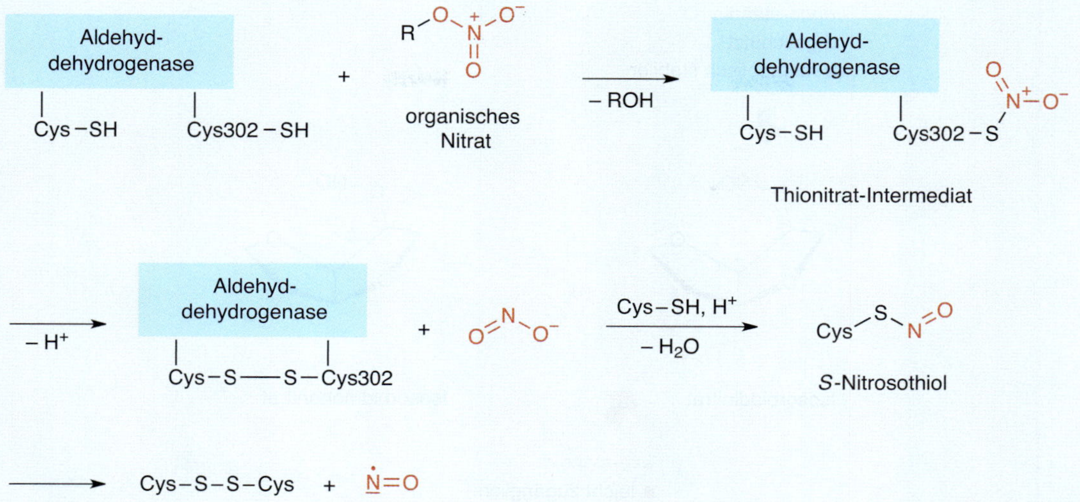

Abb. 9.73 Möglicher Mechanismus für die Aldehyddehydrogenase-katalysierte Freisetzung von NO aus organischen Nitraten

wiesen sind. Das Enzym spielt demnach eine zentrale Rolle bei der Entstehung der Nitrattoleranz. Eine Inaktivierung des Enzyms kann durch reaktive Sauerstoffspezies erfolgen, die unter der Nitrat-Therapie produziert werden und mit den Thiolgruppen des Enzyms reagieren, wodurch diese erschöpft werden. NO kann auch durch Reaktion mit reaktiven Sauerstoffspezies verbraucht werden.

Glyceroltrinitrat (GTN, Nitroglycerin, Nitrolingual®), Ph. Eur., ist als Lösung mit Ethanol monographiert. Die Substanz wird nach oraler, sublingualer oder bukkaler Gabe aufgrund der lipophilen Eigenschaften über die Schleimhäute rasch resorbiert und gilt daher, wie auch Isosorbiddinitrat, als Mittel der 1. Wahl zur Kupierung eines akuten Angina-pectoris-Anfalls. Wegen des hohen First-Pass-Effekts ist die Bioverfügbarkeit gering. Die Plasmahalbwertszeit beträgt 1–3 min. Durch sukzessiven Abbau entstehen die weniger wirksamen 1,2- oder 1,3-Glyceroldinitrate sowie die Glycerolmononitrate. GTN ist als Spray zur Anwendung in der Mundhöhle, als Zerbeißkapseln, Infusionslösung und transdermales Pflaster verfügbar. Nach sublingualer Gabe wirkt es innerhalb von Sekunden.

Isosorbiddinitrat (ISDN, Isoket®), Ph. Eur., ist als Mischung mit Lactose-Monohydrat oder Mannitol monographiert. ISDN ist ein Derivat von D-Sorbitol, in dem die Hydroxygruppen der Positionen 1 und 3 intramolekular mit denen der Positionen 3 bzw. 6 verethert als bizyklisches Hexahydrofuro[3,2-*b*]furan-Derivat vorliegen. Die Hydroxygruppen der Positionen 2 und 5 sind jeweils mit Salpetersäure verestert. Die Substanz ist wie GTN in verschiedenen Darreichungsformen verfügbar. Bei sublingualer Gabe setzt die Wirkung nach 1–2 min ein und man umgeht den bei oraler Gabe auftretenden First-Pass-Effekt. Die Biotransformation führt zu den wirksamen Isosorbid-5-mononitrat und Isosorbid-2-mononitrat. Die Eliminationshalbwertszeit nach oraler Gabe liegt bei 30–60 min, die der genannten Mononitrate bei 4–6 h bzw. 1 h. Die Ausscheidung erfolgt überwiegend in Form der Glucuronide im Urin. Aufgrund der hohen Lipophilie kann ISDN sublingual alternativ zu GTN zur Anfallskupierung eingesetzt werden.

Isosorbidmononitrat (ISMN, Ismol®), Ph. Eur., ist ebenfalls als Mischung mit Lactose-Monohydrat oder Mannitol monographiert und gegenüber ISDN nur in 5-Position verestert. Es ist der weniger reaktive Metabolit von ISDN, der keinem hepatischen First-Pass-Effekt unterliegt. Im Vergleich zum 2-Mononitrat ist die Wirkdauer deutlich länger. Die beiden Isomere werden unterschiedlich schnell hydrolysiert und reduziert. Aus Abb. 9.74 geht hervor, dass beim Dinitrat die Nitratruppe in 2-Position *exo*-ständig, die in 5-Position *endo*-ständig angeordnet ist. Bei der Biotransformation wird die *exo*-ständige Gruppe bevorzugt umgesetzt, da sie im Vergleich zur sterisch geschützten *endo*-ständigen leichter zugänglich ist. Zur Anfallskupierung ist ISMN nicht geeignet, da die Wirkung frühestens nach 30 min eintritt. Wegen der längeren Halbwertszeit wird ISMN zur Angina-pectoris-Prophylaxe und Langzeitbehandlung verwendet.

9

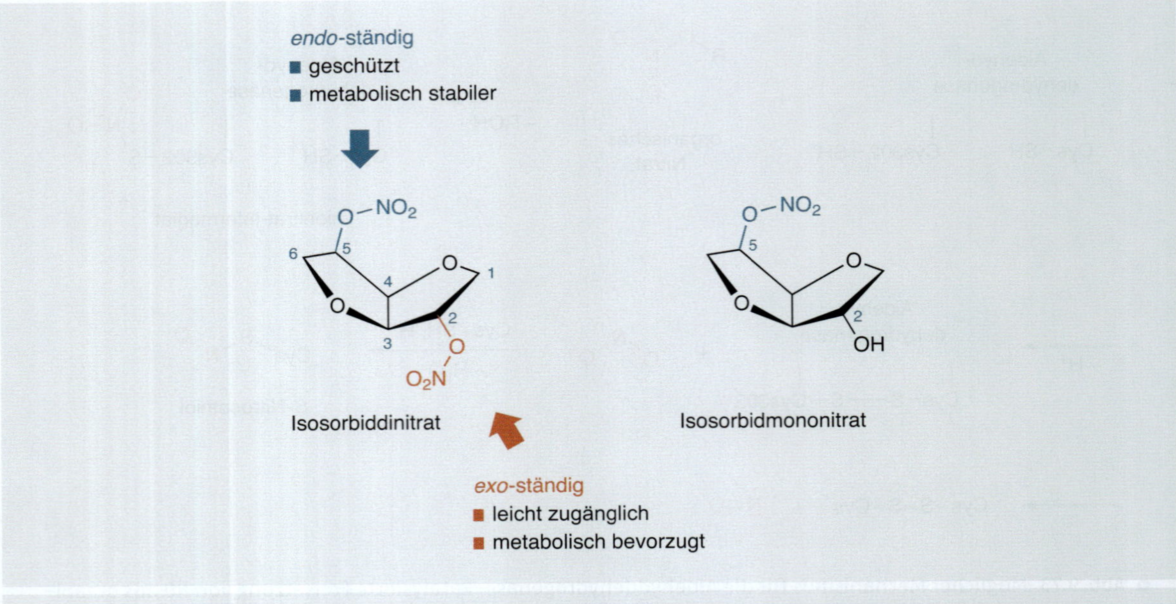

Abb. 9.74 Räumliche Anordnung der Nitratgruppen in Isosorbiddinitrat und Isosorbidmononitrat

Pentaerythrityltetranitrat (PETN, Pentalong®), Ph. Eur., wurde 1901 synthetisiert und als Sprengstoff verwendet. Es wurde 1964 in der DDR eingeführt und diente bis 1989 als einziges Langzeitpräparat zur Therapie koronarer Herzerkrankungen. PETN ist als Verreibung mit Lactose-Monohydrat oder Mannitol monographiert. Die Substanz selbst wird schlecht resorbiert, die Wirkung setzt nach 30 min ein. Zur Behandlung akuter Angina-pectoris-Anfälle ist PETN daher nicht geeignet. Die Biotransformation erfolgt stufenweise zu schwächer wirksamen, aber besser resorbierbaren Tri-, Di- und Mononitraten, die das klinische Wirkprofil mitbestimmen. Außerdem entsteht der Grundkörper Pentaerythrit. Mit einer Halbwertszeit von 7 h ist PETN das am längsten wirksame Nitrat. Es dient zur Anfallsprophylaxe und Langzeitbehandlung.

Molsidomin (Corvaton®), Ph. Eur., wurde 1970 bei Takeda synthetisiert und als antihypertensiver und vasodilatierender Wirkstoff erkannt. Es ist ein Carbamat-Prodrug und wird in der Leber enzymatisch zum NO-Donator **Linsidomin** desacyliert. Strukturell sind Prodrug und Muttersubstanz Derivate der Sydnonimine, die zu den mesoionischen Heteroaromaten (s. Kasten) zählen. Der Sydnoniminring von Linsidomin öffnet sich spontan (pH ≥7) zum labilen *N*-Morpholino-*N*-nitrosaminoacetonitril (SIN-1A), das weiter zu SIN-1C zerfällt und dabei NO freisetzt (Abb. 9.75). Interessanterweise sind Moleküle mit intramolekularer Ladungstrennung viel lipophiler als kationische oder anionische Strukturen und werden gut resorbiert, nahezu vollständig im Falle von Molsidomin. Die Halbwertszeit des wirksamen Linsidomins liegt bei 1–2 h, die Ausscheidung der Metaboliten erfolgt fast ausschließlich renal. Da die Wirkung verzögert eintritt, ist Molsidomin nicht zur Anfallskupierung geeignet.

Mesoionische Verbindungen und Sydnone

Mesoionische Verbindungen sind eine Unterklasse der Betaine, die nur durch Grenzformeln mit Ladungstrennung beschrieben werden können. Im Gegensatz zu Zwitterionen ist ein Ladungsausgleich durch Protonenwanderung nicht möglich. Der Begriff **mesoionisch** setzt sich zusammen aus mesomer und ionisch. Nach außen liegt ein ungeladener Fünfringheterozyklus vor, der aromatischen Charakter aufweist und sich nicht als ungeladene Struktur formulieren lässt. Die mesomeren Grenzstrukturen werden mit positiver und negativer Ladung dargestellt (Abb. 9.76), wobei die negative Ladung vom exozyklischen N-Atom übernommen werden kann. Zu den bekanntesten mesoionischen Verbindungen gehören die **Sydnone** (J. Campbell Earl, Alan W. Mackney, 1935). Sie sind nach ihrem Entdeckungsort Sydney benannt. Es handelt sich um mesoionische Verbindungen mit einem 1,2,3-Oxadiazolring und einer Ketogruppe in 5-Position. Bei den **Sydnoniminen** ist die Ketogruppe durch eine Iminogruppe ausgetauscht.

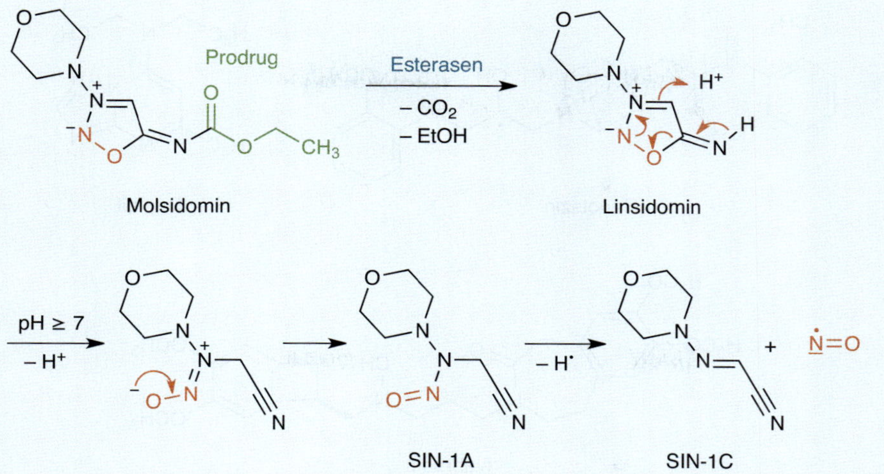

Abb. 9.75 Bioaktivierung von Molsidomin

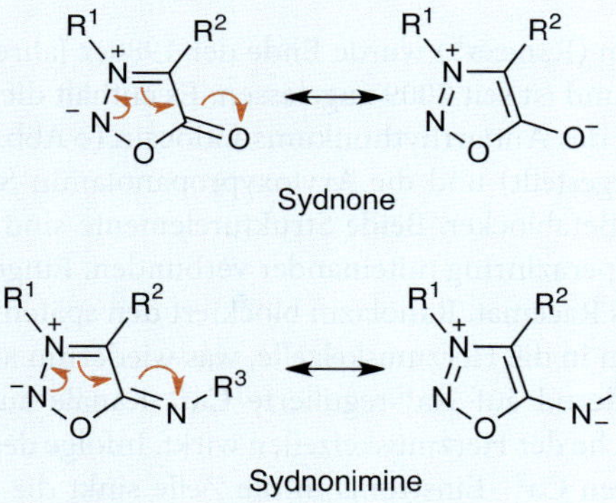

Abb. 9.76 Mesomere Grenzstrukturen von Sydnonen und Sydnoniminen

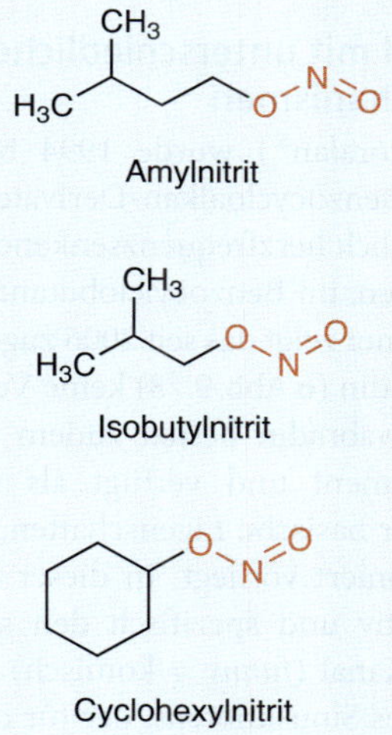

Abb. 9.77 Als Poppers eingesetzte Alkylnitrite

9

Partywissen

Poppers (*pop* = knallen), benannt nach dem Geräusch beim Öffnen der Glasampullen, ist eine umgangssprachliche Bezeichnung für **organische Nitrite** (Abb. 9.77). Früher verwendete man diese wie die organischen Nitrate inhalativ bei Angina pectoris. Typische Substanzen sind **Amylnitrit** (Isopentylnitrit), auch Isobutylnitrit, Isopropylnitrit und Cyclohexylnitrit. Es sind ebenfalls **NO-Donatoren.** Ihre vasodilatierende Wirkung ist deutlich kürzer als die der organischen Nitrate. In höherer Dosierung kommt es zu einer kurz anhaltenden psychotropen und aphrodisierenden Wirkung, weshalb sie in der Drogen- und Sexszene missbräuchlich zum Einsatz (Rush, Rave, Hardware, Jungle Juice) kommen. Es handelt sich um flüchtige, gelblich-braune Flüssigkeiten mit fruchtigem Geruch, die über Mund oder Nase inhaliert werden. Bei einem kurzen Rausch mit Glücksgefühlen kommt es zu veränderten akustischen und visuellen Wahrnehmungen, zum Abbau von Hemmungen, vermindertem Schmerzempfinden und zur Luststeigerung.

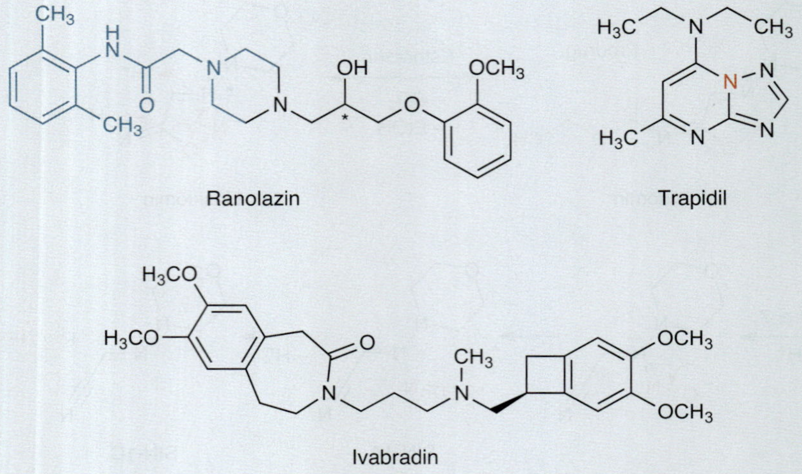

Abb. 9.78 Koronarmittel mit unterschiedlichen Wirkungsmechanismen

Koronarmittel mit unterschiedlichen Wirkungsmechanismen

Ivabradin (Procoralan®) wurde 1994 beim Screening einer Serie von Benzocycloalkan-Derivaten entdeckt und wirkt ausschließlich herzfrequenzsenkend. Im Gegensatz zum äquipotenten, im Benzocylclobutanring *R*-konfigurierten Enantiomer zeigt das seit 2006 zugelassene *S*-konfigurierte Ivabradin (Abb. 9.78) keine Verlängerung des QT-Intervalls. Ivabradin besitzt zudem ein Benzazepinon-Strukturelement und verfügt als tertiäres Amin (pK_S = 8,5) über basische Eigenschaften, sodass es physiologisch protoniert vorliegt. In dieser Form blockiert Ivabradin selektiv und spezifisch den sogenannten **I_f-Kanal**, Funny-Kanal (*funny* = komisch) in den Schrittmacherzellen des Sinusknotens, der für die Regulierung der Herzfrequenz zuständig ist. So benannt wurde der Kanal aufgrund des merkwürdigen Verhaltens bezüglich seiner Aktivierung, die durch Hyperpolarisation erfolgt, während sich die spannungsabhängigen Na^+- und Ca^{2+}-Kanäle durch Depolarisation der Zellmembran öffnen. Der I_f-Kanal ist sowohl für Na^+-, K^+- und Ca^{2+}-Ionen durchlässig. Seine Blockade senkt selektiv die Herzfrequenz und damit den Energieverbrauch.

Ivabradin wird rasch und fast vollständig resorbiert. Die orale Bioverfügbarkeit liegt wegen des First-Pass-Effekts nur bei 40 %. Die Substanz wird zu 70 % an Plasmaproteine gebunden. Die Biotransformation erfolgt ausschließlich über CYP3A4 und führt zum *N*-Demethylderivat als Hauptmetabolit. Die Plasmahalbwertszeit beträgt 11 h, die Ausscheidung erfolgt in gleichem Maße über Urin und Fäzes. Ivabradin wird zur Therapie der stabilen Angina pectoris und der chronischen Herzinsuffizienz eingesetzt.

Ranolazin (Ranexa®) wurde Ende der 1980er Jahre entwickelt und ist seit 2009 zugelassen. Es enthält die Teilstruktur des Antiarrhythmikums Lidocain (Abb. 9.78, blau dargestellt) und die Aryloxypropanolamin-Struktur der Betablocker. Beide Strukturelemente sind über einen Piperazinring miteinander verbunden. Eingesetzt wird das Racemat. Ranolazin blockiert den späten Na^+-Einstrom in die Herzmuskelzelle, was wiederum aktivitätsmindernd auf Na^+-regulierte Ca^{2+}-Kanäle auf der Oberfläche der Herzmuskelzellen wirkt. Infolge des verminderten Ca^{2+}-Einstroms in die Zelle sinkt die Kontraktionskraft des Herzmuskels, was mit einer Entspannung des Herzmuskels einhergeht. Die orale Bioverfügbarkeit liegt bei 35–50 %, die Plasmaproteinbindung bei über 60 %. Die Biotransformation durch CYP3A4 und CYP2D6 führt hauptsächlich zur *O*-Demethylierung und *N*-Desalkylierung. Die Ausscheidung erfolgt zu 75 % über den Urin, der Rest im Stuhl. Ranolazin dient zur symptomatischen Therapie der Angina pectoris, wenn Mittel der 1. Wahl nicht wirken.

Trapidil (Rocornal®) wurde 1964 synthetisiert und erstmals 1971 in der ehemaligen DDR zugelassen. Trapidil ist ein Adeninderivat, das an der Aminogruppe diethyliert vorliegt. Zudem wurde das ursprüngliche N-1-Atom im Pyrimidinring des Adenins zur Anellierungsseite in die Position 5 verschoben, sodass ein Triazolopyrimidin-Derivat entsteht (Abb. 9.78). Trapidil wirkt vorwiegend als nichtselektiver Inhibitor der Phosphodiesterase. Die Vasodilatation der Koronargefäße ist auf eine Erhöhung des cAMP-/cGMP-Spiegels zurückzuführen. Die orale Bioverfügbarkeit von Trapidil beträgt 95 %, die Halbwertszeit 2–4 h. Die Biotransformation führt hauptsächlich zum Desethylmetaboliten. Die Ausscheidung erfolgt renal.

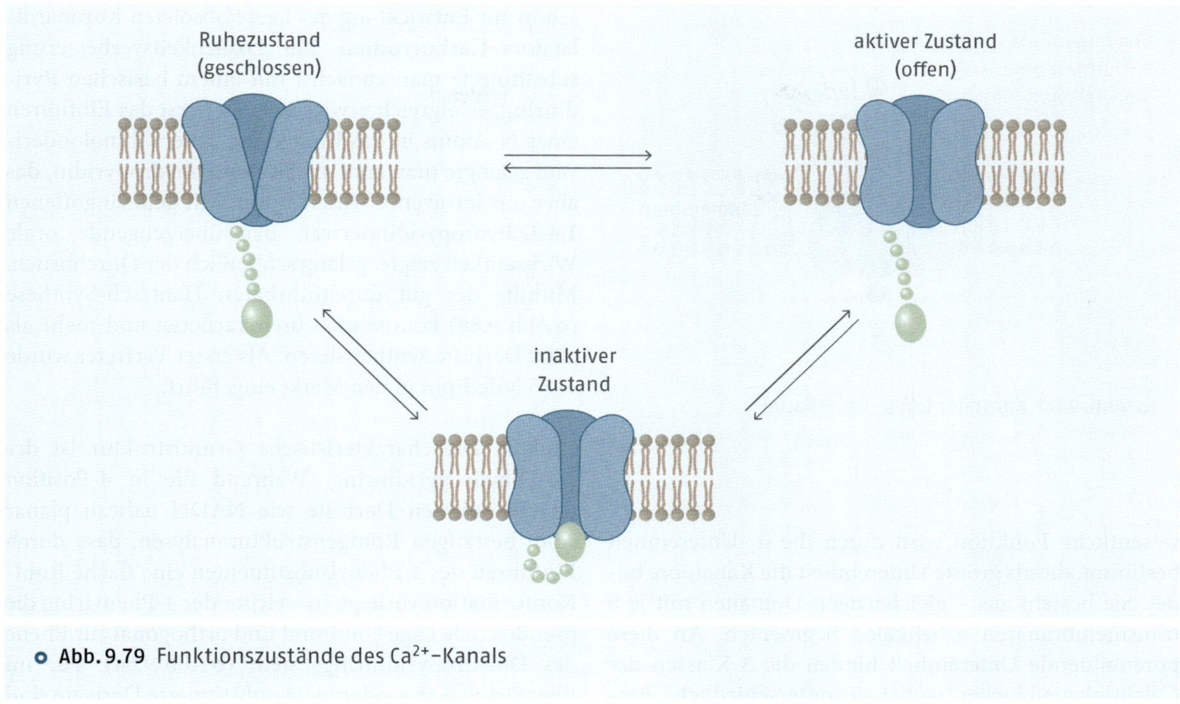

o Abb. 9.79 Funktionszustände des Ca^{2+}-Kanals

9.4 Calciumkanalblocker

Calciumkanalblocker verringern den Einstrom von Ca^{2+}-Ionen in die Muskelzellen des Herzens und der glatten Gefäßmuskel. Eingesetzt werden sie zur Therapie der Hypertonie, supraventrikulären Arrhythmien und Angina pectoris.

Nach ihrer chemischen Struktur, ihrer Bindestelle am Ca^{2+}-Kanal und hinsichtlich des Wirkprofils lassen sich 3 Gruppen unterscheiden:

- Dihydropyridine mit Nifedipin als Prototyp,
- Phenylalkylamine mit Verapamil als Vertreter,
- Benzothiazepine mit Diltiazem als Vertreter.

Alternativ bezeichnet man die Vertreter dieser Gruppen auch als Ca^{2+}-Antagonisten. Dieser Begriff ist allerdings unpräzise, da für Ca^{2+}-abhängige Prozesse nicht allgemein eine kompetitive Konkurrenzreaktion zwischen den Wirkstoffen und Ca^{2+}-Ionen auftritt.

Physiologische Grundlagen. Aufgrund der vielfältigen Funktionen von Ca^{2+}-Ionen im Organismus ist der Ca^{2+}-Eintritt in die Zelle streng kontrolliert. Innerhalb der Zelle ist die Ca^{2+}-Konzentration normalerweise um ein Vielfaches niedriger als im Extrazellularraum. Diverse Mechanismen und zelluläre Strukturen tragen zur Regulation des Ca^{2+}-Haushalts bei, so auch spannungsabhängige Ca^{2+}-Kanäle. Je nach Zelltyp liegen in den Membranen verschiedene Ca^{2+}-Kanäle vor, die den Einstrom der Ca^{2+}-Ionen aus dem Extrazellularraum ermöglichen und sich in ihren physiologischen Eigenschaften unterscheiden. Am Herzen finden sich vor allem Kanäle vom L-Typ (*long lasting*) und T-Typ (*transient*), im Nervensystem Kanäle vom N-Typ (*neuronal*) oder P-Typ (Purkinje-Zellen), die für die Freisetzung der Neurotransmitter Bedeutung haben. Im **Herzmuskel** vermittelt der **L-Typ** den langsamen Einstrom der kontraktionsauslösenden Ca^{2+}-Ionen, der das Plateau des Aktionspotenzials der Herzmuskelzelle bildet (o Abb. 9.65).

Wie bei anderen spannungsabhängigen Kanälen unterscheidet man 3 Funktionszustände (o Abb. 9.79), den **Ruhezustand**, in dem der Kanal geschlossen ist, den **aktiven Zustand**, die offene Form des Kanals, und den **inaktivierten Zustand**, in dem der Kanal im Verlauf einer anhaltenden Depolarisation wieder geschlossen vorliegt.

Das vorherrschende Membranpotenzial bestimmt die Lage des Gleichgewichts der verschiedenen Zustände. Je positiver das Membranpotenzial, desto mehr Kanäle liegen in der inaktivierten Form vor. Bei der Repolarisation verschiebt sich das Gleichgewicht in den Ruhezustand, der bei negativem Membranpotenzial stabilisiert wird. Aus diesem kann das Gleichgewicht durch Depolarisation wieder in den aktiven Zustand verschoben werden.

Aufbau des L-Typ-Calciumkanals. Der Kanal ist ein Proteinkomplex aus mehreren Untereinheiten. Seine

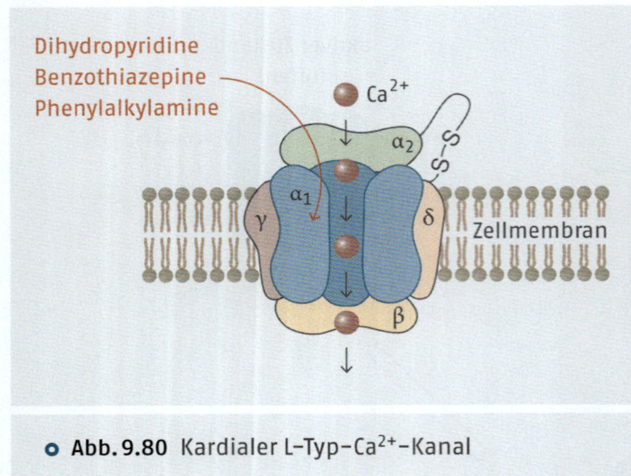

o Abb. 9.80 Kardialer L-Typ-Ca^{2+}-Kanal

wesentliche Funktion wird durch die α_1-Untereinheit bestimmt, die als größte Untereinheit die Kanalpore bildet. Sie besteht aus 4 gleichartigen Domänen mit je 6 transmembranären α-helikalen Segmenten. An diese porenbildende Untereinheit binden die 3 Klassen der Calciumkanalblocker, wobei sie unterschiedliche Bindestellen belegen. Daneben liegen weitere eng assoziierte Proteine vor, die nicht am Aufbau der Kanalpore beteiligt sind und daher als akzessorische Untereinheiten bezeichnet werden. Die extrazelluläre α_2-Untereinheit ist mit der δ-Untereinheit über eine Disulfidbrücke verknüpft, dazu kommen die intrazelluläre β- und die transmembranäre γ-Einheit. Diese modulieren die Aktivierung und Inaktivierung des Kanals und sind an der Verankerung der Kanalpore in der Zellmembran beteiligt. Man nimmt an, dass Glutamat-Reste an der Bindung der Ca^{2+}-Ionen während des Transportprozesses involviert sind.

Wirkung der Calciumkanalblocker. Indem sie an den spannungsabhängigen Ca^{2+}-Kanal vom L-Typ binden, vermindern Calciumkanalblocker den langsamen Ca^{2+}-Einstrom während des Aktionspotenzials. Am Herzmuskel führt dies zu Abnahme der Kontraktionskraft (negativ inotrop) und der Schlagfrequenz (negativ dromotrop), wodurch der myokardiale O_2-Bedarf abnimmt. Gleichzeitig wird der koronare und der periphere Gefäßwiderstand gesenkt. In den Gefäßwänden führt der verminderte Ca^{2+}-Einstrom zur Vasodilatation. Der Blutdruck sinkt.

9.4.1 Dihydropyridine

Design und Entwicklung. Ausgangspunkt für die Entwicklung der **1,4-Dihydropyridine** (o Abb. 9.81, o Abb. 9.82) bei der Bayer AG in den 1960er Jahren waren Inhaltsstoffe von *Ammi visnaga* (Bischofskraut), **Khellin** und **Visnadin** (o Abb. 9.83). Letzteres diente schon zur Entwicklung des heute obsoleten Koronardilatators **Carbocromen.** Zur Löslichkeitsverbesserung substituierte man zunächst mit einem basischen Pyridinring, erfolgreich erwies sich aber erst das Einführen eines N-Atoms in das Ringgerüst. Über Chinolonderivate gelangte man zum anellierten Dihydropyridin, das aber nur intravenös wirksam war. Mit dem ringoffenen 1,4-Dihydropyridinderivat, das überzeugende orale Wirksamkeit zeigte, gelang schließlich der Durchbruch. Mithilfe der gut durchführbaren Hantzsch-Synthese (o Abb. 9.88) konnte man breit variieren und mehr als 2000 Derivate synthetisieren. Als erster Vertreter wurde 1975 **Nifedipin** in den Markt eingeführt.

Struktur. Die charakteristische Grundstruktur ist der 1,4-Dihydropyridinring. Während die in 4-Position unsubstituierten Derivate wie NADH nahezu planar sind, bestätigen Röntgenstrukturanalysen, dass durch Einführen des 4-Phenylsubstituenten eine flache **Boot-Konformation** vorliegt, in welcher der 4-Phenylring die pseudoaxiale Lage einnimmt und orthogonal zur Ebene des Dihydropyridinrings steht (o Abb. 9.84). Für im Phenylring *ortho-* oder *meta-*substituierte Derivate sind zudem Rotamere denkbar. Der Substituent kann entweder auf der Seite des H-Atoms an C-4 stehen (synperiplanar, *sp*) oder durch Rotation des Phenylrings um 180° über dem Dihydropyridinring (antiperiplanar zum H-Atom, *ap*). Modellsubstanzen mit fixierter Konformation zeigen eine um 2 Zehnerpotenzen stärkere Ca^{2+}-Kanal-Blockade für die *sp*-Form der Nitroderivate.

Eigenschaften. Da der 1,4-Dihydropyridinring in den Positionen 3 und 5 mit Estergruppen substituiert ist, liegt das N-Atom als Teil eines **vinylogen Carbamat-Systems** vor und verhält sich wie ein Amidstickstoff. Im Gegensatz zu den anderen Gruppen der Calciumkanalblocker sind daher keine basischen Eigenschaften vorhanden, es sei denn, es wurde in der Seitenkette ein Aminosubstituent eingeführt. Sind die Estergruppen in den Positionen 3 und 5 nicht identisch, entsteht an C-4 ein **Asymmetriezentrum.** Stärker Ca^{2+}-antagonistisch wirksam sind jeweils die *S*-Enantiomere. Dennoch werden die Dihydropyridine überwiegend als Racemate verabreicht.

Die 1,4-Dihyropyridine sind fotolabil und oxidationsanfällig. Dadurch gehen sie in die unwirksamen Pyridinderivate über. Bei Nifedipin findet fotochemisch eine intramolekulare Redoxreaktion statt, wobei die 2-Nitrogruppe gleichzeitig zur Nitrosogruppe reduziert wird (o Abb. 9.85).

Wirkungsmechanismus. 1,4-Dihydropyridine blockieren in therapeutischen Dosen ausschließlich Ca^{2+}-Kanäle vom L-Typ, gegenüber dem Herzmuskel bevorzugt die der glatten Muskulatur der Blutgefäße. Die

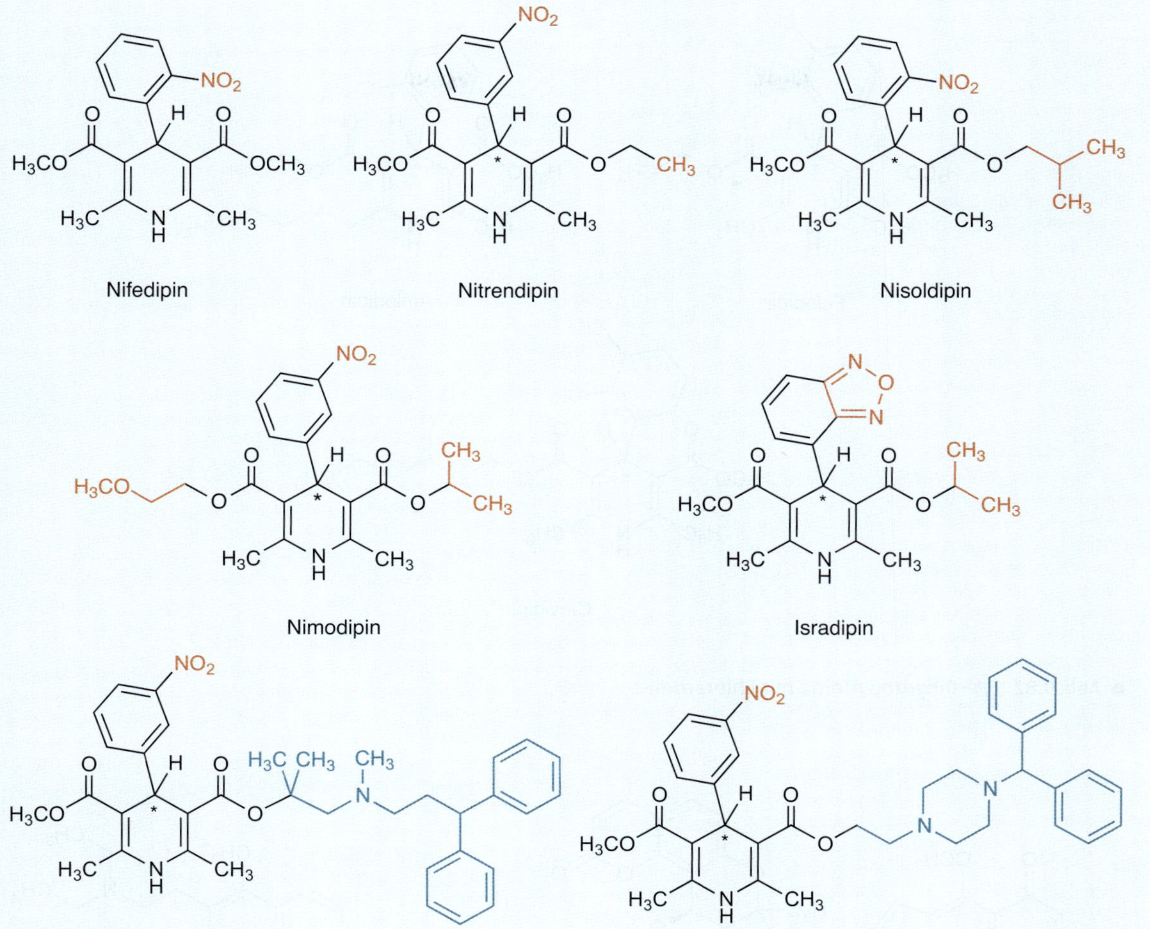

Nifedipin

Nitrendipin

Nisoldipin

Nimodipin

Isradipin

Lercanidipin

Manidipin

Abb. 9.81 1,4-Dihydropyridine mit Nitroaromat

Vasodilatation tritt im Vergleich zur Wirkung auf das Myokard bei deutlich niedrigeren Konzentrationen auf. Dihydropyridine zeigen somit eine gewisse **Gefäßselektivität**, die sie von den beiden anderen Substanzklassen unterscheidet. Im Vergleich zu diesen kommt es nicht zur physikalischen Blockade der Kanalpore, sondern Dihydropyridine binden als **allosterische Modulatoren** an die α_1-Untereinheit des Kanalproteins, die sie von der extrazellulären Seite des Ionenkanals erreichen. Dadurch induzieren sie eine asymmetrische Konformation des Selektivitätsfilters und verändern die Bindung des Substrat-Ions, wodurch teilweise dehydratisierte Ca^{2+}-Ionen direkt mit einer Untereinheit interagieren und die Pore blockieren.

1,4-Dihydropyridine werden entsprechend ihres bevorzugten Angriffs auf die Gefäßmuskulatur hauptsächlich bei arterieller Hypertonie und chronisch stabiler Angina pectoris eingesetzt.

Struktur-Wirkungs-Beziehungen. Die 4-Phenyl-1,4-dihydropyridin-Grundstruktur, die für die Wirkung essenziell ist, erlaubt nur wenige Strukturvariationen (Abb. 9.86).

- Die Oxidation des Dihydropyridins zu Pyridin oder Reduktion zu Piperidin führt zum Wirkungsverlust. Das Vorliegen der Boot-Form mit einem unsubstituierten N-Atom ist essenziell.
- Der 4-Phenylring muss pseudoaxial angeordnet vorliegen. Elektronenziehende Substituenten in *ortho*- oder *meta*-Position erhöhen die Wirksamkeit, dagegen führt ein *para*-Substituent zum Wirkungsverlust.

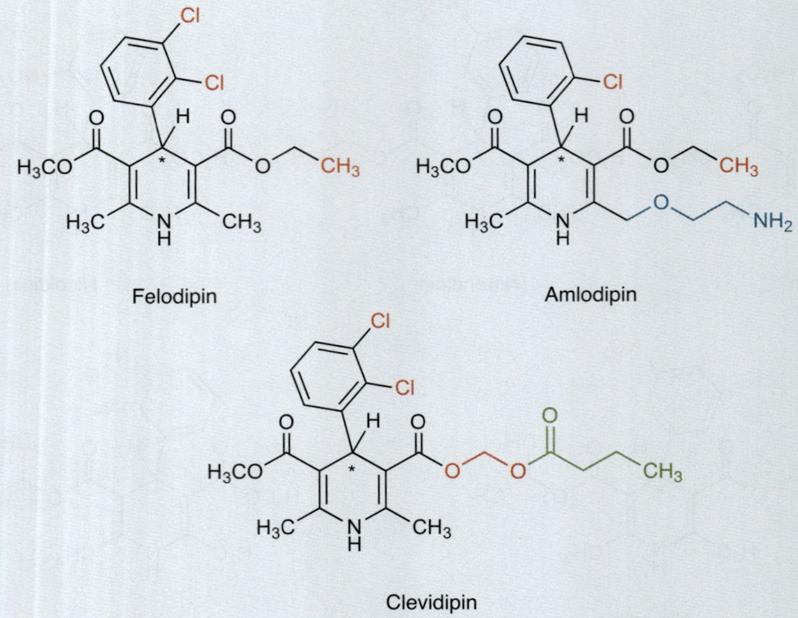

Felodipin

Amlodipin

Clevidipin

Abb. 9.82 1,4-Dihydropyridine mit Chloraromat

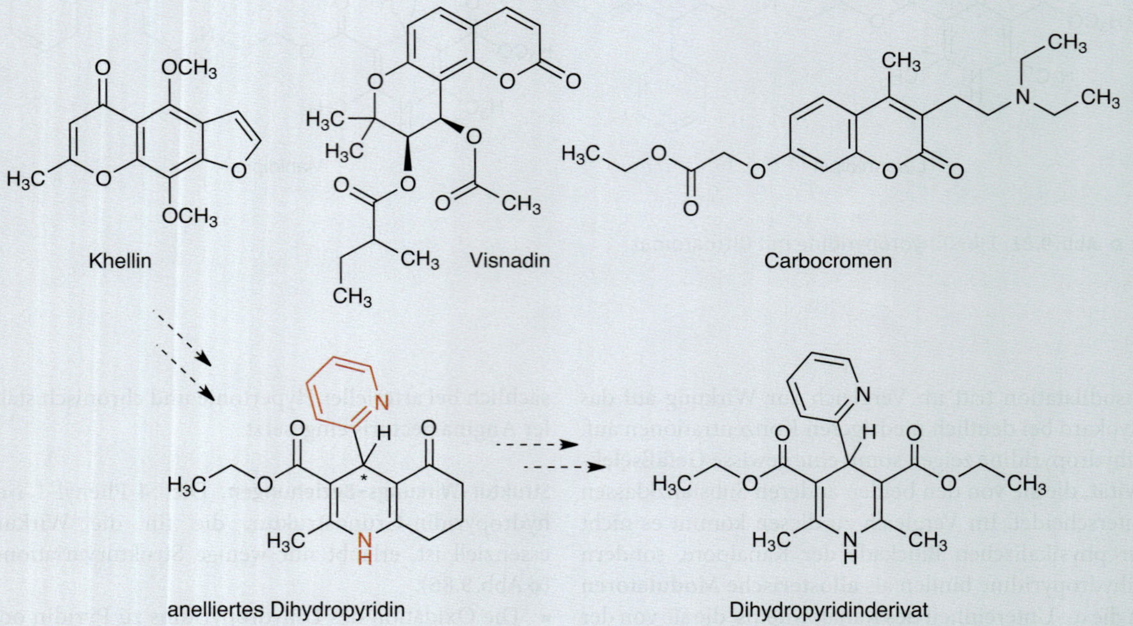

Khellin

Visnadin

Carbocromen

anelliertes Dihydropyridin

Dihydropyridinderivat

Abb. 9.83 Entwicklung der 1,4-Dihydropyridine

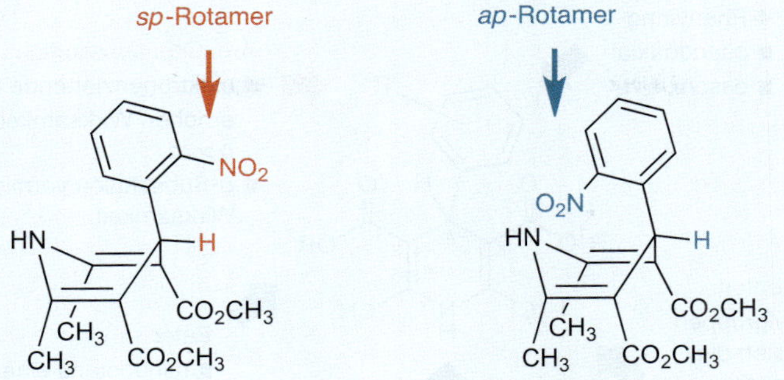

Abb. 9.84 Konformative Aspekte der 1,4-Dihydropyridine

- Es muss mindestens eine Estergruppe in 3-Position vorliegen. Eine unsymmetrische 3,5-Estersubstitution erhöht die Wirksamkeit und lässt zudem ein Asymmetriezentrum an C-4 des Dihydropyridins entstehen.
- Kleine Alkylgruppen in 2,6-Position gewährleisten die nicht koplanare Anordnung des Dihydropyridin- und Phenylrings. Phenylgruppen oder H-Atome in dieser Position vermindern die Wirksamkeit.
- Der Ersatz einer lipophilen Estergruppe durch eine Nitrogruppe führt beim *S*-Enantiomer zur Wirkungsumkehr, d.h., die Verbindung ist ein Ca^{2+}-Kanal-Aktivator und wirkt blutdrucksteigernd.

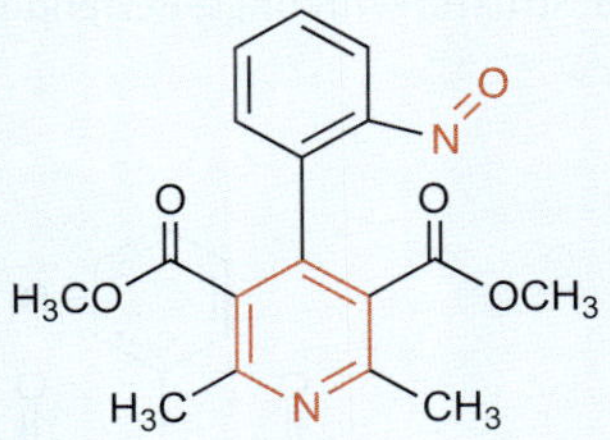

Abb. 9.85 Unwirksames Pyridinderivat nach intramolekularer Redoxreaktion von Nifedipin

Biotransformation. Die wesentlichen Unterschiede zwischen den einzelnen Dihydropyridinen liegen in ihrer Halbwertszeit und oralen Bioverfügbarkeit. Trotz guter oraler Resorption variiert die orale Bioverfügbarkeit der Substanzen doch erheblich, je nachdem, in welchem Ausmaß sie metabolisiert werden. Sie unterliegen nämlich einem First-Pass-Effekt in der Leber und werden hauptsächlich durch CYP3A4 und CYP2D6 metabolisiert. Daher sind auch zahlreiche Interaktionen in Betracht zu ziehen. In vielen Fällen entsteht durch Oxidation des Dihydropyridinrings zunächst das inaktive Pyridinderivat (Abb. 9.87). Über Esterasen kommt es zur Hydrolyse einer der Estergruppen der Primärmetaboliten. Wird die zur gebildeten Carboxygruppe benachbarte Methylgruppe zum Alkohol oxidiert, kann durch intramolekulare Esterbildung ein γ-Lacton entstehen. Alternativ kommt es zur Konjugation mit Glucuronsäure. Bedingt durch die rasche metabolische Inaktivierung ist die Halbwertszeit bei einigen Vertretern nur gering. Dies erfordert die Formulierung der Substanzen als Retardarzneiform.

Synthetische Aspekte. Das symmetrisch substituierte **Nifedipin** gewinnt man durch die klassische **Hantzsch-(Dihydro-)Pyridinsynthese** aus Acetessigsäuremethylester, 2-Nitrobenzaldehyd und Ammoniak im Stoffmengenverhältnis 2:1:1 in einem Eintopf-Verfahren (Abb. 9.88).

Die Darstellung unsymmetrisch veresterter Dihydropyridine wie **Nitrendipin** gelingt in einer **Dreistufen-Synthese** (Abb. 9.88). Zunächst wird 3-Nitrobenzaldehyd in einer Knoevenagel-Reaktion mit dem CH-aciden Acetessigsäureethylester zum 3-Nitrobenzyliden-Derivat kondensiert (**1**). Ein zweites Äquivalent Acetessigsäuremethylester setzt man dann mit Ammoniak zu einem Enamin um, in diesem Fall 3-Aminocrotonsäureester (**2**). Im dritten Schritt erfolgt eine Art Michael-Addition des Enamins an das Enon und Ringschluss zum Nitrendipin, das als Racemat anfällt (**3**).

Bei der technischen Synthese des in Deutschland mit Abstand am meisten verordneten **Amlodipin** (Abb. 9.89) baut man zunächst die Komponente für die basische Seitenkette auf, indem man 4-Chlor-3-oxobuttersäureethylester mit 2-Azidoethanol verethert. Die Azidogruppe dient zum Schutz der Aminogruppe gegen unerwünschte Reaktionen im nachfolgenden Syntheseschritt. Das so erhaltene Produkt wird dann nach Hantzsch mit 2-Chlorbenzaldehyd und dem

9

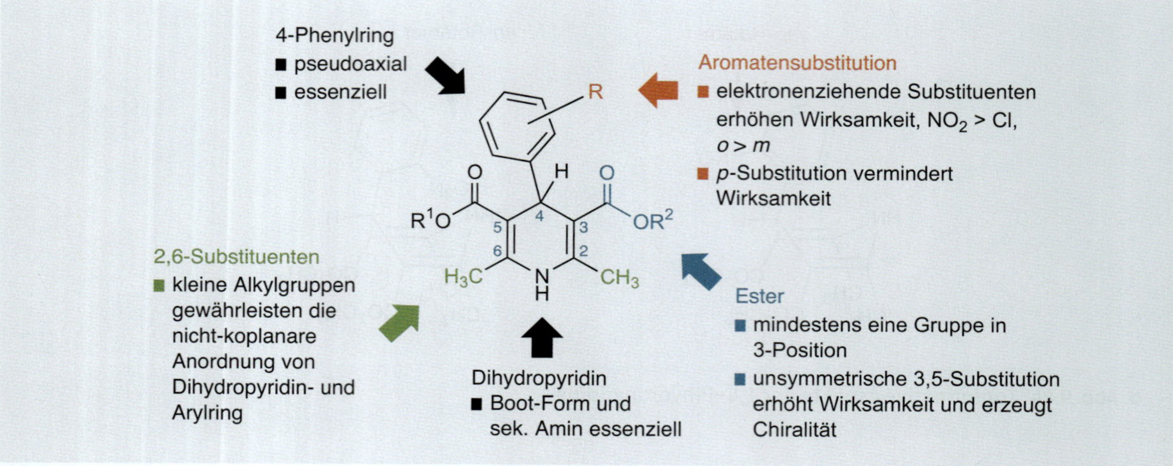

4-Phenylring
■ pseudoaxial
■ essenziell

Aromatensubstitution
■ elektronenziehende Substituenten erhöhen Wirksamkeit, NO_2 > Cl, *o* > *m*
■ *p*-Substitution vermindert Wirksamkeit

2,6-Substituenten
■ kleine Alkylgruppen gewährleisten die nicht-koplanare Anordnung von Dihydropyridin- und Arylring

Dihydropyridin
■ Boot-Form und sek. Amin essenziell

Ester
■ mindestens eine Gruppe in 3-Position
■ unsymmetrische 3,5-Substitution erhöht Wirksamkeit und erzeugt Chiralität

Abb. 9.86 Struktur-Wirkungs-Beziehungen der 1,4-Dihydropyridine

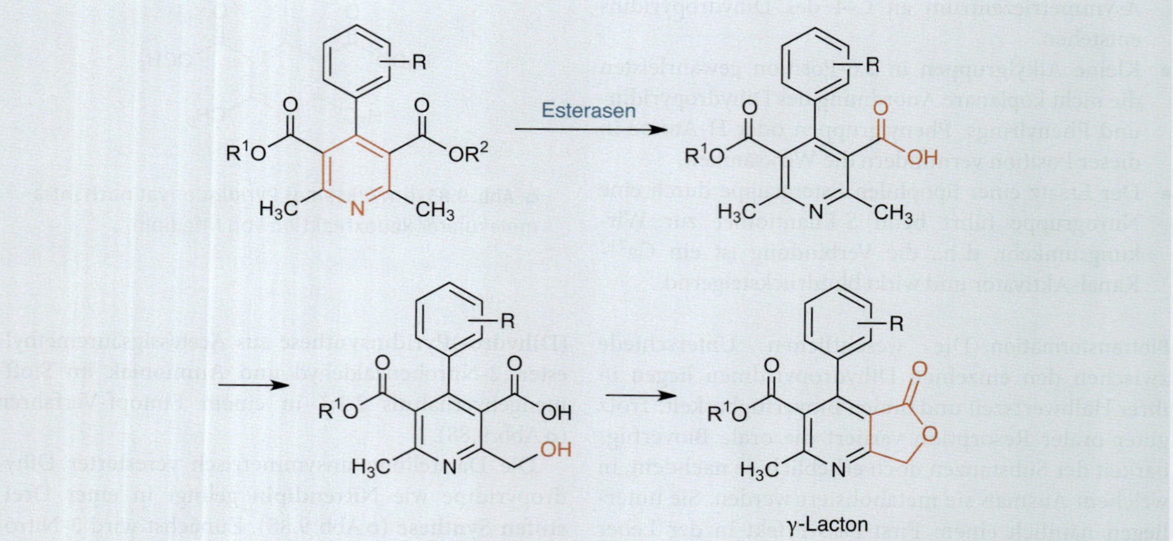

Esterasen

γ-Lacton

Abb. 9.87 Biotransformation der Dihydropyridine

wie in Abb. 9.88 dargestellten 3-Aminocrotonsäuremethlyester zum racemischen Dihydropyridinderivat kondensiert. Die abschließende Hydrierung der Azidogruppe mit H_2 unter Katalyse von $Pd/CaCO_3$ liefert Amlodipin, das mit Benzensulfonsäure als Besilat gefällt wird.

Nifedipin (Adalat®), Ph. Eur., ist in Form von Kapseln, Retardtabletten oder als Infusion verfügbar. Die orale Bioverfügbarkeit schwankt zwischen 45–70 %, die Halbwertszeit liegt im Bereich von 2–5 h. Die Ausscheidung der Metaboliten erfolgt bis zu 80 % renal.

Nitrendipin (Bayotensin®), Ph. Eur., ist als Racemat monographiert. Die Nitrogruppe ist gegenüber Nifedipin von der *ortho-* in die *meta-*Position verschoben, um die intramolekulare Redoxreaktion zum Nitrosophenylpyridin zu verhindern. Die Halbwertszeit beträgt 8–12 h, die Elimination erfolgt zu 77 % renal.

Nisoldipin (Baymycard®) liegt als Racemat vor. Durch die Isobutylestergruppe ist es lipophiler als Nifedipin und besitzt mit 7–12 h eine längere Halbwertszeit. Auch die Gefäßselektivität ist gegenüber Nifedipin 100-fach erhöht. Nisoldipin wird nach oraler Gabe praktisch vollständig resorbiert, die systemische Verfügbarkeit liegt

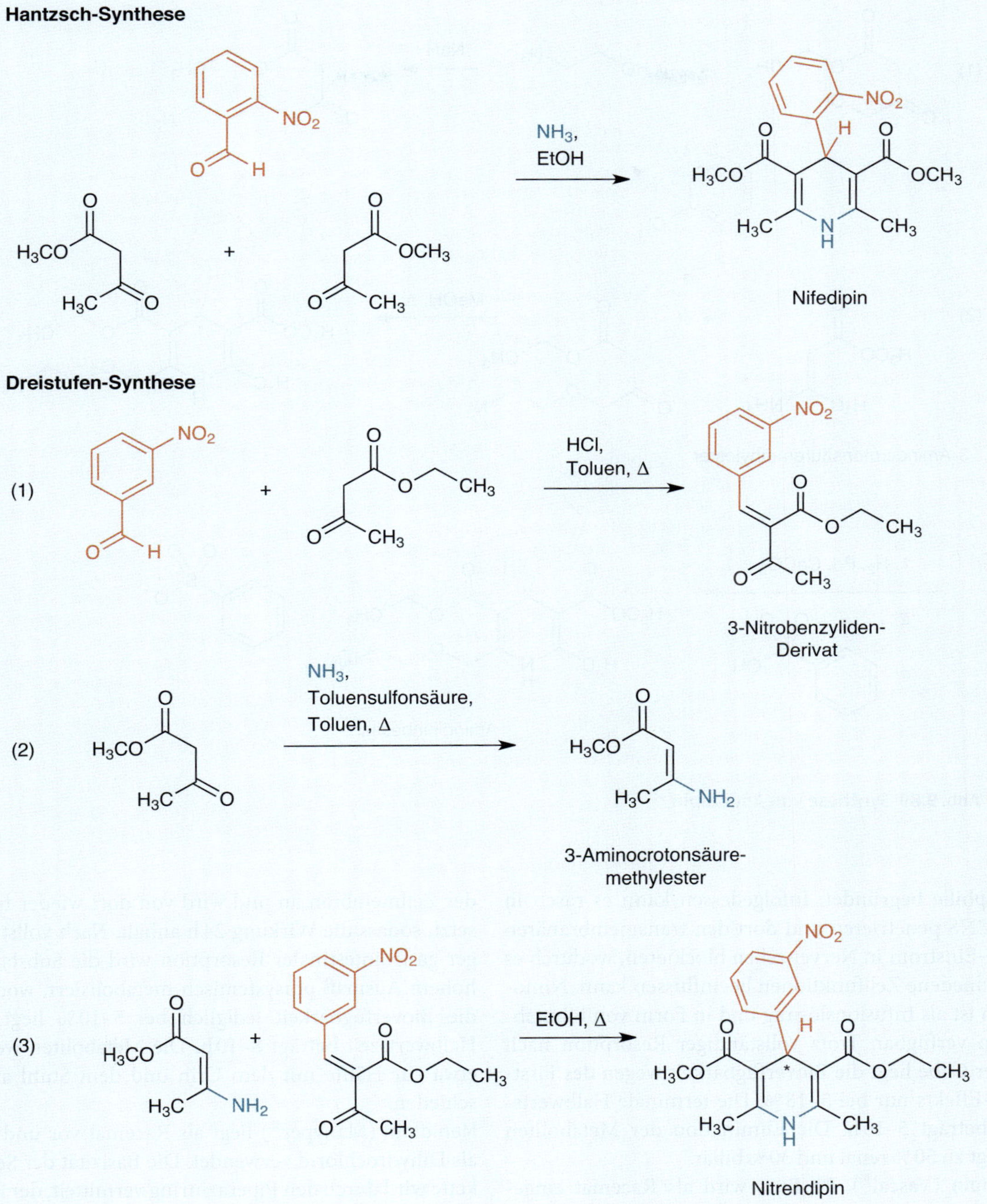

Hantzsch-Synthese

NO₂ … Nifedipin

Dreistufen-Synthese

(1) HCl, Toluen, Δ → 3-Nitrobenzyliden-Derivat

(2) NH_3, Toluensulfonsäure, Toluen, Δ → 3-Aminocrotonsäure-methylester

(3) EtOH, Δ → Nitrendipin

○ **Abb. 9.88** Synthese der Dihydropyridine nach Hantzsch. Erläuterungen zur Dreistufen-Synthese siehe Text

aber infolge des ausgeprägten First-Pass-Effekts nur bei 4–8 %. Die Ausscheidung der Metaboliten erfolgt überwiegend renal.

Nimodipin (Nimotop®), Ph. Eur., ist als Racemat monographiert. Neben der Isopropylestergruppe wie in Isradipin besitzt es anstelle der üblichen Methylestergruppe eine 2-Methoxyethylestergruppe. Mit einem log-P-Wert von 3,0 ist es ebenfalls lipophiler als Nifedipin (log P = 2,3) oder Nitrendipin (log P = 2,6), aber nicht ganz so lipophil wie Nisoldipin (log P = 3,3). Seine besondere Anwendung bei hirnorganisch bedingten Leistungsstörungen im Alter und zur Prophylaxe verzögert auftretender ischämischer Defizite nach Blutungen im äußeren Liquorraum wird mit seiner stark ausgeprägten

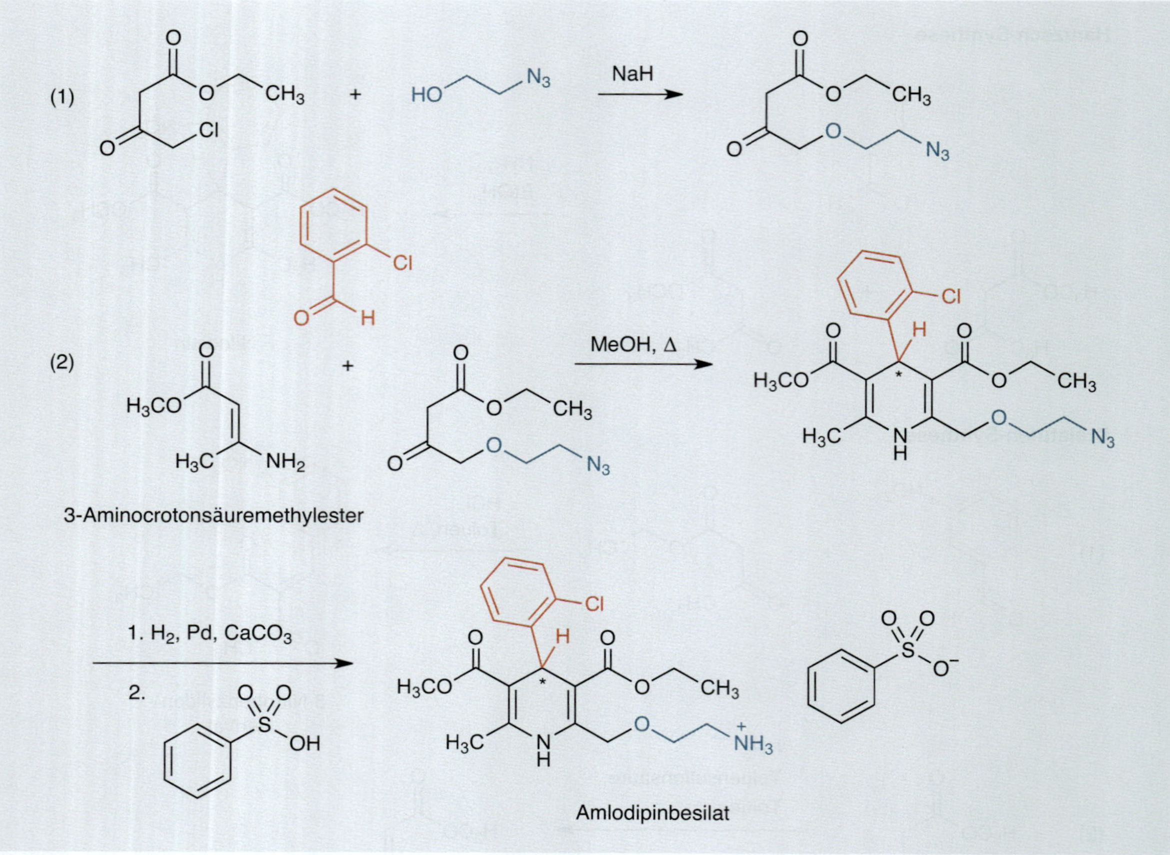

Abb. 9.89 Synthese von Amlodipin

Lipophilie begründet. Infolgedessen kann es rasch in das ZNS penetrieren und dort den transmembranären Ca^{2+}-Einstrom in Nervenzellen blockieren, wodurch es verschiedene Zellfunktionen beeinflussen kann. Nimodipin ist als Infusionslösung und in Form von Filmtabletten verfügbar. Trotz vollständiger Resorption nach oraler Gabe liegt die Bioverfügbarkeit wegen des First-Pass-Effekts nur bei 5–15 %. Die terminale Halbwertszeit beträgt 5–10 h. Die Elimination der Metaboliten erfolgt zu 50 % renal und 30 % biliär.

Isradipin (Vascal®), Ph. Eur., wird als Racemat eingesetzt. Der 4-Phenylring mit der Nitrogruppe ist hier zu einem Benzoxadiazolring erweitert. Die Bioverfügbarkeit liegt bei 15–24 %. Die Halbwertszeit beträgt 8 h, die Ausscheidung erfolgt hauptsächlich im Urin.

Lercanidipin (Corifeo®) wird als Racemat eingesetzt. Wie Amlodipin und Manidipin ist die Substanz durch das Vorliegen einer basischen Seitenkette charakterisiert. Durch die tertiäre Aminogruppe (pK_S = 7,2) liegt das Molekül unter physiologischen Verhältnissen fast zur Hälfte protoniert vor. Der Diphenylpropylsubstituent verleiht Lercanidipin dennoch eine ausgeprägt hohe Lipophilie. Dadurch reichert es sich in der Lipidschicht der Zellmembran an und wird von dort wieder freigesetzt, sodass die Wirkung 24 h anhält. Nach vollständiger gastrointestinaler Resorption wird die Substanz in hohem Ausmaß präsystemisch metabolisiert, wodurch die Bioverfügbarkeit lediglich bei 5–10 % liegt. Die Halbwertszeit beträgt 8–10 h. Die Metaboliten werden etwa zur Hälfte mit dem Urin und dem Stuhl ausgeschieden.

Manidipin (Manyper®) liegt als Racemat vor und wird als Dihydrochlorid verwendet. Die Basizität der Seitenkette wird durch den Piperazinring vermittelt, der in der Salzform als Dikation vorliegt. Der pK_S für die wohl überlappenden Werte wird mit 7,9 angegeben. Der Diphenylmethylsubstituent verleiht dem Molekül lipophile Eigenschaften. Die Halbwertszeit liegt bei 4–8 h, die Ausscheidung erfolgt zu 63 % über die Fäzes, der Rest über den Urin.

Felodipin (Modip®), Ph. Eur., ist als Racemat monographiert. Der 4-Phenylring ist anstelle der Nitrogruppe mit einem 2,3-Dichlor-Substitutionsmuster versehen. Dies reduziert die Fotolabilität. Die Bioverfügbarkeit liegt bei 15 %, die Halbwertszeit bei 11–16 h. Die Metaboliten werden zu 70 % im Urin ausgeschieden.

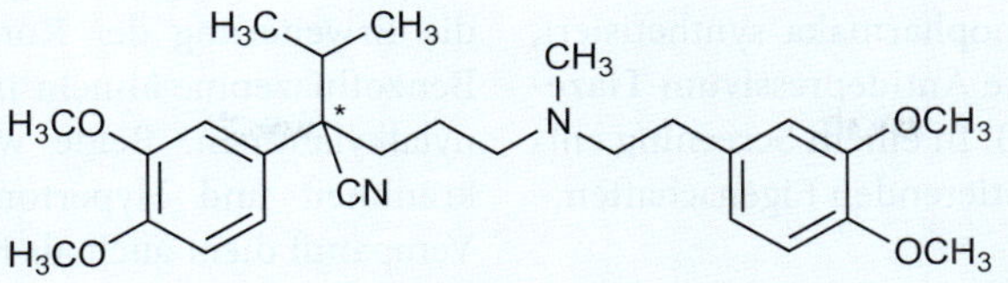

Verapamil

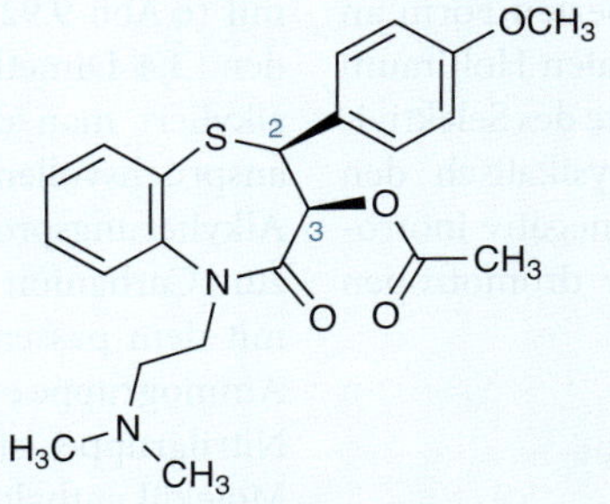

Diltiazem

Abb. 9.90 Weitere Calciumkanalblocker

Amlodipin (Norvasc®), Ph. Eur., liegt als Besilat vor, d. h. als Salz der Benzensulfonsäure. Im Vergleich zu Lercanidipin und Manidipin befindet sich die basische Seitenkette nicht an den Estergruppen, sondern in 2-Position in Form eines Aminoethylethers. Der pK_S-Wert der primären Aminogruppe beträgt 8,6, sodass bei physiologischem pH-Wert die Kationform dominiert. Monographiert ist das Racemat. Das *S*-Enantiomer ist das Eutomer und 1000-fach wirksamer als die *R*-Form. Wie bei Felodipin ist die Fotolabilität infolge des Austausches der Nitrogruppe gegen ein Chloratom vermindert. Mit 64–80 % besitzt Amlodipin eine vergleichsweise hohe Bioverfügbarkeit. Der First-Pass-Effekt fällt deutlich geringer aus als bei anderen Dihydropyridinen. Neben den üblichen Metaboliten der Dihydropyridin-Derivate wird die 2-Aminoethoxymethyl-Seitenkette desaminiert. Gegenüber den anderen Vertretern erreicht Amlodipin mit 35–50 h die längste Plasmahalbwertszeit. Die Elimination erfolgt hauptsächlich renal in Form der Metaboliten, lediglich 10 % der applizierten Dosis werden unverändert ausgeschieden. Amlodipin wird auch in verschiedenen Fixkombinationen mit ACE-Hemmern oder Sartanen, auch in Kombination mit Hydrochlorothiazid in den Handel gebracht.

Clevidipin (Cleviprex®) wird als Racemat eingesetzt. Es ist seit 2013 in Deutschland als Infusionslösung im Handel und wird intravenös zur raschen Senkung des Blutdrucks in perioperativen Situationen eingesetzt. Die Struktur ist eng verwandt mit Felodipin, im Unterschied zu diesem liegt allerdings in Position 3 eine Doppelester-Struktur vor. Diese gewährleistet die **ultrakurze Wirkungsdauer** von 2–4 min. Clevidipin wurde als **Softdrug** (▸ Kap. 2.5) konzipiert, wird somit schnell und vorhersagbar metabolisch inaktiviert, nachdem die gewünschte Wirkung ausgelöst wurde. Im Blut wird zunächst der äußere, für Esterasen zugängliche Buttersäureester hydrolysiert. Das gebildete Halbacylal zerfällt dann spontan unter Freisetzung von Formaldehyd und des inaktiven Dihydropyridincarbonsäure-Metaboliten. Dieser wird weiter zum Glucuronid oder durch Oxidation zum Pyridinderivat metabolisiert. Die Ausscheidung erfolgt mehrphasisch mit einer anfänglichen Halbwertszeit von 1–2 min. Diese macht 90 % der Elimination aus. Die terminale Halbwertszeit beträgt 15 min. Die Ausscheidung erfolgt zu 83 % mit dem Urin.

9.4.2 Phenylalkylamine und Benzothiazepine

Design und Entwicklung. Auf der Suche nach koronardilatierenden Wirkstoffen zu Beginn der 1960er Jahre bei der Knoll AG entdeckte man aus einer Gruppe Papaverin-ähnlicher Strukturen **Verapamil** (Abb. 9.90). Das Wirkprinzip des 1963 in die Therapie eingeführten Verapamils konnte durch Albrecht Fleckenstein 1967 von dem der Betablocker abgegrenzt werden. Damit war die Substanz der erste Vertreter einer neuen Wirkstoffklasse, die er als Calciumantagonisten bezeichnete.

Diltiazem wurde in den 1970er Jahren in Japan auf der Suche nach neuen Psychopharmaka synthetisiert, indem man das heute obsolete Antidepressivum **Tiazesim** modifizierte (o Abb. 9.91). In einem Screening entdeckte man dann die vasodilatierenden Eigenschaften.

Wirkungsmechanismus. Bei den Phenylalkylaminen stehen die kardialen Wirkungen im Vordergrund, obwohl sie auch eine vasodilatierende Wirkung aufweisen. Diese Substanzen binden in der protonierten Form an den Kanal im offenen Zustand im zentralen Hohlraum der Kanalpore auf der intrazellulären Seite des Selektivitätsfilters und blockieren dadurch physikalisch den Ionendurchtritt. Die Blockade führt zu negativ inotropen, negativ chronotropen und negativ dromotropen Effekten. Die O_2-Versorgung des Herzens wird durch die Erweiterung der Koronararterien verbessert. Die Benzothiazepine ähneln in ihrem Wirkprofil den Phenylalkylaminen. Beide werden bei koronarer Herzkrankheit und Hypertonie eingesetzt. Insbesondere Verapamil dient auch als Klasse-IV-Antiarrhythmikum zur Behandlung supraventrikulärer Tachykardien.

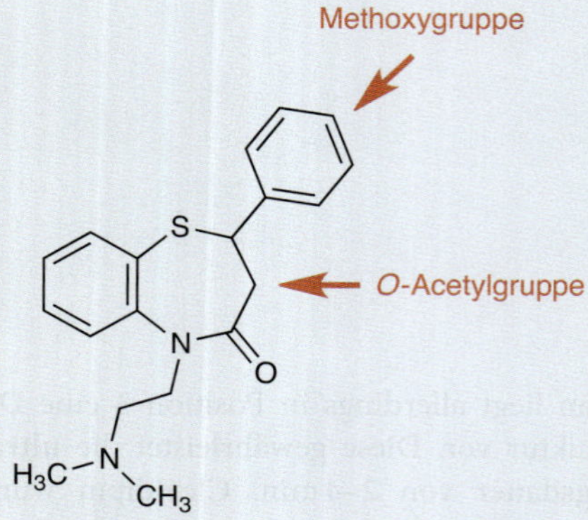

o **Abb. 9.91** Antidepressivum Tiazesim als Vorläuferstruktur von Diltiazem

Synthetische Aspekte. Um bei der Synthese von Verapamil (o Abb. 9.92) die Zweifachalkylierung des CH-aciden 3,4-Dimethoxyphenylacetonitrils zu vermeiden, alkyliert man dessen Anion zuerst mit dem sterisch anspruchsvollen Isopropylchlorid. Das racemische Alkylierungsprodukt wird wiederholt mit Natriumamid zum Carbanion deprotoniert und in einer S_N2-Reaktion mit dem passenden Synthesebaustein, der die tertiäre Aminogruppe enthält, zum *R,S*-Verapamil alkyliert. Die Nitrilgruppe ist aus rein synthetischen Gründen im Molekül enthalten, da sie als elektronenziehende Funktionalität die Bildung des für die beiden Alkylierungsschritte benötigten Anions ermöglicht.

Verapamil (Isoptin®), Ph. Eur., ist als Hydrochlorid monographiert und wird als Racemat eingesetzt. Das *S*-Enantiomer ist zwar 11-mal wirksamer, unterliegt aber einem enantioselektiven First-Pass-Effekt durch CYP3A4. Daher erscheint eine Racemattrennung nicht wirtschaftlich. Strukturell liegt ein tertiäres Amin ($pK_S = 8{,}7$) vor, das neben einer Methylgruppe 2 Dimethoxyphenylalkyl-Substituenten trägt, von denen einer mit einer Nitrilgruppe substituiert ist. Unter physiologischen Bedingungen dominiert die protonierte Form des Moleküls. Allerdings kann nur der als ungeladene Base vorliegende Anteil die Zellmembran passieren. Nach ora-

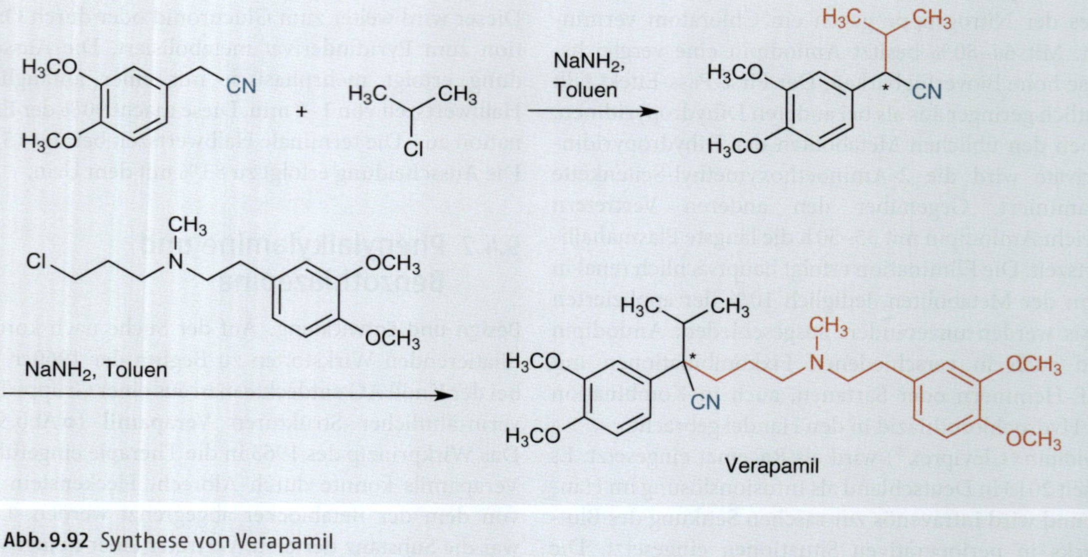

o **Abb. 9.92** Synthese von Verapamil

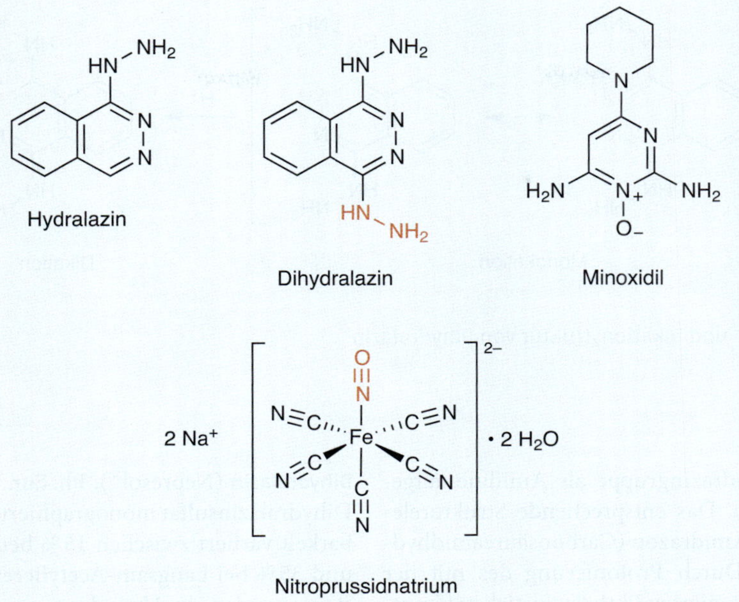

○ Abb. 9.93 Vasodilatatoren

ler Gabe wird Verapamil zu 90 % gastrointestinal resorbiert, die Bioverfügbarkeit liegt aber nur bei 20–30 %. In der Leber wird die Substanz vollständig metabolisiert. Charakteristisch sind die *N*- und *O*-Desalkylierungswege über CYP1A2 und CYP3A4. Unter Abspaltung des Dimethoxyphenylethyl-Substituenten entsteht der inaktive Hauptmetabolit, der weiter zum primären Amin demethyliert wird. Ebenfalls durch *N*-Demethylierung entsteht aus Verapamil das noch schwach wirksame Norverapamil. Deutlich langsamer hingegen verlaufen die Mono-*O*-demethylierungs-Reaktionen der Catecholether-Strukturen. Die Plasmahalbwertszeit liegt bei 4–8 h, die Ausscheidung erfolgt zu 70 % renal.

Diltiazem (Dilzem®), Ph. Eur., ist als Hydrochlorid monographiert. Es besitzt einen 1,5-Benzothiazepinring, dessen N-Atom wegen der benachbarten 4-Ketogruppe als Teil einer Lactamstruktur keine basischen Eigenschaften aufweist. Dagegen liegt die tertiäre Aminogruppe ($pK_S = 7{,}7$) bei physiologischem pH-Wert zu mehr als 50 % protoniert vor. Aufgrund der beiden Asymmetriezentren sind 4 Stereoisomere möglich. Das Arzneibuch beschreibt die 2*S*,3*S*-konfigurierte *cis*-Form. Diltiazem wird bis zu 90 % gastrointestinal resorbiert, infolge des hohen First-Pass-Effekts reduziert sich die Bioverfügbarkeit auf 35–40 %. Die Biotransformation führt unter enzymatischer Hydrolyse vorrangig zum Desacetyl-Metaboliten, der noch 25–50 % der Wirksamkeit von Diltiazem zeigt. CYP3A4-vermittelt entstehen zudem *O*- und *N*-demethylierte Metaboliten, gleichzeitig wird das Enzym inhibiert. Die Halbwertszeit beträgt 3–7 h, die Elimination erfolgt zu 65 % im Stuhl, der Rest über die Nieren.

9.5 Spezielle Antihypertonika

In diesem Abschnitt werden Vasodilatatoren und Arzneistoffe zur Behandlung der pulmonalen Hypertonie besprochen.

9.5.1 Vasodilatatoren

Die hier vorgestellten Vasodilatatoren (○ Abb. 9.93) dienen als Reservemittel zur Behandlung einer Hypertonie.

Hydralazine

Design und Entwicklung. Im Rahmen ihrer Untersuchungen zu Imidazolinderivaten (▸ Kap. 7.1.2) in den 1940er Jahren prüften Wissenschaftler bei Ciba auch andere Heterozyklen mit 2 N-Atomen. Eine Reihe von Phthalazinen, die aus der Malariaforschung stammte, zeigte blutdrucksenkende Wirkung. **Hydralazin** (○ Abb. 9.93) kam 1953 als erster oral wirksamer Vasodilatator zur Behandlung des Bluthochdrucks auf den Markt. Es wird auf der Liste der unverzichtbaren Arzneimittel der WHO geführt.

Struktur und Eigenschaften. Hydralazine sind basische Substanzen, die aufgrund des Phthalazinrings in Ver-

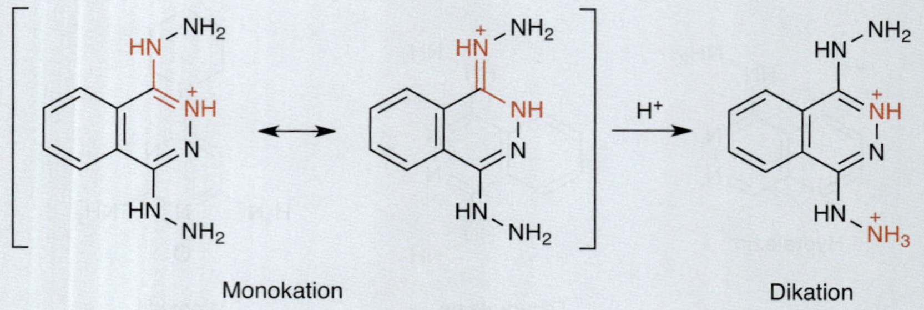

Monokation

Dikation

Abb. 9.94 Mono- und Dikationstruktur von Dihydralazin

bindung mit der Hydrazingruppe als Amidine aufgefasst werden können. Das entsprechende Strukturelement wird auch als Amidrazon (Carbonsäureamidhydrazon) bezeichnet. Durch Protonierung des mit der Hydrazingruppe konjugierten Phthalazinstickstoffs entsteht ein mesomeriestabilisiertes Amidinium-Kation (Amidrazonium-Kation), mit einem pK_S-Wert von 7,1 für Hydralazin. Dihydralazin ($pK_{S1} = 8,1$) ist eine zweiwertige Base (Abb. 9.94), deren zusätzliche Hydrazingruppe am endständigen N-Atom protoniert werden kann ($pK_{S2} = 4,1$).

Wirkungsmechanismus. Hydralazine greifen direkt an den Arteriolen an. Es werden unterschiedliche Mechanismen diskutiert. Wahrscheinlich durch Öffnen der K^+-Kanäle mit K^+-Ausstrom aus der Zelle kommt es zur Hyperpolarisation der glatten Muskulatur. Außerdem hemmen Hydralazine die IP_3-induzierte Freisetzung von Ca^{2+} aus der glatten Muskulatur. Schließlich stimulieren sie die Bildung von NO durch das Gefäßendothel, was zu einer cyclo-GMP-vermittelten Vasodilatation führt.

Struktur-Wirkungs-Beziehungen. Die strukturellen Anforderungen an Hydralazine wurden ausführlich untersucht. Die freie Hydrazingruppe ist für die vasodilatatorische Wirkung essenziell. Im Heterozyklus müssen mindestens 2 benachbarte N-Atome vorliegen und der Hydrazinsubstituent muss dazu *ortho*-ständig angeordnet sein.

Biotransformation. Hydralazine unterliegen in Abhängigkeit vom genetischen Acetylierer-Phänotyp einem First-Pass-Effekt in der Magen-Darm-Schleimhaut und der Leber. Insbesondere erfolgt Acetylierung durch *N*-Acetyltransferase am endständigen Hydrazinstickstoff. Daneben entstehen ringhydroxylierte Produkte.

Dihydralazin (Nepresol®), Ph. Eur., ist als wasserhaltiges Dihydralazinsulfat monographiert. Die orale Bioverfügbarkeit variiert zwischen 15 % bei Schnell-Acetylierern und 35 % bei Langsam-Acetylierern. 10–15 % der Substanz werden zu Hydralazin metabolisiert. Die Ausscheidung erfolgt überwiegend renal, die Halbwertszeit beträgt 4–5 h.

Hydralazin (in Tri-Normin®, mit Atenolol und Chlortalidon), Ph. Eur. (Hydrochlorid), wird nur in Kombination mit einem Betablocker und einem Diuretikum eingesetzt. Die orale Bioverfügbarkeit hängt vom Acetylierer-Typ ab und beträgt 20–50 %. Die Halbwertszeit liegt bei 2–4 h, die Ausscheidung erfolgt hauptsächlich im Urin.

Kaliumkanalöffner

Design und Entwicklung. In den 1960er Jahre entdeckten Wissenschaftler von Upjohn in einem Screening die blutdrucksenkende Wirkung von Derivaten des Melamins (2,4,6-Triaminotriazin). Die Strukturoptimierung führte zu **Minoxidil** (Abb. 9.93), das in Deutschland 1982 auf den Markt kam.

Funktion der ATP-abhängigen K^+-Kanäle. ATP-abhängige K^+-Kanäle (K^+_{ATP}) entdeckte man zuerst im Herzmuskel, später auch in zahlreichen anderen Organen und Geweben, wie der glatten Gefäßmuskulatur. Charakteristisch ist, dass sie durch intrazelluläres ATP geschlossen und damit in ihrer Aktivität gehemmt werden. Die Kanäle werden durch den Abfall der ATP-Konzentration im Zellinneren der glatten Muskelzelle der Arterien geöffnet, auch andere Faktoren spielen eine Rolle. Durch das Öffnen der K^+-Kanäle kommt es zu einem verstärkten Ausstrom von K^+-Ionen aus der Zelle. Dies führt zu einer Hyperpolarisation der Zellmembran, welche wiederum die spannungsabhängigen Ca^{2+}-Kanäle verschließt und dadurch den Einstrom von Ca^{2+}-Ionen verringert. Da intrazellulär weniger Ca^{2+}-Ionen zur Verfügung stehen, vermindert dies den

Gefäßwandtonus und führt zu einer Vasodilatation. Während die als orale Antidiabetika eingesetzten Sulfonylharnstoffe (▸ Kap. 8.2.2) die K^+_{ATP}-Kanäle verschließen, werden K^+_{ATP}-Kanalöffner als Vasodilatatoren verwendet.

Struktur und Eigenschaften. Minoxidil ist ein 4-Piperidin-substituiertes 2,6-Diaminopyrimidin, das als *N*-Oxid vorliegt. Der pK_S-Wert wird mit 4,6 angegeben.

Wirkungsmechanismus. K^+_{ATP}-Kanalöffner sind Arzneistoffe, welche die ATP-abhängigen K^+-Kanäle in der glatten Gefäßmuskulatur aktivieren, indem sie deren Öffnungswahrscheinlichkeit erhöhen. Minoxidil wird in der Leber durch Sulfotransferasen zum Minoxidil-*O*-sulfat metabolisiert. Dieser Metabolit soll maßgeblich für die Vasodilatation verantwortlich sein.

Minoxidil (Lonolox®), Ph. Eur., wird nach oraler Gabe rasch resorbiert, die Bioverfügbarkeit liegt bei 90–100 %. Die Ausscheidung erfolgt überwiegend renal, der Hauptmetabolit ist Minoxidil-*O*-glucuronid. Die Halbwertszeit beträgt 4 h. Als Nebenwirkung tritt insbesondere bei Frauen verstärkter Haarwuchs im Gesichtsbereich auf. Minoxidil (Alopexy®) wird daher auch als 5 %-Lösung bei mittelschwerer androgenetischer Alopezie bei Männern eingesetzt.

NO-Donatoren

Entdeckung. Nitroprussidnatrium (○ Abb. 9.93) wurde bereits 1849 von Lyon Playfair entdeckt. Die antihypertensiven Eigenschaften sind seit den 1920er Jahren bekannt, wurden aber erst ab den 1950er Jahren therapeutisch genutzt. Die Substanz steht auf der Liste der unentbehrlichen Medikamente der WHO.

Struktur und Eigenschaften. Nitroprussidnatrium ist ein Kristallwasser enthaltendes Komplexsalz, dessen Anion eine leicht verzerrt oktaedrische Struktur aufweist. Das Eisen-Zentralion ist in der äquatorialen Ebene von 4 Cyanido-Liganden umgeben, der fünfte Cyanido-Ligand und die Nitrosylgruppe sind axial angeordnet. Die Anwesenheit des Liganden Stickstoffmonoxid, das als Radikal ein ungepaartes Elektron aufweist, führt im Komplex zu valenzchemischen Besonderheiten. Gegenüber CO besitzt es ein Elektron mehr und kann das Elektron an das Fe^{3+}-Zentralion abgeben, sodass es dann als **Nitrosyl-Kation** (NO^+) mithilfe seines freien N-Elektronenpaars in analoger Weise wie das isoelektronische Cyanid koordinativ an das Eisen-Zentralion bindet.

Stickstoffmonoxid ist ein sogenannter **Non-innocent Ligand**. Damit bezeichnet man einen redoxaktiven Liganden, der einen Elektronentransfer zwischen Ligand und dem redoxaktiven Zentralion erlaubt, sodass der tatsächliche Elektronenzustand (Oxidationsstufe) des Zentralions nicht bestimmbar ist. Während die USP von einem zweiwertigen Eisenzentralion ausgeht, bezeichnet die Ph. Eur. den Komplex inkonsequenterweise als Natriumpentacyanonitrosylferrat(III)-Dihydrat. Damit käme dem Eisen-Zentralion aber die Oxidationsstufe +3 zu. Aufgrund des linearen Fe–N–O-Winkels, des relativ kurzen N–O-Abstands und der relativ hohen Streckfrequenz wird der Komplex jedoch mit einem **NO^+-Liganden** formuliert. Dementsprechend liegt das Zentralion als diamagnetisches **Fe^{2+}** mit d^6-Elektronenkonfiguration in einem Low-Spin-Komplex vor.

Nitroprussidnatrium ist insbesondere in wässriger Lösung **fotolabil**. Die Zersetzung in einer Redoxreaktion führt formal unter Elektronentransfer von Fe^{2+} auf den NO^+-Liganden zur Freisetzung von NO. Dazu entsteht der entsprechende Fe^{3+}-Aquakomplex $[Fe(CN)_5(H_2O)]^{2-}$, weiterhin auch die Hexacyanidoferrat-Komplexe $[Fe(CN)_6]^{3-}$ und $[Fe(CN)_6]^{4-}$, Berliner Blau sowie CN^--Ionen. Daher sind Gefäße von Infusionslösungen und Infusionsbesteck vor Licht zu schützen.

Wirkungsmechanismus. In vivo kommt es nach Ein-Elektronen-Reduktion von Nitroprussidnatrium zur Freisetzung von NO, das für die Vasodilatation verantwortlich ist (▸ Kap. 9.3.3). Wahrscheinlich addieren Bionukleophile mit einer Thiolatgruppe an den NO^+-Liganden (○ Abb. 9.95). Unter Abspaltung eines $RS^•$-Radikals, das zum Disulfid dimerisiert, entstehen paramagnetische Komplexe, auch CN^--ärmere Formen. Der weitere Zerfall führt zur **Freisetzung von NO**, wobei neben der Bildung des Hexacyanidoferrat(II)-Komplexes auch freie CN^--Ionen entstehen. Diese können kumulieren und Vergiftungen hervorrufen. Daher sollte Nitroprussid nur kurzfristig (2 Tage) appliziert werden. Bei länger anhaltenden hypertensiven Krisen wird als Antidot simultan eine $Na_2S_2O_3$-Lösung infundiert.

Biotransformation. Freigesetzte CN^--Ionen werden in der Leber durch die Rhodanid-Synthetase, eine Sulfotransferase, zum 100-fach weniger toxischen SCN^--Ion umgesetzt. Dies ist der Hauptmetabolit von Nitroprussidnatrium. Die Verabreichung von Thiosulfat als Schwefeldonor fußt ebenfalls auf diesem enzymatischen Entgiftungssystem.

Nitroprussidnatrium (Nipruss®), Ph. Eur., wird ausschließlich intravenös appliziert und nur bei speziellen Indikationen angewendet. Der hypotensive Effekt tritt sofort ein. Die Substanz eignet sich zur gut steuerbaren Blutdrucksenkung bei hypertonen Krisen. Die Halbwertszeit ist dosisabhängig und beträgt 3–4 min. Die Ausscheidung erfolgt renal.

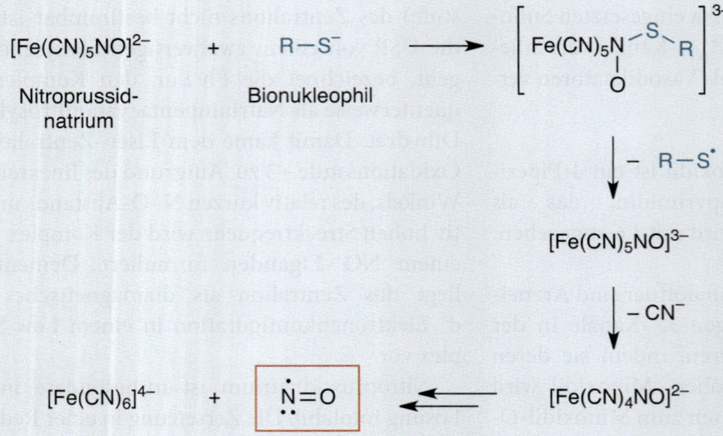

o Abb. 9.95 Freisetzung von NO aus Nitroprussidnatrium

9.5.2 Wirkstoffe zur Therapie der pulmonalen Hypertonie

Pulmonale Hypertonie (Lungenhochdruck) ist eine Sammelbezeichnung für Erkrankungen, bei denen im Lungenkreislauf – der Blutkreislauf vom Herzen zur Lunge und zurück – erhöhter Blutdruck vorliegt. Die Pulmonalgefäße sind verengt oder blockiert, der Gefäßwiderstand ist erhöht. Es handelt sich um eine lebensbedrohliche chronische Erkrankung. Die mittlere Überlebenszeit nach der Diagnose beträgt 2–3 Jahre, häufigste Todesursachen sind progredientes Rechtsherzversagen und Arrhythmien. Zur spezifischen Therapie verwendet man

- Endothelinrezeptor-Agonisten,
- Phosphodiesterase-5-Inhibitoren,
- Stimulatoren der löslichen Guanylatcyclase,
- Prostacyclin-Analoga und Prostacyclin-Rezeptor-Agonisten (▸ Kap. 7.6.4).

Endothelinrezeptor-Antagonisten

Design und Entwicklung. In einem Screening bei Roche in den 1990er Jahren konnte man aus einer Substanzbibliothek von 100 000 Verbindungen verschiedene Hits identifizieren, die im Anschluss weiter analysiert wurden. Die Strukturoptimierung erfolgte mit Molecular-Modelling-Methoden auf Basis der Röntgenstrukturdaten der Leitstruktur im Vergleich zu energetisch günstigen Konformationen der Endothelinpeptide. Dies führte zu einer Klasse von substituierten Benzen-4-sulfonamid-Pyrimidinen. Durch Strukturmodifizierungen erhielt man Antagonisten an Endothelrezeptoren mit deutlich erhöhter Affinität, von denen **Bosentan** (o Abb. 9.96) 2001 zur Marktreife gelangte.

Funktion von Endothelin. Endothelin ist ein Peptidhormon aus 21 Aminosäuren. Derzeit bekannt sind **Endothelin-1** (ET-1), ET-2 und ET-3. ET-1 ist die wichtigste Isoform und gehört zu den stärksten bekannten Vasokonstriktoren. Die Biosynthese erfolgt überwiegend im Gefäßendothel. Die Wirkung wird über die **Endothelinrezeptoren ET_A** und **ET_B** vermittelt. Während der ET_A-Rezeptor vorwiegend in vaskulären glatten Muskelzellen exprimiert wird, kommt der ET_B-Rezeptor auch in Endothelzellen, Fibroblasten und neuronalen Zellen vor. Durch Aktivierung von $G_{q/11}$- und $G_{12/13}$-Proteinen steigt die intrazelluläre Ca^{2+}-Konzentration und führt zur **Vasokonstriktion**. Aufgrund seiner starken gefäßverengenden Eigenschaften spielt ET-1 eine wesentliche Rolle bei der pulmonalen Hypertonie, bei der ein Ungleichgewicht zwischen vasodilatatorischen und vasokonstriktorischen Mediatoren vorliegt.

Struktur und Eigenschaften. Die hier aufgelisteten Vertreter (o Abb. 9.96) haben strukturell lediglich den Pyrimidinring gemeinsam. Dieser verfügt kaum noch über basische Eigenschaften. Unterschiede ergeben sich für die einzelnen Vertreter in den sauren Eigenschaften. Als Carbonsäurederivat zeigt Ambrisentan die höchste Acidität (pK_S = 3,5), Bosentan ist ein NH-acides Sulfonamid (pK_S = 5,5). Dagegen handelt es sich bei Macitentan im Vergleich zu Bosentan um ein Sulfamid-Derivat (pK_S = 6,1), d. h. ein Schwefelsäurediamid, das die geringste Acidität aufweist. Daher liegt Macitentan bei physiologischem pH-Wert zu höherem Anteil in der ungeladenen Form vor, zudem ist es wegen seines Substitutionsmusters auch lipophiler. Man geht daher von einem anderen Bindemodus aus. Der zusätzliche Pyrimidinring in der Etherseitenkette erlaubt unter π-π-

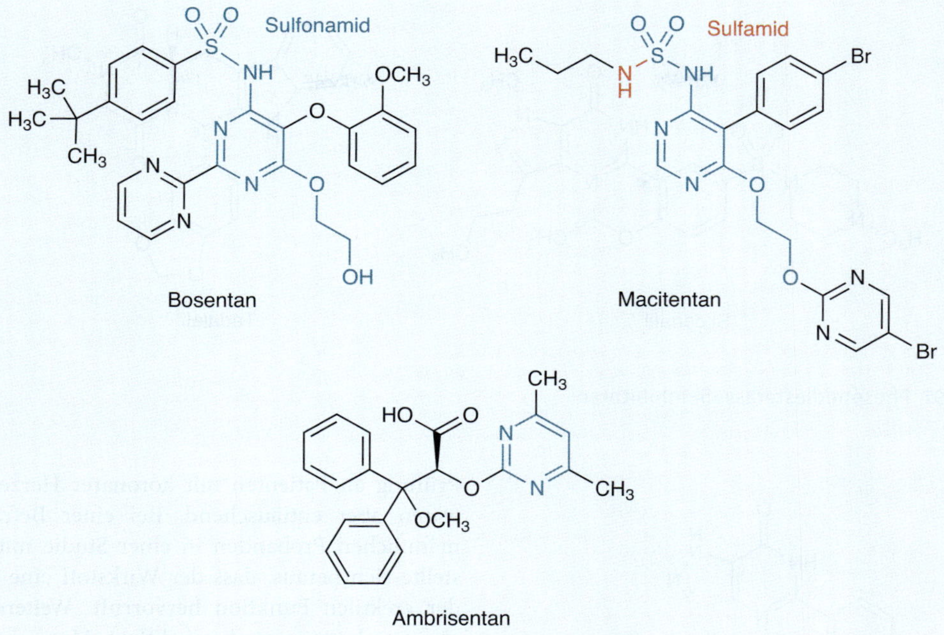

o Abb. 9.96 Endothelinrezeptor-Antagonisten

Stapelung der beiden Pyrimidinringe das Vorliegen in einer kompakten Konformation, die eine hydrophobe Bindetasche des Rezeptors präzise besetzen kann.

Wirkungsmechanismus. Bosentan blockiert kompetitiv und nichtselektiv beide ET-Rezeptoren, Ambrisentan dagegen selektiv den ET_A-Rezeptor (ET_A/ET_B = 200:1). Macitentan besitzt ebenfalls erhöhte Selektivität für den ET_A-Subtyp (ET_A/ET_B = 50:1) und wird aufgrund seiner längeren Halbwertszeit für die Rezeptorblockade von 17 min gegenüber nur 1 min oder geringer bei Bosentan und Ambrisentan als nichtkompetitiver Antagonist angesehen. Durch die Rezeptorblockade heben die Substanzen die Endothelin-vermittelte Aktivierung des Second-Messenger-Systems auf, sodass sich der pulmonale Gefäßwiderstand verringert und der pulmonale Blutdruck sinkt.

Struktur-Wirkungs-Beziehungen. Die strukturellen Anforderungen wurden durch Synthese von weit mehr als 1000 Analoga des Bosentans ermittelt. Insbesondere ist die Acidität der Sulfonamidgruppe für die hochaffine Bindung an den Rezeptor zwingend erforderlich. Der Austausch des zentralen Pyrimidinrings durch einen lipophileren Phenylring führt zum deutlichen Affinitätsverlust, noch dramatischer ist der Affinitätsabfall bei Entfernen des Hydroxyethylsubstituenten.

Bosentan (Tacleer®) erreicht nach oraler Gabe eine Bioverfügbarkeit von 50 %. Die Biotransformation in der Leber durch CYP3A4 und CYP2C9 führt nach Hydroxylierung der *tert*-Butylgruppe zum noch wirksamen Hauptmetaboliten. Unwirksam sind die nach Demethylierung der Methoxygruppe von Bosentan und des Hydroxymetaboliten gebildeten Phenolstrukturen. Die Ausscheidung erfolgt überwiegend biliär. Die terminale Halbwertszeit liegt bei 5 h. Bosentan ist ein Inhibitor der Gallensalz-Exportpumpe in der Leber (BSEP, ▸ Kap. 2.6.3), sodass sich bei gleichzeitiger Gabe anderer Inhibitoren wie Rifampicin oder Glibenclamid das Risiko für eine Leberfunktionsstörung erhöht.

Macitentan (Opsumit®) ist seit 2014 im Handel und eine Weiterentwicklung von Bosentan. Nach oraler Gabe wird es langsam resorbiert und besitzt eine Bioverfügbarkeit von 74 %. Die Biotransformation durch CYP3A4 führt zum aktiven *N*-Depropyl-Metaboliten, der durch Glucuronidierung am Sulfamid-N oder Hydrolyse des Sulfamids zum Aminopyrimidin inaktiviert wird. Zudem erfolgt Etherspaltung unter Verlust des endständigen Pyrimidinrings, wobei die gebildete Hydroxyethylseitenkette weiter zur Carbonsäure oxidiert wird. Die Ausscheidung erfolgt überwiegend renal, die Halbwertszeit beträgt 16 h, die des aktiven Metaboliten 48 h. Macitentan muss daher nur einmal täglich appliziert werden.

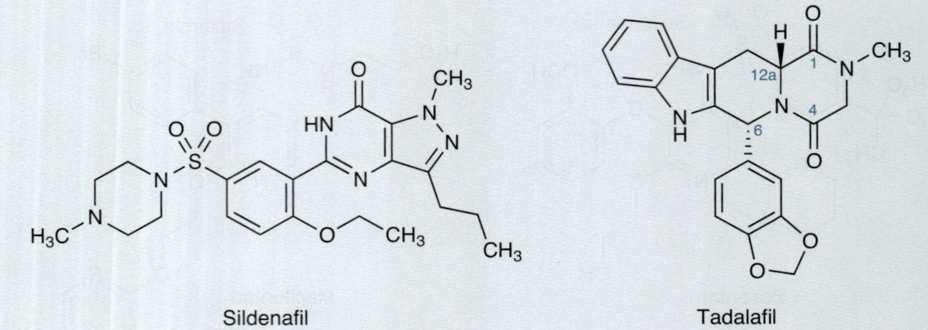

Sildenafil

Tadalafil

Abb. 9.97 Phosphodiesterase-5-Inhibitoren

Zaprinast

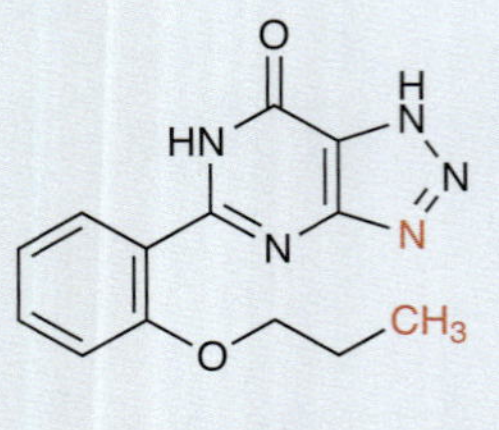

Abb. 9.98 Zaprinast – Leitstruktur zur Entwicklung von Sildenafil

Ambrisentan (Volibris®) ist ein Diphenylpropionsäure-Derivat mit einem *S*-konfigurierten Asymmetriezentrum. Die orale Bioverfügbarkeit liegt bei 80 %. Die Biotransformation erfolgt durch UDP-Glucuronosyltransferasen und führt zur Glucuronidierung der Carboxygruppe. Durch Oxidation der 4-Methylgruppe entsteht ein 4-Hydroxymethyl-Metabolit, der ebenfalls glucuronidiert wird. Die Ausscheidung über die Galle ist der primäre Eliminationsweg für Ambrisentan und seine Metaboliten, 20 % der Metaboliten treten im Urin auf. Die Eliminationshalbwertszeit beträgt 15 h.

Phosphodiesterase-5-Inhibitoren

Design und Entwicklung. Auf der Suche nach einem Vasodilatator startete man 1985 bei Pfizer die Entwicklung von Wirkstoffen, welche die Aktivität des atrialen natriuretischen Peptids (ANP) steigern. Da ANP die Guanylatcyclase stimuliert, suchte man einen Inhibitor für die Phosphodiesterase (PDE), die cGMP hydrolysiert. Als Leitstruktur wählte man das literaturbekannte **Zaprinast** (Abb. 9.98), ein Xanthin-Analogon mit schwacher PDE-hemmender Wirkung. Verschiedene Strukturmanipulationen führten 1989 zu **Sildenafil** (Abb. 9.97), das 100-mal so stark wie Zaprinast und hochspezifisch wirkt. Die Ergebnisse der klinischen Prüfung an Patienten mit koronarer Herzerkrankung waren aber enttäuschend. Bei einer Befragung der männlichen Probanden in einer Studie mit Sildenafil stellte sich heraus, dass der Wirkstoff eine Steigerung der erektilen Funktion hervorruft. Weitere Untersuchungen bestätigten diesen Effekt. Man erkannte, dass bei sexueller Stimulation NO aus den Nerven im Penis freigesetzt und dadurch die cGMP-Konzentration erhöht wird. Dies wiederum entspannt die glatte Muskulatur im Schwellkörper und steigert den Bluteinstrom in den Penis, was zur Erektion führt. Sildenafil wurde 1998 von Pfizer als **Viagra®** zur Behandlung der erektilen Dysfunktion auf den Markt gebracht. Die Zulassung zur Behandlung der pulmonalen Hypertonie erfolgte 2005 unter dem Handelsnamen Revatio®.

Struktur und Eigenschaften. Sildenafil besitzt ein anelliertes Pyrazolopyrimidin-Ringsystem, das die Purinbase von cGMP imitiert. Ein Piperazinring ist Teil eines Benzensulfonamid-Substituenten. Der tertiäre Piperazinstickstoff ($pK_S = 6{,}5$) vermittelt basische Eigenschaften, das Pyrimidinon-Strukturelement ist NH-acide ($pK_S = 9{,}2$).

In Tadalafil liegt ein tetrazyklisches Pyrazinopyrido-Indol vor, das mit einem Indolstickstoff und 2 Lactam-Stickstoffatomen keine ionisierbaren Funktionen aufweist. Das anellierte System besitzt 2 Asymmetriezentren, eingesetzt wird das enantiomerenreine 6*R*,12a*R*-Isomer.

Funktion der Phosphodiesterase-5 und des cGMP. Das Metalloenzym PDE5 katalysiert die Hydrolyse der Phosphorsäureesterbindung in cGMP zu 5'-GMP. Im aktiven Zentrum liegt ein Zn^{2+}-Ion in einem oktaedrischen Komplex vor. Koordiniert wird es durch 2 Aspartate und 2 Histidine, die fünfte Koordinationsstelle belegt ein Aqualigand, der zusammen mit einem der Aspartate mit einem oktaedrischen Mg^{2+}-Aquakomplex verbrückt ist. An die sechste Position bindet ebenfalls ein Aqualigand, der als Nukleophil für die hydrolytische Spaltung der Phosphorsäureesterbindung fungiert. Neben der glatten Muskulatur des Schwellkörpers des Penis ist PDE5 in den Lungenarterien lokalisiert. Als Second Messenger reguliert das intrazelluläre cGMP Gefäßtonus, Proliferation, Fibrose und Entzündung. In den glatten Gefäßmuskelzellen der Pulmonalarterien vermittelt es eine Vasodilatation.

Wirkungsmechanismus. PDE5-Inhibitoren (○ Abb. 9.97) binden im katalytisch aktiven Zentrum der PDE5, koordinieren aber nicht an das Zn^{2+}-Ion. Sie hemmen dabei selektiv und reversibel die für den Abbau von cGMP verantwortliche PDE Typ 5 und erhöhen dadurch den cGMP-Spiegel innerhalb der glatten Muskelzellen der Lungengefäße. Dies führt zur Vasodilatation.

Sildenafil (Revatio®, Viagra®), Ph. Eur. (Citrat), hat eine orale Bioverfügbarkeit von 40 %. Die Biotransformation durch CYP3A4 und CYP2C9 führt zum aktiven, am Piperazinring *N*-demethylierten Hauptmetaboliten. Daneben wird der Piperazinring zum *N,N'*-Desethylmetabolit geöffnet. Die Ausscheidung der Metaboliten erfolgt überwiegend mit den Fäzes, in geringem Umfang renal. Die Eliminationshalbwertszeit beträgt 3–5 h.

Tadalafil (Adcirca®), Ph. Eur., wird nach oraler Gabe gut resorbiert, die absolute Bioverfügbarkeit wurde nicht ermittelt. In der Leber wird das 1,3-Benzodioxol-Strukturelement – ein struktureller Warnhinweis (▸ Kap. 3.2.1) – hauptsächlich durch CYP3A4 zum Catechol metabolisiert. Dieses wird in methylierter und glucuronidierter Form vorwiegend mit den Fäzes, zu einem geringen Teil auch mit dem Urin ausgeschieden. Die Halbwertszeit beträgt 16 h. Tadalafil ist der einzige zugelassene PDE5-Hemmer zur Therapie der benignen Prostatahyperplasie, da es durch Muskelentspannung im Bereich des Harntrakts eine deutliche Verbesserung des Harnstrahls bewirkt.

Stimulatoren der löslichen Guanylatcyclase

Design und Entwicklung. Erstmals berichtete 1994 eine taiwanesische Arbeitsgruppe über eine NO-unabhängige Stimulation der Guanylatcyclase durch ein *N*-Benzylindazolderivat. Auf Basis dieser Leitstruktur entwickelte man Anfang der 2000er Jahre bei Bayer-Schering ein Pyrimidin-substituiertes *N*-Benzyl-Pyrazolopyridin. Die weitere Optimierung führte 2003 zu **Riociguat** (○ Abb. 9.99), das 2014 in den Handel kam.

Struktur und Eigenschaften. Als Purin-analoge Struktur fungiert das anellierte 1*H*-Pyrazolo[3,4-*b*]pyridin-Grundgerüst. Der 4,6-Diamino-substituierte Pyrimidinring verfügt über schwach basische Eigenschaften (pK_S = 4,3, Pyrimidin-N). Die Carbamatfunktion in 5-Position ist für die Wirkstärke relevant.

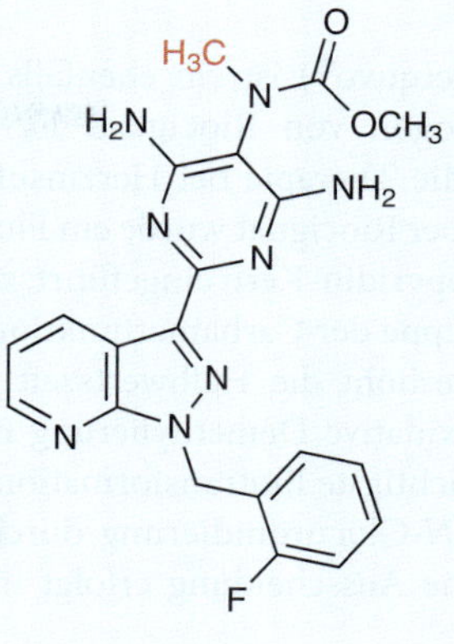

Riociguat

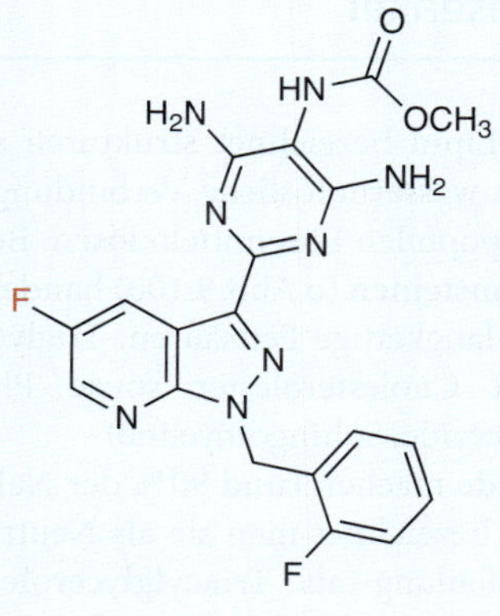

Vericiguat

○ **Abb. 9.99** Guanylatcyclase-Stimulatoren

Funktion der löslichen Guanylatcyclase. Die lösliche Guanylatcyclase (sGC) ist ein Enzym des kardiopulmonalen Systems. Aktiviert wird sie durch NO (○ Abb. 9.72), das an sGC bindet und die Synthese des vasodilatatorischen cGMP aus GTP katalysiert.

Wirkungsmechanismus. Riociguat stimuliert direkt und unabhängig von NO die sGC, stabilisiert aber zugleich die Bindung von NO an sGC. Zusammen mit dem physiologischen Stimulator NO kommt es zu einer synergistischen Aktivierung des Enzyms. Die erhöhte cGMP-Produktion führt in den glatten Gefäßmuskelzellen der Pulmonalarterien zur Vasodilatation.

Riociguat (Adempas®), Ph. Eur., wird oral appliziert und verfügt über eine hohe Bioverfügbarkeit von 94 %. Das durch CYP1A1 und CYP3A4 und andere CYP-Enzyme gebildete *N*-Demethylderivat ist der noch wirksame Hauptmetabolit. Die Ausscheidung erfolgt sowohl renal als auch fäkal. Die Eliminationshalbwertszeit beträgt 12 h.

Vericiguat (Verquvo®) ist ein ebenfalls oral wirksames Strukturanalogon von Riociguat. Es wurde 2021 in Europa für die Therapie bei Herzinsuffizienz zugelassen. Gegenüber Riociguat wurde ein Fluorsubstituent in den Pyrazolopyridin-Kern eingeführt, zudem wurde die *N*-Methylgruppe der Carbamatfunktion entfernt. Diese Maßnahme erhöht die Halbwertszeit auf 20–30 h, da nun keine oxidative Demethylierung mehr stattfinden kann. Der wichtigste Biotransformationsweg für Vericiguat ist die *N*-Glucuronidierung durch UGT1A9 und UGT1A1. Die Ausscheidung erfolgt im Urin und mit den Fäzes.

9.6 Lipidsenker

Der Begriff **Lipid** bezeichnet strukturell sehr heterogene, nahezu wasserunlösliche Verbindungen, die sich sehr gut in lipophilen Lösemitteln lösen. Bei den einfachen **Lipidbausteinen** (o Abb. 9.100) handelt es sich um unveresterte langkettige Fettsäuren, Triglyceride, Cholesterol und Cholesterolester sowie Phospholipide (Phosphoglyceride, Sphingomyeline).

Triglyceride machen rund 90 % der Nahrungslipide aus. Veraltet bezeichnet man sie als Neutralfette, nach IUPAC-Empfehlung als **Triacylglycerole**. Chemisch handelt es sich um Ester des Glycerols mit langkettigen Fettsäuren, die sich hinsichtlich Sättigungsgrad und Länge unterscheiden können. Freie Fettsäuren sind hochenergetische Substrate für den Stoffwechsel. Triglyceride sind daher Speichersubstanzen und dienen vorwiegend der Energieversorgung im Rahmen der β-Oxidation der Fettsäuren.

Cholesterol ist ein lebenswichtiges Sterol. Es ist Bestandteil der Plasmamembran und die biologische Vorstufe aller Steroidhormone, der D-Vitamine und der Gallensäuren. Zwar produzieren Körperzellen etwa zwei Drittel des Gesamtcholesterols selbst, ein Drittel des Bedarfs wird aber auch aus der Nahrung gedeckt.

Phospholipide ähneln strukturell den Triglyceriden. Die Gruppe der **Phosphoglyceride** weist anstelle der dritten Fettsäure eine Phosphatgruppe auf, die wiederum mit einem Alkohol, beispielsweise Cholin, verestert ist. Phospholipide besitzen einen hydrophilen Kopf und 2 hydrophobe Kohlenwasserstoffketten und sind somit amphiphil. Sie fungieren in erster Linie als Membranbestandteil der Doppellipidschicht von Biomembranen. Ebenfalls amphiphil ist die Gruppe der **Sphingomyeline** mit Sphingosin als Grundgerüst. Die Phosphatgruppe ist hier meist mit Ethanolamin oder Cholin verestert, die Aminogruppe über eine Amidbindung mit einer Fettsäure verknüpft. Reich an Sphingomyelinen sind die Plasmamembranen von Nervenzellen.

Da sich die Lipide aufgrund ihrer überwiegend hydrophoben Eigenschaften im wässrigen Medium Blutplasma nicht lösen, können sie im Blut nur transportiert werden, wenn sie im Innern von Mizellen vorliegen. Diese entstehen durch Bindung an Proteinbestandteile (Apolipoproteine) und werden als **Lipoproteine** bezeichnet. Es handelt sich dabei um nichtkovalente Aggregate unterschiedlicher Zusammensetzung mit einer amphiphilen, nach außen gerichteten hydrophilen Hülle aus Proteinen, Cholesterol und Phospholipiden sowie einem hydrophoben Kern aus Triglyceriden, Cholesterolestern und Phospholipiden.

Man unterteilt die Lipoproteine in

- Chylomikronen,
- Very-Low-Density-Lipoproteine (VLDL),
- Low-Density-Lipoproteine (LDL),
- High-Density-Lipoproteine (HDL).

Diese Charakterisierung in 4 Hauptklassen erfolgt nach funktionellen Kriterien sowie aufgrund bestimmter physikochemischer Eigenschaften wie Dichte, Sedimentationsgeschwindigkeit oder Elektrophoreseverhalten. Je größer der Proteinanteil der Lipoproteine, desto höher ist deren Dichte (o Abb. 9.101).

Mit der Nahrung zugeführte, aus dem Abbau von Triglyceriden stammende langkettige Fettsäuren werden in den Enterozyten erneut zu Triglyceriden verestert und gemeinsam mit Nahrungscholesterol in **Chylomikronen** verpackt. Über die Lymphbahnen gelangen diese ins Blut und transportieren das Fett zu den Körperzellen. **VLDL**- und **LDL**-Partikel werden in der Leber gebildet und dienen zum Transport endogener Triglyceride und des Cholesterols von der Leber zum peripheren Gewebe. Chylomikronen und **VLDL** sind besonders reich an Triglyceriden. **LDL**-Partikel entstehen überwiegend aus VLDL durch Abbau von Triglyceriden, wodurch sich die Größe der Partikel vermindert und der Cholesterolanteil erhöht. Für Cholesterol und Cholesterolester stellen die LDL-Partikel die wichtigste Transportform dar. Sie transportieren einen Großteil des Gesamtcholesterols. Je mehr Cholesterol in Form von LDL gebunden ist, desto mehr kann in die Wände der Blutgefäße eingelagert werden. LDL, das umgangssprachlich auch als „schlechtes Cholesterol" bezeichnet wird, ist somit pathologisch relevant und trägt zur Entstehung einer Arteriosklerose bei. Hohe LDL-Cholesterol-Spiegel sind daher prognostisch ungünstig.

LDL bindet über das **Apoprotein ApoB-100** mit hoher Affinität an den **LDL-Rezeptor** auf der Zelloberfläche peripherer Zellen und Hepatozyten. Die mit LDL-Partikeln beladenen Rezeptoren werden durch Endozytose in die Zellen aufgenommen. Dort kommt es zur Spaltung der Cholesterolester. Die intrazelluläre

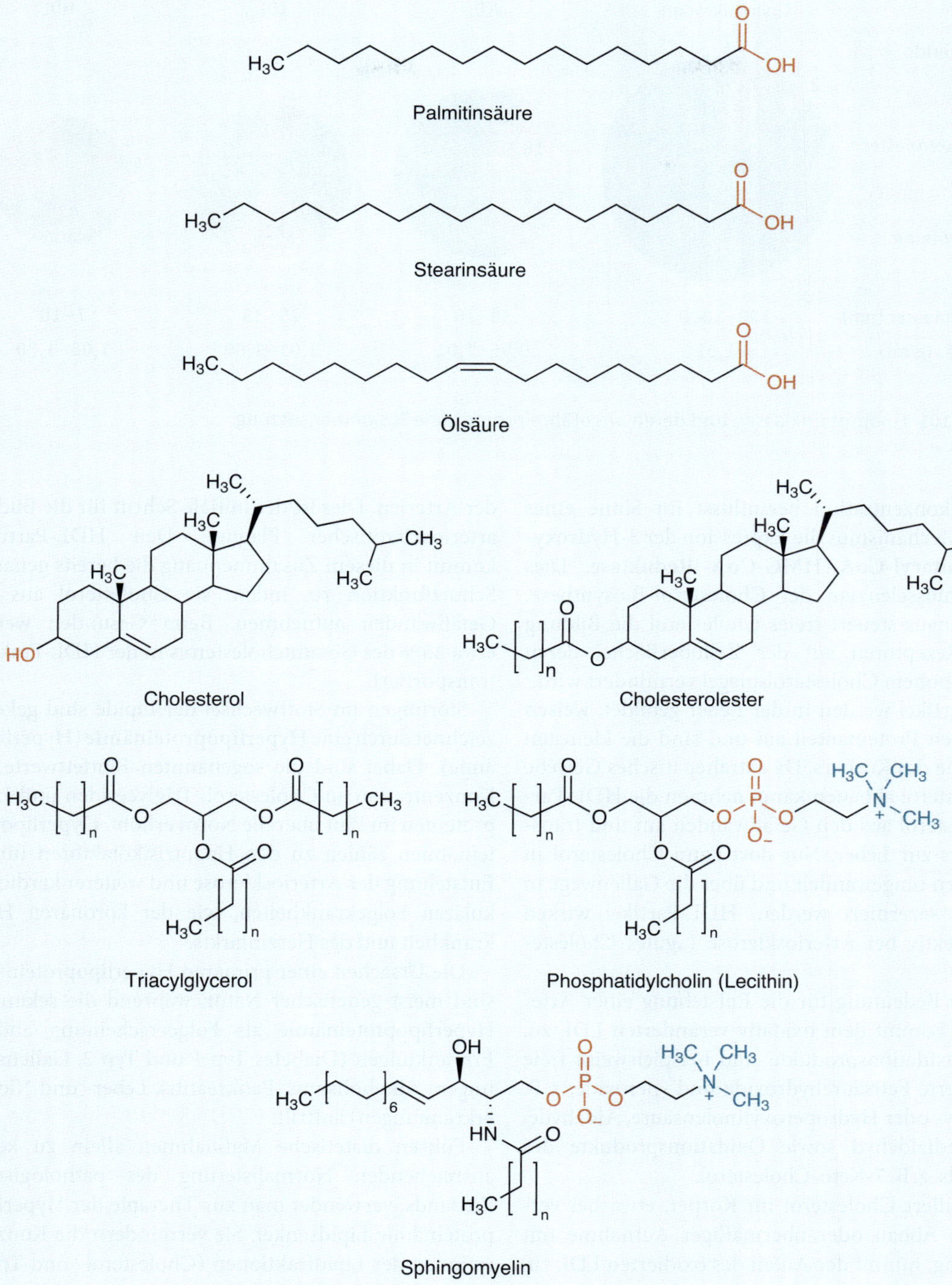

Palmitinsäure

Stearinsäure

Ölsäure

Cholesterol

Cholesterolester

Triacylglycerol

Phosphatidylcholin (Lecithin)

Sphingomyelin

Abb. 9.100 Strukturen wichtiger Lipidbausteine

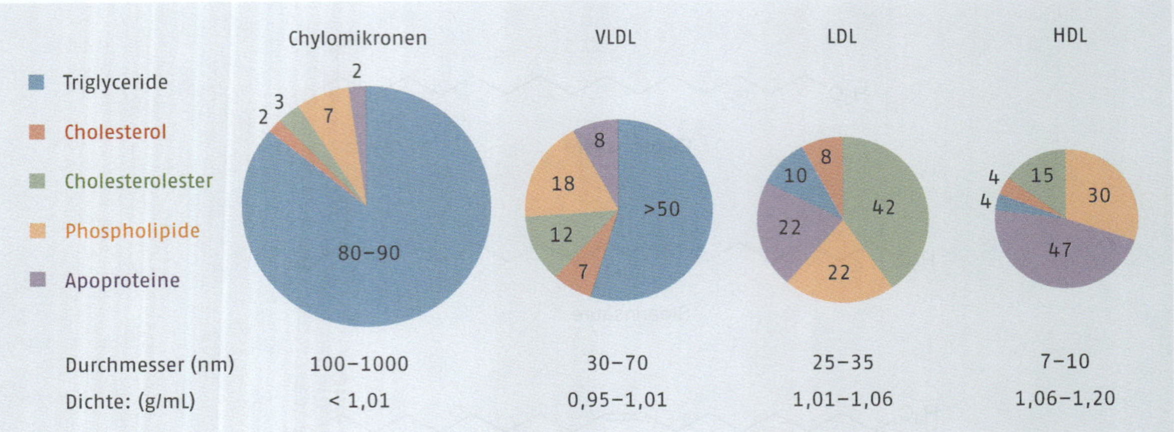

	Chylomikronen	VLDL	LDL	HDL
Triglyceride	80–90	>50	10	4
Cholesterol	2	7	8	4
Cholesterolester	3	12	42	15
Phospholipide	7	18	22	30
Apoproteine	2	8	22	47
Durchmesser (nm)	100–1000	30–70	25–35	7–10
Dichte: (g/mL)	< 1,01	0,95–1,01	1,01–1,06	1,06–1,20

Abb. 9.101 Lipoproteinklassen und deren ungefähre prozentuale Zusammensetzung

Cholesterolkonzentration beeinflusst im Sinne eines Feedback-Mechanismus die Expression der **3-Hydroxy-3-methylglutaryl-CoA-(HMG-CoA-)Reduktase**. Dies ist das Schlüsselenzym der Cholesterol-Biosynthese. Darüber hinaus steuert freies Cholesterol die Bildung der LDL-Rezeptoren auf der Zelloberfläche, deren Anzahl bei hohem Cholesterolspiegel vermindert wird.

HDL-Partikel werden in der Leber gebildet, weisen den höchsten Proteinanteil auf und sind die kleinsten Lipoproteine des Körpers. Da extrahepatisches Gewebe kein Cholesterol abbauen kann, nehmen die HDL-Partikel Cholesterol aus den Gefäßwänden auf und transportieren es zur Leber. Nur dort kann Cholesterol in Gallensäuren umgewandelt und über die Gallenwege in den Darm sezerniert werden. HDL-Partikel wirken somit protektiv bei Arteriosklerose („gutes Cholesterol").

Zentrale Bedeutung für die Entstehung einer Arteriosklerose kommt dem oxidativ veränderten LDL zu. Typische Oxidationsprodukte sind beispielsweise freie und veresterte Fettsäurehydroxide und -peroxide, z. B. 13-Hydroxy- oder Hydroperoxylinolensäure, Aldehyde, wie Malondialdehyd sowie Oxidationsprodukte des Cholesterols, z. B. 7-Keto-Cholesterol.

Akkumuliert Cholesterol im Körper, etwa bei vermindertem Abbau oder übermäßiger Aufnahme mit der Nahrung, nimmt der Anteil des oxidierten LDL zu. In dieser Form kann es nicht mehr an den LDL-Rezeptor binden. Makrophagen, die oxidiertes LDL nicht mehr über LDL-, sondern über Scavenger-Rezeptoren aufnehmen und phagozytieren, werden transformiert und erscheinen histologisch aufgrund der zahlreichen Lipidtröpfchen im Zellinneren schaumig. Von daher bezeichnet man sie als **Schaumzellen**. Im weiteren Verlauf werden die Schaumzellen apoptotisch und zerfallen. Es kommt zur Freisetzung von extrazellulären Lipidtröpfchen in die innerste Schicht der Gefäßwand der Arterien. Dies ist der initiale Schritt für die Bildung arteriosklerotischer Plaques. Den HDL-Partikeln kommt in diesem Zusammenhang die bereits genannte Schutzfunktion zu, indem sie Cholesterol aus den Gefäßwänden aufnehmen. Beim Gesunden werden etwa 25 % des Gesamtcholesterols in der HDL-Fraktion transportiert.

Störungen im Stoffwechsel der Lipide sind gekennzeichnet durch eine **Hyperlipoproteinämie** (Hyperlipidämie). Dabei sind die sogenannten Blutfettwerte, die Konzentration an Cholesterol, Triglyceriden und Lipoproteinen im Blut über die Norm erhöht. Hyperlipoproteinämien zählen zu den Hauptrisikofaktoren für die Entstehung der Arteriosklerose und weiterer kardiovaskulären Folgekrankheiten, wie der koronaren Herzkrankheit und des Herzinfarkts.

Die Ursachen einer primären Hyperlipoproteinämie sind meist genetischer Natur, während die sekundäre Hyperlipoproteinämie als Folgeerscheinung anderer Erkrankungen (Diabetes Typ 1 und Typ 2, Gallenstauungen, Alkoholismus, Pankreatitis, Leber- und Nierenerkrankungen) auftritt.

Führen diätetische Maßnahmen allein zu keiner ausreichenden Normalisierung des pathologischen Zustands, verwendet man zur Therapie der Hyperlipoproteinämie Lipidsenker. Sie vermindern die Konzentrationen der Lipidfraktionen (Cholesterol- und Triglyceridspiegel) im Blut und dienen zur Prävention schwerwiegender kardiovaskulärer Ereignisse. Eine Senkung der Lipidspiegel lässt sich erreichen durch

- Hemmung der Cholesterol-Biosynthese (HMG-CoA-Reduktase-Inhibitoren),
- Hemmung der enteralen Resorption von Cholesterol (Ezetimib),
- PPARα-Agonisten (Fibrate),
- Hemmung der Gallensäureresorption (Anionenaustauscherharze).

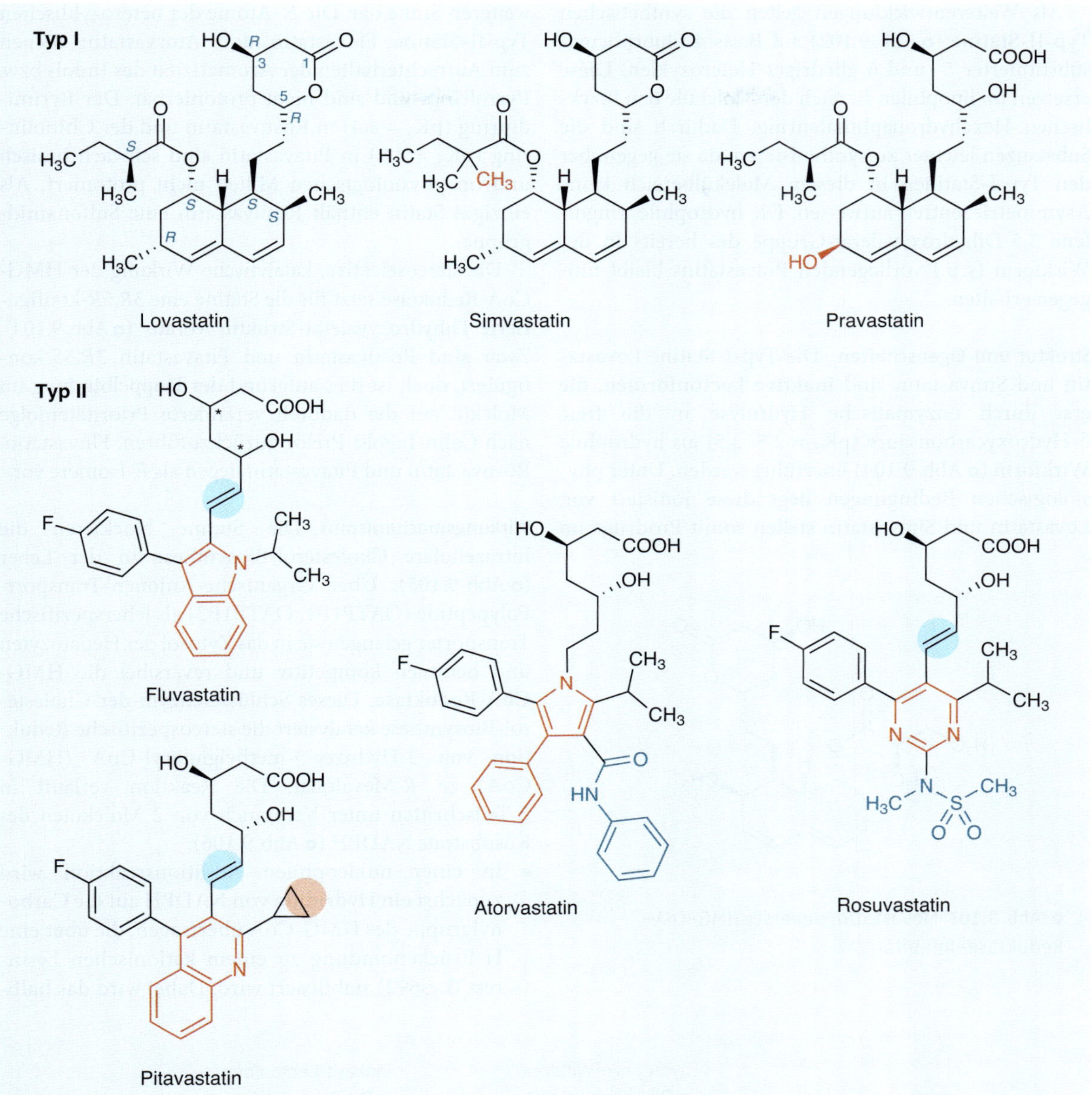

Typ I

Lovastatin

Simvastatin

Pravastatin

Typ II

Fluvastatin

Atorvastatin

Rosuvastatin

Pitavastatin

o Abb. 9.102 Statine

9.6.1 Statine (HMG-CoA-Reduktase-Inhibitoren)

Design und Entwicklung. In den 1970er Jahren konnte mit **Mevastatin** (o Abb. 9.103) das erste Statin als potenter Hemmstoff der HMG-CoA-Reduktase identifiziert und durch Fermentation von *Penicillium citrinum* gewonnen werden. Die Substanz war zudem als fungaler Metabolit aus der Kultur von *Penicillium brevicompactum* bekannt. Wenig später wurde **Monacolin K** aus der Kultur von *Monascus ruber* gewonnen. Das Molekül ist strukturgleich mit dem durch Fermentation von *Aspergillus terreus* gewonnenen **Lovastatin** (Merck) und unterscheidet sich von Mevastatin lediglich durch eine zusätzliche Methylgruppe am Bizyklus. Darüber hinaus findet man die Substanz in geringen Mengen auch im roten Reis (s. Kasten Partywissen). Dem semisynthetisch aus Lovastatin zugänglichen Simvastatin (1990) folgte das durch mikrobielle Hydroxylierung aus Mevastatin erhältliche Pravastatin. Diese Substanzen repräsentieren die 1. Generation der HMG-CoA-Inhibitoren und wurden als **Typ-I-Statine** (o Abb. 9.102) klassifiziert. Sie leiten sich alle direkt oder indirekt von fungalen Metaboliten ab.

Als Weiterentwicklungen gelten die synthetischen **Typ-II-Statine** (○ Abb. 9.102) auf Basis 4-Fluorphenyl-substituierter 5- und 6-gliedriger Heterozyklen. Diese ersetzen im lipophilen Bereich der Moleküle den bizyklischen Hexahydronaphthalenring. Dadurch sind die Substanzen leichter zu synthetisieren, da sie gegenüber den Typ-I-Statinen in diesem Molekülbereich keine Asymmetriezentren aufweisen. Die hydrophile, ringoffene 3,5-Dihydroxyvalerat-Gruppe des bereits in der Wirkform (s. u.) vorliegenden Pravastatins bleibt hingegen erhalten.

Struktur und Eigenschaften. Die Typ-I-Statine Lovastatin und Simvastatin sind **inaktive Lactonformen**, die erst durch enzymatische Hydrolyse in die freie δ-Hydroxycarbonsäure (pK_S = 2,5–3,5) als hydrophile Wirkform (○ Abb. 9.104) überführt werden. Unter physiologischen Bedingungen liegt diese ionisiert vor. Lovastatin und Simvastatin stellen somit Prodrugs im weiteren Sinne dar. Die N-Atome der heterozyklischen Typ-II-Statine Fluvastatin und Atorvastatin dienen zum Aufrechterhalten der Aromatizität des Indol- bzw. Pyrrolrings und sind nicht protonierbar. Der Pyrimidinring (pK_S = 4,4) in Rosuvastatin und der Chinolinring (pK_S = 4,9) in Pitavastatin sind schwach basisch und im physiologischen Milieu nicht protoniert. Als einziges Statin enthält Rosuvastatin eine Sulfonamidgruppe.

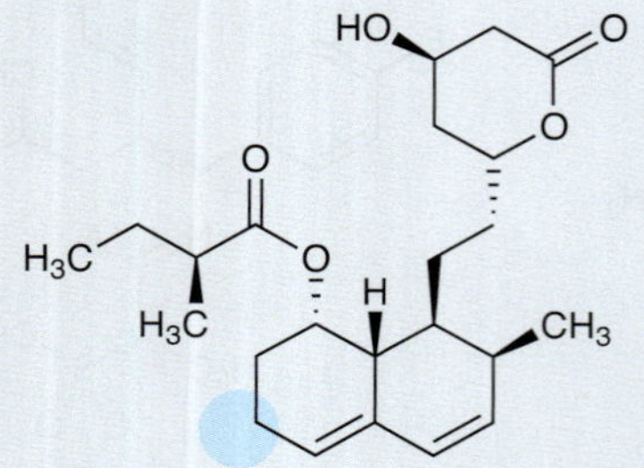

○ **Abb. 9.103** Mevastatin, der erste HMG-CoA-Reduktase-Inhibitor

Die stereoselektive, katalytische Wirkung der HMG-CoA-Reduktase setzt für die Statine eine 3*R*,5*R*-konfigurierte Dihydroxyvalerat-Struktur voraus (○ Abb. 9.104). Zwar sind Rosuvastatin und Pitavastatin 3*R*,5*S*-konfiguiert, doch ist dies aufgrund der Doppelbindung im Molekül auf die dadurch veränderte Prioritätenfolge nach Cahn-Ingold-Prelog zurückzuführen. Fluvastatin, Rosuvastatin und Pitavastatin liegen als *E*-Isomere vor.

Wirkungsmechanismus. Die Statine blockieren die intrazelluläre Cholesterol-Biosynthese in der Leber (○ Abb. 9.105). Über Organische-Anionen-Transport-Polypeptide (OATP1B1, OATP1B3) als leberspezifische Transporter gelangen sie in das Zytosol der Hepatozyten und hemmen kompetitiv und reversibel die **HMG-CoA-Reduktase**. Dieses Schlüsselenzym der Cholesterol-Biosynthese katalysiert die stereospezifische Reduktion von 3-Hydroxy-3-methylglutaryl-CoA (HMG-CoA) zu *R*-Mevalonat. Die Reaktion verläuft in 2 Teilschritten unter Verbrauch von 2 Molekülen des Kosubstrats NADPH (○ Abb. 9.106).

- In einer nukleophilen Additionsreaktion wird zunächst ein Hydridion von NADPH auf die Carbonylgruppe des HMG-CoA übertragen, die über eine H-Brückenbindung zu einem kationischen Lysinrest (Lys692) stabilisiert wird. Dabei wird das **halb-**

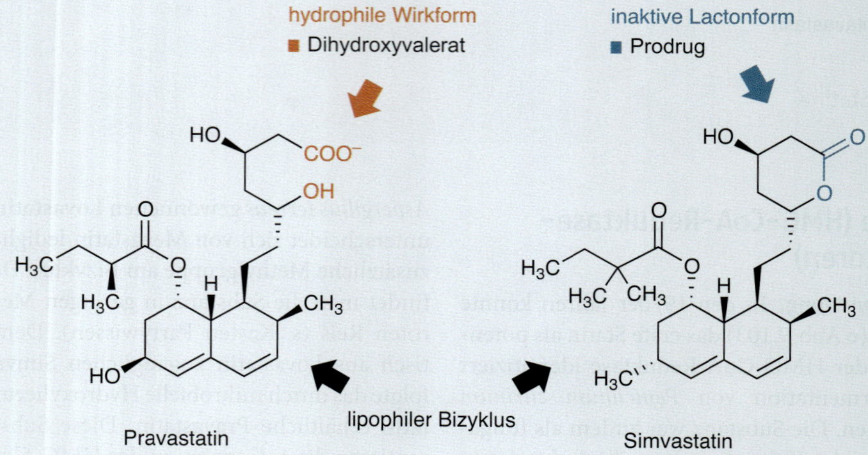

○ **Abb. 9.104** Hydrophile Wirkform und inaktive Lactonform ausgewählter Statine

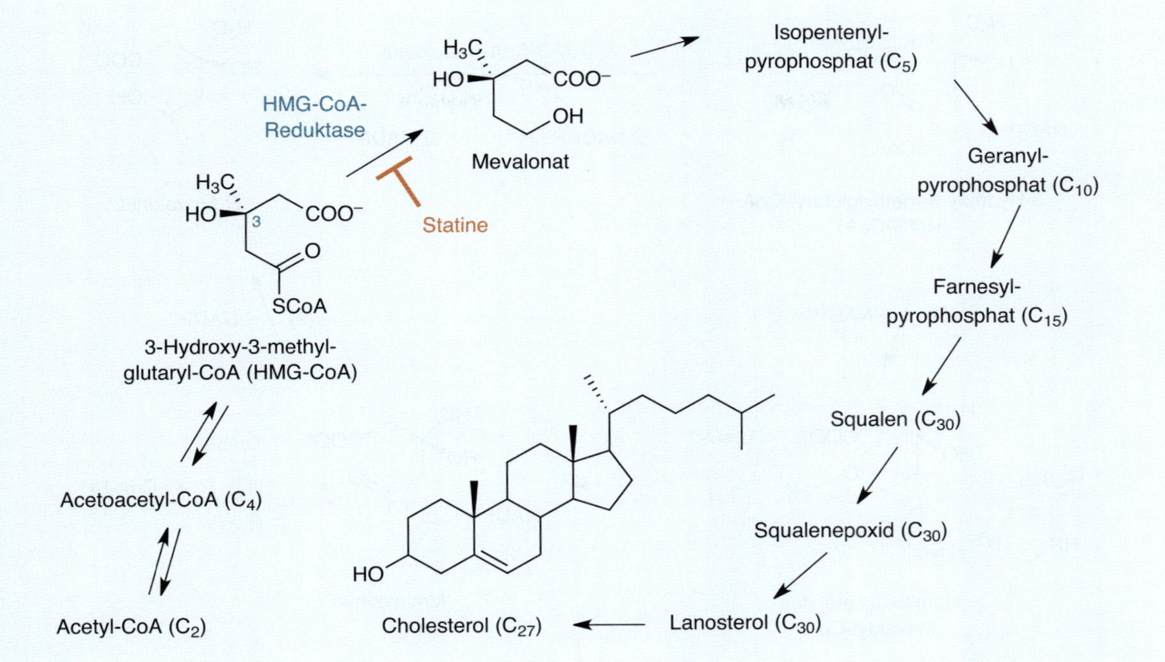

○ **Abb. 9.105** Cholesterol-Biosynthese und Angriffspunkt der Statine

reduzierte Intermediat Mevaldyl-CoA-Hemithioacetal gebildet. Protonentransfer eines kationischen Histidinrests (His866) im aktiven Zentrum des Enzyms auf das S-Atom des Substrats ($CoA\text{-}S^-$) setzt Coenzym A (CoA-SH) und gleichzeitig Mevaldehyd frei.

- Ein zweiter Hydridtransfer auf Mevaldehyd führt zum Mevalonat.

Insgesamt wird Cholesterol in mehr als 30 enzymatischen Reaktionsschritten aus Acetyl-CoA synthetisiert. Da die Geschwindigkeit der Cholesterol-Biosynthese durch die Aktivität der **HMG-CoA-Reduktase** – des Schrittmacherenzyms – bestimmt wird, lässt sich der Biosyntheseweg in diesem sehr frühen Schritt am wirksamsten blockieren. Entsprechend werden HMG-CoA-Inhibitoren daher auch als Cholesterol-Synthese-Enzym-Hemmer (CSE-Hemmer) bezeichnet.

Die inhibitorische Wirkung der Statine ist zum einen in der strukturellen Ähnlichkeit des hydrophilen Molekülbereichs zum halbreduzierten, intermediär auftretenden Hemithioacetal des Mevaldyl-CoA und der damit verknüpften Affinität zur HMG-Bindungsdomäne begründet. Dies verdeutlicht ein Strukturvergleich (○ Abb. 9.107).

Folglich können Statine das physiologische Substrat vom aktiven Zentrum der HMG-CoA-Reduktase kompetitiv verdrängen. Wie aber kommt es, dass die Affinität zum Enzym zwischen 3 und 4 Zehnerpotenzen über der des natürlichen Substrats liegt?

- Statine enthalten zusätzlich einen lipophilen Bizyklus oder Heterozyklus. Dies ermöglicht verschiedene hydrophobe Interaktionen mit der lipophilen CoA-Bindedomäne des Enzyms und bedingt die hohe Affinität.
- Zum anderen stellt der lipophile Molekülbereich der Statine im Gegensatz zum Coenzym A des Substrats keine geeignete Abgangsgruppe dar, sodass die Statine in der Enzym-katalysierten Reaktion nicht umgesetzt werden können.
- Eine Interaktion mit der NADPH-Bindestelle findet hingegen nicht statt und trägt auch nicht zur hohen Bindungsaffinität bei.

Als Resultat der stark verminderten intrazellulären Cholesterol-Biosynthese kommt es zu einer Überexpression von LDL-Rezeptoren auf der Zelloberfläche (Feedback-Mechanismus). In der Folge wird die LDL-Aufnahme aus dem Blut in die Leberzellen gesteigert und der Cholesterolspiegel im Serum nimmt ab. Alle Statine besitzen den gleichen Wirkungsmechanismus. Unterschiede zeigen sich im pharmakokinetischen Verhalten sowie insbesondere im Interaktionspotenzial.

Struktur-Wirkungs-Beziehungen. In der Wirkform weist der Pharmakophor der Statine eine hydrophile Dihydroxyvaleratstruktur auf (○ Abb. 9.108), die über eine

o Abb. 9.106 Mechanismus der HMG-CoA-Reduktase-Reaktion

o Abb. 9.107 Strukturvergleich des Mevaldyl-CoA mit den Statinen

C-2-Brücke an eine hydrophobe Hexahydronaphthalenstruktur oder einen substituierten Heterozyklus gebunden ist.

- Die 3*R*,5*R*-konfigurierte Dihydroxyvaleratstruktur ist aufgrund der Stereoselektivität der HMG-CoA-Reduktase essenziell und charakteristisch für alle Statine. Sie imitiert das physiologische Substrat und insbesondere dessen halbreduziertes Intermediat.
- Der 2 C-Atome umfassende Linker stellt den optimalen Abstand zwischen der Carboxylatgruppe und dem lipophilen Molekülbereich dar. Die beiden C-Atome können in Form einer Einfach- oder Doppelbindung vorliegen.
- Der lipophile Molekülbereich ist ein Hexahydronaphthalen-Bizyklus (Typ-I-Statine) oder ein lipophil substituierter, raumfüllender Heterozyklus (Typ-II-Statine).
- Die nicht koplanare 4-Fluorphenylgruppe der Typ-II-Statine steigert die Affinität zur CoA-Bindungsdomäne.

Biotransformation. Die Biotransformation der Statine verläuft nicht einheitlich. Insbesondere die Lactonformen unterliegen einem First-Pass-Effekt. Die niedrige systemische Verfügbarkeit der Statine ist erwünscht, da die Wirkung weitestgehend auf die Leber beschränkt ist und systemische Nebenwirkungen minimiert werden. Im Vordergrund stehen bei den Lactonformen CYP3A4- und CYP2C9-vermittelte oxidative Metabolisierungen im Bizyklus unter Ausbildung von 6'-Exomethylen-, 6'α-Hydroxymethyl- sowie 6'α-Carboxyderivaten (o Abb. 9.109). Nicht oder nur geringfügig werden Pravastatin, Rosuvastatin und Pitavastatin über das CYP-Enzymsystem metabolisiert.

Nebenwirkungen. Die Komedikation bestimmter Statine mit CYP3A4-Inhibitoren wie Azol-Antimykotika oder Makrolid-Antibiotika, ebenso mit OATP-Inhibitoren wie dem Fibrat Gemfibrozil (o Abb. 9.117) kann aufgrund erhöhter Plasmaspiegel zu Muskelschwäche und Gelenkschmerzen führen. Die Schädigung quergestreifter Muskelfasern (Skelett, Herz, Zwerchfell) ist eine

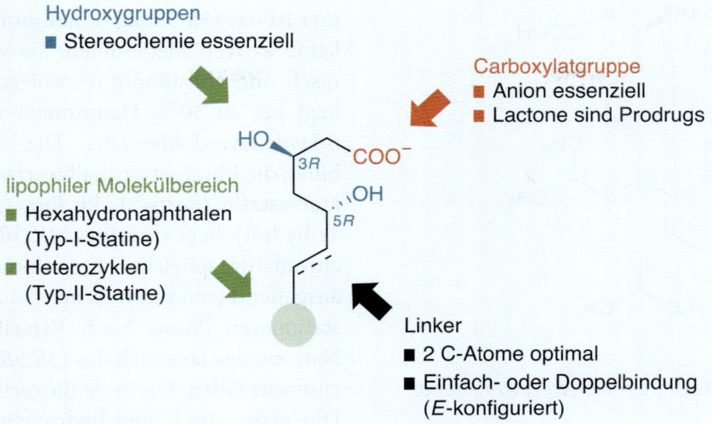

Hydroxygruppen
■ Stereochemie essenziell

Carboxylatgruppe
■ Anion essenziell
■ Lactone sind Prodrugs

lipophiler Molekülbereich
■ Hexahydronaphthalen (Typ-I-Statine)
■ Heterozyklen (Typ-II-Statine)

Linker
■ 2 C-Atome optimal
■ Einfach- oder Doppelbindung (*E*-konfiguriert)

Abb. 9.108 Struktur-Wirkungs-Beziehungen der Statine

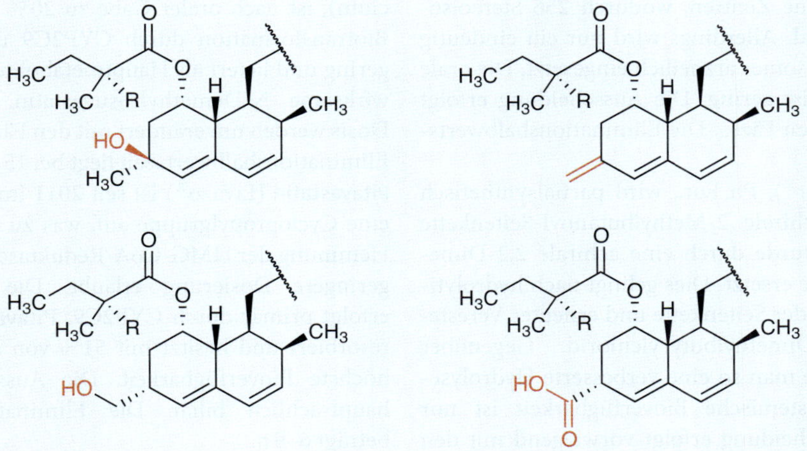

Abb. 9.109 Metaboliten der Lacton-Statine. R = H, Me

Nebenwirkung der Wirkstoffgruppe. Als Folge letal verlaufener Myopathien (Rhabdomyolyse) wurde das als besonders effizient geltende **Cerivastatin** (Lipobay®) im Jahr 2001 vom Markt genommen.

Partywissen

Roter Reis enthält Lovastatin! Roter Reis, ein traditionelles chinesisches Nahrungs- und Heilmittel, galt als „natürlicher Lipidsenker". In einigen EU-Ländern wird roter Reis in unterschiedlichen Dosierungen als Nahrungsergänzungsmittel vertrieben. Der mit dem Schimmelpilz *Monascus purpureus* fermentierte Reis enthält Monacolin K, das mit dem verschreibungspflichtigen Wirkstoff Lovastatin identisch ist. In mehreren Studien mit verschiedenen Red-Rice-Produkten konnte man nachweisen, dass bereits ab einer Tagesdosis von 5 mg Monacolin K nennenswerte pharmakologische Effekte auftreten. Außerdem kam es zu verschiedenen unerwünschten Wirkungen wie Schädigungen der Skelettmuskulatur und der Leber. Seit 2016 stufte das Bundesinstitut für Arzneimittel und Medizinprodukte (BfArM) daher Zubereitungen aus rotem Reis als Arzneimittel ein, wenn die empfohlene tägliche Verzehrmenge einem Gehalt von 5 mg Monacolin K oder mehr entspricht.

9

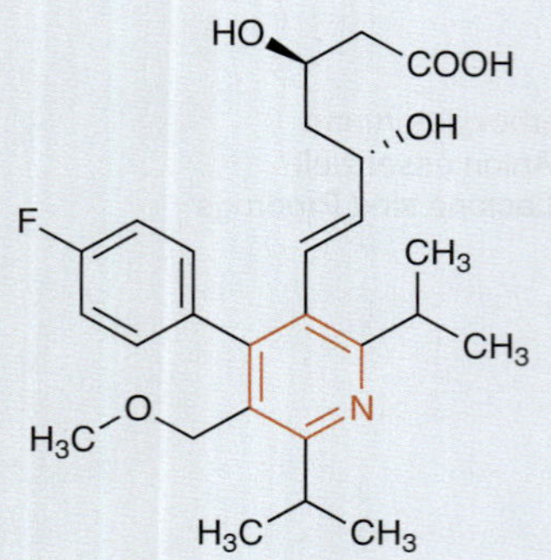

o Abb. 9.110 Cerivastatin, ein weltweit vom Markt genommenes Statin

Lovastatin (Lovabeta®), Ph. Eur., ist das erste zur Therapie der Hypercholesterolämie eingesetzte Statin. Es besitzt 8 stereogene Zentren, wodurch 256 Stereoisomere denkbar sind. Allerdings wird nur ein eindeutig definiertes Stereoisomer arzneilich eingesetzt. Die orale Bioverfügbarkeit ist gering. Die Ausscheidung erfolgt überwiegend in den Fäzes. Die Eliminationshalbwertszeit beträgt 3–4 h.

Simvastatin (Zocor®), Ph. Eur., wird partialsynthetisch hergestellt. Die chirale 2-Methylbutanoyl-Seitenkette des Lovastatins wurde durch eine achirale 2,2-Dimethylbutanoyl-Kette ersetzt. Dies gelingt nach hydrolytischer Abspaltung der Seitenkette und erneuter Veresterung mit 2,2-Dimethylbutyrylchlorid. Gegenüber Lovastatin erzielte man so eine verbesserte Hydrolysestabilität. Die systemische Bioverfügbarkeit ist nur gering. Die Ausscheidung erfolgt vorwiegend mit den Fäzes. Die Eliminationshalbwertszeit beträgt 2 h.

Pravastatin (Prava TEVA®), Ph. Eur. (Pravastatin-Natrium), ist aufgrund der 6-Hydroxygruppe im Hexahydronaphthalen-Gerüst hydrophiler als die anderen Typ-I-Statine. Die Substanz benötigt keine Bioaktivierung, da die Dihydroxysäure bereits vorliegt. Das Statin kann durch Extraktion aus der Kultur des Bakteriums *Nocardia autotrophica* gewonnen werden. Pravastatin ist ein Substrat der hepatischen OATPs, zeigt keine klinisch relevante Interaktion mit dem CYP-Enzymsystem und bildet keine aktiven Metaboliten. Die orale Bioverfügbarkeit beträgt 17 %. Pravastatin wird zu 70 % mit den Fäzes ausgeschieden, der Rest im Urin. Die Eliminationshalbwertszeit liegt bei 1,5–2 h.

Fluvastatin (Locol®), Ph. Eur. (Fluvastatin-Natrium), weist statt des Hexahydronaphthalenrings eine räumlich anspruchsvollere, lipophile Indoleinheit auf. Aufgrund der 2 Asymmetriezentren in der Seitenkette und der Doppelbindung in Position 6 sind insgesamt 8 Stereoisomere denkbar. Der Wirkstoff liegt als Racemat der (3*R*,5*S*,6*E*)-Form und der (3*S*,5*R*,6*E*)-Form vor. Eutomer ist das (3*R*,5*S*,6*E*)-Enantiomer. Die Substanz bildet keine aktiven Metaboliten. Sie wird nach oraler Gabe rasch und vollständig resorbiert. Die Bioverfügbarkeit liegt bei 20–30 %. Hauptmetaboliten sind die 5- und 6-Hydroxyindolderivate. Die Ausscheidung erfolgt biliär, die Eliminationshalbwertszeit beträgt 1–2 h.

Atorvastatin (Sortis®), Ph. Eur. (Atorvastatin-Calcium-Trihydrat), liegt als reines (3*R*,5*R*)-Enantiomer vor. Die chromatographische Enantiomerentrennung erfolgt ausgehend vom racemischen δ-Lacton an einer chiralen stationären Phase. Nach Verseifung des Lactons mit Natronlauge lässt sich das (3*R*,5*R*)-Atorvastatin als Calciumsalz fällen. Die orale Bioverfügbarkeit beträgt 14 %. Die *ortho*- und *para*-hydroxylierten Metaboliten des Atorvastatins entsprechen in ihrer Wirkstärke in etwa der Muttersubstanz. Die Ausscheidung erfolgt hauptsächlich mit den Fäzes. Die Eliminationshalbwertszeit liegt bei 7–14 h.

Rosuvastatin (Crestor®), Ph. Eur. (Rosuvastatin-Calcium), ist nach oraler Gabe zu 20 % bioverfügbar. Die Biotransformation durch CYP2C9 und CYP2C19 ist gering und liefert als Hauptmetaboliten das nur halb so wirksame *N*-Demethylrosuvastatin. Über 90 % der Dosis werden unverändert mit den Fäzes eliminiert. Die Eliminationshalbwertszeit liegt bei 15–20 h.

Pitavastatin (Livazo®) ist seit 2011 im Handel. Es weist eine Cyclopropylgruppe auf, was zu einer effektiveren Hemmung der HMG-CoA-Reduktase beiträgt und eine geringere Dosierung erlaubt. Die Metabolisierung erfolgt primär durch CYP2C9. Pitavastatin wird rasch resorbiert und besitzt mit 51 % von allen Statinen die höchste Bioverfügbarkeit. Die Ausscheidung erfolgt hauptsächlich biliär. Die Eliminationshalbwertszeit beträgt 6–9 h.

9.6.2 ATP-Citrat-Lyase-Inhibitoren

Bempedoinsäure (o Abb. 9.111) ist der erste Vertreter der ATP-Citrat-Lyase-Inhibitoren, der 2020 in Europa zugelassen wurde. Bempedoinsäure dient zur Behandlung der primären Hypercholesterolämie sowie zur Senkung abnorm erhöhter Blutfettwerte, sogenannter Dyslipidämien.

Entwicklung. Bempedoinsäure ist das Ergebnis umfangreicher Struktur-Wirkungs-Untersuchungen zu langkettigen Fettsäuremimetika. Strukturen entsprechender Säuren mit bis-terminalen Hydroxy- und Carboxygruppen prüfte man auf Hemmung der hepatischen Lipid- und Cholesterolsynthese.

Struktur und Eigenschaften. Bempedoinsäure ist eine symmetrisch aufgebaute Dicarbonsäure mit zentraler sekundärer Hydroxygruppe. Ein Abstand von jeweils

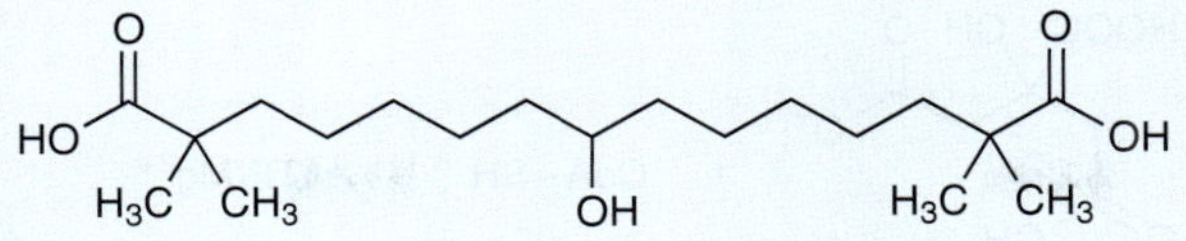

Abb. 9.111 ATP-Citrat-Lyase-Inhibitor Bempedoinsäure

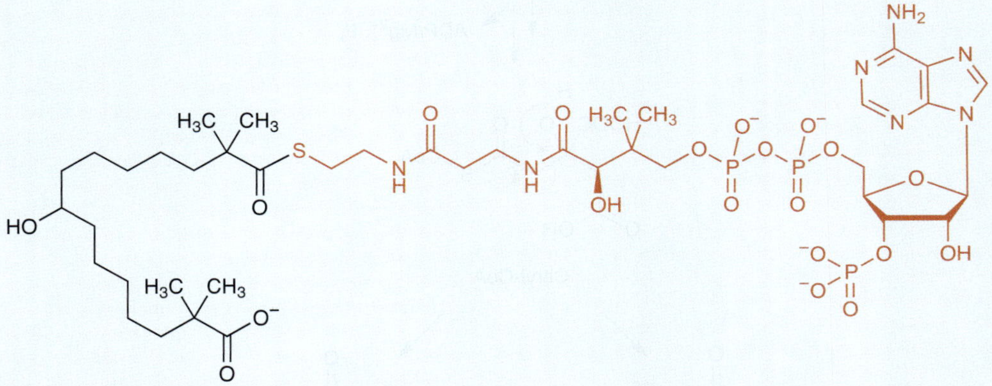

Abb. 9.112 Bempedoyl-CoA als eigentlicher Wirkstoff

5 Methylengruppen zum *gem*-Dimethyl-substituierten C-Atom erwies sich als optimal. Die auffälligen Dimethylgruppen gehen ursprünglich auf geminale β-ständige Methylgruppen von Fettsäuremimetika zurück. Zielsetzung war die Verhinderung einer β-Oxidation. Bempedoinsäure ist eine schwache, zweiwertige Säure (pK_S = 4,9 und 5,6).

Wirkungsmechanismus. Bempedoinsäure wird primär in der Leber durch die langkettige Fettsäure-CoA-Ligase ACSVL1 (*Very Long Chain Acyl-CoA Synthetase*) in den **aktiven Metaboliten Bempedoyl-CoA** (Abb. 9.112) umgewandelt. Der Thioester ist der eigentliche Wirkstoff. Fettsäure-CoA-Ligasen sind Enzyme, die langkettige Fettsäuren mit CoA verbinden, ein Prozess von größter Wichtigkeit für den Fettstoffwechsel. Da ACSVL1 spezifisch in humanen Hepatozyten und weder im Skelettmuskel noch im Fettgewebe exprimiert wird, findet dort auch keine Umwandlung von Bempedoinsäure in die Wirkform statt. Im Skelettmuskel kann Bempedoinsäure somit weder die Synthese von Cholesterol noch die der assoziierten Zwischenstufen unterdrücken, sodass gegenüber den Statinen mit einer wesentlich geringeren muskulären Schädigung zu rechnen ist.

Bempedoyl-CoA inhibiert die ATP-Citrat-Lyase (ACL), ein Schlüsselenzym der Fettsäure- und Cholesterolbiosynthese. Dieses Enzym ist im gleichen Stoffwechselweg der HMG-CoA-Reduktase, dem Target der Statine, vorgelagert. Die ATP-Citrat-Lyase kommt im Zytosol eukaryotischer Zellen vor und katalysiert den Transfer einer Acetylgruppe von mitochondrial gebildetem Citrat auf Coenzym A (Abb. 9.113). Dies ist ein wichtiger Schritt bei der Cholesterol-Synthese in der Leber. Aus intermediär gebildetem Citryl-CoA entstehen dabei Acetyl-CoA und Oxalacetat. Diesen Prozess kann man formal als Retro-Claisen-Reaktion auffassen. Außerdem werden ADP und anorganisches Phosphat freigesetzt. Vergleichbar der Hemmung der HMG-CoA-Reduktase durch Statine unterdrückt die Hemmung der hepatischen ATP-Citrat-Lyase durch Bempedoyl-CoA die Synthese von LDL-Cholesterol. Dadurch kommt es zu einer kompensatorischen Hochregulation von LDL-Rezeptoren. Infolgedessen werden vermehrt LDL-Partikel in die Leber aufgenommen und der LDL-Cholesterol-Spiegel im Blut gesenkt. Bempedoyl-CoA verhält sich kompetitiv bezüglich CoA und nichtkompetitiv hinsichtlich Citrat und ATP.

Biotransformation. Hauptmetabolit ist der Coenzym-A-Thioester der Bempedoinsäure. Bempedoinsäure wird außerdem reversibel durch hepatische Aldo-Keto-Reduktasen zu etwa 20 % in das Keton umgewandelt. In Form des Coenzym-A-Thioesters ist der Metabolit

9

o Abb. 9.113 Hemmung der ATP-Citrat-Lyase-Reaktion durch den aktiven Metaboliten Bempedoyl-CoA

ebenfalls biologisch aktiv. Die Elimination erfolgt vorwiegend renal in Form inaktiver Acyl-Glucuronide.

Bempedoinsäure (Nilemdo®) wird als Monotherapie oder in der fixen Kombination mit Ezetimib (Nustendi®) verwendet, sofern eine Statin-Unverträglichkeit vorliegt, Statine kontraindiziert sind oder der LDL-Cholesterol-Wert mit Ezetimib alleine nicht gesenkt werden kann. Bempedoinsäure wird adjuvant zu einer Diät eingesetzt, falls trotz Diät und optimaler Statintherapie keine ausreichende Senkung der LDL-Cholesterolwerte erreicht werden kann und zugleich ein hohes Risiko für ein kardiovaskuläres Ereignis besteht. Während Bempedoinsäure LDL-Cholesterol senkt, reduziert Ezetimib die intestinale Cholesterolresorption. Beide Arzneimittel werden in Tablettenform oral verabreicht. Sie müssen nur einmal täglich eingenommen werden. Etwa 70 % der oral verabreichten Dosis werden resorbiert.

9.6.3 Azetidinone (Cholesterol-Resorptionshemmer)

Design und Entwicklung. Die Entwicklung von **Ezetimib** (o Abb. 9.114) ging aus der Suche nach Inhibitoren der Acetyl-CoA:Cholesterol-Acyltransferase (ACAT) hervor. Das Enzym ist für die Bildung von Cholesterolestern verantwortlich, kristallisierte sich jedoch nicht als das tatsächliche Target heraus. Die Struktur des Ezetimibs ist das Resultat umfangreicher Untersuchungen zu Struktur-Wirkungs-Zusammenhängen und zur Biotransformation. Beim Design von Ezetimib berücksichtigte man gezielt die von Vorläufermolekülen bekannten, CYP-vermittelten aktivitätssteigernden Metabolisierungsschritte im Sinne einer Prämetabolisierung (o Abb. 9.115). So steigert eine 3*S*-Hydroxygruppe in Benzylposition die Aktivität und verhindert gleichzeitig die Metabolisierung zum nur wenig wirksamen *R*-Enantiomer. Auch die Phenolstruktur erwies sich aktiver als die Methoxy-substituierte Partialstruktur. Dagegen blockierte man aktivitätsmindernde, oxidative Metabolisierungsschritte durch Einführen der beiden Fluorsubstituenten. Ezetimib kam 2002 in den Handel und ist der erste und bislang einzige Vertreter der Cholesterol-Resorptionshemmer.

Struktur und Eigenschaften. Zentrales Element der Ezetimib-Struktur ist das Azetidin-2-on, ein β-Lactam. Der 1,4-Diaryl-β-lactamring ist für die Bindung an das Transportprotein essenziell. Ringöffnung oder größere β-Lactamringe führen zur Inaktivierung. Durch den Phenolring ($pK_S = 9{,}7$) ist Ezetimib schwach sauer, liegt aber bei physiologischen pH-Wert nichtionisiert vor.

Wirkungsmechanismus. Ezetimib hemmt den intestinalen Cholesteroltransport und blockiert spezifisch das dafür verantwortliche Transportprotein in der Membran der Enterozyten, den Sterol-Transporter NPC1L1 (Niemann-Pick C1-like protein 1). In der Folge kann Cholesterol nicht mehr aus der Nahrung resorbiert werden, und auch die enterohepatische Zirkulation des Cholesterols wird gehemmt. Einerseits resultiert ein substanzieller Verlust von endogenem Cholesterol, andererseits wird dadurch die endogene Cholesterolbildung stimuliert. Kombiniert man Ezetimib mit HMG-CoA-Reduktase-Inhibitoren, kann man eine synergistische Senkung des Cholesterolspiegels erzielen.

Biotransformation. Als Folge des Designs von Ezetimib wird das Molekül nicht über CYP-Enzyme metabolisiert, dagegen an der 4-Hydroxyphenyl-Gruppe glucuronidiert (**o** Abb. 9.116). Der Phase-II-Metabolit hemmt ebenfalls die Cholesterol-Aufnahme, seine Affinität zum NPC1L1 ist stärker als die des Ezetimib. Das Glucuronid unterliegt einem enterohepatischen Kreislauf.

Ezetimib (Ezetrol®) wird nach oraler Gabe rasch resorbiert. Da die Substanz in wässrigen Lösungen, die zur Injektion geeignet sind, praktisch unlöslich ist, kann die absolute Bioverfügbarkeit nicht bestimmt werden. Die Ausscheidung erfolgt überwiegend mit den Fäzes. Ezetimib und sein Glucuronid haben beide eine Halbwertszeit von 22 h.

9.6.4 Fibrate (PPARα-Agonisten)

Design und Entwicklung. Zu Beginn der 1950er Jahre registrierte man erniedrigte Plasma-Cholesterol-Spiegel bei Farmarbeitern, die mit dem Auxin 2-Phenylbutansäure in Kontakt gekommen waren (**o** Abb. 9.118). Da der Zusammenhang zwischen erhöhten Cholesterolspiegeln und der koronaren Herzkrankheit bereits bekannt war, begann man mit der Synthese und Untersuchung struktureller Analoga. Das Screening von Pflanzenhormonanaloga führte zum **Clofibrat.** Man stellte rasch fest, dass es sich bei der Wirkform um das Hydrolyseprodukt Clo-

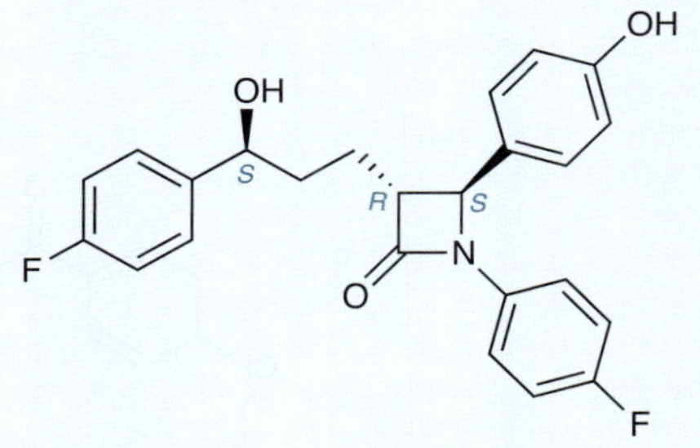

o Abb. 9.114 Cholesterol-Resorptionshemmer Ezetimib

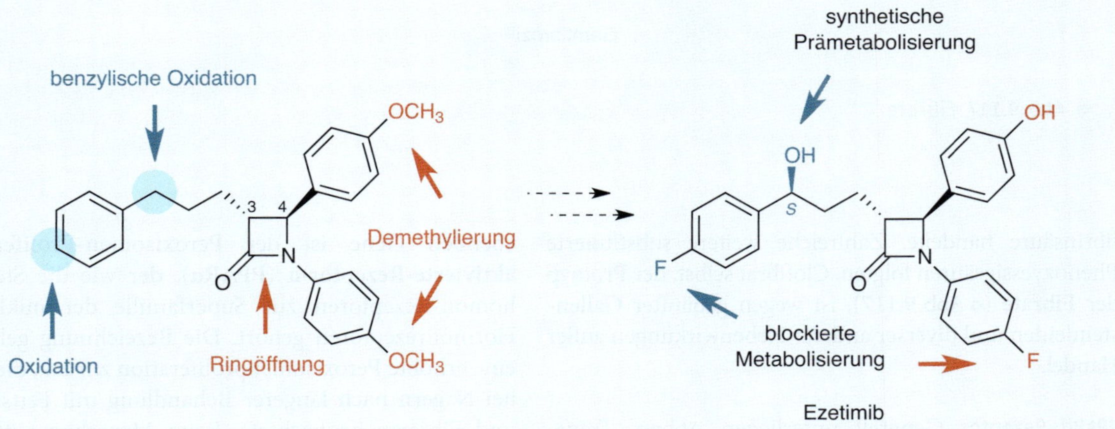

o Abb. 9.115 Veränderte Biotransformation durch Strukturoptimierung

9

o Abb. 9.116 Glucuronidierungsprodukt von Ezetimib

o Abb. 9.117 Fibrate

fibrinsäure handelte. Zahlreiche weitere substituierte Phenoxyessigsäuren folgten. Clofibrat selbst, der Protoyp der **Fibrate** (o Abb. 9.117), ist wegen gehäufter Gallensteinleiden und diverser anderer Nebenwirkungen außer Handel.

PPARα-Rezeptor. Generell unterliegen Abbau, Transport, Aufnahme, Aktivierung und Speicherung der Fettsäuren einer Steuerung durch spezifische Gene. Von zentraler Bedeutung bei der Aktivierung der entsprechenden Gene ist der **Peroxisomen-Proliferator-aktivierte-Rezeptor-α** (PPARα), der wie die Steroidhomon-Rezeptoren zur Superfamilie der nukleären Hormonrezeptoren gehört. Die Bezeichnung geht auf eine erhöhte Peroxisomenproliferation zurück, die man bei Nagern nach längerer Behandlung mit Fettsäuren und Fibraten beobachtete. Beim Menschen tritt dies nicht auf, vermutlich aufgrund einer veränderten Rezeptordichte. Peroxisomen sind kleine, membranumhüllte Organellen, die eine Vielzahl von metabolischen

2-Phenylbutansäure

Clofibrat

o Abb. 9.118 Entwicklung der Fibrate

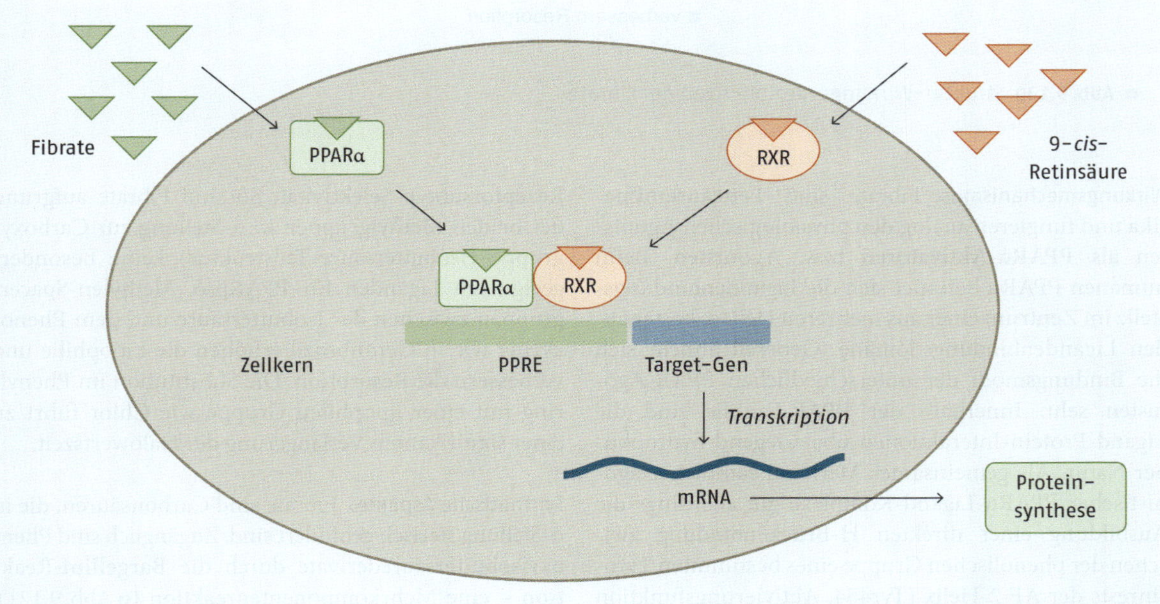

o Abb. 9.119 Regulation der Genexpression durch Fibrate. PPAR: Peroxisomen-Proliferator-aktivierter Rezeptor, PPRE: Peroxisomen-Proliferator-Response-Element

Funktionen ausüben. So katalysieren sie die Oxidation langkettiger Fettsäuren.

Beim PPAR unterscheidet man die 3 Subtypen PPARα, PPARβ/δ und PPARγ. Die in der Leber vorherrschende Form ist PPARα, sie kommt aber auch in Herz, Nieren, Darmmukosa und der quergestreiften Muskulatur vor. PPARα bildet ein funktionelles Heterodimer mit dem Retinoid-X-Rezeptor (RXR), der 9-*cis*-Retinsäure bindet (o Abb. 9.119). Dieses Heterodimer PPARα:RXR lagert sich an bestimmte DNA-Sequenzen an – responsive PPAR-Elemente – in der Promotorregion der PPAR-Zielgene, welche die Genexpression entweder aktivieren oder unterdrücken. PPARα bindet bevorzugt lipophile Fettsäuren und verwandte lipophile Strukturen. Begründet liegt dies in der lipophilen Natur der PPARα-Bindetasche. Physiologische und synthetische **PPARα-Agonisten** wie endogene Fettsäuren, Eicosanoide oder Fibrate aktivieren PPARα und induzieren eine Konformationsänderung im PPARα:RXR-Heterodimer. Dadurch ermöglichen sie die Bindung von Koaktivatorproteinen oder die Dissoziation von Korepressoren und letztlich die Aktivierung der Gentranskription.

PPARα stimuliert im Lipidmetabolismus primär **katabole** Prozesse durch Aktivierung bestimmter Zielgene für

- den Fettsäuretransport (L-FABP, *liver-type fatty acid-binding protein*),
- die Fettsäureaktivierung (LCAS, *long chain acyl CoA synthetase*),
- die Ketogenese (HMG-CoA-Synthese),
- die peroxisomale β-Oxidation (ACOX, Acyl-CoA-Oxidase).

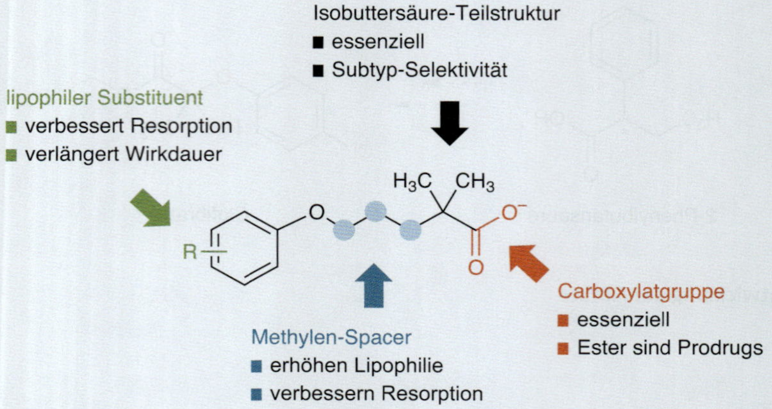

Abb. 9.120 Struktur-Wirkungs-Beziehungen der Fibrate

Wirkungsmechanismus. Fibrate sind **Fettsäuremimetika** und fungieren analog den physiologischen Agonisten als **PPARα-Aktivatoren** bzw. **Agonisten**. Beim humanen PPARα befindet sich die Ligandenbindungsstelle im Zentrum einer aus mehreren Helices bestehenden Ligandenbindungsdomäne. Generell ähneln sich die Bindungsmodi der unterschiedlichen PPAR-Agonisten sehr. Innerhalb der PPAR-Familie sind die Ligand-Protein-Interaktionen überwiegend hydrophober Natur. Als gemeinsames Merkmal sämtlicher agonistischer PPARα-Ligand-Komplexe gilt allerdings die Ausbildung einer direkten H-Brückenbindung zwischen der phenolischen Gruppe eines bestimmten Tyrosinrests der AF-2-Helix (Tyr464, Aktivierungsfunktion AF-2) von PPARα und der Carboxylatgruppe des Agonisten. H-Brücken zu weiteren Tyrosin-OH-Gruppen (Tyr314) tragen zur Ligandenspezifität bei. Daneben sind Aminosäuren anderer Helixstrukturen an der Ausbildung eines H-Brücken-Netzwerkes unter Einbeziehung der Carboxylatgruppe des Agonisten und damit an einer generellen Stabilisierung der Ligandenbindungsdomäne und Ausbildung einer aktiven Konformation beteiligt. Erst durch diese wird die Bindung des Koaktivators ermöglicht und die Transkription gestartet. Binden der Fibrate steigert insbesondere die hepatische β-Oxidation der Fettsäuren und vermindert damit die Verfügbarkeit des Fettsäureanteils für die Triglyceridsynthese. Fibrate dienen vorwiegend zur Senkung erhöhter Triglyceridspiegel, in untergeordnetem Maß senken sie auch den Cholesterolspiegel.

Struktur-Wirkungs-Beziehungen. Fibrate sind Analoga der Phenoxyisobuttersäure. Die freie Carboxygruppe ist essenziell, Ester wie Fenofibrat sind Prodrugs (Abb. 9.120). Substituenten in der α-Position zur Carboxygruppe beeinflussen durch ihre Größe die Rezeptorsubtyp-Selektivität. So sind Fibrate aufgrund der beiden Methylgruppen in α-Stellung zur Carboxygruppe (Isobuttersäure-Teilstruktur) keine besonders geeigneten Liganden für PPARβ/δ. Methylen-Spacergruppen zwischen der Isobuttersäure und dem Phenoxyring wie in Gemfibrozil erhöhen die Lipophilie und verbessern die Resorption. Die Substitution im Phenylring mit einer lipophilen Gruppe wie Chlor führt zu einer signifikanten Verlängerung der Halbwertszeit.

Synthetische Aspekte. Fibrate sind Carbonsäuren, die in α-Stellung sterisch gehindert sind. Zugänglich sind Phenoxyisobuttersäurederivate durch die **Bargellini-Reaktion** – eine Mehrkomponentenreaktion (Abb. 9.121). Bei dieser Reaktion lässt man Aceton auf ein Phenol in Gegenwart von Chloroform und Natriumhydroxid einwirken. Dabei entsteht intermediär ein 1,1,1-Trichlor-2-methylpropan-2-ol. Dieses reagiert intramolekular zu einem geminalen Dichlorepoxid, welches durch das nukleophile Phenolat regioselektiv geöffnet wird. Die Synthese von **Fenofibrat** erfolgt durch Friedel-Crafts-Acylierung von Anisol zum Benzophenonderivat. Nach Etherspaltung mit Bromwasserstoffsäure schließt sich die Bargellini-Reaktion zum Isobuttersäurederivat an, das mit Isopropanol zu Fenofibrat verestert wird.

Fenofibrat (Lipidil®), Ph. Eur., unterscheidet sich von Clofibrat durch seine Benzophenonstruktur. Die Substanz wird durch Esterasen im Serum und in der Leber hydrolytisch in die Wirkform Fenofibrinsäure gespalten. Fenofibrat ist stark lipophil (log-P-Wert 5,2) und besitzt mit bis zu 22 h eine längere Halbwertszeit als das nicht mehr verwendete Clofibrat. Die Ausscheidung im Urin erfolgt vorwiegend als Glucuronid.

Bezafibrat (Cedur®), Ph. Eur., liegt als freie Phenoxyisobuttersäure vor und besitzt einen pK_S-Wert von 3,6. Die

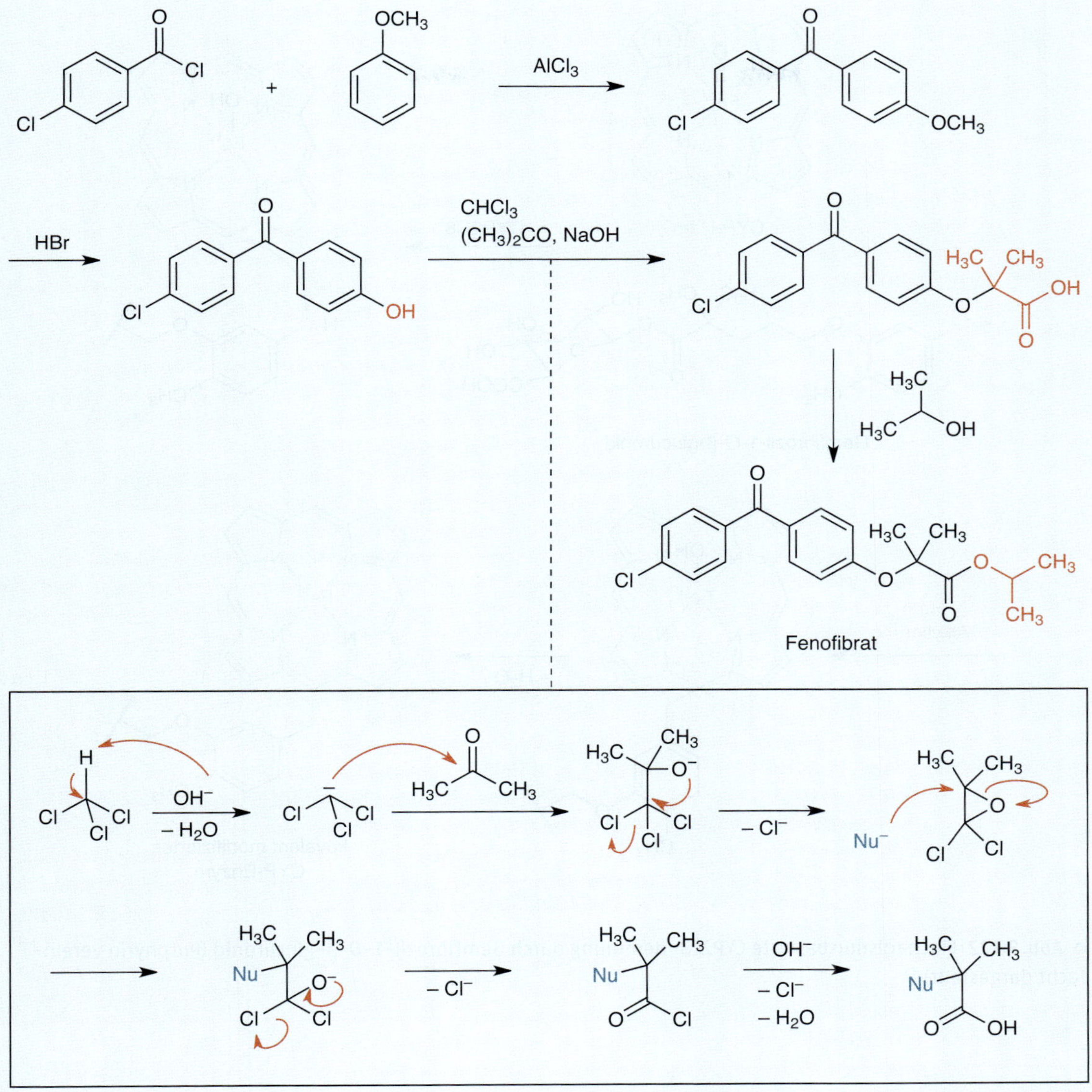

Abb. 9.121 Synthese von Fenofibrat

beiden Phenylringe sind über eine Amid-Linkerstruktur verbunden. Die Plasmahalbwertszeit beträgt lediglich 2 h, daher wird Bezafibrat bevorzugt als Retardform eingesetzt. Bezafibrat wird zu 40 % unverändert, der Rest überwiegend als Glucuronid im Urin ausgeschieden.

Gemfibrozil (Gevilon®), Ph. Eur., hat die Grundstruktur einer 2,2-Dimethylpentansäure ($pK_S = 4{,}7$). Problematisch ist die Hemmung von CYP2C8 und CYP2C9, daneben auch von CYP2C19 und CYP1A2 durch Gemfibrozil. Bei Substanzen, die durch diese CYP-Enzyme metabolisiert werden, kann es bei Komedikation zu erhöhten Plasmaspiegeln und den damit verbundenen Nebeneffekten kommen. In der Leber wird Gemfibrozil in das Acylglucuronid überführt. Die CYP2C8-vermittelte Oxidation von Gemfibrozil-1-*O*-β-glucuronid an einer der beiden 2,5-Methylgruppen führt zur Bildung eines transienten Benzylradikals. Dieses Radikal, das durch homolytische Spaltung im Rahmen des radikalischen Rebound-Mechanismus (▸ Kap. 2.6.1) entsteht, addiert an Häm. Das Resultat ist eine mechanismusbasierte, irreversible Hemmung von CYP2C8 durch Häm-Alkylierung (○ Abb. 9.122).

Gemfibrozil und sein Acylglucuronid hemmen zudem Organische Anionen-Transport-Proteine (OATPs) und

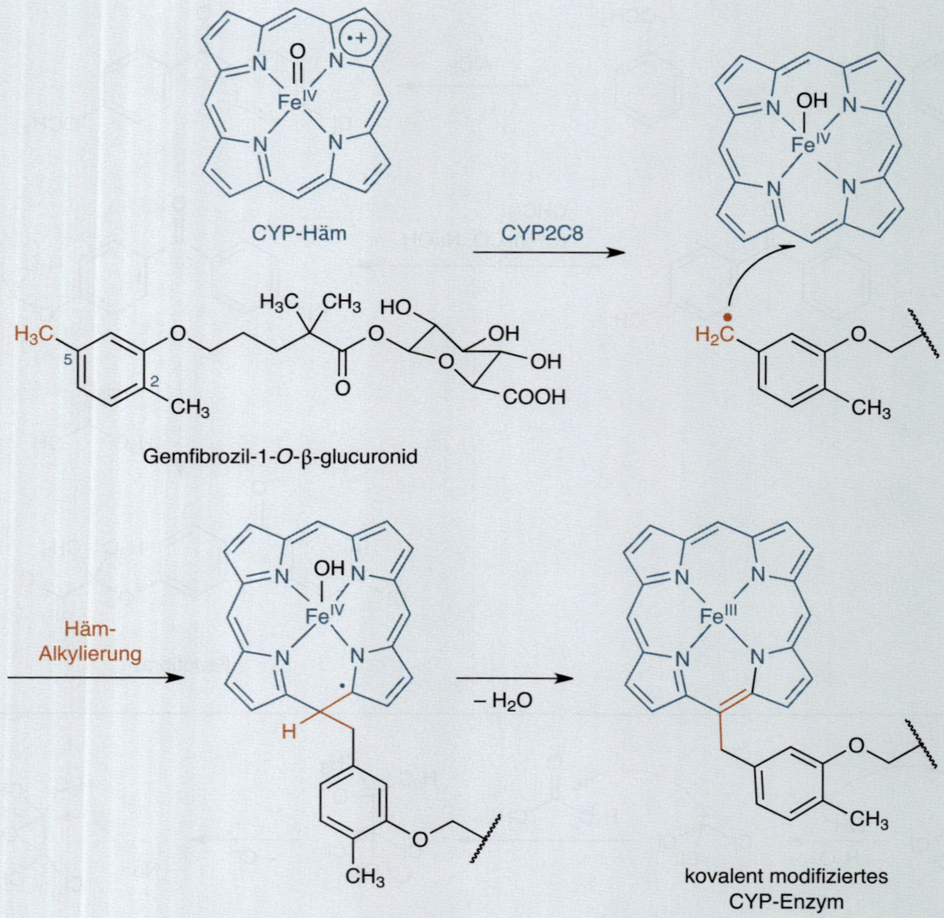

Abb. 9.122 Mechanismusbasierte CYP2C8-Hemmung durch Gemfibrozil-1-*O*-β-glucuronid (Porphyrin vereinfacht dargestellt)

können dadurch die hepatozelluläre Aufnahme von Statinen vermindern.

9.6.5 Anionenaustauscherharze (Gallensäure-Resorptionshemmer)

Die einzig aus der Vorstufe Cholesterol gebildeten Gallensäuren des Menschen sind C_{24}-Steroidcarbonsäuren. Sie kommen in der Gallenflüssigkeit als Amide des Taurins oder Glycins vor (Tauro- und Glykocholsäure, ▸Kap. 10.4). Bedingt durch das alkalische Milieu der Gallenflüssigkeit liegen diese Konjugate als Salze vor (Gallensalze). Als anionische Detergenzien wirken sie emulgierend auf Nahrungsfette und haben erhebliche Bedeutung für die Fettverdauung. Normalerweise werden Gallensäuren im hinteren Dünndarmbereich teilweise resorbiert und über die Pfortader wieder zur Leber transportiert, um erneut mit der Galle sezerniert zu werden.

Design und Entwicklung. Gallensäure-Resorptionshemmer gehören zu den ältesten lipidsenkenden Stoffen. Ursprünglich wurde **Colestyramin** (Abb. 9.123) in den 1960er Jahren zur Behandlung des cholestatischen Juckreizes entwickelt. Da die Substanz im Darm Gallensäuren bindet und mit dem Stuhl ausscheidet, konnte man eine Senkung des Cholesterolspiegels beobachten. Als erstes **Anionenaustauscherharz** erhielt Colestyramin 1973 die Zulassung.

Eigenschaften. Anionenaustauscherharze (Abb. 9.123) weisen Aminogruppen mit pK_S-Werten von 9,0–10,5 sowie insbesondere quartäre Ammoniumgruppen auf und liegen als Chloride vor. Sie werden in Gramm-Men-

o Abb. 9.123 Cholsäure und Konjugate sowie Wirkprinzip der Gallensäure-Resorptionshemmer

gen peroral mit reichlich Wasser eingenommen. Als quervernetzte Polymere sind sie nicht wasserlöslich, aber quellbar.

Wirkungsmechanismus. Die Bezeichnung Anionenaustauscherharze rührt von der Fähigkeit der Substanzen her, negativ geladene Ionen oder Moleküle zu binden und gegeneinander auszutauschen. Die Anionenaustauscherharze sind aufgrund ihres makromolekularen Charakters nicht resorbierbar. Sie binden nicht alle Anionen gleich stark. Mechanistisch werden die als Gegenionen zu den positiv geladenen funktionellen Gruppen des Austauscherharzes vorliegenden Cl^--Ionen gegen anionische Gallensäurekonjugate ausgetauscht, die eine höhere Affinität zu den kationischen Gruppen aufweisen. Gallensäureresorptionshemmer können im Darmlumen große Mengen Gallensäuren binden, die so dem enterohepatischen Kreislauf kontinuierlich entzogen und ausgeschieden werden. Kompensatorisch wird dadurch die hepatische Gallensäureneubildung aus Cholesterol stimuliert, was wiederum zusätzlich die LDL-Konzentration herabsetzt. Gallensäuren hemmen außerdem nach einem Feedback-Mechanismus die 7α-Hydroxylase, das geschwindigkeitsbestimmende Enzym ihrer Synthese aus Cholesterol. Dieser Mechanismus wird somit ebenfalls unterdrückt.

Biotransformation. Anionenaustauscherharze werden durch gastrointestinale Enzyme nicht metabolisiert. Zusammen mit Gallensäuren bilden sie einen unlöslichen Komplex und werden mit dem Stuhl ausgeschieden. Der Wirkungseintritt erfolgt innerhalb von 24–48 h, die Maximalwirkung wird oft erst nach einem Monat erreicht.

Synthetische Aspekte. Colesevelam wird durch Quervernetzung von Polyallylaminen mit Epichlorhydrin gebildet und danach mit 1-Bromdecan sowie 6-Bromhexyl-trimethylammoniumbromid alkyliert. Das resultierende Polymer enthält 4 unterschiedliche Funktionalitäten. Die in o Abb. 9.123 angegebenen Teilstrukturen A–D des Colesevelam können durch folgende Bausteine erhalten werden:

- Allylamin, Monomereinheit (A),
- Allylamin, quervernetzt mit Epichlorhydrin (B),
- *N*-Allyldecylamin (C),
- Allylamin, alkyliert mit einer 6-Trimethylammoniumhexyl-Gruppe (D).

Quervernetzungen und Alkylierungen unterliegen bei Colesevelam einer zufälligen Verteilung entlang der Polymerketten. Die Aminfunktionen liegen überwiegend protoniert vor.

9

Colestyramin (Quantalan®), Ph. Eur., ist ein Styrol-Divinylbenzen-Copolymer mit quartären Ammoniumgruppen. Ph. Eur. legt die Ionenaustauscherkapazität mit 1,8–2,2 g Natriumglycocholat je Gramm getrocknete Substanz fest. Aufgrund der chemischen Funktion kann die Resorption insbesondere von sauren Substanzen beeinträchtigt oder verhindert werden. Die Einnahme erfolgt in Form einer Suspension.

Colesevelam (Cholestagel®) ist seit 2008 in Deutschland auf dem Markt und wird als Tablette gegeben. Das Gesamtpolymer liegt als hydrophiles Gel vor.

Gallensäureresorptionshemmer dienen zur adjuvanten Therapie bei erhöhten LDL-Cholesterolwerten. Sie können außerdem bei Statinunverträglichkeit oder auch bei Medikamentenintoxikation zur Unterbrechung des enterohepatischen Kreislaufs eingesetzt werden.

9.7 Blut

Physiologische Grundlagen. Das Blutvolumen eines Erwachsenen beträgt etwa 4–6 Liter, wobei Männer ca. 1 Liter Blut mehr haben als Frauen. Zu den Aufgaben des Blutes, das mitunter auch als „flüssiges Gewebe" oder „flüssiges Organ" bezeichnet wird, zählen u. a. der Stofftransport, die Wärmeregulation und die Signalübermittlung. Blut hat außerdem eine wichtige Pufferfunktion und ist über die Antikörperbildung in die humorale, nichtzelluläre Immunantwort involviert. Daneben sind aber auch bestimmte zelluläre Bestandteile, die Lymphozyten, wesentlich an der Abwehr von Bakterien und Viren beteiligt. Macht man das Blut **ungerinnbar** und zentrifugiert es oder lässt es längere Zeit stehen, so trennt es sich in die

- **zellulären** Bestandteile und in einen
- wässrig-klaren, blassgelben Überstand, das **Blutplasma**.

Der zelluläre Anteil am Gesamtvolumen beträgt etwa 45 %. Zu etwa 99 % besteht dieser aus kernlosen roten Blutkörperchen (Erythrozyten). Der **Hämatokrit-Wert**, der Anteil der **Erythrozyten**, steht somit in etwa für den Anteil aller zellulären Bestandteile am Blutvolumen. **Leukozyten** (weiße Blutkörperchen) und die ebenfalls kernlosen **Thrombozyten** (Blutplättchen) machen dagegen nur einen sehr geringen Anteil aus. Zu den Leukozyten zählen Lymphozyten, Monozyten und Granulozyten. Das Plasma ist der flüssige, zellfreie Anteil des Blutes (ca. 55 %). Anders als im Zytosol, wo K^+-Ionen dominieren, ist das Na^+-Ion das bestimmende Kation im Blutplasma, neben geringen Anteilen an K^+-, Ca^{2+}- und Mg^{2+}-Ionen. Die vorherrschenden Anionen sind Cl^- und HCO_3^-. Die **Plasmaproteine** lassen sich serumelektrophoretisch auftrennen und setzen sich grob aus Albuminen (ca. 60 %), 4 Globulinfraktionen (ca. 36 %; α_1, α_2, β und γ) und **Fibrinogen** (ca. 5 %) zusammen. Fibrinogenfreies Plasma wird als **Serum** bezeichnet. Das Plasma fungiert u. a. als ein wichtiges Transportmedium für zahlreiche Arzneistoffe, die in unterschiedlich starkem Maß reversibel an Plasmaproteine gebunden werden (Plasmaproteinbindung). Über die Plasmaproteine – insbesondere die Albumine – wird zudem der kolloidosmotische Druck des Blutes aufrechterhalten. Wiederum andere Plasmaproteine, die **Gerinnungsfaktoren**, sind essenziell für die Blutgerinnung. Lässt man Blut längere Zeit **ohne Gerinnungshemmer** stehen, werden die Erythrozyten und Thrombozyten durch Fibrin verklebt, und es scheidet sich ein gallertartiger Blutkuchen (Koagulum) als Produkt der Blutgerinnung ab. In ähnlicher Weise schützt das lebenswichtige hämostatische System (**Hämostase**, griech. *haima* = Blut, griech. *stasis* = Stillung, Stillstand) den Organismus vor zu starkem Blutverlust. Es sorgt für den Wundverschluss durch Bildung eines stabilen Aggregates aus Fibrin und Thrombozyten. Die Hämostase beruht im Wesentlichen auf den Mechanismen einer funktionalen Einheit aus

- Vasokonstriktion (Gefäßwand),
- der Bildung eines Thrombozytenpfropfs,
- der eigentlichen plasmatischen Blutgerinnung (Plasmafaktoren).

Die Hämostase lässt sich als 2 miteinander verknüpfte Teilvorgänge betrachten. Als **primäre Hämostase** bezeichnet man den Prozess der **Adhäsion** (Anheften) und **Aggregation** (Verkleben) von **Thrombozyten**. Sie setzt innerhalb weniger Minuten nach Blutungsbeginn ein. Das Blutgefäß verengt sich, dann heften sich Blutplättchen an die defekte Stelle der verletzten Gefäßwand. Sie aggregieren und bilden einen **Thrombus** (Thrombozytenpfropf), wodurch ein provisorischer Wundverschluss hergestellt wird. Durch Endothelverletzungen werden zunächst Matrixproteine, das Adhäsionsprotein Fibronektin – es verbindet Zellen mit Kollagen – und subendotheliales Kollagen sowie der in den Endothelzellen gebildete Von-Willebrand-Faktor freigesetzt. Letzterer bindet an Kollagen und an Rezeptoren auf der Thrombozytenoberfläche und vermittelt dadurch die Bindung der Thrombozyten an die subendotheliale Extrazellulärmatrix. Der Prozess der **Thrombozytenaktivierung** ist außerdem durch eine Vergrößerung der Thrombozytenoberfläche infolge morphologischer Veränderungen sowie eine ausgeprägte Steigerung der thrombozytären COX-1-Aktivität charakterisiert. Das von den Thrombozyten nach Aktivierung freigesetzte Thromboxan A_2 bindet an den Thromboxan-Rezeptor α (TPα), freigesetztes ADP an die $P2Y_{12}$- und $P2Y_1$-Rezeptoren (▸ Kap. 9.7.1). Da es sich jeweils um thrombozyteneigene Oberflächenrezeptoren handelt, werden Aktivierung und Aggregation der Thrombozyten im Sinne einer positiven Rückkopplung verstärkt. Durch den Gerinnungsfaktor **Thrombin** werden außerdem Glykoprotein-(GP-)IIb/IIIa-Rezeptoren (▸Kap. 9.7.1) auf der Oberfläche der Thrombozyten proteolytisch aktiviert, wodurch eine Quervernetzung der Thrombozyten durch die **Bindung von Fibrinogen** ermöglicht wird. Die Thrombozytenaggregation kann mit **Thrombozytenaggregationshemmern** verhindert werden.

Während der **sekundären plasmatischen Hämostase** (o Abb. 9.124) – der eigentlichen Blutgerinnung – wird die Blutgerinnungskaskade aktiviert, der noch lose Thrombozytenpfropf durch die **Einlagerung polymerer Fibrinfäden** stabilisiert und in einen quervernetzten Fibrinthrombus umgewandelt. Die sekundäre Hämostase wird extrinsisch und intrinsisch aktiviert. Beide Wege münden in die Bildung von **Faktor Xa** und letztlich in die Bildung der Serinprotease **Thrombin** (Faktor IIa). In diesen Prozess ist die Aktivierung von etwa einem Dutzend im Blutplasma enthaltenen Gerinnungsfaktoren involviert. Man versieht sie meist entsprechend der Reihenfolge ihrer Entdeckung mit römischen Ziffern (I–XIII), manchmal auch mit Namen (z. B. Thrombin = Faktor IIa). Typisch für die plasmatische Gerinnung ist der kaskadenartige Ablauf (o Abb. 9.124). Gerinnungsfaktoren sind **Trypsin-ähnliche Serinproteasen**. Sie liegen zunächst als inaktive Proenzyme (Zymogen) vor. Werden sie proteolytisch aktiviert, können sie als dann aktive Protease wiederum den nächsten Gerinnungsfaktor aktivieren. Zudem sind Kofaktoren wie Ca^{2+}-Ionen für die Blutgerinnung essenziell. Sie können maximal 6-fach koordinativ gebunden werden. Einerseits können sie an negativ geladene Phospholipide (PL) der Thrombozytenmembran binden, zugleich auch Chelatkomplexe mit den Glutamatresten der Gerinnungsfaktoren bilden (o Abb. 9.148), die auf diese Weise Ca^{2+}-abhängig an Thrombozyten binden.

Bei der Gerinnung unterscheidet man zwei Aktivierungswege,

- den **intravaskulären** (intrinsisches System) und
- den **extravaskulären** Weg (extrinsisches System).

Das **intrinsische System** beginnt mit der Aktivierung von Faktor XII auf der Thrombozytenoberfläche durch Bindung an anionische Membranoberflächen, thrombozytär sezernierte Polyphosphate, Kollagen und bestimmte Blutproteine (Kallikrein, Kinin). Es beschreibt den Teil der Gerinnungskaskade mit der Aktivierung der Gerinnungsfaktoren XII, XI, IX und VIII. Faktor XII wird durch Kallikrein in Faktor XIIa überführt, der seinerseits Faktor XI proteolytisch spaltet. Der durch Faktor XIa gebildete Faktor IXa ist Teil des **Ten**ase- oder **X**ase-Komplexes (o Abb. 9.124) auf der Thrombozytenoberfläche. Dessen Aufgabe ist es, Faktor X (engl. *X = ten*) proteolytisch zu **Faktor Xa** zu aktivieren. Für das Funktionieren des Tenase-Komplexes ist auch der Kofaktor VIIIa sehr bedeutsam, der aus Faktor VIII durch Thrombin gebildet wird. Ein genetischer Defekt von Gerinnungsfaktoren, z. B. eine Mutation im Faktor-VIII-Gen, kann zu Krankheiten wie der Hämophilie A (Bluterkrankheit, Fehlen des Blutgerinnungsfaktors VIII) führen.

Die größere physiologische Relevanz für die Blutgerinnung kommt dem **extrinsischen System** zu. Es startet mit einer Endothelverletzung und der Freisetzung eines im Blut normalerweise nicht vorhandenen Membranproteins, dem Gewebe-Thromboplastin (Tissue- oder Gewebefaktor, Faktor III), aus zerstörten perivaskulären Zellen. Thromboplastin aktiviert in Gegenwart von Ca^{2+}-Ionen und Phospholipiden (PL, o Abb. 9.124) Faktor VII. Der Komplex aus Faktor VIIa, Ca^{2+} und Phospholipiden fungiert als Serinprotease, ist an der Bildung von Faktor IXa beteiligt und wandelt Faktor X in die Serinprotease Faktor Xa um. Mit der Aktivierung von Faktor X zu **Faktor Xa** fließen das extrinsische und das intrinsische System zusammen (o Abb. 9.124, blau). Der **Prothrombinasekomplex** aus Faktor Va, Ca^{2+}-Ionen, Phospholipiden und Faktor Xa katalysiert die Bildung von **Thrombin** um ein Vielfaches effektiver als Faktor Xa alleine. Faktor Va wird durch bereits aktiviertes Thrombin aus Faktor V gebildet.

Das Trypsin-ähnliche Thrombin (Faktor IIa) ist die wichtigste Protease im Gerinnungssystem. Thrombin wandelt Fibrinogen durch Abspaltung monomerer Fibrinopeptide in Fibrin um. Außerdem verstärkt es den extrinsischen Pfad und fördert seine eigene Bildung durch Aktivierung der Faktoren Faktor V und VIII. Im intrinsischen Pfad aktiviert Thrombin Faktor XI (o Abb. 9.124). Schließlich fördert Thrombin die Quervernetzung der monomeren Fibrinstränge, indem es die verantwortliche Transpeptidase (Faktor XIIIa) bildet. Zusammen mit ADP und Thromboxan A_2 ist Thrombin, wie eingangs erwähnt, ein potenter Thrombozyten-Aktivator (▸Kap. 9.7.2). Thrombin wird im Körper durch **Antithrombin** inaktiviert, ebenso wie die Faktoren IXa, Xa und XIIa.

Nach erfolgter Wundheilung sorgt das fibrinolytische System des Blutplasmas für eine Rekanalisation der verschlossenen Blutgefäße, indem der Fibrinthrombus aufgelöst wird. Die **Fibrinolyse** (▸Kap. 9.7.3) wird durch **Plasminogen-Aktivatoren** induziert, die Plasminogen in das aktive Enzym Plasmin umwandeln.

Pathophysiologische Relevanz. Durch eine erbliche oder erworbene Neigung zur Bildung von Blutgerinnseln (Thrombophilie), eine Veränderung oder einen Defekt der Gefäßinnenwand oder einen gestörten Blutfluss, z. B. nach Operationen oder während einer Schwangerschaft, kann sich eine lebensbedrohliche **Thromboem-**

9

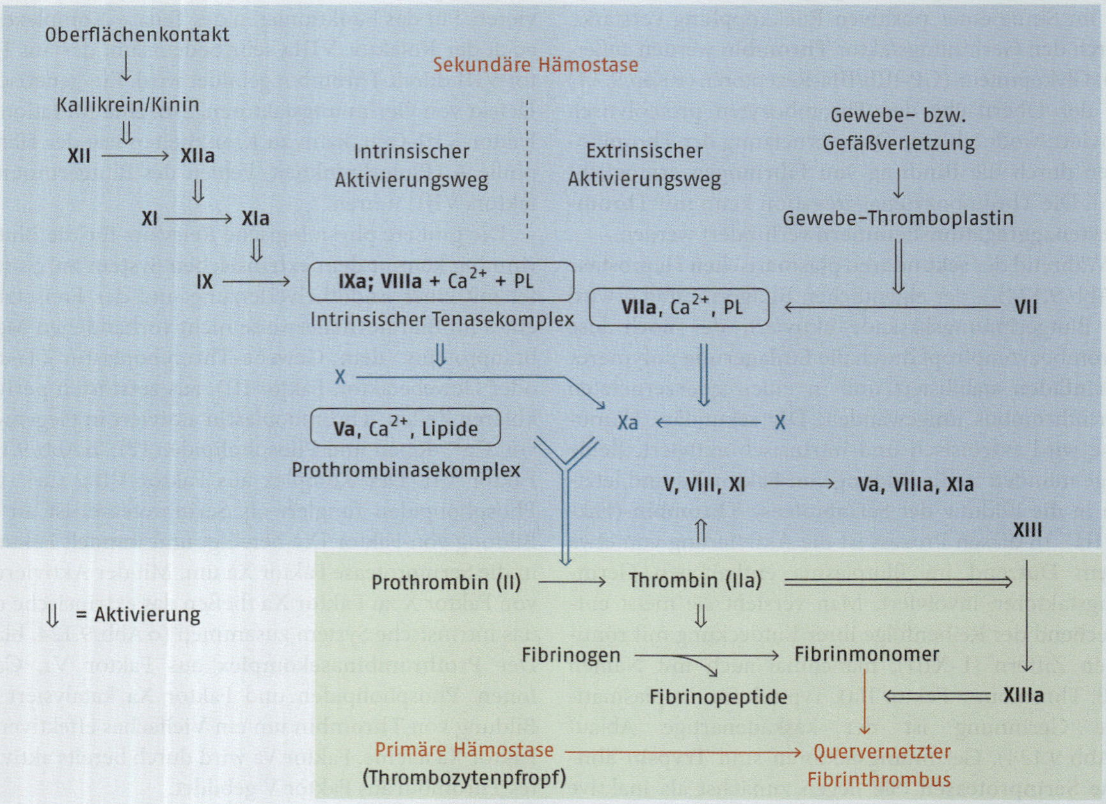

Abb. 9.124 Gerinnungskaskade. Doppelpfeil: Aktivierung, a: aktivierter Faktor, PL: Phospholipid

bolie entwickeln. Mit diesem Begriff fasst man Venenthrombose und Lungenembolie zusammen. Die Thromboembolie beginnt meist mit einem **Blutgerinnsel** (Thrombus) in den Bein- oder Beckenvenen (Venenthrombose). Löst sich der Thrombus ganz oder teilweise, wird er als Embolus über die Venen zum Herzen transportiert und über die pumpende rechte Herzkammer in den Lungenkreislauf gespült. Kommt es, je nach Größe des Embolus, zum Verschluss einer Lungenarterie, spricht man von einer Lungenembolie. Neben einem Rechtsherzversagen durch Überlast erleidet das linke Herz eine O_2-Unterversorgung, der Blutdruck fällt ab. Embolien können unbemerkt verlaufen, aber auch mit starken Schmerzen oder gravierenden Schockzuständen verbunden sein. Bildet sich der Embolus im linken Herzen oder in einer großen Arterie, kommt es zu einer **arteriellen Embolie.** Dabei werden meist Blutgefäße zum Hirn, den Extremitäten oder zu den Eingeweiden verschlossen.

Um das Entstehen eines Blutgerinnsels zu verhindern oder um es zu behandeln, setzt man **Antithrombotika** ein. Dazu zählen

- **Thrombozytenaggregationshemmer**, die das Aggregationsvermögen der Thrombozyten herabsetzen,
- **Antikoagulanzien**, die die Gerinnungsfähigkeit des Blutes mindern,
- **Fibrinolytika**, die zur Auflösung von Blutgerinnseln dienen.

9.7.1 Thrombozytenaggregationshemmer

Thrombozytenaggregationshemmer hemmen die Aggregation der Blutplättchen und verhindern auf diese Weise die Bildung eines Blutgerinnsels. Sie kommen überwiegend in der Akutbehandlung und Prophylaxe von Blutgerinnseln in Schlagadersegmenten, den arteriellen Thromboembolien, zum Einsatz. Dabei bilden sich thrombozytenreiche Thromben in den Arterien. Bei venösen Thromben wie der Beinvenenthrombose handelt es sich dagegen meist um fibrinreiche und meist thrombozytenarme Thromben. Sie resultieren vorwiegend aus einer verringerten venösen Strömungsgeschwindigkeit und behindern den Blutabfluss von Organen und Geweben. Thromboembolien können auch durch Vorhofflattern oder -flimmern im linken Vorhofohr ausgelöst werden. Thrombozytenaggregationshemmer sind begrifflich von den Antikoagulanzien zu unterscheiden. Als Thrombozytenaggregationshemmer eingesetzt werden

- Hemmstoffe der Cyclooxygenase-1 (Acetylsalicylsäure),
- Phosphodiesterase-Hemmer (Dipyridamol),
- ADP-Rezeptor-Antagonisten ($P2Y_{12}$-Rezeptor-Antagonisten),
- Glykoprotein-IIb/IIIa-Antagonisten.

Die **Acetylsalicylsäure** wurde bereits ausführlich besprochen (▸Kap. 7.5.4). Sie ist immer noch der am häufigsten verordnete Thrombozytenaggregationshemmer. Sie hemmt niedrigdosiert die in den Thrombozyten vorkommende Isoform der Cyclooxygenase-1 (COX-1), indem sie ihre Acetylgruppe auf Serin 530 nahe dem aktiven Zentrum überträgt und das Enzym kovalent modifiziert. Da Thrombozyten keinen Zellkern haben, sind sie nicht zur Proteinbiosynthese befähigt und können keine neue COX-1 synthetisieren. Infolgedessen unterbleibt die Bildung von Thromboxan A_2, sodass die Thrombozytenaggregation irreversibel gehemmt wird. Das in den Thrombozyten gebildete **Thromboxan A_2** (TXA_2, ○Abb. 7.152) bindet an Thromboxan-Rezeptoren auf den Thrombozyten und aktiviert normalerweise den Aggregationsprozess. Dagegen ist das vom Endothel gebildete **Prostacyclin** (PGI_2) der physiologische Gegenspieler des TXA_2 und hemmt die Thrombozytenaggregation. Durch Blockade der COX-1 inhibiert Acetylsalicylsäure zwar auch die PGI_2-Biosynthese im Endothel, allerdings hält ihre Hemmwirkung auf die Thrombozytenaggregation wesentlich länger an. Das synthetische PGI_2-Analogon **Iloprost** (▸Kap. 7.6.4) hemmt die Thrombozytenaggregation durch Bindung an den PGI_2-Rezeptor. Acetylsalicylsäure wird auch in Kombination mit dem Phosphodiesterase-Inhibitor **Dipyridamol** eingesetzt.

Phosphodiesterase-Inhibitoren

Design und Entwicklung. Dipyridamol (○Abb. 9.125) gehört zu einer Reihe von Verbindungen, die in einem Patent der Firma Thomae 1959 als Homopurine beschrieben wurden. In den frühen 1960er Jahren wurde es zur Behandlung der koronaren Herzkrankheit eingeführt. Später entdeckte man die inhibitorische Wirkung auf die Thrombusbildung. In der Kombination mit Acetylsalicylsäure wird es zur Thrombozytenaggregationshemmung eingesetzt, etwa nach Bypass-Operationen und zur Sekundärprophylaxe von Schlaganfällen und Herzinfarkten.

Struktur und Eigenschaften. Dipyridamol ist ein hochsymmetrisches, substituiertes Pyrimido[5,4-*d*]pyrimidin, das man auch als ringerweitertes Purin ansehen

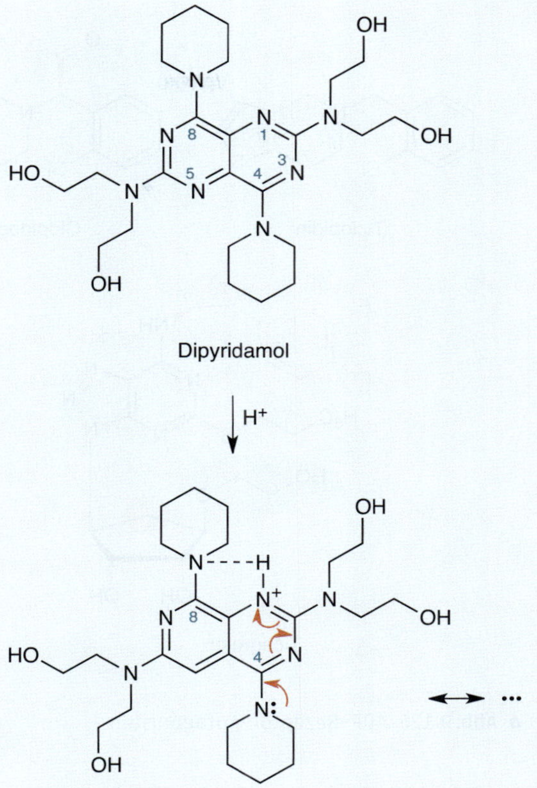

Dipyridamol

H^+

○ **Abb. 9.125** Dipyridamol-Base und protonierte Form

kann. Es wird erstaunlicherweise nur einmal protoniert ($pK_S = 6{,}4$), vermutlich am N-1 oder aber am gleichwertigen N-5, was sich plausibel mit einer Ladungsdelokalisation begründen lässt (○Abb. 9.125). Ein zusätzlicher Stabilitätsgewinn wird durch eine H-Brücke zwischen dem protonierten N-1 und dem benachbarten N-Atom des 8-Piperidinrings erzielt. Diese verhindert, dass das freie Elektronenpaar des 8-Piperidin-N-Atoms im Falle einer zweiten Protonierung an N-5 zu einer vergleichbaren Ladungsdelokalisation genutzt werden könnte, wie dies für das 4-Piperidin-N-Atom der Fall ist.

Wirkungsmechanismus. Dipyridamol blockiert die Thrombozytenaggregation vergleichsweise schwach, indem es die Adenosintransporter und infolgedessen die **Adenosinaufnahme** in die Thrombozyten **hemmt**. Das vermehrte Adenosinangebot führt zur Aktivierung der Adenosin-A_{2A}-Rezeptoren auf der Thrombozytenoberfläche. Diese sind an die intrazelluläre Adenylatcyclase gekoppelt. Infolgedessen werden die intrazellulären Botenstoffe cGMP und cAMP vermehrt gebildet, wodurch wiederum die Expression der GPIIb/IIIa-

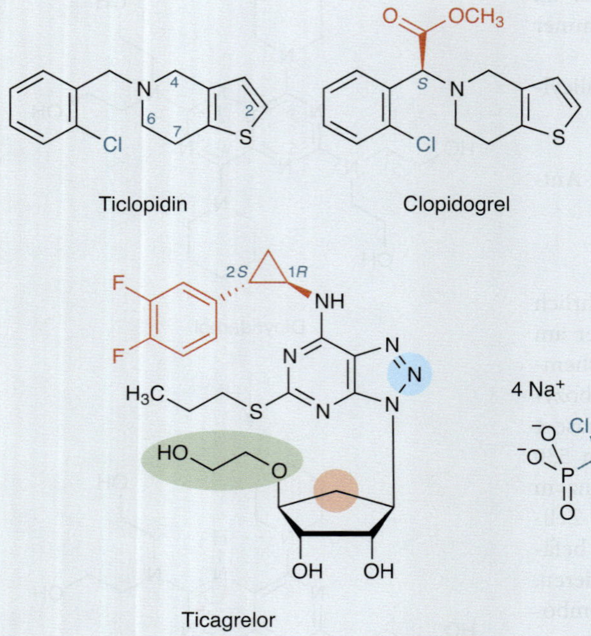

Ticlopidin Clopidogrel Prasugrel

Ticagrelor Cangrelor

○ Abb. 9.126 ADP-Rezeptor-Antagonisten

Fibrinogen-Rezeptoren auf der Zelloberfläche unterdrückt wird. Dipyridamol ist zudem ein **Inhibitor der Phosphodiesterasen** (PDE) **Typ 3 und 5**, was ebenfalls zu einem Anstieg der lokalen cAMP- und cGMP-Spiegel führt. Durch cAMP wird die inaktive Proteinkinase A aktiviert. Das Enzym fördert u. a. die Aufnahme von Ca^{2+}-Ionen in intrazelluläre Speicher. Der Ca^{2+}-Spiegel sinkt, die Mediatorfreisetzung aus den Thrombozyten wird unterdrückt.

Dipyridamol (in Aggrenox®), Ph. Eur., wird nach oraler Gabe rasch resorbiert, die Bioverfügbarkeit beträgt 70 %. Die Biotransformation erfolgt in der Leber und führt vorwiegend zu Glucuronidkonjugaten. Die Metaboliten werden fast ausschließlich über die Galle in die Fäzes ausgeschieden. Die terminale Eliminationshalbwertszeit liegt bei 10–12 h. Dipyridamol wird in der Kombination mit Acetylsalicylsäure seit 2014 nur noch eingeschränkt zur Thrombozytenaggregationshemmung verordnet, da gegenüber der alleinigen Gabe von Acetylsalicylsäure offenbar kein Vorteil besteht. Die Anwendung als Koronardilatator, hervorgerufen durch Adenosin-vermittelte NO- und Prostacyclinfreisetzung aus dem Endothel, ist obsolet.

ADP-Rezeptor-Antagonisten

Zu den **ADP-Rezeptor-Antagonisten** ($P2Y_{12}$-Rezeptor-Antagonisten, ○ Abb. 9.126) zählen Arzneistoffe, die sich antagonistisch am Adenosindiphosphat-Rezeptor $P2Y_{12}$ auf der Thrombozytenoberfläche verhalten. Dieser gehört zu den **Purinozeptoren** der P2-Familie, die extrazelluläre Nukleotide binden können. P2X-Rezeptoren sind ligandengesteuerte Kationenkanäle, P2Y-Rezeptoren sind hingegen G-Protein-gekoppelt. Die Bindung des physiologischen Liganden Adenosindiphosphat (ADP) an den $P2Y_{12}$-Rezeptor sowie an den $P2Y_1$-Rezeptor ist für die Plättchenaggregation und die Entstehung eines Thrombus essenziell. Bindet ADP nach Stimulation und Freisetzung aus den Thrombozyten an den thrombozyteneigenen **$P2Y_{12}$-Rezeptor** auf der Zelloberfläche, wird die Adenylatcyclase gehemmt und infolgedessen die cAMP-Bildung unterdrückt. Die hemmende Wirkung von cAMP auf die Aktivierung der Glykoprotein-IIb/IIIa-Fibrinogen-Rezeptoren wird dadurch aufgehoben und es kommt zur Mediatorfreisetzung und Stimulation der Aggregation im Sinne einer Feedback-Verstärkung. Die Bindung von ADP an den **$P2Y_1$-Rezeptor** ist u. a. für morphologische Veränderungen der Thrombozyten durch Mobilisierung von intrazellulärem Ca^{2+} relevant. ADP-Rezeptor-Antagonisten dienen vorwiegend zur Prophylaxe arterieller Thrombosen.

Irreversible ADP-Rezeptor-Antagonisten

Design und Entwicklung. Auf der Suche nach antiinflammatorisch wirkenden Substanzen stellte Jean-Pierre

Maffrand bei Sanofi 1972 Analoga des Thienopyridins **Tinoridin** (o Abb. 9.127) her. Die Substanzen zeigten zwar nicht die erwartete Wirkung, hemmten aber die Thrombozytenaggregation. Die Weiterentwicklung führte 1977 zu **Ticlopidin**, das bereits 1978 in Frankreich die Zulassung erhielt. Um seltene Nebenwirkungen wie Thrombozytopenie auszuschließen, führte man bei Sanofi umfangreiche Struktur-Wirkungsstudien durch und gelangte 1980 zu einem Analogon, das am Methylenbrücken-C-Atom von Ticlopidin mit einem Methylester substituiert war und als Racemat vorlag. Obwohl die Substanz stärker wirksam und besser verträglich war als Ticlopidin, verursachte sie im Tierversuch bei hohen Dosierungen Krämpfe. Nach Trennung der Enantiomere ergab sich für das *S*-Enantiomer das überlegene Wirkungs- und Sicherheitsprofil, während das *R*-Enantiomer für die Krämpfe verantwortlich war. Zusammen mit dem US-Partner Bristol-Myers-Squibb entwickelte man das *S*-Enantiomer zur Marktreife und führte es 1998 in Europa als **Clopidogrel** (Iscover®) in die Therapie ein. Es entwickelte sich zum Blockbuster und war wenige Jahre später bis zum Ablauf des Patentschutzes das umsatzstärkste Medikament (etwa 10 Mrd. € Umsatz/Jahr) weltweit. Die Vermarktung des Me-too-Präparats **Prasugrel** folgte 2009. Indem man die labile Estergruppe durch eine Ketonstruktur ersetzte, wird es nicht zur inaktiven Carbonsäure metabolisiert.

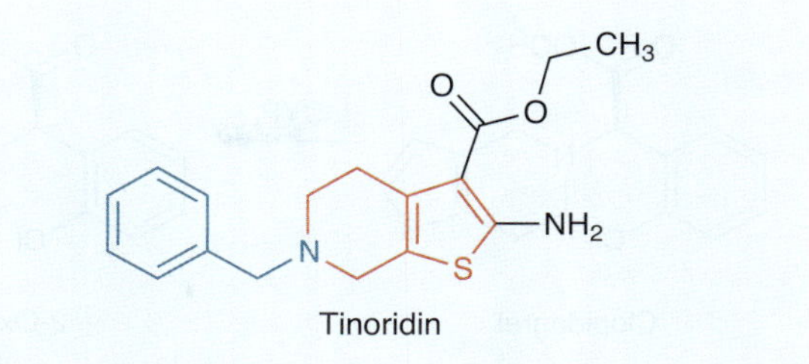

o **Abb. 9.127** Entwicklung des Thienopyridins Ticlopidin aus einem Antiphlogistikum

Struktur und Eigenschaften. Den irreversiblen $P2Y_{12}$-Rezeptor-Antagonisten ist der Grundkörper eines 4,5,6,7-Tetrahydrothieno[3,2-*c*]pyridins gemeinsam. Während Ticlopidin achiral ist und Clopidogrel als *S*-Enantiomer – das *R*-Enantiomer ist unwirksam – eingesetzt wird, liegt Prasugrel als Racemat vor. Thienopyridine sind als tertiäre Amine schwache Basen. Ticlopidin ($pK_S = 7{,}9$) ist der basischste Vertreter. In Clopidogrel ($pK_S = 4{,}5$) und Prasugrel ($pK_S = 5{,}1$) ist die Basizität des N-Atoms durch die α-ständige Ester- bzw. Ketofunktion herabgesetzt.

Wirkungsmechanismus. Thienopyridine sind **irreversible Antagonisten** am Adenosin-Diphosphat-Rezeptor $P2Y_{12}$. Allerdings ist eine **Bioaktivierung** erforderlich, d. h., die Substanzen selbst besitzen keinen Einfluss auf die Thrombozytenaggregation. Das *S*-konfigurierte Clopidogrel unterliegt zunächst einer CYP-abhängigen Monooxygenierung vorwiegend durch CYP2C19 sowie CYP1A2 und CYP2B6. Dabei entsteht 2-Oxoclopidogrel, ein **α,β-ungesättigtes Thiolacton** (o Abb. 9.128). Die anschließende Bildung des **aktiven Thiol-Metaboliten** aus 2-Oxoclopidogrel lässt sich zwar formal als Hydrolyse der tautomeren Thiolactonform betrachten, doch erfolgt die Thiolbildung ebenfalls CYP-abhängig. Beteiligt sind CYP3A4, CYP2B6, CYP2C9 und CYP2C19. Zunächst wird ein **Thiolactonsulfoxid** gebildet, dessen hydrolytische Öffnung zu einer reaktiven **Sulfensäure** (R–S–OH) führt. Die Reduktion der Sulfensäure führt zum aktiven Thiol, einer *Z*-konfigurierten 4-Mercapto-3-piperidinyliden-essigsäure. Für diese sind aufgrund der beiden Asymmetriezentren an C-4 und C-7 sowie der Doppelbindung des ehemaligen Thiophenrings 8 Stereoisomere denkbar. Nur ein Stereoisomer, das 4*R*,7*S*- oder das 4*S*,7*S*-Diastereomer, jeweils mit *Z*-konfigurierter Doppelbindung, ist aktiv. Die absolute Konfiguration an C-4 konnte nämlich – wie auch beim Prasugrel – aufgrund der instabilen Thiolgruppe bislang nicht bestimmt werden. Die tautomere α,β-gesättigte Carbonsäure ist inaktiv. Der aktive Thiol-Metabolit des Clopidogrels antagonisiert den $P2Y_{12}$-Rezeptor irreversibel durch kovalente Modifikation, indem eine Disulfidbrücke mit einem Cysteinrest gebildet wird. Das Cystein befindet sich an der ersten extrazellulären Schleife des Rezeptors nahe der ADP-Bindestelle. Dadurch wird die Bindung von Adenosindiphosphat (ADP) an den purinergen $P2Y_{12}$-Rezeptor auf den Thrombozyten verhindert und die Thrombozytenaggregation gehemmt. Im Gegensatz zur Acetylsalicylsäure bleibt der Prostacyclin-Thromboxan-Antagonismus durch die Thienopyridine unbeeinflusst.

Biotransformation. Neben der Bioaktivierung zu den aktiven Sulfensäure- und Thiol-Metaboliten werden allerdings 85 % des verabreichten Clopidogrels durch Carboxylesterasen zur inaktiven Carbonsäure hydrolysiert (o Abb. 9.128). Auch das Zwischenprodukt der Bioaktivierung, 2-Oxoclopidogrel, ist hydrolyseanfällig, sodass wahrscheinlich nur etwa 10 % der applizierten Dosis zu therapeutisch wirksamen Metaboliten aktiviert werden. Diesen Nachteil versuchte man bei Prasugrel mit Einführen einer Cyclopropylcarbonyl-Struktur zu umgehen. In der 2-Position ist beim Prasugrel zudem bereits eine Hydroxygruppe vorhanden, die verestert vorliegt. Der oxidative Metabolisierungsschritt zur 2-Oxoverbindung entfällt somit. Erforderlich ist lediglich die Hydrolyse durch die humane Carboxyleste-

o Abb. 9.128 Bioaktivierung und metabolische Inaktivierung von Clopidogrel sowie Wirkungsmechanismus der Thienopyridine

rase-2 zum 2-Hydroxyderivat, das zur entsprechenden 2-Oxoverbindung tautomerisieren kann.

Synthetische Aspekte. Die Synthese von Clopidogrel erfolgt konvergent durch Umsetzung von *S*-2-(2-Chlorphenyl)glycin-methylester mit 2-(Thiophen-2-yl)ethylbenzensulfonat (o Abb. 9.129). Zur Darstellung des Glycinderivates wird 2-Chlorbenzaldehyd in einer Bucherer-Bergs-Reaktion mit KCN und $(NH_4)_2CO_3$ in Wasser-Ethanol zu einem racemischen Hydantoin umgesetzt. Nach alkalischer Hydrolyse des Hydantoins gelangt man über die *N*-Carbamoylaminosäure zu (Chlorphenyl)glycin, das mit gasförmigem Chlorwasserstoff in Methanol den racemischen Methylester ergibt. Die Abtrennung des gewünschten *S*-Enantiomers gelingt durch Salzbildung mit L-(+)-Weinsäure. Zum 2-(Thiophen-2-yl)ethyl-benzensulfonat, dem zweiten Edukt, gelangt man ausgehend von Thiophen, das zunächst mit Butyllithium in 2-Position metalliert und dann mit Ethylenoxid umgesetzt wird. Die nachfolgende Hydrolyse ergibt 2-(Thiophen-2-yl)ethan-1-ol, das mit Benzensulfonylchlorid in den Sulfonsäureester überführt wird. Nukleophile Substitution des Benzensulfonats durch *S*-2-(2-Chlorphenyl)glycin-methylester liefert den *N*-alkylierten (Chlorphenyl)glycinester, der in einer Pictet-Spengler-Reaktion, einer Art intramolekularer Mannich-Reaktion, zum *S*-konfigurierten Clopidogrel zyklisiert.

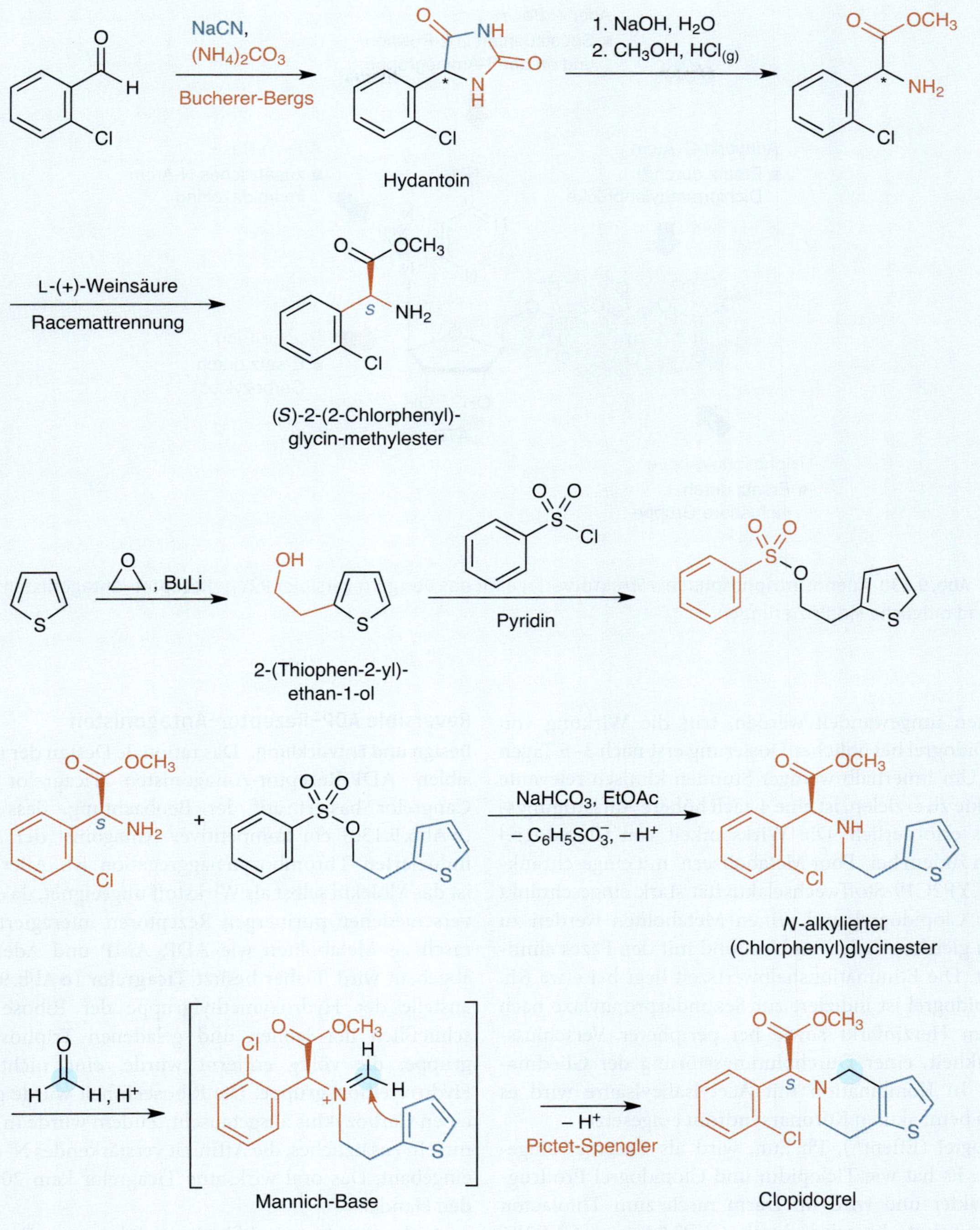

NaCN, $(NH_4)_2CO_3$ Bucherer-Bergs

Hydantoin

1. NaOH, H_2O
2. CH_3OH, $HCl_{(g)}$

L-(+)-Weinsäure
Racemattrennung

(*S*)-2-(2-Chlorphenyl)-glycin-methylester

, BuLi

2-(Thiophen-2-yl)-ethan-1-ol

Pyridin

$NaHCO_3$, EtOAc
$- C_6H_5SO_3^-$, $- H^+$

N-alkylierter (Chlorphenyl)glycinester

H, H^+

Mannich-Base

$- H^+$
Pictet-Spengler

Clopidogrel

Abb. 9.129 Synthese von Clopidogrel

Ticlopidin (Tiklyd®), Ph. Eur. (Hydrochlorid), der prototypische Vertreter dieser Wirkstoffgruppe, dient zur Sekundärprophylaxe von thromboembolischen Ereignissen nach Hirninfarkten. Ticlopidin spielt aufgrund des Risikos von Leukopenien nur noch eine untergeordnete Rolle.

Clopidogrel (Plavix®, Iscover®), Ph. Eur., ist als Besilat (Benzensulfonat), Hydrochlorid und Hydrogensulfat monographiert. Es liegt als (*S*)-(+)-Enantiomer vor. Nach oraler Gabe wird es rasch resorbiert, aufgrund des hohen First-Pass-Effekts ist die Bioverfügbarkeit aber unbefriedigend. Da nur etwa 15 % in den aktiven Meta-

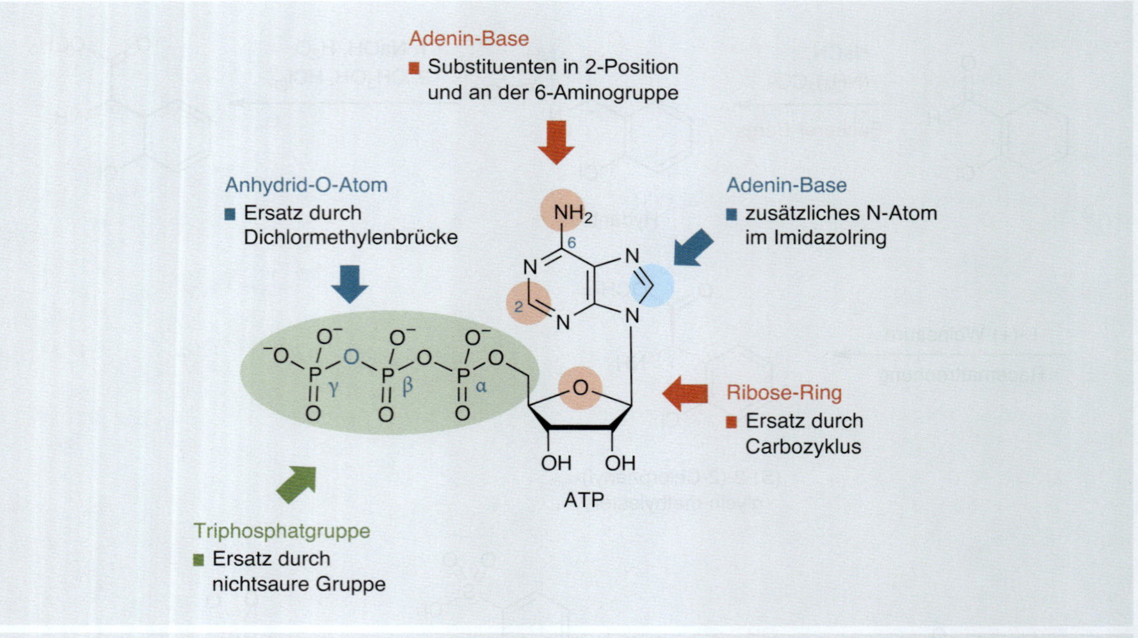

Abb. 9.130 Adenosintriphosphat als Strukturvorlage für das Design reversibler $P2Y_{12}$-Rezeptor-Antagonisten und mögliche Modifizierungen

boliten umgewandelt werden, tritt die Wirkung von Clopidogrel bei üblicher Dosierung erst nach 3–5 Tagen ein. Um innerhalb weniger Stunden klinisch relevante Effekte zu erzielen, ist eine 4-fach höhere Aufsättigungsdosis erforderlich. Die Wirksamkeit von Clopidogrel kann zudem bei „Poor Metabolizern" mit eingeschränkter CYP2C19-Stoffwechselaktivität stark eingeschränkt sein. Clopidogrel und seinen Metaboliten werden zu etwa gleichen Teilen im Urin und mit den Fäzes eliminiert. Die Eliminationshalbwertszeit liegt bei etwa 6 h. Clopidogrel ist indiziert zur Sekundärprophylaxe nach einem Herzinfarkt sowie bei peripherer Verschlusskrankheit, einer Durchblutungsstörung der Gliedmaßen. In Kombination mit Acetylsalicylsäure wird es auch beim akuten Koronarsyndrom eingesetzt.

Prasugrel (Efient®), Ph. Eur., wird als Racemat eingesetzt. Es hat wie Ticlopidin und Clopidogrel Prodrugcharakter und wird im Darm rasch zum Thiolacton hydrolysiert. Es wird durch CYP3A4 und CYP2B6 nahezu vollständig in den aktiven Metaboliten, ein dem Clopidogrel-Metaboliten entsprechendes Thiol umgewandelt, nicht aber durch das für Clopidogrel relevante CYP2C19. Prasugrel kann daher ggf. eine Alternative bei Clopidogrel-Resistenz sein. Bereits 30 min nach oraler Einnahme sind die Plasmaspiegel des aktiven Thiol-Metaboliten maximal. Die Eliminationshalbwertszeit beträgt etwa 7 h. Prasugrel wird meist mit Acetylsalicylsäure kombiniert. Die Therapiedauer sollte etwa 12 Monate betragen.

Reversible ADP-Rezeptor-Antagonisten

Design und Entwicklung. Das rationale Design der reversiblen ADP-Rezeptor-Antagonisten Ticagrelor und Cangrelor basiert auf der Beobachtung, dass ATP (Abb. 9.130) ein kompetitiver Antagonist der ADP-induzierten Thrombozytenaggregation ist. Allerdings ist das Molekül selbst als Wirkstoff ungeeignet, da es mit verschiedenen purinergen Rezeptoren interagiert und rasch zu Metaboliten wie ADP, AMP und Adenosin abgebaut wird. Daher besitzt **Ticagrelor** (Abb. 9.126) anstelle der Hydroxymethylgruppe der Ribose einschließlich der labilen und geladenen Triphosphatgruppe, die völlig entfernt wurde, eine nichtsaure Hydroxyethoxygruppe. Die Riboseeinheit wurde gegen einen Carbozyklus ausgetauscht. Zudem wurde in Adenin ein zusätzliches, die Affinität verstärkendes N-Atom eingebaut. Das oral wirksame Ticagrelor kam 2011 in den Handel.

Andere Strukturmodifikationen führten zur Entwicklung von **Cangrelor**. Um die Hydrolyse von ATP zu vermeiden, schob man zwischen die β/γ-Phosphat-Einheiten eine Dichlormethylenbrücke ein, die das Anhydrid-O-Atom ersetzt. Der Thioether-Substituent in der 2-Position des Purinrings erwies sich als vorteilhaft für die Affinität und Selektivität gegenüber anderen P2-Subtypen. Das Einführen eines lipophilen Substituenten an der 6-Aminogruppe erhöhte die Affinität zum Rezeptor. **Cangrelor** (Abb. 9.126) wurde 2015 in Deutschland auf den Markt gebracht.

Struktur und Eigenschaften. **Ticagrelor** weist mit dem Triazolopyrimidin eine modifizierte Adenin-Base auf. Es ist somit ein Nukleosidanalogon mit falschem Adenosin, zudem stellt der 2-fach hydroxylierte Cyclopentanring eine falsche Ribose dar. Im Cyclopropylring an der Aminogruppe sind die beiden Substituenten *trans*-ständig angeordnet, die absolute Konfiguration ist 1*R*,2*S*. Die 3,4-Difluorsubstituenten am Phenylring erhöhen die metabolische Stabilität. **Cangrelor** ist ein Nukleotidanalogon mit einer substituierten Adenin-Base. Die endständige, hydrolysierbare Pyrophosphatgruppe wurde durch eine geminale Bisphosphonatgruppe ersetzt, sodass eine Hydrolyse zu ADP, einem potenten Induktor der Thrombozytenaggregation, unterbleibt. Eine Hydrolyse des Phosphorsäureesters zum Nukleosid bleibt hingegen gewährleistet. Die eingeführten Dichlorsubstituenten am Bisphosphonat sorgen zudem für vergleichbare pK_S-Werte (< 1) der Phosphat-Phosphonat-Seitenkette mit denen des ATP, das unter physiologischen Verhältnissen als Tetraanion vorliegt (**o** Abb. 9.130). Das Tetraanion ist bedeutsam für die hohe Affinität zum $P2Y_{12}$-Rezeptor und verleiht dem Molekül antagonistische Eigenschaften.

Wirkungsmechanismus. Im Unterschied zu den Thienopyrimidinen benötigen die ATP-Analoga keine metabolische Aktivierung. Der gerinnungshemmende Effekt tritt schneller ein und endet auch wesentlich rascher als bei den Thienopyridinen, was ein Vorteil bei chirurgischen Eingriffen sein kann. ATP-Analoga sind reversibel agierende allosterische Antagonisten am $P2Y_{12}$-Rezeptor, ohne an die ADP-Bindestelle zu binden. Die Bindung von Ticagrelor verursacht eine Konformationsänderung im Rezeptor, wodurch die ADP-Bindung und damit die Thrombozytenaktivierung blockiert wird.

Ticagrelor (Brilique®), Ph. Eur., wird oral appliziert und hat eine mittlere Bioverfügbarkeit von 36 %. Maximale Plasmaspiegel werden nach 1–2 h erreicht. Ticagrelor wird in einen äquipotenten aktiven Metaboliten umgewandelt, dem die Hydroxyethylseitenkette fehlt. Die Plasmahalbwertszeit beträgt 7 h, die des aktiven Metaboliten 8,5 h. Die Ausscheidung erfolgt vorwiegend mit den Fäzes. Im Sinne einer dualen Thrombozytenaggregationshemmung wird Ticagrelor meist mit Acetylsalicylsäure kombiniert, wodurch zusätzlich die Bildung von Thromboxan A_2 gehemmt wird. Ticagrelor dient zur Prävention atherothrombotischer Ereignisse bei Patienten mit akutem Koronarsyndrom oder nach Myokardinfarkt.

Cangrelor (Kengrexal®) ist ein kurzwirksamer ADP-Rezeptor-Antagonist, der als Tetranatriumsalz zur Herstellung einer Injektions- oder Infusionslösung verfügbar ist. Nach Wirkungseintritt innerhalb von 2 min wird Cangrelor im Blutplasma an der hydrolysierbaren Phosphatestergruppe durch Ekto-Nukleotidasen, die an der Zelloberfläche lokalisiert sind, rasch zum Primärmetaboliten abgebaut, dem entsprechenden Nukleosid. Die Halbwertszeit ist dadurch mit 3–6 min sehr kurz.

Glykoprotein-IIb/IIIa-Antagonisten

Substanzen mit der Fähigkeit zur spezifischen Blockade der GP-IIb/IIIa-Rezeptoren auf der Thrombozyten-Oberfläche werden als **GP-IIb/IIIa-Rezeptor-Antagonisten** (**o** Abb. 9.131) bezeichnet. Zu ihnen zählen das Peptidomimetikum Tirofiban und das synthetische zyklische Peptid Eptifibatid. Erster Wirkstoff dieser Klasse war der heute nicht mehr vertriebene monoklonale Antikörper Abciximab.

Physiologische Bedeutung. Die GP-IIb/IIIa-Rezeptoren gehören zur Gruppe der Integrinrezeptoren. **Integrine** sind Transmembranproteine, die mit Ausnahme der Erythrozyten in allen tierischen Zellen vorkommen. Sie besitzen eine intra- und eine extrazelluläre Domäne. Als Adhäsionsmoleküle stellen sie den Kontakt von Zellen zu anderen Zellen oder zur Extrazellulärmatrix her und dienen damit zur Signaltransduktion zwischen Zellen und ihrer Umgebung. Integrine sind Heterodimere aus 2 nichtkovalent verknüpften Untereinheiten. Die α-Untereinheit von GP-IIb/IIIa ist IIb, die β-Untereinheit ist IIIa. GP-IIb/IIIa-Rezeptoren fungieren als **Fibrinogen-Docking-Stellen** auf der Oberfläche der Thrombozyten. Über die GP-IIb/IIIa-Rezeptoren binden die Blutplättchen primär Fibrinogen – untergeordnet auch Von-Willebrand-Faktor oder Fibronektin – und aggregieren. Die Bindung der natürlichen Liganden erfolgt über eine L-Arginin-Glycin-L-Asparaginsäure-Sequenz, die als **RGD-Motiv** (Einbuchstabencode, **o** Abb. 9.131) bezeichnet wird. Fibrinogen enthält an jedem Ende ein RGD-Motiv. Auf diese Weise führt Fibrinogen zum Cross-Link der Thrombozyten und zur Thrombozytenaggregation. Diesen Vorgang können GP-IIb/IIIa-Rezeptor-Antagonisten unterbinden, den Gerinnungsprozess stoppen und die Bildung eines Thrombus verhindern.

Design und Entwicklung. Die Entwicklung von **Tirofiban** (**o** Abb. 9.131) geht auf die **RGD-Sequenz** im **Disintegrin** Echistatin zurück, einem Bestandteil des stark hämotoxischen Giftcocktails der Gemeinen Sandrasselotter (*Echinus carinatus*). Disintegrine sind wasserlösliche, nichtenzymatische Peptide, die als Komponente im Schlangengift die Blutgerinnung verhindern. Aufgrund ihres hohen Cysteingehalts bilden sie zahlreiche Disulfidbrücken aus und hemmen die Funktion von Integrinen. Da sich der Abstand zwischen dem kationischen Argininyl- und dem anionischen Aspartylrest von RGD im Echistatin als wesentlich für die Wirksamkeit her-

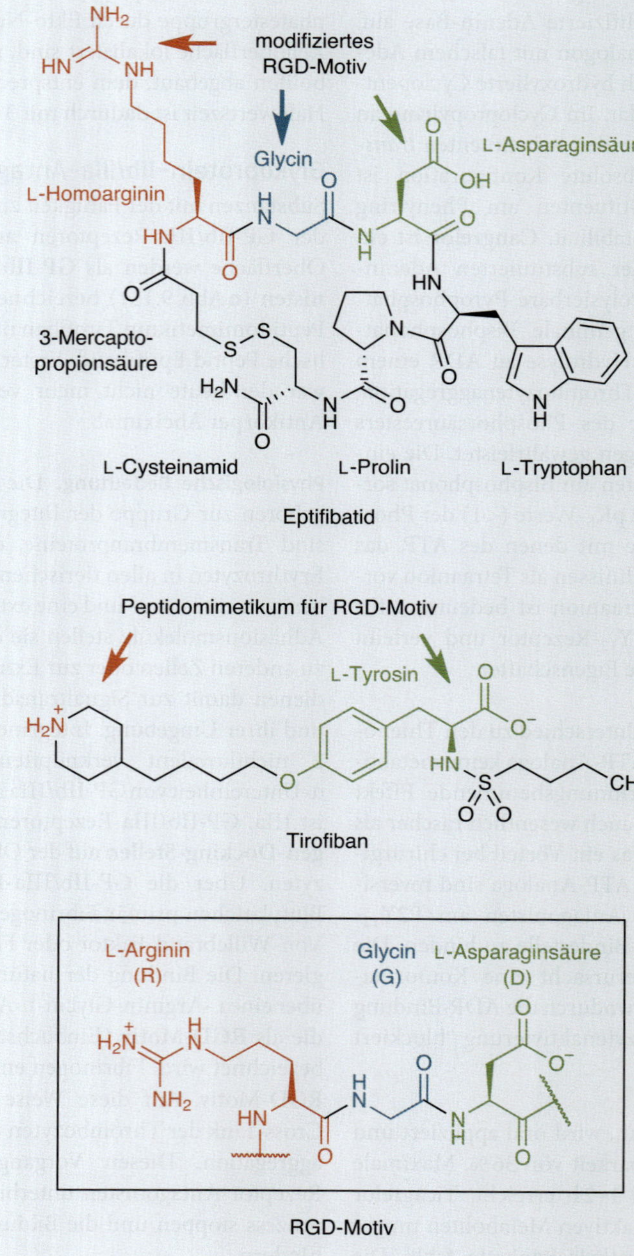

Abb. 9.131 GP-IIb/IIIa-Rezeptor-Antagonisten

ausgestellt hatte, entwickelte man bei Merck & Co. auch ein passendes basisch substituiertes L-Tyrosin-Analogon mit vergleichbarem Abstand der positiven und negativen Ladung (Abb. 9.131). Die strukturelle Optimierung des RGD-Motiv-Leitpeptids durch Einbau eines Piperidinrings am *N*-Terminus und einer Butylsulfonamidgruppe am *C*-Terminus führte letztlich zum peptidomimetischen Tirofiban mit einer 3000-fach stärkeren Hemmung der Thrombozytenaggregation als Echistatin. Die im Vergleich zum natürlichen Peptid stark vereinfachte Struktur imitiert die RGD-Sequenz. Für den GP-IIb/IIIa-Rezeptor ist es ein hochselektiver Antagonist. Tirofiban kam 1998 als erster nichtpeptidischer GP-IIb/IIIa-Antagonist in den Handel.

Mit **Eptifibatid** gelang danach die Entwicklung eines **zyklischen Peptids**, das aus den 6 Aminosäuren L-Homoarginin, Glycin, L-Asparaginsäure, L-Tryptophan, L-Prolin, L-Cysteinamid und der 3-Mercaptopro-

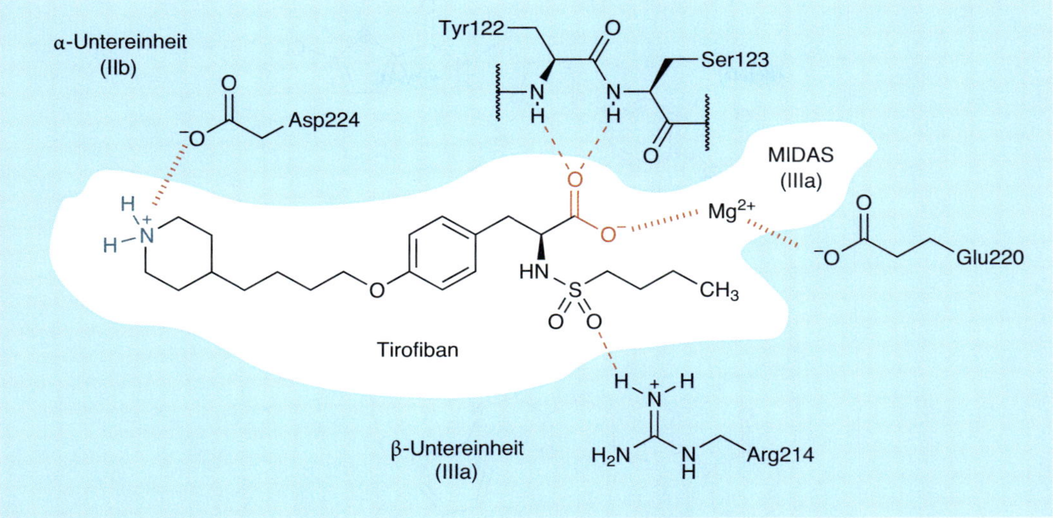

Abb. 9.132 Bindungsinteraktionen von Tirofiban am GP-IIb/IIIa-Rezeptor. MIDAS: Metallionen-abhängige Adhäsionsstelle

pionsäure besteht. Die RGD-Sequenz wurde im Wirkstoff modifiziert, der L-Homoarginin statt L-Arginin aufweist. Dadurch konnte man sowohl die Wirkstärke als auch die Selektivität für den GP-IIb/IIIa-Rezeptor gegenüber anderen Integrinen erhöhen. Stabilisiert und zyklisiert wird das Molekül über eine Disulfidbrücke. Eptifibatid kam 1999 auf den Markt.

Wirkungsmechanismus. GP-IIb/IIIa-Rezeptor-Antagonisten verhindern die Bindung von Fibrinogen und anderer Liganden, wodurch sie den letzten gemeinsamen Schritt der Thrombozytenaggregation blockieren. Auf diesem Weg hemmen sie kompetitiv die Bildung von Blutgerinnseln und sind die **potentesten Hemmstoffe der Thrombozytenaggregation**.

Der basische Piperidinstickstoff von Tirofiban (Abb. 9.132) und die basische Guanidingruppe in Eptifibatid gehen eine Ionenbindung mit Asp224 der α-Untereinheit IIb des Rezeptors ein. Die freie Carboxygruppe in beiden Antagonisten koordiniert mit einem Mg^{2+}-Ion in der Metallionen-abhängigen-Adhäsionsstelle (MIDAS, *metal ion-dependent adhesion site*), die in der β-Untereinheit IIIa lokalisiert ist. Die Bindung von Mg^{2+} in der MIDAS wird durch Glu220 der β-Untereinheit unterstützt und induziert eine Konformationsänderung des GP-IIb/IIIa-Rezeptors.

Tirofiban und Eptifibatid werden primär beim Koronarsyndrom eingesetzt, das mit einer Aktivierung der GP-IIb/IIIa-Rezeptoren (ca. 80 000/aktivierter Thrombozyt) auf der Thrombozytenoberfläche einhergeht. GP-IIb/IIIa-Rezeptor-Antagonisten müssen **parenteral** verabreicht werden und inhibieren die Plättchenaggregation im Gegensatz zu Acetylsalicylsäure oder den Thienopyridinen innerhalb weniger Minuten.

Tirofiban (Aggrastat®) kommt als Infusionslösung in den Handel. Es besitzt saure (COOH, $pK_S = 3{,}1$) und basische Eigenschaften (Piperidin, $pK_S = 11{,}6$) und liegt als Zwitterion vor. In dieser Form bindet es auch an den Rezeptor. Die schwache NH-Acidität der Sulfonamidgruppe ($pK_S = 13{,}8$) ist physiologisch ohne Bedeutung. Die Plasmahalbwertszeit beträgt 2 h, die Wirkung hält 4–8 h an. Tirofiban wird primär bei Patienten eingesetzt, die ein hohes Risiko aufweisen, innerhalb weniger Tage nach den ersten Angina-pectoris-Symptomen einen Myokardinfarkt zu entwickeln. Die perkutane Koronararterienintervention stellt eine weitere Indikation dar. Tirofiban soll zusammen mit Acetylsalicylsäure und unfraktioniertem Heparin angewendet werden.

Eptifibatid (Integrilin®) ist als Injektions- oder Infusionslösung verfügbar. Mit der basischen Guanidingruppe ($pK_S = 12{,}5$) von Homoarginin und der sauren Asparaginsäure ($pK_S = 4{,}0$) liegt es ebenfalls als Zwitterion vor. Für ein Peptid ist die Plasmahalbwertszeit mit 2,5 h vergleichsweise lang und für eine klinische Anwendung ausreichend. Eptifibatid wird zusätzlich zu Heparin und Acetylsalicylsäure bei Patienten eingesetzt, die sich einer perkutanen Koronarintervention unterziehen, z. B. einer Stent-Implantation oder einer Ballondilatation. Es dient zur Prävention von Komplikationen durch Gefäßverschluss. Bei instabiler Angina pectoris dient es der Herabsetzung des Herzinfarktrisikos bei

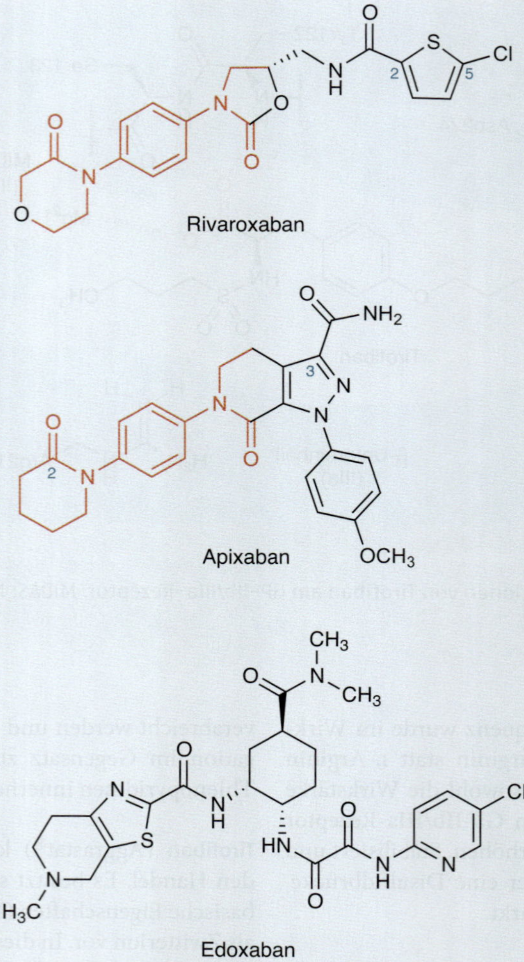

Rivaroxaban

Apixaban

Edoxaban

○ Abb. 9.133 Direkte Faktor-Xa-Inhibitoren (Xabane)

Patienten, die auf eine konventionelle Therapie nicht ansprechen.

9.7.2 Antikoagulanzien

Antikoagulanzien (griech. *anti* = gegen; lat. *coagulatio* = Zusammenballung) sind blutgerinnungshemmende Stoffe. Sie zielen auf die Gerinnungsfaktoren im Plasma und greifen damit in die plasmatische Blutgerinnung ein. Man unterscheidet

- Antikoagulanzien mit **direkter** Wirkung auf die Blutgerinnungsfaktoren (z. B. DOAKs, Dabigatran, Hirudin),
- **indirekte** Antikoagulanzien, die die Biosynthese der Gerinnungsfaktoren unterbinden oder einen Kofaktor benötigen (z. B. Vitamin-K-Antagonisten, Heparine).

Indiziert sind Antikoagulanzien zur Therapie und Prophylaxe thromboembolischer Prozesse nach Knie- und Hüftgelenkoperationen sowie bei Vorhofflimmern. Prinzipiell zählen zu den direkten Antikoagulanzien auch Anorganika wie Natriumcitrat, Natriumedetat, Natriumoxalat oder Natriumfluorid. Sie bilden entweder Chelatkomplexe oder schwerlösliche Salze mit Ca^{2+}-Ionen und unterdrücken dadurch die Blutgerinnung. Therapeutisch werden diese Substanzen nicht eingesetzt. Citrat dient aber im Gemisch mit Citronensäure als Stabilisator und Puffer für Blutkonserven, z. B. als Stabilisatorlösung ACD-A (*acid-citrate-dextrose* mit Adenin).

Direkte Faktor-Xa-Inhibitoren (Xabane)

Die **Faktor-Xa-Inhibitoren** (○ Abb. 9.133) werden auch als **direkte orale Antikoagulanzien** oder auch neue orale Antikoagulanzien (DOAK, NOAK) bezeichnet.

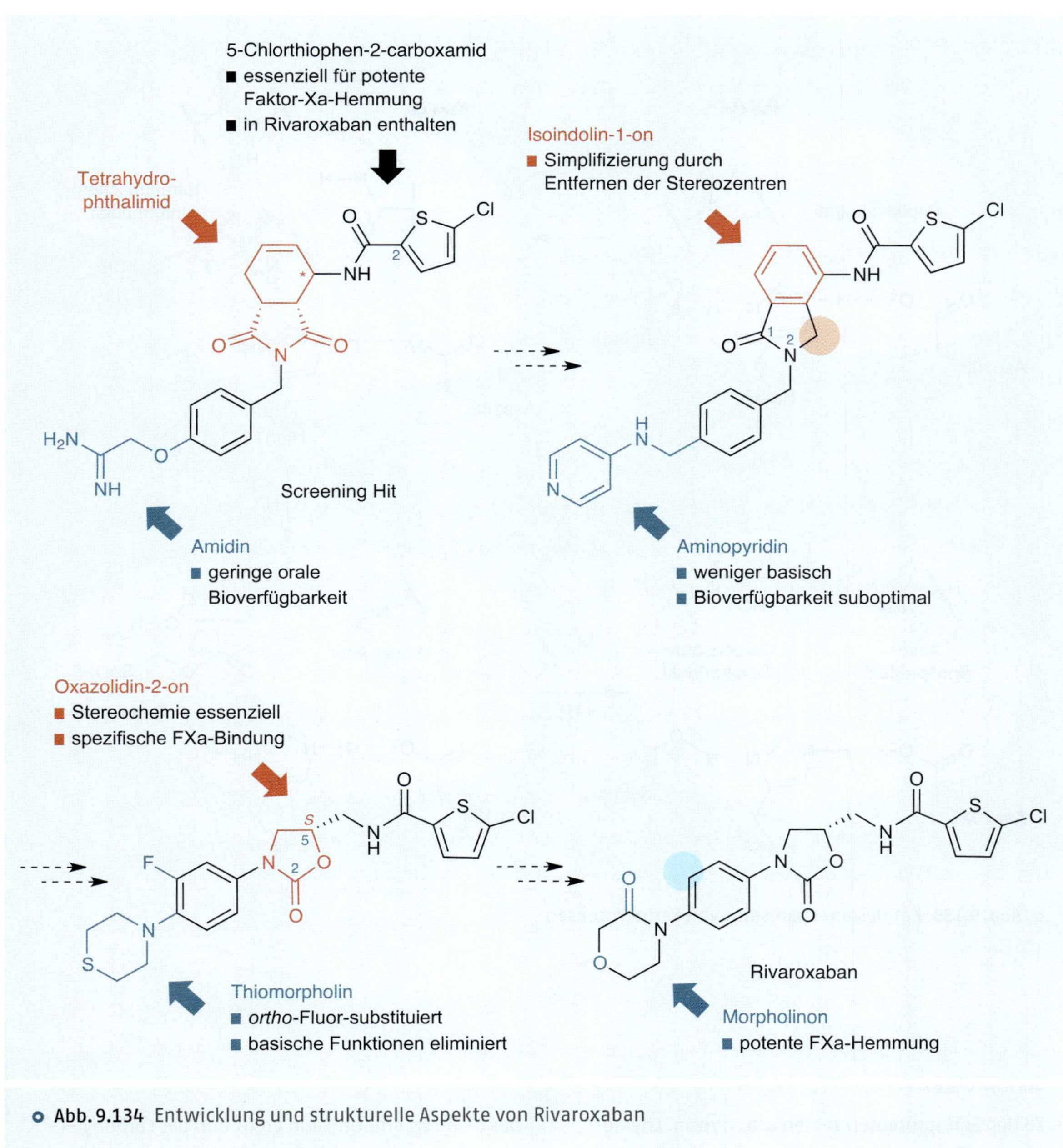

Abb. 9.134 Entwicklung und strukturelle Aspekte von Rivaroxaban

Neben den **Xa**banen zählt man meist auch den oralen Thrombin-Inhibitor Dabigatranetexilat dazu. Sie dienen zur Thromboseprophylaxe bei orthopädisch-chirurgischen Eingriffen an den unteren Extremitäten, wie Knie- und Hüftgelenkoperationen. Prävention und Behandlung tiefer Venenthrombosen und Lungenembolien stellen weitere Indikationen dar. Des Weiteren werden die Xabane zur Vorbeugung von Hirninfarkten und systemischen Embolien bei Vorhofflimmern verwendet, das nicht auf einen Herzklappendefekt zurückgeht.

Design und Entwicklung. Rivaroxaban wurde 1998 ausgehend von Tetrahydrophthalimiden, die man im High-Throughput-Screening entdeckte, bei der Bayer Healthcare AG systematisch entwickelt (Abb. 9.134). Als potente, im nanomolaren Bereich wirksame Faktor-Xa-Hemmstoffe erwiesen sich zunächst die strukturell vereinfachten Isoindoline, mit allerdings ungünstigen pharmakokinetischen Eigenschaften. Die **5-Chlorthiophen-2-carboxamid**-Struktur wurde aber bereits als wesentlich für eine ausgeprägte Faktor-Xa-Hemmung erkannt. Mit dem Austausch des Heterozyklus gegen ein ***S*-konfiguriertes Oxazolidinon** ergab sich eine deutlich

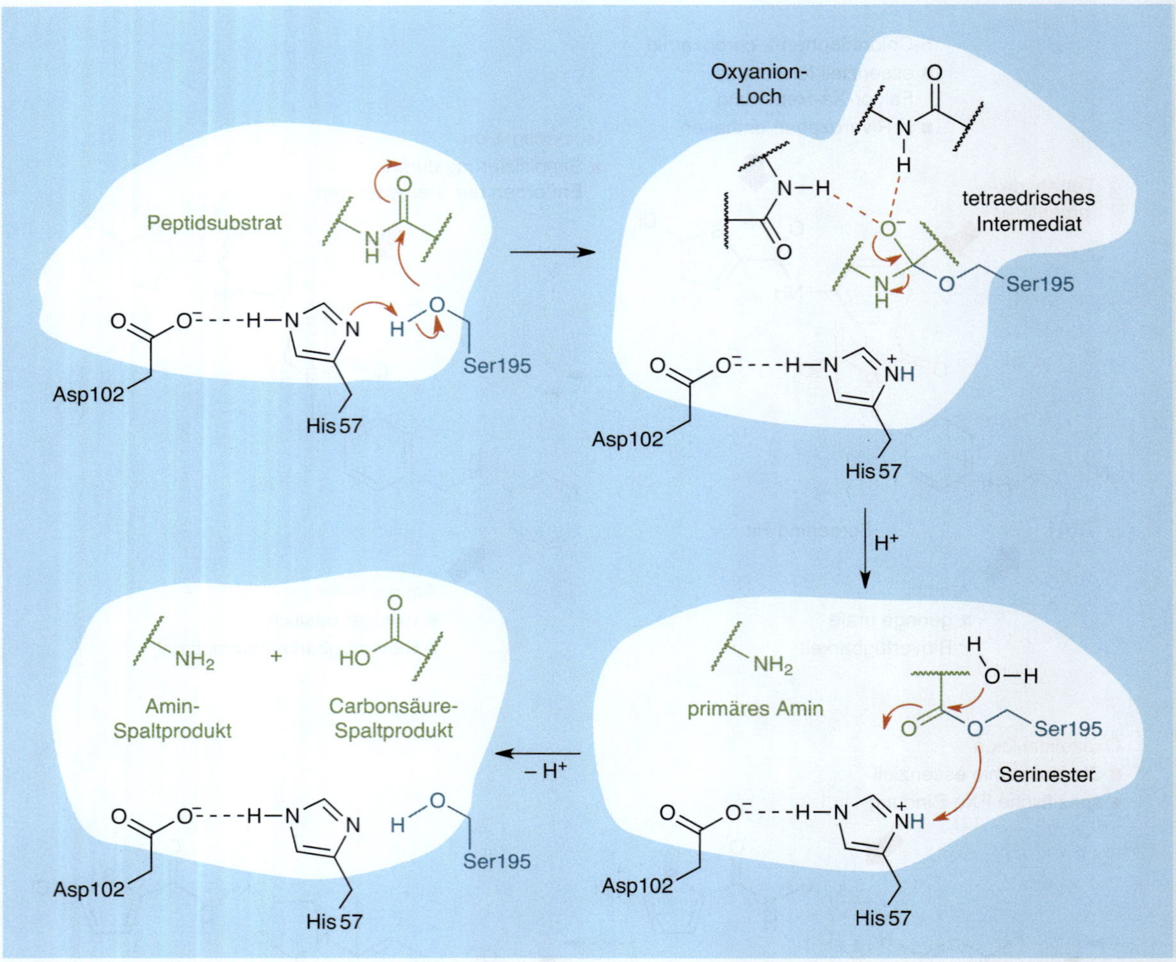

Abb. 9.135 Katalysemechanismus von Serinproteasen

Serinproteasen

Zu den Serinproteasen zählen u. a. Trypsin, Chymotrypsin, Elastase, aber auch **Thrombin** und **Faktor Xa**. Thrombin und Faktor Xa weisen naturgemäß eine wesentlich höhere Substratspezifität auf als das Verdauungsenzym Trypsin. Im aktiven Zentrum der Serinproteasen ist jeweils eine **katalytische Triade** aus den Aminosäuren Ser195, His57 und Asp102 sowie ein Oxyanion-Loch an der Peptidspaltung beteiligt (Abb. 9.135, vgl. auch ▸Kap. 7.2.3, ▸Kap. 9.1.1). Aspartat bildet eine H-Brücke zum N–H des Histidins und trägt zur Polarisierung und korrekten Ausrichtung des Imidazoliumions bei. Das polarisierte Histidin bildet über das zweite ringgebundene N-Atom eine H-Brücke zur OH-Gruppe des Serinrests aus. Die H–O-Bindung wird auf diese Weise polarisiert und die Nukleophilie des O-Atoms erhöht. Serin greift nun das Carbonyl-C-Atom der zu spaltenden Peptidbindung nukleophil an und stellt eine kovalente Bindung her, wobei ein **anionisches tetraedrisches Intermediat** gebildet wird. Als Akzeptor für das vom Serin abgegebene Proton fungiert der Imidazolring des Histidins. Das **Oxyanion** des tetraedrischen Intermediates wird in der Oxyanionentasche stabilisiert. Der tetraedrische Übergangszustand zerfällt, wobei ein Serinester als Acyl-Enzym-Intermediat entsteht und das zuvor an der Amidbindung beteiligte N-Atom in Form eines primären Amins austritt. Das Carbonyl-C-Atom des Serinesters wird durch Wasser nukleophil attackiert und der Ester hydrolysiert. Das Substrat ist nun gespalten, das Enzym regeneriert und der katalytische Zyklus kann erneut beginnen.

verbesserte Resorption und Bioverfügbarkeit und zudem der Hinweis auf eine stereospezifische Interaktion mit Faktor Xa. Die strukturelle Optimierung der terminalen basischen Gruppe führte über eine Thiomorpholin- und Morpholingruppe zum nicht basischen **Morpholinon.** Rivaroxaban kam 2008 als erster direkter, oral anwendbarer Faktor-Xa-Inhibitor in den Handel.

Wirkungsmechanismus. Die Xabane hemmen spezifisch den für die Hämostase wichtigen **Faktor Xa**, der als Serinprotease die Umwandlung von Prothrombin in Thrombin katalysiert (Spaltstellen Arg-Ile, Arg-Gly). Infolgedessen unterbleibt die Umwandlung von Fibrinogen in Fibrin. Durch die Hemmung von Faktor Xa wird die Gerinnungskaskade an zentraler Stelle blockiert, da sowohl der extrinsische wie auch der intrinsische Pfad der plasmatischen Blutgerinnung in die Bildung von Faktor Xa münden (o Abb. 9.124). Xabane wirken unabhängig von Antithrombin, benötigen also keinen Kofaktor. Anders als bei Vitamin-K-Antagonisten ist kein Therapiemonitoring erforderlich. Mechanistische Studien belegen die **kompetitive Hemmung des humanen Faktors Xa** durch Rivaroxaban sowie eine mehr als 10 000-fach höhere Selektivität für Faktor Xa gegenüber anderen Serinproteasen wie Thrombin, Faktor VIIa, Trypsin oder Plasmin. Die Thrombozytenaktivität wird durch Rivaroxaban nicht beeinflusst. Unter Beteiligung des Carbonylsauerstoffs des Oxazolidinons und der Aminogruppe der Chlorthiophen-carboxamid-Einheit bildet Rivaroxaban 2 H-Brücken zu Gly219 von Faktor Xa (o Abb. 9.136). Diese begünstigen die Ausrichtung des Rivaroxabanmoleküls hin zu einer **L-förmigen Konformation**, wie sie sich auch beim Apixaban und dem Edoxaban findet. Die aromatischen Ringe in der S_4-Bindetasche (s. Kasten: Proteasen-Nomenklatur) von Faktor Xa – Tyr99, Phe174 und Trp215 – definieren einen schmalen hydrophoben Kanal. Durch die Carbonylgruppe wird der Morpholinonring eingeebnet, wodurch eine Sandwich-artige Positionierung des Morpholinons zwischen Tyr99 und Phe174 begünstigt wird. Der zum Oxazolidinon koplanar orientierte unpolare Arylring des Rivaroxabans ist nahezu senkrecht über der Ringebene von Trp215 positioniert. Die wichtigste

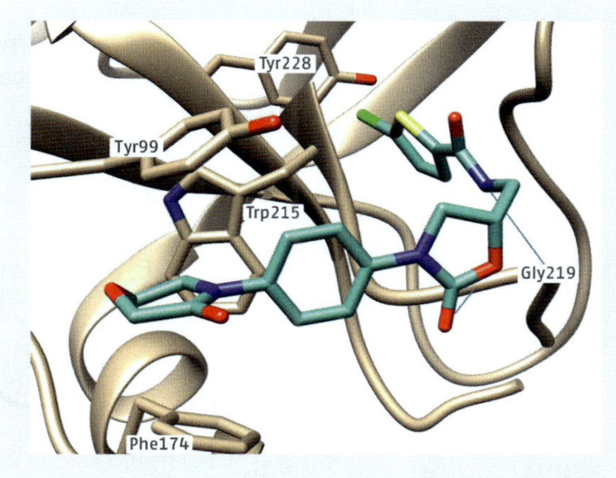

o **Abb. 9.136** Ausschnitt aus dem Modell der Bindung von Rivaroxaban an den Faktor Xa (PDB-Code 2W26, Visualisierung mit UCSF Chimera 1.12).

9

Proteasen-Nomenklatur

Proteasen, genauer Peptidasen, erkennen ein Peptidsubstrat anhand der Aminosäuresequenz und der Position der zu öffnenden Peptidbindungen. Eine wichtige Gruppe von Proteasen sind Serinproteasen, zu denen auch Faktor Xa sowie Thrombin zählen. Sie bewirken die proteolytische Spaltung einer Peptidbindung. Zur Beschreibung des aktiven Zentrums einer Protease kann eine Nomenklatur herangezogen werden, die von Israel Schechter und Arieh Berger 1967 vorgeschlagen wurde (o Abb. 9.137). Demnach betrachtet man die **Aminosäuren** des Substrats relativ zum Ort der Öffnung der Peptidkette. Aminosäuren, die sich von der Schnittstelle ausgehend in Richtung des *N*-terminalen Endes befinden, werden mit P bezeichnet (P_1, P_2, P_3, …, P_n), die zum *C*-terminalen Ende hin angeordneten Aminosäuren mit P' (P_1', P_2', P_3', … P'_n). Die Spaltung des Peptidsubstrats erfolgt zwischen den Aminosäuren P1 und P1', die meist auch die Substratspezifität ausmachen.

Die Bindung des Substrats in den Bindetaschen an der Oberfläche der Protease erfolgt hinsichtlich konformativer und elektrostatischer Aspekte komplementär zu den Strukturen der S- bzw. S'-Aminosäuren der Protease. Entsprechend werden die Bindetaschen (Substratbindestellen) der **Protease** mit S_n, … S_3, S_2, S_1 bzw. S_1', S_2', S_3', … S'_n bezeichnet. An die Substratbindestellen S_4–S_3' innerhalb des aktiven Zentrums einer Protease binden entsprechende Substratreste P_4–P_3'. In der S_1-Bindetasche des Thrombins ist Asp189 lokalisiert. Infolgedessen können basische P_1-Aminosäuren wie Arginin oder Lysin elektrostatische Wechselwirkungen eingehen. Die hydrophobe S_3-Tasche des Thrombins kann durch raumfüllendere aromatische Aminosäuren wie Tyrosin oder Phenylalanin ausgefüllt werden.

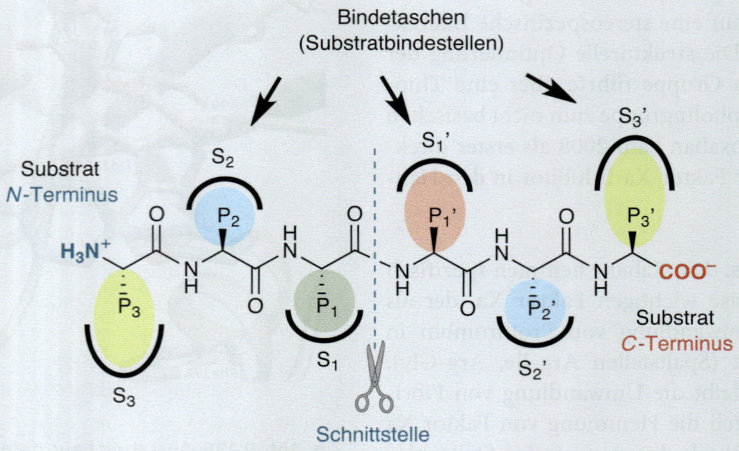

Abb. 9.137 Beschreibung von Proteasen nach Schechter und Berger

Interaktion von Rivaroxaban mit Faktor Xa betrifft das Chlorthiophen, dessen Chlorsubstituent eine Halogen-π-Wechselwirkung mit dem aromatischen Ring von Tyr228 in der Spezifitäts- bzw. S_1-Bindetasche (Asp189, Tyr228) von Faktor Xa eingeht.

Antidot. Bei lebensbedrohlichen oder unkontrollierbaren, durch Faktor-Xa-Hemmstoffe verursachten Blutungen, lässt sich die Antikoagulation mit dem rekombinanten Protein **Andexanet alfa** (Ondexxya®) aufheben. Es steht seit 2019 als Antidot zur Verfügung.

Rivaroxaban (Xarelto®), Ph. Eur., weist an Position 5 im 1,3-Oxazolidinring ein asymmetrisch substituiertes C-Atom mit *S*-Konfiguration auf. Rivaroxaban ist mit dem Antibiotikum Linezolid (▸ Kap. 12.1.18) strukturell verwandt, besitzt aber keine antibakteriellen Eigenschaften. Die orale Bioverfügbarkeit des Wirkstoffs liegt bei 80–100 %. Die Biotransformation durch CYP3A4 führt zur Hydroxylierung des Morpholinrings in α-Stellung zu den Heteroatomen sowie zur Ringöffnung. Ein weiterer Hauptweg ist die Hydrolyse des Amids. Die Halbwertszeit beträgt 5–9 h, die Ausscheidung erfolgt renal und biliär. Rivaroxaban wird zur Prophylaxe venöser Thromboembolien nach Hüft- oder Kniegelenkersatz-Operationen verwendet und ist auch zugelassen zur Therapie des akuten Koronarsyndroms. Zu beachten ist das Blutungsrisiko.

Apixaban (Eliquis®) ist ein reversibler direkter Faktor-Xa-Inhibitor mit picomolarer Potenz, der von Bristol-Myers-Squibb entwickelt wurde. Strukturell handelt es sich um ein Tetrahydropyrazolopyridon. Apixaban weist eine relativ rigide Struktur auf. Um die Hydrolyse zu einem primären aromatischen Amin zu vermeiden, integrierte man den zentralen Amidlinker in eine bizyklische starre Lactamstruktur. Das am Pyrazolring befindliche polare primäre Amid dient einer verminderten Plasmaproteinbindung und einer verbesserten Bioverfügbarkeit. Der terminale Lactamring nimmt eine nahezu orthogonale Stellung zum benachbarten Phenylring ein und passt sich zwischen die aromatischen Ringe der S_4-Aminosäuren ein, wodurch Stapelwechselwirkungen ermöglicht werden. Die Anisol-Teilstruktur füllt die S_1-Bindetasche und bewirkt eine hohe FXa-Selektivität, wobei die endständige Methoxygruppe Van-der-Waals-Interaktionen eingeht. Die absolute Bioverfügbarkeit von Apixaban liegt bei 50 %. Etwa ein Viertel der verabreichten Dosis wird in Form von Metaboliten überwiegend in den Fäzes ausgeschieden. Die Halbwertszeit beträgt rund 12 h. Die Metabolisierung erfolgt in erster Linie durch CYP3A4, in geringerem Maß durch andere CYP-Enzyme. Apixaban wird metabolisch *O*-demethyliert und nachfolgend glucuronidiert sowie an der terminalen 2-Oxopiperidinyl-Gruppe hydroxyliert.

Edoxaban (Lixiana®) wurde von Daiichi Sankyo entwickelt und 2015 in der EU zugelassen. Es weist eine zentrale *N,N*-Dimethylcyclohexancarboxamid-Struktur auf, die mit 2 zueinander *cis*-ständig angeordneten Amidlinkern versehen ist und drei Asymmetriezentren besitzt. Die Chlorpyridinamid-Struktur füllt die S_1-Bindetasche aus, ähnlich wie Chlorthiophenamid in Rivaroxaban. Das Methyl-substituierte Tetrahydrothiazolopyridin bindet in der S_4-Tasche. Wie Rivaroxaban ist es mehr als 10 000-fach selektiver für den Faktor Xa gegenüber anderen Serinproteasen. Die orale Bioverfügbarkeit von Edoxaban liegt bei 62 %. Etwa 70 % der Dosis werden unverändert ausgeschieden, vorwiegend renal. Die Biotransformation durch Carboxylesterase-1 führt zur Hydrolyse der Dimethylamid- und Pyridinamidgruppen. Die Halbwertszeit beträgt 10–14 h. Edoxaban dient zur Vorbeugung von Schlaganfällen, die durch Blutgerinnsel im Gehirn verursacht werden können. Weiterhin dient es zur Prävention systemischer Embolien in anderen Organen bei Patienten mit unregelmäßigen Kontraktionen der oberen Herzkammern. Eine häufige Nebenwirkung von Edoxaban (die bis zu 1 von 10 Personen betreffen können) sind Blutungen, beispielsweise aus der Haut und dem Weichgewebe, Nasenbluten, Darm- sowie Vaginalblutungen, die gravierend verlaufen können.

Thrombin-Inhibitoren

Als Thrombin-Inhibitoren bezeichnet man Antikoagulanzien, die gegen die Serinprotease Thrombin (Faktor IIa) gerichtet sind. Sie dienen zur Prävention und Therapie thromboembolischer Erkrankungen, wie der tiefen Venenthrombose und der Lungenembolie. Begrifflich dient die Bezeichnung Thrombin-Inhibitoren zur Abgrenzung von den Faktor-Xa-Inhibitoren.

Bei den **direkten Thrombin-Inhibitoren** differenziert man zwischen

- **monovalenten** direkten Thrombin-Inhibitoren, die lediglich an der aktiven (katalytischen) Stelle des Thrombins angreifen (z. B. Argatroban),
- **bivalenten** direkten Thrombin-Inhibitoren, die neben dem aktiven Zentrum auch die Fibrinogen-Bindestelle (Exosite 1) erkennen (z. B. Bivalirudin).

Indirekte monovalente Thrombin-Inhibitoren, wie z. B. die Heparine, hemmen Thrombin dagegen über **Kofaktoren** wie Antithrombin. Da sie oral nicht bioverfügbar sind, müssen sie subkutan verabreicht werden.

Physiologische Bedeutung von Thrombin. Thrombin ist eine Serin-Protease ähnlich Trypsin und das Schlüsselenzym der Blutgerinnung. Es ist wesentlich für die Balance zwischen Hämostase und Fibrinolyse. Thrombin wird aus Prothrombin (579 Aminosäuren) durch Einwirkung der Protease Faktor Xa gebildet (○ Abb. 9.124, ○ Abb. 9.162). Thrombin ist ein Ca^{2+}-abhängiges Heterodimer aus 2 Polypeptidketten, einer aus 36 Aminosäuren bestehenden A-Kette und einer aus 259 Aminosäuren bestehenden B-Kette, die ähnlich dem Trypsin Peptidasecharakter hat. Beide Ketten sind über eine Disulfidbrücke verbunden. Thrombin **katalysiert die Umwandlung des Substrats Fibrinogen in Fibrin**, indem es die Peptidbindung zwischen Arginin und Glycin in der Fibrinogensequenz Gly-Val-**Arg**-**Gly**-Pro-Arg spaltet.

Das aktive Zentrum des Thrombins hat 3 Substratbindestellen: S_1, S_2 und S_3 (○ Abb. 9.137). Die Tasche S_1 enthält an ihrem unteren Ende Asp189, die als Erkennungsstelle für die basische Seitenkette von Arginin dient. Die Tasche S_2 kann größere aliphatische Reste wie Valin und Prolin aufnehmen. Die S_3-Bindestelle ist flach und zum Lösemittel orientiert. Neben dem aktiven Zentrum besitzt Thrombin 2 wichtige regulatorische Regionen, die als Exosite 1 und 2 bezeichnet werden: **Exosite 1**, die **Fibrinogen-Erkennungsstelle**, ist an der Bindung an Fibrinogen, die Faktoren V, VIII, Thrombomodulin und Thrombozytenprotease-aktivierte Rezeptoren (PARs) beteiligt. **Exosite 2**, die Heparin-Bindungsdomäne, trägt zur Bindung an Faktor V, VIII, Thrombozytenglykoprotein Ibα und Heparin bei.

Thrombin spaltet neben Fibrinogen auch andere Substrate wie die Faktoren V, VIII und XIII (Fibrinstabilisierender Faktor, ○ Abb. 9.124) und fördert die Thrombozytenaggregation. Letzteres geschieht durch die proteolytische Aktivierung von Rezeptoren. Auf der Thrombozytenoberfläche aktiviert Thrombin beispielsweise die Protease-aktivierbaren Rezeptoren (PAR1, PAR4), wodurch die Aggregation stimuliert wird. Infolge erhöhter Thrombinaktivitäten kann es zu Thromboembolien infolge Gerinnselbildung kommen. Zu den häufigsten möglichen unerwünschten Wirkungen von Thrombin-Inhibitoren gehören Blutungen verschiedener Organe.

Hirudine

Zu den ältesten therapeutisch genutzten Antikoagulanzien zählen die hochspezifisch und direkt wirkenden peptidischen Hirudine. Hirudin ist der Prototyp des direkten Thrombin-Inhibitors. Hirudine werden vom medizinischen Blutegel (*Hirudo medicinalis*) mit dessen Speichel ins Blut abgegeben und wirken gerinnungshemmend. Die Isolierung von nativem Hirudin aus Blutegelköpfen gelang Fritz Markwardt 1955. Hirudin ist der potenteste Thrombin-Inhibitor überhaupt und zählt mit seinen Analoga zu den **bivalenten Inhibitoren** mit K_i-Werten im femtomolaren Bereich. Alle älteren Thrombin-Inhibitoren wie auch das neuere Bivalirudin sind Analoga des Polypeptids Hirudin und können nur i. v. verabreicht werden. Hirudine weisen eine Primärstruktur aus 65–66 Aminosäuren, 3 Disulfidbrücken und einen sulfatierten Tyrosinrest in Position 63 auf. Rekombinante Hirudine sind dagegen nicht sulfatiert. Natives Hirudin wird in Deutschland nicht eingesetzt. Die rekombinant (r-Hirudine) aus Hefezellen gewonnene Hirudinvariante **Lepirudin** wird auch nicht mehr vertrieben.

Wirkungsmechanismus. Hirudin bildet – unabhängig von Plasmafaktoren – mit Thrombin eine Additionsverbindung im Verhältnis 1:1. Die globuläre *N*-terminale Domäne des Hirudins interagiert mit dem aktiven Zentrum des Thrombins, während das anionische *C*-terminale Ende an die Exosite 1 des Thrombins, die Fibrino-

9

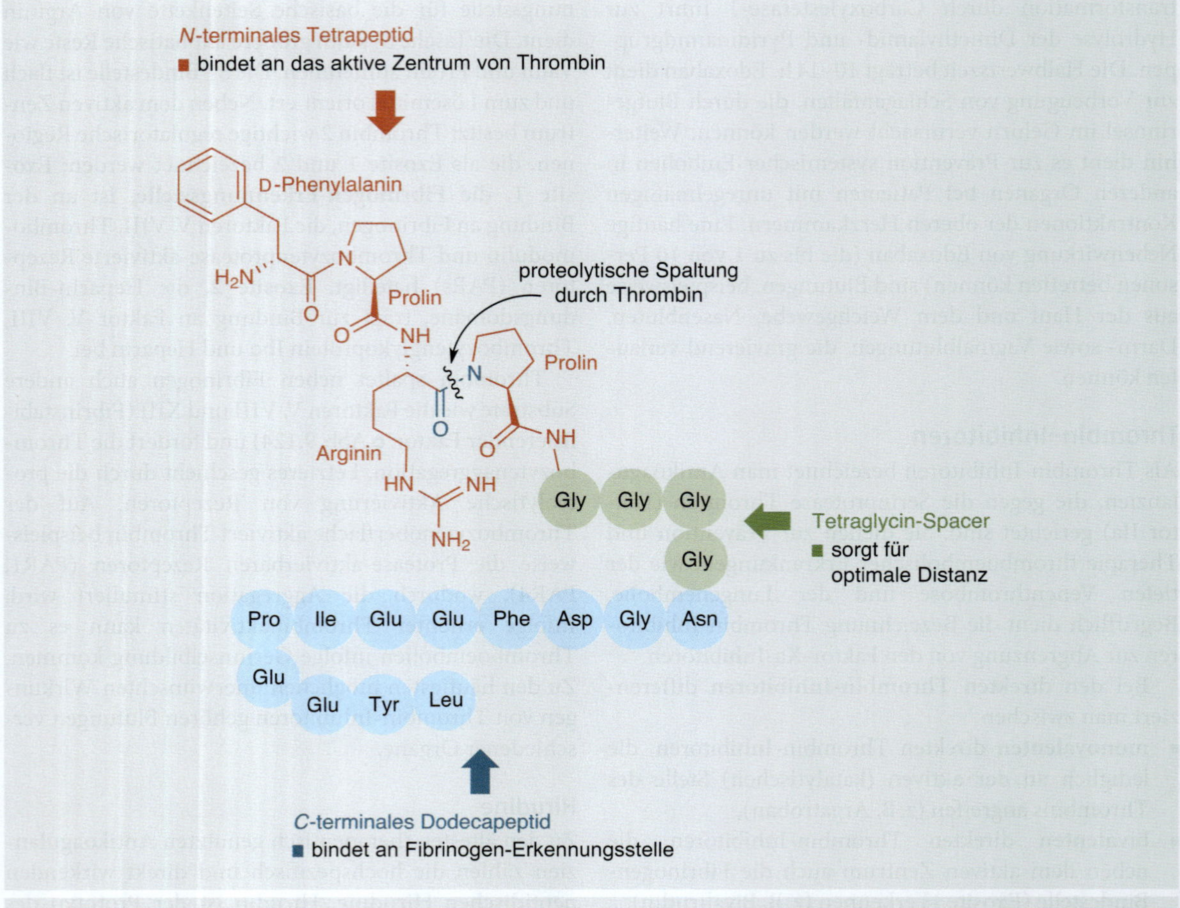

Abb. 9.138 Aminosäuresequenz von Bivalirudin mit *N*-terminaler Tetrapeptid-Sequenz

genbindestelle, bindet. Die extrem niedrige Hemmkonstante weist auf eine praktisch irreversible Bindung hin. Hirudine bewirken eine gegenüber den Heparinen teilweise stärker ausgeprägte Blutungsneigung. Antikörperbildung gegen Hirudin treten vergleichsweise häufig auf.

Bivalirudin

Bivalirudin (Abb. 9.138) ist ein halbsynthetisches bifunktionales Polypeptid mit nur 20 Aminosäuren im Vergleich zu Hirudin. Man kann es als Hirudin-Analogon ansehen („Designer-Hirudin"). Es ist ein **direkter bivalenter Thrombin-Inhibitor**, der sowohl am katalytischen Zentrum von Thrombin als auch an der Erkennungsstelle des Substrats Fibrinogen bindet. Im Gegensatz zu Heparin hemmt Bivalirudin sowohl gerinnselgebundenes als auch zirkulierendes Thrombin und benötigt keinen Kofaktor für die Wirkung. Zudem wirkt Bivalirudin im Gegensatz zu Heparin nicht auf zirkulierende Thrombozyten. Bivalirudin inhibiert sämtliche Thrombin-katalysierten oder -induzierten Reaktionen, wie die Fibrinbildung, die Aktivierung der Gerinnungsfaktoren V, VIII und XIII, die Aktivierung des antikoagulatorischen Proteins C sowie die Thrombozytenaggregation.

Wirkungsmechanismus. Bivalirudin bildet wie Hirudin einen stöchiometrischen 1:1-Komplex mit Thrombin, an das es hochaffin und selektiv, aber reversibel bindet. Bivalirudin weist 3 strukturelle Domänen auf,

- ein *C*-terminales, vom nativen Hirudin abgeleitetes Segment aus 12 Aminosäuren (Dodecapeptid),
- eine Tetrapeptid-Sequenz (D-Phe^1-Pro^2-Arg^3-Pro^4) am *N*-Terminus,
- verbunden durch eine Sequenz aus 4 Glycinmolekülen.

Die *N*-terminale Tetrapeptidsequenz bindet an das aktive katalytische Zentrum von Thrombin, das Dodecapeptid dagegen an die Fibrinogen-Erkennungsstelle (Exosite 1) außerhalb des katalytischen Zentrums. Die Glycinsequenz sorgt für die optimale Distanz zwischen

Abb. 9.139 Bindungsinteraktionen der *N*-terminalen Tetrapeptid-Sequenz von Bivalirudin im aktiven Zentrum von Thrombin

Tetrapeptid-Sequenz und Dodecapeptid. Sowohl die Fibrinogen- als auch die Heparin-Bindestelle sind ausgeprägt **kationische Oberflächenbereiche**. Daraus resultiert ein **bivalenter, hochspezifischer Bindungsmodus**. Bivalirudin hat mit vielen Thrombin-Inhibitoren die **D-Phe-Pro-Arg-Sequenz** gemeinsam. Sie imitiert die Bindungsregion des natürlichen Substrats Fibrinogen. Der Guanidin-Anteil des Arginins bildet eine Salzbrücke mit Asp189 am Boden der S_1-Tasche (Abb. 9.139). Prolin und D-Phenylalanin steigern die Affinität zu Thrombin durch hydrophobe Wechselwirkungen in der S_2- bzw. S_3-Tasche.

Im Gegensatz zu Hirudin ist die Wechselwirkung von Bivalirudin mit Thrombin reversibel, da Thrombin Bivalirudin in der Nähe seines *N*-Terminus (Bivalirudin-Arg^3-Pro^4) spalten kann (Abb. 9.138). Damit verbunden ist ein rascher Verlust der thrombininhibitorischen Aktivität, der bivalente Bindungsmodus wird aufgehoben und das aktive Zentrum des Thrombins wird regeneriert. Das *C*-terminale Dodecapeptid verbleibt mit deutlich verminderter Bindungsaffinität an der Exosite 1, wobei es mit Fibrinogen um die Bindestelle konkurriert (Abb. 9.140).

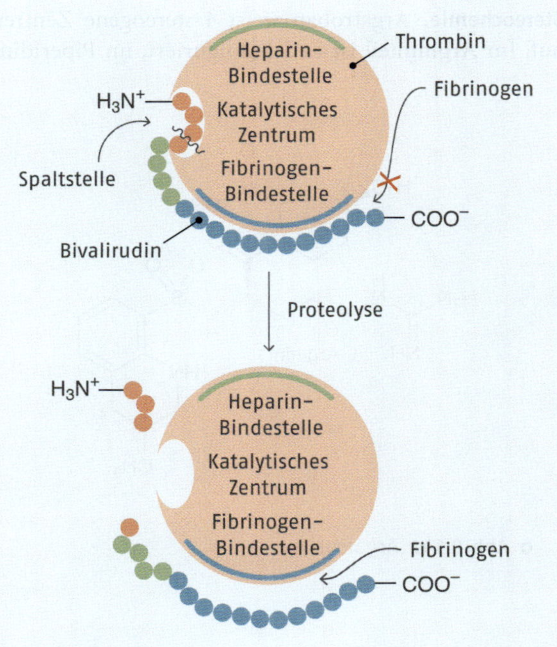

Abb. 9.140 Reversible Bindung von Bivalirudin an Thrombin

Bivalirudin (Bivalirudin Accord®) kann aufgrund seiner peptidischen Natur nur i. v. verabreicht werden. Gegenüber Hirudin weist es einige Vorteile auf. Die Halbwertszeit beträgt ca. 25 min, gegenüber 80 min beim Hirudin. Anders als Hirudin wird Bivalirudin nicht renal eliminiert, sondern als Peptid überwiegend von Plasmaproteasen, u. a. Thrombin, abgebaut. Auch wirkt es weniger stark immunogen als Hirudin. Etwa 20 % von Bivalirudin werden unverändert über den Urin ausgeschieden. Bivalirudin wird zur Verhinderung von Blutgerinnseln bei perkutanen Koronarinterventionen eingesetzt.

Argatroban

Design und Entwicklung. Argatroban ist ein **monovalenter** peptidischer Small-Molecule-Thrombin-Inhibitor, der als Derivat der basischen Aminosäure L-Arginin aufgefasst werden kann (o Abb. 9.141). Die Guanidinstruktur des L-Arginins findet sich in zahlreichen Thrombin-Inhibitoren und geht auf einen frühen, wenig selektiven niedermolekularen Thrombin-Inhibitor aus den 1970er Jahren zurück, die 4-Amidinophenylbrenztraubensäure. Argatroban wurde entwickelt, bevor die Kristallstruktur des Thrombins zugänglich war. Es resultierte aus Struktur-Wirkungs-Untersuchungen zum *N*-α-Tosyl-L-arginin-methylester (TAME), bei dem man die Esterfunktion durch ein tertiäres Amid ersetzte, das in einen Piperidinring eingebaut ist. Außerdem optimierte man die Arylsulfonamideinheit, die bei Argatroban ein Tetrahydrochinolin aufweist. Der Wirkstoff ist seit 2005 zugelassen.

Stereochemie. Argatroban weist 4 stereogene Zentren auf. Im Argininteil ist es *S*-konfiguriert, im Piperidinring liegt *2R,4R*-Konfiguration vor. Mit Blick auf das Stereozentrum am partiell gesättigten Chinolinring ist es ein Diastereomerengemisch aus 64 % der *3R*- sowie 36 % der *3S*-Form. Letztere hemmt Thrombin etwa doppelt so stark wie die *3R*-Form.

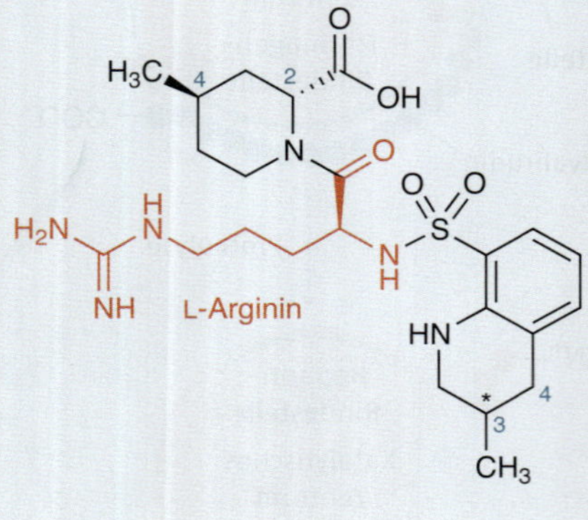

o **Abb. 9.141** Argatroban

Wirkungsmechanismus. Argatroban bindet rasch und reversibel an das katalytische Zentrum von Thrombin und wirkt unabhängig von Antithrombin. Aus der Röntgenkristallstruktur von Argatroban im Komplex mit Humanthrombin geht hervor, dass der Piperidinring die S_2-Bindestelle des Thrombins besetzt. Das Arylsulfonamid ragt in die distale hydrophobe Tasche (S_3) des aktiven Zentrums von Thrombin. Die protonierte Guanidinstruktur des Arginins bindet in der S_1-Bindetasche, wo sie über ionische Wechselwirkungen mit Asp189 interagiert. Argatroban hemmt die Bildung von Fibrin, die Aktivierung der Gerinnungsfaktoren V, VIII und XIII, die Aktivierung von Protein C und die Aktivierung der Thrombozytenaggregation.

Argatroban (Argatra®) muss parenteral appliziert werden, da die hochbasische Guanidin-Struktur (pK_S = 13) die Resorption aus dem Magen-Darm-Trakt verhindert. Mit der Carboxygruppe (pK_S = 3,1) besitzt es zugleich saure Eigenschaften. Die Biotransformation durch CYP3A4 führt zur 4- und *N*-Hydroxylierung im Tetrahydrochinolinring sowie zu dessen Aromatisierung. Die Ausscheidung erfolgt mit den Fäzes. Die Halbwertszeit beträgt 40–50 min. Argatroban wird zur parenteralen antithrombotischen Therapie bei Patienten mit heparininduzierter Thrombozytopenie Typ II (HIT-II) eingesetzt.

Nichtpeptidische Thrombin-Inhibitoren (Gatrane)

Design und Entwicklung. Dabigatran (o Abb. 9.142) wurde bei Boehringer Ingelheim ausgehend von der Röntgenkristallstruktur des Rinderthrombin-NAPAP-Komplexes entwickelt. Das N^{α}-(2-Naphthylsulfonylglycyl-)D,L-*p*-amidino-phenylalanyl-piperidin (NAPAP, o Abb. 9.143) war das Resultat einer mehrjährigen systematischen Suche nach Thrombin-Inhibito-

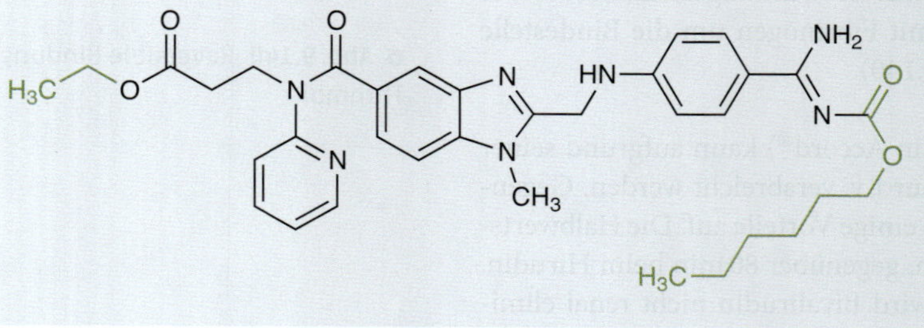

o **Abb. 9.142** Thrombin-Inhibitor Dabigatran als doppeltes Prodrug

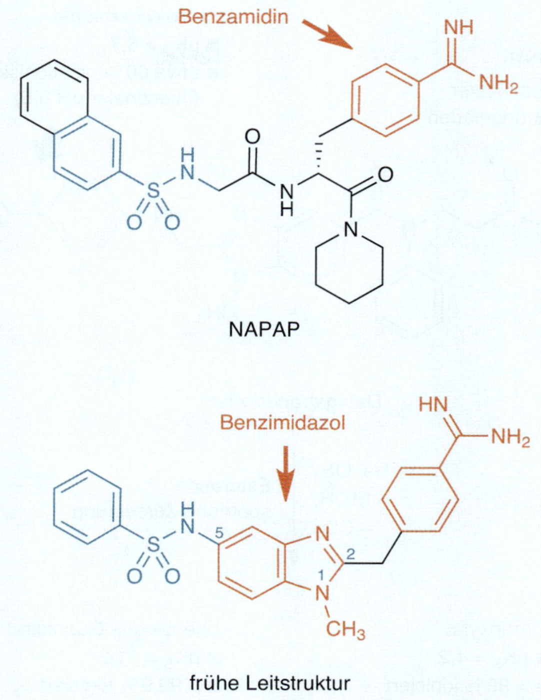

Abb. 9.143 Leitstrukturen für die Entwicklung von Dabigatran

ren und erwies sich zwar als sehr potent, aber nur wenig selektiv. NAPAP wurde ursprünglich als Racemat eingesetzt. Interessanterweise bindet das Enantiomer an Thrombin, das ein Strukturelement mit der nicht natürlichen Aminosäure D-Phenylalanin enthält. Dabigatran zeigt noch die Benzamidinstruktur des NAPAP und weist ein 1,2,5-trisubstituiertes Benzimidazol als Glycinersatz auf. Statt der Sulfonamidstruktur enthält es ein Carboxamid. Der Propionsäure-Substituent am Amid-Stickstoff weist zur Solvensregion und dient lediglich zur Steigerung der Hydrophilie, mit dem Ziel einer verminderten Proteinbindung und verbesserten Bioverfügbarkeit. Dabigatranetexilat wurde 2008 zugelassen und zählt wie die Xabane zu den neuen oralen, direkt wirkenden Antikoagulanzien.

Struktur und Eigenschaften. Das Ausmaß der Thrombinhemmung wird wesentlich durch die Lipophilie des Inhibitors bestimmt und sinkt i. d. R. mit steigender Lipophilie aufgrund zunehmender Plasmaproteinbindung. Das ausgesprochen polare, permanent geladene Dabigatran erwies sich demnach zwar als ein potenter Thrombin-Inhibitor, zeigte jedoch keine orale Wirksamkeit (log P = –2; pH 7,4). Dabigatran enthält mit der Amidingruppe (pK_S = 11,2), die zusammen mit der *para*-Aminogruppe eine phenyloge Guanidinstruktur bildet und im physiologischen Milieu vollständig ionisiert ist, eine stark basische und mit der Carboxyfunktion (pK_S = 4,2) eine saure Gruppierung. Letztere ist bei einem intestinalen pH-Wert von 6,5 ebenfalls weitgehend ionisiert, sodass insgesamt eine zwitterionische Struktur vorliegt (Abb. 9.144). Schwächer basisch sind die Benzimidazol- und die acylierte 2-Aminopyridin-Partialstrukturen mit pK_S-Werten von 3,2 (N-3) bzw. 1,3. Mit dem **Etexilat** wurde ein oral resorbierbares **doppeltes Prodrug** geschaffen (log P = 2,6; pH 7,4). In ihm wird die Carbonsäure als Ethylester geschützt und die für die Bioverfügbarkeit ungünstige Amidiniumfunktion als *O*-Hexylcarbamat maskiert. Gegenüber der freien Amidinstruktur sinkt der pK_S-Wert in Dagibatranetexilat auf 6,7. Infolgedessen liegen bei intestinalem pH-Wert etwa 60 % der maskierten Funktion ungeladen vor. Esterasen hydrolysieren die Esterfunktionen unter Freisetzung von Ethanol, Hexanol und einem Carbaminsäurederivat. Letzteres ist instabil und setzt spontan CO_2 sowie den eigentlichen Wirkstoff Dabigatran frei. Darstellen lassen sich Carbamat-Prodrugs von Amidinen aus Nitrilen und Chlorameisensäureestern. Durch die Hexylgruppe weist Dabigatranetexilat eine hohe Lipophilie auf und ist über einen weiten pH-Bereich nur sehr

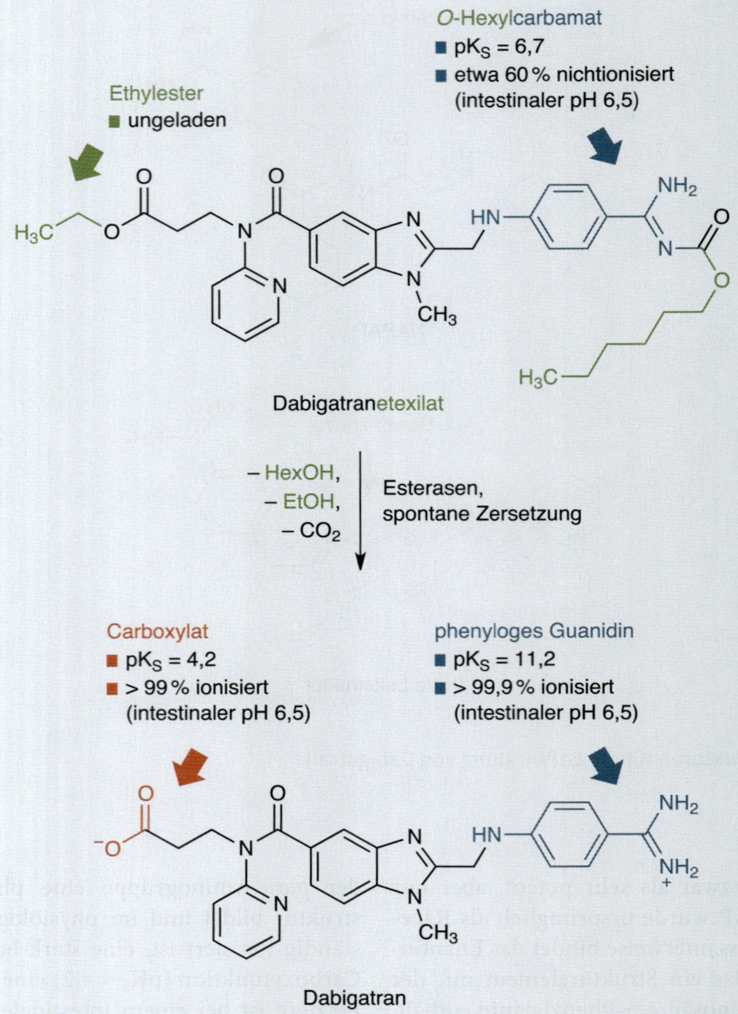

○ Abb. 9.144 Hydrolyse des Etexilat-Prodrugs

schlecht wasserlöslich. Da die beste Löslichkeit bei saurem pH-Werten gegeben ist, entwickelte man für die Applikation eine spezielle galenische Formulierung. Dabei wird der Wirkstoff auf Weinsäurepellets aufgezogen. In Kapselform verabreicht erzeugen die Pellets im Darm eine saure Umgebung und sollen auf diese Weise löslichkeitsverbessernd wirken.

Wirkungsmechanismus. Dabigatran ist ein nichtpeptidischer **direkter kompetitiver Thrombin-Inhibitor**, der andere Serinproteasen wie Trypsin, Plasmin, tPA oder Faktor Xa nur schwach hemmt. Die hydrophobe S_3-Tasche des Thrombins, bestehend aus Leu99, Ile174 und Trp215, wird vom Pyridinring des Dabigatrans besetzt (○ Abb. 9.145). Die Amidiniumgruppe interagiert mit Asp189 der S_1-Tasche über eine doppelte Salzbrücke, wobei der Methylamin-Linker eine optimale Positionierung des Amidins in der S_1-Bindetasche bewirkt. Das *N*-Methyl-substituierte zentrale Benzimidazol ist durch eine hydrophobe Wechselwirkung an Thrombin gebunden.

Dabigatranetexilat (Pradaxa®) weist nach oraler Gabe eine Bioverfügbarkeit von lediglich 7 % auf, da das Prodrug im Gegensatz zum eigentlichen Wirkstoff Dabigatran ein Substrat des P-Glykoproteins ist. Dabigatran wird hauptsächlich über den Urin ausgeschieden. Durch Konjugation entstehen aktive *O*-Acylglucuronide, die als 4 Positionsisomere auftreten. Die Halbwertszeit beträgt 12–14 h.

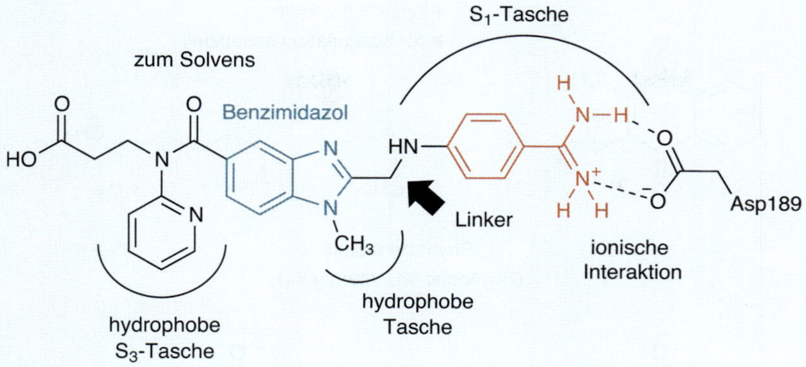

Abb. 9.145 Bindungsinteraktionen im Dabigatran-Thrombin-Komplex

Indirekt wirkende Antikoagulanzien

Vitamin K und die Blutgerinnung

Entdeckung. Der dänische Biochemiker Henrik Dam studierte Ende der 1920er Jahre den Effekt von entfettetem, mit Ether extrahiertem Futter auf Küken. Die dadurch herbeigeführte Mangelernährung führte bei den Tieren aufgrund eines Mangels an Prothrombin zu starken subkutanen und inneren Blutungen. Dieser Effekt ließ sich durch die Gabe der Vitamine A, D und E nicht kompensieren. Dam postulierte daraufhin einen fettlöslichen „anti-hämorrhagischen Faktor", den er als Vitamin K (**K**oagulation) bezeichnete. Die Isolierung von reinem Vitamin K_1 aus dem Petroletherextrakt von Luzerne gelang 1939 nahezu zeitgleich mehreren Gruppen (Henrik Dam, Louis Frederick Fieser, Paul Karrer, Ralph W. McKee). Ebenfalls 1939 konnte Edward Albert Doisy Vitamin $K_{2(35)}$ aus faulendem Fischmehl gewinnen (Abb. 9.146). Die Konstitution von Vitamin K wurde in erster Linie durch Doisy geklärt (H. Dam, E. A. Doisy, Nobelpreis für Medizin, 1943). Vitamin K_1 wird von Pflanzen und Algen synthetisiert und ist in grünem Blattgemüse wie Grünkohl, Rosenkohl, Brokkoli und Spinat, einigen Pflanzenölen sowie in geringerer Menge z. B. in Leber und Eiern vorhanden. Es macht etwa 90 % des über die Nahrung aufgenommen Vitamin K aus. Der Tagesbedarf eines Erwachsenen an Vitamin K liegt bei 60–80 µg. Aktuell sind 14 Vitamin-K-abhängige Proteine bekannt, davon 6 mit Bedeutung für die Hämostase.

Struktur und Eigenschaften. Vitamin K bezeichnet keine einheitliche Substanz, sondern eine Gruppe von Verbindungen, die als Grundkörper eine 2-Methyl-1,4-naphthochinon-Struktur aufweisen. Dieser gemeinsame Grundkörper wird als **Menadion** oder Vitamin K_3 bezeichnet. Menadion selbst kommt in der Natur nicht vor, ist aber synthetisch zugänglich. Die einzelnen Vertreter der K-Vitamine – die sogenannten K-Vitamere –, von denen das **Phytomenadion** (Phyllochinon, Vitamin K_1) der wichtigste ist, unterscheiden sich hinsichtlich der Kettenlänge und des Sättigungsgrades der isoprenoiden Seitenkette an C-3 des Naphthochinons. Die einfach ungesättigte, lipophile Seitenkette von Vitamin K_1 mit 4 Isopren-Einheiten umfasst 20 C-Atome. In Pflanzen ist Vitamin K_1 für die Fotosynthese unverzichtbar. Vitamin K_2 wird dagegen primär von Mikroorganismen produziert. Es ist wiederum strukturell nicht einheitlich, sondern steht für eine Gruppe von Verbindungen mit 1–13 Isopren-Einheiten an C-3. Die Anzahl der Isopren-Einheiten wird durch eine nachgestellte Ziffer (n) angezeigt. Besonders häufig ist Menachinon-7 mit n = 7 Isopren-Einheiten und entsprechend 35 C-Atomen (Vitamin $K_{2(35)}$, Abb. 9.146).

Die Vertreter der K-Vitamine sind lipophil und gehören entsprechend zu den **fettlöslichen Vitaminen**. Phytomenadion ist ein gelbes, viskoses Öl, Menadion ein hellgelbes Pulver. Beide sind UV- und lichtempfindlich. Phytomenadion besitzt in der Phytyl-Seitenkette an C-7' und C-11' Asymmetriezentren, die beide *R*-konfiguriert sind. Die Doppelbindung an C-2' ist *E*-konfiguriert. Menadion wirkt in fester Form reizend auf Haut- und Atmungsorgane und ist für den Menschen nicht als Nahrungsmittel zugelassen, wohl aber als Futterbestandteil für Haustiere. Menadion ist wirkungslos mit Blick auf die Wiederherstellung der Blutgerinnungsfähigkeit.

Biochemische Grundlagen. Vitamin K ist ein essenzieller Kofaktor für die γ-Carboxylierung von Glutamatresten in Proteinen. Zu den Vitamin-K-abhängigen Proteinen gehören vor allem die für die Blutgerinnung relevanten Koagulationsfaktoren II, VII, IX und X sowie die anti-

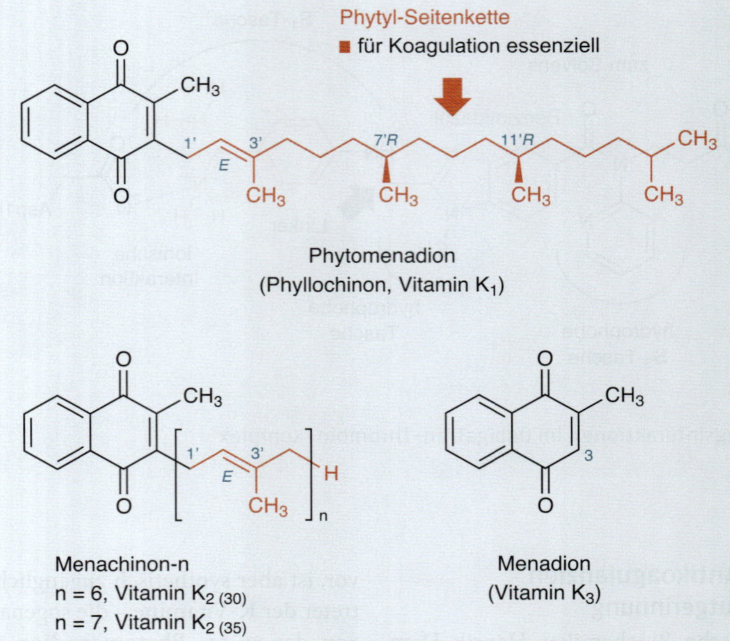

Abb. 9.146 K-Vitamine (2-Methyl-1,4-naphthochinone)

koagulatorischen Proteine C und S, darüber hinaus aber auch das für die Knochenmorphogenese bedeutsame Osteocalcin oder das im Zusammenhang mit der Gefäßkalzifizierung stehende Matrix-Gla-Protein. So müssen die Gerinnungsfaktoren im letzten Schritt der hepatischen Synthese aktiviert werden. Erst nach der posttranslationalen **γ-Carboxylierung der terminalen Glutamatreste** (Abb. 9.148) zu γ-Carboxyglutamat-Strukturen (Gla) sind die Proteine in der Lage, Ca^{2+}-Ionen koordinativ zu binden, mit thrombozytären Phospholipiden zu interagieren und die sekundäre Hämostase zu durchlaufen. Die Carboxylierung erfolgt durch die Vitamin-K-abhängige **γ-Glutamyl-Carboxylase** (GGCX), bei der es sich um ein integrales Protein des endoplasmatischen Retikulums (ER) handelt. Das Enzym benötigt **Vitamin-K-Hydrochinon** als Kofaktor und katalysiert unter O_2-Verbrauch den Transfer von CO_2 auf die Glutamatreste der zu modifizierenden Proteine. Vitamin K ist für den menschlichen Organismus essenziell. Um seine biologische Wirkung ausüben zu können, muss Vitamin K einen **Redoxzyklus** durchlaufen (Abb. 9.147), in dem es im ER von der Vitamin-K-Chinon-Form zur physiologisch aktiven Vitamin-K-Hydrochinon-Form (Vitamin KH_2) reduziert und anschließend zum Vitamin-K-2,3-epoxid oxidiert wird. Um den Bedarf des Organismus an begrenzt vorhandenem Vitamin K zu decken, muss die Epoxidstruktur wieder zu Vitamin-K-Chinon und – damit ein weiterer Zyklus ablaufen kann – erneut zu Vitamin-K-Hydrochinon reduziert werden. Beide Reaktionen werden durch den **Vitamin-K-2,3-Epoxid-Reduktase**-Komplex, Untereinheit 1 (VKORC1), dem Schlüsselenzym in der Membran des endoplasmatischen Retikulums, katalysiert und sorgen für einen effizienten Recycling-Prozess des Vitamin K. Beide Reduktionsschritte können jeweils durch Cumarine wie Phenprocoumon oder Warfarin gehemmt werden (Abb. 9.147). Die Elektronen werden von einer Thioredoxin-ähnlichen Oxidoreduktase (**Protein-Disulfid-Isomerase**) über Thiol-Disulfid-Austauschreaktionen geliefert. Die zweite Reduktion kann vermutlich auch durch das zytosolische Flavoprotein **NAD(P)H:Chinon-Oxidoreduktase-1** (NQO1) bewerkstelligt werden, das die Reduktion zahlreicher Chinone katalysiert.

Wirkungsmechanismus. Um proteingebundenes Glutamat durch die Vitamin-K-abhängige Carboxylase zu carboxylieren, muss das γ-C-Atom im Glutamat zunächst deprotoniert und das resultierende Carbanion anschließend carboxyliert werden (Abb. 9.148). Kritisch ist die Bildung des Carbanions. Dies erfordert eine sehr starke Base. Sie muss in der Lage sein, das Proton am γ-C-Atom zu abstrahieren (pK_S = 23–28), das sich in direkter Nachbarposition zu einem Carboxylat befindet. Als geeignete Basen kommen ein Ketonhydrat-Anion (Abb. 9.147, Abb. 9.149) oder das aus diesem freige-

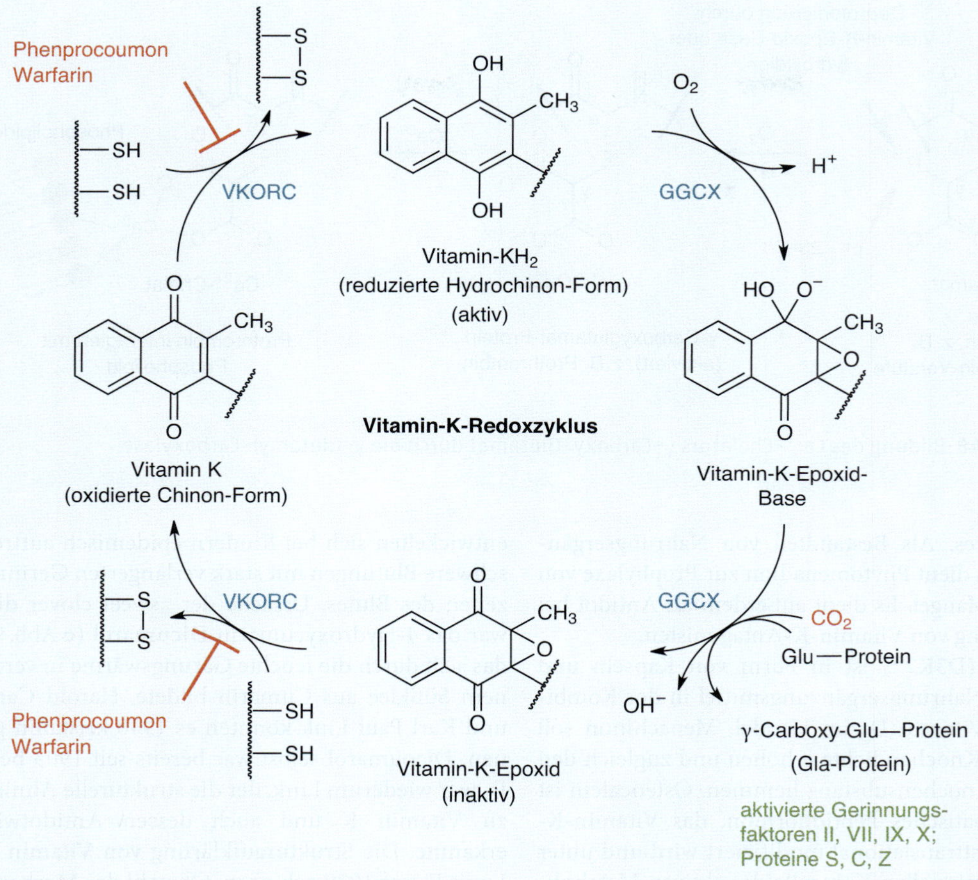

o Abb. 9.147 Aktivierung und Regenerierung von Vitamin K sowie Angriffspunkt der Vitamin-K-Antagonisten. GGCX: γ-Glutamyl-Carboxylase, VKORC: Vitamin-K-Epoxid-Reduktase-Komplex

9

setzte Hydroxidion infrage. Durch Reaktion von molekularem Sauerstoff mit Vitamin-K-Monoanion kann zunächst ein Peroxyanion-Addukt entstehen, das sich über ein Dioxetan zu einem Ketonhydrat-Anion, der Vitamin-K-Epoxid-Base, umlagern kann. Das Alkoxid-Ion fungiert als Base, wobei aber auch die Abgabe eines Hydroxidions infrage kommt. In einer ausreichend hydrophoben Umgebung wäre es basisch genug, um die Abstraktion des γ-Protons von Glutamat zu bewirken. Die Carbanion-Hypothese konnte durch den Austausch von Tritium aus tritiiertem Wasser an der γ-Position von Glutamat gestützt werden. γ-Carboxyglutamat ist im Vergleich zu Glutamat ein wesentlich potenterer Ca^{2+}-Chelator, der als zweizähniger Ligand eine hohe Affinität zu Ca^{2+}-Ionen aufweist. Die Komplexierung der Ca^{2+}-Ionen geht mit konformativen Veränderungen im Protein einher. Über die Ca^{2+}-Chelate werden die Gerinnungsfaktoren an Phospholipid-Membranen der Thrombozyten gebunden, was für ihre Aktivierung und somit für die Ausübung ihrer physiologischen Funktion essenziell ist.

***all-rac*-Phytomenadion** (Konakion®, KA-VIT®), Ph. Eur., ist als racemisches Gemisch (7'*RS*, 11'*RS*) monographiert, der Gehalt der *trans*-Isomere soll mindestens 85 % betragen. Es wird als Antihämorrhagikum in Form einer Injektionslösung und als Lösung zur oralen Verabreichung zur Prävention und Therapie von Blutungen in das Gewebe (Hämorrhagie) bei Vitamin-K-Mangel eingesetzt. Phytomenadion wird aus dem Darm resorbiert. Wegen der Lipophilie sind dazu Gallensäuren und Pankreaslipase erforderlich. Die Bioverfügbarkeit liegt bei 50 %. Im Rahmen der Biotransformation in der Leber wird zunächst unter ω-Oxidation eine Carboxygruppe eingeführt, im Anschluss erfolgt β-Oxidation zu Carbonsäure-Derivaten mit verkürzter Seitenkette. Diese werden zu Glucuroniden und Sulfaten konjugiert. Die Ausscheidung erfolgt hauptsächlich über die Galle

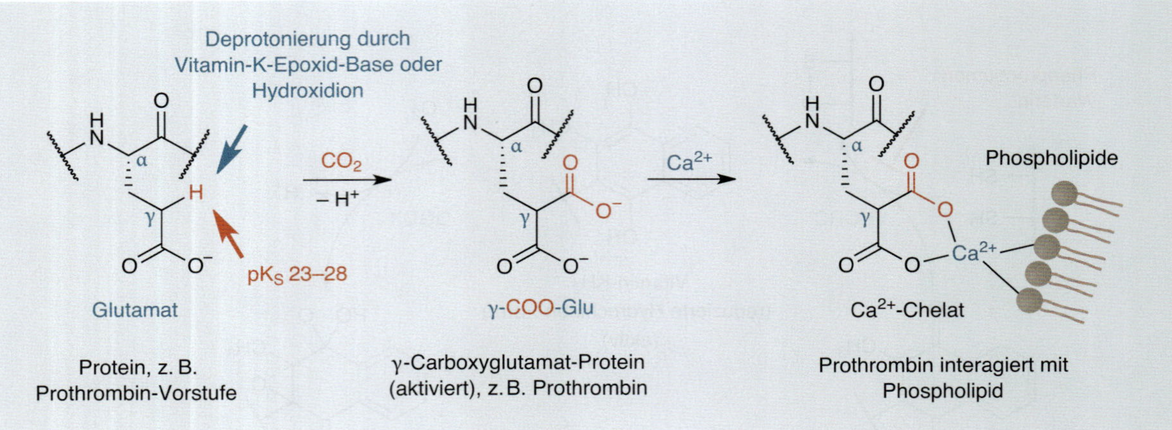

Abb. 9.148 Bildung des Ca^{2+}-Chelators γ-Carboxy-Glutamat durch die γ-Glutamyl-Carboxylase

mit den Fäzes. Als Bestandteil von Nahrungsergänzungsmitteln dient Phytomenadion zur Prophylaxe von Vitamin-K-Mangel. Es dient außerdem als Antidot bei Überdosierung von Vitamin-K-Antagonisten.

Menachinon (D3K2®) ist in Form von Kapseln und Tropfen als Nahrungsergänzungsmittel in der Kombination mit Vitamin D_3 im Handel. Menachinon soll indirekt die Knochendichte erhöhen und zugleich den Abbau der Knochensubstanz hemmen. Osteocalcin ist ein extrahepatisches Peptidhormon, das Vitamin-K-abhängig posttranslational modifiziert wird und unter der transkriptionellen Kontrolle des aktiven Metaboliten von Vitamin D_3 steht. Es wird von den Osteoblasten der Knochen gebildet und bindet an Ca^{2+}-Ionen und Hydroxylapatit. Dafür müssen dessen Glutamylreste mithilfe von Vitamin K γ-carboxyliert werden. Osteocalcin hemmt die Mineralisierung des Knochens, indem es an Ca^{2+}-Ionen in der Knochensubstanz bindet. Damit wirkt es einer erhöhten Brüchigkeit entgegen. Außerdem wirkt das ebenfalls Vitamin-K-abhängige Matrix-GLA-Protein (MGP), ein γ-Carboxyglutaminsäure enthaltendes Protein, einer Gefäßkalzifizierung entgegen und schützt die Blutgefäße vor einer Ca^{2+}-Überladung.

Vitamin-K-Antagonisten (Cumarine)

Cumarine (Abb. 9.150) werden zur Langzeit-Koagulationshemmung eingesetzt, um Thromboembolien vorzubeugen. Sie dienen auch zur Langzeittherapie eines Herzinfarkts, sofern mit thromboembolischen Komplikationen zu rechnen ist. Gegenüber den Heparinen sind sie oral anwendbar und haben eine längere Wirkdauer.

Design und Entwicklung. Die wissenschaftliche Entwicklung der Cumarine basiert auf einer Beobachtung, die man 1922 in North Dakota machte. Nach dem Verzehr von verdorbenem Süßklee (*Melilotus officinalis*) entwickelten sich bei Rindern epidemisch auftretende schwere Blutungen mit stark verlängerten Gerinnungszeiten des Blutes. Ursache der „sweet clover disease" war das 4-Hydroxycumarin **Dicumarol** (Abb. 9.151), das sich durch die feuchte Gärungswärme in verdorbenem Süßklee aus Cumarin bildete. Harold Campbell und Karl Paul Link konnten es 1940 kristallin gewinnen. Dicoumarol selbst war bereits seit 1903 bekannt. Es war wiederum Link, der die strukturelle Ähnlichkeit zu Vitamin K und auch dessen Antidotwirkung erkannte. Die Strukturaufklärung von Vitamin K war Louis Fieser 1939 gelungen. Obwohl der Mechanismus der oralen Antikoagulation nicht bekannt war, setzte man Dicumarol zur Prävention und Therapie von Thrombosen ein. Die systematische strukturelle Abwandlung von Dicumarol führte zu noch potenteren, darunter auch unsymmetrischen Derivaten. Das gegenüber Dicumarol erheblich potentere Warfarin (nach **W**isconsin **A**lumni **R**esearch **F**oundation und Cum**arin**) entdeckte man 1946. Es wurde zunächst als **Rodentizid** eingesetzt, ab 1954 dann als orales Antikoagulans. Als molekulares Target der Vitamin-K-Antagonisten konnte erst 2004 das VKORC1-Protein eindeutig identifiziert werden. Die Klonierung des VKORC1-Gens hat maßgeblich zu einem besseren Verständnis des Vitamin-K-Zyklus beigetragen. Mutationen im VKORC1-Gen können eine partielle bis totale Cumarinresistenz oder -sensitivität sowie eine erhöhte Blutungsneigung bewirken.

Struktur und Eigenschaften. Den therapeutisch verwendeten Cumarinen liegt ein Chromen-Gerüst zugrunde. Es können verschiedene tautomere Formen auftreten (Abb. 9.152). Im Festzustand dominiert die 4-Hydroxyenol- (2-Chromon) gegenüber der 2-Hydroxyenol-Form (4-Chromon). In Verbindung mit seiner Seitenketten-Ketonstruktur kann Warfarin zudem verschie-

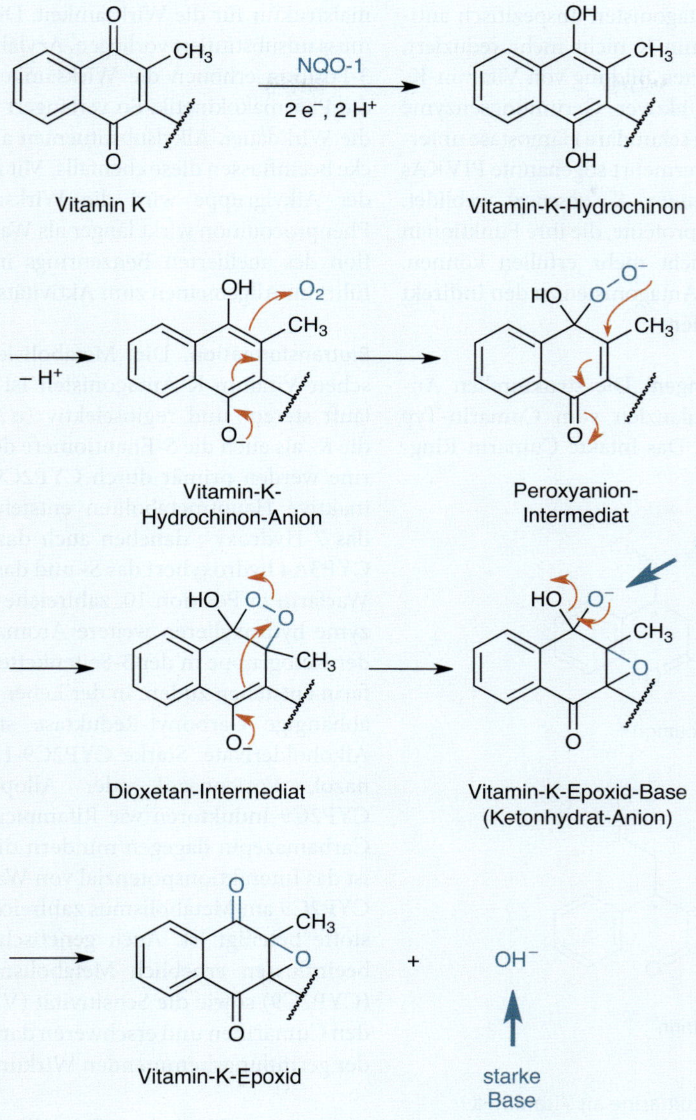

Abb. 9.149 Postulierter Mechanismus der Vitamin-K-Oxygenierung. NQO-1: NAD(P)H:Chinon-Oxidoreduktase-1

dene Halbketale bilden. Strukturell ähneln die 4-Hydroxycumarine dem 2-Methyl-1,4-naphthochinon, dem Grundgerüst der Vitamin-K-Derivate. Formal können sie als vinyloge Kohlensäureester aufgefasst werden. Sie verfügen über die Teilstruktur einer vinylogen Carbonsäuren, deren Acidität der von Essigsäure vergleichbar ist. Dies erlaubt die Bildung wasserlöslicher Natriumsalze, in denen der ungesättigte δ-Lactonring durch Mesomerie stabilisiert wird. Die pK_S-Werte betragen 4,3 (Phenprocoumon) und 5,1 (Warfarin). Die Cumarine liegen als Racemat vor, wobei die *S*-Enantiomere 3–5-fach stärker gerinnungshemmend wirken als die *R*-Enantiomere.

Wirkungsmechanismus. Die Wirkung der 4-Hydroxycumarine beruht auf einer **reversiblen, kompetitiven Hemmung der Vitamin-K-Epoxid-Reduktase** (VKORC) im Vitamin-K-Zyklus (Abb. 9.147). Zwar gibt es bislang keine Kristallstruktur der humanen VKOR, doch legen neuere In-Silico-Modelle überlappende Bindestellen für Vitamin K und Hydroxycumarine nahe. Aufgrund der höheren Bindungsaffinität verdrängen Cumarine Vitamin K von der Chinonbindestelle des Enzyms. Vitamin K ist wesentlich an der Aktivierung der prokoagulatorischen Gerinnungsfaktoren II (Prothrombin), VII, IX und X sowie der antikoagulatorischen Proteine C und S durch posttranslationale γ-Carboxylierung ihrer Glutamatreste beteiligt. Da mehrere Gerinnungsfaktoren gehemmt werden, wirken Vitamin-K-Antagonisten unspezifisch antikoagulatorisch. Wird Vitamin K nicht mehr reduziert, kommt es zu einer vermehrten Bildung von Vitamin-K-Epoxid, und die Bildung aktiver Gerinnungsenzyme bleibt aus. Dadurch wird die sekundäre Hämostase unterbrochen. Letztlich werden vermehrt sogenannte PIVKAs (*proteins induced by vitamin K absence*) gebildet, funktionsuntüchtige Defektproteine, die ihre Funktion in der Gerinnungskaskade nicht mehr erfüllen können. Daher gehören Vitamin-K-Antagonisten zu den **indirekt wirksamen Antikoagulanzien.**

Struktur-Wirkungs-Beziehungen. Die strukturellen Anforderungen an Antikoagulanzien vom Cumarin-Typ sind einfach (o Abb. 9.153). Das intakte Cumarin-Ringsystem einschließlich der 4-Hydroxygruppe ist die Minimalstruktur für die Wirksamkeit. Die 4-Hydroxygruppe muss unsubstituiert vorliegen. Arylalkyl-Substituenten in 3-Position erhöhen die Wirksamkeit und beeinflussen die Pharmakokinetik. So verlängert die 3-Benzylgruppe die Wirkdauer. Alkylsubstituenten an der Methylenbrücke beeinflussen diese ebenfalls. Mit zunehmender Länge der Alkylgruppe wird die Wirksamkeit vermindert. Phenprocoumon wirkt länger als Warfarin. Die Substitution des anellierten Benzenrings im Chromen-Gerüst führt im Allgemeinen zum Aktivitätsverlust.

Biotransformation. Die Metabolisierung der racemischen Vitamin-K-Antagonisten ist komplex und verläuft stereo- und regioselektiv (o Abb. 9.154). Sowohl die *R*- als auch die *S*-Enantiomere der 4-Hydroxycumarine werden primär durch CYP2C9 metabolisiert. Als inaktive Hauptmetaboliten entstehen aus *S*-Warfarin das 7-Hydroxy-, daneben auch das 6-Hydroxyderivat. CYP3A4 hydroxyliert das *S*- und das *R*-Enantiomer von Warfarin in Position 10, zahlreiche andere CYP-Isoenzyme hydroxylieren weitere Aromatenpositionen. Aus der Ketogruppe in der 3-Seitenkette von *S*- und *R*-Warfarin entstehen zudem in der Leber durch die NADPH-abhängige Carbonyl-Reduktase stereoselektiv aktive Alkoholderivate. Starke CYP2C9-Hemmer wie Fluconazol, Voriconazol oder Allopurinol verstärken, CYP2C9-Induktoren wie Rifampicin, Barbiturate oder Carbamazepin dagegen mindern die Wirkung. Zudem ist das Interaktionspotenzial von Warfarin sehr groß, da CYP2C9 am Metabolismus zahlreicher anderer Arzneistoffe beteiligt ist. Auch genetische Polymorphismen beeinflussen erheblich Metabolismus und Clearance (CYP2C9) sowie die Sensitivität (VKORC1) gegenüber den Cumarinen und erschweren damit die Steuerbarkeit der gerinnungshemmenden Wirkung.

Blutungskomplikationen. Bei allen Antikoagulanzien sind Blutungskomplikationen die häufigste Nebenwir-

o Abb. 9.150 4-Hydroxycumarine als Vitamin-K-Antagonisten

o Abb. 9.151 Entwicklung der Vitamin-K-Antagonisten aus Dicumarol

4-Hydroxycumarin (4-Hydroxy-2-chromon)

2-Hydroxycumarin (2-Hydroxy-4-chromon)

OH^-, $-H_2O$

4-Enolat-Form

2-Enolat-Form

○ **Abb. 9.152** Tautomere Formen der 4-Hydroxycumarine und mesomeriestabilisiertes Anion

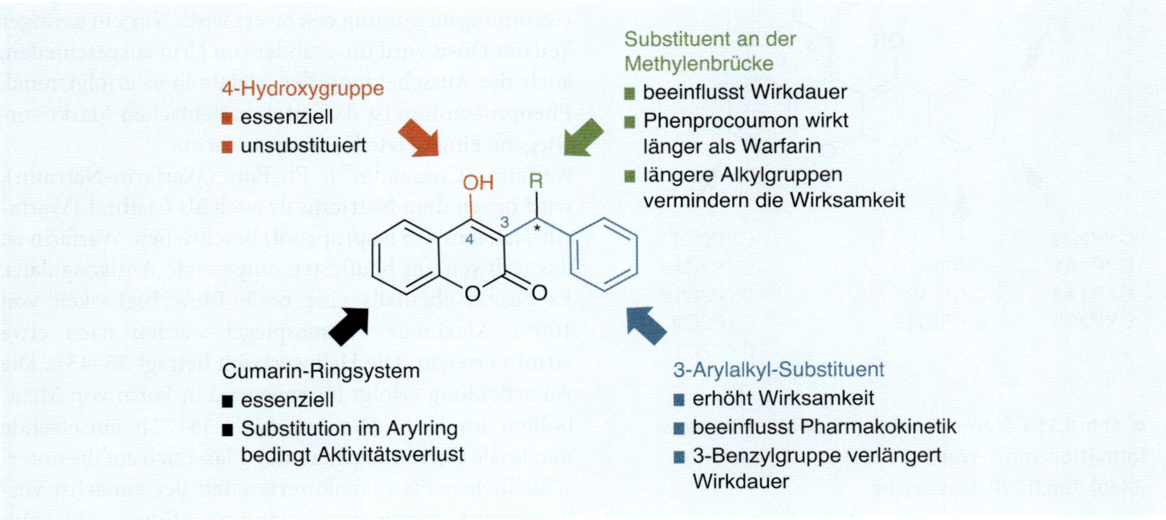

○ **Abb. 9.153** Struktur-Wirkungs-Beziehungen der Cumarine

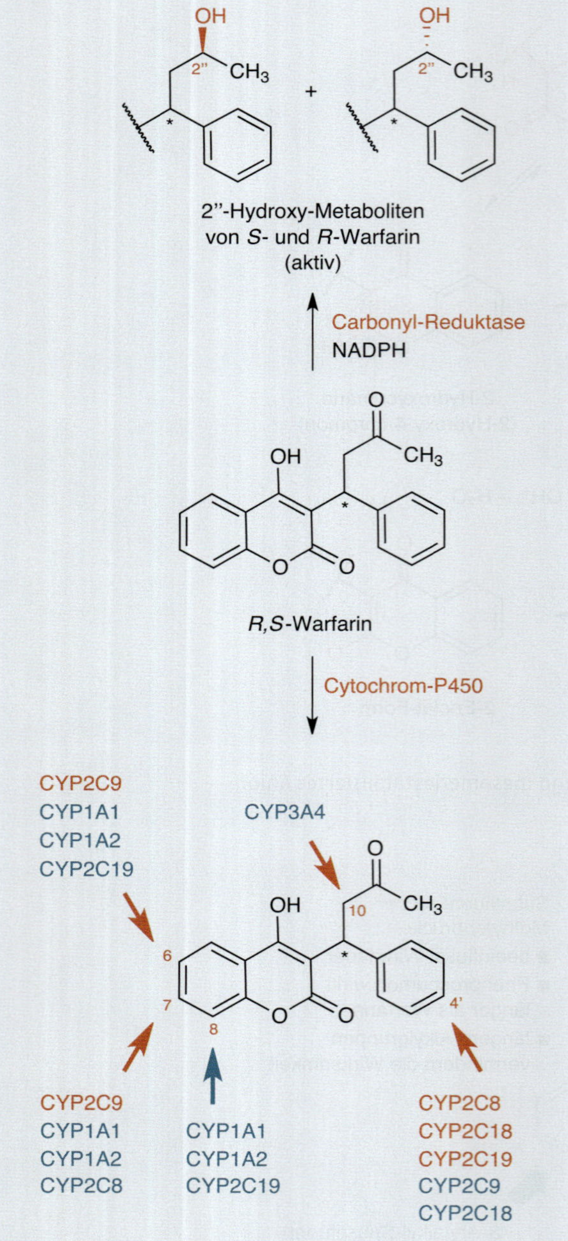

o Abb. 9.154 Stereo- und regioselektive Biotransformation von *S*-Warfarin (rot) und *R*-Warfarin (blau) durch CYP-Isoenzyme

kung. Die Anwendung von Cumarinen erfordert wegen der geringen therapeutischen Breite und der langen Halbwertszeiten eine ständige Kontrolle der Plasmaspiegel. Labordiagnostisch geläufig ist die Bestimmung des **Quick-Werts**, der auch als Prothrombinzeit bezeichnet wird. Er lässt Rückschlüsse über die Gerinnungsfähigkeit des Blutes zu. Je geringer dieser ist, desto höher ist das Blutungsrisiko. Liegt ein Quick-Wert von 60 % vor, so beträgt die Aktivität des Thromboplastins im Blut 60 % des Gerinnungsvermögens von Normalblut ohne Gerinnungshemmer. Aufgrund mangelnder Standardisierung und Vergleichbarkeit wurde der Quick-Wert weitgehend durch den methodenunabhängigen **INR-Wert** (*International Normalized Ratio*) ersetzt. Er bezieht sich auf einen WHO-Standard und bezeichnet den Faktor, um den die Gerinnungszeit des Blutes durch die Einnahme eines Gerinnungshemmers verlängert wird. Bei INR-Werten ab 5 ist mit einem exponentiell steigenden Blutungsrisiko zu rechnen. Betroffen sind meist der Magen-Darm-Trakt, die Harnwege sowie intrakranielle Gefäße. Im Falle lebensbedrohlicher Blutungen ist die Gabe von Vitamin K oder eine Substitution von Gerinnungsfaktoren erforderlich. Allerdings tritt die **Antidotwirkung durch Vitamin K** erst nach einigen Stunden ein, da die Gerinnungsfaktoren vom Körper erst nachgebildet werden müssen. Antikoagulierte Patienten sollten unbedingt auf das Analgetikum Acetylsalicylsäure sowie auf nichtsteroidale Antirheumatika verzichten, da diese die Cyclooxygenase-1 hemmen und dadurch die Bildung von Thromboxan A_2 ausbleibt. Durch deren Hemmung steigt das gastrointestinale Blutungsrisiko.

Phenprocoumon (Marcumar®) wird nach oraler Gabe rasch resorbiert, die Bioverfügbarkeit beträgt nahezu 100 %. Nachteilhaft ist die mit 6,5 Tagen sehr lange Halbwertszeit, wodurch eine präzise Steuerung der Gerinnungshemmung erschwert wird. Nur ein geringer Teil der Dosis wird unverändert im Urin ausgeschieden, auch die Ausscheidung der Metaboliten erfolgt renal. Phenprocoumon ist das auf dem deutschen Markt vorwiegend eingesetzte Hydroxycumarin.

Warfarin (Coumadin®), Ph. Eur. (Warfarin-Natrium), wird neben dem Natriumsalz auch als Clathrat (Warfarin-Natrium · 0,5 Isopropanol) beschrieben. Warfarin ist das weltweit am häufigsten eingesetzte Antikoagulans. Es besitzt ebenfalls eine orale Bioverfügbarkeit von 100 %. Maximale Plasmaspiegel werden nach etwa 90 min erreicht. Die Halbwertszeit beträgt 35–45 h. Die Ausscheidung erfolgt überwiegend in Form von Metaboliten im Urin. Die erst nach 36–72 h einsetzende maximale Gerinnungshemmung lässt sich auf die unterschiedlichen Plasmahalbwertszeiten der zunächst vorhandenen Gerinnungsproteine zurückführen. Ein erster gerinnungshemmender Effekt ist nach etwa 24 h vorhanden. Er kommt durch die Hemmung des Faktors VII zustande, dessen Halbwertszeit mit 5–6 h gering ist. Nach Absetzen von Warfarin beträgt die Zeitdauer bis zur Normalisierung der Blutgerinnungsdauer 4–6 Tage, bei Phenprocoumon ist diese dagegen mit 7–14 Tagen deutlich höher. Beide Cumarine binden zu 99 % an Plasmaproteine und können zahlreiche Arzneistoffe aus der Bindung an Serumalbumin verdrängen.

Verwendung von Cumarinen als Rodentizide

Rodentizide (lat. *rodentia* = Nagetiere, *caedere* = töten) sind Wirkstoffe zur Bekämpfung von Schadnagern (Rattengift). Sie dienen zur Bekämpfung von Gesundheits- oder Hygieneschädlingen sowie von Vorrats- und Materialschädlingen in Gebäuden, Tierställen oder der Kanalisation. Bekämpft werden vorwiegend die Wanderratte, die Hausratte und die Hausmaus.
Zahlreiche Rodentizide enthalten **antikoagulatorisch wirksame Cumarine** (Abb. 9.155) und werden als **Köderpräparate** (z. B. Festköder, Getreideköder, Pastenköder) ausgebracht. Fressen die Tiere einen präparierten Köder, verbluten sie innerlich und verenden. Da die Wirkung oftmals zeitverzögert erst 3–7 Tage nach Aufnahme eintritt, entwickeln Schadnager keine Köderscheu. Bei den als Rodentizid eingesetzten Antikoagulanzien werden Wirkstoffe zweier Generationen unterschieden:

- **1. Generation** (Warfarin, Chlorophacinon und Coumatetralyl),
- **2. Generation** (Brodifacoum, Bromadiolon, Difenacoum, Difethialon, Flocoumafen).

Ende der 1970er und in den frühen 1980er Jahren zeigten sich bei Nagern erstmals Resistenzen gegenüber Warfarin durch Mutationen im VKORC1-Gen. Auf der Suche nach neuen, potenten Gerinnungshemmern führte man substituierte Phenylringe in das Hydroxycumarin-Gerüst ein und steigerte die Lipophilie damit signifikant. So weist Brodifacoum einen log-P-Wert von 8,5 auf, gegenüber einem log-P-Wert von 2,3 für Warfarin. Ausgeprägte Lipophilie und die hohe Lipidlöslichkeit führen zu einer starken Gewebeakkumulation und zu überaus langen biologischen Halbwertszeiten, die mitunter mehr als 20 Tage betragen. Beim Warfarin sind es dagegen nur 12–72 h.
Hinsichtlich der Aktivierung Vitamin-K-abhängiger Gerinnungsfaktoren sind die Vertreter der 2. Generation deutlich potentere Inhibitoren als Warfarin. VKORC1 wird 10-fach stärker inhibiert als durch Warfarin. Infolgedessen resultieren extrem niedrige LD_{50}-Werte, sodass Schadnager meist schon nach Aufnahme einer Einmaldosis des Cumarins verenden. Die Wirkstoffe der 2. Generation werden daher auch als **Superwarfarine** bezeichnet, mit **Brodifacoum** als dem potentesten Vertreter. Bei Nagern beträgt der akute LD_{50}-Wert von Brodifacoum 0,2–0,3 mg/kg Körpergewicht (Ratte, oral). Dieser Wert liegt weit unter dem des Warfarins, der im Bereich von 60 mg/kg (Ratte, oral) bis über 374 mg/kg (Maus, oral) angesiedelt ist.
Chlorophacinon (Brumolin®) ist kein Cumarin, sondern ein Indan-1,3-dion-Derivat. Außer bei den Cumarinen hatte man Mitte der 1950er Jahre potente antikoagulatorische bzw. hämorrhagische Wirkungen auch bei Indandionen nachweisen können. **Coumatetralyl** (Racumin®) ist wie Warfarin ein Vertreter der 1. Generation. **Bromadiolon** wird vorwiegend in der landwirtschaftlichen und kommunalen Rattenbekämpfung eingesetzt. Es weist wie **Difenacoum** (RatStop®), **Brodifacoum** (Ratron®) und **Flocoumafen** (Storm Ultra®) jeweils 2 asymmetrisch substituierte C-Atome auf. Demnach existieren bei diesen Vertretern jeweils 2 Enantiomerenpaare. Sie werden als Isomerengemische eingesetzt. Beim Brodifacoum zeigen die 4 Stereoisomere nahezu identische Wirkstärke. **Difethialon** (Bayer Rodilon®) ist ein Thioanalogon des Brodifacoums. Es wird wie Brodifacoum und Flocoumafen zur Nagerbekämpfung in Lagern und Ställen eingesetzt.
Verendete Schadnager dürfen wegen möglicher Sekundärvergiftungen keinesfalls ins Freie gelangen. Da die Blutgerinnung in Säugern (Hunde, Katzen etc.) und Vögeln nahezu identisch abläuft, können rodentizide Antikoagulanzien auch für Nichtzieltiere tödlich sein. Da auch beim Menschen Intoxikationen möglich sind, werden Rodentizide mit Warnfarben (blaue Einfärbung) und Bitterstoffen versehen, um eine unbeabsichtigte Einnahme auszuschließen. Zudem müssen Rodentizide in Köderstationen ausgebracht werden, sodass Kindern und Haustieren kein Zugang zum Köder möglich ist. Bei Intoxikation sind Superwarfarine **durch Vitamin K antagonisierbar**, wobei Anfangsdosen von bis zu 100 mg pro Tag erforderlich sein können.

9

Indirekte Faktor-Xa-Inhibitoren (Heparine)

Heparin ist ein körpereigenes Antikoagulans und das am häufigsten eingesetzte **parenterale Antikoagulans**. Wird Heparin i. v. appliziert, erfolgt der Wirkungseintritt innerhalb von Sekunden. Die Heparine wurden 1916 durch den Medizinstudenten Jay McLean entdeckt. Zunächst war nur hochmolekulares (unfraktioniertes) Heparin bekannt. Niedermolekulares Heparin entdeckte man erst in den 1980er Jahren. Heparin kommt in den basophilen Granulozyten, der Oberfläche von Endothelzellen und in den sekretorischen Granula der Mastzellen von Leber (griech. *hepar*), Lunge und Dünndarmmukosa vor. Insbesondere Leber- und Lungengewebe sind reich an Mastzellen. Aufgrund ihrer hohen Polarität werden Heparine nach oraler oder transdermaler Applikation nicht resorbiert und können daher nur parenteral verabreicht werden. Um wirken zu können, benötigen die Heparine die Anwesenheit von Antithrombin und sind deshalb **indirekte Faktor-Xa-Inhibitoren**. Heparine hemmen den freien Faktor Xa. An Fibrin (Gerinnsel) gebundener Faktor Xa wird nicht inhibiert.

o Abb. 9.155 In Deutschland zugelassene und auf dem Markt befindliche antikoagulatorisch wirksame Rodentizide der 1. und 2. Generation (Superwarfarine)

Struktur und Eigenschaften. Unfraktioniertes Heparin (Standardheparin) ist ein wasserlösliches Gemisch von linearen, unverzweigten **Glykosaminoglykanen** unterschiedlicher Kettenlänge mit einer Molekülmasse von 3000–30 000 g/mol, wobei die mittlere Molekülmasse 12 000–15 000 g/mol beträgt. Aufgrund der zahlreich vorhandenen Schwefelsäuremonoester und Carboxygruppen ist Heparin stark sauer und liegt unter physiologischen Bedingungen als **Polyanion** vor. Heparin hat die höchste negative Ladungsdichte aller Biomoleküle. Die therapeutisch eingesetzten Heparine sind daher als Natrium- oder Calciumsalze allesamt Heparinate. Heparin lässt sich strukturell auf eine **Tetrasaccharid-Einheit** (o Abb. 9.156) zurückführen, in der disulfatiertes α-D-Glucosamin jeweils mit nicht sulfatierter D-Glucuronsäure (Uronsäure der D-Glucose, 30 %) und 2-*O*-sulfatierter α-L-Iduronsäure (Uronsäure der L-Idose, 70 %) alterniert. Die Hexosen liegen als Pyranosen vor, deren Hydroxygruppen partiell als Schwefelsäurehalbester, die Aminogruppen als Halbamide der Schwefelsäure. Die Abfolge und Gesamtzahl der Pyranosebausteine sowie der Sulfatierungsgrad sind nicht konstant, sondern unterliegen gewissen Schwankungen.

Wirkungsmechanismus. Die antikoagulatorische Aktivität der Heparine beruht auf der Fähigkeit, sich als Polyanion an kationische Lysinreste des körpereigenen Serinprotease-Inhibitors **Antithrombin** anzulagern und diesen zu aktivieren. Die Bindung an Antithrombin wird durch eine **spezifische Pentasaccharidsequenz**

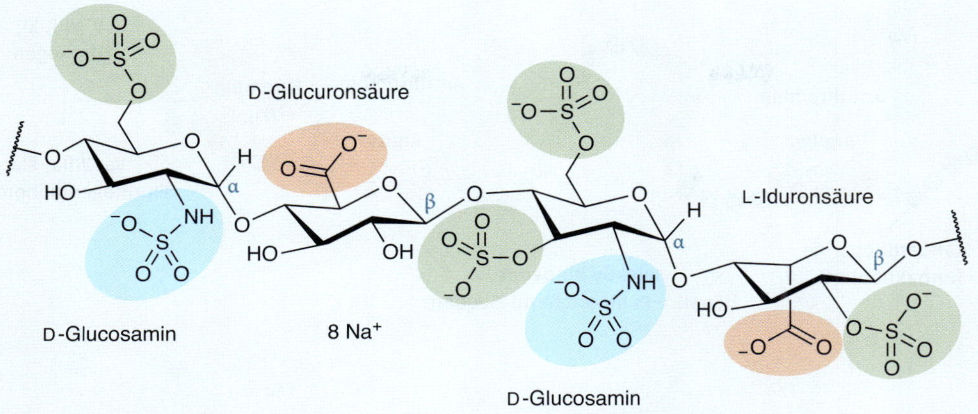

Abb. 9.156 Tetrasaccharid-Ausschnitt aus der Struktur von Heparin

bewirkt, die aber nur in etwa einem Drittel der Heparinketten vorkommt.

- Die **Thrombinhemmung** erfolgt durch Ausbildung eines **ternären Komplexes** aus **Antithrombin, Thrombin (Faktor IIa) und Heparin**.
- Für die **Hemmung** von **Faktor Xa** ist dagegen schon die alleinige Bindung auch kleinerer Heparinfragmente an Antithrombin ausreichend (Abb. 9.157).

Durch diese Interaktion mit Heparin wird die Hemmwirkung des Antithrombins auf Thrombin (Faktor IIa) und Faktor Xa enorm (bis zu 2000-fach) gesteigert.

Durch die Inaktivierung von Thrombin verhindert Heparin nicht nur die Fibrinbildung, sondern hemmt auch die Thrombin-induzierte Aktivierung von Thrombozyten und der Faktoren V und VIII. Heparinmoleküle mit weniger als 18 Saccharid-Einheiten weisen nicht mehr die notwendige Kettenlänge zur Verbrückung von Thrombin und Antithrombin auf und hemmen Thrombin daher nicht mehr.

Heparin-Calcium, Ph. Eur., und **Heparin-Natrium**, Ph. Eur., werden aus den Mastzellen der Schweinedarmmukosa gewonnen. Da es sich bei Heparin um keine einheitliche Substanz handelt, wird die Dosis nicht in Gramm angegeben, sondern zur Standardisierung der Aktivität in Internationalen Einheiten (I. E.): 1000 IE vermögen einen Liter Schafs- oder Rinderblut bei 37 °C eine Stunde lang ungerinnbar zu machen.

Niedermolekulare Heparine, Ph. Eur., weisen im Vergleich zu den unfraktionierten hochmolekularen Standardheparinen kürzere Ketten auf (mittlere Molekülmasse 4000–8000 g/mol).

Dalteparin-Natrium (Fragmin®), Ph. Eur., **Enoxaparin-Natrium** (Clexane®), Ph. Eur., **Nadroparin-Calcium** (Fraxiparine®), Ph. Eur., sowie **Tinzaparin-Natrium** (innohep®), Ph. Eur., sind niedermolekulare Heparine. Man gewinnt sie mittels chemischer und enzymatischer Spaltungsmethoden aus Standardheparinen. Sie unterscheiden sich u. a. hinsichtlich der mittleren Molekülmasse und dem Verhältnis der Anti-Faktor-Xa-Aktivität zur Anti-Faktor-IIa-(Thrombin-)Aktivität (**Anti-Xa/Anti-IIa-Quotient**). Mit abnehmender Kettenlänge wird Faktor IIa zunehmend weniger beeinflusst, die Faktor-Xa-Hemmung nimmt dagegen zu, ebenso die Halbwertszeit. Der Komplex aus niedermolekularem Heparin und Antithrombin **hemmt primär Faktor Xa** (Abb. 9.157), in deutlich schwächerem Maß Faktor IIa (Thrombin), da nur etwa 25–50 % der Ketten von niedermolekularen Heparinen lang genug sind, um Antithrombin mit Thrombin zu verbrücken. Folglich ist bei den niedermolekularen Heparinen der Anti-Xa/Anti-IIa-Quotient größer als bei Standardheparin. Niedermolekulares Heparin kann über dieses Aktivitätsverhältnis eindeutig von Standardheparin unterschieden werden.

Niedermolekulare Heparine binden im Gegensatz zu Standardheparinen in geringerem Maß an Plasmaproteine. Auch das Aggregations- und Adhäsionsverhalten der Thrombozyten wird vergleichsweise wenig beeinflusst. Gegenüber den Standardheparinen zeichnen sich subkutan applizierte niedermolekulare Heparine durch eine erheblich konstantere Bioverfügbarkeit und längere Halbwertszeiten (2–6 h) aus, wodurch eine einmal tägliche Verabreichung möglich ist. Maximale Plasmaspiegel werden bei subkutaner Gabe nach 2–5 h erreicht, die Elimination der niedermolekulare Heparine erfolgt primär renal.

Heparine werden zur Prophylaxe und Therapie von Thrombosen, als gerinnungshemmende Substanzen bei operativen Eingriffen sowie zur Antikoagulation

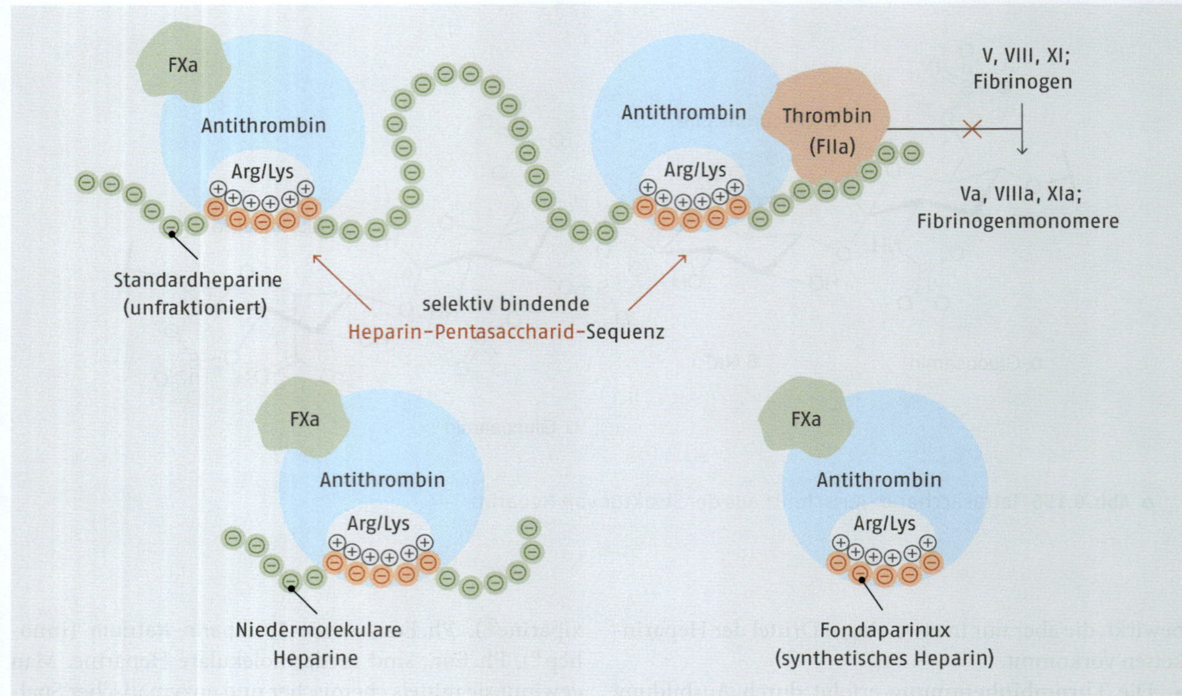

Abb. 9.157 Oben: Aktivierung von Antithrombin durch Bildung eines ternären Komplexes aus Antithrombin, Thrombin (Faktor IIa) und Standardheparin (≥ 18 Saccharid-Einheiten) führt zur Antithrombin-vermittelten Inaktivierung von Faktor Xa und Faktor IIa.

Unten: Niedermolekulare Heparine oder Fondaparinux (kurze Saccharidketten) inaktivieren aufgrund der geringen Kettenlänge nur Faktor Xa, nicht dagegen Faktor IIa.

bei extrakorporaler Zirkulation (Dialyse, Herz-Lungen-Maschine) eingesetzt. Die **Vollheparinisierung** beim Auftreten einer Thromboembolie ist eine wichtige **Notfallbehandlung**. Heparin wird direkt intravenös verabreicht, was mit einem sofortigen Wirkungseintritt verbunden ist. Niedermolekulare Heparine werden bevorzugt bei größeren chirurgischen Eingriffen, z. B. bei Hüft- und Kniegelenksersatz, zur Verhinderung tiefer Venenthrombosen und Lungenembolien verwendet.

Nebenwirkungen. Die immunologische **Heparin-induzierte Thrombozytopenie** (HIT) Typ II stellt mitunter eine gefährliche Komplikation bei einer Heparinisierung dar, insbesondere mit unfraktioniertem Heparin. Antikörper gegen Heparin-Protein-Komplexe verursachen dabei eine Verklumpung und Aktivierung der Thrombozyten. Die Zahl der Thrombozyten sinkt bei länger dauernder oder wiederholter Behandlung mit Heparin unter 50 % des Ausgangswerts. Paradoxerweise kommt es zu einer vermehrten Thrombinbildung und ggf. lebensbedrohlichen Gefäßverschlüssen. **Argatroban** gilt in solchen Fällen als Alternative der Wahl. Auch **Danaparoid-Natrium** ist zur Therapie der HIT zugelassen.

Antidot. Die Wirkung von unfraktioniertem Heparin kann durch **Protaminsulfat** (Protaminsulfat Leo®), Ph. Eur., ein kationisches, stark basisches Protein aus dem Rogen bestimmter Fischspezies, antagonisiert werden. Ph. Eur. nennt Salmonidae (Lachsarten, Salmin) und Clupeidae (Heringsarten, Clupein) als Protaminquellen. Protamine besitzen relative Molekülmassen von etwa 4000–5000 g/mol und bestehen aus etwa 30 Aminosäuren. Arginin überwiegt deutlich und macht bei Salmin und Clupein ca 90 % (m/m) aus. Die Antagonisierung durch Protamin kann als Salzbildung mit Heparin verstanden werden, wodurch dieses aus der Bindung an Antithrombin verdrängt wird. Protaminsulfat wird angewendet zur Therapie einer Überdosierung von Heparin oder niedermolekularem Heparin und Heparin-induzierten Blutungen. Man verwendet Protaminsulfat auch zur Aufhebung der gerinnungshemmenden Wirkung von Heparin vor Notfalloperationen oder auch vor Bypass-Operationen sowie bei extrakorporaler Zirkulation. Bei der Antagonisierung

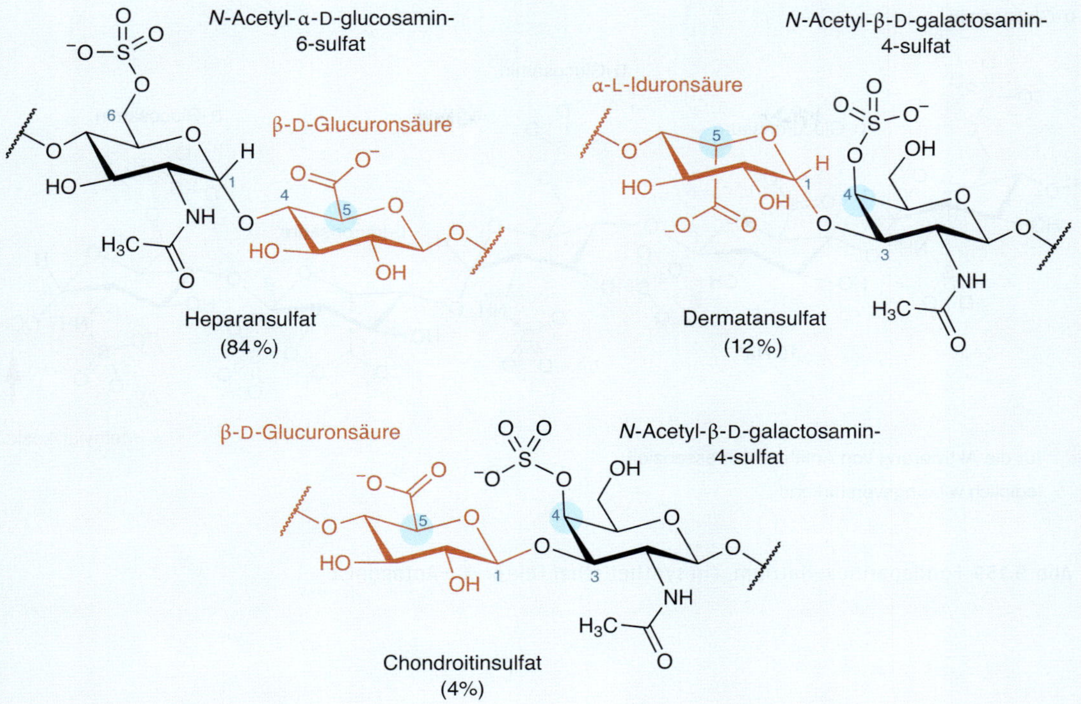

o Abb. 9.158 Beispiele für charakteristische Disaccharid-Bausteine in Danaparoid-Natrium als Gemisch niedermolekularer sulfatierter Glykosaminglykane. Epimere C-Atome sind blau hinterlegt.

niedermolekularer Heparine werden deren Anti-Thrombin-Aktivitäten durch Protaminhydrochlorid zwar auch rasch und vollständig aufgehoben, bezüglich der Anti-Faktor-Xa-Aktivität verbleibt aber eine Restaktivität. Diese hängt von der Art des niedermolekularen Heparins ab und beträgt zwischen 40–80 %.

Danaparoid-Natrium (Orgaran®), Ph. Eur., ist ein komplexes Gemisch niedermolekularer sulfatierter **Nicht-Heparin-Glykosaminoglykane** aus tierischer Darmmukosa. Die Mischung an Natriumsalzen besteht überwiegend aus Heparansulfat (84 %) und kleinen Anteilen Dermatansulfat (12 %) sowie Chondroitinsulfat (4 %).

Die Bestandteile von Danaparoid sind aus Disaccharid-Einheiten aufgebaut, die grundsätzlich aus jeweils einem Uronsäure- und einem Aminozucker-Baustein zusammengesetzt sind. **Heparansulfat** (o Abb. 9.158) weist eine Kettenstruktur aus repetitiven Disaccharid-Einheiten auf, die aus *N*-Acetyl-Glucosamin und Glucuronsäure oder auch der C-5-epimeren Iduronsäure bestehen. **Chondroitinsulfat** besteht aus unverzweigten Polysaccharidketten variabler Länge, wobei eine Kette mehr als 100 Zuckereinheiten aufweisen kann. Die Einfachzucker D-Glucuronsäure und *N*-Acetyl-D-galactosamin alternieren. Der Sulfatierungsgrad an den Positionen C-6 (Chondroitinsulfat C) und/oder C-4 (Chondroitinsulfat A) des *N*-Acetyl-galactosamins schwankt. **Dermatansulfate** (Chondroitinsulfat B) bilden sich nach Epimerisierung der Glucuronsäure am C-5 zur α-L-Iduronsäure.

Als mittlere Molekülmasse wird 6000–6500 g/mol angegeben. Sulfatierungsgrad und damit auch die Ladungsdichte sind geringer als bei den Heparinen. Danaparoid-Natrium bewirkt durch Bindung an Antithrombin eine **indirekte Hemmung der Faktor-Xa-Aktivität**, die allerdings 10-fach geringer ausfällt als die des Heparins. Die Faktor-Xa-Hemmung geht auf einen geringen, im Gesamt-Heparansulfat nur zu etwa 4 % enthaltenen Anteil mit besonders hoher Affinität zu Antithrombin zurück. Dieser weist neben Iduronsäure einen β-D-Glucosamin-*N*,2,3-trisulfat-Baustein auf. Die Antithrombin-vermittelte Thrombinhemmung ist etwa 20-fach schwächer ausgeprägt. Danaparoid weist eine lange Anti-Faktor-Xa-Halbwertszeit von etwa 25 h auf. Maximale Plasmaspiegel treten 4–5 h nach der Injektion auf. Danaparoid-Natrium wird zur Prävention tiefer Venenthrombosen eingesetzt oder falls Allergien oder Unverträglichkeiten gegenüber Heparin vorliegen. Insbesondere wird es bei der Heparin-induzierten Thrombozytopenie vom Typ II als alternatives Antikoagulans

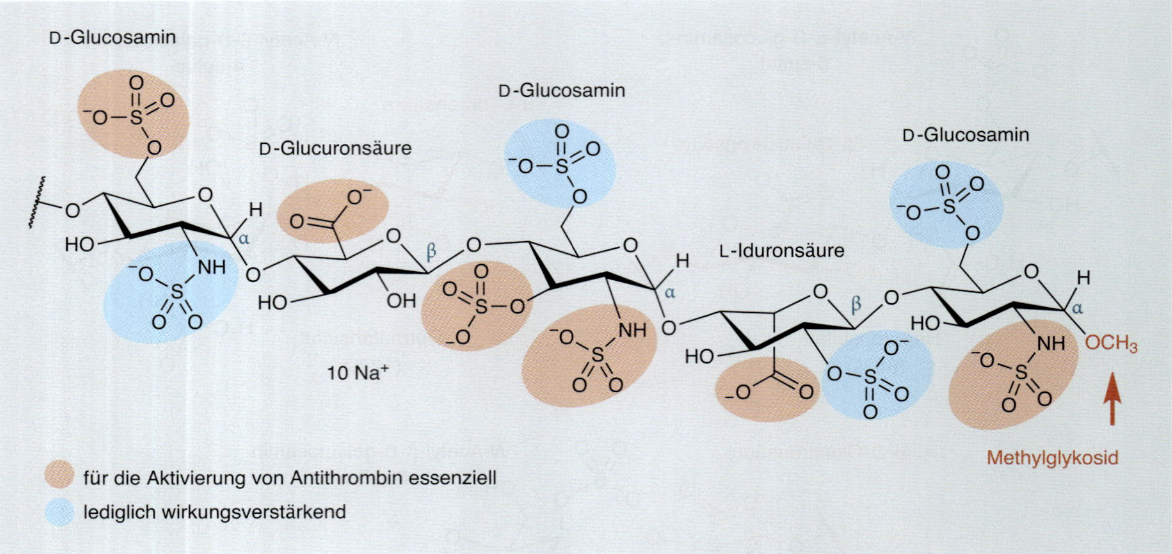

Abb. 9.159 Fondaparinux-Natrium, ein synthetischer Faktor-Xa-Antagonist

zum Heparin eingesetzt. Danaparoid-Natrium kann durch Protaminsulfat nicht antagonisiert werden. Demnach können postoperative Blutungen gravierend sein.

Fondaparinux-Natrium

Fondaparinux (Abb. 9.159) ist ein vollsynthetisches oktasulfatiertes Pentasaccharid und Heparin-Analogon. Es war der erste **selektive Faktor-Xa-Antagonist**. Strukturell geht es auf eine pharmakophore Sequenz von 5 Zuckern im Heparin-Molekül zurück, die als Antithrombin-Bindestelle fungiert und für die hochaffine Interaktion mit Antithrombin wesentlich ist.

Struktur. Fondaparinux ist im Gegensatz zu den niedermolekularen Heparinen eine chemisch einheitliche Substanz mit einer Molekülmasse von 1727 g/mol. Das Pentasaccharid setzt sich aus 3 Glucosamin-Einheiten und je einem Molekül D-Glucuronsäure sowie L-Iduronsäure zusammen. Letztere ist ein Epimer der Glucuronsäure und unterscheidet sich von dieser in der Stellung der Carboxygruppe an C-5. Die Verknüpfung der Pyranosen erfolgt alternierend α- sowie β-1,4-glykosidisch. Die Struktur weist 5 Schwefelsäurehalbester und 3 Schwefelsäurehalbamide auf. Außerdem sind 2 Carboxylatgruppen sowie 5 nicht sulfatierte Hydroxygruppen vorhanden. Fondaparinux liegt stabilisiert als endständiges **Methylglykosid** vor.

Wirkungsmechanismus. Die antithrombotische Wirkung von Fondaparinux beruht auf einer **indirekten**, Antithrombin-vermittelten **selektiven Hemmung des Faktors Xa** (Abb. 9.157, unten). Fondaparinux bindet nicht an Thrombin (Faktor IIa). Auch die Thrombozytentätigkeit wird nicht beeinflusst. Durch die weitgehend **spezifische, hochaffine Bindung an Antithrombin** bewirkt Fondaparinux eine Konformationsänderung und verstärkt 300-fach den inhibitorischen Effekt von Antithrombin auf Faktor Xa. Da Faktor Xa die Umwandlung von Prothrombin in Thrombin (Faktor IIa) katalysiert, wird die Thrombinbildung gehemmt und die Blutgerinnungskaskade unterbrochen. Im Gegensatz zu Fondaparinux hemmt Standardheparin die Faktoren Xa und IIa (Thrombin) etwa zu gleichen Teilen, niedermolekulare Heparine die Faktoren Xa und IIa etwa im Verhältnis 4:1. Fondaparinux wird unverändert aus der Bindung an Antithrombin freigegeben und kann an das nächste Molekül binden.

Fondaparinux-Natrium (Arixtra®) wird subkutan verabreicht. Die Bioverfügbarkeit ist nach subkutaner Gabe sehr hoch. Es bindet zu 97–98 % an Antithrombin, ohne unspezifisch an andere Proteine zu binden. Die halbmaximale Plasmakonzentration wird mit 25 min etwa doppelt so schnell erreicht wie bei den Heparinen. Fondaparinux wird nicht metabolisiert. Aufgrund der langen Halbwertszeit von 15–20 h kann es einmal täglich verabreicht werden. Fondaparinux dient zur Prävention und Therapie venöser Thromboembolien, der akuten Lungenembolie, des akuten Koronarsyndroms sowie des akuten Myokardinfarkts. Protaminhydrochlorid ist als Antidot unwirksam.

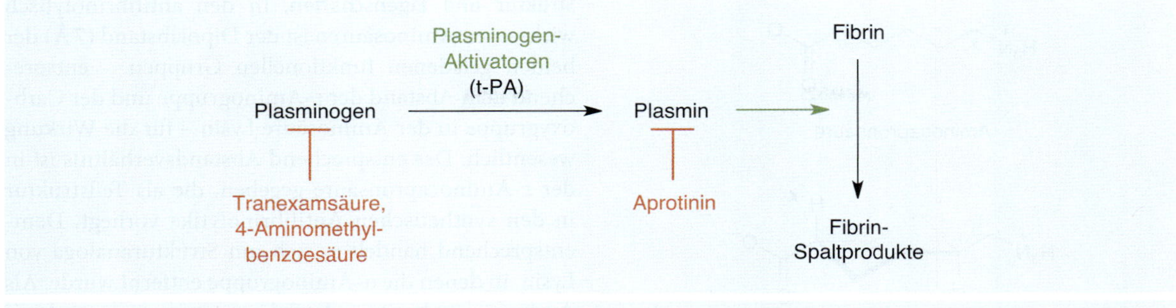

Abb. 9.160 Angriffspunkte der Fibrinolytika und Antifibrinolytika bei der Fibrinolyse. t-PA: gewebespezifischer Plasminogen-Aktivator

9.7.3 Mittel zur Beeinflussung der Fibrinolyse (Fibrinolytika und Antifibrinolytika)

Als kompensatorischer Mechanismus zur Blutgerinnung fungiert die Fibrinolyse. Dabei wird vernetztes Fibrinogen in lösliche Spaltprodukte umgewandelt, endogene Blutgerinnsel lösen sich auf und die zuvor durch Thromben verschlossenen Blutgefäße werden wieder durchgängig. Fibrinolytika und Antifibrinolytika sind Arzneistoffgruppen mit entgegengesetzten Wirkungen, die zum Auflösen von Thromben bzw. zur Blutstillung dienen.

Fibrinolytika

Haben sich frische Blutgerinnsel gebildet, etwa im Zuge eines akuten Myokardinfarkts, einer akuten massiven Lungenembolie, eines akuten ischämischen Schlaganfalls oder als Folge einer tiefen Venenthrombose, lassen sie sich durch Antikoagulanzien nicht mehr auflösen. Sie können gegebenenfalls aber durch den frühzeitigen Einsatz von **Fibrinolytika** – gerinnselauflösenden Mitteln – beseitigt werden. Für die körpereigene **Fibrinolyse** in Blutgerinnseln ist besonders die Peptidase **Plasmin** wichtig („Fibrin-Schere"). Plasmin bewirkt die Proteolyse von Fibrin in Fibrinopeptide, kann aber auch viele andere Proteine im Blutplasma abbauen.

Die proteolytische Umwandlung der inaktiven Plasminvorstufe Plasminogen in Plasmin geschieht auf enzymatischem Weg durch **Plasminogen-Aktivatoren** (Abb. 9.160). Physiologisch wird diese Aufgabe von körpereigenen Aktivatoren, wie dem gewebespezifischen (tissue-)Plasminogen-Aktivator (**t-PA**) und der Urokinase übernommen, die auch therapeutisch eingesetzt werden können. Plasminogen bindet über seine Lysin-Bindestellen an Lysinreste von Fibrin. Im ternären Komplex Plasminogen-Fibrin-tPA wandelt tPA Plasminogen in Plasmin um. Fibrin beschleunigt diesen Vorgang ca. 1000-fach. Die Plasminbildung läuft also unmittelbar am Ort des Gerinnsels ab, sodass eine systemische Fibrinolyse vermieden wird. Auch körperfremde Proteine wie Streptokinase sind dazu in der Lage. In die Steuerung des zur Blutgerinnung zeitlich versetzten Beginns der Fibrinolyse sind u. a. Plasminogen-Aktivatoren und Plasmin-Inhibitoren (α_2-Antiplasmin, α_2-Makroglobulin) involviert.

Die nachfolgend genannten Fibrinolytika werden therapeutisch als **Thrombolytika** bei Herzinfarkten, Lungenembolien oder zur Auflösung thrombotischer Gefäß- oder Katheterverschlüsse eingesetzt.

Urokinase (Syner-KINASE®), Ph. Eur., auch als Urokinase-Typ Plasminogen-Aktivator (u-PA) bezeichnet, ist ein indirektes Fibrinolytikum, das in der Niere produziert und mit dem Urin ausgeschieden wird. Die Substanz kommt jedoch auch im Blut und der Extrazellulärmatrix vor. Urokinase wandelt durch proteolytische Spaltung der Arginin-Valin-Bindung Plasminogen in Plasmin um. Die proteolytische Aktivität der Urokinase wird durch die Bindung an den spezifischen zellulären Urokinase-Rezeptor stark erhöht.

Streptokinase, Konzentrierte Streptokinase-Lösung (Streptase®), Ph. Eur., wird von β-hämolysierenden Streptokokken gebildet und ins Nährmedium abgegeben. Das Protein besteht aus 414 Aminosäuren. Es bildet mit Plasminogen einen stöchiometrischen 1:1-Aktivatorkomplex und wandelt somit Plasminogen in Plasmin um. Streptokinase wirkt somit indirekt, hat keine eigene Proteaseaktivität und ist kein Enzym.

Alteplase zur Injektion (Actilyse®), Ph. Eur., ist ein rekombinanter gewebespezifischer Plasminogenaktivator (*recombinant tissue plasminogen activator*, rt-PA) und entspricht in seiner Aminosäuresequenz dem körpereigenen Gewebe-Plasminogen-Aktivator (t-PA), der aus den Endothelzellen der Gefäßwand freigesetzt wird. Die aus 527 Aminosäuren bestehende Serinprotease wirkt weitgehend selektiv auf Thromben, da lediglich

9

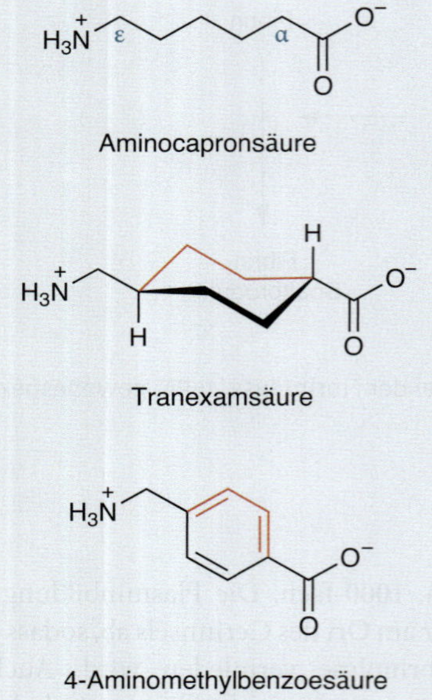

Aminocapronsäure

Tranexamsäure

4-Aminomethylbenzoesäure

o Abb. 9.161 Aminocapronsäure und Antifibrinolytika

Fibrin-gebundenes Plasminogen in Plasmin umgewandelt wird.

Tenecteplase (TNK-t-PA, Metalyse®) ist ebenfalls ein rekombinanter fibrinspezifischer Plasminogen-Aktivator. Gegenüber Alteplase wurde Thr103 durch Asparagin und Asn117 durch Glutamin ersetzt. Außerdem ersetzte man Lysin, Histidin und 2 Arginin-Moleküle an den Positionen 296–299 durch 4 Moleküle Alanin. Tenecteplase hat eine längere Plasmahalbwertszeit und eine höhere Fibrinspezifität als t-PA und wird in geringerem Maß durch Plasminogen-Aktivator-Inhibitor-1 (PAI-1) inaktiviert. Die Halbwertszeiten der Enzyme betragen nur wenige Minuten (z. B. Alteplase 3–4 min, Tenecteplase 24 min).

Antifibrinolytika

Antifibrinolytika (o Abb. 9.161) sind Wirkstoffe, die eine Hemmung der Fibrinolyse im Blut und damit eine verstärkte Blutgerinnung bewirken. Sie werden daher auch als **Blutungs- oder Plasminhemmer** bezeichnet. Eingesetzt werden sie u. a. bei Blutungen oder Blutungsneigungen infolge einer Gerinnungsstörung durch vermehrte Fibrinauflösung (Hyperfibrinolyse), gastrointestinalen, gynäkologischen oder geburtshilflichen Blutungen, Hals-, Nasen-, Ohrenoperationen oder auch als Antidot bei Blutungen während einer medikamentösen Fibrinolyse. Zu den Antifibrinolytika zählen Tranexamsäure, 4-Aminomethylbenzoesäure sowie das Polypeptid Aprotinin.

Struktur und Eigenschaften. In den antifibrinolytisch wirksamen Aminosäuren ist der Dipolabstand (7 Å) der beiden geladenen funktionellen Gruppen – entsprechend dem Abstand der ε-Aminogruppe und der Carboxygruppe in der Aminosäure Lysin – für die Wirkung wesentlich. Das entsprechend Abstandsverhältnis ist in der ε-Aminocapronsäure gegeben, die als Teilstruktur in den synthetischen Antifibrinolytika vorliegt. Dementsprechend handelt es sich um Strukturanaloga von Lysin, in denen die α-Aminogruppe entfernt wurde. Als Aminosäuren besitzen die Substanzen saure sowie basische Eigenschaften und liegen als Zwitterionen vor. Die pK_S-Werte der Tranexamsäure betragen 4,5 (COOH) und 10,5 (NH_2). Die Substituenten am Cyclohexanring sind *trans*-ständig angeordnet.

Struktur-Wirkungs-Beziehungen. Eine Verkürzung oder Verlängerung des Abstands zwischen der ε-Aminogruppe und der Carboxygruppe führt zum Aktivitätsverlust. Tranexamsäure wirkt aufgrund der Abstandsverhältnisse nur als *trans*-isomer mit äquatorial angeordneten Substituenten. Jeweils freie Amino- und Carboxygruppen sind essenziell für die antifibrinolytische Aktivität. Deren vollständige oder teilweise Derivatisierung (Esterbildung) bedingt Aktivitätsverlust.

Wirkungsmechanismus. Antifibrinolytika besetzen als **Lysin-Analoga** Lysin-Bindestellen am Plasminogen, wodurch die Bildung des **Plasminogen-Aktivator-Komplexes** konformativ verhindert wird. Auf diese Weise wird die Umwandlung von Plasminogen in Plasmin sowie dessen Bindung an Fibrin verhindert und dadurch die Fibrinolyse gehemmt.

Tranexamsäure (Cyklokapron®), Ph. Eur., ist ein synthetisches Lysin-Analogon. Sie hemmt die proteolytische Aktivität von Plasminogen-Aktivatoren. Die deutlich rigidere Cyclohexylstruktur der Tranexamsäure geht mit einer 7–10-fach stärkeren antifibrinolytischen Wirksamkeit gegenüber der offenkettigen ε-Aminocapronsäure einher. Tranexamsäure wird durch katalytische Hydrierung von 4-Aminomethylbenzoesäure erhalten. Die orale Bioverfügbarkeit der Tranexamsäure beträgt 35 %. Der Wirkungseintritt erfolgt nach 15–30 min, da die Wirkung von Plasmin selbst nicht unterbunden wird. Die Ausscheidung erfolgt renal zu 90 % in unveränderter Form. In geringem Umfang entstehen der *N*-acetylierte und der desaminierte Metabolit. Die Eliminationshalbwertszeit liegt bei 3 h.

4-Aminomethylbenzoesäure (Pamba®) lässt sich ebenfalls als modifizierte ε-Aminocapronsäure auffassen, wobei mit dem Phenylring auch hier eine rigidere Struktur genutzt wird, um den erforderlichen Abstand zwischen Amino- und Carboxygruppe zu gewährleisten.

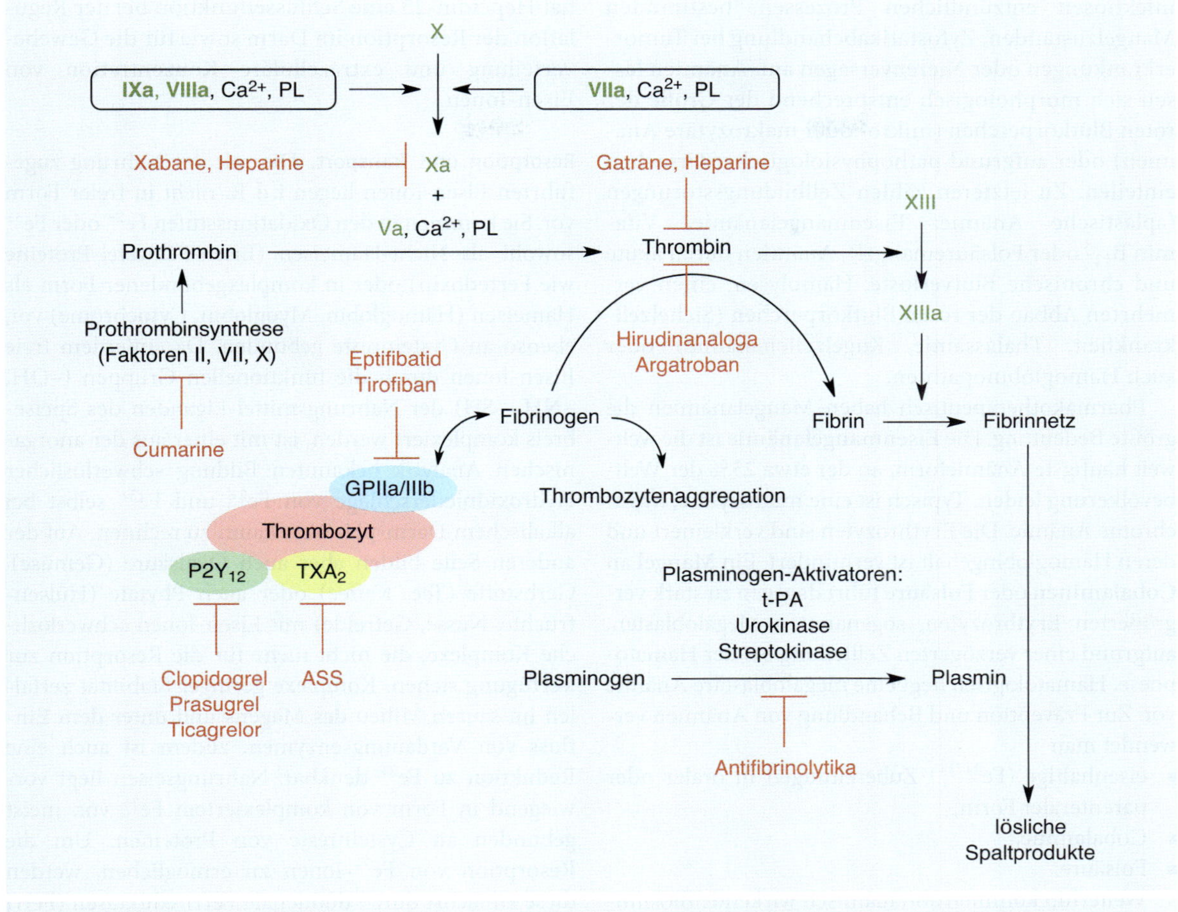

o Abb. 9.162 Beeinflussung des Blutgerinnungssystems durch Thrombozytenaggregationshemmer, Antikoagulanzien, Fibrinolytika und Antifibrinolytika. PL: Phospholipide

Nach oraler Applikation erreichen die Blutspiegel nach 2–3 h ein Maximum. Die Ausscheidung erfolgt vorwiegend renal, etwa 10–15 % als *N*-Acetylmetabolit. 4-Aminomethylbenzoesäure wird u. a. als Antidot bei Hyperfibrinolyse eingesetzt, wie sie z. B. durch Fibrinolytika hervorgerufen werden kann. In Deutschland ist die Substanz außer Handel.

Aprotinin (Trasylol®), Ph. Eur., auch enthalten in **Konzentrierte Aprotinin-Lösung**, Ph. Eur., ist ein globuläres, aus 58 Aminosäuren bestehendes basisches Polypeptid, mit unspezifischer Hemmwirkung gegenüber Proteasen und Peptidasen. Die Hauptwirkung beruht auf **Hemmung der Serinprotease Plasmin**. Daneben werden auch Trypsin, Chymotrypsin, Elastase, Kallikrein, Urokinase, der gewebespezifische Plasminogen-Aktivator oder Thrombin gehemmt. Aprotinin wurde in den 1930er Jahren entdeckt, 1959 in Deutschland eingeführt und nach kurzzeitigem Ruhen der Zulassung 2016 wiedereingeführt. Aprotinin kann aus Lungengewebe und Ohrspeicheldrüse von Rindern gewonnen werden. Aprotinin wirkt antifibrinolytisch, indem das Polypeptid kompetitiv an Plasmin und andere Proteasen bindet und so den Abbau von Fibrin hemmt. Aprotinin ist zugelassen zur prophylaktischen Verringerung von Blutverlust bei Koronararterien-Bypass-Operationen.

Einen zusammenfassenden Überblick zu den Angriffspunkten der Thrombozytenaggregationshemmer, Antikoagulanzien, Fibrinolytika und Antifibrinolytika gibt o Abb. 9.162.

9.7.4 Mittel zur Behandlung von Anämien

Als Leitsymptom einer klinisch relevanten Anämie gilt die Abnahme der mittleren Hämoglobinkonzentration im Blut unter den Wert von 11,0 g/dL. Der Referenzbereich dieser wichtigen Messgröße des sogenannten roten Blutbildes liegt für Frauen bei 12,0–15,5 g/dL, bei Männern sind es 14,0–17,5 g/dL. Anämien – unzutreffend oft als „Blutarmut" bezeichnet – treten meist als Folge von infektiösen und nichtinfektiösen entzündlichen Prozessen, bestimmten Mangelzuständen, Zytostatikabehandlung bei Tumorerkrankungen oder Nierenversagen auf. Anämien lassen sich morphologisch entsprechend der Größe der roten Blutkörperchen (mikro- oder makrozytäre Anämien) oder aufgrund pathophysiologischer Ursachen einteilen. Zu letzteren zählen Zellbildungsstörungen (aplastische Anämie, Eisenmangelanämie, Vitamin B_{12}- oder Folsäuremangel), Anämien durch akute und chronische Blutverluste, Hämolysen, einen vermehrten Abbau der roten Blutkörperchen (Sichelzellkrankheit, Thalassämie, Kugelzellenanämie) oder auch Hämoglobinopathien.

Pharmakotherapeutisch haben Mangelanämien die größte Bedeutung. Die **Eisenmangelanämie** ist die weltweit häufigste Anämieform, an der etwa 25 % der Weltbevölkerung leiden. Typisch ist eine mikrozytäre, hypochrome Anämie. Die Erythrozyten sind verkleinert und deren Hämoglobingehalt ist vermindert. Ein **Mangel an Cobalaminen** oder **Folsäure** führt dagegen zu stark vergrößerten Erythrozyten, sogenannten Megaloblasten, aufgrund einer verzögerten Zellteilung bei der Hämatopoese. Hämatologisch liegt eine megaloblastäre Anämie vor. Zur Prävention und Behandlung von Anämien verwendet man

- eisenhaltige ($Fe^{2+/3+}$) Zubereitungen in oraler oder parenteraler Form,
- Cobalamine,
- Folsäure.

Weiterhin kommen antianämisch wirkende Biosimilars (Epoetin alfa) zum Einsatz.

Eisenverbindungen

Physiologische Grundlagen der Eisenhomöostase. Der Organismus eines Erwachsenen enthält etwa 4–5 g Eisen-Ionen in gebundener Form. Diese verteilen sich

- zu ca. 66 % auf Hämoglobin,
- zu ca. 19 % auf Speichereisen (Ferritin, Hämosiderin) in Leber, Milz und Knochenmark,
- zu 15 % auf Funktionseisen (Cytochrome, Myoglobin).

Der tägliche Bedarf an Eisen liegt bei Erwachsenen bei etwa 12–15 mg. Tatsächlich genügt jedoch bereits die Resorption von 1–1,5 mg täglich durch die Enterozyten, da Eisen-Ionen sehr effektiv regeneriert werden. So recyceln Makrophagen im Rahmen der Erythrophagozytose durch Hämoglobinabbau ca. 20–25 mg Eisen/Tag aus verbrauchten und nur noch wenig verformbaren Erythrozyten. Auch Hepatozyten sind für die Eisenhomöostase besonders wichtig. Primär dienen sie der Eisenspeicherung und sezernieren außerdem das regulatorische Hormon **Hepcidin-25** (LEAP1, *liver expressed antimicrobial peptide 1*). Da Säuger Eisen-Ionen nicht aktiv ausscheiden können, hat Hepcidin-25 eine Schlüsselfunktion bei der Regulation der Resorption im Darm sowie für die Gewebeverteilung und extrazelluläre Konzentration von Eisen-Ionen.

Resorption und Transport. Die mit der Nahrung zugeführten Eisen-Ionen liegen i. d. R. nicht in freier Form vor. Sie kommen in den Oxidationsstufen Fe^{2+} oder Fe^{3+} sowohl als Nicht-Hämeisen (Eisen-Schwefel-Proteine wie Ferredoxin) oder in komplexgebundener Form als Hämeisen (Hämoglobin, Myoglobin, Cytochrome) vor, ebenso an Cysteinreste gebunden. Da außerdem freie Eisen-Ionen durch die funktionellen Gruppen (–OH, –NH, –SH) der Nahrungsmittel-Liganden des Speisebreis komplexiert werden, ist mit einer aus der anorganischen Analytik bekannten Bildung schwerlöslicher Hydroxidniederschläge von Fe^{2+} und Fe^{3+} selbst bei alkalischem Darm-pH-Wert kaum zu rechnen. Auf der anderen Seite bilden aber auch Oxalsäure (Gemüse), Gerbstoffe (Tee, Kaffee) oder auch Phytate (Hülsenfrüchte, Nüsse, Getreide) mit Eisen-Ionen schwerlösliche Komplexe, die nicht mehr für die Resorption zur Verfügung stehen. Komplexe geringer Stabilität zerfallen im sauren Milieu des Magens und unter dem Einfluss von Verdauungsenzymen, zudem ist auch eine Reduktion zu Fe^{2+} denkbar. Nahrungseisen liegt vorwiegend in Form von komplexiertem Fe^{3+} vor, meist gebunden an Cysteinreste von Proteinen. Um die Resorption von Fe^{3+}-Ionen zu ermöglichen, werden diese zunächst durch duodenale Ferrireduktasen (Ferri = Fe^{3+}; Ferro = Fe^{2+}) auf der luminalen Mukosazelloberfläche zu Fe^{2+} reduziert. Durch den divalenten Metallionentransporter (DMT1), der auch andere zweiwertige Kationen wie Mg^{2+}, Mn^{2+}, oder Zn^{2+} transportiert, gelangen Fe^{2+}-Ionen im Duodenum unter Kotransport mit Protonen in das Zytosol der Mukosazelle. Etwa ein Drittel des Nahrungseisens entfällt auf **Häm-$Fe^{2+/3+}$**. In dieser Form kann es immer und unabhängig von anderen Nahrungsbestandteilen aufgenommen werden, da es fest an Porphyrin gebunden ist. In der Mukosazelle wird Fe^{3+} durch die Häm-Oxygenase aus dem Porphyrinring gelöst, zu Fe^{2+} reduziert und – gebunden an das Shuttle-Protein **Mobilferrin** – zur basolateralen Zellseite transportiert oder als intrazellulärer Ferritin-Fe^{3+}-Komplex gespeichert. Zytosolisches Fe^{2+} gelangt mithilfe des Transmembranproteins **Ferroportin** über die basolaterale Membran in den Extrazellulärraum. Hepcidin-25 kann bei vorhandenen Eisenreserven und intakter Erythropoese die Ferroportin-Bildung herunterregulieren und dadurch die Abgabe von Eisen-Ionen an das Blut ggf. blockieren („Eisenbremse"). Liegt ein Eisenmangel vor, sinkt die hepatische Hepcidin-Produktion und Ferroportin wird heraufreguliert. Der enterozytäre Eisenexport durch Ferroportin erfordert die membranständige Ferrooxidase **Hephaestin**, die Fe^{2+} zu

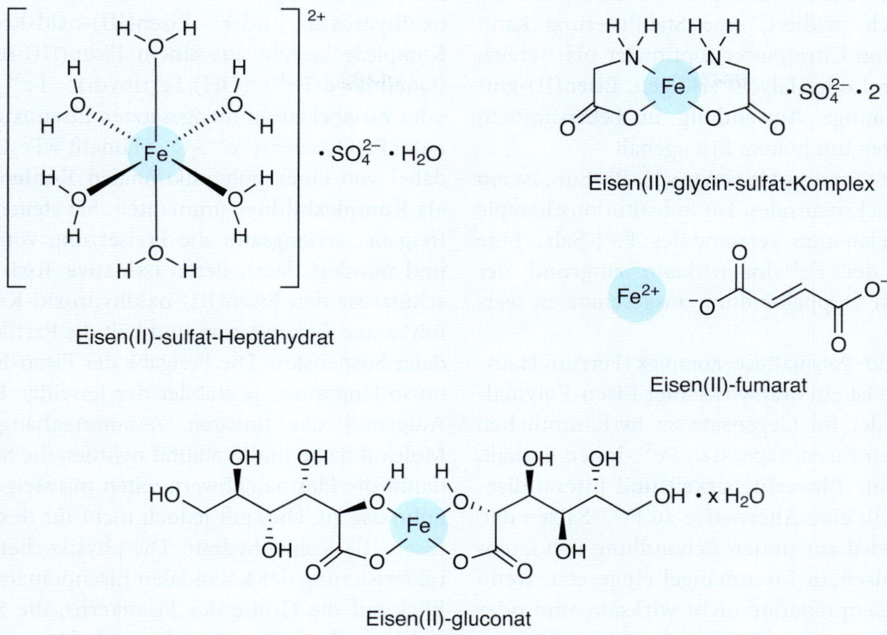

Eisen(II)-sulfat-Heptahydrat

Eisen(II)-glycin-sulfat-Komplex

Eisen(II)-fumarat

Eisen(II)-gluconat

Abb. 9.163 Präparate zur oralen Eisentherapie

Fe^{3+} oxidiert, um es dann auf Transferrin zu laden. Im Plasma zirkulierende Fe^{3+}-Ionen sind an das Glykoprotein **Transferrin** gebunden, das über 2 hochaffine Bindungsstellen für Fe^{3+} verfügt. Durch die Bindung an Transferrin verbleiben Fe^{3+}-Ionen in einer löslichen Form. Über Transferrin-Rezeptoren wird die Zufuhr von Eisen-Ionen in die Zelle gewährleistet und die Bildung toxischer Radikale minimiert.

Orale Eisentherapie

Zur **oralen Eisentherapie** werden fast ausschließlich **Fe^{2+}**-Ionen eingesetzt (Abb. 9.163). In der Regel werden bei oraler Gabe nur 10–15 % der verabreichten Eisen-Ionen resorbiert. Als Nebenwirkung kommt es mitunter zu gastrointestinalen Beschwerden sowie zu einer Schwarzfärbung des Stuhls. Eisensalze vermindern die Resorption von Tetracyclinen, Fluorchinolon-Antibiotika, Penicillamin, Levodopa, Methyldopa und L-Thyroxin. Auf der anderen Seite hemmen Fe^{2+}-bindende Substanzen wie Phosphate (vegetarische Kost), Phytate, Oxalate sowie Kaffee, Tee, Milch oder Alkoholika die Resorption von Eisen-Ionen. Bei gleichzeitiger Verabreichung von Eisen-Ionen mit Bisphosphonaten wird sowohl die Resorption der Eisen-Ionen als auch die Resorption der Bisphosphonate vermindert. Da Eisen-Ionen die Zähne verfärben und Ulzerationen der Mundschleimhaut verursachen können, sollten orale Eisenpräparate nicht im Mund behalten werden. Aufgrund der schleimhautreizenden Wirkung sollten Eisen-Ionen bei entzündlichen Erkrankungen des Magen-Darm-Trakts oder bei Magen- und Darmgeschwüren nicht eingenommen werden.

Eisen(II)-sulfat-Heptahydrat (Eryfer®), Ph. Eur., wird in Form von Hartkapseln verabreicht. Das Fe^{2+}-Ion bildet einen Hexaquakomplex (Abb. 9.163), analog zu zahlreichen anderen 2- oder 3-fach positiven Kationen der 3d-Nebengruppenelemente. Deren Sulfate bilden häufig Heptahydrate, bei denen ein Wassermolekül mit dem Sulfat-Ion verbunden ist. Eisen(II)-sulfat-Heptahydrat ist exakt als $[Fe(H_2O)_6]SO_4 \cdot H_2O$ ($\triangleq$ $FeSO_4 \cdot 7\,H_2O$) zu formulieren.

Eisen(II)-glycin-sulfat-Komplex (ferro sanol®) besteht aus einem Fe^{2+}-Ion, das koordinativ an 2 Glycinmoleküle gebunden ist. Durch die Komplexierung wird das Ausmaß der Bindung an Phytate aus der Nahrung gesenkt, zudem wirkt die Komplexbildung schleimhautprotektiv. Mittels der Röntgendiffraktometrie konnte man zeigen, dass die beiden Glycinliganden am Fe^{2+} in einer sich räumlich möglichst wenig störenden, tetraederartigen Konformation vorliegen.

Eisen(II)-gluconat (Lösferron®, Eisen Verla®), Ph. Eur., ist nicht besonders stabil und reagiert beim Aufbewahren im Dunkeln unter Bildung von Eisen(III)-gluconat und am Licht unter Bildung von Oxalat. Gluconat fungiert vorwiegend als Chelatbildner, weniger als anionischer Salzbildner. Bei höheren pH-Werten werden die Fe^{2+}-Ionen rasch oxidiert, eine Stabilisierung kann durch Zugabe von Citratpuffer (optimaler pH-Bereich 3,5–4,5), Glycerol oder Glycin erfolgen. Eisen(II)-gluconat findet häufige Anwendung in Lebensmitteln (E579), z. B. Säften mit hohem Eisengehalt.

Eisen(II)-fumarat (Ferrum Hausmann®), Ph. Eur., ist ein nahezu geschmacksneutrales, zur Substitutionstherapie bei Eisenmangelanämie verwendetes Fe^{2+}-Salz. Eine Chelatisierung der Fe^{2+}-Ionen kann aufgrund der *E*-konfigurierten Doppelbindung ausgeschlossen werden.

Eisen(III)-hydroxid-Polymaltose-Komplex (Ferrum Hausmann® Lösung) ist ein oral wirksamer Eisen-Polymaltose-Komplex, der im Gegensatz zu herkömmlichen oral einsetzbaren Eisenpräparaten Fe^{3+}-Ionen enthält. Er weist eine gute Bioverfügbarkeit und Eisenutilisation auf und stellt eine Alternative zu Fe^{2+}-Salzen dar. Der Komplex wird zur oralen Behandlung von latentem oder anämischem Eisenmangel eingesetzt, wenn andere orale Eisenpräparate nicht wirksam sind oder nicht angewendet werden können oder falls es klinisch erforderlich ist, rasch Eisen-Ionen zuzuführen. Der polynukleare Eisen(III)-hydroxid-Kern ist oberflächlich mit einer Anzahl nichtkovalent gebundener Polymaltose-Moleküle umgeben, was zu einer durchschnittlichen molekularen Gesamtmasse von ungefähr 50 kDa führt. Der polynukleare Kern besitzt eine dem physiologischen Eisenspeicherprotein Ferritin ähnliche Struktur. Unter physiologischen Bedingungen setzt Eisen(III)-hydroxid-Polymaltose keine großen Eisenmengen frei. Die Resorption erfolgt nicht durch passive Diffusion, sondern durch einen aktiven Mechanismus.

Parenterale Eisentherapie

Parenterale Eisenformulierungen weisen gegenüber oralen Präparaten deutlich geringere gastrointestinale Nebenwirkungen wie Übelkeit, Erbrechen oder Obstipation auf. Ziel ist das schnelle Auffüllen der Eisenspeicher, was aufgrund der raschen Transferrinsättigung und möglicher Intoxikationen durch orale Zufuhr löslicher Eisensalze nicht erreicht werden kann. Hochmolekulare dextranbasierte Eisen(III)-Kohlenhydrate setzte man erstmals Mitte der 1950er Jahre als stabile Eisenpräparate ein. Aufgrund eines vermehrten Risikos von anaphylaktischen Reaktionen gelten sie mittlerweile als obsolet. Gluconat- und sucrosebasierte Präparate sind vergleichsweise wenig stabil und dürfen nur niedrig dosiert eingesetzt werden. Aktuell werden bevorzugt polynukleare **Eisen(III)-oxidhydroxid**- oder **Eisen(III)-oxid-Kohlenhydrat-Komplexe** parenteral eingesetzt. Dabei handelt es sich um kolloidale Suspensionen von Eisen-Kohlenhydrat-Nanopartikeln.

Struktur und Eigenschaften. Der Kern der Eisen(III)-oxidhydroxid- oder Eisen(III)-oxid-Kohlenhydrat-Komplexe besteht aus einem Eisen(III)-oxidhydroxid (Goethit = $\alpha\text{-}Fe^{3+}O(OH)$, Ferrihydrit = $Fe^{3+}{}_{10}O_{14}(OH)_2$) oder variabel zusammengesetzten Eisenoxid-Gel (Magnetit: $Fe_3O_4 = Fe^{2+}(Fe^{3+})_2O_4$; Hämatit = Fe_2O_3) und wird dabei von einer polyfunktionalen **Kohlenhydrathülle als Komplexbildner** ummantelt. Sie steuert die Eisenfreigabe, verlangsamt die Freisetzung von Fe^{3+}-Ionen und mindert damit deren oxidative Toxizität. Zudem schützt sie den Eisen(III)-oxidhydroxid-Kern vor Protolyse und Präzipitation und hält die Partikel in kolloidaler Suspension. Die Freigabe der Eisen-Ionen erfolgt umso langsamer, je stabiler der jeweilige Komplex ist. Aufgrund des linearen Zusammenhangs zwischen Molekülmasse und Stabilität nehmen die Stabilität und damit die Plasmahalbwertszeiten mit steigender Molekülmasse zu. Dies gilt jedoch nicht für dextranbasierte Eisen(III)-Kohlenhydrate. Die physikochemische Charakterisierung der kolloidalen Eisenpräparate, etwa mit Blick auf die Größe des Eisenkerns, die Struktur der Kohlenhydrathülle oder pharmakokinetische Aspekte, ist wegen der komplexen strukturellen Anordnung der koordinierenden polyfunktionalen Liganden äußerst schwierig. Zum Einsatz kommen u. a. die Mößbauer-Spektroskopie oder Methoden der dynamischen Lichtstreuung.

So ist beispielsweise Eisen(III)-hydroxid-Saccharose ein **polynuklearer** Komplex von $Fe(OH)_3$ in Saccharose, für den die USP (Monographie: Iron Sucrose Injection) die Summenformel $[Na_2Fe_5O_8(OH) \cdot 3\,H_2O]_n \cdot x(C_{12}H_{22}O_{11})$ angibt und eine mittlere Molekülmasse von 34–60 kDa nennt. Der durchschnittliche Partikeldurchmesser von Eisen-Kohlenhydrat-Nanopartikeln beträgt 8–24 nm. Die Eisen(III)-oxid-Kohlenhydrat-Komplexe sind in gewisser Weise dem körpereigenen Eisenspeicherprotein **Ferritin** ähnlich, das aus einem **Eisen(III)-oxidhydroxid-Kern** besteht, der durch eine Proteinhülle stabilisiert wird. Komplexe dieser Art setzen bei neutralem pH-Wert nahezu keine Fe^{3+}-Ionen frei.

Arzneimittel mit komplex zusammengesetzten Wirkstoffen

Parenterale Eisenkomplexe werden wie die niedermolekularen Heparine, Glatiramoide (synthetische Polypeptidgemische) und bestimmte liposomale Parenteralia zu den **Arzneimitteln mit komplex zusammengesetzten Wirkstoffen** (*non-biological complex drugs*, NBCDs) gezählt, die sich deutlich von kleinen, chemisch definierten Molekülen unterscheiden und wie folgt beschrieben werden. ▸

- Sie bestehen aus mehreren strukturellen Komponenten und weisen daher eine uneinheitliche, stofflich meist äußerst komplexe Zusammensetzung auf.
- Sie werden nicht biotechnologisch hergestellt.
- Sie können analog den Biologicals physikochemisch auch durch Anwendung leistungsfähigster Methoden nur schwer charakterisiert werden.
- Die Gesamtheit des komplexen Stoffgemischs (z. B. Eisenkern und Kohlenhydrathülle) ist als Wirkstoff anzusehen und für die biologische Wirkung verantwortlich.
- Eine reproduzierbare Qualität der NBCDs wird nur durch den stets gleichen, speziellen Herstellungsprozess gewährleistet (The process is the product).

Pharmakokinetische und biologische Unterschiede resultieren bei parenteralen Eisenpräparaten aus unterschiedlichen Kerngrößen und dem jeweils zur Komplexierung verwendeten Kohlenhydrat. Eine Freisetzung erfolgt i. d. R. erst nach Aufnahme und Abbau der Eisennanopartikel durch Makrophagen. Nach dem Abbau der Kohlenhydrathülle wird Fe^{3+} als Ferritin gespeichert oder extrazellulär an Transferrin gebunden.

Parenterale Eisenformulierungen werden eingesetzt, falls eine orale Therapie unwirksam ist oder Unverträglichkeiten bei oraler Eisengabe auftreten. Eine wichtige Indikation ist die chronische Niereninsuffizienz, die oft mit einer renalen Anämie aufgrund mangelnder Erythropoetinbildung einhergeht. Bei Dialysepflichtigkeit wird die Eisensubstitution stets parenteral durchgeführt. Resorptionsstörungen nach Eingriffen im Gastrointestinaltrakt, Tumoranämien oder chronischen Blutungen können weitere Indikationen darstellen. Als Nebenwirkungen sind vorwiegend Überempfindlichkeitsreaktionen zu nennen.

Eisen(III)-Natrium-D-gluconat-hydroxid-oxid-Komplex (Ferrlecit®, 38 kDa) ist als Injektionslösung oder Konzentrat zur Herstellung einer Infusionslösung verfügbar. Hergestellt wird es aus Eisen(III)-chlorid-Hexahydrat, Natriumcarbonat-Decahydrat und Natrium-D-gluconat.

Eisen(III)-hydroxid-Sucrose-Komplex (Venofer®, Fermed®, 45 kDa) ist als Injektions- und Infusionslösung verfügbar. Die mittlere Molekülmasse ist groß genug, um eine renale Elimination zu verhindern. Sie beträgt in den ersten 4 h nach Injektion weniger als 5 % der Dosis.

Eisencarboxymaltose (Ferinject®, 150 kDa) steht als Injektions- und Infusionslösung zur Verfügung. Eisen liegt dreiwertig vor, die relative Komplexstabilität ist hoch. Die parenteral applizierten Eisen-Ionen werden rasch aus dem Plasma eliminiert. Die terminale Halbwertszeit beträgt 7–12 h. Die renale Ausscheidung ist gering.

Eisenchelat-Therapie

Neben einer Eisenmangelanämie ist auch eine **Eisenüberladung** des Organismus möglich, verbunden mit einer massiven Schädigung von Leber, Pankreas und Myokard. Bei parenteraler Zufuhr von Fe^{3+} kann die Transferrinkapazität ebenfalls rasch überschritten werden. **Eisenintoxikationen** durch eine versehentliche Einnahme, etwa bei Kindern, können gefährlich bis lebensbedrohlich sein. Insbesondere bei Transfusionspatienten kann es erforderlich sein, überschüssige Eisen-Ionen bei chronischer Eisenüberladung durch eine medikamentöse **Therapie mit Eisenchelatbildnern** zu entfernen. Bei der Eisenspeicherkrankheit Hämatochromatose ist dies sogar lebenslang notwendig.

Deferoxamin (o Abb. 9.164) wird aus der Kultur von *Streptomyces pilosus* gewonnen. Es gehört zu den **Siderophoren**, die von Pflanzen und Mikroorganismen synthetisiert werden, für die Eisenaufnahme in die Zelle verantwortlich sind und als Eisenkomplexe wichtige Wachstumsfaktoren für Pilze und Bakterien darstellen.

Struktur und Eigenschaften. Deferoxamin ist aus alternierenden 1,5-Diaminopentan- und Bernsteinsäure-Einheiten zusammengesetzt, wobei jede zweite Aminogruppe hydroxyliert, die endständige zusätzlich acetyliert ist. Strukturell liegt somit ein primäres Amin vor, das 2 Amidgruppen und insgesamt **3 Hydroxamsäuregruppen** aufweist. Als Chelatbildner fungieren die 3 Hydroxamsäuregruppen. Deferoxamin ist demnach ein sechszähniger Ligand, der **wasserlösliche** Chelatkomplexe mit Fe^{3+}-Ionen und anderen Metallionen im molaren Verhältnis 1:1 bildet. Der rote Fe^{3+}-Chelatkomplex (o Abb. 9.164) wird auch als **Ferrioxamin B** bezeichnet. Die Komplexbildungskonstanten von Deferoxamin für Fe^{3+} (pK = 31) und für Al^{3+} (pK = 25) belegen die hohe Affinität zu dreiwertigen Metallionen. Für zweiwertige Kationen wie Cu^{2+}, Ca^{2+} und Mg^{2+} sind die Komplexbildungskonstanten erheblich kleiner (pK = 10, Fe^{2+}). Aufgrund der primären Aminogruppe (pK_S = 8,3) liegen basische und bedingt durch die 3 Hydroxamsäurefunktionen (*N*-Hydroxygruppen, pK_S = 9,1; 9,9; 11,4) zugleich saure Eigenschaften vor.

Wirkungsmechanismus. Aufgrund der hohen Komplexbildungskonstante des Chelatbildners werden überschüssige Eisen-Ionen in einen stabilen, gut wasserlöslichen Chelatkompex überführt und vollständig über die Nieren sowie Fäzes eliminiert. Eisen-Ionen in aus Transferrin, Hämoglobin und anderen Hämproteinen werden nicht entfernt.

o Abb. 9.164 Therapeutisch eingesetzte Fe^{3+}-Chelatoren sowie deren oktaedrisch koordinierte Fe^{3+}-Komplexe

Deferoxaminmesilat (Desferal®), Ph. Eur., wird bei lebensbedrohlichen Fe^{3+}-oder Al^{3+}-Intoxikationen eingesetzt. Eisenüberladung infolge einer Vielzahl von Transfusionen, z. B. bei Thalassaemia major, stellt eine weitere Indikation dar. Von Nachteil ist, dass Deferoxaminmesilat subkutan oder als Dauerinfusion intraperitoneal über mehrere Tage hinweg verabreicht werden muss. Der Grund hierfür sind die kurzen Plasmahalbwertszeiten. Sowohl Deferoxamin als auch Ferrioxamin B werden biphasisch eliminiert. In der α-Phase beträgt die Halbwertszeit für Deferoxamin 1 h, für Ferrioxamin 2,4 h. In der β-Phase werden beide Substanzen mit einer Halbwertszeit von 3–6 h eliminiert. Als Metabolisierungsprodukte wurden u. a. das an der primären Aminogruppe hydroxylierte *N*-Hydroxydeferoxamin, die durch oxidative Desaminierung gebildete Säure sowie die durch β-Oxidation um 2 Methyleneinheiten verkürzte Carbonsäure nachgewiesen.

Deferasirox (Exjade®), Ph. Eur., ist in der EU seit 2006 zugelassen. Es kann im Gegensatz zu Deferoxamin oral eingenommen werden und bildet einen sehr stabilen Chelatkomplex mit Fe^{3+}-Ionen. Der dreizähnige Ligand bindet über einen Triazolstickstoff und 2 Phenolgruppen mit hoher Affinität und Selektivität Fe^{3+} im Verhältnis 2:1 (o Abb. 9.164). Die Affinität zu Cu^{2+} und Zn^{2+} ist gering, sodass keine dauerhaft niedrigen Serumspiegel dieser Ionen auftreten. Die absolute Bioverfügbarkeit nach oraler Gabe beträgt 70 %. Die Biotransformation

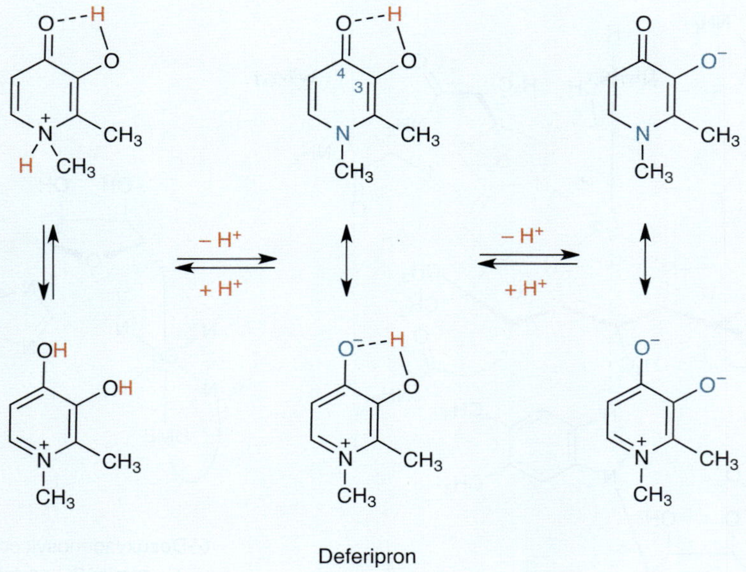

Abb. 9.165 Dissoziationsgleichgewichte von Deferipron

führt zur Glucuronidierung hauptsächlich durch UGT1A1 und in geringerem Ausmaß durch UGT1A3. Deferasirox fördert die Ausscheidung von Fe^{3+} vorwiegend über die Fäzes. Die terminale Eliminationshalbwertszeit liegt bei 8–16 h.

Deferipron (Ferriprox®), Ph. Eur., ist ein 3-Hydroxy-4-pyridonderivat. Mit seinen *ortho*-ständigen Sauerstoffgruppen chelatisiert es als zweizähniger Ligand Fe^{3+}-Ionen im molaren Verhältnis von 3:1. Die pK_S-Werte betragen pK_{S1} = 3,7 (Dihydropyridin-N) und pK_{S2} = 9,6 (3-OH). Die Struktur lässt sich durch 2 mesomere Grenzstrukturen beschreiben (Abb. 9.165). Für die am Stickstoff protonierte Form lässt sich zudem eine tautomere Enolstruktur formulieren. Zwischen der Carbonylgruppe und der benachbarten Hydroxygruppe existiert eine H-Brücke. Der Fe^{3+}-Chelatkomplex ist über einen breiten pH-Bereich stabil. Seine Komplexbildungskonstante (pK_S = 37, Fe^{3+}) ist im Vergleich zu anderen Metallionen wie Cu^{2+} (pK_S = 22) oder Zn^{2+} (pK_S = 14) deutlich höher, ausgenommen Al^{3+} (pK_S = 36). Deferipron gilt als erster peroral applizierbarer Fe^{3+}-Chelator, der auch liquorgängig ist und die Blut-Hirn-Schranke passieren kann. Deferipron wird rasch zu einem unwirksamen Glucuronidkonjugat metabolisiert. Die Halbwertszeit beträgt 2–3 h. Es wird zur Therapie der Eisenüberlast bei Patienten mit Thalassaemia major verwendet, sofern eine andere Chelattherapie nicht infrage kommt.

Cobalamine (Vitamin-B_{12}-Gruppe)

Als **Cobalamine** (von **Cobalt** und **Vitamin**) werden die Substanzen der Vitamin-B_{12}-Gruppe bezeichnet. Vereinfachend spricht man oft von Vitamin B_{12}. Diese Bezeichnung ist jedoch für das Cyanocobalamin (Abb. 9.166) reserviert, das weder im Körper noch in Nahrungsmitteln vorkommt und selbst biologisch unwirksam ist. Die physiologisch relevanten Vertreter der Cobalamine sind das 5'-Desoxyadenosylcobalamin (Coenzym B_{12}, Cobamamid) sowie das Methylcobalamin (MeB_{12}) als Kofaktoren wichtiger Enzyme (Abb. 9.166).

9

Entdeckung. Bereits 1926 entdeckten Minot und Murphy, dass sich das Blutbild bei perniziöser Anämie (bösartiger Blutarmut) durch den Verzehr frischer Leber normalisierte. Dafür verantwortlich machte man den Antiperniziosa-Faktor (George H. Whipple, George R. Minot, William P. Murphy, Nobelpreis für Medizin, 1934). Den als Vitamin B_{12} bezeichneten Wirkstoff konnten Karl August Folkers und Ernest Lester Smith unabhängig voneinander 1948 aus Leber und Fermentationsbrühen isolieren. Die endgültige Konstitution klärte Dorothy Crowfoot Hodgkin 1955 mittels der Röntgenbeugung an Vitamin-B_{12}-Einkristallen und erhielt u. a. dafür 1964 den Nobelpreis für Chemie. In der Folge wurden die verschiedenen biochemischen Funktionen von Vitamin B_{12} aufgeklärt. Die Totalsynthese des strukturell äußerst komplizierten Cyanocobalamins (Vitamin B_{12}) – ein Meilenstein der Natur-

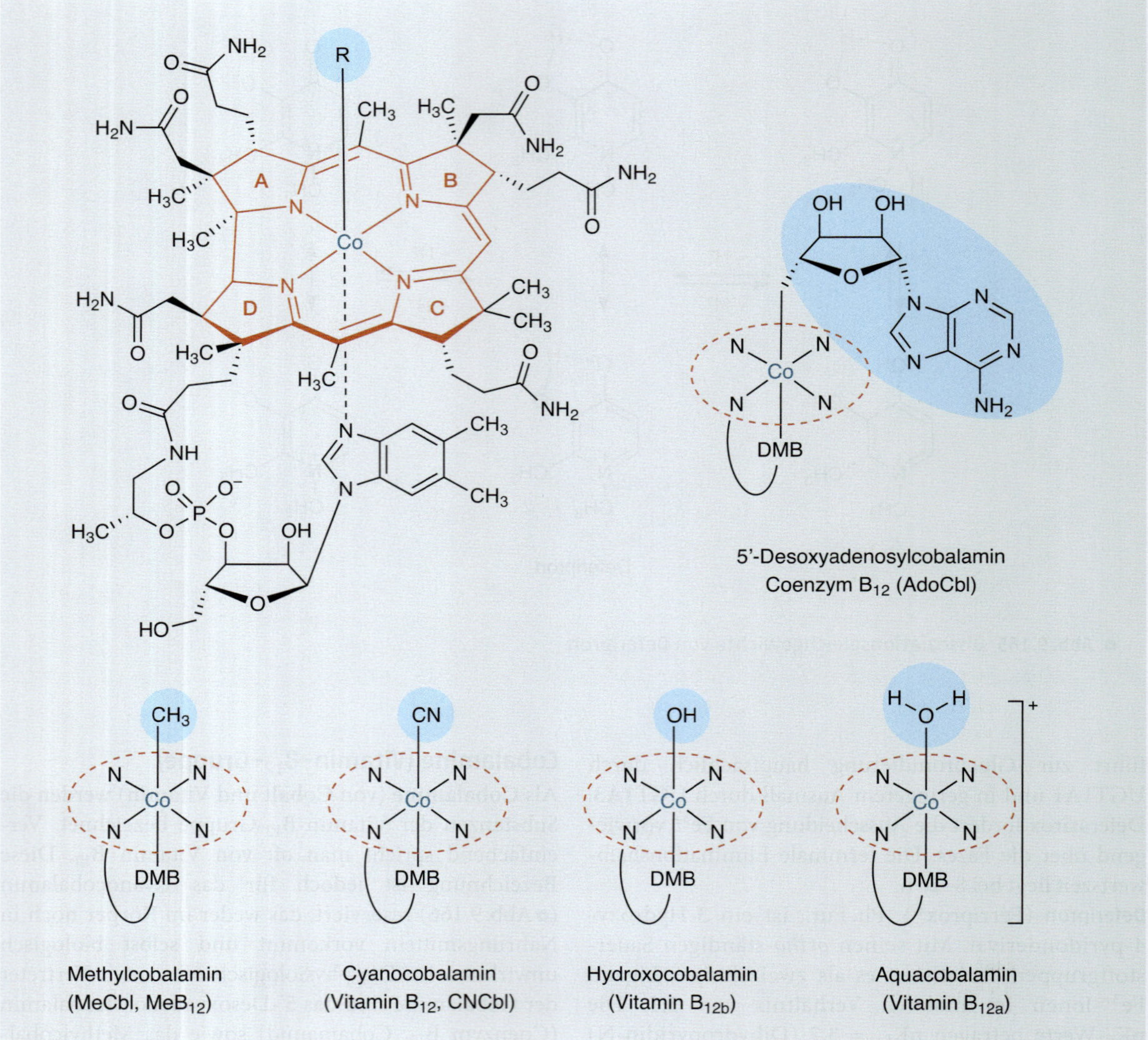

Abb. 9.166 Cobalamine mit variablen Liganden (R). Rot: Corringerüst, DMB: Dimethylbenzimidazol

stoffsynthese – gelang 1972 den kooperierenden Forschungsgruppen von Robert B. Woodward (Nobelpreis für Chemie, 1965) in Harvard und Albert Eschenmoser an der ETH Zürich. Zunächst hatte man in Cyanocobalamin das natürlich vorkommende Vitamin und die biologische Wirkform gesehen. Jedoch ist Cyanocobalamin ein Artefakt, das beim Aufreinigungsprozess mit Aktivkohle entsteht. Aktivkohle enthält geringe Cyanidmengen als Verunreinigung.

Physiologische Grundlagen der Cobalaminhomöostase. Cobalamine sind essenziell für die DNA-Synthese im Rahmen der Zellteilung, z. B. bei der Erythropoese und der Schleimhaut- oder Epithelerneuerung, aber auch für die Bildung und Funktion der Myelinscheiden. Tierische Organismen können Cobalamine nicht selbst herstellen. Diese werden primär von Bakterien produziert, die symbiontisch im Verdauungstrakt von Tieren oder auf der Oberfläche von Pflanzen vorkommen. Cobalamin-Quellen sind tierische Nahrungsmittel wie Fleisch, Fisch, Milch oder Eier. Der Tagesbedarf liegt ungefähr zwischen 2,4 und 2,8 µg. Der Cobalamin-Speicher beim Erwachsenen beträgt ca. 2–5 mg, davon werden 50–90 % in der Leber gespeichert. Nahrungscobalamine liegen an Proteine gebunden vor. Die Bindung an Haptocorrine, das sind Transportproteine (Transcobalamine) der Speicheldrüsen, schützt sie zunächst vor dem Abbau durch Magensäure und Peptidasen. Nach der Freisetzung durch Pankreasproteasen werden die Nahrungscobalamine auf den Intrinsic-Factor (IF) übertragen, ein bereits in den Belegzellen des Magens synthetisiertes Glykoprotein. Es bildet im unteren Teil des Dünndarms den Intrinsic-Factor-Cobalamin-Komplex, wodurch der Abbau der Cobalamine verhindert wird. Der Cobalamin-IF-Komplex bindet im Ileum an IF-Rezeptoren auf der Membranoberfläche der Enterozyten und wird in die Zellen der Darmmukosa aufgenommen. Erst dort werden die Cobalamine freigesetzt, an das Transportprotein **Transcobalamin II** gebunden (**Holo-Transcobalamin**, aktives Vitamin B_{12}) und in dieser Form zu den Körperzellen transportiert. Ein Großteil der Cobalamine wird in der Leber gespeichert, daneben aber auch in der Muskulatur, im Gehirn und im Herz. In der Leber werden die Nahrungscobalamine in die eigentlichen **Wirkformen Methyl- und Desoxyadenosylcobalamin** umgewandelt. Da Cobalamine und Folsäure stoffwechselphysiologisch an zahlreichen Methylierungsreaktionen beteiligt sind, kommt es bei einem Mangel zu einer massiven Beeinträchtigung des Nukleinsäurestoffwechsels.

Struktur und Eigenschaften. Das zentrale Strukturelement der Cobalamine ist das **Corrin**, ein 15-gliedriges makrozyklisches Tetrapyrrol (▸ Kap. 13.14.2). Cobalamine gehören demnach zu den Corrinoiden. Der Corrinring ähnelt stark dem 16-gliedrigen Porphyrin des Häms. Es besteht aus 4 teilhydrierten Pyrrol-Untereinheiten, wobei im Unterschied zum Porphyrin eine verbrückende Methingruppe fehlt und die beiden Pyrrolringe A und D (○ Abb. 9.166) dadurch direkt verknüpft sind. Ein zyklisches π-Elektronensystem wie in Porphyrin kommt somit nicht zustande und mit den auf 6 Doppelbindungen verteilten 12 π-Elektronen geht die Aromatizität verloren. Im Vergleich zu Porphyrin ist das Corrinsystem flexibler und wegen der fehlenden Methinbrücke auch etwas weniger planar (Butterfly-Konformation). Insbesondere weist Corrin im Gegensatz zum Porphyrin des Häms und zum Chlorin des Chlorophylls nur ein acides Proton (Pyrrolidin-NH) auf und fungiert als **vierzähniger** (N_4), **monoanionischer Ligand**. Im Zentrum des mit Methylgruppen, Acetamid- und Propionamidgruppen substituierten Corrinrings befindet sich ein 6-fach koordiniertes Co^{3+} (Co: $[Ar]3d^7 4s^2$) als Zentralion. Die Cobalamine sind die einzigen Naturstoffe, bei denen man Cobaltionen findet. Der Corrinring erzeugt ein starkes Ligandenfeld und bewirkt eine Low-Spin-Aufspaltung des **oktaedrischen Ligandenfelds**, mit starker tetragonaler Verzerrung der oktaedrischen Symmetrie. Die 6 d-Elektronen des Co^{3+}-Ions befinden sich in den tieferliegenden t_{2g}-Orbitalen (d_ε-Orbitalen) und der Komplex ist diamagnetisch. Aus dem sehr stabilen Komplex kann das Co^{3+}-Ion nur durch vollständige Zerstörung des Moleküls entfernt werden. Der Cobalt-Komplex bewirkt auch die intensiv rote Farbe der Corrinoide.

Der obere β-axiale Ligand (○ Abb. 9.166) des Co^{3+} ist variabel und namensgebend für das entsprechende Cobalamin. Es kann sich dabei um ein Anion, ein Wassermolekül (Aquacobalamin) oder um eine primäre Alkylgruppe handeln, die koordinativ an das Co^{3+}-Ion gebunden sind. Beim **nichtphysiologischen Cyanocobalamin** ist es ein Cyanido-Ligand. Bei den Cobalaminen mit Coenzymfunktion handelt es sich ausschließlich um die Alkylcobalamine **Methylcobalamin** und **5'-Desoxyadenosylcobalamin** (Cobamamid, ○ Abb. 9.166). In beiden Fällen liegt eine für Naturstoffe einzigartige **metallorganische Bindung** zwischen dem zentralen Co^{3+}-Ion und einem primären Alkyl-Liganden vor. Im Adenosylcobalamin bindet ein 5'-Desoxyadenosin über die 5'-Position koordinativ an das zentrale Co^{3+}-Ion, im Methylcobalamin ist es eine Methylgruppe. **Hydroxocobalamin** ist wie Cyanocobalamin und die Alkylcobalamine ein **neutral geladener Komplex**, da der

- jeweils monoanionische β-axiale Ligand,
- der monoanionische vierzähnige Corrin-Ligand
- sowie die einfach negativ geladene Phosphatgruppe der 3'-Phospho-D-ribofuranose-Einheit

die Ladung des Co^{3+}-Ions kompensieren.

Das **Aquacobalamin**, die konjugierte Säure des Hydroxocobalamins (○ Abb. 9.171), ist aufgrund des Neutralliganden Wasser ein einfach positiv geladener Komplex. Als neutraler α-axialer Ligand unterhalb des Corringerüstes fungiert in den Cobalaminen ein 5,6-Dimethylbenzimidazol. Dessen zweites N-Atom ist *N*-α-glykosidisch mit dem C-1 einer 3'-Phospho-D-ribofuranose verknüpft, die wiederum mit der OH-Gruppe von D-1-Aminopropan-2-ol einen Phosphodiester bildet. Die Aminogruppe des Aminoalkohols ergibt zudem mit der Propionsäuregruppe des Pyrrolrings D des Corrins ein Propionamid (○ Abb. 9.166), wodurch die Verknüpfung mit dem Corringerüst hergestellt wird.

Cobalamine liegen in Lösung bei physiologischen Bedingungen in einer **Base-on-Form** vor. Das bedeutet, dass Dimethylbenzimidazol (DMB) auf der α-axialen Seite des Corrinrings koordinativ gebunden ist (○ Abb. 9.166, ○ Abb. 9.167). Die koordinative Bindung zwischen Co^{3+} und der Nukleotidbase DMB ist jedoch nicht sehr stark, sodass DMB (pK_S MeCbl-H^+ = 2,9; pK_S AdoCbl-H^+ = 3,7) infolge Protonierung sowie in Abhängigkeit von Temperatur, Proteinumgebung und Oxidationszustand des Co^{3+}-Ions reversibel dissoziieren kann. Die Cobalamin-Konfiguration mit der dissoziierten Base wird als **Base-off-Form** bezeichnet. Cobalamin-Transportproteine von Säugern, wie Haptocorrin, Intrinsic-Faktor oder Transcobalamin erkennen und binden die Base-on-Cobalamine. Im Gegensatz dazu binden Cobalamin-abhängige Enzyme in der Base-off- bzw. Histidin-on-Form (○ Abb. 9.169). Der Wechsel zwischen Base-on- und Base-off-Zustand beeinflusst die Reaktivität des β-ständigen Liganden und ermög-

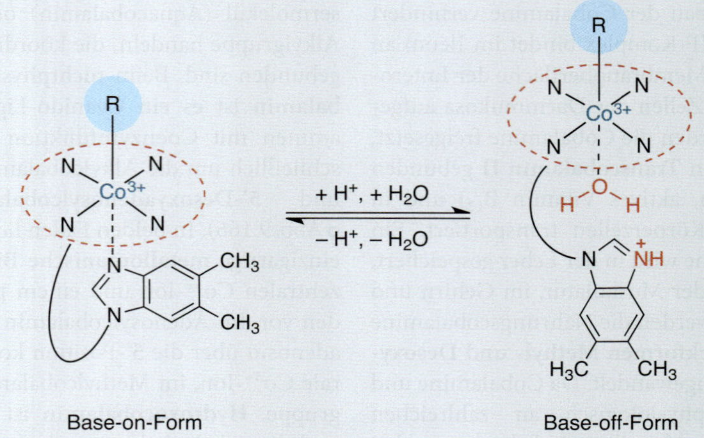

Abb. 9.167 Base-off- und Base-on-Konfigurationen der Cobalamine

licht die für die enzymatische Aktivität erforderlichen Änderungen der Redoxchemie.

Cyanocobalamin ist eine geruchlose, tief dunkelrot-kristalline, stark hygroskopische Substanz. Sie ist wenig löslich in Wasser und niederen Alkoholen, praktisch unlöslich in organischen Lösemitteln wie Aceton oder Ether. Cyanocobalamin ist relativ hitzestabil, jedoch lichtempfindlich. Unter Lichteinwirkung wird der Cyanido-Ligand unter Bildung von Aquacobalamin abgespalten. Durch Hydrolyse der Amidgruppen entstehen unwirksame Säuren. Die am besten wasserlöslichen Cobalamine sind die Salze des Hydroxocobalamins.

Definition

Eine **metallorganische Verbindung** ist durch eine direkte Bindung zwischen einem Metall und einem Kohlenstoffatom gekennzeichnet.
Nach der IUPAC-Definition wären formal auch das gelbe und rote Blutlaugensalz oder das Berliner Blau metallorganische Verbindungen, da ihre Cyanido-Liganden eine Metall-Kohlenstoff-Bindung mit dem Eisen-Zentralion eingehen. Da Cyanid als Pseudohalogenid von der Reaktivität mit den Halogeniden vergleichbar ist, ordnet man sie aber den Komplexen zu.

Biochemische Reaktionstypen. Cobalamine katalysieren bei Säugern

- intramolekulare Umlagerungen und
- Methylierungen.

Zu den physiologisch wirksamen Cobalaminen gehören 5'-Desoxyadenosylcobalamin sowie Methylcobalamin (Abb. 9.166). Erst nach Umwandlung in diese Formen werden Cyanocobalamin sowie Aqua- bzw. Hydroxocobalamin biologisch wirksam. Während Methylcobalamin vorwiegend im Zytosol auftritt, kommt 5'-Desoxyadenosylcobalamin überwiegend mitochondrial vor. In allen stabilen Cobalamin-Formen hat das zentrale **Cobaltkation** eine **Oxidationsstufe** von +3.

Für die Bindungsspaltung der Co–C-Bindung, die durch Interaktion mit dem Substrat und dem Apoenzym induziert wird, sind formal 3 Varianten denkbar. Unter biologischen Bedingungen kommt es bei 5'-Desoxyadenosylcobalamin zu einer **homolytischen Spaltung** der Co–C-Bindung, wobei beide Spaltprodukte je ein Elektron aus dem bindenden Elektronenpaar erhalten. Dies führt zur Bildung einer paramagnetischen Low-Spin-Co(II)-Spezies ($3d^7$) und eines 5'-Desoxy-5'-adenosyl-Radikals (Abb. 9.168, Abb. 9.170, DOA-$CH_2^{\bullet}$).

Methylcobalamin wird dagegen **heterolytisch** gespalten, wobei einer der beiden Bindungspartner beide Bindungselektronen erhält. Bleibt das gemeinsame Elektronenpaar am Cobalt, führt dies zur Bildung eines elektrophilen Carbeniumions sowie einer extrem nukleophilen $3d^8$-Co^+-Spezies (Abb. 9.168) mit einer hohen Affinität zu σ-Elektrophilen. Alternativ kann das gemeinsame Elektronenpaar beim C-Atom bleiben, was ein nukleophiles Carbanion (biologisches Grignard-Reagenz) und eine stabile Low-Spin-Co(III)-Spezies ($3d^6$) liefert. Formal entspricht dies einem Ligandenaustausch, bei dem die Oxidationsstufe des Zentralions und die Koordinationszahl erhalten bleiben.

Methylcobalamin fungiert als Kofaktor der N^5-Methyl-Tetrahydrofolat-Homocystein-*S*-Methyltransferase (**Methionin-Synthase**), die den Methylgruppentransfer auf L-Homocystein unter Bildung von L-Methionin

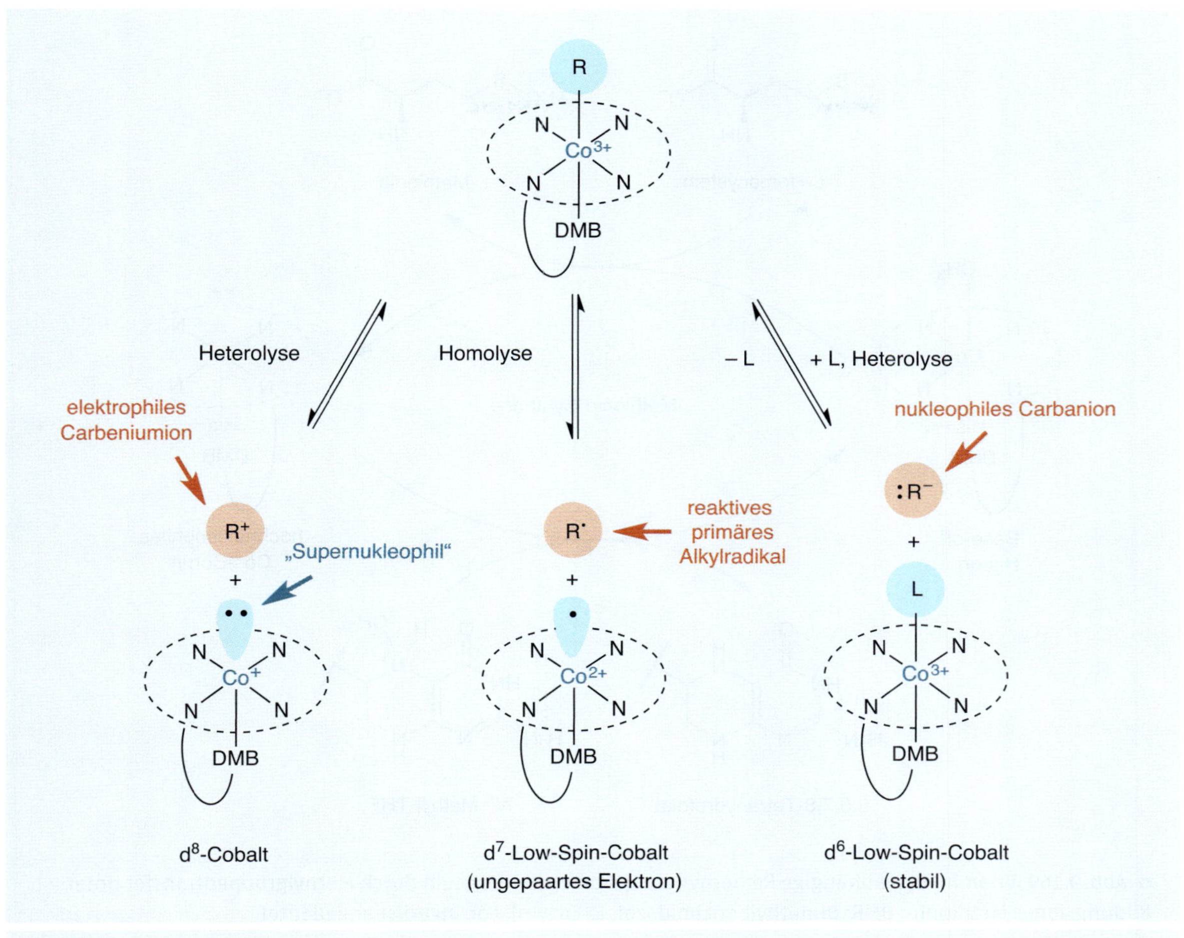

Abb. 9.168 Homo- oder heterolytische Spaltung der metallorganischen Co–C-Bindung. DMB: Dimethylbenzimidazol, Corringerüst angedeutet

katalysiert. Diese Remethylierung dient der Regeneration des Methylgruppenüberträgers *S*-Adenosylmethionin (SAM), das aus dem neu gebildeten L-Methionin durch Reaktion mit ATP gebildet wird. Die koordinativ gebundene Methylgruppe des Methylcobalamins wird – formal als Methylkation – durch die Thiolatgruppe von L-Homocystein abstrahiert. Dabei entstehen L-Methionin und Co^{+}-Corrin (Abb. 9.169). Im aktivierten, protonierten Zustand kann diese hochnukleophile Spezies nun eine Methylgruppe von N^5-Methyl-Tetrahydrofolat abstrahieren. Auf diese Weise wird Methylcobalamin regeneriert und der Katalysezyklus geschlossen. N^5-Methyl-Tetrahydrofolat geht dadurch in 5,6,7,8-Tetrahydrofolat über. Die Reaktion ist eine der wichtigsten im gesamten Folsäurestoffwechsel.

Liegt ein Vitamin-B_{12}-Mangel vor, reichert sich N^5-Methyl-Tetrahydrofolat an und es kommt zu einem sekundären Mangel an 5,6,7,8-Tetrahydrofolat, das für die Synthese der Purinbasen Adenin und Guanin und der Pyrimidinbase Thymin erforderlich ist. Mangelt es wiederum an den Nukleobasen, wird die DNA-Synthese empfindlich gestört. Betroffen sind Gewebe mit hoher Zellteilungsaktivität wie das Knochenmark. Infolge der gestörten Erythropoese kommt es zu einer **Vitamin-B_{12}-Mangelanämie**. Die vermindert produzierten Erythrozyten weisen einen höheren Hämoglobingehalt auf als normale Erythrozyten, sind etwas größer und werden als Makrozyten bezeichnet. Aufgrund des hohen Eisenanteils in den Erythrozyten erscheint das Blut bei der makrozytären Anämie kräftig leuchtend rot (hyperchrom). Man spricht von einer **hyperchromen makrozytären Anämie**. Neurologische und psychiatrische Ausfallserscheinungen gehen auf die Schädigung von Neuronen des Rückenmarks zurück. Außerdem kommt es zu einer Degeneration von Epithelien in der Mundhöhle und im Magen-Darm-Trakt.

Toxikologische Bedeutung hat die Beteiligung von Methylcobalamin an der **Biomethylierung** von Metall-

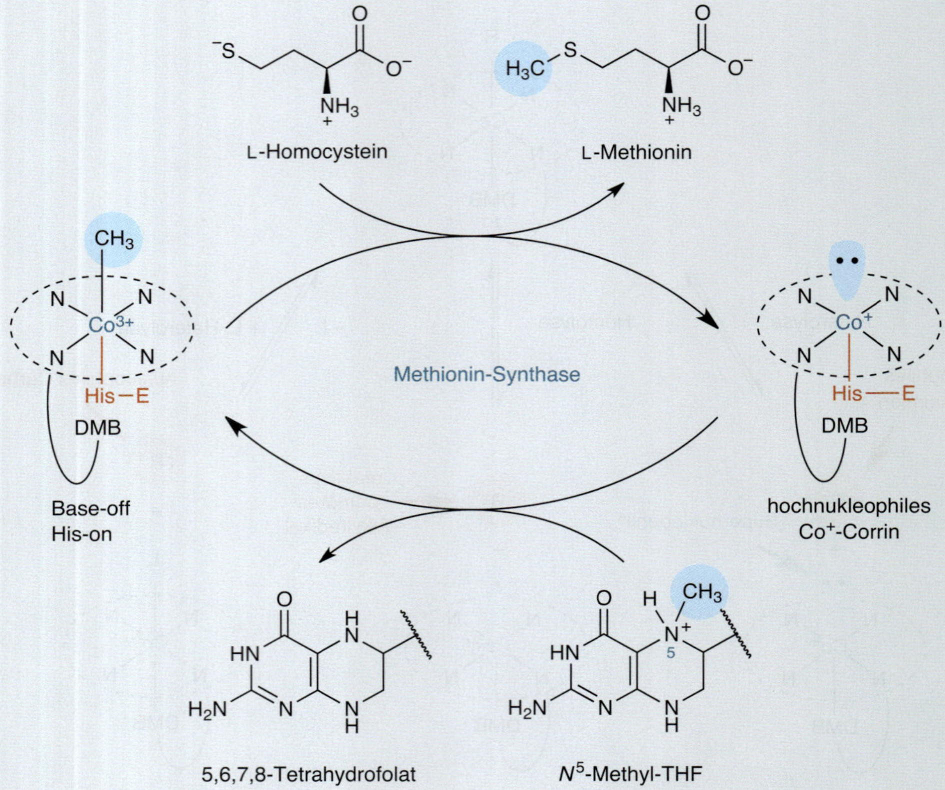

○ Abb. 9.169 Vitamin-B_{12}-abhängige Remethylierung von L-Homocystein durch Methylgruppentransfer unter Bildung von L-Methionin. DMB: Dimethylbenzimidazol, E: Enzym), Corringerüst angedeutet

ionen durch Mikroorganismen. Bei dieser Reaktion dient Methylcobalamin als **natürliches Grignard-Reagenz** und überträgt die Methylgruppe als Carbanion. Beispiele hierfür sind die Methylierung von anorganischen Arsensalzen zu flüchtigen Methylarsinen sowie die Biomethylierung von Hg^{2+}-Verbindungen zum hochtoxischen Methyl-Quecksilber-Kation $[CH_3–Hg]^+$, das sich in der Nahrungskette anreichern kann. Aufgrund des lipophilen Charakters kann diese hochtoxische Substanz die Blut-Hirn-Schranke überwinden und mit Thiolgruppen in Proteinen reagieren.

In Form von **5'-Desoxyadenosylcobalamin** – einem wichtigen Kofaktor der **Methylmalonyl-CoA-Mutase** – sind Cobalamine an der Umlagerung von Alkylgruppen beteiligt. Das zu den Isomerasen gehörende Enzym katalysiert die 1,2-Verschiebung von L-Methylmalonyl-CoA zu Succinyl-CoA (○ Abb. 9.170). Charakteristisch für 5'-Desoxyadenosylcobalamin ist seine Neigung zur homolytischen Fragmentierung, wobei ein primäres 5'-Desoxy-5'-adenosyl-Radikal und radikalisches Co^{2+}-Corrin gebildet werden. Das reaktive primäre Alkylradikal (DOA•) attackiert das räumlich am wenigsten geschützte primäre C-Atom von L-Methylmalonyl-CoA und abstrahiert ein H-Atom. Es schließt sich die Umlagerung im Sinne einer 1,2-Verschiebung an. Dieser Prozess ist durch die größere Stabilität des sekundären Alkylradikals gegenüber dem primären begünstigt.

Die Reaktion ist für den Zucker- und Fettstoffwechsel von großer Bedeutung. Als Ursache für die neurologischen Störungen bei einem Cobalamin-Mangel wird u. a. die vermehrte Bildung ungeradzahliger und verzweigtkettiger Fettsäuren sowie deren Einbau in die Myelinscheiden von Nervenzellen angesehen.

Cobalamin-Mangel und Supplementierung. Zwar ist die Cobalamin-Zufuhr über die Nahrung üblicherweise völlig ausreichend, dennoch gilt der Cobalamin-(Vitamin-B_{12}-)Mangel als der am häufigsten zu therapierende Vitaminmangel. Da Cobalamine und Folsäure stoffwechselphysiologisch an zahlreichen Methylierungsreaktionen beteiligt sind, können Mangelerscheinungen zu einer massiven Beeinträchtigung des Nukleinsäurestoffwechsels führen. Bereits 1872 beschrieben Forscher die **perniziöse Anämie** als klassi-

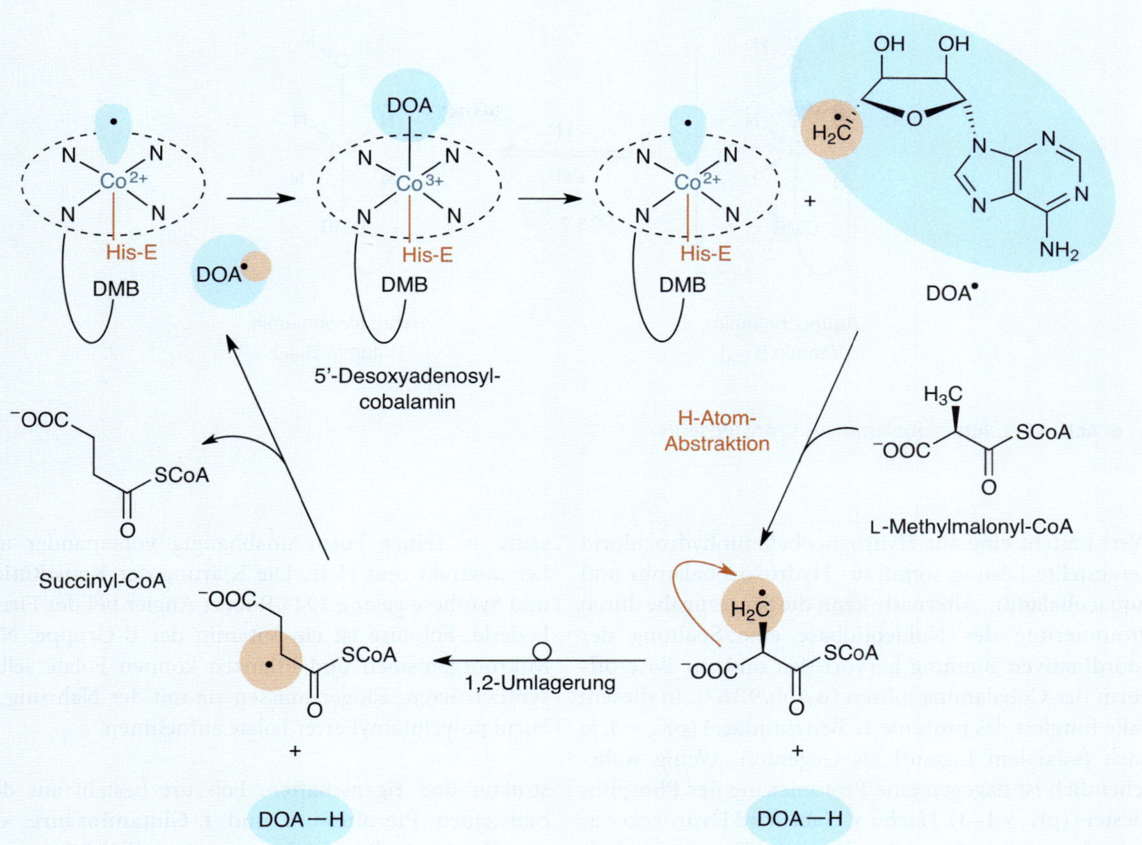

Abb. 9.170 Coenzym-B_{12}-katalysierte Umlagerung von L-Methylmalonyl-CoA zu Succinyl-CoA. DOA˙: 5'-Desoxyadenosyl-Radikal, E: Enzym

sche Cobalamin-Mangelerkrankung. Von einem Cobalamin-Mangel sind häufig ältere Personen, Vegetarier und Veganer, Alkoholiker, Schwangere sowie Patienten mit Nieren- oder gastrointestinalen Erkrankungen betroffen. Neurologische Symptome eines Cobalamin-Mangels sind oft unspezifisch und irreversibel. Fehlt der Intrinsic-Faktor, beispielsweise wenn Teile des Magens oder des Ileums entfernt wurden, oder durch Parasitenbefall, chronische Gastritis sowie Autoimmunkrankheiten, kommt es zu einem Cobalamin-Mangel. Außerdem hemmen eine Reihe von Medikamenten die intestinale Resorption von Vitamin B_{12}. Im menschlichen Körper gewähren volle Cobalamin-Speicher eine ausreichende Versorgung für bis zu 5 Jahre. Bei einer Unterversorgung werden zunächst diese Reserven verbraucht und ein Cobalamin-Mangel wird oft erst nach Jahren metabolisch manifest. Zur **Cobalamin-Supplementierung** und für therapeutische Zwecke werden Cyanocobalamin und Hydroxocobalamin verwendet. Der Körper kann diese Cobalamine als 5'-Desoxyadenosylcobalamin speichern und aus diesem Depot den Cobalamin-Mangel beseitigen.

Cyanocobalamin (Vitamin B12 Jenapharm®), Ph. Eur., ist das kommerziell wichtigste Cobalamin und findet sich in zahlreichen Präparaten. Es besitzt die stärkste Antiperniziosa-Wirkung und wird zur Dauertherapie der durch Cobalamin-Mangel hervorgerufenen perniziösen Anämie verwendet.

Hydroxocobalamin (Vitamin B_{12}) ist in der Ph. Eur. als **Acetat** (Cefavit®), **Hydrochlorid** (in Medivitan®iM) und **Sulfat** monographiert. Die in der Ph. Eur. aufgeführten Salze erhält man durch Zugabe der jeweiligen Säure zu Hydroxocobalamin, wobei in Ph. Eur. zur Protonierungsstelle keine Angaben gemacht werden. Formal entsteht als konjugierte Säure **Aquacobalamin**, das einen neutralen Wasserliganden aufweist und daher ein kationischer Komplex ist (Abb. 9.171). Aquacobalamin steht als Brønstedsäure ($pK_S = 7{,}8$) mit Hydroxocobalamin im Gleichgewicht. Bei physiologischem pH-

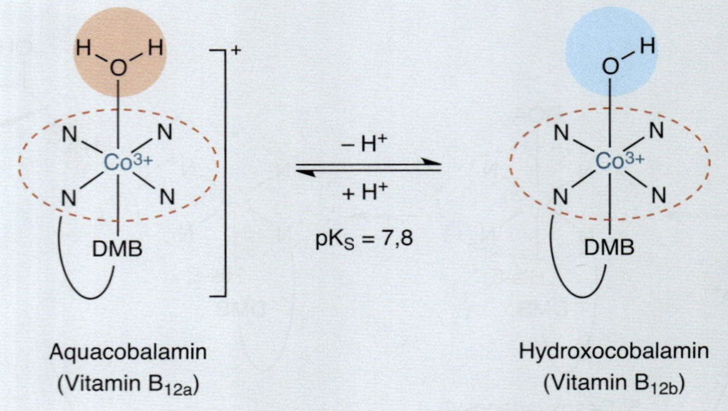

Abb. 9.171 Aquacobalamin als Brønstedsäure

Wert besteht eine aus Hydroxocobalaminhydrochlorid hergestellte Lösung somit aus Hydroxocobalamin und Aquacobalamin. Alternativ kann die Säurezugabe durch Protonierung der Nukleotidbase eine Spaltung der koordinativen Bindung hervorrufen und zur Base-off-Form des Cobalamins führen (Abb. 9.167). In diesem Falle fungiert das protonierte Benzimidazol ($pK_S \approx 3$, je nach β-axialem Ligand) als Gegenion. Wenig wahrscheinlich ist dagegen eine Protonierung des Phosphodiesters ($pK_S \approx 1–3$). Nach i. v. Gabe wird Hydroxocobalamin bzw. dessen korrespondierende Säure Aquacobalamin an Plasmaproteine gebunden. Durch Austausch des Hydroxidoliganden werden dabei diverse Cobalamin-Komplexe gebildet.

Hydroxocobalamin ist seit Ende 2007 als **Antidot** der 1. Wahl bei erwiesener oder auch nur vermuteter **Cyanidintoxikation** zugelassen (Cyanokit®). Hydroxocobalamin bindet Cyanidionen in einer Ligandenaustauschreaktion und wird bei Erwachsenen in einer Anfangsdosierung von 5000 mg (≙ 3,7 mmol) als **intravenöse Infusion** verabreicht. Rechnerisch entspricht dies 100 mg Blausäure (≙ 3,7 mmol) und damit in etwa der tödlichen oralen Dosis von Cyanid. Dabei entsteht das stabile und ungiftige Cyanocobalamin, das über die Nieren mit dem Urin ausgeschieden wird, wodurch die Bindung von Cyanid an das Häm-Fe^{3+} der Cytochrom-c-Oxidase der Atmungskette verhindert wird.

Folsäure und Folate

Entdeckung. In den 1930er Jahren entdeckte Lucy Wills einen Ernährungsfaktor in Hefe und Leber, der bei Schwangeren in Indien die makrozytäre Anämie verhinderte und heilte. Die als Wills-Faktor bezeichnete Substanz erhielt 1941 den Namen **Folsäure** (lat. *folium* = Blatt), nachdem Herschel K. Mitchell sie aus Spinatblättern isoliert hatte. Robert Stokstad bei Lederle und Joseph Pfiffner bei Parke Davis kristallisierten 1943 Folsäure in reiner Form unabhängig voneinander aus Leberextrakt und Hefe. Die Klärung der Konstitution und Synthese gelang 1943 Robert Angier bei der Firma Lederle. Folsäure ist ein Vitamin der B-Gruppe. Nur Mikroorganismen und Pflanzen können Folate selbst synthetisieren. Säuger müssen sie mit der Nahrung in Form polyglutamylierter Folate aufnehmen.

Struktur und Eigenschaften. Folsäure besteht aus den Bausteinen **Pteroinsäure** und **L-Glutaminsäure**, die peptidartig zur **Pteroylglutaminsäure** (Folsäuremonoglutamat) verknüpft sind (Abb. 9.172). Als Baustein der Pteroinsäure fungiert neben der *para*-Aminobenzoesäure das 6-Methylpterin, ein Pteridinderivat. Das Pteridingerüst (Abb. 9.173) ist in der Natur nicht selten und findet sich beispielsweise in den Pigmenten von Schmetterlingsflügeln. Durch die **Folylpolyglutamat-Synthetase** (FPGS) können bis zu 6 Glutamat-Einheiten, die für den Menschen optimale Anzahl in Bezug auf die Coenzymaktivität, in einer ATP-abhängigen Reaktion **isopeptidisch** verknüpft werden. Die Verknüpfung der Aminosäure erfolgt nämlich nicht über die α-Carboxygruppe, sondern über die γ-Carboxygruppe des Glutamats zu Folylpolyglutamaten. Für die Aufrechterhaltung zytosolischer und mitochondrialer FPG-Konzentrationen ist FPGS von zentraler Bedeutung. Denn nur in der polyglutamylierten Form können Folsäurederivate in der Zelle gespeichert werden und als aktive Kofaktoren fungieren. Auch Folsäure-Antagonisten wie **Methotrexat** und **Pemetrexed** (Kap. 13.5.1) sind Substrate der FPGS. Da der bidirektionale Folattransporter 1 (*reduced folate carrier*, RFC) bevorzugt Monoglutamate transportiert, können die polyglutamylierten anionischen Folate die Zelle kaum verlassen. Daher liegt beim Menschen die intrazelluläre Folatkonzentration im Bereich von 1–10 µmol/L, die Plasmakonzentration beträgt hingegen nur etwa 10–30 nmol/L.

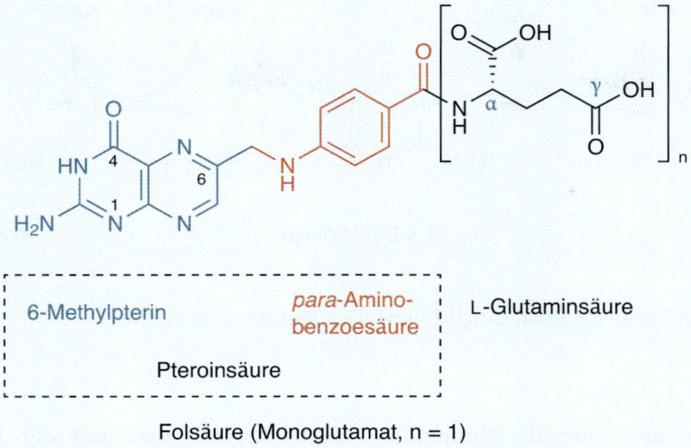

6-Methylpterin · *para*-Aminobenzoesäure · L-Glutaminsäure

Pteroinsäure

Folsäure (Monoglutamat, n = 1)

Abb. 9.172 Aufbau des Folsäuremoleküls

Folsäure ist wegen des Pteridinsystems orange-gelb gefärbt. Kristallin liegt sie in der 4-Oxo-Form vor. Sie ist in wässriger Lösung beim Bestrahlen mit UV- oder Sonnenlicht in Gegenwart von Sauerstoff nicht stabil. Auch starkes Erhitzen zerstört den Großteil der Nahrungsfolate. Die pK_S-Werte werden mit 2,4 (protoniertes N-1-Atom), 3,5 und 4,6 für die beiden Carboxygruppen sowie 8,3 (NH-acides N-3) angegeben. Folsäure ist der stabilste Vertreter aus der Folsäuregruppe (Folsäure, Dihydrofolsäure, Tetrahydrofolsäure, 5-Methyl-, 5-Formyl-, 10-Formyltetrahydrofolsäure). Daher werden als Wirkstoffe ausschließlich Folsäure sowie ihr Natriumsalz eingesetzt.

Merke

Folsäure ist nicht gleich Folat! Der Begriff Folat bezeichnet im wissenschaftlich exakten Sprachgebrauch die biochemisch aktiven Folatverbindungen mit Vitamincharakter (Vitamin-B_9-Folate), wie sie in der Nahrung vorhanden sind und aus entsprechenden Vorstufen im menschlichen Organismus gebildet werden. Die Folate unterscheiden sich voneinander im Sättigungsgrad des Pteridinsystems, der Länge der Glutamylkette und der Präsenz verschiedener C_1-Einheiten an den N-Atomen 5 und 10 (Abb. 9.175). Unterscheiden muss man diese natürlich vorkommenden Folate von der rein **synthetisch** gewonnenen, **biologisch inaktiven Folsäure.** Sie wird erst im Organismus zu aktiven Folaten metabolisiert. Folsäure als solche kommt unter den Nahrungsfolaten nicht vor. Die Bioverfügbarkeit der reinen Folsäure liegt allerdings bei nahezu 100 %, die der Nahrungsfolate metabolisch bedingt bei nur etwa 50 %.

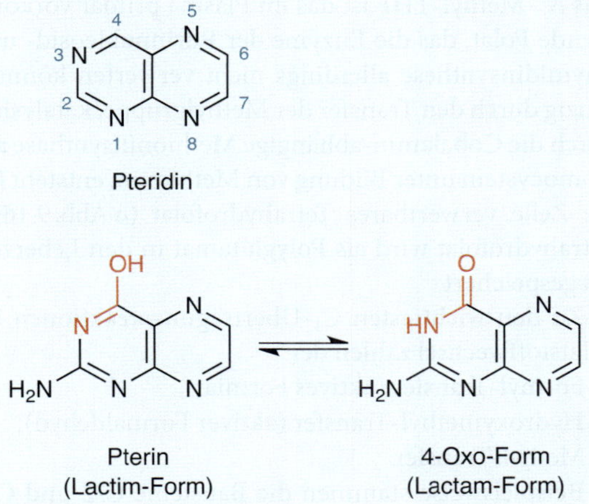

Pteridin

Pterin (Lactim-Form) ⇌ 4-Oxo-Form (Lactam-Form)

Abb. 9.173 Pteridingerüst sowie Lactam-Lactim-Tautomerie von Pterin

Biochemische Grundlagen. Folsäure und Dihydrofolate werden bereits in den Darmzellen, jeweils katalysiert durch die **Dihydrofolat-Reduktase** (DHFR), in die vollständig reduzierte, eigentliche **Wirkform Tetrahydrofolat (THF)** umgewandelt (Abb. 9.174). Tetrahydrofolat und seine Metaboliten nehmen im Stoffwechsel eine zentrale Stellung als vielseitige **Überträger von C_1-Bausteinen** ein. Diese können in verschiedenen Oxidationsstufen vorliegen, lassen sich durch enzymatische Redoxreaktionen ineinander umwandeln und bilden zusammen den sogenannten C_1-Pool (Abb. 9.175). Die natürlich vorkommenden Folate liegen überwiegend als Pteroylpolyglutamate vor, z. B. in grünem Blattgemüse, Feldsalat, Nüssen, Eigelb oder Leber. Da aber die

9

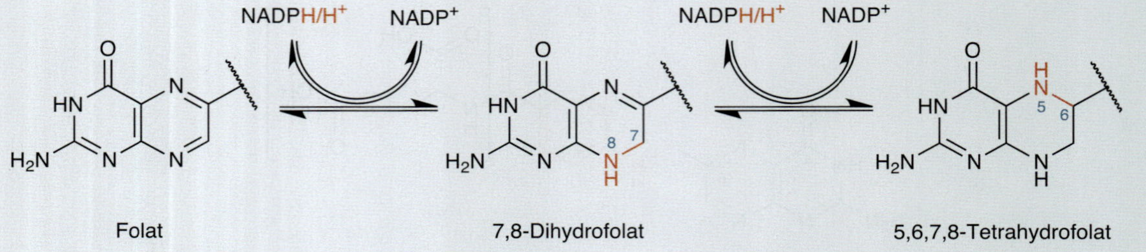

NADPH/H⁺ NADP⁺ NADPH/H⁺ NADP⁺

Folat 7,8-Dihydrofolat 5,6,7,8-Tetrahydrofolat

Abb. 9.174 Bildung von Tetrahydrofolat durch zweistufige Reduktion von Folat

Resorption im Dünndarm nur in Form der Monoglutamate erfolgt, wandeln Carboxypeptidasen im Darm die Polyglutamate in Monoglutamate um. In den Zellen der Darmmukosa erfolgt dann aus den resorbierten Folaten die Bildung von N^5-Methyl-THF (Abb. 9.175) über N^5,N^{10}-Methylen-THF in einer irreversiblen Reaktion. Das N^5-Methyl-THF ist das im Plasma primär vorkommende Folat, das die Enzyme der Purinnukleosid- und Thymidinsynthese allerdings nicht verwerten können. Einzig durch den Transfer der Methylgruppe, katalysiert durch die Cobalamin-abhängige Methioninsynthase auf Homocystein unter Bildung von Methionin, entsteht für die Zelle verwertbares Tetrahydrofolat (Abb. 9.169). Tetrahydrofolat wird als Polyglutamat in den Leberzellen gespeichert.

Zu den wichtigsten C_1-Übertragungsreaktionen im Folatstoffwechsel zählen der

- Formyl-Transfer (aktives Formiat),
- Hydroxymethyl-Transfer (aktiver Formaldehyd),
- Methyl-Transfer.

Beispielsweise stammen die Bausteine C-2 und C-8 des Purinsystems (▸Kap. 13.5.1) jeweils aus einem **Formyltransfer**. Tetrahydrofolat ist als Coenzym am **Hydroxymethyltransfer** von Serin beteiligt, wobei neben Glycin das N^5,N^{10}-Methylen-THF entsteht. Die Reaktion dient zur Regeneration der Kofaktoren im Thymidilatzyklus (▸Kap. 13.5.2). Der **Methyltransfer** vom „physiologischen Methylierungsmittel" N^5-Methyl-THF auf L-Homocystein unter Bildung von Methionin (Abb. 9.169) hat größte Bedeutung für die Aufrechterhaltung des Folatpools und für den Methylierungszyklus der Zelle (Abb. 9.175).

Folsäure (Folsäure-ratiopharm®), Ph. Eur., wird nach oraler Gabe nahezu vollständig resorbiert. Über den Bedarf zugeführte Folsäure wird mit einer Halbwertszeit von 45 min im Urin ausgeschieden. Folsäure dient in einer Dosierung von 0,4 mg Folsäure/Tag zur Prophylaxe des Folsäure-Mangels. Zur Therapie eines Folsäure-Mangels wird eine tägliche Dosis von 5–15 mg gegeben. Für die Primärprävention von Neuralrohrdefekten beim Fetus beginnt man mit der Einnahme idealerweise 4 Wochen vor der Schwangerschaft und setzt sie mindestens bis zur 12. Schwangerschaftswoche fort (0,4 mg Folsäure/Tag). Nahezu 250 Folsäure-Präparate sind auf dem Markt.

9.7.5 Addendum: Chelattherapie – Antidote bei Schwermetallintoxikationen

Chelat-Effekt

Unter Chelattherapie versteht man die therapeutische Anwendung von **Chelat-Komplexbildnern** (Abb. 9.176). Sie kommt bei akuten Vergiftungen mit Schwermetallen oder bei einer Eisenüberladung aufgrund häufiger Bluttransfusionen zum Einsatz (Eisenchelat-Therapie, s. 9.7.4).

Zur Ausbildung eines Chelatkomplexes (griech. *chele* = Krebsschere) werden Liganden benötigt, die mindestens 2 Koordinationsstellen des Zentralions besetzen können. Chelat-Komplexbildner sind daher **mehrzähnige Liganden**. Chelatkomplexe sind stabiler als analoge Komplexe mit einzähnigen Liganden. Dieses Phänomen bezeichnet man als Chelat-Effekt. Dem Chelat-Effekt liegen in erster Linie 2 Ursachen zugrunde. Ein wesentlicher Aspekt ist die **Entropiezunahme** bei der Komplexbildung mit einem mehrzähnigen Liganden im Vergleich zu Komplexen mit einzähnigen Liganden. In wässriger Lösung liegt das zu komplexierende Schwermetallion zunächst als Aquakomplex vor, z. B. Cd^{2+} als Hexaqua-Cadmium. Bei der Reaktion mit einem einzähnigen Liganden wie Methylamin bleibt die Teilchenzahl auf beiden Seiten des Gleichgewichts gleich (Gleichung 9.2). Setzt man mit einem zweizähnigen Liganden wie 1,2-Diaminoethan (en) um, entsteht ein Chelatkomplex. Durch den Austausch von mehreren einzähnigen Aqua-Liganden erhöht sich die Teilchenzahl von 3 auf 5 (Gleichung 9.3). Bei der Reaktion mit dem sechszähnigen Liganden Ethylendiamintetraacetat (EDTA) erhöht sich die Teilchenzahl sogar von 2 auf 7 (Gleichung 9.4). Die Unordnung des Systems nimmt

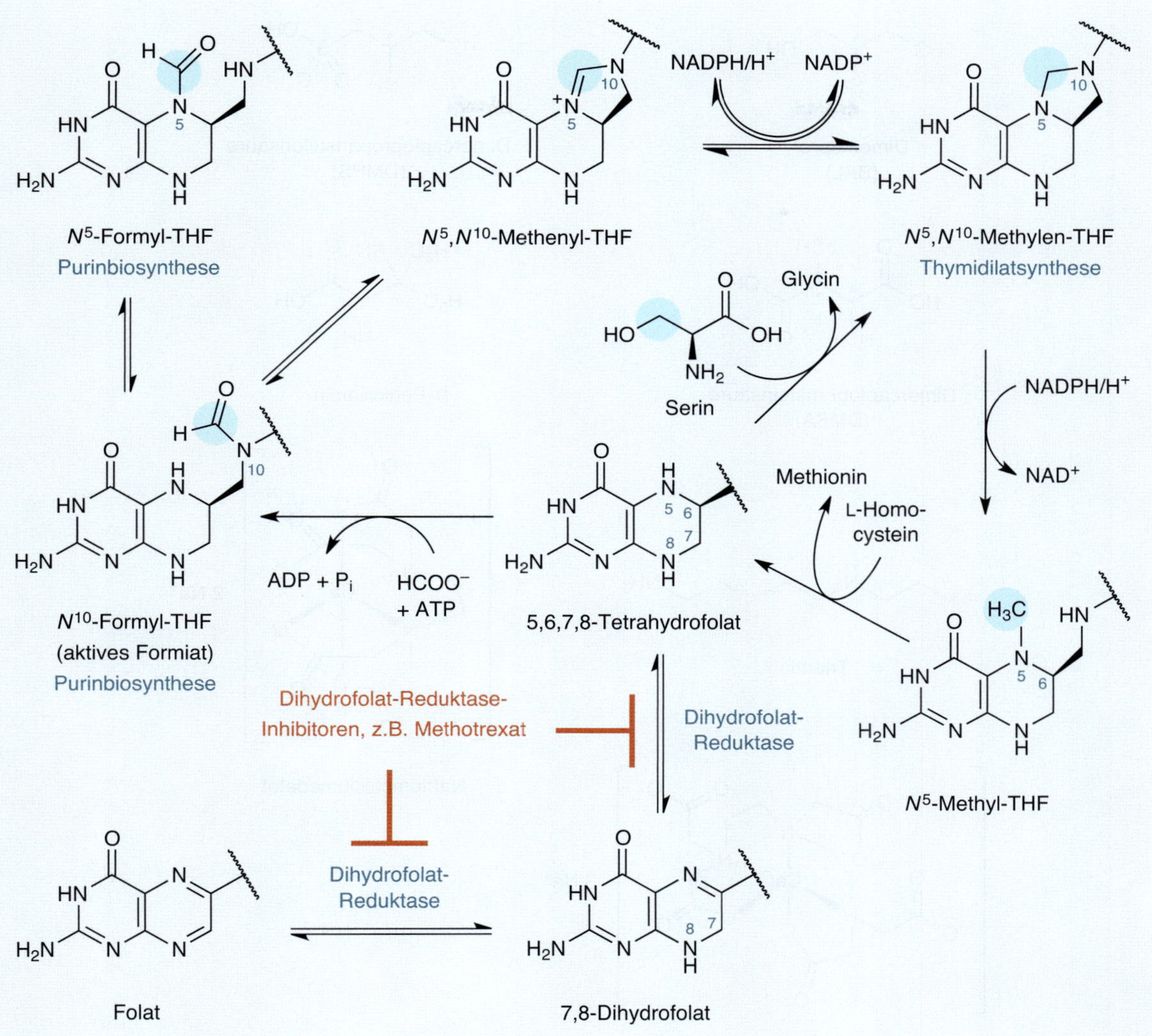

o Abb. 9.175 Übersicht zum Folatstoffwechsel und C_1-Transfer (C_1-Pool)

somit zu, d. h., die Entropie erhöht sich, was gemäß der Gibbs-Helmholtz-Gleichung (▸ Kap. 1.1.5) mit einem Energiegewinn verbunden ist ($\Delta S = 0$). Neben diesem **thermodynamischen Effekt** ist die Komplexstabilität zum anderen auch **kinetisch** bedingt. Diese beruht auf der Mehrzähnigkeit der Liganden. Ist durch einen Chelat-Komplexbildner bereits eine Bindung zum Zentralion hergestellt, werden die zweite und die weiteren Koordinationsstellen schneller belegt, da sich die Donorgruppen des Liganden schon in räumlicher Nähe zum Zentralion befinden. Die Aktivierungsenergie für die Koordination der weiteren Donorgruppen wird somit herabgesetzt. Umgekehrt kann der Chelat-Kompexbildner erst abdissoziieren, wenn alle Bindungen zum Zentralion gebrochen sind. Die Komplexstabilität ist dadurch erhöht.

$$[Cd(H_2O)_6]^{2+} + 4\,CH_3NH_2 \longrightarrow [Cd(H_2O)_2(CH_3NH_2)_4]^{2+} + 4\,H_2O$$ Gleichung 9.2

$$[Cd(H_2O)_6]^{2+} + 2\,en \longrightarrow [Cd(H_2O)_2(en)_2]^{2+} + 4\,H_2O$$ Gleichung 9.3

$$[Cd(H_2O)_6]^{2+} + H_2EDTA^{2-} \longrightarrow [Cd(EDTA)]^{2-} + 4\,H_2O + 2\,H_3O^{+}$$ Gleichung 9.4

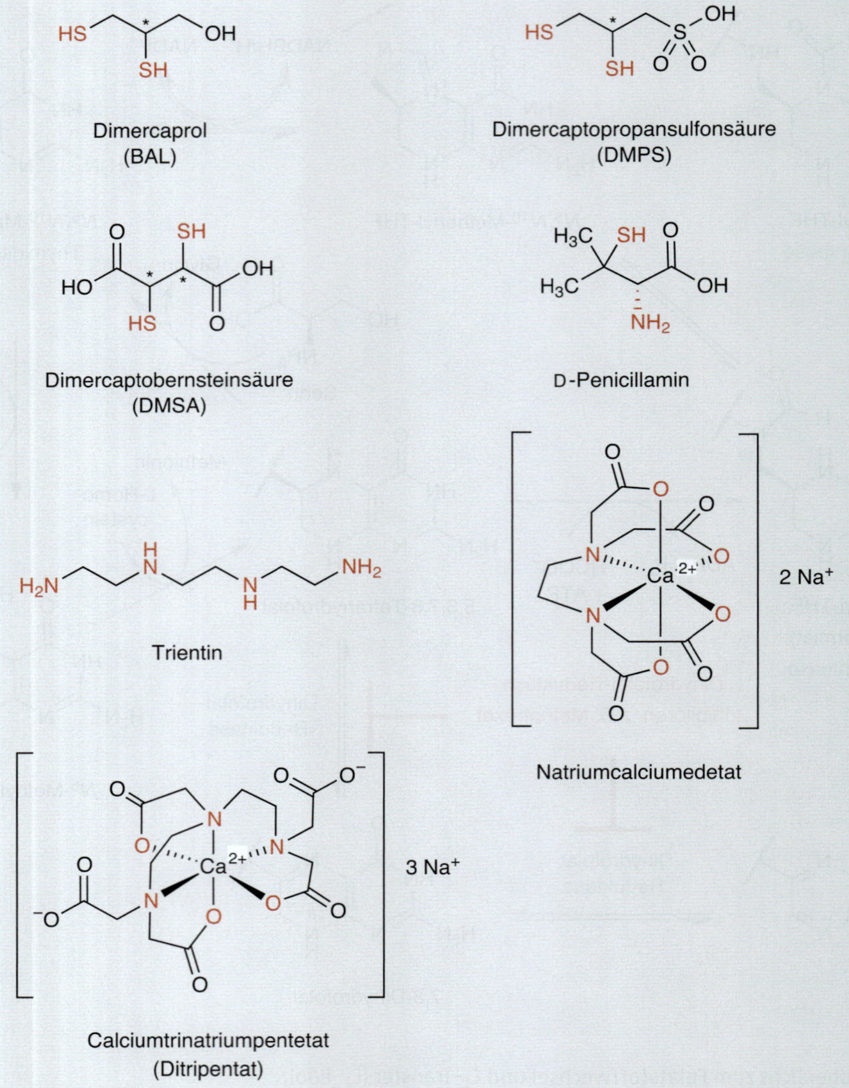
HS
OH
SH
Dimercaprol
(BAL)
HS
OH
SH
O
O
Dimercaptopropansulfonsäure
(DMPS)
O
SH
HO
OH
HS
O
Dimercaptobernsteinsäure
(DMSA)
H3C
SH
O
H3C
OH
NH2
D-Penicillamin
H2N
NH2
Trientin
Ca2+
2 Na+
Natriumcalciumedetat
Ca2+
3 Na+
Calciumtrinatriumpentetat
(Ditripentat)

Abb. 9.176 Therapeutisch verwendete Chelatbildner

Schließlich wirkt sich auch die **Ringgröße** auf die Stabilität des Chelatkomplexes aus. Die bevorzugte Ringgröße hängt von der Größe des Zentralions ab. Typischerweise sind Fünf- und Sechsringchelate bevorzugt, die weitgehend spannungsfrei am Komplexzentrum koordinieren. Kleinere oder größere Ringe sind aufgrund der Ringspannung bzw. gewellter Systeme weniger stabil.

Chelat-Komplexbildner

Viele Metallionen sind toxisch, da sie aufgrund ihrer **Mimikry zu physiologischen Metallionen** diese verdrängen. Die Folge ist eine verminderte Bioverfügbarkeit essenzieller Metallionen, wodurch die Struktur und Funktion verschiedener Makromoleküle oder die Signaltransduktion gestört wird. Schwermetallionen können mit Thiol-, Hydroxy-, Amino- oder Carboxy-Funktionalitäten von Proteinen reagieren und beispielsweise katalytisch aktive Zentren von Enzymen blockieren. Aufgrund ihrer Redoxaktivität können einige Metallionen auch reaktive Sauerstoffspezies bilden und oxidativen Stress auslösen. Dabei sind toxische Effekte keineswegs auf körperfremde Metallionen beschränkt, sondern treten auch bei essenziellen Elementen auf. Gerade Metallionen der Nebengruppenelemente wie $Fe^{2+/3+}$ und $Cu^{+/2+}$, die Ein-Elektronen-Transferreaktionen katalysieren, sind in der Lage, über die Fenton-Reaktion toxische Hydroxylradikale zu erzeugen (▸ Kap. 3.2.2).

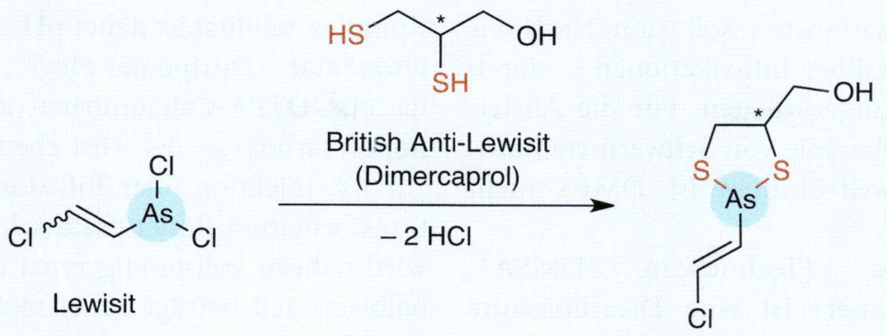

Abb. 9.177 Detoxifizierung von Lewisit mit Dimercaprol

Design und Entwicklung. Die therapeutische Verwendung von Chelat-Komplexbildnern bei Intoxikationen mit Schwermetallionen nahm ihren Anfang mit dem Ersten Weltkrieg. Gegen den von Winfort Lee Lewis 1917 wiederentdeckten und ursprünglich von Arthur Nieuwland zufällig aus Arsentrichlorid und Acetylen erhaltenen Organoarsenkampfstoff Dichlor(2-chlorvinyl)arsin (**Lewisit**, Abb. 9.177) entwickelte man in den 1940er Jahren das ölige Dithiol 2,3-Dimercaptopropanol als Antidot (Dimercaprol, British Anti-Lewisite, BAL). Seit den 1950er Jahren stehen auch wasserlösliche Analoga zur Verfügung, wie die in der Sowjetunion dargestellte Dimercaptopropansulfonsäure (Abb. 9.176) und die in China entwickelte sehr gut wasserlösliche *meso*-2,3-Dimercaptobernsteinsäure.

Wirkungsmechanismus. Die Antidotwirkung der therapeutisch eingesetzten Chelat-Komplexbildner beruht allgemein auf folgenden Prinzipien:

- Abfangen der im Organismus frei zirkulierenden Metallionen,
- Verdrängen der Metallionen aus ihren Bindestellen in den jeweiligen Targets,
- rasche Eliminierung der stabilen Chelate mit dem Komplexbildner im Urin oder den Fäzes.

Im Falle von Dimercaprol entspricht die Antidotwirkung dem toxischen Wirkprinzip des dreiwertigen Arsens. Die lipidlösliche trivalente As-Verbindung dringt rasch durch die Haut und entfaltet ihre systemisch-toxischen Effekte durch Komplexierung der Thiolgruppen körpereigener Enzyme und Proteine. Auf der Haut führt Lewisit zu starkem Brennen mit Erythembildung. Später zeigen sich Blasen auf der Haut und nekrotische Gewebeveränderungen. Dimercaprol bindet Lewisit oder verdrängt es aus der Komplexbindung an körpereigene Thiole.

Struktur und Eigenschaften. Die Chelat-Komplexbildner sind auf das zu chelatisierende Metallion abgestimmt. Je nach Ionenradius und Ladung werden unterschiedliche Donorgruppen als Liganden bevorzugt. Bei As- und Hg-Vergiftungen kommen ausschließlich Komplexbildner mit S-Liganden zum Einsatz, Cu^{2+} und Cd^{2+} bevorzugen N- oder N,S-Liganden. Die gebildeten Chelatkomplexe müssen renal eliminierbar sein, daher sind in den Molekülen zusätzlich hydrophile Funktionalitäten wie Carbonsäure- oder Sulfonsäuregruppen enthalten. Die Stabilität der Chelate fällt mit sinkendem pH-Wert. Um Nierenschäden durch freigesetzte Schwermetallionen zu vermeiden, sollte der Harn alkalisiert werden. Thiolgruppen-haltige Chelatbildner sind durch einen charakteristischen lauchartigen Geruch gekennzeichnet. Aufgrund der Thiolstruktur sind sie sehr oxidationsempfindlich. Die Oxidation durch Iod bei pH 2–6 setzt Ph. Eur. zur Identitätsprüfung von Dimercaprol ein.

Dimercaprol (BAL, British Anti-Lewisite, Sulfactin), Ph. Eur., wird als Racemat eingesetzt. Es ist stark lipophil und muss parenteral als ölige Emulsion appliziert werden. Aufgrund der hohen Lipophilie von Dimercaprol wurden Schwermetalle letztlich auch vermehrt in das Gehirn transportiert, verbunden mit einem relativ hohen Nebenwirkungsspektrum. Aus diesem Grund wird mittlerweile nur noch DMPS eingesetzt.

Dimercaptopropansulfonsäure (DMPS, Dimaval®) ist ein Chelat-Therapeutikum zur Therapie akuter Schwermetallintoxikationen, wird aber auch in der Umweltmedizin verwendet. Eingesetzt wird das Natriumsalz des Racemats. Es kann i. m. oder i. v. appliziert werden, zur oralen Anwendung sind Hartkapseln verfügbar. Die orale Bioverfügbarkeit beträgt 45 %. Nach oraler Gabe wird DMPS relativ schnell im Urin eliminiert. Die Halbwertszeit liegt bei 10 h. Durch Verabreichung von DMPS werden die bei chronischer Schwermetallbelastung in Gewebedepots vorhandenen Schwermetallionen in wasserlösliche Chelatkomplexe überführt und mit dem Urin ausgeschieden. Erhöhte Konzentrationen der Metallionen im Urin sind daher ein Indiz für eine chronische Schwermetallbelastung. Trotz häufiger Anwendung ist der im Off-Label-Use eingesetzte diagnostische

DMPS-Test aufgrund fehlender Standardisierung umstritten. Der Mobilisationstest soll zum Nachweis vermeintlicher Quecksilber-Intoxikationen durch Amalgame in Zahnfüllungen dienen. Für die Ausleitungs- und Entgiftungstherapie von Schwermetallintoxikationen durch Umwelt-Einfluss ist DMPS nicht zugelassen.

Dimercaptobernsteinsäure (TechneScan DMSA®, ROTOP-DMSA®, Succimer) ist eine Dicarbonsäure und wird mittlerweile neben DMPS häufig eingesetzt, beispielsweise als Komplexbildner für ^{99m}Tc-Pertechnetat in der Nierenszintigraphie. Für Metallintoxikationen ist Succimer in Deutschland nicht zugelassen, wohl aber in Frankreich (Succicaptal®) und in den USA (Chemet®). Aufgrund seiner beiden Carboxy- und Thiolgruppen kann Succimer mit Schwermetall-Kationen wie Hg^{2+}, As^{3+} und insbesondere Pb^{2+} stabile, wasserlösliche Chelatkomplexe bilden. Pb^{2+} oder Cd^{2+} werden jeweils an ein Schwefel- oder Sauerstoffatom gebunden, Quecksilber oder Nickel koordinieren mit beiden Schwefelatomen. Succimer hat keinen Einfluss auf die physiologische renale Ausscheidung von Zink-, Calcium-, Magnesium-, Eisen- oder Kupfer-Ionen, was als Vorteil gegenüber Natriumcalciumedetat gelten kann. Wie bei der Weinsäure, die anstelle der Thiolgruppen Hydroxygruppen aufweist, existieren 3 Stereoisomere. In der diastereomeren *meso*-Form ist das eine Stereozentrum *S*-, das andere *R*-konfiguriert. Succimer wird insbesondere bei Bleivergiftungen als Antidot eingesetzt. Auch zur Behandlung von Arsen- oder Quecksilbervergiftungen findet es therapeutisch Anwendung.

Natriumcalciumedetat, Ph. Eur., ist ein sechszähniger Ligand, der als Natriumsalz des Ca^{2+}-Komplexes eingesetzt wird. Bei Verwendung der freien Edetinsäure würden körpereigene Ca^{2+}-Ionen komplexiert werden mit der Folge einer Tetanie. Natriumcalciumedetat wird i. v. appliziert bei akuter oder chronischer Vergiftung mit Pb^{2+}-Ionen. Aber auch andere Schwermetallionen wie Cr^{3+}, Co^{2+}, Vanadium, Zn^{2+}, Cd^{2+} oder bestimmte radioaktive Metallionen verdrängen aufgrund der höheren Komplexbildungskonstanten Ca^{2+}-Ionen (pK = 10,7) aus dem Chelatkomplex mit EDTA. Auf diese Weise wird die Ausscheidung dieser Ionen mit dem Urin beschleunigt. Die Komplexe mit EDTA sind stabil, wasserlöslich und gut nierengängig. Hg^{2+}-Ionen binden im Organismus stärker an Thiolgruppen von Proteinen oder werden aufgrund ihrer Lokalisation im Organismus nicht erfasst. Daher eignet sich Natriumcalciumedetat nicht als Antidot bei einer Quecksilberintoxikation. Bei der Komplexbildung koordiniert das 4-fach deprotonierte EDTA-Anion (pK_{S1} = 2,0, pK_{S2} = 2,7, pK_{S3} = 6,2, pK_{S4} = 10,6) an das Zentralion. Die Komplexstabilität ist daher pH-abhängig.

Ditripentat (Ditripentat-Heyl®, Diethylentriaminpentaacetat, DTPA-Calciumtrinatriumsalz) ist ein Polyaminopolycarboxylat. Es wird ebenfalls als Ca^{2+}-Komplex zur i. v. Injektion oder Infusion verwendet. Eine Biotransformation findet praktisch nicht statt. Ditripentat wird nahezu vollständig renal eliminiert. Die Plasmahalbwertszeit beträgt 20–60 min. Ditripentat dient zur beschleunigten Ausscheidung von transuranen Schwermetallradionuklid-Chelaten (Americium, Plutonium, Curium, Californium, Berkelium) mit dem Urin. Ziel ist die Minderung der Strahlendosis. Die Behandlung kann mitunter mehrere Jahre andauern und eine Vielzahl von Injektionen beinhalten. Ditripentat wird außerdem bei Vergiftungen mit Blei, Zink, Eisen (Eisenspeicherkrankheiten, Hämosiderose, Hämochromatose, Thalassaemia major), Mangan oder Chrom verwendet. Die Substanz wird als Präkursor für die Synthese von [^{99m}Tc]Technetium-Pentetat-Injektionslösung in einer Umsetzung mit [^{99m}Tc] Pertechnetat eingesetzt.

Penicillamin (Metalcaptase®), Ph. Eur., wurde bereits ausführlich vorgestellt (▸Kap. 7.5.11). D-Penicillamin ist eine unnatürliche D-Aminosäure, die nach Cahn-Ingold-Prelog als Cysteinderivat *S*-konfiguriert ist. D-Penicillamin wird zur Behandlung von Vergiftungen mit Schwermetallionen wie Pb^{2+}, Hg^{2+} oder Zn^{2+}angewendet sowie bei der Kupferspeicherkrankheit Morbus Wilson. Mit diesen Ionen werden stabile und rasch renal ausscheidbare Chelatkomplexe gebildet. In der Therapie der rheumatoiden Arthritis ist es ein Mittel der 2. Wahl.

Trientin, Triethylentetramin, wird in Form des **Trientintetrahydrochlorids** (Cuprior®) oder als **Trientindihydrochlorid** (Cufence®) bei Morbus Wilson eingesetzt, falls D-Penicillamin nicht vertragen wird. Trientintetrahydrochlorid wurde 2017 als sogenanntes Hybridarzneimittel auf der Grundlage bereits vorhandener Daten zugelassen. Referenzarzneimittel ist das bereits über Jahrzehnte inoffiziell zur Behandlung von Morbus Wilson verwendete Trientindihydrochlorid, dem 2019 ebenfalls die EU-Zulassung erteilt wurde. Gegenüber dem Tetrahydrochlorid muss das Dihydrochlorid kühl aufbewahrt werden. Da sich mit dem Tetrahydrochlorid höhere Blutspiegel erzielen lassen, wird es niedriger dosiert als das Dihydrochlorid. Beide Salze werden peroral als Tablette oder Hartkapsel verabreicht. Im Gegensatz zum D-Penicillamin weist Trientin keine Thiolgruppen auf. Da Trientin auch die Konzentration an Eisen-Ionen im Serum senkt, ist ggf. die Gabe von Eisenpräparaten erforderlich.

Morbus Wilson

Bei **Morbus Wilson** handelt es sich um eine Erkrankung, bei der mit der Nahrung aufgenommene Cu^{2+}-Ionen unzureichend ausgeschieden werden, im Körper akkumulieren und primär in der Leber gespeichert werden. Von dort aus gelangen die Cu^{2+}-Ionen ins Gehirn, in die Nieren und insbesondere auch in die Cornea. Unbehandelt verläuft eine Kupferüberladung des Organismus innerhalb weniger Jahre tödlich. Ursächlich für Morbus Wilson ist eine mutationsbedingte Dysfunktion im Gen ATP7B auf Chromosom 13. Das Gen kodiert für das Wilson-Protein, einen ATP-abhängigen Kupfer-Transporter. Dieses Enzym ist maßgeblich am Transport überschüssiger Cu^{2+}-Ionen aus der Leber in die Gallenflüssigkeit beteiligt und daher wichtig für die biliäre Kupferexkretion. Außerdem ist es an der Umwandlung von Apocoeruloplasmin in Coeruloplasmin beteiligt, dem primären Transport- und Speicherprotein für Cu^{2+}-Ionen im Serum. Therapeutisch versucht man, Cu^{2+}-Ionen durch Chelatbildner wie D-Penicillamin oder Trientin in wasserlösliche Komplexe zu überführen, die renal ausgeschieden werden.

Zur Therapie von Morbus Wilson werden auch Zinksalze, meist das Acetat oder Sulfat, in hoher Dosierung eingesetzt. Erhöhte Zn^{2+}-Spiegel bewirken durch positive Rückkopplung eine Stimulation der Metallthionein-Synthese in den Enterozyten des Darms. Metallothioneine fungieren als Cystein-reiche endogene Chelatoren mit hoher Affinität zu physiologischen und xenobiotischen Schwermetallionen. Metallothionein bildet mit Cu^{2+}-Ionen stabilere Komplexe als mit Zn^{2+} und verhindert dadurch, dass Cu^{2+} in den Blutkreislauf abgegeben wird. Der Körper verliert die Cu^{2+}-beladenen Enterozyten permanent im Rahmen der ständigen Erneuerung der Darmzellen durch Abschilferung der Darmmukosa und kann nicht genug Cu^{2+} mobilisieren. Daher wird eine negative Cu^{2+}-Bilanz gefördert.

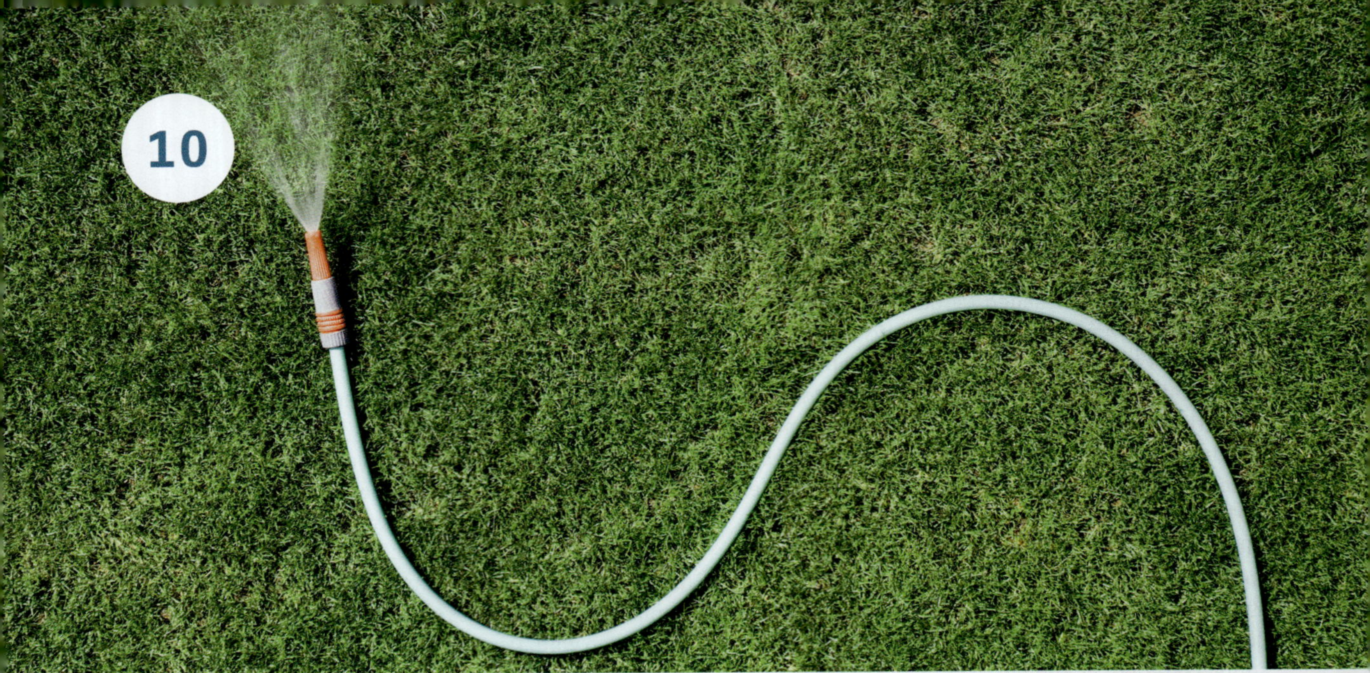

10 Verdauungstrakt

Im Verdauungstrakt erfolgt die Aufnahme und Resorption von Nahrungsbestandteilen, essenziellen Substanzen, Mineralstoffen und Flüssigkeiten. Nicht verwertbare Teile der Nahrung und Stoffwechselprodukte werden ausgeschieden. Bei diesem Prozess laufen verschiedene chemische, mechanische und sekretorische Reaktionen neben- und nacheinander geordnet ab, die bei Erkrankungen im Bereich des Magen-Darm-Traktes gestört sein können. Magen-Darm-Beschwerden treten nicht nur als eigenständige Krankheitsbilder auf, sondern auch als Symptome anderer Erkrankungen. Diese lassen sich durch eine Reihe von Pharmaka aus verschiedenen Klassen beeinflussen.

10.1 Ulkustherapeutika

Ulkustherapeutika sind Arzneistoffe zur Behandlung von entzündlichen Erkrankungen und Geschwüren des Magen-Darm-Trakts. Ziele der medikamentösen Behandlung sind die

- **Hemmung aggressiver Faktoren** durch Eingriff in den Mechanismus der Säuresekretion durch
  - H_2-Antihistaminika,
  - Protonenpumpen-Inhibitoren,
  - Muscarinrezeptor-Antagonisten,
- **Verminderung der Protonenkonzentration** durch
  - Antazida,
- **Förderung der Schleimhautresistenz** durch
  - Bismutverbindungen,
  - Prostaglandin-E-Derivate.

10.1.1 Funktion des Magens

Der Magen erfüllt mehrere wichtige Funktionen. Zunächst speichert er die aufgenommene Nahrung und gibt den Speisebrei dosiert an den Darmtrakt weiter. Der saure Magensaft sorgt zudem für die Denaturierung der Nahrungsproteine, aktiviert die inaktive Vorstufe Pepsinogen zum Verdauungsenzym Pepsin, desinfiziert die Nahrung durch Abtöten pathogener Mikroorganismen und vermittelt die Resorption bestimmter Stoffe. Der gesunde Magen produziert täglich 1–3 L Magensaft. Seine funktionell wesentlichen Komponenten sind Pepsinogene aus den Hauptzellen der Magendrüsen, Salzsäure aus den Belegzellen (Parietalzellen) als Hauptkomponente sowie Schleim aus den Nebenzellen (▸ Kap. 2.4.5). Der pH-Wert liegt im Ruhezustand bei 0,8–1,5.

Protektive Faktoren wie Schleim und Hydrogencarbonat verhindern im Gleichgewichtszustand eine Schädigung der Schleimhaut des Magen-Darm-Trakts durch **aggressive Faktoren** wie Salzsäure, Pepsine, Gallensäuren und Lysolecithin. Verschiebt sich das Gleichgewicht zu Ungunsten der protektiven Faktoren, kann dies zu Entzündungen der Speiseröhre und des Magens oder des Zwölffingerdarms führen. Ist die Schleimhautoberfläche geschädigt, werden auch die darunterliegenden Gewebeschichten durch die Säure und proteolytischen Enzyme angegriffen. Dies ist beim peptischen Ulkus (Geschwür) der Fall. Je nach Lokalisation unterscheidet man die gastroösophageale Refluxkrankheit, bei der die Speiseröhre betroffen ist, sowie insbesondere das Ulcus ventriculi (Magengeschwür) und das Ulcus duodeni (Zwölffingerdarmgeschwür).

Die Infektion mit *Helicobacter pylori* ist die Hauptursache für die Ulkusentstehung. Mit der kombinierten Gabe (Tripel-Therapie) eines Protonenpumpen-Inhibitors, Clarithromycin und Amoxicillin (oder Metronidazol) kann durch erfolgreiche Eradikation des Erregers die infektionsbedingte Ulkuskrankheit geheilt werden.

Auch die Einnahme von nichtsteroidalen Antiphlogistika begünstigt die Ulkusentstehung, da diese die Prostaglandin-Biosynthese und damit die Schleimbildung hemmen.

Beeinflussung der Säuresekretion

Eine der wichtigsten Maßnahmen beim Ulkus ist die Hemmung der Säuresekretion oder Neutralisation der Säure. Allerdings handelt es sich dabei nicht um eine Neutralisation im chemischen Sinne, da kein neutraler pH-Wert von 7,0 angestrebt wird, sondern ein optimaler pH-Wert von etwa 3,5. Da die Säure die Pepsinsekretion stimuliert, vermindert dies zugleich die Pepsinmenge. Zudem findet die autoproteolytische Aktivierung der Aspartylprotease Pepsin aus den inaktiven Vorstufen Pepsinogen nur im sauren Milieu statt. Pepsin hat ein pH-Optimum von 1,5–2,5. Bei pH 4 ist die proteolytische Aktivität nur noch sehr niedrig, bei pH 6 ist Pepsin inaktiv.

Regulation der Säuresekretion

Für die Stimulation der Säuresekretion verfügen die Parietalzellen im Wesentlichen über 3 voneinander unabhängige Rezeptoren (○ Abb. 10.1).

Die zentrale Steuerung erfolgt über den Parasympathikus. Der Neurotransmitter **Acetylcholin** stimuliert die Säuresekretion über den M_3-Muscarin-Rezeptor. Die therapeutische Intervention durch Muscarin-Rezeptor-Antagonisten wie **Atropin** oder **Pirenzepin** ist wegen unerwünschter Arzneimittelwirkungen weitgehend obsolet.

Das Peptidhormon **Gastrin** übt ebenfalls einen starken Reiz auf die Säuresekretion aus, indem es den Gastrin-Rezeptor vom CCK_2-Subtyp (CCK = Cholecystokinin) stimuliert. Das als Rezeptor-Antagonist untersuchte Glutaminsäurederivat **Proglumid** (Milid®) ist ein nur schwacher Hemmstoff der Säuresekretion und nicht mehr im Handel. Ein selektiver CCK_2-Rezeptor-Antagonist für die Ulkustherapie ist derzeit nicht verfügbar.

Schließlich induziert **Histamin** die Säuresekretion durch Interaktion mit dem Histamin-H_2-Rezeptor der Parietalzellen. H_2-Antihistaminika sind daher wirksame Arzneistoffe zur Ulkusbehandlung.

Prostaglandine (z. B. PGE_2) haben hingegen einen **inhibitorischen Effekt** auf die Säuresekretion, indem sie den Prostaglandin-EP_3-Rezeptor stimulieren. Im Gegensatz zum H_2-Rezeptor aktiviert dieser ein inhibierendes Guanylnukleotid-bindendes Protein (G_i). Agonisten am EP_3-Rezeptor wie **Misoprostol** hemmen somit auch die Säuresekretion (▸ Kap. 7.6.2).

Nach Stimulation der jeweiligen Rezeptoren werden verschiedene Second-Messenger-Systeme wie cAMP

10

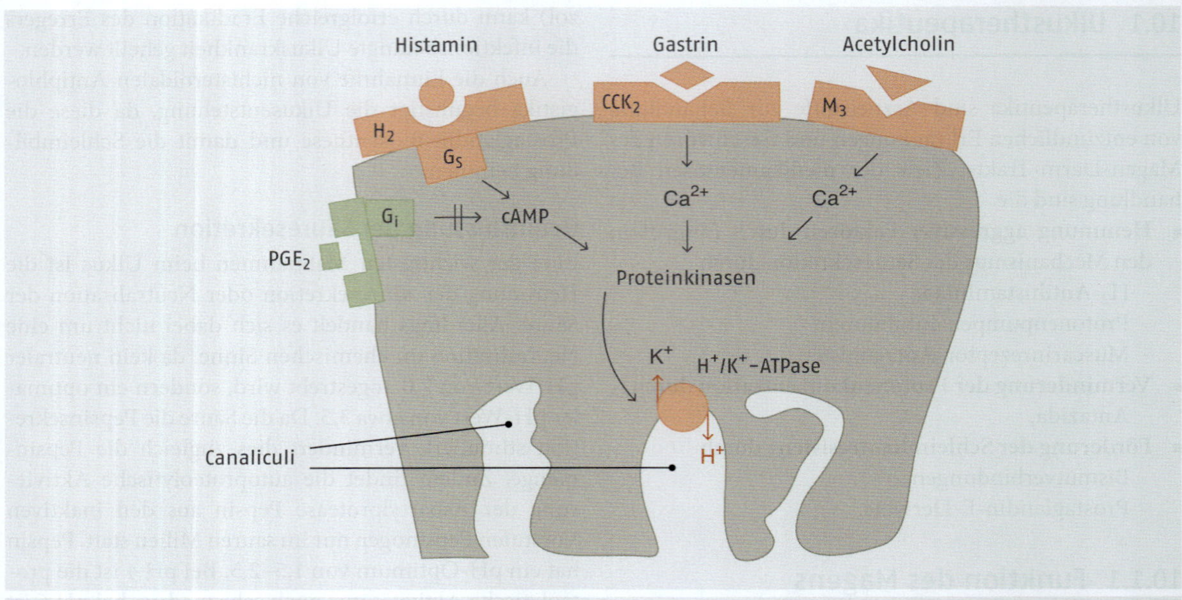

Abb. 10.1 Regulation der Säuresekretion in Parietalzellen: Histamin, Gastrin und Acetylcholin aktivieren, PGE_2 inaktiviert die Säuresekretion. CCK: Cholecystokinin

Cimetidin

Ranitidin

Famotidin

Abb. 10.2 H_2-Antihistaminika

oder Ca^{2+}-Ionen aktiviert. Über weitere Reaktionsketten im Zellstoffwechsel führen die zugehörigen Botenstoffe schließlich zur Aktivierung von Proteinkinasen und der nachgeschalteten **H^+/K^+-ATPase** in den kanalikulären Membranen. Das Enzym fungiert als Protonenpumpe und ist für die aktive Sekretion von H^+-Ionen in das Magenlumen zuständig. Diese terminale Phase der Säuresekretion lässt sich unabhängig vom auslösenden Stimulus durch Protonenpumpen-Inhibitoren wie **Omeprazol** sehr effektiv blockieren.

10.1.2 H_2-Antihistaminika (H_2-Blocker, Histamin-H_2-Antagonisten)

Design und Entwicklung. Klassische H_1-Antihistaminika (▸Kap. 7.19) wie Diphenhydramin reduzieren die durch Histamin ausgelöste Säuresekretion nicht. Konsequenterweise wurde daher die Existenz eines Histamin-H_2-Rezeptors postuliert. Die Entwicklung des ersten therapeutisch einsetzbaren H_2-Antihistaminikums **Cimetidin** (Abb. 10.2) durch James W. Black (Nobelpreis für Medizin, 1988) startete 1964 bei Smith, Kline & French und ist ein Musterbeispiel des frühen rationalen Drug Design. Die Leitstruktursuche orientierte sich an der Struktur des Histamins mit dem Ziel, diesen Agonisten in einen Antagonisten zu konvertieren. **N^α-Guanylhistamin** erwies sich als schwacher Antagonist, wirkt allerdings als partieller Agonist. Durch Austausch der basischen Guanidin- gegen eine neutrale Thioharnstoffgruppe, Kettenverlängerung und Methylierung des *N*-Terminus am Guanidin konnte man die agonistische und antagonistische Aktivität klar voneinander trennen (o Abb. 10.3). Mit **Burimamid** lag der erste klinisch wirksame Vertreter vor, dessen Bioverfügbarkeit für eine orale Applikation allerdings zu gering war. Der nächste Entwicklungsschritt führte zu **Metiamid**. In klinischen Studien trat bei einigen Patienten Granulozytopenie auf, und man machte die Thioharnstoffgruppe dafür verantwortlich.

Durch bioisosteren Austausch gegen Guanidin und Substitution dieser stark basischen Funktion mit einer elektronenziehenden Cyan- oder Nitrogruppe konnte man die Basizität herabsetzen, sodass die pK_S-Werte dieser Strukturen, 0,4 für das Cyan- bzw. 0,9 für das Nitroderivat, mit dem pK_S-Wert der Thioharnstoffgruppe vergleichbar sind. Beide Substanzen sind als H_2-Antagonisten ähnlich aktiv wie Metiamid. Das aktivere **Cimetidin** wurde klinisch geprüft und 1976 in den Handel gebracht (o Abb. 10.4).

Struktur und Eigenschaften. Ranitidin weist mit der Dimethylaminogruppe (pK_S = 8,2) ein basisches Zentrum auf. Die Nitroketenaminal-Gruppierung besitzt hingegen saure Eigenschaften (pK_S = 2,3). Als Feststoff liegt Ranitidin hauptsächlich in der tautomeren *aci*-Nitro-Form (Nitronsäure) vor (o Abb. 10.5). Aufgrund der Doppelbindung des Nitroketenaminals zeigt Ranitidin geometrische Isomerie (*E*- und *Z*-Form). Welches Isomer vorliegt, wird weder in der Ph. Eur. noch in der USP angegeben. Lediglich das in Deutschland nicht im Handel befindliche **Nizatidin**, das anstelle des Furan- einen Thiazolring aufweist, wird in der Monographie der Ph. Eur. als *E*/*Z*-Gemisch beschrieben.

Wirkungsmechanismus. H_2-Antihistaminika **blockieren kompetitiv** die Wirkungen des Histamins an den Histamin-H_2-Rezeptoren der Parietalzellen und verringern dadurch die Sekretion der Magensäure. Das Ausmaß der Säuresekretionshemmung ist jedoch geringer als bei den Protonenpumpen-Inhibitoren. Von daher sind H_2-Antagonisten in der Ulkustherapie nur noch Mittel der 2. Wahl.

Struktur-Wirkungs-Beziehungen. Die Strukturen der H_2-Antihistaminika (o Abb. 10.2) unterscheiden sich deutlich von denen der H_1-Antihistaminika. Es handelt es sich um polare, hydrophile Moleküle mit großem Dipolmoment und niedrigem Verteilungskoeffizient (log P). Im Gegensatz zu den lipophilen H_1-Antihistaminika weisen sie keine zentralen Nebenwirkungen auf. H_2-Antagonisten lassen sich durch folgende Strukturmerkmale charakterisieren (o Abb. 10.6).

- Wie Histamin verfügen sie über einen **Heteroaromaten mit einer basischen Funktion**. Der Imidazolring ist nicht essenziell und kann durch andere Heterozy-

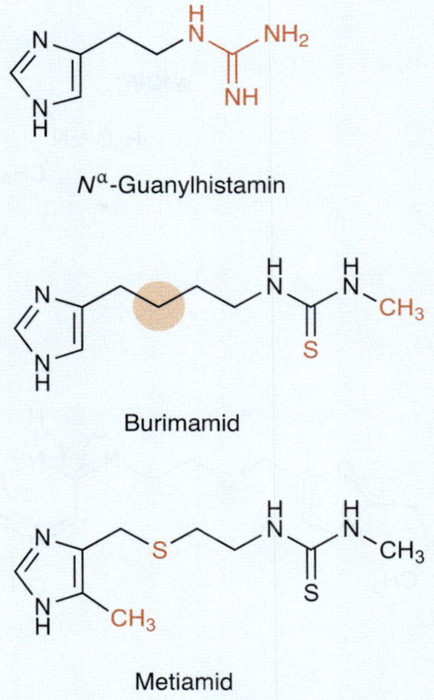

o **Abb. 10.3** Entwicklung von H_2-Antihistaminika

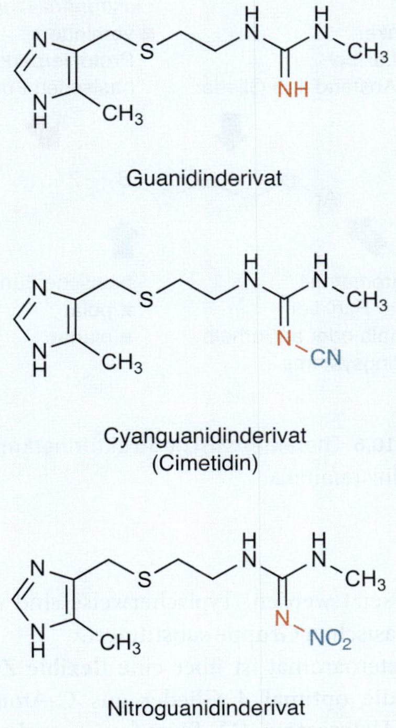

o **Abb. 10.4** Maßnahmen zur Verminderung der Seitenketten-Basizität

10

Nitroketenaminal-Form

Nitronsäure-Tautomere

Abb. 10.5 Tautomere Nitronsäure-Strukturen von Ranitidin

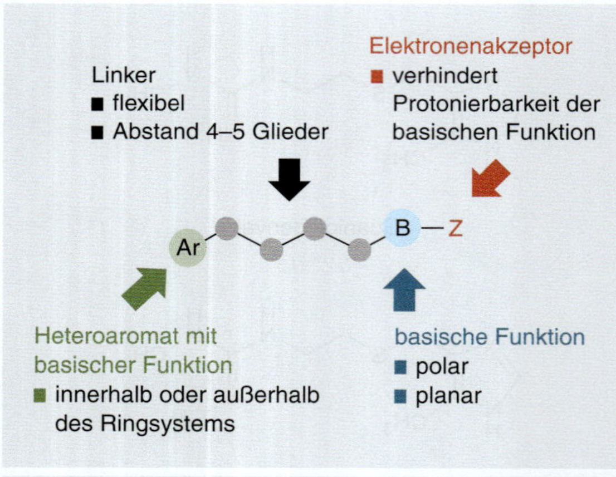

Abb. 10.6 Charakteristische Strukturmerkmale der H_2-Antihistaminika

klen ersetzt werden. Typischerweise sind diese mit einer basischen Gruppe substituiert.

- Der Heteroaromat ist über eine **flexible Zwischenkette**, die optimal 4 Glieder aus C-Atomen und einem Heteroatom (O, S) aufweist, verknüpft mit einer
- im physiologischen Milieu **nicht protonierbaren, polaren Gruppe**. In der Regel handelt es sich um basische Funktionen, deren Protonierbarkeit durch Substitution mit einer elektronenziehenden Gruppe verhindert wird, z. B. Nitroguanidin-, Sulfonylguanidin- oder Nitroketenaminal-Gruppen. Gemeinsam ist diesen Gruppen ein planares π-Elektronensystem mit vergleichbarer Geometrie.

Biotransformation. Im Urin identifizierte Metaboliten sind Ranitidin-*N*-oxid, Ranitidin-sulfoxid und *N*-Demethyl-Ranitidin. Letzteres wirkt nur halb so stark wie die Muttersubstanz, die anderen Metaboliten sind noch schwächer wirksam.

Ranitidin (Zantic®), Ph. Eur. (Hydrochlorid), ist heute der wichtigste Vertreter der H_2-Antagonisten. Die orale Bioverfügbarkeit beträgt 50 %. Die Elimination erfolgt biliär und renal, die Halbwertszeit liegt bei 2–3 h.

Famotidin (Pepdul®), Ph. Eur., verfügt mit der Guanidingruppe in 2-Position des Thiazolrings über ein basisches Zentrum ($pK_S = 7{,}1$). Die Amidingruppe in der Seitenkette ist wegen der Substitution mit der elektronenziehenden Sulfonamidgruppe im physiologischen Milieu nicht mehr protonierbar. Famotidin wirkt beim Menschen etwa 20–40-fach stärker als Cimetidin und etwa 8-fach stärker als Ranitidin. Mit Ausnahme der Wirkstärke entspricht es weitgehend Ranitidin. Die orale Bioverfügbarkeit von Famotidin liegt bei 40–45 %. Ein Drittel der Dosis wird zum inaktiven Sulfoxid metabolisiert. Die Ausscheidung erfolgt renal, die Halbwertszeit beträgt 2–4 h.

Cimetidin (Cimetidin acis®), Ph. Eur., war für einige Jahre eines der weltweit meistverordneten Medikamente. Heute spielt es kaum noch eine Rolle, da es über

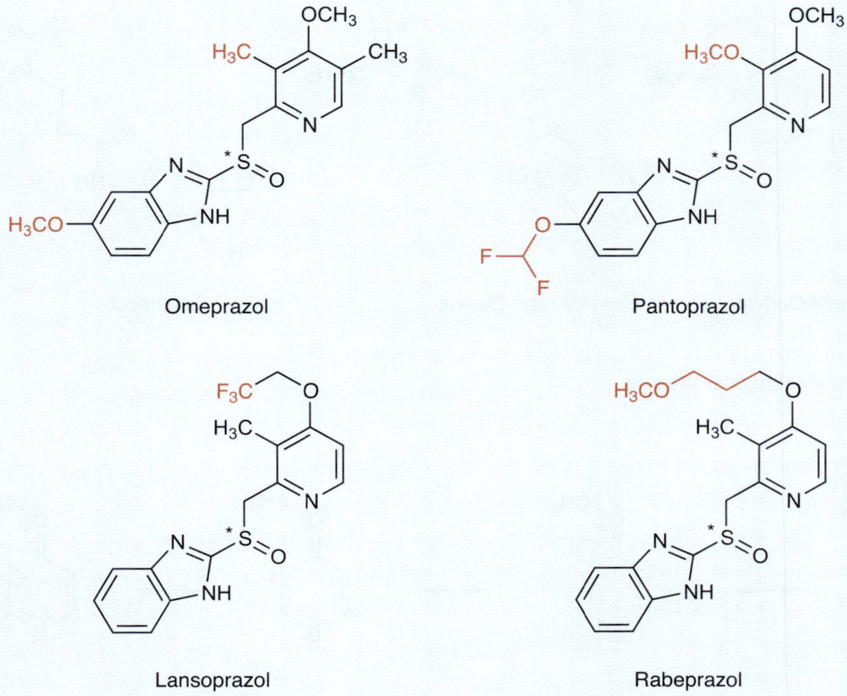

Omeprazol

Pantoprazol

Lansoprazol

Rabeprazol

○ Abb. 10.7 Protonenpumpen-Inhibitoren

seinen Imidazolring an das Fe^{2+}-Ion des Cytochrom-P450-Enzymsystems koordinativ bindet und so zu zahlreichen Interaktionen mit anderen Arzneistoffen führt. Die pK_S-Werte betragen 6,8 (Imidazol-N) und 0,4 (zur CN-Gruppe benachbartes N-Atom). Die orale Bioverfügbarkeit liegt bei 50–70 %. Als Metaboliten entstehen Cimetidinsulfoxid und 5-Hydroxymethylcimetidin. Etwa die Hälfte der Dosis wird unverändert renal ausgeschieden. Die Plasmahalbwertszeit beträgt 2 h.

10.1.3 Protonenpumpen-Inhibitoren

Design und Entwicklung. Die Firma Hässle in Schweden startete 1972 Untersuchungen mit einem antiviral wirksamen Thioacetamid-Derivat, das die Säureproduktion hemmte. Wegen hepatotoxischer Effekte ersetzte man die dafür verantwortliche Thioamidgruppe und optimierte die Struktur zum **Benzimidazol-Derivat**. Aus dem Sulfoxid-Metaboliten dieser Substanz entwickelte man **Picoprazol**, für das 1981 erstmals die Protonenpumpe (H^+/K^+-ATPase) als Target der antisekretorischen Effekte nachgewiesen wurde (○ Abb. 10.8).

Entscheidend für das Design von optimierten Derivaten (○ Abb. 10.7) war der Befund, dass sich mit zunehmender Basizität des Pyridinrings die Wirksamkeit der Substanzen erhöht. Dies steht im Einklang mit dem Aktivierungsmechanismus der Prazole (○ Abb. 10.14), in welchem der Pyridin-Stickstoff als Nukleophil agiert. Um die Nukleophilie des Pyridinrings zu erhöhen, führte man eine zum N-Atom *para*-ständige Methoxygruppe ein. ○ Abb. 10.9 veranschaulicht, dass ein Methoxysubstituent in *para*-Position die Elektronendichte am Pyridin-Stickstoff erhöht, während keine der Resonanzstrukturen für die *meta*-substituierte Verbindung eine negative Ladung am N-Atom aufweist. Ein Methoxysubstituent in *ortho*-Position führt hingegen zu einer sterisch ungünstigen Interaktion mit dem Benzimidazolring und verhindert die Bioaktivierung im sauren Milieu.

Protonenpumpe

Bei der Sekretion der Magensäure in das Lumen bilden die Parietalzellen Einstülpungen, die als **Canaliculi** bezeichnet werden und als Einlassventil für Salzsäure aufgefasst werden können. Als Protonengenerator stellt das Enzym **Carboanhydrase** die zur Salzsäureproduktion erforderlichen Protonen bereit (○ Abb. 10.10). Es katalysiert aus Wasser und Kohlendioxid die Bildung von Kohlensäure, die spontan zu Protonen und HCO_3^--Ionen dissoziiert. Letztere verlassen die Zelle im Austausch gegen Cl^--Ionen. Auch die Protonen müssen die Zelle verlassen, damit diese durch den Säureanstieg

Thioamid-Derivat Benzimidazol-Derivat Picoprazol

Abb. 10.8 Entwicklung der Prazole

Resonanzstruktur mit erhöhter Elektronendichte am Stickstoff

Abb. 10.9 Einfluss der Methoxygruppe in *para*- und *meta*-Position

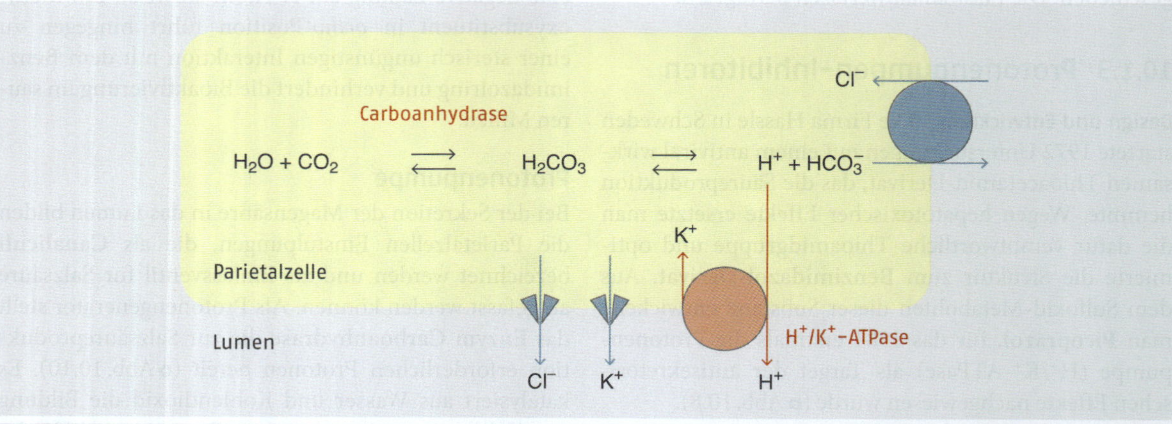

Abb. 10.10 Extrazelluläre Bildung von Magensäure (HCl) in den Canaliculi durch Sezernierung von Chloridionen und Austausch von Kaliumionen gegen Protonen durch die H^+/K^+-ATPase

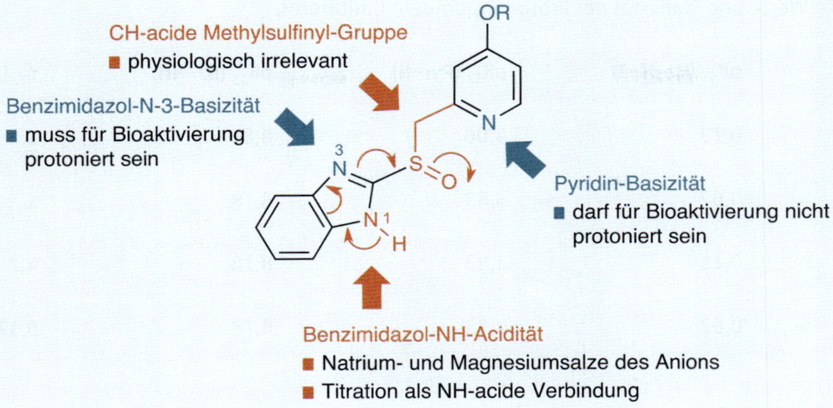

○ **Abb. 10.11** Säure-Base-Eigenschaften der Prazole

nicht zu Schaden kommt. Darüber hinaus ist die Enzym-katalysierte Reaktion reversibel, sodass eine erhöhte Protonenkonzentration in der Zelle die Protonenbildung verlangsamen würde. Für den Protonentransport aus den Parietalzellen in das Canaliculus-Lumen sorgt die membranständige **Protonenpumpe**, eine **H^+/K^+-ATPase**.

Die Protonenpumpe ist das für die Salzsäureproduktion entscheidende Enzym. Sie pumpt die Protonen aus den Parietalzellen in das Canaliculus-Lumen heraus und im gleichen Verhältnis K^+-Ionen in die Zellen hinein. Protonen wie K^+-Ionen werden in diesem Prozess gegen einen Konzentrationsgradienten transportiert. Das Verhältnis der Protonen innerhalb der Zelle zu den Protonen in den Canaliculi beträgt etwa 1 zu 10^6. Die für die Arbeit der Protonenpumpe benötigte Energie wird durch Verbrauch von einem Äquivalent Adenosintriphosphat (ATP) erhalten, von daher gehört das Enzym zur Familie der ATPasen.

Die Cl^--Ionen verlassen die Zelle über einen separaten Cl^--Ionenkanal und werden von K^+-Ionen begleitet, die über ihren eigenen Kanal abgegeben werden. Der Ausstrom der Cl^--Ionen ist dem der Protonen angepasst, sodass für jedes aus der Zelle gepumpte Proton auch ein Cl^--Ion die Zelle verlässt. Als Resultat bildet sich in den Canaliculi Salzsäure.

Struktur und Eigenschaften. Prazole (PPIs, H^+/K^+-ATPase-Blocker) sind amphotere Verbindungen. Für die protolytische Aktivität von Omeprazol lassen sich insgesamt 4 Reaktionen formulieren (○ Abb. 10.11):

Der **Benzimidazol-Stickstoff** in 3-Position (pK_{S1} = 0,79) ist nur sehr schwach basisch, da die elektronenziehende Sulfinyl-Gruppe mit ihm in Konjugation steht. Somit liegt er nur im stark sauren Milieu protoniert vor. Die Basizität in dieser Position ist entscheidend für den zweiten Protonierungsschritt und damit für die Bioaktivierung der Prazole. Erhöht man den pK_{S1}-Wert und damit die Basizität des Benzimidazolrings, erleichtert dies zwar die Umwandlung in die aktive Sulfensäure, gleichzeitig aber auch den Abbau zu inaktiven Produkten.

Die Basizität des **Pyridin-Stickstoffs** (pK_{S2} = 4,06) ist im Vergleich zum Benzimidazol-N-3 höher, aber ebenfalls nur gering. Dennoch ist sie entscheidend für die Bioaktivierung der Prazole, ihre Ionisierung und Akkumulation am Wirkort.

Der Elektronenzug der Sulfinylgruppe bedingt NH-Acidität am **Benzimidazol-NH-1** (pK_{S3} = 8,80). In dieser schwach sauren Position erfolgt die Salzbildung mit Na^+- oder Mg^{2+}-Ionen.

Die dem Sulfoxid benachbarten **Methylenprotonen** sind CH-acide. Der pK_{S4}-Wert für die Protonenabgabe ist allerdings sehr hoch und physiologisch nicht relevant.

Die Literaturangaben zu den pK_S-Werten der Prazole (□ Tab. 10.1) schwanken, da ihre Bestimmung wegen der Säurelabilität problematisch ist. Die Zersetzungsrate steigt mit abnehmendem pH-Wert an, wobei zahlreiche Zersetzungsprodukte entstehen.

Stereochemie. Mit der Sulfoxid-Struktur besitzen Prazole ein tetraedrisch koordiniertes S-Atom, das neben 3 unterschiedlichen Substituenten ein nichtbindendes Elektronenpaar und damit ein Asymmetriezentrum aufweist. Prazole sind am asymmetrisch substituierten S-Atom konfigurationsstabil. Beide Enantiomere können isoliert werden (○ Abb. 10.12).

10

Tab. 10.1 pK_S-Werte und Stabilität der Protonenpumpen-Inhibitoren

Arzneistoff	pK_{S1} (Bz-N-3)	pK_{S2} (Pyr-N)	pK_{S3} (Bz-NH)	$t_{1/2}$ (pH 5) (in h)
Omeprazol	0,79	4,06	8,80	1,4
Lansoprazol	0,62	3,83	8,78	1,5
Pantoprazol	0,11	3,83	8,18	4,7
Rabeprazol	0,62	4,53	8,78	0,12

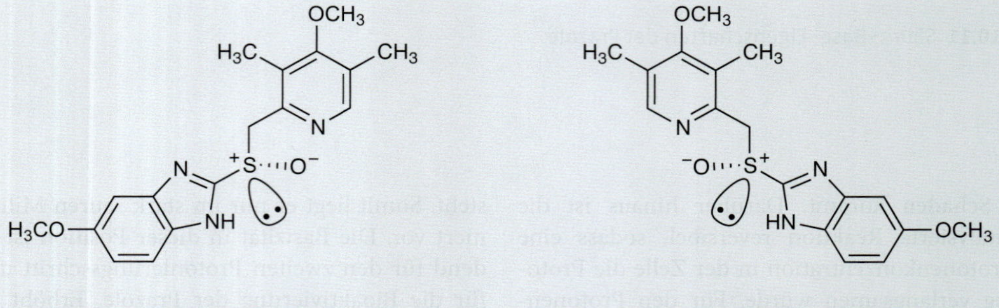

Esomeprazol (*S*-Enantiomer)

R-Enantiomer

Abb. 10.12 Enantiomere Formen von Omeprazol

Merke

Das **Asymmetriezentrum eines Arzneistoffs** ist meistens ein tetraedrisch koordiniertes C-Atom mit 4 verschiedenen Substituenten. Die Rolle des vierten Substituenten kann bei Atomen wie **Stickstoff** oder **Schwefel** auch ein **nichtbindendes Elektronenpaar** übernehmen. Dieses gilt bei der Bestimmung der Konfiguration nach Cahn-Ingold-Prelog als Substituent mit der niedrigsten Priorität. Im Gegensatz zum N-Atom der Amine mit 3 unterschiedlichen Substituenten, bei denen aufgrund der niedrigen Energiebarriere für die pyramidale Inversion die beiden Enantiomere ineinander überführt werden, ist dies bei Schwefelverbindungen nicht zu beobachten.

Wirkungsmechanismus. Nach Resorption im Dünndarm gelangen die Prazole (Abb. 10.7) über die Blutbahn in die Belegzellen der Magenschleimhaut. Dort werden sie aufgenommen und diffundieren in die Canaliculi. Nach Bioaktivierung in diesem sauren Mikromilieu (Abb. 10.14) blockieren die Prazole den aktiven Transport von Protonen aus den Parietalzellen in das Magenlumen, indem sie an die H^+/K^+-ATPase **kovalent binden** und diese **irreversibel hemmen**. Sie sind Mittel der 1. Wahl in der Ulkustherapie und haben die H_2-Antihistaminika in dieser Rolle abgelöst. Der strategische Vorteil der Protonenpumpen-Hemmung und ihre Effektivität gegenüber der H_2- oder Muscarin-Rezeptorblockade besteht darin, dass der therapeutische Eingriff an einem Target erfolgt, das den finalen Schritt der Magensäuresekretion ausführt (Abb. 10.1). Somit kann diese unabhängig vom Triggermechanismus blockiert werden. Außerdem liegt die Protonenpumpe gegenüber den im Organismus weiter verbreiteten H_2- oder cholinergen Rezeptoren nur in den kanalikulären Membranen der Parietalzellen vor.

Struktur-Wirkungs-Beziehungen. Aufgrund des hochspezifischen Wirkungsmechanismus der Prazole sind die Möglichkeiten zu Strukturmodifikationen stark limitiert und betreffen im Wesentlichen das Substitutionsmuster der Aromaten (Abb. 10.13). Alle 3 Strukturelemente,

- der substituierte **Pyridinring**,
- der **Benzimidazolring** und
- der **Methylsulfinyl-Linker**, der die beiden Aromaten verknüpft,

sind für die biologische Wirksamkeit essenziell.

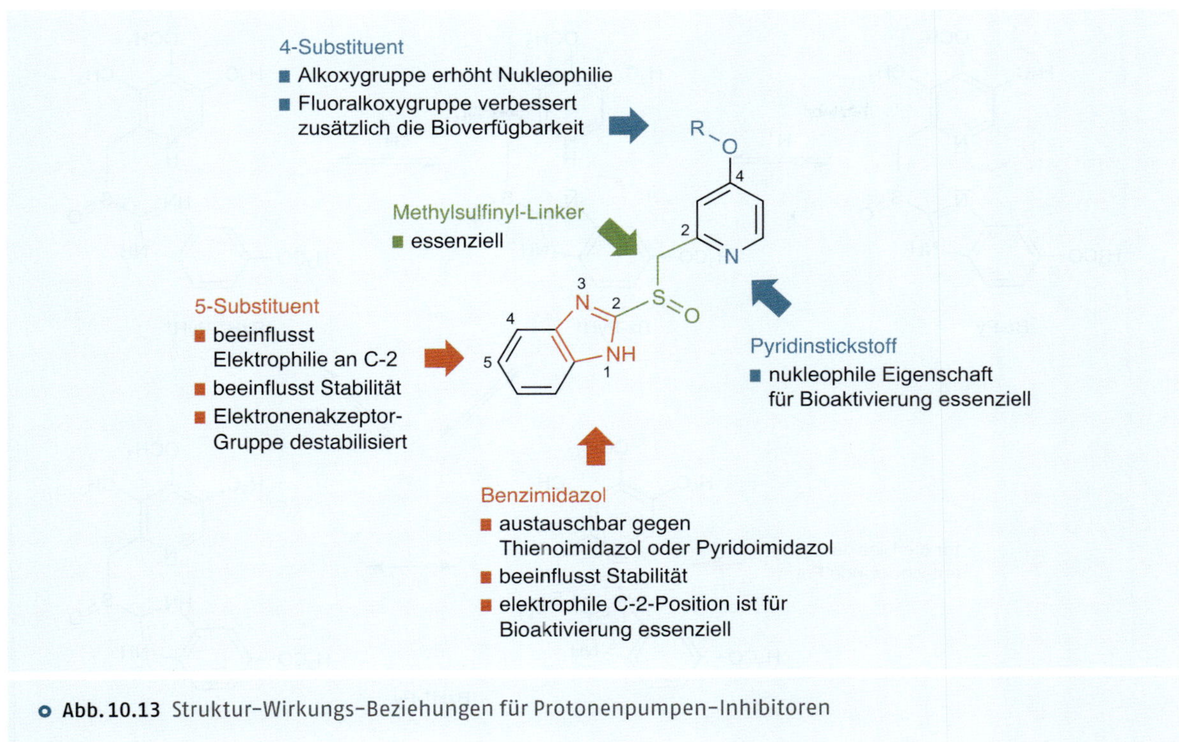

Abb. 10.13 Struktur-Wirkungs-Beziehungen für Protonenpumpen-Inhibitoren

Eine **4-Alkoxygruppe am Pyridinring** verstärkt die Nukleophilie der Pyridin-N-Atoms, aber auch dessen Basizität und damit dessen Protonierungsgrad. Dies vermindert zwar den Anteil der für die nukleophile Bioaktivierungsreaktion verfügbaren Teilchen, da das freie Elektronenpaar am N-Atom durch ein Proton besetzt wird. Dennoch läuft die Bioaktivierung effektiver ab (Abb. 10.14), da die Nukleophilie des für die Bioaktivierung relevanten **nicht protonierten** Anteils durch die Alkoxygruppe erhöht ist. Eine 4-Fluoralkoxygruppe erhöht die Lipophilie und verbessert die Bioverfügbarkeit.

Substituenten im Benzimidazolring beeinflussen den ersten Reaktionsschritt des säurekatalysierten Aktivierungsmechanismus und die Stabilität der Protonenpumpen-Inhibitoren (Abb. 10.14). Struktur-Wirkungs-Zusammenhänge basieren hier auf einer Balance zwischen der chemischen Stabilität und der säurekatalysierten Aktivierung. Während im niedrigen pH-Bereich der Parietalzellen eine hohe Reaktivität erwünscht ist, müssen die Substanzen im physiologischen Milieu chemisch stabil sein. Ist die chemische Stabilität der Substanzen zu hoch, sind sie weder in vitro noch in vivo biologisch aktiv, da sie nicht aktiviert werden. Sind die Substanzen hingegen bei neutralem pH-Wert instabil, werden sie bereits in ihre biologisch aktive Form transformiert, bevor sie überhaupt die Protonenpumpe erreichen. Elektronendonorgruppen wie Alkoxy- oder Fluoralkoxygruppen in 5-Position stabilisieren, während Vertreter mit elektronenziehenden Substituenten (5-Nitro, 5-Methylsulfinyl oder 5-Trifluormethyl) chemisch zu labil sind. Der Benzimidazolring selbst ist gegen Bioisostere wie Thienoimidazol oder Pyridoimidazol austauschbar.

Bioaktivierung der Prazole und molekulare Wirkung. Für die Bioaktivierung der Prazole (Abb. 10.14) sind 2 Parameter entscheidend:

- die Nukleophilie des Pyridin-N-Atoms,
- die Elektrophilie von C-2 des Imidazolrings.

Bei physiologischem pH-Wert können die Prazole als freie Basen ungehindert biologische Membranen passieren. Erst in stark saurer Umgebung liegen sie ionisiert vor. Derartige Bedingungen findet man in den sekretorischen Canaliculi der Parietalzellen (pH < 2).

Zuerst werden die Prazole am **Pyridin-Stickstoff protoniert** und liegen dann als Monokation (Bz-PyH$^+$) vor. In geladener Form sind die Substanzen zu polar, um aus den Canaliculi durch die Zellmembran in die Zelle zurückzukehren. Das Resultat ist eine hohe Anreicherung des Arzneistoffs am Wirkort.

Im zweiten Schritt wird der **Benzimidazolring am N-3-Atom protoniert**. Dies ermöglicht die chemische Umwandlung der Substanzen zur eigentlichen Wirkform. Es stellt sich ein Gleichgewicht ein zwischen dem Dikation (BzH$^+$-PyrH$^+$) und den beiden Monokation-Formen Bz-PyH$^+$ sowie BzH$^+$-Pyr.

10

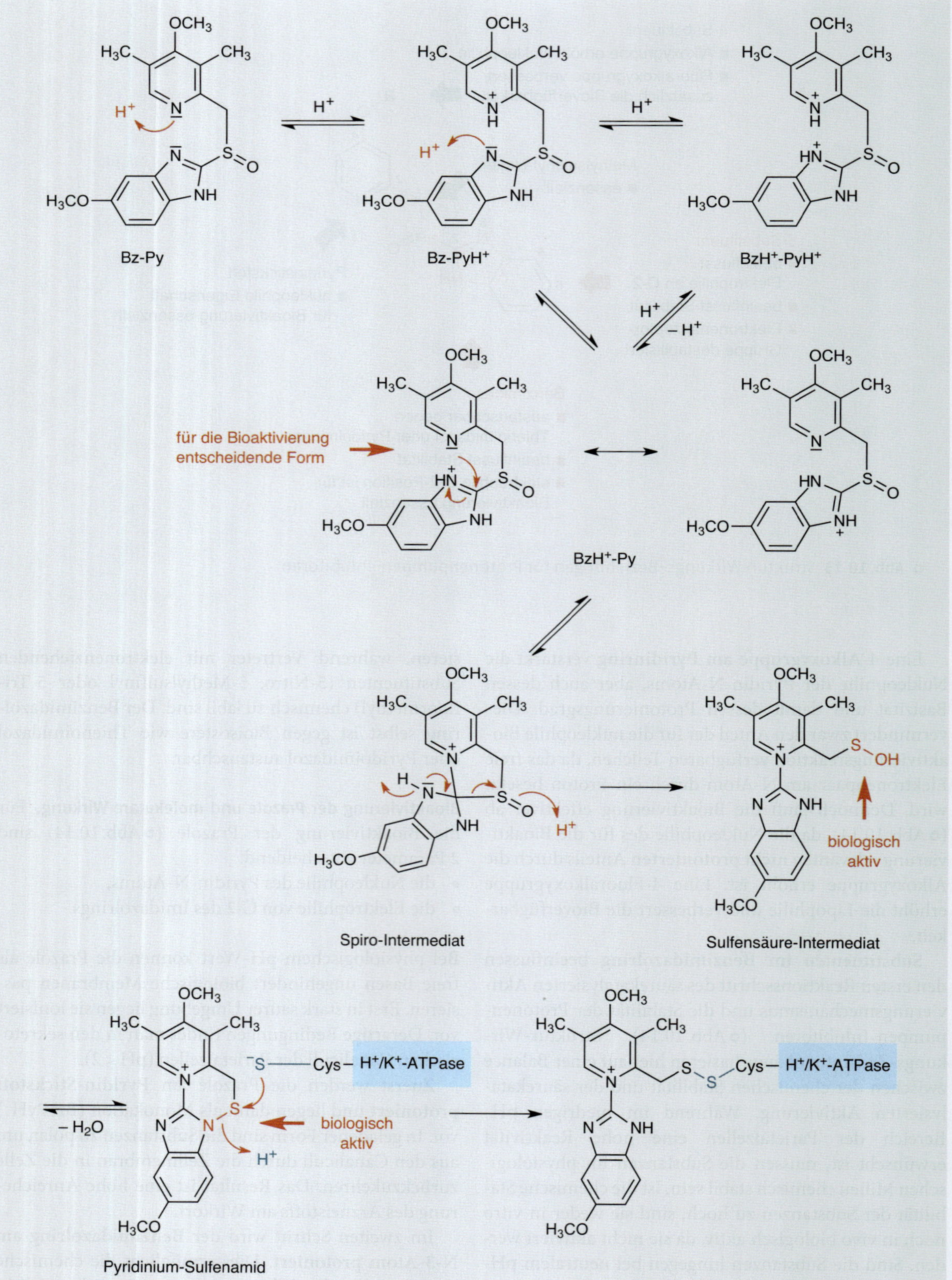

○ Abb. 10.14 Säurekatalysierte Bioaktivierung von Omeprazol und kovalente Bindung des biologisch aktiven Sulfenamid-Metaboliten an die H^+/K^+-ATPase

Entscheidend für den weiteren Aktivierungsverlauf ist der Anteil Moleküle mit nicht protoniertem Pyridin-Stickstoff, da dessen Protonierung mit Verlust der nukleophilen Eigenschaften verbunden ist. Hingegen müssen die Moleküle am **Benzimidazol-N-3 als Monokation BzH⁺-Pyr protoniert** vorliegen. Dies erhöht die Elektrophilie an C-2 des Benzimidazols, da der benachbarte protonierte Stickstoff Elektronen abzieht.

Nur das resonanzstabilisierte Benzimidazolium-Monokation (BzH^+-Pyr) mit dem nicht protonierten Pyridin-Stickstoff ist in der Lage, durch intramolekularen nukleophilen Angriff an C-2 die biologisch aktiven Formen zu bilden. Zwar liegen im Gleichgewicht nur wenige Moleküle des für die Reaktion kritischen Benzimidazolium-Monokations vor. Sobald aber der nukleophile Angriff am elektrophilen Benzimidazolium-C-2 erfolgt und sich die Sulfensäure bildet, werden durch Verschiebung des Säure-Base-Gleichgewichts zusätzliche BzH^+-Pyr-Moleküle nachgebildet.

Aus BzH^+-Pyr entsteht zunächst ein **Spiro-Intermediat**. Dadurch geht der aromatische Charakter im Bereich des Imidazols verloren, wodurch eine hohe Neigung zur Rearomatisierung besteht. Zudem werden durch das benachbarte kationische N-Atom und die Sulfinylgruppe vom Spiro-C-Atom Elektronen abgezogen, die aus der N-3-H-Bindung nachgeliefert werden.

Unter Wiederherstellung der Doppelbindung und Spaltung der C–S-Bindung bildet sich ein **Sulfensäure-Intermediat**. Dabei wird das Chiralitätszentrum am S-Atom zerstört. Sulfensäuren sind instabil und gegenüber Nukleophilen sehr reaktiv, sodass dieses Umwandlungsprodukt bereits biologisch aktiv ist und über eine Disulfidbrücke kovalent an die H^+/K^+-ATPase binden kann.

In der Regel dominiert der intramolekulare Angriff der Benzimidazol-NH-Gruppe am elektronenarmen S-Atom der Sulfensäure, wodurch unter Austritt von Wasser ein tetrazyklisches Thiadiazinderivat entsteht.

Das so gebildete kationische **Pyridinium-Sulfenamid** ist ein **irreversibler Inhibitor der H^+/K^+-ATPase**, das über eine Disulfidbrücke kovalent an einen oder mehrere der 3 zugänglichen Cystein-Reste (Cys813, Cys822, Cys891) des Enzyms bindet. Dies verhindert die Anlagerung von ATP an das Enzym und damit die Bereitstellung der für die Pumpenarbeit benötigten Energie. Da diese Blockade irreversibel ist, kann die Säureproduktion nur durch De-novo-Synthese des Enzyms regeneriert werden. Trotz der kurzen Halbwertszeit der Prazole von etwa 1–2 h hält die Wirkung daher über 1–3 Tage an.

Aus dem Aktivierungsmechanismus wird deutlich, dass Prazole im sauren Milieu rasch transformiert werden. Damit dies bei oraler Gabe nicht bereits im Magen geschieht, müssen sie in magensaftresistenten Arzneiformen verabreicht werden. Zudem veranschaulicht der Mechanismus die selektive und auf die sekretorischen Canaliculi der Parietalzellen begrenzte Wirkung der Prazole, da in anderen Körperkompartimenten keine vergleichbar hohe Protonenkonzentration auftritt.

 **Definition**

Sulfoxide (R^1–SO–R^2) sind Schwefelverbindungen, deren Oxidationsstufe des Schwefels zwischen der in den Sulfiden (R^1–S–R^2) und Sulfonen (R^1–SO_2–R^2) liegt. Die entsprechende funktionelle Gruppe ist die **Sulfinylgruppe** (–SO–).
Sulfensäuren (R–S–OH) sind instabile Schwefelverbindungen, deren Oxidationsstufe des Schwefels zwischen der in den Thiolen (R–SH) und Sulfinsäuren (R–SO_2H, schwefelanaloge Carbonsäure) liegt.

Keine echten Prodrugs. Prazole als Prodrugs zu bezeichnen ist streng genommen unzutreffend, da sie nicht auf enzymatischem Weg oder durch eine geplante chemische Reaktion aktiviert werden müssen. Ihre chemische Umwandlung zum aktiven Inhibitor der Protonenpumpe ist ein rein phänomenologischer Befund und nicht das Resultat eines gezielten Prodrug-Designs. Vielmehr unterliegen die Prazole rein zufällig den verschiedenen Aktivierungsschritten zum aktiven Pyridinium-Sulfenamid, das man erst nachträglich als eigentliches Wirkprinzip identifizierte.

Biotransformation. Die Biotransformation der beiden Enantiomere von Omeprazol zeigt eine stereoselektive Differenzierung. Während beim *R*-Enantiomer der Abbau zum 5-Hydroxymethylderivat über das schneller arbeitende Isoenzym CYP2C19 dominiert, ist beim Esomeprazol die Oxidation zum Sulfon durch das weniger aktive CYP3A4 favorisiert.

Weitere typische Metabolisierungsschritte der Prazole sind *O*-Demethylierung und nichtenzymatische Reduktion des Sulfoxids zum Thioether (○ Abb. 10.15).

Interaktionen. Prazole können wegen der **Benzimidazol- und Pyridin-Partialstruktur** an $Fe^{2+/3+}$-Ionen koordinieren, so im aktiven Zentrum der CYP-Enzyme, insbesondere CYP2C19, und dadurch den oxidativen Abbau verschiedener Arzneistoffe hemmen. Zum Beispiel kann die CYP-vermittelte Bioaktivierung von Clopidogrel und damit dessen kardioprotektive Wirkung vermindert sein. Zudem scheint eine Langzeiteinnahme von Protonenpumpen-Inhibitoren das Risiko für Eisenmangel zu erhöhen.

Aufgrund ihres Wirkungsmechanismus können Prazole auch die Resorption von Arzneistoffen verändern, wenn diese vom pH-Wert des Magensafts abhängt. Liegen Arzneistoffe in ionisierter Form vor, werden sie im

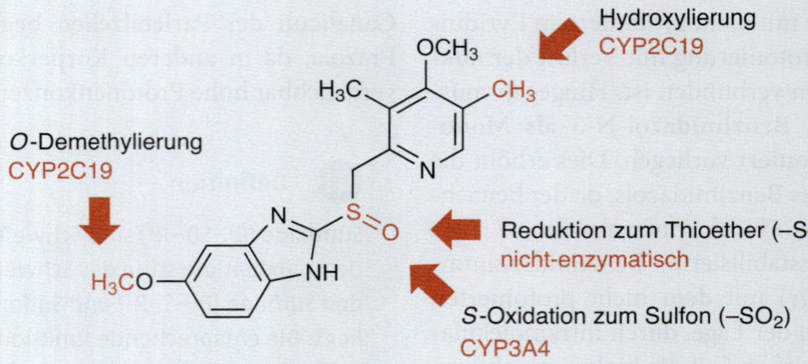

Abb. 10.15 Biotransformation von Omeprazol

Gegensatz zu ihrer unpolaren nichtionisierten Form weniger gut über Lipidmembranen resorbiert. Gleichzeitig ist allerdings ihre Wasserlöslichkeit zumeist verbessert. Wird der pH-Wert des Magensafts erhöht, nimmt die Ionisierung von Arzneistoffen mit basischen Eigenschaften ab, die von schwach sauren Arzneistoffen kann hingegen zunehmen. Zudem können Wirkstoffe aus magensaftresistenten Arzneiformen bereits im Magen freigesetzt werden.

Synthetische Aspekte. 5-Methoxybenzimidazolthiol wird zum Thiolat deprotoniert und mit dem entsprechend substituierten 2-Chlormethylpyridin-Derivat unter Austritt von Chlorid alkyliert. Die nachfolgende Oxidation des dabei erhaltenen Thioethers mit 3-Chlorperbenzoesäure führt zum racemischen **Omeprazol** (Abb. 10.16). Allerdings sind für die Synthese des als Ausgangsmaterial benötigten 2-Chlormethylpyridin-Derivats 6 Stufen erforderlich.

Für die asymmetrische Synthese von **Esomeprazol** wird im letzten Schritt das Sharpless-Reagenz (Barry Sharpless, Nobelpreis für Chemie 2001) verwendet. Man erhält es aus Titan(IV)-isopropylat und Cumolhydroperoxid als oxidierendes Agens, enantiomerenreines *S,S*-Diethyltartrat fungiert als chirales Auxiliar (▸ Kap. 1.4.4). In Gegenwart einer Base wie *N,N*-Diisopropylamin in Toluen gelingt die asymmetrische Oxidation mit Ausbeuten von 94 % ee (*enantiomeric excess*).

Analytische Aspekte. Omeprazol wird als NH-acide Verbindung in Ethanol mit Natronlauge, Omeprazol-Natrium mit Salzsäure titriert und dabei am Benzimidazol-N-1 deprotoniert bzw. protoniert. Der Endpunkt wird jeweils potentiometrisch bestimmt.

Omeprazol (Antra MUPS®), Ph. Eur., ist der Prototyp der Prazole. Ph. Eur. enthält auch Monographien der Natrium- und Magnesiumsalze und beschreibt jeweils das Racemat. Neben dem Racemat ist auch das *S*-Enantiomer, **Esomeprazol** (Nexium®), Ph. Eur., im Handel. Gegenüber dem *R*-Enantiomer besteht kein Unterschied in der Pharmakodynamik, da im Verlaufe der Bioaktivierung das Chiralitätszentrum aufgehoben wird. Esomeprazol wird aber wesentlich langsamer metabolisiert als das *R*-Enantiomer, woraus man gewisse Vorteile gegenüber dem Racemat ableitet. Von Omeprazol sind tautomere Formen bekannt, die durch Protonenwanderung zwischen den beiden Benzimidazol-N-Atomen entstehen. Die orale Bioverfügbarkeit liegt initial bei 35 %, steigt bei mehrfacher Gabe auf 60 % an. Die Ausscheidung erfolgt zu 80 % renal, der Rest mit den Fäzes. Die Eliminationshalbwertszeit beträgt 0,5–1 h.

Pantoprazol (Pantozol®), Ph. Eur. (Natrium-Sesquihydrat), enthält als Sesquihydrat pro Molekül 1,5 Wassermoleküle. Die Einführung der beiden Fluoratome an der Methoxygruppe im Benzimidazolring vermindert die Basizität an N-3 gegenüber Omeprazol. Pantoprazol hat mit 0,11 den niedrigsten pK_{S1}-Wert aller Prazole und ist demzufolge am Benzimidazol-N-3 in geringerem Ausmaß protoniert. Dadurch weist Pantoprazol von allen Prazolen die geringste Reaktivität auf und ist etwas stabiler als Omeprazol und Lansoprazol (Tab. 10.1), die Umwandlung zur biologisch aktiven Sulfensäure und zum Sulfenamid erfolgt entsprechend langsamer. Die orale Bioverfügbarkeit der magensaftresistenten Form beträgt 77 %. Die Ausscheidung erfolgt hauptsächlich renal, die Eliminationshalbwertszeit liegt bei 1 h.

Lansoprazol (Agopton®), Ph. Eur., unterscheidet sich in seinen Eigenschaften nur geringfügig von Omeprazol. Auch das *R*-Enantiomer, **Dexlansoprazol** (Dexilant®), ist auf dem Markt, weist aber keine Vorzüge auf. Die orale Bioverfügbarkeit von Lansoprazol liegt bei 80–90 %. Die Ausscheidung erfolgt hauptsächlich über die Fäzes, zu

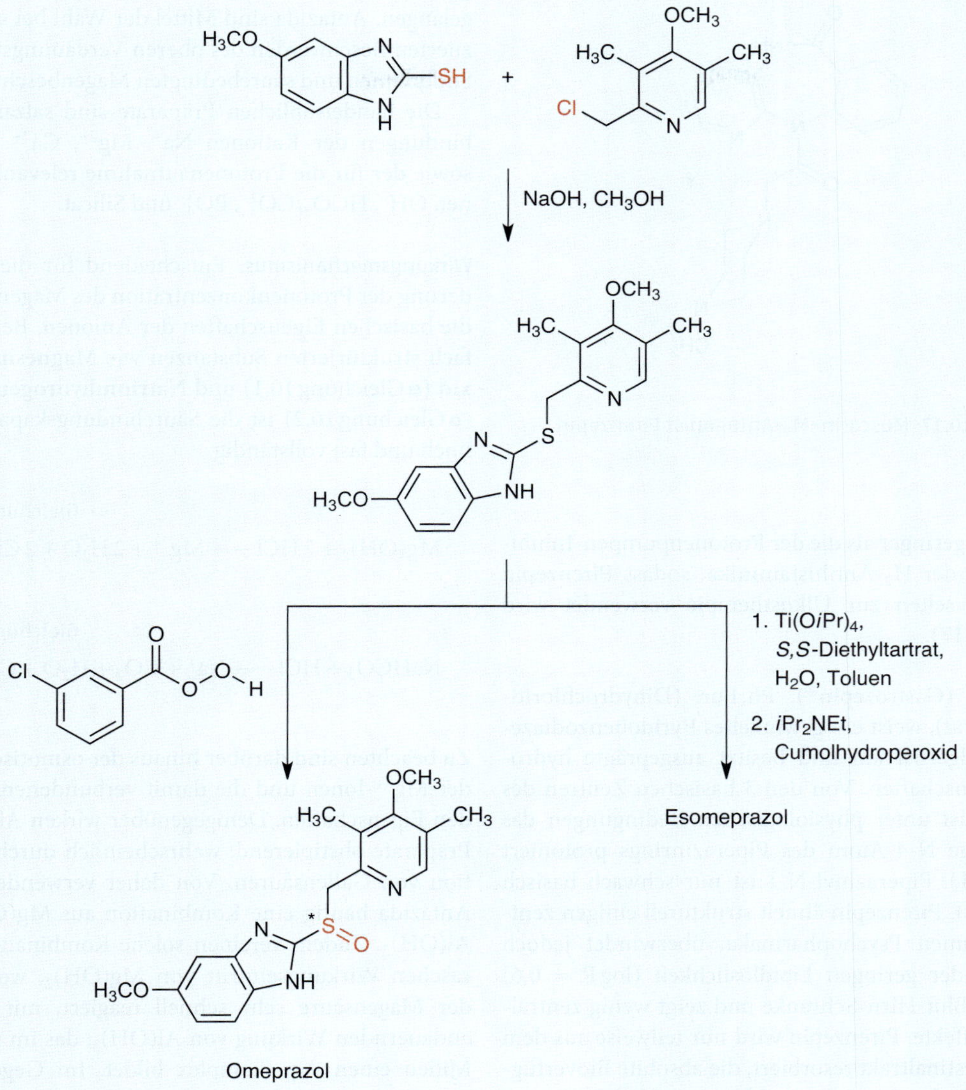

Abb. 10.16 Synthese von Omeprazol und Esomeprazol

30 % im Urin. Die Eliminationshalbwertszeit beträgt 1–2 h.

Rabeprazol (Pariet®), Ph. Eur. (Natriumsalz und Natriumsalz-Hydrat), ist mit einem pK_{S2}-Wert von 4,53 (Pyridin) stärker basisch und damit weniger stabil als die anderen Prazole (Tab. 10.1), wird aber aufgrund der höheren Nukleophilie der am Pyridin-Stickstoff nicht protonierten Fraktion schneller zum biologisch aktiven Pyridinium-Sulfenamid transformiert. Die klinische Relevanz für diesen Befund ist allerdings unklar. Die orale Bioverfügbarkeit beträgt 52 %. Die Ausscheidung erfolgt zu 90 % im Urin.

10.1.4 Muscarinrezeptor-Antagonisten

Die säureproduzierenden Parietalzellen exprimieren den Muscarin-M_3-Rezeptor, für den keine selektiven Antagonisten zur Verfügung stehen. Acetylcholin bewirkt durch Stimulation der ganglionären Muscarin-M_1-Rezeptoren eine Freisetzung von Histamin, das seinerseits H_2-Rezeptoren erregt. Dieser Vorgang wird durch den selektiven Muscarin-M_1-Antagonisten **Pirenzepin** gehemmt. Dadurch lässt sich die Magensaftsekretion selektiver hemmen als durch Atropin, dennoch treten typische anticholinerge Nebenwirkungen auf. Die Verträglichkeit und auch die Wirksamkeit sind

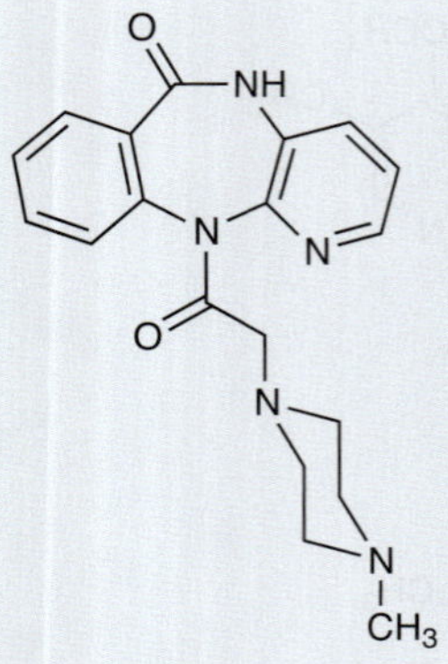

○ **Abb. 10.17** Muscarin-M_1-Antagonist Pirenzepin

insgesamt geringer als die der Protonenpumpen-Inhibitoren und der H_2-Antihistaminika, sodass Pirenzepin nur noch selten zur Ulkustherapie verwendet wird (○ Abb. 10.17).

Pirenzepin (Gastrozepin®), Ph. Eur. (Dihydrochlorid-Monohydrat), weist ein gewinkeltes Pyridobenzodiazepin-Grundgerüst auf und besitzt ausgeprägte hydrophile Eigenschaften. Von den 3 basischen Zentren des Moleküls ist unter physiologischen Bedingungen das endständige N-4-Atom des Piperazinrings protoniert (pK_S = 8,1). Piperazinyl-N-1 ist nur schwach basisch (pK_S = 2,1). Pirenzepin ähnelt strukturell einigen zentral wirksamen Psychopharmaka, überwindet jedoch aufgrund der geringen Lipidlöslichkeit (log P = 0,6) kaum die Blut-Hirn-Schranke und zeigt wenig zentralnervöse Effekte. Pirenzepin wird nur teilweise aus dem Gastrointestinaltrakt resorbiert, die absolute Bioverfügbarkeit liegt bei 14 %. Es wird hauptsächlich in unveränderter Form renal und fäkal eliminiert. Hauptmetabolit in geringen Mengen ist *N*-Demethyl-Pirenzepin. Die Plasmahalbwertszeit beträgt 11 h.

10.1.5 Antazida

Antazida sind in der Regel anorganische, basische Substanzen, welche die physiologische Funktion der Schleimhautbarriere unterstützen und die intragastrale Protonenkonzentration vermindern. Darüber hinaus binden sie die für die Ulkusgenese mitverantwortlichen Gallensäuren, die durch Rückfluss über den Zwölffingerdarm in den Magen (duodenogastraler Reflux) gelangen. Antazida sind Mittel der Wahl bei säureassoziierten Beschwerden des oberen Verdauungstrakts wie Sodbrennen und säurebedingten Magenbeschwerden.

Die handelsüblichen Präparate sind salzartige Verbindungen der Kationen Na^+, Mg^{2+}, Ca^{2+} und Al^{3+} sowie der für die Protonenaufnahme relevanten Anionen OH^-, HCO_3^-/CO_3^{2-}, PO_4^{3-} und Silicat.

Wirkungsmechanismus. Entscheidend für die Verminderung der Protonenkonzentration des Magensafts sind die basischen Eigenschaften der Anionen. Bei den einfach strukturierten Substanzen wie **Magnesiumhydroxid** (○ Gleichung 10.1) und **Natriumhydrogencarbonat** (○ Gleichung 10.2) ist die Säurebindungskapazität sehr hoch und fast vollständig.

Gleichung 10.1

$$Mg(OH)_2 + 2\,HCl \longrightarrow Mg^{2+} + 2\,H_2O + 2\,Cl^-$$

Gleichung 10.2

$$NaHCO_3 + HCl \longrightarrow Na^+ + CO_2 + H_2O + Cl^-$$

Zu beachten sind darüber hinaus der osmotische Effekt der Mg^{2+}-Ionen und die damit verbundenen laxierenden Eigenschaften. Demgegenüber wirken Al^{3+}-haltige Präparate obstipierend, wahrscheinlich durch Adsorption von Gallensäuren. Von daher verwendet man in Antazida häufig eine Kombination aus $Mg(OH)_2$ und $Al(OH)_3$. Zudem vereinen solche Kombinationen den raschen Wirkungseintritt von $Mg(OH)_2$, welches mit der Magensäure sehr schnell reagiert, mit der lang andauernden Wirkung von $Al(OH)_3$, das im wässrigen Milieu einen Aquakomplex bildet. Im Gegensatz zu $Mg(OH)_2$ ist $[[Al(OH)_3]$, das unter Berücksichtigung der Aqualiganden ausführlich als $[Al(H_2O)_3(OH)_3]$ formuliert werden kann (○ Gleichung 10.3), amphoter ($[Al(H_2O)_6]^{3+}$, pK_S = 4,97) und reagiert sowohl mit Säuren als auch mit Basen. Nach Protonierung durch die Magensäure bildet sich zunächst der kationische Tetraquadihydroxido-Aluminium-Komplex (○ Gleichung 10.3), dessen weitere Protonierung (○ Gleichung 10.4) auf Grund der positiven Ladung und des nun erhöhten pH-Werts erschwert ist. Dadurch wird die Substanz nicht vollständig verbraucht und kann auch nach erneutem pH-Abfall wirken, wobei weitere Hydroxido-Liganden protoniert werden.

$$[Al(H_2O)_3(OH)_3] + HCl \longrightarrow [Al(H_2O)_4(OH)_2]^+ + Cl^-$$

Gleichung 10.3

$$[Al(H_2O)_4(OH)_2]^+ + HCl \longrightarrow [Al(H_2O)_5(OH)]^{2+} + Cl^-$$

Gleichung 10.4

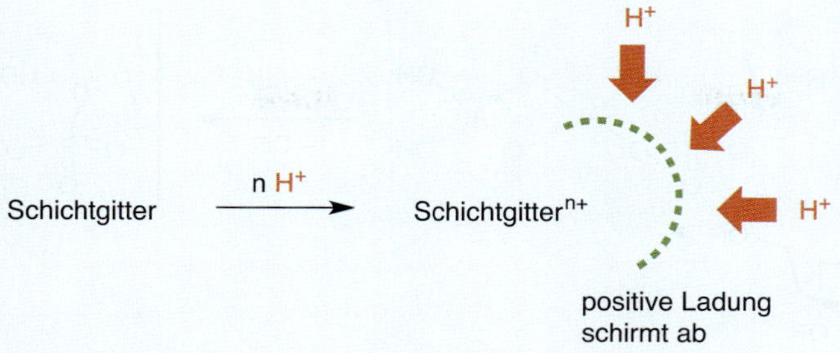

Schichtgitter $\xrightarrow{n\,H^+}$ Schichtgitter^{n+}

H^+ H^+ H^+

positive Ladung schirmt ab

Abb. 10.18 Protonenbindung durch Schichtgitter-Antazida

Bei den **Schichtgitter-Antazida** (*lattice structure antacids*) wie **Hydrotalcit** oder **Magaldrat** werden die Protonen der Magensäure an die Anionen der Zwischenschichten gebunden (Gleichung 10.5, Gleichung 10.6). Daraus resultiert ein positiver Ladungsüberschuss der Kation-Hauptschichten, der die weitere Protonenaufnahme verlangsamt und dadurch den Säure-Rebound-Effekt verhindert (Abb. 10.18). Da die Säurebindungskapazität nur unvollständig in Anspruch genommen wird, kann bei wieder absinkendem Magen-pH-Wert auf eine Reserve zurückgegriffen werden.

$$OH^- + HCl \longrightarrow H_2O + Cl^- \quad \text{Gleichung 10.5}$$

$$CO_3^{2-} + HCl \longrightarrow HCO_3^- + Cl^- \quad \text{Gleichung 10.6}$$

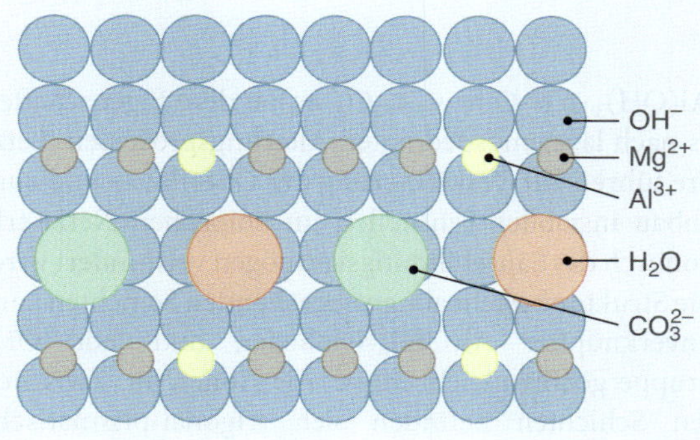

Abb. 10.19 Schichtgitter-Struktur von Hydrotalcit

Hydrotalcit, $Mg_6Al_2(CO_3)(OH)_{16} \cdot 4\,H_2O$ (Talcid®), ist eine Monosubstanz, die 1842 von Carl Hochstetter erstmals beschrieben wurde. Aufgrund des höheren Wassergehalts gegenüber Talkum nannte er die Verbindung Hydrotalkit. Allgemein bezeichnet man diese Mineralgruppe heute als **Layered Double Hydroxides** (LDH). Die Schichtstrukturen bestehen aus alternierenden Kation-Hauptschichten und Anionen in den Zwischenschichten (Abb. 10.19). Da ein Teil der Mg^{2+}-Positionen in den $Mg(OH)_6$-Oktaedern gegen Al^{3+}-Ionen ausgetauscht ist, wird zwischen den Oktaederschichten ein Ladungsausgleich in Form einer zusätzlichen Anionschicht benötigt. Im ladungsneutralen Hydrotalcit ist dies durch Interkalation von planaren CO_3^{2-}-Gruppen realisiert. Die elektrostatische Anziehung zwischen den positiv geladenen Hauptschichten und den negativ geladenen Zwischenschichten stabilisiert die Festkörperstruktur des Hydrotalcits. In den Zwischenschichten findet man neben den zusätzlichen CO_3^{2-}-Ionen auch H_2O-Moleküle, die über H-Brückenbindungen mit den OH-Gruppen der Oktaederschichten verbunden sind.

Das Schichtgitter saugt die überschüssige Magensäure wie ein Schwamm auf. Je niedriger der pH-Wert, umso mehr Säure wird durch die OH^-- und CO_3^{2-}-Ionen neutralisiert und umso mehr nimmt die Löslichkeit von Hydrotalcit ab. Da Hydrotalcit nur unter pH 4,5 löslich ist, verlangsamt sich der Neutralisationsprozess mit steigendem pH-Wert, zugleich sinkt die Löslichkeit von Hydrotalcit. Der Wirkstoff verbleibt somit im Magen und kann einem erneuten Säureschub entgegenwirken. Zudem wird eine zu starke Anhebung des pH-Werts in den alkalischen Bereich und damit ein Säure-Rebound-Effekt verhindert. Gleichzeitig werden aus dem Schichtgitter als Reaktionsprodukte HCO_3^--Ionen freigesetzt (Gleichung 10.6), die auf die Magenschleimhaut einen protektiven Effekt ausüben.

Magaldrat, $Al_5Mg_{10}(OH)_{31}(SO_4)_2$ (Riopan®), Ph. Eur., gehört wie Hydrotalcit zu den Schichtgitter-Antazida und besteht ebenfalls aus Aluminium- und Magnesiumhydroxiden. Anstelle der Carbonationen weisen die Zwischenschichten Sulfationen auf.

Algeldrat aus Aluminiumhydroxid-Gel, wasserhaltiges Aluminiumoxid, $Al(OH)_3$ (in Maaloxan®), Ph. Eur., hat in frischem Zustand als amorphes Hydroxid

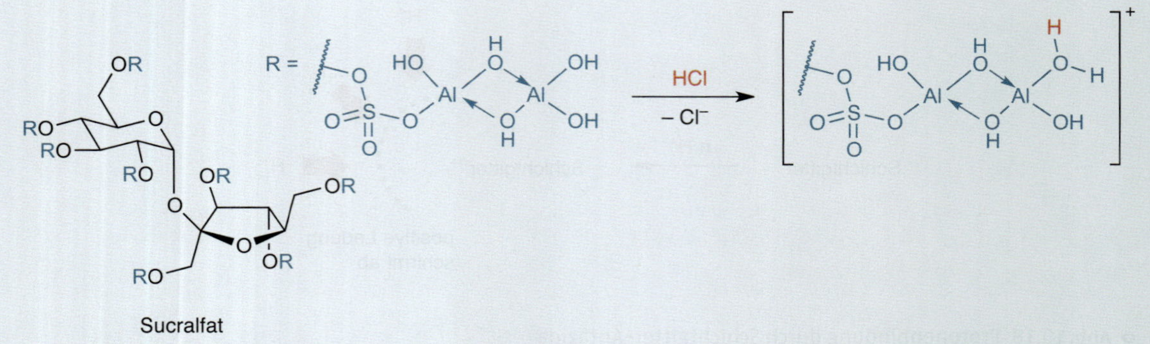

o Abb. 10.20 Reaktion von Sucralfat mit der Magensäure

($Al(OH)_3 \cdot n\,H_2O$ bzw. $Al_2O_3 \cdot aq$) andere Eigenschaften als nach lagerungsbedingten Alterungsprozessen. Letztere führen zur Verkleinerung der Oberfläche und zum Abbau instabiler Fehlstellen im amorphen Netzwerk, wodurch das Säurebindungsvermögen vermindert wird. Die Struktur besteht aus entsprechenden Schichten kantenverknüpfter $Al(OH)_6$-Oktaeder, und jede OH-Gruppe gehört gleichzeitig 2 Al^{3+}-Ionen an. Zwischen den Schichten befinden sich trigonal-prismatische Lücken. Die deutsche Ausgabe der Ph. Eur. bezeichnet wasserhaltiges Aluminiumoxid als Algeldrat. Dabei handelt es sich um keine definierte chemische Verbindung.

Aluminium-Magnesium-Silicat (Gelusil Lac®), Ph. Eur., ist ein Gemisch von Partikeln kolloidaler Größe von Montmorillonit, $Al_2[(OH)_2/Si_4O_{10}] \cdot n\,H_2O$, und Saponit, $(½\,Ca, Na)_{0,3}\,(Mg, Fe^{2+})_3\,(Si, Al)_4O_{10}(OH)_2 \cdot 4\,H_2O$, das ebenfalls zur Montmorillonit-Gruppe gehört. Es handelt sich dabei um Schichtsilikate mit einer Dreischicht-Struktur. Diese weist 2 Tetraederschichten auf, die über eine Oktaederschicht verbunden sind. Aluminium kann gegen andere Kationen ausgetauscht sein. Daraus resultiert eine negative Ladung der Oktaeder-Schichten, die durch Kationen wie Na^+ und Ca^{2+} ausgeglichen wird und für eine elektrostatische Vernetzung der Schichten sorgt. Die Schichtpakete in der Dreischicht-Struktur können zudem durch reversible Einlagerung von Wasser und anderen Substanzen aufquellen. Das Hydrat besitzt dem INN-Namen **Almasilat**, (Megalac® Almasilat).

Wasserhaltiges Aluminiumphosphat, $AlPO_4 \cdot x\,H_2O$ (Phosphalugel®), Ph. Eur., ist praktisch unlöslich in Wasser und kann unter teilweiser Auflösung Protonen binden. Dabei entstehen schwach sauer reagierende Al^{3+}-Ionen (Aquakomplexe) und ein ungefähr äquimolarer Phosphatpuffer.

Natriumhydrogencarbonat, $NaHCO_3$, (Bullrichsalz, Alkala T®), Ph. Eur., reagiert mit Magensäure unter starker CO_2-Entwicklung. Dies kann erhebliche Blähungen hervorrufen und sogar zu Rupturen führen. Unerwünscht ist zudem die Na^+-Belastung, insbesondere bei Hypertonikern. Das $NaHCO_3$ geht zwar im Magen schnell in Lösung und neutralisiert daher auch sehr schnell, aber die Wirkung ist nur von kurzer Dauer. Der ausgeprägte Anstieg des Magen-pH-Werts kann zu einer ausgleichenden Gastrin-Ausschüttung führen, die wiederum die Säureproduktion verstärkt (Säure-Rebound).

Calciumcarbonat, Ph. Eur., hat eine hohe Neutralisationskapazität, der Effekt setzt rasch ein bei kurzer Dauer. Es wirkt obstipierend und wird deswegen meist mit Magnesiumcarbonat (z. B. Rennie®) kombiniert.

Carbaldrat, Dihydroxyaluminiumnatriumcarbonat (Kompensan®), kann über die OH^--Ionen Protonen binden und kationische Aqua-Komplexe des Al^{3+} bilden. Die Substanz wird nicht vollständig verbraucht und die Wirkung hält 2–3 h vor.

Sucralfat (Sucrabest®) ist ein basischer Al^{3+}-Komplex der Saccharose, deren Hydroxygruppen mit Schwefelsäure verestert sind. Durch Reaktion der Hydroxido-Liganden mit den Protonen der Magensalzsäure entstehen aus diesen teilweise Aqua-Liganden, sodass die ursprünglich neutrale Verbindung als Kation vorliegt. Dies erschwert die weitere Protonierung und bedingt in der Folge eine langsame Neutralisation der noch verbliebenen Hydroxido-Liganden. Der so gebildete Schleim bindet auf der Ulkusoberfläche basische Proteine und schützt dadurch die Mukosa vor einer Schädigung durch aggressive Faktoren (o Abb. 10.20).

10.1.6 Bismutverbindungen

Mit Ausnahme des Aluminats ist die Säureneutralisationskapazität der Bismutverbindungen nur gering. Sie wirken daher eher adstringierend und zytoprotektiv. Darüber hinaus wirken sie bakterizid gegen *Helicobac-*

ter pylori. Zur vollständigen Eradikation des Erregers muss jedoch mit anderen Antiinfektiva kombiniert werden. An der günstigen Wirkung bei Ulkuspatienten ist ferner die Chelat-Bildung zwischen Bismut-Ionen und Proteinen im Ulkusbereich beteiligt.

Verwendet werden in Wasser schwer lösliche Bismutsalze, die nur in geringem Umfang aus dem Magen-Darm-Trakt resorbiert werden. Die nicht resorbierte Substanz wird mit dem Stuhl ausgeschieden, zum Teil in Form von Bi_2S_3, wodurch sich der Stuhl schwarz verfärben kann.

Bismutsubcitrat, Bismut-Kalium-Citrat (1:5:2) · 1,5 H_2O (Pylera®), dient in der Dreifachkombination mit Metronidazol und Tetracyclinhydrochlorid zur Behandlung einer Infektion mit *Helicobacter pylori*, insbesondere bei Clarithromycin-Resistenz. Das Präparat muss im Rahmen der Bismut-Quadrupel-Therapie über 10–14 Tage zusammen mit Omeprazol eingenommen werden.

10.2 Laxanzien

Von der täglich aufgenommenen Wassermenge werden etwa 99 % über die Niere und nur etwa 0,7 % (ca. 100 mL) mit dem Kot ausgeschieden. Gleiches gilt für die Elektrolyte mit Ausnahme von K^+, das aufgrund einer aktiven Sezernierung in den Dickdarm zu etwa 7,5 % über den Magen-Darm-Trakt eliminiert wird. Sind die üblichen Flüssigkeitsmengen im Kot vermindert und/oder die Motilität des Magen-Darm-Trakts verlangsamt, kann eine Obstipation auftreten.

Unter einer **Obstipation** versteht man eine Stuhlretention infolge einer erschwerten oder unvollständigen Darmentleerung. Treten die Symptome nur vorübergehend auf, wie z. B. auf Reisen, spricht man von einer akuten Obstipation. Dauern die Symptome über 2 Monate an und treten weitere Kriterien hinzu, wie weniger als 3 Stuhlentleerungen pro Woche, intensives Pressen, schmerzhafte Defäkation oder auch das subjektive Gefühl der unvollständigen Entleerung, handelt es sich um eine chronische Obstipation. Als Ursachen dafür gelten eine unzureichende Darmfüllung mit Ballaststoffen, zu geringe Wasseraufnahme oder auch Stress, Bewegungsarmut sowie chronische Entzündungen oder Tumoren, eine Hypothyreose oder schließlich auch Arzneistoffe (z. B. Opioide, Anticholinergika, trizyklische Antidepressiva, H_1-Antihistaminika, Verapamil).

Um die Obstipation zu beseitigen, müssen **Laxanzien** (Abführmittel) die eingedickten Fäzes aufweichen und die Stuhlentleerung in Gang setzen. Die Gabe von Laxanzien verkürzt die Verweildauer des Kots im Dickdarm und beschleunigt die Stuhlentleerung. Laxanzien wirken vom Darmlumen aus. Man unterscheidet

- osmotisch wirksame Laxanzien,
- antiresorptiv und hydragog wirksame Laxanzien,
- prokinetische Laxanzien (▸ Kap. 7.18.2),
- peripher-wirksame Opioid-Rezeptor-Antagonisten (▸ Kap. 7.3.4),
- Quell- und Füllstoffe.

Bei letzteren Stoffen handelt es sich um quellfähige, nichtverdaubare Polysaccharide, die z. B. in Leinsamen, Indischem Flohsamen oder Weizenkleie enthalten sind. Durch das Aufquellen im Darm wird der Stuhl erweicht und der Darminhalt vergrößert, wodurch die Darmperistaltik angeregt wird. Um eine Verkleisterung des Darminhalts zu vermeiden, ist auf eine ausreichende Flüssigkeitszufuhr zu achten.

10.2.1 Osmotisch wirksame Laxanzien

Osmotisch wirksame Laxanzien (○ Abb. 10.21) werden nicht oder nur schwer resorbiert und halten aufgrund ihrer osmotischen Eigenschaften Wasser im Magen-Darmtrakt zurück. Dies verhindert ein Eindicken der Fäzes und erhöht das Stuhlvolumen, wodurch sich die Darmtätigkeit und Stuhlentleerung verbessern. Osmotisch wirksame Laxanzien sind stets zusammen mit reichlich Wasser zu verabreichen. Bei Einnahme der ungelösten Substanzen oder von hypertonen Lösungen kann es infolge einer Abgabe von Wasser ins Darmlumen zu einer Dehydratation des Körpers kommen. Zu den osmotisch wirksamen Laxanzien zählen

- salinische Abführmittel,
- Polyethylenglykole,
- Zucker und andere Polyole.

Salinische Abführmittel

Entdeckung. Johann Rudolph Glauber stellte aus Kochsalz und H_2SO_4 das nach ihm benannte Salz Na_2SO_4 her. Er selbst bezeichnete es als Sal mirabile und empfahl es in seinem 1658 veröffentlichten Traktat als Universal-Abführmittel.

Wirkungsmechanismus. Salinische Abführmittel sind schwer resorbierbare Natrium- oder Magnesiumsalze, die vor allem im Dünndarm wirken. Aus osmotischen Gründen ziehen sie Körperwasser in das Darmlumen hinein. Der Volumenreiz löst eine verstärkte Peristaltik aus und führt zur Defäkation. Der Wirkungseintritt erfolgt nach 2–4 h. Bei hypertoner Lösung muss zunächst Wasser aus dem Gewebe in das Darmlumen abgegeben werden, sodass die Wirkung erst nach 10–12 h eintritt. Bei längerfristiger Einnahme kann es zu Elektrolytstörungen kommen, da die Na^+- oder Mg^{2+}-Ionen der Salze verstärkt resorbiert und im Gegenzug K^+-Ionen vermehrt ausgeschieden werden.

Magnesiumsulfat ($MgSO_4 \cdot 7\,H_2O$, Bittersalz), Ph. Eur. (Heptahydrat), wird in einer Einzeldosis von 10–20 g in 250 mL H_2O eingesetzt. Sowohl Mg^{2+}- als auch SO_4^{2-}-Ionen sind schwer resorbierbar und daher nur in geringem Ausmaß bioverfügbar. Mg^{2+} ist zudem hygroskopisch.

Natriumsulfat ($Na_2SO_4 \cdot 10\,H_2O$, Glaubersalz), Ph. Eur. (Decahydrat und wasserfreies Natriumsulfat), wird wie Bittersalz dosiert, Na^+ ist aber leichter resorbierbar. Neben der laxierenden Wirkung kommt es auch zu einem diuretischen Effekt. Bei längerer Anwendung können die resorbierten Na^+-Ionen eine Hypertonie hervorrufen.

Natriumdihydrogenphosphat ($NaH_2PO_4 \cdot 2\,H_2O$), Ph. Eur. (Dihydrat), wird zusammen mit Natriumhydrogencarbonat (Lecicarbon® CO_2 Laxans Zäpfchen) als salinisches Abführmittel eingesetzt. Da Phosphat-Anionen im Kolon schlechter resorbiert werden als im Ileum, wird die rektale Anwendung bevorzugt. Aus dem als weitere Komponente im Präparat enthaltenen $NaHCO_3$ wird nach rektaler Anwendung CO_2 freigesetzt. Neben der osmotischen Wirkung des Phosphats kann das gebildete Gas durch Dehnung der Darmwand zu einem Entleerungsreflex führen. Etwa zwei Drittel der Phosphat-Ionen werden aus dem Magen-Darm-Trakt resorbiert. Die partielle Phosphataufnahme aus dem Darmlumen wird Vitamin-D-abhängig über einen aktiven Transportmechanismus reguliert. Die Ausscheidung erfolgt im Urin, wobei ein erheblicher Teil des glomerulär filtrierten Phosphats rückresorbiert wird.

Polyethylenglykole

Polyethylenglykole werden auch als **Macrogole** (○ Abb. 10.21) oder kurz als PEG bezeichnet. Aufgebaut sind sie aus Ethylenglykol-Einheiten. Je nach Kettenlänge sind sie flüssig oder feste, lineare Polymere mit stark wasserbindenden Eigenschaften. Als Laxanzien kommen pulverförmige Macrogole mit einer mittleren Molekülmasse von 3350–4000 zum Einsatz. Diese gelten auch als Mittel der Wahl, um den Darm vor diagnostischen und operativen Eingriffen zu reinigen.

Wirkungsmechanismus. Macrogole binden H_2O-Moleküle durch H-Brückenbindungen zu ihren Ether-O-Atomen oder den endständigen Hydroxygruppen. Nach oraler Gabe nimmt das Flüssigkeitsvolumen im Darm zu. Daher ist eine ausreichende Flüssigkeitszufuhr während der Behandlung wichtig, um den erforderlichen Volumenreiz auszuüben.

Synthetische Aspekte. Die Synthese der Macrogole erfolgt durch kationische Polymerisation von Ethylenoxid (Oxiran). Alkalihydroxid dient als Katalysator, zudem wird etwas Wasser für die Ausbildung der endständigen Hydroxygruppen benötigt.

Macrogol (Laxbene®), Ph. Eur., ist als Pulver zur Herstellung einer Lösung zum Einnehmen verfügbar. Es werden 10–20 g Substanz in 125 mL Wasser appliziert. Die Wirkung setzt nach 24–48 h ein. Aufgrund der hohen Molekülmasse wird Macrogol nicht resorbiert. Da auch keine Metabolisierung stattfindet, erfolgt die Ausscheidung in unveränderter Form.

Zucker und andere Polyole

Als osmotische Laxanzien werden auch die Zucker Lactose und Lactulose, die Zuckeralkohole Lactitol und Sorbit sowie der dreiwertige Alkohol Glycerol eingesetzt (○ Abb. 10.21).

Lactose (Edelweißmilchzucker®), Ph. Eur., ist auch als Monohydrat monographiert. Es ist ein aus D-Galactose und D-Glucose aufgebautes Disaccharid. Dabei ist C-1 der Galactose mit C-4 der Glucose β-glykosidisch verknüpft. Die freie halbacetalische Alkoholgruppe an C-1 der Glucose kann α- oder β-ständig angeordnet sein. Pharmazeutisch eingesetzt wird die α-Lactose, die bei einer Kristallisation unter 94 °C als Monohydrat erhalten wird. In wässriger Lösung unterliegt α-Lactose einer Mutarotation, bei der sich ein Gleichgewicht zwischen α- und β-Lactose im Verhältnis von etwa 1:2 einstellt. Lactose schmeckt schwach süß und wirkt stark reduzierend. Lactose ist zudem ein wesentlicher Bestandteil sowohl der Frauenmilch als auch der Kuhmilch und für Säuglinge ein wichtiger Energieträger. Diese können das Molekül mithilfe des Enzyms Lactase (β-Galactosidase) in die Monosaccharide spalten, die über Transporter resorbiert werden. Mit zunehmendem Alter nimmt die gebildete Menge an Lactase ab, sodass bei oraler Gabe größerer Mengen an Lactose diese bei Erwachsenen nicht mehr ausreichend verdaut und deshalb osmotisch wirksam werden kann. Der nicht resorbierte Anteil wird z. T. im Dickdarm bakteriell zu Säuren oxidiert. Diese senken den pH-Wert der Fäzes und stimulieren die Peristaltik.

Lactulose (Bifiteral®), Ph. Eur., ist ein synthetisches Disaccharid aus β-D-Galactose und D-Fructose. Verknüpft sind C-1-OH der Galactose mit C-4-OH der Fructose. Lactulose wird chemisch durch Isomerisierung von Lactose in alkalischer Lösung bei hohen Temperaturen hergestellt (Lobry-de-Bruyn-van-Ekenstein-Umlagerung). Die freie halbacetalische OH-Gruppe des Fructosebausteins besitzt β-Konfiguration. Die Biotransformation findet hauptsächlich im Dickdarm statt. Dort wird Lactulose von Milchsäure- und Bifidobakterien vor allem zu Milchsäure, daneben zu Butter-, Propion-, Essig- und Ameisensäure abgebaut. Die so produ-

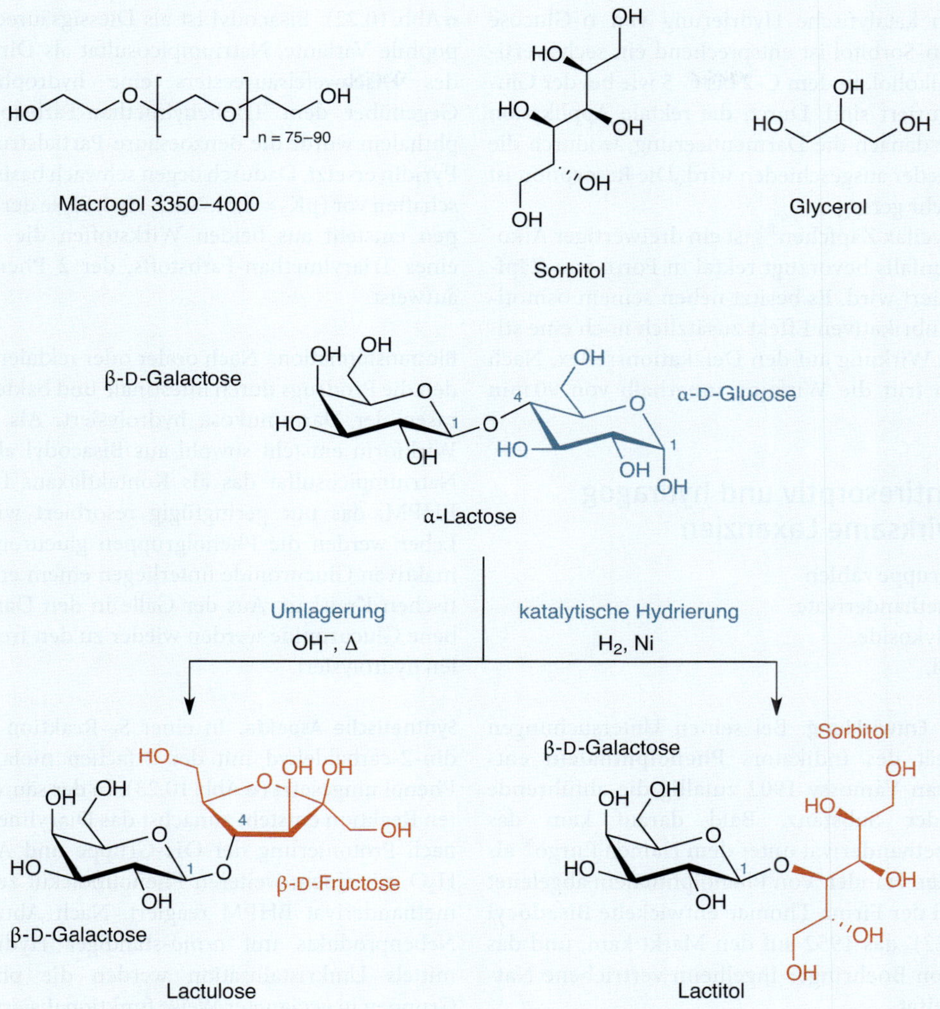

Abb. 10.21 Osmotisch wirksame Laxanzien

zierten Säuren regen die Peristaltik an und verstärken zusätzlich zum osmotischen Effekt die abführende Wirkung. Je nach Dosis kommt es zwischen 2 und 48 h nach oraler Gabe zum Wirkungseintritt. Lactulose wird auch bei Patienten mit schweren Leberschäden eingesetzt, bei denen die Kapazität zur Ausscheidung des von Kolonbakterien gebildeten NH_3 vermindert ist. Dadurch kann es zu einer hepatischen Enzephalopathie kommen. Das ist eine Funktionsstörung des Gehirns, wobei neurologisch-psychiatrische Symptomatiken auftreten. Die durch Lactulose gebildeten Säuren senken den pH-Wert im Dickdarm. Dadurch liegen Stickstoffbasen und resorbierbares NH_3 protoniert vor, d. h. in nicht resorbierbarer Form. Die fäkale Stickstoffausscheidung wird erhöht und der Ammoniakblutspiegel gesenkt. Weitere Abbauprodukte der Lactulose sind Methan und Wasserstoff, die abgeatmet werden. Häufig verursachen sie Meteorismus und Flatulenz als unerwünschte Nebenwirkung.

Lactitol (Importal Pulver®), Ph. Eur. (Monohydrat), besteht aus β-D-Galactose und dem Zuckeralkohol D-Sorbit. Die aufgrund ihrer Süße auch als Zuckeraustauschstoff verwendete Substanz gewinnt man synthetisch durch katalytische Hydrierung von Lactose unter Druck. Dabei wird der Glucoseteil unter Erhalt der glykosidischen Bindung zu Sorbit reduziert. Oral verabreichte Lactulose wird wie Lactitol aufgrund ihrer Polarität und fehlender Transportsysteme im Gastrointestinaltrakt nicht resorbiert. Im Kolon erfolgt wie bei Lactulose Vergärung zu den kurzkettigen Carbonsäuren. Ebenso wie Lactulose dient Lactitol auch zur symptomatischen Behandlung einer hepatischen Enzephalopathie.

Sorbitol (D-Glucitol, in Microlax®), Ph. Eur., wird technisch durch katalytische Hydrierung von D-Glucose dargestellt. D-Sorbitol ist entsprechend ein sechswertiger Zuckeralkohol, in dem C-2 bis C-5 wie bei der Glucose konfiguriert sind. Durch die rektale Applikation erfolgt kurz danach die Darmentleerung, wodurch die Substanz wieder ausgeschieden wird. Die Resorption ist daher nur sehr gering.

Glycerol (Glycilax Zäpfchen®) ist ein dreiwertiger Alkohol, der ebenfalls bevorzugt rektal in Form von Zäpfchen appliziert wird. Es besitzt neben seinem osmotischen und lubrikativen Effekt zusätzlich noch eine stimulierende Wirkung auf den Defäkationsreflex. Nach Applikation tritt die Wirkung innerhalb von 90 min ein.

10.2.2 Antiresorptiv und hydragog wirksame Laxanzien

Zu dieser Gruppe zählen

- Triarylmethanderivate,
- Anthraglykoside,
- Rizinusöl.

Design und Entwicklung. Bei seinen Untersuchungen zur Toxizität des Indikators **Phenolphthalein** entdeckte Zoltan Vámossy 1902 zufällig die abführende Wirkung der Substanz. Bald darauf kam das Triphenylmethanderivat unter dem Namen Purgo® als Laxans in den Handel. Von Phenolphthalein abgeleitet sind das bei der Firma Thomae entwickelte **Bisadocyl** (o Abb. 10.22), das 1952 auf den Markt kam, und das seit 1966 von Boehringer Ingelheim vertriebene **Natriumpicosulfat**.

Wirkungsmechanismus. Die antiresorptive Wirkung dieser Substanzen besteht darin, dass sie die Resorption von Na^+-Ionen und H_2O aus dem Dickdarm reduzieren. Daraus resultiert eine hydragoge Wirkung, d. h., sie begünstigen eine aktive Sekretion von Na^+-, K^+-, Ca^{2+}- und Cl^--Ionen sowie H_2O in das Darmlumen. Dadurch kommt es zu einer Erweichung des Stuhls und über eine Zunahme des Stuhlvolumens zu einer Erhöhung des Füllungsdrucks im Darm, was die Darmperistaltik angeregt. Der genaue Wirkungsmechanismus der Substanzen ist nicht bekannt. Diskutiert wird die Hemmung der Na^+/K^+-abhängigen ATPasen. Möglicherweise induzieren sie eine begrenzte niedriggradige Entzündung im Dünn- und Dickdarm, was die Akkumulation von Wasser und Elektrolyten fördert und die Darmmotilität stimuliert.

Triarylmethanderivate

Struktur und Eigenschaften. Bisacodyl und Natriumpicosulfat sind Ester-Prodrugs des Bisphenols Bis(2-hydroxyphenyl)(pyridin-2-yl)methan (BHPM, o Abb. 10.22). Bisacodyl ist als Diessigsäureester die lipophile Variante, Natriumpicosulfat als Dinatriumsalz des Dischwefelsäureesters eine hydrophile Form. Gegenüber dem Triphenylmethan-Farbstoff Phenolphthalein wurde die Benzoesäure-Partialstruktur gegen Pyridin ersetzt. Dadurch liegen schwach basische Eigenschaften vor ($pK_S = 4{,}5$). Nach Hydrolyse der Estergruppen entsteht aus beiden Wirkstoffen die Leukoform eines Triarylmethan-Farbstoffs, der 2 Phenolgruppen aufweist.

Biotransformation. Nach oraler oder rektaler Gabe werden die Prodrugs durch intestinale und bakterielle Esterasen der Darmmukosa hydrolysiert. Als eigentliche Wirkform entsteht sowohl aus Bisacodyl als auch aus Natriumpicosulfat das als Kontaktlaxans fungierende BHPM, das nur geringfügig resorbiert wird. In der Leber werden die Phenolgruppen glucuronidiert. Die inaktiven Glucuronide unterliegen einem entero-hepatischen Kreislauf. Aus der Galle in den Darm abgegebene Glucuronide werden wieder zu den freien Phenolen hydrolysiert.

Synthetische Aspekte. In einer S_E-Reaktion wird Pyridin-2-carbaldehyd mit der 2-fachen molaren Menge Phenol umgesetzt (o Abb. 10.23). In der säurekatalysierten Reaktion entsteht zunächst das Diarylmethanol, das nach Protonierung der OH-Gruppe und Austritt von H_2O mit einem weiteren Phenolmolekül zum Triarylmethanderivat BHPM reagiert. Nach Abtrennen des Nebenprodukts mit *ortho*-ständiger Hydroxygruppe mittels Umkristallisation werden die phenolischen Gruppen in geeigneter Weise funktionalisiert. Bisacodyl erhält man durch Acetylierung mit Acetanhydrid unter Zusatz von Kaliumacetat. Die Reaktion mit Chlorsulfonsäure in Pyridin und nachfolgender Neutralisation mit Natronlauge liefert das Dinatriumsalz der Schwefelsäurehalbester, Natriumpicosulfat.

Bisacodyl (Dulcolax®), Ph. Eur., ist in Form von magensaftresistenten Tabletten oder Suppositorien verfügbar. Nach oraler Gabe tritt die Wirkung nach 6–12 h ein, nach rektaler Applikation bereits nach 20–45 min. Die Ausscheidung der Metaboliten erfolgt überwiegend mit den Fäzes, der geringfügig resorbierte Anteil als Glucuronid im Urin. Die Plasmahalbwertszeit des BHPM-Glucuronids beträgt etwa 16,5 h.

Natriumpicosulfat (Laxoberal®), Ph. Eur., ist ein wasserlösliches Natriumsalz und als Lösung verfügbar, dazu auch in Tablettenform. Es werden nur geringe Mengen resorbiert. Der durch Sulfotransferasen gebildete Metabolit BHPM wird wie bei Bisacodyl mit den Fäzes und als BHPM-Glucuronid in den Fäzes und im Urin ausgeschieden.

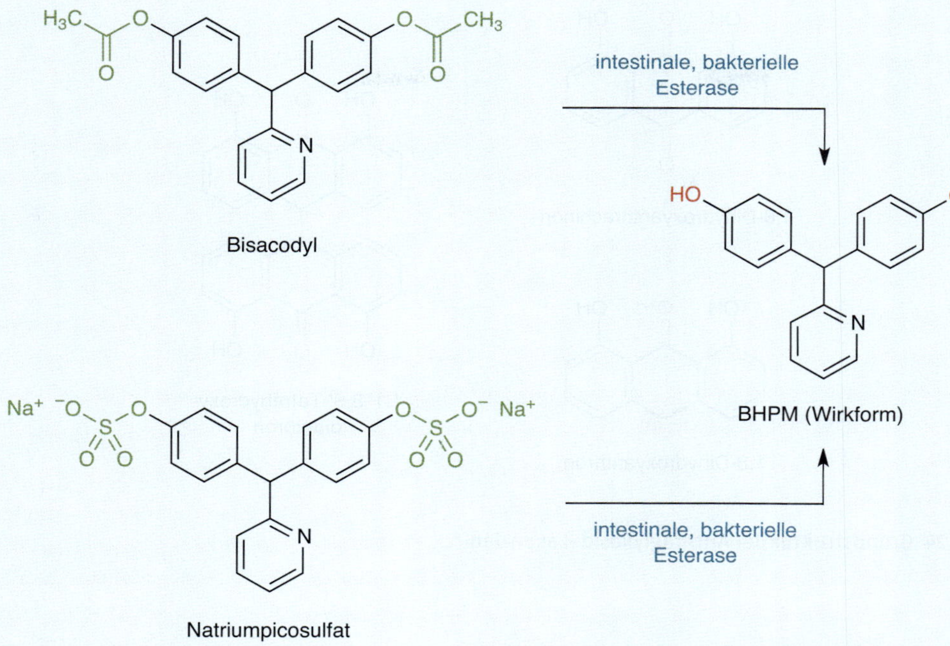

Abb. 10.22 Triarylmethanderivate als Prodrugs der gleichen Wirkform. BHPM: Bis(2-hydroxyphenyl)(pyridin-2-yl)methan

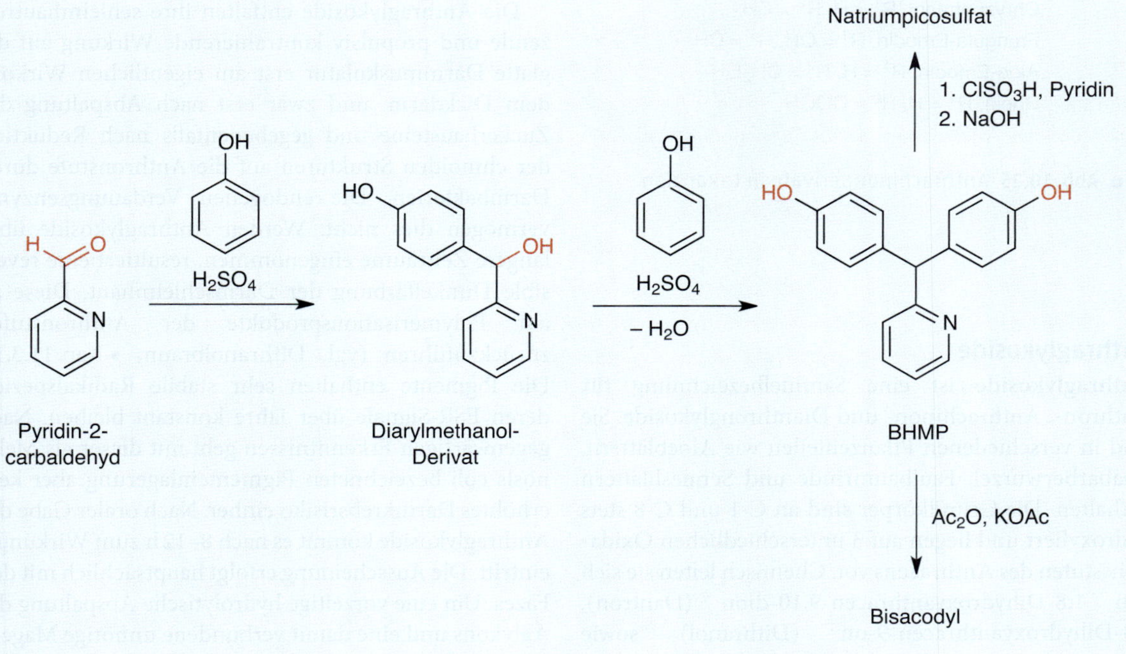

Abb. 10.23 Synthese von Bisacodyl und Natriumpicosulfat

10

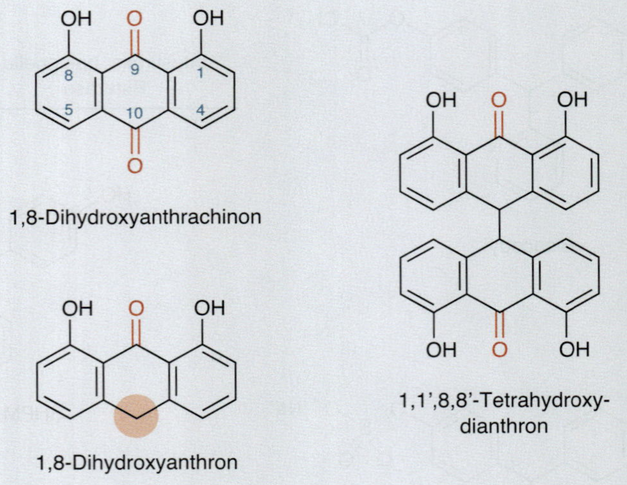

Abb. 10.24 Grundstruktur der Anthraglykosid-Laxanzien

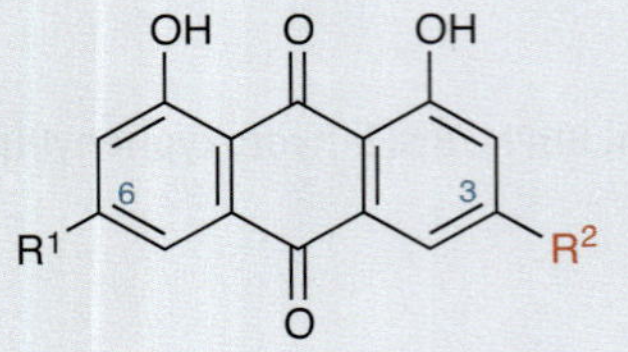

Chrysophanol, R^1 = H, $R^2 = CH_3$
Frangula-Emodin, R^1 = OH, $R^2 = CH_3$
Aloe-Emodin, R^1 = H, $R^2 = CH_2OH$
Rhein, R^1 = H, R^2 = COOH

Abb. 10.25 Anthrachinonderivate in Laxanzien

Anthraglykoside

Anthraglykoside ist eine Sammelbezeichnung für Anthron-, Anthrachinon- und Dianthronglykoside. Sie sind in verschiedenen Pflanzenteilen wie Aloeblättern, Rhabarberwurzel, Faulbaumrinde und Sennesblättern enthalten. Die Grundkörper sind an C-1 und C-8 stets hydroxyliert und liegen auf 3 unterschiedlichen Oxidationsstufen des Anthracens vor. Chemisch leiten sie sich von 1,8-Dihydroxyanthracen-9,10-dion (Dantron), 1,8-Dihydroxyanthracen-9-on (Dithranol) sowie dem dimeren 1,1',8,8'-Tetrahydroxydianthron ab (Abb. 10.24). Die Zuckerbausteine sind über die phenolischen Hydroxygruppen oder bei den 1,8-Dihydroxyanthronen auch *C*-glykosidisch an das sp^3-C-Atom gebunden. Die zuckerfreien Anthrachinon-Derivate (Aglykone) werden auch als **Emodine** bezeichnet. Die Vielfalt der Inhaltsstoffe erhöht sich dadurch, dass die verschiedenen Vertreter nebeneinander vorkommen. Zusätzlich sind sie an den Positionen 3 und 6 substituiert. Verbreitet sind auf der Anthrachinonstufe hauptsächlich Chrysophanol, Frangula-Emodin, Aloe-Emodin und Rhein (Abb. 10.25).

Die Anthraglykoside entfalten ihre schleimhautreizende und propulsiv kontrahierende Wirkung auf die glatte Darmmuskulatur erst am eigentlichen Wirkort, dem Dickdarm, und zwar erst nach Abspaltung der Zuckerbausteine und gegebenenfalls nach Reduktion der chinoiden Strukturen auf die Anthronstufe durch Darmbakterien. Die endogenen Verdauungsenzyme vermögen dies nicht. Werden Anthraglykoside über längere Zeiträume eingenommen, resultiert eine reversible Dunkelfärbung der Darmschleimhaut. Diese ist auf Polymerisationsprodukte der Anthronstufen zurückzuführen (vgl. Dithranolbraun, ▸ Kap. 11.3.1). Die Pigmente enthalten sehr stabile Radikalspezies, deren ESR-Signale über Jahre konstant bleiben. Nach gegenwärtigen Erkenntnissen geht mit dieser als Melanosis coli bezeichneten Pigmenteinlagerung aber kein erhöhtes Darmkrebsrisiko einher. Nach oraler Gabe der Anthraglykoside kommt es nach 8–12 h zum Wirkungseintritt. Die Ausscheidung erfolgt hauptsächlich mit den Fäzes. Um eine vorzeitige hydrolytische Abspaltung des Aglykons und eine damit verbundene unnötige Magen-Darm-Reizung zu verhindern, dürfen anthraglykosidhaltige Teedrogen nicht mit heißem Wasser zubereitet werden. Abführtees setzt man mit lauwarmem oder kaltem Wasser an und nimmt sie wegen des verzögerten Wirkungseintritts am besten vor dem Zubettgehen zu sich.

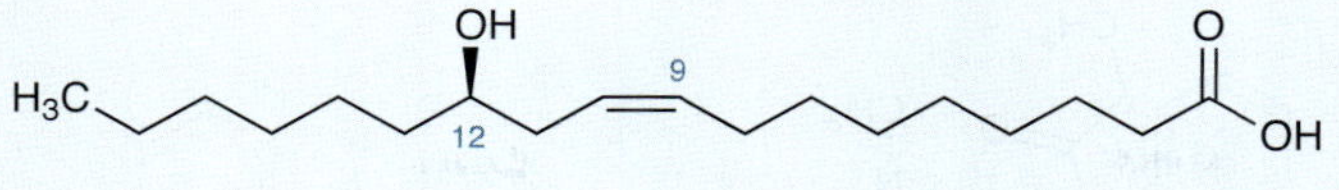

Abb. 10.26 Ricinolsäure

Ricinusöl

Rizinusöl besteht überwiegend aus inaktivem Tricinolein, dem Triglycerid der Ricinolsäure. Das ist eine ungesättigte 9*Z*,12*R*-konfigurierte C_{18}-Fettsäure (*R*-12-Hydroxyölsäure, Abb. 10.26). Diese wird im Dünndarm durch Lipasen freigesetzt und stellt die eigentliche Wirkform dar. Ricinolsäure ist schlecht resorbierbar und reichert sich im Darm an. Dort führt die schleimhautreizende Wirkung zu einer verstärkten Schleimsekretion und zu einer Stimulation der Darmperistaltik.

Ricinusöl (Laxopol®), Ph. Eur. (natives, hydriertes und raffiniertes), wurde bereits in der Antike als Abführmittel verwendet. Nach oraler Gabe wird es nur zu geringem Anteil resorbiert. Der Wirkungseintritt erfolgt je nach Dosierung nach 2–4 h.

10.3 Antidiarrhoika

Diarrhö (Durchfall) ist ein Symptom, das durch eine häufiger als dreimal täglich auftretende Entleerung eines wässrigen oder breiigen Stuhls und eine Stuhlmasse von mehr als 250 g/Tag charakterisiert ist. Häufigste Form ist die durch Bakterientoxine ausgelöste **sekretorische Diarrhö**, wobei für einen großen Teil der Reisediarrhöen Enterotoxine von *E. coli* verantwortlich sind. Eine sekretorische Diarrhö kann daneben durch antiresorptiv und hydragog wirksame Laxanzien ausgelöst werden. Weiterhin können Diarrhöen verursacht werden durch Zytostatika oder Bestrahlungen (exsudative, entzündliche Diarrhö), durch osmotische Laxanzien, Lactasemangel (Laktoseintoleranz) und Glutenallergie (Zöliakie, osmotische Diarrhö) und durch einen Überschuss unverdauter Fette bei Pankreasinsuffizienz oder Gabe von Lipasehemmstoffen wie Orlistat (Steatorrhö). Auch die verminderte Resorption von Gallensäuren (chologene Diarrhöe), Schädigung des Darmmikrobioms durch Antibiotika (antibiotikainduzierte Diarrhö) oder eine Hyperthyreose sowie Prokinetika (motilitätsbedingte Diarrhö) können Durchfälle verursachen.

Bei starker Symptomatik steht die Rehydratation durch Elektrolyt-Zuckerlösungen im Vordergrund. Zur

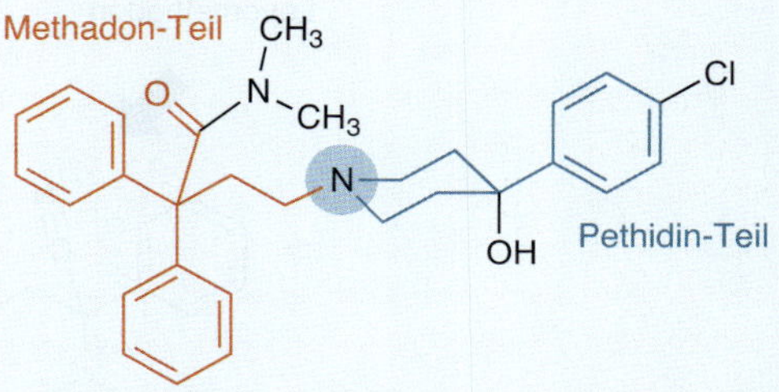

Abb. 10.27 Loperamid mit Methadon- und Pethidin-Teilstrukturen

Therapie kommen daneben je nach Art der Diarrhö infrage:

- periphere Opioidrezeptor-Agonisten,
- Adsorbenzien und Adstringenzien,
- Probiotika,
- antimikrobiell wirksame Stoffe.

Letztere kommen insbesondere zur Behandlung der Reisediarrhö zur Anwendung. Entsprechende Wirkstoffe wie **Rifaximin** oder **Ethacridinlactat** werden in ▸Kap. 12 besprochen.

10

10.3.1 Opioidrezeptor-Agonisten

Design und Entwicklung. Opiumtinktur wird aufgrund ihrer motilitätshemmenden Eigenschaften seit dem Altertum als Antidiarrhoikum verwendet. Veränderungen der Peristaltik im Magen-Darm-Trakt, die zu Verstopfung führen, gehören zu den auffälligsten Nebenwirkungen von Morphin und anderen Opioiden. Unter Einbeziehung von Strukturelementen des Methadons, die mit der Struktur von Pethidin kombiniert wurden, entstand in den 1950er Jahren bei Paul Janssen **Diphenoxylat** (Abb. 10.28), das 1956 patentiert wurde. Die Substanz zeichnete sich durch eine verminderte Opioidaktivität auf das ZNS aus, da sie nach Resorption aus dem Darm rasch metabolisiert wurde. Die obstipierende Wirkung blieb jedoch erhalten. Aufgrund des Suchtpotenzials musste Diphenoxylat bei Verwendung als Antidiarrhoikum jedoch mit Atropin kombiniert werden, um Missbrauch zu verhindern. Bei seinem Nachfolger **Loperamid** (Abb. 10.27), der 1969 eben-

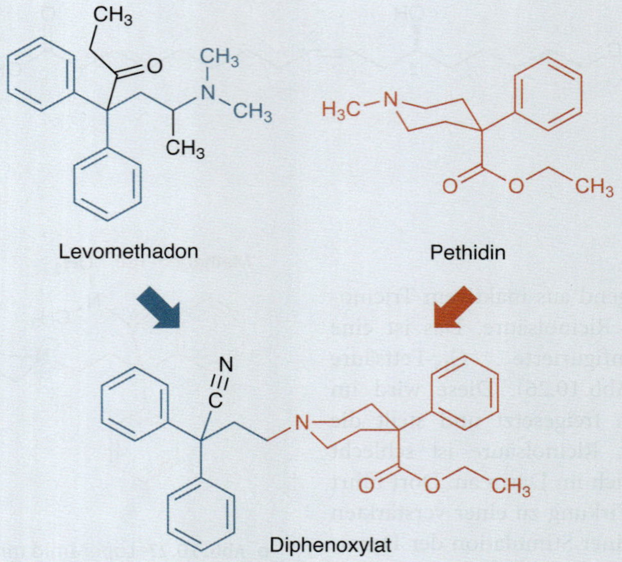

Levomethadon

Pethidin

Diphenoxylat

o Abb. 10.28 Entwicklung des peripher wirksamen Opioidrezeptor-Agonisten Diphenoxylat

falls bei Janssen entwickelt wurde und Strukturmerkmale des Antipsychotikums Haloperidol (▸ Kap. 7.15.1) aufweist, ist kein Zusatz erforderlich, da er nicht ins ZNS gelangt. In Deutschland ist Loperamid seit 1976 im Handel.

Struktur und Eigenschaften. Loperamid besitzt als Piperidinderivat ($pK_S = 8{,}7$) basische Eigenschaften.

Wirkungsmechanismus. Loperamid wirkt lokal im Dünndarm. Es bindet in der protonierten Form mit hoher Affinität an den peripheren μ-Opioidrezeptor und wirkt dort als Agonist. Das Piperidinium-Ion interagiert dabei ähnlich wie der protonierte Morphin-Stickstoff mit einem Aspartat-Anion in der Bindetasche des Rezeptors (▸ Kap. 7.3.1). Die tertiäre Hydroxygruppe bildet H-Brücken zu einem Tyrosinrest. Die 3 Phenylringe tragen über π-π-Interaktionen mit aromatischen Aminosäuren zur Verankerung am Rezeptor bei. Dadurch kommt es zur Tonussteigerung der glatten Darmmuskulatur, die zur Hemmung der propulsiven Peristaltik führt.

Synthetische Aspekte. Zur Synthese von Loperamid wird Diphenylessigsäureethylester mit Ethylenoxid in das 2-Diphenylbutyrolacton überführt (o Abb. 10.29). Durch Reaktion mit Bromwasserstoff in Essigsäure wird der Lactonring geöffnet und die γ-Hydroxygruppe durch Brom substituiert. Die erhaltene 4-Brom-2,2-diphenylbuttersäure liefert mit Thionylchlorid das Säurechlorid, das bei der weiteren Behandlung mit einer wässrigen Lösung von Dimethylamin zyklisiert und so eine 2-Furyliden-substituierte Ammoniumverbindung bildet. Dessen Reaktion mit einem Piperidin-Synthon, das auch zur Synthese von Haloperidol benötigt wird (▸ Kap. 7.15.1), in Gegenwart von KI unter alkalischen Bedingungen führt zu Loperamid.

Loperamid (Imodium®), Ph. Eur. (Hydrochlorid), wirkt nach oraler Gabe praktisch nur im Darmbereich, da der Effluxtransporter P-Glykoprotein dessen Resorption im Dünndarm verhindert. Die systemische Bioverfügbarkeit der Substanz beträgt letztlich nur 0,3 %. Außerdem wird es präsystemisch in den Darmmukosazellen durch CYP3A4 metabolisiert. Die geringen Mengen an resorbiertem Loperamid können keine zentralen Wirkungen entfalten, da sie einem hohen First-Pass-Effekt in der Leber unterliegen. Dort erfolgt Abbau durch CYP3A4 und zum kleineren Teil durch CYP2C8 zum Hauptmetaboliten *N*-Demethylloperamid. Die Ausscheidung der Metaboliten erfolgt hauptsächlich mit den Fäzes. Die Eliminationshalbwertszeit liegt zwischen 7 und 15 h. Loperamid wird durch das P-Glykoprotein der Blut-Hirn-Schranke rasch aus dem ZNS ausgeschleust. Ein signifikanter Anstieg im Plasma und im ZNS kann allerdings bei gleichzeitiger Gabe von P-Glykoprotein-Inhibitoren (wie z. B. Verapamil, Ritonavir, Chinin, Chinidin) und CYP3A4-Inhibitoren verursacht werden. Wird Loperamid in hohen Dosen eingenommen, die 40–100-fach über der empfohlenen Tagesdosis liegen, wird das P-Glykoprotein gesättigt. Dadurch kann Loperamid

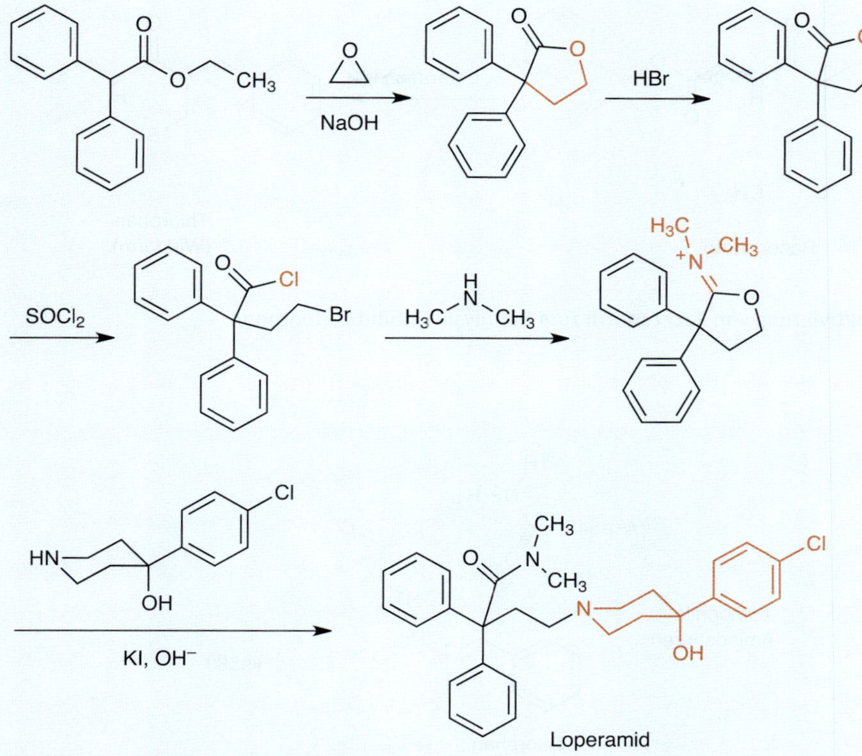

Abb. 10.29 Synthese von Loperamid

die Blut-Hirn-Schranke überwinden und zur Euphorie führen. Aus diesem Grund wird es auch missbräuchlich verwendet. Die chronische Einnahme derart hoher Dosen führt zur Kardiotoxizität, da durch Blockade des hERG-Kanals das QT-Intervall verlängert wird. Loperamid steht auf der WHO-Liste der unentbehrlichen Arzneistoffe.

10.3.2 Neprilysin-Inhibitoren

Ein weiterer Ansatz zur Hemmung der Sekretion von Wasser und Elektrolyten in das Darmlumen besteht darin, die antisekretorische Wirkung des endogenen Opioids **Enkephalin** zu verstärken. Dazu muss es durch Inhibitoren vor enzymatischem Abbau geschützt werden.

Biochemische Grundlagen. Zuständig für den Abbau endogener Opioide ist die Neutrale Endopeptidase (Enkephalinase). Da das Enzym auch andere Substrate wie z. B. die Natriuretischen Peptide, Substanz P oder Angiotensin I und II spaltet, hat es verschiedene Bezeichnungen erhalten. Zur Vereinheitlichung schlug man den Namen **Neprilysin** vor. Das Enzym ist eine Zn^{2+}-abhängige Metallopeptidase. An der katalytischen Funktion beteiligt sind die beiden Histidine His583 und His587 sowie Glutamat Glu646, die zusammen das Zn^{2+}-komplexierende Element bilden (Abb. 10.31). Neprilysin ist im Organismus weit verbreitet, u. a. im Magen-Darm-Trakt, in der Niere, Prostata, Lunge und im ZNS.

Design und Entwicklung. Seit Ende der 1970er Jahre ist die Hydrolyse der Enkephaline durch das Enzym Neprilysin bekannt. Basierend auf einem Modell des aktiven Zentrums der verwandten Carboxypeptidase A entwickelte die Arbeitsgruppe von Jean-Charles Schwartz den Inhibitor **Thiorphan**, dessen Weiterentwicklung zum Prodrug **Racecadotril** (Abb. 10.30) führte. Racecadotril kam 2004 als erster oral wirksamer Neprilysin-Inhibitor in Deutschland auf den Markt. Das seit 2016 verfügbare **Sacubitril** wird in Kombination mit Valsartan zur Behandlung der systolischen Herzinsuffizienz eingesetzt (▸ Kap. 9.1.2).

Struktur und Eigenschaften. Racecadotril ist ein lipophiles Prodrug mit 2 hydrolyselabilen Esterfunktionen. Die freie Thiolgruppe des eigentlichen Wirkstoffs Thior-

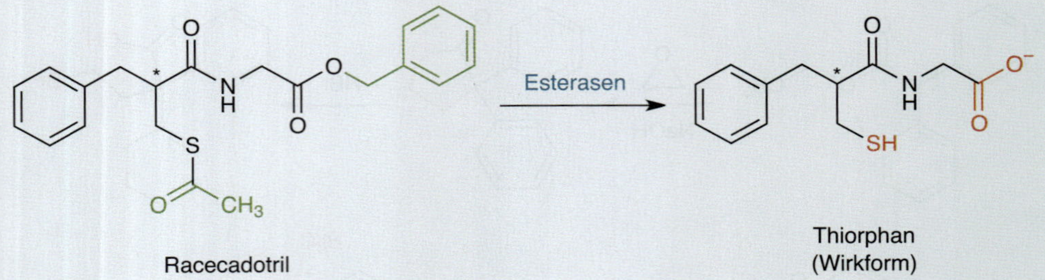

Abb. 10.30 Bioaktivierung von Racecadotril zum Neprilysin-Inhibitor Thiorphan

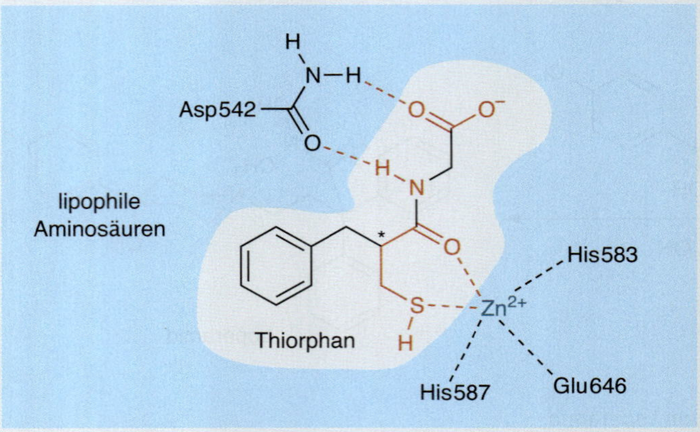

Abb. 10.31 Postulierter Bindemodus von Thiorphan an Neprilysin

phan ist als Thioessigester geschützt, die Carboxylatgruppe mit Benzylalkohol verestert. Thiorphan ist ein *N*-acyliertes Glycin. Entscheidende Funktionalitäten zur Chelatisierung des Metallions im aktiven Zentrum des Enzyms sind die Thiolgruppe sowie das Amid-Carbonyl-O-Atom, mit denen das Molekül als zweizähniger Ligand fungiert. Eingesetzt wird das Racemat, da *S*- und *R*-Thiorphan äquipotente Inhibitoren des Neprilysins sind.

Wirkungsmechanismus. Nach oraler Applikation von Racecadotril führt die hydrolytische Spaltung der beiden Estergruppen durch unspezifische Esterasen zum Wirkstoff Thiorphan. Dieser ist aufgrund seiner hydrophilen Eigenschaften nicht in der Lage, die Blut-Hirn-Schranke zu überwinden. Thiorphan hemmt das insbesondere im Darmepithel lokalisierte Neprilysin. Auf diese Weise wird der Abbau der im Gastrointestinaltrakt physiologisch aktiven Enkephaline blockiert, wodurch sich deren Konzentration am Rezeptor erhöht. Als Resultat kommt es zur verstärkten Aktivierung der δ-Opioidrezeptoren im Darm, sodass sich die antisekretorische Wirkung verlängert.

Man geht davon aus, dass Thiorphan über die Thiolgruppe und die Carbonylgruppe der Amidfunktion an das im aktiven Zentrum des Enzyms enthaltenen Zn^{2+}-Ion koordiniert (Abb. 10.31) und so dessen Aktivität als Lewis-Säure im Rahmen der enzymatischen Peptidspaltung (▸ Kap. 9.1.1) blockiert. Die Carboxylatgruppe der Glycin-Teilstruktur interagiert dabei mit einem Asparagin in Position 542. Dazu kommen hydrophobe Interaktionen mit verschiedenen lipophilen Aminosäuren.

Racecadotril (Vaprino®), Ph. Eur., ist in Form von Kapseln und als Granulat zur Herstellung einer Suspension verfügbar. Nach oraler Gabe wird das Prodrug schnell resorbiert. Nach Hydrolyse zu Thiorphan entstehen daraus inaktive Metaboliten wie das Sulfoxid und *S*-Methylthiorphan, zudem wird die Amidbindung hydrolysiert. Die Ausscheidung erfolgt hauptsächlich über die Nieren. Die Halbwertszeit für die Neprilysin-Hemmung beträgt etwa 3 h. Da Neprilysin wie die Zn^{2+}-hal-

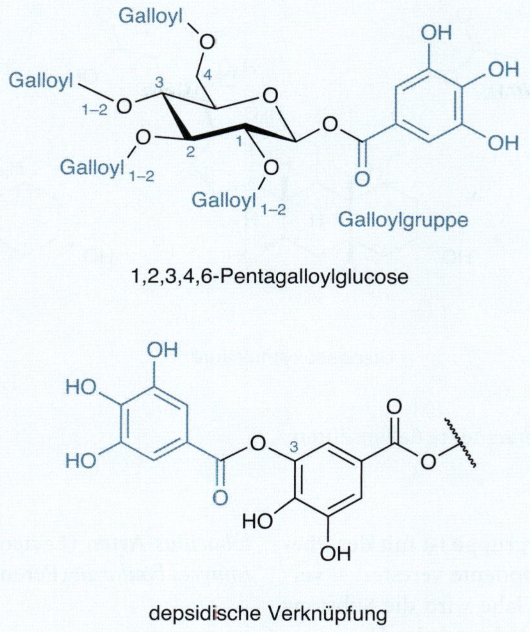

Abb. 10.32 Strukturelemente von Tannin

tige Peptidase ACE (Angiotensin-Konversions-Enzym) am Abbau von Bradykinin beteiligt ist, führt die gleichzeitige Gabe von ACE-Hemmern zu erhöhten Bradykininspiegeln. Dies ist mit einem erhöhten Risiko einer Angioödembildung verbunden. Im Gegensatz zu Loperamid kann Racecadotril bei Säuglingen ab 3 Monaten und Kleinkindern eingesetzt werden.

10.3.3 Adsorbenzien und Adstringenzien

Zur Behandlung leichterer Durchfälle werden häufig **Adsorbenzien** eingesetzt. Adsorbenzien wie medizinische Kohle, hochdisperses Siliciumdioxid und das Aluminium-Magnesium-Schichtgittersilikat Smektit sollen durchfallauslösende Toxine binden.

Gerbstoffhaltige **Adstringenzien** wie Tannineiweiß sollen die Oberfläche der geschädigten Darmschleimhaut verdichten und so die Wassersekretion aus dem Gewebe vermindern. Daneben wird auch Apfelpektin als Antidiarrhoikum eingesetzt, das aufgrund seines hohen Wasserbindungsvermögens den Stuhl wieder verdicken soll. Ob alle diese Stoffe auch effektiv wirksam, ist allerdings umstritten.

Medizinische Kohle (Carbo activatus), Ph. Eur., zählt zu den Aktivkohlen. Sie wird durch geeignete Verkohlungsverfahren aus pflanzlichen Materialien gewonnen. Das Material ist extrem porös und weist eine große innere Oberfläche auf, die eine große Bindungskapazität ermöglicht. Die Oberfläche von 4 g Medizinischer Kohle entspricht etwa der Fläche eines Fußballfelds. Das hydrophobe Material besteht zu 80–95 % aus Kohlenstoff. Der Anteil an O-haltigen Funktionen wie Carboxy-, Hydroxy- oder Carbonylgruppen ist gering. Medizinische Kohle besitzt ein hohes Adsorptionsvermögen für eine Vielzahl von Stoffen mit geringerer Molekülgröße. Daher wird sie insbesondere nach oraler Aufnahme von lipophilen Giften zur Resorptionsverminderung eingesetzt. Entscheidend ist eine frühzeitige Gabe, d. h. innerhalb der ersten 60 min nach Giftaufnahme. Zur Resorptionsverhinderung von Giften sind hohe Dosen erforderlich, allgemein 1 g pro kg Körpergewicht. Die Wirkung bei Durchfall beruht auf der Adsorption von Bakterien und Bakterientoxinen. Typischerweise wird Medizinische Kohle als Kohle-Compretten® mit reichlich Flüssigkeit verabreicht. Die an die Kohle gebundenen Substanzen werden mit dem Stuhl ausgeschieden.

Tannin-Eiweiß (Tannalbin®) ist zusammengesetzt aus **Tannin**, Ph. Eur., und Ovalbumin und wird durch Hitze gehärtet. Tannin wiederum besteht zu über 90 % aus Gallotanninen. Das sind hydrolysierbare Gerbstoffe, die aus verschiedenen Estern der Glucose mit Gallussäure und 3-Galloylgallussäure bestehen. Das Grundmolekül ist die 1,2,3,4,6-Pentagalloylglucose (Abb. 10.32). Die Gallussäure-Einheiten in 2-, 3- und 4-Position der Glucose können nochmals mit weiteren Gallussäure-Mole-

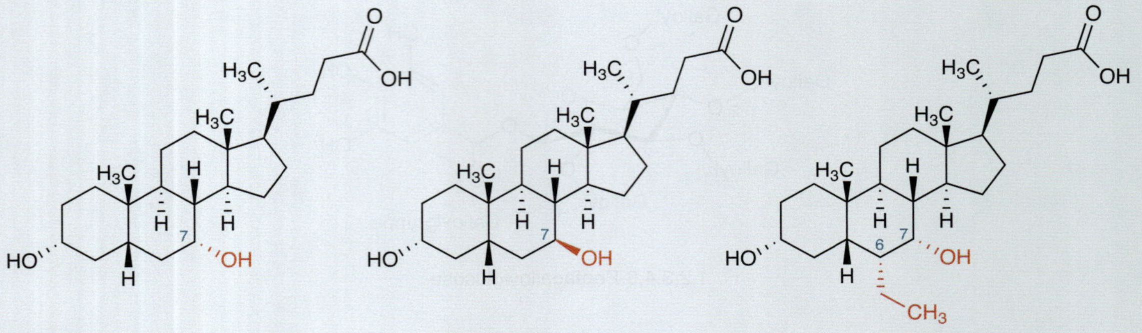

Chenodesoxycholsäure Ursodesoxycholsäure Obeticholsäure

○ Abb. 10.33 Therapeutisch verwendete Gallensäuren

külen depsidisch – die Carboxygruppe ist mit der Phenolgruppe einer anderen Komponente verestert – verknüpft vorliegen. Nach oraler Gabe wird die Substanz im Magen nicht hydrolysiert. Während der Darmpassage wird das Tannin bei neutralem bis schwach basischem pH-Wert freigesetzt. Es wirkt im gesamten Darmtrakt adstringierend. Die entzündlich erhöhte Permeabilität der Darmschleimhaut soll dadurch herabgesetzt und die Resorption toxischer Substanzen erschwert werden. Es findet keine nennenswerte Resorption statt. Tannin wird im Dünndarm vollständig metabolisiert. Gallussäure wird im Urin ausgeschieden.

Siliciumdioxid, hochdisperses (Entero-Teknosal® Kautabletten), SiO_2, Ph. Eur., kann bis zu 40 % H_2O aufnehmen. Dadurch wird die Oberfläche der Teilchen durch Silanolgruppen (-SiOH) stabilisiert. Diese können untereinander oder mit H_2O-Molekülen H-Brückenbindungen eingehen und ein dreidimensionales Gelgerüst bilden. Die Substanz wirkt rein physikalisch als Adsorbens, wobei die Wirkung auf den Gastrointestinaltrakt beschränkt ist.

Smektit (Colina® Pulver), ist ein dioktaedrisches Aluminium-Magnesium-Schichtsilikat. Im Darm kann die Substanz stark aufquellen und durch Interaktion mit den Glykoproteinen der Darmmukosa einen Schutzfilm bilden. Durch seine hohe Bindungskapazität schützt Smektit die Darmmukosa. Die Substanz ist chemisch inert und wird nicht resorbiert. Die Ausscheidung erfolgt über die Fäzes.

10.3.4 Probiotika

Hierzu zählen Präparate mit einzelnen oder mehreren lebensfähigen apathogenen Mikroorganismen. Sie sollen die bei Darminfekten und Diarrhö stark geschädigte intestinale Darmflora regenerieren. Eingesetzt werden *E. coli-* und *Bifidobacteria*-Arten (Omniflora N®), *Lactobacillus*-Arten (Lacteol®) sowie der Hefepilz *Saccharomyces boulardii* (Perenterol®).

10.4 Gallentherapeutika

Die kleine Arzneistoffgruppe der Gallentherapeutika umfasst natürliche und halbsynthetische Gallensäuren, den Gallensäurebinder Colestyramin sowie pflanzliche Gallentherapeutika.

Etwa 70 % der Gallenflüssigkeit besteht aus Gallensäuren. Die **primären Gallensäuren** Cholsäure (○ Abb. 10.34) und Chenodesoxycholsäure (○ Abb. 10.33) werden in der Leber durch Hydroxylierung und oxidativen Abbau der Seitenkette aus Cholesterol gebildet und weisen beim Menschen 24 C-Atome auf. Speicherort ist die Gallenblase. In der Galle liegen sie nicht frei vor, sondern in **konjugierter Form** als Amide von Taurin und Glycin. Aus Cholsäure entstehen dabei Glykocholsäure und Taurocholsäure (○ Abb. 10.34). Die pK_S-Werte freier Gallensäuren liegen bei 5–6,5, die pK_S-Werte der Aminosäurekonjugate hingegen im Bereich von 1–4. Nach Gallensekretion in das Duodenum (pH 3–5) liegen Gallensäurekonjugate mit Aminosäuren daher in größerem Maße deprotoniert und gelöst vor (Gallensalze: Taurocholat, Glykocholat), was deren emulgierende Wirkung verstärkt. Sie werden durch Bakterien hydrolysiert und teilweise in die **sekundären Gallensäuren** Desoxycholsäure, Ursodesoxycholsäure und Lithocholsäure überführt. Primäre und sekundär gebildete Gallensäuren werden zu einem großen Teil im terminalen Ileum rückresorbiert, über die Pfortader der Leber wieder zugeführt, um dann erneut mit der Galle sezerniert zu werden. Die Gallensäuren durchlaufen somit einen ausgeprägten enterohepatischen Kreislauf. Die physiologische Funktion der tensidartigen Gallen-

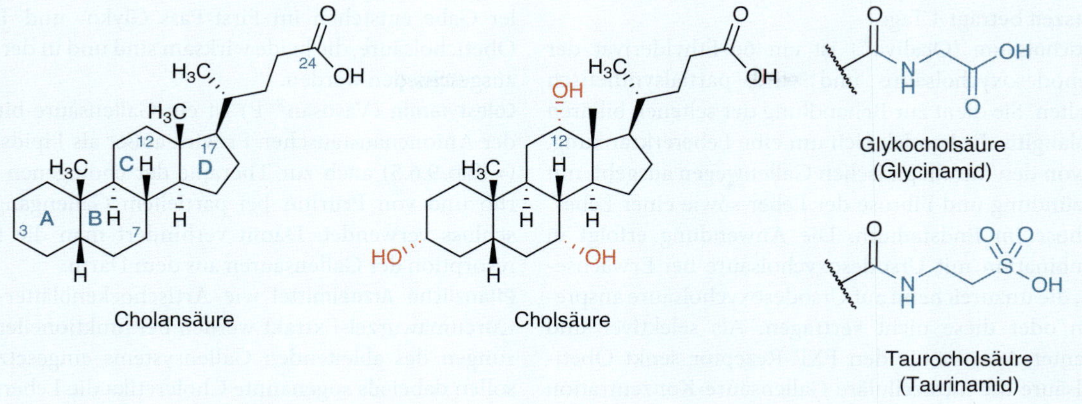

○ Abb. 10.34 Grundkörper der Gallensäuren

säuren ist es, die Oberflächenspannung des Wassers herabzusetzen. Im Darm emulgieren sie die mit der Nahrung aufgenommenen Fette und machen sie dadurch dem enzymatischen Angriff durch Lipasen besser zugänglich.

Die häufigste Krankheit der Gallenwege und Gallenblase ist die Cholelithiasis (Gallensteinleiden). **Gallensteine** können entstehen, wenn die Balance von Cholesterol und Gallensäuren gestört ist. Eine Missbalance kann durch Hypercholesterolämie und Entleerungsstörungen der Gallenblase hervorgerufen werden und dazu führen, dass Cholesterol ausfällt und sich Gallensteine (Cholesterolsteine) bilden.

Struktur. Die Gallensäuren gehören zur Gruppe der Steroide. Der Grundkörper ist die Cholansäure (○ Abb. 10.34), die zur 5β-Cholestanreihe gehört. Die Ringe A/B sind *cis*-, B/C *trans*- und C/D *trans*-verknüpft. Die Cholsäure weist α-ständige Hydroxygruppen in den Positionen 3, 7 und 12 auf. Bei den Desoxycholsäuren fehlt die 12-Hydroxygruppe. Ursodesoxycholsäure besitzt eine β-ständige 7-OH-Gruppe. Sie ist das 7β-Epimer der Chenodesoxycholsäure.

Ursodesoxycholsäure (UDCA, Ursofalk®), Ph. Eur., ist in geringen Mengen in der Galle enthalten. Insbesondere liegt sie in hoher Konzentration in der Galle von Bären (lat. *ursus* = Bär) vor, woraus sich der Name ableitet. Sie dient zum Auflösen kleinerer Cholesterolgallensteine, vermutlich infolge der Dispersion des Cholesterols und Bildung von Flüssigkristallen. Dies senkt den Cholesterolgehalt in der Gallenflüssigkeit und wirkt auch der Neubildung von Gallensteinen entgegen. Der Auflöseprozess ist abhängig von der Größe und Zusammensetzung der Gallensteine und kann zwischen 6 und 24 Monate dauern. Nach oraler Gabe wird UDCA im Dünndarm rasch resorbiert, in der Leber mit Taurin oder Glycin konjugiert und anschließend biliär eliminiert. Die biologische Halbwertszeit der UDCA beträgt 3,5–5,8 Tage.

Chenodesoxycholsäure (CDCA, Chenodesoxycholsäure Leadiant®), Ph. Eur., wurde erstmals aus der Galle von Gänsen (griech. *chen* = Gans) isoliert. Indiziert ist sie zur Behandlung der seltenen cerebrotendinösen Xanthomatose. Bei der Erkrankung verursacht ein Defekt im CYP27A1-Gen einen Mangel des Schlüsselenzyms Sterol-27-Hydroxylase, wodurch die Synthese primärer Gallensäuren wie Chenodesoxycholsäure blockiert wird. Cholsäure hingegen wird über einen alternativen mikrosomalen Syntheseweg produziert. Daraus resultiert ein Defizit an Chenodesoxycholsäure mit einem relativen Überschuss an Cholsäure. Die Folge ist eine unzureichende Rückkopplung auf die Cholesterol-7α-Hydroxylase (CYP7A1), sodass atypische Gallensäuren, Gallenalkohole und Cholestanol vermehrt entstehen. Über die Aktivierung des nukleären Farnesoid-X-Rezeptors (FXR) in Leber und Ileum

- hemmt exogen zugeführte Chenodesoxycholsäure das CYP7A1-Enzym, wodurch die Feedbackhemmung wiederhergestellt wird,
- stimuliert Chenodesoxycholsäure einerseits die Expression sekretorischer Transportproteine, wodurch Gallensäuren aus den Hepatozyten vermehrt ins Blut gelangen,
- unterdrückt Chenodesoxycholsäure andererseits die Expression von Gallensalztransportern, was zu einer geringeren Rückresorption im unteren Ileum führt.

Darüber hinaus ist Chenodesoxycholsäure ein starker Inhibitor der HMG-CoA-Reduktase (▸ Kap. 9.6.1) in der Leber. Nach oraler Gabe wird Chenodesoxycholsäure rasch resorbiert, mit Taurin und Glycin konjugiert und in die Galle ausgeschieden. Die biologische Halbwertszeit beträgt 4 Tage.

Obeticholsäure (Ocaliva®) ist ein 6α-Ethylderivat der Chenodesoxycholsäure und wird partialsynthetisch erhalten. Sie dient zur Behandlung der seltenen biliären Cholangitis. Es handelt sich um eine Lebererkrankung, die von den intrahepatischen Gallenwegen ausgeht, mit Entzündung und Fibrose der Leber sowie einer Leberzirrhose im Endstadium. Die Anwendung erfolgt in Kombination mit Ursodesoxycholsäure bei Erwachsenen, die unzureichend auf Ursodesoxycholsäure ansprechen oder diese nicht vertragen. Als selektiver und potenter Agonist für den FXR-Rezeptor senkt Obeticholsäure die intrazelluläre Gallensäure-Konzentration in den Leberzellen und schützt diese vor zu hohen toxischen Werten. Die Affinität zum FXR-Rezeptor ist 100-fach höher als die der Chenodesoxycholsäure. Nach oraler Gabe entstehen im First-Pass Glyko- und Tauro-Obeticholsäure, die beide wirksam sind und in der Galle ausgeschieden werden.

Colestyramin (Vasosan® P) ist ein Gallensäure-bindender Anionenaustauscher. Er wird außer als Lipidsenker (▸Kap. 9.6.5) auch zur Therapie der chologenen Diarrhö und von Pruritus bei partiellem Gallengangsverschluss verwendet. Damit verhindert man die Rückresorption der Gallensäuren aus dem Darm.

Pflanzliche Arzneimittel wie Artischockenblätter- und Curcumawurzel-Extrakt werden bei funktionellen Störungen des ableitenden Gallensystems eingesetzt. Sie sollen dabei als sogenannte Choleretika die Leberzellen zu einer vermehrten Sekretion der Gallensäuren anregen. Ihre Wirksamkeit ist allerdings umstritten.

11

11 Haut und Knochen

Die Haut ist sowohl Schutzschild vor Verletzung, Strahlung und Austrocknung, als auch Sitz zahlreicher Rezeptoren für Berührung, Schmerz und Temperatur. Im Fokus dieses Kapitels stehen Mittel zur topischen oder systemischen Applikation gegen verschiedene Hautkrankheiten sowie zum Sonnenschutz. Bezüglich der Knochen geht es um den Eingriff in den Knochenstoffwechsel, insbesondere um die Osteoporosebehandlung.

Von außen nach innen besteht die Haut aus

- Epidermis (Oberhaut, griech. *derma* = Haut),
- Dermis (Lederhaut) und
- Subkutis (Unterhaut, lat. *cutis* = Haut).

Mit einer Oberfläche von 1,5–2 m^2 ist die Haut das flächenmäßig größte Organ. Als äußere Hülle des Körpers bildet die Hautbarriere die Grenzfläche zur Umwelt. Ihre Funktion besteht im Schutz gegen mechanische, chemische und mikrobielle Noxen. Die Epidermis schützt den Organismus vor dem Austrocknen, vor UV-Strahlen und verhindert die uneingeschränkte Penetration von Fremdstoffen. Über Mechanorezeptoren, Nozizeptoren und Thermorezeptoren reagiert die Haut auf Berührung, Schmerz und Temperatur und kann so den Körper vor ungünstigen und schädlichen Einflüssen warnen. Ist die Struktur der Haut gestört, können vielfältige Erkrankungen – Dermatosen – die Folge sein und zahlreiche funktionelle Konsequenzen nach sich ziehen.

Dermatika dienen zur Behandlung der vielfältigen Hauterkrankungen unterschiedlicher Ursachen. Die zum Einsatz kommenden Wirkstoffklassen sind entsprechend heterogen. Oft reichen sie über die Therapie von Hauterkrankungen hinaus. Diese werden je nach Indikationsklasse an anderer Stelle besprochen, wie z. B. Corticoide, Antiinfektiva, Antiseptika oder nichtsteroidale Antiphlogistika.

11.1 Mittel gegen Neurodermitis

Neurodermitis ist eine chronisch entzündliche, nichtinfektiöse und meist schubweise verlaufende Hautkrankheit. Etabliert haben sich auch die Synonyme **atopisches Ekzem** sowie **atopische Dermatitis**. Das klinische Bild wird geprägt durch Juckreiz, Erytheme, trockene Hautschuppung und Krustenbildung. Die Erkrankung ist insbesondere in den Industriestaaten weit verbreitet. Mit einer Prävalenz von 10–15 % ist die Neurodermitis die häufigste Hauterkrankung bei Kindern, und auch 2–3 % der Erwachsenen sind betroffen. Die Pathogenese ist komplex und noch nicht vollständig geklärt. Eine genetische Veranlagung erscheint sicher. Genveränderungen führen zu einer verminderten Bildung des epidermalen Proteins Filaggrin, das die Verhornung und Strukturbildung der Haut fördert und eine Schlüsselrolle für die epidermale Barrierefunktion hat. Aufgrund der gestörten Hautbarriere steigt das Risiko für Hautinfektionen. Beteiligt sind insbesondere auch veränderte Immunreaktionen. Durch einen Defekt in der Funktion der Keratinozyten werden vermehrt Zytokine ausgeschüttet. Dies veranlasst die Infiltration von T-Zellen mit verstärkter Aktivierung der Subgruppe vom Typ 2 (Typ2-T-Helferzellen), die wiederum verschiedene Interleukine bilden, die für die Immunantwort relevant sind.

Die Neurodermitis ist nicht heilbar. Neben der topischen Basistherapie mit hydratisierenden Hautpflegemitteln sowie optional mit antipruriginösen und antiseptischen Wirkstoffen werden je nach Schweregrad der Erkrankung

- topische Glucocorticoide (▸ Kap. 8.3.3), niedrig oder höher potent,
- topische Calcineurin-Inhibitoren sowie
- systemische Immunmodulatoren eingesetzt.

Mittel der Wahl bei akuten Schüben der Neurodermitis sind topische Corticosteroide, auch aufgrund der günstigeren Behandlungskosten.

11.1.1 Calcineurin-Inhibitoren mit immunsuppressiver Wirkung

Entdeckung. In einem Screening-Programm zur Identifizierung immunsuppressiver Wirkstoffe bei Sandoz in Basel untersuchte man 1971 eine Bodenprobe aus Norwegen. Dabei fiel ein Extrakt aus dem Bodenpilz *Tolypocladium inflatum* mit stark immunsuppressiver Wirkung auf. Der größte Teil der Aktivität ging auf den isolierten Calcineurin-Inhibitor Cyclosporin A zurück. Über den erfolgreichen Einsatz in der Transplantationsmedizin wurde erstmals 1978 berichtet. Der nun als **Ciclosporin** (○ Abb. 11.1) bezeichnete Wirkstoff kam 1983 auf den Markt und hat die Nachbehandlung der Organtransplantation revolutioniert. Calcineurin-Inhibitoren sind nach wie vor Standardmittel für diese Indikation. Beim Einsatz von Ciclosporin nach einer Nierentransplantation, um die Abstoßung zu verhindern, entdeckte man zufällig die Wirksamkeit gegen Psoriasis. Mit dem 1987 in Japan aus *Streptomyces tsukubaensis* isolierten **Tacrolimus** folgte 1994 der klinische Einsatz eines weiteren Calcineurin-Inhibitors. Im Gegensatz zu Ciclosporin, das nur schlecht in die Haut penetriert, konnte Tacrolimus auch topisch bei Neurodermitis eingesetzt werden. Das aus dem strukturverwandten Naturstoff Ascomycin entwickelte **Pimecrolimus** folgte 2002 als topischer Calcineurin-Inhibitor.

Struktur und Eigenschaften. **Ciclosporin** (Cyclosporin A) ist ein neutrales **zyklisches Peptid**, das aus 11 Aminosäuren aufgebaut ist. Mit Ausnahme des D-Alanins in Position 8 und des achiralen Sarkosins (*N*-Methylglycin) in Position 3 sind diese *S*-konfiguriert. Eine sehr ungewöhnliche Aminosäure in Position 1 ist das L-*N*-Methyl-Threoninderivat, 4*R*-4-(*E*-But-2-en-1-yl)-*N*,4-dimethyl-L-threonin. Auffällig sind die 7 *N*-methylierten Aminosäuren, welche die Anzahl

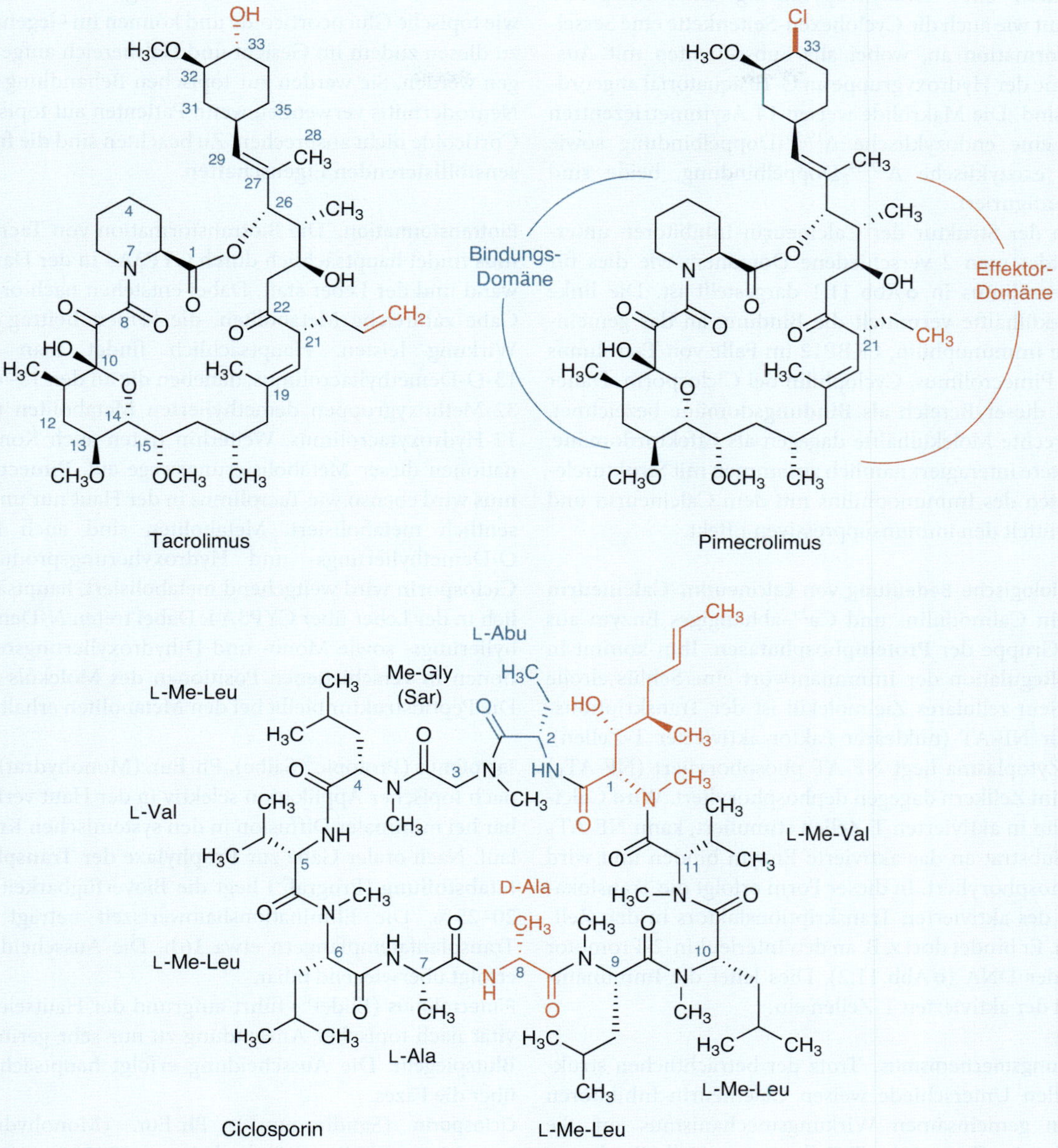

○ Abb. 11.1 Calcineurin-Inhibitoren mit immunsuppressiver Wirkung. Abu: 2-Aminobuttersäure, Sar: Sarkosin

der intramolekularen H-Bindungen einschränken. Sie verleihen dem Molekül einen stark lipophilen Charakter und **Proteasestabilität**. Trotz der Peptidstruktur ist Ciclosporin oral verfügbar.

Tacrolimus und **Pimecrolimus** unterscheiden sich strukturell deutlich von Ciclosporin. Es sind keine zyklischen Peptide, sondern hochfunktionalisierte 23-gliedrige **Makrolidlactone**. Die beiden Analoga unterscheiden sich an C-21 durch eine Allyl- bzw. Ethylgruppe. Pimecrolimus ist ein 33-Epichlorderivat des Naturstoffs Ascomycin mit einem 33*S*-Chlorsubstituenten anstelle der 33*R*-Hydroxygruppe (○ Abb. 11.1). Die in das Ringsystem integrierte Pipecolinsäure (Piperidin-2-carbonsäure), eine nichtproteinogene Aminosäure, ist zum einen mit einem allylischen Alkohol (C-26–C-29) verestert, zum anderen aber auch Teil eines Amids, sodass neben der Lacton- auch eine Lactamstruktur vorliegt. Mit den 3 benachbarten Carbonylgruppen (C-8 bis C-10) weisen die Moleküle ein einzigartiges Strukturmuster auf. Zwei dieser Gruppen sind Teil eines α,β-Diketoamids, eine (C-10) ist mit der sekundären 14-OH-Gruppe als Hemiketal maskiert, wodurch ein Tetrahydropyranring entsteht. Dieser nimmt wie auch die Cyclohexen-Seitenkette eine Sesselkonformation an, wobei alle Substituenten mit Ausnahme der Hydroxygruppe an C-10 äquatorial angeordnet sind. Die Makrolide weisen 14 Asymmetriezentren auf, eine endozyklische $\Delta^{19,20}$-Doppelbindung sowie eine exozyklische $\Delta^{27,29}$-Doppelbindung, beide sind *E*-konfiguriert.

In der Struktur der Calcineurin-Inhibitoren unterscheidet man 2 verschiedene Domänen, wie dies für Pimecrolimus in ◘ Abb. 11.1 dargestellt ist. Die linke Molekülhälfte vermittelt die Bindung an das gemeinsame Immunophilin, FKBP12 im Falle von Tacrolimus und Pimecrolimus, Cyclophilin bei Ciclosporin. Daher wird dieser Bereich als **Bindungsdomäne** bezeichnet, die rechte Molekülhälfte dagegen als **Effektordomäne**. Letztere interagiert nämlich zusammen mit Strukturelementen des Immunophilins mit dem Calcineurin und vermittelt den immunsuppressiven Effekt.

Physiologische Bedeutung von Calcineurin. **Calcineurin** ist ein Calmodulin- und Ca^{2+}-abhängiges Enzym aus der Gruppe der **Proteinphosphatasen**. Ihm kommt in der Regulation der Immunantwort eine Schlüsselrolle zu. Sein zelluläres Zielmolekül ist der Transkriptionsfaktor NF-AT (nukleärer Faktor aktivierter T-Zellen). Im Zytoplasma liegt NF-AT phosphoryliert ($NF\text{-}AT_P$) vor, im Zellkern dagegen dephosphoryliert. Wird Calcineurin in aktivierten T-Zellen stimuliert, kann $NF\text{-}AT_P$ als Substrat an das aktivierte Enzym binden und wird dephosphoryliert. In dieser Form erfolgt die Translokation des aktivierten Transkriptionsfaktors in den Zellkern. Er bindet dort z. B. an den Interleukin-2-Promotor auf der DNA (◘ Abb. 11.2). Dies leitet die Immunantwort der aktivierten T-Zellen ein.

Wirkungsmechanismus. Trotz der beträchtlichen strukturellen Unterschiede weisen Calcineurin-Inhibitoren einen gemeinsamen Wirkungsmechanismus auf. Sie binden im Zytosol der T-Zellen an spezielle Bindeproteine, die man wegen der Beteiligung am Immungeschehen als Immunophiline bezeichnet. Im Falle von Ciclosporin ist dies Cyclophilin. Es gehört zu den Peptidyl-Prolyl-*cis-trans*-Isomerasen. **Tacrolimus** (früher als FK-506 bezeichnet) und **Pimecrolimus** bilden mit einem anderen Immunophilin (FK506-bindendes Protein-12) einen Komplex. Der Wirkstoff-Immunophilin-Komplex ist der eigentliche **Calcineurin-Inhibitor** (◘ Abb. 11.2). Als Folge unterbleibt die Dephosphorylierung von $NF\text{-}AT_P$ und damit dessen Translokation in den Zellkern. Dadurch findet die Transkription charakteristischer Gene für die Produktion von inflammatorischen Interleukinen nicht statt. Die Interleukin-2-Ausschüttung und T-Zell-Aktivierung werden somit blockiert.

Tacrolimus und Pimecrolimus sind genauso wirksam wie topische Glucocorticoide und können im Gegensatz zu diesen zudem im Gesicht und Halsbereich aufgetragen werden. Sie werden zur topischen Behandlung der Neurodermitis verwendet, wenn Patienten auf topische Corticoide nicht ansprechen. Zu beachten sind die **fotosensibilisierenden Eigenschaften**.

Biotransformation. Die Biotransformation von **Tacrolimus** findet hauptsächlich durch CYP3A4 in der Darmwand und der Leber statt. Dabei entstehen nach oraler Gabe zahlreiche Metaboliten, die keinen Beitrag zur Wirkung leisten. Hauptsächlich findet man das 13-*O*-Demethyltacrolimus, daneben die an den 15- und 32-Methoxygruppen demethylierten Metaboliten und 12-Hydroxytacrolimus. Weiterhin treten auch Kombinationen dieser Metabolisierungswege auf. **Pimecrolimus** wird ebenso wie Tacrolimus in der Haut nur unwesentlich metabolisiert. Metaboliten sind auch hier *O*-Demethylierungs- und Hydroxylierungsprodukte. **Ciclosporin** wird weitgehend metabolisiert, hauptsächlich in der Leber über CYP3A4. Dabei treten *N*-Demethylierungs- sowie Mono- und Dihydroxylierungsreaktionen in verschiedenen Positionen des Moleküls auf. Die Peptidstruktur bleibt bei den Metaboliten erhalten.

Tacrolimus (Protopic® Salbe), Ph. Eur. (Monohydrat), ist nach topischer Applikation selektiv in der Haut verfügbar bei minimaler Diffusion in den systemischen Kreislauf. Nach oraler Gabe zur **Prophylaxe der Transplantatabstoßung** (Prograf®) liegt die Bioverfügbarkeit bei 20–25 %. Die Eliminationshalbwertszeit beträgt bei Transplantatempfängern etwa 16 h. Die Ausscheidung erfolgt überwiegend biliär.

Pimecrolimus (Elidel®) führt aufgrund der Hautselektivität nach topischer Anwendung zu nur sehr geringen Blutspiegeln. Die Ausscheidung erfolgt hauptsächlich über die Fäzes.

Ciclosporin (Sandimmun®), Ph. Eur. (Monohydrat), weist eine orale Bioverfügbarkeit von 20–50 % auf. Die Elimination erfolgt primär über die Galle. Die Eliminationshalbwertszeit bei nierentransplantierten Patienten beträgt ungefähr 11 h.

Ciclosporin und Tacrolimus werden insbesondere auch als **systemische Immunsuppressiva** zur **Prophylaxe der Transplantatabstoßung** nach Leber- oder Nierentransplantationen eingesetzt. Ciclosporin kommt auch bei schwerer endogener Uveitis, schwersten Formen der Psoriasis und rheumatoider Arthritis zur Anwendung.

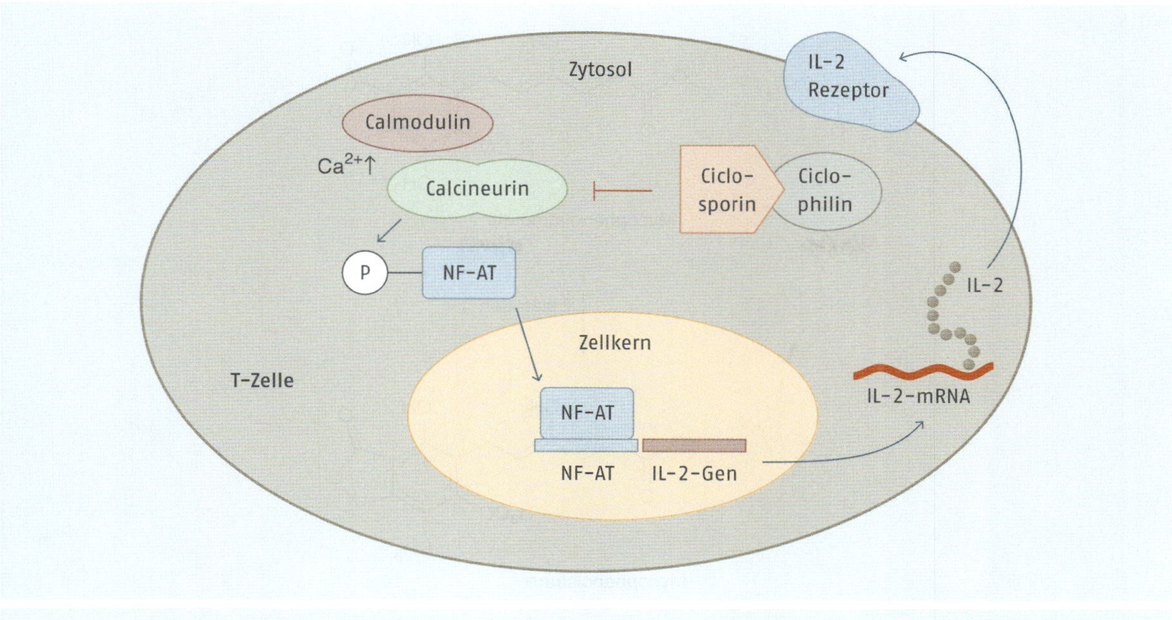

Abb. 11.2 Hemmung der transkriptionalen Signaltransduktion durch Ciclosporin. IL-2: Interleukin-2, NF-AT: nukleärer Faktor aktivierter T-Zellen

11.1.2 Systemische Immunsuppressiva (Off-Label-Use)

Neben Ciclosporin werden zur systemischen Therapie der Neurodermitis im Off-Label-Einsatz auch Mycophenolat oder Methotrexat (▸ Kap. 13.5.1) angewendet.

Entdeckung. Mycophenolsäure (Abb. 11.3) wurde bereits 1896 von Bartolomeo Gosio aus *Penicillium glaucum* isoliert, 1952 wurde die Struktur aufgeklärt. Die Verbindung zeigt antibakterielle, antimykotische, antivirale und antiproliferative Eigenschaften. Bei der Firma Syntex wurde die Substanz als Immunsuppressivum entwickelt und kam 1995 in den Handel.

Struktur und Eigenschaften. Mycophenolsäure ist ein Phthalidderivat mit einer phenolischen Hydroxygruppe (pK_S = 8,5). Die Seitenkette verfügt über eine *E*-konfigurierte Doppelbindung und eine endständige Carboxygruppe (pK_S = 4,5). Im Prodrug Mycophenolatmofetil ist die Carboxygruppe mit der Hydroxygruppe von Morpholinylethanol verestert. Um nicht durch eine zu lipophile Estergruppe die Wasserlöslichkeit und die Resorption einzuschränken, wurde die Carboxygruppe als basischer Aminoalkylester maskiert. Diese Prodrug-Gruppe ermöglicht dem Molekül, in die ionisierte Form (pK_S = 5,6, Morpholin-N) überzugehen. Bei einem pH-Wert von 6,5 im Darm liegen immerhin noch 10 % nicht protoniert vor. In dieser Form kann das Molekül leicht biologische Membranen durchdringen, wodurch sich die Bioverfügbarkeit deutlich erhöht.

Wirkungsmechanismus. Mycophenolsäure ist ein selektiver, nichtkompetitiver und reversibler **Inhibitor der Inosin-5'-Monophosphat-Dehydrogenase** (IMPDH). Das Enzym oxidiert NAD^+-abhängig Inosin-5'-monophosphat zu Xanthosin-5'-monophosphat (Abb. 11.4). Dieser Schritt ist essenziell und geschwindigkeitsbestimmend für die Biosynthese von Guanosin-5'-monophosphat und damit für die De-novo-Synthese der Guanosinnukleotide. Im Gegensatz zu anderen Zellen ist die Proliferation der T- und B-Lymphozyten stärker auf die De-novo-Synthese von Purinen angewiesen, da Lymphozyten nicht in der Lage sind, ihren Bedarf an Nukleotiden über den Rückgewinnungsprozess (Purinnukleotid-Salvage) abzudecken. In der Folge kommt es daher insbesondere zur Hemmung der DNA-Synthese in Lymphozyten und der Lymphozytenproliferation und infolgedessen zur immunsuppressiven Wirkung.

Mycophenolsäure interagiert nicht mit der Bindestelle des Substrats, sondern bindet nach Freisetzung des zu NADH reduzierten Kosubstrats an IMPDH, indem es den Nicotinamidring des Kosubstrats und ein katalytisches Wassermolekül imitiert.

Struktur-Wirkungs-Beziehungen. Die phenolische 4-Hydroxygruppe ist für hohe Wirksamkeit essenziell, ebenso die 7-Methylgruppe. Ersetzt man die 6-Methoxy- durch eine Ethylgruppe, erhält man eine 2–4-fach stärker

Mycophenolatmofetil

Esterasen

Mycophenolsäure

Abb. 11.3 Mycophenolsäure und ihre Prodrug-Form

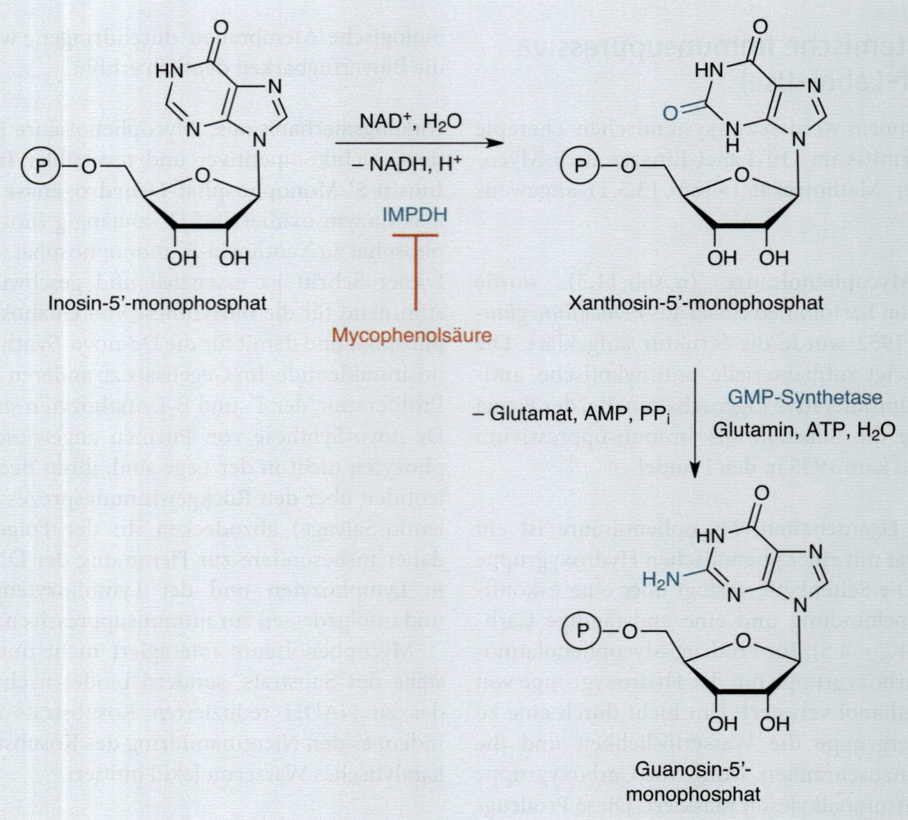

Abb. 11.4 Biosynthese von Guanosinmonophosphat (GMP) und Hemmung der Inosinmonophosphat-Dehydrogenase (IMPDH) durch Mycophenolsäure. PP_i: Diphosphat

wirksame Verbindung. Der Ersatz des O-Atoms im γ-Lactonring durch eine NH-, *N*-Methyl-, Methylen-, Oxymethylen-Gruppe oder durch ein S-Atom führt zum Wirksamkeitsverlust. In der Seitenkette wirken sich bereits kleine Veränderungen, insbesondere der Ersatz der Doppelbindung durch andere Gruppen, ungünstig auf die Hemmwirkung gegenüber der IMPDH aus. Insgesamt zeigt die Mycophenolsäure eine hohe Strukturspezifität.

Biotransformation. Mycophenolatmofetil wird durch Esterasen der Leber und Darmschleimhaut zur Wirkform Mycophenolsäure hydrolysiert. Diese unterliegt der Konjugation mit Glucuronsäure durch die UDP-Glucuronosyltransferase UGT1A9. Dabei entsteht vor allem das inaktive 4-*O*-Glucuronid. In geringeren Mengen erfolgt die Konjugation der Carboxygruppe zum Acyl-Glucuronid, das eine vergleichbare Hemmwirkung gegenüber IMPDH besitzt wie Mycophenolsäure.

Mycophenolatmofetil (CellCept®), Ph. Eur., wird rasch und vollständig resorbiert. Die Prodrug-Form besitzt eine orale Bioverfügbarkeit von mehr als 90 %. Im Vergleich dazu ist die unveresterte Mycophenolsäure bei oraler Gabe zu weniger als 40 % bioverfügbar. Im Organismus erfolgt rasche Umwandlung des Prodrugs in die Muttersubstanz. Die Ausscheidung erfolgt vor allem renal. Die Eliminationshalbwertszeit der Mycophenolsäure beträgt 12–18 h. Mycophenolatmofetil wird hauptsächlich in Kombination mit Ciclosporin und Glucocorticoiden zur Prophylaxe der akuten Abstoßungsreaktion bei der Organtransplantation verwendet. Für weitere Anwendungsgebiete wie Neurodermitis oder Psoriasis besteht keine offizielle Zulassung (Off-Label-Use).
Mycophenolsäure (Myfortic®), Ph. Eur., ist als Natriummycophenolat monographiert. Die orale Bioverfügbarkeit der magensaftresistenten Formulierung liegt bei 70 %.

11.2 Aknemittel

Die **Akne** (Acne vulgaris, griech. *akme* = Spitze) ist eine nichtinfektiöse entzündliche Erkrankung des Talgdrüsenfollikels und gehört zu den häufigsten Hauterkrankungen. Verbreitet ist sie vor allem bei Jugendlichen in der Pubertät. Prinzipiell kann sie aber in jedem Alter auftreten. Betroffen sind insbesondere das Gesicht sowie der Brust- und Rückenbereich. Die Ausprägung der Akne wird durch das Zusammenspiel von 3 pathogenetischen Kernfaktoren bestimmt. Zum einen liegt eine **gesteigerte Talgproduktion** des Haarfollikels vor, eine Seborrhö. Dies wird bei Frauen und bei Männern mit erhöhten Testosteronspiegeln in Verbindung gebracht. Zum anderen erfolgt die Abschuppung der Keratinozyten nur unzureichend. Meist ist die Proliferationsrate erhöht. Der angesammelte Talg kann nicht mehr abfließen und es kommt zu verstopften Hautporen und damit zur **Bildung von Komedonen**, den sogenannten Mitessern (Komedo, lat. *comedere* = essen, verzehren). Diese liegen zunächst geschlossen vor. Weitet sich der Porenkanal, werden die im Talg als Ester vorliegenden ungesättigten Fettsäuren zu Peroxiden oxidiert. Es entstehen offene Komedonen. Zum Dritten kommt eine **bakterielle Komponente** hinzu. Die Propionibakterien setzen durch enzymatische Hydrolyse aus dem Talg Fettsäuren frei, die das umgebende Gewebe reizen und eine **Entzündung** des Haarfollikels verursachen können. Neutrophile Granulozyten werden angelockt und setzen weitere Entzündungsmediatoren frei. Es bilden sich gerötete Papeln (Bläschen oder Knötchen).

Je nach Schweregrad der Akne unterscheidet man **Acne comedonica**, eine milde Verlaufsform mit überwiegend geschlossenen Komedonen, **Acne papulopustulosa**, eine leichte bis mittelschwere Form mit Papeln und Pusteln (mit Eiter gefüllt) oder **Acne conglobata**, die schwerste entzündliche Form mit Knoten und Fistelkomedonen, bei der es zur Narbenbildung und Gewebewucherung kommen kann.

Die Übergänge sind fließend. Die Behandlung orientiert sich am entsprechenden Aknestadium und an den vorherrschenden Hautveränderungen. **Topisch** eingesetzt werden als Basistherapeutika Retinoide, alternativ auch Azelainsäure und Benzoylperoxid sowie Antibiotika wie Erythromycin oder Clindamycin (▸ Kap. 12.1.17). Zur **systemischen Behandlung** stehen Retinoide (Isotretinoin) und Antibiotika (Erythromycin, Minocyclin) zur Verfügung.

11

11.2.1 Topische Aknemittel

Benzoylperoxid (○ Abb. 11.5, Aknefug® Oxid, Cordes® BPO), Ph. Eur. (wasserhaltiges), ist Dibenzoylperoxid (70–77 %) mit einem Anteil von mindestens 20 % H_2O zur Phlegmatisierung. Bei niedrigerem Wassergehalt besteht Explosionsgefahr, ebenso wenn es an der Luft zum Verlust von H_2O kommt. Benzoylperoxid ist in Form einer Waschemulsion, Creme oder eines Gels verfügbar. Man unterscheidet Präparate zur Rinse-off-Therapie, d. h. zum Abwaschen, und Leave-on-Therapie, die auf der Haut verbleiben. Die Oxidationsstufe des Sauerstoffs in Benzoylperoxid beträgt −1. Dies entspricht der von H_2O_2, das auf der Haut durch Hydrolyse freigesetzt wird. Durch Dismutation entsteht daraus Superoxidradikal und über die Fenton-Reaktion Hydroxylradikal (▸ Kap. 3.2.2). Diese reaktiven Sauerstoffspezies wirken antimikrobiell gegen Propionibakterien.

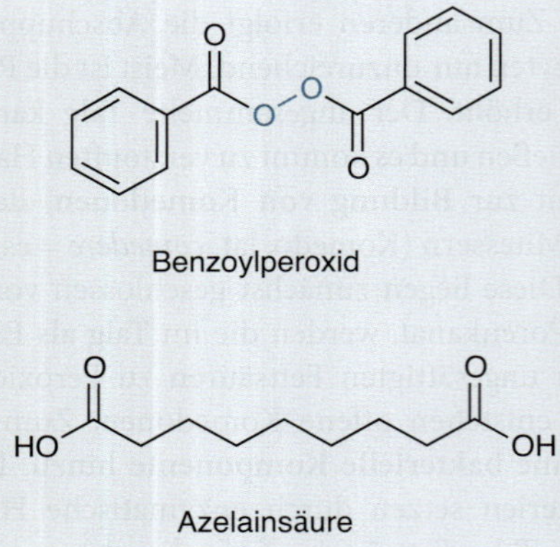

Benzoylperoxid

Azelainsäure

Abb. 11.5 Basistherapeutika zur Behandlung der Akne

Dazu kommt eine leicht komedolytische Wirkung und Hemmung der Zellproliferation in den Talgdrüsen. Es sind Präparate mit verschiedenen Konzentrationen verfügbar, zur Anwendung im Gesichtsbereich bis maximal 5 %, im Rumpfbereich bis zu 10 %. Augen und Schleimhäute müssen bei der Behandlung ausgespart werden, Haare und Textilien können durch gebildetes H_2O_2 gebleicht werden. Neben den reaktiven Sauerstoffspezies entsteht Benzoesäure, die nach Resorption durch die Haut in der Leber mit Glycin zur Hippursäure konjugiert und über die Nieren eliminiert wird.

Azelainsäure (Abb. 11.5, Skinoren® Gel) wird bei leichter bis mittelschwerer, papulopustulöser Akne des Gesichts eingesetzt. Azelainsäure ist eine natürlich vorkommende Dicarbonsäure (pK_{S1} = 4,6; pK_{S2} = 5,5). Sie besitzt antibakterielle, keratolytische, komedolytische und entzündungshemmende Eigenschaften und normalisiert den gestörten Differenzierungsprozess der Keratinozyten. Im Gegensatz zu den Retinoiden wirkt Azelainsäure nicht teratogen und gilt als Alternative für Frauen in der Schwangerschaft. Das Interesse an Azelainsäure entstand ursprünglich aus Untersuchungen von Marcella Nazzaro-Porro in den 1970er Jahren zur Hypo- oder Depigmentierung bei Kleienpilzflechte, deren Erreger *Malassezia furfur* Azelainsäure bildet. Diese hemmt die Tyrosinase und ist für die Pigmentierungsstörungen verantwortlich. Azelainsäure penetriert nach topischer Applikation in alle Hautschichten. Ein Teil der resorbierten Substanz wird unverändert renal ausgeschieden. Der Rest wird durch β-Oxidation zu Malonsäure und Essigsäure abgebaut und ebenfalls renal eliminiert.

Natriumbituminosulfonat (Aknichthol® Creme oder Emulsion) wird zur Verminderung der Komedonenzahl bei leichter und mittelschwerer Akne eingesetzt. Monographiert ist **Ammoniumbituminosulfonat** (Ichthyol), Ph. Eur. Bituminosulfonate gewinnt man durch Trockendestillation von hochschwefelhaltigem Ölschiefer und Sulfonierung des resultierenden Öls. Dabei entsteht eine viskose, wasserlösliche Flüssigkeit. Das gewonnene Destillat enthält neben offenkettigen Sulfiden, gesättigten und ungesättigten Kohlenwasserstoffen vor allem zahlreiche Thiophenderivate, die zu den wirksamsten Bestandteilen zählen. Aus dem dunklen, **sulfonierten Schieferöl** kann bei schonender Sulfonierung die helle Form gewonnen werden, die eine bessere Wirksamkeit haben soll. Durch den schonenden Herstellungsprozess ist im Gegensatz zu Teerpräparaten der Gehalt an polyzyklischen aromatischen Kohlenwasserstoffen (Benzo[*a*]pyrene) besonders niedrig. Durch zusätzliche Aufbereitung des Schieferöls können diese nahezu vollständig entfernt werden. Die aus Ölschiefern produzierten, sogenannten **schwarzen Zugsalben** wirken entzündungshemmend, antiseptisch, juckreizstillend sowie resorptionsfördernd und vermindern den Talgfluss. Insbesondere wirken sie auf den Eiterherd, der schneller zur Oberfläche gelangt. Daraus resultiert auch die Bezeichnung der Salbe, die durch Einwirken auf den eitrigen Hautprozess „die Krankheiterreger aus der Haut herauszieht". Als Anwendungsgebiete kommen neben der Akne auch andere entzündliche Hauterkrankungen wie **Furunkel** und **Ekzeme** infrage.

11.2.2 Retinoide

Retinoide gehören zu einer Gruppe von natürlich vorkommenden sowie synthetischen Analoga des Hormons **all-*trans*-Retinsäure** (Vitamin-A-Säure, Tretinoin), die wie diese im Zellkern an Retinoid-Rezeptoren binden. Der Begriff ist nicht identisch mit der Bezeichnung Vitamin A (s. Exkurs), da nicht alle Funktionen des Vitamin A durch die Retinsäure erbracht werden. In der lokalen Behandlung der Akne gelten Retinoide wie Adapalen und Tretinoin (Abb. 11.6) sowie deren Kombination mit Benzoylperoxid als Mittel der Wahl. Bei Acne conglobata oder Akneformen, die auf eine topische Therapie oder auch eine kombinierte Behandlung mit oralen Antibiotika nicht ansprechen, ist die systemische Gabe von Isotretinoin Mittel der Wahl.

Biochemische Grundlagen. Der Bedarf an Vitamin-A-Säure wird nur in geringem Umfang aus der Nahrung gedeckt. Daher müssen geeignete Vorstufen dem Organismus in Form verschiedener pflanzlicher Carotinoide (▸ Kap. 14.3.2), die als **Provitamin A** gelten, oder aus tierischer Nahrung in Form von Retinol oder Retinolester zugeführt werden. Im Dünndarm werden die Carotinoide, unter denen **β-Carotin** das wichtigste ist, resorbiert. Prinzipiell können sie in zahlreichen Gewebetypen oxidativ zu Vitamin A gespalten werden, jedoch

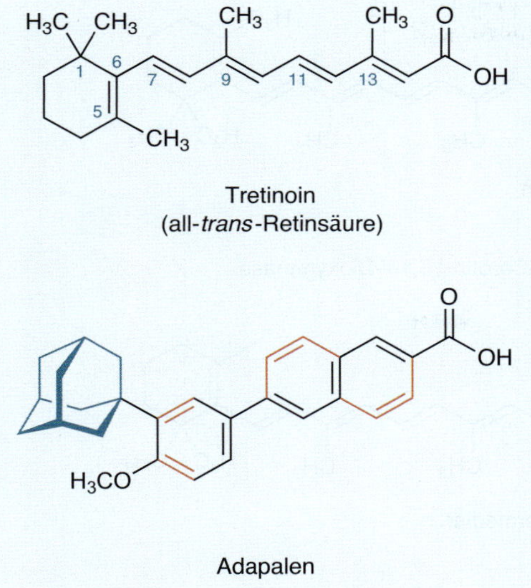

o Abb. 11.6 Retinoide zur Aknetherapie

findet dieser Prozess hauptsächlich in den Darmzellen statt. So entsteht unter Katalyse der β-Carotin-15,15'-Dioxygenase aus β-Carotin und molekularem Sauerstoff ein Endoperoxid (Dioxetan), das in 2 Moleküle der Aldehydform des Vitamin A, **all-*trans*-Retinal**, zerfällt (o Abb. 11.7). Der überwiegende Anteil wird durch die Retinoldehydrogenase in Gegenwart von NADH zur Alkoholform **all-*trans*-Retinol** reduziert. Nach Veresterung mit Fettsäuren entstehen Retinolester, die als Transport- und Speicherform der Retinsäure fungieren. Zum Teil kann Retinal mithilfe der Retinaldehydrogenase und NAD^+ auch zur Säureform **all-*trans*-Retinsäure** oxidiert werden. Bei Bedarf werden die Retinolfettsäureester durch Esterasen hydrolysiert und das freigesetzte all-*trans*-Retinol durch die Retinoldehydrogenase wieder zum all-*trans*-Retinal oder weiter zur all-*trans*-Retinsäure oxidiert.

Design und Entwicklung. Bereits 1925 erkannte man, dass Ratten unter einer Vitamin-A-Mangelernährung Verhornungsstörungen der Haut entwickelten. Der Berliner Dermatologe Günter Stüttgen konnte 1959 zeigen, dass Retinolpalmitat nach systemischer Verabreichung das Tumorwachstum bei Mäusen hemmt, nicht aber bei topischer Applikation. Seine weiteren Studien legten nahe, dass die Wirkung von Retinol erst nach metabolischer Aktivierung erfolgt. In der Folge konnte er zeigen, dass der Hauptmetabolit des Retinols, **Tretinoin** (o Abb. 11.6), bei topischer Anwendung gegen verschiedene Hauterkrankungen wirksam ist. Tretinoin wurde 1971 von Hoffmann-La Roche als ein Vertreter der 1. Generation patentiert, die man auch als **nichtaromatische Retinoide** bezeichnet. **Isotretinoin** folgte 1982. Ein Vertreter der 2. Generation ist das 1982 in den Markt eingeführte Etretinat, ein **monoaromatisches Retinoid**. Es wurde bei Psoriasis eingesetzt, doch wegen der extrem langen Halbwertszeit ersetzte man diesen Ethylester 1993 durch seinen freien Carbonsäure-Metabolit **Acitretin** (o Abb. 11.15). Schließlich ist das 1995 von Galderma eingeführte **Adapalen** als **polyaromatisches Retinoid** (Arotinoid) ein Vertreter der 3. Generation. Als Vertreter der 4. Generation kam **Trifaroten**, ein selektiver RARγ-Agonist, 2020 in Deutschland auf den Markt.

Struktur und Eigenschaften. **Tretinoin** ist die natürlich vorkommende all-*trans*-Retinsäure und gehört zu den Retinoiden der 1. Generation. In der Seitenkette liegen 4 konjugierte Doppelbindungen vor. Tretinoin unterscheidet sich von seinem geometrischen Isomer **Isotretinoin** durch die $\Delta^{13,14}$-Doppelbindung, die bei Isotretinoin *Z*-konfiguriert ist. Im Vergleich zu diesen nichtaromatischen Retinoiden, die aufgrund ihrer alternierenden Doppel- und Einfachbindungen sehr flexible Moleküle darstellen und mit verschiedenen Rezeptorsubtypen interagieren, ist **Adapalen** ein polyaromatisches Retinoid mit einer Naphthoesäure-Grundstruktur. Durch Einbau der Polyen-Doppelbindungen in das Phenyl-substituierte Naphthalen ist die konformative Flexibilität des Moleküls eingeschränkt. Zudem limitiert auch das sperrige Adamantangerüst die Bindungsmöglichkeiten an die Rezeptorsubtypen. In vergleichba-

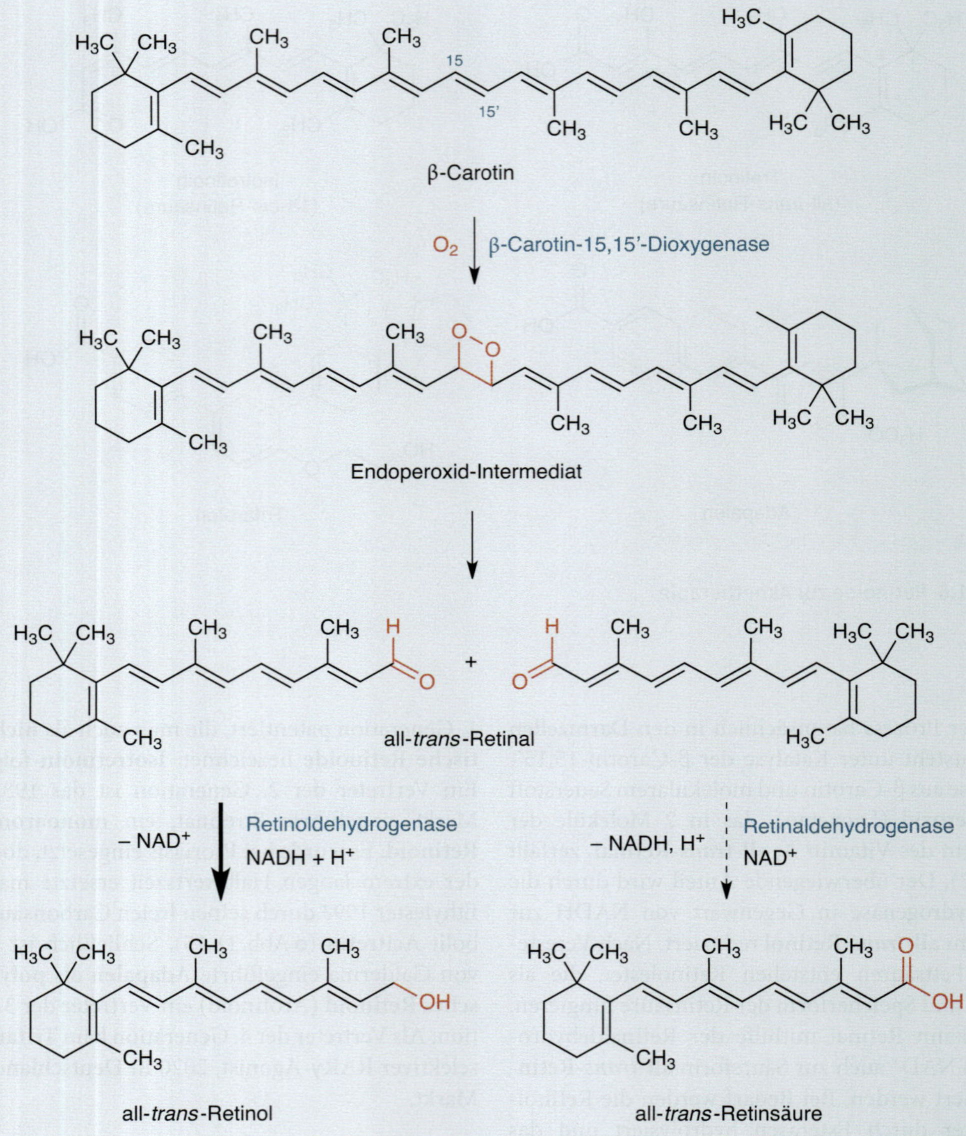

Abb. 11.7 Bildung verschiedener Formen des Vitamin A aus β-Carotin

rer Weise ist in **Trifaroten** die Polyenstruktur in ein *meta*-Terphenylgerüst eingebaut, für sterische Einschränkung sorgt eine *tert*-Butylgruppe.

Alle Retinoide besitzen schwach saure Eigenschaften. Die pK_S-Werte von Tretinoin und Isotretinoin werden beide mit 4,8 angeben, die der beiden aromatischen Carbonsäuren Adapalen und Trifaroten betragen 4,2 bzw. 4,6. Mit dem Pyrrolidinring (pK_S = 5,7), der als aromatisches Amin vorliegt und durch eine *tert*-Butylgruppe sterisch abgeschirmt wird, verfügt Trifaroten zudem über schwach basische Eigenschaften.

Tretinoin, die Säureform des Vitamin A, ist zwar stabiler als die Alkohol- oder Aldehydform, dennoch ist die Substanz licht- und sauerstoffempfindlich. Insbesondere kommt es zur Isomerisierung der Doppelbindungen. Gleiches gilt für Isotretinoin. Dagegen sind Adapalen und Trifaroten als Resultat der modifizierten Polyenstruktur deutlich stabiler.

Wirkungsmechanismus. Die Wirkung der Retinoide wird durch **Retinsäure-Rezeptoren** vermittelt, die wie Steroid-, Vitamin-D- und Thyroidrezeptoren zur Superfamilie der **nukleären Rezeptoren** gehören. Auch die

Retinsäure-Rezeptoren zählen demnach zu den ligandengesteuerten Transkriptionsfaktoren. Man unterscheidet 2 Subfamilien, **Retinsäure-Rezeptoren** (**RAR**, *retinoic acid receptors*) und **Retinoid-X-Rezeptoren** (**RXR**). Jede Subfamilie besteht wiederum aus 3 Subtypen, die mit RARα, RARβ und RARγ bzw. RXRα, RXRβ und RXRγ bezeichnet werden. Die genaue Funktion der einzelnen Subtypen ist noch nicht bekannt.

Bindet das Retinoid als natürlicher Ligand an den RAR-Rezeptor (o Abb. 11.8), ändert sich dessen Konformation, sodass er Dimere mit gleichartigen oder anderen Rezeptoren bilden kann. Für die Funktion der RAR ist die Heterodimerisierung mit RXR essenziell, während RXR auch Homodimere sowie Heterodimere mit anderen Partnern wie dem Vitamin-D-Rezeptor (VDR) oder dem Thyroidhormon-Rezeptor (TR) bildet und infolgedessen an zahlreichen physiologischen Prozessen unter Beteiligung von nukleären Rezeptoren beteiligt ist. Der aktivierte Retinoid-Rezeptor-Komplex kann nun die Genexpression regulieren.

Die genannten Dimere wirken als Transkriptionsfaktoren und lagern sich an spezifische DNA-Sequenzen in den Promotorregionen der Gene an, die als Retinsäure-Response-Element oder Retinoid-X-Response-Element bezeichnet werden (RARE bzw. RXRE). Das RAR/RXR-Heterodimer moduliert die Transkription von Genen, die für das Zellwachstum und die Zelldifferenzierung verantwortlich sind.

Retinoide wirken in der Aknetherapie als potente Keratolytika. Sie vermindern die Keratinisierung und lockern dadurch die Hornschicht auf, was die Hautabschilferung begünstigt.

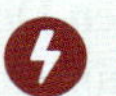 CAVE

Retinoide gehören bei systemischer Gabe zu den beim Menschen am stärksten **teratogen** wirksamen Arzneistoffen. Auch bei topischer Anwendung besteht ein teratogenes Risiko. In der Schwangerschaft sind Retinoide kontraindiziert. Bei Frauen im gebärfähigen Alter dürfen Retinoide nur unter strikter Empfängnisverhütung eingesetzt werden. Dies gilt bis 4 Wochen, bei Acitretin (▸ Kap. 11.3.2) sogar bis 3 Jahre nach Absetzen der Therapie. Patientinnen darf je Verschreibung maximal der Therapiebedarf für 30 Tage verordnet werden und die Rezepte sind nur 7 Tage gültig.

Biotransformation. Tretinoin wird durch CYP-Enzyme in der Leber in 4-Position hydroxyliert und weiter zur 4-Oxo-*trans*- und 4-Oxo-*cis*-Retinsäure oxidiert. Durch Isomerisierung kann auch Isotretinoin entstehen, das umgekehrt auch zu Tretinoin isomerisieren kann. Dessen Hauptmetabolit ist aber das 4-Oxo-Isotretinoin.

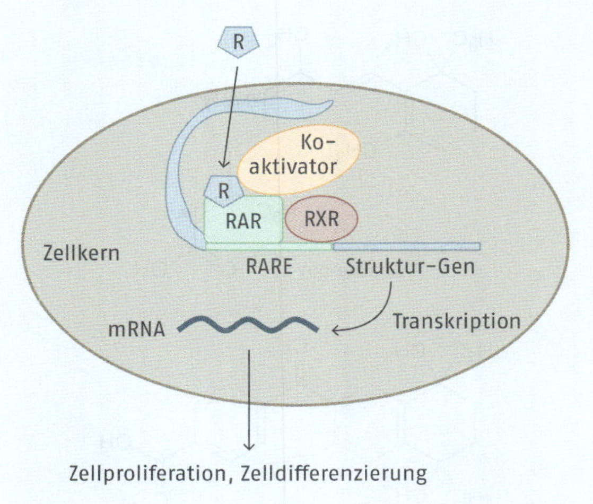

o **Abb. 11.8** Regulation der Genexpression durch Retinoide. R: Retinsäure, RAR: Retinsäure-Rezeptor, RARE: Retinsäure-Response-Element, RXR: Retinoid-X-Rezeptor

Adapalen wird *O*-demethyliert und hydroxyliert. Schließlich werden die Carboxygruppen glucuronidiert.

Tretinoin (Cordes® VAS Creme), Ph. Eur., wird bei Akne topisch appliziert und von der Haut nur geringfügig resorbiert. Tretinoin wird auch als Oralpräparat (Vesanoid®) in Kombination mit Arsentrioxid zur Behandlung der akuten Promyelozyten-Leukämie eingesetzt. Zwei Drittel werden über die Nieren eliminiert, der Rest mit den Fäzes. Die Eliminationshalbwertszeit liegt bei 0,5–2 h.

Isotretinoin (Aknenormin®), Ph. Eur., ist die 13-*cis*-Retinsäure. Das Retinoid wird als einziger Vertreter in der Aknetherapie systemisch eingesetzt. Ein topisches Präparat ist z. Zt. in Deutschland nicht im Handel. Isotretinoin hat von allen Aknemitteln das breiteste Wirkungsspektrum und vermindert nicht nur die Komedonenbildung, sondern auch die Talgproduktion. Nach oraler Gabe liegt die Bioverfügbarkeit aufgrund der geringen Löslichkeit nur bei 25 %. Durch fettreiche Nahrung kann die Resorption verbessert werden Die Ausscheidung erfolgt zu gleichen Teilen im Urin und in den Fäzes. Die Eliminationshalbwertszeit beträgt 19 h.

Adapalen (Differin® Creme), Ph. Eur., wird rein topisch verwendet. Es bindet aufgrund der eingeschränkten Konformationsmöglichkeiten selektiver als Tretinoin und irritiert die Haut weniger. Seine Wirkung wird über den Angriff am vorwiegend in der Haut exprimierten RARγ-Rezeptorsubtyp erklärt. Zudem wirkt Adapalen antiinflammatorisch, indem es durch Hemmung der 5-Lipoxygenase in die Arachidonsäurekaskade eingreift. Nach topischer Applikation ist es nur wenig syste-

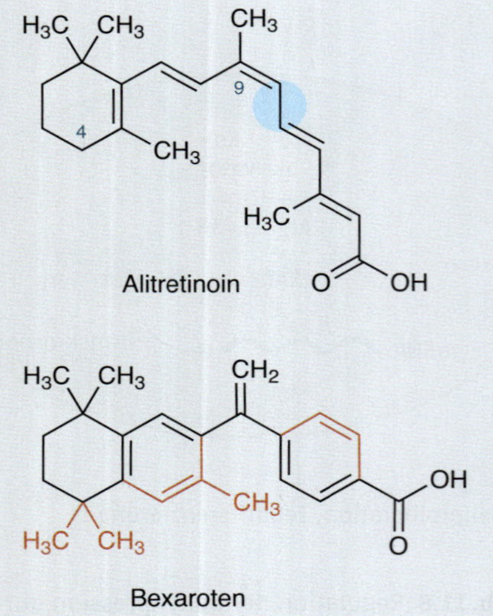

Alitretinoin

Bexaroten

Abb. 11.9 Weitere Retinoide

misch verfügbar. Die Elimination erfolgt überwiegend im Stuhl. Die Eliminationshalbwertszeit liegt bei 10–30 h.

Trifaroten (Selgamis® Creme) wird als Creme zur lokalen Aknetherapie eingesetzt. Es ist ein stark wirksamer RARγ-Agonist und besitzt keine Aktivität an RXR-Rezeptoren. Die Resorption nach topischer Applikation ist minimal. Die Ausscheidung des resorbierten Anteils erfolgt hauptsächlich mit den Fäzes. Die terminale Halbwertszeit reicht von 2–9 h.

Retinoide gegen andere Hauterkrankungen

Alitretinoin (Abb. 11.9, Toctino® Weichkapseln) ist die natürlich vorkommende 9-*cis*-Retinsäure, die als *Pan*-Agonist an alle RAR- und RXR-Subtypen bindet. Eingesetzt wird sie oral bei schwerem chronischen Handekzem, das auf potente topische Corticoide nicht anspricht. Die orale Bioverfügbarkeit ist gering und variabel. Bei der Biotransformation durch CYP2C9 und CYP3A4 entsteht 4-Oxo-Alitretinoin. Isomerisierung führt zu Tretinoin und Isotretinoin und deren 4-Oxometaboliten. Nach Glucuronidierung erfolgt die Elimination über den Urin. Die Eliminationshalbwertszeit beträgt 9 h, die für 4-Oxo-Alitretinoin 10 h.

Bexaroten (Abb. 11.9, Targretin® Weichkapseln) zählt zu den polyaromatischen Retinoiden der 3. Generation. Es dient zur Behandlung von Hautmanifestationen bei kutanem T-Zell-Lymphom. Bexaroten wirkt durch selektive Bindung und Aktivierung der 3 Retinoid-X-Rezeptoren (RXRα, β, γ). Der pK_S-Wert für die aromatische Carbonsäure beträgt 4,2. Metaboliten sind 6- und 7-Oxo-Bexaroten. Die Ausscheidung erfolgt in den Fäzes mit einer Eliminationshalbwertszeit von 7–9 h.

Exkurs: Vitamin A

Vitamin A (Abb. 11.7) gehört zu den fettlöslichen Vitaminen. Es handelt sich um eine Sammelbezeichnung für strukturverwandte Diterpene mit 5 konjugierten Doppelbindungen, die sich durch die endständige funktionelle Gruppe in der Seitenkette unterscheiden. Das **all-*trans*-Retinol** wurde 1931 von Paul Karrer (Nobelpreis für Chemie, 1937) aus Fischleberölen isoliert. Der dem Retinol entsprechende Aldehyd ist das **all-*trans*-Retinal**, die entsprechende Säure ist die **all-*trans*-Retinsäure** (Tretinoin).

Vitamin A reguliert die Zellproliferation und Zelldifferenzierung. Es ist wichtig für die normale Entwicklung und Funktion von Haut und Schleimhäuten und schützt diese vor zu starker Verhornung. Auch wird es in der Embryonalentwicklung für die korrekte Morphogenese verschiedener Organe benötigt. Zudem ist es unentbehrlich für den Sehvorgang.

Chemische Grundlagen des Sehvorgangs. Bedeutung hat Vitamin A vor allem für den **Sehvorgang**, dessen chemische Grundlagen 1953 von George Wald (Nobelpreis für Medizin, 1967) weitgehend geklärt wurden. Dabei fungiert Retinal als prosthetische Gruppe des lichtempfindlichen Moleküls **Rhodopsin** (Sehpupur). Das transmembranäre Protein dient als Lichtsensor in den Stäbchen, spezialisierten Nervenzellen der Netzhaut. In Rhodopsin ist die Aldehydgruppe des 11-*cis*-Retinals in Form einer Azomethinbindung kovalent an die ε-Aminogruppe einer Lysinseitenkette des Proteins **Opsin** gebunden (Abb. 11.10). Die konjugierten Doppelbindungen des 11-*cis*-Retinals wirken als ein stark absorbierender Chromophor. Dieser weist aufgrund der 6 konjugierten Doppelbindungen Absorptionsmaxima bei 430 nm (blau), 540 nm (grün) und 575 nm (gelb) im sichtbaren Licht auf.

Trifft Licht auf die Netzhaut, geht die 11-*cis*-Retinal-Komponente des Rhodopsins in das all-*trans*-Isomer über. Aufgrund der geänderten Molekülgeometrie ändert der Opsin-Bereich seine Konformation. Dazu reicht ein einziges Photon aus. Das all-*trans*-Retinal tragende Opsin wird als Metarhodopsin bezeichnet und ist instabil. Da das Sehpigment die rötliche Farbe verliert, spricht man vom Bleichen des Sehpurpurs. Nach Interaktion mit dem G-Protein **Transducin** kommt es über eine Signalkaskade zur verminderten Permeabilität des Na^+-Kanals der Stäbchenmembran und zur Hyperpolarisation der Membran. Dies löst einen Nervenimpuls aus, was dem Gehirn einen Lichteinfall signalisiert.

Das instabile Metarhodopsin zerfällt anschließend unter Hydrolyse der Azomethin-Gruppierung. Das freigesetzte all-*trans*-Retinal passt nicht mehr an die spezi-

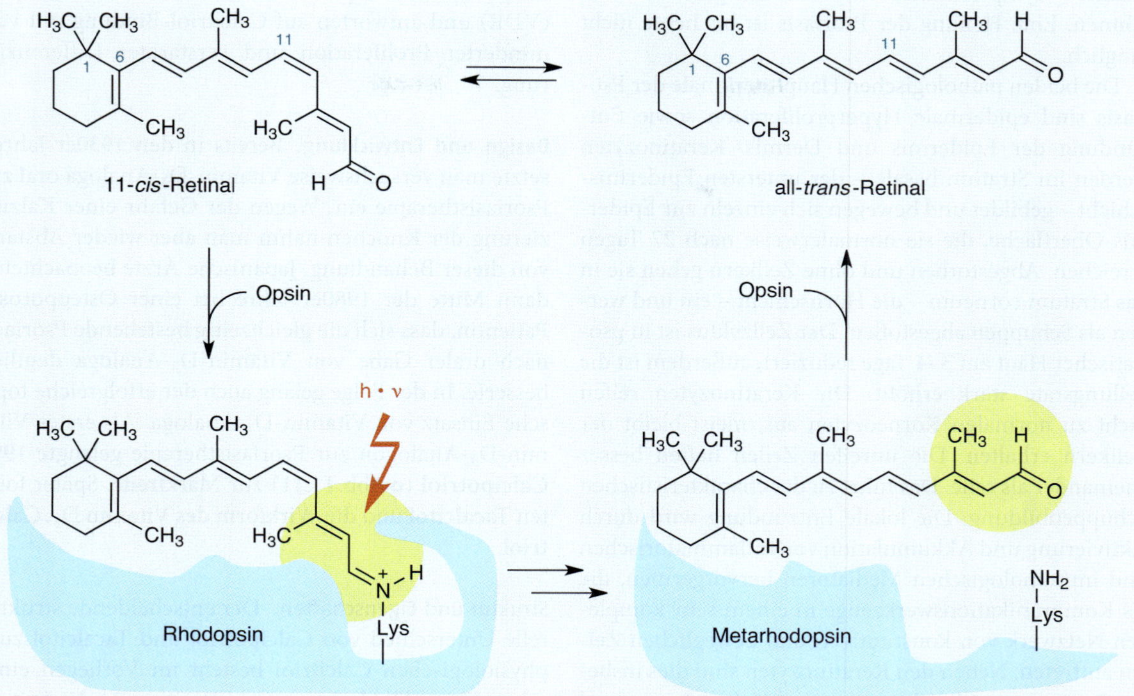

Abb. 11.10 Funktion von Retinal beim Sehvorgang

fische Bindestelle für 11-*cis*-Retinal am Opsin und diffundiert weg. Im Dunkeln kann es durch die Retinal-Isomerase wieder zu 11-*cis*-Retinal isomerisiert werden und mit Opsin zu Rhodopsin rekombinieren.

Vitamin A, Ph. Eur., wird definiert als eine Reihe von Substanzen sehr ähnlicher Struktur, einschließlich von *cis*-Isomeren mit vergleichbarer Wirkung. Der wichtigste und biologisch aktivste Stoff ist das all-*trans*-Retinol. Vitamin A wird allgemein in Form von Estern wie Acetat, Propionat und Palmitat verwendet.

Retinolpalmitat (Vitamin A Jenapharm® Kapseln) wird nach oraler Gabe in Anwesenheit von Gallensäuren nahezu vollständig resorbiert. Die Halbwertszeit des Retinolesters beträgt 50–100 Tage.

11.3 Antipsoriatika

Psoriasis ist eine gutartige, immunvermittelte entzündliche Hautkrankheit mit einer Prävalenz von 2 %. Allgemein wird die Erkrankung auch als Schuppenflechte bezeichnet. Der Ausdruck „Psoriasis" stammt aus dem Griechischen (*psora* = kratzen, jucken, Krätze). Oft tritt ein starker Juckreiz auf. Die Erkrankung hat aber mit der medizinisch eindeutig definierten Scabies (Krätze) nichts zu tun und ist auch nicht ansteckend. Psoriasis manifestiert sich in der Regel erstmals bei Jugendlichen mit einer genetischen Disposition. Einen weiteren Häufigkeitsgipfel findet man nach dem 40. Lebensjahr. Dieser Typ ist von exogenen Faktoren abhängig.

Die häufigste Erscheinungsform der Psoriasis ist die **Plaque-Psoriasis** (Psoriasis vulgaris). Symptome sind die scharf begrenzten Plaques sowie entzündlich gerötete Hautpartien, die mit silbrig-glänzenden Schuppen überzogen sein können. Betroffen sind vor allem Knie, Ellenbogen, Kreuzbeinregion und der behaarte Kopf, aber auch Hände und Arme.

Sonderformen sind die **psoriatische Erythrodermie**, bei der die gesamte Haut von Kopf bis Fuß befallen ist, die **pustulöse Psoriasis**, die durch das eruptive Auftreten von stecknadelkopfgroßen Pusteln zusammen mit Fieber gekennzeichnet ist, sowie die **Psoriasisarthritis**, bei der es zusätzlich zu hartnäckigen Gelenkentzündungen kommt. Häufig treten auch Veränderungen der Nägel auf.

Jede gewöhnliche Psoriasis kann sich in eine der Varianten umwandeln. Psoriasis verläuft in unterschiedlich lang dauernden Schüben, die von ebenfalls unterschiedlich langen – d. h. Wochen bis Jahre anhaltenden – symptomfreien Intervallen abgelöst werden können. Eine Heilung der Psoriasis ist bis heute nicht möglich.

Die beiden pathologischen Hauptmerkmale der Psoriasis sind epidermale Hyperproliferation sowie Entzündung der Epidermis und Dermis. Keratinozyten werden im Stratum basale – der untersten Epidermisschicht – gebildet und bewegen sich einzeln zur Epidermis-Oberfläche, die sie normalerweise nach 27 Tagen erreichen. Abgestorben und ohne Zellkern gehen sie in das Stratum corneum – die Hornschicht – ein und werden als Schuppen abgestoßen. Der Zellzyklus ist in psoriatischer Haut auf 3–4 Tage reduziert, außerdem ist die Teilungsrate stark erhöht. Die Keratinozyten reifen nicht zu normalen Korneozyten aus, meist bleibt der Zellkern erhalten. Die unreifen Zellen haften besser aneinander als reife. Das führt zu der charakteristischen Schuppenbildung. Die lokale Entzündung wird durch Aktivierung und Akkumulation von inflammatorischen und immunologischen Mediatoren hervorgerufen, die als Kommunikationswerkzeuge in einem sehr komplexen Netzwerk von konstitutiven und beweglichen Zellen auftreten. Neben den Keratinozyten sind dies insbesondere neutrophile Granulozyten, Makrophagen und T-Zellen. Unter den zahlreichen Mediatoren finden sich vor allem verschiedene Zytokine wie Interleukine, Tumornekrosefaktor-α (TNF-α), Interferon-γ (INF-γ) sowie Adhäsionsmoleküle wie das interzelluläre Adhäsionsmolekül-1 (ICAM-1).

Die Auswahl der Arzneistoffe zur Psoriasistherapie richtet sich nach dem Schweregrad der Erkrankung. Zwei Drittel der Psoriatiker, diejenigen mit leichter bis mittelschwerer Erkrankungsform, benötigen ausschließlich eine **topische Therapie**. Die **systemische Therapie** bleibt schweren therapieresistenten Formen vorbehalten.

11.3.1 Topische Antipsoriatika

Zur topischen Behandlung der Psoriasis dienen neben Glucocorticoiden (▸ Kap. 8.3.3) und Calcineurin-Inhibitoren (Off-Label-Use)

- Vitamin-D_3-Analoga,
- Dithranol,
- Steinkohlenteer,
- Tazaroten.

Vitamin D_3 und Analoga

Physiologische Grundlagen. Die schrittweise Hydroxylierung von Vitamin D_3 (○ Abb. 11.54) in der Leber und anschließend in der Niere führt zum biologisch aktiven Vitamin-D-Hormon **Calcitriol** (1α,25-$(OH)_2$-D_3). Die Niere besitzt aber keine Monopolstellung für die Bildung von Calcitriol aus entsprechenden Vorläufern. So verfügen auch Keratinozyten über die erforderliche Enzymaktivität, exprimieren den Vitamin-D-Rezeptor (VDR) und antworten auf Calcitriol-Bindung mit verminderter Proliferation und verstärkter Differenzierung.

Design und Entwicklung. Bereits in den 1930er Jahren setzte man versuchsweise Vitamin-D_3-Analoga oral zur Psoriasistherapie ein. Wegen der Gefahr einer Kalzifizierung der Knochen nahm man aber wieder Abstand von dieser Behandlung. Japanische Ärzte beobachteten dann Mitte der 1980er Jahre bei einer Osteoporose-Patientin, dass sich die gleichzeitig bestehende Psoriasis nach oraler Gabe von Vitamin-D_3-Analoga deutlich besserte. In der Folge gelang auch der erfolgreiche topische Einsatz von Vitamin-D_3-Analoga. Als erstes Vitamin-D_3-Analogon zur Psoriasistherapie gelangte 1992 **Calcipotriol** (○ Abb. 11.11) zur Marktreife. Später folgten **Tacalcitol** und die Wirkform des Vitamin D_3, **Calcitriol**.

Struktur und Eigenschaften. Der entscheidende strukturelle Unterschied von Calcipotriol und Tacalcitol zum physiologischen Calcitriol besteht im Vorliegen einer **sekundären Alkoholgruppe** in Position 24 der Seitenkette anstelle der tertiären Alkoholgruppe in Position 25. Dies erlaubt die rasche Oxidation zum inaktiven 24-Keto-Metaboliten, wodurch nach Resorption eine systemische Aktivität weitgehend eingeschränkt wird. Beim Calcitriol-Isomer Tacalcitol ist dazu die 25-OH-Gruppe lediglich um eine Position verschoben. In Calcipotriol liegt zusätzlich eine $\Delta^{22,23}$-Doppelbindung vor, und die beiden endständigen Methylgruppen sind zu einem Cyclopropanring zyklisiert. Gegenüber Calcitriol entsteht bei den synthetischen Vertretern aufgrund der Strukturmodifizierung in Position 24 ein weiteres Asymmetriezentrum. Calcipotriol ist 24*S*-konfiguriert. Tacalcitol besitzt hingegen 24*R*-Konfiguration, da die endständige Alkylgruppe der Seitenkette nach der Cahn-Ingold-Prelog-Konvention aufgrund der fehlenden $\Delta^{22,23}$-Doppelbindung die höhere Priorität aufweist.

Die weitere Stereochemie entspricht der des Calcitriols. In gleicher Weise verfügen die synthetischen Vertreter über ein 9,10-Secocholestan-Gerüst, d.h., der Cholestanring liegt zwischen C-9 und C-10 geöffnet vor. Die Bezifferung des Steroidsystems wurde beibehalten. Entsprechend ist die OH-Gruppe an C-1 α-ständig, die an C-3 β-ständig angeordnet. Das Triensystem ist 5*Z*/7*E*-konfiguriert.

Die Substanzen sind licht-, wärme- und sauerstoffempfindlich. Es können fotochemisch induzierte Isomerisierungs- und Zersetzungsreaktionen stattfinden. Bei gleichzeitiger UV-Bestrahlungstherapie sollen Vitamin-D-Analoga daher erst nach der Fototherapie aufgetragen werden.

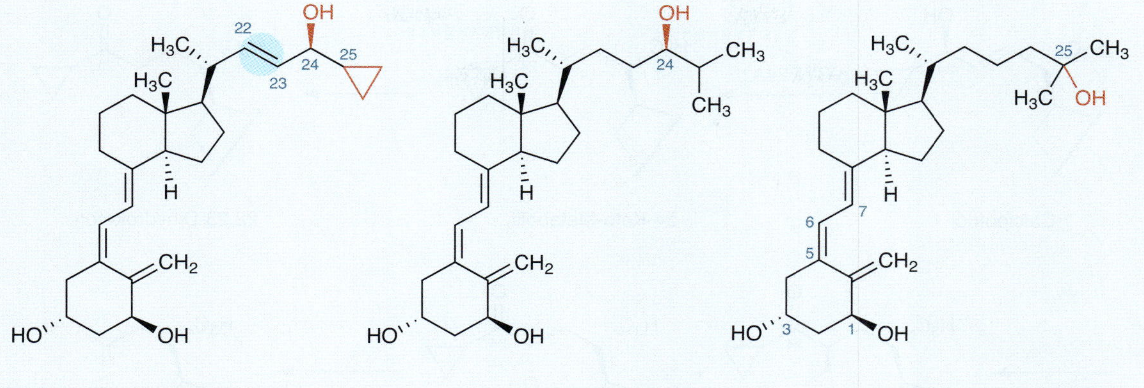

Calcipotriol

Tacalcitol

Calcitriol

Abb. 11.11 Vitamin-D_3-Analoga und Calcitriol

Wirkungsmechanismus. Vitamin D_3 und seine Analoga binden an den Vitamin-D-Rezeptor, siehe ▸ Kap. 11.7.1. Die antipsoriatische Wirkung ergibt sich in erster Linie dadurch, dass die erhöhte Keratinozytenproliferation vermindert und der Grad der Differenzierung erhöht wird. Der Eingriff in den Ca^{2+}-Haushalt ist bei den topisch auf der Haut applizierten Vitamin-D_3-Analoga in therapeutischen Dosen deutlich geringer als bei systemischer Gabe von Vitamin D_3. Daneben besitzen Vitamin-D_3-Analoga auch immunmodulatorische Eigenschaften. So hemmen sie die Bildung verschiedener Zytokine, z. B. Interleukin-1 und Interleukin-6, und sie reduzieren die Zahl aktivierter epidermaler T-Lymphozyten, die an der Pathogenese der Psoriasis beteiligt sind. Dennoch liegen die Stärken der Vitamin-D_3-Analoga in der antiproliferativen Wirkung auf das Keratinozytenwachstum. Die Wirkung auf die inflammatorische Komponente der Psoriasis ist schwächer ausgeprägt. Nach Abheilen der Plaques bleibt manchmal noch eine Rötung, die mit antiinflammatorisch wirkenden Substanzen nachbehandelt werden sollte.

Biotransformation. Nach systemischer Resorption wird Calcipotriol rasch hepatisch metabolisiert. Beteiligt ist CYP24A1, die 24-Hydroxylase. Es entsteht der gegenüber Calcitriol 200-fach weniger potente α,β-ungesättigte 24-Keto-Metabolit (Abb. 11.12), der anschließend zum gesättigten Ketonderivat reduziert wird. Daneben entstehen mono- und dihydroxylierte Metaboliten. Finales Produkt ist die wasserlösliche Calcitroinsäure, die auch aus Calcitriol gebildet wird.

Durch die rasche und extensive Metabolisierung der Vitamin-D-Analoga, die bereits in psoriatischen Keratinozyten stattfinden kann, ist die systemische Verfügbarkeit im Vergleich zu Calcitriol nur noch gering. Calcitriol weist nach topischer Applikation eine Bioverfügbarkeit von 10 % auf.

Calcipotriol (Daivonex® Salbe), Ph. Eur., wird nach topischer Applikation zu weniger als 1 % perkutan resorbiert. Die Ausscheidung des Metaboliten Calcitroinsäure erfolgt über die Galle. Calcipotriol ist in Form einer Salbe, als Gel, Schaum und als Lösung zur Anwendung auf der Kopfhaut verfügbar.

Tacalcitol (Curatoderm® Salbe oder Emulsion), Ph. Eur. (Monohydrat), wird von Psoriatikern nach topischer Anwendung zu weniger als 0,5 % resorbiert. Die Metaboliten werden über Urin und Fäzes ausgeschieden.

Calcitriol (Silkis® Salbe), Ph. Eur., wird nach topischer Applikation zu 10 % resorbiert. Calcitriol steht auch als Oralpräparat zur Behandlung verschiedener Knochenerkrankungen zur Verfügung (▸ Kap. 11.7.1).

Dithranol

Entdeckung. Bereits die Eingeborenen Brasiliens verwendeten das sogenannte Araroba-Pulver aus dem Kernholz des Baumes *Andira araroba* zur Behandlung verschiedener Hauterkrankungen. Balmanno Squire berichtete 1876 über dessen gute Wirksamkeit bei Psoriasis. Als wirksamen Inhaltsstoff konnten Carl Liebermann und Paul Seidler 1878 das Anthracenon **Chrysarobin** (Abb. 11.13) identifizieren. Im Ersten Weltkrieg war das Pulver in Deutschland kaum noch erhältlich, sodass man bei der Firma Bayer ein Derivat ohne die 3-Methylgruppe synthetisierte. Das synthetische Anthracenon erwies sich aufgrund der höheren Reinheit sogar wirksamer als der Naturstoff. Unter dem Namen Cignolin® wurde es von Paul Gerson Unna und Eugen Galewsky 1916 in die Psoriasistherapie eingeführt. Später bezeichnete man den Wirkstoff in Europa

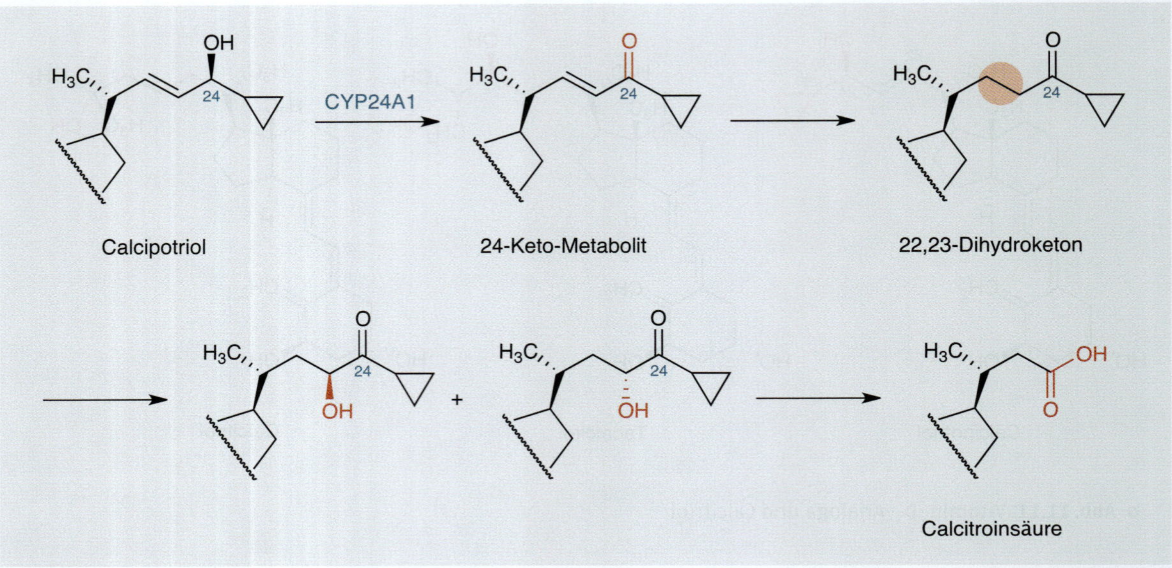

Calcipotriol → (CYP24A1) → 24-Keto-Metabolit → 22,23-Dihydroketon → [24-Hydroxy-Diastereomere] + → Calcitroinsäure

○ **Abb. 11.12** Biotransformation von Calcipotriol

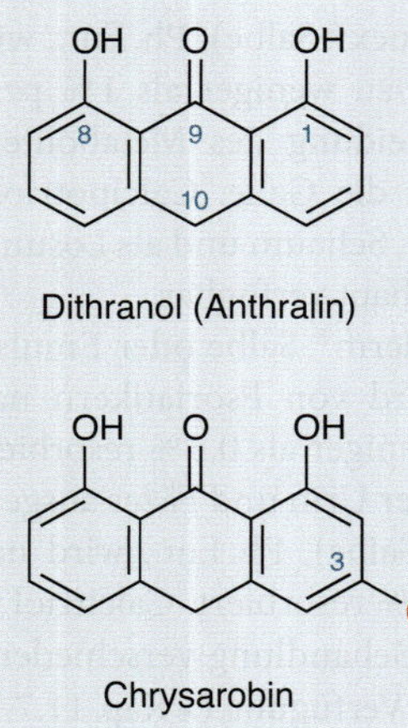

Dithranol (Anthralin)

Chrysarobin

○ **Abb. 11.13** Antipsoriatische Anthracenone

als **Dithranol** und in den USA als **Anthralin.** Bis in die 1980er Jahre galt die Substanz als Goldstandard in der topischen Psoriasistherapie. Aufgrund der hautirritierenden und verfärbenden Eigenschaften wird es heute überwiegend zur stationären Behandlung als Rezeptur verwendet. Ein Fertigpräparat ist in Deutschland nicht auf dem Markt.

Struktur und Eigenschaften. Der trizyklische Grundkörper ist das Anthracenon (Anthron). Von den denkbaren tautomeren Formen liegt Dithranol in der 9-Ketoform vor, die durch H-Brücken der beiden Hydroxygruppen zur Carbonylfunktion stabilisiert wird. Dadurch ist das Molekül sehr lipophil und praktisch unlöslich in Wasser. Dithranol besitzt eine phenyloge Carbonsäurestruktur. Die bevorzugte Stelle für die Ionisierung ist aber die CH-acide 10-Position (pK_S = 9,5), das resultierende Anion ist mesomeriestabilisiert (○ Abb. 11.14). Das Anion ist extrem licht- und sauerstoffempfindlich. Durch Elektronentransfer auf molekularen Sauerstoff entsteht unter Bildung von Superoxidradikal das Dithranol-Radikal, das weiter zum inaktiven Dithranol-Dimer und in der Folge zu Polymerisationsprodukten reagiert. Als sogenanntes Dithranolbraun sind diese für die unangenehme braun-violette Verfärbung der Haut und Wäsche verantwortlich, die unter der Dithranoltherapie auftreten. Dithranol ist ein Fotosensibilisator und bildet Singulett-Sauerstoff ($^1O_2$). Dieser kann mit dem Anion über eine Endoperoxid-Zwischenstufe zum inaktiven 1,8-Dihydroxy-anthracen-9,10-dion (Dantron) reagieren. Alternativ kann eine Rückreaktion unter Abgabe des reaktiven $^1O_2$ erfolgen.

Wirkungsmechanismus. Wegen der chemischen Instabilität des Dithranols sind die Haupt- und Nebenwirkungen nicht auf das Molekül selbst, sondern auf reaktive Spezies der Autoxidation zurückzuführen. Auch im Organismus wird Dithranol an C-10 deprotoniert und bildet die in ○ Abb. 11.14 gezeigten reaktiven Spezies, wie das Dithranol-Radikal, den reaktiven $^1O_2$ und das Superoxidradikal, das in Sekundärreaktionen (▸ Kap. 3.2.2) zum reaktiven Hydroxylradikal führt. Diese Spezies tragen wesentlich zur antiproliferativen Wirkung auf Keratinozyten bei. Es sind zahlreiche Teilmechanismen für die Wirksamkeit des Dithranols beschrieben, deren

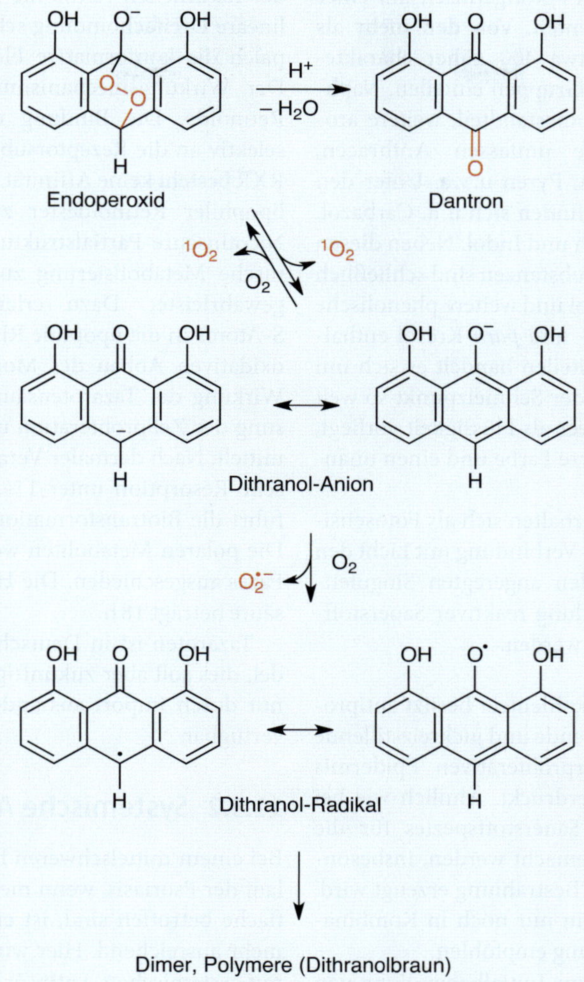

Abb. 11.14 Zersetzung des Dithranol-Anions unter Bildung reaktiver Spezies

Bedeutung aufgrund des komplexen Pathomechanismus der Psoriasis nicht vollständig geklärt ist.

Dithranol ist ein gut wirksames Antipsoriatikum. Es wirkt antiinflammatorisch und normalisiert die Proliferationsrate. Da die psoriatischen Plaques wegen ihrer verstärkten Desquamation weniger stark färben als die nichtbetroffene Haut, lässt sich der Therapieerfolg an der gleichmäßigen Färbung der Haut erkennen. Die Braunverfärbung der Haut verschwindet 2–3 Wochen nach Therapieende.

Dithranol (Cignolin®, Anthralin), Ph. Eur., penetriert nach topischer Applikation gut in die Epidermis. In psoriatischen Läsionen ist die Konzentration gegenüber der gesunden Haut bereits nach 30 min um das 20–30-Fache gesteigert. Dies ermöglicht die sogenannte Minutentherapie, bei der Dithranol für 10–20 min auf die Plaques aufgetragen und mit sauren Syndets gründlich entfernt wird. Es gibt keinen Hinweis, dass unverändertes Dithranol durch die Haut resorbiert wird. Nach topischer Anwendung werden geringe Mengen an Oxidationsprodukten im Urin ausgeschieden.

Steinkohlenteer

Entdeckung. Bereits Hippokrates und andere Ärzte der Antike verwendeten Steinkohlenteer zur Behandlung der Lepra und Psoriasis. Die beiden Erkrankungen wurden erst Ende des 19. Jh. voneinander deutlich abgegrenzt. William Henry Goeckermann berichtete 1925 den Nutzen für die Psoriasistherapie, insbesondere in Kombination mit UVB-Strahlung.

Inhaltsstoffe. Steinkohlenteer (Pix lithanthracis) fällt als Nebenprodukt bei der Herstellung von Koks und Kohlegas an. Es ist ein kompliziertes Stoffgemisch mit einer Vielzahl von Einzelkomponenten. Von den mehr als 10 000 Inhaltsstoffen sind etwa 400 näher charakterisiert. Diese lassen sich in 3 Gruppen einteilen. Naphthalen ist mit 10 % der Hauptbestandteil, weitere aromatische Kohlenwasserstoffe umfassen Anthracen, Phenanthren, Fluoren, Inden, Pyren u. v. a. Unter den verschiedenen Heterozyklen finden sich u. a. Carbazol, Acridin, Chinolin, Isochinolin und Indol. Neben diesen zum Teil schwach basischen Substanzen sind schließlich auch das schwach saure Phenol und weitere phenolische Substanzen wie *ortho-*, *meta-* und *para-*Kresol enthalten. Bei den meisten Bestandteilen handelt es sich um Feststoffe. Im Gemisch wird der Schmelzpunkt so weit erniedrigt, dass Steinkohlenteer als Flüssigkeit vorliegt, die eine braune bis tiefschwarze Farbe und einen unangenehmen Geruch aufweist.

Zahlreiche Inhaltsstoffe verhalten sich als Fotosensibilisatoren und überführen in Verbindung mit Licht den molekularen Sauerstoff in den angeregten Singulett-Zustand ($^1O_2$). Auch die Bildung reaktiver Sauerstoffspezies konnte nachgewiesen werden.

Wirkungsmechanismus. Steinkohlenteer besitzt antiproliferative, entzündungshemmende und juckreizstillende Eigenschaften. In der hyperproliferativen Epidermis wird die DNA-Synthese unterdrückt. Ähnlich wie bei Dithranol können reaktive Sauerstoffspezies für die Wirkungen verantwortlich gemacht werden, insbesondere $^1O_2$, der bei zusätzlicher Bestrahlung erzeugt wird. Die Anwendung wird ohnehin nur noch in Kombination mit einer UVB-Bestrahlung empfohlen.

Steinkohlenteer darf nur zur Initialbehandlung von wenigen Wochen eingesetzt werden, da er aufgrund bestimmter Bestandteile wie Benzopyren karzinogene Eigenschaften aufweist.

Steinkohlenteer (Tarmed® Shampoo) dient zur Behandlung der mit Psoriasis-Plaques befallenen Kopfhautareale. Das Potenzial zur systemischen Resorption ist gering. Das Shampoo ist auch für andere Kopfhauterkrankungen wie seborrhoische Dermatitis oder Pityriasis zugelassen.

Steinkohlenteer ist typischerweise ein Rezepturarzneimittel. Er ist auf der WHO-Liste der essenziellen Medikamente gelistet.

Tazaroten

Tazaroten (Zorac®) ist wie das Aknemittel Adapalen ein polyaromatisches Retinoid der dritten Generation. Das Acetylen-Retinoid kam 1997 als Gel auf den Markt. Tazaroten ist ein **Ethylester-Prodrug** (o Abb. 11.15) und wird in der Haut durch Esterasen mit einer Halbwertszeit von 2–18 min zur biologisch aktiven Tazarotensäure hydrolysiert. Der Einbau der Polyen-Doppelbindungen der natürlichen Retinoide in 2 Ringsysteme und eine lineare Dreifachbindung schränkt ähnlich wie bei Adapalen die konformative Flexibilität des Moleküls ein. Der Wirkungsmechanismus entspricht dem anderer Retinoide. Die Bindung der Tazarotensäure erfolgt selektiv an die Rezeptorsubtypen RARβ und RARγ, zu RXR besteht keine Affinität. Um die lange Halbwertszeit lipophiler Retinoidester zu vermeiden, wurde eine Nicotinsäure-Partialstruktur eingeführt, welche die rasche Metabolisierung zur biologisch aktiven Säure gewährleistet. Dazu erleichtert der Einbau eines S-Atoms in die lipophile Ringkomponente den raschen oxidativen Abbau des Moleküls. Die antipsoriatische Wirkung der Tazarotensäure wird über die Beeinflussung der Zellproliferation und Zelldifferenzierung vermittelt. Nach dermaler Verabreichung liegt die systemische Resorption unter 1 %. Neben der Esterhydrolyse führt die Biotransformation zum Sulfoxid und Sulfon. Die polaren Metaboliten werden im Urin und mit den Fäzes ausgeschieden. Die Halbwertszeit der Tazarotensäure beträgt 18 h.

Tazaroten ist in Deutschland zurzeit nicht im Handel, dies soll aber zukünftig wieder der Fall sein. Es ist nur durch Import aus anderen europäischen Ländern verfügbar.

11.3.2 Systemische Antipsoriatika

Bei einem mittelschweren bis schweren Krankheitsverlauf der Psoriasis, wenn mehr als 10 % der Körperoberfläche betroffen sind, ist eine topische Therapie nicht mehr ausreichend. Hier wird mittels Fototherapie oder mit systemischen Antipsoriatika behandelt. Zur Verfügung stehen neben Ciclosporin (▸ Kap. 11.1.1), Methotrexat (▸ Kap. 13.5.1) und verschiedenen Biologicals, die nicht Gegenstand dieses Lehrbuches sind, Acitretin, Fumarate und Apremilast.

Acitretin

Acitretin (Neotigason®, o Abb. 11.15), Ph. Eur., ist ein Retinoid der 2. Generation, d. h. ein monoaromatisches Retinoid. Die Seitenkette ist mit der des Tretinoins identisch und demnach all-*trans*-konfiguriert. Die Carboxygruppe besitzt einen pK_S-Wert von 4,7. Acitretin ist der aktive Metabolit des früher verwendeten Ethylester-Prodrugs Etretinat. Aufgrund der hohen Lipophilie weist dieser eine extrem lange Halbwertszeit von 120 Tagen auf. Daher mussten Patientinnen nach Etretinat-Behandlung bis zu 3 Jahre eine Schwangerschaft vermeiden. Dies gilt aber auch für die freie Säure. Für Acitretin beträgt die Halbwertszeit zwar nur 50 h, allerdings wird Acitretin auf unbekanntem Metabolisierungsweg teilweise in den Ethylester überführt, insbesondere bei Alkoholkonsum. Nach oraler Gabe liegt die Bioverfügbarkeit bei 60 %, sie kann jedoch erheblich

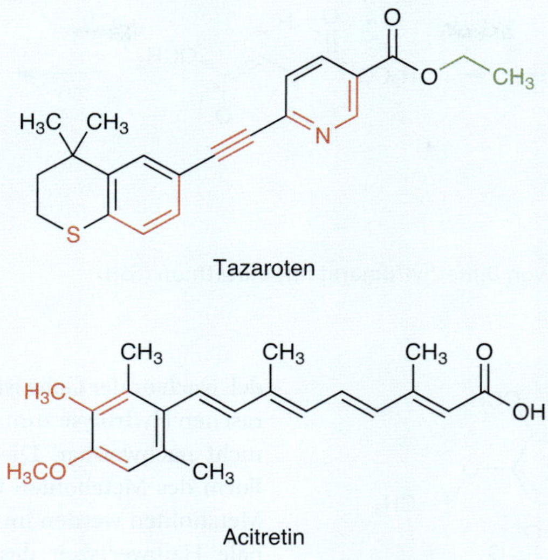

Abb. 11.15 Topisches Retinoid Tazaroten und systemisches Retinoid Acitretin zur Psoriasistherapie

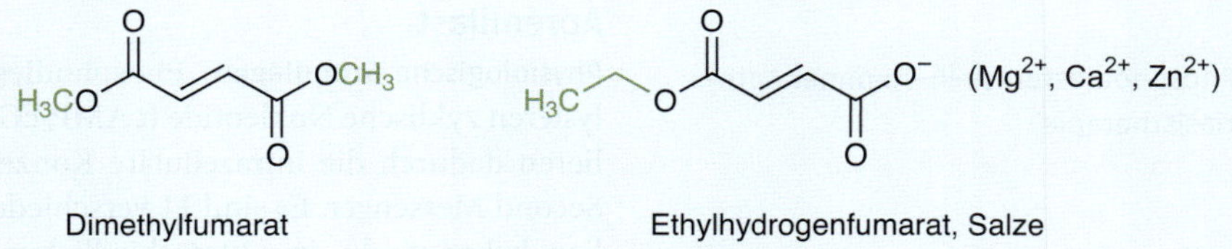

Abb. 11.16 Fumarsäurester zur systemischen Psoriasistherapie

schwanken. Hauptmetabolit ist das 13-*cis*-Isomer, das anschließend glucuronidiert wird. Weitere Metaboliten entstehen durch *O*-Demethylierung und Hydroxylierung der Methylgruppen am Phenylring. Die Ausscheidung der Metaboliten erfolgt zu etwa gleichem Anteil im Urin und mit den Fäzes. Acitretin wird vor allem bei erythrodermatischen und pustulösen Formen der Psoriasis eingesetzt.

Fumarate

Entdeckung. Die Verwendung von Fumaraten bei Psoriasis geht auf den BASF-Chemiker Walter Schweckendiek zurück. Vor dem Hintergrund einer möglichen Stoffwechselstörung im Citratzyklus bei Psoriatikern versuchte er damit, einen Fumarsäuremangel zu kompensieren. Zur Resorptionsverbesserung der Fumarsäure im Darm setzte er in Selbstversuchen die entsprechenden Methyl- und Ethylester (Abb. 11.16) ein. Er berichtete 1959 über die erfolgreiche Behandlung seiner Psoriasis. In der Folgezeit wechselten sich Berichte über Erfolge und Misserfolge durch Fumarat-Gabe ab, zudem gab es Hinweise auf nephrotoxische Wirkungen. Erst in den 1980er Jahren konnte in klinischen Studien die Wirksamkeit dokumentiert werden. Die Zulassung in Deutschland erfolgte 1994.

Struktur und Eigenschaften. Fumarsäure ist das *trans*-Isomer der Butendisäure, das *cis*-Isomer ist die Maleinsäure. Der Monoethylester besitzt aufgrund der freien Carboxygruppe (pK_S = 3,3) saure Eigenschaften. Als struktureller Warnhinweis (▸ Kap. 3.1.1) liegt eine elektrophile α,β-ungesättigte Esterstruktur vor. Über eine Michael-Addition (Abb. 11.17) entstehen kovalente Addukte mit Bionukleophilen, was im Zusammenhang mit häufigen Nebenwirkungen wie Leukozytopenie, Lymphozytopenie oder der gelegentlich auftretenden Nierenschädigung stehen kann. Die Adduktbildung mit Glutathion wurde im Tierversuch gezeigt.

Wirkungsmechanismus. Fumarate hemmen die Keratinozytenproliferation und vermindern die Produktion inflammatorischer Zytokine sowie des entzündlichen

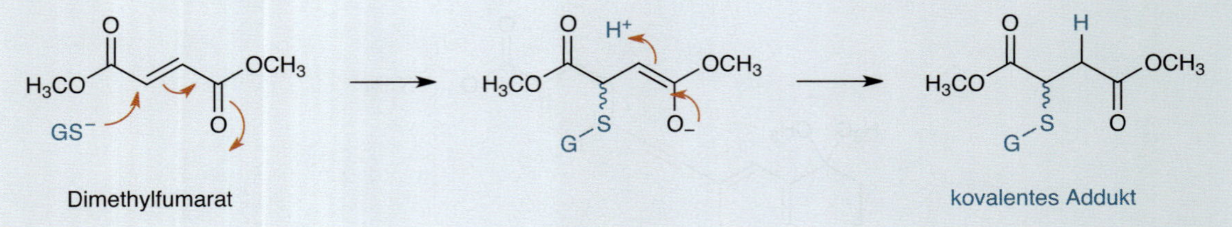

o Abb. 11.17 Michael-Addition von Dimethylfumarat mit Glutathion (GSH)

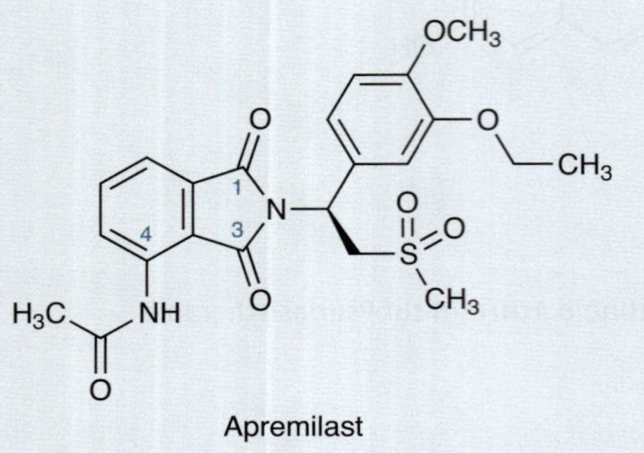

o Abb. 11.18 Phosphodiesterase-4-Hemmer Apremilast zur Psoriasistherapie

Filtrats in psoriatischen Plaques. Unter der immunmodulatorischen Wirkung von Dimethyl- und Monomethylfumarat wird das Profil der T-Helferzellen (Th1 und Th17) zu einem Th2-Phänotyp verschoben. Der genaue Wirkungsmechanismus ist nicht geklärt. Diskutiert wird die Aktivierung des Transkriptionsfaktors Nrf2 (*nuclear factor erythroid 2 related factor 2*) und der damit regulierten Mechanismen, die bei der Homöostase und Erneuerung der Haut eine Rolle spielen. Nrf2 reguliert eine Reihe antioxidativer Enzyme und protektiver Phase-II-Enzyme. Über den Nrf2-Signalweg kann die Zelle auf Entzündungen und oxidativen Stress reagieren und deren schädliche Wirkungen abwenden.

Biotransformation. Dimethylfumarat wird im Dünndarm mit einer Halbwertszeit von etwa 12 min zum im Plasma nachweisbaren aktiven Hauptmetaboliten Methylhydrogenfumarat und weiter zur unveresterten Fumarsäure hydrolysiert. Es kommt zur Konjugatbildung mit Glutathion und weiteren Metabolisierung zur Mercaptursäure. Zudem erfolgt über den Citratzyklus der Abbau zu CO_2 und H_2O.

Dimethylfumarat (Skilarence®) ist als Monopräparat sowie im Gemisch mit den Mg^{2+}-, Ca^{2+}- und Zn^{2+}-Salzen von Ethylhydrogenfumarat (Fumaderm®) im Handel. Nach oraler Gabe ist Dimethylfumarat aufgrund der raschen Hydrolyse zum Monomethylfumarat im Plasma nicht nachweisbar. Die Elimination erfolgt primär in Form des Metaboliten CO_2 über die Atemluft. Andere Metaboliten werden im Urin ausgeschieden. Die terminale Halbwertszeit des aktiven Monomethylfumarats beträgt 80 min.

Seit 2013 ist Dimethylfumarat (Tecfidera®) in höherer Dosierung in Form von magensaftresistenten Hartkapseln zur Behandlung der Multiplen Sklerose verfügbar.

Apremilast

Physiologische Grundlagen. Phosphodiesterasen hydrolysieren zyklische Nukleotide (cAMP, cGMP) und regulieren dadurch die intrazelluläre Konzentration dieser Second Messenger. Es sind 11 verschiedene PDE-Familien bekannt, die in unterschiedlichen Organen und Geweben vorkommen und eine unterschiedlich Substratspezifität aufweisen. Die Isoformen lassen sich für die Behandlung bestimmter Erkrankungen selektiv hemmen. Beispielsweise werden PDE3-Inhibitoren zur Therapie der Herzinsuffizienz verwendet (▸ Kap. 9.3.1), PDE5-Inhibitoren bei pulmonaler Hypertonie (▸ Kap. 9.5.2). Die Isoform 4 (**PDE4**) hydrolysiert spezifisch cAMP zu AMP. Das Enzym kommt in verschiedenen entzündungsrelevanten Zellen wie Monozyten, Neutrophilen oder Makrophagen vor. Wird der cAMP-Spiegel aufgrund einer PDE4-Hemmung oder durch Aktivierung der Adenylatcyclase erhöht, kommt es auf der Transkriptionsebene zur verminderten Bildung und Freisetzung von **TNF-α** (Tumornekrosefaktor-α). Diesem Zytokin kommt in der Immunantwort und Entzündungskaskade eine Schlüsselrolle zu. Erhöhte TNF-α-Spiegel treten bei einer Reihe von entzündlichen Erkrankungen wie der Psoriasis, rheumatoiden Arthritis oder Morbus Crohn auf. Diese können mit Biologicals wie dem monoklonalen Antikörper Infliximab, einem TNF-α-Antagonisten, erfolgreich behandelt werden.

Design und Entwicklung. Auf der Suche nach kostengünstigeren und oral wirksamen Alternativen zu den TNF-α-blockierenden Biologicals war man bei der

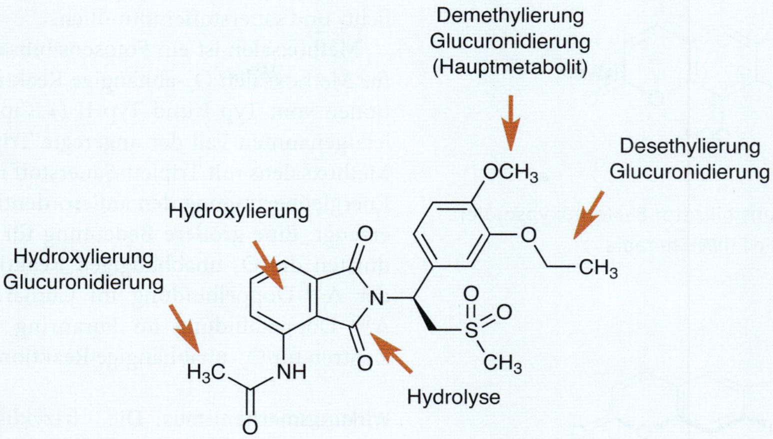

Abb. 11.19 Biotransformation von Apremilast

Firma Celgene an niedermolekularen PDE4-Inhibitoren interessiert. Vor dem Hintergrund, dass diese nachweislich die Produktion von TNF-α hemmen, fokussierte man sich auf **Thalidomid** (▸ Kap. 13.11), um dessen bekannte Hemmwirkung auf TNF-α durch Strukturmodifikation zu verbessern. Bereits Mitte der 1990er Jahre entstand eine Serie von Derivaten auf Basis des Phthalimid-Grundgerüstes von Thalidomid. Als zugrunde liegenden Mechanismus der TNF-α-Hemmung durch diese Verbindungsklasse erkannte man später die Hemmung von PDE4. Die Weiterentwicklung und Strukturoptimierung führte zu **Apremilast** (Abb. 11.18), dessen Markteinführung in Deutschland 2015 erfolgte. Nach **Roflumilast**, das für COPD (▸ Kap. 7.1.6) zugelassen wurde, ist es der zweite Vertreter aus der Klasse der PDE4-Hemmer.

Struktur und Eigenschaften. Als Grundstruktur liegt in Apremilast ein 1,3-Dioxoisoindol (Phthalimid) vor. Der 3,4-Dialkoxyphenyl-Substituent in der *N*-Alkylseitenkette tritt auch bei anderen PDE4-Hemmern wie Roflumilast auf und ist essenziell. Durch den Substituenten entsteht ein Asymmetriezentrum. Das *S*-konfigurierte Apremilast erwies sich als aktiveres Enantiomer. Die Seitenkette ist mit einer Methylsulfonyl-Gruppe terminiert. Apremilast ist nur sehr schwach sauer ($pK_S = 12{,}6$, 4-Acetylamino-Gruppe) und ist somit unter physiologischen Verhältnissen ein ungeladenes Molekül.

Wirkungsmechanismus. Inhibitoren der PDE4 erhöhen die intrazellulären cAMP-Spiegel in Keratinozyten, Monozyten, Neutrophilen und Makrophagen, die alle für die Pathogenese der Psoriasis relevant sind. Dies hat Auswirkungen auf mehrere intrazelluläre Signalwege. Insbesondere wird die Produktion und Freisetzung von TNF-α und anderen immunologischen und inflammatorischen Mediatoren gehemmt.

Biotransformation. Apremilast wird umfassend metabolisiert, primär durch CYP3A4, daneben auch CYP1A2 und CYP2A6. Inaktiver Hauptmetabolit ist das Glucuronidkonjugat des *O*-demethylierten Apremilasts. In geringerem Ausmaß entstehen der *N*-Desacetyl- und der 2-Hydroxyacetamid-Metabolit. Letzterer wird glucuronidiert. Darüber hinaus kommt es in geringen Mengen zur *O*-Desethylierung und anschließenden Glucuronidierung, Ringhydroxylierung und Hydrolyse des Phthalimids bis zum Phthalsäurederivat.

Apremilast (Otezla®) wird nach oraler Gabe gut resorbiert, die Bioverfügbarkeit beträgt 73 %. Die Ausscheidung des unveränderten Apremilasts und der Metaboliten erfolgt zu 60 % im Urin, zu 40 % in den Fäzes. Die terminale Halbwertszeit liegt bei 9 h. Apremilast ist zugelassen zur Behandlung einer mittelschweren bis schweren Psoriasis oder einer Psoriasisarthritis, wenn Patienten auf andere systemische Therapien nicht ansprechen oder eine Kontraindikation vorliegt.

11.3.3 PUVA-Therapie

Bei mittelschwerer und schwerer Psoriasis kann als Initialtherapie zusätzlich eine Fototherapie erfolgen. Besonders bewährt haben sich gegenüber der traditionellen Breitband-UVB-Therapie die selektive UV-Fototherapie (SUP) mit UVB-Licht der Wellenlänge 311 nm und die kombinierte Applikation von Psoralenen und UVA-Licht (PUVA) der Wellenlänge 320–400 nm. Die

o **Abb. 11.20** Fotosensibilisator 8-Methoxypsoralen (Methoxsalen) für die PUVA-Therapie

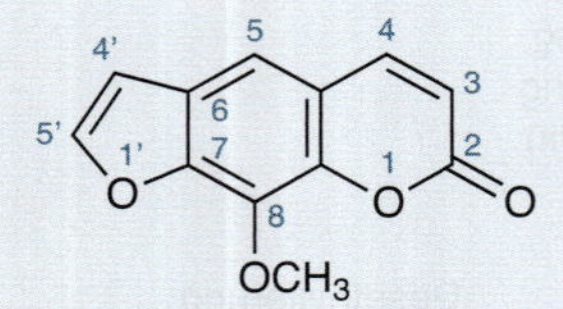

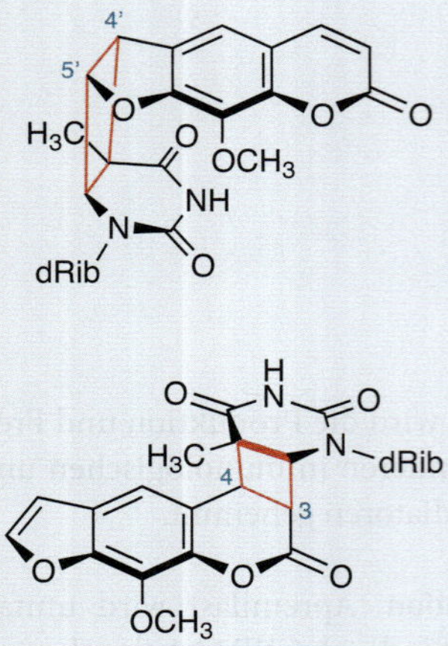

o **Abb. 11.21** Monoaddukte zwischen Methoxsalen und Thymin-Basen der DNA

PUVA-Therapie (zu den fotochemischen Grundlagen ▸Kap. 13.14.1) erfolgt lokal in Form von Bade- oder Creme-PUVA-Therapie beziehungsweise oral als systemische PUVA-Therapie.

Entdeckung. Psoralene wurden bereits im Altertum zur Behandlung von Hauterkrankungen wie Vitiligo verwendet. Nach Einnahme von Samen oder Einreibung der betroffenen Haut mit Extrakten bestimmter Pflanzen setzten sich die Patienten dem Sonnenlicht aus, was eine Repigmentierung der weißen Hautstellen zur Folge hatte. Doch erst seit den 1970er Jahren ist die Reaktion von Psoralenen mit DNA bekannt und ihre Verwendung zur PUVA-Therapie wissenschaftlich begründet.

Struktur und Eigenschaften. Als Psoralen wird zur PUVA-Therapie fast ausnahmslos **Methoxsalen** eingesetzt. Bekannter ist es als 8-Methoxypsoralen (8-MOP). Dieser Bezeichnung liegt die Zählweise des Cumaringerüstes zugrunde (o Abb. 11.20). Methoxsalen ist ein Naturstoff aus *Ammi majus* (Apiaceae). Psoralene sind Furocumarine, in denen der Cumarin-Grundkörper linear mit einem Furanring anelliert ist. Methoxsalen ist licht- und sauerstoffempfindlich.

Methoxsalen ist ein Fotosensibilisator. Bekannt sind für Methoxsalen O_2-abhängige Reaktionen, Fotooxidationen vom Typ I und Typ II (▸Kap. 3.4.2), wobei im letztgenannten Fall der angeregte Triplett-Zustand des Methoxsalens mit Triplett-Sauerstoff reagiert und unter Energieübertragung den außerordentlich reaktiven $^1O_2$ erzeugt. Eine größere Bedeutung für die Wirksamkeit dürften die O_2-unabhängigen Reaktionen haben. Mit der $\Delta^{3,4}$-Doppelbindung im Cumarinring sowie der $\Delta^{4',5'}$-Doppelbindung im Furanring liegen 2 reaktive Zentren für O_2-unabhängige Reaktionen vor.

Wirkungsmechanismus. Die trizyklischen Psoralene sind annähernd planare Moleküle und als solche DNA-Interkalatoren, d. h., sie lagern sich zwischen die Basenpaare der DNA-Doppelhelix ein. Nach Lichtanregung binden sie über einen Cyclobutanring kovalent an die DNA: Auf zellulärer Ebene lassen sich Psoralene durch Lichtenergie in den Triplett-Zustand überführen. Dieser ist die chemisch aktive Spezies und kann in [2+2]-Cycloadditionen sowohl über die Cumarin-Doppelbindung als auch über die Furan-Doppelbindung an DNA-Basen addieren. Psoralene binden bevorzugt an Thymin-Basen (o Abb. 11.21). Die Reaktion führt zu regio- und stereoisomeren Addukten, welche die Transkription behindern oder sogar unmöglich machen. Dies gilt insbesondere dann, wenn eine geeignete Thymingruppe so eng benachbart ist, dass neben den Monoaddukten sogenannte **Crosslinks** zwischen den Thymin-Basen an den beiden Einzelsträngen des DNA-Doppelstrangs gebildet werden und dadurch den Doppelstrang vernetzen. Bifunktionelle Addukte können im Gegensatz zu den Monoaddukten nicht mithilfe der entsprechenden Repair-Mechanismen unter Beteiligung von DNA-Polymerase und DNA-Ligase repariert werden. Die entstandene DNA-Schädigung kann dann die Apoptose der betroffenen Zelle auslösen. Die Abläufe der Fotoaktivierung von Methoxsalen nach UVA-Bestrahlung sind in o Abb. 11.22 dargestellt.

Psoralene binden auch an RNA. Bei Methoxsalen ist die Fotoreaktivität mit DNA 6–8-fach höher als die mit RNA. In der RNA ist Uracil die bevorzugte Stelle für die Fotoreaktion.

Insbesondere bei systemischer Anwendung ist das karzinogene Langzeitrisiko zu beachten. Hinzu kommen Verbrennungen bei UVA-Überdosierungen. Die Patienten müssen unter Methoxsalen 8–12 h streng vor Sonnenlicht geschützt werden. Da insbesondere die Augen gefährdet sind, müssen die Patienten eine geeignete Sonnenbrille tragen.

Methoxsalen (Ammoidin, Xanthotoxin, 8-Methoxypsoralen) wird nach oraler Gabe rasch resorbiert. Die

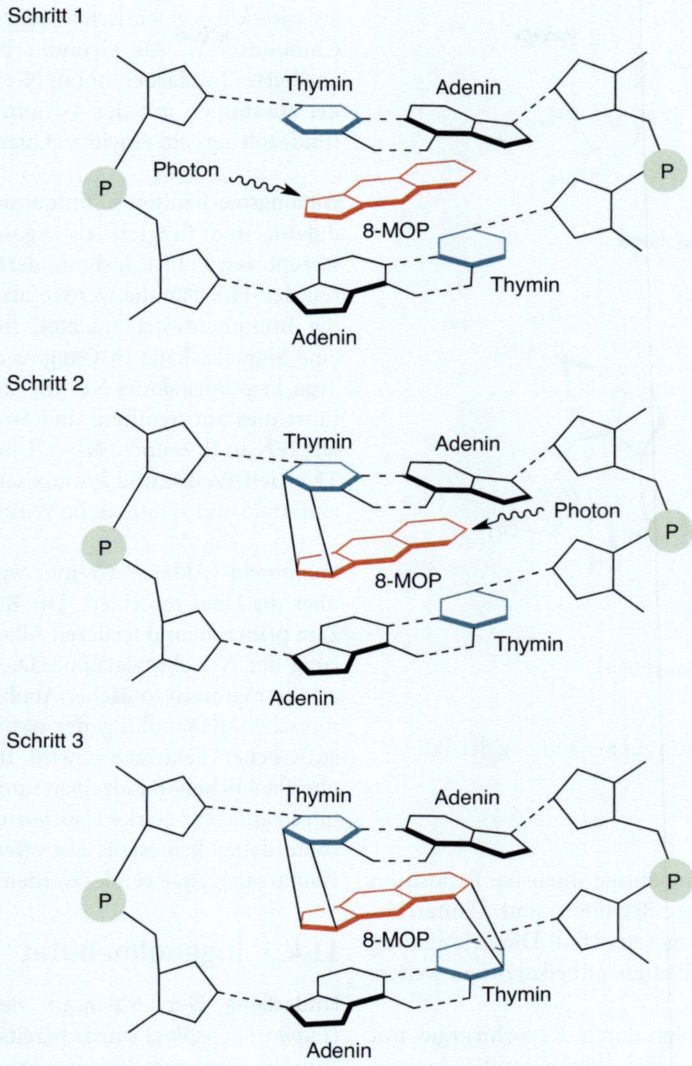

Abb. 11.22 Fotoaktivierung von Methoxsalen (8-MOP) nach UVA-Bestrahlung. Im Zellkern schiebt sich Methoxsalen zwischen die gepaarten Basen der DNA-Kette (Schritt 1). Nach Absorption eines Photons kommt es zur Fotoaddition einer Thymin-Base auf einem DNA-Strang an die C-4'=C-5'-Doppelbindung des Furanrings (Schritt 2). Nach Absorption eines zweiten Photons kann das Methoxsalen-Addukt über die C-3=C-4-Doppelbindung an eine Thymin-Base auf dem benachbarten DNA-Strang binden und so eine Vernetzung des DNA-Doppelstrangs herbeiführen (Schritt 3).

Bioverfügbarkeit liegt bei über 90 %. Bei topischer Applikation (Methoxsalen 0,006 % Cordes® RK) werden 5–10 % resorbiert. Die Biotransformation führt zu hydroxylierten und glucuronidierten Metaboliten. Zudem wird der Furan- und der Pyranonring geöffnet. Die Ausscheidung erfolgt zu 80 % im Harn. Die Plasmahalbwertszeit beträgt 1,5 h. In der Regel erfolgt die Herstellung der Cremes auf Rezept in Apotheken.

11.4 Mittel zur Behandlung der aktinischen Keratose

Aktinische Keratosen (griech. *aktinos* = Strahl) sind lichtbedingte Hautveränderungen, die aus rötlichen, schuppenden Läsionen bestehen. Sie resultieren aus einer abnormen Vermehrung und gestörten Differenzierung untypischer Keratinozyten. Als wesentlicher

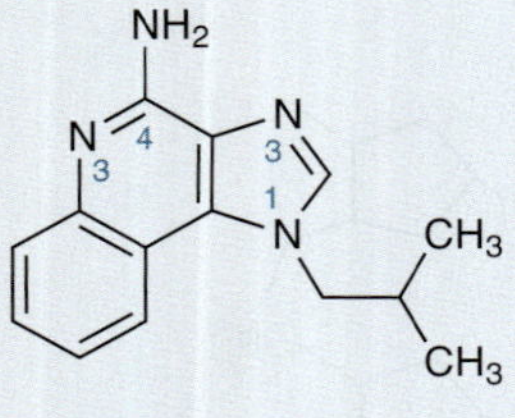

○ Abb. 11.23 Arzneistoffe zur Behandlung der aktinischen Keratose

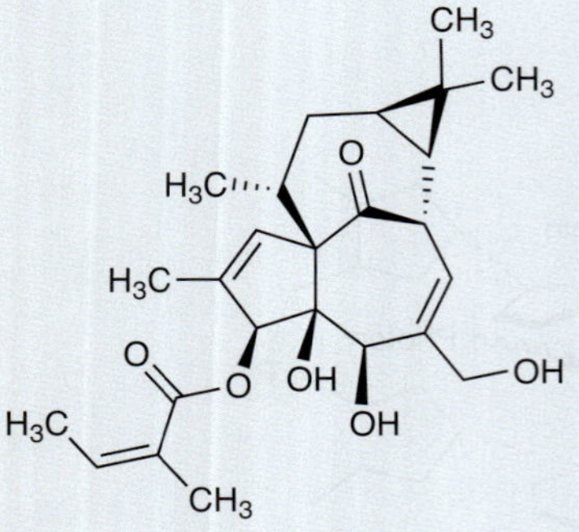

Risikofaktor gilt eine langjährige intensive Exposition gegenüber UV-Strahlung. Betroffen sind Hautareale, die häufig der Sonne ausgesetzt sind. Die Erkrankung kann sich zum kutanen Plattenepithelkarzinom weiterentwickeln.

Die Behandlung erfolgt durch Kryochirurgie mit flüssigem N_2, fotodynamische Therapie mit 5-Aminolävulinsäure oder deren Methylester (▸ Kap. 13.14.3), topisch mit Fluorouracil (▸ Kap. 13.5.2) und Salicylsäure, Diclofenac (▸ Kap. 7.5.6) sowie Imiquimod oder Ingenolmebutat.

11.4.1 Imiquimod

Design und Entwicklung. Imiquimod (○ Abb. 11.23) wurde ursprünglich Mitte der 1980er Jahre als topisches Herpes-simplex-Mittel entwickelt. Dabei ging man von Adenin-Analoga aus, deren Grundstruktur zum Imidazochinolin modifiziert wurde. Später erkannte man, dass Imiquimod immunmodulierend wirkt und gegen die durch das humane Papillomavirus ausgelösten Genitalwarzen (Feigwarzen, *Condylomata acuminata*) eingesetzt werden kann. In Deutschland ist Imiquimod seit 1998 für diese Indikation als Creme verfügbar und seit 2006 auch zur topischen Behandlung der aktinischen Keratose zugelassen.

Struktur und Eigenschaften. Imiquimod ist ein lipophiles Molekül mit basischen Eigenschaften (pK_S = 7,3, Chinolin-N-3). Als Grundkörper dient ein angular anelliertes Imidazochinolin. N-3 des Chinolinrings bildet zusammen mit der 4-Aminogruppe und N-1 des Imidazolrings ein vinyloges Guanidinsystem.

Wirkungsmechanismus. Imiquimod ist ein Immunmodulator und fungiert als Agonist an den **Toll-like-Rezeptoren** (TLR), insbesondere TLR-7. Die Rezeptoren der TLR-Familie werden als wichtige Faktoren für die Immunantwort erachtet. Ihre Stimulierung setzt eine Signalkaskade in Gang, u. a. die Aktivierung des Transkriptionsfaktors NF-κB. Auf der zellulären Ebene führt dies zur Synthese und Sekretion von Zytokinen wie IFN-α, IL-6 und TNF-α. Über die Aktivierung von Th1-Helferzellen und zytotoxischen T-Zellen wird eine antivirale und zytotoxische Wirkung vermittelt.

Imiquimod (Aldara® Creme) wird zu weniger als 1 % über die Haut resorbiert. Die Biotransformation führt zum primären und tertiären Alkohol durch Hydroxylierung der *N*-Isobutylgruppe. Die terminale Halbwertszeit beträgt nach topischer Applikation 26 h. Neben der topischen Behandlung der aktinischen Keratose und äußerlicher Feigwarzen wird Imiquimod auch beim oberflächlichen Basalzellkarzinom eingesetzt. Imiquimod kann sehr starke Hautreizungen verursachen und sollte daher keinesfalls auf offenen oder entzündeten Hautarealen angewendet werden.

11.4.2 Ingenolmebutat

Entdeckung. Der Milchsaft der Garten-Wolfsmilch (*Euphorbia peplus*) wurde bereits lange Zeit volksmedizinisch gegen verschiedene Erkrankungen verwendet, u. a. als Hausmittel gegen Warzen, Hautwucherungen und Hautkrebs. Als aktiven Inhaltsstoff konnte man durch Bioaktivitäts-geleitete Fraktionierung 2001 **Ingenolmebutat** (○ Abb. 11.23) identifizieren. Der Wirkstoff kam 2013 in Deutschland in den Handel.

Struktur. Ingenolmebutat ist der Ester des Diterpens Ingenol und der Angelicasäure, (*Z*)-2-Methylbut-2-ensäure. Das tetrazyklische Diterpen weist 8 Chiralitätszentren auf. Mit der α,β-ungesättigten Esterstruktur liegt ein struktureller Warnhinweis vor. Diese erlaubt die Bildung kovalenter Addukte mit Bionukleophilen.

Wirkungsmechanismus. Wie die strukturverwandten Phorbolester aktiviert Ingenolmebutat die Proteinkinase C. Der genaue Wirkungsmechanismus ist nicht geklärt. Es kommt zu einer direkten zytotoxischen Wirkung und lokal begrenzt zur Freisetzung von Zytokinen sowie zur Infiltration immunkompetenter Zellen.

Ingenolmebutat (Picato®) wird nach topischer Applikation als Gel nicht nennenswert resorbiert. Aufgrund des Verdachts von erhöhtem Auftreten von Hautkrebsfällen unter der Therapie mit Ingenolmebutat wurde Anfang 2020 in der EU ein vorläufiges Ruhen der Zulassung angeordnet.

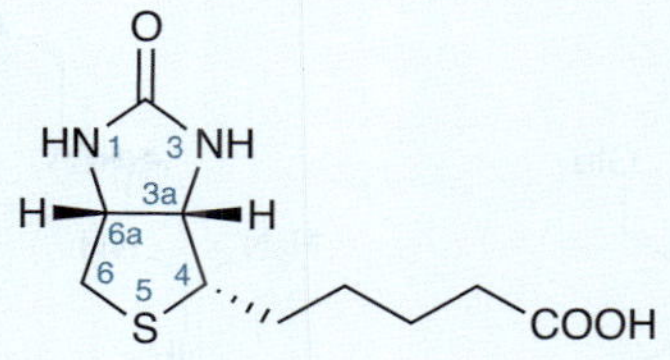

11.5 Biotin und Dexpanthenol

11.5.1 Biotin

Biotin (○ Abb. 11.24) wird auch als Vitamin H, Vitamin B_7 oder antiseborrhoisches Vitamin bezeichnet. Für den Menschen ist es essenziell. Es gehört zu den wasserlöslichen Vitaminen des B-Komplexes. Der Bedarf von 30–60 µg/Tag wird durch die Nahrung und über die Synthese in intestinalen Bakterien gedeckt. Biotin findet sich in Eidotter, Hefe, Sojabohnen, Erdnüssen, Blumenkohl, Linsen oder auch in ungeschältem Reis. Pflanzliches Biotin liegt meist frei vor, bei tierischer Herkunft ist es an Lysinreste gebunden. Die Hydrolyse erfolgt im Magen-Darm-Trakt durch das Enzym Biotinidase.

Entdeckung. Die Isolierung von Biotin gelang erstmals 1936 Fritz Kögl und Benno Tönnis. Die Strukturaufklärung erfolgte 1942 durch Vincent du Vigneaud (Nobelpreis für Chemie, 1955). Eine elegante, stereospezifische Synthese gelang Ende der 1940er Jahre Moses Wolf Goldberg und Leo Sternbach bei Hoffmann-La Roche, ausgehend von Fumarsäure. Diese Synthese ermöglichte die weltweite Produktion.

Struktur und Eigenschaften. Biotin kann man als bizyklisches Harnstoffderivat auffassen. Der heterozyklische Bizyklus ist ein anelliertes System aus einem Imidazolidin-2-on sowie einem Tetrahydrothiophen. An C-4 befindet sich ein Valeriansäure-Substituent ($pK_S = 4{,}5$), der die sauren Eigenschaften des freien Biotins vermittelt. Das sterisch weniger gehinderte N-1-Proton ($pK_S = 17{,}4$) besitzt gegenüber dem an N-3 die höhere NH-Acidität. Diese ist zwar gering, erhöht sich aber im aktiven Zentrum der Biotin-abhängigen Carboxylasen durch die Wechselwirkung zwischen dem Harnstoff-O-Atom des Enolat-Anions und einem Argininrest (○ Abb. 11.25), sodass die Deprotonierung ermöglicht wird.

Aufgrund der 3 Stereozentren existieren 8 Stereoisomere, von denen nur das *cis*-verknüpfte, natürlich vorkommende (+)-Diastereoisomer mit der Konfiguration 3a*S*,4*S*,6a*R* biologisch aktiv ist. Biotin ist wasserlöslich. Gegenüber Wärme und schwachen Säuren (pH 5–8) ist es stabil, nicht gegenüber Laugen, UV-Licht und Oxidationsmitteln.

○ **Abb. 11.24** Biotin

Biochemische Grundlagen. Biotin ist ein wesentlicher Kofaktor stoffwechselphysiologisch bedeutender **Carboxylasen.** Carboxylasen sind Enzyme, die CO_2 in Form einer Carboxygruppe auf ihr Substrat übertragen. Biotin ist dabei über seine endständige Carbonsäurefunktion in einer Amidbindung kovalent an die ε-Aminogruppe einer Lysin-Seitenkette der Enzymproteine gebunden (○ Abb. 11.25). Erst wenn spezifische Lysinreste im aktiven Zentrum der katalytisch inaktiven Apocarboxylasen biotinyliert werden, entstehen daraus aktive Holocarboxylasen. Vier Carboxylasen sind Biotin-abhängig.

- Die **Pyruvat-Carboxylase** katalysiert die Umwandlung von Pyruvat in Oxalacetat als dem initialen Schritt der Gluconeogenese.
- Die **Acetyl-CoA-Carboxylase** ist von zentraler Bedeutung für die Carboxylierung von Acetyl-CoA unter Bildung von Malonyl-CoA (○ Abb. 11.26). Dies ist der primäre, geschwindigkeitsbestimmende Schritt der zytosolischen Fettsäuresynthese aller Lebewesen.
- **Propionyl-CoA-Carboxylase** ist in den Aminosäure- und Fettsäureabbau involviert und liefert D-Methylmalonyl-CoA, eine wichtige Vorläufersubstanz für den Citratzyklus.
- Die **β-Methylcrotonyl-CoA-Carboxylase** ist besonders wichtig für den Abbau von Leucin.

Biotin ist auch wesentlich in die epigenetische Modifizierung der Histone in den Nukleosomen und damit in die Regulation der Genexpression (Gen-Silencing) involviert. Dabei werden bestimmte Lysinreste in der *N*-terminalen Struktur spezifischer Histone biotinyliert, die zur Verpackung von DNA in eukaryotischen Kernen dienen.

Mechanismus der Biotin-Carboxylierung. Als Carboxyquelle der Biotin-Carboxylierung dient HCO_3^-, das durch ATP in Gegenwart von Mg^{2+}-Ionen aktiviert wird. ATP-abhängige Carboxylierungen waren Gegenstand zahlreicher Studien. In der hier dargestellten mechanistischen Variante ist das Mg^{2+}-Ion im ATP-Komplex an ein O-Atom der α- und γ-Phosphatgruppen koordiniert

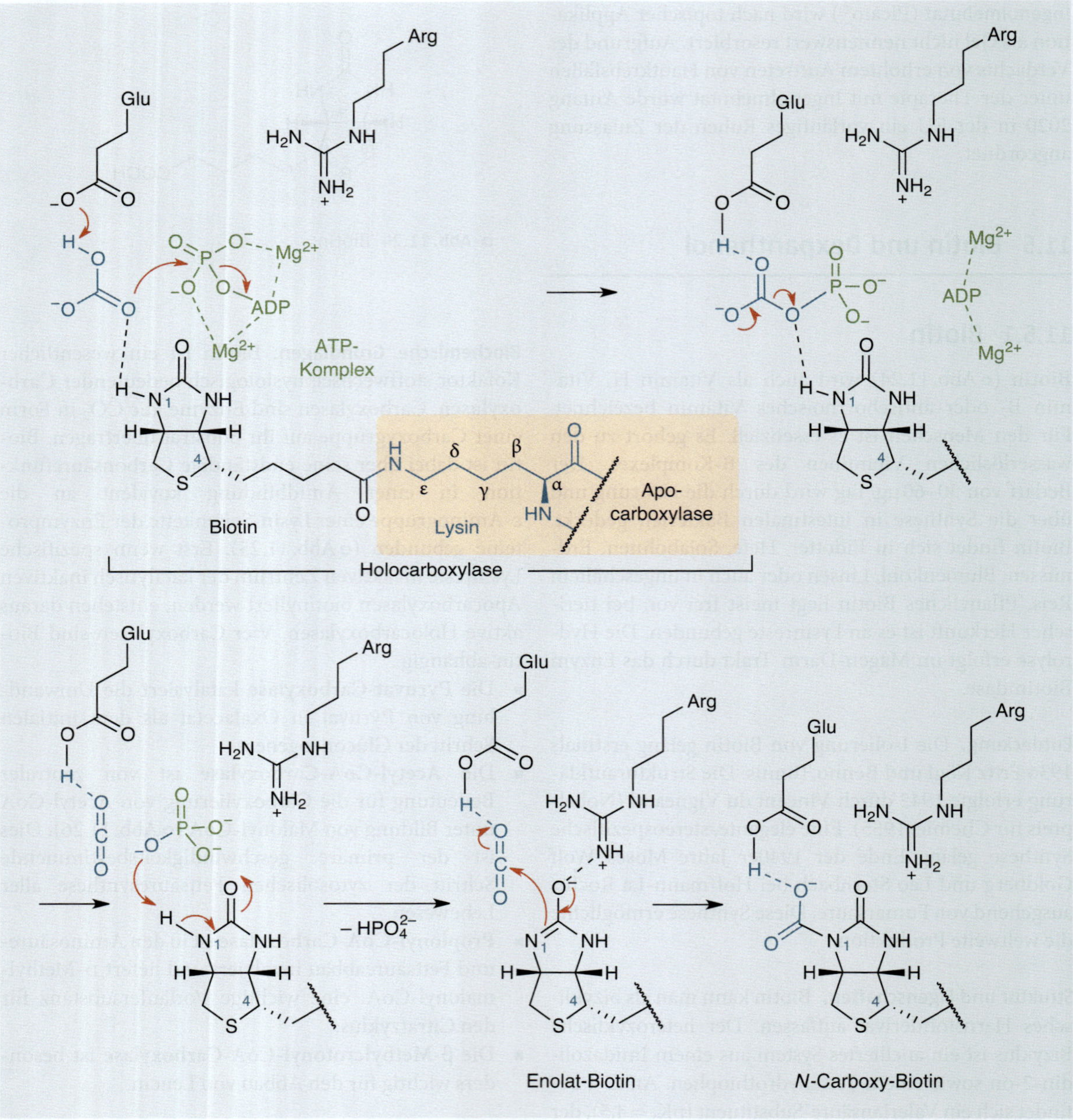

o Abb. 11.25 Postulierter Mechanismus für die Carboxylierung von Biotin

(o Abb. 11.25). Ein zweites Mg^{2+}-Ion koordiniert die β- und γ-Phosphatgruppen. Wird die γ-Phosphatgruppe von ATP auf das HCO_3^- übertragen, entsteht ein gemischtes Säureanhydrid aus Phosphorsäure und Kohlensäure. Die beiden Metallionen bleiben an das aus dem ATP-Komplex austretende ADP koordiniert. Die instabile Carboxyphosphat-Zwischenstufe zerfällt im aktiven Zentrum des Enzyms unter Bildung von PO_4^{3-} und CO_2, der eigentlich carboxylierenden Spezies. Vermutlich ist die Phosphatgruppe die Base (pK_S = 12,3), die an N-1 von Biotin ein Proton entfernt. Die deprotonierte Form enolisiert, das Oxyanion wird durch Wechselwirkung mit einer Arginin-Seitenkette stabilisiert. Nach nukleophilem Angriff von N-1 auf das elektrophile CO_2 wird Biotin am N-1 des Imidazolidinrings carboxyliert und geht in *N*-Carboxy-Biotin (aktiviertes Carboxyl) über. An N-3 ist die Reaktion aufgrund der Seitenkette sterisch gehindert, sodass sich keine H-Brücke zwischen NH-Proton und Carboxylat ausbilden kann. Das CO_2-bindende N-1-Atom des Biotins und der Valeriansäure-Substituent befinden sich demnach auf unterschiedlichen Seiten des Biotinmoleküls.

o Abb. 11.26 Postulierter Mechanismus der Carboxylierung von Acetyl-CoA

Mechanismus der Carboxylierung von Acetyl-CoA. Auch für den Transfer von CO_2 auf nukleophile Substrate durch *N*-Carboxy-Biotin wurden verschiedene Mechanismen vorgeschlagen. Als wahrscheinlich gilt die Decarboxylierung von *N*-Carboxy-Biotin zum Biotin-Anion (o Abb. 11.26), das gleichzeitig Acetyl-CoA deprotoniert und damit Biotin regeneriert. Freigesetztes CO_2 wird durch das Acetyl-CoA-Enolat-Anion nukleophil attackiert und liefert Malonyl-CoA. Carboxylierungen von Acetyl-CoA oder auch von Pyruvat werden stark begünstigt, indem mesomeriestabilisierte Enolate auftreten. Die der Methylgruppe benachbarte Carbonylfunktion sorgt für eine ausreichende Acidität und stabilisiert nach der Deprotonierung die negative Ladung.

Biotransformation. Biotin wird zu etwa 50 % in inaktive Metaboliten umgewandelt. Der Abbau der Valeriansäure-Seitenkette führt zum Propionsäure- und einfachen Carbonsäuremetaboliten. Das S-Atom des Tetrahydrothiophens kann zudem zum Sulfoxid oder Sulfon oxidiert werden.

Biotin (Gabunat® forte), Ph. Eur., wird mithilfe des Na^+-abhängigen Multivitamintransporters (SMVT, *sodium-dependent multivitamin transporter*, SLC19A3) im oberen Dünndarm resorbiert, der auch für die Aufnahme von Pantothensäure und Liponsäure sorgt. Mehr als die Hälfte der Dosis wird unverändert mit dem Urin ausgeschieden, zusammen mit den Metaboliten. Die Eliminationshalbwertszeit beträgt 26 h.

Biotin wird zur Therapie von Keratinisierungsstörungen bei Haut, Haaren und Nägeln eingesetzt. Es ist an zahlreichen Stoffwechselprozessen beteiligt und gewährleistet die Aktivität der für die Bildung der Strukturproteine Keratin und Kollagen relevanten Schlüsselenzyme. Dadurch fördert es die Elastizität von Haut, Haaren und Nägeln. In der Kosmetikbranche wird Biotin gerne als Vitamin H („Haut- und Haar-Vitamin") bezeichnet, das für makellose Haut und Haare sorgen soll. Es wird als „Beauty-Vitamin" massiv vermarktet und meist in nichtphysiologisch hohen Dosen verabreicht. Es ist außerdem häufiger Bestandteil von Multivitaminpräparaten. Die therapeutische Breite ist allerdings sehr groß.

Biotin-Mangelzustände sind äußerst selten und machen sich erst nach längerer Zeit durch Dermatitiden, Haarausfall, brüchige Nägel, Muskelschmerzen und depressive Verstimmungen bemerkbar. Fehlernährung oder genetische Defekte können die Ursache sein. Eine Mangeldermatitis kann durch den übertriebenen Genuss roher Eier hervorgerufen werden. Das im Eiklar vorhandene Avidin (*avid* = begierig, hungrig) bindet Biotin. Das Avidin-Biotin-Addukt kann durch Pankreasproteasen nicht hydrolysiert werden, wodurch die Biotinverwertung vermindert wird.

Biotin-Streptavidin-Technologie

Biotin findet in Verbindung mit Streptavidin in verschiedenen biotechnologischen Verfahren Anwendung.

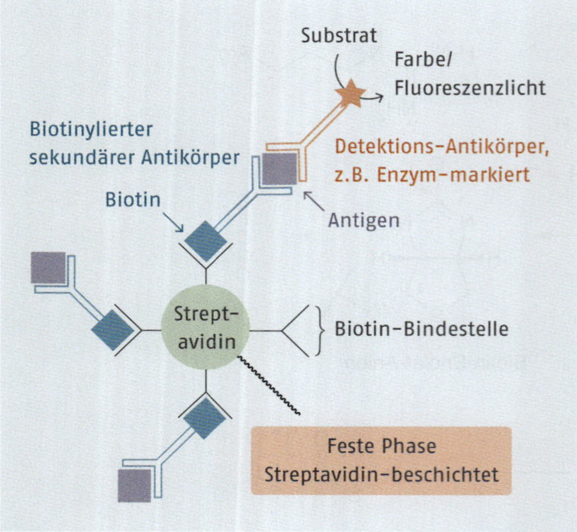

o Abb. 11.27 Variante eines Sandwich-ELISAs (ELISA: Enzyme-linked Immunosorbent Assay) durch Bindung eines biotinylierten sekundären Antikörpers an eine Streptavidin-überzogene Mikroplatte und Antigendetektion mittels eines enzymmarkierten Primärantikörpers

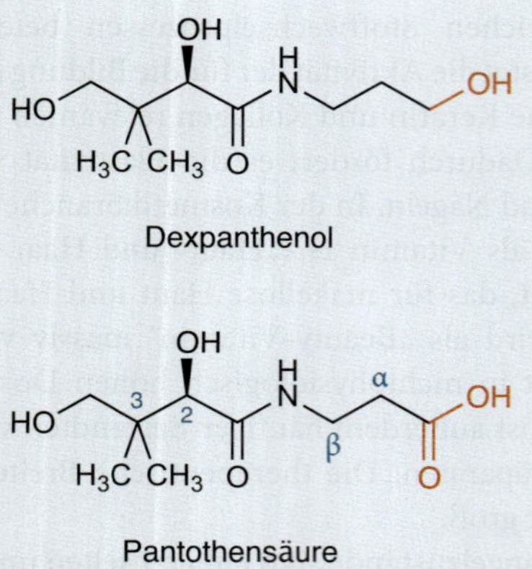

o Abb. 11.28 Pantothensäure und ihr Provitamin Dexpanthenol

Struktur und Eigenschaften. Avidin ist ein stark kationisches Glykoprotein aus dem Eiklar von Vogeleiern, das eine enorm hohe Affinität zu Biotin aufweist. **Streptavidin** ist dagegen ein Avidin aus *Streptomyces avidinii*, dessen Biotin-bindende Eigenschaften etwas schwächer sind als die des Avidins. Allerdings ist es nicht glykosyliert, besitzt einen isoelektrischen Punkt im neutralen Bereich und verfügt über eine wesentlich geringere Gesamtladung. Daher bindet es weniger ausgeprägt an Glykoproteinrezeptoren und neigt daher in deutlich geringerem Maße zu unspezifischen Bindungen. Avidin und Streptavidin haben die Fähigkeit, bis zu 4 Biotin-Moleküle zu binden. Die Avidin- bzw. Streptavidin-Biotin-Bindung ist eine der stärksten bekannten **nichtkovalenten** biologischen Bindungen. Die Dissoziationskonstanten liegen im femtomolaren Bereich. Zur Affinität tragen eine hohe Komplementarität zwischen Biotin und seiner Bindetasche sowie ein ausgedehntes Netzwerk von H-Brückenbindungen bei. In der hydrophoben Bindetasche gibt es zudem zahlreiche Van-der-Waals-Wechselwirkungen mit Biotin. Schließlich legt sich eine flexible Schleife wie ein Deckel über das gebundene Biotin und trägt zur extrem langsamen Biotin-Dissoziation bei.

Einsatzgebiete. Biotin ist in Form des **Biotin-Streptavidin-Testprinzips** ein zentraler Bestandteil zahlreicher immunologischer, biochemischer und molekularbiologischer Assays. Einsatzgebiete sind u.a. Festphasen-Immunassays, die Durchflusszytometrie, die Affinitätschromatographie oder auch die DNA-Chip-Technologie.

Praktisch umgesetzt

Durch Antigendetektion mit enzymatisch markierten oder mit Fluorophoren versehenen Antikörpern lässt sich die Streptavidin-Biotin-Wechselwirkung als Nachweisverfahren einsetzen, beispielsweise in Form eines Sandwich-ELISA (o Abb. 11.27). Bei klinischen Laboruntersuchungen mittels biotinbasierter Assays kann in sehr hohen Dosen eingenommenes Biotin mitunter als Störfaktor wirken und zu falsch positiven oder falsch negativen Ergebnissen führen (Biotin-Interferenz). Das exogen zugeführte Biotin konkurriert aufgrund hoher Serumspiegel mit den in den kompetitiven Immunassays oder Sandwichassays enthaltenen biotinylierten Reagenzien um Bindestellen. So kann Biotin zu falsch erniedrigten Troponin-Werten führen, wodurch ein Herzinfarkt nicht rechtzeitig erkannt werden kann. Extrem hohe Dosen an Biotin werden beispielsweise Multiple-Sklerose-Patienten parenteral appliziert. Auch ist die Einnahme von Biotin als Nahrungsergänzungsmittel weit verbreitet.

11.5.2 Dexpanthenol

Dexpanthenol ist die Alkoholform der **Pantothensäure** (o Abb. 11.28), die auch als Vitamin B_5 bezeichnet wird und zum Vitamin-B-Komplex gehört. Als Provitamin wird Dexpanthenol im Körper enzymatisch zur Pantothensäure oxidiert. Mangelsymptome sind aufgrund der weiten Verbreitung nicht bekannt.

Entdeckung. Pantothensäure wurde 1933 von Roger J. Williams aus Säugetierleber isoliert. Den Namen (griech. *pantos* = überall) hat sie von ihrem ubiquitären Vorkommen im Tier- und Pflanzenreich. Fritz A. Lipmann (Nobelpreis für Medizin, 1953) und Nathan O. Kaplan entdeckten 1946 Pantothensäure als Bestandteil von Coenzym A.

Struktur und Eigenschaften. In Pantothensäure sind 2,4-Dihydroxy-3,3-dimethylbuttersäure (Pantoinsäure) mit β-Alanin über eine Amidbindung verknüpft. Das Asymmetriezentrum an C-2 ist wie auch bei Dexpanthenol *R*-konfiguriert. Der pK_S-Wert für die Carboxygruppe beträgt 4,4. In Coenzym A geht die Säurefunktion eine weitere Amidbindung mit Cysteamin ein und bildet das Pantethein. Die 4-Hydroxygruppe ist als Ester mit einer Diphosphatgruppe verbunden, die wiederum mit Ribose-3'-phosphat und Adenin zum Coenzym A (▸ Kap. 2.6.2) zusammentritt.

Biochemische Grundlagen. Als Bestandteil von Coenzym A, das zur Aktivierung von Essigsäure und anderen Fettsäuren dient, übt Pantothensäure eine wichtige Funktion im Hautstoffwechsel und darüber hinaus im gesamten Stoffwechsel aus. Die Reaktionen des Coenzym A werden in ▸ Kap. 2.6.2 beschrieben.

Dexpanthenol (Bepanthen®), Ph. Eur., ist besser resorbierbar als die Säure und wird topisch zur Förderung der Epithelisierung und Beschleunigung der Wundheilung auf Haut- und Schleimhäuten eingesetzt, insbesondere auch am Auge. In topischer Formulierung dringt es gut in die Haut ein. Das Stratum corneum wird besser hydratisiert und der transepidermale Wasserverlust begrenzt, wodurch die gestörte Hautbarriere stabilisiert wird.

Pantothensäure, Ph. Eur. (Calciumsalz), wird aus dem Magen-Darm-Trakt gut resorbiert, wie Biotin über das Transportprotein SMVT. Die Metabolisierung ist gering, z. T. erfolgt eine Phosphorylierung der 4-Hydroxygruppe. Die Ausscheidung erfolgt zu 70 % unverändert im Urin, zu etwa 30 % mit den Fäzes. Das Calciumsalz ist Bestandteil zahlreicher Vitaminpräparate und wird zur Wundheilung sowie als Haarbehandlungsmittel eingesetzt. Bei Versuchstieren treten als Mangelerscheinung Wachstumsstillstand und Depigmentierung der Haare (Anti-Graue-Haare-Faktor) auf.

11.6 Sonnenschutzmittel

Um die Erdoberfläche zu erreichen, muss das Sonnenlicht die Ozonschicht durchdringen können. Die elektromagnetische Strahlung der Sonne setzt sich im Wesentlichen aus sichtbarem Licht (52 %), aus Infrarotstrahlung (42 %) und aus ultravioletter Strahlung (6 %) zusammen. Gefährlich für die Haut kann vor allem die **UV-Strahlung** werden. Man unterteilt sie wegen der verschiedenen Wirkungen und des unterschiedlichen Penetrationsvermögens in 3 Bereiche (○ Abb. 11.29).

- UVA-Strahlen von 400–320 nm,
- UVB-Strahlen von 320–280 nm,
- UVC-Strahlen von 280–100 nm.

UVC-Strahlung gelangt nicht bis zur Erdoberfläche, da die Ozonschicht Strahlen mit einer Wellenlänge unterhalb von 290 nm nicht durchlässt. Zudem absorbiert sie einen Großteil der UVB-Strahlung, sodass diese nur abgeschwächt auf die Erdoberfläche gelangt. Allerdings vergrößert sich der UVB-Anteil mit verstärktem Abbau der Ozonschicht (Ozonloch). Die langwelligere UVA-Strahlung erreicht dagegen weitgehend ungehindert die Erdoberfläche, zudem mit wesentlich höherer Intensität.

11.6.1 Chemische Wirkung der Sonnenstrahlung

Elektromagnetische Strahlung besteht aus **Photonen**. Wenn Photonen die Hautoberfläche erreichen, können sie reflektiert, gestreut, absorbiert oder durchgelassen werden. Um eine biologische Wirkung auszuüben, muss das Photon absorbiert werden. Moleküle in der Haut, die Photonen absorbieren, bezeichnet man als **Chromophore**. Die Absorption ist abhängig von der Eindringtiefe der Strahlung und der Wellenlänge, die vom Chromophor absorbiert wird. Die Eindringtiefe in die Haut variiert mit der Wellenlänge; die längeren Wellenlängen dringen tiefer ein als die kürzeren Wellenlängen. So werden UVB-Strahlen nahezu vollständig in der Epidermis absorbiert, während UVA-Strahlen mühelos bis ins Bindegewebe der Lederhaut vordringen können. Die verschiedenen Spektralbereiche der Sonnenstrahlen wirken auf die Haut in unterschiedlicher Weise.

- Infrarotstrahlen erweitern unter Abgabe von Wärmeenergie die Blutgefäße in der Haut. Das sichtbare Licht ist nur in geringem Ausmaß an der Schädigung der Haut beteiligt.
- UVA-Strahlen führen durch Fotooxidation von bereits vorhandenen Melanin-Vorstufen zur **direkten Pigmentierung** (Kurzzeitbräune). Sie sind meist auch Auslöser sogenannter **Lichtdermatosen** wie **Sonnenallergie**. Aufgrund der Eindringtiefe können

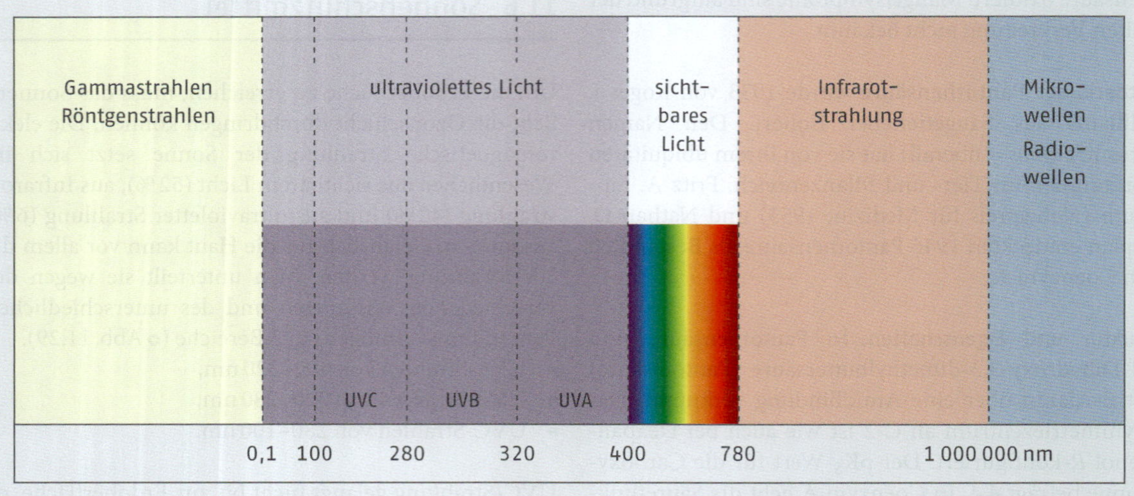

Abb. 11.29 Ultraviolettes Licht im Wellenspektrum

auch Fibroblasten des Bindegewebes geschädigt und Kollagenfasern abgebaut werden. In der Folge kommt es zur vorzeitigen Hautalterung (Photoaging).

- UVB-Strahlen werden für die **Bildung von Vitamin D** und zur Hautbräunung durch **indirekte Pigmentierung** (Melaninneubildung) benötigt. Jedoch sind sie auch wesentlich verantwortlich für die Überlastung der natürlichen Schutzmechanismen der Haut, was zum **Sonnenbrand** (Erythem) führt. Eine kurzfristig vermehrte Sonnenexposition, besonders mit wiederholtem Sonnenbrand, begünstigt die Entstehung des malignen **Melanoms**. Folgen einer chronischen Sonnenexposition sind das **Basaliom** und das **Plattenepithel-Karzinom**. Das Basaliom ist mit Abstand der häufigste Hautkrebs, die gefährlichste Form das maligne Melanom. Es ist für mehr als 90 % der Todesfälle bei Hautkrebs verantwortlich.
- UVC-Strahlen stellen die energiereichste und aggressivste UV-Strahlung dar. Sie wird durch die Ozon- und O_2-Moleküle der Stratosphäre zu 100 % herausgefiltert. Da UVC-Strahlung Bakterien und Viren abtötet, wird sie zur Desinfektion (UV-C-Oberflächenentkeimung) von Oberflächen und Gegenständen eingesetzt.

Als Chromophore kommen auf der molekularen Ebene eine Vielzahl an Molekülen infrage, z. B. Aminosäuren, Lipide, Porphyrine, DNA, Hämoglobin, Bilirubin oder Melanin. Absorbiert ein Chromophor ein Photon, geht er vorübergehend in einen angeregten Zustand über. Kehrt er wieder in den Grundzustand zurück, gibt der Chromophor Energie in Form von Wärme oder Licht ab. Er kann die Energie dann auf ein anderes Molekül übertragen oder chemisch verändert werden.

Fotoreaktionen von DNA-Basen

Fotoreaktionen durch UVB-Strahlung

Die Absorption von UVB-Strahlung durch Pyrimidinbasen der DNA ist der entscheidende Schritt für das Auslösen von UV-Licht-induziertem Hautkrebs. Dafür werden im Wesentlichen 3 Fotoschäden verantwortlich gemacht. In der wichtigsten Reaktion entstehen aus 2 im DNA-Strang benachbarten Thyminbasen durch eine fotochemische [2+2]-Cycloaddition zwischen den jeweiligen $\Delta^{5,6}$-Doppelbindungen Cyclobutan-Pyrimidin-Dimere, sogenannte **CPD-Schäden** (Abb. 11.30). Seltener bilden sich das Thymin-Cytosin-Dimer (TC) oder das Cytosin-Dimer (CC). Die Dimere behindern die Replikation und können Punktmutationen verursachen. Die menschliche Haut kann die geschädigten Stellen des DNA-Stranges durch Nukleotid-Exzisionsreparatur herausschneiden.

Ebenfalls sehr wichtig ist die fotochemische [2+2]-Cycloaddition zwischen der $\Delta^{5,6}$-Doppelbindung einer Pyrimidinbase eines 5'-Nukleosids mit der 4-Ketogruppe der Pyrimidinbase des 3'-Nukleosids. Dabei entsteht ein instabiles Oxetan, das unter Ringöffnung zum Pyrimidin-(6–4)-Pyrimidon-Addukt reagiert (Abb. 11.30). Dieser **(6–4)-Schaden** kann nach erneuter UV-Absorption zum sogenannten Dewar-Valenzisomer weiterreagieren. Die Dewar-Schäden entstehen über eine fotochemisch erlaubte 4π-Elektrozyklisierung, die durch das DNA-Rückgrat kontrolliert wird. Dabei wird ein bizyklisches β-Lactam erzeugt. Wegen des Doppelbindungscharakters der Amidbindung innerhalb des β-Lactamrings stellt dieser **Dewar-Schaden** ein heterozyklisches Analogon der von Dewar vorgeschlagenen Struktur für Benzen (Valenzisomer des Benzens) dar. Aufgrund der komplexen Struktur sind Dewar-

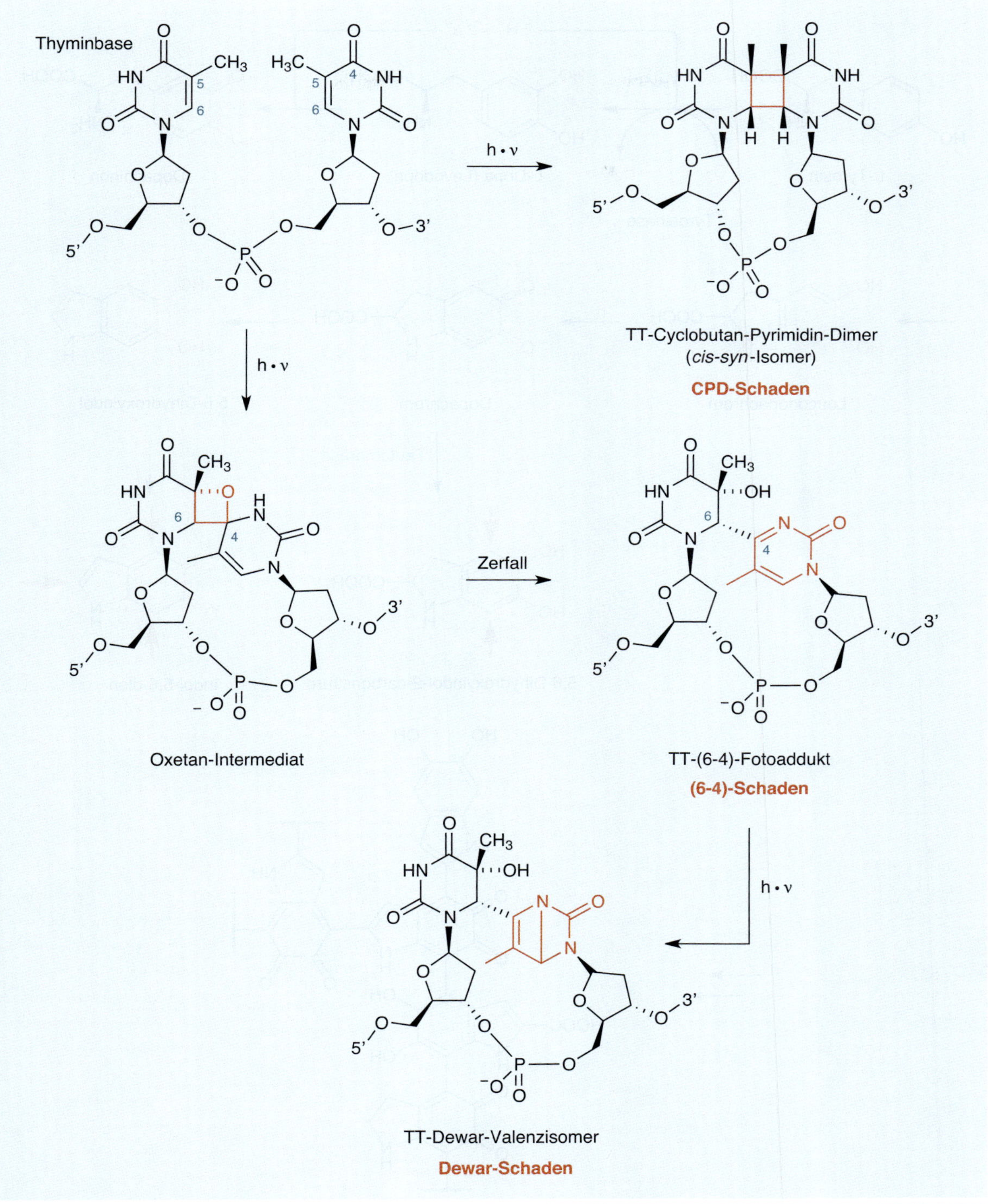

Thyminbase

h • ν

TT-Cyclobutan-Pyrimidin-Dimer (*cis-syn*-Isomer)

CPD-Schaden

h • ν

Oxetan-Intermediat

Zerfall

TT-(6-4)-Fotoaddukt

(6-4)-Schaden

h • ν

TT-Dewar-Valenzisomer

Dewar-Schaden

Abb. 11.30 Fotochemische Reaktionen an Thyminbasen der DNA und resultierende Fotoschäden

Abb. 11.31 Melaninbildung

Schäden schwer reparierbar und zeigen hohe Mutagenität.

Fotoreaktionen von UVA-Strahlung

Im Gegensatz zur UVB-Strahlung wird UVA-Strahlung nicht von den DNA-Basen absorbiert. Fotoschäden entstehen daher nicht direkt, sondern unter Beteiligung von **endogenen Fotosensibilisatoren**, beispielsweise Hämprodukten oder Flavinen. Dadurch erzeugte reaktive Spezies wie $^1O_2$ oder Sauerstoffradikale führen zu oxidativen Schäden an Zellbestandteilen. Betroffen sind insbesondere Lipidmembranen, Proteine sowie Basen und Zucker der DNA. Die zugrunde liegenden Reaktionen sind in ▸Kap. 3.4 beschrieben. Gegenüber der direkten Schädigung durch UVB-Strahlung ist deren Bedeutung geringer.

11.6.2 Körpereigener Sonnenschutz

Melanin

Ein wichtiger körpereigener Schutzmechanismus der Haut ist die Bräunung durch Pigmentierung. In den Melanozyten, pigmentbildenden Zellen im Stratum basale der Epidermis, entsteht das braune Hautpigment **Melanin**, ein Polymerprodukt. Melanin sorgt einerseits für die **Absorption der UV-Strahlung**, auf der anderen Seite fungiert es als **Radikalfänger**. Man unterscheidet 2 Arten der Pigmentbildung, die indirekte und die direkte Pigmentierung.

UVB-Strahlung löst in den Melanozyten eine **indirekte Pigmentierung** aus. Das gebildete Melanin wird in die Keratinozyten transportiert. Die Reaktionsfolge vom Tyrosin zum Melanin (○ Abb. 11.31) wird durch die Tyrosinase katalysiert. Das im ersten Schritt der Monooxygenase-Reaktion gebildete L-Dopa ist gleichzeitig der Wasserstoffdonor bei der Hydroxylierung von Tyrosin, sodass die ersten beiden Stufen eng miteinander gekoppelt sind. Nach Oxidation zu Dopachinon erfolgt spontan unter Addition an das chinoide System Ringschluss zum Leucodopachrom, das anschließend in Dopachrom überführt wird. Nach Tautomerisierung und Decarboxylierung der 5,6-Dihydroxyindol-2-carbonsäure entsteht ein 5,6-Dihydroxyindol- und weiter ein Indol-5,6-dion-Baustein. Diese polymerisieren zusammen mit den entsprechenden 2-Carbonsäure-Bausteinen zum chemisch nicht einheitlichen Melanin. Neben dem hochmolekularen, schwarzbraunen Eumelanin gibt es schwefelhaltige, gelblich bis rote Phäomelanine, die in hellen Hauttypen dominieren. Letztere bieten keinen wirksamen Schutz gegen UV-Strahlung.

UVA-Strahlung sorgt für kurzfristige Bräune. Es bewirkt eine **direkte Pigmentierung** durch Konformationsänderung des Melanins. Die geringe Hautrötung dauert nur kurz an und bietet keinen wesentlichen Lichtschutz.

Urocaninsäure

Bei intensiver UV-Strahlung wird in den Keratinozyten die Aktivität der L-Histidin-Ammoniak-Lyase erhöht, sodass aus L-Histidin vermehrt Urocaninsäure entsteht (○ Abb. 11.32). Damit steigt deren Konzentration im Schweiß an. Urocaninsäure ist eine Imidazolylacrylsäure, die in der Haut in der *trans*-Form vorliegt. Sie absorbiert im langwelligen UVA-Bereich und wird in das *cis*-Isomer überführt (○ Abb. 11.33). Die *cis*-Form wirkt immunsuppressiv. Die physiologische Rolle der Urocaninsäure ist nicht vollständig geklärt. In der Haut wirkt sie als spezifischer Fotorezeptor.

Epidermale Hyperkeratose und körpereigene Redoxsysteme

Neben der Pigmentierung ist der Aufbau der sogenannten Lichtschwiele die zweite wesentliche Komponente des körpereigenen Sonnenschutzes. Unter dem Einfluss von UVB-Strahlung kommt es zu einer beschleunigten Teilungsrate der Keratinozyten im Stratum basale. Mehr Zellen wandern zur Hautoberfläche, sodass das Stratum corneum dicker wird. Die Folge ist eine **epidermale Hyperkeratose**, eine Verdickung der Hornhaut. Der körpereigene Sonnenschutz wird dadurch um den Faktor 5 oder sogar mehr erhöht. Im Gegensatz zur Bräunung tritt dieser Prozess bei allen Hauttypen auf.

Schließlich verfügt der Organismus über eine große Anzahl protektiver Mechanismen, die antioxidativ wirken und UVA-induzierte Sauerstoffradikale oder $^1O_2$ effizient inaktivieren können, bevor diese mit zellulären Komponenten der Haut wie den mehrfach ungesättigten Fettsäuren der Lipidmembranen reagieren können. **Antioxidative Enzyme** weisen eine hohe Aktivität in verschiedenen Zellkomponenten auf. Das im Zytosol lokalisierte Kupfer-Zink-Enzym **Superoxid-Dismutase** dient zur Dismutierung von Superoxid zu H_2O_2 und O_2. Ein vergleichbares Manganenzym befindet sich in den Mitochondrien. Das Hämenzym **Katalase** sorgt im Anschluss für die Zersetzung von H_2O_2 zu O_2 und H_2O. Das Selenenzym **Glutathion-Peroxidase** (▸Kap. 14.2.1) kann aufgrund seiner geringen Substratspezifität neben H_2O_2 auch physiologische Hydroperoxide umsetzen.

Beispiele für **nichtenzymatische Redoxsysteme** sind α-Tocopherol (▸Kap. 14.1.2), Ubichinon (▸Kap. 12.5.1), α-Liponsäure (▸Kap. 14.2.2) oder Glutathion (▸Kap. 14.2.1). Unter Sonneneinstrahlung werden diese im Körper allerdings rasch verbraucht.

11.6.3 Organisch-chemische UV-Filter

Sonnenschutzmittel sind kosmetische Formulierungen zum Auftragen auf die Haut, die UV-Filter enthalten. Sie dienen ausschließlich oder überwiegend dazu, die Haut vor UV-Strahlung zu schützen, indem sie die Strahlung

11

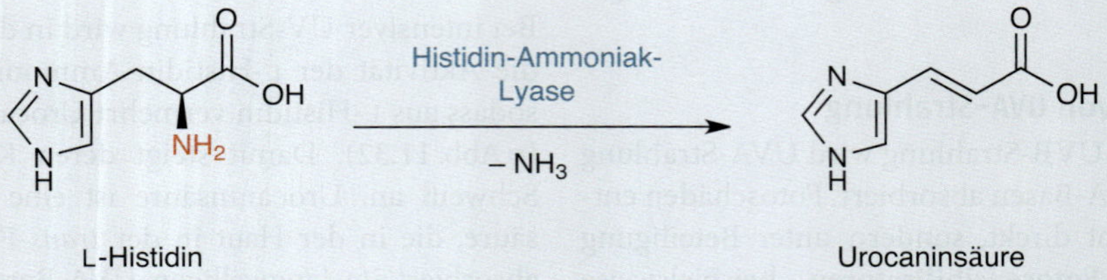

o Abb. 11.32 Biosynthese der Urocaninsäure

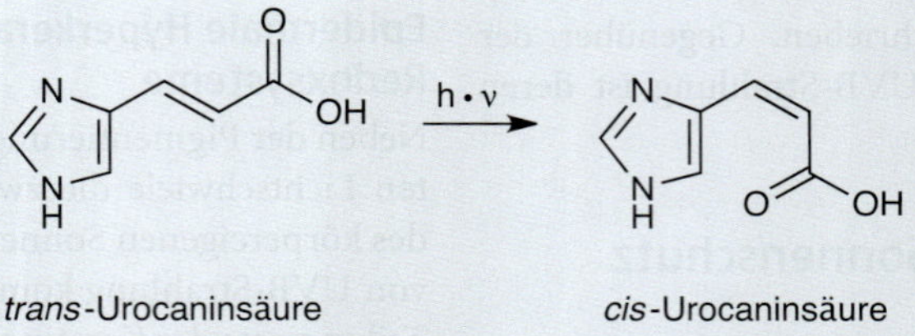

o Abb. 11.33 UVA-Absorption durch Urocaninsäure unter *trans-cis*-Isomerisierung

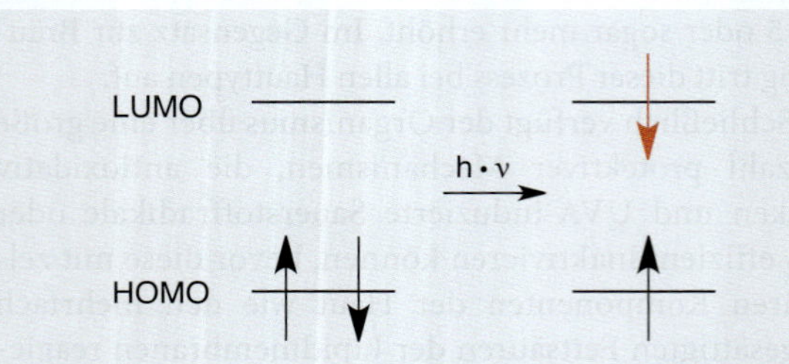

o Abb. 11.34 Absorption von Energie durch einen UV-Filter. HOMO: höchstes besetztes Molekülorbital, LUMO: niedrigstes unbesetztes Molekülorbital

absorbieren, reflektieren oder streuen. Einteilen lassen sich UV-Filter in

- organisch-chemische UV-Filter (UV-Absorber), die als UVB- und UVA-Filter klassifiziert werden,
- anorganisch-chemische Filter, die je nach Partikelgröße UVB- und UVA-Strahlen absorbieren, streuen und reflektieren.

In Europa sind UV-Filter in der Verordnung über **kosmetische Mittel** aufgelistet. Dagegen gelten sie in USA als **Arzneistoffe** und unterliegen als freiverkäufliche Arzneimittel der Regulierung durch die amerikanische Arzneimittelbehörde (FDA).

Oft wird unterschieden zwischen **chemischen** und **mineralischen UV-Filtern**. Dies ist irreführend, da es suggeriert, dass es auch nichtchemische UV-Filter gibt. Streng genommen sind alle UV-Filtersubstanzen chemischer Natur. Es handelt sich sowohl um organische als auch mineralische, d.h. anorganisch-chemische Substanzen, und alle **wirken primär durch Absorption von Licht**.

Fotochemische Grundlagen

Die vom UV-Filter absorbierte Energie kann auf verschiedene Weise abgegeben werden. Absorbiert er im Grundzustand S_0 ein Photon, wird ein Elektron aus seinem höchsten besetzten Molekülorbital (HOMO) in sein niedrigstes unbesetztes Molekülorbital (LUMO) befördert (o Abb. 11.34). Dieser erste elektronisch angeregte Singulett-Zustand S_1 kann durch verschiedene Prozesse desaktiviert werden: Fluoreszenzemission zu S_0, strahlungsloser Übergang (Interne Konversion, IC) in den angeregten Schwingungszustand von S_0, gefolgt von einer Schwingungsrelaxation (vibronische Relaxation, VR) oder fotochemische Reaktionen. S_1 kann auch durch Intersystem-Crossing (ISC) in einen angeregten Triplett-Zustand T_1 übergehen. Von T_1 kann die Energie wiederum abgegeben werden durch Strahlung (Phosphoreszenz), Energietransfer auf andere Moleküle (Triplett-Triplett-Transfer) oder fotochemische Reaktionen. Die allgemeinen fotochemischen Grundlagen zu den möglichen Übergängen mit einer Übersicht im **Jablonski-Schema** sind in ▸ Kap. 13.14.1 beschrieben.

Fotochemische Reaktionen, die ausgehend von S_1 oder T stattfinden können, lassen sich kategorisieren in Isomerisierung, Fotoaddition/Substitution, Cycloaddition und fotolytische Spaltung. Von größerer Bedeutung sind Reaktionen, die vom normalerweise viel längerlebigen Triplettzustand ausgehen. Das angeregte Molekül hat dabei den Charakter eines Diradikals.

Anforderungen an UV-Filter

Um ausreichenden Sonnenschutz zu gewährleisten, können die notwendigen Konzentrationen bei den UV-Filtern bis zu 10 % betragen. Dementsprechend müssen sie dermatologisch und **toxikologisch unbedenklich** sein, und sie dürfen keine fotosensibilisierenden oder allergisierenden Eigenschaften aufweisen. Zwar sollten sie bis in die Hornschicht der Haut eindringen, aber in nur geringem Ausmaß resorbiert werden, um die systemische Belastung gering zu halten.

In der Regel sind die UV-Filter einer intensiven Sonnenstrahlung ausgesetzt. Da nach Anregung der Filtersubstanz in den Singulett- oder Triplett-Zustand fotochemische Abbaureaktionen möglich sind, muss eine ausreichende **Fotostabilität** gegeben sein, um den Sonnenschutz nicht einzuschränken. Auch dürfen die Zersetzungsprodukte weder allergisierende noch toxische Effekte hervorrufen.

Um den Sonnenschutz durch Baden oder Wassersport nicht zu verlieren, ist eine hohe **Wasserfestigkeit** erforderlich.

Praktisch umgesetzt

Auch unter der Wasseroberfläche sind bis zu einem Meter noch 70 % der erythemerzeugenden UVB-Strahlen wirksam. Ein Sonnenschutzmittel gilt als **wasserfest**, wenn nach zweimal 20 min Baden noch 50 % des Lichtschutzfaktors messbar ist, als **extra wasserfest**, wenn dies nach viermal 20 min Baden der Fall ist.

Das wesentliche Charakteristikum und wichtigste Auswahlkriterium eines Sonnenschutzmittels für die Schutzwirkung ist der **Lichtschutzfaktor** (LSF). Er bezieht sich nur auf die UVB-Strahlung und gibt an, wievielmal länger die Haut nach Auftragen des Sonnenschutzmittels (2 mg/cm^2) der UVB-Strahlung ausgesetzt werden kann, bevor es zu einem Sonnenbrand (UV-Erythem) kommt.

Der LSF sollte mindestens 6 betragen, und der UVA-Schutz mindestens ein Drittel des LSF.

Der **Absorptionskoeffizient** ist eine entscheidende Größe zur Bewertung der Wirksamkeit eines UV-Filters. Sonnenschutzmittel mit einem hohen Absorptionskoeffizienten können die Energie schädlicher UV-Strahlung effizienter absorbieren als solche mit einem niedrigen. Um ausreichende Schutzwirkung bei möglichst geringer Konzentration zu vermitteln, sollte ein guter UV-Filter daher einen möglichst hohen Absorptionskoeffizienten aufweisen. Die Bestimmung der Filterwirksamkeit erfolgt durch UV-Spektroskopie in verdünnter Lösung. Wie in der Arzneistoffanalytik wird üblicherweise die **spezifische Absorption** angegeben. Sie entspricht der Absorption einer Lösung (10 g · L^{-1}) in einer Schichtdicke von 1 cm bei einer bestimmten Wellenlänge (λ_{max}). Im Lambert-Beer'schen Gesetz steht anstelle der molaren die prozentuale Konzentration (Gleichung 11.1) und anstelle des molaren Absorptionskoeffizienten die spezifische Absorption.

$$A = A_{1\,cm}^{1\,\%} \cdot c \cdot d \qquad \text{Gleichung 11.1}$$

A Absorption | $A_{1\,cm}^{1\,\%}$ spezifische Absorption | c Konzentration | d Schichtdicke

Ebenso wie der molare Absorptionskoeffizient ε ist die spezifische Absorption eine charakteristische Stoffkonstante. Für den Zusammenhang zwischen der molaren und spezifischen Absorption gilt (Gleichung 11.2).

$$A_{1\,cm}^{1\,\%} = \frac{10\,\varepsilon}{M_R} \qquad \text{Gleichung 11.2}$$

$A_{1\,cm}^{1\,\%}$ spezifische Absorption | ε molarer Absorptionskoeffizient | M_R relative Molekülmasse

Chemische Struktur und UV-Absorption

Die UV-absorbierenden Eigenschaften der UV-Filter stehen in klarem Zusammenhang mit ihrer chemischen Struktur. Der Chromophor absorbiert UV-Strahlung typischerweise im Bereich von 250–350 nm. Ihr allgemeiner Strukturaufbau ist mit dem bestimmter Farbstoffe und Indikatoren vergleichbar (▸ Kap. 6.2.1). Auch hier liegt ein **Push-Pull-System** zugrunde. So steht ein entsprechender Elektronendonor über ein π-System mit einem Elektronenakzeptor in Konjugation. Die Wellenlänge des Absorptionsmaximums (λ_{max}) wird durch die Stärke der elektronischen Gruppen und die Ausdehnung des π-Systems gesteuert. Im Gegensatz zu Farbstoffen absorbieren UV-Filter bei relativ kurzen Wellen, sodass ein einfaches Aufbauprinzip genügt. Grundlage der Entwicklung der meisten UV-Filter sind 2 einfache chemische Prozesse, nämlich

- eine **effiziente Elektronendelokalisierung** im aromatischen System sowie
- die Ausbildung **intramolekularer H-Brücken** durch *ortho*-ständige Substituenten.

Gut veranschaulichen lassen sich diese beiden Prinzipien an den beiden ältesten Filtersubstanzklassen, *para*-Aminobenzoaten sowie *ortho*-Hydroxybenzoaten (Salicylaten).

Bezeichnet werden UV-Filter normalerweise mit dem **INCI-Namen** (*International Nomenclature of Cos-*

11

Tab. 11.1 UV-Filter

INCI-Name[1]	λ_{max}	$A^{1\%}_{1cm}$ [2]	Max.[3]
UVB-Bereich			
Ethylhexyl Dimethyl PABA	311	990	8%
PEG-25 PABA	309	180	10%
Homosalate	306	180	10%
Ethylhexyl Salicylate	305	165	5%
Ethylhexyl Methoxycinnamate	311	850	10%
Isoamyl *p*-Methoxycinnamate	308	980	10%
Octocrylene	303	340	10%
4-Methylbenzylidene Camphor	300	930	4%
Benzylidene Camphor Sulfonic Acid	294	860	6%
Camphor Benzalkonium Methosulfate	284	590	6%
Ethylhexyl Triazone	314	1550	5%
Diethylhexyl Butamido Triazone	311	1460	10%
Phenylbenzimidazole Sulfonic Acid	302	920	8%

Tab. 11.1 UV-Filter (Fortsetzung)

INCI-Name[1]	λ_{max}	$A^{1\%}_{1cm}$ [2]	Max.[3]
UVA-Bereich			
Butyl Methoxydibenzoylmethane	357	1110	5%
Terephthalylidene Dicamphor Sulfonic Acid	345	750	10%
Diethylamino Hydroxybenzoyl Hexyl Benzoate	354	925	10%
UVA-/UVB-Bereich			
Benzophenone-3	286	630	10%
Benzophenone-4	286	440	5%
Drometrizole Trisiloxane	303	310	15%
Methylene Bis-Benzotriazolyl Tetramethylbutylphenol	305	400	10%
Bis-Ethylhexyloxyphenol Methoxyphenyl Triazine	310	745	10%
Tris-Biphenyl Triazine[4]			10%
Titanium Dioxide[5]			25%
Zinc Oxide[5]			25%

[1] International Nomenclature of Cosmetic Ingredients, [2] spezifische Absorption, [3] zulässige maximale Konzentration nach EU, [4] organisches Pigment, [5] anorganisches Pigment

metic Ingredients), der an die chemische Nomenklatur (englisch) angelehnt ist.

▫ Tab. 11.1 listet die INCI-Namen der gebräuchlichsten UV-Filter mit ihren Eigenschaften.

Organisch-chemische UVB-Filter

para-Aminobenzoate

Hauptbestandteil von Sonnenschutzmitteln in den 1940er bis 1970er Jahren war ***para*-Aminobenzoesäure** (PABA). Heute werden Derivate eingesetzt, deren allergenes Potenzial geringer ist. Dennoch ist das Molekül der Prototyp eines chemischen UV-Filters. An ihm lässt sich gut die Beziehung zwischen seiner chemischen Struktur und UV-absorbierenden Eigenschaften aufzeigen. Die spezifische Absorption $A^{1\%}_{1\,cm}$ von 640 bei einem Absorptionsmaximum von λ_{max} = 283 nm charakterisiert PABA als effizienten UVB-Filter. PABA besitzt sowohl eine Elektronendonor-Gruppe (NH_2) als auch eine dazu *para*-ständige Elektronenakzeptorgruppe (COOH). Diese Konfiguration ermöglicht eine effiziente Elektronendelokalisierung (◦ Abb. 11.36). Die zu deren Anregung benötigte Energie entspricht nach quantenchemischen Berechnungen den elektronischen Übergängen des UVB-Bereichs des Sonnenspektrums.

Leider sind primäre aromatische Amine toxikologisch nicht unbedenklich (▸ Kap. 3.2.1). Zudem ist das Absorptionsspektrum aufgrund der Säure-Base-Eigenschaften der beiden funktionellen Gruppen stark pH-abhängig. Dem hat man bei der Weiterentwicklung der Substanzen durch Alkylierung dieser Funktionen Rechnung getragen (○ Abb. 11.35). Der induktive Effekt der Alkylgruppen verstärkt zudem die Donorwirkung der Aminogruppe und verschiebt das Absorptionsmaximum in den längerwelligen Bereich.

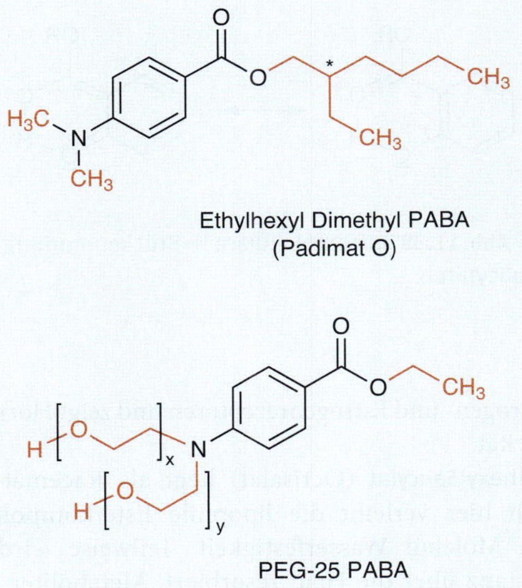

Ethylhexyl Dimethyl PABA (Padimat O) ist eine ölige Flüssigkeit und wird als Racemat eingesetzt. Es ist sehr lipophil und absorbiert im mittleren UVB-Bereich. Die spezifische Absorption $A^{1\,\%}_{1\,\text{cm}}$ von 990 bei einem Absorptionsmaximum von $\lambda_{max} = 311$ nm ist einer der höchsten bei UV-Filtern.

PEG-25 PABA ist ein *N*-bisethoxyliertes Derivat mit durchschnittlich 25 Ethoxy-Einheiten. Die Esterfunktion weist nur eine kleine Alkylgruppe auf, sodass der UV-Filter wasserlöslich ist. In Emulsionen kann er lipophile Filtersubstanzen ergänzen. $A^{1\,\%}_{1\,\text{cm}} = 990$ bei einem Absorptionsmaximum von $\lambda_{max} = 311$ nm.

Salicylate

Salicylate (○ Abb. 11.37), lipophile Ester der Salicylsäure, sind die ersten UV-Filter, die in Sonnenschutzmitteln verwendet wurden. Es sind *ortho*-disubstituierte Aromaten, deren räumliche Anordnung eine intramolekulare H-Brückenbindung zwischen dem phenolischen H-Atom zum O-Atom der Carboxygruppe erlaubt (○ Abb. 11.38). Es bildet sich ein sechsgliedriger Ring, was den Energiebedarf für den Elektronenübergang im Molekül senkt. Die Elektronen der am Aromaten gebundenen Carbonylgruppe werden gelockert. Die Folge ist eine bathochrome Verschiebung, d. h., das Absorptionsmaximum wird zu längeren Wellen ($\lambda_{max} = 305$ nm) verschoben. Im Vergleich dazu liegt λ_{max} des *para*-Hydroxybenzoats, das keine intramolekulare H-Brücken ausbilden kann, bei 260 nm. Die *ortho*-Stellung der Phenolgruppe zur sperrigen Estergruppierung in den Salicylaten führt aber zu Spannungen im gesamten Molekül. Um die sterische Belastung auszugleichen, weichen die beiden Funktionalitäten geringfügig von der Planarität ab, wodurch der Absorptionskoeffizient erniedrigt wird. Dieser ist bei den Salicylaten mit 180 relativ gering, sodass zum ausreichenden Sonnenschutz höhere Konzentrationen erforderlich sind. Auf der anderen Seite zeigen Salicylate eine hohe Fotostabilität, da die intramolekulare H-Brücke durch Protonentransfer den angeregten Zustand rasch desaktivieren kann und damit fotochemische Abbaureaktionen vermindert. Um hohe Lichtschutzfaktoren zu erzielen, setzt man Salicylate oft in Kombination mit anderen UV-Filtern ein.

Homosalat (Homomenthylsalicylat) verfügt über 2 Chiralitätszentren. Es liegt als Gemisch aus 4 Stereoisomeren vor, wobei das 1*R*,5*R*-konfigurierte *trans*-Diastereomer überwiegt. Durch die Esterkomponente wird das Molekül lipophil und fettlöslich. Homosalat bindet an

○ **Abb. 11.35** In Sonnenschutzmitteln enthaltene *para*-Aminobenzoesäureester

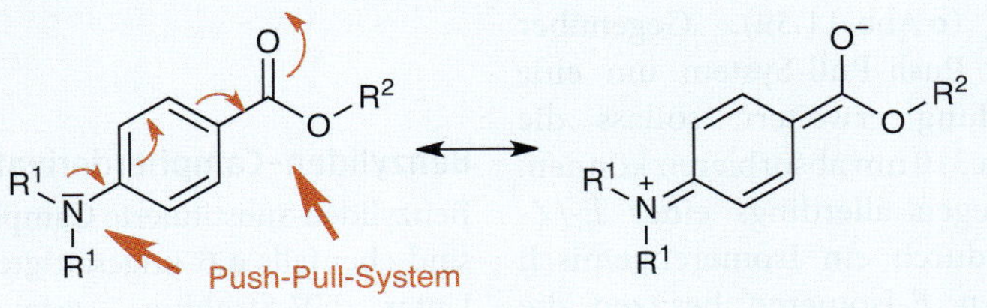

○ **Abb. 11.36** Elektronendelokalisierung in *para*-Aminobenzoaten

11

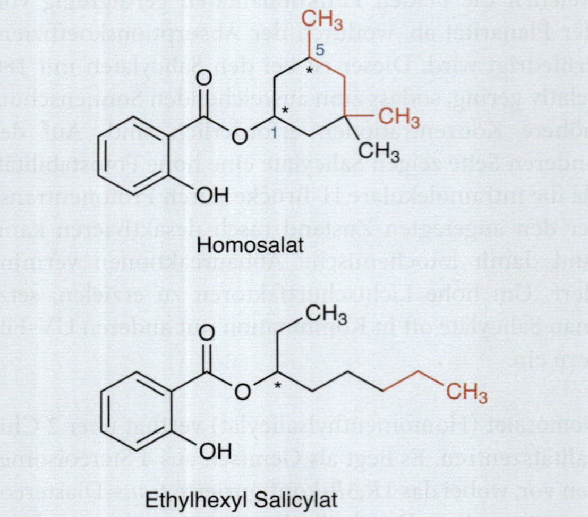

Abb. 11.37 Salicylsäureester als UV-Absorber

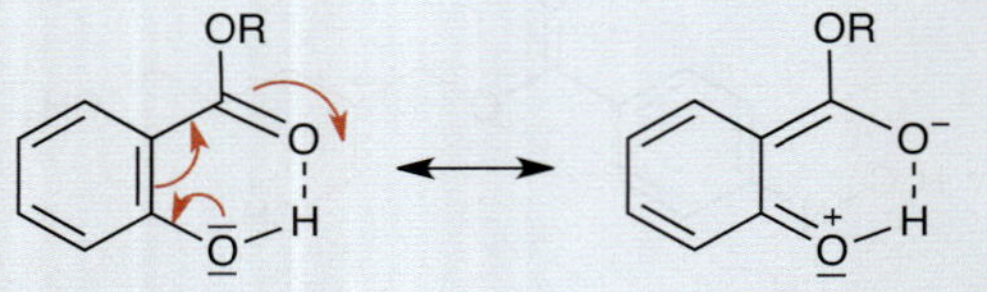

Abb. 11.38 Intramolekulare H-Brückenbindung in Salicylaten

Androgen- und Estrogenrezeptoren und zeigt Hormonaktivität.

Ethylhexyl Salicylat (Octisalat) liegt als Racemat vor. Auch hier verleiht die lipophile Esterkomponente dem Molekül Wasserfestigkeit. Teilweise wird die Substanz über die Haut resorbiert. Metaboliten sind das Hydrolyseprodukt Salicylsäure, die mit Glycin zur Salicylursäure konjugiert wird, sowie hydroxylierte Produkte.

Cinnamate (Zimtsäureester)

Cinnamate (Zimtsäureester) sind α,β-ungesättigte Carbonylverbindungen (Abb. 11.39). Gegenüber den Salicylaten ist das Push-Pull-System um eine zusätzliche Doppelbindung erweitert, sodass die Moleküle im Bereich von 310 nm absorbieren können. Die Cinnamate unterliegen allerdings einer *E*-/*Z*-Fotoisomerisierung, wodurch ein Isomerengemisch entsteht. Gegenüber den *E*-Isomeren besitzen die *Z*-Isomere einen deutlich niedrigeren Absorptionskoeffizienten. Dies vermindert die Effizienz als UV-Absorber.

Ethylhexyl Methoxycinnamat (Octinoxat) liegt als Racemat vor und gehört zu den weltweit am häufigsten eingesetzten UVB-Filtern. Die Substanz kann zu Fotosensibilisierungen führen.

Isoamyl para-Methoxycinnamat (Amiloxat) ist ein Inhaltsstoff aus dem Rhizom von *Kaempferia galanga* (Gewürzlilie). Wie Octinoxat wird es als potenzieller endokriner Disruptor diskutiert.

Octocrylen wird als Racemat eingesetzt. Durch den zusätzlichen Phenylring existieren keine *E*-/*Z*-Isomere. Trotz des ausgedehnten π-Systems beträgt die spezifische Absorption nur 340, die Filterwirkung ist daher nicht besonders stark ausgeprägt. Man kombiniert es aus diesem Grund mit anderen Filtersubstanzen. Octocrylen besitzt aber eine ausgezeichnete Fotostabilität. Zudem ist es ein **Triplet-Triplet-Quencher**, d. h., es kann den angeregten Triplett-Zustand anderer UV-Filter löschen und durch Überführen in den Grundzustand deren Fotostabilität erhöhen. Ein derartiger Energietransfer ist dann möglich, wenn die Triplettenergie des Quenchers gleich oder niedriger ist als die der zu schützenden Filtersubstanz. Dies trifft bei Octocrylen insbesondere für den UVA-Filter Avobenzon zu.

Endokrine Disruptoren

Endokrine Disruptoren sind körperfremde Chemikalien mit hormonaktiven Eigenschaften. Aufgrund ihrer Strukturverwandtschaft mit natürlichen Hormonen können sie an die Hormonrezeptoren binden und als Agonisten oder Antagonisten fungieren. Ebenso können sie auch die Expression von Rezeptorproteinen und damit die Rezeptoraktivität beeinflussen, die Hormonproduktion in endokrinen Drüsen modifizieren sowie die Freisetzung, den Transport und die Biotransformation natürlicher Hormone verändern. Sie stören auf diese Weise die natürliche biochemische Hormonwirkung und rufen Veränderungen im Hormonsystem und dadurch schädliche Effekte hervor. Beispielsweise können Wachstum und Entwicklung gestört sein, die Fortpflanzung negativ beeinflusst werden und eine erhöhte Anfälligkeit für spezielle Erkrankungen auftreten.

Benzyliden-Campherderivate

Benzyliden-substituierte **Campherderivate** (Abb. 11.40) sind ebenfalls α,β-ungesättigte Carbonylverbindungen. Unter UV-Strahlung erfolgt *E*-/*Z*-Isomerisierung, sodass sich ein chemisches Gleichgewicht einstellt. Die meisten Vertreter zeichnen sich durch einen hohen Absorptionskoeffizienten aus.

4-Methylbenzyliden Campher (Enzacamen, MBC) ist ein lipophiler, wasserunlöslicher Vertreter.
Benzyliden Campher Sulfonsäure (Benzylidene Camphor Sulfonic Acid) ist durch Einbau der Sulfonsäuregruppe ein wasserlöslicher Vertreter.
Campher Benzalkonium Methosulfat ist durch eine quaternäre Ammoniumgruppe wasserlöslich gemacht.

Triaminotriazine

Triaminotriazine (o Abb. 11.41) sind UVB-Absorber mit einem extrem hohen Absorptionskoeffizienten. Zu diesem Zweck wurde der Chromophor der PABA durch Verknüpfung mit einem Triazinring (Melamin) verdreifacht. Als Elektronendonorgruppe fungiert dabei der gesamte Heterozyklus. Die Verdoppelung oder Verdreifachung eines Chromophors ist eine Strategie zur Optimierung der spezifischen Absorption. Man erreicht auf diese Art bereits bei geringer Konzentration einen hohen Lichtschutzfaktor. Gleichzeitig erhöht man die Molekülmasse (> 500 Da), wodurch die Resorption durch die Haut geringgehalten wird. Die Affinität zu Keratin erhöht die Wasserfestigkeit.

Ethylhexyl Triazon (Octyltriazon) besitzt 3 Chiralitätszentren und liegt als Gemisch von 8 Isomeren vor. Die Substanz ist ein hocheffizienter UV-Absorber mit einem der höchsten Absorptionskoeffizienten (spezifische Absorption: $A_{1\,cm}^{1\,\%} = 1550$).
Diethylhexyl Butamido Triazon (Iscotrizinol) besitzt 2 Chiralitätszentren und ist ein Gemisch von 3 Isomeren. Neben dem Racemat der *R,R*- und *S,S*-Form exis-

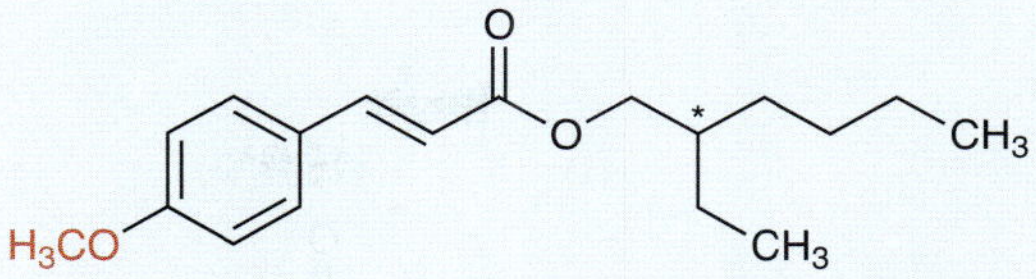

Ethylhexyl Methoxycinnamat
(Octinoxat)

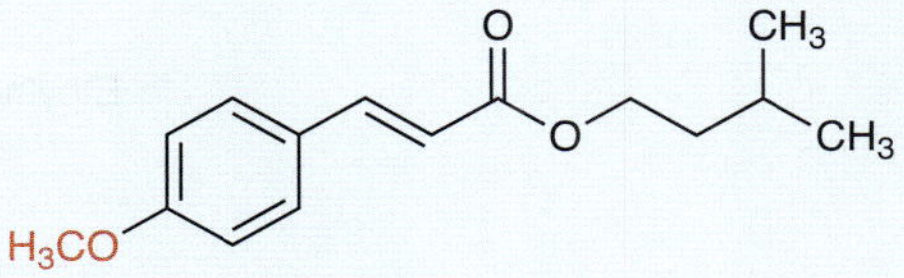

Isoamyl *p*-Methoxycinnamat
(Amiloxat)

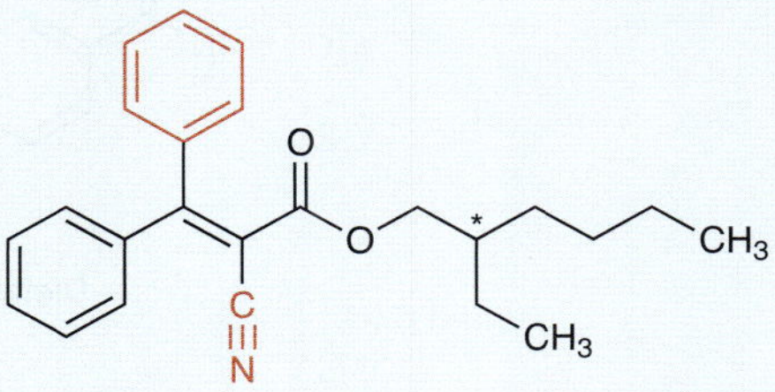

Octocrylen

o **Abb. 11.39** Zimtsäureester als UV-Filter

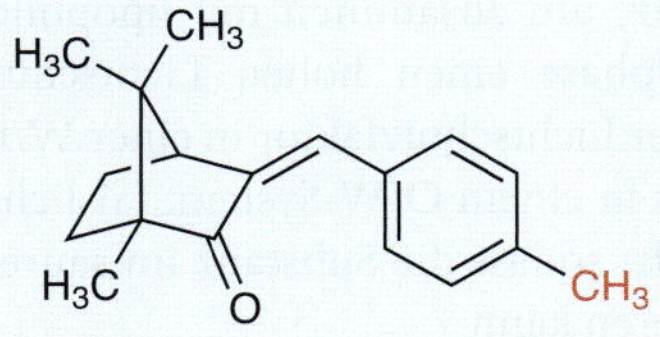

4-Methylbenzyliden Campher
(Enzacamen)

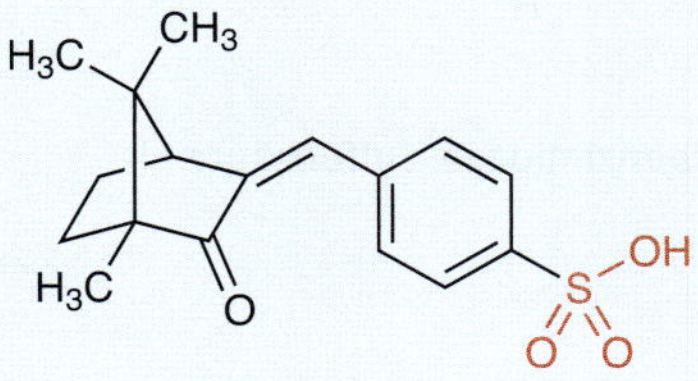

Benzyliden Campher
Sulfonsäure

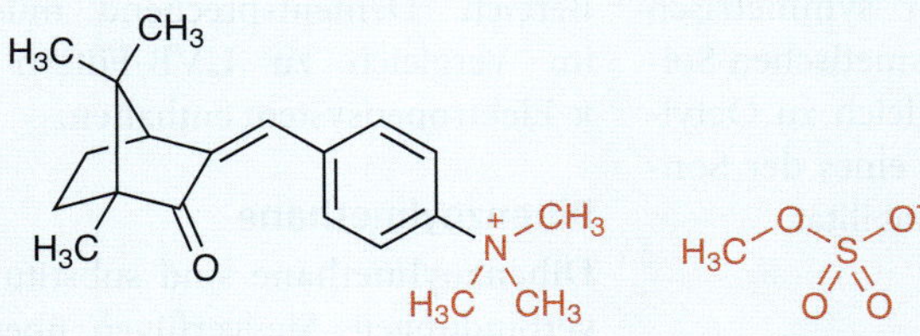

Campher Benzalkonium Methosulfat

o **Abb. 11.40** Campherderivate als UVB-Filter

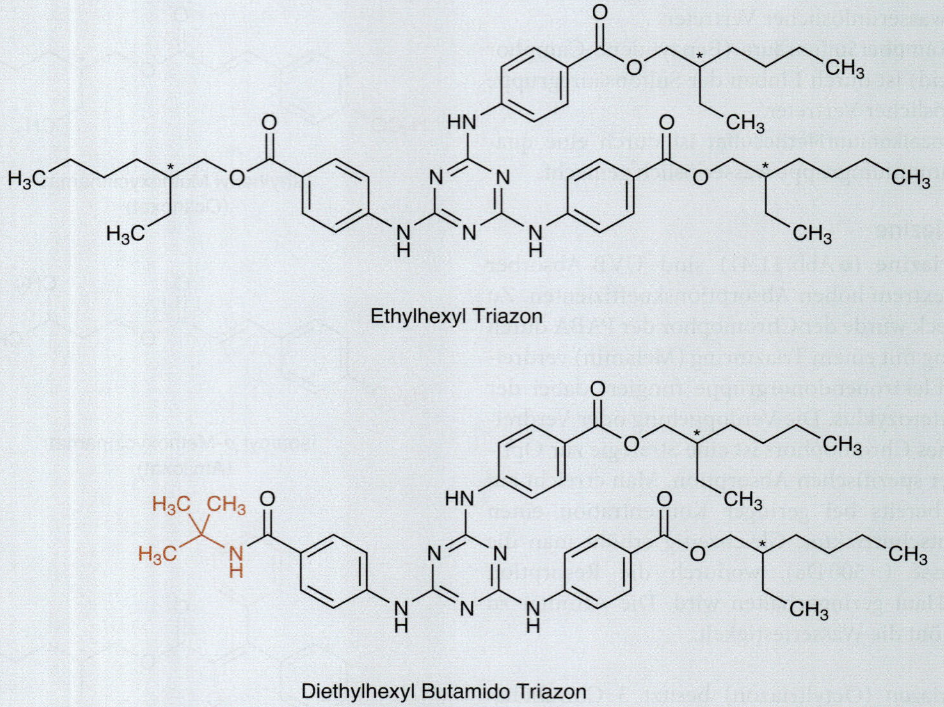

Ethylhexyl Triazon

Diethylhexyl Butamido Triazon

Abb. 11.41 Triaminotriazine als UVB-Filter

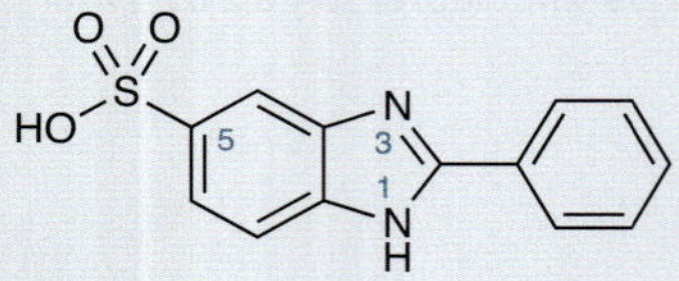

Abb. 11.42 Phenylbenzimidazol Sulfonsäure als UVB-Filter

tiert eine diastereomere *meso*-Form. Iscotrizinol gilt als eine verbesserte Version von Octyltriazon. Der Chromophor ist fast identisch, aber hinsichtlich der Seitengruppen ist das Molekül nicht mehr symmetrisch gebaut. Zudem ist die Löslichkeit in kosmetischen Solvenzien wie Isopropylmyristat im Vergleich zu Octyltriazon deutlich erhöht. Iscotrizinol ist eines der Sonnenschutzmittel mit der höchsten Fotostabilität.

Phenylbenzimidazole

Nach Absorption von Photonen kann das angeregte Benzimidazol-System durch Tautomerisierung (N-1-H, N-3-H) die aufgenommene Energie umwandeln, ohne dass das Molekül zerstört wird. Der Vorgang ist reversibel und trägt zur Fotostabilität bei.

Phenylbenzimidazol Sulfonsäure (Ensuzole, Phenylbenzimidazole Sulfonic Acid, Abb. 11.42) ist aufgrund der Sulfonsäuregruppe wasserlöslich. Die Substanz kommt daher in der wässrigen Phase von Emulsionen zum Einsatz, um zusammen mit lipophilen UV-Filtern in der Ölphase einen hohen Lichtschutzfaktor aufzubauen. Der Lichtschutzfaktor in einer W/O-Emulsion ist höher als in einem O/W-System. Löslich ist nur das Natriumsalz, sodass die Substanz im sauren Milieu auskristallisieren kann.

Organisch-chemische UVA-Filter

Voraussetzung zum Einsatz eines Moleküls als UVA-Filter ist die Absorption im deutlich längerwelligen Bereich. Dementsprechend müssen die Strukturen im Vergleich zu UVB-Filtern ein ausgedehnteres π-Elektronensystem enthalten.

Dibenzoylmethane

Dibenzoylmethane sind substituierte 1,3-Dicarbonylverbindungen. Sie verfügen über hohe Absorptionskoeffizienten. Ihre Eigenschaft als UVA-Filter ergibt sich aus der Möglichkeit der Moleküle zur Keto-Enol-Tautomerisierung (Abb. 11.43). Die beiden Enolformen sind α,β-ungesättigte Carbonylverbindungen und absorbieren im längerwelligen UVA-Bereich

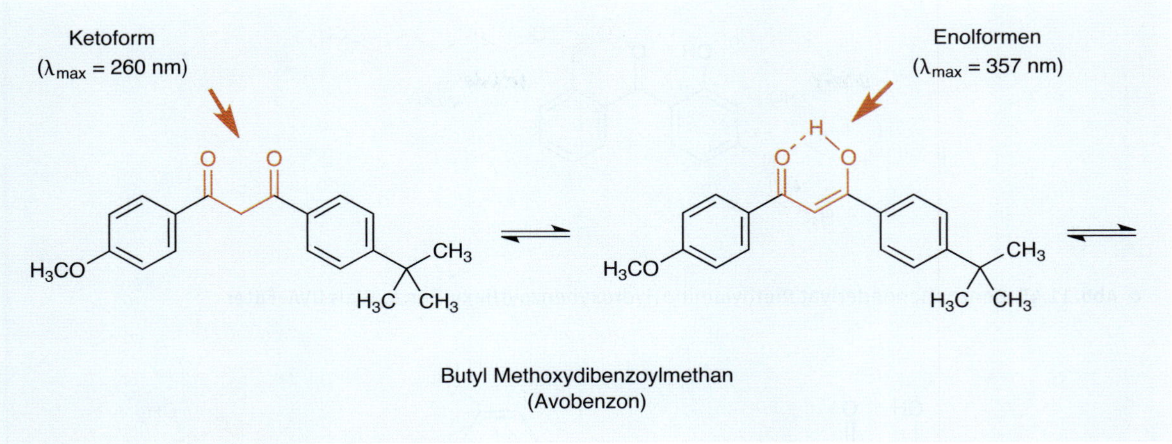

o Abb. 11.43 Keto-Enol-Tautomerie des UVA-Filters Avobenzon

(λ_{max} = 357 nm). Die Enolformen dominieren in polaren wie apolaren Solvenzien und werden durch intramolekulare H-Brücken stabilisiert. Allerdings sind die Substanzen nur wenig fotostabil.

Butyl Methoxydibenzoylmethan (Avobenzon) wird mit UVB-Filtern kombiniert, um Breitbandschutz zu gewährleisten. Zur Stabilisierung kann zudem das Zimtsäurederivat Octocrylen (o Abb. 11.39) als Triplett-Triplett-Quencher zugesetzt werden.

Benzyliden-Campherderivate

Terephthalyliden Dicampher Sulfonsäure (o Abb. 11.44, Ecamsule, Terephthalylidene Dicamphor Sulfonic Acid) verfügt im Vergleich zu den als UVB-Filter eingesetzten Campherderivaten (o Abb. 11.40) über eine zweite Campher-Einheit, wodurch sich das Absorptionsmaximum (λ_{max} = 345 nm) in den UVA-Bereich verschiebt. Durch die beiden Sulfonsäuregruppen ist das Molekül wasserlöslich, aber weniger effizient in Bezug auf die Wasserfestigkeit.

Benzophenone

Eine Elektronendonor-Gruppe in *ortho-* oder *para-* oder in beiden Stellungen (o Abb. 11.45) zur elektronenziehenden Carbonylgruppe unterstützt die Elektronendelokalisierung bei Benzophenonen. Wie bei den Salicylaten bildet die *ortho*-Hydroxygruppe zudem eine intramolekulare H-Brückenbindung. Im Vergleich zu Estern (Salicylaten) treten aromatische Ketone leichter in Resonanz, wodurch für den Elektronenübergang weniger Energie benötigt wird. Daher absorbieren sie im längerwelligen Bereich und können als UVA-Filter verwendet werden.

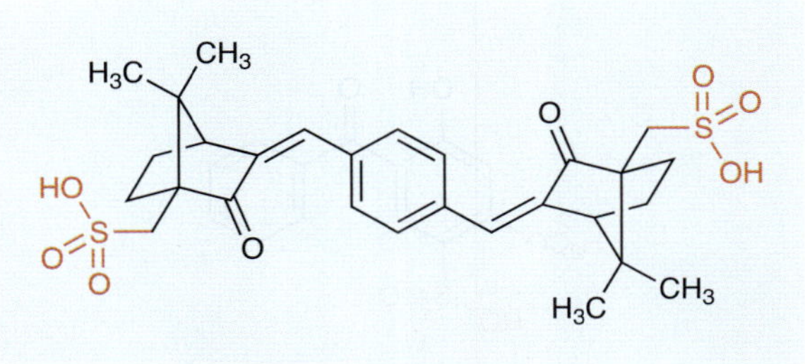

o Abb. 11.44 UVA-Filter Terephthalyliden Dicampher Sulfonsäure mit 2 Campher-Strukturelementen

Diethylamino Hydroxybenzoyl Hexyl Benzoat (DHHB) ist ein reiner UVA-Absorber (λ_{max} = 354 nm) mit einer hohen spezifischen Absorption von 925. Daher wird DHHB meist in Kombination mit UVB-Filtern eingesetzt. Es ist fotostabil und verfügt gegenüber den einfacheren Benzophenonen zusätzlich über hydrophobe Gruppen, die für die Löslichkeit in lipophilen Grundlagen und für die Wasserfestigkeit sorgen.

Organisch-chemische Breitbandfilter für UVA und UVB

Von besonderem Interesse sind UV-Filter, die gleichzeitig UVA- sowie UVB-Strahlen absorbieren und so für einen umfassenden Schutz sorgen. Derartige Breitbandfilter müssen entsprechend 2 Absorptionsmaxima in den jeweiligen Wellenbereichen aufweisen.

Benzophenone

Die einfachen Benzophenone (o Abb. 11.46) verfügen über Absorptionsmaxima bei 286 (UVB) und 324 nm (UVA) und werden entsprechend als Breitbandfilter genutzt. Hauptsächlich absorbieren sie allerdings im

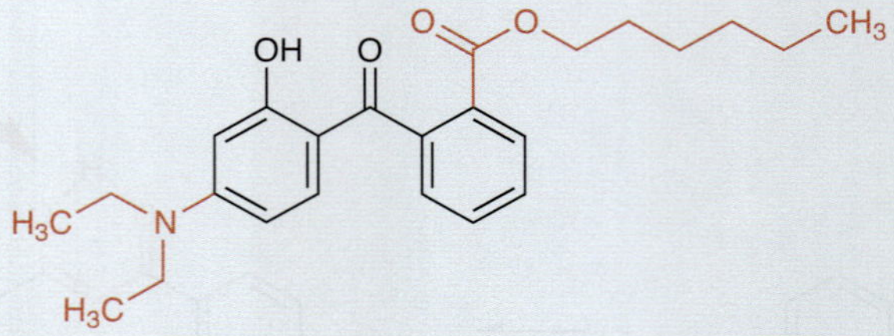

o Abb. 11.45 Benzophenonderivat Diethylamino Hydroxybenzoyl Hexyl Benzoat als UVA-Filter

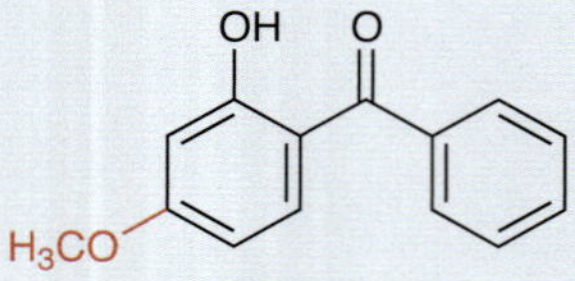

Benzophenon-3

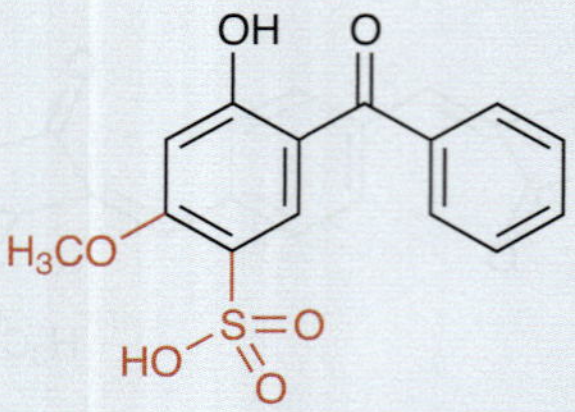

Benzophenon-4

o Abb. 11.46 Benzophenone als Breitbandfilter

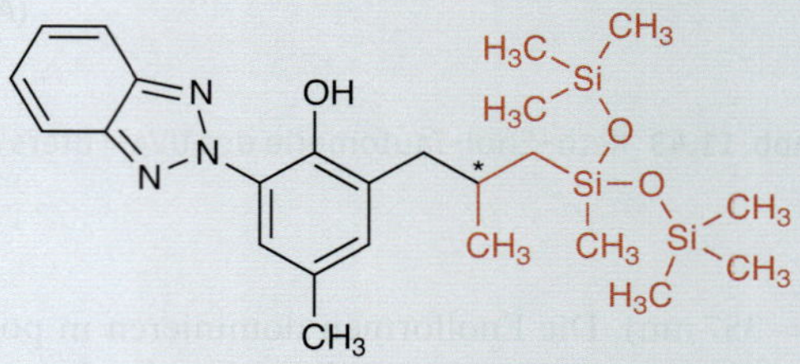

Drometrizol Trisiloxan

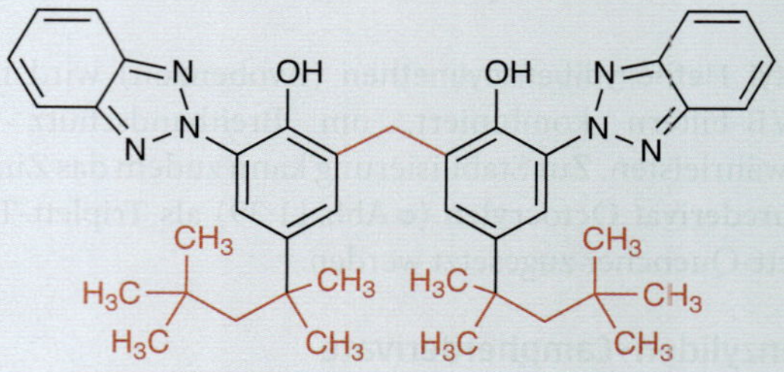

Methylen Bis-Benzotriazolyl
Tetramethylbutylphenol
(Bisoctrizol)

o Abb. 11.47 Benzotriazole als Breitbandfilter

UVB-Bereich. Wie Homosalat, Cinnamate und Benzyliden-Campherderivate werden auch Benzophenone als endokrine Disruptoren diskutiert.

Benzophenon-3 (Oxybenzon) wird mit anderen UVB-Filtern kombiniert, um im erythemwirksamen Bereich für ausreichenden Schutz zu sorgen. Die Fotostabilität ist ausgezeichnet, allerdings wirkt die Substanz als Fotosensibilisator und wird als Fotoallergen eingestuft. Auf der Packung des Sonnenschutzmittels muss der Hinweis „Oxybenzon“ aufgebracht sein.
Benzophenon-4 (Sulisobenzon) enthält zusätzlich eine Sulfonsäuregruppe und ist die wasserlösliche Form. **Benzophenon-5** ist das entsprechende Natriumsalz.

Benzotriazole

Der räumliche Bau der **Benzotriazole** (o Abb. 11.47) ermöglicht eine intramolekulare H-Brückenbindung zwischen der OH-Gruppe des Phenolsubstituenten an N-2 zu einem der beiden anderen N-Atome im Triazolring, sodass ein sechsgliedriger Ring entsteht. Im angeregten Zustand kommt es durch intramolekularen Protonentransfer rasch zur Energieabgabe, was die gute Fotostabilität bedingt.

Drometrizol Trisiloxan liegt als Racemat vor. Die Trimethylsilylgruppen verleihen der Substanz gute Öllöslichkeit und eine hohe Molekülmasse. Das Molekül wird oft mit Ecamsule kombiniert, da sich eine synergistische Wirkung für den Sonnenschutz ergibt.
Methylen Bis-Benzotriazolyl Tetramethylbutylphenol (Bisoctrizol) ist weder in Öl noch in H_2O löslich und liegt als Suspension aus organischen Mikropartikeln (< 200 nm) vor. Es wird der Wasserphase zugesetzt, die Ölphase enthält üblicherweise anorganische Pigmente. Die Hautpenetration der Substanz ist gering.

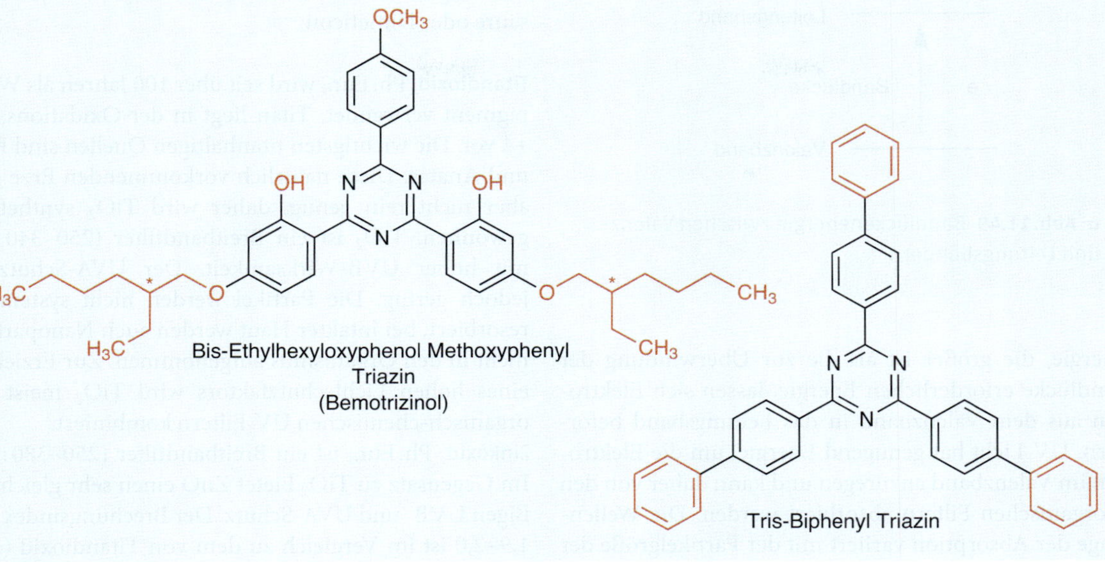

Abb. 11.48 Triazine als Breitbandfilter

Triazine

Bis-Ethylhexyloxyphenol Methoxyphenyl Triazin
(Abb. 11.48, Bemotrizinol, BEMT) verfügt über einen elektronenarmen, zentralen Triazinring, der als Elektronenakzeptor fungiert und zusammen mit den Ether-O-Atomen als Elektronendonor für die Elektronendelokalisierung sorgt. Zusätzlich findet zwischen der *ortho*-ständigen Phenolgruppe und einem Triazin-N-Atom eine H-Brückenbildung statt, was dem angeregten Zustand einen intramolekularen Protonentransfer ermöglicht und die Fotostabilität bedingt. Bemotrizinol besitzt 2 Chiralitätszentren. Aufgrund des symmetrischen Substitutionsmusters liegt ein Gemisch aus 3 Isomeren vor, eine *R,R*- und *S,S*-Form sowie eine *meso*-Form. Die hydrophoben Alkylgruppen sorgen für die Öllöslichkeit und Wasserfestigkeit.

Tris-Biphenyl Triazin (TBPT) ist wie Bisoctrizol ein organisches UV-Filter-Pigment und seit 2014 verfügbar. Es ist praktisch unlöslich in Wasser und nur sehr wenig löslich in kosmetischen Ölen. Es liegt als wässrige nanopartikuläre Dispersion vor. TBPT legt sich als Schutzfilm auf die Haut und streut, reflektiert sowie absorbiert – ähnlich wie anorganische Pigmente –die UV-Strahlen. Es hat eine hohe Absorption im UVB- und im UVA-Bereich (320–340 nm).

11.6.4 Anorganisch-chemische Filter

Die hier aufgeführten Sonnenschutzmittel sind unter sehr unterschiedlichen Bezeichnungen bekannt. Physikalische Blocker, anorganische Pigmente, mikronisierte Pigmente, ultrafeine und mineralische Sonnenschutzmittel sind alles Begriffe, die im Prinzip für die beiden am häufigsten verwendeten Vertreter dieser Gruppe stehen,

- **Titandioxid** und
- **Zinkoxid**.

Die Sonnenschutzwirkung der beiden Metalloxide basiert darauf, dass sie die UV-Strahlung

- reflektieren,
- streuen und
- absorbieren.

UV-Absorption durch anorganischen Filter

Es sei darauf hingewiesen, dass der primäre Schutz der anorganisch-chemischen Filter durch **UV-Absorption** erfolgt, mit **sehr geringer Reflexion** und **Streuung** im UV-Teil des Spektrums. Es ist somit nicht angebracht, diese Filter als „physikalische Sonnenschutzmittel" zu bezeichnen.

Nach dem Bändermodell, das zur Beschreibung von elektronischen Energiezuständen von Kristallen dient, wird der energetische Abstand zwischen dem mit Elektronen gefüllten Valenzband und unbesetzten Leitungsband als Bandlücke bezeichnet. TiO_2 und ZnO sind halbleiterartige Materialien, die zwischen Valenz- und Leitungsband eine hohe Bandlückenenergie von 3,06 bzw. 3,35 eV aufweisen (Abb. 11.49). Die Elektronen in den Kristallen von TiO_2 und ZnO können sich bei UV-Exposition frei vom Valenzband zum Leitungsband bewegen. Durch Absorption von Photonen mit einer

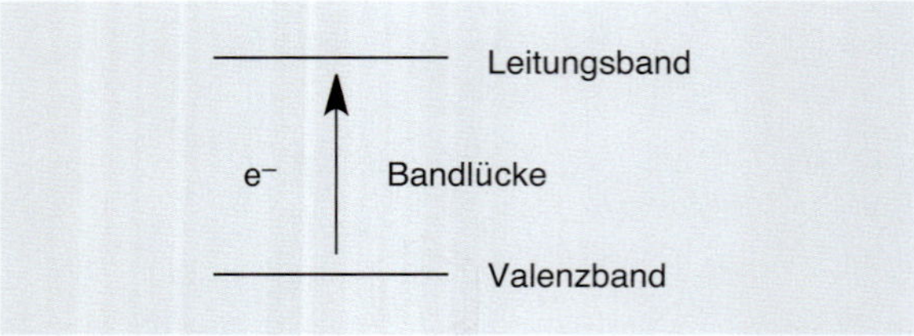

Abb. 11.49 Bandlückenenergie zwischen Valenz- und Leitungsbändern

Energie, die größer ist als die zur Überwindung der Bandlücke erforderlichen Energie, lassen sich Elektronen aus dem Valenzband in das Leitungsband befördern. UV-Licht hat genügend Energie, um die Elektronen im Valenzband anzuregen und kann daher von den anorganischen Filtern absorbiert werden. Die Wellenlänge der Absorption variiert mit der Partikelgröße der Substanzen. Je kleiner die Primärpartikelgröße ist, desto höher ist die Bandlückenenergie. In Sonnenschutzmitteln kommen Mikropigmente mit Partikelgrößen von 20–100 nm zum Einsatz.

Fotokatalytische Aktivität der anorganischen Filter

Als Fotohalbleiter neigt TiO_2 zur Radikalbildung. Werden die Elektronen im Valenzband durch UV-Strahlung angeregt und in das Leitungsband gehoben (Abb. 11.49), können sie vom ursprünglichen Gitter wegwandern und bilden Elektron-Loch-Paare (Gleichung 11.3). Die Elektron-Loch-Paare können an der Oberfläche unter Elektronentransfer mit adsorbierten Substanzen reagieren. Im Falle von O_2 oder H_2O entstehen dabei Superoxidradikal (Gleichung 11.4) bzw. Hydroxylradikal (Gleichung 11.5), die zu zahlreichen Nebenreaktionen führen können.

$$TiO_2 + h\nu \longrightarrow e^- + Loch^+$$ Gleichung 11.3

$$e^- + O_2 \longrightarrow O_2^{\bullet-}$$ Gleichung 11.4

$$Loch^+ + H_2O \longrightarrow TiO_2 + H^+ + {}^{\bullet}OH$$ Gleichung 11.5

Unter UV-Bestrahlung finden die in Gleichung 11.3 bis Gleichung 11.5 für TiO_2 aufgeführten Reaktionen auch bei ZnO statt.

Derartige radikalbildende Prozesse können zu **Hautirritationen** führen. Daher kommt TiO_2 vor allem beschichtet (gecoatet) zur Anwendung, wodurch auch die Fotostabilität verbessert wird. Das **Coating** erfolgt entweder mit anorganischem Material (Al_2O_3, SiO_2) oder organischen Substanzen wie Polyhydroxystearinsäure oder Dimeticon.

Titandioxid, Ph. Eur., wird seit über 100 Jahren als Weißpigment verwendet. Titan liegt in der Oxidationsstufe +4 vor. Die wichtigsten titanhaltigen Quellen sind Rutil und Anatas. Diese natürlich vorkommenden Erze sind aber nicht rein genug, daher wird TiO_2 synthetisch gewonnen. TiO_2 ist ein Breitbandfilter (250–340 nm) mit hoher UVB-Wirksamkeit. Der UVA-Schutz ist jedoch gering. Die Partikel werden nicht systemisch resorbiert, bei intakter Haut werden auch Nanopartikel nicht in den Organismus aufgenommen. Zur Erzielung eines hohen Lichtschutzfaktors wird TiO_2 meist mit organisch-chemischen UV-Filtern kombiniert.
Zinkoxid, Ph. Eur., ist ein Breitbandfilter (250–380 nm). Im Gegensatz zu TiO_2 bietet ZnO einen sehr gleichmäßigen UVB- und UVA-Schutz. Der Brechungsindex von 1,9–2,0 ist im Vergleich zu dem von Titandioxid (2,5–2,7) niedriger, was zu einer besseren Transparenz führt.

11.7 Osteoporosemittel und Knochenstoffwechselregulatoren

11.7.1 Vitamin D und Derivate

Die mit **Vitamin-D-Mangel** verbundene Krankheit des wachsenden Knochens ist die **Rachitis**. Sie ist durch eine Störung des Knochenstoffwechsels gekennzeichnet und tritt im Kindesalter auf. Die Folge ist eine ungenügende Mineralisation des Knochens, die Knochen werden weich und sind nicht belastbar. Dies kann sich in Skelettdeformationen wie O-Beinen, Trichterbrust oder Wirbelsäulenverkrümmung äußern. Das vergleichbare Krankheitsbild bei Erwachsenen ist die **Osteomalazie**, eine schmerzhafte Knochenerweichung. Die historische Bezeichnung **Vitamin D** ist eine Gruppenbezeichnung für fettlösliche, antirachitische Wirkstoffe, die zu den Secosteroiden gehören. Es sind **Steroidhormone** und keine Vitamine, denn der Organismus kann das physiologische Vitamin D_3, **Colecalciferol** (Abb. 11.50), selbst durch eine fotochemische Reaktion synthetisieren. Daher führt Mangel an UV-Licht zu einer unzureichenden Produktion an Vitamin D.

Entdeckung. Vor dem Hintergrund, dass Rachitis die Folge eines Nährstoffmangels ist, isolierte man 1919 antirachitische Verbindungen aus Nahrungsmitteln. Um die Jahrhundertwende herum hatte man bereits die heilende Wirkung von Lebertran erkannt. Das antirachitische Prinzip erhielt den Namen Vitamin D. Gleichzeitig erkannte man die Rolle des Sonnenlichts bei der Vorbeugung von Rachitis. Adolf Windaus (Nobelpreis

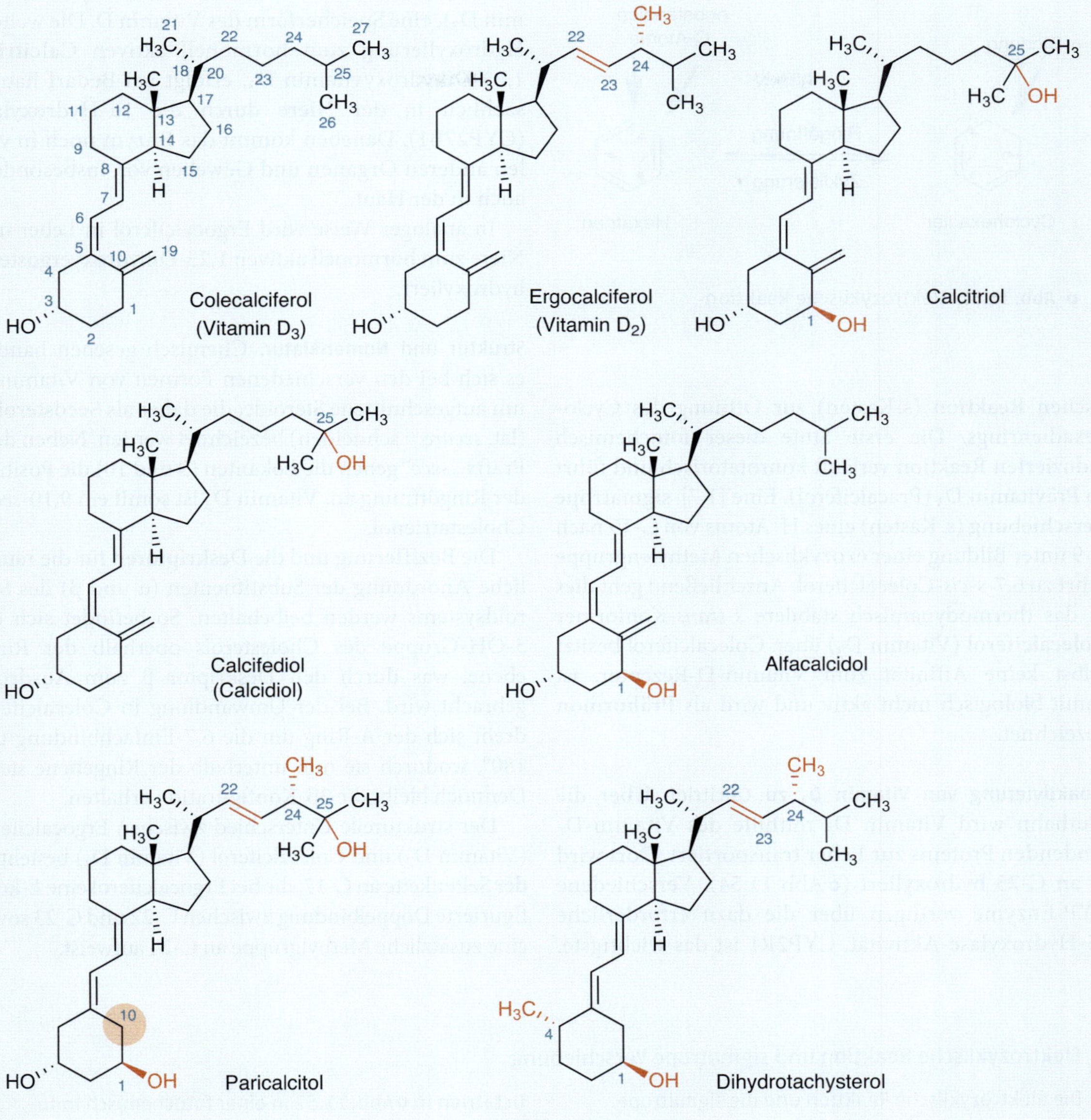

Abb. 11.50 Vertreter der Vitamin-D-Gruppe

für Chemie, 1928) und Alfred Hess entdeckten 1926 die Provitamin-D-Funktion von Ergosterol (▸ Kap. 12.4.1). Durch dessen UV-Bestrahlung konnte 1932 mit **Ergocalciferol** (**Vitamin D**$_2$, Abb. 11.50) erstmals ein reines D-Vitamin erhalten werden. Die durch Bestrahlung von Hefe-Ergosterol erhaltene 1:1-Mischung aus seinem 9β,10α-Stereoisomer Lumisterol und Ergocalciferol bezeichnete man zuvor als **Vitamin D**$_1$. Hans Brockmann isolierte schließlich 1936 im Labor von Windaus das antirachitische Prinzip aus Thunfisch-Lebertran. Es erwies sich identisch mit dem **Vitamin D**$_3$, das Windaus durch Bestrahlung von 7-Dehydrocholesterol erhielt. Das im Körper durch Hydroxylierung von **Colecalciferol** gebildete **Calcitriol** als eigentliche Wirkform erkannte man 1968.

Biosynthese von Vitamin D$_3$**.** In der **Leber** entsteht zunächst aus **Cholesterol** mithilfe der Dehydrocholesterol-Reduktase und NADP$^+$ das Provitamin D$_3$, 7-Dehydrocholesterol (Abb. 11.54). Für die Bildung von Vitamin D benötigt der Körper Sonnenlicht. Infolgedessen findet der anschließende Schritt in der äußersten Schicht der **Haut**, der Epidermis statt. Unter UVB-Strahlung (280–315 nm) kommt es in einer **elektrozyk-**

11

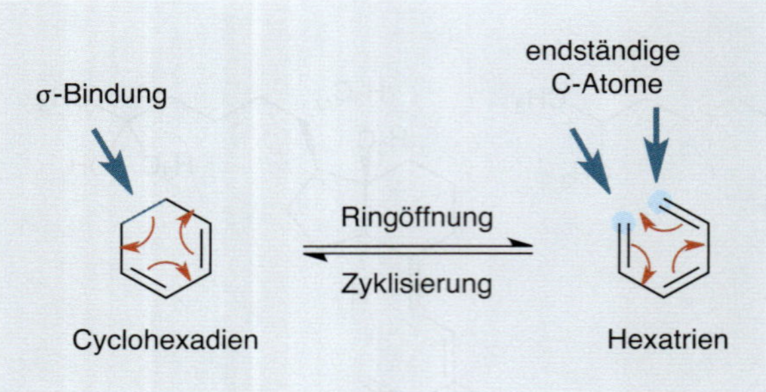

Abb. 11.51 Elektrozyklische Reaktion

lischen **Reaktion** (s. Kasten) zur Öffnung des Cyclohexadienrings. Die erste Stufe dieser fotochemisch induzierten Reaktion verläuft konrotatorisch und führt zu Prävitamin D_3 (Präcalciferol). Eine [1,7]-**sigmatrope Verschiebung** (s. Kasten) eines H-Atoms von C-19 nach C-9 unter Bildung einer exozyklischen Methylengruppe führt zu 6,7-*s-cis*-Colecalciferol. Anschließend geht dies in das thermodynamisch stabilere *s-trans*-Konformer **Colecalciferol** (Vitamin D_3) über. Colecalciferol besitzt selbst keine Affinität zum Vitamin-D-Rezeptor, ist damit biologisch nicht aktiv und wird als **Prähormon** bezeichnet.

Bioaktivierung von Vitamin D_3 zu Calcitriol. Über die Blutbahn wird Vitamin D_3 mithilfe des Vitamin-D-bindenden Proteins zur **Leber** transportiert. Dort wird es an C-25 hydroxyliert (Abb. 11.54). Verschiedene CYP-Enzyme verfügen über die dazu erforderliche 25-Hydroxylase-Aktivität, CYP2R1 ist das wichtigste. Es entsteht **Calcifediol** (Calcidiol, 25-Hydroxyvitamin D_3), eine Speicherform des Vitamin D. Die weitere Hydroxylierung zum hormonell aktiven **Calcitriol**, 1,25-Dihydroxyvitamin D_3, erfolgt bei Bedarf hauptsächlich in der **Niere** durch die 1α-Hydroxylase (CYP27B1). Daneben kommt das Enzym noch in vielen anderen Organen und Geweben vor, insbesondere auch in der Haut.

In analoger Weise wird Ergocalciferol in Leber und Niere zum hormonell aktiven 1,25-Dihydroxyergosterol hydroxyliert.

Struktur und Nomenklatur. Chemisch gesehen handelt es sich bei den verschiedenen Formen von Vitamin D um aufgeschnittene Steroide, die daher als **Secosteroide** (lat. *secare* = schneiden) bezeichnet werden. Neben dem Präfix „*seco*" geben die Lokanten (9 und 10) die Position der Ringöffnung an. Vitamin D_3 ist somit ein 9,10-*seco*-Cholestatrienol.

Die **Bezifferung** und die **Deskriptoren** für die räumliche Anordnung der Substituenten (α und β) des Steroidsystems werden beibehalten. So befindet sich die 3-OH-Gruppe des Cholesterols oberhalb der Ringebene, was durch den Deskriptor β zum Ausdruck gebracht wird. Bei der Umwandlung in Colecalciferol dreht sich der A-Ring um die 6,7-Einfachbindung um 180°, wodurch sie nun unterhalb der Ringebene steht. Dennoch bleibt die 3β-Konfiguration erhalten.

Der strukturelle Unterschied zwischen Ergocalciferol (Vitamin D_2) und Colecalciferol (Vitamin D_3) besteht in der Seitenkette an C-17, die bei Ergocalciferol eine *E*-konfigurierte Doppelbindung zwischen C-22 und C-23 sowie eine zusätzliche Methylgruppe an C-24 aufweist.

Elektrozyklische Reaktion und sigmatrope Verschiebung

Die elektrozyklische Reaktion und die sigmatrope Verschiebung gehören wie die Cycloaddition zu den **perizyklischen Reaktionen**. Bei diesen Reaktionen treten keine geladenen Zwischenstufen auf. Die beteiligten Bindungen und Elektronen werden gleichzeitig und formal im Ring herum verschoben, daher die Bezeichnung „perizyklisch" (griech. *peri* = herum, *cyclos* = Ring).

Bei einer **elektrozyklischen Reaktion** findet eine intramolekulare Ringöffnung oder ein Ringschluss statt. Dabei kann sich zwischen den endständigen C-Atomen der konjugierten Doppelbindungen eine neue σ-Bindung bilden und auf diese Weise zyklisieren. Auch der umgekehrte Vorgang, die Öffnung eines ungesättigten Rings zu einem konjugierten System ist möglich (Abb. 11.51). Elektrozyklische Reaktionen verlaufen streng stereospezifisch. Beispielsweise reagiert das Octatrien in Abb. 11.52 in einer fotochemisch induzierten Reaktion zu einem Cyclohexadien, dessen Substituenten *trans*-Anordnung besitzen. Wird die Reaktion thermisch induziert, entsteht das Produkt mit *cis*-ständigen Substituenten. Der stereospezifische Verlauf resultiert aus den unterschiedlichen Drehungen der Substituenten. Im ersten Fall drehen sich beide Bindungen und Substituenten in die gleiche Richtung, die Reaktion wird als **konrotatorisch** bezeichnet. Im anderen Fall verläuft die Drehung in entgegengesetzter Richtung, d. h. **disrotatorisch**.

Bei einer **sigmatropen H-Verschiebung** erfolgt eine intramolekulare Wanderung eines H-Atoms (σ-Bindung, daher sigmatrop) entlang einem Gerüst aus π-Elektronen. Sie gehört zum Typ einer [1,*n*]-sigmatropen Verschiebung, wobei *n* der Anzahl an Atomen entspricht, über die das H-Atom wandert (Abb. 11.53).

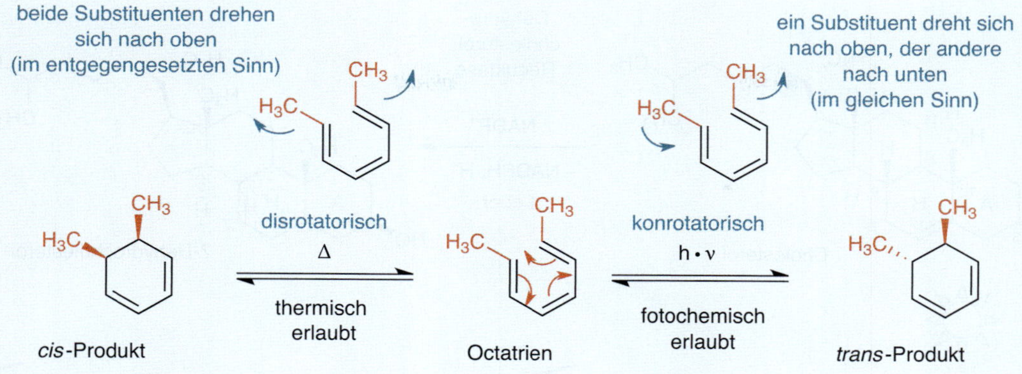

Abb. 11.52 Stereospezifischer Verlauf elektrozyklischer Reaktionen

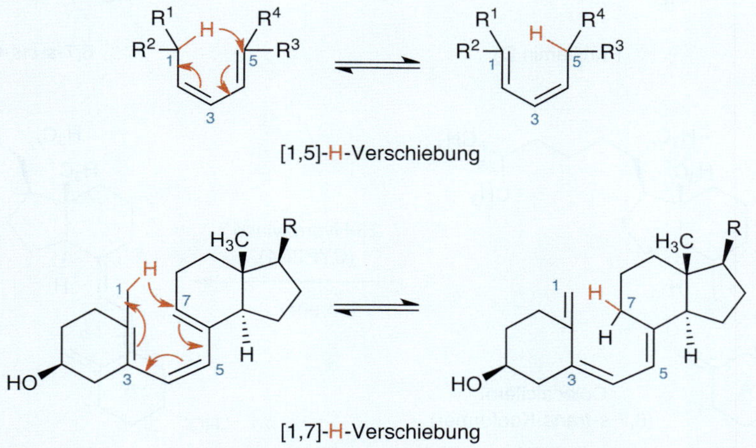

Abb. 11.53 Sigmatrope Verschiebung

Beide D-Vitamine sind luft-, wärme- und lichtempfindlich und müssen dicht verschlossen, vor Licht geschützt unter N_2 zwischen 2–8 °C gelagert werden.

Stereochemie. Die Secosteroide besitzen 3 konjugierte Doppelbindungen. In diesem Triensystem kommt der 6,7-Einfachbindung partieller Doppelbindungscharakter zu. Es sind cisoide oder transoide Konformationen möglich, die man als *s-cis* bzw. *s-trans* (*s = single bond*) bezeichnet. Im kristallinen Zustand liegt die gestreckte 6,7-*s-trans*-Form vor, die auch in Lösung gegenüber der gefalteten *s-cis*-Konformation dominiert.

Nach der CIP-Konvention ist Colecalciferol an der 5,6-Doppelbindung *Z*-konfiguriert, an der 7,8-Doppelbindung *E*-konfiguriert. Das Chiralitätszentrum an C-20 ist wie bei Cholesterol *R*-konfiguriert.

Wirkungsmechanismus. Die Wirkform von Vitamin-D_3, das als natürlicher Ligand fungierende Calcitriol, bindet an den Vitamin-D-Rezeptor (VDR), der zwischen dem Zytosol und dem Zellkern pendelt. Wie die Retinoid-Rezeptoren und die Steroid-Rezeptoren gehört VDR zur Superfamilie der nukleären Rezeptoren. Nach Binden von Vitamin D ändert sich die Konformation des Rezeptors, und er formt Heterodimere mit dem Retinoid-X-Rezeptor (RXR, Abb. 11.55). Nach Austausch von Korepressoren gegen Koaktivatoren wirkt das Ligand-Rezeptor-Addukt in der Proteinbiosynthese als Transkriptionsfaktor und bindet an spezifische DNA-Sequenzen in den Promotorregionen der Gene, die als Vitamin-D-Response-Elemente bezeichnet werden (VDRE). Als Resultat der Interaktion mit den Zielgenen werden verschiedene Proteine synthetisiert, die in den Transport und Stoffwechsel von Ca^{2+} im entsprechen-

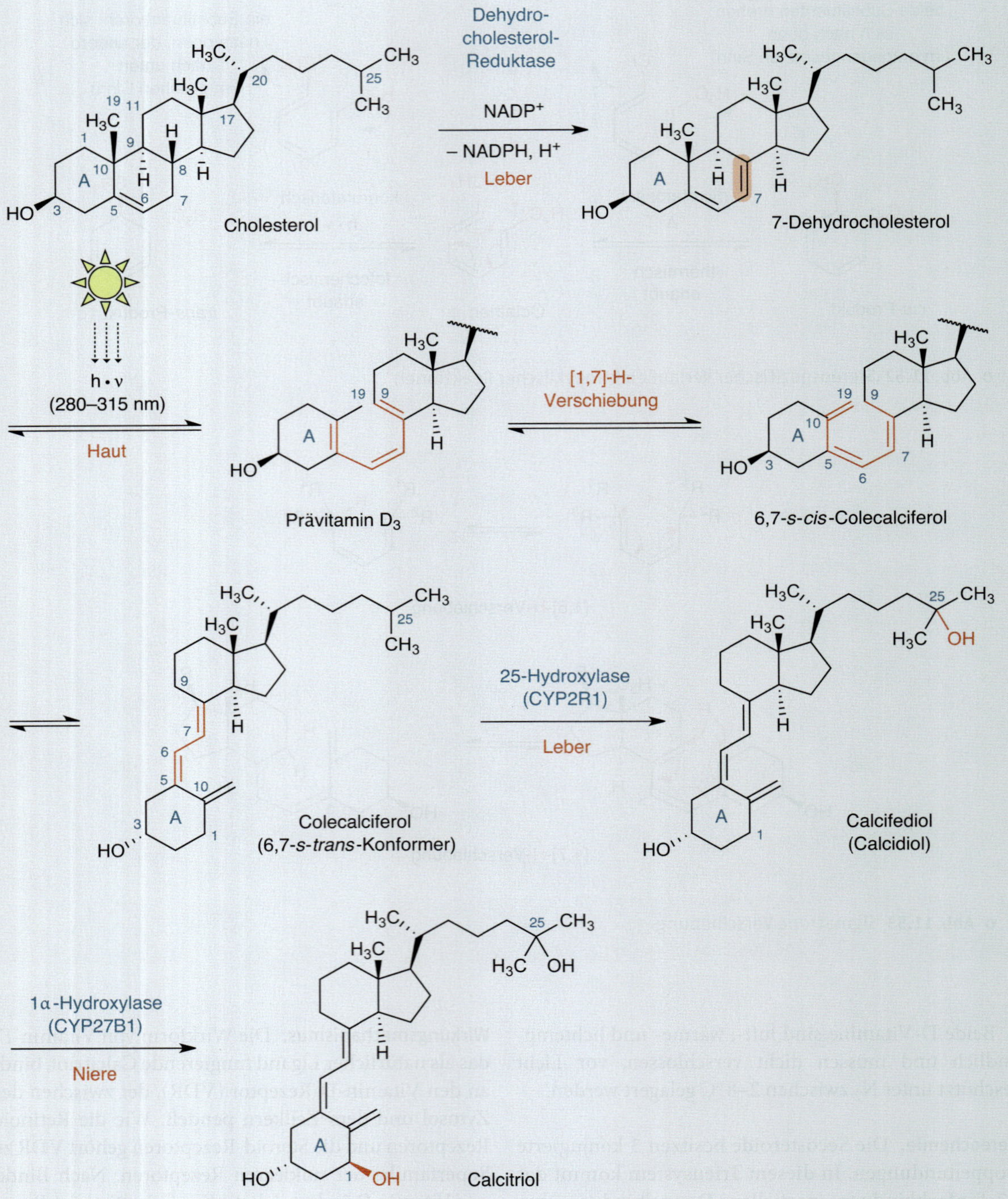

Dehydro-
cholesterol-
Reduktase

$NADP^+$

$- NADPH, H^+$

Leber

Cholesterol

7-Dehydrocholesterol

h • ν
(280–315 nm)

Haut

Prävitamin D_3

[1,7]-H-
Verschiebung

6,7-*s-cis*-Colecalciferol

Colecalciferol
(6,7-*s-trans*-Konformer)

25-Hydroxylase
(CYP2R1)

Leber

Calcifediol
(Calcidiol)

1α-Hydroxylase
(CYP27B1)

Niere

Calcitriol

Abb. 11.54 Biosynthese von Vitamin D_3 und Bioaktivierung zu Calcitriol

den Zielgewebe involviert sind. Beispiele sind das Ca^{2+}-bindende Protein Calbindin sowie die für die Ca^{2+}-Rückresorption in der Niere bzw. Resorption im Darm benötigten Ca^{2+}-Kanäle TRPV5 und TRPV6, sogenannte Transient-Rezeptor-Potenzial-Kanäle.

Vitamin D dient zur Prophylaxe und Therapie der Rachitis bei Säuglingen und Kleinkindern, der Osteomalazie und zur adjuvanten Behandlung der Osteoporose. Eine Überdosierung von Vitamin D führt zur Hypercalcämie. Aufgrund des stark erhöhten Ca^{2+}-Blutspiegels kann sich Ca^{2+} in den Nierentubuli und Gefäßen ablagern. Mögliche Folgen sind Nierenversagen und Gefäßverkalkungen.

Physiologische Funktion. Calcitriol regelt zusammen mit Parathormon und Calcitonin den Ca^{2+}-Haushalt. Es erhöht den Ca^{2+}-Blutspiegel, indem es die intestinale Ca^{2+}-Resorption stimuliert, die Rückresorption in den Nierentubuli fördert sowie die Osteoklastentätigkeit im Knochen steigert und Ca^{2+}-Ionen aus dem Knochen mobilisiert.

Dennoch verstärkt Calcitriol indirekt den Knochenaufbau. Die Mineralisation des Knochens durch Osteoblasten wird durch den Ca^{2+}-Serumspiegel gesteuert. Indem Calcitriol die Ca^{2+}-Resorption in Darm und Nieren fördert sowie das Parathormon unterdrückt, stellt es vermehrt Ca^{2+}-Ionen und Phosphat bereit. Bei Überdosierung von Vitamin D_3 kommt es zu einer knochenabbauenden Wirkung.

Biotransformation. Liegen im Serum erhöhte Konzentrationen an Ca^{2+}- oder der Vitamin-D-Wirkform Calcitriol vor, wird die 1,25-Dihydroxyvitamin-D_3-24-Hydroxylase (CYP24A1) in der Niere aktiviert, um Calcitriol zu inaktivem 24,25-Dihydroxycolecalciferol zu oxidieren. Auf die 24-Hydroxylierung folgt die Oxidation zum Keton. Die anschließende Hydroxylierung an C-23 führt zur Spaltung der Seitenkette, wodurch die biologisch inaktive Calcitroinsäure (○ Abb. 11.12) entsteht. Die Metaboliten werden biliär ausgeschieden.

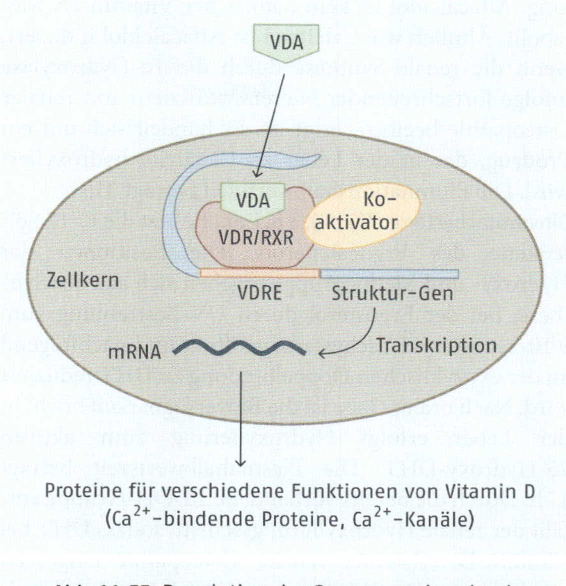

○ **Abb. 11.55** Regulation der Genexpression durch Vitamin D. RXR: Retinoid-X-Rezeptor, VDA: Vitamin D und Analoga, VDR: Vitamin-D-Rezeptor, VDRE: Vitamin-D-Response-Element

Colecalciferol (Vitamin D_3, Vigantol®), Ph. Eur., ist auch als Trockenkonzentrat, als wasserdispergierbares Konzentrat und als ölige Lösung monographiert. Gegenüber der oxidationsempfindlichen Reinsubstanz verfügen die ölige Lösung oder Konzentrate in einer Gelatine- oder Kohlenhydrat-Matrix über die erforderliche Stabilität für pharmazeutische Zubereitungen. Colecalciferol besitzt eine Plasmahalbwertszeit von 19–48 h, die terminale Halbwertszeit beträgt bis zu 3 Wochen.

Ergocalciferol (Vitamin D_2, in frubiase® calcium forte 500, mit Calciumgluconat und -lactat), Ph. Eur., ist nur in Kombinationspräparaten verfügbar. Die technische Synthese geht von Ergosterol aus, das aus Hefen erhalten wird. Die Plasmahalbwertszeit beträgt 20–24 h, die terminale Halbwertszeit 19 Tage.

Calcifediol (Calcidiol, 25-Hydroxycalciferol, Dedrogyl® Tropfen), Ph. Eur. (Monohydrat), ist an C-25 hydroxyliert und die wesentliche Form der Vitamin-D_3-Metaboliten im Blut. Findet der hepatische Hydroxylierungsschritt von Colecalciferol nicht oder nur vermindert statt, z. B. bei Leberinsuffizienz oder der genetisch bedingten Vitamin-D-resistenten Rachitis, ist die Gabe des bereits hydroxylierten Calcifediol sinnvoll. Die Bioverfügbarkeit wird als nahezu vollständig angenommen. Die Plasmahalbwertszeit beträgt 7 h, die terminale Halbwertszeit 16 Tage.

Calcitriol (1,25-Dihydroxycalciferol, Rocaltrol®), Ph. Eur., ist die eigentliche Wirkform von Vitamin D_3. Es wird nach oraler Gabe gut resorbiert und besitzt eine Halbwertszeit von 9–10 h. Calcitriol ist insbesondere bei Dialysepatienten mit chronischer Niereninsuffizienz indiziert, bei denen Colecalciferol nur unzureichend zu Calcitriol metabolisiert wird. Als Folge des gestörten Mineralhaushalts und Skelettstoffwechsels treten Knochenveränderungen und Entkalkung auf (renale Osteopathie). Calcitriol ist in topischer Zubereitung auch als Antipsoriatikum (▸ Kap. 11.3.1) verfügbar.

Alfacalcidol (1α-Hydroxycalciferol, Tevacidol®), Ph. Eur., ist an C-1 α-ständig hydroxyliert, da sich der Deskriptor auf das Steroid Cholestan bezieht. Die OH-Gruppe liegt aber oberhalb der Ringebene. Die weitere Hydroxygruppe befindet sich wie bei Colcecalciferol in 3β-Stel-

11

lung. Alfacalcidol ist kein natürlicher Vitamin-D_3-Metabolit. Ähnlich wie Calcitriol ist Alfacalcidol indiziert, wenn die renale Synthese durch die 1α-Hydroxylase infolge fortschreitender Niereninsuffizienz mit renaler Osteopathie beeinträchtigt ist. Es handelt sich um ein Prodrug, das in der Leber zu Calcitriol hydroxyliert wird. Die Eliminationshalbwertszeit beträgt 3 h.

Dihydrotachysterol (DHT), Ph. Eur., besitzt die C-17 Seitenkette des Ergocalciferols. Die Positionen der Hydroxy- und Methylgruppe ergeben sich aus der Synthese, bei der Ergosterol durch UV-Bestrahlung zum 9,10-Secosteroid Tachysterol geöffnet und nachfolgend an der exozyklischen Doppelbindung zu DHT reduziert wird. Nach oraler Gabe ist die Bioverfügbarkeit hoch. In der Leber erfolgt Hydroxylierung zum aktiven 25-Hydroxy-DHT. Die Plasmahalbwertszeit beträgt 17 h. Durch die bereits vorhandene 1α-OH-Gruppe entfällt der renale Hydroxylierungsschritt, sodass DHT bei Vitamin-D-resistenter renaler Osteopathie eingesetzt werden kann. Der Wirkungseintritt erfolgt schneller als bei Vitamin D. In höherer Dosierung kann DHT wesentlich mehr Ca^{2+} aus den Knochen mobilisieren und wird zur Normalisierung der Ca^{2+}-Konzentrationen bei Unterfunktion der Nebenschilddrüse (Hypoparathyreoidismus) eingesetzt. DHT ist in Deutschland nicht mehr im Handel.

Paricalcitol (Zemplar®) ist ein Analogon der Wirkform des Vitamin D_2, 1,25-Dihydroxyergocalciferol, in dem die exozyklische Doppelbindung an C-10 entfernt wurde. Im Gegensatz zu diesem und Calcitriol ist Paricalcitol ein selektiver VDR-Agonist, der den Rezeptor in der Nebenschilddrüse hochregulieren soll, ohne den VDR im Darm zu aktivieren. Es senkt die Konzentration des Parathormons und ist zur Prävention und Therapie des sekundären Hyperparathyreoidismus indiziert. Nach oraler Gabe beträgt die Bioverfügbarkeit 72 %. In untergeordnetem Umfang entstehen das weniger wirksame 24*R*-Hydroxyparicalcitol sowie die 24,26- und 24,28-Dihydroxymetaboliten, darüber hinaus Glucuronide. Die Ausscheidung erfolgt hauptsächlich biliär. Die Halbwertszeit liegt bei 5–7 h. Paricalcitol ist in Form von Weichkapseln und als Injektionslösung verfügbar.

11.7.2 Bisphosphonate

Auf- und Abbau des Knochens

Der Knochen ist kein totes Gerüst oder statisches Gewebe, sondern im Gegenteil ein sehr lebendiges und dynamisches Organ mit hoher Stoffwechselaktivität. Im Knochen geht es zu wie auf einer Baustelle. Auch im Erwachsenenalter erfolgen ein stetiger Umbau und eine Anpassung an die wechselnden Bedürfnisse. Der regelmäßige Austausch des alten Knochengewebes ist für die Stabilität und Elastizität des Knochens wesentlich. Außerdem dient der Umbauprozess zur Reparatur beschädigter Knochensubstanz und im Rahmen der Ca^{2+}-Homöostase zur Ca^{2+}-Mobilisierung. Der Knochen ist nämlich das unerschöpfliche Ca^{2+}-Reservoir unseres Körpers, denn 99 % des gesamten Ca^{2+}, 85 % des PO_4^{3-} und 50 % des Mg^{2+} sind in mineralisierter Form im Knochen gespeichert. Etwa 1–1,5 kg Ca^{2+} sind als **Hydroxylapatit**, $Ca_5[OH(PO_4)_3]$, im Knochen eingebaut. Durch den relativ hohen Carbonatanteil kann sich das Mineral leichter auflösen und ist relativ rasch verfügbar. Die Knochenmaterialien sind zu 50 % anorganische Salze. Zu 25 % besteht die Knochensubstanz aus einer organischen Matrix aus 90 % Kollagen I, einem fibrillären Kollagen, sowie knochenspezifischen Zellen und schließlich zu 25 % aus H_2O. Zum Aufbau des Hydroxylapatits setzt die Knochenmatrix aus organischen Substanzen so lange PO_4^{3-}-Ionen frei, bis das Löslichkeitsprodukt von $Ca_3(PO_4)_2$ überschritten wird. Neben der Verfügbarkeit von PO_4^{3-} hängt die Mineralisierung daher von der Ca^{2+}-Konzentration im Plasma ab. Ein Mangel an Ca^{2+} führt zur Entmineralisierung des Knochens. Da sich $Ca_3(PO_4)_2$ im Sauren löst, ist auch ein alkalischer pH-Wert erforderlich.

Den dynamischen Auf- und Abbau des Knochens regulieren spezialisierte Zellen,

- knochenaufbauende Osteoblasten,
- knochenabbauende Osteoklasten,
- knochenüberwachende Osteozyten.

Osteoblasten synthetisieren organische Knochenmatrix, insbesondere Kollagen I, und lagern sie an den Knochen an. Zudem sezernieren sie $Ca_3(PO_4)_2$ in Form von Hydroxylapatit in den extrazellulären Raum. Mittels einer alkalischen Phosphatase hydrolysieren sie lösliches Pyrophosphat, das die Knochenmineralisierung stören würde. Die physiologischen Gegenspieler der Osteoblasten sind die **Osteoklasten**. Sie bewegen sich über die Oberfläche des Knochens und setzen sich an reparaturbedürftigen Stellen fest. Zum Auflösen des Knochens erzeugen sie einen lokalen pH-Wert von 4–5. Mit der Carboanhydrase II produzieren sie H^+ und HCO_3^- aus CO_2 und H_2O. Die Protonen werden mithilfe einer Protonenpumpe (ATPase) zur sogenannten Resorptionslakune transportiert, die zwischen Osteoklasten und Knochenmatrix lokalisiert ist und durch eine Randzone gegen die Umgebung abgedichtet ist. Die anorganischen Hydroxylapatitkristalle gehen unter den sauren Bedingungen aufgrund der Basizität der Anionen in Lösung. Außerdem sezernieren die Osteoklasten proteolytische Enzyme wie Cathepsin K, um Kollagen zu spalten, sodass es zur Auflösung der Knochensubstanz kommt. **Osteozyten** schließlich entwickeln sich aus den Osteoblasten und regulieren den Knochenumbau.

Neben nichtendokrinen Faktoren werden die permanenten Umbauarbeiten des Knochens durch das Zusammenspiel von **Calcitriol**, **Parathormon** und **Calcitonin** gesteuert. Parathormon fördert die Aktivierung der Osteoklasten und stimuliert die Knochenresorption. Calcitonin hemmt dagegen die Osteoklastentätigkeit, aktiviert die Bildung von Calcitriol und den Knochenaufbau. Calcitriol stimuliert die Kollagenbildung und erhöht den Ca^{2+}-Blutspiegel, wodurch die Mineralisierung des Knochens gefördert wird.

Schlüsselkomponenten im körpereigenen Regelkreis des Knochenumbaus sind das Protein **RANKL** (*receptor activator of NF-κB ligand*), das zur Familie der Tumornekrosefaktoren (TNF) gehört und durch **Osteoblasten** sezerniert wird (s. auch Parathormon, ▸Kap. 11.7.5). Sein Transmembranrezeptor RANK befindet sich auf der Oberfläche von **Osteoklasten** und deren Vorläuferzellen. Nach Aktivierung des Rezeptors induziert der RANK-Ligand die Differenzierung hämatopoetischer Stammzellen zu Osteoklasten sowie deren Aktivität und in der Folge die Knochenresorption. Ein Scavengerprotein von RANKL ist Osteoprotegerin, das wie RANKL selbst von Osteoblasten exprimiert wird. Indem dieser körpereigene Inhibitor RANKL abfängt, verhindert er dessen Interaktion mit seinem Rezeptor und damit die Osteoklastenaktivierung. Die Expression von Osteoprotegerin wird durch Estrogen reguliert. Estrogenmangel in der Menopause verstärkt somit die Osteoklastentätigkeit. Ist die Balance im System RANK-RANKL-Osteoprotegerin und damit der Auf- und Abbau des Knochens gestört, führt dies zu Defekten der Knochenarchitektur.

Osteoporose

Bei der **Osteoporose** handelt es sich um eine systemische Skeletterkrankung. Sie ist charakterisiert durch eine niedrige Knochenmasse und eine Verschlechterung der Mikroarchitektur des Knochengewebes. Die Festigkeit des Knochens sinkt, sodass es in der Folge bereits bei geringen Anlässen oder spontan zu Brüchen kommen kann. Häufig betroffen sind Wirbel – der Wirbeleinbruch tritt meist ohne erkennbare Ursache auf –, Unterarm und Oberschenkelhals. Der Oberschenkelhalsbruch ist bei weitem die schwerwiegendste Folge der Osteoporose, vor allem bei älteren Menschen.

Die Ursachen der Osteoporose sind vielfältig und führen zu einer Störung des Knochenstoffwechsels. Ein wichtiger Faktor ist die erhöhte Osteoklastenaktivität, sodass der Knochenabbau überwiegt. Die häufigste Form der Erkrankung ist die postmenopausale Osteoporose der Frau. Sie tritt infolge des verminderten Estrogenspiegels auf. Von der senilen Osteoporose sind Männer und Frauen gleichermaßen betroffen. Die Risikofaktoren sind vielfältig, u. a. Vitamin-D- und Ca^{2+}-Mangel. Gerade im Alter ist die körpereigene Vitamin-D-Synthese reduziert.

Die Behandlung der Osteoporose zielt darauf ab, die verminderte Knochenmasse wieder zu erhöhen und das Risiko für Frakturen zu vermindern. Dabei gehört die Versorgung mit Vitamin D und Ca^{2+} zum Basisprogramm. Für die Therapie lassen sich 2 Prinzipien unterscheiden,

- die Hemmung des verstärkten Knochenabbaus durch sogenannte Antiresorptiva wie
  - Bisphosphonate,
  - selektive Estrogen-Rezeptor-Modulatoren (SERM),
  - Calcitonin,
- die Stimulation des Knochenaufbaus durch
  - Parathormon.

Design und Entwicklung. Das Konzept für das Design der **Bisphosphonate** (○ Abb. 11.56) geht zurück auf den Schweizer Mediziner Herbert Fleisch. In den frühen 1960er Jahren beobachtete er, dass das industriell als Wasserenthärter verwendete anorganische Pyrophosphat (Diphosphat) sowohl die Bildung als auch die Auflösung von Calciumphosphat hemmt. Später konnte er auch zeigen, dass parenteral verabreichtes Pyrophosphat die Einlagerung von Calciumsalzen in Blutgefäße (Kalzifikation) verhindert, indem es an neu entstehende Hydroxylapatit-Kristalle bindet. Die rasche Hydrolyse im Gastrointestinaltrakt verhinderte jedoch die orale Gabe von Pyrophosphat selbst. Die Suche nach stabileren Analoga führte zu den ebenfalls lange bekannten und industriell zur Wasserenthärtung eingesetzten Bisphosphonaten.

Ein wesentlicher Schritt für ihre zukünftige Verwendung als Arzneistoffe waren Beobachtungen von Fleisch und Mitarbeiter 1969, dass Etidronat und Clodronat die Auflösung von Hydroxylapatit-Kristallen hemmen. Als erster Vertreter wurde 1977 **Etidronat** zunächst bei **Morbus Paget** eingesetzt. Bei dieser Erkrankung findet ebenfalls ein verstärkter Knochenabbau statt. Da aber auch neuer Knochen aufgebaut wird, entsteht ein dichter, aber mechanisch ineffizienter Knochen. Darüber hinaus fand es Verwendung bei tumorbedingter Hypercalcämie. **Clodronat** folgte 1986. Der Einsatz von zunächst Etidronat bei Osteoporose erfolgte in den 1990er Jahren. Schließlich führte die Substitution mit einer basischen Seitenkette zum deutlichen Anstieg der Wirksamkeit und verhalf der Substanzklasse zum Durchbruch. Als erster Vertreter aus dieser Reihe kam 1995 **Alendronat** in den Handel.

Struktur und Eigenschaften. Die Wirkstoffmoleküle verfügen alle über geminale Bisphosphonatfunktionen, d. h., die beiden Phosphonsäuregruppen befinden sich am selben C-Atom. Damit liegt ein charakteristisches **P–C–P-Strukturelement** vor. Bisphosphonate sind Analoga des Pyrophosphats (Diphosphats), das als Säureanhydrid mit **P–O–P-Strukturelement** leicht hydrolysierbar ist. In den Analoga wurde das Anhydrid-Sauerstoffatom durch ein C-Atom bioisoster ersetzt

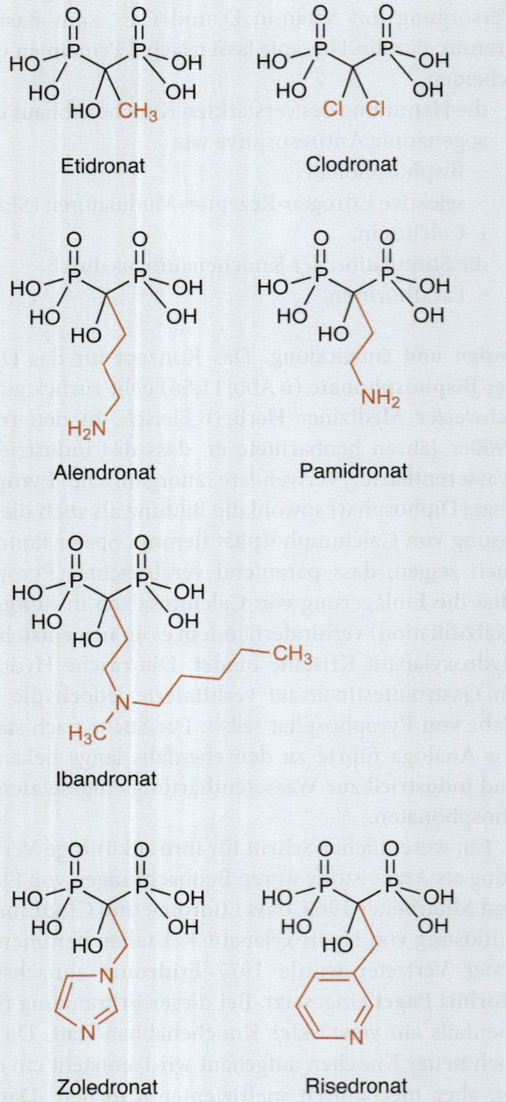

Abb. 11.56 Bisphosphonate

(Abb. 11.57). Dadurch sind sie gegenüber Säuren inert und können auch von der alkalischen Phosphatase nicht gespalten werden. Das hochfunktionalisierte α-C-Atom trägt eine Hydroxygruppe, ausgenommen Clodronat. Je nach Art des vierten Substituenten lassen sich die Bisphosphonate unterteilen in

- N-freie Bisphosphonate und
- Bisphosphonate mit basischer Seitenkette.

Die Substanzen verfügen über 4 oder 5 Dissoziationsstufen. Den jeweiligen pK_S-Werten (Tab. 11.2) zufolge liegen die Strukturen unter physiologischen Bedingungen als Trianionen vor, die basisch substituierten Moleküle zudem als Zwitterionen (Abb. 11.58). In den aliphatischen Aminoseitenketten ist das stark basische N-Atom ohnehin zum Ammoniumion protoniert, aber auch die schwächer basischen Heterozyklen liegen ionisiert vor.

Die geminalen Bisphosphonatgruppen verleihen den Molekülen ein ausgeprägtes **Chelatisierungsvermögen** gegenüber zahlreichen Metallionen. Dabei fungieren sie als vierzähnige Liganden (▸Kap. 4.4). Die räumlich günstige Anordnung der Phosphonatgruppen ermöglicht ihnen, über die O-Atome sechsgliedrige Chelatringe zu bilden. Die beiden freien Koordinationsstellen im oktaedrischen Komplex werden durch H_2O-Moleküle belegt. Komplexe mit physiologisch relevanten Erdalkali- (Mg^{2+}, Ca^{2+}), Al^{3+} und Übergangsmetall-Ionen ($Fe^{2+,3+}$, Cu^{2+}, Zn^{2+}, Mn^{2+}) sind bekannt. Die Eigenschaft zur Komplexbildung wird einerseits für die hohe Affinität zum Hydroxylapatit benötigt, die das selektive Targeting des Knochengewebes ermöglicht. Zum anderen ist sie aber auch Ursache unerwünschter Wirkungen wie Kieferknochennekrosen (▸Kap. 3.1.3) und von Problemen bei der Resorption (▸Kap. 4.4), die überwiegend parazellulär erfolgt. Insbesondere bei gleichzeitiger Nahrungsaufnahme wird zudem die Bioverfügbarkeit drastisch vermindert.

Wirkungsmechanismus. Hauptangriffsort der Bisphosphonate auf zellulärer Ebene sind die **Osteoklasten.** Zwar sind die Moleküle aufgrund ihres polaren Charakters kaum in der Lage, Zellmembranen zu penetrieren. Osteoklasten jedoch können im Rahmen der Knochenresorption durch Phagozytose die am mineralisierten Knochen haftenden Bisphosphonate aktiv aufnehmen. Daher werden auch nur in diesen Zellen biologisch relevante Konzentrationen erreicht. In Abhängigkeit von ihrer Struktur lassen sich 2 unterschiedliche molekulare Mechanismen für die Wirkung der Bisphosphonate auf Osteoklasten unterscheiden.

Die **N-freien Bisphosphonate** zeigen eine hohe Strukturverwandtschaft zum physiologischen Pyrophosphat und können in den Osteoklasten von der Aminoacyl-tRNA-Synthetase vom Typ II zu einem **nicht hydrolysierbaren ATP-Analogon** (falsches ATP) umgesetzt werden (Abb. 11.59). Anstelle der β,γ-Phosphatgruppen (P–O–P-Gruppe) in ATP tritt die Methylenbisphosphonatgruppe (P–C–P-Gruppe). Die ATP-Analoga hemmen die Osteoklastenfunktion und führen zur Apoptose.

Die Aminoacyl-tRNA-Synthetase spielt eine wichtige Rolle in der Proteinsynthese. Sie katalysiert eine reversible Reaktion, in der eine Aminosäure mit ATP zu einem Aminoacyl-Adenylat unter Freisetzung von Pyrophosphat (PP_i) kondensiert. Da die Reaktion reversibel ist, können Bisphosphonate mit PP_i-ähnlicher Struktur dieses in der Rückreaktion ersetzen. Das gebildete Ami-

Anhydrid-Sauerstoff

Pyrophosphat
- hydrolysierbar
- rascher metabolischer Abbau

C-Atom als bioisosterer Ersatz

Bisphosphonat
- säurefest
- metabolisch stabil

Abb. 11.57 Entwicklung von Bisphosphonaten aus Pyrophosphat

noacyl-Adenylat reagiert normalerweise mit einem tRNA-Molekül zu einer Aminoacyl-tRNA, die für die ribosomale Translation von mRNA in ein Protein verwendet wird (▸ Kap. 12.1.13).

Bisphosphonate mit basischer Seitenkette werden nicht zu ATP-Analoga metabolisiert, da die raumfüllende Seitenkette es nicht erlaubt, an das aktive Zentrum der Aminoacyl-tRNA-Synthetase zu binden. Die Mitglieder dieser Gruppe sind aber nicht nur deutlich potentere Inhibitoren der Osteoklastenaktivität, sie sind auch potente **Inhibitoren der Farnesylpyrophosphat-Synthase** (FPP-Synthase). Dabei hemmen sie das Enzym 1000- bis 10 000-fach stärker als die N-freien Vertreter. FPP-Synthase ist ein Schlüsselenzym im Rahmen der Biosynthese von Isoprenoiden und Cholesterol, die über den Mevalonatweg (▸ Kap. 9.6.1) entstehen. Betroffene Produkte vom Eingriff der Bisphosphonate sind **Farnesylpyrophosphat** und **Geranylgeranylpyrophosphat** (○ Abb. 11.60), die für die Prenylierung kleiner G-Proteine und GTPasen wie Ras, Rac, Rho und anderen benötigt werden. Bei der Prenylierung werden Farnesyl- (C_{15}) oder Geranylgeranylketten (C_{20}) über eine Thioesterbindung mit einem *C*-terminalen Cystein verknüpft. Die lipophile Prenylgruppe macht das Protein voll funktionstüchtig und verankert es in der Zellmembran. Da aufgrund der FPP-Synthase-Hemmung die Prenylierung unterbleibt, kommt es zum Funktionsverlust dieser wichtigen Signalproteine, die eine Vielzahl zellulärer Prozesse regulieren und für die korrekte Funktion der Osteoklasten relevant sind. Das Resultat ist eine verminderte Aktivität und erhöhte Apoptoserate der Osteoklasten.

Für den Mechanismus der FPP-Synthase-Hemmung werden die Bisphosphonate als **Transition-State-Inhibitoren** diskutiert. So kann man ihre Ammonium-Strukturen als Aza-Analoga eines Geranylpyrophosphat-Carbokations auffassen (○ Abb. 11.61), das bei der Enzym-katalysierten Bildung von Farnesylpyrophosphat als möglicher Übergangszustand auftritt. Zudem konnte gezeigt werden, dass sie mit der Pyrophosphat-Bindestelle des Enzyms interagieren. Dabei sind die Phosphonatgruppen an ein Cluster von 3 Mg^{2+}-Ionen gebunden. Dies erklärt auch, warum Modifikationen an einer oder beiden Phosphonatgruppen die Enzymhemmung vermindern. Darüber hinaus beeinflusst die Länge und Orientierung der Seitenkette am α-C-Atom die Wechselwirkung des N-Atoms mit den Threonin- und Lysinresten in einer Seitentasche des aktiven Zentrums. Daher haben geringfügige Änderungen der Struktur oder Konformation der Seitenkette einen deutlichen Einfluss auf die Hemmung der Proteinprenylierung und die antiresorptive Potenz.

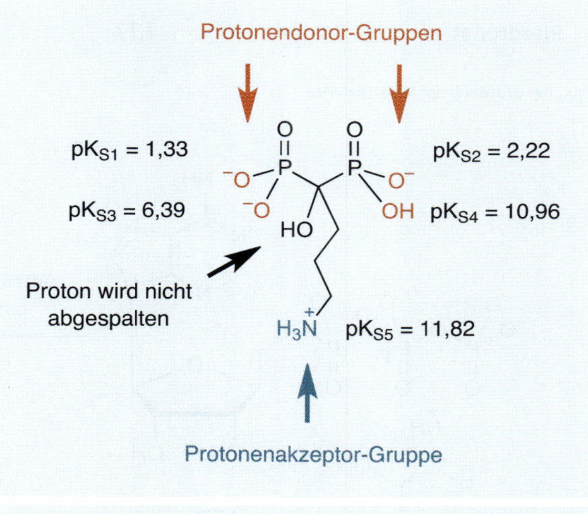

Abb. 11.58 Trianionische Zwitterion-Struktur der fünfprotonigen Säure Alendronat unter physiologischen Bedingungen

Neben der Osteoporose umfassen die Indikationsgebiete der Bisphosphonate Morbus Paget des Knochens,

Tab. 11.2 Säure-Base-Eigenschaften der Bisphosphonate

	pK_{S1}	pK_{S2}	pK_{S3}	pK_{S4}	pK_S NH^+ [1]
Etidonat	1,87	2,76	6,78	10,20	–
Clodronat	1,70	2,13	5,66	8,30	–
Alendronat	1,33	2,22	6,39	10,96	11,82
Pamidronat	1,24	1,93	6,04	10,18	12,14
Ibandronat	2,33	2,84	6,08	10,43	10,74
Zoledronat	1,38	2,89	6,63	10,99	5,92
Risedronat	1,70	2,77	6,79	10,45	6,25

[1] pK_S der protonierten N-Seitenkette

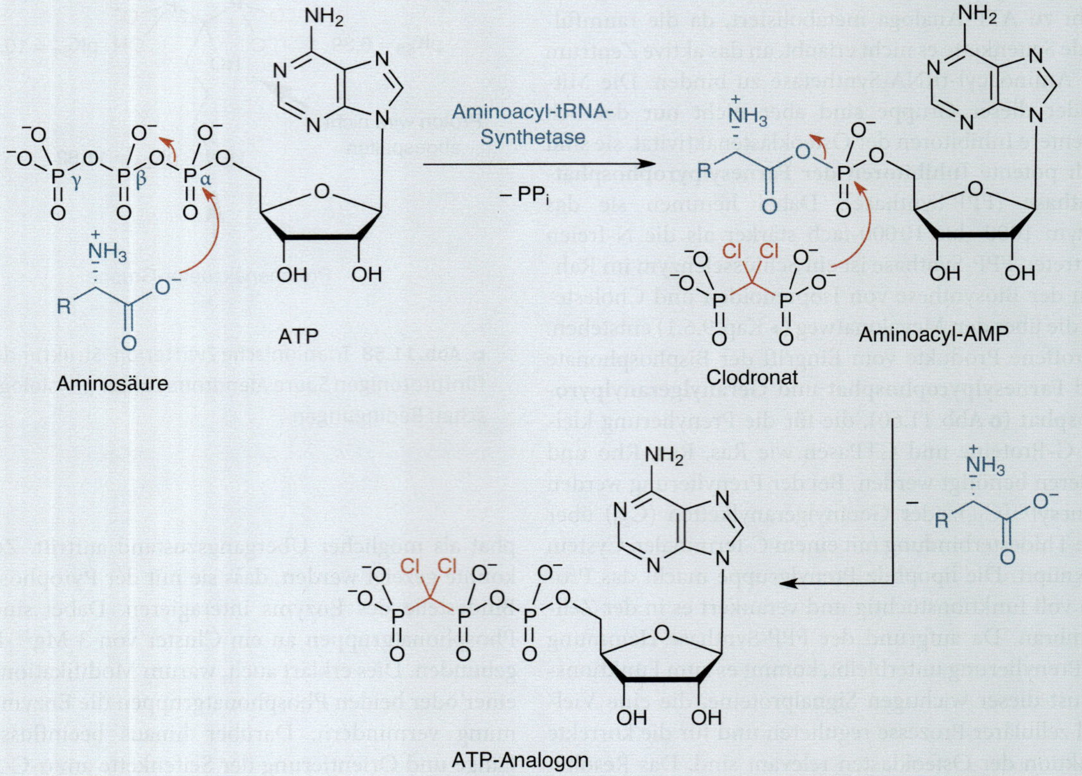

Abb. 11.59 Aktivierung von N-freien Bisphosphonaten zu einem ATP-Analogon

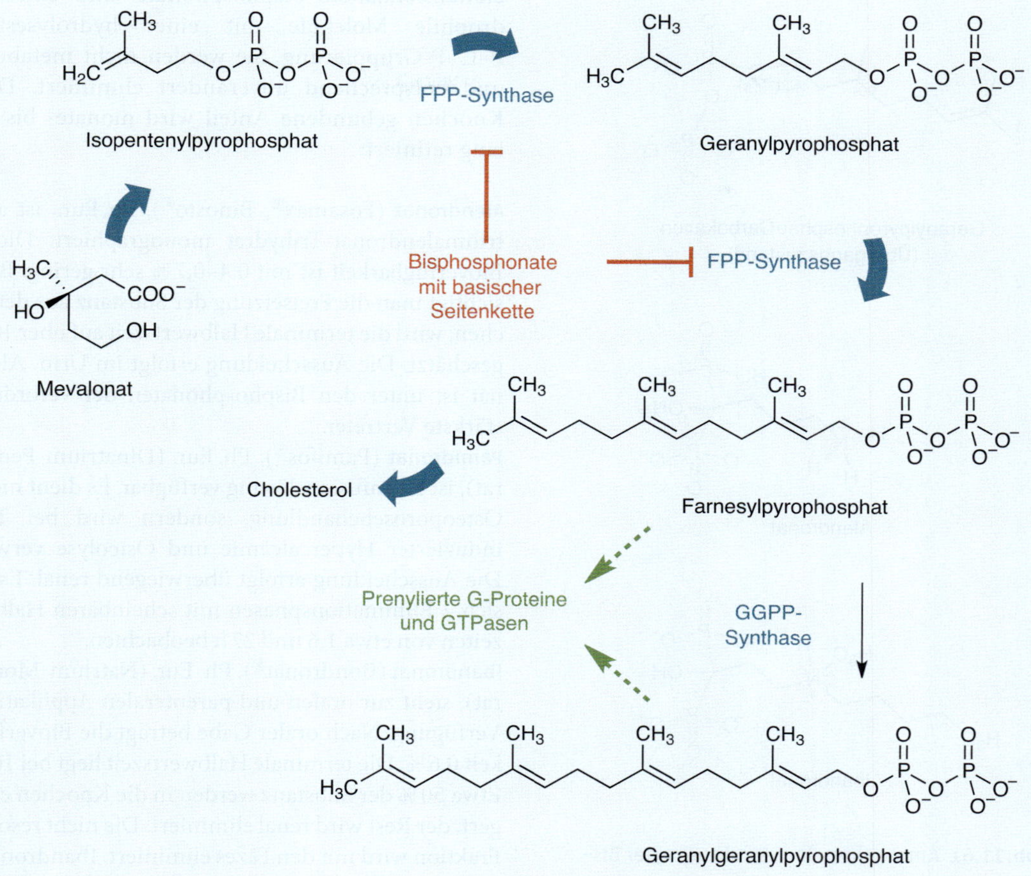

Abb. 11.60 Eingriff von Bisphosphonaten mit basischer Seitenkette in die Biosynthese der Isoprenoide Farnesylpyrophosphat (FPP) und Geranylgeranylpyrophosphat (GGPP)

Tumor-bedingte Hypercalcämien sowie osteolytische Knochenmetastasen verschiedener Tumoren.

Struktur-Wirkungs-Beziehungen. Es ergeben sich folgende Zusammenhänge zwischen der Natur der verschiedenen Substituenten am α-C-Atom und der Wirkung der Bisphosphonate (Abb. 11.62).

- Für die Wirkung essenziell ist die **geminale Bisphosphonatgruppe** (P–C–P-Gruppe), die als sogenannter Knochenhaken für die Verankerung der Moleküle im Knochen sorgt und für die hohe Affinität zum Hydroxylapatit verantwortlich ist. Veränderungen an einer oder beiden Phosphonatgruppen verringern die Affinität zum Knochenmineral und vermindern die Wirksamkeit. Ersetzt man eine Phosphonat-OH-Gruppe durch eine Methylgruppe, sodass eine Phosphinatgruppe entsteht, reduziert dies erheblich die Knochenaffinität sowie die antiresorptive Potenz. Die Bildung eines Bisphosphinats führt zum vollständigen Wirkungsverlust. Liegen die beiden Phosphonatgruppen weiter voneinander entfernt, sind die Moleküle meist inaktiv.
- Eine **Hydroxygruppe** am geminalen C-Atom (R^1) erhöht die Effizienz der Ca^{2+}-Chelatisierung und damit die Affinität zum mineralisierten Knochen.
- Der Charakter der R^2-Seitenkette determiniert die Wirkstärke und den Wirkungsmechanismus der Substanzen.
- **Basische Substituenten** (R^2) am geminalen C-Atom führen zu potenteren Vertretern als kleine nicht basische Gruppen (CH_3, Cl). Derartig substituierte Bisphosphonate hemmen die Farnesylpyrophosphat-Synthase. Für die aliphatische Seitenketten ist eine Länge von 3 C-Atomen optimal, d. h., Alendronat (C_3) ist potenter als Pamidronat (C_2). Die Alkylierung der primären aliphatischen Aminogruppe zu einem tertiären Amin verbessert die Wirksamkeit.
- Ist das basische N-Atom in einer heterozyklischen Struktur enthalten, kommt es zu einer weiteren Verstärkung der Wirksamkeit.

11

Geranylpyrophosphat-Carbokation (Übergangszustand)

Alendronat

Ibandronat

o Abb. 11.61 Ammonium-Ion-Strukturen der Bisphosphonate als aza-analoge Transition-State-Inhibitoren

Biotransformation. Bisphosphonate sind extrem hydrophile Moleküle mit einer hydrolysestabilen P–C–P-Gruppierung. Sie werden nicht metabolisiert und entsprechend unverändert eliminiert. Der im Knochen gebundene Anteil wird monate- bis jahrelang retiniert.

Alendronat (Fosamax®, Binosto®), Ph. Eur., ist als Natriumalendronat-Trihydrat monographiert. Die orale Bioverfügbarkeit ist mit 0,4–0,7 % sehr gering. Berücksichtigt man die Freisetzung der Substanz aus den Knochen, wird die terminale Halbwertszeit auf über 10 Jahre geschätzt. Die Ausscheidung erfolgt im Urin. Alendronat ist unter den Bisphosphonaten der verordnungsstärkste Vertreter.

Pamidronat (Pamifos®), Ph. Eur. (Dinatrium-Pentahydrat), ist als Infusionslösung verfügbar. Es dient nicht zur Osteoporosebehandlung, sondern wird bei Tumor-induzierter Hypercalcämie und Osteolyse verwendet. Die Ausscheidung erfolgt überwiegend renal. Es lassen sich 2 Eliminationsphasen mit scheinbaren Halbwertszeiten von etwa 1,6 und 27 h beobachten.

Ibandronat (Bondronat®), Ph. Eur. (Natrium-Monohydrat), steht zur oralen und parenteralen Applikation zur Verfügung. Nach oraler Gabe beträgt die Bioverfügbarkeit 0,6 %. Die terminale Halbwertszeit liegt bei 10–60 h. Etwa 50 % der Substanz werden in die Knochen eingelagert, der Rest wird renal eliminiert. Die nicht resorbierte Fraktion wird mit den Fäzes eliminiert. Ibandronat wird auch bei Tumor-induzierter Hypercalcämie mit oder ohne Metastasen eingesetzt.

Risedronat (Actonel®), Ph. Eur. (Natrium-2,5-Hydrat), weist eine orale Bioverfügbarkeit von 0,5–0,75 % auf.

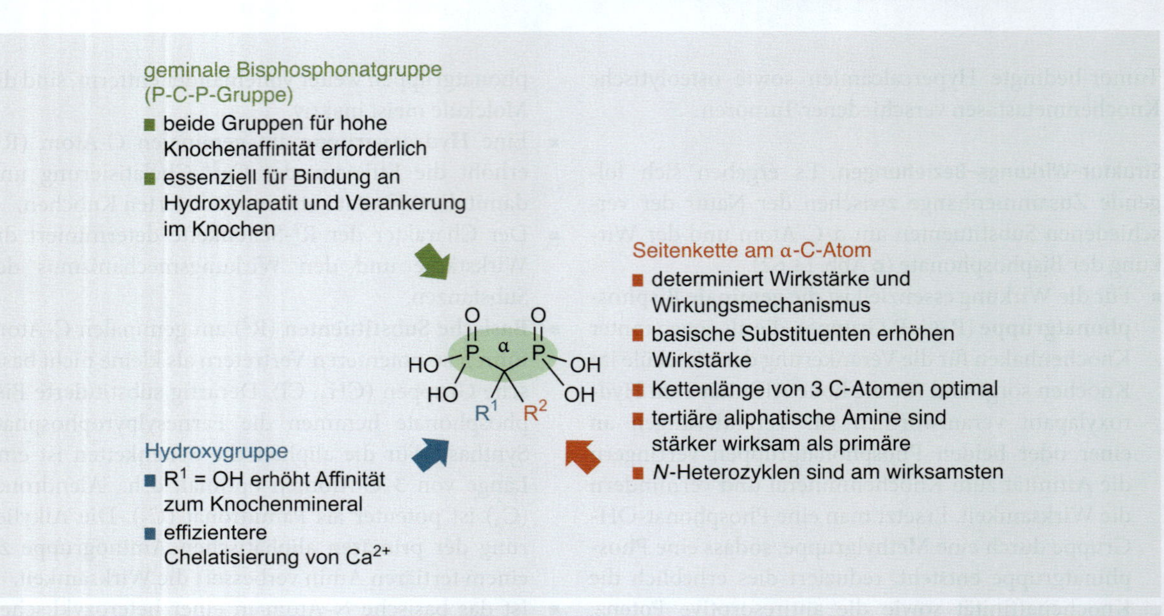

o Abb. 11.62 Struktur-Wirkungs-Beziehungen der Bisphosphonate

Die Ausscheidung erfolgt überwiegend renal, die Eliminationshalbwertszeit beträgt etwa 1,5 h, die aus dem Knochen jedoch Monate bis Jahre. Risedronat ist auch bei Morbus Paget indiziert.

Zoledronat (Aclasta®), Ph. Eur. (Zoledronsäure-Monohydrat), wird parenteral appliziert. Die Elimination erfolgt in 3 Phasen mit Halbwertszeiten von 0,24 und 1,87 h, gefolgt von einer terminalen Halbwertszeit von 146 h. Die Ausscheidung verläuft über die Nieren. Zoledronat ist auch bei Tumor-induzierter Hypercalcämie indiziert.

Etidronat (Etidronat Jenapharm®), Ph. Eur. (Dinatrium), ist in Deutschland zurzeit nicht mehr im Handel. Die orale Bioverfügbarkeit liegt bei 3–4 %. Die Halbwertszeit im Knochen beträgt mehr als 90 Tage, die Eliminationshalbwertszeit beträgt 6 h. Die Ausscheidung erfolgt renal. Etidronat kann auch bei Morbus Paget eingesetzt werden.

Clodronat (Ostac®), Ph. Eur. (Dinatrium-Tetrahydrat), wird nicht bei Osteoporose eingesetzt, sondern dient zur Behandlung der Tumor-induzierten Hypercalcämie und Osteolyse. Nach oraler Gabe liegt die Bioverfügbarkeit bei 1–5 %. Die Ausscheidung erfolgt über die Niere. Es werden mehrere Halbwertszeiten im Bereich von 1–16 h beobachtet.

11.7.3 Selektive Estrogen-Rezeptor-Modulatoren (SERM)

Selektive Estrogen-Rezeptor-Modulatoren (SERM) werden in ▸Kap. 13.8.1 besprochen. Derartige Wirkstoffe binden wie Estradiol an Estrogenrezeptoren, können aber spezifisch an verschiedenen Organen oder Geweben als Agonist oder Antagonist wirken.

Design und Entwicklung. **Raloxifen** entwickelte man bei Eli Lilly als Antiestrogen ausgehend von **Tamoxifen**. Um den Molekülen zusätzliche Rigidität zu verleihen, baute man die Stilbestrol-Struktur in ein Benzothiophen-Gerüst (○ Abb. 11.63) ein. Die basische Seitenkette wurde beibehalten, wobei das tertiäre aliphatische Amin von Tamoxifen im Piperidinring enthalten ist. Schließlich wurde man in den späten 1980er Jahren auf die estrogenen Effekte der Substanz im Knochen aufmerksam. Untersuchungen an postmenopausalen Osteoporose-Patientinnen zeigten, dass Raloxifen die Knochendichte der Wirbelsäule erhöhen kann. Die Substanz wurde entsprechend 1998 in die Therapie eingeführt.

Struktur und Eigenschaften. Aus den genannten Strukturmerkmalen ergeben sich Säure-Base-Eigenschaften mit $pK_{S1} = 8{,}4$ (Piperidin), $pK_{S2} = 9{,}1$ (Phenolsubstituent) und $pK_{S3} = 10{,}0$ (6-OH). Ansonsten liegt ein insgesamt sehr hydrophobes Gerüst vor.

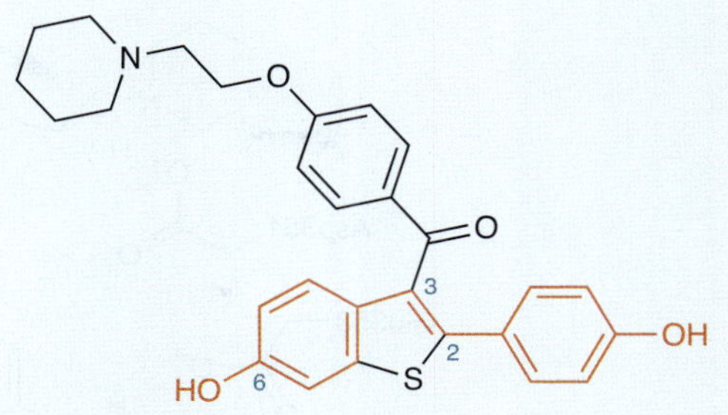

○ **Abb. 11.63** Benzothiophenderivat Raloxifen mit Stilbestrol-Grundkörper (rot)

Wirkungsmechanismus. Raloxifen wirkt als Antagonist an Brust- und Uterus-Estrogenrezeptoren (ERα), hingegen als Agonist an Estrogenrezeptoren (ERβ) im Knochengewebe. An ERα kann Raloxifen mithilfe der beiden phenolischen Gruppen gleichermaßen wie Estradiol H-Brücken zu einem Duo aus Glu353 und Arg394 sowie einem Imidazolring des His524 bilden (○ Abb. 11.64). Da Raloxifen in der Seitenkette eine endständige basische Gruppe trägt, kann diese in der protonierten Form als Piperidiniumion zusätzlich eine Salzbrücke zu Asp351 an ERα bilden. Dies verhindert wie bei Tamoxifen die korrekte Positionierung der Helix 12 über der Eintrittsöffnung zur Bindetasche (▸Kap. 13.8.1) und damit deren Verschluss. Im Brust- und im Uterusgewebe wird die Assoziation mit Koaktivatoren unterbunden. Hingegen werden Korepressoren rekrutiert, sodass ein antagonistischer Effekt auftritt.

Insgesamt ergibt sich für Raloxifen eine antiresorptive Wirkung. Auf zellulärer Ebene kommt es zur Hemmung der Osteoklastenaktivität.

Biotransformation. ▸Kap. 3.2.1

Raloxifen (Evista®), Ph. Eur. (Hydrochlorid), wird nach oraler Gabe rasch resorbiert. Wegen des ausgeprägten First-Pass-Effekts liegt die Bioverfügbarkeit lediglich bei 2 %. Der Großteil wird in Form von Glucuroniden hauptsächlich biliär ausgeschieden. Nach Hydrolyse der Glucuronide in tieferen Darmabschnitten kommt es zu einem enterohepatischen Kreislauf, sodass die Plasmahalbwertszeit 28 h beträgt.

11.7.4 Calcitonin

Calcitonin (Thyreocalcitonin) ist ein **Peptidhormon**, das in den C-Zellen (C für Calcitonin) der Schilddrüse gebildet wird. Es spielt als spezifischer Gegenspieler des **Parathormons** eine zentrale Rolle im Calcium- und Phosphatstoffwechsel. Calcitonin senkt vorübergehend

Abb. 11.64 Bindung von Raloxifen am humanen Estrogenrezeptor (ERα)

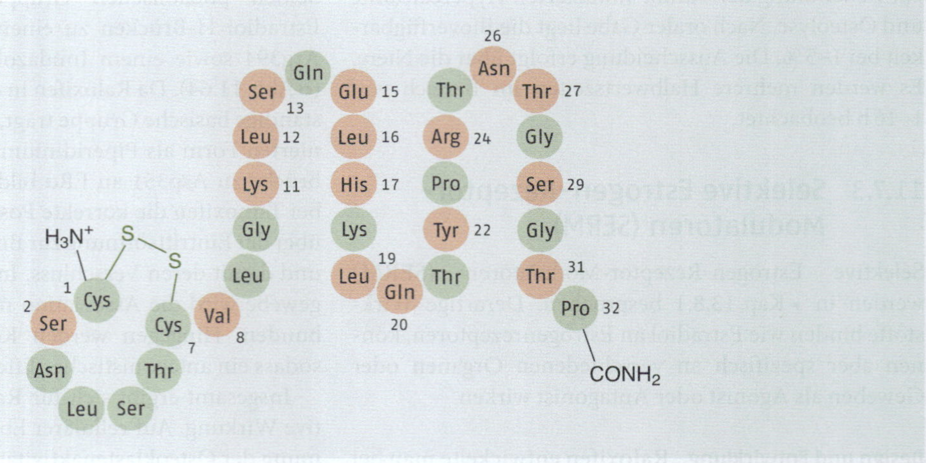

Abb. 11.65 Calcitonin (Lachs). Rot markierte Aminosäuren unterscheiden sich von denen des humanen Calcitonins.

die Ca^{2+}-Konzentration, indem es die Ca^{2+}-Freisetzung aus den Knochen und die Ca^{2+}-Rückresorption in den Nieren vermindert. Die Aktivität der Osteoklasten wird vermindert und der Knochenabbau gehemmt. Bei erhöhtem Plasmaspiegel an freien Ca^{2+}-Ionen wird die Sekretion von Calcitonin aus der Schilddrüse gefördert, bei niedrigem Plasmaspiegel gehemmt. Eingesetzt wird Calcitonin nach osteoporotisch bedingten Knochenbrüchen und bei Morbus Paget.

Struktur-Wirkungs-Beziehungen. Das *C*-terminale Prolin muss als Amid vorliegen. Gegenüber den freien Carbonsäurederivaten sind die entsprechenden Amide etwa 1600-fach stärker wirksam. Die Disulfidbrücke zwischen den Cysteinresten kann durch eine Ethylen- oder Ethinylgruppe ersetzt werden, wodurch sich die Stabilität erhöht. Im Vergleich zum Human-Calcitonin ist Lachs-Calcitonin am Calcitonin-Rezeptor, einem G-Protein-gekoppelten Rezeptor, 20–50-fach stärker wirksam. Die Wirksamkeit des Human-Calcitonins erhöht sich allein durch Einführen der Aminosäuren Tyr22 und Thr31 um das Fünffache.

Calcitonin (Lachs, Calcitonin-Rotexmedica®), Ph. Eur., ist ein Polypeptid aus 32 Aminosäuren mit einer Molekülmasse von rund 3,4 kDa. Es wird synthetisch gewonnen. Charakteristisch sind eine *N*-terminale intrachenare (innerhalb der Peptidkette lokalisierte) Disulfid-

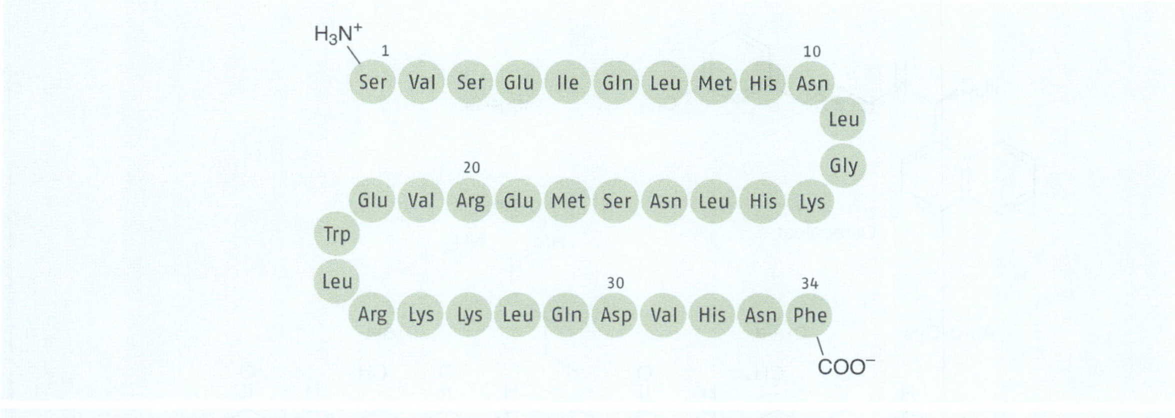

Abb. 11.66 Parathormon-Fragment Teriparatid

brücke zwischen Cys1 und Cys7 sowie ein *C*-terminales Prolinamid (Abb. 11.65). Calcitonin vom Lachs unterscheidet sich vom humanen Calcitonin in insgesamt 16 Aminosäuren, wodurch es stabiler gegenüber enzymatischem Abbau und länger wirksam ist. Es enthält zudem Val8 anstelle von Met8, dessen S-Atom oxidationsempfindlich ist. Das Hormon wird subkutan injiziert und besitzt eine Plasmahalbwertszeit von etwa einer Stunde.

11.7.5 Parathormon

Parathormon (**Parathyroidhormon**, **Parathyrin**, PTH) ist ein **Peptidhormon** mit einer linearen Polypeptidkette aus 84 Aminosäuren. Es wird in der **Nebenschilddrüse** (*Glandula parathyreoidea*) gebildet und hat primär die Aufgabe, für ausreichende Ca^{2+}-Spiegel im Blutplasma zu sorgen. Parathyrin ist der Gegenspieler von Calcitonin. Durch Stimulation der Parathyroidhormon-Rezeptoren (G-Protein-gekoppelte Rezeptoren) auf der Zelloberfläche des Knochen-, Nieren- und Nervengewebes aktiviert es die Osteoklastentätigkeit auf indirektem Weg, da diese selbst keine PTH-Rezeptoren aufweisen. Es kommt zunächst zu einer verstärkten Freisetzung von RANK-Liganden durch Osteoblasten. Die RANK-Liganden binden wiederum an den RANK-Rezeptor von Osteoklasten-Vorläuferzellen. Sie bewirken deren Differenzierung zu knochenabbauenden Osteoklasten, die altes oder geschädigtes Knochenmaterial abbauen. Dies fördert die Ca^{2+}-Rückresorption in den Nieren und hemmt die HPO_4^{2-}-Rückresorption. Die extrazelluläre Ca^{2+}-Konzentration wird erhöht und die Konzentration von HPO_4^{2-} erniedrigt. Zudem stimuliert PTH die Synthese von Calcitriol, der biologisch aktiven Form von Vitamin D_3. Sinkt der Ca^{2+}-Spiegel, wird PTH freigesetzt, steigt er an, wird seine Sekretion gehemmt. Eingesetzt wird die Substanz bei schwerer Osteoporose.

Parathyroidhormon (rhPRH 1–84, Natpar®), das rekombinant hergestellt wird, dient zur Zusatztherapie bei Erwachsenen mit chronischem Hypoparathyreoidismus. Nach subkutaner Injektion liegt die Bioverfügbarkeit bei 53 %. In der Leber wird es durch Cathepsine gespalten.

Teriparatid (rhPTH 1–34, Forsteo®) Ph. Eur., ist eine rekombinante und auf die ersten 34 *N*-terminalen Aminosäuren verkürzte Form von PTH (Abb. 11.66). Die *N*-terminale Region ist somit der Pharmakophor. Das PTH-Analogon besitzt eine knochenanabole Wirkung. Es stimuliert die Proliferation und Differenzierung der Osteoblasten und wird als Injektionslösung zur Therapie der Osteoporose bei Frauen in der Postmenopause eingesetzt. Die Plasmahalbwertszeit beträgt etwa eine Stunde.

11.7.6 Calcimimetika

Calcimimetika (Abb. 11.67) dienen zur Behandlung des sekundären **Hyperparathyreoidismus**, der durch eine Überfunktion der Nebenschilddrüsen und durch eine vermehrte Sekretion von Parathormon gekennzeichnet ist. Man kennt verschiedene Formen. Sekundärer Hyperparathyreoidismus wird durch Hypocalcämie oder Vitamin-D-Mangel ausgelöst. Häufig ist eine chronische Niereninsuffizienz die Ursache. Dadurch ist auch die Ausscheidung von Phosphat und Hydroxylierung von Calcifediol zu Calcitriol gestört, sodass durch die Entkalkung des Knochens eine Osteomalazie entsteht. Man spricht dann von renaler Osteopathie. Bemerkbar macht sich die Erkrankung durch einen gestörten Knochenstoffwechsel, u. a. können Spontanfrakturen und Knochenschmerzen auftreten. Die Behandlung der auslösenden Ursache steht therapeutisch im Vordergrund, z. B. Substitution mit Vitamin D_3 und Derivaten, Zufuhr von Ca^{2+} oder Gabe von Phosphatbindern. Ebenso kommen Calcimimetika zum Einsatz.

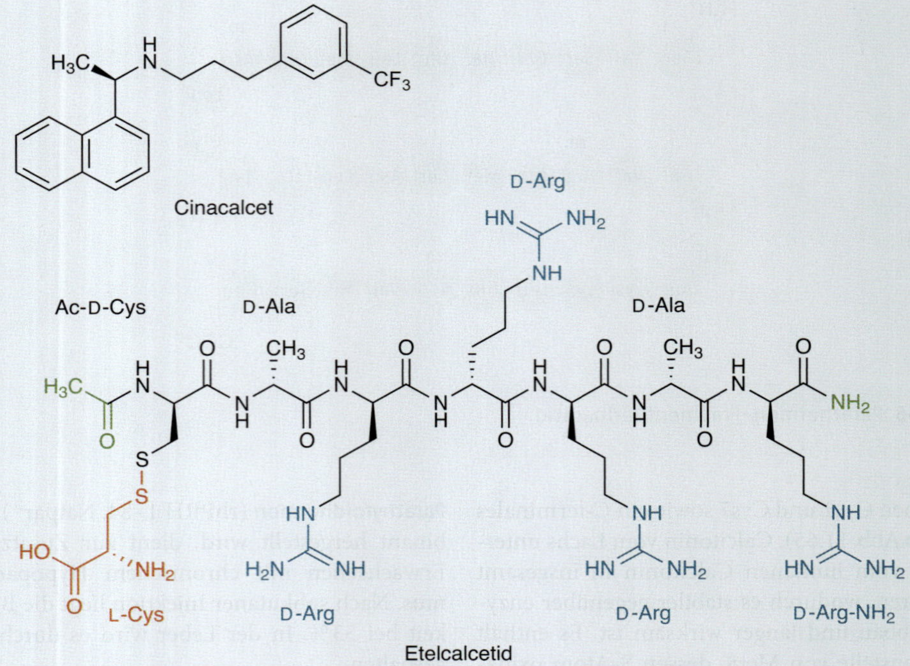

Cinacalcet

Etelcalcetid

○ Abb. 11.67 Calcimimetika zur Behandlung des sekundären Hyperparathyreoidismus

Design und Entwicklung. Der Begriff calcimimetisch wurde Anfang der 1990er Jahre geprägt für Arzneistoffe, die am Ca^{2+}-Rezeptor die Wirkung von Ca^{2+} imitieren. Von der Existenz eines derartigen Rezeptors ging man bereits lange vor dessen Klonierung aus. Die Wirkstoffentwicklung basierte auf Ca^{2+}-Kanalblockern mit Phenylalkyl- und Naphthylalkylamin-Strukturelementen. Geeignete Strukturmodifikationen führten zu **Cinacalcet**, das 1999 in die klinische Prüfung eintrat und 2004 als neues Wirkprinzip Einzug in die Therapie des sekundären Hyperparathyreoidismus fand.

Die Entwicklung von Vertretern der 2. Generation basierte auf der Beobachtung, dass die intravenöse Gabe eines cysteinhaltigen polykationischen Peptids zu einer deutlichen Reduktion des Parathormonspiegels führte. Daraufhin folgten verschiedene Strukturoptimierungen, insbesondere der Austausch der natürlichen L-Aminosäuren, der zu einem gegenüber Peptidasen stabilen all-D-Peptid führte. **Etelcalcetid** ist seit 2017 im Handel.

Physiologische Rolle des Ca^{2+}-sensitiven Rezeptors. Der Ca^{2+}-sensitive Rezeptor (CaSR) besitzt eine Schlüsselrolle für die Regulation der Parathormon-Freisetzung. Es handelt sich um einen G-Protein-gekoppelten Rezeptor, der insbesondere auf den Hauptzellen der Nebenschilddrüse exprimiert wird, daneben aber auch in anderen Organen. Er verfügt über eine große extrazelluläre Domäne, die für die Bindung der Liganden verantwortlich ist. Der CaSR kann anorganische und organische Liganden binden. Bindet Ca^{2+}, löst dies eine Konformationsänderung des Rezeptors aus, die auf der intrazellulären Seite weitere Stoffwechselwege aktiviert. Es kommt zur Freisetzung von Ca^{2+} aus intrazellulären Speichern, wodurch die Sekretion des Parathormons gehemmt wird. Umgekehrt stimuliert ein niedriger Ca^{2+}-Spiegel die Parathormon-Freisetzung.

Struktur und Eigenschaften. Cinacalcet besitzt als sekundäres aliphatisches Amin ($pK_S = 8{,}7$) basische Eigenschaften. Am Asymmetriezentrum liegt *R*-Konfiguration vor.

Etelcalcetid ist ein Octapeptid aus 7 D-Aminosäuren, die in einer linearen Kette angeordnet sind. Über eine Disulfidbrücke ist das *N*-terminale D-Cystein mit einem L-Cystein verknüpft. Insgesamt liegen 4 stark basische D-Arginin-Seitenketten ($pK_S = 12{,}5$) vor, sodass unter physiologischen Verhältnissen ein Tetrakation entsteht.

Wirkungsmechanismus. Calcimimetika wirken als positive allosterische Modulatoren des CaSR. Sie erhöhen an den Hauptzellen der Nebenschilddrüsen die Empfindlichkeit des CaSR für die Aktivierung durch Ca^{2+} und verstärken dadurch bei gleichbleibendem Ca^{2+}-Serumspiegel die Hemmwirkung auf die Parathormon-Freisetzung. Calcimimetika ermöglichen es somit, den Parathormonspiegel zu senken, ohne den Ca^{2+}-Serumspiegel zu erhöhen.

Cinacalcet bindet an der transmembranären Domäne des CaSR. Hingegen greift Etelcalcetid an der extrazellulären Domäne an und stellt über einen reversiblen Disulfidaustausch seiner L-Cysteingruppe gegen Cys482 der extrazellulären Domäne von CaSR eine kovalente Bindung mit dem Rezeptor her. Aber auch nichtkovalente elektrostatische Interaktionen der polykationischen Gruppen mit einer sauren Furche des Rezeptors tragen zur Aktivität bei.

Biotransformation. Cinacalcet wird vor allem von CYP3A4, CYP2D6 und CYP1A2 metabolisiert. Es kommt zur oxidativen *N*-Desalkylierung zur Phenylpropionsäure, die über β-Oxidation weiter abgebaut und mit Glycin konjugiert wird. Daneben entstehen die entsprechenden Naphthalen-Metaboliten. Zudem erfolgt Hydroxylierung des Naphthalenrings und Konjugation mit Glucuronsäure.

Etelcalcetid wird nicht enzymatisch metabolisiert, sondern durch Disulfidaustausch mit thiolhaltigen Substanzen. Auch im Blut bindet es über eine Disulfidbrücke kovalent an Albumin. Das D-Aminosäure-Rückgrat bleibt in allen Disulfidkonjugaten intakt.

Cinacalcet (Mimpara®) wird nach oraler Gabe gut resorbiert. Die Bioverfügbarkeit liegt bei 75 %. Die Metaboliten werden überwiegend renal eliminiert. Die terminale Halbwertszeit beträgt 30–40 h.
Etelcalcetid (Parsabiv®) ist als Injektionslösung im Handel. Die intravenöse Applikation erfolgt 3-mal pro Woche als Bolusinjektion für Dialysepatienten. Die Ausscheidung erfolgt überwiegend im Dialysat.

11.7.7 Phosphatbinder

Phosphatbinder haben die Aufgabe, das mit der Nahrung zugeführte Phosphat im Gastrointestinaltrakt zu binden und damit die Resorption zu verhindern. In der Regel werden sie bei Dialysepatienten eingesetzt. Verwendung finden anorganische Salze von Ca^{2+}, Al^{3+} oder La^{3+}, die schwerlösliche Phosphate bilden und als solche nicht resorbiert werden. Al^{3+}-haltige Präparate sollen wegen der Akkumulationsgefahr nur zeitlich begrenzt gegeben werden. Als Metallionen-freier Phosphatbinder dient **Sevelamer** (Abb. 11.68).

Struktur und Eigenschaften. Sevelamer ist ein quervernetztes Polyallylamin. Es enthält zahlreiche primäre

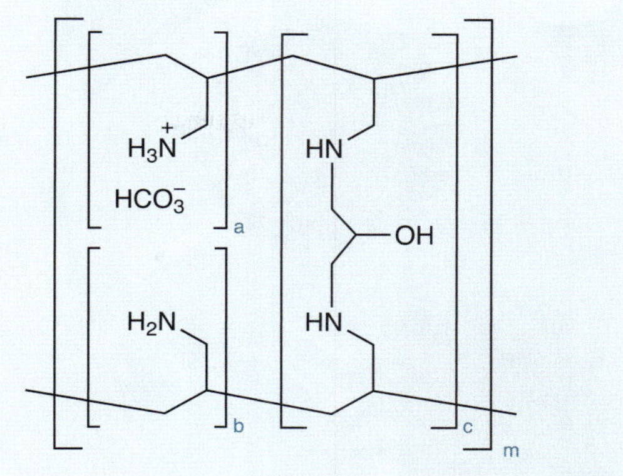

Abb. 11.68 Phosphatbindendes Polyallylamin-Polymer Sevelamer. **a, b:** Anzahl primärer Aminogruppen a + b = 9, **c:** Anzahl quervernetzter Gruppen c = 1, **m:** große Zahl, die ein ausgedehntes Polymernetzwerk anzeigt

Aminogruppen sowie in den mit Epichlorhydrin quervernetzten Bereichen sekundäre Aminogruppen, die alle durch ein C-Atom vom Polymergerüst getrennt sind. Eingesetzt wird es als Hydrochlorid oder als Hydrogencarbonat.

Wirkungsmechanismus. Die basischen Aminogruppen von Sevelamer werden im Darm teilweise protoniert und können die negativ geladenen Phosphat-Ionen durch ionische Interaktion binden. Damit verhindern sie deren Resorption aus dem Darm. Über die Bindung von Phosphat senkt Sevelamer den Serumphosphatspiegel. Im Gegensatz zu Ca^{2+}-basierten Phosphatbindern kann es die Hyperphosphatämie bei Hämodialysepatienten korrigieren, ohne dass erhöhte Ca^{2+}-Ablagerungen in den Gefäßwänden auftreten.

11

Sevelamerhydrochlorid (Renagel®) oder **Sevelamercarbonat** (Renvela®) werden oral appliziert. Eine Resorption aus dem Gastrointestinaltrakt findet aufgrund der makromolekularen Struktur nicht statt. Die Ausscheidung erfolgt mit dem gebundenen Phosphat über die Fäzes. Sevelamer soll bei Patienten mit sekundärem Hyperparathyreoidismus im Rahmen einer Mehrfachtherapie eingesetzt werden, die Ca^{2+}-Zusätze, Vitamin D_3 oder Derivate wie Paricalcitol zur Kontrolle renal bedingter Knochenerkrankungen enthalten könnte. Es dient ferner zur Behandlung der Hyperphosphatämie bei Dialysepatienten.

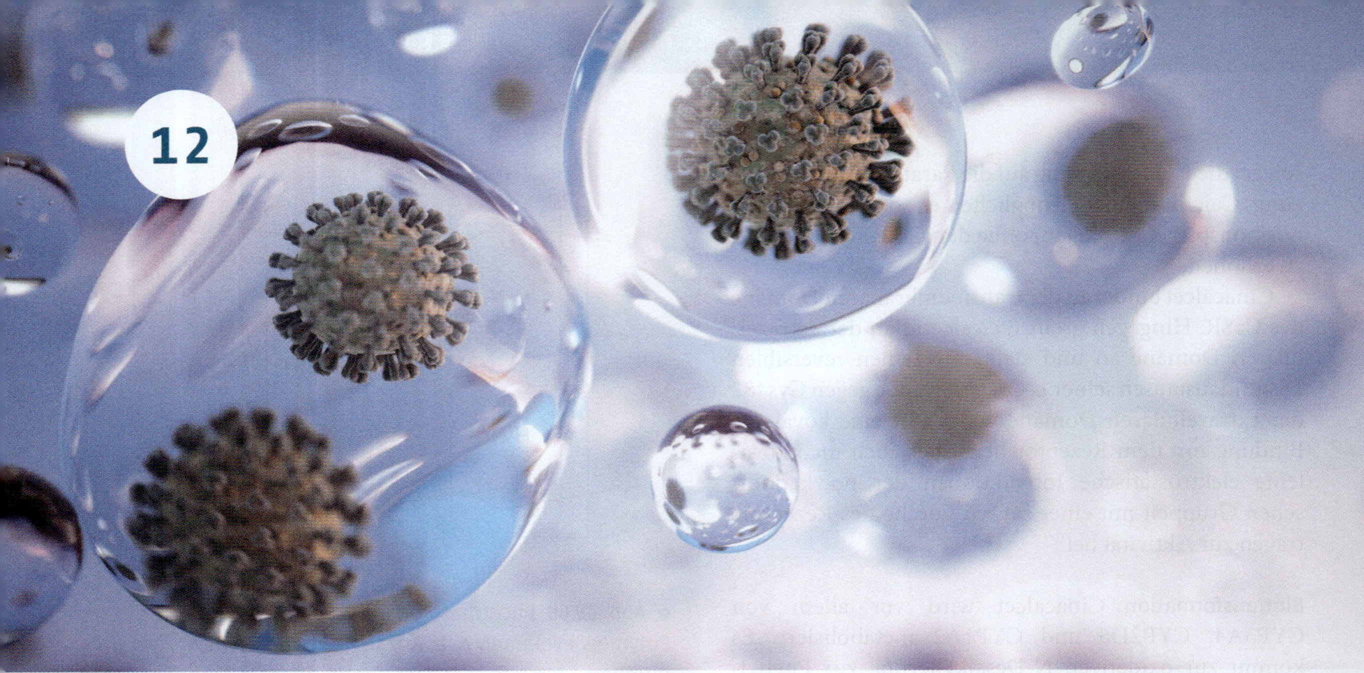

12 Therapie von Infektionskrankheiten

Arzneistoffe zur Therapie von Infektionskrankheiten (Antiinfektiva) nutzen das Paradigma der Chemotherapie. Gemäß dem von Paul Ehrlich (Nobelpreis für Medizin, 1908) geprägten **Prinzip der selektiven Toxizität** erfolgt der Angriff nicht am Organismus des Patienten, sondern an einem erregertypischen Target, das sich genügend von dem des Wirtsorganismus unterscheidet. Da auch Wechselwirkungen zwischen Antiinfektiva und den körpereigenen Zellen einzubeziehen sind, treten dennoch unerwünschte Wirkungen auf. Die traditionelle Einteilung der Antiinfektiva in Antibiotika mit biologischer Herkunft und synthetisch gewonnene Chemotherapeutika ist heute überholt, da zahlreiche Antibiotika inzwischen chemisch synthetisiert oder durch Partialsynthese modifiziert werden. Antibiotika finden sich in verschiedenen Wirkstoffklassen wie antibakteriellen Arzneistoffen, Antimykotika oder Zytostatika.

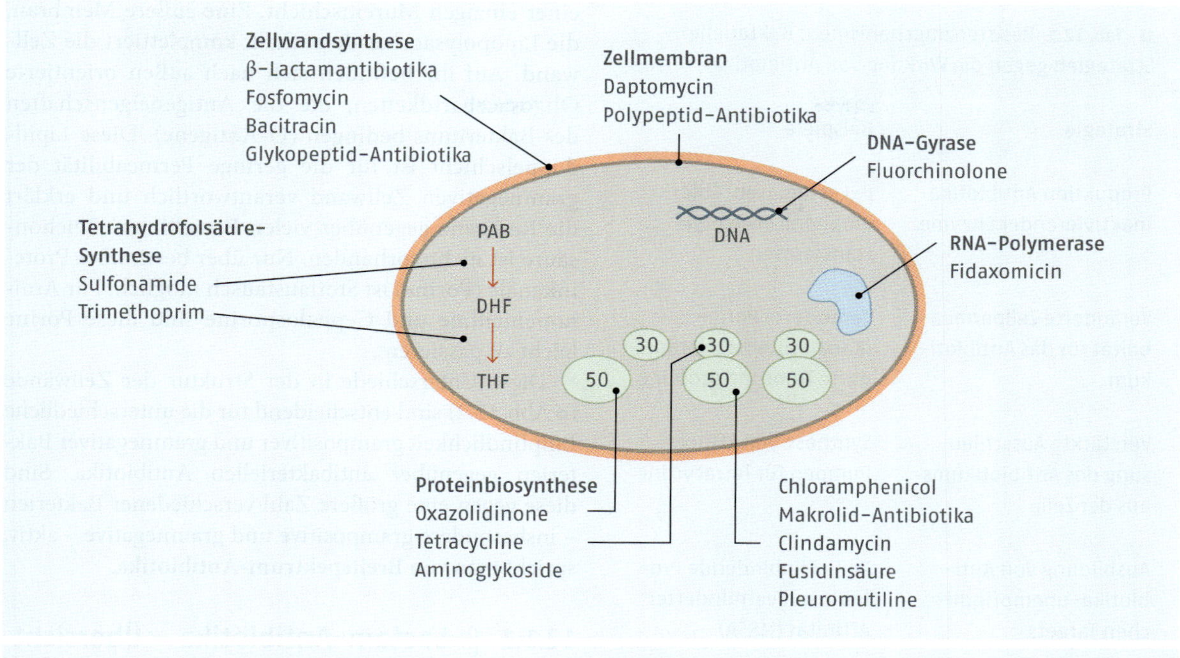

o Abb. 12.1 Angriffsorte antibakterieller Antibiotika an der Bakterienzelle. PAB: *para*-Aminobenzoesäure, DHF: Dihydrofolsäure, THF: Tetrahydrofolsäure

12.1 Antibakterielle Antibiotika

Klassifizierung. Antibakterielle Antibiotika greifen in lebenswichtige Stoffwechselprozesse der Bakterien ein. Aus medizinisch-chemischer Sicht ist eine Klassifizierung nach chemischen Strukturklassen sinnvoll. Übergeordnet unterscheidet man zudem folgende **Angriffsorte und biochemische Wirkungsmechanismen** (o Abb. 12.1).

- **Zellwandsynthese:** β-Lactam-Antibiotika, Fosfomycin, Glykopeptid-Antibiotika,
- **bakterielle Nukleinsäure-Synthese und -Funktion:** Sulfonamide, Fluorchinolone, Nitrofurane,
- **bakterielle Proteinsynthese:** Tetracycline, Aminoglykoside, Chloramphenicol, Makrolid-Antibiotika, Oxazolidinone, Fusidinsäure,
- **Zytoplasmamembran-Funktion:** Lipopeptid-Antibiotika, Polypeptid-Antibiotika.

  Für die Aktivität antibakterieller Antibiotika lassen sich 2 Wirkungstypen unterscheiden.
- Als **bakteriostatisch** bezeichnet man Antibiotika, die das Wachstum von Bakterien reversibel hemmen, ruhende Bakterien aber nicht abtöten. In der Regel sind dies antibakterielle Antibiotika, welche in die Proteinsynthese eingreifen.
- Als **bakterizid** bezeichnet man Antibiotika, die Bakterien irreversibel schädigen und abtöten. Verständlicherweise wirken Inhibitoren der Zellwandsynthese bakterizid.

Es besteht eine **Resistenz** der Bakterien gegen Antibiotika, wenn die Bakterienvermehrung unbeeinflusst bleibt. Für die Resistenzentwicklung können verschiedene Mechanismen verantwortlich sein (□ Tab. 12.1).

Aufbau der Bakterienzellen. Bakterienzellen sind einfacher strukturiert als Zellen höherer Lebewesen. Da sie keinen echten Zellkern besitzen, gehören sie zu den Prokaryoten.

- Sie bestehen aus dem **Kernäquivalent** (Nukleoid) mit der genetischen Information auf einem einzigen, ringförmigen Chromosom. Dazu enthalten sie häufig Plasmide (extrachromosomale DNA im Bakterienplasma).
- Im **Zytoplasma** findet der Stoffwechsel statt. Es fehlen kompartimentierte Organellen.
- Die **Ribosomen** sind mit 70S (Svedberg-Einheiten, 30S + 50S, ▸ Kap. 12.1.13) kleiner als die 80S-Ribosomen menschlicher Zellen. Hier findet die Proteinsynthese statt.
- Die Zytoplasmamembran gewährleistet als selektive Permeabilitätsbarriere die Stabilität des internen Milieus. Hier erfolgt die Energieproduktion durch die Enzyme der Atmungskette, da Bakterienzellen keine Mitochondrien besitzen.

12

Tab. 12.1 Resistenzmechanismen: Bakterielle Strategien gegen die Wirkung von Antibiotika

Strategie	Beispiele
Produktion Antibiotika-inaktivierender Enzyme	β-Lactamasen, Chloramphenicol-Acetyltransferasen
Veränderte Zellpermeabilität für das Antibiotikum	Veränderte Porine (Kanalproteine), veränderte Transportproteine
Verstärkte Ausschleusung des Antibiotikums aus der Zelle	Synthese von Efflux-Pumpen für Tetracycline
Ausbildung von Antibiotika-unempfindlichen Targets	Penicillinbindende Proteine mit verminderter Affinität (MRSA)

- Bakterien schützen ihre Zelle gegenüber osmotischer Lysis durch eine relativ starre Zellwand, die zudem die Form der Bakterien bestimmt. Wie in einem Autoreifen besteht in den Bakterienzellen ein Überdruck (bei grampositiven Bakterien bis zu 20 bar). Wird die Zellwand durch Antibiotika geschädigt, lysiert die Zelle.

Je nach der Dicke ihrer Zellwand lassen sich Bakterien unterschiedlich anfärben (Gramfärbung) und in 2 Gruppen unterteilen.

Grampositive Bakterien haben eine zweischichtige, bis zu 80 nm dicke Zellwand. Die innere Schicht ist aus Murein aufgebaut, die äußere Schicht besteht aus Ribitol- oder Glycerol-Phosphat-Polymeren, wodurch diese einen stark polaren und überwiegend **anionischen Charakter** erhält. Die Hydroxygruppen sind teilweise mit D-Alanin verestert oder mit *N*-Acetyl-D-glucosamin glykosidisch verknüpft, was zur Verankerung in der Mureinschicht dient. Das gesamte Polymer bezeichnet man als Teichonsäure. Lipoteichonsäuren sind zudem kovalent an Glykolipide der Zytoplasmamembran gebunden. Als eigentlich tragender Teil der Zellwand fungiert eine feste Hülle aus mehrschichtigem Murein (lat. *murus* = Wand), die das gesamte Bakterium mit einem dreidimensionales Netzwerk aus quervernetzten Peptidoglykanketten umgibt. Die Permeation durch die Zellwand ist für viele Substanzen sehr gut.

Bei **gramnegativen Bakterien** dagegen ist die Zellwand mehrschichtig, nur 10–20 nm dick mit meist nur einer einzigen Mureinschicht. Eine äußere Membran, die Lipopolysaccharide enthält, komplettiert die Zellwand. Auf ihr befinden sich nach außen orientierte Oligosaccharidketten, die die Antigeneigenschaften des Bakteriums bedingen (O-Antigene). Diese Lipiddoppelschicht ist für die geringe Permeabilität der gramnegativen Zellwand verantwortlich und erklärt die Resistenz gegenüber vielen Penicillinen. Teichonsäure ist nicht vorhanden. Nur über bestimmte Proteinkanäle (Porine) ist Stoffaustausch möglich. Für Aminopenicilline und Cephalosporine sind diese Porine leicht zu passieren.

Diese Unterschiede in der Struktur der Zellwände (○ Abb. 12.2) sind entscheidend für die unterschiedliche Empfindlichkeit grampositiver und gramnegativer Bakterien gegenüber antibakteriellen Antibiotika. Sind diese gegen eine größere Zahl verschiedener Bakterien – insbesondere grampositive und gramnegative – aktiv, spricht man von **Breitspektrum-Antibiotika.**

12.1.1 β-Lactam-Antibiotika – Übersicht

Entdeckung. Die Erfolgsstory der β-Lactam-Antibiotika begann 1928 mit der Beschreibung der antibakteriellen Aktivität des Penicillins aus einem Extrakt des Pinselschimmels *Penicillium notatum* (lat. *penicillus* = Pinsel) durch Alexander Fleming (Nobelpreis für Medizin, gemeinsam mit Howard B. Florey und Ernest B. Chain, 1945). Fleming hatte zeigen können, dass der Schimmelpilz eine Substanz produzierte und in das Kulturmedium abgab, die sich als äußerst wirksam gegen grampositive Bakterien erwies. Erst nahezu ein Jahrzehnt später, nachdem Chain und Florey Methoden zur Gewinnung applizierbarer Medikamente entwickelt hatten, konnte 1941 der erste Patient behandelt werden. Das anfänglich gewonnene Penicillin war ein Gemisch aus 5 Substanzen mit gleicher Grundstruktur, die man mit Buchstaben oder römischen Zahlen bezeichnete. Praktische Bedeutung haben heute noch das Penicillin G (**Benzylpenicillin**) und Penicillin V (**Phenoxymethylpenicillin**). Durch partialsynthetische Abwandlung verbesserte man die pharmakokinetischen Eigenschaften und erweiterte das Wirkungsspektrum. Zu den β-Lactam-Antibiotika (○ Abb. 12.3) gehören die

- Penicilline,
- Cephalosporine,
- Carbapeneme,
- Monobactame.

β-Lactamstruktur. Allen Gruppen gemeinsam und namensgebend ist der viergliedrige β-Lactamring, der als zyklisches Amid einer β-Aminosäure aufzufassen ist. Der vorangestellte griechische Buchstabe β kennzeichnet das die Aminogruppe tragende C-Atom. Das α-C-

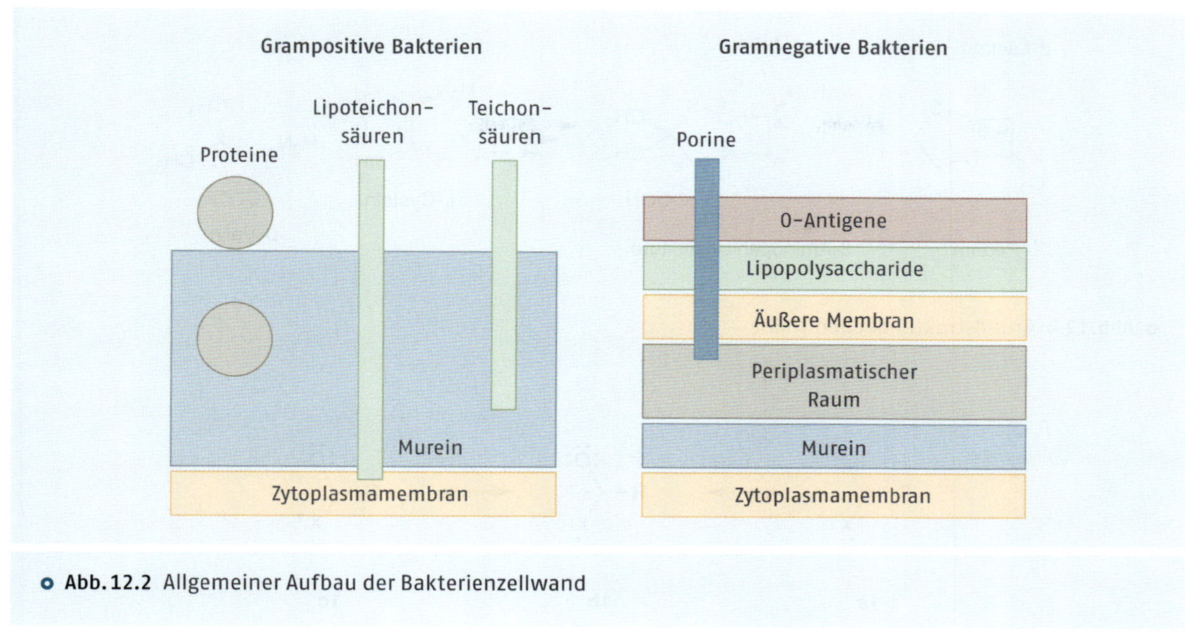

Abb. 12.2 Allgemeiner Aufbau der Bakterienzellwand

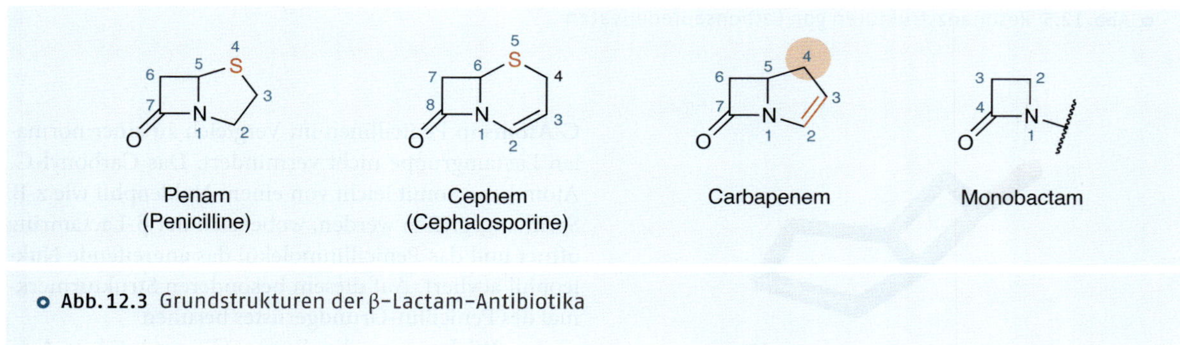

Abb. 12.3 Grundstrukturen der β-Lactam-Antibiotika

Atom trägt als charakteristische funktionelle Gruppe die Carbonylgruppe.

Bei den Wirkstoffklassen tragen die Penicilline das Suffix „-cillin", Cephalosporine verfügen über das gemeinsame Präfix „Cef-".

12.1.2 Penicilline

Struktur und Reaktivität. Die unsubstituierte Grundstruktur der Penicilline ist das **Penam** (Abb. 12.4), ein bizyklisches Ringsystem aus einem Azetidin-2-on (β-Lactamring) und einem Thiazolidinring. Penicilline sind Acylderivate der antibiotisch unwirksamen **6-Aminopenicillansäure**. Nach ihrem biogenetischen Aufbau handelt es sich um ein Dipeptid aus L-Cystein und D-Valin mit 3 Asymmetriezentren (2*S*, 5*R*, 6*R*).

Hinsichtlich ihrer Reaktivität sind β-Lactam-Antibiotika als **Acylierungsmittel** aufzufassen. Um die Elektrophilie des Carbonyl-C-Atoms zu erhöhen, verwendet man für Acylierungsreaktionen üblicherweise Carbonsäurederivate (R–CO–X) mit einem elektronenziehenden Substituenten X (Abb. 12.5), z. B. Carbonsäurechloride (X = Cl) oder Carbonsäureanhydride (X = –O–CO–R). Dadurch gewinnt die Beteiligung der zwitterionischen Grenzstruktur **1b** am Grundzustand des Moleküls **1a** an Gewicht und die Reaktivität mit einem Nukleophil ist erhöht. Umgekehrt ist bei verstärkter Beteiligung der Grenzstruktur **1c**, in der ein Elektronendonor-Substituent mit seinem freien Elektronenpaar die Sextett-Lücke am C-Atom füllt, z. B. bei Carbonsäureamiden (X = NH_2), die Acylierungsstärke vergleichsweise gering.

Welche strukturelle Besonderheit bedingt nun die Reaktivität der Penicilline? Der viergliedrige β-Lactamring ist aufgrund der Baeyer-Spannung instabil und sehr reaktionsfreudig. Zudem ist das bizyklische Ringsystem der Penicilline nicht planar, sondern gewinkelt und erinnert an ein halbgeöffnetes Buch (Abb. 12.6) Dadurch liegt der Lactam-Stickstoff nicht trigonal-planar angeordnet (sp^2-Hybridisierung) vor, wie es normalerweise in β-Lactam-Systemen der Fall ist.

○ Abb. 12.4 Grundstruktur der Penicilline

○ Abb. 12.5 Resonanzstrukturen von Carbonsäurederivaten

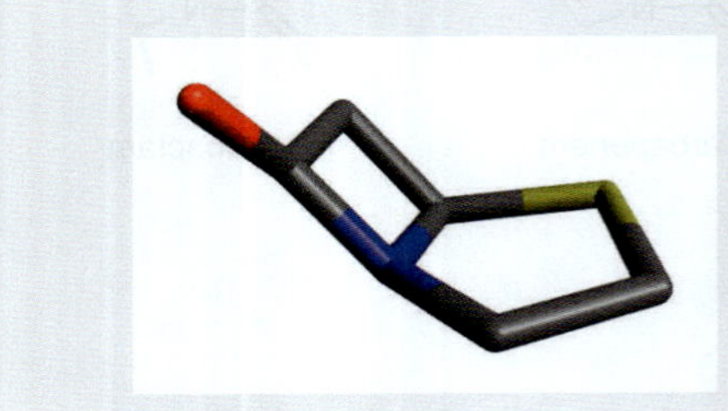

○ Abb. 12.6 3D-Konformer von Penam. Gelb: Schwefel, rot: Sauerstoff, blau: Stickstoff, grau: Kohlenstoff

Sein freies Elektronenpaar steht wegen der erzwungenen sp^3-Hybridisierung senkrecht zur Ringebene und kann nicht in Konjugation zur Carbonylgruppe treten (○ Abb. 12.7).

Somit verhält sich der β-Lactamring nicht wie ein normales tertiäres Amid. Im Gegensatz zu einer reaktionsträgen tertiären Säureamidgruppe, die wegen der Resonanzstabilisierung (○ Abb. 12.7) nur über geringe Carbonyl-Aktivität verfügt und als planare Struktur mit Bindungswinkeln von 120° vorliegt, ist dies beim β-Lactamring nicht möglich. Der bevorzugte Bindungswinkel für Doppelbindungssysteme beträgt 120°, die Bindungswinkel im β-Lactamring sind dagegen auf 90° beschränkt. Demzufolge ist das freie Elektronenpaar am N-Atom lokalisiert und die **Elektrophilie des Carbonyl-C-Atoms** in Penicillinen im Vergleich zu einer normalen Lactamgruppe nicht vermindert. Das Carbonyl-C-Atom kann somit leicht von einem Nukleophil wie z. B. Serin angegriffen werden, wobei sich der β-Lactamring öffnet und das Penicillinmolekül das angreifende Nukleophil acyliert. Auf diesem besonderen Strukturmerkmal des Penicillin-Grundgerüstes beruhen

- der **Wirkungsmechanismus** (Transpeptidase-Acylierung),
- die **β-Lactamase-Empfindlichkeit** (Resistenzentwicklung),
- die **Säurelabilität** (Umlagerungsreaktionen),
- das **allergene Potenzial** (Reaktion mit körpereigenen Proteinen) der Penicilline (○ Abb. 12.8).

Struktur und Biosynthese des Mureins. Tragendes Element der Bakterienzellwand ist das **Murein** (lat. *murus* = Mauer, Schutz), das aus **Peptidoglykan**-Einheiten aufgebaut ist. Es handelt sich um ein Polymer aus einer parallel angeordneten Serie langer **Polysaccharid-Stränge** (Quervernetzung) und kurzer **Oligopeptid-Ketten** (Längsvernetzung). Bausteine des Polysaccharids sind *N*-Acetylglucosamin (NAG) und dessen Milchsäureether, *N*-Acetylmuraminsäure (NAM), die alternierend über 1,4-β-glykosidische Bindungen miteinander verknüpft sind (○ Abb. 12.9). Jeder NAM-Zuckerbaustein ist durch eine Oligopeptid-Kette mit einem NAM-Baustein eines benachbarten Strangs verbunden (○ Abb. 12.10). Die Oligopeptid-Ketten unterscheiden sich bei den einzelnen Bakterien und enthal-

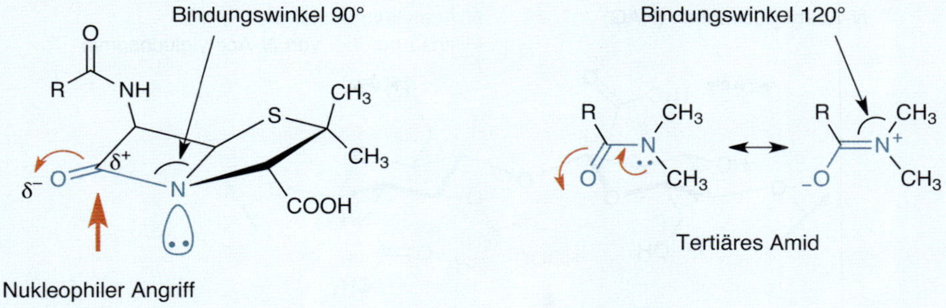

Abb. 12.7 Gewinkelte Struktur der Penicilline im Vergleich zu einem tertiären Amid

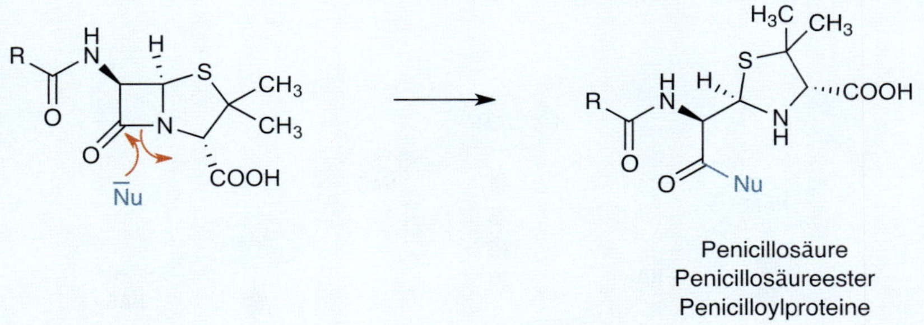

Abb. 12.8 Reaktionen der Penicilline mit Nukleophilen (Nu), z. B. Öffnen des β-Lactamrings im alkalischen Milieu (Nu = OH^-) zur Penicillosäure, Acylierung des Serins (Nu = Serin–OH) im aktiven Zentrum einer Transpeptidase oder einer β-Lactamase zum entsprechenden Penicillosäureester, Konjugation mit körpereigenen Proteinen (Nu = Lysin–NH_2) zu Penicilloylproteinen

ten interessanterweise auch D-Aminosäuren. Bei *Staphylococcus aureus* bestehen sie aus dem Tetrapeptid D-Alanin, D-Glutamin, L-Lysin und D-Alanin und einem Pentaglycin-Linker. Die Tetrapeptide sind jeweils in einer Amidbindung an die Carboxygruppe des Milchsäureethers der NAM-Zucker gebunden. Der Pentaglycin-Linker, auch als Interpeptid-Brücke bezeichnet, sorgt für das **Cross-Linking** der Peptidoglykan-Einheiten (Abb. 12.10). Bei vielen Bakterien sind die Aminosäuren in den Positionen 3 und 4 mit einer Interpeptid-Brücke oder direkt miteinander verknüpft.

Die **Mureinsynthese** findet zunächst an der Innenseite der Zytoplasmamembran statt. Grundbaustein für die Synthese einer Peptidoglykan-Einheit ist Uridindiphosphat-*N*-acetylmuraminsäure, die schrittweise mit den entsprechenden Aminosäuren des Tetrapeptids verknüpft wird. Statt des terminalen D-Alanins wird allerdings das Dipeptid D-Alanyl-D-Alanin angeheftet, sodass am NAM-Zucker zunächst eine Pentapeptid-Kette anhaftet. Dieses UDP-Muramyl**penta**peptid wird für den Transport durch die Zytoplasmamembran über die Phosphodiesterbindung unter Freisetzung von UMP an den lipophilen Carrier Undecaprenylphosphat gebunden (Abb. 12.11), dessen Polyprenylrest in der Lipidschicht der Membran verankert ist. Nun wird UDP-*N*-Acetylglucosamin angelagert, wodurch unter Freisetzung von UDP ein Disaccharid gebildet und der Peptidoglykanstrang verlängert wird. Das so gebildete Disaccharid-Pentapeptid wird nun schrittweise mit 5 Glycineinheiten an der freien Aminogruppe des Lysins (Abb. 12.10), – der dritten Aminosäure im Pentapeptid – unter Bildung eines Muramyl**deca**peptids verknüpft. Dieses wird außerdem am D-Glutamat unter Bildung von D-Glutamin (D-Gln) amidiert. Der Peptidoglykanstrang wächst dann um eine Disaccharid-Einheit, unter Abspaltung von Undecaprenylpyrophosphat (Abb. 12.11, s. a. Bacitracin, ▸ Kap. 12.1.21). Dieses wird durch eine Pyrophosphatase in anorganisches Phosphat und Undecaprenylphosphat gespalten, das nun erneut reagieren kann.

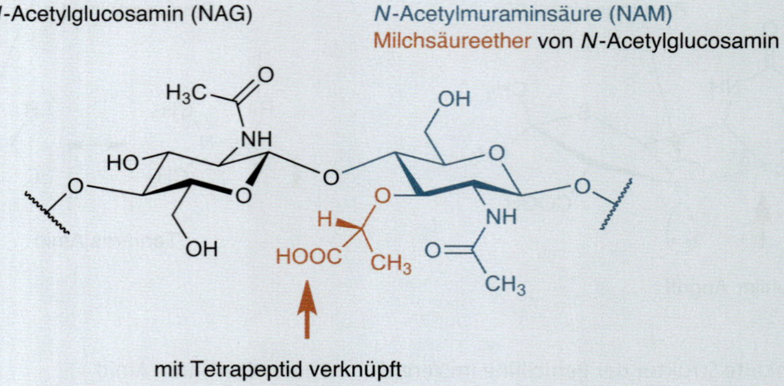

N-Acetylglucosamin (NAG)
N-Acetylmuraminsäure (NAM)
Milchsäureether von *N*-Acetylglucosamin
mit Tetrapeptid verknüpft

Abb. 12.9 Alternierende Murein-Bausteine der Polysaccharid-Stränge

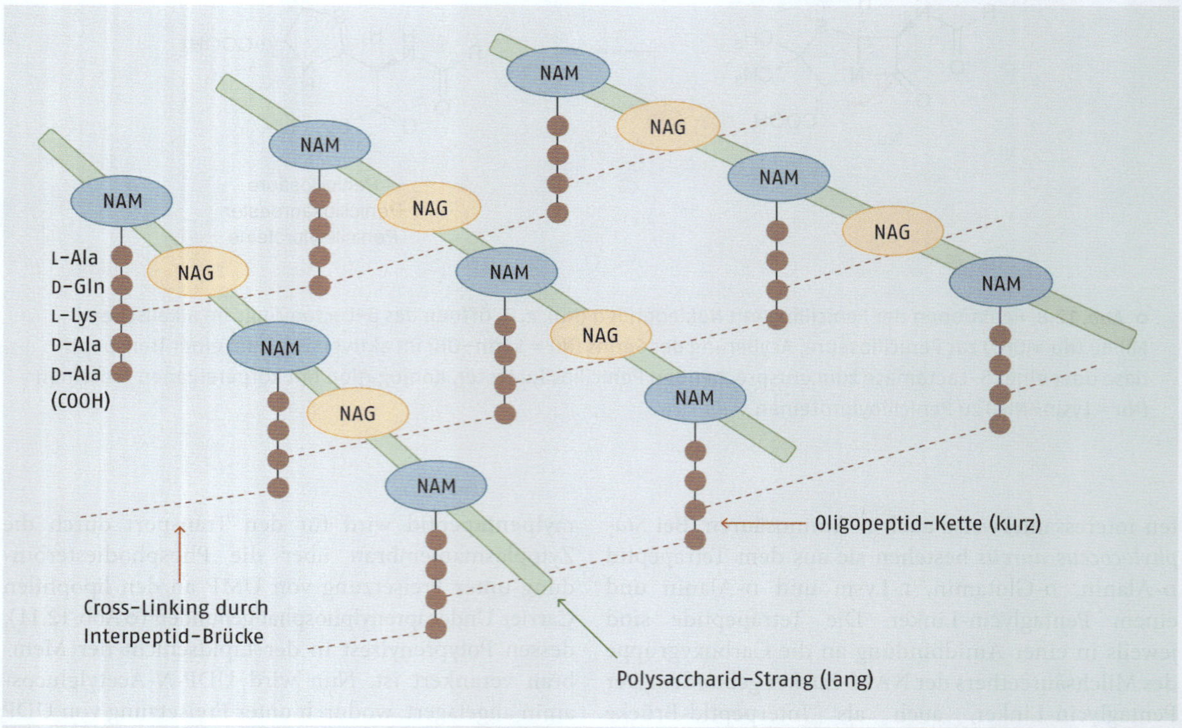

Abb. 12.10 Struktur des Mureins. NAM: *N*-Acetylmuraminsäure, NAG: *N*-Acetylglucosamin (*S. aureus*)

In der **Bakterienzellwand** (Abb. 12.12) erfolgt nun das Cross-Linking der einzelnen Peptidoglykan-Stränge durch Reaktion des terminalen Glycins der Interpeptid-Brücke mit der Peptidbindung des D-Alanyl-D-Alanins einer Pentapeptid-Kette. Dabei wird das terminale D-Alanin abgespalten, sodass aus dem ursprünglichen Pentapeptid ein Tetrapeptid wird. Dieser Schritt ist die Achillesferse der Bakterien und entscheidend für den Angriff der β-Lactam-Antibiotika.

Verantwortliches Enzym für die Cross-Linking-Reaktion (**Transpeptidierung**) ist die **Transpeptidase**. Es gibt mehrere Typen des Enzyms, die je nach Bakterienart variieren. Allgemein werden diese Enzyme, die durch β-Lactam-Antibiotika gehemmt werden, als **Penicillin-bindende Proteine** (PBP) bezeichnet. Da sich die einzelnen β-Lactam-Antibiotika in ihren Bindungsaffinitäten zu den PBPs unterscheiden, ergeben sich unterschiedliche Wirkungsspektren. Im aktiven Zentrum fast aller PBPs befindet sich ein Serin-Rest,

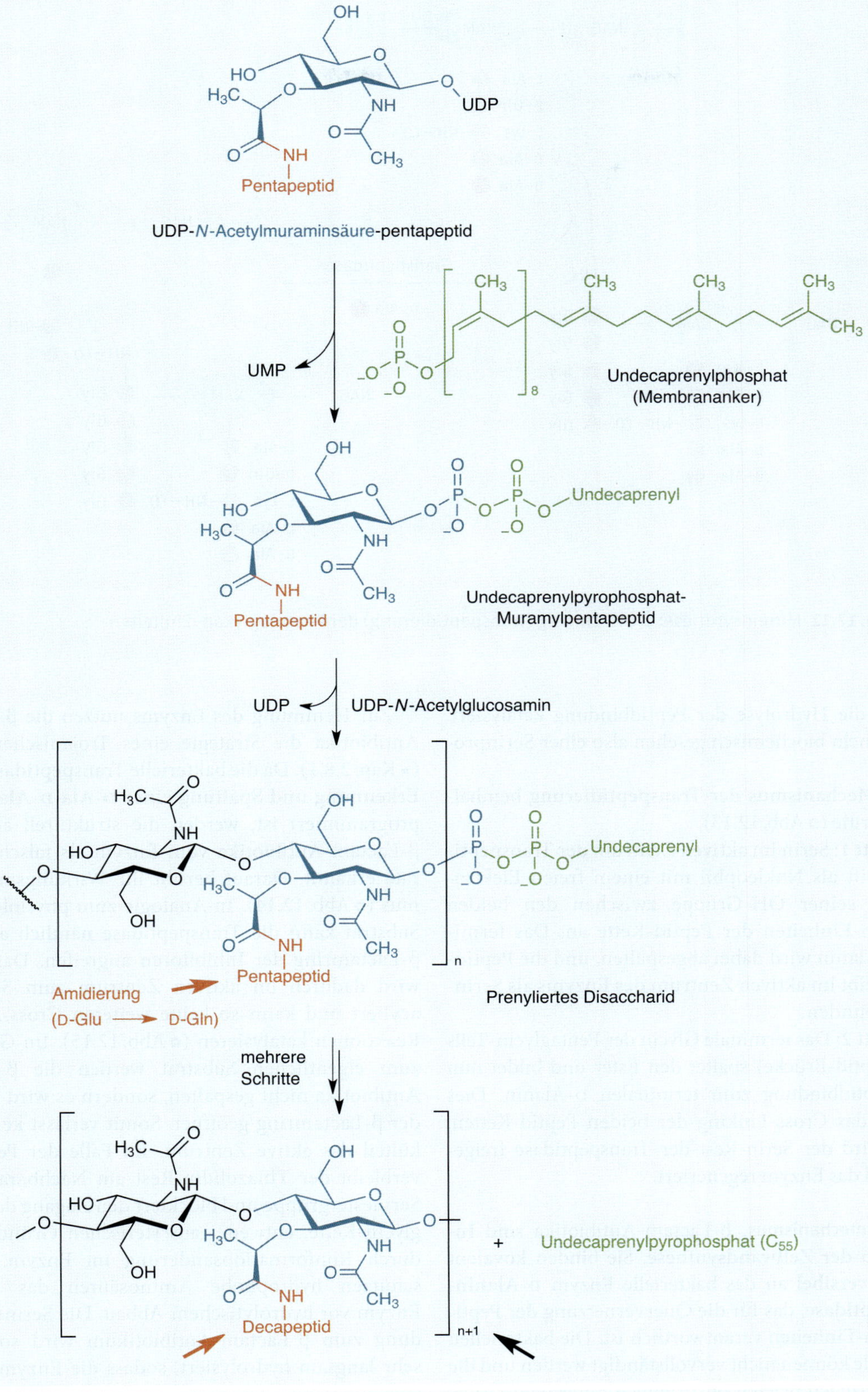

Abb. 12.11 Mureinsynthese: Aufbau des Peptidoglykan-Stranges

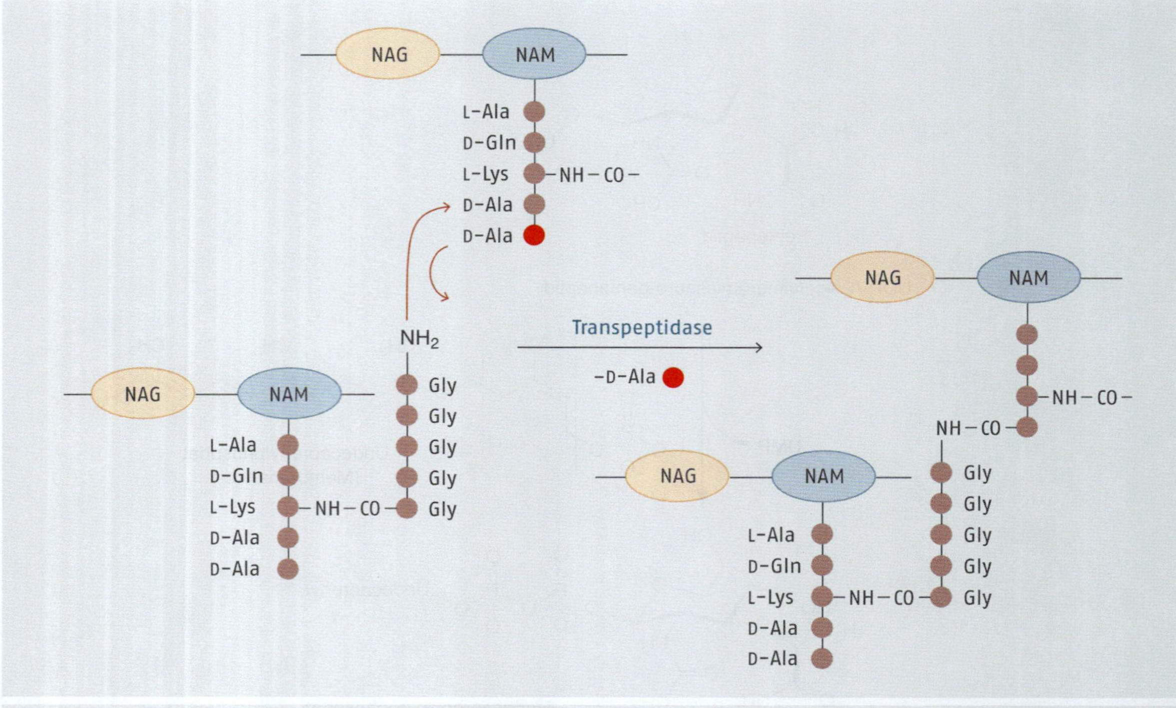

Abb. 12.12 Mureinsynthese: Cross-Linking (Transpeptidierung) der Peptidoglykan-Einheiten

welcher die Hydrolyse der Peptidbindung katalysiert. PBPs ähneln biochemisch gesehen also einer **Serinprotease**.

Der **Mechanismus der Transpeptidierung** beinhaltet 2 Schritte (Abb. 12.13).

Schritt 1: Serin im aktiven Zentrum der Transpeptidase greift als Nukleophil mit einem freien Elektronenpaar seiner OH-Gruppe zwischen den beiden D-Alanin-Einheiten der Peptid-Kette an. Das terminale D-Alanin wird dabei abgespalten, und die Peptid-Kette bleibt im aktiven Zentrum des Enzyms als Serinester gebunden.

Schritt 2: Das terminale Glycin des Pentaglycin-Teils (Interpeptid-Brücke) spaltet den Ester und bildet nun eine Peptidbindung zum terminalen D-Alanin. Dies bewirkt das Cross-Linking der beiden Peptid-Ketten. Dabei wird der Serin-Rest der Transpeptidase freigesetzt und das Enzym regeneriert.

Wirkungsmechanismus. β-Lactam-Antibiotika sind **Inhibitoren der Zellwandsynthese**. Sie binden **kovalent** und **irreversibel** an das bakterielle Enzym **D-Alanin-Transpeptidase**, das für die Quervernetzung der Peptidoglykan-Einheiten verantwortlich ist. Die bakteriellen Zellwände können nicht vervollständigt werden und die Bakterienzellen platzen buchstäblich unter dem Druck ihres Inhalts. Dadurch wirken Penicilline bei der Zellteilung **bakterizid**.

Zur Hemmung des Enzyms nutzen die β-Lactam-Antibiotika die Strategie eines Trojanischen Pferds (▸ Kap. 2.8.1). Da die bakterielle Transpeptidase auf die **Erkennung und Spaltung einer D-Ala-D-Ala-Einheit** programmiert ist, werden die strukturell ähnlichen β-Lactam-Antibiotika vom Enzym als falsche Substrate erkannt. Darauf beruht ihr Wirkungsmechanismus (Abb. 12.14). In Analogie zum physiologischen Substrat kann die Transpeptidase nämlich auch den β-Lactamring der Inhibitoren angreifen. Das Enzym wird dadurch im aktiven Zentrum zum Serinester acyliert und kann so keine weiteren Cross-Linking-Reaktionen katalysieren (Abb. 12.15). Im Gegensatz zum eigentlichen Substrat werden die β-Lactam-Antibiotika nicht gespalten, sondern es wird lediglich der β-Lactamring geöffnet. Somit verlässt kein Molekülteil das aktive Zentrum. Im Falle der Penicilline verbleibt der Thiazolidin-Rest am Nachbaratom der Serinestergruppe und blockiert den Zugang der Pentaglycin-Kette, entweder aus sterischen Gründen oder durch Konformationsänderung im Enzym. Zudem schützen hydrophobe Aminosäuren das acylierte Enzym vor hydrolytischem Abbau. Die Serinesterbindung zum β-Lactam-Antibiotikum wird somit nur sehr langsam hydrolysiert, sodass die Enzymaktivität langanhaltend gehemmt wird (pseudoirreversible Hemmung).

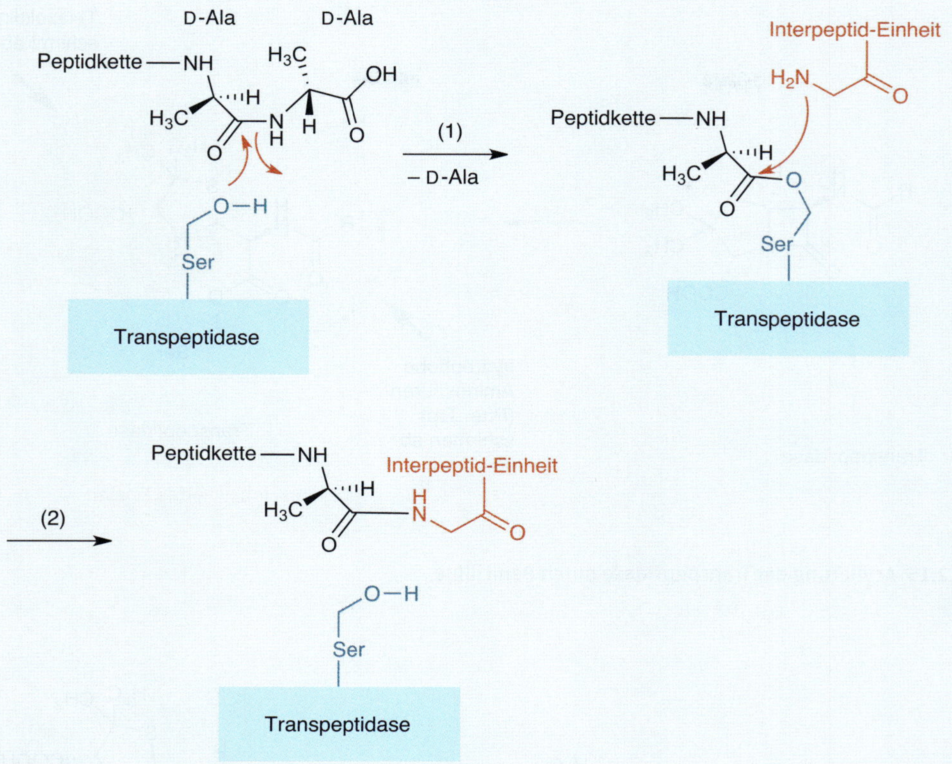

○ **Abb. 12.13** Mureinsynthese: Mechanismus der Transpeptidierung

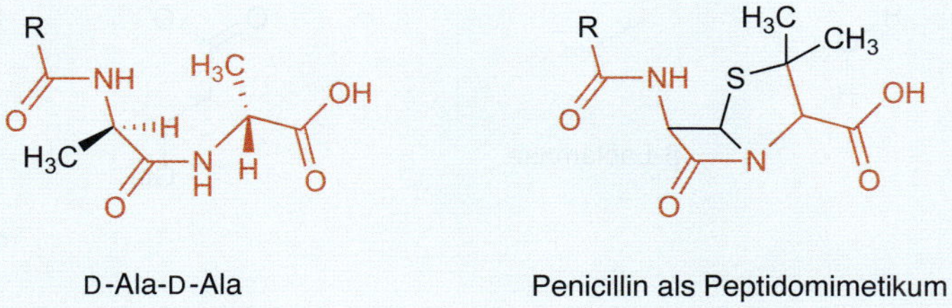

○ **Abb. 12.14** Strukturvergleich der acylierten D-Ala-D-Ala-Einheit mit Penicillinen

Penicilline agieren somit als **Peptidomimetika** für die D-Ala-D-Ala-Einheit. Da in Humanproteinen keine D-Aminosäuren oder D-Ala-D-Ala-Fragmente vorkommen, werden Penicilline von den körpereigenen Serinproteasen ignoriert und wirken **selektiv** auf die bakteriellen Enzyme.

β-Lactamase-Empfindlichkeit (Resistenzentwicklung). Die Entwicklung bakterieller Resistenz gegenüber den β-Lactam-Antibiotika hat im Wesentlichen 3 Ursachen:

- Bildung inaktivierender Enzyme (**β-Lactamasen**),
- Ausbildung unempfindlicher Targets (Penicillin-bindende Proteine mit verminderter Affinität),
- erhöhter Transport aus der Zelle.

Der klinisch bedeutsamste Mechanismus ist die **Hydrolyse des β-Lactamrings** durch β-Lactamasen (Penicillinasen, Cephalosporinasen). Die Wirkstoffe werden dadurch inaktiviert, bevor sie durch Acylierung der Transpeptidase wirken und die Bakterien abtöten können. Die β-Lactamasen sind wie die Zellwand-aufbauenden Transpeptidasen Penicillin-bindende Proteine. Mit Ausnahme einer kleinen Gruppe von Zn^{2+}-abhän-

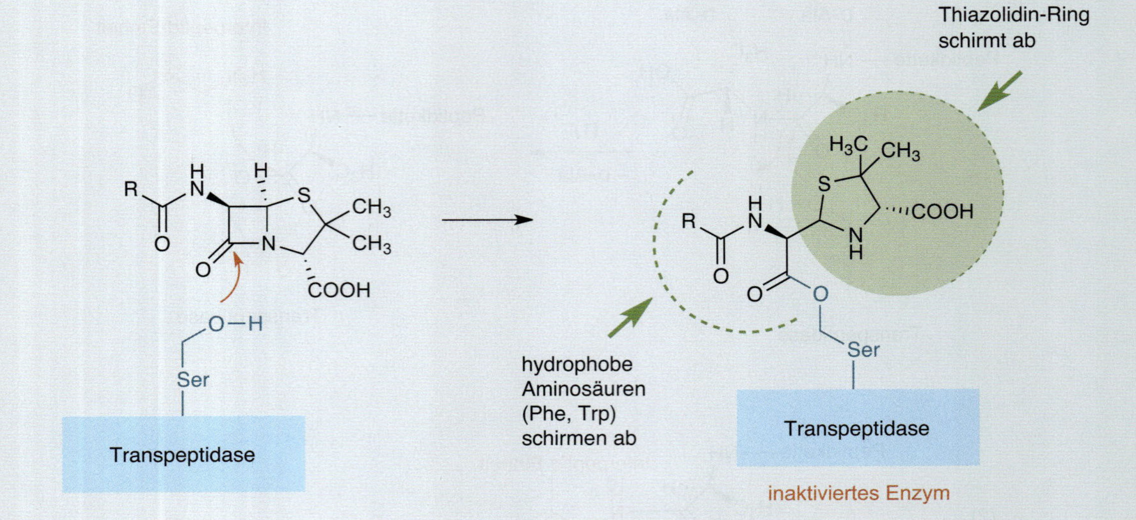

○ **Abb. 12.15** Acylierung der Transpeptidase durch Penicilline

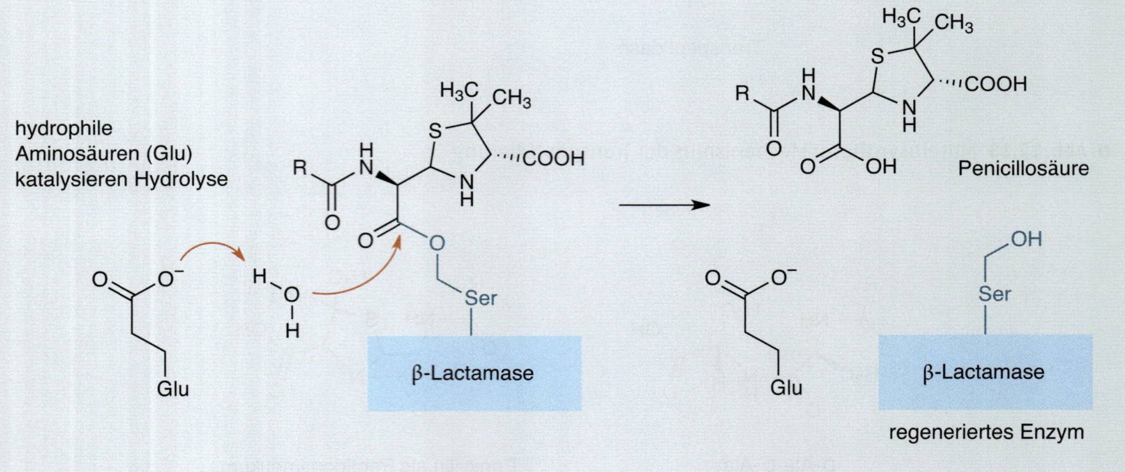

○ **Abb. 12.16** Hydrolyse der acylierten β-Lactamase unter Beteiligung von Glutamat

gigen Metalloproteasen sind fast alle β-Lactamasen **Serinproteasen**. Somit reagiert der β-Lactamring des Penicillins wie bei den Transpeptidasen mit einer katalytischen Serin-OH-Gruppe im aktiven Zentrum des Enzyms zum Serinester. Im Gegensatz zu den Transpeptidasen, die recht stabile Serinester bilden, wird der Ester der β-Lactamasen sehr rasch hydrolysiert. Während nämlich in den Transpeptidasen hydrophobe Aminosäuren wie Phenylalanin und Tryptophan den acylierten Enzymkomplex vor einer Esterhydrolyse schützen, findet man bei den β-Lactamasen in dieser Position polare Aminosäuren wie Glutaminsäure, die ein Wassermolekül fixieren und für einen nukleophilen Angriff auf den acylierten Enzymkomplex aktivieren können (○ Abb. 12.16). In der Folge wird das ringgeöffnete Penicillin (Penicillosäure) freigesetzt und das regenerierte Enzym inaktiviert weitere Penicillin-Moleküle.

Säurelabilität. Das natürlich vorkommende **Benzylpenicillin** ist ein Molekül mit eingebautem Selbstinaktivierungsmechanismus. Für die Säurelabilität sind 3 Faktoren verantwortlich,

- die Ringspannung,
- die äußerst reaktive β-Lactam-Carbonylgruppe und

o Abb. 12.17 Einfluss der Acyl-Seitenkette auf die Säurelabilität der Penicilline

- der Einfluss der Acyl-Seitenkette (Nachbargruppen-Effekt).

Die ersten beiden Faktoren sind auch für die antibakterielle Wirksamkeit essenziell, sodass sich das Molekül lediglich durch eine modifizierte Acyl-Seitenkette stabilisieren lässt.

Da das freie Elektronenpaar des β-Lactam-Stickstoffs mit der benachbarten Carbonylgruppe nicht in Resonanz treten kann, wird es im sauren Bereich protoniert (o Abb. 12.17). Dagegen liegt die Amidfunktion der Seitenkette mesomeriestabilisiert vor und induziert die Selbstinaktivierung des Moleküls durch einen intramolekularen, nukleophilen Angriff am β-Lactamring des Penicillins. Folgereaktionen führen zur inaktiven Penillsäure.

Penicillin-Allergie. Der Humanorganismus besitzt keine Transpeptidasen. Die Toxizität der Penicilline ist somit sehr gering. Hauptproblem der Penicillin-Therapie ist das Auftreten von Allergien, die durch Reaktion des β-Lactamrings mit z. B. einer ε-Aminogruppe von Lysin körpereigener Proteine zu einem Penicilloyl-Protein-Konjugat führen. Penicilline binden somit als **Hapten** kovalent an ein körpereigenes Makromolekül zu einem **Vollantigen**.

Biotransformation. Penicilline werden je nach Applikationsart zu einem hohen Prozentsatz unverändert mit dem Urin ausgeschieden. In der Leber erfolgt hauptsächlich die Spaltung des β-Lactamrings zur Penicillosäure. Folgereaktionen führen unter Decarboxylierung und Öffnen der *S,N*-Acetalstruktur des Thiazolidinrings zu weiteren Fragmentierungsprodukten.

Benzylpenicillin (**Penicillin G**, o Abb. 12.18), Ph. Eur., wurde als erstes Antibiotikum großtechnisch durch Fermentation dargestellt. Wegen der geringen Toxizität und Resistenzentwicklung bei guter Wirksamkeit besitzt es immer noch einen hohen Stellenwert. Der pK_S-Wert beträgt 2,7. Für Injektionszwecke stehen wasserlösliche Salze zur Verfügung.

Benzylpenicillin-Kalium, Ph. Eur., ist leichter löslich und kommt insbesondere dann zum Einsatz, wenn hohe Plasmakonzentrationen erforderlich sind.

Benzylpenicillin-Natrium (Penicillin G Infectopharm®), Ph. Eur., wird bei Gefahr einer Hyperkaliämie bevorzugt. Nachteile von Benzylpenicillin sind die kurze Halbwertszeit von 30–60 min, die Säurelabilität bei oraler Gabe und eine rasche Inaktivierung durch β-Lactamasen. Das Wirkungsspektrum erstreckt sich überwiegend auf **grampositive Bakterien**. Bei Hautinfektionen und Monoinfektion durch Streptokokken sowie Pneumokokken gilt Benzylpenicillin wegen der günstigen Gewebepenetration, der sehr guten Verträglichkeit und den in Deutschland niedrigen Resistenzraten als Mittel der ersten Wahl. Weiterhin eignet es sich zur Behandlung einer Meningitis, Syphilis, Diphtherie sowie Lyme-Borreliose.

Penicillingruppen. Die oben genannten Nachteile des Benzylpenicillins stimulierten die Weiterentwicklung der Penicilline zu folgenden Gruppen:

- Oralpenicilline,
- Depot-Penicilline,

Benzylpenicillin

Phenoxymethylpenicillin

Benzylpenicillin-Benzathin

o Abb. 12.18 Benzylpenicillin, Oralpenicillin und Depot-Penicillin

- Penicilline mit erweitertem Wirkungsspektrum,
- β-Lactamase-stabile Penicilline,
- Kombinationen von Penicillinen mit β-Lactamase-Inhibitoren.

Gewinnung. Die klassischen Penicilline gewinnt man noch immer auf mikrobiologischem Wege. Für die großtechnische Gewinnung der Penicilline arbeitet man vorzugsweise mit Hochleistungsmutanten von *Penicillium chrysogenum*. Durch Zusatz geeigneter Präkursor-Substanzen wie z. B. Phenylessigsäure für die Seitenkette oder Cystein und Valin für den Thiazolidinring wird die Ausbeute beträchtlich verbessert. Der Austausch von Phenylessigsäure gegen Phenoxyessigsäure liefert anstelle von **Benzylpenicillin** das säurestabile **Phenoxymethylpenicillin**. Wegen der fungiziden Wirkung vieler Carbonsäure-Präkursor-Substanzen sind die Variationsmöglichkeiten allerdings gering. Größere Bedeutung haben daher die **Partialsynthesen aus 6-Aminopenicillansäure**, dem Grundbaustein der Penicilline, und den entsprechenden Carbonsäurechloriden (o Abb. 12.19).

Die Gewinnung der 6-Aminopenicillansäure aus Benzylpenicillin in Gegenwart von Penicillin-Acylase ist allerdings effizienter als die direkte fermentative Darstellung.

Oralpenicilline

Da im Benzylpenicillin der Carbonyl-Sauerstoff in der Seitenkette durch einen intramolekularen, nukleophilen Angriff an der β-Lactam-Carbonylgruppe den Abbau zur Penillsäure einleitet (o Abb. 12.17), vermindert man dessen Nukleophilie durch **Einbau elektronegativer Heteroatome** (O-Atom bei Penicillin V, N-Atom bei den Aminopenicillinen) in α-Position des Acyl-Substituenten. Die Oralpenicilline sind im sauren pH-Bereich des Magensafts stabil und unterscheiden sich in ihrem Wirkungsspektrum nicht von Benzylpenicillin. Zwar ist ihre Wirkstärke bis um das 4-Fache vermindert, sie ermöglichen aber eine orale Applikation.

Phenoxymethylpenicillin (Penicillin V, o Abb. 12.18), Ph. Eur., besitzt am α-C-Atom zur Acyl-Seitenkette ein elektronegatives O-Atom. Dies setzt die Elektronendichte der Seitenketten-Carbonylgruppe herab und erschwert den nukleophilen Angriff am β-Lactamring. Gegenüber der freien Säure ist das Kaliumsalz (Isocillin®), Ph. Eur., leicht löslich in Wasser und liefert bei oraler Applikation wirksame Plasmakonzentrationen. Phenoxymethylpenicillin wird zu 60 % resorbiert. Die Ausscheidung erfolgt renal, die Halbwertszeit liegt bei 30–45 min. Die Tagesdosis der Substanz wird üblicherweise in 3–4 Einzeldosen verabreicht.

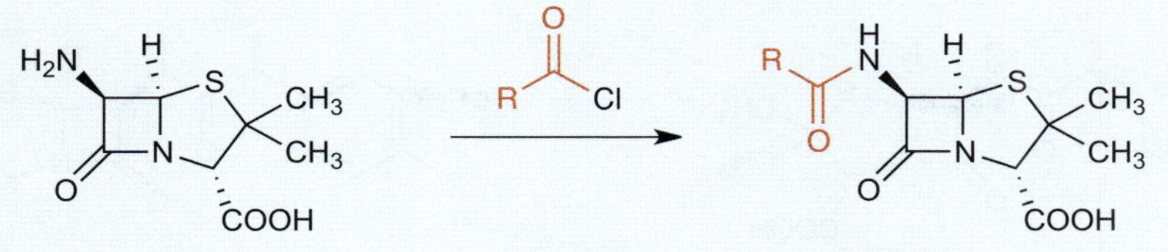

Abb. 12.19 Partialsynthese von Penicillinderivaten durch Acylierung von 6-Aminopenicillansäure

Depot-Penicilline

Depot-Penicilline erhält man durch die Überführung von Benzylpenicillin oder Phenoxymethylpenicillin mit organischen Basen wie **Benzathin** oder **Procain** in schwerlösliche Salze.

Benzylpenicillin-Benzathin (Tardocillin®), Ph. Eur., ist das Salz von 2 Molekülen Benzylpenicillin mit der zweiwertigen Base *N,N'*-Dibenzylethylendiamin (pK_{S1} = 9,4, pK_{S2} = 10,0), das in Wasser sehr schwer löslich ist. Diese Eigenschaft verleiht der Substanz hohe Stabilität und eine längere Wirkdauer. Bei intramuskulärer Injektion entsteht ein Substanzdepot, das wegen der geringen Löslichkeit Benzylpenicillin sehr langsam freisetzt und bis zu 4 Wochen ausreichende Serumspiegel ergibt.

Phenoxymethylpenicillin-Benzathin-Tetrahydrat (Infectobicillin® Saft), Ph. Eur., ist als Suspension zum Einnehmen verfügbar. Nach oraler Gabe wird die Substanz vorwiegend im Duodenum resorbiert, die Resorptionsquote liegt bei 50–60 %. Die Ausscheidung erfolgt fast ausschließlich über die Nieren. Die Halbwertszeit des Phenoxymethylpenicillin-Benzathins beträgt 2,5 h. Die verlängerte Halbwertszeit gegenüber Phenoxymethylpenicillin-Kalium (30–45 min) erlaubt eine zweimalige tägliche Gabe.

Penicilline mit erweitertem Wirkungsspektrum

In dieser Gruppe (Abb. 12.20) besteht ein breiteres Wirkungsspektrum im **gramnegativen Bereich**, z. B. gegen *Haemophilus influenza* und *Helicobacter pylori*. Hierzu gehören die

- Aminopenicilline,
- Ureidopenicilline,
- Amidinopenicilline.

Aminopenicilline

Aminopenicilline besitzen mit der Aminogruppe am α-C-Atom zur Acyl-Seitenkette einen elektronegativen Substituenten, sind damit säurestabil und oral wirksam, aber β-Lactamase-empfindlich. Die Aminogruppe verleiht den Substanzen wahrscheinlich auch eine bessere Penetrationsfähigkeit für Zellmembranen der gramnegativen Keime. Andere Penicilline können diese nicht durchdringen, da die Permeation durch die Porine erfolgt, die zahlreiche geladene Aminosäuren aufweisen und entsprechend für lipophile Moleküle nicht durchlässig sind.

Synthetische Aspekte. Zur Darstellung der Aminopenicilline (Abb. 12.21) verwendet man die Natriumsalze der *N*-geschützten Aminosäuren. Um die nukleophile Aminogruppe vor Acylierung, auch Selbstacylierung, zu schützen, maskiert man diese zunächst in einem von Elisabeth Dane entwickelten Verfahren mit Acetessigsäuremethylester. Es entsteht ein entsprechendes Enamin, das nach *N*-Acylierung der 6-Aminopenicillansäure wieder hydrolysiert wird. Im Falle von Amoxicillin setzt man das *N*-geschützte Dane-Salz von *R*-4-Hydroxyphenylglycin als Edukt ein, dessen phenolische OH-Gruppe nicht geschützt werden muss. In Gegenwart eines basischen Katalysators wie *N*-Methylmorpholin erhält man mit Chlorameisensäureethylester problemlos das gemischte Anhydrid, mit dem sich 6-Aminopenicillansäure schonend acylieren lässt. Nach Abspalten der Schutzgruppe in verdünnter Salzsäure entsteht Amoxicillin.

Verunreinigungen und Allergie. Durch die Aminogruppe verfügen die Aminopenicilline über ein nukleophiles Zentrum und neigen zur Selbstacylierung in einer intermolekularen Reaktion. In schwach alkalischer Lösung erfolgt neben Öffnen des β-Lactamrings ein nukleophiler Angriff durch die weitgehend nicht protonierte Aminogruppe am β-Lactamring eines weiteren Moleküls, sodass Dimere oder nachfolgend auch Trimere und Oligomere gebildet werden (Abb. 12.22). Deren Anteile lässt Ph. Eur. folgerichtig durch ein HPLC-Verfahren begrenzen. Derartige Verunreinigungen, die als Antigendeterminante fungieren können, werden für die gehäuft auftretenden Allergien nach Gabe von Aminopenicillinen verantwortlich gemacht.

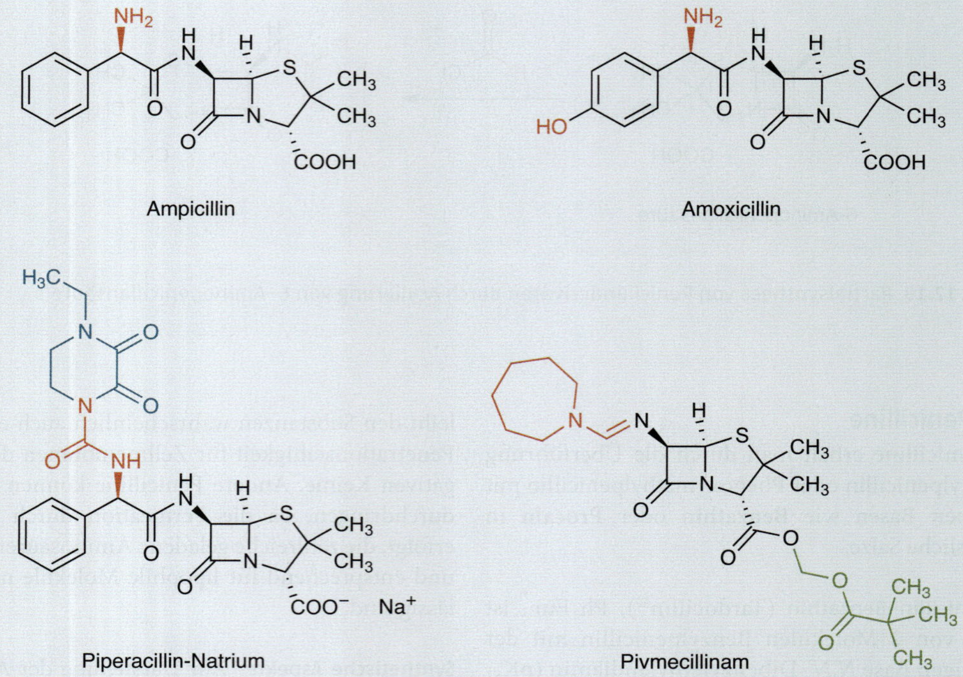

Ampicillin

Amoxicillin

Piperacillin-Natrium

Pivmecillinam

○ Abb. 12.20 Penicilline mit erweitertem Wirkungsspektrum

Ampicillin (Ampicillin-ratiopharm®), Ph. Eur., ist auch als Trihydrat und Natriumsalz beschrieben. Durch Einführen der Aminogruppe in die Seitenkette entsteht ein zusätzliches Asymmetriezentrum, eingesetzt wird das biologisch wirksamere *R*-konfigurierte Diastereomer. Durch das gleichzeitige Vorliegen einer sauren Carboxygruppe (pK_S = 2,7) und einer basischen Aminogruppe (pK_S = 7,2) entsteht ein Zwitterion, das aus dem Magen-Darm-Trakt nur unvollständig resorbiert wird (30 %). In dem für die Resorption relevanten pH-Bereich liegen jeweils geladene Strukturen vor. Da der nicht resorbierte Anteil im Darmlumen die physiologische Darmflora schädigen und zu Diarrhöen führen kann, wird die Substanz nur noch parenteral appliziert. Die Elimination erfolgt überwiegend renal, die Halbwertszeit liegt bei 50–60 min.

Amoxicillin-Trihydrat (Amoxicllin AL®), Ph. Eur., ist auch als Natriumsalz beschrieben und ist wie Ampicillin am α-C-Atom der Seitenkette *R*-konfiguriert. Es unterscheidet sich von Ampicillin lediglich durch seine phenolische OH-Gruppe (pK_S = 9,6), ist aber wesentlich besser bioverfügbar. Es gibt Hinweise, dass die Resorption (70–80 %) über einen Dipeptid-Carrier vermittelt wird und im Kotransport mit Protonen erfolgt. Wegen der hohen Serum- und Gewebespiegel und hohen Aktivität auch gegen Pneumokokken gilt Amoxicillin als das am besten geeignete orale β-Lactam-Antibiotikum bei Pneumonien. Die Ausscheidung erfolgt hauptsächlich renal, die Halbwertszeit beträgt 1 h.

Ureidopenicilline

Ureidopenicilline dienen zur Behandlung schwerer Infektionen mit gramnegativen Problemkeimen. Sie haben anstelle der Amino- eine Harnstoffgruppe am α-C-Atom der Acylseitenkette, wobei das terminale N-Atom der Harnstoff-Partialstruktur Teil eines Heterozyklus ist (○ Abb. 12.20). Die Substanzen sind nicht stabil gegenüber β-Lactamasen und Säuren und müssen i. v. oder i. m. in Form der Natriumsalze appliziert werden.

Piperacillin (Piperacillin Fresenius®), Ph. Eur. (Monohydrat), ist auch als Natriumsalz beschrieben. Es besitzt ein nicht basisches Piperazin-2,3-dion-Ringsystem. Piperacillin weist eine höhere Aktivität gegen *Pseudomonas aeruginosa* auf. Nach parenteraler Applikation liegt die Bioverfügbarkeit bei 70–80 %. Die Biotransformation ist gering, neben einem Glucuronid entsteht der biologisch aktive *N*-Desethyl-Metabolit. Die Ausscheidung erfolgt vorwiegend unverändert im Urin, die Halbwertszeit beträgt 30–90 min.

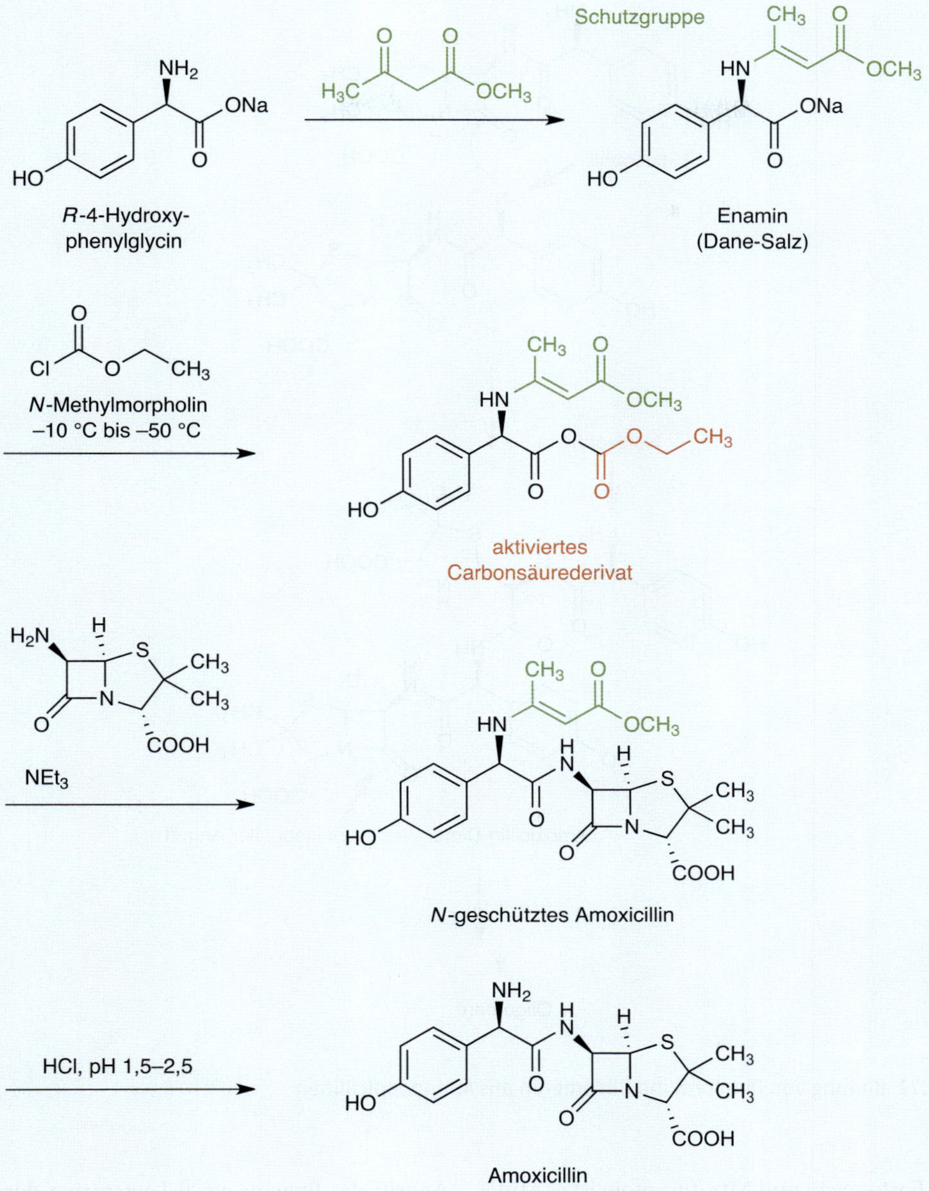

Abb. 12.21 Synthese von Amoxicillin

Amidinopenicilline

Pivmecillinam (X-Systo®), Ph. Eur. (Hydrochlorid), nimmt als Amidinopenicillin eine Sonderstellung ein, da es keine Acylamino-Seitenkette trägt. Stattdessen besitzt es eine Amidin-Struktur, die einen Hexahydroazepinring enthält. Das protonierte Amidin hat einen pK_S-Wert von 8,9. Um das Vorliegen einer zwitterionischen Struktur zu vermeiden und eine ausreichende Resorption zu gewährleisten, hat man die Carboxygruppe verestert. Das **Doppelester-Prodrug** wird nach oraler Gabe rasch und vollständig resorbiert und schon während der Resorption unter Abspaltung der Pivalinsäure zum Halbacylal hydrolysiert. Aus diesem entstehen spontan der eigentliche Wirkstoff **Mecillinam** und Formaldehyd. Der Großteil wird unverändert renal eliminiert, die Halbwertszeit liegt bei 1 h. Pivmecillinam wird seit den 1970er Jahren vor allem in Skandinavien bei Harnwegsinfekten eingesetzt. Seit 2016 ist es in Deutschland im Handel. Pivmecillinam wird oral appliziert und ist hochwirksam gegen gramnegative Bakte-

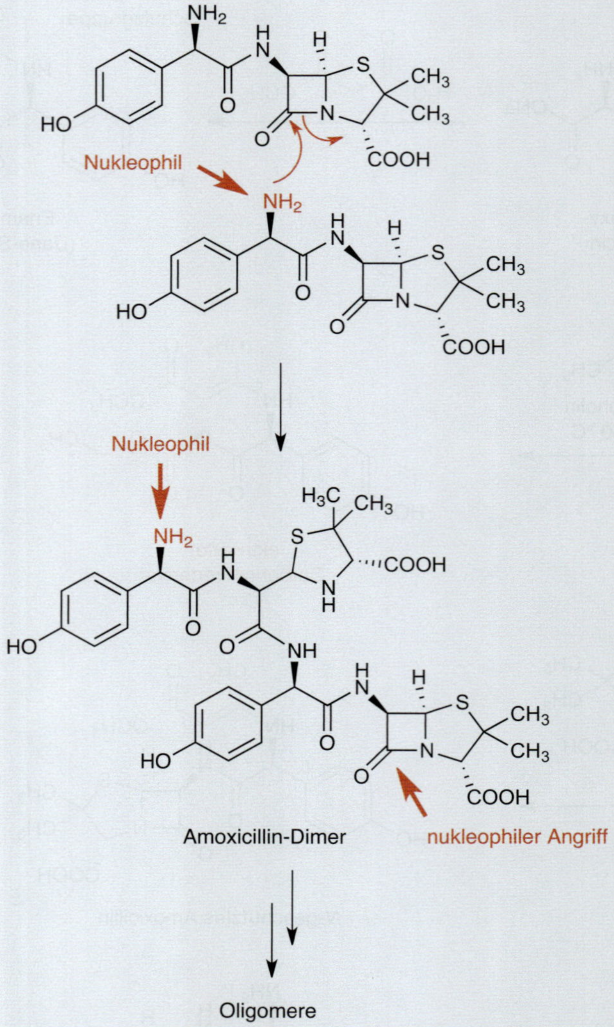

Abb. 12.22 Bildung von Dimeren und Oligomeren aus Aminopenicillinen

rien. Neben Fosfomycin und Nitrofurantoin ist es Mittel der ersten Wahl bei akuten unkomplizierten Harnwegsinfektionen.

β-Lactamase-stabile Penicilline

Die Inaktivierung der Penicilline durch β-Lactamasen lässt sich auf 2 Wegen umgehen:

- chemische Veränderung der Penicilline zu β-Lactamase-stabilen Strukturen (Abb. 12.23),
- Kombination eines β-Lactamase-empfindlichen Antibiotikums mit einem β-Lactamase-Inhibitor.

Unter der β-Lactamasestabilität eines Penicillins versteht man in der Regel die Widerstandsfähigkeit gegenüber β-Lactamase-bildenden Staphylokokken. Stabile Strukturen in diesem Sinne gewinnt man, wenn der Angriff des Enzyms am β-Lactamring durch raumfüllende Gruppen blockiert wird. **Methicillin** war das erste halbsynthetische Penicillin mit Wirksamkeit gegen β-Lactamase-bildenden *Staphylococcus aureus*, ist aber heute außer Handel. Sterischen Schutz gewährleistet hier der Benzoyl-Substituent mit 2 raumfüllenden *ortho*-Methoxygruppen. Nach Methicillin bezeichnet man Staphylokokkenstämme, die gegen β-Lactamase-stabile Penicilline resistent sind, als sogenannte **MRSA**-Stämme (**M**ethicillin-**r**esistenter ***S****taphylococcus* ***a****ureus*). MRSA-Stämme sind gefürchtete Erreger von Hospitalismus-Infektionen, sie sind auch gegen zahlreiche andere Antibiotika resistent.

In der Folge entwickelte man Wirkstoffe mit verbesserten Eigenschaften. So schirmt der sterisch anspruchsvolle, Phenyl-substituierte Isoxazolring in der Acyl-Seitenkette von **Flucloxacillin** das β-Lactamgerüst gegen den enzymatischen Angriff ab (Isoxazolylpenicilline). Dazu verleiht er dem Molekül aufgrund seiner elektronenziehenden Eigenschaften zugleich auch Säurestabilität und orale Wirksamkeit, insbesondere in Gegenwart elektronegativer Substituenten am Phenylring, wie dies durch die beiden Halogenatome realisiert ist. Da infolge der sterischen Abschirmung auch der Zugang zur bakteriellen Transpeptidase erschwert wird, besitzen die β-Lactamase-stabilen Penicilline nur noch 1–10 % der Wirkstärke des Benzylpenicillins. Sie sollten nur zur gezielten Therapie von Infektionen durch Methicillin-sensible Staphylokokken eingesetzt werden. Von den Isoxazolylpenicillinen ist lediglich Flucloxacillin auf dem deutschen Markt verfügbar.

β-Lactamasestabilität lässt sich auch durch 6,6-disubstituierte Moleküle erzielen. So wird **Temocillin** durch eine Methoxygruppe am β-Lactamring in 6α-Position stabilisiert, wo alle anderen Penicilline neben der Acylamino-Seitenkette keinen weiteren Substituenten tragen. Temocillin blockiert den Eintritt eines Wassermoleküls in den Hohlraum des aktiven Zentrums der β-Lactamase und verhindert die Aktivierung des Serins, wodurch die nachfolgende Ringöffnung blockiert wird. Im Vergleich zur 6α-H-analogen Struktur ist auch hier ein deutlicher Verlust der antibakteriellen Wirkstärke zu verzeichnen.

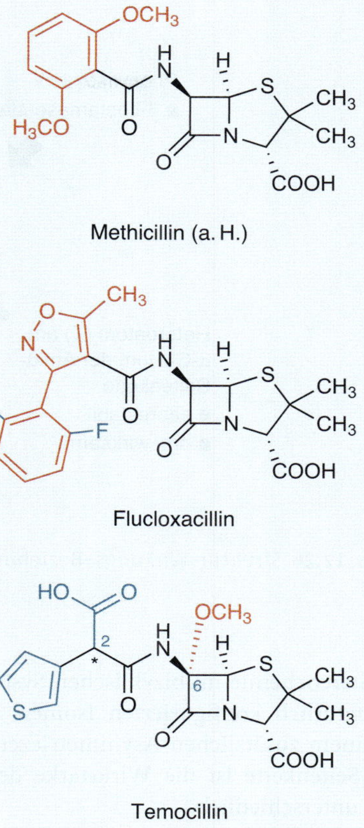

o Abb. 12.23 β-Lactamase-stabile Penicilline

Flucloxacillin-Natrium (Staphylex®), Ph. Eur. (Monohydrat), ist auch als **Flucloxacillin-Magnesium-Octahydrat** beschrieben. Die σ-Bindung zwischen dem Phenyl- und Oxazolring ist nicht frei drehbar, da die Halogensubstituenten im Phenylring aufgrund ihrer Größe die freie Rotation der beiden Ringe stark einschränken. Zudem verstärken sie die hydrophoben Eigenschaften der Acyl-Seitenkette und damit die Bindungsaffinität an das aktive Zentrum der β-Lactamase. Schließlich verbessern sie durch ihren elektronegativen Charakter die Säurestabilität. Nach oraler Gabe liegt die Bioverfügbarkeit bei bis zu 70 %. Die Halbwertszeit beträgt 45–65 min, die Elimination erfolgt überwiegend renal. Flucloxacillin kann parenteral und oral appliziert werden, insbesondere bei Infektionen mit penicillinasebildenden Staphylokokken. In der Schwangerschaft gehört es zu den Antibiotika der Wahl.

Temocillin (Temopen®) ist seit 2019 in Deutschland in Form des Dinatriumsalzes als Pulver zur Herstellung von Infusions- oder Injektionslösungen verfügbar. Der terminale Phenylring der Seitenkette ist bioisoster durch einen Thiophenring ausgetauscht. Bei der Substanz handelt es sich um ein Epimerengemisch, da die Seitenkette ein nicht definiertes Stereozentrum aufweist. Durch die zusätzliche Carboxygruppe entsteht ein Malonsäure-Strukturelement, dessen C-2 aufgrund der CH-Acidität konfigurationslabil ist, sodass hier ohnehin rasche Epimerisierung erfolgt. Die zusätzliche Carboxygruppe der Seitenkette liegt im physiologischen Milieu als Anion vor, wodurch das Molekül wenig wirksam gegen grampositive Keime ist. Der Einsatz von Temocillin war nach der Entwicklung in den 1980er Jahren daher bald rückläufig. Jetzt wird es aufgrund seiner bemerkenswerten β-Lactamasestabilität bei der Behandlung komplizierter Harnwegsinfektionen eingesetzt. Das Wirkungsspektrum umfasst ausschließlich gramnegative Erreger, vor allem aus der Gruppe der Enterobakterien. Da der elektronegative Substituent in α-Position der Acyl-Seitenkette fehlt, ist Temocillin nicht säurestabil und muss parenteral appliziert werden. Die Plasma-Halbwertszeit ist mit 4,5–5 h im Vergleich zu anderen Penicillinen ungewöhnlich lang. Die Ausscheidung erfolgt hauptsachlich unverändert im Urin.

Struktur-Wirkungs-Beziehungen. Für die Penicilline gelten folgende Struktur-Wirkungs-Zusammenhänge (o Abb. 12.24).

- Essenziell sind der β-Lactamring, die freie Carboxygruppe an C-2 und die 6-Acylamino-Seitenkette.

12

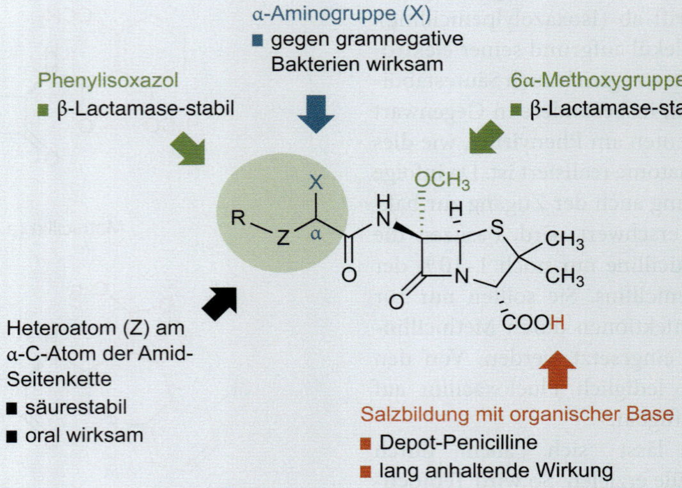

Abb. 12.24 Struktur-Wirkungs-Beziehungen für Penicilline

- Die Stereochemie im bizyklischen System muss der des natürlich konfigurierten Isomers entsprechen. Bei einem zusätzlichen Asymmetriezentrum in der Acyl-Seitenkette ist die Wirkstärke der Diastereomere unterschiedlich.
- Salzbildung der Carboxygruppe mit einer organischen Base führt zu Depotpräparaten. Die Veresterung zu einem Prodrug verbessert die Resorption.
- Ein elektronegatives Atom in α-Position der Acyl-Seitenkette setzt die Nukleophilie des Carbonyl-O-Atoms in der Seitenkette herab und führt zu säurestabilen und oral wirksamen Penicillinen.
- Eine Aminogruppe am α-C-Atom der Acyl-Seitenkette erweitert das Wirkungsspektrum im gramnegativen Bereich.
- Durch Abschirmen des β-Lactamrings mit sterisch anspruchsvollen Gruppen erhält man β-Lactamase-stabile Penicilline, ebenso durch eine Methoxygruppe in 6α-Position des β-Lactamrings.

β-Lactamase-Inhibitoren

Die Wirkstärke von β-Lactamase-stabilen Penicillinen ist deutlich vermindert und ihre Anwendung auf Infektionen mit β-Lactamase-bildenden Staphylokokken beschränkt. Außerdem induzieren sie die β-Lactamase-Produktion von Bakterien. Von daher bevorzugt man heute die kombinierte Gabe eines β-Lactamase-empfindlichen Breitspektrum-Penicillins mit einem β-Lactamase-Inhibitor (Abb. 12.25). Sie erfolgt in Form

- eines fixen Kombinationspräparats mit den Einzelwirkstoffen,
- eines Prodrugs wie **Sultamicillin**, aus dem die beiden Wirkstoffe in äquimolaren Mengen freigesetzt werden.

Durch die β-Lactamase-Hemmung gelingt es, das Wirkungsspektrum der Penicilline zu erweitern. Die wichtigsten Indikationen der Kombinationen sind Atem- und Harnwegsinfektionen mit empfindlichen Keimen. Kombinationen mit β-Lactamase-Inhibitoren gibt es auch bei den Cephalosporinen und Carbapenemen.

Irreversible β-Lactamase-Inhibitoren

Entdeckung. Auf der Suche nach einem Inhibitor der β-Lactamase entdeckte man 1977 die aus *Streptomyces clavuligeris* isolierte **Clavulansäure** (Abb. 12.25), nachdem man bei Beecham eine große Sammlung von β-Lactam-Strukturen gescreent hatte.

Wirkungsmechanismus. Die irreversiblen Hemmstoffe der β-Lactamase besitzen wie die Penicilline eine β-Lactam-Struktur, zeigen aber keine oder nur geringe antibakterielle Aktivität. Jedoch inaktivieren sie β-Lactamasen und können dadurch ein gleichzeitig appliziertes β-Lactam-Antibiotikum vor frühzeitiger Zersetzung schützen. Zum Einsatz kommen **mechanismusbasierte Inhibitoren** der β-Lactamasen.

Der β-Lactamring des Inhibitors wird von Ser70 im aktiven Zentrum des Enzyms als Substrat erkannt und in gleicher Weise geöffnet wie bei den β-Lactam-Antibiotika. Da das O-Atom (Clavulansäure) oder die Sulfonylgruppe (Sulbactam, Tazobactam) in 4-Position der Inhibitoren als Abgangsgruppe fungieren, werden sie im weiteren Reaktionsverlauf vom Nachbar-C-Atom

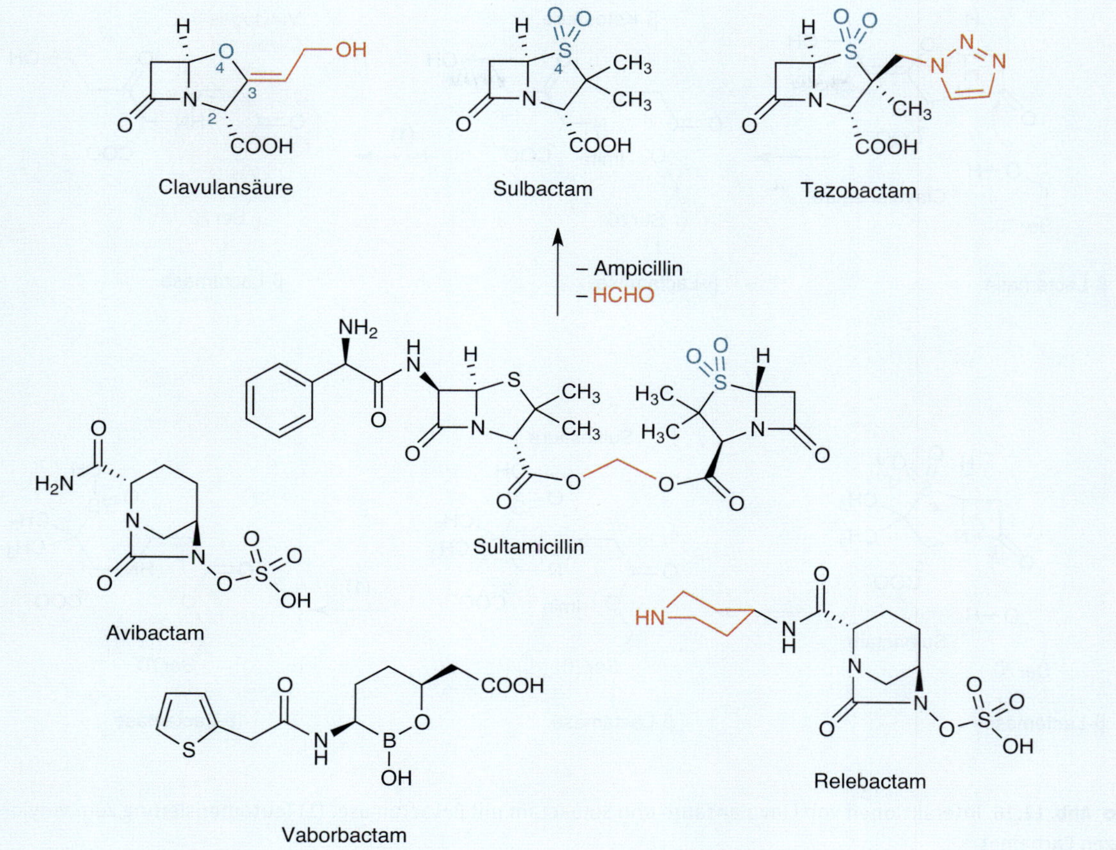

Abb. 12.25 β-Lactamase-Inhibitoren

getrennt und dadurch das anellierte Ringsystem geöffnet (Abb. 12.26). Während das acylierte Enzym-Addukt im Falle der Antibiotika rasch hydrolysiert und das Enzym in regenerierter Form freigesetzt wird (Abb. 12.16), reagieren die Inhibitoren zwar ebenfalls zum kovalent gebundenen Acyl-Enzym-Addukt, durch Folgereaktionen wird dieses Addukt aber in chemisch stabilere, nur schwer hydrolysierbare Produkte überführt. Die Inhibitoren werden als Substrate bei der Enzymhemmung inaktiviert und sind demzufolge **Suizid-Inhibitoren**.

Die Interaktionen der Inhibitoren mit dem Enzym sind in Abb. 12.26 und Abb. 12.27 dargestellt. Im Falle der Clavulansäure entsteht aus dem Oxazolidinring nach Tautomerisierung des intermediären Enolats eine β-Ketosäure. Für die Penicillansäure-Sulfonderivate (Sulbactam, Tazobactam) verläuft die Reaktion ähnlich, wobei der Thiazolidinring zu einem Sulfinsäurederivat geöffnet wird. Der primär gebildeten Imin-Struktur (β-Ketosäure, Sulfinsäure) stehen in beiden Fällen 2 Reaktionswege offen.

1. (Abb. 12.26) Tautomerisierung führt zur stabileren Enamin-Struktur. Dadurch liegt das vom Inhibitor acylierte Serin im aktiven Zentrum der β-Lactamase als **vinyloges Carbamat** vor. Dieses ist im Vergleich zu den aus Penicillinen gebildeten Serinestern deutlich stabiler und kann nur sehr langsam hydrolysieren.
2. (Abb. 12.27) Ein zweiter Reaktionsschritt sorgt bei beiden Vertretern für die **irreversible Hemmung**. Durch nukleophilen Angriff eines weiteren Serinrests (Ser130) am C-Atom des primär gebildeten Imins entsteht über eine *N*-/*O*-Acetal-Struktur nach Abspaltung der β-Keto-Aminosäure bzw. Sulfinoaminsäure eine Enolether-Struktur, in der das Enzym kovalent gebunden als **Cross-Link-Addukt** vorliegt.

Kaliumclavulanat (in Augmentan®), Ph. Eur., liegt als *Z*-Isomer vor. Die Substanz zeigt nur sehr schwache antimikrobielle Aktivität, konnte aber als wirksamer Inhibitor der β-Lactamasen einer Reihe von Mikroorganismen identifiziert werden. Der β-Lactamring ist nicht

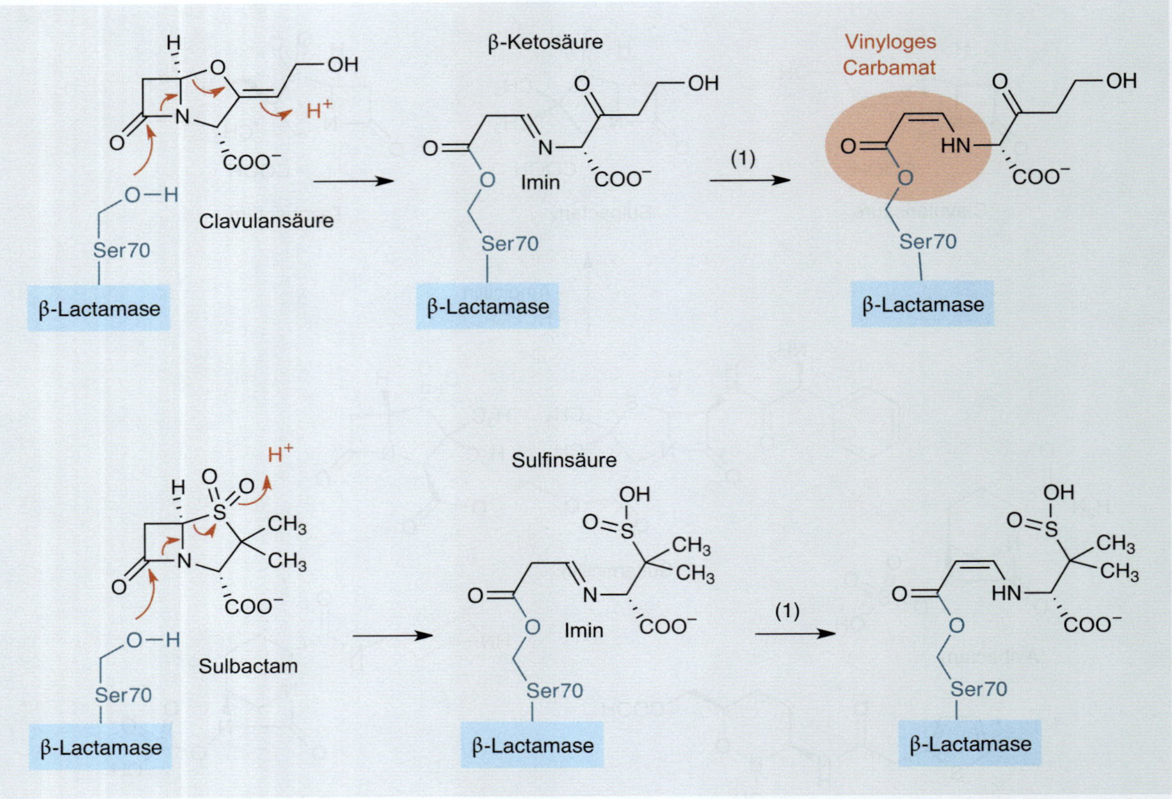

Abb. 12.26 Interaktionen von Clavulansäure und Sulbactam mit β-Lactamase. (1) Tautomerisierung zum vinylogen Carbamat

mit einem schwefelhaltigen Ringsystem, sondern mit einem Oxazolidinring anelliert. Der Ersatz des S-Atoms durch das elektronegativere O-Atom erleichtert die Folgereaktionen. Strukturell liegt somit ein Oxapenam mit einer 2-Hydroxyethyliden-Gruppe an C-3 vor. Da die 6-Acylamino-Seitenkette der Penicilline in diesem Molekül fehlt, ist Clavulansäure säurestabil und oral bioverfügbar. Zudem besteht für die β-Lactamasen keine Abschirmung.

Bei der kombinierten Gabe von Inhibitor und Antibiotikum müssen diese in ihren pharmakokinetischen Eigenschaften möglichst übereinstimmen. Dies trifft für **Amoxicillin** und **Clavulansäure** zu. Beide Substanzen sind als fixes Kombinationspräparat im Handel.

Sulbactam-Natrium (in Unacid®), Ph. Eur., ist ein synthetisches Penicillansäure-Sulfon, das sich zur Kombination mit β-Lactamase-empfindlichen Penicillinen eignet. Wegen der schlechten Resorption wird die Substanz als Natriumsalz vorzugsweise parenteral appliziert. Nach nukleophilem Angriff der β-Lactamasen und Bildung des kovalent gebundenen Acyl-Enzym-Addukts werden daraus Folgereaktionen begünstigt, da Sulbactam anstelle des S-Atoms über eine elektronenziehende Sulfongruppe verfügt. Eine Fixkombination gibt es mit Ampicillin, die nur als Injektion oder Infusion appliziert werden kann, da die Einzelkomponenten nur schlecht resorbiert werden. Bei i. m. Applikation ist die Bioverfügbarkeit von Sulbactam praktisch vollständig, die Halbwertszeit beträgt 1–2 h. Die Ausscheidung erfolgt zu 80 % unverändert über die Nieren.

Tazobactam ist wie Sulbactam ein Penicillansäure-Sulfonderivat, das durch den zusätzlichen Triazol-Substituenten an C-4 ein weiteres Asymmetriezentrum aufweist und hier 4*R*-konfiguriert ist. Mit Piperacillin liegt z. B. eine fixe Kombination (Piperacillin/Tazobactam Hexal®) vor, die ausschließlich parenteral appliziert wird. Sie dient insbesondere zur Behandlung von Infektionen mit *Pseudomonas aeruginosa*.

Sultamicillin (Unacid® PD oral), Ph. Eur., ist auch als Sultamicillintosilat-Dihydrat monographiert. Es handelt sich um ein **Doppelester-Prodrug**. Strukturchemisch ist es ein Acylal, d. h. ein Doppelester des frei nicht existenten Methandiols (Formaldehydhydrat) und der beiden Carbonsäuren **Ampicillin** und **Sulbactam**, die in der Fixkombination nur parenteral gegeben werden kön-

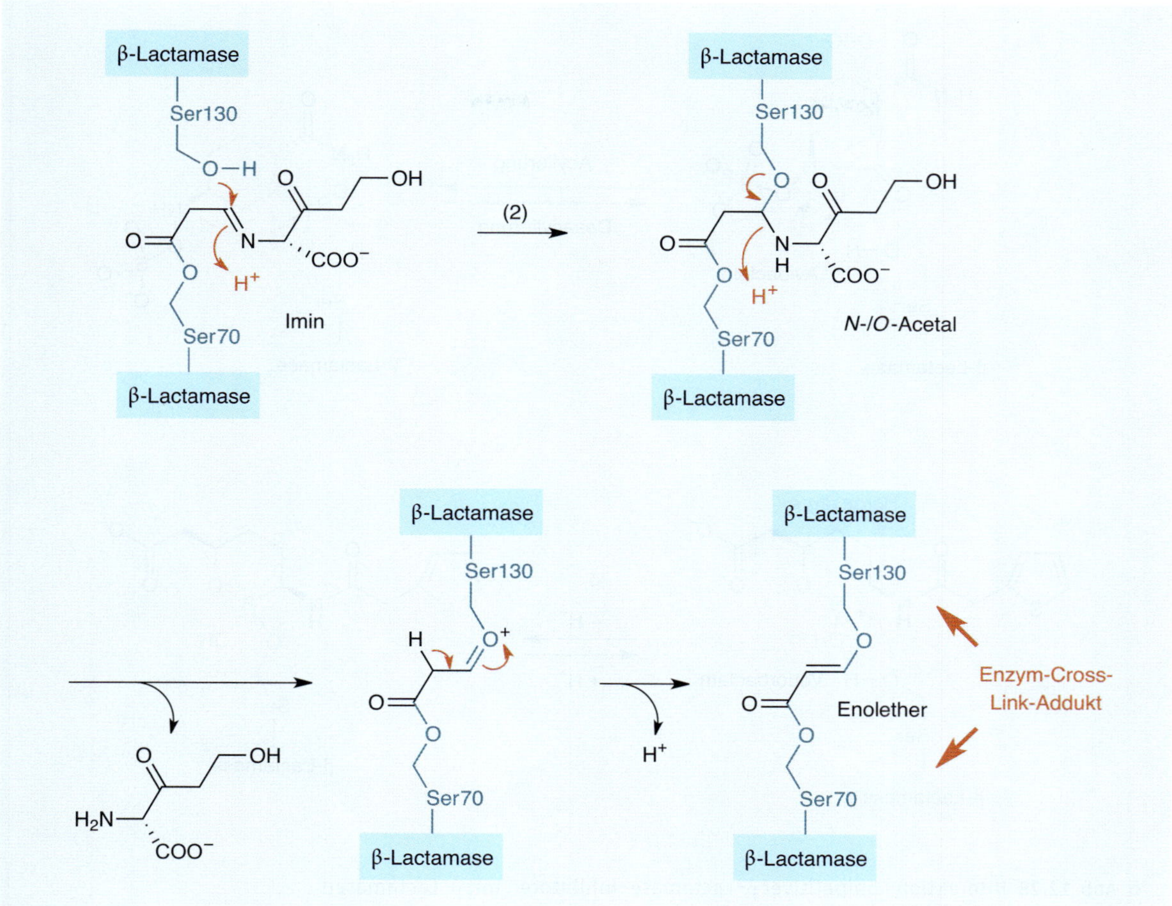

Abb. 12.27 Irreversible Hemmung der β-Lactamase. (2) Bildung eines Cross-Link-Addukts

nen. Da die Einzelkomponenten sich gegenseitig als Prodrug-Gruppe dienen, spricht man in diesem Fall auch von einem **Mutual Prodrug** (▸Kap. 2.8.1). Das Gesamtmolekül wird nahezu vollständig aufgenommen und anschließend in der Darmschleimhaut hydrolytisch zu Ampicillin und Sulbactam sowie Formaldehyd gespalten. Die Bioverfügbarkeit beider Wirkstoffe liegt so bei 80 %.

Kompetitive β-Lactamase-Inhibitoren

DBO-basierte Hemmstoffe

Design und Entwicklung. Der erste Hemmstoff der β-Lactamase ohne β-Lactamring, **Avibactam** (Abb. 12.28), entstammt einer Reihe von **DBO-basierten Inhibitoren**, für die man eine Acylierung nukleophiler Enzyme analog zu den β-Lactamen erwartete.

Struktur. Avibactam enthält als wesentliches Strukturelement Diazabicyclo[3.2.1]octanon (DBO). Man kann es als γ-Lactam auffassen, dessen *N*-Hydroxygruppe mit Sulfat verestert ist.

Wirkungsmechanismus. Avibactam bildet nach regioselektiver Öffnung seiner zyklischen Harnstoffgruppe durch Serin ein relativ stabiles Carbamoyl-Enzym-Addukt (Abb. 12.28). Obwohl es über eine Carbamatfunktion kovalent an den katalytisch relevanten Serinrest bindet, ist Avibactam in Gegensatz zu den β-Lactam-basierten Strukturen ein reversibler Inhibitor. Anstelle einer Hydrolyse oder Desulfonierung des Acyl-Enzym-Addukts findet bevorzugt eine intramolekulare Rezyklisierung statt. Das sulfatierte N-Atom kann am Carbamat-gebundenen Enzym nukleophil angreifen und desacylieren, wobei der intakte Inhibitor regeneriert wird. Dieser kann dann erneut als Inhibitor fungieren. Es handelt sich daher um eine langsame, **kompetitive Hemmung** der β-Lactamase.

Avibactam ist seit 2017 in einer fixen Kombination mit dem Cephalosporin **Ceftazidim** (Zavicefta®) zur parenteralen Therapie komplizierter intraabdomineller Infektionen oder Harnwegsinfektionen zugelassen. Die Sub-

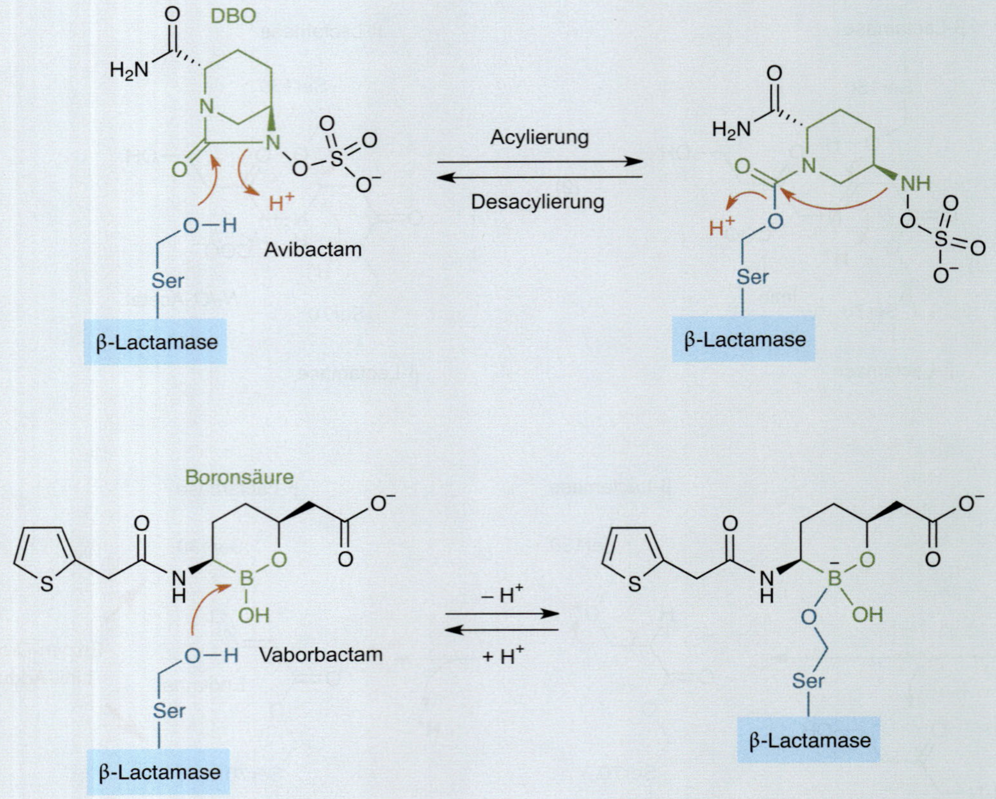

Abb. 12.28 Interaktion kompetitiver β-Lactamase-Inhibitoren mit β-Lactamasen

stanz hemmt zahlreiche β-Lactamasen verschiedener Klassen.

Relebactam ist seit 2021 in einer fixen Kombination mit dem Carbapenem **Imipenem** und dem Dehydropeptidase-1-Inhibitor **Cilastatin** (Recarbrio®) im Handel. Es wird i. v. als Infusion bei im Krankenhaus erworbener Pneumonie eingesetzt, darüber hinaus bei Bakteriämie, die damit im Zusammenhang steht. Relebactam unterscheidet sich von Avibactam durch einen zusätzlichen Piperidinring, der unter physiologischen Bedingungen geladen vorliegt und dadurch den Export aus der Bakterienzelle vermindert.

Boronsäuren

Vaborbactam ist ein weiterer kompetitiver Hemmstoff. Er stammt aus der Reihe der **Boronsäuren**, die man ursprünglich Ende der 1970er Jahre als Inhibitoren der β-Lactamase identifizierte.

Wirkungsmechanismus. Boronsäuren binden reversibel an die β-Lactamase unter Ausbildung eines kovalenten Komplexes zwischen dem katalytisch aktiven Serin und der Boronatgruppe. Als Lewis-Säure bindet die sp^2-hybridisierte Boronsäure koordinativ an die OH-Gruppe von Serin und geht in einen sp^3-hybridisierten, tetraedrischen Boronatkomplex über (Abb. 12.28). Dieser Komplex imitiert den tetraedrischen Übergangszustand, der beim Angriff der β-Lactamase am sp^2-hybridisierten C-Atom der β-Lactam-Carbonylgruppe des Antibiotikums gebildet wird. Es handelt sich daher um einen **Transition-State-Inhibitor**.

Vaborbactam ist ein zyklischer Boronsäureester und seit 2018 als Kombinationspräparat (Vabomere®) mit dem Carbapenem **Meropenem** zur Behandlung komplizierter Harnwegsinfekte wie Nierenbeckenentzündungen bei Erwachsenen im Handel. Wirksam ist das Präparat gegen gramnegative Bakterien, die β-Lactamasen produzieren, insbesondere die *Klebsiella-pneumoniae*-Carbapenemase (KPC).

12.1.3 Cephalosporine

Design und Entwicklung. Giuseppe Brotzu untersuchte 1945 verschmutzte Abwasserproben auf Sardinien in der Annahme, dass sie antibakterielle Substanzen ent-

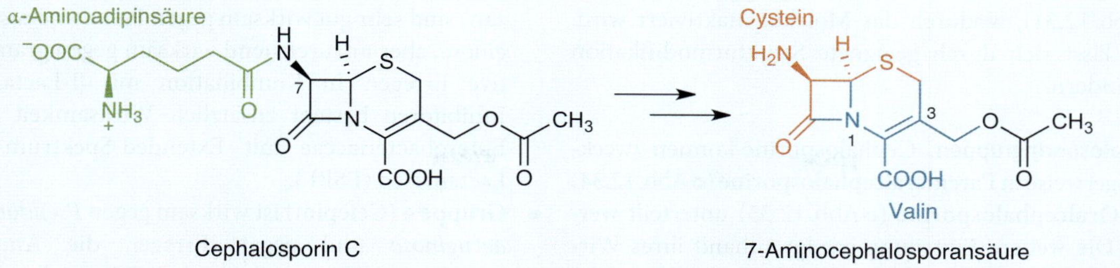

o Abb. 12.29 Cephalosporin C und 7-Aminocephalosporansäure

hielten. Junge Männer, die dort schwammen, erkrankten nicht an dem dort verbreiteten Typhus. In den Proben identifizierte er den Schimmelpilz *Acremonium chrysogenum* (früher *Cephalosporium acremonium*) und dessen antibakterielle Wirkung auf gramnegative Erreger. Später konnte man aus diesem Cephalosporin C (o Abb. 12.29) als Antibiotikum isolieren und 1961 die Struktur aufklären. Es ist selbst nur schwach antibakteriell wirksam, d. h., es besitzt lediglich 0,1 % der Wirkstärke von Penicillin G. Vorzüge im Vergleich zu Penicillin G sind aber die höhere Stabilität gegen die Hydrolyse im sauren Milieu und gegen β-Lactamasen. Auch ist die Aktivität gegenüber einigen gramnegativen Bakterien verbessert.

Durch Abspalten der α-Aminoadipoylgruppe von Cephalosporin C gelangt man zu 7-Aminocephalosporansäure (o Abb. 12.29). Sie ist die Schlüsselverbindung für die Darstellung halbsynthetischer Cephalosporine und leicht zugänglich durch chemischen Abbau oder durch chemoenzymatische Verfahren. Gegenüber den Penicillinen findet man bei den Cephalosporinen eine größere Strukturvariabilität. Die beiden wesentlichen Variationsmöglichkeiten sind die variable Acylierung der 7-Aminogruppe und die Substitution der 3-Acetoxymethyl-Gruppe.

Strukturmodifikationen sind darauf gerichtet

- die Säurestabilität zu erhöhen,
- die pharmakokinetischen Eigenschaften zu verbessern, insbesondere die orale Gabe zu ermöglichen,
- das antimikrobielle Wirkungsspektrum zu verbreitern,
- die Wirksamkeit gegen resistente Keime, insbesondere MRSA-Stämme, zu erhöhen.

Struktur und Reaktivität. Der unsubstituierte Grundkörper wird analog zum Penam als Cepham bezeichnet, der entsprechend ungesättigte Bizyklus ist das **2-Cephem** (o Abb. 12.3). Darin ist der viergliedrige β-Lactamring anstelle eines fünfgliedrigen mit einem sechsgliedrigen Ring anelliert. Therapeutisch eingesetzte Cephalosporine sind Acylderivate der **7-Aminocephalosporansäure**. Der Grundkörper entsteht biogenetisch wie die Penicilline aus Cystein und Valin. Im Unterschied zu Penicillinen liegen die beiden Methylgruppen des Valins nicht unverändert an C-3 vor, sondern sind in den Cephalosporinen funktionalisiert (o Abb. 12.29). Eine ist Bestandteil des anellierten Dihydrothiazinrings, daher der Sechsring mit Doppelbindung, die andere ist ein funktionalisierter C-3-Substituent. Das Dipeptid besitzt 2 Asymmetriezentren (6*R*, 7*R*).

Im Vergleich zum Penam-Grundgerüst besitzt der Lactam-Stickstoff im weniger ringgespannten 2-Cephem einen höheren sp^2-Anteil, was die Reaktivität der Carbonylgruppe normalerweise vermindern würde. Gleichzeitig ist er allerdings Teil eines Enamins, sodass das freie Elektronenpaar des Stickstoffs mit der Doppelbindung des Dihydrothiazinrings in Resonanz treten kann (o Abb. 12.30). Zusätzlich begünstigt wird dies durch eine elektronenziehende Abgangsgruppe an C-3, z. B. eine Acetoxygruppe. Neben der ungünstigen Fixierung des Stickstoffs als Brückenkopf vermindert dieser Effekt die Elektronendelokalisierung innerhalb der Lactamgruppe und ermöglicht den nukleophilen Angriff am Carbonylkohlenstoff. Insgesamt ist

- die Carbonylgruppe im Vergleich zu Penicillinen weniger reaktiv,
- wodurch sich die Säurestabilität erhöht und
- die β-Lactamaseempfindlichkeit vermindert, und
- allergische Reaktionen treten seltener auf als bei Penicillinen.

Wirkungsmechanismus. Cephalosporine sind wie Penicilline **Inhibitoren der Zellwandsynthese** und wirken **bakterizid**. Ihr Wirkungsmechanismus entspricht dem der Penicilline.

Biotransformation. Die meisten Cephalosporine werden nahezu unverändert mit dem Urin ausgeschieden. Bei Vorliegen einer intakten 3-Acetoxymethyl-Seitenkette wie beim Cephalosporin C kommt es durch Esterasen oder im sauren Milieu zur Desacetylierung. Die dabei freigesetzte Alkoholgruppe des noch aktiven Desacetylderivats bildet mit der Carboxygruppe ein Lacton (○ Abb. 12.31), wodurch das Molekül inaktiviert wird. Dies lässt sich durch geeignete Strukturmodifikation verhindern.

Cephalosporingruppen. Cephalosporine können zweckmäßigerweise in **Parenteralcephalosporine** (○ Abb. 12.34) und **Oralcephalosporine** (○ Abb. 12.35) unterteilt werden. Die weitere Einteilung erfolgt anhand ihres Wirkungsspektrums. Diesbezüglich besitzt die klassische Einteilung nach Generationen keine Aussagekraft, im Gegensatz zu den Empfehlungen der Paul-Ehrlich-Gesellschaft. Danach unterscheidet man in Deutschland derzeit 5 Gruppen.

- **Gruppe 1** (Cefazolin, Cefaclor, Cefadroxil, Cefalexin) ist gegen grampositive Bakterien wirksam und stabil gegenüber β-Lactamasen.
- **Gruppe 2** (Cefuroxim, Cefuroximaxetil) ist ausreichend wirksam gegen grampositive und zusätzlich gramnegative Bakterien.
- **Gruppe 3a** (Cefotaxim, Ceftriaxon, Cefixim, Cefpodoximproxetil) zeichnet sich durch verstärkte Wirksamkeit im gramnegativen Bereich aus, gegen grampositive Erreger ist sie meist weniger wirksam als Gruppe 1 und 2.
- **Gruppe 3b** (Ceftazidim) und Gruppe 3c (Ceftolozan) sind sehr gut wirksam gegen *Pseudomonas aeruginosa*, aber unzureichend wirksam gegen grampositive Erreger. In Kombination mit β-Lactamase-Inhibitoren besteht zusätzlich Wirksamkeit gegen Enterobacteriaceae mit Extended-Spektrum-Beta-Lactamasen (ESBL).
- **Gruppe 4** (Cefepim) ist wirksam gegen *Pseudomonas aeruginosa* und gegen Erreger, die AmpC-β-Lactamasen überexprimieren. ESBL-produzierende Stämme sind resistent.
- **Gruppe 5** (Ceftarolin, Ceftobiprol) ist vom Wirkungsspektrum mit der Gruppe 3a vergleichbar, zusätzlich ist sie gegen Methicillin-resistenten *Staphylococcus aureus* (MRSA) aktiv.

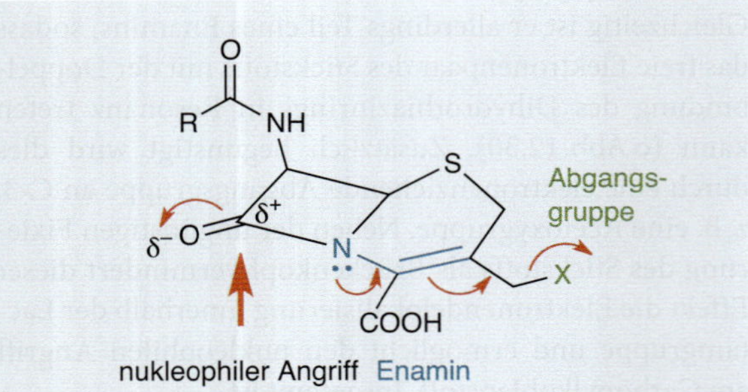

○ **Abb. 12.30** Elektronendelokalisierung im Cephalosporin-Grundgerüst. Ihr Wirkungsmechanismus entspricht dem der Penicilline.

Struktur-Wirkungs-Beziehungen. Für die chemischen Veränderungen bei den partialsynthetischen Cephalosporinen ergeben sich folgende Befunde (○ Abb. 12.32).

- Zur Stabilisierung im sauren Milieu und gegen Hydrolyse durch Esterasen hat man die natürlich vorkommende Acetylestergruppe überwiegend durch **indifferente Substituenten in der 3-Position** ersetzt. Diese Maßnahme verlängert die Plasmahalbwertszeit und wurde sowohl bei den Parenteralcephalosporinen (○ Abb. 12.34) als auch bei Oralcephalosporinen (○ Abb. 12.35) ergriffen.
- In den Cephalosporinen der Gruppen 2 und 3 findet man in α-Position der 7-Acylseitenkette typischerweise eine **Oximether**-Struktur. Diese verleiht den Substanzen eine 100-fach erhöhte **β-Lactamasestabilität**, da sie die Lactamgruppe gegen einen enzymatischen Angriff sterisch abschirmt. Von den beiden geometrischen Isomeren sind die *Z*-Isomere 20 000-fach stabiler als die *E*-Isomere. Unter Lichteinfluss und in saurer Lösung kann allerdings Isomerisierung zum *E*-Isomer erfolgen (○ Abb. 12.33).
- Eine vergleichbare 7-Acylseitenkette wie bei den Aminopenicillinen mit einer **Aminogruppe am α-C-Atom** verbessert die Wirksamkeit gegen gramnegative Erreger.

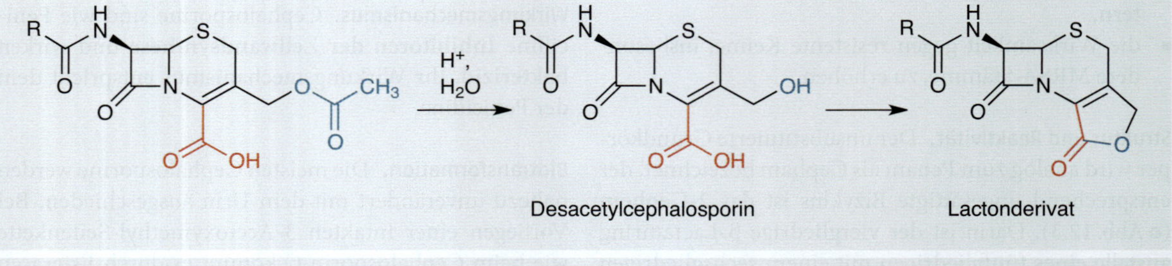

○ **Abb. 12.31** Abbau der 3-Acetoxymethyl-Seitenkette und Lactonbildung

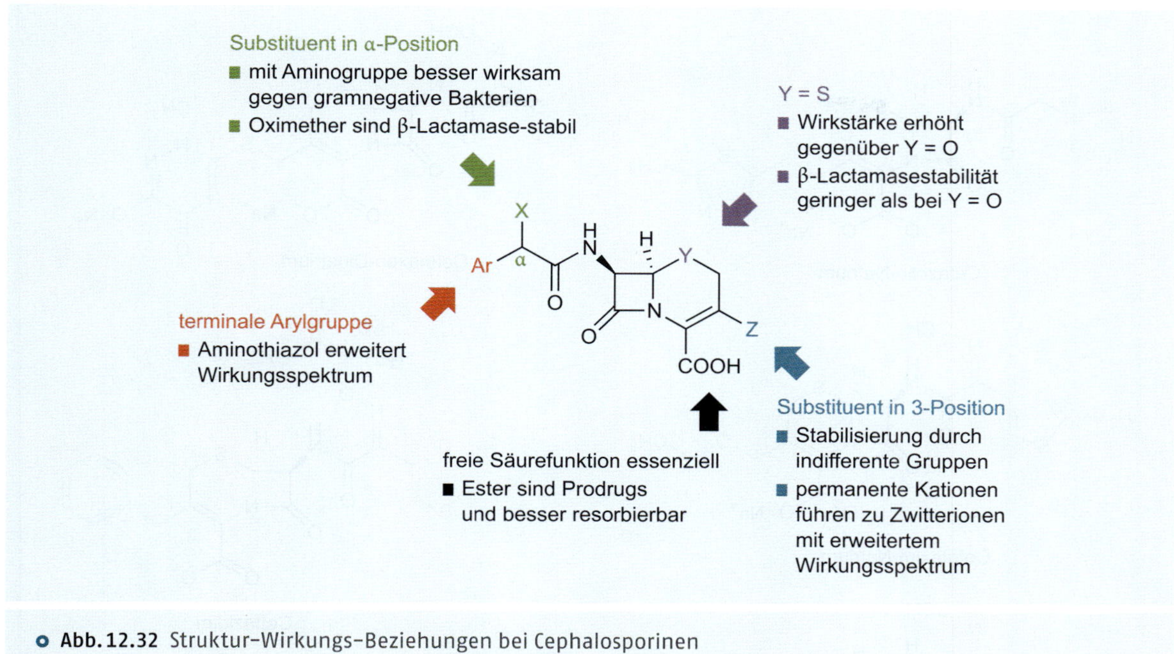

Abb. 12.32 Struktur-Wirkungs-Beziehungen bei Cephalosporinen

Oximether sterischer Schutz gegen β-Lactamasen

Z-Isomer hochaktiv

E-Isomer weniger aktiv

Abb. 12.33 *E*-/*Z*-Isomerie der Oximether-Derivate

- Einführen eines **Aminothiazolrings** in die 7-Acylseitenkette verstärkt gegenüber einem Furanring die Permeation durch die Porinkanäle der Zellwand gramnegativer Bakterien und erweitert das Wirkungsspektrum. Ähnliches gilt für **zwitterionische Strukturen**, die durch die negativ geladene 2-Carboxylatgruppe und einem positiv geladenen Substituenten in 3-Position entstehen.
- Der Austausch des S-Atoms im Dihydrothiazinring gegen Sauerstoff vermindert die antibakterielle Wirkstärke, während sich die β-Lactamasestabilität erhöht.
- Die **freie Carboxygruppe** in Position 2 ist für die antibakterielle Aktivität essenziell. Entsprechende Ester sind Prodrugs und verbessern die Resorbierbarkeit.

Parenteralcephalosporine

Cefazolin-Natrium (Cefazolin Fresenius®), Ph. Eur., gehört zu den Vertretern der 1. Generation und zählt zu den Basis-Cephalosporinen. Der terminale Tetrazolring der 7-Acylseitenkette hat keine sauren Eigenschaften, da seine NH-acide Position durch den Acetyl-Linker substituiert ist. Die Abgangsgruppe in Position 3 wurde durch einen Methylthio-verknüpften Thiadiazolring ausgetauscht. Cefazolin ist gut gewebegängig. Die Elimination erfolgt renal in unveränderter Form, die Plasmahalbwertszeit beträgt 2 h.

Cefotaxim-Natrium (Cefotaxim-saar®), Ph. Eur., liegt als *Z*-Isomer vor und kam als erstes Cephalosporin der 3. Generation 1980 in den Handel. In saurer Lösung kommt es zur Hydrolyse der Acetylestergruppe und nachfolgend zur Bildung des inaktiven Lactons

12

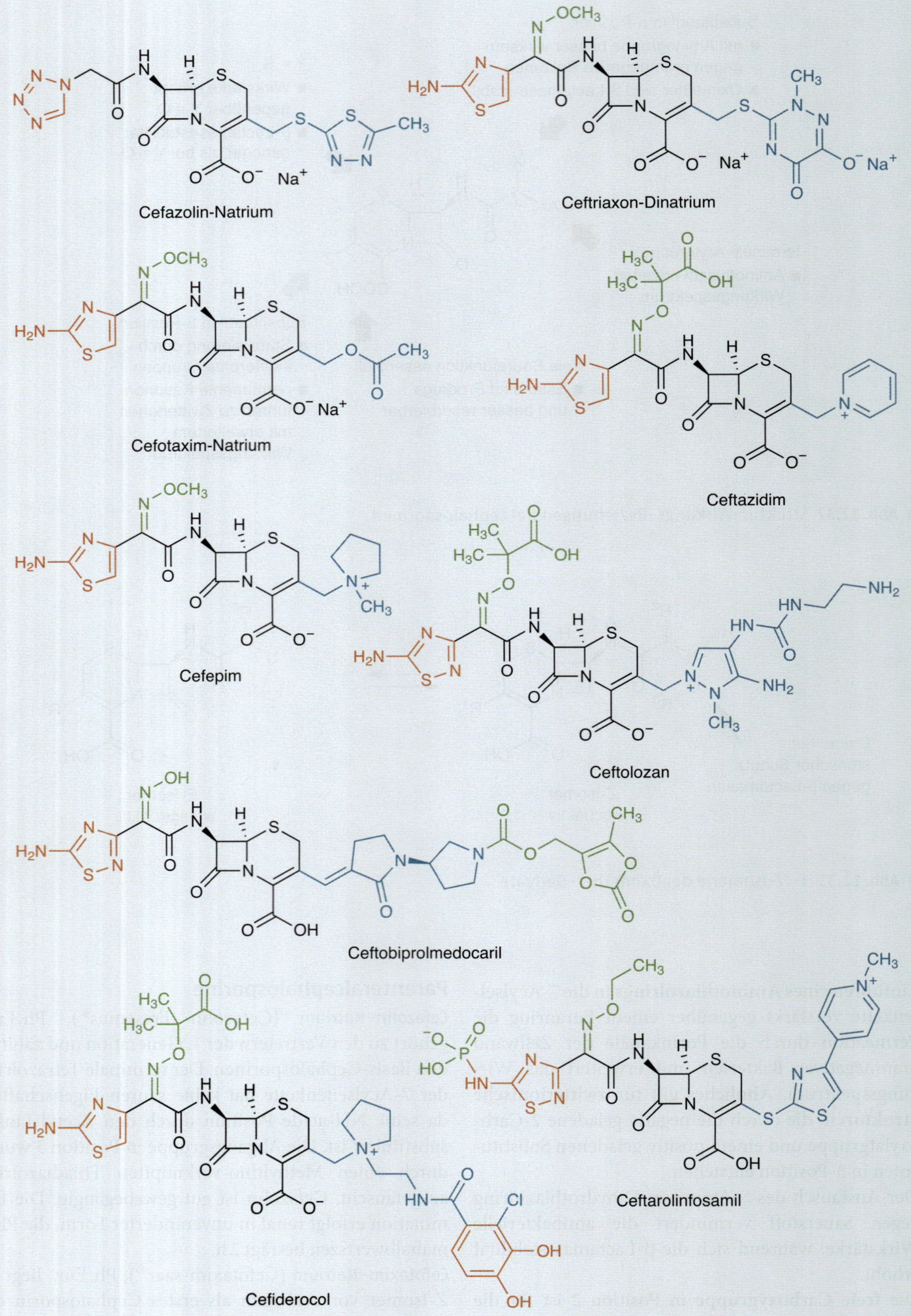

Abb. 12.34 Parenteralcephalosporine

(○ Abb. 12.31). Dies bewirkt eine schnelle Elimination, die Plasmahalbwertszeit beträgt nur 1 h. Das Stabilitätsoptimum liegt im neutralen Bereich.

Ceftriaxon-Dinatrium (Ceftriaxon-ratiopharm®), Ph. Eur., ist *Z*-konfiguriert und hat die gleiche 7-Acylseitenkette wie Cefotaxim. Die Salzbildung erfolgt neben der 2-Carboxygruppe ($pK_S = 3{,}0$) mit der sauren Triazindiongruppe bzw. deren tautomeren Azaenolform ($pK_S = 3{,}2$). Da diese Gruppen mit Ca^{2+}-Ionen Chelatkomplexe bilden, kann unter der Behandlung mit Ceftriaxon durch Ausfällungen in der Gallenblase eine reversible Pseudocholelithiasis auftreten. Die Substanz darf auf keinen Fall mit Ca^{2+}-haltigen Lösungen für eine i. v. Anwendung verabreicht werden. Ceftriaxon hat eine relativ lange Halbwertszeit von etwa 8 h und wird überwiegend biliär eliminiert.

Ceftazidim-Pentahydrat (Ceftazidim Kabi®), Ph. Eur., liegt als *Z*-Isomer vor. Die native Acetoxy-Abgangsgruppe wurde durch eine Pyridiniumstruktur ersetzt. Pyridin kann weiterhin als Abgangsgruppe fungieren, wird aber nicht durch Esterasen abgespalten. Die Pyridiniumgruppe erhöht durch Ausbilden eines Zwitterions mit dem Carboxylat-Anion die Acidität der 2-Carboxygruppe ($pK_S = 1{,}9$). Die Aminothiazolgruppe besitzt einen pK_S-Wert von 4,1 und liegt bei physiologischem pH-Wert ungeladen vor. Im Unterschied zu den üblichen Oxim-Methylethergruppen bei zahlreichen anderen Vertretern ist hier die Oximgruppe mit 2-Hydroxy-2-methyl-propionsäure verethert, die im physiologischen Milieu deprotoniert vorliegt ($pK_S = 2{,}7$). Die Halbwertszeit beträgt 2 h, die Ausscheidung erfolgt unverändert über den Urin. Ceftazidim gibt es auch als Kombination (Zavicefta®) mit dem β-Lactamase-Inhibitor Avibactam (○ Abb. 12.25).

Ceftolozansulfat ist seit 2015 in einer fixen Kombination (Zerbaxa®) mit Tazobactam im Handel. Im Vergleich zu Ceftazidim ersetzt ein Aminothiadiazolring den terminalen Aminothiazolring. In der 3-Seitenkette ist die Pyridiniumgruppe durch eine substituierte Pyrazoliumgruppe ausgetauscht und über einen Harnstoff-Linker mit einem primären Ethylamin terminiert. Wie in Ceftazidim handelt es sich um ein Zwitterion mit dem 2-Carboxylat-Anion ($pK_S = 1{,}9$). Die terminale Ammoniumgruppe ($pK_S = 9{,}3$) liegt als Salz mit Hydrogensulfat vor. Diese Strukturmodifikationen sollen zu erhöhter Wirkstärke gegen *Pseudomonas aeruginosa*, verbesserter Stabilität gegen einige β-Lactamasen, besserer Penetration durch die Bakterienzellwand und weniger Efflux aus der Zelle führen. Ein Zusatznutzen gegenüber anderen Behandlungsoptionen ist nicht belegt. Die Halbwertszeit von Ceftolozan liegt bei 3 h, die von Tazobactam bei 1 h. Beide werden renal ausgeschieden.

Cefepimdihydrochlorid-Monohydrat (Cefepim Rotexmedica®), Ph. Eur., gehört zu den parenteralen Vertretern der 4. Generation. Die 7-Acylseitenkette ist identisch mit der von Cefotaxim und Ceftriaxon, entsprechend *Z*-konfiguriert. Position 3 ist über einen Methyl-Linker mit einer quartären *N*-Methylpyrrolidiniumgruppe substituiert, welche die Penetration in gramnegative Bakterien erleichtert. Zusammen mit der 2-Carboxylatgruppe liegt die Substanz als Zwitterion vor. Die Halbwertszeit beträgt 2 h, die Ausscheidung erfolgt im Wesentlichen renal.

Ceftarolinfosamil (Zinforo®), ein Vertreter der 5. Generation, ist ein Phosphorsäureamid-Prodrug. Im Plasma wird es durch Phosphatasen rasch in die Wirkform Ceftarolin überführt. Der Oxim-Ethylether ist *Z*-konfiguriert. Die Substanz ist das Resultat einer gezielten Suche nach einem Cephalosporin mit hoher Affinität zu dem modifizierten Penicillin-bindenden Protein PBP2a, das unter anderem von resistenten Erregern wie MRSA-Stämmen gebildet wird. Der Thiazolring in der 3-Seitenkette wird für die Wirksamkeit gegen MRSA verantwortlich gemacht. Durch die terminale Methylpyridiniumgruppe der Seitenkette liegt insgesamt eine zwitterionische Struktur vor. Ceftarolin wird hauptsächlich über die Nieren eliminiert. Die Eliminationshalbwertszeit beträgt etwa 2,5 h.

Ceftobiprolmedocaril (Zevtera®) ist ein wasserlösliches Carbamat-Prodrug und wird durch Plasmaesterasen vollständig zu Ceftobiprol hydrolysiert. Als Nebenprodukte der Biotransformation entstehen Diacetyl und Kohlendioxid. Im Unterschied zu Ceftarolin ist in der 7-Acylseitenkette die *Z*-konfigurierte Oximgruppe nicht verethert. Die 3-Position ist mit einer Bipyrrolidin-Struktur substituiert. Nach Abspaltung der Medocarilgruppe liegt der endständige Pyrrolidinring unter physiologischen Bedingungen als Ammoniumion vor, das für die MRSA-Aktivität zum C-3-verbindenden Atom einen Abstand von 7,5–10 Å aufweisen sollte. Der relativ große C-3-Substituent des Moleküls stabilisiert den Acyl-Enzym-Komplex durch geeignete Interaktionen mit den Transpeptidasen, insbesondere PBP2a. Während der Pyrrolidinonring eine Konformationsänderung induziert, liegt der Pyrrolidinring außerhalb der Transpeptidase und erhöht die Umsetzungsrate mit dem Enzym. Ceftobiprol ist hochaktiv gegen MRSA-Stämme und Vancomycin-resistente *Staphylococcus aureus* (VRSA). Ceftobiprol wird mit einer Halbwertszeit von 3 h primär unverändert renal ausgeschieden.

Cefiderocol (Fetcroja®) ist seit 2021 in Deutschland als Reserveantibiotikum bei Infektionen mit aeroben gramnegativen Erregern verfügbar. Die 7-Acylseitenkette ist identisch mit der von Ceftazidim. Wie bei Cefepim befindet sich in der 3-Seitenkette eine quartäre *N*-Pyrrolidiniumgruppe. Diese ist über einen Ethylen-Linker mit einer Benzamidgruppe verknüpft, die eine **Eisen-chelatisierende Catecholstruktur** aufweist. Dieses Strukturelement fungiert als **Siderophor**. Es erlaubt Cefiderocol, als **Trojanisches Pferd** (▸ Kap. 2.8.1) in die

Bakterienzelle einzudringen. Um den für das Bakterienwachstum erforderlichen Eisenbedarf zu decken, stellen Bakterien selbst Siderophore her und geben sie an die Umgebung ab, wo sie Eisen binden. Anschließend nehmen sie durch aktiven Transport den Siderophor-Eisen-Komplex wieder auf. In vergleichbarer Weise wie dieser verschafft sich Cefiderocol mithilfe seiner Siderophor-Struktur über das Fe^{3+}-Transportsystem Zutritt zur Bakterienzelle. Der Fe^{3+}-Komplex von Cefiderocol ist mit einem pK-Wert von 4,1 etwas stabiler als der von Pyoverdin (pK = 3,9), einem von *P. aeruginosa* gebildeten Siderophor. Das elektronenziehende Chloratom vermindert den pK_S-Wert der Catecholgruppe von etwa 8,5 auf 7,7 und verhindert so deren Methylierung durch die Catechol-*O*-Methyltransferase zu einem inaktiven Metaboliten. Cefiderocol kann zudem durch passive Diffusion in die Zelle gelangen. Die quartäre *N*-Pyrrolidiniumgruppe fungiert wie bei anderen Cephalosporinen mit vergleichbarem Strukturelement als Abgangsgruppe. Die Halbwertszeit beträgt 2–3 h, die Ausscheidung erfolgt vornehmlich renal.

Oralcephalosporine

Design und Entwicklung. Aufgrund ihrer Säurelabilität oder schlechten Resorbierbarkeit müssen die gut wirksamen Cephalosporine parenteral gegeben werden. Einen einfachen Weg zur peroralen Applikationsform hat man bei den Penicillinen gefunden, indem man die Reaktivität des Carbonyl-O-Atoms der Seitenkette durch Einbau elektronegativer Heteroatome vermindert. Diese Strategie lässt sich eins zu eins auf die Cephalosporine übertragen. Demgemäß findet man **zum Teil identische Seitenketten wie bei den Penicillinen.** Außerdem muss der labile 3-Acetoxymethyl-Substituent gegen eine stabile Gruppe ausgetauscht werden.

Ein weiteres Konzept – die Überführung in ein Ester-Prodrug – konnte man von den Penicillinen jedoch nicht gleichermaßen übernehmen. Die meisten Cephalosporinester isomerisieren im alkalischen Milieu (pH >7). Die Hydrolyse liefert dann eine freie Säure mit verschobener Cephem-Doppelbindung, die nicht mehr wirksam ist. Dennoch konnte man Ester finden, deren Hydrolyse und Resorption zur eigentlichen Wirkform meistens schneller erfolgen als die Isomerisierung. Insbesondere bewährte sich das **Doppelester-Prodrug-Konzept** (▸ Kap. 2.4).

Cefaclor-Monohydrat (Panoral®), Ph. Eur., besitzt als 7-Acylgruppe ein *R*-konfiguriertes Phenylglcycin und ist somit ein Seitenketten-Analogon von Ampicillin. In Position 3 wurde die Acetylester-Abgangsgruppe durch ein Chloratom ersetzt. Die pK_S-Werte betragen 1,5 (Carboxygruppe) und 7,2 (Aminogruppe), sodass unter physiologischen Verhältnissen ein hoher zwitterionischer Anteil vorliegt. Dennoch wird die Substanz rasch und nahezu vollständig resorbiert, die Bioverfügbarkeit liegt bei über 90 %. Die Ausscheidung erfolgt überwiegend renal, die Plasmahalbwertszeit beträgt im Mittel 45 min.

Cefalexin-Monohydrat (Cephalexin-ratiopharm®), Ph. Eur., wurde als erstes Oralcephalosporin 1967 in die Therapie eingeführt. Es unterscheidet sich von Cefaclor nur durch die 3-Methylgruppe und liegt gemäß der pK_S-Werte von 2,5 und 7,1 für die Carboxy- bzw. Ammoniumgruppe zu etwa der Hälfte als Zwitterion vor. Cefalexin wird rasch und vollständig resorbiert, die Halbwertszeit beträgt 0,9–1,2 h. Wegen der minimalen Plasmaproteinbindung und fast ausschließlichen renalen Ausscheidung wird Cefalexin insbesondere bei Harnwegsinfektionen eingesetzt.

Cefadroxil-Monohydrat (Grüncef®), Ph. Eur., ist mit dem *R*-4-Hydroxyphenylglycin in Position 7 ein Seitenketten-analoges Amoxicillin. Auch hier liegt z. T. ein Zwitterion (pK_S = 2,6 und 7,3) vor. Eine weitere acide Position ergibt sich durch die phenolische Gruppe (pK_S = 9,7). Ihre Bedeutung für die im Vergleich zu anderen Oralcephalosporinen längere Halbwertszeit ist nicht geklärt. Nach oraler Gabe wird Cefadroxil fast vollständig resorbiert. Die Eliminationshalbwertszeit beträgt 80–100 min, die Ausscheidung erfolgt vorwiegend unverändert im Urin.

Cefuroximaxetil (Cefurax®), Ph. Eur., ist ein **Doppelester-Prodrug** der Wirkform, die als **Cefuroxim-Natrium** (Cefuroxim-saar®) ebenfalls in Ph. Eur. monographiert ist. Das Suffix „axetil" steht für die Esterkomponente „-acetyloxyethyl-", die ein asymmetrisch substituiertes C-Atom enthält. Das Arzneibuch beschreibt das 1:1-Diastereomeren-Gemisch. Die Substanz wird aus dem Magen-Darm-Trakt rasch resorbiert und in der Darmwand und im Blut zu Cefuroxim, Acetaldehyd und Essigsäure hydrolysiert. Als Cephalosporin der 2. Generation weist Cefuroxim zur Verbesserung der β-Lactamasestabilität eine *Z*-konfigurierte Oximetherstruktur auf. In 3-Position hat man das Molekül als Carbamidsäureester stabilisiert. Die Bioverfügbarkeit beträgt bis zu 60 %, die Serum- und Gewebespiegel sind für den Einsatz bei Atemwegsinfektionen meist unzureichend. Die Plasmahalbwertszeit beträgt 1–1,5 h, die Ausscheidung erfolgt überwiegend renal. Im Vergleich zu Cefuroxim ist die Wirksamkeit gegen Pneumokokken und im gramnegativen Bereich verbessert. Cefuroximaxetil ist seit vielen Jahren das meistverordnete Cephalosporin.

Cefpodoximproxetil (Orelox®), Ph. Eur., ist auch ein **Doppelester-Prodrug**, dessen Esterkomponente ein Asymmetriezentrum aufweist und als 1:1-Diastereomerengemisch vorliegt. Nach enzymatischer Abspaltung von Isopropanol in der Darmwand werden Kohlendioxid, Acetaldehyd und die Wirksubstanz Cefpodoxim freige-

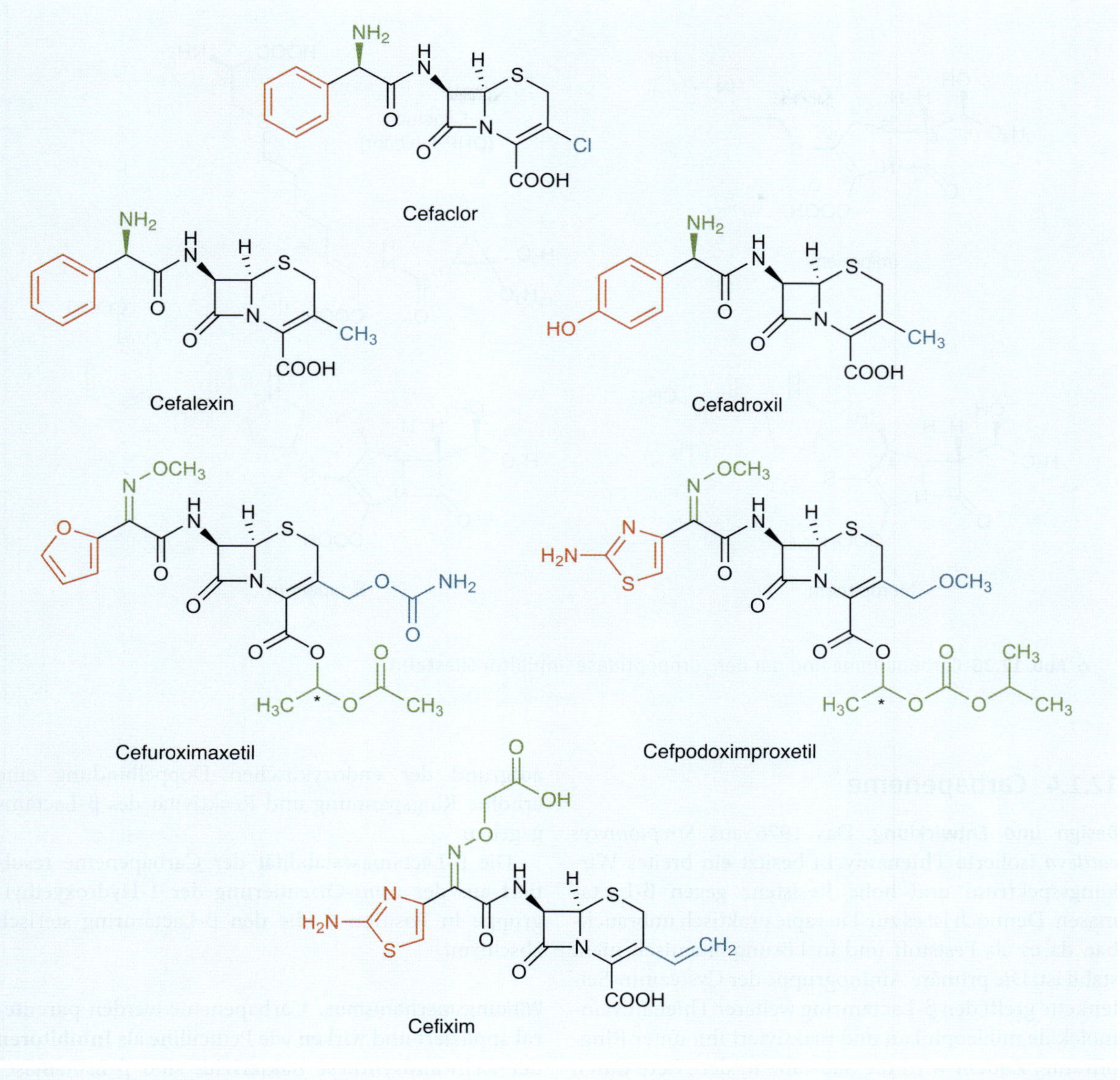

Abb. 12.35 Oralcephalosporine

setzt. Für die nötige Stabilisierung sorgen in der 7-Acylseitenkette wie bei vielen anderen Cephalosporinen ein *Z*-Oximether und an C-3 eine Methylethergruppe. Die Bioverfügbarkeit liegt bei 40–50 %, die Eliminationshalbwertszeit beträgt 2–3 h. Die Ausscheidung erfolgt hauptsächlich unverändert im Urin. Das Wirkungsspektrum ist im gramnegativen Bereich erweitert. Cefpodoxim gilt als Reservemittel bei Harnwegsinfektionen.

Cefixim (Infectoopticef® Saft, Cefixim AL®), Ph. Eur., ein Vertreter der 3. Generation, ist kein Prodrug. Die *Z*-konfigurierte Oximgruppe der C-7-Seitenkette liegt als Glycolsäureether vor, an C-3 befindet sich eine Vinylgruppe. Trotz der ionisierbaren Funktionen mit pK_S-Werten von 2,1 (Cephemsäure), 2,7 (Glycolsäureether) und 3,7 (Thiazol-N) liegt die orale Bioverfügbarkeit überraschenderweise bei 40–50 %. Wahrscheinlich ist dies auf erleichterten Transport durch die intestinalen Membranen mithilfe eines Dipeptid-Carriers zurückzuführen. Die Halbwertszeit ist mit 3–4 h vergleichsweise lang und erlaubt die zweimalige tägliche Gabe. Dazu könnte die durch die ionisierbaren Gruppen bedingte Plasmaproteinbindung von 65 % beitragen. Die Ausscheidung erfolgt renal und biliär. Das Wirkungsspektrum ist gegenüber Cefuroxim um gramnegative Bakterien erweitert. Cefixim ist als Granulat zur Herstellung einer Suspension und als Filmtabletten verfügbar.

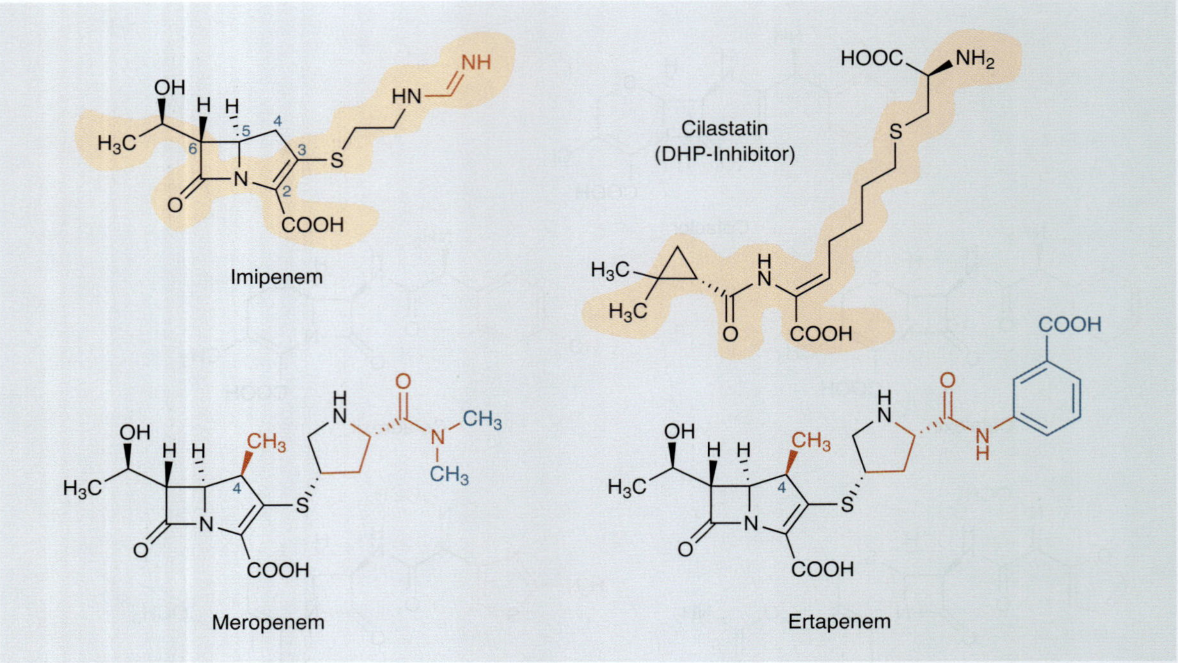

Imipenem

Cilastatin (DHP-Inhibitor)

Meropenem

Ertapenem

Abb. 12.36 Carbapeneme und der Dehydropeptidase-Inhibitor Cilastatin

12.1.4 Carbapeneme

Design und Entwicklung. Das 1976 aus *Streptomyces cattleya* isolierte **Thienamycin** besitzt ein breites Wirkungsspektrum und hohe Resistenz gegen β-Lactamasen. Dennoch ist es zur Therapie praktisch unbrauchbar, da es als Feststoff und in Lösung chemisch nicht stabil ist. Die primäre Aminogruppe der Cysteamin-Seitenkette greift den β-Lactamring weiterer Thienamycinmoleküle nukleophil an und inaktiviert ihn unter Ringöffnung. Zudem wird die Substanz in der Niere durch die **Dehydropeptidase-1** (DHP-1) relativ rasch hydrolysiert. Indem man die primäre Aminogruppe in ein weniger nukleophiles Amidin überführte, das aufgrund seiner stärkeren Basizität in größerem Ausmaß protoniert vorliegt, gelangte man zum chemisch stabilen und stärker wirksamen **Imipenem** (Abb. 12.36).

Struktur und Reaktivität. Überraschenderweise befindet sich der Schwefel nicht im Carbapenem-Grundgerüst (Abb. 12.3), sondern liegt als Teil einer funktionalisierten Seitenkette in 3-Position vor. Im Gegensatz zum Penam fehlt zudem die 6-Acylamino-Seitenkette, an deren Stelle eine *R*-konfgurierte 1-Hydroxyethylgruppe tritt. Außerdem ist das C-6-Atom *S*-konfiguriert. Erhalten bleibt die 5*R*-Konfiguration des Penams. Durch den Austausch des S-Atoms gegen eine Methylengruppe in der benachbarten 4-Position liegt in Position 5 kein Aldehyd-Kohlenstoff (*S*-/*N*-Acetal) vor. Dennoch ist aufgrund der endozyklischen Doppelbindung eine erhöhte Ringspannung und Reaktivität des β-Lactams gegeben.

Die β-Lactamasestabilität der Carbapeneme resultiert aus der *trans*-Orientierung der 1-Hydroxyethylgruppe in Position 6, die den β-Lactamring sterisch abschirmt.

Wirkungsmechanismus. Carbapeneme werden **parenteral** appliziert und wirken wie Penicilline als **Inhibitoren der Zellwandsynthese bakterizid**, sind β-Lactamase-stabil und verfügen über ein sehr breites Wirkungsspektrum. Dies umfasst die meisten grampositiven und gramnegativen Bakterien, einschließlich *Staphylococcus aureus* und *Pseudomonas aeruginosa* sowie Anaerobier. Keine Aktivität besteht gegen Methicillin-resistente Staphylokokken.

Biotransformation. Der Abbau von Imipenem durch die DHP-1 führt zur Öffnung des Lactamrings. Die Metaboliten sind nicht nur inaktiv, sondern auch nephrotoxisch. Um die Hydrolyse zu verhindern, kombiniert man Imipenem mit dem DHP-Inhibitor Cilastatin. In Meropenem und Ertapenem erhöht dagegen eine zusätzlich α-Methylgruppe an C-4 des Carbapenems die Stabilität gegen DHP-1.

Imipenem (in Zienam®), Ph. Eur., ist das *N*-Iminomethylderivat von Thienamycin und wird wie seine Muttersubstanz durch die renale DHP-1 hydrolysiert. Die Kombination mit dem DHP-Inhibitor Cilastatin verhindert die Inaktivierung und verringert gleichzeitig das Nephrotoxizitätsrisiko. Im physiologischen Milieu liegt das Zwitterion vor. Die pK_S-Werte betragen für die 2-Carboxygruppe 3,2 und für das terminale Amidin-N-Atom 9,9. Die Plasmahalbwertszeit von Imipenem beträgt 1 h, ebenso die von Cilastatin. Beide Substanzen werden renal eliminiert.

Meropenem (Meronem®), Ph. Eur., wird ohne Cilastatin eingesetzt, da eine zusätzliche 4-Methylgruppe gegen DHP-1 stabilisiert. Dadurch entsteht ein weiteres, *R*-konfiguriertes Asymmetriezentrum. Die primäre Aminogruppe des Thienamycins ist hier in eine hydrophobe Prolinamid-Seitenkette inkorporiert, wodurch die Wirkstärke gegen *Pseudomonas aeruginosa* und andere gramnegative Keime verstärkt wird, gegen grampositive Keime leicht abnimmt. Die Asymmetriezentren am Pyrrolidinring sind beide *S*-konfiguriert. Die Halbwertszeit beträgt 1 h, die Ausscheidung erfolgt hauptsächlich renal. Meropenem gibt es in einer Fixkombination (Vabomere®) mit dem β-Lactamase-Inhibitor **Vaborbactam** (○ Abb. 12.25) zur Behandlung von Infektionen mit multiresistenten gramnegativen Erregern (MRGN).

Ertapenem (Invanz®) liegt gegenüber Meropenem in der Seitenkette nicht als Dimethylamid des Prolins vor, sondern als Prolinamid einer Benzoesäure. Diese erzeugt unter physiologischen Bedingungen gemäß den pK_S-Werten von 2,9 (2-COOH), 6,0 (Benzoesäure) und 8,2 (Pyrrolidin-N) eine negative Nettoladung. Dadurch steigt die Bindung an Plasmaproteine auf 90 % an und die Halbwertszeit erhöht sich gegenüber den anderen Carbapenemen auf 4 h, was die einmal tägliche Gabe erlaubt. Allerdings verschlechtert der anionische Charakter der Benzoatgruppe in Verbindung mit der erhöhten Lipophilie die Penetration durch die Porine der äußeren Bakterienmembran. Die Ausscheidung erfolgt zu 80 % im Urin, der Rest in den Fäzes. Die Halbwertszeit beträgt 4 h. Typische Krankenhauserreger wie *Pseudomonas*- oder *Acinetobacter*-Spezies werden durch Ertapenem nicht erfasst.

Inhibitoren der Dehydropeptidase-1 (DHP-1)

Wirkungsmechanismus. Cilastatin ist ein kompetitiver und reversibler DHP-1-Inhibitor. DHP-1 ist ein Membran-gebundenes Glykoprotein, das im proximalen Tubulus der Niere lokalisiert ist. Das Metalloenzym verfügt über 2 als Lewis-Säure fungierende Zn^{2+}-Ionen im aktiven Zentrum und katalysiert die Hydrolyse von Dipeptiden, so auch die des β-Lactamrings von Carbapenemen, insbesondere Imipenem. Cilastatin wirkt weder als Transition-State-Analogon noch als Chelator von Zn^{2+}-Ionen im aktiven Zentrum des Enzyms. Es bindet wie das normale Substrat und verhindert die Spaltung der Amidbindung durch seine präzise Passform im aktiven Zentrum der DHP-1.

Cilastatin, Ph. Eur., wird in Kombination mit Imipenem (Zienam®) eingesetzt. Es wurde durch Strukturoptimierung von Dehydropeptid-ähnlichen Ausgangsstrukturen erhalten. Von daher besteht auch Strukturverwandtschaft mit Imipenem (○ Abb. 12.36). Durch Variation der Länge und Polarität der Alkylseitenkette konnte die Halbwertszeit des Inhibitors an die von Imipenem angepasst werden. Cilastatin ist am α-C-Atom des Cystein-Bausteins *R*-konfiguriert, an C-1 des Cyclopropanrings *S*-konfiguriert. Die Doppelbindung weist *Z*-Konfiguration auf. Die pK_S-Werte betragen 2,0 (α-Aminosäure), 4,4 (α,β-ungesättigte Säure) und 9,2 (Ammoniumgruppe). Somit liegt physiologisch das Zwitterion vor. Hauptmetabolit von Cilastatin ist ein *N*-Acetylderivat, das in vergleichbarer Stärke die DHP-1 hemmt.

12.1.5 Monobactame

Design und Entwicklung. Monobactame sind als Naturstoffe bekannt, weisen aber nur geringe antibakterielle Aktivität auf. 1982 isolierte man aus *Chromobacterium violaceum* ein Monobactam und verbesserte es für den Einsatz als Arzneistoff, indem man die Amidseitenkette von Ceftazidim in das Molekül einführte und so zu **Aztreonam** (○ Abb. 12.37) gelangte.

Struktur und Reaktivität. Da der β-Lactamring gegenüber anderen β-Lactam-Antibiotika keinen anellierten Fünf- oder Sechsring aufweist, bezeichnet man die Struktur als Monobactam. Das gewinkelte bizyklische System ist somit keine Voraussetzung für die antibakterielle Aktivität. Wodurch kommt es aber zur Reaktion mit den bakteriellen Transpeptidasen?

- Auffällig ist die **Amidosulfonsäuregruppe**, die als Säureamid der Schwefelsäure aufgefasst werden kann. Es sind die elektronenziehenden Eigenschaften der Sulfonsäuregruppe, die für die Delokalisierung des Elektronenpaars am N-Atom sorgen und dadurch die Resonanzstabilisierung innerhalb der Lactamgruppe unterdrücken. Dies ermöglicht den nukleophilen Angriff an der Carbonylgruppe und Öffnung des Lactamrings.
- Die α-ständige Methylgruppe in 2-Position verleiht Stabilität gegen β-Lactamasen. Dies gilt auch für den *Z*-konfigurierten Oximether der Seitenkette. Die beiden Substituenten schirmen die Lactamgruppe von unten bzw. in der Ebene des Ringsystems ab.
- Die endständige Carbonsäure des Oximethers verstärkt die Aktivität gegen *Pseudomonas*.
- Der 2-Aminothiazolring ist für die potente Wirkung gegen aerobe gramnegative Bakterien verantwortlich.

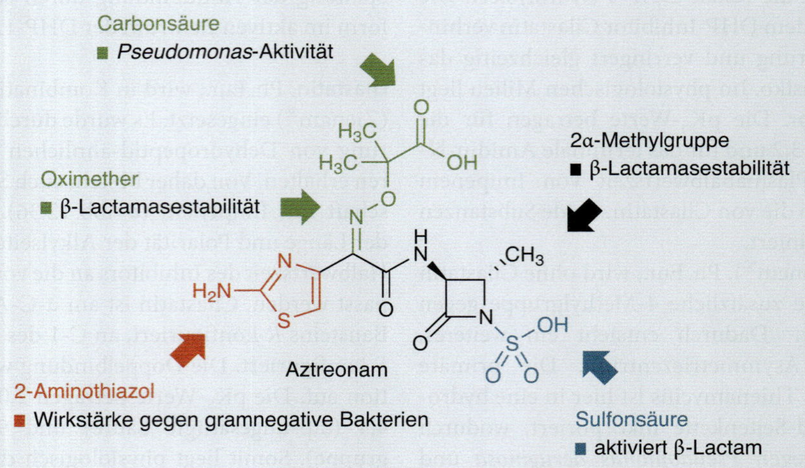

Abb. 12.37 Struktur-Wirkungs-bezogene Eigenschaften von Aztreonam

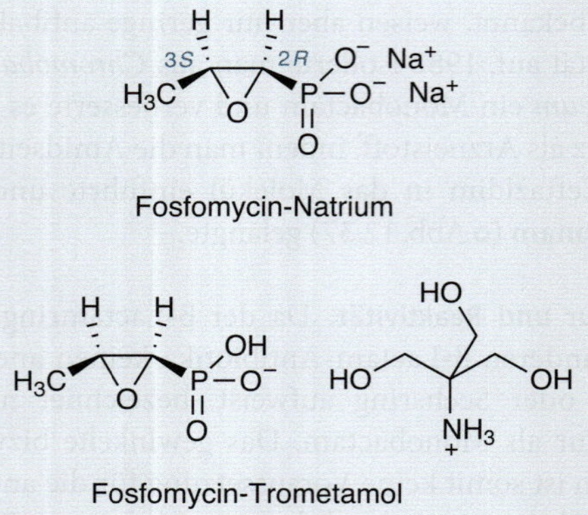

Abb. 12.38 Fosfomycin-Salze

Aztreonam (Cayston®) ist das derzeit einzig zugelassene Monobactam. Es steht als Pulver zur Herstellung einer Lösung für einen Vernebler zur Verfügung und wirkt ausschließlich gegen gramnegative Erreger, einschließlich *Pseudomonas aeruginosa*. Vor der Applikation sollte der Patient einen Bronchodilatator anwenden. Aztreonam wird nach inhalativer Applikation im Urin ausgeschieden. Die Serumhalbwertszeit beträgt 2,1 h.

12.1.6 Fosfomycin

Entdeckung. Fosfomycin (Abb. 12.38) wurde 1969 aus einem *Streptomyces*-Stamm isoliert, den man in einer Bodenprobe aus Ostspanien gefunden hatte. In den 1980er Jahren wurde es in Italien als Trometamol-Salz formuliert, das in hoher Konzentration im Urin ausgeschieden wird und sich zur Behandlung von unkomplizierten Harnwegsinfekten eignet.

Wirkungsmechanismus. Fosfomycin ist ein Breitspektrum-Antibiotikum mit **bakterizider Wirkung**. Über die Transportsysteme von Glycerin-3-phosphat und Hexose-6-phosphat wird es aktiv in die Bakterienzelle aufgenommen. Sein Angriffspunkt ist ein früher Schritt in der Biosynthese der Murein-Bausteine (Abb. 12.9), die Überführung von *N*-Acetylglucosamin (NAG) in seinen Milchsäureether, *N*-Acetylmuraminsäure (NAM). Zuständig dafür ist das Enzym MurA, die UDP-*N*-Acetylglucosamin-enolpyruvyl-Transferase. MurA katalysiert den Transfer von Phosphoenolpyruvat (PEP) auf die 3'-OH-Gruppe von UDP-*N*-Acetylglucosamin (UDP-NAG), wobei unter Abspaltung von Phosphat zunächst UDP-*N*-Acetylglucosamin-enolpyruvat entsteht (Abb. 12.39). Die nachfolgende Reduktion zu *N*-Acetylmuraminsäure erfolgt durch MurB, UDP-*N*-Acetylglucosamin-enolpyruvyl-Reduktase. Fosfomycin fungiert als **irreversibler Inhibitor der MurA**, indem es aufgrund seiner **Strukturanalogie zu PEP** kovalent bindet. Dabei wird sein Epoxidring an C-3 durch nukleophilen Angriff einer Cys115-Seitenkette des Enzyms geöffnet. Infolge der Alkylierung der Thiolgruppe kommt es zur Enzymblockade. Resistenzen gegen Fosfomycin können durch chromosomale Mutationen auftreten, die zu einer verringerten Aufnahme oder einer verringerten MurA-Affinität für den Hemmstoff führen. Von Natur aus gegen Fosfomycin resistente Spezies wie *Mycobacterium tuberculosis* oder *Chlamydia trachomatis* besitzen anstelle von Cys115 einen Aspartatrest.

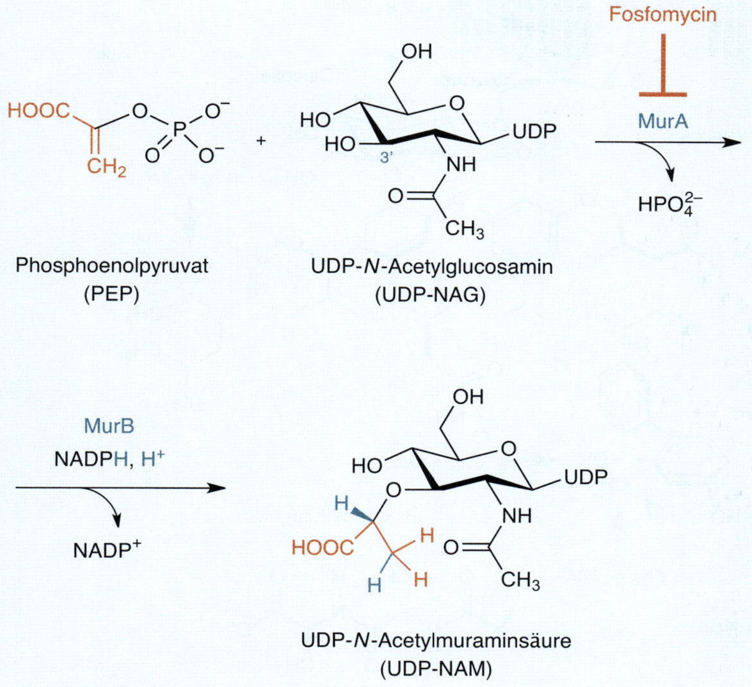

Abb. 12.39 Biosynthese der *N*-Acetylmuraminsäure und deren Blockade durch Fosfomycin. MurA: UDP-*N*-Acetylglucosamin-enolpyruvyl-Transferase, MurB: UDP-*N*-Acetylglucosamin-enolpyruvyl-Reduktase

Fosfomycin-Natrium (Infectofos®), Ph. Eur., liegt als Dinatriumsalz zur parenteralen Anwendung vor. Es handelt sich um eine Phosphonsäure ($pK_{S1} = 2{,}5$, $pK_{S2} = 6{,}7$), die einen Methyl-substituierten Epoxidring trägt, mit *cis*-ständiger Anordnung der Substituenten (2*R*,3*S*). Die Substanz ist auch als Fosfomycin-Calcium monographiert, ebenso als oral applizierbares **Fosfomycin-Trometamol** (Monuril®). Die Bioverfügbarkeit des Dinatriumsalzes ist nach oraler Gabe unzureichend, es muss daher i. v. oder i. m. verabreicht werden. Das Salz mit Trometamol (Tromethamin, TRIS) wird dagegen bei oraler Gabe in Form eines Granulats zu 40 % resorbiert. Fosfomycin liegt nur geringfügig proteingebunden vor und wird zu über 90 % in unveränderter Form renal eliminiert. Die Halbwertszeit beträgt 2–4 h. Fosfomycin war früher Reserveantibiotikum, hat aber aufgrund der bakteriellen Resistenzentwicklung bei Harnwegsinfektionen durch *E. coli* Bedeutung erlangt. Das Trometamolsalz ist bei unkomplizierten Harnwegsinfekten als orale Einmalgabe Mittel der Wahl. Zudem dient Fosfomycin parental bei einer Vielzahl von Infektionen von Pneumonien über Abszesse bis zur Sepsis. Fosfomycin kann in schwierige Kompartimente wie Knochen und ZNS penetrieren. Es kann intravenös bei allen schweren lebensbedrohlichen Infektionen eingesetzt werden, die nicht mit Standard-Antibiotika behandelt werden können. Fosfomycin wird dabei der Regel mit anderen Antibiotika kombiniert.

12.1.7 Glykopeptid-Antibiotika

Entdeckung. Vancomycin – nach *to vanquish* = bezwingen (von Staphylokokken) – wurde 1956 aus den Bodenbakterien *Amycolatopsis orientalis* (früher *Streptomyces orientalis*) gewonnen. Die Kulturen stammten aus einer Bodenprobe, die ein Missionar aus Borneo schickte. Die Markteinführung erfolgte bereits in den 1950er Jahren durch Lilly in den USA. Größere Bedeutung gewann Vancomycin aber erst Anfang der 1980er Jahren mit dem Aufkommen des Methicillin-resistenten *Staphylococcus aureus* (MRSA).

Struktur und Eigenschaften. Glykopeptide bestehen aus einem glykosylierten Heptapeptid-Gerüst, das zum Großteil oder auch ausschließlich aus aromatischen, teilweise chlorierten Aminosäuren aufgebaut ist. Diese sind untereinander in Form von Phenolether- oder Biphenyl-Partialstrukturen oxidativ vernetzt und verleihen dem Aglykon eine starre, becherförmige Architektur. Glykopeptide sind amphoter. Neben dem *C*- und *N*-terminalen Ende der Peptidkette liegen mit den Phenolgruppen sowie Aminozuckern weitere saure bzw.

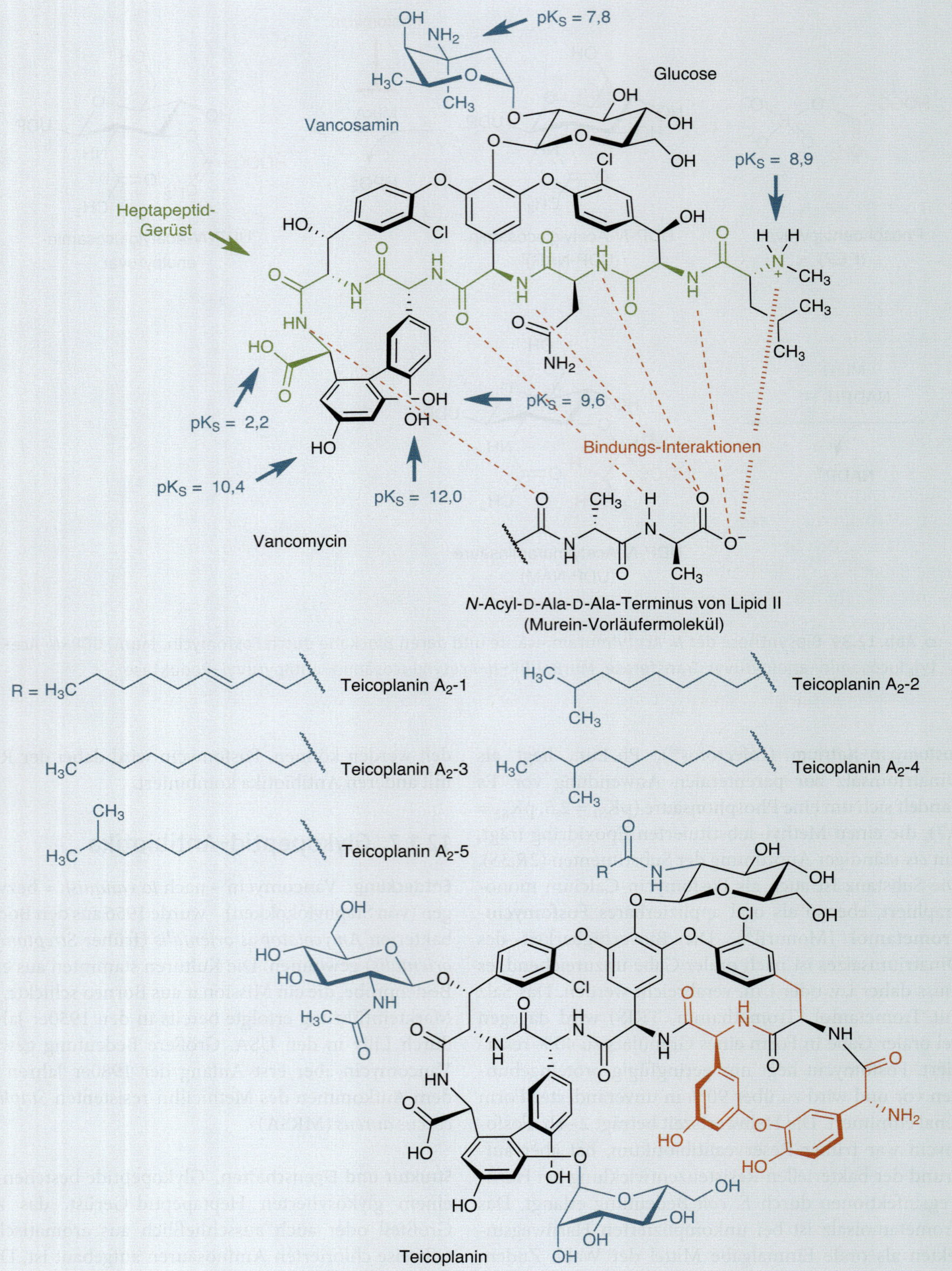

Vancosamin

Glucose

Heptapeptid-Gerüst

$pK_S = 7{,}8$

$pK_S = 8{,}9$

$pK_S = 2{,}2$

$pK_S = 9{,}6$

$pK_S = 10{,}4$

$pK_S = 12{,}0$

Bindungs-Interaktionen

Vancomycin

N-Acyl-D-Ala-D-Ala-Terminus von Lipid II (Murein-Vorläufermolekül)

Teicoplanin A$_2$-1

Teicoplanin A$_2$-2

Teicoplanin A$_2$-3

Teicoplanin A$_2$-4

Teicoplanin A$_2$-5

Teicoplanin

Abb. 12.40 Glykopeptid-Antibiotika mit Angabe der pK_S-Werte für die ionisierbaren Funktionalitäten von Vancomycin. Die rot gestrichelte Linien zeigen H-Brücken zwischen Vancomycin und der terminalen D-Alanyl-D-Alanin-Gruppe einer Mureinvorstufe (Lipid II) sowie eine ionische Interaktion zwischen dem *N*-Terminus von Vancomycin und dem *C*-Terminus von Lipid II.

basische Funktionen vor. Die entsprechenden pK_S-Werte für Vancomycin sind in Abb. 12.40 zugeordnet.

Wirkungsmechanismus. Glykopeptide blockieren einen Schlüsselschritt bei der Synthese der Zellwand grampositiver Bakterien. Ihr primäres Target ist ein Pentapeptid-Vorläufermolekül des Mureins, das sogenannte Lipid II. Dieses Peptidoglykan ist über einen Pyrophosphat-Linker an einen in die Membran eingebetteten C_{55}-Isoprenoid-Anker gebunden. Die Glykopeptide interagieren mit der Peptidregion von Lipid II, spezifisch mit dessen terminaler D-Alanyl-D-Alanin-Gruppe und bilden mit ihrem Peptidgerüst 5 H-Brücken, dazu eine ionische Interaktion zwischen ihrem protonierten *N*-Terminus und dem *C*-terminalen Ende von Lipid II (Abb. 12.40). Die Glykopeptide blockieren so die Bausteine der Quervernetzung des bakteriellen Zellwandmaterials, sodass die D-Alanin-Transpeptidase aufgrund sterischer Hinderung ihre Aufgabe nicht mehr erfüllen kann. Aufgrund der fehlenden Quervernetzung kann die bakterielle Zellwand dem osmotischen Druck nicht standhalten und das Bakterium platzt. Im Gegensatz zu den β-Lactam-Antibiotika binden Glykopeptide nicht an das für die Quervernetzung der Peptidoglykan-Einheiten verantwortliche Enzym (Abb. 12.12), sondern an das Substrat (Abb. 12.41).

Glykopeptid-Antibiotika wirken **bakterizid** und dienen zur Behandlung schwerer Infektionen mit grampositiven Krankheitserregern wie Enterokokken, MRSA und *Clostridium difficile* (umbenannt in *Clostridioides difficile*). Ihre Anwendung sollte möglichst auf Problemkeime beschränkt bleiben, um eine **Resistenzentwicklung** zu vermeiden. So hat vor allem bei Enterokokken der Anteil von Bakterienstämmen zugenommen, die nicht nur gegen Ampicillin, sondern auch gegen Vancomycin resistent sind (VRE = Vancomycin-resistente Enterokokken). Ist von der Resistenz zusätzlich Teicoplanin betroffen, spricht man auch von Glykopeptid-resistenten Enterokokken (GRE). Bei resistenten Enterokokken ist das *C*-terminale D-Alanin durch D-Lactat oder D-Serin ausgetauscht. Dadurch sind die betroffenen Aminosäuren nicht durch eine Amidbindung, sondern durch eine Esterbindung verknüpft. Als Resultat kann Vancomycin keine 5 H-Brücken ausbilden, sondern lediglich vier. Dies vermindert die Affinität zum Target um das 1000-Fache.

Vancomycin (Vancosan®), Ph. Eur., ist als Hydrochlorid beschrieben. Die Peptidkette mit 5 aromatischen (zwei *meta*-Chlor-β-hydroxytyrosin-Einheiten, 3 *meta-/para*-hydroxylierte Phenylglycin-Einheiten) und 2 aliphatischen Aminosäuren (*N*-Methyl-D-leucin, Asparagin) liegt als trizyklische Struktur vor. Das Disaccharid besteht aus D-Glucose und D-Vancosamin. Mit dem Peptidgerüst ist es über das 4-O-Atom eines substituierten Phenylgycins verknüpft (Abb. 12.40). Verfügbar ist Vancomycin als Pulver zur Herstellung einer Infusionslösung oder als Hartkapseln zur Behandlung einer *C.-difficile*-Infektion, die typischerweise eine Darmentzündung mit Durchfall hervorruft. Vancomycin wird nicht oder nur in geringem Ausmaß systemisch resorbiert. Die Halbwertszeit beträgt 6 h, die Ausscheidung erfolgt über die Fäzes, nach parenteraler Applikation fast ausschließlich renal in unveränderter Form.

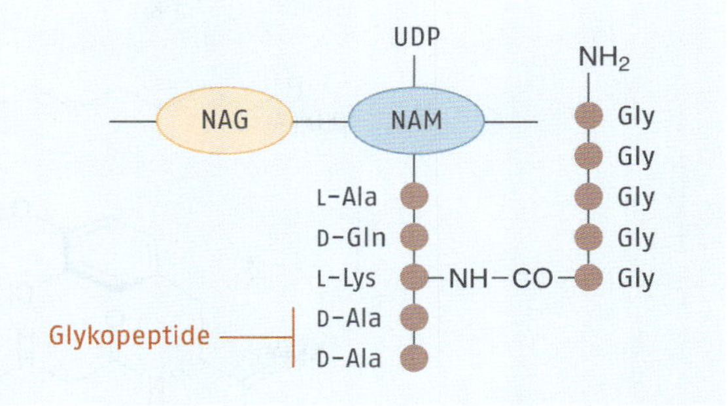

Abb. 12.41 Blockade der Peptidoglykan-Ketten-elongation und Quervernetzung durch Glykopeptid-Antibiotika

Teicoplanin (Targocid®), Ph. Eur., ist ein Gemisch strukturverwandter Substanzen, die aus dem Bakterienstamm *Actinoplanes teichomyceticus* isoliert werden. Das Heptapeptidgerüst aus 7 aromatischen Aminosäuren ist mit D-Mannose und *N*-Acetyl-β-D-glucosamin verknüpft, dazu mit einer *N*-acylierten D-Glucosamin-Einheit. Die 5 Teicoplanin-A_2-Hauptkomponenten unterscheiden sich lediglich in der Länge und Konfiguration der *N*-Acyl-Seitenkette. Dazu liegen noch 4 Nebenkomponenten mit etwas längeren oder kürzeren Fettsäureketten vor. Nach oraler Anwendung wird Teicoplanin unverändert nur in den Fäzes wiedergefunden. Die Biotransformation ist minimal. Nach i. v. Gabe wird unverändertes Teicoplanin hauptsächlich renal ausgeschieden. Die Eliminationshalbwertszeit variiert zwischen 100 und 170 h. Die Indikation und Art der Anwendung entsprechen denen von Vancomycin.

Die **partialsynthetischen Glykopeptide** sind lipophile Abwandlungsprodukte von Vancomycin oder Teicoplanin. Daher werden sie auch als **Lipoglykopeptide** bezeichnet. Sie wurden entwickelt, um das Auftreten von MRSA-Stämmen mit geringerer Empfindlichkeit gegenüber Vancomycin zu umgehen. Zudem soll die Penetration ins Gewebe und in die Cerebrospinalflüssigkeit erhöht werden. Im Vergleich zu Vancomycin zeichnen sich diese Moleküle durch eine veränderte Halbwertszeit aus. In Deutschland verfügbar ist nur das

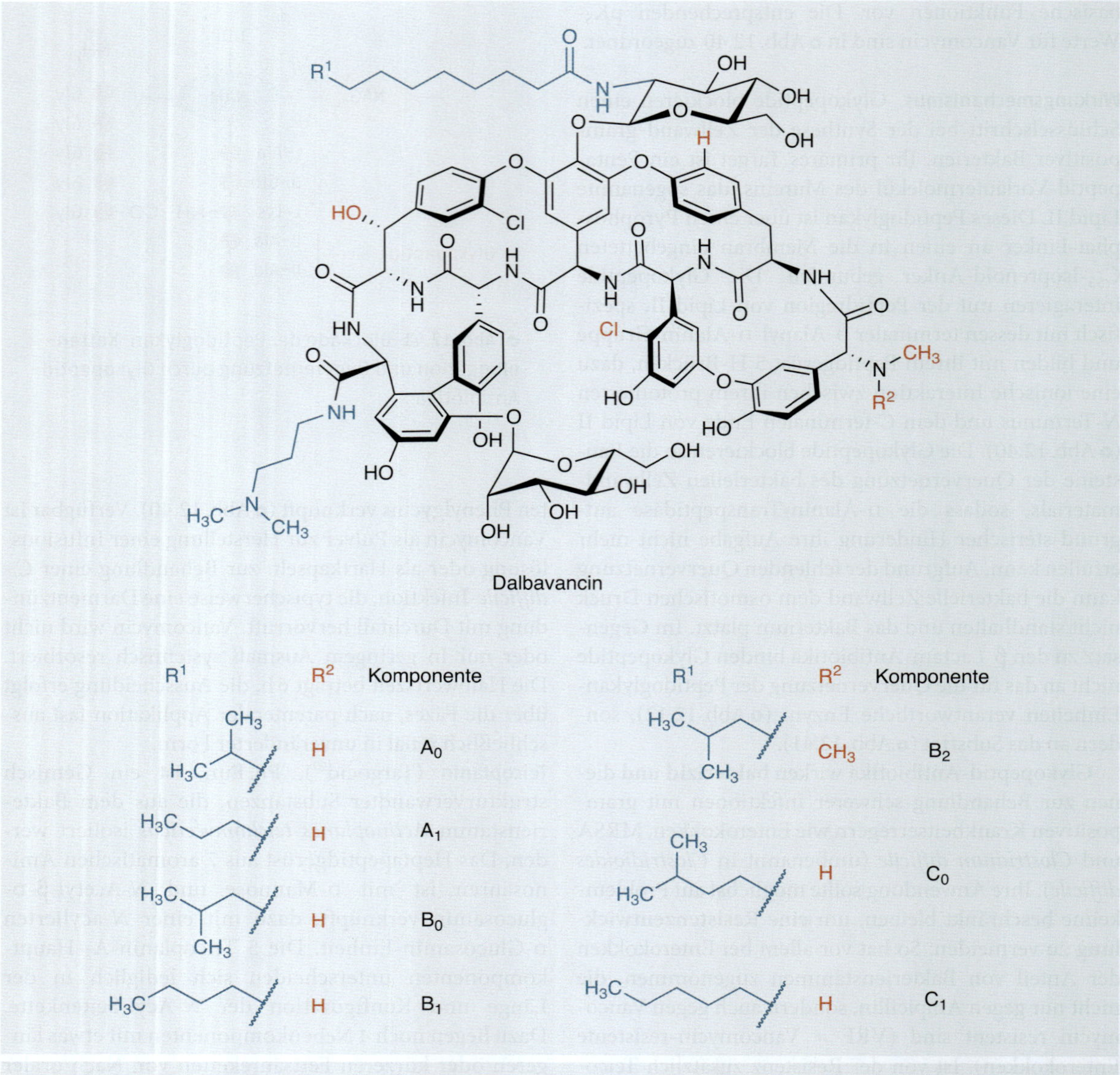

Dalbavancin

Abb. 12.42 Partialsynthetisches Glykopeptid

von Teicoplanin abgeleitete **Dalbavancin**. Das zur Verlängerung der QT-Zeit führende Telavancin, ein Vancomycin-Derivat, ist nicht mehr zugelassen.

Dalbavancin (Xydalba®) wurde 2015 zugelassen und durch Modifikation von funktionellen Gruppen und Zuckerbausteinen einer Teicoplanin-ähnlichen Substanz abgeleitet. Es handelt sich um ein Gemisch aus strukturverwandten Komponenten, die sich insbesondere in der Länge oder Konstitution der Fettsäureseitenkette und durch eine zusätzliche Methylgruppe am *N*-Terminus unterscheiden (Abb. 12.42). Die lipophile Acyl-Seitenkette verstärkt das Anhaften an der D-Alanyl-D-Alanin-Gruppe und erhöht die antibakterielle Wirksamkeit gegenüber Vancomycin oder Teicoplanin. Die MRSA-Aktivität ist im Vergleich zu Vancomycin 4–8-fach stärker. Die Halbwertszeit ist auf 6–10 Tage verlängert, wodurch die Behandlung aus lediglich 2 Dosierungen besteht. Die Biotransformation ist gering und führt zur Hydroxylierung der Seitenkette, die Ausscheidung erfolgt überwiegend unverändert renal. Dalbavancin wird als Infusion verabreicht und dient zur Behandlung von akuten bakteriellen Haut- und Weichteilinfektionen.

12.1.8 Lipopeptid-Antibiotika

Entdeckung. Mitte der 1980er Jahre isolierten Forscher bei Lilly einen Antibiotikakomplex aus *Streptomyces*

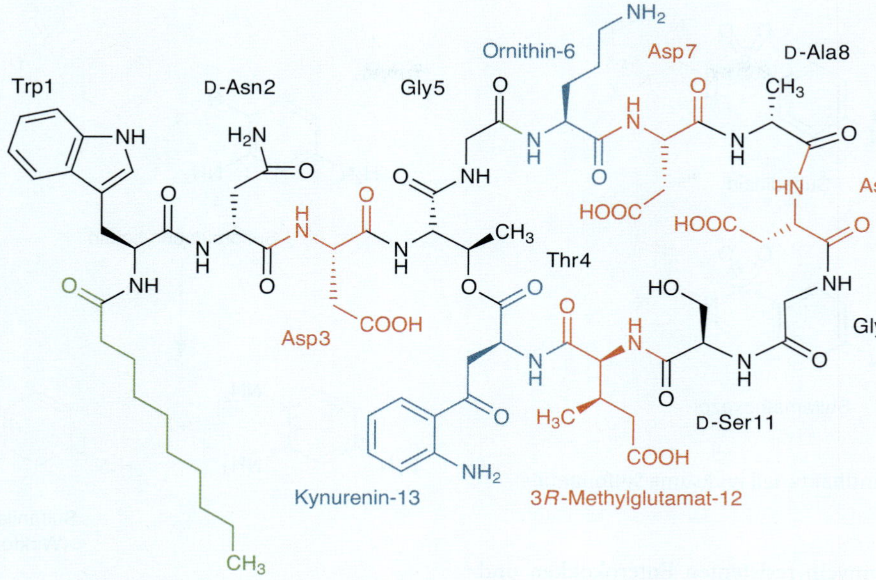

Abb. 12.43 Lipopeptid-Antibiotikum Daptomycin

roseosporus. Durch chemische Veränderung des Grundmoleküls erhielt man mehrere Derivate, von denen das Decanoylderivat das sicherste Toxizitätsprofil zeigte. Zunächst wurde die klinische Entwicklung der als **Daptomycin** genannten Substanz wegen myopathischer Effekte aufgegeben, später konnte man diese aber durch Änderung des Dosierungsschemas minimieren. Daptomycin ist seit 2006 in Deutschland auf dem Markt.

Struktur und Eigenschaften. Daptomycin (Abb. 12.43) ist ein zyklisches Lipopeptid aus 13 Aminosäuren, von denen 6 nichtproteinogen sind. Der Decapeptid-Lactonring resultiert aus der Veresterung der Hydroxygruppe von L-Threonin-4 mit der α-Carboxygruppe des *C*-terminalen L-Kynurenin (3-Anthraniloylalanin). Das *N*-terminale Tripeptid ragt aus dem Ring heraus und ist an L-Tryptophan mit Decansäure acyliert.

Daptomycin besitzt 6 ionisierbare Aminosäuren (Tab. 12.2), die mit Ausnahme von Kynurenin bei physiologischem pH-Wert geladen vorliegen. Dementsprechend liegt Daptomycin als Trianion vor, in Ca^{2+}-gebundener Form als Monoanion.

Tab. 12.2 Ionisierbare Aminosäurereste von Daptomycin und ihre pK_S-Werte

	Aminosäurerest	pK_S-Wert
Anionische Aminosäuren	Asp3	4,3
	Asp7	1,0
	Asp9	3,8
	MeGlu12	4,6
Kationische Aminosäuren	Kyn13	0,8–1,3
	Orn6	10,7

Wirkungsmechanismus. Mit der lipophilen Fettsäure-Seitenkette dringt Daptomycin in die Zellmembran der Bakterien ein. Der Vorgang ist Ca^{2+}-abhängig. Durch Koordinierung von Ca^{2+}-Ionen, wahrscheinlich über die Aspartatreste oder auch Kynurenin und Methylglutamat, wird der Decapeptid-Kern nach innen gezogen. Durch Oligomerisierung des Peptids entsteht eine Pore, die als Ionenkanal fungiert und den Austritt von K^+-Ionen durch die Zellmembran der Bakterien ermöglicht. Dadurch depolarisiert die Zellmembran, und zahlreiche Folgeprozesse wie Hemmung der Protein-, DNA und RNA-Synthese führen zum Tod der Bakterienzelle. Der genaue Wirkungsmechanismus wird noch nicht vollständig verstanden. Daptomycin wirkt **bakterizid** und ist ausschließlich gegen grampositive Erreger aktiv, da es die Zellmembran gramnegativer Erreger nicht überwinden kann. Wirksamkeit besteht auch

12

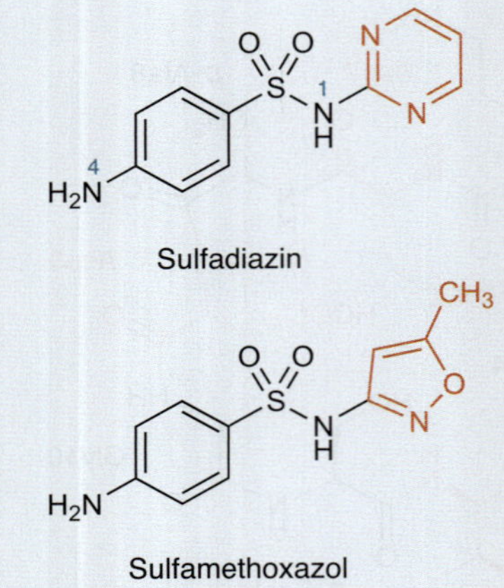

○ Abb. 12.44 Antibakteriell wirksame Sulfonamide

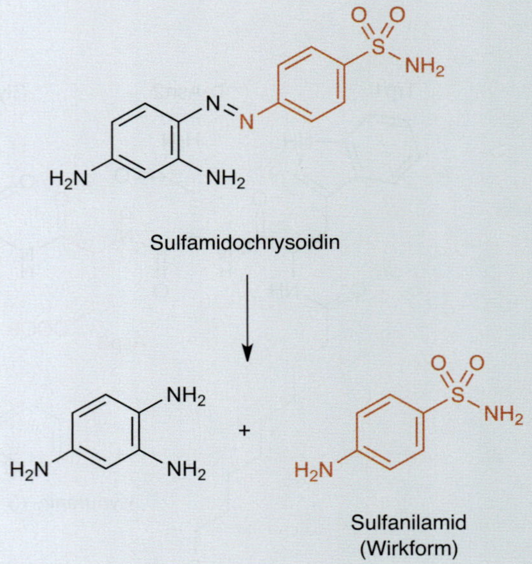

○ Abb. 12.45 Freisetzung von Sulfanilamid aus einem Azofarbstoff

gegenüber Vancomycin-resistenten Enterokokken und MRSA.

Daptomycin (Cubicin®) wird oral nicht resorbiert und daher als i. v. Infusion vor allem bei Haut- und Weichteilinfektionen eingesetzt. Es wird nur geringfügig oder gar nicht metabolisiert. Die Ausscheidung erfolgt zu 80 % renal, die Halbwertszeit liegt bei 8–9 h.

12.1.9 Sulfonamide und Sulfonamid-Kombinationen

Mit den antibakteriell wirksamen Sulfonamiden (○ Abb. 12.44) konnte man erstmals einen breiten Bereich bakterieller Infektionserkrankungen mit synthetischen Antibiotika behandeln. Die Bedeutung der Sulfonamide ist allerdings stark zurückgegangen, da im Laufe der Jahre noch besser wirksame und verträgliche Antibiotika aufkamen und die zahlreichen Sulfonamid-Antibiotika ablösten. Heute sind nur noch wenige Vertreter von therapeutischem Interesse, hauptsächlich die Kombination von Sulfamethoxazol mit Trimethoprim.

Design und Entwicklung. Die Entwicklung der Sulfonamide geht auf Untersuchungen an basisch substituierten **Azofarbstoffen** zurück. Um deren schwache antibakterielle Aktivität zu erhöhen und eine stärkere Bindung an Proteinstrukturen zu ermöglichen, führten Fritz Mietzsch und Josef Klarer in einem Forschungsprogramm der I. G. Farben, Werk Elberfeld, 1932 die Sulfonamidfunktion als sogenannte haptophore Gruppe ein. Allerdings waren die Azofarbstoffe in vitro unwirksam. Gerhard Domagk (Nobelpreis für Medizin, 1939) gelang es jedoch noch im gleichen Jahr, die antibakterielle In-vivo-Wirksamkeit von **Sulfamidochrysoidin** (○ Abb. 12.45) an Streptokokken-infizierten Mäusen nachzuweisen. Ein Jahr später konnte er zudem seine an Sepsis erkrankte Tochter mit dieser Substanz erfolgreich behandeln. Mit ihrer Markteinführung unter dem Handelsnamen Prontosil® begann 1935 noch vor der Verwendung des Penicillins eine Ära sensationeller Erfolge in der antibakteriellen Therapie. Kurz danach konnten Jacques und Thérèse Tréfouël, Frederico Nitti und Daniel Bovet zeigen, dass die Wirkung auf **Sulfanilamid** zurückgeht, das bei der Biotransformation im Organismus durch reduktive Spaltung der Azogruppe freigesetzt wird und die Wirkform von Sulfamidochrysoidin darstellt. Dies erklärt auch die Wirkungslosigkeit des Azofarbstoffs in vitro. Letztlich hatte man trotz falscher Hypothese ein hochwirksames Therapieprinzip finden können. Im Rahmen der therapeutischen Verwendung konnten noch weitere Indikationsgebiete für Sulfonamide erschlossen werden, sodass Weiterentwicklungen zu Diuretika (Hydrochlorothiazid), Antidiabetika (Glibenclamid) oder krankheitsmodifizierenden Antirheumatika (Sulfasalazin) folgten.

Struktur und Eigenschaften. Sulfonamide leiten sich von der *para*-Aminobenzensulfonsäure ab. Strukturell handelt es sich somit um Amide der Sulfanilsäure. Der stark elektronenziehende Charakter der aromatischen Sulfonylgruppe verleiht den Sulfonamiden NH-Acidität, die bei den therapeutischen Vertretern durch einen zusätzlichen elektronenziehenden Substituenten an N-1 verstärkt wird. Die pK_S-Werte liegen im Bereich von 4,8–7,8. Als aromatische Amine verfügen Sulfonamide an

N-4 der Anilinstruktur zudem über schwach basische Eigenschaften. Die entsprechenden pK_S-Werte betragen allerdings nur 1,6–2,8, da die Basizität durch die *para*-ständige Sulfonylgruppe noch weiter vermindert wird. Nur unter stark sauren Bedingungen erfolgt Protonierung zur Anilinium-Struktur.

Das Ausmaß der Ionisierung bestimmt die **Akkumulation der Sulfonamide in der Bakterienzelle**. Bei einer NH-Acidität im pK_S-Bereich von 5–7 dominiert außerhalb der Zelle die ungeladene Form. Durch passive Diffusion kann diese die Bakterienmembran passieren. Im Innern der Zelle liegt das Sulfonamid aufgrund des etwas höheren pH-Werts von normalerweise 7,6 teilweise deprotoniert vor und kann sich dort anreichern. Sulfonamide mit einem höheren pK_S-Wert werden in der Bakterienzelle dagegen in geringerem Maße ionisiert und können daher leichter aus der Zelle heraus diffundieren, was deren Anreicherung verhindert.

Biochemische Grundlagen. Für den Menschen ist Folsäure ein Vitamin (▸ Kap. 9.7.4). Im Gegensatz dazu sind zahlreiche Bakterien, einige Pilze und Protozoen nicht in der Lage, die Folsäure des Wirtsorganismus aufzunehmen oder zu verwerten, allerdings sind sie zur Biosynthese der Tetrahydrofolsäure befähigt. Die mikrobielle Biosynthese verläuft unter Verknüpfung von *para*-Aminobenzoesäure und 7,8-Dihydro-6-hydroxymethyl-pterindiphosphat zur 7,8-Dihydropteroinsäure (○ Abb. 12.46). Dieser Schritt wird durch die Dihydropteroat-Synthase katalysiert. Das Produkt wird nachfolgend unter Katalyse der Dihydrofolat-Synthetase und ATP-Verbrauch in einer Amidbindung mit L-Glutaminsäure zur 7,8-Dihydrofolsäure verknüpft. Abschließend katalysiert Dihydrofolat-Reduktase den Transfer eines Hydrids von NADPH auf 7,8-Dihydrofolsäure unter gleichzeitiger Protonierung zur 5,6,7,8-Tetrahydrofolsäure, die als Coenzym für die Übertragung von C_1-Bausteinen fungiert (○ Abb. 9.175). Letztere sind für die Biosynthese von Purinbasen und Thymidin bei der Neubildung von Nukleinsäuren erforderlich.

Wirkungsmechanismus. Sulfonamide sind aufgrund ihrer Strukturanalogie zur *para*-Aminobenzoesäure kompetitive **Inhibitoren der Dihydropteroat-Synthase**. Als **Antimetaboliten** besitzen sie eine wesentlich höhere Affinität zum bakteriellen Enzym als das natürliche Substrat und verdrängen es vom katalytischen Zentrum. Einige Sulfonamide wie Sulfamethoxazol werden zudem vom Enzym als Substratanaloga mit dem Dihydropterin-Baustein zu einem Dihydropteroinsäure-Analogon verknüpft, das nicht weiter zur Dihydrofolsäure umgesetzt werden kann (○ Abb. 12.47). In der Folge unterbleibt durch Hemmung der Purinbiosynthese die Neubildung von DNA und RNA und infolgedessen die Bakterienvermehrung.

Folsäuremangel tritt unter einer Sulfonamidtherapie beim Menschen nicht auf, da der inhibierte Syntheseschritt zum Aufbau der Folsäure für den Säugetierorganismus nicht relevant ist. Der Mensch muss Folsäure mit der Nahrung aufnehmen.

Sulfonamide sind gegenüber zahlreichen grampositiven und gramnegativen Keimen **bakteriostatisch** wirksam, insbesondere gegen Nokardien, einige Chlamydien und Yersinien sowie bestimmte atypische Mykobakterien. Aufgrund von Resistenzen ist die Verwendung stark eingeschränkt. **Resistente Stämme** synthetisieren relativ viel *para*-Aminobenzoesäure oder verfügen über Isoenzyme der Dihydropteroat-Synthase mit nur geringer Sulfonamid-Affinität.

Neben der erwünschten antibakteriellen Wirkung ist die Sulfonamidgruppe auch mit verschiedenen unerwünschten Wirkungen assoziiert. Als intrinsisches Elektrophil kann sie allergische Reaktionen auslösen (▸ Kap. 3.1.1), über den Hydroxylamin-Metaboliten zur Methämoglobinämie führen (▸ Kap. 3.3.1) und sie besitzt fotosensibilisierende Eigenschaften (▸ Kap. 3.4.3).

Struktur-Wirkungs-Beziehungen. Für die antibakterielle Aktivität sind folgende Strukturmerkmale relevant (○ Abb. 12.48).

- Die aromatische Aminogruppe (N-4) muss unsubstituiert vorliegen. Sie ist essenziell für die Strukturanalogie zur *para*-Aminobenzoesäure.
- Elektronenziehende Substituenten wie heteroaromatische Ringe erhöhen die NH-Acidität (N-1) der Sulfonamidgruppe. Die unsubstituierte Sulfonamidgruppe ist mit einem pK_S-Wert von 10,4 nur schwach sauer, der des natürlichen Substrats *para*-Aminobenzoesäure liegt dagegen bei 4,9. Mit geeigneten Substituenten wird der pK_S in diesen Bereich verschoben, wodurch sich die Wirkstärke erhöht. Zugleich erhöht dies auch die Wasserlöslichkeit unter physiologischen Bedingungen. N-1 disubstituierte Derivate sind aufgrund der fehlenden NH-Acidität unwirksam.
- Die Sulfonamidgruppe kann gegen eine elektronenziehende Sulfon-, Keto- oder Carboxamidgruppe ausgetauscht werden, allerdings unter Einbuße der Wirksamkeit.
- Die beiden Substituenten am Phenylring müssen *para*-ständig angeordnet sein. Weitere Substituenten vermindern die Wirkung.

Biotransformation. Hauptmetabolisierungsweg ist die Acetylierung an N-4 der aromatischen Aminogruppe in der Leber zu inaktiven Metaboliten. Aufgrund ihrer geringeren Wasserlöslichkeit neigen diese dazu, in den Nierentubuli auszukristallisieren. Sie sind die Ursache für Nierenschäden. Patienten sollten daher 2 Liter Flüssigkeit pro Tag zu sich nehmen. Andere Konjugations-

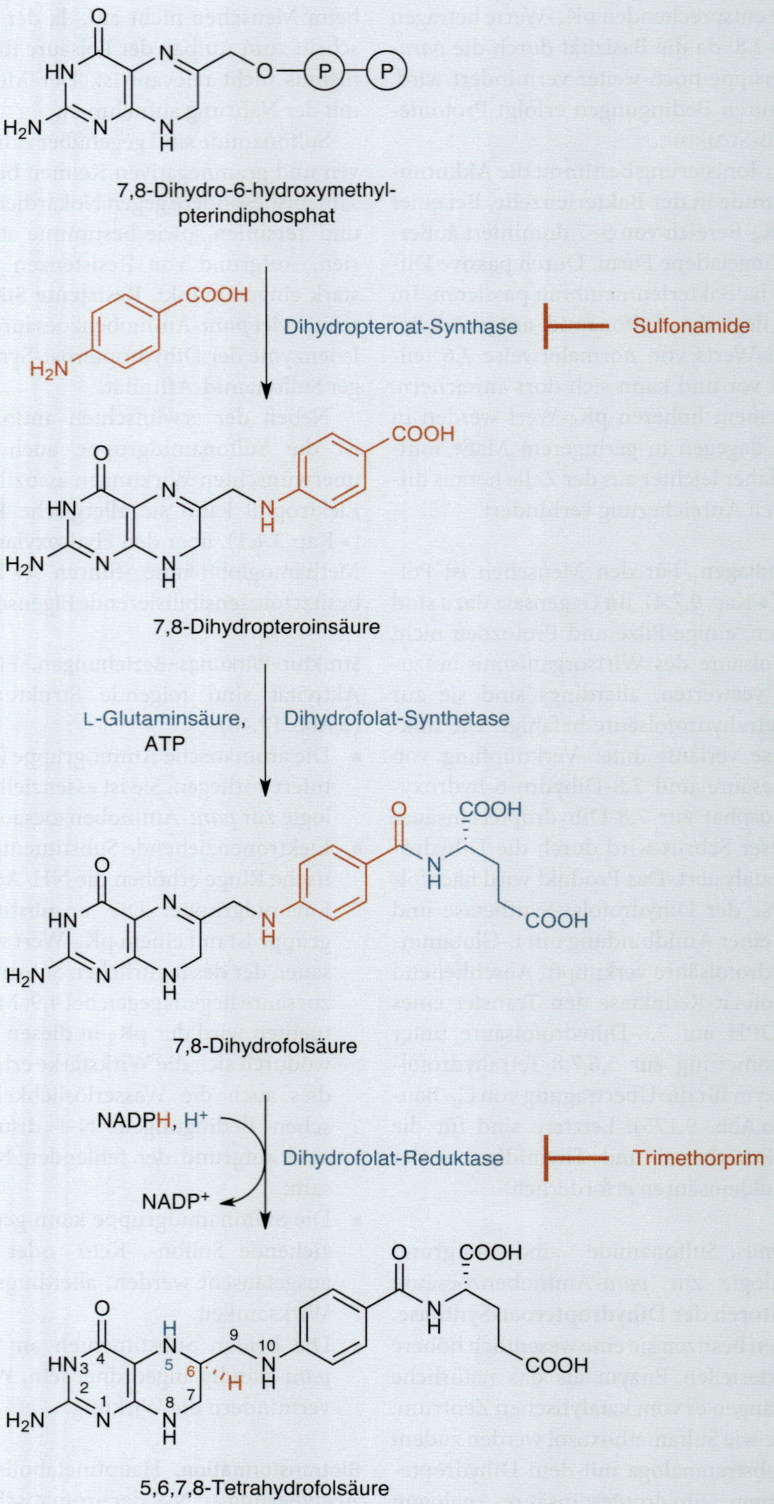

7,8-Dihydro-6-hydroxymethyl-pterindiphosphat

Dihydropteroat-Synthase — Sulfonamide

7,8-Dihydropteroinsäure

L-Glutaminsäure, ATP — Dihydrofolat-Synthetase

7,8-Dihydrofolsäure

NADPH, H^+ — $NADP^+$ — Dihydrofolat-Reduktase — Trimethorprim

5,6,7,8-Tetrahydrofolsäure

Abb. 12.46 Mikrobielle Biosynthese der Tetrahydrofolsäure und Angriffspunkte von Sulfonamiden und Trimethoprim

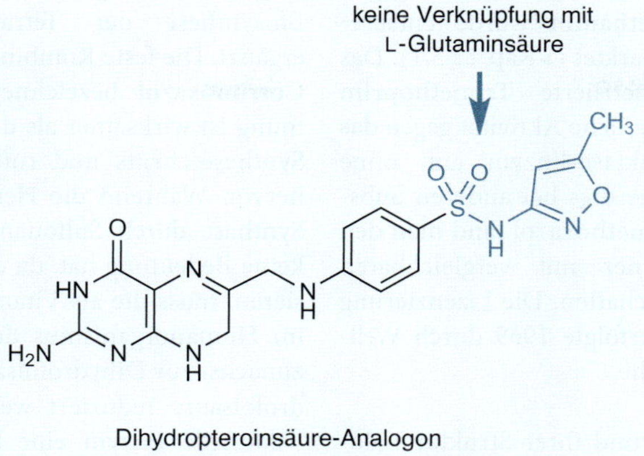

Abb. 12.47 Falscher Dihydropteroinsäure-Baustein durch Einbau von Sulfamethoxazol als Substrat-Analogon

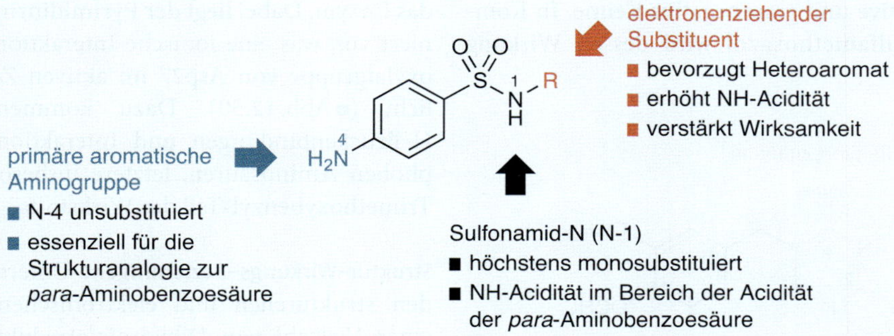

Abb. 12.48 Struktur-Wirkungs-Beziehungen zu Sulfonamiden

reaktionen an N-4, z. B. mit Glucuronsäure zum *N,O*-Acetal, oder N-1 der Sulfonamidgruppe sind von untergeordneter Bedeutung. Bei einigen Sulfonamiden finden auch Hydroxylierungen am Phenylring oder an den Heteroaromaten sowie an N-4 zum Hydroxylamin statt.

Sulfadiazin (Sulfadiazin-Heyl®), Ph. Eur., besitzt pK_S-Werte von 2,0 (aromat. Amin) und 6,5 (N-1-H), der Pyrimidinring ist nur sehr schwach basisch und wird unter physiologischen Bedingungen nicht protoniert. Sulfadiazin wird oral rasch resorbiert und hat eine Bioverfügbarkeit von 100 %. Die Ausscheidung der Metaboliten erfolgt hauptsächlich renal, die Halbwertszeit beträgt 8–17 h. Eingesetzt wird Sulfadiazin zur Therapie der Toxoplasmose in Kombination mit Pyrimethamin (▸ Kap. 12.5.1). **Sulfadiazin-Silber** (Flammazine®) dient als Creme zur Behandlung von Wunden nach Verbrennungen, Verbrühungen oder Säureverätzungen der Haut.

Sulfamethoxazol (Eusaprim®, mit Trimethoprim), Ph. Eur., besitzt pK_S-Werte von 1,6 (aromat. Amin) und 5,6 (N-1-H), der Isoxazolring ist nicht mehr basisch. Sulfamethoxazol wird aus dem Gastrointestinaltrakt vollständig resorbiert, die Halbwertszeit beträgt 8–11 h. Die Ausscheidung erfolgt hauptsächlich über die Niere. Sulfamethoxazol wird in Kombination mit Trimethoprim (Cotrimoxazol) insbesondere zu Behandlung von Harnwegsinfektionen verwendet. Speziell dient Cotrimoxazol auch zur Behandlung der Pneumocystis-Pneumonie, die durch den Schlauchpilz *Pneumocystis jirovecii* ausgelöst wird und vor allem immundefiziente Patienten betrifft.

Sulfonamid-Kombinationen mit Dihydrofolatreduktase-Inhibitoren

Design und Entwicklung. Bereits zu Ende der 1940er Jahre war aus den Arbeiten von George Hitchings und Gertrude Elion (Nobelpreis für Medizin, 1988, zusammen mit James W. Black) die synergistische Wirkung von Sulfonamiden und 2,4-Diaminopyrimidinen gegen Protozoen bekannt. **Pyrimethamin** wurde entsprechend als Malariamittel vermarktet (▸ Kap. 12.5.1). Das 1956 bei Wellcome synthetisierte **Trimethoprim** (o Abb. 12.49) wies die erforderliche Aktivität gegen das bakterielle Dihydrofolatreduktase-Enzym auf, ohne Erbrechen hervorzurufen, wie dies bei anderen Substanzen der Fall war. In **Sulfamethoxazol** fand man den geeigneten Sulfonamid-Partner mit vergleichbaren pharmakokinetischen Eigenschaften. Die Lizenzierung des Kombinationspräparats erfolgte 1969 durch Wellcome und Hoffmann-La-Roche.

Wirkungsmechanismus. Aufgrund ihrer Strukturanalogie zum 2-Aminopyrimidinring des Pteridinsystems des natürlichen Substrats blockieren **Dihydrofolatreduktase-Inhibitoren** wie **Trimethoprim** die Reduktion der 7,8-Dihydrofolsäure zur Tetrahydrofolsäure (o Abb. 12.46). Dadurch wirken sie **bakteriostatisch** gegen grampositive und gramnegative Keime. In Kombination mit **Sulfamethoxazol** wird dessen Wirkung aufgrund der **sequenziellen Blockade** der mikrobiellen Biosynthese der Tetrahydrofolsäure synergistisch ergänzt. Die feste Kombination der Substanzen wird als **Cotrimoxazol** bezeichnet. Die synergistische Hemmung ist wirksamer als die Hemmung eines einzelnen Syntheseschritts und ruft eine **bakterizide Wirkung** hervor. Während die Hemmung der Dihydropteroat-Synthase durch Sulfonamide für menschliche Zellen keine Bedeutung hat, da diese keine Folsäure synthetisieren, muss die als Vitamin zugeführte Folsäure auch im Humanorganismus durch Dihydrofolat-Reduktase zunächst zur Dihydrofolsäure und danach zur Tetrahydrofolsäure reduziert werden. Allerdings besitzt das bakterielle Enzym eine bis zu 3–4 Zehnerpotenzen höhere Empfindlichkeit gegenüber Trimethoprim, sodass das Humanenzym in therapeutischen Dosen nicht beeinträchtigt wird.

Wie das natürliche Substrat bindet Trimethoprim zusammen mit NADPH in einem ternären Komplex an das Enzym. Dabei liegt der Pyrimidinring an N-1 protoniert vor, was eine ionische Interaktion mit der Carboxylatgruppe von Asp27 im aktiven Zentrum ermöglicht (o Abb. 12.50). Dazu kommen verschiedene H-Brückenbindungen und Interaktionen mit hydrophoben Aminosäuren, letztere insbesondere mit dem Trimethoxybenzyl-Teil des Wirkstoffs.

o **Abb. 12.49** Antibakteriell wirksamer Dihydrofolatreduktase-Inhibitor Trimethoprim

Struktur-Wirkungs-Beziehungen. Untersuchungen zu den strukturellen und elektronischen Eigenschaften einer Vielzahl von Dihydrofolatreduktase-Inhibitoren lassen folgende Schlussfolgerungen zu.

- Das wesentliche Merkmal für den Wechsel vom Substrat zu einem Inhibitor der Dihydrofolat-Reduktase ist der Ersatz der 4-Oxogruppe in Dihydrofolat durch die 4-Aminogruppe bei den 2,4-Diaminopyri-

o **Abb. 12.50** Bindung von protoniertem Trimethoprim im aktiven Zentrum der Dihydrofolat-Reduktase von *E. coli* midinen oder 2,4-Diaminopterinen wie Methotrexat (▸ Kap. 13.5.1).

- Erhöhte hydrophobe Eigenschaften verstärken die Bindung an das bakterielle Enzym und sind entscheidend für die selektive Hemmung der bakteriellen Dihydrofolat-Reduktase.
- Die bakterielle Dihydrofolat-Reduktase wird am stärksten durch 2,4-Diaminopyrimidine mit einer 5-Benzylgruppe gehemmt, die größte Selektivität wird durch 3,4,5-trisubstituierte Derivate erreicht.

Trimethoprim (InfectoTrimet®, Eusaprim®, mit Sulfamethoxazol), Ph. Eur., ist ein 2,4-Diaminopyrimidin-Derivat mit basischen Eigenschaften. Der pK_S-Wert für die Protonierung an N-1 des Pyrimidinrings (○ Abb. 12.50) beträgt 7,2. Nach oraler Gabe wird Trimethoprim vollständig resorbiert. Die Biotransformation durch CYP2C9 und CYP3A4 führt zu *O*-Demethylierungen, Hydroxylierungen und zur *N*-Oxidation. Die Halbwertszeit liegt bei 8–14 h, die Ausscheidung erfolgt hauptsächlich über die Niere. In der Monotherapie wird Trimethoprim bei unkomplizierten Harnwegsinfekten oder Atemwegsinfektionen eingesetzt.

12.1.10 Fluorchinolone

Design und Entwicklung. Im Screening erwies sich ein wichtiges Zwischenprodukt der Synthese des Malariamittels **Chloroquin** mit 4-Hydroxychinolin-Struktur (○ Abb. 12.52) als außerordentlich wirksam gegen Geflügelparasiten (Kokzidien). Durch *N*-Alkylierung wird die 4-Hydroxychinolin-Struktur in die tautomere Chinolon-Form überführt, deren Vorliegen normalerweise nicht begünstigt ist. Die freie Chinoloncarbonsäure zeigte überaschenderweise keine antiparasitäre, sondern antibakterielle Wirkung. Das Strukturprinzip der 1-Alkyl-4-chinolon-3-carbonsäuren wurde auf das 1,8-Naphthyridin-System übertragen. So entwickelte man 1962 auf diesem Weg bei Sterling-Winthrop die **Nalidixinsäure** (Nogram®, a. H.) die gegen gramnegative Keime wirksam ist und zur Behandlung von Harnwegsinfektionen diente. Der Durchbruch gelang in den 1980er Jahren mit der Entwicklung von **Enoxacin** (Enoxocor®, a. H.), das sowohl einen 6-Fluor-Substituenten als auch einen Piperazinring in 7-Position aufweist. **Norfloxacin** (○ Abb. 12.51) ist der analoge Vertreter mit dem dominierenden und dieser Serie namensgebenden Chinolon-Grundgerüst. Dank geeigneter Maßnahmen zur chemischen Molekülprofilierung konnte man in der Folge insbesondere das Wirkungsspektrum erweitern, die Wirksamkeit erhöhen und die Pharmakokinetik verbessern. In Deutschland sind zurzeit ausschließlich 6-Fluorchinoloncarbonsäure-Derivate im Handel.

□ **Tab. 12.3** Säure-Base-Eigenschaften der Fluorchinolone

Fluorchinolon	pK_{S1} (COOH)	pK_{S2} (aliphat. Amin)
Norfloxacin	6,30	8,38
Ofloxacin	6,05	8,22
Ciprofloxacin	6,09	8,74
Moxifloxacin	6,38	9,53
Nadifloxacin	6,13	–
Delafloxacin	5,40	–

Struktur und Eigenschaften. Fluorchinolone sind hochpolare Strukturen mit amphoteren Eigenschaften. Die pK_S-Werte für die 3-Carboxygruppe im Bereich von 6,0–6,5 (□ Tab. 12.3) sind vergleichsweise hoch. Dies ist zum einen auf die vinyloge Carbamidsäurestruktur zurückzuführen. Zum anderen besteht eine H-Brückenbindung mit der benachbarten 4-Ketofunktion, welche die protonierte Form als H-Brückenakzeptor (HBA) stabilisiert, wodurch die Acidität vermindert wird. Diese Eigenschaft steht im Gegensatz zur deutlich acideren Salicylsäure (pK_S = 2,8), deren phenolische OH-Gruppe als H-Brückendonor (HBD) fungiert und so die deprotonierte Form stabilisiert (○ Abb. 12.53). Die meisten Fluorchinolone verfügen zudem über basische Eigenschaften, typischerweise am aliphatischen Aminstickstoff des Piperazinrings mit pK_S-Werten von etwa 8–9, während die ohnehin geringe Basizität des aromatischen Aminstickstoffs als phenyloges Amid noch weiter herabgesetzt wird. Unter physiologischen Verhältnissen liegen die meisten Fluorchinolone zu einem gewissen Anteil als Zwitterionen vor. In der ungeladenen Form können sie die Blut-Hirn-Schranke überwinden und durch den **7-Piperazinring** eine **GABA-antagonistische** Wirkung ausüben, wodurch sie die zentrale Erregbarkeit erhöhen. Daher sind Fluorchinolone bei Epilepsie kontraindiziert.

Fluorchinolone fungieren mit ihrer β-Ketocarbonsäure als **zweizähnige Liganden** und bilden mit zwei- und dreiwertigen Kationen über die Carboxylat- und Ketogruppe sowie den Piperazinring stabile **Chelatkomplexe** (▸ Kap. 4.4). Darauf basiert ihre Inkompatibilität mit Antazida oder Mineralstoffpräparaten, die bei gleichzeitiger Gabe die Resorption vermindern. Darüber hinaus sind mit der Chelatisierung von Mg^{2+}- oder Ca^{2+}-Ionen unerwünschte Wirkungen assoziiert wie kardiotoxische Effekte oder das Auftreten von Bindegewebs- und Sehnenschäden (▸ Kap. 3.1.3).

12

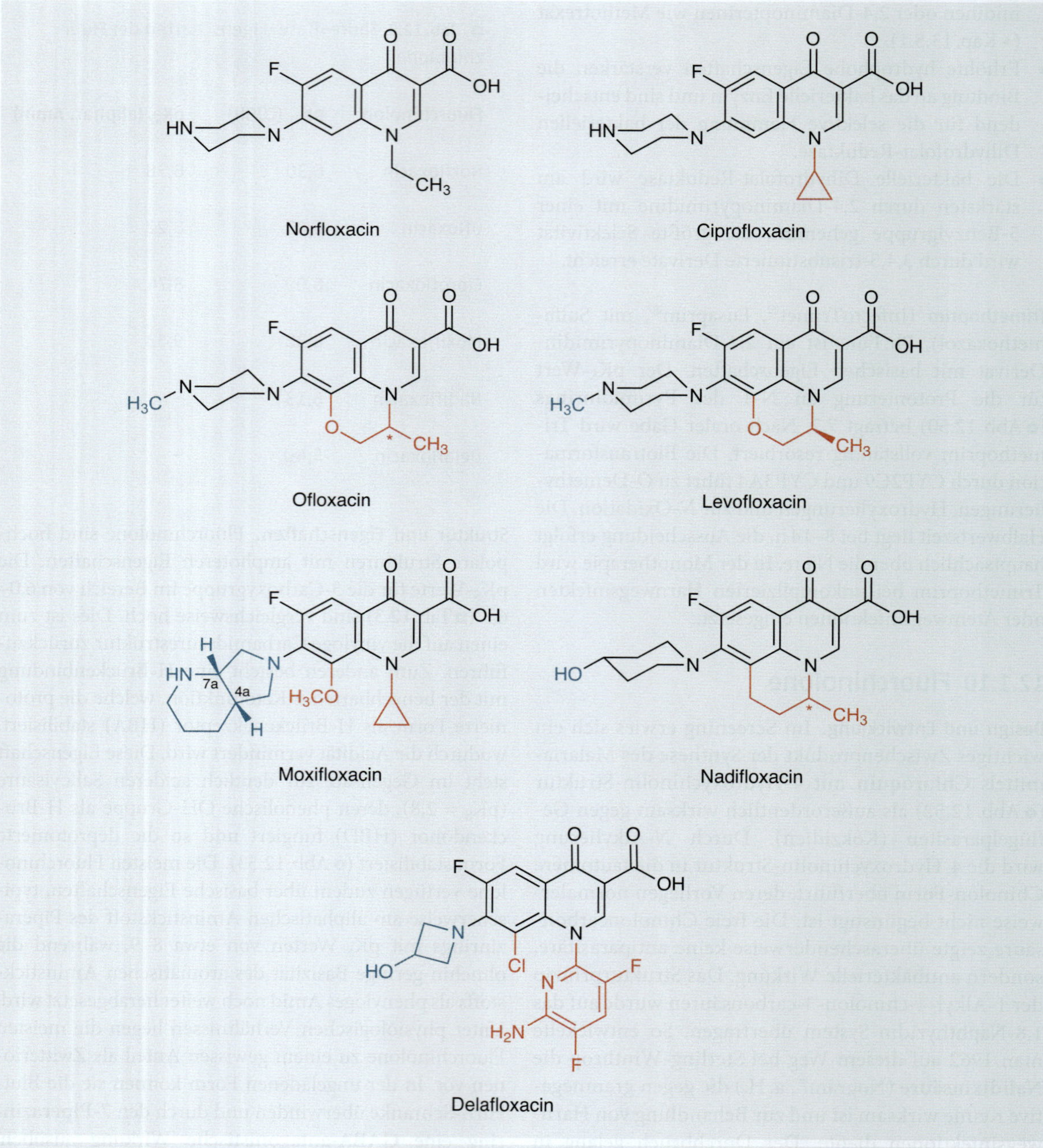

Abb. 12.51 Fluorchinolone

Fluorchinolone zeigen aufgrund des Chinolon-Chromophors **fotosensibilisierende Eigenschaften** (▸ Kap. 3.4.2), die durch Halogensubstitution verstärkt werden und fotoallergische oder fototoxische Reaktionen auslösen können.

Die strukturelle Herkunft und Verwandtschaft des Chinolon-Grundkörpers mit dem Antiarrhythmikum Chinidin erklärt auch das Potenzial zur **QT-Zeit-Verlängerung** (▸ Kap. 3.5.1).

Stereochemie. Wie erwartet beeinflusst bei den Fluorchinolonen ein Chiralitätszentrum die biologische Wirksamkeit umso stärker, je näher dies am Chinolon-Grundkörper und dementsprechend am Pharmakophor liegt. Dies ist bei Ofloxacin der Fall, dessen *S*-(−)-Enantiomer **Levofloxacin** je nach Erreger 8–128-fach wirksamer ist als das *R*-(+)-Enantiomer.

o Abb. 12.52 Entwicklung der Fluorchinolone

Wirkungsmechanismus. Das Target der Fluorchinolone ist die **bakterielle Topoisomerase** vom Typ IIA. Unter diesen führt die Topoisomerase II eine negative Superspiralisierung in die DNA ein, die Topoisomerase IV vermittelt die Dekatenierung der DNA. Je nach Vertreter wird die Topoisomerase II oder die Topoisomerase IV beeinträchtigt. Topoisomerase II wird auch als **Gyrase** bezeichnet und daher die Substanzklasse auch als **Gyrasehemmer**. Das Enzym ist ein Tetramer aus 2 GyrA- und 2 GyrB-Untereinheiten. Die Funktion der Topoisomerasen, die durch funktionell günstiges Verknäulen dafür sorgen, dass das bakterielle Chromosom aus einer etwa 1300 μm langen doppelsträngigen DNA-Helix in die vom Umfang etwa 1000-fach kleinere Bakterienzelle passt, ist im ▸ Kap. 1.2.5 und insbesondere bei den Topoisomerase-Inhibitoren zur Tumortherapie (▸ Kap. 13.5) ausführlich beschrieben.

Indem sie an die Topoisomerasen binden, stören die Fluorchinolone die bakterielle DNA-Replikation und DNA-Transkription und damit die Zellteilung von Bakterien. Die Replikation menschlicher Zellen wird dagegen nicht beeinträchtigt, da diese keine DNA-Gyrase oder Topoisomerase IV aufweisen. Daraus resultiert eine gewisse Selektivität der Fluorchinolone als Inhibitoren der prokaryotischen DNA-Replikation. Als Folge der nicht korrekt replizierten DNA kommt es zunächst zur bakteriostatischen und durch Absterben der Bakterienzellen zur **bakteriziden Wirkung**, die sich aber noch nicht zufriedenstellend erklären lässt.

Während ihrer Interaktion mit der Topoisomerase vom Typ II bilden die Fluorchinolone reversibel mit dem Enzym und der geöffneten DNA einen ternären Komplex. Aus Kristallstrukturen geht hervor, dass sie dabei in die DNA interkalieren. Dabei interagiert ihr Ringsystem in Position 7 mit GyrB, während sich die 3-Carboxygruppe auf die GyrA-Untereinheit ausrichtet. Zusammen mit Asparaginsäure-/Glutaminsäure- sowie Serin-Resten des Enzyms ist die 3-Carboxygruppe an einer Mg^{2+}-Wasser-Brücke beteiligt und stabilisiert den Wirkstoff-Enzym-DNA-Komplex.

Resistenzen gegen Fluorchinolone treten durch Mutation der GyrA-Untereinheit, verstärkte Expression von MDR-Effluxpumpen sowie eine verminderte Aufnahme in die Bakterienzelle durch eine reduzierte Anzahl von Porinen auf.

12

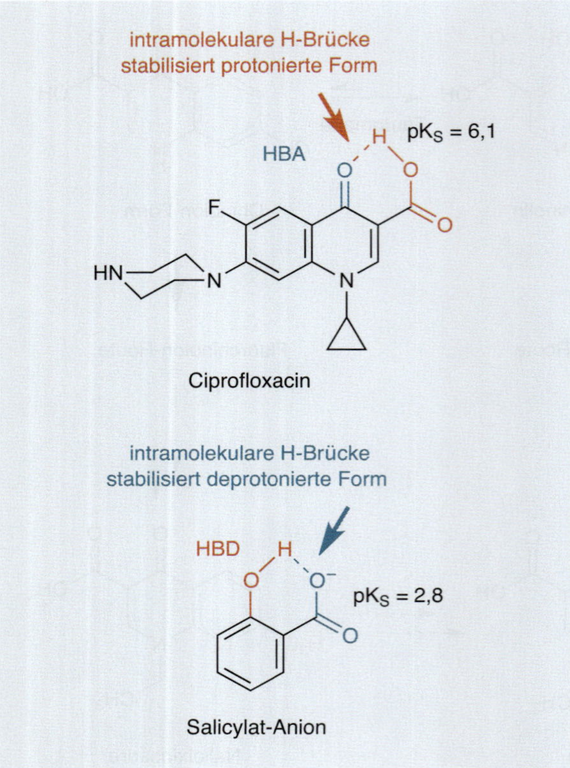

○ Abb. 12.53 Acidität der Chinoloncarbonsäure im Vergleich zu der von Salicylsäure, HBA: H-Brückenakzeptor, HBD: H-Brückendonor

Struktur-Wirkungs-Beziehungen. Für die Chinolone gelten folgende Struktur-Wirkungs-Zusammenhänge (○ Abb. 12.54).

- Der essenzielle **Pharmakophor** ist die 3-Carboxyzusammen mit der 4-Ketogruppe (β-Ketocarbonsäure). Hierüber können mehrwertige Kationen chelatisiert werden. Chinolone binden mit diesem Strukturelement über Mg^{2+}-Ionen an den DNA-Gyrase-Komplex. Die Reduktion der 2,3-Doppelbindung oder der 4-Ketogruppe inaktiviert das Molekül. Substituenten in 2-Position stören die Ausbildung des ternären DNA-Enzym-Komplexes. Die 4-Pyridon-3-carbonsäure-Partialstruktur muss mit einem Aromaten anelliert sein. Der bioisostere Ersatz der C-Atome gegen ein N-Atom in den Positionen 2 (Cinnolin), 5 (1,5-Naphthyridin), 6 (1,6-Naphthyridin) und 8 (1,8-Naphthyridin) erhält die antibakterielle Aktivität.
- Ein **Substituent an N-1** ist entscheidend für die Ausbildung der 4-Ketoform. Geeignet sind insbesondere kleine Alkylgruppen. Eine Cyclopropylgruppe oder die Inkorporation in ein Ringsystem unter Ringschluss zwischen N-1 und Position 8 verstärkt die Wirksamkeit. Der Cyclopropyl-Substituent erweitert zudem das Wirkungsspektrum um einige grampositive aerobe Keime. Auch größere Substituenten wie 2,4-Difluorphenyl verstärken die antibakterielle Wirksamkeit, führen wahrscheinlich aber auch zur hämolytischen Anämie wie bei Temafloxacin (a. H.).
- Ein elektronegativer Substituent in **Position 6** verstärkt die antimikrobielle Wirksamkeit erheblich. Fluor ist optimal und daher in allen Chinolonen ab der 2. Generation enthalten. Aufgrund der erhöhten Lipophilie wird die Penetration durch die Bakterienzellwand verbessert.
- Ein zusätzliches **Halogenatom** (F, Cl) an **C-8** verbessert die Wirkstoffresorption und die Halbwertszeit. Allerdings erhöht dies auch die Arzneistoff-induzierte **Fototoxizität** (z. B. Sparfloxacin, a. H.). Die Substitution mit einer 8-Methoxygruppe verstärkt die Wirksamkeit, ohne gleichzeitig die Lichtempfindlichkeit zu erhöhen (Moxifloxacin). Vergleichbare Substituenten in 5-Position führen zu ähnlichen Effekten wie in 8-Position.
- Die Art des **zyklischen Amins** in **Position 7** beeinflusst das antibakterielle Wirkungsspektrum, insbesondere gegen gramnegative Erreger. Fünf- und sechsgliedrige N-Heterozyklen wie Piperazin sind am wirksamsten. Leider verstärkt der Piperazinring auch die Bindung an GABA-Rezeptoren im ZNS und führt zu antagonistischen Effekten, was die zentralnervösen Störungen wie Reizbarkeit, Schlafstörungen, Angst oder Unruhe erklärt. Alkylsubstitution am Piperazinstickstoff verringert die Bindung an GABA-Rezeptoren.

Synthetische Aspekte. Das bei Bayer entwickelte Grohe-Verfahren (Klaus Peter Grohe, 1975) gab der Chinolonforschung einen außerordentlichen Schub. Es erlaubte die Einführung neuer Substituenten in die Position 1 und gestattete somit die Synthese von Chinolonen wie **Ciprofloxacin**, die früher nicht zugänglich waren. Das Verfahren besteht aus einer **kombinierten Acylierung und Arylierung** von tautomeriefähigen Enaminen mit 2-Halogenaroylhalogeniden.

Im Falle von Ciprofloxacin (○ Abb. 12.55) erfolgt in Gegenwart von Triethylamin die **Acylierung** des Enamins 3-(Cyclopropylamino)acrylsäuremethylester mit dem entsprechend halogenierten Benzoylchlorid. Das Acylierungsprodukt wird als *E*-/*Z*-Isomerengemisch erhalten. Der entscheidende Schritt der Grohe-Methode besteht in der nachfolgenden intramolekularen **Arylierung.** Diese nukleophile Cyclokondensation führt in einem dipolar aprotischen Lösemittel wie DMF mit einem Moläquivalent Base (z. B. K-*tert*-Butylat) zum Chinoloncarbonsäureester. Dieser wird sauer oder alkalisch zur Carbonsäure hydrolysiert. In einer nukleophilen aromatischen Substitution des Chloratoms mit Piperazin erhält man Ciprofloxacin. Piperazin wird im

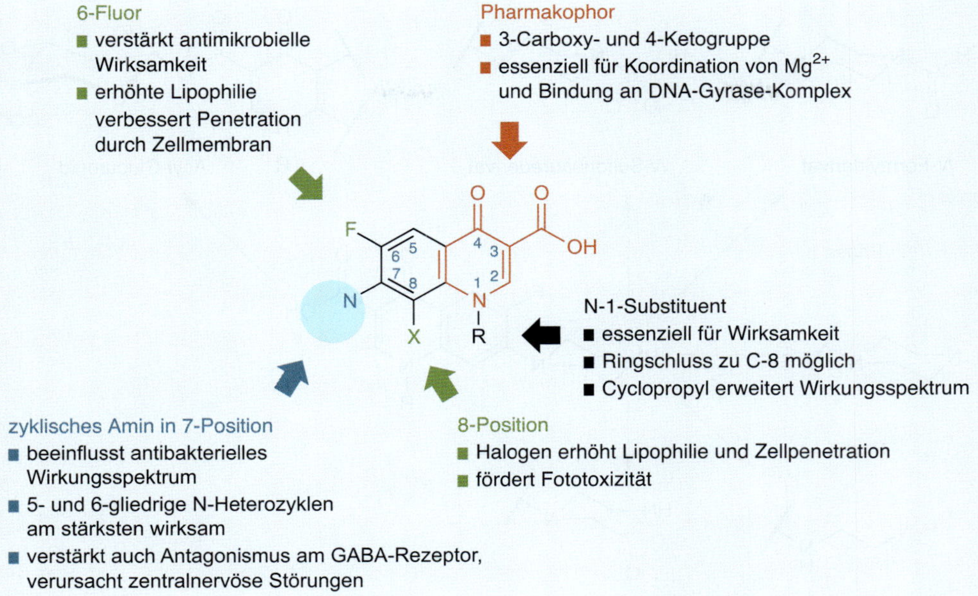

Abb. 12.54 Struktur-Wirkungs-Beziehungen für Chinolone

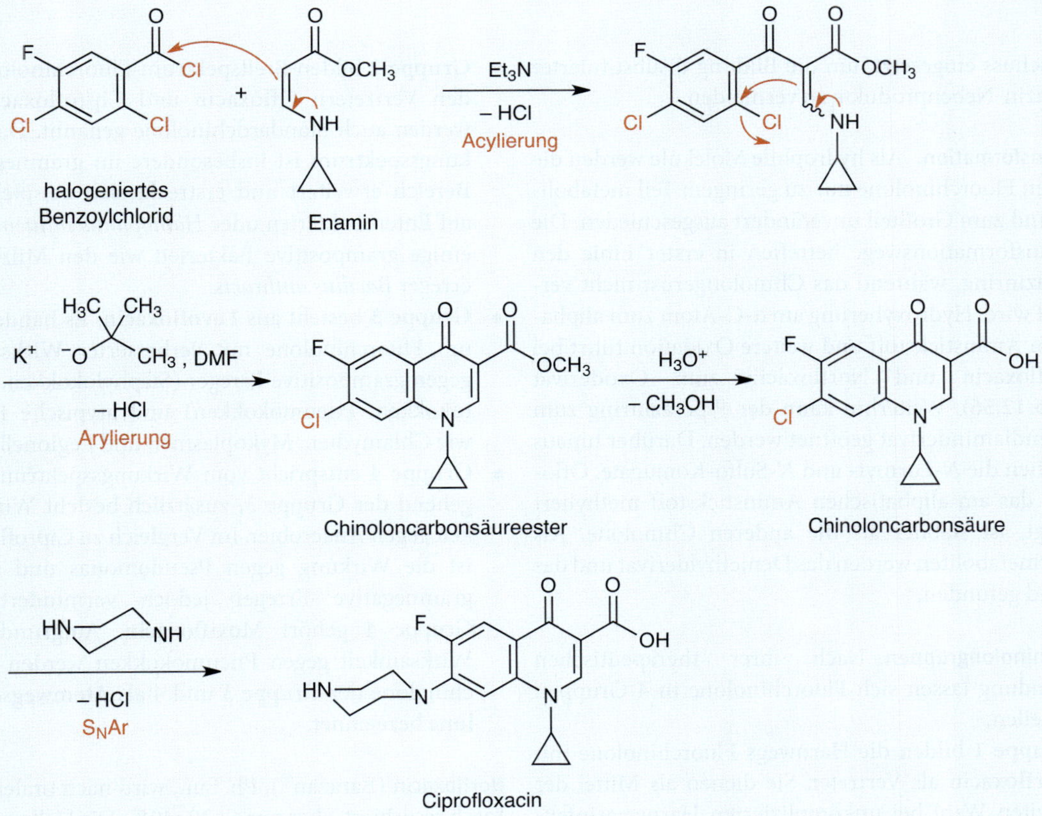

Abb. 12.55 Synthese von Ciprofloxacin

12

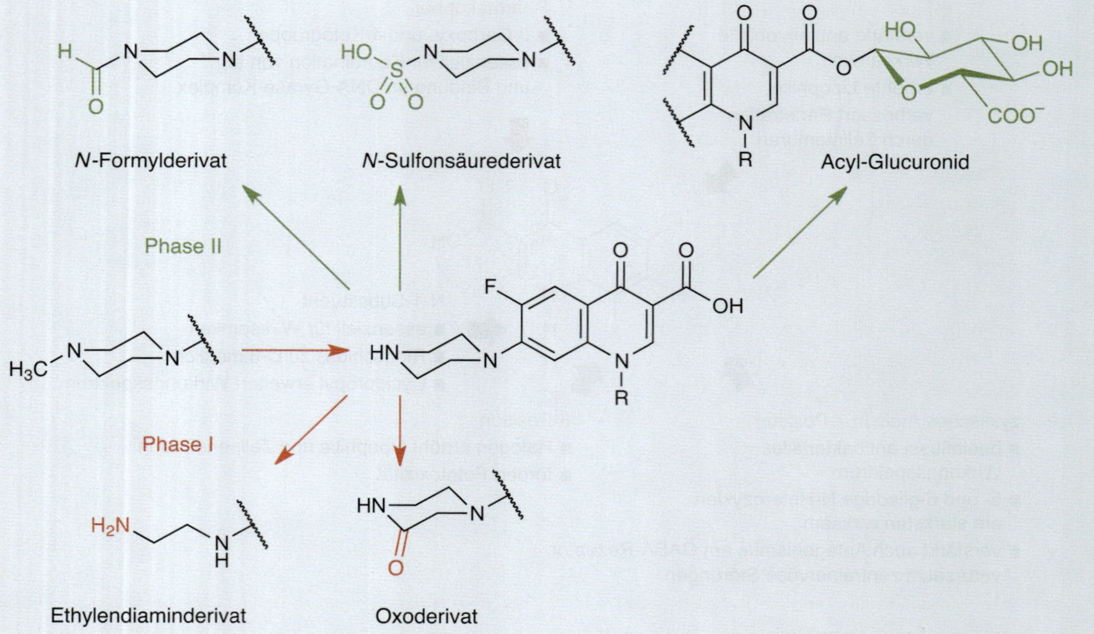

Abb. 12.56 Metaboliten der Fluorchinolone

Überschuss eingesetzt, um die Bildung disubstituierter Piperazin-Nebenprodukte zu vermeiden.

Biotransformation. Als hydrophile Moleküle werden die meisten Fluorchinolone nur zu geringem Teil metabolisiert und zum Großteil unverändert ausgeschieden. Die Biotransformationswege betreffen in erster Linie den Piperazinring, während das Chinolongerüst nicht verändert wird. Hydroxylierung am α-C-Atom zum aliphatischen Aminstickstoff und weitere Oxidation führt bei Ciprofloxacin und Norfloxacin zum Oxoderivat (Abb. 12.56). Weiterhin kann der Piperazinring zum Ethylendiaminderivat geöffnet werden. Darüber hinaus entstehen die *N*-Formyl- und *N*-Sulfo-Konjugate. Ofloxacin, das am aliphatischen Aminstickstoff methyliert vorliegt, ist stabiler als die anderen Chinolone. Als Hauptmetaboliten werden das Demethylderivat und das *N*-Oxid gefunden.

Fluorchinolongruppen. Nach ihrer therapeutischen Anwendung lassen sich Fluorchinolone in 4 Gruppen unterteilen.

- **Gruppe 1** bilden die Harnwegs-Fluorchinolone mit **Norfloxacin** als Vertreter. Sie dienen als Mittel der zweiten Wahl bei unkomplizierten Harnwegsinfekten. Sie sind gut nierengängig und ihr Erregerspektrum erfasst den gramnegativen Bereich.
- **Gruppe 2** bilden Breitspektrum-Fluorchinolone mit den Vertretern **Ofloxacin** und **Ciprofloxacin**. Sie werden auch Standardchinolone genannt. Das Wirkungsspektrum ist insbesondere im gramnegativen Bereich erweitert und erstreckt sich beispielsweise auf Enterobakterien oder *Hämophilus influenza* und einige grampositive Bakterien wie den Milzbranderreger *Bacillus anthracis*.
- **Gruppe 3** besteht aus **Levofloxacin**. Es handelt sich um Fluorchinolone mit verbesserter Wirksamkeit gegen grampositive Erreger (Staphylokokken, Streptokokken, Pneumokokken) und atypische Erreger wie Chlamydien, Mykoplasmen und Legionellen.
- **Gruppe 4** entspricht vom Wirkungsspektrum weitgehend der Gruppe 3, zusätzlich besteht Wirksamkeit gegen Anaerobier. Im Vergleich zu Ciprofloxacin ist die Wirkung gegen Pseudomonas und andere gramnegative Erreger jedoch vermindert. Zur Gruppe 4 gehört **Moxifloxacin**. Aufgrund ihrer Wirksamkeit gegen Pneumokokken werden Fluorchinolone der Gruppe 3 und 4 als **Atemwegschinolone** bezeichnet.

Norfloxacin (Barazan®), Ph. Eur., wird nach oraler Gabe rasch resorbiert, aber nur zu 30–40 %. Die Halbwertszeit beträgt 2–6 h, die Ausscheidung erfolgt renal und biliär. **Ofloxacin** (Oflox®, Floxal® Augentropfen), Ph. Eur., liegt als Racemat vor. Die Methylierung von N-4 des Piperazinrings erhöht die Lipophilie und bedingt eine nahezu vollständige Resorption. Die Bioverfügbarkeit liegt bei bis zu 98 %. Die Halbwertszeit beträgt 6–7 h, die Ausscheidung erfolgt überwiegend renal. Ofloxacin ist auch als Augensalbe und -tropfen im Handel.

Levofloxacin (Tavanic®), Ph. Eur., ist das *S*-(–)-Enantiomer von Ofloxacin und als Hydrochlorid monographiert. Die Substanz ist in Form von Filmtabletten und Augentropfen, als Infusionslösung und als Lösung für einen Vernebler (Quinsair®) verfügbar.

Ciprofloxacin (Ciprobay®), Ph. Eur., besitzt eine Bioverfügbarkeit von 60–80 %. Die Halbwertszeit beträgt 3–5 h, die Ausscheidung erfolgt zu 55 % im Urin sowie zu 30 % unverändert in den Fäzes. Ciprofloxacin steht als Infusionslösung, Filmtabletten, Augen- und Ohrentropfen sowie als Granulat zur Herstellung einer Suspensionslösung zum Einnehmen zur Verfügung.

Moxifloxacin (Avalox®), Ph. Eur., ist als Hydrochlorid monographiert. In Position 7 liegt ein Octahydropyrrolopyridinylring vor, dessen Asymmetriezentren an C-4a und C-7a beide *S*-konfiguriert sind. Die Pharmakokinetik mit einer Halbwertszeit von 12 h erlaubt die einmal tägliche Gabe. Die Bioverfügbarkeit liegt bei 90 %, die Ausscheidung erfolgt renal und in den Fäzes. Moxifloxacin ist auch wirksam gegen *Mycobacterium tuberculosis*.

Nadifloxacin (Nadixa®) besitzt in 7-Position einen Piperidinolring. Es dient als Creme zur lokalen Aknetherapie. Da Chinolone fotosensibilisierend wirken, ist der Einsatz der Substanz auf der Haut nicht unbedenklich. Zudem sind zur Aknebehandlung gegen Propionibakterien deutlich wirksamere Substanzen wie Erythromycin verfügbar.

Delafloxacin (Quofenix®) wurde 2019 von der EMA zur Zulassung empfohlen, in den USA ist es von der FDA bereits zugelassen. In 7-Position liegt ein Azetidinring vor, dessen N-Atom ein aromatisches Amin darstellt und zudem von 2 elektronegativen *ortho*-Halogenatomen flankiert wird, sodass es nicht mehr basisch reagiert. Der N-1-Substituent erinnert an die 2,4-Difluorphenyl-Substitution bei älteren Vertretern. Hier handelt es sich allerdings um ein Aminopyridin, das durch die 3,5-Difluorsubstituenten ebenfalls keine Basizität mehr aufweist. Im Gegensatz zu den meisten anderen Fluorchinolonen liegt daher kein Zwitterion vor. Aufgrund der fehlenden Basizität wird Delafloxacin im Phagolysosom (pH 5,0–5,5) nicht protoniert. In der sauren Umgebung der infizierten Stellen sorgt die ungeladene Form somit für eine gute transmembranäre Penetration und hohe Konzentrationen im Bakterium. Bei saurem pH-Wert ist Delafloxacin daher deutlich wirksamer als viele andere Fluorchinolone. Verfügbar ist es in Form von Tabletten oder als Pulver und Konzentrat zur Herstellung einer Infusionslösung. Die Bioverfügbarkeit nach oraler Gabe beträgt 59 %, die Halbwertszeit 8 h. Die Ausscheidung erfolgt überwiegend unverändert zu 65 % renal sowie 28 % in den Fäzes. Indiziert ist das Reserveantibiotikum zur Behandlung von akuten bakteriellen Haut- und Weichteilinfektionen (ABSSSI, *acute bacterial skin and skin structure infections*).

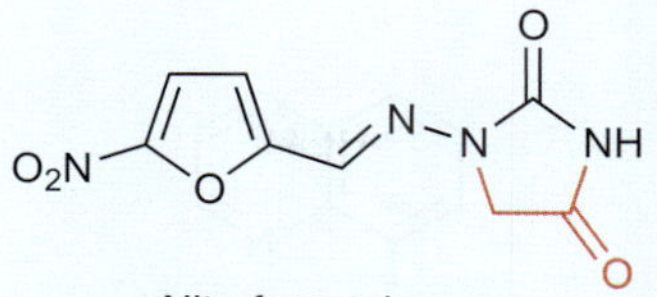

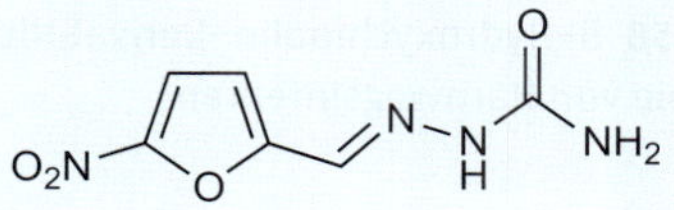

Nitrofurantoin

Nitrofural

Abb. 12.57 Antibakteriell wirksame Nitrofurane

12.1.11 Nitrofurane

Nitrofurane (Abb. 12.57) sind Derivate von 5-Nitrofurfural, das mit geeigneten Hydrazinen oder Aminen umgesetzt wird. Für die antimikrobielle Aktivität muss sich die Nitrogruppe in 5-Position befinden. Neben den antibakteriell wirksamen Vertretern wird Nifurtimox als Protozoenmittel verwendet (▸ Kap. 12.5.3).

Design und Entwicklung. Anfang der 1940er Jahre prüfte man die antibakterielle Wirkung von Furanen, unter denen einige 5-Nitrofurane verstärkt wirksam waren. Das Semicarbazon **Nitrofural** wurde bereits im Zweiten Weltkrieg eingesetzt und danach als topischer Wirkstoff gegen Hautinfektionen vermarktet. In den Folgejahren wurden aufgrund der leichten chemischen Zugänglichkeit in den USA und Deutschland mehrere tausend Nitrofuranderivate synthetisiert. **Nitrofurantoin** kam 1953 in den Handel.

Wirkungsmechanismus. Interessanterweise beruht die antibakterielle Aktivität der Nitrofurane auf einem Strukturmerkmal, das man in modernen Forschungsprogrammen der Arzneistoffentwicklung eher vermeiden würde. Die aromatische Nitrogruppe ist nämlich ein bekannter Risikofaktor für Karzinogenität, Mutagenität und Teratogenität (▸ Kap. 3.2).

Voraussetzung für die Wirksamkeit der Nitrofurane ist eine bakterielle, reduktive Aktivierung der Nitrogruppe. Die Reduktion der Nitrogruppe kann durch Ein- oder Zwei-Elektronen-Mechanismen erfolgen.

12

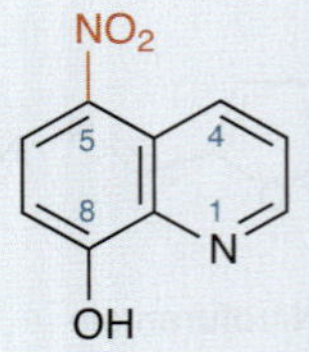

Abb. 12.58 8-Hydroxychinolin-Derivat Nitroxolin zur Therapie von Harnwegsinfekten

Entsprechend unterscheidet man 2 Arten von **bakteriellen Nitroreduktasen**. Die bakteriellen O_2-insensitiven oder Typ-I-Nitroreduktasen katalysieren die Zwei-Elektronen-Reduktion der Nitrogruppe zum Nitroso- und Hydroxylaminderivat, das den Furanring zu einem α, β-ungesättigten Nitril öffnen kann (▸Kap. 12.5.3). Die O_2-sensitiven oder Typ-II-Nitroreduktasen dagegen führen durch Ein-Elektronen-Reduktion der Nitrogruppe zur Bildung eines Nitro-Radikal-Anions, das unter aeroben Bedingungen in einem Redoxzyklus in die ursprüngliche Struktur zurückoxidiert werden kann und dabei gleichzeitig Superoxidanion bildet. Diese Prozesse sind bei den Antiprotozoenmittel in ▸Kap. 12.5.3 für **Nifurtimox** ausführlich beschrieben. Neben der stufenweisen Reduktion der Nitrogruppe bis zum Amin kann auch der Nitroheterozyklus zu reaktiven Produkten geöffnet werden.

Die durch die bakterielle Reduktion auftretenden Intermediate sind in der Lage, bakterielle Makromoleküle wie DNA und RNA sowie ribosomale Proteine zu modifizieren und zu schädigen. Dadurch werden die lebenswichtigen biochemischen Prozesse der Proteinsynthese, des aeroben Energiestoffwechsels, der DNA- und RNA-Synthese sowie der Zellwandsynthese gehemmt. Dies führt zu einer **bakteriziden Wirkung**. Das Vorliegen mehrerer Teilmechanismen für die Wirksamkeit könnte die bisher geringe Resistenzentwicklung gegen Nitrofurantoin erklären. In Humanzellen dagegen findet vorwiegend oxidativer Stoffwechsel statt, die reduktive Biotransformation spielt nur eine untergeordnete Rolle. Bei Kurzzeitanwendung sind Nebenwirkungen daher gering.

Für die **Resistenzentwicklung** sind insbesondere Mutationen in den Genen der Typ-I-Nitroreduktasen verantwortlich, die zu einer verminderten Empfindlichkeit gegenüber Nitrofuranen führen.

Nitrofurantoin (Furadantin®), Ph. Eur., ist das *E*-Isomer. Gegenüber Nitrofural ist die Semicarbazon-Seitenkette in einen Imidazolidindionring eingebaut. Die von 2 Carbonylgruppen flankierte N-3-H-Gruppe ist mit einem pK_S-Wert von 7,2 schwach sauer. Nitrofurantoin besitzt eine Bioverfügbarkeit von 39–44 %. Die Konzentrationen im Plasma und Gewebe nach oraler Gabe sind gering, dagegen treten in den ableitenden Harnwegen genügend hohe Konzentrationen für eine antimikrobielle Wirkung auf, wodurch bei normaler Dosierung die Wirkung auf den Wirkort begrenzt bleibt. Die akute Toxizität ist daher niedrig. Die Halbwertszeit beträgt 20–60 min, die Ausscheidung der bis zu 50 % unveränderten Substanz erfolgt fast ausschließlich renal. Die Metaboliten können den Urin braun färben. Nitrofurantoin steht auf der WHO-Liste der unentbehrlichen Arzneimittel. Die Substanz wird zur Behandlung unkomplizierter Harnwegsinfektionen eingesetzt. Die Resistenzsituation ist gut. Empfindliche Erreger sind Enterokokken, Staphylokokken, *E. coli* oder andere Enterobakterien.

Nitrofural (Nitrofurazon, Furacin®-Sol), Ph. Eur., liegt ebenfalls *E*-konfiguriert vor. Es besitzt eine Semicarbazon-Seitenkette, die Hydrazid-NH-Gruppe ($pK_S = 10{,}0$) besitzt schwach saure Eigenschaften. Nitrofural dient zu Lokalbehandlung infizierter Wunden und Ulzera sowie bei Verbrennungen. Das Hauptreservoir der Substanz befindet sich im Stratum corneum.

12.1.12 8-Hydroxychinoline

Entdeckung. 8-Hydroxychinoline wurden bereits zu Beginn der 1920er Jahre im Tropeninstitut in Hamburg erfolgreich gegen Amöbenruhr eingesetzt. Insbesondere verwendete man die halogenierten Vertreter aufgrund ihrer antibakteriellen, antimykotischen und antiseptischen Eigenschaften zur Lokaltherapie bei Infektionen der Haut, des Mund- und Rachenraums sowie im Darmbereich. Das Auftreten von neurologischen Ausfallserscheinungen mit Blasen-, Mastdarm- und Sehstörungen (SMON, subakute myelooptische Neuropathie) in Japan in den 1960er Jahren nach längerer und hochdosierter Gabe halogenierter 8-Hydroxychinoline schränkte deren Anwendung dann stark ein. Als nichthalogenierter Vertreter kam **Nitroxolin** (Abb. 12.58) 1967 in den Handel.

Struktur und Eigenschaften. Die elektronenziehende 5-Nitrogruppe in Nitroxolin erhöht die Acidität der Phenolgruppe ($pK_S = 6{,}9$) im Vergleich zu anderen Vertretern. Die leichtere Ausbildung des Phenolat-Anions verstärkt auch die chelatisierenden Effekte der Substanz. Zusammen mit dem Chinolin-N fungiert das Phenolat als zweizähniger Ligand und kann mehrwertige Metallionen koordinativ binden.

Wirkungsmechanismus. Die antimikrobielle Aktivität wird auf die Fähigkeit zur Chelatisierung essenzieller Metallionen wie Fe^{3+}, Cu^{2+} oder Zn^{2+} im Stoffwechsel der Erreger zurückgeführt (Abb. 12.59), wodurch enzymatische Funktionen in der Erregerzelle gestört werden. Die entsprechenden Isochinolin- oder 7-Hydroxychinoline, die keine Chelatkomplexe bilden können, sind daher nicht wirksam.

Ähnlich wie bei den Nitrofuranen kann auch die aromatische Nitrogruppe zur Wirkung beitragen. Der genaue Wirkungsmechanismus ist nicht bekannt.

Nitroxolin (Nilox®) wird oral bei Infektionen der ableitenden Harnwege durch Bakterien oder Hefepilzen eingesetzt. Aufgrund der günstigen Resistenzlage zählt es zu den Mitteln der 1. Wahl zur Therapie der unkomplizierten Zystitis. Es wird rasch und nahezu vollständig im Darm resorbiert. Die Ausscheidung erfolgt größtenteils renal, überwiegend in Form der Glucuronid- und Sulfatkonjugate. Die Halbwertszeit beträgt etwa 2 h.

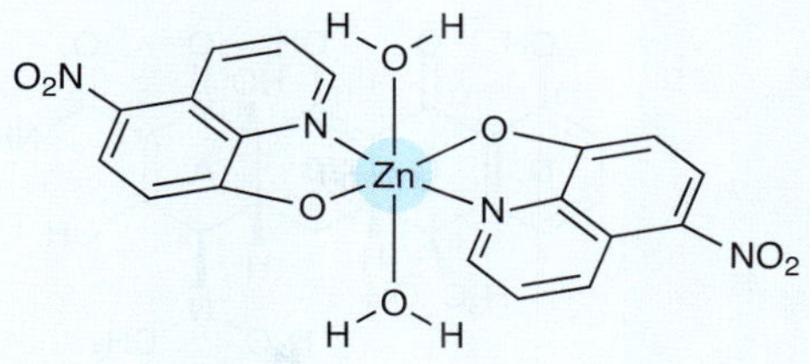

12.1.13 Tetracycline

Tetracycline (Abb. 12.60) gehören zu den Antibiotika, die an den bakteriellen Ribosomen angreifen und als **Inhibitoren der bakteriellen Proteinsynthese** fungieren. Diesbezüglich lassen sich nach Strukturtyp und Lokalisation der Bindestelle weitere Substanzklassen unterscheiden:

- Tetracycline,
- Aminoglykoside (▸ Kap. 12.1.14),
- Chloramphenicol (▸ Kap. 12.1.15),
- Makrolide (▸ Kap. 12.1.16),
- Lincosamide (▸ Kap. 12.1.17),
- Oxazolidinone (▸ Kap. 12.1.18).

Biochemische Grundlagen der bakteriellen Proteinsynthese. Die wesentliche Informationsquelle für die von der Bakterienzelle zu synthetisierenden Proteine ist die DNA. Im codogenen Strang – das ist der Einzelstrang der DNA-Helix, der für die Transkription genutzt wird – liegt die Information der Aminosäuresequenz verschlüsselt vor, und zwar in Form von Basentripletts, sogenannten Codogenen. Die Proteinsynthese beginnt daher mit dem Ablesen der DNA-Matrize (Abb. 12.61). Dabei wird die Information der DNA in die Basenfolge der RNA nach dem Prinzip der Basenkomplementarität umgeschrieben, daher der Begriff Transkription.

Bei der **Transkription** werden durch RNA-Polymerasen vom codogenen DNA-Strang 3 Kopien angefertigt,

- die Messenger-RNA (mRNA),
- die Transfer-RNA (tRNA),
- die ribosomale RNA (rRNA).

Die **mRNA** enthält die genetische Information zum Aufbau eines Proteins und übermittelt diese von der DNA zum Ribosom. Die Sequenz von 3 Basen – ein **Basentriplett** – der mRNA wird als **Codon** bezeichnet und kodiert für eine Aminosäure. Es ist der **genetische Code**, der im Prinzip für alle Lebewesen gleich ist.

Chelatisiertes Zn^{2+}-Ion

Abb. 12.59 Beispiel für die Chelatisierung von Metallionen durch Nitroxolin

Die relativ kurze, nicht kodierende **tRNA** hat die Aufgabe, die Basensprache in die Sprache der Aminosäuren zu übersetzen. Als Aminoacyl-tRNA trägt sie in energiereicher Bindung die passende Aminosäure zum entsprechenden Basentriplett auf der mRNA (Codon). Dabei liegt die Carboxygruppe der Aminosäure mit dem 3'-OH-Ende der tRNA in Esterbindung vor. Dieses Ende wird immer durch die Basensequenz CCA markiert. Im Dekodierungszentrum des Ribosoms wird geprüft, ob das **Anticodon** – das zum mRNA-Codon komplementäre Basentriplett – auf der tRNA und das Codon auf der mRNA zueinander passen. Mit dem Anticodon heftet sich die tRNA durch H-Brückenbindung am Codon an und bringt dadurch die Aminosäuren an die richtige Stelle. Für jede Aminosäure gibt es mindestens eine tRNA.

Die **rRNA** schließlich trägt wie die tRNA keine genetische Information, sondern bildet zusammen mit Proteinen die **Ribosomen**. Zudem ist sie als Ribozym Träger der **Peptidyltransferase-Aktivität** bei der Knüpfung der Peptidbindung. An den Ribosomen werden die Proteine synthetisiert. Dazu muss die auf die mRNA kopierte genetische Information in die Aminosäuresequenz des Proteins übersetzt werden. Diesen Vorgang, der im Anschluss an die Transkription stattfindet, bezeichnet man als **Translation**. Er lässt sich in 3 Phasen unterteilen:

- Initiation,
- Elongation,
- Termination.

Bei der **Initiation** wird zunächst das bakterielle Ribosom durch Assoziation der kleinen 30*S*-Untereinheit und der mRNA zusammengebaut, wobei Initiationsfaktoren beteiligt sind. Dabei steht *S* für Svedberg-Einheit und bezeichnet den Sedimentationskoeffizienten bei der Ultrazentrifugation. In der Folge entsteht bei erhöhter Konzentration von Mg^{2+}-Ionen nach Vereinigung mit der großen 50*S*-Untereinheit ein funktionelles 70*S*-Ribosom, das ist der 70*S*-Initiationskomplex. Im

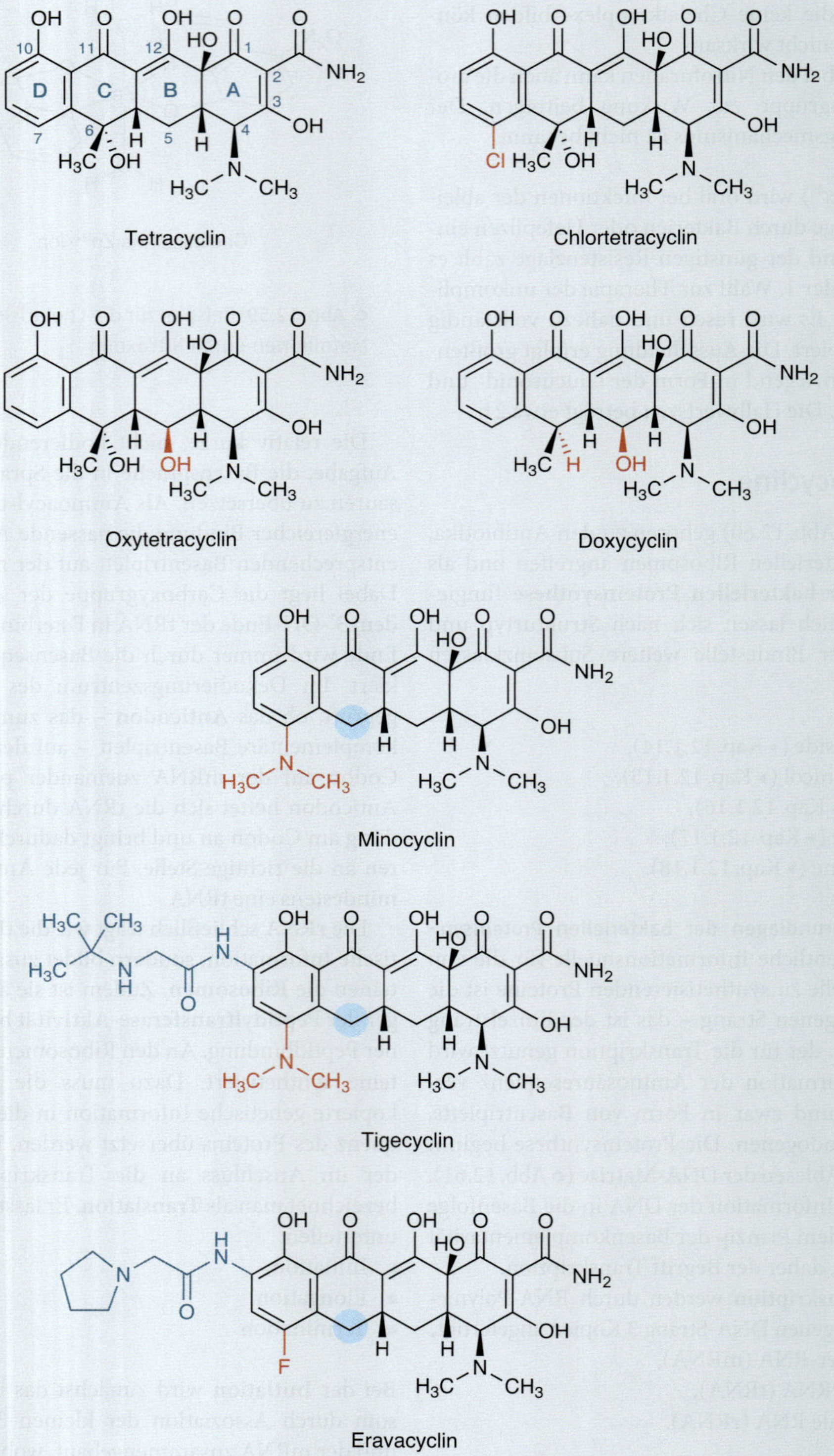

Tetracyclin

Chlortetracyclin

Oxytetracyclin

Doxycyclin

Minocyclin

Tigecyclin

Eravacyclin

Abb. 12.60 Tetracycline

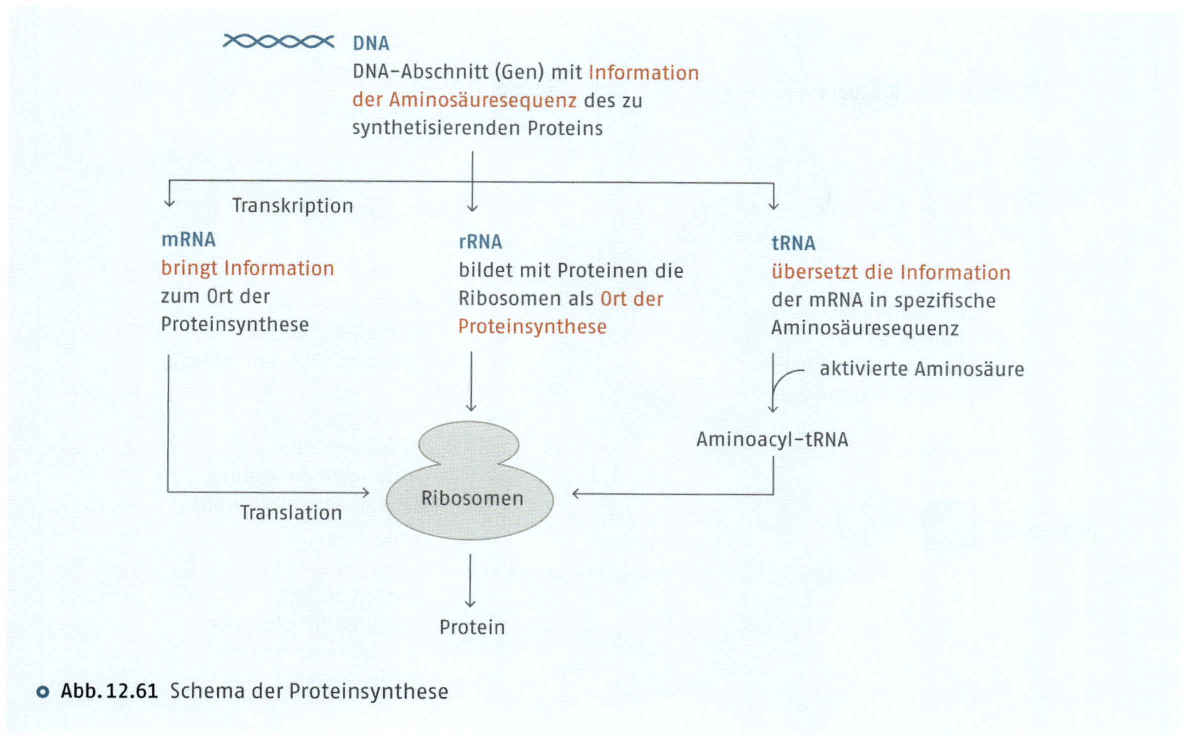

Abb. 12.61 Schema der Proteinsynthese

Vergleich zu Bakterien haben höhere Organismen schwerere Ribosomen, was den **selektiven Eingriff** von Antibiotika in die bakterielle Proteinsynthese ermöglicht. Das Ribosom verfügt über 3 Bindestellen für tRNA,

- die **Aminoacyl-Stelle** (A-Stelle), an der die neu eintreffende Aminoacyl-tRNA zuerst anlagert, die
- **Peptidyl-Stelle** (P-Stelle), an der sich später jeweils die Peptidyl-tRNA mit der wachsenden Peptidkette anlagert, sowie die
- **Exit-Stelle** (E-Stelle), an der die entladene tRNA austritt.

Zuerst wird die Initiator-tRNA (*N*-Formylmethionyl-tRNA, fMet-tRNA) an die P-Stelle gebunden, meist an das Basentriplett AUG als Startcodon. An der noch nicht besetzten A-Stelle befindet sich das nächste Basentriplett, an das in der folgenden Elongationsphase das neu eintreffende Aminoacyl-tRNA-Molekül mit dem passenden Anticodon spezifisch bindet.

Bei der **Elongation** wächst das Protein Schritt für Schritt um eine Aminosäure. Dieser Prozess spielt sich unter Beteiligung von Elongationsfaktoren an der P- und A-Stelle des Ribosoms ab. Zuerst bindet die neu hinzukommende Aminoacyl-tRNA an der A-Stelle. Mit ihrer α-Aminogruppe startet sie dann einen nukleophilen Angriff an der letzten Estergruppe (zwischen 3'-OH der tRNA und Carboxygruppe der transportierten Aminosäure) und des bereits gebildeten Peptids an der P-Stelle und knüpft so eine neue Peptidbindung. Katalysiert wird diese Reaktion durch die **Peptidyltransferase-Aktivität** der Ribosomen. Das um eine Aminosäure verlängerte Peptid befindet sich jetzt zunächst an der tRNA der A-Stelle, während die nun desacylierte tRNA noch an der P-Stelle gebunden ist. Danach bewegt sich das Ribosom an der mRNA entlang um die Länge eines Basentripletts weiter. Die tRNA mit dem verlängerten Peptid verschiebt sich dadurch von der A-Stelle zur P-Stelle und verdrängt hier die nicht mehr beladene tRNA, die zur E-Stelle weiterrückt und sich vom Ribosom löst. Durch diese Translokation des Ribosoms, an der eine **Translokase** (Elongationsfaktor G, EF-G) beteiligt ist, wird die A-Stelle wieder frei und die nächste Aminoacyl-tRNA kann hier gebunden werden, deren Anticodon komplementär zum Codon des mRNA-Stranges passt. Der Zyklus wiederholt sich und die Peptidkette wächst. Bei jedem Zyklus der Elongation werden 2 Moleküle an energiereichem GTP verbraucht.

Die **Termination** erfolgt unter Beteiligung von Terminationsfaktoren. Wenn auf der mRNA ein Stoppcodon erreicht wird, das für keine Aminosäure kodiert, ist die Translation beendet. Das so synthetisierte Polypeptid oder Protein wird durch die Peptidyl-Transferase-Aktivität auf ein Wassermolekül übertragen und dadurch zusammen mit der mRNA vom Ribosom losgelöst. Dieses zerfällt schließlich wieder in seine beiden Untereinheiten.

Fast alle Hemmstoffe der bakteriellen Proteinsynthese interferieren mit diesen Vorgängen, indem sie an

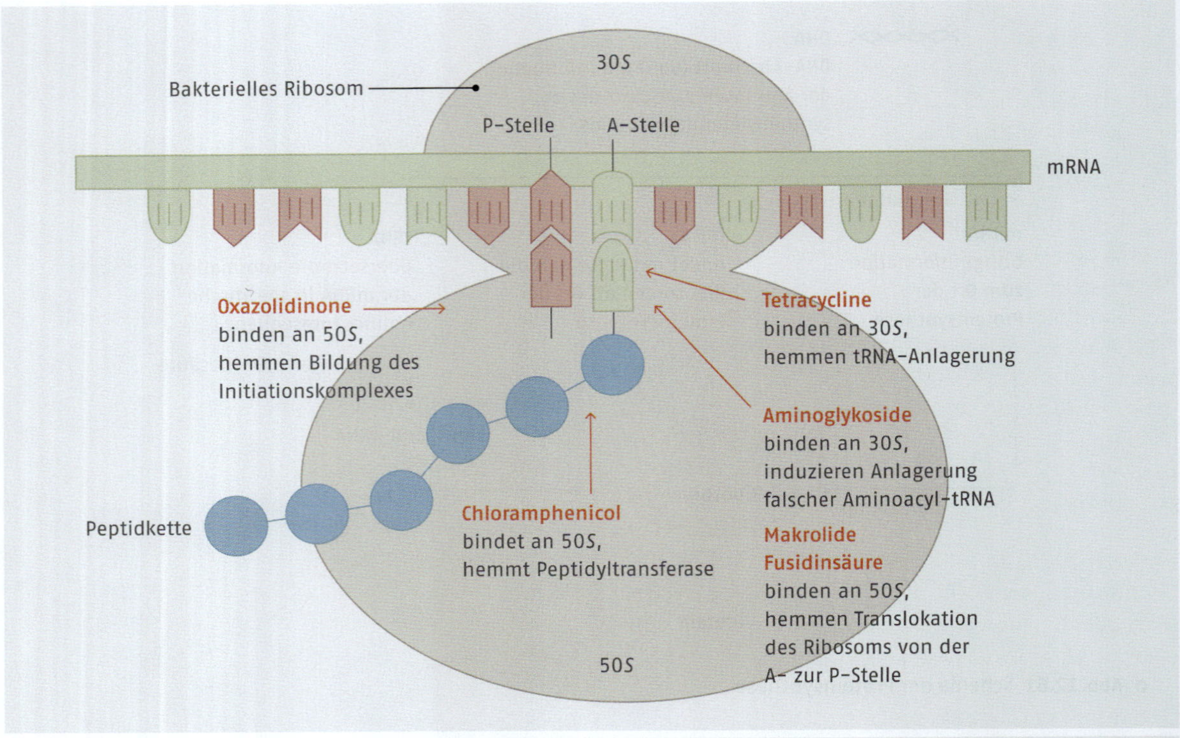

Abb. 12.62 Antibiotika als Inhibitoren der Proteinsynthese und ihre Bindestellen

Abb. 12.63 Partiell hydriertes Naphthacenring-system 1,4,4a,5,5a,6,11,12a-Octahydronaphthacen der Tetracycline

die ribosomale RNA binden, während Interaktionen mit Proteinen eine untergeordnete Rolle spielen. Dabei unterbrechen sie die Proteinsynthese in unterschiedlichen Phasen (Abb. 12.62). So stören Tetracyline die Elongationsphase, indem sie an die 30*S*-Untereinheit binden.

Entdeckung. Als ersten Wirkstoff der Tetracyclin-Gruppe konnte 1948 Benjamin Minge Duggar bei Lederle im Screening aus *Streptomyces aureofaciens* **Chlortetracyclin** isolieren. Wegen der goldgelben Farbe erhielt es den Handelsnamen Aureomycin®. Bei Pfizer & Co. gelang 1949 die Isolierung von **Oxytetracyclin** aus *St. rimosus*. **Tetracyclin**, die eigentliche Muttersubstanz dieser Gruppe, konnte 1953 partialsynthetisch durch hydrogenolytische Abspaltung des 7-Cl-Atoms im Chlortetracyclin dargestellt werden. Wegen ihrer verbesserten pharmakokinetischen Eigenschaften werden heute fast ausschließlich **Doxycyclin** und **Minocyclin** verwendet, die man durch partialsynthetische Abwandlung fermentativ gewonnener Vorstufen erhält.

Struktur. Den Tetracyclinen liegt das Naphthacenringsystem zugrunde. Es besteht aus 4 linear anellierten Sechsringen, die mit den Buchstaben A bis D bezeichnet werden (Abb. 12.63). Mit Ausnahme des aromatischen D-Rings ist das Grundgerüst hydriert, Ringe A und B enthalten jeweils eine Doppelbindung. Im Gegensatz zu den zytostatisch wirksamen Anthracyclinen (▸ Kap. 13.3.1), die sich ebenfalls vom Naphthacenringsystem ableiten, sind Tetracycline **nicht planar** gebaut, sondern die Ringe B/C und A/B sind wegen der sp^3-hybridisierten C-5a, C-4a und C-12a zueinander schwach bzw. stark gewinkelt (Abb. 12.64). Die 5 Chiralitätszentren (C-4, C-4a, C-5a, C-6, C-12a) sind *S*-konfiguriert. Die einzelnen Vertreter der Tetracycline unterscheiden sich lediglich durch ihr Substitutionsmuster in den Positionen 5, 6, 7 und 9, die für die primären Interaktionen mit der 30*S*-Untereinheit der Ribosomen nicht relevant sind (Abb. 12.66).

Wirkungsmechanismus. Das Wirkungsspektrum der Substanzen ist nahezu gleichartig, Unterschiede bestehen vorwiegend in der Stabilität und Pharmakokinetik. Tetracycline binden selektiv an die **30S-Untereinheit** der bakteriellen Ribosomen nahe der A-Stelle und blockieren so das Andocken der Aminoacyl-tRNA (o Abb. 12.65). Dies verhindert die Kettenverlängerung des zu synthetisierenden Proteins. Tetracycline interagieren dabei primär mit dem exponierten Zucker-Phosphat-Rückgrat der rRNA. Die Bindung erfolgt über die **Koordination eines Mg^{2+}-Ions** an die Phosphat-Einheiten des ribosomalen RNA-Stranges. Zusätzlich liegen H-Brückenbindungen zwischen den polaren funktionellen Gruppen der Tetracycline und den Phosphatgruppen sowie den Hydroxygruppen der Ribose-Einheiten vor (o Abb. 12.66). Merkwürdigerweise zeigen die verfügbaren Röntgenstrukturen keine Bindung der Dimethylaminogruppe, die für die antibiotische Wirkung essenziell ist.

Human-Ribosomen sind weniger empfindlich gegenüber Tetracyclinen, obwohl diese auch an deren äquivalente ribosomale 40S-Untereinheit binden. Dies ist darauf zurückzuführen, dass die Bakterienzellen im Gegensatz zu Säugetierzellen Tetracycline aktiv ins Zytoplasma pumpen. Bei gramnegativen Bakterien wird zudem ein passiver Transport angenommen, wobei Tetracyclin als positiv geladener Mg^{2+}-Komplex die Zellwand durch die Porin-Kanäle passiert.

Tetracycline wirken **bakteriostatisch** auf zahlreiche grampositive und gramnegative Erreger. Trotz Resistenzentwicklung besteht noch gute Wirksamkeit gegen *Haemophilus influenza*, Erreger der atypischen Pneumonie, Mykoplasmen und Propionibakterien, zudem sind Tetracycline Mittel der Wahl bei Chlamydienurethritis und Lyme-Borreliose. Außerdem besteht Wirksamkeit gegen Plasmodien (Malaria) und Mykobakterien (Tuberkulose, Lepra).

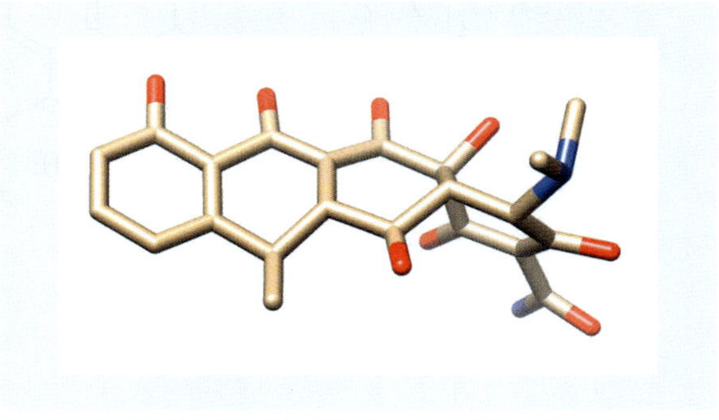

o **Abb. 12.64** 3D-Modell von Doxycyclin (PDB-Code 2O7O). Rot: Sauerstoff, blau: Stickstoff

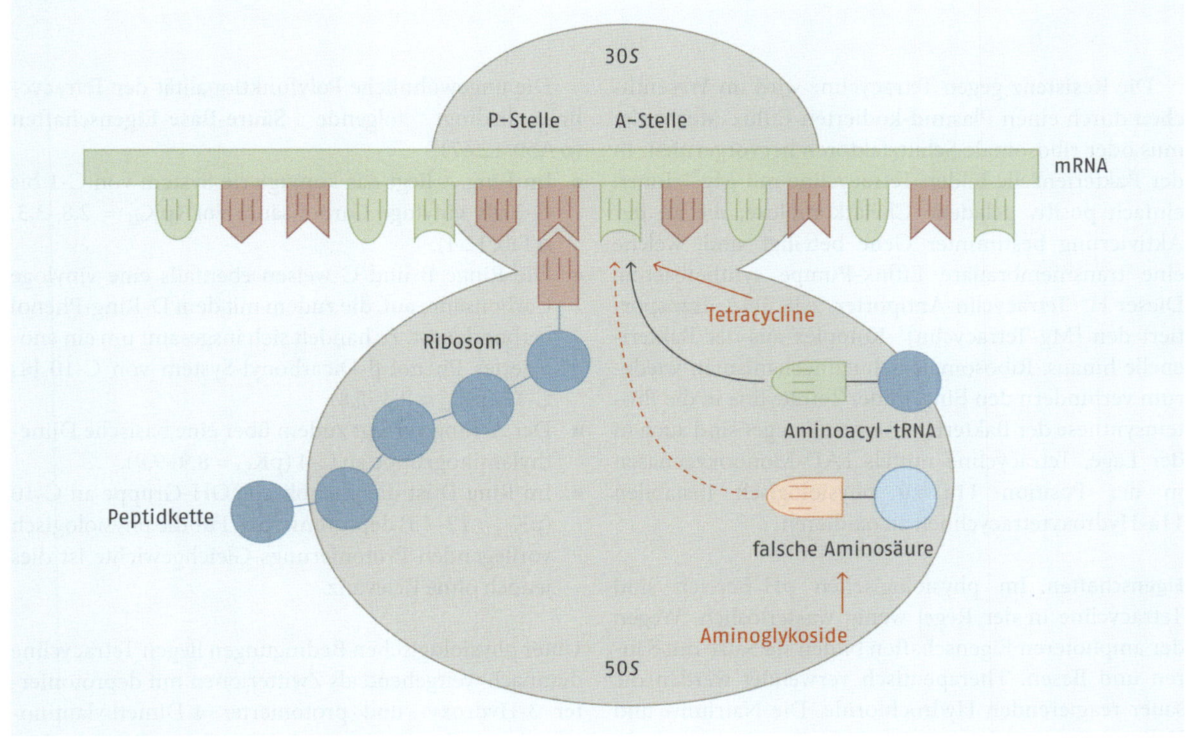

o **Abb. 12.65** Angriffspunkte der Tetracycline und Aminoglykoside an der ribosomalen 30S-Untereinheit

12

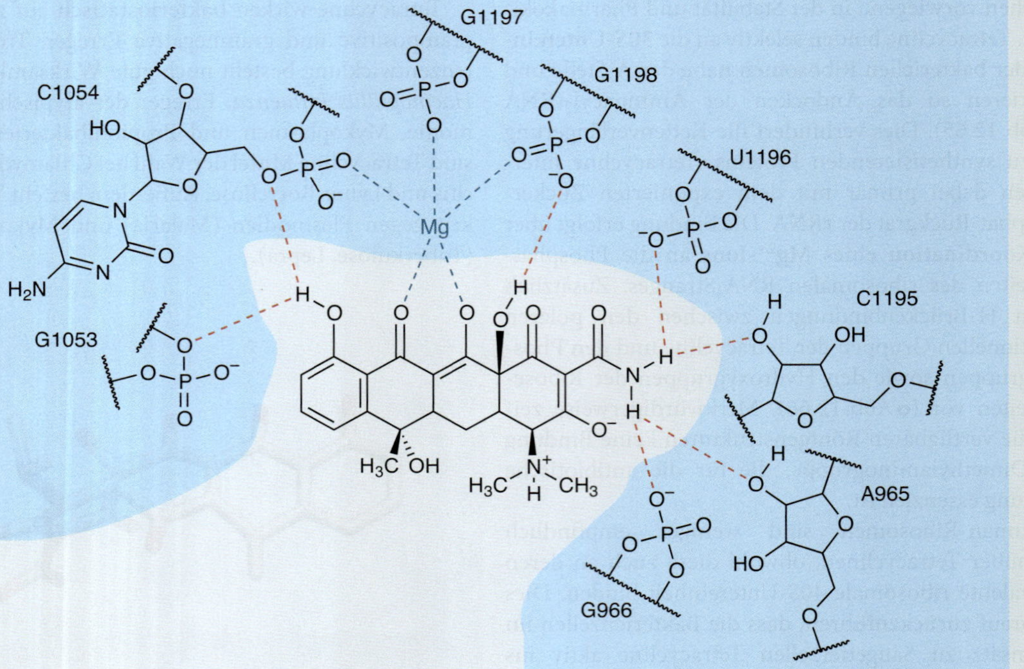

o Abb. 12.66 Primäre Interaktionen von Tetracyclin mit dem 16S-rRNA-Bereich der 30S-Untereinheit der Ribosomen

Die **Resistenz** gegen Tetracycline wird im Wesentlichen durch einen Plasmid-kodierten Efflux-Mechanismus oder ribosomale Schutzfaktoren hervorgerufen. In der Bakterienzelle bilden Tetracycline mit Mg^{2+}-Ionen einfach positiv geladene Chelatkomplexe, die an der Aktivierung bestimmter Gene beteiligt sind, welche eine transmembranäre Efflux-Pumpe synthetisieren. Dieser H^+/Tetracyclin-Antiporter, z. B. TetA, transportiert den [Mg-Tetracyclin]$^+$-Komplex aus der Bakterienelle hinaus. Ribosomale Schutzmechanismen wiederum verhindern den Eingriff der Tetracyline in die Proteinsynthese der Bakterien. Aerobe Erreger sind auch in der Lage, Tetracycline mittels FAD-Monooxygenasen in der Position 11a zu physiologisch instabilen 11a-Hydroxytetracyclinen zu oxidieren.

Eigenschaften. Im physiologischen pH-Bereich sind Tetracycline in der Regel wenig wasserlöslich. Wegen der amphoteren Eigenschaften bilden sie Salze mit Säuren und Basen. Therapeutisch verwendet werden die sauer reagierenden Hydrochloride. Die Natrium- und Kaliumsalze sind hingegen in wässriger Lösung nicht stabil.

Die ungewöhnliche Polyfunktionalität der Tetracycline bedingt folgende **Säure-Base-Eigenschaften** (o Abb. 12.67).

- Im Ring A liegt das konjugierte System von C-1 bis C-3 als vinyloge Carbonsäure vor (pK_{S1} = 2,8–3,3, ▫ Tab. 12.4).
- Die Ringe B und C weisen ebenfalls eine vinyloge Carbonsäure auf, die zudem mit dem D-Ring-Phenol verbunden ist. Es handelt sich insgesamt um ein enolisiertes Phenol-β-Dicarbonyl-System von C-10 bis C-12 (pK_{S2} = 7,3–7,8).
- Der A-Ring verfügt zudem über eine basische Dimethylaminogruppe an C-4 (pK_{S3} = 8,9–9,9).
- Im Ring D ist die phenolische OH-Gruppe an C-10 ($pK_{S4} \approx$ 12–13) deprotonierbar. Für die physiologisch vorliegenden Protonierungs-Gleichgewichte ist dies jedoch ohne Relevanz.

Unter physiologischen Bedingungen liegen Tetracycline demnach weitgehend als Zwitterionen mit deprotonierter 3-Hydroxy- und protonierter 4-Dimethylaminogruppe vor. Am isoelektrischen Punkt im Bereich pH 6 ist die Löslichkeit am geringsten und die Resorption begünstigt.

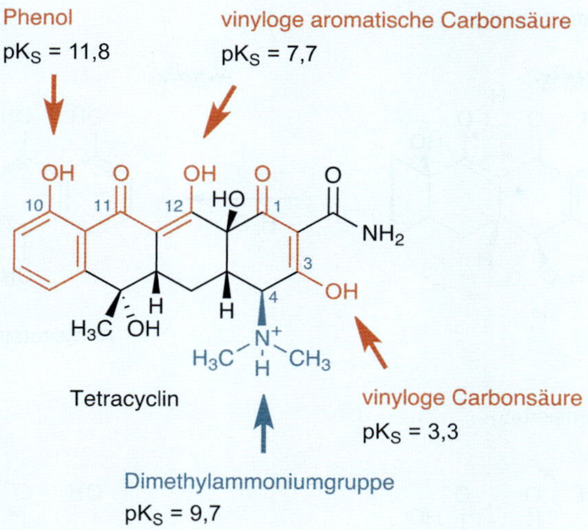

Abb. 12.67 Säure-Basen-Eigenschaften von Tetracyclin

Mit ihren Sauerstoffgruppen an C-10 bis C-12 fungieren Tetracycline als **Liganden für zwei- und mehrwertige Metallionen** und bilden pH-abhängig wasserunlösliche **Chelat-Komplexe** (▸ Kap. 4.4). Dies verbietet die gleichzeitige Einnahme von Mg^{2+}- und Al^{3+}-haltigen Antazida, Mineralstoffpräparaten oder Milch, da die Komplexe weitgehend antibiotisch unwirksam sind und die Resorption des Tetracyclins wie die des Metallions stören. Während der Schwangerschaft sowie Mineralisationsperiode der Zähne bei Kindern bis zum 8. Lebensjahr dürfen Tetracycline nicht gegeben werden, da sie sich in Knochen und Zähnen als Calciumphosphat-Komplexe ablagern. Dies beeinträchtigt das Wachstum und führt zur Gelbfärbung der Zähne.

Tetracycline sind gelbe, kristalline Substanzen, die lichtgeschützt gelagert werden müssen. Sie verfügen über 2 Chromophore und zeigen charakteristische UV-Spektren. Ein Chromophor ist am A-Ring lokalisiert und absorbiert bei 262 nm, der zweite erstreckt sich über die Ringe BCD und absorbiert bei 225, 285, 320 und 360 nm. Eine Exposition mit Sonnenlicht oder UV-Strahlen sollte während der Behandlung vermieden werden, da Tetracycline **fotosensibilisierend** und **fototoxisch** sind (▸ Kap. 3.4.3). Die fototoxische Wirkung ist mit der Bildung von Singulett-Sauerstoff und Sauerstoffradikalen assoziiert.

Tab. 12.4 Säure-Base-Eigenschaften der Tetracycline

Tetracyclin	pK_{S1} (C-1-C-3-OH)	pK_{S2} (C-10-C-12-OH)	pK_{S3} (9-N(Me$_2$))
Chlortetracyclin	3,3	7,4	9,3
Tetracyclin	3,3	7,7	9,7
Oxytetracyclin	3,3	7,3	9,1
Doxycyclin	3,2	7,6	8,9
Minocyclin[1]	2,8	7,8	9,5
Tigecyclin[2]	2,8	7,4	9,9

[1] pK_{S4} = 5,0 (7-NMe$_2$), [2] pK_{S4} = 4,4 (7-NMe$_2$), pK_{S5} = 8,9 (NH-*tert*-Butyl)

Stabilität. Tetracycline sind in Lösung gegenüber Säure und Basen instabil. Je nach Struktur unterliegen sie verschiedenen Zersetzungs- und Umlagerungsreaktionen (Abb. 12.68). **Dehydratisierung** erfolgt bei Tetracyclinen mit einer 6-OH-Gruppe. Bei pH 2 aromatisieren diese Moleküle leicht zum hepatotoxischen und fototoxischen Anhydrotetracyclin. **Isomerisierung** in Gegenwart von Basen führt zum biologisch unwirksamen Isotetracyclin. Dabei reagiert die 6-OH-Gruppe mit der C-11-Carbonylgruppe unter Öffnung von Ring C zu einem Lacton-Derivat. Diese beiden unerwünschten Reaktionen stimulierten die Entwicklung von Doxycyclin und Minocyclin, die keine 6-OH-Gruppe aufweisen, stabiler und länger wirksam sind.

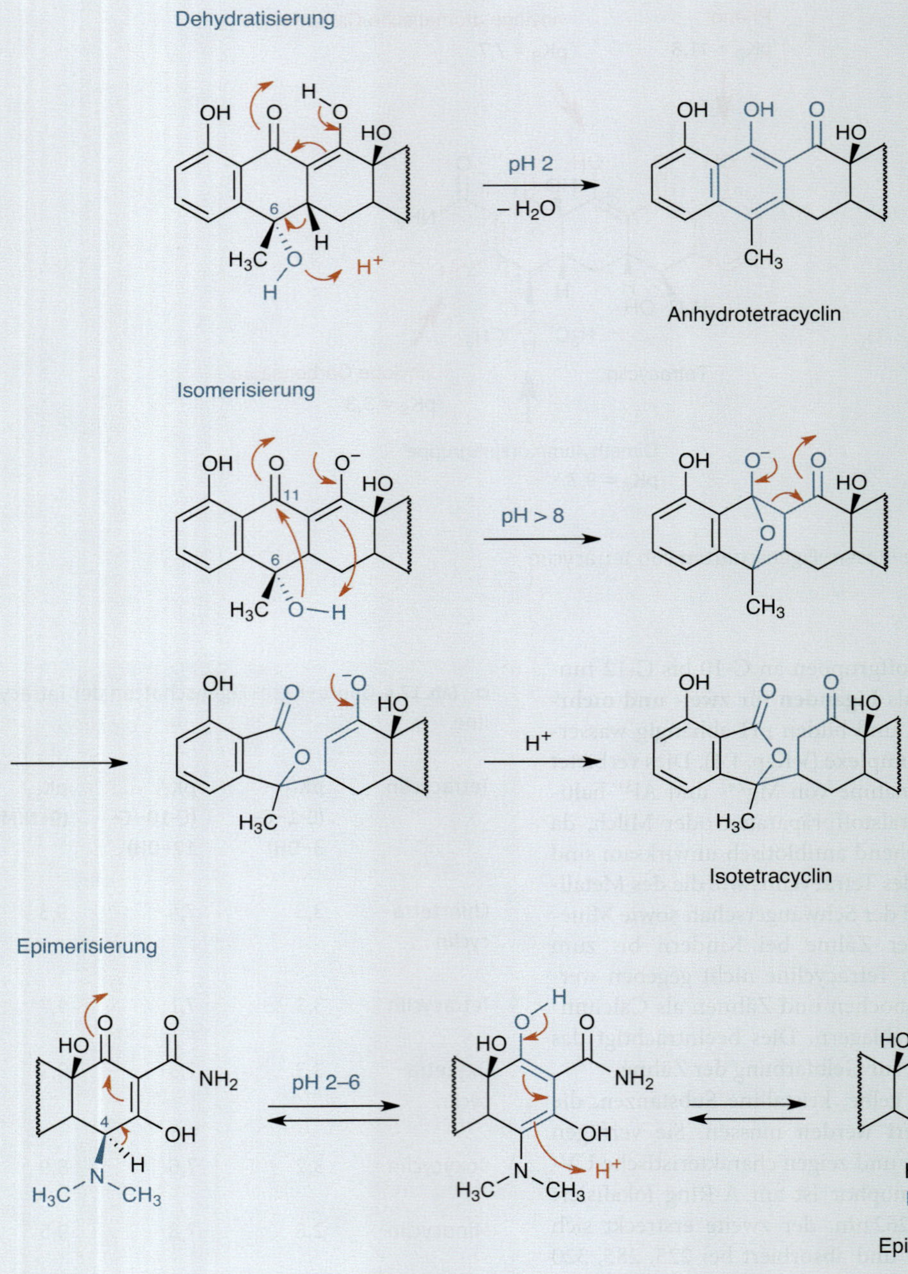

Abb. 12.68 Zersetzungs- und Umlagerungsreaktionen von Tetracyclinen

Epimerisierung an C-4 tritt bei pH 2–6 auf. Nach Tautomerisierung in Ring A liegt das C-4-Atom sp^2-hybridisiert und damit planar vor, sodass es nun von oberhalb oder unterhalb der Ebene protoniert werden kann. In dieser reversiblen Reaktion entsteht neben dem ursprünglichen Tetracyclin-Molekül das kaum wirksame Epitetracyclin mit der Dimethylaminogruppe an *R*-konfiguriertem C-4.

Die genannten Umlagerungsreaktionen haben Konsequenzen insbesondere bei der Herstellung von Dauerinfusionslösungen und deren Lagerung und sind entsprechend zu beachten.

Struktur-Wirkungs-Beziehungen. Für die antibakterielle Aktivität der Tetracycline sind folgende Strukturmerkmale relevant (Abb. 12.69).

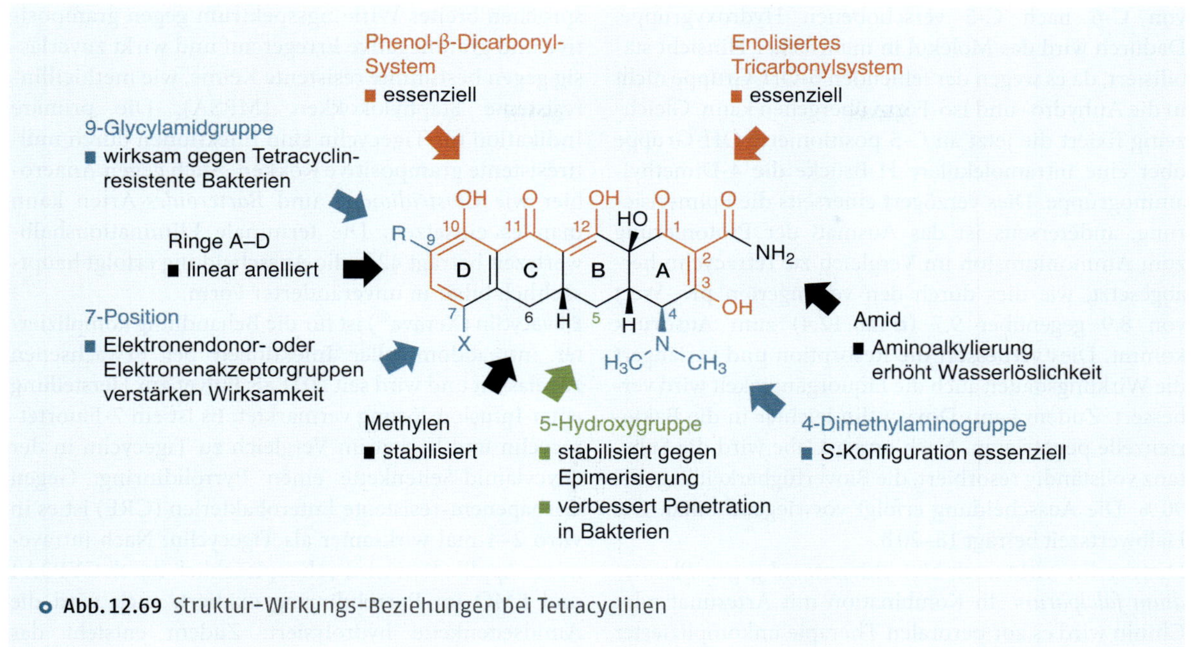

Abb. 12.69 Struktur-Wirkungs-Beziehungen bei Tetracyclinen

- Die 4 Ringe A–D müssen **linear anelliert** vorliegen. Der **Pharmakophor** umfasst den stark funktionalisierten Bereich des gesamten Naphthacen-Ringsystems von C-10 über C-1 bis C-3, da über diese Funktionalitäten die Interaktion mit dem Ribosom stattfindet. Auch die *S*-Konfiguration der 4-Dimethylaminogruppe ist essenziell. Hingegen kann die Molekülregion von C-5 bis C-9 chemisch modifiziert werden.
- Eine zusätzliche 5-OH-Gruppe beeinflusst die pharmakokinetischen Eigenschaften, verändert aber nicht die antimikrobielle Aktivität.
- In Position 6 können die Methyl- und Hydroxygruppe des Tetracyclins ohne Verlust der Breitspektrum-Aktivität entfernt werden.
- In Position 7 verstärken sowohl starke Elektronenakzeptor- (Chlor, Nitro) als auch starke Elektronendonorgruppen (z. B. Dimethylamino in Minocyclin) die Wirksamkeit.
- Der Substituenteneffekt in Position 8 wurde bisher nicht untersucht, da diese Position durch die klassische elektrophile Substitution nicht zugänglich ist. Derartige Vertreter sind nur durch Totalsynthese verfügbar.
- In Position 9 führt die Substitution mit einer *N*-Alkylglycylamidgruppe zu Derivaten, die auch gegen Tetracyclin-resistente Bakterienstämme wirken.

Biotransformation. Tetracycline werden mit Ausnahme von Minocyclin in unveränderter Form oder als Glucuronide ausgeschieden.

Tetracyclin (in Pylera®), Ph. Eur., ist als Base und als Hydrochlorid monographiert. In Lösung ist die Substanz zwar etwas stabiler als Chlortetracyclin, unterliegt aber wegen der 6-OH-Gruppe ebenfalls den entsprechenden Abbaureaktionen. Bei oraler Gabe werden 60–80 % resorbiert. Die Ausscheidung erfolgt vorwiegend renal, die Eliminationshalbwertszeit beträgt 8–10 h. Anstelle von Tetracyclin sollten wegen der günstigeren Pharmakokinetik bevorzugt Doxycyclin oder Minocyclin verwendet werden. In der Dreifachkombination mit Metronidazol und Bismutsubcitrat-Kalium (Pylera®) wird Tetracyclin zur Eradikation von *Helicobacter pylori* eingesetzt.

Chlortetracyclin (Aureomycin® Augensalbe), Ph. Eur., ist als Hydrochlorid monographiert. Wie Oxytetracyclin wird es nur noch topisch als Augensalbe zur Behandlung bakterieller Augeninfektionen verwendet.

Oxytetracyclin (Oxytetracyclin-Augensalbe Jenapharm®), Ph. Eur., ist als Dihydrat und als Hydrochlorid monographiert. Wegen der zusätzlichen 5-OH-Gruppe epimerisiert Oxytetracyclin deutlich langsamer als Tetracyclin, da die benachbarte 4-Dimethylaminogruppe durch H-Brückenbindung stabilisiert wird. Nach okulärer Applikation wird die Substanz gut in das Gewebe aufgenommen. Die Permeation durch die Hornhaut ist allerdings gering.

Doxycyclin (Doxycyclin AL®), Ph. Eur., ist als Hyclat ($\cdot HCl \cdot 0{,}5\,EtOH \cdot 0{,}5\,H_2O$) und Monohydrat monographiert. Doxycyclinhyclat ist Doxycyclin-Hydrochlorid, das jeweils ein halbes Mol Wasser und Ethanol enthält. Doxycyclin wird partialsynthetisch aus Oxytetracyclin gewonnen. Es ist ein Isomer von Tetracyclin mit einer

12

von C-6 nach C-5 verschobenen Hydroxygruppe. Dadurch wird das Molekül in mehrfacher Hinsicht stabilisiert, da es wegen der fehlenden 6-OH-Gruppe nicht in die Anhydro- und Iso-Form übergehen kann. Gleichzeitig fixiert die jetzt an C-5 positionierte OH-Gruppe über eine intramolekulare H-Brücke die 4-Dimethylaminogruppe. Dies verzögert einerseits die Epimerisierung, andererseits ist das Ausmaß der Protonierung zum Ammonium-Ion im Vergleich zu Tetracyclin herabgesetzt, wie dies durch den verringerten pK_S-Wert von 8,9 gegenüber 9,7 (◻ Tab. 12.4) zum Ausdruck kommt. Dies verbessert die Resorption und verlängert die Wirkungsdauer, auch die Liquorgängigkeit wird verbessert. Zudem kann Doxycyclin leichter in die Bakterienzelle penetrieren. Nach oraler Gabe wird die Substanz vollständig resorbiert, die Bioverfügbarkeit liegt bei 90 %. Die Ausscheidung erfolgt vorwiegend biliär. Die Halbwertszeit beträgt 18–20 h.

Doxycyclin wirkt auch blutschizontozid gegen *Plasmodium falciparum*. In Kombination mit Artesunat oder Chinin wird es zur peroralen Therapie unkomplizierter und zur parenteralen Therapie der schweren Malaria verwendet. Es ist auch prophylaktisch wirksam. Auch gegen die durch Zeckenbisse ausgelöste Lyme-Borreliose (*Borrelia burgdorferi*) kann Doxycyclin verwendet werden.

Minocyclin (Skid®), Ph. Eur., ist als Hydrochlorid-Dihydrat monographiert. Wegen der fehlenden polaren OH-Gruppen an C-5 oder C-6 ist Minocyclin der lipophilste Vertreter und wird daher aufgrund der Anreicherung im Hautgewebe insbesondere in der Aknetherapie verwendet. Anhydro- oder Iso-Verbindungen werden nicht gebildet. Dagegen tritt leicht Epimerisierung auf, darüber hinaus bilden sich Oxidationsprodukte, die auf das empfindliche *para*-Aminophenol-System im D-Ring zurückzuführen sind. Minocyclin wird nach oraler Gabe fast vollständig resorbiert. Bei der Biotransformation entstehen der 9-Hydroxymetabolit und *N*-Demethylderivate. Die Ausscheidung erfolgt überwiegend biliär, die Halbwertszeit beträgt 14–22 h. Das Wirkungsspektrum ist nahezu identisch mit dem von Doxycyclin.

Tigecyclin (Tygacil®), Ph. Eur., ist seit 2007 als Pulver zur Herstellung einer Infusionslösung verfügbar. Es gehört zu den Tetracyclinen der 2. Generation, die man als Glycylcycline bezeichnet. Charakteristisch für dieses Minocyclin-Derivat ist die zusätzliche *tert*-Butylglycylamid-Gruppe im D-Ring, die das Molekül gegen Tet-Proteine sterisch abschirmt. Glycylcycline sind entsprechend in der Lage, die 2 wesentlichen Resistenzmechanismen – Effluxpumpen und ribosomale Schutzmechanismen – zu umgehen. Tigecyclin wird ausschließlich parenteral bei komplizierten Haut- und Weichteilinfektionen sowie abdominellen Infektionen indiziert. Innerhalb der Tetracycline nimmt Tigecyclin eine Sonderstellung ein. Es weist ein ausgesprochen breites Wirkungsspektrum gegen grampositive und gramnegative Erreger auf und wirkt zuverlässig gegen bestimmte resistente Keime, wie methicillinresistente Staphylokokken (MRSA). Die primäre Indikation für Tigecyclin sind Infektionen durch multiresistente grampositive Kokken. Auch gegen Anaerobier wie *Clostridioides*- und *Bacteroides*-Arten kann man es einsetzen. Die terminale Eliminationshalbwertszeit beträgt 42 h, die Ausscheidung erfolgt hauptsächlich biliär in unveränderter Form.

Eravacyclin (Xerava®) ist für die Behandlung komplizierter intraabdomineller Infektionen bei Erwachsenen zugelassen und wird seit 2021 als Pulver zur Herstellung einer Infusionslösung vermarktet. Es ist ein 7-Fluortetracyclin und besitzt im Vergleich zu Tigecyclin in der Glycylamid-Seitenkette einen Pyrrolidinring. Gegen Carbapenem-resistente Enterobakterien (CRE) ist es in vitro 2–4-mal wirksamer als Tigecyclin. Nach intravenöser Applikation wird es hauptsächlich durch CYP3A4 und FMO im Pyrrolidinring oxidiert, auch wird die Amidseitenkette hydrolysiert. Zudem entsteht das C-4-Epimer. Die Ausscheidung erfolgt hauptsächlich biliär, daneben renal.

12.1.14 Aminoglykosid-Antibiotika

Entdeckung. Als Ergebnis einer gezielten Suche konnten Selman Waksman (Nobelpreis für Medizin, 1952) und Mitarbeiter 1943 **Streptomycin** als erstes Aminoglykosid-Antibiotikum (○ Abb. 12.70) aus dem Bodenbakterium *Streptomyces griseus* isolieren. Streptomycin wurde erstmals 1944 bei einer Patientin mit Lungentuberkulose eingesetzt. Unter vielen anderen aus der Gattung *Streptomyces* isolierten Antibiotika fand man in der Folge weitere Substanzen mit enger Strukturverwandtschaft. So folgten 1949 **Neomycin** aus *St. fradiae*, 1957 **Kanamycin** aus *St. kanamyceticus*, 1959 **Paromomycin** aus *St. rimosus* und 1968 **Tobramycin** aus *St. tenebrarius*. Die aus *Streptomyces*-Arten isolierten Aminoglykoside erhalten das Suffix „**-mycin**", die wie **Gentamicin** (1963) aus *Micromonospora*-Arten oder anderen Bakterienstämmen gewonnenen Substanzen dagegen das Suffix „**-micin**" oder „**-cin**".

Struktur und Eigenschaften. Die Bezeichnung Aminoglykoside rührt von der Tatsache her, dass ihre Strukturen glykosidisch verknüpfte Aminoalkohole und Zucker enthalten. Allgemein aufgebaut sind sie aus

- einem **1,3-Diamino-substituierten Cyclit,**
- mindestens einem **Aminozucker,**
- einem **Monosaccharid**, oft ebenfalls ein Aminozucker.

Der Diaminocyclit ist ein Cyclohexan-Baustein mit mindestens 3 Hydroxygruppen, der als Aglykon kein

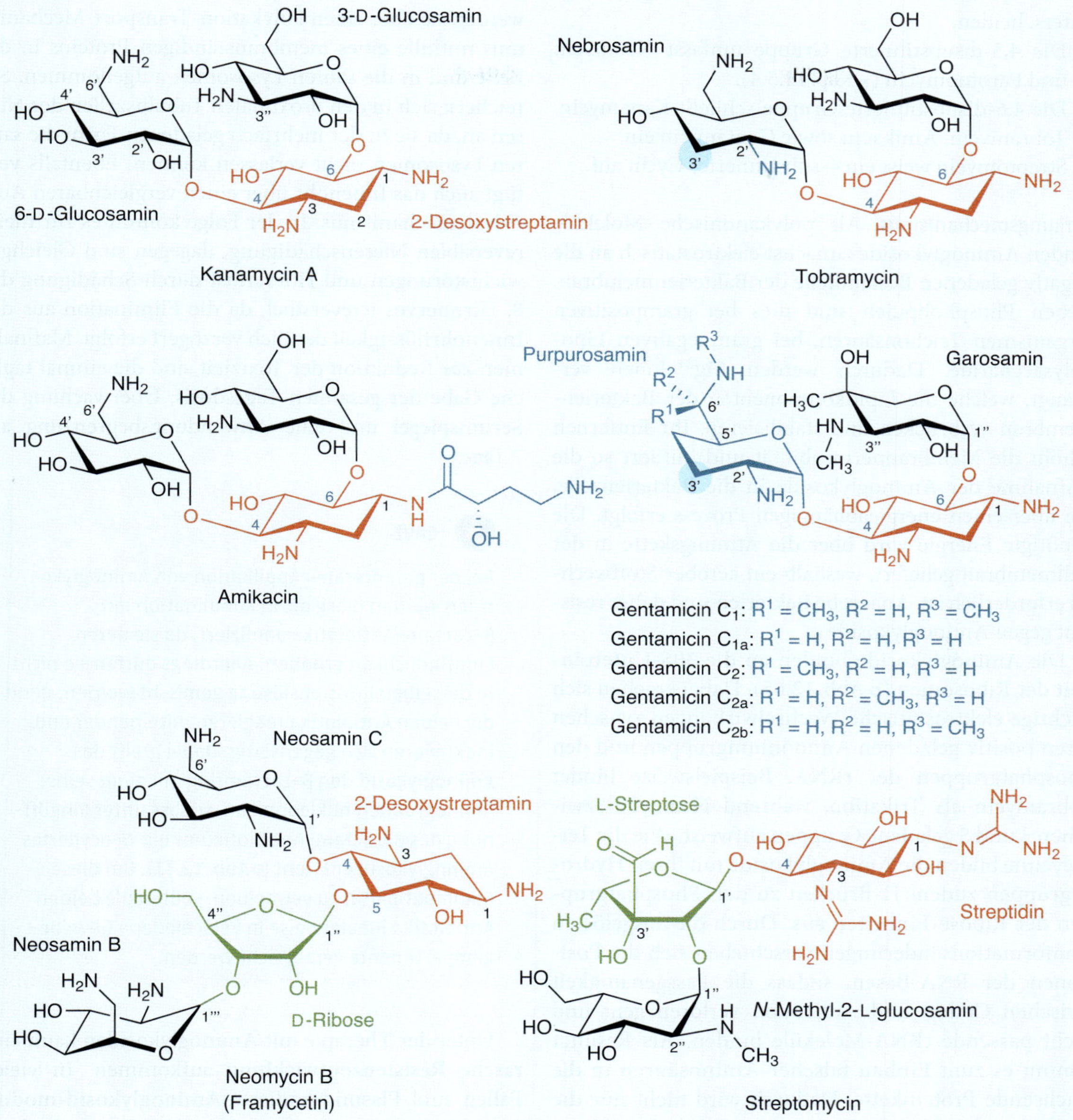

◘ Abb. 12.70 Antibiotisch wirksame Aminoglykoside. Im Vergleich zu den anderen Aglyka (rot) ist bei Neomycin das 2-Desoxystreptamin um 180° gewendet dargestellt, um die Zuckerkomponenten stereochemisch günstig abzubilden.

O-Atom im Ring aufweist (◘ Abb. 12.70, rot dargestellt) und bei den meisten Aminoglykosiden aus Desoxystreptamin besteht.

In Streptomycin, Neomycin B und im Paromomycin ist der Cyclit im Unterschied zu den anderen gezeigten Aminoglykosiden jeweils mit einer Disaccharidstruktur verknüpft.

Aminoglykoside sind somit basische Substanzen. Die 4–6 Aminogruppen weisen pK_S-Werte im Bereich von 5,7–9,9 auf. Demzufolge liegen sie bei physiologischem pH-Wert protoniert als **Polykationen** vor. Sie werden in der Regel in Form der sehr gut wasserlöslichen Sulfate in den Handel gebracht. Als Polykationen werden Aminoglykoside nach oraler Gabe **nicht resorbiert**. Sie werden daher entweder **parenteral** oder **lokal** auf der Haut sowie am Auge appliziert.

Strukturell kann man nach den Positionen der α-glykosidischen Verknüpfung der Zuckerkomponenten am Cyclit-Baustein 3 **Gruppen der Aminoglykoside** unterscheiden.

- Die 4,5-disubstituierte Gruppe umfasst Neomycin und Paromomycin (▸ Kap. 12.5.4).
- Die 4,6-disubstituierte Gruppe schließt Kanamycin, Tobramycin, Amikacin sowie Gentamicin ein.
- Streptomycin weist ein 4-substituiertes Cyclit auf.

Wirkungsmechanismus. Als polykationische Moleküle binden Aminoglykoside zunächst elektrostatisch an die negativ geladenen Bestandteile der Bakterienmembran. Neben Phospholipiden sind dies bei grampositiven Organismen Teichonsäuren, bei gramnegativen Lipopolysaccharide. Dadurch werden Mg^{2+}-Ionen verdrängt, welche die Lipidkomponenten der Bakterienmembran verbrücken und stabilisieren. Ihr Entfernen erhöht die Membranpermeabilität und initiiert so die Aufnahme der Aminoglykoside in die Bakterienzelle, die über einen energieabhängigen Prozess erfolgt. Die benötigte Energie wird über die Atmungskette in der Zellmembran geliefert, weshalb ein aerober Stoffwechsel erforderlich ist. Anaerobe Bakterien sind daher resistent gegen Aminoglykoside.

Die Aminoglykoside binden an die **30*S*-Untereinheit** der Ribosomen (○ Abb. 12.65). Dabei ergeben sich wichtige elektrostatische Wechselwirkungen zwischen ihren positiv geladenen Ammoniumgruppen und den Phosphatgruppen der rRNA. Beispielsweise bindet Tobramycin als Trikation, während Neomycin zwischen 3 und 5 geladene Gruppen aufweist. Wie die Tetracycline bilden die Aminoglykoside mit ihren Hydroxygruppen zudem H-Brücken zu den Phosphatgruppen der Ribose-Einheiten aus. Durch die ausgelösten Konformationsänderungen verschieben sich die Positionen der RNA-Basen, sodass die Passgenauigkeit zwischen Codon und Anticodon verloren geht und nicht passende tRNA-Moleküle binden. Als Resultat kommt es zum **Einbau falscher Aminosäuren** in die wachsende Proteinkette. Dadurch wird nicht nur die Proteinsynthese gehemmt, sondern durch die Ablesefehler der mRNA werden fehlerhafte, sogenannte **Nonsense-Proteine** synthetisiert. Diese sind funktionsuntüchtig und führen zur Membranschädigung und Lyse des Bakteriums. Der Wirkungstyp ist demzufolge **bakterizid**.

Aminoglykoside weisen ein **breites Wirkungsspektrum** im gramnegativen Bereich auf, insbesondere gegen Enterobakterien und *Pseudomonas aeruginosa* sowie grampositive Staphylokokken. Indikationsgebiete sind lebensbedrohliche Infektionen, vor allem Sepsis und Endokarditis in Kombination mit β-Lactam-Antibiotika (cave: s. Kasten), da in dieser Kombination eine synergistische Wirkung besteht.

Die Anwendung der Aminoglykoside wird durch ihre **Nephrotoxizität** und **Ototoxizität** eingeschränkt. Im oberen Abschnitt des proximalen Tubulus der Niere werden sie über einen Polykation-Transport-Mechanismus mithilfe eines membranständigen Proteins in die Zelle und in die sauren Lysosomen aufgenommen. Sie reichern sich in den proximalen Tubuluszellen der Nieren an, da sie in der mehrfach geladenen Form die sauren Lysosomen nicht verlassen können. Ebenfalls verfügt auch das Innenohr über einen vergleichbaren Aufnahmemechanismus. In der Folge kommt es zur meist reversiblen Nierenschädigung, dagegen sind Gleichgewichtstörungen und Hörverlust durch Schädigung des 8. Hirnnerves irreversibel, da die Elimination aus der Innenohrflüssigkeit deutlich verzögert erfolgt. Maßnahmen zur Reduktion der Toxizität sind die einmal tägliche Gabe der gesamten Tagesdosis, Überwachung der Serumspiegel und eine Anwendungsbegrenzung auf 7 Tage.

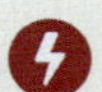

CAVE

Bei der parenteralen Applikation von Aminoglykosiden werden diese oft in Kombination mit β-Lactam-Antibiotika appliziert, da sie deren Empfindlichkeit erhöhen. Allerdings dürfen sie nicht in derselben Infusionslösung gemischt werden, denn die beiden Antibiotika reagieren miteinander und inaktivieren sich gegenseitig. Dabei greift das Aminoglykosid den β-Lactamring mit einer seiner Aminogruppen nukleophil an, sodass unter Ringöffnung des β-Lactam-Antibiotikums ein *N*-acyliertes Aminoglykosid entsteht (○ Abb. 12.71). Um diese Inkompatibilität zu vermeiden, sollten die beiden Antibiotika idealerweise in verschiedene Gewebekompartimente verabreicht werden.

Unter der Therapie mit Aminoglykosiden kann eine rasche **Resistenzentwicklung** aufkommen. In vielen Fällen sind Plasmid-kodierte **Aminoglykosid-modifizierende Enzyme** verantwortlich, die folgende Reaktionen katalysieren (○ Abb. 12.72):

- Acetylierung der Aminogruppen durch *N*-Acetyltransferasen (AAC),
- Übertragung von ADP auf Hydroxygruppen durch Adenyltransferasen (ANT) sowie
- Phosphorylierung von Hydroxygruppen durch Phosphotransferasen (APH).

Da Amino- und Hydroxygruppen bei der Interaktion mit der ribosomalen Bindestelle eine entscheidende Rolle spielen, wird die Affinität der Aminoglykoside entsprechend vermindert. Dies ist auch durch Mutation der Bindestelle möglich.

o Abb. 12.71 Inkompatibilität zwischen Aminoglykosiden und β-Lactam-Antibiotika durch chemische Interaktion

o Abb. 12.72 Resistenzen durch Aminoglykosid-modifizierende Enzyme; einige Angriffsstellen der Enzyme sind durch Pfeile markiert. AAC: Aminoglykosid-*N*-Acetyl-Transferase, ANT: Aminoglykosid-Nukleotidyl-Transferase, APH: Aminoglykosid-Phosphotransferase

Biotransformation. Aminoglykoside werden praktisch nicht metabolisiert und hauptsächlich renal eliminiert, die Halbwertszeiten liegen zwischen 1,5–3 h.

Kanamycin (Kanamycin® POS), Ph. Eur., ist als Monosulfat und als saures Kanamycinsulfat monographiert. Letzteres wird durch Zusatz von Schwefelsäure zu einer Kanamycinsulfat-Lösung hergestellt. Es unterscheidet sich vom Monosulfat durch einen höheren Sulfat-Anteil und ist besser wasserlöslich. Beim Monosulfat sind lediglich 2 der insgesamt 4 primären Aminogruppen (pK_{S1} = 6,4, pK_{S2} = 7,6, pK_{S3} = 8,4, pK_{S4} = 9,4) protoniert. Die Hauptkomponente der verschiedenen Kanamycine, die als Aglykon alle 2-Desoxystreptamin aufweisen, ist Kanamycin A, das meist einfach als Kanamycin bezeichnet wird. Das Aglykon ist in den 4,6-Positionen mit 6-D-Glucosamin und 3-D-Glucosamin (Kanosamin) verknüpft. Kanamycin wird wegen der Ototoxizität nur lokal als Augensalbe oder Augentropfen eingesetzt.

Amikacin (Amikacin® Fresenius), Ph. Eur., ist als Base und Sulfat monographiert. Es handelt sich um ein partialsynthetisch gewonnenes Kanamycinderivat, das an der 1-Aminogruppe des Aglykons mit L-γ-Amino-α-hydroxybuttersäure zum Amid verknüpft ist. Diese Maßnahme dient zur Stabilisierung gegen die Inaktivierung von Kanamycin durch acetylierende und phosphorylierende Enzyme. Mit Ausnahme der *N*-Acetyltransferase, welche die 6'-Aminogruppe acetyliert, und der 4'-Nukleotidyltransferase, welche die 4'-OH-Gruppe im 6-D-Glucosamin-Baustein adenyliert, ist Amikacin gegen die bekannten Aminoglykosid-modifizierenden Enzyme resistent. Amikacin kann im Gegensatz zu Kanamycin parenteral appliziert werden.

Tobramycin (Gernebcin®), Ph. Eur., ist strukturell eng mit Kanamycin verwandt. Anstelle von 6-D-Glucosamin weist es in Position 4 den Aminozucker Nebrosamin auf. Bei diesem fehlt die 3'-OH-Gruppe, sodass die Aminoglykosid-3'-phosphotransferase es nicht inaktivieren kann. Das Wirkungsspektrum ist gegenüber Kanamycin dadurch breiter. Aufgrund der zusätzlichen Aminogruppe kann das Molekül in Lösung bis zu 5 Ladungen tragen (pK_{S1} = 5,8, pK_{S2} = 6,8, pK_{S3} = 7,1, pK_{S4} = 7,9, pK_{S5} = 9,3), wenn es vollständig protoniert ist. Tobramycin steht als Lösung zur Injektion, Infusion und Inhalation zur Verfügung, zudem wird es lokal am Auge eingesetzt. Inhalativ wird es bei Besiedlung mit *Pseudomonas aeruginosa* bei Mukoviszidose verwendet.
Gentamicin (Refobacin® Creme, Gent Ophthal®), Ph. Eur., ist als Sulfat monographiert. Das von dem Bakterium *Micromonospora purpurea* produzierte Gemisch besteht hauptsächlich aus Gentamicin C_1, C_{1a}, C_2 und C_{2a}, daneben in geringen Mengen aus Gentamicin C_{2b}. Die einzelnen Komponenten unterscheiden sich durch den Alkylamin-Substituenten in Position 5 des Aminozuckers Purpurosamin. Als 4,6-disubstituiertes Aglykon fungiert 2-Desoxystreptamin, das zudem mit dem Aminozucker Garosamin verknüpft ist. Insgesamt liegen 5 Aminogruppen vor mit pK_{S1} = 5,7 (C-3-NH_2), pK_{S2} = 7,3 (C-2'-NH_2), pK_{S3} = 8,1 (C-1-NH_2), pK_{S4} = 8,8 (C-3"-NHMe) und pK_{S5} = 9,9 (C-6'-Amin). Wie bei Tobramycin fehlt im Purpurosamin-Baustein die enzymatisch phosphorylierbare 3'-OH-Gruppe, wodurch das antimikrobielle Spektrum erweitert wird. Eingesetzt wird Gentamicin lokal auf der Haut und am Auge sowie systemisch als Infusion bei schweren Infektionen mit gramnegativen Problemkeimen in Kombination mit anderen Antibiotika.
Neomycin (Myacyne® Salbe), Ph. Eur., ist als Sulfat monographiert. Es ist ein Gemisch aus Neomycin A, B und C. Die Hauptkomponente Neomycin B wird auch als **Framycetin** (Leukase® N), Ph. Eur., bezeichnet und ist ebenfalls als Sulfat monographiert. Ursprünglich wurde es als ein Neomycin zur parenteralen Anwendung eingeführt und unterscheidet sich von diesem lediglich im zulässigen Anteil an Neomycin C. Als zentralen Baustein enthält Framycetin das 4,5-disubstituierte Aglykon 2-Desoxystreptamin, das zum einen mit Neosamin C verbunden ist, zum anderen mit einem Disaccharid aus D-Ribose und Neosamin B. Beim stereoisomeren Neomycin C sind anstelle von Neosamin B 2 Moleküle Neosamin C enthalten. Neomycin dient zur lokalen Behandlung von Haut- und Schleimhautinfektionen, Wunden und Verbrennungen. Es ist als Puder und Salbe verfügbar sowie in Augentropfen enthalten.
Paromomycinsulfat (Humatin®) ist strukturell mit Neomycin verwandt. Anstelle von Neosamin C enthält es 2-D-Glucosamin. Es wird als Antiprotozoenmittel bei Amöbiasis und Leishmaniose eingesetzt (▸ Kap. 12.5.4).
Streptomycin (Strepto-Fatol®), Ph. Eur., ist als Sulfat monographiert. Dabei kommen 3 trivalente Streptomycin-Kationen auf 3 SO_4^{2-}-Ionen. Das Aglykon ist Streptidin. Anstelle der 1,3-Diaminogruppen ist es mit stärker basischen Guanidingruppen (pK_{S2} = 11,5, pK_{S2} = 12,1) substituiert und liegt all-*trans*-konfiguriert vor. Alle Substituenten am Cyclohexanring sind äquatorial angeordnet. L-Streptose und *N*-Methyl-2-L-glucosamin (pK_{S1} = 7,8) bilden die beiden Zuckerkomponenten des Disaccharid-Bausteins, der als Streptobiosamin bezeichnet wird. Die Aldehydgruppe der Streptose liegt in Lösung als Hydrat vor. In den Handel kommt Streptomycin als Pulver zur Herstellung einer Infusions- oder Injektionslösung. Wegen der geringen therapeutischen Breite und raschen Resistenzentwicklung wird es nur in Kombination mit anderen Antibiotika verwendet, hauptsächlich mit anderen Tuberkulosemitteln bei Tuberkulose. Streptomycin ist in Deutschland außer Handel.

12.1.15 Chloramphenicol

Entdeckung. Chloramphenicol (○ Abb. 12.73) wurde 1947 von Paul Burkholder und John Ehrlich aus der Kulturlösung von *Streptomyces venezuelae* isoliert. Nahezu zeitgleich gelang dessen Isolierung aus *Streptomyces*-Arten auch den Arbeitsgruppen um David Gottlieb, Herbert E. Carter und Hamao Umezawa. Im Zuge der Konstitutionsaufklärung gelang Mildred Rebstock 1949 die Synthese des Chloramphenicols.

Struktur und Eigenschaften. Mit der aromatischen Nitrogruppe und der Dichloracetylgruppe enthält Chloramphenicol 2 für einen Naturstoff ungewöhnliche Strukturelemente. Aufgrund der beiden benachbarten Asymmetriezentren am Phenylpropan-Körper gibt es 4 optische Isomere. Antibiotisch wirksam ist lediglich die natürlich vorkommende D-*threo*-Form, in der die beiden asymmetrischen Zentren *R*-konfiguriert sind. Bedingt durch die beiden elektronegativen Chloratome ist die Amidgruppe von Chloramphenicol sehr schwach sauer (pK_S = 11,0). Unter physiologischen Bedingungen ist Chloramphenicol jedoch kaum ionisiert. Trotz der hydrophilen Funktionen ist die Wasserlöslichkeit gering, wie das bei aromatischen Nitroverbindungen häufig der Fall ist. Die beiden Hydroxygruppen bilden zudem intramolekulare H-Brücken.

Wirkungsmechanismus. Chloramphenicol bindet an die 23S-rRNA der großen **50S-Untereinheit** im Peptidyltransferase-Zentrum und verhindert so die Bindung der nächsten beladenen tRNA. Dadurch können keine neuen Peptidbindungen geknüpft werden, die Verlängerung der Proteinkette wird blockiert. Chloramphenicol weist eine Reihe funktioneller Gruppen mit O-Atomen auf, die seine Bindung durch H-Brücken erleichtern und zudem mit einem Mg^{2+}-Ion im aktiven Zentrum interagieren. Die eingeschränkte Selektivität gegenüber bakteriellen Ribosomen wird zum Teil für die zwar seltenen, aber teilweise besonders schwerwiegenden Nebenwirkungen wie Knochenmarksschädigungen verantwortlich gemacht. Daneben sind Metaboliten mit reduzierter aromatischer Nitrogruppe (Nitroxid-Radikal-, Nitroso- und Hydroxylamin-Derivate) für die Toxizität von Chloramphenicol (▸ Kap. 3.2.1, ▸ Kap. 3.3.1 und ▸ Kap. 3.4.3) verantwortlich.

Chloramphenicol ist ein Breitband-Antibiotikum und wirkt **bakteriostatisch**, bei besonders empfindlichen Keimen wie *Haemophilus influenzae* auch bakterizid. Es dient als Reserveantibiotikum zur Behandlung von Typhus, Paratyphus und aufgrund der guten Liquorgängigkeit von bakterieller Meningitis.

Resistenz ist meistens durch Induktion von Chloramphenicol-Acetyl-Transferase (CAT) bedingt, die zur Veresterung der Hydroxygruppen führt. Das acetylierte Chloramphenicol bindet nicht mehr an Ribosomen.

Struktur-Wirkungs-Beziehungen. Zwar wurden zahlreiche Strukturanaloge des Chloramphenicols synthetisiert, aber kein Derivat übertraf die Wirksamkeit der Ausgangssubstanz. Die **unveresterte Phenylpropandiol-Partialstruktur** ist für die antibiotische Wirksamkeit essenziell, die Acetoxy-Derivate sind unwirksam. Ein elektronenziehender Substituent in der *para*-Position des Phenylrings ist essenziell. Eine Methylsulfon-Funktion wie in dem heute nicht mehr verwendeten Thiamfenicol oder andere elektronenziehende Gruppen führen zu aktiven, aber meist weniger wirksamen Substanzen. Das Monochloracetamid weist noch 40 % der ursprünglichen Aktivität auf, eine Acetamid-Funktion ohne Halogenatome ist nur noch schwach antibakteriell wirksam. Letztlich ist der natürlich vorkommende Vertreter die optimale Struktur. Die Dichloracetylgruppe lässt sich allerdings durch eine Dibrom-, Trichlor- oder Tribromacetylstruktur unter weitgehendem Beibehalt der antibiotischen Eigenschaften ersetzen.

Biotransformation. Chloramphenicol wird in der Leber an der Hydroxymethylgruppe glucuronidiert und hauptsächlich renal eliminiert. Diese Reaktion ist bei Säuglingen wegen der mangelnden Glucuronosyl-Transferase-Aktivität unvollständig und kann zu schwerwiegenden Komplikationen (Grey-Syndrom) mit tödlichem Ausgang führen.

Chloramphenicol (Posifenicol® C Augensalbe), Ph. Eur., ist auch als wasserlösliches Hydrogensuccinat-Natrium sowie als lipophiles Palmitat monographiert. Während beim Hydrogensuccinat entweder die 1-Hydroxy- oder die 3-Hydroxygruppe verestert ist, sodass ein Isomerengemisch vorliegt, ist beim Palmitat nur die endständige 3-OH-Gruppe verestert. Im Gegensatz zu Chloramphenicol weist es keinen bitteren Geschmack auf. Die Ester sind Prodrugs und müssen zur Muttersubstanz hydrolysiert werden, um antibakteriell wirken zu können. Bei oraler Gabe liegt die Bioverfügbarkeit bei 75–90 %, die Halbwertszeit beträgt 2–4 h. Die Ausscheidung erfolgt renal. In Deutschland wird Chloramphenicol systemisch nicht mehr verwendet. Lokal wird es wegen der guten Gewebegängigkeit für Infektionen des Augenlids (z. B. Gerstenkorn) eingesetzt. Chloramphenicol bindet kovalent an CYP-Enzyme und ist ein irreversibler CYP-Inhibitor (▸ Kap. 4.5.1).

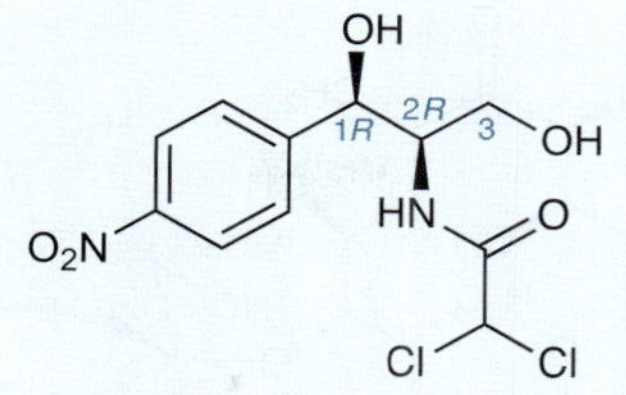

○ **Abb. 12.73** Chloramphenicol

12.1.16 Makrolid-Antibiotika

Der Begriff **Makrolid** wurde geprägt von Robert B. Woodward (Nobelpreis für Chemie, 1965) – ihm gelang auch die Totalsynthese des Erythromycins – für eine Verbindung mit einem makrozyklischen Lactonring, der 12 oder mehr Atome aufweist. Die meisten Vertreter sind Antibiotika, aber auch Immunsuppressiva wie Tacrolimus oder das Antimykotikum Amphotericin B sind Makrolidlactone.

Entdeckung. Erythromycin wurde als erster Vertreter dieser Substanzklasse 1949 bei Lilly aus philippinischen Bodenproben als Stoffwechselprodukt von *Saccharopolyspora erythraea*, früher *Streptomyces erythreus*, isoliert und seit 1952 vermarktet. Von dieser Substanz leiten sich partialsynthetische Derivate mit verbesserten pharmakokinetischen Eigenschaften und erhöhter Säurestabilität ab.

Struktur. Die im Folgenden verwendete Bezifferung des Erythromycins entspricht der Ph. Eur., die den Lactonring als Oxacyclotetradecan bezeichnet und entsprechend dem Sauerstoff als Heteroatom die Position 1 zuordnet.

Gemeinsame chemische Charakteristika der Gruppe der Makrolid-Antibiotika (○ Abb. 12.74) sind

o Abb. 12.74 Makrolid-Antibiotika

- als Aglykon der makrozyklische, in der Regel 14-gliedrige Lactonring (Erythronolid) als namensgebendes Strukturelement,
- die 10-Ketogruppe oder ein bioisosteres Äquivalent wie in Azithromycin,
- der β-glykosidisch verknüpfte Aminozucker D-Desosamin an C-6 und der α-glykosidisch verknüpfte Neutralzucker L-Cladinose an C-4.

Der 14-gliedrige Lactonring wird biosynthetisch aus Propionsäure-Einheiten aufgebaut, sodass jedes zweite C-Atom eine Methylgruppe trägt und die übrigen C-Atome mit einer Ausnahme sauerstoffhaltig sind.

Eigenschaften. Die freien Basen der Makrolide sind in Wasser nur schwer löslich. Sie besitzen einen sehr bitteren Geschmack. Die tertiäre Dimethylaminogruppe des Desosamins verleiht den Makroliden basische Eigenschaften mit pK_S-Werten von etwa 9. Man verwendet diese Funktion, um im Falle von Erythromycin für die parenterale Applikation wasserlösliche Salze zu bilden, z. B. mit Lactobionsäure.

Stabilität. Der unveränderte Naturstoff Erythromycin ist in Lösung chemisch nicht stabil. Bereits im schwach sauren Milieu kommt es innerhalb kurzer Zeit zum Wirkungsverlust. Insbesondere im Magensaft entstehen inaktive Folgeprodukte. Das **pH-Optimum** liegt bei 8,5. Hauptverantwortlich für die **Instabilität** sind die 7- und 13-OH-Gruppen im Lactonring von Erythromycin in Verbindung mit der 10-Ketogruppe. Unter saurer Katalyse kommt es hier zur intramolekularen Ketalbildung. Die 7-OH-Gruppe greift nukleophil am C-Atom der 10-Ketogruppe an und bildet ein 7,10-Halbketal (o Abb. 12.75). Problematisch insbesondere im Magen ist die nachfolgende, säurekatalysierte Dehydratisierung zum 9,10-Anhydro-7,10-halbketal, einem Enolether. Dieser ist ein starker **Agonist am Rezeptor des Peptidhormons Motilin** und damit Hauptursache der **Magen-Darm-Beschwerden**, die bei Gabe von Erythromycin auftreten können. In der weiteren Reaktionsfolge greift

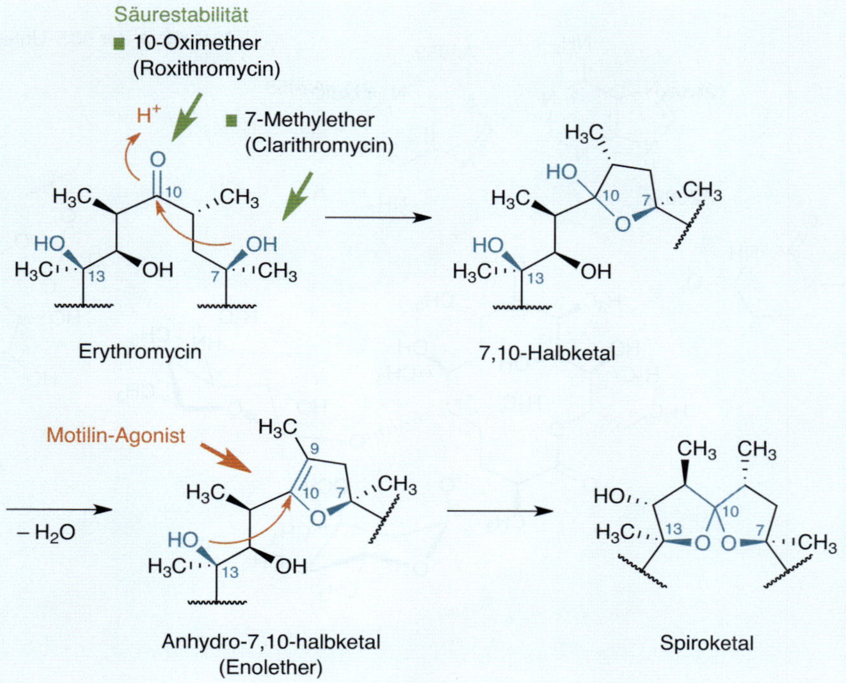

Abb. 12.75 Säurekatalysierte intramolekulare Ketalbildung bei Erythromycin sowie säurestabilisierende Strukturmodifizierungen

die 13-OH-Gruppe an der $\Delta^{9,10}$-Doppelbindung des Enolethers an und bildet ein Spiroketal. Die einzelnen Reaktionsschritte sind irreversibel, die gebildeten Ketale und Halbketale sind antimikrobiell inaktiv. Säureempfindliche Makrolide werden daher in magensaftresistenten Dragees verabreicht. Zudem wurden partialsynthetische Analoge wie **Clarithromycin** oder **Roxithromycin** hergestellt, die strukturell nicht in der Lage sind, diese Reaktionsfolge zu durchlaufen.

Wirkungsmechanismus. Makrolide binden an die 23*S*-rRNA der **50*S*-Untereinheit** (Abb. 12.76) in unmittelbarer Nähe zum Peptidyltransferase-Zentrum und blockieren den ribosomalen Tunnel, durch den das neusynthetisierte Peptid hindurchtreten muss. Dabei kommt es zu zahlreichen Van-der-Waals-Interaktionen zwischen dem makrozyklischen Ring und der hydrophoben Region des Austrittstunnels, der von der ribosomalen A-Stelle ausgeht. Eine ionische Wechselwirkung findet zwischen der protonierten Dimethylamino-Funktion des Desosamins und einem Phosphat-Anion von Guanosin-2505 statt. Die 2'-OH-Gruppe von Desosamin bildet eine H-Brücke zu Adenosin-2058. Diese Interaktion ist essenziell. So ist ein bakterieller **Resistenzmechanismus** mit Mutationen verbunden, bei denen Adenin durch bakterielle Enzyme an der 6-Aminogruppe methyliert (MLS-Resistenz, ▸ Kap. 12.1.17) oder durch Guanin ersetzt wird. In der Folge vermindert sich die Bindungsaffinität von Erythromycin und Clarithromycin an die 23*S*-rRNA um das 10 000-Fache. Die Art des Nukleotids-2058 ist zudem ein wesentlicher Faktor für die **Selektivität** der Makrolide. Prokaryotische Ribosomen enthalten als Base Adenin, eukaryotische Ribosomen dagegen Guanin, sodass die Proteinsynthese im Humanorganismus nicht beeinflusst wird.

In der Summe verhindern Makrolide, dass die Peptidyl-tRNA von der A-Stelle zur P-Stelle gelangt und blockieren dadurch die Verlängerung der Peptidkette und das Weiterrücken des Ribosoms. Makrolide binden nicht an ein Ribosom, wenn es bereits ein entstehendes Peptid im Austrittstunnel hat. Sie hemmen die Knüpfung einer Peptidbindung nicht direkt, sondern reichern Di-, Tri- oder Tetrapeptide an. Die Bildung längerer Peptide wird jedoch gehemmt.

Das **Wirkungsspektrum** der Makrolide umfasst überwiegend aerobe (z. B. Streptokokken) und anaerobe grampositive (z. B. Propionibakterien, *Bacillus anthracis*), zusätzlich einige gramnegative Erreger (z. B. Legionellen) sowie zellwandlose Bakterien wie Mykoplasmen, Chlamydien und Ricketsien. Der Wirkungstyp ist **bakteriostatisch**. Indikationen sind Infektionen im HNO-Bereich, der Atemwege, der Haut und des Uroge-

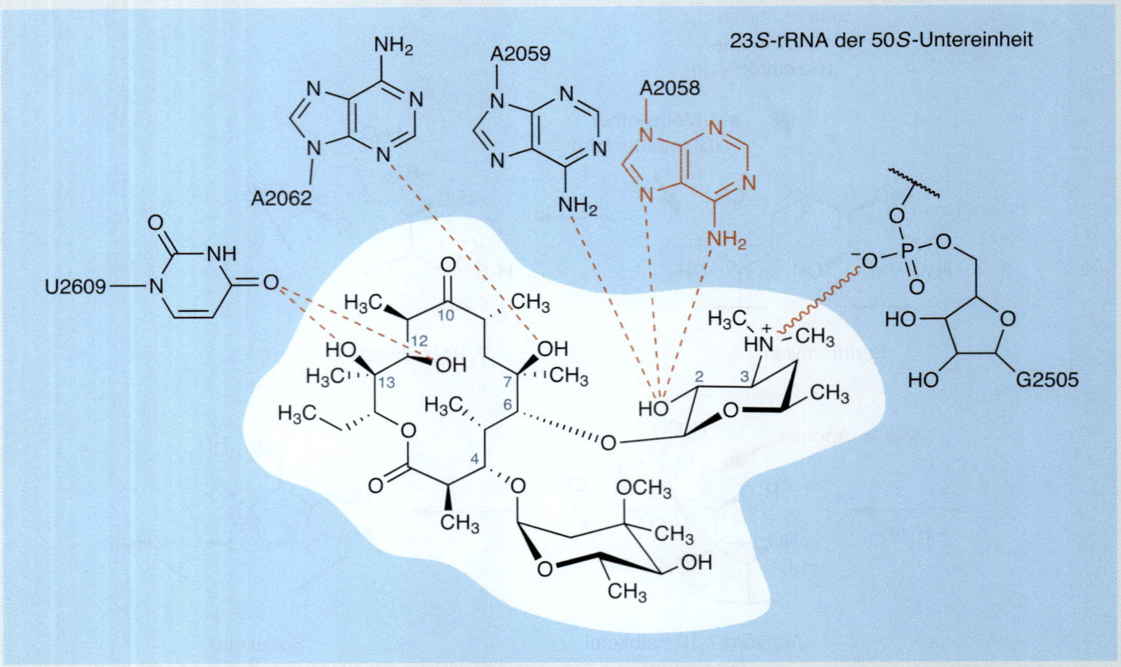

Abb. 12.76 Wichtige Bindungsinteraktionen von Erythromycin mit den Nukleotiden im ribosomalen Tunnel der 50S-Untereinheit (*E. coli*)

nitaltrakts. Insbesondere sind Makrolide indiziert, wenn Penicilline aufgrund einer Resistenz oder Penicillinallergie nicht eingesetzt werden können. Clarithromycin und Azithromycin sind auch wirksam gegen atypische Mykobakterien wie *Mycobacterium avium*, nicht jedoch bei Tuberkulose.

Struktur-Wirkungs-Beziehungen. Für Makrolid-Antibiotika ergeben sich folgende Zusammenhänge zwischen Struktur und Wirkung.

- Bereits kleinste Änderungen in der Konfiguration oder Konformation des **Lactonrings** und an den einzelnen funktionellen Gruppen wirken sich negativ auf die antibakterielle Aktivität der Makrolide aus. Die Spaltung des Rings durch Esterasen führt zum Aktivitätsverlust.
- Die **10-Ketogruppe** ist für die antibakterielle Wirksamkeit nicht erforderlich. Eine Oximgruppe vermindert zwar die Säureempfindlichkeit, aber ebenso die Wirksamkeit. Oximether erhöhen dagegen die Säurestabilität unter Erhalt der Wirksamkeit. Für hohe Wirksamkeit sind die *E*-Konfiguration des Oxims und die Kettenlänge des Ethers wie Methoxyethoxyethyl von Bedeutung.
- Von den Zuckerkomponenten ist das Vorliegen der **Cladinose** an C-4 nicht essenziell. Dieser Befund hat zur Entwicklung der Ketolide wie Telithromycin (a. H.) geführt.
- Der Aminozucker **Desosamin** ist dagegen notwendig für die antibiotische Wirkung. Die 2'-Hydroxy- und die 3'-Dimethylaminogruppen in Desosamin sind für die Bindung an das Ribosom essenziell. Acylierung oder Alkylierung von 2'-OH führt zu inaktiven Derivaten, ebenso das Entfernen der 3'-NMe_2-Gruppe oder deren Umwandlung in ein *N*-Oxid. Auch die räumlichen Orientierungen dieser Gruppen sind wichtig für den Erhalt der antibakteriellen Aktivität. Alle Änderungen und Modifikationen dieser Gruppen verringern die Wirksamkeit. Verschiedene **2'-Ester** wie Propionat, die in vitro inaktiv sind, werden jedoch nach oraler Gabe durch Esterhydrolyse aktiviert. Ihre In-vivo-Aktivitäten sind aufgrund des erhöhten Blutspiegels des daraus freigesetzten Erythromycins höher als die, welche bei Gabe der Muttersubstanz erzielt werden.

Synthetische Aspekte. Die Synthese der partialsynthetischen Vertreter geht von Erythromycin aus. Zur Darstellung von **Roxithromycin** (Abb. 12.77) wird dessen 10-Ketogruppe mit Hydroxylamin umgesetzt, wobei das *E*-Oxim entsteht. In der nachfolgenden Reaktion mit 2-Methoxyethoxymethylchlorid wird zunächst die

Dimethylaminogruppe des Desosamins alkyliert. Erhitzt man das quaternäre Ammoniumsalz unter Rückfluss in Gegenwart einer milden Base wie Na_2CO_3, entsteht intramolekular unter *O*-Alkylierung der Hydroxygruppe des Oxims Roxithromycin.

Auch für die Synthese von **Azithromycin** (Abb. 12.77) wird das Oximderivat des Erythromycins benötigt. Dieses wird den Bedingungen einer **Beckmann-Umlagerung** unterworfen, allerdings entsteht nicht wie üblich ein Lactam. Dazu wird die oximische OH-Gruppe mit *para*-Toluensulfonsäurechlorid (*p*-TsCl) verestert. Nach nukleophilem Angriff des C-7-Alkohols an C-10 tritt das Tosylat als gute Abgangsgruppe aus. Der zum O-Atom der Abgangsgruppe *trans*-ständig angeordnete Substituent – das ist der an C-9 befindliche Rest – wandert zum N-Atom. Der so gebildete Erythromycin-7,10-Iminoether wird katalytisch an Palladium-Kohle zum sekundären Amin hydriert. Reduktive Methylierung nach Eschweiler-Clarke mit Formaldehyd und Ameisensäure liefert Azithromycin.

Biotransformation. Der wichtigste Metabolisierungsschritt im Hinblick auf Wechselwirkungen der Makrolide mit anderen Arzneistoffen ist die *N*-Demethylierung im Desosamin-Zucker durch CYP3A4. Ebenfalls durch CYP3A4-katalysierte Folgereaktionen führen über das primäre Amin und Hydroxylamin zum **Nitroso-Metaboliten** (▸ Kap. 4.5.1), der koordinativ an das Fe^{2+}-Häm bindet (Abb. 12.78) und für die **CYP-Hemmung** durch Makrolide verantwortlich ist. Dies führt zu signifikanten klinischen **Arzneimittelinteraktionen**. Nach ihrer Hemmwirkung gegenüber CYP3A4 unterteilt man die Makrolide in 3 Gruppen. Zur Gruppe mit starker Ligandenaffinität gehören Erythromycin und Clarithromycin, Roxithromycin zur Gruppe mit mittlerer Affinität. Der Gruppe mit niedriger Affinität gehören Azithromycin und das Toxoplasmose-Mittel Spiramycin (▸ Kap. 12.5.2) an. Beide weisen keinen 14-gliedrigen, sondern einen 15- bzw. 16-gliedrigen Lactonring auf.

Erythromycin (Aknemycin®), Ph. Eur., ist ein Substanzgemisch aus überwiegend Erythromycin A und jeweils höchstens 5 % Erythromycin B und C. Im Unterschied zur Hauptkomponente fehlt bei Erythromycin B im Lactonring die 13-OH-Gruppe, bei Erythromycin C ist die Cladinose an der Methoxygruppe demethyliert. Die antimikrobielle Wirksamkeit ist bei Erythromycin A und B etwa gleich stark, bei Erythromycin C dagegen geringer. Bei oraler Gabe ist die Bioverfügbarkeit von Erythromycin infolge der geringen Lipophilie schlecht. Daher wird die freie Base (pK_S = 8,9) nur zur Lokaltherapie verwendet, wegen der guten Wirksamkeit gegen Propionibakterien vor allem bei Akne.

Im Arzneibuch sind **weitere Erythromycin-Präparate** monographiert.

- Sie beruhen auf **Salzbildung mit dem 3'-Dimethylammonium-Ion** des Desosamin-Strukturelements,
- oder es handelt sich um **Ester-Prodrugs**, die durch **Acylierung der 2'-OH-Gruppe im Desosamin**-Zucker erhalten werden.

Diese Maßnahmen dienen zur verbesserten Resorption nach oraler Gabe oder um bei parenteraler Applikation die Löslichkeit zu erhöhen.

Erythromycinstearat (Erythrocin Neo), Ph. Eur., ist das Salz der Stearinsäure. In Wasser ist es unlöslich, was dazu beiträgt, den bitteren Geschmack zu maskieren. Es wird als Filmtablette appliziert, die freie Base wird im alkalischen Milieu des Dünndarms resorbiert. Die Halbwertszeit von Erythromycin ist mit 1–2 h nur kurz, die Ausscheidung erfolgt überwiegend mit den Fäzes.
Erynthromycinlactobionat (Erythromycin® i. v.), Ph. Eur., ist das Salz der Lactobionsäure (4-*O*-β-D-Galactopyranosyl-D-gluconsäure). Es ist wasserlöslich und wird parental appliziert, wenn hohe Serumkonzentrationen erforderlich sind.
Erythromycinestolat (Infectomycin® Saft), Ph. Eur., ist das Dodecylsulfatsalz des 2'-OH-Propionsäureesters von Erythromycin. Der bittere Geschmack entfällt. Die Substanz ist säurestabil und wird als Ester-Prodrug resorbiert. Im Plasma wird der Ester langsam hydrolysiert. Der Propionsäureester wird auch von der Bakterienzelle schneller aufgenommen als die freie Base und durch bakterielle Esterasen hydrolysiert. Cholestatische Lebererkrankungen treten beim Estolat häufiger auf als bei anderen Erythomycin-Präparaten.
Clarithromycin (Clarilind®), Ph. Eur., ist der 7-*O*-Methylether von Erythromycin. Dies erhöht die Lipophilie und verhindert die intramolekulare Ketalbildung. Clarithromycin wird nach oraler Gabe als Base (pK_S = 9,0) im Dünndarm rasch und fast vollständig resorbiert. Es unterliegt einem ausgeprägten First-Pass-Metabolismus in der Leber. Neben der Hydroxylierung der 14-Ethylgruppe zum aktiven sekundären Alkohol kommt es vor allem zur *N*-Demethylierung. Die Halbwertszeit beträgt 4–5 h. Die Elimination erfolgt überwiegend mit den Fäzes, daneben über die Nieren. Clarithromycin wird neben den Indikationen für Makrolide zusätzlich als Bestandteil der Tripeltherapie zur Eradikation von *Helicobacter pylori* bei peptischen Ulzera eingesetzt, neben einem Prazol und Antibiotikum (Metronidazol oder Amoxicillin).
Roxithromycin (Rulid®), Ph. Eur., ist ein *E*-konfigurierter Oximether von Erythromycin. Unter physiologischen Bedingungen wird es nicht zu Erythromycin hydrolysiert, es ist daher kein Prodrug. Durch die Maskierung der 10-Ketogruppe kann keine Ketalisierung mehr statt-

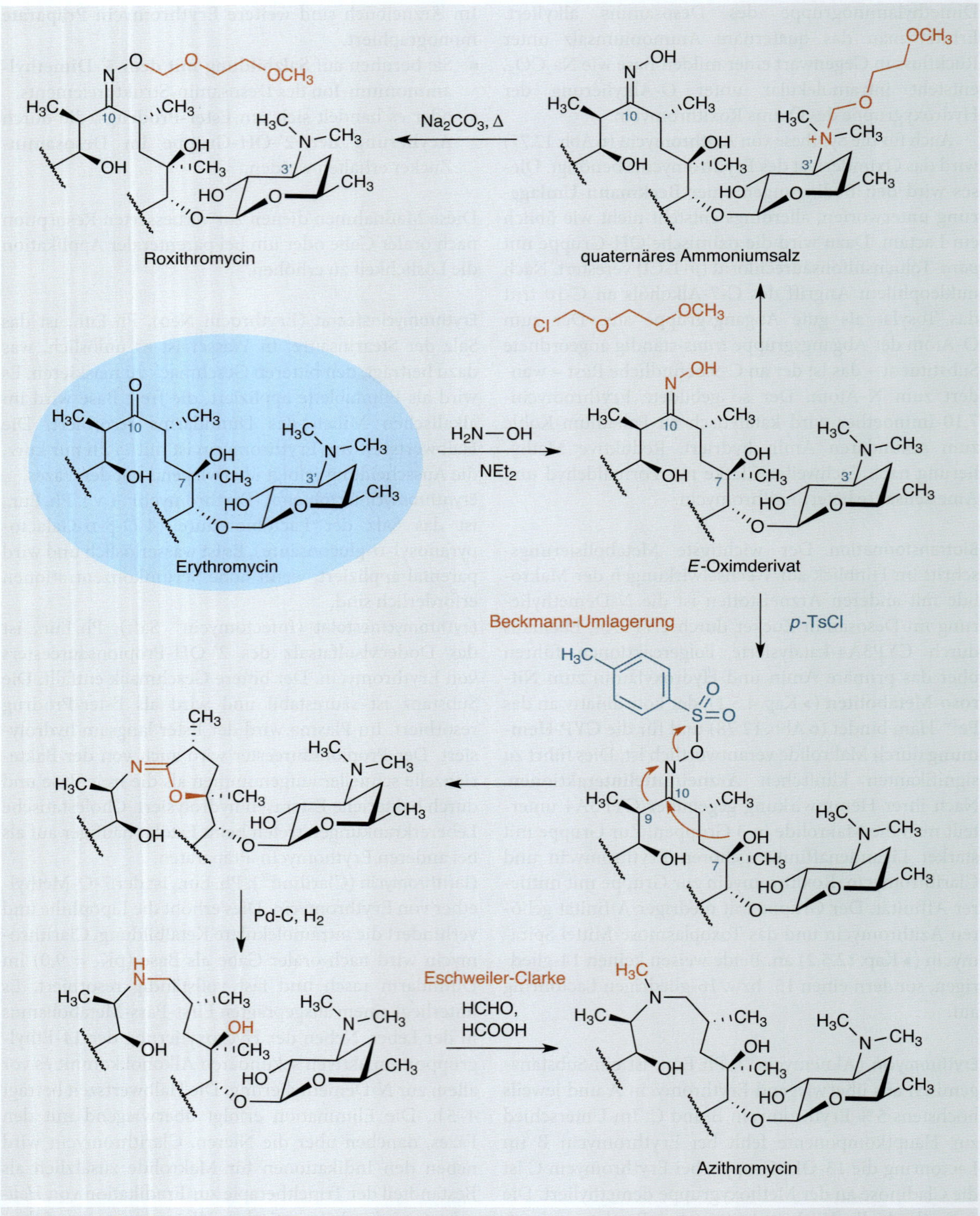

Abb. 12.77 Synthese von Roxithromycin und Azithromycin

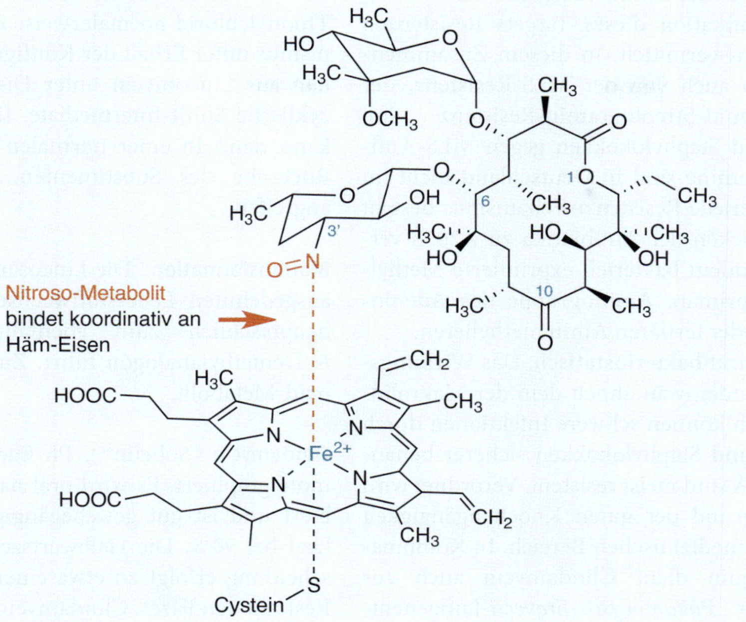

o Abb. 12.78 CYP3A4-Hemmung durch Komplexbildung mit dem Nitroso-Metaboliten von Erythromycin

finden, Roxithromycin ist entsprechend säurestabil. Der pK_S-Wert beträgt 9,2 (Desosamin). Die Bioverfügbarkeit nach oraler Gabe ist mit bis zu 85 % erstaunlich hoch, ebenso die Halbwertszeit von 8–12 h. Die Ausscheidung erfolgt hauptsächlich mit den Fäzes.

Azithromycin (Zithromax®), Ph. Eur., ist ein ringerweitertes, 15-gliedriges Makrolid, in dessen Ring zusätzlich eine *N*-Methylgruppe eingebaut wurde. Damit liegt ein Azalid vor. Gleichzeitig wurde die 10-Ketofunktion zur Methylengruppe reduziert, sodass keine Ketalbildung stattfindet und damit die Säurestabilität erhöht wird. Mit der zusätzlichen tertiären Aminogruppe (pK_{S1} = 8,1) im Lactonring liegt neben der Dimethylaminogruppe im Desosamin (pK_{S2} = 8,8) ein zweites basisches Zentrum vor. Beide basische Zentren können intrazellulär protoniert werden. In dieser Form kann die Rückverteilung aus den Zellen nur sehr langsam erfolgen. Die Gewebeaffinität ist ungewöhnlich hoch, die Halbwertszeit ist mit 2–4 Tagen extrem lang. Nach oraler Gabe beträgt die Bioverfügbarkeit 37 %, die Elimination erfolgt hauptsächlich unverändert über die Galle. Metaboliten sind an den Desosamin- und Cladinose-Zuckerkomponenten *N*- und *O*-demethylierte Produkte sowie Derivate mit hydroxyliertem Desosamin und abgespaltener Cladinose. Sie sind alle inaktiv. In der Regel wird eine Drei-Tage-Therapie durchgeführt. Azithromycin ist in Form von Filmtabletten oder als Trockensaft zur oralen Anwendung verfügbar.

12.1.17 Lincosamide

Entdeckung. Lincomycin wurde 1962 bei Upjohn aus *Streptomyces lincolnensis* isoliert. Als einfachen partialsynthetischen Vertreter erhielt man 1966 **Clindamycin** (o Abb. 12.79), das 4-fach wirksamer war und nach oraler Gabe zu höheren Blutspiegeln führte.

Struktur und Eigenschaften. Lincosamide enthalten eine chemisch bemerkenswerte und ungewöhnliche C_8-Zuckerkomponente mit einer Thioacetal-Struktur. Der Zuckerbaustein ist über eine Amidbindung mit *N*-Methyl-L-Prolin verknüpft, das am Pyrrolidinring einen *trans*-ständigen Propyl-Substituenten aufweist. Clindamycin ist durch den Pyrrolidinring (pK_S = 7,7) schwach basisch.

Wirkungsmechanismus. Clindamycin bindet wie die Makrolide an die 23*S*-tRNA der **50S-Untereinheit** der Ribosomen. Wie Chloramphenicol ist auch Clindamycin ein **Hemmstoff der ribosomalen Peptidyltransferase-Aktivität**. Die 4-Propylgruppe interferiert mit der Anordnung der tRNA an der A-Stelle der Ribosomen und interagiert über H-Brücken mit der Aminogruppe desselben Nukleotids (C2452) wie die Nitrogruppe von Chloramphenicol. Auch der 7-Chlorsubstituent nimmt eine ähnliche Position ein wie die Chlorsubstituenten in Chloramphenicol. Die Zuckerkomponente bindet in einer ähnlichen Region wie der Desosamin-Zucker der

12

Makrolide, insbesondere mit A2058 (vgl. ○ Abb. 12.76), sodass eine Modifikation dieses Targets Resistenzen gegen Clindamycin vermittelt. In diesem Zusammenhang spricht man auch von der **MLS-Resistenz**, der Makrolid-Lincosamid-Streptogramin-Resistenz von Streptokokken und Staphylokokken gegen MLS-Antibiotika. Streptogramine sind in Deutschland nicht im Handel. Der bakterielle Resistenzmechanismus besteht darin, dass H-Brücken der Antibiotika zu A2058 verhindert werden, indem bakteriell exprimierte Methyltransferasen die primäre Aminogruppe des Adenins zum sekundären oder tertiären Amin methylieren.

Clindamycin wirkt **bakteriostatisch**. Das **Wirkungsspektrum** von Clindamycin ähnelt dem der Makrolid-Antibiotika, jedoch können schwere Infektionen durch anaerobe Keime und Staphylokokken sicherer behandelt werden. MRSA sind meist resistent. Verordnet wird Clindamycin aufgrund der guten Knochengängigkeit vor allem im zahnmedizinischen Bereich. In Kombination mit Primaquin dient Clindamycin auch zur Behandlung einer *Pneumocystis-jirovecii*-Lungenentzündung, in Kombination mit Pyrimethamin bei *Toxoplasma-gondii*-Enzephalitis von AIDS-Patienten.

Synthetische Aspekte. Clindamycin erhält man durch Chlorierung von Lincomycin (○ Abb. 12.80). Durch Erhitzen mit Thionylchlorid in CCl_4 verläuft die Reaktion stereospezifisch unter Inversion der Konfiguration an C-7. Während die Umsetzung von Alkoholen mit Thionylchlorid normalerweise nach einem S_Ni-Mechanismus unter Erhalt der Konfiguration verläuft, entstehen aus Lincomycin unter Dissoziation des Cl^--Ions zyklische Sulfit-Intermediate. Das freigesetzte Cl^--Ion kann dann in einer normalen S_N2-Reaktion von der Rückseite des Substituenten, also unter Inversion, angreifen.

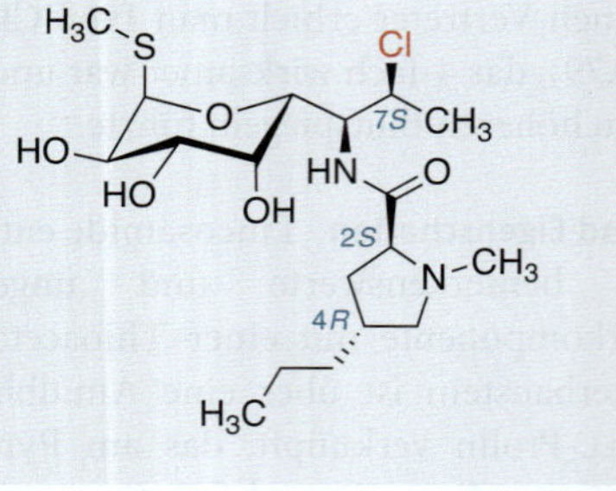

○ **Abb. 12.79** Lincosamid Clindamycin

○ **Abb. 12.80** Partialsynthetische Darstellung von Clindamycin

Biotransformation. Die Lincosamide unterliegen einem ausgedehnten Leberstoffwechsel, der durch CYP3A4 hauptsächlich zum ebenfalls biologisch aktiven *N*-Demethylanalogon führt. Zudem entsteht der Sulfoxid-Metabolit.

Clindamycin (Sobelin®), Ph. Eur., ist als Hydrochlorid monographiert. Es wird oral nahezu vollständig resorbiert und ist gut gewebegängig, die Bioverfügbarkeit liegt bei 90 %. Die Halbwertszeit beträgt 3 h, die Ausscheidung erfolgt zu etwa einem Drittel im Urin, der Rest mit den Fäzes. Clindamycin wird oral und in Form von Vaginalzäpfchen appliziert. Wegen seiner guten Knochengängigkeit wird Clindamycin oft bei Infektionen von Knochen und Gelenkten sowie im Zahn-Kiefer-Bereich eingesetzt. Als Gel dient es zur Aknetherapie.

Clindamycin-2-dihydrogenphosphat (Sobelin® Solubile Injektionslösung), Ph. Eur., ist an der 2-OH-Gruppe des Zuckers mit Phosphorsäure verestert ($pK_{S1} = 1{,}0$, $pK_{S2} = 6{,}1$). In Verbindung mit dem protonierten Pyrroldinring ($pK_S = 7{,}7$) liegt es als Zwitterion vor und ist leicht löslich in Wasser. Das **Ester-Prodrug** dient zur parenteralen Applikation bei schweren Infektionen und wird im Körper durch Phosphatasen rasch zu Clindamycin hydrolysiert.

12.1.18 Oxazolidinone

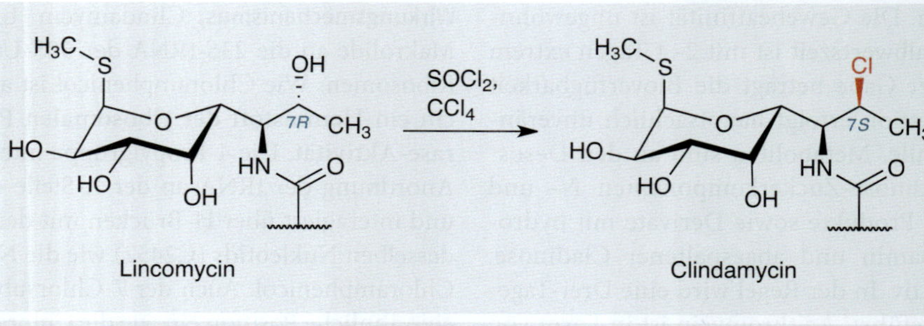

Design und Entwicklung. Die Entwicklung von **Linezolid** (○ Abb. 12.81) begann in den späten 1980er Jahren aus einer Serie racemischer *N*-Phenyl-2-oxazolidinone, die sich gegen verschiedene Pflanzenkrankheiten als

wirksam erwiesen hatten. Linezolid kam 2001 in den Handel.

Struktur. Entscheidendes Strukturelement ist der fünfgliedrige Oxazolidinonring – ein zyklisches Carbamat – und ein *S*-konfiguriertes Zentrum an C-5. Der Fluorsubstituent am Aromaten erhöht die antibakterielle Wirksamkeit, der Morpholinring verbessert bei Lizenolid die pharmakokinetischen Eigenschaften. Linezolid ist dem ersten direkten, oral anwendbaren Faktor-Xa-Inhibitor Rivaroxaban strukturell recht ähnlich. Rivaroxaban weist jedoch keine antibakteriellen Eigenschaften auf, Linezolid ist kein Faktor-Xa-Inhibitor.

Wirkungsmechanismus. Die Oxazolidinone greifen bereits in der Initiationsphase der Proteinbiosynthese an. Sie interagieren mit einer spezifischen Bindestelle der 50*S*-Untereinheit und verhindern dadurch die Bildung des funktionsfähigen 70*S*-Initiationskomplexes. Dies blockiert die Translation. Die Bindung erfolgt über Van-der-Waals-Interaktionen und π-π-Stapelung. Dabei involviert sind der Oxazolidinonring und die Aromaten, die mit den Nukleotiden des Ribosoms interagieren. Der Substituent in 5-Position bildet H-Brücken zum Zucker-Phosphat-Rückgrat aus. Der Morpholinring von Linezolid ist dabei nicht beteiligt, während der Pyridin- und Tetrazolring in Tedizolid für zusätzliche Interaktionen mit der Bindestelle sorgen.

Oxazolidinone sollten nur als Reservemittel eingesetzt werden. Einsatzgebiete sind Pneumonien sowie Haut- und Weichteilinfektionen mit grampositiven Erregern wie Streptokokken, Staphylokokken und Enterokokken. Gegen gramnegative Erreger sind sie unwirksam. Aufgrund des unterschiedlichen Wirkungsmechanismus zu anderen Antibiotika gibt es keine relevanten Kreuzresistenzen. Oxazolidinone sind auch gegen MRSA und VRE-Enterokokken wirksam.

Linezolid (Zyvoxid®) wird oral oder parenteral verabreicht. Durch die *ortho*-Fluorsubstitution besitzt der aromatische Aminstickstoff (Morpholin) nur noch sehr schwach basische Eigenschaften ($pK_S = 1{,}9$). Unter physiologischen Verhältnissen liegt das Molekül daher ungeladen vor. Linezolid wird nahezu vollständig resorbiert, die Halbwertszeit beträgt 5–7 h. Als Hauptmetaboliten entstehen 2 inaktive Derivate unter Öffnung des Morpholinrings, ein Hydroxyethylglycin- und ein Aminoethoxyessigsäure-Metabolit.

Die gleichzeitige Gabe von MAO-Inhibitoren wie Rasagilin oder Moclobemid ist kontraindiziert, da Linezolid mit niederer Affinität nichtselektiv die MAO hemmt. Die Ausscheidung erfolgt renal und in den Fäzes.

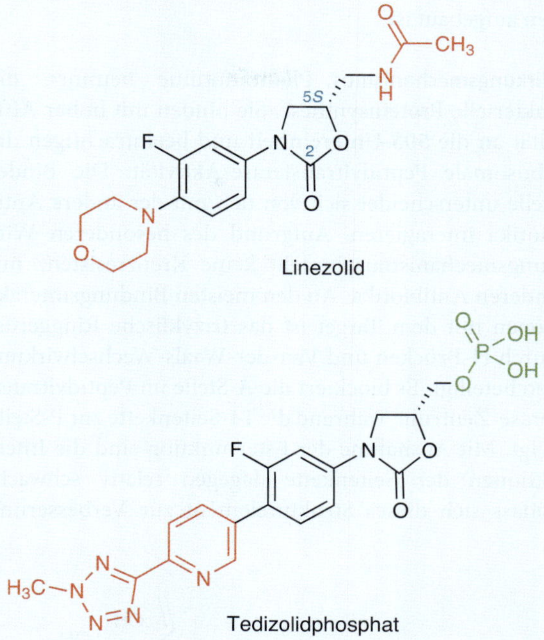

Linezolid

Tedizolidphosphat

o Abb. 12.81 Oxazolidinon-Antibiotika

Tedizolid (Sivextro®) kam 2015 auf den Markt und wird in Form des Phosphat-Prodrugs als Infusionslösung oder auch oral appliziert. Es ist gegenüber Linezolid deutlich wirksamer. Die orale Bioverfügbarkeit liegt bei 90 %. Das Prodrug wird durch Phosphatasen im Plasma bzw. im Darmgewebe hydrolysiert. Die Biotransformation durch verschiedene Sulfotransferasen führt zu inaktiven Sulfatkonjugaten. Diese werden in den Fäzes ausgeschieden. Die Halbwertszeit liegt bei 12 h. In Deutschland ist das Präparat außer Vertrieb.

12.1.19 Pleuromutiline

12

Design und Entwicklung. Pleuromutilin (o Abb. 12.83) wurde 1951 aus dem Pilz *Pleurotus mutilus* (syn. *Clitopilus passeckerianus*) isoliert. Der Naturstoff kann aufgrund der geringen In-vivo-Aktivität nicht als Arzneistoff verwendet werden. Jedoch führte der Austausch der endständigen Glycolsäurekomponente gegen Mercaptoessigsäure mit verschiedenen Thioethersubstituenten zu wirksamen Substanzen. Das topisch eingesetzte **Retapamulin** (o Abb. 12.82) kam 2007 auf den Markt. **Lefamulin** wurde 2020 in Europa für systemische Infektionen zugelassen.

Struktur. Partialsynthetische Pleuromutiline sind Ester einer basisch-substituierten Mercaptoessigsäure und einer Alkoholkomponente, deren trizyklischer Kern aus

Cyclopentanon-, Cylohexan- sowie Cyclooctandiolringen aufgebaut ist.

Wirkungsmechanismus. Pleuromutiline hemmen die bakterielle Proteinsynthese. Sie binden mit hoher Affinität an die **50*S*-Untereinheit** und beeinträchtigen die ribosomale Peptidyltransferase-Aktivität. Die Bindestelle unterscheidet sich von der, mit der andere Antibiotika interagieren. Aufgrund des besonderen Wirkungsmechanismus besteht keine Kreuzresistenz mit anderen Antibiotika. An den meisten Bindungsinteraktionen mit dem Target ist das trizyklische Ringgerüst durch H-Brücken und Van-der-Waals-Wechselwirkungen beteiligt. Es blockiert die A-Stelle im Peptidyltransferase-Zentrum, während die 14-Seitenkette zur P-Stelle zeigt. Mit Ausnahme der Esterfunktion sind die Interaktionen der Seitenkette dagegen relativ schwach, sodass sich dieses Strukturelement zur Verbesserung der pharmakokinetischen Eigenschaften modifizieren lässt.

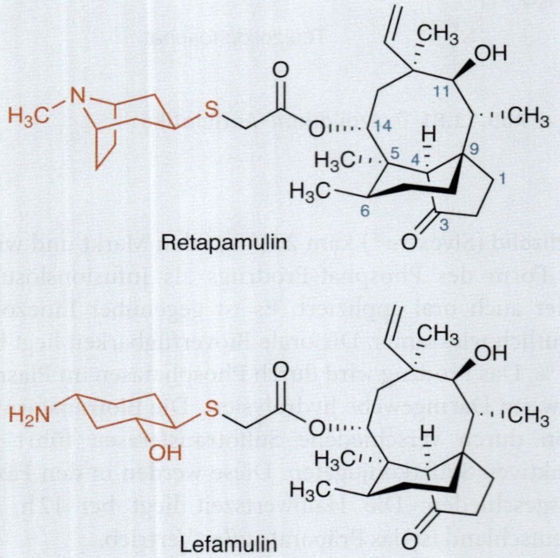

Pleuromutiline wirken **bakteriostatisch**. Wirksamkeit ist gegen grampositive Bakterien einschließlich MRSA gegeben.

Retapamulin (Altargo® Salbe) wird wegen der geringen oralen Bioverfügbarkeit und kurzen Halbwertszeit ausschließlich zur topischen Behandlung von Hautinfektionen wie Impetigo eingesetzt. Der Mercaptoessigsäureester ist mit *N*-Methyl-Tropan ($pK_S = 9{,}7$) substituiert. Bei der Biotransformation durch CYP3A4 entstehen das *N*-Demethylderivat und hydroxylierte Metaboliten. Glaxo-Smith-Kline hat die Vermarktung in Deutschland 2019 eingestellt.

Lefamulin (Xenleta®) ist das erste systemisch verfügbare Pleuromutilin. Anstelle des Tropanrings liegt ein 4-Amino-2-hydroxy-cyclohexanring ($pK_S = 9{,}4$) vor. Lefamulin dient zur Behandlung von Erwachsenen mit erworbener bakterieller Lungenentzündung. Die Halbwertszeit beträgt 9–12 h, die Ausscheidung erfolgt überwiegend in den Fäzes.

Abb. 12.82 Pleuromutiline

Abb. 12.83 Entwicklung der partialsynthetischen Pleuromutiline aus dem Naturstoff

12.1.20 Lokalantibiotika

Fusidinsäure

Entdeckung. Fusidinsäure (Abb. 12.84) wurde erstmals 1953 in Japan aus Affenkot isoliert. Die Substanz wurde dann 1962 bei Leo in Dänemark in Kulturen des Pilzes *Fusidium coccineum* entdeckt und als Antibiotikum entwickelt.

Struktur und Eigenschaften. Das tetrazyklische Grundgerüst der Fusidinsäure ähnelt dem der Steroide, unterscheidet sich aber von diesen in der Stereochemie und zeigt auch keine hormonelle Wirkung. Die Konformation und Konfiguration der anellierten Ringe und Substituenten (8α-Methyl, 14β-Methyl) mit *trans-cis-trans*-Verknüpfung sind untypisch für ein Steroid. Ring B liegt in einer für die Wirkung essenziellen Boot-Konforma-

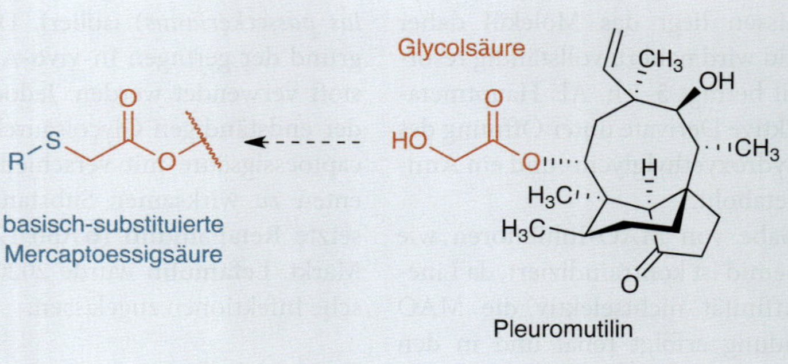

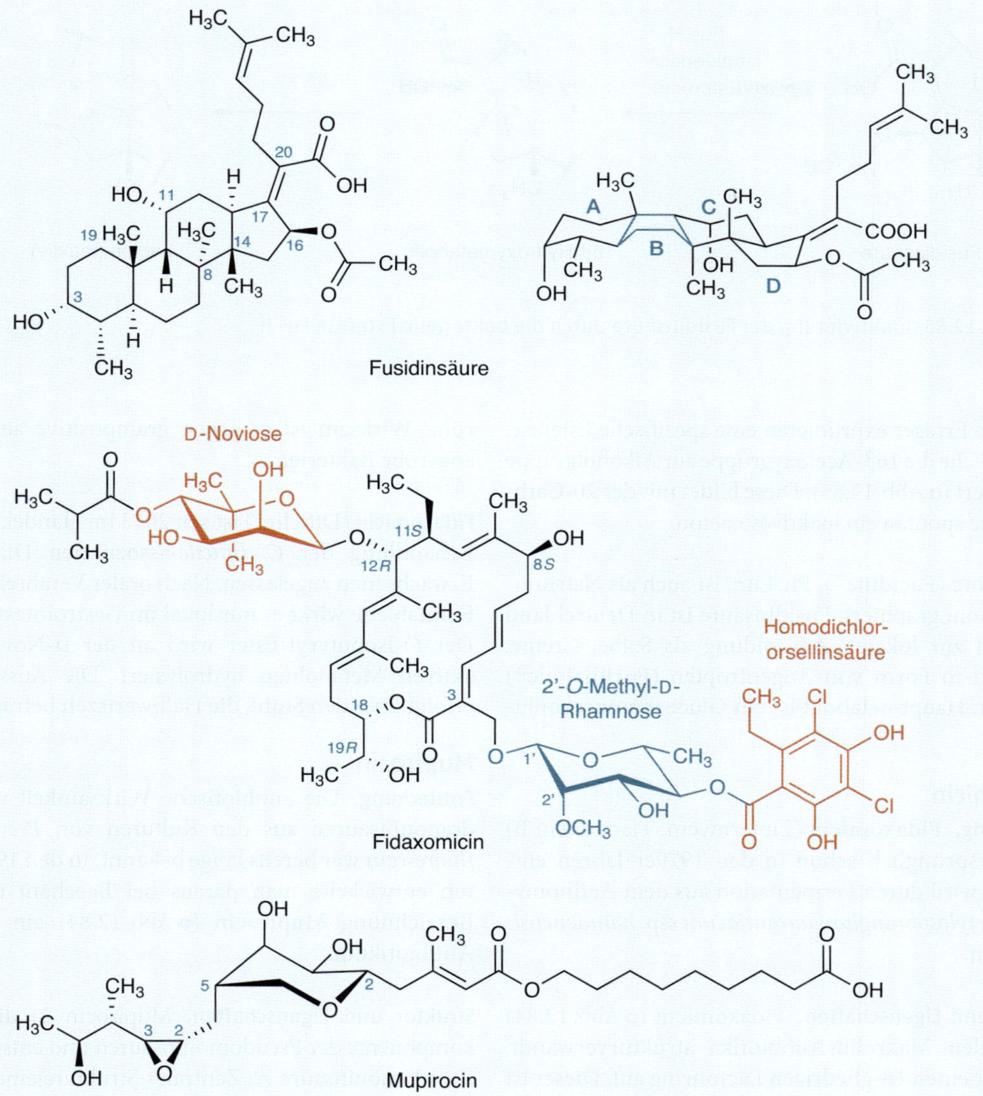

○ Abb. 12.84 Zur Lokaltherapie verwendete Antibiotika

tion vor, woraus eine Krümmung resultiert. Die Doppelbindung zwischen C-17/C-20 ist *Z*-konfiguriert. Der pK_S-Wert für die Carboxygruppe beträgt 5,4.

Wirkungsmechanismus. Fusidinsäure hemmt die bakterielle Proteinsynthese. Sie ist ein spezifischer **Inhibitor des Elongationsfaktors EF-G**. EF-G hat eine wesentliche Funktion bei der Translokation der entstehenden Polypeptidkette von der A- zur P-Stelle an der 30*S*-Untereinheit und interagiert auch mit dem Ribosomen-Releasing-Faktor (RRF). Die Freisetzung von RRF erfolgt unter GTP-Hydrolyse, wobei EF-G eine dramatische Konformationsänderung erfährt. Fusidinsäure bindet an den Elongationsfaktor und stabilisiert den Komplex, wodurch sie die Dissoziation des Elongationsfaktors verhindert. Zwar gibt es Ähnlichkeiten mit dem Elongationsfaktor EF-2 im Säugetierorganismus, jedoch ist der bakterielle Elongationsfaktor EF-G allgemein weniger komplex, was ihn zu einem **selektiven Target** für die antibiotische Therapie macht.

Fusidinsäure wirkt **bakteriostatisch**, das Wirkungsspektrum ist schmal und erstreckt sich im Wesentlichen auf Staphylokokken und Clostridien. Sie gilt als eines der wirksamsten Antibiotika bei durch *Staphylococcus aureus* verursachten Hautinfektionen wie Impetigo, Follikulitis oder Furunkulose.

Resistenzen entstehen durch Mutationen des EF-G-Gens, verstärkten Efflux und metabolische Inaktivierung.

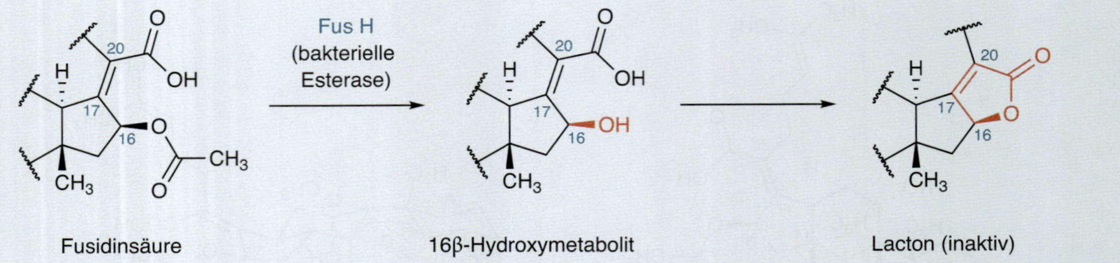

Abb. 12.85 Inaktivierung der Fusidinsäure durch die bakterielle Esterase Fus H

Resistente Erreger exprimieren eine spezifische Esterase, Fus H, welche die 16β-Acetoxygruppe zur Alkoholgruppe hydrolysiert (Abb. 12.85). Diese bildet mit der 20-Carboxygruppe spontan ein inaktives Lacton.

Fusidinsäure (Fucidine®), Ph. Eur., ist auch als Natriumfusidat monographiert. Fusidinsäure ist in Deutschland nur noch zur lokalen Anwendung als Salbe, Creme, Gaze und in Form von Augentropfen (Fucithalmic®) verfügbar. Hauptmetabolit ist ein Glucuronsäurekonjugat.

Fidaxomicin

Entdeckung. **Fidaxomicin** (Lipiarmycin, Tiacumicin B) wurde ursprünglich schon in den 1970er Jahren entdeckt. Es wird durch Fermentation aus dem Actinomyceten *Dactylosporangium aurantiacum* ssp. *hamdenensis* gewonnen.

Struktur und Eigenschaften. Fidaxomicin (Abb. 12.84) ist mit den Makrolid-Antibiotika strukturverwandt, weist aber einen 18-gliedrigen Lactonring auf. Dieser ist β-glykosidisch mit einer ungewöhnlichen D-Noviose sowie mit 2'-*O*-Methyl-D-Rhamnose verknüpft. Letztere ist mit einer hochsubstituierten Benzoylgruppe (Homodichlororsellinsäure) verestert, die über eine *ortho-* und *para*-ständige Phenolgruppe ($pK_S = 9{,}3$) verfügt. In Wasser ist Fidaxomicin praktisch unlöslich und wird systemisch nicht resorbiert.

Wirkungsmechanismus. Fidaxomicin bindet an die DNA-abhängige **RNA-Polymerase** der Bakterien, jedoch an einer anderen Bindestelle als die Rifamycine. Die Bindung von Fidaxomicin verhindert die Bildung des offenen RNA-Polymerase-Komplexes und die Initiierung der Transkription. Die Hemmung des Clostridien-Enzyms erfolgt in einer Konzentration, die 20-mal niedriger ist als beim entsprechenden Enzym von *E. coli.* Aufgrund der spezifischen Hemmung bleibt die Darmflora weitgehend unbeeinträchtigt. Fidaxomicin wirkt **bakterizid** und besitzt ein schmales Wirkungsspektrum. Wirksam ist es gegen grampositive aerobe und anaerobe Bakterien.

Fidaxomicin (Dificlir®) ist seit 2013 im Handel. Es ist zur Behandlung der *C.-difficile*-assoziierten Diarrhö bei Erwachsenen zugelassen. Nach oraler Verabreichung als Filmtablette wirkt es nur lokal im Gastrointestinaltrakt. Der *O*-Isobutyryl-Ester wird an der D-Noviose zum aktiven Metaboliten hydrolysiert. Die Ausscheidung erfolgt über den Stuhl, die Halbwertszeit beträgt 8–10 h.

Mupirocin

Entdeckung. Die antibiotische Wirksamkeit von Pseudomoninsäuren aus den Kulturen von *Pseudomonas fluorescens* war bereits lange bekannt. In den 1970er Jahren entwickelte man daraus bei Beecham unter der Bezeichnung **Mupirocin** (Abb. 12.84) ein topisches Antibiotikum.

Struktur und Eigenschaften. Mupirocin ist die Hauptkomponente der Pseudomoninsäuren und entspricht der Pseudomoninsäure A. Zentrales Strukturelement ist ein dihydroxylierter Tetrahydropyranring mit funktionalisierten Seitenketten in 2 und 5-Position. Die Dimethylacrylsäure-Einheit an C-2 ist mit 9-Hydroxynonansäure verestert, in der C-5-Seitenkette liegt zudem ein Epoxidring vor. Insgesamt besitzt das Molekül 8 Asymmetriezentren, die am Tetrahydropyranring 2*S*,3*S*,4*R*,5*R*-konfiguriert, in der 5-Seitenkette 2*S*,3*S*,4*S*,5*S*-konfiguriert sind. Der pK_S-Wert beträgt 4,8 (COOH).

Wirkungsmechanismus. Mupirocin hemmt die bakterielle RNA- und Proteinsynthese, indem es an die bakterielle **Isoleucyl-tRNA-Synthetase** bindet. Dies verhindert den Einbau von Isoleucin in die wachsende Proteinkette und führt zum Abbruch der Proteinsynthese.

Mupirocin wirkt **bakterizid**. Das Wirkungsspektrum umfasst hauptsächlich grampositive Bakterien. Resistenzen entstehen durch Mutationen des Targetenzyms, sodass Mupirocin nur noch mit geringer Affinität binden kann.

Mupirocin (Infectopyoderm®, Turixin® Nasensalbe), Ph. Eur., ist zudem als Mupirocin-Calcium monographiert. Es wird lokal auf der Haut und Nasenschleimhaut verwendet bei Infektionen mit Staphylokokken, einschließlich MRSA. Die Resorption durch die Schleimhaut ist gering. Nach Resorption wird die Substanz durch Esterasen zur unwirksamen Moninsäure hydrolysiert.

12.1.21 Polypeptid-Antibiotika

Polypeptid-Antibiotika werden aus Bakterien isoliert. Wegen der ausgeprägten Nephro- und Neurotoxizität finden sie fast ausschließlich im Hals-Nasen-Ohren-Bereich, am Auge oder auf der Haut Verwendung. Man kann in verschiedene Gruppen einteilen:

- Tyrothricin,
- Gramicidin,
- Bacitracin,
- Polymyxin B und Colistin.

Entdeckung. **Tyrothricin** wurde 1939 von René J. Dubos bei der Suche nach Organismen in Bodenproben aus *Bacillus brevis* isoliert, als Gemisch von Substanzen aus der Gruppe der Gramicidine und Tyrocidine. Es folgten 1943 **Bacitracin** aus *Bacillus subtilis*, später *B. licheniformis*, 1947 **Polymyxin** aus *B. polymyxa* und 1950 **Colistin** aus *Aerobacillus colistinus* (*B. polymyxa* var. *colistinus*).

Struktur und Eigenschaften. Polypeptide verfügen in den meisten Fällen über ein zyklisches Peptidgerüst. An ihrem Aufbau sind charakteristischerweise D-Aminosäuren und weitere seltene Aminosäuren beteiligt. Man unterscheidet

- **homomere** Polypeptide, die ausschließlich aus Aminosäuren bestehen,
- **heteromere** Polypeptide, die auch andere Carbonsäuren enthalten.

Polypeptid-Antibiotika sind **homodet**, d. h., die Art der Ringverknüpfung erfolgt ausschließlich über Peptidbindungen. Zyklische Peptide, in denen auch Ester- oder Disulfidbindungen vorliegen, bezeichnet man dagegen als **heterodet**.

Tyrothricin (○ Abb. 12.86) besteht zu 70–80 % aus Tyrocidinen. Das sind homomere Decapeptide, die 2 D-Phenylalanin-Einheiten besitzen. L-Ornithin sorgt für den basischen Charakter. Zu etwa 20–30 % liegen im Gemisch neutrale Gramicidine vor.

Gramicidin (○ Abb. 12.86) ist ein Gemisch aus offenkettigen heteromeren Pentadecapeptiden. Die terminale Aminogruppe liegt formyliert vor, die terminale Carboxygruppe bildet mit Ethanolamin eine Amidbindung. In der Kette wechseln sich L- und D-Aminosäuren ab.

Bacitracin besteht aus strukturell ähnlichen Substanzen mit Bacitracin A als Hauptkomponente (○ Abb. 12.87). Es ist ein basisches homomeres Dodecapeptid mit einem zyklischen Heptapeptid. Die endständigen Aminosäuren L-Isoleucin und L-Cystein der Seitenkette bilden einen Δ^2-Thiazolin-Ring.

Polymyxin B ist ein Gemisch basischer heteromerer Decapeptide. Wie Bacitracin bestehen die Polymyxine aus einem zyklischen Heptapeptid. Die Seitenkette ist aus einem linearen Tripeptid und einer *N*-terminalen verzweigten Fettsäure aufgebaut, z. B. 6-Methyloctansäure (○ Abb. 12.88). Als seltene Aminosäure findet man mehrmals L-2,4-Diaminobuttersäure (L-Dab). Die Polymyxine B1–B6 unterscheiden sich lediglich durch die *N*-terminale Fettsäure. Hauptbestandteil von Polymyxin B ist Polymyxin B1 mit der *N*-terminalen 6-Methyloctansäure.

Colistin (Polymyxin E) enthält im Vergleich zu Polymyxin B kein D-Phenylalanin, sondern D-Leucin (○ Abb. 12.88).

Wirkungsmechanismus. Je nach Gruppe unterscheiden sich die Wirkungsmechanismen der Polypeptide. **Tyrothricin**, **Polymyxin B** und **Colistin** wirken als kationische Detergenzien und verändern die Permeabilität der Zytoplasmamembran. Während sie durch die dicke Peptidoglykanschicht grampositiver Bakterien kaum diffundieren können, binden sie leicht an die Außenmembran gramnegativer Bakterien, indem sie mit den Phosphatgruppen der Lipopolysaccharide interagieren und so die **Membranintegrität** stören. In der Folge erhöht sich die Permeabilität der Membran und es kommt zum Austritt verschiedener Zellbestandteile und zur Lyse der Bakterien. Die Wirkung ist entsprechend **bakterizid**, das Wirkungsspektrum umfasst im Wesentlichen gramnegative Keime. Bacitracin greift dagegen in die Zellwandbiosynthese ein (s. u.).

Tyrothricin (Tyrosur®), Ph. Eur., wird als Gel, Puder oder in Halsschmerztabletten (Dorithricin®) eingesetzt. Die Resorption durch die Haut und Schleimhaut ist nur sehr gering.

Gramicidin (in Polyspectran® Tropfen), Ph. Eur., wirkt als Porenbildner, indem es sich in die Zellmembran einlagert und eine Art Ionenkanal bildet. Der Kanal ist durchlässig für einwertige Kationen wie z. B. K^+, wodurch es zu einem unregulierten Ionenfluss in Richtung des jeweiligen Konzentrations- und elektrochemischen Gradienten kommt. Die Folge ist eine bakterizide Wirkung. Verwendet wird Gramicidin in Augen- und Ohrentropfen oder -salben.

Polymyxin-B-sulfat (in Polyspectran® Tropfen), Ph. Eur., wird in Kombinationspräparaten in Augen- und Ohrenarzneimitteln eingesetzt.

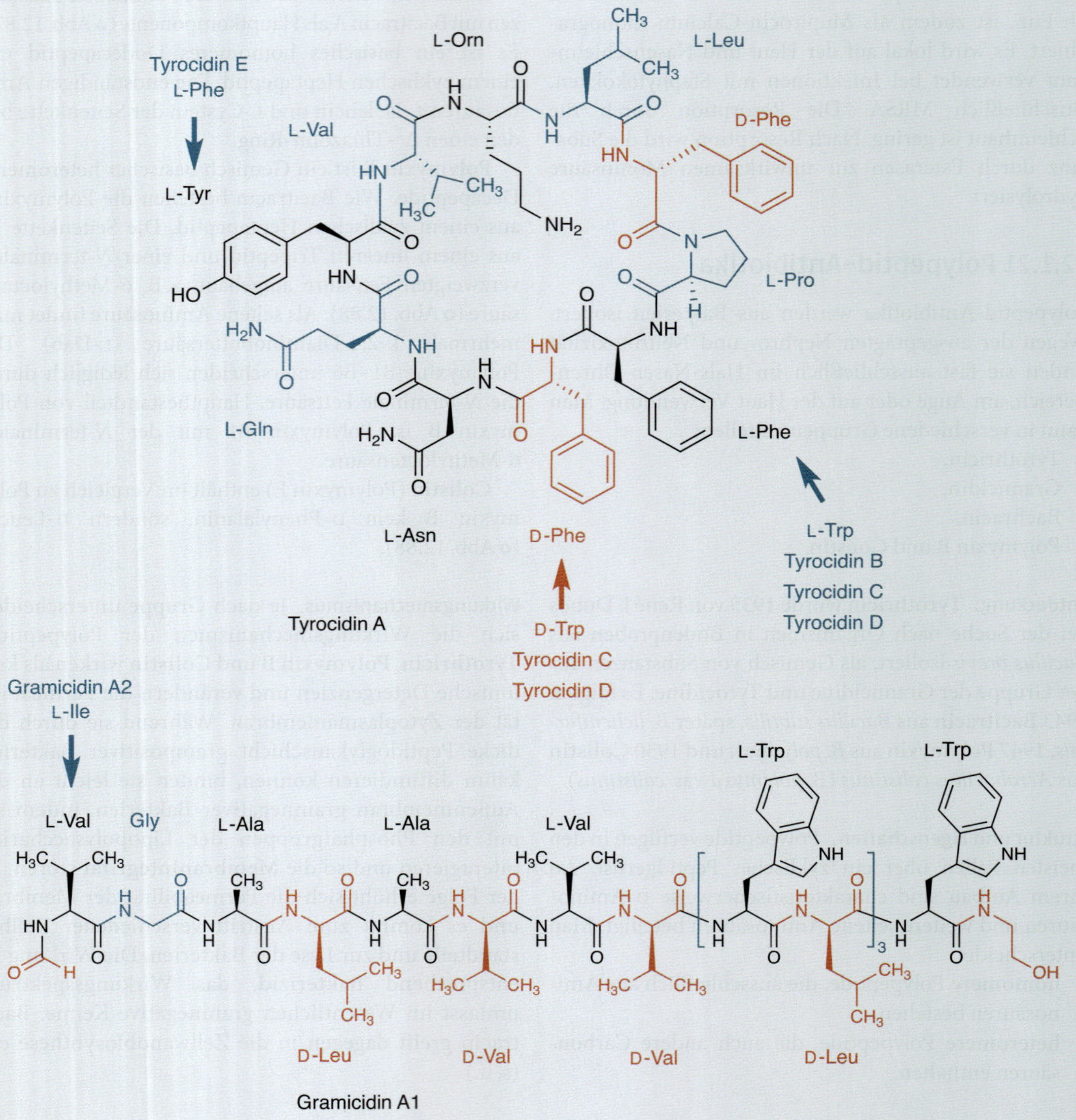

Abb. 12.86 Komponenten von Tyrothricin

Colistin (Diarönt®mono), Ph. Eur. (Sulfat), wird oral zur lokalen Darmdekontamination appliziert und dient zur Prophylaxe endogener Infektionen bei abwehrgeschwächten Patienten. Colistin wird kaum resorbiert und reduziert die aerobe gramnegative Darmflora.

Colistinmethat-Natrium (Promixin® Pulver zur Herstellung einer Infusionslösung oder Lösung für einen Vernebler), Ph. Eur., ist ein partialsynthetisches Prodrug. Es ist sehr gut wasserlöslich und somit auch zur parenteralen Applikation geeignet. Colistinmethat wird als Reaktionsprodukt von Colistin mit Formaldehyd und $NaHSO_3$ definiert. Dabei reagieren die primären Aminogruppen der 2,4-Diaminobuttersäure nach Art einer Mannich-Reaktion zu Aminomethylsulfonsäuren (Abb. 12.89, vgl. Metamizol). Im basischen Polypeptid sind dadurch zwischen 2 und 5 der endständigen Aminogruppen disubstituiert und liegen als polyanionische Methylsulfonate vor. Nach der Infusion wird das inaktive Prodrug in Umkehr zur Synthese zum aktiven Wirkstoff Colistin hydrolysiert. Die Anwendung erfolgt bei schweren Infektionen mit aeroben gramnegativen Problemkeimen.

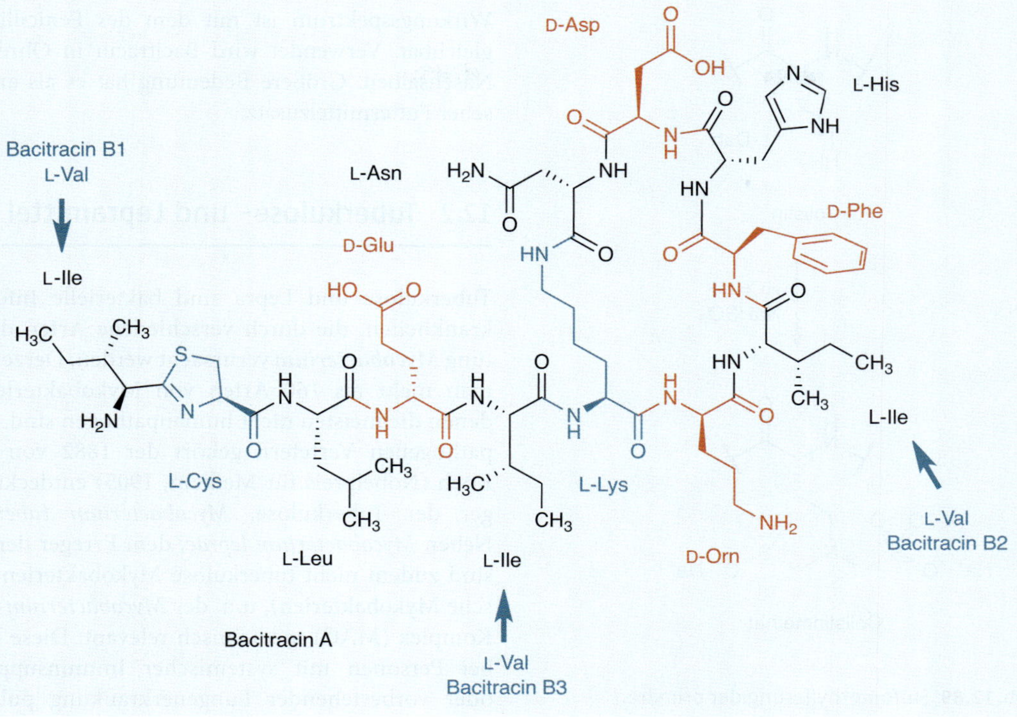

Abb. 12.87 Bacitracine

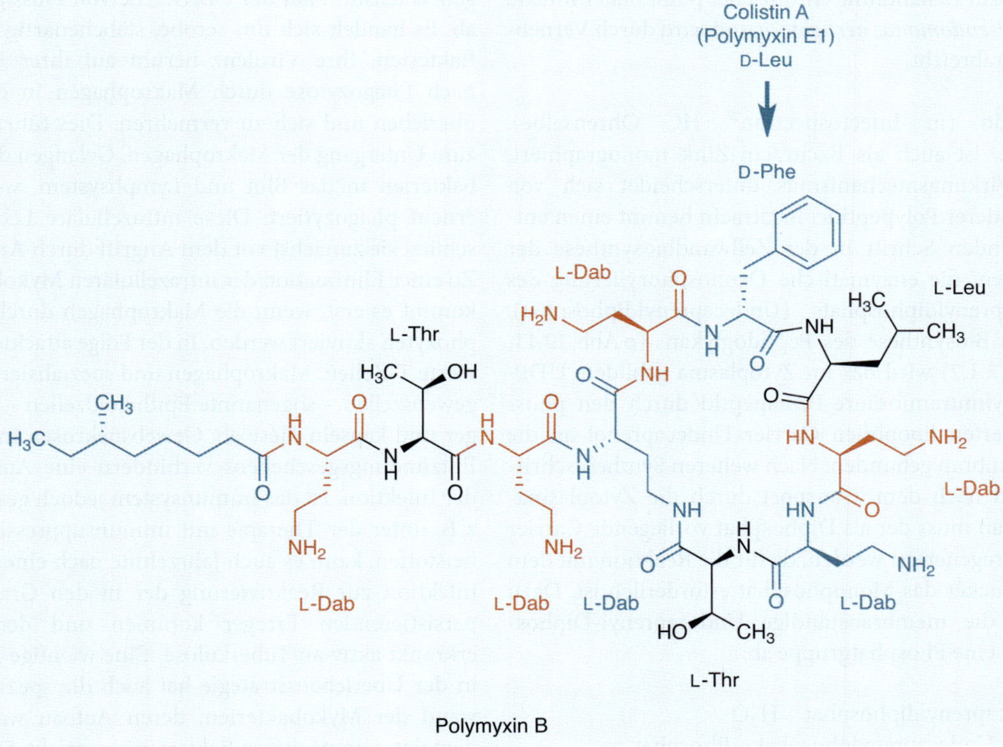

Abb. 12.88 Polymyxin B und Colistin. L-Dab: L-2,4-Diaminobuttersäure

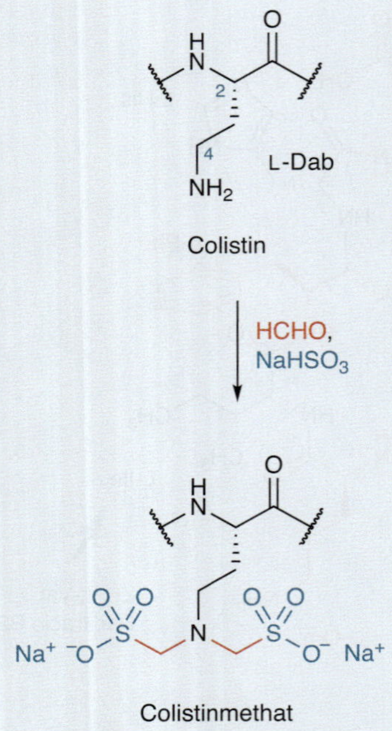

Abb. 12.89 Sulfomethylierung der primären Aminogruppen von Colistin

Bei Patienten mit zystischer Fibrose dient Colistinmethat zur Behandlung chronischer pulmonaler Infekte durch *Pseudomonas aeruginosa* und wird durch Vernebelung verabreicht.

Bacitracin (in Infectospectran® HC Ohrensalbe), Ph. Eur., ist auch als Bacitracin-Zink monographiert. Der Wirkungsmechanismus unterscheidet sich von dem anderer Polypeptide. Bacitracin hemmt einen entscheidenden Schritt in der Zellwandbiosynthese der Bakterien, die enzymatische Dephosphorylierung des C_{55}-Isoprenyldiphosphats (Undecaprenyldiphosphat). Bei der Biosynthese des Peptidoglykans (Abb. 12.11, ▸Kap. 12.1.2) wird das im Zytoplasma gebildete UDP-*N*-Acetylmuraminsäure-Pentapeptid durch den phosphorylierten lipophilen Carrier Undecaprenol an die Zellmembran gebunden. Nach weiteren Syntheseschritten und nach dem Transport durch die Zytoplasmamembran muss der als Diphosphat vorliegende Carrier wieder regeneriert werden, da für die Reaktion mit dem UDP-Zucker das Monophosphat erforderlich ist. Dazu spaltet die membranständige Undecaprenyl-Diphosphatase eine Phosphatgruppe ab:

Undecaprenyldiphosphat + H_2O
⟶ Undecaprenylphosphat + Phosphat

Diese Reaktion wird durch Bacitracin gehemmt. Das Wirkungsspektrum ist mit dem des Penicillins vergleichbar. Verwendet wird Bacitracin in Ohren- und Nasensalben. Größere Bedeutung hat es als antibiotischer Futtermittelzusatz.

12.2 Tuberkulose- und Lepramittel

Tuberkulose und Lepra sind bakterielle Infektionskrankheiten, die durch verschiedene Arten der Gattung ***Mycobacterium*** verursacht werden. Derzeit kennt man mehr als 160 Arten von Mykobakterien, von denen die meisten nicht humanpathogen sind. Zu den pathogenen Vertetern gehört der 1882 von Robert Koch (Nobelpreis für Medizin, 1905) entdeckte Erreger der Tuberkulose, *Mycobacterium tuberculosis*. Neben *Mycobacterium leprae*, dem Erreger der Lepra, sind zudem nicht tuberkulöse Mykobakterien (atypische Mykobakterien), u. a. der *Mycobacterium-avium*-Komplex (MAC) medizinisch relevant. Diese können bei Personen mit systemischer Immunsuppression oder vorbestehender Lungenerkrankung pulmonale Infektionen hervorrufen.

Mykobakterien. Die Bezeichnung der Mykobakterien (griech. *myces* = Pilz) leitet sich vom schimmelpilzartigen Wachstum auf der Oberfläche von Flüssigkulturen ab. Es handelt sich um aerobe, stäbchenartig geformte Bakterien. Ihre Virulenz beruht auf ihrer Fähigkeit, nach Phagozytose durch Makrophagen in diesen zu überleben und sich zu vermehren. Dies führt letztlich zum Untergang der Makrophagen. Gelangen die Mykobakterien in das Blut und Lymphsystem, werden sie erneut phagozytiert. Diese intrazelluläre Lebensweise schützt sie zunächst vor dem Angriff durch Antikörper. Zu einer Elimination der intrazellulären Mykobakterien kommt es erst, wenn die Makrophagen durch T-Lymphozyten aktiviert werden. In der Folge attackieren aktivierte T-Zellen, Makrophagen und spezialisierte Bindegewebszellen – sogenannte Epitheloidzellen – die Erreger und kapseln diese ab. Gewebsnekrosen infolge des Entzündungsgeschehens verhindern eine Ausbreitung der Infektion. Ist das Immunsystem jedoch geschwächt, z. B. unter der Therapie mit immunsuppressiven Arzneistoffen, kann es auch Jahrzehnte nach einer Primärinfektion zur Reaktivierung der in den Granulomen persistierenden Erreger kommen und der Patient erkrankt aktiv an Tuberkulose. Eine wichtige Funktion in der Überlebensstrategie hat auch die spezielle Zellwand der Mykobakterien, deren Aufbau weitgehend dem der grampositiven Bakterien entspricht. Sie besteht aus mehrschichtigem Murein und ist reich an Lipiden und Wachsen. Bestandteil der wachsartigen Lipidschicht sind die **Mykolsäuren**, α-verzweigte β-Hydroxyfettsäuren aus 60–90 C-Atomen. Sie besitzen typischerweise keine C=C-Doppelbindungen, verfügen aber über sauerstoffhaltige Funktionalitäten wie Methoxy- oder Ketogruppen sowie Cyclopropanringe (**o** Abb. 12.92). Mykolsäuren sind überwiegend mit der endständigen Arabinofuranose eines verzweigten Arabinogalaktans verestert. Letzteres ist wiederum über Rhamnose, *N*-Acetylglucosamin und eine Phosphatgruppe mit Muraminsäure, einem Baustein des Mureins verknüpft. Die Mykolsäuren sind für die Mykobakterien überlebensnotwendig, schützen sie vor Austrocknung und verleihen ihnen Säurefestigkeit, sodass sie sich durch Gram-Färbung schlecht anfärben lassen. Insgesamt stellt die **außergewöhnlich hydrophobe Zellwand** für die meisten der gängigen Antibiotika eine schwer zu überwindende Permeationsbarriere dar. Der Aufbau der Zellwand verhindert zudem den raschen Stoffaustausch mit der Umgebung, was eine extrem **langsame Zellteilung** zur Folge hat. Dadurch sind Mykobakterien unempfindlich gegen Antibiotika, die auf proliferierende Erreger wirken.

12.2.1 Antituberkulotika

Tuberkulose (Schwindsucht) ist die häufigste lebensbedrohliche bakterielle Infektionserkrankung weltweit. Ein Drittel der Menschheit ist mit dem Erreger der Tuberkulose infiziert, wobei allerdings nur bei etwa 5–10 % die Krankheit zum Ausbruch kommt. Die Tuberkulose befällt bevorzugt die Lunge, aber auch alle anderen Organe können betroffen sein, so die Hirnhäute, Leber, Milz oder Nieren. Übertragen werden die Mykobakterien in der Regel von Mensch zu Mensch durch Tröpfcheninfektion. Das Einatmen infektiöser Mikrotröpfchen genügt. Durch Aktivierung des Immunsystems wird bei über 90 % der Infizierten der Ausbruch der Erkrankung verhindert.

Antituberkulotika sind Arzneistoffe, die relativ spezifisch gegen den Tuberkulose-auslösenden *Mycobacterium-tuberculosis*-Komplex wirksam sind.

Zur **Standardtherapie der Tuberkulose** wird eine **Vierfach-Kombination** empfohlen, wodurch unterschiedliche bakterielle Targets adressiert werden:

- Isoniazid,
- Rifampicin,
- Pyrazinamid und
- Ethambutol.

Die Therapie erfolgt in der Initialphase über 2 Monate. In der Kontinuitäts- oder Stabilisierungsphase sollen Isoniazid und Rifampicin über weitere 4 Monate bis zum Abschluss der sechsmonatigen Therapie gegeben werden. In besonderen Fällen kann eine Therapie über neun Monate erforderlich sein.

Bei Monoresistenzen oder Unverträglichkeiten gegenüber einem Arzneistoff der Standardtherapie wird der betreffende Arzneistoff durch Moxifloxacin oder Levofloxacin (▸ Kap. 12.1.10) in der Initialphase ersetzt, zudem wird die Kontinuitätsphase modifiziert.

Neben den in günstiger Kombination gut wirksamen und verträglichen Medikamenten der Standardtherapie stehen weitere Arzneistoffe zur Verfügung, die als Medikamente der **Nichtstandardtherapie der Tuberkulose** bezeichnet werden. Sie werden bei Resistenzen eingesetzt oder wenn Arzneistoffe der Standardtherapie kontraindiziert sind.

Resistenztypen. Problematisch ist die zunehmende Resistenzentwicklung der Erreger gegen die normalerweise erfolgreiche Behandlung mit Antituberkulotika. Man unterscheidet verschiedene Resistenztypen. Bei einer **Monoresistenz** sind die Erreger gegenüber einem Arzneistoff der Standardtherapie resistent, bei einer **Polyresistenz** gegen zwei, jedoch nicht gleichzeitig gegen Isoniazid und Rifampicin. Liegt eine Resistenz mindestens gegen diese beiden Substanzen vor, spricht man von **Multiresistenz** (MDR). Bei **Extensiver Resistenz** (XDR) erstreckt sich die Resistenz zusätzlich auf ein Fluorchinolon und ein Injektionspräparat wie Capreomycin. **Totalresistenz** (TDR) ist dann gegeben, wenn Medikamente der Standard- und Nichtstandardtherapie in vitro nicht mehr wirksam sind.

Isoniazid und Strukturverwandte

Design und Entwicklung. In weiterführenden Arbeiten zu Sulfonamiden bei Bayer entdeckte Gerhard Domagk 1940 (Nobelpreis für Medizin, 1939), dass Sulfathiazol und das verwandte **Sulfathiadiazol** (**o** Abb. 12.91) die einzigen Vertreter mit einer schwachen Wirkung gegen Mykobakterien waren. Für die Wirkung machte man die Aminothiadiazol-Partialstruktur verantwortlich, die sich von Thiosemicarbazon ableitet. Infolgedessen synthetisierte man 1941 das Benzaldehyd-Thiosemicarbazon, aus dem man 1944 den Tuberkulosewirkstoff **Thiacetazon** (Conteben®, a. H.) entwickelte.

Bei Lederle wurde man 1948 auf die schwache Hemmwirkung von Nicotinamid gegen Mykobakterien aufmerksam. Dies führte 1952 zur Entwicklung von **Pyrazinamid** (**o** Abb. 12.90). Ende der 1950er Jahren entstanden mit **Ethionamid** und **Protionamid** (**o** Abb. 12.90) noch 2 weitere Nicotinamid-Derivate. Zu einem entscheidenden Fortschritt in der Tuberkulosetherapie führte die Kombination der Nicotinamid- und der Thiosemicarbazon-Strukturelemente mit der Entwicklung von **Isoniazid** (**Iso**nicotinsäure**h**yrazid, INH), dessen antituberkulotische Eigenschaften 1952 unabhängig voneinander bei Bayer, Hoffman-La Roche in USA und Squibb entdeckt wurden. Im Vergleich zur eigentlichen Zielstruktur Isonicotinaldehyd-Thiosemi-

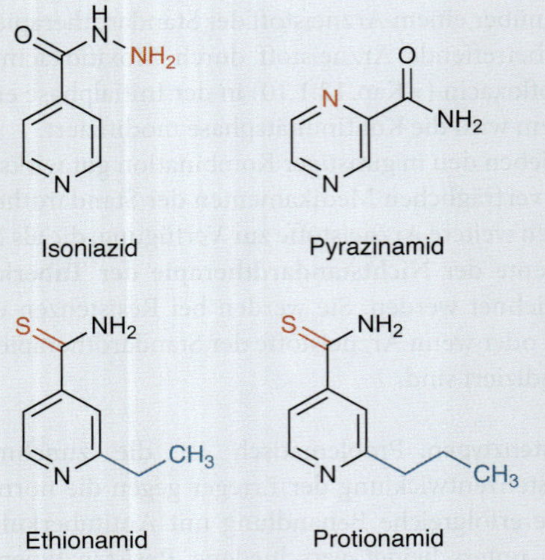

Abb. 12.90 Antimykobakteriell wirksame Pyridin- und Pyrazincarbonsäureamide

carbazon war die Zwischenstufe der Synthese des Isonicotinaldehyds, das Isonicotinsäurehydrazid, deutlich wirksamer. Trotz zahlreicher Strukturabwandlungen wurde in der Folge aber kein noch wirksameres Derivat gefunden.

Struktur und Eigenschaften. Gegenüber der Nicotinsäure ist die Carboxygruppe des Isoniazids von der 3- zur 4-Position verschoben und als Hydrazid funktionalisiert. Isoniazid verfügt über 3 ionisierbare Funktionen, zwei basische und eine saure. Unter physiologischen Verhältnissen liegt es aber ungeladen vor. In dieser Form kann es gut aus dem Magen-Darm-Trakt resorbiert werden und die Lipidhülle der Mykobakterien penetrieren. Der Pyridinstickstoff ist nur sehr schwach basisch (pK_{S1} = 1,9), ebenso die endständige NH_2-Gruppe des Hydrazids (pK_{S2} = 3,5), sodass beide Funktionen nur im stark sauren Milieu protoniert werden. Auch die sehr schwach NH-acide NH-Gruppe des Hydrazids (pK_{S3} = 10,8) liegt undissoziiert vor. Als Carbonsäurehydrazid ist Isoniazid hydrolyse- und oxidationsempfindlich und darüber hinaus auch lichtempfindlich.

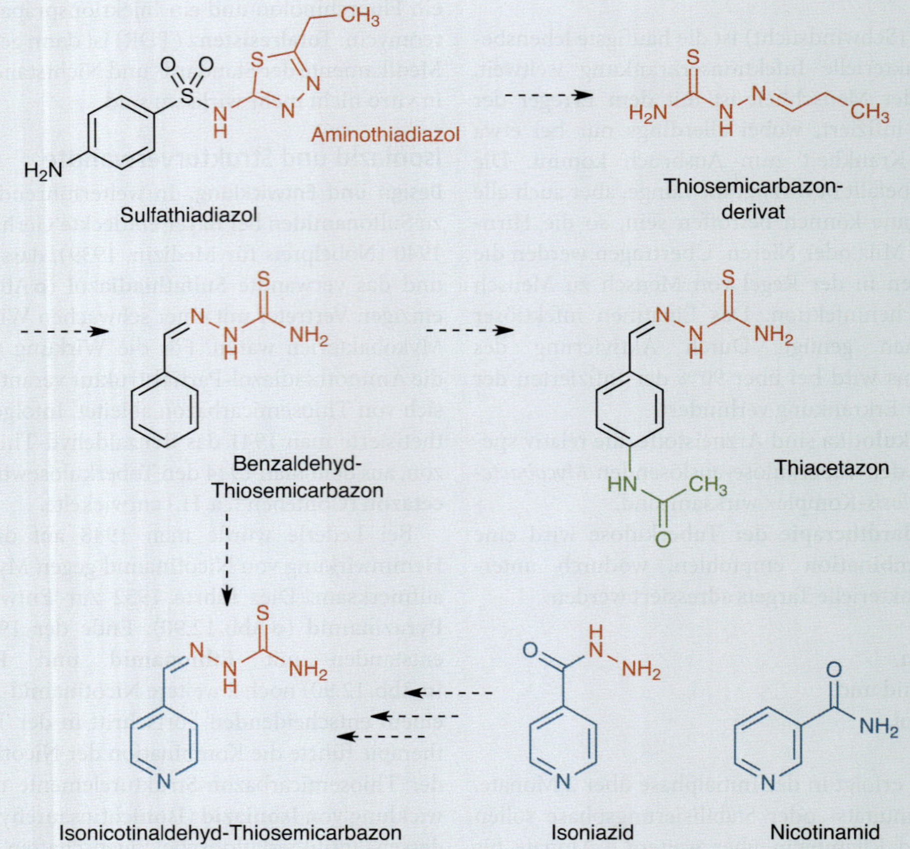

Abb. 12.91 Entwicklung von Isoniazid

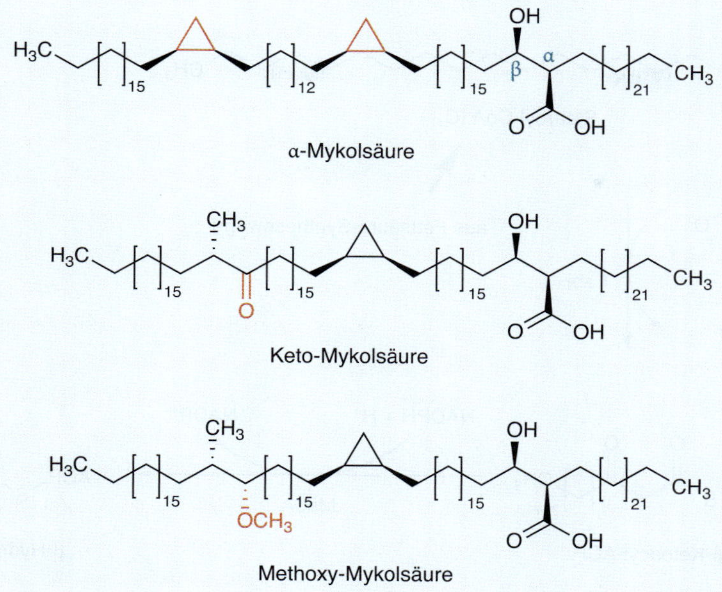

Abb. 12.92 Verschiedene Typen der Mykolsäuren

Im sauren und alkalischen Milieu oder durch Angriff oxidierender Stoffe wird die Amidbindung aufgespalten und Isonicotinsäure gebildet.

Die mit Isoniazid strukturverwandten Tuberkulosemittel sind unter physiologischen Verhältnissen ebenfalls ungeladen. Pyrazinamid ist als Pyrazinderivat eine extrem schwache Base ($pK_S = 0{,}5$). Für die Protonierung des Pyridin-N in Ethionamid wird ein pK_S-Wert von 4,4 angegeben.

Analytische Aspekte. Zur Gehaltsbestimmung nach Ph. Eur. wird Isoniazid (INH) mit einer Kaliumbromat-Lösung in Gegenwart von Kaliumbromid titriert. Brom entsteht durch Komproportionierung von Kaliumbromat und KBr (Gleichung 12.1). Es oxidiert die beiden Hydrazid-N-Atome (Oxidationsstufe −2) zu molekularem Stickstoff, wobei Isonicotinsäure (INS, Abb. 12.97) und Bromid gebildet werden (Gleichung 12.2). Zur Endpunktbestimmung dient der Indikator Methylrot, der bereits durch einen geringen Überschuss an Brom oxidativ zerstört wird, was zur Farbänderung führt.

Gleichung 12.1

$$BrO_3^- + 5\,Br^- + 6\,H^+ \longrightarrow 3\,Br_2 + 3\,H_2O$$

Gleichung 12.2

$$INH + 2\,Br_2 + H_2O \longrightarrow INS + N_2 + 4\,H^+ + 4\,Br^-$$

Mykobakterielle Mykolsäure-Synthese. Die Biosynthese der Fettsäuren verläuft an einem Multienzymkomplex, der **Fettsäure-Synthase-I.** Eine wesentliche Funktion kommt dabei dem Acyl-Carrier-Protein (ACP) zu, das eine endständige Thiolgruppe aufweist und das Edukt der Fettsäuresynthese, eine aus Acetyl-CoA stammende Acetylgruppe sowie auch die weiteren Acyl-Intermediate als Thioester bindet, ähnlich wie für den Elongationsprozess in Abb. 12.93 dargestellt. Auch wenn sich der Aufbau der Fettsäure-Synthase je nach Organismus unterscheidet, sind die durchlaufenen Reaktionsschritte bei Bakterien, Pilzen und Säugetierzellen dennoch gleich. In einem enzymatischen Kreislaufprozess erfolgt durch sukzessives Einführen einer Acetylgruppe, die von Malonyl-CoA stammt, pro Zyklus eine Kettenverlängerung um 2 C-Atome. Üblicherweise entstehen Fettsäuren mit einer Kettenlänge von 16 oder 18 C-Atomen, bei Mykobakterien bis zu 26 C-Atomen. Die Elongationsphase beginnt mit der Bildung von Acetyl-ACP aus dem Startermolekül Acetyl-CoA sowie Malonyl-ACP. Beide werden zusammen in einer Claisen-Kondensation zu Acetacetyl-ACP umgesetzt. Nach Reduktion der Keto- zur Hydroxygruppe, Dehydratisierung und nochmaliger Hydrierung der Doppelbindung liegt Butyryl-ACP vor. Dieses wird im nachfolgenden Durchlauf erneut mit Malonyl-ACP kondensiert. Die einzelnen Reaktionsschritte wiederholen sich so lange, bis das Endprodukt mit 16 (Palmitinsäure) oder 18 C-Atomen (Stearinsäure) vorliegt.

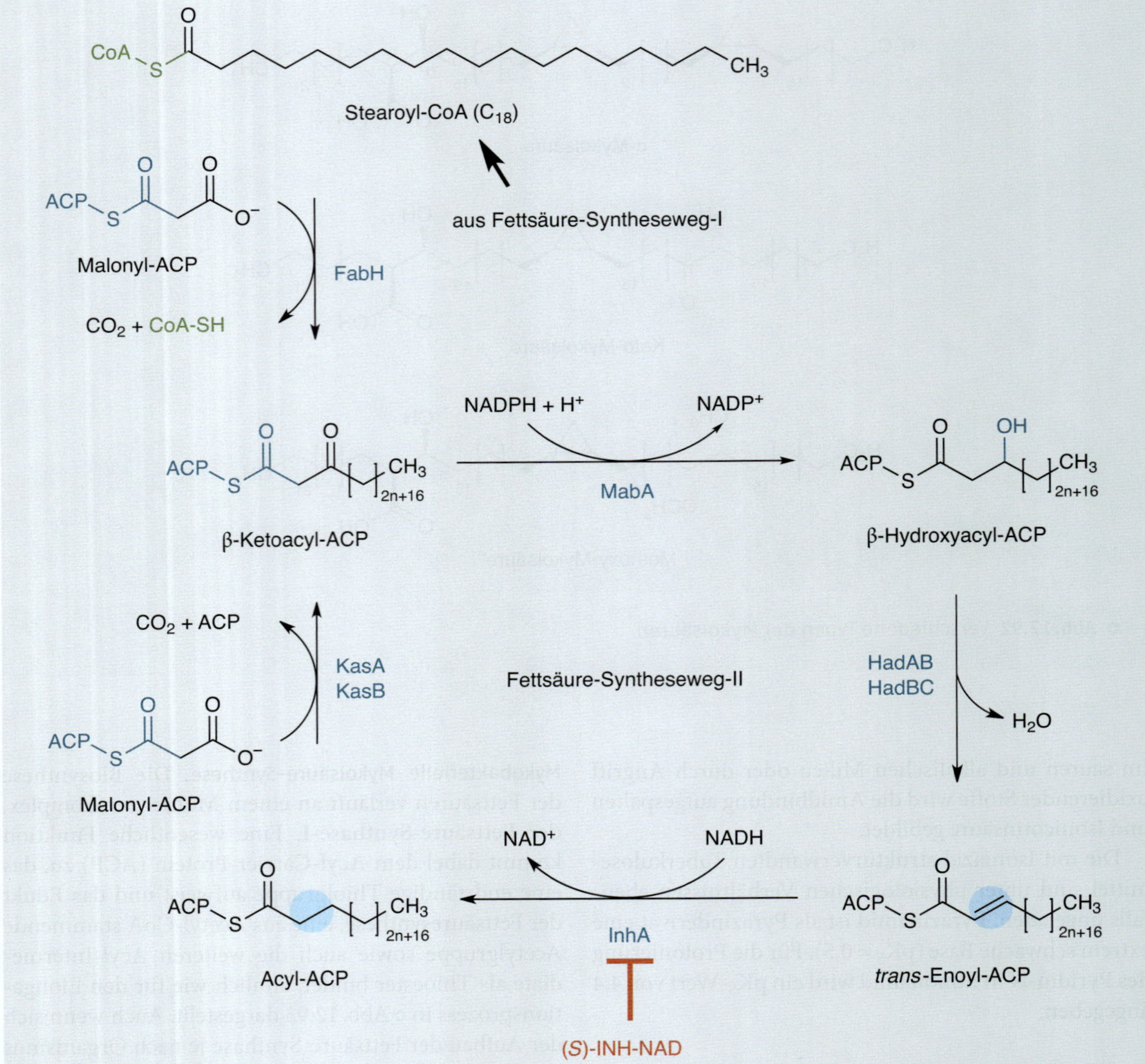

Abb. 12.93 Elongationsprozess zum Aufbau der Mykolsäuren in Mykobakterien. ACP: Acyl-Carrier-Potein, FabH: β-Ketoacyl-ACP-Synthase-II (*fatty acid biosynthesis*), HadAB, HadBC: β-Hydroxyacyl-ACP-Dehydratase, InhA: 2-*trans*-Enoyl-ACP-Reduktase (Target von aktiviertem INH, Isoniazid), KasA, KasB: β-Ketoacyl-ACP-Synthase, MabA: Ketoreduktase (*mycolic acid biosynthesis*)

Die Besonderheit im mykobakteriellen Stoffwechsel besteht darin, dass zum **Aufbau der Mykolsäuren** (Abb. 12.92) ein weiterer Syntheseweg benötigt wird. Die durch die Fettsäure-Synthase-I bereitgestellten C_{18}-Fettsäuren fungieren dabei als Edukte, deren Kettenlänge auf bis zu 56 C-Atome erweitert werden kann. Der Elongationsprozess verläuft im Gegensatz zur Fettsäure-Synthase-I nicht an einem Multienzymkomplex, sondern über einzelne kleine Enzyme im sogenannten **Fettsäure-Syntheseweg-II** (Abb. 12.93). Auch hier sind die Intermediate in Form eines Thioesters an ACP gebunden. Beispielsweise reagiert die mit Coenzym A veresterte C_{18}-Fettsäure (Stearoyl-CoA) unter Katalyse einer β-Ketoacyl-Synthase (FabH, KasA, KasB) in einer Claisen-Kondensation mit Malonyl-ACP. Die nachfolgende Reduktion der Ketogruppe zur Hydroxygruppe katalysiert eine Ketoreduktase (MabA), gefolgt von der Elimination von H_2O durch eine Dehydratase (HadAB, HadBC). Die nun vorliegende Doppelbindung muss durch eine **Enoyl-Reduktase** (InhA) reduziert werden. Die Bezeichnung **InhA** besagt, dass es sich bei dem Enzym um das molekulare Target des aktivierten INH

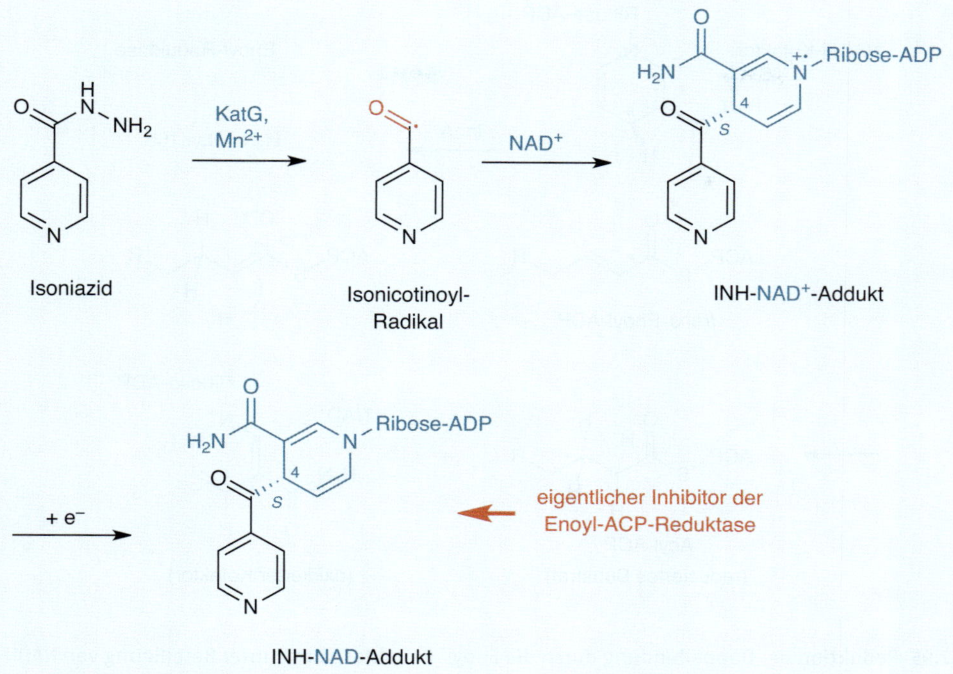

o Abb. 12.94 Bioaktivierung von Isoniazid. KatG: Katalase-Peroxidase

handelt. Insgesamt liegt nun ein um 2 C-Atome verlängertes Acyl-ACP-Intermediat vor. Der Elongationsprozess wird so lange durchlaufen, bis die benötigte Kettenlänge der Fettsäure erreicht ist. Anschließend folgen weitere enzymatische Reaktionen zur Modifizierung der Mykolsäuren unter Einführen verschiedener Funktionalitäten, wobei die finalisierten Moleküle bis zu 90 C-Atome aufweisen.

Da sich die am Fettsäure-Syntheseweg-II beteiligten Enzyme in den Mykobakterien von denen des auch in Humanzellen vorliegenden Multienzymkomplexes im Fettsäure-Syntheseweg-I strukturell deutlich unterscheiden, lässt sich die mykobakterielle Mykolsäuresynthese mit geeigneten Arzneistoffen **selektiv** blockieren, ohne physiologische Prozesse im Humanorganismus zu beeinträchtigen.

Wirkungsmechanismus. **Isoniazid** gelangt durch passive Diffusion in das Zytoplasma der Mykobakterien. Dort wirkt es nicht in Form des Hydrazids, sondern wird zu einer reaktiven Spezies oxidiert. Katalysiert wird diese Reaktion durch das mykobakterielle Enzym KatG, das Katalase-Peroxidase-Aktivität aufweist und ein elektrophiles Isonicotinoyl-Radikal erzeugt. Das Radikal addiert spontan an die 4-Position des im aktiven Zentrum des Enzyms gebundenen Kosubstrats NAD^+ zu einem kovalenten **Isonicotinoyl-NAD-Addukt** (o Abb. 12.94). Die Bildung des Addukts erfordert die Anwesenheit von Mn^{2+}-Ionen. Das gebildete Addukt ist in 4-Position *S*-konfiguriert. Es bindet mit hoher Affinität an die mykobakterielle **Enoyl-Reduktase InhA** (o Abb. 12.93) und blockiert so einen wesentlichen Schritt der Mykolsäuresynthese. Das NADH-abhängige Enzym ist während der Elongation der Fettsäuren an der Reduktion der Doppelbindung in den *trans*-Enoyl-Intermediaten beteiligt (o Abb. 12.95). Das acylierte NADH-Kosubstrat kann diesen Schritt nicht mehr katalysieren.

Für Isoniazid wurden zudem weitere Addukte bekannt, die an anderen Targets angreifen. So ist das 4*R*-konfigurierte INH-NADP-Addukt ein Inhibitor der mykobakteriellen Dihydrofolat-Reduktase, verschiedene INH-NADP-Addukte hemmen MabA (o Abb. 12.93) und tragen so zur Wirkung bei. Isoniazid wirkt auf rasch proliferierende Mykobakterien **bakterizid**, auf ruhende Keime bestenfalls bakteriostatisch.

Hauptursache der **Resistenz** sind Mutationen im KatG-Gen, sodass aufgrund der geringeren Katalase-Peroxidase-Aktivität eine verminderte Bioaktivierung von Isoniazid erfolgt.

Die strukturverwandten **Ethionamid** und **Protionamid** besitzen den gleichen Wirkungsmechanismus wie Isoniazid. Ihre Aktivierung erfolgt allerdings durch eine NADPH-abhängige, FAD-haltige mykobakterielle Monooxygenase (EthA), die Thioamide oder Thioharn-

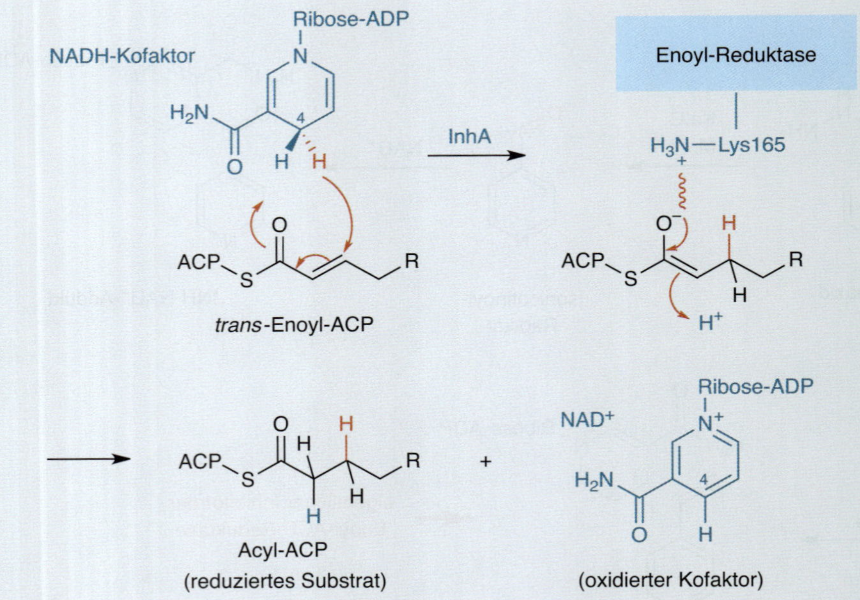

○ Abb. 12.95 Reduktion der Doppelbindung durch die Enoyl-Reduktase InhA unter Beteiligung von NADH als Kofaktor. ACP: Acyl-Carrier-Potein, InhA: Enoyl-Reduktase

stoffe aktiviert. Zunächst entsteht das Ethionamid-*S*-oxid, das zum Sulfensäure-Metabolit tautomerisiert (○ Abb. 12.96) und die volle antimykobakterielle Aktivität beibehält. Die weitere Oxidation liefert die instabile Sulfinsäure. Man nimmt an, dass als reaktive Spezies daraus ein Iminoylradikal entsteht, das mit dem elektronenarmen Kosubstrat NAD^+ nach Hydrolyse des Imins ein stabiles Addukt bildet. Die Struktur ist vergleichbar mit der des aus Isoniazid gebildeten acylierten NADH-Kosubstrats.

Im Gegensatz zu den Enoyl-Reduktase-Inhibitoren hat **Pyrazinamid** kein spezifisches zelluläres Target, sondern ist ein Multitarget-Inhibitor. Als Amid gelangt es durch passive Diffusion in die Bakterienzelle und wird dort durch die mykobakterielle Pyrazinamidase (Nicotinamidase) zur aktiven Form hydrolysiert. Das ist die **bakterizid** wirkende Pyrazinsäure ($pK_S = 2{,}9$). Diese kann in *M. tuberculosis* über ein effizientes Effluxsystem wieder aus der Zelle austreten. In saurer Umgebung wie in Makrophagen liegt sie aber protoniert vor, d. h. ohne Ladung. Nur die ungeladene Form kann wieder in das Mykobakterium zurückgelangen. Pyrazinamid wirkt als einziges Tuberkulosemittel gegen persistierende Mykobakterien in den sauren Phagolysosomen der Makrophagen. Bei höheren pH-Werten als 5,4 ist Pyrazinamid nicht wirksam, da das Pyrazinsäure-Anion nicht penetrieren kann. Die Pyrazinsäure verursacht im Zellinnern eine zytoplasmatische Übersäuerung. Die nachfolgende Störung der Redox-Homöostase kann oxidative Schädigungen in der Zelle auslösen. Darüber hinaus beeinträchtigt dies den zur ATP-Synthese erforderlichen Protonengradienten und den Membrantransport. Der genaue Wirkungsmechanismus von Pyrazinamid und Pyrazinsäure wird nicht vollständig verstanden. Aufgrund der engen Strukturverwandtschaft zur Pyridin-Einheit von NADH können sie mit Nukleotid-Bindestellen mehrerer Enzyme interagieren und verschiedene Stoffwechselwege stören, die für das Überleben der Mykobakterien relevant sind.

Biotransformation. Isoniazid wird weitgehend in inaktive Metaboliten umgewandelt. Hauptmetabolit ist *N*-Acetylisoniazid (○ Abb. 12.97). Die für die Acetylierung verantwortlichen zytosolischen *N*-Acetyltransferasen vom Typ 2 befinden sich hauptsächlich in der Leber und im Dünndarm. Andere Metaboliten nach Hydrolyse durch eine Amidase sind Isonicotinsäure, die als Glycinkonjugat (Isonicotinursäure) im Urin auftritt, und Hydrazin.

Generell ist die **Hydrazin-Partialstruktur** in Arzneistoffen nicht unproblematisch und mit **Hepatotoxizität** assoziiert. So wird der primär gebildete *N*-Acetylmetabolit von Isoniazid zu *N*-Acetylhydrazin hydrolysiert, welches als Substrat der mikrosomalen CYP-Enzyme dient. Nach Bildung eines *N*-Hydroxylamin-Intermediats entsteht unter Elimination von Wasser ein Diazenderivat (Diimin), das zu einem reaktiven Acetylradikal weiterreagiert. Das Radikal ist in der Lage, Leberpro-

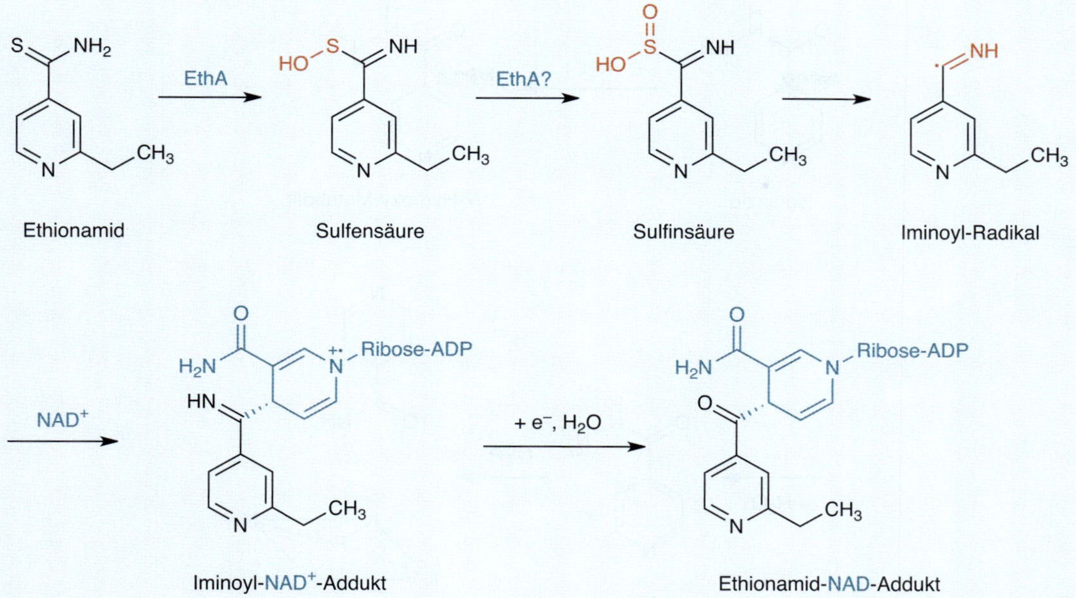

○ **Abb. 12.96** Bioaktivierung von Ethionamid. EthA: Monooxygenase

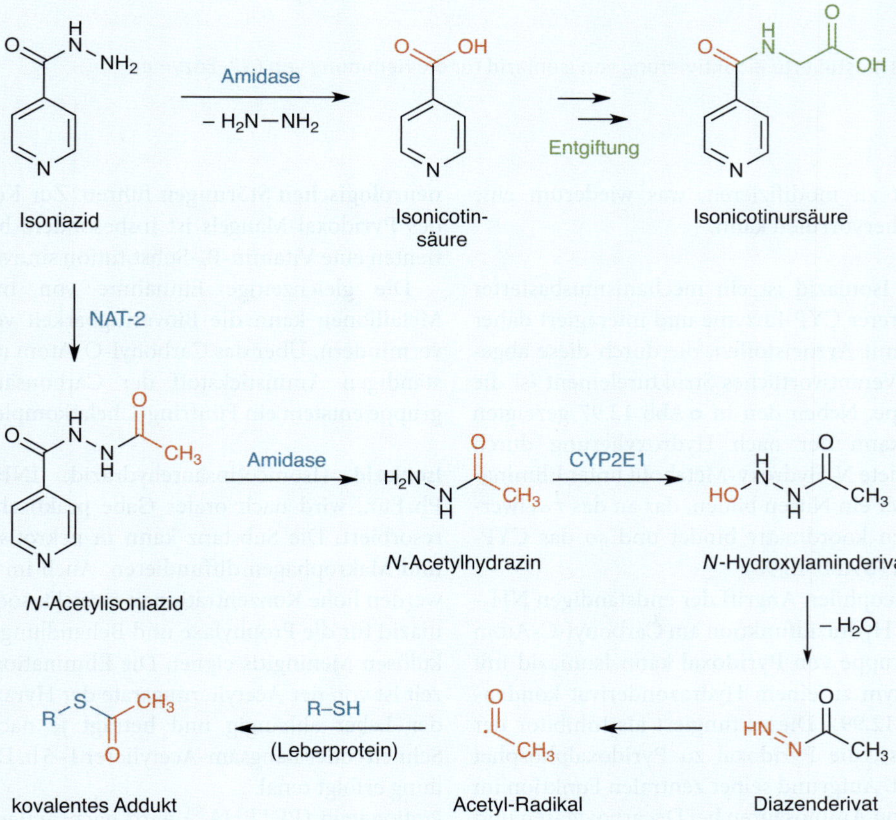

○ **Abb. 12.97** Biotransformation von Isoniazid. NAT2: *N*-Acetyltransferase-2

12

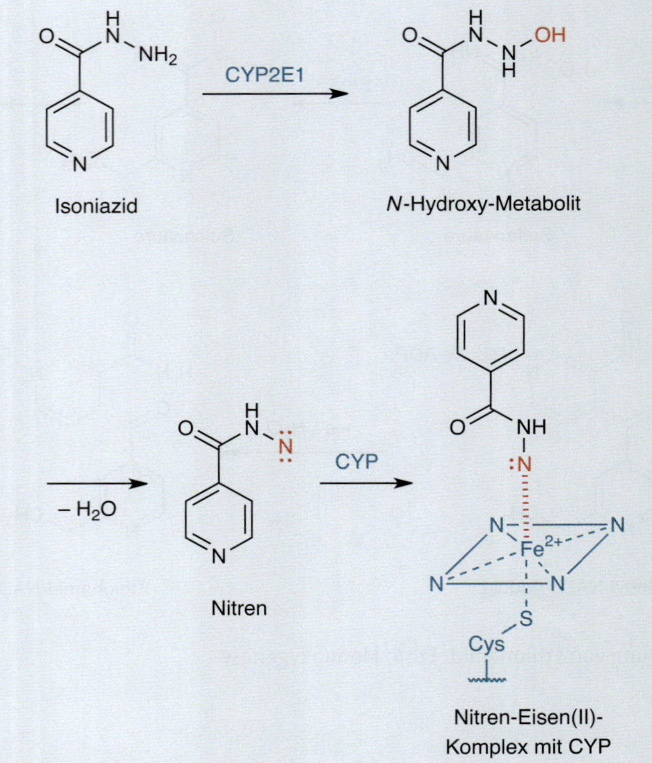

Isoniazid —CYP2E1→ N-Hydroxy-Metabolit —(– H_2O)→ Nitren —CYP→ Nitren-Eisen(II)-Komplex mit CYP

Abb. 12.98 Postulierte Bioaktivierung von Isoniazid für die Hemmung von CYP-Enzymen

teine kovalent zu modifizieren, was wiederum eine Lebernekrose hervorrufen kann.

Interaktionen. Isoniazid ist ein mechanismusbasierter Inhibitor mehrerer CYP-Enzyme und interagiert daher insbesondere mit Arzneistoffen, die durch diese abgebaut werden. Verantwortliches Strukturelement ist die Hydrazidgruppe. Neben den in Abb. 12.97 gezeigten Metaboliten kann der nach Hydroxylierung durch CYP2E1 gebildete *N*-Hydroxy-Metabolit unter Elimination von Wasser ein Nitren bilden, das an das zweiwertige Häm-Eisen koordinativ bindet und so das CYP-Enzym hemmt (Abb. 12.98).

Durch nukleophilen Angriff der endständigen NH_2-Gruppe seiner Hydrazidfunktion am Carbonyl-C-Atom der Aldehydgruppe von **Pyridoxal** kann Isoniazid mit diesem Coenzym zu einem Hydrazonderivat kondensieren (Abb. 12.99). Dieses fungiert als Inhibitor der Pyridoxalkinase, die Pyridoxal zu Pyridoxalphosphat phosphoryliert. Aufgrund seiner zentralen Funktion im Stoffwechsel von Aminosäuren bei Decarboxylasen und Transaminasen (▸ Kap. 7.13.5) wird dadurch die Biosynthese verschiedener Neurotransmitter wie GABA, Catecholamine oder Serotonin beeinträchtigt. Dies kann zu **neurologischen Störungen** führen. Zur Kompensation des Pyridoxal-Mangels ist insbesondere bei Risikopatienten eine Vitamin-B_6-Substitution sinnvoll.

Die gleichzeitige Einnahme von mehrwertigen Metallionen kann die Bioverfügbarkeit von Isoniazid vermindern. Über das Carbonyl-O-Atom und den endständigen Aminstickstoff der Carbonsäurehydrazidgruppe entsteht ein Fünfring-Chelatkomplex.

Isoniazid (Isonicotinsäurehydrazid, INH, Isozid®), Ph. Eur., wird nach oraler Gabe praktisch vollständig resorbiert. Die Substanz kann in nekrotische Gewebe und Makrophagen diffundieren. Auch im Liquorraum werden hohe Konzentrationen erreicht, sodass sich Isoniazid für die Prophylaxe und Behandlung einer tuberkulösen Meningitis eignet. Die Eliminationshalbwertszeit ist von der Acetylierungsrate der Hyrazidgruppe in der Leber abhängig und beträgt je nach Phänotyp Schnell- oder Langsam-Acetylierer 1–5 h. Die Ausscheidung erfolgt renal.

Protionamid (PETEHA®) wird nach oraler Gabe rasch und vollständig resorbiert. Die Halbwertszeit beträgt etwa 2 h, die Ausscheidung erfolgt überwiegend über den Urin. Protionamid ist bei Tuberkulose und Lepra

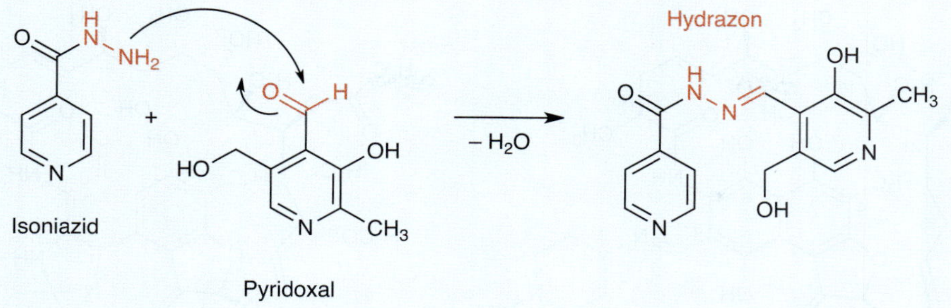

● **Abb. 12.99** Chemische Interaktion von Isoniazid mit Pyridoxal

indiziert. Es kann wie Isoniazid auch die Blut-Hirn-Schranke überwinden.

Ethionamid (Trecator®), Ph. Eur., ist das kettenkürzere Homologe von Protionamid und in vielen Ländern an dessen Stelle im Handel.

Pyrazinamid (Pyrafat®), Ph. Eur., ist ein Pyrazin-analoges Nicotinamid. Die Bioverfügbarkeit nach oraler Gabe liegt nahezu bei 100 %. Neben der Hydrolyse zur Pyrazin-2-carbonsäure (Pyrazinsäure) entstehen deren 5-Hydroxyderivat und 5-Hydroxypyrazinamid. Die Halbwertszeit beträgt 9–10 h, die Ausscheidung erfolgt renal.

Rifamycine (Ansamycine)

Die therapeutisch verwendeten **Rifamycine** (● Abb. 12.100) sind partialsynthetische Antibiotika mit breitem Wirkungsspektrum. Sie sind besonders gegen Mykobakterien wirksam. Vladimir Prelog und Wolfgang Oppolzer prägten für diese Strukturen die Bezeichnung **Ansamycine** (lat. *ansa* = Henkel), da ihr planares Ringsystem mit einer Henkel-ähnlichen Alkylkette überspannt wird.

Entdeckung. Erstmals isoliert wurden die Rifamycine 1959 in einem Screening-Programm der Firma Lepetit (Mailand) als komplexes Gemisch aus *Streptomyces mediterranei*, reklassifiziert als *Amycolatopsis mediterranei*. Die Firmenmitarbeiter hatten eine Vorliebe für skurrile Namen, und in Assoziation zum Gangsterfilm „Rififi", berühmt durch eine ausgedehnte, dialogfreie Einbruchszene, benannten sie die Substanzklasse Rifamycine. Die einzelnen Vertreter wurden durch die Buchstaben A, B, C, D, E, S und SV unterschieden. Die Strukturaufklärung der Hauptkomponente Rifamycin B erfolgte 1964 durch Vladimir Prelog und Wolfgang Oppolzer. Rifamycin B ist gegenüber dem biologisch aktiven **Rifamycin SV** (● Abb. 12.100) an einer Phenolgruppe mit Glycolsäure verethert und kann nicht die Bakterienzellwand durchdringen. Rifamycin SV wird nur unzureichend resorbiert und muss parenteral appliziert werden. Es wird neuerdings wieder in einer speziellen Galenik zur oralen Behandlung von Reisedurchfall verwendet.

Nach Einführen einer Formylgruppe in Position 8 und Derivatisierung mit Hydrazinderivaten gelangte man ausgehend von Rifamycin SV zu oral wirksamen Vertretern. Der erste war das 1968 in den Handel gebrachte **Rifampicin** (in USA Rifampin). Ihm kommt auch heute noch die größte Bedeutung zu.

Struktur und Eigenschaften. Die Rifamycine bestehen aus einem planaren, aromatischen System mit einem angular anellierten Naphthofuranring. Mit Ausnahme von Rifabutin, das sich auf der Oxidationsstufe des Napththochinonimins befindet, liegen die Rifamycine in der reduzierten **Naphthohydrochinon**-Form vor. Zwei nicht benachbarte C-Atome des Ringsystems sind durch eine 17-gliedrige Polyketid-Kette, die mit einer Lactamgruppe beginnt und einer Enoletherstruktur endet, miteinander verknüpft. Der hydroxylierte Naphthohydrochinon-Chromophor verleiht den Rifamycinen eine orangerote Farbe, wodurch Körpersekrete wie Urin, Tränen, Schweiß oder Stuhl gefärbt werden können. Auch weiche Kontaktlinsen können dauerhaft gefärbt werden.

Für Rifampicin werden pK_S-Werte von 1,7 (5-OH) und 7,9 (Piperazin-N-4) angegeben. Der Elektronenzug der Ketogruppe im Furanonring erhöht die Acidität des Phenolsystems zwar deutlich, dennoch sollte dessen pK_S-Wert eher im Bereich von 5 liegen.

Wirkungsmechanismus. Rifamycine sind **Inhibitoren der DNA-abhängigen RNA-Polymerase** (RNAP). Sie binden an die β-Untereinheit des Enzyms und blockieren dadurch die Transkription der Bakterien-DNA. Das Targetenzym ist ein komplexes System mit 5 Untereinheiten, von denen jede eine andere Funktion ausübt. Die β-Untereinheit enthält die Polymerase. Rifampicin bin-

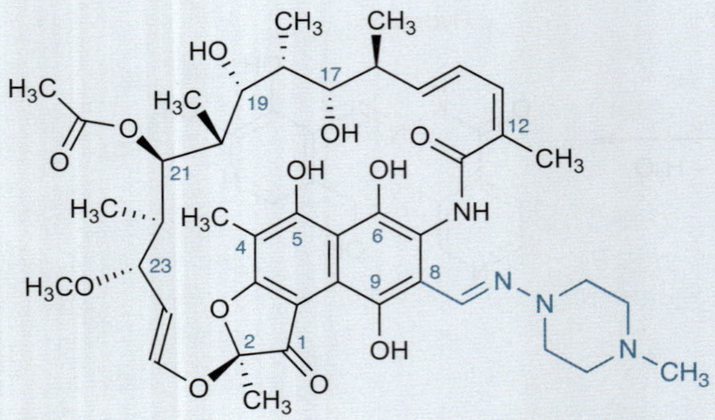

Rifampicin

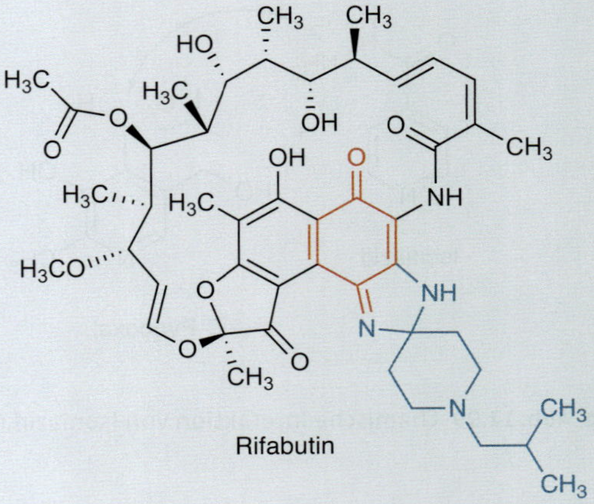

Rifabutin

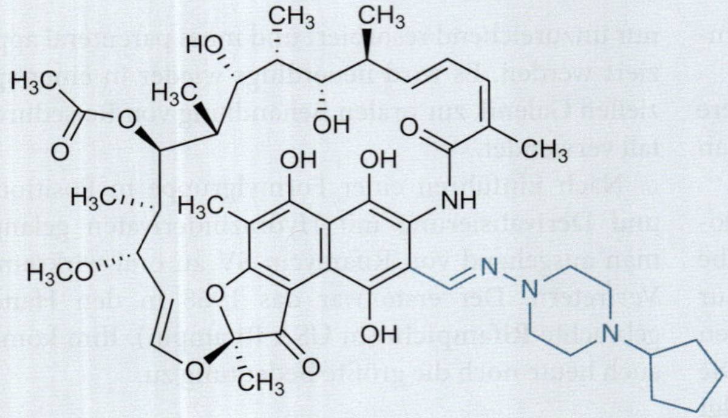

Rifapentin

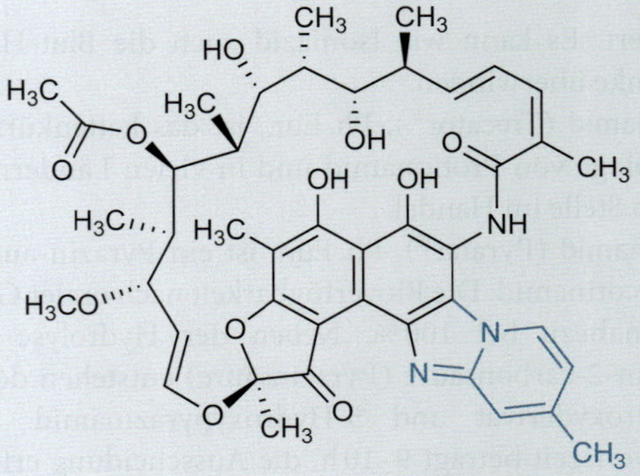

Rifaximin
(Behandlung der Reisediarrhoe)

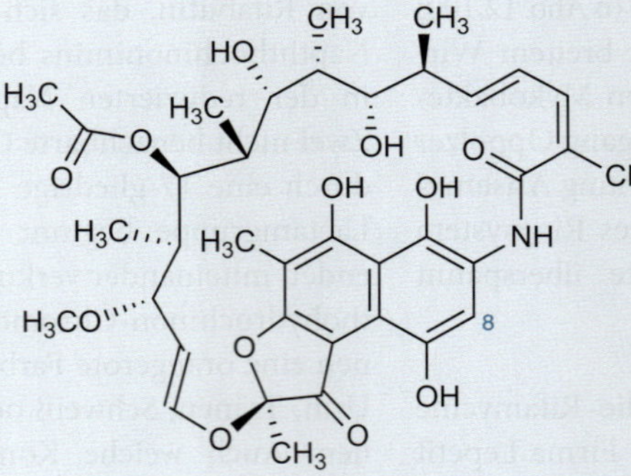

Rifamycin SV
(Behandlung der Reisediarrhoe)

Abb. 12.100 Rifamycin-Antibiotika

det nicht direkt im aktiven Zentrum dieser Untereinheit, sondern in einem etwas entfernten Kanal. Ein Cluster von hydrophoben Aminosäuren säumt eine Wand der Rifampicin-Bindetasche und steht über Van-der-Waals-Kräfte mit dem Naphthalenring und seiner 4-Methylgruppe in Kontakt. Die 4 für die antibakterielle Aktivität kritischen Hydroxygruppen an C-5 und C-6 des Naphthalenrings sowie C-17 und C-19 der Polyketidkette gehen H-Brückenbindungen mit polaren Funktionen des RNA-Polymeraseproteins ein. Dazu kommen weitere Van-der-Waals-Interaktionen im Bereich der Henkelbrücke. In der Folge wird die Verlängerung der mRNA-Kette nach dem ersten oder zweiten Kondensationsschritt blockiert. Dies führt zum Abbruch der Transkription. Im Vergleich zu den bakteriellen Enzymen sind die eukaryotischen 100–10000-fach weniger empfindlich.

Der Wirkungstyp der Rifamycine ist **bakterizid**. **Resistenzen** werden durch Mutationen des Gens erworben, das für die β-Untereinheit der RNA-Polymerase kodiert. Es kommt zu Veränderungen der Bindetasche.

Struktur-Wirkungs-Beziehungen. Für Rifamycine gelten folgende strukturelle Anforderungen.

- Freie Hydroxygruppen an C-5, C-6, C-17 und C-19 sind erforderlich, da hier wichtige Interaktionen über H-Brücken in der Bindetasche der RNA-Polymerase stattfinden.
- Die Acetylierung von C-17 und C-19 führt zu unwirksamen Verbindungen.
- Die Reduktion der Doppelbindungen im makrozyklischen Ring führt zum Wirksamkeitsverlust.
- Die Substitution an C-8 oder C-9 des Naphthalenrings scheint den Transport durch die Bakterienzellwand zu beeinflussen.

Biotransformation. Rifampicin und Rifapentin werden hauptsächlich durch Desacetylierung an C-21 zu noch wirksamen Metaboliten hydrolysiert. Die Hydrolyse des Hydrazons führt zu einem ebenfalls aktiven Metaboliten, Rifamycin SV oder zu desacetylierten Formen.

Interaktionen. Rifamycine sind starke Induktoren verschiedener CYP-Enzyme. Die Potenz nimmt ab in der Reihe Rifampicin > Rifapentin > Rifabutin. Dies führt zu zahlreichen Interaktionen mit Arzneistoffen, die oxidativ metabolisiert werden. Insbesondere zu beachten ist die vermehrte Bildung von hepatotoxischen Metaboliten bei Isoniazid.

Rifampicin (Eremfat®), Ph. Eur., ist ein Hydrazonderivat. Die 8-Formylgruppe von Rifamycin SV ist mit 4-Methylpiperazin-1-amin kondensiert, wobei ein Hydrazin-N-Atom in den Piperazinring eingebaut ist. Das hydrophobe Molekül diffundiert durch die Mykolsäureschicht der Mykobakterien und ist auch gut gewebegängig. Rifampicin wird bei oraler Gabe gut resorbiert. Die Halbwertszeit liegt bei 3–5 h, sie wird durch den enterohepatischen Kreislauf der Substanz beeinflusst und kann bis zu 16 h betragen. Die Ausscheidung der Metaboliten erfolgt überwiegend mit den Fäzes, unverändertes Rifampicin wird im Urin ausgeschieden. In Form des Natriumsalzes wird Rifampicin zudem als Infusionslösung eingesetzt. Rifampicin ist auch gegen *Mycobacterium leprae* sowie atypische Mykobakterien wirksam.

Rifapentin (Priftin®) besitzt anstelle der *N*-Methylgruppe am Piperazinring einen *N*-Cyclopentyl-Substituenten. Die Hemmwirkung gegen Mykobakterien ist stärker und die Halbwertszeit von 13 h länger als bei Rifampicin. Die Substanz ist in USA verfügbar, in Europa hat sie den Orphan-Drug-Status erhalten als ein Arzneistoff, der bei seltenen Erkrankungen eingesetzt wird.

Rifabutin (Mycobutin®), Ph. Eur., besitzt einen Chinonimin-Chromophor und ist dadurch rotviolett gefärbt. Im weiteren Unterschied zu den anderen Rifamycinen hat es eine Spiroimidazopiperidyl-Partialstruktur. Mit dem Imidazol-N (pK_S = 3,5) und Piperidin-N (pK_S = 9,5) hat es basische, mit der phenolischen Hydroxygruppe (pK_S = 6,5) saure Eigenschaften. Es wird oral appliziert, die Bioverfügbarkeit ist aber mit nur etwa 20 % relativ niedrig. Rifabutin ist sehr lipophil und hat eine hohe Gewebeaffinität. Es wird extensiv metabolisiert, hauptsächlich durch CYP3A4. Zu den Hauptmetaboliten zählt das aktive *O*-Desacetylderivat. Die Elimination verläuft biphasisch, die durchschnittliche Halbwertszeit liegt bei 45 h. Die Ausscheidung erfolgt mit dem Urin und den Fäzes. Rifabutin wird insbesondere bei Infektionen mit dem *Mycobacterium-avium*-Komplex bei AIDS-Patienten in Kombination mit anderen Arzneistoffen eingesetzt.

Rifaximin (Xifaxan®), Ph. Eur., kann nicht bei mykobakteriellen Erkrankungen eingesetzt werden, sondern wurde speziell zur Behandlung von Magen-Darm-Infektionen entwickelt. Strukturell liegt ein Rifamycinderivat vor, das mit einem Pyridoimidazo-System anelliert ist. Das resultierende polyzyklische System ist vollkommen planar und aromatisch, wobei unter physiologischen Verhältnissen eine zwitterionische Struktur mit einem positiv und einem negativ geladenen N-Atom einen hohen Beitrag zur Mesomeriestabilisierung leistet (o Abb. 12.101). Der pK_S-Wert wird mit 6,8 angegeben. Aufgrund der permanenten Ladung wird Rifaximin bei oraler Verabreichung wie beabsichtigt nicht signifikant resorbiert, sodass es lokal im Darmlumen wirkt, systemisch gegen invasive pathogene Bakterien aber unwirksam ist. Die Ausscheidung erfolgt zu 97 % in unveränderter Form mit den Fäzes. Eingesetzt wird Rifaximin zur Behandlung der Reisediarrhö bei Erwachsenen, wenn diese durch nichtinvasive Enterobakterien verursacht wird.

Rifamycin (Rifamycin SV, Relafalk®), Ph. Eur. (Natriumsalz), ist seit Ende 2019 zur Behandlung der Reisediarrhö durch nichtinvasive *E.-coli*-Stämme bei Erwachsenen verfügbar. Nach oraler Gabe wird Rifamycin SV durch eine Multi-Matrix-(MMX-)Technologie pH-abhängig und verzögert selektiv im terminalen Ileum und Kolon freigesetzt. Da die Substanz nur unzureichend aus dem Magen-Darm-Trakt resorbiert wird, ist eine gezielte Wirkung im Dickdarm möglich.

o Abb. 12.101 Mesomerie- und Tautomeriegleichgewichte von Rifaximin

o Abb. 12.102 Tuberkulosemittel Ethambutol

Ethambutol

Entdeckung. Die Wirksamkeit *N,N'*-dialkylierter Diaminoethanderivate gegen Tuberkulose entdeckte man im Rahmen eines Screenings bei Lederle. Trotz Synthese von mehreren Tausend Substanzen ist das 1961 entdeckte **Ethambutol** (o Abb. 12.102) der einzige Arzneistoff dieser Reihe.

Struktur und Eigenschaften. Der Name Ethambutol leitet sich ab von der zentralen **Eth**ylen**diam**in-Struktur, die jeweils am Stickstoff mit **Butanol** substituiert wurde. In Ethambutol liegen 2 gleichartig substituierte Asymmetriezentren vor, sodass 3 Stereoisomere existieren (▸Kap. 1.4.1). Eutomer ist das rechtsdrehende *S,S*-Ethambutol, die *R,S*-konfigurierte, optisch inaktive *meso*-Form ist nur schwach wirksam, das *R,R*-Isomer ist nahezu unwirksam.

Ethambutol ist eine zweiwertige Base. Die Aciditätskonstanten für die protonierten Formen der beiden sekundären Aminogruppen betragen pK_{S1} = 6,6 und pK_{S2} = 9,5. Unter physiologischen Bedingungen liegt die Substanz geladen vor, die Blut-Hirn-Schranke überwindet sie eher schlecht. Die ungeladene Form penetriert und liegt in sauren Milieu der phagozytierenden Zellen als protoniertes Dikation vor, das sich intrazellulär anreichert.

Wirkungsmechanismus. In der Zellwand der Mykobakterien sind die Mykolsäuren mit den 5'-Hydroxygruppen der D-Arabinose-Einheiten des Arabinogalaktans verestert. Ethambutol unterbricht als **Inhibitor der Arabinosyltransferase** die Arabinogalaktansynthese und führt zu einem veränderten Aufbau der Arabinogalaktanschicht. Dies beeinträchtigt den Aufbau der Zellwand. Zudem erhöht sich die Permeabilität für andere Stoffe, was zugleich den Synergismus von Ethambutol mit intrazellulär wirkenden Antituberkulotika erklärt.

Der **Resistenzmechanismus** gegen Ethambutol beruht auf einer Gen-Überexpression der Arabinosyltransferase, kodiert vom embB-Gen. Ethambutol wirkt **bakteriostatisch** gegen proliferierende Tuberkelbakterien.

Struktur-Wirkungs-Beziehungen. Sämtliche Maßnahmen zur Strukturvariation von Ethambutol, beispielsweise die Erweiterung der Diaminoethan-Kette, Ersatz eines N-Atoms oder Einführen größerer Substituenten am N-Atom sowie Veränderungen in der Position der

o Abb. 12.103 Synthese von Ethambutol

Hydroxygruppen, reduzieren deutlich die biologische Aktivität oder heben sie auf.

Interaktionen. Ethambutol kann über die Amino- und Hydroxyfunktionen als zweizähniger Ligand fungieren und mit Metallionen einen fünfgliedrigen Chelatring bilden. Die gleichzeitige Gabe von Antazida oder Mineralstoff-Präparaten kann die Resorption vermindern.

Biotransformation. Der Großteil der applizierten Dosis wird unverändert ausgeschieden. Unwirksame Metaboliten entstehen durch Oxidation der Hydroxygruppen zum Aldehyd oder zur Carbonsäure.

Synthetische Aspekte. Zur Synthese von Ethambutol (o Abb. 12.103) wird die CH-acide α-Position von Nitropropan mit einer Base deprotoniert und mit Formaldehyd zum racemischen 2-Nitrobutanol umgesetzt. Katalytische Hydrierung in Gegenwart von Raney-Nickel führt zu 2-Aminobutanol. Nach Racematspaltung mit L-(+)-Weinsäure setzt man das *S*-konfigurierte Enantiomer mit 1,2-Dichlorethan in alkalischer Lösung zu *S,S*-Ethambutol um.

Ethambutol (EMB-Fatol®), Ph. Eur. (Dihydrochlorid), ist in der wirksamen *S,S*-Form monographiert und im Handel. Es wird nach oraler Gabe zu 80 % resorbiert, die Halbwertszeit beträgt 2–6 h. Die Ausscheidung erfolgt überwiegend renal in unveränderter Form. Ethambutol steht auch als Infusionslösung zur Verfügung. Bei der Therapie können zunächst reversible, ein- und beidseitige Sehstörungen auftreten, die Sehschärfe und das Farbsehen (rot-grün) werden beeinträchtigt. Insbesondere bei Überdosierung kann eine Schädigung des Nervus opticus dauerhafte Beeinträchtigung des Sehvermögens herbeiführen. Daher muss die Augenfunktion regelmäßig kontrolliert werden.

o Abb. 12.104 Tuberkulosemittel 4-Aminosalicylsäure

4-Aminosalicylsäure

Entdeckung. Nachdem Frederick Bernheim 1940 entdeckt hatte, dass Salicylsäure den O_2-Verbrauch von Mykobakterien stimulierte, prüfte er verschiedene Analoga dieser Substanz, um einen kompetitiven Hemmstoff zu finden, allerdings ohne Erfolg. Die Ergebnisse teilte er dem befreundeten Arzt Jörgen Lehmann mit. Vor dem Hintergrund, dass Sulfonamide als Antagonisten der *para*-Aminobenzoesäure fungieren, untersuchte Lehmann in Schweden die bisher noch nicht geprüfte ***para*-Aminosalicylsäure** (o Abb. 12.104) und konnte 1946 deren Wirksamkeit als Antituberkulotikum ermitteln. Da später besser wirksame Substanzen in die Therapie eingeführt wurden, verlor 4-Aminosalicylsäure aber an Bedeutung. Durch das zunehmende Aufkommen multiresistenter Erreger ist sie in der Kombinationstherapie dennoch wieder von Nutzen.

Struktur und Eigenschaften. Die zur sauren Carboxygruppe (pK_S = 3,6) *para*-ständige Aminogruppe (pK_S = 1,8), ein primäres aromatisches Amin, ist nur sehr schwach basisch. Wie bei Salicylsäure (▸ Kap. 7.5.4) ist die Acidität der Phenolgruppe (pK_S = 13,7) nur äußerst schwach, da ihr H-Atom für die H-Brücke zum Carboxylat-Sauerstoff benötigt wird.

Durch Magensäure kann 4-Aminosalicylsäure zum 3-Aminophenol decarboxyliert werden. Auf oxidativem

12

Weg entstehen daraus chinoide Substanzen (▸Kap. 3.2.1), die als **Hepatotoxine** fungieren oder zu Blutbildveränderungen toxischer und allergischer Natur führen können. Dies wird durch eine neue magensaftresistente Darreichungsform von 4-Aminosalicylsäure verhindert.

Wirkungsmechanismus. Ursprünglich ging man davon aus, dass 4-Aminosalicylsäure aufgrund der strukturellen Ähnlichkeit zu 4-Aminobenzoesäure die Dihydropteroat-Synthase hemmt. Doch im Gegensatz zu den Sulfonamiden (▸Kap. 12.1.9) ist 4-Aminosalicylsäure selbst nur ein schwacher Inhibitor des Enzyms. Es wurde aber gezeigt, dass der Wirkstoff, der sich vom natürlichen Substrat des Enzyms nur durch die zusätzliche 2-Hydroxygruppe unterscheidet, als **Substrat der Dihydropteroat-Synthase** fungiert und vom Enzym genauso effizient im Folsäure-Stoffwechsel eingebaut wird wie das natürliche Substrat, die 4-Aminobenzoesäure. Dabei entsteht ein strukturanaloges Dihydropteroat mit einer zusätzlichen Hydroxygruppe (○Abb. 12.105). Dieses Hydroxydihydropteroat fungiert im Gegensatz zu Sulfonamiden, deren Substratanaloga aufgrund der fehlenden Carboxygruppe nicht weiter umgesetzt werden können, wiederum als **Substrat der Dihydrofolat-Synthetase**, sodass nach Einbau von Glutamat ein Hydroxydihydrofolat erzeugt wird. Die enge Strukturanalogie zwischen Hydroxydihydrofolat und Dihydrofolat deutet darauf hin, dass beide um das aktive Zentrum der Dihydrofolat-Reduktase konkurrieren und das **hydroxylierte Dihydrofolat-Analogon** ein **Inhibitor der Dihydrofolat-Reduktase** ist. 4-Aminosalicylsäure wird somit intrazellulär in die aktive Form umgewandelt. Im Gegensatz zu klassischen Prodrugs imitiert 4-Aminosalicylsäure das Substrat eines essenziellen Enzyms und blockiert den Stoffwechselweg durch sein Bioaktivierungsprodukt.

4-Aminosalicylsäure wirkt gegen *M. tuberculosis* **bakteriostatisch**, andere Mykobakterien sind nicht empfindlich.

Struktur-Wirkungs-Beziehungen. Die Amino- und Carboxygruppe müssen zueinander *para*-ständig angeordnet sein. Ester- und Amid-Derivate müssen leicht hydrolysierbar sein, um wirken zu können. Optimal ist eine Hydroxygruppe in *ortho*-Position zur Carboxygruppe, sie kann aber auch *meta*-ständig angeordnet sein.

Biotransformation. Die Hauptmetaboliten der 4-Aminosalicylsäure entstehen durch *N*-Acetylierung und Konjugation der Carboxygruppe mit Glycin und Glucuronsäure.

4-Aminosalicylsäure (*para*-Aminosalicylsäure, PAS-Fatol®), Ph. Eur., ist als Natriumaminosalicylat-Dihydrat monographiert. Die Substanz muss in hohen Dosen (10–15 g/d) verabreicht werden. Seit 2014 ist sie in neuer Darreichungsform als magensaftresistentes Granulat (Granupas®) im Handel und bietet eine Alternative zur Infusionstherapie. Nach oraler Applikation wird 4-Aminosalicylsäure rasch und vollständig resorbiert. Die Halbwertszeit beträgt etwa 2 h. Die Ausscheidung erfolgt überwiegend renal.

Terizidon

Entdeckung. **D-Cycloserin** (○Abb. 12.106), das rechtsdrehende Enantiomer des racemischen Cycloserins, wurde 1954 unabhängig voneinander durch 3 Forscherruppen entdeckt. Ursprünglich wurde es aus einem Extrakt aus *Streptomyces lavendulae* isoliert und als bakterizides Breitspektrum-Antibiotikum befunden. Mitte der 1960er Jahre entwickelte man daraus das Prodrug **Terizidon.** D-Cycloserin ist in Deutschland nicht mehr im Handel.

Struktur und Eigenschaften. Terizidon ist ein Prodrug, das durch Kondensation von 2 Molekülen D-Cycloserin mit Terephthalaldehyd entsteht. In der Umkehrreaktion zur Synthese wird D-Cycloserin durch Hydrolyse freigesetzt (○Abb. 12.106). D-Cycloserin ist *R*-konfiguriert und besitzt einen Isoxazolidinonring mit einer primären Aminogruppe ($pK_S = 7{,}4$).

Wirkungsmechanismus. D-Cycloserin ist die Wirkform von Terizidon. Es hemmt 2 Schlüsselenzyme für die Biosynthese der D-Alanyl-D-Alanin-Dipeptideinheit, die zum Aufbau des Mureins der Bakterienzellwand und für die Quervernetzung der Mureinhülle benötigt werden, D-Alanin-Racemase und D-Alanin-Ligase. Als D-Alanin-Quelle benutzen Mykobakterien das natürlich vorkommende L-Alanin und wandeln es mithilfe der D-Alanin-Racemase in D-Alanin um. D-Alanin wird dann unter Katalyse der D-Alanin-Ligase mit sich selbst zu einem Dipeptid gekoppelt und in das Peptidoglykan der mykobakteriellen Zellwand eingebaut. Als rigides, stereochemisch passendes Analogon von D-Alanin wird D-Cycloserin wie dieses durch ein aktives Transportsystem in die Bakterienzelle aufgenommen. Dort hemmt es kompetitiv die Bindung von D-Alanin an diese beiden Enzyme und damit die Synthese der Dipeptideinheit, die anschließend nicht in eine Pentapeptidkette eingebaut werden kann. **Resistenzen** sind mit einer Überexpression der D-Alanin-Racemase assoziiert.

Als Coenzym verwendet die Racemase Pyridoxalphosphat, das zur Racemisierung von D-Alanin mit der Aminosäure eine Schiff-Base bildet. D-Cycloserin reagiert aufgrund seiner strukturellen Ähnlichkeit zu D-Alanin mit dem enzymgebundenen Pyridoxalphosphat ebenfalls zu einer Schiff-Base. Verschiedene Tautomerisierungsschritte führen zu einem stabilen, aromati-

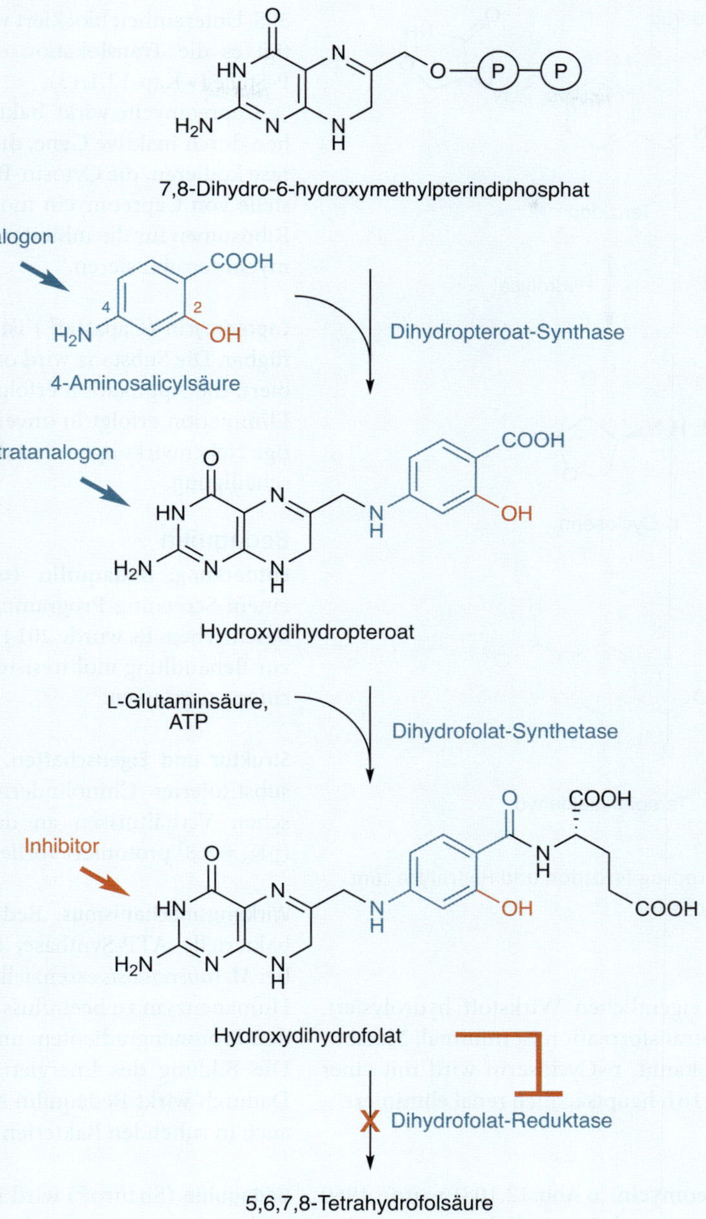

Abb. 12.105 Eingriff in die Tetrahydrofolsäure-Synthese durch 4-Aminosalicylsäure, die gegenüber dem natürlichen Substrat zusätzlich eine 2-Hydroxygruppe aufweist

schen 3-Hydroxyisoxazol-Addukt (Abb. 12.107), sodass die D-Alanin-Racemase blockiert wird.

Interaktionen. Wie aus dem Wirkungsmechanismus hervorgeht, bindet D-Cycloserin kovalent an Pyridoxalphosphat. Wie bei Isoniazid ist entsprechend mit zentralnervösen Störungen zu rechnen, die bei Anwendung zusammen mit Isoniazid verstärkt werden. Auch bei Terizidon ist daher die gleichzeitige Einnahme von Pyridoxin empfohlen. Als partieller Agonist am NMDA-Rezeptor können zudem schwere neurotoxische Störungen wie Krämpfe, Tremor oder psychotische Reaktionen auftreten.

Terizidon (Terizidon® Riemser) ist als Prodrug etwas besser wirksam gegen Tuberkelbakterien als die Muttersubstanz D-Cycloserin. Bei oraler Anwendung wird es nahezu vollständig resorbiert und bereits im Gastroin-

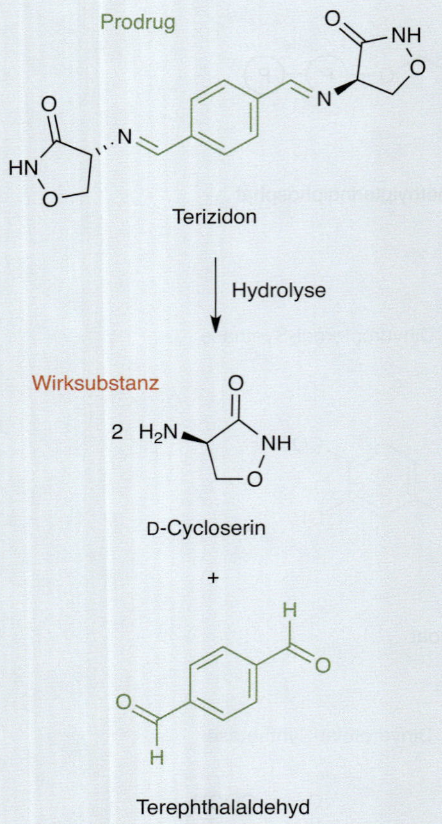

Prodrug

Terizidon

Hydrolyse

Wirksubstanz

2 H_2N

D-Cycloserin

+

Terephthalaldehyd

Abb. 12.106 Prodrug Terizidon und Hydrolyse zum Wirkstoff D-Cycloserin

testinaltrakt zum eigentlichen Wirkstoff hydrolysiert. Die hepatische Biotransformation ist minimal, Metaboliten sind nicht bekannt. D-Cycloserin wird mit einer Halbwertszeit von 16 h hauptsächlich renal eliminiert.

Capreomycin

Entdeckung. Capreomycin (Abb. 12.108) wurde 1960 bei Eli Lilly aus *Saccharothrix mutabilis* ssp. *capreolus*, früher *Streptomyces capreolus*, isoliert und 1971 in den USA auf den Markt gebracht.

Struktur und Eigenschaften. Capreomycin ist ein Gemisch aus 4 strukturell eng verwandten, zyklischen Polypeptiden mit stark basischen Eigenschaften. Die Capreomycine II sind gegenüber den überwiegend vorliegenden Capreomycinen I nicht mit einer β-Lysin-Seitenkette acyliert.

Wirkungsmechanismus. Capreomycin hemmt die bakterielle Proteinsynthese, indem es – was ungewöhnlich ist – mit beiden ribosomalen Untereinheiten interagiert. Insbesondere bindet es an die 23S- und 16S-rRNA, wodurch die Bildung des Initiationskomplexes in der 30S-Untereinheit blockiert wird. Außerdem beeinträchtigt es die Translokation der tRNA von der A- zur P-Stelle (▸ Kap. 12.1.13).

Capreomycin wirkt **bakterizid.** Resistenzen entstehen durch inaktive Gene, die für eine *O*-Methyltransferase kodieren, die Cytosin-Basen im Bereich der Bindestelle von Capreomycin modifizieren und dadurch die Ribosomen für die inhibitorische Wirkung von Capreomycin sensibilisieren.

Capreomycin (Capastat®) ist in Deutschland nicht verfügbar. Die Substanz wird oral nur unzureichend resorbiert, die Applikation erfolgt daher intramuskulär. Die Elimination erfolgt in unveränderter Form renal. Häufige Nebenwirkungen sind die Ototoxizität und Nierenschädigung.

Bedaquilin

Entdeckung. Bedaquilin (Abb. 12.109) stammt aus einem Screening-Programm und wurde erstmals 2004 beschrieben. Es wurde 2014 in der EU als Orphan Drug zur Behandlung multiresistenter Stämme von *M. tuberculosis* zugelassen.

Struktur und Eigenschaften. Bedaquilin ist ein Diaryl-substituiertes Chinolinderivat, das unter physiologischen Verhältnissen an der tertiären Aminogruppe ($pK_S = 8{,}8$) protoniert vorliegt.

Wirkungsmechanismus. Bedaquilin hemmt die mykobakterielle ATP-Synthase, die zur Energiegewinnung bei *M. tuberculosis* essenziell ist, ohne das entsprechende Humanenzym zu beeinflussen. Die ATP-Synthase nutzt den Protonengradienten, um ADP zu phosphorylieren. Die Bildung des Energieträgers ATP wird blockiert. Dadurch wirkt Bedaquilin sowohl in sich teilenden als auch in ruhenden Bakterien bakterizid.

Bedaquilin (Sirturo®) wird in Form des Fumaratsalzes oral appliziert. Es ist ein Zweitlinientherapeutikum bei multiresistenter Lungentuberkulose. Die Biotransformation durch CYP3A4 führt zum weniger aktiven Monomethyl-Metaboliten. Die Halbwertszeit ist sehr lang und liegt bei 5–6 Monaten. Die Ausscheidung erfolgt hauptsächlich mit den Fäzes. Bedaquilin verlängert die QT-Zeit und hat hepatotoxische Eigenschaften.

Anellierte Nitroimidazole

Entdeckung. Nitroimidazole wie Metronidazol zeigen gegenüber Mykobakterien nur schwache Wirksamkeit. Für ein Ethyl-substituiertes bizyklisches Nitroimidazo-Oxazol entdeckte man 1989 gute In-vitro- und In-vivo-Wirksamkeit, doch die Weiterentwicklung der Substanz

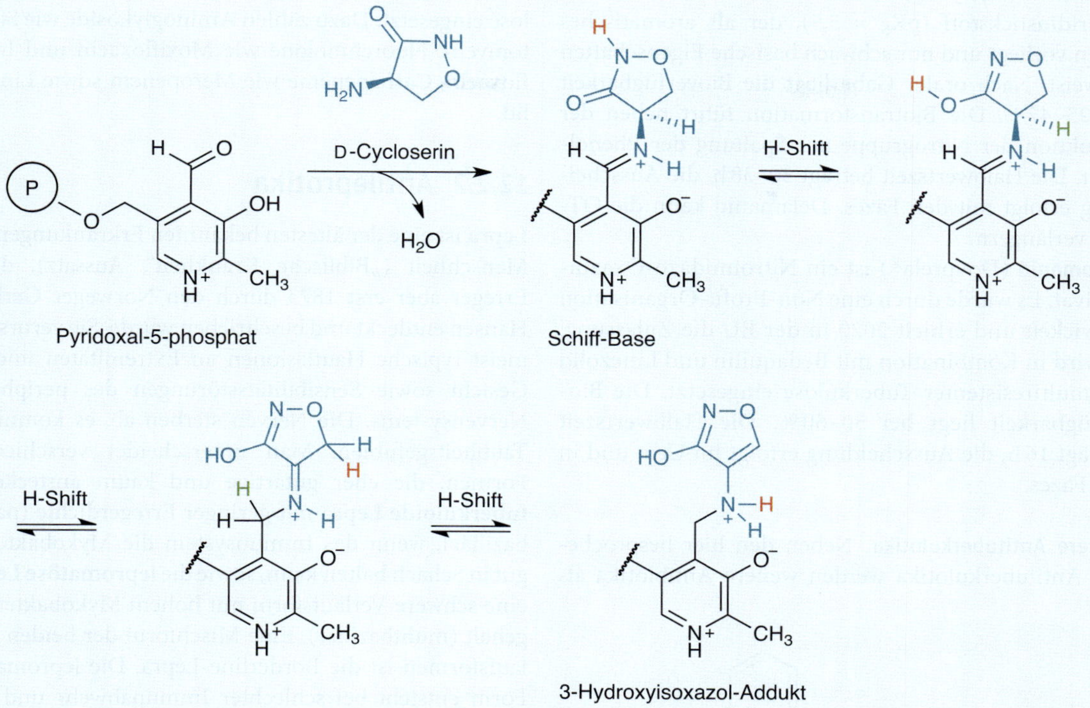

○ Abb. 12.107 Kovalente Bindung von D-Cycloserin an das Coenzym der D-Alanin-Racemase, Pyridoxalphosphat

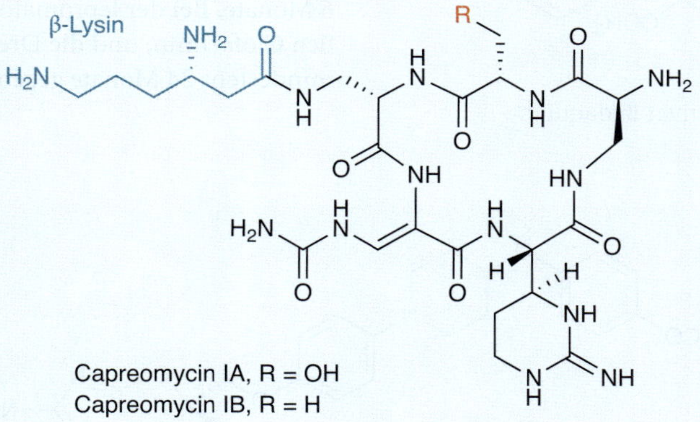

○ Abb. 12.108 Polypeptid Capreomycin

wurde wegen mutagener Effekte abgebrochen. Die gezielte Strukturmodifikation in Japan führte zu **Delamanid** (○ Abb. 12.110), das nicht mutagen wirkt. Delamanid ist in Deutschland seit 2014 im Handel.

Wirkungsmechanismus. Die anellierten Nitroimidazole müssen von einer Mykobakterien-spezifischen, Flavin-abhängigen Nitroreduktase zu reaktiven Metaboliten reduziert werden. Für den Elektronentransport dient das Coenzym F_{420}, ein Desazaflavin, das im Vergleich zum Isoalloxazin-System der Flavine in Position 5 kein N-Atom besitzt (○ Abb. 12.111). Mykobakterien, bei denen die zur Reduktion erforderlichen Enzyme fehlen, sind nicht empfindlich. Die gebildeten reaktiven Metaboliten sind Inhibitoren der Bildung von Keto- und Methoxymykolsäuren, sodass der Aufbau der mykobakteriellen Zellwand geschädigt wird. Der Wirkungstyp ist **bakterizid**.

12

Delamanid (Deltyba®) besitzt in der Seitenkette einen Piperidinstickstoff (pK_S = 5,5), der als aromatisches Amin vorliegt und nur schwach basische Eigenschaften aufweist. Nach oraler Gabe liegt die Bioverfügbarkeit bei 25–47 %. Die Biotransformation führt neben der Reduktion der Nitrogruppe zur Spaltung der Phenolether. Die Halbwertszeit beträgt 30–38 h, die Ausscheidung erfolgt mit den Fäzes. Delamanid kann die QT-Zeit verlängern.

Pretomanid (Dovprela®) ist ein Nitroimidazo-Oxazin-Derivat. Es wurde durch eine Non-Profit-Organisation entwickelt und erhielt 2020 in der EU die Zulassung. Es wird in Kombination mit Bedaquilin und Linezolid bei multiresistenter Tuberkulose eingesetzt. Die Bioverfügbarkeit liegt bei 50–60 %. Die Halbwertszeit beträgt 16 h, die Ausscheidung erfolgt im Urin und in den Fäzes.

Weitere Antituberkulotika. Neben den hier besprochenen Antituberkulotika werden weitere Antibiotika als Medikamente der Nichtstandardtherapie bei Tuberkulose eingesetzt. Dazu zählen Aminoglykoside wie Streptomycin, Fluorchinolone wie Moxifloxacin und Levofloxacin, Carbapeneme wie Meropenem sowie Linezolid.

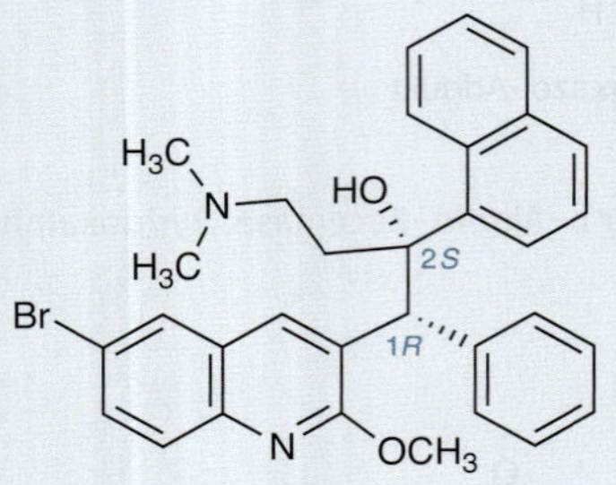

Abb. 12.109 Chinolinderivat Bedaquilin

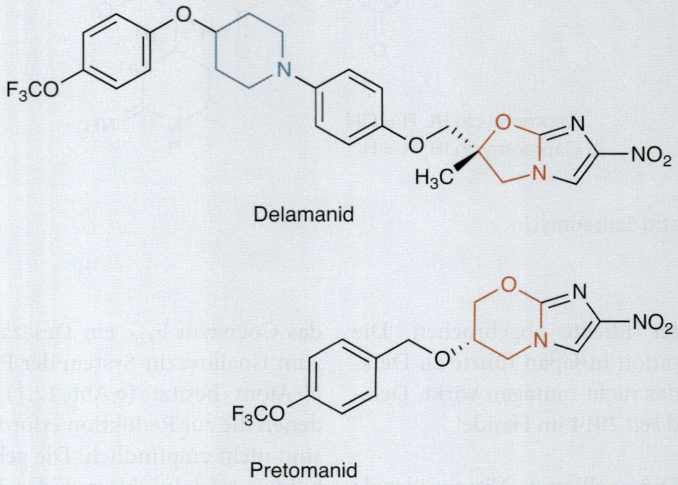

Abb. 12.110 Anellierte Nitroimidazole zur Tuberkulosetherapie

12.2.2 Antileprotika

Lepra ist eine der ältesten bekannten Erkrankungen der Menschheit („Biblische Krankheit", Aussatz), deren Erreger aber erst 1873 durch den Norweger Gerhard Hansen entdeckt und beschrieben wurde. Sie verursacht meist typische Hautläsionen an Extremitäten und im Gesicht sowie Sensibilitätsstörungen des peripheren Nervensystems. Die Nerven sterben ab, es kommt zu Taubheitsgefühlen. Man unterscheidet verschiedene Formen, die eher gutartige und kaum ansteckende **tuberkuloide Lepra** mit geringer Erregerdichte (paucibazillär), wenn das Immunsystem die Mykobakterien gut in Schach halten kann, sowie die **lepromatöse Lepra**, eine schwere Verlaufsform mit hohem Mykobakteriengehalt (mulitbazillär). Eine Mischform der beiden Verlaufsformen ist die Borderline-Lepra. Die lepromatöse Form entsteht bei schlechter Immunabwehr und ruft geschwulstartige Hautveränderungen am gesamten Körper hervor, insbesondere am Gesicht, das im weiteren Krankheitsverlauf einem Löwenkopf ähnelt. Infolge der Nervenschäden treten Verstümmelungen auf. Die Behandlung erfolgt mit Dapson und Rifampicin über 6 Monate. Bei der lepromatösen Form gibt man zusätzlich Clofazimin, und die Dreifachkombination wird für mindestens 24 Monate gegeben.

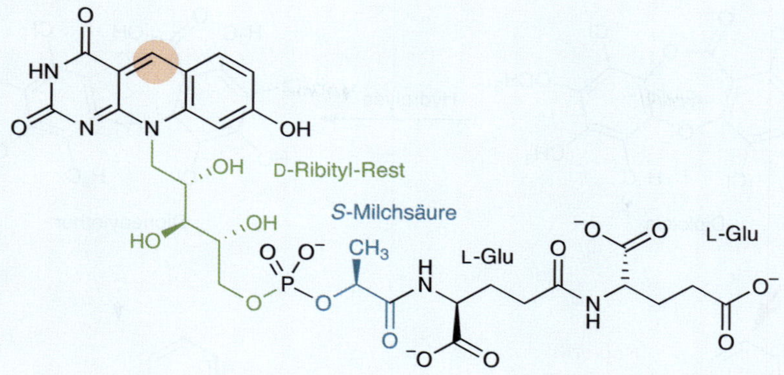

Abb. 12.111 Coenzym F_{420} der Nitroreduktase

Dapson

Entdeckung. Ursprünglich entdeckt wurden die Sulfone bei Untersuchungen zu Struktur-Wirkungs-Zusammenhängen von Sulfonamiden. Aus der Vielzahl der chemisch modifizierten Substanzen erwies sich keine vorteilhafter als die Leitstruktur 4,4'-Diaminodiphenylsulfon, **Dapson** (Abb. 12.112). Dapson wurde erstmals 1947 von Robert G. Cochrane zur Lepratherapie eingesetzt und gilt als unentbehrlicher Arzneistoff der WHO.

Struktur und Eigenschaften. Dapson besitzt eine Anilinstruktur. Durch die elektronenziehende Sulfongruppe ist die Basizität der aromatischen Aminogruppen ($pK_{S1} = 1{,}3$, $pK_{S2} = 2{,}5$) nur noch sehr schwach. Als ungeladenes Molekül ist Dapson sehr schwer löslich in Wasser, wird aber dennoch gut aus dem Gastrointestinaltrakt resorbiert. Zur vollständigen Resorption muss ein saurer pH-Wert vorliegen.

Wirkungsmechanismus. Wie die Sulfonamide ist Dapson ein kompetitiver **Inhibitor der Dihydropteroat-Synthase**, es hemmt den Einbau von *para*-Aminobenzoesäure in Folsäure (▸ Kap. 12.1.9). Der Wirkungstyp ist **bakteriostatisch.** Zudem weist Dapson entzündungshemmende Eigenschaften auf.

Biotransformation. Der Hauptmetabolit von Dapson entsteht durch *N*-Acetylierung in der Leber durch *N*-Acetyltransferase. Dapson wird auch zum Hydroxylaminderivat *N*-hydroxyliert. CYP3A4-Isoformen katalysieren beide Reaktionen. Keiner der Metaboliten besitzt leprostatische Aktivität, obwohl *N*-Acetyldiaminodiphenylsulfon zurück zu Dapson desacetyliert werden kann. Die Metaboliten von Dapson sind nicht unbedenklich. So kann der *N*-Hydroxy-Metabolit Methämoglobinämie auslösen (▸ Kap. 3.3.1).

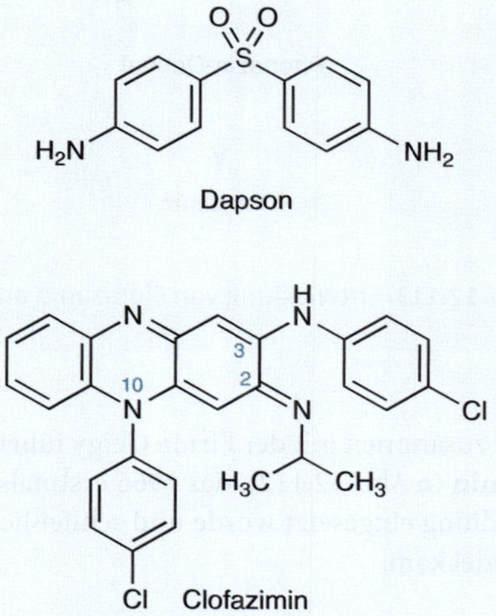

Abb. 12.112 Antileprotika

12

Dapson (Dapson-Fatol®), Ph. Eur., wird oral gegeben. Die Ausscheidung erfolgt im Urin über die Metaboliten, ein geringerer Anteil der Dosis wird unverändert eliminiert. Dapson unterliegt einem enterohepatischen Kreislauf, die Halbwertszeit beträgt 15–30 h.

Clofazimin

Design und Entwicklung. Vincent Barry entdeckte 1944 die tuberkulostatische Aktivität eines Hydrolyseprodukts von Diploicin (Abb. 12.113), einem Inhaltsstoff aus einer irischen Flechte. Durch einfache Strukturmodifikation des Diphenylethers zu einem azaanalogen Aminodiphenylamin erhielt er 1948 nach dessen Oxidation ein Phenazin-Derivat mit beeindruckender antimykobakterieller Aktivität. Die Weiterentwicklung der

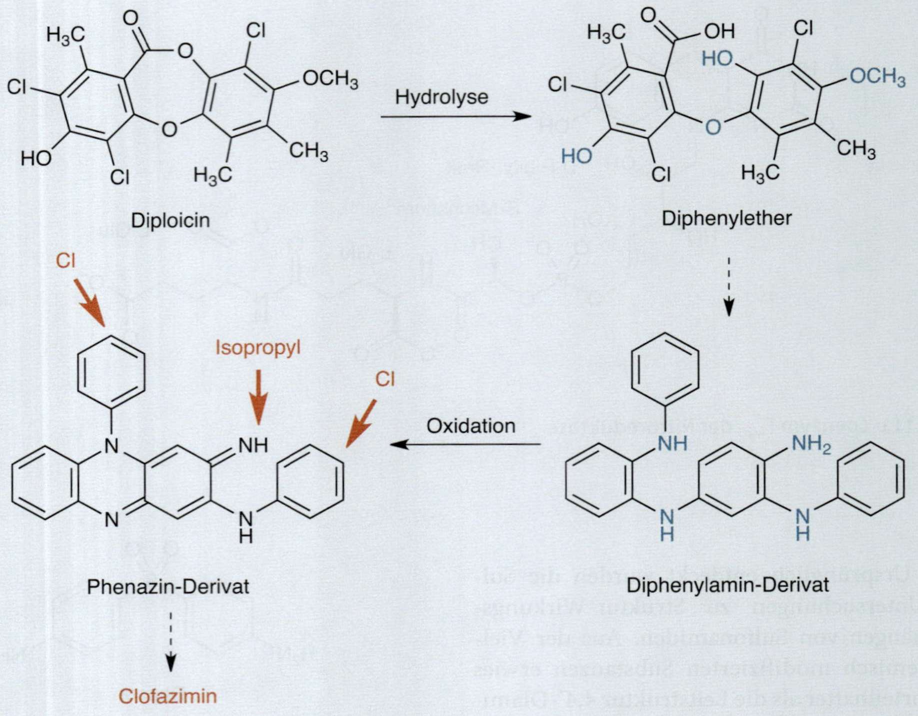

Abb. 12.113 Entwicklung von Clofazimin aus dem Naturstoff Diploicin

Struktur zusammen mit der Firma Geigy führte 1957 zu **Clofazimin** (Abb. 12.112), das 1966 erstmals zur Leprabehandlung eingesetzt wurde und schließlich 1969 in den Handel kam.

Wirkungsmechanismus. Aufgrund seiner hohen Lipophilie kann Clofazimin effizient die mykobakterielle Zellmembran penetrieren und unterliegt einem intrazellulären Redoxzyklus (▸ Kap. 3.2.2). Dokumentiert wurde der schon lange vermutete Mechanismus jedoch erst 50 Jahre nach Entdeckung von Clofazimin. Die NADH:Chinonoxidoreduktase-2 reduziert die protonierte Form von Clofazimin zu einem instabilen Reduktionsprodukt, das spontan durch O_2 zu Clofazimin reoxidiert wird, wobei als Reduktionsprodukt Superoxid-Radikal und in der Folge antimikrobiell wirkende reaktive Sauerstoffspezies erzeugt werden.

Struktur und Eigenschaften. In Clofazimin liegt ein trizyklisches Phenazin-Gerüst in der oxidierten, chinoiden Form vor. Die Substanz ist dunkelrot bis rotbraun gefärbt und besitzt basische Eigenschaften ($pK_S = 8{,}4$, Isopropyliminogruppe). Unter physiologischen Bedingungen liegt das Kation vor.

Struktur-Wirkungs-Beziehungen. Die Iminogruppe an C-2 ist essenziell, Alkyl- und Cycloalkyl-Substituenten erhöhen die Wirksamkeit. Halogensubstitution in *para*-Position der beiden Phenylringe an C-3 und N-10 verstärkt die Wirksamkeit. Dabei nimmt die Wirksamkeit in folgender Reihe ab: Br > Cl > CH_3 > EtO > H oder F. Bei den untersuchten Analoga korreliert die Potenzerhöhung gut mit den prooxidativen Eigenschaften des Moleküls, der Bildung von Superoxid-Radikal sowie einer erhöhten Lipophilie.

Biotransformation. Weniger als 1 % der verabreichten Dosis werden metabolisiert.

Clofazimin (Lamprene®), Ph. Eur., ist in Deutschland nicht im Handel. Clofazimin wird relativ langsam resorbiert, die Bioverfügbarkeit liegt bei bis zu 70 %. Die Elimination erfolgt langsam, die durchschnittliche Halbwertszeit beträgt etwa 11 Tage. Die Ausscheidung erfolgt in den Fäzes. Clofazimin kann Haare oder Körpersekrete verfärben.

12.3 Virostatika

Viren (lat. *virus* = Gift, Schleim) sind wesentlich kleiner als Bakterien oder Körperzellen, ihr Durchmesser beträgt in der Regel 30–300 nm. Sie stellen hauptsächlich ein Stück sicher verpackter Erbinformation dar, chemisch gesehen ein Stück Nukleinsäure. Sie besitzen nur eine Form von **Nukleinsäuren, entweder DNA oder RNA**, nie aber beide Formen gemeinsam. Die meisten RNA-Viren enthalten einzelsträngige RNA (ssRNA, *single stranded*), einige Viren enthalten doppelsträngige RNA (dsRNA, *double stranded*). Wenn die Basensequenz des RNA-Strangs mit der viralen mRNA identisch ist, spricht man vom positiven (+)-Strang, vom negativen (–)-Strang, wenn sie komplementär ist. DNA-Viren enthalten typischerweise doppelsträngige DNA (dsDNA), manche jedoch auch einzelsträngige DNA (ssDNA). Generell ist die Nukleinsäure noch von einer schützenden **Proteinhülle** umgeben, dem sogenannten **Kapsid** (o Abb. 12.114). Kapside setzen sich aus symmetrischen Untereinheiten zusammen, den **Kapsomeren**. Kapside weisen eine **ikosaedrische** oder **helikale** Symmetrie auf. Der Komplex aus Nukleinsäure und Kapsid ist das **Nukleokapsid**. Kapsidproteine fungieren als **Antigene**. Neben den

- **nackten Viren** kennt man auch
- **behüllte Viren**.

Letztere verpacken das Nukleokapsid zusätzlich mit einer peripheren **Lipidhülle** (*envelope* = Umschlag, Hülle), in der sich Phospholipide, Glykolipide und Glykoproteine befinden können. Diese Viren sind empfindlich gegenüber Detergenzien oder fettlösenden Lösemitteln. Manche Virustypen verfügen an ihrer Oberfläche über Glykoproteine (Spikes), die herausragen (o Abb. 12.115) und zum Andocken und Eindringen in die Wirtszelle dienen. Viren können darüber hinaus für **spezifische Enzyme** kodieren, die sie nach Befall einer Wirtszelle für ihre eigene Vermehrung benötigen.

Das komplett aufgebaute, infektiöse Viruspartikel bezeichnet man als **Virion**. Oft ist der Zusammenbau der Viren fehlerhaft und führt zu unvollständigen, nichtinfektiösen Viruspartikeln.

Viren gelten nicht als Lebewesen und vermehren sich nicht durch Teilung. Sie besitzen im Gegensatz zu Bakterien **keinen eigenen Stoffwechsel,** sind außerhalb einer lebenden Zelle nicht vermehrungsfähig und müssen daher in die Wirtszelle eindringen, um dort bestimmte Stoffwechselvorgänge für die Synthese ihrer eigenen Bestandteile und den Zusammenbau neuer Tochterviren zu nutzen. Dieser Prozess wird als **Virus-**

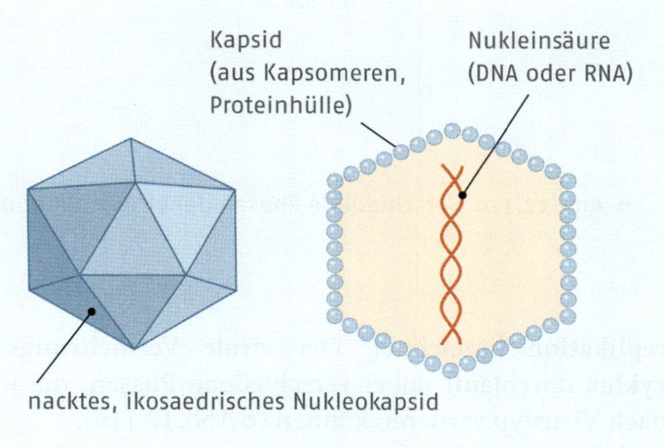

o **Abb. 12.114** Struktur eines unbehüllten Virus

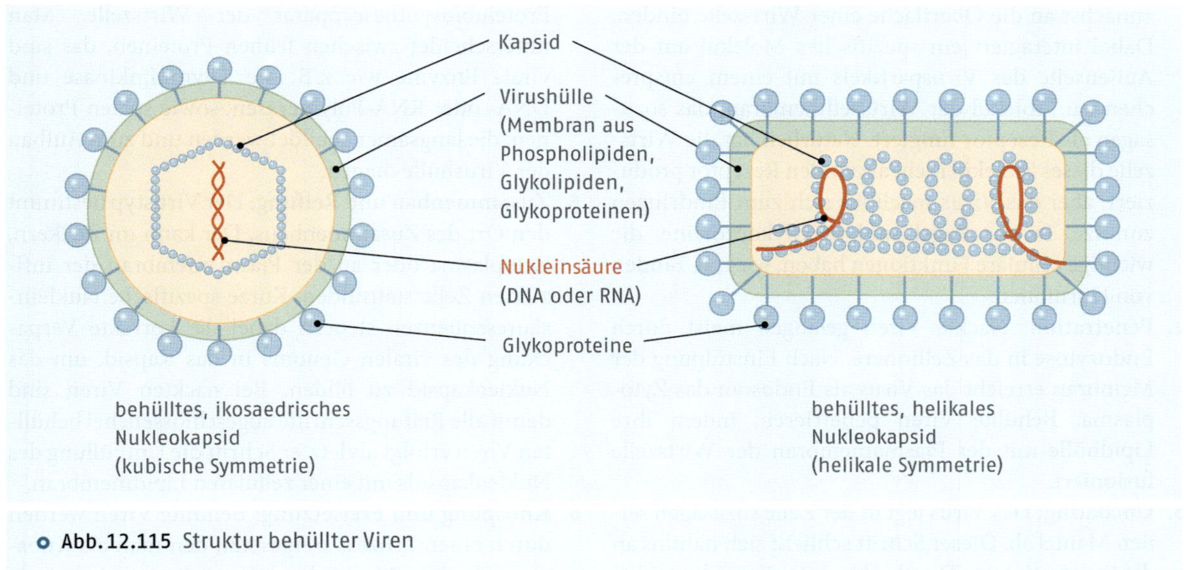

o **Abb. 12.115** Struktur behüllter Viren

12

o Abb. 12.116 Verschiedene Phasen der Virusreplikation

replikation bezeichnet. Der **virale Vermehrungszyklus** durchläuft dabei verschiedene Phasen, die je nach Virustyp variieren können (o Abb. 12.116).

1. **Adsorption:** Häufigste Eintrittspforten für Viren sind die Schleimhäute des Auges, des Mund-Nasen-Rachen-Raums, des Respirations-, des Gastrointestinal- und des Urogenitaltrakts. Das Virus muss zunächst an die Oberfläche einer Wirtszelle binden. Dabei interagiert ein spezifisches Molekül auf der Außenseite des Viruspartikels mit einem entsprechenden Molekül der Wirtszellmembran, das sozusagen als Rezeptor fungiert. Natürlich hat die Wirtszelle dieses Molekül nicht als viralen Rezeptor produziert, aber das Virus macht es sich zum Eindringen zunutze. In der Regel sind es Glykoproteine, die wichtige zelluläre Funktionen haben, wie z. B. Binden von Hormonen.
2. **Penetration:** Nackte Viren gelangen meist durch Endozytose in das Zellinnere. Nach Einstülpung der Membran erreicht das Virus als Endosom das Zytoplasma. Behüllte Viren penetrieren, indem ihre Lipidhülle mit der Plasmamembran der Wirtszelle fusioniert.
3. **Uncoating:** Das Virus legt in der Zelle sozusagen seinen Mantel ab. Dieser Schritt schließt sich nahtlos an die Penetration an. Durch Abbau des Kapsids werden die virale Nukleinsäure und ggf. virale Enzyme in der Wirtszelle freigesetzt.
4. **Replikation und Transkription:** Diese Phase wird von der Art des viralen Genoms bestimmt. Sie ist gekennzeichnet durch die Synthese der viralen Nukleinsäure und virusspezifischer Proteine durch Transkription und Translation. Dazu nutzt das Virus den Proteinbiosyntheseapparat der Wirtszelle. Man unterscheidet zwischen frühen Proteinen, das sind virale Enzyme wie z. B. die Thymidinkinase und DNA- oder RNA-Polymerasen, sowie späten Proteinen, die langsamer gebildet werden und zum Aufbau der Virushülle dienen.
5. **Zusammenbau und Reifung:** Der Virustyp bestimmt den Ort des Zusammenbaus. Der kann im Zellkern, Zytoplasma oder an der Plasmamembran der infizierten Zelle stattfinden. Kurze spezifische Nukleinsäuresequenzen steuern dabei die korrekte Verpackung des viralen Genoms in das Kapsid, um das Nukleokapsid zu bilden. Bei nackten Viren sind damit alle Reifungsschritte abgeschlossen, bei behüllten Viren erfolgt als letzter Schritt die Umhüllung des Nukleokapsids mit einer zellulären Lipidmembran.
6. **Knospung und Freisetzung:** Behüllte Viren werden durch einen Prozess freigesetzt, den man als Knospung (*budding*) bezeichnet. Zunächst werden virale

Proteine in die Plasmamembran der Wirtszelle eingelagert. Das Nukleokapsid bindet an die Innenfläche der Zellmembran und schnürt sich von dieser ab. Kennzeichnend für die abgeschnürten Viren ist eine Hülle, die aus Teilen der Zellmembran und viralen Proteinen besteht. Im Gegensatz zu nackten Viren, die durch Aufplatzen der Membran und Lyse der Zelle freigesetzt werden, muss es bei der Ausschleusung behüllter Viren nicht zur sofortigen Zellschädigung kommen. Die Anzahl der nach einer Infektion neu produzierten Viren variiert beträchtlich. So werden pro Zelle 50–100 neue *Herpes-simplex*-Viren gebildet, dagegen etwa 1000 neue Polioviren.

Virostatika sind Arzneistoffe, die an verschiedenen Punkten in den viralen Vermehrungszyklus hemmend eingreifen und dadurch eine Therapie virusbedingter Infektionen ermöglichen. Virostatika sollten in der Lage sein, selektiv die Virusreplikation zu hemmen, ohne die Wirtszelle zu schädigen. Da Viren die biochemische Maschinerie der Wirtszelle zur Produktion neuer Viren nutzen, bieten sie nur wenige Angriffspunkte für eine gezielte Therapie. Dennoch gelang es, zahlreiche spezifische Virostatika zu entwickeln, die in verschiedene Vorgänge innerhalb des viralen Vermehrungszyklus eingreifen:

- DNA-Polymerase-Inhibitoren,
- Reverse-Transkriptase-Inhibitoren,
- HIV-Protease-Inhibitoren,
- HIV-Integrase-Inhibitoren,
- Entry-Inhibitoren,
- Neuraminidase-Inhibitoren,
- Inhibitoren des Uncoatings (M2-Ionenkanal),
- HCV-Protease-Inhibitoren (NS3/4A-Inhibitoren),
- NS5A-Inhibitoren,
- NS5B-Polymerase-Inhibitoren.

Eine vollständige Elimination der Viren durch die therapeutisch verwendeten Stoffe erfolgt jedoch nicht, daher wirken sie nicht viruzid. **Viruzide** sind Stoffe, die in Form von Desinfektionsmitteln zur Virusinaktivierung außerhalb lebender Organismen eingesetzt werden und die infektiöse Nukleinsäure der Viren zerstören (▸ Kap. 12.8).

12.3.1 Virostatika gegen Herpesviren

Herpesviren sind **behüllte** Viren mit einer **doppelsträngigen DNA** als Genom. Typisch sind sogenannte **latente Infektionen**, d. h., die Viren persistieren in den Zellen, z. B. Neuronen, ohne diese zu schädigen. Nach einer Primärinfektion integrieren sich die Gene der Viren in die Chromosomen der Wirtszelle. Unter bestimmten Bedingungen können später wieder Vermehrungszyklen auftreten. Virostatika mit Wirksamkeit gegen folgende Vertreter sind verfügbar:

- *Herpes-simplex*-Virus (HSV-1, HSV-2), der Erreger von **Lippenbläschen** (Fieberbläschen, Herpes labialis) bzw. **Genitalherpes** (Herpes genitalis),
- Varizella-Zoster-Virus (VZV) mit **Windpocken** (Varizellen) als Erstinfektion sowie als Rezidiv die **Gürtelrose** (Zoster),
- Zytomegalie-Virus (CMV), das bei Immunschwäche lebens- und augenlichtbedrohende Infektionen verursacht.

Nicht mit Virostatika behandelt werden Infektionen durch das zu den Herpesviren zählende Epstein-Barr-Virus, den Erreger des Pfeifferschen Drüsenfiebers (infektiöse Mononukleose).

DNA-Polymerase-Inhibitoren

Zur Hemmung der viralen DNA-Polymerase verwendet man

- Nukleosidanaloga,
- Nukleotidanaloga,
- Pyrophosphat-Analoga.

Nukleosidanaloge DNA-Polymerase-Inhibitoren

Entdeckung. Auf der Suche nach potenziell antitumorwirksamen Substanzen synthetisierte William Prusoff an der Yale-Universität 1959 den später als **Idoxuridin** benannten Wirkstoff, ein Thymidin-modifiziertes Nukleosidanalogon (○ Abb. 12.118). Überraschenderweise zeigte Idoxuridin auch antivirale Aktivität und wurde 1961 im Tierversuch erfolgreich zur Behandlung einer durch Herpesviren hervorgerufenen Augeninfektion eingesetzt. Als weiteres Nukleosidanalogon, das ebenfalls ursprünglich als Zytostatikum entwickelt wurde, folgte das Adenosinanalogon **Vidarabin**, ein Arabinosylnukleosid (▸ Kap. 13.5.3, Nelarabin, Fludarabin), das ab den frühen 1970er Jahren bei schweren Herpes-simplex und Varizella-Zoster-Infektionen eingesetzt wurde. Beide Substanzen sind heute nicht mehr im Handel. Der Durchbruch gelang mit **Aciclovir** (○ Abb. 12.117), das von Gertrude Elion und Howard Schaeffer entwickelt wurde und 1981 auf den Markt kam. Als azyklische Variante von Desoxyguanosin zeigte es im Rahmen eines Screenings auf antivirale Aktivität bei Burroughs Wellcome nicht nur hohe Wirksamkeit gegen *Herpes-simplex*-Viren, sondern auch eine bemerkenswert geringe Toxizität.

Strategien zur Strukturmodifikation von Nukleosiden. Der Einsatz von **Nukleosidanaloga** ist das wesentliche Prinzip zur Therapie von Infektionen mit Herpes-, Humanen Immunschwäche- und Hepatitis-Viren. Nukleosidanaloga sind **Antimetaboliten**, die auf Grund ihrer hohen Ähnlichkeit zu den viralen Nukleinsäure-Bau-

12

Aciclovir

Penciclovir

Ganciclovir

Esterase

Esterase
Aldehydoxidase

Esterase

Valaciclovir

Famciclovir

Valganciclovir

○ Abb. 12.117 Azyklische Analoga von Desoxguanosin und ihre jeweiligen Prodrugs als DNA-Polymerase-Inhibitoren gegen Herpesviren

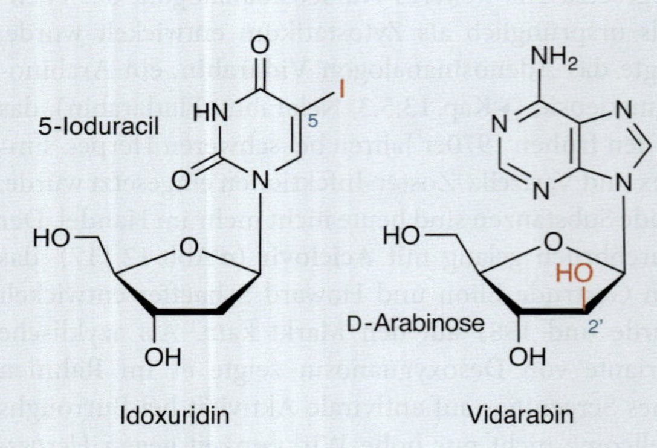

○ Abb. 12.118 Heute nicht mehr eingesetzte Nukleosidanaloga zur Behandlung von Herpesinfektionen

steinen diese verdrängen, ohne aber deren Funktion übernehmen zu können. Als **falsche Substrate** sollen sie von der viralen DNA- oder RNA-Polymerase umgesetzt werden und deren Aktivität hemmen. ○ Abb. 12.119 zeigt die grundsätzlichen Strategien zur Strukturmodifikation der physiologischen Nukleoside.

Die Nukleosidanaloga sind entweder durch eine

- **falsche Base** charakterisiert, im Falle der Herpesmittel verwendet man Thymidin-Analoga, oder
- die **Zuckerkomponente wurde verändert.** In dieser Kategorie kommen als Herpesmittel ausschließlich azyklische Desoxyguanosin-Analoga zum Einsatz.

Struktur und Eigenschaften. Die hier aufgeführten Nukleosidanaloga unterscheiden sich von 2'-Desoxyguanosin durch die veränderte Desoxyribose-Einheit. Als Purinbase liegt jeweils Guanin vor, das mit einer Alkoholkomponente zum *N,O*-Acetal verknüpft wurde. Aciclovir besitzt NH-acide (N-1-H, $pK_S = 9{,}3$) und sehr schwach basische (N-7, $pK_S = 2{,}3$) Eigenschaften. Für

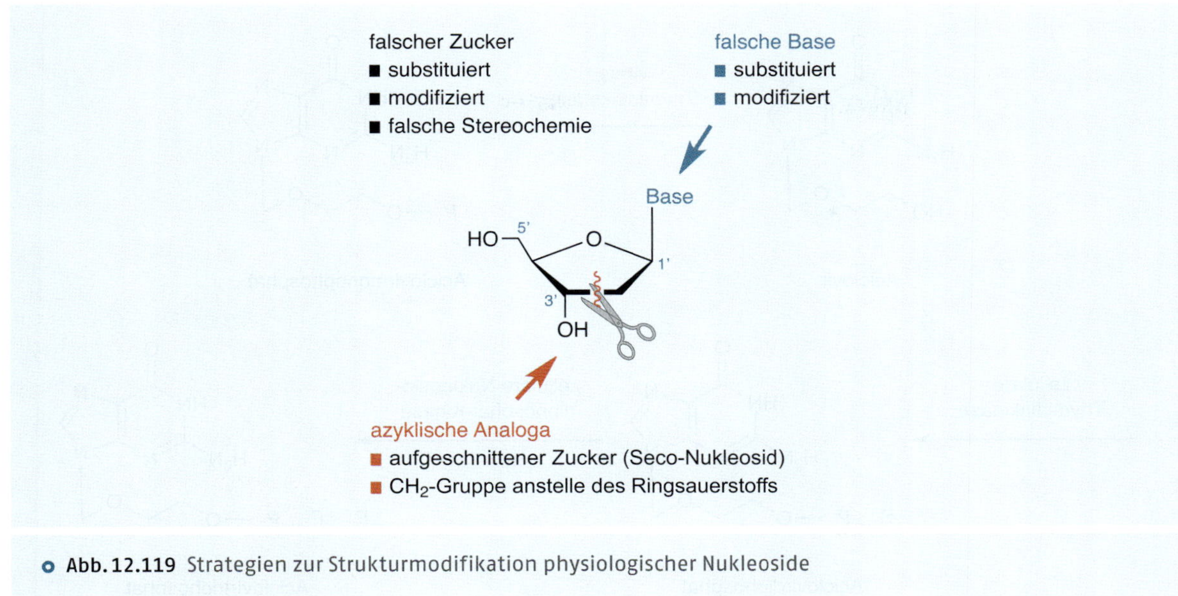

Abb. 12.119 Strategien zur Strukturmodifikation physiologischer Nukleoside

die intravenöse Applikation steht ein Natriumsalz zur Verfügung.

Wirkungsmechanismus. Bei den Nukleosidanaloga handelt es sich um **Prodrugs**, die wie **Trojanische Pferde** (▸ Kap. 2.8.1) in der unwirksamen Vorstufe in die Zellen eingeschleust werden. Dort müssen sie schrittweise zum entsprechenden Triphosphat phosphoryliert werden (Abb. 12.120). Die so gebildeten Nukleotidanaloga konkurrieren mit den physiologischen Nukleosid-Triphosphaten um den Einbau in die wachsende DNA-Kette und fungieren als **kompetitive Inhibitoren der viralen DNA-Polymerase**. Bietet man dem viralen Enzym Nukleosidanaloga mit einer modifizierten Zuckerkomponente an, bei der die 3'-OH-Gruppe fehlt, wie z. B. bei Aciclovir, oder derart modifiziert ist, dass keine 3',5'-Phosphodiester-Bindung erfolgen kann, bleibt die Anknüpfung weiterer Nukleotide aus. Aciclovirtriphosphat wird anstelle von dGTP (Abb. 12.121) unter Abspaltung von Pyrophosphat in den wachsenden DNA-Strang eingebaut. Im nachfolgenden Schritt kann jedoch kein weiteres Nukleotid angefügt werden, denn die dazu erforderliche 3'-OH-Gruppe ist nicht vorhanden. Es kommt zum Kettenabbruch (Abb. 12.122). Daher sind solche Hemmstoffe **Kettenterminatoren**. Um sie von Kettenterminatoren abzugrenzen, die eine 3'-OH-Gruppe aufweisen, werden sie auch als **obligate Kettenterminatoren** bezeichnet.

Grundsätzlich können auch nichtinfizierte Zellen die falschen Nukleosid-Triphosphate einbauen. Wesentlich ist daher, dass die Nukleosidanaloga eine hohe **Selektivität** für die infizierten Zellen aufweisen. Diese ergibt sich daraus, dass die Wirkstoffe **nur in den Virus-infizierten Zellen** durch eine **virale Thymidinkinase** zum 5'-Monophosphat umgesetzt werden, welches anschließend durch zelluläre Enzyme in das aktive Triphosphat überführt wird. Im Falle von Aciclovir hat der Wirkstoff eine 200-fach höhere Affinität zur viralen Thymidinkinase als zum Humanenzym. Dadurch liegt der aktive Wirkstoff Aciclovirtriphosphat, der in 2 weiteren Phosphorylierungsschritten durch zelluläre Thymidinkinasen gebildet wird, in HSV-infizierten Zellen in 40- bis 100-fach höherer Konzentration vor als in nicht infizierten Zellen.

Synthetische Aspekte. Zur Synthese von **Aciclovir** setzt man Benzonitril in einer Pinner-Reaktion mit einem 5-fachen Überschuss an Ethylenglykol um (Abb. 12.123), damit nur eine der beiden Hydroxygruppen reagiert. Das zunächst gebildete Pinner-Salz versetzt man mit Wasser und gelangt zu dem mit einer Benzoat-Schutzgruppe versehenen Monoalkohol. Chlormethylierung der noch freien Hydroxygruppe mit Formaldehyd/HCl führt zum Alkylierungsreagenz 2-(Chlormethoxy)ethylbenzoat. Bei der nachfolgenden Umsetzung mit 2,6-Dichlorpurin erfolgt die Alkylierung überwiegend an N-9. Es folgen die nukleophile Substitution der Chlorsubstituenten zum 2,6-Diamino-Derivat und die Diazotierung mit 1 Moläquivalent Natriumnitrit, wobei bevorzugt die 6-Aminogruppe reagiert. Schließlich verkocht man das Diazoniumsalz zum Phenol, das zur 6-Ketoform tautomerisiert. Nach Abspaltung der Benzoylschutzgruppe in methanolischem Ammoniak erhält man Aciclovir.

Aciclovir (ACV, Zovirax®), Ph. Eur., unterscheidet sich vom physiologischen 2'-Desoxyguanosin durch das Fehlen der 2'- und 3'-C-Atome des Zuckers. Aciclovir

12

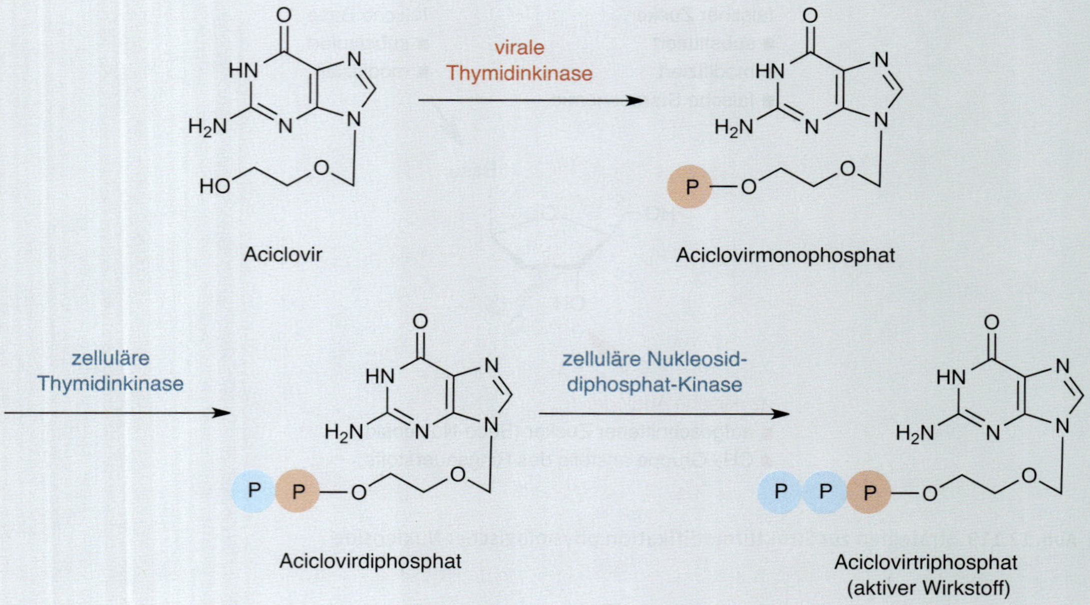

Abb. 12.120 Selektive Aktivierung des Prodrugs Aciclovir in infizierten Zellen

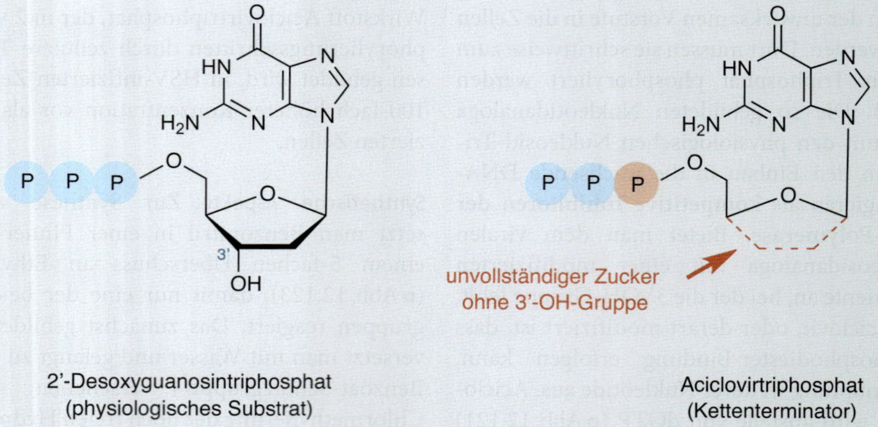

Abb. 12.121 Strukturvergleich zwischen Aciclovirtriphosphat und dem physiologischen Substrat 2'-Desoxyguanosintriphosphat der DNA-Polymerase

steht zur lokalen Anwendung als Lippencreme und Augensalbe zur Verfügung, wird aber auch systemisch in Form von Tabletten appliziert. Das Natriumsalz, das als Pulver zur Herstellung einer Infusionslösung bei schweren HSV- und VZV-Infektionen verfügbar ist, muss langsam und kontinuierlich verabreicht werden, um wegen der stark alkalischen Reaktion Reizungen und eine Thrombophlebitis an der Injektionsstelle zu vermeiden. Nach oraler Gabe wird Aciclovir nur teilweise aus dem Magen-Darm-Trakt resorbiert. Die Bioverfügbarkeit beträgt etwa 20 %. Die Ausscheidung erfolgt renal vorwiegend in unveränderter Form, daneben als 9-(Carboxymethyl)methylguanin. Die Plasmahalbwertszeit liegt bei 2–3 h.

Wegen der unterschiedlichen Thymidinkinase-Aktivitäten der Herpes-Virusarten ist Aciclovir gegen HSV-1 am stärksten wirksam, etwa 2-fach weniger gegen HSV-2 und 10-fach weniger wirksam gegen VZV. Ent-

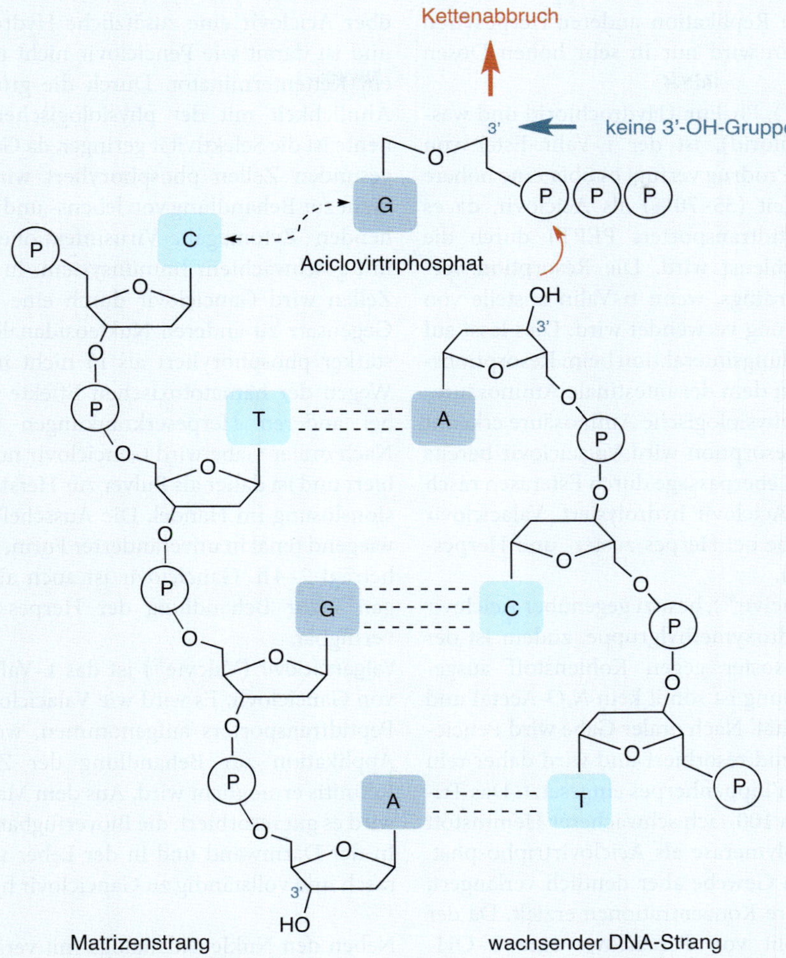

Abb. 12.122 Kettenabbruch durch Aciclovirtriphosphat. A: Adenin, C: Cytosin, G: Guanin, T: Thymin

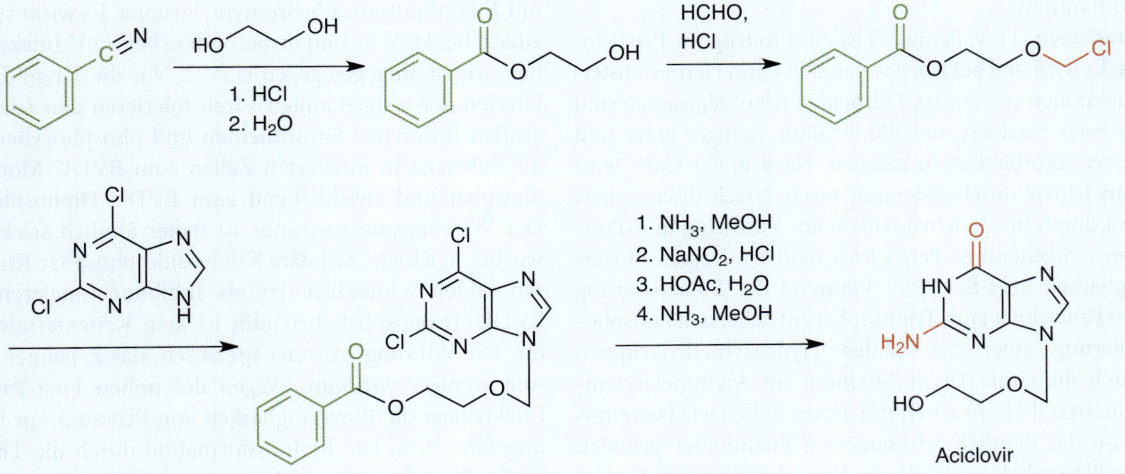

12

Abb. 12.123 Synthese von Aciclovir

sprechend muss bei Herpes zoster doppelt so hoch dosiert werden. Die Replikation anderer Herpesviren wie Zytomegalieviren wird nur in sehr hohen Dosen gehemmt.

Valaciclovir (Valtrex®), Ph. Eur. (Hydrochlorid und wasserhaltiges Hydrochlorid), ist der L-Valin-Ester von Aciclovir. Als Ester-Prodrug verfügt es über eine höhere orale Bioverfügbarkeit (55–70 %) als Aciclovir, da es mithilfe des Dipeptidtransporters PEPT1 durch die Endothelzellen geschleust wird. Die Resorption verschlechtert sich allerdings, wenn D-Valin anstelle von L-Valin zur Veresterung verwendet wird. Dies lässt auf eine spezifische Bindungsinteraktion beim Resorptionsvorgang schließen, in dem der intestinale Aminosäuretransporter nur die physiologische Aminosäure erkennt und bindet. Nach Resorption wird Valaciclovir bereits während der ersten Leberpassage durch Esterasen rasch und vollständig zu Aciclovir hydrolysiert. Valaciclovir dient zur oralen Gabe bei Herpes-zoster- und Herpes-genitalis-Infektionen.

Penciclovir (PCV, Pencivir®), besitzt gegenüber Aciclovir eine zusätzliche Hydroxymethylgruppe, zudem ist der Ethersauerstoff bioisoster gegen Kohlenstoff ausgetauscht. Die Verbindung ist somit kein *N,O*-Acetal und besitzt höhere Stabilität. Nach oraler Gabe wird Penciclovir nur unzureichend resorbiert und wird daher rein topisch als Creme bei Lippenherpes eingesetzt. Das Triphosphat ist zwar ein 100-fach schwächerer Hemmstoff der viralen DNA-Polymerase als Aciclovirtriphosphat, die Verweildauer im Gewebe aber deutlich verlängert, und es werden höhere Konzentrationen erzielt. Da der Triphosphat-Metabolit von Penciclovir eine 3'-OH-Gruppe besitzt, liegt nicht zwangsläufig ein Kettenterminator vor. Durch die Umwandlung zum Triphosphat wird ein Asymmetriezentrum erzeugt (o Abb. 12.124). In den infizierten Zellen entsteht stereoselektiv das *S*-Enantiomer, das deutlich wirksamer ist als das *R*-Enantiomer.

Famciclovir (FCV, Famvir®) ist ein Prodrug für Penciclovir. Es wird oral bei Herpes-genitalis- und Herpes-zoster-Infektionen verwendet. Die beiden Alkoholgruppen sind als Ester maskiert, um die Struktur weniger polar und besser resorbierbar zu machen. Nach oraler Gabe wird Famciclovir durch Esterasen rasch 2-fach desacetyliert und durch die Aldehydoxidase am Purinring in 6-Position weitgehend zu Penciclovir oxidiert. Dessen Bioverfügbarkeit liegt bei 77 %. Während der Bioaktivierung von Penciclovir zum Triphosphat entsteht nach Phosphorylierung einer der beiden Hydroxymethylgruppen durch die virale Thymidinkinase ein Asymmetriezentrum. In mit Herpesviren infizierten Zellen wird vorzugsweise das deutlich wirksamere *S*-Enantiomer gebildet. Die Plasmahalbwertszeit von Penciclovir beträgt 2 h. Die Ausscheidung erfolgt vorwiegend als Penciclovir und dessen 6-Desoxy-Vorstufe im Urin.

Ganciclovir (GCV, Cymeven®), Ph. Eur., besitzt gegenüber Aciclovir eine zusätzliche Hydroxymethylgruppe und ist damit wie Penciclovir nicht notwendigerweise ein Kettenterminator. Durch die größere strukturelle Ähnlichkeit mit der physiologischen Zuckerkomponente ist die Selektivität geringer, da Ganciclovir auch in gesunden Zellen phosphoryliert wird. Die Substanz dient zur Behandlung von lebens- und augenlichtbedrohenden Zytomegalie-Virusinfektionen bei Patienten mit geschwächtem Immunsystem. In CMV-infizierten Zellen wird Ganciclovir durch eine virale Kinase im Gegensatz zu anderen Nukleosidanaloga etwa 10-fach stärker phosphoryliert als in nicht infizierten Zellen. Wegen der hämatotoxischen Effekte wird Ganciclovir bei anderen Herpeserkrankungen nicht eingesetzt. Nach oraler Gabe wird Ganciclovir nur minimal resorbiert und ist daher als Pulver zur Herstellung einer Infusionslösung im Handel. Die Ausscheidung erfolgt vorwiegend renal in unveränderter Form, die Halbwertszeit beträgt 2–4 h. Ganciclovir ist auch als Augengel (Virgan®) zur Behandlung der Herpes-simplex-Keratitis verfügbar.

Valganciclovir (Valcyte®) ist das L-Valin-Ester-Prodrug von Ganciclovir. Es wird wie Valaciclovir mithilfe eines Peptidtransporters aufgenommen, wodurch die orale Applikation zur Behandlung der Zytomegalievirus-Retinitis ermöglicht wird. Aus dem Magen-Darm-Trakt wird es gut resorbiert, die Bioverfügbarkeit beträgt 60 %. In der Darmwand und in der Leber wird das Prodrug rasch und vollständig zu Ganciclovir hydrolysiert.

Neben den Nukleosidanaloga mit verändertem Zucker wird mit **Brivudin** (o Abb. 12.125) auch eine Substanz mit veränderter Pyrimidinbase gegen Herpesviren eingesetzt.

Brivudin (BVDU, Zostex®) ist ein Thymidinanalogon mit *E*-konfigurierter 5-Bromvinylgruppe. Es wirkt spezifisch bei HSV-1- und insbesondere bei VZV-Infektionen, wenig hingegen gegen HSV-2. Nur die Thymidinkinasen der erstgenannten Viren tolerieren den relativ großen Bromvinyl-Substituenten und phosphorylieren die Substanz in infizierten Zellen zum BVDU-Monophosphat und anschließend zum BVDU-Diphosphat. Der Wirkungsmechanismus ist daher ähnlich selektiv wie bei Aciclovir. Zelluläre Nukleosiddiphosphat-Kinasen bilden schließlich das als Inhibitor fungierende BVDU-Triphosphat. Brivudin ist kein Kettenterminator. Die Wirkung ist stereospezifisch, das *Z*-Isomer ist weit weniger wirksam. Wegen des hohen First-Pass-Effekts liegt die Bioverfügbarkeit von Brivudin nur bei ungefähr 30 %. Die Biotransformation durch die Thymidin-Phosphorylase führt zum inaktiven Hauptmetaboliten Bromvinyluracil (BVU), der weiter bis zur Uracilessigsäure abgebaut und im Urin ausgeschieden wird. Die terminale Plasmahalbwertszeit beträgt 16 h. Da der Hauptmetabolit BVU die Dihydropyrimidin-Dehydrogenase (DPD) irreversibel hemmt (○ Abb. 12.126), ist Brivudin bei gleichzeitiger Therapie mit 5-Fluorpyrimidin-Derivaten wie Fluorouracil oder Capecitabin absolut kontraindiziert. Durch die Hemmung der DPD wird der Abbau dieser Substanzen blockiert und damit ihre Toxizität erhöht. Ein Vorteil gegenüber den Desoxyguanosin-Analoga ist die nur einmal tägliche Gabe von Brivudin über 7 Tage.

S-Penciclovirtriphosphat (Eutomer)

Asymmetriezentrum

○ **Abb. 12.124** Stereoselektive Aktivierung von Penciclovir in Herpes-infizierten Zellen

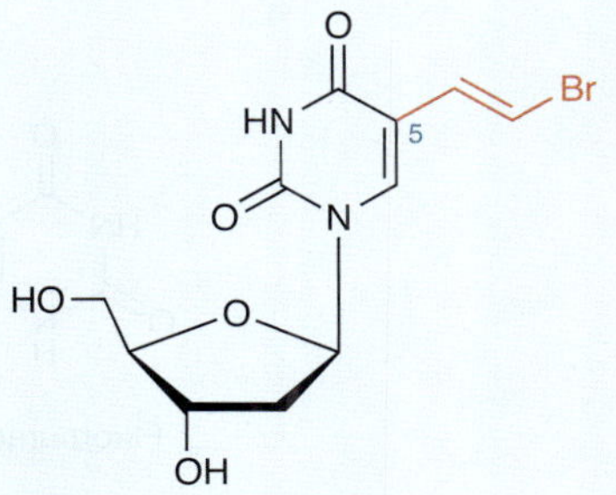

○ **Abb. 12.125** Thymidin-modifiziertes Nukleosidanalogon Brivudin als DNA-Polymerase-Inhibitor gegen Herpesviren

Nukleotidanaloge DNA-Polymerase-Inhibitoren

Struktur und Eigenschaften. Cidofovir (○ Abb. 12.127) ist ein Analogon von Cytidinmonophosphat. Im Gegensatz zum physiologischen Nukleotid liegt ein aufgeschnittener Zucker und ein falsches Phosphat vor, ein Phosphonat. Der Phosphonomethylether ist metabolisch stabil. Unter physiologischen Bedingungen liegt die Phosphonatgruppe (pK_{S1} = 2,3 und pK_{S2} = 7,3) vorwiegend als Dianion vor. Daher muss die Substanz parenteral appliziert werden. Cidofovir wird als *S*-Enantiomer eingesetzt.

Wirkungsmechanismus. Als Nukleotidanalogon muss Cidofovir nicht durch eine virale Thymidinkinase aktiviert werden. Daher ist es auch bei Resistenz gegen Ganciclovir wirksam. Nach Aufnahme in die Zelle wird es durch körpereigene Kinasen zu Ciclofovir-Diphosphat umgewandelt (vgl. Tenofovir, ○ Abb. 12.139), welches als eigentlicher Wirkstoff ein Nukleosidtriphosphat-Analogon darstellt und die virale DNA-Polymerase hemmt. Die Affinität zu den zellulären DNA-Polymerasen ist deutlich geringer. Das Diphosphat erreicht in der Zelle eine Halbwertszeit von bis zu 65 h.

Cidofovir (Cidofovir Tillomed®) wird intravenös infundiert. Die Halbwertszeit liegt bei 2 h, die Ausscheidung erfolgt renal in unveränderter Form. Cidofovir wird durch den OAT1 in Nierenepithelzellen aufgenommen und ist nephrotoxisch. Eingesetzt wird es zur Therapie der CMV-Retinitis bei AIDS-Patienten, die auf Foscarnet oder Ganciclovir nicht ansprechen. Um die Nephrotoxizität zu reduzieren, muss Cidofovir zusammen mit oralem Probenecid (▸ Kap. 7.7.3) und intravenöser NaCl-Lösung verabreicht werden.

Pyrophosphat-analoge DNA-Polymerase-Inhibitoren

Entdeckung. Foscarnet (○ Abb. 12.128) wurde von verschiedenen Arbeitsgruppen gleichzeitig entdeckt und kam 1990 auf den Markt.

Struktur und Eigenschaften. Foscarnet besitzt keine hydrolysierbare Anhydrid-Bindung wie das Pyrophosphat, sondern liegt als Phosphonat mit einer stabilen Kohlenstoff-Phosphor-Bindung vor. Eingesetzt wird das Trinatrium-Salz, denn nur das ist im Gegensatz zur freien Phosphonoameisensäure stabil. Die pK_S-Werte für die 3 Dissoziationsstufen betragen 0,5 sowie 3,4 und 7,3.

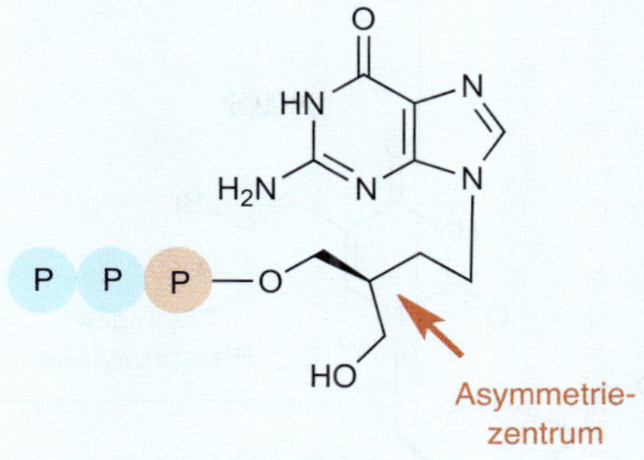

Wirkungsmechanismus. Als Pyrophosphat-Analogon interferiert Foscarnet reversibel und nichtkompetitiv mit der **Pyrophosphat-Bindestelle** der **viralen DNA-Polymerase** sowie mit der Reversen Transkriptase und hemmt dadurch diese Enzyme. Letztendlich verhindert es die Abspaltung des Pyrophosphats von den Desoxynukleosid-Triphosphaten und blockiert damit den Einbau des neuen Nukleotids in den wachsenden DNA-Strang. Die Selektivität der Wirkung erklärt sich über die größere Empfindlichkeit der Virus-induzierten Polymerasen gegenüber den Wirtsenzymen. Da die Substanz nicht durch virale und zelluläre Enzyme aktiviert werden muss, ist sie auch gegen Viren wirksam, die wegen ihrer defizitären Thymidinkinasen gegen Nukleosidanaloga resistent sind. Bei lebens- und augenlicht-

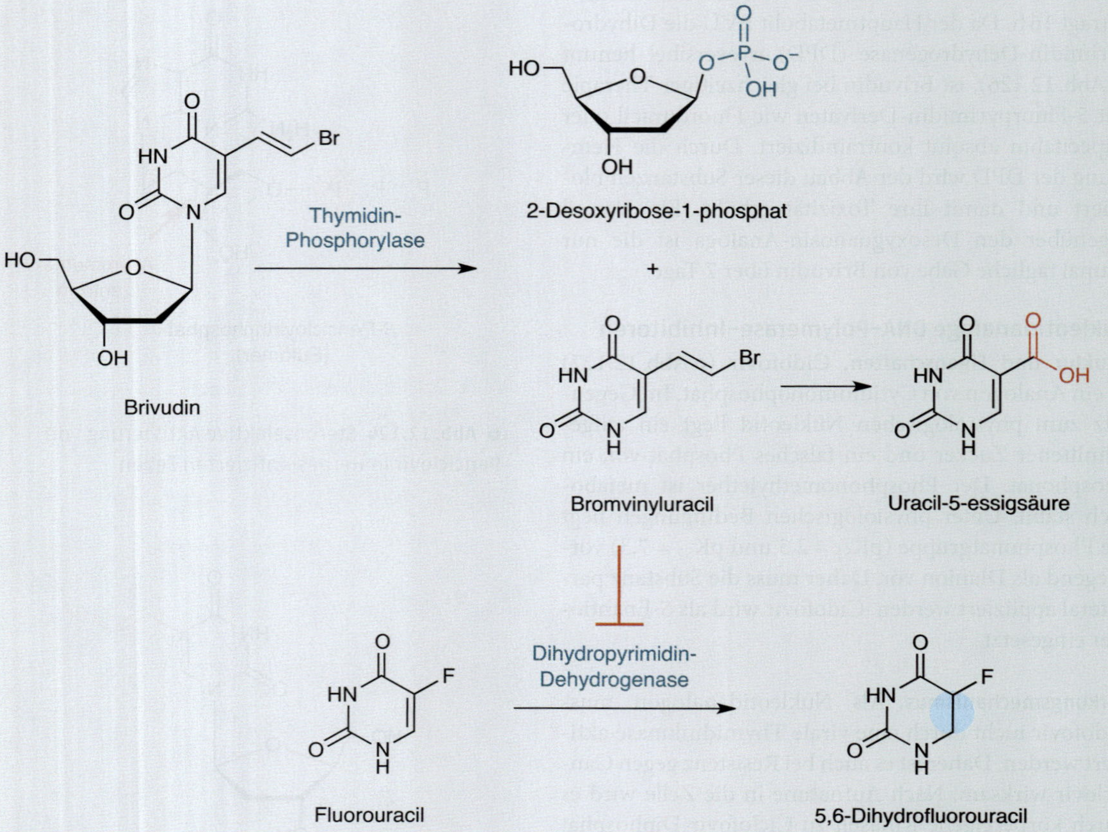

Abb. 12.126 Biotransformation von Brivudin und Hemmung des Fluorouracil-Abbaus durch den Metaboliten Bromvinyluracil

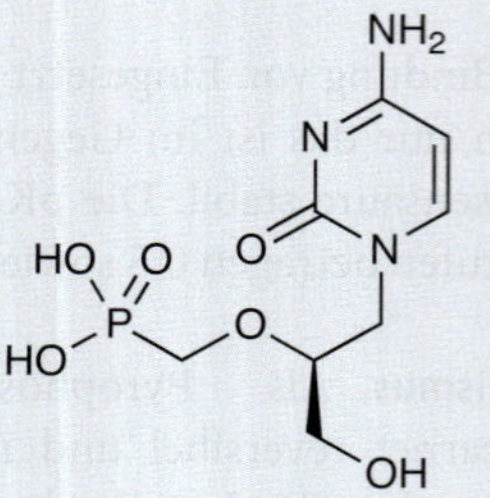

Abb. 12.127 Nukleotidanalogon Cidofovir gegen Zytomegalie-Retinitis

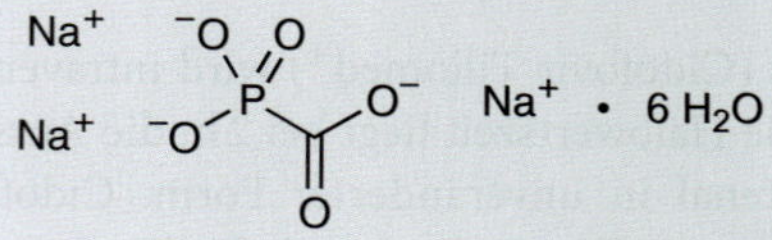

Abb. 12.128 Pyrophosphat-Analogon Foscarnet

bedrohenden CMV-Infektionen ist es eine Alternative zu Ganciclovir. Foscarnet bildet mit zweiwertigen Kationen wie Mg^{2+}, Ca^{2+} oder Zn^{2+} Chelatkomplexe. Dies führt zur Kumulation im Knochen sowie zu verschiedenen Elektrolytstörungen. Die schwerwiegendste Nebenwirkung von Foscarnet ist die Nephrotoxizität.

Foscarnet (Foscavir®), Ph. Eur. (Foscarnet-Natriumhexahydrat), wird oral nur unzureichend resorbiert und daher als Infusion verabreicht. Die Substanz wird langsam in die Zellen aufgenommen und kaum metabolisiert. Die Plasmahalbwertszeit beträgt 2–4 h, die Ausscheidung erfolgt über die Nieren. Topisch wird Foscarnet als Creme (Triapten®) bei HSV-1- oder HSV-2-bedingten Haut- und Schleimhautinfektionen verwendet.

Inhibitoren des CMV-DNA-Terminasekomplexes

Entdeckung. **Letermovir** (o Abb. 12.129) resultiert aus der Strukturoptimierung von Dihydrochinazolinylessigsäure-Derivaten, die man bei der Suche nach neuen Wirkstoffen mit CMV-Aktivität im Screening einer Substanzbibliothek entdeckte.

Struktur und Eigenschaften. Letermovir ist eine Dihydrochinazolinylessigsäure, die aufgrund ihrer sauren (pK_S = 3,6, Carboxygruppe) und basischen (pK_S = 7,1, Guanidinstruktur) Eigenschaften überwiegend zwitterionisch vorliegt. Das Molekül ist chiral und wird als 4*S*-Enantiomer eingesetzt.

Wirkungsmechanismus. Für die Virusvermehrung muss die virale DNA, die in einer langen, fortlaufenden Kette synthetisiert wird und in einer Serie von Wiederholungseinheiten als sogenannte konkatemere DNA vorliegt, im letzten Schritt der Virusreplikation zerschnitten und in einzelne Virionen verpackt werden. Letermovir ist ein Inhibitor des dafür zuständigen CMV-DNA-Terminasekomplexes, der aus 2 Untereinheiten besteht. Es bindet an dessen pUL56-Untereinheit (o Abb. 12.130) und verhindert die Spaltung der DNA in monomere Genomlänge. Dadurch wird die virale DNA-Verarbeitung und die Verpackung in die Virionen gestört, sodass die Bildung reifer Virionen beeinträchtigt wird. Die Wirkung von Letermovir ist spezifisch gegen Zytomegalieviren gerichtet, gegen andere Herpesviren ist es unwirksam.

Letermovir (Prevymis®) ist seit 2018 im Handel und dient zur Prophylaxe einer Zytomegalievirus-Reaktivierung und -Erkrankung, wenn im Rahmen einer Stammzelltransplantation das Immunsystem ausgeschaltet wird, da dies bei CMV-seropositiven Empfängern ein hohes Risiko für eine CMV-Reaktivierung darstellt. Nach oraler Gabe wird Letermovir rasch resorbiert. Die Bioverfügbarkeit beträgt 37 %. Die terminale Halbwertszeit liegt bei 12 h. Die Elimination erfolgt hauptsächlich unverändert, teilweise durch Glucuronidierung, in den Fäzes.

Inhibitoren der Fusion mit der Wirtszelle

Entdeckung. Alkohole verschiedener Kettenlängen erwiesen sich bei Untersuchungen in den späten 1970er Jahren als antiviral wirksam, waren aber für den therapeutischen Einsatz zu toxisch. Durch Kettenverlängerung auf 22 C-Atome gelangte man Anfang der 1990er Jahre zum gut wirksamen **Docosanol** (o Abb. 12.131), das keine Toxizität mehr zeigte. Docosanol und dessen Hauptmetabolit Docosansäure (Behensäure) sind an sich endogene Komponenten der Zellmembran von Humanzellen.

Struktur und Eigenschaften. Docosanol ist ein linearer, ungesättigter primärer C_{22}-Alkohol. Er ist wegen seiner hohen Lipophilie unlöslich in Wasser.

Wirkungsmechanismus. Aufgrund seiner lipophilen Eigenschaften lagert sich Docosanol nach Oxidation zur

o **Abb. 12.129** Letermovir – Terminasekomplex-Inhibitor des Zytomegalievirus (CMV)

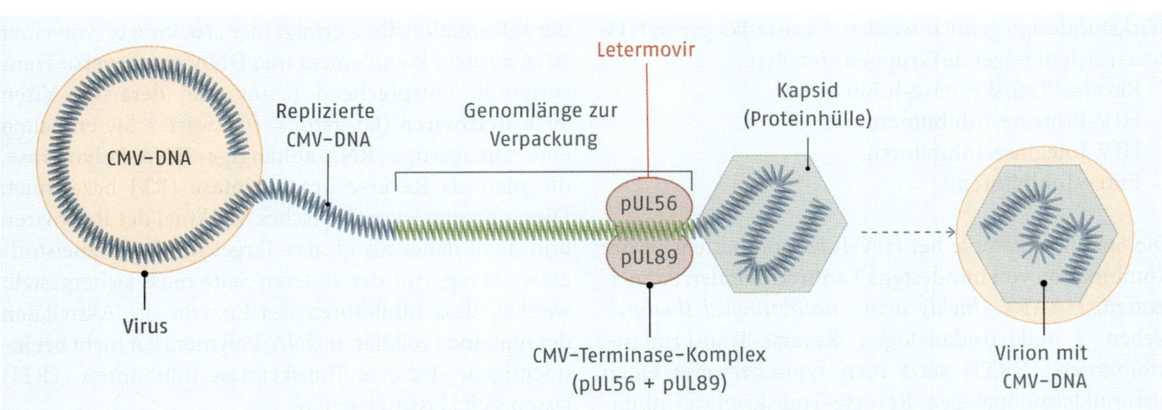

o **Abb. 12.130** Angriffspunkt von Letermovir an der pUL56-Untereinheit der Terminase humaner CMV-Viren

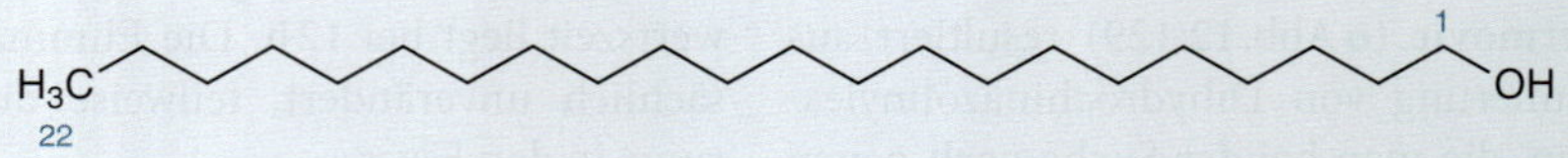

Abb. 12.131 Lokaltherapeutikum Docosanol gegen Lippenherpes

Carbonsäure in die Lipiddoppelschichten der Zellmembran ein und wird dort als Ester in Phospholipide eingebaut. Die veränderten Membraneigenschaften verhindern die Fusion der Virushüllmembran mit der Wirtszellmembran und damit die Virusreplikation.

Docosanol (Muxan®) wird als Creme zur Behandlung früher Stadien von wiederkehrenden *Herpes-simplex*-Infektionen der Lippen eingesetzt.

12.3.2 Virostatika gegen Humane Immunschwäche-Viren (HIV)

Das erworbene Immunschwäche-Syndrom (**AIDS**, *acquired immune deficiency syndrome*) äußert sich in einer Zerstörung des Immunsystems mit dem Auftreten opportunistischer Infektionen sowie Tumoren. Ursache ist eine Infektion von Makrophagen und T-Helferzellen (auch CD4-positive Lymphozyten genannt) mit dem **Humanen Immunschwäche-Virus** (HIV), das durch infektiöse Körperflüssigkeiten übertragen wird. Das HI-Virus wurde 1983 durch Luc Montagnier erstmals beschrieben (Nobelpreis für Medizin, mit Françoise Barré-Sinoussi, 2008). Man unterscheidet 2 Typen, das in Europa vorwiegend auftretende HIV-1 mit unterschiedlichen Untergruppen. HIV-2 kommt in Europa nur selten vor, dagegen in Westafrika endemisch. Die Erreger greifen bei ihrer Replikation auf einige virusspezifische Enzyme und Aufnahmemechanismen in die Wirtszelle zurück, die als geeignete Targets für ein Wirkstoffdesign genutzt werden. Virostatika gegen HIV lassen sich in folgende Gruppen einteilen:

- Reverse-Transkriptase-Inhibitoren,
- HIV-Protease-Inhibitoren,
- HIV-Integrase-Inhibitoren,
- Entry-Inhibitoren.

Die Standardtherapie bei HIV-Infektion besteht in der Kombination von mindestens 3 antiretroviralen Arzneistoffen, HAART (*highly active antiretroviral therapy*). Neben 2 nukleosidanalogen Reverse-Transkriptase-Inhibitoren (NRTI) setzt man typischerweise einen nichtnukleosidanalogen Reverse-Transkriptase-Inhibitor (NNRTI), einen HIV-Protease-Inhibitor oder einen HIV-Integrase-Inhibitor ein. Dies führt zu einer Senkung der Viruslast im Körper und zu einem Anstieg der CD-4-Zellen. Zur Verbesserung der Compliance gibt es auch verschiedene Kombinationspräparate für die einmal tägliche Gabe. Um die Virusvermehrung und eine Manifestierung von AIDS anhaltend zu unterdrücken, müssen die entsprechenden Wirkstoffspiegel dauerhaft aufrechterhalten werden.

Aufbau des HI-Virus. Das **RNA-Virus** ist von einer Lipoproteinhülle ummantelt, die bei der Freisetzung von der Wirtszellmembran abgetrennt wird. Eingebettet in die Hülle sind env-Glykoproteinkomplexe (env für *envelope* = Umschlag, Hülle), die aus dem Transmembranprotein gp41 (Molekülmasse 41 kDa) und dem extrazellulären Protein gp120 gebildet werden (Abb. 12.132). Letzteres dockt an die CD4-Rezeptoren auf den Wirtszellen an (Abb. 12.134), die an der T-Zell-vermittelten Immunreaktion essenziell beteiligt sind. An der Innenseite der Membran sind virale Matrixproteine wie p17 gebunden. Im Viruskern befindet sich das Kapsidprotein p24, das die beiden einzelsträngigen RNA-Kopien (ss(+)-RNA) in einem Komplex mit der Reversen Transkriptase umgibt. Ebenfalls assoziiert mit der Nukleinsäure sind die virale Protease und die Integrase sowie die Nukleokapsid-Proteine p7 und p9.

Nukleosidanaloge Reverse-Transkriptase-Inhibitoren (NRTI)

Das Humane Immunschwäche-Virus (HIV) gehört zu den **RNA-Viren**. Von daher wird bei der Nukleinsäuresynthese ein RNA-Strang als Matrize verwendet, und der Informationsfluss erfolgt hier „rückwärts“ von einer RNA zu einer komplementären DNA, eine reverse Transkription. Entsprechend nennt man derartige Viren auch **Retroviren** (lat. *retro* = rückwärts). Sie enthalten eine einzigartige **RNA-abhängige DNA-Polymerase,** die man als **Reverse Transkriptase** (RT) bezeichnet. Dieses Enzym ist ein typisches Merkmal der Retroviren und dient daher als ideales Target für die Arzneistoffentwicklung. Auf der anderen Seite muss sichergestellt werden, dass Inhibitoren des Enzyms die Aktivitäten der humanen zellulären DNA-Polymerasen nicht beeinträchtigen. Reverse-Transkriptase-Inhibitoren (RTI) lassen sich klassifizieren in

- Nukleosidanaloga (NRTI),
- Nukleotidanaloga (NTRTI),
- Nichtnukleosidanaloga (NNRTI).

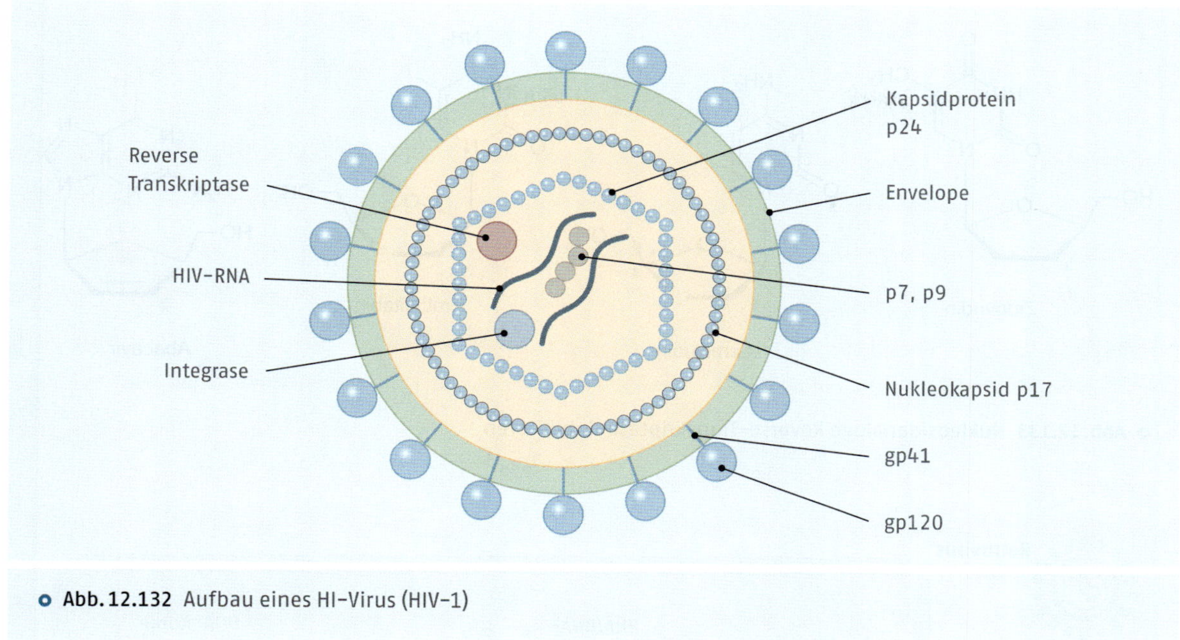

Abb. 12.132 Aufbau eines HI-Virus (HIV-1)

Design und Entwicklung. Da Humanzellen keine Reverse Transkriptase benötigen, galt dieses Enzym als ideales Target für eine selektive Chemotherapie gegen AIDS. Die ersten antiretroviralen Arzneistoffe suchte man daher unter den Nukleosidanaloga, ähnlich wie bei den Substanzen, die man gegen Herpesinfektionen und Krebs entwickelte. So wurde das bereits 1964 als Tumormittel synthetisierte **Zidovudin** (Abb. 12.133) neu geprüft. 1984 konnte Hiroaki Mitsuya beim National Cancer Institute (USA) dessen Wirksamkeit gegen Retroviren nachweisen. Wellcome brachte die Substanz 1987 auf den Markt. Zu Beginn der 1990er Jahre folgten weitere Vertreter wie **Didanosin** (a. H.), **Stavudin** (a. H.) oder **Lamivudin**.

Struktur und Eigenschaften. Die Substanzen unterscheiden sich von den physiologischen Nukleosiden alle durch eine modifizierte Zuckereinheit ohne 3'-OH-Gruppe und sind daher **Kettenterminatoren**. Bei einigen Vertretern sind zusätzlich die Pyrimidin- oder Purinbasen verändert. Die Thymidin-Analoga wie **Zidovudin** zeigen NH-acide Eigenschaften (N-3-H, $pK_S = 9{,}5$). **Abacavir** besitzt durch die beiden Guanidin-Strukturelemente basische Eigenschaften ($pK_S = 5{,}0$).

Wirkungsmechanismus. Analog zahlreichen anderen antiretroviralen Wirkstoffen können nukleosidanaloge Reverse-Transkriptase-Inhibitoren (NRTIs, Abb. 12.133) bereits infizierte Zellen nicht an der Produktion neuer Viren hindern. NRTIs entfalten ihre Wirkung ausschließlich in HIV-negativen Zellen und können daher nur diese schützen. Dazu müssen die Nukleosidanaloga, wie dies auch bei den nukleosidanalogen Inhibitoren der DNA-Polymerase von Herpesviren der Fall ist, zunächst in die aktiven **Nukleosid-5'-triphosphate** überführt werden. Die Triphosphate sind kompetitive **Inhibitoren der Reversen Transkriptase**. Das Enzym hat die Aufgabe, die virale RNA in DNA umzuschreiben. Dieser Vorgang entkräftete das zentrale Dogma der Molekularbiologie, dass nämlich die genetische Information immer von der DNA über die RNA zu Proteinen fließen muss. Zunächst erzeugt das Enzym mithilfe seiner DNA-Polymerase-Aktivität ein RNA/DNA-Hybrid, das nach Abbau der RNA noch zu einem DNA-Doppelstrang vervollständigt werden muss (Abb. 12.134). Im Anschluss wird diese sogenannte provirale DNA in den Zellkern der Wirtszelle transportiert und durch die HIV-Integrase in das Genom der Wirtszelle integriert. Dies ermöglicht die erneute Bildung viraler mRNA. Die RT-hemmenden Nukleosid-5'-triphosphate werden zudem in die provirale DNA eingebaut und führen zum **Kettenabbruch** (Abb. 12.135). Dennoch besteht ein wichtiger Unterschied zu den gegen Herpesviren wirksamen DNA-Polymerase-Inhibitoren. Für alle 3 Phosphorylierungsschritte werden zelluläre Enzyme benötigt, da das HI-Virus keine virale Kinase bildet. Die Selektivität der NRTI beruht auf einer höheren Affinität zum HIV-Enzym im Vergleich zur humanen DNA-Polymerase. Bei Lamivudin und Emtricitabin beträgt der Unterschied 3–5 Zehnerpotenzen.

Während Lamivudin und Emtricitabin relativ gut vertragen werden, kommt es bei den anderen Vertretern häufig zu unerwünschten Wirkungen wie Übelkeit, Erbrechen und Durchfall.

○ **Abb. 12.133** Nukleosidanaloge Reverse-Transkriptase-Inhibitoren

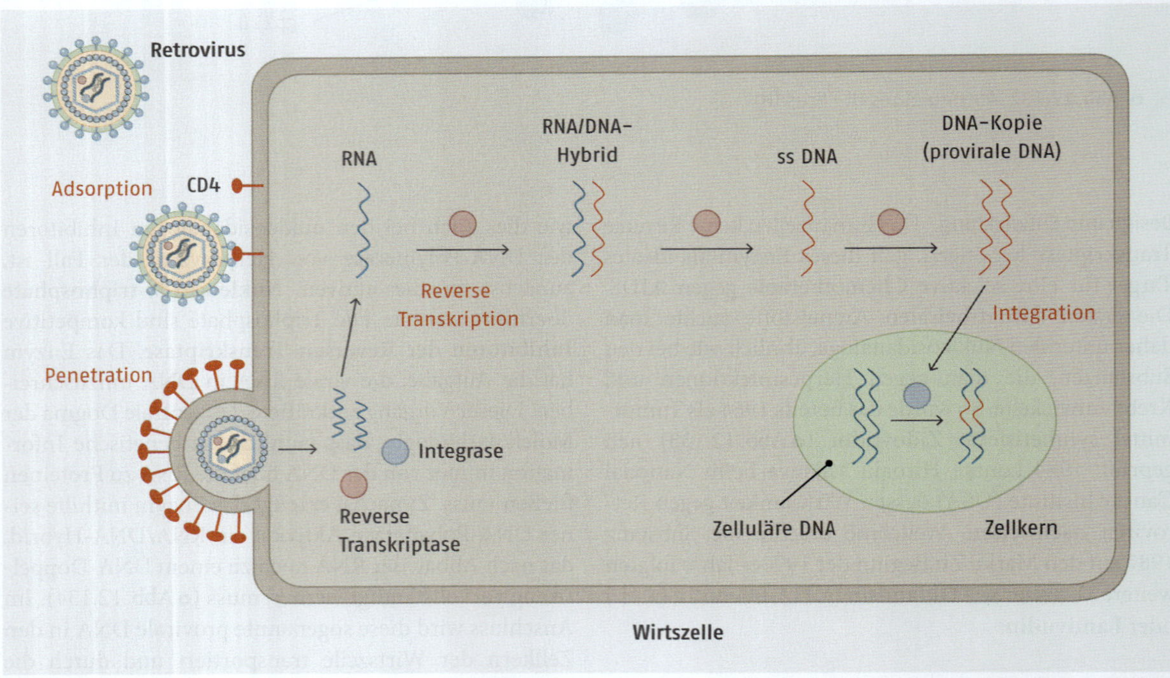

○ **Abb. 12.134** Infektion einer Wirtszelle mit einem Retrovirus

Zidovudin (AZT, Retrovir®), Ph. Eur., 3'-Azido-3'-desoxythymidin. Die 3'-OH-Gruppe ist durch eine Azidogruppe ausgetauscht. Als aliphatisches Azid ist Zidovudin hitze- und lichtempfindlich. Die Substanz wird nach oraler Gabe gut resorbiert. Wegen des First-Pass-Effekts schwankt die Bioverfügbarkeit zwischen 50–75 %. In der Leber entsteht rasch das inaktive Glucuronid. Daneben erfolgt Reduktion zum 3'-Amino-Zidovudin. Die Plasmahalbwertszeit beträgt 0,5–3 h, die Elimination erfolgt zu 90 % renal. Zidovudin sollte nur noch bei Resistenz eingesetzt werden.

Lamivudin (3TC, Epivir®), Ph. Eur., unterscheidet sich von 2'-Desoxycytidin durch den Austausch der OH-Gruppe einschließlich der Methylengruppe an der Ribose in 3'-Position durch ein Schwefelatom, sodass ein zyklisches *O,S*-Acetal (Oxathiolan) vorliegt. Auch die Stereochemie ist verändert. Interessanterweise entspricht die Konfiguration in Lamivudin der des nicht natürlichen (–)-Stereoisomers. Beide Enantiomere werden als Kettenterminator in die provirale DNA eingebaut. Das (+)-Enantiomer besitzt allerdings höhere Toxizität, da es die zelluläre DNA-Polymerase wesentlich stärker hemmt als Lamivudin. Die höhere antivirale Wirksamkeit von Lamivudin gegenüber dem (+)-Enantiomer wird dadurch erklärt, dass eine zelluläre 3',5'-Exonuklease das terminal in die provirale DNA

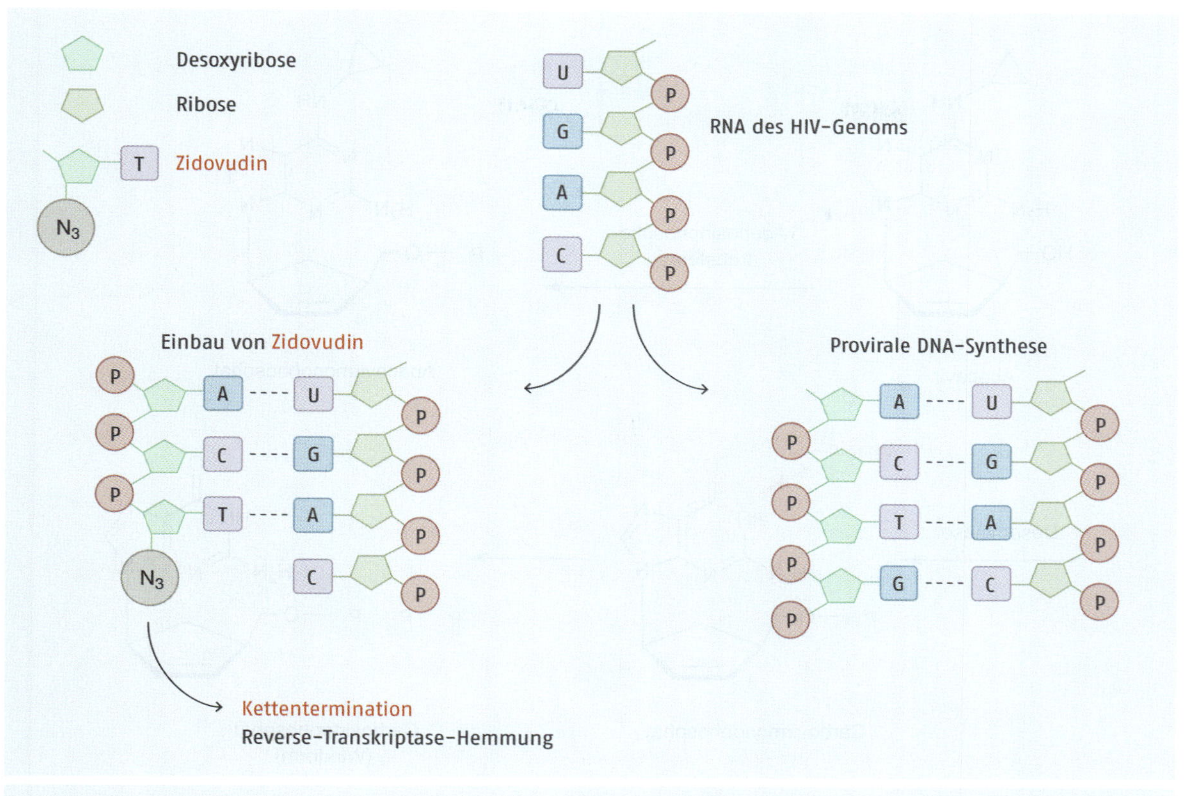

Abb. 12.135 Unterbrechung der proviralen DNA-Synthese durch nukleosidanaloge Reverse-Transkriptase-Inhibitoren. A: Adenin, C: Cytosin, G: Guanin, T: Thymin, U: Uracil

eingebaute (+)-Enantiomer deutlich schneller abspaltet als das eingebaute Lamivudin. Nach oraler Gabe liegt die Bioverfügbarkeit bei 85 %. Die Eliminationshalbwertszeit ist gegenüber anderen NRTI mit 3–7 h relativ lang, die Ausscheidung erfolgt überwiegend im Urin, unverändert oder als 3'-Sulfoxid. Eine weitere Indikation für Lamivudin sind Infektionen mit dem Hepatitis-B-Virus.

Emtricitabin (FTC, Emtriva®) ist ein 5-Fluorderivat von Lamivudin. Wie bei Lamivudin liegt mit dem (–)-Enantiomer die wirksamere Form vor. Die orale Bioverfügbarkeit beträgt 75 %, die Eliminationshalbwertszeit 10 h. Emtricitabin wird nur in geringem Umfang metabolisiert. Es entstehen die 3'-Sulfoxid-Diastereomere und das 2'-*O*-Glucuronid, die vorwiegend im Urin ausgeschieden werden. Die extrem lange Halbwertszeit des aktiven Triphosphats von 39 h ermöglicht eine Einmalgabe pro Tag. Emtricitabin ist der meistverwendete HIV-Arzneistoff, der auch in verschiedenen Fixkombinationen im Handel ist.

Abacavir (Ziagen®, in Kivexa®, Trizivir®), Ph. Eur. (Sulfat), liegt als Hydrogensulfat vor und zählt wie Entecavir zu den carbozyklischen Nukleosiden. Es besitzt anstelle des Pentoserings einen Cyclopentenring, sodass es sich hier nicht um ein *N,O*-Acetal handelt. Aufgrund der beiden Substituenten weist der Cyclopentenring 2 Asymmetriezentren auf, die 1*S*- (Methanolgruppe) und 4*R*-konfiguriert (Purinbase) sowie *cis*-ständig angeordnet sind. Das Enantiomer und die *trans*-Diastereomere sind inaktiv. Auch die Basenkomponente in Abacavir ist modifiziert. Anstelle der Carbonylgruppe des physiologischen Guanins liegt in 4-Position eine Cyclopropyl-substituierte Aminogruppe vor. Intrazellulär wird Abacavir monophosphoryliert und zum Guanin-Nukleotid Carbovirmonophosphat desaminiert (Abb. 12.136). Erst nach der Umwandlung ins Triphosphat liegt der Wirkstoff vor, der mit dGTP um den Einbau in die virale DNA durch die Reverse Transkriptase konkurriert. Wird Carbovirtriphosphat eingebaut, fungiert nach Abspaltung von Pyrophosphat Carbovirmonophosphat aufgrund der fehlenden C-3'-OH-Gruppe als Kettenterminator. Aufgrund der schlechten Bioverfügbarkeit und wegen zu hoher Toxizität kann Carbovir nicht direkt eingesetzt werden. Nach oraler Anwendung beträgt die Bioverfügbarkeit von Abacavir 83 %.

Die Biotransformation von Abacavir in der Leber über die Alkoholdehydrogenase führt zur 5'-Carbonsäure und zum 5'-Glucuronid, die im Urin ausgeschieden werden. Die Halbwertszeit beträgt 1,5 h. Bei 5 % der

12

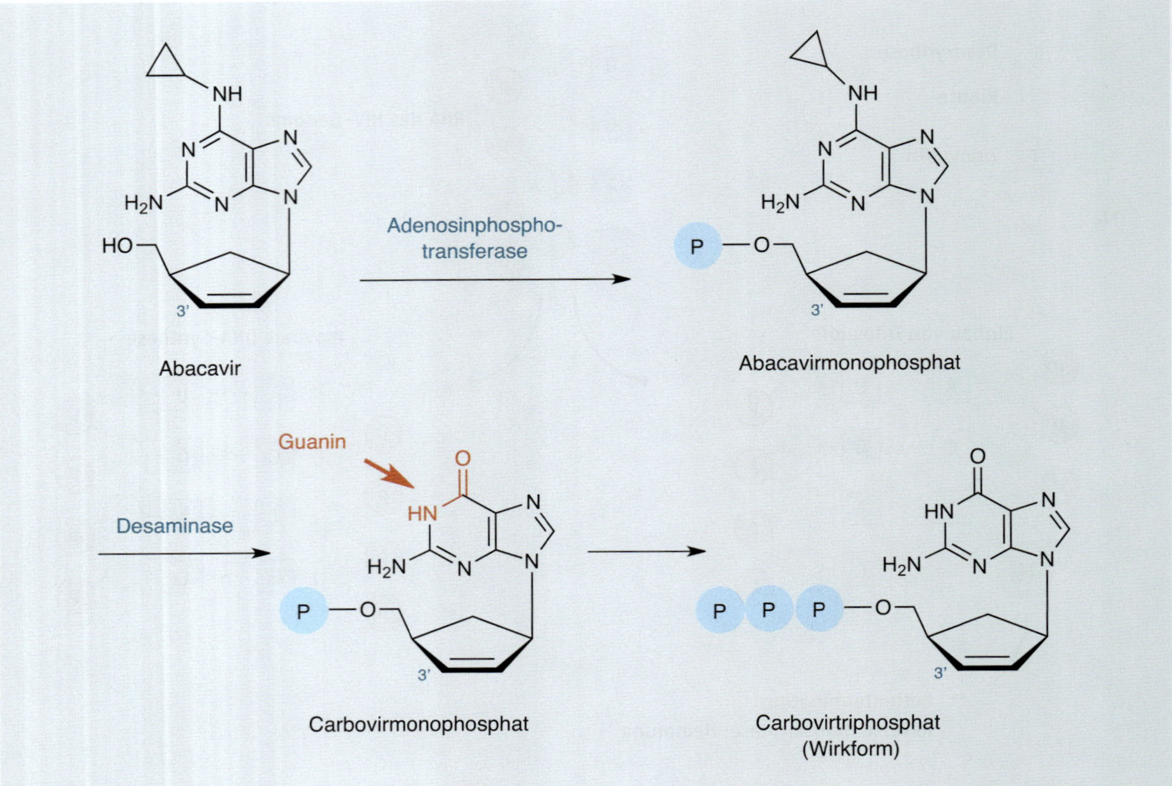

Abb. 12.136 Umwandlung von Abacavir in die Wirkform Carbovirtriphosphat

Patienten traten lebensbedrohliche Hypersensitivitätsreaktionen auf, die zum Abbruch der Therapie führen. Verantwortlich dafür werden 2 Aldehyd-Metaboliten (Abb. 12.137) gemacht. Der 5'-Aldehyd tritt bei der Oxidation zur Carbonsäure intermediär auf und wird außerdem durch ein Isoenzym gebildet. Mit Bionukleophilen kann er zu Schiff-Basen reagieren. Durch Isomerisierung der Doppelbindung stabilisiert sich der 5'-Aldehyd zum α,β-ungesättigten Aldehyd, einem Michael-Akzeptor, der als Hapten mit Bionukleophilen kovalente Bindungen eingehen kann.

Nukleotidanaloge Reverse-Transkriptase-Inhibitoren (NTRTI)

Für die Aktivität der Nukleosidanaloga ist ein erster Phosphorylierungsschritt notwendig, der sehr langsam abläuft. Dieses Problem hatte man beim Design der **nukleotidanalogen Reverse-Transkriptase-Inhibitoren** (NTRI) adressiert. Nukleotidanaloga sind bereits mit einem **Phosphatäquivalent** ausgestattet, von daher ist der erste Phosphorylierungsschritt nicht erforderlich. Da die Phosphatgruppe in vivo leicht durch Phosphatasen hydrolysiert wird, ersetzte man sie bioisoster durch die metabolisch stabile **Phosphonomethylen-Gruppe**. Somit ist das der 5'-Hydroxymethyl-Gruppe der Desoxyribose entsprechende Molekülfragment, im Falle der Nukleotidanaloga eine azyklische Zuckerkomponente, nicht als Phosphorsäureester gebunden, sondern in Form eines **Phosphonomethylethers** (Abb. 12.138).

Entdeckung. Die Entwicklung von Tenofovir steht im Zusammenhang mit der Entdeckung der antiviralen Breitbandaktivität azyklischer Nukleosidphosphonate, die Anthonin Holy in Prag in den 1970er Jahren synthetisierte und deren HIV-Wirksamkeit 1985 von Erik de Clercq in Leuven beschrieben wurde.

Struktur und Eigenschaften. Tenofovir ist ein Analogon von Desoxyadenosin-5'-monophosphat (Abb. 12.138) und liegt als *R*-Enantiomer vor. Im Vergleich zum physiologischen Baustein dAMP ist Tenofovir kein *N,O*-Acetal, da zwischen N-9 von Adenin und der azyklischen Zuckerkomponente zur Stabilitätserhöhung eine Methylengruppe eingeschoben ist. Die freie Phosphonsäure ($\log P = -1{,}7$) ist jedoch nur parenteral wirksam, denn unter physiologischen Bedingungen liegt vorwiegend das Dianion vor ($pK_{S1} = 2{,}0$, $pK_{S2} = 6{,}8$). Die ionisierte Form wird nicht resorbiert, daher hat man die Ladungen der Phosphonatgruppe mit metabolisch labi-

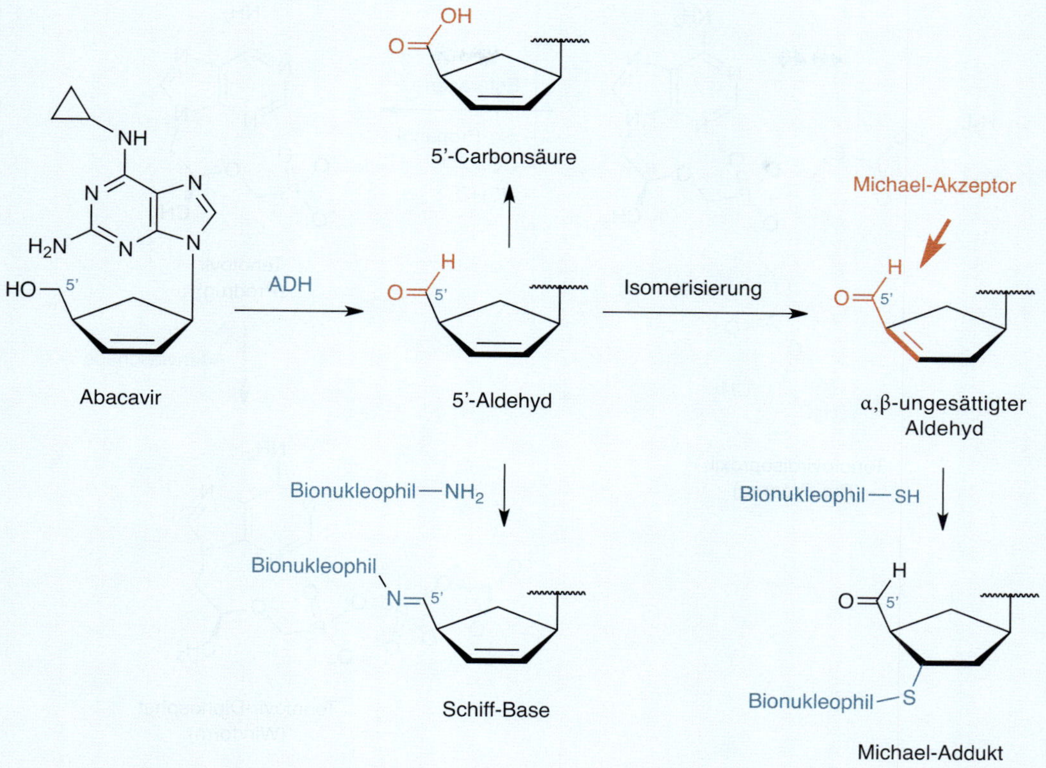

Abb. 12.137 Bildung von Aldehyd-Metaboliten aus Abacavir. ADH: Alkoholdehydrogenase

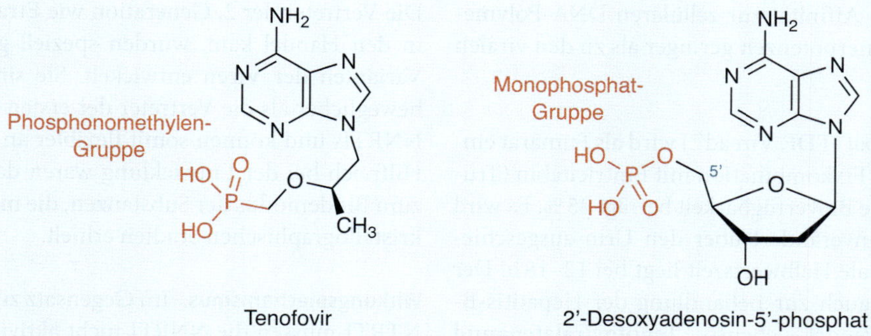

Abb. 12.138 Strukturvergleich des nach Esterhydrolyse von Tenofovirdisoproxil gebildeten Tenofovir und dem physiologischen Baustein dAMP

len Estergruppen zu einem **Doppelester-Prodrug** maskiert. **Tenofovirdisoproxil** (Abb. 12.139) besitzt ausreichende Lipophilie (log P = 2,0), um nach oraler Gabe resorbiert zu werden. Das nach Esterhydrolyse gebildete Tenofovir muss selbst noch zur eigentlichen Wirkform Tenofovir-Diphosphat phosphoryliert werden, sodass im Prinzip ein **Pro-Prodrug** vorliegt.

Wirkungsmechanismus. Nach Hydrolyse des Doppelester-Prodrugs wird das Phosphonat freigesetzt. Zelluläre Kinasen überführen dieses in 2 Phosphorylierungsschritten zum aktiven Tenofovir-Diphosphat, das als **kompetitiver Inhibitor der Reversen Transkriptase** des HI-Virus fungiert und als **Kettenterminator** in den wachsenden proviralen DNA-Strang eingebaut wird. Es

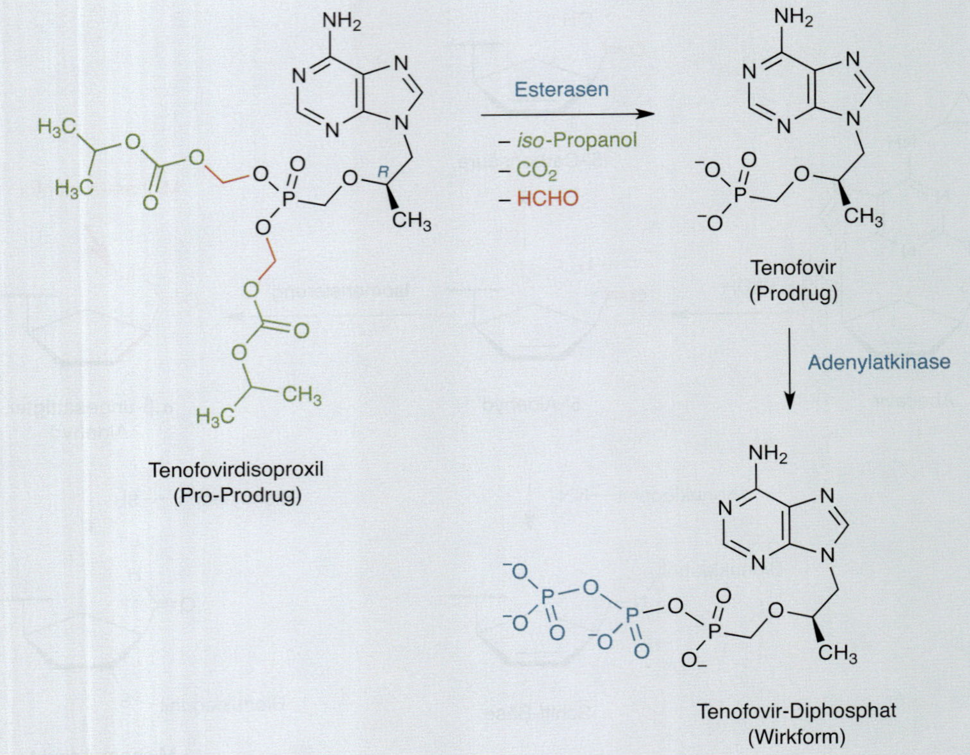

Abb. 12.139 Biotransformation des Nukleosidphosphonat-Prodrugs zum Reverse-Transkriptase-Inhibitor

ist auch ein Inhibitor der DNA-Polymerase des Hepatitis-B-Virus. Die Affinität zur zellulären DNA-Polymerase ist 2–3 Zehnerpotenzen geringer als zu den viralen Enzymen.

Tenofovirdisoproxil (TDF, Viread®) wird als Fumarat eingesetzt, auch als Fixkombination mit Emtricitabin (Truvada®). Die orale Bioverfügbarkeit beträgt 25 %. Es wird hauptsächlich unverändert über den Urin ausgeschieden. Die terminale Halbwertszeit liegt bei 12–18 h. Der Wirkstoff wird auch zur Behandlung der Hepatitis-B-Infektion verwendet, ebenso **Tenofoviralafenamid** (▸ Kap. 12.3.4).

Nichtnukleosidanaloge Reverse-Transkriptase-Inhibitoren (NNRTI)

Design und Entwicklung. **Nevirapin** wurde 1997 als erster Vertreter der NNRTI (Abb. 12.140) zugelassen. Es ging aus der Optimierung einer trizyklischen Leitsubstanz hervor, die man beim Screening Pirenzepin-ähnlicher Substanzen entdeckte. Als wesentlich für eine optimale Enzymhemmung stellte sich die 4-Methylgruppe heraus, zudem kleine Alkylgruppen wie Ethyl oder Cyclopropyl an N-11. Nevirapin mit der 11-Cyclopropylgruppe erhielt aufgrund der besseren Bioverfügbarkeit den Vorzug vor dem ähnlich potenten 11-Ethyl-Derivat. Die Vertreter der 2. Generation wie **Etravirin**, das 2008 in den Handel kam, wurden speziell gegen resistente Varianten der Viren entwickelt. Sie sind konformativ beweglicher als die Vertreter der ersten Generation der NNRTIs und können somit flexibler an die RT binden. Hilfreich bei der Entwicklung waren dabei Kenntnisse zum Bindemodus der Substanzen, die man aus röntgenkristallographischen Studien erhielt.

Wirkungsmechanismus. Im Gegensatz zu den NRTI und NTRTI müssen die NNRTI nicht aktiviert werden, um an die Reverse Transkriptase der HI-Viren zu binden. Die Vertreter dieser Gruppe sind hydrophobe Moleküle, die an einer lipophilen, **allosterischen Bindestelle** der Reversen Transkriptase angreifen. Es handelt sich um **nichtkompetitive, reversible Inhibitoren**. Bindet ein NNRTI an die Reverse Transkriptase, führt dies zu einer Konformationsänderung, welche die benachbarte Substrat-Bindestelle in einer inaktiven Konformation fixiert. Infolge der unterschiedlichen Bindestellen wirken NRTI und NNRTI synergistisch.

Nevirapin bindet in einer **schmetterlingsförmigen Konformation** in einer hydrophoben Tasche des Enzyms. Der eine Flügel interagiert durch hydrophobe

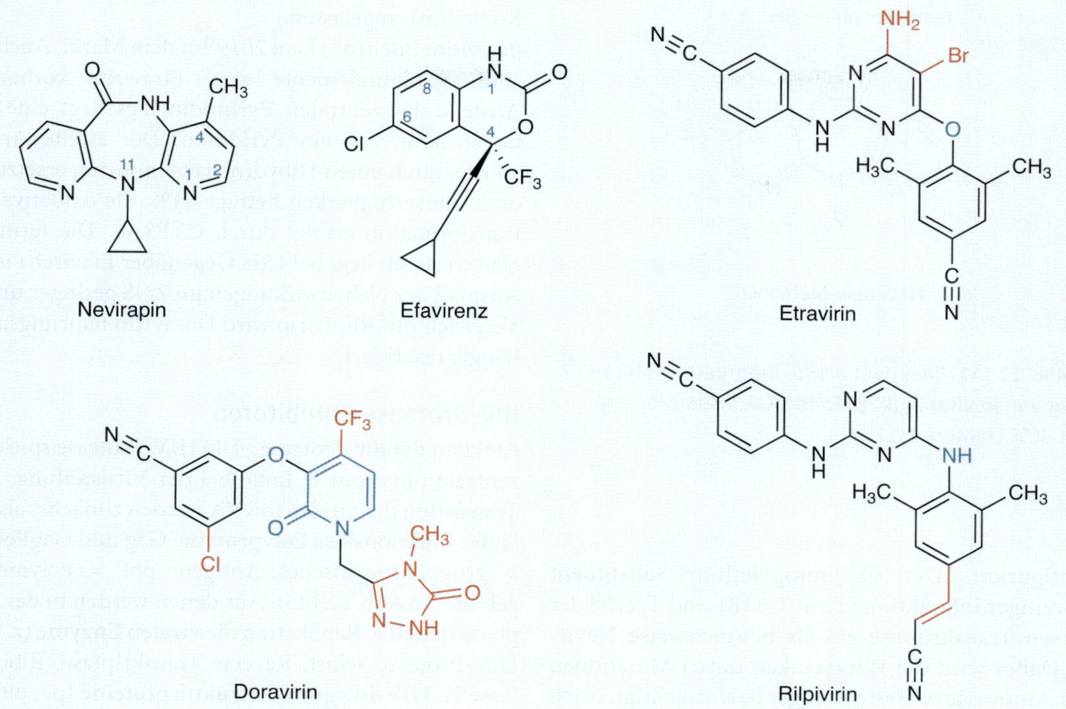

Abb. 12.140 Nichtnukleosidanaloge Reverse-Transkriptase-Inhibitoren

und Van-der-Waals-Wechselwirkungen mit aromatischen Aminosäuren in der Bindestelle, während der andere mit aliphatischen Gruppen interagiert. Auch Efavirenz folgt diesem Modell. In einem weiteren Modell interagieren NNRTI der 2. Generation wie Etravirin mit der Reversen Transkriptase in einer **hufeisenförmigen Konformation** (U-förmig) in der Bindetasche.

HIV-2-Viren sind gegen NNRTI resistent, da sie nicht über die entsprechende Bindetasche verfügen. Leider kommt es auch bei HIV-1 zur raschen **Resistenzentwicklung** unter der Therapie mit NNRTI. Bereits die Änderung einer einzigen Aminosäure in der hydrophoben Bindetasche genügt. Dem hat man bei den NNRTI der 2. Generation wie Etravirin und Rilpivirin Rechnung getragen und die Moleküle mit ausreichend vielen konformativen Freiheitsgraden ausgestattet. Verändert das Virus durch Mutationen seine Bindetasche, können diese NNRTI das leicht tolerieren, indem sie in geeigneter Weise ihren Bindemodus adaptieren. Dem Resistenzproblem begegnet man zudem durch die Kombination eines NNRTI mit einem NRTI von Beginn der Behandlung an.

Interaktionen. Efavirenz, Nevirapin und Etravirin sind CYP3A4-Induktoren, aber auch Substrate.

Nevirapin (NVR, Viramune®), Ph. Eur., besitzt eine trizyklische Struktur, es handelt sich um ein Dipyridodiazepinon. Es verfügt über schwach basische Eigenschaften ($pK_S = 2{,}8$, *para*-Methylpyridin-N). Nevirapin wird gut resorbiert und hat eine orale Bioverfügbarkeit von über 90 %. Die Biotransformation durch CYP3A4 und CYP2B6 führt zu 4-Hydroxymethyl- und 2-Hydroxy-Nevirapin, die anschließend zu den Glucuroniden konjugiert werden. Die Ausscheidung erfolgt zum Großteil renal, daneben in den Fäzes. Die Eliminationshalbwertszeit ist mit 25–30 h sehr lang. Nevirapin ist wie Efavirenz liquorgängig, wodurch ins Gehirn vorgedrungene HI-Viren bekämpft werden. HI-Viren können nämlich die Blut-Hirn-Schranke ebenfalls überwinden, befallen die Astrozyten im Gehirn und bewirken ein Absterben der Neuronen. Nevirapin wird zunehmend seltener neu verabreicht, da unter der Therapie lebensbedrohliche Hautreaktionen und schwere Leberinsuffizienz auftreten können. Möglicherweise sind diese Nebenwirkungen auf das aus dem 4-Hydroxymethyl-Metaboliten gebildete *ortho*-Iminmethid (Abb. 12.141) zurückzuführen, das als Michael-Akzeptor mit Bionukleophilen kovalent binden kann.

Efavirenz (EFV, Sustiva®) besitzt eine Benzoxazinon-Struktur, die als zyklisches Carbamat aufgefasst werden kann. Das Asymmetrienzentrum in Position 4 ist

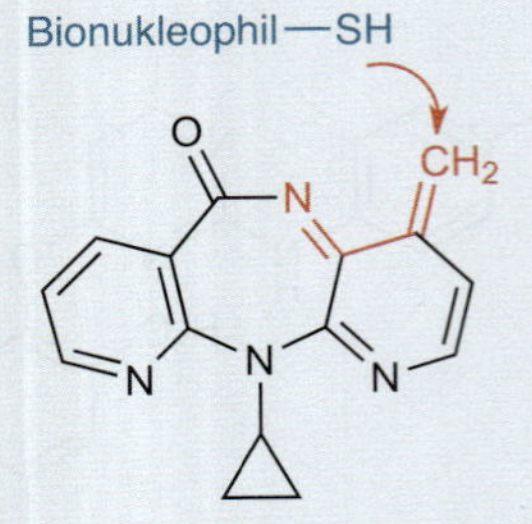

o Abb. 12.141 Reaktiver *ortho*-Iminmethid-Metabolit von Nevirapin (PDB-Code 1KJF, Visualisierung mit UCSF Chimera 1.12)

S-konfiguriert. Der Cyclopropylethinyl-Substituent geht weniger Interaktionen mit Tyr181 und Tyr188 der Reversen Transkriptase ein als beispielsweise Nevirapin. Daher wird die Wirksamkeit durch Mutationen dieser Aminosäure-Reste weniger beeinträchtigt. Nach oraler Gabe beträgt die Bioverfügbarkeit 45 %. Die Hydroxylierung über CYP3A4 und CYP2B6 am Aromaten, insbesondere in der 8-Position, führt zu inaktiven Metaboliten, die anschließend glucuronidiert werden. Die Ausscheidung erfolgt hauptsächlich mit den Fäzes in unveränderter Form, die Metaboliten werden dagegen im Urin ausgeschieden. Die Eliminationshalbwertszeit liegt bei 40–55 h. Aufgrund der ausgeprägten ZNS-Störungen wie Albträume, Schwindel oder Benommenheit wird Efavirenz nur noch selten eingesetzt.

Etravirin (ETV, Intelence®) ist ein bromiertes 4-Aminopyrimidinderivat, das mit 2 lipophilen Aromaten substituiert ist, die jeweils eine Benzonitril-Partialstruktur aufweisen. Die absolute Bioverfügbarkeit ist nicht bekannt. Etravirin wird durch CYP3A4 zu Hydroxymetaboliten umgesetzt, die anschließend glucuronidiert werden. Die Ausscheidung erfolgt in den Fäzes, die Eliminationshalbwertszeit beträgt 30–40 h.

Rilpivirin (Edurant®) ist seit 2012 verfügbar. Es besitzt wie Etravirin ein durch 2 Aromaten substituiertes Pyrimidin. Um die Wirksamkeit zu erhöhen, wurde zudem eine Nitrilgruppe gegen einen Acrylnitril-Substituenten ausgetauscht. Damit liegt ein toxikologisch nicht unbedenkliches α,β-ungesättigtes Nitril vor, das als Michael-Akzeptor reagieren kann. Die oxidative Biotransformation erfolgt vor allem durch CYP3A4, die Ausscheidung zu 85 % mit den Fäzes. Die terminale Halbwertszeit beträgt 45 h. Als Nachteil gilt, dass Rilpivirin nur bei gleichzeitiger Nahrungsaufnahme resorbiert wird. Da zudem Resistenzen vergleichsweise häufig auftreten, ist Rilpivirin nur für eine Viruslast von weniger als 100 000 Kopien/mL zugelassen.

Doravirin (Pifeltro®) kam 2019 auf dem Markt. Auch hier sind Strukturelemente von Etravirin vorhanden. Anstelle des zentralen Pyrimidinrings liegt eine Lactamstruktur vor, ein Pyridinon. Der zweite Aromat wurde durch einen Dihydrotriazolinonring ersetzt. Die orale Bioverfügbarkeit beträgt 64 %, die oxidative Biotransformation erfolgt durch CYP3A4. Die terminale Halbwertszeit liegt bei 15 h. Gegenüber Efavirenz ist das Ausmaß der Nebenwirkungen im ZNS geringer und im Vergleich mit Rilpivirin wird Doravirin nahrungsunabhängig resorbiert.

HIV-Protease-Inhibitoren

Funktion der HIV-Protease. Die HIV-Protease spielt eine zentrale funktionelle Rolle bei der Virusreifung. Nach Translation der viralen mRNA werden zunächst als Vorläufer funktionslose **Polyproteine** Gag und GagPol (gag = gruppenspezifisches Antigen; pol = Polymerase) gebildet (o Abb. 12.143). Aus denen werden in der Spätphase der HIV-Replikation die **viralen Enzyme** (z. B. die HIV-Protease selbst, Reverse Transkriptase, Ribonuklease H, HIV-Integrase), **Strukturproteine** (p7, p9, p17, p24) und **Hüllproteine** (gp41, gp120) herausgeschnitten. Die HIV-Protease hat die Aufgabe, die Vorläuferproteine in funktionale Proteine zu spalten. Bei diesem als Reifung bezeichneten Prozess bewirkt das Enzym autokatalytisch seine eigene Abspaltung. Wird die Proteasefunktion unter dem Einfluss von Inhibitoren gestört, werden lediglich funktionsuntüchtige Vorläuferproteine synthetisiert und defekte Viruspartikel gebildet, die nicht mehr infektiös sind.

Design und Entwicklung. Die Entwicklung der HIV-Protease-Inhibitoren (o Abb. 12.142) ist ein Paradebeispiel für erfolgreiches **strukturbasiertes Wirkstoffdesign**. Strukturell ist die HIV-Protease ein symmetrisches Homodimer, welches aus 2 identischen 99 Aminosäuren umfassenden Polypeptidketten besteht (o Abb. 12.144). Die HIV-Protease kann Bindungen zwischen Prolin und einer aromatischen Aminosäure (Phenylalanin oder Tyrosin) spalten (o Abb. 12.145). Die Spaltung einer Peptidbindung neben Prolin ist ungewöhnlich und kommt bei humanen Aspartylproteasen wie Renin, Pepsin oder Cathepsin D nicht vor. Darüber hinaus ist die symmetrische Natur des viralen Enzyms und seines aktiven Zentrums in humanen Proteasen nicht vorhanden. Das Enzym unterscheidet sich somit wesentlich von humanen Proteasen und ermöglicht die Entwicklung selektiver Inhibitoren. Wie die körpereigene Protease Renin gehört die HIV-Protease zur Familie der **Aspartylproteasen**. Die beiden im aktiven Zentrum lokalisierten Aspartate sind an der hydrolytischen Spaltung der Peptidbindung der Vorläuferpro-

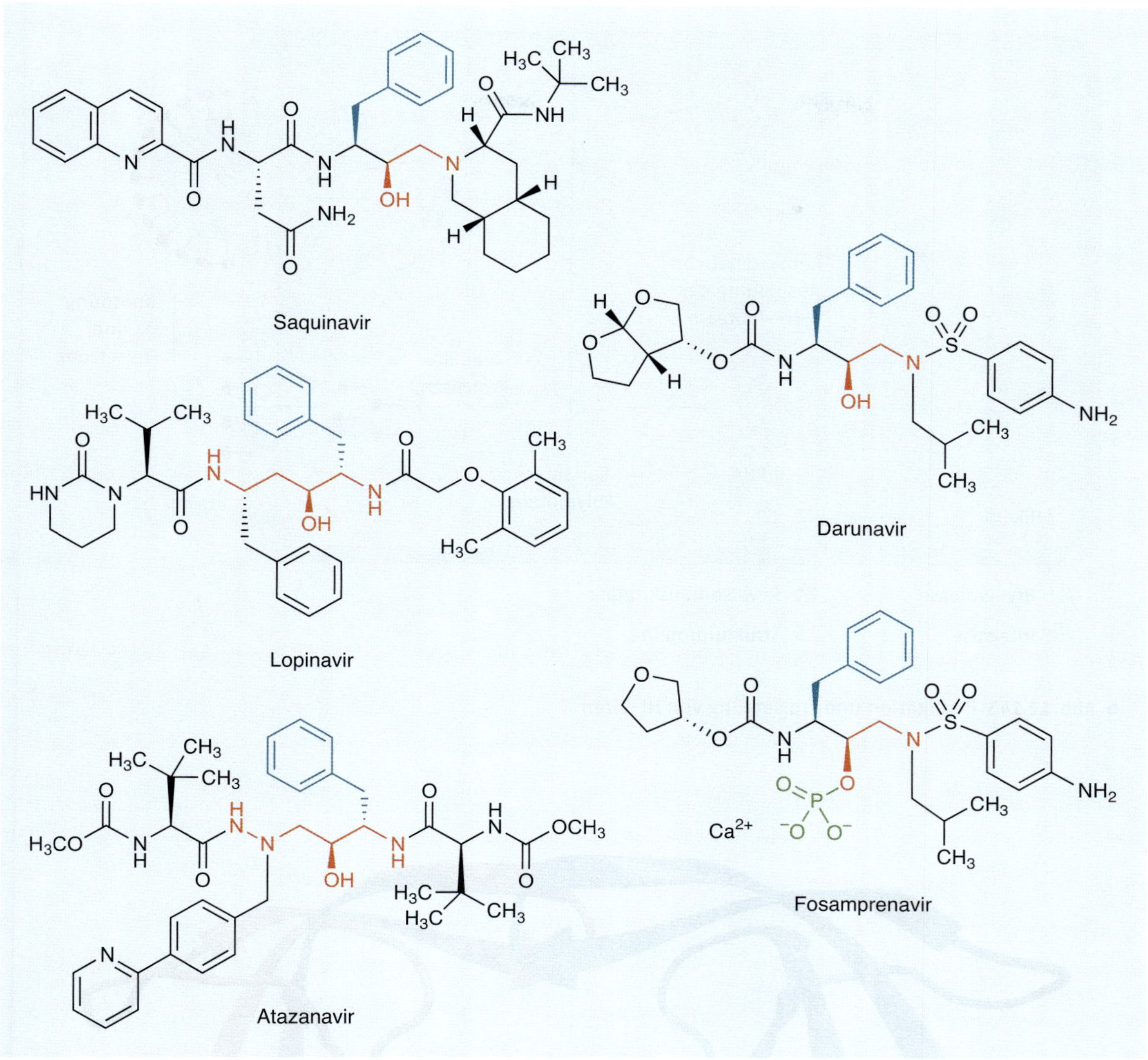

Saquinavir

Darunavir

Lopinavir

Fosamprenavir

Atazanavir

○ Abb. 12.142 Peptidartige HIV-Protease-Inhibitoren mit Hydroxyethylamin- oder Hydroxyalkyldiamin-Motiv (rot)

teine beteiligt. Von entscheidender Bedeutung für die rasche Entwicklung von Inhibitoren zur AIDS-Therapie war die intensive Forschung Anfang der 1980er Jahre über Renin (▸ Kap. 9.1.3). Hier lernte man den Aufbau der Aspartylproteasen sowie die Konzeptionierung von **Transition-State-Inhibitoren** ausgehend vom Peptidsubstrat kennen, insbesondere den **Peptidomimetika**-Ansatz. **Saquinavir** war der erste Protease-Inhibitor, der 1996 zur Marktreife gelangte. Es folgten 1997 **Indinavir** (a. H.) und 1998 **Ritonavir**.

Mechanismus der Peptidspaltung. Die beiden Aspartate 25 und 25' im katalytisch aktiven Zentrum der HIV-Protease liegen nach Bindung des Proteins zum einen protoniert, zum anderen deprotoniert vor (○ Abb. 12.146). Die protonierte Form bildet eine H-Brücke zum Carbonyl-Sauerstoff der zu spaltenden Amidbindung und erhöht dadurch die Elektrophilie des Carbonyl-Kohlenstoffs. Das deprotonierte Aspartat fixiert das angreifende Wassermolekül und erhöht dessen Nukleophilie. Die Peptidspaltung erfolgt in 2 Teilschritten:

Der **nukleophile Angriff von Wasser** auf den Carbonyl-Kohlenstoff führt zu einem **tetraedrischen Übergangszustand** mit 2 geminalen Hydroxygruppen am zentralen C-Atom. Das zuvor protonierte Aspartat liegt nach Abgabe eines Protons an den Carbonyl-Sauerstoff deprotoniert vor, das deprotonierte Aspartat ist durch Aufnahme eines Protons vom Wassermolekül protoniert.

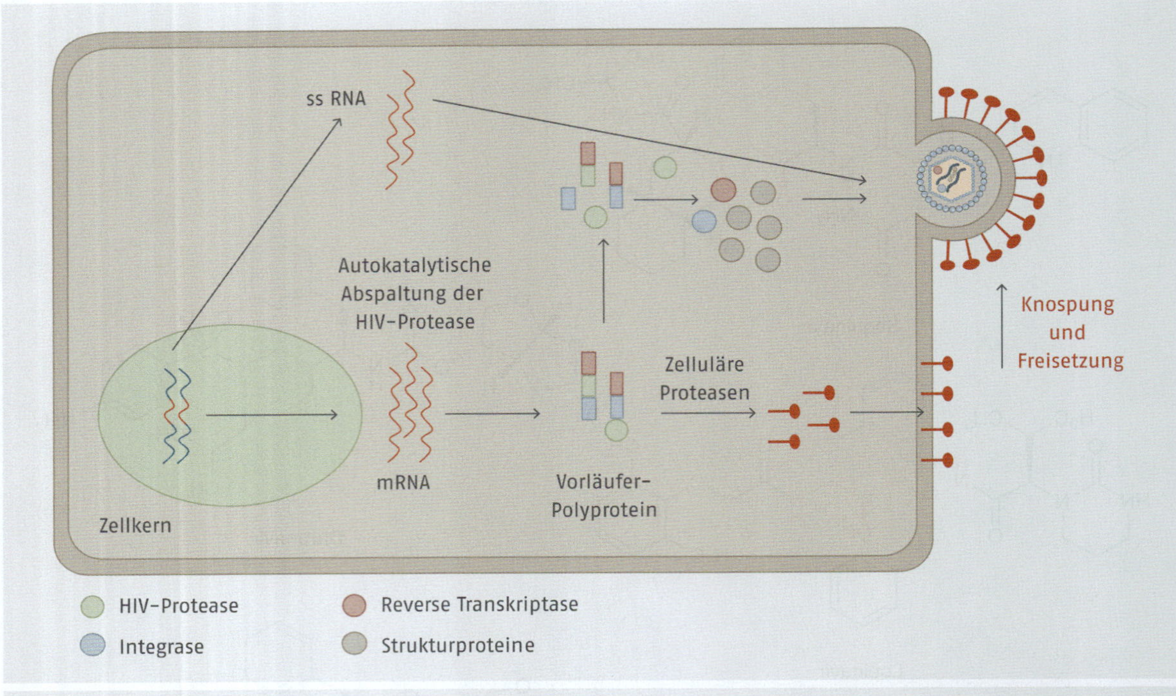

Abb. 12.143 Replikation und Freisetzung von HI-Viren

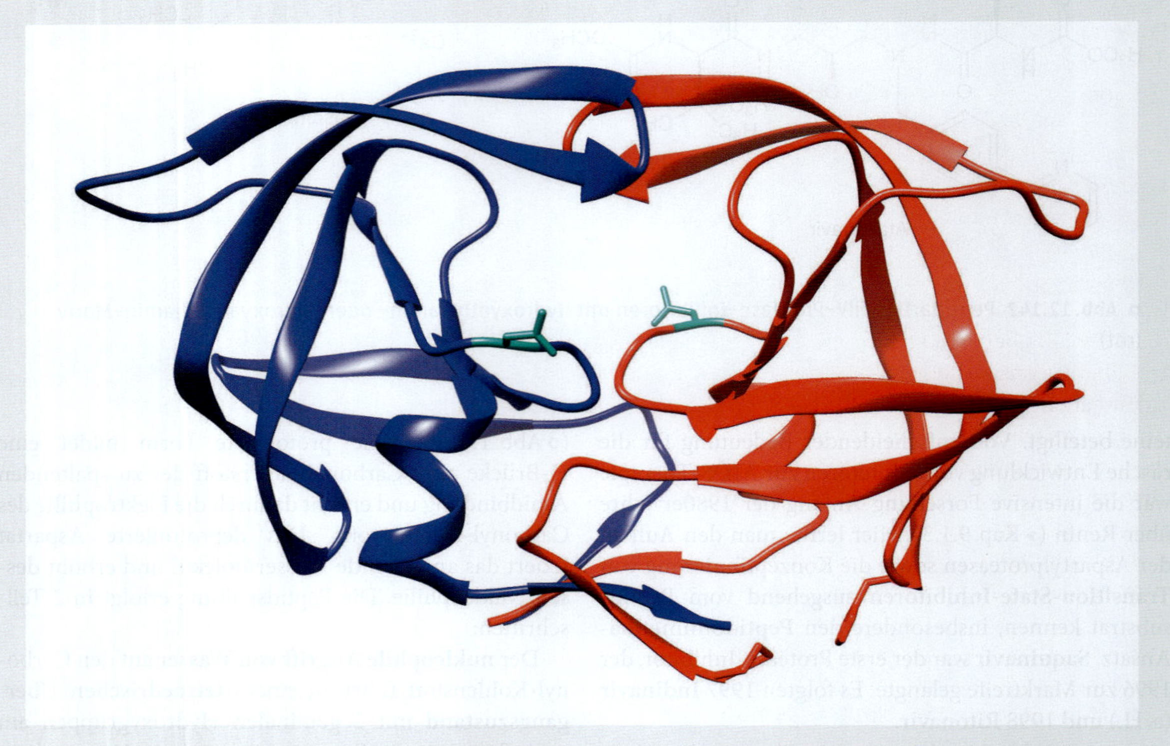

Abb. 12.144 Struktur der dimeren HIV-1-Protease in blau und rot; türkis: Aspartat-Seitenketten im aktiven Zentrum (PDB-Code 1KJF, Visualisierung mit UCSF Chimera 1.12)

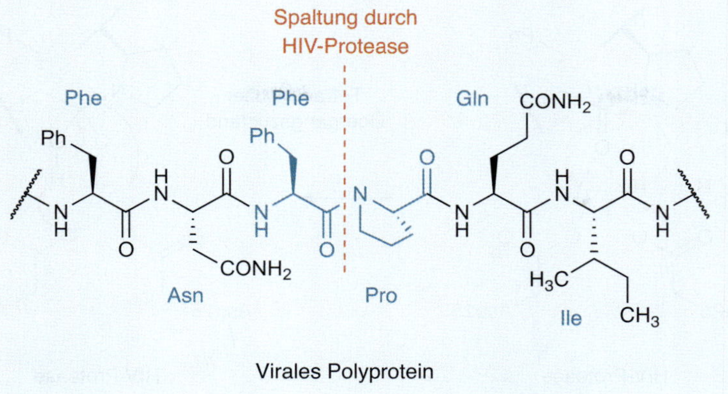

o Abb. 12.145 Spaltung des viralen Polyproteins zwischen Phenylalanin und Prolin

Der nicht stabile Übergangszustand mit den beiden OH-Gruppen wird zur *C*-terminalen Säure und zum *N*-terminalen Amin gespalten, wobei erneut eine wechselseitige Aufnahme und Abgabe eines Protons an den beiden beteiligten Aspartat-Seitenketten stattfindet. Die benötigten funktionellen Proteine zum Aufbau des Viruspartikels liegen als **Hydrolyseprodukte** vor.

Struktur. Ausgangspunkt zur Entwicklung von HIV-Protease-Inhibitoren waren Hydroxyverbindungen, mit denen man versuchte, den **tetraedrischen Übergangszustand** der Enzymkatalyse zu imitieren und die katalytischen Aspartat-Seitenketten zu blockieren. Entsprechend handelt es sich um **Transition-State-Inhibitoren**. Hilfreich dabei waren Kenntnisse aus der Kristallstruktur des Enzyms und der Struktur mit Pepstatin, einem aus *Streptomyces*-Arten isolierten Inhibitor für eine Reihe von Aspartylproteasen wie Pepsin. Pepstatin verfügt in der nicht essenziellen Aminosäure Statin (o Abb. 9.27) über eine OH-Gruppe, die dem postulierten Übergangszustand gemäß bindet. Da im Gegensatz zu humanen Proteasen das virale Enzym bevorzugt Bindungen zwischen Phenylalanin und Prolin spaltet, ist die Selektivität dieser Inhibitoren für das virale Enzym ausreichend hoch. Bei den vorliegenden HIV-Protease-Inhibitoren dient meist ein

- **Hydroxyethylen**- oder im weitere Sinne ein **Hydroxyethylamin**-Motiv als zentraler Baustein zur Interaktion mit den katalytischen Aspartaten.
- Dieser fungiert als bioisosterer Ersatz für die zu spaltende Phe-Pro-Amidbindung (o Abb. 12.147).
- Er ist aber selbst nicht hydrolysierbar, bindet im aktiven Zentrum der Protease und hemmt deren Funktion.

Weitere Strukturabwandlungen an den optimierten Liganden aus dem strukturbasierten Wirkstoffdesign führten schließlich zu **Peptidomimetika** mit **metabolischer Stabilität** und geeigneten pharmakokinetischen Eigenschaften.

Wirkungsmechanismus. Die meisten HIV-Protease-Inhibitoren haben als Peptidomimetika eine peptidähnliche Struktur und adressieren mit ihren sekundären Hydroxygruppen die beiden Aspartate im aktiven Zentrum der Protease. Eine Ausnahme ist der nichtpeptidische Inhibitor Tipranavir (o Abb. 12.149). Die Inhibitoren **binden kompetitiv** an die Substratbindestelle im katalytischen Zentrum der HIV-Protease und **blockieren das Enzym reversibel**. Dadurch unterdrücken sie den Reifungsprozess von HIV, sodass funktionsuntüchtige Proteine in die neuen Viruspartikel gepackt werden. Infolgedessen entstehen **unreife, nichtinfektiöse Viren**, mit denen keine Neuinfektion mehr möglich ist.

Aus Kristallstrukturen peptidartiger HIV-Protease-Inhibitoren im Komplex mit dem Enzym geht hervor, dass sie in unmittelbarer Nachbarschaft der beiden Aspartate das gleiche H-Brückenmuster ausbilden (o Abb. 12.148). Die OH-Gruppe des zum natürlichen Substrat bioisosteren, nicht hydrolysierbaren Hydroxyethylen-Motivs bildet H-Brücken mit den katalytischen Aspartaten und verdrängt das an der Katalyse beteiligte H_2O-Molekül. Die links und rechts davon angeordneten Carbonylgruppen bilden H-Brücken zum sogenannten Flap-Wasser, das mit den NH-Gruppen der beiden Isoleucine 50 und 50' interagiert. Über dieses H_2O-Molekül werden 2 β-Schleifen fixiert, welche die obere Begrenzung der Substratbindetasche bilden und sich wie ein Deckel (*flap*) über sie legen.

Resistenzen können durch Mutationen in den Vorläuferproteinen und insbesondere in der HIV-Protease selbst ausgebildet werden. Wird die Größe der Bindetasche modifiziert, vermindert dies die hydrophobe Kon-

12

Substrat

Tetraedrischer Übergangszustand

Ph

Asp25

Asp25'

HIV-Protease

N-terminales Amin

C-terminale Säure

o Abb. 12.146 Katalytischer Mechanismus der Substratspaltung durch HIV-Protease

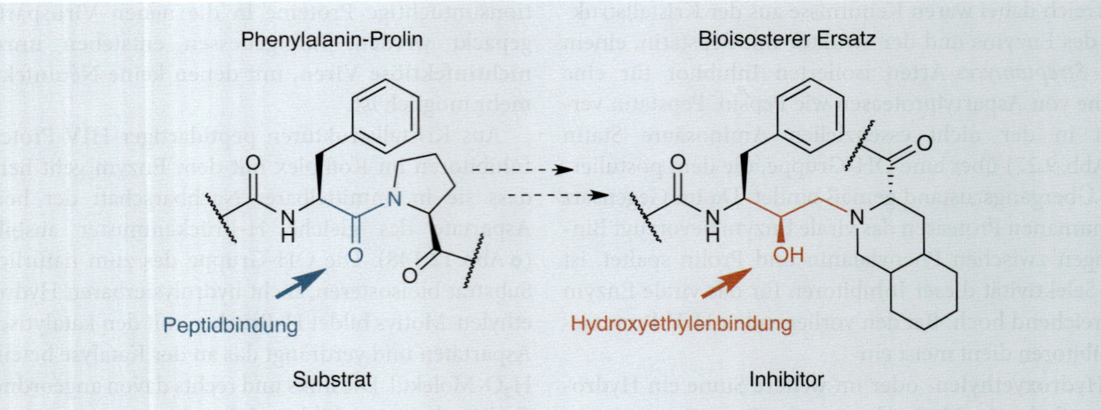

o Abb. 12.147 Substrat- und Inhibitorstruktur mit sekundärer Alkoholgruppe

taktfläche der Inhibitoren mit der HIV-Protease und führt zum Wirkungsverlust.

Einige Vertreter wie Fosamprenavir, Darunavir oder Tipranavir weisen eine **Sulfonamid-Partialstruktur** (▸ Kap. 3.1.1) auf und können Hautreaktionen hervorrufen.

Biotransformation. HIV-Protease-Inhibitoren werden überwiegend hepatisch durch CYP3A4 metabolisiert. Von daher sind Interaktionen mit zahlreichen Arzneistoffen vorgezeichnet. Der gemeinsame Abbau lässt sich aber auch therapeutisch nutzen. Die gleichzeitige Gabe von niedrig dosiertem Ritonavir (s. u.), einem äußerst potenten CYP3A4-Inhibitor, erhöht die orale Bioverfügbarkeit des ko-applizierten HIV-Protease-Inhibitors erheblich.

Saquinavir (SQV, Invirase®), Ph. Eur., ist als Mesilat (Methansulfonat) monographiert. Die Aminosäuren der als Sollbruchstelle fungierenden Phe-Pro-Bindung im physiologischen Substrat sind neben dem Hydroxyethylamin-Fragment durch einen Decahydroisochinolinring bioisoster ersetzt. Diese Vergrößerung des ursprünglichen Prolinrings füllt die Bindetasche des Enzyms besser aus und erhöht so die Bindungsaffinität. Als terminale Gruppen des Wirkstoffs dienen eine *tert*-Butylamid- sowie eine Chinolincarboxamid-Gruppe zum Schutz vor metabolischem Abbau und zum vollständigen Ausfüllen der Bindetaschen. Saquinavir wird unter physiologischen Bedingungen am Decahydroisochinolin-Stickstoff ($pK_S = 7{,}1$) protoniert, der Chinolin-Stickstoff hingegen weist wegen der *ortho*-ständigen Carbonylgruppe nur noch sehr schwach basische Eigenschaften auf ($pK_S = 1{,}1$). Die orale Bioverfügbarkeit ist mit lediglich 4 % äußerst gering. Die Biotransformation durch CYP3A4 in der Leber führt zu Hydroxylierungen vor allem im Decahydroisochinolin. Die Ausscheidung erfolgt hauptsächlich über die Fäzes. Die Eliminationshalbwertszeit beträgt 13 h. Saquinavir führt zur QT-Zeit-Verlängerung.

Fosamprenavir (fAPV, Telzir®) ist ein besser lösliches Phosphorsäureester-Prodrug von Amprenavir und wird als Calciumsalz in den Handel gebracht. Amprenavir resultierte aus einer Strukturvereinfachung und Reduktion des Peptidcharakters von Saquinavir. Als Endgruppen liegen ein *para*-Aminosulfonamid und eine Carbamatgruppe mit einem Tetrahydrofuranring vor. Fosamprenavir wird nach oraler Gabe während der Resorption durch Phosphatasen des Darmepithels rasch zu Amprenavir und Phosphat hydrolysiert. Die Elimination erfolgt hauptsächlich mit den Fäzes, daneben mit dem Urin. Die Halbwertszeit von Amprenavir liegt bei 7,7 h.

Darunavir (DRV, Prezista®) ist modifiziertes Amprenavir. Es unterscheidet sich von diesem durch Anellierung eines weiteren Tetrahydrofuranrings an den bereits vorhandenen, wodurch die Bindetasche durch H-Brückenbindungen über die Ring-O-Atome besser ausgefüllt und die Bindestärke erhöht wird. Die orale Bioverfügbarkeit beträgt 37 %, in Gegenwart von Ritonavir steigt sie auf 82 %. Darunavir wird zu 80 % im Stuhl, der Rest im Urin ausgeschieden. In Kombination mit dem Booster Ritonavir (s. u.) liegt die Halbwertszeit bei 15 h.

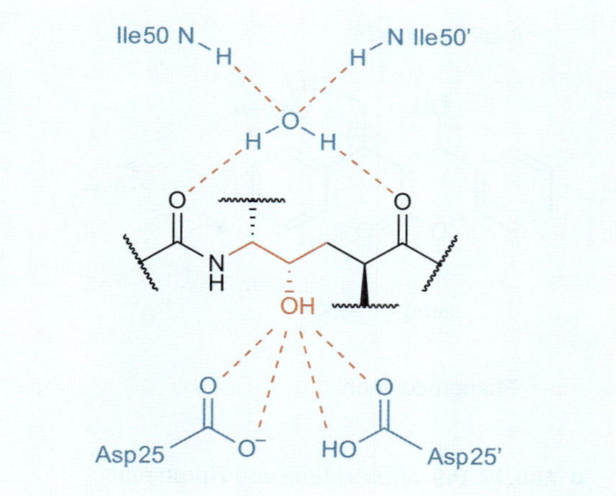

Abb. 12.148 Bindungsinteraktionen zwischen einem peptidartigen HIV-Protease-Inhibitor mit zentralem Hydroxyethylen-Motiv in der Substratbindetasche des Enzyms

Lopinavir (LPV, Kaletra®), Ph. Eur., wurde aus Ritonavir entwickelt. Die Thiazolringe wurden entfernt bzw. ausgetauscht. Um die konformative Flexibilität der Harnstoffkomponente einzuschränken, hat man sie zum Pyrimidinon zyklisiert, was verstärkte H-Brücken-Interaktionen mit einer Bindetasche erlaubt. Lopinavir wird ausschließlich in fixer Kombination mit Ritonavir gegeben. Die orale Bioverfügbarkeit ist nicht bekannt. Die Ausscheidung erfolgt zu 86 % mit den Fäzes, der Rest renal. Die Halbwertszeit beträgt 3–5 h.

Atazanavir (ATV, Reyataz®), Ph. Eur. (Sulfat), wird als Azapeptid bezeichnet, da eine Methylengruppe durch Stickstoff ersetzt wurde und somit eine Hydrazid- anstelle der Amid-Bindung vorliegt. Um den zentralen Pharmakophor, ein Hydroxyethylhydrazin-Fragment, findet man in pseudosymmetrischer Anordnung 2 L-*tert*-Leucin-Einheiten, die mit Carbamat-Endgruppen stabilisiert sind. Insgesamt sollen die unter der Therapie mit HIV-Protease-Inhibitoren üblichen Nebenwirkungen wie Fettstoffwechselstörungen und erhöhte Cholesterolwerte bei Atazanavir seltener auftreten. Die orale Bioverfügbarkeit beträgt 60–65 %. Neben der Biotransformation durch CYP3A4 kommt es zur *N*-Desalkylierung und Hydrolyse der Carbamatgruppen. Die Ausscheidung erfolgt überwiegend mit den Fäzes.

o Abb. 12.149 Entwicklung von Tipranavir

Tipranavir (TPV, Aptivus®) ist ein nicht peptidartiger HIV-Protease-Inhibitor, der sich dadurch strukturell deutlich von den anderen Inhibitoren unterscheidet. Die Substanz stammt aus einem Screening-Programm, in welchem man die Antikoagulanzien Warfarin und Phenprocoumon als Leitstrukturen für eine neue Klasse von Inhibitoren mit einem neuartigen Pharmakophor für H-Brücken-Interaktionen identifizierte. Kristallstrukturen des Enzym-Inhibitor-Komplexes zeigten, dass die 4-OH-Gruppe von Phenprocoumon mit den katalytischen Aspartat-Seitenketten H-Brücken bildet, während die Lacton-O-Atome über H-Brücken mit den NH-Gruppen der beiden Ile50-Gruppen interagieren (o Abb. 12.149). Zudem passt der Ethyl- und Phenyl-Substituent gut in die Bindetasche des Enzyms. Die Weiterentwicklung führte ausgehend von Phenprocoumon zu Tipranavir, einem enantiomerenreinen Analogon mit Pyridylsulfonamid-Struktur. Die Asymmetriezentren an C-6 des Pyranrings und an der Methylenbrücke sind beide *R*-konfiguriert. Insbesondere gegenüber HIV-Stämmen, die gegen andere Wirkstoffe resistent sind, wirkt es besser als die peptidartigen Inhibitoren. Allerdings ist die Anwendung stark eingeschränkt, da verstärkt Nebenwirkungen wie Diarrhö, Übelkeit und erhöhte Transaminase-Werte auftreten. Tipranavir besitzt als vinyloge Carbonsäure (Hydroxypyranon-Struktur) schwach saure Eigenschaften ($pK_S = 5{,}5$). Aufgrund der elektronenziehenden Sulfonamid- und Trifluormethylgruppen am Pyridinring ist dieser kaum noch basisch. Die orale Bioverfügbarkeit von Tipranavir ist begrenzt. Wie die peptidartigen Inhibitoren unterliegt Tipranavir einer intensiven Metabolisierung über CYP3A4 und muss mit Ritonavir als pharmakokinetischem Verstärker kombiniert werden, um den therapeutischen Effekt zu erzielen. Die Halbwertszeit beträgt unter diesen Bedingungen 4–6 h. Die Elimination erfolgt hauptsächlich mit den Fäzes, zu einem kleinen Teil auch im Urin.

Pharmakokinetische Verstärker

Ritonavir (o Abb. 12.150) ist ein Substrat von CYP3A4 und anderen CYP-Isoenzymen. Aufgrund der extrem hohen Affinität zu CYP-Enzymen wird gleichzeitig die Metabolisierung anderer Arzneistoffe verhindert, sodass Ritonavir als potenter CYP-Inhibitor fungiert. Mit dem N-Atom des nicht durch eine Isopropylgruppe abgeschirmten Thiazolrings koordiniert es an das $Fe^{2+/3+}$-Zentralion von CYP. Wegen des ausgeprägten Interaktionspotenzials wird die Substanz daher nur noch in niedriger Dosierung eingesetzt, um die Wirkung anderer HIV-Protease-Inhibitoren zu unterstützen, indem es ihre First-Pass-Metabolisierung hemmt. Man bezeichnet dies als **Boostern** (*booster* = Verstärker). Mit **Cobicistat** steht zudem ein selektiver CYP3A4-Inhibitor zur Verfügung. Man kennzeichnet den Zusatz eines pharmakokinetischen Boosters durch ein dem INN-Namen nachgestelltes „/r" oder „/c". So stehen Lopinavir/r oder Darunavir/c für die Fixkombinationen mit Ritonavir bzw. Cobicistat.

Ritonavir (RTV, Norvir®), Ph. Eur., wurde auf Grundlage der homodimeren Natur des aktiven Zentrums der HIV-Protease entwickelt. Zielsetzung war die dadurch bedingte höhere Selektivität gegenüber dem viralen Enzym und höhere Stabilität gegenüber Peptidasen. Man ging von einem symmetrischen Inhibitor aus, dessen Modifizierung zur erhöhten chemischen Stabilität, verbesserten Wasserlöslichkeit und oralen Bioverfügbarkeit führte. Ritonavir verfügt durch die beiden endständigen Thiazolringe über schwach basische Eigenschaften mit pK_S-Werten von 1,8 und 2,6 (Isopropyl-substituiert). Die Thiazolringe sind über eine Carbamat- bzw. Harnstoffgruppe mit dem zentralen Strukturelement verknüpft. Die orale Bioverfügbarkeit beträgt 65–75 %, die Halbwertszeit 3–5 h. Die Ausscheidung erfolgt überwiegend mit den Fäzes, daneben renal.

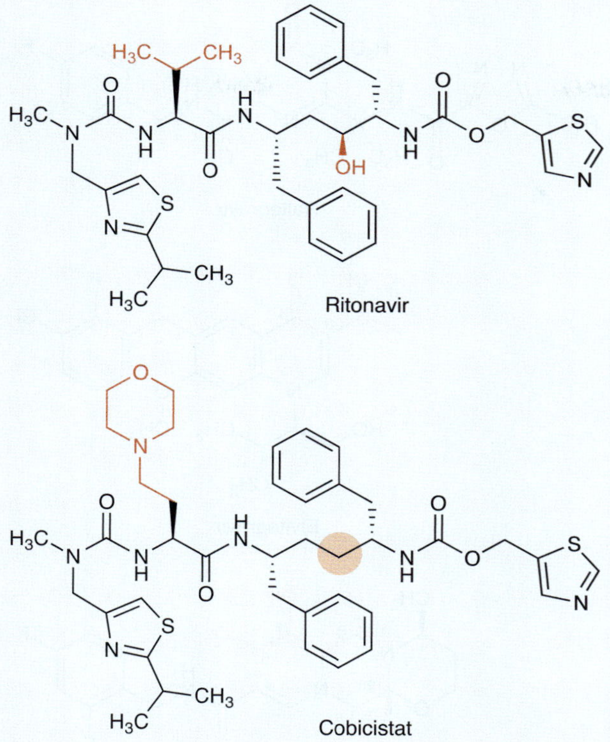

Abb. 12.150 Pharmakokinetische Verstärker

Cobicistat (Tybost®) ist seit 2014 als Monopräparat im Handel und wird als pharmakokinetischer Verstärker (Booster) von HIV-Protease-Inhibitoren wie Atazanavir und Darunavir eingesetzt. Wie Ritonavir besitzt es als Substrat hohe Affinität zu CYP3A4 und verlangsamt durch selektive CYP3A4-Hemmung deren Abbau. Cobicistat weist hohe Strukturverwandtschaft mit Ritonavir auf, jedoch wurde die für die antivirale Aktivität essenzielle sekundäre Hydroxygruppe entfernt. Cobicistat selbst ist daher antiviral unwirksam. Es verfügt mit dem zusätzlichen Morpholinring ($pK_S = 6{,}4$) über ein basisches Zentrum, die Basizität der beiden Thiazolringe ist nur gering ($pK_S = 1{,}8$ sowie 2,5 für das Isopropyl-substituierte Thiazol). Die orale Bioverfügbarkeit von Cobicistat ist nicht bekannt, es wird die Einnahme zum Essen empfohlen. Die Substanz wird überwiegend unverändert mit den Fäzes ausgeschieden, die Halbwertszeit beträgt 3–4 h.

HIV-Integrase-Inhibitoren

Biochemische Grundlagen. Die HIV-Integrase ist ein HIV-kodiertes Enzym. Sie verfügt über Endonuklease- sowie Nukleotidyltransferase-Aktivität und katalysiert den kovalenten Einbau der komplementären viralen DNA in das Genom der Wirtszelle. Ohne diesen Schritt ist die Virusreplikation nicht möglich. Ein strukturverwandtes Enzym liegt im Humanorganismus nicht vor, sodass kein Selektivitätsproblem auftreten sollte.

Die Integration der viralen DNA verläuft über mehrere Schritte.

- Zunächst bindet das Enzym im Zytoplasma an die virale DNA, wodurch ein sogenannter **Präintegrationskomplex** entsteht.
- In der folgenden **endonukleolytischen 3'-Prozessierung** schneidet die Integrase von jedem 3'-Ende der viralen DNA ein Dinukleotid ab, sodass jeweils ein freies 3'-OH-Ende vorliegt.
- Der so modifizierte Präintegrationskomplex wird in den Zellkern geschleust. Die Integrase bindet an die Wirts-DNA und katalysiert den sogenannten **Strangtransfer**.

Beim Strangtransfer handelt es sich um eine **Umesterung**. Nach Angriff der freien 3'-Hydroxygruppen der viralen DNA an den 5'-Phosphodiesterbrücken der Wirts-DNA wird diese geöffnet und die 3'-Enden der viralen DNA mit den 5'-Enden der Wirts-DNA kovalent verbunden. Die dabei auftretenden Lücken durch ungepaarte Basen werden durch zelluläre Reparaturenzyme aufgefüllt.

12

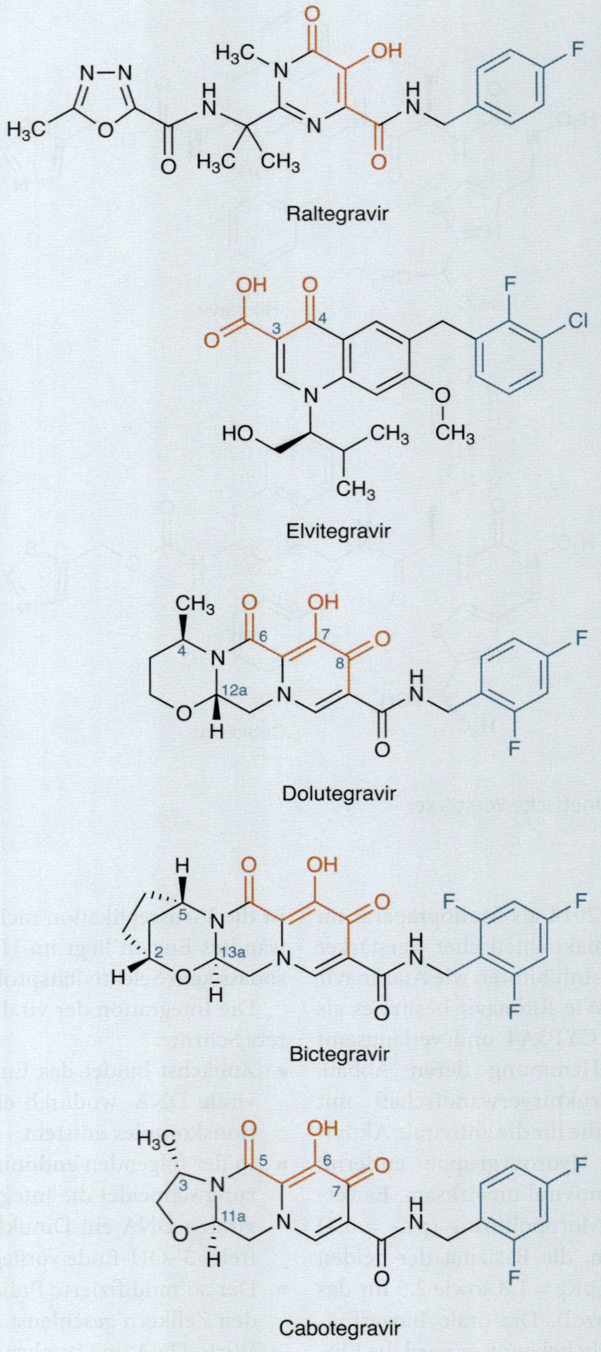

Raltegravir

Elvitegravir

Dolutegravir

Bictegravir

Cabotegravir

Abb. 12.151 HIV-Integrase-Inhibitoren

Sowohl für die 3'-Prozessierung als auch für die Integration durch Strangtransfer sind 2 Metallionen (Mg^{2+} oder Mn^{2+}) für die Positionierung und Aktivierung der reaktiven Funktionalitäten zuständig. Die Aminosäuren Asp64, Asp116 und Glu152 koordinieren die **Mg^{2+}-Ionen** in der katalytischen Domäne der Integrase.

Design und Entwicklung. Die ersten Integrase-Inhibitoren wurden 1993 beschrieben. Gemeinsames Merkmal dieser Inhibitoren wie Naphthazarin (5,8-Dihydroxynaphthochinon) war das Vorliegen Metallionen-chelatisierender Gruppen. Allerdings nahm die Entwicklung erst ab 2000 richtig Fahrt auf, als man das Prinzip der

Strangtransfer-Hemmung erkannte, welches den Begriff **INSTI** (Integrase-Strang-Transfer-Inhibitor) prägte. Durch massives Screening identifizierte man das in Keto-Enol-Form vorliegende Aryl-Diketosäure-Motiv als vielversprechende Leitstruktur. Am erfolgreichsten verliefen die Entwicklungen bei Merck, Sharp & Dohme, deren Arbeiten an *N*-Methyl-5-hydroxypyrimidinon-carboxamiden zu selektiven INSTIs führten. Durch Optimierung der Leitstruktur gelangte man zu **Raltegravir** (o Abb. 12.151), das 2007 als erster HIV-Integrase-Inhibitor auf den Markt kam.

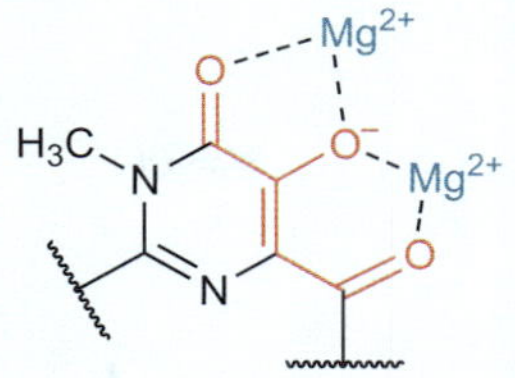

o **Abb. 12.152** Komplexierung von 2 Mg^{2+}-Ionen durch das Keto-Enol-System von Raltegravir

Wirkungsmechanismus. Die derzeit verfügbaren HIV-Integrase-Inhibitoren **hemmen den Strangtransfer**, indem sie mit ihrem Keto-Enol-System als Liganden fungieren und durch doppelte Chelatisierung der als Kofaktor benötigten 2 Metallionen an den Komplex aus HIV-Integrase und viraler DNA binden. Sie unterdrücken dadurch den Einbau der viralen DNA in das Wirtsgenom. Dies verhindert die Produktion infektiöser Viruspartikel. Aus Röntgenstrukturanalysen geht hervor, dass Raltegravir mit seinen 3 O-Atomen eine planare Einheit bildet, die im aktiven Zentrum des Enzyms **die beiden katalytisch relevanten Mg^{2+}-Ionen koordinativ bindet** (o Abb. 12.152). Ein weiteres gemeinsames Strukturmerkmal der Inhibitoren, der halogenierte Benzylsubstituent, orientiert sich in eine hydrophobe Tasche, die durch die sogenannte katalytische Kerndomäne der Integrase und einem Basenpaar der viralen DNA gebildet wird. Es kommt dabei zur π-π-Interaktion mit Cytosin am 3'-Ende der viralen DNA.

Resistenzen entstehen durch Mutationen am katalytischen Zentrum der Integrase.

Interaktionen. Mehrwertige Kationen wie Mg^{2+}, Ca^{2+}, Al^{3+} oder Fe^{3+} vermindern durch Komplexbildung die gastrointestinale Resorption der Integrase-Inhibitoren. Daher ist die gleichzeitige Gabe relevanter Präparate zu vermeiden.

Raltegravir (RAL, Isentress®), Ph. Eur. (Raltegravir-Kalium), besitzt als Keto-Enol-System einen Dihydropyrimidinonring. Dieser ist über eine Amidbindung mit einem 1,3,4-Oxadiazolring verknüpft. Der pK_S-Wert für die vinyloge Carbonsäure beträgt 6,7. Nach oraler Gabe liegt die Bioverfügbarkeit bei 30 %. Die Biotransformation erfolgt überwiegend durch Glucuronidierung der 5-Hydroxygruppe und Ausscheidung im Urin. Etwa die Hälfte der oralen Dosis wird unverändert mit den Fäzes eliminiert. Die Halbwertszeit liegt bei 9 h.

Elvitegravir (EVG, in Stribild®) ist seit 2013 auf dem Markt. Als planares Keto-Enol-System liegt eine Chinolon-3-carbonsäure vor. Der *N*-Alkylsubstituent gewährleistet das Vorliegen der Chinolon- gegenüber der Hydroxchinolin-Form (▸ Kap. 12.1.10). Elvitegravir ist chiral und wird als *S*-Enantiomer verwendet. Der pK_S-Wert für die Carboxygruppe ist mit 6,6 relativ hoch, da die protonierte Form durch die benachbarte Ketofunktion über H-Brücken stabilisiert wird. Angewendet wird Elvitegravir in einer als „quad pill" bezeichneten Viererkombination zusammen mit Emtricitabin, Tenofovir und dem Booster Cobicistat. Elvitegravir wird hauptsächlich durch CYP3A4 zu aliphatischen und aromatischen Hydroxymetaboliten abgebaut und mit den Fäzes ausgeschieden. Die terminale Halbwertszeit in der Kombination beträgt 13 h.

Dolutegravir (DTG, Tivicay®) ist seit 2014 auf dem Markt und wird als Natriumsalz eingesetzt. Es ist ein trizyklisches Pyridopyrazino-oxazin-Derivat mit einem planaren Keto-Enol-System an den 7-Hydroxy-6,8-dioxo-Sauerstoffatomen. Es liegen 2 Asymmetriezentren vor, die 4*R*- und 12a*S*-konfiguriert sind. Der pK_S-Wert beträgt 8,2 (vinyloge Carbamidsäure). Dolutegravir wird hauptsächlich zum 7-Ether-Glucuronid metabolisiert, in geringem Umfang entsteht der *N*-Desalkyl-Metabolit. Etwa die Hälfte der oralen Dosis wird unverändert im Stuhl ausgeschieden. Die Halbwertszeit liegt bei 14 h.

Bictegravir (BTG, in Biktarvy®, mit Emtricitabin und Tenofoviralafenamid) kam 2018 auf den Markt. Im Vergleich zu Dolutegravir ist es am Oxazinring durch eine Ethanobrücke mit veränderter Stereochemie zu einem tetrazyklischen Ringsystem erweitert, mit Oxazepin als größtem Einzelring. Bictegravir hat 3 Asymmetriezentren (2*R*, 5*S* und 13a*R*). Im Halogenbenzylsubstituent liegt ein zusätzliches Fluoratom vor. Der pK_S-Wert beträgt 8,6 (vinyloge Carbamidsäure). Die Biotransformation erfolgt primär durch CYP3A4-Hydroxylierung und Glucuronidierung, 60 % der oralen Dosis werden unverändert mit den Fäzes ausgeschieden. Die Halbwertszeit liegt bei 17 h.

Cabotegravir (Vocabria®) kam 2021 auf den Markt. Es handelt sich um ein ringkontrahiertes Analogon von Dolutegravir und stellt dementsprechend ein trizyklisches Oxazolopyrido-pyrazin-Derivat dar. Die beiden Asymmetriezentren sind 3*S*- und 11a*R*-konfiguriert. Der pK_S-Wert beträgt 7,7 (vinyloge Carbamidsäure).

12

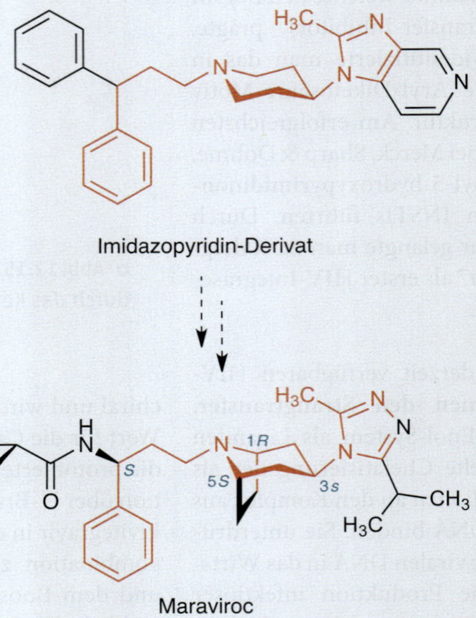

Imidazopyridin-Derivat

Maraviroc

○ **Abb. 12.153** Entwicklung von Maraviroc

Die Plasmahalbwertszeit liegt bei 32 h. Cabotegravir wird in Kombination mit dem nichtnukleosidanalogen Reverse-Transkriptase-Inhibitor Rilpivirin als Depotspritzen zur langwirksamen antiretroviralen Therapie eingesetzt.

Entry-Inhibitoren

Der Eintritt des HI-Virus in die Wirtszelle erfolgt in den 3 Schritten

- Anheftung,
- Korezeptorbindung und
- Fusion.

Entry-Inhibitoren hemmen einen oder mehrere dieser Schritte.

Um in eine Wirtszelle eindringen zu können, müssen die HI-Viren an der Zelle andocken und ihre Hülle mit der Wirtszellmembran verschmelzen. Dazu werden 2 virale Glykoproteine benötigt, die wie Stecknadeln aus dem HI-Viruspartikel herausragen. Als Schaft fungiert die transmembranäre **gp41-Untereinheit** des Glykoproteins, während die extrazelluläre **gp120-Untereinheit** den Stecknadelkopf darstellt. Für das korrekte Andocken der HI-Viren beim Eindringen in die Wirtszelle ist der Kontakt mit 2 Anheftungsstellen erforderlich. Primäres Target sind die **CD4-Rezeptoren** auf der Oberfläche humaner T-Lymphozyten. Bindet das virale gp120 (○ Abb. 12.154), führt dies zu Konformationsänderungen im HIV-Hüllproteinkomplex und legt das virale gp41 frei. Dieses verhakt sich mit seinem lipophilen *N*-Terminus wie eine Harpune in der Membran und fungiert als zweite Anheftungsstelle für einen als Korezeptor dienenden **Chemokinrezeptor** der Wirtszelle wie **CCR5** (C-C-Motiv-Chemokinrezeptor 5) oder CXCR4. Die Interaktion mit diesen ist der Trigger, ohne den keine Fusion des Virus mit der Wirtszelle stattfindet. Sie versetzt das in die Virushülle eingebettete Glykoprotein gp41 in die Lage, mit der Wirtszellmembran zu fusionieren. Eine wichtige Rolle dabei spielen zwei Sequenzmotive, die sogenannten Heptadenmuster-Domänen HR1 (*heptad repeat*) und HR2, über die das Glykoprotein gp41 verfügt. Bei der Fusion des Virus mit der Wirtszelle müssen sich 3 HR1- und 3 HR2-Dömänen zu einer hochstabilen Sechs-Helix-Bündelstruktur zusammenlagern.

Als Entry-Inhibitoren eingesetzt werden

- der CCR5-Antagonist **Maraviroc** sowie
- der Fusions-Inhibitor **Enfuvirtid.**

CCR5-Antagonist

Design und Entwicklung. Auf der Suche nach niedermolekularen CCR5-Liganden identifizierte man in einem High-Throughput-Screening bei Pfizer eine Imidazopyridin-Leitstruktur. Durch paralleles Screening optimierte man verschiedene Parameter wie Bindestärke am Rezeptor, antivirale Wirksamkeit, Pharmakokinetik sowie Selektivität gegen Antitargets, wie z. B. den hERG-Kanal. Aus annähernd 1000 profilierten Analoga wurde **Maraviroc** (○ Abb. 12.153) ausgewählt. Es kam 2007 in den Handel.

Struktur und Eigenschaften. Maraviroc ist ein Tropanderivat, ein 8-Azabicyclo[3.2.1]octan, das unter physiologischen Verhältnissen weitgehend protoniert vorliegt (pK_S = 7,3, Tropan-N). Im stark sauren Milieu wird auch der Triazolring (pK_S = 3,3) protoniert. Maraviroc ist am Asymmetriezentrum der Phenylpropanamid-Struktur *S*-konfiguriert, im Tropangerüst 1*R*- und 5*S*-konfiguriert und am Pseudoasymmetriezentrum (▸ Kap. 1.4.1) 3*s*-konfiguriert.

Wirkungsmechanismus. Maraviroc bindet mit hoher Affinität an den transmembranären Korezeptor der Wirtszelle und fungiert als **allosterer CCR5-Antagonist**. Nach Binden von Maraviroc ändert sich die Konformation von CCR5, sodass der Korezeptor nicht mehr an das virale Hüllprotein gp120 binden kann, den die HI-Viren zum Eindringen in die Wirtszelle benötigen. Die Zelle wird nicht infiziert.

Resistenzen entstehen durch Mutationen von gp120 oder durch Selektion von CXCR4-nutzenden Viren.

Biotransformation. Maraviroc wird hauptsächlich über CYP3A4 metabolisiert. *N*-Desalkylierung am Tropanring führt zu einem inaktiven sekundären Amin als Hauptmetabolit, daneben entsteht der 2*S*-Hydroxymetabolit. In geringem Umfang treten weitere Hydroxylierungen im Cyclohexanring und an der Methylgruppe des Triazolrings auf.

Maraviroc (MRC, Celsentri®) wird als Filmtablette oder Lösung appliziert. Die orale Bioverfügbarkeit liegt bei 23–33 %. Die Elimination der Metaboliten erfolgt in unveränderter Form überwiegend in den Fäzes. Die Halbwertszeit beträgt 13 h.

Fusions-Inhibitor

Design und Entwicklung. Um den Fusionsprozess zu blockieren, synthetisierte man Peptide, welche die Sequenzen der bereits genannten HR2-Domäne der gp41-Untereinheit des humanen HIV-1 nachahmen. Ein als Leitstruktur identifiziertes Peptid wurde zu **Enfuvirtid** (o Abb. 12.155) weiterentwickelt, das 2003 in der EU zugelassen wurde.

Struktur und Eigenschaften. Enfuvirtid ist ein synthetisches Polypeptid aus 36 Aminosäuren. Es ahmt ein Fragment des viralen Glykoproteins gp41 nach und enthält dessen Aminosäuren 127–162. Am *N*-terminalen Tyrosin liegt es acetyliert, *C*-terminal als Phenylalaninamid vor. Enfuvirtid verfügt über 6 saure Glutaminsäure-Seitenketten (pK_S = 4,3) und eine Asparaginsäure (pK_S = 3,9), dazu 2 basische Lysin-Seitenketten (pK_S = 10,5) sowie ein Histidin (pK_S = 6,0).

Wirkungsmechanismus. Enfuvirtid bindet aufgrund seiner Sequenzanalogie zur HR2-Domäne kompetitiv an die Heptadenmuster-Domäne HR1 des Glykoproteins gp41 und blockiert eine Konformationsänderung, die für die Fusion der Virushülle mit der Wirtszellmembran erforderlich ist. Dies verhindert das Eindringen des HI-Virus.

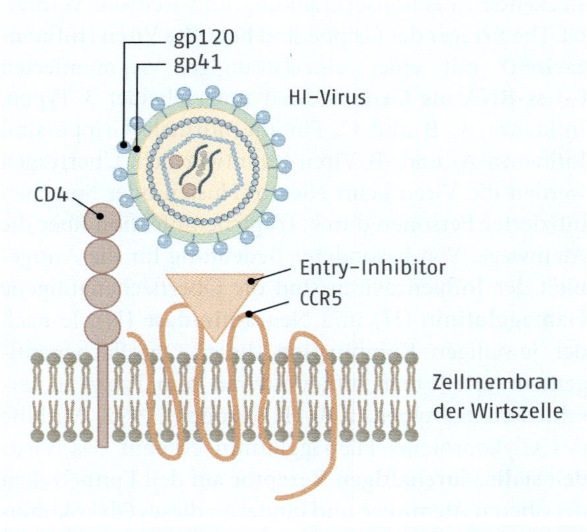

o **Abb. 12.154** Molekulares Target der Entry-Inhibitoren

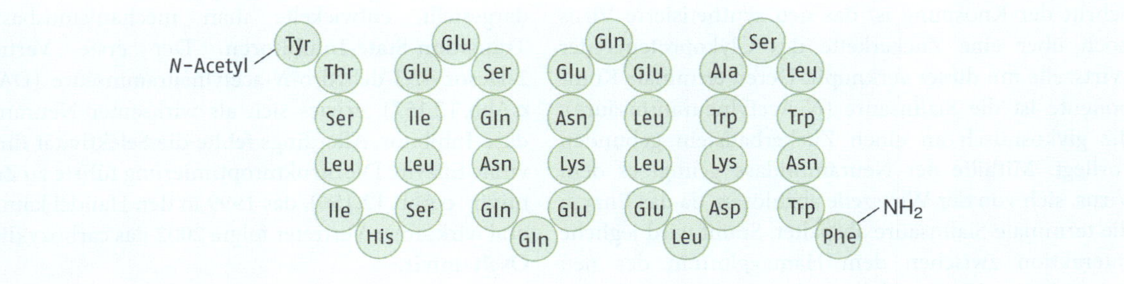

o **Abb. 12.155** Fusions-Inhibitor Enfuvirtid mit den Aminosäuren 127–162 des Glykoproteins gp41

Eine **Resistenz** gegen Enfuvirtid kann sich rasch entwickeln, wenn das Virus Veränderungen in einer 10-Aminosäurendomäne zwischen den Resten 36–45 im Glykoprotein gp41 erzeugt.

Biotransformation. Als Peptid sollte Enfuvirtid in die einzelnen Aminosäuren zerlegt werden. In-vitro-Studien belegen, dass es am *C*-terminalen Phenylalanin hydrolysiert wird und einen desamidierten Metaboliten bildet, der im Humanplasma erscheint.

Enfuvirtid (ENF, Fuzeon®) wird als Polypeptid im Magen-Darm-Trakt hydrolysiert und muss daher subkutan verabreicht werden. Es reichert sich im Fettgewebe an. Von dort wird es resorbiert und erreicht eine Bioverfügbarkeit von 84 %. Die Halbwertszeit beträgt etwa 4 h.

12.3.3 Virostatika gegen Influenzaviren

Influenzaviren. Die Grippe (Influenza) ist eine hochansteckende Infektionserkrankung und weltweit verbreitet. Die Erreger der Grippe sind **behüllte** Viren (Influenzaviren) mit einer einzelsträngigen segmentierten **(–)-ss-RNA als Genom**. Man unterscheidet 3 Typen, Influenza A, B und C. Für die normale Grippe sind Influenza-A- und -B-Viren verantwortlich. Übertragen werden die Viren beim Niesen, Husten oder Sprechen infizierter Personen durch Tröpfcheninfektion über die Atemwege. Von besonderer Bedeutung für die Antigenität der Influenzaviren sind die Oberflächenantigene **Hämagglutinin** (H) und **Neuraminidase** (N). Je nach der jeweiligen Kombination dieser Oberflächenantigene unterteilt man Influenzaviren vom Typ A in verschiedene Subtypen, z. B. H1N1 oder H3N2. Mithilfe des Glykoproteins Hämagglutinin erkennt das Virus den **sialinsäurehaltigen Rezeptor** auf den Epithelzellen der oberen Atemwege und bindet an dieses Glykokonjugat der Wirtszelle (Abb. 12.160). Nach Eindringen des Virus in die Wirtszelle und Virusreplikation müssen die neugebildeten Viren aus der Zelle ausgeschleust werden. Eine Schlüsselrolle in diesem Prozess spielt das virale Enzym Neuraminidase (Sialidase). Im letzten Schritt der Knospung ist das neu synthetisierte Virus noch über eine Zuckerkette des Glykoproteins der Wirtszelle mit dieser verknüpft. Deren terminale Komponente ist die Sialinsäure (*N*-Acetylneuraminsäure), die glykosidisch an einen Zuckerbaustein gebunden vorliegt. Mithilfe der Neuraminidase gelingt es dem Virus, sich von der Wirtszelle abzulösen, da das Enzym die terminale Sialinsäure abspaltet. Somit wird jegliche Interaktion zwischen dem Hämagglutinin des neu assemblierten Virus und den sialinsäurehaltigen Rezeptoren der Wirtszelle unterbunden. Die freigesetzten Viren können umgehend weitere Zellen infizieren.

Antikörper gegen die Oberflächenantigene werden in Form von **Impfstoffen** gegeben. Bei einem **Antigendrift** durch zufällige Punktmutationen während der Virusreplikation verändern sich teilweise die Oberflächenantigene Hämagglutinin und Neuraminidase, wobei geringfügige Unterschiede in der Aminosäuresequenz auftreten. Die Neutralisation durch Antikörper ist nicht mehr ausreichend, die betroffenen Menschen besitzen nur noch Teilimmunität. Es treten lokale **Epidemien** auf. Dieser Vorgang macht das ständige Anpassen der Influenza-Impfstoffe erforderlich.

Weitaus gefürchteter sind **Antigenshifts**. Wenn Influenza-A-Viren von Menschen und verschiedenen Tierarten in einer Wirtszelle zusammentreffen, kommt es durch Austausch von Gensegmenten zur radikalen Neuformierung des Virusgenoms. Es entstehen völlig neue Subtypen mit neukombinierten Oberflächenantigenen und veränderter Virulenz. Gegen diese Virus-Varianten besteht keine Immunität. Auch Impfstoffe, welche Antigene der in den vergangenen Jahren zirkulierenden Virustypen abdecken, sind nicht wirksam. Dadurch können **Pandemien** mit weltweit Millionen von Todesfällen ausgelöst werden. Beispiele sind die Spanische Grippe 1918, die Asiatische Grippe 1957 oder die Russische Grippe 1977.

Neben den Oberflächenantigenen enthalten die Hüllen der Influenza-A-Viren auch das **M2-Protein** (Abb. 12.163), das für das **Uncoating** des Virus große Bedeutung hat.

Als Grippemittel sind derzeit **Neuraminidase-Inhibitoren** und **M2-Inhibitoren** verfügbar.

Neuraminidase-Inhibitoren

Design und Entwicklung. Bereits 1966 wurde ein Screening-Programm für Neuraminidase-Inhibitoren durchgeführt, allerdings ohne Erfolg. Darauf aufbauende Arbeiten gingen nur schleppend voran, bis man 1983 die Kristallstruktur des Enzyms mit einem Sialinsäure-Analogon aufklären und mittels Molecular-Modelling untersuchen konnte. Unter der Annahme, dass die Hydrolyse der Sialinsäure über ein Oxoniumkation-stabilisiertes Carbenium-Ion erfolgt, wie in Abb. 12.159 dargestellt, entwickelte man mechanismusbasierte **Transition-State-Inhibitoren**. Der erste Vertreter, 2-Desoxy-2,3-dehydro-*N*-acetylneuraminsäure (DANA, Abb. 12.157), erwies sich als wirksamer Neuraminidase-Inhibitor. Allerdings fehlte die Selektivität für das virale Enzym. Die Strukturoptimierung führte zu **Zanamivir** (Abb. 12.156), das 1999 in den Handel kam. Als oral wirksamer Vertreter folgte 2002 das carbozyklische **Oseltamivir**.

Mechanismus der Sialinsäureabspaltung. Die Neuraminidase ist ein Glykosidase, welche die glykosidische Bin-

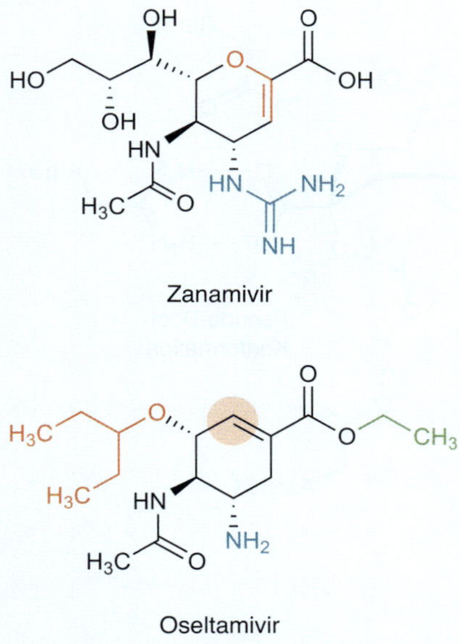

○ Abb. 12.156 Neuraminidase-Inhibitoren

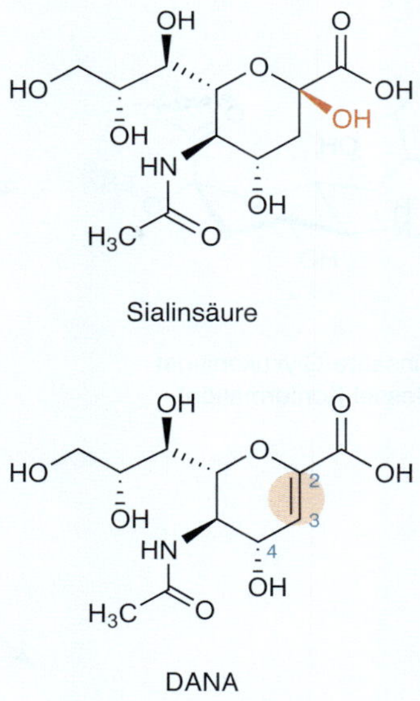

○ Abb. 12.157 Sialinsäure (β-Anomer) und Sialinsäure-Analogon. DANA: 2-Desoxy-2,3-dehydro-*N*-acetylneuraminsäure

dung zwischen der terminalen Sialinsäure und einem Zuckerbaustein des Glykoproteins der Wirtszelle spaltet. Der vorgeschlagene Mechanismus für die hydrolytische Spaltung beinhaltet zunächst die Bindung des Substrats Sialinsäure an das aktive Zentrum der Neuraminidase. Ihr Carboxylat-Anion ist an einer ionischen Wechselwirkung sowie H-Brückenbindungen mit Argininresten beteiligt, insbesondere Arg371. Dazu muss die Sialinsäure aus einer stabilen Sessel-Konformation, in der die Carboxylatgruppe eine axiale und der größere Glykoprotein-Substituent eine äquatoriale Position einnimmt, in eine weniger stabile Pseudo-Boot-Konformation mit äquatorial angeordneter Carboxylatgruppe übergehen (○ Abb. 12.158). Es folgt die Abspaltung vom Glykoprotein der Wirtszelle unter Spaltung der glykosidischen Bindung. Dieser Schritt umfasst den Protonentransfer aus einem aktivierten H_2O-Molekül, assistiert durch das negativ geladene Asp151 sowie das positiv geladene Arg152, welches das gebildete OH^--Ion stabilisiert. Zudem unterstützt es den nachfolgenden nukleophilen Angriff des OH^--Ions auf das gebildete Carbenium-Ion (○ Abb. 12.159) im Übergangszustand. Letzteres wird als Oxonium-Kation stabilisiert. Das Glu277-Anion stabilisiert die positive Ladung des glykosidischen O-Atoms. Es verbleiben die Bildung und Freisetzung der Sialinsäure. Kinetischen Isotopenstudien deuten auf eine S_N1-Reaktion hin. Zudem gibt es Hinweise, dass Sialinsäure als α-Anomer freigesetzt wird. Möglicherweise wird der Austritt des Produkts aus dem aktiven Zentrum durch Mutarotation zum stabileren β-Anomer begünstigt.

Wirkungsmechanismus. Inhibitoren der Neuraminidase blockieren das Schlüsselenzym für die Freisetzung infektiöser Grippeviren. Dadurch bleiben die Viren an der terminalen Sialinsäure der Rezeptoren der bereits infizierten Wirtszelle haften (○ Abb. 12.160) und können sich nicht weiter ausbreiten. Bei den verfügbaren Arzneistoffen handelt es sich um **Transition-State-Inhibitoren**, die das Enzym **kompetitiv** hemmen. Wie aus dem postulierten Mechanismus der Neuraminidase-katalysierten Hydrolyse der Sialinsäure (○ Abb. 12.158) zu entnehmen ist, liegt nach Abspaltung der Sialinsäure vom Glykoprotein ein kationischer Übergangszustand vor, ein Oxonium-Ion mit einem trigonal-planaren Zentrum an C-2. Entsprechend synthetisierte man Sialinsäure-Analoga mit einer Doppelbindung zwischen C-2 und C-3, um den Pyranosering im Bereich des Ring-O-Atoms in eine planare Struktur zu zwingen, die den Übergangszustand nachahmt.

Resistente Viren entstehen durch eine Mutation im Neuraminidase-Gen.

Synthetische Aspekte. Oseltamivir wird über eine mehrstufige Synthese hergestellt (○ Abb. 12.161). Ausgangsverbindung ist die natürliche, 3*R*,4*S*,5*R*-konfigurierte **Shikimisäure**, die man aus Sternanis extrahiert oder gentechnologisch gewinnt. Über das Säurechlorid wird

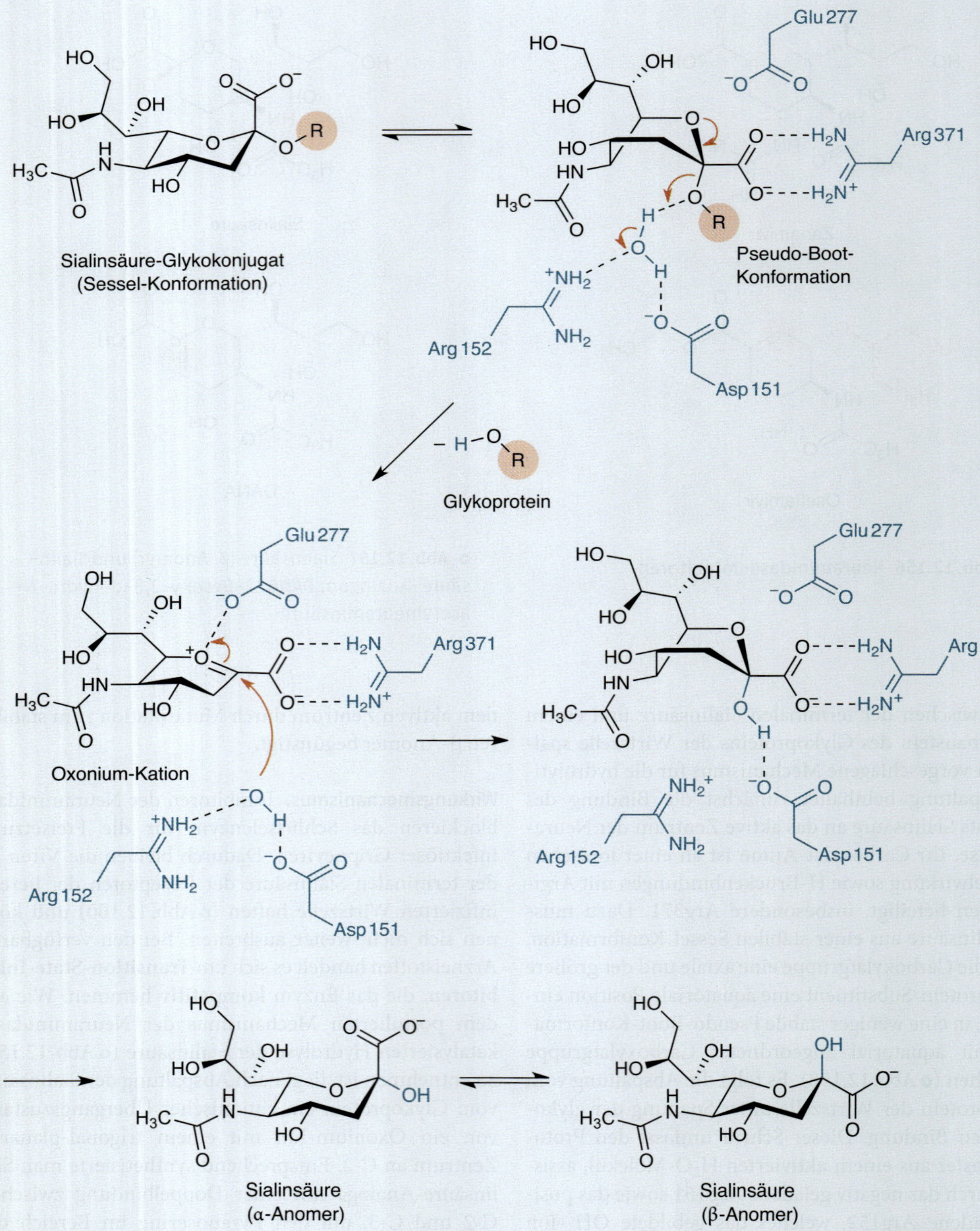

Abb. 12.158 Vorgeschlagener Mechanismus für die hydrolytische Abspaltung der terminalen Sialinsäure vom Glykoprotein der Wirtszelle durch die Neuraminidase. R: Glykoprotein

Carbenium-Ion ⟷ Oxonium-Kation

Abb. 12.159 Hydrolyse der Sialinsäure: nahezu planares Oxonium-Kation-stabilisiertes Carbenium-Ion als Übergangszustand

diese zum Ethylester umgesetzt. Die Ketalisierung der *cis*-ständigen Hydroxygruppen mit Acetondimethylketal in Gegenwart von Toluensulfonsäure (TsOH) verläuft regioselektiv zum Isopropylidenketal, das sich im Gegensatz zum öligen 3-Pentylidenketal gut aufreinigen lässt. Letzteres wird daher erst auf einem Umweg durch Transketalisierung des Methansulfonsäureesters gewonnen, der zuvor durch Veresterung der freien Hydroxygruppe mit Methansulfonsäurechlorid (MsCl) erhalten wurde. Reduktion mit Triethylsilan und Titan(IV)-chlorid bei niedriger Temperatur führt zum Pentan-3-ol-ether, der mit $NaHCO_3$ unter Inversion an C-5 zum Epoxid reagiert. Das Epoxid wird mit Natriumazid nukleophil zum Azidalkohol geöffnet. Diese Reaktion verläuft mit hoher Regioselektivität unter erneuter Inversion an C-5. Nach reduktiver Zyklisierung mit Triphenylphosphan unter Inversion an C-4 entsteht das Aziridin. Ringöffnung durch erneutes Erhitzen mit Natriumazid liefert das Azidoamin, das zum Azidoacetamid acetyliert wird. Durch Reduktion der Azidogruppe mit Tributylphosphan zum primären Amin erhält man Oseltamivir, das mit Phosphorsäure zu Oseltamivirphosphat umgesetzt wird.

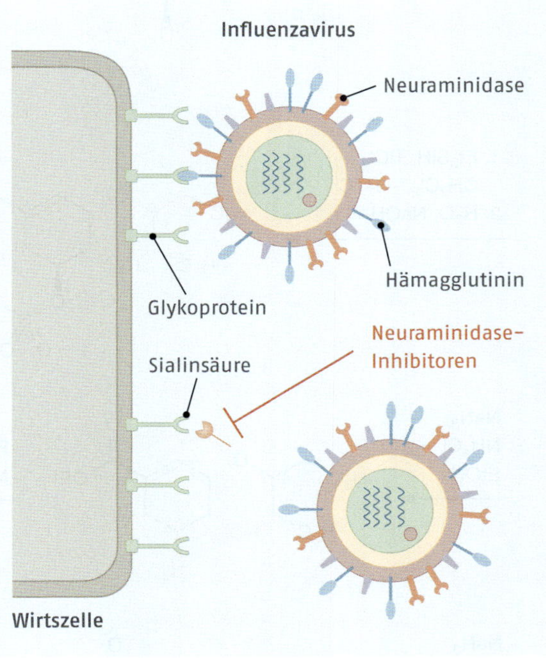

Abb. 12.160 Abspaltung des neugebildeten Grippevirus vom Glykoprotein der Wirtszelle und Angriffspunkt der Neuraminidase-Inhibitoren

Zanamivir (Relenza®), Ph. Eur. (Hydrat), wird inhalativ angewendet. Der Ersatz der 4-Hydroxygruppe der Sialinsäure gegen eine Guanidingruppe erlaubt dem Molekül verbesserte H-Brücken-Interaktionen im aktiven Zentrum der Neuraminidase und verstärkt die Wirksamkeit. Wegen der basischen Guanidingruppe (pK_S = 12,9) und der gleichzeitig vorhandenen Carboxygruppe (pK_S = 2,4) liegt das Molekül als polares Zwitterion vor. Dies bedingt die unzureichende Resorption von Zanamivir aus dem Magen-Darm-Trakt, sodass bei oraler Gabe nur 2 % der Dosis systemisch verfügbar sind. Daher muss die Substanz als Pulver mit einem Diskhaler inhaliert werden. Die systemische Verfügbarkeit nach inhalativer Applikation liegt bei 10–20 %. Zanamivir wird nicht metabolisiert und unverändert renal eliminiert. Die Halbwertszeit beträgt 2–5 h. Zanamivir steht auch als Infusionslösung (Dectova®) zum Einsatz bei lebensbedrohlicher Influenza zur Verfügung.

Oseltamivir (Tamiflu®), Ph. Eur. (Phosphat), ist ein oral verfügbares Ester-Prodrug und liegt als Dihydrogenphosphat vor. Um den polaren Charakter des Moleküls zu vermindern, wurde der Pyran-Sauerstoff der Sialinsäure, der für den Bindemodus im aktiven Zentrum nicht relevant ist, durch ein Methylen-Isoster ersetzt. Oseltamivir ist demgemäß ein chemisch und enzymatisch stabiles Cyclohexen-Derivat. Eine primäre Aminogruppe (pK_S = 7,7) anstelle der OH-Gruppe der Sialin-

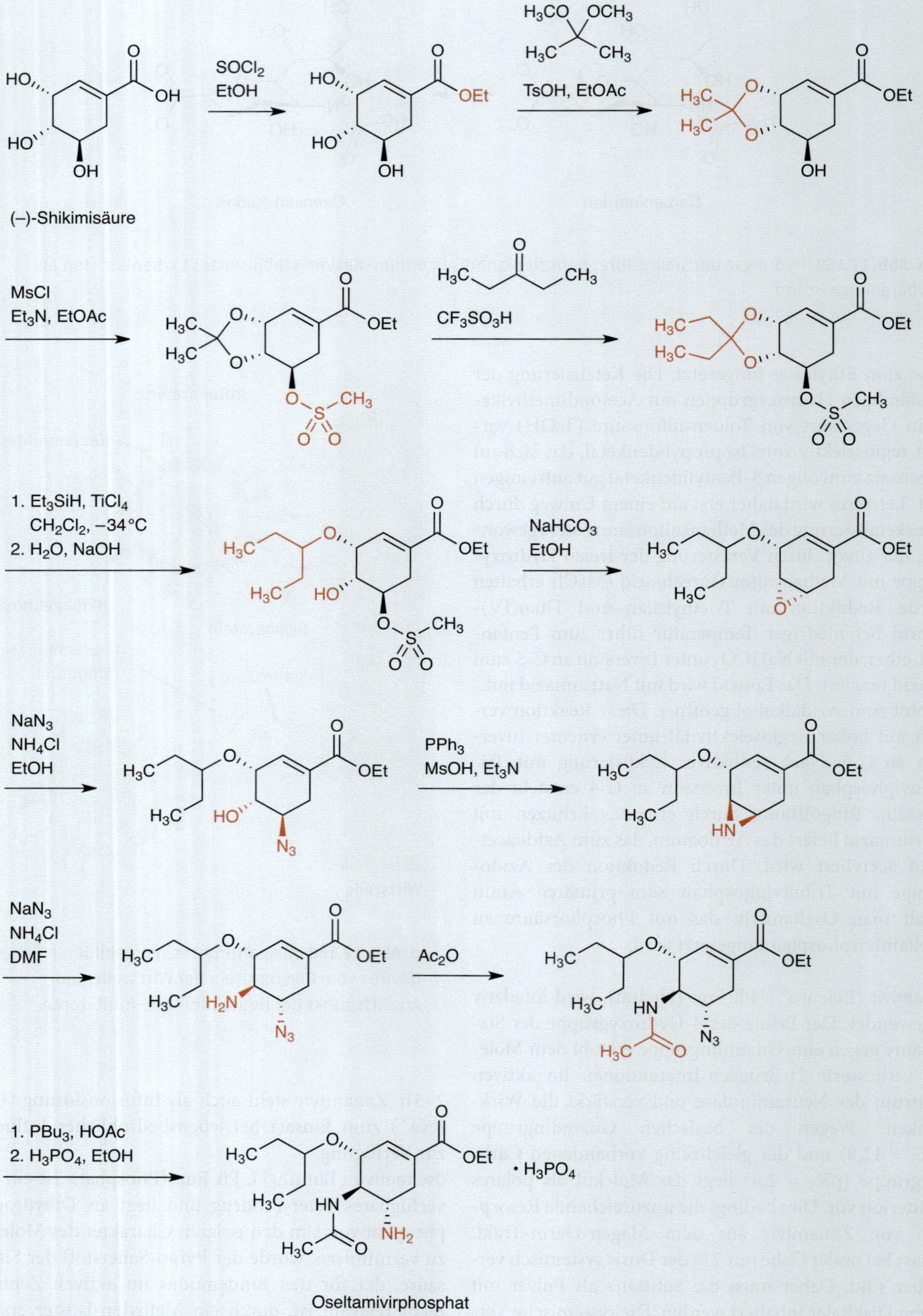

(–)-Shikimisäure

$SOCl_2$, EtOH

H_3CO OCH_3 / H_3C CH_3 (2,2-Dimethoxypropan), TsOH, EtOAc

MsCl, Et_3N, EtOAc

H_3C–CO–CH_3 (3-Pentanon), CF_3SO_3H

1. Et_3SiH, $TiCl_4$, CH_2Cl_2, –34 °C
2. H_2O, NaOH

$NaHCO_3$, EtOH

NaN_3, NH_4Cl, EtOH

PPh_3, MsOH, Et_3N

NaN_3, NH_4Cl, DMF

Ac_2O

1. PBu_3, HOAc
2. H_3PO_4, EtOH

Oseltamivirphosphat · H_3PO_4

Abb. 12.161 Industrielle Synthese von Oseltamivir

säure führt wie im Falle der Guanidingruppe zu verbesserten Binde-Interaktionen. Schließlich wurde noch die Glycerol-Seitenkette durch die stärker hydrophobe Pentan-3-ol-Gruppe ausgetauscht. Oseltamivir wird als Ethylester gut im Magen-Darm-Trakt resorbiert und durch Esterasen der Leber nahezu vollständig zur Wirkform Oseltamivir-Carboxylat hydrolysiert. Die Bioverfügbarkeit von Oseltamivir liegt bei bis zu 90 %. Zwei weitere Metaboliten der freien Carbonsäure entstehen durch ω-Oxidation der Propyl-Seitenkette zum primären Alkohol und zur ω-Carbonsäure. Die Metaboliten werden überwiegend renal ausgeschieden. Die Halbwertszeit beträgt 6–10 h. Insgesamt ist die Wirksamkeit der Neuraminidase-Inhibitoren bei Influenza umstritten.

Inhibitoren des Uncoatings

Entdeckung. Adamantanderivate wie **Amantadin** (Abb. 12.162) entdeckte man 1964 in einem routinemäßigen Screening. Sie sind die ersten Virostatika, die klinisch gegen Grippe eingesetzt wurden.

Funktion des M2-Proteins. Das M2-Protein (M steht für Matrix oder Membran) ist charakteristisch für die Virushülle der Influenza-A-Viren. Es ist ein Homotetramer aus 4 identischen Einheiten, die durch Disulfidbrücken stabilisiert werden. Der dadurch geformte M2-Protonenkanal (Abb. 12.163) durchspannt die virale Membran und besitzt hohe Selektivität für den Durchtritt von Protonen, hingegen ist die Permeabilität für andere physiologische Ionen gering. Der Vorgang ist pH-abhängig. Vier Histidinreste (His37) in der Mitte des Kanals fungieren als pH-Sensor und H^+-Selektivitätsfilter. Unter basischen bis neutralen pH-Verhältnissen ist der Protonierungsgrad der His37-Tetrade gering, sodass ein dichtes Netzwerk von H-Brücken und Kation-π-Wechselwirkungen die dicht gepackte Tetramerstruktur stabilisiert. Am *C*-terminalen Ende des Kanals im Virusinneren fungiert eine Trp41-Tetrade mit den Indolringen als Pforte, die bei hohen pH-Werten den Protonenfluss durch den Kanal blockiert. Unter den sauren Bedingungen, die bei der Endozytose der Viruspartikel auftreten, wird der M2-Protonenkanal aktiviert. Die Imidazolringe der His37-Tetrade liegen dann vollständig protoniert vor, wodurch die elektrosta-

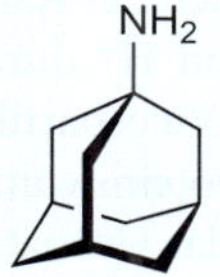

Abb. 12.162 M2-Inhibitor Amantadin

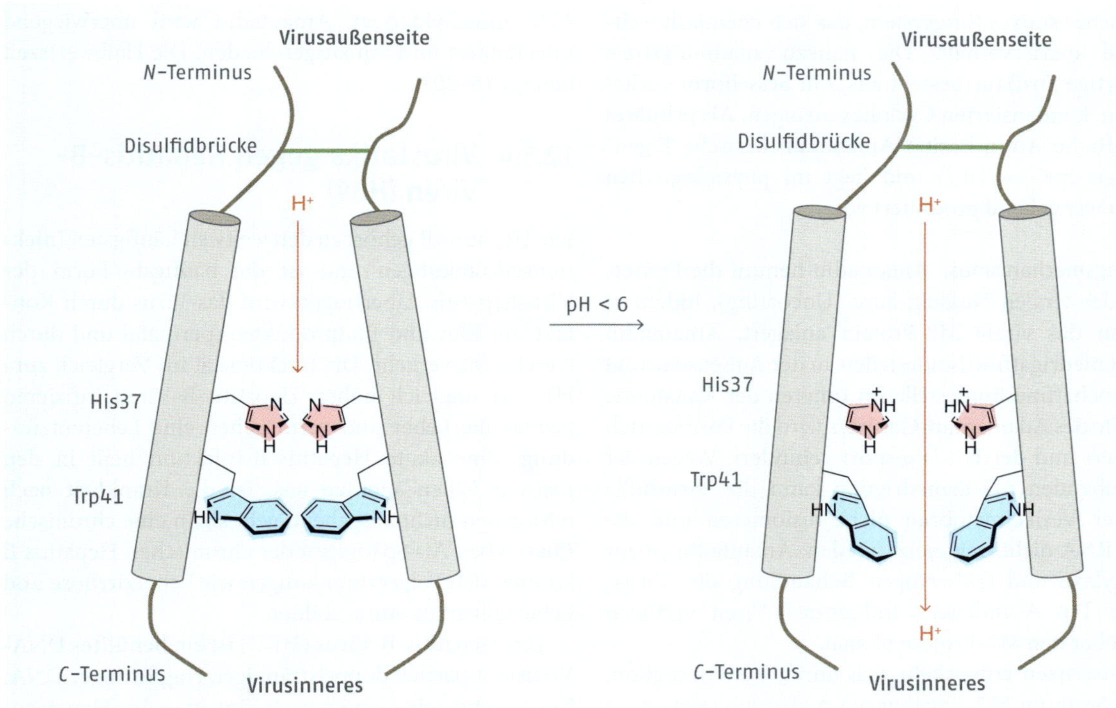

Abb. 12.163 Aktivierung des transmembranären M2-Protonenkanals im sauren Milieu

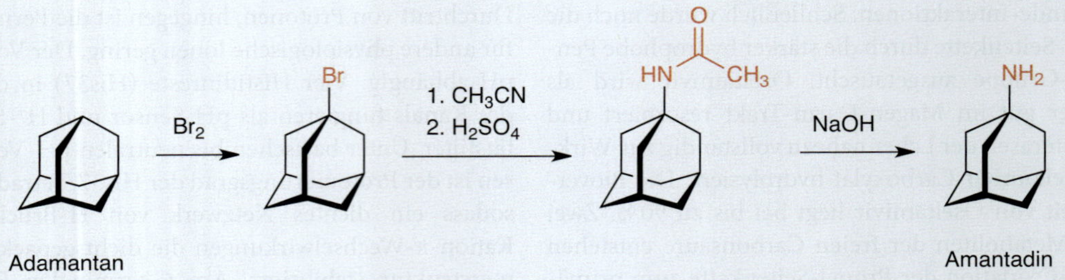

Abb. 12.164 Synthese von Amantadin

tische Abstoßung zwischen den positiv geladenen Imidazolium-Kationen erhöht wird. In dieser aktivierten Form werden die in der Nähe der *C*-Termini befindlichen Indol-Seitenketten des Trp41-Tetramers, die bei hohem pH-Wert dicht gepackt waren, gelockert und dynamischer, sodass sich der Kanal öffnet. Dies ermöglicht den Einstrom von H^+ durch die Virushülle. Die pH-Erniedrigung im Viruspartikel erleichtert die Dissoziation des Matrixproteins vom viralen Nukleokapsid. Dieser Prozess ist für das Uncoating des Virus und Freisetzung des viralen Genoms essenziell.

Struktur und Eigenschaften. Amantadin ist ein Derivat des trizyklischen Kohlenwasserstoffs Adamantan. Es handelt sich um ein raumbeanspruchendes, hochsymmetrisches starres Ringsystem, das sich chemisch weitgehend inert verhält. Die nahezu spannungsfreie käfigartige Struktur besteht aus 3 in Sesselform vorliegenden, kondensierten Cyclohexanringen. Als primäres aliphatische Amin besitzt Amantadin basische Eigenschaften (pK_S = 10,7) und liegt im physiologischen Milieu weitgehend protoniert vor.

Wirkungsmechanismus. Amantadin hemmt die Freisetzung der viralen Nukleinsäure (Uncoating), indem es sich an das virale M2-Protein anlagert. Amantadin besitzt niedrigaffine Bindestellen an der Außenseite und eine hochaffine Bindestelle im Inneren der Kanalpore. Mithilfe des Adamantan-Gerüstes wird die Pore sterisch blockiert und der H^+-Transport gehindert. Wegen der ausbleibenden pH-Erniedrigung kann die Virushülle mit der Vesikelmembran nicht fusionieren und die virale RNA nicht freigesetzt werden. Amantadin ist zur Prophylaxe und frühzeitigen Behandlung der Virusgrippe Typ A indiziert, Influenza-B-Viren verfügen nicht über den M2-Protonenkanal.

Resistenzen entwickeln sich durch Punktmutation, wobei Serin im M2-Kanal gegen Aspartat ausgetauscht wird. Daher wird Amantadin kaum noch als Virostatikum verwendet. Es wird auch als Antiparkinsonmittel eingesetzt (▸ Kap. 7.14.5).

Synthetische Aspekte. Bei der Reaktion von Adamantan (Abb. 12.164) mit elementarem Brom erfolgt die Bromierung am reaktiveren, tertiären C-Atom. 1-Bromadamantan wird anschließend in einer Ritter-Reaktion (Abb. 7.410) mit Acetonitril im sauren Medium umgesetzt. Im ersten Schritt entsteht ein Carbenium-Ion, das nach nukleophilem Angriff des Acetonitril-Stickstoffs und wässriger Aufarbeitung des entsprechenden Intermediats ein Acetamid-Derivat liefert. Nach alkalischer Hydrolyse erhält man Amantadin.

Amantadin (Amantadin Hexal®), Ph. Eur. (Hydrochlorid), wird auch als Hemisulfat eingesetzt. Die orale Bioverfügbarkeit liegt bei 86–94 %. Hauptmetabolit ist das *N*-Acetylderivat, zudem entstehen das *N*-Methyl- und *N*,*N*-Dimethylderivat. Amantadin wird überwiegend unverändert im Urin ausgeschieden. Die Halbwertszeit beträgt 15–20 h.

12.3.4 Virostatika gegen Hepatitis-B-Viren (HBV)

Die Hepatitis B gehört zu den weltweit häufigsten Infektionserkrankungen und ist die häufigste Form der Virushepatitis. Übertragen wird das Virus durch Kontakt mit Blut und Blutprodukten, perinatal und durch Geschlechtsverkehr. Die Infektiosität im Vergleich zum HIV ist ungleich höher. Hepatitis-B-Viren infizieren primär die Leber und verursachen eine Leberentzündung. Eine akute Hepatitis-B-Infektion heilt in den meisten Fällen spontan aus. Ist die Krankheit nach 6 Monaten nicht ausgeheilt, geht sie in eine chronische Phase über. Als Spätfolgen der chronischen Hepatitis B können sich Folgeerkrankungen wie Leberzirrhose und Leberzellkarzinome ausbilden

Das Hepatitis-B-Virus (HBV) ist ein **behülltes DNA-Virus** mit partiell doppelsträngiger, ringförmiger DNA. Es vermehrt sein Genom nach Eintritt in den Hepatozyten aber über eine RNA-Zwischenstufe mithilfe einer Reversen Transkriptase, der HBV-DNA-Polymerase. Daher besteht Verwandtschaft mit den Retroviren.

Inhibitoren der HBV-DNA-Polymerase

Nukleosidanaloga

Neben Alfa-Interferonen kommen zur Behandlung einer Hepatitis-B-Infektion wie bei den Reverse-Transkriptase-Inhibitoren Nukleosid- und Nukleotidanaloga zum Einsatz. Eine vollständige Eradikation des Virus erfolgt aber nicht. Die DNA des Hepatitis-B-Virus persistiert im Zellkern infizierter Hepatozyten.

Wirkungsmechanismus. Die Nukleosidanaloga werden intrazellulär durch zelluläre Kinasen effizient zu den aktiven Triphosphaten phosphoryliert. Diese sind die eigentlichen Wirkformen und **hemmen kompetitiv die HBV-DNA-Polymerase** (Reverse Transkriptase). Dabei konkurrieren sie mit dem Einbau der natürlichen Triphosphate. Die humanen DNA-Polymerasen werden nicht gehemmt

Neben Lamivudin (▸Kap. 12.1.2) wird zusätzlich Entecavir eingesetzt (○Abb. 12.165).

Entecavir (Baraclude®), Ph. Eur. (Monohydrat), ist ein Cyclopentyl-Analogon von Desoxyguanosin mit einer *exo*-Methylengruppe. Entecavir besitzt NH-acide (N-1-H, pK_S = 9,8) und sehr schwach basische (N-7, pK_S = 2,8) Eigenschaften. Nach oraler Gabe wird es rasch resorbiert, die Bioverfügbarkeit beträgt 70 %. Das Ausmaß der Biotransformation ist gering, mit kleineren Mengen an Glucuronsäure- und Sulfatkonjugaten. Entecavir wird hauptsächlich unverändert im Urin ausgeschieden. Die terminale Eliminationshalbwertszeit liegt bei 5–6 Tagen.

Nukleotidanaloga

Wirkungsmechanismus. Neben **Tenofovir** (▸Kap. 12.1.2) wird zusätzlich **Adefovir** (○Abb. 12.166) eingesetzt. Beide sind als Pro-Prodrugs formuliert und werden nach oraler Gabe durch Esterasen zu den Phosphonaten hydrolysiert (○Abb. 12.139). Intrazellulär werden sie dann in 2 Schritten zu den Diphosphaten phosphoryliert, welche als azyklische Analoga der Nukleosidtriphosphate eine Kettentermination (○Abb. 12.122) auslösen und damit die eigentlichen Wirkformen darstellen. Sie hemmen kompetitiv die HBV-DNA-Polymerase mit einer Affinität, die gegenüber der zellulären DNA-Polymerase um 1–2 Zehnerpotenzen höher ist.

Adefovirdipivoxil (Hepsera®) ist ein Doppelester-Prodrug. Nach dessen Spaltung entstehen neben Adefovir als Hydrolyseprodukte Formaldehyd und Pivalinsäure. Adefovir ist wie Tenofovir ein metabolisch stabiler

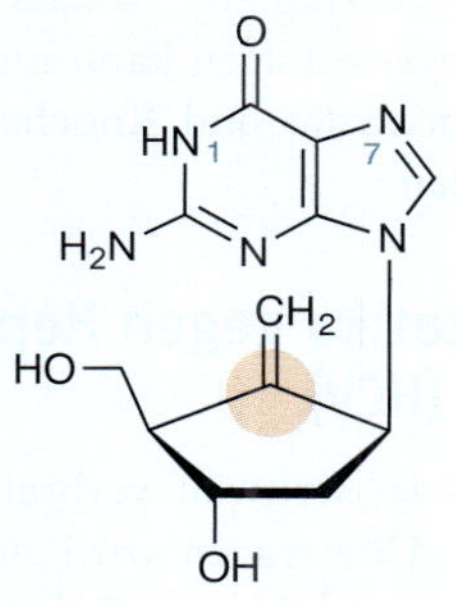

○ **Abb. 12.165** Nukleosidanalogon Entecavir gegen HBV-Infektionen

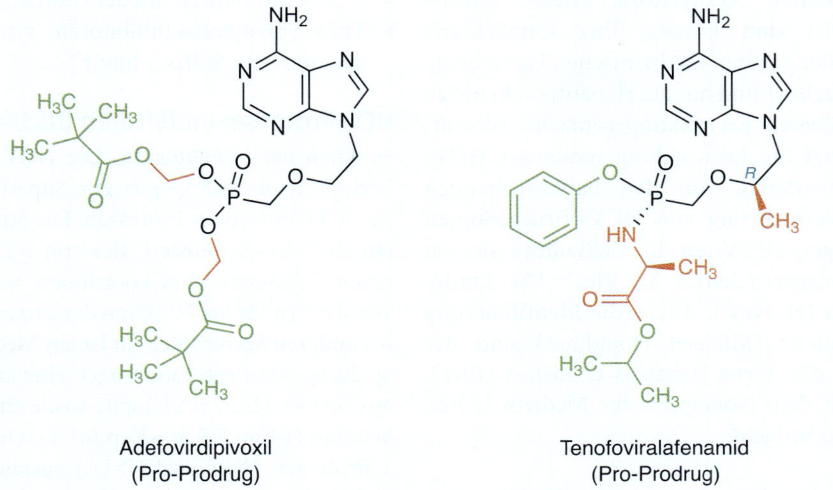

○ **Abb. 12.166** Nukleotidanaloga gegen HBV-Infektionen

Phosphonomethylether. Die orale Bioverfügbarkeit beträgt 60 %. Adefovir wird unverändert über die Nieren ausgeschieden. Die Halbwertszeit liegt bei 5–11 h.

Tenofoviralafenamid (Vemlidy®) ist seit 2016 verfügbar und stellt ein Nachfolgepräparat zu Tenofovirdisoproxil in einer neuen Prodrug-Form dar. Anstelle der Doppelester ist die Phosphonsäure mit der Aminogruppe von L-Alaninisopropylester zu einem Amid verknüpft, gleichzeitig liegt ein Phenolester vor. Am P-Atom befindet sich ein *S*-konfiguriertes Asymmetriezentrum. Eingesetzt wird die Substanz als Fumaratsalz. Im Gegensatz zu Tenofovirdisoproxil, das bereits durch Esterasen im Plasma rasch hydrolysiert wird, weist Tenofoviralafenamid eine höhere Esterstabilität auf und gelangt weitgehend unverändert in die Hepatozyten. Dort wird es durch Carboxylesterasen und durch Cathepsin A zu Tenofovir metabolisiert (o Abb. 2.125). Dadurch stehen im Zielorgan, der Leber, deutlich höhere Konzentrationen an Tenofovir zur Phosphorylierung in das aktive Diphosphat zur Verfügung, sodass die Dosierung wesentlich niedriger erfolgen kann und Nebenwirkungen wie Nephrotoxizität und Knochendichteabnahme vermindert werden.

12.3.5 Virostatika gegen Hepatitis-C-Viren (HCV)

Die Hepatitis C ist weltweit verbreitet und verläuft meist chronisch. Übertragen wird sie durch Kontakt mit Blut- und Blutprodukten, z. B. durch unzureichend sterilisierte Nadeln beim intravenösen Drogenkonsum oder in Tattoo- und Piercing-Studios. Unbehandelt kann die Erkrankung zu einer Leberzirrhose oder sogar zu einem Leberzellenkarzinom führen. Zur Therapie der Hepatitis C kommen die sogenannten **direkt antiviral wirkenden Arzneistoffe** (**DAA**, *directly acting antivirals*) zum Einsatz. Ihre Entwicklung bedeutet einen der größten medizinischen Fortschritte der letzten Jahrzehnte und hat die Hepatitis C heute zu einer meist heilbaren Erkrankung gemacht. Wesentlich profitiert hat die Entwicklung moderner HCV-spezifischer Virostatika von den bahnbrechenden Arbeiten zur Vermehrung von HCV-Virusgenomen und vollständiger HC-Viren in Zellkultursystemen (Ralf Bartenschlager, Charles M. Rice). Die Entdeckung des Virus (Harvey J. Alter), die Identifizierung der Genomsequenz (Michael Houghton) und der Nachweis, dass das Virus Hepatitis C auslöst (Rice), wurde 2020 mit dem Nobelpreis für Medizin (Alter, Houghton, Rice) bedacht.

Targets der DAA. Das Hepatitis-C-Virus (HCV) ist ein **behülltes RNA-Virus** mit einzelsträngigem RNA-Genom, ss(+)RNA. Man unterscheidet 7 Genotypen. In Deutschland dominiert der Genotyp 1, daneben treten die Genotypen 2 und 3 auf. Nach Infektion der Hepatozyten und Freisetzung der viralen RNA dient diese zur Translation in ein Polyprotein als Vorläufer aus etwa 3000 Aminosäuren. Das virale Polyprotein wird durch zelluläre sowie virale Proteasen in die einzelnen viralen Proteine geschnitten (o Abb. 12.167). Diese lassen sich in die Strukturproteine mit dem Core-Nukleokapsid (C) und 2 Hüllproteinen (E1, E2) unterteilen, die zusammen das Virion bilden. Es folgt das Viroporin p7, das zu Ionenkanälen oligomerisiert. Die **Nichtstrukturproteine** (NS2–NS5B) werden in den Bezeichnungen mit **NS** abgekürzt. NS2 ist Teil der NS2/3-Autoprotease, die für die autokatalytische NS2/3-Spaltung sorgt. Zusammen mit p7 ist NS2 für die Produktion infektiöser Viren essenziell. Für die Replikation des Genoms sind die Nichtstrukturproteine NS3 bis NS5B des Polyproteins erforderlich. Unter den Nichtstrukturproteinen befinden sich 3 Proteine, die als **Angriffspunkte der DAA** genutzt werden,

- die **HCV-Protease** (**NS3-Protease** mit dem NS4A-Kofaktor), die nach Abspaltung der Strukturproteine die restlichen Proteine spaltet,
- **NS5A**, ein Zn^{2+}-bindendes Phosphoprotein, dem eine wesentliche Funktion bei der RNA-Replikation und beim Zusammenbau der HCV zukommt,
- **NS5B**, die eigentliche RNA-abhängige RNA-Polymerase, die für die Vervielfältigung der viralen RNA sorgt.

Die Behandlung der chronischen Hepatitis C mit DAA erfolgt in Form einer Kombinationstherapie. Die meisten Wirkstoffe sind in Fixkombinationen verfügbar. Gemäß den genannten Targets stehen folgende Inhibitoren zu Verfügung:

- HCV-Protease-Inhibitoren, syn. NS3/4A-Inhibitoren mit dem Suffix „**-previr**",
- NS5A-Inhibitoren mit dem Suffix „**-asvir**",
- HCV-Polymerase-Inhibitoren, syn. NS5B-Inhibitoren, mit dem Suffix „**-buvir**".

HCV-Protease-Inhibitoren (NS3/4A-Inhibitoren)

Funktion der HCV-Protease. Die HCV-Protease ist eine Serinprotease und gehört zur Superfamilie der Trypsin-/Chymotrypsin-Proteasen. Die Struktur wird durch ein Zn^{2+}-Ion stabilisiert, das von 3 Cysteinresten und einem Wassermolekül koordiniert wird. Die Bindung von Zn^{2+} ist für die Funktion des Enzyms essenziell. Wie bei anderen Serinproteasen ist am Mechanismus für die Spaltung von Peptidbindungen eine katalytische Triade aus Ser139, His57 und Asp81 sowie ein Oxyanion-Loch beteiligt (▸ Kap. 7.2.3, ▸ Kap. 9.1.1). Die Protease ist aus 2 Proteinen (NS3 und NS4A) zusammengesetzt. NS3 enthält das aktive Zentrum des Enzyms, während NS4A als Kofaktor agiert und NS3 aktiviert. Der NS4A-Kofaktor trägt zur korrekten Positionierung der katalytischen Triade und des Substrats bei.

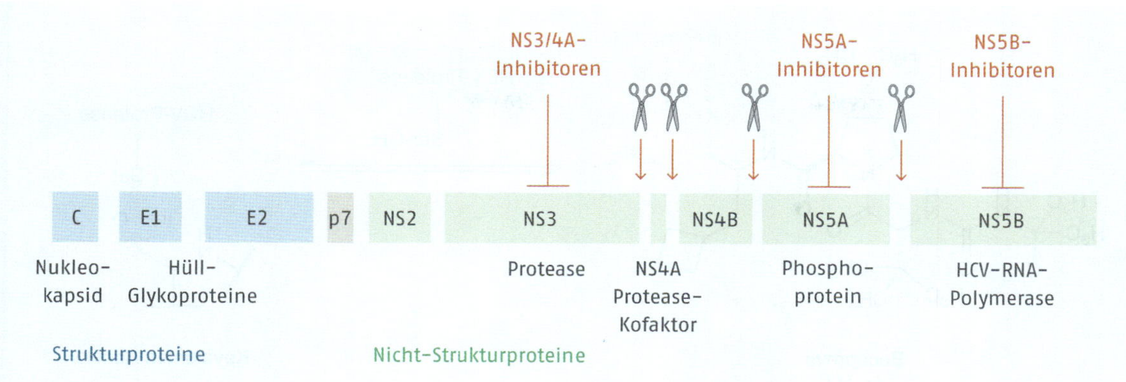

Abb. 12.167 HCV-Polyprotein und therapeutisch genutzte Angriffspunkte. Die Pfeile geben die Spaltstellen der HCV-Protease (NS3/4A-Protease) an.

Grazoprevir

Glecaprevir

Voxilaprevir

Abb. 12.168 HCV-Protease-Inhibitoren (NS3/4A-Inhibitoren)

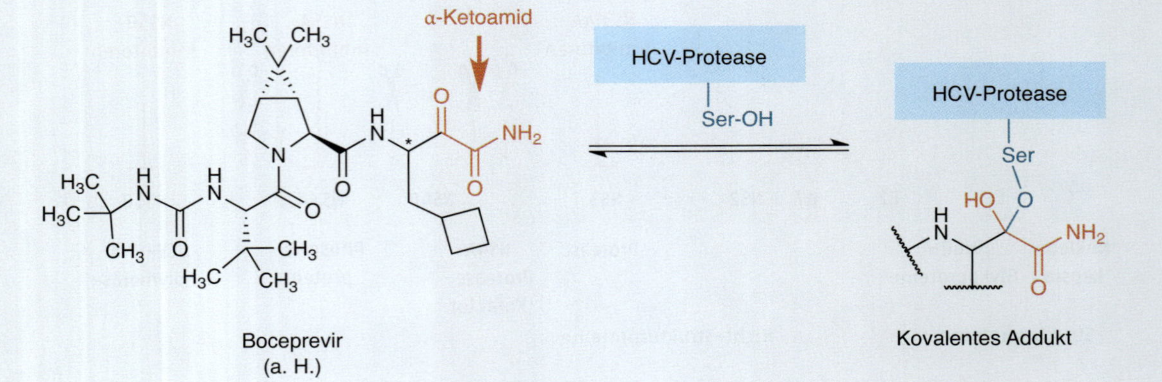

Abb. 12.169 Design von kovalent bindenden HCV-Protease-Inhibitoren

Design und Entwicklung. Die Entwicklung eines niedermolekularen Inhibitors der HCV-Protease startete mit dem Screening chemischer Substanzbibliotheken. Unter etwa 4 Millionen Testsubstanzen fand sich jedoch kein einziger Treffer. Daher setzte man auf Strategien, die sich bei mechanistisch verwandten Enzymen als wirksam erwiesen hatten. Zu diesem Zweck untersuchte man Peptidstrukturen, in denen man die zu spaltende Amidgruppe durch eine α-Ketoamidgruppe ersetzte. In diesem Strukturelement geht das katalytisch aktive Ser139 der HCV-Protease anstelle einer nukleophilen Substitution mit dem Amid bevorzugt eine nukleophile Addition mit der α-Ketogruppe ein, wobei ein Halbketal entsteht. Dies führt zu einer reversiblen kovalenten Bindung zwischen dem Inhibitor und dem aktiven Zentrum des Enzyms (Abb. 12.169). Dieses Konzept führte 2011 mit **Boceprevir** zum ersten HCV-Protease-Inhibitor, dem noch im gleichen Jahr **Telaprevir** folgte. Diese Wirkstoffe stellten einen Meilenstein in der Behandlung der chronischen Hepatitis C vom Genotyp 1 dar. Beide mussten allerdings noch mit Peginterferon und Ribavirin kombiniert werden und wurden inzwischen von den HCV-Protease-Inhibitoren der 2. Generation abgelöst.

In der Folge entwickelte man Inhibitoren, die ohne kovalente Bindung allein über intermolekulare Wechselwirkungen mit der Protease an das Enzym binden. Die Wirkstoffe enthalten funktionelle Gruppen, die mit der katalytischen Triade des Enzyms ionische Wechselwirkungen eingehen. Ursprünglich nutzte man dafür ein *C*-terminales Carboxylat, das man später durch ein NH-acides Acylsulfonamid ersetzte. Die Bindungsinteraktionen konnten insbesondere durch Rigidisierung (▸ Kap. 1.3.4) der Moleküle optimiert werden, indem man einen Makrozyklus einbaute. **Simeprevir** kam 2014 auf den Markt, 2015 folgte **Paritaprevir**, doch beide sind in Deutschland nicht mehr im Handel. Leider kam es unter der Therapie zur Resistenzentwicklung, die zur Unterbrechung der Bindungsinteraktionen mit den Inhibitoren führte. In der mutierten Protease war eine Salzbrücke des Inhibitors zu Arg155 und Asp168 unterbrochen. Diese Beobachtung führte dann zum Design von Strukturen, die konformativ flexibel sind, um sich an die veränderten Aminosäuren innerhalb der Bindetasche anzupassen. Das aus diesen Überlegungen entwickelte **Grazoprevir** (Abb. 12.168) gelangte 2016 zur Marktreife. Grazoprevir interagiert nicht mehr mit Arg155 oder Asp168, sondern verstärkt mit der katalytischen Triade. Mit **Glecaprevir** und **Voxilaprevir** folgten 2017 weitere Vertreter.

Struktur und Eigenschaften. Die Substanzen besitzen ein makrozyklisches Ringgerüst, in das ein Chinoxalinring, ein substituiertes L-Prolin sowie ein carbozyklisches Ringsystem, Cyclopropan oder Cyclopentan, eingebaut sind. Der Makrozyklus ist ein zyklisches Carbamat. 4-Hydroxyprolin nimmt an Peptidbindungen mit 2 α-Aminosäuren teil, L-*tert*-Leucin und eine L-Aminocyclopropancarbonsäure. Der Chinoxalinring ist sehr schwach basisch ($pK_S < 2$), mit der Acylsulfonamidgruppe verfügen die Substanzen über saure Eigenschaften ($pK_S = 4{,}7$ für Grazoprevir).

Wirkungsmechanismus. HCV-Protease-Inhibitoren binden an die NS3/4A-Serinprotease und blockieren die proteolytische Spaltung des HCV-kodierten Polyproteins zu den für die Virusreplikation essenziellen Fusionsproteinen NS4A, NS4B, NS5A und NS5B.

Biotransformation. HCV-Protease-Inhibitoren werden hauptsächlich durch CYP3A4 oxidativ abgebaut.

Grazoprevir (Zepatier®, mit Elbasvir) besitzt eine orale Bioverfügbarkeit von 15–27 %. Die Ausscheidung erfolgt überwiegend mit den Fäzes. Die terminale Halbwertszeit beträgt 34 h.

Glecaprevir (Maviret®, mit Pibrentasvir) besitzt im Makrozyklus anstelle des Cyclopropanrings einen Cyclopentanring. Der pK_S-Wert für die acylierte Sulfonamidgruppe beträgt 4,0. Glecaprevir wird überwiegend mit dem Stuhl eliminiert, die Halbwertszeit liegt bei 6–9 h.

Voxilaprevir (Vosevi®, mit Velpatasvir und Sofosbuvir) kommt in einer fixen Dreierkombination zum Einsatz. Nach oraler Gabe entsteht im Darm durch CYP3A4 das Demethylcyclopropylsulfonamid-Derivat als Hauptmetabolit, die Ausscheidung erfolgt hauptsächlich mit dem Stuhl. Die terminale Halbwertszeit beträgt 33 h.

NS5A-Inhibitoren

Funktion des NS5A-Proteins. Das Nichtstrukturprotein NS5A ist ein hydrophiles, Prolin-reiches Phosphoprotein. Es ist aus 447 Aminosäuren aufgebaut und besteht aus 3 Domänen, die durch 2 Linkerregionen verbunden sind. Domäne 1 ist eine Zn^{2+}-bindende Domäne, die in dimeren Konformationen auftreten kann. NS5A besitzt selbst keine enzymatische Funktion, spielt aber eine wichtige Rolle bei der viralen RNA-Replikation und beim Zusammenbau der Viren. Seine Funktion ist noch nicht vollständig geklärt.

Design und Entwicklung. In einem Screening identifizierte man bei Bristol-Myers-Squibb ein instabiles Thiazolidinon-Derivat als ursprünglichen Hit (o Abb. 12.171). Man erkannte, dass die Substanz ein captodativ stabilisiertes Radikal bildet, d. h., das radikalbildende Zentrum wird von einer benachbarten Elektronendonor- sowie Elektronenakzeptorgruppe flankiert. Im biologischen Milieu reagiert das Molekül zu einem Dimer, das sich als der wesentlich stärkere Inhibitor erwies. Diese Beobachtung lieferte die Grundlage für das Konzept eines **symmetrischen Pharmakophors**. Die Bedeutung der Symmetrie wurde zudem durch Studien gestützt, die zeigten, dass die Struktur mit einer symmetrischen Region des Targets interagiert. Die weitere Simplifizierung des Dimers gelang mit symmetrischen Stilbenstrukturen, die sich auch durch Alkin- und Biphenyl-Strukturelemente austauschen ließen. Da durch diese Strukturmanipulationen die Aktivität erhalten blieb, erkannte man, dass der zentrale Teil der Struktur als Gerüst fungiert und die wesentlichen Bindungsinteraktionen an den jeweiligen Seitenbereichen des Moleküls stattfinden. Die weitere Optimierung führte mit **Daclatasvir** zum ersten klinisch zugelassenen NS5A-Inhibitor. Er kam 2014 auf den Markt, ist aber inzwischen außer Handel. Der unsymmetrische Hemmstoff **Ledipasvir** (o Abb. 12.170), der einige Strukturmerkmale mit Daclatasvir teilt, ist seit 2014 im Handel. Dieser Wirkstoff belegt, dass Symmetrie der Moleküle keine Voraussetzung für gute Wirksamkeit ist.

Struktur und Eigenschaften. Die NS5A-Inhibitoren verfügen über ein zentrales Strukturelement, das in vielen Fällen durch anellierte Ringsysteme (tri-, tetra-, pentazyklische Ringe) rigidisiert wurde. Die beiden davon seitlich liegenden Strukturbereiche sind oft nahezu identisch, sodass annähernd symmetrische Strukturen vorliegen. Als typische Strukturmerkmale findet man am zentralen Gerüst einen Imidazol- oder Benzimidazolring, der in 2-Position ein *N*-Acylpyrrolidin-Strukturelement aufweist. Als Acylkomponente fungiert in der Regel L-Valin, dessen Aminogruppe die beiden Seitenbereiche in Form eines Carbamidsäureester abschließt. Die NS5A-Inhibitoren besitzen mehrere Asymmetriezentren und werden in enantiomerenreiner Form eingesetzt. Die Substanzen besitzen schwach basische Eigenschaften mit typischerweise 2 Dissoziationsstufen für die beiden Imidazolringe mit pK_S-Werten im Bereich von 3–6.

Wirkungsmechanismus. NS5A-Inhibitoren binden an Domäne I von NS5A und verhindern die Bindung von RNA, wodurch die HCV-Replikation gestört wird. Es ist wahrscheinlich, dass sie auf eine dimere Struktur des Targets wirken. Der genaue Mechanismus ist noch nicht geklärt. Man konnte aber zeigen, dass die Inhibitoren die Hyperphosphorylierung von NS5A herunterregulieren.

Ledipasvir (Harvoni®, mit Sofosbuvir) besitzt als zentrales Strukturelement das trizyklische, 9,9-difluorierte Fluoren. Beide Pyrrolidinringe sind modifiziert, der eine zu einem Spiroderivat, der andere zum Bizyklus. Die pK_S-Werte betragen 4,0 und 5,2. Nach oraler Gabe wird Ledipasvir nicht durch CYP-Enzyme metabolisiert und überwiegend unverändert mit den Fäzes ausgeschieden. Die terminale Halbwertszeit liegt bei 47 h.

Elbasvir (Zepatier®, mit Grazoprevir) ist seit 2016 im Handel. Das zentrale Strukturelement ist ein tetrazyklisches, phenylsubstituiertes Benzoxazino-indol. Die pK_S-Werte sind mit 4,8 und 5,9 angegeben. Die orale Bioverfügbarkeit liegt bei bis zu 35 %. Die Biotransformation wird überwiegend durch CYP3A4 vermittelt. Die Ausscheidung erfolgt biliär, die Eliminationshalbwertszeit beträgt 24 h.

Velpatasvir (Epclusa®, mit Sofosbuvir) ist seit 2016 auf dem Markt. Als zentrales Strukturelement fungiert ein angular anelliertes pentazyklisches System, in das einer der beiden Imidazolringe eingebunden ist. Die pK_S-Werte betragen 3,2 und 4,6. Velpatasvir wird in geringem Umfang durch CYP-Enzyme am Phenylring hydroxyliert und an der Methoxygruppe demethyliert. Der Großteil wird unverändert im Stuhl ausgeschieden. Die terminale Halbwertszeit liegt bei 15 h.

Pibrentasvir (Maviret®, mit Glecaprevir) kam 2017 in den Handel. Zentral liegt ein durch 1,4-Diphenylpiperi-

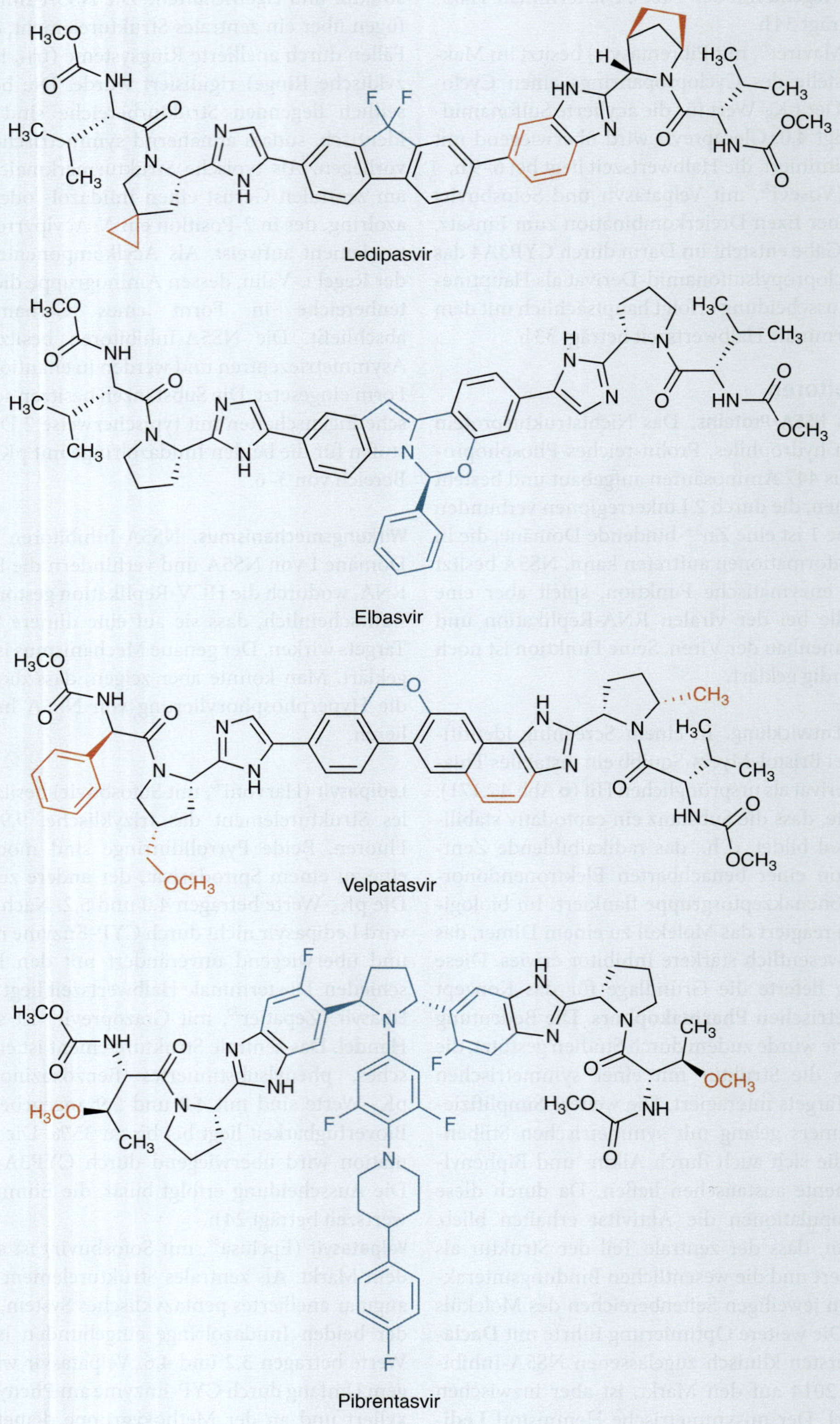

Ledipasvir

Elbasvir

Velpatasvir

Pibrentasvir

Abb. 12.170 NS5A-Inhibitoren

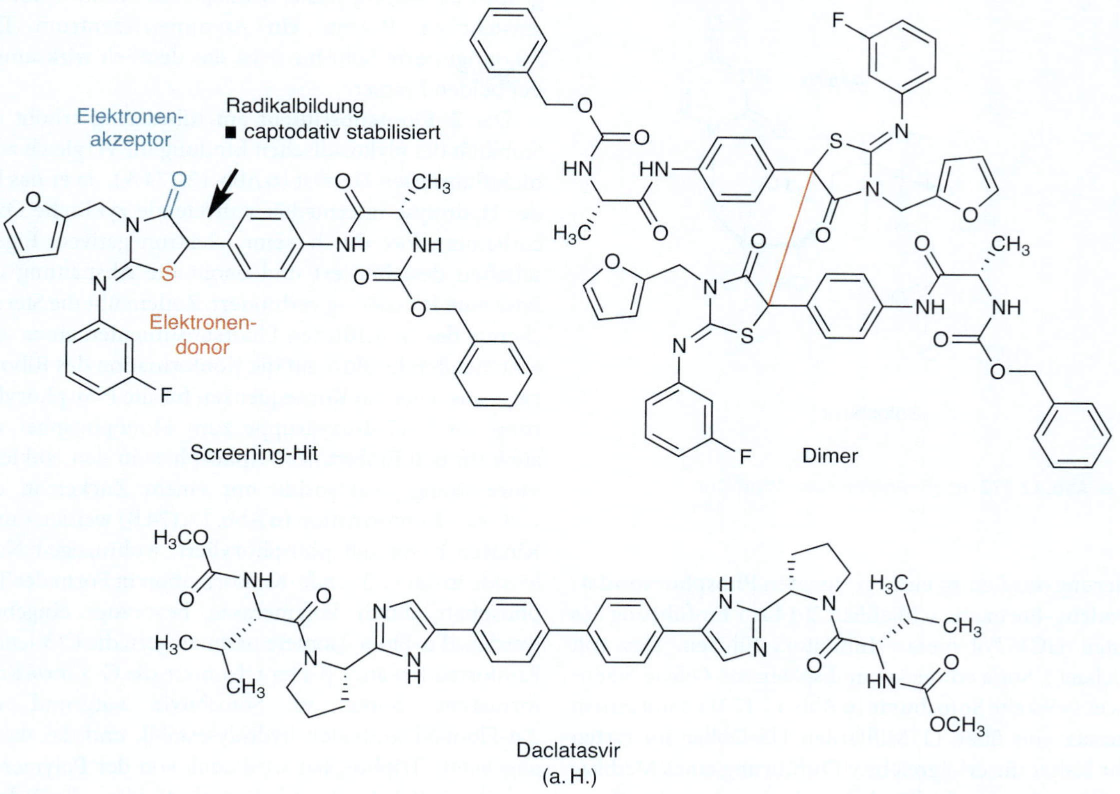

○ **Abb. 12.171** Entwicklung des ersten symmetrischen NS5A-Inhibitors

din *N*-arylierter Pyrrolidinring vor, der symmetrisch substituiert ist. Die Substanz ist mehrfach fluoriert. Die pK_S-Werte betragen 3,5 und 4,1. Nach oraler Gabe findet keine Metabolisierung statt. Die Ausscheidung erfolgt mit den Fäzes. Die Halbwertszeit liegt bei 13 h.

NS5B-Polymerase-Inhibitoren

Funktion der NS5B-Polymerase. Das Nichtstrukturprotein 5B (NS5B) ist eine RNA-abhängige RNA-Polymerase, die einzelsträngige ss(+)RNA als Matrize für die Synthese eines negativen RNA-Strangs verwendet. Aus dieser Vorlage synthetisiert NS5B wiederum positive RNA-Stränge. NS5B spielt eine zentrale Rolle bei der Replikation des HCV-RNA-Genoms und ist eines der wichtigsten Enzyme im Vermehrungszyklus der HC-Viren. Da dem Wirtsorganismus ein funktionelles Äquivalent für dieses virusspezifische Enzym fehlt, sollten keine Target-bezogenen Nebenwirkungen auftreten. Im aktiven Zentrum sind 3 Aspartatreste (Asp220, Asp318 und Asp319) vorhanden, die Mg^{2+} oder Mn^{2+} koordinieren. Es konnten mehrere unterschiedliche Bindetaschen für NS5B-Inhibitoren identifiziert werden, darunter auch allosterische Bindestellen.

Nukleotidanaloga

Design und Entwicklung. Bei der Entwicklung der NS5B-Inhibitoren modifizierte man insbesondere den Ribosezucker, wobei man sich auf Substitutionen an den 2'- und 4'-Positionen fokussierte. Das 2'α-Fluor-2'β-methyl-Substitutionsmuster in einem Cytidinderivat (○ Abb. 12.173) erwies sich dabei als erfolgreich. Nach zahlreichen Studien zu Struktur-Wirkungs-Beziehungen sowohl in 3'- und 4'-Position der Zucker- als auch an der Basenkomponente stellte sich heraus, dass das Nukleosid in seinem Anti-HCV-Aktivitäts- und Sicherheitsprofil einzigartig war. Bioaktivierungsstudien in Hepatozyten zeigten, dass bei der Aktivierung zum Triphosphat teilweise das Uridinmonophosphat-Analogon entsteht, dessen Triphosphat in vivo ein potenter HCV-Polymerase-Inhibitor mit langer Halbwertszeit in Hepatozyten darstellte. Das nicht phosphorylierte Nukleosid, 2'-Fluor-2'-methyluridin, zeigte allerdings keine antivirale Aktivität, da es im Gegensatz zum Cytidin-Analogon nicht in das Monophosphat überführt wird. Dies erforderte somit die Einschleusung des Wirkstoffs in die Zelle in der Form des Monophosphat-Prodrugs. Es folgten daher umfangreiche Struktur-Wirkungs- und Opti-

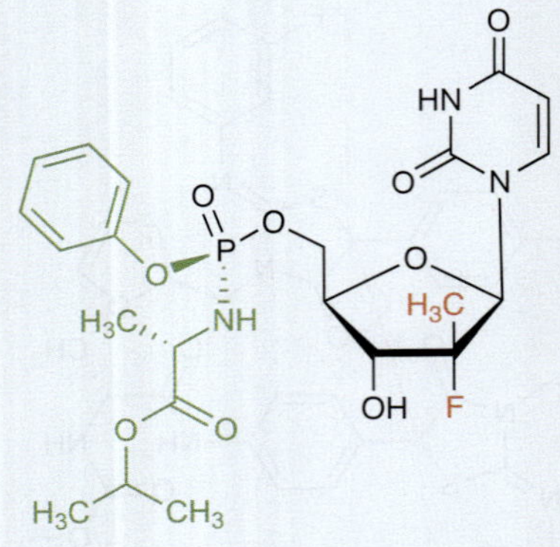

Abb. 12.172 NS5B-Polymerase-Inhibitor

mierungsstudien zu einer geeigneten **Phosphoramidat-Prodrug-Form**, die schließlich 2014 zur Einführung des ersten HCV-Polymerase-Inhibitors führten. Das von Michael J. **Sofi**a entdeckte und später von Gilead Sciences entwickelte **Sofosbuvir** (Abb. 12.172) ist mit einem Umsatz von über 11 Milliarden US-Dollar im ersten Jahr bisher die erfolgreichste Einführung eines Medikaments in der Geschichte der modernen Arzneistoffentwicklung. Aufgrund seiner Bedeutung in der Behandlung von HCV-Patienten wurde Sofosbuvir von der WHO als unentbehrliches Medikament eingestuft.

ProTide-Konzept

Bei Sofosbuvir wie auch bei dem bereits besprochenen Tenofoviralafenamid (▸Kap. 12.3.4, ▸Kap. 2.8.3) und Remdesivir kommt das von Chris McGuigan und seinem Team an der Universität von Cardiff entwickelte ProTide-Konzept zur Anwendung (ProTide = *prodrug nucleotide*). Diese Prodrug-Strategie findet mittlerweile breite Anwendung auf dem Tumorsektor und bei Virostatika. Dabei wird die anionisch vorliegende Phosphat- oder Phosphonatgruppe von Nukleotiden oder Nukleotidanaloga durch einen Arylsubstituenten und einen Aminosäureester als Aryloxyphosphoramidat maskiert, wodurch die passive Diffusion durch die Zellmembran erheblich erleichtert wird.

Struktur und Eigenschaften. Sofosbuvir ist ein Uridinmonophosphat-Analogon mit modifizierter Desoxyribose. Der pK_S-Wert beträgt 9,4 (NH-acides Uracil). Die Phosphatgruppe ist als Aryloxyphosphoramidat-Prodrug maskiert. Zum einen ist sie mit Phenol verestert, zum anderen bildet sie mit L-Alanin, dessen Carboxygruppe als Isopropylester vorliegt, ein Amid. Dadurch entsteht am P-Atom ein Asymmetriezentrum. Das *S*-konfigurierte Sofosbuvir ist das deutlich wirksamere der beiden Epimere.

Der **2'-Fluorsubstituent** am Ribosering erhöht die Stabilität der glykosidischen Bindung im Vergleich zum nichtfluorierten Derivat (Abb. 12.174 A), da er das bei der Hydrolyse intermediär auftretende zyklische Oxocarbenium-Ion durch seine elektronegativen Eigenschaften destabilisiert und damit die Abspaltung der Base vom Ribosering verhindert. Zudem übt die Stereochemie des eingeführten Fluorsubstituenten einen entscheidenden Einfluss auf die Konformation des Riboserings aus. Dies hat Konsequenzen für die Phosphorylierung der 5'-Hydroxygruppe zum Monophosphat wie auch für den Einbau des Triphosphats in den Nukleinsäure-Strang. Nukleoside mit einem Zucker in der C-3'-*exo*-Konformation (Abb. 12.174 B) werden durch Kinasen bevorzugt phosphoryliert, wohingegen Nukleoside in der C-3'-*endo*-Konformation in Form der Triphosphate durch Polymerasen bevorzugt eingebaut werden. 2'α-Fluor-Isomere nehmen gern die C-3'-*endo*-Konformation an, 2'β-Fluor-Isomere die C-3'-*exo*-Konformation. Somit ist Sofosbuvir aufgrund des 2'α-Fluorsubstituenten hydrolysestabil, und das davon abgeleitete Triphosphat wird auch von der Polymerase eingebaut. Bei der Applikation als Nukleosid würde es in der C-3'-*endo*-Konformation jedoch nicht zum Monophosphat phosphoryliert werden. Folgerichtig wird es als Nukleotid-Prodrug verabreicht, das in der infizierten Zelle nicht auf die Umwandlung in das Monophosphat angewiesen ist, da es in dieser Form direkt aus dem Prodrug freigesetzt wird.

Wirkungsmechanismus. Sofosbuvir ist ein Pro-Prodrug. Zunächst wird durch die Carboxylesterase 1 oder Cathepsin A der Isopropylester des Pro-Prodrugs hydrolysiert, danach zyklisiert das Carboxylat unter Freisetzung von Phenolat aus dem Aryloxy-phosphoramidat-Prodrug und bildet ein zyklisches, instabiles Anhydrid (Abb. 12.175). Dessen Hydrolyse führt zum Alaninderivat. Die Spaltung der Phosphat-Amid-Bindung im Alanin-Metaboliten unter Freisetzung von L-Alanin erfolgt durch das Histidin-Triade-Nukleotid-bindende-Protein-1 (Hint-1). Damit entsteht in den Leberzellen ein hochpolares Uridin-analoges Monophosphat, das die Zellmembran nicht mehr passieren und damit die Zelle nicht mehr verlassen kann. Es wird schrittweise zum aktiven Triphosphat phosphoryliert. Das Uridintriphosphat-Analogon bindet hochaffin im katalytischen Zentrum der **HCV-Polymerase NS5B**, einer RNA-abhängigen RNA-Polymerase. Es ist die eigentliche Wirksubstanz und ein **pangenotypischer Inhibitor**, d. h., es wirkt gegen alle HCV-Genotypen. Die Hemmung des viralen NS5B führt zum **Kettenabbruch** bei

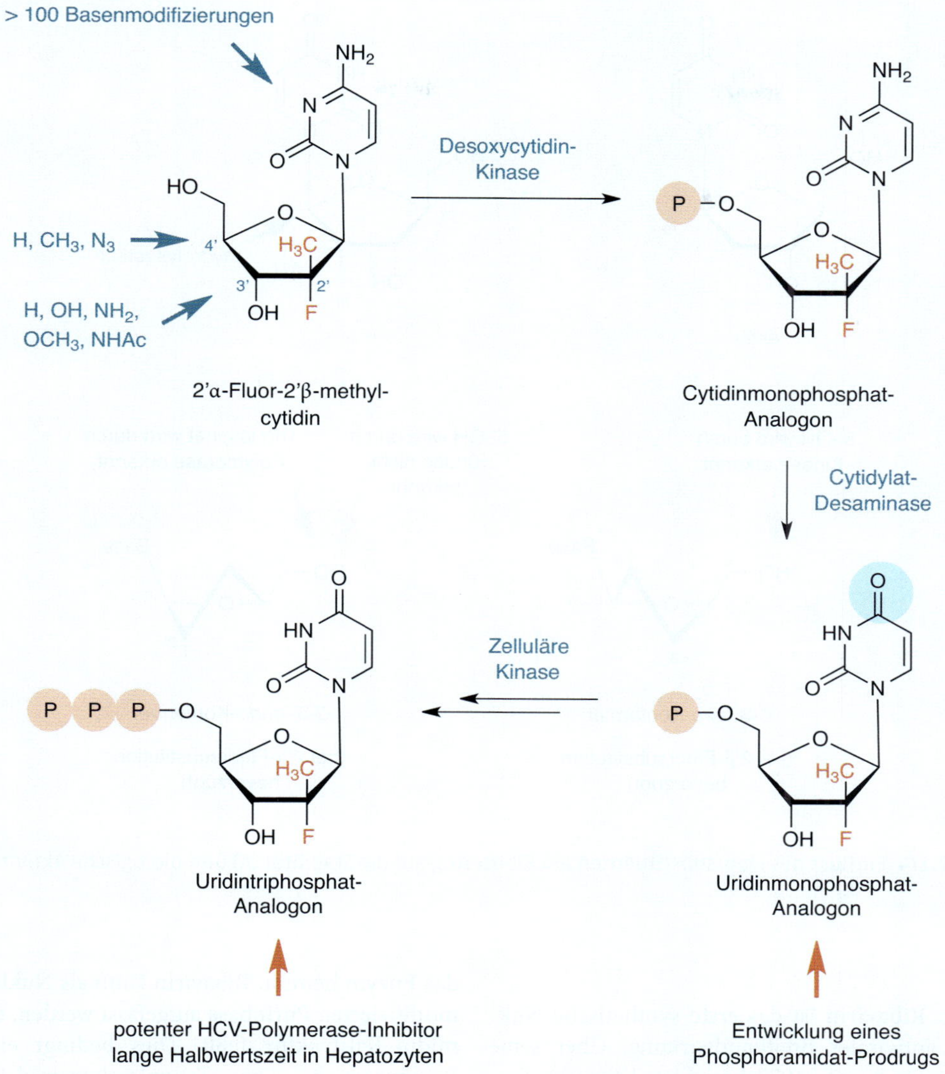

Abb. 12.173 Entwicklung von Sofosbuvir

der RNA-Replikation. Humane DNA- oder RNA-Polymerasen oder mitochondriale RNA-Polymerasen werden dagegen nicht gehemmt. Im Vergleich zu Nukleosidanaloga, denen die 3'-OH-Gruppe fehlt, ist Sofosbuvir ein **nicht obligater Kettenterminator**. Charakteristisch für diese ist eine physiologische Base und das Vorliegen einer 3'-OH-Gruppe am Zucker. Weiterhin befindet sich am Ribosering ein zusätzlicher Substituent wie eine 2'-Methylgruppe. Nach Einbau in den RNA-Matrizenstrang gehen die 2'- und 3'-OH-Gruppen des normalerweise eintreffenden, physiologischen Nukleosidtriphosphats mit Ser288 und Asn297 des Enzyms wichtige H-Brückenbindungen ein. Dies löst strukturelle Umlagerungen aus, wodurch sich das aktive Zentrum des Enzyms schließt, um die Phosphoryl-Transferreaktion vorzubereiten. Um das Pyrophosphat freizusetzen, muss sich das aktive Zentrum wieder öffnen. NMR-Untersuchen zeigten, dass der Einbau von 2'-Methyl-substituierten ATP-Analoga das Schließen des aktiven Zentrums verhindert.

Sofosbuvir (Sovaldi®) wird nach oraler Gabe rasch resorbiert. Die Ausscheidung erfolgt vorwiegend über den Urin. Die Halbwertszeit für Sofosbuvir beträgt 24 min, die des Metaboliten 2'-Fluor-2'-methyluridin 27 h. Sofosbuvir ist auch als Zweifach-Kombination mit Velpatasvir (Epclusa®) oder als Dreierkombination (Vosefi®) verfügbar, die zusätzlich Voxilaprevir enthält.

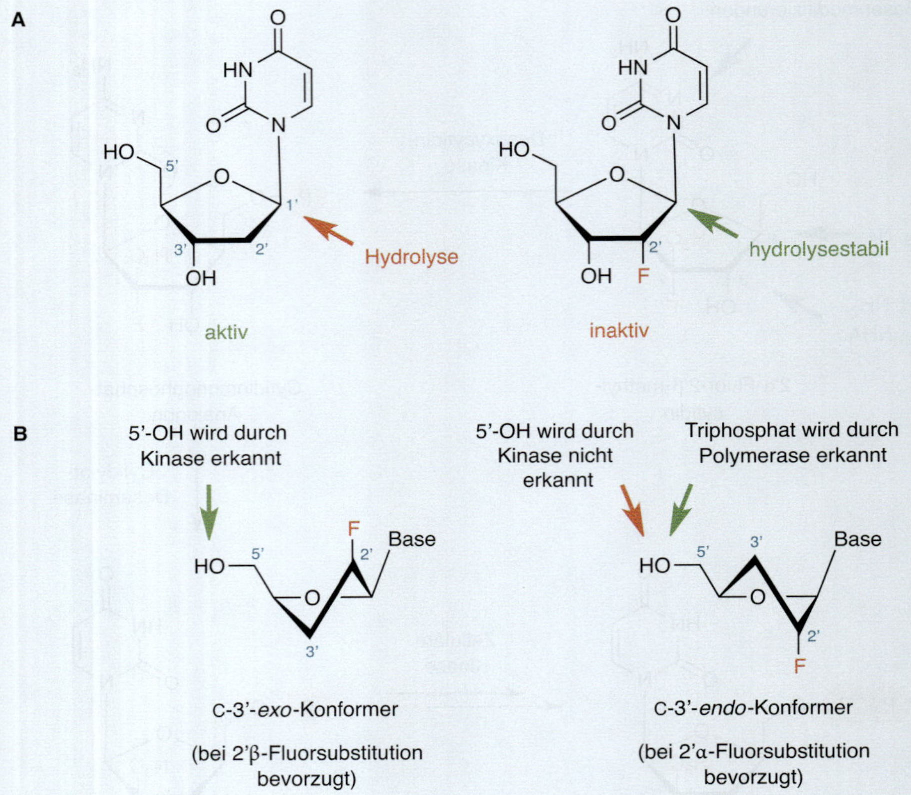

Abb. 12.174 Einfluss des Fluorsubstituenten am Ribosering auf die Stabilität (A) und biologische Aktivität (B)

Ribavirin

Entdeckung. Ribavirin ist das erste synthetische Nukleosid mit antiviraler Breitbandwirkung. Über seine Aktivität wurde bereits 1972 berichtet. Klinische Studien waren jedoch enttäuschend. Ein Aerosolpräparat erwies sich 1983 als nützlich gegen Infektionen mit dem Respiratorischen Synzytial-Virus bei Kleinkindern, für deren Behandlung es 1986 zugelassen wurde. Später wurde Ribavirin in Kombination mit Interferon gegen HCV-Infektionen eingesetzt.

Struktur und Eigenschaften. Ribavirin ist ein Nukleosidanalogon mit D-Ribose als Zuckerkomponente und einer falschen Base, 1,2,4-Triazol-3-carboxamid. Der substituierte Triazolring besitzt kaum noch basische Eigenschaften.

Wirkungsmechanismus. Ribavirin ist einer der wenigen antiviralen Wirkstoffe mit Breitbandaktivität. Es hat verschiedene Targets, der genaue Wirkungsmechanismus ist nicht bekannt. Durch zelluläre Kinasen wird es zum Triphosphat phosphoryliert, das durch die HCV-Polymerase NS5B in die virale RNA eingebaut wird und das Enzym hemmt. Ribavirin kann als Nukleosid einer modifizierten Purinbase aufgefasst werden, deren Pyrimidin-Teilstruktur fehlt. Dies bedingt eine falsche Basenpaarung. Die Triazolcarboxamid-Pseudobase kann sowohl mit Uracil als auch mit Cytosin H-Brücken eingehen. Ribavirin ist auch ein Inhibitor der Inosin-5'-Monophosphat-Dehydrogenase (▸Kap. 11.1.2). Dadurch verhindert es die Umwandlung vom IMP in Xanthinmonophosphat, das zur Synthese von GTP benötigt wird, sodass die intrazellulären Pools von GTP erschöpft werden.

Biotransformation. Das Carboxamid wird zur freien Säure hydrolysiert. Zudem wird die glykosidische Bindung hydrolysiert, wobei das 1,2,4-Triazol-3-carboxamid und durch dessen Hydrolyse die entsprechende Carbonsäure entstehen.

Ribavirin (Copegus®), Ph. Eur., besitzt nach oraler Gabe eine Bioverfügbarkeit von 45 %. Die Substanz unterliegt einem ausgeprägten First-Pass-Metabolismus. Ribavirin und seine Metaboliten werden über die Niere ausgeschieden. Die terminale Halbwertszeit liegt bei 140–

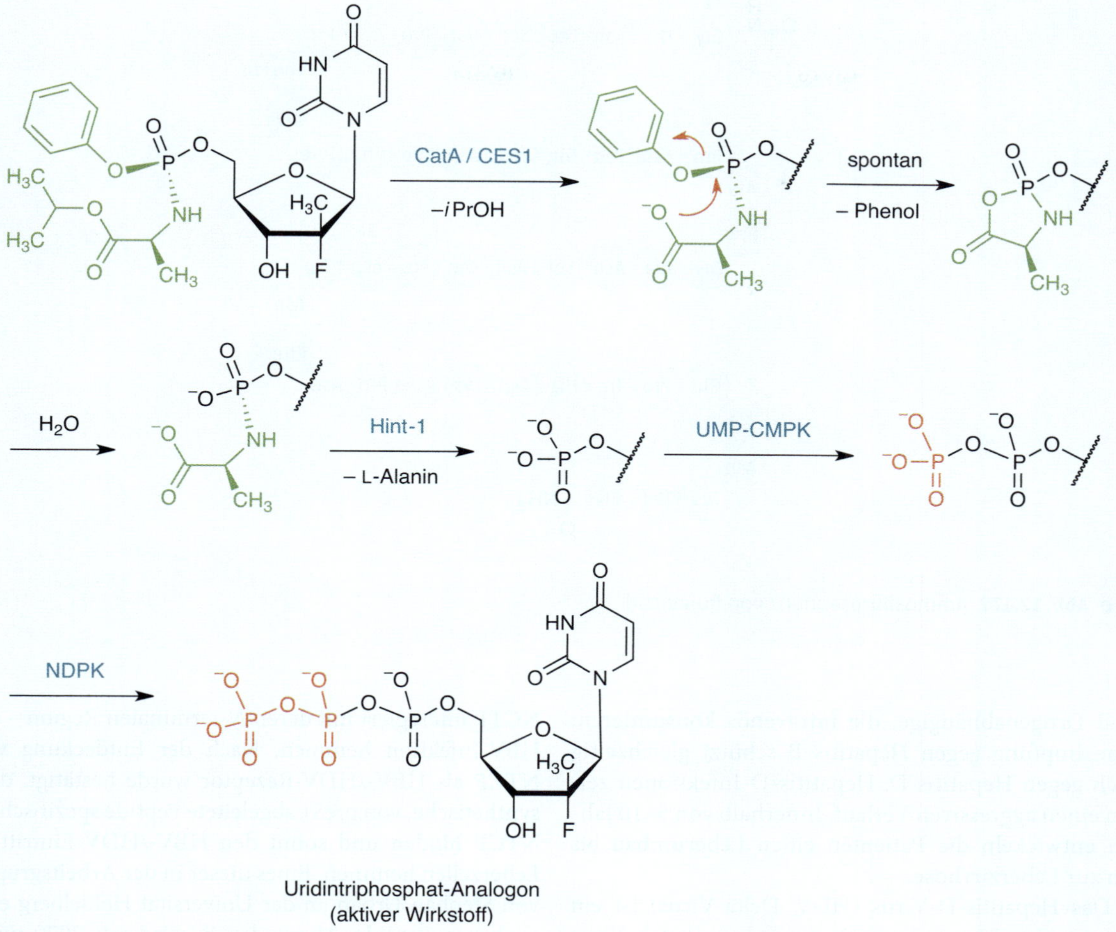

Abb. 12.175 Bioaktivierung von Sofosbuvir. CatA/CES1: Cathepsin A/Carboxylesterase 1, Hint-1: Histidin-Triade-Nukleotid-bindendes-Protein-1, NDPK: Nukleosiddiphosphat-Kinase, UMP-CMPK: Uridinmonophosphat-Cytidinmonophosphat-Kinase

160 h. Ribavirin wird in Kombination mit anderen Wirkstoffen zur Behandlung der chronischen Hepatitis C eingesetzt. Resistenzen sind aufgrund des multimodalen Mechanismus selten.

12.3.6 Virostatika gegen Hepatitis-D-Viren (HDV)

Die Hepatitis D ist die schwerste Form der Virushepatitiden und tritt nur in Verbindung mit einer Hepatitis-B-Infektion auf. Die Erkrankung ist in den letzten Jahrzehnten weitgehend unterschätzt worden. Weltweit sind nach neu bewerteter Schätzung 50–60 Millionen Menschen betroffen. In Deutschland gibt es vergleichsweise weniger Infizierte als in Osteuropa, Zentralafrika, Südamerika und dem Vorderen Orient. Als wesentliches Erregerreservoir gelten in Deutsch-

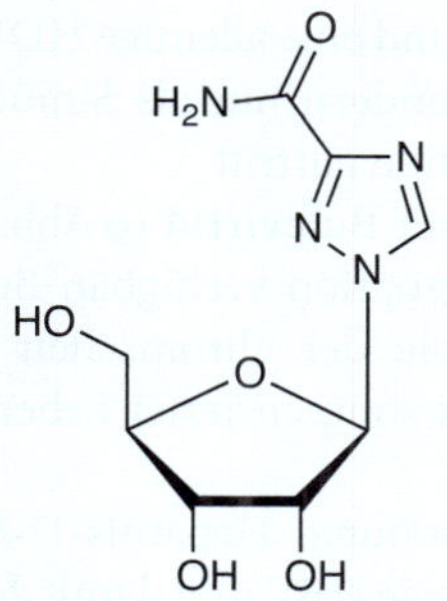

Abb. 12.176 Nukleosidanalogon Ribavirin

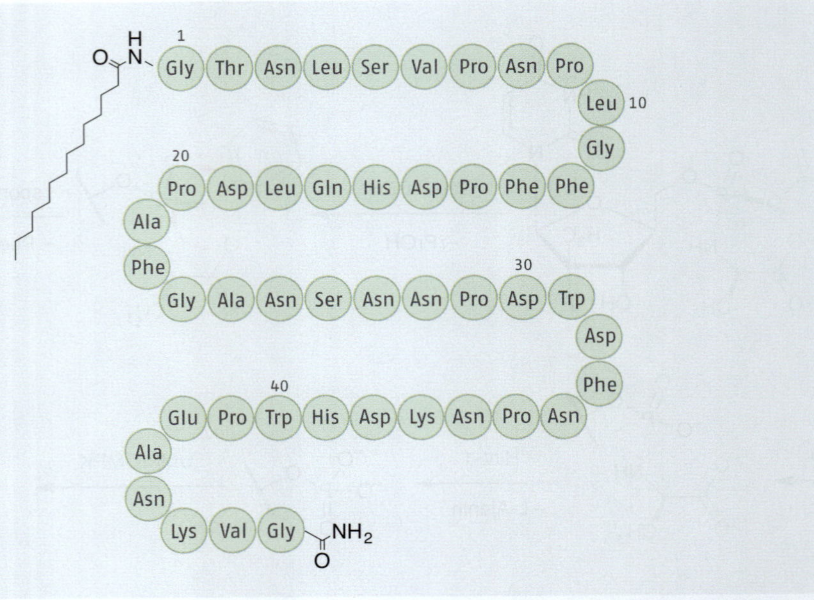

Abb. 12.177 Aminosäuresequenz von Bulevirtid

land Drogenabhängige, die intravenös konsumieren. Eine Impfung gegen Hepatitis B schützt gleichzeitig auch gegen Hepatitis D. Hepatitis-D-Infektionen zeigen einen aggressiven Verlauf. Innerhalb von 5–10 Jahren entwickeln die Patienten einen Leberumbau bis hin zur Leberzirrhose.

Das Hepatitis-D-Virus (HDV, Delta-Virus) ist ein sogenanntes Virusoid, somit ein inkomplettes Virus und von den Genprodukten eines anderen Virus abhängig. Es besteht aus einem einzelsträngigen (–)ssRNA-Genom. Ein eigenes Hüllprotein zum Abknospen aus den infizierten Zellen besitzt es nicht. Stattdessen bindet das HDV an die HbsAg-(Hepatitis-B-Surface-Antigen-)haltige Hülle des HBV, um weitere Zellen zu infizieren. Dies erklärt, warum das HDV immer mit dem HBV vergesellschaftet ist und eine alleinige HDV-Infektion nicht erfolgen kann, sondern nur als Simultaninfektion mit einer HBV-Infektion auftritt.

Seit 2020 ist mit **Bulevirtid** (Abb. 12.177) erstmals eine Behandlungsoption verfügbar. Bulevirtid ist indiziert zur Therapie der chronischen Hepatitis D bei Erwachsenen mit kompensierter Lebererkrankung.

Design und Entwicklung. Hepatitis-D-Viren verwenden die gleiche Hülle wie HBV und damit den **NTCP-Rezeptor** (Natrium-Taurocholat-Cotransport-Polypeptid-Rezeptor, Gallensalztransporter), um in die Leberzelle einzudringen. Schon vor der Identifizierung des NCTP war bekannt, dass myristoylierte Peptide, die sich von der aus 78 Aminosäuren bestehenden preS1-Domäne des viralen Oberflächenproteins HBsAg ableiten – NCTP interagiert mit deren *N*-terminalen Region – die HBV-Infektion hemmen. Nach der Entdeckung von NTCP als HBV-/HDV-Rezeptor wurde bestätigt, dass synthetische, von preS1 abgeleitete Peptide spezifisch an NTCP binden und somit den HBV-/HDV-Eintritt in Leberzellen hemmen. Eines dieser in der Arbeitsgruppe von Stephan Urban an der Universität Heidelberg entwickelten Peptide, Myrcludex B, wird seit 2020 unter dem Namen **Bulevirtid** vermarktet.

Struktur. Bulevirtid ist ein lineares Lipopeptid aus 47 natürlich vorkommenden Aminosäuren mit einer Myristoylgruppe (Tetradecanoyl) am *N*-Terminus und einem Glycinamid am *C*-Terminus. Mit Ausnahme des achiralen Glycins sind sämtliche Aminosäuren L-konfiguriert. Der Wirkstoff kommt als Acetatsalz in den Handel. Das Acetat-Gegenion ist in ionischer Form an basische Gruppen des Peptidmoleküls gebunden und liegt in einem nichtstöchiometrischen Verhältnis vor. Bulevirtid wird vollsynthetisch durch Standard-Festphasenpeptidsynthese hergestellt.

Wirkungsmechanismus. Bulevirtid ist ein **Entry-Inhibitor**. Da es sich strukturell vom Oberflächenantigen HbsAg des Hüllproteins ableitet, das HDV zusammen mit HBV für den Eintritt in die Zelle benutzen, bindet es an den NTCP-Rezeptor. Der Rezeptor ist als Transportprotein (SLC10A1) für die Aufnahme von Gallensalzen in die Zelle von Bedeutung, dient aber auch den Viren als essenzieller Eintrittsrezeptor in die Zelle. Bulevirtid greift somit nicht direkt in die Virusvermehrung ein, sondern blockiert deren Eintritt in die Hepatozyten und verhindert dadurch die Infektion weiterer Zellen. Bereits infizierte Zellen werden vom Immunsystem eliminiert.

Bulevirtid (Hepcludex®) wird als Injektion subkutan angewendet. Die Bioverfügbarkeit nach s. c. Applikation liegt bei 80 %. Die mittlere Halbwertszeit beträgt 4–7 h.

12.3.7 Virostatika gegen Coronaviren (SARS-CoV-2)

Coronaviren und SARS-CoV-2. Coronaviren können sowohl Menschen als auch Tiere wie Vögel oder Säugetiere infizieren. Menschen erkranken durch Tröpfchen- oder Schmierinfektion, wobei sich die Viren im Flimmerepithel des Respirationstrakts vermehren. Coronaviren wurden erstmals 1964 von June Almeida elektronenmikroskopisch identifiziert. Es handelt sich um RNA-Viren mit annähernd kugelförmiger Gestalt, deren Aussehen aufgrund der in die Hüllmembran des Virus eingelagerten Oberflächen-Glykoproteine S (*spike*) an eine Krone (lat. *corona*) erinnert (o Abb. 12.179). Weitere Strukturproteine der äußeren Hülle sind ein Membran-Glykoprotein M und ein Hüllprotein E (*envelope*). Nukleokapsid-Phosphoproteine N umschließen den inneren Bereich und beinhalten das einzelsträngige (+)ssRNA-Genom. SARS-Coronaviren sind ausgesprochen stabil und sind nach Stunden noch auf Oberflächen oder in Aerosolen aktiv. Auch Wärme und UV-Strahlen inaktivieren diese Viren nicht. Die Achillesferse der Coronaviren ist ihre flexible lipophile Hülle. Sie wird leicht von Detergenzien und organischen Lösemitteln angegriffen. Daher führen Händewaschen und Desinfektionsmittel wie Ethanol und Isopropanol zur zuverlässigen Inaktivierung der Coronaviren.

Insbesondere 3 humanpathogene Coronaviren (hCoV) erlangten hohe Bekanntheit:

- SARS-CoV (SARS-CoV-1),
- MERS-CoV,
- SARS-CoV-2.

SARS-CoV-1 (*severe acute respiratory syndrome related coronavirus*) löste die SARS-Pandemie 2002/2003 aus. Im Jahr 2012 wurde das MERS-CoV (*Middle East respiratory syndrome-related coronavirus*) erstmals identifiziert. Infektionen traten auf der Arabischen Halbinsel auf, basierend auf einem Erregerreservoir vermutlich tierischen Ursprungs. Das Virus kann schwere Atemwegsinfektionen, Lungenentzündung und Nierenversagen verursachen. Das Coronavirus SARS-CoV-2, einer von aktuell 7 bekannten humanpathogenen Coronaviren, ist der Erreger der COVID-19-Erkrankung (**Co**ronavirus **d**isease 2019). Coronavirus SARS-CoV-2 tauchte erstmals Ende 2019 in der Millionenstadt Wuhan (Provinz Hubei, China) auf. Offenbar stammte es von Fledermäusen. SARS-CoV-2 führte zu einem Ausbruch schwerer Lungenentzündungen in Wuhan. Die nachfolgende Verbreitung des Virus führte zur bisher verheerendsten Pandemie des 21. Jahrhunderts, die von der WHO 2020 offiziell zu einer solchen erklärt wurde. Bis zum Frühjahr 2022 hat die Pandemie weltweit zu über 500 Millionen Infizierten geführt und mehr als 6 Millionen Todesopfer gefordert.

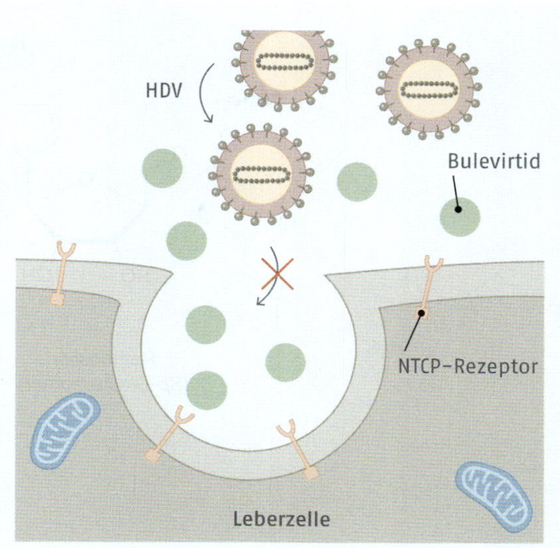

o **Abb. 12.178** Blockade des Gallensalztransporters NTCP durch Bulevirtid

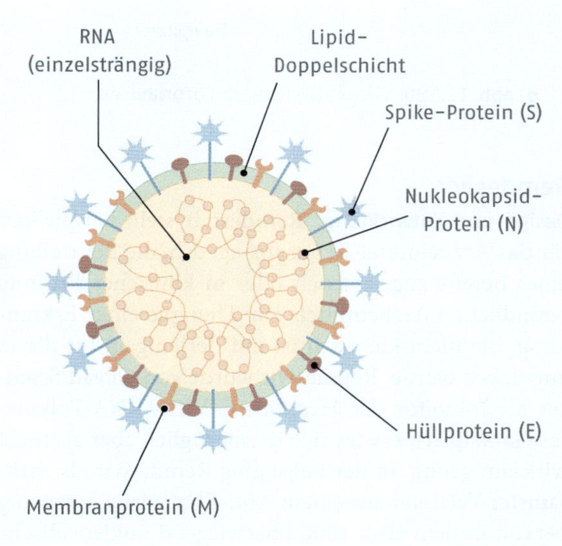

o **Abb. 12.179** Aufbau des Coronavirus

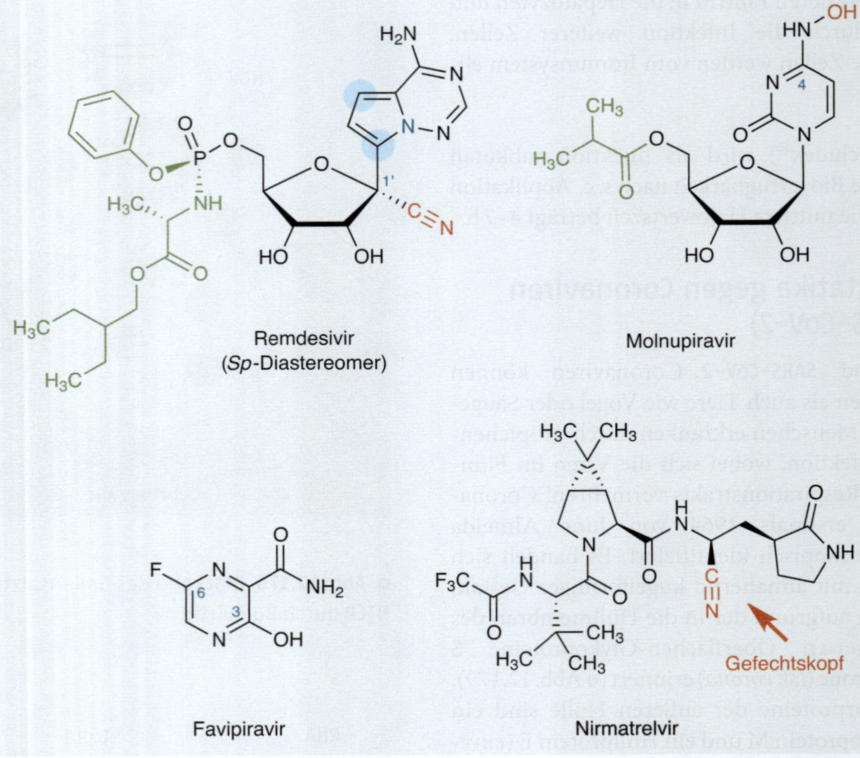

Abb. 12.180 Virostatika gegen Coronaviren

Remdesivir

Design und Entwicklung. Remdesivir steht beispielhaft für das Arzneimittel-Repurposing, d. h. die Beurteilung eines bereits zugelassenen oder in klinischer Prüfung befindlichen Arzneimittels zur Therapie einer Erkrankung, die nicht identisch ist mit derjenigen, für die es entwickelt wurde. Remdesivir wurde von Gilead Sciences als Inhibitor der Hepatitis-C-Virus-RNA-Polymerase konzipiert, erwies sich diesbezüglich aber als nicht wirksam genug. In der Folge ging Remdesivir als wirksamster Vertreter aus einem Anti-Ebolavirus-Screening hervor, in dem etwa 1000 überwiegend nukleosidische Verbindungen mit modifizierter Ribose oder Ribose-artiger Struktur getestet wurden. Da die virale RNA-Polymerase hoch konserviert ist, zeigt Remdesivir eine breite Wirksamkeit gegenüber diversen RNA-Viren, wie Filoviren (z. B. Ebola-Virus, Marburg-Virus), Coronaviren (SARS-CoV, MERS-CoV) und Paramyxoviren (z. B. Respiratorisches Synzytial-Virus, Nipah-Virus und Hendra-Virus). Anfang 2020 wurde bekannt, dass Remdesivir die Replikation tierischer und humaner Coronaviren in respiratorischen Epithelzellen hemmt (MERS-CoV, SARSCoV-1) und positive Effekte auf den Krankheitsverlauf von COVID-19-Patienten aufweist.

Struktur und Eigenschaften. Remdesivir ist ein 1'-Nitril-modifiziertes Adenosinmonophosphat-Analogon mit modifiziertem Adenin und modifizierter Ribose. Der Purinkörper des Adenins ist gegen ein Pyrrolotriazin (pK_S = 3,6; Amidin-N im Triazin) ausgetauscht. Da ein Vorläufermolekül von Remdesivir zwar die Hepatitis-C-Virus-RNA-Polymerase potent hemmte, jedoch auch die mitochondriale RNA-Polymerase in Mäusen blockierte, variierte man das Substitutionsmuster am C-1' der Ribose. Durch den Einbau der eher ungewöhnlichen Nitrilfunktion wurde die Hepatitis-C-Polymerase noch immer blockiert, das Molekül von den Wirtszell-Polymerasen dagegen nicht mehr erkannt. Wie bei Sofosbuvir ist die anionische Phosphatgruppe als Aryloxyphosphoramidat-Prodrug maskiert. In diesem liegt die Phosphatgruppe als Phenolester vor und bildet zudem mit L-Alanin, dessen Carboxygruppe als 2-Ethylbutylesters verestert ist, ein Amid. Dadurch entsteht am P-Atom ein Asymmetriezentrum. Das *S*-konfigurierte Remdesivir (Abb. 12.180) – die Phosphoramidat-Diasteomere werden mit *Rp* oder *Sp* bezeichnet – ist das deutlich wirksamere der beiden Epimere. Remdesivir verfügt über eine C-nukleosidische Verknüpfung von Zucker und Base, die gegenüber der in den meisten Nukleosiden vorliegenden Halbaminalbindung wesentlich stabiler ist.

Wirkungsmechanismus. Remdesivir ist wie Sofosbuvir ein ProTide-Virostatikum. Das Triphosphat als aktive

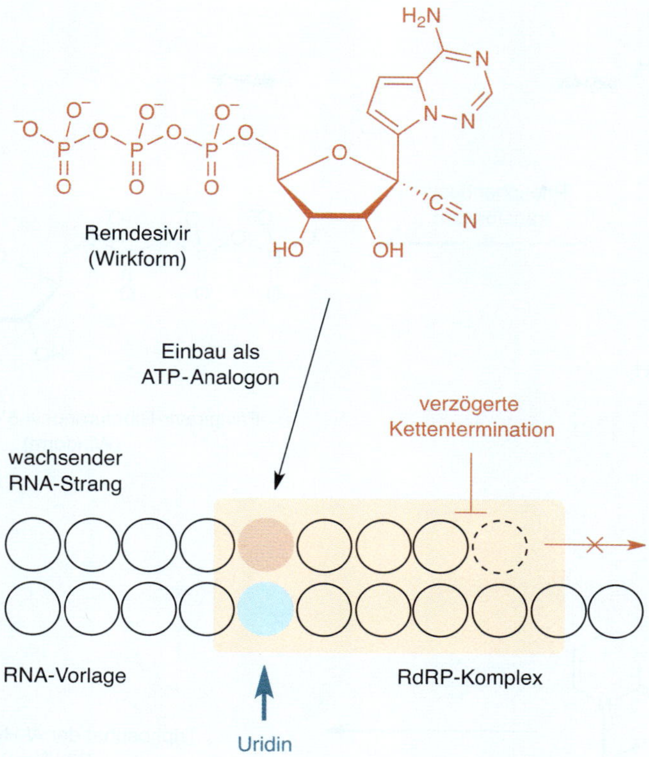

Abb. 12.181 Hemmung der CoV-RdRP nach Einbau von Remdesivirtriphosphat. RdRP: RNA-abhängige RNA-Polymerase

Wirkform ist ein ATP-Analogon und wird an dessen Stelle hochselektiv von viralen **RNA-abhängigen RNA-Polymerasen** (RdRP = *RNA dependent RNA polymerase*) als Substrat erkannt (Abb. 12.181). Die Bioaktivierung von Remdesivir entspricht der von Sofosbuvir (Abb. 12.175) und Tenofoviralafenamid. Remdesivir weist ebenfalls eine 3'-Hydroxygruppe auf und gehört gleichermaßen wie Sofosbuvir zu den **nicht obligaten Kettenterminatoren**. Wie für SARS-CoV, MERS-CoV und SARS-CoV-2 gezeigt werden konnte, lässt das eingebaute Nukleotidanalogon Remdesivir den Einbau von 3 weiteren Nukleotiden zu, bewirkt also keinen sofortigen Kettenabbruch. Die Kettentermination erfolgt spezifisch nach dem Einbau des dritten auf Remdesivir folgenden Nukleotids.

Der 1'-Nitrilsubstituent von Remdesivir bewirkt mit fortschreitender Kettenverlängerung des RNA-Strangs eine sterische Hinderung der viralen RNA-Polymerase, wodurch die Positionierung der RNA verändert und der Einbau eines vierten Nukleotids unterbunden wird. Diskutiert wird eine Pinner-Reaktion zwischen der Nitrilgruppe und einem Serinrest der RNA-Polymerase.

Remdesivir (Veklury®) wurde aufgrund fehlender Therapieoptionen in der EU zunächst ohne Zulassung als Compassionate-use-Anwendung (*compassionate* = barmherzig, mitfühlend) bei lebensbedrohlichen COVID-19-Verlaufsformen eingesetzt. In einem beschleunigten Verfahren wurde Remdesivir 2020 als erstem Arzneimittel in der EU eine bedingte Marktzulassung zur Therapie von COVID-19 erteilt. Es wird bei Erwachsenen und Jugendlichen eingesetzt, die an einer COVID-19-bedingten Lungenentzündung mit schwerem Verlauf leiden und daher zusätzlichen Sauerstoffbedarf haben. Der therapeutische Zusatznutzen wird kontrovers diskutiert. Remdesivir muss intravenös appliziert werden. Die Plasmahalbwertszeit beträgt Esterase-bedingt 69 min. Vorherrschender Metabolit ist das über den Alanin-Metaboliten gebildete Nukleosid. Daher wird infrage gestellt, ob für die Bildung der eigentlichen Wirkform Remdesivirtriphosphat die Pro-Prodrugform überhaupt notwendig ist. Sollte er durch Phosphorylierung aus dem Nukleosid gebildet werden, könnte dies als kostengünstige Alternative eingesetzt werden.

Favipiravir

Favipiravir ist ein Pyrazincarboxamid, das gegen zahlreiche RNA-Viren wirksam ist, darunter auch ss(+)-RNA-Viren. Ursprünglich wurde die Substanz von Fuji-

12

o Abb. 12.182 Tautomere Formen von Favipiravir und der Wirkform von Molnupiravir, *N*-Hydroxycytidin, sowie Bioaktivierung zu den Triphosphaten

film Toyama Chemical Co. als Influenza-Wirkstoff entwickelt.

Struktur und Eigenschaften. Favipiravir ist als Pyrazincarboxamid-Derivat strukturell mit dem Tuberkulosemittel Pyrazinamid verwandt. Es weist zusätzlich eine 3-Hydroxygruppe und ein 6-Fluoratom auf. Es liegt im Tautomeriegleichgewicht mit der Lactam-Form vor (o Abb. 12.182), wobei in Lösung die Hydroxypyrazin-Form dominieren soll. Die Acidität der 3-Hydroxygruppe ($pK_S = 5{,}1$) ist im Vergleich zu anderen Phenolen durch die beiden Pyrazin-N-Atome und den Fluorsubstituenten deutlich erhöht.

Wirkungsmechanismus. Favipiravir ist ein RNA-Polymerase-Inhibitor. Es wirkt als Guanin-Analogon und wird intrazellulär in Favipiravir-Ribofuranosyl-5'-triphosphat umgewandelt, das die virale RNA-abhängige

RNA-Polymerase selektiv hemmt. Die Aktivität gegenüber humanen DNA-Polymerasen α, β und γ ist gering.

Favipiravir (Avigan®) ist seit 2014 in Japan für den Notfalleinsatz zur Behandlung neuartiger Influenzaviren und wiederkehrender Influenza-Ausbrüche zugelassen. Favipiravir wurde bislang nur auf Anforderung durch die japanische Regierung hergestellt und als Pandemiemaßnahme an die Regierung verkauft. In Russland ist Favipiravir – vermutlich in Form eines Generikums (Avivavir®) – als COVID-19-Wirkstoff zugelassen. Bei COVID-19-Patienten führt Favipiravir zu einer Verbesserung des Lungenzustands. Die Bioverfügbarkeit von Favipiravir nach oraler Gabe ist fast vollständig. Die Biotransformation führt zum inaktiven 5-Hydroxymetaboliten. Die Ausscheidung erfolgt überwiegend renal. Die Halbwertszeit beträgt 2–5,5 h.

Molnupiravir

Design und Entwicklung. Molnupiravir wurde zunächst zur Behandlung der Grippe konzipiert. Nachdem man den ursprünglichen Wirkstoff in ein Prodrug überführt hatte, zeigte dieser auch Aktivität gegen andere RNA-Viren wie Ebola und verschiedene Coronaviren. Der Name des Arzneistoffs wurde von Thors Hammer Mjölnir inspiriert. Wie der Kriegsgott mit dieser Waffe seine Feinde niederschlägt, soll Molnupiravir das Coronavirus bekämpfen.

Struktur und Eigenschaften. Molnupiravir ist ein Prodrug. Nach Hydrolyse des Isobuttersäureesters entsteht als eigentlicher Wirkstoff das Nukleosidanalogon *N*-Hydroxycytidin (NHC, ○ Abb. 12.182). Aufgrund der zusätzlichen Hydroxygruppe kann das Molekül in zwei tautomeren Formen vorliegen, der 4-*N*-Hydroxy- und 4-Oximform.

Wirkungsmechanismus. Als Nukleosidanalogon wird NHC in das Triphosphat überführt und während der Virusreplikation durch die RNA-Polymerase anstelle von Cytidin in die Virus-RNA eingebaut. Da es in der tautomeren Oximform zudem auch Uridin imitiert, wird es auch anstelle von diesem eingebaut. NHC kann mit dem normalen Partner von Cytosin, Guanin, in der tautomeren Form aber auch mit Adenin ein Basenpaar bilden. Infolgedessen resultieren zahlreiche Kopierfehler bei der viralen RNA-Replikation und es kommt zu Mutationen bei der Vervielfältigung des Erbguts. Dieser Effekt wird als virale Fehlerkatastrophe bezeichnet. Im Gegensatz zu Remdesivir, das eine Hemmung der RNA-Polymerase und Kettenabbruch bewirkt, wird die Funktion der RNA-Polymerase durch Molnupiravir nicht unmittelbar beeinträchtigt.

Molnupiravir (Lagevrio®) kann in Deutschland seit 2022 zur Covid-19-Behandlung verordnet werden. Es wird oral appliziert und zum *N*-Hydroxycytidin (NHC) hydrolysiert, noch bevor es die Blutbahn erreicht. Die Halbwertszeit von NHC beträgt 3 h.

Nirmatrelvir

Design und Entwicklung. Nirmatrelvir entstand durch Optimierung eines früheren klinischen Kandidaten der Firma Pfizer, der nur parenteral verabreicht werden konnte. Es weist auch einige strukturelle Gemeinsamkeiten mit dem kovalent bindenden HCV-Protease-Inhibitor Boceprevir (○ Abb. 12.169) auf.

Struktur und Eigenschaften. Wie Boceprevir enthält Nirmatrelvir den charakteristischen Cyclopropylprolin-Bizyklus, besitzt aber als reaktives Strukturelement (Gefechtskopf, ▸ Kap. 3.1.1) keine α-Ketoamidgruppe, sondern eine Nitrilgruppe, um damit im aktiven Zentrum des Enzyms kovalent zu binden.

Wirkungsmechanismus. Nirmatrelvir wirkt als Protease-Inhibitor und hemmt die virale Hauptprotease Mpro ($3CL^{pro}$, *3-chymotrypsin-like protease*). Als Schlüsselenzym im Replikationszyklus des Coronavirus prozessiert sie das Coronavirus-Replikase-Polyprotein, in welche die virale RNA in der Humanzelle übersetzt wird. Im aktiven Zentrum verfügt die Mpro über eine katalytische Dyade aus Cystein und Histidin. Dabei fungiert die Thiolgruppe des Cysteins als Nukleophil und der Imidazolring des Histidins als allgemeine Base.

Aus der Kristallstruktur des Enzyms mit dem Inhibitor geht hervor, dass eine kovalente Bindung zwischen dem S-Atom von Cys145 von SARS-Cov-2-M^{pro} mit der Nitrilgruppe von Nirmatrelvir gebildet wird. Letztere reagiert in einem reversiblen Prozess im Sinne einer Pinner-Reaktion (▸ Kap. 8.2.5, ○ Abb. 8.39) zu einem Thioimidat-Addukt. Die Hemmung der Mpro blockiert die Freisetzung von Nichtstrukturproteinen und unterdrückt die Reifung und Infektiosität von SARS-CoV-2.

Nirmatrelvir (Paxlovid®, mit Ritonavir) wird zusammen mit dem Booster Ritonavir (○ Abb. 12.150) oral verabreicht. In dieser Kombination wird die Biotransformation von Nirmatrelvir aufgrund der CYP-Hemmung verlangsamt, wodurch höhere Blutspiegel aufrecht erhalten werden. Ergebnisse aus Phase-3-Studien zeigen, dass das Präparat das Risiko von Krankenhauseinweisungen und Todesfällen bei Covid-19-Patienten gegenüber Placebo um 89 % senkt. In Deutschland kann das Kombinationspräparat seit 2022 verordnet werden.

12.4 Antimykotika

Antimykotika (griech. *mykes* = Pilz) sind Arzneistoffe zur Behandlung von Pilzinfektionen, sogenannten Mykosen. Antimykotika können konzentrationsabhängig das Pilzwachstum hemmen und dadurch **fungistatisch** wirken oder aber die Pilzzelle abtöten und auf diese Weise **fungizid** wirken. Gegenüber den therapeutisch verwendeten Antimykotika grenzt man die in der Landwirtschaft als Pflanzenschutzmittel eingesetzten Wirkstoffe durch die Bezeichnung Fungizide ab. Zur Anwendung in der Humanmedizin dienen

- Inhibitoren der Ergosterolbiosynthese
  - Azole,
  - Morpholine,
  - Allylamine,
- Inhibitoren des β-1,3-D-Glucan-Synthase-Komplexes
  - Echinocandine,
- Inhibitoren der Zellwandfunktion
  - Polyen-Makrolide,
- Inhibitoren des Mikrotubuli-Apparats
  - Griseofulvin,
- Inhibitoren der DNA-/RNA-Funktion
  - Flucytosin.

Bei Pilzinfektionen muss zwischen einer lokalen Infektion und invasiv-systemischen Mykosen innerer Organe bis hin zur Blutinfektion (Sepsis) unterschieden werden. Abhängig von der Indikation erfolgt die antimykotische Therapie topisch oder systemisch. Am häufigsten betroffen von Pilzinfektionen sind Haut und Schleimhäute, sodass überwiegend lokal wirksame Antimykotika zum Einsatz kommen.

Mikrobiologische Grundlagen. Gegenüber der Vielzahl unterschiedlich wirkender Antibiotika ist die Anzahl therapeutisch einsetzbarer Antimykotika überschaubar. Dies hat seine Ursache in der ausgeprägten metabolischen Ähnlichkeit von Pilzzelle und Säugerzelle, wodurch die Anzahl der erregerspezifischen Targets begrenzt ist. Gegenüber der primitiveren prokaryotischen Bakterienzelle ist die Pilzzelle hoch entwickelt und weist eine Zellkernmembran auf. Pilze zählen damit zu den Eukaryoten. Wie die Humanzelle weist die Pilzzelle Mitochondrien, Ribosomen, Golgi-Apparate und Peroxisomen auf und ist grundsätzlich frei von Chlorophyll.

Einige wesentliche Merkmale grenzen allerdings die Pilzzelle gegen die Humanzelle ab. Die Zytoplasmamembran der Pilzzelle weist anstelle von Cholesterol das Steroid **Ergosterol** (o Abb. 12.183) als charakteristischen Lipidbaustein auf. Außerdem besitzen die echten Pilze eine Zellwand aus Chitin und Polyglykanen. Pilze vermehren sich über die Bildung von Sporen, die auch zur Verbreitung und Überdauerung dienen.

Abweichend von der biologischen Klassifikation der Pilze aufgrund ihrer geschlechtlichen Erscheinungsformen ist in der Medizin die DHS-Einteilung nach Rieth üblich, bei der nach Art der Erreger klassifiziert wird in

- Dermatophyten,
- Hefepilze,
- Schimmelpilze.

Zu den **Dermatophyten** zählen keratinophile Fadenpilze der Gattungen *Trichophyton* spp., *Microsporum* spp. und *Epidermophyton* spp. Sie werden durch Haut, Haare und Nagelschuppen übertragen. Aus den Pilzsporen entwickelt sich auf der Haut ein knäuelartiges Mycel aus fadenförmigen Pilzzellen, den Hyphen. Diese dringen in das Stratum corneum der Haut ein. Man fasst diese Erkrankungen als Tinea der Haut zusammen und spezifiziert das befallene Hautareal, z. B. als Tinea pedis (Fußpilz). Auch Haare und Nägel können befallen werden. Zwar verläuft eine Infektion mit Dermatophyten meist oberflächlich, doch ist auch eine tiefe Tinea mit starken inflammatorischen Begleiterscheinungen möglich. Merkmale einer Hautmykose sind meist Juckreiz, Rötung, Schuppung sowie eine scharfe Begrenzung.

Hefen wie *Candida* spp. und *Cryptococcus* spp. sind einzellige Sprosspilze. Als humanpathogene Vertreter sind in erster Linie *Candida* spp. zu nennen, deren wichtigster Vertreter *Candida albicans* ist. Es ist der häufigste Erreger invasiver Mykosen. Hefepilze kommen fast immer auch auf der gesunden Haut und Schleimhaut vor und können sich als Opportunisten in feuchtwarmen Körperregionen, wie z. B. Hautfalten, unter bestimmten Voraussetzungen stark vermehren. Auf Schleimhäuten können sie Mundsoor oder Vaginalmykosen verursachen. Candida-Infektionen können einzelne Organe betreffen oder systemisch verlaufen, wenn sie Anschluss an den Blutkreislauf oder das Lymphsystem finden. Systemische Candidosen treten primär bei geschwächter Immunabwehr auf, beispielsweise als Folge einer Chemotherapie, von HIV oder Diabetes mellitus. Eintrittspforten bieten sich nach Operationen im Gastrointestinaltrakt oder durch intravasale Katheter. Sie sind mit einer hohen Mortalität verbunden.

Schimmelpilze wie *Aspergillus* spp., *Mucorales* (*Mucor*, *Rhizopus*), *Fusarium* spp. und *Scedosporium* spp. lösen häufig Allergien aus oder verursachen Vergiftungen durch ihre Toxine. Andere Schimmelpilzarten wie *Penicillium* (Pinselschimmel) werden indessen auch in der Biotechnologie, der Lebensmittelveredelung oder zur Gewinnung von Antibiotika eingesetzt. Schimmelpilzsporen kommen ubiquitär vor, z. B. auf Obst, Brot, in der Luft oder im Erdboden. Nur wenige der zahlreichen Arten verursachen bei entsprechender Disposition eine Infektion. Die Übertragung auf den Humanorganismus erfolgt durch Inhalation der Pilzsporen. Der wichtigste humanpathogene Vertreter ist *Aspergillus* (Gießkannenschimmel), wobei oft *Aspergillus fumigatus* nachgewiesen wird. Aspergillosen betreffen meist die Lunge, das ZNS oder die Nasennebenhöhlen, aber auch innere Organe. Eine systemische Ausbreitung ist möglich.

Dimorphe Pilze sind Erreger von primären und Systemmykosen. Sie können abhängig von der Temperatur in Form von Hyphen-bildenden Schimmelpilzen sowie als sprossende Zellen wachsende Hefen existieren. Sie gehören zu den obligat pathogenen Krankheitserregern.

12.4.1 Inhibitoren der Ergosterolbiosynthese

Ergosterolbiosynthese

Die Biosynthese des Ergosterols bietet Angriffspunkte für verschiedene Antimykotika. Sie wird meist unterteilt

- in den Aufbau des Sterolgrundkörpers bis zum **Squalen** (Prä-Squalensynthese-Weg),
- in die Bildung der eigentlichen Endstufe **Ergosterol** (Post-Squalensynthese-Weg, ○ Abb. 12.183) durch weitere strukturelle Modifizierungen des Squalens.

Sämtliche Steroide werden aus **Squalen** hergestellt. Dieses Triterpen wird von allen höheren Organismen produziert. Seine Biosynthese verläuft über **3-Hydroxy-3-methylglutaryl-CoA (HMG-CoA)** und erfolgt aus 6 aktivierten Isopreneinheiten. Sie wurde in ihren Grundzügen bereits bei den HMG-CoA-Reduktase-Hemmern skizziert (▸ Kap. 9.6.1).

Zu Beginn des Post-Squalensynthese-Wegs wird Squalen zunächst durch die **Squalen-Monooxygenase** (Squalen-Epoxidase) stereospezifisch zum (3*S*)-2,3-Oxidosqualen (Squalenepoxid) oxidiert. Die **Oxidosqualen-Lanosterol-Cyclase** katalysiert daraufhin die Bildung des Steroids Lanosterol aus Squalenepoxid. Diese Polyzyklisierung gehört mechanistisch zu den komplexesten und am besten studierten Biosynthesereaktionen überhaupt, kann aber an dieser Stelle nicht im Detail vorgestellt werden. Lanosterol ist das gemeinsame Präkursor-Steroid von Säugern und Pilzen. Dessen Demethylierung zum 4,4-Dimethylcholesta-8,14,24-trienol wird in Hefen durch die **Lanosterol-14α-demethylase** katalysiert, ein CYP-Enzym mit dem Kofaktor Häm. Die nach erfolgter Demethylierung zwischen C-14 und C-15 entstandene Doppelbindung wird durch die **Δ^{14}-Reduktase** zum 14-Demethyllanosterol reduziert. Im nächsten Schritt werden die beiden Methylgruppen in der C-4-Position des 14-Demethyllanosterols unter Bildung von Zymosterol entfernt. Das Enzym **C-24-Methyltransferase** wandelt Zymosterol in Fecosterol um, welches als Substrat der **Δ^7,Δ^8-Isomerase** dient. Sie katalysiert die Verschiebung der Doppelbindung im Ring B unter Bildung von Episterol. In 3 weiteren Schritten werden zunächst eine Δ^5- sowie eine Δ^{22}-Doppelbindung eingeführt, anschließend reduziert die **Δ^{24}-Reduktase** die Δ^{24}-Doppelbindung in 24(28)-Dehydroergosterol zu Ergosterol (○ Abb. 12.183).

Zu den Inhibitoren der Ergosterolbiosynthese zählen Arzneistoffe mit Imidazol- und Triazolstruktur, Allylamine sowie Morpholine. Sie hemmen jeweils ganz bestimmte Enzyme des Biosynthesewegs (○ Abb. 12.183). Ergosterol ist für die normale Funktion der Zellmembran der Pilze essenziell. An dessen Stelle akkumulieren nun die Vorstufen, sodass in der Membran chemische Veränderungen auftreten. Insbesondere beeinträchtigt dies die Aktivität der membranständigen Chitinsynthase, die für die Synthese des Chitin-Gerüsts sorgt. Chitin ist das wichtigste strukturbildende Element der Pilzzellwand. Zugleich wird der Membranaufbau verlangsamt, die Membranpermeabilität erhöht, und es kommt zum Austritt essenzieller Zellbestandteile und damit zum fungiziden Effekt.

Allylamine

Design und Entwicklung. Naftifin (○ Abb. 12.184) wurde bei der Suche nach ZNS-wirksamen Substanzen durch Zufall entdeckt (Daniel Berney, Karlheinz Schuh, 1974). Das **Allylamin** ging als das Produkt einer unerwarteten Umlagerungsreaktion nach Säurebehandlung einer Spirodihydronaphthalen-Verbindung hervor (○ Abb. 12.185). Als neue Verbindung wurde Naftifin im Rahmen eines Routine-Screenings bei der Firma Sandoz untersucht und nach Profilierung der antimykotischen Wirkung 1985 in die Therapie eingeführt. Als wesentliche Strukturmodifizierung mit verbesserter antimykotischer Wirksamkeit gegenüber Naftifin erwies sich das Einführen einer (*E*)-1,3-Enin-Struktur bei Terbinafin (○ Abb. 12.184).

Wirkungsmechanismus. Allylamine blockieren die Ergosterolbiosynthese hochspezifisch in einem sehr frühen Stadium. Sie hemmen die **Squalen-Epoxidase** und dadurch die stereospezifische Bildung von Squalenepoxid. Dockingstudien an einem Squalenepoxidase-Modell von *Streptomyces cerevisiae* deuten darauf hin, dass Terbinafin den Zugang des Squalens zum katalytischen Zentrum blockiert und das Enzym auf diese Weise nichtkompetitiv inhibiert. Dabei ragt die lipophile (*E*)-1,3-Enin-Struktur nahezu vertikal in das Innere einer Bindetasche, wobei die *tert*-Butylgruppe zu deren Zentrum hin orientiert ist. Die stärkste Interaktion resultiert dabei aus einer H-Brücke zwischen der tertiären Aminogruppe des Terbinafins und der Hydroxygruppe von Tyr90 als H-Brückendonor. Infolgedessen kommt es einerseits zu einer Squalenakkumulation, andererseits aber auch zu einem Ergosterolmangel. Zwar ist die Squalen-Epoxidierung auch für Säuger essenziell, doch unterscheiden sich die Inhibierungs-

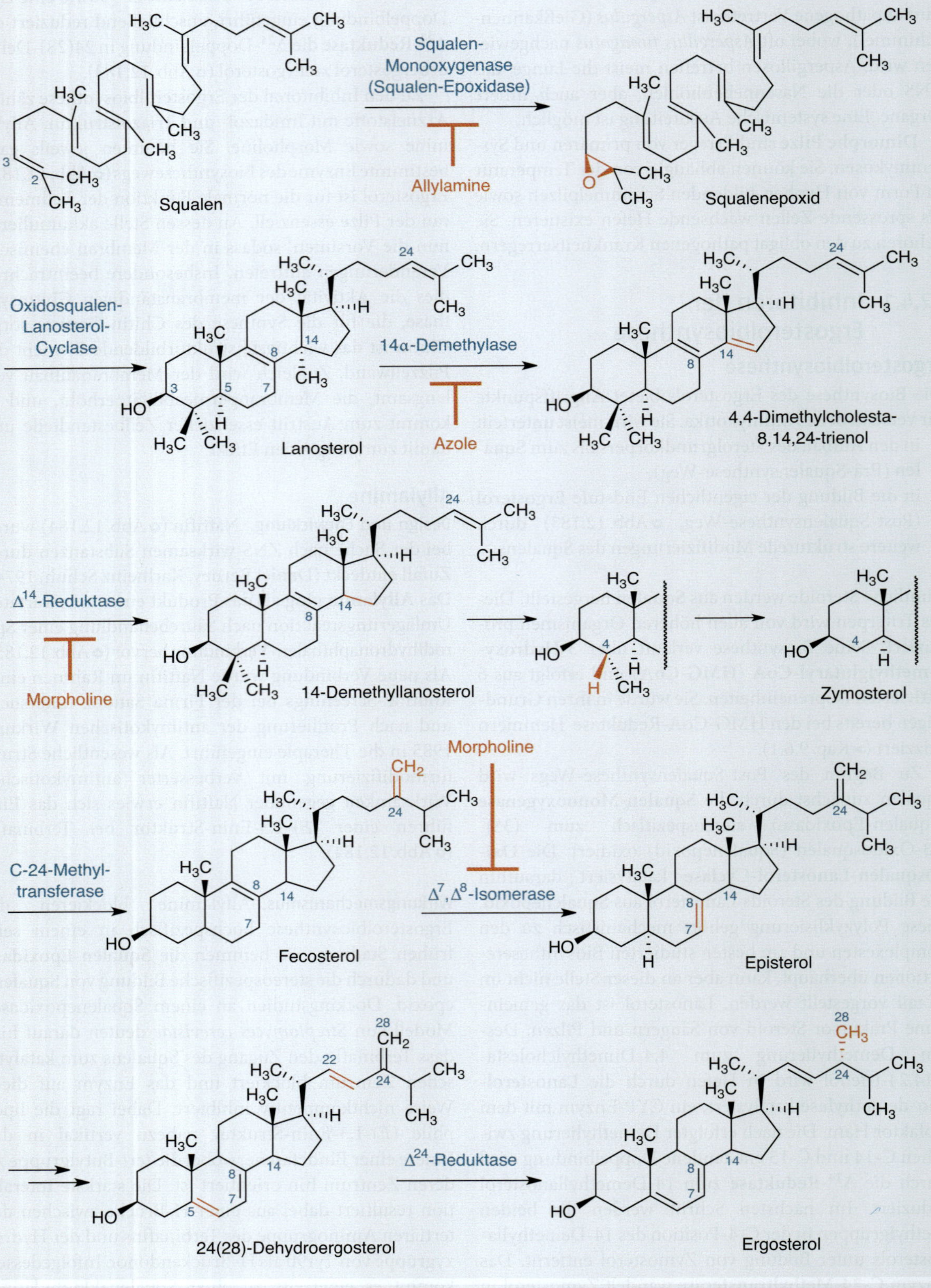

Squalen
Squalen-Monooxygenase (Squalen-Epoxidase)
Allylamine
Squalenepoxid
Oxidosqualen-Lanosterol-Cyclase
Lanosterol
14α-Demethylase
Azole
4,4-Dimethylcholesta-8,14,24-trienol
Δ^{14}-Reduktase
Morpholine
14-Demethyllanosterol
Zymosterol
C-24-Methyltransferase
Fecosterol
Morpholine
Δ^7,Δ^8-Isomerase
Episterol
Δ^{24}-Reduktase
24(28)-Dehydroergosterol
Ergosterol

Abb. 12.183 Ergosterolbiosynthese ausgehend von Squalen und Angriffspunkte der Inhibitoren

konstanten der Squalenepoxidase um mehrere Größenordnungen. Somit kommt dem Terbinafin eine weitgehend selektive antimykotische Wirkung zu. Obwohl die Hemmung der Squalen-Epoxidase CYP-unabhängig erfolgt, ist Terbinafin dennoch aufgrund des Alkin-Strukturelements ein mechanismusbasierter CYP-Inhibitor (▸Kap. 4.5.1). Bekannt ist die Hemmung von CYP2D6, woraus klinisch relevante Interaktionen mit anderen Arzneistoffen resultieren, die durch dieses Enzym abgebaut werden.

Struktur-Wirkungs-Beziehungen. Die für die antimykotische Wirksamkeit der Allylamine relevanten Strukturmerkmale (○ Abb. 12.186) sind

- ein in der Position 1 substituiertes Naphthalensystem,
- ein tertiäres, konformativ flexibles Amin im Abstand von einem C-Atom zum Naphthalenring,
- ein (*E*)-konfiguriertes Allyamin mit terminalem Phenylring oder Integration der Doppelbindung in eine (*E*)-1,3-Enin-Gruppe bei Terbinafin,
- bei Vorliegen einer (*E*)-1,3-Enin-Gruppe eine der Dreifachbindung benachbarte, verzweigte Alkylgruppe zur Verbesserung der oralen Wirksamkeit.

Naftifin (Exoderil®) wird aufgrund eines ausgeprägten First-Pass-Effektes ausschließlich topisch als Creme oder Gel eingesetzt. Dabei ist die systemische Exposition des Organismus sehr gering. *N*-Desalkylierung, Oxidation der Doppelbindung zu Aldehyden und weiter zu Carbonsäuren sowie Konjugation mit Glycin oder Glucuronsäure ergeben inaktive Metaboliten. Diese werden mit einer Halbwertszeit von 2–4 Tagen zur Hälfte im Urin und den Fäzes ausgeschieden. Naftifin wirkt fungizid auf Dermatophyten und Schimmelpilze, gegen Hefen wirkt es fungistatisch. Therapeutisch wird das *E*-Isomer verwendet.

Terbinafin (Lamisil®), Ph. Eur., ist als *E*-Isomer in Form des Hydrochlorids monographiert. Das *Z*-Isomer ist deutlich schwächer antimykotisch wirksam. Terbinafin muss vor Licht geschützt gelagert werden, da bei UV-Exposition eine Isomerisierung der Doppelbindung auftritt. Terbinafin besitzt als tertiäres Amin ($pK_S = 7{,}1$) schwach basische Eigenschaften. Es wirkt schon in niedriger Konzentration fungizid auf Schimmelpilze, Dermatophyten und bestimmte dimorphe Pilze. Gegenüber Hefen wirkt es speziesabhängig fungizid oder fungistatisch. Es kann oral appliziert werden und dient zur Behandlung von Pilzinfektionen der Füße (Tinea pedis), der Nägel und des Körpers (Tinea corporis). Die Therapiedauer nach oraler Gabe kann mehrere Monate betragen, bei Anwendung auf der Haut 1–4 Wochen, je nach Lokalisation. Zur Lokalbehandlung von Tinea pedis ist zudem eine Lösung (Lamisil® Once) zur einmaligen Anwendung verfügbar. Terbinafin lagert sich aufgrund seiner hohen Lipophilie sehr gut in das Stratum corneum der Haut und der Nagelplatte ein. Oral wird Terbinafin außerdem zur Behandlung therapieresistenter

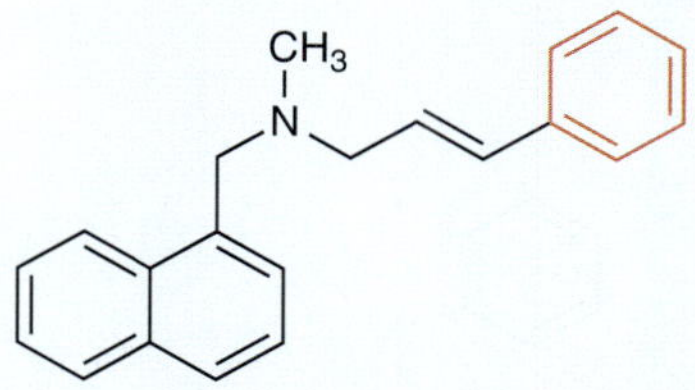

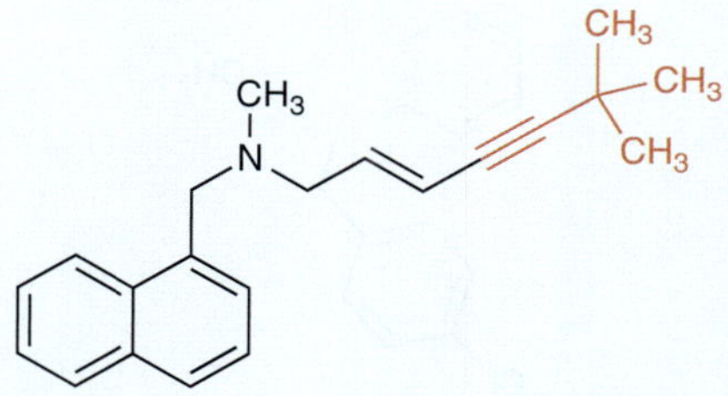

○ **Abb. 12.184** Antimykotika vom Allylamin-Typ

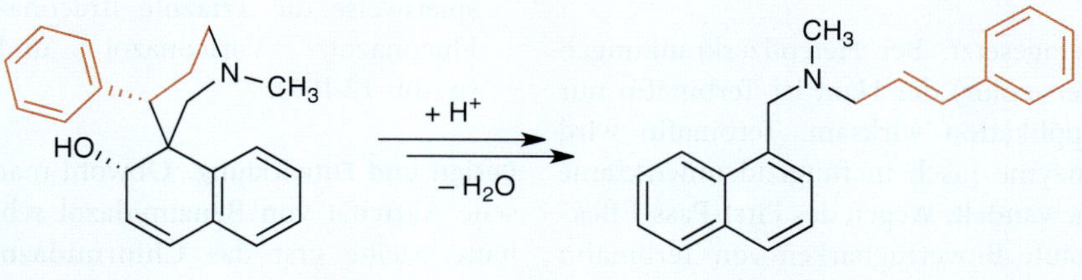

○ **Abb. 12.185** Naftifin als Zufallsprodukt einer säurekatalysierten Umlagerungsreaktion

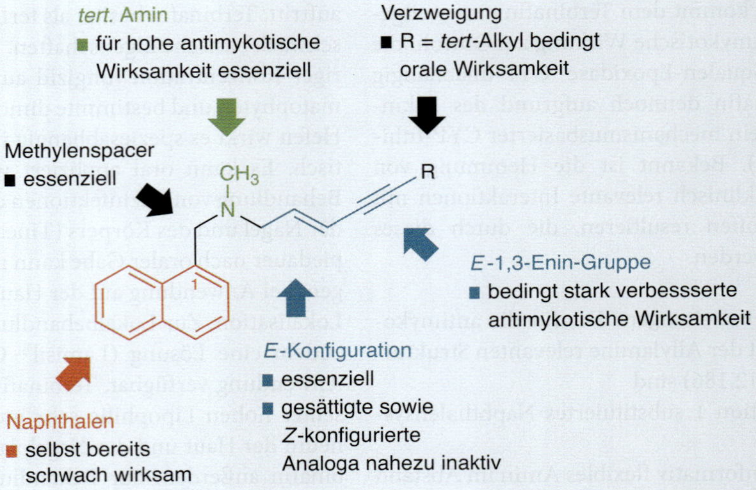

Abb. 12.186 Struktur-Wirkungs-Beziehungen bei antimykotisch wirksamen Allylaminen

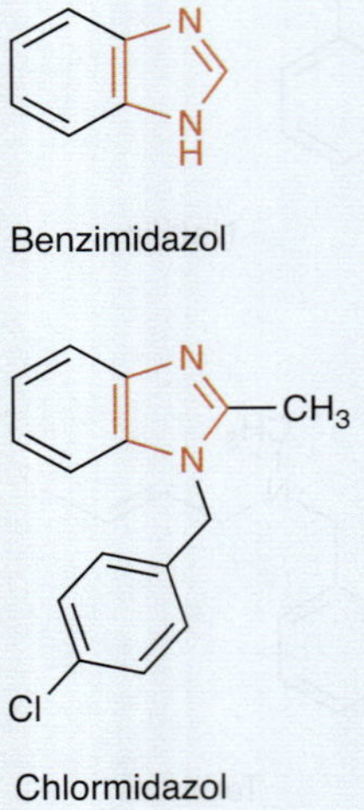

Abb. 12.187 Frühe antimykotisch wirksame Benzimidazole

Pilzinfektionen eingesetzt. Bei Hefepilzerkrankungen (z. B. Pityriasis versicolor) der Haut ist Terbinafin nur bei topischer Applikation wirksam. Terbinafin wird durch CYP-Isoenzyme rasch in fungizid unwirksame Metaboliten umgewandelt. Wegen des First-Pass-Effektes liegt die absolute Bioverfügbarkeit von Terbinafin nach oraler Applikation bei etwa 50 %. Terbinafin ist lipophil und bindet zu 99 % an Plasmaproteine. Die Biotransformation führt u. a. zur *N*-Demethylierung sowie zur oxidativen Desaminierung. Die Halbwertszeit beträgt 22 h, die Ausscheidung erfolgt zu 70 % renal, der Rest mit den Fäzes.

Azol-Antimykotika

Zu den Azol-Antimykotika zählen Arzneistoffe mit einem **Imidazol-** oder **Triazolring**. Sie nehmen eine herausragende Stellung bei der Behandlung von Pilzinfektionen ein, da sie ein breites antimykotisches Wirkungsspektrum aufweisen. Es umfasst Dermatophyten, Hefepilze, Schimmelpilze und dimorphe Pilze. Abhängig von der Pilzart wirken Azole fungistatisch oder fungizid. Primär wirken sie gegen proliferierende Pilzstrukturen, gegen Pilzsporen sind sie dagegen kaum wirksam. Neben der therapeutischen Anwendung werden Azole als Fungizide im Getreide-, Obst- und Weinbau in großer Vielfalt eingesetzt.

Bei den Azol-Antimykotika lassen sich

- **topische** Vertreter, zu denen **Imidazole** wie Clotrimazol, Miconazol und seine Analoga sowie Ketoconazol (Abb. 12.191) zählen, sowie
- **systemisch wirksame** Vertreter unterscheiden, beispielsweise die **Triazole** Itraconazol, Posaconazol, Fluconazol, Voriconazol und Isavuconazol (Abb. 12.193).

Design und Entwicklung. Obwohl man die antimykotische Aktivität von Benzimidazol schon 1944 erkannt hatte, stellte erst das **Chlormidazol** (Abb. 12.187) einen Durchbruch in der topischen Behandlung von Pilzinfektionen dar (Heinz Paul Richard Seeliger, 1958). Es war das erste zur Marktreife gelangte Azol-Antimykotikum.

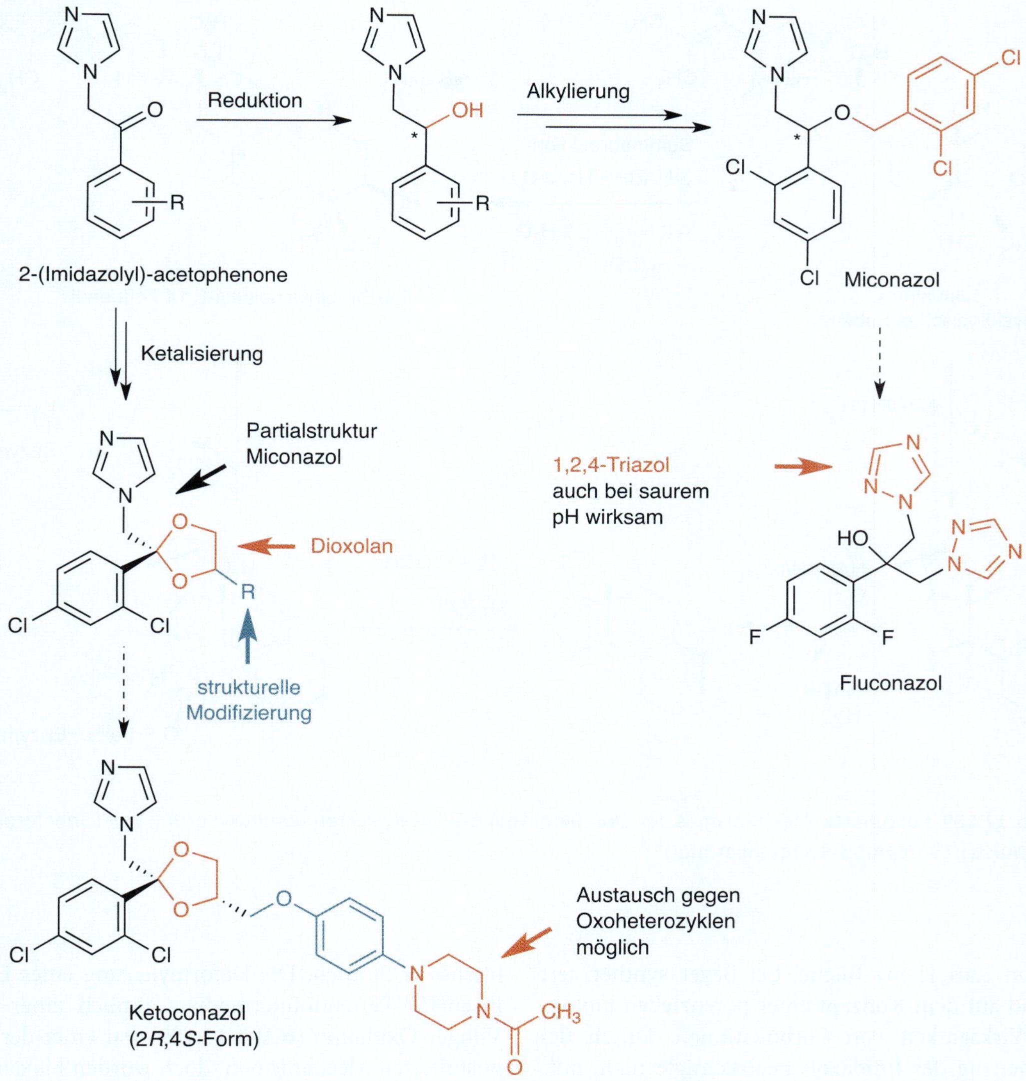

Abb. 12.188 Synthetische Entwicklung von Imidazol- und Triazol-Antimykotika

In den späten 1960er Jahren wurden durch die Firmen Bayer in Deutschland und Janssen in Belgien nahezu zeitgleich zahlreiche weitere topisch anwendbare Imidazole entwickelt. **Miconazol** wurde bei Janssen ausgehend von 2-(Imidazolyl)acetophenonen synthetisiert (Abb. 12.188). Es kann als Prototyp einer Reihe von Imidazol-Antimykotika mit Dichlorphenethyl-Struktur aufgefasst werden (Abb. 12.191). Um die Ketogruppe bei Phenacylimidazolen zu schützen, ketalisierte man diese mit Diolen und gelangte dabei überraschend zu antimykotisch aktiven Imidazolyldioxolanen (Abb. 12.188). Die systematische Strukturoptimierung führte zu **Ketoconazol** als dem ersten oral wirksamen Breitspektrumantibiotikum. Unter strukturellen Aspekten können Ketoconazol und seine Analoga als Miconazol-Analoga mit integriertem Dioxolanring aufgefasst werden. Oral noch besser wirksame Vertreter erhielt man nach Austausch des *N*-Acetylpiperazins in der *para*-Stellung des Phenylrings von Ketoconazol durch substituierte Oxoheterozyklen (Abb. 12.193), darunter das Triazolderivat **Itraconazol** mit einer *sec*-Butyl-Gruppe am N-1-Atom des Triazolons. Dem Itraconazol strukturell sehr ähnlich ist das deutlich später entwickelte **Posaconazol**. Ausgehend vom Miconazol und seinen Analoga entwickelte man auch die Triazolderivate **Fluconazol** und **Voriconazol**, die beide einen zusätzlichen Heteroaromaten aufweisen (Abb. 12.188). **Clotrimazol** (Abb. 12.191) wurde Ende der 1960er

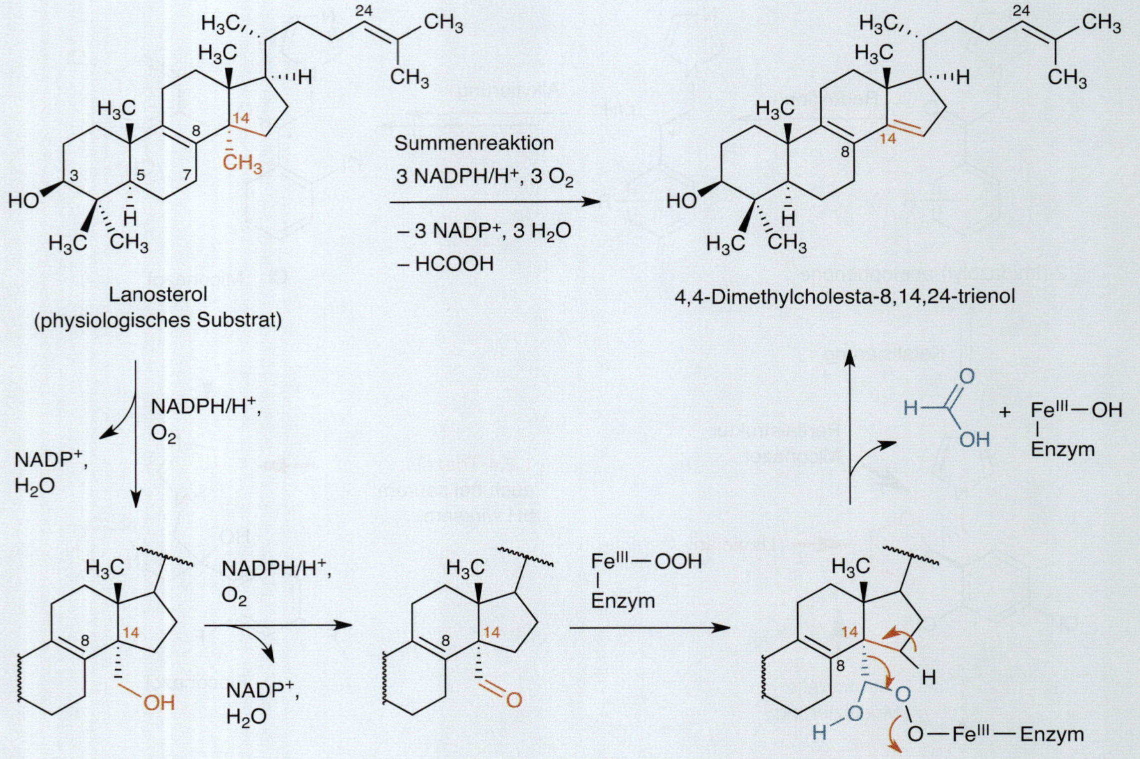

○ Abb. 12.189 Postulierter Mechanismus der 14α-Demethylase-katalysierten Demethylierung von Lanosterol unter Austritt von Ameisensäure (Formiat)

Jahre von Karl Heinz Büchel bei Bayer synthetisiert, basierend auf dem Konzept einer potenziellen biologischen Wirksamkeit von Carbokationen. Durch den Elektronenzug des Imidazols beabsichtigte man, nukleophile Substitutionsreaktionen am sp^3-hybridisierten C-Atom zu begünstigen und auf diese Weise ggf. interessante biologische Effekte zu erzielen.

Wirkungsmechanismus. Alle Azol-Antimykotika fungieren als **Inhibitoren der Lanosterol-14α-demethylase** (CYP51A1). Der Wirkungsmechanismus wurde zu Beginn der 1980er Jahre aufgedeckt. Das Enzym katalysiert die oxidative Abspaltung der angulären Methylgruppe an C-14 des Lanosterols zum 4,4-Dimethylcholesta-8,14,24-trienol (○ Abb. 12.183). Um das Wirkprinzip der Azol-Antimykotika zu verstehen, ist ein Blick auf den Mechanismus der Demethylierung hilfreich. Er ähnelt sehr der Aromatase-katalysierten Aromatisierung des steroidalen A-Rings bei der Estrogenbiosynthese (▸ Kap. 8.4.4) sowie der CYP17A1-katalysierten Spaltung der C-17/C-20-Bindung in 17α-Hydroxypregnenolon. Der exakte mechanistische Ablauf der Reaktion ist seit Jahrzehnten Gegenstand intensiver Studien. Die Deformylierung eines Enzym-Eisen(III)-Peroxidointermediats ähnlich einer Bayer-Villiger-Oxidation (○ Abb. 12.189) war einer der ersten postulierten Mechanismen, doch wurden bis dato weitere mechanistisch plausible Szenarien aufgezeigt. Isotopenmarkierungen belegen die Herkunft des Formiat-C-Atoms aus der 14α-Methylgruppe, die der O-Atome in Formiat aus molekularem Sauerstoff. Die 2-fache Hydroxylierung der 14α-Methylgruppe führt zum geminalen Diol, das zur Formylgruppe dehydratisiert wird. Nach nukleophilem Angriff des Peroxido-Enzyms an die Aldehydgruppe bildet sich ein Enzym-Fe(III)-Peroxidohalbacetal (○ Abb. 12.189). Beim Austritt der Aldehydgruppe als Ameisensäure (Formiat) entsteht die $\Delta^{14,15}$-Doppelbindung. Alle Azol-Antimykotika binden mit dem Elektronenpaar eines sp^2-hybridisierten Azol-N-Atoms koordinativ und mit hoher Affinität anstelle von O_2 an das Häm-Fe^{3+}-Ion der 14α-Demethylase (○ Abb. 12.190, ▸ Kap. 4.5.1, ○ Abb. 4.9). Sie bilden einen Low-Spin-Komplex und blockieren als Ligand an der 6. Koordinationsstelle reversibel das CYP-Enzym. Die Sauerstoffaktivierung unterbleibt. Die Ergosterolbiosynthese wird damit auf der Stufe des Lanosterols unter-

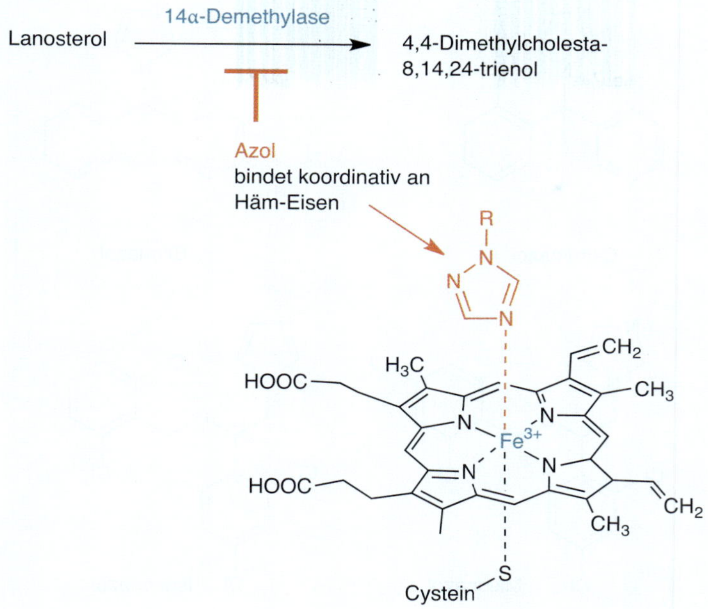

Abb. 12.190 Koordinative Bindung der Azole an Häm-Eisen

brochen. Aufgrund der ausbleibenden Bildung des „Weichmachers" Ergosterol und der Akkumulation von Präkursorsterolen in der Pilzzelle werden Permeabilität und Fluidität der Plasmamembran beeinträchtigt. Der Verlust an Festigkeit und Struktur wirkt sich zusätzlich negativ auf die Aktivität membranständiger, in die Zellwandsynthese involvierter Enzyme aus.

Lanosterol-14α-demethylase wird auch für die **Biosynthese von Cholesterol** im Humanorganismus benötigt, sodass die Azole auch in die Cholesterolbiosynthese eingreifen können. Für die Hemmung des Humanenzyms sind allerdings höhere Konzentrationen der Azole erforderlich. Dies bedingt die Selektivität der antimykotischen Wirkung. Bei den Triazolen scheinen endokrine Wirkungen und Hepatotoxizität weniger häufig aufzutreten als bei den entsprechenden Imidazolen, möglicherweise wegen der geringeren Affinität zu den beteiligten CYP-Enzymen.

Interaktionen. Aufgrund ihres Wirkungsmechanismus sind Azol-Antimykotika prinzipiell Inhibitoren CYP-abhängiger Monooxygenasen in der Humanzelle und besitzen bei systemischer Applikation ein hohes Potenzial für Arzneistoffinteraktionen. Beispielsweise ist Ketoconazol ein potenter CYP3A4-Inhibitor und hemmt daher die Biotransformation von Arzneistoffen, die durch dieses Enzym metabolisiert werden (▸ Kap. 4.5.1). Werden zusammen mit systemisch verabreichten Azol-Antimykotika Arzneistoffe eingenommen, die als CYP-Substrate dienen, kann deren Plasmakonzentration ansteigen. Folglich wird deren Wirkung einschließlich der unerwünschten Effekte verstärkt oder verlängert. Ketoconazol ist zudem ein potenter Inhibitor der Glucocorticoidsynthese in der Nebennierenrinde sowie der Androgensynthese in Nebennieren und Ovarien, indem es die Steroid-17α-Hydroxylase/17,20-Lyase (CYP17A1) blockiert. Dadurch wird die Hydroxylierung und anschließende Desacetylierung von Steroiden an der 17-Position verhindert. In höheren Konzentrationen wird auch die Cholesterol-Monooxygenase (CYP11A1, ▸ Kap. 8.3.1) und damit die Synthese von Pregnenolon aus Cholesterol gehemmt.

Topische Antimykotika mit Imidazol-Struktur

Die Entdeckung der topischen Imidazolderivate hat die früher bei Hautpilzerkrankungen und Mundsoor verwendeten **Triphenylmethan-Farbstoffe** wie Kristallviolett (Gentianaviolett, Pyoktanin), die zu einer starken Verfärbung der Haut führten, weitgehend verdrängt.

Clotrimazol (Canesten®), Ph. Eur., ist ein Triphenylmethan-Derivat, das zusätzlich mit einem Imidazolring substituiert ist. Das Breitband-Antimykotikum wurde 1973 in Deutschland zugelassen. Es hat aufgrund seiner guten Verträglichkeit eine nach wie vor sehr große Bedeutung als OTC-(Over-the-Counter-)Medikament zur topischen Anwendung in der Selbstmedikation. Aufgrund der ausgeprägten First-Pass-Metabolisierung

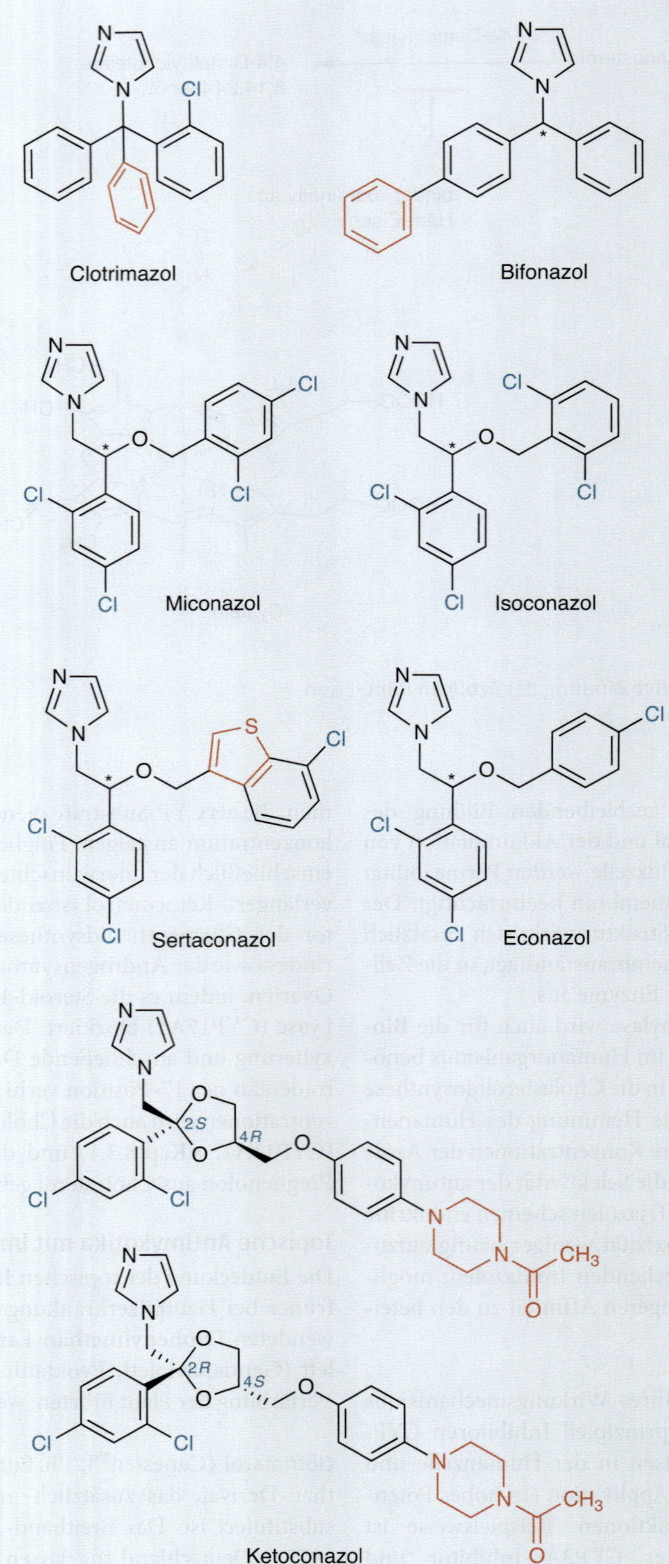

Abb. 12.191 Antimykotika vom Imidazoltyp sowie Ketoconazol als Enantiomerenpaar

ist es bei systemischer Gabe nahezu wirkungslos. Clotrimazol weist 4 aromatische Ringe auf, darunter einen Imidazolring. Aus sterischen Gründen sind die Ringe nicht koplanar angeordnet, sondern liegen in einer propellerartigen Konformation vor (o Abb. 12.192). Messungen der Elektronendichteverteilung weisen das unsubstituierte N-Atom (pK_S = 6,6) des Imidazols in Clotrimazol als den Ort der höchsten Elektronendichte aus. Clotrimazol zeigt in vitro und in vivo ein breites antimykotisches Wirkungsspektrum gegen proliferierende Pilzstrukturen. Gegen Pilzsporen wirkt Clotrimazol kaum. Abhängig von der Konzentration am Infektionsort wirkt Clotrimazol fungistatisch oder fungizid. Clotrimazol wird u. a. bei oberflächlichen Candidosen, Pityriasis versicolor (Kleienpilzflechte), Vaginalmykosen sowie Tinea pedis eingesetzt. Nach topischer Applikation sind keine systemischen Effekte nachweisbar. Clotrimazol ist als Creme, Spray, Lösung und Vaginaltabletten verfügbar.

Bifonazol (Canesten® Extra), Ph. Eur., wird als Racemat eingesetzt und ist als Creme, Nagelset und Fußspray verfügbar. Bifonazol ist ein halogenfreies Imidazolderivat (pK_S = 6,6), das als Strukturisomeres des Clotrimazols aufgefasst werden kann (o Abb. 12.191). In seiner therapeutischen Wirkung gleicht es weitgehend dem Miconazol. Analog diesem kann Bifonazol aufgrund seiner guten Penetrationseigenschaften auch bei tiefen Mykosen eingesetzt werden, pustulös-entzündlichen Mykosen der Haut und des Subkutangewebes. Die hohe Lipophilie aufgrund der Biphenylstruktur und die lange Retentionszeit in der Haut ermöglicht die einmal tägliche Applikation. In Kombination mit einer 40%igen Harnstoffsalbe setzt man Bifonazol mitunter bei Onychomykosen zum Entfernen infizierter Nagelmasse ein.

Miconazol (Daktar®, Micotar®), Ph. Eur., ist als freie Base (pK_S = 6,5) sowie als Nitrat monographiert. Eingesetzt wird es als Racemat, das *R*-Enantiomer ist das Eutomer. Miconazol wurde 1971 auf den Markt gebracht und war das erste Azolpräparat mit Wirksamkeit gegen tiefe Mykosen. Es wird topisch auf Haut und Schleimhäuten (z. B. bei Mundsoor) eingesetzt und praktisch nicht resorbiert. Miconazol erfasst auch einige grampositive bakterielle Erreger, wie *Staphylococcus aureus*, die häufig Sekundärinfektionen verursachen. Von Miconazol existieren diverse Analog-(Me-too-)Präparate mit vergleichbarer Wirkung (o Abb. 12.191), die alle als Racemat eingesetzt werden.

Isoconazol (Travocort®, mit Diflucortolon), Ph. Eur., ist neben der freien Base auch als Nitrat monographiert. Es ist ein Konstitutionsisomer des Miconazols.

Econazol (Epi-Pevaryl®), Ph. Eur., besitzt im Benzyloxysubstituenten im Vergleich zu Miconazol kein *ortho*-Chloratom. Auch hier sind sowohl die freie Base als auch das Nitrat beschrieben. Econazol wird häufig bei der durch den Hefepilz *Malassezia furfur* verursachten

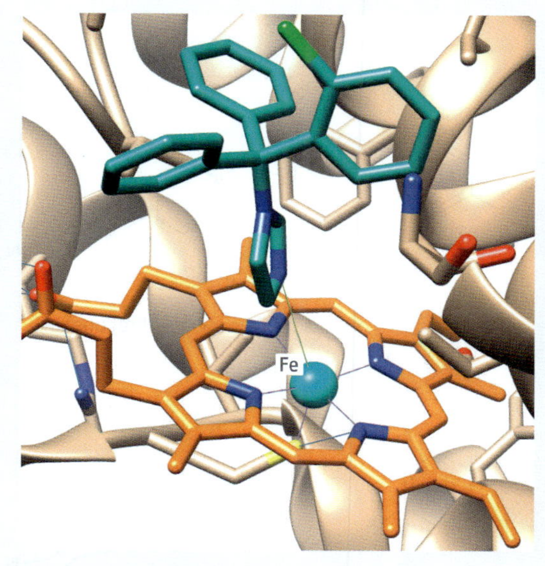

o **Abb. 12.192** Propellerartige Konformation des Clotrimazols, hier im Komplex mit CYP46A1 (PDB-Code 3MDV, Visualisierung mit UCSF Chimera 1.12)

Kleienpilzflechte (Pityriasis versicolor) eingesetzt. Zudem findet es Anwendung bei Pilzinfektionen der Vagina.

Sertaconazol (Mykosert®), Ph. Eur. (Nitrat). Anstelle eines der beiden Dichlorphenylringe liegt hier ein Chlor-substituierter Benzothiophenring vor. Der pK_S-Wert beträgt 6,7. Die ausgesprochen lipophile Substanz besitzt eine lange Verweildauer im Stratum corneum. Zudem induziert sie die Prostaglandin-D_2-Synthese und führt so zu einer PGD_2-vermittelten, stark juckreizstillenden Wirkung, vergleichbar der des Hydrocortisons.

Ketoconazol (Nizoral®), Ph. Eur., wurde Anfang der 1980er Jahre nach dem zwar oral anwendbaren, aber nur gegen Dermatophyten wirksamen Griseofulvin als erstes oral applizierbares Breitspektrum-Antimykotikum eingeführt. In der Oraltherapie wurde es durch die Triazole verdrängt. Aufgrund des Risikos lebertoxischer Wirkungen ruht seit 2013 in der EU die Zulassung für oral applizierbare Ketoconazol enthaltende Arzneimittel. Zwar ist die Lebertoxizität als Klasseneffekt der Azol-Antimykotika anzusehen, doch sind Inzidenz und Schweregrad bei Ketoconazol besonders ausgeprägt. Daher wird Ketoconazol heute nur noch topisch bei Dermatomykosen, seborrhoischer Dermatitis oder Pityriasis versicolor verwendet. Aufgrund der beiden Stereozentren im 1,3-Dioxolan-Ring existieren 4 Stereoisomere bzw. 2 Enantiomerenpaare. Arzneilich wird das Racemat der zueinander enantiomeren (2*S*,4*R*)- und (2*R*,4*S*)-Formen eingesetzt. Das zu diesen Stereo-

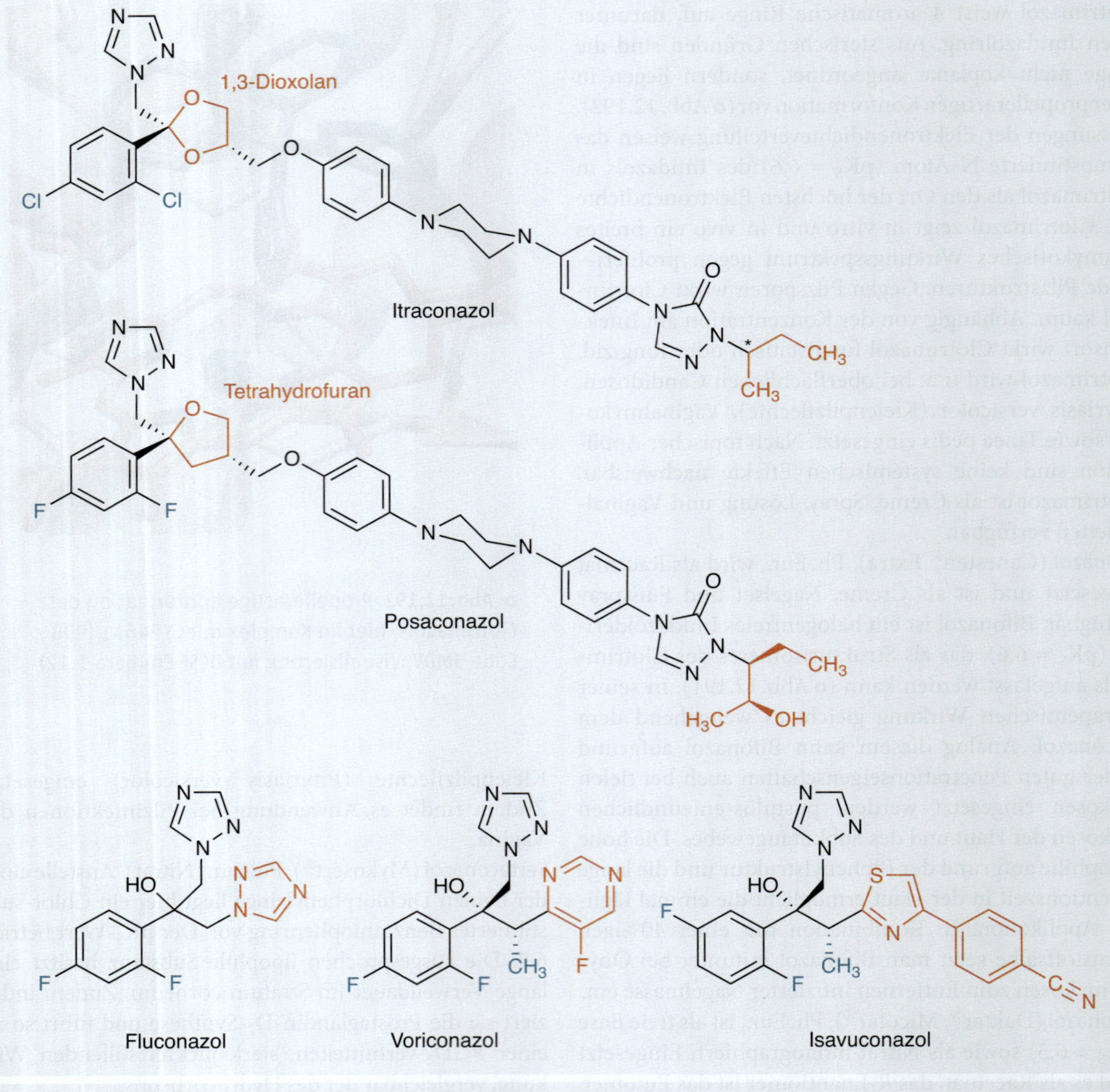

o Abb. 12.193 Auswahl therapeutisch verwendeter Triazol-Antimykotika

isomeren diasteromere Enantiomerenpaar (2*R*,4*R*)/(2*S*,4*S*) hat keine therapeutische Bedeutung. Es stellt aber eine potenzielle Verunreinigung dar, auf die Ph. Eur. prüfen lässt. Neben dem Imidazolring ($pK_S = 6{,}5$) besitzt Ketoconazol mit dem nicht acetylierten Piperazin-Stickstoff ($pK_S = 2{,}9$) ein zweites schwach basisches Zentrum.

Oral wirksame Antimykotika mit Triazolstruktur

Triazole (o Abb. 12.193) sind oral wirksame Antimykotika, die bei oberflächlichen und systemischen Mykosen zur Anwendung kommen. Vorteile der Triazole gegenüber den Imidazolen sind

- ein deutlich **niedrigerer pK_S-Wert** im Bereich von 1,8–2,9 (*N*-4-Triazol, o Abb. 12.194), sodass sie bei physiologischem pH-Wert zu einem wesentlich geringeren Anteil protoniert vorliegen. In der protonierten Form kann keine koordinative Bindung an das Häm-Eisen erfolgen. Pilzzellen mit ihrem vergleichsweise sauren pH-Milieu werden besser angreifbar, da die Affinität der Triazol-Antimykotika zur 14α-Demethylase nur in untergeordnetem Maße durch das pH-Milieu beeinflusst wird.
- Die **höhere Nukleophilie** erleichtert die Bildung von Low-Spin-Komplexen mit dem Häm-Eisen-Ion über das freie Elektronenpaar eines sp^2-hybridisierten Stickstoffs.
- Die **Selektivität für die 14α-Demethylase** der Pilzzelle gegenüber CYP-Enzymen im Humanorganismus ist erhöht.

Beispielsweise liegt Ketoconazol (pK_S = 6,5) in der Pilzzelle von *Aspergillus fumigatus*, die pH-Gradienten bis 5 aufweist, zu 90 % protoniert vor und ist unwirksam. Dagegen ist Voriconazol (pK_S = 1,8) nur unwesentlich protoniert.

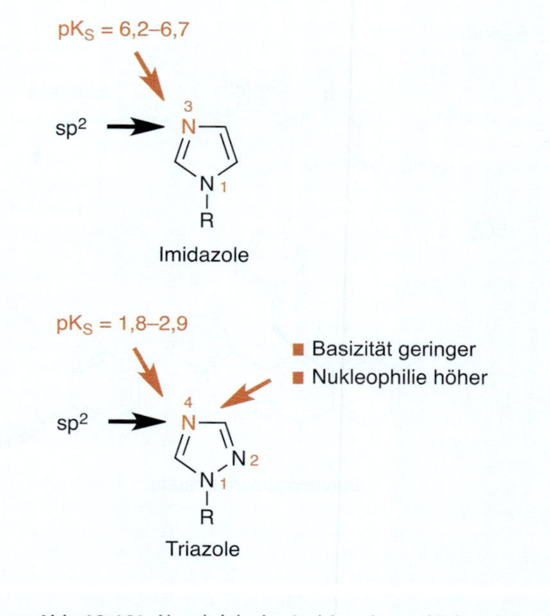

Abb. 12.194 Vergleich der Imidazol- und Triazol-Antimykotika

Fluconazol (Diflucan®), Ph. Eur., ist im Vergleich zu den Imidazolen deutlich weniger lipophil (log P = 1,0). Verantwortlich dafür sind die beiden Triazolringe (pK_{S1} = 2,6, pK_{S2} = 2,9) sowie die Hydroxygruppe. Fluconazol ist daher gegenüber den Imidazolen besser wasserlöslich und kann intravenös appliziert werden. Seine Bioverfügbarkeit nach oraler Gabe liegt bei über 90 %. Es wird nur minimal zum *N*-Oxid und *O*-Glucuronid metabolisiert und nach peroraler Applikation zu über 80 % unverändert im Urin ausgeschieden, wozu auch eine durch sterische Hinderung erschwerte Konjugation der Hydroxygruppe beitragen dürfte. Die Halbwertszeit beträgt 30 h. Fluconazol ist ein potenter CYP2C9- und CYP2C19-Inhibitor. Da Fluconazol liquorgängig ist, kann man es auch bei Pilzinfektionen des Gehirns einsetzen. Wie die anderen systemisch einsetzbaren Triazole dient Fluconazol zur Therapie von *Candida*-Infektionen, etwa bei HIV-Patienten. Schleimhaut- und Genitalsoor sowie Tinea-Infektionen stellen weitere Indikationen dar. Schimmelpilze wie *Aspergillus* spp. und *Fusarium* spp. sind gegenüber Fluconazol dagegen weitgehend resistent.

Voriconazol (Vfend®), Ph. Eur., ist im Gegensatz zu Fluconazol in 2-Position chiral, da der zweite Triazolring durch einen Pyrimidinring ausgetauscht ist. Durch Einführen der Methylgruppe in 3-Position entsteht ein weiteres Chiralitätszentrum. Die antimykotische Wirkung ist an das linksdrehende 2*R*,3*S*-Enantiomer geknüpft. Die schwach basischen Eigenschaften gehen auf N-4 des Triazols (pK_S = 1,8) zurück, während die ohnehin äußerst schwach basischen N-Atome des Pyrimidinrings durch den Fluorsubstituenten nicht zur Basizität beitragen. Die zusätzliche 3-Methylgruppe verleiht eine stark verbesserte Wirksamkeit gegen *Aspergillus fumigatus*. Voriconazol wird bei lebensbedrohlichen Mykosen oral oder intravenös verabreicht. Entsprechend nationaler und internationaler Therapieleitlinien ist es das Mittel der 1. Wahl bei invasiven Aspergillosen. Da es liquorgängig ist, lassen sich auch invasive ZNS-Aspergillosen behandeln. Außerdem ist es gegen *Scedosporium* spp. wirksam. Nach peroraler Gabe beträgt die Bioverfügbarkeit 96 %. In die Metabolisierung von Voriconazol ist neben CYP2C9 und CYP3A4 auch CYP2C19 signifikant involviert. Hauptmetabolit ist das inaktive *N*-Oxid. Die Halbwertszeit liegt bei 6 h, die Ausscheidung erfolgt zu über 80 % renal.

Itraconazol (Sempera®), Ph. Eur., besitzt 3 Asymmetriezentren. Von den 8 möglichen Isomeren wird ein Gemisch von 4 Substanzen verwendet. Es sind die beiden Racemate, bei denen die Substituenten am 1,3-Dioxolanring jeweils *cis*-ständig angeordnet sind. Der pK_S-Wert für das *para*-Phenoxy-substituierte Piperazin-N-Atom beträgt 3,7, der für N-4-des Triazolrings liegt zwischen 1,5 und 2. Die N-Atome des Triazolinonrings sind nicht mehr basisch. Itraconazol wird peroral eingesetzt. Anwendung findet es bei Dermatophytosen, Candida-Onychomykosen und *Pityriasis versicolor*. Es ähnelt im Wirkspektrum dem Fluconazol. Gegenüber *Aspergillus spp.* ist es mäßig wirksam. Itraconazol ist ausgesprochen lipophil (log P = 6,1) und wird vergleichsweise variabel resorbiert, reichert sich aber gut in befallenen Hornschichten an. Es wird vorwiegend und nahezu vollständig durch CYP3A4 metabolisiert. Die Halbwertszeit liegt bei 17–42 h. Die Ausscheidung der Metaboliten erfolgt überwiegend mit den Fäzes, daneben im Urin.

Posaconazol (Noxafil®) wurde 2005 als systemisch verfügbares Antimykotikum in Deutschland zugelassen. Es ist strukturverwandt mit Itraconazol, besitzt allerdings anstelle des Dioxolanrings einen Tetrahydrofuranring. Die Partialstrukturen sind hier ebenfalls *cis*-ständig angeordnet. Zwei weitere Asymmetriezentren (2*S*,3*S*) liegen im Pentylsubstituenten des Triazolonrings vor. Die Bioverfügbarkeit schwankt, die Biotransformation ist gering, hauptsächlich entstehen Glucuronidkonjugate. Die Ausscheidung erfolgt mit einer Halbwertszeit von 35 h zum größen Teil unverändert im Stuhl. Das Wirkspektrum umfasst auch *Candida* spp. und *Aspergillus* spp. Posaconazol wird zur Prophylaxe invasiver

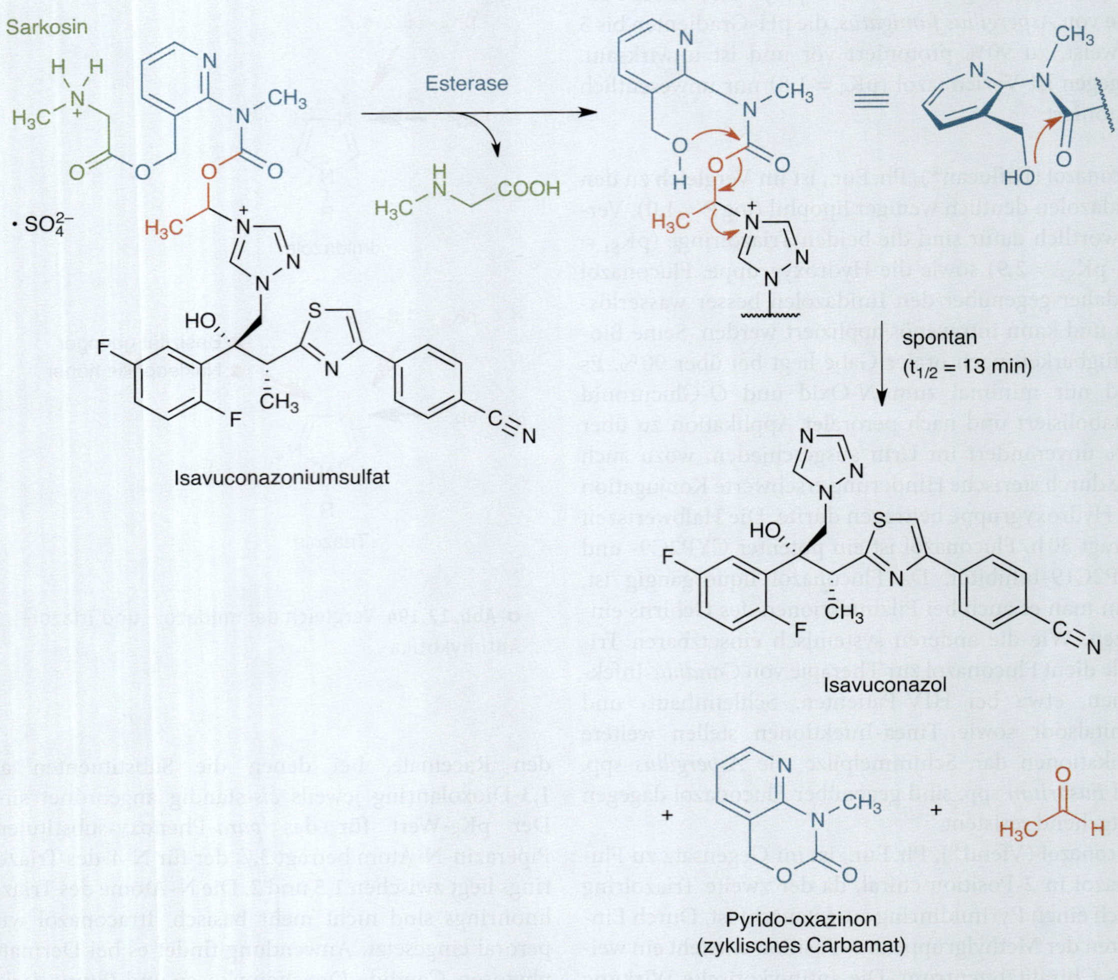

Sarkosin

Esterase

spontan ($t_{1/2}$ = 13 min)

Isavuconazoniumsulfat

Isavuconazol

Pyrido-oxazinon (zyklisches Carbamat)

Abb. 12.195 Bildung der Wirkform Isavuconazol aus dem Prodrug Isavuconazoniumsulfat

Mykosen bei immunsupprimierten Patienten eingesetzt und kann auch bei Itraconazol- oder Amphotericin-B-resistenten Pilzinfektionen zum Einsatz kommen. Docking-Untersuchungen auf der Grundlage der Röntgenkristallstruktur der 14α-Demethylase von *Mycobacterium tuberculosis* (MT-CYP51) deuten darauf hin, dass die langen lipophilen Seitenketten von Itraconazol und Posaconazol eine spezielle Kavität in der Nähe der Bindestelle der 14α-Demethylase ausfüllen und dort zahlreiche hydrophobe Kontakte bewirken. Dies geht mit einer erhöhten Bindungsaffinität einher. Im Übrigen wird aufgrund dieser zusätzlichen Bindungsregion die Aktivität dieser Antimykotika durch Mutationen im Bereich des Häm-Kofaktors weniger stark beeinträchtigt. Letztere sind u. a. für Resistenzerscheinungen gegenüber Fluconazol und Voriconazol ursächlich.

Isavuconazol (Cresemba®) wurde in Japan entwickelt und kam Ende 2015 auf den Markt. Es ist ähnlich wirksam wie Voriconazol, aber besser verträglich. Das Triazol wird als aktive Wirksubstanz aus dem wasserlöslichen **Prodrug Isavuconazoniumsulfat** (Abb. 12.195) nach intravenöser Gabe freigesetzt. Es ist ein Triazoliumsalz, dessen Struktur neben einem Carbamat auch eine endständige Carboxyesterfunktion aufweist. Letztere ist gegenüber nichtspezfischen Serumesterasen im Vergleich zum Carbamat labiler und wird im Körper rasch hydrolysiert, wobei die endständige Aminosäure Sarkosin abgespalten wird. Das Pyridin-3-yl-methanol-Intermediat zerfällt spontan, wobei neben Isavuconazol ein zyklisches Carbamat und Acetaldehyd gebildet werden (▸ Kap. 2.8.2). Der rasche Zerfall wird mit der sterischen Abstoßung zwischen der *N*-Methylgruppe und der *ortho*-ständigen Hydroxymethylgruppe begründet. Infolgedessen ist die Carbamatgruppe im alkoholischen Intermediat nahezu orthogonal zur Ebene des Phenylrings angeordnet. Gegenüber einer koplanaren Anord-

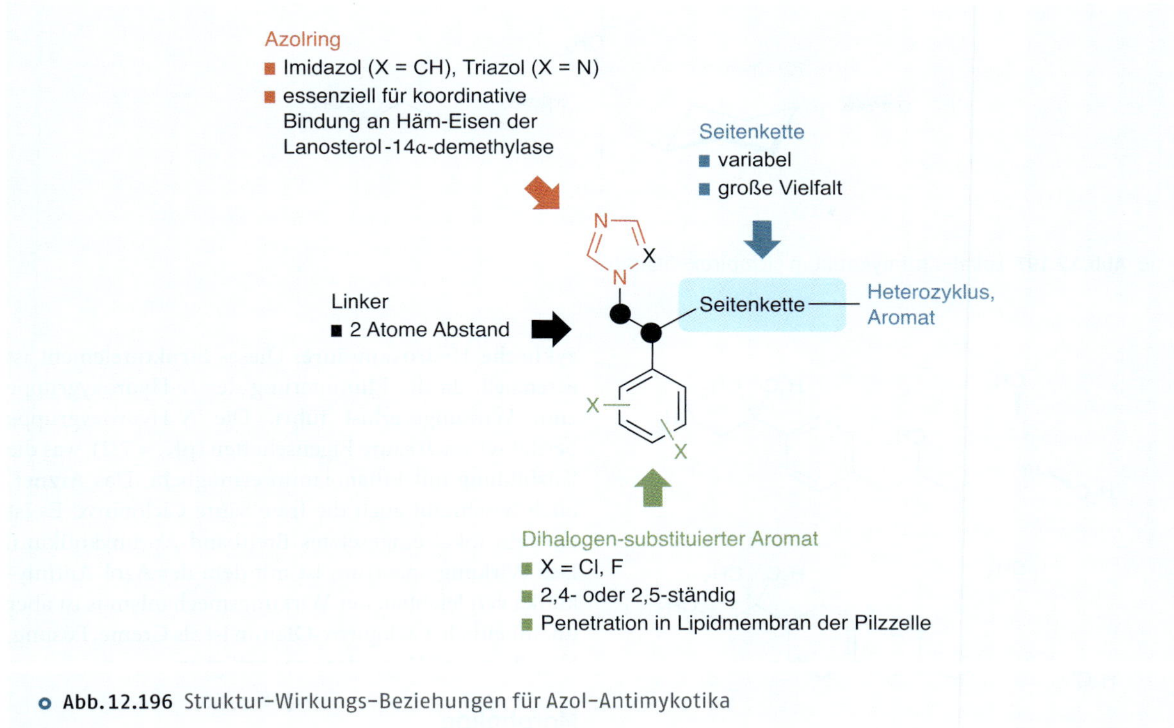

Abb. 12.196 Struktur-Wirkungs-Beziehungen für Azol-Antimykotika

nung kann der Angriff der Hydroxygruppe am C-Atom der Carbamatgruppe leicht erfolgen. Wie Voriconazol dient Isavuconazol zur Erstlinientherapie der invasiven Aspergillose. Explizit ist Isavuconazol zur Therapie der durch *Mucor-* und *Rhizopus* spp. hervorgerufenen Mucormykose zugelassen, einer bei immungeschwächten Patienten oft fulminant verlaufenden opportunistischen Pilzinfektion. Auch die orale Gabe des Prodrugs ist möglich.

Struktur-Wirkungs-Beziehungen. Mit Ausnahme der beiden Tetra- bzw. Triarylmethane Clotrimazol und Bifonazol lassen sich Azol-Antimykotika durch folgende strukturelle Anforderungen charakterisieren (Abb. 12.196).

- Essenziell ist ein schwach basischer **Imidazol-** oder **1,2,4-Triazolring**, der mit seinem N-3- bzw. N-4-Atom an das Häm-Eisen der 14α-Demethylase koordiniert.
- Ein **Linker** von 2 C-Atomen verknüpft diesen mit einem **Dihalogen-substituierten Aromaten** (Dichlorphenyl, Difluorphenyl), dessen Lipophilie die Penetration in die Lipidmembran der Pilzzelle zum Targetenzym begünstigt.
- Dazu kommt oft eine **variable Seitenkette** mit einem **terminalen Heterozyklus** oder **Aromaten**.

Ciclopirox-Olamin

Ciclopirox-Olamin akkumuliert in der Pilzzelle und erhöht die Permeabilität der Pilzzellmembran. Dadurch kommt es einerseits zu einem starken Ausstrom von Aminosäuren, Peptiden und K^+-Ionen aus der Pilzzelle, andererseits wird aber auch die Aufnahme von K^+-Ionen, Aminosäuren und Phosphat verhindert. Eine Lyse der Pilzzelle ist die Folge.

Aufgrund seiner zyklischen Hydroxamsäurestruktur fungiert Ciclopirox zudem als **zweizähniger Ligand** und kann trivalente Metallionen wie Fe^{3+} oder Al^{3+} chelatisieren.

Es hemmt zahlreiche Metallionen-abhängige Enzyme wie die Katalase oder Peroxidase und verhindert infolgedessen in der Pilzzelle den Abbau toxischer Peroxide und der daraus erzeugten Sauerstoffradikale. Auch werden die am Elektronentransport beteiligten Cytochrome gehemmt und dadurch der mitochondriale Energiestoffwechsel der Zelle beeinträchtigt.

Ciclopirox wirkt gegen Dermatophyten, Hefen und Schimmelpilze, außerdem wirkt es schwach antientzündlich. Sein Wirkprinzip ist primär fungizid und sporozid, wodurch auch die Ruhestadien der Pilze bekämpft werden. Eingesetzt wird es lokal bei Pilzinfektionen der Haut, weiterhin bei Onychomykosen, Vaginalmykosen und seborrhoischer Dermatitis. Dazu stehen entsprechende Zubereitungen wie Nagellack, Vaginalcreme oder Shampoo zur Verfügung.

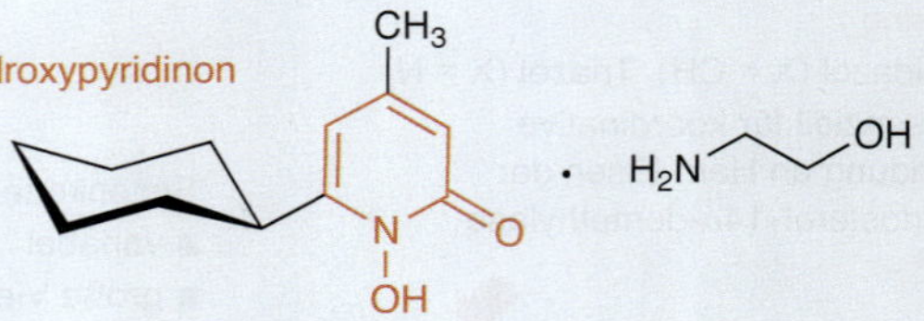

o Abb. 12.197 Lokal-Antimykotikum Ciclopirox-Olamin

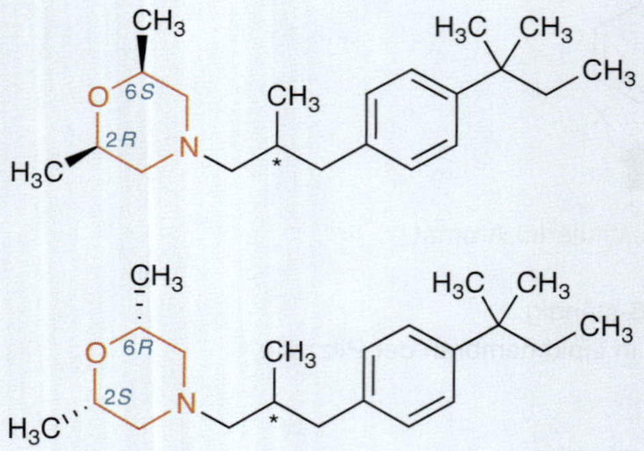

o Abb. 12.198 Topisches Morpholin-Antimykotikum Amorolfin als *cis*-konfigurierte Enantiomerenpaare

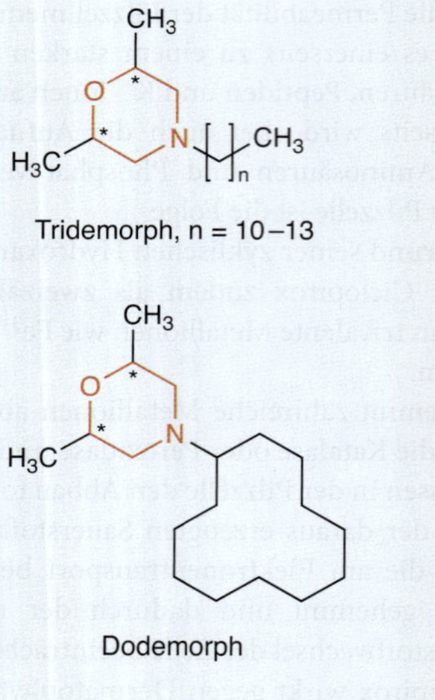

o Abb. 12.199 Entwicklung der Morpholin-Antimykotika aus Fungiziden

Ciclopirox-Olamin (Batrafen®), Ph. Eur., ist ein *N*-Hydroxypyridinon (o Abb. 12.197), das Mitte der 1970er Jahre bei Hoechst entwickelt wurde. Es handelt sich um eine **zyklische Hydroxamsäure.** Dieses Strukturelement ist essenziell, da die Eliminierung der *N*-Hydroxygruppe zum Wirkungsverlust führt. Die *N*-Hydroxygruppe besitzt schwach saure Eigenschaften ($pK_S = 7{,}2$), was die Salzbildung mit Ethanolamin ermöglicht. Das Arzneibuch beschreibt auch die freie Säure Ciclopirox. Es ist ein rein lokal eingesetztes Breitband-Antimykotikum. Das Wirkungsspektrum ist mit dem der Azol-Antimykotika vergleichbar, der Wirkungsmechanismus ist aber uneinheitlich. Ciclopirox-Olamin ist als Creme, Lösung, Nagellack und Vaginalcreme verfügbar.

Morpholine

Design und Entwicklung. Die Morpholine wurden in den späten 1960er Jahren entdeckt, als man an Wachstumsregulatoren im Pflanzenbau forschte. Zunächst wurden sie als Fungizide im Pflanzenschutz eingesetzt. Beispiele sind die heute nicht mehr zugelassenen 4-Alkyl-*cis*-2,6-dimethylmorpholine **Tridemorph** und **Dodemorph** (o Abb. 12.199). Man ging fälschlicherweise davon aus, dass sie ähnlich wirkten wie die Polyene, da sie oft große lipophile Cycloalkylgruppen enthielten. Die Weiterentwicklung dieser Pflanzenschutzmittel zu Morpholin-Antimykotika führte 1981 bei Hoffmann-La Roche zu **Amorolfin** (o Abb. 12.198). Während in der Humanmedizin lediglich Amorolfin als topisches Antimykotikum verwendet wird, kommen strukturell sehr ähnliche Morpholine und Piperidine weiterhin als Fungizide im Pflanzenschutz und in der Veterinärmedizin zur Anwendung.

Wirkungsmechanismus. Amorolfin hemmt 2 membranständige Enzyme der Ergosterolbiosynthese, zum einen die Δ^7,Δ^8-Isomerase, wodurch es die Isomerisierung von Fecosterol zu Episterol unterbindet, zum anderen die Δ^{14}-Sterol-Reduktase. Letztere katalysiert die Reduktion der durch die 14α-Demethylase eingeführten Δ^{14}-Doppelbindung im 4,4-Dimethylcholesta-8,14,24-trienol zum 14-Demethyllanosterol. Aus der Hemmung dieser beiden unterschiedlichen Enzyme resultiert ein synergistischer Effekt, der das Resistenzrisiko vermindert.

Die Reduktion der Δ^{14}-Doppelbindung wird eingeleitet durch enzymatische Protonierung von C-15

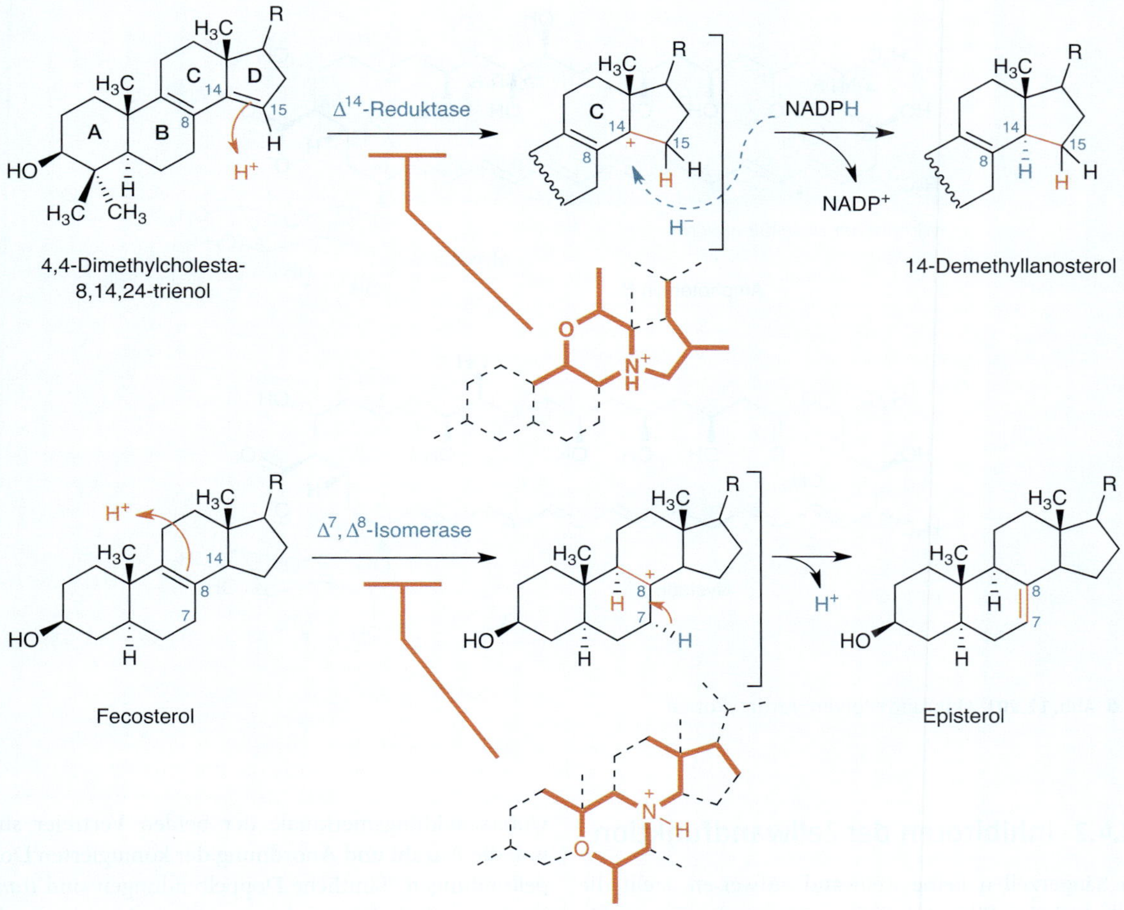

Abb. 12.200 Hemmung der Δ^{14}-Reduktase sowie der Δ^7,Δ^8-Isomerase durch Amorolfin (R: Seitenkette, Abb. 12.183)

(Abb. 12.200), wodurch an C-14 intermediär ein energiereiches Carbokation auftritt. Der anschließende Hydridtransfer durch NADPH liefert das an C-14 gesättigte 14-Demethyllanosterol. Ebenso verläuft die von der Δ^7,Δ^8-Isomerase katalysierte Umlagerung der Doppelbindung in Fecosterol über ein Carbokation, das nach Protonierung von C-9 als Übergangszustand an C-8 erzeugt wird. Die nachfolgende Abspaltung eines C-7-Protons führt zu Episterol. Im schwach sauren Milieu der Pilzzelle liegt das Morpholin-N-Atom des Amorolfins überwiegend protoniert vor, was anhand des pK_S-Werts von 6,6 deutlich wird. In protonierter Form ahmt Amorolfin die beiden **carbokationischen Übergangszustände** nach und bindet anstelle der physiologischen Substrate im aktiven Zentrum der Enzyme. Dort täuscht es aufgrund seiner passenden Geometrie und Ladung, die es für seine Mimikry benötigt, die jeweiligen Übergangszustände vor und fungiert im klassischen Sinn als **Transition-State-Inhibitor**. Die jeweiligen Enzyme werden gehemmt und die Pilzzelle verarmt an Ergosterol.

Amorolfin (Loceryl®), Ph. Eur. (Hydrochlorid), besitzt 3 Stereozentren. Da die beiden Methylgruppen am Morpholinring *cis*-ständig angeordnet sind (Abb. 12.198), liegen sie 2*R*,6*S*- oder alternativ 2*S*,6*R*-konfiguriert vor. Das dritte Asymmetriezentrum befindet sich am zentralen C-Atom des Propylen-Linkers. Amorolfin besteht aus den beiden *cis*-konfigurierten Enantiomerenpaaren. Amorolfin wirkt fungistatisch bis fungizid gegen Dermatophyten, Hefen und Schimmelpilze sowie dimorphe Pilze. Für die topische Anwendung bei Haut- und Nagelmykosen ist es als Creme oder Nagellack verfügbar.

12

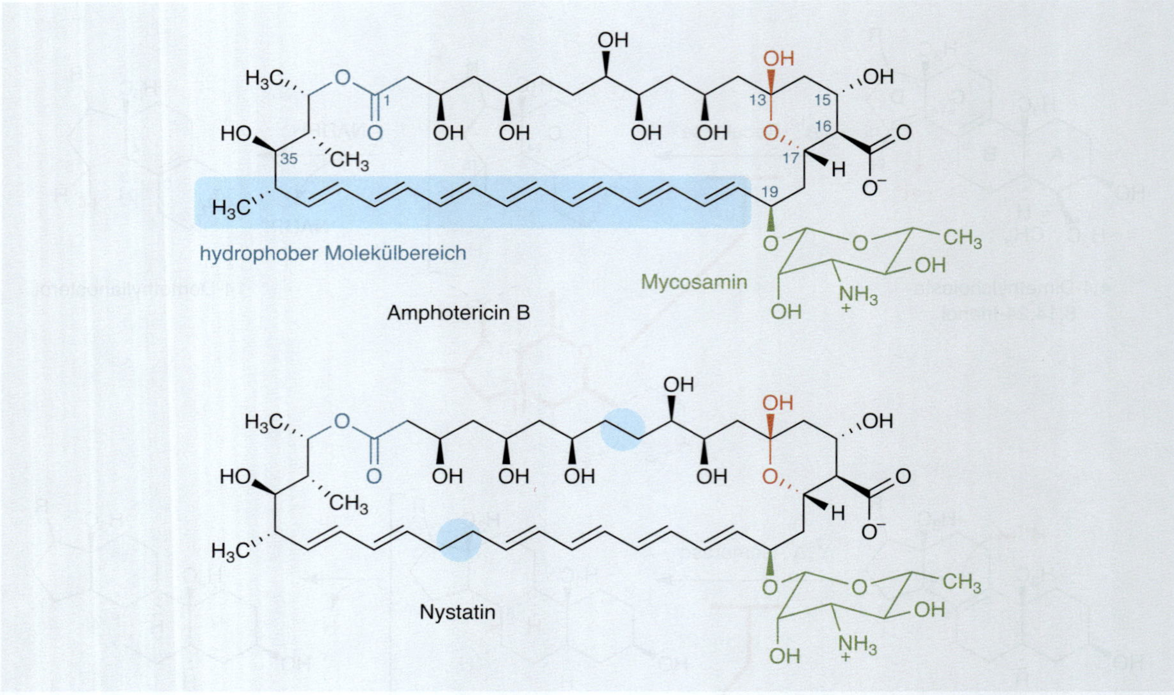

Abb. 12.201 Makrolid-Polyen-Antimykotika

12.4.2 Inhibitoren der Zellwandfunktion

Da Säugerzellen keine Zellwand aufweisen, stellt die Zellwand der Pilze ein vielversprechendes Target für Antimykotika dar. Hemmstoffe der Zellwandfunktion sind die Polyen-Makrolid-Antimykotika.

Entdeckung. Auf der Suche nach antimykotisch wirksamen Substanzen isolierten Elizabeth Lee Hazen und Rachel Fuller Brown aus Kulturen von *Streptomyces noursei* 1948 das gegen verschiedene Pilzorganismen aktive Fungicidin. Dieses erste Antimykotikum wurde dann nach dem **N**ew **Y**ork **Stat**e Department of Health, in dem die Entdeckung gemacht wurde, in **Nystatin** (Abb. 12.201) umbenannt. Als zweites Polyen-Antibiotikum folgte Amphotericin B, das man 1953 aus dem Kulturfiltrat von *Streptococcus nodosus* isolierte.

Struktur und Eigenschaften. Alle Polyene weisen einen

- makrozyklischen Lactonring auf, der *O*-glykosidisch mit dem Aminozucker D-Mycosamin verbunden ist,
- ein zyklisches Halbketal,
- eine planare und rigide Polyenkette, die den lipophilen Charakter hervorruft sowie
- konformativ flexiblere Hydroxygruppen als hydrophile Molekülregion.

Unterscheidungsmerkmale der beiden Vertreter sind u. a. die Anzahl und Anordnung der konjugierten Doppelbindungen. Sämtliche Doppelbindungen sind *trans*-konfiguriert. Aufgrund der einseitigen Anordnung der jeweils polaren sowie lipophilen Gruppen besitzen die Polyen-Makrolide **amphiphilen** Charakter. Wegen ihres hoch ungesättigten Charakters sind die Polyen-Makrolide zudem licht- und oxidationsempfindlich.

Polyen-Makrolide sind **amphoter** und liegen unter physiologischen Bedingungen als Zwitterionen vor, d. h. als Carboxylat ($pK_S = 4{,}6$–$5{,}7$) mit protoniertem Aminozucker ($pK_S = 8{,}4$–10).

Wirkungsmechanismus. Für die weitgehend selektive antimykotische Wirkung ist die höhere Affinität der Polyene zum Ergosterol der Pilzzellmembran als zum Cholesterol der Humanzellmembran ausschlaggebend. Zwar assoziieren Polyene in unterschiedlichem Maße mit nahezu allen Sterolen, doch ist deren Affinität zum Ergosterol am größten. Dieses weist gegenüber Cholesterol zwei zusätzliche Doppelbindungen zwischen den Atomen C-7/C-8 im Ring B und an C-22 der Seitenkette sowie eine zusätzliche Methylgruppe an C-24 auf.

Über Jahrzehnte galt die Membranpermeabilisierung durch eine zylindrische Anordnung der amphiphilen Polyene in der Pilzzellmembran und Bildung künstlicher Ionenkanäle (Abb. 12.202) als das eigentliche antimykotische Prinzip der Polyen-Antimykotika. Dies

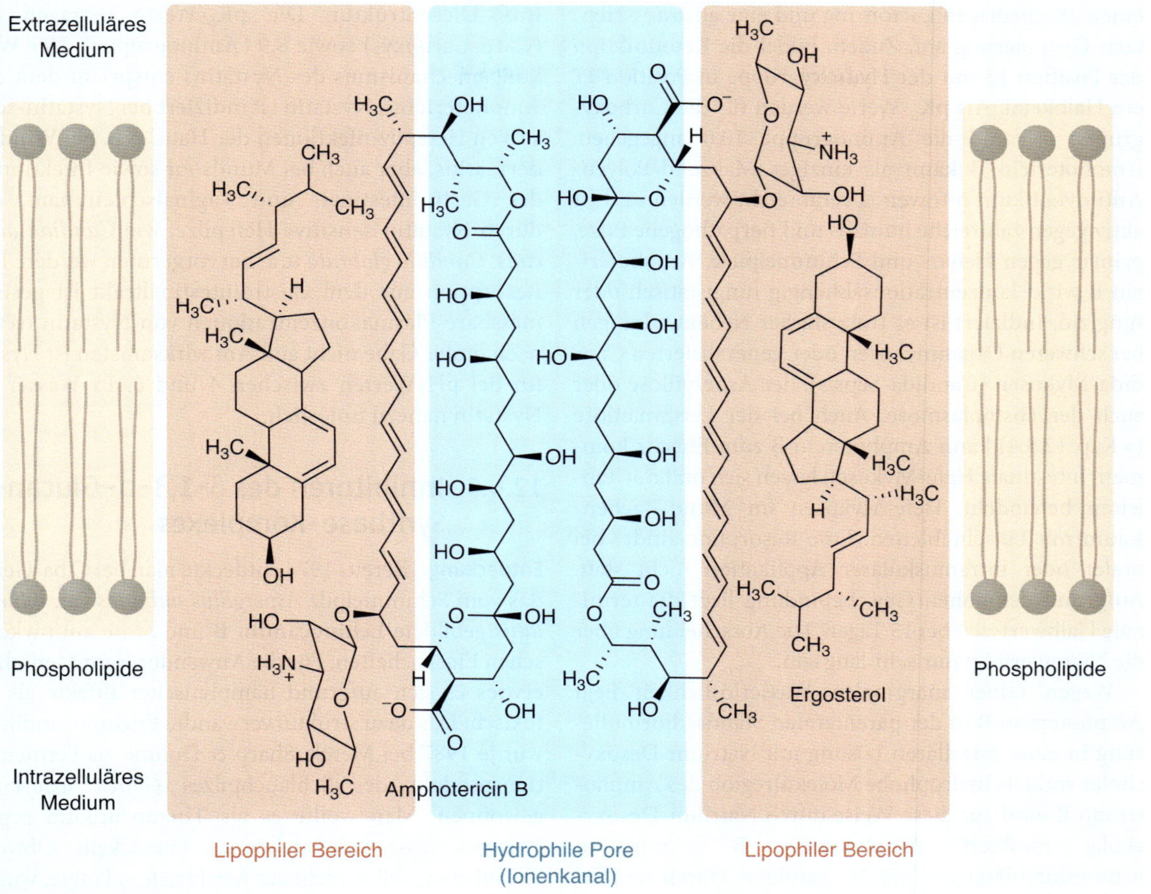

Abb. 12.202 Bildung einer hydrophilen Pore durch Einlagerung von Amphotericin B in die Lipiddoppelschicht der Pilzzellmembran nach Bindung an Ergosterol

ist allerdings nur ein komplementärer Mechanismus, der die Wirksamkeit erhöht. Mittlerweile konnte anhand geeignet substituierter Polyen-Analoga nachgewiesen werden, dass Amphotericin B Hefezellen primär durch die **Mycosamin-vermittelte Bindung an Ergosterol** abtöten kann. Ein weiterer wichtiger Effekt der Bindung an Ergosterol ist die **Hemmung Ergosterol-abhängiger Transportproteine** in der Pilzzellmembran.

Die Erhöhung der Zellmembranpermeabilität entsprechend dem Ionenkanalmodell (Abb. 12.202) ist für die fungizide Aktivität der Polyene dagegen nicht zwingend erforderlich, verstärkt diese aber im Sinne eines dualen Wirkungsmechanismus. Deutlich wird dies an der stärker fungiziden Wirkung des porenbildenden Amphotericin B gegenüber Natamycin (a. H.). Die Polyene assoziieren zunächst über ihre planare und relativ starre Polyenstruktur mit dem Ergosterol der Pilzzellmembran. Dabei bilden sie binäre Komplexe (Abb. 12.202), die durch Selbst-Assemblierung in eine zylindrische, fassartige Anordnung übergehen können. Auf diese Weise entsteht eine in ihrem Inneren hydrophile, als Ionenkanal fungierende Pore in der Pilzzellmembran. In der Folge treten niedermolekulare, essenzielle Bestandteile des Zytoplasmas aus, insbesondere K^+- und Mg^{2+}-Ionen.

Struktur-Wirkungs-Beziehungen. Gemeinsam mit der exozyklischen Carboxylatgruppe des Aglycons fungiert die protonierte Aminogruppe der Polyene als polarer Molekülkopf, der über H-Brücken mit der 3-Hydroxygruppe des Ergosterols interagiert. Polyen-Aglyka ohne D-Mycosamin in der Position 19 sind antimykotisch inaktiv. Fehlt die C-35-Hydroxygruppe des Amphotericin B oder Nystatins, bleibt eine Membranpermeabilisierung bei vorhandener, leicht abgeschwächter antifungaler Aktivität aus. Die Wirkungsstärke der Polyene nimmt mit steigender Ringgröße zu.

Amphotericin B (Ampho-Moronal®), Ph. Eur., weist einen 38-gliedrigen Lactonring und eine all-*trans*-Heptaen-Gruppierung auf. Zudem bildet die Ketofunktion der Position 13 mit der Hydroxygruppe in Position 17 ein Halbketal. Als pK_S-Werte werden für die Carboxygruppe 5,7 und die Aminogruppe 10,0 angegeben. Amphotericin B kann als einziges Makrolid-Polyen-Antimykotikum intravenös verabreicht werden und ist aktiv gegen zahlreiche human- und tierpathogene Pilze, primär gegen Hefen- und Schimmelpilze. Amphotericin B wirkt konzentrationsabhängig fungistatisch oder fungizid. Indiziert ist es trotz starker Nebenwirkungen bei schweren Organmykosen oder generalisierten Candida-Mykosen (Candida-Sepsis), der Aspergillose oder auch der Histoplasmose. Auch bei der Leishmaniose (▸ Kap. 12.5.4) kann Amphotercin B zum Einsatz kommen. Intestinale Hefe-Mykosen lassen sich oral mit Tabletten behandeln, Hefe-Mykosen im Mund-Rachen-Raum mit Lutschtabletten. Eine Resorption findet bei oraler oder intramuskulärer Applikation nicht statt. Aufgrund der hohen Gewebebindung liegt die terminale Halbwertszeit bei 15 Tagen. Die Ausscheidung über die Nieren erfolgt nur sehr langsam.

Wegen seiner marginalen Wasserlöslichkeit liegt Amphotericin B in der parenteralen Standardformulierung in einer mizellären Lösung mit Natrium-Desoxycholat vor. Die hydrophobe Molekülregion des Amphotericin B wird auf diese Weise durch Natrium-Desoxycholat maskiert. Amphotericin B kommt in lichtundurchlässigen, mit N_2 gefüllten Durchstechflaschen in den Handel und wird zunächst mit einer Glucose-Lösung verdünnt, deren pH-Wert über 4,2 liegen muss. Bei pH-Werten kleiner 4 oder größer 10 erfolgt rasche Zersetzung. Amphotericin B ist inkompatibel mit NaCl-Lösungen, da es zur Präzipitatbildung kommt. Neben der konventionellen Formulierung ist ein weniger nephrotoxisches und subjektiv besser verträgliches Liposomen-verkapseltes Amphotericin B im Handel (AmBisome®), ebenso eine liposomale Formulierung. Die Lipidformulierungen dienen zur Umgehung der glomerulären Filtration, sind aber nicht wirksamer als Desoxycholat-Amphotericin B.

Amphotericin B hat stark nephrotoxische Nebenwirkungen. Systemisch verabreicht, interagiert es auch mit Sterolen in der Zellmembran der proximalen Tubuluszellen der Niere oder der Erythrozytenmembran. Infolgedessen kann es zu Tubulusnekrosen und akutem Nierenversagen oder ggf. zu einer hämolytischen Anämie kommen. Der systemische Einsatz von Amphotericin B ist daher sorgfältig abzuwägen.

Nystatin (Mykoderm®, Candio-Hermal®), Ph. Eur., ist als Creme, Mundgel, Suspension sowie in Form von Tabletten und Vaginaltabletten verfügbar. Analog Amphotericin B weist es einen 38-gliedrigen Lactonring auf, besitzt aber im Unterschied zu diesem ein konjugiertes all-*trans*-Tetraen-System sowie eine *trans*-Dien-Struktur. Die pK_S-Werte betragen 5,1 (C-16-Carboxy-) sowie 8,9 (Aminogruppe). Der Wirkungsmechanismus des Nystatins entspricht dem des Amphotericins. Nystatin ist indiziert bei Nystatin-sensitiven Hefepilzinfektionen der Haut, z. B. bei Windeldermatitis, aber auch bei Mundsoor sowie Infektionen der Gastrointestinal- und Vaginalschleimhaut, die durch Nystatin-sensitive Hefepilze, wie *Candida albicans*, *Candida glabrata* u. a. hervorgerufen werden. Die Resorption aus dem Gastrointestinaltrakt ist gering, messbare Plasmakonzentrationen von Nystatin treten nach oraler Gabe nicht auf. Am wirksamsten ist Nystatin bei pH-Werten zwischen 4 und 6. In Wasser ist Nystatin nahezu unlöslich.

12.4.3 Inhibitoren des β-1,3-D-Glucan-Synthase-Komplexes

Entdeckung. Bereits 1974 entdeckte man bei Ciba-Geigy das vom Schimmelpilz *Aspergillus nidulans* var. *echinulatus* gebildete **Echinocandin B** und seine antimykotischen Eigenschaften. Für die Anwendung am Menschen erwies es sich aufgrund hämolytischer Effekte als zu toxisch. Das dazu strukturverwandte Pneumocandin B_0 wurde 1987 bei Merck, Sharp & Dohme als Fermentationsprodukt des Schlauchpilzes *Glarea lozoyensis* gewonnen. Man wollte es als Therapeutikum gegen *Pneumocystis-carinii*-Infektionen entwickeln. Obwohl die Substanz selbst nicht zur Marktreife gelangte, wurde 2001 mit **Caspofungin** (○ Abb. 12.203) ein daraus synthetisch hergestelltes Derivat als das erste Echinocandin zugelassen, **Anidulafungin** folgte 2007, **Micafungin** schließlich 2008.

Struktur und Eigenschaften. Die therapeutisch verwendeten Echinocandine sind lipophil substituierte, zyklische Polypeptide **amphiphiler** Natur, die auch als **Lipopeptide** bezeichnet werden. Sie werden aus fermentativ gewonnenen Vorläuferstrukturen **semisynthetisch** hergestellt. Das Grundgerüst bildet jeweils ein

- zyklisches Hexapeptid aus ungewöhnlichen Aminosäuren (○ Abb. 12.203, ○ Abb. 12.206),
- das mit einer strukturell mehr oder weniger komplexen Acyl-Seitenkette über eine Amidbindung verknüpft ist.

Die lange lipophile Seitenkette trägt wesentlich zum amphiphilen Charakter und zu den hämolytischen Eigenschaften der Echinocandine bei.

Wirkungsmechanismus. Das Grundgerüst der Pilzzellwand besteht aus Chitin und Polysacchariden. Als wichtige Polysaccharidbausteine fungieren plasmamembrannahe, lineare Fibrillen aus einem hochmolekularen

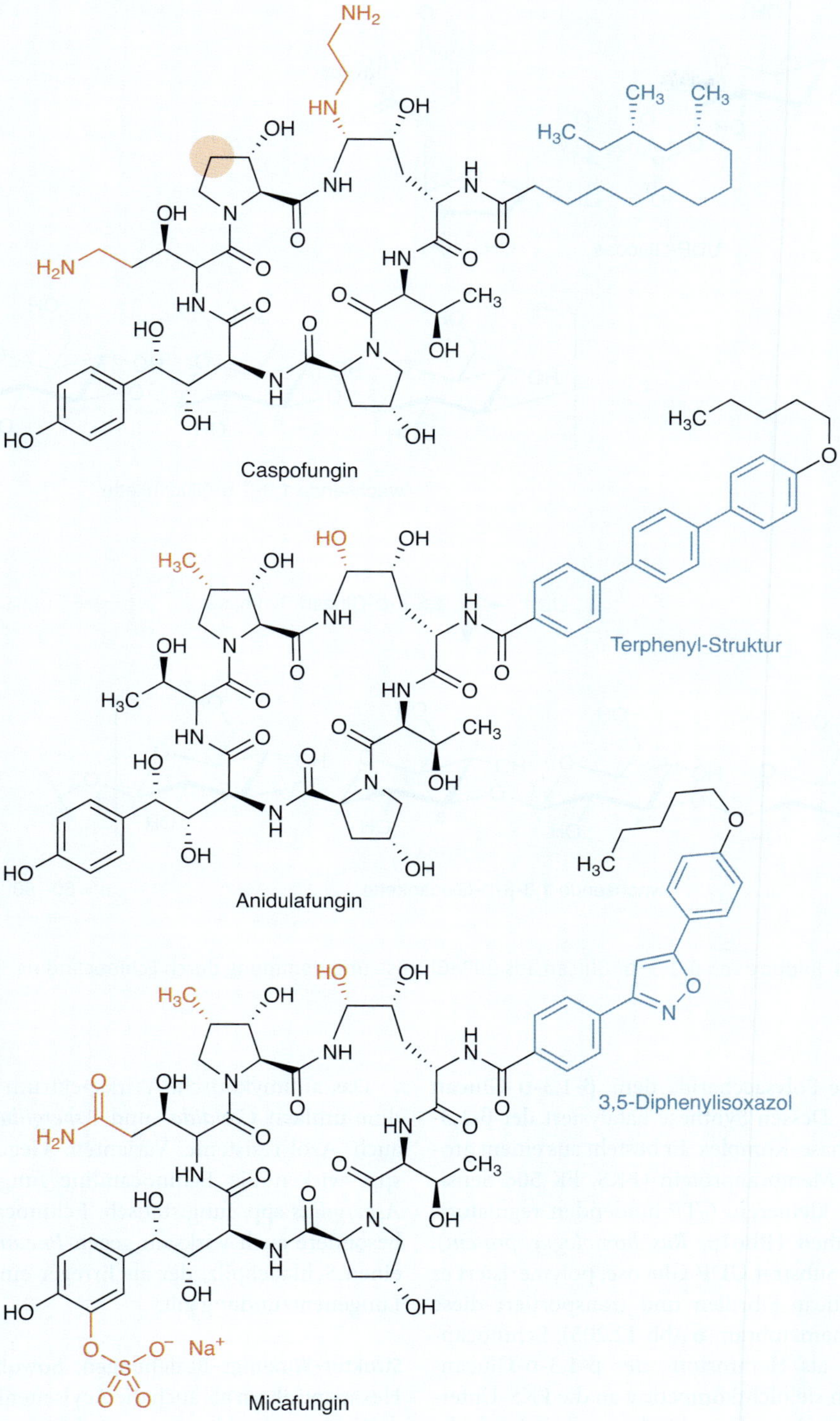

Caspofungin

Terphenyl-Struktur

Anidulafungin

3,5-Diphenylisoxazol

Micafungin

Abb. 12.203 Echinocandine

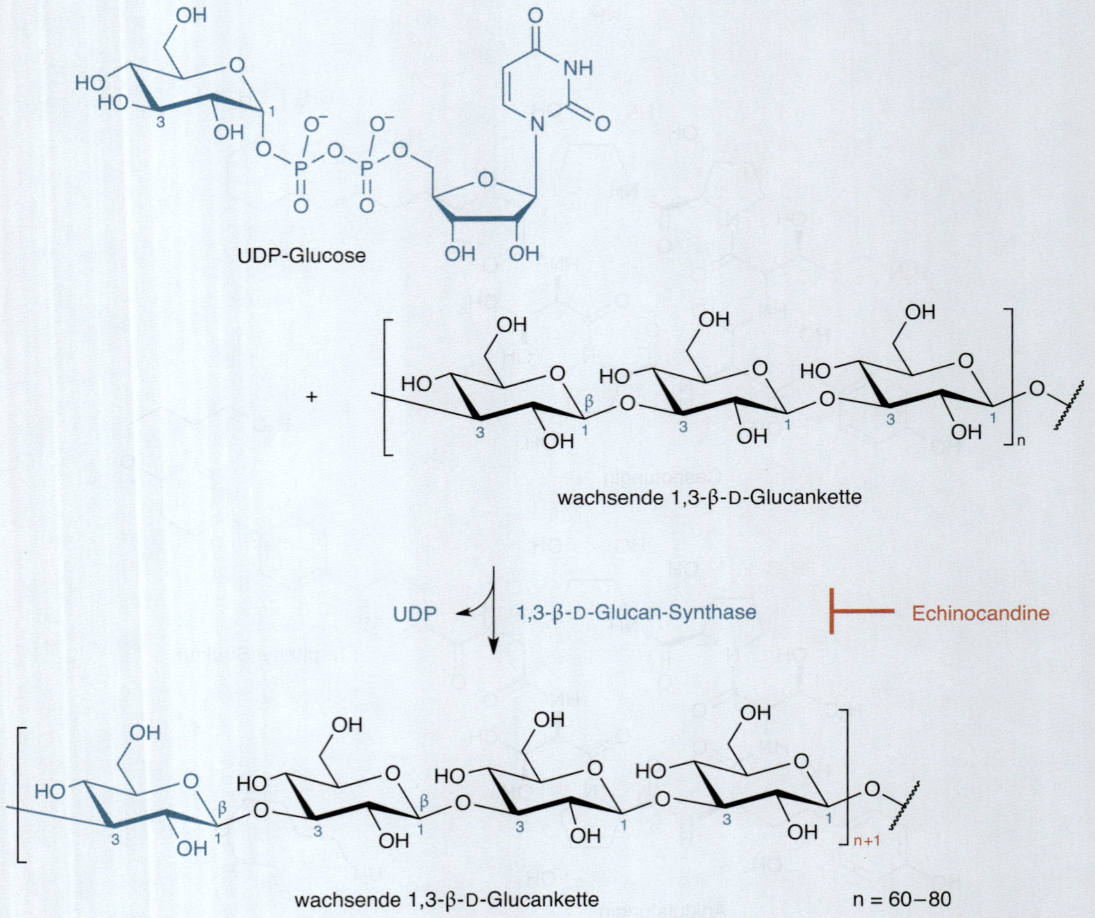

Abb. 12.204 Bildung von β-1,3-D-Glucan aus UDP-Glucose und Hemmung durch Echinocandine

β-1,3-D-Glucose-Polysaccharid, dem **β-1,3-D-Glucan** (Abb. 12.204). Dessen Synthese katalysiert der β-1,3-D-Glucan-Synthase-Komplex. Er besteht aus einem großen integralen Membranprotein (FKS, FK-506 Sensitive) und einer kleineren, GTP-bindenden regulatorischen Untereinheit (Rho1p, *Ras homologue protein*). FKS bindet das Substrat UDP-Glucose, polymerisiert es zu linearen Glucan-Fibrillen und transportiert diese durch die Plasmamembran (Abb. 12.205). Echinocandine fungieren als Hemmstoffe der β-1,3-D-Glucan-Synthase, indem sie nichtkompetitiv an die FKS-Untereinheit des Enzymkomplexes binden und dadurch die Bildung von β-1,3-D-Glucan verhindern. Infolge des Mangels an β-1,3-D-Glucan wird die Zellwand osmotisch instabil und die Pilzzelle stirbt ab. Der β-1,3-D-Glucan-Synthase-Komplex kommt zwar in der Plasmamembran der Pilzzelle, nicht jedoch in Säugerzellen vor. Er stellt somit ein spezifisches antimykotisches Target dar.

Das antimykotische Wirkspektrum der Echinocandine umfasst *Candida*- und *Aspergillus* spp., darunter auch Azol-resistente Varianten. Gegenüber *Candida* spp. wirken die Echinocandine fungizid, gegenüber *Aspergillus* spp. fungistatisch. Echinocandine sind insbesondere auch wirksam gegen *Pneumocystis jirovecii*, einen Schlauchpilz, der als Erreger einer interstitiellen Lungenentzündung gilt.

Struktur-Wirkungs-Beziehungen. Sowohl der zyklische Hexapeptidkern als auch die Acylseitenkette sind für die antimykotische Aktivität der Echinocandine wesentlich.

- Der Homotyrosinrest (Abb. 12.206) ist für die antimykotische Aktivität und für die Hemmung der β-1,3-D-Glucan-Synthase essenziell, die Prolinreste sind für die Steigerung der antimykotischen Wirksamkeit von entscheidender Bedeutung.
- Die Hydroxygruppen an den Aminosäureresten des Kerns tragen nicht zur antimykotischen Aktivität bei,

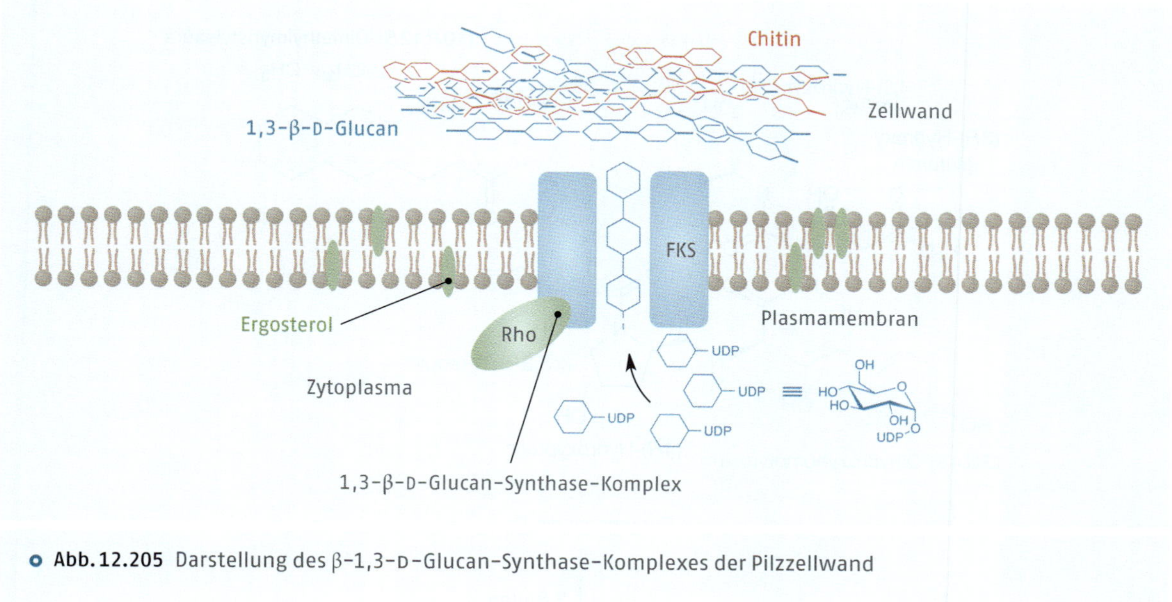

Abb. 12.205 Darstellung des β-1,3-D-Glucan-Synthase-Komplexes der Pilzzellwand

verbessern jedoch die Stabilität und erhöhen die Wasserlöslichkeit.

- Die Acylseitenkette ist entscheidend für die antimykotische Aktivität, da sie das Echinocandin in der Phospholipiddoppelstruktur der Pilzzellmembran verankert. Allerdings ist sie auch für die hämolytische Aktivität verantwortlich und muss bestimmte strukturelle Anforderungen erfüllen. Strukturmodifizierungen findet man daher hauptsächlich im Bereich der *N*-verknüpften Acylseitenkette, insbesondere um die Sicherheit der Arzneistoffe zu verbessern.
- Während kurzkettige Acylgruppen wie Acetyl oder Benzoyl inaktiv sind, nimmt mit zunehmender Kettenlänge von 12 auf 17–18 Atome auch die Wirksamkeit zu. Zudem sollte die Seitenkette einen $\log P > 3{,}5$ aufweisen und linear angeordnet sein.

Echinocandine werden nach peroraler Gabe nicht resorbiert und müssen i. v. verbreicht werden. Sie gelten als gut verträglich.

Caspofungin (Cancidas®) wird als Diacetat eingesetzt. In einer eleganten dreistufigen Semisynthese wird es durch Amidreduktion im Hydroxyglutamin-Strukturelement und den stereospezifischen Austausch der 5-Hydroxygruppe des Dihydroxyornithins durch Ethylendiamin gewonnen (Abb. 12.206). Der Ethylendiamin-Substituent ist zwar für die Wirksamkeit nur wenig bedeutsam, wird jedoch zur Verbesserung der Wasserlöslichkeit benötigt. Caspofungin wird zu ringoffenen Peptidfragmenten metabolisiert, die weiter hydrolytisch gespalten und *N*-acetyliert werden. Die Halbwertszeit beträgt 9–11 h, die Ausscheidung erfolgt im Urin und in den Fäzes. Caspofungin wird unter anderem bei invasiver Aspergillose verabreicht.

Anidulafungin (Anidulafungin Hexal®) wird aus einem Fermentationsprodukt von *Aspergillus nidulans* gewonnen. Strukturell weist Anidulafungin eine ungewöhnliche, aus 3 Phenylringen bestehende, lipophile **Terphenyl**-Seitenkette auf. Da Echinocandine mit langen Alkylketten hämolytische Aktivität zeigten, entwickelte man das Konzept, längere Alkylketten durch geeignete, vergleichbar lipophile Phenoxyalkylsysteme zu ersetzen. Anidulafungin ist wasserunlöslich. Für Infusionszwecke muss es zunächst in eine alkoholische Lösung überführt werden, die dann entsprechend verdünnt wird. Anidulafungin wird nicht durch CYP-Isoenzyme metabolisiert. Unter physiologischen Bedingungen wird es im Blut zu ringoffenen, peptidischen Strukturen ohne antimykotische Aktivität abgebaut. Die Halbwertszeit beträgt rund 24 h, die Ausscheidung erfolgt hauptsächlich mit den Fäzes. Anidulafungin wirkt fungizid gegen *Candida* ssp. und wirkt gegen proliferierende Pilzzellen in den Hyphen von *Aspergillus fumigatus*. Mittlerweile ist es zu einer wichtigen Substanz in der Behandlung der invasiven Candidiasis geworden.

Micafungin (Mycamine®) ist ein wasserlösliches **sulfatiertes** Echinocandin, wodurch es sich von allen anderen Echinocandinen unterscheidet. Zudem weist es eine **Diphenylisoxazol**-Seitenkette auf. Durch den Austausch des mittleren Phenylrings der Terphenyl-Seitenkette gegen Isoxazol und die damit verbundene Abweichung von der streng linearen Terphenylstruktur war es gelungen, die hämolytischen Eigenschaften unter Erhalt der antifungalen Wirksamkeit weiter herabzusetzen. Die Halbwertszeit beträgt 12–17 h, der Großteil der

o Abb. 12.206 Semisynthetische Gewinnung von Caspofungin

o Abb. 12.207 Flucytosin

Substanz wird im Stuhl ausgeschieden. Das Wirkspektrum von Micafungin entspricht weitgehend dem des Anidulafungins.

12.4.4 Inhibitoren der DNA-/RNA-Funktion

Flucytosin (5-Fluorcytosin, 5-FC, o Abb. 12.207) wurde von Robert Duschinsky 1957 als potenzielles Zytostatikum synthetisiert. Es hatte sich gegenüber Humanzellen zwar als nicht toxisch erwiesen, war aber durch seine selektiv fungizide Aktivität aufgefallen. Es ist ein Derivat der DNA-Base Cytosin und zählt zu den Antimetaboliten. Die Wirkform ist das Fluorouracil (▸ Kap. 13.5.2).

o Abb. 12.208 Wirkprinzip von Flucytosin

Wirkungsmechanismus. Flucytosin ist ein Prodrug, das durch das Enzym Cytosin-Permease in die Pilzzelle aufgenommen und dann mittels der Cytosin-Desaminase zu **Fluorouracil** desaminiert wird (o Abb. 12.208). Die Cytosin-Desaminase kommt nur in bestimmten Pilzen und Bakterien vor, weshalb in der Humanzelle eine Transformation von Flucytosin in Fluorouracil kaum stattfindet. Fluorouracil hemmt in Form des 5-Fluorodesoxyuridinmonophosphats die Thymidilat-Synthase und damit die DNA-Synthese. Es wird als falsche Base 5-Fluorouridindtriphosphat in die ribosomale RNA und t-RNA der Pilze eingebaut, wodurch die Proteinbiosynthese der Pilzzelle gehemmt wird. Flucytosin wirkt fungistatisch. Wegen häufiger Sekundärresistenzen wird Flucytosin meist in Kombination mit anderen Antimykotika eingesetzt. Flucytosin wird bei Systemcandidosen, Kryptokokkenmeningitis und der durch Schwärzepilze ausgelösten Chromoblastomykose verwendet.

Flucytosin (5-Fluorcytosin, 5-FC, Ancotil®), Ph. Eur., ist amphoter, die pK_S-Werten liegen bei 10,7 (NH-acides N-1) und 2,9 (N-3). Die Substanz wird heute nur noch per Infusionslösung verabreicht. Bis zu 90 % der applizierten Dosis werden unverändert ausgeschieden, daneben findet man das Glucuronid, die 6-Hydroxy- sowie 5,6-Dihydroxymetaboliten. Die Halbwertszeit beträgt 3–5 h, die Ausscheidung erfolgt nahezu vollständig über die Nieren.

12

12.4.5 Inhibitoren des Mikrotubuli-Apparats

Griseofulvin wurde 1939 als Stoffwechselprodukt des Schimmelpilzes *Penicillium griseofulvum* isoliert. Griseofulvin ist eine Spiroverbindung. Das Spiroatom gehört dem Benzofuran- und dem Cyclohexenring gemeinsam an. Die Struktur des Dreiringsystems klärte man 1951 auf. Griseofulvin besitzt 2 Stereozentren, von den möglichen Stereoisomeren ist nur das (2*S*,6*R*)-Iso-

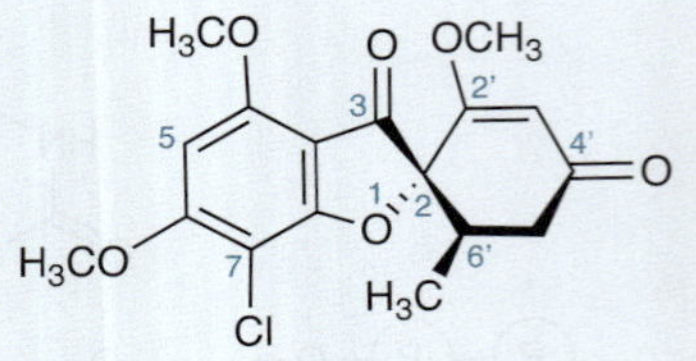

○ Abb. 12.209 Spiroverbindung Griseofulvin

mer biologisch aktiv. Das Wirkspektrum von Griseofulvin ist relativ eng und auf die Dermatophyten *Trichophyton*, *Microsporon* und *Epidermophyton* begrenzt. Gegenüber *Candida albicans* sowie den meisten Schimmelpilzen und Bakterien ist es unwirksam. Griseofulvin wird oral appliziert und dient zur Therapie der durch Dermatophyten verursachten Mykosen der Haare und der Nägel (Onychomykosen). Griseofulvin reichert sich bevorzugt in der Haut und in der Skelettmuskulatur an. Therapeutisch besonders relevant ist die Akkumulation in keratinhaltigen Zellen von Haaren und Nägeln. Während die bereits infizierten Haut- und Nagelzellen nach und nach abgestoßen werden, sind die nachwachsenden keratinbildenden Zellen gegen eine Pilzinfektion geschützt. Sind die Zellen aber bereits verhornt, nehmen sie kein Griseofulvin mehr auf. Die Therapiedauer beträgt mehrere Wochen, bei Nagel- und Haarmykosen etwa 3–6 Monate.

Wirkungsmechanismus. In mit Griseofulvin behandelten proliferierenden Pilzzellen weisen Veränderungen in der Metaphase, wie multipolare Spindelapparate und unvollständig getrennte Chromosomen, auf einen direkten Angriff dieses Wirkstoffs (○ Abb. 12.209) am mitotischen Spindelapparat und somit auf eine Mitosehemmung hin. Die Affinität des Griseofulvins zum Tubulin der Pilzzelle ist im Vergleich zum Säugertubulin stärker ausgeprägt, weshalb die Proliferation von Pilzzellen im Vergleich zur tierischen Zelle bereits in erheblich niedrigeren Konzentrationen gehemmt wird. Griseofulvin verursacht auch in Säugerzellen eine Hemmung der Mikrotubulidynamik, aber erst in hohen Konzentrationen kommt es zu einer signifikanten Hemmung der Tubulinpolymerisation. Die Bindestelle des Griseofulvins am Tubulin ist mit der des Colchicins oder des Vinblastins (▸ Kap. 13.7.1) jedoch nicht identisch. Neuere Befunde deuten einerseits auf eine zumindest teilweise Überlappung mit der Paclitaxelbindestelle hin, andererseits auch auf eine Bindestelle an der Schnittstelle der beiden Tubulinuntereinheiten. Weiterhin führt Griseofulvin in der Pilzzelle durch Komplexbildungen mit Purinen zu Proteinsynthese-Störungen und einer RNA-Synthesehemmung, vergleichbar der des Actinomycin C. Daraus resultiert eine gestörte Chitinbildung in der Zellwand. Mikromorphologisch kommt es zu einer Griseofulvin-spezifischen Wellung mit seitlicher Verzweigung der Hyphen, dem Curling-Effekt. Das Vordringen der Pilzhyphen in das Gewebe wird dadurch erheblich verlangsamt und es kommt zu Rupturen der Zellwand.

Griseofulvin (Likuden®), Ph. Eur., ist in Wasser nur sehr gering löslich (ca. 10 mg/L; 20 °C). Da grob kristallines Griseofulvin praktisch nicht resorbiert wird, wird es zur Erhöhung der Lösungsgeschwindigkeit in mikronisierter oder ultramikronisierter Form eingesetzt. In der Leber wird Griseofulvin zum 6-Demethylgriseofulvin demethyliert, das in Form des Glucuronids renal eliminiert wird. Fertigpräparate mit Griseofulvin sind seit Juli 2018 wegen geringfügigen Umsatzes in Deutschland nicht mehr im Handel.

12.5 Antiprotozoenmittel

Humanpathogene parasitäre Protozoen können Erkrankungen verursachen, von denen **Malaria** (Sumpffieber, Wechselfieber), **Trypanosomiasis** (Schlafkrankheit), **Leishmaniose**, **Trichomoniasis**, **Toxoplasmose** und **Amöbiasis** zu den wichtigsten zählen.

Einige Protozoenerkrankungen wie die Leishmaniose, die Schlafkrankheit oder die Chagas-Krankheit zählen gemeinsam mit einigen Helmintheninfektionen (▸ Kap. 12.6) und bestimmten, durch Bakterien, Viren und Ektoparasiten verursachten Krankheiten zu den sogenannten vernachlässigten Tropenkrankheiten (*neglected tropical diseases*). Diese Krankheiten treten vorwiegend in armen Ländern auf. Im Gegensatz zu den seltenen Erkrankungen (*orphan diseases*) sind insgesamt mehr als eine Milliarde Menschen betroffen. Da die Entwicklung von Wirkstoffen gegen diese Krankheiten kommerziell uninteressant ist, mangelt es oft an geeigneten Therapieoptionen. Anhaltende Resistenzentwicklungen gegenüber etablierten Wirkstoffen kommen erschwerend hinzu. Auch veterinärmedizinisch sind Protozoenerkrankungen von großer Bedeutung.

Protozoen sind eukaryotische Einzeller. Im Gegensatz zu den Bakterien weisen sie einen Zellkern auf. Nach morphologischen Gesichtspunkten und entsprechend der Art und Weise ihrer Fortbewegung lassen sie sich – stark vereinfacht – wie folgt einteilen.

- **Sporozoen** (Sporentierchen) leben parasitär im Blut oder in Körpergeweben. Zwar fehlen klassische Bewegungsorganellen, eine schlängelnde, gleitende Bewegung ist aber möglich. Sporozoen vermehren sich ungeschlechtlich durch Schizogonie (Vielfach- oder Zerfallsteilung) und geschlechtlich durch Gameten (s. u.). Bekannte Vertreter sind die Malaria-

Erreger der Gattung *Plasmodium* und *Toxoplasma gondii* als Verursacher der Toxoplasmose. Wirkstoffe gegen Sporozoen umfassen **Malariamittel** und **Toxoplasmose-Mittel**.

- **Flagellaten** (Geißeltierchen, lat. *flagellum* = Peitsche, Geißel) sind Protozoen, die Flagellen (Geißeln) als Fortbewegungsmittel aufweisen. Zu den Flagellaten zählen u. a. die Gattungen *Trypanosoma, Leishmania* und *Giardia*. Protozoen der Gattung *Trypanosoma* (griech. *trypanon* = Bohrer) gehören wie die der Gattung *Leishmania* zur Familie der Trypanosomatida. Dies sind einzellige Flagellaten mit einer einzigen Geißel. Amastigote Entwicklungsformen weisen eine reduzierte, im Lichtmikroskop nicht sichtbare Geißel auf. Zu den Wirkstoffen gegen Flagellaten gehören **Trypanosomen-Mittel**, **Leishmaniose-Mittel** und **Trichomonaden-Mittel**.
- **Rhizopoden** (Wurzelfüßer), die durch amöboide Fortbewegung charakterisiert sind. Zu ihnen gehört der humanmedizinisch bedeutsame Erreger der Amöbenruhr, *Entamoeba histolytica*.
- **Ziliophoren** (Wimpertierchen), deren Fortbewegung mittels Wimpern erfolgt.

Die im Blut parasitierenden Protozoen (*Trypanosoma* spp., *Plasmodium* spp., *Leishmania* spp.) durchlaufen stets einen Wirtswechsel zwischen Wirbeltier und Insekt.

12.5.1 Malariamittel

Mit dem Begriff Malaria (span. *mal aria* = schlechte Luft) fasst man eine Gruppe von Krankheitsbildern zusammen, die durch Sporozoen der Gattung *Plasmodium* hervorgerufen werden. Nahezu 40 % der Weltbevölkerung leben in Malaria-Endemiegebieten, meist tropisch-ländlichen Regionen mit stehenden Süßwasserreservoiren. Nach Schätzungen der WHO erkrankten im Jahr 2019 weltweit etwa 230 Millionen Menschen an Malaria, davon entfielen nahezu 215 Millionen Malaria-Fälle auf Afrika. Mehr als 400 000 Menschen sterben jedes Jahr an der Malaria, vor allem Kleinkinder, ältere Menschen und Schwangere.

Humanpathogene Plasmodienarten sind

- *Plasmodium vivax, Plasmodium ovale*: Malaria tertiana,
- *Plasmodium malariae*: Malaria quartana,
- *Plasmodium falciparum*: Malaria tropica,
- *Plasmodium knowlesi*: Malaria quotidiana.

Die Inkubationszeit beträgt bei Malaria durchschnittlich 1–3 Wochen. Bei Infektionen durch *P. malariae* sind es 3–5 Wochen. Frühestens tritt Malaria 5 Tage nach der Einreise ins Malariagebiet auf. Fieberanfälle treten in Verbindung mit Schüttelfrost und Schweißausbrüchen nach einiger Zeit periodisch am dritten (Malaria tertiana) oder vierten Tag (Malaria quartana) auf, weshalb die Malaria auch als Wechselfieber bezeichnet wird. Die Malaria tropica ist dagegen durch unregelmäßige Fieberwechsel charakterisiert. Fieber tritt in der Regel 7 Tage nach einer Infektion und dann nahezu kontinuierlich auf. Sie ist die gefährlichste Form der Malaria und geht bei fehlender oder zu später Behandlung mit einer Letalität von etwa 20 % bei Nichtimmunen einher. Die seltenere Malaria quotidiana (Südostasien) ist durch einen kurzen Entwicklungszyklus des Erregers mit Fieberschüben im Abstand von 24 h gekennzeichnet.

Entwicklungszyklus von Plasmodium

Der Entwicklungszyklus von *Plasmodium* weist einen Generationswechsel (asexuell/sexuell) und einen Wirtswechsel (Mensch/Mücke) auf (○ Abb. 12.210). Dabei ist der **Mensch Zwischenwirt**, Endwirt ist die weibliche *Anopheles*-Mücke (griech. *anophelos* = nutzlos, schädlich). Die Infektion des Menschen beginnt mit dem Stich der infizierten *Anopheles*-Mücke. Gleichzeitig mit der Blutmahlzeit kommt es zur Inokulation infektiöser Sporozoiten mit dem Mückenspeichel. Nach sehr kurzer Verweildauer im Blut erreichen die Sporozoiten die Leberparenchymzellen, dringen in diese ein und differenzieren zu vielkernigen Schizonten. Damit beginnt das Stadium der **ungeschlechtlichen Vermehrung** im Menschen durch **exoerythrozytäre Schizogonie**, also durch Bildung einer vielkernigen Zelle (Schizont) aus dem Zellkörper der Mutterzelle durch Mitose. Aus einer Schizontengeneration geht artspezifisch eine unterschiedlich große Anzahl an Merozoiten hervor, die artspezifisch nach 1–6 Wochen unter Ruptur der Leberschizonten die Leber verlassen. Dabei können ruhende Leberstadien, sogenannte **Hypnozoiten**, zurückbleiben, über Monate oder Jahre persistieren und erneut infektiös werden (*P. vivax*, *P. ovale*; sog. Malaria tertiana relapse). Die Merozoiten dringen in einem komplizierten Prozess direkt in die Erythrozyten ein, wobei deren Membran zunächst eingedrückt wird und sich daraus eine parasitophore Vakuole bildet. Als weiteres Entwicklungsstadium treten die Trophozoiten (Ringformen) auf. Während ihrer intraerythrozytären Vermehrung ernähren sie sich von Aminosäuren, die vom Hämoglobin im Zytosol des befallenen Erythrozyten stammen. Dessen Abbau erfolgt in sauren, lysosomalen Organellen, die als Verdauungsvakuolen bezeichnet werden. Abbauprodukte des für den Parasiten stark toxischen Häms werden in der Nahrungsvakuole des Parasiten mikrokristallin als inertes Hämozoin (Malaria-Pigment) abgelagert. Während der **erythrozytären Schizogonie** entwickeln sich aus den Trophozoiten wiederum Schizonten, aus denen durch Teilung Merozoiten hervorgehen. Der Schizogonie-Zyklus läuft im Men-

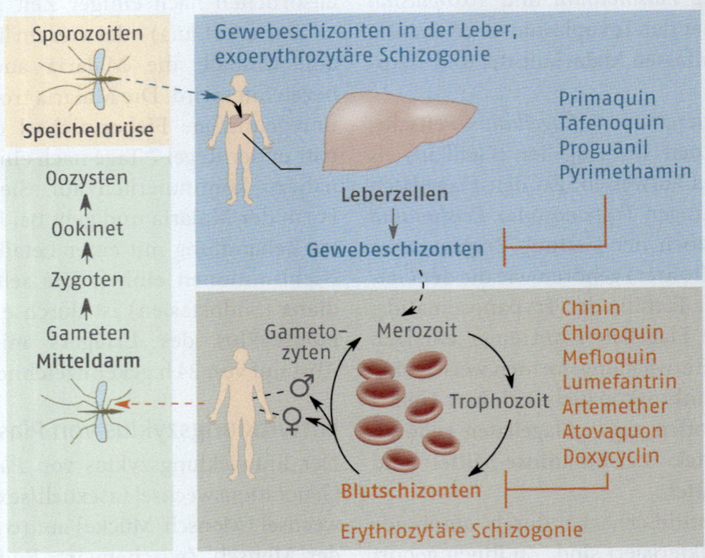

Abb. 12.210 Malaria-Zyklus (vereinfacht) sowie Angriffspunkte von Malariatherapeutika

schen meist synchronisiert ab, d. h., Merozoiten und Pigment werden nach dem Platzen der Wirtszelle bei *P. vivax* und *P. ovale* nach 48 h (Fieberschub am Tag 3), bei *P. malariae* nach 72 h (Fieberschub am Tag 4) und bei *P. knowlesi* bereits nach 24 h freigesetzt. Die Merozoiten befallen wiederum weitere Erythrozyten. Nach einigen Schizogoniezyklen bilden sich weibliche Makrogametozyten und männliche Mikrogametozyten, die im Zwischenwirt zugrunde gehen und sich nur im Endwirt *Anopheles* geschlechtlich vermehren können. Beim Blutsaugen in den frühen Nachtstunden nimmt die Mücke die Gametozyten von infizierten Menschen auf (Sporogonie). Im Magen der Mücke kommt es zur Befruchtung der weiblichen durch die männlichen Gameten (**geschlechtliche Vermehrung**), wodurch ein bananenförmiger Ookinet als bewegliches Stadium entsteht. Dieser durchdringt das Darmepithel der Mücke und entwickelt sich zur Oozyste, in der sich durch Teilung erneut Sporozoiten bilden. Nach Platzen der Oozyste wandern die Sporozoiten in die Speicheldrüse der Mücke ein (Abb. 12.210) und der Entwicklungszyklus beginnt von vorne. Der Entwicklungszyklus in der Anopheles-Mücke beträgt in Abhängigkeit von der Außentemperatur etwa 8–16 Tage.

Die Chemotherapie der Malaria richtet sich in Abhängigkeit vom verwendeten Wirkstoff gegen

- Erythrozytenstadien von *Plasmodium* (blutschizontozid),
- exoerythrozytäre Gewebeschizonten in der Leber (gewebeschizontozid),
- inaktive Ruheformen in der Leber (hypnozoitozid),
- gegen die Geschlechtsformen von *Plasmodium* (gametozid).

Eine Malariabehandlung kann prophylaktisch oder als Therapie erfolgen.

4-Aminochinoline

Design und Entwicklung. Im Zuge der Entwicklung der 8-Aminochinoline (s. u.) führte man bei Bayer die basische Seitenkette in weitere Positionen des Chinolinkerns ein. Dabei zeigten auch 4-substituierte, dibasische Chinolin-Derivate hohe Malariawirksamkeit. Ein Abstand von 4 C-Atomen zwischen den beiden N-Atomen in der sogenannten „Malariaseitenkette" stellte sich als optimal heraus. Chloroquin (Abb. 12.211) ist identisch mit einem Aminochinolin, das von Hans Andersag bereits 1934 bei Bayer synthetisiert und dessen 2,4-Dihydroxybenzoesäure-Salz als Resochin (**Res**orcinat des 4-Amino**chin**olins) bezeichnet wurde. Zunächst als zu toxisch eingestuft, geriet Resochin für etwa ein Jahrzehnt in Vergessenheit, wurde aber gegen Kriegsende durch intensive Arbeiten britischer und amerikanischer Forscher wiederentdeckt. Unter der Bezeichnung Chloroquin wurde es ehemals als eines der wirksamsten Malaria-Medikamente weltweit eingesetzt. Heute ist Chloroquin gegen *P. falciparum* aufgrund von Resistenzentwicklungen vielerorts wirkungslos.

Struktur und Eigenschaften. Chloroquin ist nahezu wasserunlöslich, geht aber bei Säurebehandlung aufgrund seiner basischen Eigenschaften in Lösung. Der Chlor-

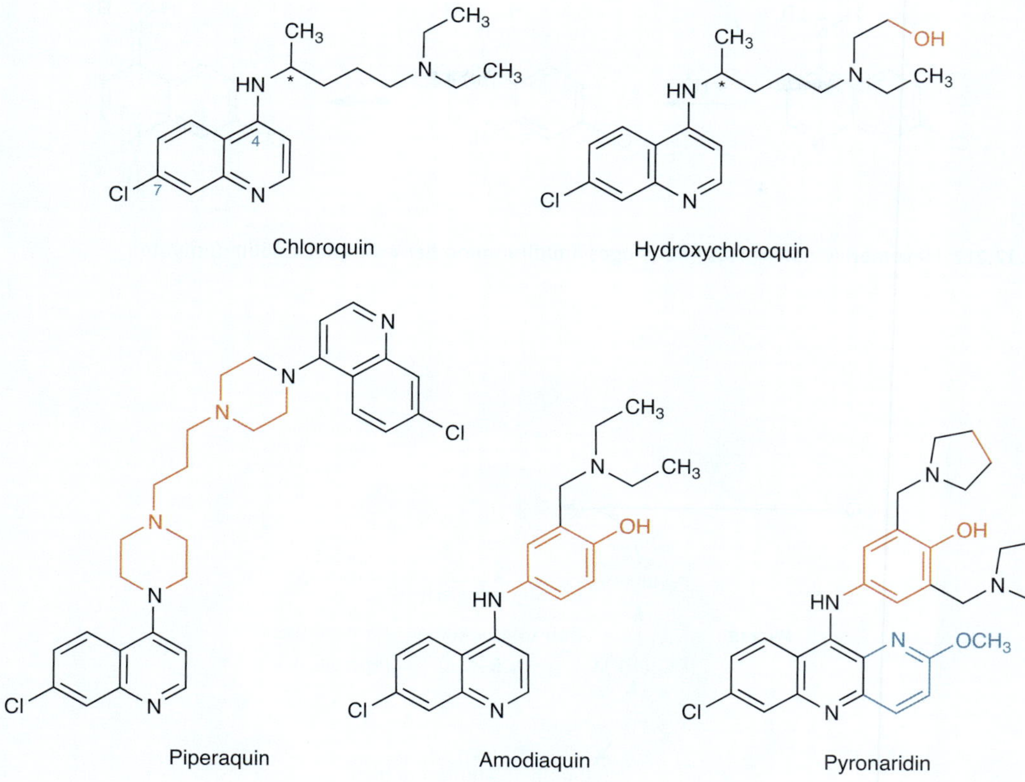

Chloroquin

Hydroxychloroquin

Piperaquin

Amodiaquin

Pyronaridin

Abb. 12.211 Malariamittel mit 4-Aminochinolin-Struktur oder -Teilstruktur

substituent verleiht der freien Base eine ausgeprägte Lipophilie. Die pK_S-Werte des Chloroquins betragen 8,1 (Chinolin-N) sowie 9,9 (Trialkylamin). Die Ursache für die gegenüber dem unsubstituierten Chinolin (pK_S = 4,6) deutlich erhöhte Basizität im Chinolinkern ist in der phenylogen Amidinstruktur des 4-Aminochinolins zu sehen, wodurch die protonierte Form ein mesomeriestabilisiertes Amidiniumion bilden kann (Abb. 12.212).

Wirkungsmechanismus. Chloroquin ist wie andere 4-Aminochinoline – sofern keine Resistenzen vorhanden sind – hochwirksam gegen Blutschizonten. Chloroquin muss diverse Membranen passieren – Erythrozyt, parasitophore Vakuole, Parasitenmembran, Nahrungsvakuole – um in die saure Nahrungsvakuole zu gelangen. Obwohl der Anteil der nichtionisierten Base bei physiologischem pH-Wert nur etwa 0,01 % beträgt, nimmt man dennoch an, dass Chloroquin überwiegend durch passive Diffusion der ungeladenen Gleichgewichtsform ins Erythrozyteninnere gelangt. Aufgrund seines schwach basischen Charakters reichert es sich letztlich im Innern der sauren Nahrungsvakuole des Parasiten an, die einen pH-Wert von 5,2 aufweist. Der des Parasiten-Zytosols beträgt dagegen 7,2. Chloroquin liegt nun als Dikation vor, protoniert am N-4-Atom der Seitenkette und am Chinolin-N-Atom, und kann die Nahrungsvakuole durch Membranpassage nicht mehr verlassen. Es befindet sich in einer sogenannten Ionenfalle (*ion trap*) und greift in den Entgiftungsprozess von *Plasmodium* ein (Abb. 12.213). Der Parasit baut nämlich Hämoglobin ab – es macht ca. 95 % des zytosolischen Proteins im Erythrozyten aus – und nutzt dessen Aminosäuren als Nahrungsquelle. Im Rahmen des Hämabbaus bildet sich außerdem das für den Parasiten toxische Hydroxido-Ferriprotoporphyrin IX (Abb. 12.214, **Hämatin**, HO^-/H_2O-Fe(III) PPIX, meist als Fe(III)PPIX formuliert). Hämatine sind Fe(III)-Porphyrin-Komplexe, je nach pH-Wert mit einem axial angeordneten Hydroxido- oder H_2O-Liganden versehen. Hämatin kumuliert in der sauren Nahrungsvakuole, wo es im Zuge der Entgiftung zum unlöslichen, nicht toxischen **Hämozoin** (β-Hämatin, Hämazoin) biokristallisiert und mikrokristallin als Malaria-Pigment ausfällt. Hämozoin entsteht aus Hämatindimeren, an deren Bildung jeweils eine Propionat-Seitenkette des einen und ein zentrales Fe(III)-Ion des anderen Monomeren beteiligt sind

o Abb. 12.212 Mesomeriestabilisiertes phenyloges Amidiniumion bei 4-Aminochinolin-Derivaten

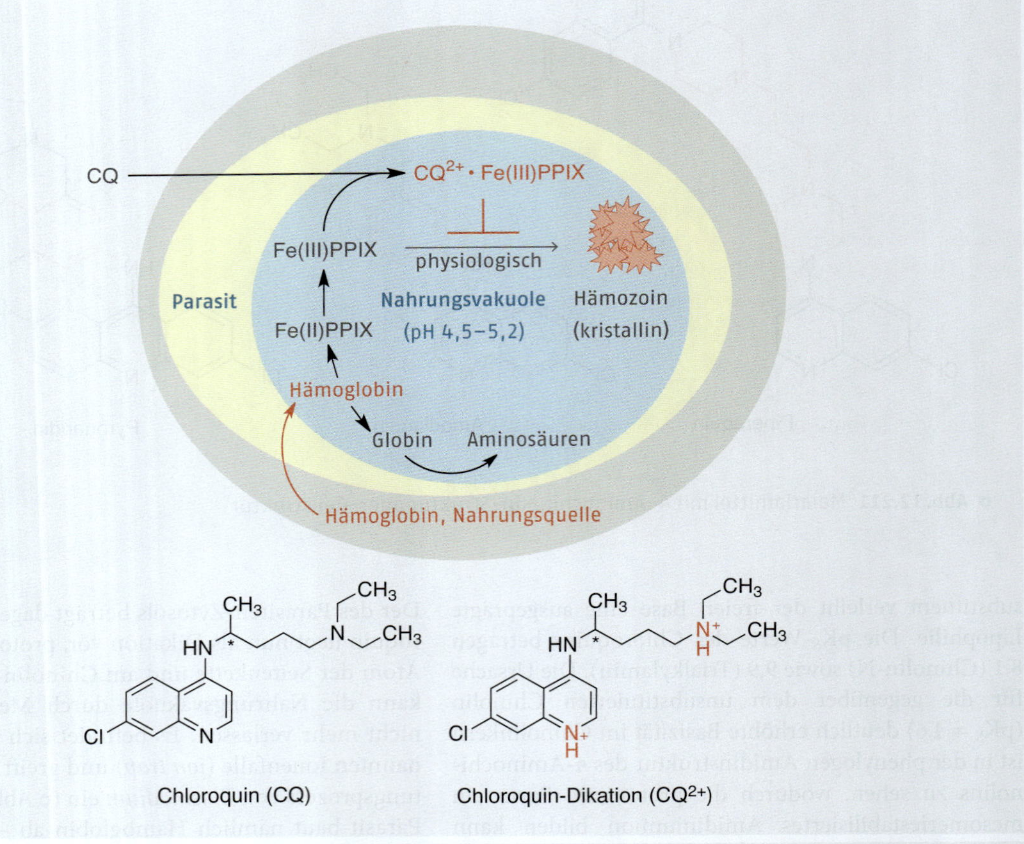

o Abb. 12.213 Umwandlung von Fe(III)-Protoporphyrin IX (Fe(III)PPIX) in Hämozoin in der sauren Nahrungsvakuole des Parasiten und Hemmung durch Chloroquin

(o Abb. 12.215). Diese Dimere bilden wiederum größere, nicht toxische Aggregate (Hämozoin), die durch Ausbildung intermolekularer H-Brücken stabilisiert sind. Chloroquin verhindert auf nicht genau bekannte Weise die Entgiftung des Hämatins zum nicht toxischen, chemisch inerten Malaria-Pigment. Vermutlich tragen π-π-Interaktionen zur Ausbildung von Chloroquin-Protoporphyrin-Aggregaten bei. Auch eine H-Brückenbildung mit Hydroxido-Ferriprotoporphyrin IX im Sinne von o Abb. 12.214 wurde vorgeschlagen.

Resistenzentwicklung. Resistenzen gegen Chloroquin und ein damit verbundenes Therapieversagen registrierte man erstmals Ende der 1950er Jahre fast zeitgleich in Südostasien und Südamerika. Zwei Jahrzehnte später trat die Chloroquin-resistente Malaria auch in Ostafrika auf. Mitte der 1990er Jahre verzeichnete man Chloroquin-Resistenzen dann nahezu deckungsgleich mit dem endemischen Vorkommen von *Plasmodium falciparum*. In diesen Gebieten ist Chloroquin heute nahezu wirkungslos. Die Chloroquin-Resistenz von *Plasmodium falciparum* wird primär durch eine Punktmutation am

Codon 76 im Chloroquin-Resistenz-Transporter-Gen (pfcrt) hervorgerufen. Es kodiert für den Plasmodium-falciparum-Chloroquin-Resistenz-Transporter (PfCRT), ein integrales 49-kDa-Protein, das die Membran der sauren Nahrungsvakuole des Parasiten durchquert (Abb. 12.216). Die Punktmutation führt zum Austausch der Aminosäure Lysin durch Threonin im PfCRT-Protein (K76T-Mutation). In unmittelbarer Nähe von K76T können außerdem weitere Mutationen (z. B. N75E, C72S) auftreten, die letztlich alle zusammenwirken. Auch können weitere plasmodiale Transportproteine von Mutationen betroffen sein (PfMDR-1, PfMRP). Zwar ist die genaue physiologische Funktion von PfCRT unbekannt, doch ist der Transporter auch für das Überleben des Malariaparasiten wichtig. Neueste Untersuchungen belegen, dass PfCRT den Transport von Peptiden aus dem Lumen der Verdauungsvakuole des Parasiten in das Zytosol ermöglicht und auf diese Weise zur Aminosäureversorgung des Parasiten und zur Verminderung von osmotischem Stress beiträgt. Die K76T-Mutation liegt im Kontaktbereich von PfCRT und der Nahrungsvakuole, einem Bereich, der vermutlich in die Substratselektivität von PfCRT involviert ist. Indem man Wildtyp- und Resistenzformen von PfCRT auf der Oberfläche von *Xenopus-leavis*-Oozyten exprimierte, konnte man nachweisen, dass die Chloroquin-Resistenz bei der K76T-PfCRT-Mutante durch den Ausstrom der protonierten Form von Chloroquin aus der Vakuole gegen einen Konzentrationsgradienten hervorgerufen wird, vermutlich im Symport mit H^+. Im Wildtyp verhindert das basische, kationische Lysin aufgrund der elektrostatischen Abstoßung eine Interaktion des in der sauren Nahrungsvakuole (pH 5,2) überwiegend dikationisch vorliegenden Chloroquins mit der

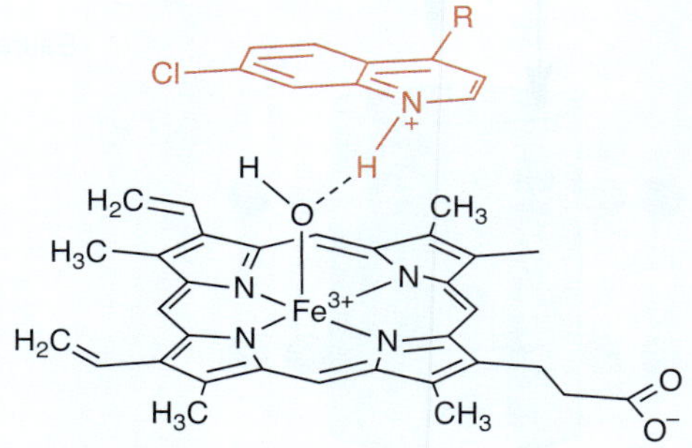

Abb. 12.214 Hydroxido-Ferriprotoporphyrin IX (Hämatin, HO-Fe(III)PPIX) und postulierter H-Brückenkontakt mit Chloroquin

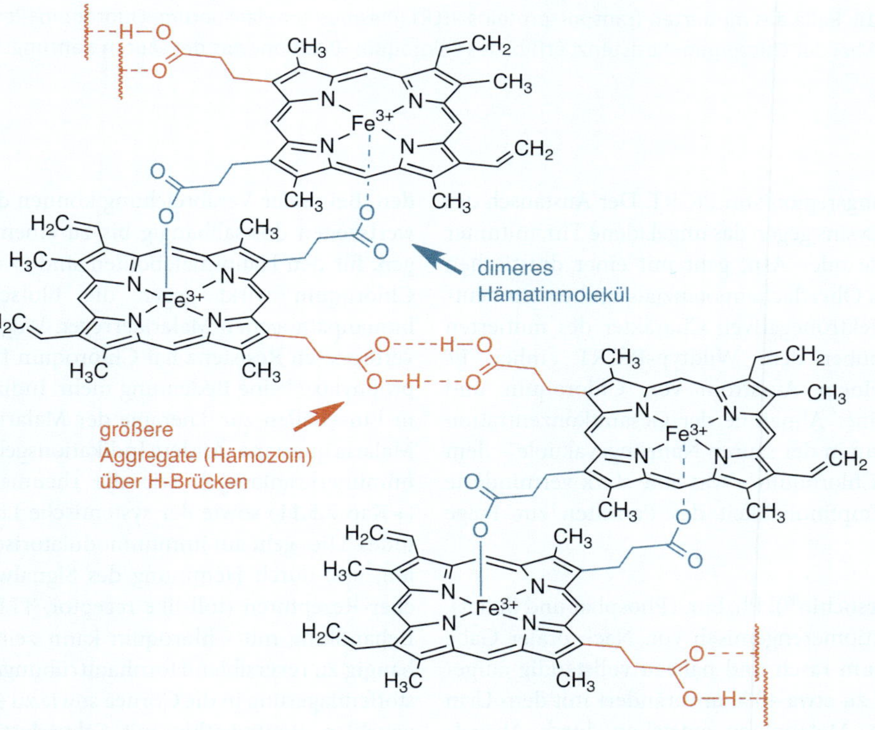

Abb. 12.215 Hämatindimere und Ausschnitt aus der Struktur von Hämozoin

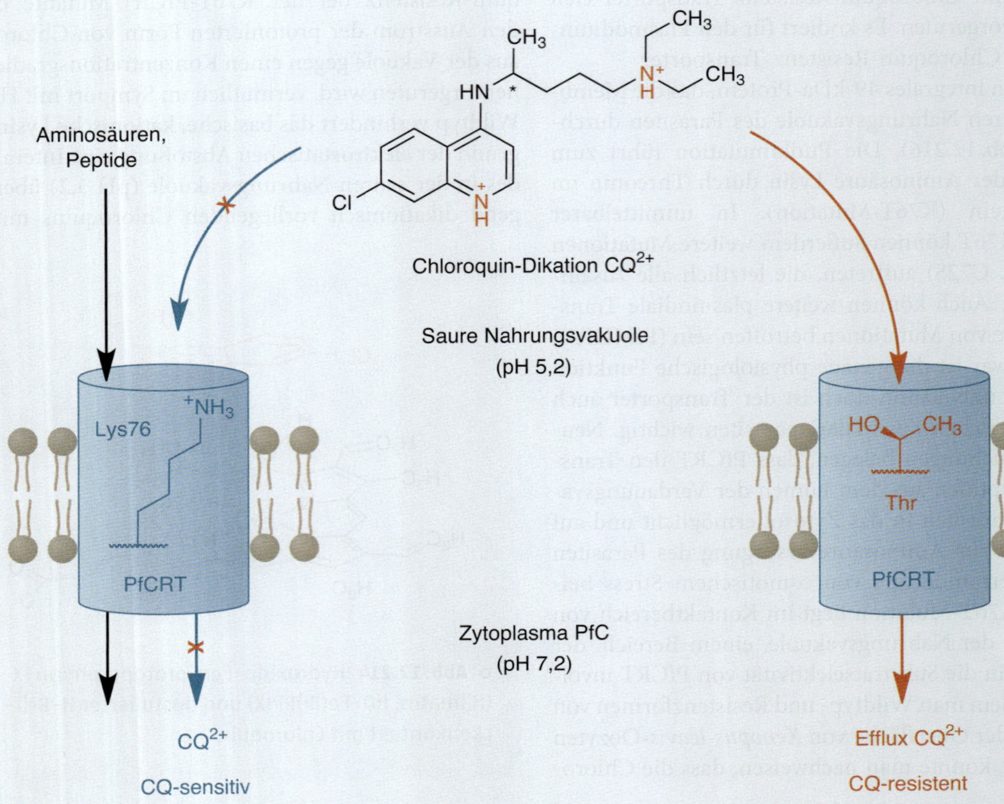

Abb. 12.216 Rolle des mutierten Transportproteins PfCRT (Plasmodium-falciparum-Chloroquin-Resistenz-Transporter) bei der Chloroquin-Resistenz: Efflux des Chloroquin-Dikations aus der sauren Nahrungsvakuole des Parasiten

Substratbindungsregion von PfCRT. Der Austausch des kationischen Lysins gegen das ungeladene Thr, mitunter auch gegen Ile oder Asn, geht mit einer drastischen Änderung des Oberflächenpotenzials und einem deutlich stärker elektronegativen Charakter des mutierten PfCRT gegenüber dem Wildtyp-PfCRT einher. Es kommt zu einem Ausstrom von Chloroquin und dadurch zu einer Abnahme der Gesamtkonzentration von Chloroquin in der sauren Nahrungsvakuole – dem Wirkort von Chloroquin – was eine stark verminderte Chloroquin-Empfindlichkeit des Parasiten zur Folge hat.

Chloroquin (Resochin®), Ph. Eur. (Phosphat und Sulfat), liegt als Enantiomerengemisch vor. Nach oraler Gabe wird Chloroquin rasch und nahezu vollständig aufgenommen und zu etwa 40 % unverändert mit dem Urin ausgeschieden. Metaboliten entstehen durch Abspaltung einer oder beider endständigen Ethylgruppen. Hauptmetabolit ist Desethylchloroquin. Auch 4-Amino-7-chlorchinolin und *N*-Oxide werden gefunden. Bei oraler Verabreichung können die Plasmahalbwertszeiten dosisabhängig bis zu einem Monat betragen, für den Hauptmetaboliten sind es etwa 2 Monate. Chloroquin wirkt gegen die Blutschizonten aller humanpathogenen Malariaerreger. Wegen der weltweit verbreiteten Resistenz hat Chloroquin für die Malariaprophylaxe keine Bedeutung mehr. Indiziert ist es noch in Einzelfällen zur Therapie der Malaria tertiana oder Malaria quartana. Andere Indikationsgebiete sind Autoimmunerkrankungen wie die rheumatoide Arthritis (▸ Kap. 7.5.11) sowie der systemische Lupus erythematodes. Dies geht auf immunmodulatorische Eigenschaften, u. a. durch Hemmung des Signalwegs Toll-ähnlicher Rezeptoren (toll-like receptor, TLR), zurück. Die Behandlung mit Chloroquin kann zeit- und dosisabhängig zu reversiblen Hornhauttrübungen durch Wirkstoffeinlagerung in die Cornea sowie zu einer meist irreversiblen Retinopathie mit Sehverlust führen. Ende 2019 wurde der Vertrieb von Chloroquinphosphat (Resochin®) aufgrund abnehmender Bedeutung und Qualitätsproblemen durch den Hersteller Bayer einge-

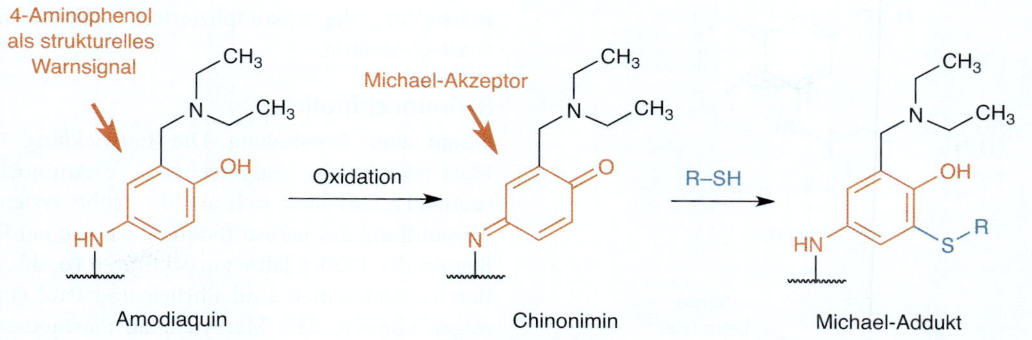

Abb. 12.217 Bildung eines Chinonimins als Michael-Akzeptor am Beispiel von Amodiaquin und nukleophile Addition von Bionukleophilen. R: Protein

stellt. Im Zuge der Ende 2019 aufgetretenen, durch das SARS-CoV-2-Virus (*severe acute respiratory syndrome coronavirus 2)* ausgelösten neuartigen Lungenkrankheit Covid-19, hatte man damit begonnen, die Eignung von Chloroquinphosphat und Hydroxychloroquinsulfat zur Besserung des Krankheitsverlaufs zu prüfen. Eine Wirksamkeit der Substanzen konnte jedoch nicht belegt werden.

Hydroxychloroquin (Quensyl®), Ph. Eur. (Sulfat), kann wie Chloroquin in Einzelfällen zur Behandlung der unkomplizierten Malaria tertiana oder Malaria quartana eingesetzt werden. Es ist kein Metabolit von Chloroquin. Gegen Chloroquin-resistente Stämme von *P. falciparum* ist es nicht wirksam. Hydroxychloroquin wird wie Chloroquin in der Basistherapie von Autoimmunerkrankungen wie der rheumatoiden Arthritis und des Lupus erythematodes verwendet. Wesentliche Unterschiede zum Chloroquin existieren nicht, wobei die ophthalmologischen Nebenwirkungen bei Hydroxychloroquin etwas geringer ausgeprägt sein sollen.

Piperaquin ist ein oral wirksames Bis-4-aminochinolin, das unabhängig voneinander in China und Frankreich Anfang der 1960er Jahre als Ersatz für das mit Resistenzen belegte Chloroquin entwickelt wurde. Es wird in der Kombination mit Dihydroartemisinin (Eurartesim®) zur Therapie der unkomplizierten Malaria tropica verwendet. Piperaquin ist eine basische Verbindung (pK_{S1} = 5,4, pK_{S2} = 5,7, pK_{S3} = 6,2, pK_{S4} = 6,9), die in Wasser kaum löslich ist, aber eine hohe Lipidlöslichkeit aufweist. Verwendet wird das wasserlösliche Tetraphosphat. Die Eliminationshalbwertszeit von Piperaquin beträgt etwa 22 Tage. Wie Chloroquin akkumuliert Piperaquin in der Nahrungsvakuole des Parasiten und hemmt die Umwandlung von Häm in Hämozoin. Die sperrige Bischinolin-Struktur trägt zur Hemmung von Efflux-Transportern und zur Aktivität gegenüber Chloroquin-resistenten Plasmodien bei.

Amodiaquin wurde bereits in den 1940er Jahren ausgehend von malariawirksamen, basischen Kresolderivaten entwickelt. Es ist ähnlich potent wie Chloroquin und wirkt teilweise auch gegen Chloroquin-resistente Plasmodien, was möglicherweise mit einer sterischen Hinderung von Efflux-Transportern zusammenhängt. Vom Chloroquin unterscheidet sich Amodiaquin durch die 4-Hydroxyanilin-Struktur der Seitenkette. In der Fixkombination mit **Artesunat** zählt es zu den essenziellen Arzneistoffen der WHO (in Camoquin plus®). Als Monopräparat (Camoquin®) wurde Amodiaquin in Deutschland und vielen anderen Ländern wegen schwerer Nebenwirkungen aus dem Handel genommen. Sowohl Amodiaquin als auch das strukturverwandte Pyronaridin weisen **4-Aminophenolstrukturen** als metabolische Vorstufen von Chinoniminen auf (▸ Kap. 3.2.1). Es sind Michael-Akzeptoren und damit liegt ein strukturelles Warnsignal vor, da sie mit Bionukleophilen, beispielsweise SH-Gruppen, reagieren können (○ Abb. 12.217). Wegen des damit verknüpften hepatotoxischen Potenzials sollte die Anwendung der Kombinationspräparate nur kurzzeitig erfolgen.

Pyronaridin wurde in den 1970er Jahren in China entwickelt und dort auch intensiv eingesetzt. Das als azaanaloges Acridin aufzufassende Benzonaphthyridin enthält die 4-Aminochinolin-Partialstruktur und weist auf die strukturelle Verwandtschaft zum Mepacrin hin, einem frühen malariawirksamen 9-Aminoacridinderivat. Die Seitenkette ähnelt der des Amodiaquins. Beide Substanzen besitzen **Mannich-Base**-Partialstrukturen als charakteristische Strukturelemente. Pyronaridin ist hochwirksam gegen *P. falciparum* einschließlich einiger schwach resistenten Formen. Die fixe Kombination von Pyronaridin mit **Artesunat** (in Pyramax®) wurde 2015 von der europäischen Arzneimittelbehörde zur Zulas-

o Abb. 12.218 8-Aminochinoline

o Abb. 12.219 Entwicklung der 8-Aminochinoline

sung außerhalb der EU empfohlen. Sie dient zur Behandlung der unkomplizierten *P.-falciparum-* oder *P.-vivax*-Malaria.

8-Aminochinoline

Design und Entwicklung. Die Entwicklung der zur Malariatherapie eingesetzten 8-Aminochinoline (o Abb. 12.218) lässt sich auf die frühe systematische Abwandlung des Farbstoffs Methylenblau bei Bayer zu Beginn der 1920er Jahre zurückführen (o Abb. 12.219). Bereits 1891 hatten Paul Ehrlich und Paul Guttmann zeigen können, dass Methylenblau Plasmodien spezifisch anfärbt und bei Malaria wirksam ist. Als alternativen heterozyklischen Grundkörper prüfte man u. a. das aus dem Chinin bekannte Chinolin. **Pamaquin** (Plasmochin®, o Abb. 12.219) wurde 1927 in den Handel gebracht und war das erste rational entwickelte Malariamedikament überhaupt. Eine 6-Methoxygruppe sowie ein sekundäres Alkylamin in der Seitenkette an C-8, versehen mit einem endständigen Amin, erwiesen sich zunächst als optimal. Seit den 1950er Jahren ersetzte man es durch das Analogon **Primaquin**, o Abb. 12.218, dessen Seitenkette anstelle der endständigen *N,N*-Diethylaminogruppe eine primäre Aminogruppe aufweist. Primaquin stellte sich als weniger toxisch und besser wirksam heraus.

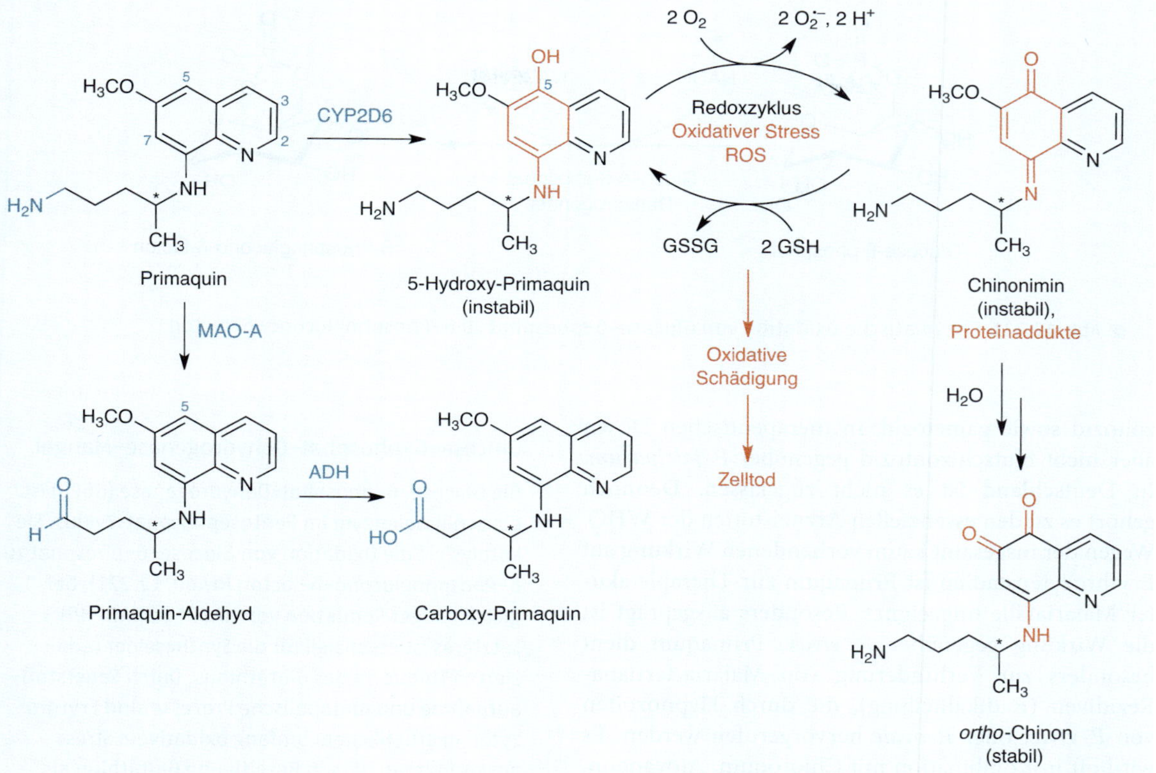

o Abb. 12.220 Metabolische Aktivierung von Primaquin nach 5-Hydroxylierung sowie metabolische Desaminierung der Seitenkette durch die Monoaminoxidase-A (MAO-A). ROS: reaktive Sauerstoffspezies, ADH: Alkoholdehydrogenase, GSH: Glutathion

Struktur und Eigenschaften. Die pK_S-Werte des Primaquins betragen 10,4 (primäres Amin), 3,2 (N-Atom im Chinolinring) sowie < –1 (sek. N-Atom). Die freie Base ist licht- und luftempfindlich.

Struktur-Wirkungs-Beziehungen. Alkylierung oder Acylierung des sekundären Amins führen zum Wirkungsverlust, ebenso der Austausch der metabolisch aktivierenden 6-Methoxygruppe gegen andere Alkoxy- oder Alkylgruppen. Von daher muss eine relativ kurze Halbwertszeit in Kauf genommen werden. Ebenfalls wirksam sind aber 6-Hydroxy-Verbindungen. Der Abstand der beiden N-Atome in der Seitenkette darf maximal 5 C-Atome betragen.

Wirkungsmechanismus. Der Wirkungsmechanismus von Primaquin ist nicht vollständig bekannt. Anders als Chloroquin bindet es nicht an Protoporphyrin IX. Primaquin interagiert über die Bildung reaktiver Sauerstoffspezies mit der Elektronentransportkette von *Plasmodium*. Metabolisch unverändertes Primaquin ist dagegen nahezu unwirksam. Erst nach metabolischer Aktivierung in der Phase I wird es gegen Gewebeschizonten wirksam. Primaquin wird vorwiegend durch CYP2D6 an den Ringpositionen 2, 3, 4, 5 oder 7 hydroxyliert. Auch einige di- und trihydroxylierte Metaboliten sind bekannt. Insbesondere das wenig stabile **5-Hydroxyprimaquin** kann im Rahmen eines Redoxzyklus zu einem ebenfalls instabilen und als Michael-Akzeptor fungierenden Chinonimin oxidiert werden. In Gegenwart von Wasser erfolgt daraus die Bildung eines *ortho*-Chinons (o Abb. 12.220).

12

Biotransformation. Neben der Metabolisierung und Aktivierung durch CYP2D6 führt die Metabolisierung durch MAO-A zum Primaquinaldehyd, der durch die Alkoholdehydrogenase zur aktiven Carbonsäure als Hauptmetabolit oxidiert werden kann (o Abb. 12.220). Deren Malariawirksamkeit ist schwächer als die der Muttersubstanz.

Primaquin (Primaquine A-PQ®), Ph. Eur. (Bisdihydrogenphosphat), wird als Racemat eingesetzt. Es wirkt bei allen Malariaerregern gewebeschizontozid, hypno-

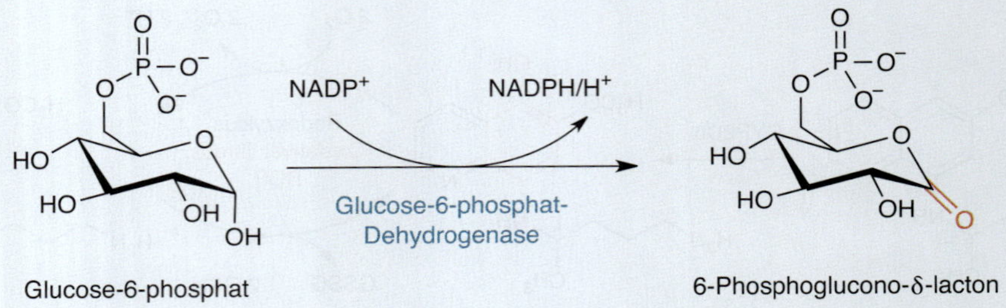

Abb. 12.221 Enzymatische Oxidation von Glucose-6-phosphat zu 6-Phosphoglucono-δ-lacton

zoitozid sowie gametozid, in therapeutischen Dosen aber nicht blutschizontozid gegenüber *P. falciparum*. In Deutschland ist es nicht zugelassen. Dennoch gehört es zu den essenziellen Arzneistoffen der WHO. Wegen der insgesamt kaum vorhandenen Wirkung auf Erythrozytenstadien ist Primaquin zur Therapie akuter Malariafälle ungeeignet. Besonders ausgeprägt ist die Wirkung gegenüber *P. vivax*. Primaquin dient besonders zur Verhinderung von Malaria-tertiana-Rezidiven (Radikalheilung), die durch Hypnozoiten von *P. vivax* oder *P. ovale* hervorgerufen werden. Es wird oft in Kombination mit Chloroquin, Atovaquon, Proguanil oder Mefloquin verwendet. Primaquin wird nach oraler Gabe rasch und vollständig resorbiert. Da die Eliminationshalbwertszeit nur 4–7 h beträgt, muss Primaquin täglich verabreicht werden. Die Elimination erfolgt hepatisch. Die bedeutendste Nebenwirkung von Primaquin ist eine potenzielle Methämoglobinbildung (▸ Kap. 3.3.1) und im schlimmsten Fall eine lebensbedrohliche Hämolyse bei Personen mit Glucose-6-phosphat-Dehydrogenase-Mangel. Dieser genetische Polymorphismus tritt gehäuft bei Bewohnern Afrikas und Asiens auf. Vor der Einnahme von Primaquin muss daher ein Glucose-6-phosphat-Dehydrogenase-Mangel ausgeschlossen werden.

Tafenoquin (Krintafel®) kann als Weiterentwicklung von Primaquin angesehen werden. Es wirkt gegen Gewebs- und Blutschizonten und ist zur Prophylaxe aller Malariaformen sowie zur Rezidivtherapie geeignet. Tafenoquin wurde von der FDA Mitte 2018 zugelassen. Verwendet wird das Succinat. Tafenoquin ist aufgrund des Trifluormethoxy-Substituenten in der 5-Position ausgesprochen lipophil und weist gegenüber Primaquin eine sehr lange Plasmahalbwertszeit auf (14 Tage versus 6 h). Somit kann die zweiwöchige tägliche Primaquin-Behandlung durch eine Einmalgabe von Tafenoquin ersetzt werden. Zwar ist die blutschizontozide Wirkung von Tafenoquin gegenüber Primaquin etwas stärker, die Wirkung tritt aber nur langsam ein. Bei Personen mit Glucose-6-phosphat-Dehydrogenase-Mangel besteht wie bei Primaquin Hämolysegefahr.

Glucose-6-phosphat-Dehydrogenase-Mangel

Die Glucose-6-phosphat-Dehydrogenase (G6PD) ist ein Schlüsselenzym im Pentosephosphat-Zyklus. Sie katalysiert die Oxidation von Glucose-6-phosphat zu 6-Phosphoglucono-δ-lacton (Abb. 12.221), bei gleichzeitiger Reduktion von NADP$^+$ zu NADPH/H$^+$. Letzteres ist essenziell für die Synthese der reduzierten Thiolform des Glutathions. Durch Sauerstoffaufnahme und metabolische Prozesse sind Erythrozyten in erheblichem Umfang oxidativem Stress ausgesetzt, an dessen Beseitigung Glutathion als Redoxpuffer und Hauptkomponente des reduktiven Pools wesentlich beteiligt ist. Dementsprechend beträgt das Verhältnis von Glutathion zu Glutathiondisulfid im Erythrozyten ca. 100:1. Da Erythrozyten aufgrund fehlender Mitochondrien NADPH/H$^+$ nur über den Pentosephosphatweg gewinnen können, werden sie bei einem erblichen G6PD-Mangel (Favismus, Fava-Bohnen-Krankheit) oxidativ geschädigt. Typisch für Favismus sind eine Gelbfärbung der Haut, Fieber, Erbrechen, Übelkeit und Erschöpfung. Eine Anämie kann die Folge sein. Weltweit weisen mehr als 400 Millionen Menschen einen G6PD-Mangel auf, mehrheitlich in den Malariagebieten.

Arylaminoalkohole

Entdeckung. Chinin, ein Alkaloid aus der Rinde des in den Anden beheimateten Roten Chinarindenbaumes (*Cinchona pubescens*), war lange Zeit der einzige Malariawirkstoff. Es gehört zu den *Cinchona*- oder China-Alkaloiden. China ist nicht das Herkunftsland, der Name leitet sich von einem Quechua-Wort (*quinaquina* = Rinde der Rinden) der Inkas ab. Nachdem die Malaria vermutlich erst im 16. Jh. in Südamerika eingeschleppt worden war, gelangten Berichte zur fiebersenkenden Wirkung der Chinarinde bei Malaria auch nach Europa. Während der deutsche Apotheker und Arzt

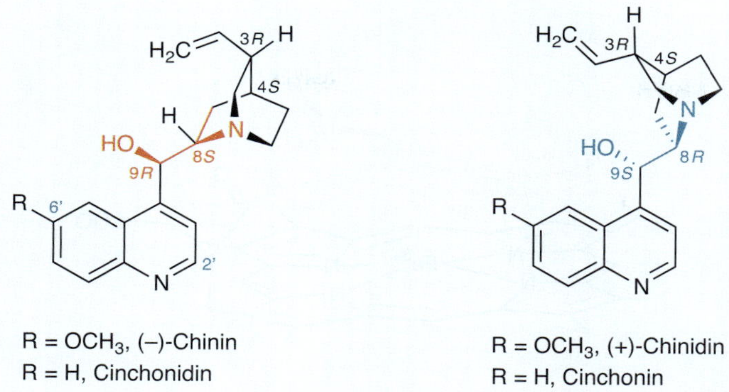

Abb. 12.222 Chinin und verwandte Alkaloide

Ferdinand Runge 1819 daraus vermutlich noch ein Alkaloidgemisch isoliert hatte, gelang den Apothekern Pierre-Joseph Pelletier und Joseph Bienaimé Caventou 1820 die erstmalige Isolierung der beiden Alkaloide Chinin und Cinchonin aus der Rinde von *Cinchona pubescens*. Um den zunehmenden Bedarf an Chinin zu decken, wurde der *Cinchona*-Baum seit Mitte des 19. Jh. auf Plantagen angebaut. Bis heute erfolgt die Chiningewinnung durch Rindenextraktion. Die Struktur des Chinins wurde 1944 von Robert B. Woodward und William von Eggers Doering durch Totalsynthese bestätigt. Diese geht aus von 7-Hydroxyisochinolin und basiert auf fundamentalen Arbeiten von Paul Rabe und Karl Kindler. Hinsichtlich der relativen Wirksamkeit gegenüber humanpathogenen Malariaerregern erwies sich Chinin als der aktivste Vertreter der Cinchona-Alkaloide (Abb. 12.222).

Struktur und Eigenschaften. Chinin ist eine weiße, wasserunlösliche, kristalline Substanz mit stark bitterem Geschmack. Aus diesem Grund wird Chinin als Komponente alkoholfreier Erfrischungsgetränke (Tonic Water, Bitter Lemon) verwendet. Als Strukturelemente treten in Chinin ein methoxysubstituiertes Chinolin sowie ein vinylsubstituiertes Chinuclidin (1-Azabicyclo[2.2.2]octan) auf. Sie sind durch eine Hydroxymethylenbrücke miteinander verknüpft. Chinin kommt in der Natur enantiomerenrein vor und weist 4 asymmetrisch substituierte C-Atome an C-3, C-4, C-8 und C-9 auf. Ebenfalls ein chirales Zentrum findet sich am N-1-Atom im Chinuclidingerüst (abs. Konfiguration 1*S*), wobei eine Inversion wegen der starren Fixierung aber nicht möglich ist. Ein **Diastereomer** des Chinins ist das 8*R*,9*S*-konfigurierte **Chinidin**. Stereochemisch entspricht es dem **Cinchonin**, dem aber die Methoxygruppe im Chinolinkern fehlt (Abb. 12.222). Die gleiche Stereochemie wie das Chinin weist das **Cinchonidin** auf. Auch diesem fehlt die Methoxygruppe im Chinolingerüst. Der pK_S-Wert des Chinolin-Stickstoffs wird mit 4,3 angegeben, stärker basisch ist der aliphatische Amin-Stickstoff des Chinuclidins ($pK_S = 8{,}6$).

Wirkungsmechanismus. Die Arylaminoalkohole Chinin, Chinidin, Mefloquin und Lumefantrin blockieren die parasitäre Hämoglobinverwertung und sind potente Blutschizontozide. Chinin und Chinidin verhindern wie Chloroquin die Bildung von Hämozoin. Anders als Chloroquin koordiniert Chinin jedoch über die benzylische sekundäre Alkoholfunktion an das Fe(III)-Ion im Ferriprotoporphyrin IX, der Chinolinring überlagert dabei mit einem Pyrrolring des Porphyrins (Abb. 12.223). Weiterhin existiert eine intramolekulare H-Brücke zwischen der Propionat-Seitenkette von Fe(III)PPIX und dem protoniert vorliegenden Chinuclidin-N-Atom. Durch die axiale, dauerhafte koordinative Bindung zum Fe(III)-Ion wird die Bildung von Hämozoin und damit der parasitäre Entgiftungsprozess unterbunden. Chinin gilt zudem als allgemeines Protoplasmagift, da es zahlreiche Enzymsysteme inhibiert und insbesondere den Kohlenhydrat-Stoffwechsel beeinträchtigt.

Biotransformation. Chinin wird CYP3A4-vermittelt in den primären Metaboliten 3*S*-Hydroxychinin umgewandelt. Die 6'-Methoxygruppe begünstigt die Ringhydroxylierung. Als weitere Metaboliten treten 2'-Hydroxychinin und Chinin-*N*-Oxid sowie diastereomere Diole als Oxidationsprodukte der Vinylseitenkette auf.

Analytische Aspekte. In der Monographie Chininsulfat, Ph. Eur., kommen auf ein Sulfat-Anion 2 Chinidin-Kationen, die an den Chinuclidin-N-Atomen protoniert vorliegen. Zur Gehaltsbestimmung wird mit $HClO_4$ in $CHCl_3$ und Acetanhydrid titriert. Erfasst werden dabei

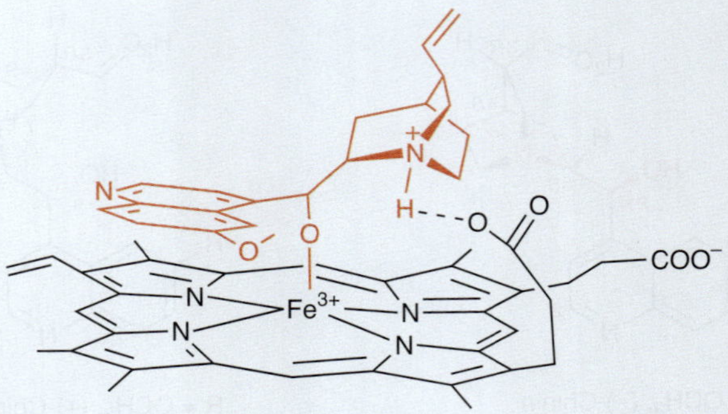

o Abb. 12.223 Koordinative Bindung von Chinin an Eisen(III) im Ferriprotoporphyrin IX

die beiden Chinolin-N-Atome, zudem wird das Sulfat- zum Hydrogensulfat-Ion protoniert.

Chinin, Ph. Eur. (Sulfat, Hydrochlorid), wirkt als potentes Blutschizontozid gegen die erythrozytären Stadien von Plasmodium und wird zur Therapie der komplizierten, lebensbedrohlichen M. tropica eingesetzt, wenn z. B. bei schwerer Allergie auf Artemisinine die Gabe von Artesunat nicht möglich ist. Die WHO empfiehlt es in Kombination mit Clindamycin als Erstlinientherapie bei unkomplizierter Malaria im ersten Trimenon der Schwangerschaft. Resistenzen entwickeln sich vergleichsweise selten. In Notfällen wird Chininhydrochlorid intravenös verabreicht, danach Chininsulfat oral gegeben. Zur notfallmäßigen Selbstbehandlung wird es nur in absoluten Ausnahmefällen eingesetzt. Chinin kann dosisunabhängig zu schweren Blutbildveränderungen, insbesondere Thrombozytopenien führen. Auch QT-Verlängerungen und potenziell tödlich verlaufende Herzrhythmusstörungen (Torsades des pointes) können durch Chinin hervorgerufen werden. Als weitere Komplikation kann es zu einer massiven intravasalen Hämolyse und Hämoglobinurie kommen (Schwarzwasserfieber), was vermutlich mit einem G6PD-Mangel (s. o.) zusammenhängt. Bei chronischer Anwendung von Chinin können außerdem Symptome auftreten, die man zusammenfassend als Cinchonismus bezeichnet. Dazu gehören Tinnitus, Hörverlust, Schwindel, Sehstörungen sowie zentralnervöse Störungen. Wegen seiner peripher muskelrelaxierenden Wirkung ist Chininsulfat in einer niedrigeren Dosierung auch zur Prophylaxe und Therapie nächtlicher Wadenkrämpfe zugelassen (Limptar N®). Darüber hinaus wurden für Chinin fiebersenkende, schmerzstillende sowie lokal betäubende Wirkungen beschrieben. Nach oraler Gabe wird Chinin rasch resorbiert, die Bioverfügbarkeit beträgt 76–88 %. Die Halbwertszeit liegt bei 8–12 h.

Die **Arylaminoalkohole** Mefloquin und Lumefantrin (o Abb. 12.224) sind Blutschizontozide und können als strukturell vereinfachte Chininanaloga angesehen werden. Sie weisen ein lipophiles Aryl- oder Heteroarylsystem auf, daneben eine sekundäre Alkoholfunktion sowie ein sekundäres oder tertiäres Amin. Sie interferieren vermutlich ebenfalls mit der Hämozoinbildung. Das früher verwendete Halofantrin (▸ Kap. 3.5.1) ist ein potenter hERG-Inhibitor und in Europa wegen der damit assoziierten kardiotoxischen Nebenwirkungen nicht mehr im Handel.

Mefloquin (Lariam®), Ph. Eur. (Hydrochlorid), ähnelt strukturell dem Chinin und tötet lediglich Blutschizonten ab. Der Chinuclidinring ist gegen einen Piperidinring ersetzt und der Chinolinring weist ein verändertes Substitutionsmuster auf. Mefloquin ist aufgrund seiner beiden Trifluormethylgruppen sehr lipophil. Von den möglichen 4 Stereoisomeren ist das in einer *erythro*-Anordnung vorliegende Enantiomerenpaar mit der Konfiguration 1*R*,2*S*/1*S*,2*R* offizinell. Die pK_S-Werte werden mit 8,6 (Piperidin-N-Atom) sowie 3,9 (Chinolin-N-Atom, Elektronenzug der CF_3-Gruppen) angegeben. Die Trifluormethylgruppen desaktivieren hier den Heterozyklus für eine oxidative Biotransformation, während Chinin eine aktivierende Methoxygruppe aufweist. Mefloquin wird bei oraler Gabe gut resorbiert, die orale Bioverfügbarkeit liegt bei 85 %. Die Ausscheidung erfolgt hauptsächlich mit den Fäzes, die terminale Halbwertszeit beträgt 20 Tage. Mefloquin kann in Gegenden mit hohem Malariarisiko und Auftreten Mefloquin-sensitiver Arten prophylaktisch und zur Therapie eingesetzt werden. Aufgrund ausgeprägter zentralnervöser Nebenwirkungen, wie Angstzustände, Depressionen und paranoider Reaktionen, wird die Anwendung von Mefloquin nicht mehr empfohlen. In vielen Ländern der EU ist Mefloquin verfügbar, in Deutschland wurde auf die Zulassung seitens des Herstellers 2016 verzichtet.

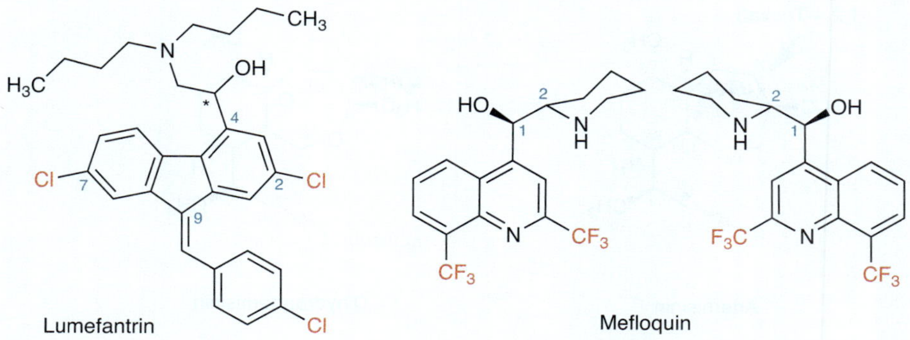

o Abb. 12.224 Synthetische Malariawirkstoffe vom Arylaminoalkohol-Typ

Lumefantrin wurde in China als synthetischer Malaria-Wirkstoff entdeckt. Es ist ein 2,7-Dichlor-substituiertes Fluorenderivat, das in der 9-Position *Z*-konfiguriert ist und als Racemat vorliegt. In Position 4 befindet sich eine Dibutylamino-substituierte Hydroxyethyl-Gruppe, in Position 9 ein 4-Chlorbenzyliden-Substituent. Mit einem log-P-Wert von 9,2 ist Lumefantrin äußerst lipophil. Der pK_S-Wert der protonierten Aminofunktion beträgt 8,7. Strukturell ähnelt Lumefantrin dem früher verwendeten Halofantrin, reicht aber nicht ganz an dessen Wirkstärke heran. Beide Enantiomere sind gleichermaßen aktiv. Die Biotransformation durch CYP3A4 führt zu Debutyl-Lumefantrin, das in vitro 5–8-fach wirksamer ist. Lumefantrin wird ausschließlich als Kombipräparat eingesetzt. In der fixen Kombination mit Artemether (in Riamet®) dient es zur oralen Behandlung von unkomplizierten Infektionen durch *P. falciparum* sowie zur notfallmäßigen Selbstbehandlung. Zur Malariaprophylaxe ist die Kombination aufgrund der kurzen Halbwertszeit nicht geeignet. Die Resorption von Lumefantrin erfolgt am besten mit fettreicher Nahrung. Die Plasmahalbwertszeit beträgt etwa 3–6 Tage, die Ausscheidung erfolgt in den Fäzes. Trotz ähnlicher Struktur hemmt Lumefantrin hERG-Kanäle wesentlich schwächer als Halofantrin.

Artemisinine

Entdeckung. **Artemisinin** kommt im Kraut von *Artemisia annua*, dem Einjährigen Beifuß, vor. Die Staude wird seit etwa 2000 Jahren in der traditionellen Medizin Chinas als Fieber- und Malariamittel verwendet. Nachdem man während des Vietnamkrieges Tausende alte chinesische Handschriften auf der Suche nach effektiven Malariamitteln studiert hatte, stieß man in einer Aufzeichnung aus dem Jahr 340 n. Chr. auf das Beifußgewächs *Artemisia annua*, aus dem 1973 der Wirkstoff Artemisinin (= Quinghaosu) in kristalliner Form als Malariatherapeutikum gewonnen werden konnte (Tu Youyou, Nobelpreis für Medizin, 2015). Die absolute Konfiguration wurde 1979 beschrieben.

Struktur und Eigenschaften. Artemisinin, ein Sesquiterpenlacton, und seine Analoga weisen einen charakteristischen **1,2,4-Trioxan-Ring** auf. Dabei bilden die O-Atome 1 und 2 eine Endoperoxid-Struktur (o Abb. 12.225), das verbleibende O-Atom kann dagegen als Teil einer Ketalstruktur aufgefasst werden. Die Endoperoxid-Struktur ist für die biologische Wirkung essenziell. Nicht essenziell ist dagegen der δ-Lactonring. Insgesamt liegt ein trizyklisches Ringgerüst vor, das ein Octahydro-Pyrano-Benzodioxepin-System mit einer Epoxy-Brücke darstellt. Artemisinin besitzt 7 Asymmetriezentren mit der absoluten Konfiguration 3*R*,5a*S*,6*R*,8a*S*,9*R*,12*S*,12a*R*.

Artemisinin ist in den meisten aprotischen Lösemitteln löslich, kaum dagegen in Wasser oder unpolaren Lösemitteln. Es ist säure- und basenlabil, im neutralen pH-Milieu ist es weitgehend stabil. Strukturelle Veränderungen des Moleküls ausgehend vom Dihydroartemisinin (o Abb. 12.225) unter Erhalt der Antimalariawirkung sind möglich, sofern man die Peroxidstruktur beibehält. Hydriert man die Carbonylgruppe des δ-Lactons, erhält man das stabilere und 10–100-fach wirksamere **Dihydroartemisinin**. Dieses ist aber kein primäres Metabolisierungsprodukt des Artemisinins, vielmehr ist Artemisinin selbst die primäre malariawirksame Spezies.

Wirkungsmechanismus. Artemisinine zeichnen sich durch einen raschen Wirkungseintritt und eine hohe Effizienz aus. Sie attackieren die erythrozytären Stadien von *Plasmodium* bereits zu einem sehr frühen Zeitpunkt. Zwar ist der Wirkungsmechanismus der Artemisinine nicht in allen Einzelheiten geklärt, doch ist die Endoperoxid-Struktur essenziell. Der Befall der Erythrozyten durch *Plasmodium* spp. geht mit einem

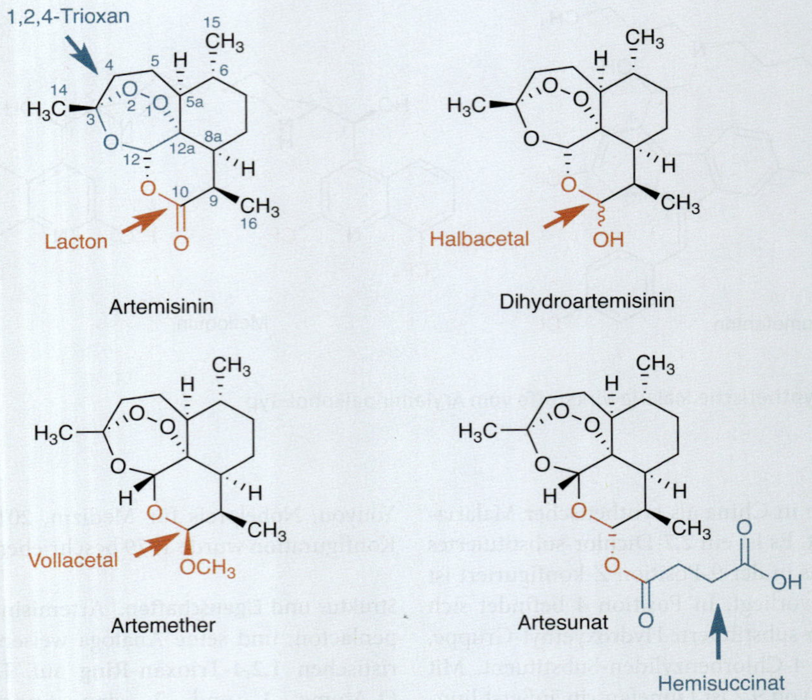

Abb. 12.225 Artemisinin und Derivate

Hämoglobinabbau nach Verlust der Proteinstruktur und einer Freisetzung von Fe^{2+}-haltigem Häm einher. Die Toxizität der Artemisinine gegenüber nichtbefallenen Erythrozyten ist nur gering, da die intakte Proteinstruktur das Hämeisen weitgehend abschirmt. Bereits früh postulierte man eine Fe(II)-abhängige Bioaktivierung der Artemisinine. Dabei wird ihre Endoperoxid-Struktur reduktiv gespalten, und über O-Radikale entstehen im weiteren Reaktionsverlauf primäre und sekundäre C-Radikale (Abb. 12.226). Bedingt durch die unsymmetrische Natur der Endoperoxid-Brücke kann Fe(II) an den O-Atomen 1 oder 2 angreifen und nach anschließendem Elektronentransfer eine reduktive Spaltung induzieren. Erfolgt der Elektronentransfer auf das O-1-Atom, wird dieses zur Oxidationsstufe –2 reduziert und koordiniert zunächst an das Häm-Eisen. O-2 verbleibt auf der Oxidationsstufe –1 und liegt als O-zentriertes Radikal vor. Unter Spaltung der C-3/C-4-Einfachbindung entsteht daraus ein primäres C-zentriertes Radikal. Da gleichzeitig der Ring geöffnet wird, bezeichnet man es als *seco*-C-4-Radikal. Alternativ ist eine durch die Lewis-Säure Fe(II) vermittelte ionische Bioaktivierung mit heterolytischer Spaltung des Endoperoxids und nachfolgender Fenton-Reaktion denkbar. Dabei verbleibt O-1 auf der Oxidationsstufe –1 und bildet anschließend ein sekundäres Radikal an C-4. In beiden Szenarien treten C-Radikale auf, die aufgrund ihrer Reaktivität zu Folgeprodukten führen. Eine Alkylierung verschiedener Parasitenproteine und auch des Häms durch die aus Artemisinin gebildeten primären C-Radikale konnte nachgewiesen werden.

Eine spezifische Hemmung der als molekulares Target diskutierten parasitären, membranständigen Ca^{2+}-ATPase (*Pf*ATP6) durch Artemisinin ist umstritten und gilt mittlerweile nicht mehr als unmittelbare Ursache der antiparasitären Wirkung oder Resistenzbildung. Es zeigte sich zudem, dass wichtige Parasitenproteine durch Dihydroartemisinin geschädigt werden, insbesondere das innerhalb der Eukaryoten weitgehend konservierte Ubiquitin-Proteasom-System (Abb. 12.227, nähere Erläuterung in ▸ Kap. 13.10). Demnach verursachen Artemisinine eine Akkumulation proteasomaler Substrate, wie falsch gefalteter oder beschädigter sowie polyubiquitinylierter Proteine. Dadurch lösen sie eine zelluläre Stressantwort aus, was in Verbindung mit einer Hemmung des proteasomalen Proteinabbaus wesentlich zum Zelltod der Parasiten beiträgt. So konnte auch für den Proteasom-Inhibitor Bortezomib Malariawirksamkeit gezeigt werden.

Dihydroartemisinin (Artenimol) entsteht durch Reduktion der Lactongruppe von Artemisinin zu einem zykli-

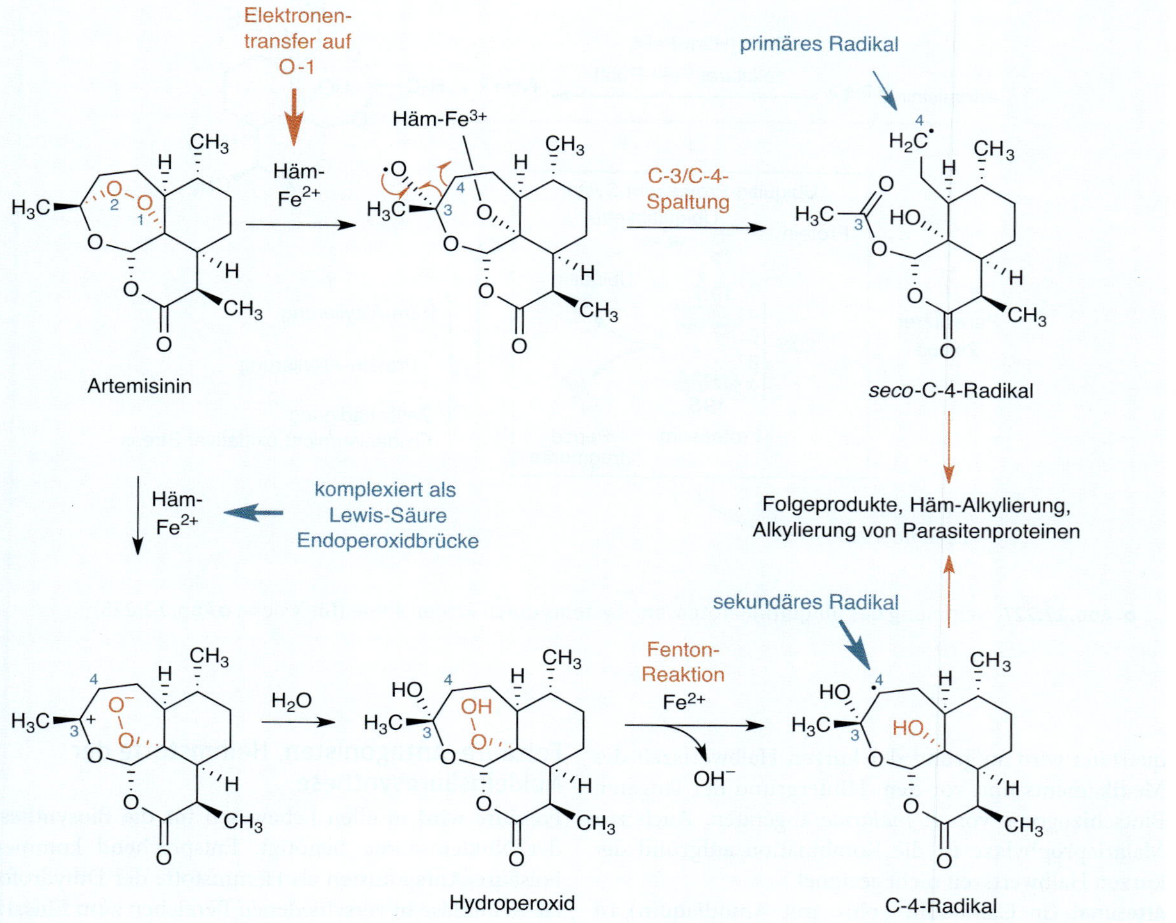

Elektronen-transfer auf O-1
Häm-Fe^{2+}
Häm-Fe^{3+}
C-3/C-4-Spaltung
primäres Radikal
Artemisinin
seco-C-4-Radikal
Folgeprodukte, Häm-Alkylierung, Alkylierung von Parasitenproteinen
Häm-Fe^{2+}
komplexiert als Lewis-Säure Endoperoxidbrücke
H_2O
Fenton-Reaktion Fe^{2+}
OH^-
sekundäres Radikal
Hydroperoxid
C-4-Radikal

Abb. 12.226 Vorschläge zur Aktivierung von Artemisinin durch Fe^{2+}-abhängige Bildung radikalischer Spezies

schen Halbacetal (Lactol). Es ist aber kein primäres Metabolisierungsprodukt des Artemisinins. In Kombination mit **Piperaquintetraphosphat** (Eurartesim®) gehört es zu den Medikamenten der ersten Wahl zur Therapie der unkomplizierten Malaria tropica. Die Kombination dient ebenfalls zur Therapie der Malaria tertiana und Malaria quartana. Zur Notfalltherapie ist sie wegen der QT-Zeit-Verlängerung durch Piperaquin und des bestehenden Arrhythmie-Risikos nicht geeignet. Nach oraler Gabe wird Dihydroartemisinin sehr schnell resorbiert. Die Biotransformation führt in erster Linie zum α-Dihydroartemisinin-β-Glucuronid. Die Eliminationshalbwertszeit beträgt 1 h.

Artemether (in Riamet®) ist ein semisynthetisches, von Artemisinin abgeleitetes Vollacetal und ein potentes Blutschizontozid. Von allen Antimalariamitteln wirkt Artemether am schnellsten und am potentesten. Gegenüber Artemisinin besitzt Artemether an C-10 ein zusätzliches, *S*-konfiguriertes Asymmetriezentrum. Man gewinnt Artemether durch Methylierung von Dihydroartemisinin. Unter strukturell-chemischen Gesichtspunkten ist die Methoxygruppe Teil eines Vollacetals und nicht eines Ethers, wie der Name vermuten lässt. Die Bioverfügbarkeit des Artemethers ist besser als die des Artemisinins. Humane Lebermikrosomen wandeln Artemether CYP3A4-vermittelt in den demethylierten Hauptmetaboliten **Dihydroartemisinin** um, zugleich die Wirkform. Die Substanz hat wie die anderen Artemisinine nur eine kurze Plasmahalbwertszeit von etwa 45 min. Da Artemether nur gegen Blutschizonten wirkt, ist es zur Malariaprophylaxe nicht geeignet. Artemether ist nahezu unlöslich in Wasser. Die fixe Kombination aus dem schnell, aber kurz wirkenden Artemether und dem lang wirkenden **Lumefantrin** im Milligram-Verhältnis 1:6 (Riamet®) wird zur oralen Behandlung der unkomplizierten Malaria tropica und Malaria tertiana sowie zur notfallmäßigen Selbstbehandlung verwendet. Von einer Therapie der Malaria

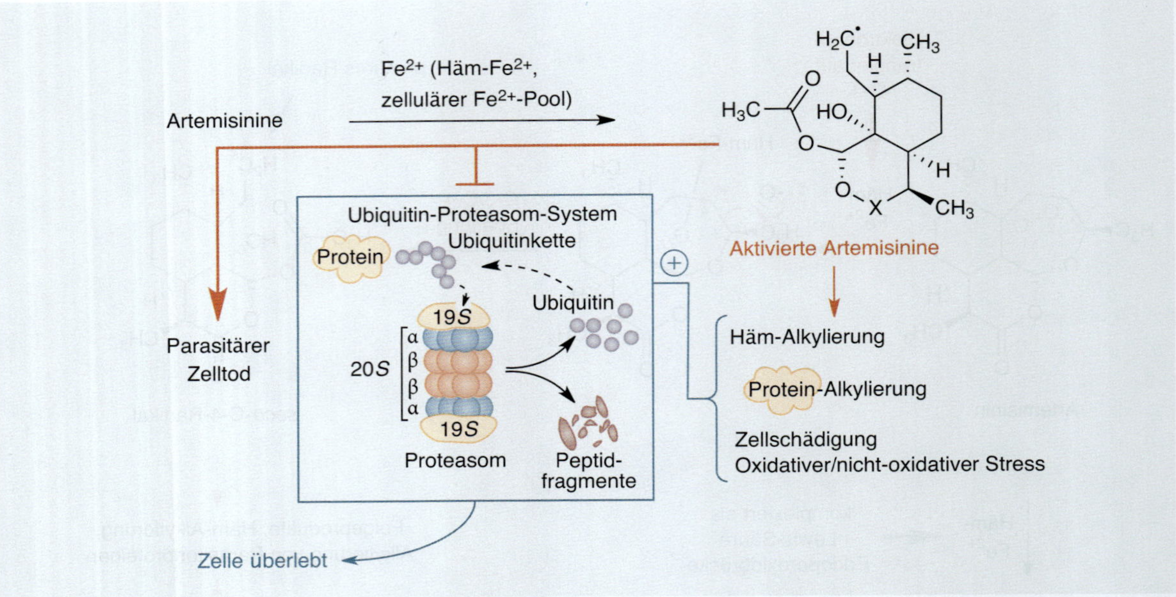

Abb. 12.227 Hemmung des Ubiquitin-Proteasom-Systems durch Artemisinine (für X siehe Abb. 12.225)

quartana wird aufgrund der kurzen Halbwertszeit des Medikaments und vor dem Hintergrund der längeren Blutschizogonie von *P. malariae* abgeraten. Auch zur Malariaprophylaxe ist die Kombination aufgrund der kurzen Halbwertszeit nicht geeignet.

Artesunat (in Camoquin® plus, mit Amodiaquin) ist aktuell in der EU nicht zugelassen, zählt aber in dieser Kombination zu den unentbehrlichen Arzneistoffen der WHO. Die fixe Kombination mit Pyronaridin (Pyramax®) wurde 2015 von der europäischen Arzneimittelbehörde zur Zulassung außerhalb der EU empfohlen. Zur Therapie der komplizierten Malaria tropica ist parenterales Artesunat Mittel der Wahl. Artesunat erhält man durch Veresterung der halbacetalischen Hydroxygruppe von Dihydroartemisinin, indem man mit Bernsteinsäureanhydrid umsetzt. Das Suffix „-sunat" ist abgeleitet von -succinat. Im Vergleich zu Artemether, das lipophiler ist als Dihydroartemisinin, ist Artesunat durch die freie Carboxylatgruppe hydrophiler und gut wasserlöslich. Daher kann es zur intravenösen Therapie eingesetzt werden. Innerhalb weniger Minuten nach Applikation wird das Ester-Prodrug vollständig zur Muttersubstanz Dihydroartemisinin hydrolysiert. Gegenüber Artemisinin ist es zwar besser bioverfügbar, besitzt aber ebenfalls nur eine sehr kurze Eliminationshalbwertszeit von weniger als 1 h.

Folsäure-Antagonisten, Hemmstoffe der Nukleinsäuresynthese

Folsäure wird in allen Lebewesen für die Biosynthese der Nukleinsäuren benötigt. Entsprechend kommen Folsäure-Antagonisten als Hemmstoffe der Dihydrofolat-Reduktase in verschiedenen Bereichen zum Einsatz, so in der Tumortherapie (z. B. Methotrexat), in der antibakteriellen Therapie (z. B. Trimethoprim) und mit Proguanil und Pyrimethamin (Abb. 12.228) auch in der antiprotozoischen Therapie.

Design und Entwicklung. Proguanil wurde 1945 synthetisiert, nachdem sich zuvor bereits Sulfonamide mit Pyrimidinring wie das Sulfadimidin als malariawirksam erwiesen hatten. Strukturelle Abwandlungen, u. a. des Pyrimidinrings, führten unter Erhalt einer offenkettigen Guanidinpartialstruktur zum Proguanil. Ende der 1940er Jahre hatte sich herausgestellt, dass 2,4-Diaminopyrimidine potente Folsäure-Antagonisten sind. Das 2,4-Diaminopyrimidin **Pyrimethamin** wurde von Gertrude Elion und George Hitchings (Elion, Hitchings, James W. Black, Nobelpreis für Medizin, 1988) entwickelt. Die strukturelle Ähnlichkeit von Proguanil und dessen Wirkform Cycloguanil zu Pyrimethamin erkannte Hitchings in den 1950er Jahren.

Struktur und Eigenschaften. Proguanil ist strukturell ein Biguanid mit basischen Eigenschaften. Die pK_S-Werte betragen 10,4 und 2,3. Protoniert werden die Iminogruppen. Pyrimethamin ist ein ebenfalls basisches

2,4-Diaminopyrimidin-Derivat (pK_S = 7,0, Pyrimidin-N-1).

Wirkungsmechanismus. Die zur Malariatherapie eingesetzten Folsäure-Antagonisten sind **Inhibitoren der protozoalen Dihydrofolat-Reduktase**, eines Schlüsselenzyms der endogenen Folatsynthese (▸ Kap. 12.1.9, ▸ Kap. 13.5.1). Sie greifen damit in den parasitären C_1-Stoffwechsel ein. Auf diese Weise beeinträchtigen sie die Biosynthese von Purinbasen und Thymidin und letztlich die Nukleinsäuresynthese der intrahepatischen Formen von *P. falciparum*. Synergistisch werden mitunter auch Sulfonamide als Hemmstoffe der Dihydropteroat-Synthase eingesetzt. Die Affinität der Inhibitoren zur Protozoen-Dihydrofolat-Reduktase ist um ein Vielfaches größer als zum Humanenzym. Die Wirkung ist gegen die präerythrozytären Formen der Plasmodien gerichtet. **Proguanil** fungiert als Prodrug. Es wird in den Hepatozyten in die **Wirkform Cycloguanil**, ein 2,4-Diamino-dihydrotriazin, umgewandelt (○ Abb. 12.229). Proguanil wird zunächst an der Isopropylgruppe durch CYP2C19 hydroxyliert. Das dadurch gebildete Halbaminal zyklisiert mit N-1 der Biguanidstruktur zum Vollaminal, das in einem Tautomeriegleichgewicht mit Cycloguanil steht.

Pyrimethamin wird durch H-Brückenkontakte im Inneren des aktiven Zentrums der Dihydrofolat-Reduktase fixiert (○ Abb. 12.230). Dies wurde an einem Kokristallisat der Substanz mit dem Enzym von *P. vivax* (PvDHFR) gezeigt. H-Brückenkontakte bestehen zwischen dem N-1-Atom und der 2-Aminogruppe von Pyrimethamin und den Carboxylat-O-Atomen von Asp53 sowie zwischen dem N-Atom der 4-Aminogruppe und den Aminosäuren Ile13 und Ile173. Hinzu kommen Van-der-Waals-Kontakte zwischen dem Pyrimidinring und diversen Aminosäuren. Die H-Brücke zwischen dem *para*-Chloratom des Pyrimethamins und der Hydroxygruppe von Ser120 kann als H-Brücke zwischen einem schwachen H-Brückenakzeptor und einem starken H-Brückendonor angesehen werden. Als Ursache für Resistenzentwicklungen wird u.a. der mutationsbedingte Austausch von Ser117 (○ Abb. 12.230) gegen Asparagin angesehen. Dessen raumfüllende Sei-

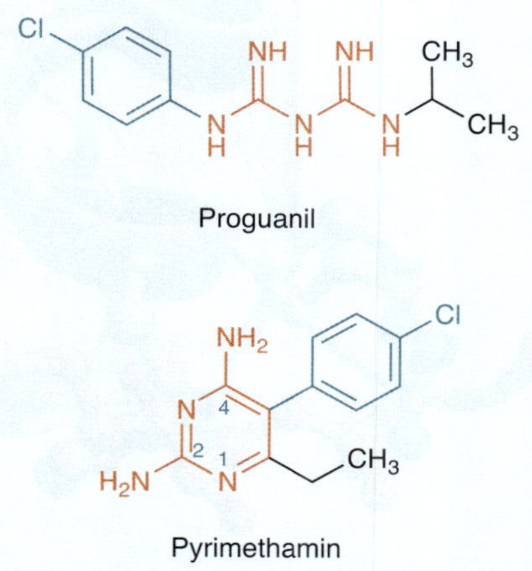

○ **Abb. 12.228** Inhibitoren der protozoalen Dihydrofolat-Reduktase

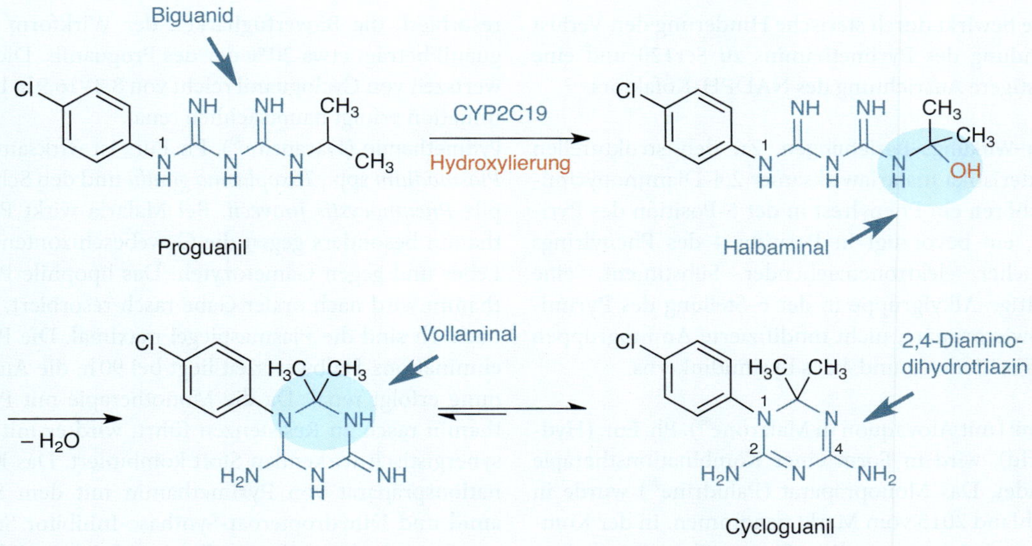

○ **Abb. 12.229** Bildung der Wirkform Cycloguanil aus Proguanil

12

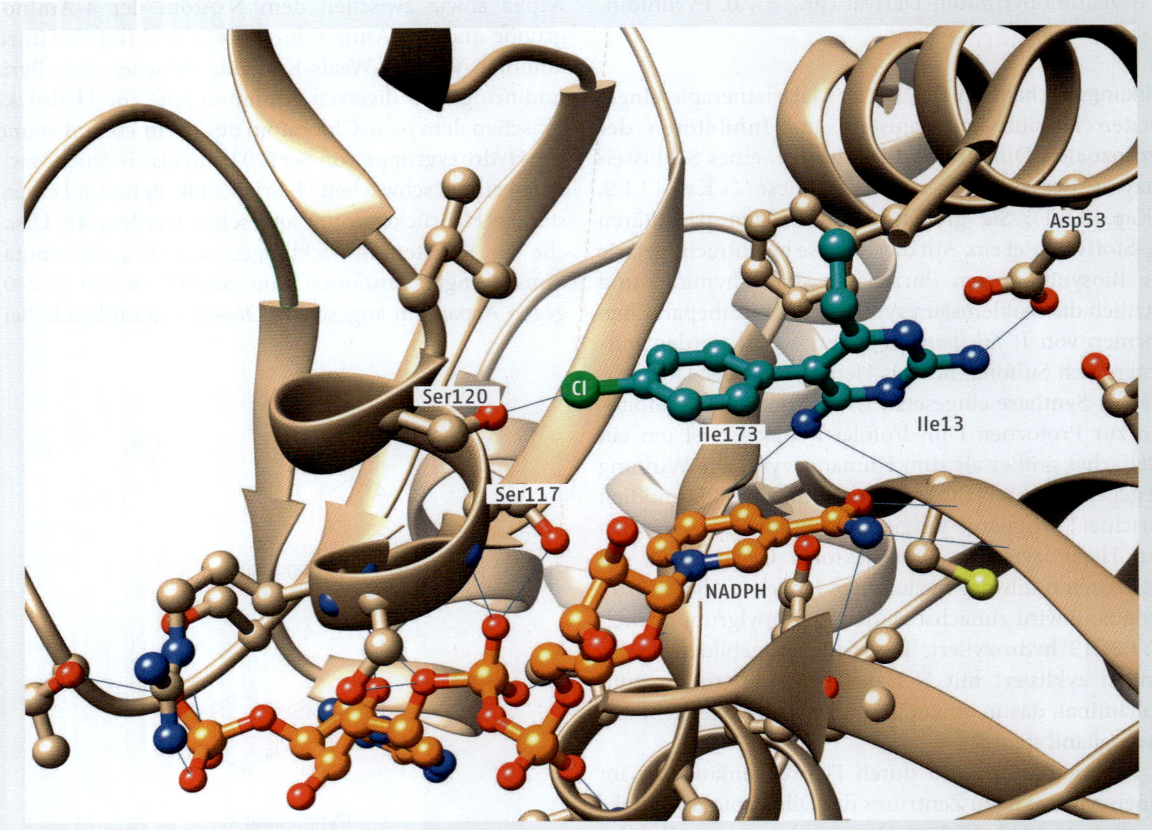

Abb. 12.230 3D-Modell der Fixierung von Pyrimethamin im aktiven Zentrum der Dihydrofolat-Reduktase von *Plasmodium vivax* (PvDHFR), Ball-and-stick-Modell (PDB-Code 2BL9, Visualisierung mit UCSF Chimera 1.12). Orange: NADPH-Kofaktor

tenkette bewirkt durch sterische Hinderung den Verlust der Bindung des Pyrimethamins zu Ser120 und eine ungünstigere Ausrichtung des NADPH-Kofaktors.

Struktur-Wirkungs-Beziehungen. Zu den strukturellen Charakteristika malariawirksamer 2,4-Diaminopyrimidine gehören ein Phenylrest in der 5-Position des Pyrimidins, ein bevorzugt in Position 4 des Phenylrings befindlicher elektronenziehender Substituent, eine kurzkettige Alkylgruppe in der 6-Stellung des Pyrimidins sowie primäre, nicht modifizierte Aminogruppen in den Positionen 2 und 4 des Pyrimidinkerns.

Proguanil (mit Atovaquon in Malarone®), Ph. Eur. (Hydrochlorid), wird in Form einer Kombinationstherapie verwendet. Das Monopräparat (Paludrine®) wurde in Deutschland 2015 vom Markt genommen. In der Kombination mit Atovaquon dient Proguanil zur Prophylaxe der M. tropica, zur notfallmäßigen Selbstbehandlung und als Alternative zur Therapie der akuten, unkomplizierten M. tropica. Proguanil wird nach oraler Gabe gut resorbiert, die Bioverfügbarkeit der Wirkform Cycloguanil beträgt etwa 20 % der des Proguanils. Die Halbwertszeit von Cycloguanil reicht von 8,3–16,9 h. Die Elimination erfolgt hauptsächlich renal.

Pyrimethamin (Daraprim®), Ph. Eur., ist wirksam gegen *Plasmodium* spp., *Toxoplasma gondii* und den Schlauchpilz *Pneumocystis jirovecii*. Bei Malaria wirkt Pyrimethamin besonders gegen die Gewebeschizonten in der Leber und gegen Gametozyten. Das lipophile Pyrimethamin wird nach oraler Gabe rasch resorbiert, bereits nach 4 h sind die Plasmaspiegel maximal. Die Plasmaeliminations-Halbwertszeit liegt bei 90 h, die Ausscheidung erfolgt renal. Da die Monotherapie mit Pyrimethamin rasch zu Resistenzen führt, wird es mit einem synergistisch wirkenden Stoff kombiniert. Das Kombinationspräparat von Pyrimethamin mit dem Sulfonamid und Dihydropteroat-Synthase-Inhibitor Sulfadoxin (Fansidar®) wird zum Teil in Afrika noch bei der unkomplizierten, akuten *P.-falciparum*-Malaria bei bestehenden Resistenzen gegen Chloroquin eingesetzt. In Deutschland besteht für diese Wirkstoffkombination keine Zulassung, jedoch ist Pyrimethamin zur Therapie der Toxoplasmose zugelassen, ebenfalls in Kombination mit einem synergistisch wirkenden Sulfonamid.

Hemmstoffe der Atmungskette

Zu den Hemmstoffen der plasmodialen Atmungskette zählt streng genommen auch das bereits besprochene 8-Aminochinolin Primaquin. Spezifisch in die Atmungskette greift **Atovaquon** (o Abb. 12.231) ein.

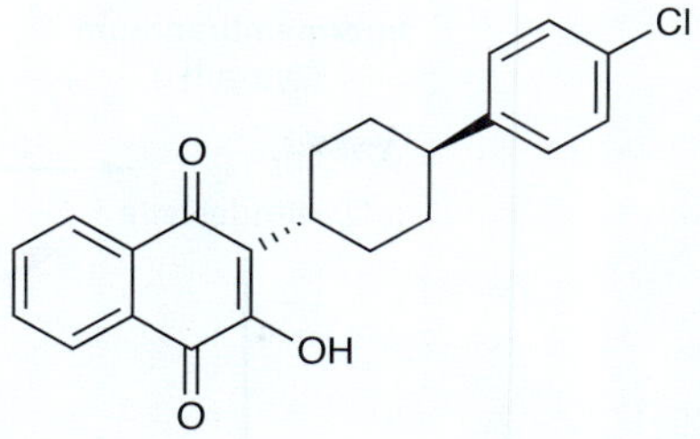

Design und Entwicklung. Zu Beginn des Zweiten Weltkrieges untersuchte man aufgrund der knappen Chininreserven Tausende Substanzen auf Malariawirksamkeit, darunter zahlreiche Hydroxynaphthochinone, allerdings mit mäßigem Erfolg. Zwar fand man in den 1960er Jahren einen intravenös applizierbaren Vertreter, eine oral wirksame Verbindung stand aber aus. Zu Beginn der 1980er Jahre wurden entsprechende Arbeiten bei den Wellcome Research Laboratories wieder aufgegriffen und man untersuchte zahlreiche 2-Cyclohexyl-3-hydroxy-1,4-naphthochinone. Besondere Aufmerksamkeit galt dabei der metabolisch labilen 4'-Position des Cyclohexylrings, die man mit diversen Substituenten versah. Lediglich das Atovaquon erwies sich als hinreichend metabolisch stabil gegenüber Lebermikrosomen. Atovaquon zeigt ein relativ breites Wirkspektrum gegen diverse Sporozoen, wie *Plasmodium* spp., *Toxoplasma gondii* sowie gegen *Pneumocystis jirovecii*.

Struktur und Eigenschaften. Atovaquon ist ein 1,4-Naphthochinon, das aufgrund des *para*-Chlorphenylcyclohexyl-Substituenten an C-2 sehr lipophil und in Wasser unlöslich ist. Als vinyloge Carbonsäure ($pK_S = 6{,}9$ für C-3-OH) ist es aber bei Basenzusatz löslich. Das *trans*-Isomer des Atovaquons ist erheblich potenter als das *cis*-Isomer.

Wirkungsmechanismus. Atovaquon ist ein hochpotenter und spezifischer Hemmstoff der plasmodialen mitochondrialen Atmungskette. Es kann als strukturelles Analogon von Coenzym Q (o Abb. 12.234) betrachtet werden, einem essenziellen Bestandteil des Cytochrom-bc_1-Komplexes (Komplex III, Coenzym Q: Cytochrom-*c*-Oxidoreduktase). Dieser Komplex ist der dritte von 4 Komplexen zur stufenweisen Übertragung von Elektronen auf Sauerstoff in der Atmungskette. Mithilfe der Cytochrome *b* (2 Häme) und c_1 (1 Häm) und unter Beteiligung einer Nicht-Häm-Fe/S-Einheit, dem Rieske-Protein, werden Elektronen vom **Substrat Ubihydrochinon** (QH_2) auf Cytochrom *c* übertragen, wodurch dieses reduziert wird (**Q-Zyklus**, o Abb. 12.232). Der energetische Gewinn – es durchlaufen nacheinander 2 Moleküle Ubihydrochinon (QH_2) den Zyklus – dient zum Transport von Protonen aus der Mitochondrienmatrix in den zytosolischen Intermembranraum (o Abb. 12.232, Peter D. Mitchell, Nobelpreis für Chemie, 1978). Dabei setzt jedes QH_2-Molekül auf der zytoplasmatischen Seite 2 Protonen sowie 2 Elektronen frei, matrixseitig werden insgesamt 2 Protonen abgezogen. Zunächst diffundiert ein QH_2-Molekül durch die Membran zur Q_o-Bindestelle (o = output). Ein Elektron fließt von QH_2 über das [2Fe-2S]-Zentrum zum Cytochrom *c*. Das zweite wird über Hämgruppen des Cytochrom *b* auf ein Ubichinon an der matrixseitigen Bindestelle Q_i (i = input) übertragen. Nun bindet ein weiteres QH_2-Molekül an die Q_o-Bindestelle, der Zyklus beginnt erneut (Durchgang 2). Allerdings wird dessen zweites Elektron auf das im ersten Durchlauf gebildete Semichinonradikal ($QH^•$) unter Bildung von QH_2 übertragen. Molekularer Angriffspunkt des Atovaquons ist die katalytische Ubihydrochinon-(QH_2)-Bindestelle (Q_o-Bindetasche) des Cytochrom-bc_1-Komplexes in der inneren Mitochondrienmembran. Atovaquon **verdrängt Ubihydrochinon kompetitiv** und unterbricht damit den Elektronentransfer auf Cytochrom *c*. Infolgedessen kommt es zu einer Blockade des Elektronen- und Protonentransports im Komplex III der mitochondrialen Atmungskette.

Weiterhin wird die Regeneration von Ubichinon unterbunden. Damit kann die Synthese von Orotat durch FMN/$FMNH_2$-abhängige Dehydrogenierung von Dihydroorotat (▸ Kap. 7.5.11) – Ubichinon oxidiert dabei $FMNH_2$ – im Rahmen der Pyrimidinbiosynthese nicht mehr stattfinden. Im Gegensatz zu Plasmodien können Säuger Purinmononukleotide alternativ auch energieeffizient durch Recycling von Abbauprodukten (*salvage pathway*) aufbauen, was zu einer weitgehenden selektiven Wirkung des Atovaquons gegenüber Protozoen beiträgt.

Atovaquon liegt unter physiologischen Bedingungen z. T. ionisiert vor und wird als Anion gebunden. Zum Rieske-Protein im Komplex III der mitochondrialen Elektronentransportkette existiert ein H-Brückenkontakt. Dessen His181 ist unter physiologischen Bedingungen protoniert und fungiert als H-Brückendonor zum Enolatsauerstoff in der 3-Position des Atovaquons

o **Abb. 12.231** Malariamittel Atovaquon

12

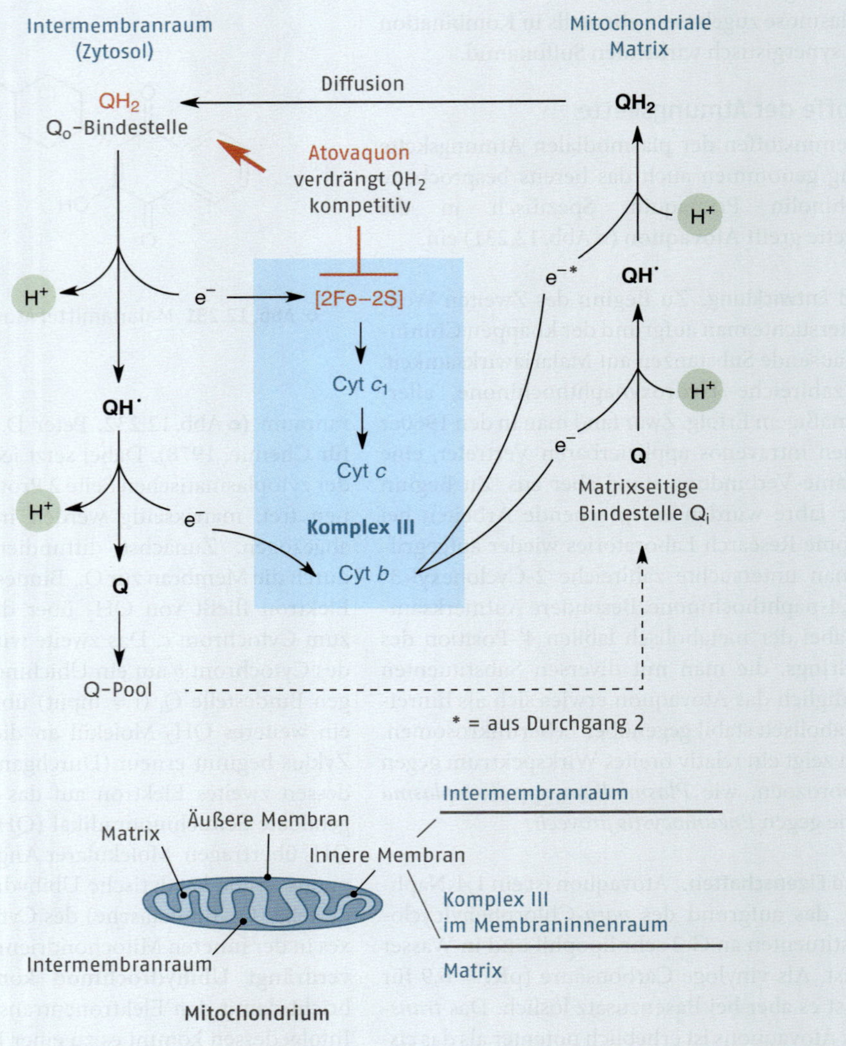

o Abb. 12.232 Q-Zyklus am Komplex III der Atmungskette und Angriffspunkt von Atovaquon. Q: Ubichinon, QH_2: Ubihydrochinon, QH˙: Ubisemichinon-Radikal

(o Abb. 12.233). Auf diese Weise wird die katalytische Fe/S-Untereinheit, unter zusätzlicher Beteiligung diverser H-Brückenkontakte zum Cyt *b*, konformativ in einer Cyt-*b*-bindenden Konformation fixiert und immobilisiert.

Biotransformation. Atovaquon wird so gut wie nicht metabolisiert.

Atovaquon (in Malarone®), Ph. Eur., hat bei gleichzeitiger Einnahme mit fetthaltiger Nahrung eine Bioverfügbarkeit von 50 %. Die Plasmaproteinbindung ist mit 99,9 % sehr hoch, die Eliminationshalbwertszeit ist mit 2–3 Tagen sehr lang. Über 90 % werden unverändert über die Fäzes eliminiert. Atovaquon wirkt gegen späte Trophozoitenstadien und Leberstadien des Erregers, nicht jedoch gegen Hypnozoiten. Die synergistisch wirksame Kombination Atovaquon/Proguanil (Malarone®) wird als Alternative bei Infektionen durch *P. falciparum*, zur Notfalltherapie und zur Akuttherapie von Malariaerkrankungen verwendet, die durch multiresistente Formen hervorgerufen werden. Ebenso dient sie zur Malariaprophylaxe.

Exkurs: Coenzym Q (Ubichinon/Ubihydrochinon)

Coenzym Q (Ubichinon-10, **Q-10**, Coenzym Q_{10}) gehört zu den **Ubichinonen**. Als körpereigene, endogen synthetisierte Substanz zählt es nicht zu den Vitaminen. Ubichinone kommen in allen lebenden Zellen **ubi**quitär vor und sind bei Eukaryoten essenzieller

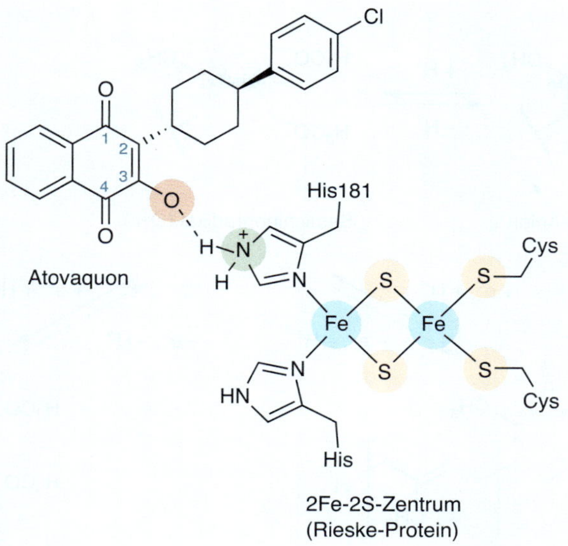

Abb. 12.233 H-Brückenkontakt zwischen Atovaquon und His181 des [2Fe-2S]-Rieske-Zentrums

Bestandteil der Enzymkomplexe I–III in der mitochondrialen Atmungskette. Das humane Coenzym Q weist eine Benzochinonstruktur mit einer lipopophilen, aus 10 (Q_{10}) Isopren-Einheiten bestehenden Isoprenoidseitenkette auf. Innerhalb der inneren Mitochondrienmembran weist Coenzym Q hohe Konzentrationen auf und kann dort rasch diffundieren. Es ähnelt strukturell dem Vitamin K. Coenzym Q weist 3 Oxidationsstufen auf (Abb. 12.234) und liegt im Körper überwiegend in der Ubihydrochinonstufe vor. Das Gemisch der nebeneinander vorliegenden Oxidationsstufen wird oft als **Q-Pool** bezeichnet. Zentrale Bedeutung hat Coenzym Q als redoxaktiver, beweglicher Elektronen- und Protonencarrier der Atmungskette. Zudem fungiert Coenzym Q aufgrund seiner Redoxaktivität als lipophiles Antioxidans. Es wirkt gemeinsam mit Vitamin E der Lipidperoxidation (▸ Kap. 14.1.2) entgegen und dient zum Recycling verbrauchter Antioxidanzien.

Insbesondere **Statine** weisen als HMG-CoA-Reduktase-Hemmer (CSE-Hemmer) ein hohes **Interaktionspotenzial** mit der körpereigenen Q-10-Synthese auf, da sie die Bildung von Isopentenylpyrophosphat hemmen. Isopentenyl-PP ist eine gemeinsame Vorstufe in dem über einige Stufen identischen Syntheseweg von Cholesterol und Coenzym-Q-10. Hohe Q-10-Konzentrationen finden sich in der Herz- und in der Skelettmuskulatur. Werden Statine überdosiert, kann es im Extremfall zu einem völligen Zusammenbruch des myozytären Stoffwechsels und folglich zu einer Auflösung der quergestreiften Muskulatur (Rhabdomyolyse) kommen. Muskelschmerzen und Myalgien aufgrund von Q-10-Mangel kann man mittels einer Supplementierung durch Q-10 begegnen. Q-10 ist häufiger Bestandteil von Hautcremes, wo es die Hautalterung durch den Abbau von Radikalen verzögern soll.

12.5.2 Toxoplasmose-Mittel

Die Toxoplasmose ist eine durch *Toxoplasma gondii* verursachte Zoonose und gehört zu den weltweit häufigsten Protozoenerkrankungen. *T. gondii* ist dem Malaria-Erreger nahe verwandt. Als fakultativer Zwischenwirt fungiert der Mensch, in dessen retikuloendothelialem System sich der Parasit vermehrt. In Deutschland ist etwa jeder dritte Mensch mit Toxoplasmen infiziert, wobei die Infektion bei immunkompetenten Menschen meist symptomlos verläuft.

Entwicklungszyklus von Toxoplasma gondii

Die Übertragung des Erregers erfolgt durch den Kontakt mit infizierten Katzen, dem Endwirt. Nur in deren Darmepithelzellen findet die geschlechtliche Vermehrung des Parasiten statt. Mit dem Kot der Katzen werden unreife Oozysten ausgeschieden, die sich außerhalb des Organismus versporen und innerhalb von 2–3 Tagen zu infektiösen, sporulierten Oozysten heranreifen. Werden diese Oozysten von einem Zwischenwirt, beispielsweise einem Menschen oral aufgenommen, werden bei der Verdauung Sporozoiten frei, die die Darmwand durchbohren. Als sichelförmig gebogene, einzellige bewegliche und aktive Tachyzoiten vermeh-

12

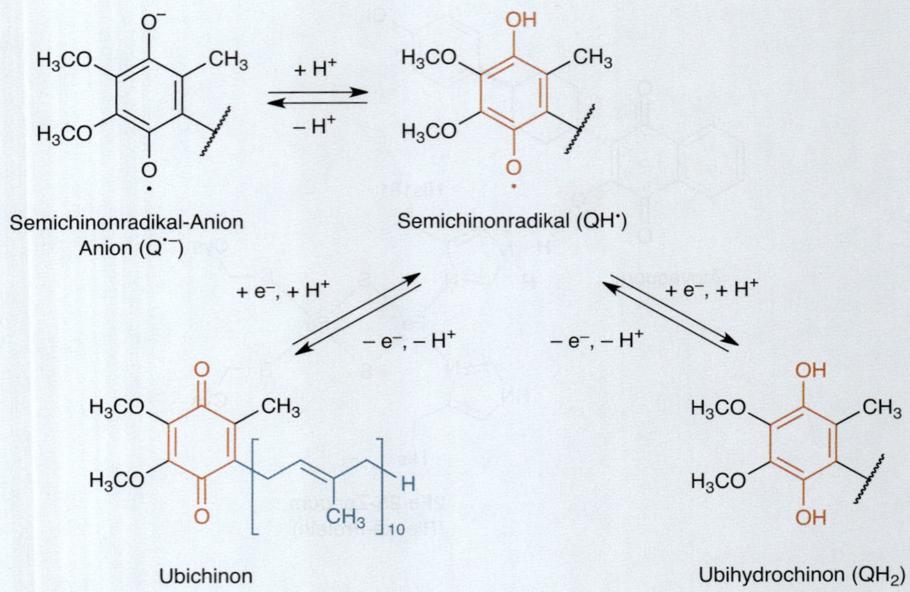

Abb. 12.234 Ubichinon/Ubihydrochinon-System als Elektronen- und Protonen-Carrier

ren sie sich in den Körperzellen fast aller Organe ungeschlechtlich innerhalb einer parasitophoren Vakuole. Sie sind primär für Gewebezerstörungen und entzündliche Prozesse und somit letztlich für die klinische Manifestation verantwortlich. Rupturiert die Vakuole, können weitere Wirtszellen befallen werden. Die Erreger gelangen über Blut und Lymphe in andere Organe. Die Immunantwort des Wirtes stimuliert dort die Bildung von Gewebezysten, die Tausende von Erregern (Bradyzoiten) enthalten können. Bei den Bradyzoiten handelt es sich um Ruheformen mit reduziertem Stoffwechsel, die als Dauerstadien viele Jahre lebensfähig sind. Sie sind für die Infektionen durch Lebensmittelverzehr verantwortlich. Zu einer Toxoplasma-Infektion beim Menschen kann es daher durch den Verzehr von unzureichend erhitzten Fleisch- oder Milchprodukten infizierter Tiere kommen. Nehmen Katzen rohes Fleisch mit Zysten auf, schließt sich der parasitäre Zyklus.

Toxoplasmen können hervorragend zahlreiche biologische Barrieren, wie die Blut-Hirn-Schranke, die Darmwand oder die Plazenta überwinden. Infiziert sich eine Mutter während der Schwangerschaft erstmals mit dem Parasiten *T. gondii*, kann der Erreger aufgrund des Fehlens plazentagängiger IgG-Antikörper auf den Fetus übertragen werden. Eine typische Trias aus Hydrozephalus (Wasserkopf), Veränderungen im Gehirn und Augenschäden ist oft die Folge. Die Mutter selbst merkt meist nichts von einer solchen Infektion.

Pyrimethamin

Mittel der Wahl bei Toxoplasmose ist Pyrimethamin (Abb. 12.228), in Kombination mit einem Sulfonamid. **Pyrimethamin** (Daraprim®), Ph. Eur., wurde bei den Malariamitteln ausführlich beschrieben. In Deutschland ist es zur Behandlung der Toxoplasmose bei immunkompetenten sowie immungeschwächten Patienten zugelassen.

Spiramycin

Spiramycin (Selectomycin®, Rovamycine®), Ph. Eur., ist ein vorwiegend bakteriostatisch wirkendes Makrolid-Antibiotikum, das auch bei Toxoplasmose zur Anwendung kommt. Es wird aus der Kulturbrühe von *Streptomyces ambofaciens* gewonnen und besteht aus den Komponenten Spiramycin I–III (Abb. 12.235), mit Spiramycin I als Hauptbestandteil. Spiramycine weisen einen 16-gliedrigen Lactonring sowie ungewöhnlich strukturierte Zuckerkomponenten auf. An der Position C-6 befindet sich ein Disaccharid aus dem 4-Dimethylaminozucker D-Mycaminose und L-Mycarose, an C-10 der 4-Dimethylaminozucker Forosamin. Der exakte antiprotozoale Wirkungsmechanismus von Spiramycin ist unbekannt, dürfte aber mit seinem Effekt auf den Proteinbiosynthesekomplex dem antibakteriellen Wirkprinzip ähneln. Im Falle der bakteriellen Ribosomen bindet Spiramycin an die 50*S*-Untereinheit und hemmt dadurch die Proteinsynthese. Das antibakterielle Wirkspektrum entspricht dem des Erythromycins

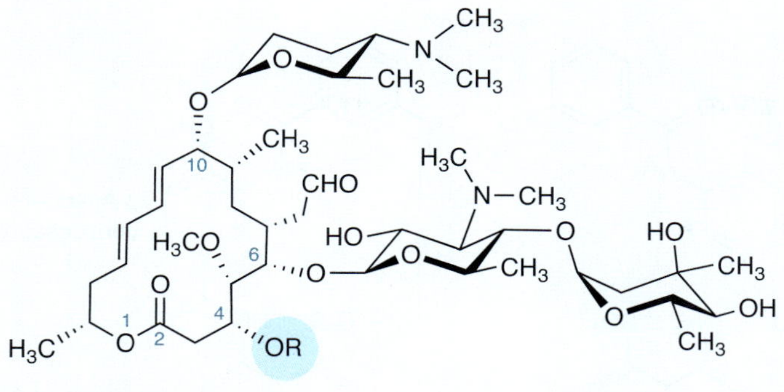

Spiramycin I, R = H
Spiramycin II, R = $COCH_3$
Spiramycin III, R = $COCH_2CH_3$

Abb. 12.235 Makrolid-Antibiotikum Spiramycin

(▸ Kap. 12.1.16). Spiramycin ist gegen diverse grampositive und gramnegative Aerobier wirksam, wird aber hauptsächlich bei akuter Toxoplasmose eingesetzt, vor allem in der Frühschwangerschaft. Zusätzlich wird meist Pyrimethamin oder ein Sulfonamid verabreicht. Nach oraler Gabe ist die Resorption nur unvollständig, die Bioverfügbarkeit beträgt max. 50 %. Spiramycin weist eine erstaunlich gute Gewebegängigkeit auf. Die Halbwertszeit liegt bei 3–4 h, die Ausscheidung erfolgt überwiegend biliär.

12.5.3 Trypanosomen-Mittel

Trypanosoma brucei gambiense sowie *T. brucei rhodesiense* sind die Erreger der Humanen Westafrikanischen bzw. der Ostafrikanischen **Schlafkrankheit** (afrikanische Trypanosomiasis) in Äquatorialafrika. Jährlich sind mittlerweile weniger als 10 000 Neuinfektionen zu verzeichnen. Die allermeisten Fälle von Afrikanischer Schlafkrankheit (ca. 95 %) werden durch *T. brucei gambiense* verursacht.

Entwicklungszyklus von Trypanosoma brucei

Als Vektor der Erreger dient die blutsaugende männliche oder weibliche tagaktive Tsetse-Fliege. Mit der Blutmahlzeit nimmt sie Trypanosomen aus dem Blut eines infizierten Wirtes auf. Diese gelangen in den Speichel der Fliege und werden beim Stich auf den Menschen übertragen. Die Erkrankung manifestiert sich in 3 Stadien, mit erregerabhängig unterschiedlichem Zeitverlauf.

- Kutanes Stadium mit lokaler Vermehrung der Erreger an der Insektenstichstelle und ggf. knotiger Hautveränderung,
- hämolymphatisches Stadium mit Streuung im Organismus, begleitet von Fieber, Schüttelfrost, Muskel- und Gelenkschmerzen etc.,
- meningoenzephalitisches Stadium mit neurologischer Symptomatik und Krampfanfällen, schläfrigem Dämmerzustand und Lethargie im finalen Stadium.

Dagegen wird die amerikanische Trypanosomiasis (**Chagas-Krankheit**) durch *T. cruzi* hervorgerufen. Sie ist hauptsächlich in Lateinamerika verbreitet. Diverse Haus- und Wildtiere bilden das Erreger-Reservoir, als Vektoren fungieren Raubwanzen (*Triatoma infestans*). Anders als bei *T. brucei* erfolgt die Infektion jedoch nicht über den Speichel des Insekts, sondern durch Kontakt von Haut, Schleimhaut oder Konjunktiva mit den epimastigoten Formen im Kot der Wanze. Etwa 6–8 Millionen Menschen leiden weltweit an der Chagas-Krankheit.

Suramin

Entdeckung. Die Entwicklung des Suramins (Abb. 12.236) nahm ihren Anfang mit Paul Ehrlichs Versuchen zur Bekämpfung von Trypanosomen mit Farbstoffen. Suramin war letztlich das Resultat der systematischen Suche nach farblosen Analoga potent trypanozid wirkender sulfonierter Naphthylamine, wie dem Trypanblau (Abb. 12.237). Dieser Stoff entfernte zwar sehr effektiv Trypanosomen aus dem Blut infizierter Tiere, färbte deren Gewebe jedoch blau. Den bereits im Trypanrot und auch im Trypanblau vorhandenen Azochromophor ersetzte man durch ein Carbonsäureamid und setzte statt der Biphenylverknüpfung auf die Harnstoff-Struktur des wenig potenten Afridolvioletts. Das aufgrund des fehlenden Azochromophors farblose und

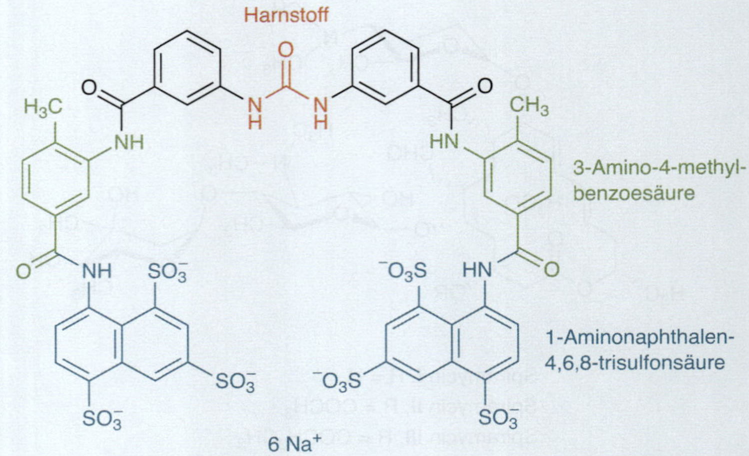

Abb. 12.236 Polysulfoniertes Naphthalenderivat Suramin-Natrium

zugleich stark trypanozid wirkende Suramin-Natrium (Abb. 12.236) synthetisierten Oskar Dressel und Richard Kothe 1916 ausgehend von der 1-Aminonaphthalen-4,6,8-trisulfonsäure. Die trypanozide Wirkung konnte im Rahmen eines Screenings von mehr als 1000 Naphthylharnstoffen nachgewiesen werden. Suramin-Natrium (Germanin®) wurde 1921 erstmals zur Therapie der Schlafkrankheit eingesetzt.

Struktur und Eigenschaften. Strukturell kann man Suramin als symmetrisches, polysulfoniertes (sechs Sulfonatgruppen) Naphthalenderivat mit zentraler Harnstoffgruppe auffassen. Für die trypanozide Wirksamkeit sind die Methylgruppen sowie die Positionen der Sulfonsäuregruppen wesentlich. Suramin besitzt eine ausgeprägt strukturabhängige Wirkung, da minimale strukturelle Veränderungen bereits zu einer starken Abschwächung der Wirksamkeit oder deren völligem Verlust führen. Unter physiologischen Bedingungen liegt Suramin polyanionisch vor und kann daher Zellmembranen durch passive Diffusion nicht durchdringen.

Wirkungsmechanismus. Der genaue Wirkungsmechanismus von Suramin ist unklar. Neben einer Störung des Kohlenhydratstoffwechsels der Erreger durch Hemmung der Glycerol-3-phosphat-Dehydrogenase wird auch die Hemmung von Proteinkinasen in Betracht gezogen. Auch die Hemmung der Topoisomerase-II wurde beschrieben.

Suramin-Natrium (Germanin®) wird als Injektions- oder Infusionslösung verabreicht. Es bindet zu über 99 % an Plasmaproteine, was zu einer sehr langen Halbwertszeit (> 40 Tage) beiträgt. Suramin wird weitgehend unverändert renal ausgeschieden. Es dient zur Therapie früher hämolymphatischer Stadien von Infektionen mit *T. brucei gambiense* und *T. brucei rhodesiense*. Es weist sehr gute prophylaktische Eigenschaften auf. Da Suramin-Natrium die Blut-Liquor-Schranke nicht überwindet, ist es gegenüber den meningo-enzephalitischen Stadien der Erkrankung unwirksam. Gegenüber *T. cruzi* ist es ebenfalls nicht wirksam. Suramin weist zudem antineoplastische Eigenschaften auf. Obwohl Suramin-Natrium mit der Einführung des Pentamidins an Bedeutung verloren hat, wird es jährlich kostenfrei über die WHO zur Bekämpfung der Afrikanischen Schlafkrankheit in Ost- und Südafrika ausgegeben.

Pentamidin

Entwicklung. Der Entwicklung antitrypanosomal wirkender Diamidine lag die Arbeitshypothese zugrunde, durch eine medikamentös herbeigeführte Verarmung des Wirtsorganismus an Glucose eine antitrypanosomale Wirkung erzielen zu können. Man untersuchte zahlreiche Diguanidine und Diamidine zu Beginn der 1930er Jahre hinsichtlich eines solchen Effektes, darunter das hypoglykämisch wirkende, obsolete Synthalin (Abb. 12.239). Dessen Diguanidinstruktur ersetzte man gegen eine Diamidinstruktur. Einige Diamidine wirkten überraschenderweise bereits in Konzentrationen trypanozid, die erheblich geringer als die für eine Blutzuckersenkung notwendigen Werte waren. Somit war der antitrypanosomale Effekt der Substanzen von der Blutzuckersenkung unabhängig. Als optimal stellte sich letztlich das aromatische Diamidin Pentamidin (Abb. 12.238) heraus, bei dem

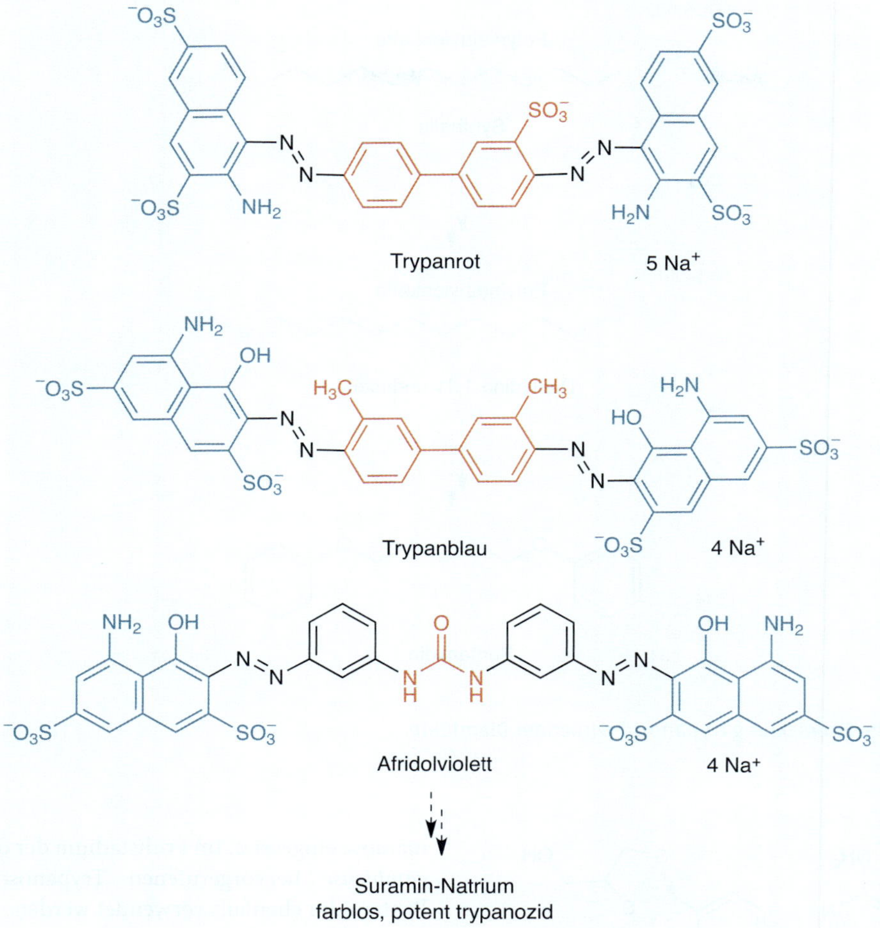

o Abb. 12.237 Entwicklung von Suramin-Natrium aus Azofarbstoffen mit trypanoziden Eigenschaften

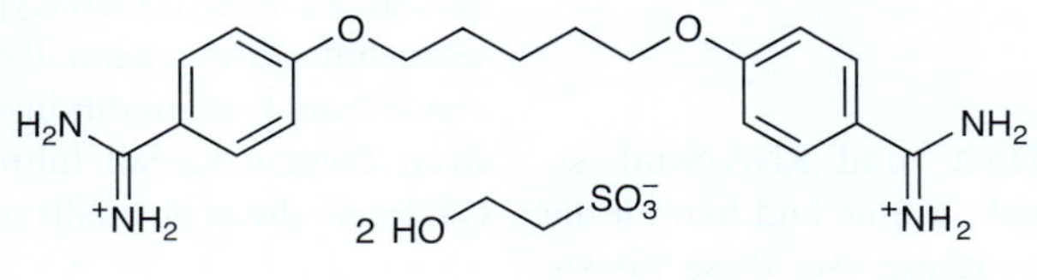

o Abb. 12.238 Aromatisches Diamidin Pentamidindiisetionat

die beiden polaren Amidinfunktionen jeweils durch einen Phenylring von der Pentamethylendioxy-Kette getrennt sind.

Struktur und Eigenschaften. Pentamidin ist ein stark basisches Diamidin. Amidine werden am freien Elektronenpaar des sp^2-hybridisierten N-Atoms unter Bildung mesomeriestabilisierter Amidiniumionen protoniert. Mit pK_S-Werten von 11,5 und 12,5 liegt die zweiwertige Base Pentamidin bei physiologischem pH-Wert vollständig protoniert vor. Es wird als Diisetionat (Isethionsäure = 2-Hydroxyethansulfonsäure) i. v. verabreicht. Die Substanz ist stark hygroskopisch und unterliegt in Gegenwart von Feuchtigkeit der Hydrolyse zum Mono- und Diamid.

Wirkungsmechanismus. Der Wirkungsmechanismus von Pentamidin ist nicht genau bekannt. Die Substanz

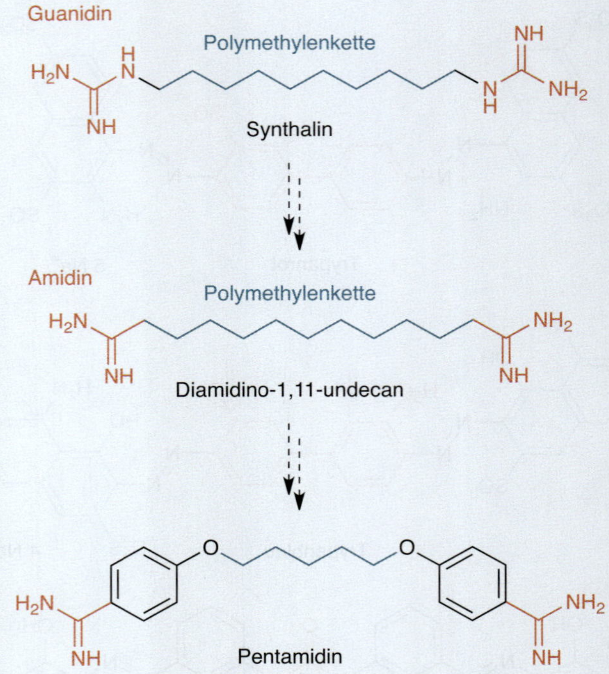

Abb. 12.239 Entwicklung trypanozid wirkender Diamidine

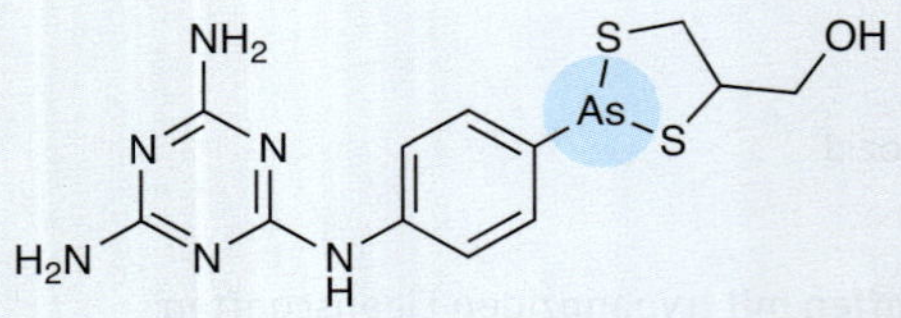

Abb. 12.240 Melarsoprol

hemmt unspezifisch die DNA- und RNA-Synthese, beeinflusst den Folsäuremetabolismus und hemmt die Protein- und Phospholipidsynthese. Auf diese Effekte führt man die antiprotozoale Aktivität der Substanz zurück. Pentamidin hemmt zudem die Topoisomerase-II in den Mitochondrien von Trypanosomen.

Biotransformation. Nach CYP-Hydroxylierung in Position 2 der Pentylbrücke entsteht ein Halbacetal, das weiter zur Carbonsäure oxidiert wird. Auch 3-Hydroxy- sowie *N*-Hydroxy- und *N,N'*-Dihydroxy-Metaboliten wurden identifiziert.

Pentamidin (Pentacarinat®), Ph. Eur. (Diisetionat), wird zur Prophylaxe und Therapie der *Pneumocystis-jirovecii*-Pneumonie sowie bei viszeraler und kutaner Leishmaniose eingesetzt. Im Frühstadium der durch *T. brucei gambiense* hervorgerufenen Trypanosomiasis kann Pentamidin ebenfalls verwendet werden. Abhängig von der Indikation wird es intravenös, intramuskulär oder auch inhalativ verabreicht. Die Halbwertszeit beträgt nach i. v. Gabe 6,5 h, nach i. m. Injektion 9,5 h, die Ausscheidung erfolgt renal. Mit der Gabe von Pentamidin ist eine Beeinflussung des Glucosestoffwechsels verbunden, die zu einer akuten Hypoglykämie sowie zu Diabetes mellitus führen kann. Bereits die einmalige Injektion von 300 mg Pentamidindiisetionat kann zu einem massiven Blutdruckabfall führen. Eine Verlängerung des QT-Intervalls ist ebenfalls möglich.

Melarsoprol

Design und Entwicklung. Ernst Friedheim führte 1941 die As(V)-Verbindung **Melarsen** (Abb. 12.241) und wenige Jahre später die besser wirksame, aber auch toxischere As(III)-Verbindung **Melarsenoxid** in die Therapie der Schlafkrankheit ein. **Melarsoprol** (Abb. 12.240) ist ebenfalls eine trivalente Organoarsenverbindung mit den Teilstrukturen Melamin (2,4,6-Triamino-1,3,5-triazin) und einem Dimercaptopropanol-Arsen-Chelat (Dimercaprol, British Anti-Lewisit, BAL). Die beiden Partialstrukturen sind über einen Phenylring miteinander verknüpft. Durch Komplexierung mit Dimercaprol gelang es Friedheim, die chemische Reaktivität und

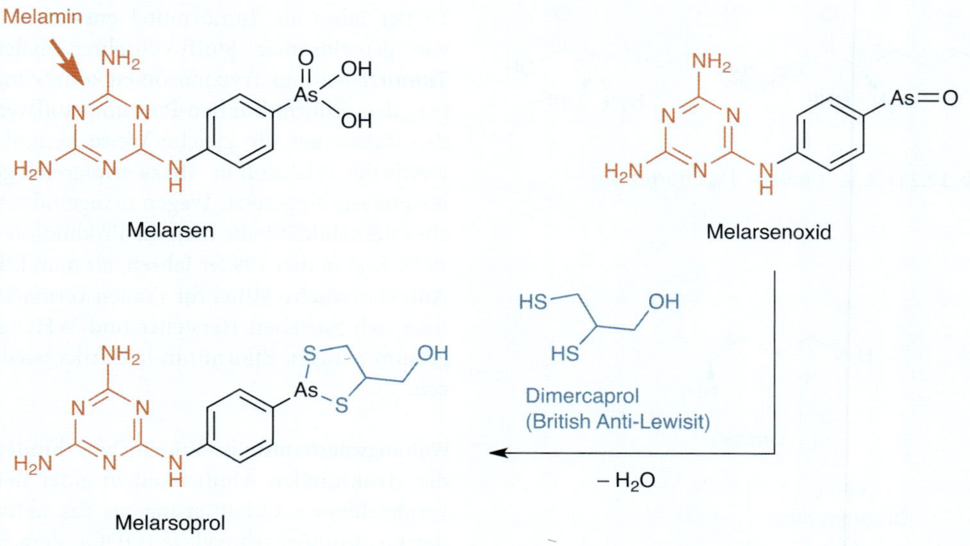

o Abb. 12.241 Melarsen und Melarsenoxid sowie Bildung von Melarsoprol

damit die Toxizität des 3-wertigen Arsens zu mindern. Melarsoprol erwies sich gegenüber Melarsenoxid als etwa 100-fach geringer zytotoxisch, bei einer lediglich 2-fach schwächeren trypanoziden Wirkung. Alle Melarsen-Analoga weisen die sogenannte 2,4-Diamino-Struktur auf, die sich auch im später entwickelten Pyrimethamin und in der aktiven Form des Proguanils findet.

Wirkungsmechanismus. Der exakte Wirkungsmechanismus von Melarsoprol ist nicht genau geklärt. Ein wichtiger Aspekt ist die Interaktion mit Trypanothion. Melarsoprol gelangt nach Umwandlung in den aktiven Metaboliten **Melarsenoxid** (o Abb. 12.240) mittels des Parasiten-spezifischen P2-Adenosintransporters in die Parasitenzelle. Dort bildet es mit den Thiolgruppen des Dihydrotrypanothions $T(SH_2)$ einen isolierbaren, stabilen 1:1-Komplexes (Mel T, o Abb. 12.242). Dieser wirkt selbst als moderater, kompetitiver Inhibitor der Trypanothion-Disulfid-Reduktase, einem für Trypanosomatiden wichtigen Schlüsselenzym. Dadurch ist der Parasit nicht mehr in der Lage, Trypanothion in der reduzierend wirkenden Dithiolform zu halten. Zudem kann Melarsoprol die Trypanothionreduktase durch Komplexierung der katalytischen Cysteingruppen auch unmittelbar hemmen. Ob eine solche kovalente Modifizierung der Trypanothionreduktase aber auch im intakten Trypanosom relevant ist, gilt aufgrund der zellulär vorhandenen, hohen Konzentrationen des Schutzfaktors Dihydrotrypanothion zumindest als fraglich. Glykolytische Enzyme, insbesondere die Pyruvatkinase, werden ebenfalls gehemmt.

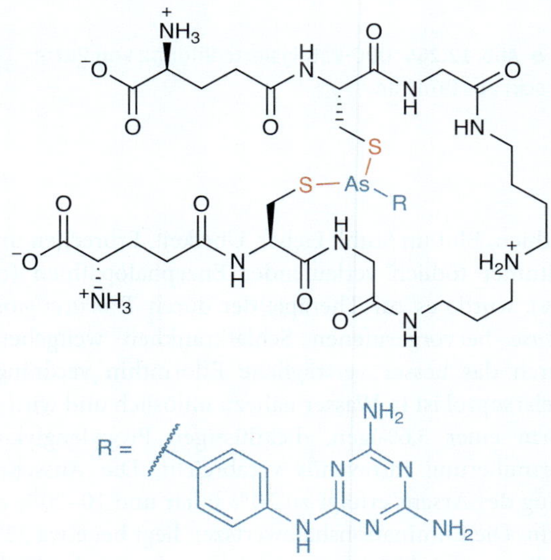

o Abb. 12.242 Trypanothion $T(SH)_2$ (reduzierte Dithiol-Form) im Komplex mit Melarsenoxid

Melarsoprol (Mel B®, Arsobal®) ist aktuell noch immer das einzig wirksame Medikament zur Therapie des späten ZNS-Stadiums der durch *T. brucei rhodesiense* verursachten afrikanischen Trypanosomiasis. Zwar konnte die Toxizität des Arsens durch Komplexierung mit Dimercaprol etwas gemindert werden, doch ist Melarsoprol noch immer eine stark toxische Verbindung. Wegen erheblicher Nebenwirkungen, wie Polyneuro-

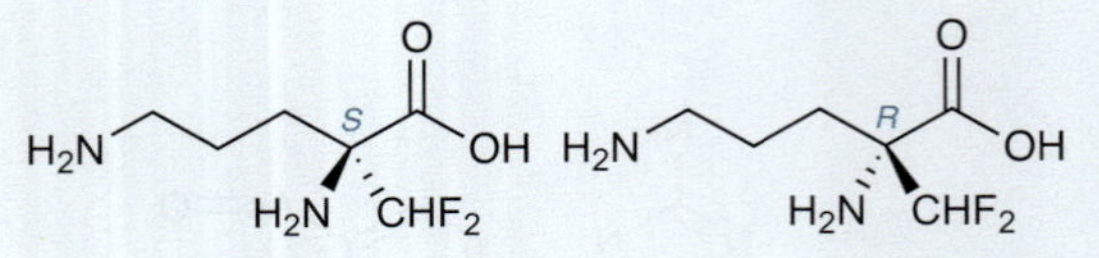

Abb. 12.243 Enantiomere des Eflornithins

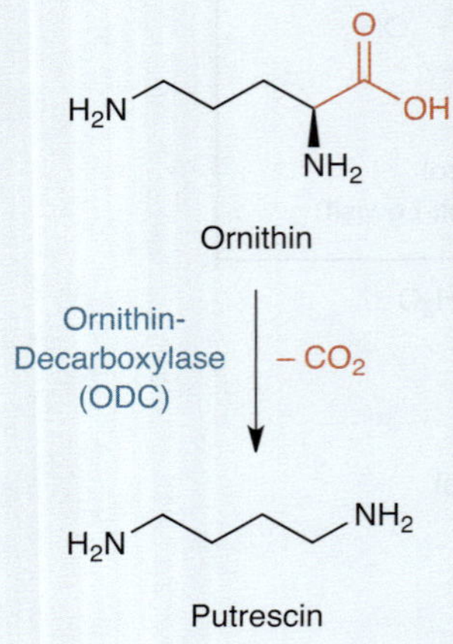

Abb. 12.244 ODC-katalysierte Bildung von Putrescin aus Ornithin

pathien, Blut im Stuhl, Fieber, Übelkeit, Erbrechen und mitunter tödlich verlaufender Enzephalopathien (ca. 6 %), wurde es zur Therapie der durch *T. brucei gambiense* hervorgerufenen Schlafkrankheit weitgehend durch das besser verträgliche Eflornithin verdrängt. Melarsoprol ist in Wasser nahezu unlöslich und wird in Form einer 3,6%igen, dickflüssigen Propylenglykol-Formulierung intravenös verabreicht. Die Ausscheidung des Arsens erfolgt zu 70 % biliär und 10–20 % im Urin. Die Eliminationshalbwertszeit liegt bei etwa 35 h. In Europa ist Melarsoprol nicht zugelassen. In Afrika wird Melarsoprol trotz seiner Toxizität wegen der begrenzten Verfügbarkeit von Eflornithin häufiger eingesetzt.

Eflornithin

Eflornithin (Abb. 12.243), ein α-Difluormethylornithin, dient ebenfalls zur Therapie der durch *T. brucei gambiense* hervorgerufenen Westafrikanischen Schlafkrankheit. Aufgrund seiner ZNS-Gängigkeit kann es zur Therapie der meningo-enzephalitischen Stadien der Afrikanischen Schlafkrankheit verwendet werden. Gegen *T. brucei rhodesiense* ist Eflornithin dagegen nicht wirksam.

Design und Entwicklung. Eflornithin wurde Ende der 1970er Jahre als Tumormittel entwickelt. Ausgehend von gemeinsamen Stoffwechselmerkmalen zwischen Tumorzellen und Trypanosomen konnte man 1980 zeigen, dass Eflornithin den Polyaminstoffwechsel in beiden Zellen auf die gleiche Weise hemmt. Daraufhin wurde der Wirkstoff in Afrika erfolgreich gegen Trypanosomiasis eingesetzt. Wegen mangelnder wirtschaftlicher Rentabilität hatte man die Produktion dann eingestellt. Erst in den 1990er Jahren, als man Eflornithin als Anti-Bartwuchs-Mittel für Frauen vermarktete, konnte man sich zwischen Hersteller und WHO auf ein Programm einigen, Eflornithin in Afrika wieder einzusetzen.

Wirkungsmechanismus. Eflornithin bindet aufgrund der strukturellen Ähnlichkeit in einer dem Ornithin vergleichbaren Orientierung an das aktive Zentrum der Ornithindecarboxylase (ODC), dem Schlüsselenzym der Polyamin-Biosynthese. Das Enzym kommt auch in den humanen Haarfollikeln vor. Es katalysiert die Umwandlung von Ornithin in Putrescin (Abb. 12.244) und damit den ersten und geschwindigkeitsbestimmenden Schritt der Polyaminbildung. Polyamine sind geradkettige, in der Zelle ubiquitär vorkommende polykationische aliphatische Amine vielfältiger Funktion. Sie dienen u. a. der Regulation von Zellwachstum und -differenzierung, auch bei Trypanosomen. Wichtige Vertreter sind Putrescin, Spermidin und Spermin.

Eflornithin fungiert als spezifischer, irreversibler **Suizid-Inhibitor** der ODC. Zunächst kommt es zur Bildung eines Imins mit Pyridoxalphosphat durch Schiff-Basen-Austausch (Abb. 12.245). Mechanistisch basiert dieser auf dem nukleophilen Angriff der α-Aminfunktion des Ornithins, wodurch dieses aktiviert wird. Es kommt zur Decarboxylierung und zum Austritt von Fluorid unter Bildung eines als Michael-Akzeptor fungierenden, hochelektrophilen konjugierten Imins. Der Elektronenzug des in α-Stellung vorhandenen geminalen Difluorids begünstigt diesen Vorgang. Im nächsten Schritt erfolgt eine Michael-Addition einer Cystein-Thiol-Gruppe des Enzyms unter Ausbildung einer kovalenten Bindung. Die Eliminierung des zweiten Fluoridions führt erneut zur Bildung eines konjugierten Imins. Zwar kann nun durch einen erneuten Schiff-Basen-Austausch Pyridoxalphosphat wieder mit dem Lysin im aktiven Zentrum reagieren, doch bleibt der Inhibitor irreversibel an das Cystein des aktiven Zentrums gebunden. Der gebundene Inhibitor kann letztlich unter Austritt von Ammoniak zyklisieren. Im Gegensatz zur trypanosomalen ODC wird die humane ODC bei irreversibler Hemmung wesentlich schneller nachgebildet. Deshalb greift das Wirkprinzip des Eflornithins im Humanorganismus kaum. Aus dem gleichen

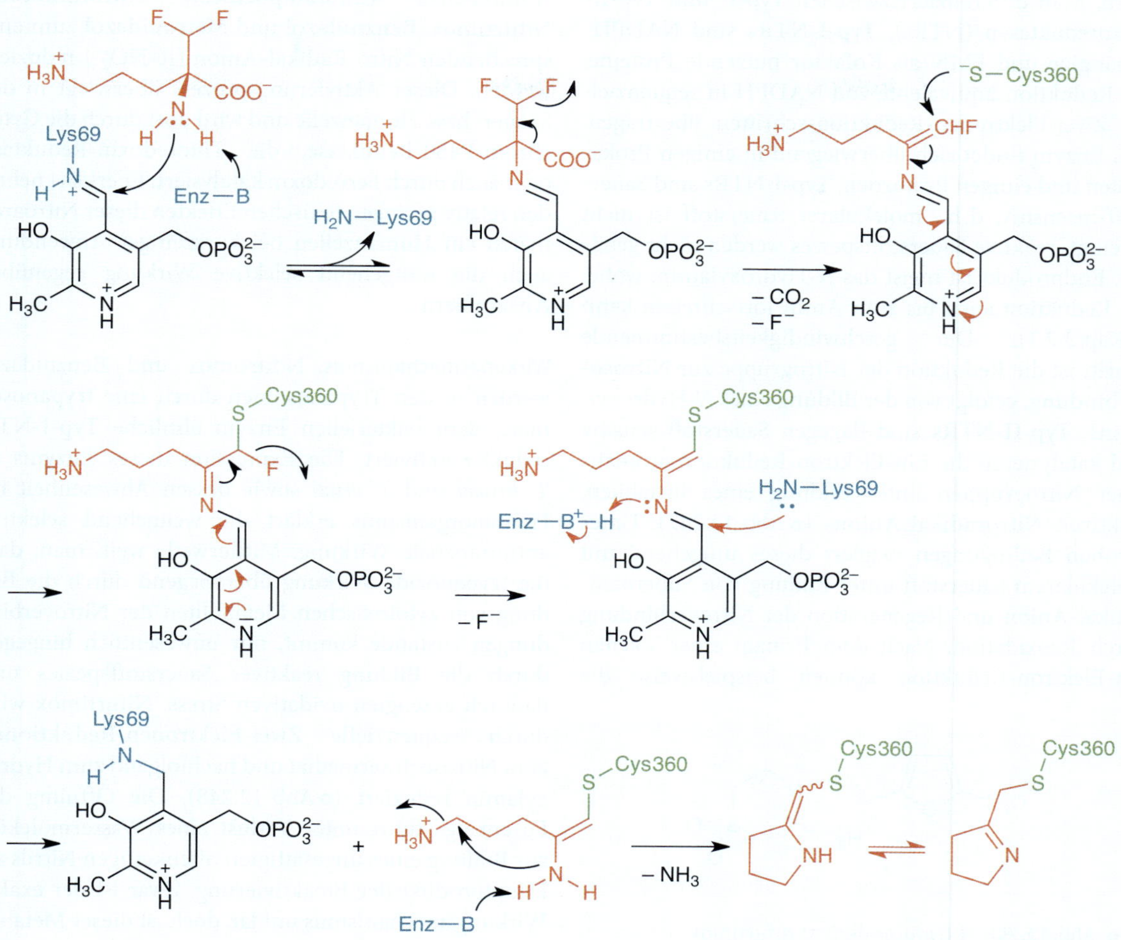

○ **Abb. 12.245** Postulierter antitrypanosomaler Wirkungsmechanismus von Eflornithin

Grund ist Eflornithin auch gegenüber *T. brucei rhodesiense* nicht wirksam.

Eflornithin (Ornidyl®) ist im Vergleich zu Melarsoprol wesentlich besser verträglich, wodurch die Anzahl therapiebedingter Todesfälle gesenkt werden konnte. Selbst bei komatösen Patienten kann mitunter eine Heilung erzielt werden (*resurrection drug*). Die Applikation von Eflornithin zur Therapie der Trypanosomiasis ist jedoch problematisch. Sie erfolgt durch mehrmalige tägliche i. v. Verabreichung über einen Zeitraum von 14 Tagen im Rahmen eines Krankenhausaufenthaltes. Eflornithin wird auch mit oral verabreichtem Nifurtimox kombiniert, um die Resistenzentwicklung zu vermindern. Die Stoffe wirken allerdings nicht synergistisch. Eflornithin wird zudem als Creme zur Behandlung von unerwünschtem Haarwuchs (Hirsutismus) bei Frauen eingesetzt (Vaniqa®).

Nifurtimox

Nifurtimox (○ Abb. 12.246) gehört zu den Nitrofuranen (▸ Kap. 12.1.11) und wird zur Behandlung der durch *Trypanosoma cruzi* verursachten Chagas-Krankheit eingesetzt. Entwickelt wurde es in den 1960er Jahren bei Bayer. Antiparasitär wirksame Nitroaromaten werden üblicherweise durch Nitroreduktasen (NTRs) auf reduktivem Weg bioaktiviert. Nitroreduktasen treten ubiquitär bei Bakterien und höheren Organismen auf. Bei Letzteren ist die Nitroreduktaseaktivität jedoch als unspezifischer Nebeneffekt anderer Enzyme wie der Xanthinoxidase oder der NAD(P)H:Chinon-Oxidoreduktase anzusehen.

Typ-I- und Typ-II-Nitroreduktasen. In biologischen Systemen können Nitrogruppen einer enzymatischen Reduktion unterliegen, die als Ein-Elektron- oder als sequenzielle Zwei-Elektronen-Reduktion stattfinden

12

kann. Man differenziert zwischen Typ-I- und Typ-II-Nitroreduktasen (NTRs). **Typ-I-NTRs** sind NADPH-abhängige und FMN als Kofaktor nutzende Proteine, die Reduktionsäquivalente von NADPH in sequenziellen Zwei-Elektronen-Reduktionsschritten übertragen. Das Enzym findet sich überwiegend in einigen Prokaryoten und einigen Protozoen. Typ-I-NTRs sind Sauerstoff-insensitiv, d. h., molekularer Sauerstoff ist nicht beteiligt, reaktive Sauerstoffspezies werden nicht gebildet. Endprodukt ist meist das *N*-Hydroxylamin, wobei die Reduktion auch bis zum Amin fortschreiten kann (▸Kap. 3.2.1). Der geschwindigkeitsbestimmende Schritt ist die Reduktion der Nitrogruppe zur **Nitrosoverbindung**, gefolgt von der Bildung eines *N*-Hydroxylamins. **Typ-II-NTRs** sind dagegen Sauerstoff-sensitiv und katalysieren die Ein-Elektron-Reduktion aromatischer Nitrogruppen unter Bildung eines instabilen, reaktiven **Nitroradikal-Anions** (○ Abb. 12.247). Unter **aeroben** Bedingungen reagiert dieses umgehend mit molekularem Sauerstoff unter Bildung von Superoxidradikal-Anion und Regeneration der Nitroverbindung durch Reoxidation. Nach dem Prinzip einer solchen Ein-Elektron-Reduktion können beispielsweise die Antiinfektiva **Chloramphenicol**, **Nitrofurantoin**, **Nifurtimox**, **Benznidazol** und **Metronidazol** zum entsprechenden Nitro-Radikal-Anion ($R{-}NO_2^{\bullet-}$) reduziert werden. Dieser Aktivierungsprozess überwiegt in der Säuger- bzw. Humanzelle und wird dort durch die Cytochrom-P450-Reduktase, die Thioredoxin-Reduktase oder auch durch Ferredoxin katalysiert. Er erklärt neben den relativ geringen toxischen Effekten dieser Nitroaromaten auf Humanzellen bei kurzzeitiger Anwendung auch die weitgehend selektive Wirkung gegenüber Anaerobiern.

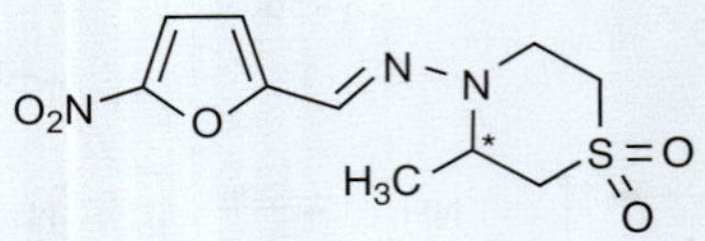

○ **Abb. 12.246** Nitrofuranderivat Nifurtimox

Wirkungsmechanismus. Nifurtimox und Benznidazol werden in den Trypanosomen durch eine trypanosomale, dem bakteriellen Enzym ähnliche **Typ-I-NTR** reduktiv aktiviert. Die Expression dieses Enzyms in *T. brucei* und *T. cruzi* sowie dessen Abwesenheit im Humanorganismus erklärt die weitgehend selektive antiprotozoale Wirkung. Mittlerweile weiß man, dass die trypanozide Wirkung überwiegend durch die Bildung von zytotoxischen Metaboliten der Nitroverbindungen zustande kommt, nur unwesentlich hingegen durch die Bildung reaktiver Sauerstoffspezies und dadurch erzeugten oxidativen Stress. Nifurtimox wird durch **sequenzielle Zwei-Elektronen-Reduktionen** zum Nitroso-Intermediat und nachfolgend zum Hydroxylamin reduziert (○ Abb. 12.248). Die Öffnung des Furanrings führt unter Verlust eines Wassermoleküls zur Bildung eines ungesättigten offenkettigen Nitrils als Hauptprodukt der Bioaktivierung. Zwar ist der exakte Wirkungsmechanismus unklar, doch ist dieser Metabolit ein potenzieller Michael-Akzeptor. Dieser kann mit

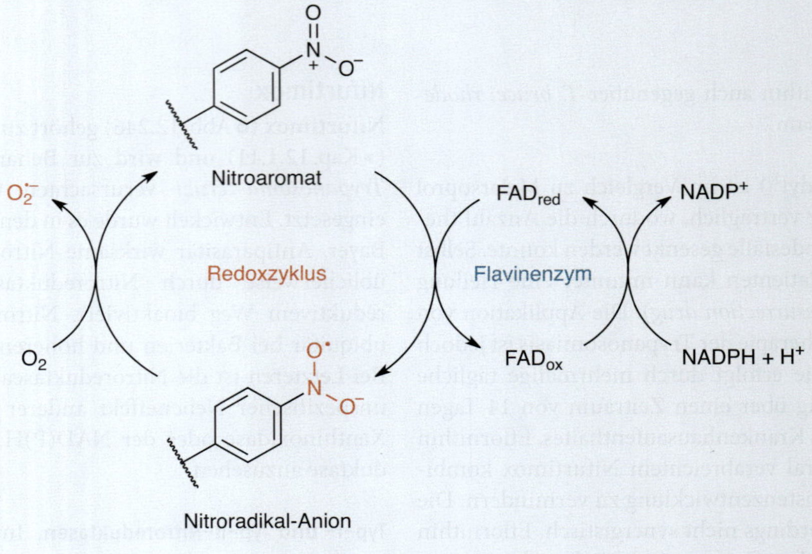

○ **Abb. 12.247** Typ-II-Nitroreduktase-vermittelter Redoxzyklus eines Nitroaromaten

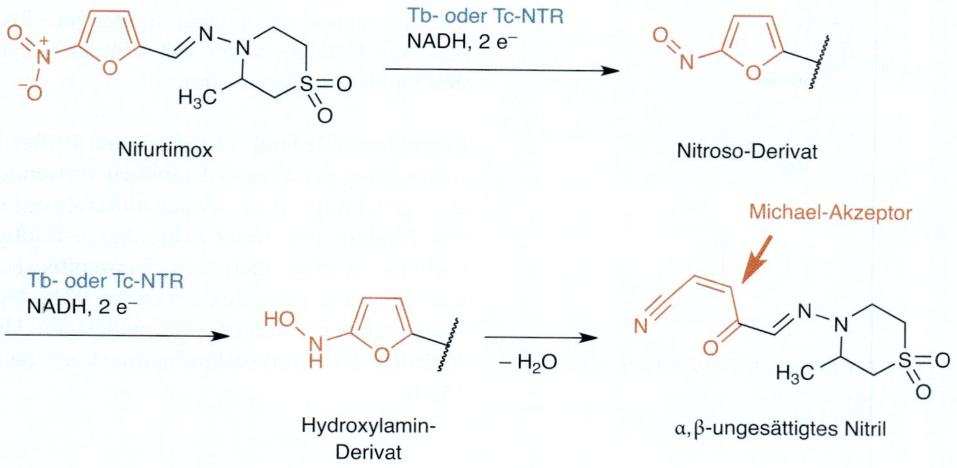

○ Abb. 12.248 Typ-I-Nitroreduktase-katalysierte Bioaktivierung von Nifurtimox. Tb: *Trypanosoma brucei*, Tc: *Trypanosoma cruzi*, NTR: Nitroreduktase

Thiolgruppen reagieren und dadurch zahlreiche essenzielle parasitäre Proteine kovalent modifizieren.

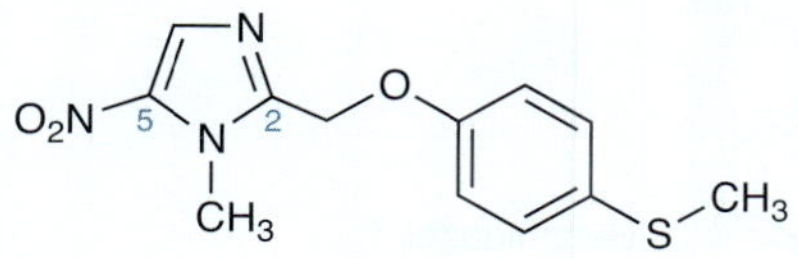

Nifurtimox (Lampit®) wird nach oraler Gabe gut resorbiert. Es wird rasch und extensiv metabolisiert. Die Eliminationshalbwertszeit beträgt etwa 3–4 h. Verwendet wird es zur Therapie des akuten Frühstadiums der Chagas-Krankheit. Als Nebenwirkungen treten Myalgien oder auch Polyneuritis auf. Bei G6PD-Mangel besteht das Risiko hämolytischer Anämien.

○ Abb. 12.249 5-Nitroimidazol-Derivat Fexinidazol zur Therapie der Schlafkrankheit

Fexinidazol

Anfang 2018 hat die Europäische Arzneimittel-Agentur eine Zulassungsempfehlung außerhalb der EU für **Fexinidazol** (○ Abb. 12.249) als weiteren Wirkstoff zur Behandlung der Westafrikanischen Schlafkrankheit ausgesprochen. Das 2-substituierte 5-Nitroimidazol ist das erste rein oral anwendbare antitrypanosomale Therapeutikum, dessen Anwendung keinen begleitenden Krankenhausaufenthalt erfordert und somit einen wesentlichen Vorteil gegenüber Eflornithin bietet. Bezüglich des Wirkungsmechanismus wird eine Bioaktivierung durch die parasitäre Typ-I-NTR angenommen. Die Einnahme erfolgt einmal täglich über 10 Tage, wobei Fexinidazol sowohl im ersten hämolymphatischen als auch im zweiten meningoenzephalitischen Stadium der Schlafkrankheit wirksam ist. Fexinidazol wurde bereits in den 1970er und 1980er Jahren als Breitspektrum-Antibiotikum von Hoechst (später Sanofi) entwickelt, dann aber aufgegeben. Im Jahr 2005 wurde es im Rahmen einer Kooperation von Sanofi mit der DNDI (*drugs for neglected diseases initiative*) durch das Screening von mehr als 700 Nitroheterozyklen „wiederentdeckt". Aufgrund der elektronenziehenden Nitrogruppe ist die Basizität für N-3 des Imidazolrings ($pK_S = 1{,}3$) stark herabgesetzt. Fexinidazol-Sulfoxid und Fexinidazol-Sulfon sind jeweils aktive Metaboliten mit ähnlich guter Wirkung wie die Muttersubstanz.

Benznidazol

Benznidazol (○ Abb. 12.250) ist ein 2-Nitroimidazolderivat. Es weist die Partialstruktur eines Imidazolylacetamids auf. Schlüsselenzym der Bioaktivierung und damit der trypanoziden Eigenschaften des Benznidazol ist, wie bei Nifurtimox und Fexinidazol auch, die trypanosomale Typ-I-NTR. Auch hier erklärt das Fehlen der Typ-I-NTR im Menschen die weitgehend selektive Wirkung auf den Parasiten. Benznidazol geht im Gegensatz zu Nifurtimox keine Ringöffnung ein, eine signifikante Bildung reaktiver Sauerstoffspezies ist auch hier nicht zu verzeichnen. Vielmehr wird das durch reduktive Bioaktivierung durch die Typ-I-NTR gebildete intermediäre *N*-Hydroxylamin in einer Abfolge nichtenzymatischer Transformationen in ein 4,5-Dihydroxy-4,5-dihydroimidazol (*E*/*Z*-Gemisch) als Hauptprodukt

o Abb. 12.250 2-Nitroimidazol Benznidazol zur Therapie der Chagas-Krankheit

umgewandelt (**o** Abb. 12.251). Es steht im Gleichgewicht mit Glyoxal und einem Guanidinderivat. Glyoxal ist ein reaktiver Dialdehyd, der mit Proteinen, Nukleotiden und Lipiden reagieren kann.

Benznidazol (Radanil®) wird seit den 1970er Jahren zur Behandlung der Chagas-Krankheit verwendet. Im Jahr 2017 genehmigte die FDA Benznidazol zur Behandlung von Kindern mit dieser Erkrankung. Häufige Nebenwirkung ist eine allergische Dermatitis. Nach oraler Gabe liegt die Bioverfügbarkeit bei 92 %. Nur 5 % der Muttersubstanz werden unverändert im Urin ausgeschieden. Die Eliminationshalbwertszeit beträgt 10,5–13,5 h.

o Abb. 12.251 Typ-I-Nitroreduktase-katalysierte Bioaktivierung von Benznidazol und nichtenzymatische Umwandlungsschritte. Tb: *Trypanosoma brucei*, Tc: *Trypanosoma cruzi*, NTR: Nitroreduktase

12.5.4 Leishmaniose-Mittel

Die Leishmaniose oder Leishmaniasis wird durch obligat intrazelluläre protozoische Parasiten der Gattung *Leishmania* verursacht. Ebenso wie die Trypanosomen zählen auch die Leishmanien zu den Flagellaten. Sie treten im Säugerorganismus nur unbegeißelt (amastigot) auf.

Entwicklungszyklus der Leishmanien

Die Entwicklung der Leishmanien findet intrazellulär in der Wirtszelle statt. Hauptreservoir des Erregers sind Hunde und Nager. Überträger sind blutsaugende weibliche Sandmücken der Art *Phlebotomus* (Schmetterlingsmücken) – in der Neuen Welt *Lutzomyia* – die das begeißelte Promastigoten-Stadium in sich tragen. Durch den Stich der weiblichen Sandmücke gelangen die begeißelten Promastigoten über den Stechapparat der Mücke in die Haut, werden von den Makrophagen des Säugerwirts phagozytiert und in parasitophore Vakuolen eingeschlossen. Dort unterliegen sie einem Wandel zur unbegeißelten, amastigoten Form, vermehren sich durch ständige Zweiteilung und gelangen in diverse Organe. Nach der Ruptur des Makrophagen befallen die freigesetzten Amastigoten weitere Zellen der Immunabwehr. Nehmen Sandmücken bei der Blutmahlzeit Amastigoten auf, gelangen sie in den Mückendarm, wo sie sich erneut in Promastigoten umwandeln und sich der parasitäre Kreislauf schließt. Die jeweilige Form und Schwere der Erkrankung hängt primär von der Leishmania-Spezies und letztlich auch von der Immunantwort des infizierten Individuums ab.

Entsprechend den Hauptmanifestationen klassifiziert man in

- kutane Leishmaniose der Haut (*Leishmania major*, *L. tropica*, *L. aethiopica*),
- mukokutane Leishmaniose des nasopharyngealen Gewebes (*L. brasiliensis*),
- viszerale Leishmaniose der inneren Organe (*L. donovani*).

Die kutane Leishmaniose teilt man in die der Alten (Afrika, Asien, Mittelmeerraum) und Neuen Welt (Mittel- und Südamerika) ein. *L. tropica* verursacht die **Orientbeule**, eine Haut-Leishmaniose. Die durch *L. brasiliensis* verursachte amerikanische Leishmaniose ist eine mukokutane, ulzerative Leishmaniose. Sie befällt neben der Haut auch die Schleimhäute und geht mit Ulzerationen und Entstellungen im Gesicht einher. Sie ist in Südamerika auch als **Espundia** bekannt. Eine schwere Verlaufsform stellt die durch *L. donovani* (in Europa *L. infantum*) ausgelöste viszerale Leishmaniose dar, die mit einhergehender Hautpigmentierung auch als **Kala-Azar** (Hindi: schwarze Haut, schwarze Krankheit) bezeichnet wird.

Antimon-Verbindungen

Entdeckung. Bereits 1912 wurde erstmals über die erfolgreiche Behandlung einer mukokutanen Leishmaniose mit Brechweinstein (Kaliumantimonyl(III)-tartrat) berichtet. Seit dem Beginn der 1940er Jahre werden Chelatkomplexe des fünfwertigen Antimons zur Therapie der Leishmaniose eingesetzt, da sie sich bei *Leishmania*-Infektionen als wirksamer erwiesen als dreiwertige. Im Gegensatz zu den Arsenoxiden reagiert Antimonoxid relativ leicht mit Polyhydroxyverbindungen zu wasserlöslichen Komplexen, sofern diese mindestens 2 vicinale Hydroxygruppen aufweisen. **Stibogluconat** mit Gluconsäure als Chelatbildner kam 1946 in den klinischen Einsatz, 1948 folgte **Megluminantimonat**.

Struktur. Mittels der ESI-Massenspektrometrie (ESI = **E**lektro**s**pray-**I**onisierung) und Osmolaritätsmessungen konnte gezeigt werden, dass Natriumstibogluconat-Sb(V)-Ligand-Komplexe im Verhältnis 1:1, 1:2, 2:2 und 2:3 enthält. Es besteht demnach aus einer Mischung oligomerer Strukturen der allgemeinen Formeln $(Gluc{-}Sb)_n{-}Gluc$ sowie $(Gluc{-}Sb)_n$. Für Megluminantimonat konnten negativ geladene 1:1-, 1:2-, 2:2- sowie 3:2-Antimonat(V)-(*N*-Methyl-D-glucamin-)Komplexe nachgewiesen werden. In Lösung dominieren zwitterionische Strukturen. Dem 1:2-Antimonat(V)-(*N*-Methyl-D-glucamin-)Komplex kommt demnach die in Abb. 12.252 gezeigte 2-fach protonierte Struktur zu. Allerdings finden aufgrund der bestehenden Komplexgleichgewichte bei allen Antimonkomplexen mit zunehmender Verdünnung in wässriger Lösung Abbauprozesse statt. Dabei bilden sich die jeweiligen sehr stabilen 1:1-Sb(V)-Ligand-Komplexe und letztlich Antimonat(V). Dieses wird im Organismus durch Thiole oder Reduktasen zur **dreiwertigen Wirkform** reduziert.

Das als Ligand fungierende Meglumin, *N*-Methyl-D-glucamin, leitet sich von der D-Glucose ab. Anstelle der Aldehydgruppe der Glucose besitzt es eine Methylaminogruppe.

Wirkungsmechanismus. Der Wirkungsmechanismus antiparasitärer Sb-(und As-) Verbindungen ist komplex und nicht bis ins Letzte bekannt. Ein wichtiges Target stellt das NADPH-abhängige Enzym Trypanothionreduktase in der reduzierten, SH-Gruppen-haltigen Thiolform dar. Trypanosomatiden weisen einen spezifischen Redoxmetabolismus auf, der auf diesem Enzym und seinem Substrat Trypanothion basiert. Bei Plasmodien fehlen beide. Trypanothion kann als Analogon zum Glutathion der Säugerzelle angesehen werden. Es besteht aus 2 Glutathionyl-Einheiten, die jeweils über eine Amidbindung mit dem Polyamin Spermidin verknüpft sind (Abb. 12.253). Das Trypanothion-Trypanothionreduktase-System schützt den Parasiten als Redoxpuffer vor oxidativem Stress, indem die redu-

Natriumstibogluconat (2:2-Komplex)

Megluminantimonat (1:2-Komplex)

Natriumstibogluconat (1:1-Komplex)

Megluminantimonat (1:1-Komplex)

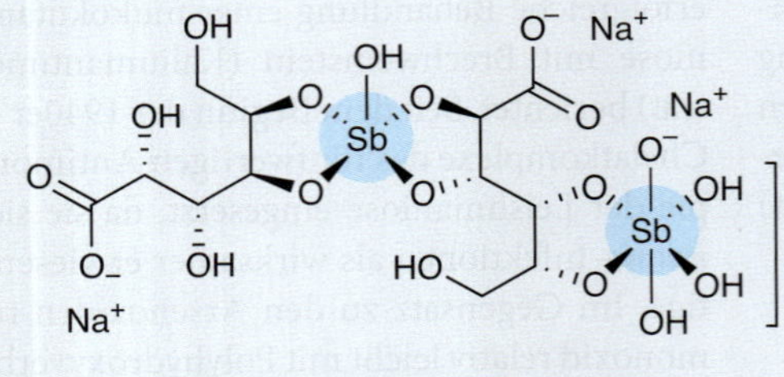

Abb. 12.252 Antimonkomplexe zur Therapie der Leishmaniose

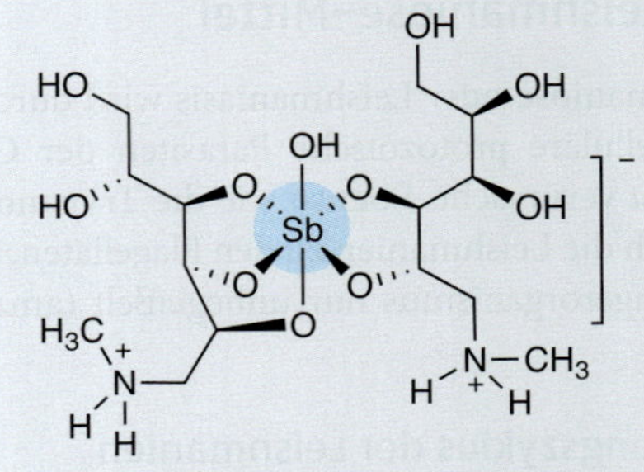

zierte Thiol-Form von Trypanothion oxidativ in Trypanothiondisulfid TS_2 umgewandelt wird. Anschließend muss eine erneute Reduktion des Trypanothiondisulfids zum Dithiol $T(SH)_2$ erfolgen. In diesen Prozess sind die beiden vicinalen Cys52 und Cys57 (Abb. 12.254) im aktiven Zentrum der Trypanothionreduktase involviert.

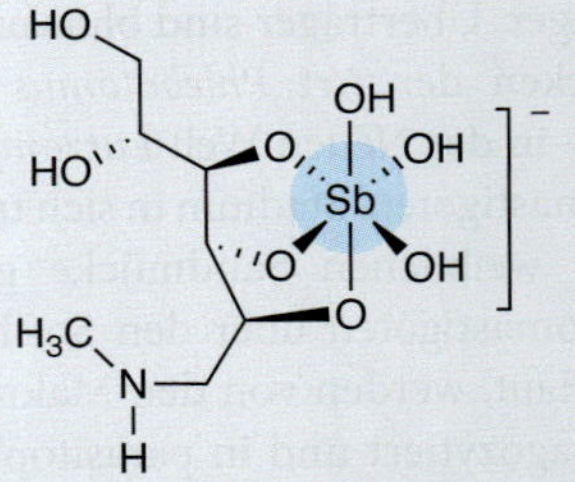

Basierend auf der Kristallstruktur der Trypanothionreduktase von *L. infantum* konnte ein Modell zur Koordination von Sb(III) durch die beiden vicinalen, redoxkatalytischen Cysteingruppen Cys52 und Cys57, sowie durch Thr335 und His461 im aktiven Zentrum der Trypanothionreduktase von *L. infantum* erstellt werden. Analog Melarsenoxid konnte aber auch für Sb(III) die Bildung eines 1:1-Komplexes mit der reduzierten Dithiolform von Trypanothion als Metallionen-Chelator nachgewiesen werden.

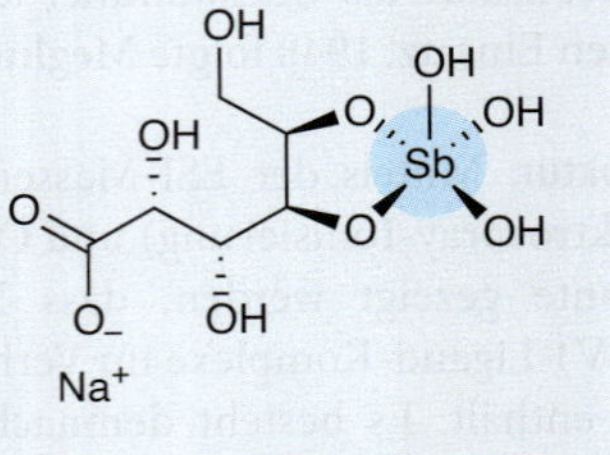

Natriumstibogluconat (Pentostam®) wird oral nicht resorbiert, daher ist eine i.v. oder i.m. Applikation nötig. Die Eliminationshalbwertszeit von 5-wertigem Antimon beträgt 2 h, die Ausscheidung erfolgt renal.
Megluminantimonat (Glucantime®) steht ebenfalls als Injektionslösung zur Verfügung.

Miltefosin

Design und Entwicklung. Die Entwicklung von **Miltefosin** (Abb. 12.255) wurde zu Beginn der 1980er Jahre etwa zeitgleich und unabhängig durch zwei Arbeitsgruppen vorangetrieben. Bei Burroughs Wellcome in Großbritannien suchte man nach antiinflammatorischen Analoga des Plättchenaktivierenden Faktors (PAF), am Göttinger MPI für Biophysikalische Chemie interessierte man sich für den Effekt von Alkylphosphocholinen auf die Membran von Tumorzellen. In Deutschland wurde Miltefosin in der Folge als Krebsmedikament weiterentwickelt (Asta Medica, später Zentaris). Bei oraler Gabe therapeutisch relevanter Dosen zeigte es gastrointestinale Toxizität, parenteral verabreicht erwies es sich aufgrund der hämolytischen Eigenschaften hämatotoxisch. Zugelassen wurde Miltefosin aber 1992 zur lokalen zytostatischen Behandlung von Hautmetastasen bei Patientinnen mit Brustkrebs (Miltex®, a. H.). Miltefosin hatte sich zudem als außerordentlich wirksam gegen amastigote Formen von *L. donovani* erwiesen. Im Jahr 2002 wurde Miltefosin in Indien als der erste und bis dato einzige oral verfügbare Arzneistoff zur Therapie der viszeralen Leishmaniose zugelassen. In Deutschland erfolgte die Zulassung 2004. Miltefosin gehört zu den unentbehrlichen Medikamenten der WHO.

Wirkungsmechanismus. Das Wirkprinzip von Miltefosin ist komplex und nicht völlig geklärt. Miltefosin setzt in Promastigoten das mitochondriale Membranpotenzial herab und bewirkt eine Cytochrom-*c*-Freisetzung mit nachfolgender Aktivierung zellulärer Proteasen.

Abb. 12.253 Gleichgewicht zwischen Trypanothion und Trypanothiondisulfid

Weiterhin hemmt es die mitochondriale Cytochrom-*c*-Oxidase. Auch die Beeinflussung des Lipidmetabolismus und Lipid-abhängiger Signaltransduktionswege ist von Bedeutung. Miltefosin kann monomer in die Lipidmembran eingebaut werden und zeigt hohe Affinität zu Sterolen. Da Leishmanien einen hohen Anteil an Ether-Phospholipiden als Membranbestandteil aufweisen, wird auch eine Beeinflussung der Biosynthese und des Metabolismus der Ether-Phospholipide in den Glykosomen von Leishmania in Betracht gezogen. Unter Glykosomen versteht man membranumschlossene Organellen, die glykolytische Enzyme enthalten.

Miltefosin (Impavido®) ist ein Phospholipid aus der Familie der Alkylphosphocholine. Strukturell handelt es sich um ein Hexadecylphosphocholin, d. h., Phosphorsäure ist mit Cetylalkohol und Cholin verestert. Das amphiphile zwitterionische Miltefosin kann als strukturelles Analogon der Phosphatidylcholine (▸ Kap. 9.6) angesehen werden, allerdings fehlt das Glycerolgerüst. Miltefosin wird zur Behandlung der durch *L. donovani* verursachten viszeralen Leishmaniose sowie der durch Leishmanien des *L.-brasiliensis*- oder *L.-mexicana*-Komplexes hervorgerufenen kutanen und mukokutanen Leishmaniose eingesetzt. Die ausgeprägteste Wirksamkeit zeigt Miltefosin gegenüber den promastigoten und amastigoten Formen von *L. donovani*, am wenigsten sensitiv ist *L. major*. Miltefosin wird oral appliziert. Aufgrund der hämolytischen Wirkung von Miltefosin nach i.v. Verabreichung können keine Humanversuche zur Bestimmung der Bioverfügbarkeit nach oraler Gabe durchführt werden. Bei Hunden wurde eine absolute Bioverfügbarkeit von 82 % ermittelt. Die Biotransformation in Hepatozyten führt zur Freisetzung von Cholin. Das Fettalkohol-Fragment kann nach Oxidation zur Palmitinsäure am Fettsäuremetabolismus teilnehmen. Die Halbwertszeit beträgt 150–200 h, die Elimination erfolgt renal. Miltefosin ist reproduktionstoxisch und erfordert daher während und bis zu 3 Monaten nach der Behandlung einen zuverlässigen Konzeptionsschutz.

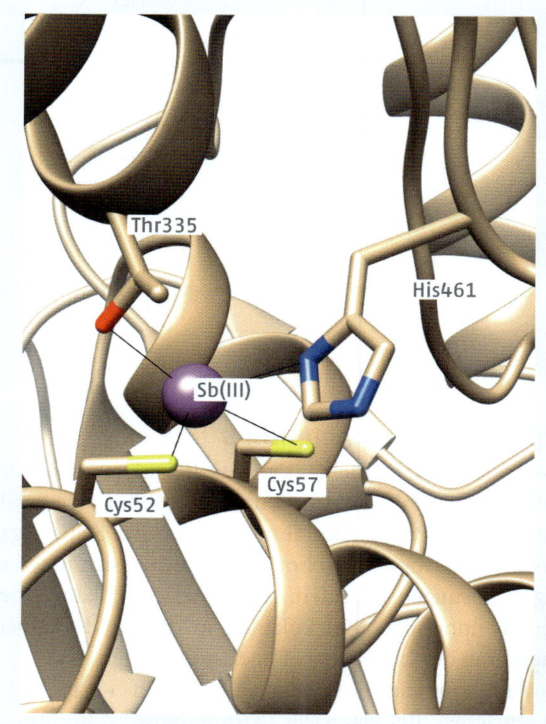

Abb. 12.254 Modell der Komplexierung von Sb(III) in der NADPH-Bindestelle der Trypanothionreduktase (reduzierte Form, Ausschnitt, Kofaktoren nicht gezeigt) von *Leishmania infantum* (PDB-Code 2WOH, Visualisierung mit UCSF Chimera 1.12)

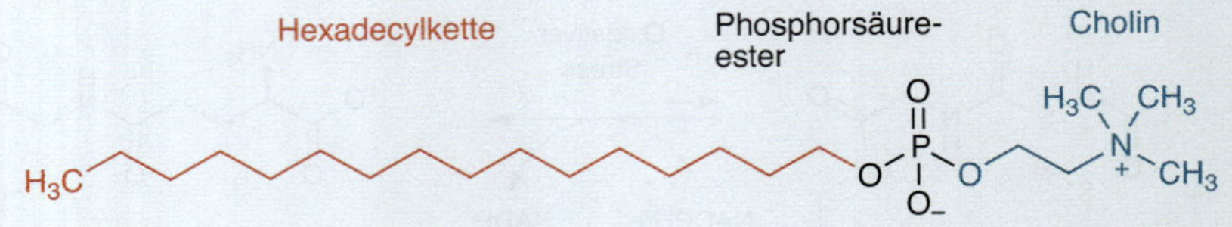

Hexadecylkette
Phosphorsäureester
Cholin

Abb. 12.255 Hexadecylphosphocholin Miltefosin

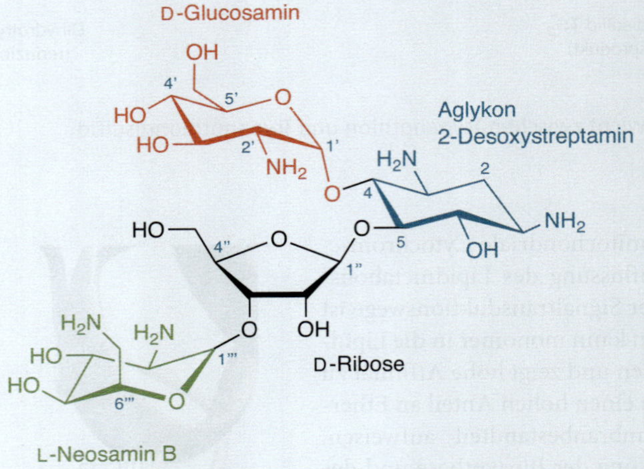

D-Glucosamin
Aglykon 2-Desoxystreptamin
D-Ribose
L-Neosamin B

Abb. 12.256 Struktur des Aminoglykosid-Antibiotikums Paromomycin I

Liposomales Amphotericin B

Bei Liposomen handelt es sich kugelförmige Vesikel, die durch amphiphile Substanzen wie Phospholipide gebildet werden. Phospholipide unterliegen der Selbstorganisation zu Doppelmembranen, sobald sie sich in wässrigen Lösungen befinden. Amphotericin B kann über seinen lipophilen Molekülanteil in die Lipid-Doppelmembran der Liposomen eingelagert werden.

Amphotericin B wird ausführlich in ▸Kap. 12.4.2 beschrieben. Bei viszeraler Leishmaniose ist liposomales Amphotericin B (AmBisome®) sehr gut wirksam. Durch die liposomale Formulierung wird eine Wechselwirkung von Amphotericin B mit den Zellen der distalen Tubuli aufgrund der ausbleibenden glomerulären Filtration weitgehend vermieden. Auf diese Weise wird das Ausmaß der bei konventionellen Amphotericin-B-Darreichungsformen auftretenden Nephrotoxizität stark gemindert.

Paromomycin

Paromomycin (Abb. 12.256) gehört zu den Aminoglykosid-Antibiotika und ist den Neomycinen eng verwandt. Es kommen 2 Stereoisomere vor, die sich nur in der Stellung der Aminomethylgruppe in Position 6''' des L-Neosamin B unterscheiden. Unter den gängigen Aminoglykosid-Antibiotika weist es eine starke antiprotozoale Wirkung auf. Aglykon ist 2-Desoxystreptamin, ein Amino-substituiertes Cyclitol, das in zahlreichen weiteren Aminoglykosid-Antibiotika vorkommt. Es ist mit einem Mono- und einem Disaccharid verbunden.

Wirkungsmechanismus. Paromomycin wirkt wie die anderen Aminoglykoside bakterizid. Wirksam ist es gegen grampositive und gramnegative Bakterien sowie gegen bestimmte Protozoen und Bandwürmer. Es bindet an der Aminoacyl-tRNA-Bindestelle in der 30*S*-Untereinheit des bakteriellen Ribosoms (▸Kap. 12.1.13). Da die ribosomale Dekodierungsstelle universell hoch konserviert ist, bewirkt Paromomycin auch in protozoalen, insbesondere zytosolischen Ribosomen ein fehlerhaftes Ablesen der mRNA und damit des genetischen Codes, verbunden mit einer Hemmung der zytosolischen Translation.

Paromomycin (Humatin®), das als Sulfat im Handel ist, wird aus dem Gastrointestinaltrakt kaum resorbiert und wird zur Reduktion der enteralen Bakterienflora vor operativen Eingriffen oder zur Therapie der Amöbiasis verwendet. Bei hepatischer Enzephalopathie setzt man es zur Verminderung der Ammoniak-bildenden Darmflora ein. Intramuskulär verabreicht dient es zur Behandlung der viszeralen Leishmaniose. Bei kutaner Leishmaniose wird es parenteral oder topisch appliziert. Aufgrund seiner polaren Struktur penetriert Paromomycin nur schlecht in das Gewebe. Für die topische Anwendung ist eine Formulierung (Leshcutan®) mit dem quartären Ammoniumsalz Methylbenzethoniumchlorid und Harnstoff verfügbar, die allerdings in Deutschland nicht im Handel ist.

12.5.5 Trichomonaden-Mittel

Trichomoniasis wird durch *Trichomonas vaginalis* verursacht. Der Parasit kommt oft in der Vagina vor, ohne jedoch Symptome zu verursachen. Allerdings kann er auch Entzündungen (Trichomonaden-Vaginitis sowie Urethritis), Brennen, Juckreiz, Ausfluss sowie Infekte des Urogenitaltrakts hervorrufen. Der Erreger unterscheidet sich morphologisch stark von Trypanosomen und Leishmanien. Trichomonas besiedelt die extrazellulären Bereiche der Schleimhäute durch Anheften an die Epithelzellen. Primär resultieren Entzündungen der Vagina und der männlichen Harnröhre. Die Übertragung des Parasiten erfolgt durch Geschlechtsverkehr. Um eine wechselseitige Ansteckung zu vermeiden, sollte bei einer Trichomoniasis der Sexualpartner ebenfalls untersucht und mit Metronidazol (o Abb. 12.257) therapiert werden.

Metronidazol

Design und Entwicklung. Azomycin, der Vorläufer der therapeutisch verwendeten Nitroimidazole, wurde 1953 aus *Streptomyces eurocidicus* und aus *Nocardia mesenterica* isoliert. Strukturell handelt es sich um das 2-Nitroimidazol. Die Substanz zeigte zwar Aktivität gegen *Trichomonas vaginalis*, erwies sich aber aufgrund der stark hautirritierenden Wirkung für eine klinische Anwendung als nicht geeignet. Aus dem systematischen Screening von mehr als 200 strukturellen Analoga ging schließlich das 2-Methyl-5-nitro-imidazol **Metronidazol** (o Abb. 12.257) als erster Wirkstoff mit systemischer Aktivität gegen Trichomonaden hervor. Das Wirkspektrum der Nitroimidazole umfasst primär anaerobe Protozoen und anaerobe Bakterien, bei denen Mitochondrien entweder fehlen oder von untergeordneter Bedeutung sind.

Mikrobiologische Grundlagen. Organismen, die gegenüber Metronidazol empfindlich sind, weisen ein gemeinsames Merkmal auf. Sie sind **anaerob** und enthalten Elektronentransport-Proteine mit einem niedrigen

O_2N N CH_3 OH

o **Abb. 12.257** 5-Nitroimidazol-Derivat Metronidazol

Redoxpotenzial. Zur Energieerzeugung und zum Elektronentransfer besitzen anaerobe Organismen einen speziellen Mechanismus, der es ihnen ermöglicht, in Abwesenheit von O_2 zu überleben. So besitzen Trichomonaden zur Energiegewinnung keine Mitochondrien, sondern Hydrogenosomen. Dies sind ATP- und H_2-produzierende Organellen, die man als anaerobe Homologe der Mitochondrien betrachten kann. Im Gegensatz zum mitochondrialen Elektronenakzeptor O_2 dienen dort Protonen als terminale Elektronenakzeptoren, wodurch molekularer Wasserstoff gebildet wird (o Gleichung 12.3).

$$2\,H^+ + 2\,e^- \longrightarrow H_2$$ Gleichung 12.3

In den Hydrogenosomen wird Pyruvat zu den Endstoffen Acetat und CO_2 metabolisiert, gleichzeitig werden H_2 und ATP erzeugt (o Abb. 12.258). Als Schlüsselenzym des hydrogenosomalen Pyruvat-Stoffwechsels fungiert die **Pyruvat-Ferredoxin-Oxidoreduktase** (PFOR). Sie ist in der hydrogenosomalen Membran des Parasiten lokalisiert. Das Enzym besitzt eine dimere Struktur. Jede monomere Untereinheit besteht aus 6 Domänen, die ein Molekül Thiaminpyrophosphat (TPP, s. Exkurs) und 3 [4Fe-4S]-Cluster binden. In Domäne III befindet sich die Bindestelle für Coenzym A (CoA). Bindet CoA, erfährt diese Domäne eine Konformationsänderung, die das aktive Zentrum abdichtet und die Thiolatgruppe von CoA direkt neben dem TPP-Kofaktor positioniert. Die genannten Kofaktoren benötigt das Enzym bei der oxidativen Decarboxylierung des Glykolyseprodukts Pyruvat zu Acetyl-CoA und CO_2. Die beiden Elektronen, die bei der Pyruvat-Decarboxylierung gewonnen werden, überträgt PFOR auf Ferredoxin. Ferredoxine sind kleine Proteine, in denen Eisen- und Schwefelatome in einem Fe-S-Cluster angeordnet sind. Da das Eisenion seine Oxidationsstufe ändern kann, wirken Ferredoxine als Ein-Elektron-Schaltstellen, über die die beiden Elektronen nacheinander von den Eisen-Schwefel-Clustern des Enzyms zum Zentrum der H_2-Gewinnung transferiert werden. Eine eigene Enzymaktivität besitzen Ferredoxine nicht. Das *T.-vaginalis*-Ferredoxin

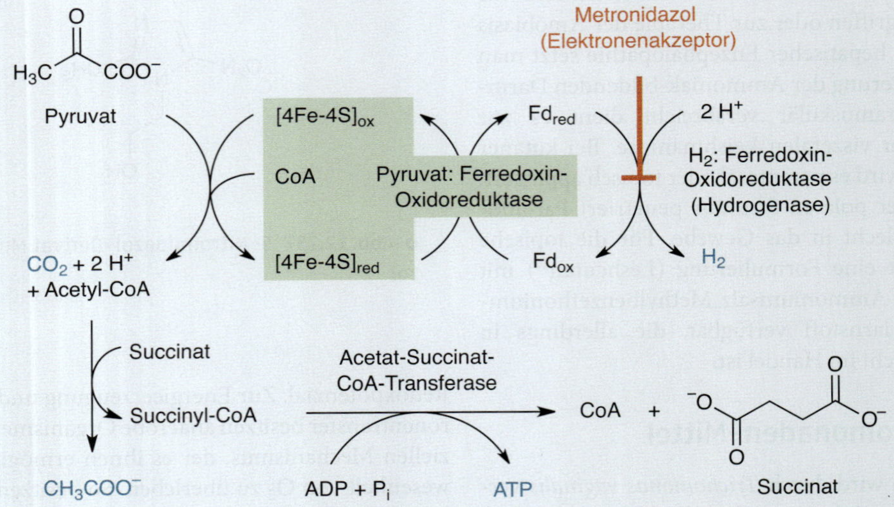

Abb. 12.258 Hydrogenosomale Elektronentransport-Komponenten zur Energiegewinnung von Trichomonaden und Angriffspunkt von Metronidazol als Elektronenakzeptor. Fd: Ferredoxin, [4Fe-4S]: Eisen-Schwefel-Cluster der Pyruvat-Ferredoxin-Oxidoreduktase; Endprodukte des hydrogenosomalen Stoffwechsels sind blau dargestellt

ist ein [2Fe-2S]-Ferredoxin, ähnlich dem Rieske-Fe-S-Protein (Abb. 12.233). Beim Menschen fehlt dieses Enzym. Vermutlich überträgt die H_2:Ferredoxin-Oxidoreduktase, eine Hydrogenase, vom reduzierten Ferredoxin die Elektronen auf Protonen und bildet so molekularen Wasserstoff (Abb. 12.258). Hydrogenasen katalysieren die reversible Oxidation von molekularem Wasserstoff in Protonen und Elektronen ($H_2 \rightleftharpoons 2\,H^+ + 2\,e^-$). Mithilfe der Acetat-Succinat-CoA-Transferase (ASCT) wird der CoA-Anteil des Acetyl-CoA auf Succinat übertragen. Acetat wird als Endprodukt ausgeschieden. Die Succinyl-CoA-Synthetase spaltet Succinyl-CoA, wobei über Substratkettenphosphorylierung ein ATP gebildet wird.

Wirkungsmechanismus. Metronidazol gelangt durch passive Diffusion in den Parasiten, wo es unter weitgehend **anaeroben** Bedingungen stufenweise reduziert wird. Es unterbricht damit die Elektronentransferkette im hydrogenosomalen Stoffwechsel, indem es **anstelle der Protonen als Elektronenakzeptor fungiert** und vom reduzierten Ferredoxin ein Elektron aufnimmt. Dabei wird Metronidazol zunächst zum Nitroradikal-Anion (Abb. 12.259) reduziert und hemmt auf diese Weise die H_2-Produktion (Abb. 12.258). Die reduktive Aktivierung der Nitrogruppe von Metronidazol im Hydrogenosom zum Nitroradikal-Anion ist für die biologische Aktivität erforderlich. Es ist aber noch nicht geklärt, ob sie zum Wirkungsmechanismus beiträgt oder ob die in der Folge gebildeten **reaktiven Intermediate** sowie die Fragmentierung des Imidazolrings und der gebildeten Metaboliten allein für die antiparasitäre Wirkung verantwortlich sind.

Gleichung 12.4

$$2\,RNO_2^{\bullet-} + 2\,H^+ \longrightarrow R\text{-}N{=}O + RNO_2 + H_2O$$

Durch weitere Reduktion oder Disproportionierung (Gleichung 12.4) in Abwesenheit von Sauerstoff entstehen aus dem primär erzeugten Nitroradikal-Anion toxische Nitrosoverbindungen, die über ein Nitroxidradikal zum Hydroxylamin (Abb. 12.259) reduziert werden können. **DNA-Strangbrüche**, die Bildung **kovalenter Addukte** mit zytosolischen Proteinen und Zelltod sind letztlich die Folge. Durch den Zerfall der Hydroxylaminstufe bilden sich ringoffene Produkte, darunter Acetamid und *N*-(Hydroxyethyl)oxamidsäure. Als treibende Kraft hinter der Elektronentransfer-Reaktion gelten die unterschiedlichen Redoxpotenziale. Bei der Energiegewinnung von Trichomonaden fließen Elektronen von Pyruvat über die PFOR (E^0 = −540 mV) zu Ferredoxin (Fd_{Ox}/Fd_{Red}, E^0 = −420 mV). Dementsprechend ist der Elektronenfluss hin zum Metronidazol (E^0 = −470 bis −510 mV) begünstigt, wozu insbesondere auch die potenten Elektronenakzeptor-Eigenschaften des 5-Nitro-substituierten Imidazols beitragen. Metronidazol wird daher auch als Elektronensauger bezeichnet und ist dementsprechend leicht reduzierbar. Durch die Reduktion zum Nitroradikal-Anion entsteht ein

o Abb. 12.259 Reduktive Aktivierung von Metronidazol unter Ringspaltung (zwei Produkte gezeigt) sowie reduktive Inaktivierung durch Aminbildung

Konzentrationsgradient, der den kontinuierlichen Nachstrom von Metronidazol in die Parasitenzelle fördert. Mittlerweile weiß man, dass nicht nur Ferredoxin, sondern auch die protozoale Thioredoxin-Reduktase mittels ihrer Nitroreduktase-Aktivität Nitroimidazole wie Metronidazol zum Nitroradikal-Anion reduzieren kann, was die zelluläre Redoxbalance beeinträchtigt. Auch eine **reduktive Inaktivierung** von Metronidazol durch Sauerstoff-insensitive parasitäre Typ-I-NTRs ist möglich. Metronidazol wird dabei zum stabilen und inaktiven Amin reduziert. Dieser Prozess geschieht in Zwei-Elektronen-Reduktionsschritten unter Verbrauch von 6 Elektronen (o Abb. 12.259) und ist bei **Resistenzentwicklungen** der Parasiten von Bedeutung. Die Resistenzmechanismen sind aber komplex und umfassen auch eine verminderte Aufnahme oder den Efflux von Metronidazol sowie veränderte PFOR-Aktivität.

Metronidazol wirkt weitgehend selektiv auf bestimmte Protozoen und einige obligat und fakultativ anaerobe Bakterien. Die reduktive Aktivierung des Metronidazols findet unter den aeroben Bedingungen humaner Zellen praktisch nicht statt. Deren aerober Charakter hat die sofortige Reoxidation des Nitroradikal-Anions und damit die Regeneration des Metronidazols unter Bildung von Superoxidradikal-Anion zur Folge (o Abb. 12.259). Da das Ausmaß der Bildung reaktiver Sauerstoffspezies bei kurzzeitiger Anwendung vernachlässigbar ist, zeigt Metronidazol kaum akut toxische Effekte auf den Humanorganismus. Bei Bakterien konnten für Metronidazol eindeutig mutagene Effekte nachgewiesen werden (Ames-Test). Für Säugerzellen konnte dies bislang nicht eindeutig belegt werden. Dennoch darf die Behandlungsdauer mit Metronidazol in der Regel 10 Tage nicht überschreiten.

Struktur-Wirkungs-Beziehungen. Intrinsische antitrichomonale Aktivität ist an das Vorhandensein des 1-Alkyl-substituierten 5-Nitroimidazolrings als Minimalstruktur geknüpft. Die Anwesenheit und Position der Nitrogruppe ist essenziell für die Wirkung, wobei sich die 5-Nitro- gegenüber den 4-Nitro-Analoga als potenter erweisen. Ebenso sind 5-Nitroimidazole und Nitrofurane nicht in gleicher Weise durch Ferredoxin reduzierbar. Sterische Faktoren sowie der Verteilungskoeffizient spielen in der Reihe der Nitroimidazole eine wesentliche Rolle. So darf die Nitrogruppe nicht durch raumfüllende Substituenten flankiert werden. Das N-1-Atom darf bis zu 4 C-Atome aufweisen, bei längeren Alkylketten lässt die Wirksamkeit nach. Durch Einführen einer Hydroxygruppe in die Kettenstruktur ließ sich die Toxizität deutlich mindern. Auch Nitril-, Ester- oder Ethergruppen können zu einer verbesserten Wirkung beitragen. Gute Wirksamkeit gegen Trichomonaden erzielte man mit Tinidazol, das anstelle der Hydroxygruppe eine endständige Ethylsulfonylethyl-Gruppe besitzt. In Deutschland ist es nicht mehr im Handel.

Eigenschaften. Metronidazol ist fotolabil und verfärbt sich bei Lichteinwirkung dunkel. Der pK_S-Wert des Metronidazols beträgt 2,5 (Imidazol-N-3). Es ist demnach eine schwache Base und unter physiologischen Bedingungen ungeladen. Rezeptierbar ist Metronidazol im pH-Bereich von pH 4–6. Daher ist es mit Substanzen wie Erythromycin, dessen pH-Optimum bei 8,5 liegt, bei Raumtemperatur nicht kompatibel. Mit steigendem pH-Wert kommt es zur Abspaltung von Nitrit. Dies ist insbesondere bei Infusionslösungen zu beachten, da Nitrit ein Methämoglobinbildner ist.

Biotransformation. Die Hauptmetaboliten resultieren aus der Oxidation der Seitenkette und der Bildung von Glucuroniden. Primärmetaboliten sind der mikrobiologisch aktive 2-Hydroxymethyl-Metabolit und die inaktive 2-Methyl-5-nitroimidazolessigsäure.

Metronidazol (Arilin®), Ph. Eur., ist auch als Metronidazolbenzoat beschrieben, das an der Alkoholgruppe verestert vorliegt. Neben der oralen Anwendung wird Metronidazol zudem als Infusionslösung und Vaginalzäpfchen gegeben. Nach oraler Gabe wird es rasch und nahezu vollständig resorbiert. Die Plasmahalbwertszeit liegt bei 8 h. 80 % der Substanz werden über die Niere ausgeschieden, der nicht metabolisierte Anteil beträgt weniger als 10 %. Metronidazol gilt als Mittel der Wahl zur Therapie der Trichomoniasis, der Amöbiasis und der Giardiasis. Alle 3 Protozoengattungen leben unter anaeroben Bedingungen. Breite Anwendung findet Metronidazol außerdem bei bakteriellen Anaerobier-Infektionen, die ihren Ursprung im weiblichen Genitaltrakt oder im Magen-Darm-, Hals-Nasen-Ohren- und Zahn-Mund-Kiefer-Bereich haben. Die Infektionsprophylaxe bei operativen Eingriffen in diesen Bereichen stellt eine weitere Indikation dar. Metronidazol ist zudem Medikament der ersten Wahl bei Infektionen mit *Clostridioides difficile*, einem wichtigen Krankenhauskeim und nosokomialen Erreger. Fakultativ gramnegative Anaerobier wie *Gardnerella vaginalis* und mikroaerophile Keime wie *Helicobacter pylori* sind ebenfalls sensitiv. Zusammen mit einem Protonenpumpen-Inhibitor und Clarithromycin ist Metronidazol Bestandteil der italienischen Tripeltherapie zur Helicobacter-Eradikation. Resistent gegen Metronidazol sind naturgemäß alle Aerobier. Zugelassen ist Metronidazol auch zur Therapie der Rosazea (Metrogel®, Metrocreme®), einer rötlich-fleckigen Entzündung der Gesichtshaut. Hier spielen vermutlich unspezifische antientzündliche Effekte eine Rolle.
Wichtige Nebenwirkungen von Metronidazol sind im Auftreten peripherer Neuropathien, einem metallischen Geschmack sowie von Effekten zu sehen, die einer verminderten Alkohol-Toleranz (Antabus®-Effekt) ähneln. Experimentell konnte durch Metronidazol entgegen früheren Annahmen aber weder eine Hemmung der hepatischen Alkohol- oder Acetaldehyd-Dehydrogenase noch ein Anstieg des Acetaldehyd-Spiegels im Blut nachgewiesen werden. Die genaue Ursache der durch Metronidazol vermittelten Antabus-ähnlichen Effekte ist nicht geklärt.

Exkurs: Thiamindiphosphat

Thiamin (Vitamin B_1, Aneurin, ○ Abb. 12.260) wurde erstmals 1926 von Barend Coenraad Petrus Jansen und Willem Frederik Donath aus Reiskleie isoliert. Die Strukturaufklärung erfolgte 1936 durch Robert Williams und Adolf Windaus. Das Molekül enthält einen Pyrimidinring, der über eine Methylenbrücke mit einem Thiazolring derart verknüpft ist, dass in diesem ein quartäres N-Atom und damit ein permanentes Kation vorliegt. In der biologisch aktiven Form des Thiamindiphosphats (Thiaminpyrophosphat, TPP) ist es das **Coenzym** der oxidativen Decarboxylierung von α-Ketosäuren, vor allem Pyruvat und 2-Ketoglutarat. Zudem ist es am Transfer von Aldehyd- und Ketogruppen beteiligt.

Das reaktive Zentrum von TPP ist C-2 des Thiazolrings (pK_S = 12,7). Nach Deprotonierung entsteht ein nukleophiles Carben. Man kann es auch als Ylid bezeichnen, d. h., es besitzt sowohl kovalenten (Yl-) als auch ionischen (-id) Charakter. Die Dissoziation des C-2-Protons wird dadurch begünstigt, dass TPPabhängige Enzyme eine funktionell konservierte saure Aminosäure wie Glutamat besitzen, die mit N-1 des Pyrimidinrings eine intermolekulare Wechselwirkung eingeht (○ Abb. 12.261). Dadurch entsteht eine tautomere Form, in der die Basizität des N-Atoms in 4-Position derart erhöht ist, dass es von C-2 ein Proton entfernen kann.

In **Mitochondrien** katalysiert die **Pyruvat-Dehydrogenase** (PDH), ein Multienzymkomplex, die oxidative Decarboxylierung von Pyruvat zu Acetyl-Coenzym A (○ Gleichung 12.5).

Gleichung 12.5

PDH: Pyruvat + CoA + NAD^+
⟶ Acetyl-CoA + CO_2 + NADH + H^+

Acetyl-CoA wird in den Citrat-Zyklus eingeschleust und dient als Vorstufe für die Biosynthese von Fettsäuren und Steroiden, während NADH die reduzierenden Äquivalente für die oxidative Phosphorylierung, d. h. ATP-Synthese, in die Atmungskette einspeist.

In **anaeroben Organismen** hingegen wird Acetyl-CoA durch die **Pyruvat-Ferredoxin-Oxidoreduktase** (PFOR) synthetisiert. Die beiden Elektronen, die bei der Oxidation von Pyruvat in den TPP-Intermediaten vorliegen (○ Abb. 12.262), werden nacheinander über die Eisen-Schwefel-Cluster der PFOR (○ Abb. 12.258) zum endgültigen Elektronenakzeptor Ferredoxin (Fd) übertragen.

Gleichung 12.6

PFOR: Pyruvat + CoA + 2 Fd_{ox}
⟶ Acetyl-CoA + CO_2 + 2 Fd_{red}

Die **oxidative Decarboxylierung von Pyruvat** durchläuft verschiedene mesomeriestabilisierte TPP-Intermediate. Eingeleitet wird der Prozess durch nukleophilen Angriff des aus TPP gebildeten Ylids am elektrophilen Carbonyl-C des Pyruvats (○ Abb. 12.262). Die Decarboxylierung des entstandenen 2-Lactyl-TPP führt zu 2-Hydroxyethyl-TPP (HE-TPP), das als Enamin aufgefasst werden kann. Durch die OH-, S- und N-Substituenten an der Doppelbindung ist es sehr elektronenreich und weist stark reduzierende Eigenschaften auf. Ein-Elektron-Transfer auf benachbarte Redoxfaktoren und Deprotonierung führt zum HE-TPP-Radikal. Die [4Fe-4S]-Cluster (○ Abb. 12.258) im Falle der PFOR sind exklusive Ein-Elektron-Akzeptoren. Ein zweiter Ein-Elektron-Transferschritt liefert schließlich 2-Acetyl-TPP.

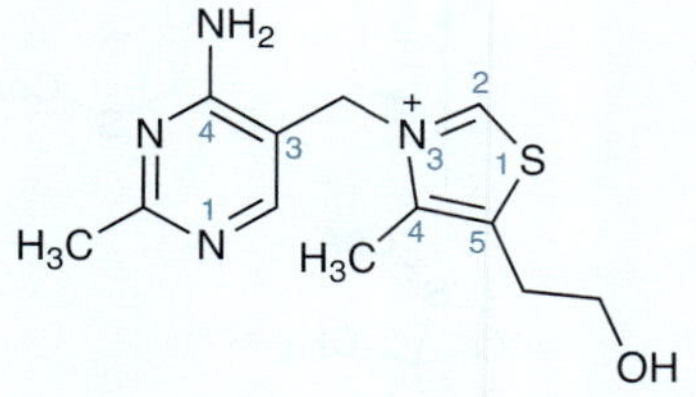

○ **Abb. 12.260** Thiamin (Vitamin B_1)

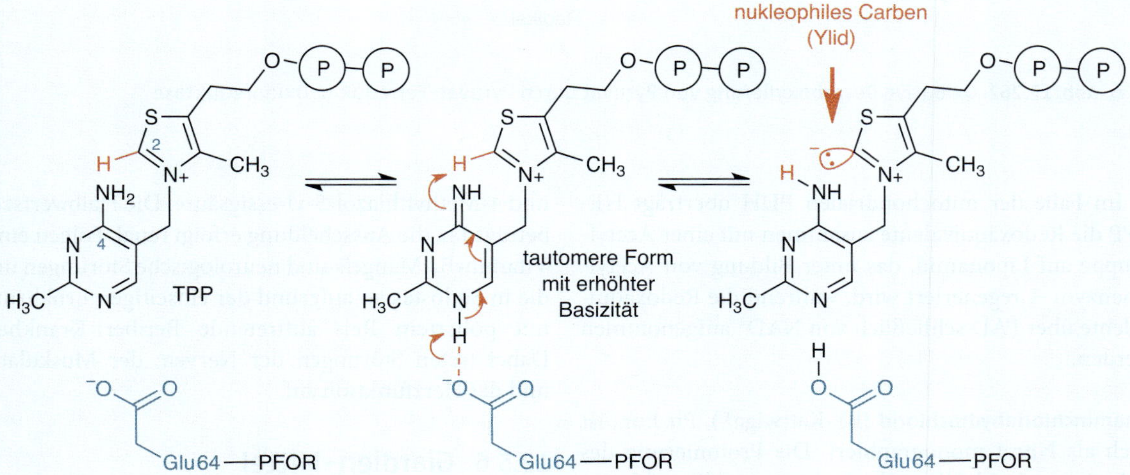

○ **Abb. 12.261** Deprotonierung von TPP zu einem nukleophilen Carben (Ylid). PFOR: Pyruvat-Ferredoxin-Oxidoreduktase

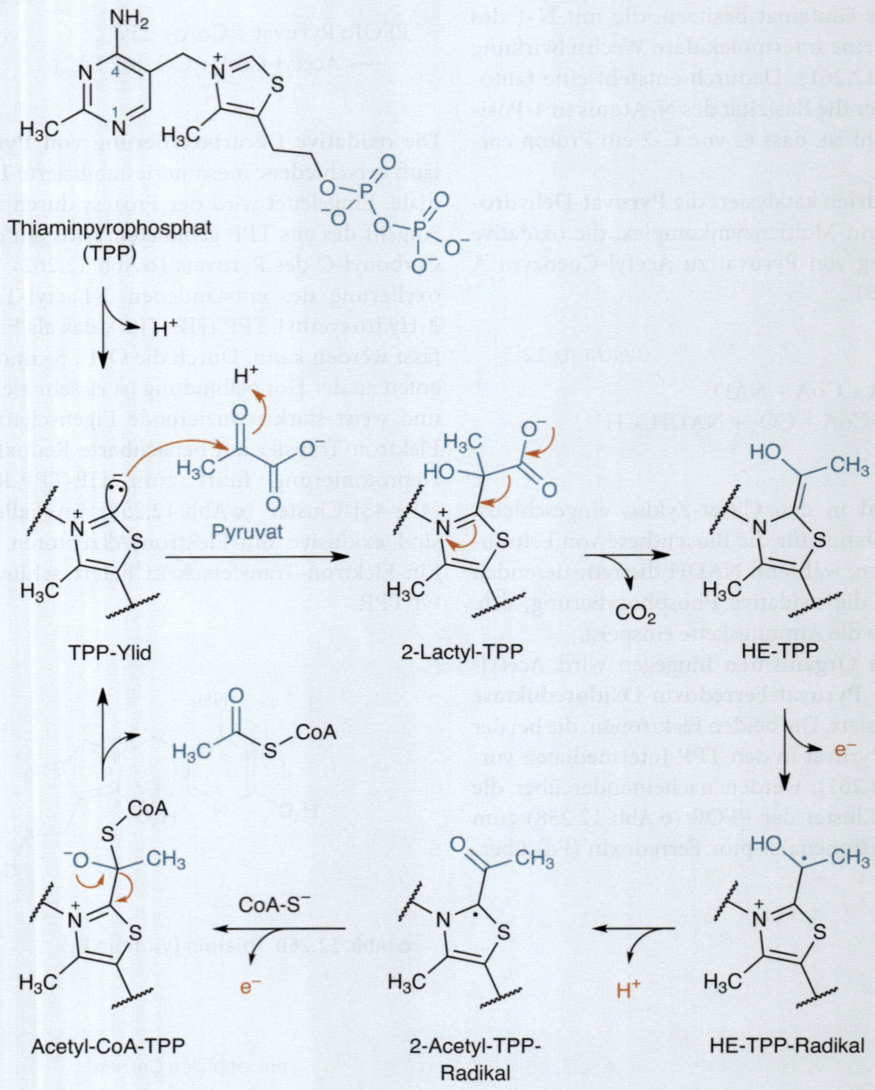

Thiaminpyrophosphat (TPP)
H⁺
TPP-Ylid
Pyruvat
2-Lactyl-TPP
CO_2
HE-TPP
e⁻
HE-TPP-Radikal
2-Acetyl-TPP-Radikal
CoA-S⁻
Acetyl-CoA-TPP

Abb. 12.262 Oxidative Decarboxylierung von Pyruvat durch Pyruvat-Ferredoxin-Oxidoreduktase

Im Falle der mitochondrialen PDH überträgt HE-TPP die Redoxäquivalente zusammen mit einer Acetylgruppe auf Liponamid, das unter Bildung von Acetyl-Coenzym A regeneriert wird, während die Redoxäquivalente über FAD schließlich von NAD^+ aufgenommen werden.

Thiaminchloridhydrochlorid (B1-Kattwiga®), Ph. Eur., ist auch als Nitrat monographiert. Die Protonierung des 4-Aminopyrimidinrings als vinyloges Amidin erfolgt an N-1. Nach oraler Gabe wird Thiamin aus dem Darm resorbiert, die Bioverfügbarkeit liegt aufgrund der ionischen Struktur nur bei 5 %. Hauptmetaboliten sind Thiaminessigsäure, 2,5-Dimethyl-4-aminopyrimidin und 4-Methylthiazol-5-yl-essigsäure. Die Halbwertszeit beträgt 1 h, die Ausscheidung erfolgt renal. Folgen eines Vitamin-B_1-Mangels sind neurologische Störungen und die in Südostasien aufgrund der einseitigen Ernährung mit poliertem Reis auftretende Beriberi-Krankheit. Dabei treten Störungen der Nerven, der Muskulatur und der Herzfunktion auf.

12.5.6 Giardien-Mittel

Giardiasis (Lambliasis) wird durch den Flagellaten *Giardia lamblia* verursacht und kommt weltweit vor, mit hohem Durchseuchungsgrad in den tropischen Regionen. Etwa 200 Millionen Menschen erkranken jedes

Jahr an einer Giardiasis. Abgekapselte Ruheformen, die Lamblienzysten, werden mit dem Stuhl infizierter Menschen und Tiere ausgeschieden. Durch fäkal verunreinigte Nahrungsmittel und Schmierinfektionen gelangt der Erreger in den Humanorganismus. Es kommt zu gelblich-schaumigen Durchfällen durch den Befall des Magen-Darm-Kanals (Lamblienruhr). Mittel der Wahl bei einer Lambliasis ist die orale oder i. v. Gabe von **Metronidazol**.

12.5.7 Mittel gegen pathogene Darmprotozoen

Die zur Gruppe der Rhizopoden gehörende *Entamoeba histolytica* ist eine parasitär im Dickdarm des Menschen lebende Amöbe und einer der wichtigsten Erreger intestinaler Infektionen. Der Parasit kommt weltweit vor und ist der Erreger der Amöbenruhr (intestinale Amöbiasis), einer Infektion, die sich vor allem im Dickdarm manifestiert. Es kommt zu starken Leibschmerzen und schweren Durchfällen (Himbeergelee-Diarrhö) durch Infektion des Magen-Darm-Kanals. Ohne medikamentöse Behandlung kann die Erkrankung tödlich verlaufen. Weitere Organe können zusätzlich befallen werden. Der Amöbenleberabszess stellt eine schwere extraintestinale Verlaufsform dar. Zwar ist die Amöbiasis vorwiegend eine Humanparasitose tropischer Regionen, sie kann aber auch in anderen Regionen vorkommen. Meist wird sie verursacht durch mangelhafte Trinkwasseraufbereitung in Verbindung mit einer fäkal-oralen Aufnahme infektiöser, reifer vierkerniger Erregerzysten. Im Darm wandeln sie sich in die apathogene Minuta-Form (Darmlumenform) um, aus der sich die größere, pathogene Magna-Form (Gewebsform) bilden und über die Pfortader in die Leber eindringen kann. Nur die Minuta-Form bildet lebensfähige Zysten, die außerhalb des Wirtsorganismus lebensfähig sind und eine orale Infektion bewirken. Weltweit entwickeln ca. 40–50 Millionen Menschen jährlich eine Amöbiasis, 40 000–70 000 Menschen sterben jährlich daran. Die intestinale Amöbiasis wird mit **Paromomycin** behandelt. Mittel der Wahl bei einer invasiven Amöbiasis ist die orale oder i. v. Gabe von **Metronidazol**. Zur vollständigen Eradikation des Parasiten sollte eine Nachbehandlung mit **Paromomycin** erfolgen.

12.5.8 Mittel gegen Ciliophora

Das einzige Wimpertierchen, das den Menschen befallen kann, ist *Balantidium coli*. Es ist zugleich der größte einzellige Humanparasit. Der Parasit lebt im Dickdarm von Menschen und Schweinen und kommt weltweit vor. Das Krankheitsbild (Balantidiose) reicht von Symptomlosigkeit bis zur massiven, einer der intestinalen Amöbiasis ähnlichen Colitis (Balantidien-Ruhr). In den westlichen Ländern ist die Erkrankung selten. Erregerzysten werden mit kontaminierter Nahrung oder Wasser aufgenommen. Mittel der Wahl ist **Metronidazol**, aber auch **Paromomycin** und **Tetracycline** werden eingesetzt.

12.6 Anthelminthika

Anthelminthika (griech. *helmis* = Wurm) dienen zur Behandlung eines Befalls mit parasitären Würmern und zur Prophylaxe neuer Infestationen. Unter einer Infestation versteht man die Besiedelung mit Endo- oder Ektoparasiten. Parasitäre Würmer können eine Wurmerkrankung oder Helminthose hervorrufen. In Abhängigkeit von der Art und der Anzahl können Helminthen den Wirtsorganismus auf vielfältige Art und Weise schädigen, sei es aufgrund mechanischer Störungen, durch toxische Stoffwechselprodukte oder durch Nahrungskonkurrenz.

Helminthen sind vielzellige Organismen und weisen Organsysteme auf, darunter einen Verdauungstrakt, Geschlechtsorgane sowie ein Nervensystem. Sie können nach Aussehen und Querschnitt eingeteilt werden.

12.6.1 Mittel gegen Fadenwürmer

Fadenwürmer kommen weltweit am häufigsten beim Menschen vor. Etwa eine Milliarde Menschen sind beispielsweise mit dem Spulwurm (*Ascaris lumbricoides*, Askariasis) infestiert. Der Erreger parasitiert im Dünndarm des Menschen. Fadenwürmer benötigen meist keinen Zwischenwirt, der Mensch ist End- und Hauptwirt. Die Eier des etwa 10–40 cm langen weißen Spulwurms werden mit den Fäzes ausgeschieden und gelangen durch Staub, fäkal-gedüngte Lebensmittel oder durch Hand-Mund-Autoinfektion wieder in den oberen Dünndarm, wo sich das Larvenstadium entwickelt. Nach Penetration der Darmwand gelangen die Larven mit dem Blutgefäßsystem über die Leber in die Alveolen der Lunge, von wo aus sie über die Luftröhre in den Darm gelangen. Dort nisten sie sich ein und ernähren sich vom Darminhalt. Durchfälle, Kolikschmerzen, Lungenentzündung oder Darmverschluss können die Folge sein. In Deutschland tritt am häufigsten die Infestation mit dem Madenwurm (Enterobiose, Oxyuriasis) auf. Adulte Würmer parasitieren auf der Schleimhaut des Dickdarms. Die Weibchen überwinden meist nachts den Sphinkter und deponieren Tausende Eier in der Afterregion, was mit einem starken Juckreiz und Kratzen während des Schlafs einhergeht. Insbesondere Kleinkinder infizieren sich oft, indem Wurmeier nach Handkontakt mit den Hautfalten der Afterregion über die Finger in den Mund gelangen. Weltweit sind nahezu

Tab. 12.5 Klassifikation ausgewählter humanpathogener Helminthen

Rundwürmer (Nemathelminthes)				
Fadenwürmer (Nematoda)				
Intestinal				
Spulwurm (*Ascaris lumbricoides*)	Madenwurm (*Enterobius vermicularis, Oxyuris vermicularis*)	Gruben- oder Hakenwurm (*Ancylostoma duodenale*)	Zwergfadenwurm (*Strongyloides stercoralis*)	Peitschenwurm (*Trichuris* ssp.)
Gewebeständig				
Trichinen (*Trichinella spiralis*)				
Lymphatisch (Filarien)				
Wuchereria bancrofti	*Brugia malayi* *Brugia timori*		*Onchocerca volvulus*	*Loa loa*
Plattwürmer (Plathelminthes)				
Bandwürmer (Cestoda)				
Rinderbandwurm (*Taenia saginata*)	Schweinebandwurm (*Taenia solium*)	Fischbandwurm (*Diphyllobotrium* spp.)	Fuchsbandwurm (*Echinococcus multiocularis*)	Hundebandwurm (*Echinococcus granulosus*)
Saugwürmer (Trematoda)				
Pärchenegel (*Schistosoma*)	Leberegel (*Fasciola hepatica*)		Darmegel (*Fasciolopsis*)	Lungenegel (*Paragonimus*)

400 Millionen Menschen mit Madenwürmern infestiert.

Filariosen gehen auf parasitische Fadenwürmer (Filarien, Tab. 12.5) zurück. Manifest werden Filariosen im Lymphgefäßsystem sowie im Bindegewebe. Die Filarie *Loa loa*, der Augenwurm, ist ein im Unterhautfettgewebe und den Schleimhäuten parasitierender Fadenwurm, der ins Auge einwandern kann und dann unter der Bindehaut sichtbar wird. Er ruft die Loiasis hervor. Als Zwischenwirt fungieren weibliche Bremsen der Gattung *Chrysops*, durch deren Stich die Larven des Wurms in die Haut gelangen. Die Mikrofilarien, d. h. die Larven der Loa-loa-Würmer, zirkulieren im Blutkreislauf. Endemisch tritt *Loa loa* in West- und Zentralafrika auf. Nach Schätzungen der WHO sind etwa 13 Millionen Menschen infiziert. Die tropischen Fadenwürmer *Wuchereria bancrofti*, *Brugia malayi* und *Brugia timori* können eine lymphatische Filariose mit dem Krankheitsbild der **Elephantiasis** hervorrufen, eine durch Lymphstau verursachte abnorme Vergrößerung der Beine oder der äußeren Geschlechtsteile. Vektoren sind ebenfalls verschiedene Stechmücken.

Durch den Fadenwurm *Onchocerca volvulus*, eine Knäuelfilarie, wird die **Onchozerkose** verursacht. Der Wurm lebt bis zu 15 Jahre im menschlichen Organismus. Durch den Stich der blutsaugenden Kriebelmücke (*Simulium*) gelangen die Larven in den Humanorganismus, wo sie sich meist im Bindegewebe ansiedeln. Onchozerkose tritt endemisch an Flussläufen und Bächen Afrikas, Mittel- und Südamerikas auf, dem Lebensraum der Mücke. Die Mücke ist demnach der Zwischenwirt. Besonders schädlich sind die sogenannten Mikrofilarien, winzige Würmer, die knotige Hautveränderungen (Onchozerkome) im subkutanen Bindegewebe verursachen und mitunter in die Augen einwandern, was zu heftigen Entzündungen führt. Eine spezielle Ausprägung der Onchozerkose ist daher die **Flussblindheit**, von der etwa 10 % der Infestierten

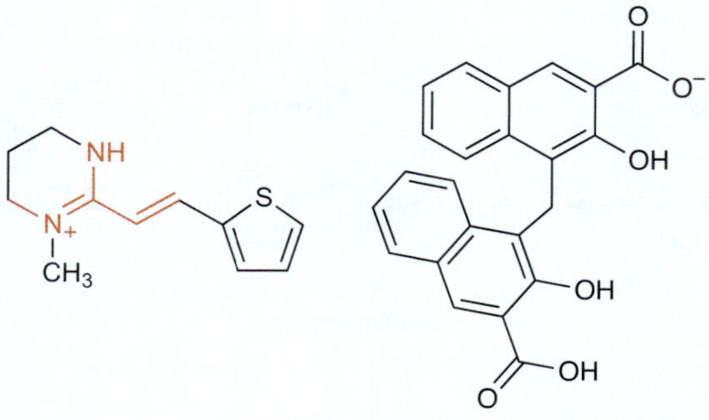

Abb. 12.263 Salze zyklischer und vinyloger Amidinium-Ionen als Nematodenmittel

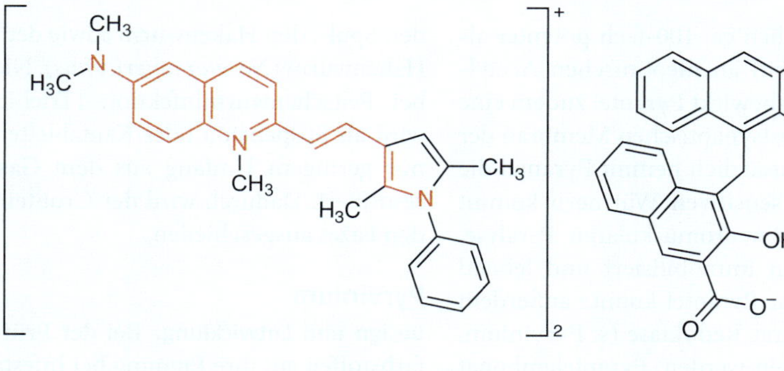

betroffen sind. Etwa ein Jahr nach der Infestation treten die ersten Symptome wie Juckreiz und knotige Hautläsionen auf, in denen sich die adulten geschlechtsreifen Onchozerka-Würmer in Knäueln befinden. Längerfristig wird die Haut zerstört (Papier- oder Greisenhaut). Die adulten Würmer produzieren zahllose Mikrofilarien, die bei einer Blutmahlzeit wiederum in die Mücke gelangen. Im tropischen Afrika sind etwa 20 Millionen Menschen an Onchozerkose erkrankt, nahezu 1 Milliarde Menschen sind exponiert.

Pyrantel

Design und Entwicklung. Die Entwicklung des Pyrantels (Abb. 12.264) ging von anthelminthisch nur mäßig aktiven Isothiuroniumsalzen aus, die man Mitte der 1960er Jahre strukturell modifizierte, um die Hydrolysestabilität zu erhöhen. Der Austausch des S-Atoms gegen eine Methylengruppe führte zu einer gut wirksamen Verbindung. Durch Einführen einer Doppelbindung zwischen Thiophen und Dihydroimidazolium-Struktur und der Erweiterung des Fünfrings zum Tetrahydropyrimidinium-Salz gelangte man in der Folge zum 1968 in den Handel gebrachten Pyrantel.

Struktur und Eigenschaften. Pyrantel weist eine zyklische Amidinium-Struktur auf ($pK_S = 11{,}0$) und wird als *E*-Isomer eingesetzt. Nur dieses ist biologisch aktiv. Aufgrund der stark basischen Eigenschaften liegt Pyrantel unter physiologischen Bedingungen als Kation vor. Pyrantel wird als Salz der Embonsäure (Pamoasäure) verwendet, das man als Embonat oder auch als Pamoat bezeichnet. Der stöchiometrischen Zusammensetzung nach handelt es sich um das Hydrogenembonat. Die Embonsäure (Abb. 12.263), gemäß IUPAC eine 4,4'-Methylenbis-(3-hydroxy-2-naphthoesäure), bildet mit basischen Arzneistoffen sehr schwer lösliche Salze, aus denen die Wirkstoffe nur sehr langsam freigesetzt und enteral kaum resorbiert werden. Pyrantelembonat ist nahezu unlöslich in Wasser. Durch die verzögerte Freisetzung ist eine Art Depotwirkung gegeben und der Wirkstoff erreicht auch untere Darmabschnitte. Pyrantel ist lichtempfindlich und kann einer Fotoisomerisierung unterliegen.

Wirkungsmechanismus. Pyrantelembonat (Abb. 12.263) wirkt analog Acetylcholin als cholinerger Agonist an postganglionären Muscarin-Rezeptoren des Parasym-

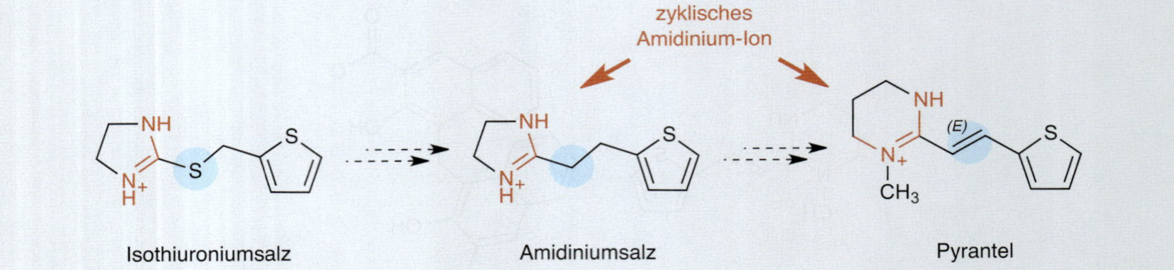

Abb. 12.264 Entwicklung von Pyrantel aus Isothiuroniumsalzen

pathikus. Es ist diesbezüglich ca. 100-fach potenter als Acetylcholin. Durch Angriff an nicotinischen Acetylcholinrezeptoren (nAchR) bewirkt Pyrantel zudem eine Depolarisierung an der postsynaptischen Membran der motorischen Endplatte. Zusätzlich hemmt Pyrantel die Acetylcholinesterase. Bei sensitiven Würmern kommt es infolgedessen zu einer neuromuskulären Paralyse, wodurch die Darmstadien immobilisiert und lebend ausgeschieden werden. Für Pyrantel konnte außerdem eine Hemmung der Fumarat-Reduktase (s. Pyrvinium, Abb. 12.265) nachgewiesen werden. Pyrantelembonat ist nur darmwirksam, gegen Wurmeier und die im Körper zirkulierenden extraintestinalen Larven wirkt es nicht. Die Behandlung muss daher nach 2–3 Wochen wiederholt werden.

Biotransformation. Für den geringen Anteil des resorbierten Wirkstoffs steht die CYP2D6-vermittelte Oxidation des Thiophenrings im Vordergrund. Es bildet sich das 5-Hydroxyderivat, aus dem durch Ringöffnung weitere Produkte erzeugt werden. Das Tetrahydropyrimidinsystem ist metabolisch weitgehend stabil.

Struktur-Wirkungs-Beziehungen. Die 2-Thienylstruktur ist für die anthelminthische Aktivität wesentlich. Die 3-Substitution am Thiophen führt zur Wirkungsabschwächung, ebenso der Austausch des Thiophenrings gegen andere Heterozyklen. Dagegen ist der bioisostere Ersatz des Thiophens gegen einen Phenylring möglich. Mit dem Tetrahydropyrimidin-System ist ein Wirkoptimum verbunden. Zwischen Thiophen und zyklischem Amidin wird lediglich eine 2 C-Atome umfassende kurze Kette toleriert. Die *E*-konfigurierte Doppelbindung stellt sich als optimal heraus.

Pyrantelembonat (Helmex®, Banminth®), Ph. Eur., ist ein oral wirksames Breitband-Anthelminthikum. Es zählt zu den unentbehrlichen Arzneimitteln der WHO, wird zur Bekämpfung gastrointestinaler Parasiten verwendet und ist besonders wirksam gegen den Maden-, den Spul-, den Hakenwurm sowie den Amerikanischen Hakenwurm (*Necator americanus*). Nicht wirksam ist es bei Peitschenwurminfektion (Trichiuriasis). Pyrantel wird als Suspension oder Kautabletten gegeben und in nur geringem Umfang aus dem Gastrointestinaltrakt resorbiert. Dadurch wird der Großteil unverändert mit den Fäzes ausgeschieden.

Pyrvinium

Design und Entwicklung. Bei der Prüfung von Cyaninfarbstoffen auf ihre Eignung bei Infestationen mit parasitischen Fadenwürmern erwies sich ein Vertreter als besonders aktiv, den man später als Pyrvinium bezeichnete und 1958 zur Therapie einführte. Da das gut lösliche Chlorid den Magen-Darm-Trakt stark reizte und Erbrechen sowie Durchfälle verursachte, ersetzte man es durch das nahezu unlösliche, besser verträgliche Embonat.

Struktur und Eigenschaften. Pyrvinium wird wie Pyrantel als Salz der Embonsäure eingesetzt (Abb. 12.263). Es ist eine kräftig orange-rote, kristalline Verbindung, färbt die Fäzes hellrot und lässt sich aus Kleidung nur schwer entfernen. Pyrvinium ist als **Cyaninfarbstoff** ein **vinyloges Amidin** (Abb. 12.263) und liegt als resonanzstabilisiertes Amidinium-Kation vor (▸ Kap. 6.2.1, Polymethinfarbstoffe). Aufgrund der *N*-Methylierung des Chinolinrings handelt es sich um ein permanentes Kation. Das konjugierte Doppelbindungssystem erlaubt die Delokalisation der positiven Ladung des quaternisierten N-Atoms des Chinolinrings zu einem zweiten, tertiären N-Atom, in diesem Fall zum Pyrrol-Stickstoff.

Wirkungsmechanismus. Pyrvinium hemmt die Resorption von Glucose, was zu einem Energieverlust führt. Pyrvinium blockiert außerdem auf nicht genau bekannte Weise das anaerobe mitochondriale **NADH-Fumarat-Reduktase-System**, wodurch es zu einer ATP-Verarmung und zum Absterben der Parasiten kommt. Parasitische, fakultativ anaerobe adulte Helminthen nutzen

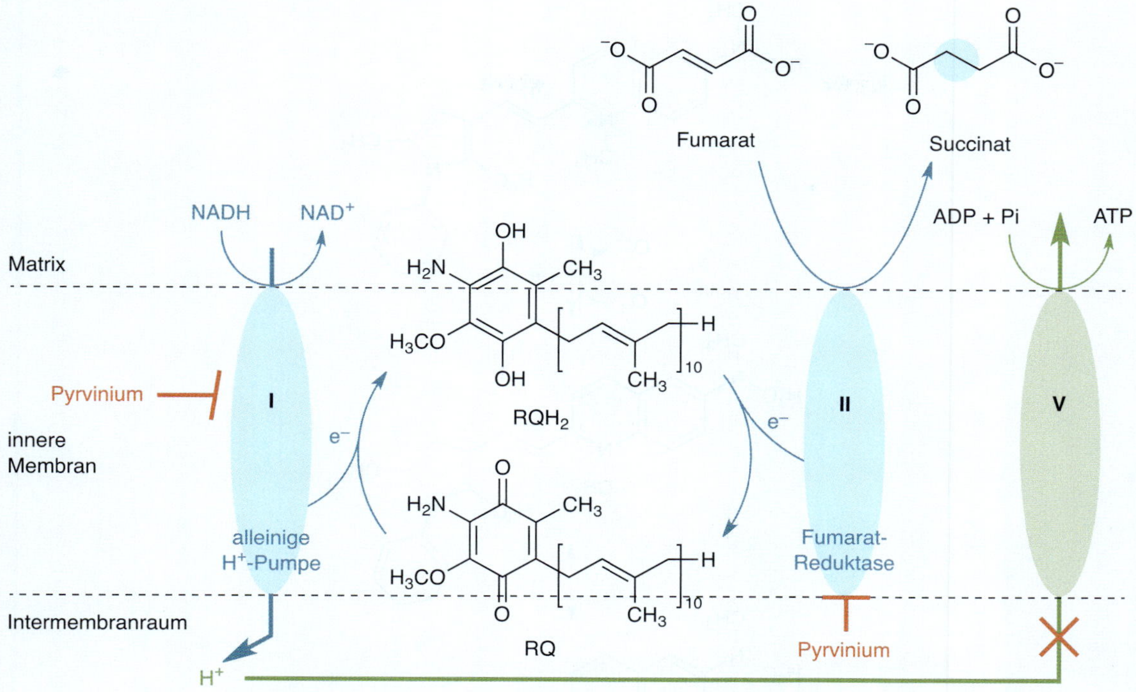

Abb. 12.265 Hemmung der anaeroben Fumarat-Atmung durch Pyrvinium. RQ: Rhodochinon, RQH_2: Rhodohydrochinon (Rhodochinol)

das NADH-Fumarat-Reduktase-System – möglicherweise unter Beteiligung symbiontischer Bakterien – zur Gewinnung von ATP. Unter anaeroben Bedingungen, wie sie beispielsweise im Intestinaltrakt vorherrschen, wechselt der Parasit zu einer anaeroben Fumaratatmung. Dabei dient nicht Sauerstoff, sondern das endogen erzeugte C_4-Dicarboxylat Fumarat als Elektronenakzeptor und wird zu Succinat reduziert. Das NADH-Fumarat-Reduktase-System (Abb. 12.265) besteht aus dem Atmungsketten-Komplex I (NADH-Chinon-Reduktase) und dem Atmungsketten-Komplex II (Fumarat-Reduktase). Eine Besonderheit des Systems liegt in der Beteiligung eines speziellen Elektronencarriers, nämlich des von der Humanzelle nicht produzierten Ubichinonanalogons Rhodochinon-10 (RQ-10). Über die NADH-RQ-Reduktase-Aktivität des mitochondrialen Komplexes I werden Elektronen von NADH auf Rhodochinon (RQ) übertragen (Abb. 12.265). Über die Rhodochinol-Fumarat-Reduktase-Aktivität des mitochondrialen Komplexes II werden sie in Umkehrung der Succinat-Dehydrogenase-Reaktion des Citratzyklus dann auf Fumarat transferiert und dieses dadurch zu Succinat reduziert. Der für die ATP-Synthese in Komplex V notwendige Protonengradient wird unter anaeroben Bedingungen ausschließlich durch den Komplex I als der alleinigen Protonenpumpe erzeugt. Für den Schweinespulwurm (*Ascaris suum*) konnte gezeigt werden, dass Pyrviniumembonat die Aktivität der beiden Atmungsketten-Komplexe I und II der Fumarat-Atmung inhibiert.

Zu den anthelminthischen Eigenschaften des Pyrviniums trägt auch das vinyloge Amidiniumion bei, mit der Möglichkeit zur Bildung eines resonanzstabilisierten Radikals nach Elektronenaufnahme (Abb. 12.266). Denkbar ist der Elektronentransfer auf O_2 mit der Bildung von Superoxidradikal in einem Redoxzyklus (▸ Kap. 3.2.2), wobei das Pyrvinium-Kation regeneriert wird.

Pyrvinium (Molevac®) ist ein Nematodenmittel, das bei Infestationen durch den Madenwurm *Enterobius vermicularis* (Oxyuriasis) verwendet wird. Pyrviniumembonat wird beim Menschen nicht enteral resorbiert, die Verweildauer im Darmlumen ist dadurch erhöht. Die Ausscheidung erfolgt mit den Fäzes, die dann eine Rotfärbung aufweisen können. Pyrvinium wird geringfügig resorbiert und überwiegend unverändert nach 1–2 Tagen mit den Fäzes ausgeschieden. Die Wirkung erfolgt nur in adulten Würmern, daher ist die Behandlung nach 2–4 Wochen zu wiederholen.

Redox-
zyklus

$O_2^{\bullet-}$

O_2

+ e⁻

o Abb. 12.266 Elektronentransfer auf das konjugierte Iminiumion und Resonanzstabilisierung des gebildeten Radikals

o Abb. 12.267 Diethylcarbamazin, ein Piperazinderivat

Diethylcarbamazin

Design und Entwicklung. Diethylcarbamazin ging gegen Ende der 1940er Jahre aus der Analgetikachemie hervor, indem man zunächst im Pethidin den Piperidinring durch Piperazin ersetzte und auch den Phenylring entfernte (o Abb. 12.268). Das 1-Ethoxycarbonyl-4-methylpiperazin, ein Carbamat, erwies sich gegen Filarien bereits als gut wirksam. Als optimal stellte sich letztlich Diethylcarbamazin heraus, formal ein Harnstoffderivat.

In der Folge setzte man auch das preiswerte, einfache **Piperazin**, Ph. Eur. (Citrat), sehr erfolgreich als Anthelminthikum gegen Askariden und Oxyuren ein. Aufgrund der stark basischen Reaktion in wässriger Lösung verwendete man es in Form verschiedener Salze (Citrat, Adipat, Phosphat). Heute ist es obsolet, da es ein enges Wirkspektrum besitzt und im sauren Milieu des Magens potenziell mutagene und kanzerogene *N*-Nitrosopiperazine bildet. Piperazin weist eine GABA-agonistische Wirkung auf – nicht jedoch das Piperazinderivat Diethylcarbamazin – und verursacht eine Hyperpolarisation durch verstärkten Einstrom von Cl^--Ionen und eine schlaffe Lähmung der Wurmmuskulatur. Da GABA bei Vertebraten nur im ZNS vorkommt, wirkt Piperazin

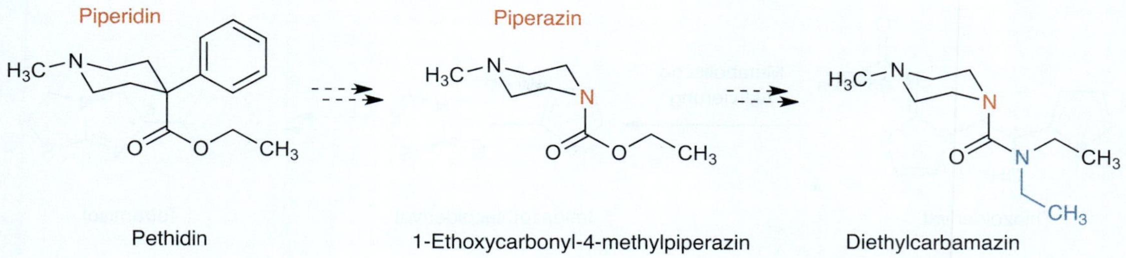

Piperidin
Piperazin
Pethidin
1-Ethoxycarbonyl-4-methylpiperazin
Diethylcarbamazin

Abb. 12.268 Entwicklung von Diethylcarbamazin

selektiv anthelminthisch. Ein cholinerger Antagonismus wird auch bei hohen Konzentrationen nicht beobachtet.

Wirkungsmechanismus. Diethylcarbamazin (Abb. 12.267) übt einen nicotinartigen Effekt auf das Nervensystem der Parasiten aus und bewirkt eine Paralyse. Unter der Einwirkung von Diethylcarbamazin akkumulieren die Mikrofilarien in der Leber, wo sie von Makrophagen phagozytiert werden. Offenbar kommt es auch zu Veränderungen der Antigenstruktur auf der Parasitenoberfläche, sodass die unspezifischen Abwehrmechanismen des Organismus (Phagozytose) leichter greifen. Gegenüber adulten Parasiten ist die Wirkung schwächer.

Biotransformation. Aktiver Hauptmetabolit ist das Diethylcarbamazin-*N*-oxid (Abb. 12.269). Daneben entsteht der *N*-Desethyl-Metabolit.

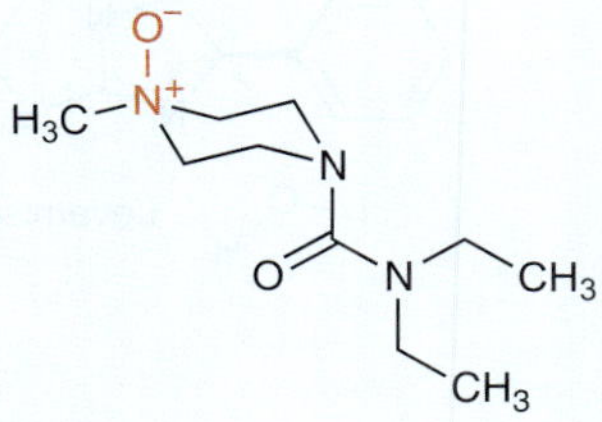

Diethylcarbamazin (Hetrazan®), Ph. Eur. (Dihydrogencitrat), ist eine Base (pK_S = 7,7, *N*-Methylpiperazin) und wird als gut wasserlösliches Dihydrogencitrat oral und intramuskulär eingesetzt. Nach oraler Verabreichung wird Diethylcarbamazin rasch resorbiert. Maximale Plasmaspiegel treten nach 3 h auf. Außer im Fettgewebe verteilt sich Diethylcarbamazin im ganzen Körper. Unverändertes Diethylcarbamazin sowie das *N*-Oxid werden überwiegend renal ausgeschieden. Diethylcarbamazin besitzt vielfältige mikro- und makrofilarizide Eigenschaften. Es findet sich auf der Liste der unentbehrlichen Arzneimittel der WHO, wird jedoch zunehmend durch Ivermectin abgelöst. Diethylcarbamazin wird bevorzugt gegen die Erreger der lymphatischen Filariose, der Loiasis sowie als Mittel der 2. Wahl bei Onchozerkose (Kap. 12.6.1) eingesetzt. In Deutschland ist kein Fertigarzneimittel im Handel.

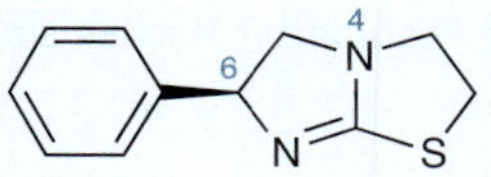

Abb. 12.269 Diethylcarbamazin-*N*-oxid als Hauptmetabolit von Diethylcarbamazin

Abb. 12.270 Levamisol

Levamisol

Design und Entwicklung. Tetramisol wurde in den 1960er Jahren bei der Firma Janssen entwickelt, als man dort zahlreiche Imidazothiazole hinsichtlich ihrer anthelminthischen Eigenschaften untersuchte. Es ging aus dem aktiven Metaboliten eines zunächst nur bei Hühnern und Schafen sehr gut anthelminthisch wirksamen Thiazolderivates hervor, das man strukturell zu Tetramisol abwandelte (Abb. 12.271). Anthelminthisch wirksam ist nur das (6*S*)-Enantiomer, **Levamisol** (Abb. 12.270).

Struktur und Eigenschaften. Levamisol ist ein Imidazothiazol und das linksdrehende *S*-Enantiomer des racemischen Anthelminthikums Tetramisol. Eingesetzt wird Levamisol als Hydrochlorid oder Phosphat. Der pK_S-Wert beträgt 8,0 (Imin-N).

Wirkungsmechanismus. Levamisol wirkt als Agonist am nicotinischen Acetylcholinrezeptor der Parasiten. Durch Depolarisation der Ganglien und der neuromuskulären Endplatte wird eine spastische Paralyse im Para-

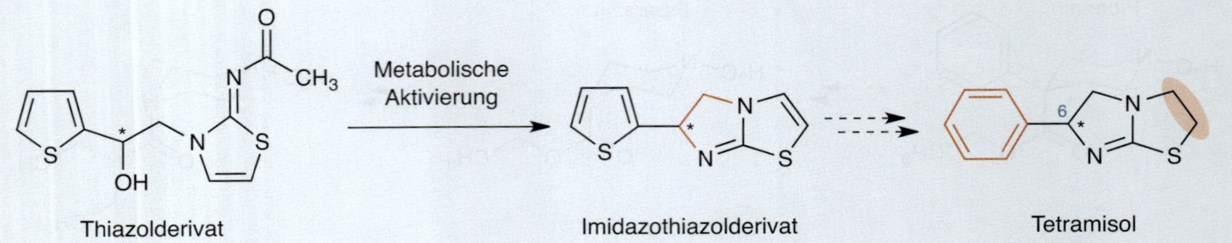

Abb. 12.271 Entwicklung von Tetramisol

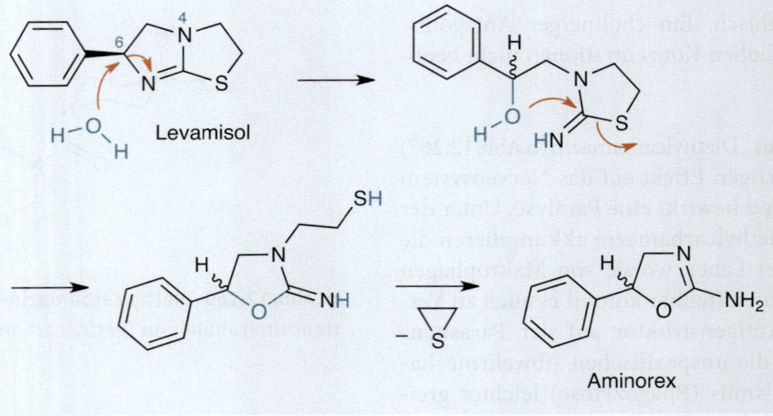

Abb. 12.272 Postulierter Mechanismus der hydrolytischen Umwandlung von Levamisol in Aminorex

siten erzeugt. Außerdem hemmt Levamisol die NADH-Fumarat-Reduktase (Abb. 12.265).

Biotransformation. Nach oraler Gabe wird Levamisol im Humanorganismus CYP-vermittelt zu 4-Hydroxylevamisol sowie durch hydrolytische Ringöffnung und Abspaltung von Ethylensulfid zu Aminorex (Abb. 12.272) metabolisiert.

Nebenwirkungen im Zusammenhang mit Cocainabusus. Levamisol kann Neutropenie, nekrotisierende Vaskulitis durch Verschluss kleiner Blutgefäße und Agranulozytose verursachen, was gehäuft nach chronischem Konsum von mit Levamisol gestrecktem Cocain beobachtet wird. Levamisol ist anhand von Farbe und Schmelzpunkt nicht unmittelbar von Cocain unterscheidbar und ein weltweit beliebtes und effizientes Streckmittel für die Droge. Sein Metabolit **Aminorex** Abb. 12.272), ein den Amphetaminen strukturell verwandtes Dihydrooxazolamin, wirkt ähnlich aktivierend wie Cocain. Aminorex kam in den 1960er Jahren als Appetitzügler auf den Markt (Menocil®), wurde aber wegen seiner Nebenwirkungen bereits 1972 wieder aus dem Handel genommen.

Levamisol verlängert scheinbar die Wirkung von Cocain, da die durch den Metaboliten Aminorex hervorgerufenen Effekte vergleichsweise spät eintreten, wenn die Wirkung des Cocains bereits abklingt. Die nekrotisierend-gefäßschädigenden Eigenschaften des Levamisols können bei regelmäßigem, starkem Cocainkonsum zum Absterben ganzer Hautareale führen. Der Grundkörper des Levamisols, das 2,3,5,6-Tetrahydroimidazo[2,1-*b*]thiazol, gilt als strukturelles Warnsignal, das im Drug Design vermieden werden sollte.

Levamisol, Ph. Eur. (Hydrochlorid), wirkt bevorzugt gegen Askariden und Hakenwürmer, weniger gut gegen Oxyuren. Levamisol gilt als unentbehrliches intestinales Anthelminthikum der WHO. In Deutschland ist es aufgrund des Nebenwirkungsspektrums für Humanzwecke nicht im Handel, wird aber in der Tiermedizin (Ph. Eur., Levamisol für Tiere) als Breitspektrum-Anthelminthikum (Belamisol®, Ripercol®) bei Befall mit Magen-Darm-Nematoden und Lungenwürmern verwendet. Levamisol wirkt auf den Humanorganismus schon in niedrigen Dosen immunstimulierend.

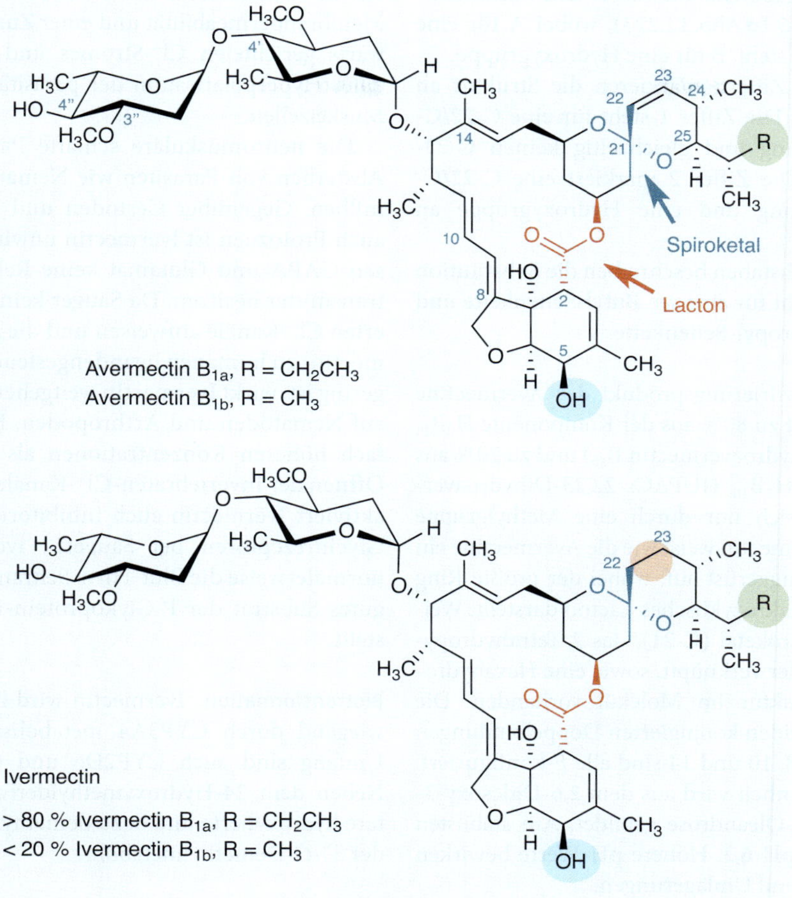

Avermectin B_{1a}, R = CH_2CH_3
Avermectin B_{1b}, R = CH_3

Ivermectin
> 80 % Ivermectin B_{1a}, R = CH_2CH_3
< 20 % Ivermectin B_{1b}, R = CH_3

Abb. 12.273 Avermectine B_{1a} und B_{1b} und halbsynthetische Ivermectine

Ivermectin

Avermectin und Ivermectin (Abb. 12.273) gehören aufgrund ihres extrem breiten Wirkspektrums gegen Ekto- und Endoparasiten und des breiten therapeutischen Indexes in Verbindung mit einem einzigartigen Wirkungsmechanismus zu den weltweit bedeutendsten Wirkstoffen in der Human- und Veterinärmedizin überhaupt. Das vom Avermectin abgeleitete Ivermectin repräsentiert das weltweit erste **Endektozid** im Handel. Man versteht darunter antiparasitäre Wirkstoffe, die gegen Endo- (Fadenwürmer) und Ektoparasiten (Läuse, Räudemilben, Schildzecken etc.) gleichermaßen eingesetzt werden können.

Design und Entwicklung. Die Avermectine gehen auf eine 1974 in Japan genommene Bodenprobe zurück, die das Bakterium der Art *Streptomyces avermectinius* (bis 2002: *Streptomyces avermitilis*) enthielt, bis dato der weltweit einzige jemals entdeckte Avermectin-produzierende Organismus. Satoshi Ōmura sendete Kulturlösungen an die Merck, Sharp and Dohme Research Laboratories, wo ein Team um William C. Campbell die exzellente antiparasitäre Aktivität der Avermectine feststellte. Für die Entwicklung des Avermectins wurde Campbell und Ōmura 2015 der Nobelpreis für Medizin verliehen.

Struktur und Eigenschaften. Die Avermectine sowie das semisynthetische Analogon Ivermectin sind makrozyklische Lactone (Abb. 12.273). Durch Fermentation von *Streptomyces avermectinius* erhält man ein Gemisch aus 8 Avermectinen, von denen die 5-Hydroxy-substituierten Avermectine der B-Serie potenter sind als die 5-Methoxy-substituierten Vertreter der A-Serie. Die Avermectine B_{1a} und B_{1b} (Abb. 12.273) sind die am stärksten wirksamen Avermectine. Das aus Avermectine B_{1a} (> 90 %) und B_{1b} (< 10 %) bestehende Gemisch wird als Abamectin bezeichnet. Avermectin-Derivate werden über ein Abkürzungssystem beschrieben.

- Der Großbuchstabe charakterisiert den Substituenten in Position 5 (o Abb. 12.273), wobei A für eine Methoxygruppe steht, B für eine Hydroxygruppe.
- Die arabischen Ziffern markieren die Struktur an C-22 und C-23. Die Ziffer 1 steht für eine C-22/C-23-Doppelbindung und gleichzeitig keinen C-23-Substituenten. Die Ziffer 2 markiert eine C-22/C-23-Einfachbindung und eine Hydroxygruppe an C-23.
- Die kleinen Buchstaben beschreiben die Substitution an C-25, „a" steht für eine *sec*-Butyl-Seitenkette und „b" für eine Isopropyl-Seitenkette.

Ivermectin, das Hydrierungsprodukt der Avermectine B_{1a} und B_{1b}, besteht zu 80 % aus der Komponente H_2B_{1a} (IUPAC: 22,23-Dihydroavermectin B_{1a}) und zu 20 % aus der Komponente H_2B_{1b} (IUPAC: 22,23-Dihydroavermectin B_{1b}), die sich nur durch eine Methylgruppe unterscheiden. Ivermectin weist wie die Avermectine ein pentazyklisches Ringgerüst auf, wobei der größte Ring ein 16-gliedriges makrozyklisches Lacton darstellt. Weiterhin sind ein Spiroketal (C-21), das 2 Tetrahydropyranringe miteinander verknüpft, sowie eine Hexahydrobenzofuran-Teilstruktur im Molekül vorhanden. Die isolierte und die beiden konjugierten Doppelbindungen in den Positionen 8, 10 und 14 sind alle *E*-konfiguriert. Die Disaccharid-Einheit wird aus dem 2,6-Didesoxy-3-methoxy-Zucker L-Oleandrose gebildet. Am stabilsten ist Ivermectin bei pH 6,3. Höhere pH-Werte bewirken Epimerisierungen und Umlagerungen.

Wirkungsmechanismus. Ivermectin bindet hochaffin an die für Invertebraten spezifischen **Glutamat-aktivierten Chloridkanal-Rezeptoren** der peripheren Nerven- und Muskelzellen, aktiviert diese dadurch und verhindert deren Schließen. Der Glutamat-aktivierte Cl^--Kanal (GluCl) gehört zur Gruppe der sogenannten Cys-Loop-Rezeptoren. Diese weisen 5 Untereinheiten pro Rezeptor auf, wobei jede Untereinheit über 4 transmembranäre Segmente verfügt (o Abb. 12.274). Die Namensgebung der Cys-Loop-Rezeptoren geht auf eine *N*-terminal befindliche Schleife zurück, die durch eine Disulfidbrückenbildung zwischen 2 Cysteinen gebildet wird. Zu den Cys-Loop-Rezeptoren gehören γ-Aminobuttersäure- ($GABA_A$-), Glycin-, nicotinische Acetylcholin- und 5-HT_3-Rezeptoren, die nicht oder erst in höheren Konzentrationen beeinflusst werden. Die hoch lipophilen Ivermectinmoleküle binden im Bereich der Schnittstellen zwischen der Transmembrandomäne 3 (TM3) und TM1 zweier benachbarter Untereinheiten (o Abb. 12.274) des GluCl-Pentamers und bewirken dadurch eine Öffnung des Kanals. Wird die Glutamatwirkung zunächst verstärkt, kommt es in höheren Konzentrationen auch zu Konformationsänderungen des Rezeptorproteins. Durch die Porenöffnung und verstärkte Kanalaktivität kommt es zu einer Erhöhung der Membranpermeabilität und einer Zunahme des zelleinwärts gerichteten Cl^--Stromes und infolgedessen zu einer Hyperpolarisation der parasitären Neurone und Muskelzellen.

Die neuromuskuläre schlaffe Paralyse führt zum Absterben von Parasiten wie Nematoden oder Krätzmilben. Gegenüber Cestoden und Trematoden oder auch Protozoen ist Ivermectin unwirksam, da bei diesen GABA und Glutamat keine Relevanz als Neurotransmitter besitzen. Da Säuger keine glutamatgesteuerten Cl^--Kanäle aufweisen und die Affinität des Ivermectins zu humanen ligandengesteuerten Cl^--Kanälen gering ist, wirkt Ivermectin weitgehend selektiv toxisch auf Nematoden und Arthropoden. Erst bei etwa 100-fach höheren Konzentrationen als die, welche zum Öffnen der Invertebraten-Cl^--Kanäle benötigt werden, aktiviert Ivermectin auch inhibitorische $GABA_A$-und Glycinrezeptoren bei Säugern. Ivermectin passiert normalerweise die Blut-Hirn-Schranke nicht, da es ein gutes Substrat der P-Glykoprotein-Effluxpumpe darstellt.

Biotransformation. Ivermectin wird in der Leber überwiegend durch CYP3A4 metabolisiert. In geringem Umfang sind auch CYP2D6 und CYP2E1 beteiligt. Neben dem 24-Hydroxymethylderivat entstehen weitere hydroxylierte und dazu demethylierte Derivate wie der 3"-*O*-Demethylmetabolit.

Synthetische Aspekte. Die Avermectine fallen bei der Fermentation von *Streptomyces avermitilis* in unterschiedlichen Mengenverhältnissen an. Ivermectin B_1 ist ein 22,23-Dihydroanalogon des Avermectins und wird partialsynthetisch aus diesem durch selektive Hydrierung der *cis*-konfigurierten C-22/C-23-Doppelbindung gewonnen (o Abb. 12.275). Dies gelingt unter Verwendung des hochselektiven Wilkinson-Katalysators (Geoffrey Wilkinson, Nobelpreis für Chemie, 1973) Chloridotris(triphenylphosphin)rhodium(I). Eine Hydrierung der beiden *trans*-Doppelbindungen findet dabei nicht statt.

Ivermectin-Überempfindlichkeit. Ivermectin-Präparate werden auch in der Veterinärmedizin eingesetzt. Allgemein werden sie von Hunden sehr gut vertragen, dürfen jedoch insbesondere bei Collies und verwandten Hunderassen mit defektem MDR-1-Transporter bzw. MDR-(Multi Drug Resistance-)1-Gendeletion nicht angewendet werden. Das homozygot intakte MDR-1-Gen kodiert für das P-Glykoprotein, einen ATP-abhängigen Effluxtransporter. Ist das MDR-1-Gen defekt, wird P-Glykoprotein (P-gp) nicht oder unvollständig exprimiert. Das lipophile Ivermectin kann dann die Blut-Hirn-Schranke überwinden, sich im Gehirn anreichern

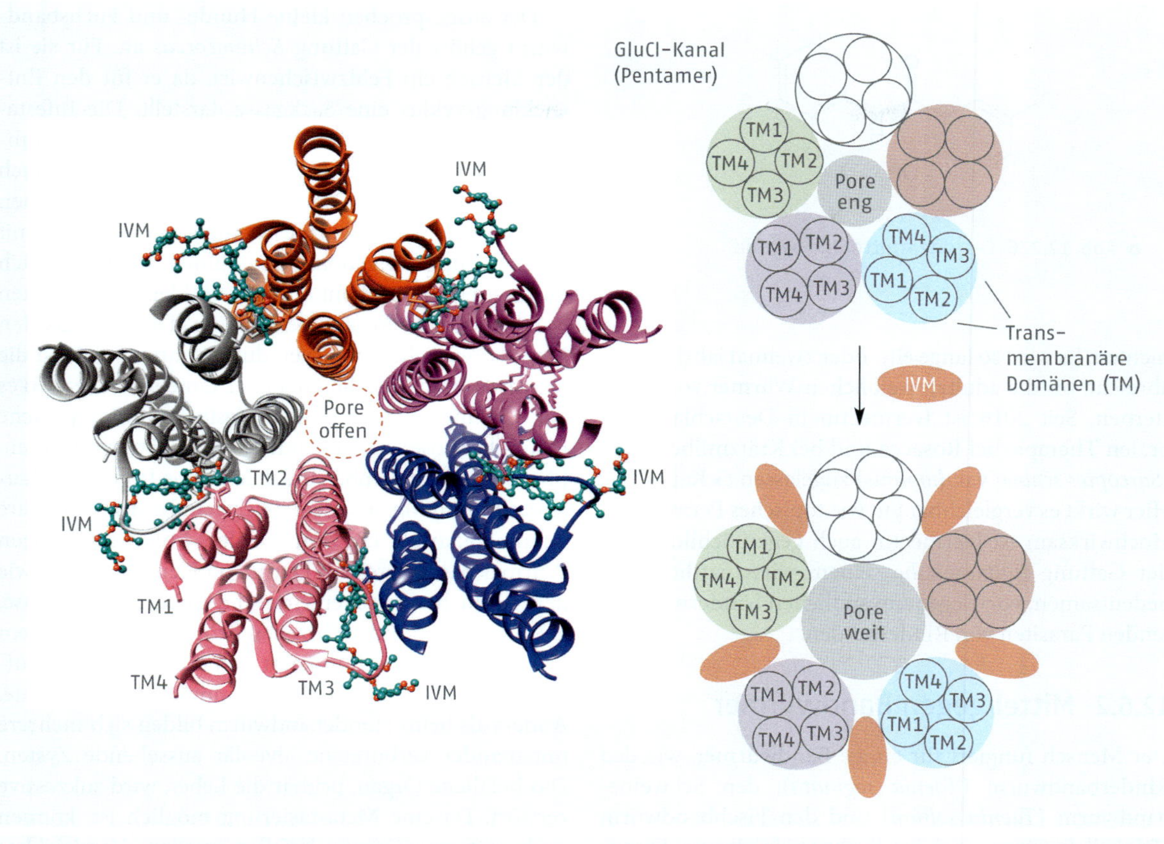

o Abb. 12.274 Modell der Bindung von Ivermectin (IVM, Ball-and-stick-Modell) am pentameren Glutamat-aktivierten Chloridkanal (GluCl) von *Caenorhabditis elegans* (Untereinheiten farbig; IVM: Ivermectin, ball and stick, TM: Transmembrandomänen), links: Aufsicht (PDB-Code 3RHW, Visualisierung mit UCSF Chimera 1.12)

$H_2/(Ph_3P)_3RhCl$

o Abb. 12.275 Partialsynthetischer Zugang zu Ivermectin B_1

und schwere neurotoxische Symptome und ggf. den Tod des Tieres herbeiführen.

Ivermectin (Driponin®), Ph. Eur., wird nach oraler Gabe gut resorbiert. Die Eliminationshalbwertszeit beträgt 12–18 h, die Ausscheidung erfolgt mit den Fäzes. Ivermectin wirkt gegen alle klinisch relevanten Fadenwürmer und wird u. a. zur Behandlung der durch den Zwergfadenwurm *Strongyloides stercoralis* verursachten gastrointestinalen Strongyloidiasis verwendet. Die Erkrankung ist in den Tropen und Subtropen endemisch. Eine bedeutende Indikation stellt die durch parasitische Fadenwürmer aus der Gruppe der Filarien hervorgerufene lymphatische Filariose dar (▸ Kap. 12.6.1). Zudem ist Ivermectin auch Mittel der Wahl zur Therapie der Onchozerkose. Ivermectin tötet zwar die adulten Würmer nicht ab, wirkt aber hoch potent gegenüber Mikrofilarien und kann diese nahezu vollständig ver-

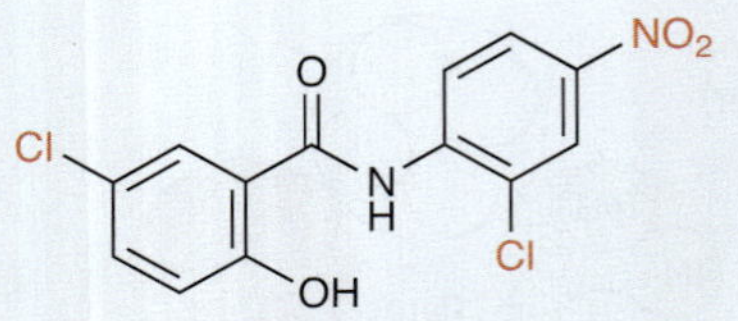

○ Abb. 12.276 Cestodenmittel Niclosamid

nichten. Es wird so lange ein- oder zweimal jährlich verabreicht, bis die adulten weiblichen Würmer von selbst sterben. Seit 2016 ist Ivermectin in Deutschland zur oralen Therapie bei Rosacea und bei Krätzmilbenbefall (*Sarcoptes scabiei* var. *hominis*) zugelassen (▸Kap. 12.8). Hier wirkt es vergleichbar gut wie topisches Permethrin. Hochwirksam ist Ivermectin auch gegen Schildzecken der Gattung *Rhipicephalus*, einem wirtschaftlich sehr bedeutsamen, vorwiegend in südlichen Ländern auftretenden Parasiten von Rinderherden.

12.6.2 Mittel gegen Bandwürmer

Der Mensch fungiert für einige Bandwürmer, wie den Rinderbandwurm (*Taenia saginata*), den Schweinebandwurm (*Taenia solium*) und den Fischbandwurm (*Diphyllobotrium* spp.) als Endwirt, in dessen Dünndarm die Bandwürmer zwar leben und wachsen (Taeniose), sich aber nicht vermehren. Mit dem Rinderbandwurm sind etwa 50 Millionen Menschen weltweit infiziert. Er kann bis zu 10 m lang werden und besteht aus Kopf, Halsteil und einzelnen Gliedern, sogenannten Proglottiden. Das Rind fungiert als Zwischenwirt und nimmt mit der Nahrung Eier auf, die zuvor über die Fäzes ausgeschieden wurden. Die sich im Darm entwickelnden Sechshakenlarven penetrieren die Darmwand und gelangen über das Pfortadersystem in die quergestreifte Muskulatur. Nach einigen Monaten haben sich aus diesen Finnen – das sind die Larven des Bandwurms – gebildet, die jahrelang infektiös bleiben können. Durch den Konsum von rohem, kontaminiertem Rindfleisch (Tatar) und ggf. darin enthaltenen Finnen infiziert sich der Mensch. In der Finne oder Blasenlarve befindet sich der Kopf des Bandwurms (Skolex) in einer Art Einstülpung. Gelangt die Finne in den Darm des Menschen, tritt der Skolex nach außen, heftet sich an die Darmwand an und der Wurm beginnt mit dem Längenwachstum. Der adulte Schweinebandwurm wird 3–7 m lang. Anders als beim Rinderbandwurm kann der Mensch Zwischen- und Endwirt zugleich sein, da sich die Larven aus den Eiern rasch entwickeln. Es besteht somit die Gefahr einer Zystizerkose (Zystizerken = Larven) durch Abkapselung der Finnen in Muskulatur oder Gehirn des Menschen.

Der ausgesprochen kleine Hunde- und Fuchsbandwurm gehört der Gattung *Echinococcus* an. Für sie ist der Mensch ein Fehlzwischenwirt, da er für den Entwicklungszyklus eine Sackgasse darstellt. Die Infestation mit dem Hundebandwurm führt zu einer raumgreifenden Zyste hauptsächlich in der Leber, aber auch in anderen Organen. Die mit dem Kot ausgeschiedenen Eier des Hundebandwurmes werden von Huftieren mit der Nahrung aufgenommen. Hunde infizieren sich durch Fressen von kontaminiertem Fleisch, Menschen durch die orale Aufnahme der Eier. Die sich aus den Eiern entwickelnden Larven durchbohren zunächst die Darmwand und befallen in erster Linie die Leber, wo es zur Bildung einer einzelnen Zyste kommt (zystische Echinokokkose). Diese kann operativ entfernt werden. Eher selten ist die unbehandelt lebensbedrohlich verlaufende Infestation mit dem Fuchsbandwurm (alveoläre Echinokokkose). Die nur wenige Millimeter langen Würmer parasitieren im Darm von Fleischfressern, wie dem Rotfuchs. Zwischenwirte sind kleine Nager. Füchse, ggf. auch Hunde oder Katzen, scheiden die Eier mit dem Kot aus. Der Mensch infiziert sich durch die orale Aufnahme der Eier, etwa über kontaminierte Waldfrüchte. Anders als beim Hundebandwurm bilden sich mehrere miteinander verbundene alveolär aussehende Zysten. Das befallene Organ, primär die Leber, wird sukzessive zerstört. Da eine Metastasierung möglich ist, können auch entfernte Organe befallen werden. Vergleichbar einem langsam wachsenden Tumor kommt es dabei zur Bildung eines verdrängenden, raumgreifenden, blasenartigen Finnenstadiums (Hydatide) innerhalb weniger Jahre.

Niclosamid

Design und Entwicklung. Salicylanilide fielen bei Bayer im Rahmen eines umfangreichen Screenings gegen die Süßwasserschnecke *Biomphalaria glabrata* – einen *Schistosoma-mansoni*-Zwischenwirt (▸Kap. 12.6.3) – zunächst aufgrund ihrer potenten molluskiziden Eigenschaften auf. Molluskizide sind Schädlingsbekämpfungsmittel gegen Weichtiere, besonders Schnecken. Das strukturell optimierte Niclosamid (○Abb. 12.276) wurde 1959 entsprechend vermarktet (Bayluscide®). Das anthelminthische Potenzial entdeckte man kurz darauf und brachte Niclosamid 1962 als humanes Anthelminthikum auf den Markt (Yomesan®).

Struktur und Eigenschaften. Niclosamid ist ein Anthelminthikum vom Salicylanilid-Typ. Für die Entkopplerwirkung (s. unten, Exkurs) des Niclosamids ist die Salicylanilid-Struktur unabdingbar, da die Effizienz eines Entkopplers u. a. von der Lipidlöslichkeit der Neutralform und der Stabilität des Anions in der hydrophoben Membran abhängt. Niclosamid ist lipophil und praktisch unlöslich in Wasser. Die Ausbildung einer intra-

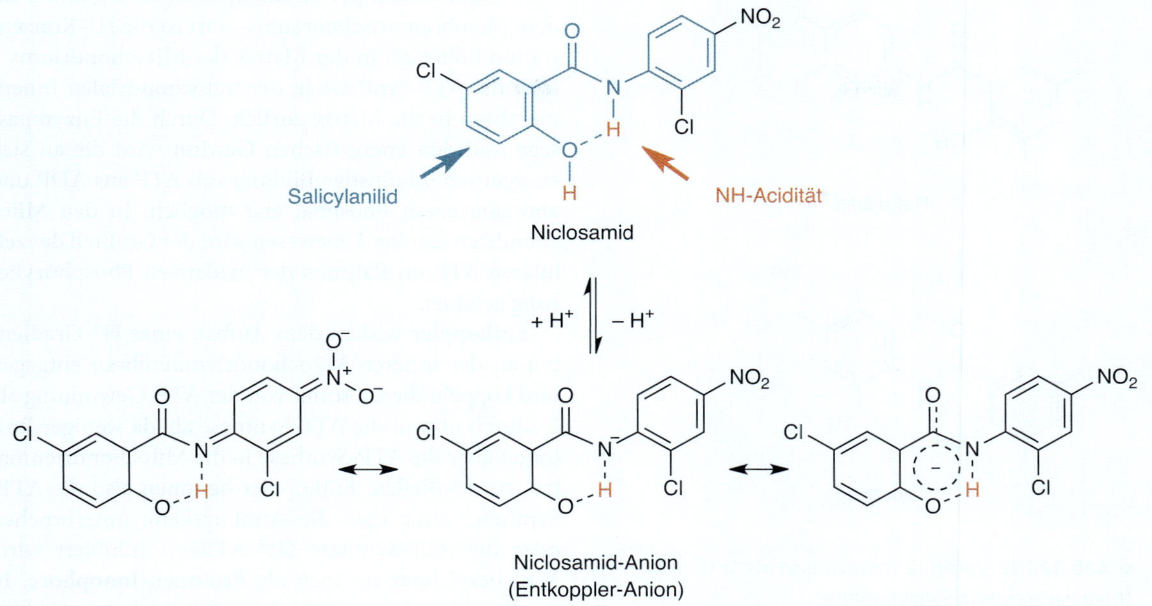

Abb. 12.277 Salicylanilid-Struktur von Niclosamid und Ausbildung einer intramolekularen H-Brücke

molekularen H-Brücke zwischen dem H-Atom der Amidbrücke und der Hydroxygruppe der Salicylsäurestruktur führt zu einer 6-gliedrigen, hydrophoben Ringstruktur (Abb. 12.277) und fixiert das Molekül in einer nahezu planaren Konformation. Nach log-P-Berechnungen trägt die H-Brückenbildung zu einem ca. 35-fachen Anstieg der Hydrophobizität der ungeladenen Form des Salicylanilids bei und ermöglicht dadurch erst die für die Entkopplerwirkung notwendige Membranständigkeit (Abb. 12.279, Entk-H). Zudem trägt die Delokalisation der Ladung im Niclosamid-Anion (Entkoppleranion) wesentlich zur Hydophobizität bei. Die Deprotonierung der NH-aciden Amidgruppe, deren Acidität ($pK_S = 5,6$) durch die *ortho-* und *para*-ständigen elektronenziehenden Gruppen erhöht ist, führt zu einem mesomeriestabilisierten Anion. Die negative Ladung lässt sich nicht nur über die benachbarten und konjugierten Funktionalitäten, sondern auch über den 6-gliedrigen Chelatring delokalisieren (Abb. 12.277). Ebenso ist die phenolische OH-Gruppe zu diesem Anion deprotonierbar.

Wirkungsmechanismus. Niclosamid bewirkt ein Abtöten der Bandwürmer. Es greift in den Kohlenhydrat-Stoffwechsel ein und hemmt die Glucoseaufnahme sowie den Citrat-Zyklus. Salicylanilide wie das Niclosamid sind zudem potente **Entkoppler der oxidativen Phosphorylierung** (Abb. 12.279) in den Mitochondrien der Parasitenzellen. Die **ATPase-Aktivität** wird enorm **stimuliert**, wodurch es zu einer Erschöpfung der Energiereserven des Parasiten kommt. Die Hemmung der ATP-Bildung unter anaeroben Bedingungen lässt wie bei einigen anderen Phenylbenzamiden außerdem auf eine Hemmung der NADH-Fumarat-Reduktase schließen. Niclosamid wirkt lokal durch direkten Kontakt mit dem sehr dünnen Vorderende der Bandwürmer, dem Skolex. Dort befinden sich die Haftorgane zur Anheftung in der Darmmukosa. Der Skolex stirbt ab, die Gliederkette verliert das Adhäsionsvermögen, wird durch die Verdauungssäfte angegriffen und geht mit den Stuhlentleerungen im Ganzen oder auch in einzelnen kleineren Teilen ab. Aus diesem Wirkprinzip erklärt sich die Unwirksamkeit gegenüber den Larven des Hunde- und Fuchsbandwurms (Echinokokkose) und den Finnen des Schweinebandwurms (Zystizerkose). Mikronisierte Kristalle vergrößern die Kontaktfläche und gewährleisten besondere Effektivität.

Struktur-Wirkungs-Beziehungen. Die Salicylanilid-Struktur kann weder durch eine Ester- noch durch eine Amidfunktion ersetzt werden. Durch die Reduktion der Nitrogruppe zur Aminogruppe geht die anthelminthische Wirkung ebenfalls verloren. Auch die Methylierung der Hydroxygruppe bedingt Wirkungsverlust. Das Chloratom in der 5-Position steigert die Aktivität deutlich. Noch potenter, doch wesentlich schlechter verträglich sind die 3,5-Dichloranaloga. Der Austausch des Chloratoms gegen Brom, Iod oder eine Nitrogruppe ist möglich, das Einführen einer Hydroxygruppe wird nicht toleriert.

12

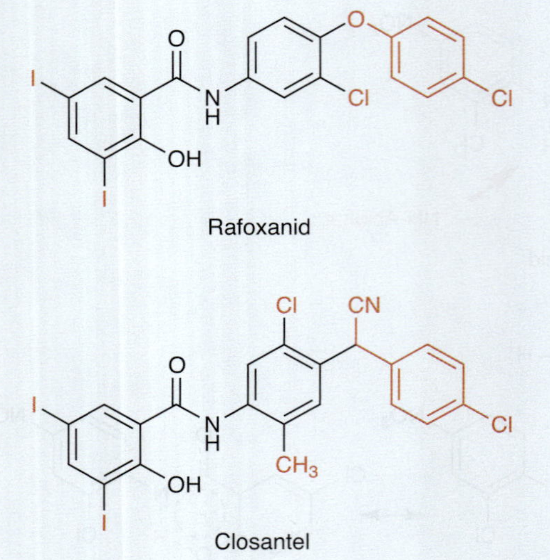

Rafoxanid

Closantel

Abb. 12.278 Veterinärmedizinisch als Anthelminthika verwendete Salicylanilide

Niclosamid (Yomesan®), Ph. Eur., wird nach oraler Gabe nur geringfügig resorbiert. Der nichtresorbierte Anteil wird mit den Fäzes eliminiert. Niclosamid wird bei Infestationen mit diversen Bandwürmern verwendet, wobei lediglich die im Darm befindlichen Würmer entfernt werden. Gegen extraintestinal im Gewebe angesiedelte Cestodenlarven (Finnen) ist keine Wirksamkeit gegeben. Liegt eine Infestation mit dem Schweinebandwurm (*Taenia solium*) vor, muss wegen der Gefahr einer Zystizerkose mit einem hochdosierten, salinischen Laxans drastisch abgeführt werden, um die Finnen zu entfernen.

Rafoxanid (Bilocil®) und **Closantel** (Flukiver®) sind weitere, in Deutschland zu veterinärmedizinischen Zwecken zugelassene Salicylanilide (Abb. 12.278). Rafoxanid ist das Mittel der Wahl bei Wurmbefall von Zierfischen. Closantel wird alleine oder in Kombination mit Mebendazol (Flukiver combi®) bei Schafen und Rindern anthelminthisch verwendet.

Weitere potente Entkoppler finden sich nicht nur unter den Salicylaniliden, sondern beispielsweise auch in den Stoffklassen der Phenole, Benzimidazole, *N*-Phenylanthranilate oder den Cumarinen etc.

Exkurs: Entkoppler der oxidativen Phosphorylierung

Die Enzyme der Atmungskette befinden sich in der Mitochondrien-Innenmembran. Entlang einer Kette von Enzymkomplexen werden Elektronen von NADH und $FADH_2$ zu O_2 befördert. Über die Innenmembran des Mitochondriums wird dabei ein pH-Gradient erzeugt, der zur Bildung von ATP durch die ATP-Synthase dient. Dieser pH-Gradient treibt die Protonen aus dem Membranzwischenraum – dort ist die H^+-Konzentration höher als in der Matrix des Mitochondriums – über die ATP-Synthase in der mitochondrialen Innenmembran in die Matrix zurück. Durch die Enzympassage und den energetischen Gewinn wird die an sich energetisch ungünstige Bildung von ATP aus ADP und anorganischem Phosphat erst möglich. In den Mitochondrien aerober Lebewesen wird der Großteil des zellulären ATP im Rahmen der oxidativen Phosphorylierung gebildet.

Entkoppler wirken dem Aufbau eines H^+-Gradienten an der inneren Mitochondrienmembran entgegen und koppeln diesen somit von der ATP-Gewinnung ab. Dadurch nimmt die ATP-Synthese ab, da weniger Protonen über die ATP-Synthase in die Mitochondrienmatrix zurückfließen. Entkoppler hemmen also die ATP-Synthese, ohne dass die Atmungskette unterbrochen oder die ATP-Synthase (H^+-ATPase) inhibiert wird. Man bezeichnet sie auch als **Protonen-Ionophore**. In der Regel handelt es sich um niedermolekulare Verbindungen schwach saurer Natur, die über eine gewisse Lipidlöslichkeit verfügen. Am Übergang zur wässrigen Phase des Intermembranraums nimmt die anionische Form des Entkopplers ($Entk^-$, Abb. 12.279) ein Proton auf. Über die nun ungeladene, neutrale Form (EntkH) des Entkopplers gelangt das an sich nicht membranpermeable Proton zur Matrixseite der Membran, wo es in die Matrix abgegeben wird. Treibende Kraft des Entkopplerzyklus ist die Brownsche Bewegung. Bei maximaler Effizienz weisen potente Entkoppler Cycling-Raten von ca. 800–1000/sec auf. Infolgedessen kommt der physiologische H^+-Gradient zum Erliegen, die ATP-Synthese bricht ein und der Parasit stirbt ab.

Typische Strukturmerkmale von Entkopplern sind eine schwach saure Funktionalität, eine elektronenziehende Gruppe sowie eine raumfüllende hydrophobe Gruppe, wobei die geometrische Anordnung der Funktionalitäten eine wichtige Rolle spielt.

Benzimidazole

Design und Entwicklung. Bereits 1944 hatte Wayne Wooley die strukturelle Verwandtschaft des Benzimidazols zum Adenin erkannt und zeigen können, dass sich die antibakteriellen und antifungalen Eigenschaften des Benzimidazols durch Zugabe von Purinbasen aufheben ließen. Ein breiteres wissenschaftliches und kommerzielles Interesse an Benzimidazolen als Grundkörper potenzieller Chemotherapeutika, insbesondere als Antimetaboliten, geht auf das 5,6-Dimethylbenzimidazol-Ribosid (Abb. 12.281) zurück, das man in den 1950er Jahren als integralen Baustein des Vitamin B_{12} erkannt hatte. Unter zahlreichen Benzimidazolen, die als mögliche Virostatika erfolglos waren, identifizierte man bei Merck (USA) das 2-Phenylbenzimidazol als potentes

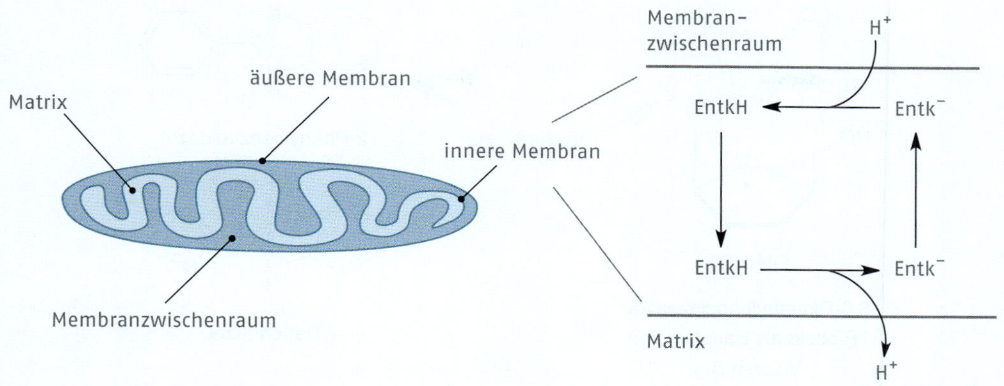

Abb. 12.279 Aufbau eines Mitochondriums und protonophore Wirkung eines schwach sauren Entkopplers (Entk)

Anthelminthikum mit ausgeprägter Wirkung gegen *Trichostrongylus*-Arten. Schließlich gelangte das 1961 synthetisierte **Tiabendazol** (Thiabendazol) als erstes Benzimidazol zur Marktreife. Um dessen rasche Inaktivierung durch 5-Hydroxylierung zu verhindern, synthetisierte man das 5-Aminoderivat, das zwar in vitro unwirksam war, im Mausmodell allerdings wirkte. Man vermutete eine metabolische Acylierung und carbamoylierte die 5-Aminofunktion zum 5-Benzimidazolcarbamat **Cambendazol** (Abb. 12.281). Damit steigerte man die anthelminthische Wirkstärke um ein Mehrfaches. Einen ähnlichen Ansatz verfolgte man Ende der 1960er Jahre bei Janssen mit der Entwicklung des 2-Benzimidazolylcarbamats **Mebendazol** (Abb. 12.280), das sich als exzellentes Breitband-Anthelminthikum erwies. **Albendazol** folgte 1982.

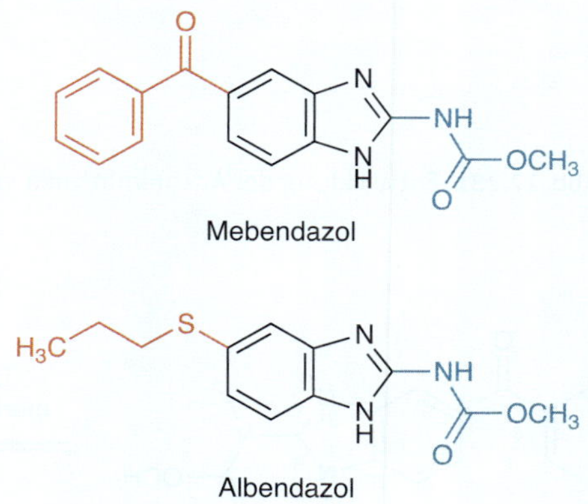

Abb. 12.280 Therapeutisch verwendete Benzimidazol-Anthelminthika

Struktur und Eigenschaften. Für das Benzimidazol-Ringsystem existieren 2 tautomere Formen, für die 2-Benzimidazolylcarbamate theroretisch sogar 5 (Abb. 12.282). Dazu können sich intra- und intermolekulare H-Brücken ausbilden. Die hier aufgeführten Arzneistoffe sind mit dem Proton an N-1 dargestellt, allerdings kommt es zum raschen Protonenaustausch zwischen den NH- und =N-Stickstoffatomen, daher sind beispielsweise die 5- und 6-Position des Ringgerüstes als chemisch äquivalent anzusehen. Für die Bezeichnung der Tautomeren kann man 2 Zahlen angegeben, um die Position der Substituenten zu bezeichnen. Dabei wird die zweite Zahl in Klammern gesetzt. Gemäß dieser Konvention wird Mebendazol als 5-(oder 6)-Benzoylbenzimidazol-2-carbaminsäuremethylester bezeichnet.

Die Carbamoyl-substituierten Benzimidazole besitzen sowohl basische als auch saure Eigenschaften. Die N-H-Funktion der Imidazolstruktur, deren Acidität durch eine elektronenziehende Gruppe in 5-Position erhöht wird, weist für Mebendazol einen pK_S-Wert von 9,9 auf, für die protonierte Form (N-3-Benzimidazol) beträgt er etwa 3,3. Das Albendazolsulfoxid zeigt vergleichbare Werte.

Wirkungsmechanismus. Benzimidazolcarbamate wie Mebendazol und Albendazol **inhibieren** die **Tubulinpolymerisation** (Mitosehemmstoffe, Kap. 13.7) in den intestinalen Zellen der Helminthen, was mit einer Hemmung der Zellteilung und einer empfindlichen Störung des intra- und interzellularen Stofftransports einhergeht. Die dadurch gestörte Glucoseaufnahme führt zu einer Verarmung der Glykogenreserven und zum Absterben der Parasiten. Die Zellen des Wirtsorganismus werden aufgrund der schlechten Resorption der Benzimidazole, was beim Einsatz als intestinale Anthelminthika ein Vorteil ist, dagegen kaum geschädigt. Docking-Modelle deuten darauf hin, dass Albendazol-

12

o Abb. 12.281 Entwicklung der Anthelminthika vom Benzimidazol-Typ

o Abb. 12.282 Tautomere Formen der Benzimidazole

sulfoxid in der β-Tubulin-Bindetasche diverse H-Brücken-Kontakte ausbildet, beispielsweise zwischen dem Sulfoxid-Sauerstoff und der NH-Gruppe von His6 (o Abb. 12.283) sowie zwischen Val136 und dem Benzimidazolkern und der Aminogruppe des Carbamats. Weitere H-Brücken werden mit den Seitenketten von Ser165 und Glu198 ausgebildet. So führt insbesondere der mutationsbedingte Austausch von Glu198 zum Wirkungsverlust. Hydrophobe Interaktionen existieren zwischen den Phenylringen der Phenylalanine 167 und 200. Die terminale Phenylgruppe des Carbamats ist einer hydrophoben Region lokalisiert, die durch Leu250, Leu253 sowie Met257 gebildet wird. Einen wichtigen Beitrag zur Selektivität leisten offenbar die Aminosäuren Ser165 und Phe200 im Helminthentubulin (o Abb. 12.283, jeweils lila). An deren Stelle finden sich im Säuger-β-Tubulin die Aminosäuren Asn165 und Tyr200, die untereinander H-Brücken ausbilden kön-

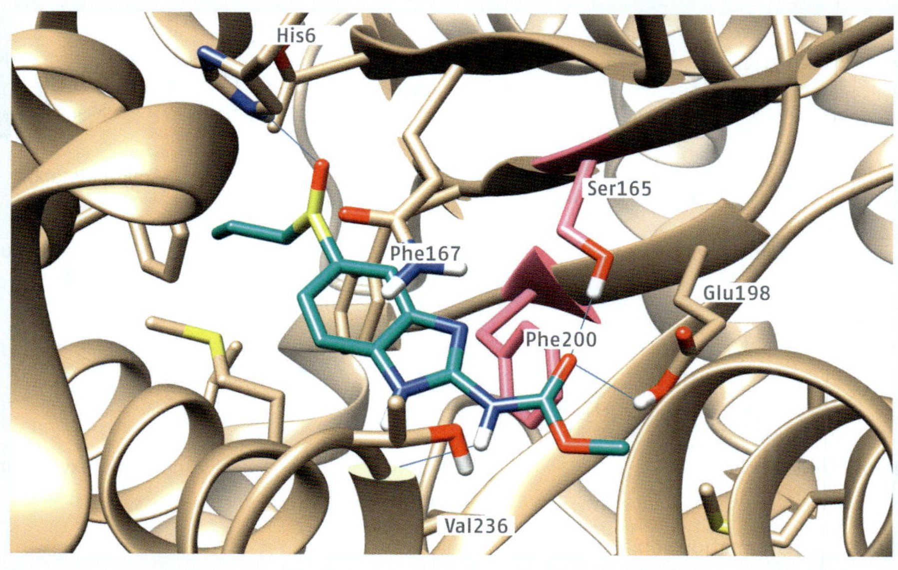

o Abb. 12.283 Docking-Modell von Albendazolsulfoxid in der β-Tubulin-Bindetasche mit H-Brücken-Kontakten. *Haemonchus contortus*-(Roter-Magenwurm-)Modell, β-Tubulin Isotyp I, lila: Ser165 und Phe200 (PDB-Code 1OJ0, Visualisierung mit UCSF Chimera 1.12)

nen. Infolgedessen wird der Zugang der terminalen Methylgruppe zur hydrophoben Bindetasche erschwert.

Als weiterer Mechanismus spielt auch die **Hemmung der NADH-Fumarat-Reduktase** in den Parasitenzellkernen für die Wirkung der Benzimidazole eine Rolle.

Biotransformation. Die primären Metabolisierungsschritte bestehen beim Mebendazol in der Reduktion der Carbonylgrupe zum sekundären Alkohol sowie in der Hydrolyse der Carbamatstruktur zum 2-Amino-Metaboliten (o Abb. 12.284). Beide Metaboliten werden in der Phase II rasch zu Glucuronidkonjugaten umgewandelt.

Resorbiertes Albendazol unterliegt in der Leber einem ausgeprägten First-Pass-Effekt und wird durch CYP3A4 und CYP1A2 rasch in den aktiven Metaboliten Albendazolsulfoxid umgewandelt. Mit dem Sulfoxid bildet sich ein Stereozentrum, wobei sich die Enantiomere in einigen Parametern, wie der Verteilung in der Zerebrospinalflüssigkeit, unterscheiden. Der antiparasitäre Effekt ist im Wesentlichen dem (+)-(*R*)-Albendazolsulfoxid zuzuschreiben, das auch zerebrospinal dominiert. Die Sulfoxide und Sulfonderivate des nach Hydrolyse gebildeten 2-Aminobenzimidazolmetaboliten sowie deren Sulfate und Glucuronide sind allesamt inaktiv.

Mebendazol (Vermox®), Ph. Eur., wird nach oraler Gabe nur zu 5–10 % resorbiert. Es unterliegt einem enterohepatischen Kreislauf. Die Eliminationshalbwertszeit beträgt 3–6 h, die Ausscheidung erfolgt überwiegend mit den Fäzes. Mebendazol ist ein Breitband-Anthelminthikum, das zur Therapie von Infektionen mit Rund- und Bandwürmern verwendet wird. Indiziert ist es bei Maden-, Spul-, Peitschen-, Haken-, Bandwurmbefall sowie bei Infestationen durch Zwergfadenwürmer.

Albendazol (Eskazole®), Ph. Eur., wird ebenfalls kaum resorbiert und aufgrund des hohen First-Pass-Effekts im Plasma üblicherweise nicht nachgewiesen. Durch die Einnahme mit fettreicher Nahrung kann die Resorption von Albendazol jedoch erheblich verbessert werden. Die Plasmahalbwertszeit des für die Wirkung verantwortlichen Sulfoxidmetaboliten beträgt 8–12 h. Die Ausscheidung erfolgt hauptsächlich biliär. Albendazol ist ein Breitband-Anthelminthikum mit einem etwas erweiterten Indikationsspektrum gegenüber Mebendazol. Es wirkt gegen zahlreiche Nematoden, Askariden und Cestoden und gilt als unentbehrliches Medikament gemäß WHO. Albendazol ist Mittel der Wahl zur Therapie der zystischen Echinokokkose (Hundebandwurm-Befall) sowie der alveolären Echinokokkose (Fuchsbandwurm-Befall), auch bei inoperablen Verlaufsformen. Gegen die zystische Form wirkt es etwas besser als gegen die alveoläre. Ein Befall mit *Trichinella spiralis*, dem in Europa wichtigsten Vertreter der Trichinen, kann eine weitere Indikation darstellen.

12

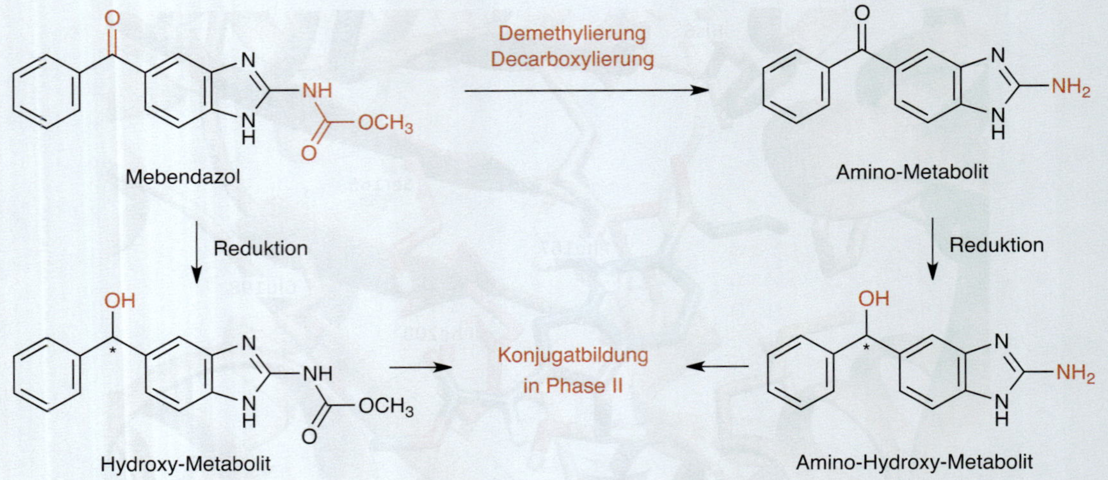

Abb. 12.284 Biotransformation von Mebendazol

Neben den in der Humanmedizin eingesetzten Benzimidazolen haben zahlreiche weitere Vertreter (Abb. 12.285) **veterinärmedizinische Bedeutung** und wurden als Monographien in die Ph. Eur. aufgenommen.

Triclabendazol (Fasinex®), Ph. Eur. (für Tiere), ist ein lipophiles, chloriertes Methylthiobenzimidazol, das in Deutschland seit 1999 in der Veterinärmedizin zugelassen ist. Triclabendazol gilt als unentbehrliches Medikament der WHO und wurde bislang vorwiegend veterinärmedizinisch verwendet. Es ist das einzige von der WHO empfohlene Medikament zur Bekämpfung der weltweit verbreiteten Fasziolose und gilt hier als Mittel der Wahl. Die Erkrankung geht auf den Befall mit dem zu den Saugwürmern (▸ Kap. 12.6.3) zählenden Großen Leberegel (*Fasciola hepatica*) zurück. Er befällt üblicherweise Wiederkäuer, mitunter aber auch den Menschen. In Mitteleuropa tritt die Fasziolose sporadisch auf. Im Februar 2019 erteilte die FDA die Zulassung (Egaten®) für Triclabendazol zur Behandlung der Fasziolose bei Menschen. Gegen Fadenwürmer wirkt Triclabendazol nicht. Hauptmetaboliten sind das **Sulfoxid** und das Sulfon, mit dem Sulfoxid als aktiver Komponente.

Flubendazol (Vermicat®, Flubenol®), Ph. Eur., unterscheidet sich von Mebendazol lediglich durch die *para*-Fluorsubstitution im Benzophenon-Teil. In Deutschland wird es veterinärmedizinisch als Breitspektrum-Anthelminthikum vorwiegend bei Hunden und Katzen eingesetzt.

Fenbendazol (Panacur®), Ph. Eur. (für Tiere), wird ebenfalls nur veterinärmedizinisch als Breitband-Anthelminthikum eingesetzt. Nach peroraler Gabe wird es nur langsam resorbiert und in der Leber zum aktiven Fenbendazolsulfoxid metabolisiert. Durch weitere Oxidation entsteht das inaktive Sulfon, zudem werden Glucuronide und Sulfate gebildet.

Oxfendazol (Fendov®), Ph. Eur. (für Tiere), ist der aktive Sulfoxidmetabolit von Fenbendazol. Es wird bei Pferden, Rindern und Schafen eingesetzt.

Febantel (Cestem®, mit Praziquantel, Pyrantelembonat), Ph. Eur. (für Tiere), ist ein **Prodrug** und wird im Tierorganismus rasch und umfangreich in die aktiven Benzimidazol-Metaboliten Fenbendazol und Oxfendazol überführt. Es wird als Rund- und Bandwurmmittel in Deutschland hauptsächlich bei Hunden eingesetzt.

Tiabendazol, Ph. Eur., wurde 1964 von Merck, Sharpe & Dohme in die Humanmedizin (Mintezol®) eingeführt. Im Veterinärbereich wurde es ebenfalls häufig gegen Nematoden eingesetzt. Es wirkt besonders gut gegen die bei Wiederkäuern und Pferden verbreiteten Magenwürmer (*Trichostrongylus*), aber auch gegen Hakenwürmer und Askariden. Es wird zur fungiziden Oberflächenbehandlung von Zitrusfrüchten und Bananen verwendet, um *Aspergillus*-Befall zu vermeiden. In Deutschland ist Tiabendazol als Wundverschlussmittel für Ziergehölze zugelassen. Aufgrund der Biaryl-Struktur und der Anordnung der N-Atome neigt Tiabendazol zur Komplexbildung mit Metallionen.

12.6.3 Mittel gegen Saugwürmer

Saugwürmer (Trematoden, Egel) sind Endoparasiten mit meist komplexen Lebenszyklen. Zu den Saugwürmern zählen Lungen-, Darm- und Leberegel sowie die Pärchenegel (*Schistosoma*-Arten) als Erreger der Schistosomiasis (Bilharziose, nach Theodor Bilharz, der 1851

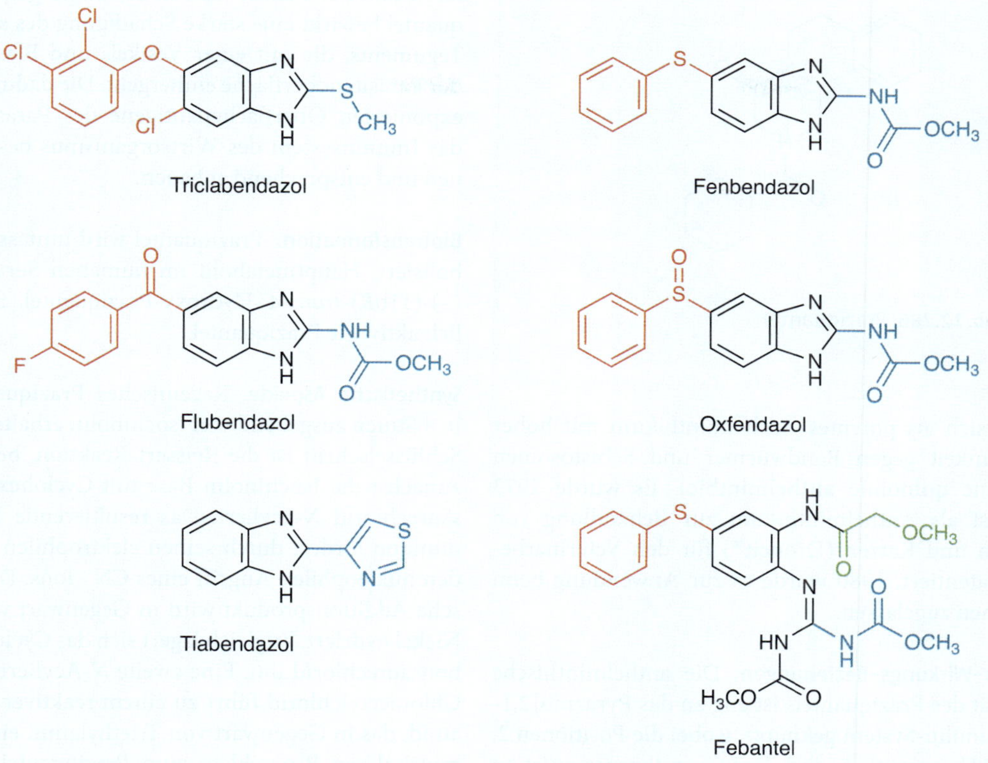

Triclabendazol

Fenbendazol

Flubendazol

Oxfendazol

Tiabendazol

Febantel

o Abb. 12.285 Vorwiegend veterinärmedizinisch verwendete Benzimidazol-Anthelminthika

den Erreger entdeckte), der wichtigsten Trematodeninfektion. Etwa 200–300 Millionen Menschen sind infiziert. Lediglich *Schistosoma* kann durch die Haut in den menschlichen Körper eindringen. Alle anderen Infestationen werden meist durch den Verzehr roher Süßwasserfische sowie roher Krabben und Krebse hervorgerufen. Neben dem Menschen werden auch zahlreiche Wirbeltiere als Endwirt befallen. Der erste Zwischenwirt ist bei allen Saugwürmern stets eine Schnecke.

Schistosomen sind die einzigen getrenntgeschlechtlichen Saugwürmer. Scheidet der Mensch befruchtete Eier aus, entwickeln sich daraus im Wasser Mirazidien (Wimpernlarven), die sich in Süßwasserschnecken ungeschlechtlich vermehren und zu Zerkarien (Gabelschwanzlarven) entwickeln. Werden diese von der Wasserschnecke ins Wasser ausgeschieden, können sie in Minuten die menschliche Haut unter Verlust des Gabelschwanzes penetrieren. In Form der Metazerkarien erreichen sie über das Venensystem der Haut den Körperkreislauf, das Pfortadersystem und die Leber. Dort reifen sie zu gepaarten (Pärchenegel) adulten Würmern. Das deutlich dickere Männchen erscheint längsgespalten (griech. *schizein* = spalten, griech. *soma* = Körper), da es über eine Art Rinne bzw. Falte verfügt, in der es das deutlich kleinere Weibchen aufnehmen kann. Die Pärchenegel wandern paarweise zu den Darmvenen oder zum Venenkomplex der Harnwege. Die Eier der weiblichen Würmer gelangen über den Blutstrom primär in Mastdarm und Harnblase. Aus ihnen entwickeln sich wiederum Mirazidien. An der mit Hämaturien und eitrigem Ausfluss einhergehenden Blasenbilharziose leiden etwa 70–80 Millionen Menschen. Sie wird durch *Schistosoma haematobium* hervorgerufen, dessen Eier über das Venensystem in Blase und Ureter gelangen und in der Gefäßwandung kleine Granulome hervorrufen. Dagegen befällt *Schistosoma mansoni* bevorzugt die Mesenterialvenen des oberen Dünndarms und verursacht die afrikanische Darmbilharziose, die aber nicht auf Afrika beschränkt ist.

Praziquantel

Design und Entwicklung. Praziquantel (o Abb. 12.286) ging aus einem Programm bei der Firma E. Merck Anfang der 1970er Jahre zur Auffindung von trizyklischen Tranquillanzien hervor. Die zunächst vielversprechenden Substanzen mit Pyrazinoisochinolin-Gerüst stellten aber keinen Fortschritt gegenüber anderen Tranquillanzien dar. Daher untersuchte man sie in einer Kooperation mit Bayer hinsichtlich einer potenziellen veterinärmedizinischen Anwendung. Praziquantel

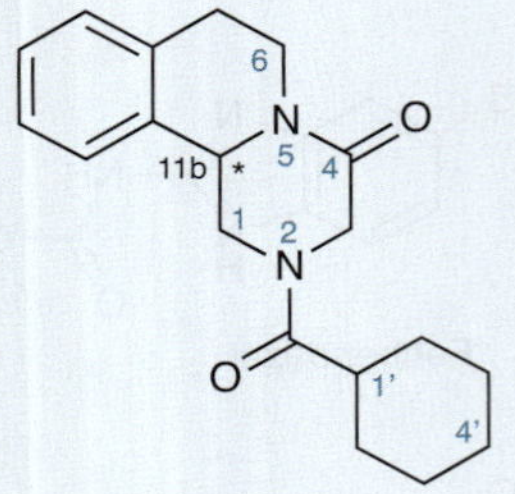

Abb. 12.286 Praziquantel

erwies sich als potentes Anthelminthikum mit hoher Wirksamkeit gegen Bandwürmer und Schistosomen (**pyrazine quinoline anthel**minthic). Es wurde 1973 zunächst als Anthelminthikum zur Behandlung von Hunden und Katzen (Droncit®) für den Veterinärbereich patentiert, 1980 wurde es zur Anwendung beim Menschen zugelassen.

Struktur-Wirkungs-Beziehungen. Die anthelminthische Aktivität des Praziquantels ist eng an das Pyrazino[2,1-*a*]isochinolin-System geknüpft, wobei die Positionen 2, 4 und 11*b* wesentlich sind. Der Grundkörper weist an C-11*b* ein Stereozentrum auf. Nur dem linksdrehenden (*R*)-Enantiomer kommt biologische Aktivität zu, obwohl therapeutisch das Racemat eingesetzt wird. Die 4-Oxofunktion ist für die Aktivität essenziell und kann mit Ausnahme einer Thiocarbonylgruppe durch keinen anderen Substituenten ersetzt werden. Auch in der 2-Position wird lediglich eine Acyl- oder Thioacylgruppe toleriert. Mit dem Cyclohexylring ist ein Wirkungsoptimum verbunden. Die strukturelle Modifizierung des Cyclohexylrings durch Einführen von Heteroatomen, Doppelbindungen oder Substituenten lieferte zwar einige aktive bis sehr aktive Vertreter, führte jedoch in keinem Fall zu einer Steigerung der biologischen Aktivität gegenüber Praziquantel.

Wirkungsmechanismus. Der exakte molekulare Wirkungsmechanismus des Praziquantels ist nicht völlig geklärt. Praziquantel wird von den Helminthen rasch über deren hautähnliche Oberfläche (Tegument) resorbiert und im Organismus verteilt. Es bewirkt Permeabilitätsänderungen durch Interaktion mit den β-Untereinheiten spannungsabhängiger Calciumkanäle, was zu einem raschen Ca^{2+}-Einstrom über das Integument führt. Geraten adulte Schistosomen mit Praziquantel in Kontakt, kommt es ad hoc zu einer Dauerdepolarisation an der motorischen Endplatte. Tetanische Muskelkontraktionen und letztlich eine spastische Paralyse sind die Folge. Infolgedessen geht die Adhäsionsfähigkeit in Gefäßen, Darm und Gallengängen verloren und der Parasit wird in die Leber gespült. Praziquantel bewirkt eine starke Schädigung des synzytialen Teguments, die mit einer Vesikel- und Blasenbildung der Parasitenoberfläche einhergeht. Die dadurch stärker exponierten Oberflächenantigene des Parasiten kann das Immunsystem des Wirtsorganismus besser erkennen und entsprechend abbauen.

Biotransformation. Praziquantel wird umfassend metabolisiert. Hauptmetabolit im humanen Serum ist das (–)-(11b*R*)-*trans*-4'-Hydroxy-Praziquantel. Es ist ähnlich aktiv wie Praziquantel.

Synthetische Aspekte. Racemisches Praziquantel kann in 4 Stufen ausgehend von Isochinolin erhalten werden. Schlüsselschritt ist die Reissert-Reaktion, bei der man zunächst die Isochinolin-Base mit Cyclohexancarbonsäurechlorid *N*-acyliert. Das resultierende Isochinoliniumion fördert durch seinen elektrophilen Charakter den nukleophilen Angriff eines CN^--Ions. Das racemische Additionsprodukt wird in Gegenwart von Raney-Nickel hydriert. Zugleich lagert sich das Cyclohexancarbonsäurechlorid um. Eine zweite *N*-Acylierung mittels Chloracetylchlorid führt zu einem reaktiven Haloacetamid, das in Gegenwart von Triethylamin einem intramolekularen Ringschluss zum Praziquantel unterliegt (Abb. 12.287). Mithilfe der Reissert-Reaktion lassen sich auch andere Stickstoffaromaten wie Pyridin und Chinolin gezielt modifizieren.

Praziquantel (Biltricide®, Cysticide®), Ph. Eur., wird nach oraler Gabe zu etwa 80 % resorbiert und unterliegt einem ausgeprägten First-Pass-Effekt. Die Metaboliten werden vorwiegend renal, daneben über die Fäzes eliminiert. Die Eliminationshalbwertszeit der Muttersubstanz liegt bei 1–3 h, die der Metaboliten bei 4–5 h. Praziquantel wirkt bei Infestationen durch Trematoden wie Schistosomen, Kleiner Leberegel und Lungenegel. Bei Schistosomen-Infestationen des Darm- und Urogenitaltrakts gilt Praziquantel als Mittel der Wahl. Gemäß den Leitlinien der Deutschen Gesellschaft für Tropenmedizin ist Praziquantel alleiniges Mittel für alle Formen der Schistosomiasis. Es ist wirksam gegen alle 5 humanpathogenen *Schistosoma*-Arten. Praziquantel wirkt jedoch nur unzureichend gegen juvenile Schistosomen. Adulte Würmer und Zerkarien sind am sensitivsten. Die Finnen des Fuchs- und Hundebandwurms sind unempfindlich gegen Praziquantel, ebenso der Große Leberegel.

Oxamniquin

Design und Entwicklung. Ausgehend von dem seit 1948 bekannten Thioxanthenon-Analogon **Lucanthon** (Miracil D, Abb. 12.289) und seinem aktiven Hydroxymethyl-Metaboliten **Hycanthon** startete man bei Pfizer

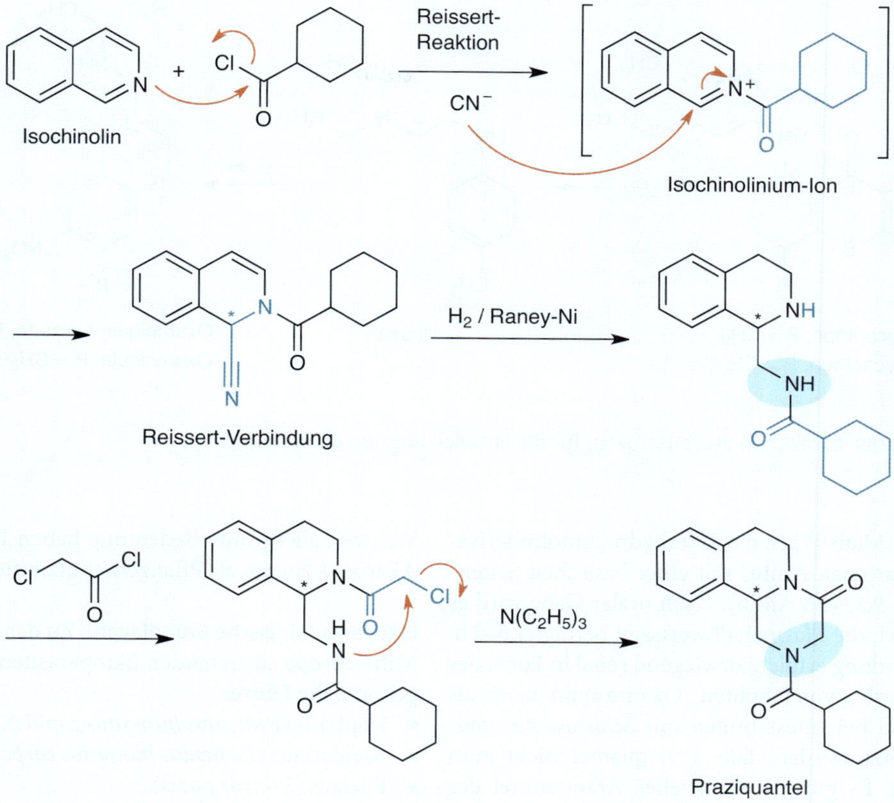

o Abb. 12.287 Praziquantel-Synthese

Mitte der 1960er Jahre ein Projekt zur Entwicklung eines oral wirksamen Schistosomenmittels. Durch Simplifizierung der Struktur gelangte man zu **Mirasan**, das in Mäusen wirksam war, nicht jedoch in Menschen. Die weitere Strukturoptimierung führte zu einer Oxamniquin-Vorstufe, deren Wirkung wie bei Lucanthon über den in vivo und in vitro aktiven Hydroxymethyl-Metaboliten erfolgte. Dieser kam 1975 als **Oxamniquin** (o Abb. 12.288) auf den Markt.

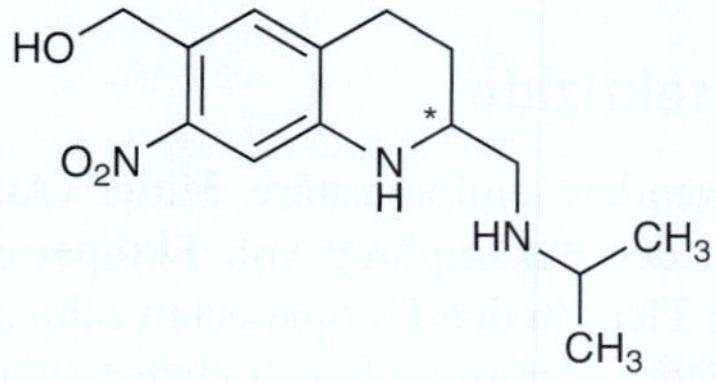

o Abb. 12.288 Oxamniquin

Wirkungsmechanismus. Oxamniquin hemmt die Nukleinsäuresynthese in den Parasiten. Als primäres Wirkprinzip von Oxamniquin postuliert man eine DNA-Alkylierung. Oxamniquin muss zuvor metabolisch durch schistosomale Sulfotransferasen zu einem reaktiven benzylischen Sulfatester aktiviert werden. Das aktive Zentrum des Erregerenzyms ist mit dem im Säugetierorganismus nicht identisch und ermöglicht daher eine selektive Aktivierung. Resistente Parasiten sind nicht in der Lage, Oxamniquin in den Sulfatester zu überführen. Aufgrund der Verteilung der negativen Ladung über 3 O-Atome stellt zum einen die Sulfatestergruppe ein mesomeriestabilisiertes Anion und damit eine wesentlich bessere Abgangsgruppe als die ursprüngliche Hydroxygruppe dar. Zum anderen wird die Bildung des Carbeniumions durch Resonanzstabilisierung über das *para*-ständige N-Atom begünstigt (o Abb. 12.290). Der gebildete Metabolit ist ein Alkylierungsmittel und alkyliert DNA-Basen in den Parasitenzellen, z. B. N-7 von Guanin (▸ Kap. 13.1.1 für mögliche Konsequenzen). Die 6-Hydroxymethyl-Gruppe ist somit für die biologische Aktivität essenziell, die oxidative Metabolisierung zur 6-Carboxygruppe bedingt Wirkungsverlust.

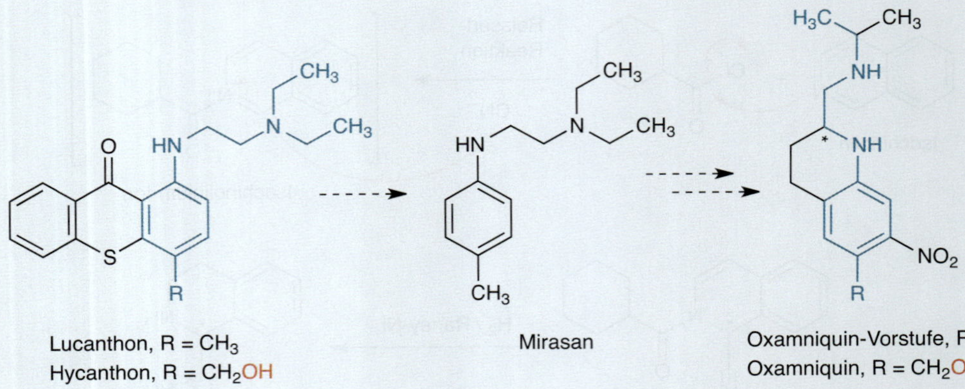

Lucanthon, R = CH_3
Hycanthon, R = CH_2OH

Mirasan

Oxamniquin-Vorstufe, R = CH_3
Oxamniquin, R = CH_2OH

Abb. 12.289 Lucanthon als Leitstruktur für die Entwicklung von Oxamniquin

Oxamniquin (Mansil®) ist ein Tetrahydrochinolinderivat (pK_S = 3,3, aromat. Amin) mit einer basischen Seitenkette (pK_S = 9,5, sek. Amin). Nach oraler Gabe wird es gut resorbiert, die Plasmahalbwertszeit beträgt 1,5–2 h. Die Ausscheidung erfolgt vorwiegend renal in Form der 2- und 6-Carboxymetaboliten. Oxamniquin kann als Reservemittel bei Infestationen mit *Schistosoma mansoni* eingesetzt werden, falls Praziquantel nicht zum Erfolg führt. Es gilt als essenzielles Arzneimittel der WHO. In Deutschland ist es nicht im Handel.

12.7 Antiparasitäre Mittel (extern)

12.7.1 Insektizide

Extern verwendete antiparasitäre Mittel (Antiparasitika) dienen der Bekämpfung von **Ektoparasiten** bei Mensch und Tier. Zu den Ektoparasiten zählen zahlreiche parasitische Arthropoden (Gliederfüßer), meist sechsbeinige Insekten (Insecta; Läuse, Flöhe, Wanzen) oder achtbeinige Spinnentiere (Arachnida). Zur Klasse der Spinnentiere gehören die Milben (Acari) und Zecken (Ixodida). Während Endoparasiten (▸ Kap. 12.5, ▸ Kap. 12.6) im Körperinneren des Wirtes leben und dort intra- oder extrazellulär lokalisiert sind, leben Ektoparasiten längere Zeit auf der Körperoberfläche oder auch in der Haut des Wirtes. Sie ernähren sich von Blut und Gewebeflüssigkeit sowie von Hautgewebe. Die Übertragung der Parasiten erfolgt beim Menschen meist durch Haut-zu-Haut-Kontakt, Bettwäsche, Kleidung oder auch beim Geschlechtsverkehr. Da externe Antiparasitika unter den Arzneimitteln zur Verwendung bei Haus- und Nutztieren eine herausragende Stellung einnehmen, werden die diesbezüglich relevanten Wirkstoffklassen im Folgenden ebenfalls vorgestellt. Weltweit allergrößte Bedeutung haben Insektizide und Akarizide zudem als Pflanzenschutzmittel.

Ektoparasitologische Grundlagen. Zu den wichtigsten, in Mitteleuropa auftretenden Ektoparasiten des Menschen gehören die **Läuse**:

- Kopflaus (*Pediculus humanus capitis*),
- Kleiderlaus (*Pediculus humanus corporis*),
- Filzlaus (*Pthirus pubis*).

Menschenläuse (*Pediculidae*) bilden eine Familie innerhalb der Tierläuse. Sie sind flügellos, blutsaugend und können weder fliegen noch springen. Eine Parasitose, bei der es zum Befall der Haut mit Läusen kommt, wird als **Pedikulose** bezeichnet. Sie tritt weltweit epidemisch auf. Zwar ist eine Pedikulose meist nicht bedrohlich, wird aber durch den starken Juckreiz, hervorgerufen durch die Bisse und Exkremente der Parasiten, als äußerst unangenehm empfunden. Auch Krankheitserreger können übertragen werden. Kopf- und Kleiderläuse sind morphologisch kaum unterscheidbar und genetisch sehr ähnlich. Kopfläuse leben ausschließlich auf dem menschlichen Kopf. Mittels der klauenartigen Endglieder ihrer 6 Beine halten sich die Läuse am Kopfhaar fest. Fortpflanzungsfähige erwachsene Läuse entwickeln sich aus Eiern über mehrere Nymphenstadien, ein Larven- oder Puppenstadium gibt es nicht. Nahezu alle Nymphen schlüpfen in einem Zeitfenster von 7–9 Tagen aus dem Ei, weniger als 0,1 % dagegen erst nach 10 Tagen. Gegen Nymphen gerichtete Pedikulozide, die nicht gegen Eier wirksam sind, sollten also frühestens am siebten Tag und spätestens am zehnten Tag noch einmal angewendet werden. Die Hülle des Läuseeis, die nach dem Schlüpfen der Nymphen am Haar kleben bleibt, bezeichnet man als **Nisse**. Filzläuse besiedeln bevorzugt den Schambereich und die Augenbrauen. Die Übertragung erfolgt meist beim Geschlechtsverkehr.

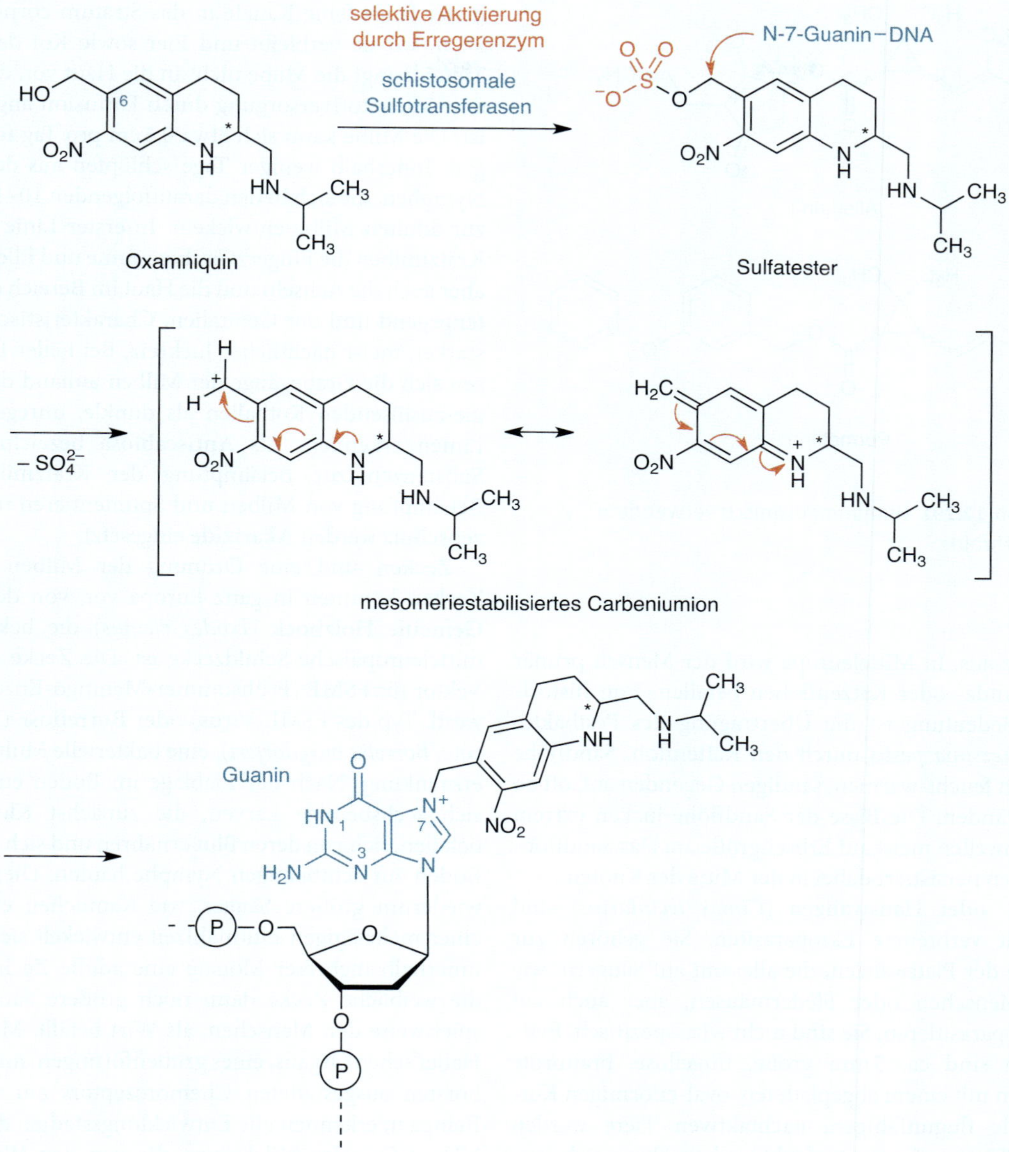

Abb. 12.290 Selektive metabolische Aktivierung von Oxamniquin durch das Erregerenzym und postulierte DNA-Alkylierung

Bei Tieren kommen Läuse nur bei Hunden vor, nicht jedoch bei Katzen. Haarlinge, eine Untergruppe der Läuse, kommen bei Hunden und Katzen vor. Sie ernähren sich lediglich beißend-kauend von Hautschuppen und Haaren.

Flöhe sind flügellose, sechsbeinige Insekten, die sich vom Ei über mehrere Larvenstadien zum adulten Insekt entwickeln. Man unterscheidet

- Menschenfloh (*Pulex irritans*),
- Katzenfloh (*Ctenocephalides felis*),
- Hundefloh (*Ctenocephalides canis*),
- Rattenfloh (*Xenopsylla cheopis*, Pestfloh),
- Sandfloh (*Tunga penetrans*).

Die Größe der rötlich-braunen adulten Flöhe variiert zwischen 1 und 6 mm. Flöhe besitzen einen Stech-/Saugrüssel, eine harte Chitinhülle und einen lateral abgeflachten Körper, mit dem sie sich sehr gut in dichtem Haarkleid bewegen können. Mittels spezialisierter Sprungbeine können Flöhe weit springen (0,5–1 m). Männliche und weibliche Flöhe saugen wirtsunspezifisch Blut und lösen mit ihren Stichen einen starken

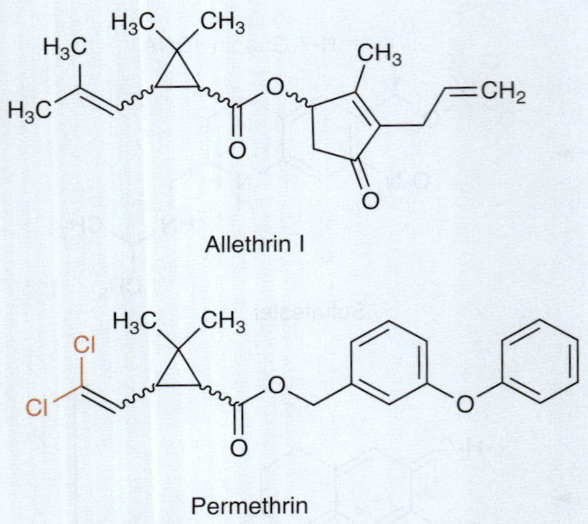

○ Abb. 12.291 Humanmedizinisch verwendete Pyrethroide

Juckreiz aus. In Mitteleuropa wird der Mensch primär von Hunde- oder Katzenflöhen befallen. Von historischer Bedeutung ist die Übertragung des Pestbakteriums *Yersinia pestis* durch den Rattenfloh. Sandflöhe treten in feucht-warmen, sandigen Gegenden auf, oft an Sandstränden. Die Bisse der Sandflöhe jucken extrem und schwellen meist auf Erbsengröße an. Das Sandflohweibchen persistiert dabei in der Mitte der Knoten.

Bett- oder Hauswanzen (*Cimex lectularius*) sind weltweit verbreitete Ektoparasiten. Sie gehören zur Familie der Plattwanzen, die allesamt auf Säugern, wie dem Menschen oder Fledermäusen, aber auch auf Vögeln parasitieren. Sie sind nicht wirtsspezifisch. Bettwanzen sind ca. 5 mm große, flügellose, braunrote Insekten mit einem abgeplatteten, oval-eiförmigen Körper. Die flugunfähigen, nachtaktiven Tiere werden durch Körperwärme angelockt und ernähren sich ausschließlich von Blut. Die durch den Stich der Wanze verursachten Hauterscheinungen bezeichnet man als **Cimikose**, bei der an der Einstichstelle Rötung, Schwellung und Juckreiz oder auch großflächige urtikarielle Hautentzündungen auftreten. Durch Kratzen kann es zu bakterieller Superinfektion kommen. Vor einigen Jahrzehnten nahezu ausgestorben, sind Bettwanzen aufgrund der Globalisierung im Handels- und Reiseverkehr und von Akarizidresistenzen weltweit auf dem Vormarsch.

Die **Krätzmilbe** (*Sarcoptes scabiei* var. *hominis*) gehört zu den Grabmilben (Sarcoptidae), die zur Klasse der Spinnentiere zählen. Sie verursacht die **Krätze** (Scabies), eine weltweit vorkommende Hautkrankheit. Das vergleichbare Krankheitsbild bei Tieren bezeichnet man als Räude. Die weibliche Milbe ist ca. 0,3–0,5 mm groß, durchscheinend farblos und gräbt bis zu mehrere Zentimeter lange feine Kanäle in das Stratum corneum der Haut, wo sie verbleibt und Eier sowie Kot deponiert. Tiefer dringt die Milbe nicht in die Haut vor, da sie auf eine Sauerstoffversorgung durch Diffusion angewiesen ist. Die Milbe kann sich etwa 0,5 cm pro Tag fortbewegen. Innerhalb weniger Tage schlüpfen aus den Eiern Nymphen, die sich in den darauffolgenden 10–14 Tagen zur adulten Milbe entwickeln. In erster Linie befallen Krätzmilben die Fingerzwischenräume und Ellenbogen, aber auch die Achseln und die Haut im Bereich der Leistengegend und der Genitalien. Charakteristisch ist ein starker, meist nächtlicher Juckreiz. Bei heller Haut lassen sich die Grabegänge der Milben anhand der Allergie-auslösenden Kotballen als dunkle, unregelmäßige Linien erkennen. Als **Antiscabiosa** bezeichnet man Substanzen zur Bekämpfung der Krätzmilbe. Zur Bekämpfung von Milben und Spinnentieren im Pflanzenschutz werden **Akarizide** eingesetzt.

Zecken sind eine Ordnung der Milben. *Ixodes*-Zecken kommen in ganz Europa vor, von denen der **Gemeine Holzbock** (*Ixodes ricinus*) die bekannteste mitteleuropäische Schildzecke ist. Die Zecke dient als Vektor für **FSME** (Frühsommer-Meningo-Enzephalitis, westl. Typ des FSME-Virus) oder **Borreliose** (Wanderröte, *Borrelia burgdorferi*), eine bakterielle Multisystemerkrankung. Nach der Eiablage im Boden entwickeln sich sechsbeinige Larven, die zunächst Kleinsäuger befallen, sich von deren Blut ernähren und sich dann am Boden zur achtbeinigen Nymphe häuten. Diese befällt wiederum größere Säuger, wie Kaninchen etc. Nach einer mehrtägigen Blutmahlzeit entwickelt sich daraus innerhalb mehrerer Monate eine adulte Zecke, wobei die weibliche Zecke dann noch größere Säuger, beispielsweise den Menschen, als Wirt befällt. Mittels des Haller'schen Organs, eines grubenförmigen, mit Sinnesborsten ausgestatteten Chemorezeptors am vorderen Beinpaar, erkennen alle Entwicklungsstadien der Zecke NH_3, CO_2 oder Milchsäure, die von den Wirtstieren abgegeben werden.

Pyrethroide

Die natürlichen Pyrethrine und synthetischen Pyrethroide (○ Abb. 12.291) sind insektizid, akarizid und repellierend wirkende Kontaktinsektizide. Verwendung finden sie im Human- und Veterinärbereich zur Bekämpfung von Ektoparasiten, Pyrethroide insbesondere auch im Pflanzenschutz.

Design und Entwicklung. Pyrethrumextrakt (Insektenpulver) ist eines der ältesten bekannten natürlichen Insektizide. Es ist der Ausgangspunkt der Pyrethroidentwicklung. Pyrethrum wird aus den getrockneten Blütenköpfen verschiedener landwirtschaftlich angebauter *Tanacetum*-(Wucherblumen-)Arten, wie der

Dalmatinischen Insektenblume (*Tanacetum cinerariifolium*, syn. *Chrysanthemum cinerariifolium*) oder auch der kaukasischen Insektenblume (*Tanacetum coccineum*) extrahiert und aufgereinigt. Die insektizide Wirkung von Pyrethrum lässt sich primär auf die **Pyrethrine** zurückführen. Deren Isolierung aus Pyrethrum, fundamentale Arbeiten zur Strukturaufklärung und die Synthese erster Derivate beschrieben Hermann Staudinger (Nobelpreis für Chemie, 1953) und Leopold Ružička (Nobelpreis für Chemie, 1939) bereits 1924. Pyrethrumextrakt enthält insgesamt 6 optisch aktive Ester (Pyrethrine I/II, Cinerine I/II, Jasmoline I/II), von denen Pyrethrin I und Pyrethrin II die Hauptbestandteile darstellen. Pyrethrine sind **Ester** der (+)-*trans*-Chrysanthemumsäure und der (+)-*trans*-Pyrethrinsäure mit dem Hydroxyketon (+)-Pyrethrolon (**o** Abb. 12.292).

Aufgrund der kostenintensiven Gewinnung und der kurzen Wirkdauer der fotosensiblen, wenig stabilen Pyrethrine begann man früh – ausgehend von der Leitstruktur Pyrethrin I – stabilere und länger wirkende **Pyrethroide** als synthetische Analoga zu schaffen. Deren Entwicklung ist besonders mit Michael Elliott und dessen Team bei Rothamsted Research sowie Sumitomo Chemical Ltd. in Japan verbunden. Bereits 1947 synthetisierten Milton Schechter und Frederick LaForge mit den **All**ethrinen (**All**yl, **o** Abb. 12.291) die ersten kommerziell verwertbaren Pyrethroide. Variationen der Alkoholkomponente der Pyrethrine unter Beibehalt des Chrysanthemumsäureteils, etwa durch den Austausch des Cyclopentenons durch ein 3,5-disubstituiertes Furan, führten zu potenten Pyrethroiden wie Bioresmethrin (Elliott, 1967, **o** Abb. 12.292). Gegenüber Säugern kaum akut toxisch, erwies es sich wegen der Furan- und Dimethylvinyleinheit aber noch nicht als sonderlich fotostabil. Die Synthese potenter und fotostabiler Pyrethroide wie dem Permethrin (**o** Abb. 12.291, **o** Abb. 12.292) gelang Elliot 1973 durch den Austausch der fotolabilen Dimethylvinylgruppe der 1*R*,*trans*-Chrysanthemumsäure gegen eine **Dichlor**vinylstruktur und die Veresterung der Säure mit dem fotostabileren 3-Phenoxy- bzw. α-Cyan-3-phenoxybenzylalkohol.

Durch Veresterung der 1*R*,3*R*-*cis*-**Dibrom**vinylsäure mit α-Cyan-3-phenoxybenzylalkohol erhielt Elliott 1974 schließlich das isomerenreine **Deltamethrin** (1*R*, 3*R*-*cis*, α*S*, **o** Abb. 12.292) durch sequenzielle Kristallisation. Es zeichnete sich gegenüber anderen Pyrethroiden und Insektiziden durch eine unerreichte Wirkstärke bei nur marginaler akuter Toxizität gegenüber Vertebraten aus. Deltamethrin wurde als erstes Pyrethroid isomerenrein vermarktet.

Struktur und Eigenschaften. Bei Pyrethroiden unterscheidet man zwischen Typ-I- und Typ-II-Vertretern. **Typ-II-Pyrethroide** weisen eine Nitrilgruppe am α-C-Atom der Alkoholkomponente auf (**o** Abb. 12.292), bei **Typ-I-Pyrethroiden** fehlt diese.

Pyrethroide sind stark lipophile Substanzen und können als solche die Insektenkutikula rasch durchdringen. Gegenüber ihren Zielorganismen wirken Pyrethroide bei hoher Selektivität ausgeprägt neurotoxisch. Sie weisen niedrige bis sehr niedrige Dampfdrücke auf. Bei Raumtemperatur liegen sie als viskose Flüssigkeiten oder in kristalliner Form vor. Pyrethrine sind nicht fotostabil und zerfallen in Gegenwart von Licht und Sauerstoff meist innerhalb von 24 h. Beobachtet werden Esterhydrolyse und Isomerisierungen am Cyclopentanring. Dagegen sind Pyrethroide in Abhängigkeit von der Struktur und vom Ausbringungsort über Wochen und Monate stabil und persistieren lange in der Umwelt. Das Typ-I-Pyrethroid (**o** Abb. 12.292) Permethrin liegt in 4 stereoisomeren Formen vor, wobei das *cis*/*trans*-Isomerenverhältnis ca. 25 % *cis* zu 75 % *trans* beträgt. Das 1*R*,3*R*-*cis*-Isomer ist die aktivste Form. Im pH-Bereich von pH 4–7 ist Permethrin stabil, bei pH 9 erfolgt langsame Esterhydrolyse.

Das Kurzzeitpyrethroid Allethrin I (**o** Abb. 12.291) ist ein Ester des (±)-Allylrethrolons mit Chryanthemumsäure und wird als Gemisch aus 8 Stereoisomeren eingesetzt, von denen das *R*,*R*-*trans*, α*S*-Isomere (*S*-Bioallethrin, **o** Abb. 12.293) das potenteste ist. Es sind zudem definierte Stereoisomerengemische im Handel, die sich im Gehalt an *S*-Bioallethrin unterscheiden. So setzt sich Esbiothrin aus 75 % *S*-Bioallethrin und 25 % des *R*,*R*-*trans*, α*R*-Isomers zusammen. Es wird in der Kombination mit Permethrin verwendet (in Contra Insect®).

Typ-II-Pyrethroide (**o** Abb. 12.297) existieren aufgrund der zusätzlichen α-Nitril-Gruppe zumeist ebenfalls in 8 stereoisomeren Formen und liegen als komplexe Isomerengemische vor. Die α-Nitril-Gruppe der Typ-II-Pyrethroide bewirkt aus sterischen Gründen und wegen des elektronenziehenden Effekts der Nitrilfunktion eine Verlangsamung der enzymatischen Esterhydrolyse und eine Wirkungssteigerung.

Wirkungsmechanismus. Pyrethrine und Pyrethroide sind – wie auch DDT – **Na^+-Kanal-Agonisten**. Spannungsregulierte Na^+-Kanäle sind porenbildende Glykoproteine. Die für die Porenbildung wichtige α-Untereinheit besteht aus 4 homologen Domänen, die wiederum jeweils 6 transmembranäre Segmente (S1–S6) aufweisen, die durch intra- und extrazelluläre Schleifen (loops) verbunden sind (**o** Abb. 12.294). Das S4-Segment weist zahlreiche Arginin- und Lysinreste auf und fungiert vorwiegend als Spannungssensor. Die Transmembransegmente S5 und S6 und die zwischen diesen befindlichen Schleifen (P-loops) bilden die eigentliche Kanalpore und sind für die Selektivität gegenüber Na^+-Ionen verantwortlich. Struktur und Aminosäuresequenz der α-Untereinheit von Insekten

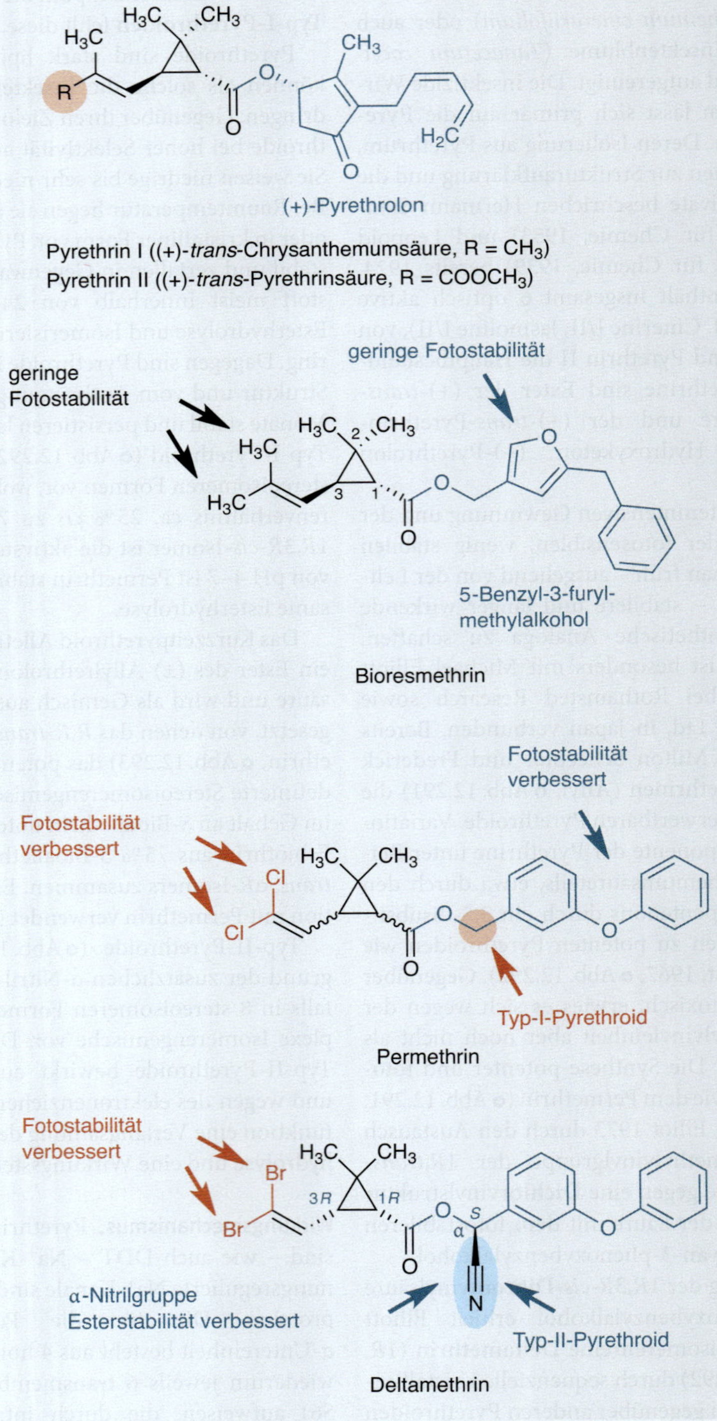

(+)-Pyrethrolon

Pyrethrin I ((+)-*trans*-Chrysanthemumsäure, R = CH_3)

Pyrethrin II ((+)-*trans*-Pyrethrinsäure, R = $COOCH_3$)

geringe Fotostabilität

geringe Fotostabilität

5-Benzyl-3-furyl-methylalkohol

Bioresmethrin

Fotostabilität verbessert

Fotostabilität verbessert

Typ-I-Pyrethroid

Permethrin

Fotostabilität verbessert

α-Nitrilgruppe

Esterstabilität verbessert

Typ-II-Pyrethroid

Deltamethrin

Abb. 12.292 Entwicklung der Pyrethroide ausgehend von Pyrethrinen

S-Bioallethrin (75 %, aktivstes Isomer)

25 %

Esbiothrin

o Abb. 12.293 Isomeren-Zusammensetzung von Esbiothrin

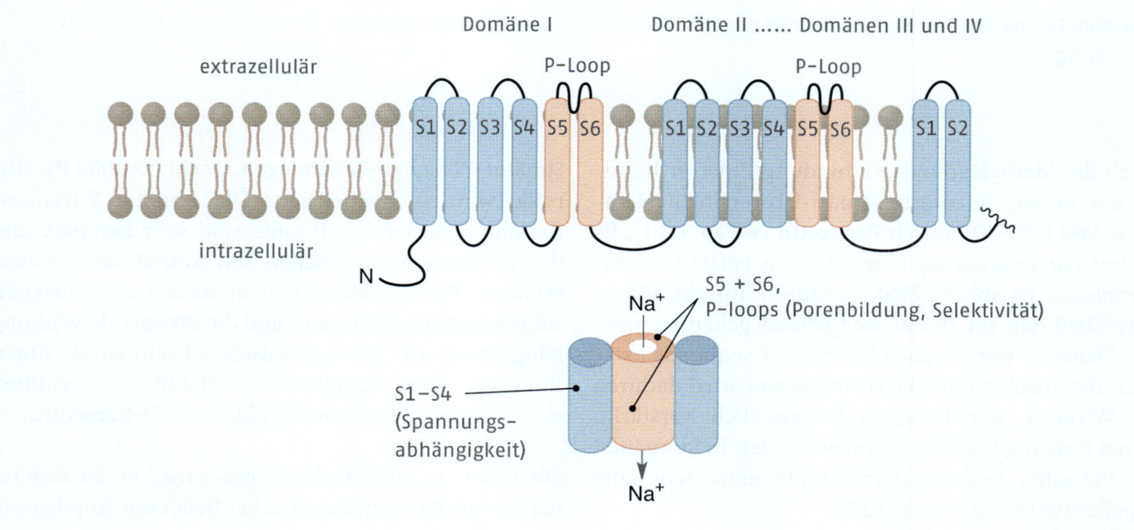

o Abb. 12.294 Aufbau spannungsabhängiger Na^+-Kanäle, unten nur 2 von 4 umgebenden Transmembransegmenten S1–S4 gezeigt

sind denen von Warmblütern ähnlich. Pyrethroide – wie auch DDT – binden an der lipidexponierten Seite im Bereich der Schnittstelle der Domänen II und III an den transmembranären Bereich schneller, spannungsabhängiger Na^+-Kanäle von Nervenzellen im zentralen und peripheren Nervensystem der Insekten und verzögern selektiv deren Inaktivierung. Infolgedessen werden die Kanäle während der Erregungsphase länger offen bzw. aktiv gehalten. Der Übergang in den deaktivierten sowie inaktiven Zustand wird unterbunden oder verzögert. Infolgedessen strömen Na^+-Ionen ungehindert in das Zellinnere, was üblicherweise zur Depolarisation und zur Weiterleitung von Aktionspotenzialen führt. Infolge der Dauerdepolarisation kommt es zu Übererregbarkeit, Tremor und Paralyse.

Physiologisch zeigen Typ-I- und Typ-II-Pyrethroide im Tierversuch unterschiedliche Effekte. Typ-I-Pyrethroide rufen durch kurze repetitive Entladungen primär Hypererregbarkeit und Tremor hervor. Da Typ-II-Pyrethroide die Na^+-Kanäle irreversibel offenhalten, bewirken sie vorwiegend lang andauernde Impulse und senken das Ruhepotenzial sehr stark. Folglich wird meist kein Aktionspotenzial mehr gebildet und die Reizleitung wird meist vollständig blockiert. Pyrethroide wirken blitzschnell und rufen bei nahezu allen Insekten und Spinnentieren eine sofortige Paralyse hervor (sog. **Knock-Down-Effekt**). Die immobilisierten Insekten können sich aber gerade bei Pyrethrinen und kurz wirkenden Pyrethroiden durch metabolischen Abbau der Insektizide wieder erholen. Um diese Reversibilität aufzuheben, werden die Pyrethroide mit dem **nichtinsektiziden** aber synergistisch wirkenden CYP-Inhibitor **Piperonylbutoxid** kombiniert. Mechanistisch entspricht die CYP-Hemmung

12

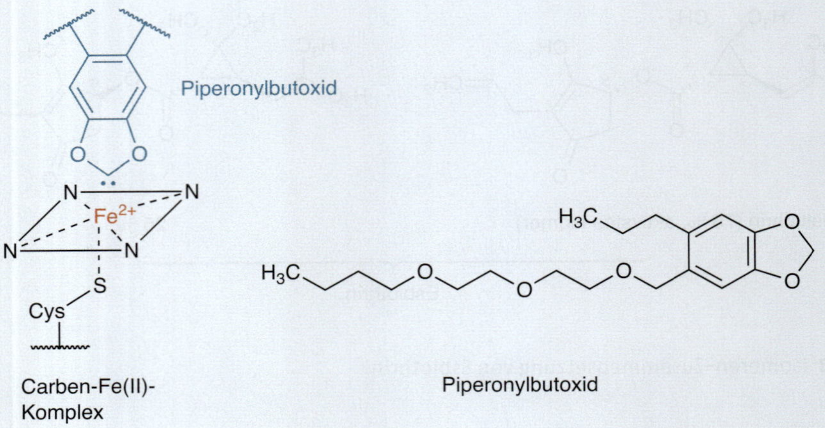

Abb. 12.295 Carben-Fe(II)-Komplex des CYP-Inhibitors Piperonylbutoxid, einem Synergisten der Pyrethroidwirkung

durch die Methylendioxy-Verbindung Piperonylbutoxid der bereits erläuterten quasi-irreversiblen Hemmung von CYP2D6 durch **Paroxetin** (▸ Kap. 4.5.1). Es kommt zur Ausbildung eines stabilen Fe(II)-Carben-Komplexes (Abb. 12.295), wodurch mischfunktionelle Oxidasen im Insekt weitgehend gehemmt werden. Daneben werden auch Pyrethroid-spaltende Esterasen der Insekten blockiert. Insgesamt wird dadurch die Wirkung der Pyrethroide erheblich verstärkt. Durch Reizung traktiler Elemente in den Beinorganen der Parasiten besitzen Pyrethroide außerdem eine **Repellentwirkung** (▸ Kap. 12.2).

Gegenüber Säugern sind Pyrethroide nur gering akut toxisch, was einerseits auf die rasche Esterhydrolyse und oxidativen Abbau, vermutlich aber auch auf unterschiedliche Aminosäuresequenzen in den Na^+-Kanälen zurückzuführen ist. So belegen Mutationsexperimente, dass bereits der Austausch einer einzelnen Aminosäure in der Aminosäuresequenz der Na^+-Kanäle erhebliche Sensitivitätsunterschiede bewirken kann. Vor wenigen Jahren entdeckte man zudem eine zweite Bindestelle für Pyrethroide in Insekten, die in Säugern nicht vorkommt. Die insektizide Wirksamkeit der Pyrethroide weist außerdem einen negativen Temperaturkoeffizienten auf. Bei Temperaturen von über 25 °C ist ihre Wirkung abgeschwächt. Extrem toxisch sind Pyrethroide für Wasserorganismen.

Biotransformation. Permethrin wird hauptsächlich durch Esterhydrolyse und Oxidation des resultierenden Alkohols zur 3-Phenoxybenzoesäure metabolisiert. Dazu erfolgt *para*-Hydroxylierung des terminalen Phenylrings durch CYP-Enzyme. Aus den Phase-I-Metaboliten entstehen Glucuronide oder Sulfate.

Struktur-Wirkungs-Beziehungen. Mehr als 1000 Pyrethroide wurden synthetisiert. Die Struktur-Wirkungs-Beziehungen der Pyrethroide sind sehr komplex und durch zahlreiche Anomalien und Ausnahmen gekennzeichnet. Pyrethroide weisen meist 2–3 asymmetrisch substituierte C-Atome auf, und die insektizide Wirkung hängt stark von stereochemischen Faktoren ab. Einen Eindruck der komplexen Verhältnisse vermittelt Abb. 12.296 anhand der Struktur von Deltamethrin.

Allethrin I (Jacutin® Pedicul Spray) wird in der Kombination mit Piperonylbutoxid bei Befall mit Kopfläusen, Kleiderläusen und Filzläusen verwendet und unmittelbar auf das befallene Hautareal gesprüht. Neben den Läusen werden auch deren Larven und Nissen abgetötet. Das Präparat ist in Deutschland nicht mehr im Handel.

Permethrin (InfectoPedicul®, Infectoscab®), Ph. Eur., ist ein synthetisches Langzeitpyrethroid und seit 2004 in Deutschland auch als Antiscabiosum zugelassen. Nach Applikation auf der Kopfhaut wird es nicht nennenswert resorbiert, gut hingegen bei versehentlicher peroraler Einnahme. Permethrin wird äußerlich gegen Kopfläuse, bei Scabies sowie als hochwirksames Repellent zum Imprägnieren von Kleidung als Mückenschutz (Nobite® Kleidung) eingesetzt. Als Typ-I-Pyrethroid weist es keine Nitrilfunktion auf. Auch bei Tieren wird Permethrin, entweder als Monopräparat (Preventic®) oder in der Kombination mit Indoxacarb als Spot-on verwendet.

Neben den genannten Pyrethroiden wird auch **Pyrethrumextrakt** (Goldgeist forte®) in Kombination mit Piperonylbutoxid zur Vernichtung von Kopf-, Filz- und Kleiderläusen verwendet.

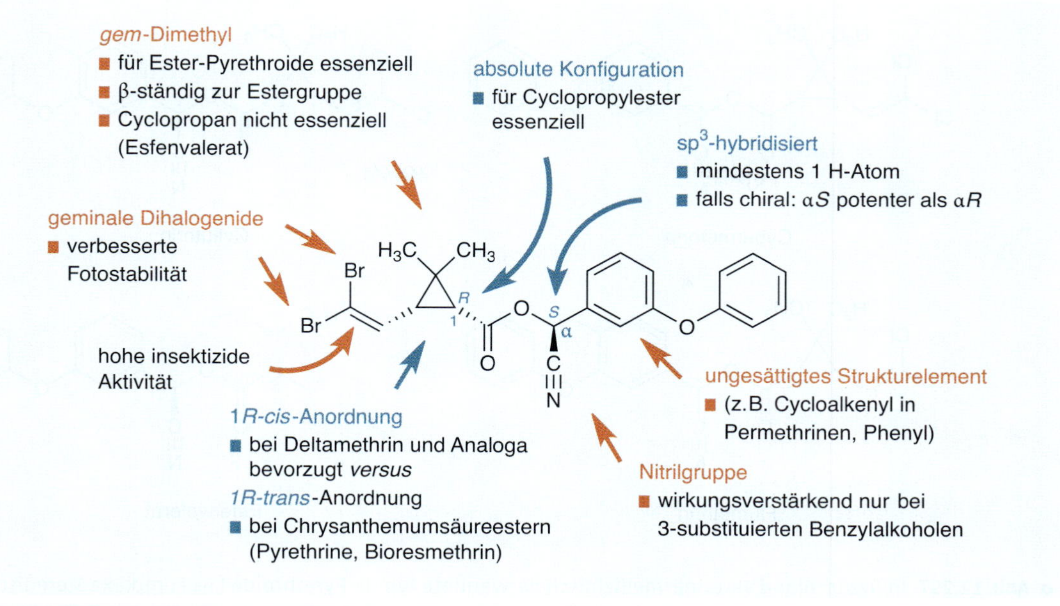

Abb. 12.296 Struktur-Wirkungs-Merkmale bei Pyrethroiden anhand der Strukturmerkmale von Deltamethrin

Zur Bekämpfung von **Ektoparasiten bei Tieren** sind in Deutschland neben Permethrin und Deltamethrin (Scalibor®, Abb. 12.291, Abb. 12.292) die Typ-II-Pyrethroide **Cypermethrin**, **Cyfluthrin** und **Flumethrin** (Abb. 12.297) zugelassen. Sie liegen als Isomerengemische vor, wobei beim Cypermethrin und Cyfluthrin jeweils dem 1*R-cis*, αS-Isomer die größte Aktivität zukommt. Beim Flumethrin existieren bereits 16 Stereoisomere. Diese topisch eingesetzten Typ-II-Pyrethroide bilden eine wichtige Säule bei der Bekämpfung von Ektoparasiten bei Tieren, vor allem beim Hund. Katzen weisen einen Mangel an UDP-Glucuronosyltransferase auf, einem für den Abbau von Permethrin essenziellen Enzym. Demnach können Pyrethroid-haltige Spot-on-Präparate bei Katzen schwere Vergiftungen hervorrufen. Die bei Tieren eingesetzten Pyrethroide sind stark lipophil, besitzen eine lang anhaltende Wirkung und werden daher in antiparasitären Spot-on-Präparaten, Shampoos, Halsbändern oder Ohrmarken eingesetzt.

Cypermethrin (Flectron®, mit Permethrin) ist ein α-Cyan-analoges Permethrin. Es wird bei Rindern gegen Zecken und Stechfliegen und auch gegen Fischläuse eingesetzt.

Flumethrin (Bayvarol® Strips; mit Imidacloprid, Seresto®) wird als vergleichsweise bienenverträgliches Pyrethroid zur Bekämpfung der Varroamilbe bei Honigbienen verwendet und findet sich auch in Hundehalsbändern gegen Zecken und Flöhe (Kiltix®).

Auch im Pflanzenschutz werden Pyrethroide gegen zahlreiche Schadinsekten eingesetzt, beispielsweise das in Deutschland zugelassene (*S*)-Enantiomer des Fenvalerates, **Esfenvalerat** (Sumicidin® Alpha EC). Im Gegensatz zu den Neonicotinoiden (s. u.) wirken Pyrethroide als Pflanzenschutzmittel nicht systemisch, verteilen sich also nicht in der Pflanze.

Spot-on-Präparate

Unter Spot-on (*to spot on* = auftupfen, beflecken) versteht man üblicherweise eine bei Kleintieren eingesetzte dermale Applikation von Arzneimitteln in Form einer Lösung zum Auftropfen. Typischerweise wird das Präparat so aufgetragen, z. B. am Nacken, damit das Tier die behandelte Stelle nicht mit der Zunge erreichen kann. Bei topischen Präparaten verteilt sich der an ein Trägermedium gebundene Wirkstoff auf der Oberfläche der Haut. Systemisch wirkende Spot-ons werden durch die Haut resorbiert und über die Blutbahn im Organismus verteilt. So durchdringen Permethrin, Flumethrin, Imidacloprid oder Fipronil nicht das Stratum basale der Epidermis, Ivermectin wird dagegen gut resorbiert.

Exkurs: DDT

Dichlor**d**iphenyl**t**richlorethan (DDT) gilt als das prototypische Kontakt- und Fraßinsektizid mit aliphatisch gebundenem Chloratom (Abb. 12.298). Die insekti-

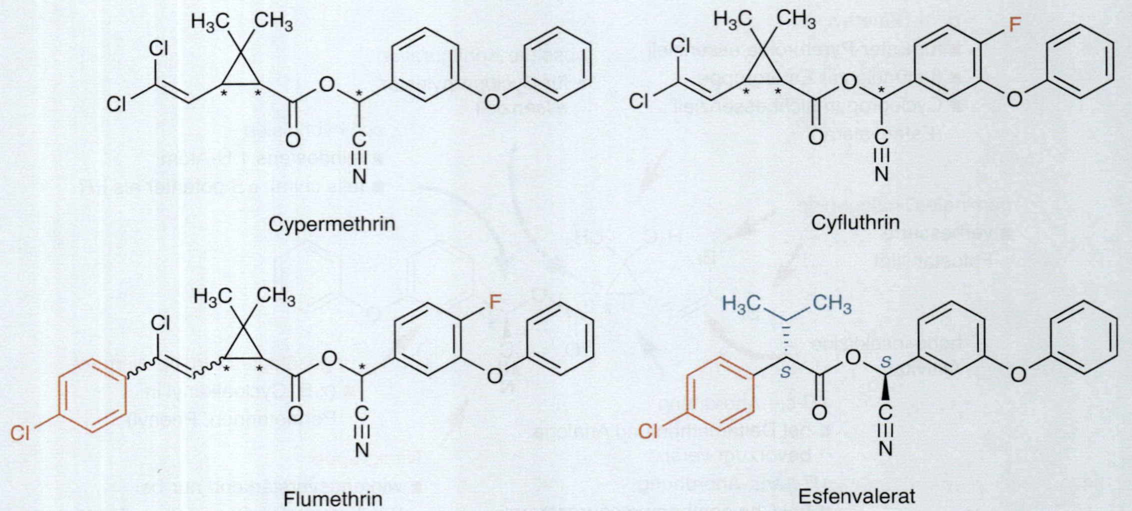

Abb. 12.297 In Deutschland veterinärmedizinisch verwendete Typ-II-Pyrethroide (als komplexe Stereoisomerengemische vorliegend) sowie das isomerenreine Pflanzenschutzmittel Esfenvalerat

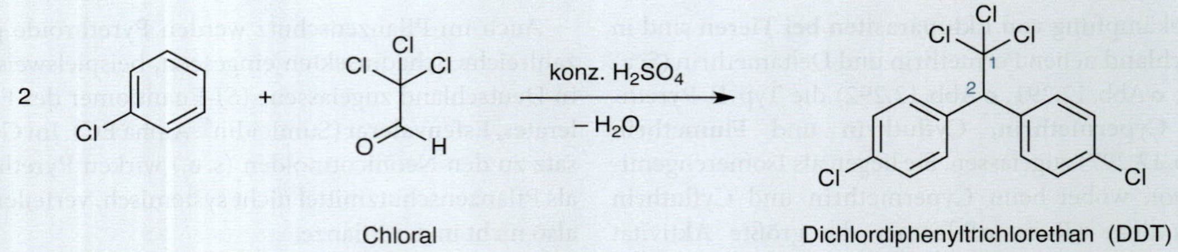

Abb. 12.298 Synthese von DDT

zide Wirkung von DDT entdeckte der Schweizer Paul Hermann Müller bei der Geigy AG und erhielt dafür den Nobelpreis für Medizin im Jahr 1948. Wie die Pyrethrine und Pyrethroide bewirkt DDT eine langanhaltende **Öffnung spannungsabhängiger Na^+-Kanäle** in den Nervenzellen. DDT selbst war von Othmar Zeidler bereits 1874 synthetisiert worden. Klassisch erfolgt die Synthese aus Chlorbenzen und Chloral in konzentrierter Schwefelsäure. Dabei handelt sich um eine S_EAr-Reaktion mit dem am O-Atom protonierten Chloral als elektrophilem Agens.

DDT wurde als erstes modernes synthetisches Insektizid in den 1940er Jahren entwickelt und vermarktet (Gesarol®, Neocid®). Das preiswerte, höchst effiziente DDT entwickelte sich in der Folge zu einer vielfältig eingesetzten insektiziden Allzweckwaffe. Größte Bedeutung hatte es für Programme zur radikalen Eindämmung der Malaria. Bis zum Beginn der 1970er Jahre wurden etwa 2 Millionen Tonnen DDT weltweit eingesetzt. DDT wird jedoch kaum oxidativ metabolisiert, persistiert daher lange in der Umwelt und reichert sich in Nahrungsketten und Ökosystemen an. Als noch beständiger erweist sich das Hauptabbauprodukt von DDT, das 1,1-Dichlor-2,2-bis-(4-chlorphenyl)ethan (DDD). Insbesondere bei Vögeln konnte eine Schädigung durch DDT nachgewiesen werden. DDT wurde zudem häufig in technischer Qualität und damit im Gemisch mit Isomeren und Nebenprodukten eingesetzt. So besitzt das in technischem DDT zu etwa 10–15 % vorhandene *o,p'*-DDT eine vergleichsweise ausgeprägte estrogene Wirkung. DDT ist sehr gut lipidlöslich und für den Menschen nur gering akut toxisch. In Deutschland wurden Herstellung, Vertrieb und Verwendung von DDT im Jahr 1972 (Gesetz über den Verkehr mit DDT, DDT-Gesetz) verboten. DDT findet sich gemäß der Konvention über Persistente Organische

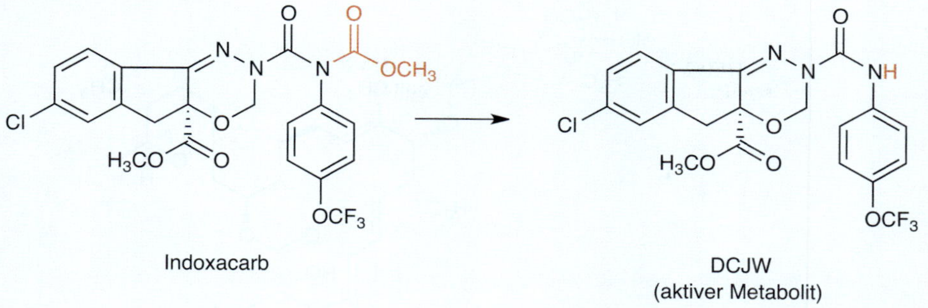

Abb. 12.299 Proinsektizides Oxadiazinderivat Indoxacarb

Schadstoffe (POP) auf einer Liste von 12 international geächteten Organochlorverbindungen (Stockholmer Konvention von 2001, „Dreckiges Dutzend") – darunter Dieldrin, polychlorierte Biphenyle (PCB) und Dioxine – mit bioakkumulierender, persistierender und toxischer Wirkung sowie der Fähigkeit zur Anreicherung in der Nahrungskette. Bereits 2006 wurde DDT jedoch von der WHO zumindest teilweise rehabilitiert und für Behandlung von Innenräumen im Rahmen der Malariabekämpfung ausdrücklich empfohlen.

Indoxacarb

Indoxacarb (Abb. 12.299) ist ein stark insektizid wirkendes Oxadiazinderivat, das bei DuPont ausgehend von insektiziden, dihydropyrazolbasierten Na^+-Kanal-Inhibitoren entwickelt wurde. Es wurde in den USA im Jahr 2000 als Insektizid gegen Schmetterlingsraupen und Zikaden zugelassen.

Struktur und Eigenschaften. Indoxacarb besitzt ein Stereozentrum im Oxadiazinring. Es wird meist als Gemisch der (*R*)/(*S*)-Enantiomere im Verhältnis 1:3 eingesetzt. Insektizid wirksam ist nur das (*S*)-Enantiomer.

Wirkungsmechanismus. Indoxacarb ist ein **Proinsektizid** mit Kontakt- und Fraßgift-Eigenschaften. Nach oraler Aufnahme durch das Insekt bewirken Esterasen und Amidasen eine enzymatische Abspaltung der Methoxycarbonylgruppe und dadurch die Bildung der wesentlich potenter insektiziden Wirkform, die als DCJW (Decarbomethoxylated JW062, Abb. 12.299) bezeichnet wird. Es handelt sich um einen **Na^+-Kanal-Antagonisten**, dessen Bindestelle mit der des Lidocains und Phenytoins überlappt, nicht jedoch mit der der Pyrethroide oder von DDT. Durch die Stabilisierung von Zuständen langsamer Inaktivierung von Na^+-Kanälen – als Folge langer Depolarisationsphasen von einigen hundert Millisekunden oder noch länger – wird die Weiterleitung des Aktionspotenzials unterbunden. Lähmung durch Übererregung und Tod des Insekts sind die Folge. Während Na^+-Kanäle von Insekten im nanomolaren Bereich blockiert werden, werden spannungsregulierte Na^+-Kanäle von Säugern etwa 1000-fach schwächer inhibiert. Die im Säugerorganismus überwiegend abweichend ablaufende Metabolisierung gilt als eine Ursache der selektiven insektiziden Wirkung von Indoxacarb. Aufgrund seines Wirkprinzips und der metabolischen Aktivierung ist Indoxacarb meist auch bei Pyrethroidresistenzen wirksam.

Indoxacarb wird in Deutschland bei Floh- und Zeckenbefall von Hunden (in Activyl Tick Plus®, mit Permethrin) verwendet. Beim Hund beträgt die Wirkdauer etwa 4 Wochen. Im Jahr 2019 wurden Permethrin und Indoxacarb zur Anwendung beim Hund aus der Verschreibungspflicht entlassen.

Avermectine und Milbemycine

Avermectine

Zu den Avermectinen zählen neben dem Ivermectin (Abb. 12.273), das bereits im Rahmen der Anthelminthika ausführlich vorgestellt (▸ Kap. 12.6.1) wurde, auch Selamectin und Doramectin (Abb. 12.300).

Struktur und Eigenschaften. In Selamectin ist im Gegensatz zu Ivermectin an C-13 nur ein Molekül α-L-Oleandrose gebunden. An C-5 weist es zudem eine Oxim-Funktion auf, die man als bioisostere Hydroxygruppe auffassen kann. Die Oximbildung geht bei den Avermectinen zwar generell mit einem Aktivitätsverlust einher, trägt aber andererseits zu einer verbesserten Verträglichkeit des Wirkstoffs bei. An C-25 befindet sich eine im Vergleich zu Ivermectin wirkungsverlängernde, lipophile Cyclohexylgruppe. Selamectin besitzt 14 Stereozentren. Doramectin, ein 5-*O*-Demethyl-Avermectin A_{1a} (▸ Kap. 12.6.1), weist ebenfalls eine Cyclohe-

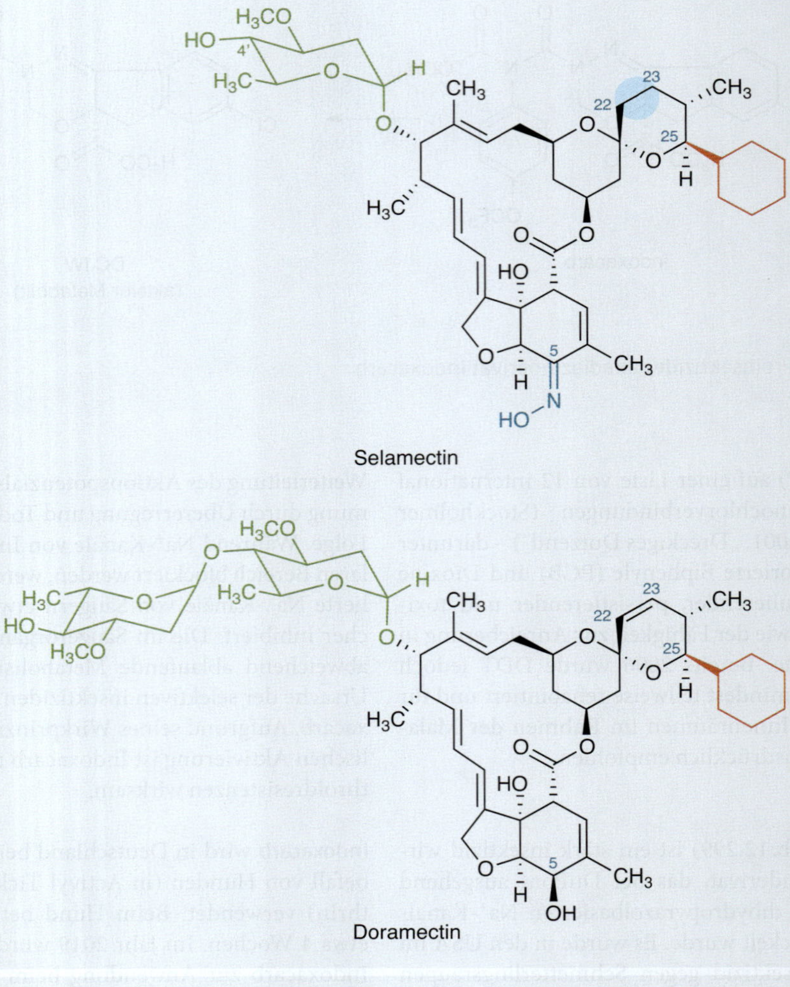

Selamectin

Doramectin

o Abb. 12.300 Avermectine

xylgruppe an C-25 auf. Zwischen C-22 und C-23 liegt eine Doppelbindung vor.

Wirkungsmechanismus. Avermectine wie das Ivermectin binden als Agonisten hochaffin an die für Invertebraten spezifischen Glutamat-regulierten Cl^--Kanal-Rezeptoren der peripheren Nerven- und Muskelzellen, aktivieren diese dadurch und verhindern deren Schließen.

Neben der anthelminthischen Indikation ist Ivermectin in Deutschland seit 2016 in oraler Form bei Krätzmilbenbefall und zur topischen Therapie bei Rosacea (Soolantra®) zugelassen. Gegen Krätzmilben wirkt es vergleichbar gut wie topisches Permethrin. Hochwirksam ist Ivermectin auch gegen Schildzecken der Gattung *Rhipicephalus*, einem wirtschaftlich sehr bedeutsamen, vorwiegend in südlichen Ländern auftretenden Parasiten von Rinderherden.

Wie die Ivermectine gehört auch das partialsynthetisch zugängliche Selamectin zu den Avermectinen. Es ist ebenfalls ein breit einsetzbares Endektozid.

Selamectin (Stronghold®) ad. us. vet., Ph. Eur., gilt als vergleichsweise gut verträglich für Collies. Es wird topisch (Spot-on) auf die Haut im Nacken des Tieres appliziert und verteilt sich innerhalb von 8–24 h über Haut und Fell. Ähnlich wie Imidacloprid wirkt es gegen Flöhe adultizid, ovizid und larvizid, wodurch ein Befall der häuslichen Wohnung verhindert wird. Bei Hunden wirkt es zudem gegen Ohr- und Räudemilben und vorbeugend mikrofilarizid gegen Herzwürmer. Selamectin ist zudem hoch wirksam gegenüber adulten Nematoden. Selamectin wird ausgehend von Doramectin (o Abb. 12.300) durch Dehydrierung der C-22/C-23-Doppelbindung, Oxidation der 5-Hydroxygruppe und Oximbildung gewonnen. Bei der Oximbildung

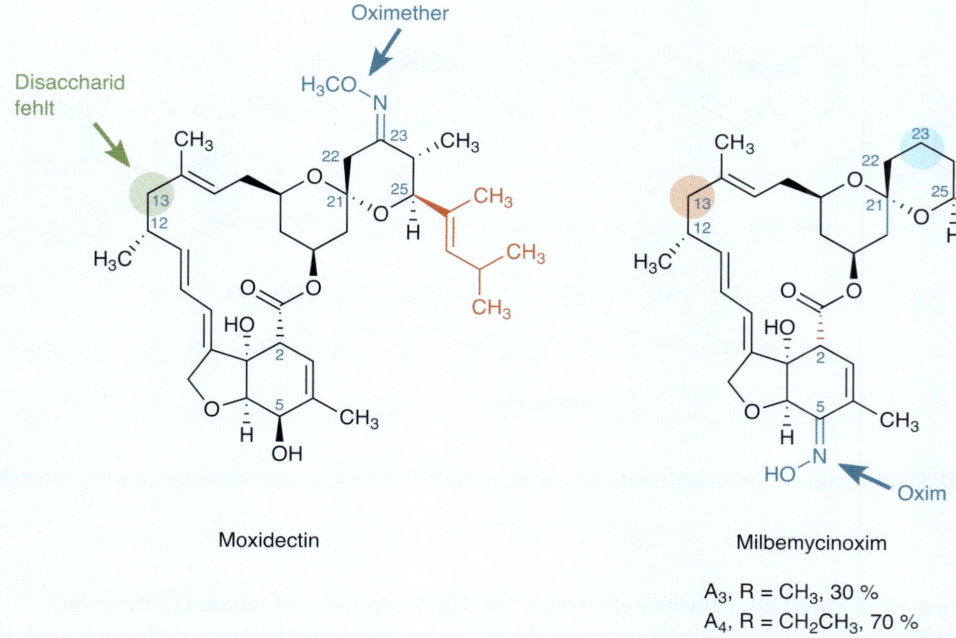

Abb. 12.301 Milbemycine der Ph. Eur.

unter sauren Bedingungen wird auch das Disaccharid gespalten.

Doramectin (Abb. 12.300, Dectomax®) wird als Injektionslösung verabreicht. Es dient bei Rindern, Schweinen und Schafen zur Bekämpfung von Dasselfliegen, Räudemilben und Läusen sowie von gastrointestinalen Rundwürmern und Lungenwürmern.

Milbemycine

Der Begriff Milbemycine steht für zahlreiche, durch Fermentationskultur von *Streptomyces hygroscopicus* var. *aureolacrimosus* erhältliche 16-gliedrige Makrolidantibiotika. Erste aktive Vertreter isolierte man bereits 1967, somit noch vor den Avermectinen. Veterinärmedizinisch weisen Milbemycine ein breites Wirkungsspektrum gegen viele Ekto- und Endoparasiten auf. Zum Einsatz kommen in erster Linie die semisynthetisch zugänglichen Milbemycine Moxidectin und Milbemycinoxim, vorwiegend in der Tiermedizin.

Struktur und Eigenschaften. Milbemycine sind zwar mit den Avermectinen strukturell eng verwandt, jedoch handelt es sich um Fermentationsprodukte unterschiedlicher Organismen. Beide Substanzklassen weisen einen sehr ähnlichen makrozyklischen Lactonring auf, allerdings fehlt bei den Milbemycinen die glykosidische Disaccharideinheit aus α-L-Oleandrose an Position 13. Die Milbemycine werden oft als **Aglyka** der Avermectine aufgefasst. Sie weisen aber an C-13 eine CH_2-Gruppe auf, während die Aglyka der Avermectine an dieser Position mit einer Hydroxygruppe versehen sind. Milbemycine sind lipophiler als die Avermectine und üben ihre Wirkung über einen wesentlich längeren Zeitraum aus, da sie länger im Fettgewebe gespeichert werden. Moxidectin besitzt 10 Asymmetriezentren, die während der Partialsynthese unverändert bleiben. Partialsynthetisch wird aus der fermentativen Vorstufe Nemadectin lediglich das *E*-konfigurierte C-23-*O*-Methyloxim erhalten, das *Z*-Isomer entsteht nicht. Moxidectin weist zudem eine substituierte olefinische Seitenkette an C-25 auf. Milbemycinoxim besitzt 9 Stereozentren, das C-5-Oxim ist *Z*-konfiguriert. Milbemycine sind wie die Avermectine aufgrund ihrer Lactonstruktur alkaliempfindlich.

Wirkungsmechanismus. Milbemycine binden wie die bereits besprochenen Avermectine und Ivermectine an Glutamat- und GABA-aktivierte Cl^--Kanäle (▸ Kap. 12.6, Anthelminthika) und aktivieren diese. Infolgedessen kommt es zu einer Hyperpolarisation der Nervenzellen und zu einer Blockade der neuronalen Reizleitung.

Moxidectin ad us. vet. (Advocate®, Prinovox®, mit Imidacloprid), Ph. Eur., ist ein Breitspektrum-Endektozid, das beim Befall von Haus- und Nutztieren mit sehr

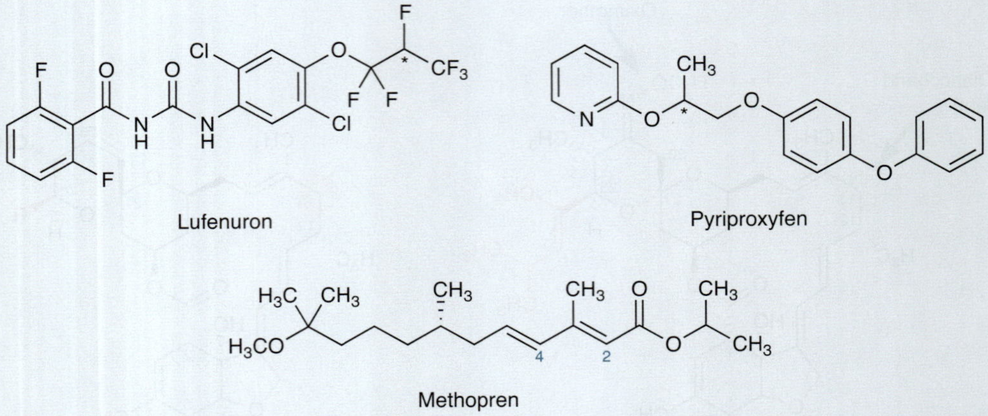

Lufenuron

Pyriproxyfen

Methopren

○ **Abb. 12.302** Chitinsynthese-Inhibitor Lufenuron sowie Juvenilhormon-Analoga Methopren und Pyriproxyfen

unterschiedlichen Ekto- und Endoparasiten eingesetzt wird. Bei Zeckenbefall unterbindet es die Eibildung und Häutung der Parasiten. Es ist ausgesprochen lipophil, reichert sich stark im Fettgewebe an und erzielt eine lange Verweildauer im Organismus. Im Jahr 2018 wurde Moxidectin von der FDA zur Behandlung der Onchozerkose (Flussblindheit) zugelassen.

Milbemycinoxim ad us. vet. (in NexGard® Spectra, mit Afoxolaner; in Milbactor®, mit Praziquantel), Ph. Eur., liegt als Gemisch der Milbemycinoxime A_3 und A_4 vor (○ Abb. 12.300). Es sind Oximanaloga des **Milbemectins**, das sich aus den Milbemycinen A_3 ($\leq 30\,\%$) und A_4 ($\geq 70\,\%$) zusammensetzt. Sie unterscheiden sich in der Alkylgruppe an C-25 des Spiropyrans (○ Abb. 12.301). Die Oxime erhält man partialsynthetisch durch Oxidation der 5-Hydroxygruppe zur Ketogruppe und nachfolgende Oximbildung. Für die Komponente Milbemycinoxim A_4 fordert Ph. Eur. einen Gehalt von mindestens 80 %. Milbemycinoxim wirkt breit anthelminthisch, insektizid und akarizid. Zur Bekämpfung von Flöhen wird es mit Lufenuron kombiniert. In der Kombination mit Praziquantel (Milbemax®, Milprazon®) wird es bei Hunden gegen Cestoden und Nematoden eingesetzt.

Insektenwachstumsregulatoren

Beim Flohbefall von Katze und Hund sind antiparasitäre Wirkstoffe ohne ovizide (Hemmung des Schlupfes aus den Floheiern) und larvizide Wirkung nahezu unwirksam, da die adulten, am Tier befindlichen Flöhe nur etwa 5 % der Gesamtpopulation ausmachen. In der Umgebung bzw. am Platz des Tieres finden sich überwiegend Eier (ca. 50 %), Puppen (ca. 10 %) und Larven (ca. 35 %).

Bei den Insektenwachstumsregulatoren (○ Abb. 12.302) wird unterschieden zwischen

- Chitinsynthese-Inhibitoren (Lufenuron),
- Juvenilhormon-Analoga (Methopren und Pyriproxyfen).

Lufenuron (Program®) ist ein Benzoylharnstoffderivat mit einem Chiralitätszentrum an der 2-Position der Hexafluorpropoxy-Seitenkette, sodass 2 Enantiomere existieren. Als Chitinsynthese-Inhibitor unterbricht es die Entwicklung zum adulten Floh. Lufenuron wird alleine oder kombiniert mit Milbemycinoxim (Program® Plus) gegen Flöhe, nicht jedoch gegen Zecken, bei Hunden und Katzen verwendet. Gegen adulte Flöhe ist Lufenuron wirkungslos. Lufenuron greift in Synthese und Aufbau des aus Chitin bestehenden ersten Exoskeletts der Insekten ein, indem es u. a. den Einbau von *N*-Acetylglucosamin in Chitin hemmt. Lufenuron wird dem Wirtstier zunächst **systemisch** verabreicht und reichert sich nach oraler oder subkutaner Gabe rasch im Fettgewebe an. Die Abgabe an das Blut erfolgt langsam, sodass über mehrere Monate ausreichend hohe Wirkstoffspiegel erzielt werden. Eine Metabolisierung erfolgt kaum. Weibliche Flöhe nehmen Lufenuron mit der Blutmahlzeit auf, wodurch der Wirkstoff in Eier und Larven der Flöhe gelangt und in die Biosynthese des Chitins eingreifen kann. Da sich Lufenuron auch im Flohkot und damit in der Nahrungsquelle der Larven findet, wirkt es außerdem potent larvizid.

Methopren ist der Isopropylester einer 2-fach ungesättigten Fettsäure und liegt als *S*-Enantiomer vor. Die beiden konjugierten Doppelbindungen in 2- und 4-Position sind *E*-konfiguriert. In der Kombination mit dem Adultizid Fipronil (Frontline Combo®, Strectis®) wird das Präparat bei Katzen und Hunden topisch angewendet. Der Wachstumsregulator Methopren ist ein strukturelles Analogon der sesquiterpenoiden Juvenilhormone und besitzt ovizide und larvizide Eigenschaften. Juvenilhormone werden zu ganz bestimmten Zeitpunkten in der Insektenentwicklung gebildet oder aber deren Bildung wird unterdrückt. Durch Juvenilhormon-Analoga wird ein hoher Juvenilhormonspiegel imitiert, wodurch das Gleichgewicht zwischen Juvenilhormon und dem Häutungshormon Ecdyson, einem Steroidhormon, gestört wird. Häutung und Verpuppung werden behindert und die Parasiten werden bereits im Puppenstadium vernichtet. Methopren, das Hydrolyseprodukt Methoprensäure und deren Fotoisomere können aufgrund ihrer Strukturverwandtschaft zu Retinsäuren an Retinoid-X-Rezeptoren binden und so teratogene Effekte bei Amphibien hervorrufen.

Pyriproxyfen (Cyclio®) ist ein Pyridinderivat mit einem Stereozentrum, wird aber als Racemat eingesetzt. Es ist ebenfalls ein künstliches Juvenilhormon. Es schädigt massiv das Eistadium der Flöhe. Als Spot-on-Präparat wird es bei Hunden und Katzen angewendet.

Phenylpyrazole (Fipronil)

Design und Entwicklung. Die **insektizide** Aktivität des Fipronils entdeckte man Mitte der 1980er Jahre im Rahmen eines Screenings **herbizid** wirkender Phenylpyrazole (Fiprole).

Struktur und Eigenschaften. Fipronil ist aufgrund der Sulfoxidstruktur chiral und wird als Racemat eingesetzt. Die Enantiomere weisen keine signifikanten Aktivitätsunterschiede auf. Optimale insektizide Aktivität ist bei den Fiprolen stets an den 2,6-Dichlor-4-(trifluormethyl)-substituierten Phenylring geknüpft.

Wirkungsmechanismus. Fipronil (o Abb. 12.303) gelangt über das Exoskelett in das Zentralnervensystem der Parasiten. Es wirkt als nichtkompetitiver Antagonist am inhibitorischen $GABA_A$-Rezeptor, einem ligandengesteuerten Cl^--Kanal. Dadurch werden die Offenzeiten des Kanals verkürzt und die inhibitorische Wirkung des $GABA_A$-Rezeptors unterdrückt. Infolgedessen kommt es zu einer neuronalen Überstimulation und zum Tod des Insekts. GABA ist sowohl im Zentralnervensystem von Vertebraten als auch von Invertebraten weit verbreitet und der wichtigste inhibitorische Transmitter. Invertebraten weisen GABA-Rezeptoren auch an neuromuskulären Synapsen auf. Der $GABA_A$-Rezeptor der Insekten unterscheidet sich strukturell von dem der Vertebraten, durch Benzodiazepine und Barbiturate wird die Wirkung nicht verstärkt. Von den $GABA_A$-Rezeptoren der Insekten ist der **RDL**-(*resistent to dieldrin-*)Rezeptor der bekannteste Vertreter. Fipronil fungiert am RDL-Rezeptor als inhibitorischer nichtkompetitiver Ligand. Fipronil hemmt außerdem auch invertebratenspezifische glutamatgesteuerte Cl^--Kanäle, die überwiegend im ZNS und in Muskeln lokalisiert sind. Letztlich wird der Einstrom von Cl^--Ionen in die Nervenzelle und damit die Erregungsleitung unterbunden. Die Affinität von Fipronil zum GABA-Rezeptor von Vertebraten ist gering. Erst in höheren Dosen wirkt es toxisch auf den Säuger- bzw. Humanorganismus. Fipronil wirkt nicht repellierend.

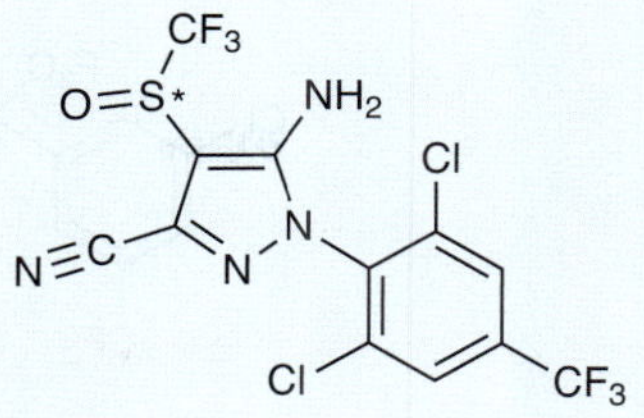

CF_3, $O=S^*$, NH_2, Cl, $N\equiv C$, N, N, Cl, CF_3

o **Abb. 12.303** Fipronil, ein Phenylpyrazol-Derivat

Biotransformation. Hauptmetabolit von Fipronil in Insekten und Vertebraten ist das ebenfalls insektizid wirksame **Sulfon.**

Fipronil (Frontline®, Bolfo®) ist ein in der Tiermedizin vielfältig eingesetztes Breitspektrum-Insektizid. Es wird zur Bekämpfung zahlreicher Ektoparasiten, wie Tierläuse, Milben, Zecken und Flöhe eingesetzt, meist als Spot-on-Präparat. Es ist als Monopräparat oder in der Kombination mit Permethrin erhältlich. Die Resorption von Fipronil über die Haut im Rahmen der Spot-on Therapie ist gering.

Fipronil-Skandal

In den Fokus der Öffentlichkeit geriet das zur Anwendung bei Nutztieren nicht zugelassene Fipronil durch einen Lebensmittelskandal im Sommer 2017, hervorgerufen durch die Entdeckung Millionen Fipronil-belasteter Hühnereier und Ei-Produkte in Deutschland, der Niederlande, Belgien und weiteren Ländern. Fipronil wurde illegal zu einem in der Hühnerstall-Desinfektion zur Bekämpfung der Roten Vogelmilbe verwendeten Desinfektions- und Reinigungsmittel beigemischt und konnte so in die Nahrungskette gelangen. Bei oraler Aufnahme ist Fipronil allerdings nur moderat akut toxisch für Säuger (LD_{50} Ratte = 97 mg/kg vs. LD_{50} Biene = 0,004 µg/Biene).

Arylisoxazoline

Die insektizid und akarizid wirkenden 5-Trifluormethyl-substituierten Arylisoxazoline (o Abb. 12.304), eine relativ neue, gegen Ektoparasiten gerichtete Wirk-

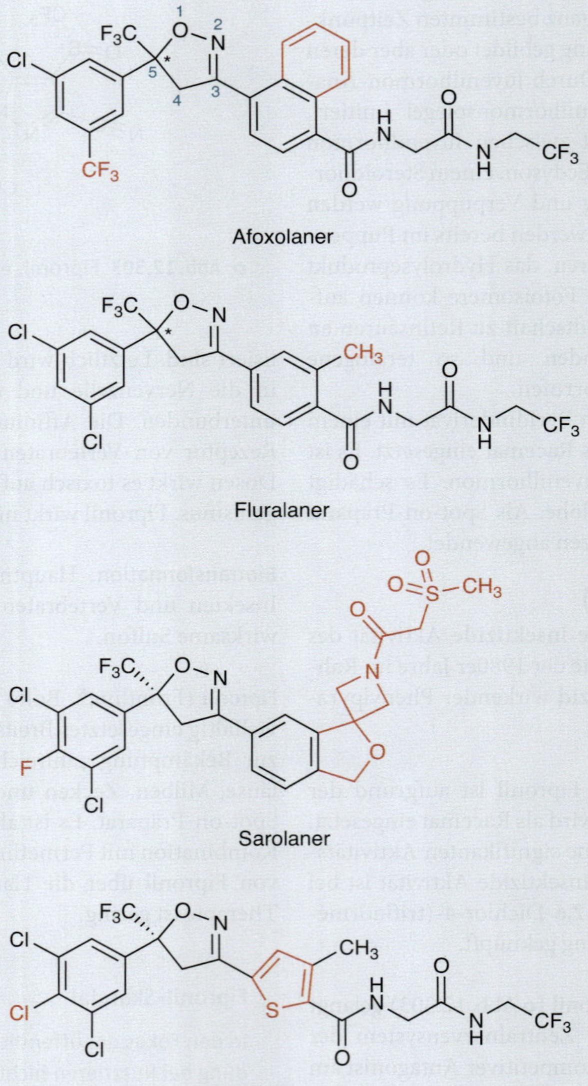

Afoxolaner

Fluralaner

Sarolaner

Lotilaner

Abb. 12.304 In Deutschland zugelassene, gegen Ektoparasiten bei Tieren wirkende Arylisoxazoline

stoffgruppe, wurden 2004 erstmals beschrieben. Der Vorteil der oral zu verabreichenden, **systemisch** wirkenden Isoxazoline ist darin zu sehen, dass die Substanzen rasch und langanhaltend wirken. Die lange Wirkdauer trägt zu einer geringeren Anwendungshäufigkeit und zu einer verbesserten Compliance bei. Zur Aufnahme der Isoxazoline müssen Zecken und Flöhe den Wirtsorganismus bereits befallen und mit der Aufnahme von Blut begonnen haben. Die Isoxazoline binden stark an Plasmaproteine und reichern sich besonders im Fettgewebe an. Als systemisch wirkende Substanzen weisen die Isoxazoline **keine Repellentwirkung** auf. Von daher bieten die Präparate keinen Schutz gegen Infektionskrankheiten wie Borreliose. Aufgrund schwerer neurologischer Symptome wie Krämpfe, Lethargie und Epilepsie nach Anwendung von Fluralaner hat die EMA 2017 eine engmaschige Überwachung gefordert.

Design und Entwicklung. Das Chlorphenyl-substituierte Isoxazolin lässt eine gewisse strukturelle Ähnlichkeit zum Phenylpyrazol Fipronil erkennen. Allerdings ging die Entwicklung der Isoxazoline nicht von Fipronil aus, sondern von insektiziden Phthalsäure- und Anthranilsäurediamiden, potent insektiziden Aktivatoren des Insekten-Ryanodin-Rezeptors. Deren Strukturoptimie-

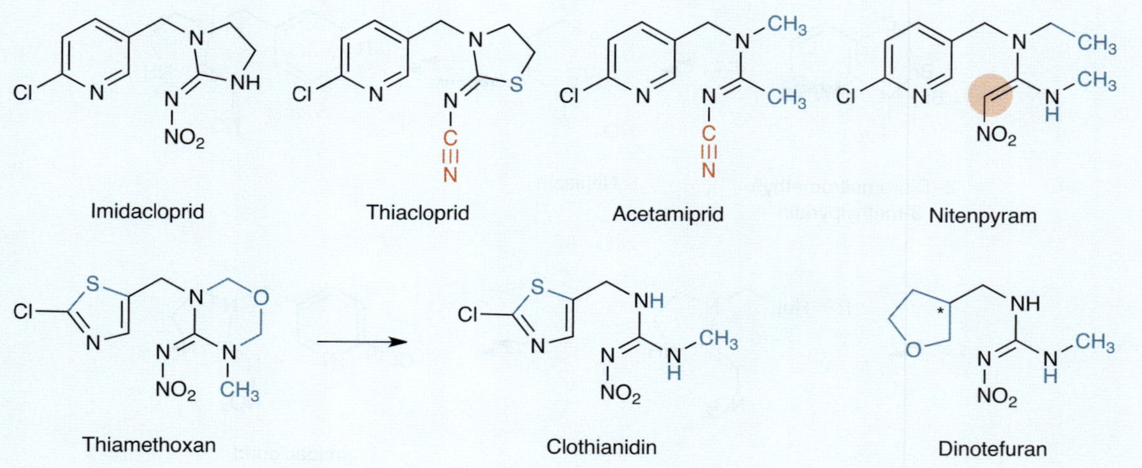

Imidacloprid Thiacloprid Acetamiprid Nitenpyram

Thiamethoxan Clothianidin Dinotefuran

Abb. 12.305 In der Veterinärmedizin und im Pflanzenschutz eingesetzte Neonicotinoide

rung führte zu stark insektizid wirksamen Arylisoxazolinen.

Wirkungsmechanismus. Arylisoxazoline fungieren wie Fipronil als inhibitorische, **nichtkompetitive GABA-Rezeptor-Antagonisten**. Sie bewirken die Blockade von $GABA_A$- und in etwas geringerem Maße von glutamatgesteuerten Cl^--Kanälen im ZNS der Parasiten. Infolgedessen kommt es zu einer verstärkten neuronalen Stimulation und zu einer spastischen Paralyse, die zum Tode der Parasiten führt. Die Isoxazoline greifen am GABA-Rezeptor zwar nicht an der gleichen Bindestelle wie Fipronil und die Avermectine an, jedoch überlappen die Bindestellen. Kreuzresistenzen bestehen nicht.

Die primäre Zieltierart der als Kautablette zu verabreichenden Arylisoxazoline ist der Hund.

Afoxolaner (NexGard®) kam 2014 auf den Markt. Es wirkt nach Verabreichung 4–5 Wochen gegen Zecken und Flöhe. Seit 2021 ist Esafoxolaner, das *S*-Enantiomer, als Spot-on-Lösung für Katzen (NexGard® Combo, mit Praziquantel und Eprinomectin) im Handel.

Fluralaner (Bravecto®) ist wie Afoxolaner seit 2014 erhältlich und wirkt über einen Zeitraum von 12 Wochen.

Sarolaner (Simparica®) wurde gezielt für die Bekämpfung von Ektoparasiten bei Tieren entwickelt und 2015 zugelassen. Durch Einführen des 4-Fluor-Substituenten in das 3,5-Dichlorphenylsystem konnte die Wirksamkeit gegenüber Zecken erheblich gesteigert werden. Die Spiroazetidinbenzofuran-Struktur schränkt die konformative Flexibilität deutlich ein. Die Methylsulfonylethanon-Struktur dient der Vergrößerung der Polar Surface Area und damit einer verbesserten Penetrationsfähigkeit und Pharmakokinetik. Die insektizide Wirksamkeit ist an das *S*-Enantiomer gebunden. Sarolaner wirkt gegen Zecken, Flöhe und *Sarcoptes*-Milben bei Hunden. In diversen Studien konnten dem Spinosad oder auch der Wirkstoffkombination Moxidectin/Imidacloprid vergleichbare antiparasitäre Effekte erzielt werden.

Lotilaner (Credelio®) wurde 2017 in der EU zugelassen und liegt ebenfalls als *S*-Enantiomer vor. Gegenüber Floralaner unterscheidet es sich lediglich durch ein zusätzliches 4-Chloratom im terminalen Phenylring und durch den bioisosteren Austausch des mittleren Phenylrings gegen Thiophen. Es wirkt u. a. resistenzbrechend gegenüber Fipronil.

Neonicotinoide

Design und Entwicklung. Trotz der lang bekannten insektiziden Wirkung von Nicotin und dessen Effekten auf den nicotinischen Acetylcholin-Rezeptor (▸ Kap. 7.2.7) führte die Synthese von Nicotinanaloga zu keiner wesentlichen Innovation. **Neonicotinoide** (Neonics) – als begriffliche Abgrenzung zu den klassischen Nicotinoiden (Nicotin, Epibatidin) – sind dagegen ausgeprägt insektizid wirkende Substanzen mit der Fähigkeit zur Penetration in das Zentralnervensystem von Insekten. Als Pflanzenschutzmittel wirken sie hochsystemisch und verteilen sich in allen Pflanzenteilen, sind aber eher schwache Kontaktinsektizide. Als ersten insektiziden Prototyp entwickelte man bei Shell ausgehend von 2-(Dibromnitromethyl)-3-methylpyridin in den 1970er Jahren das nicht fotostabile nitrosubstituierte Keten-*S,N*-Thioacetal Nithiazin (Abb. 12.306). Systematische Struktur-Wirkungs-Untersuchungen japanischer Forscher führten später zu Nitromethylenimidazolinen, von denen sich lediglich *N*-Benzyl-Derivate als brauchbar erwiesen. Als vorteilhaft erwies sich der Austausch

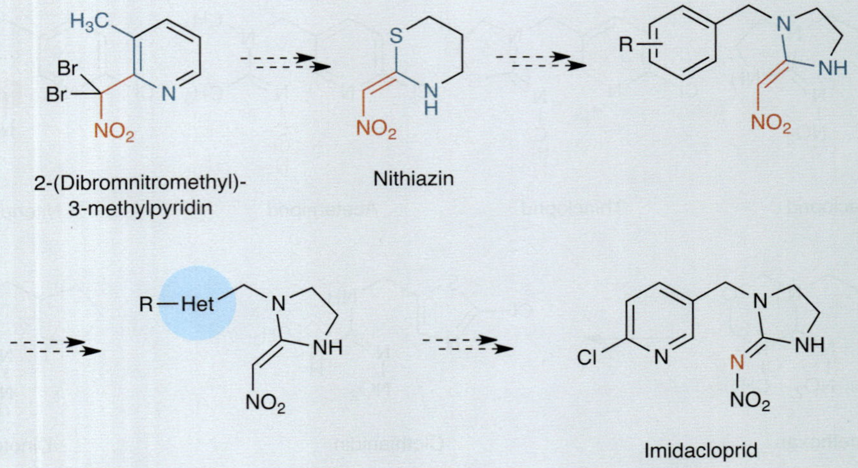

2-(Dibromnitromethyl)-3-methylpyridin

Nithiazin

Imidacloprid

Abb. 12.306 Entwicklung von Imidacloprid

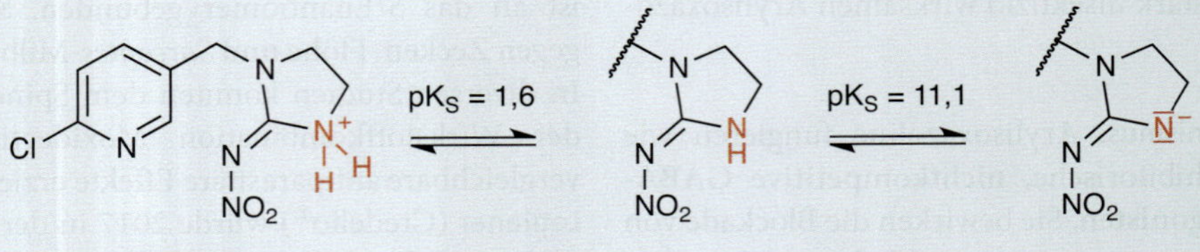

Imidacloprid

$pK_S = 1{,}6$

$pK_S = 11{,}1$

Abb. 12.307 Säure-Base-Eigenschaften von Imidacloprid

des Phenylrings gegen substituierte Heterozyklen, insbesondere durch eine 6-Chlor-3-pyridylmethyl-Gruppe. Indem man den Nitromethylen- (λ_{max} = 290–400 nm) durch einen Nitroimino-Chromophor (λ_{max} = 269 nm) ersetzte, gelangte man zu stabileren Verbindungen wie **Imidacloprid**. Es wurde 1991 als erstes hochpotentes Neonicotinoid von Bayer CropScience auf den Markt gebracht und entwickelte sich schnell zu einem der weltweit am häufigsten eingesetzten und umsatzstärksten Insektizide im Pflanzenschutz sowie in der Veterinärmedizin. Es ist deutlich stärker insektizid wirksam als Nicotin. Mit **Acetamiprid** (1996) und **Thiacloprid** (2000) folgten weitere Neonicotinoide. Strukturelle Optimierungen führten bei Novartis und Takeda zu Neonicotinoiden der 2. Generation, darunter das proinsektizide **Thiamethoxam** und dessen ringoffener aktiver Metabolit **Clothianidin**. Ein Vertreter der 3. Generation ist das halogenfreie **Dinotefuran** (Abb. 12.305). Ziel war hier der Ersatz der Chlorpyridylstruktur durch einen O-haltigen Rest mit größerer Ähnlichkeit zum Acetylcholin als zum Nicotin.

Struktur und Eigenschaften. Strukturell weisen Neonicotinoide meist einen Chlor-substituierten Heterozyklus wie 2-Chlorpyridin oder 2-Chlorthiazol auf, der über eine Methylenbrücke mit einer elektronziehenden Nitromethylen-, Nitroguanidin- oder Cyanamidin-Partialstruktur verknüpft ist. Ein unter physiologischen Bedingungen protonierbares basisches Amin fehlt. Imidacloprid (Abb. 12.307) liegt mit pK_{S1} = 1,6 (protonierte Form) und pK_{S2} = 11,1 für das Nitroguanidin-Strukturelement unter physiologischen Bedingungen praktisch nicht protoniert vor. Der Pyridinring ($pK_S \approx 0{,}5$) ist durch den 2-Chlorsubstituenten nur noch extrem schwach basisch.

Bei Imidacloprid sind die Ebenen von Pyridin- und Imidazolring durch eine Methylenbrücke voneinander getrennt und stehen im Winkel von ca. 76° zueinander (Abb. 12.308). Die exozyklische Imino-Doppelbindung ist relativ zur Chlormethylpyridinyl-Struktur *E*-konfiguriert, was die Bildung einer H-Brücke zwischen Nitrogruppe und der NH-Gruppe des Imidazolidins und damit die Entstehung einer idealen Sechsringingstruktur ermöglicht. Die Koplanarität von Nitroiminogruppe und substituiertem Imidazolidinring ist wesentlich für die Wirksamkeit von Imidacloprid.

Wirkungsmechanismus. Angriffspunkte der Neonicotinoide sind die postsynaptischen nicotinergen Acetylcholin-Rezeptoren (nAcChR) innerhalb des Zentralnervensystems der Insekten. Nicotinrezeptoren sind ligandengesteuerte Ionenkanäle (▸Kap. 1.2.3 und ▸Kap. 7.2). Es handelt sich um integrale Membranproteine in der postsynaptischen Membran. Der nAcChR von Vertebraten ist ein Homo- oder Heteropentamer aus α- und β-Untereinheiten, die so angeordnet sind, dass sich eine Ionen-selektive Pore bildet. Jede Untereinheit verfügt über eine große extrazelluläre Domäne mit der Acetylcholinbindestelle. Bei Insekten ist der nAcChR ein ähnlich aber nicht identisch aufgebauter Transmembrankomplex, dessen exakter funktionell-stöchiometrischer Aufbau aus den jeweiligen Untereinheiten nicht bekannt ist. Die Bindestelle für Acetylcholin und Nicotin ist bei Insekten stark konserviert und identisch mit deren Bindestelle in Vertebraten. **Neonicotinoide** fungieren als **Agonisten** an der α-Untereinheit des Insekten-nAcChR. Die Aktivierung der pentameren **Nicotinrezeptoren** öffnet diese Kanalpore, wodurch zunächst Na^+- und Ca^{2+}-Ionen in die Zelle einströmen, K^+ in geringerer Menge aus der Zelle ausströmt. Die postsynaptische Membran wird dadurch depolarisiert und ein Aktionspotenzial erzeugt. Neonicotinoide blockieren die Signalübertragung durch anhaltende Depolarisation. Infolgedessen kommt es zu Tremor, Paralyse und Tod des Insekts. Neonicotinoide werden durch die Acetylcholinesterase nicht abgebaut.

Strukturell und mechanistisch unterscheiden sich Neonicotinoide deutlich von den Nicotinoiden. Nicotinoide binden am nAcChR über eine Kation-π-Interaktion zwischen der aromatischen Aminosäure Tryptophan und dem positiv geladenen N-Atom des Nicotinoids. Mit einem pK_S-Wert von 7,9 liegt Nicotin unter physiologischen Bedingungen zu etwa 90 % protoniert vor (○ Abb. 12.309 A). Dabei beträgt der Abstand des protonierten N-Atoms zur Van-der-Waals-Oberfläche des in dem Molekül enthaltenen H-Brückenakzeptors (Pyridin-N-Atom) 0,59 nm. Dieser Abstand entspricht in Acetylcholin dem Abstand des positiv geladenen N-Atoms zum O-Atom der Carbonylgruppe.

Anders als im nicotinoiden π-Kation-Interaktions-Modell fehlt den Neonicotinoiden das protonierbare basische Amin des Nicotins oder die quartäre Ammoniumstruktur des Acetylcholins. Imidacloprid kann daher gut in das ZNS der Insekten penetrieren und an den nAcChR binden. Der Abstand des Imidazolidin-N-1-Atoms im Imidacloprid sowohl zum H-Brücken-gebundenen O-Atom der polarisierten Nitrogruppe (0,58 nm) als auch zum Pyridin-N-Atom (0,545 nm)

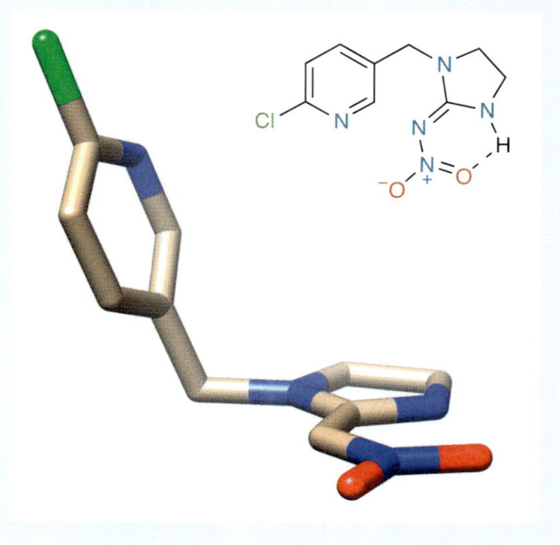

○ **Abb. 12.308** Raumstruktur von Imidacloprid und Ausbildung einer 6-Ringstruktur durch intramolekulare H-Brücke (PDB-Code 3WTL, Visualisierung mit UCSF Chimera 1.12)

entspricht annähernd dem des Pyridin-N-Atoms zum protonierten Pyrrolidin-N-Atom im Nicotin und dem des Estercarbonyls zum positiv geladenen N-Atom im Acetylcholin (je 0,59 nm). Für die neonicotinoide Wirkung ist ein stark elektronegativer, elektronenreicher *N*-Nitroimin-, *N*-Cyanimin- oder Nitromethylen-Pharmakophor essenziell. In Imidacloprid (○ Abb. 12.309 B) begünstigt die terminale Nitrogruppe im Sinne eines Push-Pull-Systems die Bildung eines delokalisierten Diens. Die terminale Nitrogruppe interagiert elektrostatisch und/oder über H-Brücken mit kationischen Aminosäurestrukturen (Lysin, Arginin) am Insekten-nAcChR (○ Abb. 12.310). Das N-1-Atom des Imidazolidins besitzt partiellen sp^2- und Doppelbindungscharakter, eine eindeutig positive Ladung kann ihm aber nicht zugeordnet werden.

Selektivität. Neonicotinoide sind reversible Agonisten am postsynaptischen Insekten-nAcChR und wirken wie der physiologische Agonist Acetylcholin. Im Unterschied zu Nicotin und bestimmten Acetylcholinesterase-Inhibitoren wirken sie auf Insekten wesentlich selektiver als auf den Säugetierorganismus. Dies zeigt sich am jeweiligen Selektivitätsfaktor (Säuger/Insekt) bezüglich der oralen Toxizität, der wiederum von der jeweiligen Struktur und Spezies abhängt. Die Ursache der mehr oder weniger stark ausgeprägten selektiven Wirkung der Neonicotinoide ist in erster Linie in den vorstehend skizzierten, unterschiedlichen Bindungsinteraktionen von Nicotinoiden und Neonicotinoiden

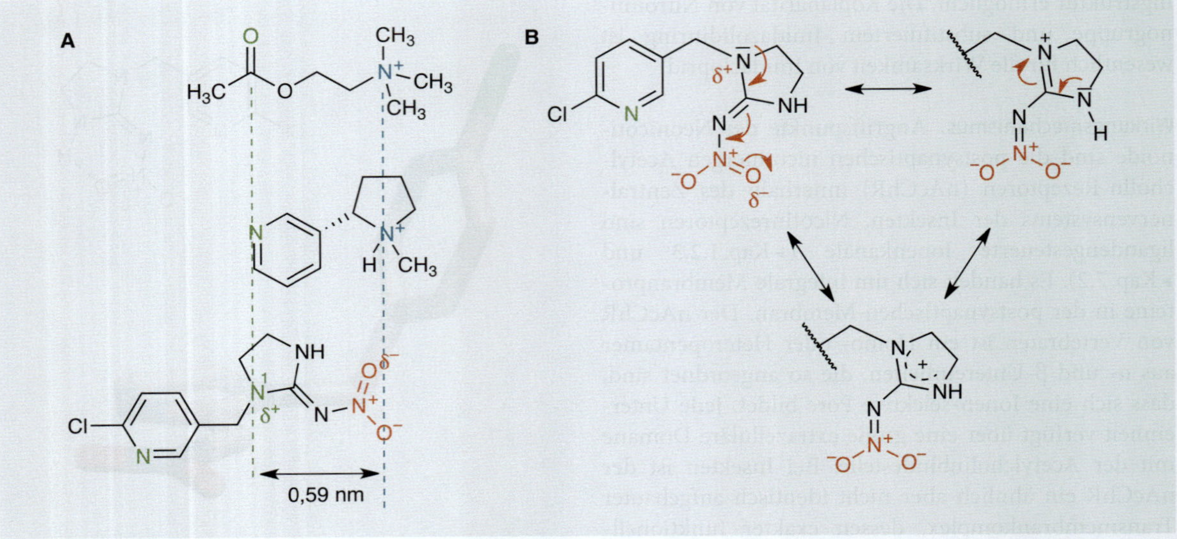

○ Abb. 12.309 A Strukturvergleich von Acetylcholin, Nicotin und Imidacloprid. B Mesomere Grenzstrukturen von Imidacloprid

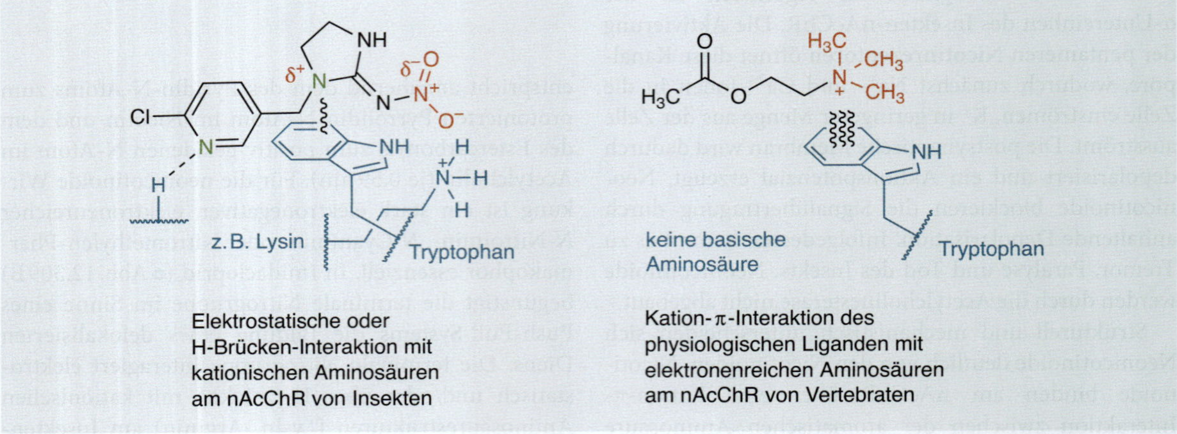

○ Abb. 12.310 Postulierte Interaktion von Imidacloprid mit kationischen Aminosäuren am nicotinergen Acetylcholin-Rezeptor (nAcChR) von Insekten und Kation-π-Interaktion von Acetylcholin mit dem nAcChR bei Vertebraten

am nAcChR zu suchen. Zu Vertebraten-nAcCh-Rezeptoren, z. B. $\alpha 4\beta_2$-nAcChR, zeigen Neonicotinoide in Abhängigkeit von der jeweiligen Struktur nur geringe Affinitäten. Die Ursache hierfür wird in bestimmten, an der Neonicotinoidbindung beteiligten positiv geladenen, basischen Aminosäuren (Lysin, Arginin, Histidin) des Insekten-nAcChR (○ Abb. 12.310) gesehen, mit denen der elektronegative Pharmakophor der Neonicotinoide interagieren kann. Diese Aminosäuren sind in der Bindestelle des Vertebraten-nAcChR nicht vorhanden. Beispielsweise führt eine Punktmutation in der D-Loop-Region der β1-Untereinheit des Insekten-nAcChR bei der Grünen Pfirsichblattlaus (*Myzus persicae*) zum Austausch von Arginin gegen Threonin (R81T) und zum Verlust elektrostatischer Wechselwirkungen. Infolgedessen treten Resistenzen gegenüber bestimmten Neonicotinoiden auf, was letztlich die Bedeutung der Anwesenheit basischer Aminosäuren für die Bindung der elektronegativen Neonicotinoide unterstreicht. Mit Blick auf den genauen Aufbau und die Diversität sind anders als beim Säuger-nAcChR noch viele Fragen offen.

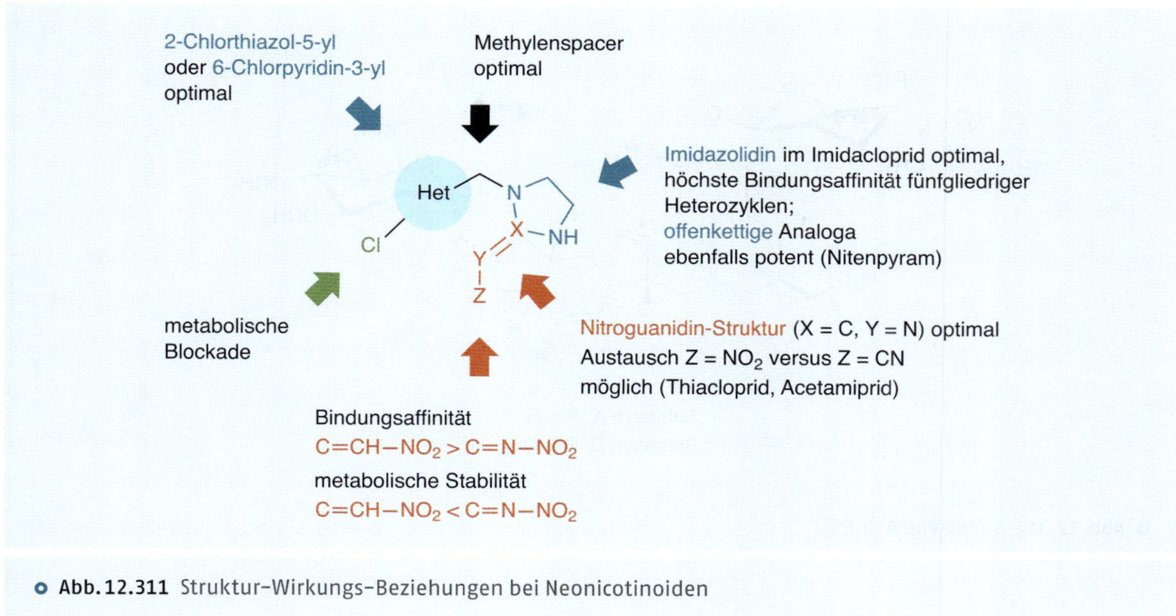

o Abb. 12.311 Struktur-Wirkungs-Beziehungen bei Neonicotinoiden

Struktur-Wirkungs-Beziehungen. Für die Wirksamkeit der Neonicotinoide sind folgende Strukturmerkmale relevant.

- Als nahezu gleichermaßen aktive Heterozyklen erwiesen sich die 2-Chlorthiazol-5-yl- und die 6-Chlorpyridin-3-yl-Struktur (o Abb. 12.311),
- die über einen Methylenspacer mit einer zyklischen Nitroguanidinstruktur (Imidazolidin) oder einem azyklischen Analogon verbunden sind.
- Der Austausch des Imidazolidins gegen azyklische Analoga (Acetamiprid, Nitenpyram) und ggf. andere Heterozyklen (Thiamethoxam) führt ebenfalls zu aktiven Vertretern.
- Eine elektronenziehende Nitroethylen- (Nitenpyram), Nitroimin- (Imidacloprid, Thiamethoxan, Dinotefuran) oder Cyaniminogruppe (Thiacloprid, Acetamiprid) gelten als Voraussetzung für potente insektizide Wirksamkeit. In Imidacloprid ist die Koplanarität (o Abb. 12.308) von Nitrogruppe und Guanidin- oder Amidin-Struktur wesentlich.

Biotransformation. Neonicotinoide zeigen im Tierversuch eine Vielzahl metabolischer Veränderungen. Imidacloprid wird an einer oder an beiden Methylengruppen des Imidazolidinrings hydroxyliert, mit anschließender Konjugation oder auch Dehydratation zum Olefin. Im Humanorganismus fungiert CYP3A4 als primäre *N*-Methylen-Hydroxylase des Imidacloprids. Hinsichtlich der insektiziden Wirkung wirken CYP450-Inhibitoren wie Piperonylbutoxid aufgrund der Hemmung der metabolischen Transformation synergistisch.

Imidacloprid ad us. vet. (Advantage®), Ph. Eur., wird in der Kombination mit Moxidectin (Advocate®, Prinovox®) als Breitspektrum-Antiparasitikum zur Behandlung von Hunden und Katzen bei Mischinfektionen mit den unterschiedlichsten Ekto- und Endoparasiten eingesetzt. In der Kombination mit Permethrin (Advantix® Spot-on-Lösung, Ataxxa®) wird Imidacloprid bei Hunden zur Behandlung des Floh- und Haarlingsbefalls (*Trichodectes canis*) eingesetzt. Flöhe sterben innerhalb von 24 h, die Wirkung hält etwa 4 Wochen lang an. Imidacloprid vernichtet auch Flohlarven in der Umgebung der Tiere äußerst effektiv, da es sich – als Spot-on-Präparat appliziert – in den Hautschuppen und damit in der Nahrung der Flohlarven anreichert.

Nitenpyram (o Abb. 12.305, Capstar®) dient der systemischen Sofortbehandlung von Flöhen bei Hund und Katze und wird in Tablettenform verabreicht. Nitenpyram wird eingesetzt, wenn die Tiere bereits befallen sind. Es hat keine Langzeitwirkung. Blutsaugende Flöhe sterben bereits innerhalb von 15–30 min, die Wirkdauer beträgt etwa 24 h.

Dinotefuran (o Abb. 12.305, Vectra® 3D) dient in der Kombination mit Permethrin und Pyriproxyfen zur Behandlung und Vorbeugung eines Befalls mit Flöhen beim Hund und außerdem zur Bekämpfung und Abwehr fliegender Insekten. Dinotefuran ist wasserlöslich und nicht bioakkumulierend. Die insektizide Aktivität der Enantiomere ist speziesabhängig, überwiegend aber an das (*S*)-(+)-Enantiomer gebunden. Gegenüber den Chlorneonicotinoiden scheint die Bindestelle am nAcChR abzuweichen.

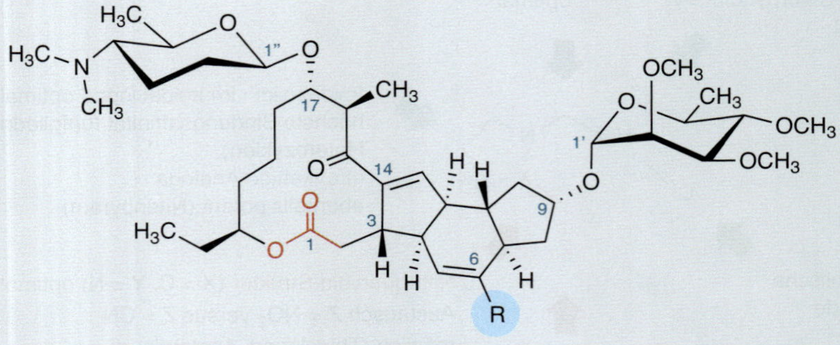

Abb. 12.312 Spinosyne A und D

Neonicotinoide als Pflanzenschutzmittel

Neonicotinoide sind in der Pflanze systemisch hochwirksame Insektizide, die als Pflanzenschutzmittel gegen saugende und beißende Insekten eingesetzt werden. Verwendet wurden Neonicotinoide zur Blatt-, Boden- und Saatgutbehandlung. Sie stellen jedoch ein Risiko für Honig-, Wild- und Solitärbienen dar, was von der Europäischen Behörde für Lebensmittelsicherheit (EFSA) 2018 bestätigt wurde. Der breiteren Öffentlickeit wurden die Neonicotinoide im Jahr 2008 bekannt, als im Rheintal zahllose Bienenvölker am Abrieb von gebeiztem Saatgut eingingen. Problematisch ist insbesondere die Exposition gegen Staubabdrift im Rahmen der Verwendung von Neonicotinoid-gebeiztem Saatgut bei der Reihensaat mit pneumatischen Sämaschinen (Drillsaat). Neonicotinoide werden über Wurzeln und Blätter aufgenommen und finden sich überall in der Pflanze, so auch in Pollen und Nektar, wo sie von verschiedenen Pollen- und Nektar-sammelnden Insekten aufgenommen werden. Im Jahr 2008 wurde daher die als besonders kritisch angesehen Saatgutbehandlung von Mais mit **Clothianidin, Imidacloprid** und **Thiamethoxam** (Abb. 12.305) verboten. Zudem dürfen seit 2013 Saatgutarten, die zuvor mit diesen Neonicotinoiden behandelt wurden, nicht mehr im Freiland verwendet werden. Anfang 2020 wurde beschlossen, die Verwendung von Imidacloprid als Pflanzenschutzmittel generell zu untersagen. Die Anwendung von **Acetamiprid** (Mospilan SG®) wurde ebenfalls weitgehend eingeschränkt.

Spinosyne (Spinosad)

Spinosad (**Spinos**yn A und **D**, Abb. 12.312) ist ein hochpotentes insektizides Fermentationsprodukt des Bodenbakteriums *Saccharopolyspora spinosa* (= Zuckerliebendes, dorniges, sporenbildendes Bakterium, Actinomycetales) mit einem neuartigen Wirkungsmechanismus. Das Bakterium stammt aus einer 1982 genommenen Bodenprobe einer stillgelegten Rumdestillerie auf den Virgin Islands. Spinosad besteht aus den Spinosynen A und D im Verhältnis 5:1. Der Grundkörper der Spinosyne ist ein tetrazyklisches Makrolid, bestehend aus einem 12-gliedrigen Lactonring und einem anellierten trizyklischen *cis-anti-trans*-Octahydro-*as*-indacen. Erkennbar sind zudem die Teilstrukturen eines Allylsystems mit $\Delta^{5,6}$-Doppelbindung sowie einer Enonstruktur. An der C-17-Hydroxygruppe befindet sich der Aminozucker D-Forosamin und an der C-9-Hydroxygruppe mit 2,3,4-Tri-*O*-methyl-L-rhamnose ein weiterer Zucker. Neben etwa 20 natürlich vorkommenden Spinosynen wurden zahlreiche synthetische Analoga beschrieben. Das Wirkprinzip ähnelt dem der Neonicotinoide, gilt aber als neu, da Spinosad hochspezifisch einen postsynaptisch lokalisierten Subtyp (Dα6-nAcChR, D = *Drosophila*) des nAcChR **allosterisch aktiviert** und nicht mit den bekannten Bindestellen anderer Insektizide, wie die der agonistisch wirkenden Neonicotinoide, interagiert. Spinosad verursacht Muskelkontraktionen, Tremor und letztlich eine vollständige, irreversible Lähmung der Parasiten.

Spinosyn A ist deutlich besser wasserlöslich als Spinosyn D. Die pK_S-Werte für die tertiäre Aminogruppe betragen 8,1 (Spinosyn A) und 7,9 (Spinosyn D). Die fotolytische Stabilität der Spinosyne A und D ist mit einer Halbwertszeit von ca. 20 h gering.

Spinosad (Comfortis®) dient zur Bekämpfung von Ektoparasiten wie Flöhen und Läusen bei Tieren. Es wird in Form einer Kautablette als monatliche Einzeldosis verabreicht. Spinosyne werden nach oraler Gabe rasch resorbiert und systemisch verteilt. Die Wirkung von Spinosad setzt bereits nach etwa 30 min ein und hält ca. 4 Wochen an. Bei Hunden sterben sämtliche Flöhe innerhalb von 4 h, bei Katzen dauert es 24 h. Spinosad ist nur marginal toxisch für Warmblüter. Mit Blick auf die Verwendung im Pflanzenschutz gilt es zudem als nur gering toxisch für Vögel und Wasserorganismen und als nicht umweltpersistent. Im Jahr 2011 wurde Spinosad von der FDA zur Behandlung von Kopfläusen bei Kindern zugelassen (Natroba®).

Ester, Amide und Carbamate

Benzylbenzoat (o Abb. 12.313, Antiscabiosum®), Ph. Eur., ist die Hauptkomponente in der Esterfraktion des Perubalsams (*Myroxylon balsamum* var. *pereirae* (Royle) Harms) und findet sich auch in geringen Mengen im Tolubalsam (*Myroxylon balsamum* var. *balsamum*). Benzylbenzoat wirkt akarizid, pedikulozid, repellierend und auch lokalanästhetisch. Der exakte Wirkungsmechanismus ist nicht bekannt. Es wird in Form einer Lösung (25%ig, für Erwachsene; 10%ig, für Kinder) topisch appliziert und zur Behandlung der Krätze verwendet. Als Wirkstoff in Feuchtpulvern und Schäumen wird es auch zur Bekämpfung von Hausstaubmilben eingesetzt. Benzylbenzoat wird in vivo zu Benzoesäure und Benzylalkohol hydrolysiert. Ferner wird Benzylbenzoat in Lacken als Weichmacher sowie in Kosmetika und Lebensmitteln als Fixiermittel für Riech- und Geschmacksstoffe eingesetzt. Benzylbenzoat reizt Augen und Schleimhäute stark.

Crotamiton (Crotamitex®), Ph. Eur., ist ein Anilid der Crotonsäure, das im Rahmen der Synthese überwiegend als *E*-Isomer anfällt. Ph. Eur. begrenzt den Gehalt des *Z*-Isomers auf maximal 15 %. Als molekulares Target für die juckreizstillende Wirkung von Crotamiton wurde der TRPV4-(*transient receptor potential vanilloid cation channel 4*)-Rezeptor identifiziert. Dabei handelt es sich um einen Ca^{2+}-permeablen Kationenkanal, der in einer Vielzahl von Gewebetypen, u. a. auch in peripheren Neuronen und Keratinozyten exprimiert wird. Der Rezeptor ist in zahlreiche physiologische Funktionen involviert, u. a. auch in die Mechano- und Nozizeption. Die Stimulation des TRPV4-Rezeptors führt zu einem verstärkten Ca^{2+}-Einstrom in die Zelle und zur Freisetzung lokaler sensorischer Transmitter. Crotamiton setzt die Öffnungsfrequenz von TRPV4 herab, was mit einem verminderten Ca^{2+}-Influx verbunden ist.

Crotamiton weist eine rasch einsetzende juckreizstillende Wirkung auf, die etwa 6–10 h andauert. Nach topischer Applikation dringt Crotamiton rasch in die Epidermis ein. Crotamiton wirkt zudem akarizid und wird gegen *Sarcoptes scabiei* (Krätzemilben) eingesetzt. Zudem wirkt es schwach bakteriostatisch gegen Streptokokken, Staphylokokken und *Corynebacterium diphtheriae*.

Benzylbenzoat

Crotamiton

Propoxur

o **Abb. 12.313** Der Ester Benzylbenzoat, das Anilid Crotamiton und das Carbamat Propoxur

Propoxur (Bolfo®, Trixie®) ist ein 2-Isopropoxyphenyl-*N*-methylcarbamat, das in Form von Halsbändern gegen Flöhe und Zecken bei Hunden und Katzen eingesetzt wird. Propoxur ist ein reversibler Acetylcholinesterase-Inhibitor (▸Kap. 7.2.5), der 1961 von Bayer auf den Markt gebracht wurde. In Deutschland hat es keine Zulassung für den Pflanzenschutz, findet sich aber in diversen Arzneimitteln für Tiere.

o Abb. 12.314 gibt eine zusammenfassende Übersicht zu den Angriffspunkten ausgewählter Insektizidklassen.

Dimeticon

Dimeticon (Polydimethylsiloxan, PDMS) ist ein in Arzneimitteln und Medizinprodukten verwendetes Silikonöl, das als Entschäumer und als Pedikulozid eingesetzt wird.

Struktur und Eigenschaften. Chemisch ist **Dimeticon** ein Polysiloxan (o Abb. 12.315), und zwar eine polymere Silicium-organische Verbindung mit dem monomeren strukturellen Grundelement $–Si(R_2)O–$, wobei es sich

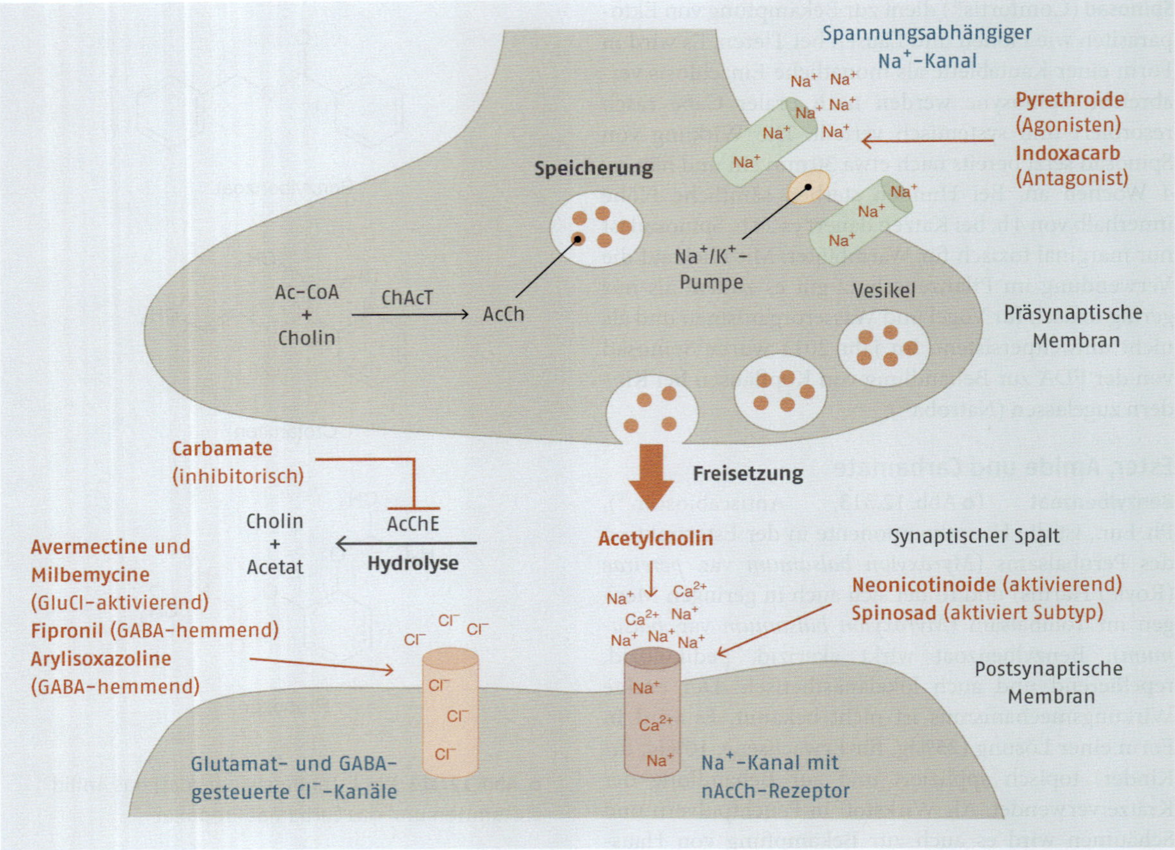

Abb. 12.314 Zusammenfassende Darstellung der Angriffspunkte ausgewählter Insektizidklassen. Ac-CoA: Acetyl-Coenzym A, AcCh: Acetylcholin, AcChE: Acetylcholinesterase, ChAcT: Cholin-Acetyltransferase, GluCl: Glutamat-aktivierter Chloridkanal

bei R um Methylgruppen handelt. Ph. Eur. und USP nennen einen Polymerisationsgrad von 20–400. Dimeticon ist farblos, geruchsneutral und hydrophob. In Wasser ist es praktisch unlöslich, mischt sich aber unbegrenzt mit aliphatischen, aromatischen und halogenierten Kohlenwasserstoffen. Kurzkettige Dimeticone sind dünnflüssig. Dimeticon gilt als nicht toxisch. Polysiloxane sind chemisch inert und werden weder metabolisiert noch resorbiert und demnach unverändert ausgeschieden. Resorptionsvorgänge von Arzneistoffen werden ebenfalls nicht beeinflusst. **Cyclomethicone** sind Gemische von Cyclomethylpolysiloxanen unterschiedlicher Ringgröße (D_4, D_5, D_6, Abb. 12.315). Besonders die Cyclomethicone D_4 und D_5 gelten als umweltpersistent, bioakkumulierbar und toxisch. Sie können sich in Ökosystemen anreichern und sind daher SVHCs (*substances of very high concern*) gemäß REACH-Verordnung. Cyclomethicone sind häufiger Bestandteil von Kosmetika, Shampoos und Hair-Conditionern, da sie aufgrund ihrer Eigenschaften für eine gute Verteilung von Cremes oder Make-up auf der Haut sorgen. Nach dem 31. Januar 2020 dürfen in der EU keine abwaschbaren kosmetischen Mittel mehr in Verkehr gebracht werden, die eine Octa-(D_4-) oder Decamethylcyclopentasiloxan-(D_5-)Konzentration von 0,1 Massenprozent oder höher aufweisen.

Cave

Bestimmte Kopflausmittel weisen eine **hohe Entflammbarkeit** auf! Da der Flammpunkt von **Cyclomethicon** bei < 100 °C liegt, muss der direkte Kontakt mit offenen Flammen, Zigaretten oder anderen Zündquellen wie einem Föhn unbedingt vermieden werden. Mit Cyclomethicon überzogene Haare können heftigst brennen und sind dann kaum zu löschen.

Wirkungsmechanismus. Dimeticon wirkt rein physikalisch. Äußerlich angewendet dient Dimeticon alleine oder in Kombination mit unterschiedlich viskosen

Polydimethylsiloxanen als Pedikulozid bei Kopflausbefall. Aufgrund der niedrigen Oberflächenspannung spreitet Dimeticon sehr gut und kann sich auf Kopfhaut und Haaren sehr gut verteilen. Es überzieht auch die mikroskopische Chitinhülle der Kopfläuse und dringt aufgrund seiner Kriechfähigkeit in die feinen Stigmen und Tracheen ein, wo es den Sauerstoff verdrängt. Es kommt zudem zu einer Störung des Wasserhaushalts, sofern die Parasiten nicht innerhalb von Minuten ersticken. Läuse weisen an jeder Längsseite 7 Atemöffnungen (Stigmen) auf, die in Atemröhren (Tracheen) münden. Sie bilden im Inneren des Insekts ein feines Netzwerk, das der Sauerstoffversorgung der Parasiten durch Diffusion dient. Die Tracheen dienen außerdem der Regulation des Wasser- und Flüssigkeitshaushalts über die Abgabe von Wasserdampf.

Dimeticon, Ph. Eur., wird bei Kopflausbefall in flüssiger Form topisch appliziert. Dimeticon wird gegen Läuse als alleinige Wirkkomponente (Jacutin Pedicul Fluid®) oder im Gemisch mit **Cyclomethicon D_5** (EtoPril®, Dimeticon 4 %/Cyclomethicon 96 %, Nyda L®) verwendet. Dimeticon besitzt gegenüber der Trägersubstanz Cyclomethicon D_5 eine höhere Viskosität, das niedriger viskose Cyclomethicon verbessert die Kriecheigenschaften des Öls, sodass es gut in das Tracheensystem der Läuse eindringen kann. Im Sinne eines Zweistufen-Prinzips verdampft zunächst das leichter flüchtige Cyclomethicon nach der Applikation auf der Kopfhaut und das verbleibende Dimeticon umhüllt die Parasiten. Zugleich werden auch die an den Haaren klebenden Nissen von Dimeticon eingeschlossen, wodurch die Larven absterben. Um zu gewährleisten, dass die Atemöffnungen aller auf der Kopfhaut vorhandenen Läuse komplett verschlossen werden, muss die Lösung ca. 8 Stunden auf den Haaren verbleiben.

Exkurs: Dimeticon als Entschäumer

Dimeticon wird auch als Mittel gegen Blähungen (Sab Simplex®) in Tablettenform oder als Emulsion eingenommen. Die häufigste Indikation für Dimeticon sind Gasansammlungen im Magen-Darm-Bereich (Meteorismus). Bei Blähungen setzt Dimeticon die Oberflächenspannung der meist schleimig-wässrigen Gasblasen herab. Die Blasen werden dadurch zerstört und das Gas entweder über die Darmwand resorbiert oder auf natürlichem Wege ausgeschieden. Dimeticon wird aber auch zur Unterdrückung der Gasbildung nach chirurgischen Eingriffen in der Bauchregion, bei Babykoliken sowie zur Verhinderung von Gasschatten bei Magendarmspiegelungen oder Endoskopien verwendet. Nach dem gleichen Prinzip wirkt Dimeticon auch als **Antidot** bei Spülmittel-Intoxikationen (Simeticon).

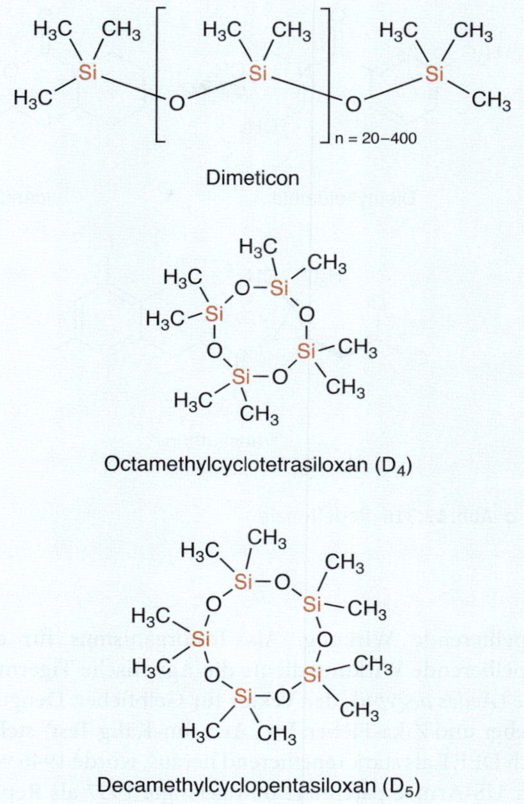

H_3C CH_3 Si H_3C O [H_3C CH_3 Si O] n = 20–400 H_3C CH_3 Si CH_3

Dimeticon

Octamethylcyclotetrasiloxan (D_4)

Decamethylcyclopentasiloxan (D_5)

Abb. 12.315 Dimeticon und Cyclomethicone D_4 und D_5

Simeticon (Sab Simplex®, Lefax®), Ph. Eur., besteht aus Dimeticon, z. B. Dimeticon 350, dem 4–7 % Siliciumdioxid zugesetzt wurden. Man erhält Simeticon durch 30-minütiges Erhitzen von Dimeticon und hochdispersem Siliciumdioxid auf 150 °C. Es entschäumt wesentlich schneller als Dimeticon und wird bei Darmblähungen (Meteorismus) oder übermäßiger Schaumbildung infolge einer **Tensid-Intoxikation** eingesetzt.

12.7.2 Repellenzien

Repellenzien (lat. *repellere* = fernhalten, Abb. 12.316) werden dermal angewendet oder zur Imprägnierung eingesetzt und dienen zur Abwehr von Ektoparasiten. In der Regel vertreiben sie die Insekten aufgrund ihrer olfaktorischen Eigenschaften, töten diese jedoch nicht.

Diethyltoluamid (DEET)

Design und Entwicklung. Im Jahr 1942 begann das US-Landwirtschaftsministerium in Zusammenarbeit mit der US-Armee mit dem Screening Tausender Verbindung auf insektizide, mitizide (milbentötend) und

12

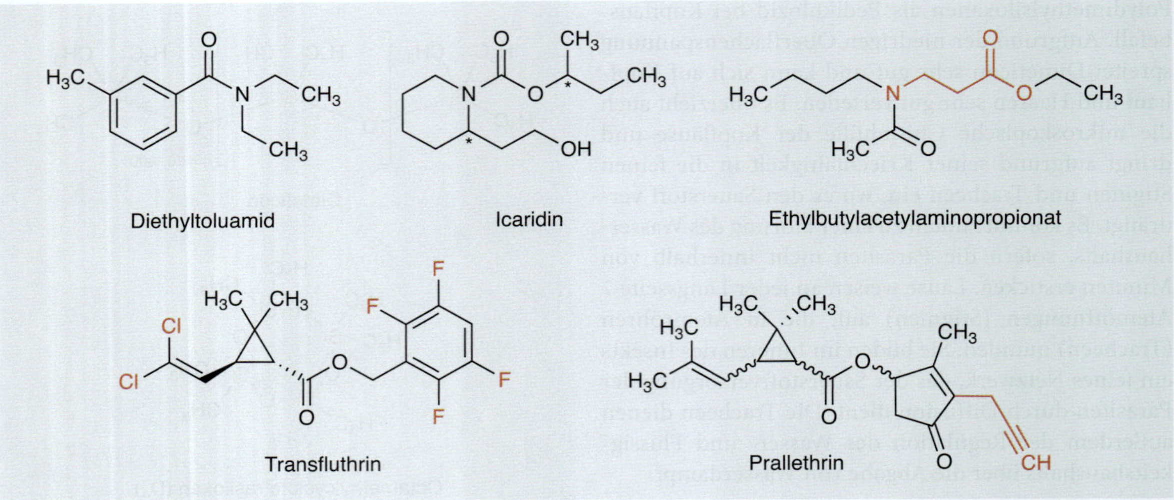

Diethyltoluamid

Icaridin

Ethylbutylacetylaminopropionat

Transfluthrin

Prallethrin

Abb. 12.316 Repellenzien

repellierende Wirkung. Als Testorganismus für die repellierende Wirkung diente die Ägyptische Tigermücke (*Aedes aegypti*), der Vektor für Gelbfieber, Dengue-Fieber und Zika-Fieber. Im „Arm-im-Käfig Test" stellte sich DEET als stark repellierend heraus, wurde 1946 von der US-Armee patentiert und gelangte 1957 als Repellent auf den Markt.

Struktur und Eigenschaften. DEET ist eine farblose, mit Wasser nicht mischbare Flüssigkeit von schwachem Eigengeruch. Der Siedepunkt von 285 °C ist für ein Repellent optimal. Zwar kommt es zu Wirkstoffverlusten durch Hautpenetration, eine rasche Verdunstung des Repellents auf der Haut findet jedoch nicht statt. Die repellierende Wirkung hängt von der Wirkstoffkonzentration ab und kann bis zu 6 Stunden anhalten. DEET wirkt reizend auf Augen und Schleimhäute, wobei die Haut bei korrekter Anwendung nur selten gereizt wird. Aufgrund seiner Lösemitteleigenschaften greift DEET Kunststoffmaterialien und lackierte Oberflächen an (Armbänder, Brillenbügel etc.).

Wirkungsmechanismus. DEET wirkt über den Geruch abschreckend auf Insekten. Schon früh wurde daher vermutet, dass olfaktorische neuronale Rezeptoren in den Antennen der Stechmücken an der Repellentwirkung beteiligt sind. An der Südlichen Hausmücke *Culex quinque fasciatus* konnte 2014 nachgewiesen werden, dass DEET, Icaridin und IR3535 über eine direkte Aktivierung des nichtionotropen Duftrezeptors CquiOR136 (*Culex quinque fasciatus odorant receptor 136*) repellierend wirken. Dessen Ausschaltung führte zum vollständigen Verlust des elektroantennographischen Signals und der repellierenden Wirkung.

Diethyltoluamid (DEET, Anti Brumm® Forte) ist das weltweit am häufigsten eingesetzte Repellent. Es gilt zudem als das potenteste Repellent zur Abwehr tropischer Stechmücken.

Weitere Repellenzien

Icaridin (Picaridin, Autan®, Anti Brumm Classic®), ist ein Piperidin-1-carbonsäureester, der als Breitspektrum-Repellent gegen zahlreiche heimische und tropische Mücken und auch den Gemeinen Holzbock (*Ixodes ricinus)* fungiert. Icaridin wurde von Bayer 1998 auf den Markt gebracht, wo es DEET (in Autan®) ersetzte. Icaridin ist aufgrund der beiden Stereozentren chiral und wird als Stereoisomerengemisch eingesetzt. Icaridin ist geruch- und farblos, der Siedepunkt liegt mit 296 °C geringfügig höher als der des DEET. Das Icaridin ist dem DEET hinsichtlich der repellierenden Wirkung vergleichbar, gilt aber als etwas besser hautverträglich. Im Gegensatz zu DEET kann es auch bei Schwangeren eingesetzt werden. Allerdings zeigt Icaridin eine geringere Wirkdauer als DEET und muss daher in Abständen wiederholt aufgetragen werden.

Ethylbutylacetylaminopropionat (Jungle Formula by Azaron® Kids, EPAAB, IR3535) kann als Derivat des β-Alanins aufgefasst werden. Es gilt als gut verträglich. Die Wirkstärke gegen *Anopheles* ist im Vergleich mit DEET und Icaridin geringer.

Für die Mückenabwehr in geschlossenen Räumen können Elektroverdampfer („Mückenstecker") eingesetzt werden. Sie enthalten meist Verdunsterplättchen, die Pyrethroide wie **Prallethrin** (NexaLotte®Mückenstecker) oder **Transfluthrin** (Globol®Mückenstecker) enthalten (Abb. 12.316). An eine Steckdose angeschlossen wirken sie als Biozidverdampfer. In der Regel können

Innenräume für mehrere Stunden von heimischen und tropischen Mücken befreit werden. Im Unterschied zu Allethrin weist Prallethrin anstelle der Allyl- eine Propargylseitenkette auf.

12.8 Antiseptika, Desinfektions- und Konservierungsmittel

Der Begriff **Antisepsis** (griech. *anti* = gegen, griech. *sepsis* = Fäulnis) umfasst sämtliche Maßnahmen zur Verminderung der Anzahl infektiöser Erreger auf **lebendem Gewebe**, d. h. auf der Körperoberfläche. Abzugrenzen sind **Antiseptika** von **Antiinfektiva**, die bei der systemischen Bekämpfung von Erregern, beispielsweise im Blut- und Lymphsystem, zum Einsatz kommen. Ebenso unterscheidet man sie von **Desinfektionsmitteln** im engeren Sinne. Der zugrundeliegende Begriff **Desinfektion** umfasst gezielte Maßnahmen zur Bekämpfung und Vernichtung von Erregern auf **totem Material**, sodass es nicht mehr infizieren kann. Werden Desinfektionsmittel auf oder im lebenden Gewebe eingesetzt, sollte man konsequenterweise von Antiseptik sprechen. Eine begriffliche Ausnahme ist die Händedesinfektion (nicht Händeantiseptik).

Mittels antiseptisch wirkender Stoffe sowie Maßnahmen zur Desinfektion soll primär eine Infektion des Körpers durch Bakterien, Viren, Toxine oder Pilze verhindert werden. Als geeignete Maßnahmen gelten beispielsweise die Desinfektion von

- Haut, Schleimhäuten, Wunden (Haut- und Schleimhautantiseptik, Wundantiseptik),
- Oberflächen (Flächendesinfektion),
- Materialien und Gegenständen (Instrumentendesinfektion),
- Wäsche (Wäschedesinfektion).

Die **Händedesinfektion** gilt als effizienteste Maßnahme zur Verhinderung einer Infektion in Gesundheits- und Pflegeeinrichtungen, da sich dadurch die transiente Erregerflora in kürzester Zeit (< 1 min) drastisch reduzieren lässt. Mit transienter Flora bezeichnet man Bakterien, Viren und Pilze, die von außen auf die Haut gelangen und dort nur temporär verbleiben. Bereits der Chirurg und Geburtshelfer Ignaz Semmelweis (1818–1865) konnte zeigen, dass sich durch eine obligatorische Desinfektion der Hände die Müttersterblichkeit durch das Kindbettfieber erheblich verringern ließ und verlangte daher, die Hände mit einer Hypochlorit-Lösung zu behandeln. Da Hände, Haut und Schleimhäute nicht durch Heißluft, Gas oder Dampf sterilisiert werden können, lässt sich dort eine völlige Abwesenheit lebender Mikroorganismen (**Asepsis**, Sterilität) nicht erzielen, sondern nur die Keimzahl reduzieren. In der Wundversorgung werden Antiseptika hauptsächlich präventiv zur Reinigung traumatischer Wunden eingesetzt, um die Entstehung einer Sepsis zu verhindern. Aber auch therapeutisch finden sie Verwendung bei klinisch manifesten Wundinfektionen. Gleichzeitig sollen sie den natürlchen Wundheilungsprozess fördern. Allerdings wirken Antiseptika nicht selektiv auf Mikroorganismen, sodass eine unkritische, langfristige Lokaltherapie das Risiko der Keratinozytenschädigung birgt und somit die Wundheilung verzögern kann.

Vermindern Antiseptika oder Desinfektionsmittel die Infektiosität von Mikroorganismen (Bakterien, Pilze, Protozoen) oder zerstören diese, spricht man allgemein von **antimikrobieller Wirksamkeit**. Werden die Erreger abgetötet, wirken die Substanzen **mikrobizid**. Als **bakterizid** werden Antiseptika und Desinfektionsmittel bezeichnet, die alle vegetativen, d. h. stoffwechselaktiven und vermehrungsfähigen Bakterien abtöten. Eingeschlossen sind wichtige Erreger wie Meningokokken, Salmonellen, MRSA (Methicillin-resistenter *Staphylococcus aureus*) und *Mycobacterium tuberculosis* (tuberkulozid). Problematisch ist die Wirksamkeit von Desinfektionsmitteln gegen widerstandsfähige Dauerformen von Bakterien, die Bakteriensporen. Insbesondere *Clostridioides difficile*, einer der häufigsten Verursacher nosokomialer Infektionen, ist mit seiner Fähigkeit zur Bildung aerotoleranter Sporen nur schwer zu eliminieren. **Sporozid** wirken z. B. Peressigsäure, Natriumhypochlorit oder Ozon. **Fungizid** wirkende Desinfektionsmittel töten Pilze sowie deren Sporen ab, **Levurozide** vernichten hingegen nur Hefepilze, z. B. *Candida albicans*.

Bei den viruswirksamen Desinfektionsmitteln unterscheidet man zwischen den Begriffen „begrenzt viruzid“ und „viruzid“. Als **begrenzt viruzid** werden Mittel bezeichnet, die nur gegen behüllte Viren (z. B. HIV, Hepatitis B/C, SARS, Influenza, Masern, Ebola) wirksam sind. **Viruzide** Desinfektionsmittel inaktivieren sowohl behüllte als auch unbehüllte Viren (z. B. Noro-, Rhino-, Rota-, Adeno-, Papilloma- und Polyomaviren). Der für Desinfektionsmittel neu etablierte Wirkbereich „**begrenzt viruzid plus**“ (RKI, 2017) umfasst behüllte Viren und zusätzlich die epidemiologisch häufig auftretenden Adeno-, Noro- und Rotaviren. Er wurde insbesondere wegen zunehmender Norovirus-Ausbrüche geschaffen. Für die prophylaktische Händedesinfektion im stationären und ambulanten Bereich können somit stets die gleichen Desinfektionsmittel eingesetzt werden, da ein Wechsel des Desinfektionsmittels aufgrund saisonal abweichender Erregerhäufigkeit entfällt. Die Wirksamkeit eines Desinfektionsmittels wird in erheblichem Maß durch die Parameter Wirkungsspektrum, Einwirkungsdauer, Konzentration, pH-Optimum, Temperatur, Stabilität und Haltbarkeit, Oberflächenbeschaffenheit und Feuchtigkeit sowie die Aktivitätsminderung

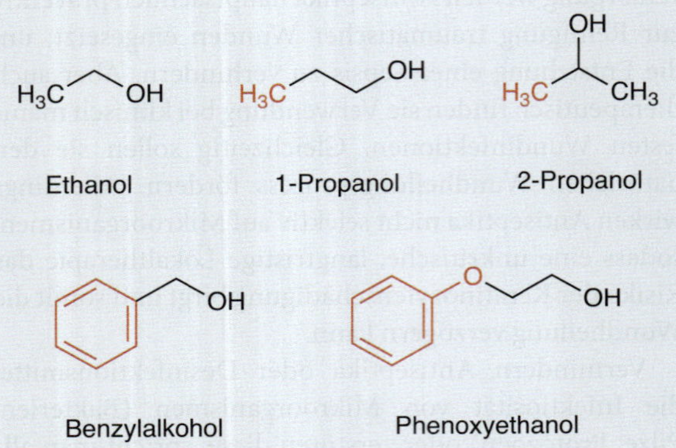

Abb. 12.317 Für Desinfektionszwecke verwendete Alkohole

durch Tenside, Proteine, Katalysatoren, Schmutz und Fetthüllen beeinflusst.

12.8.1 Alkohole

Im Gemisch mit destilliertem Wasser gelten einwertige, kurzkettige aliphatische Alkohole (Abb. 12.317) als Mittel der Wahl zur Händedesinfektion. Händedesinfektionsmittel enthalten daher meist Ethanol, 1-Propanol oder 2-Propanol als Einzelsubstanzen oder im Gemisch. Gegenüber oberflächenaktiven Handwaschpräparaten gelten sie als signifikant besser hautverträglich und nicht sensibilisierend. Hautreizungen und Resistenzerscheinungen treten kaum auf. Zwar steigt die Wirksamkeit der Alkohole bis zu einer Kettenlänge von 8 C-Atomen an, doch nimmt auch die Hautverträglichkeit zunehmend ab. Alkohole mit einer Kettenlänge von mehr als 4 C-Atomen sind daher zur Händedesinfektion nicht geeignet. Zudem nimmt die Wasserlöslichkeit ab. Der Zusatz diverser Antiseptika wie Chlorhexidin, Octenidin, PVP-Iod oder quartärer Ammoniumsalze zu Alkoholen wird nicht empfohlen, da die Wirksamkeit der Händedesinfektion nicht signifikant verbessert wird. Zudem können Allergien, Resistenzerscheinungen oder eine Beeinflussung der Schilddrüsentätigkeit resultieren. Der Eiweißfehler (▸ Kap. 12.8.8, Kasten: Eiweißfehler) der Alkohole ist gering.

Wirkungsmechanismus. Die Alkoholmoleküle können aufgrund ihrer amphiphilen Natur die äußere Zellmembran passieren und in das Zytoplasma gelangen, wo sie unspezifisch Proteine und essenzielle Enzyme der Erreger denaturieren, sodass diese absterben. Die Eiweißfällung basiert primär auf dem Entzug von Hydratationswasser, um das die Alkohole mit den Proteinen konkurrieren. Absolutes Ethanol sollte man allerdings nicht verwenden, da es eine Art Verkapselung des Mikroorganismus verursacht und diesen dadurch schützt. Bedingt durch ihren Wirkungsmechanismus rufen Alkohole keine Resistenzbildungen hervor. Bei gleicher Anzahl von C-Atomen wirken primäre Alkohole stärker antimikrobiell als sekundäre, diese wiederum stärker als tertiäre. Bezüglich der bakteriziden Wirkstärke gilt die Reihenfolge: Ethanol < 2-Propanol < 1-Propanol.

Ethanol (in Sagrotan®), Ph. Eur., hemmt ab etwa 10 % (v/v) das Wachstum von Mikroorganismen, mikrobizid wirkt Ethanol über 30 %. Im Konzentrationsbereich zwischen 70 und 80 % ist die antibakterielle Wirkung optimal. Absoluter Ethanol ist für die Händedesinfektion nicht geeignet, da es aufgrund des Wasserentzugs stark austrocknend und nicht ausreichend desinfizierend wirkt (s. o.). Ethanol ist auch gegenüber behüllten Viren wirksam. Die Inaktivierung unbehüllter Viren ist dagegen an hohe bis sehr hohe Ethanolkonzentrationen (> 80 %) geknüpft oder es ist eine Kombination mit synergistischen Antiseptika erforderlich. Eine Resorption durch die intakte Haut findet nicht statt. Da Ethanol beim Mischen mit Wasser eine ausgeprägte **Volumenkontraktion** zeigt, muss besonders mit Blick auf die viruzide Wirkung auf die korrekte Angabe der Gehaltsgröße (Volumenanteil oder Volumenkonzentration) geachtet werden. Die Bezeichnung Volumenprozent (Vol.-%) ist nicht eindeutig und daher obsolet.

Ethanol bildet mit 4 % (v/v) Wasser ein bei 78,5 °C konstant siedendes, **azeotropes Gemisch**. Absoluter Ethanol kann u. a. durch Kolonnendestillation des Azeotrops in Gegenwart eines Schleppmittels wie Cyclohexan erhalten werden. Bei 63,4 °C destilliert das ternäre Azeotrop aus Ethanol, Wasser und Cyclohexan. Im Rückstand verbleibt reiner Ethanol vom Sdp. ca. 78,4 °C.

1-Propanol (Propanol, in Sterilium®), Ph. Eur., wirkt bei gleicher Konzentration im Vergleich zu Ethanol und Isopropanol am stärksten mikrobizid, aber wie alle Alkohole nicht sporozid. Ab einer Konzentration von 13 % (v/v) setzt die mikrobizide Wirkung ein. Das antibakterielle Wirkoptimum liegt zwischen 50 und 60 %. Zur Hände- und Oberflächendesinfektion wird 1-Propanol in Konzentrationen von 30–70 % verwendet.

2-Propanol (Isopropanol, Isopropylalkohol, in Aseptoderm®), Ph. Eur., ist eine leicht brennbare Flüssigkeit von süßlichem Geruch und etwas lipophiler als Ethanol. 2-Propanol ist Bestandteil vieler Handdesinfektionsmittel, entfettet die Haut aber recht stark. Bei Konzentrationen über 15 % (v/v) entfaltet 2-Propanol eine konservierende Wirkung, mikrobizid wirkt 2-Propanol bereits bei einer Konzentration über 30 %. Eine optimale antibakterielle Wirkung ist im Bereich von 60 und 85 % gegeben. 2-Propanol neigt als sekundärer Alkohol unter Einfluss von Licht und Sauerstoff zur Bildung hochexplosiver Peroxide und muss vor Licht geschützt aufbewahrt werden. Ph. Eur. lässt daher auf die Anwesenheit von Peroxiden prüfen.

Benzylalkohol, Ph. Eur., ist eine ölige und bitter schmeckende Flüssigkeit mit bakteriostatischer und schwach lokalanästhetischer Wirkung. Sie löst sich gut in den meisten Lösemitteln, ist aber auch in Wasser löslich. Benzylalkohol dient als Konservierungsstoff für Injektionslösungen und Kosmetika sowie als Desinfektionsmittel und findet sich zudem in zahlreichen Medikamenten und Kosmetikartikeln. Mit Oxidationsmitteln ist Benzylakohol unverträglich. An der Luft wird Benzylalkohol rasch zu Benzoesäure oxidiert. Benzylalkohol wirkt haut- und schleimhautreizend. In der Leber erfolgt Oxidation zur Benzoesäure, die nach Konjugation mit Glycin als Hippursäure renal eliminiert wird. Die US-amerikanische Arzneimittelagentur hat Benzylalkohol in 5%iger Lösung zur Behandlung von Kopfläusen zugelassen (Ulesfia®). Benzylalkohol verhindert, dass die Parasiten vorübergehend ihre Atemöffnungen schließen können. Das Öl verstopft die Atemwege und die Läuse ersticken.

Phenoxyethanol (Linola® Sept Spray, Gel, mit Octenidin), Ph. Eur., ist eine schwach aromatisch riechende, wasserlösliche, ölige Flüssigkeit von brennendem Geschmack. Strukturell ist es ein Phenolether des primären Alkohols Ethylenglycol. Phenoxyethanol ist ein häufiger, bakterizid wirkender Bestandteil von Kosmetika, Babylotionen, Gleitmitteln und Feuchttüchern, wobei der Gehalt i. d. R. bis zu 1 % betragen darf.

12.8.2 Formaldehyd und sonstige Aldehyde

Aldehyde wie Formaldehyd, Glutaraldehyd und Glyoxal (○ Abb. 12.318) haben ein breites und nahezu lückenloses Wirkspektrum. Sie gehören zu den wichtigsten viruziden Desinfektionsmitteln und wirken konzentrationsabhängig gegen behüllte und unbehüllte Viren. Man setzt sie meist zur Flächen- und Instrumentendesinfektion ein. Wegen des stechenden Geruchs und der potenziell kanzerogenen Wirkungen (Formaldehyd) werden Aldehyde zunehmend seltener eingesetzt.

Struktur und Eigenschaften. Formaldehyd ist ein stechend riechender, sehr leicht entzündlicher Stoff, der bei Zimmertemperatur gasförmig vorliegt. Formaldehyd löst sich sehr gut in Wasser und bildet dabei ein Aldehydhydrat. Formaldehydlösungen neigen bei niedrigen Temperaturen (≤ 10 °C) zur Polymerisation unter Bildung von niedermolekularem **Paraformaldehyd** ($HO-(CH_2-O)_n-H$), einem kurzkettigen Polymer (n = 30–100), das sich mitunter als weißer Belag auf Flächen oder Instrumenten zu erkennen gibt. Strukturell nimmt Formaldehyd eine Sonderstellung ein. Da beim Formaldehyd die Carbonylgruppe mit 2 H-Atomen verbunden ist, unterliegt er im alkalischen Milieu der Cannizzaro-Reaktion (s. a. Glyoxal) und disproportioniert zu Methanol und Formiat. Die Wirksamkeit ist bei Formaldehyd über einen weiten pH-Bereich von pH 3–10 gegeben. Optimal viruzid wirkt Formaldehyd bei pH 8. Formaldehyd kann außerdem in Kunststoffmaterialien eindringen und tagelang ausgasen.

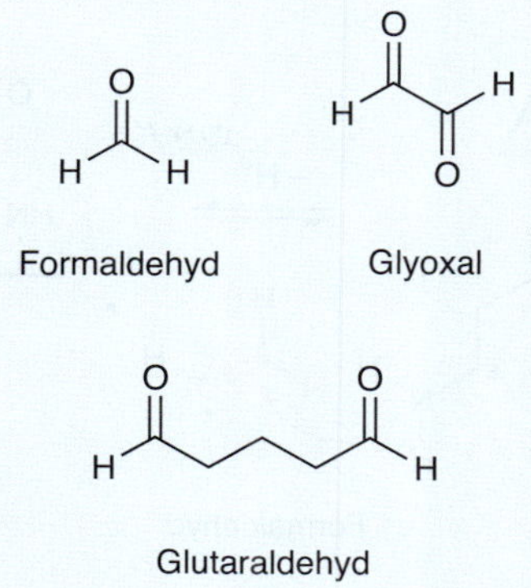

Formaldehyd Glyoxal

Glutaraldehyd

○ **Abb. 12.318** Zur Flächen- und Instrumentendesinfektion eingesetzte Aldehyde

Wirkungsmechanismus. Formaldehyd ist der einfachste Aldehyd und reagiert aufgrund seiner Elektrophilie mit einer Vielzahl von Nukleophilen und daher mit nahezu jedem organischen Material. Wie die anderen Aldehyde reagiert er zweistufig mit den Aminogruppen (○ Abb. 12.319) zellulärer Proteine und Nukleinsäuren und wirkt auf diese Weise denaturierend oder durch die Bildung von Protein-DNA-Komplexen auch chromatinschädigend. Dialdehyde wie Glyoxal und insbesondere Glutaraldehyd wirken aufgrund ihrer Bifunktionalität stärker quervernetzend als die einwertigen Aldehyde. Trotz der hohen Reaktivität ist der Eiweißfehler von Aldehyden aber vergleichsweise gering.

Zunächst reagiert der Aldehyd mit einem starken Nukleophil, wie den ε-Aminogruppen von Lysinresten zellulärer Proteine. Lysinreste treten in Proteinen vergleichsweise häufig auf. Aufgrund der Polarität der Aminfunktion sind sie meist auf der Proteinoberfläche und zum wässrigen Medium hin orientiert. Zwar liegen Lysin-ε-Aminogruppen (pK_S-Werte > 9,5) bei physiologischem pH-Wert überwiegend protoniert vor, doch reicht bereits der geringe Anteil des nicht protonierten Amins aus, um mit dem Aldehyd zu reagieren. Der nicht protonierte Anteil wird somit verbraucht, wodurch sich das Säure-Base-Gleichgewicht verschiebt und den für die Reaktion benötigten Anteil der deprotonierten Form aufrechterhält. Das entstehende Halbaminal ver-

12

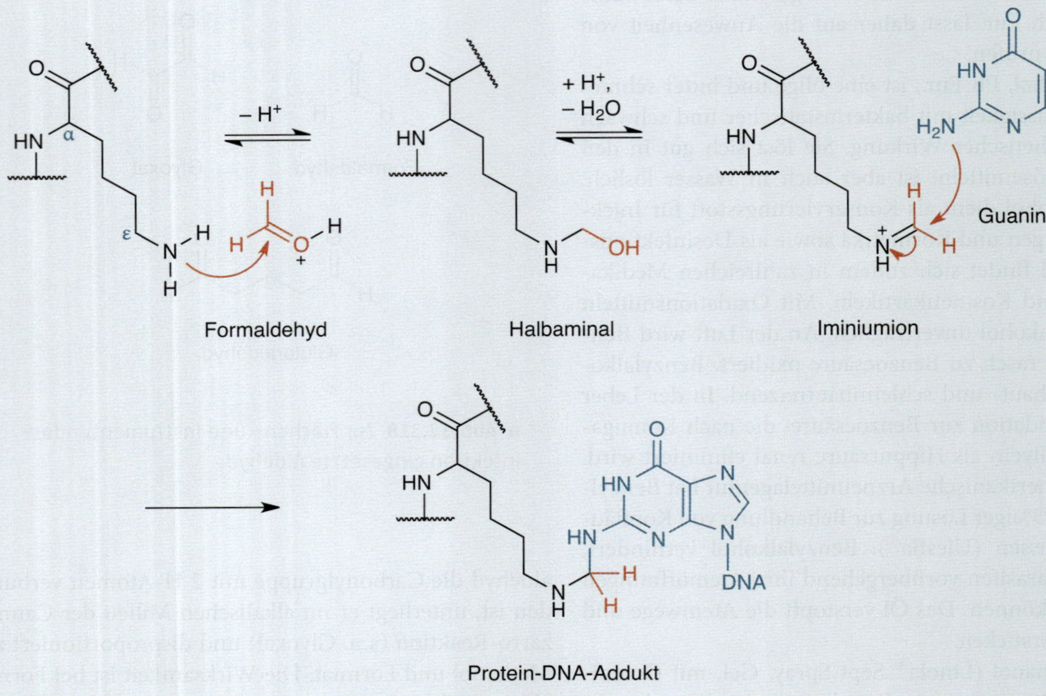

Abb. 12.319 Prinzip der desinfizierenden Wirkung von Aldehyden

liert Wasser unter Bildung einer aktivierten, elektrophilen Schiff-Base (Iminiumion). Diese reagiert mit einem weiteren Nukleophil, beispielsweise der exozyklischen Aminogruppe einer DNA-Base. Hierbei ist die Entstehung eines DNA-Crosslinks nur eine von vielen Reaktionsmöglichkeiten des Iminiumkations. Eine Resistenzentwicklung findet nicht statt, da die Wirkung der Aldehyde auf ihren starken denaturierenden Eigenschaft beruht, gegen die prinzipiell keine Resistenz entwickelt werden kann. Zur Wischdesinfektion von Flächen, Inventar und Medizinprodukten ist eine wässrige Formaldehyd-Lösung 7,5 % (Lysoform®) verfügbar.

Formaldehyd-Lösung 35 %, Ph. Eur., ist eine 34,5–38%ige (m/m) Lösung von gasförmigem Formaldehyd in Wasser (Formalin). Resorbierter Formaldehyd wird mithilfe der Aldehyd-Dehydrogenase schnell zur Ameisensäure oxidiert und in Form von CO_2 oder Formiat über die Lunge bzw. im Urin ausgeschieden sowie als C_1-Baustein für Biosynthesen genutzt. In vergleichsweise großer Menge findet sich Formaldehyd im Tabakrauch. Im Januar 2016 wurde Formaldehyd auf EU-Ebene in die Gefahrenklassen Karzinogen/Kategorie 1B und Keimzellmutagen/Kategorie 2 eingestuft und gilt damit offiziell als krebserregend.

Glyoxal ist ein Dialdehyd, der aufgrund seiner Bifunktionalität zur Bildung polymerer Produkte neigt und in reiner Form instabil ist. Zudem neigt Glyoxal spontan zur Bildung von Dihydraten, die wiederum Polymere bilden und ausfallen können (Polyglyoxal). Üblicherweise wird Glyoxal in einer 30–40%igen Lösung gehandhabt oder als festes Hydrat mit einem Gehalt von 80 % in den Handel gebracht. In Gegenwart von wässrigem Alkalihydroxid unterliegt Glyoxal einer intramolekularen Disproportionierung unter Bildung des Glykolats (Spezialfall der Cannizzaro-Reaktion). Glyoxal wird Glutathion-abhängig (Glyoxalasen I, II) zu Glykolsäure metabolisiert, die zur Glyoxylsäure weiteroxidiert wird. Glyoxylsäure fungiert als C_2-Baustein im Intermediärstoffwechsel, kann aber auch zu Oxalsäure oxidiert werden. Glyoxal ist zur unmittelbaren Reaktion mit DNA und Proteinen befähigt, was aufgrund seiner Bifunktionalität zu einer Vielzahl von Produkten führen kann. Glyoxal wird häufig mit Glutaraldehyd kombiniert und dient zur Desinfektion von Flächen, Instrumenten und Wäsche. Glyoxal kann allergische Kontaktekzeme auslösen.

Glutaraldehyd (in Bacillol® plus, Protectol®GA) ist eine farblose bis hellgelbe Flüssigkeit von scharfem, unangenehmem Geruch. Es ist wie Glyoxal ein Dialdehyd und noch wirksamer als Formaldehyd. In der Reihe der Dialdehyde liegt das Wirkoptimum bei einer Kettenlänge von 5 C-Atomen und damit beim Glutaraldehyd. Er ist mit Wasser in jedem Verhältnis mischbar und kommt aufgrund seiner Reaktivität nur als wässrige Lösung in den Handel. In wässrigen Lösungen steht der monomere, lineare Glutaraldehyd mit hydratisierten linearen und zyklischen Formen im Gleichgewicht und kann eine polymere glasige Form annehmen. Die größte Stabilität wässriger Lösungen ist bei saurem pH-Wert gegeben (pH 3–4). Glutaraldehyd dient u.a. als Desinfektionsmittel für medizinische Geräte, als Fixiermittel für Gewebe in der Elektronenmikroskopie und als Crosslinker beim Beschichten von ELISA-Platten mit Peptiden.

Methenamin (Hexamethylentetramin, Urotropin, Antihydral® Methenamin Salbe), Ph.Eur., weist eine hochsymmetrische spannungsarme, an das Adamantan erinnernde Käfigstruktur auf. Im Methenamin sind jedoch die 4 tertiären C-Atome durch N-Atome ersetzt. Demnach handelt es sich beim Methenamin um ein 1,3,5,7-Tetraaza-adamantan. Physiologisch wird es in die Wirkform **Formaldehyd** umgewandelt. Die Reaktion ist pH-abhängig. Aus der Vollaminalstruktur des Methenamins bilden sich bei pH-Werten kleiner als 5–6 in Umkehr der Synthesereaktion Ammonium-Ionen und Formaldehyd (o Abb. 12.320). Verwendet wird Methenamin nur noch in Salbenform bei Hyperhidrose. Gelangt Methenamin bei lokaler Anwendung mit dem schwach sauer reagierenden Schweiß in Kontakt, setzt es Formaldehyd frei. Die im Schweiß enthaltenen Proteine werden denaturiert und verstopfen die Schweißdrüsen, wodurch übermäßiges Schwitzen gelindert wird. Da die Wirkung nur einige Stunden anhält, muss Methenamin wiederholt aufgetragen werden.

o Abb. 12.320 Freisetzung von Formaldehyd aus Methenamin

o Abb. 12.321 Taurolidin

Taurolidin

Design und Entwicklung. Taurolidin (o Abb. 12.321) wurde erstmals 1972 bei der Geistlich Pharma AG in der Schweiz synthetisiert und als Antiseptikum entwickelt. Es kann aus der endogenen Aminosäure Taurin, Ammoniak und 3 Molekülen Formaldehyd gewonnen werden.

Struktur und Eigenschaften. Taurolidin ist aus 2 Thiadiazinringen aufgebaut, die jeweils eine Sulfonamidgruppe enthalten. Insgesamt liegen 3 Aminal-Strukturelemente vor.

Wirkungsmechanismus. Taurolidin wirkt bakterizid, fungizid und inaktiviert Endotoxine. Es bewirkt Zellwand- und Membranschädigungen durch Vernetzung von bakteriellen Muramylpeptiden und Funktionsproteinen wie Lipopolysacchariden. Ähnlich wie bei Methenamin lässt sich die Wirkung durch Bildung von Formaldehyd erklären. Chemisch handelt es sich bei Taurolidin um ein **Aminal** aus Formaldehyd mit 2 Molekülen des sekundären Amins Taurultam, das selbst wiederum eine Aminalstruktur enthält (o Abb. 12.322). In wässriger Lösung bildet Taurolidin ein Gleichgewicht mit dem **Halbaminal** Hydroxymethyl-Taurultam und Taurultam, wobei das Gleichgewicht überwiegend beim Taurolidin liegt. Aus Hydroxymethyl-Taurultam entstehen durch weitere Hydrolyse erneut Taurultam sowie Formaldehyd, das in verdünnter Lösung als Hydrat vorliegt. Die hydrolytische Ringöffnung der beiden Taurultam-Moleküle führt jeweils zum Halbaminal Hydroxymethyl-Taurinamid sowie nachfolgend zu Taurinamid und liefert 2 weitere Moleküle Formaldehyd.

Taurolidin (Taurolin®) wird als intraperitoneale Spüllösung bei chirurgisch bedingten intraabdominellen Infektionen eingesetzt, beispielsweise einer durch Organperforation hervorgerufenen Peritonitis. Verwendet wird es auch im Rahmen von Dialyse, parenteraler Ernährung oder in der Onkologie. In Kathetern soll es die Bildung bakterieller Biofilme während der anwendungsfreien Zeiten verhindern und wird zu diesem Zweck in die Zugangssysteme instilliert. Vor und nach dem Gebrauch von Taurolidin werden die Zugangssysteme mit Kochsalzlösung gespült. Taurolidin wirkt primär auf anaerobe Bakterien, wobei die Wirkung durch einen sauren pH-Wert begünstigt wird. Durch Inaktivierung der als Endotoxine fungierenden Lipopolysaccharide gramnegativer Bakterien wirkt es einer Komplementaktivierung und einem Staphylokokken- oder Streptokokken-induzierten toxischen Schocksyndrom entgegen. Taurolidin wird nach intraperitonealer Gabe rasch resorbiert, wobei maximale Blutspiegel nach 15 min auftreten. Metaboliten sind Taurultam, Taurinamid und endogenes Taurin. Taurolidin darf nicht mit PVP-Iod, Natriumhypochlorit-Lösung oder Wasserstoffperoxid gemischt werden, da es zu einem hydrolytisch-oxidativen Abbau und der Bildung von Ameisen-

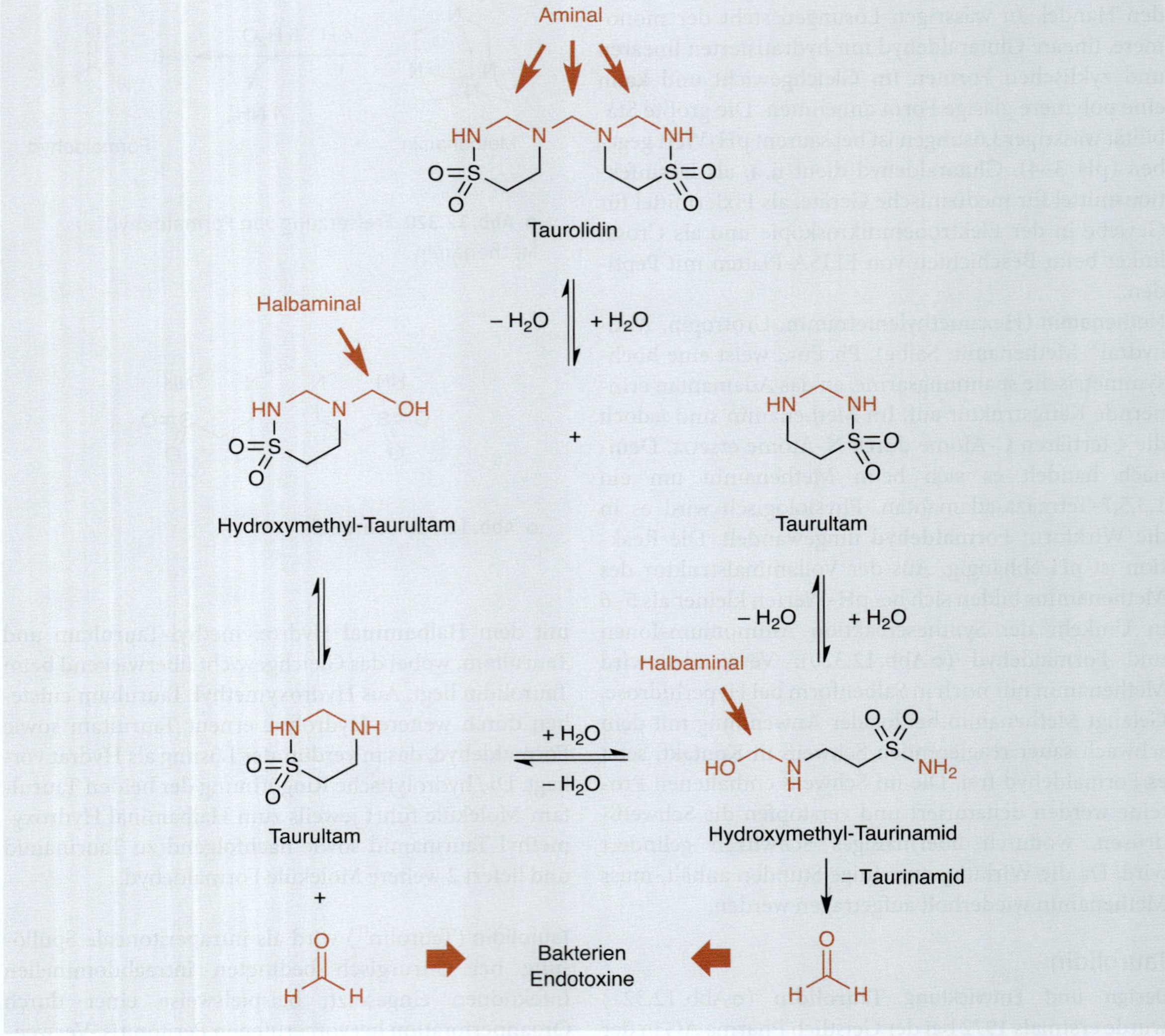

○ Abb. 12.322 Freisetzung von Formaldehyd aus Taurolidin

säure kommt. Da Taurolidin antiadhäsiv auf freie Tumorzellen wirkt, kommt ihm zudem eine antineoplastische Wirkkomponente zu.

12.8.3 Perverbindungen

Wirkungsmechanismus. Perverbindungen und Peroxide (○ Abb. 12.323) wirken aufgrund ihres Oxidationsvermögens antiseptisch. Wasserstoffperoxid ist zwar kein Radikal, zählt aber zu den reaktiven Sauerstoffspezies. Es wirkt stark oxidierend und kann beispielsweise Thiolgruppen in die entsprechenden Sulfensäuren überführen. Wegen der wenig stabilen O–O-Bindung kann es homolytisch gespalten werden und als Quelle für das äußerst reaktive Hydroxylradikal fungieren (▸ Kap. 3.2.2). Wasserstoffperoxid wird vorwiegend für Bleich- und Desinfektionszwecke verwendet. In der Zahnheilkunde dient es zur Zahnaufhellung (*bleaching*).

Struktur und Eigenschaften. Konzentriertes Wasserstoffperoxid wirkt zytotoxisch und stark ätzend. Mit einem pK_S-Wert von 11,8 ist es deutlich acider als Wasser. Konzentrierte Wasserstoffperoxid-Lösung wirkt je nach Reaktionspartner stark oxidierend, kann durch stärkere Oxidationsmittel ($KMnO_4$) aber auch zu Sauerstoff oxidiert werden. Die vom Reaktionspartner und vom pH-Wert abhängenden Redoxpotenziale geben Aufschluss über das Reaktionsverhalten von Wasserstoffperoxid.

- E^0 (H_2O_2/2 H_2O; pH 0) = 0,18 V,
- E^0 (H_2O_2/2 OH^-; pH 14) = 0,87 V,
- E^0 (H_2O_2/O_2; pH 0) = –0,66 V,
- E^0 (H_2O_2/O_2; pH 14) = 0,08 V.

In Peroxiden wie Wasserstoffperoxid besitzt Sauerstoff die Oxidationsstufe −1. Wasserstoffperoxid ist metastabil und kann einer stark exothermen Zerfallsreaktion zu Sauerstoff und Wasser disproportionieren (Gleichung 12.7). Insbesondere durch Schwermetallionen, Licht und Wärme wird der Zerfall katalysiert. Infolgedessen kann Sauerstoff bei höheren Lagertemperaturen und in Gegenwart von Licht in den Vorratsbehältnissen ein Druckpolster aufbauen, das zum explosionsartigen Bersten der Gebinde führen kann. Schraubverschlüsse von Vorratsflaschen aus Kunststoff oder Glas sollten daher mit Ventilöffnungen gegen Überdruck gesichert sein.

Gleichung 12.7

$$2\,H_2O_2 \longrightarrow 2\,H_2O + O_2;\ +196{,}2\,\text{kJ/Formelumsatz}$$

Wasserstoffperoxid 30 % wird meist durch Zugabe von Natriumdiphosphat stabilisiert. Zur Herstellung der 3%igen wässrigen Lösung kann man mit 10%iger Phosphorsäure als Stabilisator versetzen. Besonders aggressiv ist die Substanz in der Dampfform. Nach Hautexposition kommt es zur Zersetzung und der Bildung von Sauerstoffbläschen, die das betroffene Hautareal kurzfristig weiß erscheinen lassen. Zudem tritt starker Juckreiz auf.

Analytische Aspekte. Ph. Eur. lässt Wasserstoffperoxid durch Reduktion von Permanganat in schwefelsaurer Lösung (Gleichung 12.8)

Gleichung 12.8

$$5\,H_2O_2 + 2\,MnO_4^- + 6\,H^+ \longrightarrow 2\,Mn^{2+} + 5\,O_2 + 8\,H_2O$$

sowie durch die Oxidation von Iodid in salzsaurer Lösung (Gleichung 12.9)

Gleichung 12.9

$$2\,I^- + H_2O_2 + 2\,H^+ \longrightarrow I_2 + 2\,H_2O$$

identifizieren. Auch die Gehaltsbestimmung basiert auf der Reduktion von Permanganat.

Synthetische Aspekte. Die technische Darstellung von Wasserstoffperoxid erfolgt heutzutage durch das **Anthrachinon-Verfahren** in einem Kreisprozess (Abb. 12.324). Dabei wird ein organischer Reaktionsträger, z. B. 2-Ethyl- oder ein anderes 2-Alkylanthrachinon, durch katalytische Hydrierung mit Palladium zum Anthrahydrochinon-Derivat reduziert. Durch Oxidation mit Luftsauerstoff in der organischen Phase wird

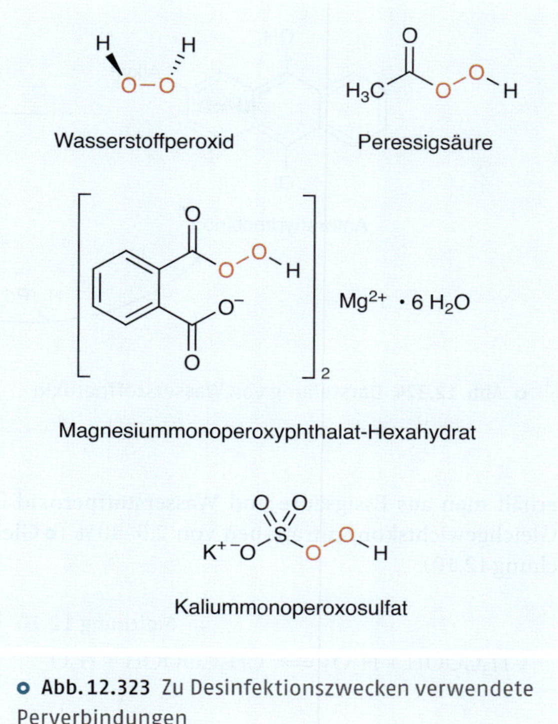

Abb. 12.323 Zu Desinfektionszwecken verwendete Perverbindungen

das Anthrachinon regeneriert, gleichzeitig entsteht Wasserstoffperoxid. Dies wird mit Wasser extrahiert und konzentriert.

Wasserstoffperoxid-Lösung, Ph. Eur., ist als 3%ige und als 30%ige Lösung monographiert. Es dient in verdünnter Form zur Reinigung und Desinfektion von Zahnstümpfen und Wurzelkanälen oder auch zum Gurgeln bei akuter Stomatitis (1,5%ige Lösung). Auch zur oberflächlichen Wundreinigung (3%ige Lösung), zur Reinigung des Gehörganges sowie zur Desinfektion von Kontaktlinsen wird es eingesetzt.

Peressigsäure (Peroxyessigsäure, Lerasept®) ist eine von der Essigsäure abgeleitete Percarbonsäure, die aufgrund der Peroxogruppe stark oxidierend wirkt. Sie fungiert dank ihres **nahezu lückenlosen Wirkspektrums** als ausgezeichnetes Breitbandbiozid (meist 2–15 %) in der Krankenhaus- und Veterinärhygiene und wird u. a. zur Instrumenten-, Flächen-, Haut- und Händedesinfektion, Wäschedesinfektion sowie zur Trink- und Abwasserdesinfektion verwendet. Das Wirkspektrum umfasst Bakterien, Mykobakterien, Pilze, behüllte und unbehüllte Viren sowie Bakteriensporen. Im Katastrophenschutz kann Peressigsäure bei biologischen Gefahrenlagen gegen Erreger mit hohem Gefährdungspotenzial (virusbedingtes hämorrhagisches Fieber, Milzbrand, SARS) eingesetzt werden, z. B. als 2%ige Lösung mit Tensidzusatz. Peressigsäure

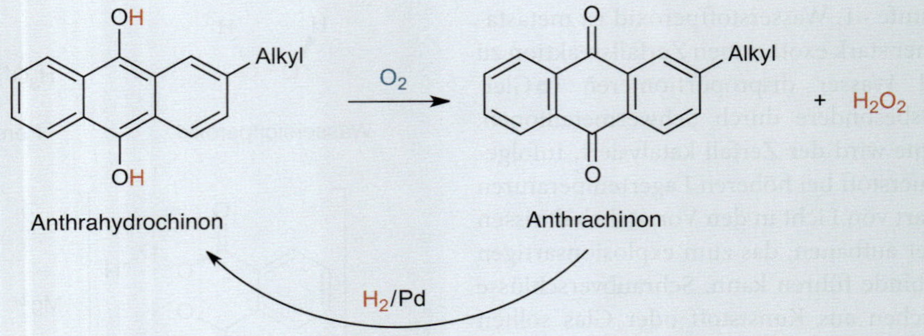

○ **Abb. 12.324** Darstellung von Wasserstoffperoxid

erhält man aus Essigsäure und Wasserstoffperoxid in Gleichgewichtskonzentrationen von 2,5–40 % (○ Gleichung 12.10).

Gleichung 12.10

$$CH_3COOH + H_2O_2 \rightleftharpoons CH_3COOOH + H_2O$$

Peressigsäure wird nur in niedrigen Konzentrationen angewendet, da sie sich bei hohen Konzentrationen oder auch beim Erhitzen explosionsartig zersetzt, besonders in Konzentrationen ab etwa 15 %. In Gegenwart von Schwermetallionen oder Rost erfolgt die Zersetzung autokatalytisch unter Selbsterwärmung. Peressigsäure wirkt stark bleichend und wird in gewerblichen Wäschereien eingesetzt. Peressigsäure gilt als ökologisch unbedenklich, da beim Zerfall neben Essigsäure lediglich Wasser und Sauerstoff gebildet werden.

Magnesiumperoxid (Ozovit MP®), Ph. Eur., wird als Desinfektions- und Bleichmittel in der Pharmazeutischen Industrie eingesetzt. Zur Darmdesinfektionsbehandlung bei Störungen der Darmflora ist es als Pulver zur Suspension in Wasser oder Saft verfügbar. In den Handel kommen Gemische aus Magnesiumperoxohydrat und Magnesiumhydroxid.

Magnesiummonoperoxyphthalat-Hexahydrat (Dismozon® plus) ist ein Granulat zur Flächendesinfektion. Es leitet sich von der Phthalsäure ab, in der eine Carboxylatgruppe als Percarboxylat vorliegt. Eingesetzt wird es in Form einer 0,4%igen Gebrauchslösung. Gegenüber der Peressigsäure sind längere Einwirkzeiten notwendig.

Kaliumperoxomonosulfat ist das Kaliumsalz der Peroxomonoschwefelsäure (Carosche Säure). Eingesetzt wird meist ein Granulat unter der Bezeichnung Caroat. Dabei handelt es sich um Pentakalium-bis(peroxymonosulfat)-bis(sulfat), ein Tripelsalz aus Kaliumperoxomonosulfat, Kaliumhydrogensulfat und Kaliumsulfat. Die Lösung reagiert stark sauer und wirkt bakterizid, viruzid und sporozid. Caroat dient als Desinfektionsmittel für Schwimmbäder, zur manuellen Desinfektion medizinischer Instrumente (Descogen®-I) und zur Wasseraufbereitung.

Acetonperoxid

Das Inverkehrbringen von Wasserstoffperoxid-Lösung über 12 % sowie von Gemischen, die mehr als 12 % Wasserstoffperoxid enthalten, ist im Offizinbetrieb seit geraumer Zeit verboten. Hintergrund ist die missbräuchliche Verwendung von Wasserstoffperoxid für die Herstellung von Triacetontriperoxid (TATP), einem mitunter in der Terrorszene eingesetzten hochexplosiven Sprengstoff. In der Laborpraxis vermeide man unbedingt, Aceton, z. B. Fließmittelreste aus der Chromatographie, und Wasserstoffperoxid zu mischen. Die beiden Substanzen müssen getrennt voneinander entsorgt werden. Insbesondere in Gegenwart katalytischer Mengen Säure bildet sich leicht instabiles, hochexplosives Acetonperoxid (○ Abb. 12.325), das auch zur Spontanexplosion neigt.

12.8.4 Tosylchloramid-Natrium und Hypochlorite

Tosylchloramid-Natrium (Chloramin T) wurde bereits 1905 von Frederick Daniel Chattaway beschrieben und ab 1916 für Desinfektionszwecke verwendet. Es zeichnet sich durch eine breite antimikrobielle Wirkung aus. Zwar ist die bakterizide Wirkung geringer als die von Hypochlorit, doch ist Tosychloramid-Natrium weniger hautaggressiv. Zudem besitzt es im Vergleich zu Hypochlorit eine wesentlich niedrigere Reaktivität gegenüber biologischem Material (▸ Kap. 12.8.8, Kasten: Eiweißfehler) und eine bessere Stabilität in Lösung.

Struktur und Eigenschaften. Kristallstrukturuntersuchungen zufolge lässt sich Tosylchloramid-Natrium am besten durch die in ◘ Abb. 12.326 angegebene Struktur beschreiben. Es liegt demnach eine S=N-Doppelbindung vor, was durch den S-N-Abstand von 159 pm untermauert wird. Zwischen dem Na^+-Ion und dem N-Atom gibt es keine Interaktion. Stattdessen interagiert Na^+ mit einem der Sulfonyl-O-Atome. Tosylchloramid-Natrium ist in trockenem, kristallinem Zustand und in konzentrierter wässriger Lösung stabil. An der Luft verwittert die Substanz unter Gelbfärbung durch Chlorbildung.

Tosylchloramid-Natrium ist ein Sulfonamid-Derivat, das *N*-Chlor-substituiert ist. Die Acidität der korrespondierenden Säure (pK_S = 4,6) ist dadurch im Vergleich zu anderen Sulfonamiden deutlich erhöht. Dementsprechend reagiert die wässrige Lösung des Natriumsalzes schwach alkalisch. Der Einfluss des pH-Werts auf die desinfizierende Wirkung ist sehr ausgeprägt. Als günstigster Anwendungsbereich gilt ein pH-Bereich von 7–9. Hier liegt nahezu die gesamte Oxidationskapazität in Form des Tosylchloramid-Anions ($R–NCl^-$) vor. Mit fallendem pH-Wert nimmt die Löslichkeit von Tosylchloramid-Natrium ab, da durch Protonierung zunehmend *N*-Chlor-4-toluensulfonamid gebildet wird. Lösungen sind lichtempfindlich.

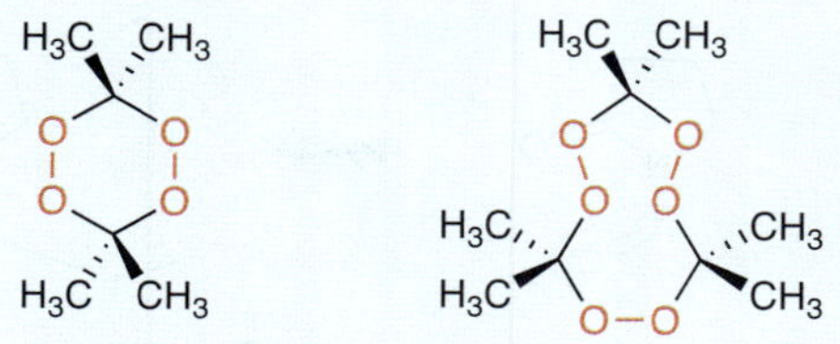

Gleichgewichte von Tosylchloramid-Natrium. Das Verhalten in wässriger Lösung ist sehr komplex. In der Literatur wird oft unzutreffend die Hydrolyse von Tosylchloramid-Natrium zum Toluensulfonamid unter Freisetzung von Hypochlorit, hypochloriger Säure oder Chlor formuliert. Jedoch ergaben sich aus konzentrations- und pH-abhängigen Berechnungen auf Basis sämtlicher Gleichgewichtskonstanten überraschend nur geringe Konzentrationen dieser Spezies (◘ Gleichung 12.13, ◘ Gleichung 12.14), die keinen Einfluss auf das Oxidationspotenzial haben und die desinfizierende Wirkung nicht erklären können. In wässriger Lösung liegen mehrere Protolyse-, Hydrolyse- und Disproportionierungsgleichgewichte vor ($R = H_3C–C_6H_4–SO_2–$):

$$R–NCl^- + H^+ \rightleftharpoons R–NHCl$$ Gleichung 12.11

$$2\,R–NHCl \rightleftharpoons R–NH_2 + R–NCl_2$$ Gleichung 12.12

$$R–NCl_2 + H_2O \rightleftharpoons R–NHCl + HOCl$$ Gleichung 12.13

$$HOCl \rightleftharpoons ClO^- + H^+$$ Gleichung 12.14

◘ **Abb. 12.325** Di- (links) und trimeres (rechts) zyklisches Acetonperoxid

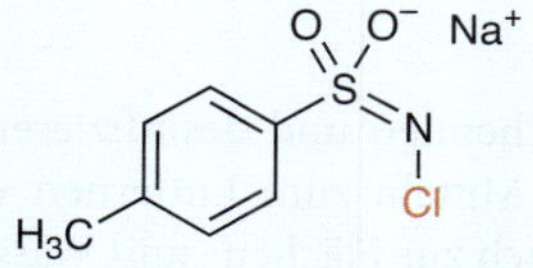

◘ **Abb. 12.326** Kristallstrukturanalytisch begründete Struktur von Tosylchloramid-Natrium (Chloramin T)

$$R–NH_2 \rightleftharpoons R–NH^- + H^+$$ Gleichung 12.15

Die desinfizierende Wirkung kommt offenbar ausschließlich den oxidativ wirkenden *N*-chlorierten Spezies Tosylchloramid-Anion ($R–NCl^-$) und dessen protonierter Form (R–NHCl, ◘ Gleichung 12.11) sowie dem durch Disproportionierung gebildeten *N*,*N*-Dichlortoluensulfonamid ($R–NCl_2$, ◘ Gleichung 12.12) zu, in denen das Chloratom positiv polarisiert vorliegt und die Oxidationsstufe +I aufweist. Die Konzentration der jeweiligen Spezies hängt vom pH-Wert ab, in der Summe machen diese aber über den gesamten pH-Bereich mehr als 99,9 % des vorhandenen Tosylchloramid-Natriums aus. Daher ist es wenig wahrscheinlich, dass Tosylchloramid-Natrium durch Bildung von Hypochlorit oder Hypochloriger Säure wirkt. Dieser Befund konnte auch durch elektrochemische Analysen untermauert werden. Zudem wurde gezeigt, dass Hypochlorit z. B. eine oxidative Spaltung von Peptidbindungen bewirken kann, wohingegen Tosylchloramid-Natrium dies nicht vermag.

Tosylchloramid-Natrium (Chloramin T, Clorina®), Ph. Eur., wird in gelöster Form zur Mund-, Blasen- oder Vaginalspülung (0,05–0,25%ige Lösung), zur Flächen- und Hautdesinfektion (0,25–0,5%ige Lösung) sowie für Umschläge (1%ige Lösung) und zur Wundreinigung (2%ige Lösung) verwendet.

Natriumhypochlorit (NaOCl-Lösung, Eau de Labarraque, Kerrasol®) ist die wirksame Komponente (Aktiv-

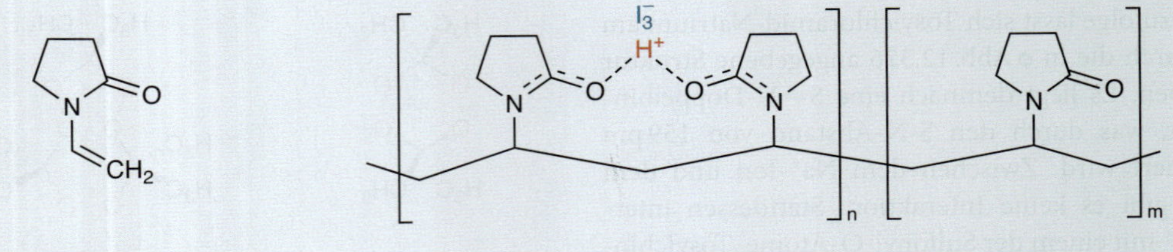

Abb. 12.327 Ausschnitt aus der Struktur von Povidon-Iod; n:m = 1:18

Chlor) in bleichenden und desinfizierenden Hygienereinigern und Mitteln zum Entfernen von Schimmel. Man setzt es auch zur Flächen- und Wasserdesinfektion (Pool) ein. Natriumhypochlorit ist auch als Wundspüllösung verfügbar. Zudem wird es in der Zahnmedizin im Konzentrationsbereich von 0,5 % und 5 % als Spüllösung der ersten Wahl für den Wurzelkanal verwendet, oft im Wechsel mit Wasserstoffperoxid. Hypochlorit wirkt breit antimikrobiell und ist zudem in der Lage, nekrotisches und lebendes Gewebe aufzulösen. Die Wechselspülung mit Wasserstoffperoxid wird nicht mehr empfohlen. Zwar wird Wasserstoffperoxid durch Hypochlorit unter Bildung von Singulett-Sauerstoff ($^1O_2$) als reaktiver Spezies oxidiert (Gleichung 12.16), der Effekt des Hypochlorits dadurch allerdings aufgehoben. Zudem kann Hypochlorit auch ohne Wasserstoffperoxid $^1O_2$ liefern (Gleichung 12.17).

Gleichung 12.16

$$H_2O_2 + ClO^- \longrightarrow {}^1O_2 + Cl^- + H_2O$$

Gleichung 12.17

$$2\,HOCl \longrightarrow {}^1O_2 + 2\,H^+ + 2\,Cl^-$$

Chlorkalk (Calcaria chlorata) wird wie Natriumhypochlorit zur Grobdesinfektion eingesetzt. Es ist ein technisches Gemisch aus Calciumhypochlorit ($Ca(ClO)_2$, 35 %), Calciumchlorid ($CaCl_2$, 30 %) und Calciumhydroxid ($Ca(OH)_2$, 13 %). Chlorkalk wurde bereits 1847 von Ignaz Semmelweis als Desinfektionsmittel auf seiner Entbindungsstation eingeführt, wirkt allerdings stark hautreizend und ätzend.

12.8.5 Iodhaltige Mittel

Iod ist ein Breitband-Desinfektionsmittel mit bakterizider, sporozider, viruzider, fungizider und antiprotozoaler Wirkung. Aufgrund seiner geringen Wasserlöslichkeit muss elementares Iod mittels eines Lösungsvermittlers wie Kaliumiodid oder mittels Polyvinylpyrrolidon in Lösung gebracht werden.

Polyvinylpyrrolidon (Polyvidon, Povidon, PVP) entsteht durch Polymerisation von *N*-Vinylpyrrolidon (Abb. 12.327). Polyvinylpyrrolidon wurde von Walter Reppe im Zuge der Acetylenchemie entdeckt, 1939 patentiert und anfangs als Plasmaexpander verwendet.

Struktur und Eigenschaften. Povidon-Iod ist ein wasserlöslicher Komplex von Triiodid und kleinen Anteilen an bakterizid wirkendem freien Iod mit Polyvinylpyrrolidon als Träger. Es zählt zu den **Iodophoren**, stabilen Einschlussverbindungen von Makromolekülen und elementarem Iod in Form von Triodid. Auf diese Weise wird eine lösliche Transportform für Iod geschaffen Die chemischen Eigenschaften wie Oxidationskraft oder Nukleophilie werden dabei nicht verändert. Als Ionenpaar innerhalb der helikalen, viskosen PVP-Matrix wird Wasserstofftriiodid ($H^+I_3^-$) eingelagert, das bei der Herstellung aus elementarem Iod durch Reduktion mit Ameisensäure entsteht. Dabei bilden die Carbonylgruppen zweier Pyrrolidonringe H-Brücken zum Proton aus, während das Triiodid ionisch an das Kation gebunden ist. Das Verhältnis von einem Triiodid-bindenden Ring zu etwa 18 Triiodid-freien Pyrrolidonringen innerhalb der Polymerkette gewährleistet die Wasserlöslichkeit. Das Gleichgewicht zwischen freiem Iod und PVP-gebundenem Triiodid liegt überwiegend auf der Seite des Iodophors, der entsprechend Gleichung 12.18 als permanente Iod-Quelle dient.

Gleichung 12.18

$$PVP–H^+I_3^- \rightleftharpoons PCP–H^+ + I_2 + I^-$$

Der Vorteil des PVP-gebundenen Iods liegt gegenüber freiem Iod und den klassischen Iodlösungen in der

- sehr guten Wasserlöslichkeit,
- einer wesentlich geringeren Konzentration an freiem Iod,

o Abb. 12.328 Phenole mit antimikrobieller Wirkung

- einer verminderten Resorptionsrate sowie einem geringeren hautschädigenden Potenzial.

Wirkungsmechanismus. Iodhaltige und halogenierte Verbindungen stören die Proteinbiosynthese, indem sie die Bildung bestimmter Enzyme hemmen. Hierdurch wird der Zellstoffwechsel so gestört, dass die Organismen absterben. Die desinfizierende, antiseptische Wirkung ist im Wesentlichen auf die Bildung von oxidierend wirkendem Iod und hypoiodiger Säure im wässrigen Milieu zurückzuführen. Iod-Povidon wirkt im pH-Bereich von 2–7. Im stärker alkalischen Milieu beginnt die Wirkung von Iod stark abzunehmen, da dieses zunehmend disproportioniert.

Povidon-Iod (Betaisodona®, Braunol®), Ph. Eur., ist wesentlich stabiler als Iodlösungen. Insbesondere ist die Wasserlöslichkeit von PVP-Iod erheblich besser als die von elementarem Iod. Aufgrund des Eiweißfehlers sollte Povidon-Iod nicht bei blutenden Wunden verwendet werden. Povidon-Iod kann ein leichtes Brennen hervorrufen, zudem kann die Lösung braune Flecken auf Textilien erzeugen. Insgesamt brennt und färbt das Präparat aber weniger stark als ethanolische Iodlösung, da bei einer 10%igen Povidon-Iod-Lösung die Konzentration an freiem Iod lediglich 1–2 ppm beträgt. Iodhaltige Antiseptika dürfen bei Menschen mit Schilddrüsenerkrankungen, in der Schwangerschaft ab dem dritten Monat, während der Stillzeit, bei Neugeborenen, Säuglingen und Kindern nicht angewandt werden. Insbesondere freies Iod wird aufgrund seiner Lipophilie sehr gut von Haut und Schleimhäuten resorbiert.

Ethanolhaltige Iod-Lösung, DAB, ist eine klare braunrote Flüssigkeit, die aus Iod, Kaliumiodid, Ethanol und Wasser hergestellt wird. Unter **Iodtinktur** versteht man dagegen eine Lösung von Iod in Ethanol. Beide dienen zur Desinfektion kleinerer Wunden. Als **Lugolsche Lösung** bezeichnet man eine Iod-Kaliumiodid-Lösung (Kaliumtriiodid-Lösung), hergestellt aus gereinigtem Wasser, Iod und Kaliumiodid. Sie dient u. a. zum Stärkenachweis.

12.8.6 Phenole und Derivate

Phenole und Cresole

Phenole

Die Verwendung von Phenolen (o Abb. 12.328) für Desinfektionszwecke ist in Europa stark zurückgegangen. Sie werden meist für die Tauchbad-, Scheuer- und Flächendesinfektion eingesetzt. Von großer Relevanz ist das Substitutionsmuster der Phenole. So kann die antiseptische Wirkung durch Alkylierung stark verbessert werden. Dabei nimmt die antiseptische Wirksamkeit bis zu einer Länge der Alkylkette von 5 C-Atomen (Pentyl) zu und fällt dann wieder ab. Durch die Substitution mit Halogenen steigt die mikrobizide Wirkung stark an.

Wirkungsmechanismus. Vermutlich bilden die reaktiven Hydroxygruppen der Phenole Wasserstoffbrücken mit Makromolekülen, primär mit Proteinen. Dies führt unspezifisch zu Störungen von Enzymfunktionen und der Membranintegrität. Insgesamt ist der Wirkungsmechanismus der Phenole wenig untersucht.

Phenol, Ph. Eur., ist eines der ältesten Desinfektionsmittel. Sein Entdecker Ferdinand Runge, der es 1834 bei der Destillation von Steinkohlenteer isolierte, bezeichnete es wegen seines sauren Charakters ($pK_S = 10{,}0$) als **Karbolsäure**. Es wurde von Joseph Lister um 1867 als Antiseptikum in die Chirurgie eingeführt. Phenol selbst wird aber aufgrund seiner stark ätzenden Wirkung und der Gefahr resorptiver Vergiftungen praktisch nicht mehr eingesetzt. Es ist hygroskopisch und bildet aufgrund oxidativer Prozesse rosa-gelblich gefärbte Nadeln. Phenole sind durch intermolekulare H-Brücken stark assoziiert und lösen sich in Wasser besser als die jeweiligen nichthydroxylierten Arene. Einige Arzneibücher monographieren das verflüssigte Phenol (Phenolum liquefactum), eine mindestens 89%ige (m/m) schwach rosa gefärbte wässrige Lösung von Phenol. Gemäß Ph. Eur. dürfen Impfstoffe und Sera zwar Phenol zur Konservierung enthalten (Ph. Eur., **Phenol in Sera und Impfstoffen**), allerdings kommt es ebenso wie Thiomersal für diesen Zweck in der Praxis nicht zum Einsatz.

Thymol, Ph. Eur., ist ein monoterpenoider Naturstoff, der sich u. a. im ätherischen Öl des Thymians findet. Gegenüber dem unsubstituierten Phenol ist es etwa 30-fach wirksamer und erheblich weniger toxisch, zudem wirkt es schwächer ätzend. Aufgrund des vergleichsweise angenehmen Geschmacks wird es zur Bekämpfung des dentalen Biofilms (Plaque) und dessen Folgeerscheinungen wie Karies, Parodontitis und Gingivitis in antibakteriellen Mundspülungen eingesetzt. Thymol wirkt auch potent fungizid. In reiner Form ist es hautreizend und von brennendem Geschmack.

Eugenol, Ph. Eur., ein 4-Allyl-2-methoxyphenol, findet sich in vielen ätherischen Ölen, u. a. im Gewürznelkenöl. Seine antimikrobielle Aktivität übertrifft die des Phenols. Es wird in der Zahnheilkunde als antibakterielles, lokalanästhetisches und entzündungshemmendes Mittel eingesetzt und ist auch in Dentalpulvern (z. B. in Ledermix®) enthalten. In der Kombination mit Zinkoxid wird es für Zahnfüllungen verwendet.

Cresole

Cresole sind konstitutionsisomere, einfach kernmethylierte Phenole (Abb. 12.328), die sich in der Position der Methylgruppe am Aromaten unterscheiden. Der Name ist abgeleitet von Kreosot, einem öligen Buchenholzdestillat, das Cresole enthält, sowie von der Struktur als Phenol. Das Isomerengemisch aus Orthocresol (2-Methylphenol), Metacresol (3-Methylphenol) und Paracresol (4-Methylphenol) wird üblicherweise als Cresol oder Rohcresol bezeichnet. Im weiteren Sinne schließt die Bezeichnung Cresol auch einige halogenierte Derivate der einfachen Cresole ein.

Eigenschaften. Cresole riechen teerartig, sind licht- sowie oxidationsempfindlich und wasserunlöslich. Frisch destilliertes Rohcresol ist eine ölige, farblose, stark lichtbrechende Flüssigkeit, die unangenehm phenolartig riecht. Beim Aufbewahren färben sich die Cresole durch Luft- und Lichteinwirkung allmählich dunkel. Aus diesem Grund sind Handelspräparate meist gelblich bis braun gefärbt. Cresole sind schwache Säuren (pK_S-Werte 10,1–10,3) und lösen sich in Alkalihydroxid-Lösungen vollständig unter Cresolat-Bildung.

Rohcresol, Ph. Eur., ist ein Gemisch aus den 3 isomeren Cresolen, wobei der Anteil an Metacresol meist überwiegt. Es übertrifft das Phenol in der antimikrobiellen Wirksamkeit. Von den 3 Isomeren hat das Orthocresol die geringste, Metacresol die höchste Wirksamkeit. Die enterale Resorption erfolgt sehr schnell. Bei großflächiger Anwendung und bei Verwendung auf geschädigter Haut kann es durch perkutane Resorption zu tödlichen Vergiftungen kommen. Rohcresol wirkt stark ätzend. Aufgrund der äußerst geringen Wasserlöslichkeit ist es für Desinfektionszwecke nicht brauchbar. Es dient als Ausgangssubstanz zur Herstellung der Metacresolseifenlösung.

Metacresol, Ph. Eur., ist in reiner Form und unter Normalbedingungen flüssig. Ph. Eur. führt die Isomeren Ortho- und Paracresol als Verunreinigungen auf. Gegen behüllte Viren ist Metacresol gut bis sehr gut wirksam, unbehüllte Viren werden nicht oder erst nach längerer Einwirkungszeit inaktiviert. Metacresol wirkt nicht sporozid.

Metacresolseifenlösung (DAB 6), eine ca. 50%ige Rohcresol-haltige Lösung in Leinölseife (Liquor cresoli saponatus), gehört zu den vom RKI geprüften und anerkannten Desinfektionsmitteln zur Instrumenten- und Wischdesinfektion (Stand 2017). Man erhält sie aus Rohcresol, Kaliumhydroxid, Ethanol, Wasser und Leinöl in einem bestimmten Mischungsverhältnis. Metacresolseifenlösung ist zum Abtöten von vegetativen Bakterien einschließlich Mykobakterien sowie von Pilzen und Pilzsporen geeignet.

Amylmetacresol (in Neo-Angin®), Ph. Eur., ist *para*-ständig zur Methylgruppe mit einer Pentylgruppe substituiert. Es wird insbesondere in Kombination mit 2,4-Dichlorbenzylalkohol in Lutschtabletten als Antiseptikum gegen Halsschmerzen und bei Infektionen des Mund- und Rachenraums eingesetzt. Die Wirksamkeit ist nicht eindeutig belegt.

Chlorocresol, Ph. Eur., wird als Desinfektions- und Konservierungsmittel in verschiedenen Fertigarzneimitteln eingesetzt. Der elektronegative Chlorsubstituent in 4-Position erhöht die Phenolacidität ($pK_S = 9{,}2$). Es ist stärker wirksam und weniger toxisch als Phenol.

Chlorxylenol (*para*-Chlor-*meta*-xylenol, PCMX; 4-Chlor-3,5-dimethylphenol, Lysol®) ist ein 2-fach methyliertes, halogeniertes Phenol, das erstmals Ende der 1950er Jahre in den USA als Fungizid eingesetzt wurde. Im weiteren Sinne kann man es als Cresol auffassen. Die Chlorierung in *para*-Position wirkt stark aktivitätssteigernd. Es gilt als unentbehrliches Arznei- bzw. Desinfektionsmittel der WHO.

Chinolinol-Derivate

Ein spezielles Phenol ist das Chinolinol (○ Abb. 12.329), welches in Form seiner löslichen Derivate Chinolinolsulfat-Monohydrat und Chinolinolsulfat-Kaliumsulfat eingesetzt wird. Chinolinol und seine Analoga wirken bakteriostatisch und fungistatisch. Das Wirkspektrum umfasst primär grampositive Bakterien. Die Wirkung gegenüber gramnegativen Bakterien ist schwächer ausgeprägt. Auch gegen Dermatophyten und Hefen ist eine Wirksamkeit gegeben. Eingesetzt werden Chinolinol-Derivate bei sekundär infizierten Ekzemen oder Mykosen der Haut.

Wirkungsmechanismus. Die Chelatisierung essenzieller Metallionen mikrobieller Enzyme ist wesentlich für die antimikrobielle Aktivität der Chinolinol-Derivate (▸ Kap. 12.1.12). Die Hydroxygruppe muss sich stets in 8-Position befinden, Stellungsisomere sind nicht chelatfähig und unwirksam. Gegenüber dem unsubstituierten 8-Hydroxychinolin bewirkt das Einführen von elektronegativen Substituenten wie Halogenen (Clioquinol) in den Chinolinkern eine Aktivitätssteigerung.

Chinolinol (8-Hydroxychinolin, Oxin, Chinosol®), DAB, ist als Chinolinolsulfat-Kaliumsulfat monographiert. Es ist ein gelbes, kristallines Pulver. Die pK_S-Werte des Chinolinol-Kations werden mit 4,9 (protoniertes Chinolin-N-Atom) und 9,8 (OH) angegeben. Man gewinnt Chinolinolsulfat-Kaliumsulfat-Monohydrat, indem man 8-Hydroxychinolin mit Schwefelsäure in das Chinoliniumsulfat überführt und dieses anschließend mit einer äquimolaren Menge Kaliumsulfat verreibt. Durch das enthaltene Kaliumsulfat wird die Wasserlöslichkeit des Chinolinolsulfats deutlich verbessert, was die Anwendung in Form von Bädern, Spülungen und Lösungen erleichtert (Chinolinolsulfat-Kaliumsulfat-Lösung 0,14 % NRF). Mit Schwermetall- und Erdalkali-Ionen entstehen Chelatkomplexe. **Chinolinolsulfat-Monohydrat** wird als Lösung (Chinolinolsulfat-Monohydrat-Lösung 0,1 % NRF) oder in der Kombination mit Prednisolon-Sesquihydrat (Leioderm® P-Creme) bei Dermatosen eingesetzt.

Clioquinol (Linola-sept®), Ph. Eur., ist ein halogeniertes Derivat des 8-Hydroxychinolins und wird aus diesem gewonnen. Die beiden Halogensubstituenten vermindern gegenüber Chinolinol die Aciditätskonstanten ($pK_S = 3{,}2$, Chinolin-N, $pK_S = 8{,}1$, Phenol). Clioquinol dient als Lokalantiseptikum mit breiter antibakterieller und antimykotischer Wirkung und wird als Creme, Salbe oder Pinselung zur äußeren Behandlung der Haut

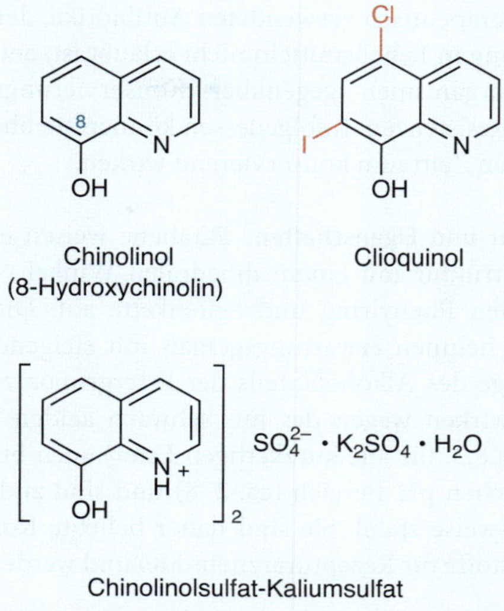

Chinolinol (8-Hydroxychinolin)

Clioquinol

Chinolinolsulfat-Kaliumsulfat ($SO_4^{2-} \cdot K_2SO_4 \cdot H_2O$)

○ **Abb. 12.329** Chinolinol-Derivate

verwendet. Die orale Verwendung bei intestinaler Amöbiasis oder zur Prophylaxe von Reisedurchfall ist aufgrund von Neuropathien obsolet. Clioquinol ist zudem ein recht starkes Kontaktallergen. Entzündliche Hautreaktionen wurden ebenfalls beobachtet. Nach Applikation auf der Kopfhaut kann sich weißes Kopfhaar vorübergehend rötlich färben, Fingernägel und Haut färben sich manchmal gelblich. Bei Langzeitanwendung von Clioquinol müssen Patienten mit Schilddrüsenstörung die Blutwerte hinsichtlich der Iodkonzentration überwachen lassen. Clioquinol überwindet die Blut-Hirn-Schranke. Da Morbus Alzheimer offenbar mit einem Überangebot an bestimmten Metallionen einhergeht, wird seit einiger Zeit geprüft, ob Clioquinol die Alzheimer-Symptomatik durch die Chelatisierung von Al^{3+}, Cu^{2+} und Zn^{2+}-Ionen im Gehirn positiv beeinflussen kann.

Parabene (PHB-Ester)

Mit dem Begriff **Parabene** fasst man homologe ***para***-Hydroxy**ben**zoesäureester (PHB-Ester) zusammen (○ Abb. 12.330). Deren antimikrobielle Wirkung beschrieb Theodor Sabalitschka erstmals 1925. Die Carbonsäure- oder Esterstruktur steigert die bakterizide Wirkung nicht, mindert jedoch die Toxizität des Phenols. Parabene werden vorwiegend als Konservierungsmittel verwendet. Es sind weiße, geruchlose Substanzen, die sich in der Struktur des Alkoholanteils unterscheiden. Zu den PHB-Estern zählen u. a. Methylparaben (Nipagin M®) und Propylparaben (Nipasol M®). Sie werden zur Konservierung von Arzneimitteln, Kosmetika und Lebensmitteln eingesetzt und sind gut wirksam gegen grampositive und gramnegative Bakterien. Gegen

Hefen und Pilze sind sie unwirksam. Im Unterschied zu den therapeutisch verwendeten Antibiotika, deren Verwendung in Lebensmitteln nicht erlaubt ist, entwickeln Mikroorganismen gegenüber Konservierungsmitteln keine Resistenzen. Infolgedessen können sie über einen längeren Zeitraum konservierend wirken.

Struktur und Eigenschaften. Parabene weisen eine planare Struktur mit einem dihedralen Winkel von 180° zwischen Phenylring und Seitenkette auf. Die log-P-Werte nehmen erwartungsgemäß mit steigender Kettenlänge des Alkoholanteils der Estergruppe zu. Parabene wirken wegen des nur schwach aciden Phenols (pK_S = 8,3, für alle kurzkettigen Ester) auch bis in den alkalischen pH-Bereich (ca. 2–8) und sind zudem vergleichsweise stabil. Sie sind daher beliebte Konservierungsstoffe für Rezepturarzneimittel und werden häufig in Dermatika (0,05–0,1 %) eingesetzt. Meist werden Methyl-4-hydroxybenzoat und Propyl-4-hydroxybenzoat – also PHB-Ester unterschiedlicher Lipophilie – im Verhältnis 3 zu 1 kombiniert, bei einer Gesamtkonzentration von 0,1 % im konservierten Wasser (DAC). Beide Parabene sind allerdings sehr schwer löslich in Wasser und können aus entsprechenden Zubereitungen bei niedrigen Temperaturen ausfallen. In mehrphasischen Systemen wie Emulsionen und Cremes reichern sich PHB-Ester zudem bevorzugt in der lipophilen Phase an, wodurch die Konzentration in der wässrigen Phase abnimmt und damit das Risiko einer mikrobiellen Kontamination steigt. Relevant ist dies vor allem bei Zubereitungen mit flüssigen Wachsen, Fettalkoholen oder Triglyceriden. Für Mehrphasensysteme sollte daher eine Lipidkomponente aus Paraffinkohlenwasserstoffen wie Vaseline bestehen, da sie sich in diesen reinen Kohlenwasserstoffgemischen kaum anreichern. PHB-Ester können auf geschädigten Hautstellen sensibilisierend wirken und Kontaktdermatiden hervorrufen.

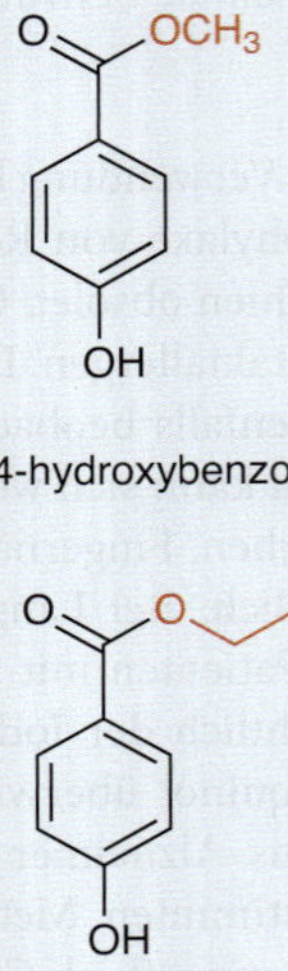

O OCH_3
OH
Methyl-4-hydroxybenzoat
O O CH_3
OH
Propyl-4-hydroxybenzoat

○ Abb. 12.330 Ausgewählte *para*-Hydroxybenzoesäureester (PHB-Ester, Parabene)

Wirkungsmechanismus. Parabene können die bakterielle Zellmembran durchdringen. Von Bedeutung ist die Kettenlänge des veresterten Alkohols. Neben der Lipophilie und den sterischen Eigenschaften beeinflusst der Alkylrest durch seinen +-I-Effekt auch die Redoxeigenschaften. Mit steigender Kettenlänge wird die Elektronendichte im Phenylring leicht erhöht, wodurch die Abstraktion des H-Atoms der Hydroxygruppe und folglich die Bildung von Phenoxyradikalen (○ Abb. 12.331) begünstigt wird. Dies lässt sich auch anhand der Redoxpotenziale aufzeigen, die mit steigender Anzahl an C-Atomen in der Seitenkette zu niedrigeren Werten verschoben werden.

Biotransformation. Bei der Metabolisierung der Parabene entsteht durch Esterhydrolyse neben den entsprechenden Alkoholen jeweils 4-Hydroxybenzoesäure. Weiterhin erfolgt Konjugation mit Glycin und Schwefelsäure, zudem werden Ester- und Etherglucuronide gebildet. Die Ausscheidung erfolgt renal.

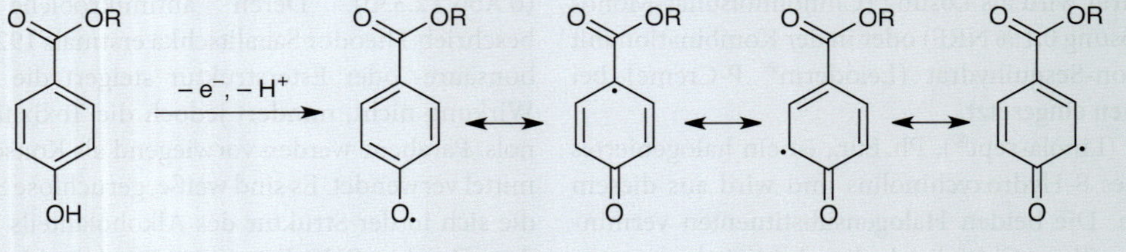

O OR
OH
Paraben
$-e^-, -H^+$
O OR
O.
O OR
O
O OR
O
O OR
O

○ Abb. 12.331 Mesomeriestabilisierte Phenoxyradikale der Parabene. R: Methyl, Ethyl, Propyl, Butyl

Die Ph. Eur. beschreibt 4 als Konservierungsmittel verwendete Parabene. Mit Ausnahme des Butylesters sind auch die gut wasserlöslichen Natriumsalze monographiert.

Methyl-4-hydroxybenzoat (Methylparaben, E 218), Ph. Eur.; **Natriummethyl-4-hydroxybenzoat** (Natriummethylparaben, E 219), Ph. Eur.; **Ethyl-4-hydroxybenzoat** (Ethylparaben, E 214), Ph. Eur.; **Natriumethyl-4-hydroxybenzoat** (Natriumethylparaben, E 215), Ph. Eur.; **Propyl-4-hydroxybenzoat** (Propylparaben, E 216), Ph. Eur.; **Natriumpropyl-4-hydroxybenzoat** (Natriummethylparaben, E 217), Ph. Eur.; **Butyl-4-hydroxybenzoat** (Butylparaben), Ph. Eur., wird in Deutschland nicht in Lebensmitteln eingesetzt.

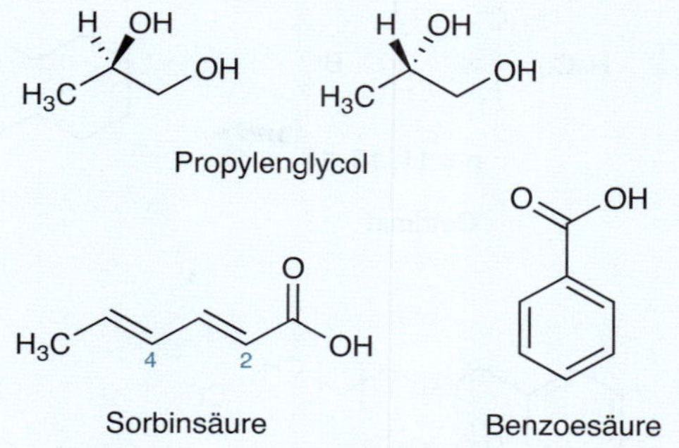

Abb. 12.332 Weitere Konservierungsmittel

Weitere Konservierungsmittel

Propylenglycol (*R,S*-Propan-1,2-diol, Abb. 12.332), Ph. Eur., ist als Racemat monographiert. Es ist ein farbloser, hygroskopischer, mit Wasser sehr leicht mischbarer zweiwertiger Alkohol. Da Propylenglycol pH-unabhängig wirkt, setzt man es bevorzugt bei Rezepturen mit pH-Werten im alkalischen Bereich, beispielsweise bei Erythromycin-Zubereitungen ein. Acide, pH-abhängige Konservierungsmittel, wie Sorbinsäure oder Parabene, können hier nicht verwendet werden, da ihre Wirkung an die Säureform geknüpft ist. Propylenglycol wirkt antimikrobiell ab einer Konzentration von etwa 20 %, bezogen auf eine Wasserphase. Bereits in geringerer Konzentration verbessert es die Wirkung der Parabene. In unverdünnter Form reizt Propylenglycol Haut und Schleimhäute. Propylenglycol fungiert als Flüssigkomponente (PG-Liquids) für E-Zigaretten. Da es etwas dünnflüssiger ist als Glycerin, verursacht es weniger Nachflussprobleme im Verdampfer.

Sorbinsäure, Ph. Eur., ist eine (2*E*,4*E*)-Hexa-2,4-diensäure. Die Vorstufe Parasorbinsäure, ein Lacton, findet sich im Saft unreifer Vogelbeeren, den Früchten der Eberesche (*Sorbus aucuparia*). Beim Kochen entstehen durch Esterpyrolyse die C-4-Doppelbindung und freie Carboxygruppe. Sorbinsäure ist schwer löslich in Wasser. Zwar löst sie sich in Form des neutral bis schwach basisch reagierenden Sorbats gut in Wasser, jedoch ist nur die freie Säure antimikrobiell wirksam. Daher ist das Konservierungsvermögen der Sorbinsäure pH-abhängig. Um Sorbat in Sorbinsäure (pK_S = 4,8) zu überführen, wird i. d. R. Citronensäure verwendet. Ab einem pH-Wert größer als 6 sinkt die antimikrobielle Wirksamkeit. Sorbinsäure ist trotz der konjugierten Doppelbindungen gegenüber Luftsauerstoff relativ stabil.

Sorbinsäure hemmt Enzyme des Kohlenhydratstoffwechsels und insbesondere Enzyme im Citratzyklus. Als Michael-Akzeptor kann sie mit den Thiolgruppen der Enzyme reagieren. Durch Hemmung der Isocitrat-Dehydrogenase wird die oxidative Abspaltung von CO_2 aus Isocitrat und damit die Bildung von Oxalbernsteinsäure unterbunden. Die Hemmung der α-Ketoglutarat-Dehydrogenase verhindert die Bildung von Bernsteinsäure. Sorbinsäure wird üblicherweise im Konzentrationsbereich von 0,05–0,2 % verwendet. Sie wirkt primär gegen Hefen und Schimmelpilze, gegenüber Bakterien ist sie nur schwach wirksam. Das Kaliumsalz ist ebenfalls monographiert (**Kaliumsorbat**, Ph. Eur.). Sorbinsäure (E 200) und einige ihrer Salze – Natriumsorbat (E 201), Kaliumsorbat (E 202) und Calciumsorbat (E 203) – dienen zur Konservierung von Arznei-, Lebens- und Futtermitteln sowie von Kosmetika. Es sind die aktuell am häufigsten zur Konservierung von Lebensmitteln eingesetzten Stoffe, da sie keine Veränderungen von Geruch und Geschmack hervorrufen und gut verträglich sind. Bei bestimmten Lebensmitteln wird Sorbinsäure in Kombination mit Benzoesäure eingesetzt. Sorbinsäure gilt als unbedenklich. Im Organismus unterliegt sie der Fettsäure-β-Oxidation.

Benzoesäure, Ph. Eur., ist eine aromatische, in Wasser schwer lösliche Carbonsäure (pK_S = 4,2). Sie ist als Hauptbestandteil im Benzoeharz verschiedener Storaxbäume (*Styrax* spp.) enthalten. Aufgrund der antimikrobiellen Eigenschaften dient sie zur Konservierung von Arzneimitteln, Getränken, Kosmetika und Lebensmitteln (E 210). Benzoesäure wirkt im sauren Bereich bakteriostatisch und fungistatisch. Aus dem Magen-Darm-Trakt wird sie rasch resorbiert. In der Leber erfolgt Konjugation mit Glycin. Die gebildete Hippursäure wird über den Urin eliminiert. Eingesetzt wird auch das wasserlösliche Natriumsalz **Natriumbenzoat** (E 211), Ph. Eur.

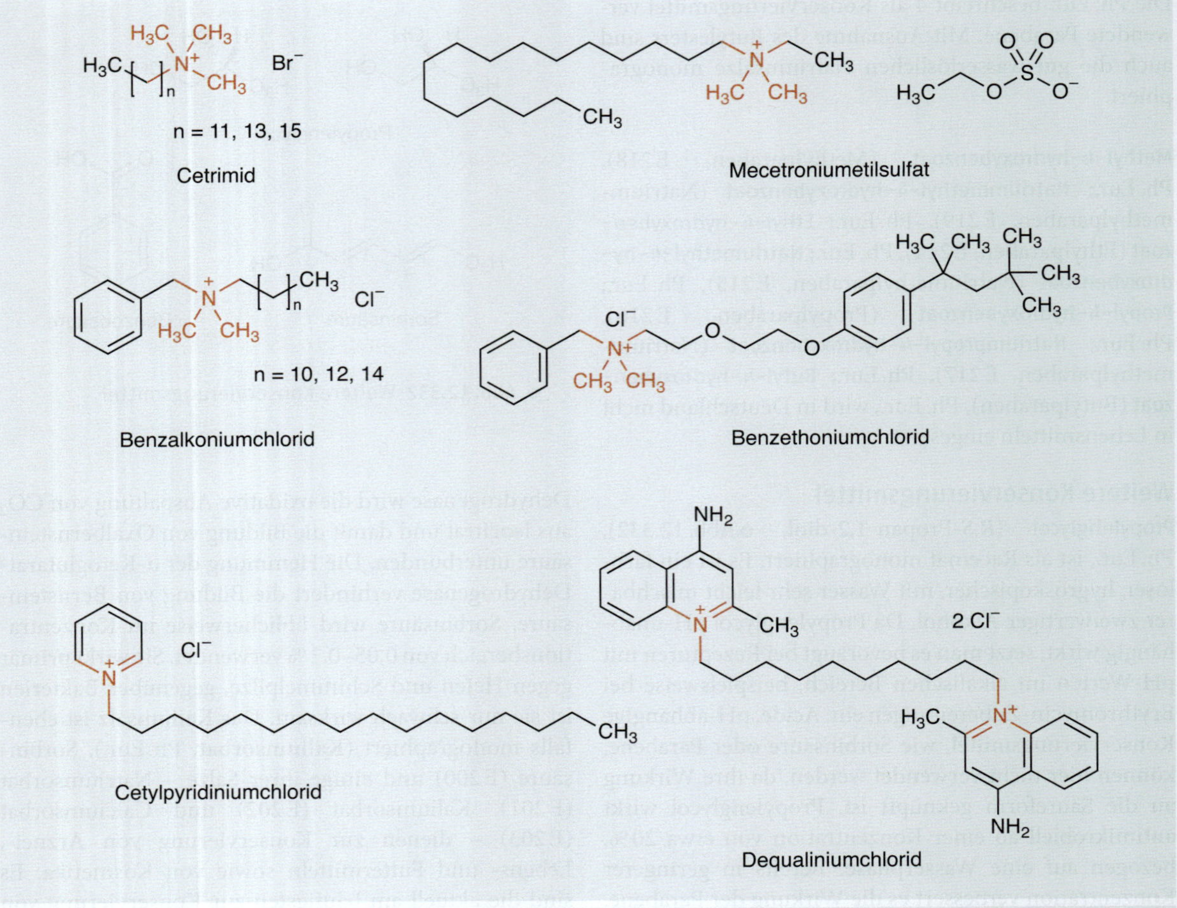

n = 11, 13, 15

Cetrimid

Mecetroniumetilsulfat

n = 10, 12, 14

Benzalkoniumchlorid

Benzethoniumchlorid

Cetylpyridiniumchlorid

Dequaliniumchlorid

Abb. 12.333 Quartäre Ammoniumverbindungen

12.8.7 Quartäre Ammoniumverbindungen

Eine weitere Gruppe von Desinfektionsmitteln bilden quartäre Ammoniumsalze (**Quats**, *quaternary ammonium compounds*, Abb. 12.333). Anders als die nur schwach antimikrobiell wirksamen anionaktiven Seifen handelt es sich bei den Quats um **kationaktive Tenside** mit ausgeprägt antimikrobiellen Eigenschaften. Gerhard Domagk führte 1935 eine 10%ige Benzalkoniumchlorid-Lösung für Desinfektionszwecke ein (Zephirol). Die lange Kohlenwasserstoff-Kette weist das Kation auf, das Anion dagegen ist niedermolekular. Da bei diesen Verbindungen das Kation als Träger der lipophilen und hydrophilen Tensideigenschaften fungiert, werden sie als **Invertseifen** (umgekehrte Seifen) bezeichnet. Da es sich nicht um Seifen im klassischen Sinn handelt, zählen sie zu den Detergenzien.

Struktur. Typische Strukturelemente der Quats sind ein positiv geladenes quartäres Trimethylammonium-Ion als hydrophiler Molekülteil und eine lipophile langkettige Alkylgruppe. Zahllose Quats wurden synthetisiert und geprüft. Quats wirken nur dann mikrobizid, wenn die Kette 8–18 C-Atome aufweist. Eine strukturelle Klassifizierung quartärer Ammoniumverbindungen in 4 Gruppen wurde 1988 von der US Environmental Protection Agency (EPA) vorgeschlagen.

- **Gruppe I:** Alkyl- oder hydroxyalkysubstituierte Quats (z. B. Cetrimid, Mecetronium). Alle Substituenten am quartären N-Atom sind aliphatischer Natur, einer davon langkettig.
- **Gruppe II:** Nichthalogenierte, benzylsubstituierte Quats (z. B. Benzalkonium).
- **Gruppe III:** Di- und Trichlorbenzyl-substituierte Quats.
- **Gruppe IV:** Quats mit ungewöhnlichen Substituenten. Das quartäre N-Atom ist Teil eines heterozyklischen Systems (z. B. Cetylpyridinium, Dequalinium).

Eigenschaften. Bestimmend für den hydrophilen Charakter ist die positive Ladung am quartären N-Atom, die langkettige Alkylgruppe bestimmt die lipophilen Eigenschaften. Aufgrund ihrer amphiphilen Natur sind Quats zur Mizellenbildung befähigt. Quats setzen die Oberflächenspannung von reinem Wasser stärker herab als Seifen und rufen dadurch eine starke Schaumbildung hervor, vergleichbar den Saponinen. Bei der Untersuchung dieses Phänomens entdeckte man die antiseptische Wirkung. Mit den Alkalisalzen höherer Fettsäuren können hydrophobe Ionenpaare gebildet werden, wodurch der Tensidcharakter erheblich abgeschwächt wird. Auch mit Anionen wie Hexacyanidoferrat(III) bilden langkettige quartäre Ammoniumverbindungen häufig farbige Ionenpaare, die sich zur Prüfung auf Identität einsetzen lassen. Aufgrund des quartären Ammoniumcharakters ist bei Quats mit einer Resorption durch Haut und Schleimhäute nicht zu rechnen.

Wirkungsmechanismus. Das Target der Quats ist die bakterielle Zellmembran, insbesondere die grampositiver Bakterien. Zudem besitzen Quats oft eine ausgeprägte fungizide Wirkung. Quats binden einerseits über das kationische quartäre N-Atom an Phospholipide und Proteine der Zellmembran, beispielsweise durch ionische Interaktion, und beeinflussen dadurch ihre Permeabilität. Durch Ladungsneutralisation können die kationischen Köpfe auch Proteine denaturieren. Andererseits dringen die lipophilen, langen Alkylketten auch in intramembranäre Bereiche ein, wodurch die zelluläre Permeabilität ebenfalls beeinflusst wird und es zur Desintegration der Zellmembran kommt. Zelluläre Lyse sowie der Verlust zytoplasmatischen Materials sind die Folge. Aufgrund ihres tensidartigen Charakters sind quartäre Ammoniumsalze wirksam gegen Krankenhauskeime der ESKAPE-Gruppe (*Enterococcus faecium, Staphylococcus aureus, Klebsiella pneumonia, Acinetobacter baumannii, Pseudomonas aeruginosa* sowie *Enterobacter*-Spezies). Gegen Mycobakterien und Sporen besteht keine Wirksamkeit. Quats werden meist bei der Flächen- und Instrumentendesinfektion eingesetzt.

Mecetroniumetilsulfat (in Sterillium®) wird seit Jahrzehnten im Gemisch mit Propan-1-ol und Propan-2-ol zur Händedesinfektion verwendet. Mecetroniumetilsulfat zählt zu den remanenten Wirkstoffen, die nach dem Verdunsten des Alkohols auf der Haut verbleiben und ihre Wirkung über einen längeren Zeitraum entfalten. Es wirkt stark antibakteriell, besonders gegen grampositive Bakterien. Weiterhin ist Mecetroniumetilsulfat gegen Hefepilze wirksam.

Cetrimid, Ph. Eur., ist ein Substanzgemisch, das im Wesentlichen aus Trimethyltetradecylammoniumbromid besteht, neben geringen Mengen an Dodecyl- und Hexadecyltrimethylammoniumbromid. Aufgrund der aufwendigen und teuren Reinigungsprozesse und wegen des synergistischen Wirkprofils wird auf eine Trennung der Komponenten üblicherweise verzichtet. Cetrimid ist nur in saurem Milieu wirksam und darf nicht mit anionaktiven Seifen (Alkalisalze höherer Fettsäuren) kombiniert werden. Eine 2%ige wässrige Lösung von Cetrimid schäumt stark beim Schütteln. Cetrimid ist unverträglich mit Bentonit, Iod und Alkalihydroxid. Eingesetzt wird es zur Haut- und Wunddesinfektion, zudem als Konservierungsmittel in Ophthalmika.

Benzalkoniumchlorid (in Dorithricin®), Ph. Eur., ist eines der wichtigsten kationischen Tenside und gehört zur Gruppe der Alkyldimethylbenzylammoniumchloride. Es handelt sich dabei um Stoffgemische aus 2–6 Homologen, deren Alkylgruppen hauptsächlich aus C_{12}-, C_{14}- und C_{16}-Ketten bestehen. Verbindungen mit C_{12}- und C_{14}-Ketten sind dabei am potentesten antimikrobiell wirksam. Ph. Eur. lässt das Homologengemisch durch HPLC auf die mittlere relative Molekülmasse und auf das Verhältnis der Alkylkomponenten prüfen (C_{12}-Homolog: $\geq 40\,\%$, C_{14}-Homolog: $\geq 20\,\%$, C_{12}- + C_{14}-Homolog: $\geq 70\,\%$) . Da Benzalkoniumchlorid hygroskopisch ist, treten zeitabhängige Abweichungen im Wassergehalt auf. Um wiederholte Neubestimmungen zu vermeiden, wird für Rezepturzwecke oft eine 50%ige Lösung verwendet (**Benzalkoniumchlorid-Lösung**, Ph. Eur.). Eingesetzt wird Benzalkoniumchlorid in Halstabletten, Gurgellösungen und topisch zur Hautdesinfektion.

Benzethoniumchlorid, Ph. Eur., besitzt gegenüber Benzalkoniumchlorid in der langkettigen Alkylgruppe einen Phenolether und aliphatischen Ether mit Ethylenglycol. Es wird zur Haut- und Wunddesinfektion eingesetzt. Sein pH-Optimum wird mit 4–10 angegeben. Benzethoniumchlorid wird auch als vaginales Spermizid eingesetzt.

Cetylpyridiniumchlorid (in Dolo-Dobendan®), Ph. Eur., besitzt am quartären N-Atom eine C_{16}-Alkylkette. Eingesetzt wird es zur Desinfektion des Mund- und Rachenraums in Form von Lutschtabletten oder als Spray.

Dequaliniumchlorid (Fluomizin®, Gurgellösung ratiopharm®), Ph. Eur., ist ein Bis-(4-aminochinaldin)-Derivat, bei dem die beiden Chinoliniumringe an den quartären N-Atomen über eine Decamethylenbrücke verknüpft sind, sodass ein permanentes Dikation vorliegt. Es wird in Form von Vaginaltabletten, Lutschpastillen, als Gurgel- oder Sprühlösung eingesetzt. Anders als bei Chlorhexidin oder Cetrimid wird die Plasmamembran kaum geschädigt. Dequalinium wird von der Bakterienzelle leicht aufgenommen und gelangt rasch ins Zytoplasma, wo es eine Präzipitierung von Proteinen und insbesondere von Nukleinsäuren bewirkt. Das Wirkspektrum ist nicht spezifisch und umfasst zahlreiche grampositive und gramnegative Bakterien sowie Pilze und Protozoen, besonders auch *Gardnerella vaginalis*,

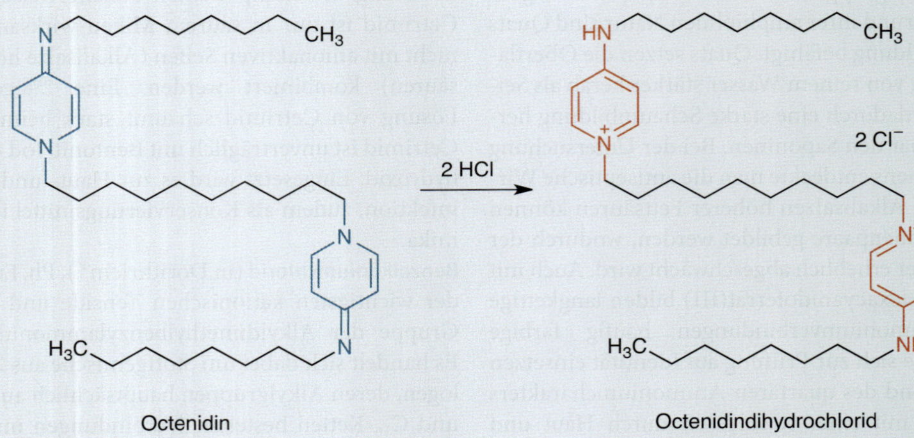

Abb. 12.334 Octenidin und seine dikationische Form

einen der Haupterreger bakterieller Vaginosen. Als Nebenwirkungen wurden mitunter Ulzerationen des Vaginalepithels beschrieben.

Octenidin (Octenisept®) weist eine Bis-4-iminopyridinstruktur auf. Wie bei Dequalinium sind die beiden N-Atome durch eine Decamethylenbrücke voneinander getrennt. Nach Protonierung der beiden *N*-Octyliminogruppen mit Salzsäure entsteht eine dikationische, mesomeriestabilisierte Bispyridiniumstruktur, das Octenidindihydrochlorid (Abb. 12.334). Da hydrolyseanfällige Gruppen fehlen, ist Octenidin recht stabil. Primär ist Octenidin als Haut-, Wund- und Schleimhautwund-Antiseptikum für den Urogenitalbereich und für die Mundhöhle vor diagnostischen und operativen Eingriffen vorgesehen. Es wird oft mit Phenoxyethanol kombiniert. Zudem wird Octenidin zur Flächen- und Schwimmbaddesinfektion eingesetzt. Sein Eiweißfehler ist gering. Bei oraler Anwendung findet kaum eine Resorption statt. Im Bereich von Knorpeln und Gelenken darf Octenidin wie auch Polihexanid (s. u.) nicht angewendet werden, da Knorpelzellendurch diese Substanzen nachhaltig geschädigt werden. Octenidin wirkt gegen grampositive und gramnegative Bakterien gleichermaßen gut, wobei die antimikrobielle Potenz etwa 5–10-fach höher ist als die von Chlorhexidin. Octenidin ist bakterizid, fungizid sowie viruzid wirksam, nicht jedoch sporozid. Das Wirkspektrum umfasst behülllte Viren wie Hepatitis-B- und Herpes-simplex-Viren, Pilze, aber auch Hefen und Trichomonaden.

12.8.8 Biguanide und Amine

Biguanide und Hexetidin (Abb. 12.335) werden als Antiseptika auf Haut oder Schleimhäuten eingesetzt. Glucoprotamin (Abb. 12.336) hingegen dient überwiegend zur Flächen- und Instrumentendesinfektion.

Wirkungsmechanismus. Biguanide liegen unter physiologischen Bedingungen protoniert vor, wodurch eine elektrostatische Bindung an negativ geladene Phospholipide – speziell Phosphatidylglycerol – und Lipopolysaccharide in den Membranen gramnegativer und grampositiver Bakterien sowie an polyanionische Nukleinsäuren ermöglicht wird. Membranstrukturen werden durch die kationischen Zentren fixiert und in ihrer Flexibilität und Funktion eingeschränkt. Infolgedessen nimmt die Stabilität der zytoplasmatischen Membranstruktur ab. Gegenüber Humanzellen ist diese Bindung wesentlich schwächer ausgeprägt.

Chlorhexidin (Chlorhexamed®), Ph. Eur., ist als Diacetat, Dihydrochlorid sowie als Digluconat-Lösung (20%ige Lösung, m/V) monographiert. Es ist ein antibakteriell wirksames, symmetrisches Biguanid, das man wie Polihexanid in den 1950er Jahren bei ICI im Rahmen des Screenings von Biguaniden auf Antimalaria-Wirksamkeit entdeckte. Im Gegensatz zu Polihexanid liegt es monomer vor. Es ähnelt stark den Invertseifen, unterscheidet sich aber von diesen durch verminderte Wasserlöslichkeit und Grenzflächenaktivität. Für Rezepturzwecke wird ein pH-Bereich von 6–8 als geeignet angegeben. Chlorhexidin besitzt durch die beiden Biguanid-Einheiten basische Eigenschaften (pK_{S1} = 2,2, pK_{S2} = 10,3). Aufgrund seiner antibakteriellen Wirkung wird es vor allem in der Zahnmedizin zur Plaquehemmung und Mundhöhlenantiseptik verwendet, aber auch zum Desinfizieren der Haut in Form nichtionischer Hydrogele, hydrophiler Cremes und Emulsionen. Durch anionische Tenside wie Natriumlaurylsulfat

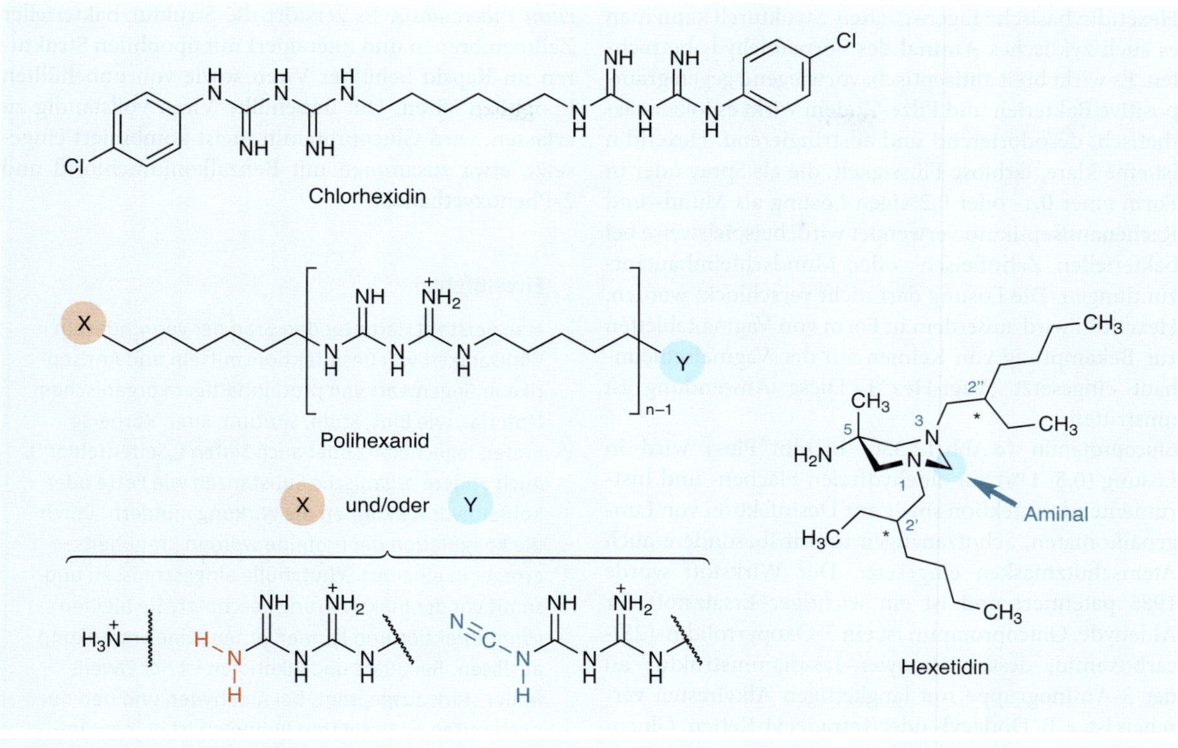

Abb. 12.335 Biguanide und Amine für Desinfektionszwecke

(SDS), ein häufig verwendeter Schaumbildner in Zahnpasta, wird Chlorhexidin inaktiviert. SDS-haltige Zahnpasta sollte daher einige Zeit vor dem Gebrauch von Chlorhexidin angewendet werden. Zudem sollte die Anwendung 0,2%iger Chlorhexidin-Lösungen wegen der im Tierexperiment nachgewiesenen Neurotoxizität und dem Auftreten reversibel prämaligner Veränderungen in der Mundhöhle nicht dauerhaft über einen Zeitraum von mehr als 2 Wochen erfolgen. Aufgrund der hemmenden Wirkung auf die Wundheilung ist die Anwendung als Wundantiseptikum mittlerweile obsolet. Ein toxisches Produkt (u. a. Methämoglobinbildner, ▸ Kap. 3.3.1) der temperatur- und pH-abhängigen Hydrolyse von Chlorhexidingluconat ist 4-Chloranilin. Es verleiht Chlorhexidin-Lösungen mitunter eine rötliche Farbe.

Polihexanid (Serasept®) kam 1995 auf den Markt und ist das am meisten verwendete Präparat in der orthopädischen und chirurgischen Wundversorgung. Polihexanid ist ein Gemisch polymerer Biguanide (Polyhexamethylenbiguanide) aus durchschnittlich 12 (n = 2–40) Hexamethylenbiguanid-Einheiten. Bei den Endgruppen der Ketten handelt es sich entweder um Guanidine, Cyanguanidine oder Amine in allen denkbaren Kombinationen. Polihexanid zeigt keinen Eiweißfehler (siehe Kasten), gilt als sehr gut gewebeverträglich, ist nicht allergisierend sowie geruch- und farblos. Polihexanid fördert zudem die Wundheilung, da es als einziges Antiseptikum die Proliferation von Keratinozyten und Fibroblasten stimuliert. Außerdem hemmt es signifikant den Proteinabbau durch die Elastase von *Pseudomonas aeruginosa* in Wundsekret und Gewebe und fördert auch auf diesem Weg die Wundheilung. Eine Resorption durch die Haut erfolgt nicht. Gegenüber PVP-Iod erfolgt der Wirkungseintritt verzögert. Auf Knorpelzellen wirkt Polihexanid jedoch zytotoxisch und darf daher nicht bei Knorpelschäden, intralumbal oder in der Nähe von Mittel- und Innenohr angewendet werden. Es gilt zudem als ein problematischer Inhaltsstoff von Deodorants und Kosmetika. Produkte, die mehr als 1 % Polihexanid enthalten sind seit 2013 als krebserregend, mutagen und reproduktionstoxisch eingestuft (Karzinogen Klasse 2).

Hexetidin (Hexoral®), Ph. Eur., ist ein amphiphiles Hexahydropyrimidin-Derivat und liegt als Gemisch von 4 Stereoisomeren vor. Die symmetrische Struktur verfügt über 2 Asymmetrienzentren (C-2' und C-2") und optional ein Pseudoasymmetriezentrum an C-5. C-5 ist pseudochiral, wenn C-2' und C-2" zueinander entgegengesetzt konfigurierte Asymmetriezentren aufweisen. Dies ist bei den beiden achiralen 2'*R*, 2"*S*, 5*r*-konfigurierten und 2'*S*, 2"*R*, 5*s*-konfigurierten Diastereomeren der Fall. Dagegen sind die beiden 2'*S*, 2"*S*- sowie 2'*R*, 2"*R*-Formen chiral und Enantiomere. Durch die primäre Aminogruppe (pK_S = 8,3) in 5-Position besitzt

12

Hexetidin basische Eigenschaften. Strukturell kann man es auch zyklisches **Aminal** des Formaldehyds betrachten. Es wirkt breit antiseptisch, vorwiegend gegen grampositive Bakterien und Pilze. Zudem wirkt es lokalanästhetisch, desodorierend und adstringierend. Hexetidin ist eine klare, farblose Flüssigkeit, die als Spray oder in Form einer 0,1- oder 0,2%igen Lösung als Mund- und Rachenantiseptikum verwendet wird, beispielsweise bei bakteriellen Zahnfleisch- oder Mundschleimhautentzündungen. Die Lösung darf nicht verschluckt werden. Hexetidin wird außerdem in Form von Vaginaltabletten zur Bekämpfung von Keimen auf der Vaginalschleimhaut eingesetzt (Vagi-Hex®). Diese Anwendung ist umstritten.

Glucoprotamin (○ Abb. 12.336, Incidin®Plus) wird in Lösung (0,5–1 %) zur aldehydfreien Flächen- und Instrumentendesinfektion sowie zur Desinfektion von Lungenautomaten, Schutzanzügen und insbesondere auch Atemschutzmasken eingesetzt. Der Wirkstoff wurde 1985 patentiert und ist ein wichtiger Ersatzstoff für Aldehyde. Glucoprotamin ist ein 5-Oxopyrrolidin-(2*S*)-carboxamid, dessen Propylen-1,3-diaminstruktur an der 3-Aminogruppe mit langkettigen Alkylresten versehen ist, z. B. Dodecyl- oder Tetradecyl-Ketten. Glucoprotamin ist das Reaktionsprodukt von *N*-Alkyl-1,3-diaminopropanen und L-Glutaminsäure. Die Amidbildung kann ohne Lösemittel durch Erhitzen von Glutaminsäure-5-estern und *N*-Alkylpropylendiaminen und Entfernen des Alkohols erfolgen, wobei es zur Zyklisierung zum Pyrrolidin unter Wasseraustritt kommt. Die Alkylgruppen von Glucoprotamin stammen aus verseiftem Kokosfett. Die Kettenlänge umfasst 12–14 C-Atome. Glucoprotamin wirkt bakterizid und levurozid (gegen Hefepilze) und erfasst im Gegensatz zu quartären Ammoniumverbindungen auch *Mycobacterium tuberculosis*. Es zerstört die Struktur bakterieller Zellmembranen und interagiert mit lipophilen Strukturen im Kapsid behüllter Viren sowie von unbehüllten lipophilen Viren. Um unbehüllte Viren vollständig zu erfassen, wird Glucoprotamin meist kombiniert eingesetzt, etwa zusammen mit Benzalkoniumchlorid und 2-Phenoxyethanol.

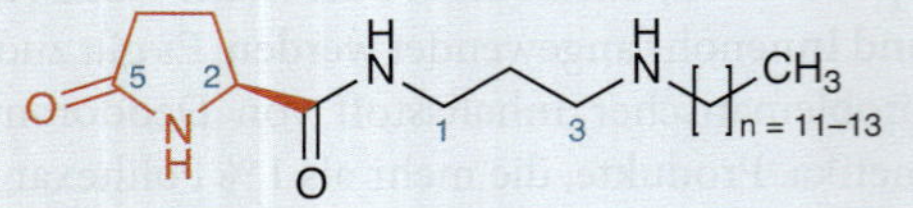

Eiweißfehler

Man versteht darunter den Grad der verminderten Wirksamkeit von Desinfektionsmitteln und Antiseptika in Gegenwart von proteinhaltigem organischem Material, wie Blut, Stuhl, Sputum, Eiter, Körpersekreten jeglicher Art oder auch Seifen („Seifenfehler"). Auch andere organische Substanzen wie Fette oder Kohlenhydrate können die Wirkung mindern. Durch die Koagulation der Proteine werden Krankheitserreger in einer Art Schutzhülle eingeschlossen und somit vor der Inaktivierung geschützt. Sie bleiben somit infektiös und können erneut eine Erkrankung auslösen. Bei Quats und Alkoholen ist der Eiweißfehler stark ausgeprägt, bei Aldehyden und den nur noch selten eingesetzten Phenolen ist er in geringerem Maße vorhanden. Letztere sind daher besser für die Inaktivierung infektiöser Sekrete und Exkrete geeignet.

○ Abb. 12.336 Glucoprotamin

12.8.9 Ethacridinlactat

Entdeckung. Antibakteriell wirksame Acridine gehen auf frühe Struktur-Wirkungs-Untersuchungen zu Antimalariamitteln mit Acridinstruktur zurück. Ethacridin entdeckte man in den 1920er Jahren, als man bei den Farbwerken Hoechst zahlreiche Acridinderivate hinsichtlich ihrer antibakteriellen Eigenschaften untersuchte. Dabei stellte man fest, dass sich die Wirksamkeit des 9-Aminoacridins durch Einführen weiterer Aminogruppen in die 3- oder 6-Stellung verbessern ließ. Das Ethacridin, zusätzlich versehen mit einer Ethoxygruppe in der 2-Position, stellte sich letztlich als optimal heraus.

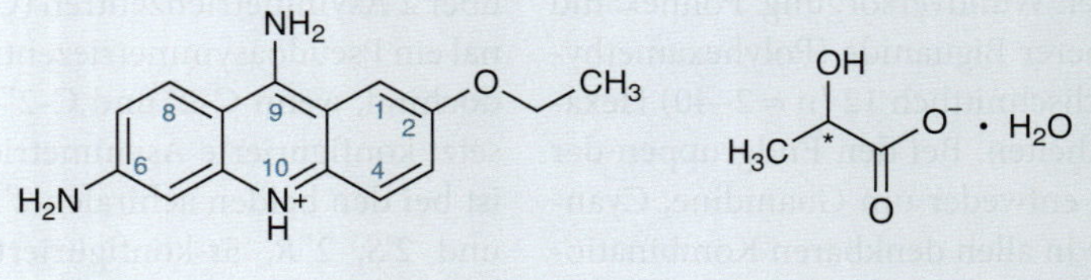

○ Abb. 12.337 Ethacridinlactat-Monohydrat als topisches Antiseptikum

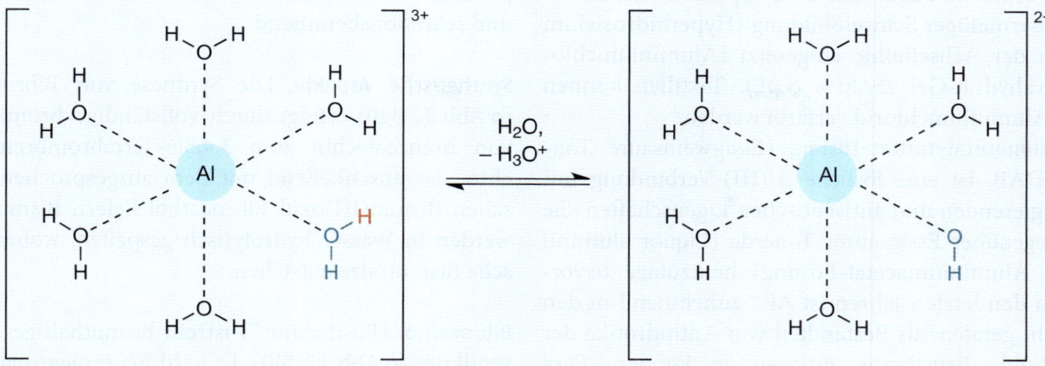

Abb. 12.338 Protolyse des aciden Aquakomplexes von Al^{3+}

Struktur und Eigenschaften. Ethacridinlactat (Abb. 12.337) ist das Salz des Ethacridinium-Kations mit der racemischen Milchsäure und liegt als Monohydrat vor. Es bildet hellgelbe, wasserlösliche Kristalle, deren Lösung Haut, Fingernägel und Kleidung gelb färbt. Sowohl in fester wie auch gelöster Form ist Ethacridinlactat lichtempfindlich. Die Lösung zeigt beim Bestrahlen mit UV-Licht eine grün-gelbe Fluoreszenz. Mit steigendem pH-Wert färbt sie sich zunehmend grün. Ethacridinlactat ist mit zahlreichen Metallionen, darunter Al^{3+}-, Zn^{2+}-, Ca^{2+}- und Ag^{+}, unverträglich. Der Grundkörper des Ethacridins ist das 9-Aminoacridin ($pK_S = 10{,}0$). Als phenyloges Amidin ist es deutlich basischer als unsubstituiertes Acridin ($pK_S = 5{,}6$) und dem 4-Aminochinolin vergleichbar ($pK_S = 9{,}1$). Protonierung an N-10 führt zur Bildung eines resonanzstabilisierten phenylogen Amidinium-Kations. Durch Einführen einer weiteren Aminogruppe in der Position 6 des 9-Aminoacridins wird die Basizität weiter erhöht, da auf diese Weise eine weitere Amidinpartialstruktur und letztlich – unter Berücksichtigung aller N-Atome – eine phenyloge Guanidiniumstruktur ($pK_S = 11{,}0$) geschaffen wird.

Wirkungsmechanismus. Ethacridinlactat interagiert auf nicht genau geklärte Weise mit bakterieller DNA bzw. RNA, wodurch die Proteinbiosynthese der Bakterien blockiert wird. Diskutiert wird eine Interkalation des planaren kationischen Diaminoacridins in die DNA.

Ethacridinlactat-Monohydrat (Rivanol®), Ph. Eur., wird als lokal-antiseptische Lösung (0,1 %) für Pinselungen, Umschläge und Spülungen sowie als Salbe (0,2%ig) verwendet. Besonders sensitiv gegenüber Ethacridinlactat sind Staphylokokken, Streptokokken und Kolibakterien. *Candida albicans* und *Proteus mirabilis* sind erheblich weniger empfindlich. Gegen gramnegative Erreger wie *Pseudomonas aeruginosa* ist Ethacridinlactat nur gering und überwiegend bakteriostatisch wirksam. Bei gastrointestinalen Erkrankungen kann Ethacridinlactat peroral verabreicht werden (Metifex®, Tannacomp®, mit Tanninalbuminat). Eine Resorption aus dem Gastrointestinaltrakt findet nur in äußerst geringem Maß statt. Ethacridinlactat wird zu 99 % mit den Fäzes eliminiert. Ethacridin wirkt stark sensibilisierend, insbesondere in Gegenwart von Sonnenlicht. Die äußerliche Anwendung als Antiseptikum wird daher zunehmend kritisch bewertet.

12.8.10 Metallionenhaltige Antiseptika

Aluminiumhaltige Mittel

Eigenschaften. Aluminiumchlorid-Hexahydrat löst sich stark exotherm in Wasser unter Bildung des Hexaqua-Aluminium(III)-Komplexes (Gleichung 12.19), wobei sich die Lösung nach einiger Zeit durch ausfallendes Aluminiumhydroxid trübt. Der Elektronenzug des hochgeladenen Al^{3+}-Ions wirkt stark polarisierend auf die O–H-Bindung des Aqualiganden, sodass dieser ein Proton abgeben kann (Abb. 12.338). Der Aquakomplex fungiert dementsprechend als schwache Kationsäure ($pK_S = 4{,}9$).

Gleichung 12.19

$$AlCl_3 + 6\,H_2O \longrightarrow [Al(H_2O)_6]^{3+} + 3\,Cl^-$$

Wirkungsmechanismus. Das Hexahydrat des Al^{3+}-Ions wirkt stark **adstringierend.**

Aluminiumchlorid-Hexahydrat (Mallebrin®), Ph. Eur., $AlCl_3 \cdot 6\,H_2O$, wird als Konzentrat zum Gurgeln bei leichten Entzündungen des Zahnfleisches und der Mundschleimhaut angewendet. Aluminiumchlorid-

Hexahydrat wird außerdem zur symptomatischen Therapie übermäßiger Schweißbildung (Hyperhidrosis) im Bereich der Achselhöhle eingesetzt (Aluminiumchlorid-Hexahydrat-Gel 15/20 % NRF). Textilien können durch Aluminiumchlorid verfärbt werden.

Aluminiumacetat-tartrat-Lösung (Essigweinsaure Tonerde), DAB, ist eine lösliche Al(III)-Verbindung mit adstringierenden und antiseptischen Eigenschaften. Sie wird gegenüber Essigsaurer Tonerde (Liquor aluminii acetici, Aluminiumacetat-Lösung) heutzutage bevorzugt. In den letzten Jahren ist Al^{3+} zunehmend in den Verdacht geraten, als Bestandteil von Anthidrotika der Achselhöhle Brustkrebs auslösen zu können. Dies konnte bis dato wissenschaftlich nicht belegt werden.

Bismuthaltige Mittel

Bismuthaltige Antiseptika werden in Form von Komplexen mit phenolischen Substanzen (Abb. 12.339) oder als schwerlösliche Oxidsalze eingesetzt.

Wirkungsmechanismus. Bi^{3+}-Ionen reagieren unspezifisch mit Thiolgruppen. Aufgrund der dadurch hervorgerufenen adstringierenden (proteinfällenden) Wirkung auf äußere Gewebsschichten wird ein Schleimhaut-protektiver Effekt gegen eindringende Erreger erzeugt. Zudem wird die Bildung von Wundsekret gehemmt. Auch die Liganden wirken aufgrund ihres phenolischen Charakters desinfizierend, adstringierend und sekretionshemmend.

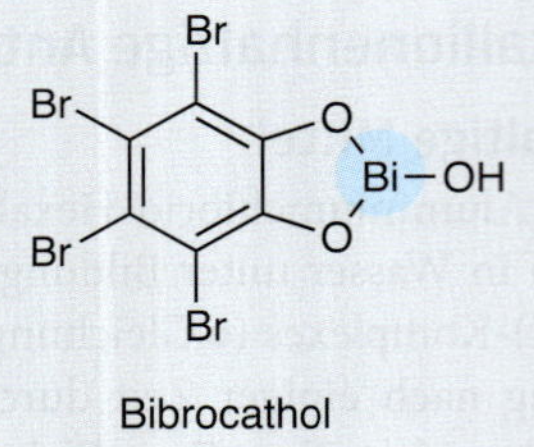

Abb. 12.339 Bismuthaltige Mittel

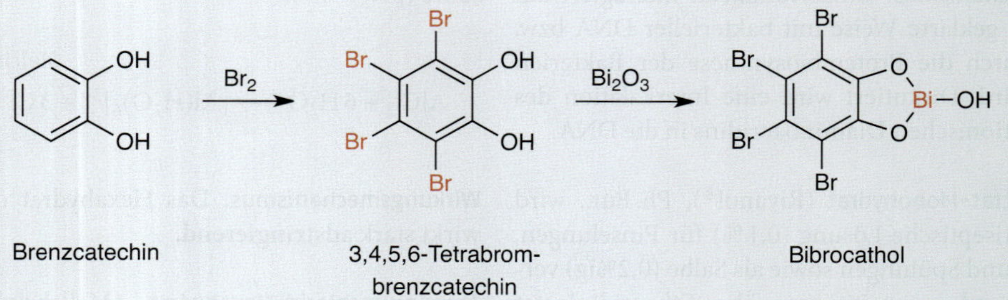

Synthetische Aspekte. Die Synthese von Bibrocathol (Abb. 12.340) erfolgt durch vollständige Bromierung von Brenzcatechin zum 3,4,5,6-Tetrabrombrenzcatechin, das anschließend mit dem ausgesprochen basischen Bismut(III)oxid Bibrocathol liefert. Bismutsalze werden in Wasser hydrolytisch gespalten, wobei basische Bismutsalze entstehen.

Bibrocathol (Posiformin®) ist ein bismuthaltiges Antiseptikum (Abb. 12.340). Es wird bei erregerunabhängigen Reizzuständen am Auge, wie unspezifischen Bindehautentzündungen und Entzündungen des Lidrandes (Gerstenkorn) als Augensalbe (2 %) eingesetzt. Bibrocathol wurde bereits 1908 patentiert. Da es nicht wasserlöslich ist, gelangt Bibrocathol nicht in das Kammerwasser. Aufgrund des fehlenden Penetrationsvermögens ist es nur am äußeren Auge wirksam.

Verbindungen mit Quecksilber

Quecksilberverbindungen haben eine lange Tradition in der Verwendung als Antiseptika und Desinfektionsmittel. Sie wirken primär bakteriostatisch, weniger bakterizid. Die Verwendung Quecksilber(II)-haltiger Externa zur Therapie von Haut- und Augenkrankheiten ist heutzutage wegen der Gefahr resorptiver Vergiftungen durch Hg(II)-Ionen obsolet.

Thiomersal, Ph. Eur., ist das Natriumsalz einer organischen Quecksilberverbindung (Abb. 12.341), die eine Thiosalicylsäure-Partialstruktur enthält. Es besitzt ein breites antimikrobielles Wirkspektrum und wird als Konservierungsstoff in Ophthalmika verwendet. Es ist bereits in sehr niedrigen Konzentrationen wirksam. Aufbewahrungslösungen für Kontaktlinsen sind heutzutage meist thiomersalfrei. Jahrzehntelang diente es als Konservierungsstoff für Mehrdosis-Impfstoffe. Thiomersal wirkt über die Bildung von Ethylquecksilber, einem Organometallkation aus Hg(II) und einer kova-

Abb. 12.340 Synthese von Bibrocathol

lent gebundenen Ethylgruppe. Im Körper bindet zweiwertiges Quecksilber und Ethylquecksilber an Thiolgruppen von Enzymen und anderen Proteinen (Abb. 12.342). Ethylquecksilber ist aufgrund der wesentlich geringeren Plasmahalbwertszeit deutlich weniger toxisch als Methylquecksilber.

Dimethylquecksilber

Organische Quecksilberverbindungen vom Typ R–Hg–X, bei denen das Hg direkt an ein C-Atom gebunden ist, sind besonders toxisch. Erheblich toxischer als Thiomersal ist das Dimethylquecksilber. Es passiert die Blut-Hirn-Schranke und ist ein potentes Nervengift. So verstarb 1997 die Chemikerin Karen Wetterhahn, eine Professorin am Dartmouth College in New Hampshire, nachdem sie Monate zuvor mit **Dimethylquecksilber** ($H_3C–Hg–CH_3$) in Kontakt gekommen war, das zunächst durch ihre Latex-Handschuhe und dann durch die Haut diffundiert war. Eine Chelattherapie war ohne Erfolg geblieben.
Auch das kationisch vorliegende Methylquecksilber ($H_3C–Hg^+X^-$, $X = Cl^-, OH^-$) ist aufgrund der hohen Affinität zum Schwefel von Cysteingruppen sehr toxisch. So geht die erstmals Mitte der 1950er Jahre aufgetretene Minamata-Krankheit – benannt nach der japanischen Minamata-Bucht – auf die Einleitung von Methylquecksilberiodid in das Meerwasser zurück. In der Folge kam es zu erheblichen Anreicherungen der Substanz in Algen und Fischen sowie schweren neurologischen Ausfallserscheinungen, Organfehlbildungen und Tausenden Opfern bei der Bevölkerung.

Verbindungen mit Silber

Die Heilwirkung von **Silber** ist bereits seit Jahrhunderten bekannt. Die antibakterielle Wirkung von Ag^+-Ionen entdeckte Carl Siegmund Credé 1881. Er empfahl die Applikation einer 2%igen Silbernitrat-Lösung in den Konjunktivalsack Neugeborener als Prophylaxe gegen eitrige Bindehautentzündung, übertragen während der Geburt durch Gonokokken und Chlamydien auf der Vaginalschleimhaut der Mutter. Sie war Ursache für zahlreiche Erblindungen. Auch kolloidales Silber besitzt antibakterielle Eigenschaften und wird seit Ende der 1890er Jahre topisch und innerlich verwendet. Für die innerliche Anwendung („Silberwasser") ist bis dato kein medizinischer Nutzen dokumentiert.

Silbernitrat (trivial Höllenstein), Ph. Eur., $AgNO_3$, wird in Augentropfen (Mova Nitrat Pipette®-Lsg.) zur einmaligen Blennorrhö-Prophylaxe Neugeborener innerhalb der ersten Stunde nach der Geburt eingesetzt. In Form von Silbernitrat-Ätzstäbchen dient es zum Entfernen von Warzen und Hühneraugen.
Methenamin-Silbernitrat (Medphano®-Silberpuder) wird zur Nabelpflege bei Neugeborenen verwendet.
Kolloidales Silber zum äußerlichen Gebrauch, Ph. Eur., ist eine aus Eieralbumin gewonnene Silber-Eiweiß-Verbindung mit einem Silbergehalt von mindestens 70–80 %. Das Protein fungiert als Schutzkolloid und verhindert ein Ausfällen des kolloidalen Silbers durch Elektrolyte. Im Unterschied zu echten Lösungen streuen kolloidale Lösungen einfallendes Licht (Tyndall-Effekt). Kolloidales Silber (Partikelgröße 1–1000 nm) enthält auch größere Silberpartikel und ist daher nicht identisch mit dem mittlerweile in vielfältiger Weise eingesetzten **Nanosilber** (Partikelgröße < 100 nM), das eine durchschnittliche Teilchengröße von 50 nm besitzt. Nieren, Schleimhäute, Konjunktiva, Kornea und Augenlinse können sich durch Silbersulfid verfärben.

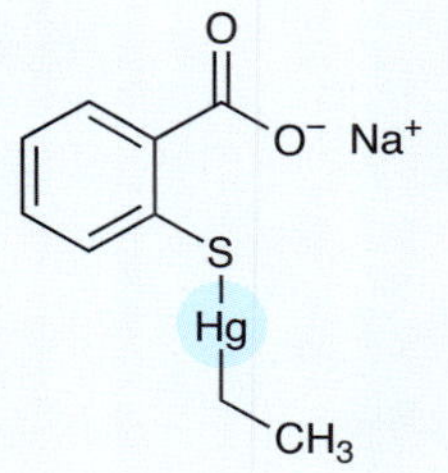

O O^- Na^+ S Hg CH_3

Abb. 12.341 Konservierungsmittel Thiomersal

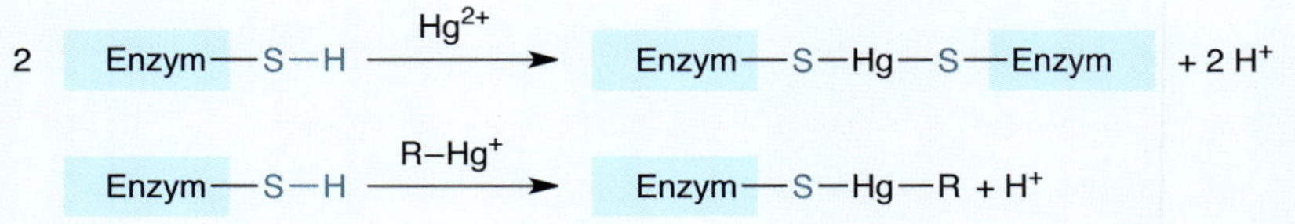

$$2\ \text{Enzym—S—H} \xrightarrow{Hg^{2+}} \text{Enzym—S—Hg—S—Enzym} + 2\,H^+$$

$$\text{Enzym—S—H} \xrightarrow{R\text{–}Hg^{+}} \text{Enzym—S—Hg—R} + H^+$$

Abb. 12.342 Interaktion von Quecksilber(II)-Ionen und Alkylquecksilber-Kationen mit Thiolgruppen von Enzymen

12

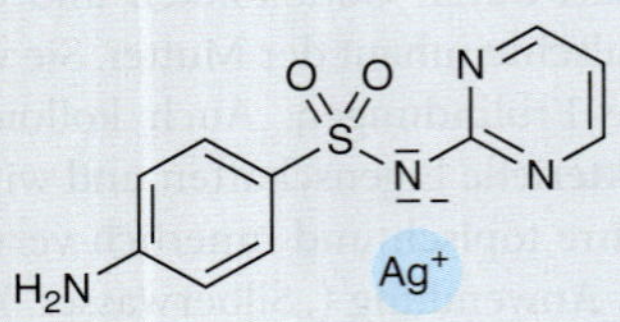

Abb. 12.343 Sulfadiazin-Silber

Die starke antimikrobielle Wirksamkeit kolloidaler und nanokolloidaler Silberpartikel geht mit deren Fähigkeit zur Adsorption an Zellwände und Zellmembranen einher. Die ultrafeinen Nanosilberpartikel durchdringen diese Strukturen und können im Zellinneren eine Art Depot bilden, aus dem Ag^+-Ionen kontinuierlich freigesetzt werden. Für die breite antimikrobielle Wirkung von kolloidalem Silber gegen aerobe sowie anaerobe grampositive und gramnegative Bakterien sind stets Ag^+-Ionen verantwortlich, die in kleinsten Mengen an der großen Oberfläche der Partikel freigesetzt werden. Vergleichbar anderen Schwermetallionen (z. B. Hg^{2+}, Pb^{2+}, Bi^{3+}, Cu^{2+}) reagieren sie mit nukleophilen Thiol-, Amino, Imino-, Carbonyl- und Phosphatgruppen, wodurch Membranproteine und essenzielle Enzymsysteme blockiert werden. Mit Nukleinsäuren erfolgt Komplexbildung über deren Phosphatgruppen. Die Fähigkeit, ubiquitär im Zellstoffwechsel anzugreifen, erklärt das breite antimikrobielle Wirkspektrum der Ag^+-Ionen.

Sulfadiazin-Silber (Flammazine®) ist das Silbersalz eines NH-aciden Sulfonamids (Abb. 12.343) und wird bereits an anderer Stelle beschrieben (▸ Kap. 12.1.9). Sulfadiazin-Silber kann unmittelbar auf oberflächliche, frische und infektionsgefährdete Wunden aufgetragen werden. Das Wirkprinzip ist mikrobiostatisch. Es weist quasi einen dualen Wirkungsmechanismus auf, da zum antibakteriellen Effekt des Sulfadiazins die antimikrobielle Wirkung der Ag^+-Ionen hinzukommt. Sulfadiazin-Silber wird insbesondere topisch bei Verbrennungswunden vor dem operativen Abtragen von verbrannter Haut (Nekrektomie) angewendet, da ihm eine gewisse Tiefenwirkung in nekrotischem Gewebe zukommt.

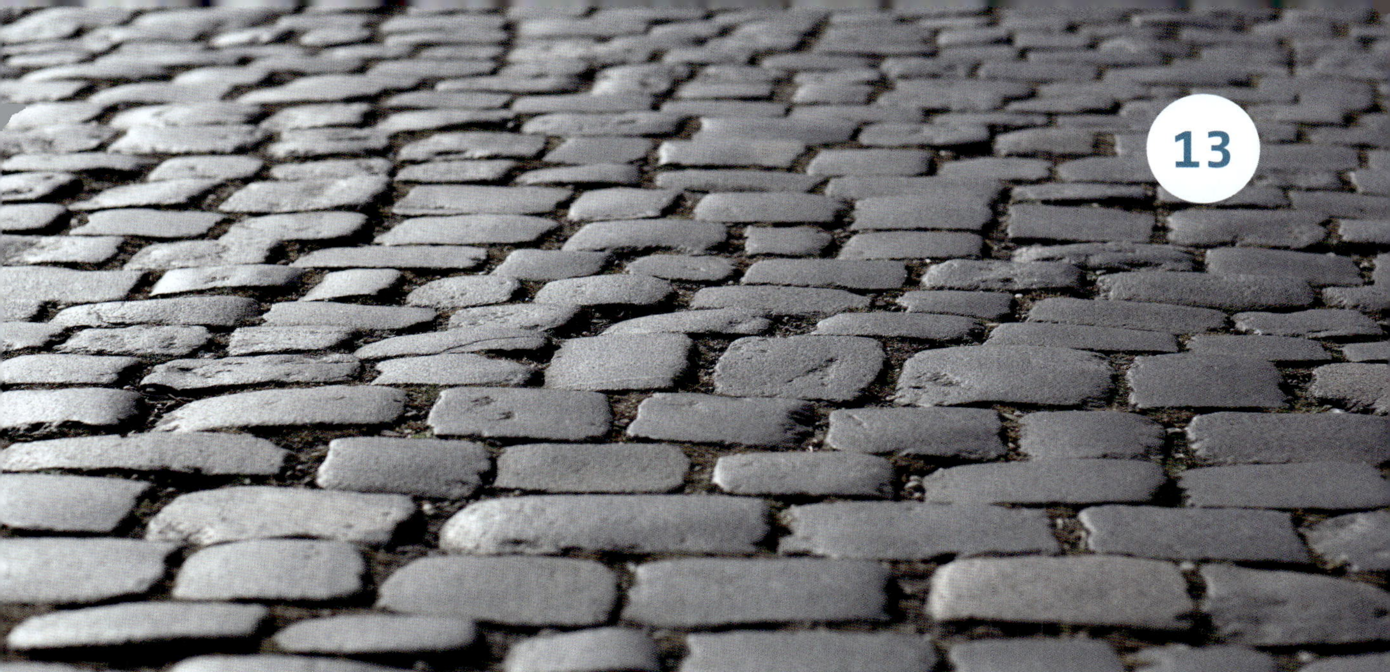

13 Tumorerkrankungen

Funktion und Überleben eines Organismus hängen primär von der Regulation des Zellwachstums ab. Versagen die molekularen Kontrollmechanismen, gehen Zellen dazu über, sich unkontrolliert und permanent zu teilen. Bösartige Gewebeneubildungen können die Folge sein. Es kommt zu einer **Krebserkrankung**, die von einem **Tumor** (lat. *tumor* = Schwellung) bzw. einer **Neoplasie** (Neubildung von Körpergewebe) hervorgerufen wird. In Deutschland nehmen nach den Herz-Kreislauf-Erkrankungen die Krebserkrankungen mit 230 000 Todesfällen pro Jahr Platz 2 in der Rangfolge der Todesursachen ein.

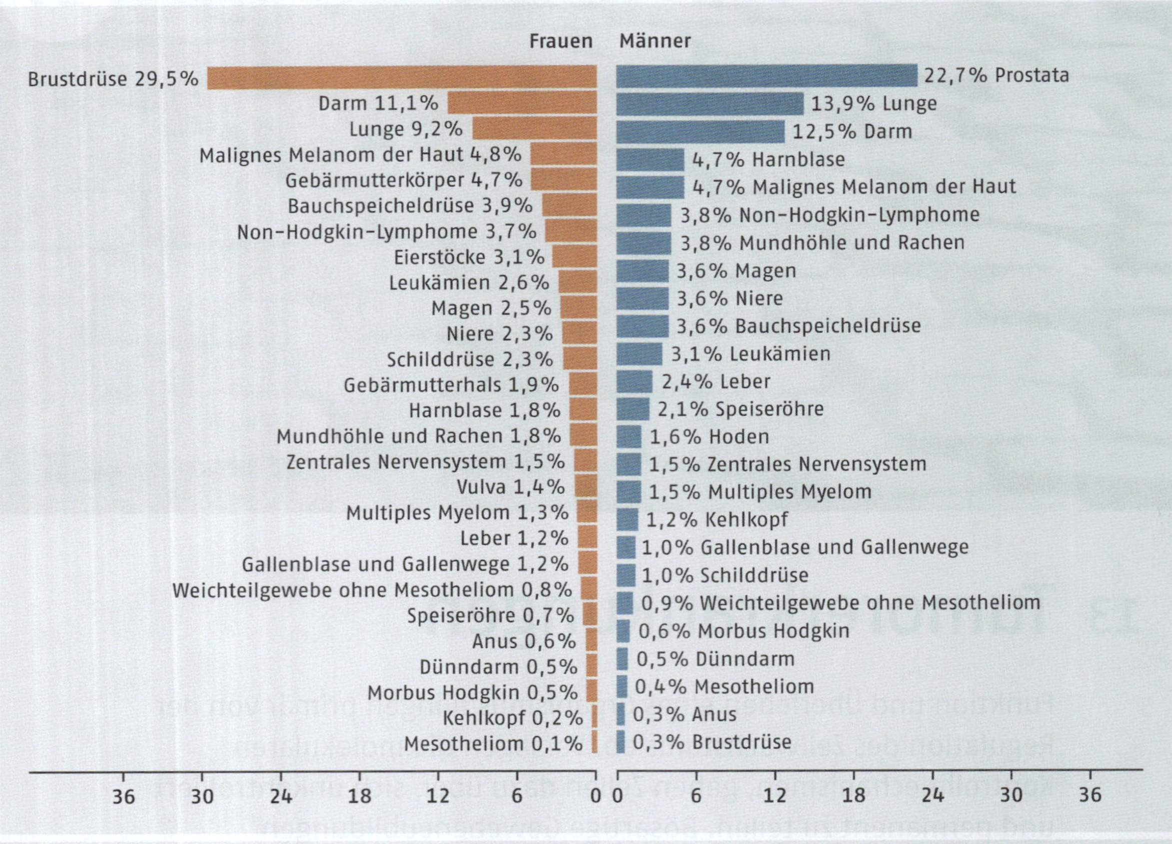

Abb. 13.1 Prozentualer Anteil häufiger Tumorlokalisationen an Krebsneuerkrankungen in Deutschland 2016

Legt man den prozentualen Anteil der Tumorlokalisationen an Krebsneuerkrankungen in Deutschland zugrunde, tritt bei Männern am häufigsten Prostatakrebs auf, bei Frauen ist es Brustkrebs (Abb. 13.1). Die meisten Todesfälle sind bei Männern jedoch auf Lungen- und Bronchialkrebs zurückzuführen, bei Frauen auf Brustkrebs, bei Kindern sind es Leukämien.

Die Weltgesundheitsorganisation (WHO) definiert Krebs als „jede Neubildung in Form eines spontanen, autonomen und irreversiblen Überschusswachstums von körpereigenem Gewebe". Daraus ergibt sich, dass sich Tumoren aus ehemals normalen, gesunden Zellen entwickeln. Dies kann ohne erkennbaren Einfluss spontan geschehen. Voraussetzung für die Bildung von malignem (bösartigem) Gewebe ist aber weniger der Übergang einer einzigen normalen Zelle in eine Tumorzelle, ein Prozess den man als maligne **Transformation** (lat. *transformare* = umformen, umwandeln) bezeichnet. Vielmehr kommt der Anhäufung von Mutationen verschiedener Gene über einen längeren Zeitraum, mitunter Jahre, die größere Relevanz zu. Ausschlaggebend dafür sind neben der genetischen Prädisposition

- somatische **Mutationen**,
- die Expression bestimmter Virusproteine durch **Tumorviren**,
- **epigenetische** (zur Begriffsdefinition s. u.), posttranslationale Veränderungen (DNA-Hyper-, Hypomethylierung, Histonmodifikationen) in Genen, die an der Kontrolle von Zellwachstum, Zellteilung und der Zelldifferenzierung beteiligt sind.

Durch Mutationen von **Protoonkogenen**, d. h. Genen, die an der Regulation von Zellteilung und Zelldifferenzierung beteiligt sind, können **Onkogene** entstehen. Diese sorgen über die von ihnen kodierten Proteine für einen dauerhaften (konstitutiven) Wachstumsstimulus und fördern die unkontrollierte Zellproliferation. Die Frage nach der Krebsentstehung ist folglich eng mit der Frage nach den Ursachen krebserzeugender Mutationen verknüpft. Hier sind in erster Linie als Auslöser zu nennen

- chemische Mutagene (z. B. Aflatoxine, Benzo[*a*]pyrene, Nitrosamine, Alkylanzien),
- physikalische Mutagene (Röntgen-, ionisierende- und UV-Strahlung),
- biologische Mutagene (z. B. HI-Viren, Epstein-Barr-Virus, Papillomaviren).

Im Zusammenhang mit der Bildung von Tumoren lassen sich Mutationen grob differenzieren in

- Punktmutationen der DNA,
- chromosomale Translokationen mit der Bildung von Fusionsproteinen (z. B. chronische myelogene Leukämie),
- Assoziation bestimmter Gene mit starken Promotoren als Folge einer Translokation (z. B. beim B-Zell-Lymphom, Burkitt-Lymphom),
- Überexpression onkogener Proteine durch Vervielfachung einzelner Gene (Genamplifikation, z. B. beim Neuroblastom, kleinzelliges Bronchialkarzinom).

Tumoren können hinsichtlich ihrer biologischen und morphologischen Charakterisierung in gutartige (lat. *benignus* = mild, gutmütig) und bösartige (lat. *malignus* = schädlich) unterteilt werden. Jegliche Art von Gewebe kann betroffen sein. Auch das Tumorgewebe besteht aus einzelnen Zellen, die sich jedoch von gesunden Zellen bzw. gesundem Gewebe charakteristisch unterscheiden. **Benigne Tumoren** wachsen meist langsam, zeigen eine klare Abgrenzung zum umgebenden gesunden Gewebe (Warzen, Leberflecke, Lipome), sind gut differenziert und in der Regel nicht lebensbedrohlich. **Maligne Tumoren** sind dagegen meist durch unbegrenzte Teilungsfähigkeit, infiltratives Wachstum in die Umgebung, die Abgabe von Zellen in die Lymph- und Blutbahn (Metastasierung), die verstärkte Ausbildung neuer Blutgefäße (Angiogenese) sowie eine häufige Rezidivbildung charakterisiert. Sie sind fast immer lebensbedrohlich. Bei malignen Tumoren unterscheidet man **solide Tumoren** des

- Deckgewebes von Haut oder Schleimhaut (Karzinome),
- mesenchymalen Gewebes (Sarkome),
- Zentralnervensystems (Gliome),

und **hämatologische Neoplasien**

- von Blut und Knochenmark (Leukämien, chronisch-myeloproliferative Erkrankungen),
- der Milz und der Lymphknoten (Morbus Hodgkin, Non-Hodgkin-Lymphome der B- und T-Zell-Reihe).

Die Krebsentstehung oder **Karzinogenese** wird heutzutage überwiegend als ein Dreistufenprozess betrachtet. Dieser besteht aus der Transformation einer normalen Zelle in eine maligne Zelle (**Initiation**), der Wachstumsstimulation und Tumor-Angiogenese, d. h. der Neubildung Tumor-eigener Blutgefäße (**Promotion**), sowie der Infiltration mit zerstörerischem Wachstum (**Progression**).

Ziel der Krebstherapie ist es, die malignen Zellen zu eliminieren oder zumindest den Umfang des Tumorgewebes zu reduzieren und eine Metastasierung zu verhindern. Bedingt durch die unterschiedlichen biologischen und morphologischen Eigenschaften der unterschiedlichen Krebsformen bedarf allerdings jede Krebstherapie einer individuellen Behandlung.

Im Wesentlichen fußt die **Krebstherapie** auf der

- onkologischen Chirurgie,
- der lokalen externen oder internen Strahlentherapie,
- der **zytostatischen Behandlung** durch systemische Medikamentengabe (Chemotherapie).

Zytostatika und zytostatische Behandlung. Für viele Krebsarten gibt es gute Heilungschancen, sofern ein solider Tumor chirurgisch entfernt werden kann. Prä- und postoperativ können **zytostatische Behandlungen**, sogenannte Chemotherapien, oder eine Therapie mit ionisierender Strahlung angewandt werden, mit dem Ziel einer Verminderung der Tumorgröße oder der Verhinderung einer Metastasierung. **Zytostatika** sind Wirkstoffe natürlichen oder synthetischen Ursprungs, die in der Tumortherapie eingesetzt werden, um die Zellteilung rasch proliferierender Krebszellen zu hemmen. Neben schnell wachsenden Tumorzellen reagieren aber auch gesunde Zellen mit hoher Proliferationsrate, beispielsweise Zellen des Darmepithels, der Haarwurzeln oder des Knochenmarks sensitiv auf eine zytostatische Behandlung und werden prinzipiell ebenfalls geschädigt. Hierin ist die Ursache zahlreicher Nebenwirkungen der Tumortherapeutika zu sehen. Um die Toxizität möglichst gering zu halten, verabreicht man Zytostatika häufig in Therapiezyklen. Gegenüber der alleinigen Verabreichung eines Zytostatikums (Monochemotherapie) ist meist der Einsatz mehrerer Zytostatika mit unterschiedlichem Wirkungsmechanismus im Rahmen einer Kombinationsbehandlung (Polychemotherapie) erfolgversprechend. Auf diese Weise versucht man zudem, Resistenzentwicklungen zu minimieren.

Eine zytostatische Behandlung kann, entsprechend der therapeutischen Zielsetzung

- neoadjuvanten Charakter haben, mit dem Ziel einer Verkleinerung des Tumors und der Minimierung einer Rezidivbildung vor dem Eingriff,
- adjuvant erfolgen, nach vollständigem Entfernen des Tumors zwecks Vernichtung verstreuter Tumorzellen und Minimierung einer Rezidivbildung,
- kurativ erfolgen, mit dem Ziel einer alleinigen Heilung durch zytostatische Behandlung,
- sofern keine Heilungschance besteht, auch palliativ erfolgen, etwa zur Verbesserung der Lebensqualität bei Metastasierung oder unvollständiger Tumorentfernung.

Einteilung der Tumortherapeutika. Die **klassisch eingesetzten Wirkstoffe** zur zytostatischen Behandlung können unterteilt werden in

- DNA-interagierende Verbindungen (Alkylanzien, Interkalatoren, Topoisomerase-Inhibitoren),

- Substanzen mit hormonartiger Wirkung (Antihormone),
- Mitosehemmstoffe,
- Antimetaboliten.

Moderne, **zielgerichtete Therapiekonzepte** sind auf die Hemmung ganz bestimmter Proteine im Tumorgeschehen ausgerichtet. Zu den zielgerichteten Wirkstoffen gehören die **Proteinkinase-Inhibitoren** (▸Kap. 13.6). Sie sind zellgängig und interagieren mit intrazellulären Rezeptoren oder Schlüsselenzymen der Signaltransduktion. So gewinnen im Rahmen des Konzepts der personalisierten Medizin zielgerichtete Arzneistoffe immer stärker an Bedeutung. Man ordnet ihnen zu Therapiebeginn obligatorisch zu bestimmende validierte Biomarker zu, mittels der sich beispielsweise spezielle Genmutationen identifizieren lassen (sog. therapiebegleitende Diagnostika, **Companion Diagnostics**). Dadurch wird speziell in der Onkologie die Anwendung personalisierter Medikamente für zielgerichtete Therapieansätze möglich. Beispielsweise haben Frauen im Alter ab 70 Jahren mit BRCA1- oder BRCA2-Mutationen ein erhöhtes Risiko am Ovarialkarzinom zu erkranken. Wird die Mutation im Tumorgewebe nachgewiesen, kann beispielsweise ein PARP-Inhibitor (▸Kap. 13.9) eingesetzt werden. **PARP**-(Poly-ADP-Ribose-Polymerase-)**Inhibitoren** verhindern gezielt die Reparatur von DNA-Einzelstrangschäden nach Zytostatikabehandlung. **Proteasom-Inhibitoren** (▸Kap. 13.10) verursachen eine Störung der Zellhomöostase und letztlich den Zelltod durch Hemmung großer zellulärer Proteinkomplexe, die Ubiquitin-gebundene Proteine abbauen. Gegenstand intensiver Forschung sind aktuell auch Substanzen zur **Krebs-Chemoprävention**, die Entwicklung von **Resistenzmodulatoren** sowie **epigenetische Ansätze** zur Tumortherapie (▸Kap. 13.12). Mit dem Begriff Epigenetik bezeichnet man allgemein chromosomale Modifikationen, die nicht auf eine Änderung in der Basensequenz der DNA zurückgehen. **Monoklonale Antikörper** sind Proteine, die nur extrazellulär wirksam sind und Antigene spezifisch binden oder erkennen. Sie richten sich beispielsweise gegen die extrazelluläre Ligandenbindungsdomäne eines membranständigen Rezeptors der Tumorzelle, indem sie den Liganden binden oder den Rezeptor blockieren.

Nebenwirkungen und Spätfolgen einer Zytostatika-Behandlung. Eine zytostatische Behandlung kann trotz moderner, zielgerichteter Therapieansätze bislang nicht vollständig spezifisch erfolgen. Sie geht immer mit dosislimitierenden Sofort- (Stunden) und Frühreaktionen (Tage) einher. Kommen kann es beispielsweise zu

- Schädigungen des Knochenmarks (Myelosuppression),
- Schleimhautentzündungen (Übelkeit, Erbrechen, Durchfälle, Appetitlosigkeit, Mundfäule),
- Haarausfall (Alopezie),
- Leber- und Nierenschädigungen,
- kognitiven Defiziten,
- infusionsbedingter Venenreizung,
- einem Anstieg des Harnsäurespiegels (sekundäre Hyperurikämie).

Therapiebegleitend werden im Rahmen einer zytostatischen Behandlung daher oft Antiemetika, Analgetika, Allopurinol, Corticoide, Psychopharmaka oder auch Antibiotika verabreicht. Als Spätfolgen einer Zytostatikatherapie können nach Monaten oder Jahren mitunter eine Beeinträchtigung der Fruchtbarkeit, funktionelle Organschäden sowie aufgrund der kanzerogenen Wirkung der meisten Zytostatika auch Zweitneoplasien auftreten, z. B. akute Leukämien.

Resistenzerscheinungen. Als Antwort auf einen Angriff durch Zytostatika entwickeln Tumorzellen häufig **Zytostatikaresistenzen**. Sie sind die wesentliche Ursache für das Nichtansprechen zytostatischer Behandlungen. Eine besondere Bedeutung kommt der **multiplen Zytostatikaresistenz** (*multiple drug resistance*, MDR) zu. Man versteht darunter das Phänomen, dass Tumorzellen eine Resistenz gegen einen bestimmten Wirkstoff erwerben, zusätzlich aber auch Kreuzresistenzen gegenüber anderen Substanzen mit völlig anderem Wirkungsprinzip auftreten. Die Resistenzmechanismen sind komplexer Natur und gehen häufig auf die Überexpression bestimmter Proteine, den **ABC-Transportern** (▸Kap. 2.4.3), zurück. Diese fungieren als aktive Efflux-Pumpen, die Wirkstoffe unter ATP-Verbrauch aus der Tumorzelle herausschleusen und in ein äußeres Kompartiment befördern können. In Normalgeweben besteht die physiologische Funktion dieser Effluxtransporter im Schutz der Zelle vor körperfremden Substanzen, sogenannten Xenobiotika.

Von besonderer Bedeutung für die Zytostatikaresistenz sind beispielsweise das

- P-Glykoprotein (P-gp, MDR1),
- Breast-Cancer-Resistance-Protein (BCRP),
- Multiple-Drug-Resistance-associated-Protein 1 (MRP1).

Die Effluxtransporter erkennen zahlreiche Zytostatika und transportieren diese aus der Zelle heraus. Auch Mutationen, z. B. im p53-Tumorsuppressor-Gen, können Resistenzen hervorrufen. Punktmutationen im *BCR-ABL*-Fusionsgen können das Andocken von Imatinib an die onkogene Kinase BCR-ABL1 unterbinden. Resistente Zellen können aber durchaus schon vor einer Zytostatikabehandlung in sehr geringem Maße vorliegen. Bedingt durch den Selektionsdruck des Zytostati-

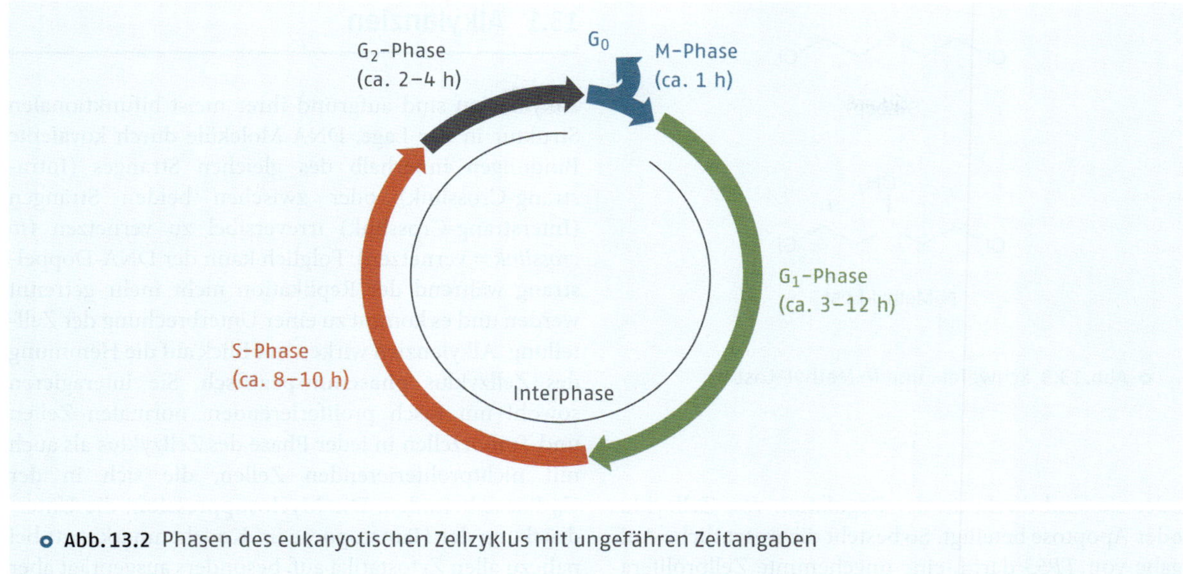

Abb. 13.2 Phasen des eukaryotischen Zellzyklus mit ungefähren Zeitangaben

kums setzen sie sich dann gegen die sensitiveren Zellen durch. Durch Überexpression antiapoptotischer Proteine, etwa der BCL-2-Proteinfamilie, kann es ebenfalls zu Resistenzen kommen. Auftretende Resistenzerscheinungen versucht man mittels geeigneter **Resistenzmodulatoren**, wie Verapamil, Dihydropyrimidinen, Propafenon etc. zu durchbrechen.

Phasen des Zellzyklus. Wesentlich für das Verständnis von Tumorerkrankungen ist das Wissen um die molekularen Mechanismen der **Zellzyklusregulation**. Der eukaryotische Zellzyklus beschreibt für gesunde Zellen und Tumorzellen gleichermaßen eine periodische Abfolge in der kontinuierlichen Zellproliferation vom Ende einer Zellteilung bis zum Ende der folgenden. Man kann ihn in 4 Phasen einteilen (Abb. 13.2).

- In der vergleichsweise kurzen **M-Phase**, der eigentlichen Zellteilungsphase, kommt es zur Bildung des Spindelapparats, zur Teilung der Chromosomen (Mitose, M), des Zellkerns (Karyokinese) und des Zytoplasmas.
- Die **G_1-Phase** (*gap* = Lücke, Unterbrechung) ist der Zeitraum zwischen Kernteilung und DNA-Synthese. In dieser Wachstumsphase stehen die Synthese von Proteinen sowie replikationsrelevanter Nukleotide im Vordergrund.
- In der **S-Phase** (Synthese) findet die DNA-Synthese statt. Der DNA-Gehalt eines Zellkerns bzw. einer Zelle wird verdoppelt.
- In der kurzen **G_2-Phase** bereitet sich die tetraploide Zelle auf die Mitose vor. Die Zelle rundet sich meist ab, Basenfehlpaarungen der DNA-Doppelstränge werden repariert, RNA sowie zellteilungsspezifische Proteine werden synthetisiert.

Die Zeit zwischen 2 Zellteilungen umfasst die Phasen G_1-, S-, und G_2. Man bezeichnet sie zusammenfassend als **Interphase**. Bestimmte ausdifferenzierte Zellen, wie Nervenzellen, Muskelzellen, Erythrozyten oder auch Thrombozyten, befinden sich in einer zytokinetischen Ruhephase, der **G_0-Phase**. Sie sind stoffwechselaktiv aber nicht mehr teilungsaktiv und gegenüber den meisten Zytostatika wenig sensitiv. In Normalgeweben befinden sich die meisten Zellen in der G_0-Phase.

Einige Zytostatika wirken mit Blick auf den Zellzyklus **phasenspezifisch** (*Catharanthus*-Alkaloide, Paclitaxel, Antimetaboliten), andere wiederum **phasenunspezifisch** (Alkylanzien, Cisplatin). Phasenunspezifisch wirkende Substanzen unterbrechen – abhängig von der Dosierung – die Zellteilung in jeder Phase des Zellzyklus, phasenspezifisch wirkende Substanzen unterbrechen die Zellteilung in einer ganz bestimmten Phase.

An bestimmten Phasenübergängen, beispielsweise am Übergang G_1/S (späte G_1-Phase) oder G_2/M (späte G_2-Phase) sowie in der Metaphase, befinden sich **Restriktionspunkte** (*check points*) zur Überprüfung des Zellzyklus. Nur an diesen Checkpoints kann er angehalten werden. Die Regulation des Zellzyklus übernehmen Cyclin-abhängige Kinasen (CDKs, *cyclin dependent kinases*), die wiederum im Zusammenwirken mit Cyclinen, durch Protoonkogene, Tumorsuppressor-Gene und Phosphorylierungs-/Dephosphorylierungsschritte mitogener Signalwege in komplexer Weise reguliert werden. Wichtige Regulatoren des Zellzyklus sind beispielsweise die **Tumorsuppressor-Gene** *TP53*, als „Wächter des Genoms" (David Lane, 1992) oder auch das Retinoblastom-Protein pR.

Die durch die Tumorsuppressor-Gene kodierten Proteine sind Teil von Signaltransduktionskaskaden,

13

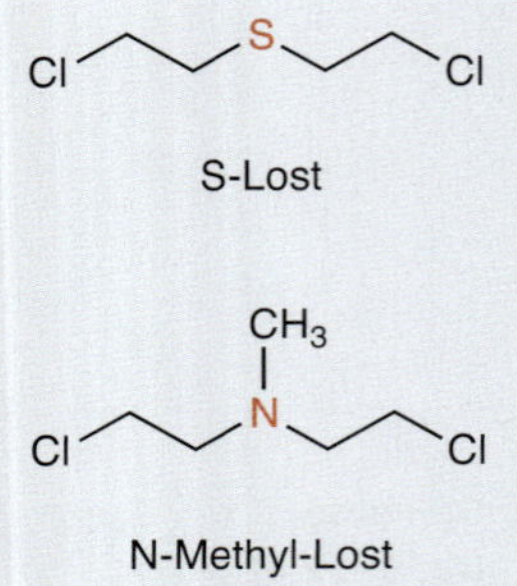

Cl–CH₂CH₂–S–CH₂CH₂–Cl

S-Lost

N-Methyl-Lost

Abb. 13.3 Schwefel- und N-Methyl-Lost

oder sie sind direkt an der Regulation von Zellzyklus oder Apoptose beteiligt. So besteht die wesentliche Aufgabe von *TP53* darin, eine ungehemmte Zellproliferation zu verhindern. Das durch *TP53* kodierte p53-Protein ist ein **Transkriptionsfaktor**, dessen Akkumulation bei DNA-Läsionen komplexe Reparaturmechanismen und Signaltransduktionskaskaden in Gang setzt. Im Falle gravierender DNA-Läsionen blockiert p53 den Zellzyklus solange, bis eine Reparatur erfolgt ist. Andernfalls wird ein Apoptose-Programm eingeleitet. Beim Menschen ist *TP53* das Tumorsuppressor-Gen, das am häufigsten mutiert ist. Das Retinoblastom-Protein pR war der erste Tumorsuppressor, den man entdeckte. Es ist an der Entstehung des Retinoblastoms beteiligt, eines bösartigen Tumors der Netzhaut, aber nicht auf die Retina beschränkt. Es ist ein zentraler Regulator des Zellzyklus und kontrolliert den Eintritt der Zelle in die S-Phase. Bei einem Defekt von pR werden S-Phase-relevante Proteine verstärkt exprimiert. Im Falle fehlerhafter Differenzierung oder irreparabler Zellschäden, ausgelöst durch innere und äußere Faktoren, wird eine Art zelluläres Suizidprogramm, die **Apoptose** (griech. *apo* = weg, *ptosis* = Fall), eingeleitet und die Zelle geht unter. Auf diese Weise wird einer erhöhten Mutationsrate entgegengesteuert und die potenzielle Bildung von Tumorzellen verhindert. Analog dem Prozess der Zellproliferation kontrolliert die Zelle auch den apoptotischen Prozess aktiv und setzt ihn gezielt in Gang (**programmierter Zelltod**). Apoptotische Prozesse gehen mit charakteristischen biochemischen und morphologischen Veränderungen einher, meist mit einer Verkleinerung der Zelle, einer Chromatinkondensation, einer Fragmentierung der chromosomalen DNA sowie einer Abschnürung intakter, ausgestülpter Membrananteile. Davon abzugrenzen ist der pathophysiologische, **nekrotische** Zelltod, der meist mit einer Vergrößerung des Zellkörpers sowie einer Ruptur der Plasmamembran verbunden ist und häufig von entzündlichen Prozessen begleitet wird.

13.1 Alkylanzien

Alkylanzien sind aufgrund ihrer meist bifunktionalen Struktur in der Lage, DNA-Moleküle durch kovalente Bindungen innerhalb des gleichen Stranges (Intrastrang-Crosslink) oder zwischen beiden Strängen (Interstrang-Crosslink) irreversibel zu vernetzen (*to crosslink* = vernetzen). Folglich kann der DNA-Doppelstrang während der Replikation nicht mehr getrennt werden und es kommt zu einer Unterbrechung der Zellteilung. Alkylanzien wirken mit Blick auf die Hemmung des Zellzyklus **phasenunspezifisch**. Sie interagieren sowohl mit rasch proliferierenden, normalen Zellen und Tumorzellen in jeder Phase des Zellzyklus als auch mit nichtproliferierenden Zellen, die sich in der G_0-Phase befinden. Die **Myelosuppression**, die Unterdrückung der Hämatopoese im Knochenmark, tritt bei nahezu allen Zytostatika auf, besonders ausgeprägt aber bei den Alkylanzien. Niedrig dosiert können diese Substanzen auch zur Therapie von Autoimmunerkrankungen oder nach Organtransplantationen eingesetzt werden. Die klinisch verwendeten Alkylanzien gehören unterschiedlichen Substanzklassen an und können im Wesentlichen eingeteilt werden in

- Stickstofflost-Verbindungen (N-Loste),
- Aziridine,
- Estramustin,
- Methansulfonate,
- Nitrosoharnstoffe,
- Triazene,
- Mitomycin C.

13.1.1 Stickstofflost-Verbindungen (N-Loste)

Design und Entwicklung. Die Entwicklung der alkylierenden Tumortherapeutika ist eng mit einem flüssigen, hautschädigenden Kampfstoff des Ersten Weltkriegs, dem Bis(2-chlorethylsulfid), kurz Lost oder Schwefellost, S-Lost (Senfgas, Yperit, *sulfur mustard*), verknüpft (Abb. 13.3). Namensgeber für das Akronym **Lost** waren die deutschen Chemiker Wilhelm **Lo**mmel und Wilhelm **St**einkopf – beide Mitarbeiter von Fritz Haber (Nobelpreis für Chemie, 1919) – die den Einsatz von Schwefellost als Kampfstoff initiierten. Die Synthese der Substanz war bereits zu einem früheren Zeitpunkt gelungen (Frederick Guthrie, 1860). Die Bezeichnung Senfgas für Schwefellost weist auf den senf- oder knoblauchartigen Geruch der in technischer Qualität vorliegenden Substanz hin. In völlig reiner Form ist die Substanz geruchlos.

Als typische Symptome einer Senfgas-Vergiftung beobachtete man neben schwersten – Verbrennungen und Verätzungen ähnelnden – Schädigungen der Haut

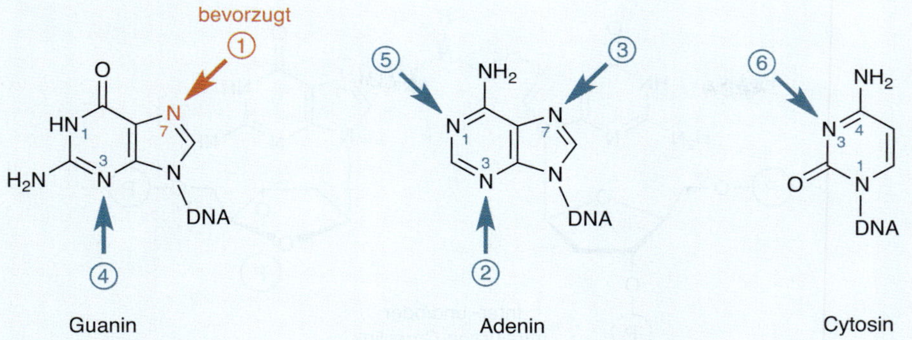

Abb. 13.4 DNA-Basen und deren nukleophile N-Atome als bevorzugte Angriffspunkte zytostatisch wirksamer Alkylanzien. Die Nukleophilie der Ring-N-Atome nimmt von ① nach ⑥ ab (Ungefähr-Angaben).

und der Atemwege, eine ausgeprägte Hypoplasie des Knochenmarks sowie eine drastisch verminderte Leukozytenzahl (Leukopenie). Die hohe Reaktivität und die damit verbundene Toxizität der S-Lost-Verbindungen verhinderte allerdings jegliche therapeutische Nutzung dieses Effektes. So beträgt die Halbwertszeit von S-Lost in wässrigem Milieu bei 37 °C lediglich 3 min. Als noch immer sehr toxisch stellte sich auch die als S-Lost-Derivat aufzufassende N-Lost-Verbindung *N,N*-Bis(2-chlorethyl)-*N*-methylamin (*N*-Methyl-Lost, engl. *mustine*) heraus (Abb. 13.3). Nachdem man Tumorremissionen im Tierexperiment beobachtet hatte, nahm mit dieser Verbindung dennoch die zytostatische Krebstherapie ihren Anfang. Erstmals setzte man sie im Jahr 1946 therapeutisch bei Patienten mit Lymphosarkom ein (Louis S. Goodman, Alfred Gilman). Um die hohe Reaktivität der Stickstofflost-Verbindungen abzuschwächen, muss der N-Lost-Stickstoff entweder als aromatisches Amin mit abgeschwächter Nukleophilie vorliegen oder als nichtreaktives Amid-Prodrug maskiert werden.

Die therapeutisch verwendeten Stickstofflost-Verbindungen können unterteilt werden in

- *N*-Aryl-substituierte Stickstofflost-Derivate (Abb. 13.9),
- Oxazaphosphorine mit Stickstofflost-Struktur (Abb. 13.11).

Wirkungsmechanismus. Die Wirkung der alkylierenden Zytostatika vom N-Lost-Typ basiert auf der Bildung reaktiver, elektrophiler Aziridiniumionen, die unter physiologischen Bedingungen mit N-, O- und S-Nukleophilen von Proteinen oder Nukleinsäuren reagieren können. Das DNA-Molekül wird dabei bevorzugt an den Ring-N-Atomen der DNA-Basen alkyliert (Abb. 13.4). Reiht man die DNA-Basen nach abnehmender Nukleophilie, ergibt sich die Reihenfolge Guanin > Adenin > Cytosin > Thymin (Uracil).

Quantenmechanische Berechnungen weisen das Stickstoffatom N-7 des Guanins als bevorzugte Alkylierungsstelle mit der höchsten Nukleophilie aus (Abb. 13.4). Bifunktionale Alkylanzien vom N-Lost-Typ sind aufgrund ihrer beiden elektrophilen Zentren zu einer 2-fachen DNA-Alkylierung (Abb. 13.5) befähigt, wodurch es neben **Interstrang**- auch zu **Intrastrangvernetzungen** kommen kann. Auch das DNA-Protein-Crosslinking wird beobachtet. In der Summe werden besonders rasch proliferierende Zellen irreversibel geschädigt und der programmierte Zelltod, die Apoptose, wird eingeleitet.

Mechanistische Aspekte der DNA-Alkylierung. Chemisch gesehen handelt es sich bei der Alkylierung des DNA-Moleküls durch N-Lost-Verbindungen um eine **nukleophile Substitutionsreaktion** an der Chloralkylstruktur, die unter kinetischen Aspekten nach einem unimolekularen (S_N1) oder einem bimolekularen (S_N2) Mechanismus erfolgen kann (Abb. 13.6). Eine exakte Abgrenzung zwischen mehreren möglichen Mechanismen (S_N1, S_N2, S_N1/S_N2) ist allerdings nicht immer eindeutig möglich und sollte keinesfalls zu rigide vorgenommen werden. Welcher Mechanismus jeweils genau vorliegt, lässt sich nur empirisch aus der Bestimmung der Reaktionsordnung schließen.

Wesentlich für die Reaktivität der N-Lost-Verbindungen ist die chemische Natur des Substituenten am Stickstoffatom der N-Lost-Funktionalität. Dabei kommt der **anchimeren Unterstützung**, auch Nachbargruppenbeteiligung genannt, eine wichtige Rolle zu. Man versteht darunter den beschleunigenden Einfluss bestimmter β-ständiger nukleophiler Zentren auf die Reaktionsgeschwindigkeit einer Substitutionsreaktion am elektrophilen Zentrum. Im Fall einer **aliphatischen N-Lost-Verbindung** (Abb. 13.6) kommt es typischerweise zu einem intramolekularen S_N2-Angriff des

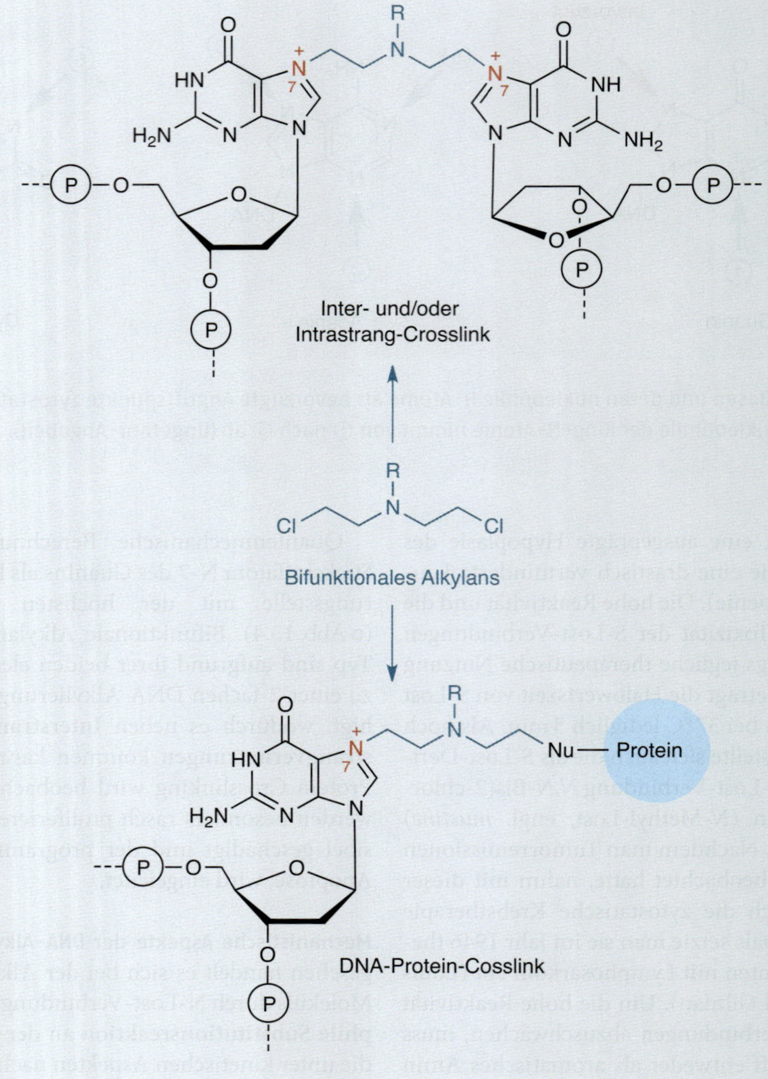

Abb. 13.5 Crosslinking durch eine bifunktionale N-Lost-Verbindung

β-ständigen N-Atoms auf das durch das Chloratom positiv polarisierte C-Atom. In der Folge entsteht zunächst ein Aziridiniumion. Die *N*-Alkylgruppe beschleunigt diesen Prozess. Alkylsubstituenten am N-Atom verstärken durch ihren elektronenschiebenden +I-Effekt den nukleophilen Charakter des N-Atoms und begünstigen die rasche Bildung eines Aziridiniumions. Im Falle des Chlormethins (N-Methyl-Lost) reagiert das rasch entstehende **Aziridiniumion als alkylierendes Agens** jedoch unmittelbar und unspezifisch mit einer Vielzahl zellulärer Nukleophile, was mit einer erhöhten Toxizität verbunden ist. Verbindungen wie **Chlormethin** können aufgrund ihrer hohen Reaktivität keinesfalls peroral verabreicht werden, da sie eine Alkylierung körpereigener Nukleophile innerhalb von Sekunden bis wenigen Minuten bewirken und dadurch extrem zytotoxisch wirken.

Vermindert man die Nukleophilie am N-Atom der N-Lost-Struktur, nimmt die Reaktivität und folgerichtig auch die Toxizität ab. Ist die N-Lost-Struktur unmittelbar an ein aromatisches System gebunden (Chlorambucil, Melphalan, Bendamustin, Abb. 13.9), wird die Nukleophilie des N-Atoms durch die Interaktion des nichtbindenden Elektronenpaares mit dem π-Elektronen-System des Aromaten herabgesetzt. Die anchimere Unterstützung bei der Bildung eines Aziridiniumions fällt somit geringer aus. Da die Bildung des Aziridiniumions nun langsamer erfolgt als der Angriff des Nukleo-

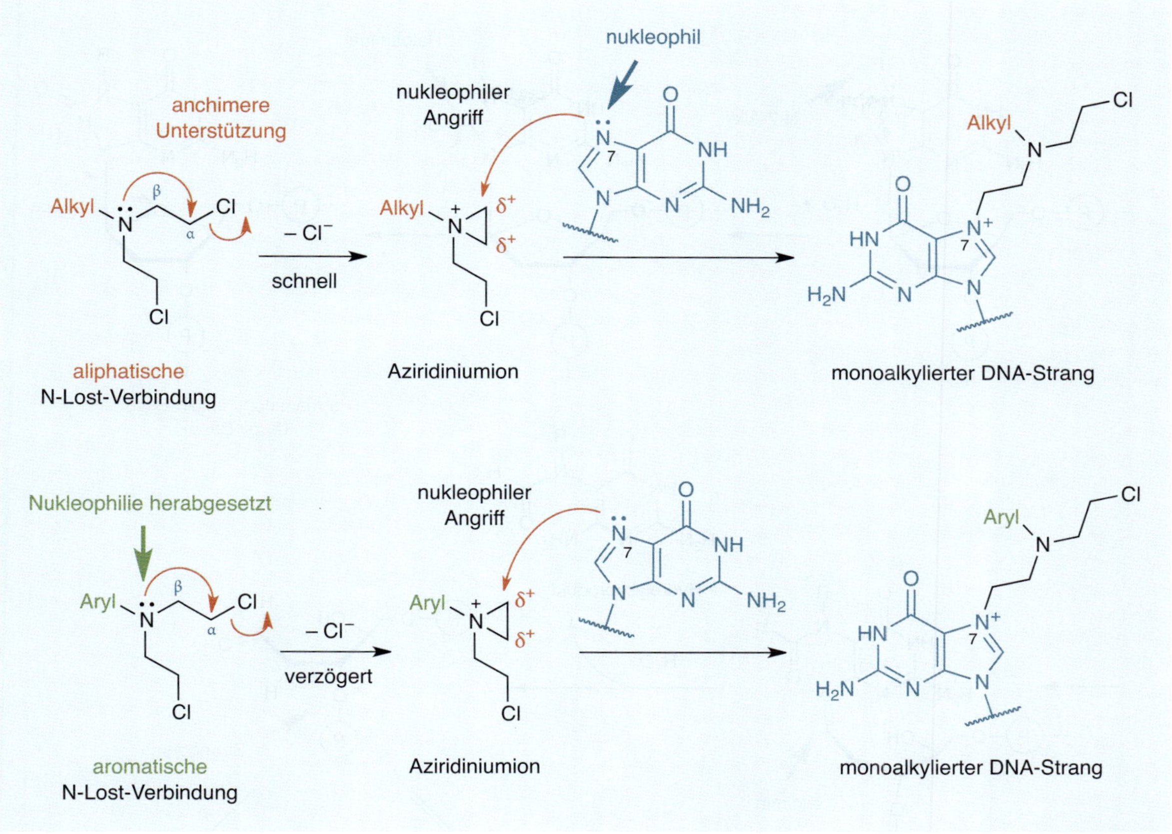

Abb. 13.6 Bioaktivierung von N-Lost-Verbindungen

phils, wird sie zum geschwindigkeitsbestimmenden Vorgang der Alkylierung. Aufgrund der gegenüber den *N*-Alkyllost-Verbindungen verminderten Reaktivität können derartige N-Lost-Verbindungen auch oral appliziert werden.

Folgeprozesse der DNA-Alkylierung. Neben den DNA-Inter- und Intrastrangvernetzungen tragen mehrere Folgeprozesse zur zytostatischen Wirkung bei. Die N-7-Alkylierung des Guanins (Abb. 13.7) stärkt den elektrophilen Charakter des benachbarten C-8-Atoms und begünstigt die hydrolytische Ringöffnung des Imidazolrings durch den Angriff eines Wassermoleküls. Über ein Halbaminal als Zwischenprodukt können **Fapy-Basen** (Formamidopyrimidin-Basen, Abb. 13.7) als Hydrolyseprodukte entstehen. Eine Unterbrechung der Replikation durch falsche Basenpaarungen und Punktmutationen sind die Folge. Fapy-Basen können außerdem über die Stufe eines Aldimins und nachfolgende Hydrolyse deglykosyliert werden, was wiederum **Strangbrüche** zur Folge hat.

Der Elektronenzug des Iminiumions als Folge der Guanin-N-7-Alkylierung schwächt außerdem die *N*-glykosidische Bindung und begünstigt den nukleophilen Angriff eines Wassermoleküls. Es kommt zur Deglykosylierung und zur **Depurinierung**, d.h., der alkylierte Purinkörper wird abgespalten (Abb. 13.7).

Nach Wasseranlagerung an die aus der Desoxyribose gebildete Dihydrofuraniumstruktur entsteht ein Halbacetal, das mit der ringoffenen Aldose im Gleichgewicht steht. Der Elektronenzug der P=O-Doppelbindung begünstigt die β-Eliminierung eines Phosphorsäureesters und es kommt letztlich zur **DNA-Fragmentierung**.

Eine weitere gravierende Folge der DNA-Alkylierung besteht in der **falschen Basenpaarung**, d.h. im Abweichen von der durch H-Brücken fixierten, kanonischen Basenpaarung (Watson-Crick-Bindung). Stets bildet genau eine Purinbase (Guanin, Adenin) ein Basenpaar mit einer Pyrimidinbase (Cytosin, Thymin oder Uracil): A–T und G–C (DNA) sowie A–U (Uracil) und G–C (RNA). Das durch Alkylierung gebildete N-7-Iminiumion induziert eine gesteigerte Elektrophilie am benachbarten Carbonyl-C-Atom und verschiebt dadurch das Tautomeriegleichgewicht zur 6-Hydroxyform des Guanins (Lactam-Lactim-Tautomerie, Abb. 13.8). Aus der Carbonylgruppe am C-6 des Gua-

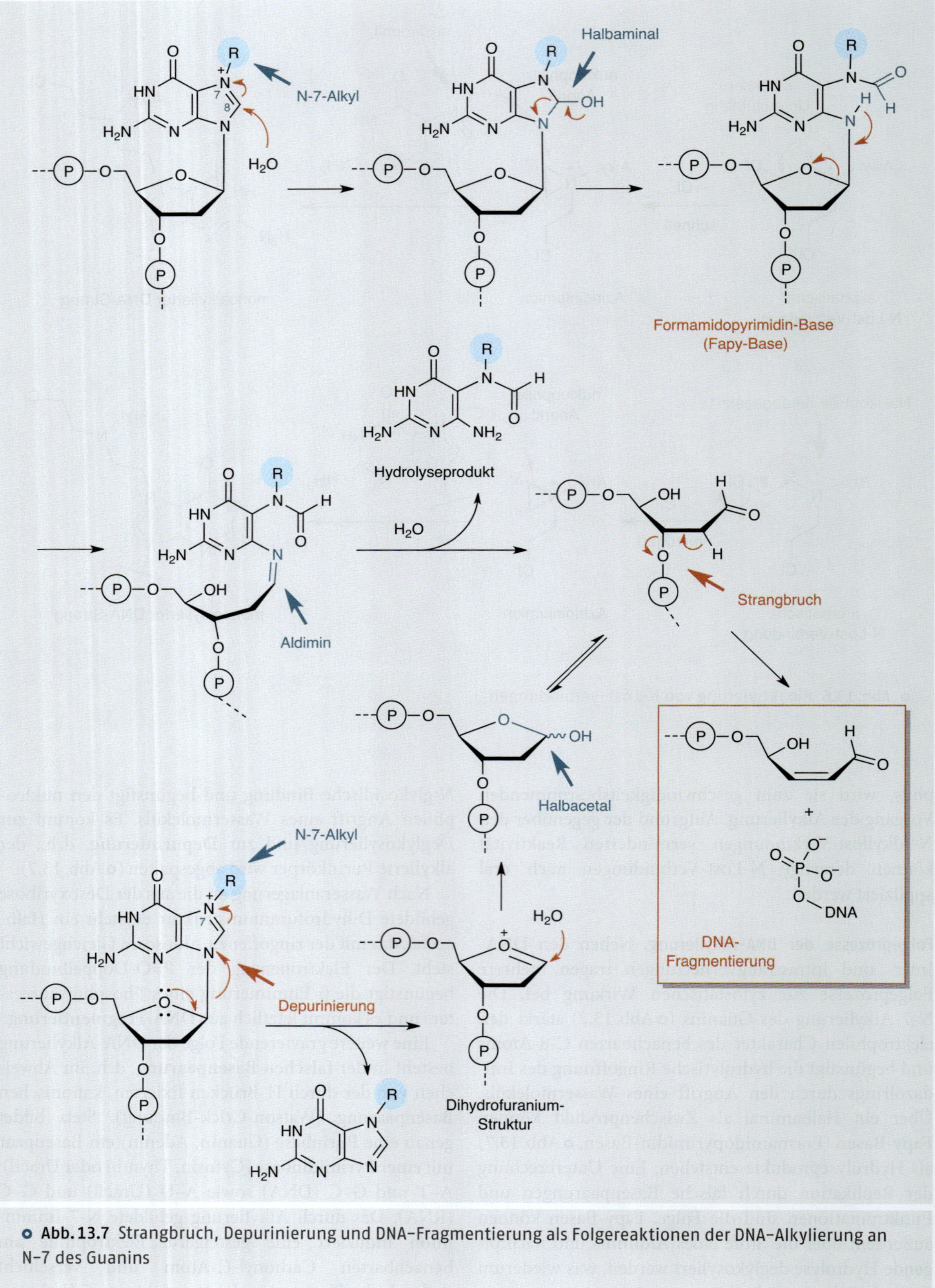

Abb. 13.7 Strangbruch, Depurinierung und DNA-Fragmentierung als Folgereaktionen der DNA-Alkylierung an N-7 des Guanins

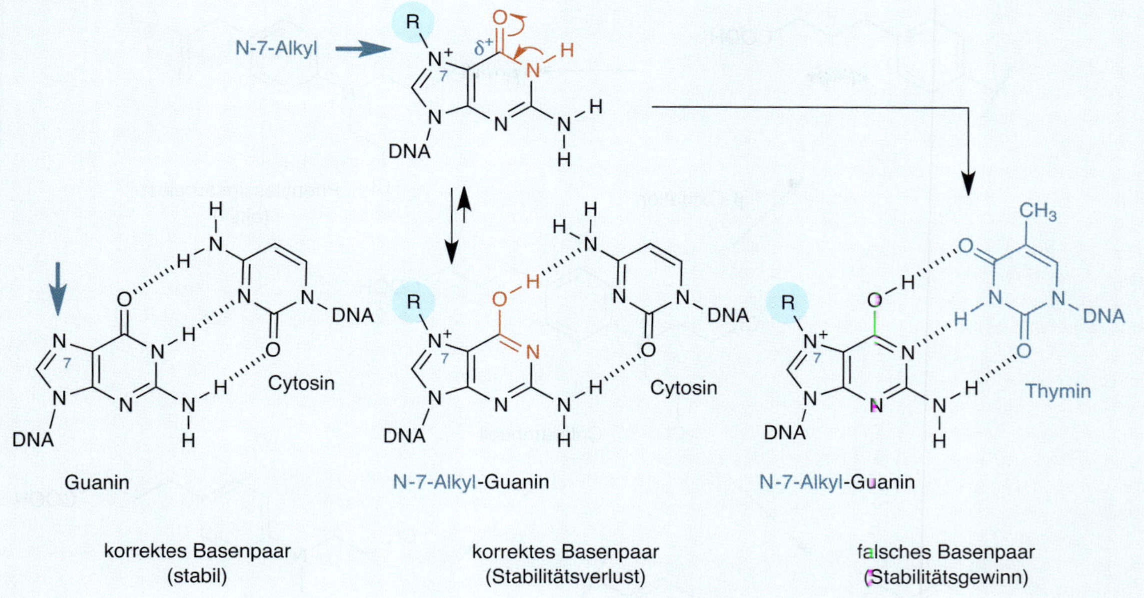

Abb. 13.8 Stabilitätsverlust und falsche Basenpaarung nach N-7-Alkylierung von Guanin

nins als H-Brückenakzeptor entsteht auf diese Weise mit der Hydroxygruppe ein H-Brückendonor, die Aminogruppe am Cytosin wird zum H-Brückenakzeptor. Zwar ist das Basenpaar formal noch immer korrekt, doch werden zwischen Guanin und Cytosin nur noch 2 H-Brückenbindungen ausgebildet. Der resultierende Stabilitätsverlust kann durch die Basenpaarung der tautomeren Lactimform des Guanins mit Thymin kompensiert werden. Als Folge dieser falschen Basenpaarung kommt es zu Kodierungsfehlern im Rahmen der DNA-Replikation und zu Mutationen.

Chlormethin (Mechlorethamin, N-Methyl-Lost, Ledaga®, Abb. 13.3) ist das hoch reaktive Bis(2-chlorethylamin). Eigentlich sind einfache N-Lost-Verbindungen für die direkte therapeutische Verwendung zu toxisch. Dennoch besitzt Chlormethin seit 2019 eine Marktzulassung in der EU als Orphan-Arzneimittel – als Arzneistoff zur Behandlung seltener Leiden – und wird als Hydrochlorid in Gelform zur topischen Therapie einer speziellen Form von Hautkrebs, dem kutanen T-Zell-Lymphom vom Typ Mycosis fungoides, eingesetzt. Das Alkylans ist mit größter Vorsicht zu handhaben. Patienten und Pflegekräfte (Nitril-Handschuhe) müssen den Kontakt mit gesundem Gewebe vermeiden.

N-Aryl-substituierte Stickstofflost-Derivate

Die *N*-Aryl-substituierten N-Lost-Verbindungen Chlorambucil, Melphalan und Bendamustin (Abb. 13.9) sind im Vergleich zu aliphatischen N-Lostderivaten deutlich

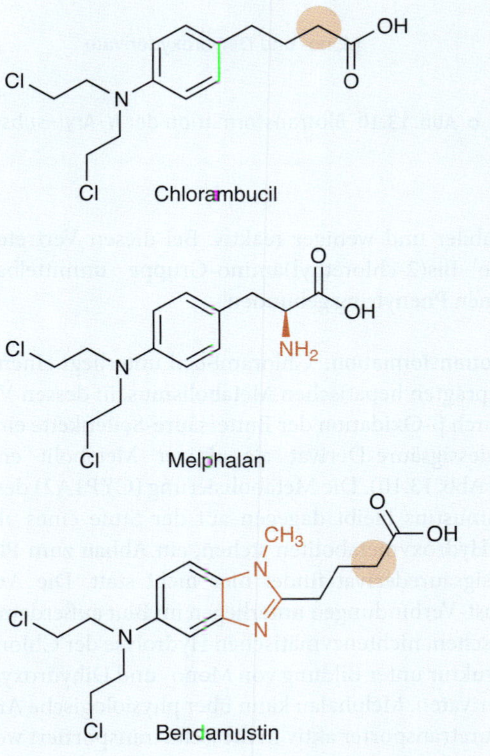

Abb. 13.9 Aryl-N-Lost-Verbindungen zur zytostatischen Tumortherapie

13

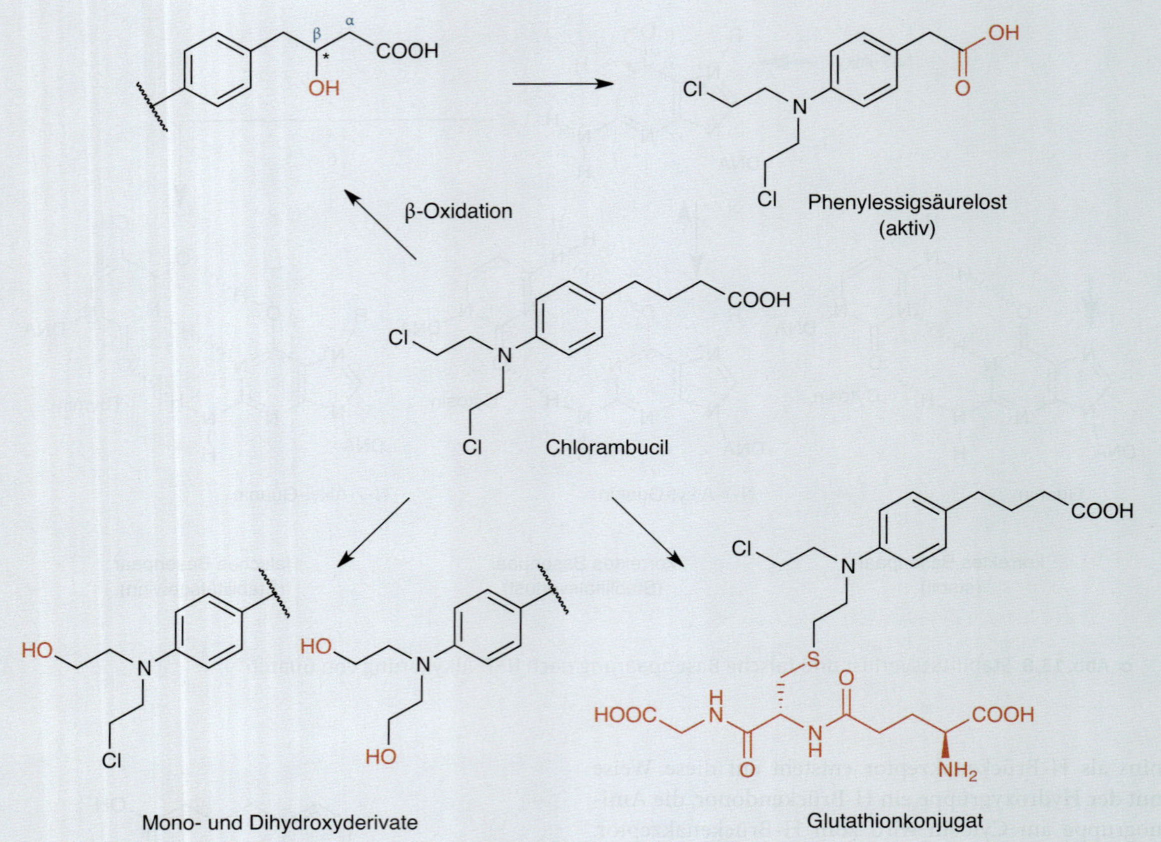

Abb. 13.10 Biotransformation der *N*-Aryl-substituierten Lostderivate am Beispiel Chlorambucil

stabiler und weniger reaktiv. Bei diesen Vertretern ist die Bis(2-chlorethyl)amino-Gruppe unmittelbar an einen Phenylring gebunden.

Biotransformation. Chlorambucil unterliegt einem ausgeprägten hepatischen Metabolismus, in dessen Verlauf durch β-Oxidation der Buttersäure-Seitenkette ein Phenylessigsäure-Derivat als aktiver Metabolit entsteht (Abb. 13.10). Die Metabolisierung (CYP1A2) des Bendamustins bleibt dagegen auf der Stufe eines aktiven β-Hydroxymetaboliten stehen, ein Abbau zum Phenylessigsäurederivat findet hier nicht statt. Die Aryl-N-Lost-Verbindungen unterliegen im Blut außerdem einer raschen, nichtenzymatischen Hydrolyse der Chloralkylstruktur unter Bildung von Mono- und Dihydroxyethylderivaten. Melphalan kann über physiologische Aminosäuretransporter aktiv in die Zelle transportiert werden. Glutathion-*S*-Transferasen katalysieren die Umwandlung und Inaktivierung der N-Lost-Verbindungen zu Glutathionkonjugaten.

Chlorambucil (Leukeran®), Ph. Eur., ist indiziert bei malignen Lymphomen und Leukämien und wird peroral gegeben. Durch die Synthese von Carbonsäure-Derivaten, im Fall des Chlorambucils ein Phenylbuttersäure-Derivat, ließ sich das Problem der unzureichenden Löslichkeit beheben. Der pK_S-Wert für die Carboxygruppe beträgt 5,8, für die sehr schwach basische Aminogruppe 2,5. N-Lost-substituierte Benzoesäureanaloga sind dagegen nicht geeignet. Als phenyloge Amide bewirken sie im Gegensatz zu Phenylalkylcarbonsäuren eine Resonanzstabilisierung über das Carboxylat. Chlorambucil wird aus dem Gastrointestinaltrakt gut resorbiert, die Bioverfügbarkeit beträgt 75–100 %. Die Ausscheidung erfolgt im Urin. Die terminale Halbwertszeit liegt bei 1,3–1,5 h für Chlorambucil und 1,8 h für das Phenylessigsäurederivat.

Melphalan (Alkeran®), Ph. Eur., ist ein L-Phenylalanin-Derivat. Da Phenylalanin als biosynthetischer Präkursor für Melanin fungiert, erhoffte man sich ursprünglich mit dem Einbau des N-Lost-substituierten Phenylalanins eine selektive Tumorwirksamkeit in Melanomen, was sich aber als unzutreffend herausstellte. Melphalan besitzt als α-Aminosäurederivat ein Stereozentrum. Ph. Eur. beschreibt die L-Form. Diese ist der D-Form hinsichtlich der Tumorwirksamkeit überlegen. Melphalan wird erfolgreich bei malignen Knochenmarkserkrankungen, wie dem Multiplen Myelom (Plasmozytom) und beim fortgeschrittenem Ovarialkarzinom eingesetzt. Die orale Bioverfügbarkeit liegt bei 60–85 %. Die Ausscheidung erfolgt renal. Die Eliminationshalbwertszeit beträgt 1,5 h.

Bendamustin (Levact®) ist ein Benzimidazolderivat, das in den 1960er Jahren in der DDR entwickelt wurde. Es sollte als antimetabolisches Purinanalogon mit N-Lost-Struktur fungieren. Primär ist Bendamustin jedoch ein effektives Alkylans mit vergleichsweise mildem Nebenwirkungsprofil. Der für das Cyclophosphamid (s. u.) typische Haarausfall ist beim Bendamustin viel schwächer ausgeprägt, Kreuzresistenzen mit anderen Alkylanzien treten kaum auf, periphere Neuropathien sind vergleichsweise seltener zu beobachten und die emetogene Wirkung ist gegenüber anderen N-Lost-Analoga vermindert. Bendamustin ist wirksam bei soliden und hämatologischen Tumoren. Die Kombination mit dem monoklonalen Anti-CD20-Antikörper **Rituximab** gilt als Standardtherapie beim fortgeschrittenen follikulären Lymphom, einem Tumor aus der Gruppe der malignen Non-Hodgkin-Lymphome Außerdem wird es zur Behandlung des Multiplen Myeloms eingesetzt. Bendamustin wird ausschließlich in Form einer Infusionslösung appliziert. Die terminale Halbwertszeit beträgt 30 min.

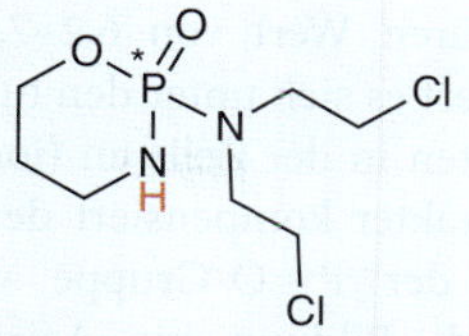

Cyclophosphamid

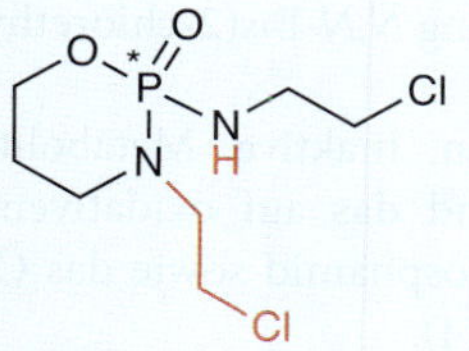

Ifosfamid

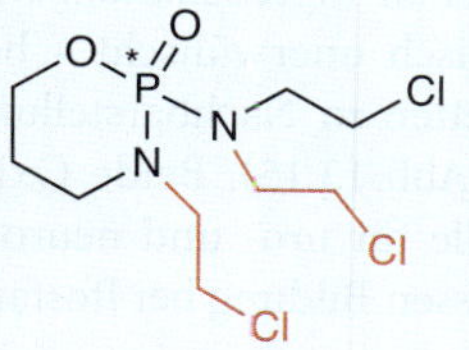

Trofosfamid

Abb. 13.11 Oxazaphosphorine

Oxazaphosphorine

Design und Entwicklung. Herbert Arnold und Friedrich Bourseaux konzipierten 1958 diesen speziellen Typ von N-Lost-Verbindungen auf der Annahme, dass durch Einbau von Stickstofflost in eine Phosphorsäureamid-Struktur das reaktive Strukturelement zunächst inaktiv vorliegt. Cyclophosphamid ist selbst nicht zur DNA-Alkylierung in der Lage, da das nichtbindende Elektronenpaar des N-Lost-Strukturelementes mit der P=O-Struktur des Phosphorsäureamids in Resonanz treten kann und dadurch die Bildung eines Aziridiniumions erschwert ist. Durch enzymatische Hydrolyse des Phosphorsäureamids als der inaktiven Transportform durch Phosphamidasen und saure Phosphatasen im Tumorgewebe beabsichtigte man eine zielgerichtete Freisetzung von Stickstofflost am Wirkort. Es zeigte sich jedoch, dass Cyclophosphamid bereits in der Leber umgewandelt wird und nicht erst in der Tumorzelle.

Struktur und Eigenschaften. Cyclophosphamid ist der Prototyp der N-Lost-Verbindungen, die zyklisierte Phosphorsäurederivate darstellen und formal als Oxazaphosphorine aufzufassen sind (Abb. 13.11). Als Oxazaphosphorine bezeichnet man sechsgliedrige Heterozyklen, die über 3 C-Atome sowie über ein Sauerstoff-, Stickstoff- und Phosphoratom verfügen. In der Regel bindet das Phosphoratom an Stickstoff und Sauerstoff.

Die Oxazaphosphorine sind chiral (Abb. 13.12). Sie besitzen ein asymmetrisch substituiertes P-Atom und werden als Racemate in den Handel gebracht. Sie liegen in der Sesselkonformation vor, wobei in wässriger Lösung die N-Lost-Partialstruktur zu etwa gleichen Teilen äquatorial und axial angeordnet vorkommt (Abb. 13.13).

Bioaktivierung von Cyclophosphamid. Cyclophosphamid wird CYP-vermittelt zunächst regioselektiv an C-4 des Oxazaphosphorins zum zyklischen Halbaminal hydroxyliert (Abb. 13.14). Das gebildete 4-Hydroxy-Cyclophosphamid ist äußerst instabil und steht mit dem ringoffenen aldehydischen Phosphorsäurediamid im Gleichgewicht. Daraus entsteht durch spontane Eliminierung von urotoxischem **Acrolein** ein Phosphorsäurediamid, welches die eigentliche **alkylierende Wirkform** darstellt. Dieses Phosphorsäurediamid (Phosphordiamidat) weist einen pK_S-Wert von 4,75 auf und liegt unter physiologischen Bedingungen intrazellulär somit überwiegend anionisch vor. Da der intrazelluläre

13

pH-Wert in der Tumorzelle mit 7,0–7,6 im Vergleich zum extrazellulären Wert von 6,2–7,0 üblicherweise erhöht ist, reichert es sich unter den tumorspezifischen pH-Gegebenheiten in der Zelle an (ion trapping). Der anionische Charakter kompensiert den elektronenziehenden Effekt der P=O-Gruppe weitgehend und begünstigt nun die Bildung eines Aziridiniumions. Als weitere alkylierende Spezies entsteht durch Hydrolyse des Phosphorsäurediamids die nichtmethylierte N-Lostverbindung *N*,*N*-Bis(2-chlorethyl)amin.

Biotransformation. Inaktive Metaboliten von Cyclophosphamid sind das auf oxidativem Weg gebildete 4-Keto-Cyclophosphamid sowie das Carboxyphosphamid (Abb. 13.14).

Im Gegensatz zu Cyclophosphamid unterscheiden sich die beiden Enantiomere des Ifosfamids bezüglich ihrer metabolischen Eigenschaften. Das *S*-Enantiomer wird – metabolisch unerwünscht – bevorzugt an den beiden Seitenketten in Nachbarstellung zum N-Atom hydroxyliert (Abb. 13.15). Beide Oxidationsprodukte dienen als Quelle für uro- und neurotoxisches **Chloracetaldehyd**, dessen Bildung bei Ifosfamid dosislimitierend wirkt.

Analytische Aspekte. Ph. Eur. lässt bei Cyclophosphamid das organisch gebundene Chlor identifizieren. Die Lösung der Substanz muss nach Zusatz von $AgNO_3$ zunächst klar bleiben. Erst in der Siedehitze wird hydrolytisch Cl^- freigesetzt und durch Zugabe von $AgNO_3$ als AgCl gefällt. Nach Zugabe von Ammoniak werden die Ag^+-Ionen dem Gleichgewicht entzogen, da sie in einen stabilen Diamminsilber(I)-Komplex überführt werden. Infolgedessen löst sich der Niederschlag auf. Die Zugabe von HNO_3 zerstört den Komplex, worauf erneut AgCl ausfällt. Die Gehaltsbestimmung nach Ph. Eur. erfolgt nach alkalischer Hydrolyse in der Siedehitze und nachfolgender argentometrischer Erfassung des Chlorids nach Volhard.

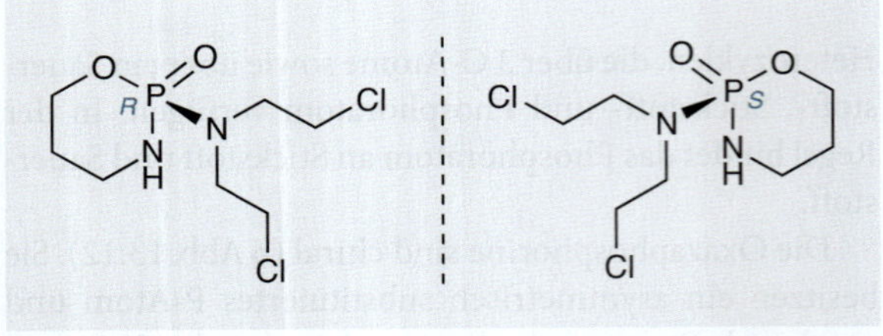

Cyclophosphamid (Endoxan®), Ph. Eur., ist das wichtigste therapeutisch verwendete Alkylans. Eingesetzt wird das Racemat. Metabolisch verhalten sich die beiden Enantiomere nahezu identisch. Die Behandlung mit Cyclophosphamid erfolgt als Dauertherapie in Tablettenform oder als Bolustherapie durch Infusion. Nach oraler Gabe beträgt die Bioverfügbarkeit 75 %. Die Ausscheidung erfolgt renal. Die Eliminationshalbwertszeit nach i. v. Applikation liegt bei 8 h, nach oraler Gabe bei 4 h.

Ifosfamid (Holoxan®), Ph. Eur., liegt ebenfalls als Racemat vor. Hier fehlt die klassische N-Lost-Struktur, da sich die beiden Chlorethylgruppen nicht mehr am gleichen N-Atom befinden. Ifosfamid kann als Konstitutionsisomer des Cyclophosphamids aufgefasst werden, das sowohl am exozyklischen als auch am endozyklischen Amidstickstoff einen Chlorethyl-Substituenten trägt. Man setzt es meist in Kombination mit anderen Zytostatika ein. Ifosfamid wird intravenös verabreicht. Bei Weichteilsarkomen ist Ifosfamid effektiver als Cyclophosphamid.

Trofosfamid (Ixoten®) ist ein Cyclophosphamid-Derivat mit einer dritten Chlorethylgruppe am endozylischen Amidstickstoff. Es wird peroral gegeben und kommt insbesondere bei Non-Hodgkin-Lymphomen zum Einsatz. Bei der Biotransformation entsteht sowohl Cyclophosphamid als auch Ifosfamid.

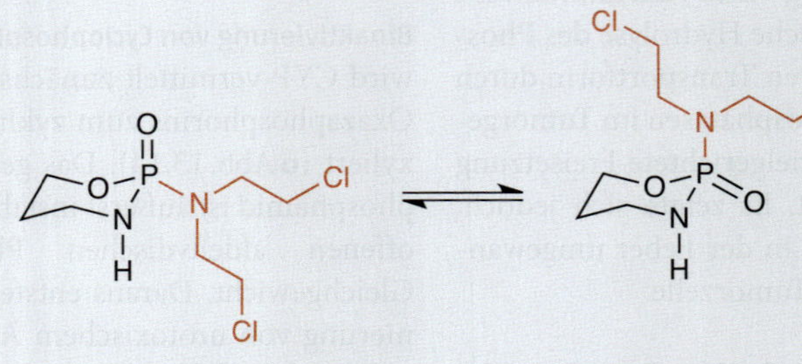

Abb. 13.12 (*R*)- und (*S*)-Form von Cyclophosphamid

äquatorial

axial

Abb. 13.13 Cyclophosphamid: Gleichgewicht der Sesselkonformationen in wässriger Lösung

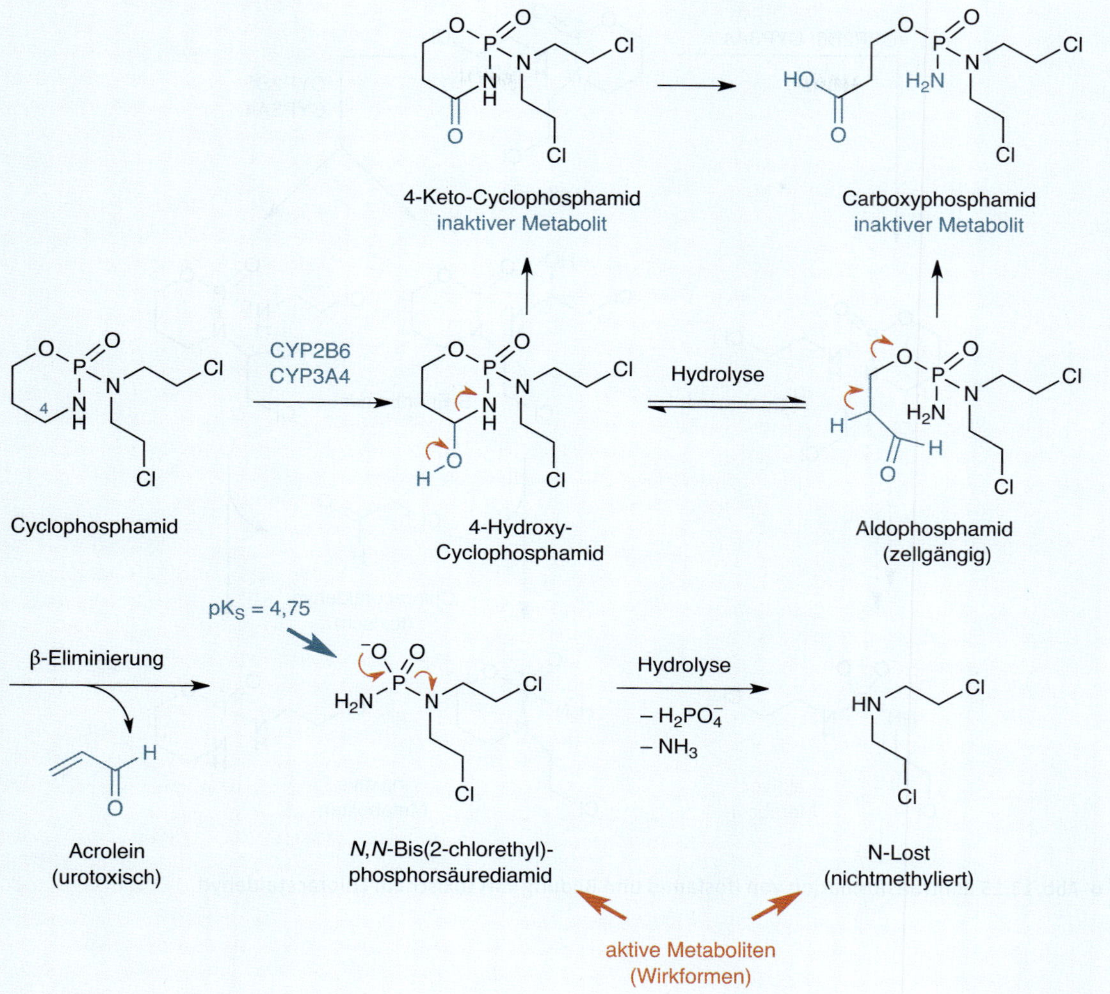

o Abb. 13.14 Bioaktivierung von Cyclophosphamid

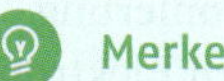

Merke

Auch Heteroatome können als Chiralitätszentren fungieren. Phosphor, ein Element der 3. Periode, hat 3 einfach besetzte p-Orbitale und ein doppelt besetztes s-Orbital für das freie Elektronenpaar. Bei unterschiedlich substituierten, **dreiwertigen Phosphorverbindungen** nimmt das freie Elektronenpaar den Platz des vierten Substituenten ein. Beim **fünfwertigen Phosphor** beobachtet man optische Aktivität nur dann, wenn das Phosphoratom neben der P=O-Struktur 3 verschiedene Substituenten trägt. So sind sowohl **Phosphinate** ($R^1O\ R^2R^3P{=}O$) und **Phosphanoxide** ($R^1R^2R^3P{=}O$) als auch Phosphorsäure- und Phosphonsäurederivate mit 3 verschiedenen Substituenten optisch aktiv. Auch Cyclophosphamid ist wegen des asymmetrisch substituierten Phosphoratoms – es trägt 4 verschiedene Substituenten – eine chirale Verbindung.

13

Zytoprotektivum Mesna

Eine gravierende Nebenwirkung der Cyclophosphamid-Therapie ist die Entstehung einer hämorrhagischen Zystitis. Man versteht darunter eine spezielle Form der Harnblasenentzündung, die durch Blutungen der Blasenwand und Beimengungen von Blut im Urin (Hämaturie) charakterisiert ist und in deren Folge es zu einer chronischen Urothelschädigung kommen kann. Auslöser ist das metabolisch aus Oxazaphosphorinen gebildete urotoxische **Acrolein**, ein potenter Michael-Akzep-

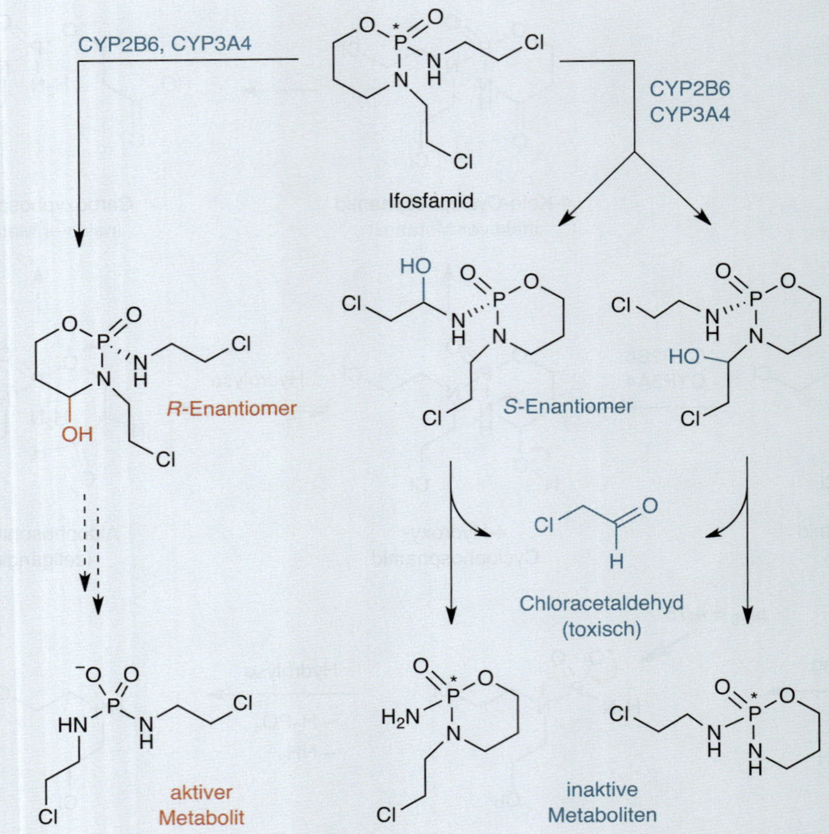

Abb. 13.15 Biotransformation von Ifosfamid und Bildung von toxischem Chloracetaldehyd

tor. Als **zytoprotektives Antidot** verabreicht man daher den Acrolein-Scavenger **Mesna**.

Mesna (Uromitexan®), Ph. Eur., ist das Natriumsalz der 2-Mercaptoethansulfonsäure. Es ist in Tablettenform oder als Injektionslösung verfügbar. Im Plasma liegt der Thioalkohol Mesna zunächst als Disulfid (Dimesna) vor, wodurch eine Reaktion mit dem therapeutisch wirksamen Alkylans in dieser Form ausgeschlossen wird. Dimesna wird glomerulär filtriert und tubulär rückresobiert. Erst im renalen Tubulussystem wird das freie Thiolat durch die Glutathiontransferase auf reduktivem Weg aus dem Disulfid gebildet. Mesna wird renal eliminiert und kann im Urin mit Acrolein zu einem kovalenten, nicht toxischen Michael-Addukt reagieren (Abb. 13.16).

13.1.2 Aziridine

Thiotepa (Tepadina®) ist ein stabiles Schwefel-Analogon des *N,N',N''*-**T**ri**e**thylen**p**hosphor**a**mids (TEPA). Als Aziridin ist es den Stickstofflost-Verbindungen strukturell verwandt. Thiotepa benötigt keine metabolische Aktivierung. Berechnungen zufolge ist die Substanz extrem schwach basisch ($pK_S = -2{,}8$) und unter physiologischen Bedingungen findet eine Protonierung des N-Atoms nicht statt. Begünstigt durch den Elektronenzug der P=S-Bindung bewirken nukleophile DNA-Basen bei Thiotepa bevorzugt eine direkte **Ringöffnung der Aziridinylgruppen**, was zu DNA-Quervernetzungen führt (Abb. 13.17).

Aber auch die intrazelluläre, hydrolytisch bedingte **direkte Freisetzung von Aziridin** trägt beim Thiotepa zum Wirkungsmechanismus bei.
Thiotepa kann daher auch als ein stabiler, lipophiler und zellgängiger Carrier für alkylierend wirkendes Aziridin betrachtet werden (Abb. 13.18). Zwar wird Thiotepa seit Jahrzehnten bei Brustkrebs, Ovarialkarzinom und Nierenkrebs eingesetzt, doch ist seine Bedeutung aufgrund seines ungünstigen Nebenwirkungsprofils mittlerweile etwas zurückgegangen. Thiotepa bewirkt eine starke Myelosuppression und ist seit 2010 zur

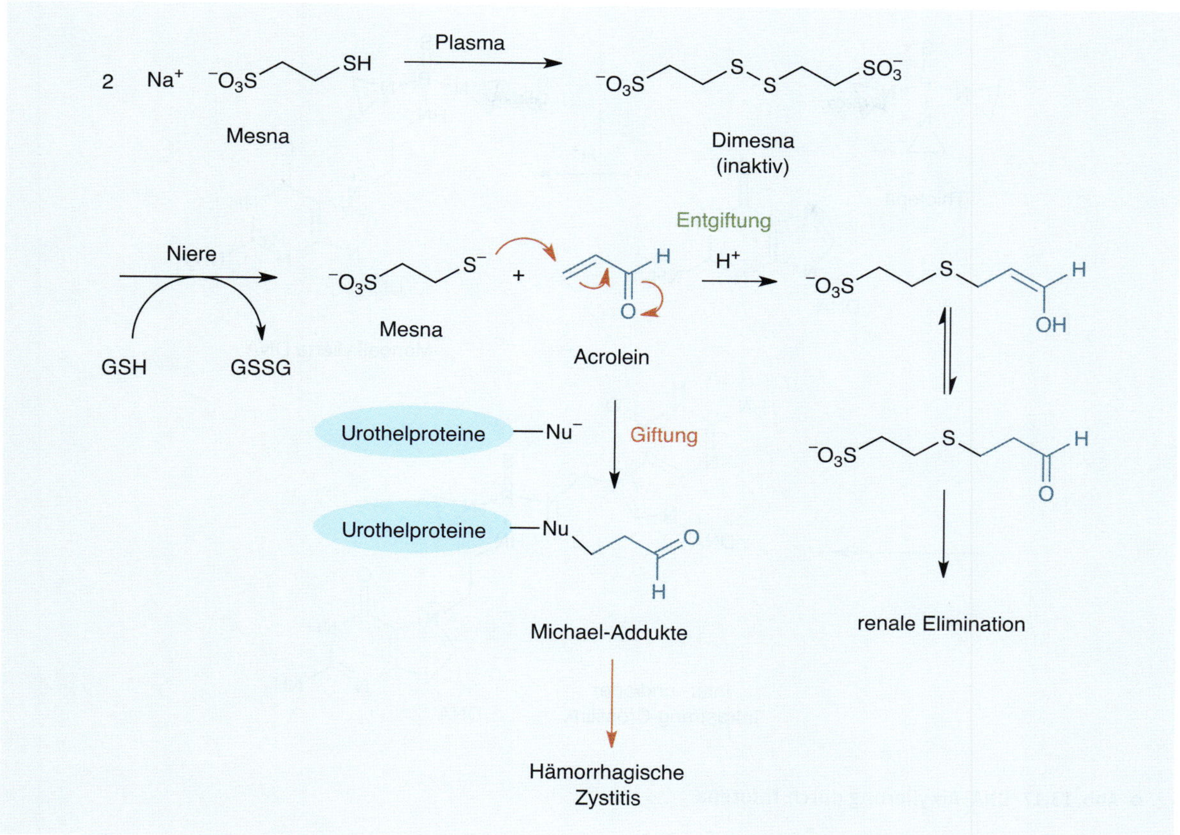

o Abb. 13.16 Urotoxizität von Acrolein aus Oxazaphosphorinen und Zytoprotektion durch Mesna. GSH: Glutathion, GSSG: Glutathiondisulfid

Patientenvorbereitung im Vorfeld einer hämatopoetischen Stammzelltransplantation in der Therapie hämatologischer oder solider Tumoren zugelassen.

13.1.3 Estramustin

Design und Entwicklung. Durch Nutzung eines Estradiol-Carriers (Estramustin-bindendes Protein) beabsichtigte man, Estramustin zielgerichtet in Estradiol-sensitive Tumorzellen einzuschleusen. Die nachfolgende Hydrolyse der Carbamatstruktur sollte dann am Wirkort gezielt zum alkylierend wirkenden N-Lostderivat führen (o Abb. 13.19). Tatsächlich setzt die Carbamatstruktur die Nukleophilie des Stickstoffatoms stark herab. Erstens wird wie beabsichtigt die Aziridiniumionenbildung dadurch erheblich erschwert, sodass der Substanz praktisch keine alkylierenden Eigenschaften mehr zukommen. Zweitens erhöht die Carbamatstruktur aber auch die Esterasestabilität deutlich, wodurch die am Wirkort gewünschte Hydrolyse zu Estradiol und Estron nur sehr langsam erfolgt. Dennoch ist Estramustin zytostatisch wirksam.

Wirkungsmechanismus. Estramustin wirkt nicht als Alkylans. Mechanistische Untersuchungen belegen eine moderate, direkte funktionale **Hemmung der Tubulinpolymerisation** durch Estramustin und eine spezifische Unterbrechung des Zellzyklus in der G_2/M-Phase durch Blockade des mitotischen Spindelapparats. Allerdings unterscheidet sich Estramustin von den klassischen Tubulin-/Mikrotubuli-bindenden Wirkstoffen. Estramustin interagiert weder mit der Colchicin- noch mit der Vinca-Alkaloid-Bindestelle, noch ist es ein Paclitaxel-Analogon. Es bewirkt vielmehr eine kinetische Stabilisierung des mitotischen Spindelapparats, indem es in den dynamischen Auf- und Abbau der Mikrotubuli (▸ Kap. 13.7) eingreift und die Wachstumsrate der Mikrotubuli reduziert. Darin ist auch die mechanistische Basis für die erfolgreiche, synergistische Kombination des Estramustins mit Vinblastin und insbesondere Docetaxel beim Hormon-refraktären Prostatakarzinom zu sehen.

Biotransformation. Durch vollständige Dephosphorylierung im Gastrointestinaltrakt nach peroraler Gabe

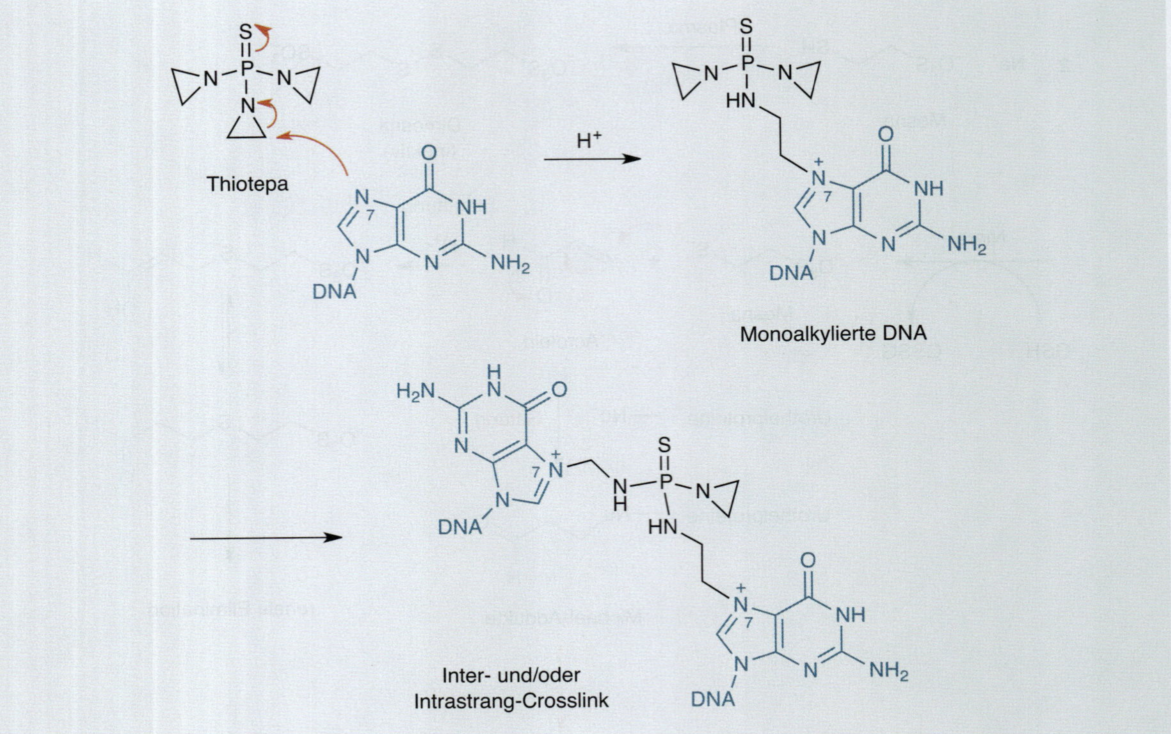

Abb. 13.17 DNA-Alkylierung durch Thiotepa

oder im Plasma nach parenteraler Gabe entstehen die intrazellulär wirksamen Formen Estramustin und dessen Oxidationsprodukt Estromustin (Abb. 13.19). Beide Substanzen besitzen wie die Muttersubstanz keine Affinität zum Estrogenrezeptor, da die phenolische Hydroxygruppe jeweils Teil des Carbamats ist. Des Weiteren wirken beide Substanzen zytotoxisch. Insbesondere Estramustin reichert sich im Prostatagewebe an. Lediglich ein kleiner Prozentsatz (10–15 %) dieser Metaboliten wird durch Esterasen des Tumorgewebes in Estradiol und Estron gespalten, die wiederum über eine Senkung der LH- und FSH-Produktion (▸Kap. 8.4.1) eine Senkung des Testosteronspiegels bewirken. Auf diesem Weg können auch in geringem Anteil N-Lostderivate (Abb. 13.19) entstehen, die aber zur Antitumorwirkung und zum Wirkungsmechanismus des Estramustins nicht beitragen.

Estramustin (Estracyt®) kann als Hybridmolekül aufgefasst werden, da es die Struktur des Estradiols an der phenolischen OH-Gruppe mit einer N-Lostkomponente über einen **Carbamatlinker** verbindet. Die alkoholische 17β-OH-Gruppe ist mit Phosphat verestert. Klinisch verabreicht wird das Dinatriumsalz. Estramustin wird beim kastrationsresistenten, metastasierten Prostatakarzinom angewendet. Die Ausscheidung der Metaboliten erfolgt biliär. Die Eliminationshalbwertszeit von Estromustin beträgt etwa 80 h.

13.1.4 Methansulfonate

Busulfan (Myleran®), Ph. Eur., ist ein hochreaktives, bifunktional-symmetrisches Alkylans (Abb. 13.20). In der homologen Reihe der Bis(methansulfonsäureester) erwies sich die Substanz als der potenteste Vertreter. Als optimal stellte sich ein aus einer Kette von 4 C-Atomen bestehender Linker heraus. Aufgrund der Verteilung der negativen Ladung über 3 O-Atome stellt die Methansulfonatgruppe ein extrem schwach basisches, mesomeriestabilisiertes Anion und damit eine sehr gute Abgangsgruppe dar. Anders als die Aryl-N-Lost-Verbindungen reagiert Busulfan mit dem N-7 des Guanins (Abb. 13.20) nach einem S_N2-Mechanismus.

Busulfan wird zur Therapie der chronisch myeloischen Leukämie eingesetzt, hat aber in den letzten Jahren gegenüber dem Proteinkinase-Inhibitor Imatinib an Boden verloren.

Treosulfan (Ovastat®) wird oral oder parenteral appliziert und dient zur palliativen Monotherapie des fortgeschrittenen Ovarialkarzinoms. Man erhält es aus dem *threo*-konfigurierten Zuckeralkohol (2*S*,3*S*)-Threit.

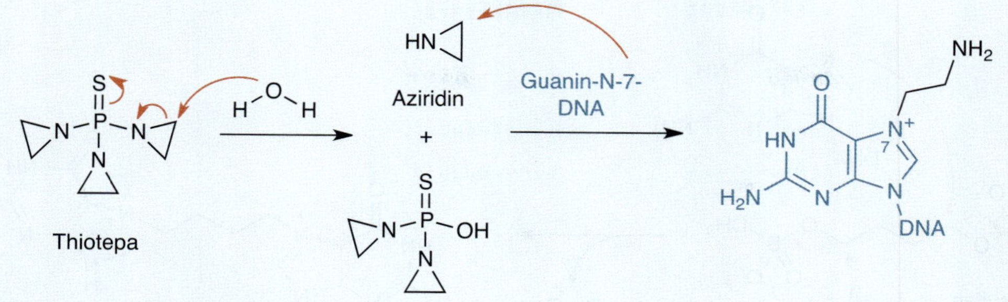

o Abb. 13.18 Hydrolytische Freisetzung von Aziridin aus Thiotepa

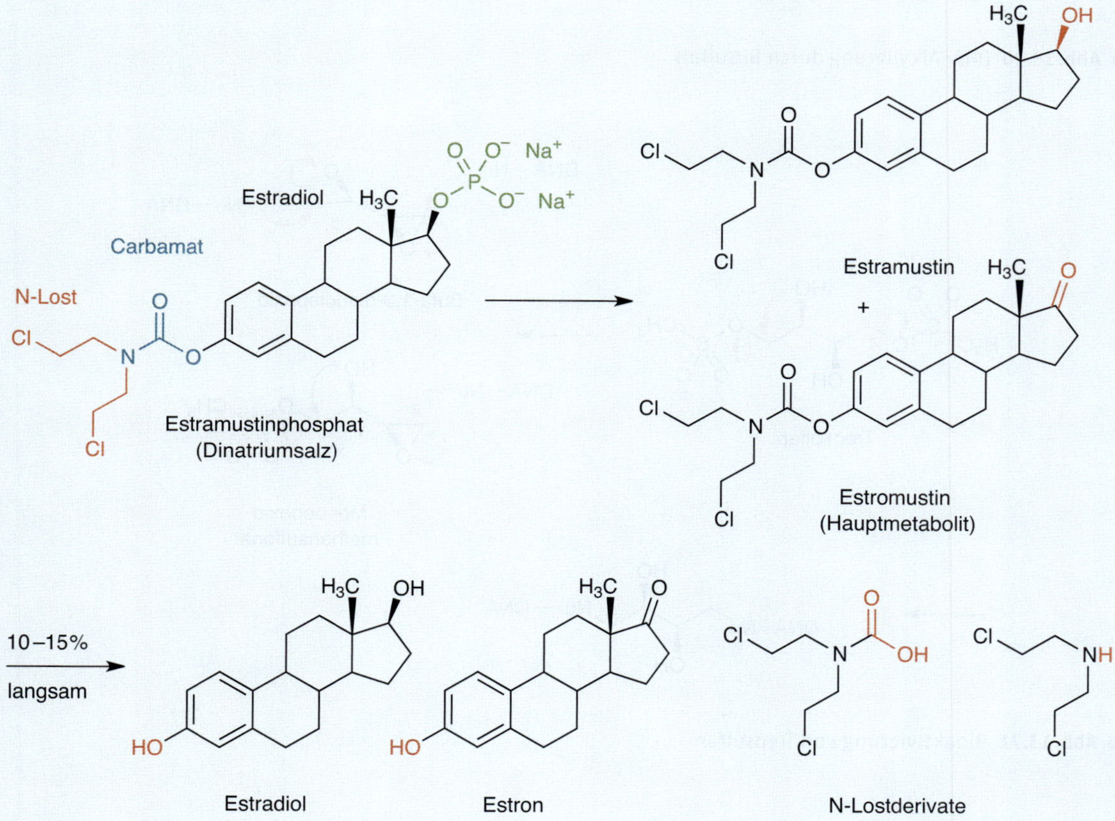

o Abb. 13.19 Biotransformation von Estramustinphosphat

Trotz der strukturellen Ähnlichkeit zu Busulfan besitzt es einen modifizierten Wirkungsmechanismus. Ähnlich wie bei den N-Lost-Verbindungen üben die beiden zusätzlichen, zur Abgangsgruppe β-ständigen OH-Gruppen einen Nachbargruppeneffekt aus. Unter physiologischen Bedingungen findet zunächst nichtenzymatisch eine intramolekulare nukleophile Substitution statt. Das dabei gebildete Buta-1,3-diendiepoxid sowie das Monoepoxid stellen somit die eigentlich alkylierenden Spezies dar (o Abb. 13.21).

13

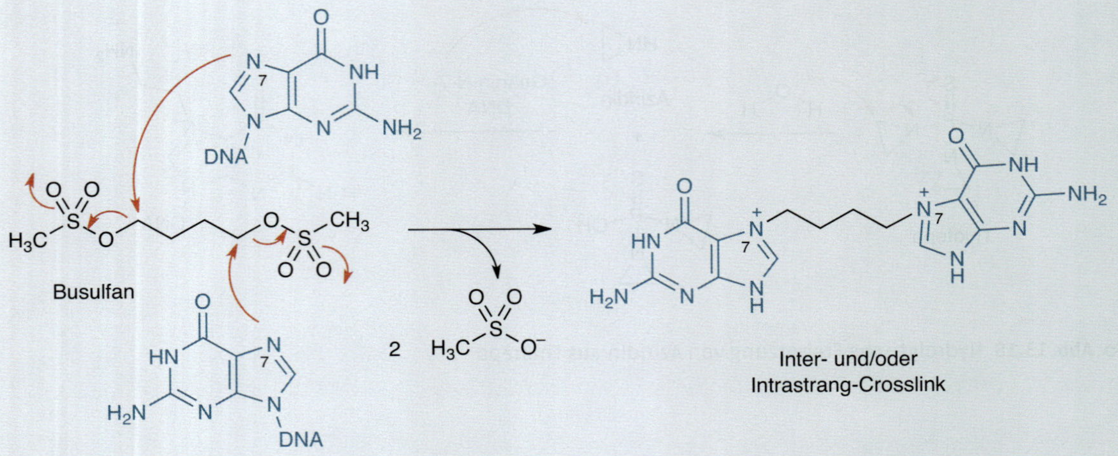

Abb. 13.20 DNA-Alkylierung durch Busulfan

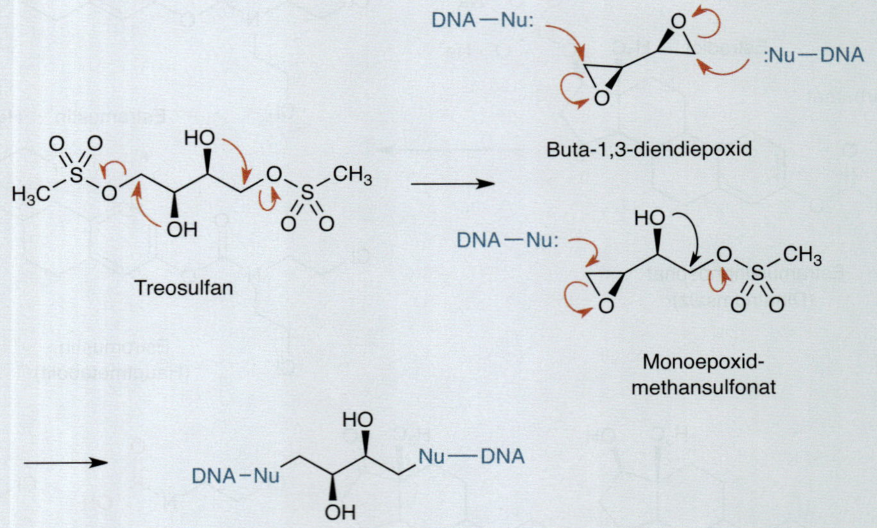

Abb. 13.21 Bioaktivierung von Treosulfan

CAVE

Das in der organischen Chemie als ausgezeichnetes Methylierungsmittel eingesetzte **Dimethylsulfat** (Sdp. 188 °C) – der Dimethylester der Schwefelsäure – ist ein äußerst potentes und besonders gefährliches Alkylans (Abb. 13.22). Seine karzinogene und mutagene Wirkung beruht auf der Methylierung der DNA. Zudem wirkt die hydrolytisch gebildete Schwefelsäure lokal stark ätzend. Aufgrund der fehlenden Warnwirkung – die Substanz ist farblos, nahezu geruchsneutral und nicht akut reizend – kann es leicht zu einer unbeabsichtigten Exposition kommen. Eine symptomlose, mehrstündige Latenzzeit ist typisch. Beim Arbeiten mit Dimethylsulfat sind unbedingt Schutzhandschuhe zu tragen. Zur Dekontamination benutzter Gerätschaften verwendet man Ammoniak 10 %.

13.1.5 *N*-Nitrosoharnstoffe

Entwicklung. Die Entwicklung der *N*-Nitrosoharnstoffe geht auf das 1-Methyl-3-nitro-1-nitrosoguanidin (Abb. 13.23) zurück, für das man Ende der 1950er Jahre eine schwache antileukämische Aktivität feststellte. Mit einem Chlorethylsubstituenten an der *N*-Nitrosogruppe ließ sich eine deutlich verbesserte Aktivität erzielen. Ein Vorteil der Nitrosoharnstoffe gegenüber anderen Alkylanzien liegt in der **Überwindung der Blut-Hirn-Schranke** aufgrund der hohen Lipophilie. *N*-Nitrosoharnstoffe penetrieren in Cerebrospinalflüssigkeit und Hirngewebe, wodurch die Möglichkeit zur Therapie von Hirntumoren gegeben ist.

Wirkungsmechanismus. Gegenüber den Stickstofflost-Verbindungen sind die *N*-Nitrosoharnstoffe zwar monofunktional, können aber dennoch ein Crosslinking bewirken. Die Anlagerung von Wasser an die Carbonylgruppe des *N*-Nitrosoharnstoffs führt zur Bildung eines tetraedrischen, geminalen Diols, das unter Austritt eines Amins und CO_2 zu einem Diazohydroxid und weiter zum Diazoniumion hydrolysiert. Über das O-Atom an C-6 des Guanins erfolgt der nukleophile Angriff auf das zum Diazoniumstickstoff α-ständige C-Atom mit der Bildung eines Monoalkylprodukts. Unter anchimerer Beteiligung des Guanin-N-1-Stickstoffs kommt es zu einer intramolekularen Zyklisierung und Ausbildung einer Iminiumstruktur. Der Elektronenzug des kationischen Stickstoffatoms begünstigt den nukleophilen Angriff des zum Guanin komplementären Cytosins unter Ringöffnung und damit letztlich die Bildung eines Guanin-Cytosin-Crosslinks (Abb. 13.24). Unter physiologischen Bedingungen können aus *N*-Nitrosoharnstoffen auch Isocyanate entstehen, die mit zelleigenen Proteinen reagieren können. So zerfällt Lomustin in ein Alkyldiazohydroxid und ein Cyclohexylisocyanat. Letzteres reagiert z. B. mit den Aminogruppen von Lysinmolekülen.

Carmustin (Bis-Chlorethyl-Nitroso-Urea, BCNU, Gliadel®), Ph. Eur., gilt als unersetzbar im Rahmen der Vorbereitung von Patienten zur Blutstammzelltransplantation. In Form von intrakraniellen Implantaten wird Carmustin unter anderem bei aggressiven Glioblastomen eingesetzt.

Lomustin (Chlorethyl-Cyclohexyl-Nitroso-Urea, CCNU, Cecenu®), Ph. Eur., wird peroral bei bestimmten Hirntumoren (z. B. Glioblastom) verwendet.

Streptozocin

Entdeckung. Streptozocin (Abb. 13.25) ist ein Breitspektrum-Antibiotikum, das man 1956 aus dem Bodenbakterium *Streptomyces achromogenes* isolierte. Streptozocin erwies sich als spezifisch toxisch für die Insulin-produzierenden Betazellen der Langerhansschen Inseln der Bauchspeicheldrüse. Nachdem man Anfang der 1960er Jahre die diabetogenen Eigenschaften erkannt hatte, verwendete man die Substanz zur experimentellen Erzeugung von Diabetes mellitus bei Versuchstieren. Zur breiten Anwendung in der Tumortherapie ist Streptozocin aufgrund seiner diabetogenen Eigenschaften nicht geeignet.

Struktur und Eigenschaften. Chemisch handelt es sich bei Streptozocin um eine Hybridstruktur aus einem α-D-Glucosamin und einem 1-Methyl-1-nitroso-harnstoff (Abb. 13.25). Streptozocin ist gut wasserlöslich und zeigt in wässriger Lösung Mutarotation, d. h., es stellt sich ein Gleichgewicht der zueinander anomeren α- und β-Formen ein. Das Stabilitätsoptimum von Streptozocin in wässriger Lösung liegt bei pH 4–4,5, was auch in etwa dem pH-Wert der Citrat-gepufferten, mit

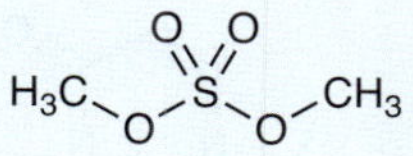

Abb. 13.22 Dimethylsulfat

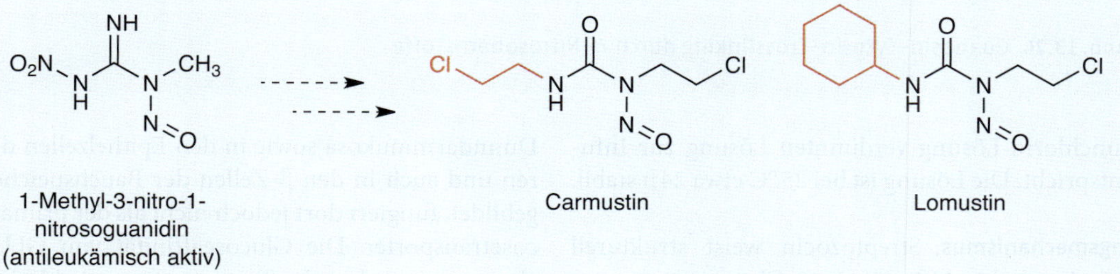

Abb. 13.23 Entwicklung der therapeutisch verwendeten *N*-Nitrosoharnstoffe

13

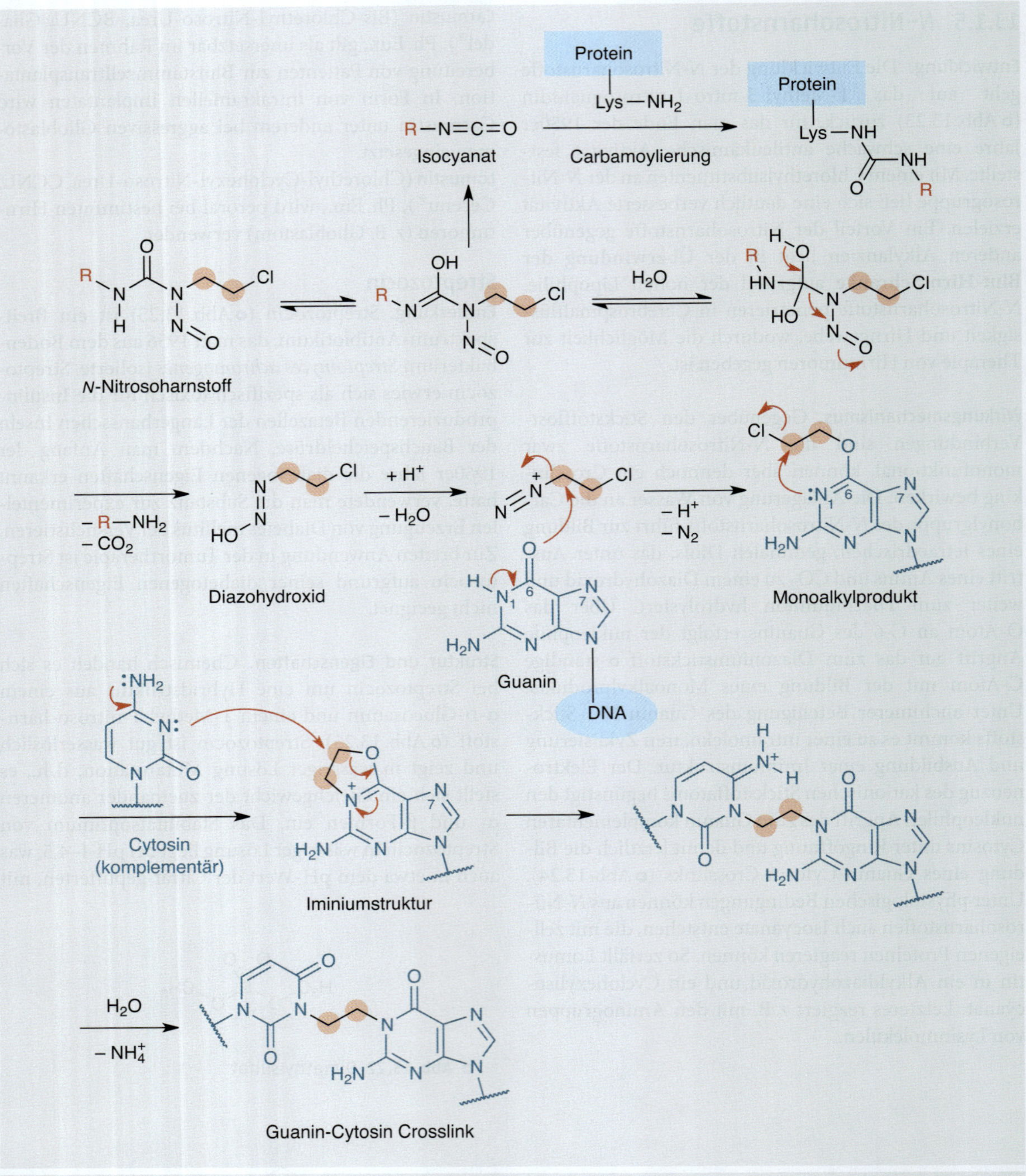

○ Abb. 13.24 Guanosin-Cytosin-Crosslinking durch *N*-Nitrosoharnstoffe

Natriumchlorid-Lösung verdünnten Lösung zur Infusion entspricht. Die Lösung ist bei 25 °C etwa 24 h stabil.

Wirkungsmechanismus. Streptozocin weist strukturell bedingt eine hohe Affinität zum Glucosetransporter Typ 2 (GLUT2) auf und zerstört die β-Zellen in den pankreatischen Inseln weitgehend selektiv. GLUT2 wird beim Menschen vorwiegend in den Hepatozyten, der Dünndarmmukosa sowie in den Epithelzellen der Nieren und auch in den β-Zellen der Bauchspeicheldrüse gebildet, fungiert dort jedoch nicht als der primäre Glucosetransporter. Die Glucoseaffinität von GLUT2 ist eher gering, sodass der Transporter erst bei hoher Glucosekonzentration vermehrt Glucose einschleust. Eine hohe Affinität zeigt er dagegen gegenüber Glucosamin,

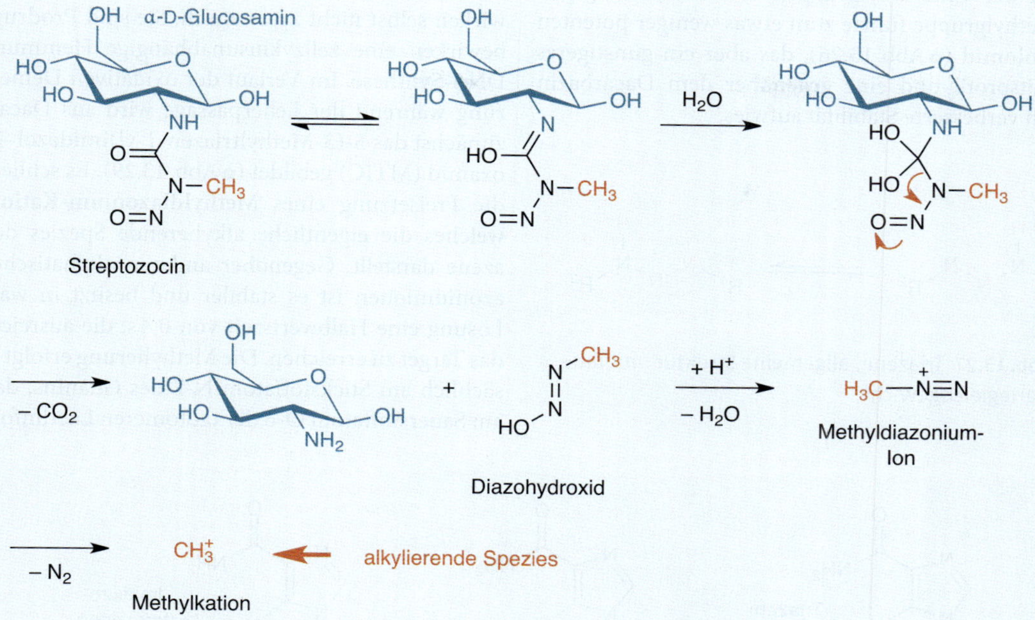

Abb. 13.25 Bildung eines reaktiven Methylkations aus Streptozocin

was zur raschen Aufnahme des Streptozocins beiträgt und die weitgehend spezifische Wirkung erklärt.

Streptozocin wird nicht metabolisiert. Es zerfällt spontan unter Bildung eines reaktiven Methylkations, das als potentes Alkylans fungieren kann. Auch eine Bildung von Isocyanaten mit nachfolgender Carbamoylierung (Abb. 13.24) ist möglich. Anders als die Nitrosoharnstoffe Carmustin und Lomustin überwindet Streptocozin die Blut-Hirn-Schranke nicht.

Streptozocin (Zanosar®) wird in der Kombination mit Fluorouracil bei inoperablen, neuroendokrinen Tumoren der Bauchspeicheldrüse verwendet. Streptocozin wirkt stark emetogen. Nach i. v. Infusion zeigt es im Plasma eine terminale Halbwertszeit von 35 min, die der Abbauprodukte ist wesentlich länger (> 24 h). Die Ausscheidung erfolgt renal.

13.1.6 Triazene

Design und Entwicklung. In den 1950er Jahren erkannte Donald A. Clarke bereits die Antitumorwirksamkeit von Triazenen. Das sind Moleküle mit 3 azyklischen aufeinanderfolgenden Stickstoffatomen (Abb. 13.27). Eine Aminogruppe ist dabei unmittelbar mit einer Azofunktionalität verbunden. Die Untersuchung synthetischer Analoga des 5-Aminoimidazol-4-carboxamids (Abb. 13.29) führte zum Triazen **Dacarbazin**, (John A. Montgomery, Y. Fulmer Shealy, 1961) (Abb. 13.26),

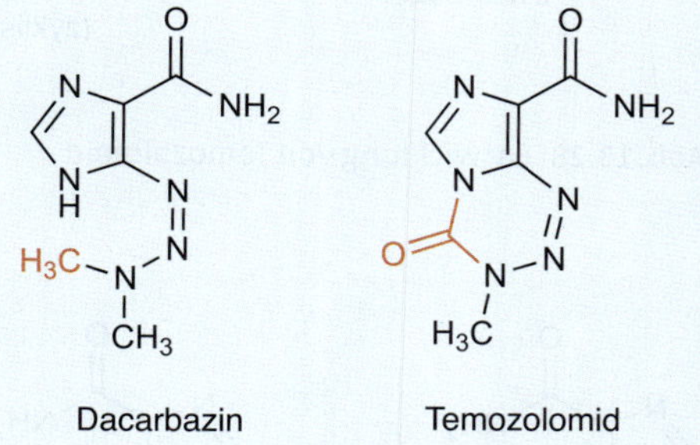

Abb. 13.26 Therapeutisch verwendete Triazene

das man ursprünglich als Antimetabolit konzipiert hatte. Das Ribonukleotid seines Grundkörpers 5-Aminoimidazol-4-carboxamid ähnelt nämlich Inosinmonophosphat, dem Ribonukleotid des Hypoxanthins, einem wichtigen Nukleotid der Purinbiosynthese. Dacarbazin wirkt allerdings primär alkylierend. Im Rahmen der empirischen Suche nach neuen, stickstoffreichen Heterozyklen mit Antitumoreigenschaften wurden erstmals auch zyklisierte Vertreter dieser Reihe synthetisiert (Malcolm F. G. Stevens, 1984). Das als Imidazotetrazinon vorliegende **Mitozolomid** (Abb. 13.28) bewies zwar eine exzellente Tumorwirksamkeit im Mausmodell, fiel im Humanorganismus jedoch durch eine extreme Knochenmarkstoxizität auf. Die Ursache dafür sah man in der Chlorethylgruppe. Der Austausch gegen eine Methylgruppe führte zum etwas weniger potenten **Temozolomid** (○ Abb. 13.26), das aber ein günstigeres Toxizitätsprofil und eine gegenüber dem Dacarbazin deutlich verbesserte Stabilität aufwies.

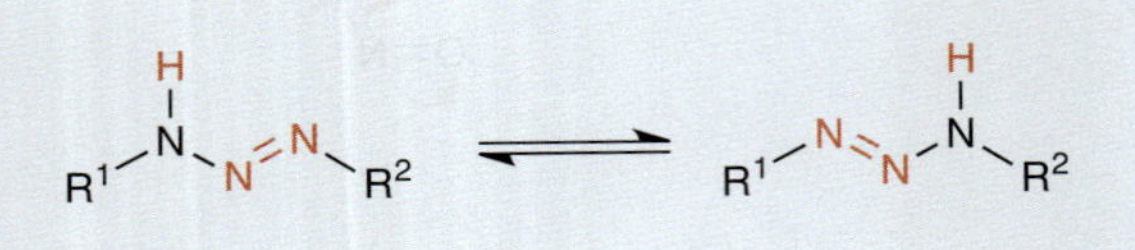

○ **Abb. 13.27** Triazene, allgemeine Struktur und Tautomeriegleichgewicht

Bioaktivierung und Wirkungsmechanismus. Triazene wirken selbst nicht zytostatisch. Sie sind Prodrugs und bewirken eine zellzyklusunabhängige Hemmung der DNA-Synthese. Im Verlauf der oxidativen Demethylierung während der Leberpassage wird aus Dacarbazin zunächst das 5-(3-Methyltriazen-1-yl)imidazol-4-carboxamid (MTIC) gebildet (○ Abb. 13.29). Es schließt sich die Freisetzung eines **Methyldiazonium-Kations** an, welches die eigentliche alkylierende Spezies der Triazene darstellt. Gegenüber anderen aliphatischen Diazoniumionen ist es stabiler und besitzt in wässriger Lösung eine Halbwertszeit von 0,4 s, die ausreicht, um das Target zu erreichen. Die Methylierung erfolgt hauptsächlich am Stickstoffatom N-7 des Guanins, daneben am Sauerstoffatom O-6 der tautomeren Lactimform des

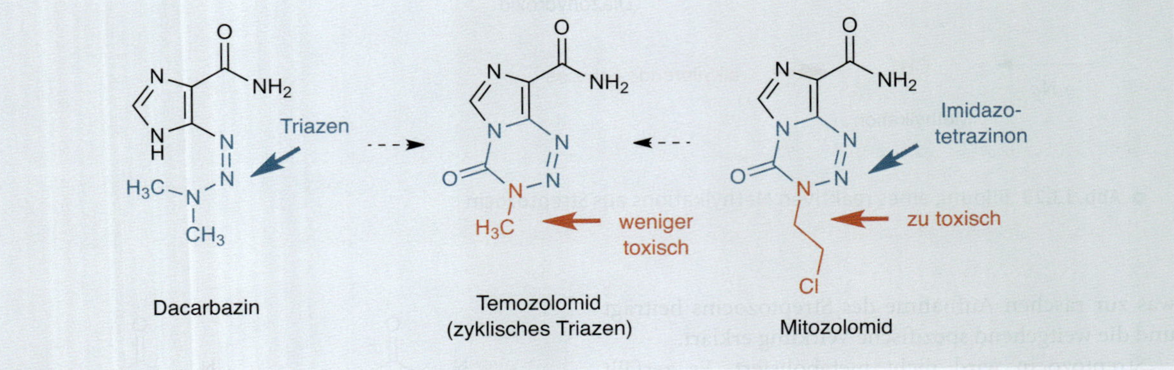

○ **Abb. 13.28** Entwicklung von Temozolomid

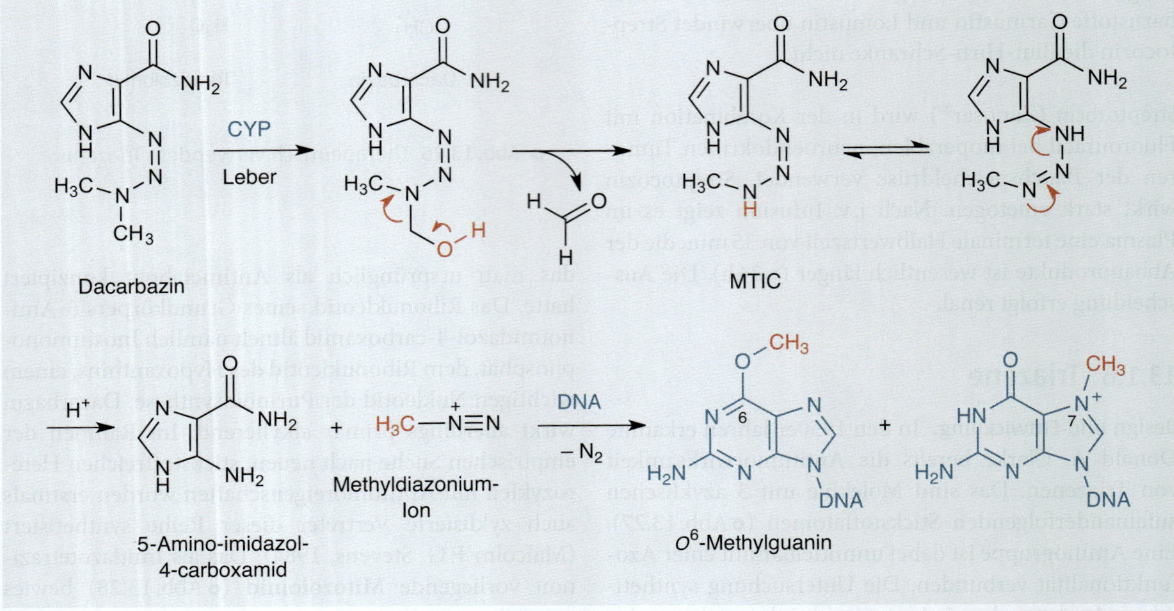

○ **Abb. 13.29** Mechanismus der DNA-Methylierung (an Guanin) durch Dacarbazin

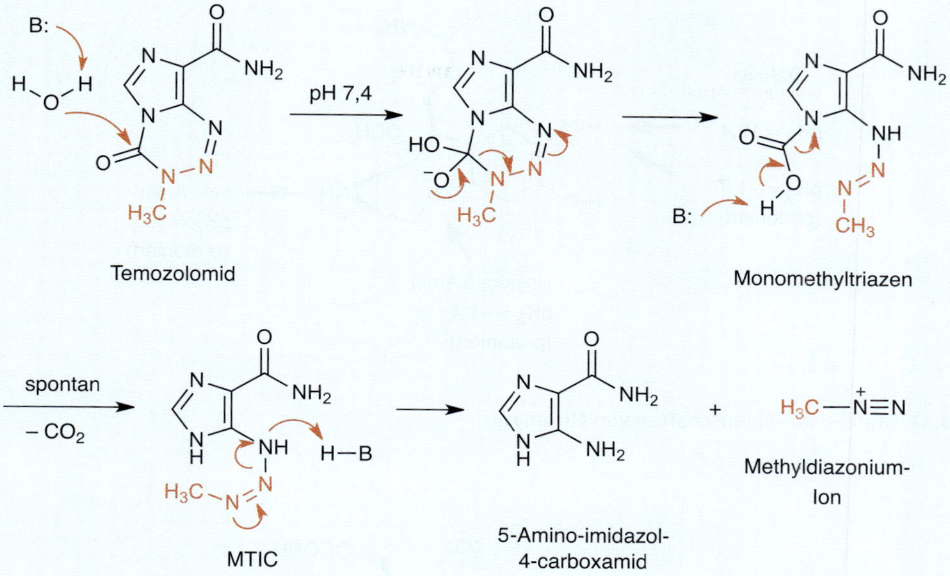

Abb. 13.30 Bioaktivierung von Temozolomid

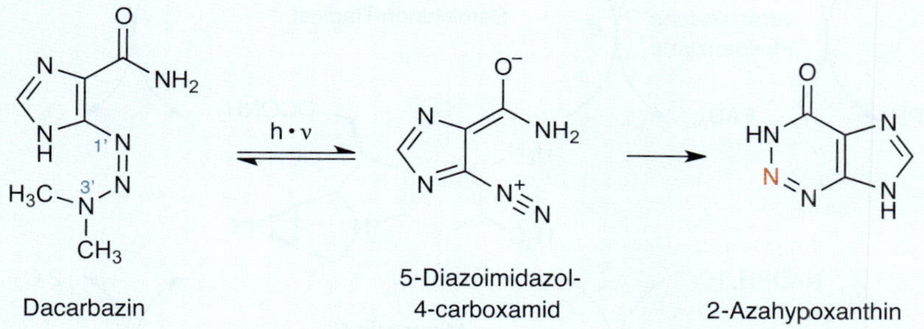

Abb. 13.31 Abbau von Dacarbazin unter Lichteinwirkung

Guanins. Die zytotoxische Aktivität der Triazene geht dennoch vorwiegend auf die Methylierung am Sauerstoff zurück, da O^6-Methylguanin bevorzugt mit Thymin paart und dadurch eine **Basenfehlpaarung** zustande kommt.

Die Aktivierung von Temozolomid führt mit MTIC zum gleichen Intermediat wie bei Dacarbazin. Im Unterschied zu Dacarbazin verläuft diese unter physiologischen Bedingungen spontan auf nichtenzymatischem Weg. Temozolomid ist im sauren Milieu sehr stabil, selbst in heißer konzentrierter Schwefelsäure. Bei pH-Werten größer 7 bildet sich rasch MTIC, welches alkalistabil ist, allerdings bei pH-Werten um den Neutralpunkt und darunter wiederum nur sehr geringe Plasmahalbwertszeiten aufweist. Dadurch wird verständlich, dass es lediglich in einem äußerst kleinen pH-Fenster im Bereich des physiologischen pH-Werts (pH 7,4 ± 0,1) zur Ringöffnung von Temozolomid ($t_{1/2}$ = 1,83 h) und einer optimalen alkylierenden Wirkung durch Bildung eines Methyldiazonium-Ions aus MTIC kommt. Die Aktivierung beginnt mit dem hydrolytischen Angriff eines Wassermoleküls an der Harnstoff-Teilstruktur von Temozolomid, gefolgt von der Bildung eines Monomethyltriazens über eine tetraedrische Zwischenstufe (Abb. 13.30). Die spontane Decarboxylierung der Carbaminsäurestruktur im Monomethyltriazen führt zum MTIC (Abb. 13.29).

Dacarbazin (Dimethyl-triazenyl-imidazol-carboxamid, DTIC, Dacarbazin Lipomed®), Ph. Eur., gilt als unentbehrlicher Arzneistoff entsprechend der Definition der

13

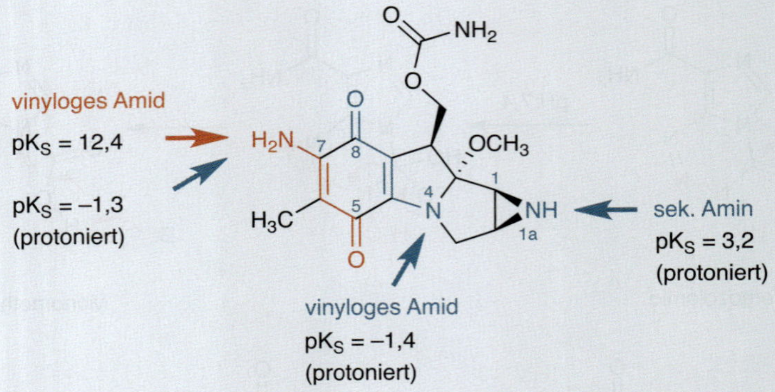

Abb. 13.32 Säure-Base-Eigenschaften von Mitomycin

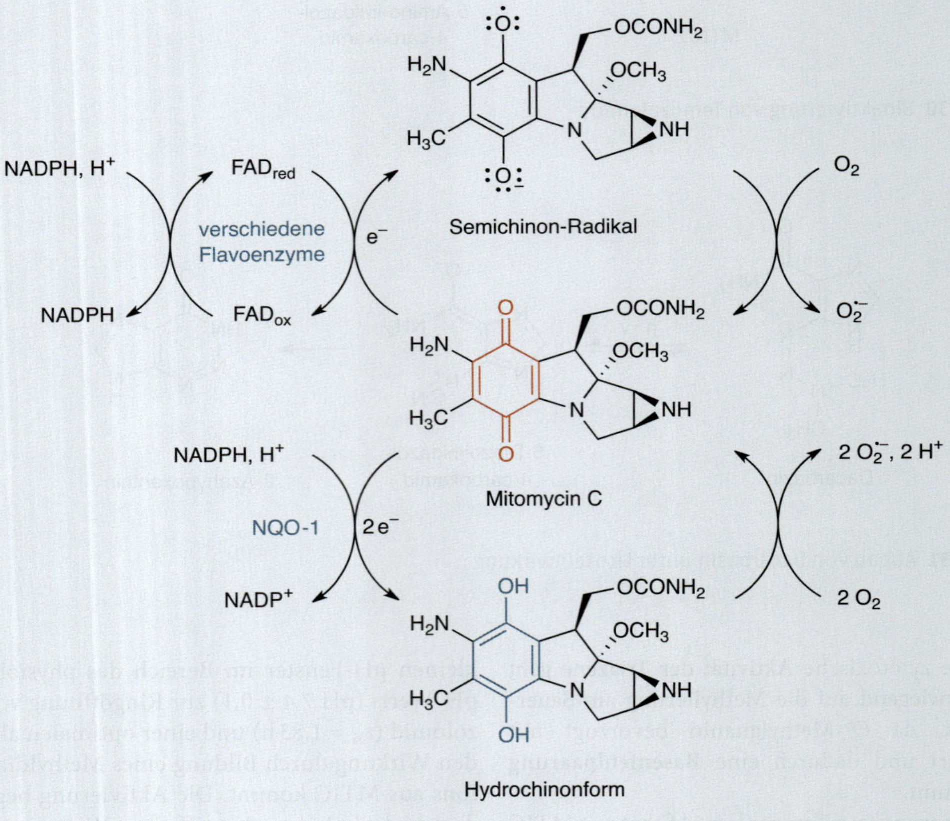

Abb. 13.33 Bioaktivierung von Mitomycin C und Redoxzyklus; NQO1: NADPH:Chinonoxidoreduktase-1

WHO. Es wird intravenös beim metastasierenden Melanom und Hodgkin-Lymphom gegeben. Dacarbazin muss kühl und unbedingt unter Licht- und Luftausschluss gelagert werden. Bei Lichteinwirkung wird Dacarbazin mit einer Halbwertszeit von 30 min zu 2-Azahypoxanthin und rosa gefärbten Polymeren abgebaut, besonders in saurem Milieu (Abb. 13.31). Dacarbazin ist schwer löslich in Wasser, sehr gut löslich hingegen als Citratsalz. Die Protonierung erfolgt bevorzugt am N-1' (pK_S = 4,4) des Triazens. Die positive Ladung ist entsprechend resonanzstabilisiert. Dacarbazin wird als Injektion oder Infusion gegeben. Die Aus-

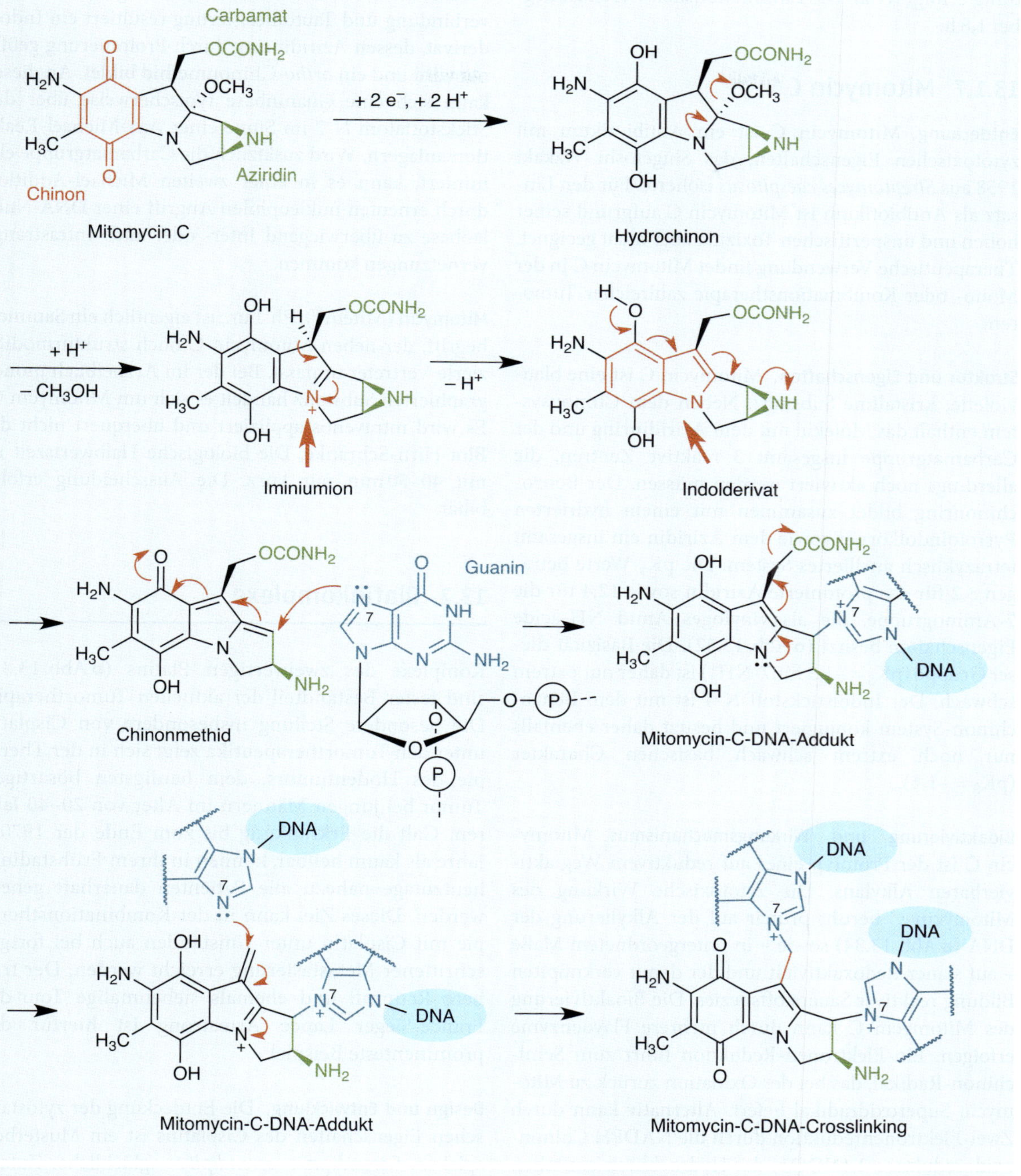

Abb. 13.34 Reduktive Alkylierung der DNA und Crosslinking durch Mitomycin C

scheidung erfolgt renal und biliär. Die Eliminationshalbwertszeit liegt bei 5 h.

Temozolomid (Temodal®), Ph. Eur., ist eine bedeutende Weiterentwicklung des Dacarbazins. In Temozolomid ist die Triazenstruktur Teil des bizyklischen Ringsystems Imidazotetrazinon. Temozolomid zeigt nur geringe Proteinbindung und wird nicht hepatisch metabolisiert. Es überwindet die Blut-Hirn-Schranke und wird daher bei rezidivierenden oder progredient verlaufenden malignen Gliomen wie dem aggressiven anaplastischen Astrozytom oder dem hoch malignen Glioblastom eingesetzt. Die Applikation erfolgt peroral oder parenteral. Nach oraler Gabe wird Temozolomid rasch und vollständig resorbiert. Die Ausscheidung erfolgt renal. Die Eliminationshalbwertszeit liegt bei 1,8 h.

13.1.7 Mitomycin C

Entdeckung. **Mitomycin C** ist ein Antibiotikum mit zytotoxischen Eigenschaften, das Shigetoshi Wakaki 1958 aus *Streptomyces caespitosus* isolierte. Für den Einsatz als Antibiotikum ist Mitomycin C aufgrund seiner hohen und unspezifischen Toxizität aber nicht geeignet. Therapeutische Verwendung findet Mitomycin C in der Mono- oder Kombinationstherapie zahlreicher Tumoren.

Struktur und Eigenschaften. Mitomycin C ist eine blauviolette, kristalline Substanz. Neben dem Chinonsystem enthält das Molekül mit dem Aziridinring und der Carbamatgruppe insgesamt 3 reaktive Zentren, die allerdings noch aktiviert werden müssen. Der Benzochinonring bildet zusammen mit einem hydrierten Pyrroloindolkörper sowie dem Aziridin ein insgesamt tetrazyklisch anelliertes System. Die pK_S-Werte betragen 3,2 für das protonierte Aziridin sowie 12,4 für die 7-Aminogruppe, die als vinyloges Amid NH-acide Eigenschaften besitzt (o Abb. 13.32). Die Basizität dieser Gruppe ($pK_S = -1{,}3$ für 7-NH_3^+) ist daher nur extrem schwach. Der Indolstickstoff-N-4 ist mit dem Benzochinon-System konjugiert und besitzt daher ebenfalls nur noch extrem schwach basischen Charakter ($pK_S = -1{,}4$).

Bioaktivierung und Wirkungsmechanismus. Mitomycin C ist der Prototyp eines auf reduktivem Weg aktivierbaren Alkylans. Die zytotoxische Wirkung des Mitomycin C beruht primär auf der Alkylierung der DNA (o Abb. 13.34) sowie – in untergeordnetem Maße – auf seiner Redoxaktivität und der damit verknüpften Bildung reaktiver Sauerstoffspezies. Die Bioaktivierung des Mitomycin C kann durch mehrere Flavoenzyme erfolgen. Ein-Elektronen-Reduktion führt zum Semichinon-Radikal, das bei der Oxidation zurück zu Mitomycin Superoxidradikal liefert. Alternativ kann durch Zwei-Elektronenreduktion durch die NADPH:Chinonoxidoreduktase-1 (NQO1) das Hydrochinon entstehen (o Abb. 13.33). Auch in diesem Fall kann in einem Redoxzyklus (▸ Kap. 3.2.2) Superoxidradikal erzeugt werden.

Entscheidend für den eigentlichen Wirkungsmechanismus ist jedoch die Aktivierung zu einem Chinonmethid. Die Protonierung der Methoxygruppe und spontane Eliminierung von Methanol aus der Hydrochinonform führt zu einem Iminium-Ion (o Abb. 13.34). Ein solches Iminium-Ion entsteht im chinoiden Mitomycin C selbst nicht, da dort das freie Elektronenpaar am N-Atom Teil eines vinylogen Amidsystems ist (o Abb. 13.32). Nach der Deprotonierung der Iminiumverbindung und Tautomerisierung resultiert ein Indolderivat, dessen Aziridinring durch Protonierung geöffnet wird und ein *ortho*-Chinonmethid bildet. An dieses kann sich eine Guaninbase typischerweise über das Stickstoffatom N-7 im Sinne einer Aza-Michael-Reaktion anlagern. Wird zusätzlich die Carbamatgruppe eliminiert, kann es in einer zweiten Michael-Addition durch erneuten nukleophilen Angriff einer DNA-Nukleobase zu überwiegend Inter- oder auch Intrastrangvernetzungen kommen.

Mitomycin (Mitem®), Ph. Eur., ist eigentlich ein Sammelbegriff, der neben Mitomycin C noch strukturmodifizierte Vertreter umfasst. Bei der im Arzneibuch monographierten Substanz handelt es sich um Mitomycin C. Es wird intravenös appliziert und überquert nicht die Blut-Hirn-Schranke. Die biologische Halbwertszeit ist mit 40–50 min nur kurz. Die Ausscheidung erfolgt biliär.

13.2 Platinkomplexe

Komplexe des zweiwertigen Platins (o Abb. 13.35) sind fester Bestandteil der aktuellen Tumortherapie. Die besondere Stellung insbesondere von Cisplatin unter den Tumortherapeutika zeigt sich in der Therapie des Hodentumors, dem häufigsten bösartigen Tumor bei jungen Männern im Alter von 20–40 Jahren. Galt die Erkrankung bis zum Ende der 1970er Jahre als kaum heilbar, können in ihrem Frühstadium heutzutage nahezu alle Patienten dauerhaft geheilt werden. Dieses Ziel kann in der Kombinationstherapie mit Cisplatin unter Umständen auch bei fortgeschrittener Metastasierung erreicht werden. Der frühere Radprofi und ehemals siebenmalige Tour-de-France-Sieger Lance Armstrong ist hierfür das prominenteste Beispiel.

Design und Entwicklung. Die Entdeckung der zytostatischen Eigenschaften des Cisplatins ist ein Musterbeispiel für Serendipität (*serendipity* = glücklicher Zufall) in der Wirkstofffindung. Als Physiker war Barnett Rosenberg mit den charakteristischen Feldlinien zwischen 2 Polen vertraut und vermutete wegen der formalen Analogie zur Mitosespindel, die sich während der Verdoppelung des Chromosomensatzes ausbildet, einen Einfluss des elektrischen Felds auf die Zellteilung. Folgerichtig studierte er im Jahr 1961 den Einfluss von schwachem Wechselstrom auf das Zellteilungsverhalten von *E.-coli.*-Bakterien. Für das Experiment verwendete er Platinelektroden. Anstatt sich zu teilen, zeigten die Bakterien ein enormes Längenwachstum und die Bildung fadenförmiger Strukturen, woraus man ableitete, dass die Bakterienzellen zwar weiter wuchsen, die Fähigkeit zur DNA-Replikation allerdings verloren hatten. Weitere Untersuchungen bestätigten, dass die morphologischen Veränderungen nicht auf das elektrische Feld zurückzuführen waren, sondern auf die wachstumshemmende Wirkung eines bestimmten, bereits bekannten Platinkomplexes, dem *cis*-Diammindichloridoplatin(II) (Peyrones Salz, Michele Peyrone, 1844). Der Komplex bildete sich auf der eigentlich als inert angesehenen Elektrodenoberfläche in Gegenwart von NH_4Cl als Bestandteil des Elektrolysemediums. Tierexperimentelle Studien belegten die Tumorwirksamkeit des Komplexes. Den als **Cisplatin** benannten Arzneistoff führte man 1979 als ersten Platinkomplex zur Behandlung solider Tumoren wie dem Hoden- und dem Ovarialkarzinom ein. Bis heute synthetisierte man einige Tausend Platinkomplexe mit dem Ziel, gegenüber Cisplatin die Toxizität zu vermindern, Kreuzresistenzen zu vermeiden, die Wasserlöslichkeit und Stabilität zu verbessern sowie perorale Applikation zu ermöglichen.

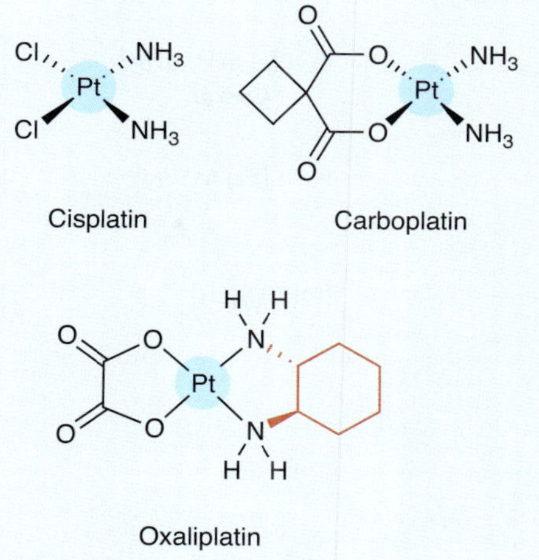

Cl
NH3
Pt
Cl
NH3
Cisplatin
O
O
NH3
Pt
O
NH3
O
Carboplatin
H H
N
O
O
Pt
O
O
N
H H
Oxaliplatin

Abb. 13.35 Therapeutisch relevante Platinkomplexe

Struktur und Eigenschaften. Die geometrische Isomerie bei Komplexverbindungen umfasst die *cis-trans*-Isomerie bei oktaedrischen und quadratisch-planaren Komplexen. In Cisplatin sind die beiden Chloridoliganden benachbart angeordnet und stehen den beiden benachbarten Amminliganden gegenüber. Cisplatin besitzt dementsprechend eine *cis*-Anordnung der Liganden, auf die der Name Cisplatin zurückgeht. Diese ist für die biologische Aktivität des Cisplatins unabdingbar, der analoge *trans*-Komplex ist nahezu unwirksam. Allerdings ist dies nicht allgemein gültig. Mittlerweile konnten in Abhängigkeit von der Struktur des Aminliganden auch einige *trans*-Platinkomplexe mit Antitumorwirksamkeit erhalten werden. Cisplatin ist im Gegensatz zu homoleptischen Komplexen mit gleichen Liganden ein **heteroleptischer Komplex**, d. h., es liegen mindestens 2 verschiedene Liganden vor. 2 Cl^--Ionen und 2 NH_3-Moleküle sind über **koordinative Bindungen** an das zweiwertige Platin gebunden. Es handelt sich dabei um einen Spezialfall der kovalenten Bindung, bei dem beide Bindungselektronen jeweils von den Liganden gestellt werden. Platin liegt in der Oxidationsstufe +II vor, der Komplex ist somit ungeladen. Das Pt^{2+} in Cisplatin weist eine d^8-Konfiguration auf, für die nach der Ligandenfeldtheorie nur Low-Spin-Komplexe mit quadratischer Ligandenaufspaltung ohne ungepaartes Elektron gefunden werden. Aufgrund der dsp^2-Hybridisierung besitzt Cisplatin eine **quadratisch-planare Geometrie** (Abb. 13.36).

Gegenüber der tetraedrischen ist die quadratisch-planare Koordination aufgrund der hohen d-Orbitalenergieaufspaltung energetisch bevorzugt. Betrachtet man die Aufspaltung des sphärischen Ligandenfelds im quadratisch-planaren Ligandenfeld, sind die 3 zwischen den Achsen eines dreidimensionalen Koordinatensystems angeordneten, negativen Orbitale (d_{xz}, d_{yz}, d_{z2}) von den Elektronenpaaren der Liganden entfernt gelegen, die Abstoßung ist gering, die Orbitale werden energetisch abgesenkt. Energetisch höher liegen die auf den Achsen angeordneten Orbitale (d_{x2-y2}, d_{xy}). Insgesamt ist das Ausmaß der Ligandenfeldaufspaltung bei quadratisch-planarer Anordnung erheblich größer als bei tetraedrischer Anordnung (Abb. 13.37), die quadratische Ligandenanordnung damit energetisch bevorzugt. Bei tetraedrischer Koordination würden lediglich die auf den Achsen liegenden Orbitale (d_{x2-y2}, d_{z2}) energetisch abgesenkt (Abb. 13.37).

Bioaktivierung. Da Cisplatin als Amminkomplex bei oraler Gabe durch die Magensäure zerstört wird, appliziert man die Verbindung intravenös. In Form des intakten, ladungsneutralen Moleküls passieren die Platinkomplexe die Zellmembran und gelangen in das Zytoplasma. Meist geschieht dies auf dem Weg einer passiven Diffusion. Erst im Zellinneren kommt es zum sukzessiven Austausch der Chloridoliganden gegen Wasser. Im Vergleich zur extrazellulären Cl^--Konzentration (100 mmol/L) ist die intrazelluläre Cl^--Konzentration (4 mmol/L) bedeutend niedriger und begünstigt diesen Prozess. Cisplatin ist allerdings kein Prodrug im engeren Sinne. Da sich nahezu 90 % der Cl^--Ionen üblicherweise im Extrazellulärraum befinden, findet im Blut kein nennenswerter Ligandenaustausch statt. Mit dem Diamminaquachloridoplatin(II), *cis*-$[Pt(NH_3)_2Cl(H_2O)]^+$, und dem sehr reaktiven Diammindiaquachloridoplatin(II), *cis*-

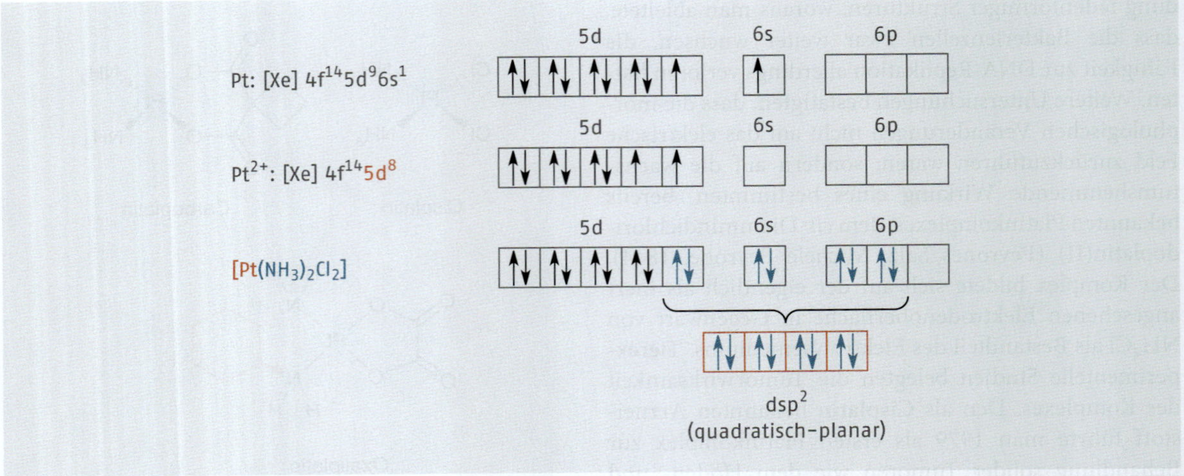

Abb. 13.36 Elektronenkonfiguration von Pt, Pt^{2+} sowie Cisplatin. Die in Blau dargestellten Elektronenpaare stammen von den jeweils 2 Ammin- und Chlorido-Liganden, die in Rot dargestellten dsp^2-Hybridorbitale vom Pt^{2+}-Zentralion.

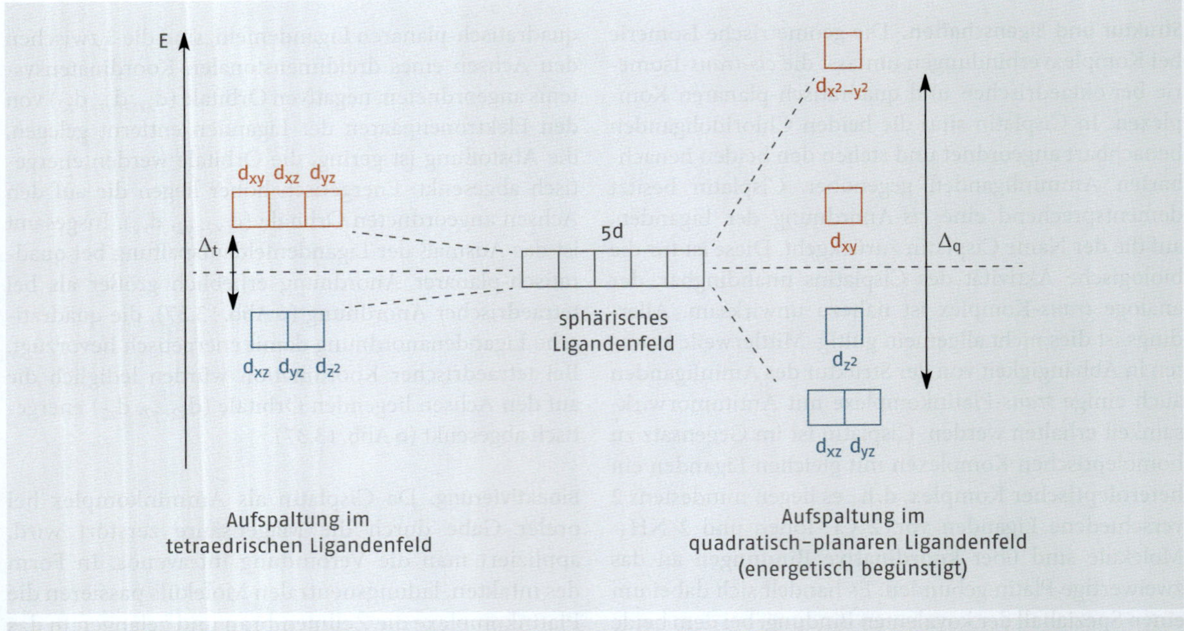

Abb. 13.37 Schema der energetisch begünstigten Ligandenaufspaltung im quadratisch-planaren Ligandenfeld

$[Pt(NH_3)_2(H_2O)_2]^{2+}$, entstehen erst intrazellulär die zytostatisch aktiven Wirkformen. Die Diamminplatin-Teilstruktur bleibt dabei unverändert. Da das 2-fach positiv geladenene Platin den beiden Aqualiganden Acidität verleiht, werden auch Hydroxidokomplexe gebildet. So sind unter physiologischen Bedingungen der Monoaqua-hydroxido-Komplex (Abb. 13.38) sowie der Monoaqua-chlorido-Komplex die beiden dominierenden Formen.

Wirkungsmechanismus. Platinverbindungen können eine **Quervernetzung von DNA-Einzel- und Doppelsträngen** bewirken und dadurch die Zellteilung inhibieren. Ähnlich wie die Alkylanzien wirken sie auf den Zellzyklus nicht phasenspezifisch. Erst in der Form der einfach oder 2-fach positiv geladenen Aquakomplexe liegen die Platinverbindungen im Zellinnern als elektrophile Strukturen vor. Nukleophile Funktionen von Proteinen oder DNA-Basen können den Komplex somit

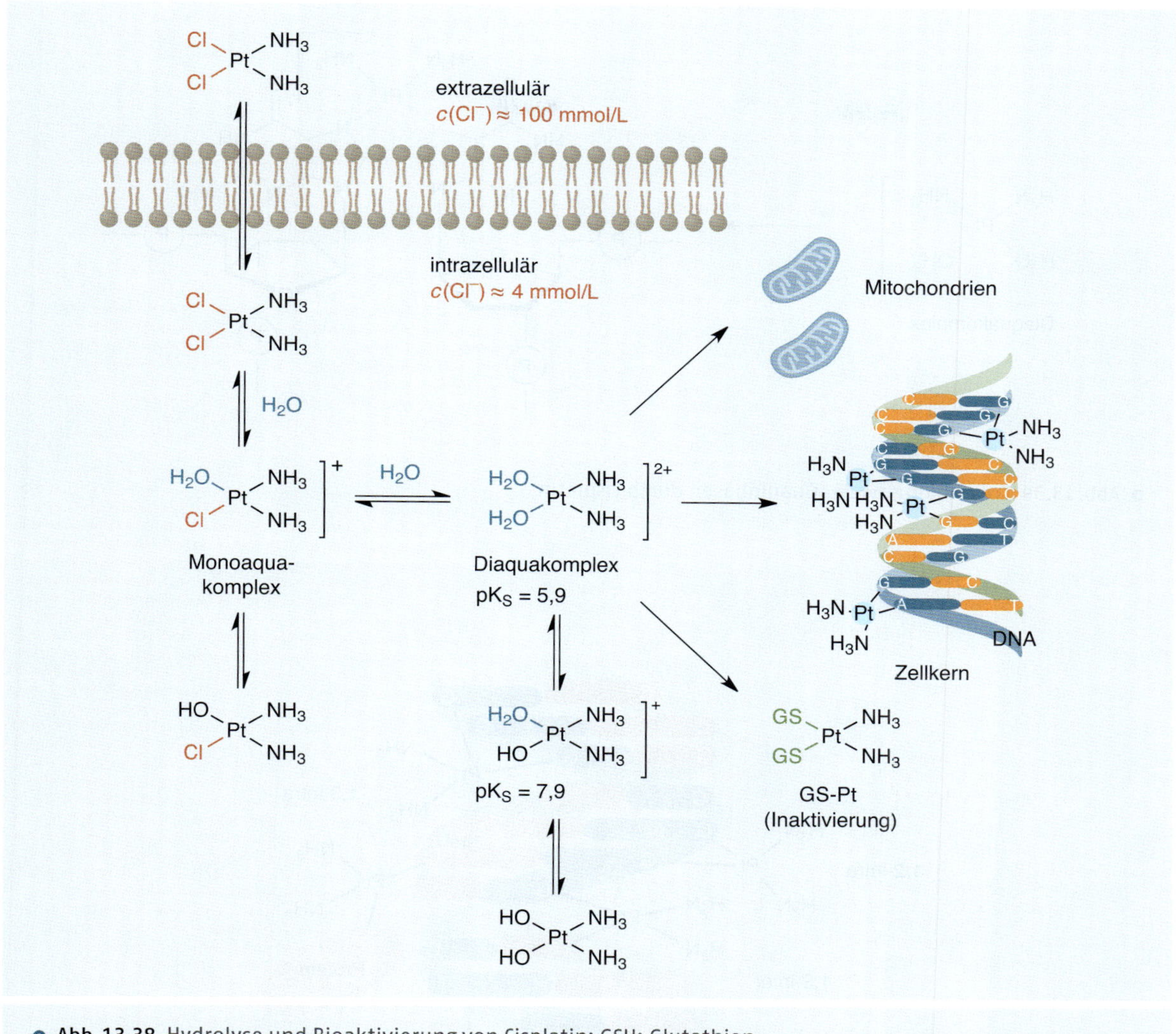

o Abb. 13.38 Hydrolyse und Bioaktivierung von Cisplatin; GSH: Glutathion

angreifen, die Aqualiganden im *cis*-$[Pt(NH_3)_2Cl(H_2O)]^+$ sowie *cis*-$[Pt(NH_3)_2(H_2O)_2]^{2+}$ rasch verdrängen und selbst koordinativ an das Pt(II) binden. Dadurch ist der Amminkomplex zu einer 2-fachen Komplexierung der DNA (o Abb. 13.39) befähigt, wobei die Donorbasen planar um das Pt-Zentralion angeordnet sind.

Die geometrisch flache, quadratisch-planare Struktur des Cisplatins ist essenziell für den Einbau in die DNA. Primär verursacht Cisplatin Intrastrang-Quervernetzungen (*crosslinking*) und damit verbundene konformative Änderungen der DNA. Beobachtet werden (o Abb. 13.40)

- 1,2-**Intrastrangvernetzungen** über Guanin- und/oder Adeninbasen als häufigstes DNA-Addukt,
- seltener 1,3-Intrastrangvernetzungen über Guaninbasen unter Auslassen eines Basenpaares,
- 1,2-**Interstrangvernetzungen** zweier DNA-Stränge über benachbarte Guaninbasen.

Mit der Bildung der Cisplatin-DNA-Addukte verändert sich die Sekundärstruktur der DNA. Krümmungen des DNA-Doppelstranges, partielle Entwindungen oder auch extrahelikale Anordnungen von DNA-Basen sind die Folge. Besonders effektiv greift Cisplatin die DNA der Mitochondrien an, da die mitochondriale DNA weder Histone noch DNA-Reparatursysteme zur Nukleotidexzision besitzt. Auch DNA-Protein-Vernetzungen sind über Cisplatin möglich. Aufgrund ihres Gehalts an S-haltigen Aminosäuren reagieren Bionukleophile wie Glutathion, Metallothionein oder Serumalbumin ebenfalls rasch mit Cisplatin. Dabei bewirkt der ausgeprägte *trans*-Effekt (s. u.) des Schwefels den Abgang von Ammoniak und die rasche Inaktivierung des Cisplatins.

Synthetische Aspekte. Für die gezielte Synthese und die biologische Aktivität spielt der kinetische *trans*-Effekt eine herausragende Rolle. Diammindichloridoplatin(II)

Abb. 13.39 Crosslinking zweier Guaninbasen durch Cisplatin

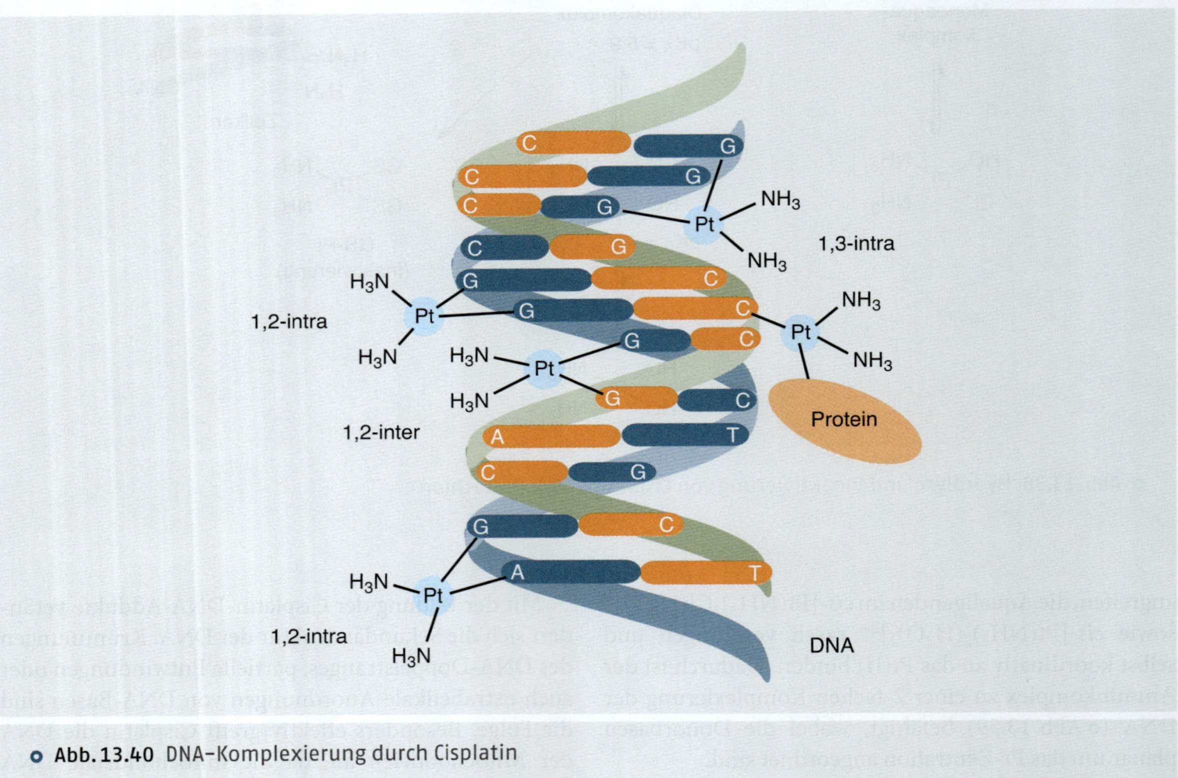

Abb. 13.40 DNA-Komplexierung durch Cisplatin

(Abb. 13.42) ist prinzipiell auf 2 Wegen erhältlich, nämlich durch

- Austausch von Chlorid im Tetrachloridoplatinat(II) durch Ammoniak, sowie
- durch Austausch von Ammoniak im Tetramminplatin(II) durch Chloridionen.

Die gezielte Synthese des Cisplatins ist das klassische Beispiel für die Ausnutzung des *trans*-Effektes. Man erhält Cisplatin aus Kaliumtetrachloridoplatinat(II) und Ammoniak. Der erste Schritt ist ein einfacher Ligandenaustausch. Da im Kaliumtetrachloridoplatinat(II) 4 gleiche Liganden vorhanden sind, kann zunächst nur ein Produkt entstehen. Im zweiten Schritt sind theoretisch 2 Produkte denkbar, neben dem *cis*-Diammindichloridoplatin(II) auch der entsprechende *trans*-Komplex (Abb. 13.42). Der Chloridoligand weist aber gegenüber dem Amminliganden den stärkeren

Kinetischer *trans*-Effekt

Der **kinetische *trans*-Effekt** tritt in quadratisch-planaren Komplexen auf und bezeichnet den Effekt, den ein Ligand auf die Geschwindigkeit des Austausches eines zu ihm *trans*-ständigen Liganden ausübt. Dies ermöglicht in quadratisch-planaren Komplexen wie Cisplatin eine Vorhersage der Substitutionsrichtung. Der Ligand mit der stärksten *trans*-dirigierenden Fähigkeit schwächt die Bindung des zu ihm *trans*-stehenden Liganden und lenkt den neu eintretenden Liganden in diese Position. Der Effekt basiert einerseits auf der Anordnung unterschiedlich gut polarisierender Liganden um ein Zentralion, was zu einer unsymmetrischen Ladungsverteilung im Zentralion führt. Das d^8-Zentralion Pt^{2+} ist als weiche Lewis-Säure gut polarisierbar. Polarisierende Liganden wirken in der Regel *trans*-dirigierend. Ein MO-theoretischer Ansatz führt den *trans*-Effekt andererseits darauf zurück, dass zueinander *trans*-ständige Liganden um die σ-Bindungen zum Metallion und die beste Orbitalüberlappung konkurrieren. Wird eine starke σ-Bindung ausgebildet, entspricht dies einer größeren Überlappung der Orbitale von Ligand und Zentralion. Die Elektronendichte ist dann zum Liganden L mit dem größeren *trans*-Effekt verschoben (o Abb. 13.41). Gleichzeitig ist die Überlappung der Orbitale des austretenden Liganden (T) geringer und damit dessen Bindung geschwächt, sodass er leichter ausgetauscht werden kann.
Nach der Stärke ihres *trans*-Effektes können einfache Komplexliganden in einer *trans*-dirigierenden Reihe angeordnet werden:
F^-, H_2O, $OH^- < NH_3 <$ Pyridin $< Cl^- < Br^- < I^-$, SCN^-, NO_2^-, $SC(NH_2)_2 < SO_3^{2-} < SR_2 < CO < CN^-$

trans-Effekt auf, daher dirigiert er den zweiten Amminliganden in die *trans*-Position, gleichbedeutend mit einer *cis*-Anordnung zum ersten Amminliganden. Stets bildet sich also auf diesem Weg nur der Platinkomplex mit der gewünschten *cis*-Koordination. Geht man bei der Synthese aber von einem Tetramminplatin(II)-Komplex und Cl^--Ionen aus, erhält man das *trans*-Diammindichloridoplatin(II) als einziges Produkt.

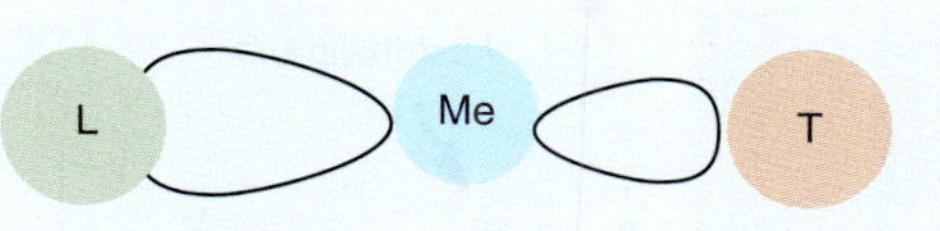

o Abb. 13.41 Die *trans*-ständigen Liganden konkurrieren um ein gemeinsames Orbital am Zentralion. Durch Verschiebung der Elektronendichte zum Liganden (L) mit dem stärkeren *trans*-Effekt wird die Bindung zum austretenden, *trans*-ständigen Liganden (T) an das zentrale Metallion (Me) geschwächt.

Ligandenaustausch. Für das Crosslinking durch Cisplatin ergibt sich folgende Betrachtung: Im Falle des *cis*-konfigurierten Diammindiaquachloridoplatin(II) (o Abb. 13.39) stehen die *trans*-dirigierenden Amminliganden in der *trans*-dirigierenden Reihe weiter rechts als die Aqualiganden (s. Kasten) und üben den stärkeren *trans*-Einfluss aus. Somit lässt sich auch die Bildung eines *cis*-Komplexes durch Substitution der Aqualiganden, nicht jedoch der Amminliganden, durch die DNA-Nukleobasen plausibel begründen. Mechanistisch ist der Ligandenaustausch bei quadratisch-planaren Platinkomplexen sehr gut untersucht. Er verläuft nach einem S_N2-Mechanismus über eine trigonal-bipyramidale, echte Zwischenstufe oder einen Übergangszustand (o Abb. 13.43). Durch die Assoziation (assoziativer Mechanismus) des von einer der beiden Seiten senkrecht zur Fläche des Quadrats angreifenden Liganden wird die Koordinationszahl zunächst unter Ausbildung einer quadratisch-pyramidalen Geometrie auf 5 erhöht. Durch Pseudorotation – eine intramolekulare Änderung der Raumstruktur ohne Lösen und Neuknüpfen bestehender Bindungen – geht diese in eine trigonal-pyramidale Geometrie über. Verlässt der Austrittsligand die trigonale Ebene, wird die quadratisch-planare Struktur nach erneuter Pseudorotation und Bildung einer quadratisch-pyramidalen Geometrie zurückgebildet. Der *trans*-Effekt durch den am Ligandenaustausch selbst nicht beteiligten Liganden wirkt unterstützend. Der Vorgang verläuft unter Retention der Konfiguration.

Biotransformation. Ligandenaustausch ist auch der wesentliche Mechanismus der Biotransformation der Platinkomplexe, die ausschließlich auf nichtenzymatischem Weg erfolgt. Die bei der Bioaktivierung gebildeten reaktiven Mono- oder Diaquakomplexe reagieren mit Nukleophilen wie Glutathion oder anderen thiolhaltigen Proteinen unter Ligandenaustausch weiter und können so inaktiviert werden.

Struktur-Wirkungs-Beziehungen. Zytostatisch wirksame Platinkomplexe sind charakterisiert durch (o Abb. 13.44)

- ein zentrales Pt^{2+} oder ggf. auch Pt^{4+}-Ion,
- anorganische Liganden oder chelatisierende Carboxylate als Abgangsgruppen,

$[PtCl_4]^{2-}$ $\xrightarrow[-\,Cl^-]{+\,NH_3}$ $[PtCl_3(NH_3)]^-$

Tetrachlorido-platinat(II)

$\xrightarrow[-\,Cl^-]{+\,NH_3}$ (✗) *trans*-Diammin-dichloridoplatin(II)

$\xrightarrow[-\,Cl^-]{+\,NH_3}$ Cisplatin (einziges Produkt)

o Abb. 13.42 Gezielte Synthese von Cisplatin unter Ausnutzung des *trans*-Effektes

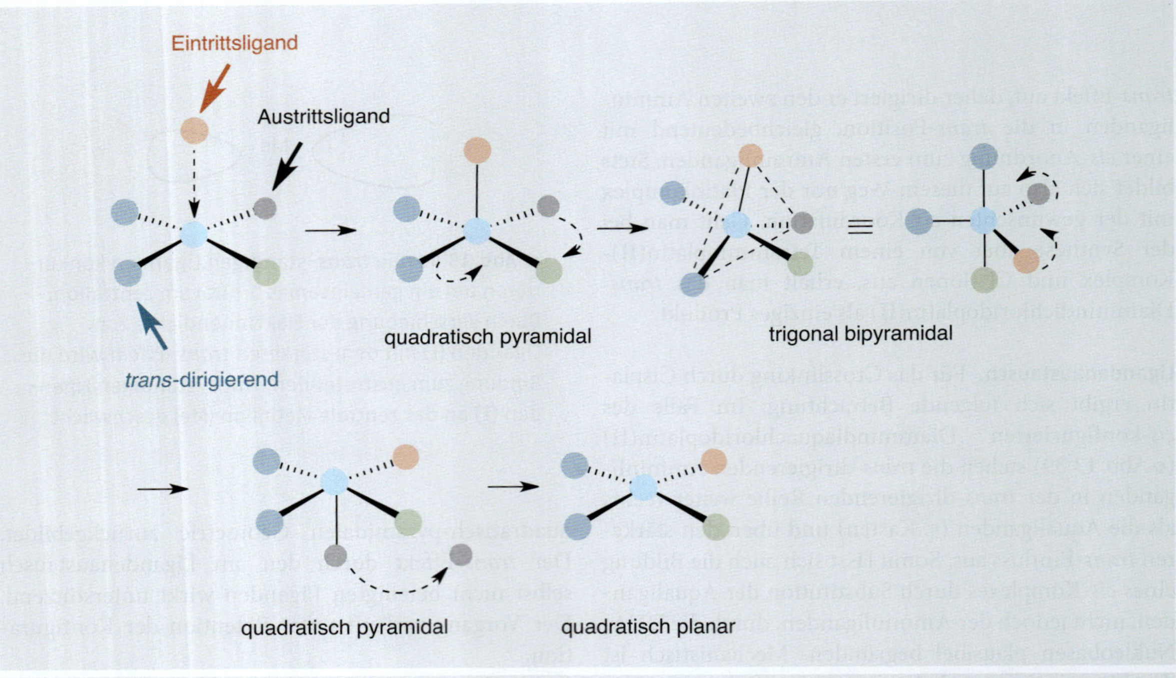

o Abb. 13.43 Modell des Ligandenaustausches bei quadratisch-planaren Komplexen

- Ammoniak sowie Alkylamine oder zyklische Amine als Donorgruppen,
- in der Regel *cis*-ständig angeordnete Donor- und Akzeptorgruppen,
- meist quadratisch-planare, ggf. auch eine oktaedrische Geometrie.

Analytische Aspekte. Die Prüfung auf Identität nach Ph. Eur. erfolgt beim Cisplatin neben der IR-Spektroskopie auch mittels der Dünnschichtchromatographie an Cellulose. Das zentrale Pt^{2+}-Ion des Cisplatins wird durch Zinn(II)chlorid in salzsaurer Lösung zum elementaren Platin reduziert, das auf der DC-Platte aufgrund seiner Dunkelfärbung detektiert wird. Zum nasschemischen Nachweis lässt Ph. Eur. nach Lösen des Komplexes in Natronlauge mittels Königswasser Platin(II) zu Platin(IV) oxidieren (o Gleichung 13.1). Das gebildete Hexachloridoplatinat(IV) reagiert mit Ammoniumchlorid (o Gleichung 13.2) zu gelbem, schwer löslichem Ammoniumhexachloridoplatinat(IV).

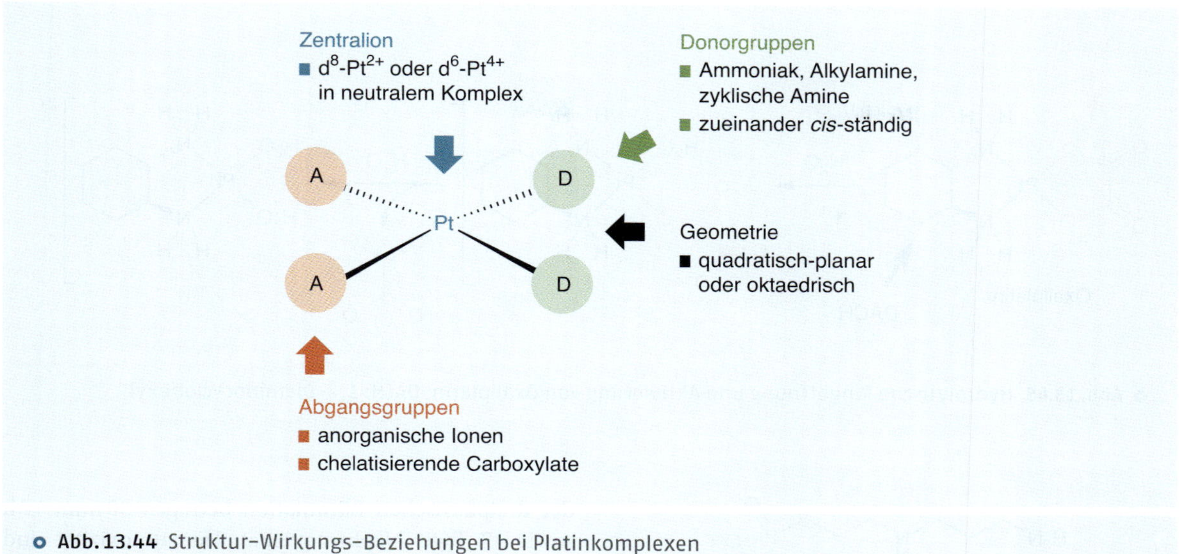

Abb. 13.44 Struktur-Wirkungs-Beziehungen bei Platinkomplexen

Gleichung 13.1

$$Pt^{2+} + 2\,HNO_3 + 6\,HCl \longrightarrow H_2[PtCl_6] + 2\,NO_2 + 2\,H^+ + 2\,H_2O$$

Gleichung 13.2

$$[PtCl_6]^{2-} + 2\,NH_4^+ \longrightarrow (NH_4)_2[PtCl_6]\downarrow$$

Cisplatin (PlatiCept®), Ph. Eur., *cis*-Diammindichloridoplatin(II), wird in physiologischer Kochsalzlösung intravenös appliziert. Um zu verhindern, dass in der Niere der reaktive Diammindiaquaplatin(II)-Komplex entsteht, wird dem Patienten dazu eine physiologische Kochsalzlösung infundiert. Dies führt zu einem hohen Durchtritt von Cl^--Ionen durch das Tubulusepithel und einer damit verbunden Chlorid-Diurese. Das Risiko einer Nierenschädigung durch Cisplatin lässt sich zudem durch eine forcierte Diurese während und nach der Anwendung oder durch Gabe von Amifostin (s. u.) verringern. Die Ausscheidung erfolgt vorwiegend renal. Cisplatin unterliegt einer dreiphasischen Eliminationskinetik mit Halbwertszeiten von 20–30 min, 40–60 min sowie 24 h. Der Wirkstoff kann sich in der Niere anreichern, da er basolateral über den OCT2-Transporter aufgenommen, dagegen nur schlecht über den MATE2-Transporter aus der Zelle gepumpt wird. Trotz der nephro-, neuro- und ototoxischen Eigenschaften sowie der emetogenen Wirkung bleibt die Substanz wegen ihrer überlegenen Wirksamkeit gegenüber Carboplatin bei einigen Indikationen wie z. B. dem Hoden- oder Plattenepithelkarzinom im Kopf- und Halsbereich die bevorzugte Alternative.

Carboplatin (Neocarbo®), Ph. Eur., ist ein Platinkomplex der zweiten Generation. Die Chloridoliganden ersetzte man durch den zweizähnigen Chelatliganden Cyclobutan-1,1-dicarboxylat als Abgangsgruppe. Carboplatin ist verglichen mit dem Cisplatin aufgrund des gegenüber einzähnigen Amminliganden stabileren sechsgliedrigen Chelatrings recht reaktionsträge. Dieser ist gewellt und behindert einen nukleophilen Angriff am Zentralion. Die Hydrolyse erfolgt dadurch 100-fach langsamer als bei Cisplatin. In der Standarddosierung wirkt es dadurch bedingt weniger nephrotoxisch und emetogen als Cisplatin. Wie Cisplatin wird es intravenös verabreicht, allerdings nicht mit einer NaCl-Lösung, da durch Ligandenaustausch das reaktive Cisplatin entsteht. Die Elimination nach Hydrolyse erfolgt überwiegend renal. Die Halbwertszeiten der zweiphasischen Elimination betragen 90 min und 24–40 h. Carboplatin ist ein gutes Substrat des MATE2 und wird nicht in der Niere angereichert. Es wird zur Therapie des fortgeschrittenen epithelialen Ovarialkarzinoms und des kleinzelligen Bronchialkarzinoms eingesetzt.

Generell kann bei Platinkomplexen, in denen die Chloridoliganden durch andere Abgangsgruppen ersetzt wurden (Carboplatin, Oxaliplatin), der Kontakt mit Cl^--haltigen Lösungen Ausfällungen als Folge von Ligandenaustauschprozessen hervorrufen. Dies ist vom pH-Wert und der Cl^--Konzentration abhängig. Es bilden sich wenig lösliche und toxische Chloridokomplexe. Intravenöse Verabreichungen über denselben Zugang müssen daher vermieden werden. Auch dürfen NaCl- oder Cl^--haltige Lösungen keinesfalls für Verdünnungszwecke verwendet werden. Infusionslösungen werden mit Glucose-Lösung (5 %) zubereitet. Mit nukleophilen

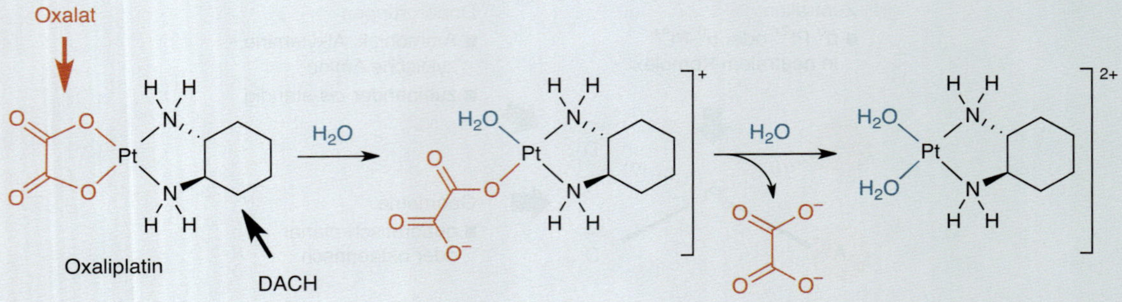

○ **Abb. 13.45** Hydrolytische Ringöffnung und Aktivierung von Oxaliplatin; DACH: 1,2-Diaminocyclohexyl

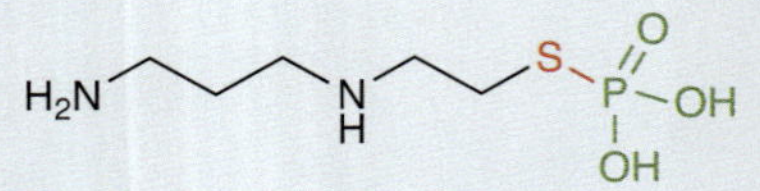

○ **Abb. 13.46** Prodrug Amifostin

Thiolen wie Mesna sind Platinkomplexe ebenfalls unverträglich. Zudem dürfen zur Injektion auch keine aluminiumhaltigen Injektionsmaterialien verwendet werden, da durch die reduzierenden Eigenschaften des Aluminiums schwarze Niederschläge von elementarem Platin auftreten.

Oxaliplatin (Eloxatin®), Ph. Eur., ein Platinkomplex der 3. Generation, weist statt der Ammoniakmoleküle den sterisch anspruchsvolleren, zweizähnigen 1,2-**Dia**mino-cyclo**h**exyl-Liganden (DACH) auf. Es besitzt eine weitgehend planare Struktur und ist nur wenig wasserlöslich. Die beiden Chloridoliganden des Cisplatins wurden im Oxaliplatin gegen das zweizähnige Oxalat ausgetauscht. Die Aktivierung von Oxaliplatin erfolgt durch schnelle hydrolytische Ringöffnung und Austausch des Oxalatdianions gegen Aqualiganden (○ Abb. 13.45). Je nach Position der Aminogruppen im Cyclohexan-Liganden können diese beim Oxaliplatin *cis-* oder *trans-*ständig angeordnet sein. Bei *trans-*ständiger Anordnung treten Enantiomere auf. Beim Oxaliplatin handelt es sich um das enantiomerenreine *trans-*(*R,R*)-Isomer, dem auch die größte Aktivität zukommt. Oxaliplatin-DNA-Komplexe sind zytotoxischer als die des Cisplatins, da sie von den DNA-Basenfehlpaarungs-Reparaturproteinen (DNA-Mismatch-Reparaturproteine) nicht erkannt werden. Man sieht hierin auch die Ursache fehlender Kreuzresistenzen mit Cisplatin. Begründet werden beide Effekte mit dem räumlich anspruchsvolleren DACH-Liganden und der damit verknüpften sterischen Hinderung. Die Halbwertszeiten der dreiphasischen Elimination betragen 30 min, 17 h sowie 17 Tage. Nephrotoxizität, Hämatotoxizität und Ototoxizität sind im Gegensatz zum Cisplatin etwas schwächer ausgeprägt. Die Substanz wird häufig in Kombination mit Fluorouracil und Folinsäure zur Therapie des metastasierenden kolorektalen Karzinoms eingesetzt.

13.2.1 Zytoprotektivum Amifostin

Entwicklung. Ende der 1940er Jahre erkannte der Radiologe Harvey Milton Patt die radioprotektiven Eigenschaften der Aminosäure Cystein. In der Folge suchte man intensiv nach Substanzen, mit denen sich Strahlenschäden im Falle eines Atomkrieges abmildern ließen. **Amifostin** (○ Abb. 13.46) zeigte die beste radioprotektive Wirkung bei zugleich guter therapeutischer Breite und Verträglichkeit. Da die Substanz nur intravenös verabreicht wirksam war, kam es nicht zu einer breiten Anwendung.

Struktur und Eigenschaften. Amifostin ist der wasserlösliche Thiophosphorsäureester eines Aminothioalkohols. Die pK_S-Werte betragen für die Phosphatgruppe ($pK_{S1} = <2$, $pK_{S2} = 4{,}2$) sowie 9,0 (prim. Amin) und 11,7 (sek. Amin). In wässriger Lösung liegen ausschließlich ionisierte Formen vor.

Wirkungsmechanismus. Amifostin ist ein phosphoryliertes Prodrug, das durch die membranständige alkalische Phosphatase in das freie Thiol, die eigentliche Wirkform, umgewandelt wird (○ Abb. 13.47). Die Prodrug-Form ist nicht wirksam. Das freie Thiol besitzt zyto- und radioprotektive Wirkung und reichert sich im Tiermodell in gesunden Zellen 100-fach stärker an als im Tumorgewebe. Dies liegt zum einen an der gegenüber dem Tumorgewebe besseren Vaskularisierung und den neutralen pH-Verhältnissen, zum anderen an der Aktivität der membrangebundenen alkalischen Phos-

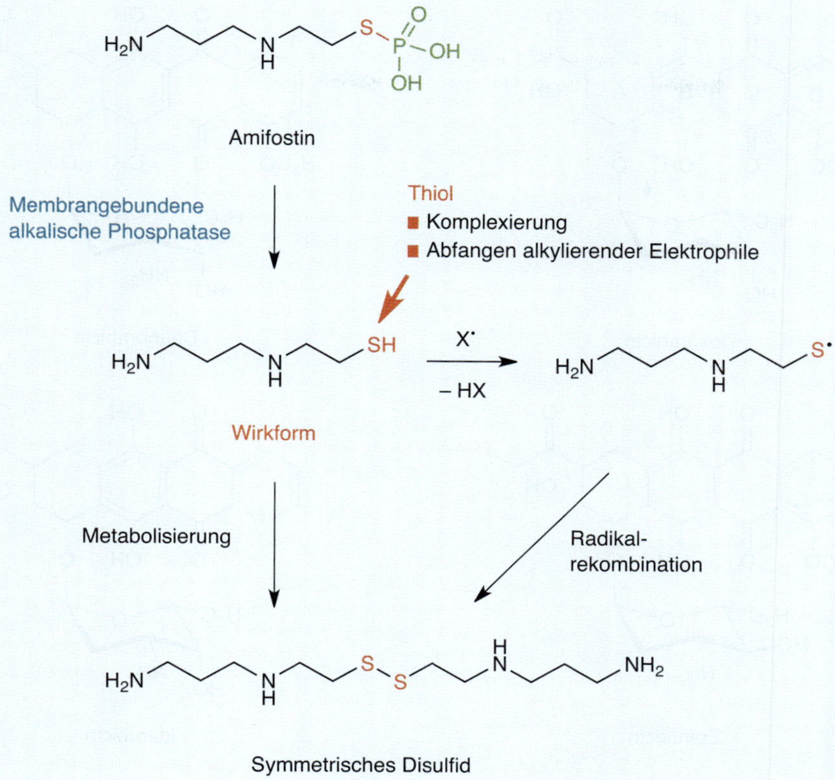

Abb. 13.47 Bildung der Wirkform aus Amifostin. X˙: freies Radikal

phatase, die in gesundem Gewebe wesentlich stärker exprimiert wird als im Tumorgewebe. Dies geht vermutlich auf den in der hypoxischen Mikroumgebung des Tumors aufgrund anaerober Glykolyse deutlich niedrigeren pH-Wert zurück, der durchschnittlich 6,7 beträgt. Durch die im Tumorgewebe überwiegend exprimierten sauren Phosphatasen wird Amifostin nicht hydrolysiert. So kann das freie Thiol beispielsweise als Nukleophil in vergleichbarer Weise wie Glutathion mit den Aquakomplexen der Platinverbindungen reagieren (Abb. 13.38) und auf diese Weise deren Nephrotoxizität herabsetzen. Neben elektrophilen Metaboliten wie Michael-Akzeptoren kann das Thiol auch freie Radikale und reaktive Sauerstoffspezies abfangen.

Amifostin (Ethyol®) ist als Pulver zur Herstellung einer Infusionslösung verfügbar. Nach i.v. Applikation liegt die Plasmahalbwertszeit aufgrund der raschen Esterhydrolyse unter 10 min. Das freie Thiol hat eine Plasmahalbwertszeit von 11 min. Üblicherweise wird Amifostin etwa 30 min vor einer Chemo- oder Radiotherapie infundiert.

13.3 DNA-Interkalatoren

Die DNA ist ein bedeutendes Target für Tumortherapeutika und deren Entwicklung. Die Bindung einer Substanz an die DNA kann kovalent erfolgen und ist damit **irreversibel** (z. B. Alkylanzien), kann andererseits aber auch **reversibler** Natur sein, basierend auf

- einer Interaktion mit Basenpaaren der großen oder kleinen Furche der DNA,
- nichtspezifischen, elektrostatischen Interaktionen mit dem polyanionischen Zucker-Phosphat-Rückgrat der DNA,
- einer **Interkalation**.

Interkalatoren sind Moleküle, die sich aufgrund ihrer vollständig oder teilweise planaren Struktur zwischen benachbarte Basenpaare der DNA-Doppelhelix schieben (lat. *intercalare* = einschieben). Dadurch hemmen sie die Anbindung und katalytische Aktivität wichtiger Enzyme wie Polymerasen sowie Topoisomerasen und es kommt zu einer Blockade der DNA-Replikation und -Transkription. Zur zytostatischen Wirkung vieler Interkalatoren trägt insbesondere die Hemmung der

13

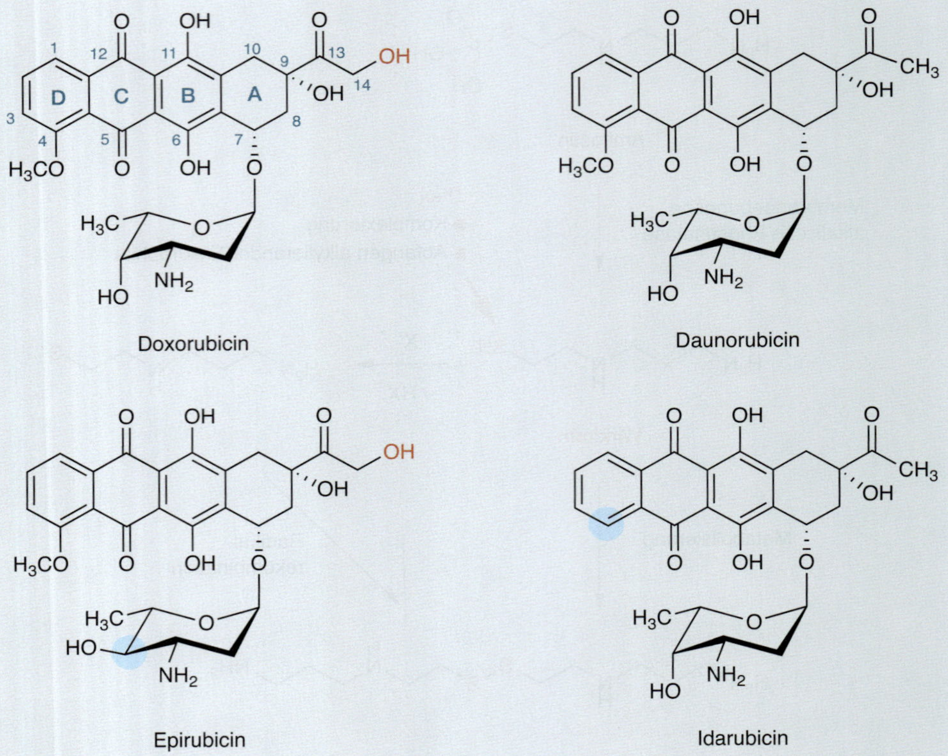

○ **Abb. 13.48** Therapeutisch relevante Anthracycline

Topoisomerase-2α (Top-2α, ▸ Kap. 13.4) wesentlich bei. Der Begriff „Interkalation" geht auf Leonard Lerman zurück, der zu Beginn der 1960er Jahre die Interaktion von Acridinen mit der DNA untersuchte.

13.3.1 Anthracycline

Entdeckung. Als erstes Anthracyclin (○ Abb. 13.48) konnte **Daunorubicin** (Daunomycin) 1962 von Aurelio Di Marco bei Farmitalia aus *Streptomyces peucetius* isoliert werden. Es erwies sich gegen Leukämiezellen wirksam, während das 1967 aus einem mutierten *Streptomyces*-Stamm isolierte **Doxorubicin** (Adriamycin) zudem gegen solide Tumoren wirkte. Es handelt sich um das 14-OH-Derivat des Daunorubicins und entwickelte sich zu einem der erfolgreichsten Zytostatika. **Epirubicin** und **Idarubicin** sind Vertreter der 2. Generation.

Struktur und Eigenschaften. Die Bezeichnung Anthracyclin geht auf **Anthra**chinon und Tetra**cyclin** zurück. Alle genannten Anthracycline weisen einen planaren Anthrachinon-Chromophor als Teilstruktur eines tetrazyklischen Aglykons auf, wodurch sich der Grundkörper der zytostatisch wirksamen Anthracycline von dem der antiobitisch wirksamen Tetracycline (▸ Kap. 12.1.13) unterscheidet. Zudem ist dieser mit dem Aminozucker Daunosamin α-glykosidisch über das C-7-Atom des Cyclohexanrings A verknüpft. Anthracycline sind amphiphile Substanzen. Sie vereinigen sowohl hydrophile als auch hydrophobe Strukturelemente. Als phenyloge Carbonsäuren sind die phenolischen 6- und 11-OH-Gruppen im Anthrachinongerüst zwar schwach sauer ($pK_S = 10{,}2$ und $13{,}2$; Doxorubicin), liegen aber unter physiologischen Verhältnissen nicht ionisiert vor. Die Basizität der Aminogruppe ($pK_S = 8{,}4$) im Daunosamin der Anthracycline bestimmt in Abhängigkeit des jeweiligen pH-Milieus die Konzentration der neutralen Form der Wirkstoffe. Nur diese ist über passive Diffusionsmechanismen zellpermeabel. Anthracycline können sich in zelluläre Membranen einlagern und mit membranständigen Enzymen interagieren.

Wirkungsmechanismus. Die zellulären Effekte der Anthracycline sind vielfältig. Ihre **zytostatische Wirkung** basiert auf einer

- initialen Interkalation in die DNA-Doppelhelix,
- einer Hemmung der Typ-IIA-Topoisomerase-Isoformen Top-2α und Top-2β mit der Bildung von Dop-

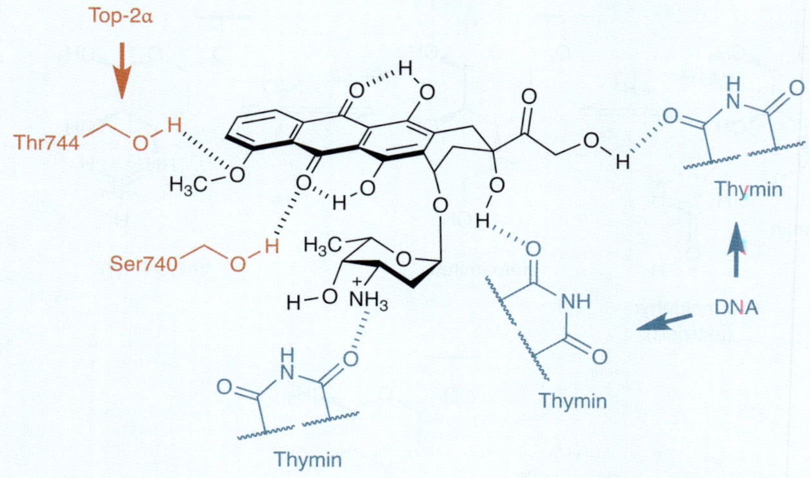

o Abb. 13.49 Schematische Darstellung relevanter H-Brückenbindungskontakte zwischen Doxorubicin, DNA und Typ-IIA-Topoisomerase-Isoform Top-2α

pelstrangbrüchen als primärem zytostatischem Wirkungsmechanismus,

- Bildung von kovalenten Addukten mit der DNA.

Primär verantwortlich für die ausgeprägte **kardiotoxische Wirkung** macht man hingegen die Bildung reaktiver Sauerstoffspezies (ROS) und Störungen des Ca^{2+}-Haushalts sowie der Eisenhomöostase in den Herzmuskelzellen.

Die antineoplastische Aktivität der Anthracycline hängt eng mit der **Interkalation** des planaren Anthrachinon-Chromophors (Ringe B, C, D) in die DNA und der Bindung des Daunosamins in der kleinen Furche der DNA zusammen. Treibende Kraft der Interkalation sind hydrophobe Wechselwirkungen, Van-der-Waals-Stapelkräfte sowie Charge-Transfer-Interaktionen. Bei der Interkalation bleiben die H-Brücken der DNA-Doppelhelix intakt, es treten jedoch größere Änderungen der Tertiärstruktur durch lokale Entwindungen und Deformationen auf. Die Ganghöhe der Helix vergrößert sich, ebenso die Torsionswinkel im Zucker-Phosphat-Rückgrat. Folglich wird die Interaktion mit Polymerasen empfindlich gestört. Anthracycline sind außerdem **Topoisomerase-IIA-Gifte** (Top-2α, Top-2β, ▸Kap. 13.4). Kommt es zum Zusammenstoß zwischen der Top-2α und interkaliertem Doxorubicin im Verlauf der DNA-Replikation, bildet sich ein ternärer Anthracyclin-DNA-Top-2α-Komplex. Die Bindung der Anthracycline erfolgt dabei nichtkovalent an Top-2α im Bereich der Schnittstelle des Enzyms mit der DNA, wodurch der zunächst vorliegende Top-2α-DNA-Komplex stabilisiert wird. Bei diesem handelt es sich um eine Art Übergangszustand im katalytischen Zyklus des Enzyms, in dem die DNA-Stränge geöffnet und kovalent mit katalytischen Tyrosinresten verknüpft sind (▸Kap. 13.4). Die Religation der DNA-Stränge wird verhindert, die Top-2α löst sich letztlich von der DNA ab, Doppelstrangbrüche und Zelltod sind die Folge. Die Cyclohexanstruktur des Rings A sowie der Aminozucker tragen zur eigentlichen Interkalation nicht bei, sind aber essenziell für die molekulare Erkennung der DNA sowie für die Bildung und Stabilisierung des ternären Anthracyclin-DNA-Top-2α-Komplexes. o Abb. 13.49 stellt die in diesem Zusammenhang relevanten H-Brückenkontakte dar.

Besondere Aktivität zeigen Doxorubicin, aber auch Mitoxantron und Pixantron (o Abb. 13.57) gegenüber myeloiden und soliden Tumorzellen, die im Vergleich zu normalem Gewebe erhöhte Konzentrationen von endogenem **Formaldehyd** aufweisen. Zwar wird der primäre Wirkungsmechanismus der Anthracycline in der Hemmung der Top-2α und der Bildung von DNA-Doppelstrangbrüchen gesehen, doch konnte nachgewiesen werden, dass Doxorubicin in Verbindung mit endogenem Formaldehyd in klinisch relevanten Konzentrationen über die Bildung einer Methylenbrücke zu einer **direkten DNA-Alkylierung** in der Lage ist. Essenziell hierfür sind die 2-Aminogruppe des Guanins sowie die Aminogruppe an C-3' des Daunosamins. Im Zuge der Interkalation des planaren Anthrachinon-Chromophors reagiert Doxorubicin zunächst über die C-3'-Aminogruppe des Daunosamins mit Formaldehyd unter Bildung eines Halbaminals. Darüber hinaus kann ein Iminium-Ion entstehen (o Abb. 13.50, o Abb. 13.51), das als Elektrophil mit der 2-Aminogruppe von Guanin zum Aminal (N–C–N-Linker) weiterreagiert.

13

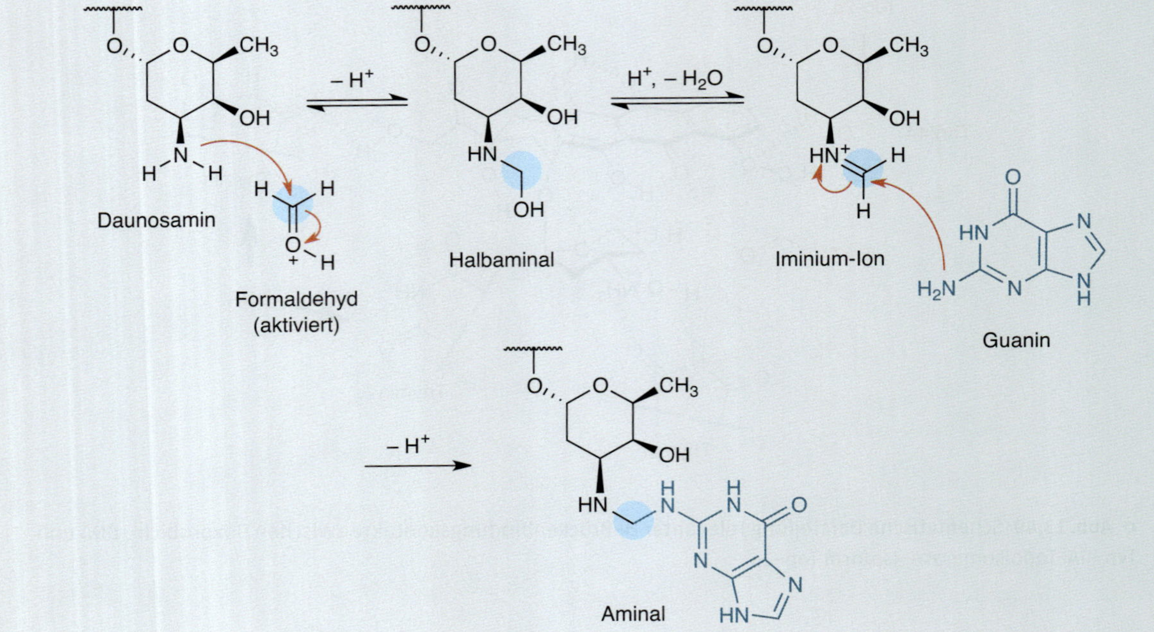

○ Abb. 13.50 Bildung einer Methylenbrücke zwischen Daunosamin und Guanin durch Formaldehyd

Zusätzlich werden über die Hydroxygruppe an C-9 H-Brücken mit Guanin gebildet. Für die Adduktbildung der Anthracycline mit der DNA, basierend auf einer kovalenten Fixierung eines Guanins des einen DNA-Stranges und gleichzeitiger Ausbildung von H-Brücken zu einem Guanin des gegenläufigen DNA-Stranges (○ Abb. 13.51), wurde der Begriff **virtuelles Interstrang-Crosslinking** geschaffen.

Endogener Formaldehyd

Formaldehyd tritt in der Zelle ubiquitär auf (○ Abb. 13.52), beispielsweise als Nebenprodukt enzymatischer oxidativer Demethylierungen. Er spielt im Ein-Kohlenstoff-Zyklus eine bedeutende Rolle. So weist Humanblut Formaldehyd-Konzentrationen im Bereich von 20–100 µmol/L auf. Die Existenz eines Folat-abhängigen **Formaldehyd-Zyklus** als einer wichtigen Quelle für C_1-Bausteine, etwa für die Purin- und Pyrimidinnukleotidsynthese, konnte 2017 nachgewiesen werden. In den Zellen zahlreicher Tumoren ist der Formaldehydspiegel in der Zelle selbst und der zellulären Umgebung signifikant höher als in gesunden Zellen. Als ursächlich gelten eine gesteigerte Expression HCHO-produzierender Enzyme, eine vermehrt stattfindende Lipidperoxidation sowie die generell höheren Stoffwechselraten.

Chemische Grundlagen der Kardiotoxizität. Die klinische Verwendung der Anthracycline birgt ein hohes Risiko für **Kardiotoxizität**. Damit in engem Zusammenhang steht die Bildung freier Radikale und reaktiver Sauerstoffspezies. Teil des tetrazyklischen Aglykons der Anthracycline ist ein **redoxaktives** Anthrachinonsystem. Durch Ein-Elektronen-Reduktion des chinoiden Systems (Ring C) entsteht das Semichinon-Radikal-Anion, das molekularen Sauerstoff zu Superoxidradikal-Anion reduziert, wobei das Anthracyclin regeneriert wird und weitere Redoxzyklen durchlaufen kann. Superoxidradikal kann zu Wasserstoffperoxid dismutieren und in Gegenwart von Metallionen wie Fe^{2+} oder Cu^{+} über eine Fenton-Reaktion als weitere reaktive Sauerstoffspezies das zytotoxische Hydroxylradikal bilden und zur Entstehung von oxidativem Stress beitragen (○ Abb. 13.53). Lipidperoxidation (▸ Kap. 14.1.2), Membran- und DNA-Schäden sind die Folge. Denkbar ist zudem ein Zwei-Elektronen-Transfer auf das Chinoncarbonyl durch die NAD(P)H-Chinon-Oxidoreduktase (NQO1-Reduktase) unter Bildung des Hydrochinons, aus dem durch Elektronentransfer auf Sauerstoff wiederum Superoxidradikal generiert werden kann. Anthracycline besitzen die Fähigkeit zur Komplexierung von Eisenionen ($Fe^{3+} + 3\,Dox \rightleftharpoons Fe^{2+}(Dox)_3$; $K_{Stab} = 10^{33}$). Solche Doxorubicin-Eisen(III)-Komplexe können ohne enzymatische Katalyse über einen Elektronentransfer von Superoxidradikal zu den entsprechenden Fe(II)-Komplexen reduziert werden.

Abb. 13.51 Kovalente Modifizierung der DNA durch Doxorubicin in Gegenwart von Formaldehyd

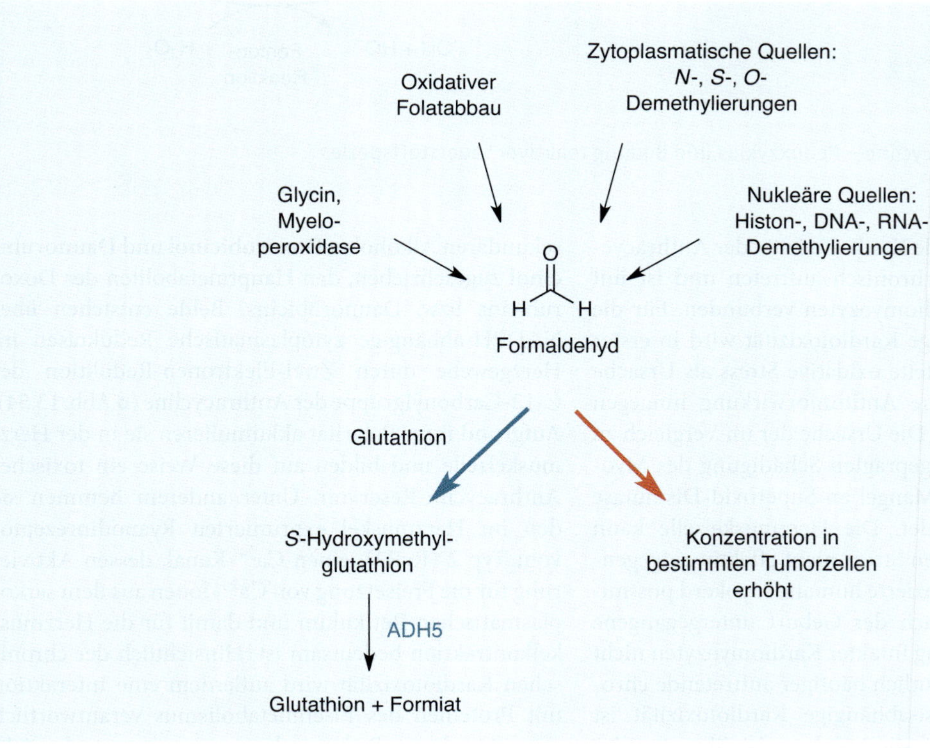

Abb. 13.52 Quellen endogenen Formaldehyds. ADH5: Alkoholdehydrogenase 5

13

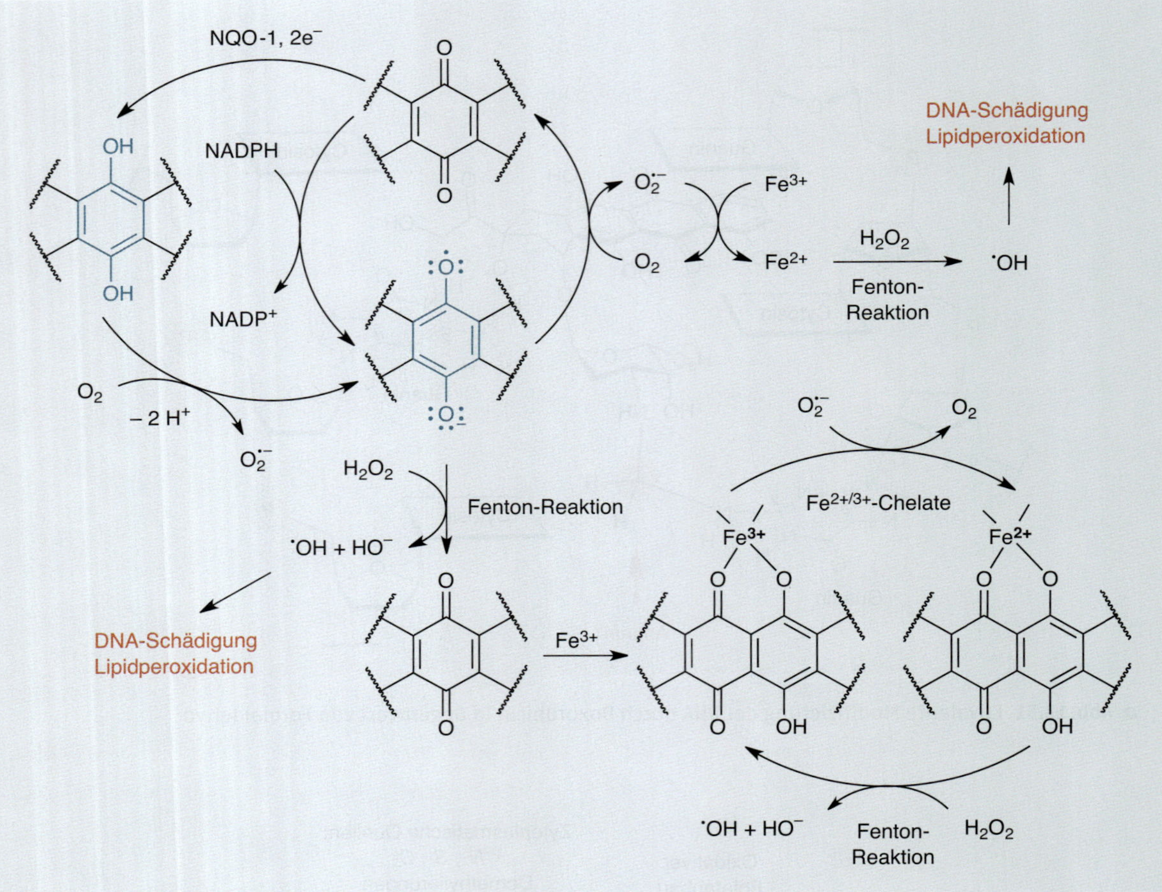

Abb. 13.53 Anthracycline – Redoxzyklus und Bildung reaktiver Sauerstoffspezies

Die dosislimitierende Kardiotoxizität der Anthracycline kann akut oder chronisch auftreten und ist mit einem Verlust an Kardiomyozyten verbunden. Für die akute, dosisunabhängige Kardiotoxizität wird in erster Linie der redoxvermittelte oxidative Stress als Ursache angesehen, was für die Antitumorwirkung hingegen nicht entscheidend ist. Die Ursache der im Vergleich zu anderen Geweben ausgeprägten Schädigung des Myokards liegt in dessen Mangel an Superoxid-Dismutase und Katalase begründet. Die Herzmuskelzelle kann dadurch dem oxidativen Stress nicht effektiv entgegenwirken. Da das differenzierte humane Myokard postmitotisch ist, können nach der Geburt untergegangene Zellen durch die Teilung intakter Kardiomyozyten nicht ersetzt werden. Die deutlich häufiger auftretende chronisch-progressive, dosisabhängige Kardiotoxizität ist irreversibel und manifestiert sich meist Monate oder Jahre nach Therapieende, vorwiegend als dilatative Kardiomyopathie oder Herzversagen.

Biotransformation. Ein wesentlicher Beitrag zu dieser lebensbedrohenden Langzeit-Kardiotoxizität wird den sekundären Alkoholen **Doxorubicinol** und **Daunorubicinol** zugeschrieben, den Hauptmetaboliten des Doxorubicins bzw. Daunorubicins. Beide entstehen über NADPH-abhängige zytoplasmatische Reduktasen im Herzgewebe durch Zwei-Elektronen-Reduktion der C-13-Carbonylgruppe der Anthracycline (Abb. 13.54). Aufgrund ihrer Polarität akkumulieren sie in der Herzmuskelzelle und bilden auf diese Weise ein toxisches Anthracyclin-Reservoir. Unter anderem hemmen sie den im Herzmuskel exprimierten Ryanodinrezeptor vom Typ 2 (RyR2), einen Ca^{2+}-Kanal, dessen Aktivierung für die Freisetzung von Ca^{2+}-Ionen aus dem sarkoplasmatischen Retikulum und damit für die Herzmuskelkontraktion bedeutsam ist. Hinsichtlich der chronischen Kardiotoxizität wird außerdem eine Interaktion mit Proteinen des Eisenmetabolismus verantwortlich gemacht, deren Pathomechanismus aber noch nicht vollständig geklärt ist.

Struktur-Wirkungs-Beziehungen. Am Beispiel von Doxorubicin lassen sich typische Merkmale der Anthracycline aufzeigen (Abb. 13.55),

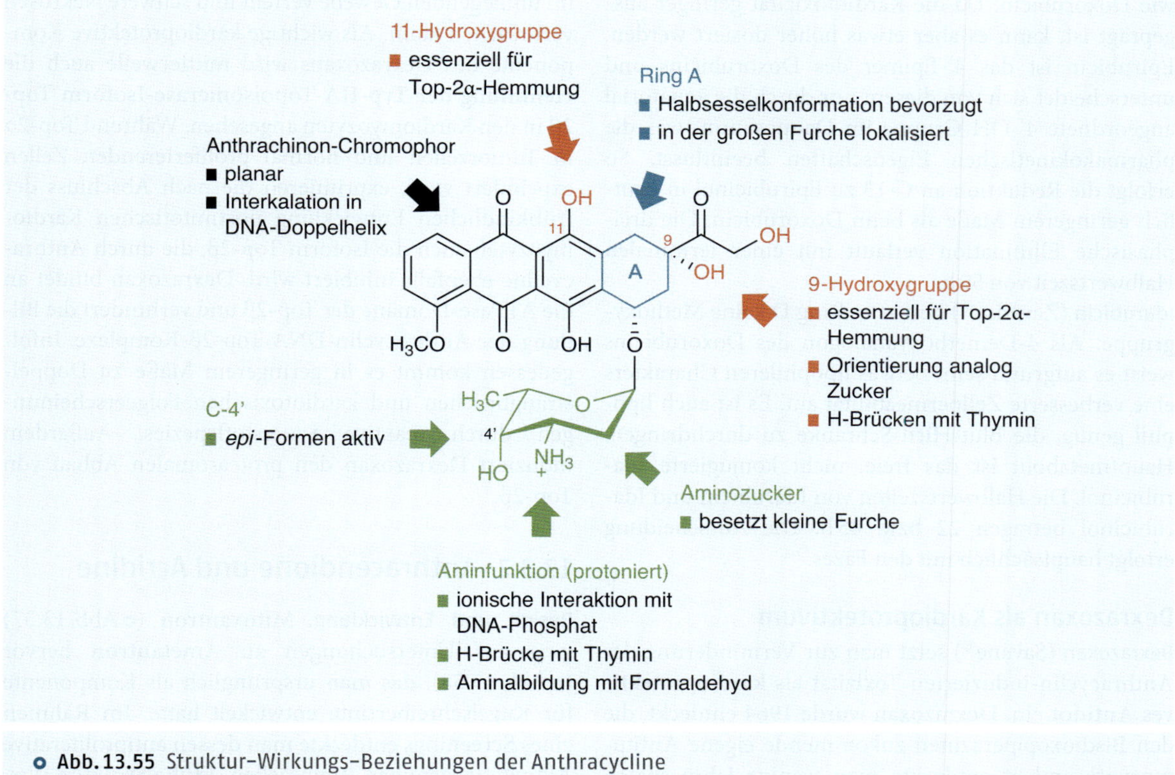

Abb. 13.54 Bildung des Metaboliten Doxorubicinol

Abb. 13.55 Struktur-Wirkungs-Beziehungen der Anthracycline

- ein planarer, hydrophober Anthrachinon-Chromophor,
- ein gesättigter, in der Halbsesselkonformation vorliegender A-Ring mit α-glykosidisch verknüpftem Aminozucker,
- ein Aminozucker mit unter physiologischen Bedingungen protonierter Aminfunktion.

Doxorubicin (Doxo-cell®), Ph. Eur. (Hydrochlorid), ist eine rotorange, kristalline Substanz. Die Lösung schlägt im alkalischen Milieu nach blauviolett um, ähnlich einem Indikator. Doxorubicin chelatisiert zahlreiche Metallionen, was auf die Anordnung der Hydroxygruppen in Nachbarstellung zum Chinoncarbonyl zurückzuführen ist. Dadurch können leicht stabile 6-Ring-Chelate entstehen. Gegenüber den anderen Anthracyclinen ist der hydrophobe Charakter beim Doxorubicin vergleichsweise gering ausgeprägt. Doxorubicin unterscheidet sich von Daunorubicin an C-14. Es ist ein α-Hydroxyketon (Abb. 13.48), während Daunorubicin statt der Alkoholgruppe lediglich eine Methylgruppe aufweist. Doxorubicin wird vorwiegend partialsynthetisch aus 14-Brom-Daunorubicin durch Hydrolyse in methanolischer Natronlauge gewonnen. Nach i. v. Applikation reichert sich der lipophile Wirkstoff in Leber, Milz, Niere, Herz, Dünndarm und Knochenmark an. Doxorubicin passiert nicht die Blut-Hirn-Schranke. Die Elimination verläuft dreiphasisch mit einer terminalen Halbwertszeit von 30–40 h. Die Ausscheidung erfolgt biliär und renal. Eingesetzt wird Doxorubicin in

13

der Therapie von Non-Hodgkin-Lymphomen, Morbus Hodgkin oder auch beim Mammakarzinom.

Daunorubicin (Daunoblastin®), Ph. Eur. (Hydrochlorid), ist mit Doxorubicin weitgehend vergleichbar. Es fehlt die Hydroxygruppe an C-14, was dazu führt, dass die Umwandlung zum kardiotoxischen Daunorubicinol etwas schneller verläuft als bei Doxorubicin. Die terminale Halbwertszeit nach i. v. Gabe ist mit 18 h etwa halb so lang wie die von Doxorubicin, die der Metaboliten beträgt 27 h.

Epirubicin (Epimedac®, Epi TEVA®), Ph. Eur. (Hydrochlorid), ist therapeutisch ebenfalls ähnlich wirksam wie Doxorubicin. Da die Kardiotoxizität geringer ausgeprägt ist, kann es aber etwas höher dosiert werden. Epirubicin ist das 4'-Epimer des Doxorubicins und unterscheidet sich von diesem nur durch die äquatorial angeordnete 4'-OH-Gruppe im Daunosamin, was die pharmakokinetischen Eigenschaften beeinflusst. So erfolgt die Reduktion an C-13 zu Epirubicinol in deutlich geringerem Maße als beim Doxorubicin. Die dreiphasische Elimination verläuft mit einer terminalen Halbwertszeit von 50 h.

Idarubicin (Zavedos®) besitzt in Ring D keine Methoxygruppe. Als 4-Demethoxyanalogon des Doxorubicins weist es aufgrund seines etwas lipophileren Charakters eine verbesserte Zellpermeabilität auf. Es ist auch lipophil genug, die Blut-Hirn-Schranke zu durchdringen. Hauptmetabolit ist das freie, nicht konjugierte Idarubicinol. Die Halbwertszeiten von Idarubicin und Idarubicinol betragen 22 bzw. 45 h. Die Ausscheidung erfolgt hauptsächlich mit den Fäzes.

Dexrazoxan als Kardioprotektivum

Dexrazoxan (Savene®) setzt man zur Verminderung der Anthracyclin-induzierten Toxizität als **kardioprotektives Antidot** ein. Dexrazoxan wurde 1964 entdeckt, die den Bisdioxopiperazinen zukommende eigene Antitumorwirksamkeit entdeckte man wenige Jahre später. Ende der 1990er Jahre fand man zudem heraus, dass Dexrazoxan ein **katalytischer Top-2β-Inhibitor** ist (▸ Kap. 13.4). Dexrazoxan ist das (+)-*S*-Enantiomer des Racemats Razoxan und kann als wasserlösliches, ringgeschlossenes Analogon von EDTA aufgefasst werden. Grundlage für die Verwendung als Antidot ist die Bildung reaktiver Sauerstoffspezies durch Anthracycline, die unter Katalyse von Eisenionen verläuft. Als lipophiles Bisdioxopiperazin kann es leicht in die Zelle eindringen. Durch Hydrolyse der beiden Imidstrukturen wird das **Prodrug** dann in den offenen, EDTA-analogen **Eisenchelator** überführt (○ Abb. 13.56). Dessen Konzentration steigt innerhalb der ersten 15 min stark an und bleibt über mehrere Stunden nahezu unverändert. Der potente, sechszähnige Eisenchelator löst Eisenionen (Fe^{2+}/Fe^{3+}) aus der koordinativen Bindung an die Anthracycline (○ Abb. 13.53), was eine Verminderung der Fenton- oder Haber-Weiss-vermittelten Hydroxylradikalbildung bewirkt. Kristallstrukturuntersuchungen legen für das Diamid-/Dicarboxylat-Komplexon einen verzerrt pentagonal-bipyramidalen Komplex nahe, wobei die siebte Koordinationsstelle durch einen Aqualiganden besetzt wird (○ Abb. 13.56). Die Fähigkeit zur Komplexierung von Eisenionen ist allerdings schwächer ausgeprägt als bei EDTA.

Dexrazoxan ist auch zugelassen zur Behandlung einer Anthracyclin-Paravasation. Man versteht darunter das Durchstechen des Blutgefäßes bei einer intravenösen Verabreichung, worauf sich das Anthracyclin im umliegenden Gewebe verteilt und schwere Nekrosen verursachen kann. Als wichtige kardioprotektive Komponente des Dexrazoxans wird mittlerweile auch die **Hemmung der Typ-IIA-Topoisomerase-Isoform Top-2β** in den Kardiomyozyten angesehen. Während Top-2α in Tumorzellen und normal proliferierenden Zellen exprimiert wird, exprimieren die nach Abschluss der frühkindlichen Entwicklung postmitotischen Kardiomyozyten auch die Isoform Top-2β, die durch Anthracycline ebenfalls inhibiert wird. Dexrazoxan bindet an die ATPase-Domäne der Top-2β und verhindert die Bildung der Anthracyclin-DNA-Top-2β-Komplexe. Infolgedessen kommt es in geringerem Maße zu Doppelstrangbrüchen und kardiotoxischen Folgeerscheinungen durch reaktive Sauerstoffspezies. Außerdem induziert Dexrazoxan den proteasomalen Abbau von Top-2β.

13.3.2 Anthracendione und Acridine

Design und Entwicklung. Mitoxantron (○ Abb. 13.57) ging aus Untersuchungen zu **Ametantron** hervor (○ Abb. 13.58), das man ursprünglich als Komponente für Kugelschreibertinte entwickelt hatte. Im Rahmen eines Screenings entdeckte man dessen antiproliferative Aktivität gegenüber Tumorzellen. Frühe Struktur-Wirkungs-Untersuchungen im Zusammenhang mit den Anthracyclinen hatten bereits eine für die zytotoxische und antileukämische Wirkung günstige, ganz bestimmte Dreiecksanordnung zweier Sauerstoffatome sowie des Daunosaminstickstoffs im Molekül offenbart. In der Tat konnte diese Arbeitshypothese mit dem Mitoxantron eindrucksvoll bestätigt werden. Mitoxantron kann – vom Fehlen des Aminozuckers abgesehen – als strukturell vereinfachtes Analogon der Anthracycline betrachtet werden. Mit dem Austausch des Aminozuckers und Einführen von Aminoalkohol-Seitenketten beabsichtigte man, die kardiotoxischen Eigenschaften herabzusetzen und gleichzeitig die zytostatische Potenz zu erhalten.

Struktur und Eigenschaften. Mitoxantron ist kein Anthron, sondern besitzt ein Anthrachinongerüst

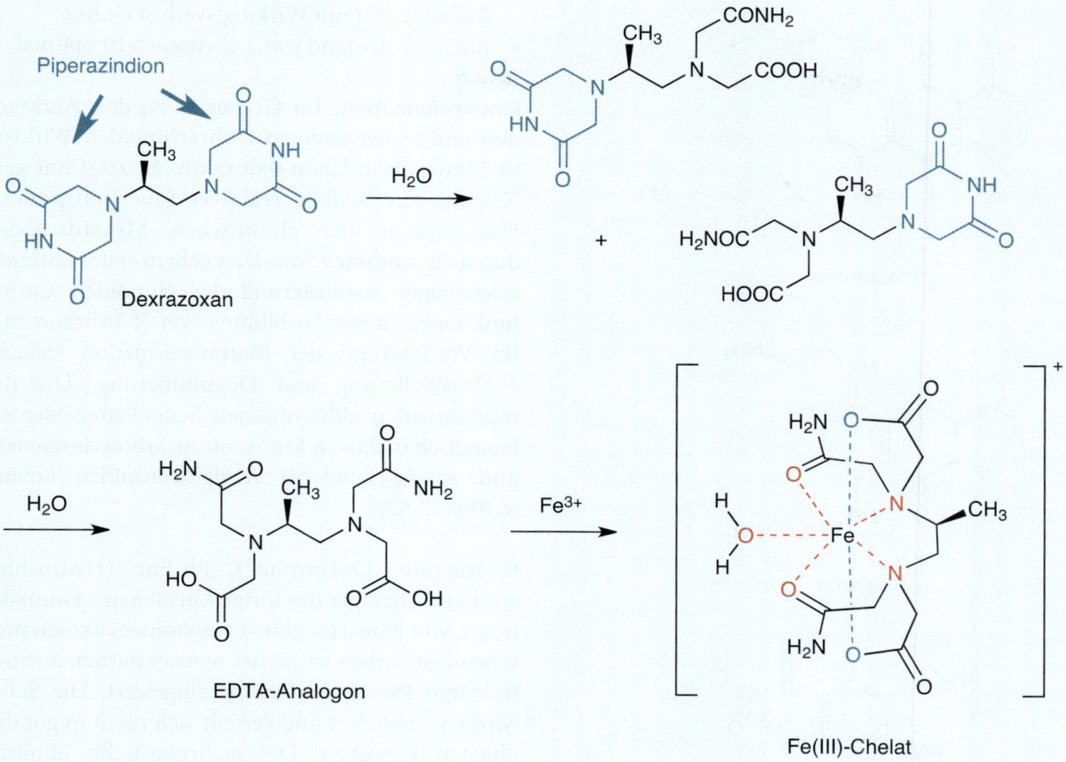

Abb. 13.56 Chelatisierung von Eisen(III) durch Dexrazoxan. Rot: äquatoriale Liganden, blau: axiale Liganden

(Anthracen-9,10-dion). Es ist eine dunkelblaue bis schwarze Substanz. Die Hydroxygruppen und basischen Aminoalkoholfunktionen befinden sich jeweils in Nachbarstellung zum Chinoncarbonyl. Die Bildung intramolekularer H-Brücken lässt das Anthrachinongerüst nach außen hin vergleichsweise unpolar erscheinen. Die Substanz ist in Wasser kaum löslich, lässt sich aber in ein lösliches Hydrochlorid überführen. Zwar weist das Molekül mehrere prototrope Funktionen auf, doch finden sich nur 2 pK_S-Werte, die mit 8,1 und 6,0 angegeben werden. Sie lassen sich den basischen Stickstoffatomen (sekundäres aliphatisches Amin) bzw. den phenolischen Gruppen zuordnen. Dagegen sind die aromatischen Aminogruppen in den Positionen 5 und 8 Teil eines phenylogen Amids und damit nicht basisch.

Wirkungsmechanismus. Mitoxantron besitzt eine symmetrische Struktur aus einem planaren Anthrachinon-Chromophor und 2 basischen Seitenketten. Letztere liegen unter physiologischen Bedingungen kationisch vor (Abb. 13.61) und sind aufgrund der elektrostatischen Wechselwirkung mit den Phosphatgruppen wichtig für die Verankerung des Moleküls in der DNA. Der planare Anthrachinon-Chromophor ist verantwortlich für zahlreiche biologische Eigenschaften des Mitoxantrons wie die

- Interkalation in die DNA,
- Hemmung der Topoisomerase-2α (Top-2α),
- Aminalbildung mit zellulärem Formaldehyd.

Mitoxantron ist wie Doxorubicin in der Lage, über eine der beiden Seitenketten mit endogenem Formaldehyd ein Halbaminal und in der Folge ein Iminiumkation zu bilden. Dieses reagiert unter Aminalbildung mit der exozyklischen 2-Aminogruppe von Guanin (Abb. 13.59). Nur ein DNA-Strang ist betroffen. Die kovalente Modifizierung der DNA bedingt konformative Veränderungen, die gegenüber einer Interkalation ohne Beteiligung von Formaldehyd das H-Brücken-Muster in der kleinen Furche der DNA verändern (Abb. 13.60). Aufgrund der strukturellen Modifizierung wird die RNA-Polymerase im Fortschreiten gehemmt. Die Reaktion zwischen Mitoxantron und Formaldehyd erfolgt bevorzugt an CpG- und CpA-Dinukleotiden. Ein CpG-Dinukleotid besteht aus 2 Nukleotiden (5'-Cytosin-Phosphat-Guanin-3'). Es handelt sich um die lineare Sequenz auf dem kodierenden DNA-Strang. Die Bezeichnung „CpG" grenzt gegenüber

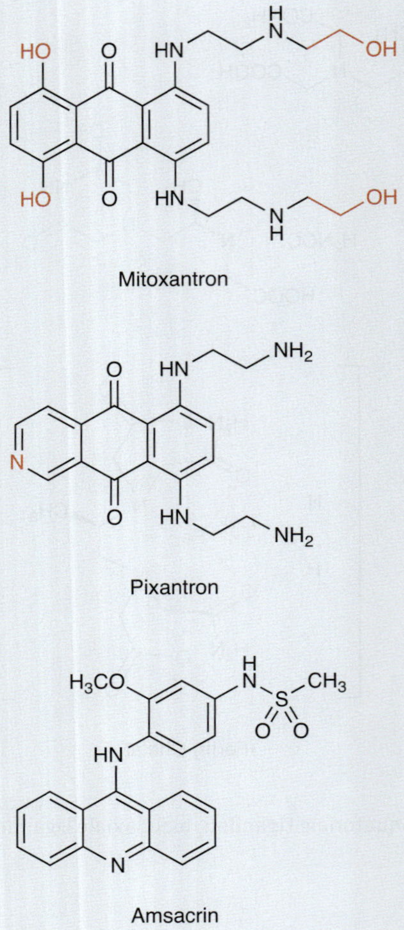

Mitoxantron

Pixantron

Amsacrin

Abb. 13.57 Tumorwirksame Anthracendione und Acridine

der Bezeichnung „CG" ab, die sich auf die Basenpaarung komplementärer Stränge bezieht.

Struktur-Wirkungs-Beziehungen. Für die Modifizierung am Anthrachinon-Gerüsts lassen sich folgende Zusammenhänge zwischen Struktur und Wirkung ableiten (Abb. 13.61).

- Die Hydroxylierung des Anthrachinons in den Positionen 1 und 4 wirkt aktivitätssteigernd, andere dihydroxylierte Vertreter sind deutlich weniger wirksam.
- Die basische Seitenkette ist essenziell, eine Disubstitution aber nicht zwingend.
- Die Struktur der Seitenkette sowie deren 5,8-Anordnung ist optimal.
- Die N-Atome am Aromaten können nicht ohne Wirkungsverlust gegen Sauerstoff getauscht werden.
- Das zentrale, basische N-Atom der Seitenkette ist essenziell. Ein Austausch gegen andere Heteroatome bedingt Wirkungsverlust. Die Herabsetzung der Basizität geht mit Wirkungsverlust einher.
- Ein N-N-Abstand von 2 C-Atomen ist optimal.

Biotransformation. Im Gegensatz zu den Anthracyclinen und vielen anderen anthrachinoiden Wirkstoffen ist Mitoxantron kaum redoxaktiv. Es zeigt nur geringe Neigung zur Bildung reaktiver Sauerstoffspezies, der Hauptursache der chronischen Mykardschädigung durch die Anthracycline. Dies geht in erster Linie auf die ausgeprägte Stabilisierung der chinoiden Carbonylfunktionen durch Ausbildung von H-Brücken zurück. Im Vordergrund der Biotransformation stehen die *N*-Desalkylierung und Desaminierung. Die daraus resultierenden aldehydischen Seitenketten werden zu biologisch inaktiven Mitoxantroncarbonsäuren oxidiert und anschließend zu Acylglucuroniden konjugiert (Abb. 13.62).

Mitoxantron (Onkotrone®), Ph. Eur. (Hydrochlorid), wird zur Therapie des fortgeschrittenen Mammakarzinoms, von Non-Hodgkin-Lymphomen, akuten myeloischen Leukämien sowie des metastasierten, hormonrefraktären Prostatakarzinoms eingesetzt. Die Substanz wird i. v. appliziert und verteilt sich rasch in gut durchbluteten Geweben. Die mehrphasische Elimination erfolgt hauptsächlich mit den Fäzes. Die terminale Halbwertszeit beträgt 9 Tage.

Pixantron (Pixuvri®) weist ein N-Atom im Trizyklus auf und kann als Aza-Analogon des Mitoxantrons aufgefasst werden. Pixantron (Abb. 13.57) ist wenig redoxaktiv und neigt kaum zur Chelatbildung und zur Bildung reaktiver Sauerstoffspezies. Zudem sind beide Seitenketten jeweils zum Ethylendiamin verkürzt, ähnlich dem Desalkylierungsprodukt des Mitoxantrons (Abb. 13.62). Wie die Anthracycline und Mitoxantron wirkt Pixantron multimodal. Nach extrinsischer Aktivierung über Formaldehyd können stabile DNA-Addukte – vorwiegend an CpG-Inseln – entstehen. Die Substanz wirkt schwach interkalierend und hemmt die Top-2α. Eingesetzt wird Pixantron als Maleat zur Therapie aggressiver Non-Hodgkin-B-Zell-Lymphome. Nach i. v. Applikation und Verteilung im Gewebe entstehen in geringem Umfang inaktive *N*-acetylierte Metaboliten. Die Ausscheidung erfolgt im Wesentlichen unverändert im Urin und mit den Fäzes. Die mittlere terminale Halbwertszeit beträgt 23 h.

Amsacrin (*meta*-AMSA, Amsidyl®, Abb. 13.57) wurde ursprünglich als DNA-bindende Substanz entwickelt. Es war die erste Verbindung, für die eine Top-2α-Hemmung postuliert (Leonard A. Zwelling, 1981) und kurz darauf nachgewiesen wurde. Amsacrin weist die Teilstrukturen eines planaren, interkalierenden Acridins und eines Phenylmethansulfonamids als Kopfgruppe auf. Das N-Atom im Acridinring liegt mit einem

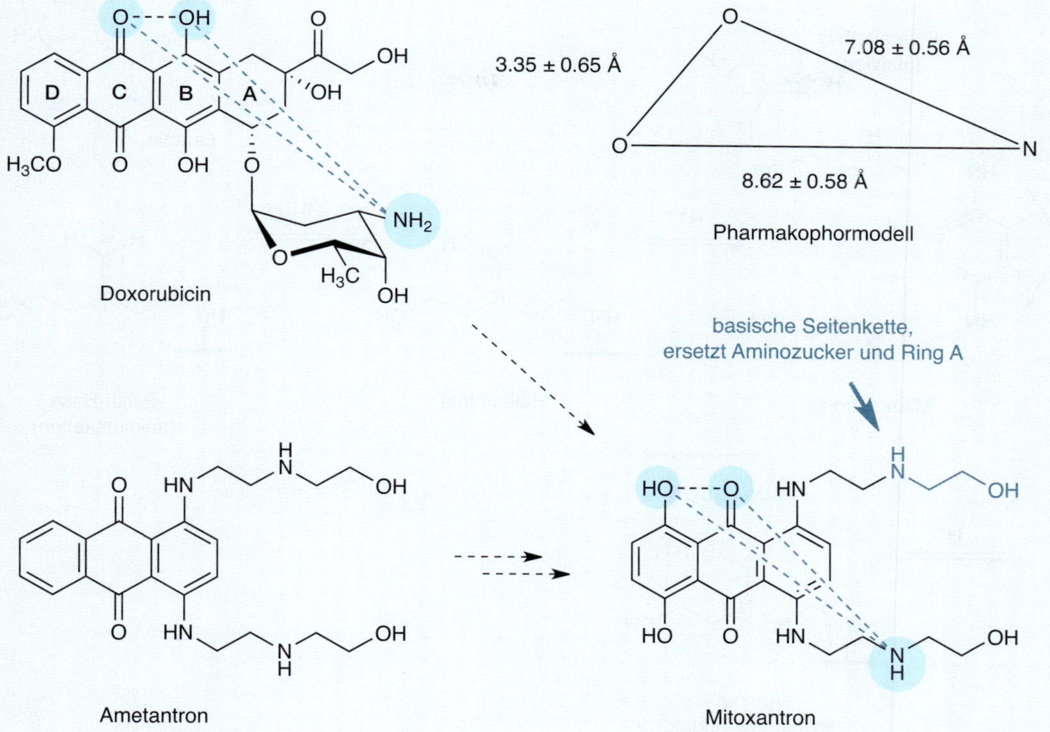

Abb. 13.58 Mitoxantron als Analogon des Doxorubicins

pK_S-Wert von 8,3 unter physiologischen Bedingungen protoniert vor und ermöglicht die elektrostatische Bindung an die DNA. Die 3'-Methoxygruppe schränkt die konformative Beweglichkeit der Kopfgruppe stark ein und zwingt diese in eine räumlich günstige Position, was insbesondere für die Bildung des DNA-Top-2α-Komplexes wichtig ist. Die Ebene des Phenylrings ist zur Acridinebene nahezu orthogonal positioniert. Das isomere *ortho*-AMSA (in Bezug auf die Stellung der Methoxygruppe) interkaliert zwar stärker als *meta*-AMSA, zeigt aber eine schwächer ausgeprägte Top-2α-Hemmung. Amsacrin dient der Therapie der akuten myeloischen Leukämie und der akuten lymphatischen Leukämie. Nach i. v. Applikation entsteht in der Leber als Hauptmetabolit das Chinoniminderivat, das mit Glutathion konjugiert und biliär eliminiert wird. Die Eliminationshalbwertszeit beträgt 6 h.

Exkurs: Ethidiumbromid und Propidiumiodid

Das planare tetrazyklische **Ethidiumbromid** (Abb. 13.63), ein roter Phenanthridin-Farbstoff, ist eine in der Molekularbiologie oft verwendete Substanz zum Markieren – Anfärben – von DNA und RNA bei der Gelelektrophorese. Es ist ein **Fluoreszenzfarbstoff**, der im UV-Licht fluoresziert. Ethidiumbromid kann aufgrund seiner Größe und Ladung die Zellmembran intakter Zellen allerdings nicht durchdringen, weshalb eine DNA-Färbung in lebenden Zellen nicht gelingt. In den 1960er Jahren entdeckte man die DNA-bindenden Eigenschaften von Ethidium und die mit dessen Interkalation in die DNA verbundene Änderung seines Absorptionsspektrums. Wird Ethidiumbromid mit UV-Licht (ca. 300 nm) angeregt, zeigt es ein typisches oranges Fluoreszenzsignal mit einem Emissionsmaximum von 605 nm. Nach einer Interkalation in die DNA erhöht sich die Intensität dieses Signals gegenüber dem ungebundenen Farbstoff etwa um das Zwanzigfache. Die Prüfung potenzieller Wirkstoffe auf Interkalation in die DNA kann über die Verdrängung von Ethidiumbromid und die damit verbundene Fluoreszenzlöschung bestimmt werden (Ethidiumbromid-Verdrängungsassay). Die Substanz wurde von Carl Hamilton Browning im Jahr 1938 als antitrypanosomaler Wirkstoff synthetisiert. Noch heute wird die Substanz zur Therapie und Prophylaxe einer Trypanosomeninfektion bei Rindern eingesetzt.

Ein weiterer Nukleinsäureinterkalator und Fluoreszenzfarbstoff ist das dem Ethidiumbromid strukturell ähnliche **Propidiumiodid**. Es unterscheidet sich vom Ethidiumbromid durch die endständige quartäre

o Abb. 13.59 Bildung eines kovalenten Mitoxantron-DNA-Addukts durch Reaktion von Mitoxantron mit Formaldehyd

Ammoniumgruppe. Auch diese Substanz kann nur die Membran toter Zellen durchdringen und kann daher zur Lebend-Tot-Diskriminierung von Zellen verwendet werden. Propidiumiodid wird überwiegend in der Durchflusszytometrie zur Messung des DNA-Gehalts von Zellen (**Zellzyklusanalyse**) eingesetzt. Beide Farbstoffe zeigen keine Präferenz für eine bestimmte Basensequenz. Auf 4–5 Basenpaare kommt etwa 1 Farbstoffmolekül.

13.3.3 Bleomycine

Entdeckung. Bleomycin, ein Gemisch zytostatisch wirksamer Glykopeptid-Antibiotika, wurde erstmals 1966 von Hamao Umezawa aus Kulturfiltraten von *Streptomyces verticillus* isoliert. Obwohl diese Glykopeptidantibiotika ein breites antimikrobielles Spektrum aufweisen, werden sie überwiegend als Zytostatika verwendet.

Struktur. Alle Bleomycine haben das Glykopeptid Bleomycinsäure als gemeinsamen Grundkörper. Deren Amide bezeichnet man als Bleomycine. Sie unterscheiden sich in der Struktur der Aminkomponente. Hauptbestandteile des aus 16 natürlichen Vertretern bestehenden Bleomycingemischs sind die Bleomycine A_2 und B_2 (o Abb. 13.64).

Wirkungsmechanismus. Bleomycine sind ausgesprochen gute Chelatoren für Übergangsmetallionen wie Fe^{2+}, Cu^{+}, Co^{2+} oder Mn^{2+}. In vivo kommt den Eisenionen die größte Bedeutung zu. Bleomycine weisen 3 unterschiedliche Domänen auf,

- eine DNA-Bindungsdomäne, bestehend aus einem planaren, interkalierenden Bisthiazol und einer kationischen Sulfonium- (Bleomycin A_2) oder Guanidinium-Struktur (Bleomycin B_2),
- eine Metallionenbindungsdomäne, an deren Aufbau der Imidazolring und die α-Aminogruppe eines β-Hydroxyhistidins sowie der Pyrimidinring eines Pyrimidinylpropionamids und ein β-Aminoalanin über seine α-Aminfunktion beteiligt sind,
- ein Disaccharid, bestehend aus α-L-Gulose und einer 3-*O*-Carbamoyl-D-Mannose.

Die zytostatische Wirkung der Bleomycine basiert einerseits auf einer Interkalation in die DNA, andererseits auf der Bildung reaktiver Sauerstoffspezies. Der

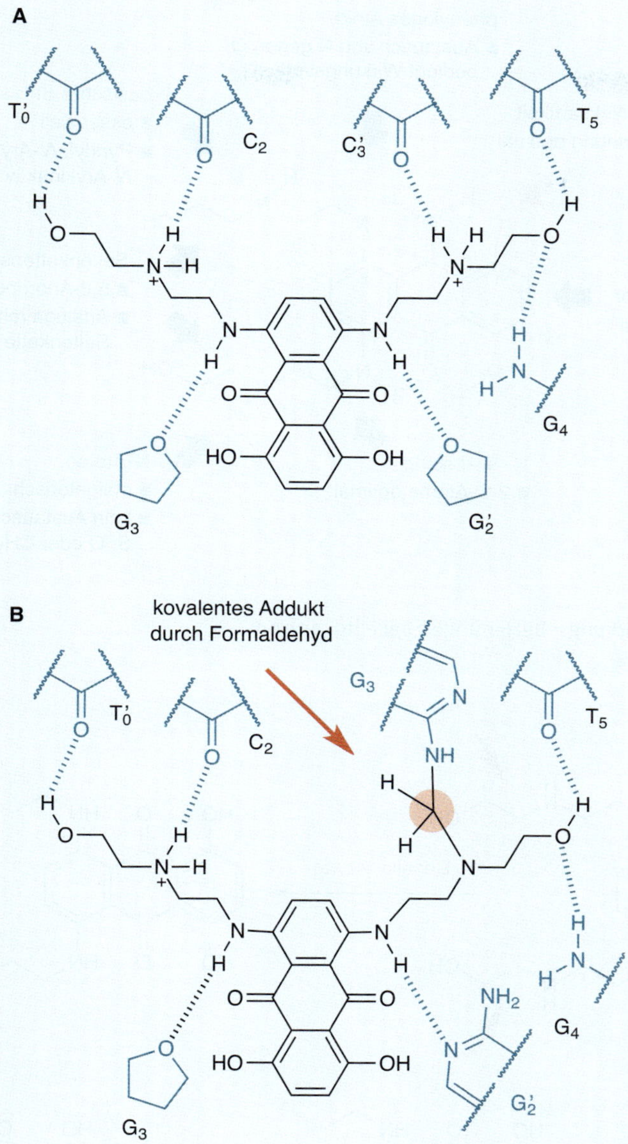

o Abb. 13.60 H-Brückenkontakte zwischen Mitoxantron und der DNA in der kleinen Furche der DNA. **A** Nach Interkalation zwischen Cytosin (C2) und Guanin (G3); **B** nach kovalenter Adduktbildung (Guanin G3)

Wirkungsmechanismus ist diesbezüglich dem der Anthracycline vergleichbar. Die in der Metallbindungsdomäne vorhandenen N-haltigen Liganden binden zunächst Fe(II) koordinativ, welches im Zuge der Reduktion von gebundenem Sauerstoff zu Fe(III) oxidiert wird. Das so gebildete aktivierte Bleomycin (o Abb. 13.65) ist eine Low-Spin-Fe(III)–OOH-Spezies, ein **Non-Häm-Eisenkomplex**, der unter direkter H-Atomabstraktion sowie homolytischer oder heterolytischer Spaltung reagieren kann (o Abb. 13.65). Beispielsweise führt die direkte H-Atom-Abstraktion vom C-4' der Desoxyribose zur DNA-Spaltung und zur Bildung alkylierter Bionukleophile (o Abb. 13.66). Geschwindigkeitsbestimmender Schritt ist dabei die Spaltung der O–O-Bindung. Ausgehend von einem Desoxyribose-4'-Radikal kommt es in mehreren Schritten zur Bildung von Basen-Acrolein-Addukten, die einerseits aufgrund der hoch elektrophilen Natur des Acroleins zur Michael-Addition von Bionukleophilen wie Glutathion befähigt sind, andererseits als Inhibitoren der DNA-Synthese wirken. Die nachfolgende Eliminierung der heterozyklischen Base als

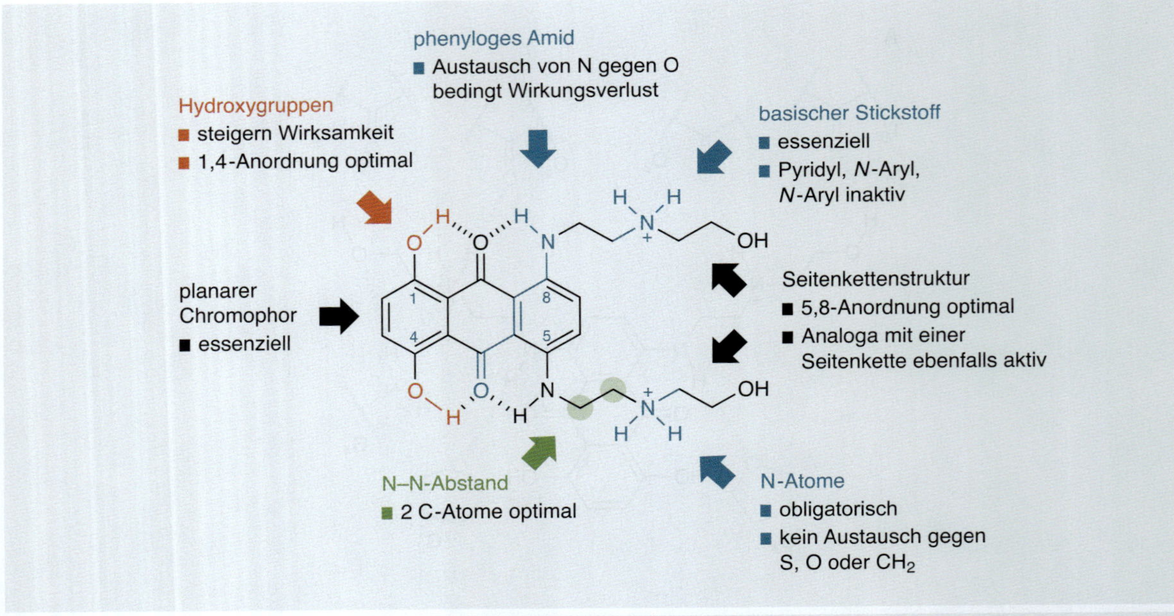

Abb. 13.61 Struktur-Wirkungs-Beziehungen bei Mitoxantron

Mitoxantron

Desalkylierung

Oxidative Desaminierung

ADH

Mitoxantroncarbonsäuren

Abb. 13.62 Seitenkettenabbau bei Mitoxantron und Bildung von Mitoxantroncarbonsäuren. ADH: Aldehyd-Dehydrogenase

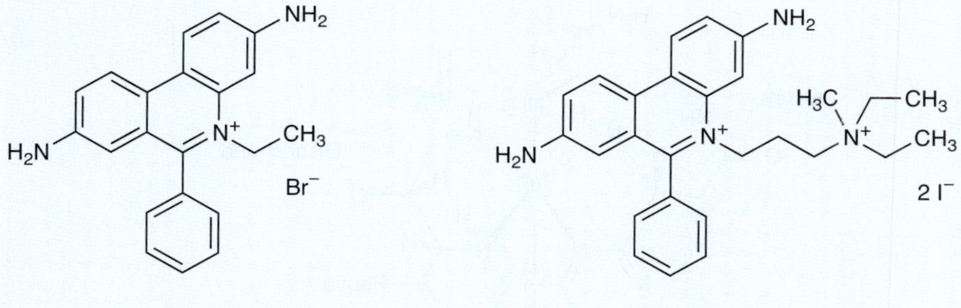

Ethidiumbromid

Propidiumiodid

Abb. 13.63 Interkalierende Fluoreszenzfarbstoffe

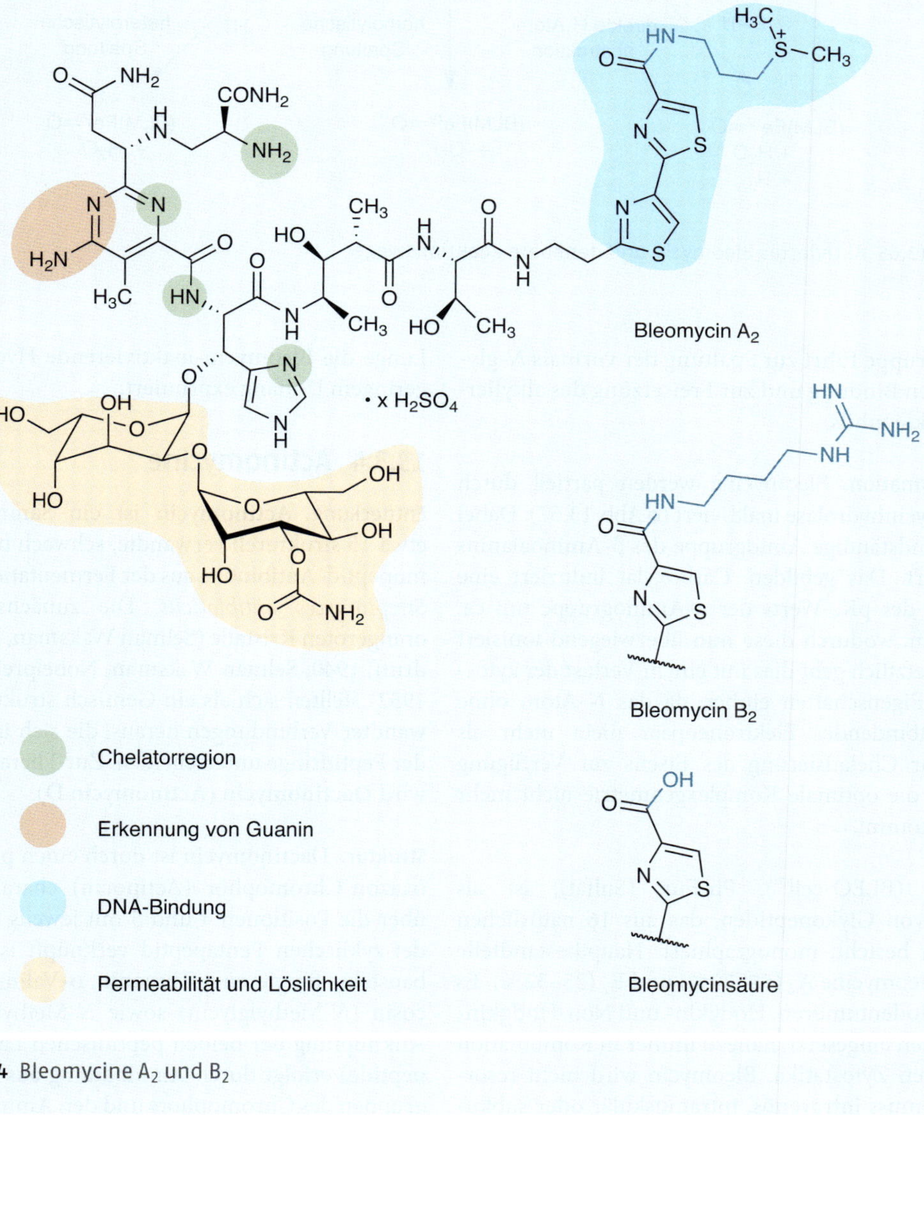

Bleomycin A2

Bleomycin B2

Bleomycinsäure

Abb. 13.64 Bleomycine A_2 und B_2

13

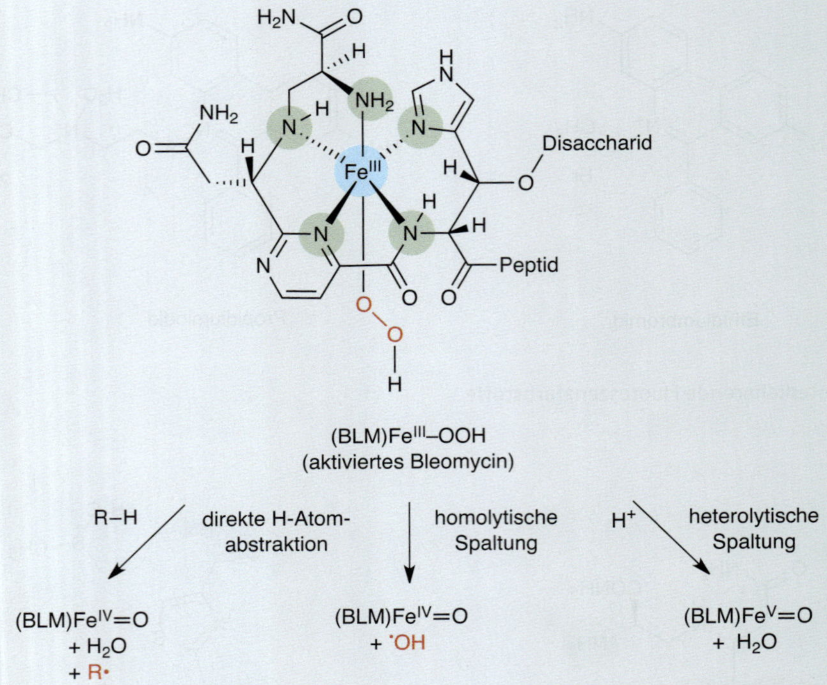

Abb. 13.65 Aktiviertes Bleomycin und denkbare Reaktionswege

Abgangsgruppe führt zur Spaltung der vormals *N*-glykosidischen Bindung und zur Freisetzung des alkylierten Bionukleophils.

Biotransformation. Bleomycine werden partiell durch die Bleomycinhydrolase inaktiviert (Abb. 13.67). Dabei wird die endständige Amidgruppe des β-Aminoalanins hydrolysiert. Das gebildete Carboxylat induziert eine Erhöhung des pK_S-Werts der α-Aminogruppe um ca. 2 Einheiten, wodurch diese nun überwiegend ionisiert vorliegt. Letztlich geht dies mit einem Verlust der zytostatischen Eigenschaften einher, da das N-Atom ohne sein nichtbindendes Elektronenpaar nicht mehr als Ligand zur Chelatisierung des Eisens zur Verfügung steht und die optimale Komplexgeometrie nicht mehr zustande kommt.

Bleomycin (BLEO-cell®), Ph. Eur. (Sulfat), ist als Gemisch von Glykopeptiden, das aus 16 natürlichen Vertretern besteht, monographiert. Hauptbestandteile sind die Bleomycine A_2 (55–70 %) und B_2 (25–32 %). Es wird bei Hodentumoren, Hodgkin- und Non-Hodgkin-Lymphomen eingesetzt, nahezu immer in Kombination mit anderen Zytostatika. Bleomycin wird nicht resorbiert und muss intravenös, intramuskulär oder subkutan appliziert werden. Eine wesentliche Nebenwirkung bei über 10 % der Patienten ist die Lungenfibrose, da die Lunge die Bleomycin-inaktivierende Hydrolase in nur geringem Umfang exprimiert.

13.3.4 Actinomycine

Entdeckung. Actinomycin ist ein Sammelbegriff für etwa 15 strukturell verwandte, schwach basische Chromopeptid-Antibiotika aus der Fermentationslösung von *Streptomyces antibioticus*. Die zunächst erhaltenen, orangeroten Kristalle (Selman Waksman, H. Boyd Woodruff, 1940; Selman Waksman, Nobelpreis für Medizin 1952) stellten sich als ein Gemisch strukturell eng verwandter Verbindungen heraus, die sich in der Struktur der Peptidringe unterscheiden. Zur Therapie verwendet wird **Dactinomycin (Actinomycin D)**.

Struktur. Dactinomycin ist durch einen planaren Phenoxazon-Chromophor (Actinocin) charakterisiert, der über die Positionen 4 und 5 mit jeweils einem heterodet-zyklischen Pentapeptid verknüpft ist. Als Peptidbausteine fungieren L-Threonin, D-Valin, L-Prolin, Sarcosin (*N*-Methylglycin) sowie *N*-Methyl-L-Valin. Die Anknüpfung der beiden peptidischen Lactone (Depsipeptide) erfolgt durch Amidbildung aus den Carboxygruppen des Chromophors und den Aminogruppen des L-Threonins (Abb. 13.68). Die beiden Lactonringe werden jeweils durch Veresterung der Hydroxygruppe

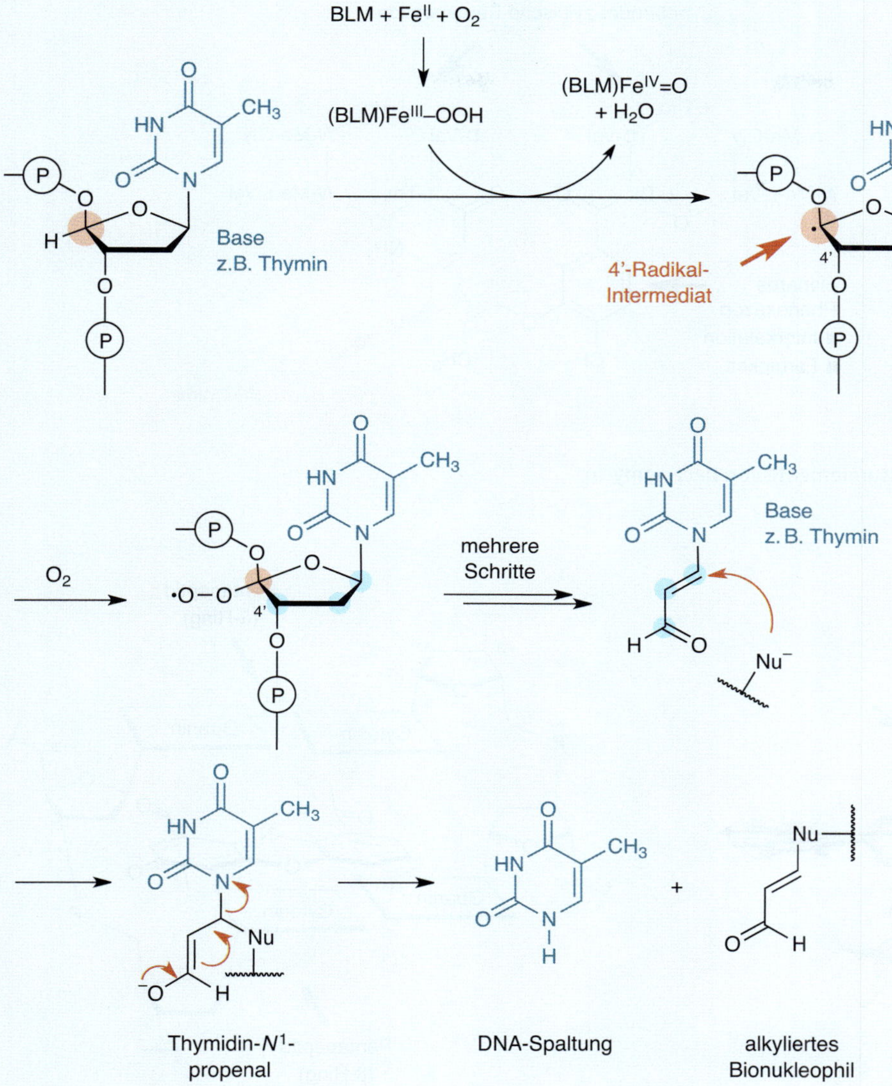

BLM + Fe^{II} + O_2

(BLM)Fe^{III}–OOH

(BLM)Fe^{IV}=O + H_2O

Base z.B. Thymin

4'-Radikal-Intermediat

O_2

mehrere Schritte

Base z. B. Thymin

Thymidin-N^1-propenal

DNA-Spaltung

alkyliertes Bionukleophil

Abb. 13.66 Mechanismus der Bleomycin-induzierten DNA-Spaltung. BLM: Bleomycin

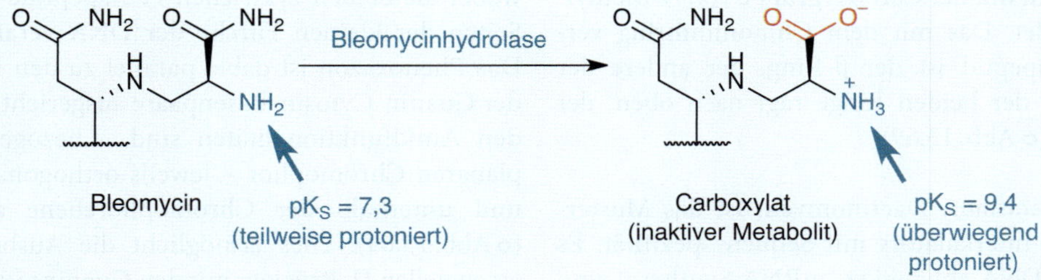

Bleomycinhydrolase

Bleomycin

$pK_S = 7{,}3$ (teilweise protoniert)

Carboxylat (inaktiver Metabolit)

$pK_S = 9{,}4$ (überwiegend protoniert)

Abb. 13.67 Inaktivierung von Bleomycin

13

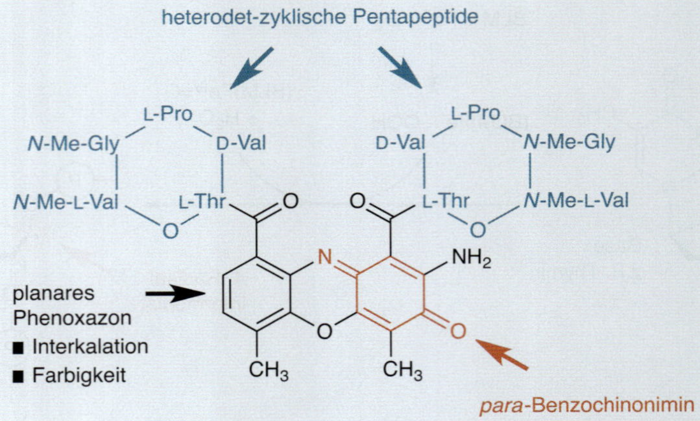

Abb. 13.68 Strukturelemente von Dactinomycin

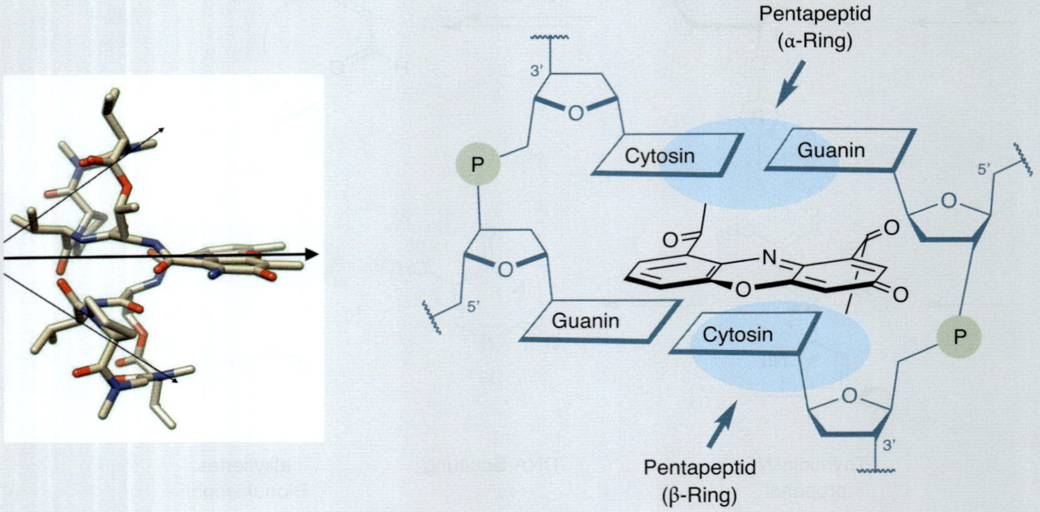

Abb. 13.69 Raumstruktur und Dipolmoment von Dactinomycin (PDB-Code 1A7y) sowie DNA-Interkalation

von L-Threonin mit der Carboxygruppe von *N*-Methyl-L-Valin gebildet. Das mit dem Chinoniminring verknüpfte Pentapeptid ist der β-Ring, der andere der α-Ring. Einer der beiden Ringe ragt nach oben, der andere unten (Abb. 13.69).

Wirkungsmechanismus. Dactinomycin ist das Musterbeispiel eines Interkalators mit Sequenzspezifität. Es hemmt die DNA-abhängige mRNA-Synthese und damit die zelluläre Transkription durch Bindung an die Doppelstrang-DNA und Bildung eines sehr stabilen Actinomycin-DNA-Komplexes. Der planare Phenoxazon-Chromophor interkaliert spezifisch in die Guanin-Phosphat-Cytosin-Sequenzen (5'-GpC-3'), wobei die beiden zyklischen Pentapeptide auf beiden Seiten der kleinen Furche der DNA verankert sind. Das Phenoxazon ist dabei parallel zu den H-Brücken der Guanin-Cytosin-Basenpaare ausgerichtet. Die beiden Amidfunktionalitäten sind – bezogen auf den planaren Chromophor – jeweils orthogonal oberhalb und unterhalb der Chromophorebene angeordnet (Abb. 13.69). Dies ermöglicht die Ausbildung der essenziellen H-Brücken mit den Guaninresten.

In Dactinomycin bildet das Carbonyl-O-Atom des Threonins H-Brücken mit der exozyklischen 2-Aminogruppe des Guanins. Eine weitere H-Brücke wird zwischen Guanin-N-3 und der NH-Gruppe des gleichen Threoninrests gebildet. Die hohe GpC-Sequenzspezifi-

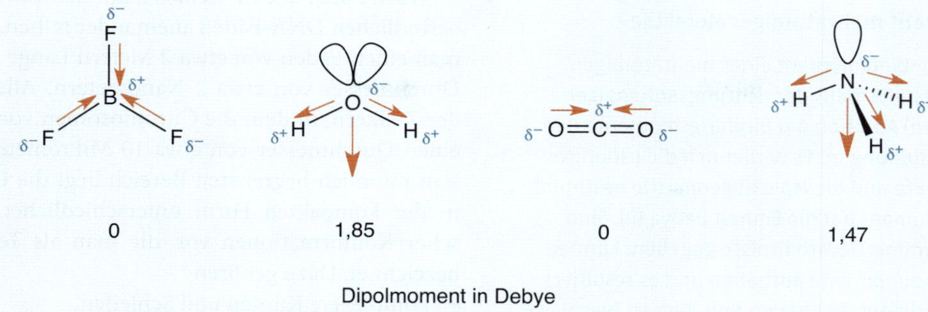

Abb. 13.70 Mehratomige Moleküle und deren Dipolmoment

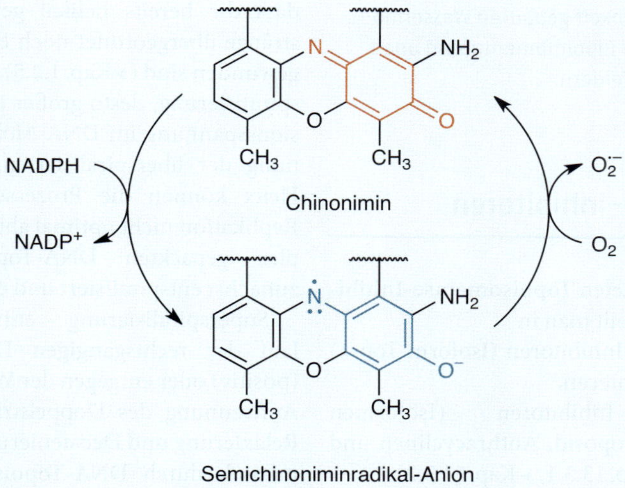

Abb. 13.71 Bildung von Superoxidradikal durch Dactinomycin

tät von Dactinomycin ist auf diese H-Brückenbindungen zurückzuführen. Alle anderen Aminosäuren des zyklischen Pentapeptides gehen hydrophobe Wechselwirkungen mit der kleinen Furche der DNA ein. Durch den stabilen Dactinomycin-DNA-Komplex wird das Fortschreiten der RNA-Polymerase an der DNA-Matrize unterbunden. Ähnlich anderen Interkalatoren dürfte daher auch die Top-2α-Aktivität durch Dactinomycin gehemmt werden.

Betrachtet man die Struktur des Dactinomycins, so stellt sich die Frage nach der Ursache der ausgeprägten DNA-Bindung, da die Substanz im Gegensatz zu den Anthracyclinen oder dem Mitoxantron kein kationisches Stickstoffatom aufweist. Kompensiert wird dies durch die „elektrostatische Asymmetrie“ des Dactinomycin aufgrund seines besonders ausgeprägten Gesamt-Dipolmoments (Dactinomycin 12,9 D; zum Vergleich H_2O, 1,8 D, s. Kasten). Dessen positive Pole weisen in die Richtung des Chromophors. Nahezu alle Carbonylgruppen der Depsipeptide – neben den Amidbindungen sind auch Estergruppen vorhanden – weisen in Richtung des Solvens und vom Chromophor weg.

Der Phenoxazonchromophor weist zudem die Teilstruktur eines *para*-Benzochinonimins auf, wodurch die Substanz als Substrat der NADPH/CYP-450-Reduktase fungieren und in einem Redoxzyklus reaktive Sauerstoffspezies bilden kann (Abb. 13.71).

Dactinomycin (Actinomycin D, Lyovac-Cosmegen®) wird im Rahmen eines multimodalen Therapieregimes zur Therapie des Wilms-Tumors, des kindlichen Rhabdomyosarkoms, beim lokalisierten Ewing-Sarkom und auch beim Chorionkarzinom eingesetzt. Dactinomycin wird intravenös appliziert und scheint sich in kernhaltigen Blutzellen anzureichern. Die Ausscheidung erfolgt meist unverändert über den Urin und die Galle. Die terminale Eliminationshalbwertszeit beträgt 30–40 h.

Dipolmoment mehratomiger Moleküle

Das Gesamt-Dipolmoment eines mehratomigen Moleküls resultiert aus der richtungsabhängigen (vektoriellen) Addition der Bindungsmomente der einzelnen Bindungen. Es wird durch die Ladungsschwerpunkte und die Molekülgeometrie bestimmt. Das Dipolmoment hat die Einheit Debye (D). Sind spezielle Symmetrieverhältnisse gegeben, können sich die Dipolmomente aufheben und es resultiert ein Gesamtdipolmoment von Null. Dies ist beispielsweise beim linear symmetrischen Kohlendioxid oder auch beim trigonal-planaren Bortrifluorid der Fall (o Abb. 13.70). Hier fallen die Ladungsschwerpunkte zusammen. Dagegen findet man ausgeprägte Dipolmomente beim trigonal-pyramidalen Ammoniakmolekül sowie beim gewinkelt gebauten Wassermolekül. Diese permanenten Dipolmomente sind unabhängig von elektrischen Feldern.

13.4 Topoisomerase-Inhibitoren

Die therapeutisch verwendeten **Topoisomerase-Inhibitoren** (o Abb. 13.72) unterteilt man in

- Typ-IB-Topoisomerase-Inhibitoren (Isoform Top-1) mit Irinotecan und Topotecan,
- Typ-IIA-Topoisomerase-Inhibitoren (Isoformen Top-2α, Top-2β) mit Etoposid, Anthracyclinen und Anthracendionen (▸ Kap. 13.3.1, ▸ Kap. 13.3.2).

Mechanistische Aspekte lassen zudem eine Differenzierung in **Topoisomerase-Gifte** und **Topoisomerase-Suppressoren** zu (s. u.).

Biochemische Grundlagen. Topoisomerase-Inhibitoren entfalten ihre Wirkung über eine indirekte Schädigung der DNA, indem sie die Topoisomerasen (Top) hemmen. Topoisomerasen sind in der Lage, die dreidimensionale Geometrie der DNA, ihre **Topo**logie, zu verändern. Dies gelingt dadurch, dass sie die Zucker-Phosphat-Kette der DNA vorübergehend öffnen, andere DNA-Stränge durch die entstandene Bruchstelle hindurchführen und den geöffneten DNA-Strang dann wieder verschließen. Topoisomerasen werden in rasch proliferierenden Tumorzellen besonders stark exprimiert und bieten daher ein attraktives Target für die Entwicklung spezifischer Inhibitoren. Da Topoisomerasen für die zellulären Prozesse der Replikation, Transkription, DNA-Reparatur und Chromatinumordnung essenziell sind, führt die Hemmung ihrer Funktion infolge einer Akkumulation von DNA-Strangbrüchen zum Zelltod.

Würde man alle im Zellkern auf den Chromosomen befindlichen DNA-Fäden aneinander reihen, so erhielte man einen Faden von etwa 2 Metern Länge und einem Durchmesser von etwa 2 Nanometern. Allerdings hat der Zellkern, in dem die Chromosomen vorliegen, nur einen Durchmesser von etwa 10 Mikrometern. In diesem räumlich begrenzten Bereich liegt die DNA daher in der kompakten Form unterschiedlicher geometrischer Konformationen vor, die man als Topoisomere bezeichnet. Dazu gehören

- komplexere Knoten und Schleifen,
- analog den Gliedern einer Kette verknüpfte DNA-Stränge (Catenane),
- zur Superspirale verdrillte DNA-Stränge.

Super- oder Überspiralisierung (*supercoiling*) bedeutet, dass die bereits helikal gewundenen DNA-Doppelstränge übergeordnet noch einmal helikal umeinander gewunden sind (▸ Kap. 1.2.5). Je ausgeprägter die Superspiralisierung, desto größer ist allerdings auch die Torsionsspannung im DNA-Molekül. Ohne eine Entspannung der überspiralisierten, doppelsträngigen DNA-Helix können die Prozesse der Transkription und Replikation nicht optimal ablaufen. Die dicht und komplex gepackten DNA-Topoisomere müssen also zunächst entspiralisiert und entknotet werden.

Superspiralisierung – entweder dem Windungsverlauf der rechtsgängigen DNA-Doppelhelix folgend (positiv) oder entgegen der Windungsrichtung (negativ, Auftrennung des Doppelstranges) ablaufend – sowie Relaxierung und Decatenierung der DNA werden enzymatisch durch **DNA-Topoisomerasen** bewerkstelligt. Obwohl Topoisomerasen dabei die Topologie der DNA verändern, bewirken sie keine dauerhafte kovalente Bindung. Charakteristisch für alle Topoisomerasen ist die Bildung eines temporären, kovalenten **Topoisomerase-Enzym-Intermediates**. Das ist der sogenannte Spaltungskomplex.

Topoisomerasen unterscheiden sich hinsichtlich des Katalysemechanismus, der Aminosäuresequenz und der Funktion. Sie lassen sich einteilen in

- Typ-IA- und Typ-IB-Topoisomerasen, die DNA-Einzelstrangbrüche ohne Verbrauch von Stoffwechselenergie katalysieren,
- Typ-IIA- und Typ-IIB-Topoisomerasen, die Doppelstrangbrüche verursachen, wobei sie dafür Energie in Form von ATP benötigen.

Bei den **für die Tumortherapie relevanten Topoisomerasen** handelt es sich um

- Typ-IB-Topoisomerasen mit der Isoform Topoisomerase-1 (**Top-1**),
- Typ-IIA-Topoisomerasen mit den Isoformen Topoisomerase-2α (**Top-2α**) und Topoisomerase-2β (**Top-2β**).

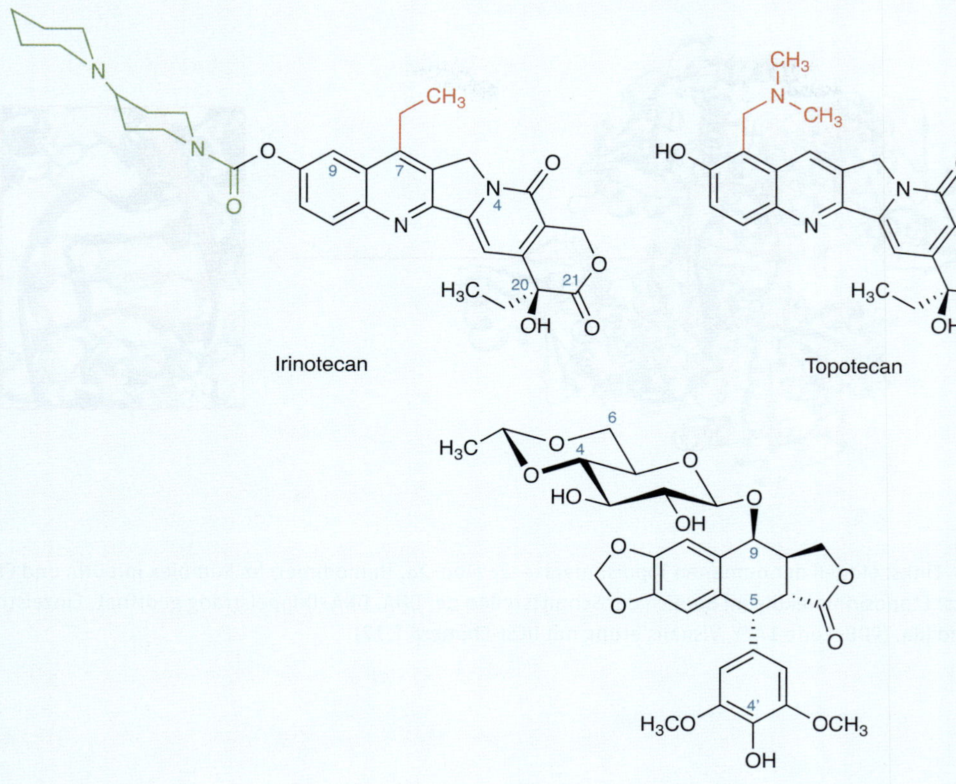

Abb. 13.72 In der Tumortherapie eingesetzte Topoisomerase-Inhibitoren

Zu den Typ-IIA-Topoisomerasen gehört auch die **bakterielle DNA-Gyrase.** Sie kommt mit ihrer speziellen Proteinstruktur aber nur in Bakterien vor und ist das Target der Gyrasehemmer (▸ Kap. 12.1.10).

Die **Typ-IB-Topoisomerase** Top-1 kommt in Eukaryoten ubiquitär vor und ist dort in zahlreiche DNA-abhängige Prozesse involviert. Top-1 bewirkt die Entspannung superhelikaler DNA durch vorübergehende **Spaltung** eines **DNA-Einzelstranges** (Abb. 13.75) und kann den Grad der Superspiralisierung lediglich verringern. Da hierbei Energie frei wird, verläuft der Prozess ATP-unabhängig. Ein Tyrosinrest (Tyr723) im aktiven Zentrum des Enzyms attackiert die Phosphodiesterbindung im Zucker-Phosphat-Rückgrat nukleophil unter Ausbildung einer 3'-Phosphotyrosylbindung. Chemisch handelt es sich dabei um eine Umesterung unter Ausbildung eines kovalenten, temporären (*cleavable complex*, engl. *cleavable* = spaltbar) DNA-Top-1-Komplexes (Abb. 13.75). Nach der Bildung der Bruchstelle und Öffnen des DNA-Einzelstranges wird der intakte komplementäre Einzelstrang in einer enzymkontrollierten Rotation durch die Lücke zwischen den Enden des gespaltenen Stranges geführt, wodurch sich die Topologie der DNA um mehrere Windungen ändern kann. Lässt die Torsionsspannung nach, verknüpft Top-1 die beiden DNA-Einzelstrangbruchstücke über ihre Ligase-Eigenschaften unter erneuter Umesterung.

Unter den **Typ-IIA-Topoisomerasen** wird die eukaryotische Top-2α in normal proliferierenden Zellen und besonders stark in Tumorzellen Zellzyklus-abhängig exprimiert. Sie ist wesentlich an zahlreichen mitotisch wichtigen Prozessen wie Replikation, Transkription und Chromatidentrennung beteiligt. In nicht teilungsaktiven Zellen fehlt sie. Die hoch homologe, funktional abweichende Isoform Top-2β wird dagegen in allen Zellen exprimiert, also auch in postmitotischen, nichtproliferierenden Zellen, wie etwa den Herzmuskelzellen (▸ Kap. 13.3.1). Sie ist vorwiegend in die transkriptionelle Regulation involviert. Typ-IIA-Topoisomerase-Inhibitoren inhibieren in der Regel beide Isoformen.

Im Gegensatz zur monomer vorliegenden Top-1 handelt es sich bei Top-2α um ein Homodimer (Abb. 13.73, links). Jedes Top-2α-Protomer weist eine Tyrosineinheit (Tyr805) im aktiven Zentrum auf. Top-2α katalysiert Mg^{2+}- und ATP-abhängig die simultane **Spaltung beider Stränge** eines **DNA-Doppel-**

13

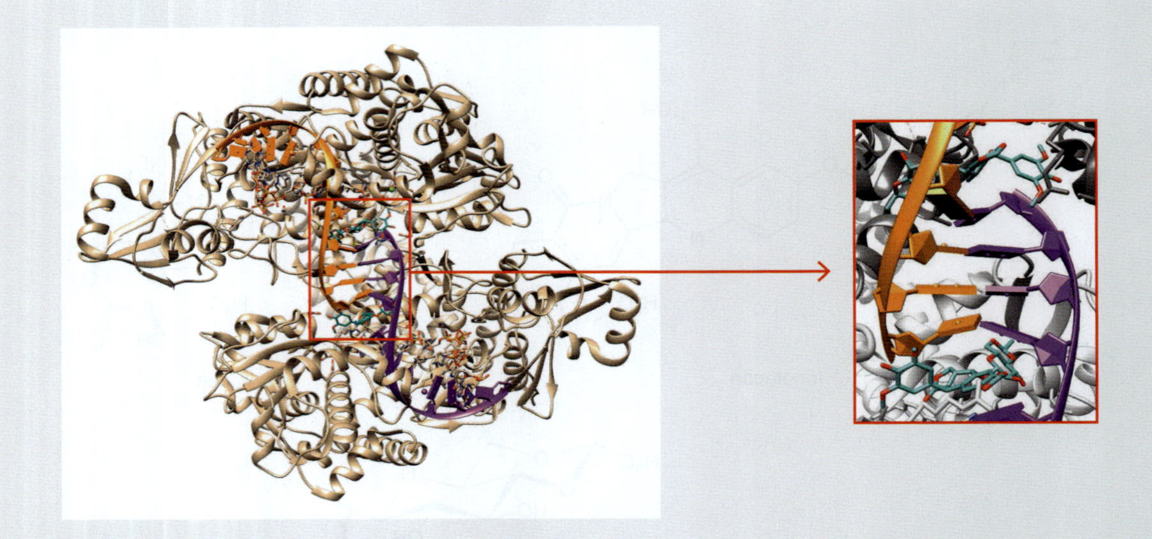

○ Abb. 13.73 Links: Modell der humanen Topoisomerase-2α (Top-2α, Homodimer) im Komplex mit DNA und Etoposid. Rechts: Etoposidmoleküle im Bereich der Schnittstellen der DNA. DNA-Doppelstrang geöffnet, Einzelstränge in orange und lila. (PDB-Code 1A7Y, Visualisierung mit UCSF Chimera 1.12)

○ Abb. 13.74 Zwei-Magnesiumionen-Modell der DNA-Spaltung durch die humane Topoisomerase-2α (Top-2α)

stranges (○ Abb. 13.75), wobei sich die Schnittstellen der gegenläufigen Einzelstränge im Abstand von 4 Basenpaaren voneinander befinden (○ Abb. 13.73, ○ Abb. 13.75). Top-2α ist also im Gegensatz zur Top-1 auf Kofaktoren angewiesen. Im Verlauf der DNA-Spaltung kommt es zunächst zur Entstehung des Spaltungskomplexes aus DNA und Top-2α. In diesem bilden die an den C-5' befindlichen Phosphatenden der Zucker-Phosphat-Kette eine vorübergehende kovalente Bindung mit den Tyrosineinheiten der Top-2α (○ Abb. 13.74, ○ Abb. 13.75). Top-2α kann ineinander verkettete DNA-Doppelstränge entknoten, aber keine

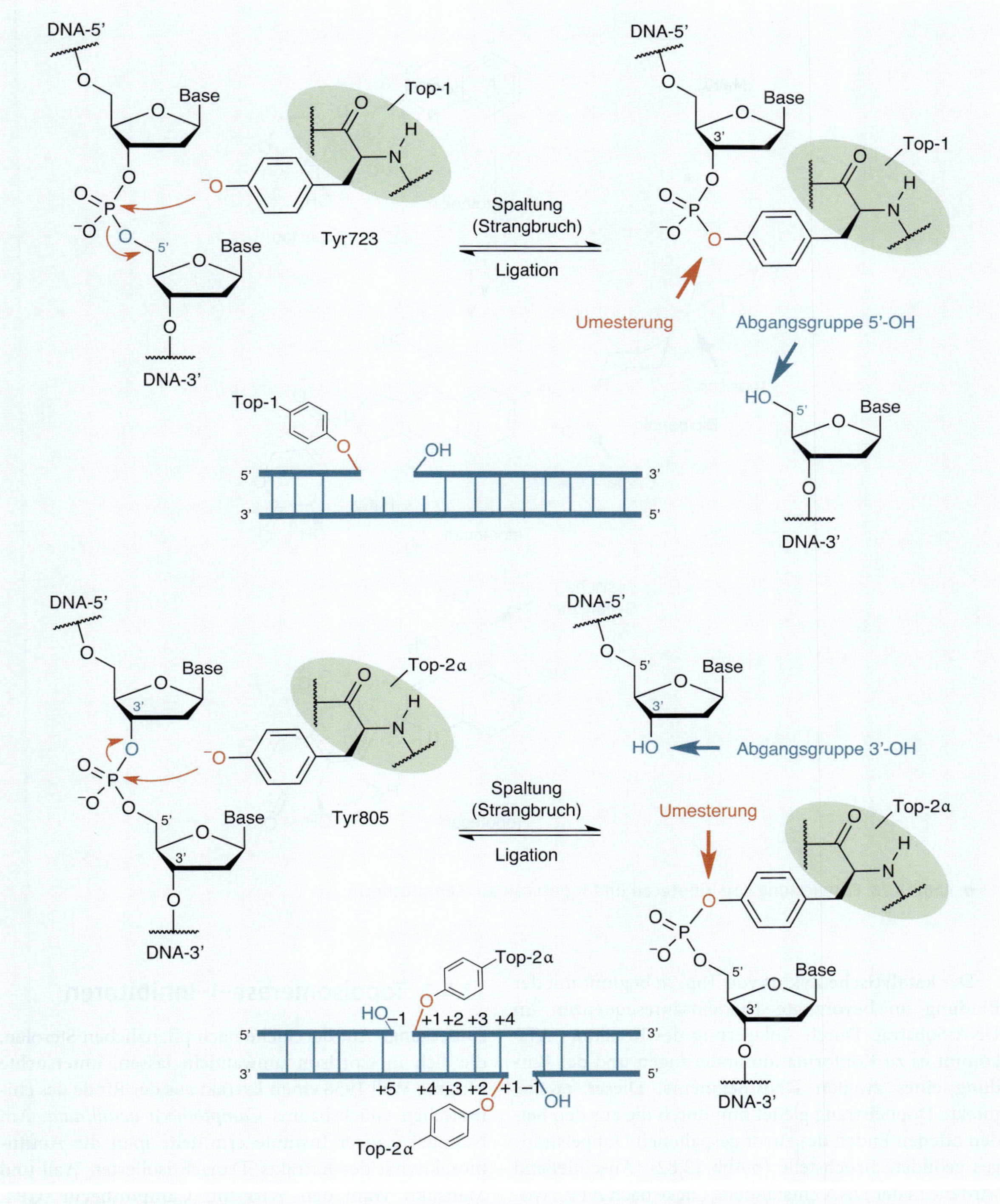

Abb. 13.75 Umesterungen im Verlauf der Top-1- und Top-2α-vermittelten DNA-Öffnung und -Ligation

zusätzlichen Windungen einführen. Die mechanistische Interpretation der Strangöffnung basiert wie bei der bakteriellen DNA-Gyrase auf einem Zwei-Magnesiumionen-Modell (Abb. 13.74), auf das bereits eingegangen wurde (▸ Kap. 1.2.5). Unterschiede zur eukaroytischen Top-2α bestehen u. a. hinsichtlich der beteiligten Aminosäuren. Über das H-Brücken-Muster und die Bildung von Mg^{2+}-Chelaten wird die korrekte Positionierung aller an der Bildung des Spaltungskomplexes beteiligten Komponenten sichergestellt. Die Beteiligung von ATP ermöglicht notwendige Konformationsänderungen.

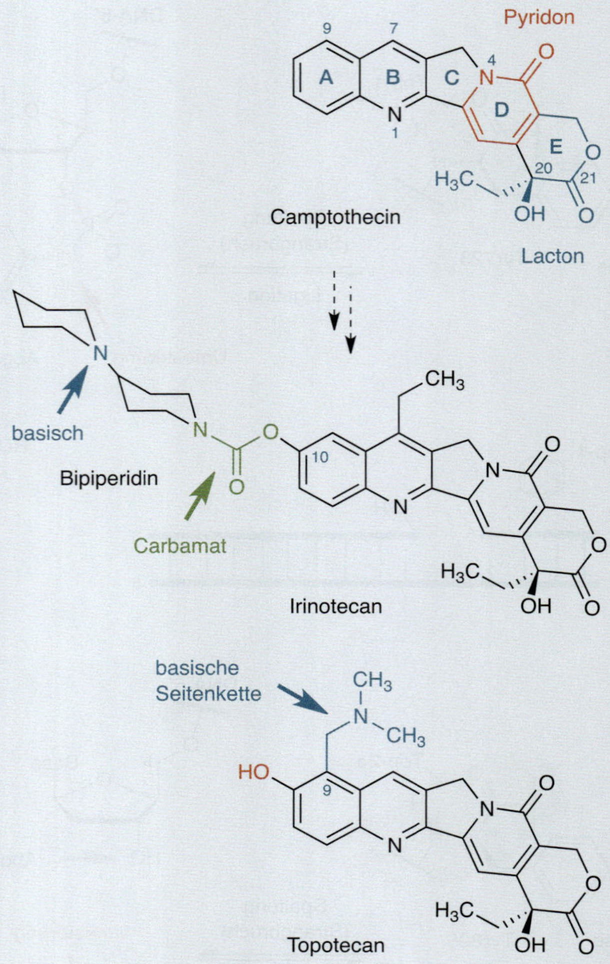

o Abb. 13.76 Entwicklung von Irinotecan und Topotecan aus Camptothecin

Der **katalytische Zyklus** von Top-2α beginnt mit der Bindung an bevorzugte Nukleinsäuresequenzen im DNA-Substrat. Durch Anlagerung des Kofaktors ATP kommt es zu Konformationsänderungen und der Bindung eines zweiten DNA-Segments. Dieser zweite, intakte Doppelstrang gleitet nun durch die aus den beiden offenen Enden des zuvor gespaltenen Doppelstranges gebildete Bruchstelle (o Abb. 13.82). Anschließend wird die in der DNA entstandene Lücke nach ATP-Hydrolyse und Lösen der Protein-DNA-Bindung wieder verschlossen.

Mechanistisch handelt es sich auch hier um eine hoch reversible verlaufende Umesterung (o Abb. 13.75). Die Ligation der freien DNA-Enden kommt im Falle von Top-2α durch den nukleophilen Angriff der 3'-OH-Gruppe auf den Phosphotyrosylester zustande.

13.4.1 Topoisomerase-I-Inhibitoren

Entdeckung. Auf der Suche nach pflanzlichen Sterolen, die sich in Cortison umwandeln lassen, untersuchte Monroe Wall 1958 einen Extrakt aus der Rinde des chinesischen Glücksbaums *Camptotheca acuminata*. Am National Cancer Institute ermittelte man die Antitumoraktivität des Extrakts. Danach isolierten Wall und Mansukh Wani den Wirkstoff **Camptothecin** (CPT, o Abb. 13.76). Aufgrund der ausgeprägten Toxizität des Camptothecins sowie seiner schlechten Löslichkeit führte man Strukturoptimierungen durch, wobei Ende der 1990er Jahre **Topotecan** und **Irinotecan** zur Marktreife gelangten.

Struktur und Eigenschaften. Das Alkaloid Camptothecin ist der Prototyp eines spezifischen Top-1-Inhibitors. Das planare, pentazyklische Ringsystem stellt insgesamt

Hydrolyse (OH^-)

Lactonisierung (H^+)

α-Hydroxylacton (aktiv)

α-Hydroxycarboxylat (inaktiv)

Abb. 13.77 Gleichgewicht zwischen Hydroxysäure und Lactonform bei den Camptothecinen

ein Pyrano-indolizino-chinolin-System dar. Die Ringen A und B sowie C und D bilden die Chinolin- bzw. Indolizin-Strukturelemente. Als strukturelle Besonderheiten liegen eine Pyridonstruktur im Ring D sowie ein α-Hydroxylacton im Ring E vor (Abb. 13.76). An der Position 20 im α-Hydroxylactonring (Ring E) besitzt Camptothecin ein *S*-konfiguriertes Stereozentrum. Da nur das natürlich vorkommende 20*S*-Enantiomer biologisch aktiv ist, weist dies auf eine stereospezifische Bindung der Camptothecine an der Schnittstelle des Top-1-DNA-Komplexes hin. Unter physiologischen Bedingungen befindet sich die aktive Lactonform im Gleichgewicht mit dem inaktiven, offenkettigen Hydroxysäureanion (Abb. 13.77). Bei einem pH-Wert von 4–5 überwiegt die intakte Lactonform, die für die zytostatische Aktivität essenziell ist. Mit zunehmendem pH-Wert verschiebt sich das Gleichgewicht zur offenen, inaktiven Carboxylatform. Diese bindet weitgehend spezifisch an Serumalbumin, was beim Camptothecin eine Verschiebung des Lacton-Carboxylat-Gleichgewichts hin zur inaktiven Carboxylatform begünstigt. So ist die Plasmahalbwertszeit der aktiven Lactonform des Camptothecins in Gegenwart von Serumalbumin mit 12 min sehr kurz.

Die therapeutisch verwendeten Camptothecinanaloga tragen eine basische Seitenkette an C-9 (Topotecan) oder C-10 (Irinotecan), wodurch die Bildung wasserlöslicher Salze möglich wird. Im Falle der Lactonformen des Topotecans und des Irinotecans beobachtete man im Gegensatz zum Camptothecin interessanterweise eine stabilitätserhöhende, stärkere Bindung der aktiven Lactonformen an Serumalbumin, hervorgerufen durch die spezifischen strukturellen Änderungen in den Ringen A und B des Chinolinkerns.

Wirkungsmechanismus. Camptothecine interkalieren in die DNA in einer zur Basenpaarung parallelen Ausrichtung und binden spezifisch an der Schnittstelle des katalytischen Intermediates zwischen DNA und Top-1 (Abb. 13.78, Abb. 13.79). Nur in sehr untergeordnetem Maße erfolgt eine Bindung von Camptothecin an die DNA oder die Top-1 alleine. Mehrere H-Brückenkontakte, vorwiegend über die Ringe B und E, tragen zur Bildung und Stabilisierung des ternären Camptothecin-DNA-Top-1-Komplexes (CPT-DNA-Top-1, Abb. 13.78) bei. Die **Akkumulation von DNA-Top-1-Komplexen** führt zu zahlreichen Strangbrüchen, die nicht mehr verschlossen werden können. Durch das Aufeinandertreffen des CPT-DNA-Top-1-Komplexes mit den DNA- und RNA-Komplexen der Replikationsgabel wird die Struktur des Komplexes letztlich zerstört, wodurch die Umesterung der Tyrosin-Phosphodiester-Bindungen ausbleibt (Abb. 13.79). Ein irreversibles

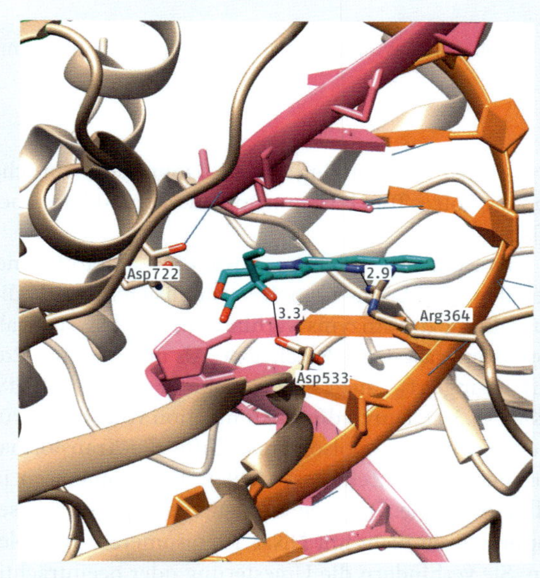

Abb. 13.78 Modell der Bindung von Camptothecin (CPT) im CPT-DNA-Top-1-Komplex. DNA-Doppelstrang orange und lila (geöffneter Einzelstrang). (PDB-Code 1T8i, Visualisierung mit UCSF Chimera 1.12)

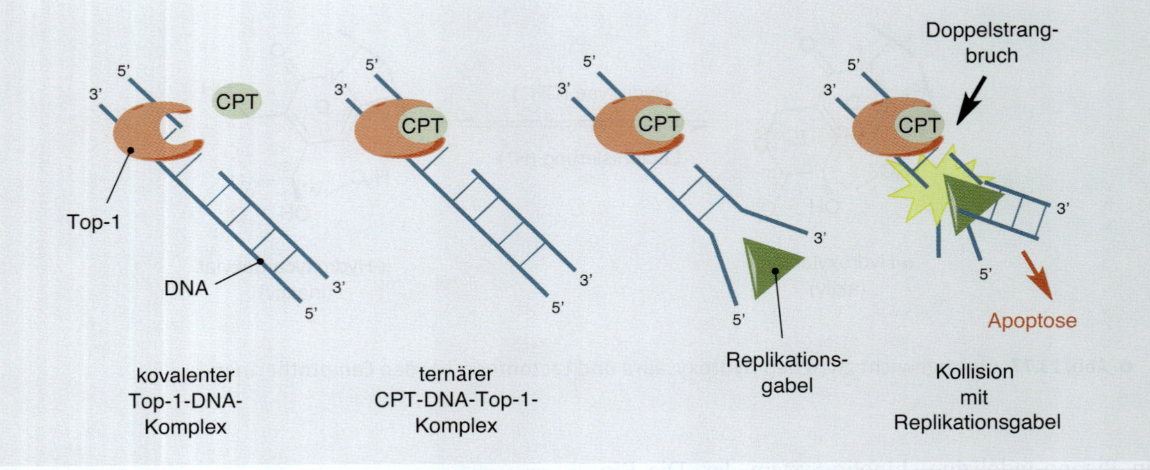

Abb. 13.79 Wirkprinzip der Topoisomerase-Gifte am Beispiel des Camptothecins; CPT: Camptothecin

DNA-Top-1-Crosslinking und Doppelstrangbrüche sind die Folge. Top-1-Hemmstoffe wirken S-Phase-spezifisch.

Topoisomerase-Inhibitoren wie die Camptothecine, die den DNA-Top-Komplex stabilisieren und die Abspaltung des Enzyms verhindern, werden auch als **Topoisomerase-Gifte** bezeichnet. Als potentes Top-2α-Gift fungiert auch **Doxorubicin** (Abb. 13.48, ▸ Kap. 13.3.1). Durch die Akkumulation von Strangbrüchen bewirken Topoisomerase-Gifte die Transformation der für die Zelle essenziellen Topoisomerasen in zelluläre Toxine. Dagegen interagieren **Topoisomerase-Suppressoren** nicht mit DNA-Topoisomerase-Komplexen. Sie verhindern die Umesterung oder beeinträchtigen unmittelbar die katalytische Aktivität des Enzyms, ohne DNA-Topoisomerase-Komplexe zu stabilisieren und Strangbrüche hervorzurufen. Zu dieser Gruppe zählen beispielsweise Bis-Dioxopiperazine wie Dexrazoxan (▸ Kap. 13.3.1), darüber hinaus auch Suramin (▸ Kap. 12.5.3).

Topotecan (Hycamtin®) ist ein semisynthetisches, in Form des Hydrochlorids gut wasserlösliches Derivat des Camptothecins. Es besitzt 3 Dissoziationsstufen, die der Benzyldimethylaminogruppe (pK_S = 10,5), der Phenolgruppe (pK_S = 7,0) und dem protonierten Chinolinstickstoff (pK_S = 0,6) zugeordnet werden. Topotecan dient zur Behandlung von Patientinnen mit metastasiertem Ovarialkarzinom nach Versagen einer Primär- oder Folgetherapie. Topotecan hat eine orale Bioverfügbarkeit von 40 %. Durch Hydrolyse des Lactonrings entsteht das inaktive Carboxylat. Ein geringer Teil wird zum *N*-Demethylmetaboliten biotransformiert. Die Ausscheidung erfolgt überwiegend renal. Die Halbwertszeit liegt bei 2–3 h.

Irinotecan (Axinotecan®), Ph. Eur. (Hydrochlorid-Trihydrat), ist im Gegensatz zum Topotecan ein **Prodrug**. Der pK_S-Wert des endständigen Piperidin-Substituenten beträgt 8,1 und ermöglicht intravenöse Formulierungen. Der pK_S-Wert des Chinolins liegt wegen des konjugierten Ringsystems bei etwa 1 und damit erheblich unter dem des Chinolins selbst (pK_S = 4,8). Irinotecan wird nach i. v. Verabreichung in der Leber unter Hydrolyse des C-10-Carbamats in die phenolische Wirkform umgewandelt (Abb. 13.80). Deren Plasmahalbwertszeit liegt bei 10 h. Das *O*-10-Glucuronid ist inaktiv, ebenso wie diverse, durch oxidative Spaltung des terminalen Piperidinrings entstehende Metaboliten. Irinotecan wird beim metastasierten kolorektalen Karzinom als Erstlinientherapeutikum in Kombination mit Fluorouracil und Folinsäure eingesetzt. Typisch für eine Irinotecan-Therapie ist eine sehr schwere, nach etwa 4–5 Tagen einsetzende Diarrhö, die auf eine intestinal-bakterielle Deglucuronidierung des *O*-10-Glucuronids zur Wirkform Irinotecan zurückzuführen sein dürfte. Sie wird mit hoch dosiertem Loperamid behandelt.

13.4.2 Topoisomerase-II-Inhibitoren

Zu den therapeutisch eingesetzten Inhibitoren der humanen Typ-IIA-Topoisomerasen zählen die **Epipodophyllotoxine**. Interkalierende Typ-IIA-Topoisomerase-Inhibitoren wie **Doxorubicin** (Abb. 13.48), werden an anderer Stelle ausführlich behandelt (▸ Kap. 13.3.1, DNA-Interkalatoren).

Design und Entwicklung. Die Entwicklung der Epipodophyllotoxine geht auf **Podophyllotoxin** (Abb. 13.81) zurück, das aus dem Rhizom von *Podophyllum peltatum* gewonnen wird. Es ist ein potenter Inhibitor der Tubu-

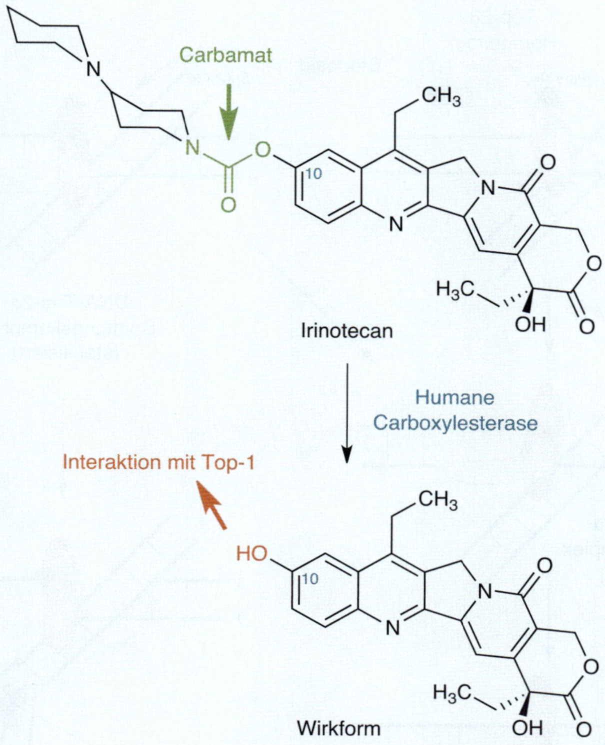

○ **Abb. 13.80** Aktivierung des Prodrugs Irinotecan

linassemblierung und wird topisch gegen Feigwarzen eingesetzt (▸ Kap. 13.7.1). Wegen der nur geringen therapeutischen Breite synthetisierte man zahlreiche Analoga. Dabei erwiesen sich einige **Glykoside** des Podophyllotoxins, darunter das **Etoposid** (○ Abb. 13.72), im Gegensatz zu ihren Aglyka als potente Typ-IIA-Topoisomerase-Inhibitoren. Zudem waren sie weniger toxisch. Etoposid und das in Deutschland nicht mehr verfügbare **Teniposid** (Vumon®) leiten sich von dem im Pflanzenextrakt in geringer Menge vorhandenen Aglykon 4'-Demethylepipodophyllotoxin (9-Epimer) ab, das man zunächst in Glykoside überführte. Durch den Einbau zyklischer Acetale – mit Acetaldehyd beim Etoposid und Thiophen-2-carbaldehyd bei Teniposid – gelang es, die Stabilität gegenüber Glucosidasen deutlich zu erhöhen.

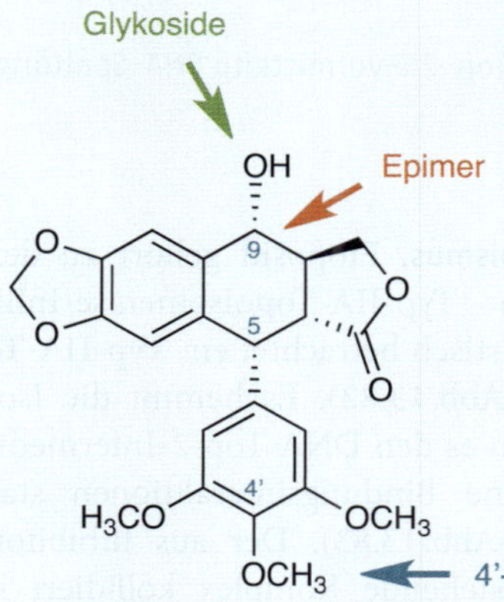

○ **Abb. 13.81** Podophyllotoxin als Ausgangssubstanz für die Entwicklung der Epipodophyllotoxine

Struktur und Eigenschaften. Etoposid ist das β-D-Glucopyranosid des 9-Epipodophyllotoxins. Durch die phenolische 4'-Hydroxygruppe (pK_S = 9,8) besitzt es schwach saure Eigenschaften. Die Hydroxygruppen an C-4" und C-6" liegen als Acetal des Acetaldehyds vor. Bedingt durch die 1,4-*trans*-Anordnung von E-Ring und glykosidischer Gruppe nimmt Etoposid eine nichtplanare Konformation ein. Der Austausch der Methoxygruppen im terminalen Phenylring bedingt Aktivitätsverlust, ebenso wie die Methylierung der phenolischen Hydroxygruppe oder deren Austausch gegen ein H-Atom.

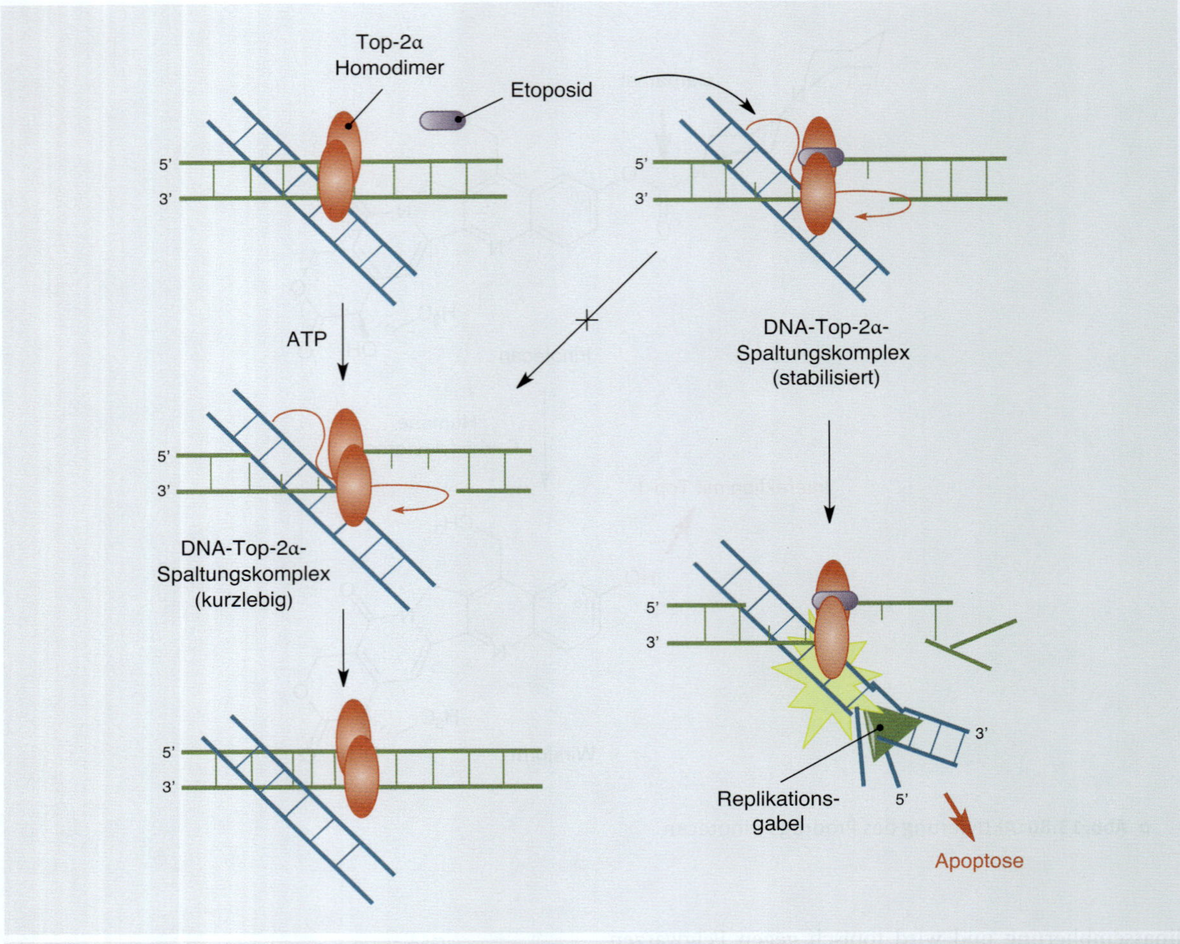

Abb. 13.82 Top-2α-vermittelte DNA-Spaltung und Hemmung der Top-2-Aktivität durch Etoposid

Wirkungsmechanismus. Etoposid gehört zu den nicht interkalierenden Typ-IIA-Topoisomerase-Inhibitoren und ist mechanistisch betrachtet ein **Typ-IIA-Topoisomerase-Gift** (Abb. 13.82). Es hemmt die Isoformen Top-2α/β, indem es den DNA-Top-2-Intermediärkomplex durch seine Bindungsinteraktionen stabilisiert (Abb. 13.73, Abb. 13.83). Der aus Inhibitor, DNA und Enzym bestehende Komplex kollidiert mit der Replikationsgabel, wodurch die Religation des geöffneten Doppelstranges blockiert wird und DNA-Doppelstrangbrüche dauerhaft induziert werden. Als Resultat wird die Zellteilung gehemmt. Die Epipodophyllotoxine inhibieren den Zellzyklus in der prämitotischen S-Phase bzw. der späten G_2-Phase.

Bei den beiden Isoformen Top-2α/β sind die Bindungskontakte zum Etoposid bis auf Gly778 (Top-2β, bei Top-2α Met762, Abb. 13.83) identisch. Alle Komponenten des Aglykons sowie der Zuckeranteil tragen zur DNA-Bindung bei, die Ringe A, B und D insbesondere auch zur Proteinbindung.

Biotransformation. Etoposid wird vorwiegend durch CYP3A4 *O*-demethyliert. Die gebildete Catecholstruktur wird durch aufeinanderfolgende Ein-Elektron-Oxidationen zum *ortho*-Chinon umgewandelt, wobei unter physiologischen Bedingungen intermediär ein Semichinonradikalanion auftritt (Abb. 13.84). Das *ortho*-Chinon kann als Michael-Akzeptor mit zahlreichen zellulären Nukleophilen reagieren (▸ Kap. 3.2.1). Die Chinonstruktur unterliegt einem Redoxzyklus (▸ Kap. 3.2.2), in dessen Verlauf die Catecholstruktur durch zelluläre Reduktionsäquivalente auf nichtenzymatischem Weg in einer Zwei-Elektronen-Reduktion regeneriert werden kann. Somit tragen auch die Metaboliten des Etoposids zu dessen Tumorwirksamkeit und Toxizität bei.

Etoposid (Eto-cell®, Etomedac®), Ph. Eur., besitzt eine orale Bioverfügbarkeit von 76 %. Die Ausscheidung erfolgt sowohl im Urin als auch in den Fäzes. Die Halbwertszeit beträgt 8 h. Zwar inhibiert Etoposid wie die Muttersubstanz Podophyllotoxin die Tubulinassemblie-

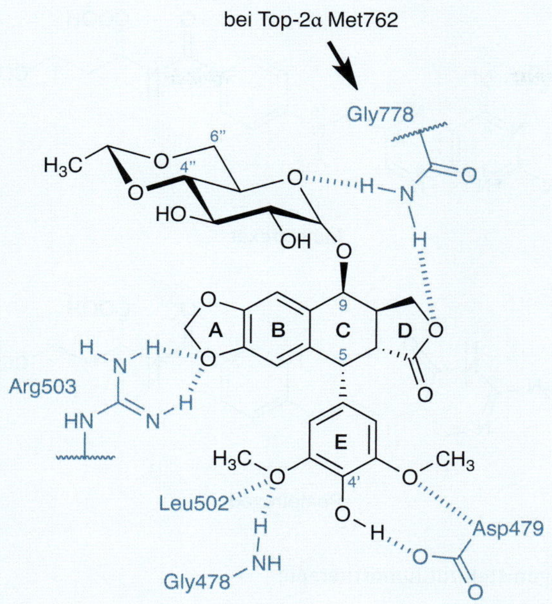

Abb. 13.83 H-Brückenkontakte von Etoposid im Etoposid-DNA-Top-2β-Komplex

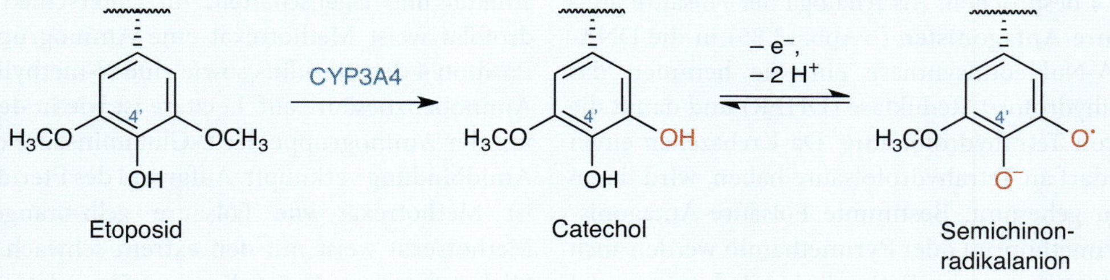

Abb. 13.84 Biotransformation von Etoposid und Bildung reaktiver Sauerstoffspezies

rung, allerdings weitaus schwächer und nicht in therapeutisch relevanten Konzentrationen. Etoposid wird in der Kombinationstherapie bei Hodentumoren, kleinzelligem Bronchialkarzinom sowie Non-Hodgkin-Lymphomen eingesetzt. Als Monowirkstoff dient es zur palliativ-systemischen Therapie des fortgeschrittenen Ovarialkarzinoms.

Etoposidphosphat (Etopophos®) dient als Prodrug zur Herstellung einer Infusionslösung. Etoposid ist dabei an der 4'-Hydroxygruppe mit Phosphorsäure zum Dihydrogenphosphat verestert.

13.5 Antimetaboliten

Antimetaboliten blockieren oder modifizieren aufgrund ihrer großen **strukturellen Ähnlichkeit mit natürlichen Metaboliten** essenzielle Stoffwechselwege. Meist beeinflussen Antimetaboliten die Synthese von Nukleotiden und Nukleinsäuren. Sie wirken überwiegend phasenspezifisch und hemmen den Zellzyklus in der S-Phase. Von allen Zytostatika werden sie am häufigsten therapeutisch eingesetzt.

Die therapeutisch relevanten Antimetaboliten können unterteilt werden in

- Folsäure-Antagonisten,
- Pyrimidin- und Pyrimidinnukleosidanaloga,
- Purin- und Purinnukleosidanaloga,
- Inhibitoren der Ribonukleotid-Reduktase.

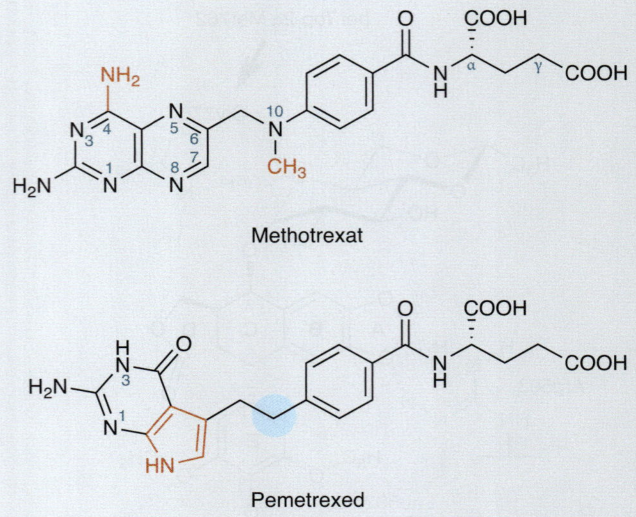

Methotrexat

Pemetrexed

o Abb. 13.85 Folsäure-Antagonisten zur Tumortherapie

13.5.1 Folsäure-Antagonisten

Folsäure und ihre biochemische Bedeutung werden in ▸Kap. 9.7.4 besprochen. Als Analoga der Folsäure greifen **Folsäure-Antagonisten** (o Abb. 13.85) in die DNA- und RNA-Nukleotidsynthese ein. Sie hemmen das Enzym Dihydrofolat-Reduktase (DHFR) und damit die Bildung von Tetrahydrofolsäure. Da Krebszellen einen hohen Bedarf an Tetrahydrofolsäure haben, wird deren Wachstum gehemmt. Bestimmte Folsäure-Antagonisten wie Trimethoprim oder Pyrimethamin werden auch als Antibiotika und Antimalariamittel eingesetzt (▸Kap. 12.1.9 und ▸Kap. 12.5.1). Strukturelle Besonderheiten und veränderte elektrostatische Wechselwirkungen mit dem Target ermöglichen eine weitgehend selektive Hemmung der DHFR aus verschiedenen Spezies.

Methotrexat

Design und Entwicklung. Nachdem man die Bedeutung der Folsäure für das Zellwachstum erkannt hatte, intensivierte man die Suche nach Folsäure-Antagonisten. Da bereits 2,4-Diaminopyrimidine als antitumorwirksame Folsäure-Antagonisten bekannt waren (▸Kap. 12.1.9), ersetzte man den äußeren Ring der Folsäure durch dieses Ringsystem (o Abb. 13.86). Bei der Firma Lederle gelangte Yellapragada Subba Rao 1947 so zum **Aminopterin**, mit dem sich temporäre Tumorremissionen erzielen ließen. Die Weiterentwicklung führte bereits 1947 zur Synthese des *N*-Methylderivats **Methotrexat**. Aufgrund der verbesserten therapeutischen Breite ersetzte es alle anderen Folsäure-Antagonisten. Mit Methotrexat gelang es auch erstmals, Komplettremissionen bei Patientinnen mit Chorionkarzinom zu erzielen, einer zuvor fast immer tödlich verlaufenen Tumorerkrankung.

Struktur und Eigenschaften. Im Unterschied zu Dihydrofolat weist Methotrexat eine Aminogruppe in der Position 4 des Pteridins sowie eine *N*-methylierte *para*-Aminobenzoesäure auf. Letztere ist wie in der Folsäure mit der Aminogruppe der L-Glutaminsäure durch eine Amidbindung verknüpft. Aufgrund des Pteridinsystems ist Methotrexat wie Folsäure gelb-orange gefärbt. Methotrexat weist mit den extrem schwach basischen Stickstoffatomen N-5 (pK_S = –1,5) und N-10 (pK_S = 0,5), den sauren Carboxygruppen (α-COOH, pK_S = 3,4 und γ-COOH, pK_S = 4,7) sowie dem schwach basischen N-1 (phenyloges Guanidin, pK_S = 5,7) 5 Dissoziationsstufen auf. In neutraler Lösung ist Methotrexat weitestgehend stabil, im stark sauren oder alkalischen Milieu kommt es dagegen zur Amidhydrolyse. In stark alkalischer Lösung bildet sich außerdem *N*-Methylfolsäure.

Wirkungsmechanismus. Die Dihydrofolat-Reduktase katalysiert die NADPH-abhängige Reduktion von 7,8-Dihydrofolat zu 5,6,7,8-Tetrahydrofolat. Wesentlich für die molekulare Erkennung von Dihydrofolat durch das Enzym sind die H-Brückenkontakte zwischen der primären Aminogruppe am C-2 und N-3-H der Guanidinpartialstruktur einerseits sowie Asp27 andererseits. Unter Verwendung der Neutronen-Protein-Kristallographie konnte gezeigt werden, dass im ternären Komplex aus Dihydrofolat, $NADP^+$ und Dihydrofolat-Reduktase das N-3-Atom protoniert ist und somit das Lactam-Tautomer vorliegt. Asp27 liegt deprotoniert vor. Protein-Substrat-Interaktionen unter Beteiligung

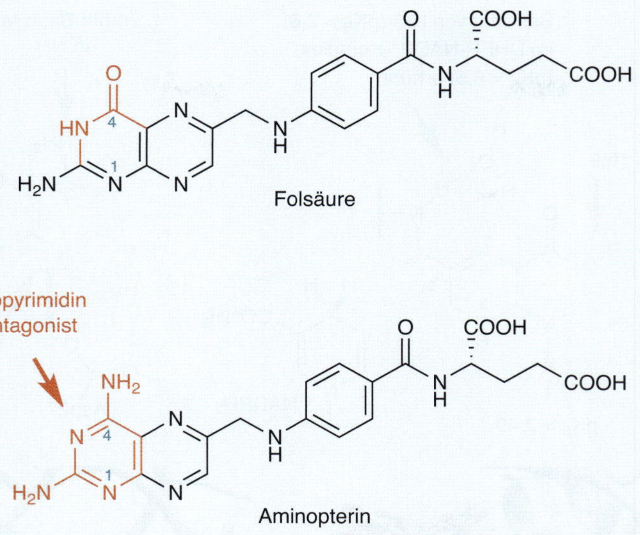

o Abb. 13.86 Entwicklung von Methotrexat

von Asp27 bedingen eine erhebliche Anhebung des pK_S-Werts von N-5 des Dihydrofolats ($pK_S = 2{,}6$) auf 6,5 im katalytischen Komplex (o Abb. 13.87). Die gesteigerte Basizität begünstigt dessen direkte Protonierung durch ein H_2O-Molekül, wodurch der biologische Hydridtransfer auf das dem N-5 benachbarte C-6-Atom des Pteridins begünstigt wird.

Die Ursache für die **Hemmung der Dihydrofolat-Reduktase** durch Methotrexat ist primär im Ersatz der 4-Carbonylgruppe im Pyrimidinring von Dihydrofolat durch die 4-Aminogruppe zu sehen. In Methotrexat bewirkt die 4-Aminogruppe durch ihren +M-Effekt im Vergleich zu Dihydrofolat eine um nahezu 3 Zehnerpotenzen gesteigerte Basizität an N-1 der Guanidinpartialstruktur (pK_S N-1 = 5,7), wodurch die Bildung einer Salzbrücke zu Asp27 ermöglicht wird (o Abb. 13.87) und sich die H-Brückenkontakte ändern. In Dihydrofolat ist dagegen die Basizität an N-1 durch den Elektronenzug des Amidcarbonyls deutlich herabgesetzt. Gegenüber dem physiologischen Substrat Dihydrofolat weist Methotrexat eine etwa 1000-fach erhöhte Affinität zur Dihydrofolat-Reduktase auf. Das veränderte H-Brücken-Muster geht im Methotrexat außerdem mit einer um nahezu 180° veränderten Positionierung der Ebene des Diaminopteridins im aktiven Zentrum der Dihydrofolat-Reduktase einher (o Abb. 13.87). Methotrexat bindet an das aktive Zentrum, wird jedoch nicht umgesetzt. Es ist ein hochaffines **Pseudosubstrat der Dihydrofolat-Reduktase.** In Methotrexat verhindert außerdem das stabile aromatische Pteridinsystem den biologischen Hydridtransfer über den NADPH-Kofaktor. Wird die DHFR durch Methotrexat gehemmt, verringert dies den intrazellulären Pool an Tetrahydrofolat. In der Folge führt dies zu einer drastisch verminderten Produktion an Pyrimidin- und Purinbasen, sodass die Nukleinsäuresynthese stark beeinträchtigt wird.

Biotransformation. Im Darm bewirken bakterielle Peptidasen die Abspaltung von Glutamat. Zudem können durch Oxidation mittels der hepatischen Aldehyd-Oxidase an C-7 nephrotoxische Metaboliten entstehen (o Abb. 13.88). Aktiver Hauptmetabolit ist das 7-Hydroxymethotrexat, das aber nur zu etwa 10 % gebildet wird.

Methotrexat (Lantarel®), Ph. Eur., ist ein Folsäure-Antagonist, der beispielsweise bei der akuten lymphatischen Leukämie bei Kindern, Lymphomen, aber auch soliden Tumoren wie dem Ovarial- oder Mammakarzinom eingesetzt wird. Neben der Tumortherapie findet Methotrexat in geringerer Dosierung auch bei Autoimmunerkrankungen wie der rheumatoiden Arthritis, bei Morbus Crohn und generalisierten Psoriasisformen Anwendung. Intrazellulär liegt Methotrexat in Form von Polyglutamaten vor. Diese sind über Wochen bis Monate in Leber- und Nierenzellen nachweisbar. Nach oraler Gabe erfolgt die Resorption aus dem Magen-Darm-Trakt rasch und nahezu vollständig über den aktiven sättigbaren Folattransporter 1. Bei steigender Dosierung wird sie folglich signifikant geringer. Methotrexat wird zum größten Teil unverändert über die Niere ausgeschieden. Die Plasmahalbwertszeit beträgt 3–10 h, bei Gabe hoher Dosen 8–15 h.

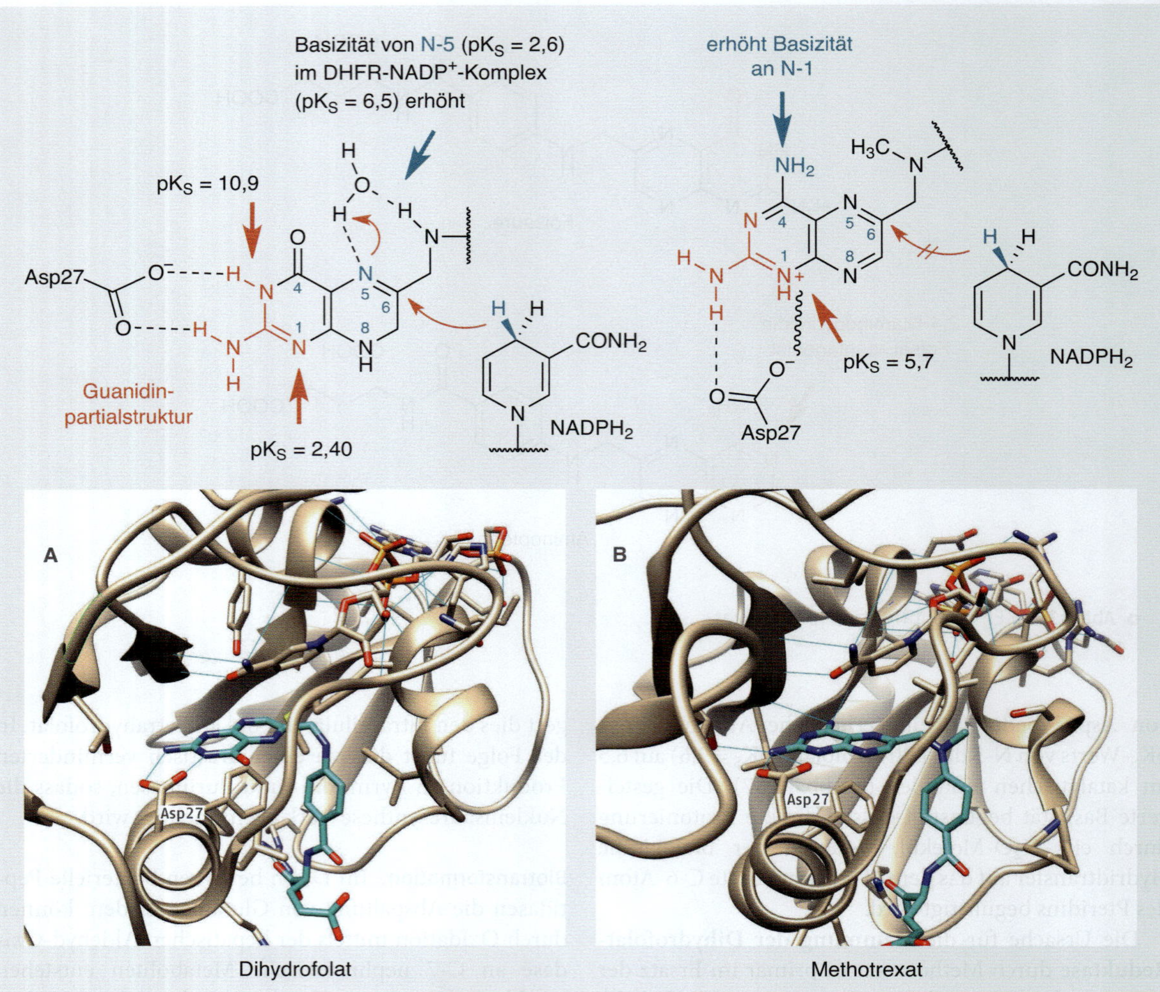

o Abb. 13.87 Oben: Bindungsverhältnisse von Dihydrofolat und Methotrexat im Vergleich. A Dihydrofolat-Reduktase mit Dihydrofolat und NADP$^+$-Kofaktor (PDB 7DFR); B Dihydrofolat-Reduktase mit Methotrexat und NADP$^+$-Kofaktor (PDB 3DFR, Visualisierung mit UCSF Chimera 1.12)

Antidot gegen Folsäure-Antagonisten

Ein Folat mit besonderer Relevanz für die onkologische Therapie ist das Calciumfolinat (o Abb. 13.90). Es besitzt Bedeutung

- als Antidot bei der Therapie mit Folsäure-Antagonisten wie Methotrexat (Calciumfolinat-Rescue),
- als Wirkungsverstärker in der Kombination mit Fluorouracil bei der Behandlung von Dickdarmkrebs.

Methotrexat schädigt insbesondere das Knochenmark und die Schleimhäute. Bei hochdosierter Methotrexat-Gabe wird daher **Calciumfolinat** verabreicht (o Abb. 13.89). Mit diesem sogenannten **Calciumfolinat-Rescue** soll Vergiftungserscheinungen vorgebeugt und sollen Nebenwirkungen im Sinne eines Antidots antagonisiert werden.

Struktur und Eigenschaften. Folinsäure ist das N^5-Formylderivat der Tetrahydrofolsäure. Sie ist als aktive Form der Folsäure an verschiedenen Stoffwechselprozessen beteiligt. Die Substanz besitzt zwei Asymmetriezentren. Das Glutaminsäure-Strukturelement ist an C-2' *S*-konfiguriert. Bei der Reduktion der Folsäure zur Tetrahydrofolsäure entsteht daher ein Gemisch zweier diastereomerer Formen (6*R*,2'*S*) und (6*S*,2'*S*). Das natürlich vorkommende 6*S*,2'*S*-Diastereomer, die Levofolinsäure, ist die biologisch aktive Form. Folinsäure verfügt über 3 Dissoziationsstufen. Die pK_S-Werte betragen 3,1 und 4,6 für die beiden Carboxygruppen sowie 10,0 für phenolische 4-Hydroxygruppe.

Wirkungsmechanismus. Folinsäure ist ein biologisch aktives Folat. Nach der Aufnahme in die Zelle wird die

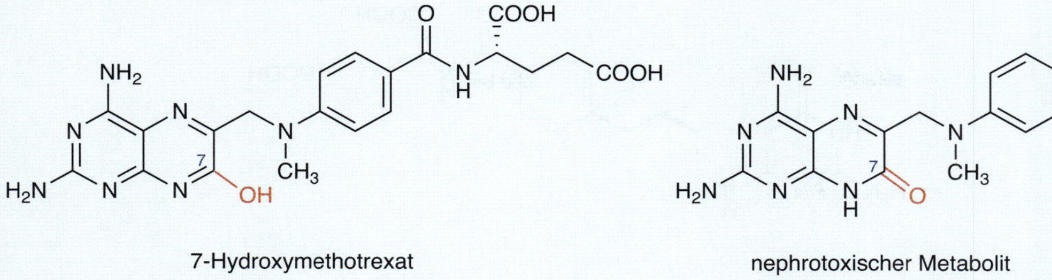

Abb. 13.88 Metaboliten von Methotrexat

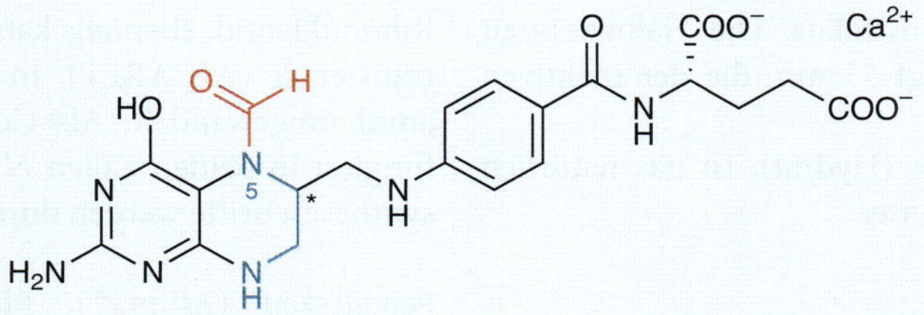

Abb. 13.89 Calciumsalz der N^5-Formyltetrahydrofolsäure (Folinsäure)

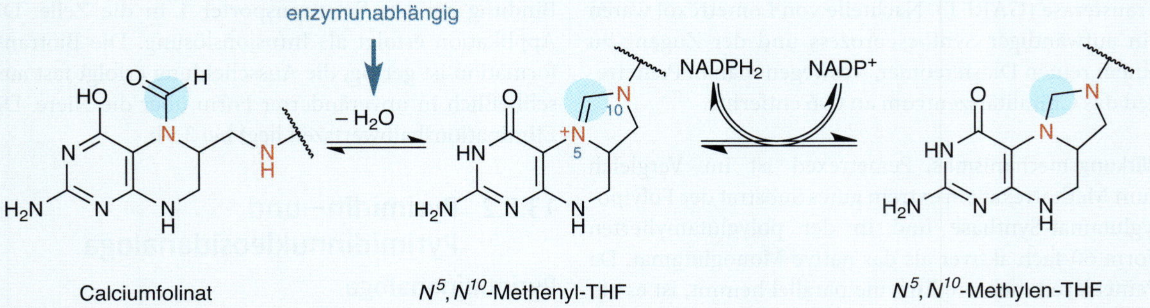

Abb. 13.90 Zweistufige Umwandlung von Folinat in N^5,N^{10}-Methylen-THF

aktive Form N^5-Formyltetrahydrofolsäure in der Leber enzymunabhängig, d. h. ohne Beteiligung der Dihydrofolat-Reduktase, in N^5,N^{10}-Methenyl-THF umgewandelt (Abb. 13.90). Durch eine NADP-abhängige Reduktion wird anschließend N^5,N^{10}-Methylen-THF gebildet, wodurch beispielsweise eine Fortsetzung der Thymidinsynthese durch Methyltransfer auf dUMP gewährleistet wird. Allerdings wird der größte Teil von N^5-Formyl-THF über N^5,N^{10}-Methylen-THF rasch zu N^5-Methyl-THF und weiter DHFR-unabhängig zu Tetrahydrofolat metabolisiert (▸ Kap. 9.7.4, Abb. 9.175). Auf diese Weise wirkt Folinat einer Methotrexat-bedingten Verarmung an Tetrahydrofolat effektiv entgegen.

Beim metastasierenden kolorektalen Karzinom hat sich die Kombinationsbehandlung mit Fluorouracil und Folinsäure als Standard durchgesetzt. Durch die Bildung eines stabilen ternären Komplexes aus dem N^5-Methyleniminiumion des Folinsäuremetaboliten N^5,N^{10}-Methenyl-THF, 5-FdUMP und der Thymidilat-Synthase (Abb. 13.96) wird die intrazelluläre Thymidilatkonzentration verringert, wodurch wiederum die Wirkung von Fluorouracil über den Einbau seines Metaboliten 5-FdUTP als in die DNA verstärkt wird (Abb. 13.94).

Calciumfolinat (Leucovorin®), Ph. Eur. (Hydrat), liegt als Diastereomerengemisch vor. Die orale Bioverfügbarkeit

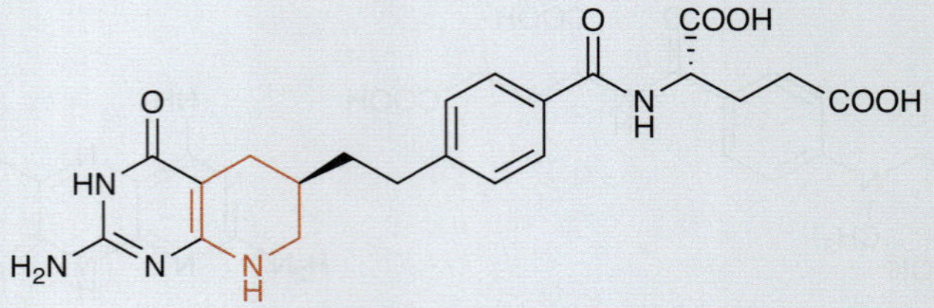

o Abb. 13.91 GARFT-Inhibitor Lometrexol

ist dosisabhängig und liegt bei 40–80 %. Die Ausscheidung erfolgt überwiegend renal in Form der N-5- und N-10-Derivate des 5-Formylfolats. Die Halbwertszeit der aktiven L-Form beträgt 35 min, die der inaktiven Form 6–8 h.

Calciumlevofolinat, Ph. Eur. (Hydrat), ist das natürlich vorkommende (6*S*,2'*S*)-Isomer.

Pemetrexed

Entdeckung. Pemetrexed (o Abb. 13.85) entwickelte man Anfang der 1990er Jahre bei Eli Lily zusammen mit Edward C. Taylor im Zuge von Struktur-Wirkungs-Untersuchungen an **Lometrexol** (o Abb. 13.91), einem Inhibitor der Glycinamid-Ribonukleotid-Formyl-Transferase (GARFT). Nachteile von Lometrexol waren ein aufwändiger Syntheseprozess und der Zugang zu einem reinen Diastereomer, weswegen man in Pemetrexed das Chiralitätszentrum an C-6 entfernte.

Wirkungsmechanismus. Pemetrexed ist im Vergleich zum Methotrexat ein extrem gutes Substrat der Folylpolyglutamat-Synthase und in der polyglutamylierten Form 60-fach aktiver als das native Monoglutamat. Da Pemetrexed mehrere Enzyme parallel hemmt, ist es ein sogenannter **Multi-Target-Enzym-Inhibitor.** Es inhibiert mehrere Schlüsselenzyme der aus 10 Schritten bestehenden Biosynthese von **Inosinmonophosphat** (**IMP**) mit der

- Thymidilatsynthase,
- Dihydrofolat-Reduktase,
- **G**lycin**a**mid-**R**ibonukleotid-**F**ormyl**t**ransferase (GARFT),
- **A**mino**i**midazo**c**arbox**a**mid-**R**ibonukleotid-**F**ormyl**t**ransferase (AICARFT).

IMP ist das erste komplette Purinribonukleotid und das zentrale Intermediat im Purinstoffwechsel aller Lebewesen. Die Glycinamid-Ribonukleotid-Formyl-Transferase (GARFT) katalysiert im vierten Schritt der Purinbiosynthese die Formylierung der Aminogruppe des Glycinamid-Ribonukleotids (GAR) in einer nukleophilen Acylsubstitution zu Formyl-Glycinamid-Ribonukleotid (FGAR, o Abb. 13.92). Im vorletzten Schritt der Biosynthese wird 5-Aminoimidazol-4-carboxamid-Ribonukleotid, ebenfalls katalysiert durch eine Formyltransferase (AICARFT), in das entsprechende Formamid umgewandelt. Als Coenzym und Formyldonor fungiert in beiden Fällen N^{10}-Formyl-THF. Beide Biosyntheseschritte werden durch Pemetrexed inhibiert.

Pemetrexed (Alimta®), Ph. Eur. (Pemetrexed-Dinatrium-Heptahydrat und Dinatrium-2,5-Hydrat), enthält anstelle des Pteridinrings der Folsäure ein anelliertes Pyrrolopyrimidin-System. Die pK_S-Werte betragen 2,2 (N-1), 3,2 (α-COOH), 4,4 (γ-COOH) und 11,3 (N-3-H). Pemetrexed gelangt wie Methotrexat über die Bindung an den Folattransporter 1 in die Zelle. Die Applikation erfolgt als Infusionslösung. Die Biotransformation ist gering, die Ausscheidung erfolgt fast ausschließlich in unveränderter Form über die Niere. Die Eliminationshalbwertszeit liegt bei 3,5 h.

13.5.2 Pyrimidin- und Pyrimidinnukleosidanaloga

Pyrimidinanaloga

Entdeckung. Fluorouracil wurde 1957 von Charles Heidelberger im Rahmen seiner Arbeiten zu Fluor-substituierten Purinen und Pyrimidinen entdeckt.

Struktur und Eigenschaften. In Fluorouracil wurde gegenüber der Nukleinbase Uracil ein H-Atom gegen einen 5-Fluorsubstituenten ausgetauscht. Die Attraktivität dieser Maßnahme begründet sich

- in einem ähnlichen Van-der-Waals-Radius des F-Atoms und des H-Atoms (o Abb. 13.93),
- in einer vergleichbaren Bindungslänge der C–F- und C–H-Bindung,
- in einer erhöhten Lipophilie und verbesserten Membrangängigkeit.

Aufgrund der strukturellen Ähnlichkeiten werden Fluorouracil und seine Metaboliten durch die gleichen Enzyme erkannt, die auch die Pyrimidinbasen Uracil

o Abb. 13.92 Hemmung der Teilschritte 4 und 9 der zehnstufigen Biosynthese von Inosinmonophosphat (Purinbiosynthese) durch Pemetrexed. THF: Tetrahydrofolat, GARFT: Glycinamid-Ribonukleotid-Formyltransferase, AICARFT: Aminoimidazocarboxamid-Ribonukleotid-Formyltransferase

(RNA) sowie Cytosin und Thymin (DNA) und deren Metaboliten umsetzen.

Fluorouracil zeigt Lactam-Lactim-Tautomerie, wobei 6 Tautomere denkbar sind. Allerdings liegen die Hydroxypyrimidine bevorzugt in der Lactam- bzw. Dioxoform vor (o Abb. 13.94). Die pK_S-Werte der NH-aciden Lactamstrukturelemente betragen 8,0 und 13,0.

Bioaktivierung. Fluorouracil wird zunächst anstelle des natürlichen Substrats Orotat durch die katalytische Aktivität der Orotat-phosphoribosyltransferase mit α-5'-Phosphoribosyl-1'-pyrophosphat zum 5-Fluoruridinmonophosphat (5-FUMP) umgesetzt. Eine Übersicht über die daraus entstehenden **aktiven Metaboliten** und deren Angriffspunkte zeigt o Abb. 13.94.

Biochemische Grundlagen. Die **Thymidilat-Synthase** ist ein Tetrahydrofolat-abhängiges Enzym und katalysiert über einen komplexen Mechanismus die Bildung von Desoxythymidinmonophosphat (dTMP) aus Desoxy-

o Abb. 13.93 Fluorouracil im Vergleich mit Uracil. r_w: Van-der-Waals-Radius

uridinmonophosphat (dUMP). N^5,N^{10}-Methylentetrahydrofolat fungiert dabei gleichzeitig als

- C_1-**Donor** und
- **Reduktionsmittel** (o Abb. 13.95),

da die übertragene Methylengruppe (Aldehydstufe) zudem zur Methylgruppe reduziert wird.

Wirkungsmechanismus. Der Wirkungsmechanismus des Fluorouracils ist komplex. Es wird

- anstelle von Uridintriphosphat als 5-Fluoruridintriphosphat (5-FUTP) in die RNA eingebaut,
- anstelle von Desoxythymidintriphosphat als 5-Fluordesoxyuridintriphosphat (5-FdUTP) in die DNA inkorporiert.

o Abb. 13.94 Bioaktivierung von Fluorouracil und Angriffspunkte der aktiven Metaboliten

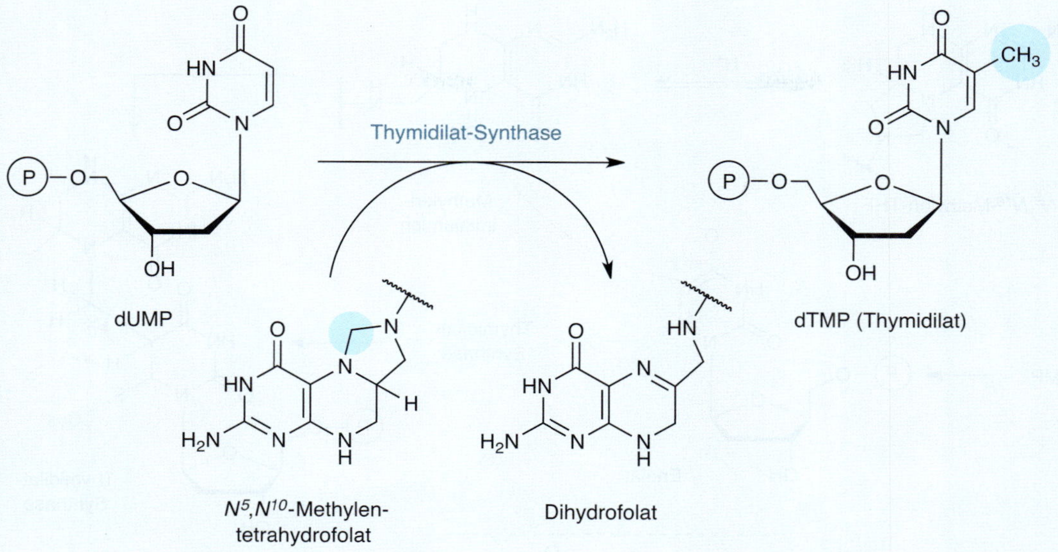

○ Abb. 13.95 Tetrahydrofolat-abhängige Biosynthese von Desoxythymidinmonophosphat (Thymidilat), katalysiert durch die Thymidilat-Synthase

- Es inhibiert in Form des aktiven Metaboliten 5-Fluordesoxyuridinmonophosphat (5-FdUMP) die Thymidilat-Synthase (○ Abb. 13.95).

Betrachtet man die Bildung von Thymidilat (dTMP) durch den Transfer einer Methylgruppe auf das natürliche Substrat dUMP, wird der Mechanismus der Thymidilat-Synthase-Hemmung durch **5-FdUMP** offensichtlich (○ Abb. 13.96). Der 5-gliedrige Ring des N^5,N^{10}-Methylen-Tetrahydrofolats steht zunächst mit einem ringoffenen Methyleniminiumion im Gleichgewicht. In einer Art Michael-Addition greift ein Cysteinrest (Cys146) der Thymidilat-Synthase an Position 6 der Doppelbindung des Uracilrings an und aktiviert dUMP zum Enolat. Dies kann nun seinerseits das Methyleniminiumion nukleophil angreifen, wobei ein ternärer Komplex aus dUMP, Enzym und Kofaktor entsteht. An die basenkatalysierte Abstraktion des aciden Protons an C-5 schließt sich die β-Eliminierung von Tetrahydrofolat aus dem ternären Komplex an. Durch den biologischen Hydridtransfer von Tetrahydrofolat auf die exozyklische Doppelbindung des Uracilrings wird die 5-Methylengruppe zur 5-Methylgruppe reduziert und Cystein als Thiolat unter Bildung von dTMP freigesetzt.

Der β-Eliminierungsschritt des Tetrahydrofolats wird im Falle des 5-FdUMP verhindert, da kein Proton in Position 5 zur Verfügung steht, sodass der ternäre Komplex aus dem Iminiumion des N^5,N^{10}-Methylen-Tetrahydrofolates, Thymidilat-Synthase und 5-FdUMP stabil ist. 5-FdUMP fungiert somit als klassisches **Suizidsubstrat**. Die Thymidilat-Synthase setzt 5-FdUMP analog dem natürlichen dUMP zu einem Michael-Addukt um und inhibiert sich dadurch irreversibel. Da der Weg über die Thymidilat-Synthase die alleinige Quelle für das zelluläre dTMP darstellt, kommt es in der Folge zu einer Entleerung des zellulären Thymidin-Pools, was eine gestörte DNA-Synthese und -reparatur zur Folge hat. Zusätzlich werden wie erwähnt 5-FUDP und 5-FdUDP als falsche Nukleotide in die RNA und DNA eingebaut (○ Abb. 13.94), was ebenfalls wesentlich zur zytostatischen Wirkung beiträgt.

Regeneration der Kofaktoren. Das während der dTMP-Synthese entstandene Dihydrofolat muss von der Zelle wieder in N^5,N^{10}-Methylen-Tetrahydrofolat umgewandelt werden. Dies geschieht in einer zweistufigen Reaktion im Rahmen des Thymidilat-Zyklus. Der Prozess beginnt mit der Reduktion von Dihydrofolat zu Tetrahydrofolat durch NADPH und endet mit dem Transfer einer Hydroxymethylgruppe des Serins auf Tetrahydrofolat (○ Abb. 13.97).

Biotransformation. Aktive Metaboliten von Fluorouracil sind die intrazellulär gebildeten Nukleotide 5-Fluoruridintriphosphat (FUTP) und 5-Fluordesoxyuridinmonophosphat (FdUMP, ○ Abb. 13.94). In der Leber erfolgt deren Inaktivierung zu 5-Fluoruridin und 5-Fluordesoxyuridin, ferner auch zu Uracil, Kohlendioxid sowie Harnstoff. Schlüsselenzym für den Abbau

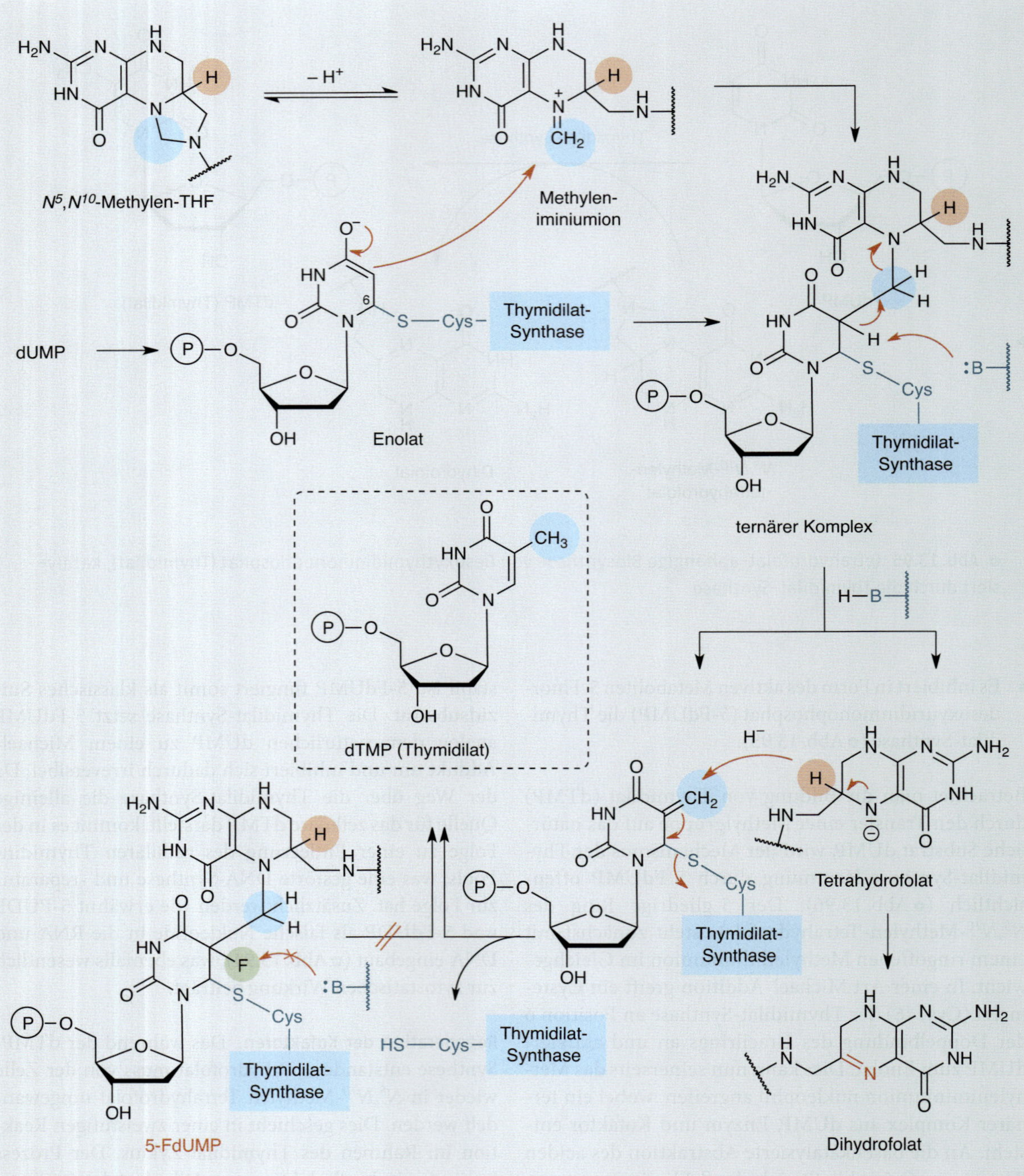

○ **Abb. 13.96** Mechanismus der Methylierung von dUMP zu dTMP durch die Thymidilat-Synthase und Prinzip der Hemmung durch Fluorouracil

von Fluorouracil ist die Dihydropyrimidin-Dehydrogenase (DPD). Zunächst entsteht 5-Fluor-5,6-dihydrouracil (5-FUH_2, ○ Abb. 13.98), das enzymatisch unter Ringöffnung weiter hydrolysiert wird. 5-FUH_2 ist inaktiv, da es aufgrund der fehlenden Doppelbindung nicht mehr als Michael-Akzeptor fungieren kann. Therapeutisch nutzt man diesen Effekt in der Kombination des Prodrugs **Tegafur** mit einem DPD-Hemmstoff.

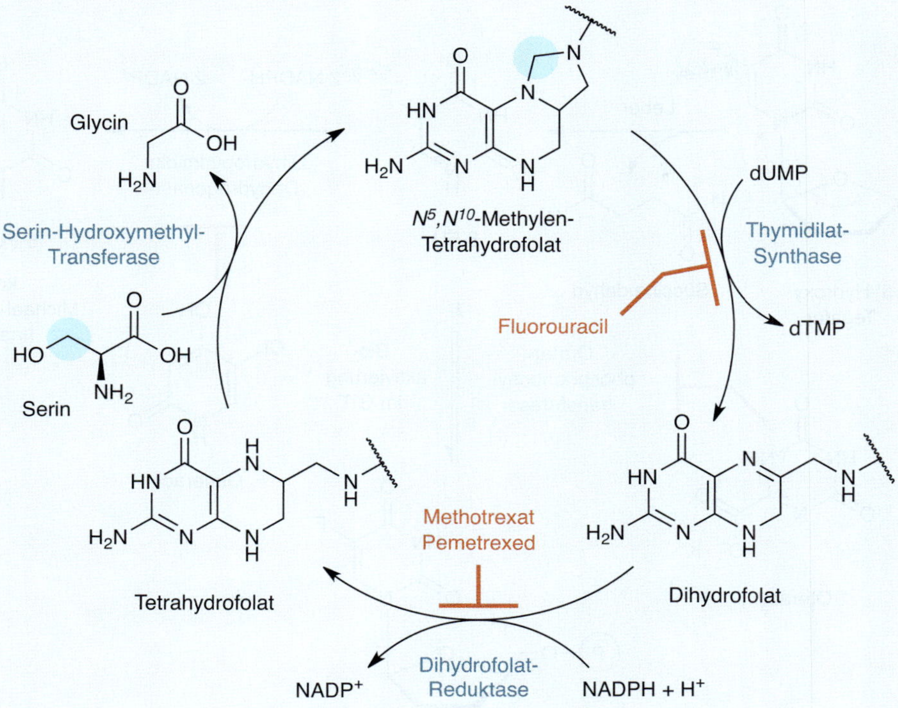

Abb. 13.97 Regeneration der Kofaktoren im Thymidilatzyklus

> **Cave**
>
> Der inaktive Hauptmetabolit Bromvinyluracil des zur Therapie von Herpes zoster eingesetzten Virostatikums **Brivudin** wirkt als nukleosidanaloger Hemmstoff der Dihydropyrimidin-Dehydrogenase (▸Kap. 12.3.1). Er kann dadurch die Plasmakonzentration von Fluorouracil oder anderen Fluorpyrimidinen stark erhöhen. Dies führte in der Vergangenheit zu Interaktionen mit tödlichem Ausgang, da die Hemmung des Enzyms eine Akkumulation und verstärkte Toxizität von Fluorouracil hervorruft. Von daher ist die Gabe von Brivudin in Kombination mit Fluorouracil oder mit Wirkstoffen, die zu Fluorouracil abgebaut werden, absolut kontraindiziert.

Fluorouracil (5-Fluoruracil, 5-FU, Ribofluor®), Ph. Eur., wird bei einer Vielzahl von Tumorerkrankungen eingesetzt, u. a. beim Mammakarzinom, bei malignen Tumoren des GI-Trakts sowie des Kopf- und Halsbereichs. Da die Bioverfügbarkeit bei oraler Gabe erheblichen Schwankungen unterliegt, wird die Substanz als intravenöse Injektion oder Infusion appliziert. Fluorouracil ist gut liquorgängig. Als Lösung in Kombination mit Salicylsäure (Verrumal®) kommt Fluorouracil zur topischen Behandlung von Warzen zum Einsatz.

Fluorouracil-Prodrugs

Tegafur (in Kombination mit Gimeracil und Oteracil, Teysuno®) ist ein Tetrahydrofuran-substituiertes Prodrug von Fluorouracil (Abb. 13.99) und liegt als Racemat vor. Im Gegensatz zu Fluorouracil kann es peroral verabreicht werden. In der Leber wird es durch CYP2A6 an C-5' hydroxyliert. Das gebildete Halbacetal liefert unter Abspaltung von Succinaldehyd Fluorouracil (Abb. 13.98).

Gimeracil ist eine 4-Hydroxypyridonderivat und inhibiert die **Dihydropyrimidin-Dehydrogenase** in der Leber (Abb. 13.98), sodass eine höhere Fluorouracil-Plasmakonzentration erreicht wird. Im Gegensatz zum früher eingesetzten Uracil, dem natürlichen Substrat der DPD, besitzt Gimeracil eine wesentlich höhere Affinität zum Enzym.

Oteracil (syn. Kaliumoxonat) ist ein Triazinderivat und fungiert als **Orotat-Phosphoribosyl-Transferase-(OPRT-)Inhibitor** (Abb. 13.98). Trotz teilweiser Decarboxylierung im sauren Magensaft reichert es sich bevorzugt in der Darmmukosa an, hemmt dort die Bioaktivierung von Fluorouracil und mindert dadurch des-

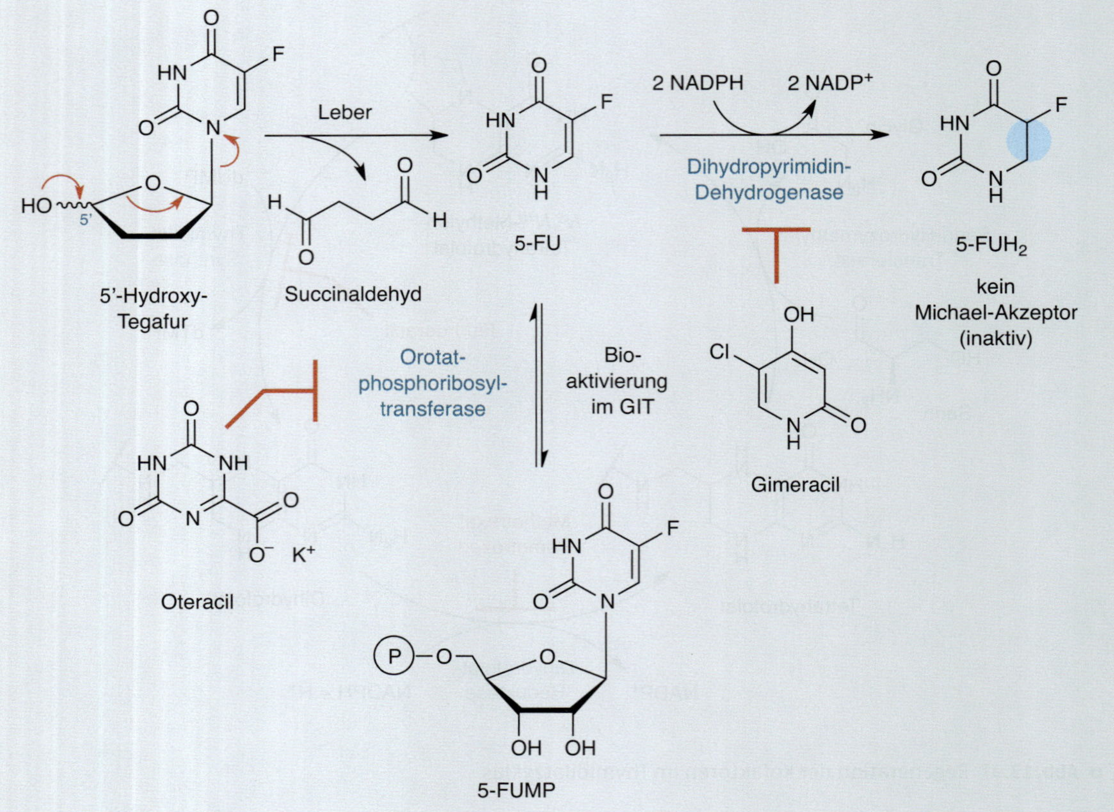

Abb. 13.98 Wirkprinzip von Tegafur in Kombination mit Oteracil und Gimeracil. GIT: Gastrointestinaltrakt

sen gastrointestinale Toxizität gegenüber nicht entartetem Gewebe.

Die Inhibitoren Gimeracil und Oteracil haben keine eigene Tumorwirksamkeit.

Capecitabin (Xeloda®), Ph. Eur., ein oral applizierbares Fluorpyrimidincarbamat, ist ein selbst nicht zytotoxisches Prodrug des Fluorouracils (Abb. 13.99). Es kommt ohne DPD-Inhibitor aus. Die Wirkform Fluorouracil wird in Leber- und Tumorzellen in einer dreistufigen enzymatischen Kaskade gebildet. Gegenüber den physiologischen Nukleosiden fehlt die 5'-OH-Gruppe, sodass die Substanz nicht phosphoryliert werden kann. Die Carbamat-Seitenkette erhöht den lipophilen Charakter und begründet die gute Resorption von Capecitabin nach oraler Gabe. Die Carbamatstruktur wird durch Carboxylesterasen in der Leber rasch zu 5'-Desoxy-5-fluorcytidin hydrolysiert und dieses dann durch eine Cytidindesaminase in 5'-Desoxy-5-fluoruridin umgewandelt (Abb. 13.100). Das letzte Enzym dieser Kaskade, die **Thymidin-Phosphorylase**, katalysiert die Bildung von Fluorouracil. Dieses Enzym kommt sowohl in gesundem Gewebe als auch in Tumorgewebe vor, wird aber in solidem Tumorgewebe im Vergleich zu normalen Zellen verstärkt exprimiert. Da der letzte Schritt der Enzymkaskade also überwiegend in Tumorzellen abläuft, reichert sich der Wirkstoff bevorzugt dort an. Therapeutische Verwendung findet Capecitabin zur adjuvanten Behandlung des Kolonkarzinoms und des metastasierten Kolorektalkarzinoms. Kombiniert wird es bei Magen- und Mammakarzinomen eingesetzt.

Cytidinanaloga

Zu dieser Wirkstoffklasse gehören Nukleoside des Cytosins, in denen entweder der Zucker-Baustein modifiziert wurde oder mit dem Azacytosin eine veränderte Base vorliegt (Abb. 13.101).

DNA-Polymerase-Inhibitoren

Design und Entwicklung. Cytarabin (Ara-C) geht auf die strukturell ähnlichen Spongouridine (*sponge* = Schwamm) 1-β-D-Arabinofuranosyluracil (Spongouridin, Ara-U, Abb. 13.102) und 1-β-D-Arabinofuranosylthymin (Spongothymidin, Ara-T) zurück. Die Isolierung dieser natürlich vorkommenden Pyrimidinanaloga zu Beginn der 1950er Jahre aus dem

Meeresschwamm *Tectitethya crypta* markierte den Beginn der maritimen Naturstoffforschung.

Gemcitabin wurde in den frühen 1980er Jahren bei Eli Lilly als Virostatikum synthetisiert. In präklinischen Studien zeigte es sich gegen Leukämiezellen wirksam und wird seit Mitte der 1990er Jahre als Zytostatikum vermarktet.

Struktur und Eigenschaften. Cytarabin ist das 2'-Epimer des Cytidins und gehört zu den Arabinosiden. **Cytosin** ist hier statt mit der β-D-Ribofuranose mit β-D-**Arabin**ofuranose verknüpft (Ara-C, Cytosinarabinosid). Cytarabin ist eine schwache Base (N-3, $pK_S = 4{,}1$).

Gemcitabin ist ein weiterer Vertreter aus der Klasse der Cytidinanaloga mit falschem Zucker. Es unterscheidet sich von Desoxycytidin durch 2 Fluoratome in der 2'-Position der Desoxyribose. Der pK_S-Wert beträgt 3,6 (N-3).

Wirkungsmechanismus. Cytarabin und Gemcitabin sind sehr hydrophil und gelangen nur über Nukleosidtransporter in die Zelle. Cytarabin unterliegt einer intrazellulären Phosphorylierung zu den Wirkformen **Cytosinarabinosiddiphosphat** und **Cytosinarabinosidtriphosphat**. Letzteres wird als Analogon des 2'-Desoxycytidintriphosphats in den wachsenden DNA-Strang eingebaut und fungiert dort als falscher DNA-Baustein und kompetitiver **DNA-Polymerase-**

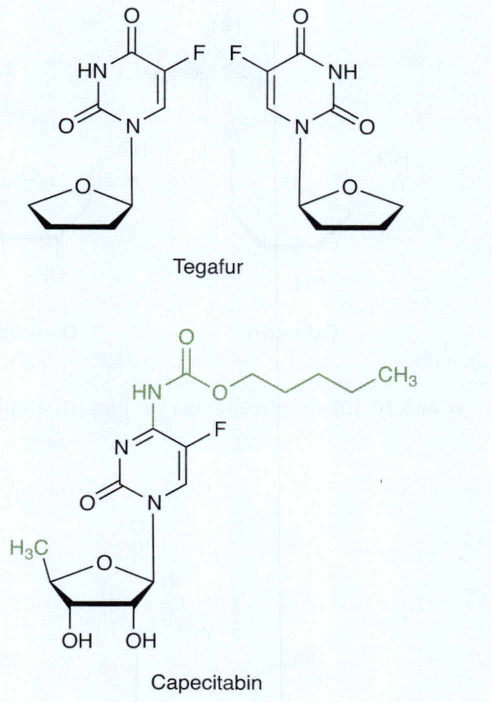

Tegafur

Capecitabin

Abb. 13.99 Fluorouracil-Prodrugs

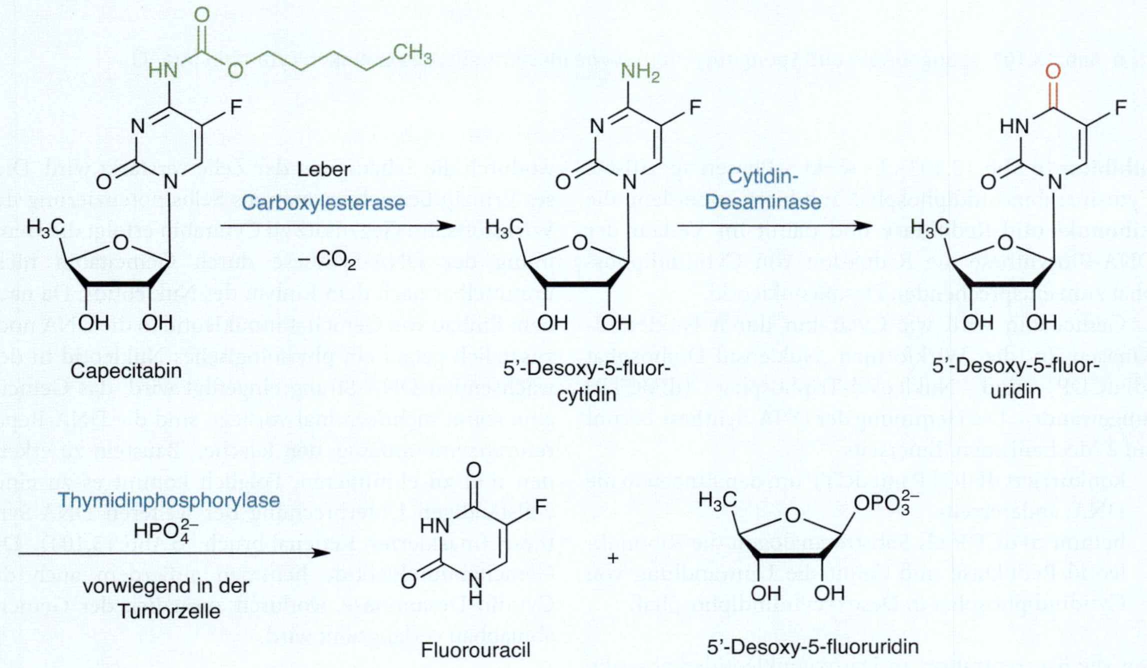

Capecitabin → Leber, Carboxylesterase, $-CO_2$ → 5'-Desoxy-5-fluor-cytidin → Cytidin-Desaminase → 5'-Desoxy-5-fluor-uridin

Thymidinphosphorylase, HPO_4^{2-}, vorwiegend in der Tumorzelle → Fluorouracil + 5'-Desoxy-5-fluoruridin

Abb. 13.100 Bioaktivierung von Capecitabin

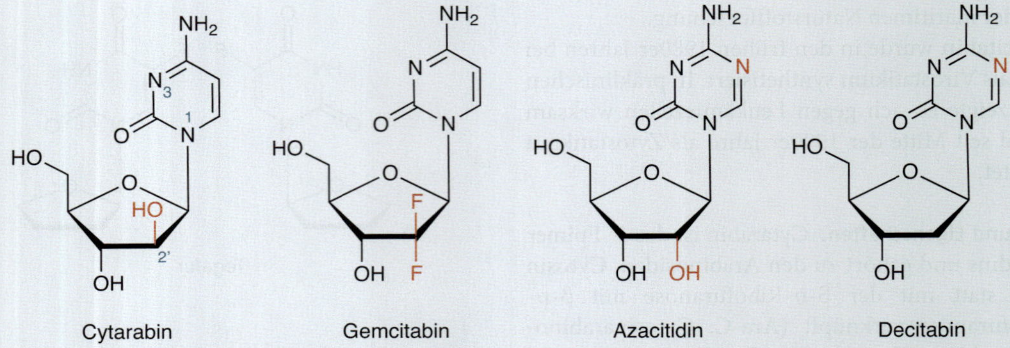

o Abb. 13.101 Cytidinanaloga zur Tumortherapie

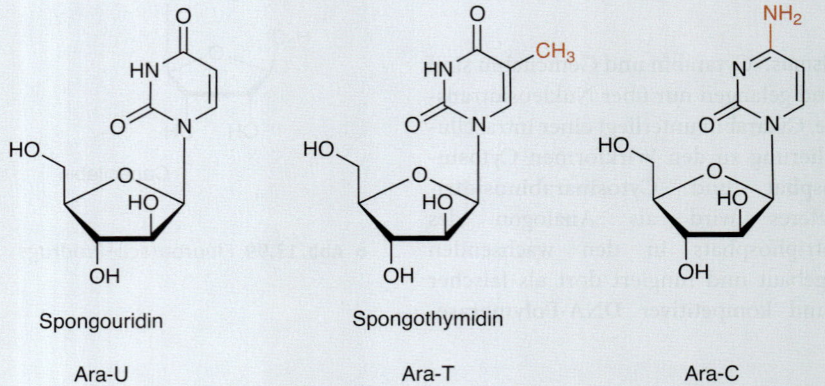

o Abb. 13.102 Spongouridin und Spongothymidin sowie ihr synthetisches Analogon Cytarabin (Ara-C)

Inhibitor (o Abb. 13.103). Es wirkt S-Phasen-spezifisch. Cytosinarabinosiddiphosphat inhibiert außerdem die **Ribonukleotid-Reduktase** und damit im Verlauf der DNA-Biosynthese die Reduktion von Cytidindiphosphat zum entsprechenden Desoxynukleotid.

Gemcitabin wird wie Cytarabin durch Nukleosid-Kinasen in die Wirkformen Nukleosid-Diphosphat (dFdCDP) und Nukleosid-Triphosphat (dFdCTP) umgewandelt. Die Hemmung der DNA-Synthese beruht auf 2 Mechanismen. Einerseits

- konkurriert dFdCTP mit dCTP um den Einbau in die DNA, andererseits
- hemmt dFdCDP als Substratanalogon die Ribonukleotid-Reduktase und damit die Umwandlung von Cytidindiphosphat in Desoxycytidindiphosphat,

was die Konzentration an Desoxynukleotiden absenkt, insbesondere an dCTP. Folglich versucht die Zelle, die reduzierte Konzentration von dCTP durch vermehrten Einbau von dFdCTP in die DNA zu kompensieren, wodurch die Schädigung der Zelle verstärkt wird. Dieses Prinzip bezeichnet man als Selbstpotenzierung des Wirkstoffs. Im Gegensatz zu Cytarabin erfolgt die Hemmung der DNA-Synthese durch Gemcitabin nicht unmittelbar nach dem Einbau des Nukleotids. Da nach dem Einbau von Gemcitabinnukleotid in die DNA noch zusätzlich genau ein physiologisches Nukleotid in den wachsenden DNA-Strang eingefügt wird, das Gemcitabin somit nichtterminal vorliegt, sind die DNA-Reparaturenzyme unfähig, den falschen Baustein zu erkennen und zu eliminieren. Folglich kommt es zu einer vollständigen Unterbrechung der weiteren DNA-Synthese (maskierter Kettenabbruch, o Abb. 13.104). Die Gemcitabinnukleotide hemmen außerdem auch die Cytidin-Desaminase, wodurch zusätzlich der Gemcitabinabbau verlangsamt wird.

Cytarabin (Ara-cell®), Ph. Eur., wird als Infusionslösung appliziert. Nachteilig ist die sehr kurze Plasmahalbwertszeit von Cytarabin. Es wird durch die Cytidin-

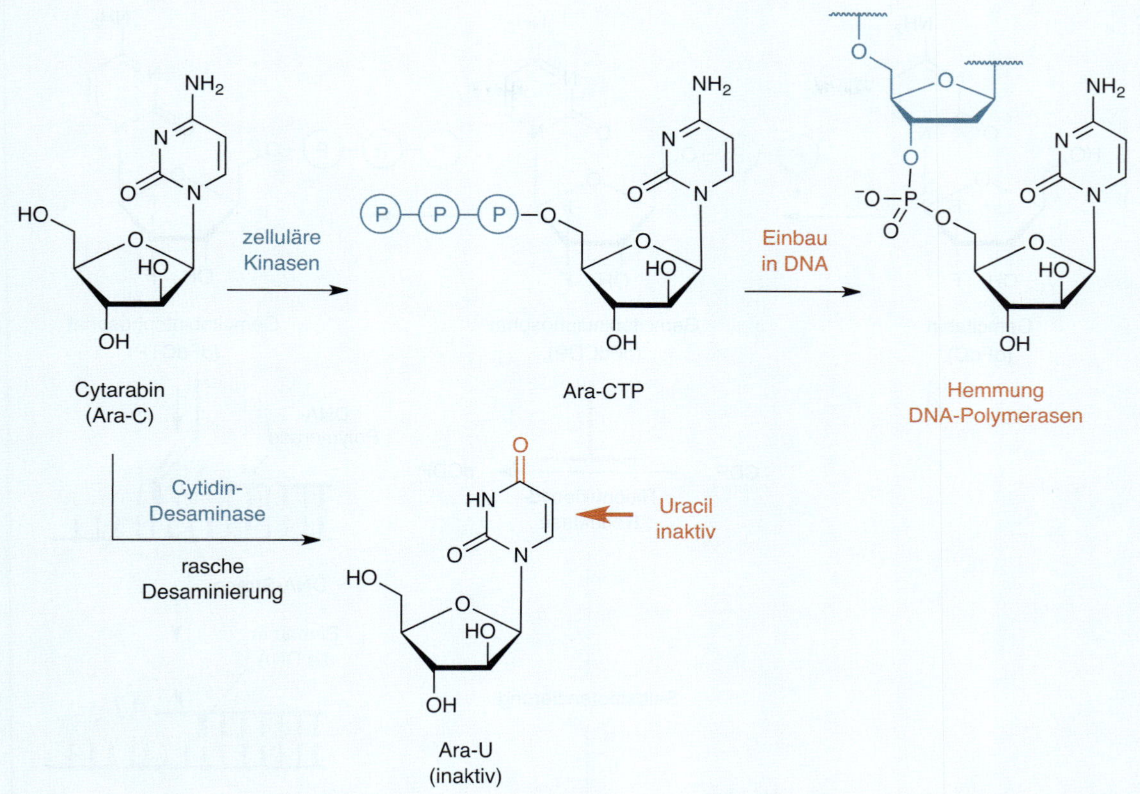

Abb. 13.103 Intrazelluläre Umwandlung von Cytarabin

Desaminase der Leber rasch zum inaktiven Uracilderivat desaminiert. Die biphasische Elimination erfolgt renal mit Halbwertszeiten von 15 min und 111 min. Insbesondere wird Cytarabin bei der akuten myeloischen Leukämie (AML) eingesetzt, findet aber auch bei der akuten lymphatischen Leukämie Anwendung. Es kann zudem bei Gehirnmetastasen als Folge von Lymphomen und Leukämien eingesetzt werden, da es die Blut-Hirn-Schranke passiert. Meist wird es direkt in den Liquorraum des Gehirns (intrathekal) appliziert. Obwohl Cytarabin auch virustatische Eigenschaften hat, wird es vorwiegend als Zytostatikum eingesetzt.

Gemcitabin (dFdC, Ribozar®), Ph. Eur. (Hydrochlorid), wird wie Cytarabin intravenös appliziert. Die Biotransformation erfolgt ebenfalls durch die Cytidin-Desaminase in der Leber. Gemcitabin wird renal eliminiert, Hauptmetabolit ist das Desaminierungsprodukt 2,2'-Difluor-2'-desoxyuridin. Die terminale Halbwertszeit des Triphosphats beträgt 0,7–12 h. Gemcitabin ist das Standardtherapeutikum zur Behandlung des fortgeschrittenen Adeno- oder Zystadenokarzinoms des Pankreas. Auch beim Harnblasenkarzinom wird es eingesetzt.

Inhibitoren der DNA-Methyltransferase

Entdeckung. Azacitidin und Decitabin (Abb. 13.101) sowie deren antimetabolischen Eigenschaften entdeckte man bereits in den 1960er Jahren.

Wirkungsmechanismus. Mit den Cytosinanaloga Azacitidin und Decitabin verfolgt man einen **epigenetischen Therapieansatz**, da diese Substanzen neben ihrer Eigenschaft als falsche DNA-Bausteine die **DNA-Methyltransferase I** (DNAMT) hemmen. Demgegenüber weist Cytarabin diese Eigenschaft nicht auf. Anders als genetische Mutationen sind epigenetisch vermittelte Mutationen auf konstitutiv aktive DNA-Methyltransferasen angewiesen. Die Methylierung der DNA erfolgt insbesondere an der 5'-Position von Cytosin. Hemmt man diese, so lässt sich der ursprüngliche Methylierungsgrad der Tumorsuppressor-Gene wieder herstellen. Nach der Umwandlung in die Desoxynukleosidtriphosphate werden Azacitidin und Decitabin als Cytidinanaloga und **DNA-Methyltransferase-Inhibitoren** in den wachsenden DNA-Strang eingebaut, was mit einer Hypomethylierung der Genpromotoren verbunden ist. Azacitidin wird allerdings vorwiegend in die RNA eingebaut. Für

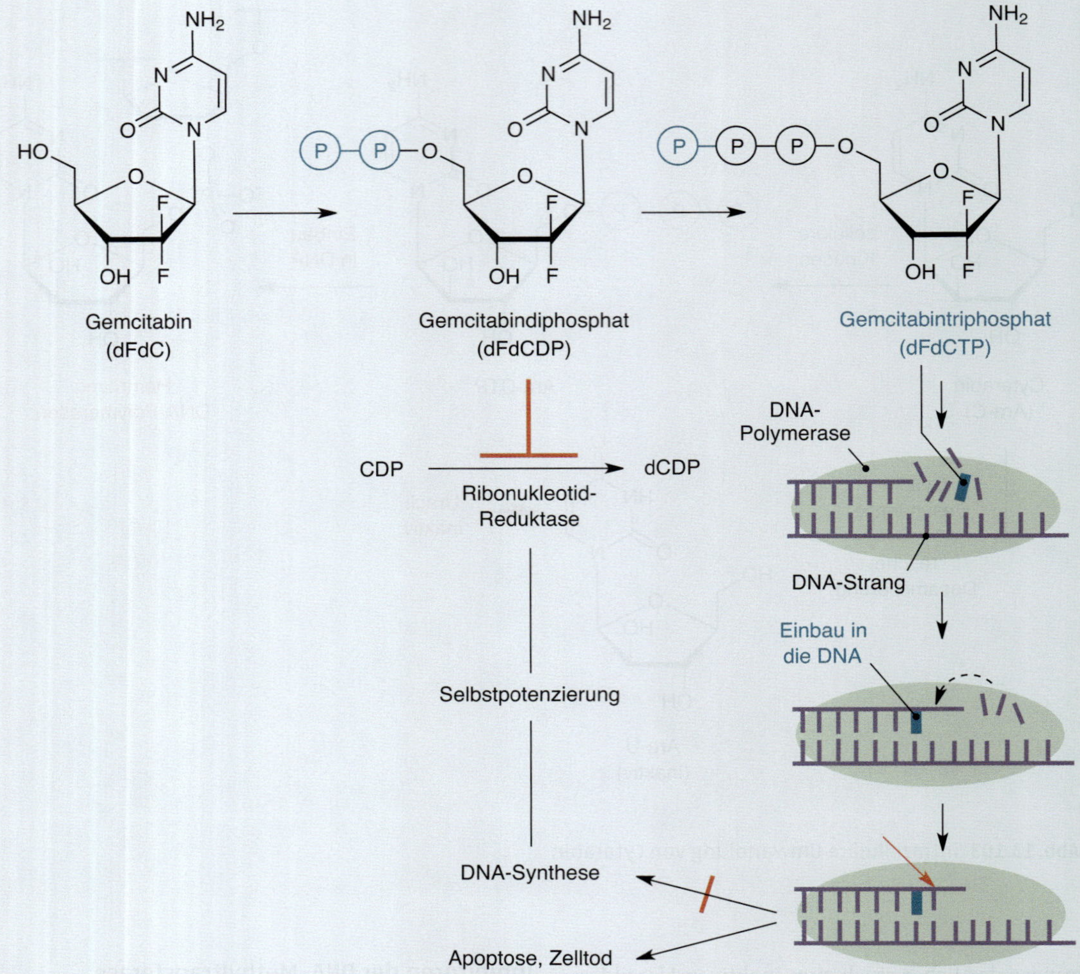

Abb. 13.104 Maskierter Kettenabbruch durch Gemcitabindiphosphat (dFdCDP)

den Einbau in die DNA muss es zuvor über den Ribonukleotid-Reduktase-Weg reduziert werden, was in geringerem Umfang erfolgt. Kommt es zu einer Störung des blutbildenden Systems (Hämatopoese) aufgrund fehlerhafter epigenetischer Signale (z. B. Hypermethylierung), resultiert eine gestörte Genregulation. Infolgedessen können myeolische und lymphatische Neoplasien auftreten. Dazu zählen das Myeolodysplastische Syndrom (MDS), die akute myeolische Leukämie oder das Multiple Myelom. Beispielsweise findet man bei MDS-Patienten eine vermehrte Methylierung guaninreicher DNA-Sequenzen im Promotorbereich von Tumorsuppressor- und Zellzyklusgenen, sogenannte Epimutationen, was deren Expression und Funktion beeinträchtigt. Eine häufige epigenetische Veränderung ist dabei die Hypermethylierung sog. CpG-Inseln. Das sind Abschnitte auf der DNA, in der sich die Nukleotidfolge Cytosin-Phosphat-Guanin oft wiederholt. Die CpG-Inseln treten statistisch erhöht in Promotorregionen bestimmter Gene auf. Eine Hypermethylierung durch DNA-Methyltransferasen verhindert die Bindung von Transkriptionsfaktoren und die Gentranskription, was mit einer Stilllegung von Tumorsuppressor-Genen einhergeht. Durch die Expression und damit Reaktivierung der zuvor epigenetisch stummgeschalteten Gene kommt es zu einer Normalisierung der Hämatopoese und einer Stimulation der Zelldifferenzierung.

Die DNAMT-Inhibitoren weisen an der Position 5 der Base ein N-Atom auf. Mechanistisch entsteht beim physiologischen Substrat zunächst nach nukleophilem Angriff einer Thiolgruppe von DNAMT auf C-6 in Cytosin eine kovalente Bindung zwischen Enzym und DNA-Baustein (Abb. 13.105). Erst dadurch kommt es DNAMT-katalysiert zum Transfer einer Methylgruppe

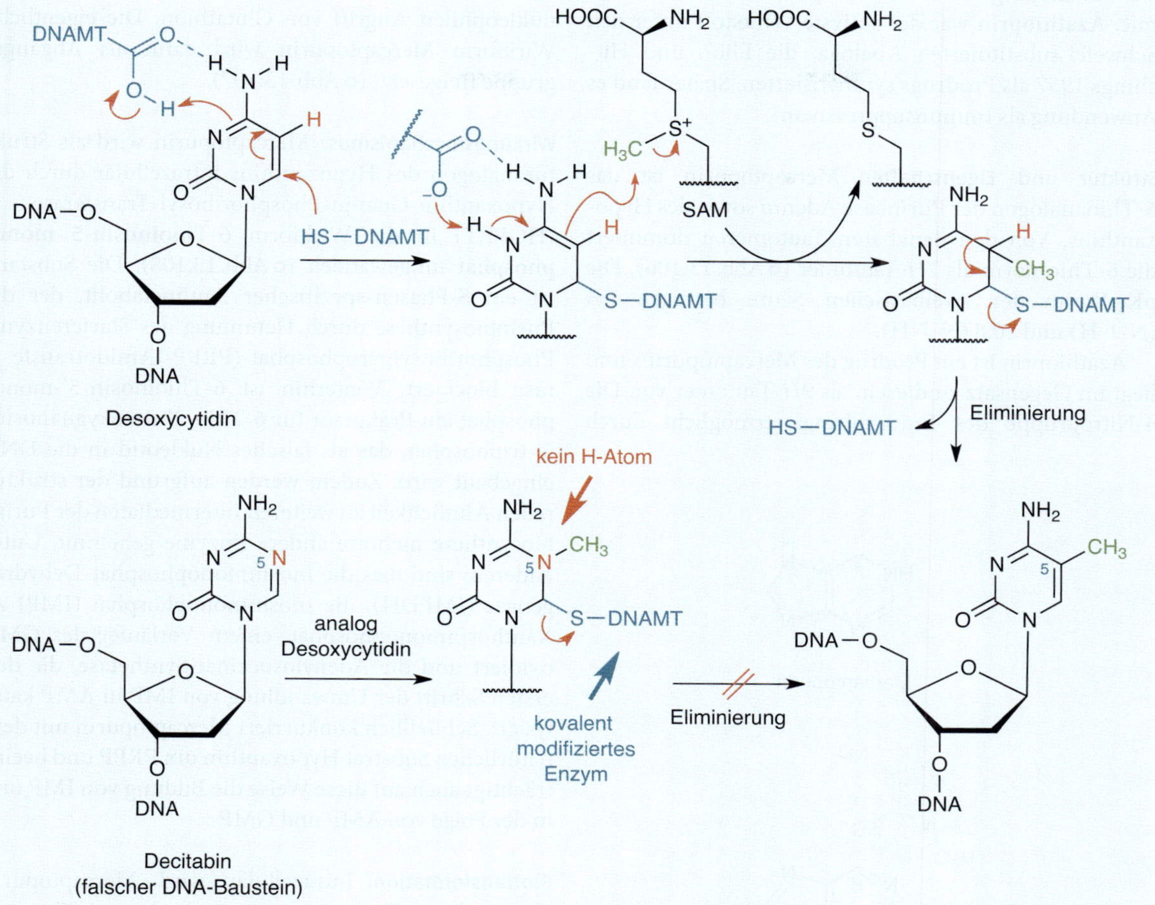

Abb. 13.105 Methylierung von Cytosin durch DNA-Methyltransferase und Wirkprinzip von Decitabin. DNAMT: DNA-Methyltransferase, SAM: *S*-Adenosylmethionin

von *S*-Adenosylmethionin (SAM) auf C-5 in Cytosin. Der letzte Schritt ist die Freisetzung des Enzyms durch β-Eliminierung. Da bei den DNAMT-Inhibitoren die 5-Position durch ein N-Atom des Triazins besetzt ist und im Gegensatz zur CH-Gruppe des Cytosins nach Methylierung kein H-Atom vorliegt, bleibt der abschließende Eliminierungsschritt aus. Das Enzym verbleibt in der kovalent modifizierten Form, wird irreversibel gehemmt und letztlich proteolytisch abgebaut.

Azacitidin (Vidaza®) wird aus der Kulturbrühe von *Streptoverticillium ladakanus* gewonnen und ist ein Cytidinanalogon mit einer falschen Base. Es besteht aus Ribose und einem substituierten 1,3,5-Triazin anstelle des Pyrimidins im physiologischen Substrat. Nach s. c. Injektion liegt die Bioverfügbarkeit bei 90 %. Die primäre Elimination erfolgt im Urin, die Eliminationshalbwertszeit beträgt 41 min. Indiziert ist Azacitidin bei malignen Erkrankungen des blutbildenden Systems, insbesondere beim Myelodysplastischen Syndrom (MDS), sofern keine Stammzell-Transplantation in Frage kommt.

Decitabin (Dacogen®) ist das Desoxyribose-Analogon von Azacitidin. Es wird als intravenöse Infusion gegeben. Die Ausscheidung erfolgt überwiegend renal. Decitabin wird ausschließlich in die DNA eingebaut, weshalb es im Vergleich zum Azacitidin potenter und selektiver wirkt. Die Indikationen entsprechen denen des Azacitidins.

13.5.3 Purin- und Purinnukleosidanaloga

Purinanaloga

Design und Entwicklung. Mercaptopurin (Abb. 13.106) wurde von Gertrude Elion und George Hitchings (Nobelpreis für Medizin, 1988) bei der Firma Wellcome 1950 als Antimetabolit entwickelt. Es war die erste effiziente, antileukämisch wirksame Verbindung und dient

13

zur Behandlung der akuten lymphoblastischen Leukämie. **Azathioprin** war der aktivste Wirkstoff unter den Schwefel-substituierten Analoga, die Elion und Hitchings 1957 als Prodrugs synthetisierten. Später fand es Anwendung als Immunsuppressivum.

Struktur und Eigenschaften. Mercaptopurin ist das 6-Thioanalogon der Purinbase Adenin sowie des Hypoxanthins. Von den denkbaren Tautomeren dominiert die 6-Thionform als 7*H*-Tautomer (○ Abb. 13.106). Die pK_S-Werte der zweibasischen Säure betragen 7,5 (N-1-H) und 10,8 (N-7-H).

Azathioprin ist ein Prodrug des Mercaptopurins und liegt im Gegensatz zu diesem als 9*H*-Tautomer vor. Die 4-Nitrogruppe des Imidazolrings ermöglicht durch ihren –M- und –I-Effekt in der 5-Position den direkten nukleophilen Angriff von Glutathion. Die eigentliche Wirkform Mercaptopurin wird dann als Abgangsgruppe freigesetzt (○ Abb. 13.107).

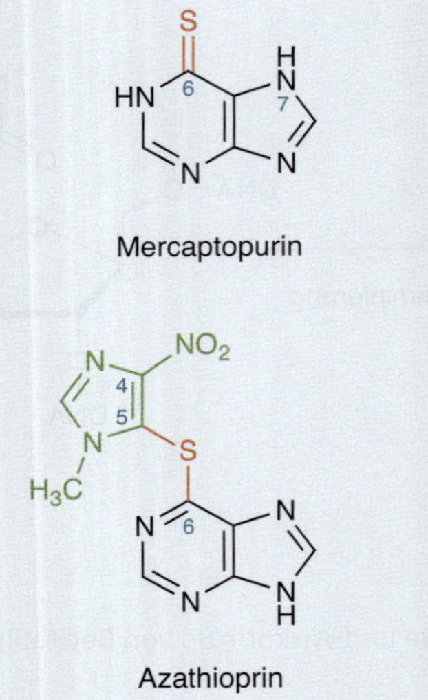

○ **Abb. 13.106** Purinanaloga

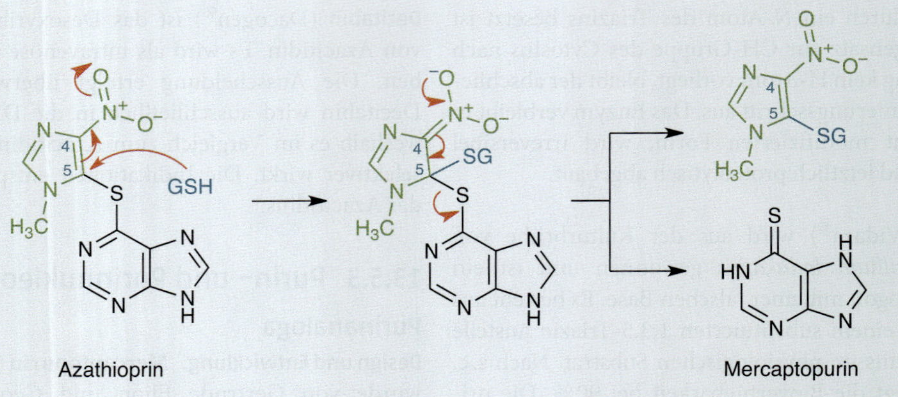

○ **Abb. 13.107** Bioaktivierung von Azathioprin. GSH: Glutathion

Wirkungsmechanismus. Mercaptopurin wird als Strukturanalogon des Hypoxanthins intrazellulär durch die Hypoxanthin-Guanin-Phosphoribosyl-Transferase (HGPRT) in die Wirkform **6-Thioinosin-5'-monophosphat** umgewandelt (○ Abb. 13.108). Die Substanz ist ein S-Phasen-spezifischer Antimetabolit, der die Purinbiosynthese durch Hemmung des Starterenzyms Phosphoribosylpyrophosphat-(PRPP-)Amidotransferase blockiert. Weiterhin ist 6-Thioinosin-5'-monophosphat ein Präkursor für 6-Thio-2'-desoxyguanosin-5'-triphosphat, das als falsches Nukleotid in die DNA eingebaut wird. Zudem werden aufgrund der strukturellen Ähnlichkeit zu weiteren Intermediaten der Purinbiosynthese mehrere andere Enzyme gehemmt. Unter anderem sind dies die Inosinmonophosphat-Dehydrogenase (IMPDH), die Inosinmonophosphat (IMP) zu Xanthosinmonophosphat, einem Vorläufer des GMP, oxidiert und die Adenylosuccinat-Synthetase, die den ersten Schritt der Umwandlung von IMP in AMP katalysiert. Schließlich konkurriert Mercaptopurin mit dem natürlichen Substrat Hypoxanthin um PRPP und beeinträchtigt auch auf diese Weise die Bildung von IMP und in der Folge von AMP und GMP.

Biotransformation. Intrazellulär wird Mercaptopurin über mehrere Stufen in zytotoxisch aktive 6-Thioguanin-Nukleotide umgewandelt. Außerdem erfolgt eine *S*-Methylierung (○ Abb. 13.109) von Mercaptopurin durch das Enzym Thiopurin-Methyltransferase (TPMT) mit *S*-Adenosylmethionin als Kofaktor unter Bildung von *S*-methylierten Thiopurinen, die aber nicht mit HGPRT zu falschen Nukleotiden reagieren.

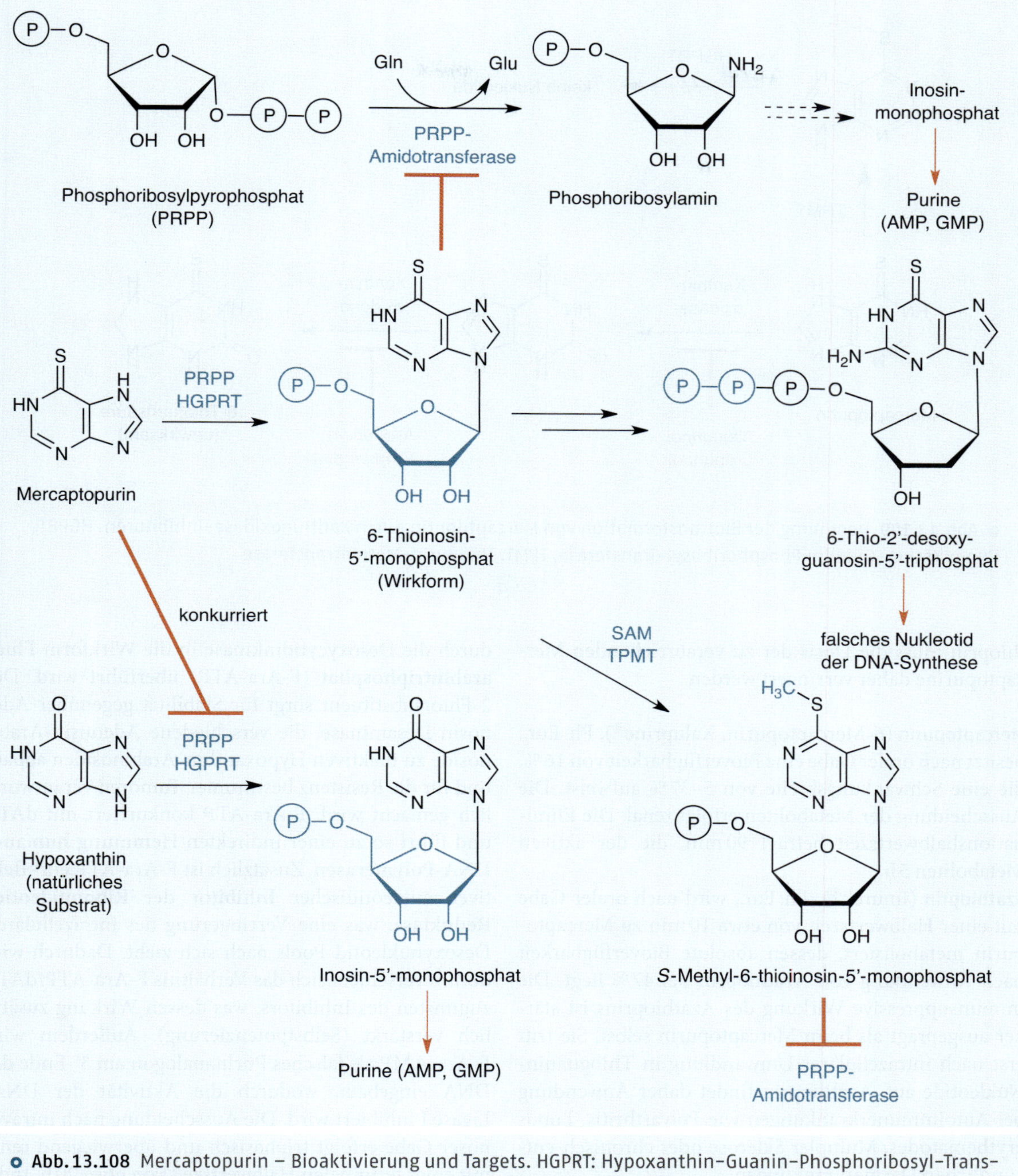

Abb. 13.108 Mercaptopurin – Bioaktivierung und Targets. HGPRT: Hypoxanthin-Guanin-Phosphoribosyl-Transferase, PRPP: Phosphoribosylpyrophosphat, SAM: *S*-Adenosylmethionin, TPMT: Thiopurin-Methyltransferase

13

Das *S*-methylierte 6-Thioinosin-5'-monophosphat (Abb. 13.108) ist ebenfalls ein potenter Inhibitor der PRPP-Amidotransferase, einem wichtigen Enzym der Purinbiosynthese. Somit trägt auch dieser Metabolit zur zytotoxischen Aktivität des Mercaptopurins bei.

Interaktionen. Die Xanthinoxidase konkurriert mit TPMT um Mercaptopurin und wandelt dieses in inaktive 6-Thioharnsäure um (Abb. 13.109). Der Metabolit wird mit dem Urin ausgeschieden. Xanthinoxidase-Inhibitoren wie **Allopurinol**, dessen aktiver Metabolit Oxipurinol oder **Febuxostat** (▸Kap. 7.7) hemmen die Xanthinoxidase, wodurch es zu einer verlängerten Wirkdauer und zur Kumulation von Purin-Antagonisten kommen kann. Bei gleichzeitiger Einnahme von Allopurinol zusammen mit Mercaptopurin oder Aza-

o Abb. 13.109 Hemmung der Biotransformation von Mercaptopurin durch Xanthinoxidase-Inhibitoren. HGPRT: Hypoxanthin-Guanin-Phosphoribosyl-Transferase, TPMT: Thiopurin-Methyltransferase

thioprin muss die Dosis der zu verabreichenden Mercaptopurine daher verringert werden.

Mercaptopurin (6-Mercaptopurin, Xaluprine®), Ph. Eur., besitzt nach oraler Gabe eine Bioverfügbarkeit von 16 %, die eine Schwankungsbreite von 5–37 % aufweist. Die Ausscheidung der Metaboliten erfolgt renal. Die Eliminationshalbwertszeit beträgt 90 min, die der aktiven Metaboliten 5 h.

Azathioprin (Imurek®), Ph. Eur., wird nach oraler Gabe mit einer Halbwertszeit von etwa 10 min zu Mercaptopurin metabolisiert, dessen absolute Bioverfügbarkeit nach Anwendung von Azathioprin bei 47 % liegt. Die immunsuppressive Wirkung des Azathioprins ist stärker ausgeprägt als beim Mercaptopurin selbst. Sie tritt erst nach intrazellulärer Umwandlung in Thioguanin-Nukleotide auf. Azathioprin findet daher Anwendung bei Autoimmunerkrankungen wie Polyarthritis, Lupus erythematodes, Multipler Sklerose oder chronisch-entzündlichen Darmerkrankungen.

Purinnukleosidanaloga

Fludarabinphosphat (Fludara®), Ph. Eur., ist ein fluoriertes Nukleosidanalogon, kommt aber als Phosphat (o Abb. 13.110) und somit als Nukleotid in den Handel. Es enthält die β-D-Arabinofuranose als falsche Zuckerkomponente. Als Phosphat wird Fludarabin aufgrund seiner schlechten Löslichkeit eingesetzt, nach intravenöser Verabreichung aber schnell zum freien Nukleosid F-Ara-A dephosphoryliert (o Abb. 13.111). Über Nukleosidtransporter gelangt F-Ara-A in die Zelle, wo es durch die Desoxycytidinkinase in die Wirkform **Fludarabintriphosphat** (F-Ara-ATP) überführt wird. Der 2-Fluorsubstituent sorgt für Stabilität gegenüber Adenosin-Desaminase, die verschiedene Adenosin-Arabinoside zu inaktiven Hypoxanthin-Arabinosiden abbaut und für die Resistenz bestimmter Tumoren verantwortlich gemacht wird. F-Ara-ATP konkurriert mit dATP und führt so zu einer indirekten **Hemmung humaner DNA-Polymerasen**. Zusätzlich ist F-Ara-ATP ein effektiver nukleotidischer **Inhibitor der Ribonukleotid-Reduktase**, was eine Verringerung des intrazellulären Desoxynukleotid-Pools nach sich zieht. Dadurch wiederum verschiebt sich das Verhältnis F-Ara-ATP/dATP zugunsten des Inhibitors, was dessen Wirkung zusätzlich verstärkt (Selbstpotenzierung). Außerdem wird F-Ara-AMP als falsches Purinanalogon am 3'-Ende der DNA eingebaut, wodurch die Aktivität der DNA-Ligase I inhibiert wird. Die Ausscheidung nach intravenöser Gabe erfolgt triphasisch und überwiegend renal mit einer terminalen Halbwertszeit von etwa 20 h. Indiziert ist Fludarabin bei chronisch lymphatischer Leukämie.

Cladribin (Mavenclad®), Ph. Eur., ist das chlorierte Analogon des 2'-Desoxyadenosins. Wie bei Fludarabin stabilisiert der Halogensubstituent gegenüber einem unerwünschten Abbau durch Adenosin-Desaminase. Cladribin wird intrazellulär in die Wirkform 2-Chlordesoxy-Adenosin-5'-triphosphat (2-CdATP) umgewandelt und als solches in die DNA eingebaut. Es ist ebenfalls ein potenter **Inhibitor der Ribonukleotid-Reduktase**. Die Substanz wird intravenös appliziert.

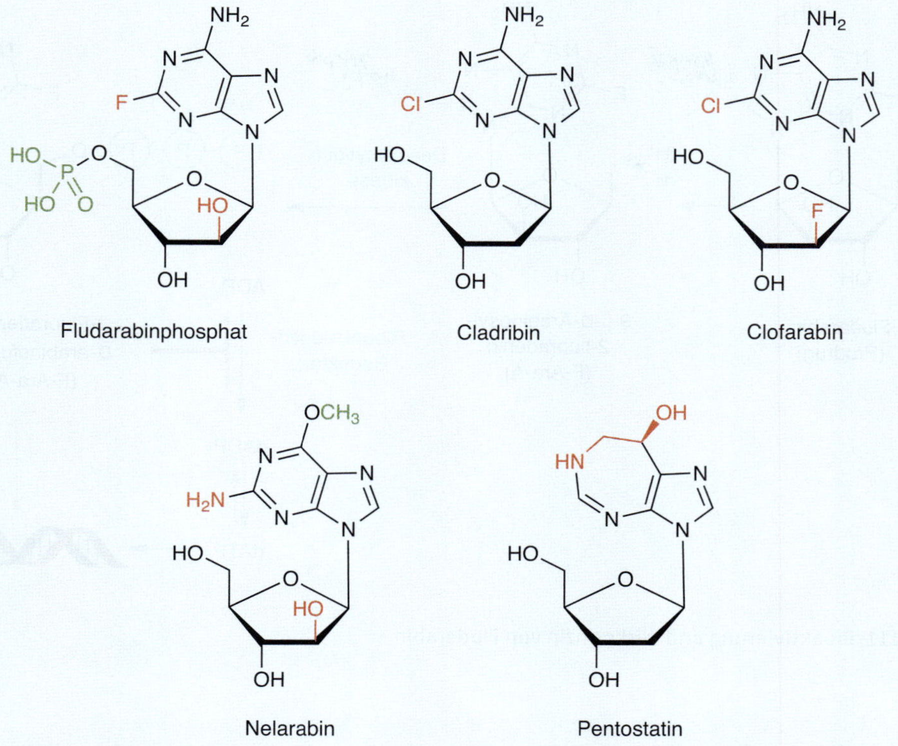

o Abb. 13.110 Purinnukleosidanaloga

Cladribin ist Erstlinientherapeutikum bei Haarzell-Leukämie. Seit 2017 ist Cladribin auch zur oralen Behandlung schwerer Schübe von Multipler Sklerose zugelassen. Die orale Bioverfügbarkeit beträgt 40 %. Bis zu 44 % der Dosis werden renal ausgeschieden. Die terminale Halbwertszeit schwankt zwischen 3 und 22 h.

Clofarabin (Evoltra®) ist ein Purinnukleosid der 2. Generation, es stellt das 2'-Fluoranalogon des Cladribins dar. Auch hier verleiht das 2-chlorierte Aglykon eine erhöhte Adenosin-Desaminase-Stabilität. Zudem erschwert der 2'-Fluorsubstituent die Hydrolyse des Glykosids zum vergleichsweise gering neurotoxischen 2-Chloradenin und erhöht die Stabilität gegenüber dem intrazellulären Abbau durch Purinnukleosidphosphorylasen (PNP), wodurch die Bildung toxischer Metaboliten vermindert wird. Dagegen führt die enzymatische Spaltung durch PNP bei Fludarabin zum hochtoxischen 2-Fluoradenin, das als Quelle für hochtoxisches 2-Fluor-ATP dient. Nach Transport oder Diffusion in die Zielzelle wird Clofarabin über das Mono- und Diphosphat in die Wirkform Clofarabin-Triphosphat überführt. Die Affinität des Clofarabin zur Desoxycytidinkinase übersteigt dabei die des natürlichen Substrats Desoxycytidin. Clofarabin ist in Form seiner Nukleotide ein potenter **Inhibitor der DNA-Polymerase** sowie der **Ribonukleotid-Reduktase**, was mit einer Verarmung des zellulären Desoxynukleosid-Triphosphat-Pools einhergeht. Wie Cladribin bewirkt auch Clofarabin eine ausgeprägte mitochondriale Cytochrom-*c*-Freisetzung und folglich eine Stimulation der Apoptose in der Tumorzelle. Clofarabin wird intravenös verabreicht. 60 % der Dosis werden renal ausgeschieden. Die Halbwertszeit beträgt 5 h, die des Triphosphats mehr als 24 h. Clofarabin wird zur Therapie der akuten lymphoblastischen Leukämie (ALL) bei Kindern und Erwachsenen eingesetzt, falls andere Behandlungsmethoden nicht ansprechen.

Nelarabin (Atriance®) besteht aus den Bausteinen 6-*O*-Methylguanin und β-D-Arabinofuranose. Es ist wie Fludarabin ein Arabinosylnukleosid, da es anstelle der β-D-Ribofuranose die β-D-Arabinofuranose enthält. Man konzipierte Nelarabin als Prodrug des schlecht löslichen Arabinofuranosylguanins (Ara-G, o Abb. 13.112). Im Gegensatz zu den halogenierten Nukleosidanaloga ist Nelarabin ein Substrat der Adenosin-Desaminase, die physiologisch die Umwandlung von Adenosin in Inosin katalysiert (o Abb. 13.113), die u. a. auf der Oberfläche der T-Lymphozyten lokalisiert ist. Nelarabin wird zunächst enzymatisch zu Arabinofuranosylguanin (Ara-G) demethyliert – der Hauptweg seiner Metabolisierung – und danach intrazellulär durch die Desoxy-

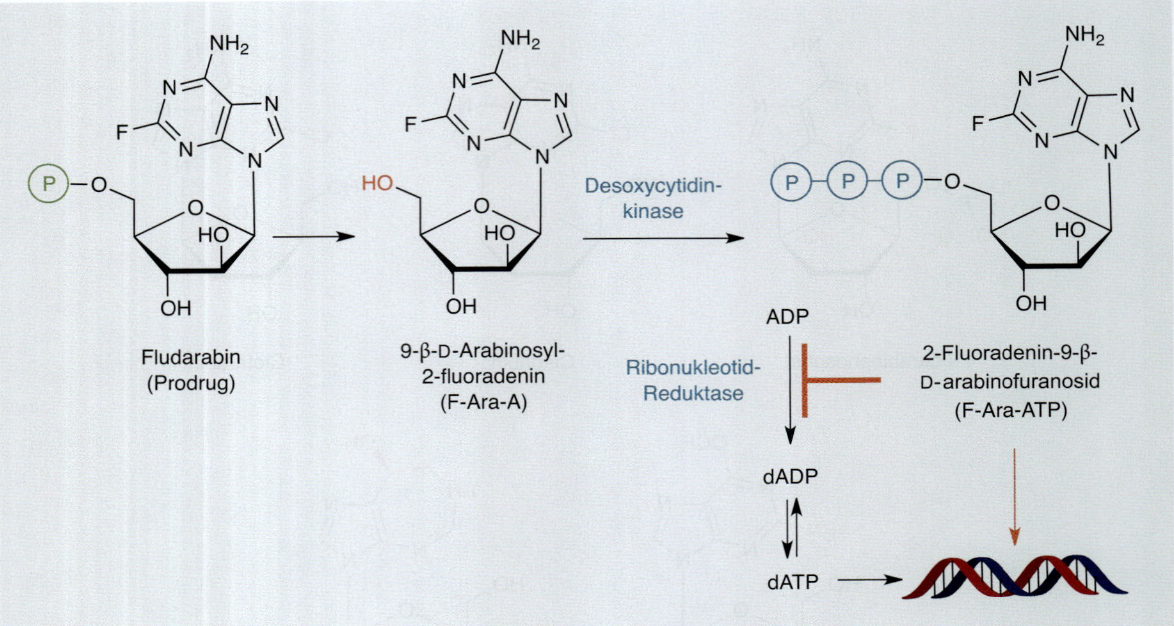

Abb. 13.111 Bioaktivierung und Wirkprinzip von Fludarabin

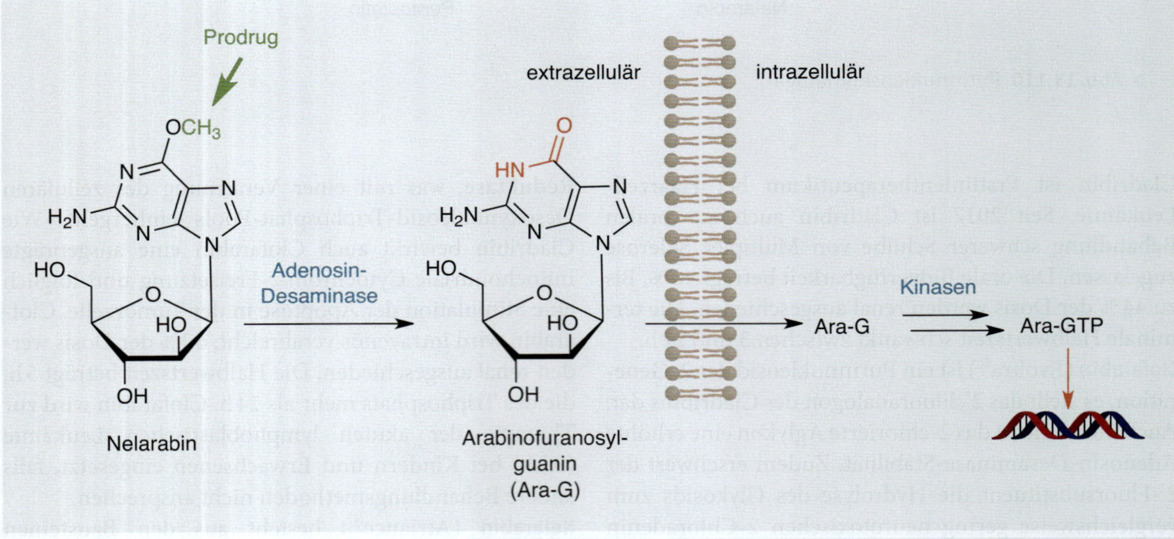

Abb. 13.112 Bioaktivierung von Nelarabin

guanosinkinase und Desoxycytidinkinase zum 5'-Monophosphat-Metaboliten phosphoryliert. Dieser Metabolit wird dann intrazellulär in das aktive Triphosphat Ara-GTP, einen falschen Nukleotidbaustein, überführt (Abb. 13.112). Ara-GTP wirkt als **DNA-Polymerase-Hemmstoff**. Ara-GTP akkumuliert in den leukämischen Blasten und wird als falscher Metabolit bevorzugt in die DNA eingebaut, was letztlich zur Hemmung der DNA-Synthese und zum Zelltod führt. Nelarabin wird bei akuter lymphoblastischer T-Zell-Leukämie oder lymphoblastischem T-Zell-Lymphom in Form einer Infusionslösung eingesetzt, sofern vorausgegangene Chemotherapien erfolglos waren.

Pentostatin (Nipent®) aus *Streptomyces antibioticus* (Peter W. K. Woo, 1974) ist ein potenter Hemmstoff der Adenosin-Desaminase. Auffällig ist der 1,3-Diazepinring, der als falsche Adenin-Base fungiert. Pentostatin ist ein **Transition-State-Inhibitor**, indem es den tetra-

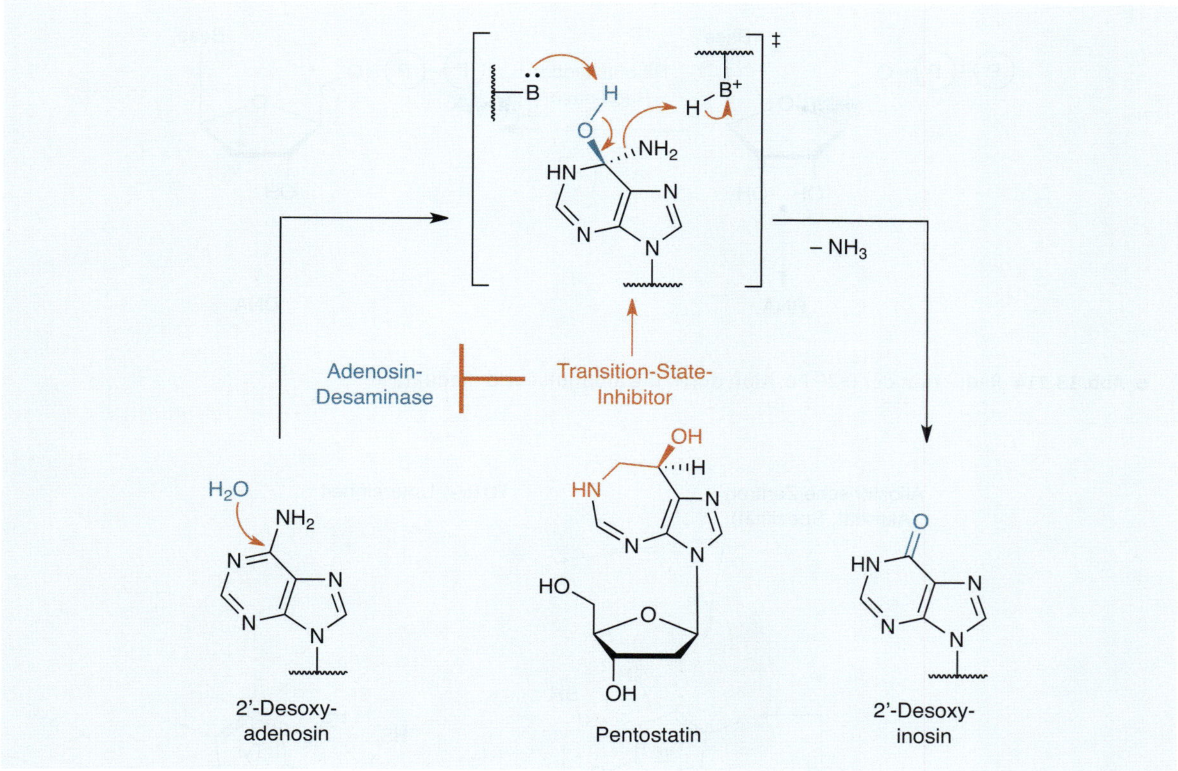

Abb. 13.113 Pentostatin als Transition-State-Inhibitor

edrischen Übergangszustand der enzymatisch katalysierten Desaminierung von Adenosin zum Inosin (Abb. 13.113) imitiert. Die Reaktion ist der Hydrolyse eines Amidins zu einem Amid vergleichbar. Pentostatin bewirkt im Plasma die Akkumulation von Desoxyadenosin, das vermehrt zu Desoxyadenosinmono- (dAMP) und Desoxyadenosintriphosphat (dATP) umgewandelt wird. Letzteres ist in höheren Konzentrationen ein **Inhibitor der Ribonukleotid-Reduktase**, wodurch die Synthese der Desoxyribonukleotide gestört wird. Pentostatin wird intravenös appliziert. Die Ausscheidung erfolgt renal, die Eliminationshalbwertszeit liegt bei 6 h. Als Monotherapeutikum wird Pentostatin wie Cladribin zur Therapie der Haarzell-Leukämie eingesetzt, einem niedrig malignen B-Zell-Lymphom.

13.5.4 Inhibitoren der Ribonukleotid-Reduktase

Biochemische Grundlagen. Die **Ribonukleotid-Reduktase** (RNR) ist das geschwindigkeitsbestimmende Enzym für die Prozesse der DNA-Replikation und -Reparatur. Die Bildung der Desoxyribonukleotide erfolgt nicht durch De-novo-Synthese, sondern aus den Ribonukleosid-Diphosphaten des Cytosins, Guanins, Uracils und Adenins durch eine enzymatisch katalysierte **Reduktion der C-2'-Position** des Ribose-Bausteins (Abb. 13.114). Dieser Schritt wird in allen Organismen durch die Ribonukleotid-Reduktase katalysiert, die alle 4 Ribonukleotide umsetzen kann. Thyminhaltige Desoxyribonukleotide werden hingegen aus uracilhaltigen Desoxyribonukleotiden durch Methylierung gewonnen. Wird die RNR gehemmt, kommt es zu einer **Verarmung des Desoxyribonukleotid-Pools** und zu einer Schädigung der Replikationsgabeln während der S-Phase. Sind diese für längere Zeit inaktiv, kommt es schließlich zu einer Entkoppelung von DNA-Polymerase und Helikase, dem vermehrten Auftreten von Einzelstrangbereichen, einer Unterbrechung der Replikation und letztlich zum Zelltod.

Ribonukleotid-Reduktasen sind in der Lage, die C-2'-OH-Gruppe von Ribonukleotiden über einen **radikalischen** Mechanismus durch ein H-Atom zu ersetzen (Abb. 13.114).

Es gibt mehrere Klassen der Ribonukleotid-Reduktasen. Sie sind strukturell verschieden, katalysieren aber alle die gleiche Reaktion. Beim Menschen kommt der RNR-Typ der Klasse I vor. Die Quartärstruktur des Holoenzyms zeigt ein Tetramer (Abb. 13.115) der Zusammensetzung R1 (α_2) und R2 (β_2).

Auf der Untereinheit R1 befindet sich jeweils das katalytische Zentrum mit 2 allosterischen Bindestellen,

Abb. 13.114 Reduktion der C-2'-Position durch die Ribonukleotid-Reduktase

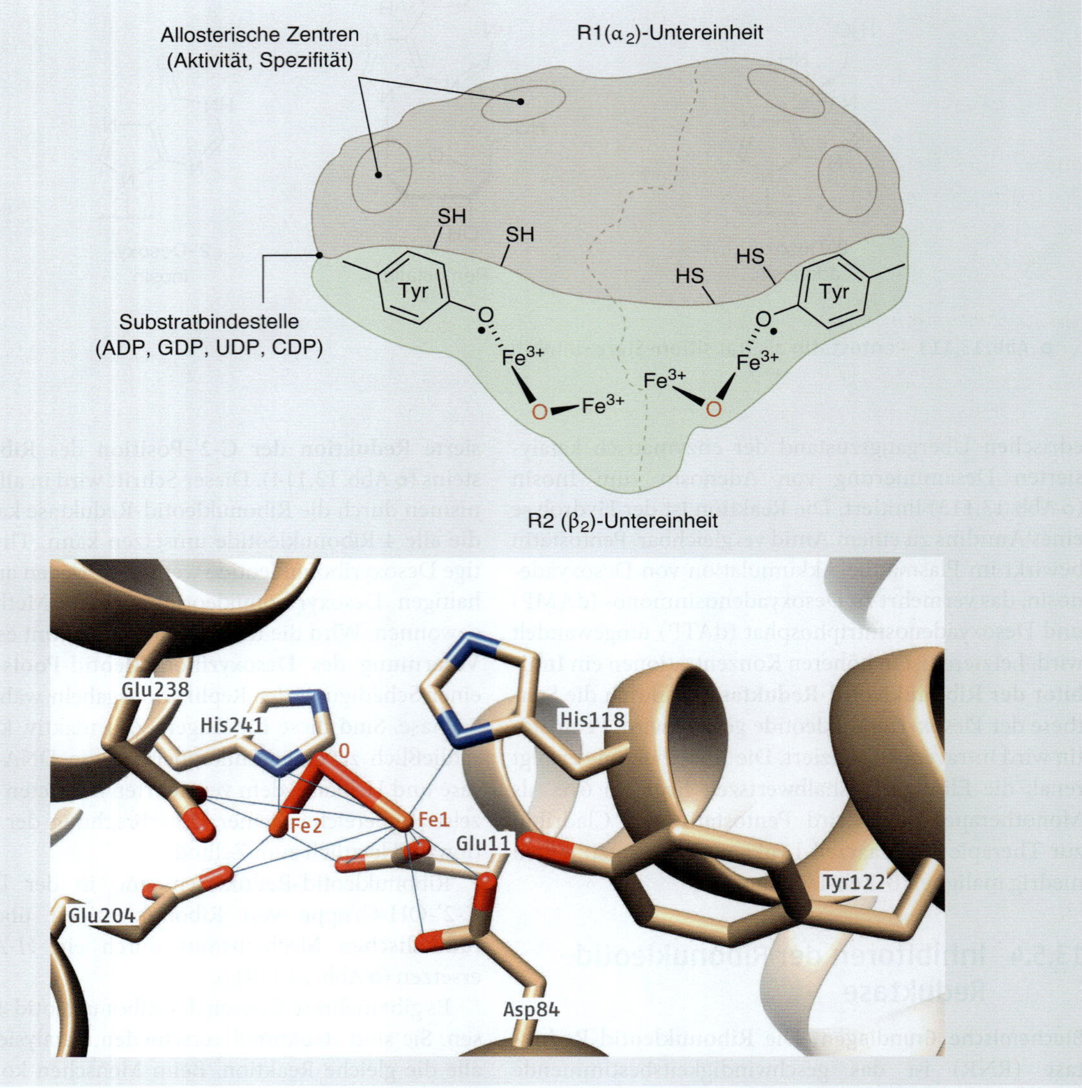

Abb. 13.115 Oben: Schema der Quartärstruktur der Ribonukleotid-Reduktase aus *E. coli*. Unten: dinuklearer Fe(III)-Komplex der Untereinheit R2 und Tyrosin (PDB 1AV8, Visualisierung mit UCSF Chimera 1.12)

auf der β-Untereinheit jeweils ein Di-Eisen-Kofaktor (Abb. 13.115) sowie jeweils ein Tyrosylradikal, das durch ein dinukleares Eisenzentrum in Gegenwart von Sauerstoff gebildet wird und für die Katalyse essenziell ist. Der Katalysezyklus der RNR beinhaltet eine komplexe Serie von Transformationen. Er verläuft über einen Radikalmechanismus, in den ein Tyrosylradikal sowie Cysteinylradikale involviert sind.

Als Hemmstoffe der RNR fungieren unter anderem Radikalfänger (Hydroxyharnstoff) sowie Substratanaloga.

Entdeckung. Hydroxycarbamid (Abb. 13.116) wurde erstmals 1869 von W. F. C. Dresler und R. Stein synthetisiert. Die Antitumorwirksamkeit ist seit 1963 bekannt. Seitdem setzt man es bei verschiedenen neoplastischen Erkrankungen ein, seit den 1980er Jahren auch bei Tumoren des Knochenmarks, beispielsweise der chronisch-myeloischen Leukämie.

Struktur und Eigenschaften. Hydroxycarbamid besitzt als Hydroxyharnstoff die Teilstruktur einer Hydroxamsäure ($pK_S = 10{,}6$) und bildet Komplexe mit zahlreichen Metallionen.

Wirkungsmechanismus. Hydroxycarbamid fungiert als potenter **Inhibitor der Ribonukleotid-Reduktase** und führt zu einer Blockade des Zellzyklus in der S-Phase. Der Wirkungsmechanismus ist komplex. Eine spezifische Bindestelle für Hydroxycarbamid an der RNR gibt es nicht.

Einerseits bewirkt Hydroxycarbamid die direkte **Reduktion des Tyrosylradikals** Tyr122 der R2-Untereinheit der RNR unter Bildung eines Nitroxidradikals (Abb. 13.116), andererseits werden die biologischen Effekte von Hydroxycarbamid über **Stickstoffmonoxid** vermittelt (Abb. 13.117). Dieses kann, ausgehend von Hydroxycarbamid, Peroxidase-katalysiert in einer Drei-Elektronen-Reduktion gebildet werden, durch direkte Oxidation aus einem Nitroxidradikal entstehen oder im Rahmen der Urease-katalysierten Hydrolyse von Hydroxycarbamid zu Hydroxylamin gebildet werden.

Das Radikal Stickstoffmonoxid inhibiert selbst bereits die RNR. Allerdings ist es ein nur wenig reaktives Radikal, zumal es unter physiologischen Bedingungen auch mit oxygeniertem Hämoglobin zu Nitraten reagiert. Wesentlich reaktivere Spezies gehen erst aus der Rekombination unphysiologisch hoher NO-Konzentrationen, etwa im Rahmen einer Hydroxycarbamidtherapie, mit ubiquitär vorhandenem Superoxidradikal und der Bildung radikalischer Folgespezies zurück. So sind beispielsweise Peroxinitrit (Abb. 13.117) sowie die aus ihm entstehenden radikalischen Spezies potente Zellgifte.

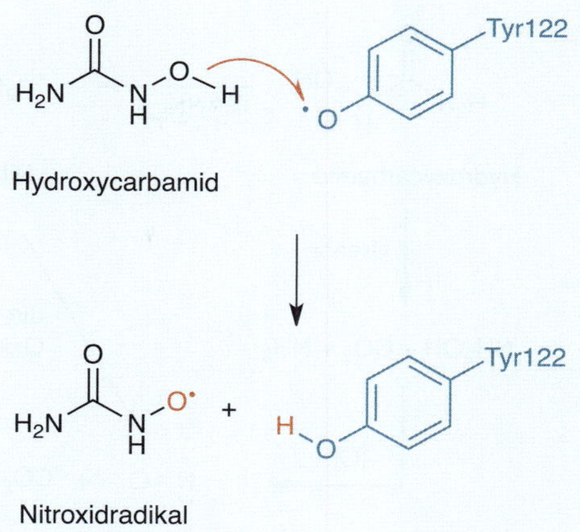

Abb. 13.116 Inaktivierung des Tyrosylradikals im aktiven Zentrum der Ribonukleotid-Reduktase

Hydroxycarbamid (Hydroxyharnstoff, Litalir®), Ph. Eur., wird oral gut resorbiert, die Bioverfügbarkeit ist vollständig. Hydroxycarbamid überwindet die Blut-Hirn-Schranke. Hauptmetabolit ist Harnstoff. Die Ausscheidung erfolgt vorwiegend renal, ein Teil der Dosis wird als CO_2 pulmonal eliminiert. Die Plasmahalbwertszeit beträgt 3–5 h. Sichelzellanämie ist neben der Tumortherapie ein weiteres Indikationsgebiet für Hydroxycarbamid (Siklos®).

13.6 Kinase-Inhibitoren

Da es sich bei Tumorzellen ebenfalls um körpereigene Zellen handelt, besteht eine grundsätzliche Problematik und zugleich Herausforderung darin, diese mittels geeigneter Wirkstoffe selektiv oder spezifisch zu bekämpfen. Mit den 2001 in Deutschland erstmals zugelassenen **Kinase-Inhibitoren** (Imatinib, Glivec®; Novartis) verfolgt man eine zielgerichtete Krebstherapie, da diese Wirkstoffe ganz bestimmte, überaktive Proteine in der Tumorzelle adressieren. Die Therapie der chronisch myeloischen Leukämie und des Nierenzellkarzinoms stehen beispielhaft für die erfolgreiche therapeutische Anwendung von Kinase-Inhibitoren. Allerdings können diese Wirkstoffe die klassischen Tumortherapeutika nicht vollständig ersetzen. Zudem ist ihre Selektivität als relativ anzusehen, da aufgrund der ausgeprägten Sequenzähnlichkeit vieler Kinasen neben den Zielproteinen auch Off-Target-Normalvarianten der Kinasen gehemmt werden. Folglich sind auch bei der Behandlung mit Kinasehemmern Organtoxizitäten zu verzeichnen. Problematisch sind zudem

13

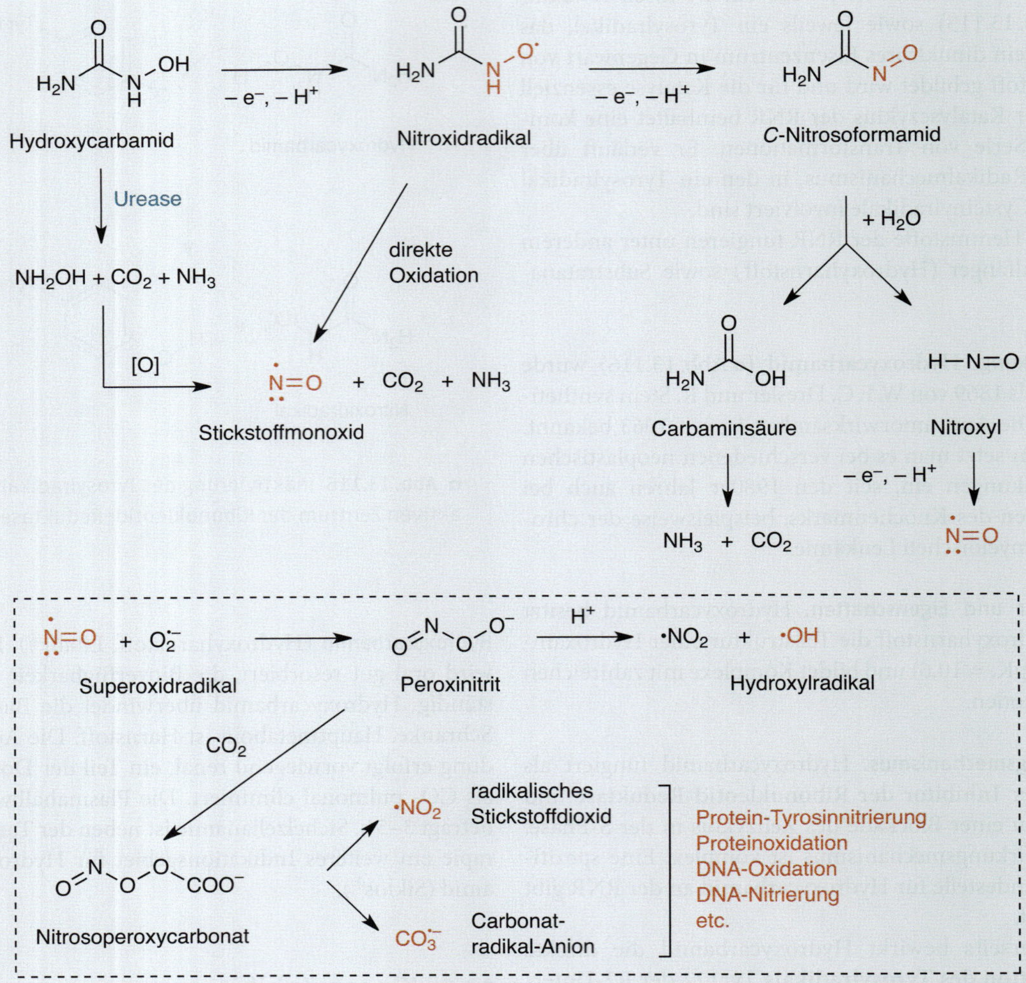

Abb. 13.117 Bildung von Stickstoffmonoxid aus Hydroxycarbamid sowie Folgeprodukte

Resistenzen, die sich mit der Zeit entwickeln. Tab. 13.1 gibt eine Übersicht zu den in diesem Kapitel häufig benutzten Abkürzungen.

13.6.1 Grundlagen der zellulären Signaltransduktion

Regulation durch Phosphorylierung

Die **Phosphorylierung** bestimmter Aminosäuren durch **Proteinkinasen** sowie deren Dephosphorylierung durch Phosphatasen ist die häufigste kovalente Proteinmodifikation und einer der wesentlichen posttranslationalen Kontrollmechanismen, um Enzymaktivitäten und Transkriptionsfaktoren zu steuern. Werden dagegen andere Moleküle als Aminosäuren phosphoryliert, steht meist die Bereitstellung chemischer Energie im Vordergrund. Bereits 1954 war es George Burnett und Eugene Kennedy gelungen, eine enzymatische Proteinkinaseaktivität anhand der Phosphorylierung von Casein nachzuweisen. Die reversible Aktivierung eines Enzyms durch Phosphorylierung wurde erstmals durch Edwin G. Krebs und Edmond H. Fischer aufgezeigt, die 1955 die Glykogenphosphorylase-Kinase des Muskels als erste spezifische Proteinkinase entdeckten (Krebs, Fischer, Nobelpreis für Chemie 1992). Einen bedeutenden Schub für die Kinaseforschung war Ende der 1960er Jahre die Entdeckung der cAMP-abhängigen Proteinkinase (cAPK) als Baustein einer Signaltransduktionskaskade. Schließlich gelang es 1980 Tony Hunter und Bartholomew M. Sefton, die intrinsische Tyrosinkinaseaktivität des Phosphoproteins $pp60^{v\text{-}src}$ des Rous-Sarkom-Virus und seines zellulären Homologen $pp60^{c\text{-}src}$ nachzuweisen. Für das rationale Design von Kinase-Inhibitoren stellte außerdem die 1991 von Janusz Sowadski erstmalig beschriebene Kristallstruktur eines binären Komplexes aus Inhibitor und Kinase

Tab. 13.1 Verzeichnis häufig gebrauchter Abkürzungen

ABL	Abelson-Proteinkinase
AKT	Proteinkinase B (Protoonkogen)
ALK	Anaplastische Lymphomkinase
AML	Akute myeloische Leukämie
BCR	Gen auf Chromosom 22 (*breakpoint cluster region*)
cAPK	cAMP-abhängige Proteinkinase
CDK	Cyclin-abhängige Kinase (*cyclin-dependent kinase*)
EGF	Epidermaler Wachstumsfaktor (*epidermal growth factor*)
ErbB	s. HER (ursprünglich so benannt wegen der Homologie zum viralen Genprodukt (*erythroblastic leukemia viral oncogene B*)
ERK	Extrazelluläre signalregulierte Kinase (*extracellular signal-regulated kinase*)
FLT	FMS-ähnliche (*FMS-like*) Tyrosinkinase
FMS	feline McDonough sarcoma (Onkogen)
GRB	Wachstumsfaktor-gebundenes Protein (*growth factor receptor-bound protein*)
HER	Rezeptor des humanen epidermalen Wachstumsfaktors (*human epidermal growth factor receptor*)
JAK	Januskinase

Tab. 13.1 Verzeichnis häufig gebrauchter Abkürzungen (Fortsetzung)

MAP	Mitogen-aktiviertes Protein
MEK	MAP-ERK-Kinase
mTOR	Serin-Threonin-Kinase (*mammalian target of rapamycin*)
NTRK	Neurotrophe-Tropomyosin-Rezeptorkinase
PDGF	Plättchen-Wachstumsfaktor (*platelet-derived growth factor*)
PI3K	Phosphoinositid-3-Kinase
RAF-Protein	Proteinkinasen (*rapidly accelerated growing fibrosarcoma* = schnell wachsendes Fibrosarkom)
RAS	Onkogen, das zunächst bei Ratten-Sarkom-Viren entdeckt wurde (*rat sarcoma*)
RET	Rezeptortyrosinkinase (*rearranged during transfection*)
SOS	Gene, die für GTP-Austauschfaktoren kodieren (*son of sevenless*)
STAT-Proteine	Transkriptionsfaktoren (*signal transducer and activator of transcription*)
TRK	Tropomyosin-Rezeptorkinase
VEGF	Vaskulärer endothelialer Wachstumsfaktor (*vascular endothelial growth factor*)

(cAMP-abhängige Proteinkinase, PKA) einen Meilenstein dar.

Reaktionsmechanismus der Proteinkinasen

Proteinkinasen sind von größter Bedeutung für die Zellteilung und Zelldifferenzierung, für den zellulären Metabolismus und apoptotische Prozesse. Sie sind Phosphotransferasen und katalysieren allesamt den **Transfer einer γ-Phosphorylgruppe** ($-PO_3^{2-}$, nicht Phosphat!) **von ATP** – seltener GTP – auf die Hydroxygruppen der Aminosäuren **Tyrosin**, **Serin** oder **Threonin** eines Substratproteins, wobei ein Phosphopeptid oder Phosphoprotein sowie Adenosindiphosphat (Abb. 13.118) entstehen. Da die meisten Proteinkinasen die Aminosäuren Serin/Threonin oder Tyrosin in bestimmten Proteinfamilien spezifisch phosphorylieren, teilt man sie im Wesentlichen in Serin-Threonin- bzw. Tyrosin-Kinasen ein (s. u.). Einige wenige Kinasen, beispielsweise MEK oder MAPK2, vermögen sowohl Serin/Threonin als auch Tyrosin zu phosphorylieren.

13

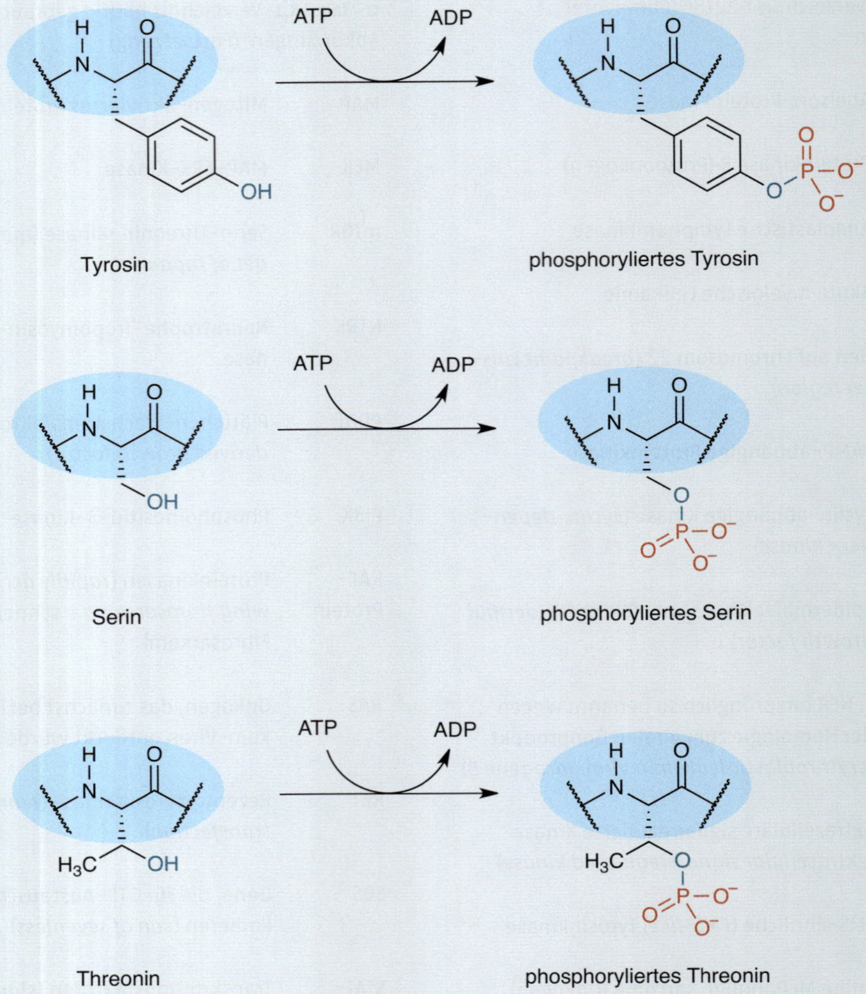

Abb. 13.118 Phosphorylierung von Aminosäuren

Der Phosphorylierung liegt ein nukleophiler Angriff durch die Hydroxygruppe von Serin, Threonin oder Tyrosin auf die γ-Phosphatgruppe von ATP zugrunde (Abb. 13.119). Außerdem werden Mg^{2+}-Ionen benötigt. Für die Mehrzahl der Kinase-katalysierten Phosphorylierungsreaktionen wird mittlerweile ein dissoziativer Übergangszustand angenommen. Dabei wird die Bindung zwischen dem Phosphoratom und der Abgangsgruppe zunächst weitgehend gelöst (Dissoziation). Die Bindungsneubildung zwischen Nukleophil und Phosphoratom erfolgt dann über ein relativ stabiles, trigonal-planares Metaphosphat. Beim dissoziativen Übergangszustand ist der Anteil der neuen Bindung zum eintretenden Nukleophil gering, während der Anteil der Bindungsspaltung zur austretenden Gruppe hoch ist. Im Gegensatz dazu steht der assoziative Übergangszustand, bei dem es sich umgekehrt verhält.

Mechanistische Aspekte (Abb. 13.119) der Phosphorylierung beinhalten

- die Chelatisierung der Mg^{2+}-Ionen durch Phosphatgruppen von ATP und Aminosäuren des Proteins,
- die Deprotonierung des Substrats,
- den basenkatalysierten nukleophilen Angriff des Substrats auf das γ-Phosphoratom von ATP,
- den Zerfall des ternären Komplexes ATP-Mg^{2+}-Protein unter Freisetzung von ADP-Mg^{2+} und phosphoryliertem Substrat.

Die gebildeten Phosphatester des Substratproteins sind bei physiologischem pH-Wert 2-fach negativ geladen. Somit werden mittels einer einzigen Phosphorylierung 2 negative Ladungen auf das Substratprotein übertragen. Abhängig vom Phosphorylierungsstatus lassen sich auf diese Weise funktionell aktive oder inaktive Protein-

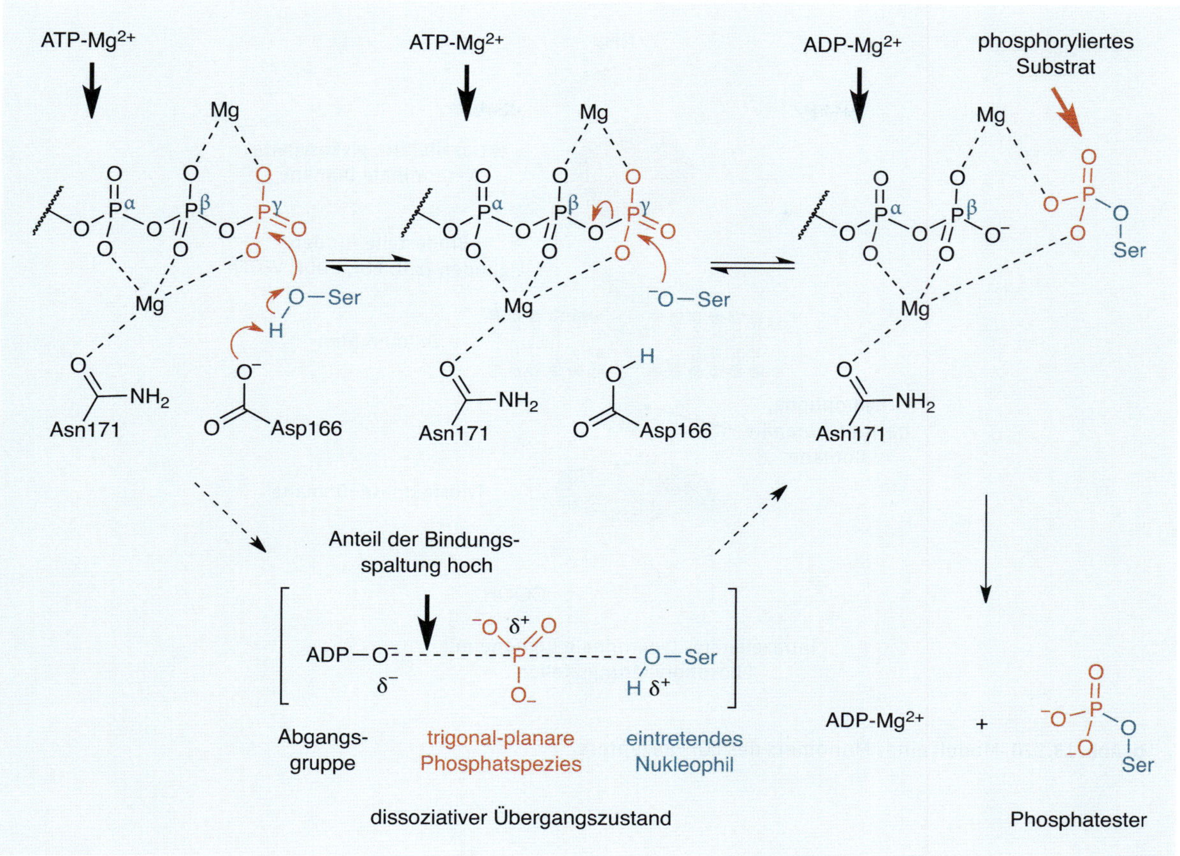

Abb. 13.119 Phosphorylierung von Serin durch die cAMP-abhängige Proteinkinase (cAPK) unter Beteiligung zweier Mg^{2+}-Ionen

strukturen erzeugen. Die mit einer Phosphorylierung assoziierten Prozesse sind Substrat-abhängig und ermöglichen eine Interaktion mit nachgeschalteten Effektormolekülen im Signaltransduktionsweg, z. B.

- allosterisch-konformative Änderungen,
- Veränderungen des Ladungszustands von Proteinen durch eingebrachte negative Ladungen,
- Translokation eines Proteins zum Wirkort,
- regulatorische Effekte auf Proteinbindestellen.

Unter physiologischen Bedingungen sind die Phosphatester von Serin, Threonin und Tyrosin weitgehend stabil. Phosphorylierungen verlaufen üblicherweise reversibel. Die Dephosphorylierung bewerkstelligt die Zelle enzymatisch mittels **Proteinphosphatasen**, die sowohl Serin-/Threonin-spezifisch als auch Tyrosin-spezifisch agieren können.

Einteilung der Proteinkinasen

Basierend auf der Substratspezifität unterscheidet man

- **Tyrosinkinasen**, die die phenolische Hydroxygruppe von Tyrosinresten phosphorylieren, darunter
  - transmembranäre Rezeptoren mit intrinsischer Tyrosinkinase-Aktivität (Rezeptortyrosinkinasen),
  - zytoplasmatische Nichtrezeptor-Tyrosinkinasen,
- **Serin-Threonin-Kinasen**, die die Hydroxygruppen der Aminosäuren Serin oder Threonin phosphorylieren.

Insgesamt umfasst das menschliche Genom mehr als 500 Kinasen (Kinom), für die etwa 2 % der Gene kodieren. Dabei überwiegen mit einem Anteil von etwa 80 % die Serin-Threonin-Kinasen. Bis auf wenige Ausnahmen agieren Kinasen monospezifisch, phosphorylieren also entweder Tyrosin oder Serin/Threonin.

Rezeptortyrosinkinasen

In der Regel ist die Zellmembran für Proteine und damit für eine Vielzahl von Wachstumsfaktoren undurchlässig. Hier kommen die Rezeptortyrosinkinasen ins Spiel. Es sind **Transmembranrezeptoren**, deren intrazellulärer Teil **intrinsische Tyrosinkinaseaktivität** aufweist. Rezeptortyrosinkinasen stellen also ein Bindeglied zwi-

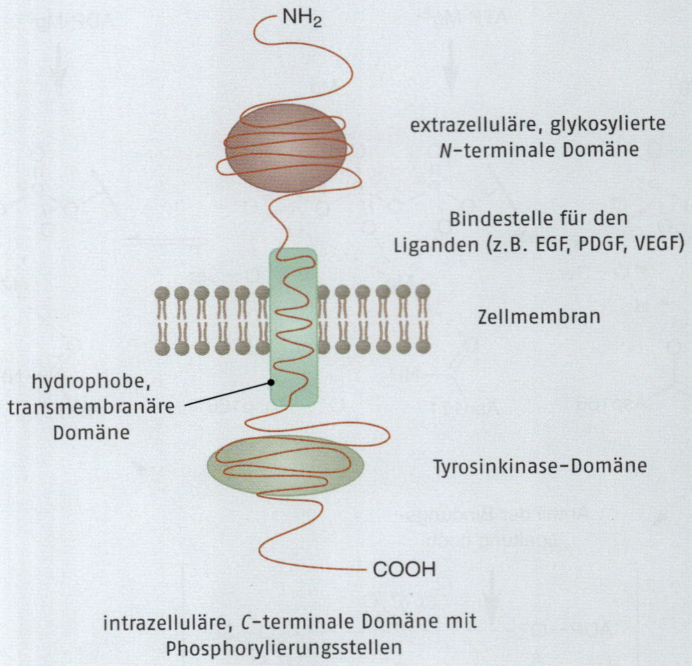

○ Abb. 13.120 Modell eines Monomers des EGF-Rezeptors

schen dem extrazellulären Liganden, z. B. einem Wachstumsfaktor, und der intrazellulären Signaltransduktion dar. Bindet ein Ligand auf der extrazellulären Seite des Rezeptors, wird die Tyrosinkinaseaktivität der zytosolischen Domäne des Rezeptors aktiviert.

Rezeptortyrosinkinasen (○ Abb. 13.120) sind aus einer extrazellulären, glykosylierten **Ligandenbindungsdomäne**, einer membrandurchspannenden α-helikalen, hydrophoben Domäne sowie einer oder 2 intrazellulären **katalytischen Tyrosinkinasedomänen** aufgebaut. Sie liegen ohne Ligand meist monomer vor (EGFR), aber auch Dimere sind möglich.

Strukturelle Unterschiede der extrazellulären **Ligandenbindungsdomäne** ermöglichen die **Einteilung der Rezeptortyrosinkinasen** in verschiedene Familien. Zu den Rezeptortyrosinkinasen zählen beispielsweise die

- Insulinrezeptor-Familie,
- EGF-(*epidermal growth factor-*)Rezeptor-Familie,
- PDGF-(*platelet-derived growth factor-*)Rezeptor-Familie,
- VEGF-(*vascular endothelial growth factor-*)Rezeptor-Familie.

Für **Signalwege**, die durch Rezeptortyrosinkinasen aktiviert werden, stehen insbesondere der PI3K/AKT/mTOR-(Phosphoinositid-3-Kinase/AKT/mammalian target of Rapamycin-)Signalweg (○ Abb. 13.154) oder auch der MAP-(Mitogen-aktiviertes Protein-)Kinase-Signalweg (○ Abb. 13.147).

Rezeptoraktivierung. Nach Bindung des Liganden erfolgt die Aktivierung der Rezeptortyrosinkinase durch Homo- oder Heterodimerisierung (○ Abb. 13.121). Ohne Ligand liegt der Rezeptor monomer vor. Der Ligand verfügt entweder über 2 Rezeptorbindestellen, oder aber er liegt dimer vor. Die **Rezeptordimerisierung** ist essenziell für die Signaltransduktion. Einzig dadurch werden die Tyrosinkinasedomänen räumlich so positioniert, dass die benachbart liegenden Tyrosinkinasedomänen sich selbst und auch wechselseitig phosphorylieren können. Dieser Prozess wird als **Auto-** bzw. **Transphosphorylierung** bezeichnet. Im Falle des **epidermalen Wachstumsfaktor-Rezeptors** (EGFR) bindet der Ligand EGF an 2 Rezeptormonomere gleichzeitig und bewirkt dadurch die Dimerisierung des Rezeptors (○ Abb. 13.121). Auf der zytoplasmatischen Seite des Rezeptors werden dadurch konformative Veränderungen induziert, verbunden mit einer intrinsischen Aktivierung der zytosolischen Tyrosinkinase-Aktivität. Als Substrate der Tyrosinkinase können wie erwähnt Tyrosinmoleküle des EGFR selbst dienen, oder aber es werden Tyrosinmoleküle zytoplasmatisch assoziierter Signalproteine phosphoryliert. Diese docken über ihre SH2-Domänen (SRC-

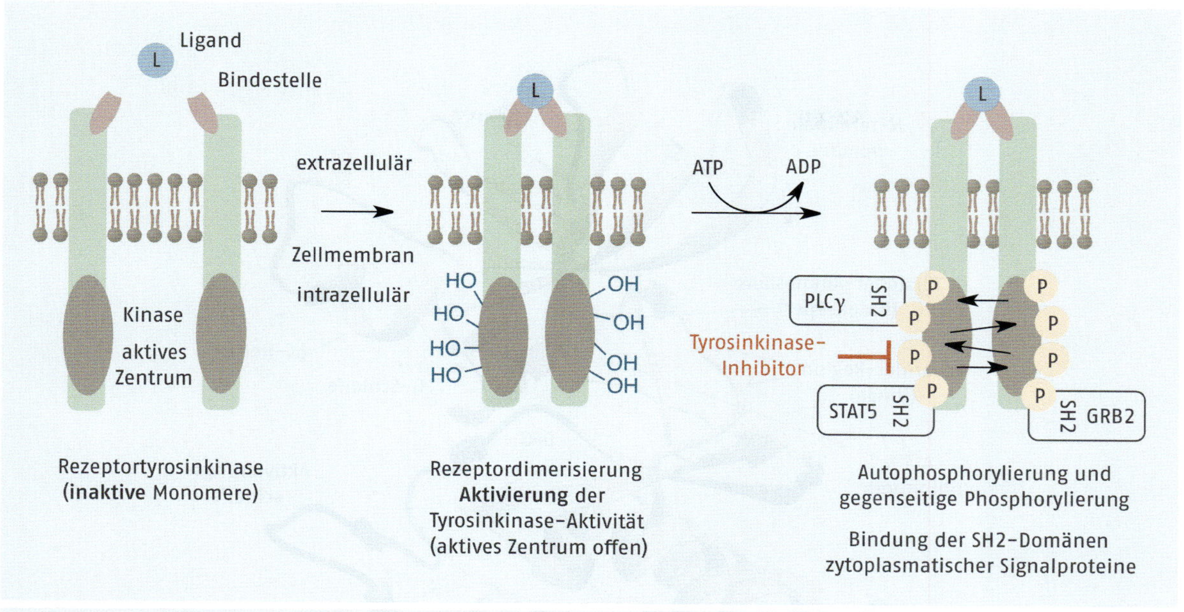

Abb. 13.121 Aktivierung einer Rezeptortyrosinkinase durch Ligand-vermittelte Dimerisierung am Beispiel des EGF-Rezeptors. Signaltransduktions- und Adapterproteine beispielhaft. GRB: *growth factor receptor-bound protein*; PLC: Phospholipase C; STAT: *signal transducer and activator of transcription*; SH2: SRC-Homolog

Homolog) an die aktivierten Kinasen an. Die SH2-Domänen sind aus etwa 100 Aminosäuren bestehende Bindemotive mit Homologien zu c-SRC, einer intrazellulären, membranassoziierten Tyrosinkinase. Die Aufgabe von **SH2** besteht in der spezifischen Erkennung und **Bindung von Phosphotyrosinen**. Beispielsweise können zytoplasmatische Signalproteine (z. B. SRC, PLCγ) oder Adapterproteine (z. B. GRB1, GRB2, *growth factor receptor-bound protein*) mittels einer kationischen Bindetasche ihrer SH2-Domäne an anionische Phosphotyrosinstrukturen binden.

Modell der katalytischen Kinasedomäne. Die ATP-Bindestelle ist für die Entwicklung ATP-kompetitiver Kinase-Inhibitoren von besonderer Bedeutung. Nahezu alle Kinasen verwenden ATP als Kosubstrat. Die ATP-Bindetasche ist folglich stark konserviert, unterscheidet sich somit bei den einzelnen Kinasen kaum und besteht aus mehreren Subregionen.

Kinasen sind hochdynamische und flexible Proteine. Sie besitzen in der Regel eine in Sequenz und Struktur hochkonservierte, **katalytische Domäne** (Kinasedomäne), was für Tyrosinkinasen und Serin-Threonin-Kinasen gleichermaßen gilt. Eine konformativ sehr flexible **Aktivierungsschleife** ist für die Regulation der Kinaseaktivität (aktiv/inaktiv) durch Autophosphorylierung wesentlich. Sie besteht üblicherweise aus 20–30 Aminosäuren und beginnt bei fast allen Kinasen mit einem hoch konservierten **DFG-Motiv** (D = Asp, F = Phe, G = Gly) und endet mit einem **APE-Motiv** (A = Ala, P = Pro, E = Glu). Im inaktiven Zustand schirmt sie das katalytische Zentrum ab. Die Aktivierung der Kinase ausgehend von einer inaktiven, kompakten Konformation der Aktivierungsschleife (sog. DFG-out-Konformation) hin zu einer aktiven, offenen Konformation (sog. DFG-in-Konformation, Abb. 13.122, Abb. 13.139) erfolgt durch Phosphorylierung und damit verbundene Konformationsänderungen. Dieser Prozess kann durch Phosphatasen rückgängig gemacht werden.

Ein für alle Kinasen weitgehend repräsentatives Modell für den Aufbau einer katalytischen Kinasedomäne mit der ATP-Bindestelle zeigt Abb. 13.122. Als Beispiel dient die humane ABL-Kinase.

Die **katalytische Domäne**

- weist einen überwiegend α-helikalen *C*-terminalen sowie einen durch 5 antiparallele β-Faltblätter und eine α-Helix (αC, C-Helix) gebildeten *N*-terminalen Bereich (Abb. 13.123) auf, konformativ flexibel verbunden durch eine kurze Aminosäuresequenz (Hinge-Region),
- bindet und positioniert über eine Glycin-reiche Sequenz (G-Schleife) das zu phosphorylierende Substrat sowie den als Kosubstrat fungierenden Mg^{2+}-ATP-Komplex im aktiven Zentrum zwischen *C*- und *N*-terminalem Bereich,
- katalysiert den γ-Phosphoryl-Transfer auf die Hydroxygruppen der jeweiligen Aminosäuren.

13

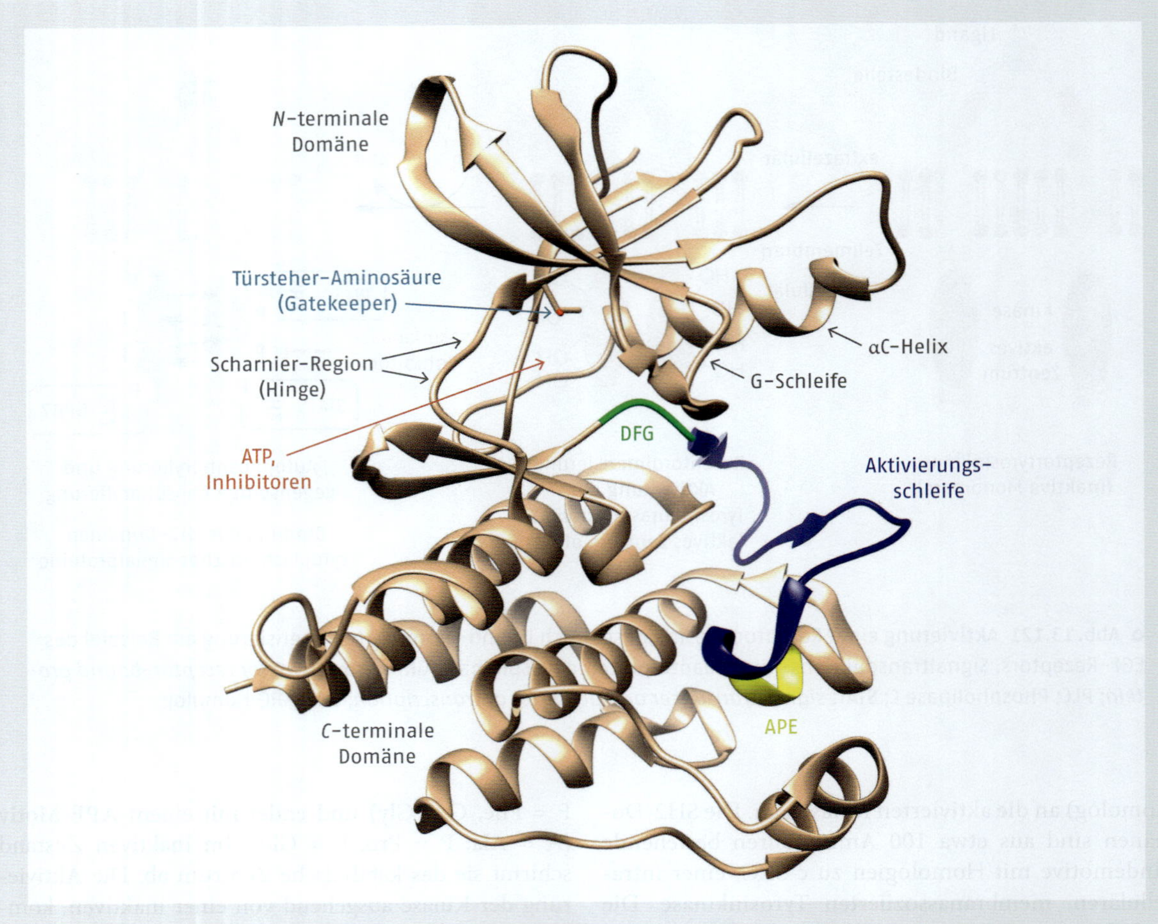

Abb. 13.122 Subregionen einer katalytischen Kinasedomäne am Beispiel der humanen c-ABL-Kinase (PDB-Code 1M52, Visualisierung mit UCSF Chimera 1.12)

Ein Modell der katalytischen EGFR-Kinasedomäne mit einem nicht hydrolysierbaren ATP-Analogon zeigt Abb. 13.123 A. Neben einem koordinativ gebundenen Mg^{2+}-Ion sind verschiedene Aminosäuren, beispielsweise das katalytisch besonders wichtige Aspartat der Mg^{2+}-chelatisierenden DFG-Einheit sowie Lysin, in die optimale Ausrichtung der ATP-Phosphatgruppen involviert. Unter physiologischen Bedingungen benötigen Kinasen wenigstens ein Mg^{2+}-Ion zur Bindung und Positionierung des Triphosphats. Durch H-Brücken zu Aminosäuren der Hinge-Region (*hinge* = Gelenk, Scharnier), der konformativ flexiblen Linkerregion zwischen den *N*- und *C*-terminalen Subdomänen der katalytischen Kinasedomäne, wird der Adeninring des ATP (Abb. 13.123) in der überwiegend hydrophoben Bindetasche fixiert. Die Hinge-Region besteht aus nur wenigen Aminosäuren und bettet zusammen mit der *N*-terminalen αC-Helix und der Glycin-reichen G-Schleife das ATP in die Bindetasche ein. Die Hinge-Region ist essenzieller Bestandteil der ATP-Bindetasche. Eine wichtige Aminosäure an der Peripherie der Nukleotid-Bindestelle ist die Gatekeeper-Aminosäure (*gatekeeper* = Türsteher), im Falle der EGFR-Kinase ein Threonin. Sie begrenzt durch Polarität und Größe den Zugang zu einer hydrophoben Tasche, die durch ATP nicht besetzt wird und dessen Bindung infolgedessen auch nicht beeinträchtigt wird. Ist der Gatekeeper eine sterisch anspruchslose Aminosäure, kann dieser Bereich durch Strukturelemente von Kinase-Inhibitoren besetzt werden (Selektivitätstasche). Die Riboseeinheit des ATP ist in der zum Solvens weisenden Ribosetasche des Enzyms gebunden. Ebenfalls zum Solvens weist die hydrophile Triphosphat-bindende Region.

Effektormoleküle von Rezeptortyrosinkinasen. Zu den wichtigsten Downstream-angeordneten **Effektormolekülen** der Rezeptortyrosinkinasen zählen die Phospholipase Cγ, die PI3-Kinase, das RAS-Protein oder auch zytoplasmatische Nichtrezeptor-Tyrosinkinasen.

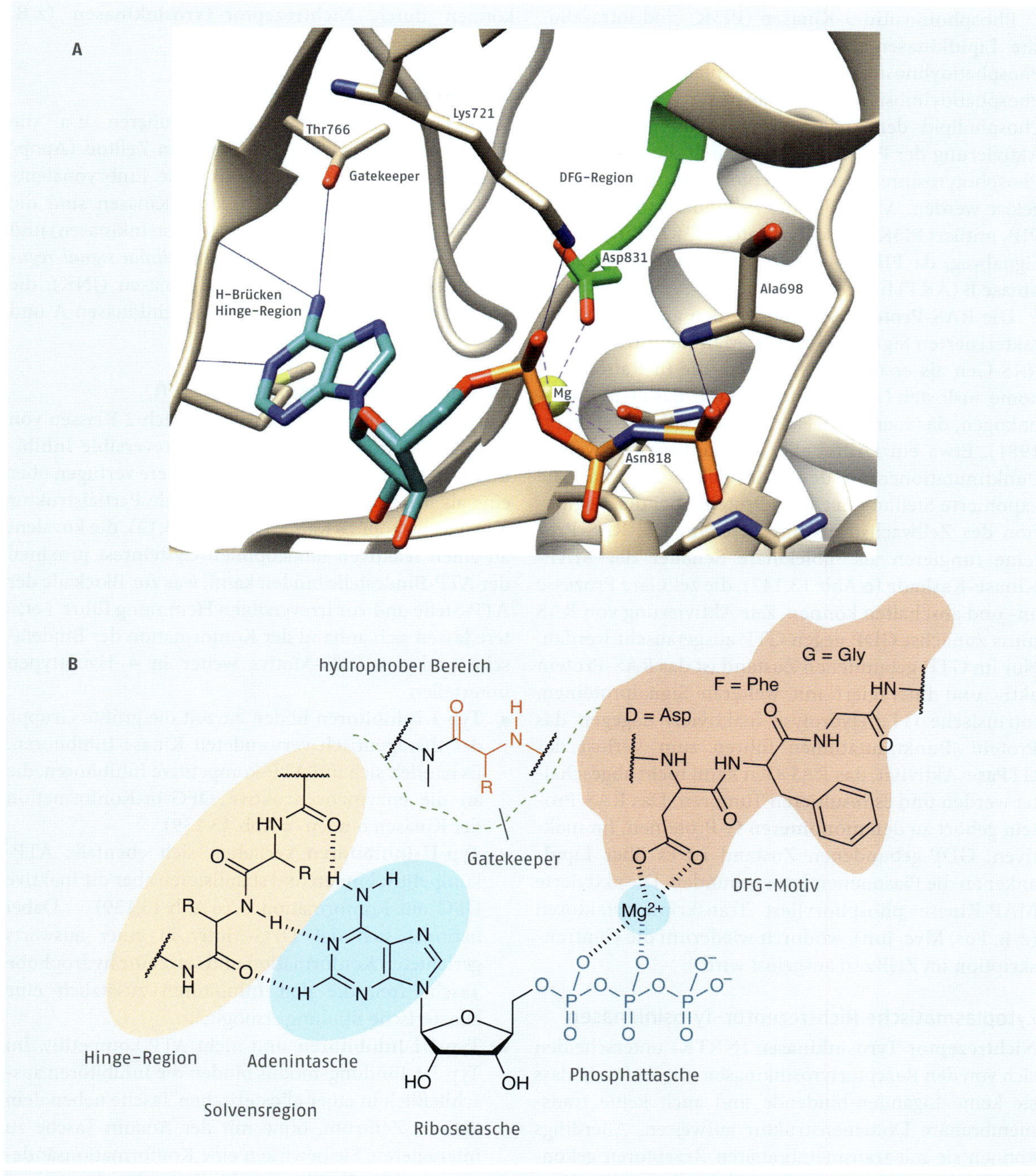

Abb. 13.123 A Katalytische EGFR-Kinasedomäne und nicht hydrolysierbares ATP-Analogon ATP-PNP (Adenylyl-imidodiphosphat), DFG-Region in hellgrün (PDB-Code 2GS7, Visualisierung mit UCSF Chimera 1.12). B Zweidimensionale Darstellung der ATP-Bindetasche mit Subregionen

Phospholipasen C (Phosphoinositid-Phospholipase C, PLC) des Typs PLCγ sind Phosphodiesterasen. Sie werden durch Rezeptor- und Nichtrezeptor-Tyrosinkinasen phosphoryliert und haben die Aufgabe, das Membranlipid Phosphatidylinositol-4,5-bisphosphat (PIP_2, Abb. 13.143) zu den als Second Messenger fungierenden Inositol-1,4,5-trisphosphat (IP_3) und Diacylglycerol zu hydrolysieren. Der Schritt hat große Bedeutung für die Signaltransduktion vom Zelläußeren ins Zellinnere. Im Zytosol erhöht sich der Ca^{2+}-Spiegel durch Aktivierung der IP_3-Rezeptoren, Diacylglycerol stimuliert die Proteinkinase C.

Phosphoinositid-3-Kinasen (PI3K) sind intrazelluläre **Lipidkinasen**. Sie katalysieren die Bildung von Phosphatidylinositol-3,4,5-trisphosphat (PIP_3) aus Phosphatidylinositol-4,5-bisphosphat (PIP_2), einem Phospholipid der Zellmembran (○ Abb. 13.154). Die Aktivierung der PI3K kann u. a. durch die Bindung an Phosphotyrosinreste von Rezeptortyrosinkinasen ausgelöst werden. Mit Hilfe des sekundären Botenstoffs PIP_3 initiiert PI3K den sogenannten PI3K/AKT/mTOR-Signalweg, da PIP_3 als Andockstelle für die **Proteinkinase B** (AKT) fungiert.

Die **RAS-Proteine** gehören zu den am besten charakterisierten Signalmolekülen. Man identifizierte das *RAS*-Gen als erstes in Retroviren, die in Ratten Sarkome auslösten (**rat** **s**arcoma). Es war das erste Protoonkogen, das man entdeckte (Robert Allan Weinberg, 1981). Etwa ein Drittel aller Humantumoren weisen Punktmutationen in den *RAS*-Genen auf, was die exponierte Stellung der RAS-Proteine bei der Regulation des Zellwachstums unterstreicht. Die RAS-Proteine fungieren als molekulare Schalter der **MAP-Kinase-Kaskade** (○ Abb. 13.147), die zelluläre Prozesse an- und abschalten können. Zur Aktivierung von RAS muss zunächst GDP gegen GTP ausgetauscht werden. Nur im GTP-gebundenen Zustand ist das RAS-Protein aktiv und interagiert mit weiteren Signalproteinen, intrinsische GTP-Hydrolyse inaktiviert dagegen das Protein. Punktmutationen führen zum Verlust der GTPase-Aktivität, das *RAS*-Gen kann nicht abgeschaltet werden und es resultieren Tumoren. Das RAS-Protein gehört zu den **monomeren** G-Proteinen. Im inaktiven, GDP-gebundenen Zustand ist es über Lipidanker an die Plasmamembran gebunden. Die aktivierte MAP-Kinase phosphoryliert Transkriptionsfaktoren (z. B. Fos, Myc, Jun), wodurch wiederum die Gentranskription im Zellkern ausgelöst wird.

Zytoplasmatische Nichtrezeptor-Tyrosinkinasen

Nichtrezeptor-Tyrosinkinasen (NRTK) unterscheiden sich von den Rezeptortyrosinkinasen u. a. dadurch, dass sie keine Liganden-bindende und auch keine transmembranäre Domänenstruktur aufweisen. Allerdings können sie mit transmembranären Rezeptoren gekoppelt sein. Sie sind den von der Zelloberfläche ausgehenden Signaltransduktionswegen meist nachgeschaltet. Zu den NRTK gehören u. a. die Kinasen der SRC-, ABL-, JAK-, SYK- oder die der TEC-Familie. Es sind zytoplasmatische Enzyme oder mit der Zellmembran verankerte zytoplasmatische Enzyme, die insbesondere an der Signaltransduktion wichtiger Rezeptoren des Immunsystems, darunter die des B-Zell-, T-Zell- oder auch des IL-2-Rezeptors beteiligt sind. Sie interagieren nicht direkt mit extrazellulären Liganden. Membranäre Rezeptoren ohne intrinsische Tyrosinkinase-Aktivität, sogenannte **Tyrosinkinase-assoziierte Rezeptoren**, können durch **Nichtrezeptor-Tyrosinkinasen** (z. B. JAK) phosphoryliert werden.

Serin-Threonin-Proteinkinasen

Serin-Threonin-Proteinkinasen regulieren u. a. die Zellproliferation, den programmierten Zelltod (Apoptose), die Zelldifferenzierung und die Embryonalentwicklung. Wichtige Serin-Threonin-Kinasen sind die MAP-Kinasen (Mitogen-aktivierte Proteinkinasen) und die zu diesen zählenden ERK (*extracellular signal-regulated kinases*), c-Jun-*N*-terminale Kinasen (JNK), die MAP-Kinase p38 oder auch die Proteinkinasen A und C.

Einteilung der Kinase-Inhibitoren

Anhand des Bindungsmodus lassen sich 2 Klassen von Kinase-Inhibitoren unterscheiden, **irreversible Inhibitoren** und **reversible Inhibitoren**. Erstere verfügen über eine als **Michael-Akzeptor** fungierende Partialstruktur als Gefechtskopf (▸ Kap. 3.1.1, ○ Abb. 3.12), die kovalent an einen reaktiven nukleophilen Cysteinrest proximal der ATP-Bindestelle binden kann, was zur Blockade der ATP-Stelle und zur irreversiblen Hemmung führt. Letztere lassen sich anhand der Konformation der Bindetasche und des DFG-Motivs weiter in 4 Haupttypen unterteilen.

- **Typ-I-Inhibitoren** bilden zurzeit die größte Gruppe der therapeutisch verwendeten Kinase-Inhibitoren. Es handelt sich um ATP-kompetitive Inhibitoren, die an die enzymatisch aktive DFG-in-Konformation der Kinasen binden (○ Abb. 13.139).
- **Typ-II-Inhibitoren** verhalten sich ebenfalls ATP-kompetitiv, binden und stabilisieren aber die inaktive DFG-out-Konformation (○ Abb. 13.139). Dabei befindet sich das DFG-Motiv in einer auswärts gerichteten Konformation und setzt eine hydrophobe Tasche frei, die den Inhibitoren zusätzlich eine allosterische Bindung ermöglicht.
- **Typ-III-Inhibitoren** sind nicht ATP-kompetitiv. Im Typ-III-Bindungsmodus binden die Inhibitoren ausschließlich in einer allosterischen Tasche neben dem aktiven Zentrum, ohne mit der Adenin-Tasche zu interagieren. Sie bewirken eine Konformationsänderung, welche die Aktivität der Kinase herabsetzt.
- **Typ-IV-Inhibitoren** sind nicht ATP-kompetitiv und binden an eine allosterische Stelle, die in einiger Entfernung von der ATP-Bindetasche liegt.

Die meisten Kinase-Inhibitoren werden als Typ I oder Typ II klassifiziert. Beispiele für Typ-I-Inhibitoren sind Erlotinib, Gefitinib oder Vandetanib, wohingegen Imatinib, Lapatinib oder Sorafenib dem Typ II angehören. Trametinib ist ein Typ-III-Inhibitor. Beispiele für irreversible Kinase-Inhibitoren sind Afatinib oder Ibrutinib.

Mit der ATP-Bindetasche weisen die verschiedenen Kinasen ein hochkonserviertes Strukturelement auf. Dennoch können die Kinase-Inhibitoren mit zusätzlichen Aminosäuren interagieren, die für die Bindung von ATP irrelevant sind, sodass eine hohe Selektivität für nur eine oder wenige Kinasen ermöglicht wird. Allerdings liefert dieser Umstand auch die Erklärung dafür, warum es unter der Therapie leicht zum Wirkungsverlust kommen kann, da Mutationen möglich sind, welche die ATP-Bindung nicht beeinträchtigen und ausschließlich die Bindung des Kinase-Inhibitors stören. Neben selektiven Kinase-Inhibitoren sind daher auch sogenannte Multikinase-Inhibitoren im Einsatz. Diese wirken zwar weniger selektiv, man kann aber Resistenzen umgehen, da mehrere Kinasen in der betroffenen Zelle mutieren müssen, um sich der Blockade durch den Kinase-Inhibitor zu entziehen.

13.6.2 Inhibitoren von Rezeptortyrosinkinasen

Inhibitoren der Rezeptortyrosinkinasen hemmen die enzymatische Aktivität der Zellmembranrezeptoren verschiedener Wachstumsfaktoren aus der Familie der Tyrosinkinasen.

EGFR-Kinase-Inhibitoren

Die Hemmung des überaktiven EGF-(*epidermal growth factor-*)Rezeptors gilt als vielversprechender Therapieansatz bei vielen soliden Tumoren, etwa beim nichtkleinzelligen Lungenkarzinom. Der EGF-Rezeptor gehört zu den ErbB-(*erythroblastic leukemia viral oncogene B-*)Rezeptoren, einer aus 4 Mitgliedern bestehenden Familie von **Rezeptortyrosinkinasen**. Bei diesen handelt es sich um EGFR (ErbB1 oder HER1, *human epidermal growth factor receptor 1*), HER2 (ErbB2), HER3 und HER4. Am Tumorgeschehen sind insbesondere EGFR und HER2 beteiligt. Die Nomenklatur der Rezeptoren der ErbB-Familie ist nicht einheitlich und verwirrend, sodass in der Literatur verschiedene Synonyme auftauchen. Der EGF-Rezeptor kommt in allen Zellarten vor. Zu den wichtigsten Liganden der EGFR-Familie zählen EGF und TGF-α (*transforming growth factor* α). Durch Stimulation des EGFR kann es sowohl zu einer Aktivierung der RAS-/MAPK-Signalkaskade als auch der PI3K-Signalkaskade kommen.

Design und Entwicklung. Bei den therapeutisch eingesetzten Inhibitoren der EGFR-Tyrosinkinase (○ Abb. 13.124) handelt es sich in den meisten Fällen um **4-Anilinochinazoline**. Diese gehen strukturell auf einen zu Beginn der 1990er Jahre von David W. Fry bei Parke-Davis entwickelten, sehr potenten und spezifischen EGFR-Inhibitor zurück (PD153035, ○ Abb. 13.125).

Struktur und Eigenschaften. Bei den Chinazolinderivaten ist die Basizität durch die 4-Anilinogruppe im Vergleich zum unsubstituierten Chinazolin leicht erhöht. Die pK_S-Werte der heterozyklischen N-Atome liegen im Bereich von 5,0–5,4. Nach Protonierung an N-1 lässt sich die Ladung über den 4-Aminostickstoff verteilen (▸ Kap. 7.1.7).

Wirkungsmechanismus. Kinase-Inhibitoren **imitieren die molekularen Interaktionen des Adenins** im ATP-Molekül mit der ATP-Bindestelle. Sie fungieren i. d. R. als Typ-I-Inhibitoren, d. h. als reversible, ATP-kompetitive Hemmstoffe, und bilden H-Brücken mit der Hinge-Region aus. Dabei hemmen sie die onkogene, aber auch die physiologische Aktivierung von Signal- bzw. Phosphorylierungskaskaden entweder weitestgehend spezifisch oder weniger spezifisch. Trifft letzteres zu, spricht man von **Multikinase-Inhibitoren**. Kinase-Inhibitoren interagieren häufig auch mit Bereichen der Bindungsregion, die nicht durch die Adenin-Einheit des ATP besetzt werden. Dadurch kann es zu erheblichen konformativen Änderungen der Bindetasche kommen, was zu gewissen Selektivitäten unter den Kinase-Inhibitoren beiträgt.

Exemplarisch soll Gefitinib betrachtet werden. Der Chinazolinring imitiert das bizyklische Adenin des physiologischen Substrats ATP. Obwohl das Chinazolinsystem des Gefitinibs dem Adenin des ATP strukturell ähnlich ist, ergeben sich zwischen beiden Molekülen Unterschiede im H-Brücken-Muster. Während die primäre 6-Aminogruppe des Adenins in ATP als H-Brückendonor fungiert, bildet das sekundäre Amin an C-4 des Chinazolins in Gefitinib keine H-Brücken mit dem Rezeptor aus (○ Abb. 13.126). Demgegenüber fungieren die beiden Ringstickstoffatome N-1 und N-3 im Pyrimidinteil des Chinazolins als H-Brückenakzeptoren. Bindungsmodelle zeigen, dass Gefitinib über das N-1-Atom einen einzelnen H-Brückenkontakt mit Met793 in der Hinge-Region der EGFR-Kinase bildet. Zudem besetzt Gefitinib durch den lipophilen Fluorphenylring die vom ATP nicht besetzte hydrophobe Tasche in der Nähe der ATP-Bindestelle und der Gatekeeper-Aminosäure Thr790 (○ Abb. 13.126, unten). Ermöglicht wird dies durch die stark abgewinkelte Ebene des Phenylrings relativ zur Ebene des Chinazolins.

Afatinib, Dacomitinib, Neratinib und Osimertinib verfügen über eine Michael-Akzeptor-Teilstruktur und binden kovalent an Cysteinreste in der Adenin-Tasche, woraus eine irreversible Enzymhemmung resultiert.

Struktur-Wirkungs-Beziehungen. Die für die Tyrosinkinase-Inhibitoren vom 4-Aminochinazolintyp relevanten Strukturmerkmale werden am Beispiel von **Gefitinib** aufgezeigt (○ Abb. 13.127). Wesentlich sind

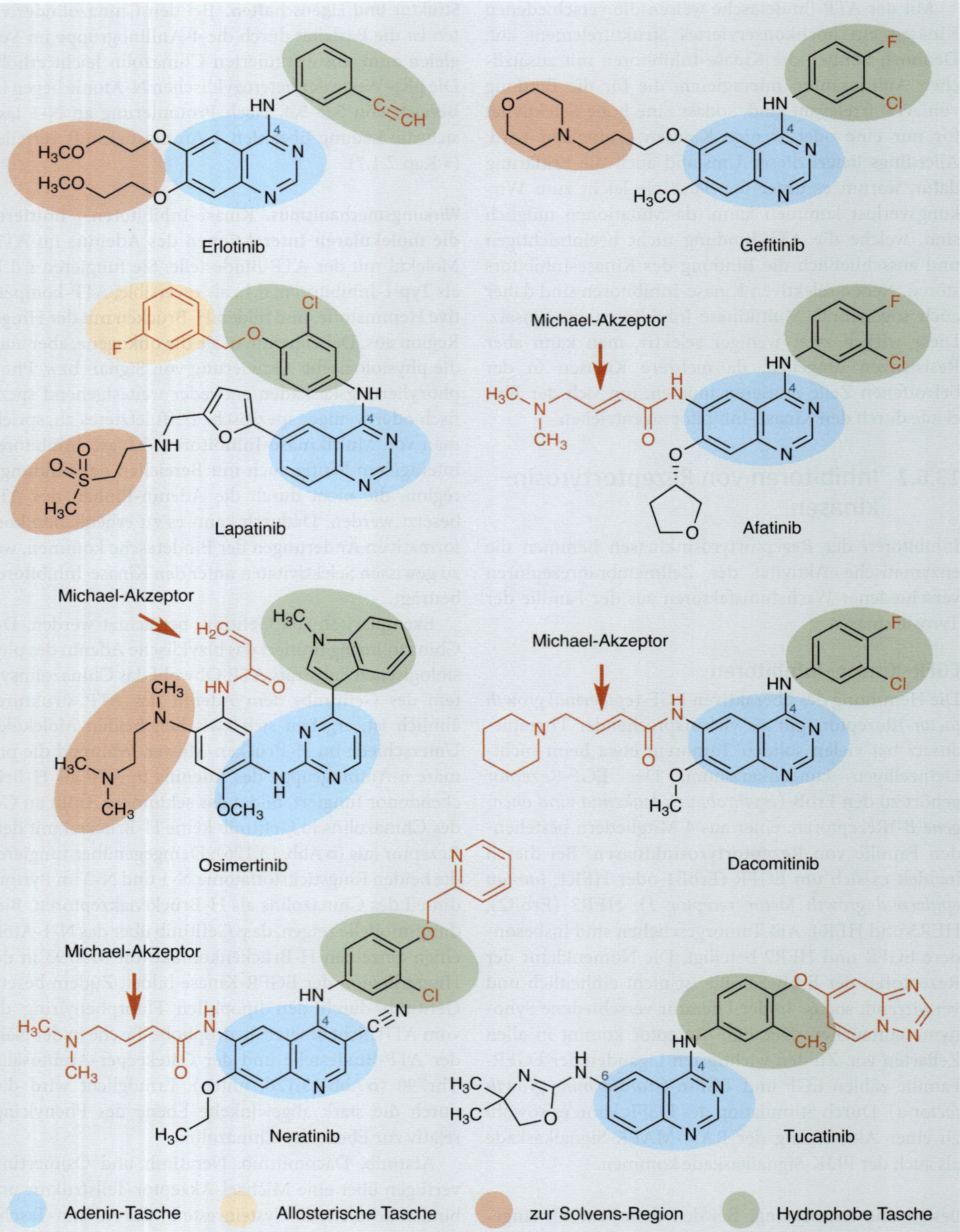

Erlotinib

Gefitinib

Michael-Akzeptor

Lapatinib

Afatinib

Michael-Akzeptor

Michael-Akzeptor

Osimertinib

Dacomitinib

Michael-Akzeptor

Neratinib

Tucatinib

Adenin-Tasche | Allosterische Tasche | zur Solvens-Region | Hydrophobe Tasche

Abb. 13.124 EGFR- und EGFR-/HER2-Inhibitoren (Bindungsregionen farbig)

- eine 4-Phenylaminochinazolin-Struktur oder ein entsprechender bioisosterer Ersatz als zentraler Pharmakophor, um den Adeninring im ATP zu imitieren.
- Alkoxygruppen in den Positionen 6 und 7 des Chinazolins,
- eine kleine, lipophile, elektronenziehende Gruppe in der 3-Position des Anilins.

Das basische, zur Salzbildung befähigte Morpholin dient zur Verbesserung der Wasserlöslichkeit. Die Morpholin-Seitenkette ist mechanistisch nicht an der Kinasehemmung beteiligt und weist zur Solvensregion.

Biotransformation. Erlotinib wird vorwiegend über CYP3A4 verstoffwechselt. Durch oxidative Metabolisierung kann sich zudem ein hepatotoxisches Chinonimin bilden. Ähnliches lässt sich erstaunlicherweise auch beim Gefitinib beobachten. Eigentlich wäre zu erwarten, dass der Fluorsubstituent die *para*-Hydroxylierung wie vorgesehen verhindert, was aber bei Gefitinib nicht durchgehend der Fall ist. Auch dort wird eine CYP-abhängige, über ein Epoxid verlaufende **oxidative Defluorierung** und die Bildung eines hepatotoxischen **Chinonimins** beobachtet. Chinonimine sind als Michael-Akzeptoren gegenüber Bionukleophilen zur Adduktbildung befähigt (▸Kap. 3.2.1) und können beispielsweise durch Glutathion abgefangen werden (o Abb. 13.128). Chinonimine sind zudem redoxaktiv und stehen im Gleichgewicht mit den korrespondierenden Aminophenol-Formen.

Gefitinib (Iressa®), Ph. Eur., war der erste in der EU zugelassene EGFR-Kinase-Inhibitor mit Anilinochinazolinstruktur ($pK_S = 5{,}3$). Die basische Morpholin-Seitenkette ($pK_{S2} = 7{,}2$) ermöglicht die Herstellung zahlreicher Salze. Gefitinib wird zur Therapie des lokal fortgeschrittenen oder metastasierten, nichtkleinzelligen Lungenkarzinoms mit aktivierenden EGFR-Mutationen eingesetzt. Diese müssen vor Therapiebeginn nachgewiesen werden. Aktivierende Mutationen, z. B. die Punktmutation L858R im Exon 21, haben zur Folge, dass Signaltransduktionskaskaden ausgelöst werden, obwohl keine vorherige Aktivierung der Kinaseaktivität durch Ligandenbindung an den Rezeptor stattgefunden hat. Es resultiert eine konstitutive Tyrosinkinaseaktivität, die nicht reguliert werden kann. Folglich wird die Zellproliferation permanent stimuliert und die Tumorprogression gefördert. Nach oraler Gabe beträgt die Bioverfügbarkeit 59 %. Die Ausscheidung erfolgt in Form der Metaboliten hauptsächlich über die Fäzes. Die Halbwertszeit liegt bei 41 h.

Erlotinib (Tarceva®), ebenfalls ein Chinazolinderivat ($pK_S = 5{,}4$), ist ein selektiver Inhibitor der Tyrosinkinase-Domäne des EGF-Rezeptors mit aktivierenden

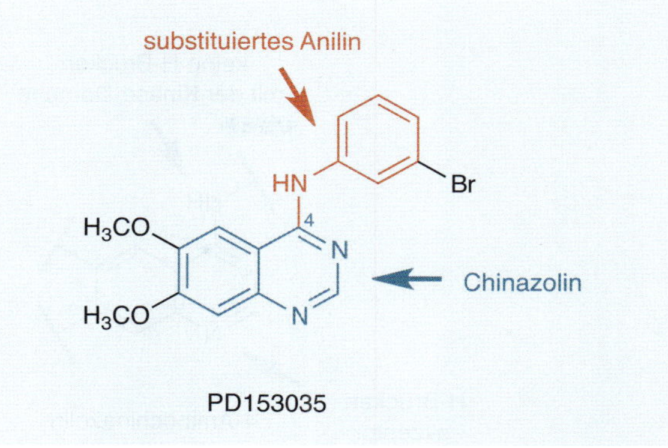

o **Abb. 13.125** 4-Anilinochinazolin als spezifischer Inhibitor der EGFR-Tyrosinkinase

Mutationen. Es wird zur Therapie des nichtkleinzelligen Bronchialkarzinoms und des Pankreaskarzinoms eingesetzt. Die Methoxyethoxygruppen des Erlotinib interagieren mit der Ribosetasche (o Abb. 13.123) des EGFR. Die orale Bioverfügbarkeit beträgt 59 %. Die Ausscheidung erfolgt hauptsächlich mit den Fäzes. Die Halbwertszeit liegt bei 36 h.

Lapatinib (Tyverb®), ein dualer Tyrosinkinase-Inhibitor, wird zur Therapie des besonders aggressiven HER2-positiven Mammakarzinoms eingesetzt. Angriffspunkte sind die Rezeptoren EGFR und der humane epidermale Wachstumsfaktor-Rezeptor HER2, der bei ca. 15–30 % aller Mammakarzinome stark überexprimiert ist. Dies ist die Voraussetzung für die Wirksamkeit von Lapatinib. Im Gegensatz zum Typ-I-Bindungsmodus, wie er für Gefitinib und Erlotinib gezeigt wurde, bindet Lapatinib mit der inaktiven Konformation des EGFR, wobei nicht nur die Adenin-Tasche und die spezifische hydrophobe Tasche, sondern auch eine allosterische Tasche genutzt wird, die durch die Konformationsänderung des DFG-Motivs gebildet wird. Wesentlich für die zusätzliche HER2-inhibitorische Komponente und damit eine duale EGFR-HER2-Hemmung ist dabei die raumfüllende, lipophile *meta*-Fluorbenzyloxy-Struktur in der 4-Position des Anilins. Ähnlich wie die Morpholinstruktur des Gefitinibs verbessert die Methylsulfonylethylamino-Gruppe (sek. Amin, $pK_S = 7{,}7$) die Wasserlöslichkeit. Die Basizität des 4-Anilinochinazolins ($pK_S = 5{,}1$) ist deutlich schwächer. Die Bioverfügbarkeit nach oraler Gabe ist unvollständig und variabel. Die Fäzes stellen den primären Ausscheidungsweg für Lapatinib und seine Metaboliten dar. Die Halbwertszeit beträgt 24 h.

Afatinib (Giotrif®) ist ein weitgehend selektiver und potenter, irreversibler EGFR-Kinase-Inhibitor der 2. Generation. Afatinib hemmt die Signaltransduktion bei allen 4 Mitgliedern der HER-Familie, indem es an deren Homo- und Heterodimere bindet. Man bezeich-

13

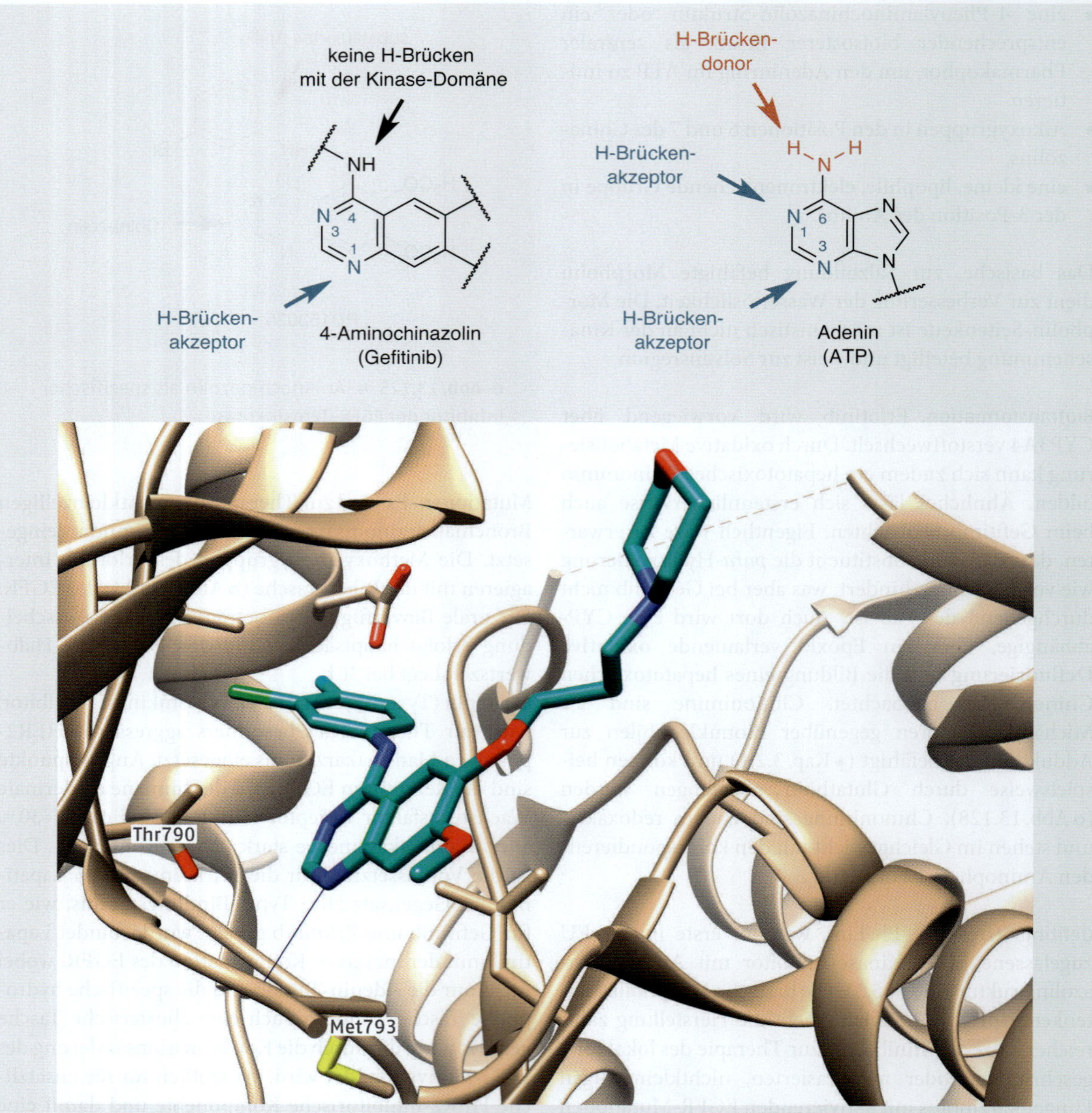

⊙ Abb. 13.126 Oben: Unterschiedliche H-Brückenkontakte von Gefitinib und ATP. Unten: Ausschnitt aus der EGFR-Kinase-Domäne im Komplex mit Gefitinib (PDB-Code 2ITY, Visualisierung mit UCSF Chimera 1.12)

net es daher auch als pan-HER-Inhibitor. Afatinib wird zur Therapie des nichtkleinzelligen Bronchialkarzinoms mit aktivierenden EGFR-Mutationen eingesetzt. Strukturell auffällig ist die als Michael-Akzeptor fungierende Acrylamidstruktur, die – vergleichbar dem Osimertinib (⊙ Abb. 13.129) – zur kovalenten Bindung mit Methioninresten befähigt ist. Bei Verbindungen dieser Art wird die unerwünschte Reaktion mit sogenannten Off-Target-Bionukleophilen meist kritisch betrachtet. Im Falle des Afatinibs mindern die Amidgruppe sowie die endständige *N*,*N*-Dimethylaminogruppe (pK_S = 8,8) jedoch die Elektrophilie des Acrylamids etwas, sodass die Michael-Akzeptor-Eigenschaften vergleichsweise moderat ausgeprägt sind. Da zudem die räumliche Nähe des Nukleophils gegeben sein muss, kann man bei Afatinib und vergleichbaren irreversiblen Kinase-Inhibitoren von einer gewissen Selektivität bezüglich des Targets ausgehen. In diesem Zusammenhang spricht man daher auch von „zielgerichteten kovalenten Inhibitoren". Afatinib weist in der Tetrahydrofuranyloxy-Seitenkette ein

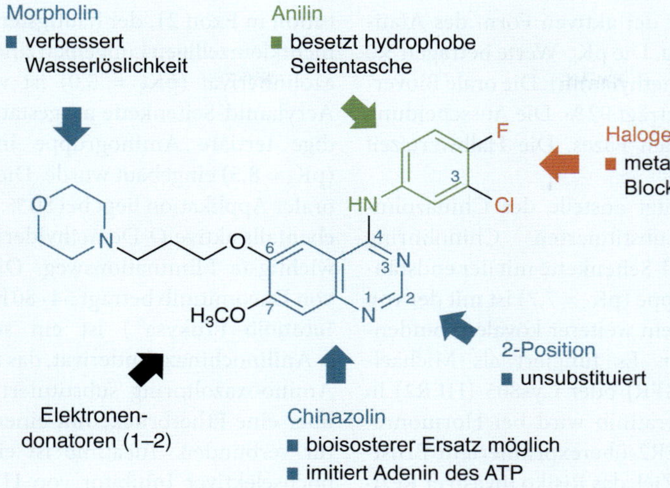

Abb. 13.127 Struktur-Wirkungs-Beziehungen der Tyrosinkinase-Inhibitoren vom 4-Aminochinazolintyp am Beispiel Gefitinib

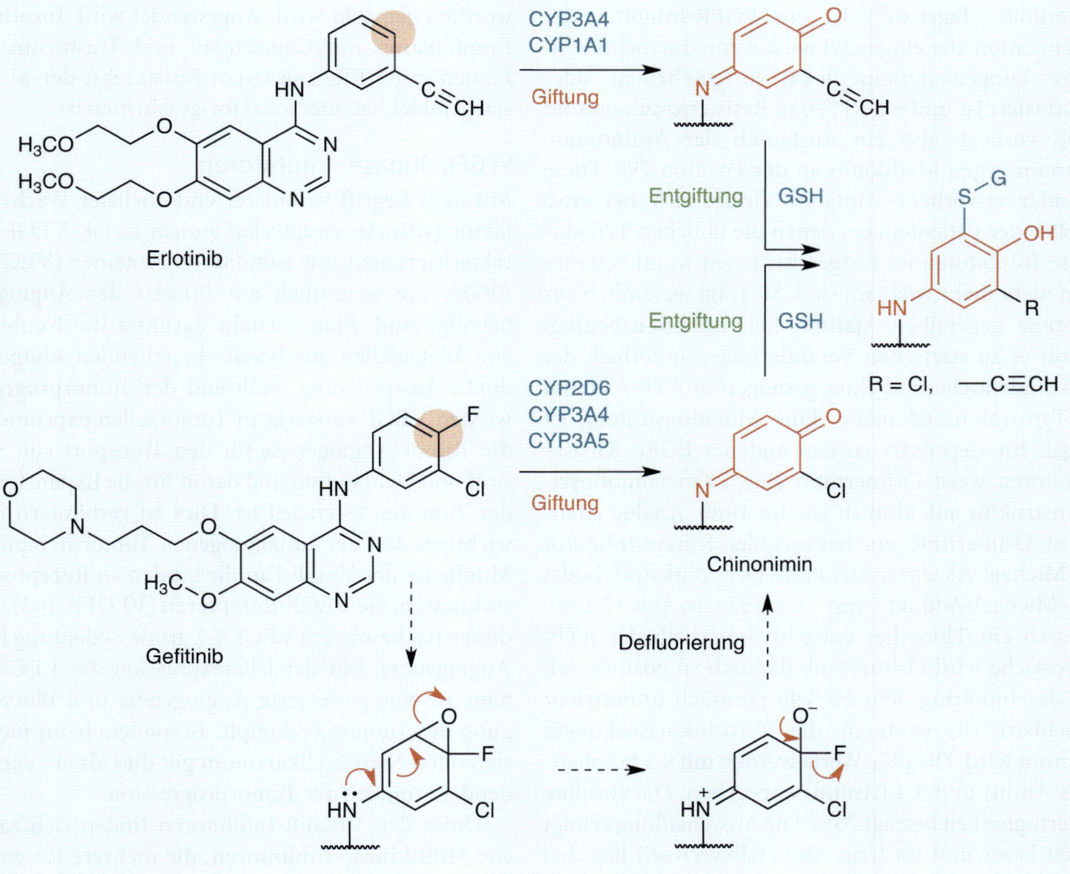

Abb. 13.128 Bildung hepatotoxischer Metaboliten bei Erlotinib und Gefitinib; GSH: Glutathion

3*S*-konfiguriertes Chiralitätszentrum auf. Mit Blick auf das But-2-enamid kommt der aktiven Form des Afatinib die *E*-Konfiguration zu. Die pK_S-Werte betragen 5,0 (Chinazolin) und 8,4 (Dimethylamin). Die orale Bioverfügbarkeit von Afatinib beträgt 92 %. Die Ausscheidung erfolgt vorwiegend mit den Fäzes. Die Halbwertszeit liegt bei 37 h.

Neratinib (Nerlynx®) besitzt anstelle des Chinazolinrings einen 3-Cyan-substituierten Chinolinring (pK_S = 4,7). Die Acrylamid-Seitenkette mit der endständigen Dimethylaminogruppe (pK_S = 7,7) ist mit der von Afatinib identisch. Es ist ein weiterer kovalent bindender Multikinase-Inhibitor. Es fungiert als Michael-Akzeptor für Cys773 (EGFR) oder Cys805 (HER2) in der ATP-Bindetasche. Neratinib wird bei Hormonrezeptor-positivem und HER2-überexprimiertem Brustkrebs eingesetzt mit dem Ziel, das Risiko invasiver Rezidive nach einer bereits erfolgten adjuvanten Trastuzumabtherapie zu senken. Nach oraler Gabe wird Neratinib überwiegend im Stuhl ausgeschieden. Die Biotransformation durch CYP3A4 liefert u. a. *N*-Demethyl-Neratinib und das Pyridin-*N*-oxid. Die Halbwertszeit beträgt 17 h.

Osimertinib (Tagrisso®) ist ein EGFR-Inhibitor der 3. Generation, der eingesetzt wird, wenn das nichtkleinzellige Lungenkarzinom lokal fortgeschritten oder metastasiert ist und eine T790M-Resistenzmutation im EGFR vorliegt, also ein Austausch der Aminosäure Threonin gegen Methionin an der Position 790. Diese sekundär erworbene Mutation findet sich bei etwa 50–60 % der Patienten, bei denen die üblichen Tyrosinkinase-Inhibitoren im fortgeschrittenen Krankheitsstadium nicht mehr wirksam sind. Sie trägt wesentlich zur Resistenz gegenüber Afatinib bei. Mutationsbedingt kommt es zu sterischen Veränderungen innerhalb der ATP-Bindetasche und einer gesteigerten ATP-Affinität der Tyrosinkinasedomäne. Eine Mutationstestung ist obligat. Im Gegensatz zu den anderen EGFR-Kinase-Inhibitoren weist Osimertinib eine Phenylaminopyrimidinstruktur auf, ähnlich wie Imatinib. Analog Afatinib ist Osimertinib ein irreversibler Kinase-Inhibitor mit Michael-Akzeptor-Struktur. Der Wirkstoff bildet ein Michael-Addukt mit Cys797 (Abb. 13.129), wodurch ein Thioether entsteht. Innerhalb der ATP-Bindetasche wird Osimertinib dadurch so positioniert, dass der Indolring dem Met790 räumlich unmittelbar benachbart ist, wodurch die Tyrosinkinaseaktivität gehemmt wird. Die pK_S-Werte werden mit 9,5 (aliphatisches Amin) und 4,4 (Anilin) angegeben. Die absolute Bioverfügbarkeit beträgt 70 %. Die Ausscheidung erfolgt in den Fäzes und im Urin. Die Halbwertszeit liegt bei 48 h.

Dacomitinib (Vizimpro®) ist ein 2019 zugelassener, oral anwendbarer EGFR-, HER2- und HER4-Inhibitor mit Michael-Akzeptor-Struktur. Es ist wirksam bei bestimmten EGFR-Mutationen, z. B. der L858R-Substitution in Exon 21, der häufigsten EGFR-Mutation beim nichtkleinzelligen Lungenkarzinom. Das 4-Anilinochinazolinderivat (pK_S = 5,0) ist wie Afatinib mit einer Acrylamid-Seitenkette ausgestattet, wobei die endständige tertiäre Aminogruppe in einen Piperidinring (pK_S = 8,5) eingebaut wurde. Die Bioverfügbarkeit nach oraler Applikation liegt bei 80 %. Hauptmetabolit ist das ebenfalls aktive *O*-Demethylderivat. Die Fäzes sind der wichtigste Eliminationsweg. Die Plasmahalbwertszeit von Dacomitinib beträgt 54–80 h.

Tucatinib (Tukysa®) ist ein seit 2021 zugelassenes 4-Anilinochinazolinderivat, das in 6-Position mit einem Aminooxazolinring substituiert ist. Der Anilinteil ist über eine Etherbrücke mit einer Triazolopyridinstruktur verbunden. Tucatinib ist ein oral bioverfügbarer, hochselektiver Inhibitor von HER2 gegenüber EGFR. Dieses Selektivitätsprofil stellt einen wichtigen klinischen Vorteil im Vergleich zu anderen Aminochinazolin-Analoga wie Lapatinib und Neratinib dar, die HER2- und EGFR-Kinasen nahezu äquipoten hemmen, da die Interaktion mit EGFR für die hohe Rate an gastrointestinalen und dermatologischen Nebenwirkungen verantwortlich gemacht wird. Angewendet wird Tucatinib in Kombination mit Capecitabin und Trastuzumab bei Frauen mit HER2-positivem Brustkrebs, der Metastasen gebildet hat oder lokal fortgeschritten ist.

VEGFR-Kinase-Inhibitoren

Mit dem Begriff vaskulärer endothelialer Wachstumsfaktor (*vascular endothelial growth factor*, VEGF) charakterisiert man eine Familie von Proteinen (VEGF A-F, PIGF), die wesentlich am Prozess der Angiogenese beteiligt sind. Man versteht darunter die Neubildung von Blutgefäßen aus bereits bestehenden Blutgefäßen durch Aussprossung. Während der Tumorprogression werden VEGF verstärkt in Tumorzellen exprimiert, da die Tumor-Angiogenese für den Transport von Sauerstoff und Nährstoffen und damit für die Expansion solider Tumoren essenziell ist. Dies zu verhindern ist ein wichtiges Ziel der antiangiogenen Tumortherapie. Alle Mitglieder der VEGF-Familie binden an **Rezeptortyrosinkinasen**, die VEGF-Rezeptoren (VEGFR-1–3). Unter diesen hat besonders VEGFR-2 große Bedeutung für die Angiogenese. Mit der Überexpression des VEGF-Proteins ist eine gesteigerte Angiogenese und Blutversorgung des Tumors verknüpft. Besonders beim metastasierenden Nierenzellkarzinom gilt dies als ein entscheidender Stimulus der Tumorprogression.

Unter den VEGFR-Inhibitoren finden sich zahlreiche **Multikinase-Inhibitoren**, die mehrere Rezeptortyrosinkinasen hemmen. Einerseits könnte man diese Substanzen als unselektiv ansehen, andererseits werden aber im Wesentlichen solche Kinasen gehemmt, die in das Tumorgeschehen involviert sind. Letztlich wird eine

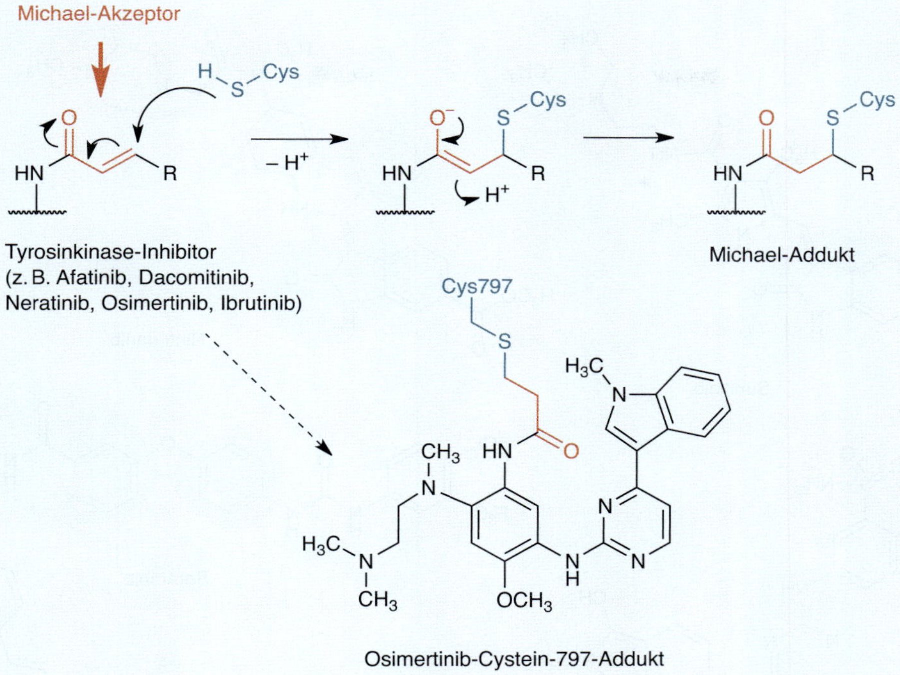

Abb. 13.129 Tyrosinkinase-Inhibitoren als Michael-Akzeptoren

Einzelsubstanz gezielt im Sinne einer Kombinationstherapie eingesetzt, um mehrere Tyrosinkinasen zu adressieren. Einen wesentlichen Vorteil sieht man insbesondere in der Umgehung von Resistenzen.

Mit Ausnahme der Typ-I-Inhibitoren Sunitinib und Vandetanib nutzen die in Abb. 13.130 gezeigten VEGFR-Kinase- und Multikinase-Inhibitoren die allosterische Tasche, die sich durch die Umpositionierung der DFG-Gruppe gebildet hat, sodass es sich in den meisten Fällen um Typ-II-Inhibitoren handelt.

Sunitinib (Sutent®) ist ein Indolinonderivat. Substanzen dieser Art hatte man bereits zu Beginn der 1990er Jahre als geeignete Ausgangsstrukturen für Tyrosinkinase-Hemmstoffe identifiziert. Sunitinib war 2006 der erste Tyrosinkinase-Inhibitor, der zur Therapie des fortgeschrittenen Nierenzellkarzinoms zugelassen wurde. Es wird auch bei gastrointestinalen Stromatumoren eingesetzt, wenn Unverträglichkeiten oder Resistenzen gegenüber Imatinib (s. u.) zu verzeichnen sind. Weitere Indikationen sind Tumoren der Bauchspeicheldrüse sowie metastasierte, nichtresezierbare gastrointestinale Stromatumoren, bei denen Imatinib nicht wirkt. Die exozyklische Doppelbindung der Indolinonstruktur bedingt *E*/*Z*-Isomerie, wobei die biologische Aktivität Sunitinib an die *Z*-Konfiguration geknüpft ist. Sunitinib ist sehr lichtempfindlich. Unter anderem kommt es zu einer Isomerisierung der Doppelbindung mit der Bildung des wesentlich weniger aktiven *E*-Isomers. Der pK_S-Wert für die basische Diethylamin-Seitenkette beträgt 9,0. Sunitinib hemmt die Rezeptortyrosinkinasen VEGFR-1, -2 und -3, wodurch es die Tumor-Angiogenese behindert. Die Substanz ist ein ausgesprochener Multikinase-Inhibitor. Es werden neben VEGFR auch PDGFR und die Kinase des c-KIT-(Stammzellfaktor-) Rezeptors, daneben die Rezeptortyrosinkinase RET (*rearranged during transfection*) sowie verschiedene RAF-Kinasen (*rapidly accelerated fibrosarcoma*) gehemmt. Sunitinib wird durch CYP3A4 in einen aktiven Desethylmetaboliten umgewandelt, der weiter über CYP3A4 abgebaut wird. Die Ausscheidung erfolgt vorwiegend über die Fäzes. Die Eliminationshalbwertszeit beträgt 40–60 h.

Sorafenib (Nexavar®), Ph. Eur. (Tosilat), ist ein unsymmetrisch substituierter *N,N'*-Diarylharnstoff und ebenfalls ein oral wirksamer Multikinase-Inhibitor. Ein Pyridin-2-carbonsäuremethylamid-Strukturteil interagiert mit der Adenin-Tasche. Durch Hemmung der RAF-Kinase, einer Serin-Threonin-Kinase des MAPK-Signalwegs, wird einerseits die Signaltransduktion über die MAPK-Kaskade in den Zellkern unterbunden. Zusätzlich werden die Kinasen RET, c-KIT und FLT3 (*FMS-like tyrosine kinase 3*) gehemmt. Außerdem bewirkt Sorafenib durch die Hemmung von VEGFR-2 und

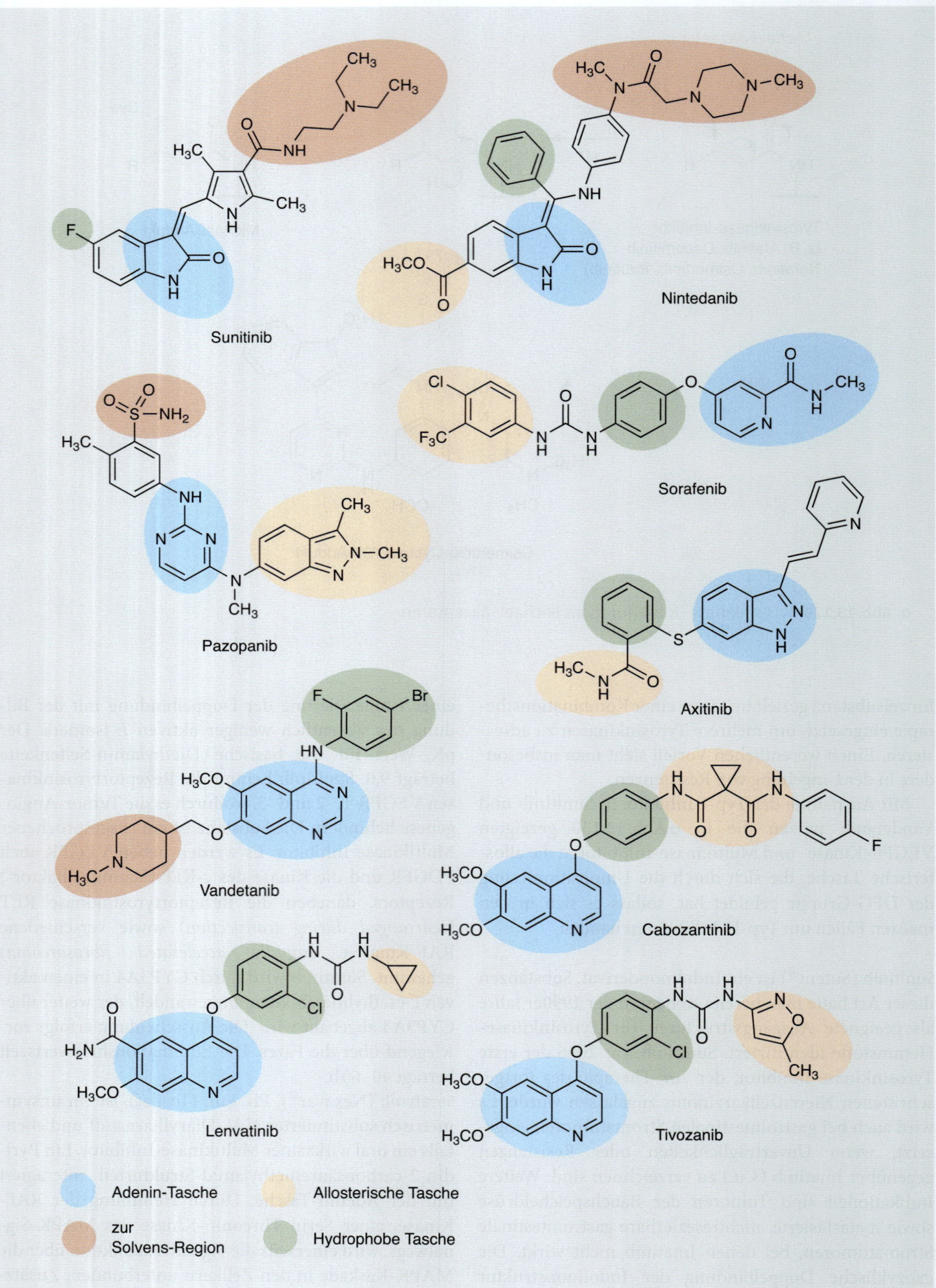

Abb. 13.130 VEGFR-Kinase- und Multikinase-Inhibitoren (Bindungsregionen farbig)

PDGFR-β eine Unterdrückung der Tumor-Angiogenese. Sorafenib wurde 2006 als Orphan-Arzneimittel zur Therapie des metastasierten Nierenzellkarzinoms zugelassen. Mittlerweile setzt man Sorafenib auch beim Leberzellkarzinom sowie beim Iod-refraktären Schilddrüsenkrebs ein. Nach oraler Applikation beträgt die Bioverfügbarkeit 49 %. Die Ausscheidung erfolgt hauptsächlich mit den Fäzes. Die Halbwertszeit liegt bei 25–48 h.

Pazopanib (Votrient®) wurde 2010 als ein weiterer Multikinase-Inhibitor (VEGFR, PDGFR, c-KIT) zur Behandlung des fortgeschrittenen Nierenzellkarzinoms und bestimmter Weichteilsarkome zugelassen. Die Substanz wird als Hydrochlorid eingesetzt. Die pK_S-Werte betragen: 2,1 (Indazol), 6,4 (Pyrimidin) und 10,2 (Sulfonamid-NH). Nach oraler Gabe wird Pazopanib langsam eliminiert mit einer Halbwertszeit von 31 h. Die Elimination erfolgt hauptsächlich über die Fäzes.

Axitinib (Inlyta®) kam 2012 auf den Markt. Es ist ein Indazolderivat mit einer *E*-konfigurierten Pyridinylvinyl-Seitenkette (pK_S = 4,8). Es hemmt die Rezeptortyrosinkinasen VEGFR-1, -2 und -3 und wird zur Behandlung des fortgeschrittenen Nierenzellkarzinoms eingesetzt, wenn die vorangegangene Therapie mit Sunitinib oder einem Zytokin versagt. Nach oraler Gabe beträgt die Bioverfügbarkeit 58 %. Die Auscheidung erfolgt mit den Fäzes und im Urin. Die Plasmahalbwertszeit liegt im Bereich von 2,5–6 h.

Vandetanib (Caprelsa®) ist seit 2012 im Handel. Es besitzt die klassische 4-Anilinochinazolin-Struktur (pK_S = 5,2) und eine basische Seitenkette mit endständigem Piperidinring (pK_S = 9,4). Es ist ein Multikinase-Inhibitor und blockiert verschiedene Rezeptorkinasen, darunter VEGFR-1–3, EGFR und RET. Vandetanib ist indiziert für die Behandlung eines aggressiven und symptomatischen medullären Schilddrüsenkarzinoms (MTC) bei Patienten mit nichtresezierbarer, lokal fortgeschrittener oder metastasierter Erkrankung. Metaboliten sind Vandetanib-*N*-oxid (Piperidin) und das *N*-Demethylderivat. Die Elimination erfolgt in den Fäzes und im Urin. Die sehr lange Plasmahalbwertszeit beträgt 19 Tage.

Nintedanib (Vargatev®) wurde 2015 zugelassen. Es wird bei bestimmten Formen von Lungenkrebs eingesetzt und ist zudem der erste Tyrosinkinasehemmer zur Therapie der Idiopathischen Lungenfibrose (Ofev®). Die seltene, chronisch verlaufende Erkrankung ist durch ein überschießendes Wachstum von Fibroblasten sowie narbige Veränderungen des Lungenparenchyms gekennzeichnet. Die Lungenfunktion nimmt stetig ab, meist mit tödlichem Ausgang. Nintedanib inhibiert die Rezeptorklassen VEGFR-1, -2 und -3, PDGFR und FGFR-1–3 (*fibroblast growth factor-receptor*). Primäres Ziel in der Tumortherapie mit Nintedanib ist ebenfalls die Angiogenesehemmung. Der pK_S-Wert für die basische Seitenkette (*N*-Methylpiperazin) beträgt 7,9. Nintedanib ist im Milieu des Darmtrakts nur wenig löslich, was zu einer geringen Bioverfügbarkeit von nur 5 % führt. Die Ester-Funktion wird rasch hydrolysiert, die freie Säure wird anschließend über UGT-Enzyme glucuronidiert. Die Ausscheidung erfolgt hauptsächlich mit den Fäzes. Die Halbwertszeit liegt bei 10–15 h.

Cabozantinib (Cabometyx®) wurde 2014 in den Handel gebracht. Es ist ein Multikinase-Inhibitor, der u. a. die Rezeptorklassen VEGFR-2, RET und MET (*mesenchymal-epithelial transition factor*) hemmt. Chemisch handelt es sich um ein Chinolinderivat (pK_S = 6,3) mit einer Cyclopropandicarboxamid-Gruppe. Es ist indiziert zur Behandlung des fortgeschrittenen Nierenzellkarzinoms und zur Behandlung des Leberzellkarzinoms bei Patienten, die zuvor mit Sorafenib behandelt wurden. Cabozantinib wird in den Fäzes und im Urin ausgeschieden. Die terminale Halbwertszeit beträgt 99 h.

Lenvatinib (Lenvima®) ist ebenfalls ein Chinolinderivat (pK_S = 5,1), das als Mesilat eingesetzt wird. Der seit 2015 verfügbare Multikinase-Inhibitor hemmt selektiv die Rezeptorklassen VEGFR-1, -2 und -3, PDGFR und FGF-1–4. Er dient zur Therapie des differenzierten (papillären/follikulären/Hürthle-Zell-)Schilddrüsenkarzinoms (DTC), das nicht auf eine Radioiodtherapie angesprochen hat. Zudem wird es beim hepatozellulären Karzinom eingesetzt. Nach oraler Gabe liegt die Bioverfügbarkeit bei 85 %. Hauptmetaboliten sind das über CYP3A4 gebildete *O*-Demethylderivat sowie Glutathion-Konjugate mit Elimination der *O*-Chlorphenylgruppe und Glucuronide. Zwei Drittel der Dosis werden mit den Fäzes ausgeschieden. Die terminale Halbwertszeit beträgt 28 h.

Tivozanib (Fotivda®) wurde Ende 2017 zur Erstlinientherapie des fortgeschrittenen Nierenzellkarzinoms zugelassen. Es handelt sich um ein oral wirksames Chinolin-substituiertes (pK_S = 5,9) *N,N'*-Diarylharnstoff-Derivat, wobei ein Isoxazolring als eine der beiden Arylkomponenten fungiert. Targets des hochselektiven Tyrosinkinase-Inhibitors sind ebenfalls die vaskulären endothelialen Wachstumsfaktor-Rezeptoren VEGFR-1, -2 und -3, deren Ligand-induzierte Phosphorylierung im picomolaren Bereich inhibiert wird. Hierin ist ein Vorteil gegenüber anderen VEGFR-Inhibitoren wie dem Multikinase-Inhibitor Sorafenib zu sehen. Tivozanib gilt gegenüber Sorafenib als besser verträglich. Ein weiteres, gegenüber VEGFR jedoch weniger sensitives Target ist die Kinase c-KIT. Die Biotransformation über CYP3A4 und CYP1A2 ist gering. Es entstehen Demethylierungs-, Hydroxylierungs- und *N*-Oxidationsprodukte, dazu Glucuronide. Die Ausscheidung erfolgt weitgehend unverändert über die Fäzes. Die Halbwertszeit beträgt etwa 5 Tage.

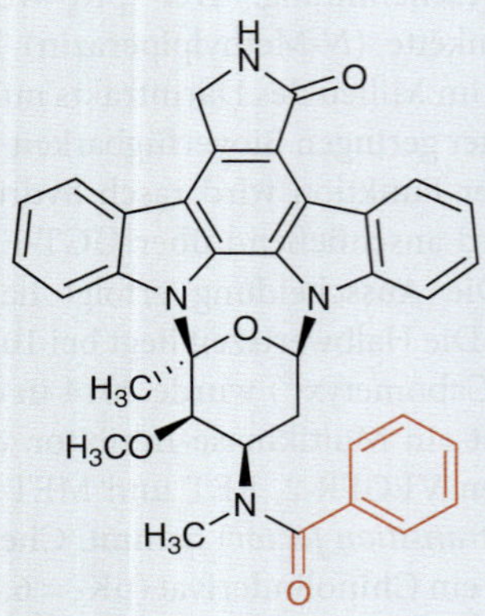

Midostaurin

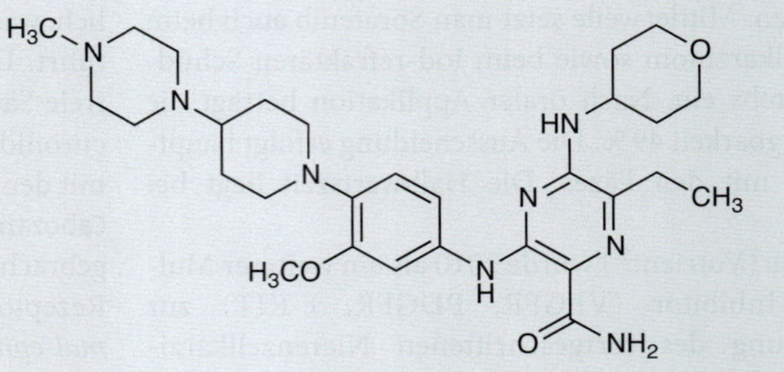

Gilteritinib

Abb. 13.131 Inhibitoren der FLT3-Kinase

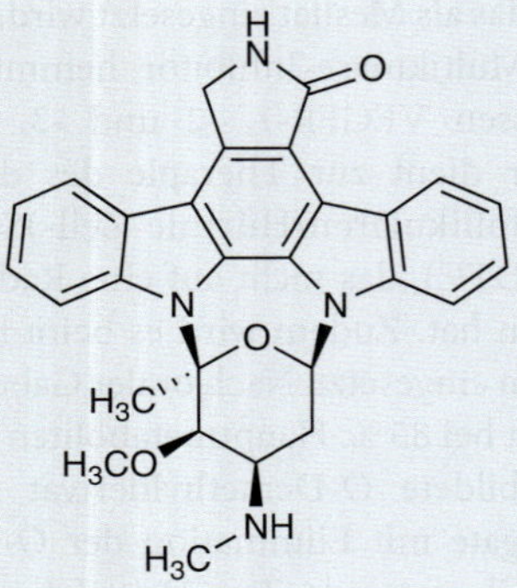

Abb. 13.132 Alkaloid Staurosporin

Inhibitoren spezieller Rezeptoyrosinkinasen

Inhibitoren der FLT3-Kinase

Das FLT3-Gen kodiert für den Oberflächenrezeptor **FLT3** (*FMS-like tyrosine kinase 3*; FMS *feline McDonough sarcoma oncogene*). Es handelt sich um einen Zytokinrezeptor, der für normale hämatopoetische Zelldifferenzierung wesentlich ist. FLT3 gehört zur PDGF-Rezeptor-Subfamilie der Rezeptortyrosinkinasen. Bindet der FLT3-Ligand an die extrazelluläre Domäne dieses Rezeptors, wird er aktiviert, was die Homodimerbildung in der Plasmamembran induziert und zur Autophosphorylierung des Rezeptors führt. Die aktivierte Rezeptorkinase phosphoryliert und aktiviert anschließend mehrere zytoplasmatische Effektormoleküle, die an der Apoptose, Proliferation und Differenzierung von hämatopoetischen Zellen im Knochenmark beteiligt sind.

Bei der **akuten myeloischen Leukämie** (AML) liegt das Protoonkogen FLT3 häufig in mutierter, konstitutiv aktiver Form vor, was mit einer starken Proliferation hämatopoetischer Stammzellen einhergeht. Da die myeloischen Blasten nicht mehr ausdifferenzieren, kommt es zur Anämie und Thrombozytopenie. Zwei Mutationen stehen im Vordergrund: Insbesondere treten interne Tandem-Duplikationen der Transmembrandomäne von FLT3 (FLT3-ITD, *FMS-like tyrosine kinase 3 internal tandem duplication*) sowie Punktmutationen der Tyrosinkinasedomäne (FLT3-TKD) auf, meist an Codon 835. FLT3-Mutationen kommen bei etwa 30 % der Patienten mit AML vor und gehen mit einem aggressiven Verlauf der Erkrankung einher.

Midostaurin (Abb. 13.131, Rydapt®) wurde 2017 zugelassen. Es ist ein *N*-Benzoyl-Derivat des Staurosporins (Abb. 13.132), eines marinen Alkaloids aus *Streptomyces staurosporeus* und wenig selektiven Kinase-Inhibitors. Staurosporin-Analoga besitzen aufgrund ihrer Indolcarbazolstruktur strukturelle Ähnlichkeit zum ATP und binden als Typ-I-Inhibitoren an die ATP-Bindestelle zahlreicher Kinasen. Midostaurin ist ein Multikinase-Inhibitor zur Therapie der akuten myeloische Leukämie (AML) mit FLT3-Mutation sowie der fortgeschrittenen systemischen Mastozytose. Es ist ein potenter FLT3-Inhibitor, hemmt aber auch VEGFR, PKC, KIT und PDGFR. Darin liegen die antiproliferativen und proapoptotischen Eigenschaften begründet. Midostaurin ist ein Substrat von CYP3A4. Hydroxylierung im Pyrrolidonring sowie Etherspaltung der Methoxygruppe führt zu aktiven Metaboliten (Abb. 13.133). Die Elimination der Metaboliten erfolgt hauptsächlich mit den Fäzes. Die Plasmahalbwertszeit des Hydroxymetaboliten ist mit 495 h erstaunlich lang, die des unveränderten Midostaurin beträgt 21 h.

Gilteritinib (o Abb. 13.131, Xospata®) wurde 2019 zugelassen. Das Pyrazincarboxamid ist ein oral wirksamer, potenter und hochselektiver Typ-I-Inhibitor der FLT3- sowie AXL-Rezeptortyrosinkinase. Gilteritinib wird für die gezielte Monotherapie von erwachsenen Patienten mit rezidivierter oder refraktärer AML bei zuvor nachgewiesener FLT3-Mutation (FLT3-ITD, FLT3-D835Y und FLT3-ITD-D835Y) verwendet. Eingesetzt wird das Fumarat. Gegenüber der herkömmlichen chemotherapeutischen Rezidivbehandlung stellt die Therapie mit Gilteritinib eine gezielte Anwendung dar, die mit einer vermehrten Zahl an Remissionen und längeren Überlebensraten einhergeht.

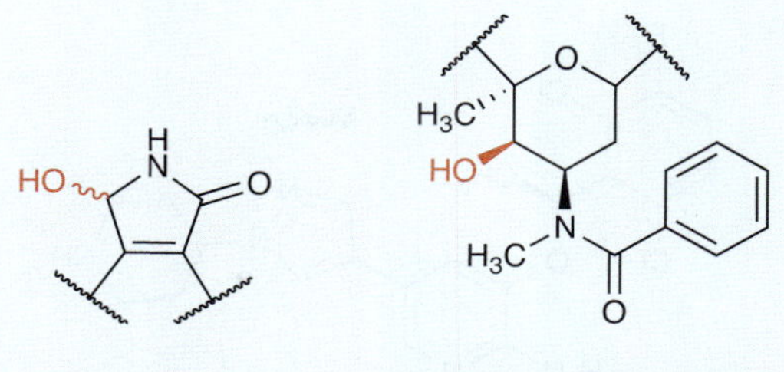

o **Abb. 13.133** Aktive Metaboliten von Midostaurin

Inhibitoren der anaplastischen Lymphomkinase (ALK-Inhibitoren)

Inhibitoren der anaplastischen Lymphomkinase (ALK) dienen zur Therapie des ALK-positiven, fortgeschrittenen nichtkleinzelligen Bronchialkarzinoms (NSCLC, *non small cell lung cancer*). Mit einer Häufigkeit von ca. 80 % ist das NSCLC die am häufigsten auftretende Lungenkrebsform. Die Funktion der ALK ist nicht vollständig geklärt. Sie gehört zur Insulinrezeptor-Superfamilie und ist physiologisch vermutlich an der neuronalen Entwicklung und der Funktion des Nervensystems beteiligt. Ihre onkogene Variante ist die Folge einer Gentranslokation mit der Bildung eines Fusionsonkogens aus einem Teil des *EML4*-Gens (*echinoderm microtubule-associated protein-like 4*) mit dem Kinase-kodierenden Genabschnitt des *ALK*-Gens. Dieses *ALK-EML4*-Fusionsgen entdeckte man 2007. Es tritt bei ca. 5 % aller NSCLC-Patienten mit Adenokarzinomen auf und kodiert für eine konstitutiv aktive ALK-Tyrosinkinase. Folglich kommt es zu einer dauerhaften Stimulation des JAK-/STAT-, MAP-Kinase- und PI3K-Signalwegs. Zellwachstum, Zellmigration und die Neoangiogenese erhalten dadurch einen permanenten Stimulus, wodurch Invasivität und Metastasierung der Tumorzellen gefördert werden. Eine Hemmung der ALK-Tyrosinkinase-Aktivität durch ALK-Inhibitoren führt zu einer Blockade der nachgeschalteten Signalwege einschließlich STAT3 und PI3K/AKT/mTOR sowie zur Apoptose-Induktion in der Tumorzelle.

Seit der Entdeckung der onkogenen Variante der ALK wurden in rascher Folge geeignete Inhibitoren (o Abb. 13.134) zur Marktreife gebracht.

Crizotinib (Xalkori®) ist ein 3,5-disubstituiertes 2-Aminopyridin. Es wurde bereits 2012 zur Erstlinientherapie bei ALK-positivem NSCLC-Status eingeführt. Die Kristallstruktur des Moleküls mit ALK zeigt, dass Crizotinib in der ATP-Bindetasche nach einem Typ-I-Modus bindet. Der Aminopyridinkern sitzt an der Adenintasche und bildet H-Brückenbindungen mit den Aminosäuren der Hinge-Region Glu1197 und Met1199. Nach 1–2 Jahren entwickelt sich meist eine Resistenz. Die orale Bioverfügbarkeit beträgt 43%. Primäre Abbauwege durch CYP3A4 sind die Oxidation des Piperidinrings zum Lactam und die *O*-Desalkylierung mit anschließender Phase-II-Konjugation. Die Plasmahalbwertszeit beträgt 42 h, die Ausscheidung erfolgt vorwiegend mit den Fäzes.

Ceritinib (Zykadia®) ist ein 2,6-Bisanilinopyrimidin und folgte 2015 als Vertreter der 2. Generation. Der Bindungsmodus ist dem des ALK-Crizotinib-Komplexes ähnlich. Hauptwege der Biotransformation sind die Monooxygenierung, die *O*-Desalkylierung und die *N*-Formylierung. Die terminale Halbwertszeit liegt bei 31–41 h. Die Ausscheidung von Ceritinib und seinen Metaboliten erfolgt hauptsächlich mit dem Stuhl.

Alectinib (Alecensa®) ist ein 2017 zugelassener, hoch selektiver und potenter ALK-Inhibitor der zweiten Generation. Er hemmt außerdem die Tyrosinkinase RET. Chemisch handelt es sich um ein 5*H*-Benzo[*b*]carbazol-11(6*H*)-on-Derivat, das man aus einem Screening-Hit entwickelte. Signifikante Aktivität zeigt Alectinib bei sekundären Resistenzen gegenüber Crizotinib. Vornehmlich gehen diese auf Mutationen der ALK-Domäne zurück, so z. B. in den L1196M-positiven Tumorvarianten. Bei dieser Gatekeeper-Mutation ersetzt Methionin das Leucin der Position 1196. Das strukturell auffällige, weitgehend planare Benzo[*b*]carbazol befindet sich dabei an der Schnittstelle der *N*- und *C*-terminalen Subdomänen der katalytischen Kinasedomäne. Die Nitrilgruppe des Alectinibs geht hydrophobe CH/π-Interaktionen mit der Gatekeeper-Aminosäure Leu1196 ein, was wesentlich zur Hemmung der ALK beiträgt. Alectinib überwindet zudem die Blut-Hirn-Schranke, sodass zerebral hohe Wirkstoffkonzentrationen erzeugt werden können. Da es das P-Glykoprotein (P-gp) sowie das Breast-Cancer-Resistance-Protein (BCRP) inhibiert, verbleibt es im ZNS.

13

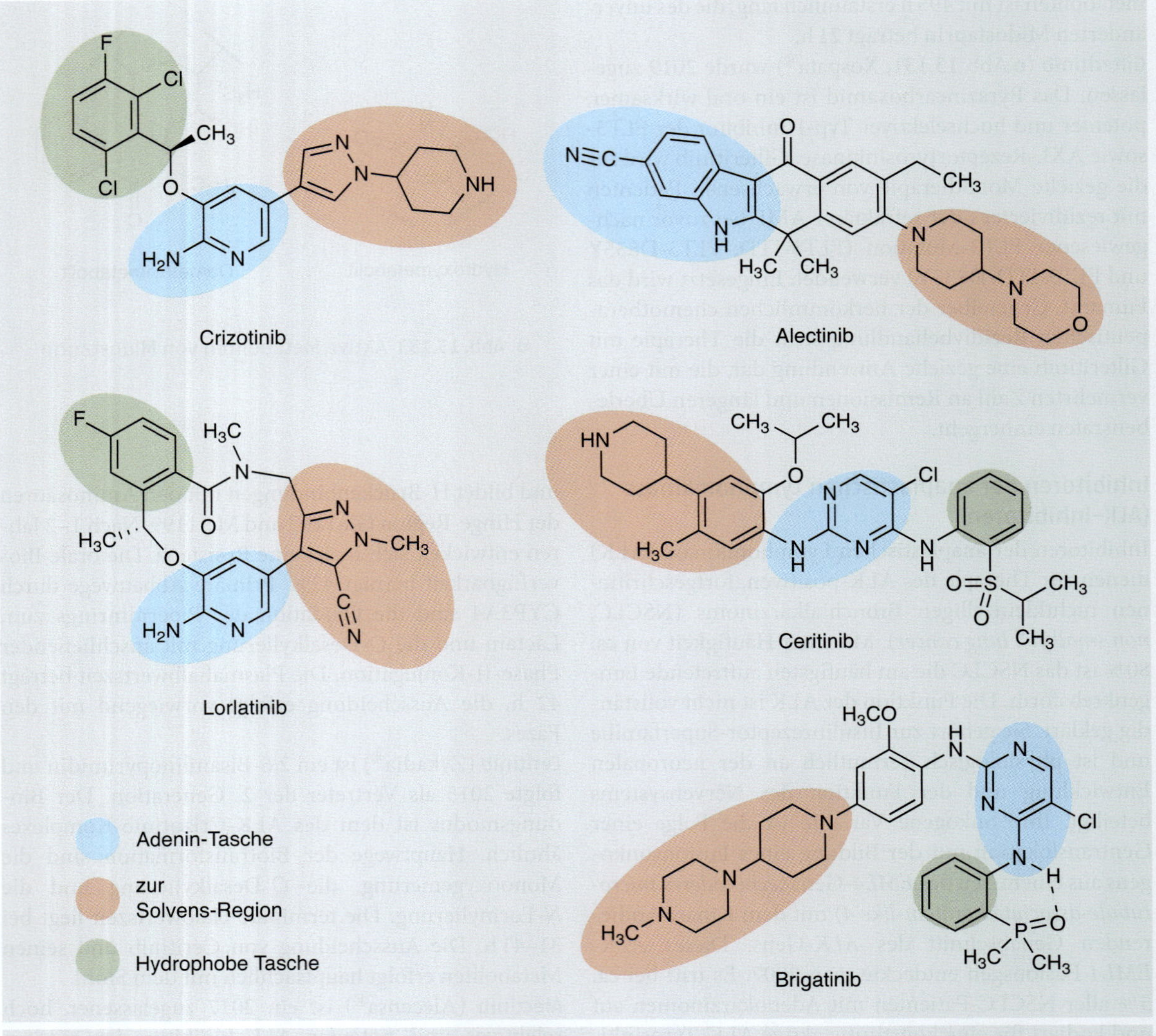

Abb. 13.134 ALK-Inhibitoren (Bindungsregionen farbig)

Brigatinib (Alunbrig®) wurde 2019 zur Behandlung von Erwachsenen mit fortgeschrittenem nichtkleinzelligen Lungenkrebs zugelassen. Es hemmt insbesondere die anaplastische Lymphomkinase ALK sowie die strukturell ähnliche Rezeptortyrosinkinase ROS1 (ROS Protoonkogen 1). Brigatinib verhindert die Autophosphorylierung von ALK sowie die ALK-vermittelte Phosphorylierung des nachgeschalteten Signalproteins STAT3. Von besonderer Relevanz ist die Wirksamkeit von Brigatinib bei einer Vielzahl von Crizotinib-resistenten EML4-ALK-Mutationen. Brigatinib unterscheidet sich von Crizotinib durch die Bisanilinopyrimidin-Struktur anstelle des Aminopyridins, die dem Molekül eine U-förmige Konformation verleiht (Abb. 13.135). Die als H-Brückenakzeptor fungierende, strukturell auffällige Dimethylphosphinoxid-Struktur in *ortho*-Stellung zur Aminogruppe des terminalen Phenylrings stabilisiert die U-Konformation und trägt wesentlich zur potenten und selektiven ALK-Hemmung im Vergleich zu den strukturell hoch homologen IGF1R- sowie InsR-Kinasen bei. Die Dimethylphosphinoxid-Struktur verbessert die pharmakokinetischen Eigenschaften. Anders als bei Alkohol- und Carbonylgruppen ist sie nicht redoxaktiv. Sie ist hochgradig ionischer Natur (R_3P^+–O^-), damit sehr polar und ein ausgezeichneter H-Brückenakzeptor. Sie ähnelt diesbezüglich stark einem *N*-Oxid.

Lorlatinib (Lorviqua®) wurde 2019 zugelassen. Es ist ein ebenfalls selektiver, ATP-kompetitiver Inhibitor der ALK- und ROS1-Tyrosinkinase. Es wird zur Behandlung erwachsener Patienten mit ALK-positivem, fortgeschrittenem nichtkleinzelligem Lungenkrebs eingesetzt.

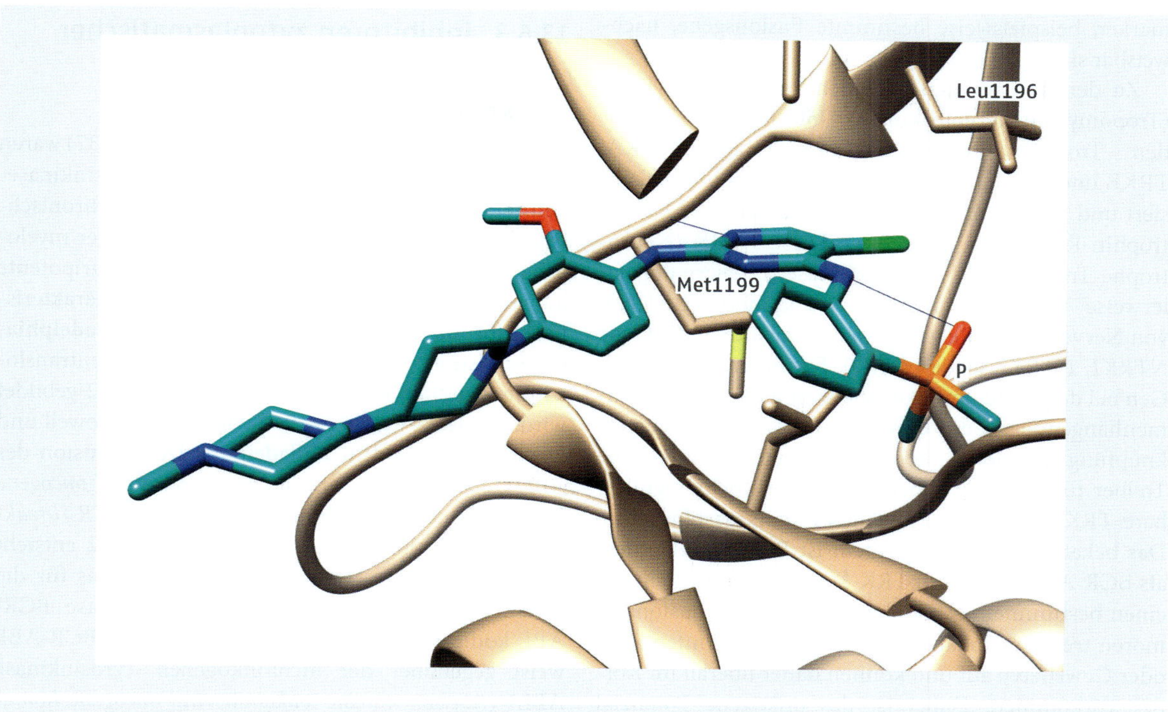

◦ Abb. 13.135 Ausschnitt aus der Kinasedomäne von ALK im Komplex mit Brigatinib (Ausschnitt, PDB-Code 5J7H, Visualisierung mit UCSF Chimera 1.12)

Larotrectinib

Entrectinib

◦ Abb. 13.136 Tumor-agnostisch wirkende Fusionsprotein-Inhibitoren (Bindungsregionen farbig)

Lorlatinib ist aktiv bei Vorliegen bestimmter ALK-Mutanten, die für Resistenzen gegenüber Alectinib, Ceritinib, Crizotinib sowie Brigatinib verantwortlich sind. Lorlatinib überwindet die Blut-Hirn-Schranke. Seine makrozyklische Struktur unterscheidet Lorlatinib wesentlich von den anderen ALK-Inhibitoren. Man entwickelte es ausgehend von Crizotinib mit dem Ziel, hohe Mutations- und P-gp-Effluxraten zu überwinden. Verbunden mit der makrozyklischen Struktur ist eine verbesserte metabolische Stabilität sowie eine verminderte Effluxrate.

Inhibitoren von NTRK- und ROS1-Fusionsproteinen

Zulassungen für Krebsmedikamente orientieren sich meist an der Organlokalisation des Primärtumors oder dem Gewebetyp, in denen der Tumor auftritt. Larotrectinib und Entrectinib (◦ Abb. 13.136) sind dagegen speziell gegen spezifische genetische Veränderungen in den Tumoren gerichtete, sogenannte **Tumor-agnostisch** wirkende Stoffe. Unabhängig von Tumorhistologie und Lokalisation des Tumors können sie bei einer Vielzahl von Tumoren eingesetzt werden, sofern bestimmte Biomarker, beispielsweise bestimmte Fusionsgene, nachweisbar sind.

Zu den Tyrosinkinasen zählen auch die zur TRK-(Tropomyosin-Rezeptorkinase-)Unterfamilie gehörenden Tropomyosin-Rezeptorkinase-Proteine TRKA, TRKB und TRKC. Sie sind in der Zellmembran lokalisiert und werden nach ihren Liganden auch als Neurotrophin-Rezeptoren bezeichnet. Diese NTRK (Neurotrophe-Tropomyosin-Rezeptorkinasen) steuern normalerweise Wachstum, Differenzierung und Überleben von Nervenzellen. Reguliert werden sie durch die Gene *NTRK1*, *NTRK2* sowie *NTRK3*. Fusioniert ein *NTRK*-Gen bei der Zellteilung mit einem anderen nichtzusammenhängenden Gen durch nichthomologe Endverknüpfung, fungieren diese Fusionsgene als onkogene Treiber für dauerhaft überaktive, nicht mehr regulierbare TRK-Fusionsproteine mit Proteinkinasefunktion. Das bekannteste Fusionsprotein ist BCR-ABL. Anders als BCR-ABL (s. u.) sind TRK-Fusionproteine nicht auf einen bestimmten Zelltyp beschränkt. TRK-Fusionstumoren treten unabhängig von einem bestimmten Zell- oder Gewebetyp auf und können daher überall im Körper vorkommen. Dabei ist das onkogene Potenzial unabhängig von dem Translokationspartner, mit dem das *NTRK*-Gen fusioniert hat. Üblicherweise kommt es zu einer Dimerisierung des Fusionsproteins und infolgedessen zu einer Autophosphorylierung der TRK-Kinasedomäne. Gerät das Zellwachstum außer Kontrolle, kommt es zur Tumorbildung in zahlreichen Geweben. TRK-Tumoren sind allerdings selten. Sehr häufig (> 90 %) beobachtetet man die TRK-Genfusion bei Fibrosarkomen im Kindesalter.

Larotrectinib (Vitrakvi®) wurde 2019 von der EMA als erster Wirkstoff mit Tumor-agnostischer Indikation zugelassen. Es ist ein oral wirksamer, von der Tumorlokalisation unabhängig wirkender NTRK-Fusionsprotein-Inhibitor. Larotrectinib ist ein ATP-kompetitiver Kinasehemmer mit einem Pyrazolo[1,5-*a*]pyrimidin-Gerüst, das sich auch bei anderen Kinasehemmern findet. Larotrectinib hemmt selektiv TRKA, TRKB und TRKC. Eine Hemmung von Off-Target-Kinasen findet so gut wie nicht statt.

Entrectinib (Rozlytrek®) ist ein Indazolderivat, das seit 2020 als weiterer niedermolekularer ROS1- und NTRK-Inhibitor zur Behandlung von Erwachsenen mit ROS1-Fusions-positiven Tumoren in der EU zugelassen wurde. Die Rezeptortyrosinkinase ROS1 (ROS-Protoonkogen 1) ähnelt strukturell der anaplastischen Lymphomkinase (ALK). Voraussetzung für den Einsatz der Substanzen ist jeweils der Nachweis der Genfusion.

13.6.3 Inhibitoren zytoplasmatischer Tyrosinkinasen

Inhibitoren der BCR-ABL-Kinase

Inhibitoren der BCR-ABL-Kinase (o Abb. 13.137) waren die ersten therapeutisch verwendeten Tyrosinkinasehemmer. Sie werden zur Behandlung der chronisch-myeloischen Leukämie (CML) eingesetzt, einer myeloproliferativen Neoplasie, die auf eine pluripotente hämatopoetische Stammzelle zurückgeht. Charakteristisch für diese Leukämieform ist das **Philadelphia-Chromosom** t(9,22), das durch Chromosomentranslokation zwischen den Chromosomen 9 und 22 gebildet wird. Entdeckt wurde es 1960 von Peter C. Nowell und David Hungerford in Philadelphia. Durch Fusion des *ABL*-Gens (*Abelson murine leukemia viral oncogene homolog-gene*) auf Chromosom 9 mit dem *BCR*-(*breakpoint cluster region*-)Gen auf Chromosom 22 entsteht das Fusions- oder Hybrid-Gen *BCR-ABL*, das für die konstitutiv aktive Nichtrezeptor-Tyrosinkinase BCR-ABL kodiert. Das onkogene Fusionsprotein BCR-ABL weist gegenüber der nichtonkogenen Tyrosinkinase ABL1 (*Abelson murine leukemia viral oncogene homolog 1*, c-Abl) eine wesentlich stärkere Tyrosinkinaseaktivität auf und kann nicht reguliert werden. Die betroffene Zelle wird zu einer Tumorzelle.

In Deutschland erkranken etwa 1000–1200 Menschen pro Jahr an CML. Im Knochenmark kommt es zu einer unkontrollierten Vermehrung von Granulozyten und deren Vorstufen, die dann ins Blut abgegeben werden. Vor der Einführung von BCR-ABL-Tyrosinkinase-Inhibitoren wie Imatinib endete die Erkrankung fast immer tödlich. Die CML verläuft in einer schleichenden (chronischen) Phase meist beschwerdefrei und schreitet in einer bedrohlicheren Akzelerationsphase (lat. *accelerare* = beschleunigen) fort. Es werden zunehmend Blasten im Blutbild nachgewiesen, die Patienten sind abgeschlagen und wenig leistungsfähig. Die lebensbedrohende Blastenkrise ähnelt einer akuten Leukämie. Granulozyten werden überschießend gebildet, Erythrozyten und Thrombozyten nur vermindert.

Design und Entwicklung. Die Struktur des Imatinibs geht auf **2-Phenylaminopyrimidin** zurück, das man zu Beginn der 1990er Jahre bei Ciba-Geigy eigentlich für die Entwicklung potenter Proteinkinase-C-Inhibitoren im Blick hatte. Im High-Throughput-Screening erwies sich die Substanz als schwacher Inhibitor mehrerer Proteinkinasen. Zunächst verbesserte man die zelluläre Aktivität durch Einführen einer Pyridylstruktur in der 3-Position des Pyrimidins (o Abb. 13.138) und derivatisierte den terminalen Phenylring durch Anilidbildung. Diese strukturelle Modifizierung führte bereits weg von einem reinen PKC-Inhibitor hin zu einem dualen PKC/ABL-Inhibitor. Mit der Einführung einer Methylgruppe

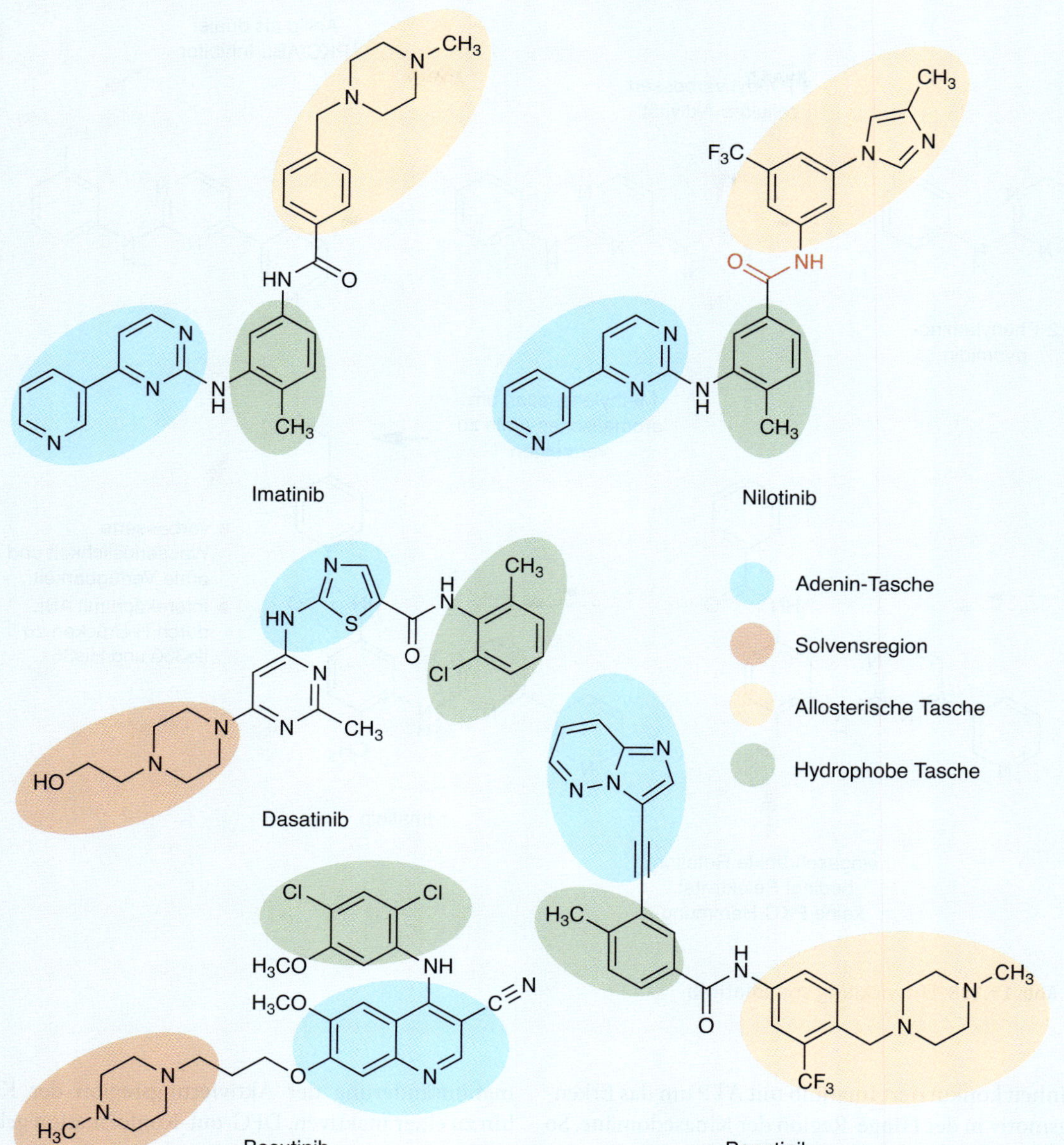

Imatinib

Nilotinib

Dasatinib

Adenin-Tasche

Solvensregion

Allosterische Tasche

Hydrophobe Tasche

Bosutinib

Ponatinib

Abb. 13.137 Inhibitoren der BCR-ABL-Kinase zur Behandlung der chronisch-myeloischen Leukämie (Bindungsregionen farbig)

in die 6-Position des Grundkörpers gingen die PKC-inhibitorischen Eigenschaften völlig verloren, sodass ein erheblicher Selektivitätsgewinn erzielt werden konnte. Die Methylgruppe schränkte die konformative Beweglichkeit ein und führte zu einer gegeneinander verdrehten Anordnung der beiden Ringebenen des sekundären Amins. Damit verbunden ist eine potente und selektive ABL-Hemmung. Die Wasserlöslichkeit und orale Verfügbarkeit optimierte man durch Substitution am terminalen Phenylring mit einem *N*-Methylpiperazinring. Um die Bildung reaktiver Metaboliten durch eine aromatische Aminstruktur zu vermeiden, führte man zwischen dem Phenyl- und Piperazinring einen Methylenspacer ein. Imatinib kam 2001 auf den Markt.

Wirkungsmechanismus. Imatinib, Nilotinib und Ponatinib sind Typ-II-Inhibitoren, während Dasatinib und Bosutinib im Typ-I-Bindungsmodus binden. Aufgrund der mit Adenin strukturverwandten Pyridin-/Pyrimi-

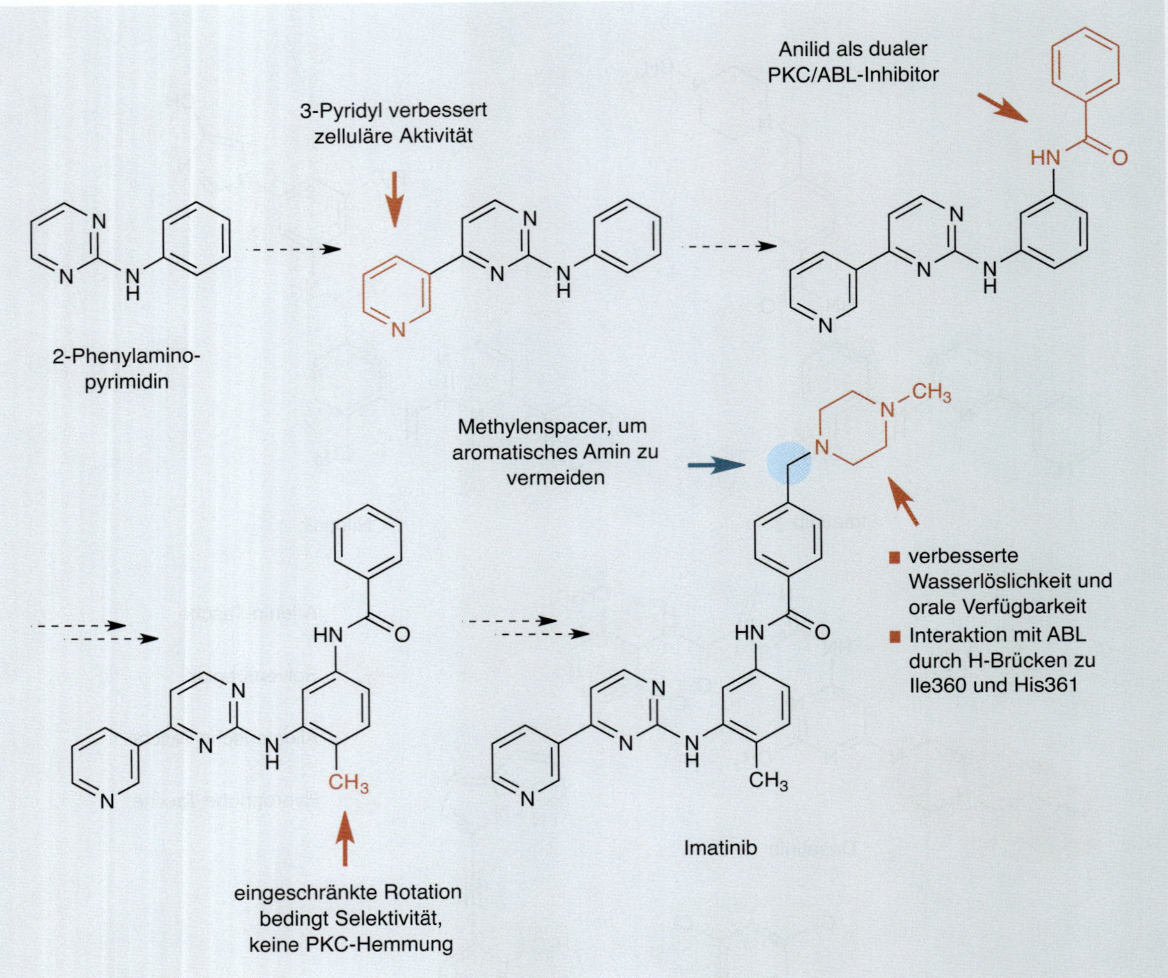

Abb. 13.138 Entwicklung von Imatinib

dineinheit konkurriert Imatinib mit ATP um das Erkennungsmotiv in der Hinge-Region der Kinasedomäne. So bildet Imatinib mit Met318 der Hinge-Region eine H-Brücke, die Aminogruppe des Tolylaminopyrimidins geht außerdem eine H-Brücke mit der Gatekeeper-Aminosäure Thr315 ein (Abb. 13.140). Diese H-Brückenbindung zum Gatekeeper-Thr315 (Abb. 13.141) zeigen alle BCR-ABL-Inhibitoren. Zusätzliche H-Brücken bestehen zwischen dem Amidlinker und den Aminosäuren Glu286 und Asp381. Der Glutamatrest Glu286 ist hoch konserviert und findet sich neben ABL in c-KIT und PDGFR, weshalb außer BCR-ABL auch die Tyrosinkinase-Aktivitäten des PDGF-Rezeptors sowie des Rezeptors für den Stammzellfaktor (*stem cell factor*, SCF), c-KIT, und zudem auch PDGF- und SCF-vermittelte zelluläre Reaktionen gehemmt werden. Darüber hinaus bindet Imatinib über das Phenylpiperazin-Strukturelement innerhalb einer allosterischen Bindestelle der Kinasedomäne, die erst durch eine spezielle Konformationsänderung der Aktivierungsregion der Kinase hin zu einer inaktiven, DFG-out-Konformation gebildet wird.

Der Phenylring des Phenylalanins des DFG-Motivs ragt in der aktiven DFG-in-Konformation normalerweise in eine hydrophobe Tasche (Abb. 13.139, rechts). Verlässt der Phenylalaninrest jedoch diesen hydrophoben Bereich, ändert sich die Orientierung des DFG-Asp381 um nahezu 180°, weg von der ATP-Bindetasche und hin zu einer inaktiven, exponierten DFG-out-Konformation (Abb. 13.139, links). Neben dem Verlust der Fähigkeit zur Koordination des phosphatgebundenen Mg^{2+} wird dadurch eine **allosterische Bindestelle** für Inhibitoren wie Imatinib geschaffen (Abb. 13.140, Abb. 13.141). Eine sterische Blockade der ATP-Bindestelle ist die Folge. Dadurch wird die Kinase in einer **inaktiven Konformation stabilisiert**, der Übergang in die aktive Form kann nicht stattfinden und die Kinase wird durch Imatinib in der inaktiven Konformation

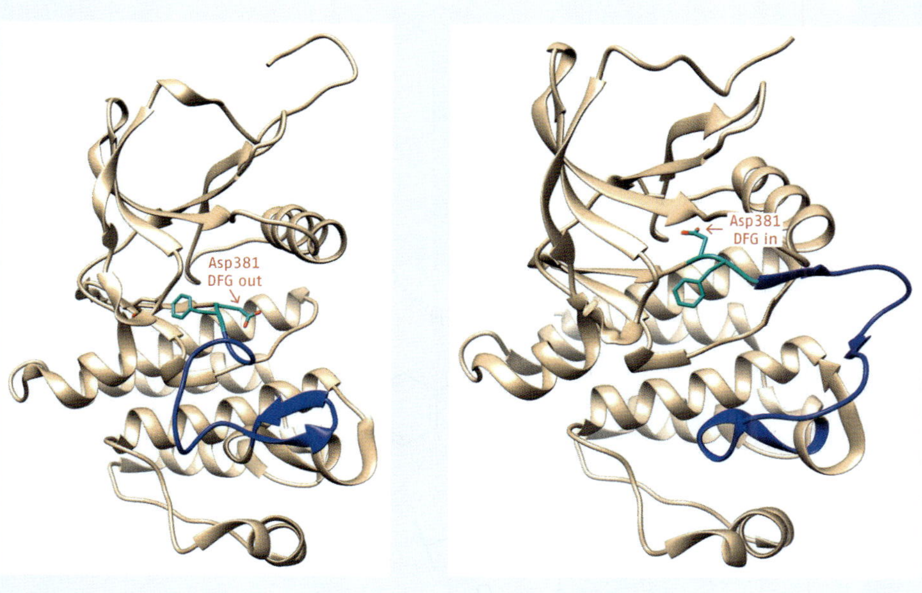

○ Abb. 13.139 Links: DFG-Aminosäuren (grün) eingangs der Aktivierungsschleife (blau) der c-ABL-Proteinkinase-Domäne in der geschlossenen, inaktiven Konformation (PDB-Code 1IEP). Rechts: gestreckt offene, aktive Konformation (PDB-Code 1M52, Visualisierung mit UCSF Chimera 1.12)

„eingefroren". Hierin liegt die weitgehend spezifische ABL-Hemmung durch Imatinib begründet. Dabei weist das Piperazinylamin H-Brückenkontakte mit den Aminosäuren His361 und Ile360 auf. Nur in der aktiven, offenen Konformation kann die Bindung von ATP und dadurch die Aktivierung der Kinase erfolgen.

Da Imatinib, Nilotinib und Ponatinib die humane ABL-Kinase in einer inaktiven Konformation fixieren, Dasatinib und Bosutinib dagegen die aktive Konformation fixieren, geht man davon aus, dass die Bildung der aktiven Konformation ein dynamischer Prozess ist. Dabei wird offenbar auch eine inaktive Konformation durchlaufen und durch den Inhibitor erkannt oder induziert. Daher werden Dasatinib und Bosutinib als gemischte Typ-I-/Typ-II-Inhibitoren bezeichnet.

Imatinib (Glivec®), Ph. Eur. (Mesilat), steht beispielhaft für das erfolgreiche und gezielte Design eines spezifischen und potenten Tyrosinkinase-Inhibitors. Für Imatinib werden 4 Dissoziationsstufen (pK_{S1} = 8,1, pK_{S2} = 3,7, pK_{S3} = 2,6, pK_{S4} = 1,5) angegeben, wobei dem 4-Methylpiperazin-Stickstoff die höchste Basizität zukommt. Bei physiologischem pH-Wert ist Imatinib nahezu unlöslich. Durch Überführung in das Mesilat lässt sich die Löslichkeit deutlich verbessern. Imatinib weist mit 98 % eine sehr hohe orale Bioverfügbarkeit auf und wird in erster Linie durch CYP3A4 am Piperazinring demethyliert. Der Metabolit ist ähnlich wirksam wie die Muttersubstanz. Die Ausscheidung erfolgt überwiegend mit den Fäzes. Die Eliminationshalbwertszeit für Imatinib beträgt 18 h, die des aktiven Metaboliten 40 h. Imatinib ist das Standardpräparat für die Erstlinientherapie der Philadelphia-Chromosom-(BCR-ABL-)positiven (Ph+) chronisch myeloischen Leukämie (CML). Wirksam ist es zudem bei Ph+ akuter lymphatischer Leukämie und bei gastrointestinalen Stromatumoren, relativ seltenen Sarkomen des Gastrointestinaltrakts. Punktmutationen in der Kinasedomäne von BCR-ABL führen zu Resistenzerscheinungen gegenüber Imatinib und zum Wirkungsverlust. So verhindert ein mutationsbedingter Austausch des Gatekeepers Thr315 zum Isoleucin die Ausbildung der H-Brücke (○ Abb. 13.140) und ist zudem sterisch problematisch. Ein solcher Aminosäureaustausch trägt daher wesentlich zur Resistenzbildung bei.

Dasatinib (Sprycel®) ist ein 4-Aminopyrimidinderivat. Es ist ein ausgesprochen potenter Hemmstoff der BCR-ABL- sowie der verwandten SRC-Kinase. Dasatinib weist einen anderen Bindungsmodus auf als Imatinib. Es bindet sowohl an die aktive als auch an die inaktive Konformation der BCR-ABL-Kinasedomäne und besitzt daher Aktivität gegen einige Imatinib-resistente Mutationen von BCR-ABL. Die Hydroxyethylpiperazinstruktur weist zur Solvensregion. Die pK_S-Werte betragen 6,8 (N-4-Piperazin) und 3,1 (sek. aromat. Amin). Die orale Bioverfügbarkeit ist mit 14–34 % nur gering. Die Biotransformation durch CYP3A4 führt zur Aromatenhydroxylierung, Piperazin-*N*-Desalkylierung

13

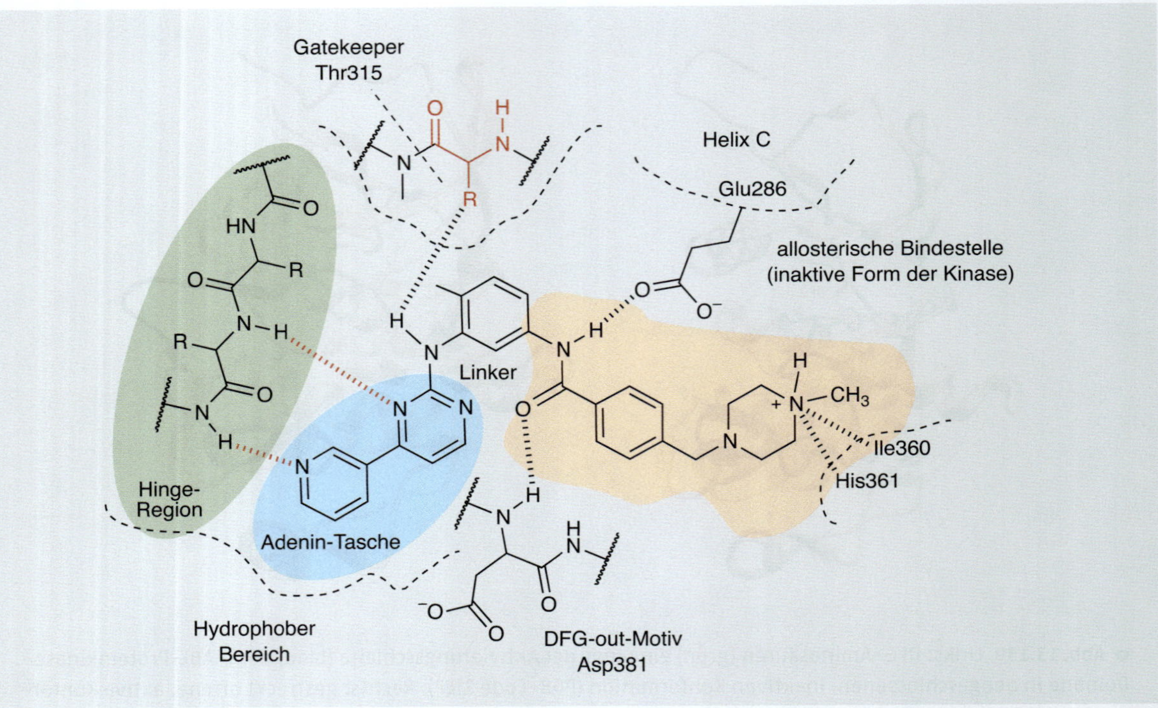

Abb. 13.140 Zweidimensionale Darstellung der Interaktion von Imatinib mit der allosterischen Bindestelle von BCR-ABL

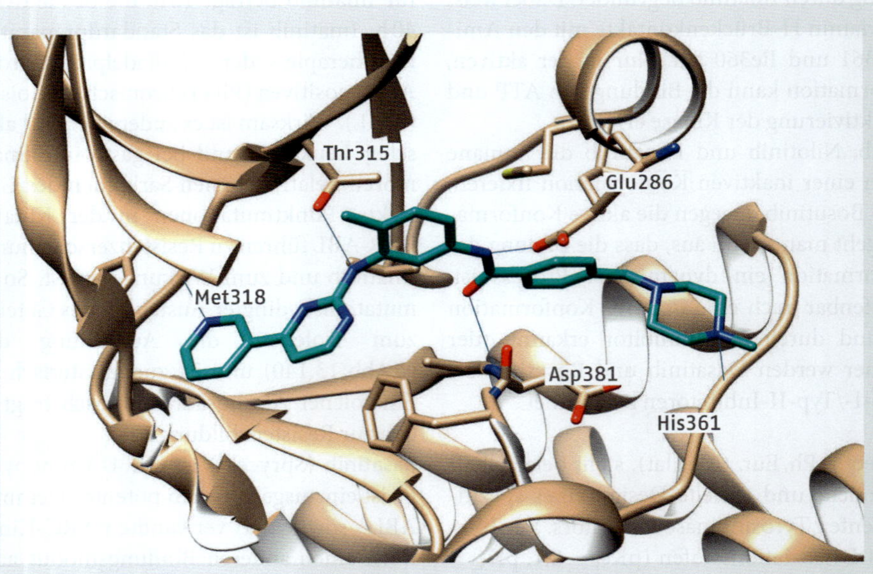

Abb. 13.141 Humane ABL-Kinase im Komplex mit Imatinib (PDB-Code 2HYY, Visualisierung mit UCSF Chimera 1.12)

und Bildung des Piperazin-*N*-4-Oxids. Die Ausscheidung erfolgt überwiegend mit den Fäzes. Die terminale Halbwertszeit beträgt 3–5 h.

Nilotinib (Tasigna®), Ph. Eur., ist das Ergebnis gezielter, struktureller Änderungen beim Imatinib hinsichtlich einer besseren topologischen Passform. Es wurde 2010 zur Erstlinientherapie der CML zugelassen. Nilotinib weist die Pyridin-Pyrimidin-Aminotolyl-Einheit des Imatinibs auf, das *N*-Methylpiperazin wurde ersetzt. Nilotinib kann über das Phenyl-substituierte Imidazol und die Trifluormethylgruppe mit ihren hydrophoben Interaktionen die allosterische Bindetasche effizienter ausfüllen als Imatinib. Im Vergleich zu diesem zeigt es eine invertierte Amidstruktur, bindet ebenfalls an die inaktive Konformation von BCR-ABL und ist ein potenterer Tyrosinkinase-Inhibitor als Imatinib. Nilotinib wird primär durch CYP3A4 metabolisiert, hauptsächlich durch Hydroxylierung der Methylgruppe am Imidazolring. Die Ausscheidung erfolgt vorwiegend mit den Fäzes. Die Eliminationshalbwertszeit beträgt 17 h.

Bosutinib (Bosulif®) wurde 2013 zur Therapie der Ph+ CML in der chronischen, akzelerierten und Blastenphase zugelassen, sofern eine initiale Behandlung mit anderen Inhibitoren erfolglos war. Es ist ein BCR-ABL-Hemmstoff der 2. Generation, der wie Dasatinib auch die SRC-Kinase inhibiert. PDGFR- und EGFR-Kinasen werden nicht nennenswert beeinflusst. Gehemmt werden auch einige Imatinib-resistente, mutierte BCR-ABL-Formen. Grundkörper ist ein 4-Anilinochinolin-3-carbonitril. Diesbezüglich ähnelt es dem HER2-Inhibitor Neratinib, mehr noch den EGFR- und EGFR-/HER2-Hemmstoffen Gefitinib und Erlotinib. Vergleichbar sind auch die Bindungsmodi der Inhibitoren an ihrem jeweiligen Target. Die pK_S-Werte von Bosutinib betragen 11,2 (NH-acides aromat. Amin), 8,1 (Piperazin-N-4), 4,3 (Chinolin) und 3,3 (Piperazin-N-1). Die orale Bioverfügbarkeit beträgt 34 %. Die Ausscheidung erfolgt überwiegend mit den Fäzes. Die Halbwertszeit liegt bei 33 h. Hinsichtlich kardialer und vaskulärer Nebenwirkungen gilt Bosutinib als vergleichsweise gut verträglich.

Ponatinib (Iclusig®) ist ein oral wirksamer pan-BCR-ABL-Inhibitor der 3. Generation, der ebenfalls seit 2013 zugelassen ist. Ponatinib hemmt neben der nativen BCR-ABL-Tyrosinkinase klinisch relevante, mutierte BCR-ABL-Kinase-Domänen und wurde unter dieser Maßgabe auch entwickelt. Ebenfalls gehemmt werden einige Kinasen der SRC-, VEGFR- und FGFR-(*fibroblast growth factor-receptor-*)Familie. Indiziert ist Ponatinib bei Patienten in der chronischen und akzelerierten Phase sowie in der Blastenkrise, falls diese auf Dasatinib oder Nilotinib nicht ansprechen oder die Inhibitoren nicht vertragen werden. Der Wirkungsmechanismus entspricht dem des Imatinibs, mit einigen Besonderheiten. Ponatinib ist insbesondere bei der BCR-ABL-T315I-Mutation wirksam, bei der ein Austausch der Gatekeeper-Aminosäure Thr315 gegen Isoleucin vorliegt. Die anderen BCR-ABL-Tyrosinkinase-Inhibitoren sind dazu nicht in der Lage. Neben der sterischen Hinderung durch das raumfüllende Isoleucin geht als Folge dieses Austausches auch der wichtige H-Brückenkontakt von Thr315 zu BCR-ABL-Inhibitoren wie Imatinib verloren (○ Abb. 13.141). Infolgedessen kommt es bei diesen Inhibitoren zu einem Wirkungsverlust. Auffälligstes Strukturmerkmal von Ponatinib ist eine 3-(Imidazo[1,2-*b*]pyridazin-3-ylethinyl)-Teilstruktur. Die durch das raumfüllende Isoleucin bewirkten sterischen Hinderungen in der ATP-Bindetasche kann Ponatinib aufgrund der rigiden, linearen C≡C-Dreifachbindung umgehen und sich exakt einpassen. Zur Verankerung des Inhibitors in der Bindetasche tragen außerdem zahlreiche hydrophobe Interaktionen bei, u. a. zwischen der Ethinylstruktur und Isoleucin. Ponatinib weist ein erhöhtes Risiko für arterielle und venöse Thrombosen auf, weshalb Herz- und Gefäßfunktion während der Therapie überwacht werden sollten.

Inhibitoren der Bruton-Tyrosinkinase

Ibrutinib (○ Abb. 13.142, Imbruvica®) wurde 2014 zugelassen. Das Pyrazolopyrimidin ist ein selektiver, irreversibler und potenter **Inhibitor der Bruton-Tyrosinkinase** (BTK), einer vorwiegend auf B-Zellen exprimierten Tyrosinkinase der TEC-(*tyrosine kinase expressed in hepatocellular carcinoma-*)Familie. In T-Zellen oder normalen Plasmazellen wird sie nicht exprimiert. Die Bruton-Tyrosinkinase hat zentrale Bedeutung für die Weiterleitung des B-Zell-Rezeptor-Signals in das Zellinnere. Durch Bindung an PIP_3 wird sie zunächst aktiviert und phosphoryliert danach die Phospholipase Cγ (PLCγ). Diese wiederum hydrolysiert PIP_2 zu IP_3 und Diacylglycerol (○ Abb. 13.143). Dadurch kommt es zur Aktivierung von Signalwegen für die Proliferation, Migration, Chemotaxis und Adhäsion von B-Zellen. Indem Ibrutinib mit der Acrylamid-Partialstruktur (Michael-Akzeptor) eine kovalente Bindung (○ Abb. 13.129) zu Cys481 im aktiven Zentrum der Kinase ausbildet, hemmt es das Enzym und unterdrückt damit die Proliferation maligner B-Zellen. Zudem hemmt Ibrutinib die Autophosphorylierung der BTK an Tyr223. Die orale Bioverfügbarkeit ist mit 3–4 % nur gering. Ibrutinib wird überwiegend durch CYP3A4 metabolisiert. Durch CYP3A4-Inhibitoren kann die Plasmakonzentration demnach stark erhöht werden. Der größte Teil der Dosis wird mit den Fäzes ausgeschieden. Die Halbwertszeit beträgt 13 h. Ibrutinib ist indiziert beim Mantelzell-Lymphom und bei chronisch-lymphatischer Leukämie.

Acalabrutinib (Calquence®) kam 2020 auf den Markt. Das Imidazopyrazin ist wie Ibrutinib ein selektiver BTK-Inhibitor und bindet ebenfalls kovalent an Cys481 des Enzyms, woraus eine irreversible Enzyminaktivie-

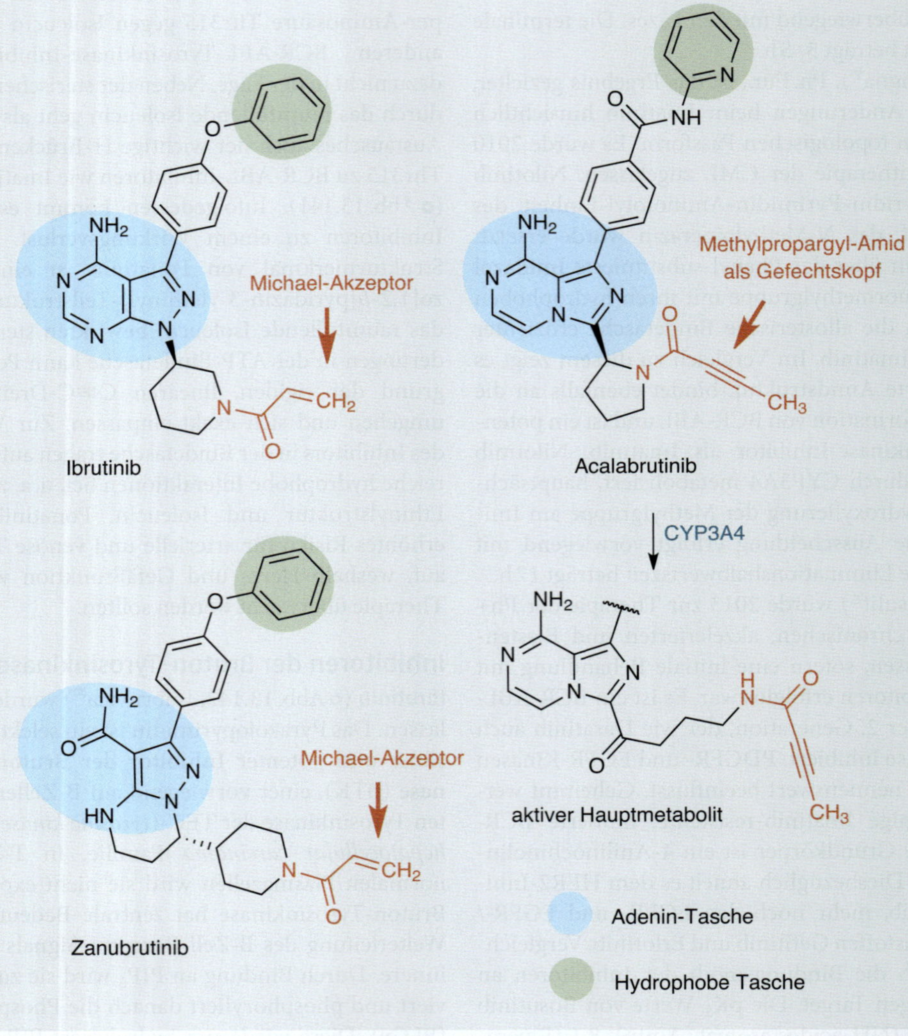

Abb. 13.142 Bruton-Tyrosinkinase-Inhibitoren (Bindungsregionen farbig)

rung resultiert. Eingesetzt wird Acalabrutinib bei chronisch-lymphatischer Leukämie. Anstelle der Acrylamidgruppe verfügt es über ein Methylpropargylamid-Strukturelement als Gefechtskopf, der mit der Thiolgruppe des Cysteins kovalent reagiert. Im Vergleich zu den reaktiveren Gefechtsköpfen anderer Inhibitoren, die an Cysteingruppen verschiedener Kinasen binden, ist die Reaktivität der Methylpropargylamid-Einheit geringer. Infolgedessen reduziert sich die Hemmwirkung auf Off-Target-Kinasen mit analogen Cysteinresten. Die absolute Bioverfügbarkeit von Acalabrutinib beträgt 25%. Die Biotransformation erfolgt vor allem über CYP3A4 sowie in geringerem Maße über Glutathionkonjugation und Amidhydrolyse. Der noch wirksame Hauptmetabolit (Abb. 13.142) entsteht nach Hydroxylierung des Pyrrolidinrings an der Verknüpfungsstelle zum Imidazopyrazin unter Öffnen des Pyrrolidinrings. Die terminale Halbwertszeit von Acalabrutinib beträgt 1–2 h, die des aktiven Metaboliten 7 h. Die Ausscheidung erfolgt vorwiegend mit den Fäzes.

Zanubrutinib (Brukinsa®) ist seit 2021 zugelassen und wird bei Morbus Waldenström eingesetzt. Die Erkrankung ist ein indolentes Non-Hodgkin-Lymphom und durch monoklonale Vermehrung einer einzelnen entarteten B-Zelle charakterisiert. Zanubrutinib ist ein Tetrahydropyrazolopyrimidin und besitzt wie Ibrutinib eine Acrylamidgruppe als Gefechtskopf, womit das Molekül hochselektiv und irreversibel an Cys481 in der ATP-Bindetasche der BTK bindet. Die orale Bioverfügbarkeit liegt bei 15%. Zanubrutinib wird hauptsächlich durch CYP3A4 metabolisiert, die Halbwertszeit beträgt 2–4 h. Die Ausscheidung erfolgt vorwiegend mit den Fäzes.

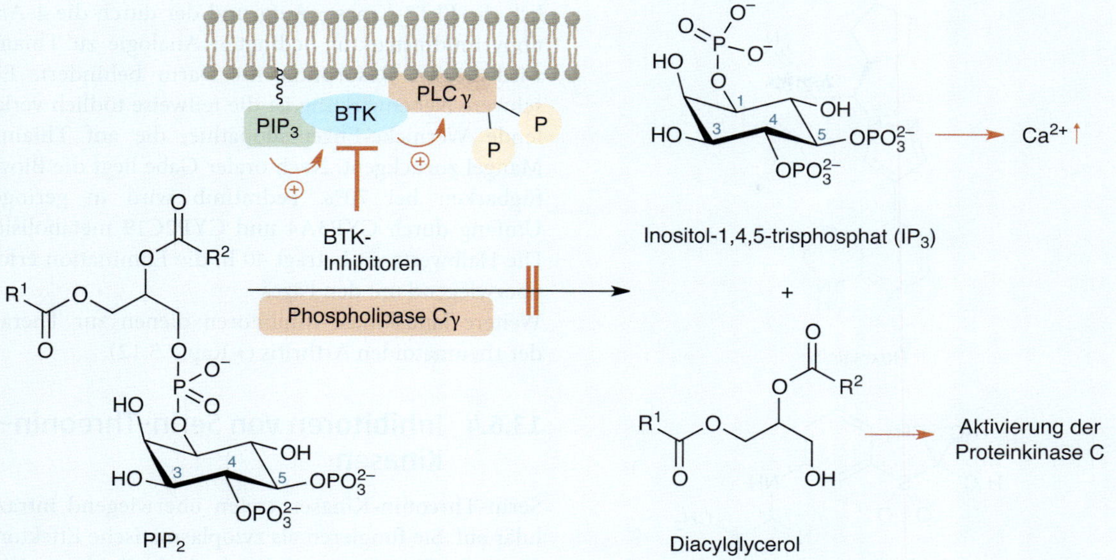

○ Abb. 13.143 Aktivierung und Hemmung der Bruton-Tyrosinkinase

Januskinase-Inhibitoren

Januskinasen (JAK1–3, TYK2) sind mit Zytokin-Rezeptoren assoziierte, **zytoplasmatische Tyrosinkinasen**. Sie besitzen eine Schlüsselrolle für die Hämatopoese und damit auch für myeloproliferative Neoplasien wie die Myelofibrose. Da **Zytokin-Rezeptoren** selbst keine intrinsische Tyrosinkinaseaktivität besitzen, benötigen sie die Januskinasen zur Aktivierung der intrazellulären Signalkaskade.

Januskinasen sind üblicherweise nichtkovalent mit dem Rezeptor assoziiert und fungieren als Mittler zwischen dem Zelläußeren und dem Zellinneren. Die Information extrazellulärer Signalpeptide kann dadurch unmittelbar zu den Promotoren der Zielgene im Zellkern gelangen. Sobald ein Zytokin extrazellulär an seinen Rezeptor bindet, registrieren die Januskinasen dieses Signal und leiten es an andere Moleküle weiter. Ihr Name – ehemals „just another kinase" mit ungeklärter Funktion – geht auf den zweigesichtigen römischen Gott Janus zurück. Im übertragenen Sinne besitzen sie ein sowohl zum Extrazellulärraum wie auch zum Intrazellulärraum gerichtetes Doppelgesicht. Januskinasen (JAK1, JAK2) sind Schlüsselenzyme des **JAK-/STAT-Signaltransduktionswegs**, der beispielsweise bei der Myelofibrose häufig überaktiviert ist. Dort kommt es aufgrund der nachlassenden Blutbildung im Knochenmark zu einer kompensatorisch erheblich vergrößerten Milz, die mehr als die Hälfte des Bauchraums einnehmen kann und dadurch erhebliche Beschwerden verursacht. Über die Hemmung von JAK2 wird die Blutbildung außerhalb des Knochenmarks reduziert, was mit einer Abnahme des Milzvolumens und einer Linderung der Beschwerden einhergeht.

Der JAK-/STAT-Weg beginnt mit der Aktivierung des Zytokinrezeptors durch Ligendenbindung, beispielsweise durch Interleukine. Nach der Phosphorylierung und Dimerisierung des Rezeptors werden Januskinasen durch Autophosphorylierung stimuliert (○ Abb. 13.145) und phosphorylieren dann wiederum Tyrosine des Rezeptors. Die Phosphotyrosinstrukturen des Rezeptors fungieren als Andockstellen für STAT-(*Signal Transducer and Activator of Transcription*-)Proteine, die über ihre SH2-Domänen an die zytosolische Rezeptordomäne binden und durch die aktivierten JAK-Kinasen am Tyrosin phosphoryliert werden. Nachfolgend kommt es zur Homo- oder Heterodimerisierung der STAT-Moleküle. Ein solches phosphoryliertes STAT-Dimer kann nun in den Zellkern diffundieren, wo es die Transkription JAK-/STAT-regulierter Gene aktiviert. Aktivierte STAT-Proteine sind Transkriptionsfaktoren. Januskinase-Inhibitoren (○ Abb. 13.144) führen zu einer reduzierten Phosphorylierung von STAT-Proteinen und unterbinden die Aktivierung der nachgeschalteten Signaltransduktion und somit der gesteigerten Zellproliferation.

Ruxolitinib (Jakavi®) wird als *R*-Enantiomer eingesetzt und ist der erste zur Marktreife gelangte ATP-kompetitive Inhibitor der Januskinasen JAK1 und JAK2. Es wurde 2012 zugelassen und wird bei bestimmten, bösartigen Erkrankungen des blutbildenden Systems wie der primären Myelofibrose und der Polycythämie ein-

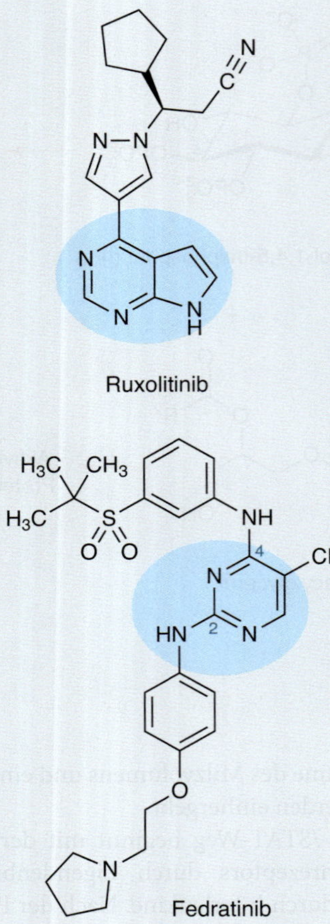

○ Abb. 13.144 Januskinase-Inhibitoren zur Myelofibrose-Behandlung

gesetzt. Ruxolitinib bindet an die aktive, DFG-in-Konformation der Kinase. Das Pyrrolo[2,3-*d*]pyrimidin-Gerüst des Ruxolitinibs bildet 2 H-Bückenbindungen mit Leu932 und Glu930 der Hinge-Region in JAK2 (Leu932 und Glu930 in JAK2). Ruxolitinib wird überwiegend durch CYP3A4, daneben auch über CYP2C9 metabolisiert. Die Ausscheidung erfolgt hauptsächlich in Form von 2 aktiven Hydroxymetaboliten vorwiegend im Urin. Die Eliminationshalbwertszeit von Ruxolitinib beträgt 3 h.

Fedratinib (Inrebic®) ist seit 2021 für die Behandlung von Myelofibrose-Patienten verfügbar. Es handelt sich um einen selektiven 2,4-Diaminopyrimidin-Inhibitor von JAK2, welcher die Bindungsposition von Ruxolitinib nachahmt. Da keine H-Brückenbindung mit Glu930 der Hinge-Region erfolgt, fällt die Hemmwirkung etwas geringer aus. Der Inhibitor bindet ausschließlich an die ATP-Bindestelle. Fedratinib liegt als Dihydrochlorid vor. Die pK_S-Werte betragen 6,3 (N-1, vinyloges Guanidin) und 9,5 (Pyrrolidin). Die Substanz hemmt zusätzlich die FLT3-Kinase. Aufgrund der durch die 4-Aminopyrimidinstruktur bedingten Analogie zu Thiamin wird dessen Resorption im Darm behindert. Eine schwere Nebenwirkung ist die teilweise tödlich verlaufende Wernicke-Enzephalopathie, die auf Thiamin-Mangel zurückgeht. Nach oraler Gabe liegt die Bioverfügbarkeit bei 70%. Fedratinib wird in geringem Umfang durch CYP3A4 und CYP2C19 metabolisiert. Die Halbwertszeit beträgt 40 h, die Elimination erfolgt überwiegend mit den Fäzes.

Weitere Januskinase-Inhibitoren dienen zur Therapie der rheumatoiden Arthritis (▸ Kap. 7.5.12).

13.6.4 Inhibitoren von Serin-Threonin-Kinasen

Serin-Threonin-Kinasen treten überwiegend intrazellulär auf. Sie fungieren als zytoplasmatische Effektorkinasen der Signaltransduktionskaskade. Zu diesen Kinasen zählen zahlreiche Mediatoren der Tumorgenese wie RAF, AKT (syn. PKB) oder MEK.

Inhibitoren des RAS-RAF-MAP-Signalwegs

Die RAF-Serin-Threonin-Kinase-Isoformen ARAF, BRAF und CRAF (RAF-1) sind die ersten Kinasen der Mitogen-aktivierten-Proteinkinase-(MAPK-)Kaskade und als solche wesentlich an der Regulation der Zellproliferation beteiligt. MAPK sind Serin-Threonin-Kinasen. Für die Initiierung der Kinase ist die Tyrosinkinase-Aktivität des EGFR von großer Bedeutung. Eine MAPK-Kaskade stellt eine durch Mitogene oder Wachstumsfaktoren stimulierte Phosphorylierungskaskade dar und besteht aus 3 in Reihe geschalteten Kinasen, die man in der Reihenfolge ihrer Phosphorylierung bezeichnet als

1. MAP-KK-Kinase (MAP-Kinase-Kinase-Kinase, MAP3K, z. B. RAF),
2. MAP-K-Kinase (MAP-Kinase-Kinase, MAP2K, z. B. MEK),
3. MAP-Kinase (MAP-Kinase, MAPK, z. B. ERK).

Zu den wichtigsten Komponenten des durch RAS-GTP initiierten RAS-RAF-MAP-Kinase-Signalwegs zählen die MAP-Kinasen **RAF**, **ERK** (*extracellular signal-regulated kinase*) sowie **MEK** (MAP-/ERK-Kinase), die sukzessive phosphoryliert und aktiviert werden. Es gibt allerdings auch andere MAP-Kinasen, die an Signaltransduktionsprozessen außerhalb des MAP-/ERK-Kinase-Wegs beteiligt sind. Der hier beschriebene Signalweg (○ Abb. 13.147) umfasst

- zunächst die Aktivierung und Phosphorylierung einer Tyrosinkinase, z. B. EGFR, und die Rekrutierung von Adapterproteinen, z. B. GRB2, durch die aktivierte Kinase,

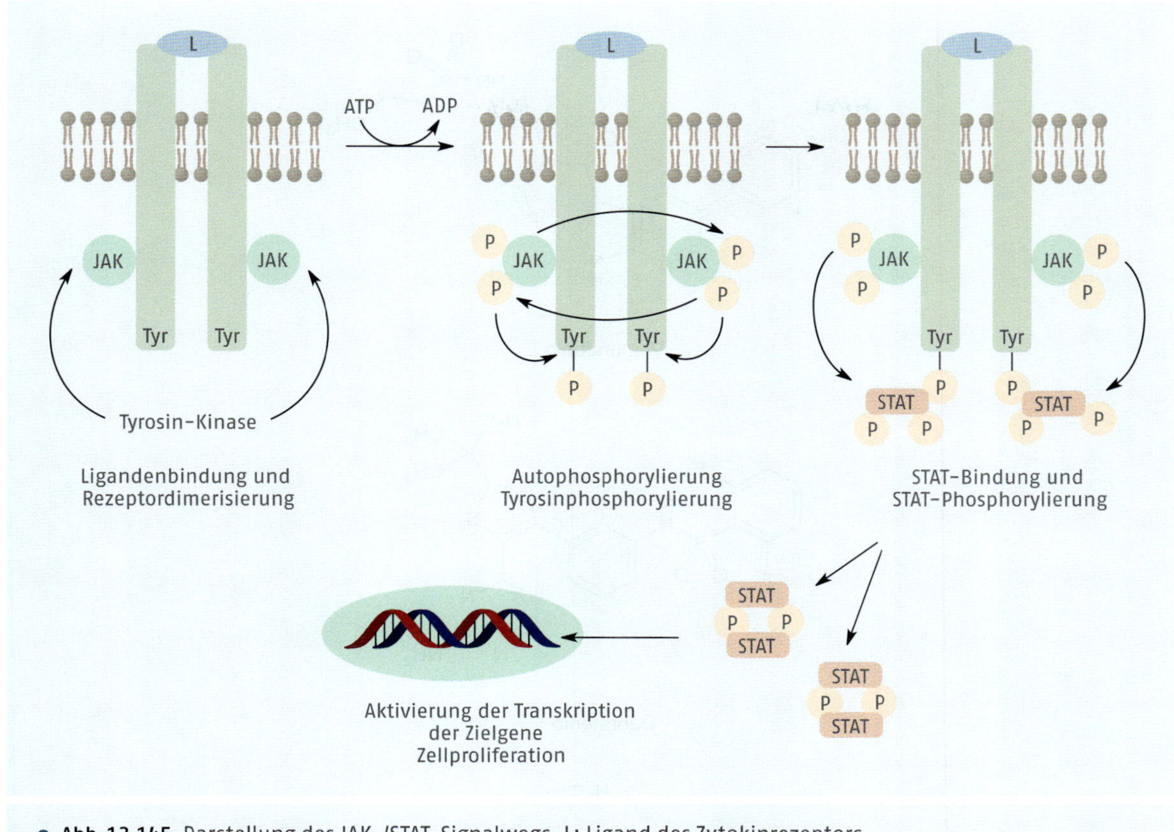

Abb. 13.145 Darstellung des JAK-/STAT-Signalwegs. L: Ligand des Zytokinrezeptors

- die Phosphorylierung des membranverankerten RAS-Proteins durch aktivierte Rezeptortyrosinkinasen und den SOS-katalysierten Austausch von GDP gegen GTP im RAS-Protein sowie die Rekrutierung von RAF durch GTP-RAS,
- die Phosphorylierung von MEK durch die Serin-Threonin-Kinasen RAF (Isoformen ARAF, BRAF, CRAF,
- die Phosphorylierung der MAP-Kinase ERK am unteren Ende der Signalkaskade durch MEK,
- die nachfolgende direkte und indirekte Aktivierung zahlreicher Transkriptionsfaktoren.

Das BRAF-Protein wird durch das *BRAF*-Gen, ein Protoonkogen, kodiert. Es ist ein wichtiger Bestandteil des RAS-/RAF-/MEK-/ERK-Signalwegs und beeinflusst Zellteilung und Zelldifferenzierung. Die Kinase BRAF ist in etwa zwei Dritteln der malignen Melanome, beim Schilddrüsenkrebs sowie einer Reihe weiterer Tumoren überaktiv und spielt eine wichtige Rolle bei der Regulation des MAPK-/ERK-Signalwegs.

Für die selektive Hemmung der BRAF-Kinase stehen die Typ-I-Inhibitoren Vemurafenib, Dabrafenib und Encorafenib (Abb. 13.146) zur Verfügung. Selektive Hemmung der MEK1-/2-Signalkette (Abb. 13.147) ist durch allosterische MEK-Inhibitoren (Abb. 13.148) wie Trametinib, Cobimetinib, Binimetinib und Selumetinib möglich.

Vemurafenib (Zelboraf®) wurde 2012 als erster, hochspezifischer Small-Molecule-Inhibitor der mutierten Serin-Threonin-Kinase $BRAF^{V600E}$ zugelassen. Strukturell ist es als 7-Azaindol-Derivat aufzufassen und weist eine Sulfonamidstruktur (pK_S = 7,9) auf. Die N-Atome des Azaindols bilden H-Brücken zu den Aminosäuren Cys532 und Glu530 der Hinge-Region aus, wodurch der Inhibitor fixiert und die Bindung von ATP kompetitiv verhindert wird. Dabei wird die RAF-Selektivität von Vemurafenib wesentlich durch eine H-Brücke zwischen der Sulfonamidgrupe und Gly596 der DFG-in-Konformation bestimmt. Die terminale 4-Chlorphenylstruktur weist zur Solvensregion. Nach oraler Gabe beträgt die Bioverfügbarkeit 64 %. Die Ausscheidung erfolgt überwiegend mit den Fäzes. Die Halbwertszeit liegt bei 57 h.

Nahezu die Hälfte aller metastasierenden malignen Melanome weist das Protein $BRAF^{V600E}$ auf. Der Name Vemurafenib ist hergeleitet von **V**600 **Emu**tated **BRAF**.

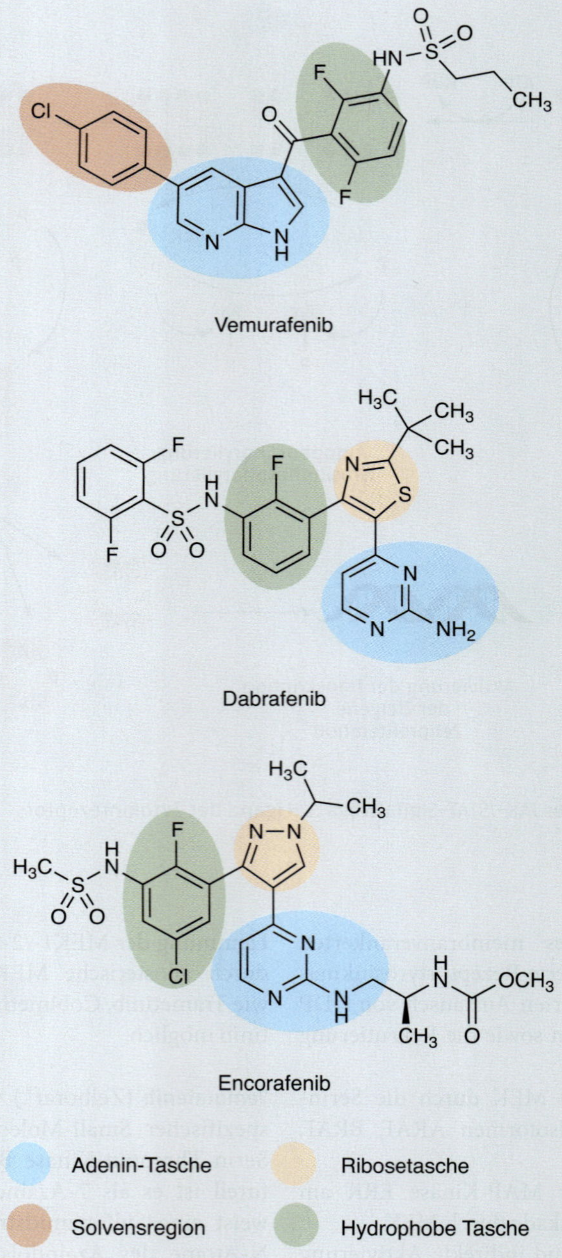

Vemurafenib

Dabrafenib

Encorafenib

Adenin-Tasche | Ribosetasche | Solvensregion | Hydrophobe Tasche

Abb. 13.146 BRAF-Kinase-Inhibitoren (Bindungsregionen farbig)

In der Aktivierungsschleife des BRAF-Proteins ist die Aminosäure Valin an der Position 600 durch Glutamat ersetzt. Durch eine Punktmutation kommte es somit – unabhängig von einer vorausgegangenen Stimulation – zu einer Daueraktivierung des Signalwegs und unkontrolliertem Zellwachstum. Nur bei Vorliegen dieses Genotyps wirkt Vemurafenib. Wesentlich ist die Bildung einer Salzbrücke zwischen Glu600 und Lys507, die das Enzym in der aktiven DFG-in-Konformation fixiert.

Dabrafenib (Tafinlar®) ist seit 2013 zur Behandlung von fortgeschrittenem schwarzen Hautkrebs zugelassen. Dabrafenib ist ebenfalls ein selektiver Hemmstoff von $BRAF^{V600E}$. Verglichen mit Vemurafenib zeigt es geringer ausgeprägte Nebenwirkungen, darunter weniger Hautausschläge und insbesondere eine verringerte Bildung von Plattenepithelkarzinomen. Strukturell handelt es sich um ein 2-Aminopyrimidin (pK_S = 2,2), dessen RAF-Selektivität wie bei Vemurafenib durch eine

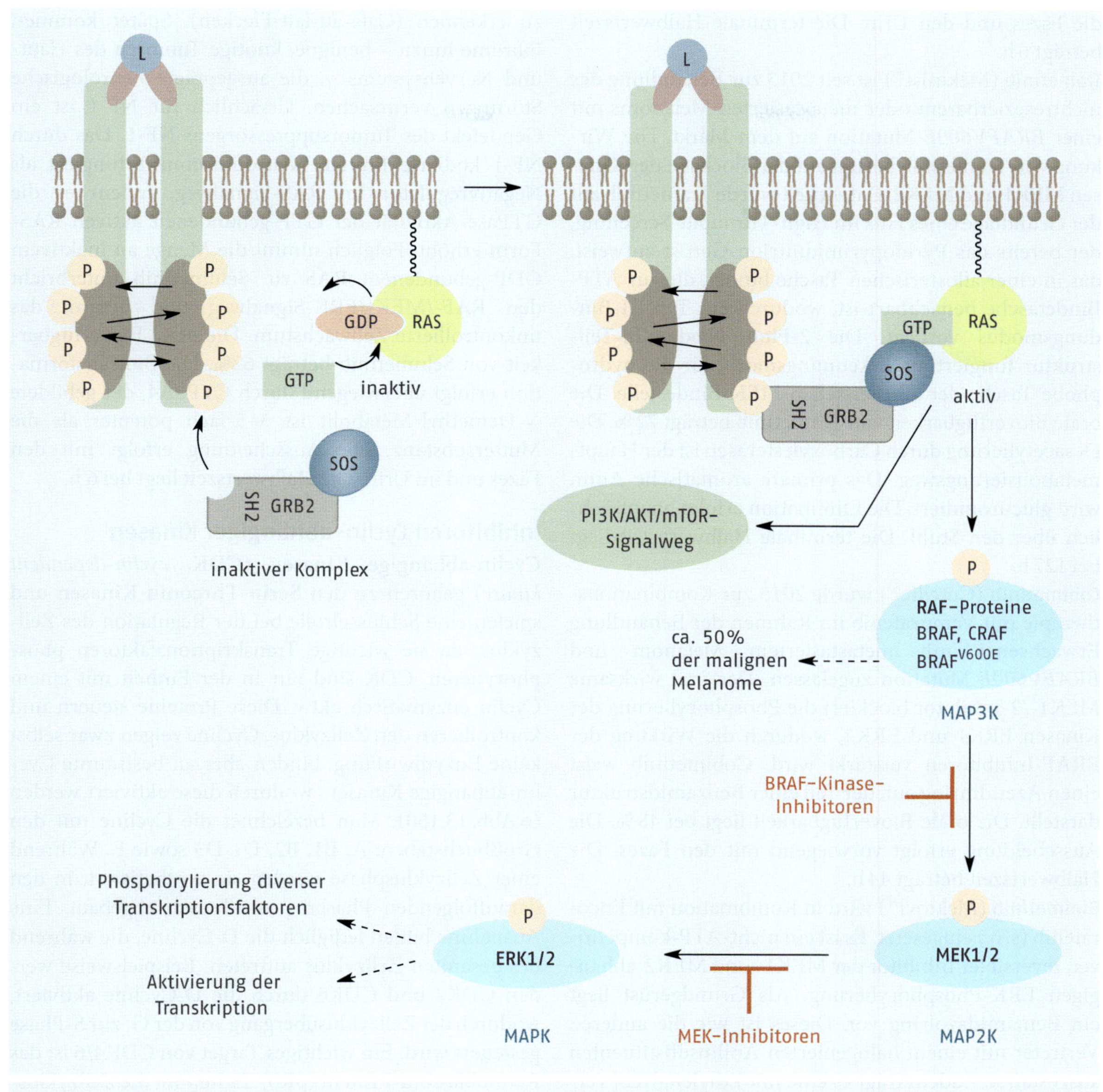

Abb. 13.147 Darstellung des klassischen RAF-/MEK1-/2-ERK1-/2-Signalwegs. L: mitogener Ligand, Wachstumsfaktor, SOS: Son of Sevenless, GTP-Austauschfaktor

Sulfonamidgruppe ($pK_S = 6{,}6$) vermittelt wird. Die orale Bioverfügbarkeit liegt bei 95 %. Die Biotransformation verläuft primär durch Hydroxylierung der *tert*-Butylgruppe über CYP2C8 und CYP3A4 unter Bildung von Hydroxy-Dabrafenib, das weiter zum Carboxy-Dabrafenib über CYP3A4 oxidiert wird. Carboxy-Dabrafenib kann nichtenzymatisch zum Demethyl-Dabrafenib decarboxyliert werden. Die Ausscheidung erfolgt vorwiegend mit den Fäzes. Die terminale Halbwertszeit von Dabrafenib beträgt 3 h, während die Metaboliten Halbwertszeiten von 22 h aufweisen.

Encorafenib (Bravtovi®) wird seit 2018 in Kombination mit dem MEK-Inhibitor Binimetinib (s. u.) zur Therapie des nicht operablen oder metastasierten Melanoms mit *BRAFV600E*-Mutation eingesetzt. Die Wirkungsweise ist synergistisch. Beide Wirkstoffe inhibieren den RAS-/RAF-/MEK-/ERK-Signaltransduktionsweg bei adäquater Verträglichkeit. Encorafenib hemmt die RAF-Kinase mit einer sehr hohen Dissoziationshalbwertszeit von 30 h am Protein BRAFV600E. Wie Dabrafenib handelt es sich um ein 2-Aminopyrimidin ($pK_S = 4{,}5$), zudem liegt wie bei den anderen Vertretern die Sulfonamidstruktur ($pK_S = 7{,}2$) vor. Encorafenib wird vorwiegend über *N*-Desalkylierung metabolisiert, weiterhin durch Hydroxylierung und Carbamat-Hydrolyse. Die Ausscheidung erfolgt zu gleichen Teilen über die Fäzes und den Urin. Die terminale Halbwertszeit beträgt 6 h.

Trametinib (Mekinist®) ist seit 2013 zur Behandlung des nichtresezierbarem oder metastasierten Melanoms mit einer *BRAFV600E*-Mutation auf dem Markt. Die Wirkung von Trametinib beruht auf der Blockade der Kinasen MEK1 und MEK2. Entwickelt wurde Trametinib auf der Grundlage eines Hits im High-Throuput-Screening, der bereits das Pyridopyrimidintrion-Gerüst aufweist, das in einer allosterischen Tasche bindet, die zur ATP-Bindetasche benachbart ist, wodurch ein Typ-III-Bindungsmodus vorliegt. Die 2-Fluor-4-iodanilin-Teilstruktur fungiert als Erkennungsmotiv für die hydrophobe Tasche der allosterischen MEK-Bindestelle. Die orale Bioverfügbarkeit von Trametinib beträgt 72 %. Die Desacetylierung durch Carboxylesterasen ist der Hauptmetabolisierungsweg. Das primäre aromatische Amin wird glucuronidiert. Die Elimination erfolgt hauptsächlich über den Stuhl. Die terminale Halbwertszeit liegt bei 127 h.

Cobimetinib (Cotellic®) wurde 2015 zur Kombinationstherapie mit Vemurafenib im Rahmen der Behandlung Erwachsener mit metastasiertem Melanom und *BRAFV600E*-Mutation zugelassen. Der oral wirksame MEK1-/2-Inhibitor blockiert die Phosphorylierung der Kinasen ERK1 und ERK2, wodurch die Wirkung der BRAF-Inhibitoren verstärkt wird. Cobimetinib weist einen Azetidinring auf, der Teil einer Benzamidstruktur darstellt. Die orale Bioverfügbarkeit liegt bei 48 %. Die Ausscheidung erfolgt vorwiegend mit den Fäzes. Die Halbwertszeit beträgt 44 h.

Binimetinib (Mektovi®) wird in Kombination mit Encorafenib (s. o.) eingesetzt. Es ist ein nicht-ATP-kompetitiver, reversibler Inhibitor der MEK1- und MEK2-abhängigen ERK-Phosphorylierung. Als Grundgerüst liegt ein Benzimidazolring vor. Dieses ist wie die anderen Vertreter mit einem halogenierten Anilinsubstituenten ausgestattet. Zudem trägt es eine mit Ethylenglycol veretherte Hydroxamsäuregruppe. Die primären Biotransformationswege von Binimetinib sind *N*-Desalkylierung, Amidhydrolyse und Abspaltung von Ethan-1,2-diol aus der Seitenkette sowie Glucuronidierung. Die Ausscheidung erfolgt mit den Fäzes und im Urin. Die terminale Halbwertszeit beträgt 9 h.

Selumetinib (Koselugo®) ist ein selektiver, ebenfalls nicht-ATP-kompetitiver allosterischer Inhibitor der MEK1/2-Kinasen und seit 2021 auf dem Markt. Von Binimetinib unterscheidet sich Selumetinib nur durch den Austausch des F-Atoms gegen ein Cl-Atom im terminalen Phenylring. Selumetinib ist der erste Wirkstoff, der zur Therapie der Neurofibromatose vom Typ 1 (NF-1) zugelassen ist, einer seltenen Erkrankung, die mit Fehlbildungen im Bereich von Haut und Nerven einhergeht. Die Erkrankung gibt sich meist schon im ersten Lebensjahr durch Pigmentflecken auf der Haut zu erkennen (Café-au-lait-Flecken). Später kommen Fibrome hinzu – benigne, knotige Tumoren des Haut- und Nervensystems –, die ausgeprägte neurologische Störungen verursachen. Ursächlich für NF-1 ist ein Gendefekt des Tumorsuppressorgens NF-1. Das durch NF-1 kodierte Protein Neurofibromin 1 fungiert als Negativregulator im RAS-Signalweg, indem es die GTPase-Aktivität der GTP-gebundenen aktiven RAS-Form erhöht. Folglich nimmt die Menge an inaktivem GDP-gebundenem RAS zu. Selumetinib unterbricht den RAF-/MEK-/ERK-Signalweg und hemmt das unkontrollierte Zellwachstum. Die orale Bioverfügbarkeit von Selumetinib beträgt 62%. Die Biotransformation erfolgt überwiegend durch CYP3A4, der gebildete *N*-Demethyl-Metabolit ist 3–5-fach potenter als die Muttersubstanz. Die Ausscheidung erfolgt mit den Fäzes und im Urin. Die Halbwertszeit liegt bei 6 h.

Inhibitoren Cyclin-abhängiger Kinasen

Cyclin-abhängige Kinasen (**CDK**, *cyclin-dependent kinase*) gehören zu den **Serin-Threonin-Kinasen** und spielen eine Schlüsselrolle bei der Regulation des Zellzyklus, da sie wichtige Transkriptionsfaktoren phosphorylieren. CDK sind nur in der Einheit mit einem Cyclin enzymatisch aktiv. Diese Proteine steuern und kontrollieren den Zellzyklus. Cycline zeigen zwar selbst keine Enzymwirkung, binden aber an bestimmte Cyclin-abhängige Kinasen, wodurch diese aktiviert werden (○ Abb. 13.150). Man bezeichnet die Cycline mit den Großbuchstaben: A, B1, B2, D1-D3 sowie E. Während einer Zellzyklusphase werden sie synthetisiert, in den darauffolgenden Phasen proteolytisch abgebaut. Eine Ausnahme bilden lediglich die D-Cycline, die während des gesamten Zellzyklus auftreten. Beispielsweise werden CDK4 und CDK6 durch die D-Cycline aktiviert, wodurch der Zellzyklusübergang von der G_1 zur S-Phase gesteuert wird. Ein wichtiges Target von CDK4/6 ist das Retinoblastom-Protein (pRb). Es hemmt die Zellzyklusprogression, bis es durch Phosphorylierung inaktiviert wird.

Design und Entwicklung. Die Entwicklung der Cyclin-abhängigen Kinase-Inhibitoren **Palbociclib** und **Ribociclib** (○ Abb. 13.149) geht auf Pyridopyrimidine zurück, die man ursprünglich als Tyrosinkinase-Inhibitoren konzipierte, dann aber hinsichtlich der CDK-Hemmung strukturell gezielt modifizierte.

Wirkungsmechanismus. Palbociclib, Ribociclib und Abemaciclib sind ATP-kompetitive **CDK4-/6-Inhibitoren** (○ Abb. 13.150). Sie blockieren die Cyclin-abhängigen Kinasen 4 und 6 der G_1-Phase und greifen damit in den **Cyclin-D-CDK4/6-Retinoblastom-Protein-E2F**-Signalweg ein. Die Phosphorylierung von pRb und damit der Übergang von der G_1- in die S-Phase des Zell-

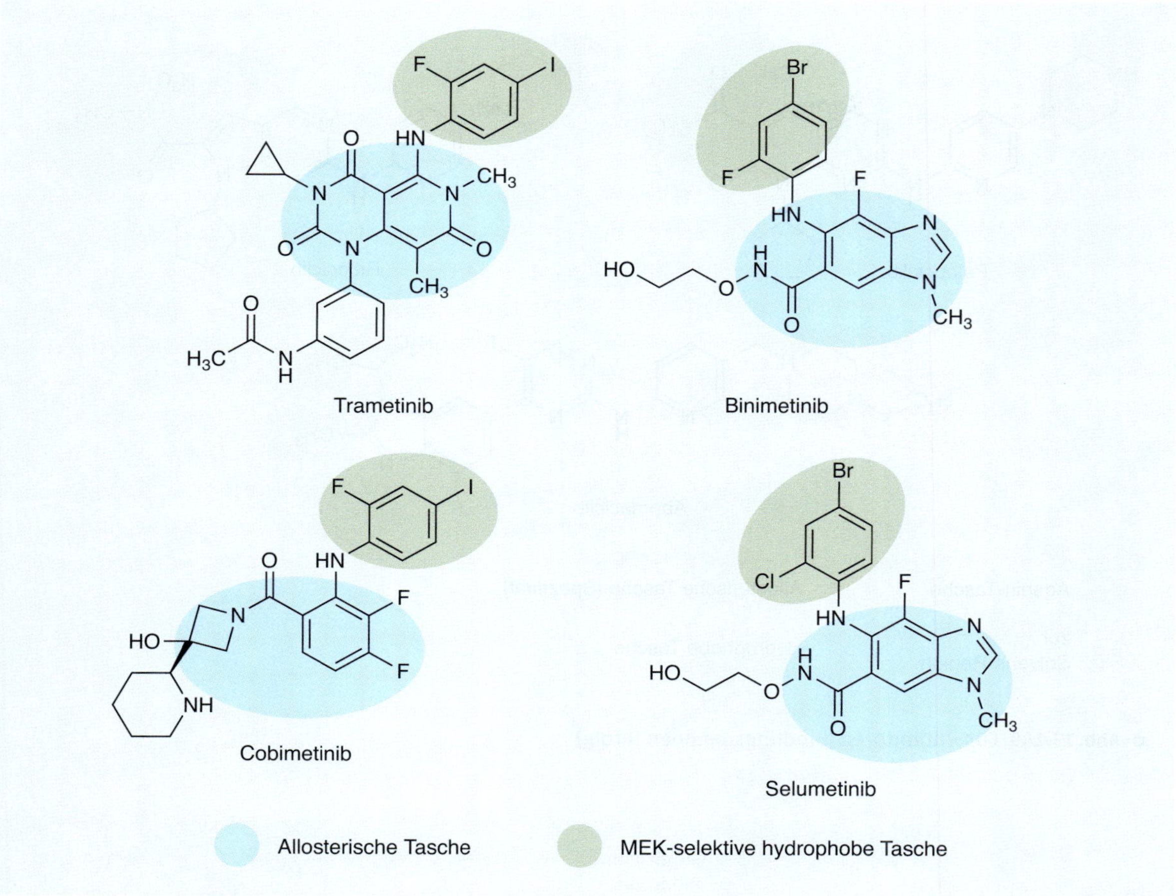

Abb. 13.148 MEK-Kinase-Inhibitoren (Bindungsregionen farbig)

zyklus wird gehemmt. Das unphosphorylierte Retinoblastom-Protein liegt in der frühen G_0- und G_1-Phase als Assoziat mit dem Transkriptionsfaktor E2F (*E2-promotor binding factor*) vor. Wird das pRb phosphoryliert, wird E2F frei und stimuliert die Expression von Genen, die für wichtige S-Phase-Proteine kodieren und damit für die Zellzyklusprogression entscheidend sind. Die Kinasen CDK4 und CDK6 stimulieren im Zusammenwirken mit Cyclin D1 besonders die Proliferation Hormonrezeptor-positiver Brustkrebszellen. Die krebshemmende Wirkung aller 3 Substanzen ist sehr ähnlich ausgeprägt. Der endständige Piperazinring an der 2-Aminopyridin-Teilstruktur der Inhibitoren verbessert die CDK4-Hemmung. Bei Palbociclib und Ribociclib ragt der raumfüllende, hydrophobe Substituent am anellierten N-Heterozyklus in die Ribosetasche, wobei ein Cyclopentylring optimal ist.

Palbociclib (Ibrance®) kam als erster Vertreter der Inhibitoren Cyclin-abhängiger Kinasen 2016 auf den Markt. Es ist ein Pyridopyrimidinon. Die pK_S-Werte betragen 7,4 (Piperazin-N) und 3,9 (Pyridin-N). Die orale Bioverfügbarkeit beträgt 46 %. Die Fäzes sind der wichtigste Eliminationsweg. Die Eliminationshalbwertszeit liegt bei 29 h.

Ribociclib (Kisqali®) folgte 2017. Das Grundgerüst ist hier ein Pyrrolopyrimidin. Ribociclib ist wie Palbociclib eine Behandlungsoption beim lokal fortgeschrittenen oder metastasierten Brustkrebs bei ER-positivem/HER2-negativem Rezeptorstatus. Die Halbwertszeit von Ribociclib beträgt 32 h.

Abemaciclib (Verzenios®) wurde 2018 als dualer CDK4/6-Hemmer zugelassen. Es weist eine Pyrimidinylbenzimidazol-Grundstruktur auf. Abemaciclib hemmt CDK4 jedoch etwas stärker als CDK6. In der Kombination mit einem Aromatasehemmer oder Fulvestrant kann Abemaciclib im Gegensatz zu den beiden anderen Vertretern schon in der Erstlinien-Therapie oder nach bereits erfolgter endokriner Therapie eingesetzt werden. Abemaciclib besitzt eine orale Bioverfügbarkeit von 45 %, ausgeschieden wird es hauptsächlich über den Stuhl. Die Eliminationshalbwertszeit beträgt 25 h.

Palbociclib

Ribociclib

Abemaciclib

Adenin-Tasche

Allosterische Tasche (Spezifität)

zur Solvens-Region

Hydrophobe Tasche

Abb. 13.149 CDK-Inhibitoren (Bindungsregionen farbig)

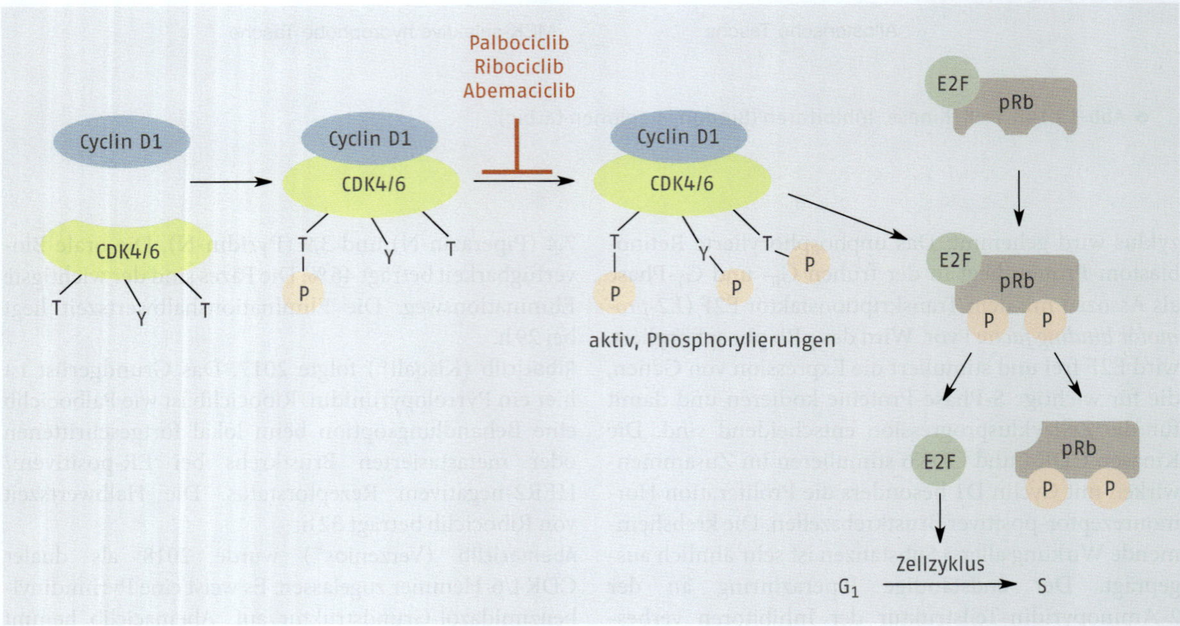

Abb. 13.150 Cycline, Cyclin-abhängige Kinasen und Angriffspunkt der Inhibitoren Palbociclib, Ribociclib und Abemaciclib. T: Threonin, Y: Serin, pRb: Retinoblastom-Protein

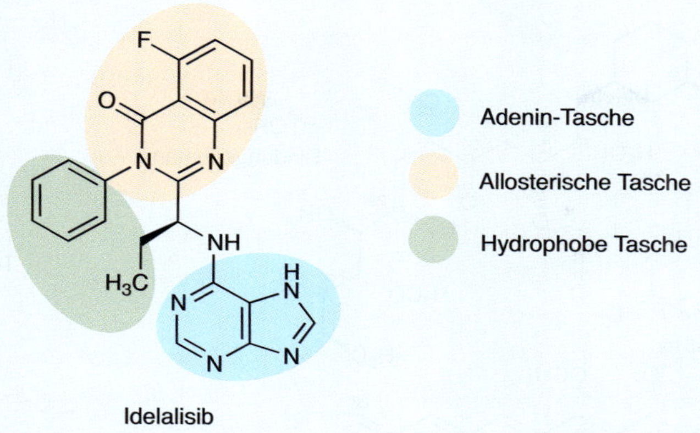

Abb. 13.151 Phosphoinosid-3-Kinase-Inhibitor (Bindungsregionen farbig)

13.6.5 Inhibitoren des PI3K/AKT/mTOR-Signalwegs

Inhibitoren der Phosphoinositid-3-Kinase

Phosphoinositid-3-Kinasen (PI3K) katalysieren die Phosphorylierung der 3'-OH-Gruppe im Inositolring der Phosphatidylinositole (Phosphoinositide, Abb. 13.154). Es sind **Phospholipid-Kinasen**. Die PI3K-Superfamilie umfasst mehrere Klassen und Unterklassen (PI3Kα, β und δ), im Folgenden als PI3K bezeichnet. Es sind Heterodimere, die aus einer katalytischen (p110) und einer regulatorischen Untereinheit bestehen. PI3K aktiviert durch Bildung des sekundären Botenstoffs PIP_3 (Phosphatidylinositol-3,4,5-trisphosphat, Abb. 13.154) die Proteinkinase B (AKT). AKT ist ein Protoonkogen und übt zahlreiche Downstream-Effekte aus. Insbesondere aktiviert und kontrolliert AKT die Serin-Threonin-Kinase mTOR als nachgeschalteten Faktor. Der von PI3K so aktivierte PI3K/AKT/mTOR-Signalweg ist bei bestimmten malignen B-Zell-Erkrankungen konstitutiv aktiv und führt zur erhöhten Zellproliferation sowie verminderten Apoptose. Der **B-Zell-Rezeptor** (BCR), ein Multiprotein-Komplex in der Plasmamembran von B-Lymphozyten, nimmt eine zentrale Rolle im Krankheitsgeschehen der chronisch lymphatischen Leukämie ein. Durch Bindung eines Antigens an ein membranständiges IgM wird der BCR-Signalweg üblicherweise aktiviert und intrazelluläre Signalkaskaden ausgelöst. An der Weitergabe der BCR-Signale ist der PI3K-Signalweg wesentlich beteiligt.

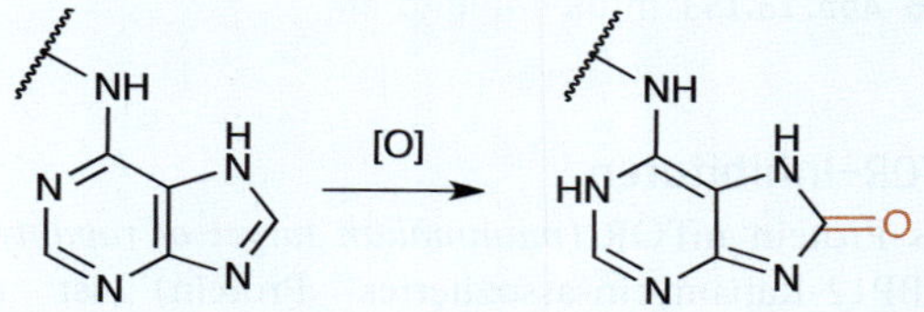

Abb. 13.152 Hauptmetabolit von Idelalisib

Idelalisib (Abb. 13.151, Zydelig®) ist ein 2014 zugelassener **Phosphoinositid-3-Kinase-Inhibitor**. Idelalisib ist ein Adeninderivat, dessen Aminogruppe über eine Linkergruppe mit einer 5-Fluorchinazolinon-Teilstruktur verknüpft ist. Es wird als *S*-Enantiomer eingesetzt. Idelalisib ist oral wirksam und greift wie Ibrutinib (▸ Kap. 13.6.3) gezielt in die Signaltransduktion des B-Zell-Rezeptors ein. Als selektiver Inhibitor der Isoform PI3Kδ bindet es an der katalytischen p110δ-Untereinheit der Kinase. PI3Kδ ist bei der chronisch lymphatischen Leukämie und follikulären B-Zell-Lymphomen hyperaktiv. Idelalisib besetzt als Typ-II-Inhibitor die allosterische Tasche der Delta-Isoform der PI3-Kinasen, wodurch ein hoher Selektivitätsgewinn erzielt wird. Die Bindung von ATP an die katalytische Domäne von PI3Kδ wird dadurch blockiert. Folglich wird die Generierung des Lipid-Second-Messengers Phosphatidylinositol-3,4,5-trisphosphat (PIP_3) aus Phosphatidylinositol-4,5-bisphosphat (PIP_2) und damit auch die Phosphorylierung von AKT (Proteinkinase B) durch PIP_3 verhindert. Die orale Bioverfügbarkeit von Idelalisib liegt bei 75 %. Der Wirkstoff wird hauptsächlich durch Aldehydoxidase metabolisiert. Hauptmetabolit ist das in Abb. 13.152 gezeigte Purinon, ein potenter CYP3A4-Hemmstoff. Idelalisib wird hauptsächlich mit dem Stuhl ausgeschieden. Die Halbwertszeit beträgt 8 h.

13

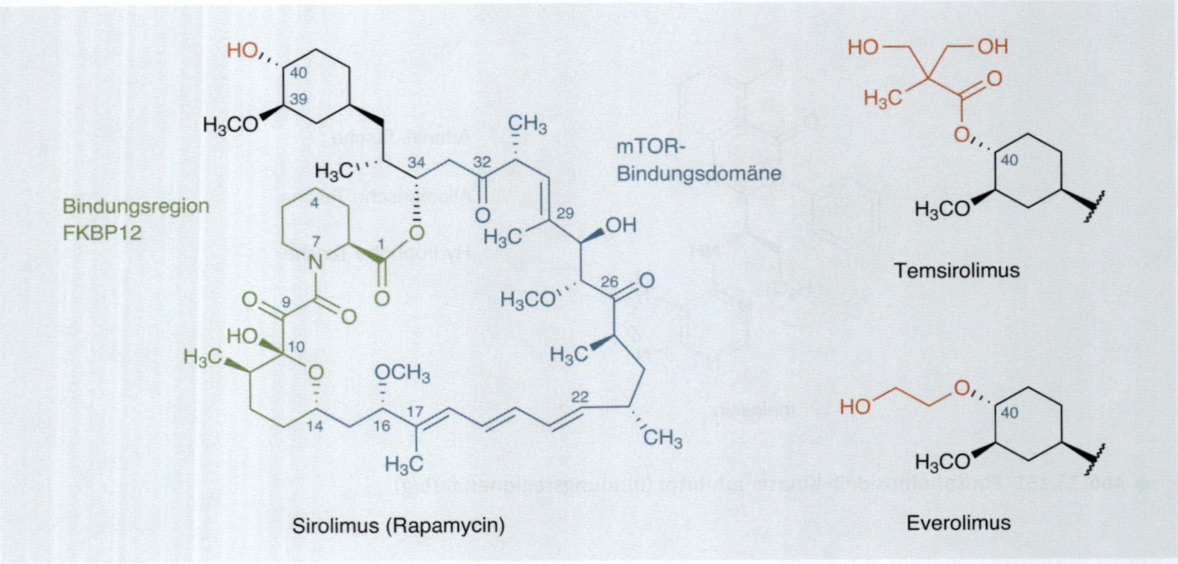

o Abb. 13.153 mTOR-Inhibitoren

mTOR-Inhibitoren

Das Protein mTOR (*mammalian target of rapamycin*, FKBP12-Rapamycin-assoziiertes Protein) ist eine **Serin-Threonin-Kinase**, die zur Familie der Phosphoinositid-3-Kinase-verwandten Proteinkinasen-Familie gehört. Ihre Aktivität ist bei zahlreichen Tumoren hochreguliert. Als ein zentraler Regulator des Zellwachstums sowie indirekt der Zellproliferation(G_1-Hemmung) ist mTOR aktuell Gegenstand einer zielgerichteten modernen Tumortherapie mittels mTOR-Inhibitoren.

Design und Entwicklung. Die Entdeckung der mTOR-Inhibitoren (o Abb. 13.153) ist eng mit dem Immunsuppressivum **Sirolimus** (Rapamycin) verbunden. Anfang der 1990er Jahre war dessen hemmender Effekt auf das Immunsystem durch Blockade des T-Zell-Zyklus beim Übergang von der G_1 in die S-Phase zwar bekannt, der genaue Wirkungsmechanismus auf molekularer Ebene blieb aber zunächst verborgen. Sirolimus ist ein Makrolid mit antimykotischen, immunsuppressiven und tumorhemmenden Eigenschaften, das man bereits 3 Jahrzehnte zuvor entdeckt hatte. Es ist das Produkt von *Streptomyces hygroscopicus*, eines Bakteriums aus einer Bodenprobe der Osterinsel Rapa Nui. Im Rahmen von mechanistischen Studien zu Rapamycin entdeckten David Sabatini und Stuart Schreiber 1994 die Kinase mTOR bei Säugern. Dem waren 1991 Studien von Joseph Heitmann und Michael Hall vorausgegangen, in deren Verlauf man bereits in der Bäckerhefe die TOR-Gene und Proteine als das Target von Rapamycin entdeckt hatte.

Biochemische Grundlagen. Die katalytische Untereinheit mTOR selbst ist Bestandteil der in allen Eukaryoten auftretenden Proteinkomplexe mTORC1 und mTORC2. Der wesentlich besser untersuchte mTORC1-Komplex ist beteiligt an der

- ribosomalen Biogenese und Proteintranslation,
- Regulation angiogen wirksamer Faktoren wie VEGF (*vascular endothelial growth factor*),
- Regulation von Transkriptionsfaktoren für Tumorwachstum und Metastasierung.

Die Entdeckung der Hemmung von mTORC1 durch Sirolimus und dessen antiproliferative Eigenschaften stimulierten die Suche nach weiteren Inhibitoren des **PI3K/AKT/mTOR-Signalweges**. Dieser Signalweg ist wesentlich für das Überleben von Tumorzellen und wirkt apoptosehemmend. Wird mTOR inhibiert, kommt es zu einer Hemmung des Wachstums und der Proliferation von Lymphozyten und auch von Tumorzellen. Mittlerweile wurden zahlreiche Analoga von Sirolimus (Rapamycin), sogenannte Rapaloge, mit verbesserter Löslichkeit und Stabilität entwickelt. So sind die mTOR-Inhibitoren **Temsirolimus** und **Everolimus** Bestandteil der Target-Therapie des fortgeschrittenen Nierenzellkarzinoms.

Struktur und Eigenschaften. Sirolimus und seine Derivate enthalten einen sehr großen 31-gliedrigen Makrozyklus mit einem konjugierten Trien (C-17–C-22) und einer isolierten Doppelbindung an C-29, die *E*-konfiguriert sind. Mehrere Teile der Struktur sind mit denen der Calcineurin-Inhibitoren Tacrolimus und Pimecrolimus (▸ Kap. 11.1.1) identisch. Wie bei diesen ist Pipecolinsäure in das Ringgerüst integriert, deren Carboxygruppe verestert und Piperidin-N als Amid vorliegt. Von daher kann man die Struktur als makrozyklisches Lacton bzw. auch als makrozyklisches Lactam auffassen. Eine der drei benachbarten Carbonylgruppen bildet mit der 14-Hydroxygruppe ein Halbketal und erzeugt so einen Pyranring. Die Hydroxygruppe kann auch mit der zentralen 9-Carbonylgruppe zu einem Halbketal zyklisieren. Dies führt zu einem Siebenringsystem, das in Lösung mit der Pyran-Form im Gleichgewicht steht, wobei letztere bei weitem dominiert.

Everolimus und Temsirolimus sind O-40-modifizierte, halbsynthetische Ether- bzw. Esteranaloga von Sirolimus. Die Strukturabwandlungen verleihen den Molekülen verbesserte physikochemische Eigenschaften, insbesondere eine erhöhte Löslichkeit bei Temsirolimus. Dennoch liegen die log-P-Werte der sehr lipophilen Substanzen über 7. Auch bezüglich anderer Parameter wie Molekülmasse (> 900), Anzahl von H-Brückenakzeptoren (> 12) sowie PSA-Eigenschaften (> 200 Å^2, *polar surface area*) – Oberflächensumme über alle polaren Atome – verletzen die Moleküle die Lipinski-Regel (s. Kasten).

bRo5 – Jenseits der Lipinski-Regel

Die Lipinski-Regel (Rule of 5, ▸Kap. 2.4.5) ist eine In-silico-Leitlinie, um auf Grundlage der Molekülmasse, des Octanol-Wasser-Verteilungskoeffizienten (log P) sowie der Anzahl an H-Brückendonor-Gruppen und H-Brückenakzeptor-Gruppen eines Arzneistoffs dessen orale Bioverfügbarkeit abzuschätzen. Dazu kommen auch weitere Parameter wie die Anzahl an aromatischen Ringen oder die PSA-Eigenschaften (*polar surface area*), das ist die Oberflächensumme über alle polaren Atome, die nicht größer als 140 Å^2 sein sollen. Allerdings kennt man auch bemerkenswerte Ausnahmen, die das strikte Befolgen dieser Regel bei der Arzneistoffentwicklung in Frage stellen lassen. Darunter fallen Makrolid-Antibiotika wie Erythromycin, Rifamycine, HIV- und HCV-Protease-Inhibitoren, NS5A-Inhibitoren und Rapamycine. Diese sogenannten **bRo5-Wirkstoffe** (*beyond the Rule of Five*) werden seit 1990 häufiger zugelassen und kommen zunehmend beim Wirkstoffdesign zum Einsatz. Um die Entdeckung und die Entwicklung oral wirksamer Wirkstoffe effektiver gestalten zu können, wurden in den letzten Jahren die gängigen Parameter des Wirkstoffdesigns überarbeitet. Damit man auch intrazelluläre Targets adressieren kann, die große, rillenförmige oder schwer zugängliche Bindestellen aufweisen, benötigt man zunehmend größere und konformativ flexiblere Moleküle, die über die klassischen Kriterien der Rule of 5 hinausgehen.

Wirkungsmechanismus. Das Immunsuppressivum Sirolimus (Rapamycin, Rapamune®) sowie die onkologisch eingesetzten Everolimus und Temsirolimus binden nicht unmittelbar an mTOR. Gemeinsames Target ist wie für Tacrolimus zunächst das FK506-Bindeprotein-12 (FKBP12) im Zytoplasma. Sirolimus und Tacrolimus sind zwar strukturell miteinander verwandt, wurden jedoch aus unterschiedlichen Streptomyzeten isoliert und unterscheiden sich im Wirkungsmechanismus. Zunächst wird der mTORC1-Komplex durch AKT phosphoryliert und aktiviert. Infolgedessen kommt es zur Phosphorylierung nachgeordneter Targetmoleküle, die für die Translation und damit für das Zellwachstum und die Zellproliferation wesentlich sind. mTOR phosphoryliert und aktiviert die zu den Serin-Threonin-Kinasen zählende ribosomale Protein-S6-Kinase (P70-S6-Kinase), was wiederum die Phosphorylierung des ribosomalen Proteins S6 und eine verstärkte Translation zur Folge hat (○ Abb. 13.154). Durch Phosphorylierung des eukaryotischen Translations-Initiationsfaktor 4E-bindenden-Proteins-1 (4E-BP1) kommt es ebenfalls zur Auslösung von Translationsprozessen und zur Bildung wichtiger Komponenten des Translationsapparats.

Während der Tacrolimus-Proteinkomplex direkt mit der Phosphatase Calcineurin interagiert, bilden die Komplexe von Sirolimus, Everolimus und Temsirolimus mit FKBP12 einen ternären Komplex mit der Makrolidbindungsdomäne FRB (FKBP12-Rapamycin-Bindungsdomäne) des TOR-Proteins, wodurch mTORC1 allosterisch gehemmt wird und die Phosphorylierung der ribosomalen P70-S6-Kinase und des Translationsregulationsfaktors 4E-BP1 – beide von mTOR im Signalweg nachgeschaltet – unterbleiben. Folglich kann die Synthese Zellzyklus-regulatorischer Proteine an den Ribosomen nicht stattfinden.

Everolimus (Afinitor®), Ph. Eur., ist oral wirksam und unterscheidet sich nur in einer Seitenkette des Cyclohexanrings von **Sirolimus**. Es hat auch den gleichen Wirkungsmechanismus. Beide hemmen die Proliferation von Antigen-aktivierten T-Lymphozyten. Eingesetzt wird Everolimus in Kombination mit Exemestan beim Estrogenrezeptor-positiven Brustkrebs sowie bei neuroendokrinen Tumoren pankreatischen Ursprungs und beim Nierenzellkarzinom. Darüber hinaus dient Everolimus als Immunsuppressivum in der Transplantationsmedizin (Certican®). Die Bioverfügbarkeit beträgt etwa 15%. Ausgeschieden wird die Substanz mit den Fäzes. Die Eliminationshalbwertszeit beträgt 30 h gegenüber 60 h bei Sirolimus.

Temsirolimus (Torisel®) ist ein wasserlösliches Dihydroxyester-Prodrug von Sirolimus und wird zu diesem als Hauptmetabolit hydrolysiert. Temsirolimus wird intravenös beim Nierenzellkarzinom sowie beim Mantelzell-Lymphom therapeutisch verabreicht.

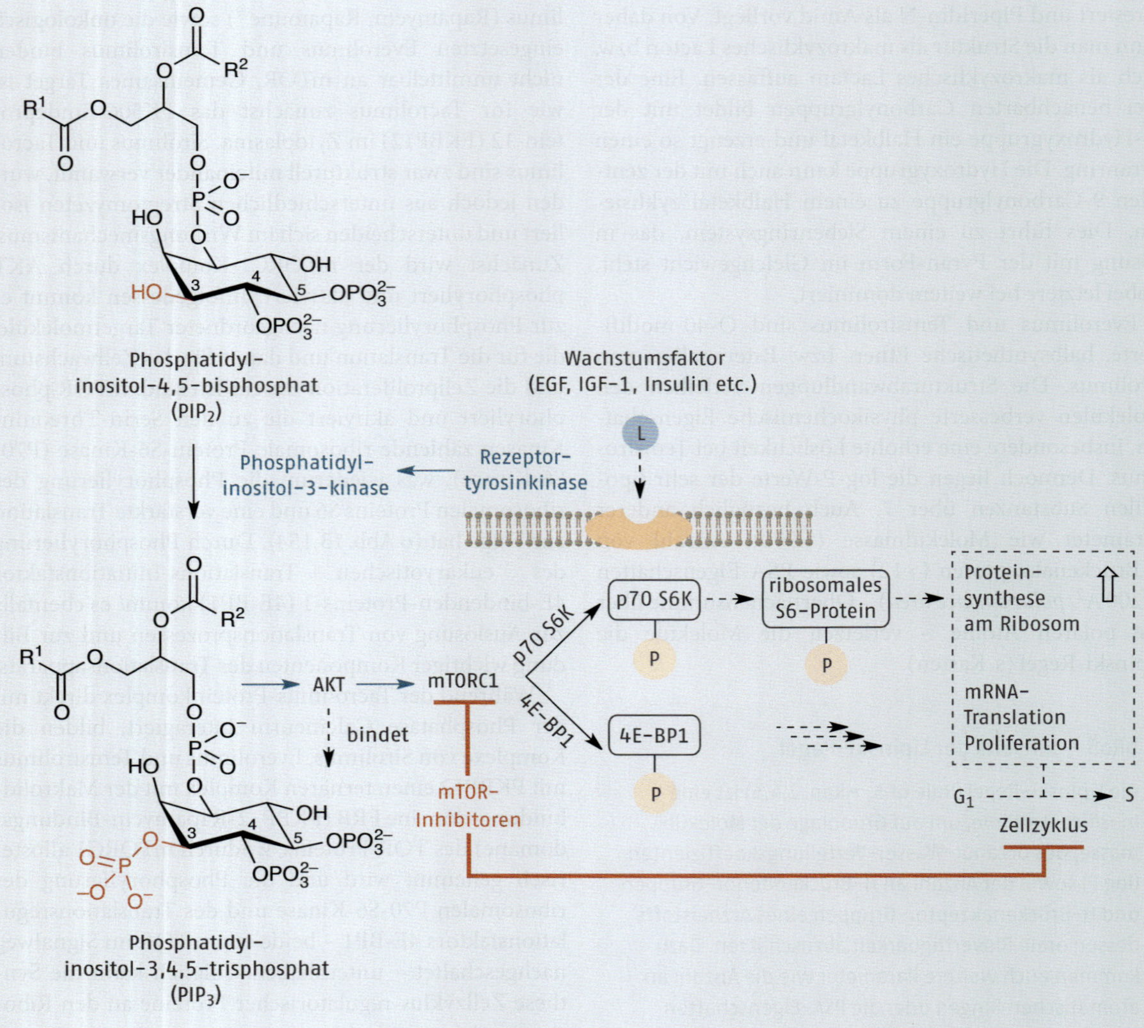

Abb. 13.154 Darstellung des PI3K/AKT/mTOR-Signalwegs. 4E-BP1: Eukaryotic translation initiation factor 4E-(eIF4E)-binding protein 1

13.7 Mitosehemmstoffe

Mitosehemmstoffe unterbrechen den Zellzyklus, indem sie den Aufbau des Spindelapparats während der Mitosephase stören oder mit dessen Abbau interferieren. Der mitotische Spindelapparat (Abb. 13.157) ist über die aus **Mikrotubuli** bestehenden Zugfasern wesentlich am Transport der Chromatiden zu den Kernpolen und damit der Verteilung der zuvor reduplizierten Chromosomen auf die Tochterkerne beteiligt. Infolgedessen stellen die Mikrotubuli und ihr Baustein, das heterodimere **Tubulin**, ein zentrales Target in der Tumortherapie dar. Primär hemmen Mitosehemmstoffe die Vermehrung von Tumorzellen, greifen aber aufgrund ihres Wirkungsmechanismus auch in den Zellzyklus gesunder Zellen mit hoher Teilungsrate ein.

Physiologische Grundlagen. Mikrotubuli sind ein wesentlicher Bestandteil des hochdynamischen eukaryotischen Zytoskeletts, eines Geflechts von Proteinfilamenten, die sich über das ganze Zytoplasma erstrecken. Neben ihrer Aufgabe bei der Zellteilung sind Mikrotubuli zusammen mit Motorproteinen und ATP auch wesentlich in den zellulären Vesikeltransport, die Organellenbewegung sowie das Wachstum von Nervenfortsätzen involviert. Mit Ausnahme der Erythrozyten findet man Mikrotubuli in allen Säugerzellen.

Mikrotubuli stellen hohle, röhrenförmige Strukturen von etwa 24 nm Gesamtdurchmesser und variabler

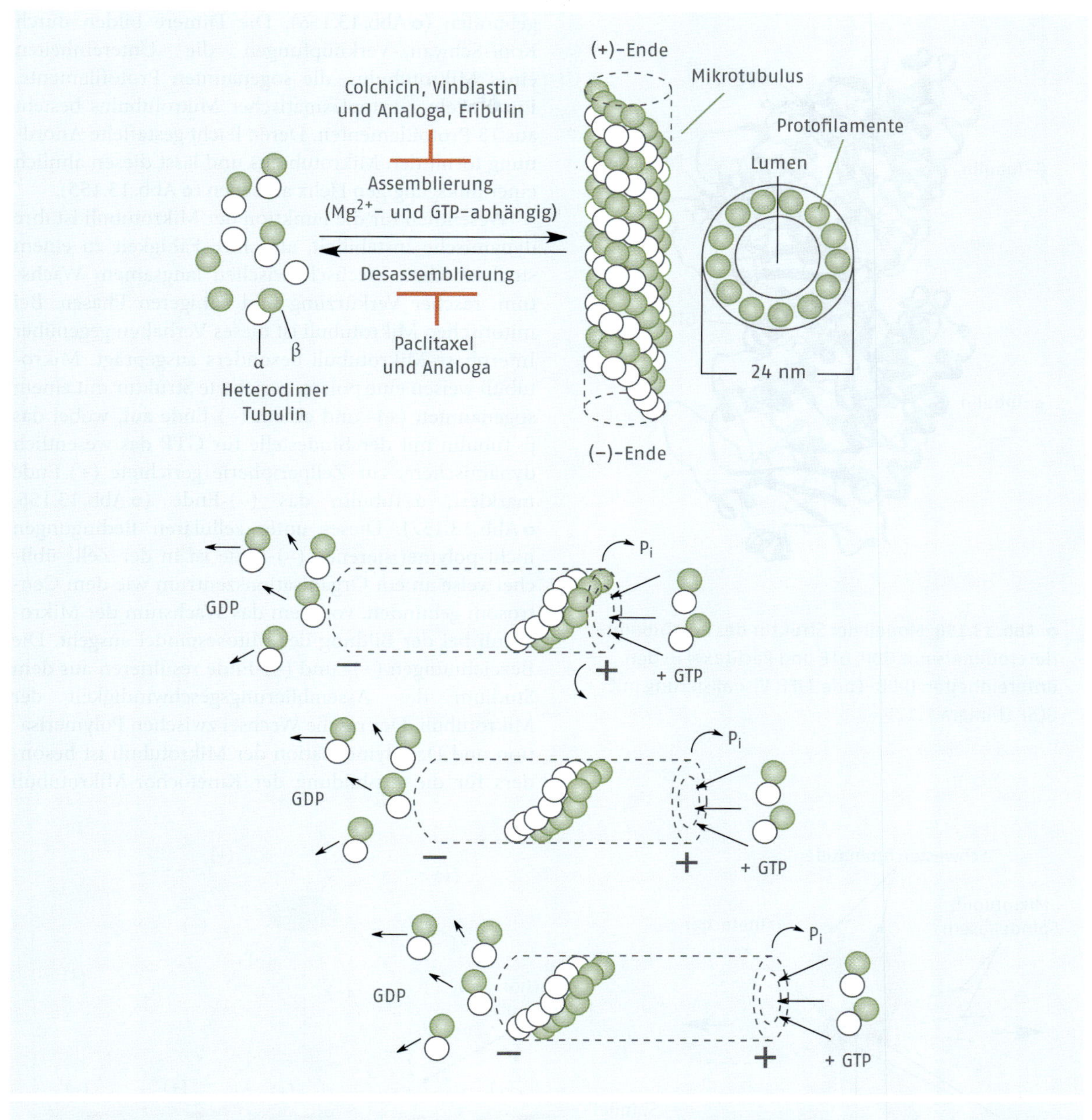

Abb. 13.155 Oben: Gleichgewicht von Tubulin-Polymerisation und -Depolymerisation. Unten: Wachstum eines Mikrotubulus am (+)-Ende mit GTP-Hydrolyse und Freisetzung von Phosphat sowie Verkürzung am (−)-Ende mit Freisetzung von GDP und Tubulindimeren

Länge dar (Abb. 13.155), die aus Tubulin aufgebaut sind.

Tubulin selbst ist ein Heterodimer aus den Monomeren α- und β-Tubulin (Abb. 13.156), globulären Proteinen mit einer Molekülmasse von annähernd jeweils 50 kDa.

Charakteristisch für Tubulin ist seine Fähigkeit zur raschen Polymerisation (Assemblierung), d.h. zur Selbstorganisation unter Bildung von **Mikrotubuli** in Gegenwart von Mg^{2+}-Ionen, GTP und assoziierten Proteinen. Ca^{2+}-Ionen wirken dagegen inhibitorisch. Diese helikale Aggregation vieler Tubulindimere zu langen röhrenförmigen Strukturen erfolgt nichtkovalent und ist umkehrbar. Sowohl α- als auch β-Tubulin binden jeweils ein Molekül GTP. Allerdings erfordert die Assemblierung des Tubulins die Hydrolyse eines Moleküls GTP zu GDP je Tubulindimer. Während das teilweise an der Oberfläche des β-Tubulins fixierte GTP zu GDP hydrolysiert wird, bleibt das andere Molekül GTP fest an der α-GTP-Bindestelle im Inneren des Dimers

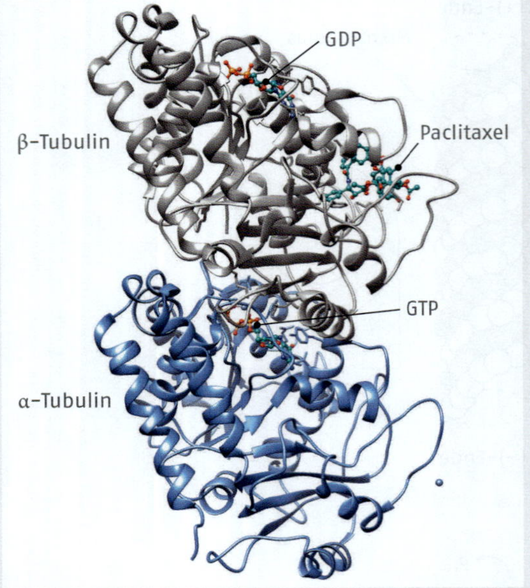

Abb. 13.156 Modell der Struktur des α/β-Tubulin-Heterodimers mit GDP, GTP und Paclitaxel in den Untereinheiten (PDB-Code 1JFF, Visualisierung mit UCSF Chimera 1.12)

gebunden (Abb. 13.156). Die Dimere bilden durch Kopf-Schwanz-Verknüpfungen die Untereinheiten eines Mikrotubulus, die sogenannten Protofilamente. Ein einzelner zytoplasmatischer Mikrotubulus besteht aus 13 Protofilamenten. Deren leicht gestaffelte Anordnung formt den Mikrotubulus und lässt diesen ähnlich einer linksgängigen Helix aussehen (Abb. 13.155).

Wesentlich für die Funktion der Mikrotubuli ist ihre dynamische Instabilität, also ihre Fähigkeit zu einem stochastischen Wechsel zwischen langsamem Wachstum, rascher Verkürzung und ruhigeren Phasen. Bei mitotischen Mikrotubuli ist dieses Verhalten gegenüber Interphase-Mikrotubuli besonders ausgeprägt. Mikrotubuli weisen eine polare, gerichtete Struktur mit einem sogenannten (+)- und einem (−)-Ende auf, wobei das β-Tubulin mit der Bindestelle für GTP das wesentlich dynamischere, zur Zellperipherie gerichtete (+)-Ende markiert, α-Tubulin das (−)-Ende (Abb. 13.155, Abb. 13.157). Dieses unter zellulären Bedingungen nicht-polymerisierende (−)-Ende ist in der Zelle üblicherweise an ein Organisationszentrum wie dem Centrosom gebunden, von dem das Wachstum der Mikrotubuli bei der Bildung der Mitosespindel ausgeht. Die Bezeichnungen (+)- und (−)-Ende resultieren aus dem Studium der Assemblierungsgeschwindigkeit der Mikrotubuli. Der rasche Wechsel zwischen Polymerisation und Depolymerisation der Mikrotubuli ist besonders für die Ausbildung der Kinetochor-Mikrotubuli

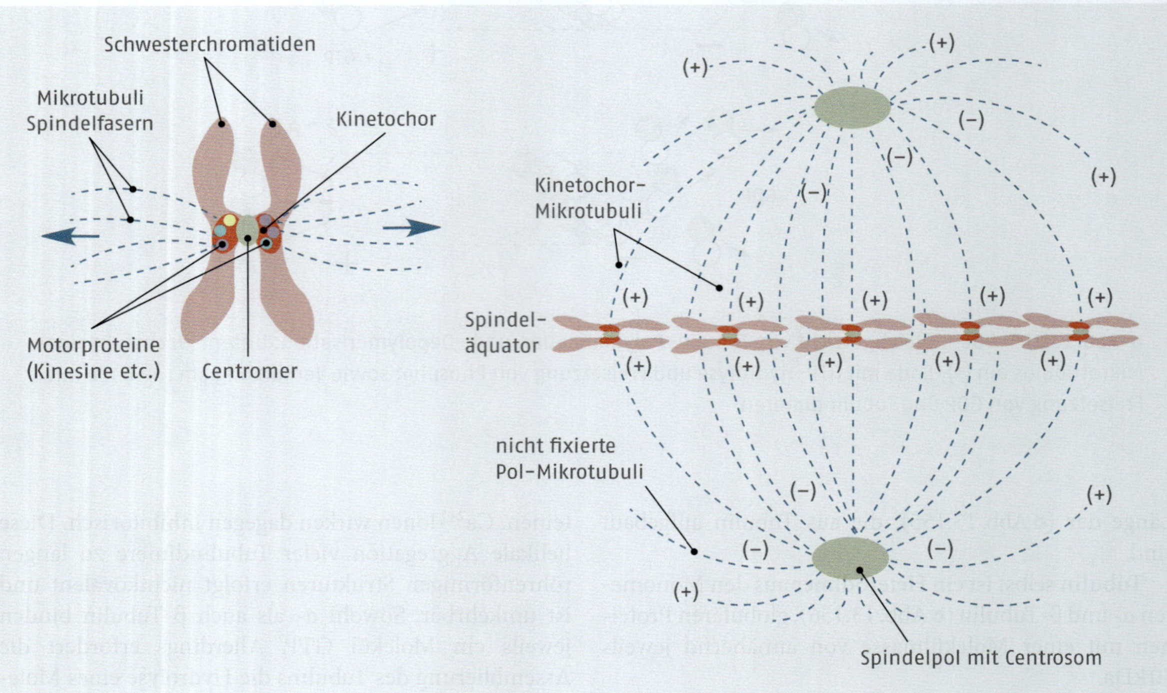

Abb. 13.157 Links: Aufbau eines Metaphase-Chromosoms (Zwei-Chromatiden-Zustand). Rechts: Spindelstruktur mit fixierten, verdoppelten Chromosomen

von Bedeutung, da diese an der präzisen Positionierung der Chromatiden in der Metaphasenplatte und am Chromatidentransport zu den Kernpolen beteiligt sind (⊙ Abb. 13.157). Während die (–)-Enden mit dem Centrosom verbunden sind, findet am (+)-Ende im Wesentlichen der Aufbau des Mikrotubulus statt, und zwar solange wie GTP-Tubulin addiert wird (⊙ Abb. 13.155). Andernfalls wird der Mikrotubulus instabil, es kommt zur Dissoziation von Heterodimeren und der Mikrotubulus verkürzt sich. Liegt ein Mikrotubulus frei im Zytoplasma vor, so wächst also das (+)-Ende, sofern die Anlagerung von GTP-Tubulin schneller erfolgt als die Hydrolyse. Der Mikrotubulus bewegt sich somit scheinbar in Richtung des (+)-Endes (⊙ Abb. 13.155, oben). Erfolgt dagegen die Hydrolyse schneller als die Anlagerung von GTP-Tubulin, so verkürzt sich das (–)-Ende.

Experimentelle Befunde belegen, dass neben einer Verkürzung der Mikrotubuli auch die im Kinetochor vorhandenen Motorproteine (Kinesin) wesentlich zu einem Entlangwandern der Chromatiden entlang der Spindelfasern in Richtung Spindelpole und damit zur eigentlichen Chromosomentranslokation betragen.

Wirkungsmechanismus. Mitosehemmstoffe wirken zytostatisch, indem sie die Mikrotubulidynamik hemmen und dadurch den Aufbau des mitotischen Spindelapparats stark beeinträchtigen. Sie stören auf diese Weise die korrekte Anheftung der Kinetochore an die Zugfasern der Mitosespindel. Infolgedessen wird auch die korrekte Positionierung der Chromatiden in der Äquatorialebene (Metaphaseplatte) empfindlich gestört. Neben der Bildung mono- oder ggf. auch tripolarer Spindeln sowie polyploider Zellen kommt es über eine Aktivierung eines Proteinkomplexes, des mitotischen Spindel-Kontrollpunkts, zur Auslösung komplizierter Signaltransduktionswege. Diese führen zur Apoptose und letztlich zum Zelltod. Im Gegensatz zu den Alkylanzien wirken Mitosehemmstoffe damit weitgehend phasenspezifisch.

Wirkstoffe, die mit dem Tubulin-/Mikrotubuli-System interagieren, lassen sich einteilen in

- **Mikrotubuli-destabilisierende** Substanzen, die eine Depolymerisation der Mikrotubuli sowie eine Hemmung der Tubulinpolymerisation bewirken,
- **Mikrotubuli-stabilisierende** Substanzen, die polymerisationsfördernd wirken und zu einer Stabilisierung der Mikrotubuli führen.

Alle Vertreter der beiden Gruppen beeinflussen in niedrigen therapeutischen Konzentrationen im Wesentlichen lediglich die Mikrotubulidynamik, ohne dabei die Mikrotubuli-Polymermasse signifikant zu verändern. Dies ist nur bei höheren, mikromolaren Konzentrationen der Fall. Die strukturell heterogenen Hemmstoffe der Tubulinpolymerisation oder -depolymerisation interagieren jeweils mit ganz bestimmten Bindestellen am Tubulin/Mikrotubulus (⊙ Abb. 13.158), so beispielsweise mit der

- Colchicin-Bindestelle,
- Vinca-Alkaloid-Bindestelle,
- Taxan-Epothilon-Bindestelle.

13.7.1 Mikrotubuli-Destabilisatoren

Colchicin und Podophyllotoxin

Colchicin (⊙ Abb. 13.159), das Hauptalkaloid der Herbstzeitlosen (*Colchicum autumnale*), gilt als das klassische Spindelgift (Mitosehemmer) und ist einer der bekanntesten Naturstoffe. Die von Albert Eschenmoser 1959 publizierte Totalsynthese des Colchicins, die von Purpurogallin ausgeht, gilt als Meilenstein der Naturstoffsynthese. Colchicin war der erste Tubulin-bindende Wirkstoff überhaupt. Die mechanistische Klärung des antimitotischen Effektes von Colchicin ist eng mit der Aufklärung der Struktur und der Eigenschaften des Tubulins und der Mikrotubuli verknüpft. Aufgrund seiner Toxizität und der geringen therapeutischen Breite findet Colchicin in der Tumortherapie keine Verwendung. Es dient als Modellsubstanz und Pharmakophormodell für das Design zahlreicher Small-Molecule-Inhibitoren zur Hemmung der Tubulinpolymerisation. Etwa seit dem Beginn der 1990er Jahre werden enorme Anstrengungen unternommen, Mikrotubuli-Destabilisatoren zu entwickeln, die an der Colchicinbindestelle angreifen. Bislang konnte aber keine dieser Substanzen zur Marktreife gelangen. Colchicin weist eine hohe Affinität zu den Tubulinheterodimeren (⊙ Abb. 13.158) auf und bindet irreversibel, jedoch nichtkovalent an die Colchicin-Bindestelle des β-Tubulins, nahe der Schnittstelle mit dem α-Tubulin. Erst der Tubulin-Colchicin-Komplex lagert sich dann an das Mikrotubulus-Ende an und bedingt eine irreversible Hemmung der Tubulin-Assemblierung aufgrund konformativer Änderungen. Colchicin dient zur Durchbrechung des akuten Gichtanfalls (▸ Kap. 7.7.1) oder zur Behandlung des seltenen familiären Mittelmeerfiebers. Bei höheren Pflanzen setzt man es dazu ein, Zellen mit polyploidem Chromosomensatz zu erzeugen.

Podophyllotoxin (Condylox®-Lösung, Wartec®-Creme), Ph. Eur., ist ein zytotoxisches Lignan vom Aryltetralin-Typ (⊙ Abb. 13.160). Es wird aus dem Extrakt von *Podophyllum peltatum* gewonnen. Podophyllotoxin ist ein potenter Hemmstoff der Tubulinpolymerisation und greift ebenfalls an der Colchicinbindestelle an. Podophyllotoxin weist ein planares tetrazyklisches System auf (Ringe A–D). Strukturell auffällig ist das aus biogenetischen Vorstufen resultierende *trans*-anellierte γ-Lacton. Für die Hemmung der Tubulinpolymerisation ist es nicht essenziell. Die Aromatisierung im Ring C führt zum Wirkungsverlust, ebenso die Aufhe-

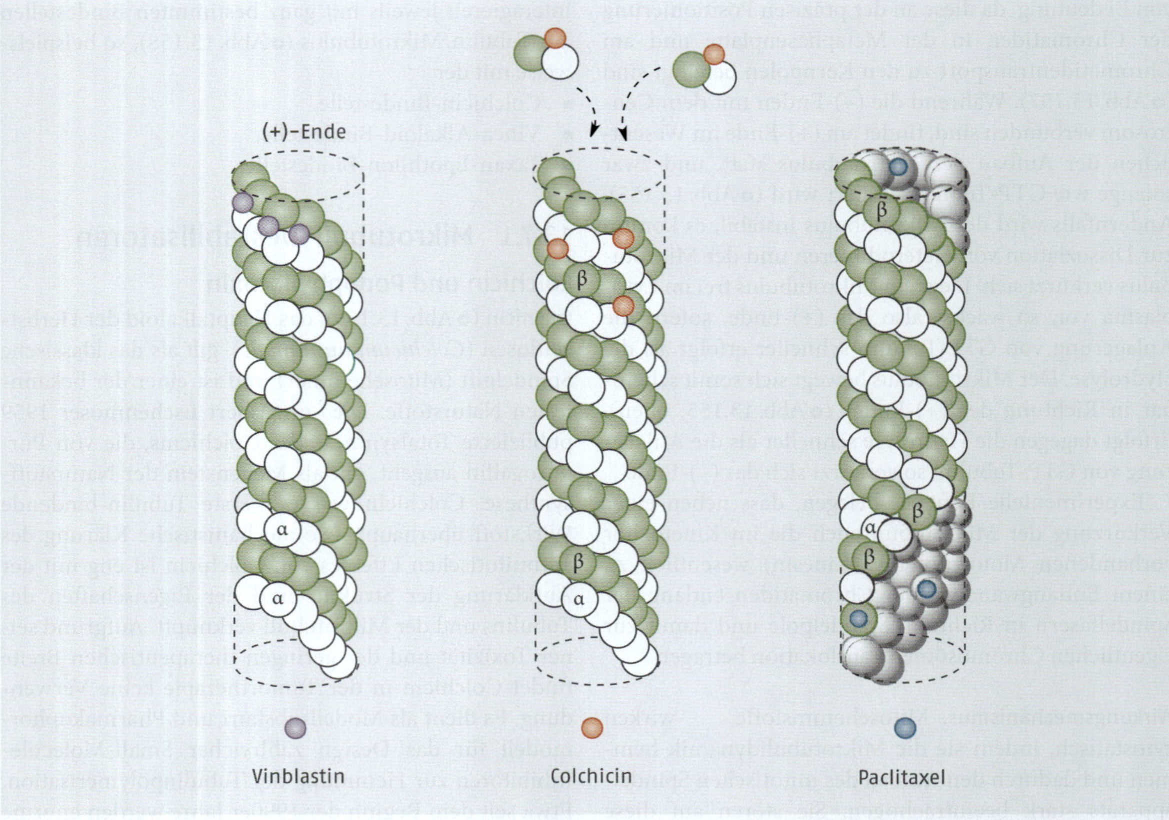

Abb. 13.158 Angriffspunkte antimitotisch wirksamer Substanzen am Tubulin/Mikrotubulus

Abb. 13.159 Colchicin als Modellsubstanz für das Design von Tubulinpolymerisations-Inhibitoren

Abb. 13.160 Podophyllotoxin als Mittel gegen Feigwarzen

bung der Drehbarkeit des Phenylrings an C-1 sowie die Einführung sterisch anspruchsvoller Substituenten an der Position C-4. Podophyllotoxin wird als Lösung oder Creme zur lokalen Behandlung von Feigwarzen (Condylomata acuminata) im äußeren Genitalbereich eingesetzt. In der Tumortherapie kommen lediglich die Glykoside des Podophyllotoxins als potente Topoisomerase-IIA-Inhibitoren (▸Kap. 13.4.2) zur Anwendung. Diese hemmen die Tubulinpolymerisation aber kaum.

Vinblastingruppe

Design und Entwicklung. Vinblastin und **Vincristin** (Abb. 13.161) können aus dem Madagaskar-Immergrün, *Catharanthus roseus*, syn. *Vinca rosea*), gewonnen werden. Sie zählen zu den therapeutisch bedeutsamsten antimitotisch wirksamen Tumortherapeutika. Die zytostatischen Eigenschaften der Vinca-Alkaloide, präziser der *Catharanthus*-Alkaloide, entdeckte man 1952 während der Suche nach hypoglykämisch wirksamen

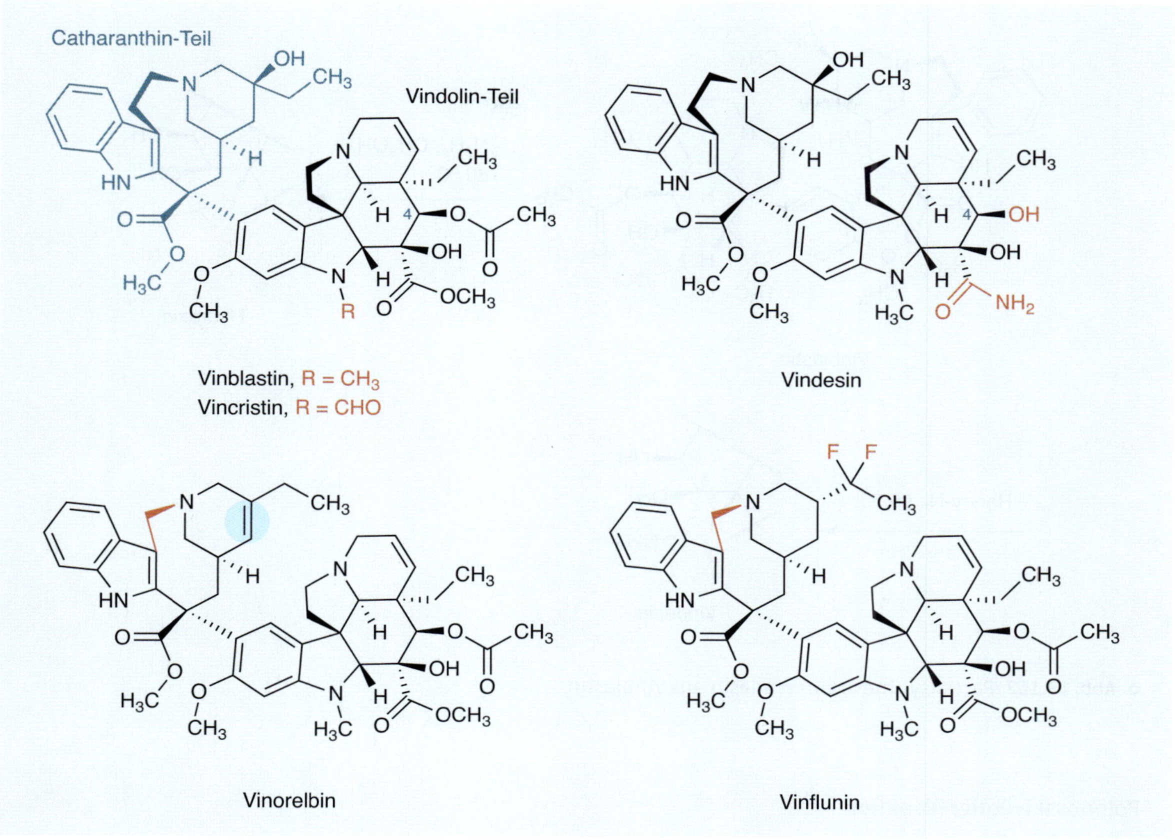

Abb. 13.161 Hemmstoffe der Tubulinpolymerisation aus der Vinblastingruppe

Substanzen. Robert Noble injizierte Kaninchen den wässrigen Pflanzenextrakt des Madagaskar-Immergrüns, worauf diese mit einer drastisch verminderten Zahl weißer Blutkörperchen und einer ausgeprägten Myelosuppression reagierten. Als aktive Komponente des Extrakts isolierten Noble und Charles Beer 1958 Vinblastin. Vincristin isolierte Gordon H. Svoboda wenig später. Es wurde als erster Vertreter dieser Gruppe 1963 von der FDA zugelassen. **Vinorelbin**, **Vindesin** und **Vinflunin** werden partialsynthetisch gewonnen.

Struktur und Eigenschaften. Vinca-Alkaloide sind heterodimere Indolalkaloide mit einer Catharanthin- und einer Vindolin-Teilstruktur (Abb. 13.161), die eine Indol- bzw. Indolin-Grundstruktur enthalten. Deren Stickstoffatome sind nicht basisch oder im Falle des aromatischen Amins nur schwach basisch. Die beiden pK_S-Werte von 5,0–5,4 und 7,4 sind den Piperidin- sowie Tetrahydropyridin-N-Atomen zuzuordnen, die tertiäre Amine darstellen. In den Salzen (Sulfate oder Tartrate) liegen beide protoniert vor, sodass die Substanzen leicht wasserlöslich sind. Vinca-Alkaloide sind daher gut zur Herstellung von Injektionslösungen geeignet.

Wirkungsmechanismus. Vinblastin und seine Analoga binden mit hoher Affinität an das (+)-Ende der Mikrotubuli (*end poisons*), und zwar im Bereich der Schnittstelle zwischen α- und β-Tubulin, nahe der Bindestelle des hydrolysierbaren GTP. Daneben binden die Vinca-Alkaloide auch an die Oberfläche der Mikrotubuli, allerdings mit deutlich geringerer Affinität.

Biotransformation. Vinca-Alkaloide werden hauptsächlich durch CYP3A4 metabolisiert. Neben Hydroxymetaboliten, Demethylderivaten und *N*-Oxiden, für die meist keine Strukturzuordnung vorliegt, entstehen die wirksamen 4-*O*-Desacetylmetaboliten.

Synthetische Aspekte. **Vindesin** erhält man durch Hydrazinolyse der Esterfunktion an C-5 von Vinblastin in methanolischer Lösung (Abb. 13.162). Das erhaltene Desacetylvinblastinhydrazid wird anschließend mit Raney-Ni hydrogenolytisch zum Amid Vindesin umgesetzt und mit Schwefelsäure ins Sulfat überführt.

Die Synthese des **Vinorelbins** gelang durch C-Ring-Kontraktion in einer bemerkenswerten Umlagerungsreaktion, ausgehend von Anhydrovinblastin (Pierre Potier,

o Abb. 13.162 Partialsynthese von Vindesin aus Vinblastin

Polonovski-Potier-Reaktion

Mittels der Polonovski-Reaktion erzeugt man aus Aminoxiden unter Spaltung einer Alkyl-Stickstoff-Bindung Amide. Die Reaktion läuft in Gegenwart von Acetanhydrid oder reaktiven Acetylhalogeniden ab. Zentrales Merkmal der Polonovski-Reaktion ist die Transformation eines *N*-Oxids in ein Iminiumion-Intermediat. Die **Polonovski-Potier-Reaktion** (o Abb. 13.164) stellt eine wertvolle Variante der Polonovski-Reaktion unter Verwendung von Trifluoracetanhydrid anstelle von Acetanhydrid dar (Pierre Potier, 1965). Bei dieser Variante bleibt die Reaktion auf der Stufe des Iminium-Ions stehen. Vor dem Hintergrund der Bedeutung von Iminiumionen in der Naturstoffsynthese hat die Reaktion zahlreiche Anwendungen erfahren. Hier sind besonders die Synthesen von strukturell komplexen Vertretern der Indolalkaloide zu nennen, insbesondere solcher der Vinblastingruppe. Aufgrund der milden Reaktionsbedingungen hat die Polonovski-Potier-Reaktion die eigentliche Polonovski-Reaktion weitgehend verdrängt.

1976) als Schlüsselverbindung (o Abb. 13.163). Das durch Einwirkung von *meta*-Chlorperbenzoesäure oxidativ gebildete Aminoxid wird im Verlauf der **Polonovski-Potier-Reaktion** *O*-acyliert. Nach dem Abgang zweier Moleküle Trifluoracetat entsteht ein Iminiumkation, das in Gegenwart von Wasser Formaldehyd freisetzt. Die nukleophile Addition des gebildeten sekundären Amins an die exozyklische Doppelbindung des α,β-ungesättigten Imins bewirkt den Ringschluss zum 8-gliedrigen C'-Ring im Catharanthinteil des Vinorelbins.

Vinflunin ist das Hauptprodukt der geminalen Fluorierung von Vinorelbin in superacidem Medium (s. auch Loratadinsynthese, ▸ Kap. 7.19.3). Ende der 1980er Jahre untersuchte man die Reaktivität von Vinca-Alkaloiden in superacidem Medium (HF/SbF_5) und Anwesenheit eines chlorierten Lösemittels. Damit wollte man die Moleküle in Positionen verändern, die mittels konventioneller Synthesemethoden kaum zugänglich waren. Die Synthese des Vinflunins verläuft über eine Reihe carbokationischer Intermediate (o Abb. 13.165), wobei die labilen Esterfunktionen des Ausgangsstoffs bei der Umsetzung überraschend alle intakt bleiben. Durch die Protonierung des Vinorelbins am N-Atom und an der C-3',4'-Doppelbindung entsteht ein tertiäres Carbokation an C-4, das zunächst unter 1,2-Hydrid-Shift zum sekundären Carbokation (o Abb. 13.165) isomerisiert und damit das carbokationische Zentrum weiter weg vom Ammoniumstickstoff verlagert. Anschließend erfolgt die Aufnahme eines Cl^--Ions über den aus Antimonpentafluorid und Chloroform gebildeten Komplex $[SbF_5Cl]^-$. Chlormethane fungieren in Super-

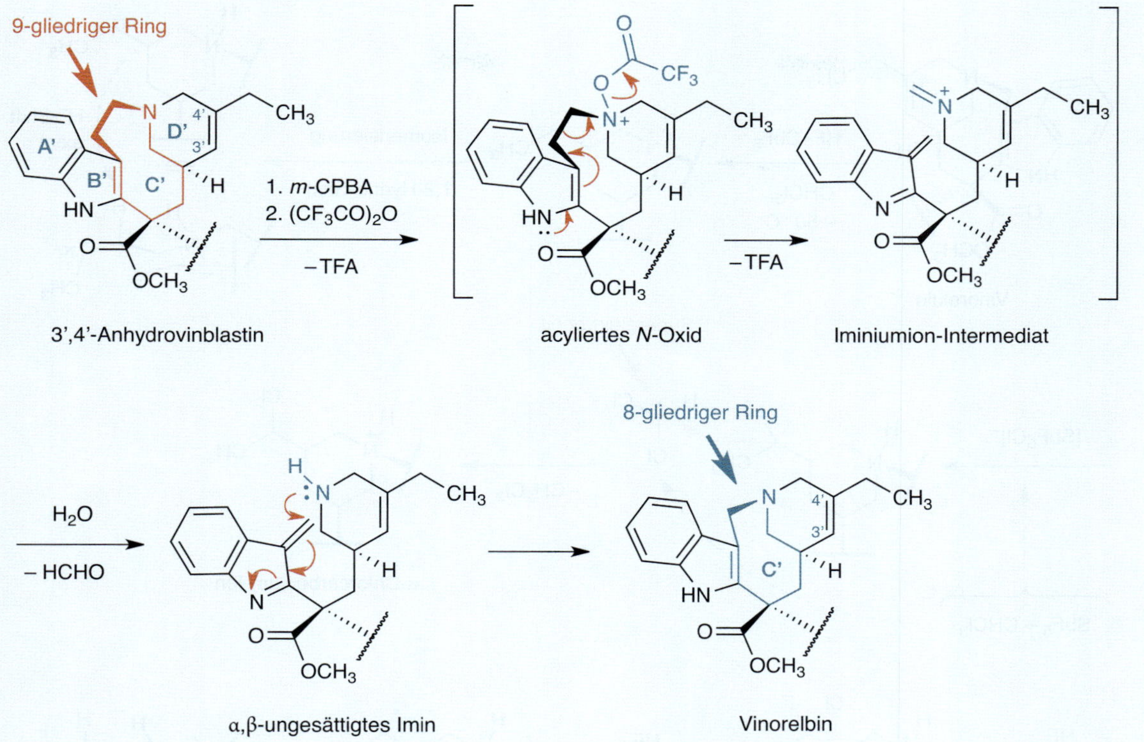

○ Abb. 13.163 Synthese von Vinorelbin mittels der Polonovski-Potier-Reaktion. *m*-CPBA: *meta*-Chlorperbenzoesäure; TFA: Trifluoressigsäure

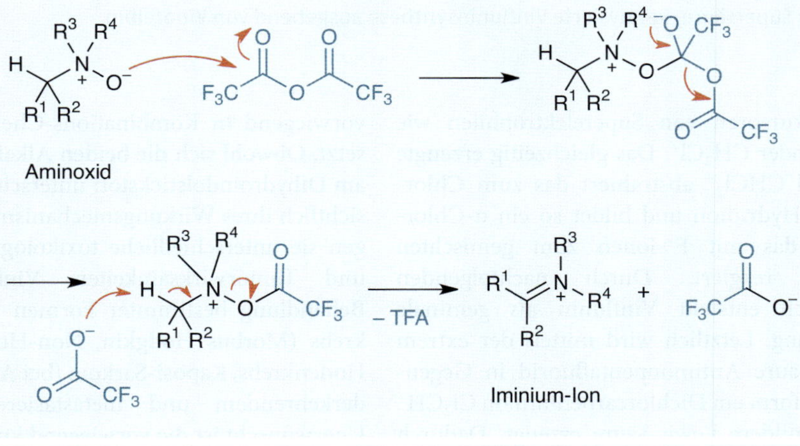

○ Abb. 13.164 Polonovski-Potier-Reaktion

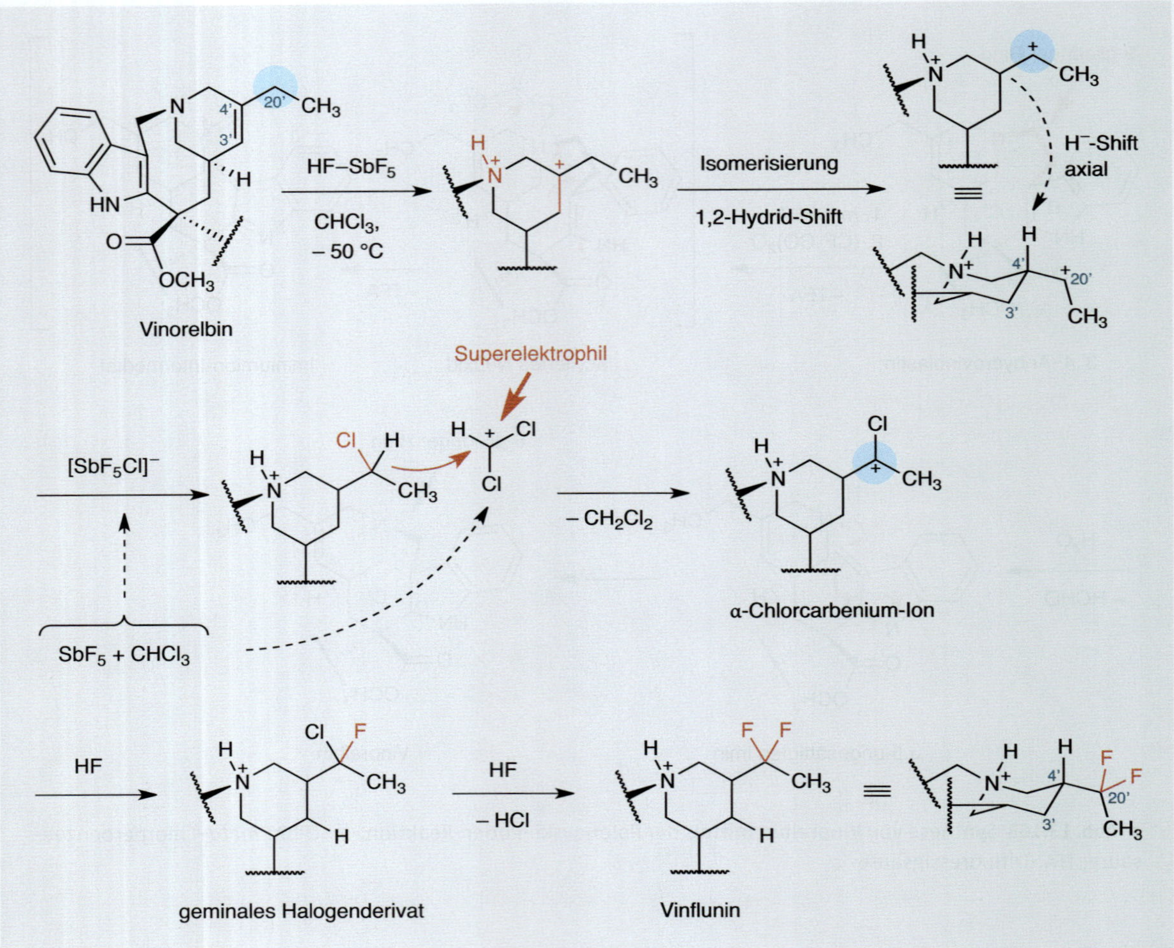

Abb. 13.165 Supersäure-katalysierte Vinfluninsynthese ausgehend von Vinorelbin

säuren als Präkursoren von Superelektrophilen wie CCl_3^+, $CHCl_2^+$ oder CH_2Cl^+. Das gleichzeitig erzeugte Superelektrophil $CHCl_2^+$ abstrahiert das zum Chloratom geminale Hydridion und bildet so ein α-Chlorcarbeniumion, das mit F^--Ionen zum gemischten Halogenderivat reagiert. Durch nachfolgenden Halogenaustausch entsteht Vinflunin als geminale Difluorverbindung. Letztlich wird mittels der extrem starken Lewis-Säure Antimonpentafluorid in Gegenwart von Chloroform ein Dichlorcarbeniumion Cl_2CH^+ als wesentlich mildere Lewis-Säure erzeugt. Dadurch wird die Bildung komplexer Nebenprodukte weitestgehend unterdrückt.

Vinblastin (Vinblastin STADA), Ph. Eur. (Sulfat), wird intravenös appliziert. Die triphasische Elimination erfolgt hauptsächlich biliär mit Halbwertszeiten von 3,7 min, 1,6 h sowie 25 h. Die pharmakokinetischen Parameter unterliegen großen intra- und interindividuellen Schwankungen. Vinblastin wird wie Vincristin vorwiegend in Kombinations-Chemotherapien eingesetzt. Obwohl sich die beiden Alkaloide strukturell nur am Dihydroindolstickstoff unterscheiden und sich hinsichtlich ihres Wirkungsmechanismus sehr ähneln, zeigen sie unterschiedliche toxikologische Eigenschaften und Tumorwirksamkeiten. Vinblastin dient zur Behandlung bestimmter Formen von Lymphknotenkrebs (Morbus Hodgkin, Non-Hodgkin-Lymphome), Hodenkrebs, Kaposi-Sarkom (bei AIDS) sowie von wiederkehrendem und metastasierendem Brustkrebs. Unerwünscht ist die vorwiegend knochenmarktoxische Wirkung.

Vincristin (Cellcrist®), Ph. Eur. (Sulfat), unterscheidet sich von Vinblastin lediglich durch die *N*-Formyl- anstelle der *N*-Methylgruppe am Dihydroindolstickstoff (o Abb. 13.161) im Vindolinteil. Es wird ebenfalls intravenös verabreicht. Die Halbwertszeiten der triphasischen Elimination betragen 5 min, 2,3 h und 85 h. Vincristin wird bei akuter lymphatischer Leukämie, akuter nichtlymphatischer Leukämie, Morbus Hodgkin, Non-

Hodgkin-Lymphom und Lungenkrebs (kleinzelliges Bronchialkarzinom) eingesetzt. Die Verwendung von Vincristin geht häufig mit peripher neurotoxischen Nebenwirkungen wie Neuropathien, Parästhesien, Reflexverlusten sowie Störungen des autonomen Nervensystems einher.

Vindesin (Eldisine®), Ph. Eur. (Sulfat), wird partialsynthetisch aus Vinblastin gewonnen. Chemisch ist es ein Desacetylvinblastinamid. Gegenüber Vinblastin fehlt die Acetylgruppe am C-4, zudem ist der Methylester an C-5 durch eine Amidfunktion ersetzt (○ Abb. 13.161). Vindesin wird intravenös appliziert. Die Elimination erfolgt triphasisch mit Halbwertszeiten von 2 min, 1 h und 24 h. Vindesin wird vorwiegend in der Kombinationschemotherapie bei Leukämien und beim nichtkleinzelligen Bronchialkarzinomen eingesetzt. Bei Kindern verwendet man es zur Therapie des Neuroblastoms. Vindesin muss in der Kälte (< –50 °C) gelagert werden, um die Bildung von Vindesin-3'-*N*-oxid zu vermeiden.

Vinorelbin (Navelbine®), Ph. Eur. (Tartrat), ist ein halbsynthetisches Vinblastinderivat mit einer 3',4'-Doppelbindung sowie einem 8-gliedrigen Ring im Catharanthin-Teil anstelle des 9-gliedrigen Rings im Vinblastin. Vinorelbin ist in Deutschland seit 2003 zugelassen. Es kann oral appliziert werden und weist eine Bioverfügbarkeit von 40 % auf. Vinorelbin und seine Metaboliten werden vorwiegend biliär eliminiert. Die terminale Halbwertszeit beträgt 40 h. Vinorelbin dient zur Behandlung des nichtkleinzelligen Bronchialkarzinoms und als Monotherapeutikum bei metastasierendem Brustkrebs, sofern vorherige Therapien erfolglos waren. Die Substanz weist ein vergleichsweise günstiges Nebenwirkungsprofil auf. So bleibt der stigmatisierende Haarausfall bei Brustkrebspatientinnen als Nebenwirkung der Therapie meist aus.

Vinflunin (Javlor®) wurde 2009 zugelassen. Es ist ebenfalls ein semisynthetisches Vinca-Alkaloid, das gegenüber den anderen Vinca-Alkaloiden eine geringfügig verbesserte In-vivo-Tumorwirksamkeit bei etwas günstigerem Toxizitätsprofil aufweist. Verglichen mit Vinorelbin und Vincristin treten zudem Kreuzresistenzen weniger häufig auf. Vinflunin zeigt die geringste Tubulinbindungsaffinität innerhalb der Vinca-Alkaloid-Familie (Vincristin > Vinblastin > Vinorelbin > Vinflunin), aber dennoch sehr gute antineoplastische Aktivität. Vinflumin wird als Infusion verabreicht. Die Ausscheidung erfolgt zu zwei Dritteln mit den Fäzes und zu einem Drittel im Urin. Die terminale Halbwertszeit beträgt 40 h. Vinflunin ist der alleinige Leitlinienstandard für die Zweitlinientherapie des metastasierten Harnblasenkarzinoms nach Versagen einer Therapie mit Pt-haltigen Zytostatika. Gegenüber Vinorelbin zeigt es nochmals verbesserte Eigenschaften. Es ist in Form des Bis-Tartrats in Wasser leicht löslich, wird per Tropfinfusion verabreicht und benötigt keinen Lösungsvermittler.

Eribulin

Eribulin (Halaven®) gehört zur Wirkstoffklasse der Halichondrine und ist seit 2014 auf dem Markt. Es ist ein synthetisches, strukturell vereinfachtes Analogon des stark zytotoxischen Polyethermakrolids **Halichondrin B** (○ Abb. 13.166), das 1986 aus dem pazifischen Meeresschwamm *Halichondria okadai* isoliert wurde. Die hydrolyseempfindliche Lactonstruktur des Halichondrins ersetzte man bioisoster durch ein Keton. Eribulin hemmt die Tubulinpolymerisation, unterscheidet sich aber hinsichtlich der Bindestelle vom Vinblastin. Es bindet mit hoher Affinität an die endständigen β-Tubulinuntereinheiten am (+)-Ende des Mikrotubulus, die Mikrotubulus-Verkürzung am (–)-Ende wird dagegen nicht beeinflusst. Eribulin ist in Form des Mesilats für die Monotherapie von lokal fortgeschrittenem oder metastasiertem Brustkrebs im Falle zuvor erfolgloser Chemotherapien zugelassen, zudem zur Therapie des nichtreserzierbaren Liposarkoms. Die Substanz wird intravenös verabreicht. Eribulin wird nur geringfügig metabolisiert und vorwiegend über die Galle ausgeschieden, die Eliminationshalbwertszeit beträgt etwa 40 h.

13.7.2 Mikrotubuli-Stabilisatoren

Taxangruppe

Design und Entwicklung. Prototyp der **Taxane** (○ Abb. 13.67) ist das Paclitaxel (Taxol®), das 1994 in die Therapie eingeführt wurde. Dessen Entwicklung zu einem weltweit erfolgreichen antineoplastischen Chemotherapeutikum begann in den 1960er Jahren, als man beim National Cancer Institute (NCI) tausende Pflanzenextrakte auf deren Tumorwirksamkeit hin untersuchte. Darunter befand sich auch ein Extrakt aus der Rinde der Pazifischen Eibe (*Taxus brevifolia*). Die Entdeckung des Paclitaxels geht auf Mansukh Wani und Monroe Wall zurück, die den strukturell unbekannten und zunächst als Taxol, später erst als Paclitaxel bekannten Naturstoff 1967 isolierten und 1971 auch dessen absolute Konfiguration ^{1}H-NMR-spektroskopisch klärten. Den neuartigen und außergewöhnlichen Wirkungsmechanismus des Paclitaxels erkannte Susan Horwitz allerdings erst 1979.

Struktur und Eigenschaften. Paclitaxel ist ein Diterpen, das aus einem 15-gliedrigen, hoch oxygenierten trizyklischen Taxanring als Grundkörper besteht, der zusätzlich einen anellierten Oxetanring aufweist und an C-13 mit einer β-Phenylisoserin-Seitenkette verestert ist. Wie ○ Abb. 13.167 zeigt, unterscheiden sich die 3 auf dem Markt befindlichen Taxane im Substitutionsmuster an

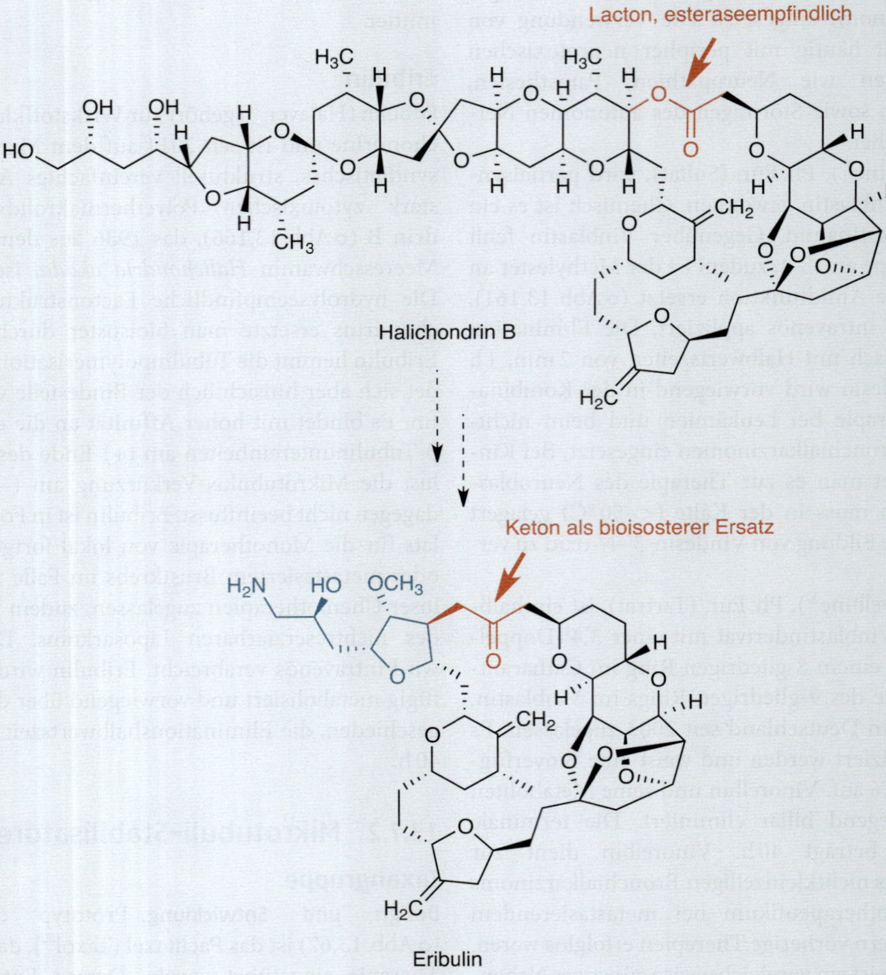

Lacton, esteraseempfindlich

Halichondrin B

Keton als bioisosterer Ersatz

Eribulin

Abb. 13.166 Entwicklung von Eribulin aus Halichondrin B

C-13, C-10 und C-7. Paclitaxel ist sehr schlecht wasserlöslich und wird mittels des Detergens Cremophor EL, einer Mischung polyoxyethylierter Triglyceride, solubilisiert. Mit Blick auf eine bessere Verträglichkeit ist Paclitaxel auch in einer Lösungsvermittler-freien, Nanopartikel-Albumin-gebundenen Formulierung (*nanoparticle albumin bound*-Paclitaxel, nab-Paclitaxel, Abraxane®) verfügbar. Eine Begleitmedikation aufgrund von Lösemittel-bedingten Hypersensitivitätsreaktionen, die bei koventionellen Taxanen mit Dexamethason und Anthistaminika durchgeführt wird, ist hier nicht notwendig. Am stabilsten ist Paclitaxel im Bereich von pH 5–7. Unterhalb pH 5 treten Umlagerungsprozesse und Öffnung des Oxetanrings auf. Unter physiologischen Bedingungen tritt bereits eine Epimerisierung zu 7-*epi*-Paclitaxel ein, noch schneller unter alkalischen Bedingungen. Bei pH-Werten > 8 kommt es zur Abspaltung der Seitenkette an C-13, was mit einem Wirkungsverlust einhergeht.

Stereochemie. Insgesamt verfügt Paclitaxel über 11 Asymmetriezentren. *S*-Konfiguration besitzen C-1, C-2, C-4, C-7, C-8, C-13 und C-3', demgegenüber sind C-3, C-5, C-10 und C-2'*R*-konfiguriert.

Wirkungsmechanismus. Paclitaxel und seine Analoga binden an die GDP-β-Tubulin-Einheit auf der luminalen Seite polymerisierter Mikrotubuli (Abb. 13.156, Abb. 13.158) – nicht jedoch im Heterodimer – und stabilisieren laterale Kontakte zwischen den Protofilamenten. Dadurch fördern sie die Bildung sehr stabiler Mikrotubuli. Letztlich wird das Polymerisations-Depolymerisationsgleichgewicht zugunsten der Mikrotubuli verschoben, der Aufbau des mitotischen Spindel-

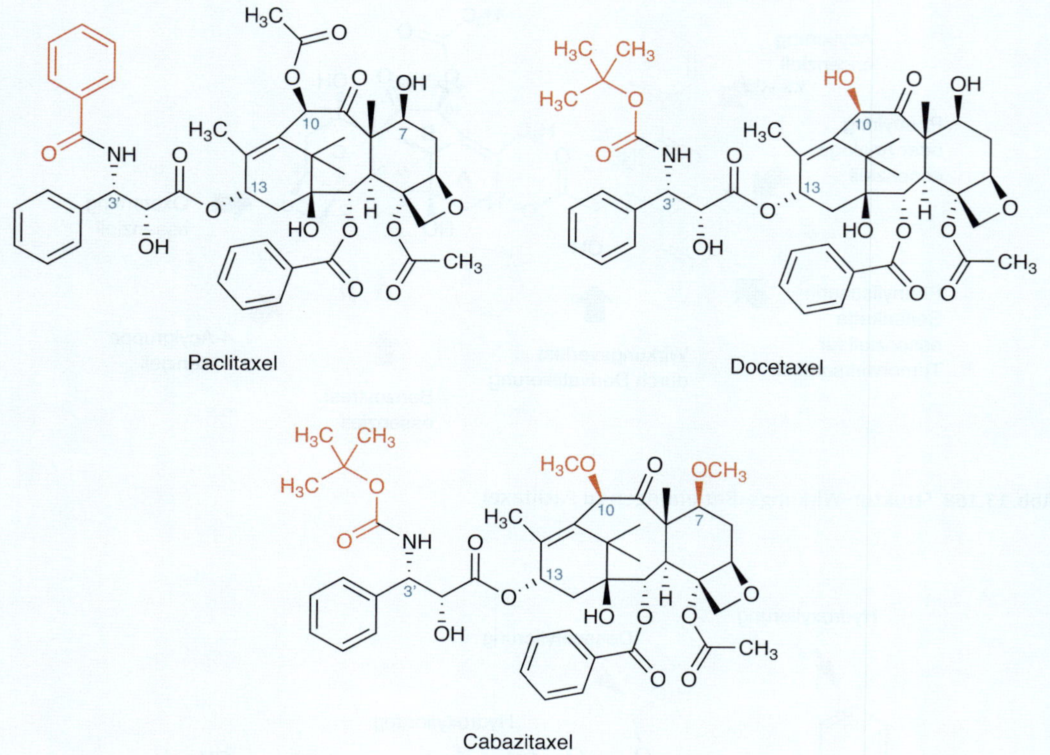

Paclitaxel

Docetaxel

Cabazitaxel

Abb. 13.167 Taxanbasierte Mikrotubuli-Stabilisatoren zur Tumortherapie

apparats gestört und die Mikrotubuli-Dynamik unterdrückt.

Struktur-Wirkungs-Beziehungen. Die Untersuchung zahlreicher Paclitaxelanaloga zeigt, dass für die Tumorwirksamkeit im Grundkörper insbesondere der für Konformation des C-Rings relevante Oxetanring und die Acylfunktion an C-4 wesentlich sind. Auch die *N*-Acyl-(2'*R*,3'*S*)-3-phenylisoserin-Seitenkette mit ihrer *N*-Benzoylgruppe, der sekundären Alkoholfunktion an C-2' als H-Brückendonor und dem terminalen Phenylring sind für die Wirksamkeit essenziell (Abb. 13.168).

Biotransformation. Paclitaxel wird durch CYP2C8 in den Hauptmetaboliten 6α-Hydroxypaclitaxel umgewandelt. Dieser ist etwa 30-fach schwächer wirksam als die Muttersubstanz (Abb. 13.169). In geringerem Umfang kommt es CYP3A4-katalysiert zur *para*-Hydroxylierung der Benzamidstruktur am C-3'-Atom und der Benzoylstruktur an C-2'. In Urin und Plasma lässt sich außerdem der 10-Desacetylmetabolit nachweisen.

Docetaxel wird ausschließlich durch CYP3A4 metabolisiert. Hauptmetabolit ist das Hydroxymethylderivat der 3'-*tert*-Butylcarbamat-Seitenkette. Dieser Metabolit kann vor der Ausscheidung weiter oxidiert und zu isomeren Oxazolidindionen zyklisiert werden.

Cabazitaxel wird überwiegend durch CYP3A4 metabolisiert, CYP2C8 spielt eine untergeordnete Rolle. Aus der *O*-Demethylierung an C-7 und C-10 resultieren 3 aktive Metaboliten, darunter Docetaxel.

Synthetische Aspekte. Als nachteilig für die Entwicklung des Paclitaxels erwiesen sich zunächst die sehr begrenzten Bestände an *Taxus brevifolia* sowie der relativ geringe Wirkstoffgehalt der Rinde (ca. 1 kg Wirkstoff aus 6–7 t Rinde von ca. 2500 Bäumen). Zahlreiche höchst elegante Totalsynthesen der – ohne Seitenkette – mit 9 stereogenen Zentren äußerst anspruchsvollen Struktur hatten vorrangig akademischen Wert. Als entscheidender Durchbruch für die weitere Profilierung des Paclitaxels erwies sich der erste erfolgreiche **semisynthetische** Weg (Andrew E. Greene, Pierre Potier, 1988) zu Paclitaxel und Docetaxel über das in den Nadeln der Europäischen Eibe (*Taxus baccata*) vorkommende **10-Desacetylbaccatin III**, das man mit einem Phenylisoserinbaustein veresterte. Iwao Ojima und Robert A. Holton gelang es 1993 schließlich, die Seitenkette des Paclitaxels durch Veresterung der sterisch

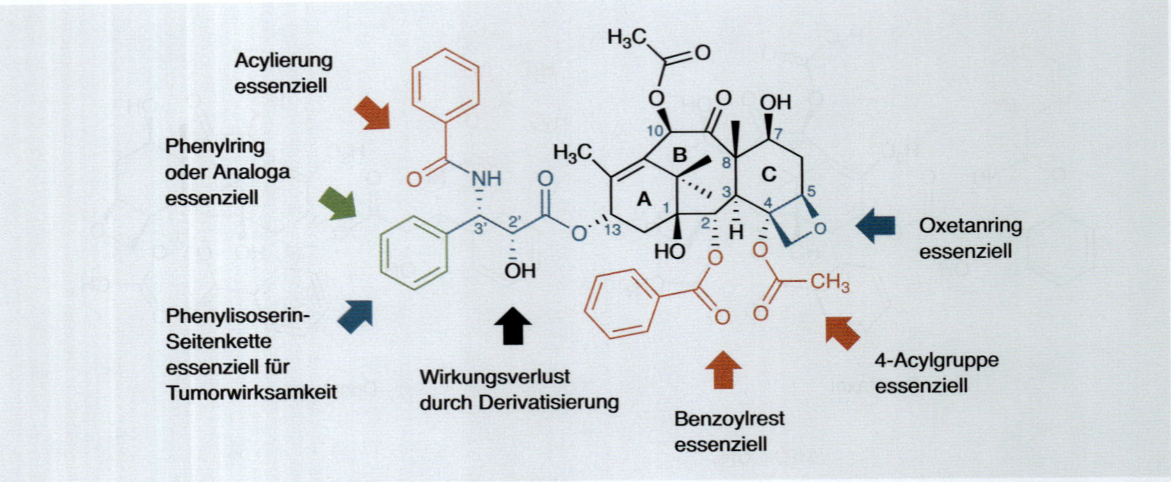

Abb. 13.168 Struktur-Wirkungs-Beziehungen zu Paclitaxel

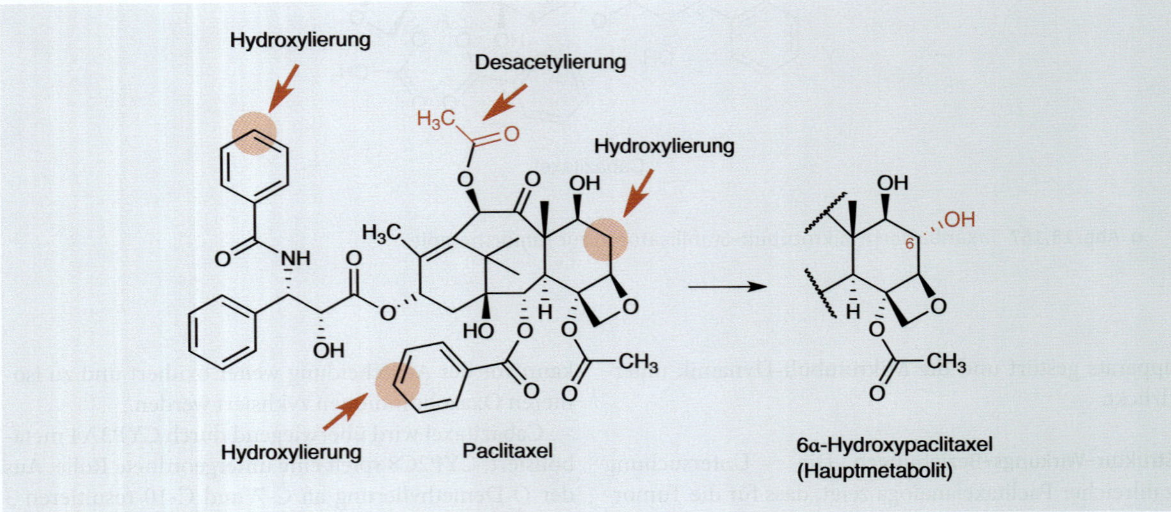

Abb. 13.169 Biotransformation von Paclitaxel

gehinderten Hydroxygruppe an C-13 des 10-Desacetylbaccatin III mit einem **enantiomerenreinen β-Lactam** einzuführen (Ojima-Holton-Verfahren), sodass die Taxane in großem Maßstab zugänglich wurden.

10-Desacetylbaccatin III weist 4 alkoholische Gruppen (Abb. 13.170) auf, darunter 3 sekundäre sowie eine tertiäre. Diese sind unterschiedlich reaktiv und lassen sich diesbezüglich nach ihren Positionen im Wirkstoffmolekül abstufen: 7 > 10 > 13 ≫ 1. Für eine regioselektive Veresterung der 13-OH-Gruppe nutzte man die unterschiedlichen Reaktivitäten in Kombination mit geeigneten Schutzgruppen. Zunächst wird der reaktivste Alkohol in der 7-Position als Silylether geschützt. Erst dann erfolgt die Acetylierung der zweitreaktivsten Alkoholfunktion in Position 10. Danach deprotoniert man den Alkohol in Position 13 durch die starke Base Natrium-bis(trimethylsilyl)amid (Natriumhexamethyldisilazan, NaHMDS). Das entstandene Alkoholat acyliert man durch Umsetzung mit einem enantiomerenreinen β-Lactam als Schlüsselintermediat zum Aufbau der Seitenkette. Abschließend wird durch Einwirkung von Salzsäure die Silylschutzgruppe entfernt sowie das Acetal der Seitenkette gespalten, wobei Paclitaxel entsteht. Während Paclitaxel mittlerweile durch Eibenzellfermentation und Etherextraktion des Kulturmediums gewonnen wird, stellt man Docetaxel und Cabazitaxel nach wie vor auf semisynthetischem Weg dar.

Paclitaxel (NeoTaxan®), Ph. Eur., wird intravenös appliziert. Die Ausscheidung erfolgt größtenteils mit den

o Abb. 13.170 Darstellung von Paclitaxel durch Veresterung von 10-Desacetylbaccatin III mit einem enantiomerenreinen β-Lactam-Synthon (Ojima-Holton-Verfahren)

Fäzes. Die terminale Eliminationshalbwertszeit beträgt 12–33 h. Paclitaxel wird zur Behandlung des metastasierenden Ovarial- und Mammakarzinoms, des fortgeschrittenen nichtkleinzelligen Bronchialkarzinoms und des AIDS-assoziierten Kaposi-Sarkoms eingesetzt.

Docetaxel (Taxotere®), Ph. Eur., ist auch als Trihydrat monographiert. Es war das erste semisynthetische Paclitaxelanalogon, zugänglich über das 10-Desacetylbaccatin III. Es unterscheidet sich von Paclitaxel durch eine *tert*-Butylcarbamatgruppe an C-3' der Seitenkette anstelle der Benzamidgruppe, zudem fehlt die 10-Acetylgruppe. Die auffällige *tert*-Butyloxycarbonyl-(Boc-) Schutzgruppe diente ursprünglich zum Schutz der 3'-Aminogruppe beim Aufbau der Paclitaxel-Seitenkette. Docetaxel fördert die Tubulinpolymerisation in noch etwas stärkerem Maße als Paclitaxel und weist die gleiche Bindestelle wie dieses auf. Docetaxel wird intravenös bei Brustkrebs, nichtkleinzelligen Bronchialkarzinomen, Prostata-, Ovarial- und Magenkarzinomen sowie bei Kopf-Hals-Tumoren eingesetzt. Die Elimination erfolgt überwiegend über den Fäzes mit einer Halbwertszeit von 11 h.

Cabazitaxel (Jevtana®) ist das 7,10-Dimethoxyanalogon des Docetaxels und wird ebenfalls halbsynthetisch aus 10-Desacetylbaccatin III gewonnen. Es ist seit 2011 zugelassen und dient therapeutisch als Zweitlinientherapeutikum nach Docetaxelbehandlung beim hormonrefraktären, kastrationsresistenten Prostatakarzinom, meist in Kombination mit Prednison oder Prednisolon. Nach intravenöser Infusion ist das Eliminationsprofil dreiphasisch und durch rasche Anfangs- und Zwischenphasen mit Halbwertszeiten von 4 min bzw. 2 h sowie einer langen Eliminationshalbwertszeit von 95 h gekennzeichnet. Die Ausscheidung erfolgt hauptsächlich mit den Fäzes.

Epothilone

Epothilone (**Epoxid**, **Thiazol**, **Keton**, o Abb. 13.171) sind 16-gliedrige Makrolide, die 1987 erstmals von Gerhard Höfle und Hans Reichenbach aus dem Myxobakterium *Sorangium cellulosum* isoliert wurden. Sie sind deutlich besser wasserlöslich als Paclitaxel. Ein weiteres Problem der Taxane ist der hohe Efflux durch das P-Gly-

13

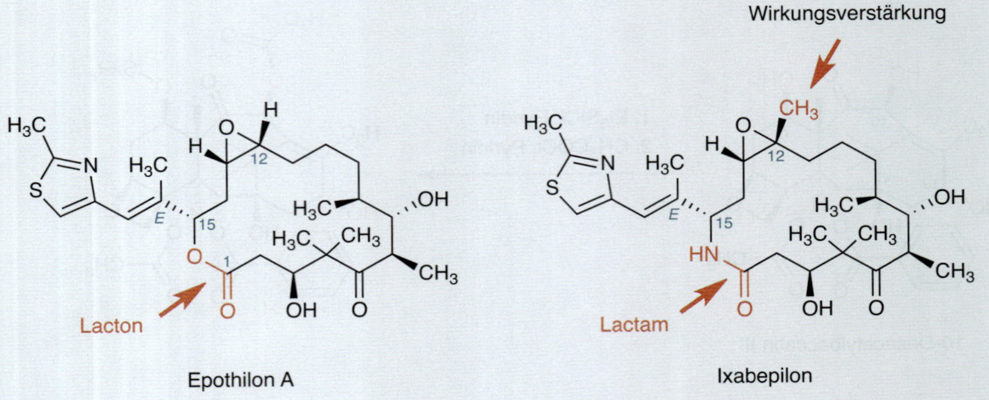

Abb. 13.171 Epothilon A und das semisynthetische Ixabepilon

koprotein, während Epothilone geringere Affinität dazu aufweisen.

Ixabepilon (Ixempra®) ist von Epothilon A abgeleitet und bindet an dieselbe Stelle wie Paclitaxel. Es weist am C-12 die wirkungsverstärkende Methylgruppe des Epothilon B auf und besitzt zudem gegenüber Epothilon A eine metabolisch stabilere Lactam-Struktur anstelle des Lactons. Zwar stabilisiert die Lactam-Struktur gegen die In-vivo-Hydrolyse durch Carboxylesterasen, jedoch wird der Wirkstoff vor der überwiegend fäkalen Ausscheidung durch CYP3A4 umfassend metabolisiert. Dabei entstehen über 30 inaktive Metaboliten. Ixabepilon ging aus der Synthese und Testung von mehr als 300 semisynthetischen Epothilonanaloga hervor und wurde 2007 in den USA als Infusionspräparat zur Behandlung von Brustkrebs zugelassen. In der EU wurde die Zulassung mit Hinweis auf die Neurotoxizität nicht erteilt. Wie bei Paclitaxel ist Cremophor EL für die Solubilisierung erforderlich.

13.8 Hormone und Antihormone

Einige Krebsarten wie Brustkrebs und Prostatakrebs entwickeln sich in Abhängigkeit von bestimmten körpereigenen Hormonen. Das Ziel einer **Hormon-** oder **Antihormontherapie** besteht daher in der Unterdrückung der Bildung oder des stimulatorischen Effektes der endogenen Hormone. Dadurch soll ein weiteres Tumorwachstum oder eine Metastasenbildung verhindert oder zumindest verzögert werden. Die zur Tumortherapie eingesetzten Hormone und Substanzen mit hormonantagonistischer Wirkung lassen sich im Wesentlichen einteilen in

- Antiestrogene
  - nichtsteroidal,
  - steroidal,
- Aromatase-Inhibitoren
  - nichtsteroidal,
  - steroidal,
- Antiandrogene,
- Androgensynthese-Inhibitoren (CYP17A1-Inhibitoren),
- Gonadoliberin-Analoga.

13.8.1 Antiestrogene

In Deutschland und den westlichen Ländern ist das Mammakarzinom bei Frauen die häufigste maligne Krebserkrankung. Statistisch betrachtet erkrankt nahezu jede achte Frau in Deutschland im Laufe ihres Lebens an Brustkrebs. Der Begriff Mammakarzinom ist dabei als ein Oberbegriff für eine ganze Reihe heterogener, maligner Erkrankungen der Brustdrüse zu verstehen. Der Zusammenhang zwischen Krebs und bestimmten Hormonen ist seit dem Beginn des letzten Jahrhunderts bekannt. Eine wesentliche stimulatorische Funktion bei der Proliferation von Tumorgewebe in Brust, Endometrium und Ovarien kommt den Estrogenen zu. Deren Effekte werden über 2 Estrogenrezeptor-Subtypen (ERα, ERβ, ▸Kap. 8.4.4) vermittelt. Bei den Estrogenrezeptoren handelt es sich um **Steroidhormonrezeptoren**, die zur Superfamilie der nukleären Rezeptoren gehören. Sie fungieren als Ligand-induzierbare Transkriptionsfaktoren. Mammakarzinome zeigen häufig eine Überexpression des Estrogen- und Progesteronrezeptors sowie eine Amplifikation des HER2/neu-Gens. Diese 3 Biomarker sind allerdings bei den hochaggressiven, 3-fach-negativen (triple-negativen) Mammakarzinomen nicht vorhanden. Demzufolge

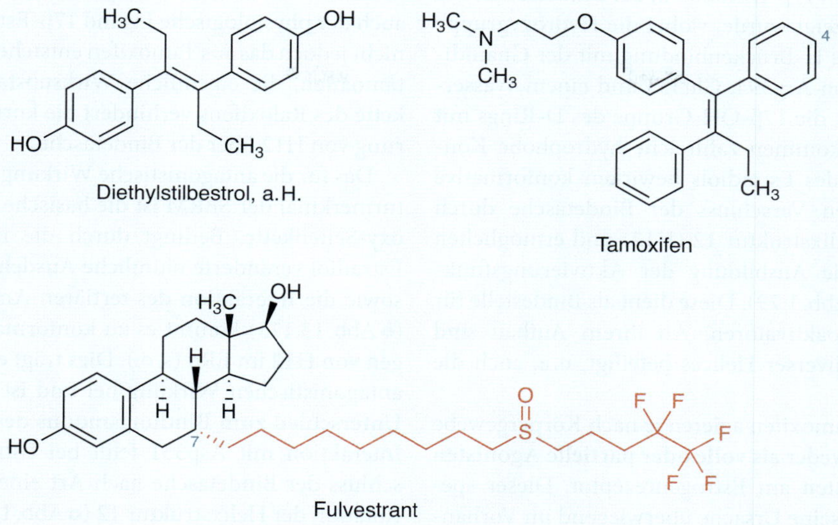

o Abb. 13.172 Antiestrogene

steht hier die ungerichtete zytostatische Behandlung im Vordergrund, da zielgerichtete therapeutische Alternativen fehlen.

Hinsichtlich der Liganden am Estrogenrezeptor (▸Kap. 8.4.4) lässt sich differenzieren (o Abb. 13.172) zwischen

- vollen Agonisten (Estradiol),
- gemischt agonistisch/antagonistisch wirksamen Verbindungen (Tamoxifen, Raloxifen) und
- reinen Antagonisten (Fulvestrant).

Nichtsteroidale Antiestrogene (SERM)

Die nichtsteroidalen Antiestrogene (**selektive Estrogen-Rezeptor-Modulatoren, SERM**) weisen ein Triphenylethensystem auf und können als Abkömmlinge des *trans*-Stilbens **Diethylstilbestrol** (DES) betrachtet werden. DES ist das prototypische **nichtsteroidale Estrogen** und war der erste synthetische Vertreter. Man setzte es zwischen 1940 und 1971 in den USA gynäkologisch zur Verhinderung von Schwangerschaftskomplikationen und Frühgeburten ein. Als sich herausstellte, dass die Töchter intrauterin mit DES behandelter Patientinnen neben teratogenen Risiken auch gehäuft an Vaginal-, Zervix- und Mammakarzinomen als Spätfolgen erkrankten, untersagte man die gynäkologische Verwendung von DES. Man setzte es aber bis in die späten 1990er Jahren noch zur Behandlung postmenopausaler Frauen mit fortgeschrittenem Mammakarzinom ein. Ein Diethylstilbestroldiphosphat-Prodrug, **Fosfestrol**, war bis 2005 zur Behandlung des metastasierenden Prostatakarzinoms im Handel.

Design und Entwicklung. Tamoxifen wurde 1962 von Dora Richardson bei der Firma ICI synthetisiert. Im Rahmen von Studien zur Eignung des Tamoxifens als postkoitales Kontrazeptivum („Pille danach") entdeckten Michael Harper und Arthur Walpole 1966 die antiestrogenen Eigenschaften seines *Z*-Isomers. Allerdings stimulierte die Substanz die Ovulation, anstatt sie zu unterdrücken. In der Folge konzentrierte man sich auf die speziesabhängigen antiestrogenen Eigenschaften des Wirkstoffs. Im Jahr 1973 wurde Tamoxifen schließlich zur Behandlung von Brustkrebs in Großbritannien zugelassen, im Jahr 1977 auch in den USA, in Deutschland 1981.

Struktur und Eigenschaften. Das Triphenylethylenderivat Tamoxifen liegt als reines *Z*-Isomer vor. Die tertiäre Aminstruktur der Seitenkette besitzt einen pK_S-Wert von 8,9, sodass die Wirkform am Estrogenrezeptor als Ammoniumion vorliegt und eine ionische Wechselwirkung eingehen kann. Tamoxifen sollte unter Lichtschutz gelagert werden, da durch UV-Strahlen Isomerisierung zum *E*-Tamoxifen erfolgt sowie Phenanthrenderivate gebildet werden können.

Wirkungsmechanismus. Tamoxifen konkurriert mit dem vollen Agonisten Estradiol um die Bindung an die Estrogenrezeptoren, wobei das **4-Hydroxytamoxifen** die eigentliche Wirkform darstellt. Volle Agonisten am Estrogenrezeptor (ER) wie 17β-Estradiol werden zunächst in einer hydrophoben Bindetasche über H-Brücken und hydrophobe Wechselwirkungen fixiert (o Abb. 13.173). Die beiden Hydroxygruppen im A- und

D-Ring verankern 17β-Estradiol in der Bindetasche, wie dies für ERα gezeigt wurde, wobei die Hydroxygruppe des A-Rings eine H-Brückenbindung mit der Guanidiniumstruktur von Arg394, Glu353 und einem Wassermolekül eingeht, die 17β-OH-Gruppe des D-Rings mit His524. Hinzu kommen zahlreiche hydrophobe Kontakte. Im Falle des Estradiols bewirken konformative Änderungen den Verschluss der Bindetasche durch Rotation der Helixstruktur 12 (H12) und ermöglichen dadurch erst die Ausbildung der Aktivierungsfunktion 2 (AF-2, ◘ Abb. 1.79). Diese dient als Bindestelle für verschiedene Koaktivatoren. An ihrem Aufbau sind Teilstrukturen diverser Helices beteiligt, u.a. auch die der Helix 12.

SERM wie Tamoxifen agieren je nach Körpergewebe („selektiv") entweder als **volle oder partielle Agonisten oder Antagonisten** am Estrogenrezeptor. Dieser spezielle Effekt hat seine Ursache überwiegend im Vorhandensein bestimmter Koaktivator- und Korepressorproteine, die mit den Estrogenrezeptoren Assoziate bilden und gewebespezifisch exprimiert werden. Binden SERM an den ER, werden Konformationsänderungen induziert, die in unterschiedlichem Maße die Interaktion des Rezeptors mit den jeweiligen Koaktivator- und Korepressorproteinen beeinflussen. Somit kommt den SERM eine gewisse Organspezifität zu.

Tamoxifen wirkt in Form seines aktiven Metaboliten im **Brustgewebe** überwiegend **antagonistisch**, da es den endogenen Agonisten Estradiol kompetitiv vom Estrogenrezeptor (ERα) verdrängt. Auf das **Uterus- und Endometriumgewebe** wirkt es allerdings **partiell agonistisch** und besitzt dort eine schwache estrogene, stimulatorische Wirkkomponente. Die antiestrogene Wirkung des Tamoxifens führt zu einer verminderten Expression diverser Wachstumsfaktoren wie EGF, IGF und TGF. Da diese Faktoren die Zellproliferation, die Proteinsynthese und den Thymidineinbau in die DNA stimulieren, ruft Tamoxifen in Estrogen-abhängigen Geweben eine antiproliferative Wirkung hervor. Tamoxifen senkt jedoch nicht den Estrogenspiegel, da die physiologische Feedback-Hemmung der Estrogene auf Hypothalamus und Hypophyse durch Tamoxifen ebenfalls unterbunden wird. Obwohl sich die Estradiol- und FSH-Werte bei prämenopausalen Patientinnen dadurch signifikant erhöhen können, blockiert Tamoxifen dennoch die Estrogenrezeptoren. Dies lässt sich mit der deutlich höheren Dosierung des Wirkstoffs im mg-Bereich im Vergleich mit dem physiologischen Agonisten (ng-Bereich) erklären.

Analog Estradiol bilden auch SERM wie 4-Hydroxytamoxifen und Raloxifen (▸ Kap. 11.7.3) H-Brückenbindungen zu Glu353, Arg394 und einem Wassermolekül der Ligandenbindungsdomäne aus. Die in Raloxifen zusätzlich zur Hydroxygruppe des Benzothiophens vorhandene Hydroxygruppe ermöglicht eine weitere H-Brücke zu His524 (▸ Kap. 11.7.3, ◘ Abb. 11.64), die auch der physiologische Ligand 17β-Estradiol ausbildet, nicht jedoch das aus Tamoxifen entstehende 4-Hydroxytamoxifen, die eigentliche Wirksubstanz. Die Seitenkette des Raloxifens verhindert die korrekte Positionierung von H12 über der Bindetasche.

Das für die antagonistische Wirkung relevante Strukturmerkmal der SERM ist die basische Alkylaminoethoxy-Seitenkette. Bedingt durch die im Vergleich zu Estradiol veränderte räumliche Ausdehnung der SERM sowie die Interaktion des tertiären Amins mit Asp351 (◘ Abb. 13.173) kommt es zu konformativen Änderungen von H12 im ERα (s.o.). Dies trägt entscheidend zur antagonistischen Wirkung bei und ist der wesentliche **Unterschied zum Bindungsmodus des Estradiols**. Die Interaktion mit Asp351 fehlt bei Estradiol. Der Verschluss der Bindetasche nach Art eines Deckels durch Rotation der Helixstruktur 12 (◘ Abb. 1.79) ist aufgrund der langen, hydrophoben Seitenkette der SERM nicht mehr möglich, da diese aus der Bindetasche herausragt und die notwendige, konformativ exakte Positionierung der Helixstruktur 12 verhindert. Dieser inhibitorische Effekt einer langen, raumfüllenden Seitenkette ist dabei den nichtsteroidalen wie den steroidalen Antiestrogenen gemeinsam. Die Helixstruktur 12 bindet nun aber ihrerseits an die Koaktivatorbindestelle der AF-2, wodurch die Bindung von Koaktivatoren verhindert wird. Je ausgeprägter diese Interaktion ist, desto stärker ist der antagonistische Effekt der SERM und desto mehr wird die **Transkription AF-2-abhängiger**, Estrogen-responsiver Gene unterdrückt. Nicht blockiert wird dagegen die Ligand-unabhängige transkriptionelle Aktivierungsfunktion AF-1 mit der Fähigkeit zur Bindung von Koaktivatoren (◘ Abb. 13.174). Hierin wird eine wesentliche Ursache der partial-agonistischen Wirkung der SERM gesehen.

Struktur-Wirkungs-Beziehungen. Die Interaktion der SERM mit dem Estrogenrezeptor setzt

- eine planare Topologie, entsprechend den A- und B-Ringen des Estradiols,
- eine phenolische Hydroxygruppe als H-Brückenakzeptor, der eine bidentate H-Brückenbindung zu Arg394 und Glu353 ausbilden kann,
- eine basische Seitenkette mit einem tertiären Amin als Kopfgruppe,
- einen zu den Ringen C und D des Estradiols räumlich äquivalenten Phenyl- oder Hydroxyphenylring (C-D-Äquivalent) voraus (◘ Abb. 13.175).

Eine gute strukturelle Passform zum Estradiol zeigt sich bereits in Diethylstilbestrol, was anhand der vergleichbaren Abstände der Hydroxygruppen in beiden Molekülen (Estradiol 10,284 Å, Diethylstilbestrol 12,074 Å) offenkundig wird.

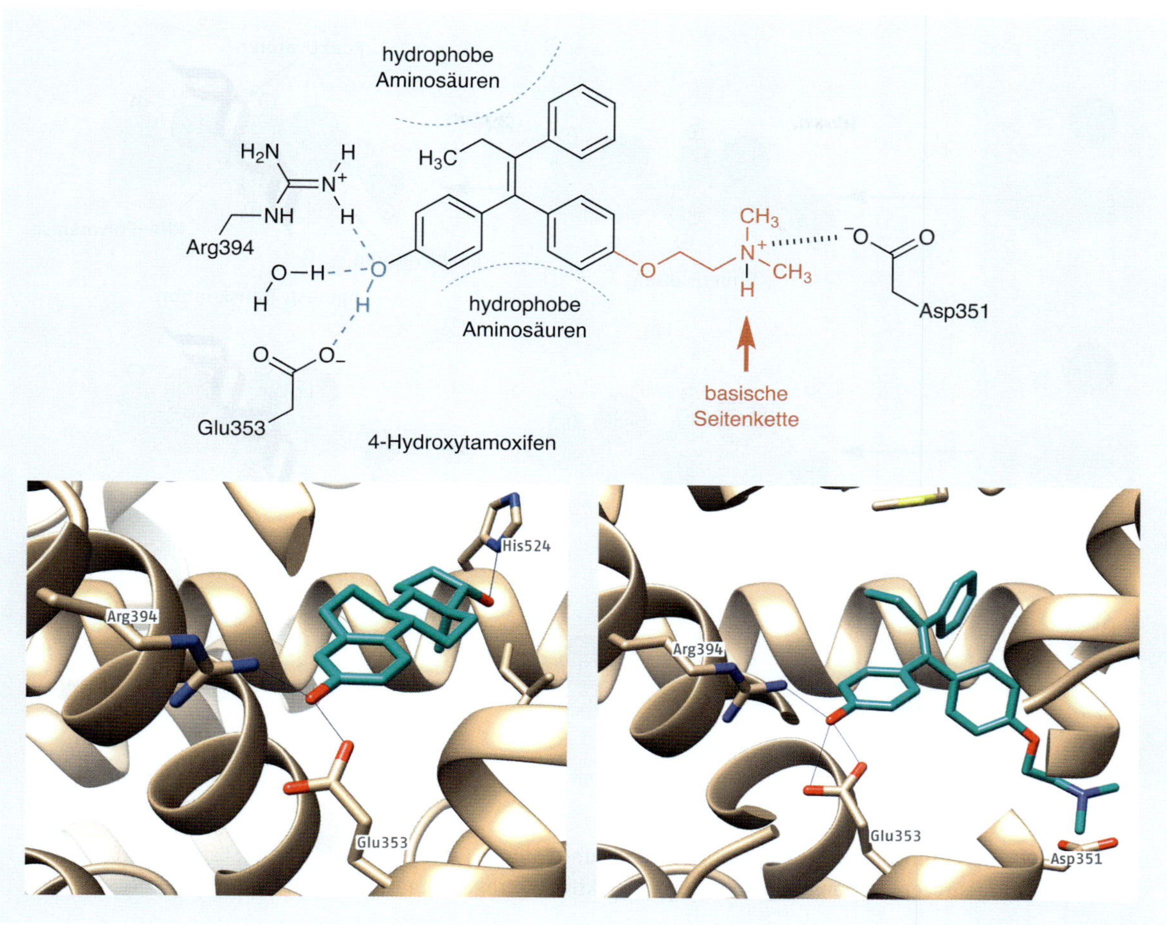

○ Abb. 13.173 Schematische Darstellung der H-Brückenbindungskontakte von 4-Hydroxytamoxifen am humanen ERα (oben) sowie Darstellung der Ligandenbindungsdomäne des humanen ERα im Komplex mit Estradiol und 4-Hydroxytamoxifen (PDB-Code 1A52, PDB-Code 3ERT, Visualisierung mit UCSF Chimera 1.12)

Biotransformation. Tamoxifen kann als Prodrug im weiteren Sinne angesehen werden. Es wird in der Leber mittels CYP2D6 und CYP3A4 hauptsächlich durch aromatische Hydroxylierung, *N*-Demethylierung sowie durch *N*-Oxidation metabolisiert (○ Abb. 13.176). Seine aktiven phenolischen Metaboliten, die SERM 4-Hydroxytamoxifen und *N*-Demethyl-4-Hydroxytamoxifen (Endoxifen), weisen gegenüber Tamoxifen eine etwa 100-fach höhere Affinität zum Estrogenrezeptor auf. Durch CYP-vermittelte α-Hydroxylierung, nachfolgende *O*-Sulfatierung durch Sulfotransferasen und Austritt von Sulfat kann im Tamoxifen ein mesomeriestabilisiertes Kation gebildet werden. Als Michael-Akzeptor kann es mit Bionukleophilen wie DNA-Basen kovalente Addukte bilden. So wird es u. a. für das kanzerogene Potenzial von Tamoxifen, darunter die gelegentliche beobachtete Bildung von Endometriumkarzinomen, verantwortlich gemacht. In der Summe wird jedoch der Nutzen des Präparats als vorrangig gegenüber den unerwünschten Effekten angesehen.

Synthetische Aspekte. Zur Synthese von Tamoxifen (○ Abb. 13.177) setzt man Benzaldehyd unter Katalyse von Cyanidionen zum Benzoin um (Benzoin-Kondensation), das wiederum mit Zink zum Desoxybenzoin reduziert wird. Diese CH-acide Verbindung wird mit Natriumethylat deprotoniert und mit Ethyliodid zum α-Ethyldesoxybenzoin alkyliert. Durch Grignard-Reaktion mit 4-Methoxyphenylmagnesiumbromid führt man den dritten Phenylring ein. Anschließend dehydratisiert man den tertiären Alkohol zum Stilbenderivat und spaltet die Methoxy-Schutzgruppe ab. Die freie Phenolgruppe wird nun mit 2-Dimethylaminoethylchlorid erneut verethert, wobei man ein *E*/*Z*-Gemisch des Tamoxifens erhält. Durch fraktionierende Kristallisation mit Petrolether lässt sich *Z*-Tamoxifen abtrennen.

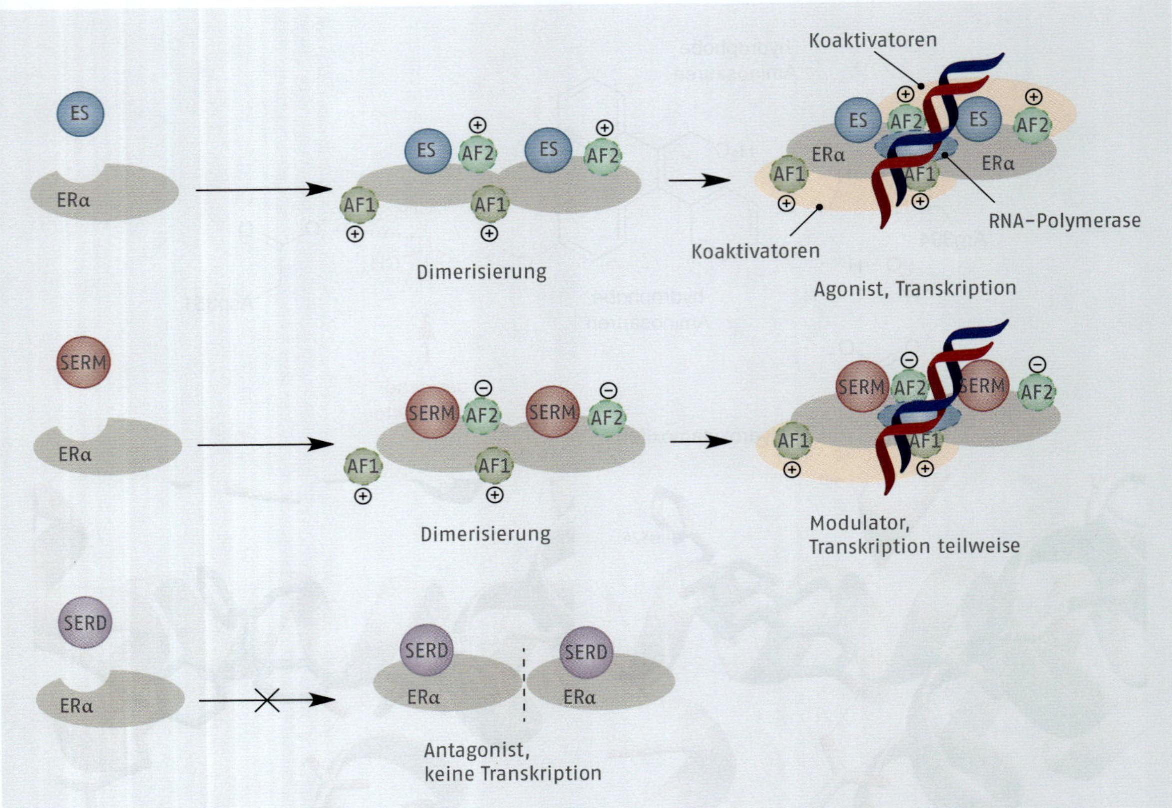

Abb. 13.174 Rezeptorinteraktion von Estradiol, SERM und SERD. AF: Aktivierungsfaktor, ES: Estradiol, SERD: Selektiver Estrogenrezeptor-Downregulator, SERM: Selektiver Estrogenrezeptor-Modulator

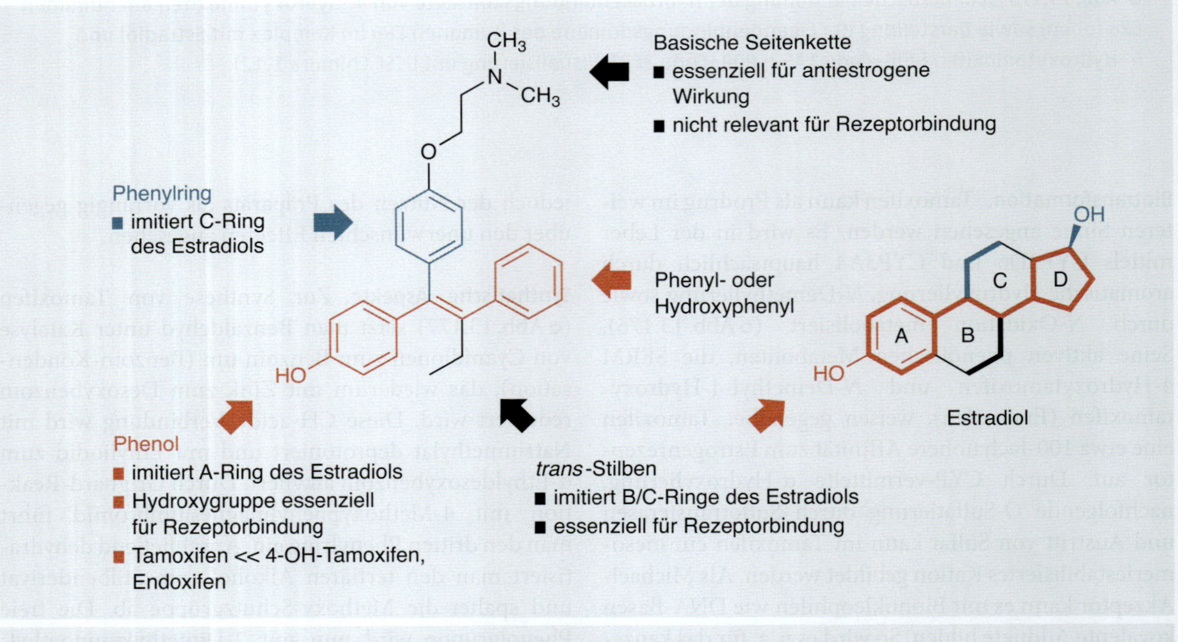

Abb. 13.175 Struktur-Wirkungs-Aspekte der SERM am Beispiel 4-Hydroxytamoxifen

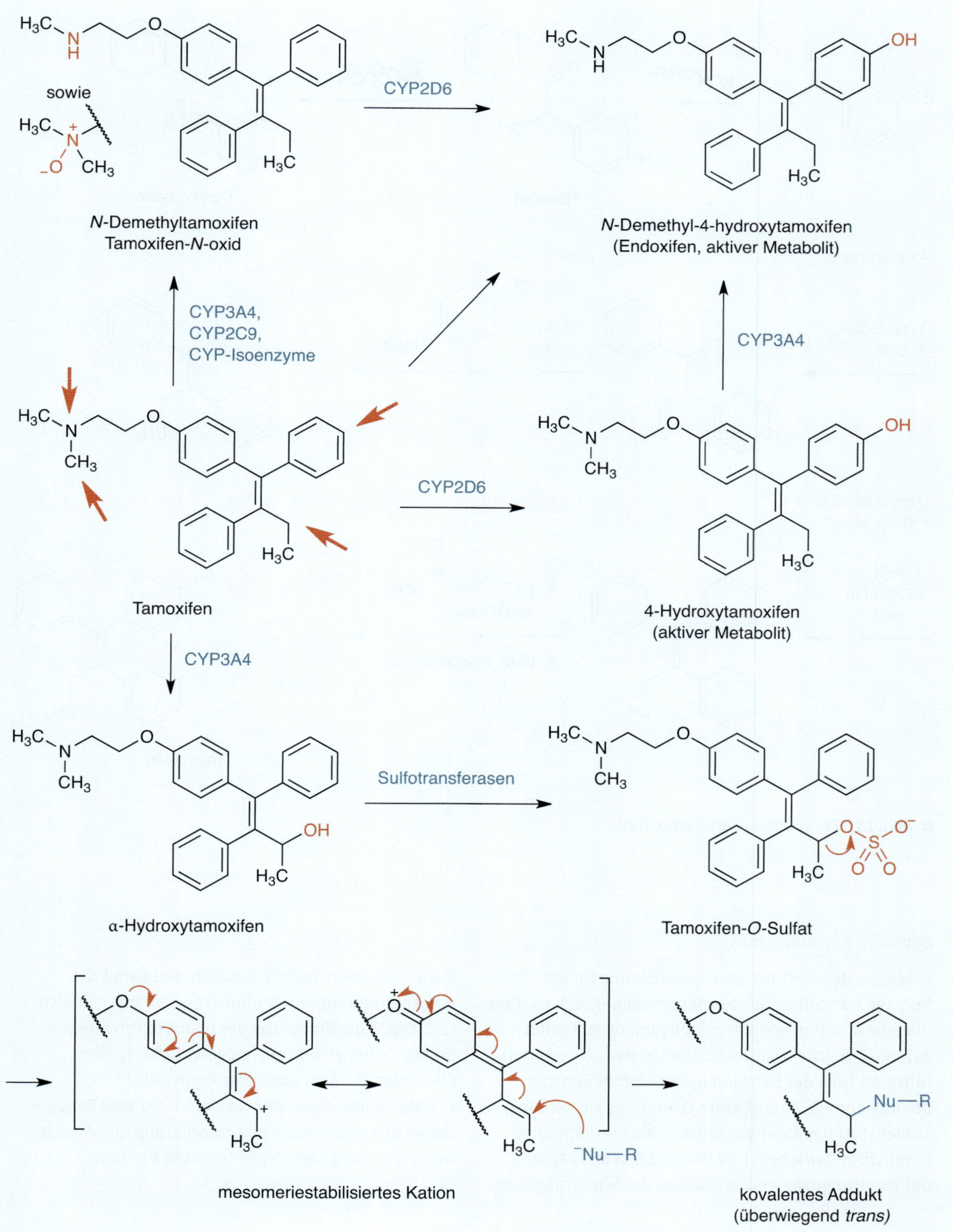

Abb. 13.176 Biotransformation von Tamoxifen und Bildung von kovalenten Addukten

2 Benzaldehyd — Benzoin-Kondensation, KCN → Benzoin — Reduktion, Zn, CH_3COOH → Desoxybenzoin

Alkylierung: 1. $NaOC_2H_5$ 2. C_2H_5I → Grignard, $H_3CO-C_6H_4-MgBr$ (Schutzgruppe) →

Dehydratisierung, Etherspaltung: 1. HCl 2. Pyridin, HCl → Veretherung: 1. $Cl-CH_2CH_2-N(CH_3)_2$, $NaOC_2H_5$ 2. frakt. Kristallisation → Tamoxifen

o Abb. 13.177 Synthese von Tamoxifen

Benzoin-Kondensation

Entgegen der irreführenden Bezeichnung für den Reaktionstyp handelt es sich bei der Benzoin-Kondensation um eine **Addition** von Benzaldehyden unter Cyanid-Katalyse, welche zu aromatischen α-Hydroxyketonen führt. Im Falle des Benzaldehyds entsteht Benzoin. Der nukleophile Angriff eines Cyanidions am Carbonyl-Kohlenstoff des Aldehyds führt zu einer anionischen Cyanhydrin-Zwischenstufe (o Abb. 13.178). Aufgrund des elektronenziehenden Effektes der Nitrilgruppe ist die Deprotonierung in α-Position und damit die Umprotonierung zum tautomeren Carbanion erleichtert. Durch die **Umpolung** des ursprünglich elektrophilen Carbonyl-C-Atoms zu einer nukleophilen, CH-aciden Struktur kann diese nun unter C-C-Verknüpfung an einem zweiten Molekül Benzaldehyd angreifen. Nach Umprotonierung und Austritt der Cyanid-Abgangsgruppe entsteht Benzoin.

Tamoxifen (Nolvadex®), Ph. Eur. (Tamoxifencitrat), liegt als Dihydrogencitrat vor. Es ist der Goldstandard zur adjuvanten Therapie des Mammakarzinoms in der Prä- und Postmenopause nach erfolgter Primärtherapie. Tamoxifen wird nach oraler Gabe langsam und vollständig resorbiert, die Bioverfügbarkeit liegt annähernd bei 100 %. Die Ausscheidung erfolgt vorwiegend in Form von konjugierten Metaboliten mit den Fäzes. Die biphasische Plasmahalbwertszeit beträgt 7–14 h sowie 5–7 Tage.

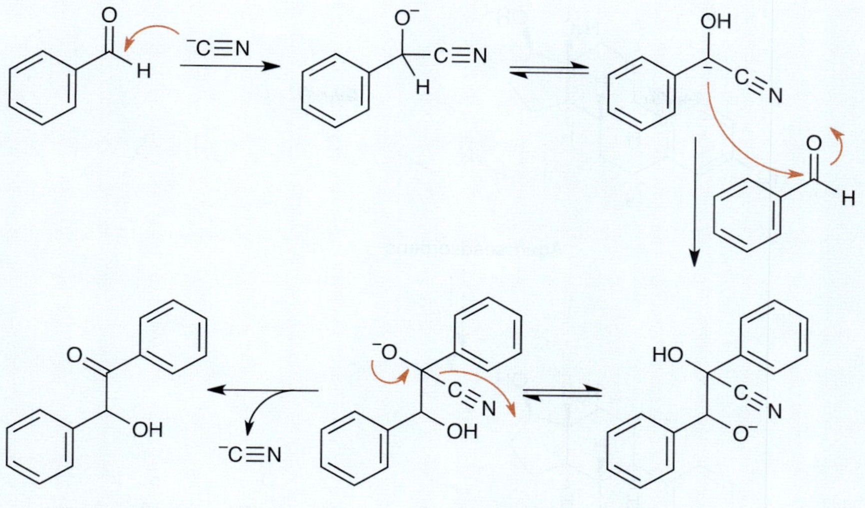

○ Abb. 13.178 Mechanismus der Benzoin-Kondensation

Steroidale Antiestrogene (SERD)

In Anlehnung an den Begriff SERM bezeichnet man die Vertreter dieser Gruppe als **SERD** (Selektiver Estrogenrezeptor-Downregulator).

Design und Entwicklung. Die Struktur des **Fulvestrant** (○ Abb. 13.179) geht auf die Synthese biospezifischer Adsorbenzien zurück, die man für die Reinigung des zytosolischen Estrogenrezeptors aus Kalbsuterus mittels der Affinitätschromatographie prüfte. Eine besonders gute Protein-Ligand-Erkennung zeigten 7α-substituierte Estradiolderivate mit langkettigen Spacern zwischen dem Estradiolgrundkörper und einer Agarose-Polymermatrix. Interessanterweise wirkte sich die Decamethylenbrücke dabei nicht negativ auf die Rezeptorbindung aus. Dieser Befund stimulierte die Suche nach rein antagonistisch wirkenden Antiestrogenen. Die Einführung geeigneter langkettiger Alkylsubstituenten in die 7α-Position des Estradiols mündete schließlich in das Fulvestrant.

Struktur und Eigenschaften. Fulvestrant ist ein Estradiolanalogon mit einer langen, hydrophoben Alkyl-Sulfinyl-Seitenkette in der 7α-Position. Als Phenolderivat besitzt die Substanz schwach saure Eigenschaften (pK_S = 10,3). Neben den asymmetrisch substituierten C-Atomen im Steroidgerüst, die denen des Estradiols entsprechen, weist Fulvestrant am S-Atom der Sulfoxid-Partialstruktur ein weiteres Stereozentrum auf, dessen Konfiguration in Ph. Eur. nicht vorgegeben ist. Der Einbau polyfluorierter Alkylfragmente erhöht typischerweise den log-P-Wert und sorgt insbesondere für eine verbesserte metabolische Stabilität der Seitenkette während der Bindung an den Rezeptor. Die C–F-Bindung kann als eine Art Mimetikum der C–H-Bindung betrachtet werden. Der Van-der-Waals-Radius des F-Atoms ist mit 1,47 Å kaum größer als der des H-Atoms, aber erheblich kleiner als der des Br- oder Cl-Atoms. Auch ist die kurze C–F-Bindung in der Bindungslänge eher der C–H-Bindung vergleichbar als einer C–Cl- oder C–Br-Bindung. C–F-Bindungen sind durch die hohe Elektronegativität des Fluoratoms hoch dipolar und besitzen einen quasi-ionischen Charakter. Zudem werden aufgrund der starken Bindung an den Atomkern in polaren Solvenzien zu den freien Elektronenpaaren der C–F-Dipole nahezu kaum H-Brücken ausgebildet. Das Fluoratom ist demnach ein äußert schwacher H-Brückenakzeptor. Da Fulvestrant in Wasser praktisch unlöslich ist, muss es intramuskulär appliziert werden.

Wirkungsmechanismus. Fulvestrant ist ein steroidaler Estrogenrezeptor-Antagonist, der an den Estrogenrezeptor mit einer dem Estradiol vergleichbaren Affinität bindet. Im Gegensatz zu Tamoxifen unterbindet Fulvestrant die Estrogenwirkung vollständig, ohne selbst über partiell estrogenartige, stimulatorisch-agonistische Eigenschaften zu verfügen. Eingesetzt wird es postmenopausal bei lokal fortgeschrittenem oder metastasiertem ER-positivem Mammakarzinom und in der Kombination mit Palbociclib (▸ Kap. 13.6.4).

Nach der Synthese der ER-Komponenten im Zytoplasma werden die ER in den Zellkern transportiert, wo sie als Transkriptionsfaktoren fungieren. Fulvestrant

13

o Abb. 13.179 Entwicklung von Fulvestrant

hemmt die Rezeptordimerisierung, verhindert die Translokation des ER-Komplexes in den Zellkern und die AF-1/AF-2-Aktivierung (o Abb. 13.174). Der lange, hydrophobe Substituent in 7α-Position des Fulvestrants ragt sehr weit aus der hydrophoben Bindetasche des ER heraus, wodurch die korrekte Positionierung der Helixstruktur 12 über der Bindetasche verhindert wird. Da beide Aktivierungsfunktionen – AF-1 und AF-2 – durch Fulvestrant blockiert werden, ist die Substanz ein **reiner Antagonist** am Estrogenrezeptor.

Durch die Bindung von Fulvestrant kommt es zu weiteren konformativen Veränderungen, durch die sich die Oberflächenhydrophobizität des Rezeptors erhöht. Diese gilt als wichtige Determinante der Proteinstabilität. Verbunden ist dies mit einer raschen Ubiquitinierung der Rezeptoren, beschleunigtem proteasomalen Abbau und Downregulation in den Brustkrebszellen. Folglich kommt es dort zu einer vollständigen Unterdrückung der Estrogen-abhängigen Genexpression.

Biotransformation. Der Abbau in der Leber durch CYP3A4 führt zum 17-Ketonderivat, in der Seitenkette wird das Sulfoxid zum Sulfon oxidiert. Zudem entstehen die 3-Sulfat-, 3- und 17-Glucuronid-Konjugate.

Fulvestrant (Faslodex®), Ph. Eur., wird in einer öligen Zubereitung i. m. appliziert. Die Ausscheidung erfolgt hauptsächlich in Form der Metaboliten und fast ausschließlich über die Fäzes. Die terminale Halbwertszeit beträgt 50 Tage.

13.8.2 Aromatase-Inhibitoren

Aromatase-Inhibitoren lassen sich einteilen in

- steroidale und
- nichtsteroidale Hemmstoffe (o Abb. 13.180).

Nichtsteroidale Aromatase-Inhibitoren

Design und Entwicklung. Der erste nichtsteroidale Aromatase-Inhibitor war das nichtselektiv wirkende **Aminoglutethimid** (o Abb. 13.181), ein Abkömmling des Hypnotikums Glutethimid. Die Verwendung von Aminoglutethimid bei Brustkrebs rührte daher, dass man die Substanz zur chemischen Adrenalektomie (Entfernung der Nebenniere) einsetzte. Aminoglutethimid unterdrückt die adrenale Steroidsynthese umfassend, da es die Cholesterol-Monooxygenase (CYP11A1, P450scc, *side chain cleavage*) und damit bereits die Umwandlung des Cholesterols zu Pregnenolon (▸ Kap. 8.3.1) hemmt. Da dieser Schritt aber für die Steroidbiosynthese in allen Wirbeltieren essenziell ist, wird die Biosynthese sämtlicher Steroidhormone aus Cholesterol gehemmt. Als nachteilig bei der Brustkrebsbehandlung mit Aminoglutethimid erwies sich die notwendige Glucocorticoid-Ersatzgabe. Nachdem Pentti K. Siiteri 1969 die aromatasehemmenden Eigenschaften von Aminoglutethimid erkannt hatte, nahm die Entwicklung potenterer und insbesondere selektiv wirkender nichtsteroidaler Aromatasehemmer wie dem Imidazolderivat **Fadrozol** (▸ Kap. 8.3.4) und Nachfolgepräparaten ihren Anfang.

Struktur und Eigenschaften. Anastrozol ist ein Benzyltriazolderivat, Letrozol ein Diphenylmethyltriazol-Derivat. Der Triazolring ist mit pK_S-Werten von 1,4 bzw. 1,6 jeweils nur sehr schwach basisch, sodass dieser selbst im sauren Milieu kaum protoniert vorliegt. Dies gewährleistet die koordinative Bindung an das Häm-Eisen des CYP-Enzyms Aromatase.

Wirkungsmechanismus. Aromatase-Inhibitoren hemmen den letzten Schritt der Estrogenbiosynthese. Dieser besteht in der **Aromatisierung des A-Rings** der physiologischen Substrate Testosteron und Androstendion (○ Abb. 13.182), wobei die Estrogene Estron und Estradiol entstehen. Die 19-Methylgruppe des Substrats wird dabei als Ameisensäure (Formiat) entfernt. Da es sich um den finalen Schritt der Estrogenbiosynthese handelt, wird die endogene Produktion anderer Steroide kaum beeinflusst. Lokalisiert ist die Aromatase in der Membran des endoplasmatischen Retikulums. Exprimiert wird das Enzym vorwiegend in den Gonaden, dem Gehirn, der Plazenta sowie in Haut, Knochen, Blutgefäßen und im Fettgewebe. Aromatasehemmer werden üblicherweise im frühen und im fortgeschrittenen Stadium einer Brustkrebserkrankung eingesetzt. Nach operativem Entfernen des Tumors wirken sie adjuvant, mindern also das Risiko eines Rezidivs. Hat bereits eine Metastasierung stattgefunden, können Aromatasehemmer das Tumorwachstum stoppen oder verlangsamen.

Aromatasehemmer sind nur für Patientinnen geeignet, die sich bereits in der Postmenopause befinden. Bei ihnen inhibieren Aromatasehemmer die postmenopausal dominierende Estrogenproduktion im Muskel- und Fettgewebe. Bei prämenopausalen Frauen würden Aromatasehemmer ihre Aktivität auf die noch aktiven Ovarien ausüben. In diesem Fall bekäme die Hypophyse ein entsprechendes Feedback-Signal, was zu einer Stimulation der Ovarien und zu einem kompensatorischen Anstieg des Estrogen- und Aromatasespiegels führen würde. Aromatasehemmer sind daher bei prämenopausalen Patientinnen kontraindiziert.

Der Begriff **Aromatase** bezeichnet einen **Enzymkomplex**, der aus 2 Proteinen besteht, nämlich aus dem

- Häm-Protein Cytochrom P450 (CYP19A) und dem
- Flavoprotein NADPH-Cytochrom-P450-Reduktase.

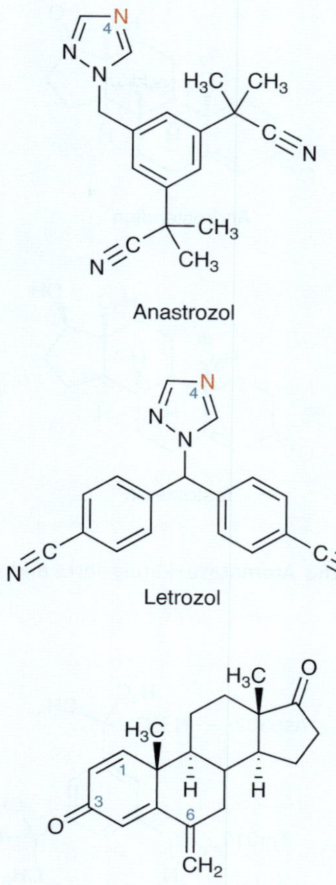

Anastrozol

Letrozol

Exemestan

○ **Abb. 13.180** Nichtsteroidale und steroidale Aromatase-Inhibitoren

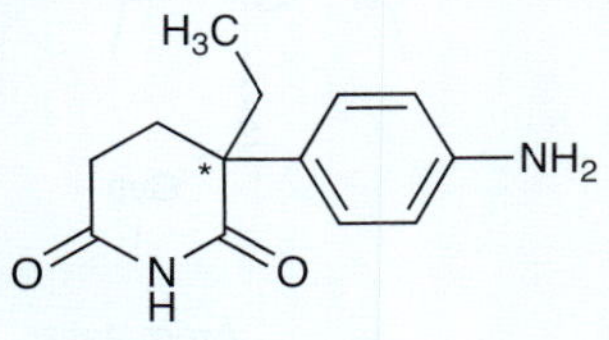

○ **Abb. 13.181** Aminoglutethimid – nichtselektiver Aromatase-Inhibitor der 1. Generation

Die nichtsteroidalen Aromatase-Inhibitoren Anastrozol und Letrozol hemmen das Enzym reversibel und selektiv, indem sie das Häm-Eisen über das Stickstoffatom des Triazolrings komplexieren. Docking-Studien konnten für das Benzyltriazolderivat Anastrozol untermauern, dass die koordinative Bindung mit dem Häm-Eisen über das N-4-Atom des Triazols erfolgt (○ Abb. 13.183). Eine zusätzliche Interaktion mit der Bindestelle der Aromatase wird über das Triazol-N-1-Atom sowie eine der Nitrilfunktionen vermittelt, die jeweils H-Brückenbindungen mit Thr310 (N-1) und Asp309 (–CN) eingehen. Letrozol und Anastrozol sind hinsichtlich der

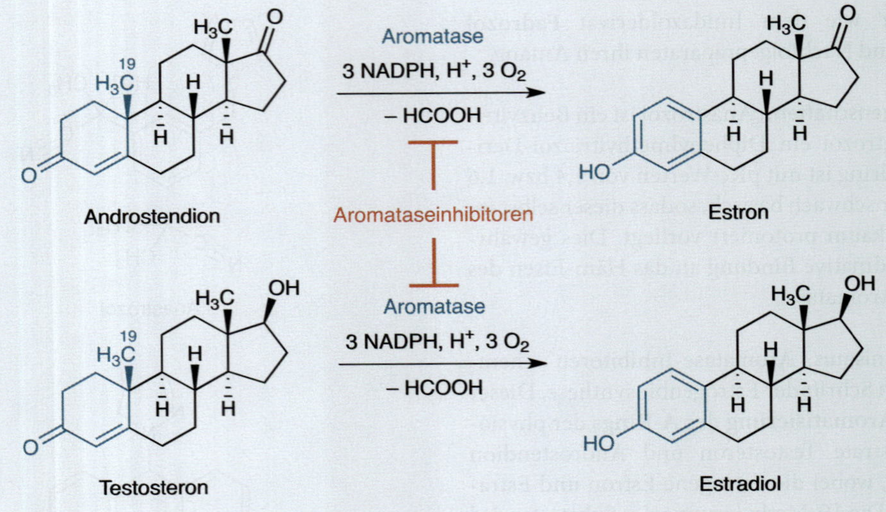

○ **Abb. 13.182** Aromatase-katalysierte Bildung von Estradiol und Estron

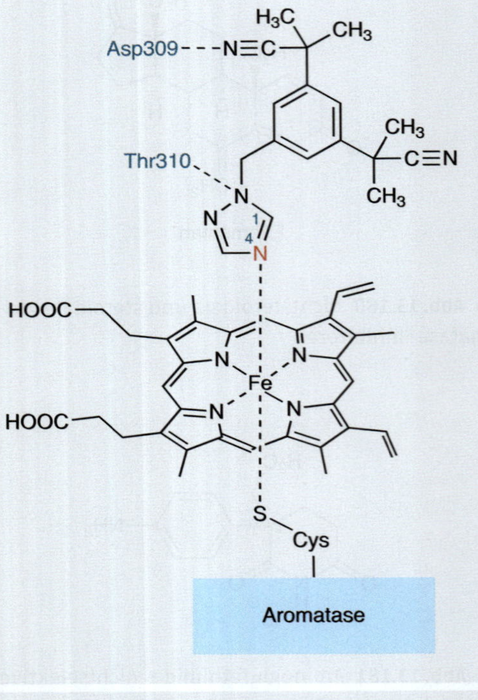

○ **Abb. 13.183** Interaktion von Anastrozol mit der Bindestelle der Aromatase

Wirkstärke vergleichbar und hemmen mechanistisch analog.

Biotransformation. Die Metabolisierung erfolgt durch CYP3A4 und CYP2C19 unter *N*-Desalkylierung zum inaktiven Triazol. Anastrozol wird zudem am Aromaten hydroxyliert, Hauptmetabolit von Letrozol ist das inaktive Triarylmethanolderivat. Die nachfolgende Konjugation führt zu Glucuroniden, aus Triazol entstehen *N*-Glucuronide.

Interaktionen. Aufgrund des Triazolrings sind Interaktionen im Rahmen der Biotransformation zahlreicher Arzneistoffe zu erwarten, da dieser das Häm-Eisen auch anderer CYP-Enzyme koordiniert. So ist Letrozol ein moderater Inhibitor von CYP2C19 und ein starker Inhibitor von CYP2A6.

Anastrozol (Arimidex®), Ph. Eur., besitzt eine orale Bioverfügbarkeit von 80 %. Die Ausscheidung der Metaboliten erfolgt vorwiegend mit den Fäzes. Die Eliminationshalbwertszeit liegt bei 50 h.
Letrozol (Femara®), Ph. Eur., wird rasch und vollständig resorbiert. Die Ausscheidung der Metaboliten erfolgt überwiegend im Urin. Die terminale Halbwertszeit beträgt 2–4 Tage.

Steroidale Aromatase-Inhibitoren

Design und Entwicklung. Einer der ersten steroidbasierten Aromatasehemmstoffe ist das nichtselektive **Testolacton** (○ Abb. 13.184), ein synthetisches 18-Oxasteroid, das 1970 in den USA zur Therapie von Brustkrebs im fortgeschrittenen Stadium zugelassen wurde. Systemati-

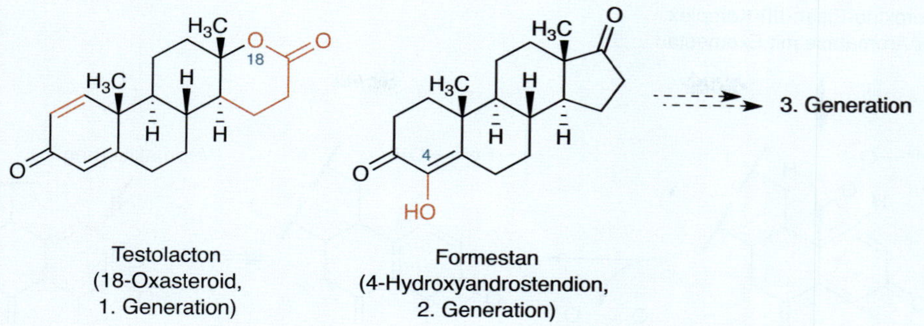

Abb. 13.184 Entwicklung steroidaler Aromatasehemmer

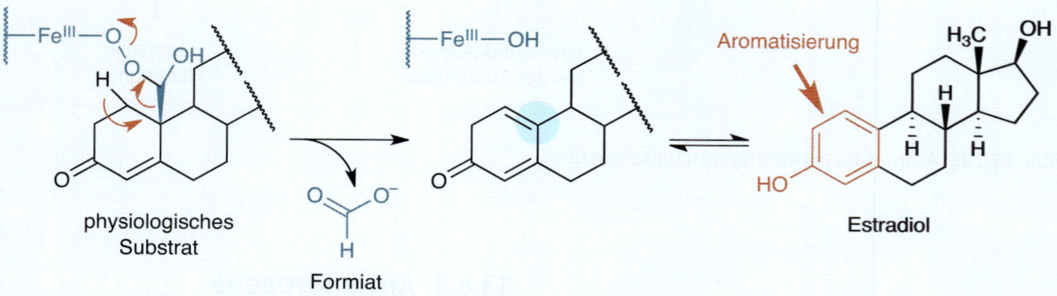

Abb. 13.185 Postulierter Mechanismus für die Umwandlung des physiologischen Substrats durch die Aromatase

sche Struktur-Wirkungs-Untersuchungen an etwa 100 steroidalen Aromatase-Inhibitoren führten Harry und Angela Brodie 1977 zur Beobachtung, dass sich die Estrogenbildung durch Androstendion-analoge Verbindungen effektiv hemmen ließ. Als Resultat wurde 4-Hydroxyandrostendion als erster selektiver steroidaler Aromatase-Inhibitor 1993 unter dem Namen **Formestan** in die Therapie eingeführt. Nachteilig war allerdings, dass man die Substanz intramuskulär verabreichen musste, um die First-Pass-Glucuronidierung an der C-4-OH-Gruppe zu umgehen. Das im Jahr 2000 eingeführte, oral wirksame **Exemestan** (Abb. 13.180) ist ein weiterentwickelter Vertreter der 3. Generation.

Struktur und Eigenschaften. Exemestan besitzt den Grundkörper des Androstan mit der entsprechenden Stereochemie. Es ist ein Androstendion-Analogon mit einer zusätzlichen Doppelbindung am C-1 des Steroidgerüstes sowie einer *exo*-Methylengruppe an C-6. An der exozyklischen Doppelbindung zeigt Exemestan kaum Bereitschaft zu nukleophilen Additionen, was sich mit einer deutlichen Abweichung der Exomethylengruppe von der Ebene des nahezu planaren A-Rings erklären lässt. Dies beeinträchtigt die **Polarisierung der Doppelbindung**.

Wirkungsmechanismus. Die steroidalen **Aromatasehemmstoffe ähneln dem physiologischen Substrat Androstendion in sterischer und elektronischer Hinsicht. Sie binden unmittelbar an der Bindestelle des Androstendions, modifizieren die Aromatase kovalent** und sind **irreversible Hemmstoffe** des Enzyms. **Der Mechanismus der Estrogenbildung** (▸ Kap. 8.4.4) **beinhaltet die Eliminierung des 1β-H-Atoms im A-Ring der physiologischen Substrate Testosteron oder Androstendion** (Abb. 13.185). **Wesentlich für die inhibitorische Aktivität des Exemestans ist seine Androsta-1,4-dienstruktur, welche die unter physiologischen Bedingungen stattfindende Eliminierung des 1β-H-Atoms verhindert.** Zwar ist die Aromatisierung des A-Rings möglich, das Enzym wird jedoch an einer nukleophilen Stelle kovalent modifiziert und dadurch irreversibel gehemmt (Abb. 13.186). Exemestan bewirkt somit eine klassische **Suizidhemmung der Aromatase**, die Estrogenbildung unterbleibt. Die Substanz zeigt keine gestagene und estrogene Wirkung.

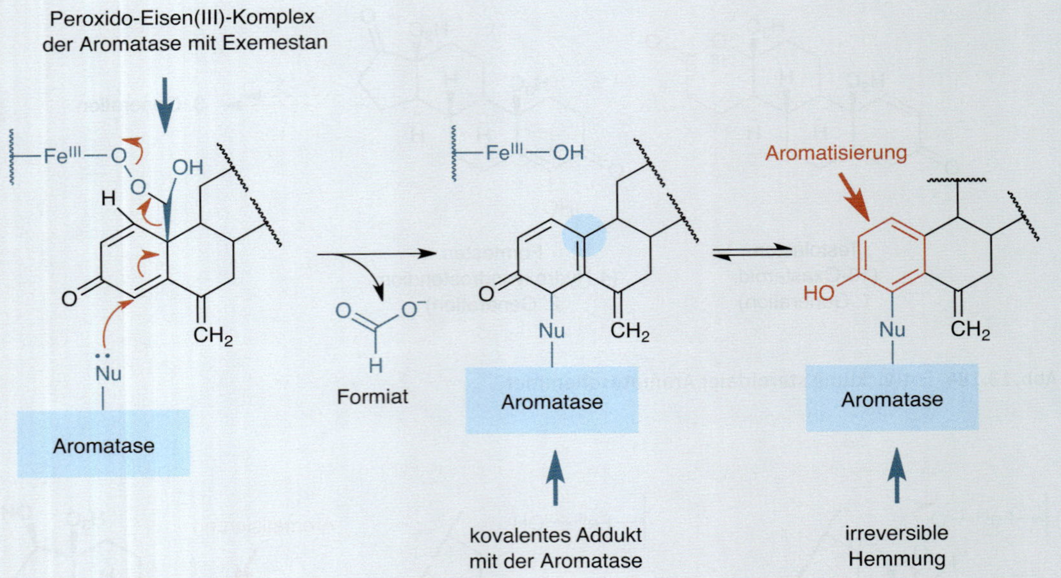

○ Abb. 13.186 Aromatasehemmung durch Exemestan

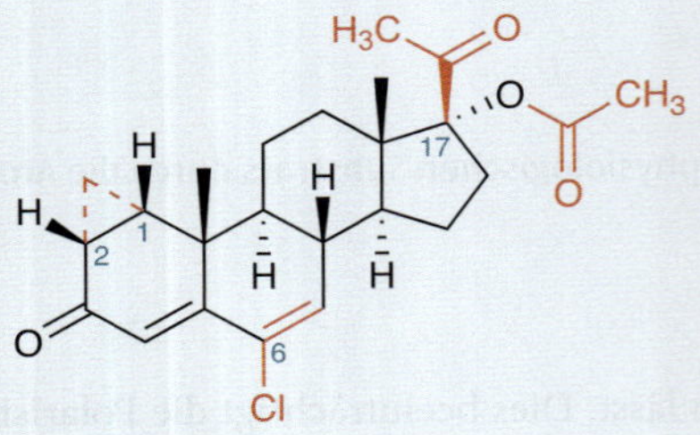

○ Abb. 13.187 Steroidales Antiandrogen Cyproteronacetat

Biotransformation. Die Metabolisierung des Exemestans durch CYP3A4 an der Methylengruppe in Position 6 führt zum Dihydroxyderivat. Durch Reduktion der 17-Ketogruppe durch die 17α,β-Hydroxysteroid-Dehydrogenase entsteht das 17β-Hydroxyderivat, gefolgt von Konjugation zu den Glucuroniden. Die Metaboliten sind wesentlich weniger aktiv als die Muttersubstanz.

Exemestan (Aromasin®), Ph. Eur., kann oral verabreicht werden, allerdings beträgt die Bioverfügbarkeit aufgrund des ausgeprägten First-Pass-Effekts nur 42 %. Die Ausscheidung erfolgt zu etwa gleichen Teilen im Urin und mit den Fäzes. Die Eliminationshalbwertszeit liegt bei bis zu 24 h.

13.8.3 Antiandrogene

Steroidale Antiandrogene

Antiandrogene (Androgenrezeptor-Antagonisten) antagonisieren die biologischen Effekte der Androgene in allen Geweben und dienen überwiegend zur Behandlung des hormonabhängigen Prostatakarzinoms.

Design und Entwicklung. Cyproteronacetat (○ Abb. 13.187) wurde 1961 bei der Suche nach oral wirksamen Gestagenen synthetisiert, doch bald schon erkannte man den zentral hemmenden Effekt auf die Ausschüttung von Gonadotropinen und die hohe Bindungsaffinität zum Androgenrezeptor. Es ist das erste in die Therapie eingeführte Antiandrogen.

Struktur. Cyproteronacetat unterscheidet sich vom Progesteronderivat Chlormadinon (▸ Kap. 8.4.5) lediglich durch den 1α,2α-anellierten Cyclopropanring. Im Vergleich zu Testosteron weist es daneben an C-6 eine Doppelbindung und einen Chlorsubstituenten auf, dazu kommt im D-Ring die 17β-Acetylgruppe. Das gleichzeitige Vorliegen der 17α-Acetoxygruppe stabilisiert wie bei den synthetischen Progesteronderivaten gegenüber dem Abbau durch Hydroxysteroid-Dehydrogenasen.

Wirkungsmechanismus. Cyproteronacetat greift an verschiedenen Steroidrezeptoren an und fungiert je nach Rezeptortyp als Agonist oder Antagonist. Als **kompetitiver Antagonist an den Androgenrezeptoren** verhindert es die Bindung von Testosteron und 5α-Dihydrotestosteron und blockiert deren Wirkung. Für die antiandrogene Wirkkomponente ist die Erkennung der 17α-Acetoxygruppe durch den Androgenrezeptor relevant. Als **Agonist am Progesteronrezeptor** besitzt Cyproteronacetat aber auch eine gestagene Wirkkomponente, die auf die strukturelle Ähnlichkeit zum Progesteron zurückzuführen ist. Über den hormonalen Feedback-Mechanismus hemmt Cyproteronacetat die Sekretion des luteinisierenden Hormons und senkt somit indirekt den Testosteronspiegel. Dieser Effekt fehlt den nichtsteroidalen Antiandrogenen.

Cyproteronacetat (Cyproteronacetat-GRY®), Ph. Eur., wird oral appliziert. Die Bioverfügbarkeit ist nahezu vollständig. Die Biotransformation durch CYP3A4 führt zu 15β-Hydroxycyproteronacetat als Hauptmetabolit, daneben entstehen konjugierte Metaboliten. Die Ausscheidung erfolgt zu 35 % im Urin und zu 65 % mit den Fäzes. Die Halbwertszeit beträgt 44 h. Cyproteronacetat wird u. a. zur palliativen Therapie des metastasierenden, inoperablen Prostatakarzinoms eingesetzt. Bei Frauen wird es bei Hirsutismus, androgenetischer Alopezie und schweren Formen von Akne und Seborrhö gegeben.

Nichtsteroidale Antiandrogene

Nichtsteroidale Antiandrogene (**o** Abb. 13.188) werden beim fortgeschrittenen Prostatakarzinom eingesetzt.

Design und Entwicklung. Flutamid wurde erstmals 1967 synthetisiert, als man eine Serie von Nitrotrifluormethylaniliden auf ihre bakteriostatischen Eigenschaften hin untersuchte. Die potenten und selektiv antiandrogenen Eigenschaften wurden 1972 im Tierexperiment beschrieben. Flutamid ist seit 1984 auf dem Markt. Vorteile dieser nichtsteroidalen Antiandrogene gegenüber den steroidalen Vertretern wie Cyproteron liegen in der Spezifität und den pharmakokinetischen Eigenschaften.

Struktur und Eigenschaften. Die nichtsteroidalen Antiandrogene verfügen über eine Benzonitril- oder Nitrobenzenstruktur im Falle von Flutamid. In *ortho*-Position zur elektronenziehenden Funktionalität befindet sich eine Trifluormethylgruppe, bei Darolutamid ein Chlorsubstituent. Zudem liegt i. d. R. eine *para*-ständige Anilidstruktur vor. Die elektronenziehenden Gruppen am Aromaten verleihen dem Molekül bei Flutamid und Bicalutamid schwach NH-acide Eigenschaften ($pK_S \approx 12$).

Wirkungsmechanismus. Nichtsteroidale Antiandrogene binden im Vergleich zu Cyproteronacetat ausschließlich an den Androgenrezeptor und werden daher auch als reine Antiandrogene bezeichnet. Sie fungieren als kompetitive Antagonisten und aktivieren deshalb nicht die Genexpression. Vertreter der 2. Generation wie Enzalutamid zeigen eine verbesserte Wirksamkeit und höhere Affinität zum Androgenrezeptor als die früheren Vertreter und blockieren weitere Schritte des Rezeptorsignalwegs (**o** Abb. 13.190). Da die nichtsteroidalen Vertreter keine antigonadotrope und gestagene Wirkung haben, wird im Gegensatz zu Cyproteronacetat der Testosteronspiegel über den Feedback-Mechanismus nicht gesenkt, wodurch Potenzstörungen nur selten auftreten. Es erfolgt vorwiegend eine Kombinationstherapie mit Gonadorelin-Agonisten.

Nichtsteroidale Antiandrogene binden an den Rezeptor in ähnlicher Weise wie der physiologische Ligand 5α-Dihydrotestosteron, wobei die Interaktion im Wesentlichen durch H-Brücken und hydrophobe Wechselwirkungen zustande kommt. Bei den nichtsteroidalen Antiandrogenen interagieren die Nitrilgruppen, im Falle von Flutamid eine Nitrogruppe, mit Gln711 und Arg752, analog der 3-Ketogruppe des 5α-Dihydrotestosterons (**o** Abb. 13.189). Die Hydroxygruppe am Stereozentrum des *R*-Bicalutamids bildet H-Brücken mit Leu704 und Asn705 aus und imitiert so die 17β-OH-Gruppe des 5α-Dihydrotestosterons, die H-Brücken zu Asn705 und Thr877 eingeht. Bicalutamid zeigt eine gewinkelte Konformation am Androgenrezeptor, wobei die Benzonitrilstruktur sowie die Amidbindung des Bicalutamids in der Ebene des Steroids liegen, der Fluorphenylsulfonylring jedoch von der Steroidebene abweicht und zum Eingang der hydrophoben Bindetasche weist. Durch Interaktion mit der Helixstruktur 12 wird die Koaktivator-bindende Aktivierungsfunktion-2 (AF-2) blockiert.

Struktur-Wirkungs-Beziehungen. Als optimal für die Bindung der nichtsteroidalen Antiandrogene an den Androgenrezeptor erwiesen sich eine Nitril- oder Nitrogruppe in 4-Position, welche die 3-Ketogruppe des Dihydrotestosterons imitieren, sowie eine Trifluormethylgruppe in 3-Position des Anilids, sodass insgesamt ein elektronenarmer Aromat vorliegt (**o** Abb. 13.191). Dieser darf nicht durch einen Heterozyklus ersetzt werden. Die Anilidstruktur kann in einen Heterozyklus wie Thiohydantoin eingebaut werden. In Bicalutamid und 2-Hydroxyflutamid fungiert eine tertiäre Hydroxygruppe als H-Brückendonor, welche die Aufgabe der 17β-OH-Gruppe von Dihydrotestosteron übernimmt. Für Enzalutamid und Apalutamid trifft dies allerdings nicht zu. Der Acylsubstituent am Anilin-Stickstoff kann durch einen geeigneten Aromaten die Stabilität der Anilidstruktur gegenüber enzymatischer Hydrolyse erhöhen. Durch elektronenziehende Funktionalitäten wie Fluor oder eine Amidgruppe lässt sich die Elektronendichte des Aromaten verringern und dadurch die Aromatenhydroxylierung verhindern.

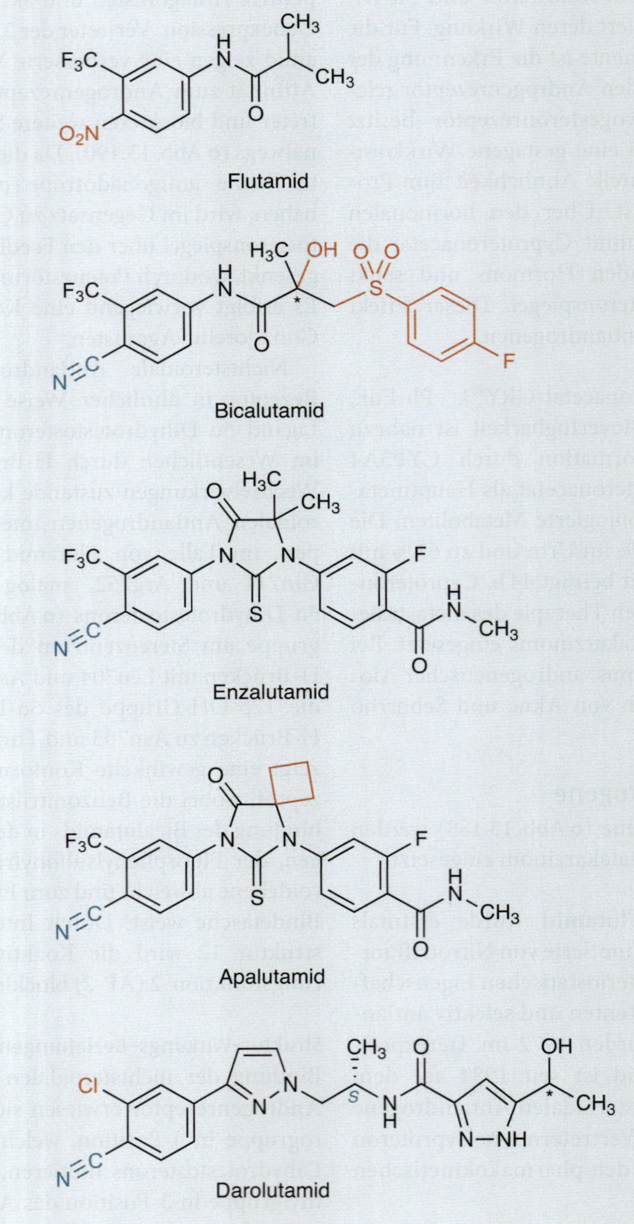

Abb. 13.188 Nichtsteroidale Antiandrogene

Biotransformation. Flutamid durchläuft einen ausgedehnten First-Pass-Metabolismus durch CYP1A2, CYP3A4 und CYP2C19. Die CYP1A2-katalysierte ω-1-Hydroxylierung führt zum Hauptmetabolit **2-Hydroxyflutamid**. Weiterer wesentlicher Metabolit ist das durch Carboxylesterasen gebildete Hydrolyseprodukt 4-Nitro-3-trifluormethylanilin (Abb. 13.192). 2-Hydroxyflutamid ist der eigentliche Wirkstoff mit einer höheren Affinität für den Rezeptor als Flutamid. Seltene Fälle von Leberversagen unter Flutamid-Therapie machen eine regelmäßige Überwachung der Leberfunktion erforderlich. Damit im Zusammenhang stehen kovalente Addukte der aus den Anilin- und Phenolmetaboliten durch weitere Oxidation erzeugten reaktiven Chinonimin-Metaboliten (▸Kap. 3.2.1). Im Rahmen der Phase-II-Biotransformation entstehen verschiedene Konjugate, die auch zur Entgiftung der Vorstufe der reaktiven Metaboliten dienen (Abb. 13.192).

Bei Bicalutamid wird das *R*-Enantiomer anders als das *S*-Enantiomer überwiegend an der tertiären Hydroxy-

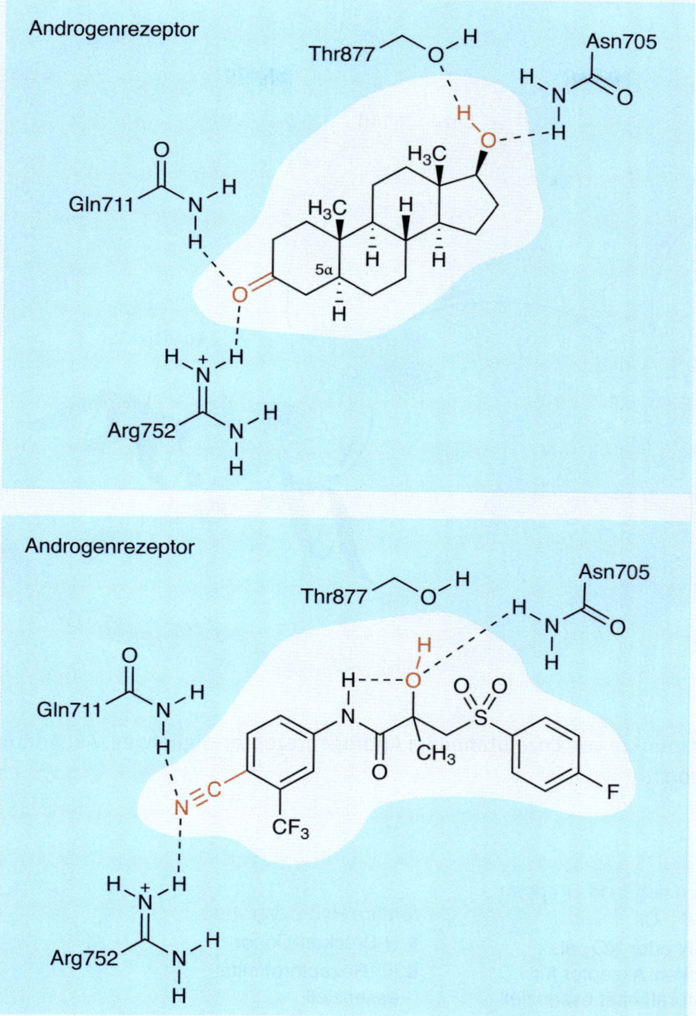

Abb. 13.189 H-Brückenbindungskontakte von 5α-Dihydrotestosteron und von Bicalutamid am Androgenrezeptor

gruppe glucuronidiert und innerhalb von 2 Tagen eliminiert. Da dieser Metabolisierungsschritt in unmittelbarer Nachbarschaft zum Chiralitätszentrum stattfindet, ist die Stereodifferenzierung verständlich. Das *R*-Enantiomer wird hingegen erheblich langsamer eliminiert, seine Eliminationshalbwertszeit beträgt nahezu eine Woche. Zunächst wird es in *ortho*-Stellung zum Fluorsubstituenten am Aromaten hydroxyliert. Dieser inaktive Metabolit wird anschließend als Glucuronid ausgeschieden.

Die Biotransformation von Enzalutamid und Apalutamid durch CYP2C8 und CYP3A4 führt zu den aktiven *N*-demethylierten Strukturen und durch eine Carboxylesterase unter Amidhydrolyse zur inaktiven Carbonsäure als Hauptmetaboliten.

Der wichtigste Metabolisierungsweg von Darolutamid ist die CYP3A4-vermittelte Oxidation der sekundären Alkoholgruppe. Zudem erfolgt Glucuronidierung durch UGT1A9 und UGT1A1.

Flutamid (FLUTA-cell®), Ph. Eur., besitzt eine orale Bioverfügbarkeit von über 90 %. Die Ausscheidung der Metaboliten erfolgt überwiegend im Urin. Die Eliminationshalbwertszeit des aktiven Metaboliten 2-Hydroxyflutamid beträgt 8 h.

Bicalutamid (Casodex®), Ph. Eur., liegt als Racemat vor. Das *R*-Enantiomer ist das Eutomer und etwa 30-fach potenter als das *S*-Enantiomer. Indem man eine der beiden Methylgruppen im Hydroxyflutamid durch eine

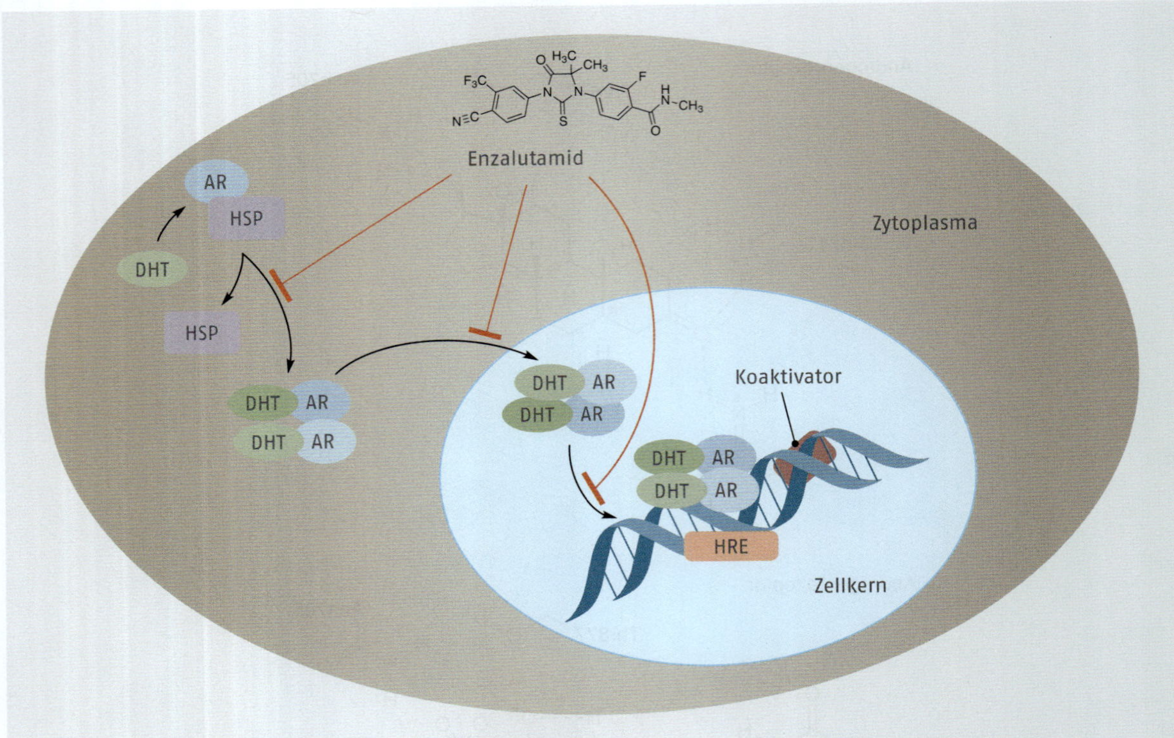

Abb. 13.190 Angriffspunkte von Enzalutamid im Androgenrezeptor-Signalweg. AR: Androgenrezeptor, DHT: Dihydrotestosteron

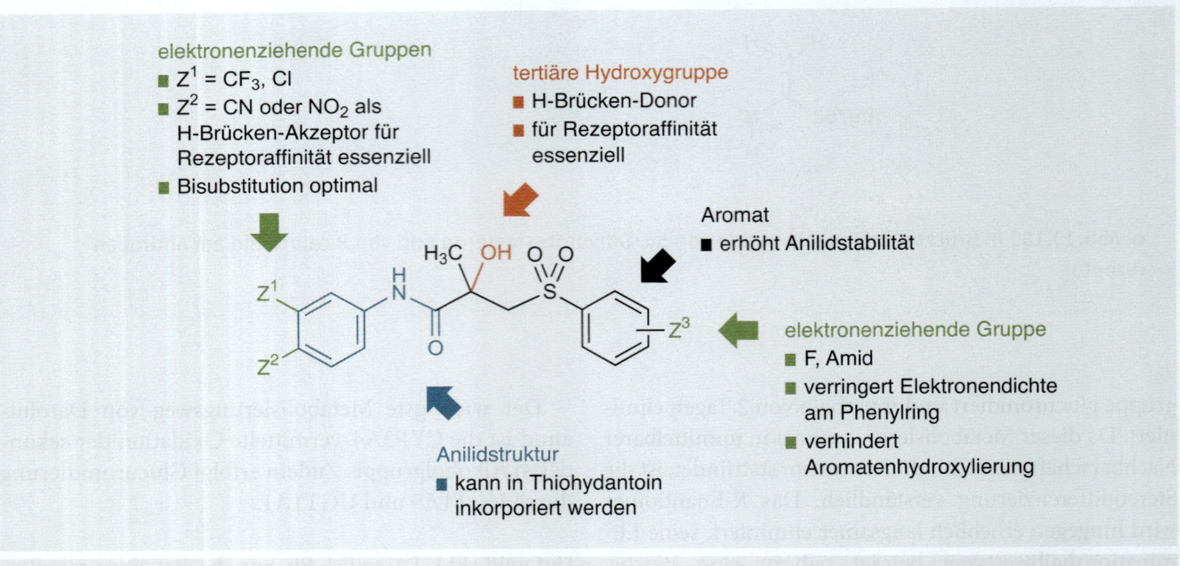

Abb. 13.191 Struktur-Wirkungs-Beziehungen nichtsteroidaler Antiandrogene der 1. und 2. Generation

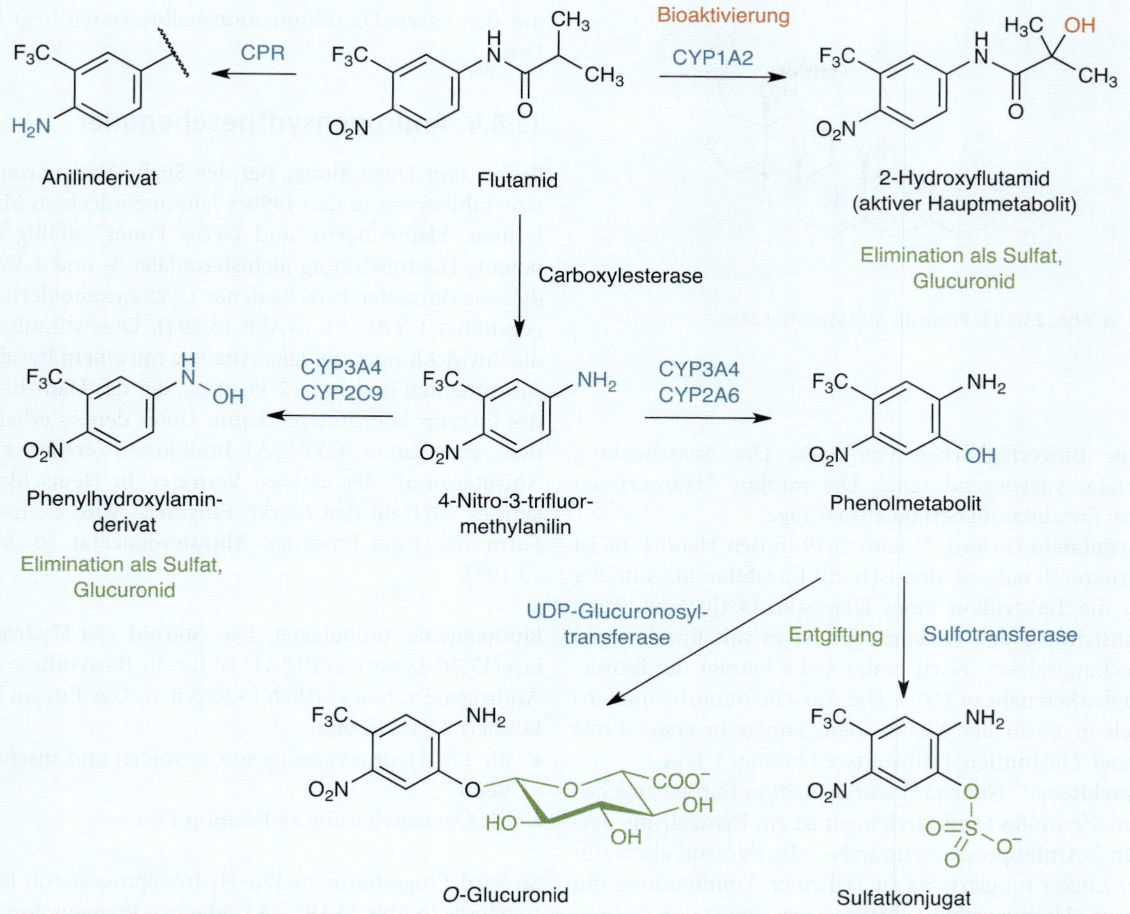

Abb. 13.192 Biotransformationswege von Flutamid

4-Fluorphenylsulfonyl-Struktur ersetzte und die Amidstabilität dadurch erheblich erhöhte, erreichte man eine entscheidende Verbesserung der pharmakokinetischen Eigenschaften. Gleichzeitig konnte auch die Rezeptoraffinität bei Bicalutamid um den Faktor 3–4 gesteigert und das hepatotoxische Potenzial durch die erhöhte Amidstabilität gesenkt werden. Die Nitrogruppe des Flutamids tauschte man beim Bicalutamid gegen eine Nitrilfunktion aus, um die reduktive Metabolisierung der Nitrogruppe und die damit verbundene Toxizität zu umgehen. Die Elimination erfolgt nach enantioselektiver Biotransformation über Urin und Fäzes.

Enzalutamid (Xtandi®) ist ein Androgenrezeptor-Antagonist der 2. Generation und seit 2013 auf dem Markt. Die Entwicklung von Enzalutamid geht auf Konvertierung eines potenten Androgenrezeptor-Agonisten in einen potenten Antagonisten zurück, wobei man die Struktur von nahezu 200 Thiohydantoin-Analoga systematisch variierte. Enzalutamid weist einen Dreifachmechanismus (Abb. 13.190) auf. Wie Flutamid und Bicalutamid verdrängt es die physiologischen Liganden Testosteron und Dihydrotestosteron kompetitiv vom Androgenrezeptor. Im Vergleich zum Bicalutamid ist die Rezeptorbindungsaffinität 5–8-fach gesteigert, ohne dass Enzalutamid dabei eine partial-agonistische Aktivität aufweist. Dazu trägt insbesondere das Fehlen der beim physiologischen Agonisten Dihydrotestosteron vorhandenen bidentaten H-Brücken zu Asn705 und Thr877 bei. Darüber hinaus hemmt Enzalutamid die Translokation aktivierter Androgenrezeptoren in den Zellkern und verhindert die Bindung des aktivierten Androgenrezeptors an die DNA sowie die Rekrutierung von Kofaktoren, was letztlich zur Apoptose und zum Zelltod führt. Enzalutamid ist auch aktiv bei einer Überexpression von Androgenrezeptoren sowie in Prostatakarzinomzellen, die resistent gegenüber anderen Antiandrogenen sind. Nach oraler Gabe besitzt Enzalutamid

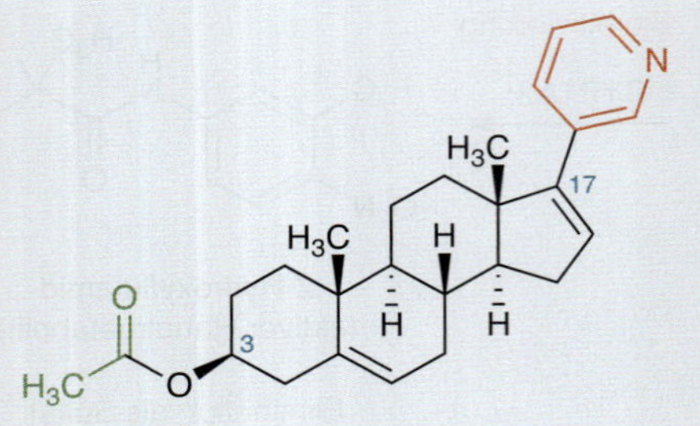

Abb. 13.193 Prodrug Abirateronacetat

eine Bioverfügbarkeit von 84 %. Die Ausscheidung erfolgt vorwiegend renal. Die mittlere Halbwertszeit von Enzalutamid beträgt etwa 6 Tage.

Apalutamid (Erleada®) kam 2019 in den Handel. Es ist strukturell nahezu identisch mit Enzalutamid. Auffällig ist die Teilstruktur eines Diazaspiro[3.4]octans. Auch hinsichtlich des Wirkprinzips ist es mit Enzalutamid deckungsgleich. Nach oraler Gabe beträgt die Bioverfügbarkeit nahezu 100 %. Die Ausscheidung, hauptsächlich in Form der Metaboliten, erfolgt in erster Linie renal. Die mittlere Halbwertszeit beträgt 3 Tage.

Darolutamid (Nubeqa®) wurde 2020 in Europa zugelassen. Zentrales Strukturelement ist ein Pyrazolring, dessen 2-Aminopropankette an N-1 des Pyrazols als flexibler Linker fungiert. Sie ist Teil einer Amidbindung mit einer Hydroxyethyl-substituierten Pyrazol-3-carbonsäure als polarer Endgruppe. Darolutamid unterscheidet sich damit von Enzalutamid und Apalutamid, die beide eine deutlich rigidere Struktur besitzen. Modelling-Studien lassen den Schluss zu, dass durch die konformativ flexiblere Struktur insbesondere eine bessere Anpassung an die Rezeptor-Liganden-Bindetasche mutierter Androgenrezeptoren ermöglicht wird, wodurch deren Aktivierung verhindert wird. Darolutamid liegt als 1:1-Gemisch zweier aktiver Diastereomere (*S,R* und *S,S*) mit vergleichbar potenter Rezeptoraffinität und Hemmwirkung vor. Ähnlich aktiv ist auch der Hauptmetabolit Ketodarolutamid. Über diesen Metaboliten können die beiden Diastereomere ineinander umgewandelt werden, wobei das Gleichgewicht auf der Seite des (*S,S*)-Darolutamids liegt. Wie Enzalutamid verhindert Darolutamid die Bindung der Androgene an den Androgenrezeptor, dessen Translokation und damit die Rezeptor-vermittelte Transkription. Da Darolutamid die Blut-Hirn-Schranke im Gegensatz zu Enzalutamid und Apalutamid in erheblich geringerem Maße überschreitet, treten zentrale Nebenwirkungen – beispielsweise als Folge von Off-Target-$GABA_A$-Rezeptor-Interaktionen – in weitaus geringerem Maße auf. Die orale Bioverfügbarkeit von Darolutamid beträgt 30 %.

Die Ausscheidung erfolgt zu über 60 % im Urin, der Rest mit den Fäzes. Die Eliminationshalbwertszeit liegt bei 16 h.

13.8.4 Androgensynthesehemmer

Design und Entwicklung. Bei der Suche nach Aromatase-Inhibitoren in den 1990er Jahren entdeckten Mike Jarman, Elaine Barrie und Gerry Potter zufällig die potente Hemmwirkung nichtsteroidaler 3- und 4-Pyridylessigsäureester verschiedener Cyclohexanolderivate gegenüber CYP17A1 (Abb. 13.194). Dies stimulierte die Entwicklung steroidaler Analoga mit einem Pyridylsubstituenten in der C-17-Position, der das Häm-Eisen des Enzyms koordinieren kann. Unter den so erhaltenen, exzellenten CYP17A1-Inhibitoren erwies sich **Abirateron** als der aktivste Vertreter. In Deutschland kam es 2011 auf den Markt. Eingesetzt wird es in der Form des Ester-Prodrugs **Abirateronacetat** (Abb. 13.193).

Biochemische Grundlagen. Die **Steroid-17α-Hydroxylase/17,20-Lyase** (CYP17A1) ist für die Biosynthese der Androgene verantwortlich (▸ Kap. 8.4). Das Enzym katalysiert 2 Reaktionen,

- die 17α-Hydroxylierung von Steroiden und anschließend
- die Desacetylierung an Position 17.

So wird Progesteron zu 17α-Hydroxyprogesteron hydroxyliert (Abb. 13.195, A), ebenso Pregnenolon zu 17α-Hydroxypregnenolon (Abb. 13.196). Die beiden an C-17 hydroxylierten Steroide sind zudem Substrate der CYP17A1-katalysierten 17,20-Lyase-Reaktion. Diese als oxidative Desacetylierung zu verstehende Spaltung der Bindung zwischen C-17 und C-20 (Abb. 13.195, B), für die verschiedene Mechanismen denkbar sind, führt zu den Testosteron-Vorstufen Androstendion bzw. **Dehydroepiandrosteron** (DHEA, Abb. 13.196). DHEA ist ein Steroidhormon, das als Intermediat in der Biosynthese aller humaner Androgene (Testosteron) und Estrogene auftritt. Werden die CYP17A1-katalysierten Schritte gehemmt, kommt es zu einer drastischen Absenkung des Androgenspiegels.

Wirkungsmechanismus. Abirateron ist ein **Inhibitor der Steroid-17α-Hydroxylase/17,20-Lyase** (CYP17A1), indem es über das Stickstoffatom der 3-Pyridylstruktur das Häm-Eisen koordiniert (Abb. 13.196). Dabei bildet der Steroidkörper einen Winkel von nahezu 60° mit dem Porphyringerüst des Häms aus (Abb. 13.198). Die $\Delta^{16,17}$-Doppelbindung trägt wesentlich zur korrekten Ausrichtung des Heterozyklus und der Positionierung des N-Atoms bei. Abirateron ist zwar ein selektiver CYP17A1-Inhibitor, die Substrate Pregnenolon und

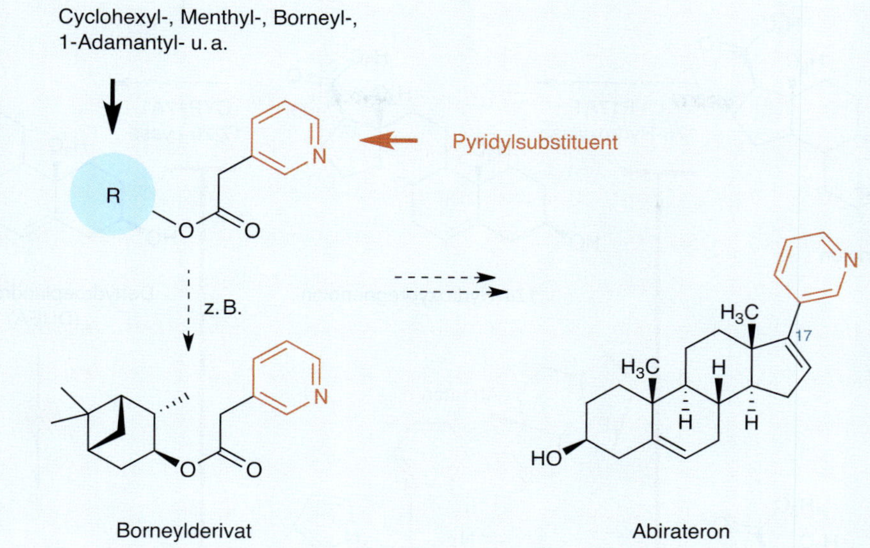

Abb. 13.194 Hemmstoffe der testikulären Steroid-17-Hydroxylase (CYP17A1)

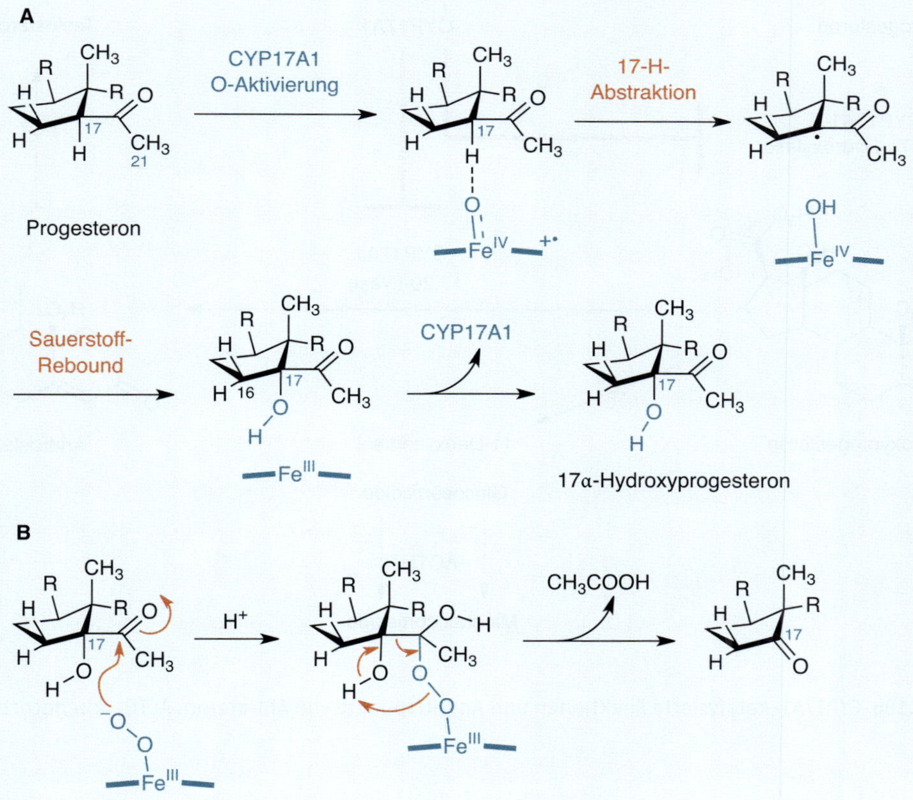

Abb. 13.195 A CYP17A1-katalysierte 17α-Hydroxylierung (Fe(III)-Peroxid-Mechanismus). B CYP17A1-katalysierte 17,20-Lyase-Reaktion. Hämgerüst jeweils nur durch einen blauen Balken angedeutet

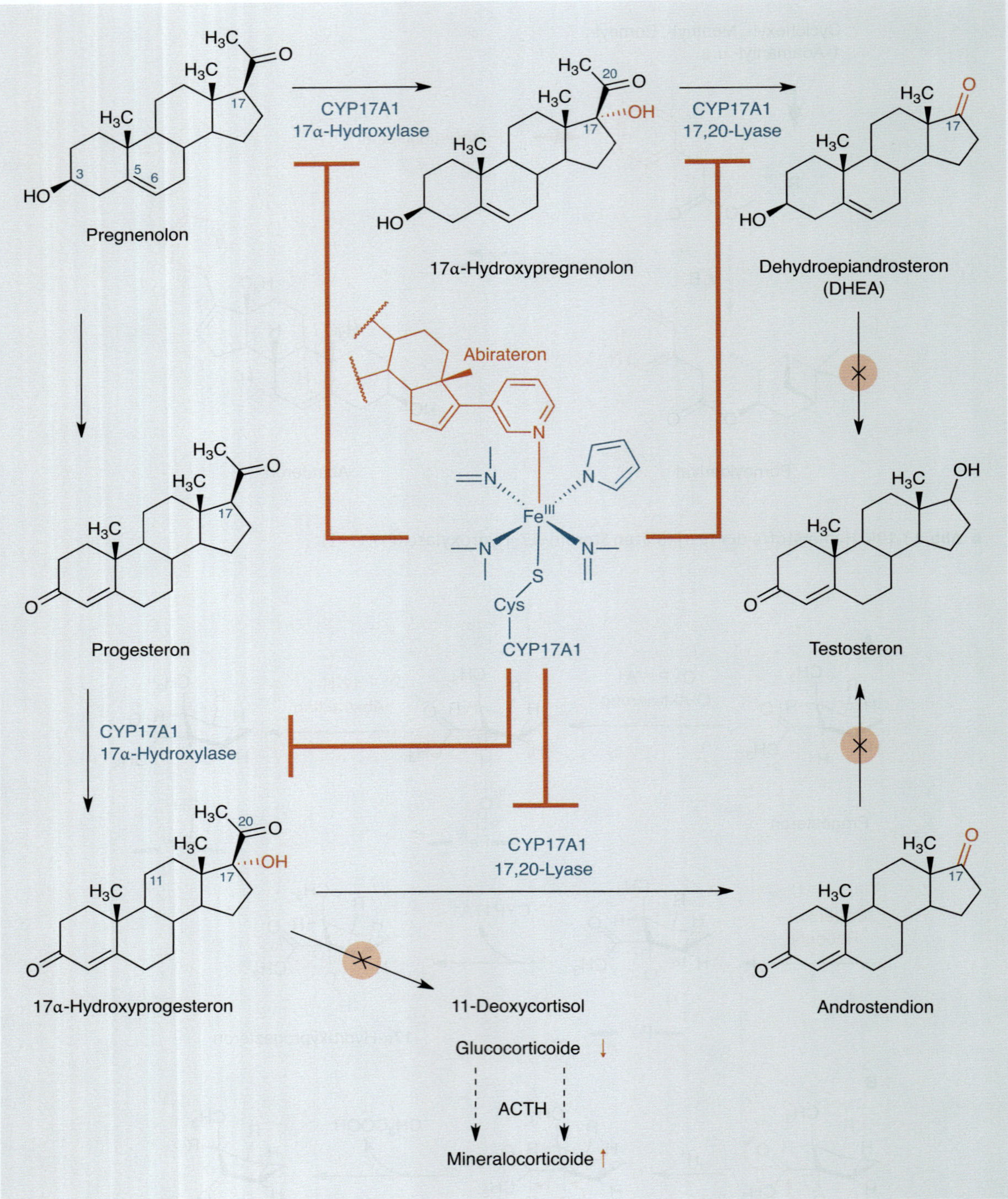

Pregnenolon

CYP17A1
17α-Hydroxylase

17α-Hydroxypregnenolon

CYP17A1
17,20-Lyase

Dehydroepiandrosteron
(DHEA)

Abirateron

CYP17A1

Progesteron

Testosteron

CYP17A1
17α-Hydroxylase

17α-Hydroxyprogesteron

CYP17A1
17,20-Lyase

11-Deoxycortisol

Androstendion

Glucocorticoide ↓

ACTH

Mineralocorticoide ↑

Abb. 13.196 CYP17A1-katalysierte Reaktionen und Angriffspunkte von Abirateron. ACTH: Adrenocorticotropes Hormon

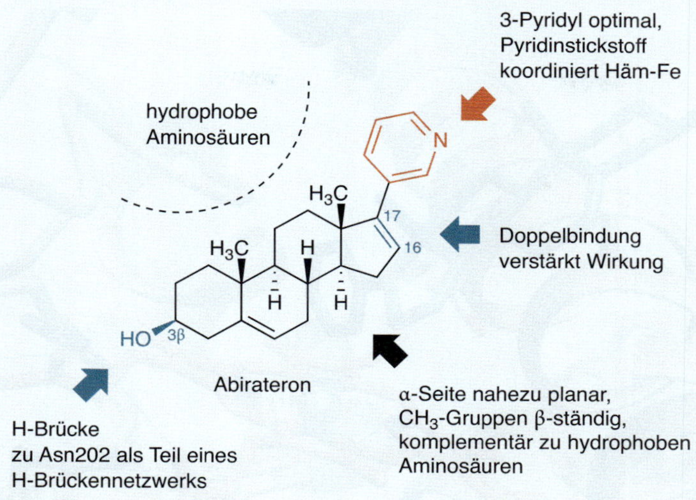

Abb. 13.197 Strukturmerkmale von Abirateron

Progesteron sind allerdings gleichzeitig Vorstufen der Mineralocorticoide, deren Produktion durch die Enzymhemmung erhöht wird. Dies kann zu Hypertonie, Hypokaliämie und Ödemen führen. Die an C-17 hydroxylierten Steroide sind zudem Substrate der Glucocorticoidbiosynthese (Abb. 13.196, ▸Kap. 8.3.1). Durch Gabe von Glucocorticoiden, welche die Ausschüttung des adrenocorticotropen Hormons (ACTH) unterdrücken, lassen sich Inzidenz und Schwere von Nebenwirkungen vermindern.

Biotransformation. Abirateronacetat ist ein Prodrug. Im Organismus erfolgt die rasche Desacetylierung des 3β-*O*-Acetats zur Wirkform Abirateron. Hauptmetaboliten sind das inaktive *N*-Oxid sowie das 3β-*O*-Sulfatkonjugat.

Struktur-Wirkungs-Beziehungen. Wesentliche Strukturmerkmale des Abiraterons (Abb. 13.197) sind

- die 3β-OH-Gruppe zur Ausbildung einer H-Brücke zu Asn202 als Teil eines komplexeren H-Brücken-Netzwerks,
- der 3-Pyridylsubstituent zur Koordination des Häm-Eisens von CYP17A1,
- die $\Delta^{16,17}$-Doppelbindung und
- die nahezu planare, unsubstituierte α-Seite des Steroidkörpers.

Für die experimentell ermittelte irreversible Enzymhemmung ist die $\Delta^{16,17}$-Doppelbindung essenziell, da sie für die korrekte Orientierung des 3-Pyridylstickstoffs gegenüber dem Häm-Eisen von CYP17A1 wesentlich ist (Abb. 13.196). So ist Abirateron etwa 12-fach stärker wirksam als das 17β-Pyridylanalogon ohne Doppelbindung. Im Vergleich zu Abirateron sind 2- und 4-Pyridylanaloga deutlich weniger potent. Relevant ist auch die planare unsubstituierte α-Seite des Steroidgrundkörpers, die zahlreiche komplementäre Kontakte zu hydrophoben Oberflächen der Bindestelle ermöglicht (Helix I, Abb. 13.198).

Abirateronacetat (Zytiga®) ist ein Pyridin-substituiertes Steroid. Der Pyridin-Stickstoff besitzt einen pK_S-Wert von 5,2. Sein freies Elektronenpaar ist unter physiologischen Verhältnissen somit überwiegend nicht protoniert und für die koordinative Bindung an das Häm-Eisen der CYP17A1 verfügbar. Die 3-Acetoxygruppe ist β-ständig angeordnet. Eingesetzt wird Abirateronacetat zur Behandlung von kastrationsresistentem Prostatakrebs. Die orale Bioverfügbarkeit beträgt aufgrund der geringen Wasserlöslichkeit weniger als 10 %. Die mittlere Halbwertszeit liegt bei 15 h. In den Fäzes wird hauptsächlich unverändertes Abirateron ausgeschieden.

13.8.5 Gonadorelin-Agonisten (GnRH-Analoga)

Gonadorelin-Agonisten sind synthetische Abkömmlinge des **Gonadorelins** (Gonadoliberin, Gonadotropin-Releasing-Hormon, GnRH, Luteinisierendes-Hormon-Releasing-Hormon, LHRH, Abb. 13.199). Sie dienen zum vollständigen **Absenken des Androgen- oder Estrogenspiegels** im Blut. Eingesetzt werden sie palliativ beim nicht mehr operablen Mamma- oder Prostatakarzinom. Releasing-Hormone fördern die Freisetzung von Hypophysenhormonen. Das physiolo-

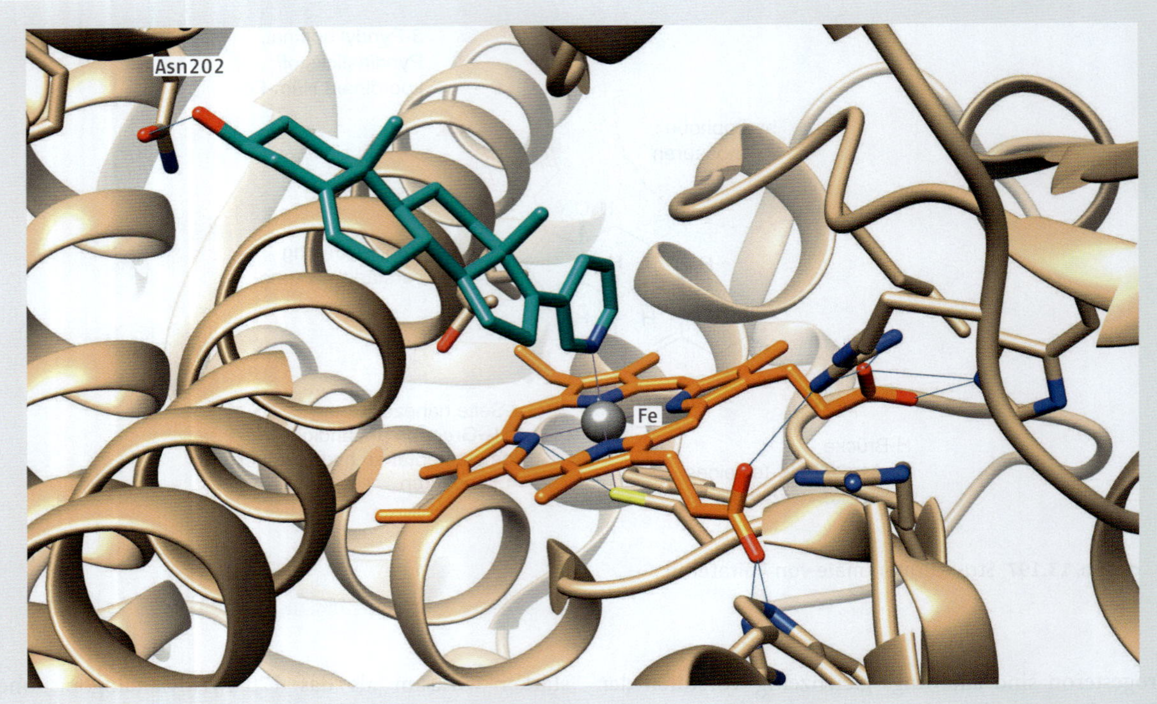

Abb. 13.198 CYP17A1 im Komplex mit Abirateron (PDB-Code 3RUK, Visualisierung mit UCSF Chimera 1.12)

gische Gonadotropin-Releasing-Hormon, ein Dekapeptid (Abb. 13.199), wird im **Hypothalamus** gebildet und stimuliert in der Adenohypophyse die Sekretion der **Gonadotropine** LH und FSH (▸ Kap. 8.4.4). Charakteristisch für die Hypothalamus-Releasing-Hormone ist eine schubweise (pulsatorische) Sekretion in den Hypophysenkreislauf sowie die Steuerung über einen Feedback-Mechanismus.

Design und Entwicklung. Da Gonadorelin eine nur sehr kurze biologische Halbwertszeit von wenigen Minuten besitzt, hat es seit dessen Entdeckung durch Roger Guillemin und Andrew V. Schally (Guillemin, Schally, Nobelpreis für Medizin, 1977) nicht an Versuchen gefehlt, **GnRH-Analoga** mit potenteren agonistischen wie auch antagonistischen Eigenschaften sowie verbesserter Stabilität und damit verlängerter Wirkdauer zu entwickeln. Insgesamt wurden mehr als 3000 Derivate synthetisiert. Da Gonadorelin von endogenen Peptidasen bevorzugt zwischen den Aminosäuren in den Positionen 5 und 6 sowie 6 und 7 hydrolysiert und damit inaktiviert wird, hat man hauptsächlich das mittelständige Glycin gegen voluminöse, nichtphysiologische D-Aminosäuren ausgetauscht (Tab. 13.2), um den GnRH-Analoga Widerstandsfähigkeit gegen einen enzymatischen Angriff zu verleihen. Eine deutliche Wirkungsverstärkung erzielte man zudem durch den Austausch des *C*-terminalen Glycinamids in GnRH gegen eine *N*-Ethylaminstruktur.

Wirkungsmechanismus. Ziel der Therapie mit GnRH-Analoga beim Prostatakarzinom ist das **Absenken des Serum-Testosteronspiegels auf Kastrationsniveau.** Diesbezüglich hat sich mittlerweile die sogenannte medikamentöse Kastration durch vollständigen Androgenentzug mittels GnRH-Analoga durchgesetzt. GnRH-Analoga besitzen eine deutlich höhere Affinität zu den GnRH-Rezeptoren als endogenes GnRH. Nach einem zunächst massiven Anstieg der Testosteronfreisetzung (Flare-up-Phänomen) durch die initiale Hyperstimulation der LH-Freisetzung führt die kontinuierliche Freisetzung der GnRH-Analoga aus einer Depotformulierung zu einer dauerhaften Rezeptorbesetzung. Diese Hyperstimulation bewirkt eine komplette Down-Regulation der hypophysären Rezeptoren, und die LH-/FSH-Freisetzung versiegt vollständig. Den initial erhöhten Testosteronspiegeln begegnet man mit der Gabe von Antiandrogenen.

Struktur-Wirkungs-Beziehungen. GnRH-Analoga mit 50–100-fach höherer Potenz als GnRH erhält man durch

- Austausch des Glycins in der Position 6 gegen nichtphysiologische D-Aminosäuren sowie durch

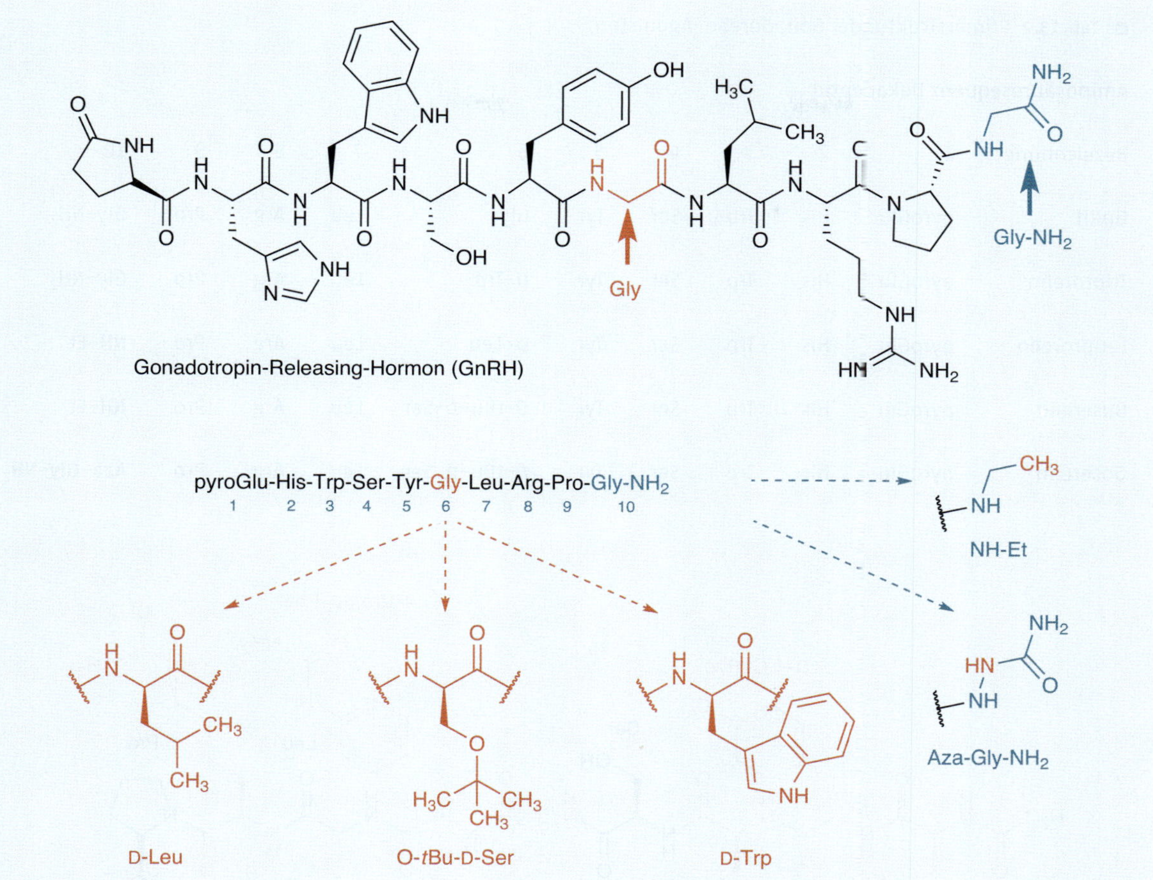

Abb. 13.199 Struktur von GnRH und GnRH-Analoga

- Ersatz des *C*-terminalen Glycinamids durch eine Ethylenamingruppe.

Wie GnRH selbst verfügen alle synthetischen Agonisten am *N*-terminalen Ende über eine L-Pyroglutaminsäure. In dieser ist die *N*-terminale Aminogruppe mit der Carboxygruppe desselben Glutamatrests zu einem fünfgliedrigen Lactamring kondensiert.

Sämtliche GnRH-Agonisten besitzen in Position 8 einen basischen Argininrest. Meist werden sie in der Salzform als Acetate eingesetzt. Aufgrund der geringen Stabilität im Magen-Darm-Trakt und wegen der niedrigen Resorption werden die GnRH-Analoga in parenteraler Form oder als subkutane Depotpräparate verabreicht.

Buserelin (Profact®), Ph. Eur., ist ein Nonapeptid mit einer Bioverfügbarkeit nach subkutaner Injektion von 70 %, nach nasaler Applikation aber lediglich von 2–3 %. Die Biotransformation in der Leber und Niere durch Endopeptidasen führt unter Abspaltung der ersten 4 Aminosäuren zu einem inaktiven Pentapeptid. Die Eliminationshalbwertszeit beträgt 1–2 h.

Leuprorelin (Eligard®), Ph. Eur., verfügt über eine Bioverfügbarkeit von 94 % nach subkutaner Injektion. Hauptmetabolit ist wie bei Buserelin das inaktive Pentapeptid. Die Halbwertszeit beträgt etwa 3 h.

Goserelin (Zoladex®), Ph. Eur., wird durch ein Prolyl-Semicarbazid terminiert. Dieser *N*-Terminus kann als azaanaloges Glycinamid und somit als bioisosterer Ersatz aufgefasst werden. Goserelin wird bei Prostatakarzinom-Patienten monatlich als Implantat appliziert. Über 90 % der Dosis werden unverändert ausgeschieden.

Triptorelin (Pamorelin®) unterscheidet sich von Gonadorelin lediglich durch den Austausch des mittelständigen Glycins gegen D-Tryptophan. Eingesetzt wird das Pamoatsalz, welches nach intramuskulärer Injektion unter Depotbildung für eine lange Wirkungsdauer sorgt.

◘ **Tab. 13.2** Primärstruktur der Gonadorelin-Agonisten

Aminosäuresequenz Dekapeptid										
Bezeichnung	1	2	3	4	5	6	7	8	9	10
GnRH	pyroGlu	His	Trp	Ser	Tyr	Gly	Leu	Arg	Pro	Gly-NH_2
Triptorelin	pyroGlu	His	Trp	Ser	Tyr	**D-Trp**	Leu	Arg	Pro	Gly-NH_2
Leuprorelin	pyroGlu	His	Trp	Ser	Tyr	**D-Leu**	Leu	Arg	Pro	**NH-Et**
Buserelin	pyroGlu	His	Trp	Ser	Tyr	***O*-tBu-D-Ser**	Leu	Arg	Pro	**NH-Et**
Goserelin	pyroGlu	His	Trp	Ser	Tyr	***O*-tBu-D-Ser**	Leu	Arg	Pro	**Aza-Gly-NH_2**

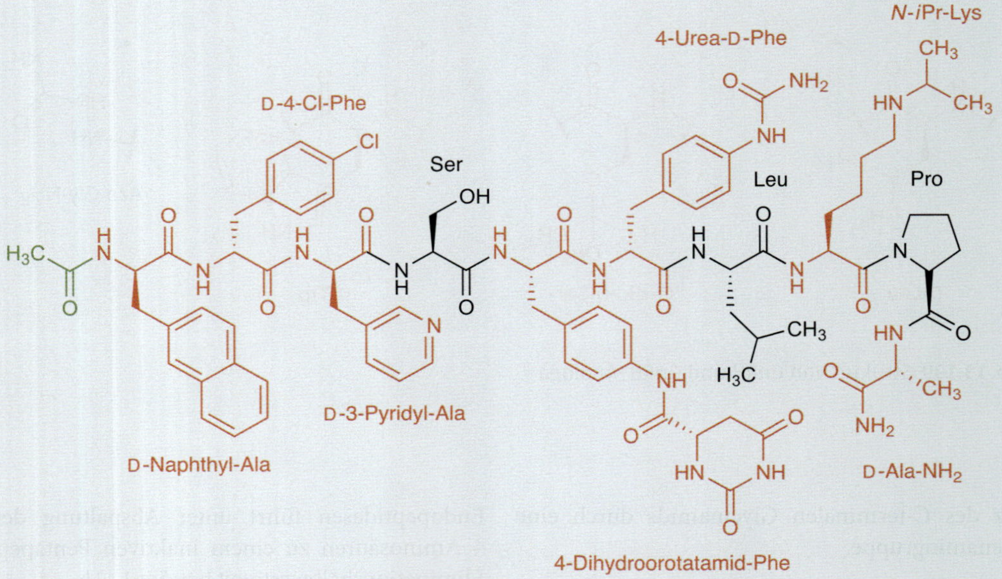

○ **Abb. 13.200** GnRH-Antagonist Degarelix

Nafarelin (Synarela®) ist ein weiterer Gonadorelin-Agonist, der als Nasenspray bei Endometriose eingesetzt wird.

13.8.6 Gonadorelin-Antagonisten

Design und Entwicklung. Das Design der GnRH-Antagonisten (○ Abb. 13.200) basiert auf der Struktur des Gonadorelins, aber gegenüber den Agonisten ist diese viel stärker abgewandelt. Histidin in Position 2 wurde schon früh als verantwortlich für die Rezeptoraktivierung erkannt. Man ersetzte es daher durch Strukturelemente, die den Rezeptor erkennen, seine Aktivierung aber nicht erlauben. Das *C*-terminale Glycinamid ist durch D-Alaninamid ersetzt. Anstelle der Pyroglutaminsäure am *N*-Terminus sind die Antagonisten *N*-acetyliert. Das basische Arginin in Position 8 wird gegen eine ebenfalls basische Aminosäure ersetzt. Auch hier erfolgt Salzbildung mit Acetat. **Abarelix** wurde 2008 in Deutschland als erster Vertreter in die Therapie eingeführt, ist aber nicht mehr im Handel.

Wirkungsmechanismus. GnRH-Antagonisten weisen Affinität zum GnRH-Rezeptor auf, allerdings ohne intrinsische Aktivität. Sie blockieren den Rezeptor kompetitiv und reversibel. In gewissem Maße läuft der klini-

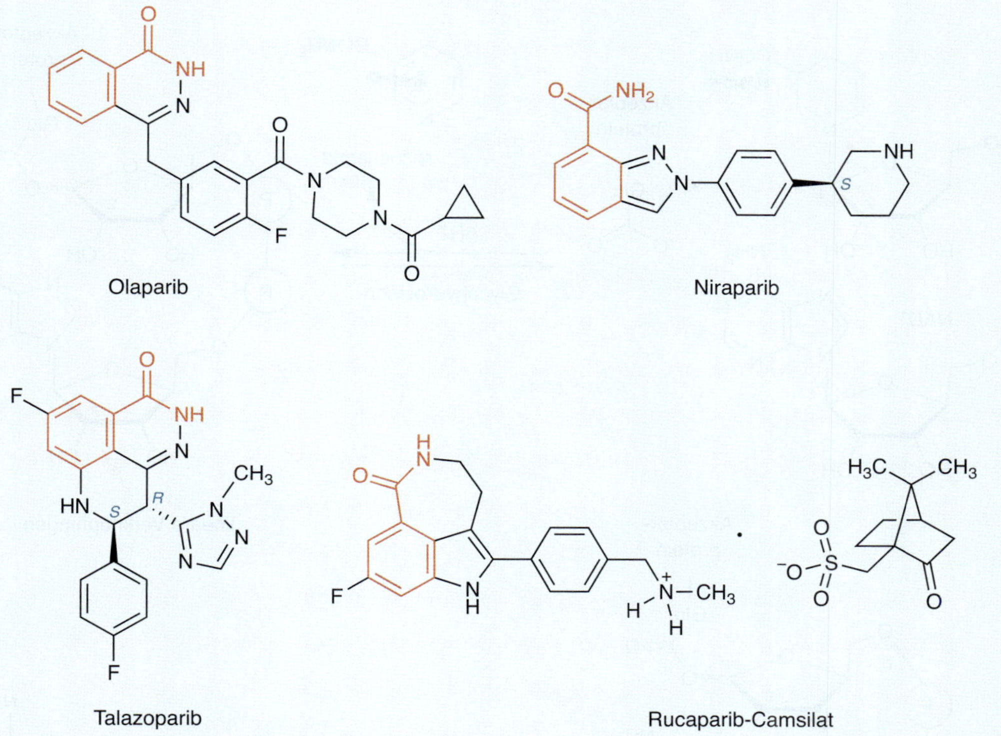

o Abb. 13.201 PARP-Inhibitoren mit Benzamid-Partialstruktur

sche Einsatz der GnRH-Antagonisten parallel zu dem der Agonisten. Jedoch ist bei den Antagonisten von Vorteil, dass eine rasche Suppression der Testosteronfreisetzung ohne initialen Anstieg des Testosteronspiegels erreicht wird.

Degarelix (Firmagon®) ist ein Dekapeptid, das nur noch in 3 Aminosäuren (Ser4, Leu7, Pro9) mit GnRH übereinstimmt. Es enthält insgesamt 5 modifizierte D-Aminosäuren. Degarelix wird monatlich subkutan appliziert. Die Bioverfügbarkeit liegt bei 30–40 %, die mittlere terminale Halbwertszeit beträgt 29 Tage für die Erhaltungsdosis.
Cetrorelix (Cetrotide®) und **Ganirelix** (Orgalutran®) sind weitere Gonadorelin-Antagonisten. Sie werden im Rahmen einer künstlichen Befruchtung eingesetzt, um einen vorzeitigen Eisprung zu verhindern.

13.9 PARP-Inhibitoren

Inhibitoren der **Poly-ADP-Ribose-Polymerase (PARP,** o Abb. 13.201) sind Arzneistoffe, die die Reparatur von DNA-Strangbrüchen verhindern und die Wirkung von Zytostatika verstärken. Der Einsatz von PARP-Inhibitoren zählt zu den zielgerichteten Behandlungsmethoden. Man setzt sie zur Erhaltungstherapie nach einer Zytostatikabehandlung beim Cisplatin- oder Carboplatin-sensitiven Ovarial- und Eileiterkarzinom mit nachgewiesenem *BRCA*-Mutationsstatus ein. Mit *BRCA* (***BR**east **CA**ncer Genes 1 and 2*) bezeichnet man bestimmte Tumorsuppressor-Gene und die durch sie kodierten Proteine, die funktional zur Unterdrückung von Brustkrebs beitragen. Keimbahn- sowie somatische Mutationen in den Tumorsuppressor-Genen *BRCA1* und *BRCA2* bedingen Funktionsverlust und gehen mit einem stark erhöhten Risiko für Brust- und Eierstockkrebs einher.

Biochemische Grundlagen. Poly-ADP-Ribose-Polymerasen (PARP) bilden eine Familie nukleärer, Chromatin-assoziierter Proteine. Man kennt zahlreiche Isoformen. PARP-1 (113 kDa) ist der therapeutisch wichtigste Vertreter. Die primäre Funktion der PARP-Enzyme ist die Synthese eines ADP-Ribose-Homopolymers aus dem Substrat NAD^+, wodurch sie bei Eukaryoten eine direkte posttranslationale Modifikation von Glutamat-, Aspartat- und Lysinstrukturen bestimmter Proteine bewirken (o Abb. 13.202). Dabei

13

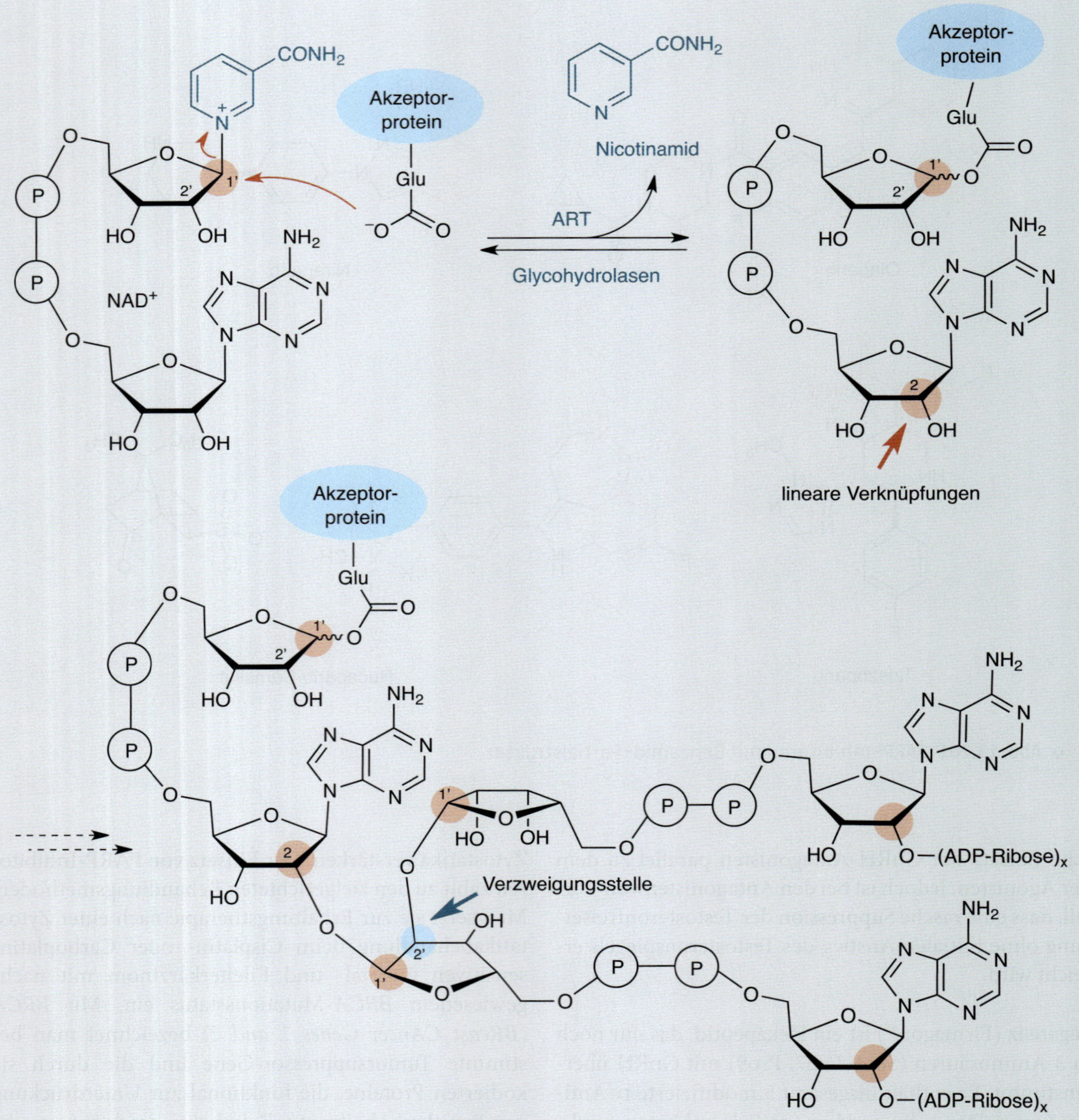

Abb. 13.202 Posttranslationale Proteinmodifikation durch reversible Poly-ADP-Ribosylierung; ART: Mono-(ADP-Ribose-)Transferase

wird eine ADP-Ribose-Einheit unter Hydrolyse der *N*-glykosidischen Bindung zwischen Nicotinamid und dem Ribosebaustein von NAD^+ auf ein Akzeptorprotein übertragen. Diese ADP-Ribose-Einheit dient dann als Akzeptor für weitere ADP-Ribose-Einheiten. Die Verknüpfung der einzelnen ADP-Ribose-Einheiten erfolgt über α-*O*-glykosidische Bindungen, wobei lineare (1'→2-Verknüpfungen) sowie verzweigende (1'→2'-Verknüpfungen) auftreten.

PARP-1 weist

- eine *N*-terminale DNA-Bindungsdomäne,
- eine zentrale Automodifikationsdomäne,
- eine *C*-terminale katalytische Domäne auf.

Das wichtigste Zielprotein von PARP-1 ist das Enzym selbst, da es sich durch Automodifizierung zunächst aktivieren, aber schließlich auch inaktivieren muss. Außerdem werden auch Histone, Topoisomerasen oder p53 modifiziert. Durch die Poly-ADP-Ribosylierung und die damit verbundene Anhäufung negativer Ladungen wird der anionische Charakter von PARP-1 erhöht und damit dessen Ablösung von der DNA erleichtert, z. B. im Rahmen von DNA-Reparaturprozessen.

Design und Entwicklung. Der Entwicklung von PARP-Hemmstoffen ist seit dem Ende der 1990er Jahre eine enorme Aufmerksamkeit zuteil geworden. Die frühen PARP-Inhibitoren wie 3-Aminobenzamid ähnelten dem Nicotinamid, einem Produkt der Poly-ADP-Ribosylierung (Abb. 13.202). Nicotinamid selbst ist nur ein schwacher PARP-1-Inhibitor. Als potentere PARP-Hemmstoffe erwiesen sich elektronenreiche aromatische oder heteroaromatische Systeme mit konformativ eingeschränkter Amidfunktion, beispielsweise zyklische Benzamidanaloga. **Olaparib** entwickelte man ausgehend von einer Serie 4-benzylierter 1-(2*H*)-Phthalazinone (Abb. 13.203). Mit dem Einführen einer Amidfunktion in der *meta*-Position des terminalen Phenylrings gelang eine erhebliche Verbesserung der zunächst nur moderaten PARP-1-Hemmung durch das Benzylderivat. Durch Integration der Amidstruktur des terminalen Phenylrings in ein konformativ eingeschränktes Imid und Einführen eines Fluoratoms in *ortho*-Position zur Amidgruppe im Phenylring konnten die PARP-1-inhibitorischen Eigenschaften sowie die zelluläre Permeabilität nochmals verbessert werden. Zum peroral verfügbaren Olaparib, einem dualen PARP-1/PARP-2-Inhibitor, gelangte man schließlich nach Austausch der Imidpartialstruktur gegen ein Diketopiperazid. Hinsichtlich der pharmakokinetischen Eigenschaften stellte sich das endständige Cyclopropylcarboxamid als optimal heraus.

DNA-Repair-Mechanismen. PARP-Enzyme sind wesentlich an der Reparatur von Einzelstrangbrüchen der DNA beteiligt. Für das Verständnis des Wirkungsmechanismus der PARP-Hemmstoffe ist es notwendig, zunächst den Blick auf die DNA-Reparaturmechanismen zu richten.

Einzelstrangbrüche werden üblicherweise korrigiert durch

- Basenexzisions-Reparatur (BER, bei modifizierten Basen oder Basenverlust),
- Nukleotidexzisions-Reparatur (Entfernen von Thymidindimeren),
- Basenfehlpaarungs-Reparatur (*mismatch repair*).

Doppelstrangbrüche sind vergleichsweise schwerwiegend und werden behoben durch das

- Verfahren der homologen Rekombination,
- nichthomologe Zusammenfügen von Bruchenden.

Bei der **Basenexzisions-Reparatur** (Tomas Lindahl, Nobelpreis für Chemie, 2015) handelt es sich um einen ubiquitär in allen Organismen vorkommenden Mechanismus zur Reparatur von **Einzelstrangbrüchen**, wie sie zum Beispiel nach einer Cisplatin-Behandlung auftreten. Durch dieses Verfahren können DNA-Basen aus der DNA herausgeschnitten und Bruchstellen korrigiert werden (Exzision). In die Regulation der BER ist insbesondere PARP-1 über seine Poly-ADP-Ribosylierung involviert. Die basale katalytische Aktivität von PARP-1/PARP-2 ist gering. Wird aber die zelluläre DNA geschädigt, bindet PARP-1 über 2 Zinkfinger an die Schadstelle. Dadurch kommt es zu einer Aktivitätssteigerung bis auf das 500-Fache, und es werden innerhalb von Minuten große Mengen Poly-ADP-Ribose synthetisiert und an PARP angelagert. Automodifiziertes PARP-1 rekrutiert außerdem ganz bestimmte Proteine wie XRCC1 (*X-ray repair cross-complementing protein 1*) zum Ort des Strangbruchs, die wiederum mit Endonukleasen, Polymerasen und Ligasen interagieren. Nach erfolgter Rekrutierung der BER-Enzyme muss sich PARP-1 weiter automodifizieren, um sich von der DNA abzulösen und den Zugang der BER-Enzyme zum DNA-Strang zu ermöglichen (Abb. 13.205). Die Blockade von PARP-1 durch Hemmstoffe wie Olaparib hat in gesunden Zellen keine größere Bedeutung, da die auf persistente Einzelstrangbrüche folgenden Doppelstrangschäden üblicherweise durch das äußerst präzise Verfahren der **homologen Rekombination** behoben werden können. Dabei werden DNA-Sequenzen, die mit dem Bereich der Bruchstelle identisch sind, als Matrize gebraucht und zum Schließen der Lücke verwendet. Da jedes Chromosom in 2 Exemplaren vorhanden ist, gibt es eine Kopie für jeden DNA-Abschnitt. Dieser Reparaturmechanismus setzt allerdings funktionale *BRCA1*- oder *BRCA2*-Gene voraus, was bei Loss-of-Function-Mutationen oder Deletion in diesen Genen nicht mehr gegeben ist. Dies ist die Achillesferse BRCA-defizienter Tumorzellen. Für die Reparatur von Einzelstrangbrüchen sind diese Tumorzellen vermehrt auf die PARP-Enzyme angewiesen, deren Aktivität sich durch Inhibitoren hemmen lässt.

Neben dem vermehrten Auftreten von Einzelstrangbrüchen ist also der Ausfall der homologen Rekombination durch *BRCA*-Mutation die zweite wesentliche Voraussetzung für den therapeutischen Einsatz von PARP-Inhibitoren

Wirkungsmechanismus. PARP-Inhibitoren greifen in die PARP-vermittelte Reparatur von DNA-Einzelstrangbrüchen ein und verstärken die Wirkung von Alkylanzien, Cisplatin oder Temozolomid. Hinsichtlich der relevanten PARP-Isoenzyme 1, 2 und 3 zeigen sie nur marginale Unterschiede bezüglich der Selektivität.

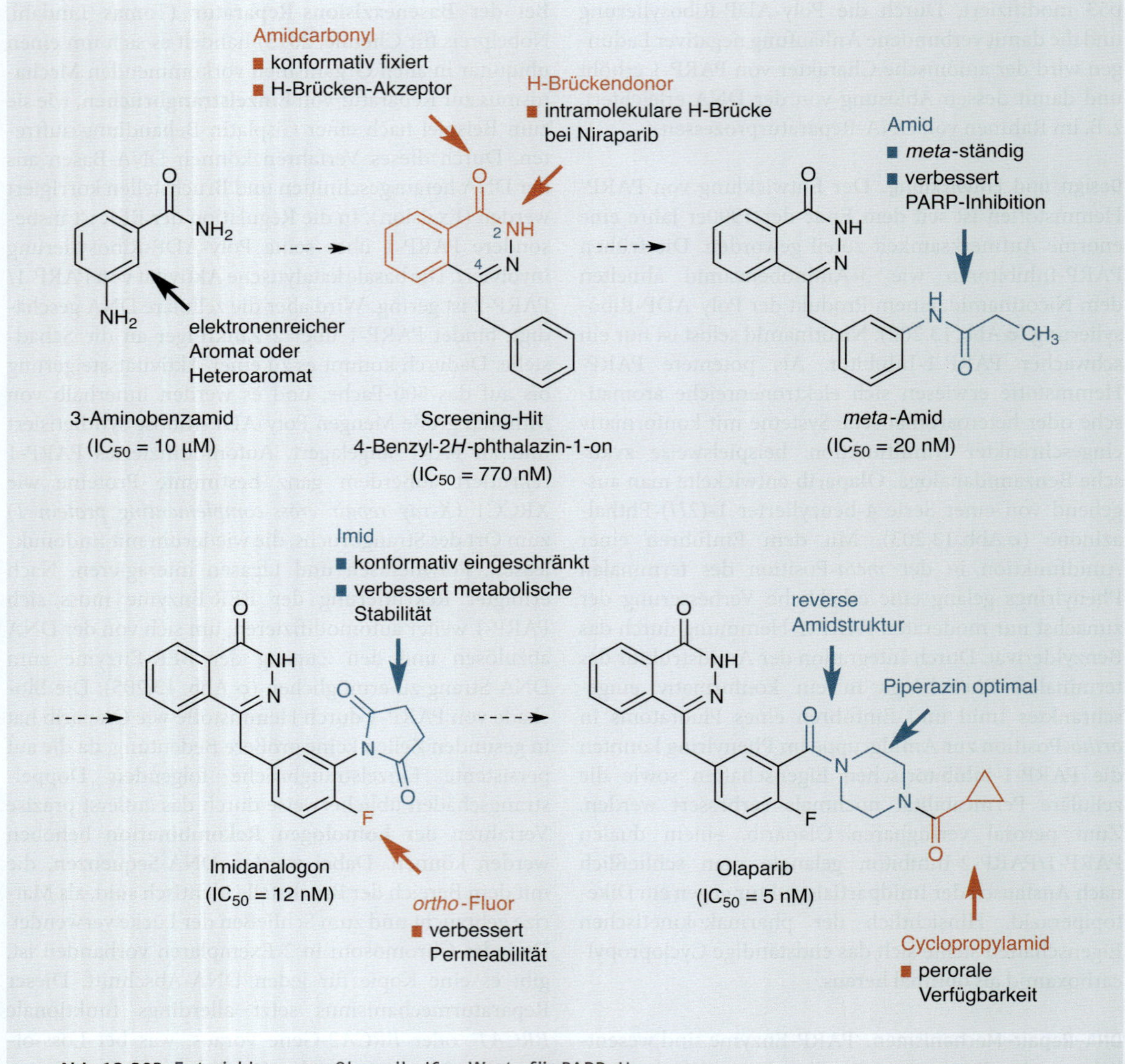

o Abb. 13.203 Entwicklung von Olaparib; IC_{50}-Werte für PARP-Hemmung

PARP-Inhibitoren weisen ein duales Wirkprinzip auf. Sie verdrängen als **molekulare Analoga der ADP-Ribose** Nicotinamid von der NAD^+-Bindestelle im aktiven Zentrum von PARP (o Abb. 13.204) und unterbinden die katalytische Aktivität des Enzyms. Damit in Zusammenhang steht der Effekt des **PARP-Trappings**, womit man die unterschiedlich ausgeprägte Fähigkeit der Inhibitoren zur allosterischen Stabilisierung von PARP-DNA-Komplexen bezeichnet. Solange der Inhibitor an das aktive Zentrum gebunden ist, kann sich PARP nicht von der DNA lösen. Infolgedessen kann NAD^+ nicht gebunden werden und es findet keine Automodifizierung durch Poly-ADP-Ribosylierung statt. Die Besetzung der Einzelstranglücke durch die DNA-Polymerase bleibt aus. Wird also die Aktivität von PARP gehemmt, akkumulieren nichtreparierte Einzelstrangbrüche und blockierte Replikationsgabeln. Deren Zusammenbruch induziert Doppelstrangbrüche während der Replikation.

Dadurch wiederum werden Doppelstrang-Reparaturmechanismen im Replikationsprozess in Gang gesetzt. Da deren Reparatur durch homologe Rekombination aufgrund der *BRCA*-Mutation entfällt, beschreitet die Zelle weniger zuverlässige, alternative Wege, wie das **nichthomologe Zusammenfügen von Bruch-Enden** (NHEJ, *nonhomologous end joining*) oder die Basenexzisions-Reparatur. Letztere erfordert die Anwesenheit von PARP, das unter Verbrauch von NAD^+ fehlerhafte Basen ausschneidet und ersetzt. PARP-Inhibitoren hemmen diesen essenziellen alternativen Repara-

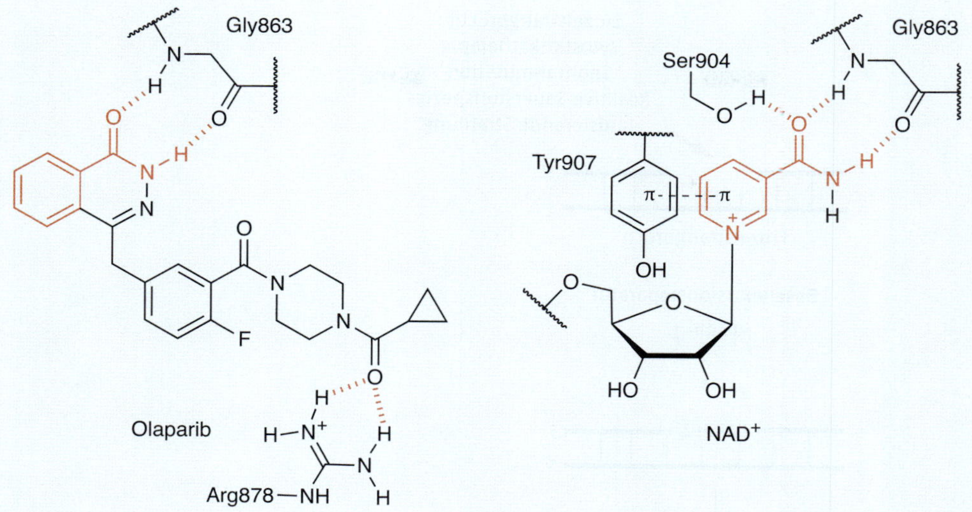

o Abb. 13.204 Darstellung der H-Brückenkontakte von Olaparib und NAD^+ im aktiven Zentrum am Beispiel von PARP-1

turmechanismus. Dieses Wirkprinzip – defekte homologe Rekombination durch *BRCA*-Mutation und zugleich gehemmter PARP-Signalweg – bezeichnet man als **Synthetische Letalität** (tödliches Zusammenwirken). PARP-Inhibitoren wirken daher besonders gut bei Patientinnen mit nachgewiesener *BRCA*-Mutation. Hemmt man lediglich einen der beiden Signal- oder Genwege, bleibt dies ohne Effekt auf die Viabilität der Zelle. Mit Olaparib wurde dieses Prinzip erstmals therapeutisch umgesetzt. Da Defekte der *BRCA1/2*-Gene nahezu ausschließlich auf *BRCA*-assoziierte Tumorzellen beschränkt sind, wirken PARP-Inhibitoren weitestgehend selektiv und schädigen normale Zellen in geringerem Maße als die klassischen Zytostatika.

Olaparib (Lynparza®) ist ein Phthalazin-1(2*H*)-on-Derivat, das 2015 zugelassen wurde. Mit einem pK_S-Wert von 12,5 (acides Phthalazinon-NH) liegt die Substanz im physiologischen pH-Bereich ungeladen vor. Man setzt Olaparib als Monotherapeutikum zur Erhaltungstherapie bei erwachsenen Patientinnen mit rezidivierendem Ovarial- und Eileiterkarzinom und dokumentiertem *BRCA*-Mutationsstatus ein, sofern der Tumor auf Platinkomplexe anspricht. Nach oraler Gabe wird Olaparib rasch resorbiert. Olaparib wird vorwiegend durch CYP3A4 verstoffwechselt. Die zahlreichen Metaboliten werden zusammen mit dem unveränderten Wirkstoff als Hauptkomponente im Urin und in den Fäzes ausgeschieden. Die Halbwertszeit liegt bei 5–7 h.

Niraparib (Zejula®) ist eine 2*H*-Indazolderivat und wurde 2017 zur Behandlung von Ovarialkrebs zugelassen. Niraparib weist ein chirales Zentrum im 3-Arylpiperidin auf und ist als *S*-Enantiomer im Handel. Beide Enantiomere sind exzellente PARP-1-Inhibitoren, wobei sich das *S*-Enantiomer in den zellbasierten Assays als insgesamt potenter erwies. Unter physiologischen Bedingungen liegt der Piperidinring ($pK_S = 9{,}9$) protoniert vor. Da man nachweisen konnte, dass Niraparib das progressionsfreie Überleben, also die Zeitspanne, in der ein Tumor nach der Behandlung nicht weiter wächst, auch bei Patientinnen ohne *BRCA*-Mutation verbesserte, kann Niraparib unabhängig vom *BRCA*-Mutationsstatus eingesetzt werden. Die Substanz kommt als Tosylat in den Handel. Die Bioverfügbarkeit beträgt 73 %. Niraparib wird primär durch Carboxylesterasen zur inaktiven, freien Säure metabolisiert, die als Glucuronid ausgeschieden wird. Die Elimination erfolgt biliär und renal. Die terminale Halbwertszeit liegt bei 48–51 h.

Rucaparib (Rubraca®) gelangte 2018 als dritter, hochpotenter PARP-1-, PARP-2- und PARP-3-Inhibitor auf den Markt. Die Substanz basiert auf dem Grundkörper eines Indoloazepinons und wird als Salz der *S*-Camphersulfonsäure (Camsilat, o Abb. 13.201) verabreicht. Rucaparib hemmt PARP-1 > PARP-2 > PARP-3. Es dient wie Olaparib der Therapie des fortgeschrittenen Ovarialkarzinoms mit *BRCA*-Mutation. Rucaparib ist auch aktiv bei epigenetisch stillgelegten *BRCA*-Genen 1 und 2. Rucaparib wird durch verschiedene CYP-Enzyme oxidativ *N*-demethyliert und desaminiert. Die Ausscheidung erfolgt vorwiegend in den Fäzes. Die Halbwertszeit beträgt 26 h.

Talazoparib (Talzenna®) kam 2020 auf den Markt. Das Tetrahydropyridophthalazinon-Derivat wird als Monotherapeutikum eingesetzt. In präklinischen Studien

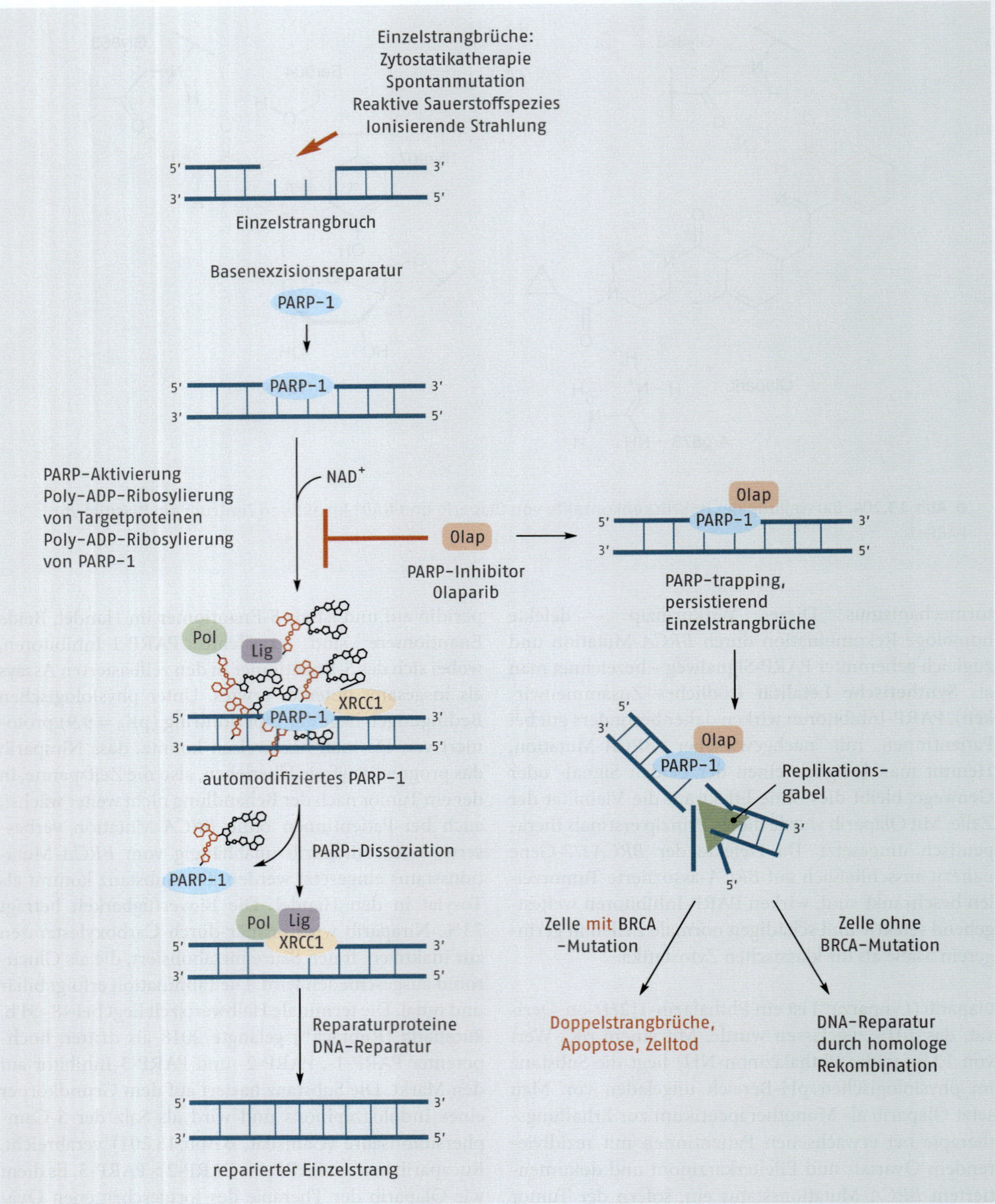

Abb. 13.205 Wirkprinzip eines PARP-Inhibitors am Beispiel von Olaparib. BRCA: Brustkrebsgene, Lig: DNA-Ligase, Olap: Olaparib, PARP-1: Poly-ADP-Ribose-Polymerase-1, Pol: DNA-Polymerase, XRCC1: *X-ray repair cross-complementing protein 1*

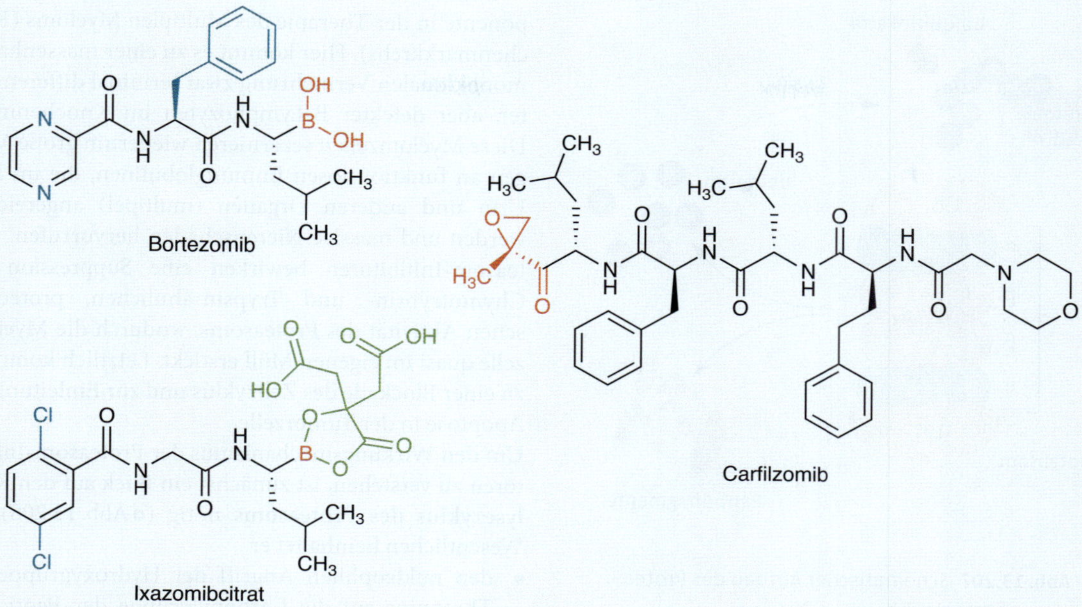

Bortezomib

Ixazomibcitrat

Carfilzomib

Abb. 13.206 Proteasom-Inhibitoren

zeigte Talazoparib eine dem Rucaparib und Olaparib vergleichbare Hemmung der katalytischen PARP-Aktivität. Hinsichtlich des PARP-Trappings – dabei wird verhindert, dass die an einen PARP-Inhibitor gebundenen PARP-Proteine von der geschädigten DNA-Stelle dissoziieren – erwies sich Talazoparib jedoch als etwa 100-fach potenter, was sich vermutlich auf dessen konformativ rigidere Struktur zurückführen lässt. Die Bindung von Talazoparib an die Nicotinamid-Bindetasche von PARP erfolgt zudem stereospezifisch. Talazoparib weist 2 Stereozentren auf. Von den 4 möglichen Stereoisomeren des Talazoparibs werden bei der industriellen Synthese überwiegend die *trans*-Isomere gebildet, wobei die biologische Aktivität an das in Abb. 13.201 gezeigte 11*S*,12*R*-konfigurierte *trans*-Isomer geknüpft ist. Talazoparib wird nur geringfügig metabolisiert. Die Ausscheidung erfolgt im Urin und in den Fäzes. Die terminale Halbwertszeit beträgt 90 h.

13.10 Proteasom-Inhibitoren

Proteasom-Inhibitoren (Abb. 13.206) hemmen den Abbau nicht mehr benötigter, geschädigter oder fehlerhafter Proteine durch das **Ubiquitin-Proteasom-System**.

Physiologische Grundlagen. Das **Proteasom** (genauer 26*S*-Proteasom) ist eine als Proteinkomplex auftretende **ATP-abhängige Protease**. Sie kommt sowohl im Zellkern als auch frei im Zytoplasma vor und trägt wesentlich zur Erhaltung der zellulären Protein-Homöostase bei. Das Proteasom fungiert gleichsam als Wertstoff- und Recyclinghof im zellulären Proteinumsatz. Nicht mehr gebrauchte regulatorische Proteine, nicht mehr funktionsfähige sowie falsch gefaltete Proteine oder auch virale Proteine werden abgebaut. In Anbetracht des zerstörerischen Potenzials, das diese Protease entfalten kann, ist es wichtig, dass nur fehlerhafte und keine normalen Proteine abgebaut werden. Zur Erkennung defekter Proteine müssen diese entsprechend markiert werden. Zur molekularen Erkennung dient Ubiquitin als Label.

Defekte Proteine werden daher erst nach der Polyubiquitinierung, einer durch Ubiquitin-Protein-Ligasen katalysierten Bindung der abzubauenden Peptidsubstrate an **Polyubiquitinketten**, vom Proteasom im Zytoplasma erkannt und über den Ubiquitin-Proteasom-Weg in Oligopeptide gespalten (Aaron Ciechanover, Avram Hershko, Irwin Rose; Nobelpreis für Chemie 2004). **Ubiquitin** ist ein evolutionär hochkonserviertes Protein, das in eukaryotischen Zellen überall (**ubiquitär**) vorkommt. Die Markierung abzubauender Proteine durch Ubiquitin ist ein dreistufiger Prozess, an dem 3 Ubiquitin-Ligasen (E1, E2, E3) beteiligt sind. Die eigentliche Übertragung des Ubiquitins auf die

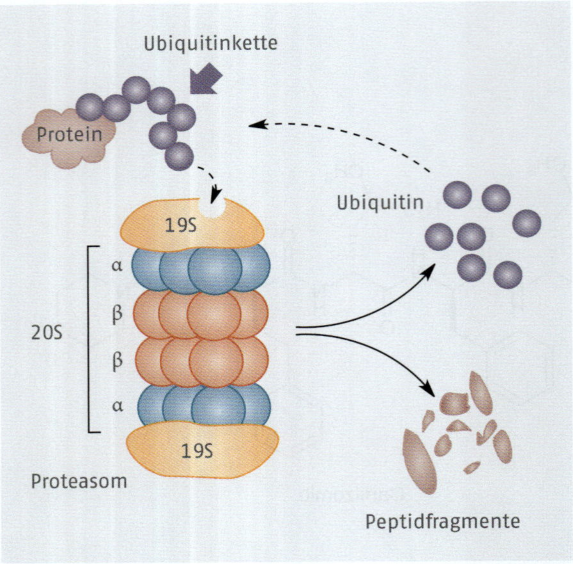

Abb. 13.207 Schematischer Aufbau des Proteasoms und Proteinabbau

ε-Aminogruppe eines Lysins wird durch die E3-Ubiquitin-Protein-Ligase (▸Kap. 13.11) katalysiert.

Die proteolytische Komponente im Ubiquitin-Proteasom-Weg ist das **26*S*-Proteasom**. Es besteht aus 2 regulatorischen, in die Substraterkennung involvierten 19*S*-Untereinheiten sowie der für Eukaryoten typischen, katalytisch aktiven 20*S*-Proteasom-Kerneinheit. Letztere kann man sich als eine hohlzylindrische, fassartige Struktur vorstellen, bestehend aus 28 Untereinheiten, angeordnet in 4 heptameren Ringen ($\alpha_7\beta_7\beta_7\alpha_7$). Dabei befinden sich die beiden β-Ringe sandwichartig zwischen den beiden α-Ringen. Dieser Struktur sitzen beidseitig die beiden regulatorischen 19*S*-Komplexe ähnlich einem Deckel auf (Abb. 13.207). Sie erkennen und entfalten die ubiquitinierten peptidischen Substrate und steuern so den Zugang zur 20*S*-Einheit. Man zählt die Proteasomen zu den *N*-terminal nukleophilen (Ntn-)Hydrolasen. Die proteolytisch aktiven Zentren bestehen in eukaryotischen Proteasomen nämlich aus *N*-terminalen Threoninresten, die eine nukleophile Hydroxygruppe besitzen. Diese sind für die Wirkung der Proteasom-Inhibitoren entscheidend, da die Inhibitoren über eine elektrophile Gruppe verfügen, die mit der Hydroxygruppe des Threonins reagiert.

Da das Proteasom über die Regulation der zytoplasmatischen Proteinhomöostase in zahlreiche zelluläre Prozesse involviert ist, kommt der Beeinflussung seiner Aktivität in Tumorzellen große Bedeutung zu. So weisen Krebszellen mit hoher Teilungsrate gegenüber gesunden Zellen eine deutlich höhere Proteasomaktivität und einer raschere Apoptoseinduktion nach Proteasomhemmung auf.

Die Proteasom-Inhibition ist eine wesentliche Komponente in der Therapie des Multiplen Myeloms (Knochenmarkkrebs). Hier kommt es zu einer massenhaften monoklonalen Vermehrung zwar terminal differenzierter, aber defekter B-Lymphozyten im Knochenmark. Diese Myelomzellen sezernieren wiederum große Mengen an funktionslosen Immunglobulinen, die im Blut, Urin und anderen Organen (multipel) angereichert werden und massive Nierenschäden hervorrufen. Proteasom-Inhibitoren bewirken eine Suppression der Chymotrypsin- und Trypsin-ähnlichen, proteolytischen Aktivität des Proteasoms, wodurch die Myelomzelle quasi im eigenen Müll erstickt. Letztlich kommt es zu einer Blockade des Zellzyklus und zur Einleitung der Apoptose in der Tumorzelle.
Um den Wirkungsmechanismus der Proteasom-Inhibitoren zu verstehen, ist zunächst ein Blick auf den **Katalysezyklus des Proteasoms** nötig (Abb. 13.208). Im Wesentlichen beinhaltet er

- den nukleophilen Angriff der Hydroxygruppe des Threonins auf die Carbonylgruppe der Peptidbindung unter Bildung eines **tetraedrischen Übergangszustands**, katalysiert durch Lys33 als Protonenakzeptor,
- die Umlagerung des tetraedrischen Zwischenzustands unter Freisetzung des aminoterminalen Spaltprodukts,
- den nukleophilen Angriff eines Wassermoleküls unter erneuter Bildung eines tetraedrischen Übergangszustands,
- die Umlagerung dieses tetraedrischen Übergangszustands unter Freisetzung des carboxyterminalen Spaltprodukts und Regeneration des Enzyms.

Design und Entwicklung. Das 1992 erstmals beschriebene, aus *Actinomyces* gewonnene peptidische Epoxy-β-aminoketon **Epoxomicin** (Abb. 13.213) fiel durch seine antiproliferative Aktivität gegenüber Melanomzellen auf. Wegen des Peptidcharakters, in Kombination mit der labilen Epoxyketonstruktur, schenkte man der Substanz zunächst keine größere Aufmerksamkeit. Allerdings registrierte man für Epoxomicin eine ungewöhnlich hohe Spezifität und Potenz gegenüber dem Proteasom. Dies war das Ergebnis einer irreversiblen, außergewöhnlichen Ringschlussreaktion, nämlich der Bildung eines Morpholinrings aus dem *N*-terminalen Thr1 des 20*S*-Proteasoms und der Epoxyketon-Partialstruktur des Epoxomicins. Mechanistisch handelt es sich um einen 2-fachen nukleophilen Angriff sowohl des *N*-terminalen Threonins über dessen sekundäre Alkoholfunktion auf das Keton als auch der terminalen Aminogruppe auf das Epoxid (Abb. 13.209). Eine zunächst postulierte Ringöffnung des Epoxids durch nukleophilen Angriff des sekundären Alkohols im Threonin fand nicht statt.

o Abb. 13.208 Katalytischer Zyklus des Proteasoms

o Abb. 13.209 Mechanismus der irreversiblen Proteasomhemmung durch Epoxomicin und Carfilzomib

13

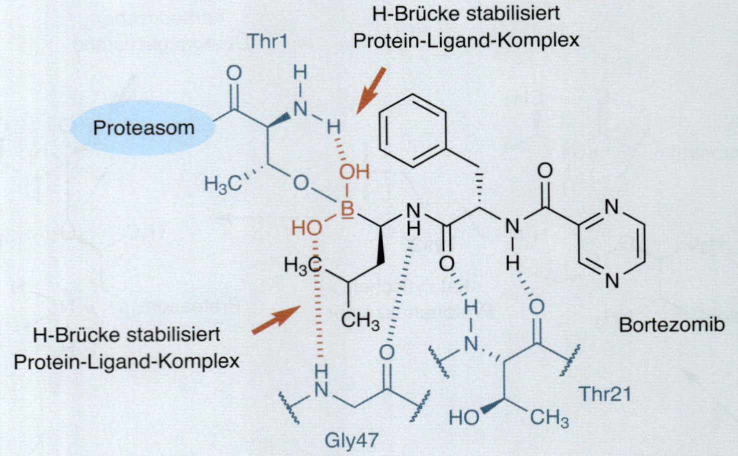

Abb. 13.210 Threonin-Boronat-Übergangszustand mit sp^3-hybridisiertem Bor-Atom

Man folgerte, dass nur *N*-terminal nukleophile Proteasen wie das Proteasom diesen Ringschluss bewerkstelligen können und dass es sich bei der Partialstruktur des Epoxyketons in Epoxomicin um einen Proteasom-spezifischen Pharmakophor handeln müsse. Dies löste eine intensive Suche nach weiteren tetrapeptidischen Proteasom-Inhibitoren mit verbesserter Aktivität aus, die u. a. in das **Carfilzomib** mündete. Zum anderen erkannte man sehr früh beim Design von Inhibitoren, dass verschiedene Peptidylaldehyd-Inhibitoren mit dem Thr1 des Proteasomkomplexes Halbacetal-Addukte bildeten. Um die pharmakokinetisch ungünstigen Eigenschaften der Aldehydfunktion zu verbessern, erprobte man alternative Funktionalitäten wie Ketone und Ketoester, die besten Resultate erzielte man aber mit einer Boronsäuregruppe. Die Weiterentwicklung führte zu **Bortezomib**, das 2004 auf den Markt kam.

Wirkungsmechanismus. Hinweise zum Wirkungsmechanismus ergaben sich aus der Kristallstruktur der Dipeptidylboronsäure Bortezomib im Komplex mit dem 20*S*-Proteasom der Hefe. Demnach bindet Bortezomib kovalent und mit hoher Affinität an die proteasomale β_5-Einheit ($\beta_5 > \beta_1 >> \beta_2$), wodurch das Proteasom in seiner proteolytischen Wirkung reversibel blockiert wird. Das **sp^2-hybridisierte Boratom** ist elektronenarm und verfügt über ein unbesetztes p-Orbital. Von daher kann es leicht mit dem Elektronenpaar eines O-Atoms eine starke B–O-Bindung eingehen. So besitzt die Boronsäurestruktur hohe Affinität zu harten O-Nukleophilen, allerdings kaum zu weichen S-Nukleophilen (▸ Kap. 3.1.1). Daher ist die Reaktion mit der Thiolgruppe einer Cystein-Seitenkette nicht begünstigt. Im Falle des Bortezomib entsteht eine kovalente Bindung zwischen der Hydroxygruppe am γ-C-Atom von Thr1 und der Boronsäure, woraus ein Threonin-Boronat-Übergangszustand (Abb. 13.210) resultiert. Eine wichtige Funktion nimmt dabei Gly47 durch Bildung einer H-Brücke zu einer der beiden Hydroxygruppen am Boronat wahr. Insbesondere die über die α-Aminogruppe des Thr1 hergestellte H-Brücke mit der verbleibenden Hydroxygruppe des Boronats ermöglicht eine zusätzliche Stabilisierung des Protein-Ligand-Komplexes. Zur hohen Affinität der Boronat-Liganden für *N*-terminal nukleophile Hydrolasen trägt dieses H-Brückenmuster wesentlich bei. Der **Threonin-Boronat-Übergangszustand** mit dem **sp^3-hybridisierten Boratom** imitiert den tetraedrischen Übergangszustand des Proteasom-Katalyse-Zyklus (Abb. 13.208) und inhibiert das Enzym.

Während Bortezomib und das strukturverwandte Ixazomib koordinativ, d. h. kovalent binden und reversible Proteasom-Inhibitoren darstellen, bindet Carfilzomib ebenfalls kovalent, ist aber ein irreversibler Hemmstoff.

Bortezomib (Velcade®) ist ein Dipeptid aus L-Phenylalanin und Leucin, das *N*-terminal durch eine Pyrazincarbonylgruppe geschützt ist, zudem ist die *C*-terminale Carboxygruppe von Leucin gegen eine Boronsäure ausgetauscht. Aufgrund der geringeren Priorität des Boratoms nach der CIP-Konvention ist die Substanz im Boroleucin-Strukturelement *R*-konfiguriert. Der pK_S-Wert für die Boronsäuregruppe beträgt 7,5, der für das protonierte Pyrazin liegt unter 1. Bortezomib ist der erste therapeutisch verwendete, antineoplastische Proteasom-Inhibitor zur Behandlung des Multiplen Myeloms. Boronsäurederivate, insbesondere peptidische

Boronate, sind auch als Hemmstoffe von Serinproteasen bekannt. Bortezomib wird intravenös oder subkutan verabreicht und hat eine sehr lange Plasmahalbwertszeit von bis zu 190 h. Hauptmetaboliten sind die in ● Abb. 13.211 gezeigten, durch oxidative Deboronierung gebildeten diastereomeren Halbaminal-ähnlichen Strukturen. Sie sind der Ausgangspunkt weiterer Metabolisierungsschritte. Bortezomib wird in Form einer Mono- oder Kombinationstherapie eingesetzt. Außerdem ist es ein Kombinationstherapeutikum zur Therapie des Mantelzell-Lymphoms. Als Nebenwirkung der Therapie mit Bortezomib können reversible periphere Neuropathien mit starken Schmerzen an den Extremitäten auftreten.

Ixazomibcitrat (Ninlaro®) ist ein oral wirksames Analogon von Bortezomib zur Behandlung des Multiplen Myeloms. In Deutschland ist Ixazomib seit 2017 in Form des Citronensäureesters erhältlich. Im Vergleich zu Bortezomib ist Phenylalanin gegen Glycin ausgetauscht, zudem liegt eine lipophile *N*-terminale 2,5-Dichlorbenzoylgruppe vor. Ixazomibcitrat ist ein **Prodrug**, das im Körper zur Boronsäure Ixazomib hydrolysiert wird (● Abb. 13.212). Ixazomib hemmt hochselektiv und reversibel die Chymotrypsin-ähnliche Aktivität der β_5-Untereinheit des 20*S*-Proteasoms, was zur Apoptose in den Myelomzellen führt. Es dient in der Kombination mit Lenalidomid und Dexamethason zur Behandlung des Multiplen Myeloms nach erfolgter Vortherapie. Für den praktischen Einsatz hat die Hydrolyseempfindlichkeit des Ixazomibcitrats große Bedeutung. Sie kann bereits durch Luftfeuchtigkeit eintreten. Aus diesem Grund sollten die Hartkapseln erst unmittelbar vor der Einnahme aus dem Blister entnommen werden. Die orale Bioverfügbarkeit liegt bei 58 %. Die Ausscheidung erfolgt über den Urin und Stuhl. Die terminale Halbwertszeit von Ixazomib beträgt 9,5 Tage.

Carfilzomib (Kyprolis®) ist ein lineares Tetrapeptid aus L-Leucin, L-Phenylalanin, L-Leucin und L-Homophenylalanin mit einer *C*-terminalen α,β-Epoxyketonstruktur sowie einem *N*-terminalen Glycin, dessen N-Atom Teil eines Morpholinrings ist. Die Entwicklung der Substanz geht auf strukturelle Optimierungen im Peptidrückgrat des bereits erwähnten selektiven Proteasom-Inhibitors Epoxomicin zurück (● Abb. 13.209, ● Abb. 13.213). Gegenüber Epoxomicin zeigt Carfilzomib eine verbesserte Tumorwirksamkeit sowie aufgrund des *N*-terminalen Morpholinacetamids eine verbesserte Wasserlöslichkeit und kann als Infusionslösung verabreicht werden. Carfilzomib bindet selektiv und irreversibel an die *N*-terminalen, Threonin-enthaltenden Bereiche des 20*S*-Proteasoms und übt in bestimmten hämatologischen Tumoren eine antiproliferative und proapoptotische Aktivität aus. Der Wirkungsmechanismus des Carfilzomibs deckt sich mit dem des Epoxomicins (● Abb. 13.209). Carfilzomib wird aus-

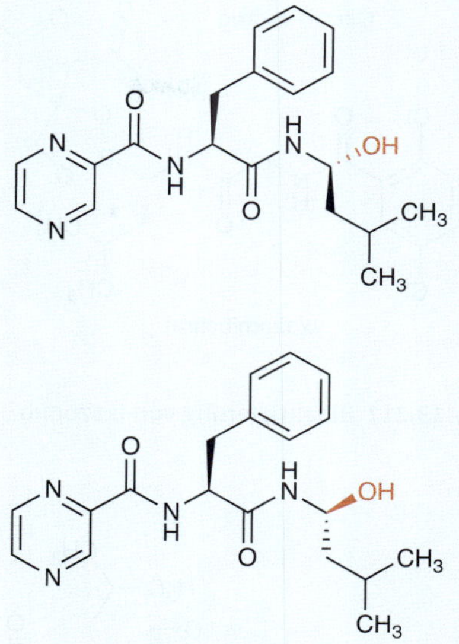

● **Abb. 13.211** Diastereomere Hauptmetaboliten von Bortezomib

13

PROTAC

Der Begriff PROTAC steht für „Proteolysis Targeting Chimera" und bezeichnet zwei Wirkstoffeinheiten, die über eine Linker-Region verbunden sind. Der eine Arm der Chimäre ist der Wirkstoff. Dieser ist gegen ein bestimmtes Zielprotein gerichtet, während der andere Arm die E3-Ubiquitin-Ligase bindet. Auf diese Weise lassen sich Zielproteine markieren, nach der Polyubiquitinierung gezielt dem Proteasom – sozusagen der körpereigenen Müllabfuhr – zuführen und über den Ubiquitin-Proteasom-Weg in Oligopeptide spalten. Ist das Zielprotein abgebaut, wird das PROTAC-Molekül freigesetzt und kann dann erneut ein Zielprotein binden. Das Wirkprinzip wurde von Craig Crews und Raymond Deshaies von der Yale-Universität 2001 erstmals vorgestellt. Die PROTAC-Technologie ist aktuell Gegenstand intensiver Forschungsanstrengungen, da theoretisch jedes Protein markiert und dem proteasomalen Abbau zugeführt werden kann. Mehrere Wirkstoffkandidaten befinden sich in der klinischen Prüfung.

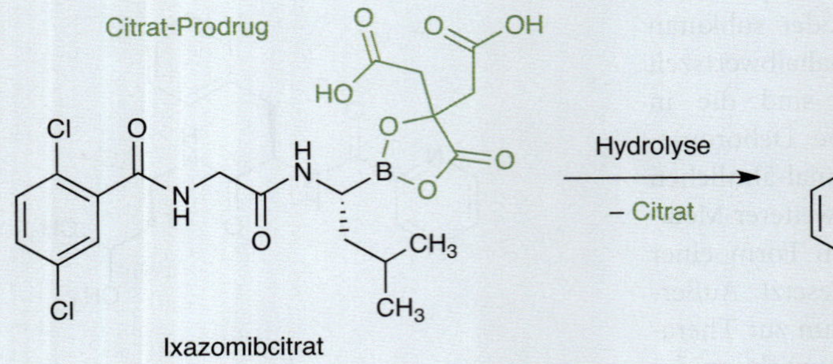

o Abb. 13.212 Bioaktivierung von Ixazomib

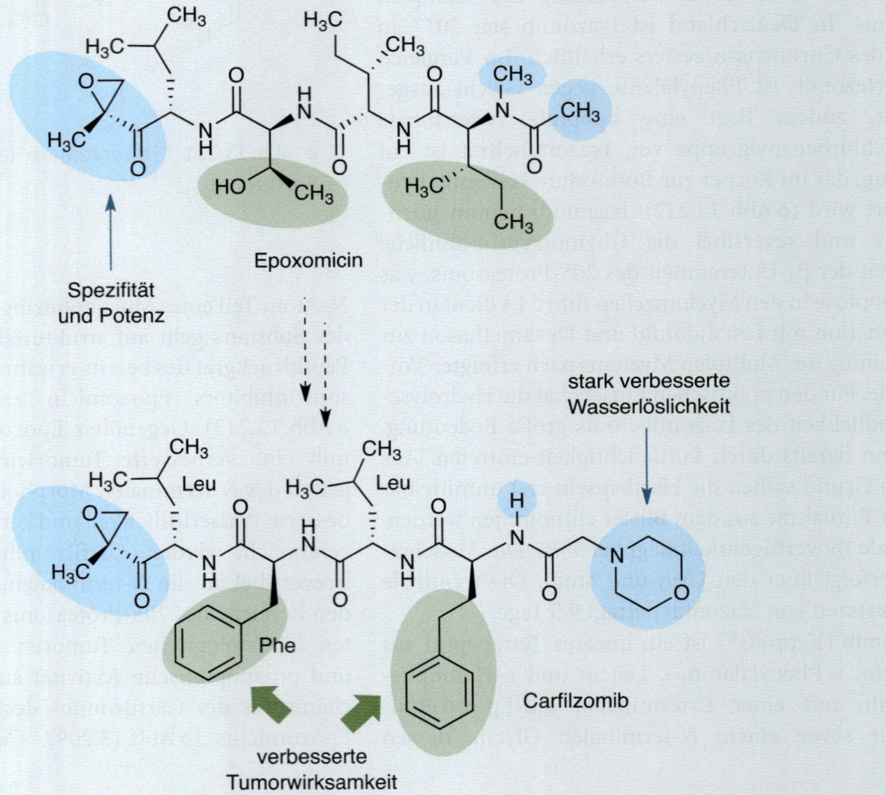

o Abb. 13.213 Carfilzomib als Weiterentwicklung des Epoxomicins

schließlich parenteral appliziert. Die Hauptprodukte der Metabolisierung von Carfilzomib in Plasma und Urin sind peptidische Fragmente sowie das aus der Ringöffnung des Epoxids resultierende Carfilzomib-Diol. Die Metabolisierung erfolgt somit hauptsächlich durch Peptidasen sowie durch Hydrolyse des Epoxids. Die Eliminationshalbwertszeit beträgt etwa 30 min. In der Kombination mit Lenalidomid und Dexamethason dient es zur Therapie des Multiplen Myeloms. In vitro zeigte Carfilzomib minimale Neurotoxizität und eine geringe Affinität zu nichtproteasomalen Proteasen.

13.11 Immunmodulatoren

Immunmodulatoren sind Substanzen, welche die Aktivität des Immunsystems beeinflussen.

Design und Entwicklung. Thalidomid (o Abb. 13.214) ist kein klassisches Zytostatikum. Es wurde bis zum Ende der 1950er Jahre bei Grünenthal von Heinrich Mückter gezielt als Beruhigungs- und Schlafmittel (Contergan®) entwickelt und zeigte kaum akute Toxizität. In der Frühschwangerschaft eingenommen, rief Thalidomid jedoch schwerste Missbildungen bei Ungeborenen hervor, darunter Organfehlbildungen oder auch fehlende Organe (Contergan-Skandal, zur stereochemischen Betrachtung des Thalidomids s. ▸ Kap. 1.4). Das Ausmaß peripherer Neuropathien, einer typischen Nebenwirkung dieser Substanzklasse, konnte durch neue 4-Aminoderivate wie **Lenalidomid** und **Pomalidomid** deutlich gesenkt werden.

Struktur und Eigenschaften. Thalidomid (α-Phthalimidoglutarimid) und seine Analoga sind Piperidin-2,6-dione (Glutarimide). Während Thalidomid und Pomalidomid einen Isoindolindion-Grundkörper (Phthalimid) als Substituent aufweisen, ist Lenalidomid kein Phthalimid, da im Isoindolinteil eine Carbonylgruppe fehlt. Das Glutarimid-Strukturelement verfügt über schwach NH-acide Eigenschaften (pK_S = 11,6 für Thalidomid). Lenalidomid und Pomalidomid besitzen eine primäre aromatische Aminogruppe, die aufgrund der 1-Carbonylgruppe (phenyloges Amid) nur sehr schwach basisch ist (pK_S = 2,3 für Lenalidomid). In allen Vertretern liegt im Piperidinring ein Chiralitätszentrum vor, sie werden aber als Racemate eingesetzt. Die Enantiomere von Thalidomid, Lenalidomid und Pomalidomid racemisieren rasch im Humanplasma, da das H-Atom am Chiralitätszentrum schwach acide Eigenschaften aufweist. Zur Stereochemie und Racemisierung des Thalidomids ▸ Kap. 1.4.2.

Wirkungsmechanismus. Mittlerweile konnten für Thalidomid zahlreiche Effekte dokumentiert werden, so beispielsweise eine antiinflammatorische Wirkung sowie eine antiangiogenetische Wirkung durch Hemmung der Produktion von Zytokinen wie TNF-α (Tumornekrosefaktor-α) und IL-6 (Interleukin-6).

Der Wirkstoff erlebte eine Renaissance und wird beispielsweise in Brasilien als Therapeutikum zur Behandlung des Erythema nodosum, einer schweren Komplikation der lepromatösen Lepra, eingesetzt. Thalidomid und seine Analoga werden in Deutschland aufgrund ihrer **immunmodulatorischen Wirkung** beim Multiplen Myelom verwendet, einer Krebserkrankung des Knochenmarks. Als primäres molekulares Target des Thalidomids konnte man 2010 das **Cereblon** identifizieren. Thalidomid und Lenalidomid binden direkt an dieses Protein, das beim Menschen in vielen Geweben und insbesondere im Gehirn vorkommt.

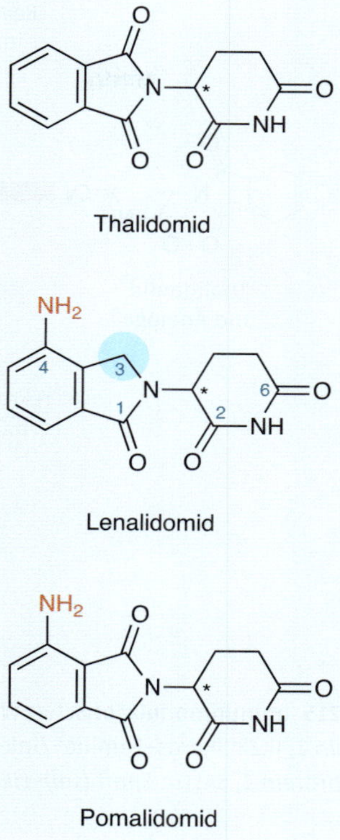

Cereblon bildet im Zusammenwirken mit anderen Proteinen die substratbindende Untereinheit eines **Cereblon-E3-Ubiquitin-Ligase-Komplexes** (o Abb. 13.215). Ubiquitin-Protein-Ligasen katalysieren die Übertragung des Proteins Ubiquitin auf andere Proteine. Solche ubiquitinylierten Proteine, z. B. Transkriptionsfaktoren, werden bevorzugt durch das Proteasom-System gebunden und abgebaut, womit ein regulatorischer Einfluss auf zahlreiche zelluläre Prozesse verbunden ist. Bindet Thalidomid an den Cereblon-E3-Ubiquitin-Ligase-Komplex, wird dieser aktiviert. Dadurch werden die für die B-Zelldifferenzierung essenziellen Transkriptionsfaktoren IKZF1 (Ikaros-Familie-Zink-Finger-Protein 1) und IKZF3 (Aiolos) an Ubiquitin gebunden und nachfolgend proteasomal abgebaut. Folglich stehen diese für Transkriptionsprozesse nicht mehr zur Verfügung. Apoptose und Untergang der Myelomzelle sind die Folge. Damit können Thalidomid und seine Analoga eher als Modulatoren der Substratspezifität des Cereblons angesehen werden, weniger als reine Antagonisten des Proteins. Da die

o **Abb. 13.214** Thalidomid und strukturelle Analoga

13

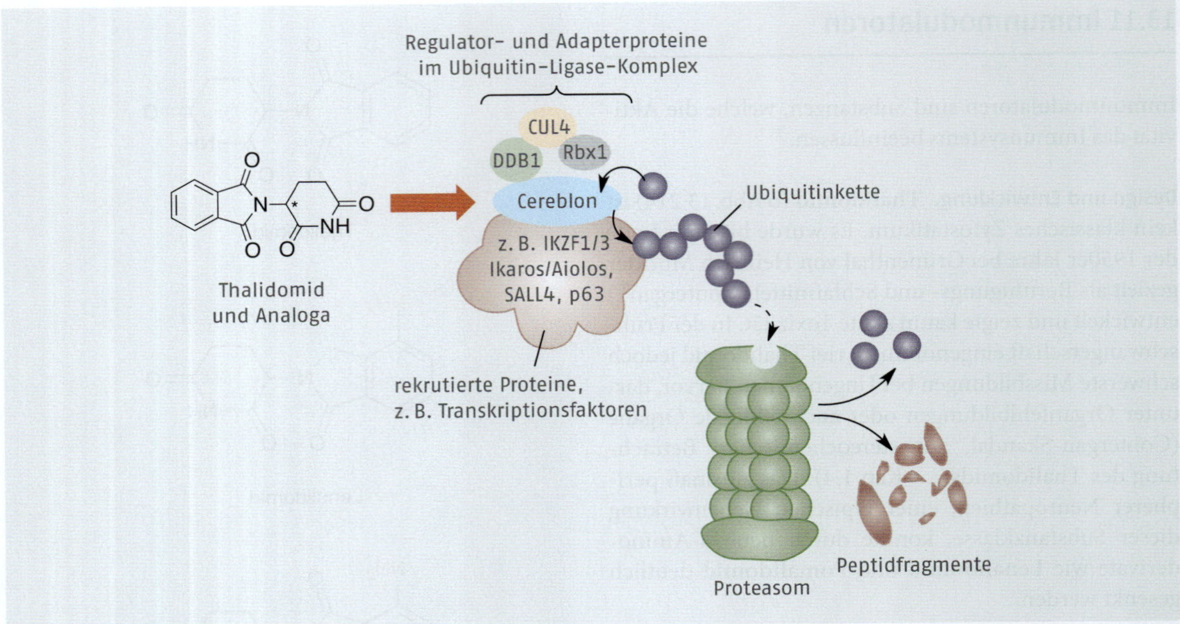

Abb. 13.215 Immunmodulatorisches Wirkprinzip von Thalidomid. CUL4A: Cullin-4A, DDB1: *DNA damage-binding protein 1*, IKZF: Ikaros-Familie-Zink-Finger-Protein, p63: Transportprotein 63 (Transkriptionsfaktor), Rbx1: *Ring-box protein 1*, SALL4: *Spalt (sal)-Like Transcription Factor 4*

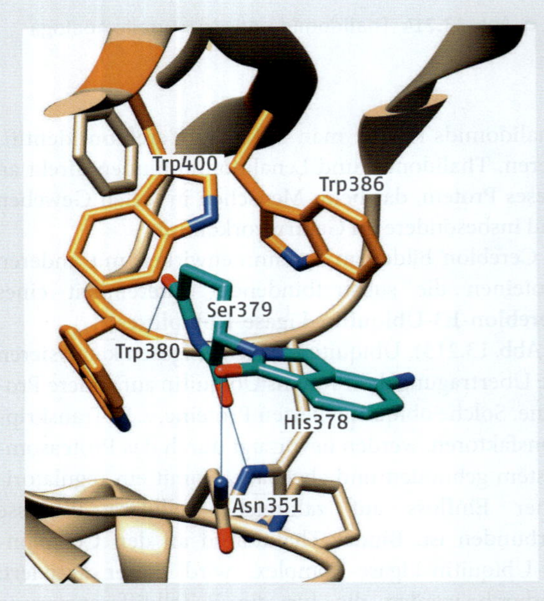

Abb. 13.216 Ausschnitt aus der Kristallstruktur von humanem Cereblon im Komplex mit DDB1 und Lenalidomid. DDB1: DNA damage-binding protein 1 (PDB-Code 4TZ4, Visualisierung mit UCSF Chimera 1.12)

Transkriptionsfaktoren IKZF1 und IKZF3 zudem die IL-2-Expression in T-Zellen physiologisch unterdrücken, wird verständlich, dass Thalidomid und seine Analoga auch eine vermehrte IL-2-Bildung in T-Zellen hervorrufen.

Die Bindung von Thalidomid und Analoga an Cereblon erfolgt primär über den Glutarimidring, der eine hydrophobe Tasche der aus 3 hochkonservierten Tryptophanresten bestehenden Glutarimid-Bindetasche des Cereblons ausfüllt (Abb. 13.216). Der Phthalimidring befindet sich an der Proteinoberfläche und weist zum Solvens. In beiden Enantiomeren ist der Glutarimidring gegenüber der Phthalimid-Ebene um etwa 75° verdreht. Zwischen dem Protein und dem Glutarimid-Strukturelement des Lenalidomids werden 3 H-Brücken ausgebildet, wobei die Glutarimidstruktur als H-Brückendonor und -akzeptor fungiert.

Teratogenität. Die Teratogenität von Thalidomid beruht auf dem Cereblon-induzierten proteasomalen Abbau der Transkriptionsfaktoren SALL4 (*spalt like transcription factor 4*) und p63 (Abb. 13.215). Diese sind für die Extremitätenentwicklung während der Embryonalphase wichtig. Extremitäten und bestimmte Organe werden nicht oder nur unvollständig ausgebildet, wenn Cereblon durch Thalidomidbindung aktiviert wird.

Struktur-Wirkungs-Beziehungen. Die antiproliferative Wirkung des Thalidomids und seiner Analoga ist an

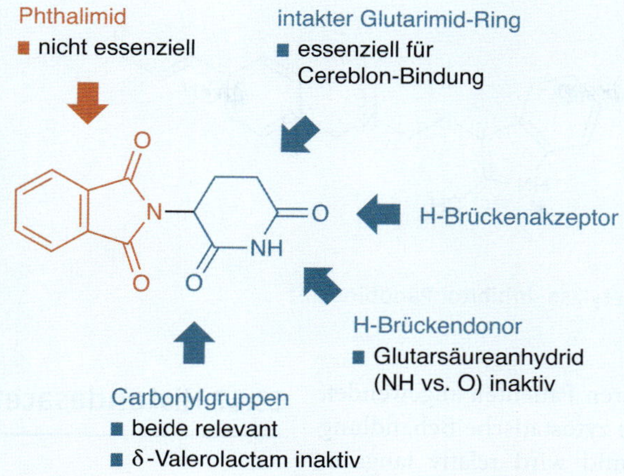

o Abb. 13.217 Struktur-Wirkungs-Beziehungen von Thalidomid und Analoga

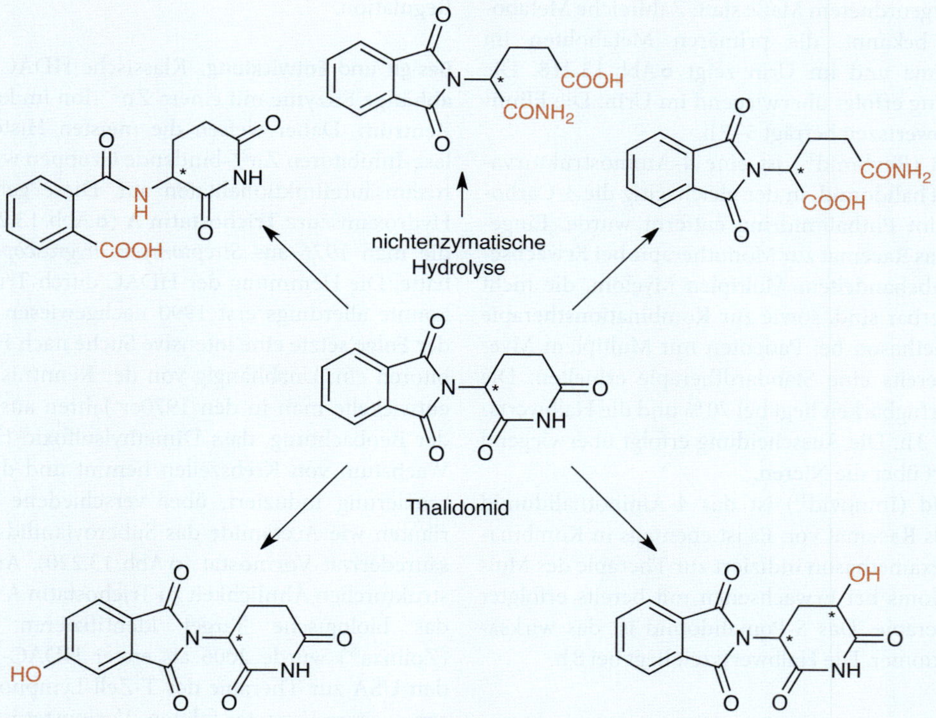

o Abb. 13.218 Hydrolyseprodukte als Hauptmetaboliten von Thalidomid in Plasma und Urin sowie ausgewählte Hydroxymetaboliten

bestimmte Strukturmerkmale geknüpft (o Abb. 13.217). Ein intakter Glutarimidring als H-Brückendonor/-akzeptor ist essenziell für die Bindung an Cereblon. Der Austausch des Glutarimids gegen eine Glutarsäureanhydrid-Struktur führt zum Wirkungsverlust. Ebenso sind beide Carbonylgruppen im Glutarimid wirkungsrelevant, die gegenüber Thalidomid um eine Carbonylgruppe verminderte δ-Valerolactamstruktur ist inaktiv. Nicht zwingend notwendig ist hingegen das Phthalimidsystem.

Thalidomid (Thalidomide Celgene®) wird in Kombination mit Melphalan und Prednison bei Patienten mit unbehandeltem Multiplen Myelom eingesetzt. Es wird

13

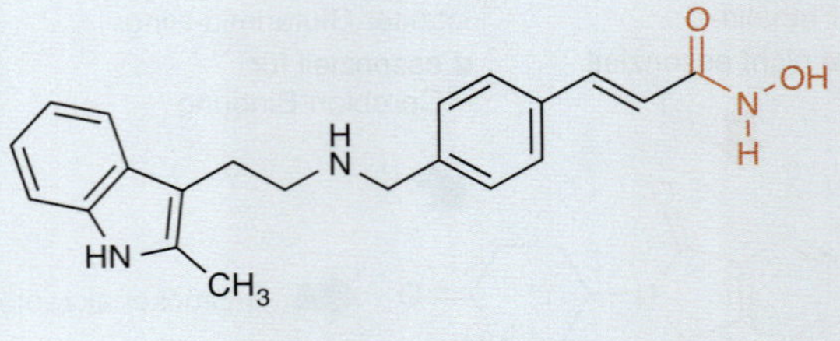

○ Abb. 13.219 Histondesacetylase-Inhibitor Panobinostat

auch bei älteren sowie jüngeren Patienten angewendet, bei denen eine hoch dosierte zytostatische Behandlung nicht möglich ist. Thalidomid wird relativ langsam resorbiert, mit maximalen Plasmakonzentrationen nach ca. 1–5 h. Alle 4 Amidbindungen des Thalidomids sind hydrolyseempfindlich bei pH-Werten ≥6. Thalidomid wird vorwiegend nichtenzymatisch metabolisiert, eine hepatische Metabolisierung über CYP-Enzyme findet nur in untergeordnetem Maße statt. Zahlreiche Metaboliten sind bekannt, die primären Metaboliten im Humanplasma und im Urin zeigt ○ Abb. 13.218. Die Ausscheidung erfolgt überwiegend im Urin. Die Eliminationshalbwertszeit beträgt 5–7 h.

Lenalidomid (Revlimid®) ist eine 4-Aminostrukturvariante von Thalidomid, in der gleichzeitig die 3-Carbonylgruppe im Phthalimidring entfernt wurde. Eingesetzt wird das Racemat zur Monotherapie bei Erwachsenen mit unbehandeltem Multiplen Myelom, die nicht transplantierbar sind, sowie zur Kombinationstherapie mit Dexamethason bei Patienten mit Multiplem Myelom, die bereits eine Standardtherapie erhielten. Die orale Bioverfügbarkeit liegt bei 70 % und die Halbwertszeit beträgt 3 h. Die Ausscheidung erfolgt überwiegend unverändert über die Nieren.

Pomalidomid (Imnovid®) ist das 4-Aminothalidomid und liegt als Racemat vor. Es ist ebenfalls in Kombination mit Dexamethason indiziert zur Therapie des Multiplen Myeloms bei Erwachsenen mit bereits erfolgter Standardtherapie. Das *S*-Pomalidomid ist das wirksamere Enantiomer. Die Halbwertszeit liegt bei 8 h.

Cave

Aufgrund des hochgradig teratogenen Potenzials von **Thalidomid** und seinen Analoga ist die Abgabe mit strengen Auflagen zur Verhinderung von Schwangerschaften und des Kontaktes von Ungeborenen mit den Wirkstoffen verbunden. Die Verschreibung darf nur auf Sonderrezepten (T-Rezept) erfolgen. Mit Blick auf die ursprüngliche Indikation des Thalidomids erklärt sich zudem, dass die Substanzen Somnolenz verursachen.

13.12 Histondesacetylase-Inhibitoren

Histondesacetylase-Inhibitoren (○ Abb. 13.219) hemmen die Aktivität verschiedener Histondesacetylasen (HDAC) und bewirken eine Akkumulation acetylierter Histone. Sie beeinflussen auf diese Weise die Transkription genetischer Information sowie die epigenetische Regulation.

Design und Entwicklung. Klassische HDAC sind **Zn^{2+}-abhänge Enzyme** mit einem Zn^{2+}-Ion im katalytischen Zentrum. Daher weisen die meisten Histondesacetylase-Inhibitoren Zn^{2+}-bindende Gruppen wie z. B. Hydroxamsäurefunktionalitäten auf. Diese gehen auf die Hydroxamsäure **Trichostatin A** (○ Abb. 13.220) zurück, die man 1976 aus *Streptomyces hygroscopicus* isoliert hatte. Die Hemmung der HDAC durch Trichostatin A konnte allerdings erst 1990 nachgewiesen werden. In der Folge setzte eine intensive Suche nach HDAC-Inhibitoren ein. Unabhängig von der Kenntnis der HDAC entwickelte man in den 1970er Jahren ausgehend von der Beobachtung, dass Dimethylsulfoxid (DMSO) das Wachstum von Krebszellen hemmt und die Zelldifferenzierung induziert, über verschiedene Strukturvarianten wie Acetamide das Suberoylanilid-Hydroxamsäurederivat **Vorinostat** (○ Abb. 13.220). Aufgrund der strukturellen Ähnlichkeit zu Trichostatin A konnte man das biologische Target identifizieren. **Vorinostat** (Zolinza®) wurde 2006 als erster HDAC-Inhibitor in den USA zur Therapie des T-Zell-Lymphoms zugelassen, weitere Vertreter folgten. Vorinostat ist ein nichtselektiver HDAC-Inhibitor, der die meisten der 11 Zn^{2+}-abhängigen Isoformen der HDAC inhibiert.

Physiologische Grundlagen. Um die etwa 2 m lange DNA optimal im Zellkern zu verpacken, wird sie um ein Octamer aus Histonen gewunden. **Histone** sind kationische, basische Proteine, die im Zellkern von Eukaryoten vorkommen. Der Komplex aus DNA und Histonen stellt die kleinste Verpackungseinheit dar und wird als Nukleosom bezeichnet. Nukleosomen sind eine Untereinheit der Chromatinstruktur. Die

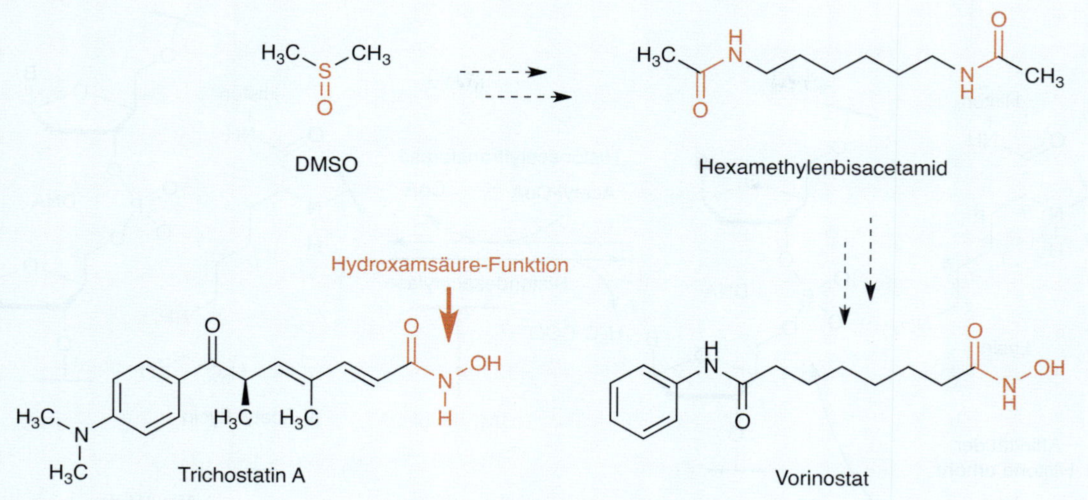

Abb. 13.220 Entwicklung der Histondesacetylase-Inhibitoren

Histone machen etwa die Hälfte des Chromatinproteins aus. Sie binden aufgrund ihres hohen Anteils an den basischen, kationisch vorliegenden Aminosäuren Arginin und Lysin über elektrostatische Wechselwirkungen an das anionische Zucker-Phosphatrückgrat der DNA (Abb. 13.221).

Im Rahmen der posttranslationalen Modifikation kann das *N*-terminale Ende der basischen Aminosäure Lysin acetyliert, methyliert, phosphoryliert oder ubiquitinyliert werden, wodurch die Chromatinstruktur modifiziert wird. Die **Histonacetylierung** findet ausschließlich an der ε-Aminofunktion des Lysins statt. Sie beeinflusst den Zugang von Transkriptionsfaktoren zu den Zielsequenzen der DNA und damit die An- und Abschaltung von Genen. In der **epigenetischen** Regulation der Genexpression nimmt sie eine Schlüsselrolle ein. Die Acetylierung von Histonen ist ein reversibler Vorgang, der durch **Histon-Acetyltransferasen** katalysiert wird. Da sich die Anzahl positiver Ladungen im Protein durch Acetylierung der terminalen Aminofunktionen des Lysins verringert, nimmt auch die elektrostatische Anziehung und damit das Ausmaß der Interaktion der Histone mit der DNA ab. Nur bei einer offenen, locker gepackten Chromatinstruktur (Euchromatin) können Genabschnitte aktiviert werden und ein Transkriptionsprozess stattfinden. **Histondesacetylasen** katalysieren den umgekehrten Vorgang, agieren also antagonistisch und entfernen Acetylgruppen von Histonen, wodurch die Chromatinstruktur an Kompaktheit gewinnt (Heterochromatin). Der Zugang von Polymerasen und Transkriptionsfaktoren zur DNA ist erschwert, wodurch der Transkriptionsprozess gehemmt und bestimmte Genabschnitte stillgelegt werden. So werden diverse Tumorerkrankungen mit einer verstärkten Histondesacetylierung und einer dadurch erschwerten Expression von Tumorsuppressor-Genen in Verbindung gebracht.

Wirkungsmechanismus. Für das Verständnis des Wirkungsmechanismus der HDAC-Inhibitoren ist es notwendig, zunächst den Katalysezyklus der HDAC zu betrachten (Abb. 13.222). Er ist dem der Metallo-Proteasen und Serin-/Aspartat-Proteasen ähnlich. Das aktive Zentrum der HDAC ist stark konserviert und der Ort der Desacetylierung von ε-Amino-Acetyl-Lysin. Die lange C-Kette des Substrats N-Acetyl-Lysin interagiert mit der hydrophoben Oberfläche des tunnelartigen aktiven Zentrums. Zudem bindet es koordinativ an das Zn^{2+}-Ion sowie an die Aminosäuren His142 und His143. Neuere Untersuchungen an der HDAC8-Isoform legen nahe, dass die Histidinreste His142 und His143 zunächst nicht protoniert vorliegen. Ein Wassermolekül als einer der Liganden des 5-fach koordinierten Zn^{2+}-Ions bildet zudem H-Brücken zu beiden Histidinen aus. Der geschwindigkeitsbestimmende nukleophile Angriff seines O-Atoms auf den Carbonylkohlenstoff des Acetamids läuft konzertiert mit dem Protonentransfer auf die Base His143 ab. Dabei entsteht ein oxyanionischer **tetraedrischer Übergangszustand**. Das freie Elektronenpaar des N-Atoms der Amidbindung wird in der geminalen Diolstruktur des Übergangszustands durch das sp^3-hybridisierte C-Atom der Amidbindung entsprechend positioniert, sodass es wiederum durch His143 protoniert werden kann (Protonen-Shuttle-Mechanismus). Mechanistisch fungiert His143 also als Base und in der protonierten Form als Säure, wäh-

13

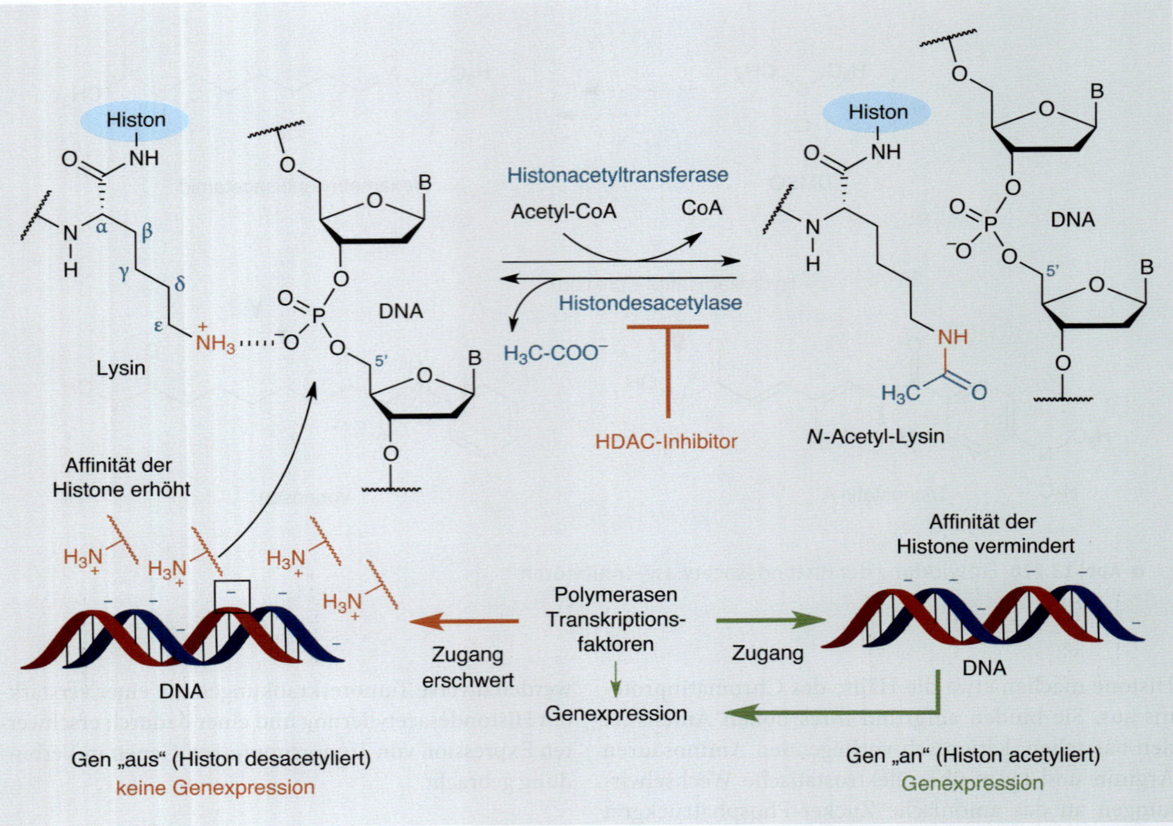

Abb. 13.221 Zusammenhang zwischen DNA-Zugang und Histonacetylierung; B: Base, HDAC: Histondesacetylase

rend dem His142 eine stabilisierende Funktion zukommt. Abschließend wird die Amidbindung vollständig unter Bildung des desacetylierten Lsyins und Acetat gespalten.

Histondesacetylase-Inhibitoren bewirken die Anhäufung acetylierter Histone und damit eine Relaxation und Öffnung der Chromatinstruktur. Infolgedessen nimmt die Genexpression, beispielsweise von Tumorsuppressor-Genen, zu. Apoptoseinduktion und Zelltod sind die Folge. Primär geht die Enzymhemmung auf die Chelatisierung des Zn^{2+}-Ions im aktiven Zentrum der Histondesacetylase durch die Hydroxamsäurestruktur zurück, die als zweizähniger Ligand koordinativ bindet und zu einem stabilen Fünfring-Chelat führt (Abb. 13.223). Dadurch wird das Zn^{2+}-Ion dem Katalysezyklus entzogen wird. Das Zn^{2+}-Ion befindet sich am Ende einer tunnelartigen hydrophoben Vertiefung, die den Zugang zum aktiven Zentrum des Enzyms bildet. Innerhalb der HDAC-Familien ist der Bereich des aktiven Zentrums um das Zn^{2+}-Ion herum stark konserviert. Da das natürliche Substrat *N*-Acetyl-Lysin den hydrophoben Tunnel mit seiner langkettigen Struktur besetzt, weisen viele HDAC-Inhibitoren ebenfalls einen langkettigen hydrophoben Linker als Imitat der Lysinkette auf. Der Linker verbindet die Hydroxamsäurestruktur des Inhibitors mit einer terminalen hydrophoben „Kappe" des Inhibitors, die für die Oberflächenerkennung des Proteins im Eingangsbereich der Tunnelregion von Bedeutung ist. Neben den Hydroxamsäuren sind kurzkettige Fettsäuren, Benzamide, zyklische Tetrapeptide und Thiole als HDAC-Inhibitoren bekannt.

Struktur-Wirkungs-Beziehungen. Wiederkehrende Strukturmerkmale der HDAC-Inhibitoren (Abb. 13.224) sind

- eine terminale hydrophobe Gruppe (Phenyl, Indolyl etc.),
- eine sich daran anschließende polare Gruppierung (Amid, Sulfonamid),
- ein langkettiger, hydrophober Linker,
- eine Hydroxamsäurestruktur zur koordinativen Bindung der Zn^{2+}-Ionen.

Panobinostat (Abb. 13.219, Farydak®) wurde 2015 als erster HDAC-Inhibitor in Europa zur Behandlung des Multiplen Myeloms zugelassen. Panobinostat wird mit Dexamethason und Bortezomib kombiniert. Da zahlreiche Histondesacetylasen gehemmt werden, wird das

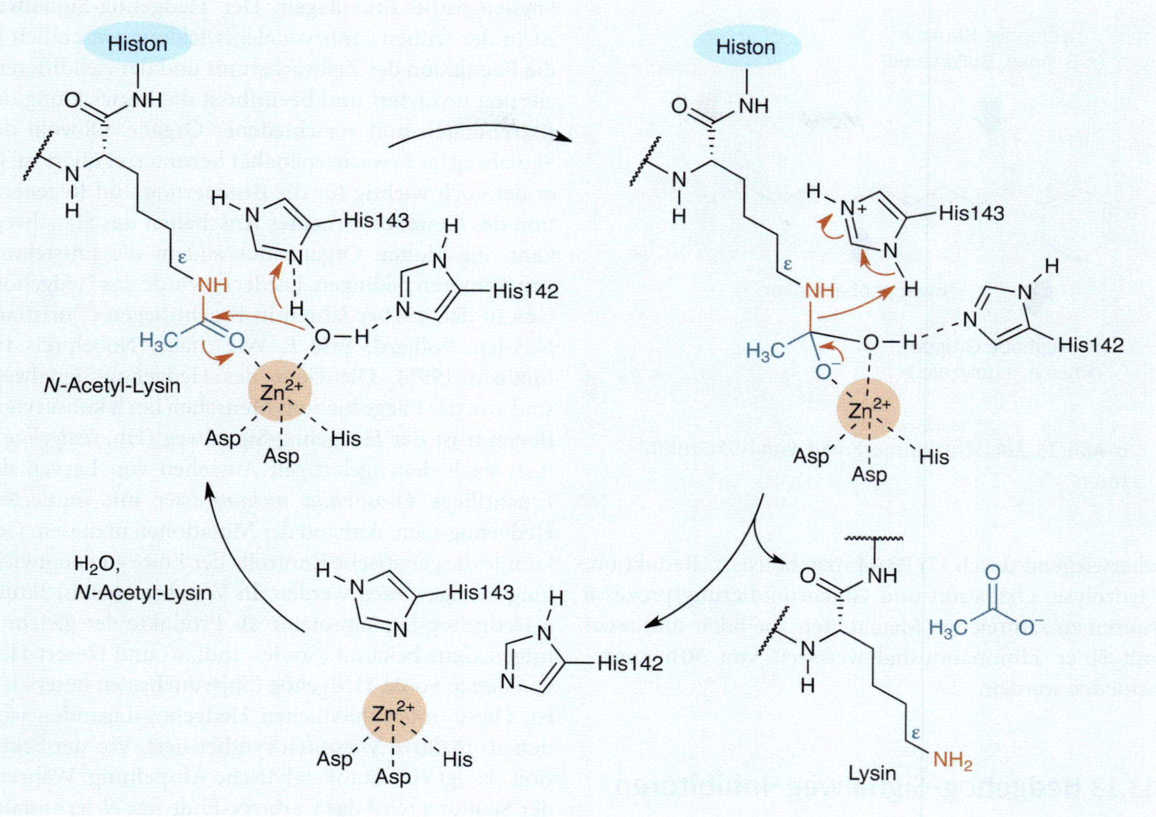

Abb. 13.222 Mechanismus der Desacetylierung am Beispiel der humanen Zn^{2+}-abhängigen HDAC8

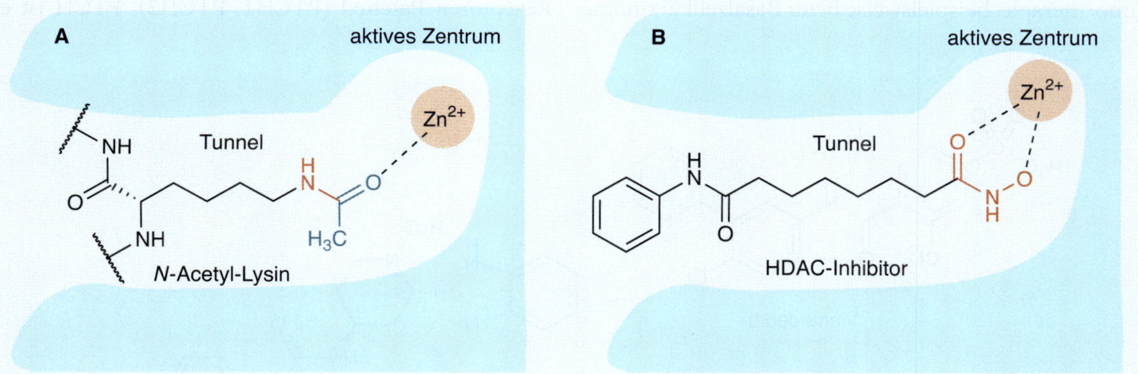

Abb. 13.223 Tunnelartiger Zugang zum aktiven Zentrum der Histondesacetylase (HDAC); A Koordination des Zn^{2+}-Ions durch das Substrat; B Koordination des Zn^{2+}-Ions durch die Hydroxamsäurefunktion des Inhibitors

oral wirksame Panobinostat als pan-HDAC-Inhibitor bezeichnet, wirkt aber entsprechend nichtselektiv. Es handelt sich um ein Indolderivat mit Hydroxamsäurestruktur, das als HDAC-Inhibitor 30-fach potenter ist als Vorinostat. Die Cinnamoyl-Partialstruktur liegt *E*-konfiguriert vor. Als sekundäres Amin (pK_S = 9,0) weist die Substanz neben der sauren Hydroxamsäurefunktion (pK_S = 8,4) auch basische Eigenschaften auf. Panobinostat kann gut durch Membranen permeieren und wird nach oraler Verabreichung rasch resorbiert. Die Bioverfügbarkeit beträgt 21 %. Panobinostat unterliegt einem ausgeprägten First-Pass-Effekt und wird

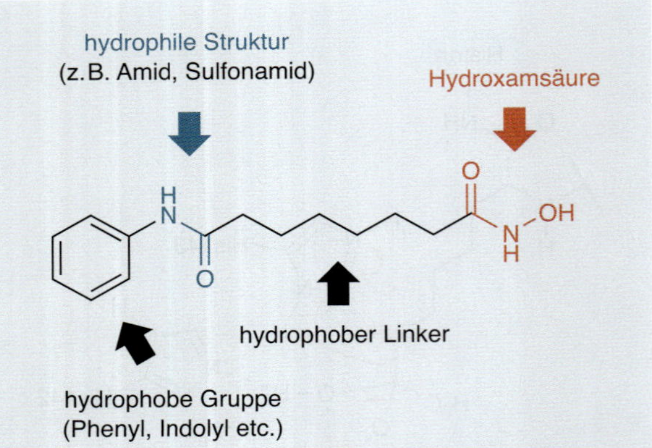

Abb. 13.224 Strukturmerkmale von HDAC-Inhibitoren

überwiegend durch CYP3A4 metabolisiert. Reduktion, Hydrolyse, Oxidation und Glucuronidierungsprozesse führen zu zahlreichen Metaboliten, die biliär und renal mit einer Eliminationshalbwertszeit von 30 h ausgeschieden werden.

13.13 Hedgehog-Signalweg-Inhibitoren

Die Hemmung des Hedgehog-Signaltransduktionswegs durch **Hedgehog-Signalweg-Inhibitoren** (Abb. 13.225) zählt zu den neuartigen zielgerichteten Strategien zur Tumortherapie, beispielsweise beim Basalzellkarzinom.

Physiologische Grundlagen. Der **Hedgehog-Signalweg** ist in der frühen Embryonalentwicklung wesentlich in die Regulation des Zellwachstums und der Zelldifferenzierung involviert und beeinflusst die Entwicklung der Extremitäten und verschiedener Organe. Obwohl der Signalweg im Erwachsenenalter herunterreguliert ist, ist er dennoch wichtig für die Erneuerung und Regeneration des Gewebes. Erneutes Anschalten des Signalwegs kann im adulten Organismus zudem die Entstehung von Tumoren bedingen. Entdeckt wurde das Hedgehog-Gen in den 1970er Jahren in Fruchtfliegen (Christiane Nüsslein-Volhard, Eric F. Wieschaus; Nobelpreis für Medizin 1995). Die Gene des Hedgehog-Signalwegs sind von der Fliege bis zum Menschen hoch konserviert. Benannt ist der Hedgehog-Signalweg (Hh, *hedgehog* = Igel) nach dem igelartigen Aussehen von Larven der Fruchtfliege *Drosophila melanogaster* mit mutiertem Hedgehog-Gen. Anhand der Mutationen in diesem Gen konnte die genetische Kontrolle der Embryonalentwicklung nachgewiesen werden. In Vertebraten sind aktuell 3 Hedgehog-Signalproteine als Produkte der gleichnamigen Gene bekannt (Sonic-, Indian- und Desert-Hh), von denen Sonic-Hedgehog (Shh) am besten untersucht ist. Diese unterschiedlichen Hedgehog-Liganden werden als inaktive Vorstufen synthetisiert. Vor der Sekretion erfolgt eine autokatalytische Abspaltung. Während der Spaltung wird das Carboxy-Ende des *N*-terminalen Fragments mit Cholesterol modifiziert. Das so aktivierte *N*-terminale Fragment wird extrazellulär sezerniert und wirkt als Morphogen. Hedgehog-Liganden binden autokrin und parakrin an die Transmembran-Rezeptoren **Patched** (PTCH1, PTCH2). PTCH ist ein

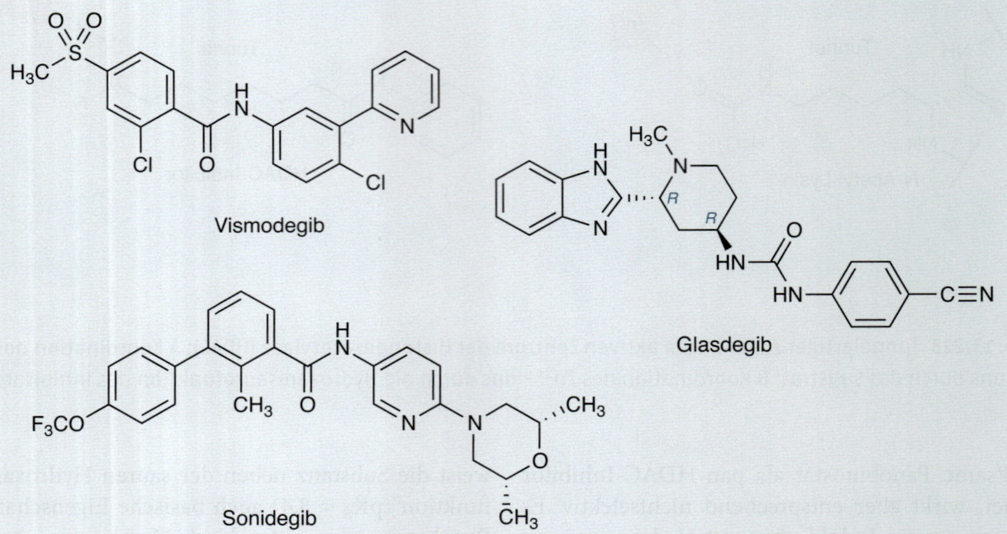

Abb. 13.225 Hedgehog-Inhibitoren

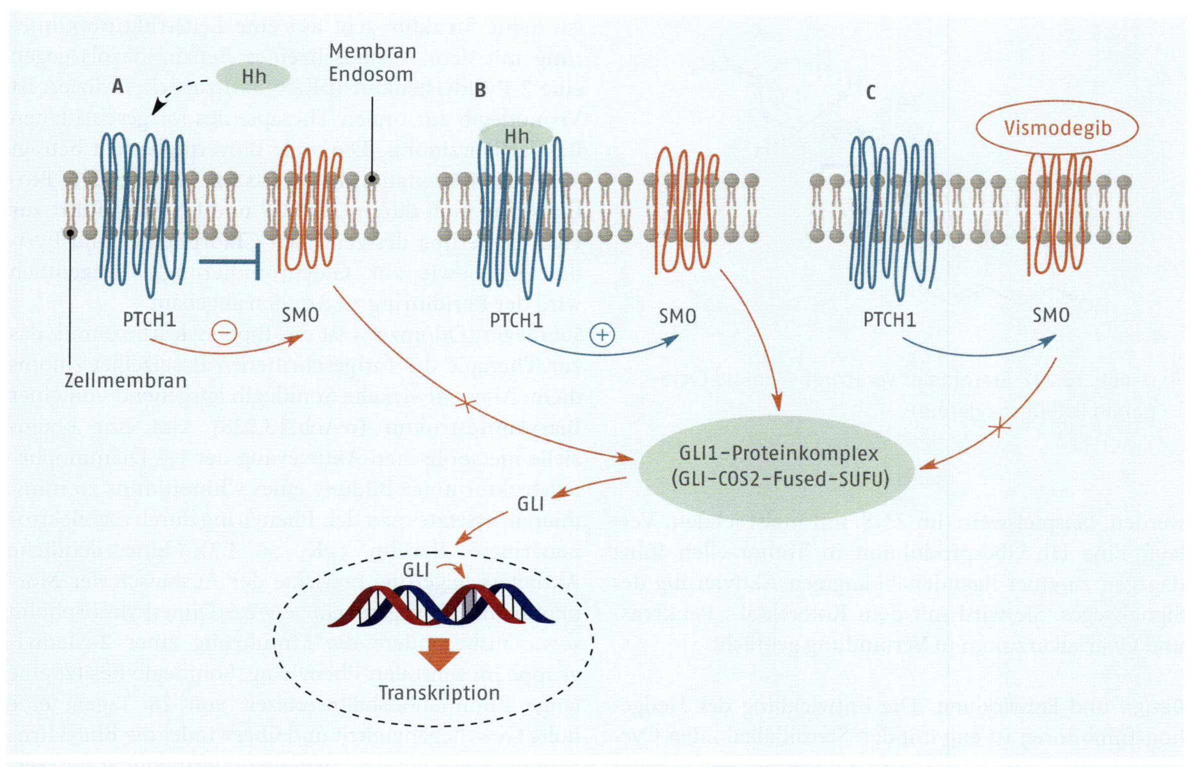

Abb. 13.226 Hedgehog-Signalweg. A Ohne physiologischen Ligand Hh, SMO durch PTCH1 inaktiviert. B Mit physiologischem Ligand Hh, SMO aktiv. C Mit Hedgehog-Antagonist Vismodegib, SMO inaktiv. COS2: *Drosophila kinesin-like protein Costal 2*, FU: *Serin-Threonin-Kinase Fused*, GLI: Gliom-assoziierter Zinkfinger-Transkriptionsfaktor, Hh: Hedgehog, PTCH: *Patched Homologue 1*, SMO: *Smoothened*, SUFU: *Suppressor of fused*

negativer Regulator des Hedgehog-Signalwegs, der den positiven Faktor **Smoothened** (SMO), ein weiteres membranständiges Protein, reguliert.

Zur Aktivierung des Hedgehog-Signaltransduktionswegs muss das Endosoms, welches das Smoothened-Protein (SMO) trägt, mit der Zellmembran fusionieren. Strukturell gehört SMO zur Familie der G-Protein-gekoppelten Rezeptoren. Das Suppressor-Transmembranprotein PTCH1 unterdrückt in Abwesenheit des Signalmoleküls Hh diese Membranfusion und damit die Aktivierung des SMO-Rezeptorproteins, das zunächst in einer inaktiven Konformation vorliegt. Bindet nun ein physiologischer Ligand von PTCH, beispielsweise Sonic-Hedgehog, an den PTCH-SMO-Komplex, wird die konstitutiv antagonistische Wirkung von PTCH gegenüber SMO aufgehoben, das nun in eine aktive Konformation übergeht und SUFU (*suppressor of fused*) inaktiviert. SUFU bildet in Abwesenheit des Liganden mit den Proteinen FU (*fused*) und COS2 (*Drosophila kinesin-like protein Costal 2*) einen inhibitorischen Komplex, der die proteolytische Spaltung der GLI-Transkriptionsfaktoren bewirkt und dadurch wichtige Hedgehog-Zielgene inaktiviert, z. B. für die Expression von BCL-2, IGF-2 oder PTCH. Als Positivregulator des Hedgehog-Signalübertragungswegs bewirkt SMO also letztlich die Aktivierung von Gliom-assoziierten onkogenen (GLI-) Transkriptionsfaktoren (GLI1, 2, 3). GLI1 kann sich nun von Suppressoren des Hedgehog/Smoothened-Signalwegs wie dem SUFU-Protein lösen und nach Translokation in den Zellkern an die Promotorregionen entsprechender Hedgehog-Zielgene binden (Abb. 13.226).

Der Hedgehog-Signalweg ist einer der bedeutendsten onkogenen Signalwege. Ein ligandenunabhängig durch Mutationen wichtiger Regulatoren (PTCH, SMO, SUFU, GLI) oder epigenetische Veränderungen dauerhaft aktivierter Hedgehog-Signalweg hat gravierende Folgen und wird mit der Pathogenese verschiedener Tumorarten, wie dem Medulloblastom, der akuten myeloischen Leukämie und dem Rhabdomyosarkom in Verbindung gebracht. Auch beim Basalzellkarzinom ist der Hedgehog-Signalweg mutationsbedingt aktiviert. Es macht den größten Anteil aller Fälle von weißem Hautkrebs aus. Zwar kommt es nur selten zu einer Metastasierung, doch können Knorpel- und Knochengewebe zerstört und auch lebenswichtige Strukturen erreicht

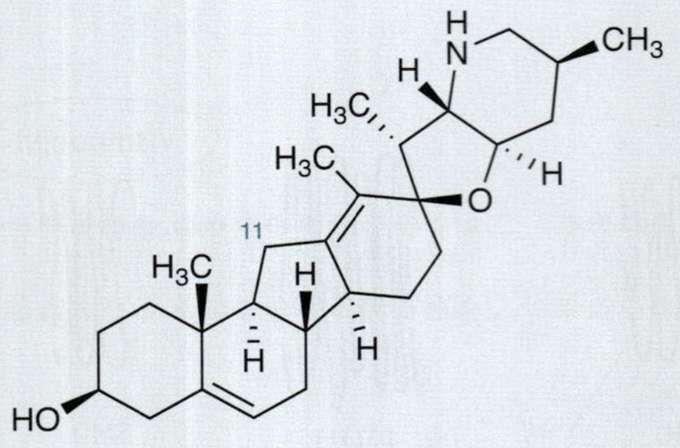

o Abb. 13.227 Steroidales Veratrum-Alkaloid Cyclopamin (11-Desoxyjervin)

werden, beispielsweise im ZNS, mit meist letalem Verlauf. Eine Hh-Überproduktion in Tumorzellen führt dagegen zu einer ligandenabhängigen Aktivierung des Signalweges. Sie wird mit dem Kolorektal-, Pankreas- und Ovarialkarzinom in Verbindung gebracht.

Design und Entwicklung. Die Entwicklung der Hedgehog-Inhibitoren ist eng mit den Steroidalkaloiden Cyclopamin und Jervin aus dem Kalifornischen Germer (*Veratrum californicum*) verbunden. Bereits in den 1950er Jahren erkannten Farmer in den USA, dass die Pflanze offenbar Zyklopie (Einäugigkeit) und andere teratogene Schäden bei Lämmern verursachte. Aber erst 1966 entdeckte man, dass dies auf die Steroidalkaloide Cyclopamin (o Abb. 13.227) und Jervin zurückzuführen war. Die beiden Alkaloide unterscheiden sich lediglich durch das Fehlen der 11-Ketogruppe bei Cyclopamin. Insbesondere Cyclopamin galt fortan in der Literatur als klassisches Teratogen, der Wirkungsmechanismus indessen war unbekannt. Die Ausschaltung des Hh-Signalwegs durch Cyclopamin und die Hemmung des molekularen Targets Smoothened konnte man erst Ende der 1990er Jahre nachweisen, wodurch eine intensive Suche nach weiteren Inhibitoren ausgelöst wurde.

Wirkungsmechanismus. Hedgehog-Inhibitoren binden an das Membranprotein Smoothened (SMO) und blockieren dadurch den Hedgehog-Signaltransduktionsweg. Man spricht daher auch von **Smoothened-Rezeptor-Inhibitoren.**

Vismodegib (Erivedge®) ist ein oral wirksamer Inhibitor des Hedgehog-Signalwegs und ist der erste zur Marktreife gelangte Vertreter der Smoothened-Rezeptor-Antagonisten. Vismodegib ist ein kompetitiver Antagonist am SMO-Rezeptor, ist aber mit Cyclopamin strukturell nicht verwandt. Strukturell handelt es sich um ein chloriertes Methylsulfonylbenzamid, welches über eine Amidbrücke mit einer Pyridyl-Biarylstruktur verknüpft ist. Seine Struktur geht auf eine Leitstrukturoptimierung mit dem Austausch eines Benzimidazols gegen eine 2-Pyridylstruktur (pK_S = 3,8) zurück. Indiziert ist Vismodegib zur oralen Therapie des fortgeschrittenen Basalzellkarzinoms. Die orale Bioverfügbarkeit beträgt 32 %, die Eliminationshalbwertszeit 12 Tage. Die Biotransformation durch CYP2C9 und CYP3A4 führt zur Hydroxylierung des zentralen Chlorphenyl- und Pyridinrings sowie zur Glucuronidierung. Gelegentlich wird der Pyridinring zu Amiden abgebaut.

Sonidegib (Odomzo®) ist ein Biphenylcarboxamid, das zur Therapie des fortgeschrittenen Basalzellkarzinoms dient. Man entwickelte Sonidegib ausgehend von einer Biarylamidstruktur (o Abb. 13.228). Um eine potenzielle metabolischen Aktivierung der 1,4-Diaminophenylstruktur unter Bildung eines Chinonimins zu minimieren, ersetzte man den Phenylring durch das elektronenärmere Pyridin (pK_S = 4,2). Eine deutliche Aktivitätssteigerung bewirkte der Austausch der Morpholineinheit gegen ein *cis*-2,6-Dimethylmorpholin sowie insbesondere die Einführung einer 2-Methylgruppe im zentralen Phenylring. Sonidegib besitzt eine lange Eliminationshalbwertszeit von 28 Tagen, eine hohe Gewebegängigkeit und überwindet die Blut-Hirn-Schranke. Gegenüber Vismodegib ermöglicht das veränderte pharmakokinetische Profil bei Sonidegib höhere Serumspiegel. Die Substanz wird primär über CYP3A4 im Morpholin-, Pyridin- und Biaryl-Bereich oxidiert. Hauptmetabolit ist das physiologisch inaktive Hydrolyseprodukt.

Glasdegib (Daurismo®) ist ein *N*-Phenyl-Harnstoffderivat, das aus umfangreichen Struktur-Wirkungs-Untersuchungen zu Benzimidazolen mit Hedgehog-inhibitorischen Eigenschaften hervorging. Die absolute Konfiguration ist 2*R*,4*R*. Die pK_S-Werte werden mit 6,1 (Piperidin-N) und 1,7 (Benzimidazol) angegeben, die Eliminationshalbwertszeit beträgt 17 h. Glasdegib wird oral als Maleatsalz verabreicht, wobei mehr als 75 % der oral verabreichten Dosis die systemische Zirkulation erreichen. Der Smoothened-Inhibitor wird mit niedrig dosiertem Cytarabin für die Behandlung von neu diagnostizierter oder sekundärer akuter myeloischer Leukämie (AML) bei Erwachsenen eingesetzt, sofern eine Standard-Induktions-Chemotherapie aufgrund von Komorbiditäten nicht infrage kommt.

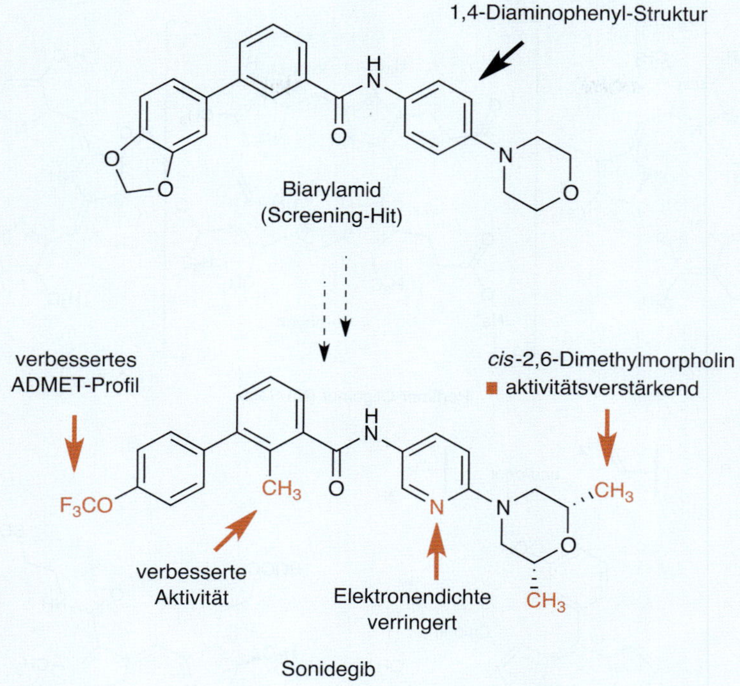

Abb. 13.228 Entwicklung von Sonidegib

13.14 Fotodynamische Tumortherapie

13.14.1 Konventionelle fotodynamische Tumortherapie

Als fotodynamische Tumortherapie (PDT) bezeichnet man ein Verfahren zur Behandlung bestimmter Tumoren mit einem Wirkstoff, der als **Fotosensibilisator** (Abb. 13.229) agiert und durch Licht in Gegenwart von Sauerstoff lokal aktiviert wird.

Die PDT kommt häufig bei flächigem Hautkrebs und Kopf-Hals-Tumoren zur Anwendung, sofern Vorbehandlungen erfolglos waren oder Rezidive aufgetreten sind. Bei inneren Tumoren, etwa der Speiseröhre, der Blase oder des Gallengangs, hat die PDT oft auch palliativen Charakter. Sie erfolgt nichtinvasiv oder minimalinvasiv und vor allem lokal am Ort des Sensibilisators, sodass Tumorgewebe zuvor meist nicht chirurgisch entfernt werden muss. Das den Tumor umgebende gesunde Gewebe wird kaum geschädigt, die Wärmeentwicklung durch das Laserlicht ist vernachlässigbar.

Design und Entwicklung. Bereits im Jahr 1900 beobachtete Oskar Raab, dass Pantoffeltierchen in Gegenwart von Acridin, Licht und Sauerstoff eingingen, im Dunkeln aber überlebten. Drei Jahre später beschrieben Hermann von Tappeiner und Albert Jesionek in Versuchen mit fluoreszierenden Substanzen den Triphenylmethanfarbstoff Eosin als Fotosensibilisator bei Hautkrebs und Feigwarzen. Von Tappeiner war es auch, der bereits 1904 den Begriff der „photodynamischen Wirkung" prägte. Die Lichtaktivierung des Hämatoporphyrins, ein Produkt der sauren Hydrolyse von Hämoglobin, beschrieb Walter Hausmann bereits 1911. Seit den 1980er Jahren hat die PDT aufgrund der Entwicklung neuer Sensibilisatoren und moderner Laserlichttechniken an Bedeutung enorm zugenommen.

Fotochemische Grundlagen. Ohne die Absorption von Lichtquanten geeigneter Wellenlänge befindet sich ein Fotosensibilisator im Grundzustand (S_0, Index 0), der eine gerade Anzahl von Elektronen aufweist, die alle gepaart mit antiparallelem Spin vorliegen. Es liegt also eine geschlossene Elektronenschale vor, das Gesamtspinmoment ist Null bei einer Spinmultiplizität von 1 (Singulettzustand, Abb. 13.230). Durch die Bestrahlung mit Licht der Wellenlänge 600–800 nm, meist ausgesandt von Lasern, absorbiert der Fotosensibilisator Photonen. Es kommt zur Anhebung von Elektronen in höhergelegene Orbitale (Quantensprung) und damit zu energetisch angeregten Singulett-Zuständen

13

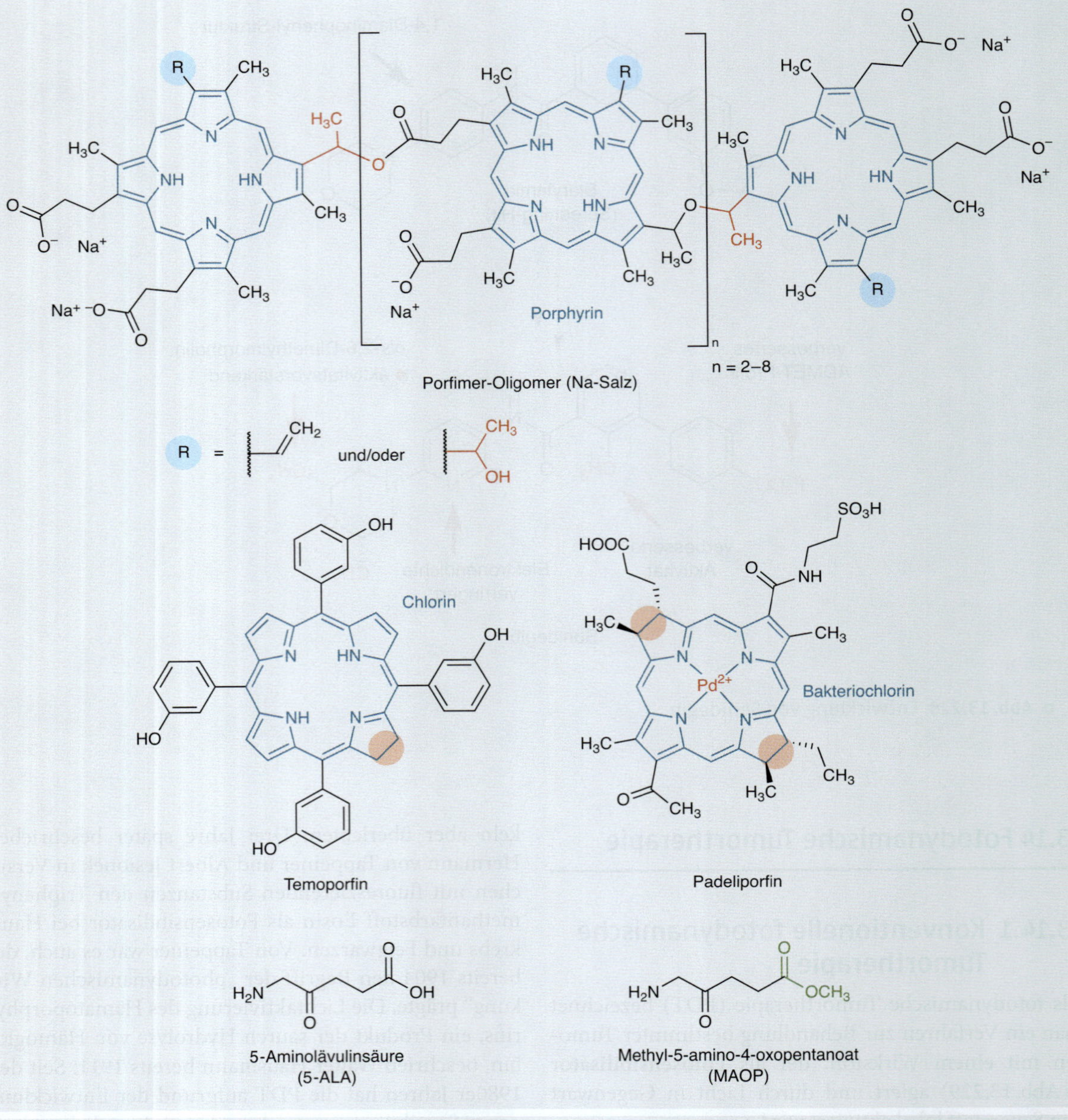

Abb. 13.229 Fotosensibilisatoren und Vorstufen (5-ALA) zur fotodynamischen Tumortherapie

S_x (x = 1, 2, 3 etc.) bestimmter Lebensdauer. Zwar können Elektronen hier auch ungepaart in Triplettaufspaltungen vorliegen (s. u.), doch sind Übergänge zwischen Zuständen verschiedener Multiplizität (Spinumkehr) nach den quantenmechanischen Auswahlregeln verboten und treten in der Regel nicht ein.

Da der angeregte Zustand gegenüber dem Grundzustand energiereicher und metastabil ist, wird der Grundzustand S_0 wieder hergestellt. Dies kann auf verschiedene Arten erfolgen. Bei der **Fluoreszenz** erfolgt die Desaktivierung stets aus dem niedrigsten Energieniveau des angeregten Singulettzustands (S_1) zum energetisch niedriger liegenden elektronischen Grundzustand (S_0) gleicher Multiplizität (Abb. 13.231). Dieser Prozess verläuft unter spontaner Emission von Licht. Da sich die Spinmultiplizität nicht ändert, ist der Übergang nach den Regeln der Quantenmechanik erlaubt und schnell. Fluoreszenzlebensdauern sind äußerst kurz und liegen üblicherweise im Bereich von 10^{-4}–10^{-8} Sekunden. Auch strahlungslose Desaktivierungen zwischen 2 angeregten Zuständen unter Wärmeabgabe sind denkbar (Internal Conversion, Abb. 13.231, blaue Pfeile).

Bei **Intersystem Crossing** (ISC) überlappen die Schwingungszustände angeregter *S*-Niveaus S_x

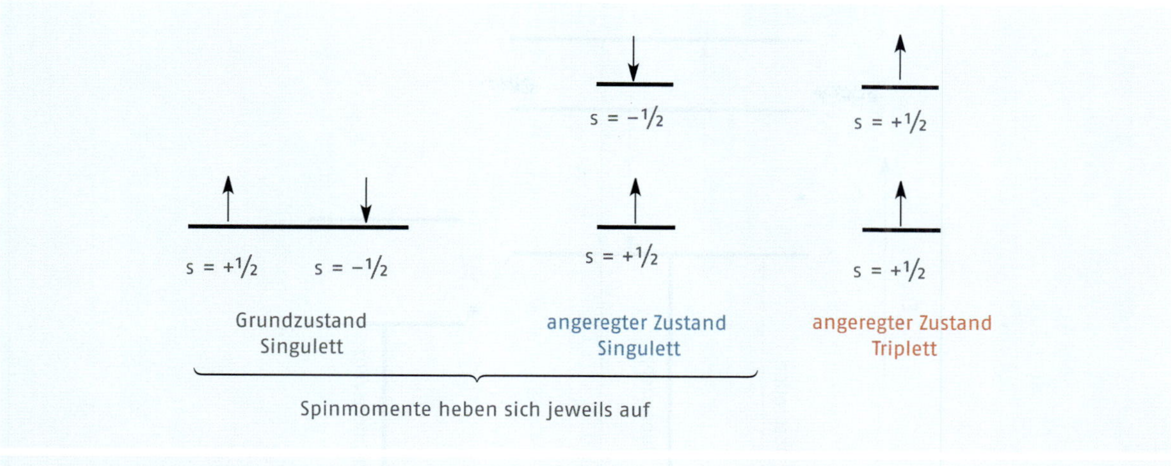

Abb. 13.230 Singulett- und Triplettzustände

Singulett- und Triplettzustände

Den **Elektronenspin** drückt man mit der dimensionslosen **Spinquantenzahl** aus. Sie kann die Werte $s = +½$ oder $s = -½$ annehmen. Betrachtet man 2 Elektronen, so ist der **Gesamtspin** S gleich der Summe der Einzelspins: $S_{ges} = s1 + s2$.

Neben dem Grundzustand wird zwischen 2 Arten angeregter Elektronenniveaus differenziert (Abb. 13.230)

- angeregter Zustand ohne Spinumkehr, Spins antiparallel (**Singulettzustand**, Multiplizität = 1),
- angeregter Zustand unter Spinumkehr, Spins parallel (**Triplettzustand**, Multiplizität = 3).

Nach der **Spinmultiplizitäts-Regel:** Multiplizität = ($2 \times S + 1$) ergibt sich bei antiparallelen Spins eine Multiplizität von 1 ($2 \times 0 + 1 = 1$; Singulettzustand, S), da sich die Spinmomente aufheben. Folglich beobachtet man im magnetischen Feld keine Aufspaltung und nur ein Singulett. Bei parallelen Spins resultiert dagegen eine Spinmultiplizität von 3 ($2 \times 1 + 1 = 3$; Triplettzustand, T). Im magnetischen Feld registriert man eine Dreifachaufspaltung (Triplett) der Energieniveaus.

(x = 1, 2, ...) mit denen angeregter Triplettniveaus T. Es kommt zu einer eigentlich spinverbotenen, strahlungslosen Relaxation vom ersten angeregten Singulett- in den Triplettzustand T_1 (Abb. 13.231) und damit zu einem Wechsel der Spinmultiplizität. Zwar verfügt das Elektron im Grundzustand S_0 nicht über die nötige Energie für eine Spinumkehr, aus dem angeregten S_1-Zustand ist dies aber trotz des Spinverbots bei einem hinreichend kleinen Energieunterschied zwischen Singulett- und Triplettzustand möglich. Aufgrund des Spinverbots dauert der Triplettzustand T_1 länger an als der angeregte Zustand S_1.

Bei der **Phosphoreszenz** kommt es zu einem Übergang des elektronisch angeregten Zustands T_1 in den Grundzustand unter Emission von Licht. Da zuvor die bereits erwähnte Spinumkehr mit einer Änderung der Spinmultiplizität erfolgt (ISC), ist der Übergang verboten und somit langsam (Nachleuchten). Die Lebensdauer des niedrigsten angeregten Triplettzustands (T_1, Abb. 13.231) ist meist um einige Potenzen größer als die des niedrigsten angeregten Singulettzustands. Phosphoreszenzlebensdauern liegen i. Allg. im Bereich 10^{-4}–10^{2} s oder auch darüber. Beim Übergang in den Grundzustand kehrt das Elektron seinen Spin erneut um, da nach dem Pauli-Prinzip in einem Molekülorbital keine 2 Elektronen mit gleichem Spin vorhanden sein können. Das Jablonski-Schema (Abb. 13.231) stellt die Vorgänge schematisch dar.

13

Wirkungsmechanismus. Durch Lichtanregung des Sensibilisators und nachfolgendem Energietransfer auf Triplett-Sauerstoff wird energiereicher und stark zelltoxischer Singulett-Sauerstoff generiert (Abb. 13.232, s. auch ▸ Kap. 3.2.2). Eine wesentliche Voraussetzung ist, dass sich der Fotosensibilisator (Sens) möglichst selektiv im Tumorgewebe anreichert. Als endogener, weitgehend tumorspezifischer Porphyrin-Carrier fungiert dabei das Low-Density-Lipoprotein (LDL). Die Aufnahme des Sensibilisators in die Tumorzellen und in die Endothelzellen der tumorversorgenden Gefäße geschieht auf endozytotischem Weg, wenn der LDL-Sens-Komplex an LDL-Rezeptoren bindet, die auf der

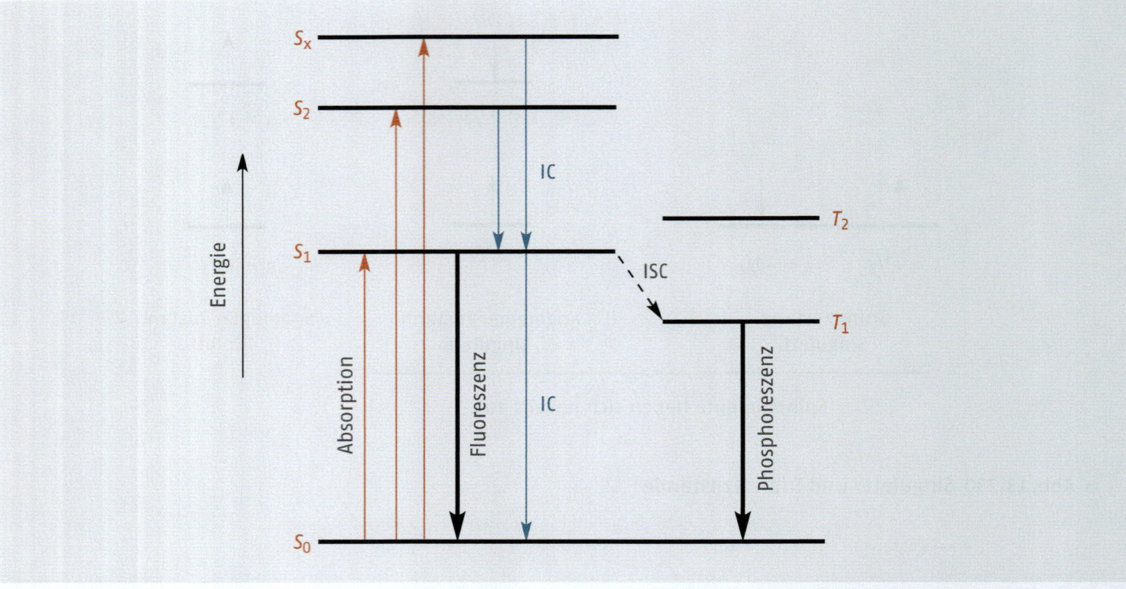

Abb. 13.231 Jablonski-Termschema; *S*: Singulettzustände, *T*: Triplettzustand, IC: Internal Conversion (strahlungsloser Übergang), ISC: Intersystem Crossing

Oberfläche der Tumorzellen verstärkt exprimiert werden. Der Fotosensibilisator reichert sich zunächst in der Plasmamembran und nachfolgend in den Membranen von Zellkern, Lysosomen, Golgi-Apparat und endoplasmatischem Retikulum ein.

Makrozyklische Moleküle wie Porphyrine, Chlorine und Bakteriochlorine (Abb. 13.234) mit ihrem ausgedehnten π-Elektronensystem sind ideale Ausgangsstoffe für Energie- und Elektronentransfer-Prozesse nach Fotoaktivierung. Der Fotosensibilisator wechselt aus einem höheren angeregten Zustand, z. B. S_1, unter Intersystem-Crossing in einen energetisch tiefer liegenden, langlebigeren Triplettzustand T_1. Beim Übergang in S_0 erfolgt ein intermolekularer **Energietransfer** auf molekularen Triplett-Sauerstoff, der dabei in den Singulettzustand angeregt wird (fotochemische **Typ-II-Reaktion**, Abb. 13.232). Da der molekulare Sauerstoff des Gewebes paramagnetisch ist und bereits im Triplettzustand vorliegt (Triplett-Sauerstoff), verläuft der intermolekulare Energietransfer (> 94,5 kJ/mol) ausgehend vom Triplettzustand des Sensibilisators ausgesprochen effizient unter hoher Quantenausbeute. Aufgrund der äußerst kurzen Lebensdauer des Singulett-Sauerstoffs in zellulären Systemen von ca. 100 Nanosekunden in Lipidmembranen bis hin zu etwa 250 Nanosekunden im Zytoplasma liegt der Diffusionsbereich bei nur etwa 45 nm und damit im Bereich des Durchmessers einer einzelnen Zelle. Die vielfältigen zelltoxischen Effekte des Singulett-Sauerstoffs fokussieren sich damit ausschließlich auf die Tumorzellen am Ort seiner Bildung. Neben der überwiegenden Bildung von Singulett-Sauerstoff durch **Energietransfer** ist ausgehend vom Triplettzustand des Sensibilisators auch ein **Elektronentransfer** auf biologische Substrate denkbar, wobei reaktive Sauerstoffspezies (fotochemische **Typ-I-Reaktion**, Abb. 13.233) entstehen.

Optimal wäre ein Fotosensibilisator, der sich aufgrund seiner Lipophilie im Tumorgewebe rasch und möglichst selektiv anreichert, mit Blick auf den Transport im Blutkreislauf aber andererseits auch noch hydrophile Strukturelemente aufweist. Um die Lichtsensitivität der Patienten zu minimieren, sollte der Sensibilisator nach beendeter Therapie rasch wieder aus dem Körper eliminiert werden. Für therapeutische Zwecke werden die in Abb. 13.234 gezeigten lipophilen Makrozyklen daher mit bestimmten polaren, ionisierbaren Funktionalitäten versehen, was den therapeutisch eingesetzten Sensibilisatoren strukturell einen amphiphilen Charakter verleiht.

Porfimer (Photofrin®) besteht aus di- und oligomeren Hämatoporphyrinen (Abb. 13.229) in stöchiometrisch variabler Zusammensetzung, wobei die Monomere über Ester- und Etherbrücken verknüpft sind. Man gewinnt Porfimer aus Hämatoporphyrin durch saure Hydrolyse mit einem Gemisch aus Essig- und Schwefelsäure und Behandeln der gebildeten Mono-und Diacetate mit verdünnter Natronlauge. Hämatoporphyrin selbst wird durch vorsichtiges Abspalten von Eisen aus Häm erhalten. Es ist ein Artefakt, in dem die beiden Vinylgruppen des nativen Protoporphyrin IX (Abb. 13.235) durch Addition von Wasser in 1-Hydroxyethylgruppen

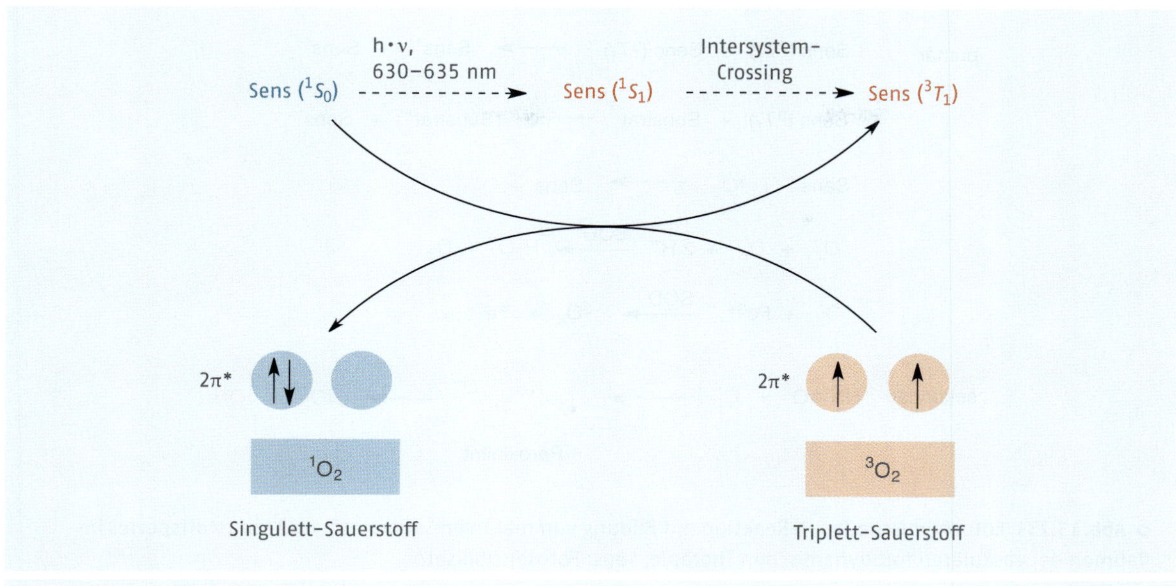

○ Abb. 13.232 Lichtaktivierung eines Fotosensibilisators (Sens), Wechsel der Spinmultiplizität und intermolekularer Energietransfer auf Triplett-Sauerstoff (Typ-II-Vorgang); 2π*: antibindende entartete Orbitale (Molekülorbital-Theorie)

(○ Abb. 13.229) überführt wurden. Die Alkoholgruppe ermöglicht die Veretherung mit der Alkoholgruppe eines weiteren Monomers oder die Veresterung mit der Propionsäure-Seitenkette zu Oligomeren. Porfimer ist der erste therapeutisch genutzte Fotosensibilisator. Es wird nach intravenöser Applikation an LDL gebunden und reichert sich über Wochen in der Haut und im Tumorgewebe an, was angesichts einer lang anhaltenden Lichtsensitivität der Patienten ungünstig ist. Durch endoskopische Bestrahlung mit nichtthermischem roten Laserlicht (630 nm) 40–50 h nach der Verabreichung wird Singulett-Sauerstoff generiert. Eingesetzt wird Porfimer beim nichtkleinzelligen Lungenkarzinom.

Temoporfin (*meta*-Tetrahydroxyphenylchlorin, Foscan®) besitzt ein Chlorin-Grundgerüst, das 4 Phenolsubstituenten aufweist (○ Abb. 13.229). Aufgrund der Rotation um die Bindungen zwischen dem Porphyringerüst und den Phenylringen, die durch die *meta*-ständigen Hydroxygruppen sterisch eingeschränkt ist, sind verschiedene Atropisomere möglich. Temoporfin wurde 2001 zugelassen und kommt zur Palliativtherapie bei Plattenepithelkarzinomen im Kopf-Hals-Bereich zum Einsatz, sofern die Standardtherapien erfolglos waren. Temoporfin wird wegen der geringen Wasserlöslichkeit in einem Ethanol-Propylenglykol-Gemisch langsam als intravenöse Einzelinjektion verabreicht und 96 h nach Anreicherung im Tumorgewebe durch nichtthermisches Licht der Wellenlänge 652 nm aktiviert. Die Plasmahalbwertszeit beträgt 65 h. Die Ausscheidung erfolgt ausschließlich mit den Fäzes.

13.14.2 Vaskuläre fotodynamische Therapie

Gegenüber der konventionellen PDT kommt der Bildung von Singulett-Sauerstoff bei der vaskulären PDT keine Relevanz zu. Stattdessen stehen **fotochemische Typ-I-Reaktionen** im Vordergrund. Nach neueren mechanistischen Untersuchungen ist dies darauf zurückzuführen, dass Bakteriochlorine aus dem T_1-Zustand heraus (○ Abb. 13.231) mit Triplett-Sauerstoff Charge-Transfer-Wechselwirkungen eingehen. Infolgedessen unterscheidet sich der Desaktivierungsprozess von dem der T_1-Porphyrine. Nach lokaler Lichtaktivierung des Sensibilisators im Gefäßsystem des Tumors werden primär Superoxidradikal-Anion und daraus folgend Wasserstoffperoxid sowie Hydroxylradikal gebildet, sekundär auch reaktive Stickstoffspezies (○ Abb. 13.233). Die lokal bereits hypoxischen Bedingungen im Tumorareal werden somit verschärft, was zu einer verstärkten Freisetzung von Stickstoffmonoxid und einer damit verbundenen Vasodilatation führt. Über eine reflektorische Endothelin-1-Freisetzung kommt es lokal zu einer starken Verengung des betroffenen Tumorgefäßes und zum Gefäßverschluss durch agglutinierende Erythrozyten. Die Folge sind ein Gefäßkollaps und eine Unterbrechung der Tumorversorgung. Reaktive Sauerstoff- und Stickstoffspezies fördern zudem die Endothezellapoptose.

13

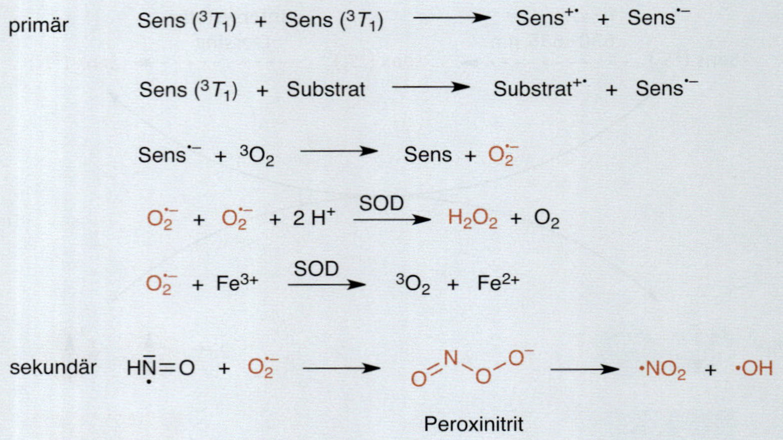

primär $Sens(^3T_1) + Sens(^3T_1) \longrightarrow Sens^{+\bullet} + Sens^{\bullet-}$

$Sens(^3T_1) + Substrat \longrightarrow Substrat^{+\bullet} + Sens^{\bullet-}$

$Sens^{\bullet-} + {}^3O_2 \longrightarrow Sens + O_2^{\bullet-}$

$O_2^{\bullet-} + O_2^{\bullet-} + 2\,H^+ \xrightarrow{SOD} H_2O_2 + O_2$

$O_2^{\bullet-} + Fe^{3+} \xrightarrow{SOD} {}^3O_2 + Fe^{2+}$

sekundär $H\bar{N}=O + O_2^{\bullet-} \longrightarrow O=N-O-O^- \longrightarrow \bullet NO_2 + \bullet OH$

Peroxinitrit

Abb. 13.233 Fotochemische Typ-I-Reaktion mit Bildung von reaktiven Sauerstoff- und Stickstoffspezies im Rahmen der vaskulären fotodynamischen Therapie; Sens: Fotosensibilisator

Tetrapyrrole

In erster Linie bezeichnet der Begriff makrozyklische Naturstoffe, die aus 4 über Brückenatome miteinander verknüpften Pyrrolringen bestehen. Zu den makrozyklischen Pyrrolen zählt man das **Porphin** (Porphyrin, Abb. 13.234) als einfachsten Vertreter. Es ist die Stammverbindung der **Porphyrine.** Porphin genügt der Hückel-Regel ($4n + 2\pi$-Elektronen) und ist mit einem konjugierten 18π-Elektronensystem aromatisch. Vier Pyrrolringe sind durch Methingruppen miteinander verknüpft. Im Zentrum des Porphyrins können nahezu alle Metallionen koordinativ gebunden werden. Porphyrine sind wichtige Bausteine des Chlorophylls, der Globine und der Cytochrome. So ist Häm *b* ein Chelatkomplex aus Protoporphyrin IX (Abb. 13.235) als makrozyklischem Ligand und einem Eisenion. Gemeinsam mit Globin bildet Häm *b* das Hämoglobin, den eisenhaltigen Farbstoff der roten Blutkörperchen. **Chlorin** (Abb. 13.234) besteht aus 3 Pyrrolringen sowie einem Pyrrolinring und ist ebenfalls aromatisch. Es besitzt 2 acide Protonen und ist in deprotonierter Form ein ausgezeichneter Komplexbildner für zweiwertige Metallionen. Namentlich leiten sich die Chlorine vom Chlorophyll *a* ab. **Bakteriochlorine** sind Tetrapyrrole mit 2 gegen überliegenden Pyrrolinringen. Im Gegensatz zu Porphyrinen und Chlorinen weisen sie starke Absorptionsbanden im NIR-Bereich von 720–850 nm auf. Endogene Chromophore absorbieren hier kaum, was eine Anwendung der Bakteriochlorine in der PDT begünstigt. Gegenüber dem größeren **Porphyrin**-Ringsystem weist das Cyanocobalamin (Vitamin B_{12}) als Vertreter der Corrinoide ein kontrahiertes **Corrin**-Ringsystem aus 4 reduzierten Pyrrol-Untereinheiten auf. Corrine werden durch Ringkontraktion aus Porphyrinen gebildet. Da im Corrin eine Methinbrücke zwischen 2 Pyrrolen fehlt, ist es nichtaromatisch. Tetrapyrrole können übrigens auch linear angeordnet sein, beispielsweise im **Bilirubin**, dem Hauptpigment der Galle.

Padeliporfin (Tookad®) ist seit 2018 auf dem Markt. Es ist ein wasserlösliches Bakteriochlorin-Derivat (Abb. 13.229) mit Palladium(II) als Zentralion. Es wird im Rahmen der vaskulären fotodynamischen Therapie beim zuvor unbehandelten Niedrigrisiko-Adenokarzinom der Prostata eingesetzt. Im Gegensatz zur konventionellen PDT erfolgt die Lichtaktivierung des Padeliporfins unmittelbar nach der intravenösen Applikation. Die Bestrahlung erfolgt mit Laserlicht der Wellenlänge 753 nm über in die Prostata eingebrachte Sonden. Der Wirkstoff zirkuliert während des kurzen Bestrahlungszeitraums von etwa 20 min nahezu ausschließlich im Gefäßsystem und reichert sich nicht im Gewebe an. Dazu tragen neben der applikationsbedingten Bioverfügbarkeit von 100 % eine sehr hohe Plasmaeiweißbindung von 99 % und die relativ hydrophile Struktur bei.

13.14.3 Porphyrin-Vorstufen zur fotodynamischen Tumortherapie

5-Aminolävulinsäure (5-ALA, Ameluz®) ist eine δ-Aminosäure, die in der PDT eine Sonderstellung einnimmt. Sie ist eine Vorstufe des Häms in der Porphyrinbiosynthese, selbst jedoch nicht fluoreszierend. In aktinischen Keratose- und Basalzell-Läsionen kumuliert 5-ALA und wird dort zu fluoreszierenden Porphyrinen umgesetzt, wie dem rot fluoreszierenden Protoporphyrin IX (○ Abb. 13.235). Biosynthetisch kondensieren 2 Moleküle 5-ALA enzymatisch katalysiert zum Tetrapyrrolvorläufer Porphobilinogen. Über zahlreiche Folgeschritte entstehen Uroporphyrinogen III, Protoporphyrin IX und daraus schließlich Häm nach Insertion von Fe(II). Zusätzlich zur vermehrten Anreicherung von 5-ALA in Tumorzellen werden gegenüber gesunden Zellen die Protoporphyrin-IX-Vorstufen Porphobilinogen und Uroporphyrinogen III in Tumorzellen verstärkt biosynthetisiert. 5-ALA wird als Gel verabreicht und dient vorwiegend zur Behandlung der aktinischen Keratose im Gesicht und auf der Kopfhaut, wird aber außerdem bei Erwachsenen zur Behandlung von großflächigem Hautkrebs oder dem Basalzellkarzinom eingesetzt, wenn eine operative Behandlung nicht möglich ist. Zur Belichtung dient eine Rotlichtquelle, ggf. auch Tageslicht.

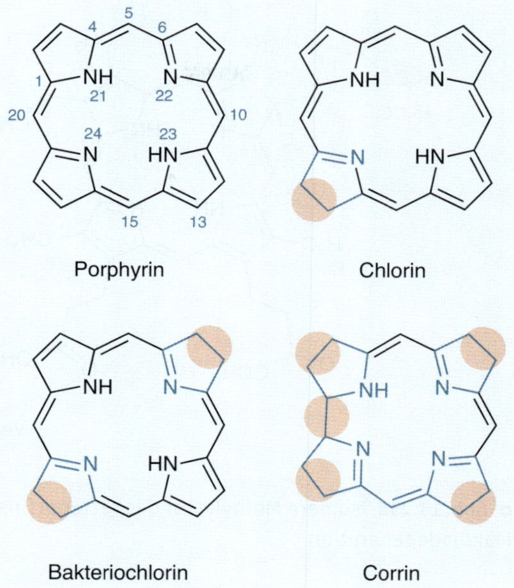

○ **Abb. 13.234** Grundkörper therapeutisch relevanter Tetrapyrrole

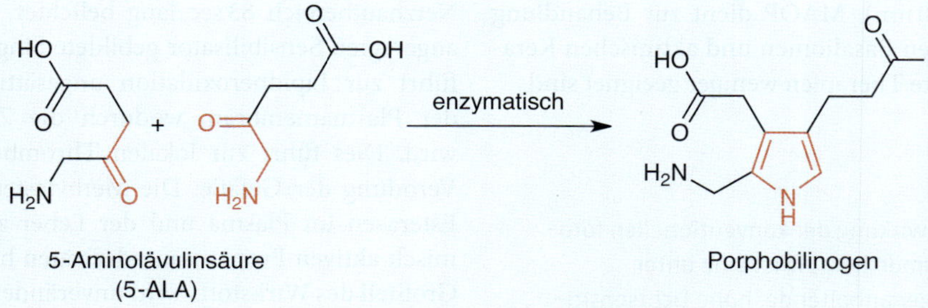

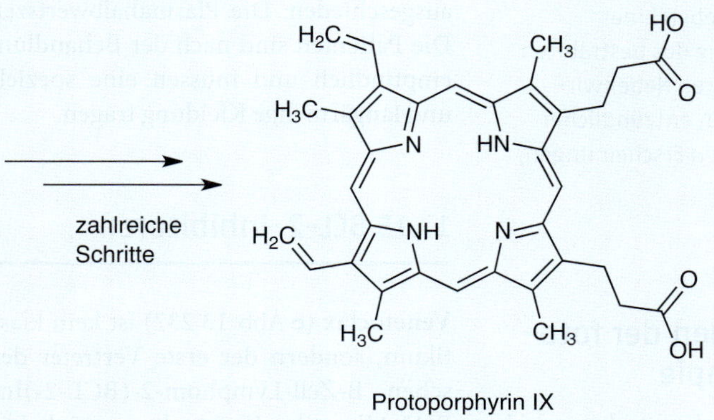

○ **Abb. 13.235** 5-Aminolävulinsäure als biosynthetischer Präkursor der Biosynthese von Protoporphyrin IX

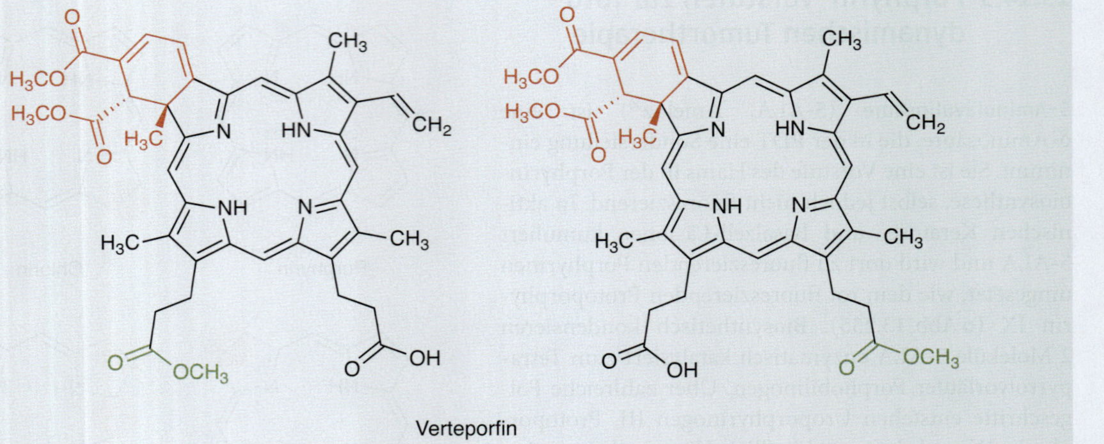

Verteporfin

Abb. 13.236 Isomere Methylester des Verteporfins, Fotosensibilisator zur Behandlung der altersbedingten Makuladegeneration

Methyl-5-amino-4-oxopentanoat (MAOP, Metvix®) ist der Methylester von 5-ALA (Abb. 13.229). Es ist ein Prodrug, das aufgrund seiner Lipophilie in Hautkrebs- und präkanzerösen Zellen eindringt und sich dort in hohen Konzentrationen anreichert. Durch Esterasen wird MAOP in den Zellen zum eigentlichen Wirkstoff 5-ALA metabolisiert. MAOP wird als Creme appliziert und das betroffene Areal nach mehrstündiger Einwirkzeit bestrahlt (630 nm). MAOP dient zur Behandlung von oberflächlichen Basaliomen und aktinischen Keratosen, wenn andere Therapien weniger geeignet sind.

Cave

Als Hauptnebenwirkung der konventionellen fotodynamischen Tumortherapie ist eine unter Umständen länger anhaltende, hohe Lichtsensitivität der Patienten zu beachten. Neben einer sonnenbrandähnlichen Hautreizung des bestrahlten Areals entsprechen die unmittelbaren Nebenwirkungen der PDT meist denen akuter, entzündlicher Gewebereaktionen mit nekrotischen Erscheinungen, Ödembildung und Schmerzen.

13.14.4 Andere Applikationen der fotodynamischen Therapie

Zusätzlich zur Tumortherapie dient die fotodynamische Therapie zur Behandlung der **altersbedingten Makuladegeneration** (AMD). Das ist die häufigste Ursache für Neuerblindungen im Alter. Bei der feuchten Form der Erkrankung kommt es zu irregulärer Gefäßneubildung in der Netzhaut des Auges.

Verteporfin (Visudyne®) ist ein Benzoporphyrin-Derivat, das als 1:1-Mischung der gleich wirksamen isomeren Methylester vorliegt (Abb. 13.236). Nach intravenöser Infusion von Verteporfin wird mit nichtthermischem roten Licht der Wellenlänge 689 nm der erkrankte Netzhautbereich 83 sec lang belichtet. Der durch den angeregten Sensibilisator gebildete Singulett-Sauerstoff führt zur Lipidperoxidation ungesättigter Fettsäuren der Plasmamembran, wodurch die Zelle geschädigt wird. Dies führt zur lokalen Thrombosebildung und Verödung der Gefäße. Die Methylester werden durch Esterasen im Plasma und der Leber zu den fotochemisch aktiven Propionsäurederivaten hydrolysiert. Der Großteil des Wirkstoffs wird unverändert über die Galle ausgeschieden. Die Plasmahalbwertszeit beträgt 5–6 h. Die Patienten sind nach der Behandlung für 48 h lichtempfindlich und müssen eine spezielle Sonnenbrille und langärmelige Kleidung tragen.

13.15 BCL-2-Inhibitoren

Venetoclax (Abb. 13.237) ist kein klassisches Zytostatikum, sondern der erste Vertreter der anti-apoptotischen B-Zell-Lymphom-2-(BCL-2-)Inhibitoren oder BH3-Mimetika. Venetoclax ermöglicht wie die Kinase-Inhibitoren Idelalisib und Ibrutinib (▸ Kap. 13.6.3) eine zielgerichtete Therapie der chronisch lymphatischen Leukämie (CLL). Das BCL-2-Protein, ein integraler

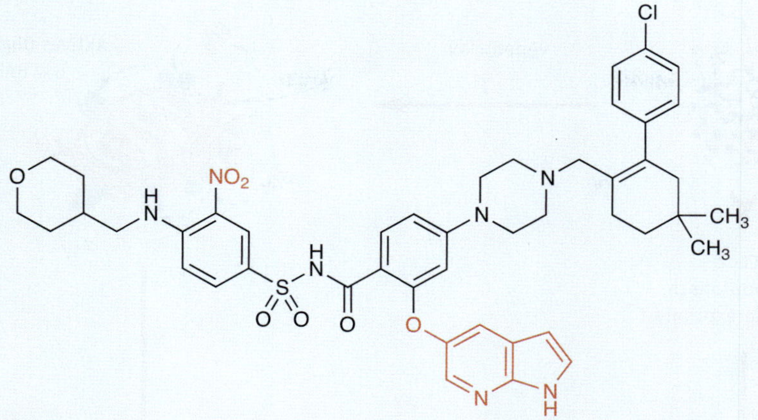

Abb. 13.237 BCL-2-Inhibitor Venetoclax

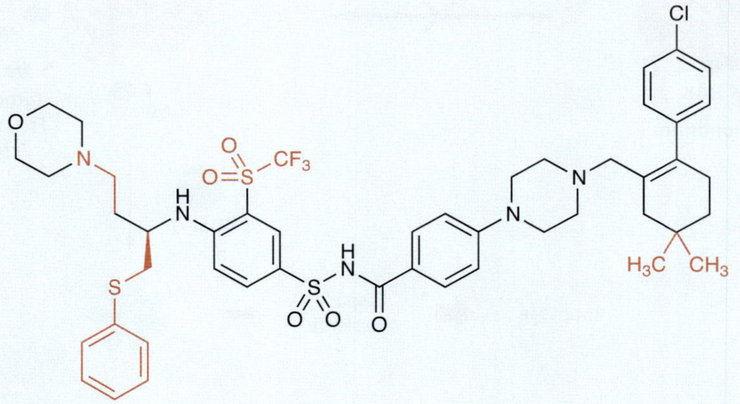

Abb. 13.238 Navitoclax, eine Vorläuferstruktur von Venetoclax

Bestandteil der Mitochondrienmembran, ist bei einigen Blutkrebsarten wie der CLL oder dem Non-Hodgkin-Lymphom überexprimiert. Es wird durch Venetoclax spezifisch erkannt und inhibiert. Venetoclax weist subnanomolare Aktivität gegenüber BCL-2 auf, bei deutlich geringerer Affinität zu anderen Proteinen der BCL-Familie (BCL-X_L, BCL-W).

Design und Entwicklung. Die Struktur von Venetoclax geht auf die systematische Variation von Strukturelementen in der Vorläuferstruktur **Navitoclax** (Abb. 13.238) zurück. Navitoclax inhibiert ebenfalls BCL-2, allerdings auch BCL-X_L und BCL-W. Zur spezifischen BCL-2-Hemmung durch Venetoclax trägt wesentlich eine H-Brücke zwischen dem Pyrrol-NH des Azaindols und Asp103 bei, einer der wenigen unterschiedlichen Aminosäuren in den BH3-Bindungsdomänen der BCL-Proteine. Die Positionierung des Azaindols ermöglicht eine weitere Interaktion zwischen dem N-Atom der Pyridinteilstruktur und Arg107 der Bindungsdomäne. Venetoclax wurde in den USA 2016 zugelassen, in der EU erfolgte die Markteinführung 2017, seit Ende 2018 auch die Zulassung in der Kombination mit dem CD-20-Antikörper Rituximab.

Biochemische Grundlagen. Um den Wirkungsmechanismus von Venetoclax zu verstehen, muss zunächst der intrinsische oder mitochondriale Apoptose-Signalweg betrachtet werden. Es ist einer von mehreren Signalwegen, über die Apoptose ausgelöst werden kann. Er wird über die Proteine der BCL-2-Familie zentral reguliert. BCL-2-Proteine werden in pro- und anti-apoptotische Subfamilien untergliedert. Tumor-Suppressoren wie p53, hypoxische Zustände, Zytostatika etc. können den

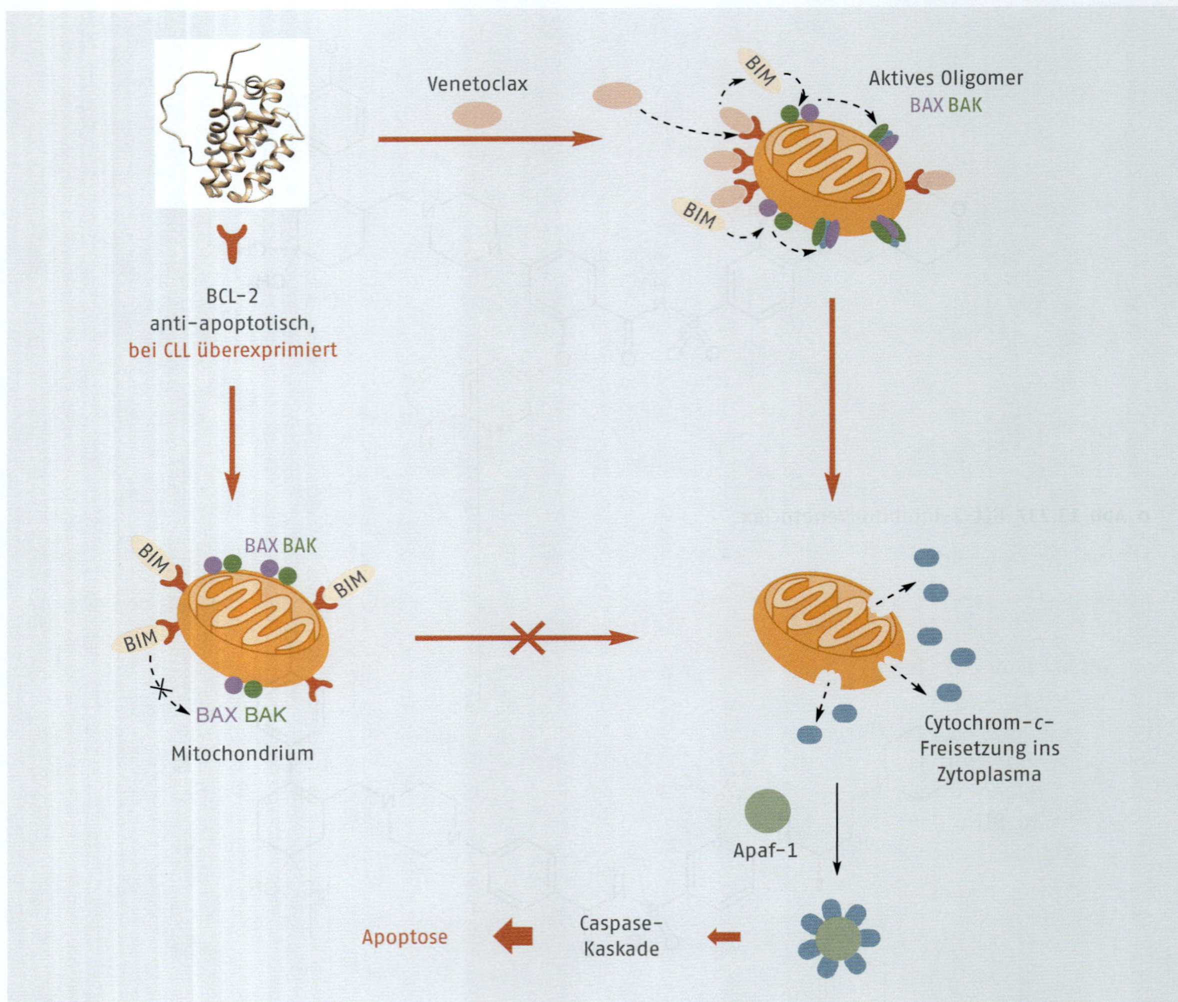

Abb. 13.239 Wirkprinzip des BCL-2-Inhibitors Venetoclax im intrinsischen Apoptose-Signalweg; Apaf: apoptotischer Protease-Aktivierungsfaktor; BAK: *BCL-2 homologous antagonist/killer*; BAX: *BCL-2 associated X protein*; BCL: B-Zell-Lymphom; CLL: chronisch lymphatische Leukämie; BIM: *BH3 interacting mediator of cell death*

intrinsischen Apoptose-Signalweg über mitochondriale Stress-Signale auslösen. In den Mitochondrien existiert in Abwesenheit von Stress-Signalen eine empfindliche physiologische Balance zwischen dem anti-apoptotischen **BCL-2-Protein** und den pro-apoptotischen BCL-2-Proteinen **BAX** (*BCL-2 associated X protein*), **BAK** (*BCL-2 homologous antagonist/killer*) sowie den BH3-only-Proteinen (nur die BCL-2-homology 3-Domäne ist vorhanden) **BID** (*BH3 interacting-domain death agonist*) und **BIM** (*BCL-2-interacting mediator of cell death*), den eigentlichen Apoptose-Auslösern in der BCL-2-Familie.

Physiologisch bedingen intrazelluläre Stress-Signale eine proteolytische Aktivierung von BID/BIM und eine verstärkte Expression von BAK/BAX. Die BH3-only-Proteine BID und BIM aktivieren den intrinsischen, mitochondrialen Apoptoseweg über einen indirekten Mechanismus, indem sie an BAX/BAK binden und diese aktivieren (Abb. 13.239). Die feine mitochondriale BCL-2-Balance wird dadurch gestört. Es bilden sich BAX/BAK-Homooligomere an der äußeren Mitochondrienmembran. Infolgedessen entstehen Membranporen, die das Entweichen apoptogener Proteine wie Cytochrom *c* aus dem Intermembranraum ins Zytoplasma ermöglichen. Die Bindung von Cytochrom *c* an das Adapterprotein **Apaf-1** (apoptotischer Protease-Aktivierungsfaktor I) führt über eine Konformationsänderung des Proteins zu einem Signalkomplex, dem Apoptosom. Nach der Bindung der Procaspase-9 an das Apoptosom erfolgt deren Umwandlung zur Caspase 9, die wiederum die Effektor-Caspasen 3, 6 und 7 aktiviert (Caspasen-Kaskade).

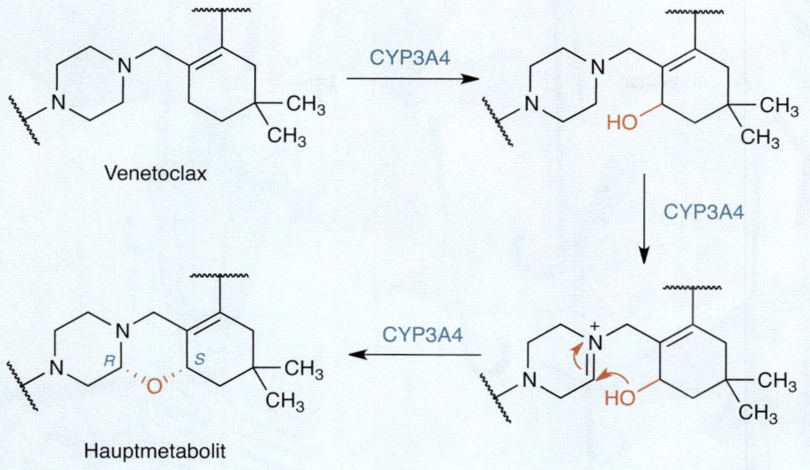

Abb. 13.240 Bildung des Hauptmetaboliten von Venetoclax

Wirkungsmechanismus. Bei der chronisch lymphatischen Leukämie wird das anti-apoptotische BCL-2-Protein in der äußeren Mitochondrienmembran der B-Lymphozyten stark überexprimiert und bindet über seine BH3-Domäne die pro-apoptotischen Effektorproteine BID und BIM, die normalerweise die Apoptose auslösen. Dadurch wird deren Interaktion mit den proapoptotischen Effektorproteinen BAX und BAK verhindert (Abb. 13.239) und die Apoptose-Fähigkeit der CLL-Zellen vermindert. Infolgedessen überleben funktionslose B-Lymphozyten in großer Zahl. Das BCL-2-spezifische **BH3-Mimetikum** Venetoclax bindet nun seinerseits unmittelbar an die BH3-Domäne von BCL-2, wodurch die pro-apoptotischen BH3-only-Proteine BIM/BID aus der Bindung an BCL-2 verdrängt werden, an BAX/BAK binden und intrinsische Apoptoseprozesse initiieren können (Abb. 13.239). Es kommt zu einer Permeabilisierung der äußeren Mitochondrienmembran und zur Freisetzung von Cytochrom c. Caspasen-Aktivierung und apoptotische Prozesse bedingen letztlich den Untergang der Tumorzelle. Der Wirkungsmechanismus von Venetoclax ist vom üblichen BCR-Signalweg unabhängig und greift auch, wenn die Hemmung des BCR-Signalwegs durch Inhibitoren nicht gelingt.

Biotransformation. Venetoclax wird primär hepatisch durch CYP3A4 metabolisiert (Abb. 13.240). Zahlreiche Metaboliten sind beschrieben. Neben der Reduktion der Nitrogruppe kommt es zu Hydroxylierungen und zur oxidativen Ringöffnung. Der inaktive Hauptmetabolit bildet sich nach Oxidation von C-6 des Cyclohexenylrings und nachfolgender Zyklisierung mit dem α-C-Atom des Piperazins.

Venetoclax (Venclyxto®) besitzt ein Pyrrolopyridin-Grundgerüst. Die pK_S-Werte werden mit 3,4 für die Sulfonamidgruppe, deren NH-Acidität durch die *N*-Benzoylierung und den Nitroaromaten erhöht ist, und 10,3 für den aliphatischen Aminstickstoff des Piperazins angegeben. Venetoclax wird bei CLL-Patienten mit 17p-Deletion (del17p) angewendet, bei denen ein bestimmter Genabschnitt mit dem dort lokalisierten Tumorsuppressor-Gen *TP53* fehlt. Infolgedessen fehlt auch dessen Genprodukt, das Tumorsuppressor-Protein p53, das hemmend auf die Zellteilung wirkt. Mitunter ist aber auch das *TP53*-Gen selbst defekt (*TP53*-Mutation). Auch in diesem Fall kommt Venetoclax zur Anwendung, ebenso wie bei Patienten ohne Vorliegen dieser Mutationen, bei denen Vortherapien erfolglos waren. Trotz einer Molekülmasse von 868, einem log-P-Wert von 10 und 14 H-Brückenakzeptoren kann Venetoclax oral appliziert werden. Es zählt demnach zu den sogenannten bRo5-Arzneistoffen (s. Kasten, ▸ Kap. 13.6.5). Die Ausscheidung erfolgt ausschließlich im Stuhl. Die Eliminationshalbwertszeit beträgt 26 h.

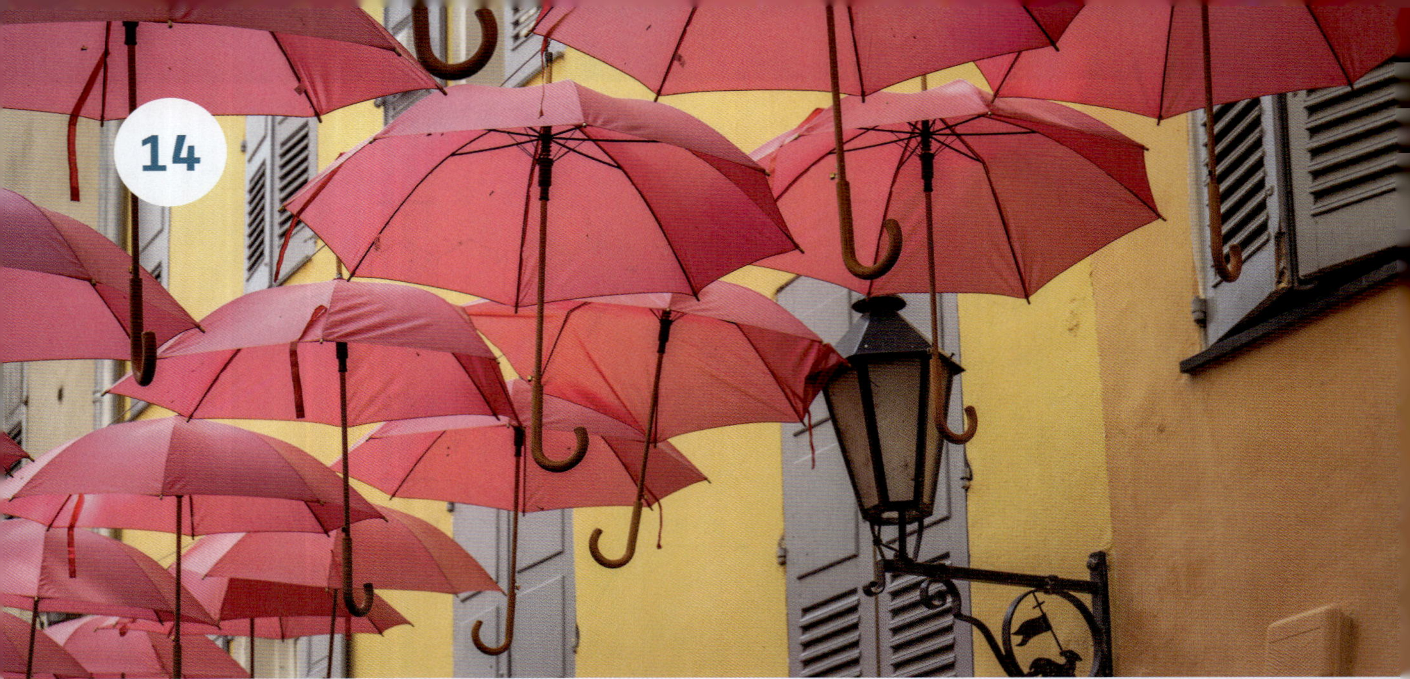

14 Zytoprotektiva

Radikalbildende Prozesse und die Bildung reaktiver Sauerstoffspezies nehmen in der Pathogenese verschiedener Krankheiten, bei der unspezifischen zellulären Infektabwehr und bei der Entstehung toxischer Metaboliten aus zahlreichen Arzneistoffen eine Schlüsselposition ein. Zum Schutz der Körperzellen dient ein komplexes System von Mechanismen, bei dem sowohl endogene Enzymsysteme als auch exogene Zytoprotektiva und Antioxidanzien beteiligt sind.

Neben den positiv-physiologischen Effekten reaktiver Sauerstoffspezies (ROS) bei der Immunabwehr oder etwa der Signaltransduktion im Rahmen der Zellproliferation führen vermehrt gebildete ROS unweigerlich zu **oxidativem Stress**. Darunter versteht man eine Veränderung von Stoffwechselvorgängen im Körper, die aus einer Verschiebung der Gleichgewichtslage zwischen Prooxidanzien und Antioxidanzien zugunsten der oxidativen Prozesse resultiert. In der Folge kommt es zur oxidativen Schädigung von Biomolekülen wie Lipiden, Proteinen, DNA und Kohlenhydraten durch ROS, die durch die körpereigenen Antioxidanssysteme nicht mehr entgiftet werden können. Oxidativer Stress gilt als normales Attribut des aeroben Lebens und wird mit einer Vielzahl von Erkrankungen wie Krebs, Arteriosklerose oder der Alzheimer-Krankheit in Verbindung gebracht. Das Hydroxylradikal als reaktivste Form des aktivierten Sauerstoffs kann mit allen Molekülen innerhalb der Zelle unter Abstraktion eines H-Atoms abreagieren und eine direkte Schädigung von DNA und Membranproteinen hervorrufen. Neben Arzneistoffen und endogenen Quellen geben zusätzlich äußere Einflüsse wie UV-Strahlung, Tabakrauch, Herbizide, Pestizide oder Lösungsmittel Anlass zur Bildung freier Radikale, die zur Lipidperoxidation führen und zelluläre Membranproteine schädigen können. Für den Schutz der Zelle sind neben antioxidativ und zytoprotektiv wirksamen endogenen Enzymsystemen wie Superoxid-Dismutase, Katalase oder Glutathion-Peroxidase für den Menschen essenzielle, mit der Nahrung zuzuführende Antioxidanzien wie Ascorbinsäure, Substanzen der Vitamin-E-Gruppe oder auch Carotinoide wesentlich. **Antioxidanzien**, die Radikale eliminieren, werden auch als **Radikalfänger** oder **Scavenger** (engl. *scavenger* = Straßenkehrer) bezeichnet.

Zytoprotektiva (griech. *cytos* = Zelle, lat. *protectio* = Schutz) dienen zum Schutz gesunder Körperzellen vor toxischen Einflüssen. Sie können beispielsweise als unterstützende Maßnahme Teil eines Therapieschemas bei bestimmten Erkrankungen sein. Die in der Onkologie als Zyto- oder Organprotektiva eingesetzten **Mesna** und **Amifostin** sowie das kardioprotektiv wirksame **Dexrazoxan** werden in ▸Kap. 13 vorgestellt. Allerdings verfügt bereits der gesunde Organismus über Schutzsysteme, um sich vor schädlichen Einflüssen zu bewahren. So produzieren die Zellen der Magenschleimhaut eine protektive Schleimschicht, um die Magenwand vor der Magensäure und einer Selbstverdauung zu schützen. Insbesondere verteidigen sich Zellen auch gegen oxidative Einflüsse und reaktive Spezies. Dies ist zwingend erforderlich, da die aerob lebende Zelle molekularen Sauerstoff benötigt, was zwangsläufig mit der Bildung reaktiver Moleküle einhergeht, z. B. von ROS im Rahmen der mitochondrialen Zellatmung. Auf die **Sauerstoffaktivierung durch Arzneistoffe** mit Bildung von ROS und freier Radikale sowie deren Eigenschaften wurde bereits detailliert eingegangen (▸Kap. 3.2.2).

Reaktive Sauerstoffspezies können aber auch über verschiedene **endogene Quellen** erzeugt werden. So steht die Bildung von ROS durch phagozytierende Zellen eindeutig im Dienst der frühen unspezifischen Infektabwehr und repräsentiert einen der Hauptmechanismen zum Abtöten eindringender Mikroorganismen und Tumorzellen. Die wichtigsten Zellen hierfür sind Phagozyten (Neutrophile, Eosinophile, Monozyten und Makrophagen). Bei der **Phagozytose** werden feste externe Partikel ins Zellinnere transportiert, die zu phagozytierenden Partikel werden dann mit einer Plasmamembranhülle umgeben und anschließend chemisch und enzymatisch abgebaut. Dabei beobachtet man eine ungewöhnliche Sauerstoffmetabolisierung, die man auch als **respiratorischen Ausbruch** (*respiratory burst*) bezeichnet (○ Abb. 14.1). Die Initialreaktion erfolgt nach Stimulation mit Bakterien, Xenobiotika oder auch endogenen Substanzen wie z. B. Leukotrienen, Anaphylatoxinen, aggregierten Immunkomplexen oder dem Plättchen-aktivierenden Faktor (PAF) durch einen membranständigen **NADPH-Oxidase-Komplex**. In Neutrophilen entsteht als Primärprodukt das Superoxidradikal (○ Gleichung 14.1).

Gleichung 14.1

$$NADPH + H^+ + 2\,O_2 \longrightarrow NADP^+ + 2\,O_2^{\bullet-} + 2\,H^+$$

Daraus können nun Folgeprodukte wie H_2O_2 oder Hydroxylradikal entstehen (▸Kap. 3.2.2). Als weitere reaktive Spezies bildet sich unter Katalyse der Myeloperoxidase Hypochlorit (○ Gleichung 14.2), dessen antimikrobielle Aktivität hundertfach höher als die von H_2O_2 allein ist. Allerdings ist dabei auch die Bildung von Singulett-Sauerstoff durch Interaktion beider Spezies zu berücksichtigen (○ Gleichung 14.3).

$$H_2O_2 + Cl^- \longrightarrow ClO^- + H_2O$$

Gleichung 14.2

Gleichung 14.3

$$ClO^- + H_2O_2 \longrightarrow {}^1O_2 + Cl^- + H_2O$$

Die so produzierten ROS können nun dank ihres antimikrobiellen Potenzials im Zusammenspiel mit lysosomalen Enzymen Makromoleküle angreifen und abbauen.

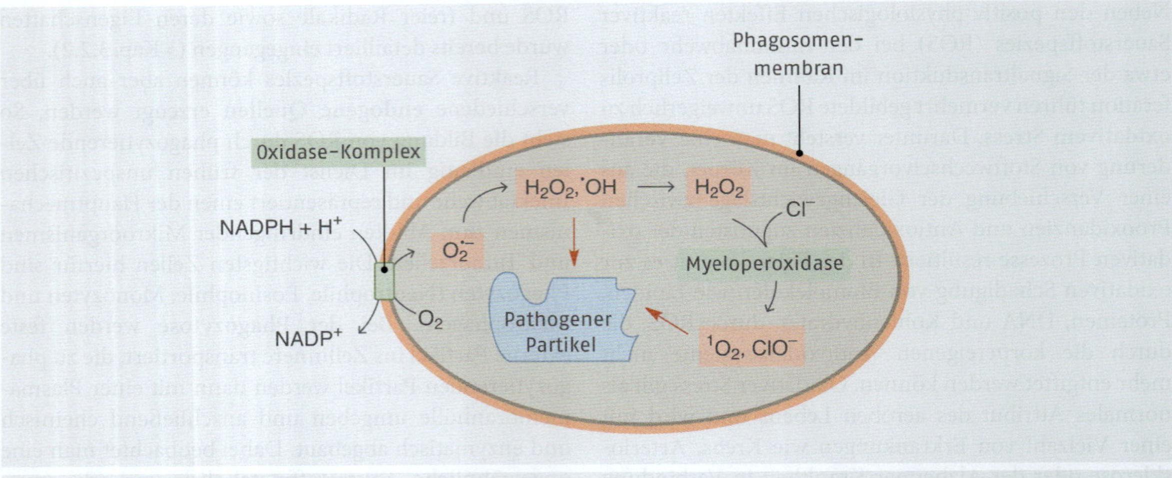

Abb. 14.1 Respiratorischer Ausbruch im Rahmen der Phagozytose mit Bildung reaktiver Sauerstoffspezies

14.1 Antioxidative Vitamine

14.1.1 Ascorbinsäure

L-Ascorbinsäure (Vitamin C, Abb. 14.2) ist ein für den Menschen essenzieller Nahrungsbestandteil. Zwar können Pflanzen und die meisten Tiere Ascorbinsäure aus Glucose gewinnen, einige Wirbeltiere, darunter Primaten (Menschen, Menschenaffen), Meerschweinchen, Schlangen sowie einige Vögel vermögen dies jedoch nicht. Ihnen fehlt das Enzym L-Gulonolactonoxidase, das den letzten Schritt der Biosynthese von Ascorbinsäure in höheren Organismen katalysiert (L-Gulono-γ-lacton + O_2 → L-Ascorbat + H_2O_2). Ein Mangel an Ascorbinsäure bewirkt den bis ins 18. Jahrhundert bei Seefahrern berüchtigten Skorbut (Mundfäule), ein Krankheitsbild, das auf einer massiven Störung der Kollagenbiosynthese beruht. Vom Skorbut leitet sich auch die Bezeichnung Ascorbinsäure ab (negierendes Präfix „a“ = weg und lat. *scorbutus*). Der Begriff Vitamin C steht für sämtliche Stoffe, die im Körper zu L-(+)-Ascorbinsäure umgesetzt werden können. Dazu zählt auch die Dehydroascorbinsäure (DHA), der volle Vitamin-C-Wirksamkeit zukommt. Die Salze der Ascorbinsäure werden als **Ascorbate** bezeichnet. Ascorbinsäure findet sich in höheren Konzentrationen u. a. in Hagebutten, Acerolakirschen, Johannisbeeren, Sanddornbeeren, Kiwis, Zitrusfrüchten und Kohlgemüse. Der Tagesbedarf eines Erwachsenen an Ascorbat liegt bei etwa 90–110 mg/Tag. Die höchsten Konzentrationen im Körper findet man in der Nebennierenrinde. Eine vergleichsweise hohe Ascorbatkonzentration ist auch im Kammerwasser vorhanden, das die Linse des menschlichen Auges umgibt. Sie übersteigt die Ascorbatkonzentration im Blutplasma etwa 20-fach.

Entdeckung. Ascorbinsäure (Abb. 14.2) wurde erstmals 1926 von Albert Szent-Györgyi (Nobelpreis für Medizin, 1937) als „saures Kohlenhydrat“ aus Nebennieren, Paprika, Zitronen und Orangen isoliert. Walter Norman Haworth (Nobelpreis für Chemie, 1937) klärte die Struktur 1933. Ein kombiniertes, in mehreren Schritten ablaufendes chemisch-mikrobiologisches Verfahren zur Herstellung von Ascorbinsäure aus D-Glucose wurde 1933 von Tadeusz Reichstein (Nobelpreis für Medizin, 1950), Andreas Grüssner und Rupert Oppenauer publiziert (Reichstein-Synthese, Abb. 14.6).

Biochemische Grundlagen. Ascorbinsäure übernimmt zwar **keine klassische Coenzymfunktion**, ist aber aufgrund ihres Reduktionsvermögens (Abb. 14.3) durch schrittweise Abgabe zweier Elektronen an zahlreichen Stoffwechselprozessen als Kofaktor wesentlich beteiligt:

- Schutz von Plasmalipiden, Membranen und Lipoproteinen vor reaktiven Sauerstoffspezies sowie freien Nitroxid- und Thiyl-Radikalen,
- Regeneration von Tocopheroxyl-Radikalen zu α-Tocopherol (Koantioxidans-Wirkung, Abb. 14.10),
- Reduktion von Fe^{3+} zu Fe^{2+} im Rahmen der Aufnahme von Eisen-Ionen im Duodenum,
- Bildung der Steroidhormone in der Nebennierenrinde,
- Hydroxylierung von Dopamin zu Noradrenalin durch Dopamin-Hydroxylase,
- Aufrechterhaltung des Tetrahydrobiopterin-Spiegels durch Reduktion des Trihydrobiopterin-Radikals,
- Aufrechterhaltung der Aktivität von Lysyl-, Prolyl-3- und -4-Hydroxylasen durch Reduktion von Fe^{3+} zu Fe^{2+} im Rahmen der **Kollagenbiosynthese.**

Ascorbat ist das bedeutendste wasserlösliche **Antioxidans** im Plasma und Gewebe. Ein Antioxidans ist

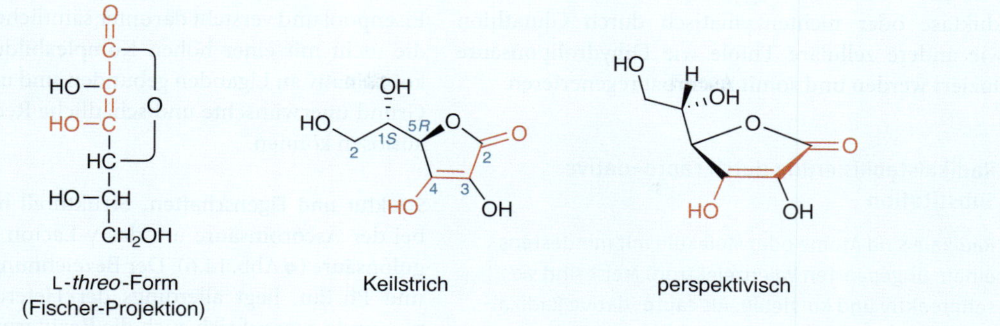

Abb. 14.2 Formelschreibweisen der Ascorbinsäure. Rot: vinyloge Säurestruktur

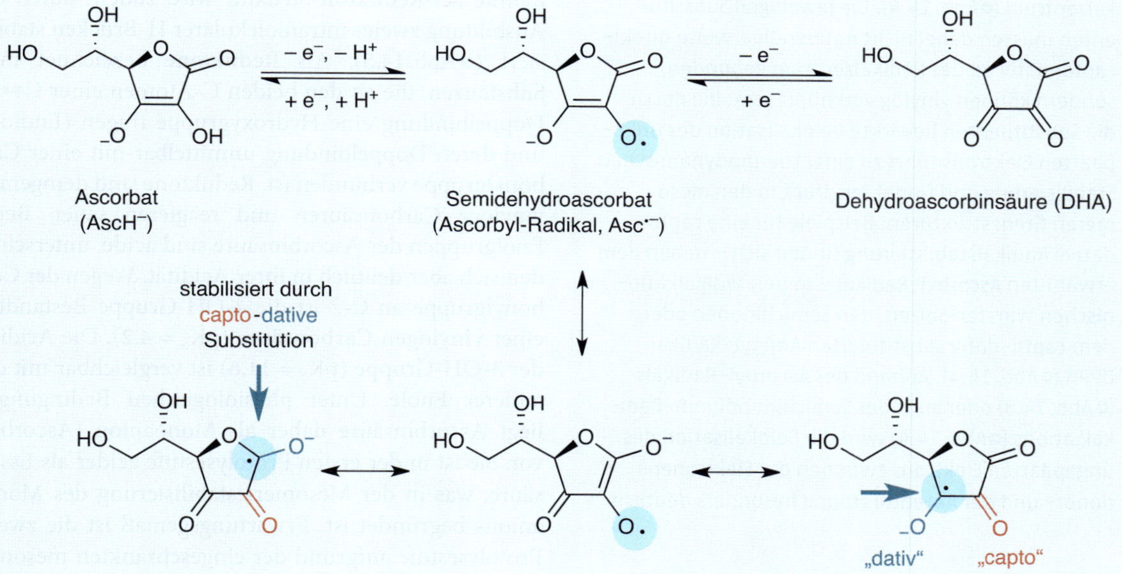

Abb. 14.3 Reversibles L-Ascorbat-Redoxsystem

dadurch charakterisiert, dass es anstelle des zu schützenden Moleküls oxidiert wird. Antioxidanzien unterbinden oxidative Prozesse oder bewirken zumindest deren zeitliche Verzögerung. Ascorbat fungiert als einer der effizientesten **Radikalfänger** im Organismus und wird dabei zu Semidehydroascorbat (Ascorbyl-Radikal) oxidiert (Abb. 14.3). Beide sind Teil des reversiblen L-Ascorbat-Redoxsystems. Radikalfänger wie Ascorbat, α-Tocopherol oder β-Carotin reagieren mit reaktiven Radikalen und gehen dabei typischerweise in ein weniger reaktives, stabilisiertes Radikal über. Beispielhaft sei die Überführung von Superoxidradikal-Anion durch Ascorbat in Wasserstoffperoxid unter Bildung von Ascorbyl-Radikal genannt (Gleichung 14.4, Abb. 14.3).

Gleichung 14.4

$$AscH^- + O_2^{\bullet -} + H^+ \longrightarrow Asc^{\bullet -} + H_2O_2$$

Nicht nur potenziell toxische Spezies werden inaktiviert. So dient die Reaktion von Ascorbat mit dem *RRR*-α-Tocopheroxyl-Radikal (Abb. 14.10) im zellulären Stoffwechsel zur Regeneration von *RRR*-α-Tocopherol. Das capto-dativ stabilisierte Ascorbyl-Radikal ist nicht besonders reaktiv, sodass unter normalen physiologischen Bedingungen eine Superoxidradikal-Bildung durch Ascorbyl-Radikal keine Rolle spielt. Die oxidierten Formen der Ascorbinsäure – Ascorbyl-Radikal und die aus diesem durch Abgabe eines weiteren Elektrons gebildete Dehydroascorbinsäure – können enzymatisch durch die NADH-abhängige Monodehydroascorbat-Reduktase oder nichtenzymatisch durch Glutathion sowie andere zelluläre Thiole wie Dihydroliponsäure reduziert werden und somit Ascorbat regenerieren.

Radikalstabilisierung durch capto-dative Substitution

Radikale sind Atome oder Moleküle mit mindestens einem ungepaarten Valenzelektron. Meist sind sie sehr reaktiv und kurzlebig. Als capto-dative Radikalstabilisierung (Push-pull-Effekt) bezeichnet man den simultanen, synergistisch stabilisierenden Einfluss eines elektronenziehenden („capto", Akzeptorgruppe) und eines elektronenspendenden („dativ", Donorgruppe) Substituenten auf ein Radikalzentrum (○ Abb. 14.4). Die jeweiligen Substituenten müssen dabei nicht notwendigerweise direkt-capto-dativ an das Radikalzentrum gebunden, sondern können vinylog verknüpft sein. Die durch die Substituenten bewirkte Delokalisation des ungepaarten Elektrons führt zu einer thermodynamischen Stabilisierung und findet Ausdruck in den mesomeren Grenzstrukturen. Beispiele für eine capto-dative Radikalstabilisierung finden sich – neben dem erwähnten Ascorbyl-Radikal – in den radikalkationischen Wurster-Salzen, den Semichinonen oder dem capto-dativ substituierten Aminyl-Radikal DPPH (○ Abb. 14.4). Anhand des Ascorbyl-Radikals (○ Abb. 14.3) oder auch des Semichinondiimin-Radikalkations (○ Abb. 14.4) wird die Delokalisation des ungepaarten Elektrons zwischen der Elektronendonor- und der Akzeptorgruppe besonders deutlich.

Auch im Rahmen der langsamen **Disproportionierung** zweier Ascorbyl-Radikale werden Ascorbat und Dehydroascorbinsäure gebildet (○ Gleichung 14.5).

Gleichung 14.5

$$2\,Asc^{\bullet -} + H^+ \longrightarrow AscH^- + DHA$$

Durch die Fähigkeit zur Reduktion von Fe^{3+}- oder auch Cu^{2+}-Ionen und damit der Bildung des Hydroxylradikals im Rahmen der Fenton-Reaktion (▸ Kap. 3.2.2) kann Ascorbinsäure prinzipiell auch indirekt prooxidativ wirken. Dies gilt allerdings auch für andere Reduktionsmittel wie α-Tocopherol, Glutathion oder NADPH. Üblicherweise liegen Fe^{3+}- und Cu^{2+}-Ionen in den Extrazellulärflüssigkeiten aber weder frei noch in dazu ausreichend hoher Konzentration vor. Intrazellulär kann Ferritin beispielsweise bis zu 4500 Fe^{3+}-Ionen pro Molekül transportieren und binden, sodass der labile intrazelluläre Pool an Eisenionen auf ein Minimum reduziert ist. Diesen bezeichnet man auch als freien Eisenpool und versteht darunter sämtliche Eisenspezies, die nicht mit einer hohen Komplexbildungskonstante koordinativ an Liganden gebunden sind und aus diesem Grund unerwünschte und schädliche Redoxreaktionen auslösen können.

Struktur und Eigenschaften. Strukturell handelt es sich bei der Ascorbinsäure um das γ-Lacton der 2-Keto-L-gulonsäure (○ Abb. 14.6). Der Bezeichnung nach IUPAC und Ph. Eur. liegt allerdings der Heterozyklus Furan zugrunde, worauf sich auch die Bezifferung bezieht. Sie beginnt beim O-Atom des Furanonrings. Ascorbinsäure ist sowohl durch reduzierende als auch durch saure Eigenschaften charakterisiert, die auf die α-Oxoendiol-Struktur (C-2 bis C-4) zurückzuführen sind. Diese sogenannte **aci-Redukton**-Struktur wird zudem durch die Ausbildung zweier intramolekularer H-Brücken stabilisiert (○ Abb. 14.5). Als **Reduktone** bezeichnet man Substanzen, die an den beiden C-Atomen einer C=C-Doppelbindung eine Hydroxygruppe tragen (Endiole) und deren Doppelbindung unmittelbar mit einer Carbonylgruppe verbunden ist. Reduktone sind demgemäß vinyloge Carbonsäuren und reagieren sauer. Beide Enolgruppen der Ascorbinsäure sind acide, unterscheiden sich aber deutlich in ihrer Acidität. Wegen der Carbonylgruppe an C-2 ist die 4-OH-Gruppe Bestandteil einer **vinylogen Carbonsäure** ($pK_S = 4{,}2$). Die Acidität der 3-OH-Gruppe ($pK_S = 11{,}6$) ist vergleichbar mit der anderer Enole. Unter physiologischen Bedingungen liegt Ascorbinsäure daher als Monoanion (Ascorbat) vor. Sie ist in der ersten Protolysestufe acider als Essigsäure, was in der Mesomeriestabilisierung des Monoanions begründet ist. Erwartungsgemäß ist die zweite Protolysestufe aufgrund der eingeschränkten mesomeren Möglichkeiten erheblich weniger acide.

Da der heterozyklische Fünfring der Ascorbinsäure 3 sp^2-hybridisierte C-Atome aufweist, ist er weitgehend eben. Die C-Atome der Seitenkette ragen jedoch aufgrund des sp^3-hybridisierten C-5-Atoms aus der Ebene heraus. An den Positionen C-5 und C-1 der Seitenkette liegen jeweils asymmetrisch substituierte C-Atome vor. Von den 4 Stereoisomeren ist lediglich die L-(+)-Form biologisch aktiv.

Ascorbinsäure wirkt in wässriger Lösung bereits bei Raumtemperatur stark reduzierend. Ph. Eur. nutzt dies für die oxidometrische Gehaltsbestimmung mit Iod-Lösung sowie zur Identitätsprüfung mit Ag^+-Ionen in salpetersaurer Lösung, die zu metallischem Silber reduziert werden. In kristalliner Form ist Ascorbinsäure weitgehend stabil.

Biotransformation. Nichtresorbiertes Ascorbat wird durch die bakterielle Darmflora größtenteils zu CO_2 und organischen Säuren abgebaut. Die wesentlichen

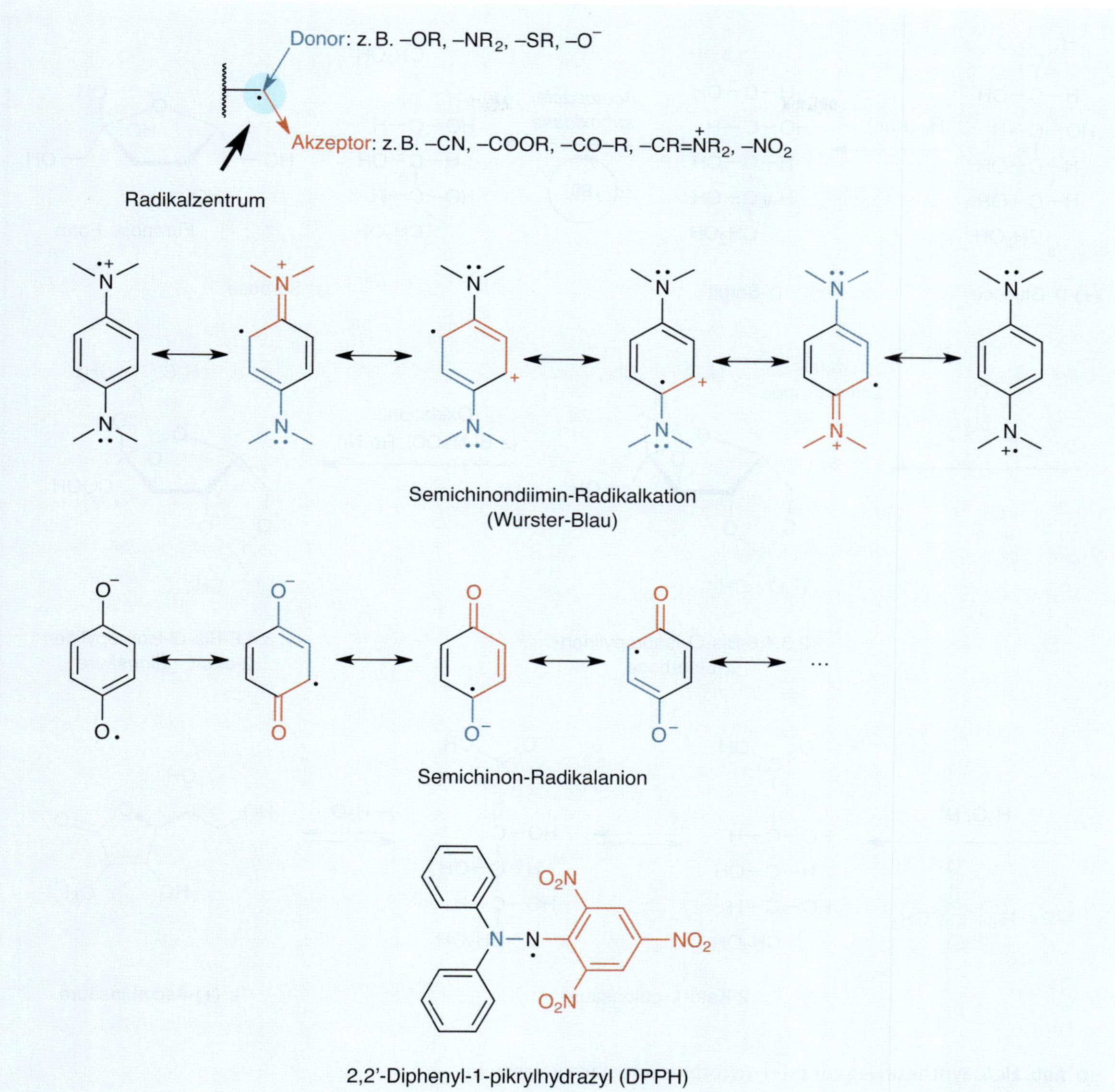

o Abb. 14.4 Capto-dative Radikalstabilisierung

Metaboliten nach Resorption sind Dehydroascorbinsäure (ca. 25 %), 2,3-Diketo-L-gulonsäure (ca. 20 %) und Oxalsäure (ca. 50 %). Demnach geht ein Großteil der im Urin vorhandenen Oxalsäure auf Ascorbinsäure zurück. Ein erhöhtes Risiko für die Bildung von Calciumoxalat-Nierensteinen im Zusammenhang mit einer Ascorbinsäureeinnahme wird kontrovers diskutiert. Dennoch sollte dieser Aspekt bei einer Hochdosis-Supplementierung mit Ascorbinsäure über längere Zeiträume beachtet werden.

Synthetische Aspekte. Ascorbinsäure wird weltweit als Arzneistoff, Nahrungsergänzungsmittel sowie als Anti-

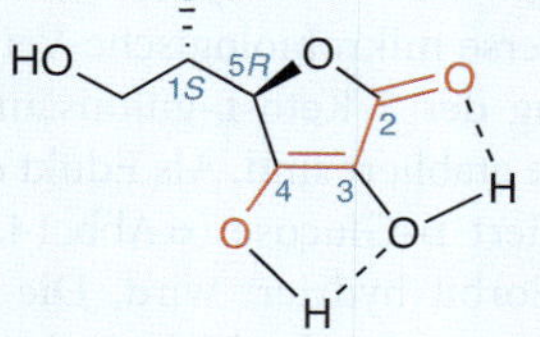

o Abb. 14.5 Ascorbinsäure als vinyloge Säure (rot) mit der durch H-Brücken stabilisierten aci-Redukton-Struktur

14

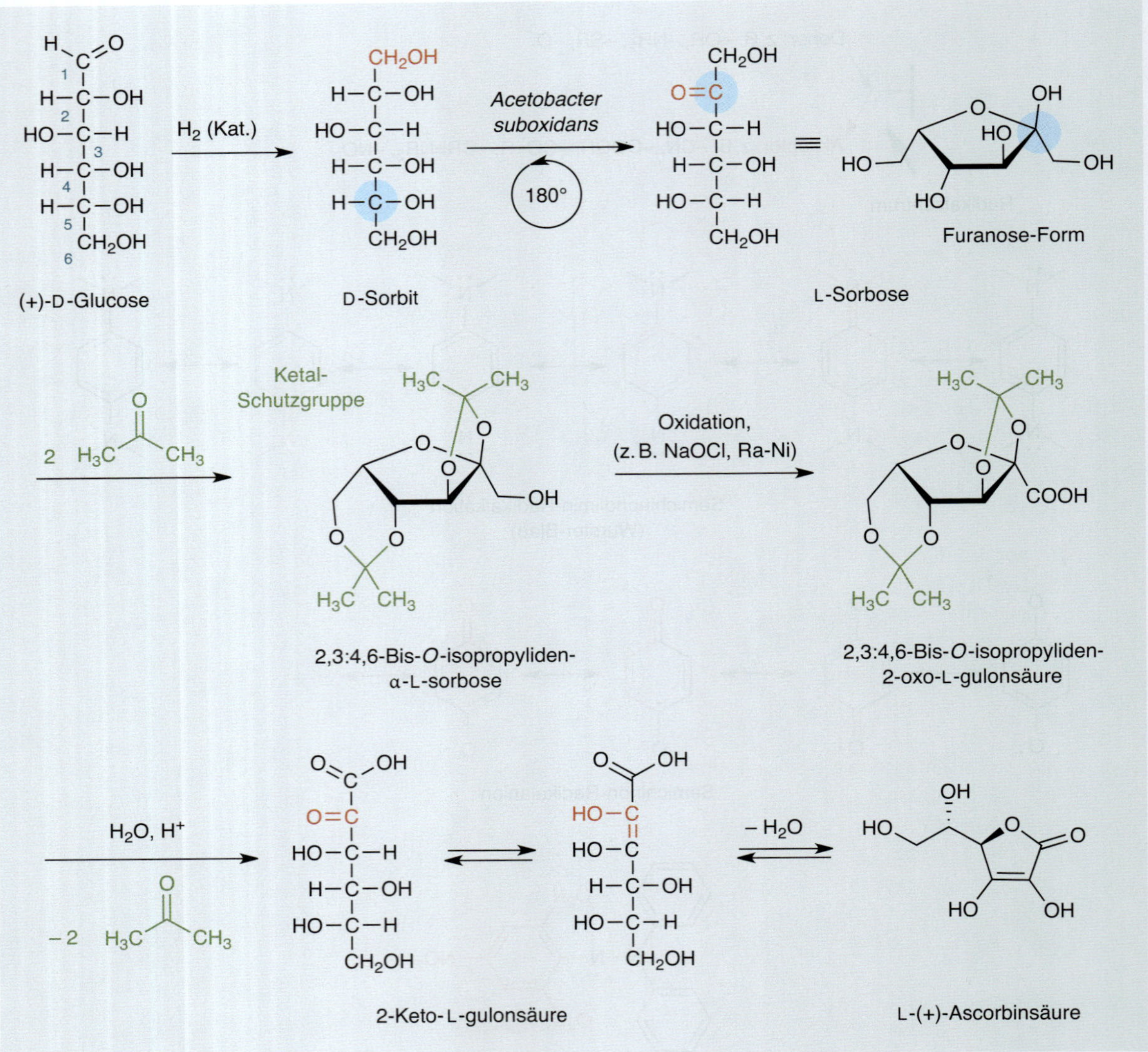

Abb. 14.6 Syntheseweg zur L-(+)-Ascorbinsäure nach Reichstein

oxidans in der Lebensmittel- und Getränkeindustrie eingesetzt. Die Jahresproduktion – produziert wird nahezu ausschließlich in China – beträgt daher deutlich mehr als 100 000 Tonnen. Das klassische Verfahren ist die sechsstufige Reichstein-Synthese, obwohl mittlerweile auch diverse mikrobiologische Verfahren speziell zur Herstellung der 2-Keto-L-gulonsäure aus Sorbitol oder L-Sorbose etabliert sind. Als Edukt der klassischen Synthese fungiert D-Glucose (Abb. 14.6), die katalytisch zum D-Sorbit hydriert wird. Die Oxidation zur L-Sorbose erfolgt auf mikrobiologischem Weg mittels *Acetobacter suboxidans*. Durch Ketalisierung mit Aceton werden die freien OH-Gruppen mit Ausnahme der OH-Gruppe an C-1 als Isopropylidenderivat geschützt, um an C-1 selektiv zur Carboxygruppe zu oxidieren. Dazu wird mit einem geeigneten Oxidans (z. B. NaOCl/Raney-Nickel) zur 2,3:4,6-Bis-*O*-isopropyliden-2-oxo-L-gulonsäure umgesetzt. Durch saure Hydrolyse des Ketals werden die Isopropyliden-Schutzgruppen unter Bildung von 2-Keto-L-gulonsäure abgespalten. Aus dem Endiol-Tautomer der 2-Keto-L-gulonsäure entsteht Ascorbinsäure nach Dehydratisierung und intramolekulare γ-Lactonisierung.

Ascorbinsäure (Vitamin C 1000®), Ph. Eur., wird außerdem in Form der gängigen Salze **Calciumascorbat** sowie **Natriumascorbat** beschrieben. Sie kann oral, intravenös oder auch vaginal appliziert werden. Nach oraler Gabe wird Ascorbinsäure geringfügig durch die Mundschleimhaut, vorwiegend aber im Duodenum und proximalen Jejunum aufgenommen. Sie gelangt über die aktiven, Na^+/K^+-ATPase-getriebenen Transporter

SVCT1 und SVCT2 (*sodium-dependent vitamin C transporter*) als Dehydroascorbinsäure durch erleichterte Diffusion sowie über die Glucosetransporter GLUT1, GLUT3 und GLUT4 in die Mukosazellen. Der Anteil an oral resorbiertem Vitamin C nimmt mit steigender Dosis ab, da die Expression der Transporter herunterreguliert wird und die Aufnahme durch Diffusion dies nicht kompensieren kann. Verabreicht man Ascorbat dagegen i. v., wird die regulierende Wirkung der Transporter SVCT1 und SVCT2 umgangen, wodurch sich erheblich höhere Ascorbatkonzentrationen im Plasma erzielen lassen. Die Plasmahalbwertszeit von Ascorbat beträgt durchschnittlich etwa 3h. Die Elimination erfolgt renal im proximalen Tubulus durch glomeruläre Filtration und anschließende Rückresorption. Da Ascorbat und seine Metaboliten vorwiegend renal eliminiert werden, ist mit Hypervitaminosen nicht zu rechnen.

Ascorbinsäure dient in hoher Dosierung zur Vitamin C-Mangel-Prophylaxe. Einen erhöhten Bedarf an Vitamin C haben meist Schwangere und Stillende sowie Menschen, die weder Ost noch Gemüse essen. Bei Rauchern ist die Resorptionsrate von Vitamin C um etwa 40 % gegenüber Nichtrauchern erniedrigt. Auch chronische Krankheiten können zu einem erhöhten Bedarf an Ascorbinsäure führen. Hohe Dosen an Vitamin C führen allerdings zu einer vermehrten Resorption von Eisen- und Aluminium-Ionen aus dem Gastrointestinaltrakt, was bei Niereninsuffizienz, oraler Eisentherapie oder auch der Gabe Al^{3+}-haltiger Antazida berücksichtigt werden muss. In Form von Vaginaltabletten (Vagi-C®) wird Ascorbinsäure zur Normalisierung der Vaginalflora bei bakterieller Vaginose und Kolpitis eingesetzt. Wirkprinzip ist eine pH-Absenkung des Vaginalmilieus auf ca. pH 4. Bei Methämoglobinämie im Kindesalter können in Abhängigkeit von der Tageshöchstdosis bis zu 1000 mg Ascorbinsäure i. v. verabreicht werden. Die protektive Wirkung hoher Dosen von Ascorbinsäure bei Erkältungskrankheiten und zur Tumorprävention ist zumindest umstritten und wissenschaftlich nicht eindeutig belegt. Als Umrötungshilfsmittel werden Ascorbinsäure (E300) und ihre Salze Natriumascorbat (E301) und Calciumascorbat (E302) verwendet. Ascorbinsäure reduziert dabei Nitrit zu NO, fördert dadurch die Bildung von Häm-NO im Myoglobin und erhält die rote Farbe des Fleisches. Lipophile Ascorbinsäureester wie Ascorbylpalmitat (6-Palmitoyl-L-ascorbinsäure) dienen als farbstabilisierende Antioxidanzien in der Lebensmittelindustrie oder sollen die Autoxidation von Fetten verhindern. Sie besitzen außerdem emulgierende Wirkung.

14.1.2 Tocopherole

Die Substanzen der Vitamin-E-Gruppe sind die wichtigsten lipidlöslichen Antioxidanzien. **Vitamin E** ist eine Sammelbezeichnung für 8 natürlich vorkommende Tocol- und Tocotrienol-Derivate, die qualitativ wie das natürliche *RRR*-α-Tocopherol (○ Abb. 14.7) wirken, welches der mengenmäßig bedeutendste und biologisch wirksamste Vertreter der Vitamin-E-Gruppe ist. Formal leiten sich die Verbindungen vom Grundkörper **Tocol** (○ Abb. 14.8) ab, einem 6-Hydroxychroman mit isoprenoider Seitenkette an C-2. **Tocopherol** ist nach IUPAC ein Oberbegriff für alle Mono-, Di- und Trimethyl-Tocole (○ Abb. 14.8), jedoch kein Synonym für den Begriff Vitamin E. Je nach Anzahl und Position der Methylgruppen im aromatischen Teil des Chromanrings wird in α-(5,7,8-Trimethyl), β-(5,8-Dimethyl), γ-(7,8-Dimethyl) oder δ-(8-Methyl)-Tocopherol oder -Tocotrienol unterschieden (○ Abb. 14.8). Tocotrienole unterscheiden sich von den Tocopherolen durch eine ungesättigte Seitenkette mit 3 Doppelbindungen.

Entdeckung. Henry A. Mattill und Ruth E. Conklin machten 1922 die Beobachtung, dass einseitig mit Milch gefütterte Ratten Fortpflanzungsstörungen und Sterilität zeigten. Später erkannten Herbert M. Evans und K. Scott Bishop, dass sich die Sterilität durch einen im unverseifbaren Anteil von Weizenkeimöl sowie in frischem Salat oder Luzerne-Extrakten enthaltenen Bestandteil aufheben lässt. Man bezeichnete diesen Antisterilitätsfaktor als Vitamin E (Fruchtbarkeitsvitamin) bzw. **Tocopherol** (griech. *tocos* = Geburt, *pherein* = hervorbringen). Bei den Vitaminen A, D, E und K weist die Endung „-ol" auf den fettlöslichen Alkohol hin. Evans und Oliver H. Emerson isolierten 1936 α-Tocopherol aus Weizenkeimöl in Form des C-6-Carbamoylcarbamats (Allophanat, –O–CO–NH–CO–NH_2) nach Reaktion mit Isocyansäure. Vitamin E wird nur fotosynthetisch in den Chloroplasten aller höheren Pflanzen und einigen Cyanobakterien aufgebaut. Es ist Bestandteil aller tierischen Zellmembranen. Tocopherole finden sich in hohen Konzentrationen in nativem Weizenkeimöl (165–300 mg/100 g), Sojaöl (50–200 mg/100 g) und Sonnenblumenöl (25–120 mg/100 g). Sonnenblumenöl ist besonders reich an *RRR*-α-Tocopherol (ca. 90 %), während Sojaöl einen hohen Gehalt an γ-Tocopherol (58–69 %) und δ-Tocopherol (24–37 %) aufweist. Besonders reich an Tocotrienolen ist Palmöl.

Lipidperoxidation. Wie Ascorbat besitzen auch die Substanzen der Vitamin-E-Gruppe Antioxidanswirkung und sind **Radikalfänger** (○ Abb. 14.10). Sie schützen die Polyensäuren der Biomembranen und die Lipoproteine vor Lipidperoxidation.

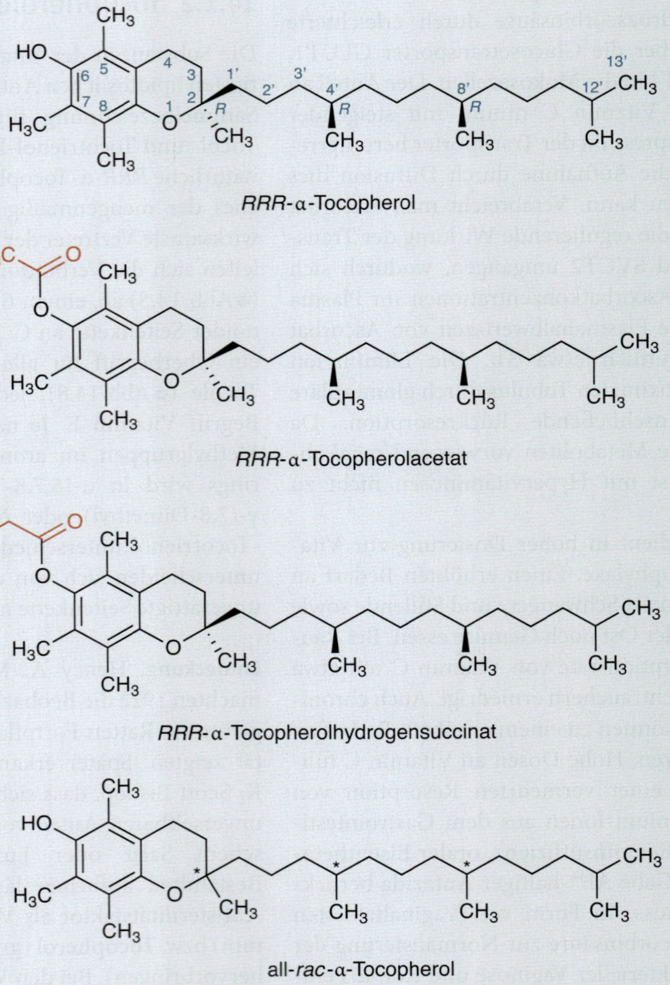

RRR-α-Tocopherol

RRR-α-Tocopherolacetat

RRR-α-Tocopherolhydrogensuccinat

all-*rac*-α-Tocopherol

Abb. 14.7 Tocopherole und Tocopherolester

Unter **Lipidperoxidation** versteht man den oxidativen Abbau mehrfach ungesättigter Fettsäuren von Lipiden durch hochreaktive Radikale. Neben Lipiden sind aber auch freie Fettsäuren, Triacylglycerole, Phospholipide und Sterole betroffen. Hauptsubstrate für die Lipidperoxidation sind **polyungesättigte Fettsäuren** (PUFAs), wie die für den Menschen essenzielle Alpha-Linolensäure oder die aus 20 C-Atomen bestehende Arachidonsäure. Beide gehören zu den **Omega-*n*-Fettsäuren.**

Omega-*n*-Fettsäuren

Bei **Omega-*n*-Fettsäuren** gibt „n" als Ziffer die Position der ersten Doppelbindung der Fettsäure ausgehend vom Omega-(ω-)Ende an, also dem Ende des Moleküls, das der Carboxygruppe gegenüber liegt. Mit Omega (ω) wird der letzte Buchstabe im griechischen Alphabet bezeichnet. Die Alpha-Linolensäure ist eine **ω-3-Fettsäure**, eine (9*Z*,12*Z*,15*Z*)-Octadecatriensäure mit der Lipidbezeichnung 18:3 (ω-3). Vom ω-Ende her gesehen, weist sie an der Position 3 die erste von 3 konjugierten Doppelbindungen auf. Die vorherrschende **ω-6-Fettsäure** ist eine (5*Z*, 8*Z*, 11*Z*, 14*Z*)-Eicosatetraensäure (Arachidonsäure) mit der Lipidbezeichnung 20:4 (ω-6). Vom ω-Ende her gesehen, weist sie an der Position 6 die erste von 4 konjugierten Doppelbindung auf.

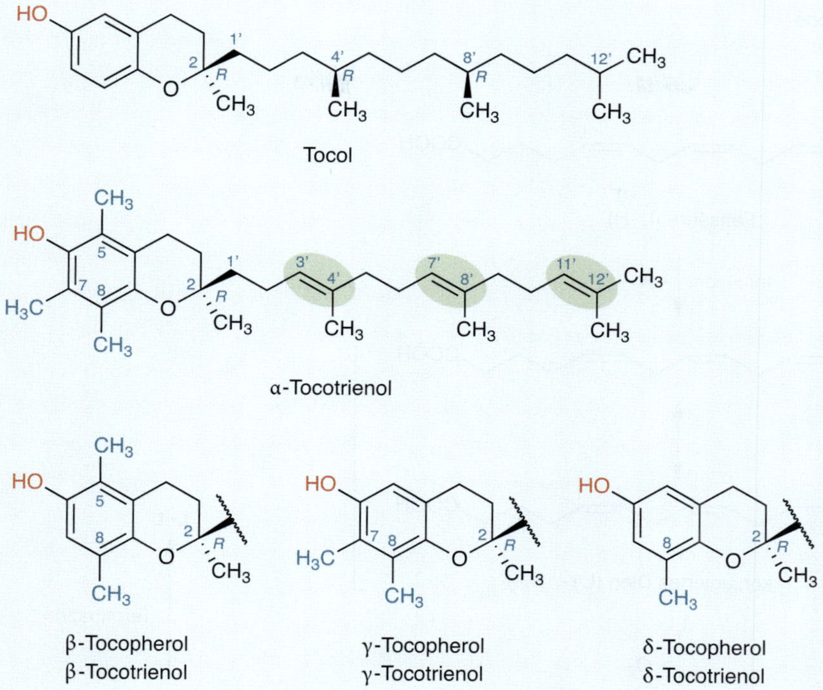

Abb. 14.8 Grundkörper Tocol und Substitutionsmuster der verschiedenen Tocopherole und Trienole

Der Prozess der Lipidperoxidation kann als dreistufig betrachtet werden und besteht aus

- Initiation,
- Kettenverlängerung und
- Termination.

Prädestiniert für den Angriff freier Radikale an mehrfach ungesättigten Fettsäuren ist die Allylstellung. Das C-Atom in dieser Position ist durch eine oder 2 Vinylgruppen aktiviert, sodass Radikale aus der Methylengruppe der Lipidfettsäure (L-H) leicht ein H-Atom entfernen können. Dies kann durch eine reaktive Sauerstoffspezies wie das Hydroxylradikal ($HO^\bullet$) erfolgen und führt zur Bildung eines mesomeriestabilisierten Lipid- oder Fettsäureradikals ($L^\bullet$, **Initiation**, Gleichung 14.6) mit konjugierter Dienstruktur (Abb. 14.9). Dieses addiert molekularen Sauerstoff unter Bildung eines Fettsäureperoxylradikals ($L\text{-}OO^\bullet$, Gleichung 14.7), das wiederum durch Abstraktion eines H-Atoms eines weiteren Lipidfettsäuremoleküls zu einem Fettsäurehydroperoxid (L-OOH, **Kettenreaktion**, Gleichung 14.8) reagiert. Das neu entstandene Fettsäureradikal kann nun seinerseits Sauerstoff addieren und auf diese Weise die Kettenreaktion unterhalten (Gleichung 14.7). Alternativ kann die Reaktion zweier Radikale (Radikal-Rekombination), z. B. Fettsäureradikale ($L^\bullet$, Gleichung 14.9) oder Fettsäureperoxylradikale ($L\text{–}CH_2\text{–}OO^\bullet$, Gleichung 14.10), zu Nichtradikalen und zum Kettenabbruch (**Termination**) führen. Auch lipidlösliche kettenabbrechende **Antioxidanzien** (ArOH) wie α-Tocopherol können eine Termination bewirken, indem sie das Lipidperoxyradikal abfangen (Gleichung 14.11). Die labilen Hydroperoxide zersetzen sich unter dem Einfluss von Metallionen wie Fe^{2+} (Gleichung 14.12) oder auch Cu^+ unter Bildung von Alkoxylradikalen ($L\text{–}O^\bullet$), Hydroxidionen sowie Fe^{3+} bzw. Cu^{2+}. Die gebildeten Alkoxylradikale können wiederum H-Atome von Lipidfettsäuren (L–H) abstrahieren (Gleichung 14.13) oder mit Peroxiden (L–OOH) unter Bildung von Peroxylradikalen ($L\text{–}OO^\bullet$, Gleichung 14.14) reagieren. Letztere sind ebenfalls potente Stimulatoren der Lipidperoxidation.

$$L\text{-}H + OH^\bullet \longrightarrow L^\bullet + H_2O \qquad \text{Gleichung 14.6}$$

$$L^\bullet + O_2 \longrightarrow L\text{-}OO^\bullet \qquad \text{Gleichung 14.7}$$

$$L\text{-}OO^\bullet + L\text{-}H \longrightarrow L\text{-}OOH + L^\bullet \qquad \text{Gleichung 14.8}$$

$$L^\bullet + L^\bullet \longrightarrow L\text{-}L \qquad \text{Gleichung 14.9}$$

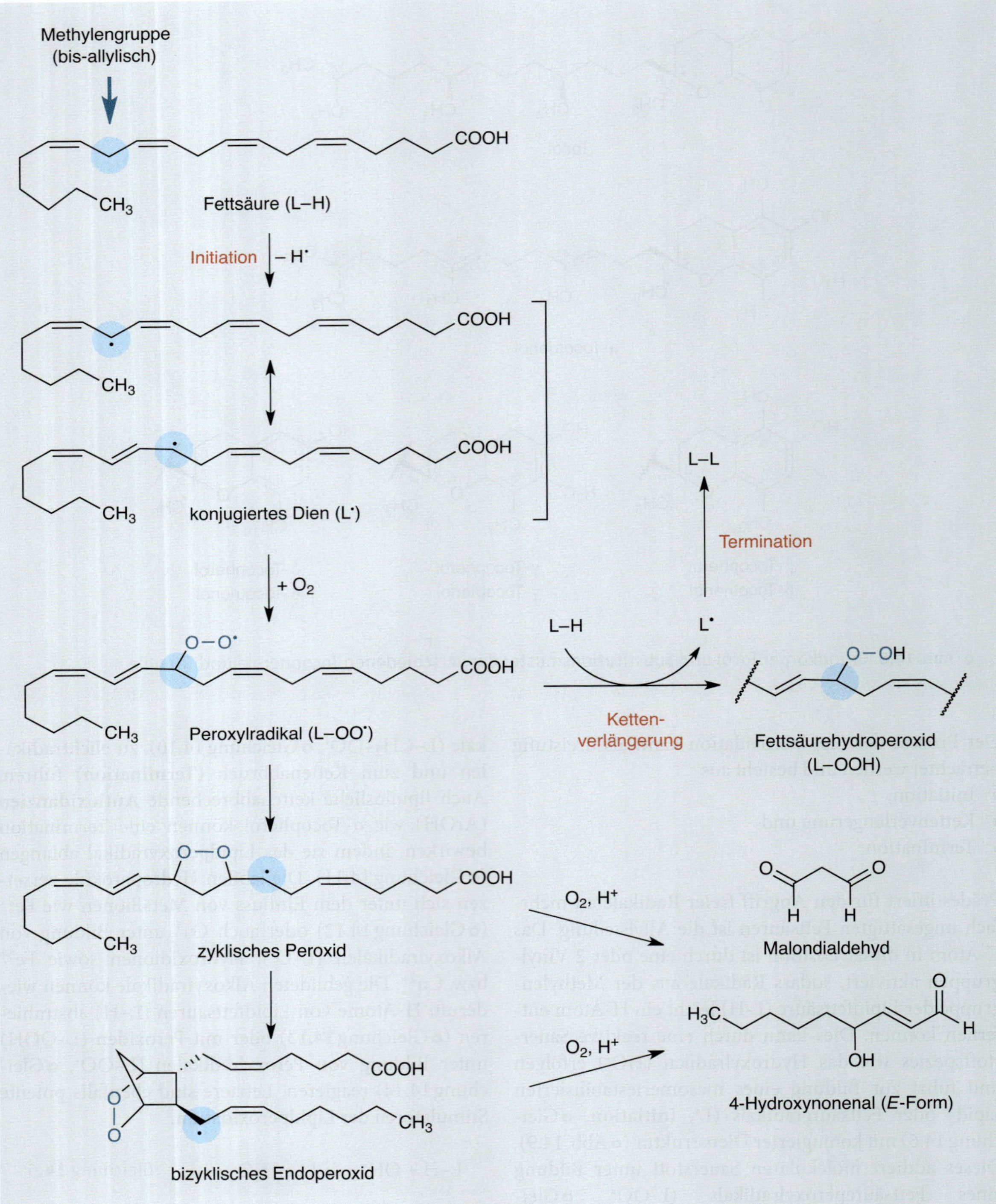

o Abb. 14.9 Postulierter Ablauf der Lipidperoxidation am Beispiel der Arachidonsäure. L–H: Fettsäure, L•: Fettsäureradikal, L–OO•: Fettsäureperoxyradikal, L–OOH: Fettsäurehydroperoxid

Gleichung 14.10
$$L\text{–}CH_2\text{–}OO^{\bullet} + L\text{–}CH_2\text{–}OO^{\bullet} \longrightarrow 2\,L\text{–}CHO + O_2$$

Gleichung 14.11
$$L\text{–}OO^{\bullet} + ArOH \longrightarrow L\text{–}OOH + ArO^{\bullet}$$

Gleichung 14.12
$$L\text{–}OOH + Fe^{2+} \longrightarrow L\text{–}O^{\bullet} + Fe^{3+} + OH^{-}$$

$$L\text{–}O^{\bullet} + L\text{–}H \longrightarrow L\text{–}OH + L^{\bullet}$$
Gleichung 14.13

Gleichung 14.14
$$L\text{–}O^{\bullet} + L\text{–}OOH \longrightarrow L\text{–}OO^{\bullet} + L\text{–}OH$$

Als Folge einer Lipidperoxidation kommt es primär zur Bildung von Hydroperoxiden, zyklischen Peroxiden und Peroxylradikalen. Folgeprodukte sind u. a. diverse gesättigte und ungesättigte reaktionsfähige Carbonylverbindungen wie Malondialdehyd oder 4-Hydroxynonenal (4-HNE). Die exakte Produktbildung ist abhängig von der Struktur des Lipids und vom Radikalbildner. Insbesondere 4-HNE reagiert mit Thiol- und Aminogruppen und wurde neben Malondialdehyd oft als Biomarker einer Lipidperoxidation angesehen. Aufgrund ihrer Reaktivität führen diese Produkte zu Proteinschäden.

Antioxidanswirkung. α-Tocopherol bildet das stabilste Tocopheroxyl-Radikal und ist der antioxidativ effektivste Vertreter der Vitamin-E-Gruppe. Tocopherole und Tocotrienole schützen die Zellmembranen vor Lipidperoxidation, indem sie Lipidperoxylradikale wesentlich schneller abfangen (○ Gleichung 14.11), als diese mit benachbarten Fettsäureseitenketten oder mit Membranproteinen reagieren können. Dabei wird ein H-Atom von der OH-Gruppe des Tocopherols auf das Peroxylradikal übertragen (○ Abb. 14.10). Das dadurch gebildete Tocopheroxyl-Radikal ($ArO^{\bullet}$) ist wie das Ascorbyl-Radikal wenig reaktiv, sodass die Kettenreaktion nicht fortgeführt werden kann. Die Reaktion des Tocopheroxyl-Radikals mit einem weiteren Peroxylradikal verläuft unter Spaltung des Chromanrings und liefert *RRR*-α-Tocopherol-Chinon (○ Abb. 14.10). Pro Tocopherol-Molekül können damit 2 Radikale abgefangen werden. Dies ermöglicht es, 2 Peroxidationsketten zu terminieren. Tocopherole sind lipidlöslich und reichern sich im Inneren von Membranen und in Lipoproteinen an. Über die hydrophobe Seitenkette werden die Moleküle in den hydrophoben Membranbereichen verankert und der Chromanolring mit der radikalbildenden phenolischen OH-Gruppe zugleich im Bereich der polaren Membranaußenseite positioniert.

Ascorbat, das wesentliche biologische Antioxidans in der wässrigen Phase, reagiert an der Membranaußenseite unter Transfer eines H-Atoms mit dem lipidlöslichen *RRR*-α-Tocopheroxyl-Radikal, wobei *RRR*-α-Tocopherol regeneriert wird (○ Abb. 14.10). Eine weitere Möglichkeit zur Regeneration von *RRR*-α-Tocopherol ist die Reaktion des Tocopheroxyl-Radikals mit Ubihydrochinon (Coenzym Q, ▸ Kap. 12.5.1).

Eine Lipidperoxidation muss nicht unbedingt radikalisch initiiert werden, sondern kann auch durch den direkten Angriff von Singulett-Sauerstoff an der Doppelbindung hervorgerufen werden. Diese Initiation ist bei Fotosensibilisatoren von Bedeutung (▸ Kap. 3.4.2). Vitamin E kann neben radikalischen Spezies auch $^1O_2$ desaktivieren, und zwar vorwiegend physikalisch. Zusätzlich findet auch ein chemischer Quenchvorgang statt, wobei als Primärprodukt ein Hydroperoxid entsteht.

Stereoelektronische Betrachtung. Das Tocopheroxyl-Radikal ist vergleichsweise reaktionsträge, da der Chromanring mit einem freien Elektronenpaar seines O-Atoms eine Delokalisation des ungepaarten Elektrons und somit eine Radikalstabilisierung ermöglicht. Zugleich wird das Radikal durch die Methylgruppen sterisch abgeschirmt. Wesentlich ist dabei die *para*-Stellung des Chromansauerstoffs gegenüber der phenolischen Hydroxygruppe und eine Orbitalüberlappung mit dem halbbesetzten Molekülorbital des Radikals über das konjugierte System. Bei den Tocopherolen wird die Orbitalausrichtung des sp^3-hybridisierten O-Atoms durch das Chromansystem sterisch fixiert (○ Abb. 14.11). Dies verhindert, dass sich das zur Aromatenebene senkrecht angeordnete doppelt besetzte p-Orbital durch den sterischen Einfluss der benachbarten Methylgruppen in die Aromatenebene dreht. Beim strukturell vereinfachten 2,3,5,6-Tetramethyl-4-methoxyphenol (TMMP) ist dies nämlich der Fall. Die beiden Methylgruppen, welche die Methoxygruppe flankieren, verdrillen das p-Orbital des Methoxy-O-Atoms in die Aromatenebene hinein und verhindern dadurch eine Mesomeriestabilisierung. Dies führt dazu, dass TMMP, für das man normalerweise ähnlich gute Radikalfängereigenschaften erwarten würde wie für *RRR*-α-Tocopherol, weniger als 10 % von dessen Reaktivität mit Peroxylradikalen gemäß ○ Gleichung 14.11 aufweist.

Struktur und Eigenschaften. Alle natürlich vorkommenden Tocopherole weisen 3 Chiralitätszentren auf, eines an C-2 des Chromanrings sowie 2 in der Seitenkette an C-4' und C-8'. Demnach existieren von jedem Tocopherol 8 Stereoisomere. Natürlich vorkommendes *RRR*-α-Tocopherol (D-α-Tocopherol) besitzt ein vollständig

o Abb. 14.10 *RRR*-α-Tocopherol als Radikalfänger

methyliertes Chromansystem sowie eine gesättigte Phytolseitenkette mit 2*R*,4'*R*,8'*R*-Konfiguration. Die für die Antioxidanswirkung essenzielle reaktive OH-Gruppe befindet sich an C-6. Das *RRR*-α-Tocopherol bildet das stabilste Chromanyloxy-Radikalsystem. Tocopherole kommen in der Natur zusammen mit Tocotrienolen vor, die eine **isoprenoide** C_{16}-Seitenkette mit 3 Doppel-Bindungen besitzen (**o** Abb. 14.8). **Tocotrienole** stellen 4 weitere Formen von Vitamin E dar. Sie entsprechen im Substitutionsmuster des Aromaten jeweils den Tocopherolen (α-, β-, γ- und δ-Tocotrienol), weisen aber nur ein Stereozentrum sowie 3 *E*-konfigurierte Doppelbindungen an C-3', C-4' und C-11' auf. Tocopherole sind in Fetten und Ölen gut löslich. Aufgrund ihrer Hydrochinonstruktur sind sie leicht zum Tocopherolchinon oxidierbar, sind aber unter Luftausschluss hitze- und alkalibeständig. Tocopherole müssen unter Inertgas gelagert werden. Als Phenole besitzen Tocopherole schwach saure Eigenschaften, für α-Tocopherol beträgt der pK_S-Wert 10,8.

Struktur-Wirkungs-Beziehungen. Das natürlich vorkommende *RRR*-α-Tocopherol ist der Vertreter der Vitamin-E-Gruppe mit der höchsten biologischen Wirksamkeit. Die 8 Stereoisomere des *RRR*-α-Tocopherols unterscheiden sich deutlich in der biologischen Wirksamkeit. So besitzt das 4'*S*-Epimer noch 57 %, das 2*S*,4'*S*,8'*R*-Isomer nur 21 % und das all-*S*-Enantiomer nur 25 % der biologischen Wirksamkeit von *RRR*-α-Tocopherol. Den stärksten Einfluss haben Veränderungen der Konfiguration in den Positionen C-2 und C-4' (**o** Abb. 14.12). Weniger stark wirken sich Änderungen der Konfiguration an C-8' aus. Innerhalb der Tocopherole sinkt die biologische Wirksamkeit mit fallendem Methylierungsgrad. Beträgt die Wirksamkeit beim *RRR*-α-Tocopherol 100 %, so sinkt sie beim β-Tocopherol auf 50 % und liegt beim δ-Tocopherol nur noch bei 1 %. Durch Veresterung der reaktiven Hydroxygruppe sinkt die Wirksamkeit – bezogen auf *RRR*-α-Tocopherol – ebenfalls ab, und zwar um 9 % beim Acetat und etwa 20 % beim Succinat. Veretherung der Hydroxygruppe führt zum vollständigen Aktivitätsverlust, ebenso die Oxidation zum Tocopherolchinon. Ohne Wirksamkeitsverlust verläuft hingegen der Austausch der OH-Gruppe gegen eine Aminogruppe (α-Tocopheramin). Wesentlich für die biologische Wirksamkeit ist die Konfiguration an C-2. Synthetisiert man α-Tocopherol ausgehend von natürlichem (±)-Phytol,

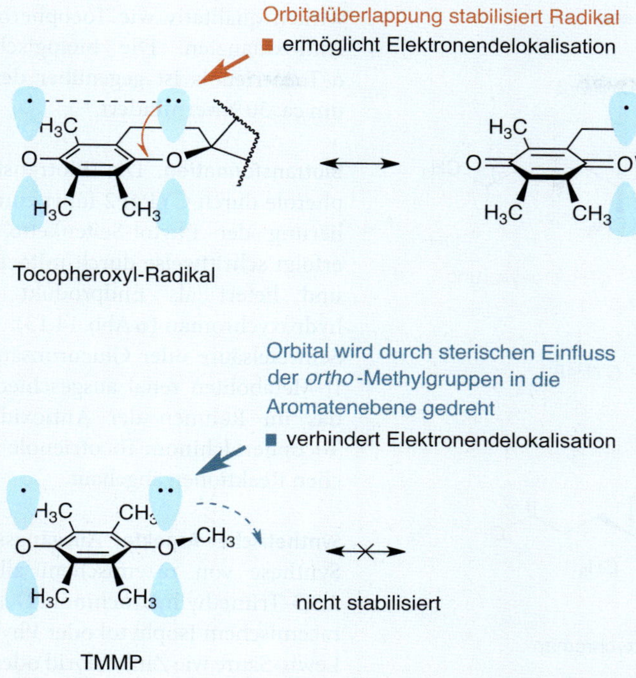

○ Abb. 14.11 Mesomeriestabilisierung des Tocopheroxyl-Radikals durch Einbindung des Ringsauerstoffs in das Chromansystem (nach Ingold); TMMP: 2,3,5,6-Tetramethyl-4-methoxyphenol

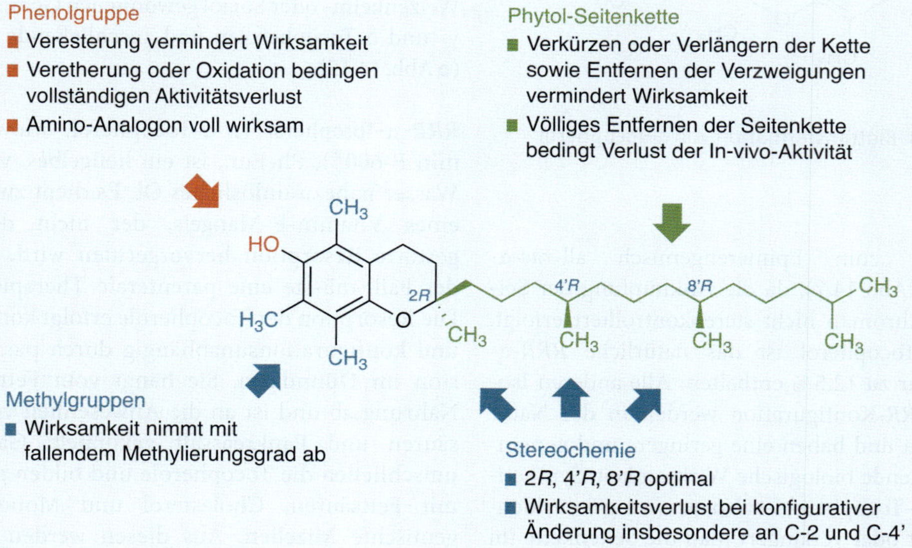

○ Abb. 14.12 Struktur-Wirkungs-Beziehungen bei den Substanzen der Vitamin-E-Gruppe

14

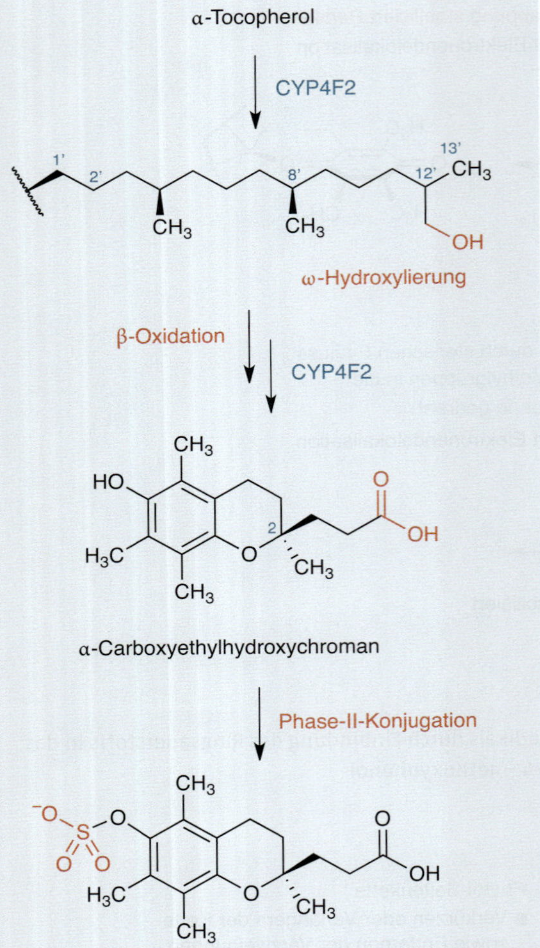

Abb. 14.13 Biotransformation von α-Tocopherol

gelangt man zum Epimerengemisch all-*rac*-α-Tocopherol (Abb. 14.7), da die Anknüpfung der Seitenkette am Chroman nicht stereokontrolliert erfolgt. Im all-*rac*-α-Tocopherol ist das natürliche *RRR*-α-Tocopherol nur zu 12,5 % enthalten. Alle anderen Isomere ohne *RRR*-Konfiguration werden in der Natur nicht gefunden und haben eine geringere und voneinander abweichende biologische Wirksamkeit. Synthetisches all-*rac*-α-Tocopherol ist also nur wenig naturidentisch. Verkürzt oder verlängert man die Seitenkette im *RRR*-α-Tocopherol durch Entfernen oder Hinzufügen zusätzlicher Isoprenreste, resultiert ebenfalls Wirksamkeitsverlust. Eine rein lineare unverzweigte Seitenkette hat eine zwar vorhandene, aber schwächer ausgeprägte Vitamin-E-Wirksamkeit im Vergleich zu *RRR*-α-Tocopherol. Wird die Seitenkette gänzlich entfernt, bleibt zwar eine In-vitro-Aktivität bestehen, die biologische Wirksamkeit geht aber aufgrund der fehlenden Verankerung in der Membran verloren. Tocotrienole wirken qualitativ wie Tocopherole und sind ebenfalls Antioxidanzien. Die biologische Wirksamkeit des α-Tocotrienols ist gegenüber dem *RRR*-α-Tocopherol um ca. 30 % vermindert.

Biotransformation. Die Biotransformation der Tocopherole durch CYP4F2 führt zunächst zur ω-Hydroxylierung der Phytol-Seitenkette. Der weitere Abbau erfolgt schrittweise durch mitochondriale β-Oxidation und liefert als Endprodukt das α-Carboxyethylhydroxychroman (Abb. 14.13). Nach Konjugation mit Schwefelsäure oder Glucuronsäure werden die Phase-II-Metaboliten renal ausgeschieden. Dazu findet man das im Rahmen der Antioxidanswirkung gebildete Tocopherolchinon. Tocotrienole werden durch die gleichen Reaktionen abgebaut.

Synthetische Aspekte. Ausgangsstoff der technischen Synthese von racemischem all-*rac*-α-Tocopherol ist 2,3,5-Trimethylhydrochinon. Dessen Kondensation mit racemischem Isophytol oder Phytol in Gegenwart einer Lewis-Säure wie Zinkchlorid oder Bortrifluorid-Etherat oder auch von Ameisensäure führt zu all-*rac*-α-Tocopherol. Dies ist ein äquimolares Gemisch der 8 Stereoisomere (Abb. 14.14). Das **natürliche Phytol** (2*E*, 7*R*, 11*R*) liefert das 2*RS*,4'*R*,8'*R*-konfigurierte Produkt. Natürliches Tocopherol gewinnt man **partialsynthetisch** durch **Blanc-Chlormethylierung** eines aus Weizenkeim- oder Sojaöl gewonnenen Gemischs aus β-, γ- und δ-Tocopherolen und anschließende Reduktion (Abb. 14.15).

***RRR*-α-Tocopherol** (D-α-Tocopherol, Mowivit Vitamin E 600®), Ph. Eur., ist ein hellgelbes, viskoses, in Wasser nahezu unlösliches Öl. Es dient zur Therapie eines Vitamin-E-Mangels, der nicht durch eine gestörte Resorption hervorgerufen wird. Wäre dies der Fall, müsste eine parenterale Therapie erfolgen. Die Resorption der Tocopherole erfolgt konstitutions- und konfigurationsunabhängig durch passive Diffusion im Dünndarm. Sie hängt vom Fettgehalt der Nahrung ab und ist an die Anwesenheit von Gallensäuren und Pankreassaft gekoppelt. Gallensäuren umschließen die Tocopherole und bilden gemeinsam mit Fettsäuren, Cholesterol und Monoglyceriden gemischte Mizellen. Aus diesen werden die Tocopherole vorwiegend im Duodenum von den Zellen des Dünndarmepithels aufgenommen und zu Chylomikronen verpackt. Vor der Aufnahme durch die Darmmukosa werden die Tocopherolester im Darmlumen durch Pankreasesterasen hydrolysiert. Nur freie Tocopherole werden resorbiert. Ausgehend von den Enterozyten gelangen die mit Tocopherolen beladenen Chylomikronen über die Lymphe in den syste-

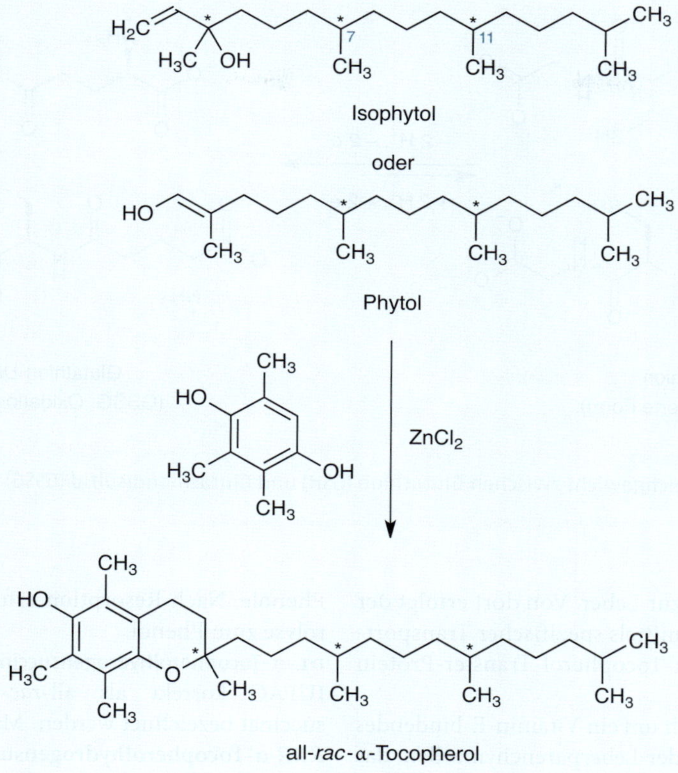

Isophytol

oder

Phytol

$ZnCl_2$

all-*rac*-α-Tocopherol

Abb. 14.14 Synthese von all-*rac*-α-Tocopherol

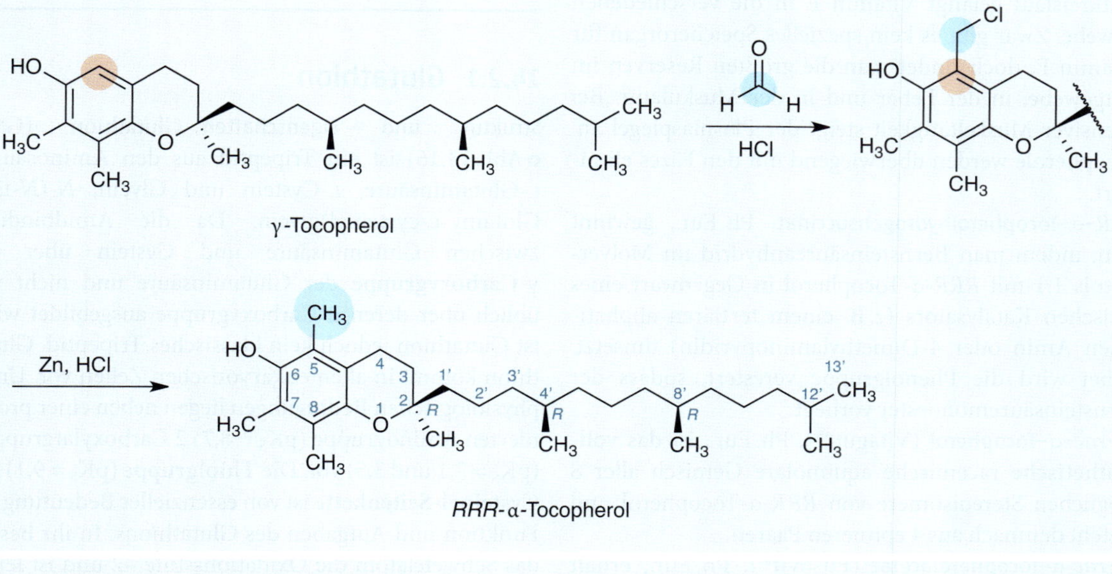

γ-Tocopherol

HCl

Zn, HCl

RRR-α-Tocopherol

Abb. 14.15 Synthese von *RRR*-α-Tocopherol

14

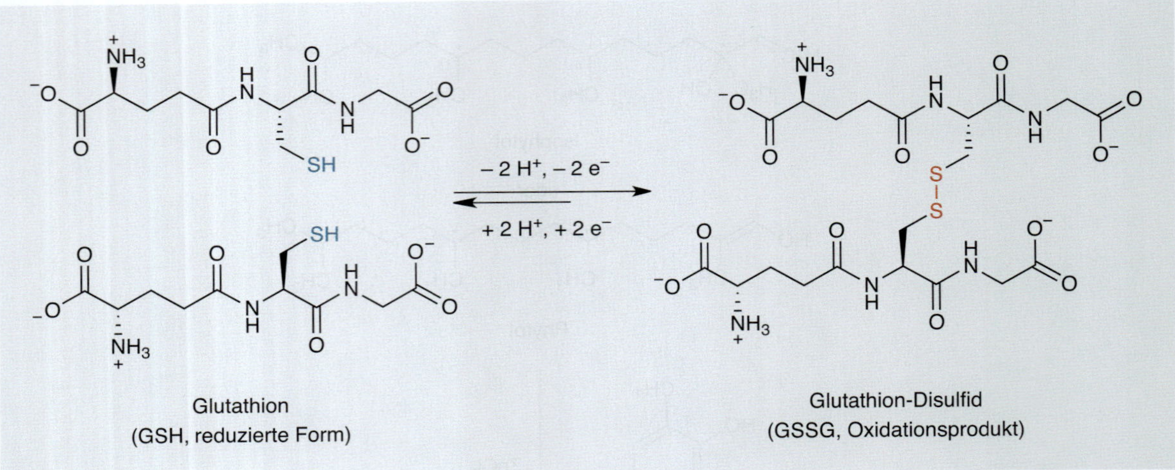

$- 2\,H^+, - 2\,e^-$

$+ 2\,H^+, + 2\,e^-$

Glutathion
(GSH, reduzierte Form)

Glutathion-Disulfid
(GSSG, Oxidationsprodukt)

Abb. 14.16 Redoxgleichgewicht zwischen Glutathion (GSH) und Glutathiondisulfid (GSSG)

mischen Kreislauf und zur Leber. Von dort erfolgt der Transport zur Zielzelle mittels spezifischer Transportproteine wie dem α-Tocopherol-Transfer-Protein (α-TTP).

Bei α-TTP handelt es sich um ein Vitamin-E-bindendes Protein im Zytoplasma der Leberparenchymzellen, das in der Leber den Einbau von α-Tocopherol in VLDL ermöglicht. α-TTP weist eine besonders hohe Affinität zum *RRR*-α-Tocopherol auf, das die für den menschlichen Organismus optimale Transport- und Speicherform repräsentiert. Durch die Abgabe von VLDL in den Blutkreislauf gelangt Vitamin E in die verschiedenen Gewebe. Zwar gibt es kein spezielles Speicherorgan für Vitamin E, doch findet man die größten Reserven im Fettgewebe, in der Leber und in der Muskulatur. Bei intensiver Muskeltätigkeit steigt der Plasmaspiegel an. Tocopherole werden überwiegend mit den Fäzes eliminiert.

***RRR*-α-Tocopherolhydrogensuccinat**, Ph. Eur., gewinnt man, indem man Bernsteinsäureanhydrid im Molverhältnis 1:1 mit *RRR*-α-Tocopherol in Gegenwart eines basischen Katalysators (z. B. einem tertiären aliphatischen Amin oder 4-Dimethylaminopyridin) umsetzt. Dabei wird die Phenolgruppe verestert, sodass der Bernsteinsäuremonoester vorliegt.

all-*rac*-α-Tocopherol (Vitagutt®), Ph. Eur., ist das **vollsynthetische** racemische äquimolare Gemisch aller 8 möglichen Stereoisomere von *RRR*-α-Tocopherol und besteht demnach aus 4 epimeren Paaren.

all-*rac*-α-Tocopherolacetat (Eusovit®), Ph. Eur., erhält man aus all-*rac*-α-Tocopherol und Acetanhydrid. Tocopherylester, in erster Linie all-*rac*-α-Tocopherolacetat, werden bei Vitamin-E-Mangel eingesetzt. Die Tocopherylester sind gegenüber Sauerstoff, Licht und Hitze deutlich stabiler als die freien Phenole. Nach Resorption erfolgt enzymatische Hydrolyse zum Phenol.

DL-α-Tocopherolhydrogensuccinat, Ph. Eur., muss nach IUPAC korrekt als all-*rac*-α-Tocopherolhydrogensuccinat bezeichnet werden. Man erhält es analog dem ***RRR*-α-Tocopherolhydrogensuccinat** aus Bernsteinsäureanhydrid und all-*rac*-α-Tocopherol im Molverhältnis 1:1.

14.2 Endogene Zytoprotektiva

14.2.1 Glutathion

Struktur und Eigenschaften. Glutathion (GSH, Abb. 14.16) ist ein Tripeptid aus den Aminosäuren L-Glutaminsäure, L-Cystein und Glycin, *N*-(*N*-L-γ-Glutamy-L-cysteinyl)glycin. Da die Amidbindung zwischen Glutaminsäure und Cystein über die **γ-Carboxygruppe** der Glutaminsäure und nicht wie üblich über deren α-Carboxygruppe ausgebildet wird, ist Glutathion jedoch kein klassisches Tripeptid. Glutathion kommt in allen eukaryotischen Zellen vor. Unter physiologischen Bedingungen liegen neben einer protonierten Aminogruppe ($pK_S = 8{,}7$) 2 Carboxylatgruppen ($pK_S = 2{,}1$ und $3{,}5$) vor. Die **Thiolgruppe** ($pK_S = 9{,}1$) der **Cysteinyl-Seitenkette** ist von essenzieller Bedeutung für Funktion und Aufgaben des Glutathions. In ihr besitzt das Schwefelatom die Oxidationsstufe –2 und ist leicht oxidierbar. In der oxidierten Form liegt Glutathion als Disulfid (GSSG) mit einer Disulfid-(S–S)-Brücke vor. Auch die Bildung gemischter Disulfide mit den Thiol-(SH)-Gruppen von Proteinen ist möglich (Protein-*S*-glutathionylierung).

- Typische Reaktionen der Thiolgruppe des Cysteins und damit des Glutathions sind beispielsweise neben **S-Konjugationen** durch Substitution reaktiver Gruppen (Gleichung 14.15) insbesondere **Thiol-Disulfid-Austauschreaktionen** durch nukleophilen Angriff von Thiolen oder Thiolaten an einer Disulfidbindung. Die Reaktion dient u. a. zur posttranslationalen Modifizierung von Proteinen-Cysteinstrukturen (**S-Glutathionylierung,** Gleichung 14.15) und der Regeneration von Glutathion (Gleichung 14.16).

Gleichung 14.15

$$GSH + R'–X \longrightarrow GSR' + H^+ + X^-$$

Gleichung 14.16

$$RSH + GS–SG \longrightarrow RS–SG + GSH$$

- **Zwei-Elektronen-Übertragungen** unter reversibler oxidativer Bildung eines Disulfids (Gleichung 14.17, Abb. 14.16).

Gleichung 14.17

$$2\,GSH \rightleftharpoons GS–SG + 2\,H^+ + 2\,e^-$$

- **Ein-Elektronen-Übertragungen** (Gleichung 14.18) unter Bildung von Thiyl-Radikalen.

Gleichung 14.18

$$RSH \longrightarrow RS^{\bullet} + H^+ + e^-$$

- **Nukleophile Additionen** (Michael-Additionen, Gleichung 14.19).

Gleichung 14.19

$$RSH + H_2C{=}CH–CO–R' \longrightarrow R–CH_2CH_2–CO–R' + GSH$$

Die Bedeutung von Glutathion im Rahmen der Phase-II-Biotransformation wird in ▸Kap. 2.6.2 besprochen. Ein Beispiel ist die **Detoxifizierung von N-Acetyl-p-benzochinonimin**, einem toxischen Metaboliten von Paracetamol. Da der Metabolit mit Glutathion verknüpft wird, können hohe Dosen von Paracetamol den Glutathionvorrat der Leber erschöpfen und damit zu Leberversagen führen. Die Glutathion-markierten Substanzen werden anschließend metabolisiert und ausgeschieden.

Antioxidanswirkung. Als eines der wichtigsten physiologischen **Antioxidanzien** kommt Glutathion zellulär in hohen, millimolaren Konzentrationen vor und spielt eine wesentliche Rolle bei der Entgiftung der für die Zelle toxischen reaktiven Sauerstoffspezies (▸Kap. 3.2.2). Glutathion hat vorwiegend die Aufgabe, Thiole in der reduzierten SH-Form zu bewahren. Die Konzentration des reduzierten Glutathions (GSH) in der normalen Zelle übertrifft die der oxidierten Form üblicherweise um den Faktor 10–100, bedingt durch die Aktivität der Glutathion-Reduktase. Hohe Konzentrationen an GSH – bis 10 mM – finden sich besonders in GSH-exportierenden Hepatozyten. Das Redoxpotenzial des Redoxpaares 2 GSH/GSSG (Abb. 14.16) gehorcht der Nernst-Gleichung ($E_{GSSG/2\,GSH}$ = −250 mV) und trägt wesentlich zur Aufrechterhaltung der zellulären Redoxbalance bei. Die Thiolgruppe fungiert aber auch als Elektronendonor und Reduktionsmittel. Glutathion reagiert mit einer Vielzahl zellulärer Oxidationsmittel wie Superoxidradikal-Anion, Peroxiden und Alkylhydroperoxiden, Singulett-Sauerstoff, Hydroxylradikal, NO und Peroxynitrit. Unter dem Einfluss von oxidativem Stress wird das Fließgleichgewicht daher zum GSSG hin verschoben. Oxidativer Stress bewirkt eine Oxidation zur Sulfensäure (–S–OH), die mit GSH zu einem glutathionylierten Cysteinderivat, einem gemischten Disulfid vom Typ GSSR, reagiert. Die Bildung von GSSG wird durch

- die Selen-abhängige Glutathion-Peroxidasen (GPx) katalysiert,
- aber auch unmittelbar durch die Reaktion von GSH mit Elektrophilen, wie radikalischen Spezies.

Glutathion-Peroxidase und Glutathion-Reduktase. Im Rahmen der Glutathionperoxidase-Reaktion schützt Glutathion Hämoglobin sowie andere Proteine und Membrankomponenten vor den Folgen von oxidativem Stress. Glutathion-Peroxidasen (GPx) katalysieren die Glutathion-abhängige Reduktion von Wasserstoffperoxid und organischen Hydroperoxiden zu Wasser bzw. Alkoholen (Gleichung 14.20). Bei der Reduktion von Wasserstoffperoxid mittels GSH entsteht Glutathiondisulfid (GSSG), das in Tieren, Pilzen und Bakterien intrazellulär durch das Flavoenzym **Glutathion-Reduktase** (GR) wieder in GSH umgewandelt wird (Gleichung 14.21). Die oxidierten Formen GSSG und GSSR können durch Verbrauch eines Reduktionsäquivalents NADPH/H^+ aus dem Pentosephosphat-Weg wieder zu GSH reduziert werden. Sie werden somit also letztlich recycelt und nicht verbraucht. Die Reduktionsäquivalente werden dabei streng genommen über das $FADH_2$/FAD-System der prosthetischen Gruppe des Enzyms und/oder über das Thioredoxin-Reduktase/Thioredoxin-Paar (TrxR/Trx) auf das Glutathion-System übertragen (Abb. 14.17), wodurch 2 Moleküle GSH regeneriert werden.

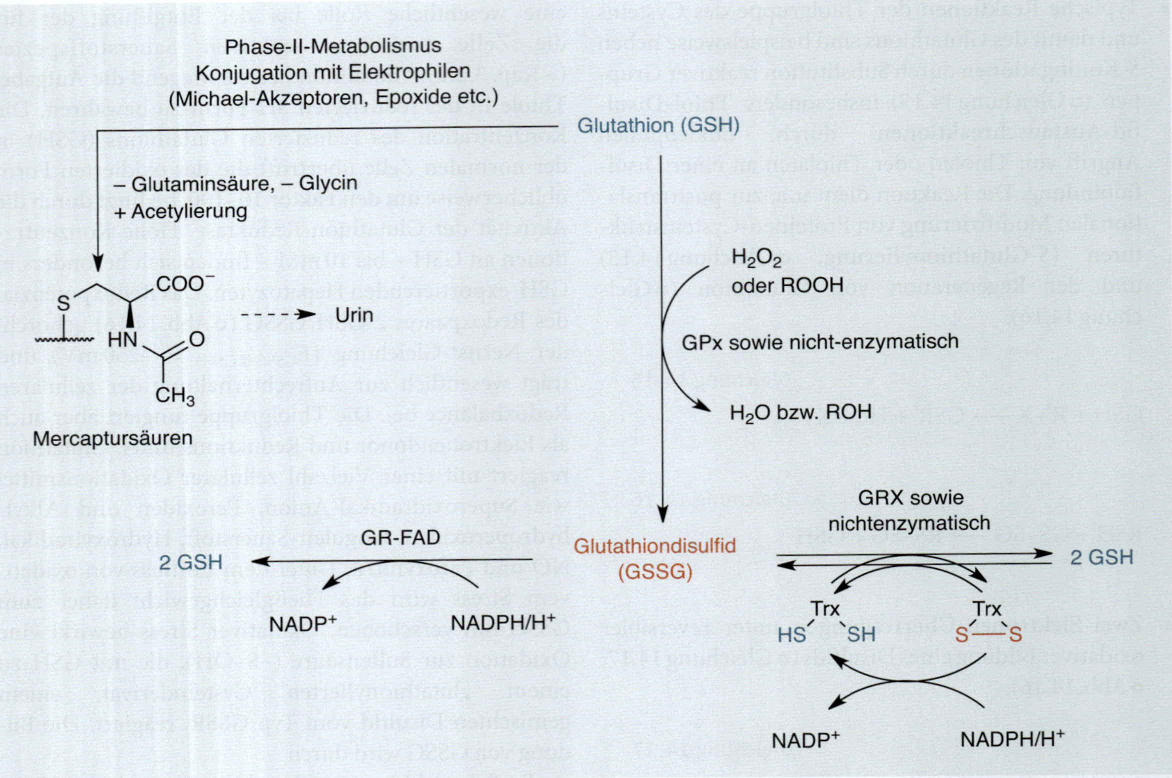

Abb. 14.17 Wichtige Reaktionen im Glutathion-System (vereinfacht). GRX: Glutaredoxin, Trx: Thioredoxin, GPx: Glutathion-Peroxidase, GR: Glutathion-Reduktase

Gleichung 14.20

$$\mathrm{ROOH + 2\,GSH \longrightarrow ROH + GS{-}SG + H_2O}$$
(Glutathion-Peroxidase-Reaktion)

sowie

Gleichung 14.21

$$\mathrm{GS{-}SG + NADPH + H^+ \longrightarrow 2\,GSH + NADP^+}$$
(Glutathion-Reduktase-Reaktion)

Glutaredoxine. Glutathion fungiert außerdem als Kofaktor der Glutaredoxine (GRX). Es handelt sich dabei wie bei den Thioredoxinen um Proteine mit zwei nahe benachbarten Cysteinresten, deren Thiolgruppen in reduziertem oder oxidiertem Zustand vorliegen können. Mittels ihrer Cysteinreste sind sie in der Lage, Disulfidbindungen in zahlreichen Disulfiden und spezifisch in gemischten Disulfiden (Deglutathionylierung, Gleichung 14.22) zu reduzieren. Glutaredoxine sind gemeinsam mit Thioredoxinen ebenfalls von zentraler Bedeutung für die Beseitigung von oxidativem Stress, der die biologische Aktivität zahlreicher Proteine durch Bildung gemischter Disulfide (Glutathionylierung) herabsetzt.

Glutaredoxine können eine oder beide Thiolgruppen einsetzen. Oxidierte Glutaredoxine werden nicht durch eine Reduktase – wie im Falle der Glutathion-Peroxidase – sondern nichtenzymatisch auf Kosten der Oxidation von Glutathion regeneriert (Gleichung 14.23). Das Reduktionsmittel Glutathion geht dabei in GSSG über, das NADPH-abhängig durch die Glutathion-Reduktase wieder zu GSH reduziert wird (Gleichung 14.24).

Gleichung 14.22

$$\mathrm{GRX{-}SH + Protein{-}S{-}SG \longrightarrow GRXS{-}SG + Protein{-}SH}$$

Gleichung 14.23

$$\mathrm{GRXS{-}SG + GSH \longrightarrow GRX{-}SH + GS{-}SG}$$

Gleichung 14.24

$$\mathrm{GS{-}SG + NADPH + H^+ \longrightarrow 2\,GSH + NADP^+}$$
(via Glutathion-Reduktase)

Einen stark vereinfachten Überblick über das Glutathion-(GSH-)System gibt Abb. 14.17.

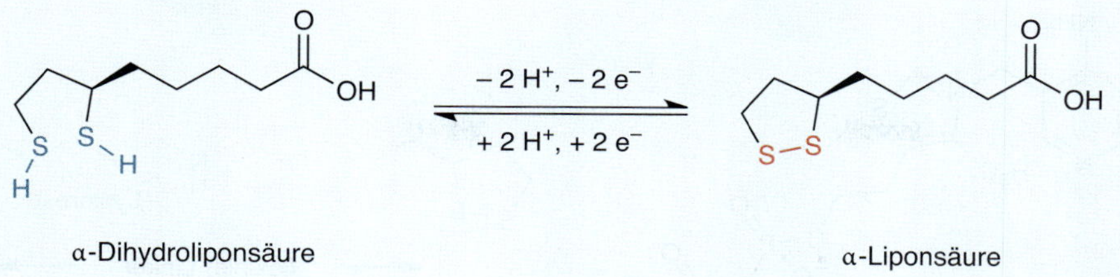

○ Abb. 14.18 α-Liponsäure (Thioctsäure) und Redoxgleichgewicht mit der antioxidativ wirksamen Dihydroliponsäure

Glutathion ist auch an der Reduktion von Dehydroascorbat zu Ascorbat beteiligt, wobei zunächst oxidiertes Glutathion GSSG oder ggf. auch das gemischte Disulfid GSSR entstehen. Glutathion ist außerdem in viele weitere zelluläre Prozesse involviert. So überführt das in den Erythrozyten enthaltene Glutathion die Fe^{3+}-Ionen der Hämgruppen in Methämoglobin durch eine direkte, enzymunabhängige Reaktion in den physiologischen Fe^{2+}-Zustand. Es konnte gezeigt werden, dass Erythrozyten mit reduziertem Glutathionspiegel deutlich anfälliger für eine Hämolyse sind.

Glutathion, Ph. Eur., besitzt nach oraler Gabe eine nur geringe Bioverfügbarkeit, da es durch Peptidasen rasch hydrolysiert wird. Die Eliminationshalbwertszeit beträgt 10 min, die Ausscheidung erfolgt renal. Um die Toxizität von Cisplatin oder Oxaliplatin zu vermindern, kann Glutathion kurz vor deren Verabreichung i. v. appliziert werden.

14.2.2 α-Liponsäure (Thioctsäure)

α-Liponsäure (○ Abb. 14.18) ist eine in der Natur weit verbreitete schwefelhaltige Fettsäure, in der die beiden S-Atome der 6,8-Dithiooctansäure zu einem zyklischen Disulfid verbunden sind. α-Liponsäure ist Teil eines sowohl fett- als auch wasserlöslichen Redoxsystems. Sie bildet mit der Dihydroliponsäure ein reversibles Redoxgleichgewicht. Diese beiden Substanzen schützen die Zellen sowohl vor Schwermetallen wie auch vor freien Radikalen.

Da der menschliche Organismus die α-Liponsäure selbst herstellen kann, gilt sie nicht als Vitamin. Die reduzierte Form Dihydroliponsäure ist eines der potentesten und vielseitigsten endogenen Antioxidanzien und reagiert mit reaktiven Sauerstoffspezies wie Superoxidradikal-Anion, Hydroxylradikal, Peroxylradikalen sowie Singulett-Sauerstoff. Dihydrolipoat dient außerdem zum Recycling von Ascorbat und Glutathion, die wiederum Substanzen der Vitamin-E-Gruppe reduktiv regenerieren können. Aufgrund seiner antioxidativen Eigenschaften kommt α-Liponsäure bei Ischämie-Reperfusionsschäden, diabetischer Polyneuropathie oder neurodegenerativen Erkrankungen zum Einsatz. Sowohl α-Liponsäure als auch Dihydroliponsäure unterdrücken auch Glykierungsreaktionen. Durch einen chronisch erhöhten Blutzuckerspiegel und oxidativen Stress kann es zu einer verstärkten **Glykierung** von Serum- und Gewebeproteinen kommen. Man versteht darunter die Addition von Aminogruppen, beispielsweise von Lysin, an die Aldehydform der Glucose unter Schiff-Basen-Bildung. Im Gegensatz zur Glykosylierung verläuft der Vorgang nichtenzymatisch. Die glykierten Proteine münden über zahlreiche Oxidations- und Dehydratationsprozesse in die Bildung sogenannter *Advanced Glycation Endproducts*, einem komplexen Gemisch quervernetzter Strukturproteine. Infolgedessen werden Proteinstrukturen in Myelinscheiden und Augenlinsen massiv geschädigt. α-Liponsäure kann die Blut-Hirn-Schranke überwinden.

Biochemische Grundlagen. α-Liponsäure ist wesentlich an der **oxidativen Decarboxylierung** von Brenztraubensäure zu aktivierter Essigsäure beteiligt. Daher ist sie von enormer Bedeutung für den Kohlenhydrat- und Fett-Stoffwechsel und damit für die Energiegewinnung des Organismus. Pyruvat bindet zunächst an Thiaminpyrophosphat (TPP) und wird dann zu Hydroxyethyl-TPP decarboxyliert (○ Abb. 14.19). Die Reaktion wird durch die Pyruvat-Dehydrogenase eines Multienzymkomplexes katalysiert. Nach der Oxidation der Hydroxyethyl- zur Acetylgruppe erfolgt deren Transfer auf Liponamid. Als Oxidans fungiert die Disulfidgruppe von Liponamid, die zum Dithiol reduziert wird. Liponamid ist ein Amid aus der α-Liponsäure und der Seitenkette eines Lysinrests. Die lange C-Kette der α-Liponsäure und die Seitenkette des Lysins bilden einen flexiblen, beweglichen Arm, wodurch der Acetyltransfer bei Transacetylasereaktionen zwischen verschiedenen Untereinheiten oder aktiven Zentren begünstigt wird. Das entstandene Monothiol Acetyl-Liponamid weist eine energiereiche Thioesterbindung auf und überträgt

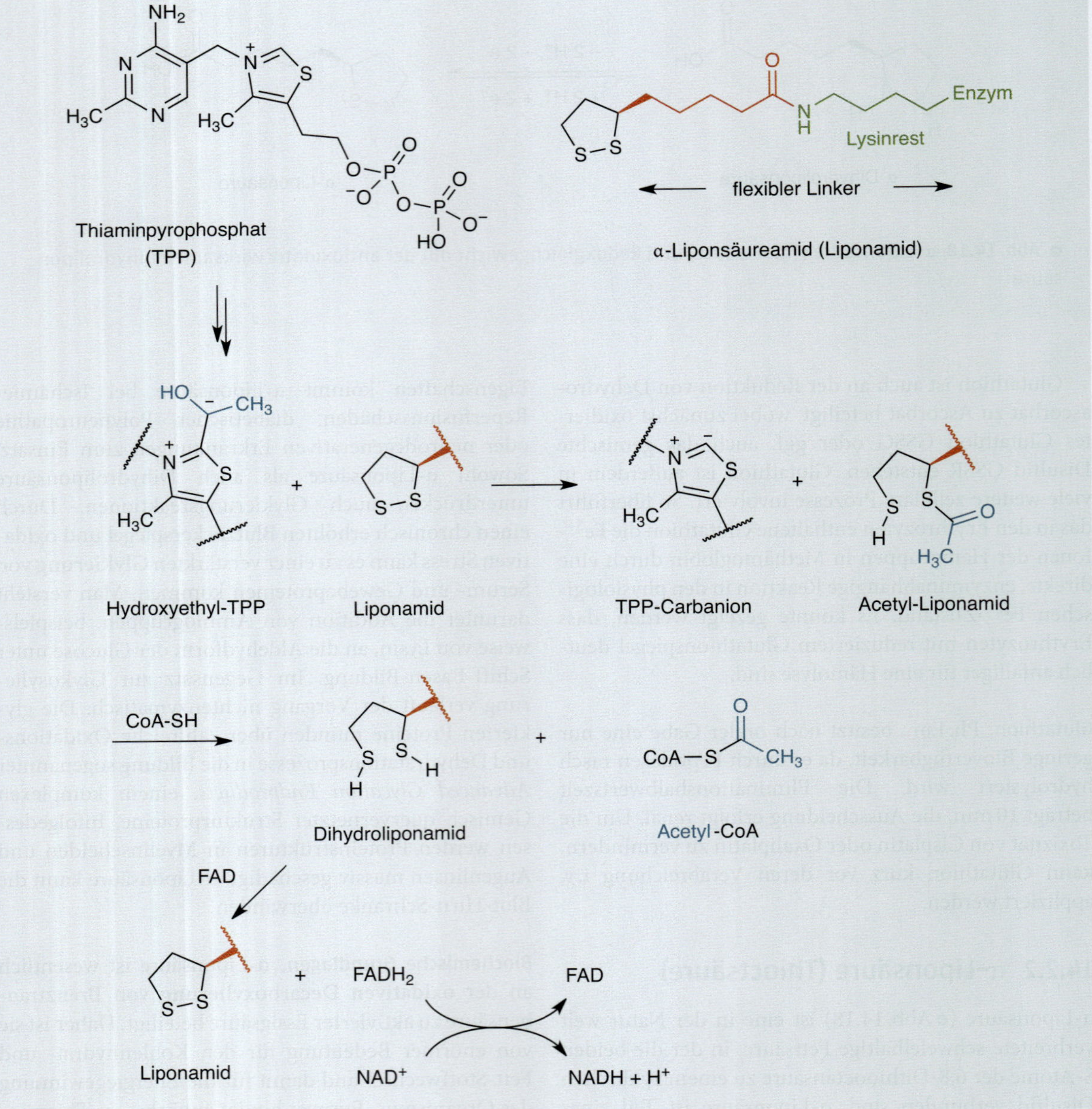

Abb. 14.19 Oxidative Decarboxlierung von Pyruvat zu Acetyl-CoA unter Beteiligung von Liponamid

die Acetylgruppe unter Erhalt der Thioesterbindung auf CoA. Dabei werden Acetyl-CoA und Dihydroliponamid gebildet. Um den katalytischen Zyklus erneut durchlaufen zu können, muss Liponamid in der oxidierten Form regeneriert werden. Dies geschieht durch Elektronentransfer auf den Kofaktor FAD einer Dihydrolipoyl-Dehydrogenase und weiter vom FAD auf NAD^+ und Bildung von NADH. Dihydroliponsäure dient außerdem auch zur Regeneration von Ascorbat, sodass auch auf diesem Weg α-Liponsäure gebildet werden kann.

Struktur und Eigenschaften. Die natürliche α-Liponsäure weist ein Stereozentrum auf und ist *R*-konfiguriert. Lediglich die (*R*)-α-Liponsäure (L-Liponsäure) sowie deren reduzierte Form, die Dihydroliponsäure (6,8-Dithiooctansäure), sind biologisch aktiv. Strukturanaloga mit sechs- oder mehrgliedrigen Ringen sind inaktiv. α-Liponsäure ist ein gelbes, kristallines Pulver. Mit toxischen Schwermetallionen wie As^{3+}, Cd^{2+}, Pb^{2+} und Hg^{2+}, aber auch mit Spurenelementen wie Zn^{2+}-, Cu^{2+}-, Mn^{2+}- und Fe^{2+}-Ionen bildet α-Liponsäure Chelatkomplexe. Der pK_S-Wert der Liponsäure entspricht dem der Essigsäure ($pK_S = 4{,}75$).

Thioctsäure (α-Liponsäure, Alpha Lipon AL 600®), Ph. Eur., kann die Funktionalität peripherer Nerven verbessern und wird wegen ihrer antioxidativen Eigenschaften bei Missempfindungen aufgrund von diabetischer Polyneuropathie eingesetzt. Da Thioctsäure ein **Chelatbildner** ist, sollte die Substanz nicht gleichzeitig mit Metallionen enthaltenden Präparaten eingenommen werden. So kann Thioctsäure die Wirkung von Cisplatin abschwächen. Die blutzuckersenkende Wirkung von Insulin und oralen Antidiabetika kann durch Thioctsäure verstärkt werden. Die Bioverfügbarkeit nach oraler Gabe beträgt 87 %. Thioctsäure unterliegt einem ausgeprägten First-Pass-Effekt in der Leber. Die Eliminationshalbwertszeit liegt bei 10–20 min, die Ausscheidung erfolgt hauptsächlich renal.

L-Selenocystein

L-Selenomethionin

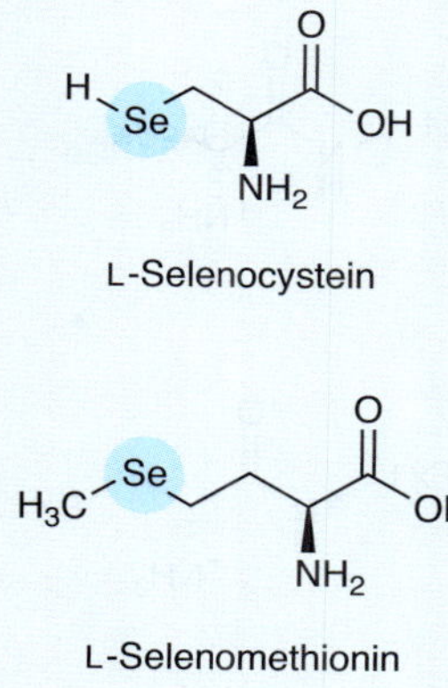

Abb. 14.20 Selenhaltige Aminosäuren

14.3 Exogene Zytoprotektiva

14.3.1 Selen und Selenoproteine

Selen steht als Spurenelement und Kofaktor antioxidativer Enzymsysteme sowie aufgrund seiner immunmodulierenden Eigenschaften im Fokus von Wissenschaft und Regenbogenpresse. Selen wurde 1817 von Jöns Jacob Berzelius im Bleikammerschlamm der Schwefelsäurefabrikation entdeckt und nach der Mondgöttin Selene der griechischen Mythologie benannt. Das Element findet sich in der 6. Hauptgruppe des PSE und zählt damit zu den Chalkogenen (Erzbildner). Es besitzt metallische und nichtmetallische Eigenschaften. Chemisch ähnelt es Schwefel, kommt wie dieser in mehreren Modifikationen vor, ist aber viel seltener. Selen ist außerdem deutlich schwerer zum sechswertigen Selenat (SeO_4^{2-}) zu oxidieren als Schwefel zum Sulfat. Die Selenole (-SeH) sind wiederum leichter oxidierbar als Thiole. Das vierwertige Selenit (SeO_3^{2-}) ist thermodynamisch stabiler als Sulfit und kann durch SO_2 zu Selen reduziert werden. Selenwasserstoff (H_2Se, $pK_{S1} = 3{,}7$; 25 °C) ist wie H_2S ($pK_{S1} = 6{,}9$; 25 °C) äußerst toxisch und riecht extrem unangenehm nach faulendem Rettich.

Selen als Spurenelement. Selen galt zunächst als toxisch. Erst in den 1950er Jahren wurde es von dem deutschen Wissenschaftler Klaus Schwarz als ein **essenzielles Spurenelement** für Säuger erkannt, mit dem sich Lebernekrosen bei mangelernährten Ratten verhindern ließen. Selen findet sich in allen Körpergeweben, wobei der Gesamtselengehalt im Körper 10–15 mg beträgt. Die therapeutische Breite des Selens ist gering. Sowohl ein Selenmangel als auch ein Überangebot können gravierende Schädigungen nach sich ziehen. Ausgeprägter Selenmangel beeinträchtigt insbesondere die Funktion Selen-abhängiger Enzyme und kann im Extremfall zu einer Herzmuskelinsuffizienz (Keshan-Krankheit) führen oder auch Gelenkdeformationen durch ein gestörtes Skelettwachstum (Kaschin-Beck-Syndrom) hervorrufen. Ein Selenüberangebot führt u. a. zu neurologischen Störungen, Abdominal- sowie Gelenkschmerzen sowie – in späteren Stadien – zu Haarausfall und Nagelveränderungen. Bei akuter Überdosierung riecht die Atemluft aufgrund flüchtiger Methylselenverbindungen wie Dimethylselenid knoblauchartig.

Der Selengehalt pflanzlicher Lebensmittel variiert stark und hängt vom Selengehalt der Böden ab. Da in Europa die Ackerböden vergleichsweise arm an Selen sind, stellen tierische Lebensmittel wie Fleisch, Eier und Fisch hierzulande eine bevorzugte Selenquelle dar. Reich an Selen sind zudem Paranüsse. Bei Weidetieren, die auf selenreichen Böden grasen, kann es zu Hufererkrankungen kommen. Die Referenzwerte für die Zufuhr von Selen bei Erwachsenen liegen im Bereich von 60 (Frauen) –70 (Männer) µg/Tag. Durch Nahrungsergänzungsmittel werden mitunter bis maximal 200 µg Selen pro Tag verabreicht, wobei gemäß der Einschätzung der Europäischen Behörde für Lebensmittelsicherheit (EFSA) die Gabe von 300 µg Selen pro Tag bei Erwachsenen keine negativen Folgen hat.

Selenhaltige Aminosäuren. Selen selbst ist kein Antioxidans, jedoch in Form der Aminosäure **Selenocystein** (Abb. 14.20) ein wichtiger Bestandteil der Primärstruktur von Oxidoreduktasen. Selenocystein gilt als 21. proteinogene Aminosäure und stellt die **biologisch aktive Form des Selens** dar.

Selenocystein befindet sich fast immer in den aktiven Zentren der Selenoenzyme oder anderer Selenoproteine (Abb. 14.21). Zu den **Selenocystein-enthaltenden**

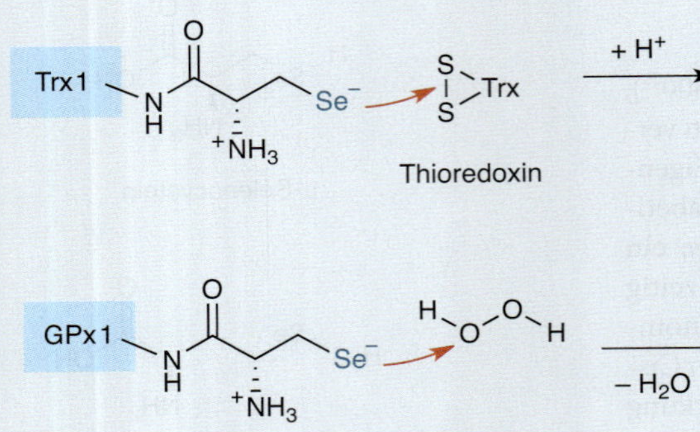

Abb. 14.21 Selenocystein als funktionaler Baustein selenhaltiger Oxidoreduktasen. Trx1: Thioredoxinreduktase, GPx1: Glutathion-Peroxidase

Oxidoreduktasen gehören z. B. Thioredoxinreduktasen (z. B. Trx1), Glutathion-Peroxidasen (z. B. GPx1) und Methioninsulfoxid-Reduktasen. Auch Deiodasen, das plasmatische Se-Transportprotein Selenoprotein P und die Selenophosphat-Synthetase zählen zu den Selenoenzymen.

Im Selenocystein ist das S-Atom des Cysteins durch Selen ersetzt. Dies geht mit einer erhöhten Acidität der Selenol- gegenüber der Thiolgruppe einher, was anhand des Vergleichs der pK_S-Werte von Cystein ($pK_S = 8{,}3$) und Selenocystein ($pK_S = 5{,}2$) ersichtlich wird. Selenocystein besitzt demnach unter physiologischen Bedingungen eine deprotonierte Selenolgruppe und zeigt gegenüber dem als Thiol vorliegenden S-Atom des Cysteins eine ausgeprägtere Nukleophilie. Cystein liegt – von einigen Ausnahmen abgesehen – in der Thiolform vor. Im Rahmen eines komplizierten Translationsprozesses wird Selenocystein durch ein UGA-Triplett der mRNA kodiert, eigentlich ein Stopp-Codon. Eine schlaufenartige Haarnadelstruktur im 3'-nichttranslatierten Bereich der Selenoprotein-mRNA, die sogenannte Selenocystein-Insertionssequenz, ermöglicht aber dennoch die Paarung des mRNA-Codons UGA mit dem TCA-Anticodon der $tRNA^{sec}$ (sec = Selenocystein). In der Folge wird Selenocystein unter Mithilfe eines speziellen Elongationsfaktors und diverser Hilfsproteine während der Proteinbiosynthese in Selenoproteine eingebaut.

Selenomethionin stellt eine vorwiegend in pflanzlichen Produkten wie Paranüssen, Getreide oder Soja vorkommende Selenquelle dar. Bei Eukaryoten kann Selenomethionin anstelle von Methionin in Proteine, beispielsweise Albumin, eingebaut werden, ohne dass dies besondere Auswirkungen auf deren Struktur oder Funktion hat. Das durch katabole Prozesse aus der Aminosäure freigesetzte Selen kann für die Synthese von Selenocystein genutzt werden.

Biochemische Grundlagen. Einige Glutathion-Peroxidasen (GPx1–4, GPx6) von Säugern sind Selenoproteine. Bis auf GPx4 sind es Homotetramere, von denen jede Proteinuntereinheit ein Se-Atom im aktiven Zentrum besitzt. GPx4 ist dagegen ein Monomer mit nur einem Se-Atom. Die ubiquitär auftretende, zytosolische GPx1 ist das bei Säugetieren am häufigsten vorkommende Selenoprotein. GPx1 katalysiert die Glutathion-abhängige Reduktion von H_2O_2 oder Hydroperoxyfettsäuren zu Alkoholen (R = Alkyl) bzw. Wasser (R = H, ◘ Gleichung 14.25). Zu Beginn der Reduktion von H_2O_2 durch GPx1 wird das als GPx-Selenolat (GPx-Se^-) vorliegende Selenocystein im aktiven Zentrum des Enzyms zu einem Selenensäure-Intermediat (GPx–Se–OH) oxidiert. Dessen Reduktion zur Ausgangsform erfolgt zweistufig mittels zweier Glutathion-Äquivalente. Zunächst reagiert die Selenensäure (–Se–OH) unter Bildung eines Selenylsulfids mit GSH (◘ Gleichung 14.26). Dieses Zwischenprodukt reagiert mit einem zweiten GSH-Molekül, wodurch die Se–SG-Bindung reduziert und Selenolat im aktiven Zentrum des Enzyms regeneriert wird (◘ Gleichung 14.27). Als Oxidationsprodukt wird Glutathiondisulfid (GSSG) gebildet, dass mittels der Glutathionreduktase wieder zu Glutathion reduziert wird (◘ Gleichung 14.21).

Gleichung 14.25

$$\text{GPx–Se}^- + \text{ROOH} + \text{H}^+ \longrightarrow \text{GPx–Se–OH} + \text{ROH}$$

Gleichung 14.26

$$\text{GPx–Se–OH} + \text{GSH} \longrightarrow \text{GPx–Se–SG} + \text{H}_2\text{O}$$

Gleichung 14.27

$$\text{GPx–Se–SG} + \text{GSH} \longrightarrow \text{GPx–Se}^- + \text{H}^+ + \text{GSSG}$$

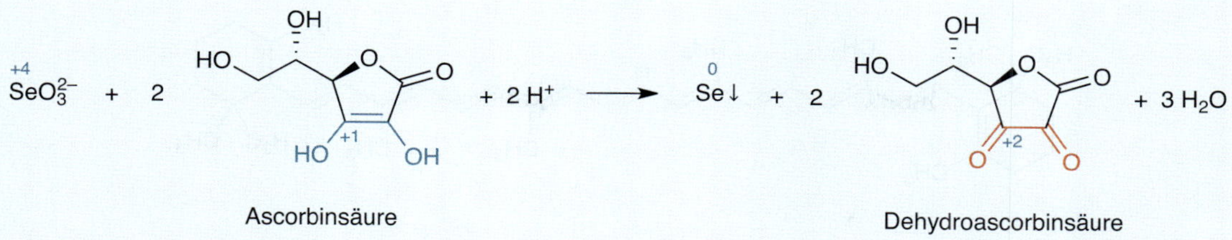

$$\overset{+4}{SeO_3^{2-}} + 2\ \text{Ascorbinsäure} + 2\,H^+ \longrightarrow \overset{0}{Se}\downarrow + 2\ \text{Dehydroascorbinsäure} + 3\,H_2O$$

Abb. 14.22 Reduktion von Selenit mit Ascorbinsäure zu rotem, elementarem Selen

Selen ist auch ein wesentlicher Bestandteil der Iodthyronin-5'-Deiodasen, die Thyroxin (T_4) in das biologisch aktivere Hormon 3,3',5-Triiodthyronin (T_3) umwandeln (zum Mechanismus ▸Kap. 8.1.1). Infolgedessen ist bei einem Selenmangel das Verhältnis von T_4 zu T_3 im Serum erhöht.

Selenaufnahme. Nahrungsselen liegt in Form von Selenomethionin oder Selenocystein vor (Abb. 14.20). Beide Aminosäuren werden nach oraler Applikation vorwiegend im oberen Dünndarm (Duodenum) unter Beteiligung eines Na^+-abhängigen Aminosäuretransporters resorbiert. In Nahrungsergänzungsmitteln dürfen dagegen ausschließlich anorganische Selenverbindungen, wie Natriumselenit, Natriumhydrogenselenit ($NaHSeO_3$) und Natriumselenat verabreicht werden. Selenat (Oxidationsstufe +VI) wird im Organismus ähnlich wie Sulfat unter Beteiligung eines Na^+-Selenat-Symporters und eines Selenat-Anionen-Antiporters resorbiert und erst in der Leber zu Selenit (Oxidationsstufe +IV) und Selenwasserstoff (Oxidationsstufe –II) reduziert. Die Resorptionsrate anorganischer Selenverbindungen liegt zwischen 40–70 %. Selenit wird vorwiegend durch passive Diffusion resorbiert und im Blut in erster Linie von den Erythrozyten aufgenommen. In diesen wird es enzymatisch zu Selenwasserstoff bzw. Hydrogenseleni**d** reduziert und wieder ans Plasma abgegeben. In dieser reduzierten Form wird Selen in die Leber und andere Organe transportiert, wo es in den Selenid-Donor **Selenophosphat** (Gleichung 14.28) umgewandelt wird. Selenophosphat ist eine wichtige Vorstufe für die Bildung von Selenocystein und ist essenziell für die enzymatische Umwandlung der zunächst mit Serin beladenen tRNA ($tRNA^{ser}$) in Selenocysteinyl-tRNA ($tRNA^{sec}$).

Gleichung 14.28

$$ATP + HSe^- + H_2O \longrightarrow H_3SePO_3 + AMP + P_i$$

Von der Leber aus erfolgt der Transport in die Selenoenzym enthaltenden Zielgewebe vermutlich in Form des Selenoproteins P, das mehrere Selenocystein-Reste aufweist. Überschüssiger Selenwasserstoff wird über Methylselenol ($H_3C–SeH$) und Dimethylselenid ($H_3C–Se–CH_3$) zum Trimethylselenonium-Ion ($(CH_3)_3Se^+$), dem hauptsächlichen Ausscheidungsprodukt, metabolisiert. Selenwasserstoff sowie methylierte Selenverbindungen sind leicht flüchtig und werden mit der Atemluft und im Urin ausgeschieden.

Eine Indikation für selenhaltige Arzneimittel stellen Selen-Mangelerscheinungen dar, deren Ursachen in einer Verdauungs- oder Resorptionsstörung oder einer ausschließlich parenteralen Ernährung zu sehen sind.

Natriumselenit-Pentahydrat ($Na_2SeO_3 \cdot 5\,H_2O$, selenLoges®), Ph. Eur., dient zum Beheben eines ernährungsbedingten Selenmangels. Ph. Eur. führt auch das kristallwasserfreie **Natriumselenit** auf. Natriumselenit ist das Natriumsalz der Selenigen Säure (H_2SeO_3; pK_{S1} = 2,46; pK_{S2} = 8,32). Man gewinnt es durch Reaktion von Selendioxid mit Natronlauge. Die Substanz ist empfindlich gegenüber Reduktionsmitteln und wird durch Ascorbinsäure leicht zu rotem, unlöslichem Selen – einer von mehreren Modifikationen des Selens – reduziert. Ph. Eur. nutzt diese Reaktion zur Identitätsprüfung (Abb. 14.22). Natriumselenit enthaltende Präparate dürfen daher nicht in Fruchtsäfte gegeben oder zusammen mit Vitamin-C-haltigen Getränken, Speisen oder Präparaten eingenommen werden.

Selendisulfid (Selsun®), Ph. Eur., SeS_2, wird als Suspension zur äußerlichen Anwendung bei nicht entzündlichen Kopfhauterkrankungen mit Schuppenbildung verwendet, z. B. Pityriasis versicolor oder Seborrhoea sicca. Die Resorption nach topischer Anwendung ist gering.

14.3.2 Carotinoide

Als Carotinoide bezeichnet man etwa 700 lipophile Pigmente, die in Pflanzen, Tieren und fotosynthetisch aktiven sowie inaktiven Mikroorganismen (Hefen, Pilze, Bakterien) vorkommen. Der bekannteste Vertreter ist das **β-Carotin** (Abb. 14.23). Die natürliche gelblich-orange bis rote Farbe der Carotinoide wird in Blättern

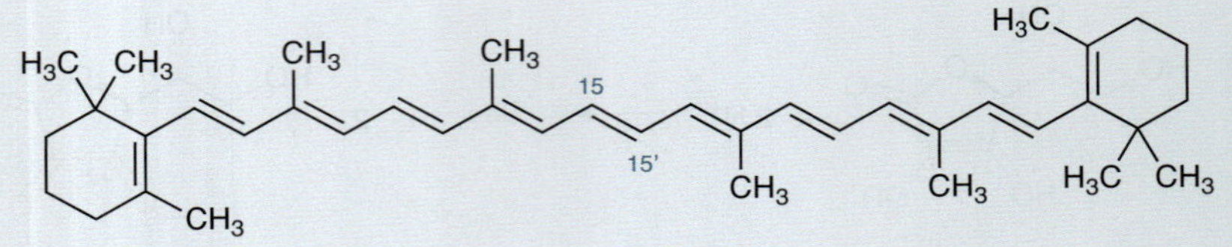

H3C CH3 CH3 CH3 15 15' CH3 CH3 H3C CH3 H3C CH3 CH3

Abb. 14.23 Betacarotin

und grünem Gemüse häufig durch Chlorophylle überdeckt. Erst nach deren Abbau tragen Lycopin, Betacarotin und viele andere Carotinoide zu den leuchtenden Farben von Früchten (Orange, Tomate, Paprika, Kürbissen), Herbstlaub (Indian Summer, neben Anthocyanen) und Blüten bei. Bei Tieren sind Carotinoide an der Färbung des Gefieders oder des Chitinpanzers beteiligt. Der Humanorganismus kann Carotinoide weder selbst synthetisieren noch zugeführte Carotinoide in andere Carotinoide umwandeln. Carotinoide müssen daher mit der Nahrung aufgenommen werden.

Entdeckung. Die Gewinnung von β-Carotin (Provitamin A) aus Karotten (*Daucus carota*) gelang Ferdinand Wackenroder 1831. Erst 1931 konnten Richard Kuhn und Edgar Lederer zeigen, dass es sich dabei um ein Gemisch handelte, bestehend aus β-Carotin, neben wenig α-Carotin und Spuren von γ-Carotin. Die Arbeiten zur Chemie und Biochemie der Carotinoide wurden durch Nobelpreise gewürdigt (Paul Karrer, Nobelpreis für Chemie 1937, mit Walter Norman Haworth; Richard Kuhn, Nobelpreis für Chemie, 1938). Neben totalsynthetischen Verfahren gewinnt man β-Carotin auch industriell durch Extraktion aus rotem Palmöl, Karotten oder Luzernen.

Struktur und Eigenschaften. Carotinoide weisen eine Polyenstruktur mit meist 11–12 konjugierten Doppelbindungen auf. Sie absorbieren Licht im Blau-Grün-Bereich und sehen daher rot bis gelblich-orange aus. Bei den natürlich vorkommenden Vertretern überwiegen die *E*-Isomere. Das extrem lipophile, rubinrote Lycopin weist eine lineare, offenkettige Struktur auf, wobei 11 der vorhandenen 13 Doppelbindungen konjugiert vorliegen. Aufgrund ihrer Oxidationsempfindlichkeit sollten Carotinoide generell wärme- und lichtgeschützt sowie luftdicht verschlossen bei tiefen Temperaturen (−20 °C) in hochevakuierten Ampullen gelagert werden.

Carotinoide sind typischerweise **Tetraterpene**, die aus 8 Isopreneinheiten aufgebaut sind und demnach 40 C-Atome aufweisen. Von den **Xanthophyllen** (Oxocarotinoide) wie Lutein oder Zeaxanthin (Abb. 14.25) unterscheiden sie sich durch das Fehlen von O-Atomen und den dadurch bedingten etwas lipophileren Charakter. Als prototypisches Carotin gilt nach IUPAC das **Lycopin** aus Tomaten (*Solanum lycopersicum*), von dem sich formal alle anderen Carotinoide durch Hydrierung, Dehydrierung, Zyklisierung, Oxidation oder durch Kombination dieser Prozesse ableiten. Die Retinoide gehören nicht zu den Carotinoiden. Die 7 bekannten Endgruppen der Carotinoide (Abb. 14.24) werden nach IUPAC durch jeweils 2 griechische Buchstaben definiert, versehen mit der Stammbezeichnung Carotin. Beim azyklischen Lycopin der Tomate handelt es sich demnach um ein ψ,ψ-Carotin. β-Carotin weist 2 β-Gruppen und α-Carotin eine β- sowie eine ε-Gruppe auf (Abb. 14.23, Abb. 14.25).

Antioxidanswirkung. Carotinoide fungieren als potente Inaktivatoren von Singulett-Sauerstoff und als Radikalfänger.

Durch Lichtaktivierung eines Fotosensibilisators, Wechsel der Spinmultiplizität und intermolekularen Energietransfer auf Triplett-Sauerstoff (Typ-II-Vorgang) wird – wie bereits erläutert – energiereicher und stark zelltoxischer **Singulett-Sauerstoff** ($^1O_2$) generiert (▸ Kap. 3.2.2, ▸ Kap. 13.14.1). Bereits Ende der 1960er Jahre konnten Christopher S. Foote und Robert W. Denny erstmals nachweisen, dass Carotinoide wie β-Carotin $^1O_2$ durch Energietransfer im Rahmen eines Elektronenaustauschs effizient inaktivieren (quenchen, *to quench* = löschen) können und dabei in den energiearmen Triplettzustand (^{3}Carotinoid) übergehen (Abb. 14.26). Singulett-Sauerstoff gibt Energie ab und geht in Triplett-Sauerstoff ($^3O_2$) über, während gleichzeitig das Carotinoid (Lycopin, β-Carotin) diese Energie absorbiert und in den angeregten Zustand übergeht. Neuere Untersuchungen mit Lycopin deuten darauf hin, dass beim Quench-Prozess 2 Elektronen unterschiedlichen Spins ausgetauscht werden, die sowohl aus dem Carotinoid als auch aus $^1O_2$ stammen. Der komplizierte physikalisch-chemische Prozess wird u. a. durch eng beieinander liegende Energieniveaus und passende Symmetrieverhältnisse der Grenzorbitale von $^1O_2$ (LUMO) und Lycopin (HOMO) begünstigt. Die Singulett-Sauerstoff-Quenchkonstante des Lycopins (Abb. 14.25) ist nahezu doppelt so groß wie die des β-Carotins, etwa 100-fach größer als die des

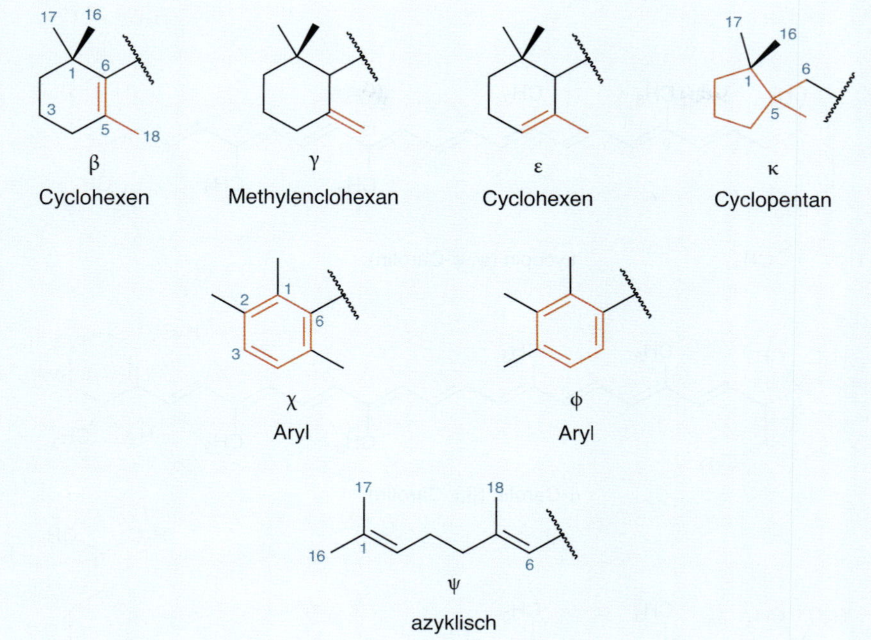

Abb. 14.24 Definition der Carotin-C_9-Endgruppen mittels griechischer Buchstaben

α-Tocopherols und übertrifft die des Glutathions um das 500-Fache. γ-Carotin (Abb. 14.25) übertrifft hinsichtlich der Quenchkonstante das β-Carotin um das 1,8-Fache.

Durch Abgabe von Wärmeenergie an die Umgebung wird der Grundzustand des Carotinoids wiederhergestellt, wodurch dieses erneut als Inaktivator für $^1O_2$ zur Verfügung steht. Bei Carotinoiden nimmt die inaktivierende Wirkung auf $^1O_2$ mit zunehmender Anzahl an konjugierten Doppelbindungen zu und nimmt ab, sobald die Anzahl der Doppelbindungen weniger als 11 beträgt. In den Blättern der Pflanzen dienen Carotinoide neben ihrer Funktion als akzessorische Lichtsammel-Pigmente (450–570 nm) im Rahmen der Fotosynthese insbesondere auch zum Schutz des Fotosyntheseapparats und des Sensibilisators Chlorophylls vor oxidativem Abbau durch $^1O_2$. Im menschlichen Auge machen die orangelben Oxocarotinoide Lutein und Zeaxanthin (Abb. 14.25) die Farbe des „Gelben Flecks" der Netzhaut in der Mitte des Augenhintergrunds aus. Sie absorbieren Licht der Wellenlänge 400–500 nm. Speziell dort ist aufgrund des einstrahlenden Sonnenlichts (400–700 nm) und der hohen Dichte an Fotorezeptoren ein besonderer Schutz vor oxidativen Prozessen notwendig (natürliche Sonnenbrille).

Carotinoide sind aber auch wichtige **Radikalfänger**, da sie sich aufgrund der großen Anzahl konjugierter Doppelbindungen leicht oxidieren lassen. Mit radikalischen Spezies reagieren Carotinoide unter **Wasserstoffabstraktion** in Allylposition zu Carotinoid-Radikalen (Abb. 14.27), durch **Elektronentransfer** zu Carotinoid-Radikal-Kationen oder unter **Addition von Radikalen** wiederum zu radikalischen Addukten. Ähnlich dem Ascorbyl- und Tocopheroxyl-Radikal sind Carotinoid-Radikale vergleichsweise wenig reaktiv.

Betacarotin, Ph. Eur., wird auch als Provitamin A bezeichnet, da es im menschlichen Körper in Substanzen der Vitamin-A-Gruppe umgewandelt werden kann (▸ Kap. 11.2.2). β-Carotin wird im Dünndarm resorbiert. Zwar können Carotinoide in vielen Gewebetypen oxidativ zu Vitamin A gespalten werden, doch findet dieser Prozess vorwiegend in den Darmzellen statt. Dabei können aus einem Molekül Betacarotin 2 Moleküle Vitamin A gebildet werden (Abb. 11.7). Um als **Vitamin-A-Vorstufe** fungieren zu können, muss **mindestens ein β-Ionon-Ring** (Abb. 14.28) vorhanden sein. Im Vergleich zu Betacarotin liefert γ-Carotin nur ein Molekül Vitamin A.

Auf die Bildung verschiedener Formen des Retinols (Vitamin A) aus β-Carotin wurde detailliert eingegangen (▸ Kap. 11.2.2). β-Carotin sollte wegen der verbesserten Resorption möglichst mit fetthaltiger Nahrung eingenommen werden. Bei massiver oraler Supplementierung akkummulieren Carotine in der Haut und bewirken eine gelblich-orange Tönung (Carotinoder-

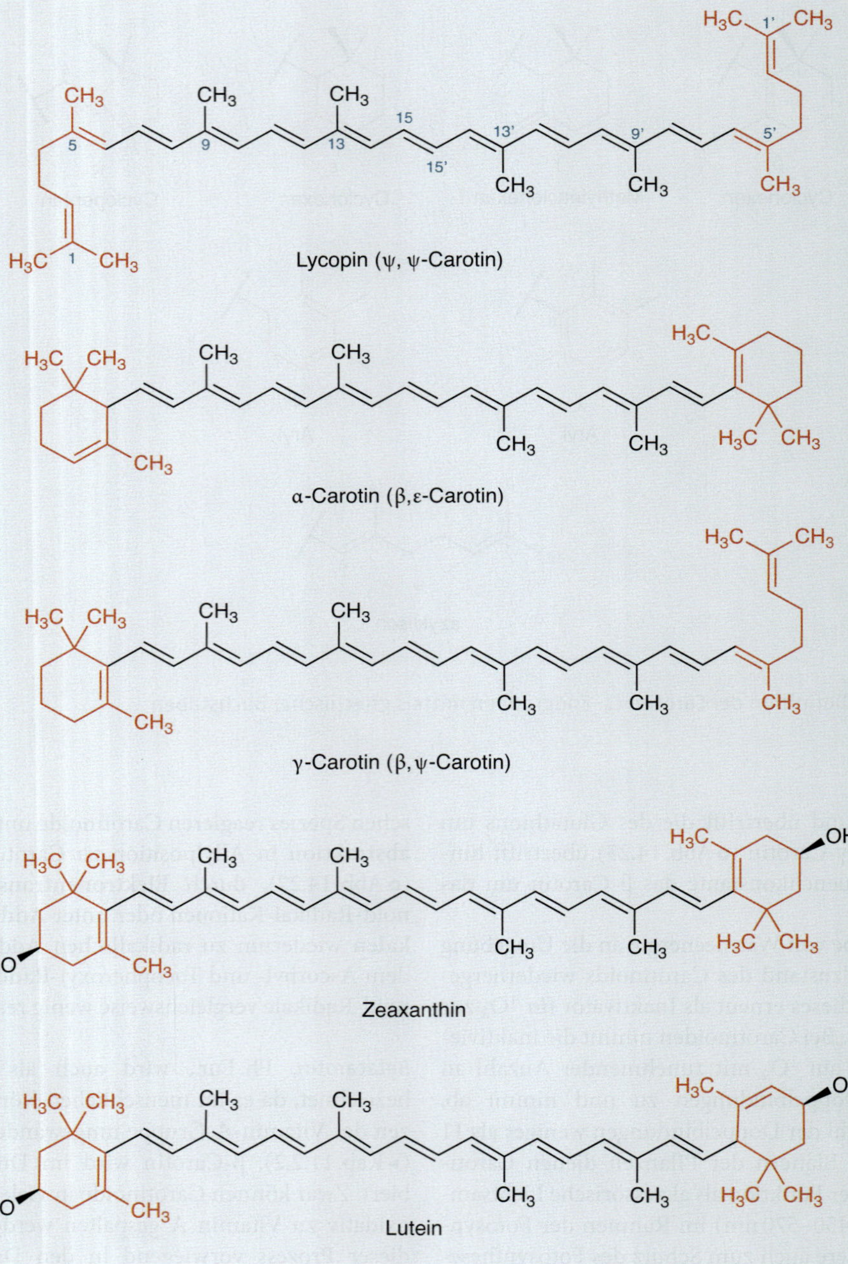

Lycopin (ψ, ψ-Carotin)

α-Carotin (β,ε-Carotin)

γ-Carotin (β, ψ-Carotin)

Zeaxanthin

Lutein

Abb. 14.25 Ausgewählte Carotinoide und Xanthophylle (Oxocarotinoide)

mie). β-Carotin kann bei Fotodermatosen und Pigmentstörungen verwendet werden. Auch in Selbstbräunungscremes kommt es zum Einsatz. Damit verbunden ist ein sehr schwacher Sonnenschutz bei nur geringem Lichtschutzfaktor. Die ernährungsphysiologische Bedeutung sogenannter ACE-Getränke, angereichert mit hohen Mengen an β-Carotin, Vitamin C und Vitamin E, ist wissenschaftlich nicht hinreichend belegt. Sie gelten wegen der enthaltenen hohen Mengen an β-Carotin (bis zu 4 mg/200 mL) sogar als bedenklich. Gemäß den Empfehlungen des Bundesinstituts für Risikobewertung sollten über längere Zeiträume nicht mehr als 2 mg reines β-Carotin/Tag zugeführt werden. Zwar kommt es zu keiner Vitamin-A-Überdosierung, doch konnte speziell bei Rauchern ein signifikant höheres Risiko für Lungenkarzinome bei Einnahme von mehr als 20 mg β-Carotin/Tag nachgewiesen werden.

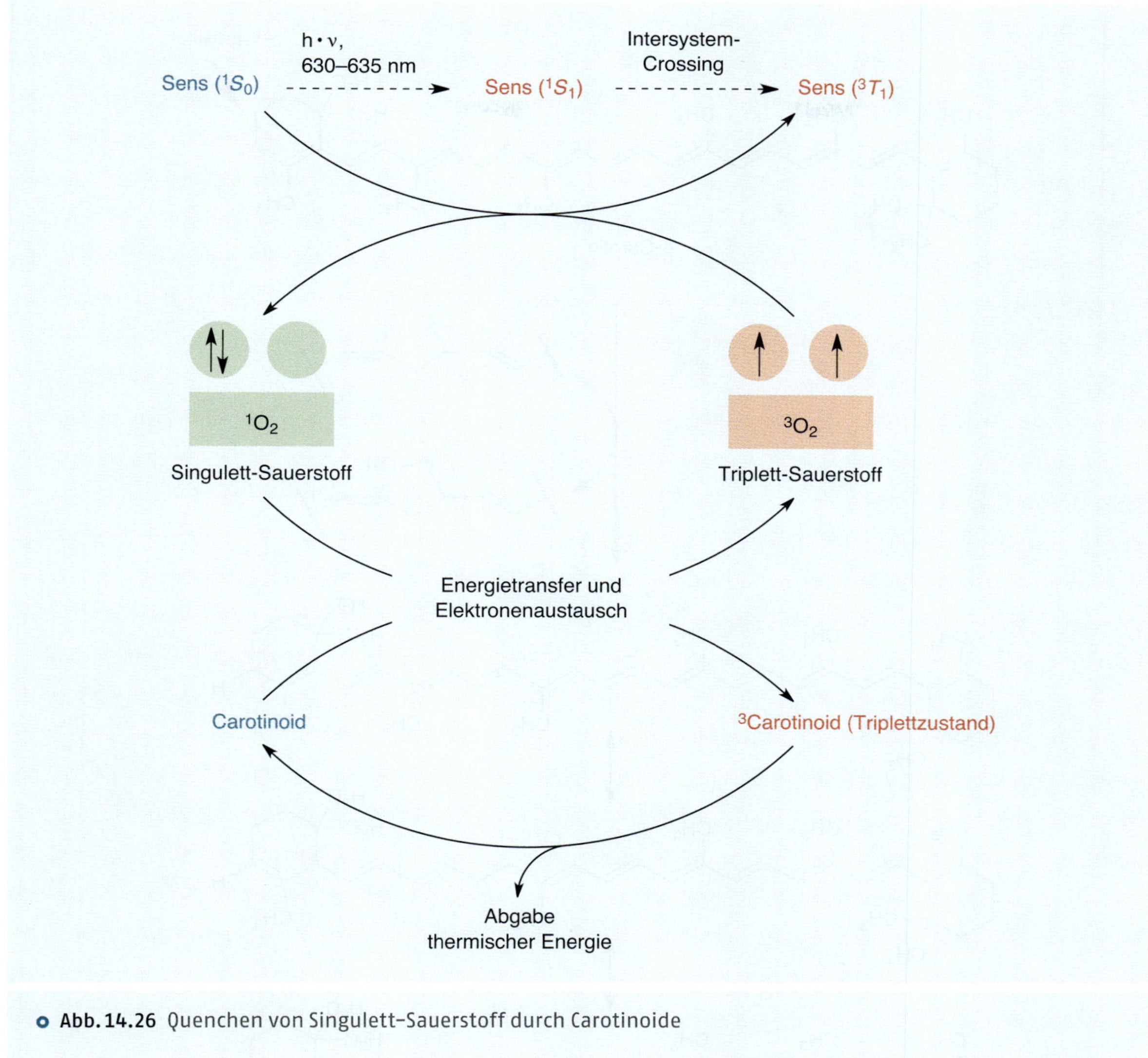

Abb. 14.26 Quenchen von Singulett-Sauerstoff durch Carotinoide

Lutein (Abb. 14.25) dient als Lebensmittelfarbstoff (E161b) und als Futtermittelzusatz für Geflügel zur Färbung von Eidotter. Außerdem wird es – wie auch das isomere **Zeaxanthin** – in hoher Dosierung zur diätetischen Vorbeugung einer Makuladegeneration eingesetzt, wofür es allerdings keine wissenschatlichen Belege gibt. Diesbezüglich ist eine Vielzahl von Präparaten auf dem Markt. Beide Substanzen kommen in hoher Konzentration im Gelben Fleck (Macula lutea) der Netzhaut vor. Lutein und Zeaxanthin enthalten einen hydroxylierten β-Iononring und können metabolisch nicht in Vitamin A umgewandelt werden.

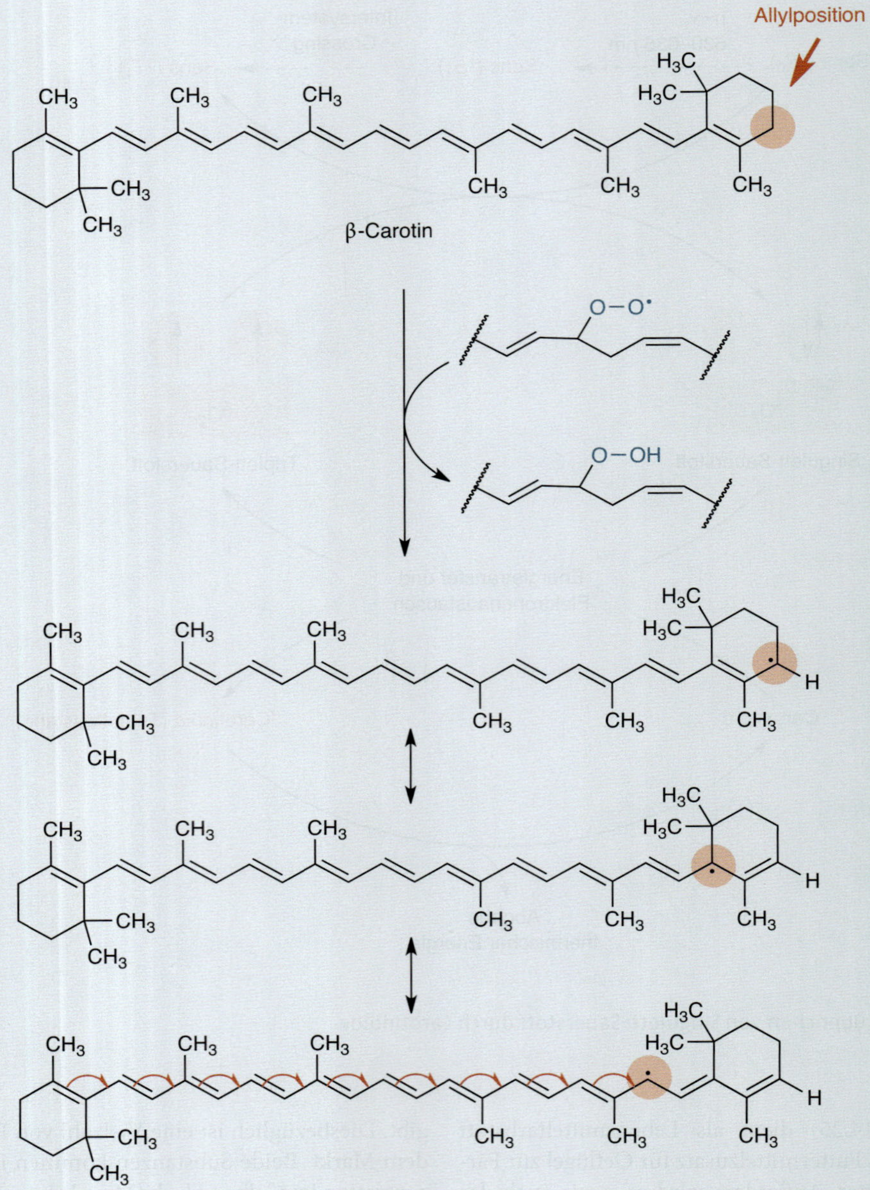

Abb. 14.27 Abfangen eines Peroxylradikals durch β-Carotin unter Bildung eines Hydroperoxids und eines resonanzstabilisierten Carotinoid-Radikals

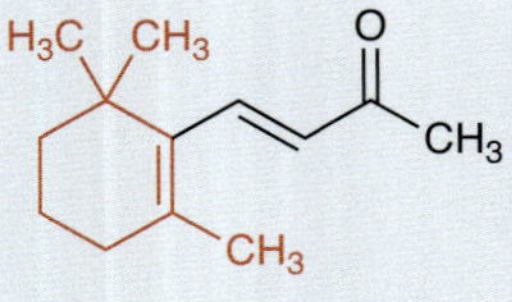

Abb. 14.28 Naturstoff β-Ionon

Quellenverzeichnis und weiterführende Literatur

Allgemeiner Teil

Lehrbücher der Medizinischen Chemie (Aspekte der Wirkstoffentwicklung)

Blass BE. Basic principles of drug discovery and development. Academic Press, London, 2015
Dunlap N et al. Medicinal chemistry. Garland Science, New York, 2018
Harrold MW et al. Basic concepts in medicinal chemistry. American Society of Health-Systems Pharmacists, ISBN: 978-1-58528-601-0, 2018
Klebe G. Wirkstoffdesign. Springer, Heidelberg, 2009
Li JJ. Medicinal chemistry for practitioners. Wiley, Hoboken, 2020
Patrick GL. An introduction to medicinal chemistry. Oxford University Press, Oxford, 2017
Rydzewski RM. Real world drug discovery. A chemist's guide to biotech and pharmaceutical research. Elsevier, Oxford, 2008
Silverman RB et al. The organic chemistry of drug design and drug action. Academic Press, San Diego, 2014
Stevens E. Medicinal chemistry. The modern drug discovery process. Pearson, Upper Saddle River, 2014
Strømgaard K et al. Textbook of drug design and discovery. CRC Press, Boca Raton, 2017
Wermuth CG et al. The practice of medicinal chemistry. Academic Press, London, 2015

Lehrbücher anderer Fachgebiete

Berg JM et al. Stryer: Biochemie. Springer, Heidelberg, 2018
Brandes R et al. Physiologie des Menschen mit Pathophysiologie, Springer, Heidelberg, 2019
Brunton LL et al. Goodman & Gilman's the Pharmacological Basis of Therapeutics, McGraw Hill, New York, 2017
Clayden J et al. Organische Chemie, Springer, Berlin, 2013
Heinrich PC et al. Löffler/Petrides: Biochemie und Pathobiochemie. Springer, Berlin, 2014
Nelson DL et al. Lehninger: Principles of biochemistry. MacMillan, New York, 2017
Rassow J et al. Duale Reihe Biochemie, Thieme, Stuttgart, 2016

Pharmakodynamik (Kapitel 1)

Abou-Gharbia M. Discovery of innovative small molecule therapeutics. *J Med Chem* 2009, 52, 2–9
Agranat I et al. Putting chirality to work: The strategy of chiral switches. *Nat Rev Drug Discovery* 2002, 1, 753–768
Andrews PR et al. Functional group contributions to drug-receptor interactions. *J Med Chem* 1984, 27, 1648–1657
Bagal SK et al. Ion channels as therapeutic targets: A drug discovery perspective. *J Med Chem* 2013, 56, 593–624
Baillie TA. Zielgerichtete kovalente Inhibitoren für das Wirkstoffdesign. *Angew Chem* 2016, 128, 13606–13619
Ballatore C et al. Carboxylic acid (bio)isosteres in drug design. *ChemMedChem* 2013, 8, 385–395
Barreiro EJ et al. The methylation effect in medicinal chemistry. *Chem Rev* 2011, 111, 5215–5246
Bauer RA. Covalent inhibitors in drug discovery: From accidental discoveries to avoided liabilities and designed therapies. *Drug Discovery Today* 2015, 20, 1061–1073
Bissantz C et al. A medicinal chemist's guide to molecular interactions. *J Med Chem* 2010, 53, 5061–5084
Brown DG et al. Where do recent small molecule clinical development candidates come from? *J Med Chem* 2018, 61, 9442–9468
Brown N. Bioisosteres in medicinal chemistry. Wiley-VCH, Weinheim, 2012
Brown N. Scaffold hopping in medicinal chemistry. Wiley-VCH, Weinheim, 2014
Burris TP et al. Nuclear receptors and their selective pharmacologic modulators. *Pharmacol Rev* 2013, 65, 710–778
Calcaterra A et al. The market of chiral drugs: Chiral switches versus de novo enantiomerically pure compounds. *J Pharm Biomed Anal.* 2018, 147, 323–340
Catterall WA. Voltage-gated sodium channels at 60: Structure, function and pathophysiology. *J Physiol* 2012, 590, 2577–2589
Clayden J et al. Atropisomerie als Herausforderung in der Medikamentenentwicklung. *Angew Chem* 2009, 121, 6516–6520
Craig PN. Interdependence between physical parameters and selection of substituent groups for correlation studies. *J Med Chem* 1971, 14, 680–684
Cramer J et al. Hydroxyl groups in synthetic and natural-product-derived therapeutics: A perspective on a common functional group. *J Med Chem* 2019, 62, 8915–8930
Cramer RD et al. Comparative molecular field analysis (CoMFA). 1. Effect of shape on binding of steroids to carrier proteins. *J Am Chem Soc* 1988, 110, 5959–5967
DeCorte BL. Underexplored opportunities for natural products in drug discovery. *J Med Chem* 2016, 59, 9295–9304
Dosa PI et al. Tactical approaches to interconverting GPCR agonists and antagonists. *J Med Chem* 2016, 59, 810–840
Dougherty DA. The cation-π interaction. *Acc Chem Res* 2013, 46, 885–893
Doyle DA et al. The structure of the potassium channel: Molecular basis of K^+ conduction and selectivity. *Science* 1998, 280, 69–77
Francotte E et al. Chirality in drug research. Wiley-VCH, Weinheim, 2006
Gao J et al. Chemistry perspectives of reversible covalent drugs. *Annu Rep Med Chem* 2021, 56, 75–94
Ghosh AK et al. Covalent inhibition in drug discovery. *ChemMedChem* 2019, 14, 889–906
Gohlke H et al. Ansätze zur Beschreibung und Vorhersage der Bindungsaffinität niedermolekularer Liganden an makromolekulare Rezeptoren. *Angew Chem* 2002, 114, 2764–2798
Hansch C et al. A survey of Hammett substituent constants and resonance and field parameters. *Chem Rev* 1991, 91, 165–195
Hauser AS et al. Trends in GPCR drug discovery: New agents, targets and indications. *Nat Rev Drug Discovery* 2017, 16, 829–842
Helmchen G. 50 Jahre Spezifikation der molekularen Chiralität durch Cahn, Ingold und Prelog. *Angew Chem* 2016, 128, 6910–6911
Hellwich KH. Stereochemie. Grundbegriffe. Springer, Berlin, 2007
Imming P et al. Drugs, their targets and the nature and number of drug targets. *Nat Rev Drug Discovery* 2006, 5, 821–834
Klebe G et al. Molecular similarity indices in a comparative analysis (CoMSIA) of drug molecules to correlate and predict their biological activity. *J Med Chem.* 1994, 37, 4130–4146
Kobilka B. Die strukturelle Grundlage der Signaltransduktion mit G-Protein-gekoppelten Rezeptoren (Nobel-Aufsatz). *Angew Chem* 2013, 125, 6508–6517
Kubinyi H. Der Schlüssel zum Schloss. I. Grundlagen der Arzneimittelwirkung. *Pharm Unserer Zeit* 1994, 23, 158–168

Kubinyi H. Der Schlüssel zum Schloss. II. Hansch-Analyse, 3D-QSAR und De novo-Design. *Pharm Unserer Zeit* 1994, 23, 281–290

Kubinyi H. Molekulare Ähnlichkeit. 1. Chemischer Struktur und biologische Wirkung. *Pharm Unserer Zeit* 1998, 27, 92–106

Kumari S et al. Amide bond bioisosteres: Strategies, synthesis, and successes. *J Med Chem* 2020, 63, 12290–12358

Lemke TL et al. Review of organic functional groups. Introduction to medicinal organic chemistry. Lippincott Williams & Wilkins, Baltimore, 2012

Lima LM et al. Homologation: A versatile molecular modification strategy to drug discovery. *Curr Top Med Chem* 2019, 19, 1734–1750

Lloyd ML. High-throughput screening for the discovery of enzyme inhibitors. *J Med Chem* 2020, 63, 10742–10772

Lorenz H. Verfahren zur Enantiomerentrennung. *Angew Chem* 2014, 126, 1240–1274

MacKinnon R. Kaliumkanäle und die atomare Basis der selektiven Ionenleitung (Nobel-Vortrag). *Angew Chem* 2004, 116, 4363–4376

Martin YC et al. Do structurally similar molecules have similar biological activity? *J Med Chem* 2002, 45, 19, 4350–4358

Meanwell NA. Fluorine and fluorinated motifs in the design and application of bioisosteres for drug design. *J Med Chem* 2018, 61, 5822–5880

Meanwell NA. Synopsis of some recent tactical application of bioisosteres in drug design. *J Med Chem* 2011, 54, 2529–2591

Melancon BJ et al. Allosteric modulation of seven transmembrane spanning receptors: Theory, practice, and opportunities for central nervous system drug discovery. *J Med Chem* 2012, 55, 1445–1464

Moore JT et al. The nuclear receptor superfamily and drug discovery. *ChemMedChem* 2006, 1, 504–523

Moss GP. Basic terminology of stereochemistry. Pure Appl. Chem. 1996, 68, 2193–2222

Myint KZ et al. Recent advances in fragment-based QSAR and multi-dimensional QSAR methods, *Int J Mol Sci* 2010, 11, 3846–3866

Newman DJ. Natural products as leads to potential drugs: an old process of the new hope for drug discovery? *J Med Chem* 2008, 51, 2589–2599

Newton DE. Chemistry of drugs. Facts on File, New York, 2007

Novac N et al. Nuclear receptors: overview and classification. *Curr Drug Targets: Inflammation Allergy* 2004, 3, 335–346

Okamoto Y et al. Chromatographische Enantiomerentrennung an Polysaccharidderivaten. *Angew Chem* 1998, 110, 1072–1095

Ottow E et al. Nuclear receptors as drug targets. Wiley, Weinheim, 2008

Overington JP et al. How many drug targets are there? *Nat Rev Drug Discovery* 2006, 5, 993–996

Patani GA et al. Bioisosterism: A rational approach in drug design. *Chem Rev* 1996, 96, 3147–3176

Pedreira JGB et al. Chemical intuition in drug design and discovery. *Curr Top Med Chem* 2019, 19, 1679–1693

Pinheiro PSM et al. The use of conformational restriction in medicinal chemistry. *Curr Top Med Chem* 2019, 19, 1712–1733

Purser S et al. Fluorine in medicinal chemistry. *Chem Soc Rev* 2008, 37, 320–330

Rice JE. Organic chemistry concepts and applications for medicinal chemistry, Academic Press, San Diego, 2014

Santos R et al. A comprehensive map of molecular drug targets. *Nat Rev Drug Discovery* 2017, 16, 19–34

Schmuck C. Definition der Halogenbrücke (IUPAC-Empfehlungen 2013). *Angew Chem* 2014, 126, 6391–6392

Schneider G et al. Grundgerüstwechsel (Scaffold-Hopping) durch topologische Pharmakophorsuche: ein Beitrag zum virtuellen Screening. *Angew Chem* 1999, 111, 3068–3070

Schooltink H. Natriumkanäle. Ionentransport im Dienst der Gesundheit. *Pharm Ztg* 2015, 160, 2488–2495

Schramm VL. Enzymatic transition states and drug design. *Chem Rev* 2018, 118, 11194–11258

Shinada NK et al. Halogens in protein-ligand binding mechanism: A structural perspective. *J Med Chem* 2019, 62, 9341–9356

Shorter J. Die Hammett-Gleichung – und was daraus in fünfzig Jahren wurde. *Chem Unserer Zeit* 1985, 19, 197–208

Siebert CD. Das Bioisosterie-Konzept. *Chem Unserer Zeit* 2004, 38, 320–324

Singh J et al. The resurgence of covalent drugs. *Nat Rev Drug Discovery* 2011, 10, 307–317

Subbaiah MAM et al. Bioisosteres of the phenyl ring: Recent strategic applications in lead optimization and drug design. *J Med Chem* 2021, 64, 14046–14128

Taylor RD et al. Rings in drugs. *J Med Chem* 2014, 57, 5845–5859

Testa B et al. Organic stereochemistry, part 3: Other stereogenic elements: Axes of chirality, planes of chirality, helicity, and (*E,Z*)-diastereoisomerism. *Helv Chim Acta* 2013, 96, 351–374

Testa B et al. Organic stereochemistry, part 5: Stereoselectivity in molecular and clinical pharmacology. *Helv Chim Acta* 2013, 96, 747–798

Testa B. Organic stereochemistry, part 8. Prostereoisomerism and the concept of product stereoselectivity in biochemistry and xenobiotic metabolism. *Helv Chim Acta* 2013, 96, 1409–1451

Topliss JG. Utilization of operational schemes for analog synthesis in drug design. *J Med Chem* 1972, 15, 1006–1011

Vitaku E et al. Analysis of the structural diversity, substitution patterns, and frequency of nitrogen heterocycles among U. S. FDA approved pharmaceuticals. *J Med Chem* 2014, 57, 10257–10274

Wang S et al. Structural simplification of natural products. *Chem Rev* 2019, 119, 4180–4220

Wermuth CG et al. Glossary of terms used in medicinal chemistry. *Pure Appl Chem* 1998, 70, 1129–1143

Wermuth CG. Selective optimization of side activities: Another way for drug discovery. *J Med Chem* 2004, 47, 1303–1314

Wilcken R et al. Principles and applications of halogen bonding in medicinal chemistry and chemical biology. *J Med Chem* 2013, 56, 1363–1388

Williams DH. Ligandeninduzierte Bewegungseinschränkung mit Stärkung nichtkovalenter Wechselwirkungen in Rezeptoren und Enzymen: Quelle für Bindungsenergie und katalytische Wirkung. *Angew Chem* 2004, 116, 6760–6782

Wünsch B. Reine Enantiomere. Die bessere Hälfte bewährter Arzneistoffe. *Pharm Ztg* 2005, 150, 2696–2703

Zhang L et al. How to generate reliable and predictive CoMFA models. *Curr Med Chem* 2011, 18, 923–930

Pharmakokinetik (Kapitel 2)

Anzenbacher P et al. Metabolism of drugs and other xenobiotics. Wiley, Weinheim, 2012

Arana MR et al. ATP-binding cassette exporters: Structure and mechanism with a focus on P-glycoprotein and MRP1. *Curr Med Chem* 2019, 26, 1062–1078

Badenhorst CPS et al. A new perspective on the importance of glycine conjugation in the metabolism of aromatic acids. *Drug Metab Rev* 2014, 46, 343–361

Bodor N et al. Retrometabolic drug design and targeting, Wiley, Hoboken, 2012

Borchert HH. Biotransformation und Arzneimittelwirkung. Prinzipien und Konsequenzen des Arzneistoffmetabolismus für die Arzneimittelsicherheit und das Wirkstoffdesign. *PZ Prisma* 1999, 6, 173–184

Borchert HH. Biotransformation und Arzneimittelwirkung. Prinzipien und Konsequenzen des Arzneistoffmetabolismus für die Arzneimittelsicherheit und das Wirkstoffdesign, Teil 2: Nicht durch das Cytochrom-P-450-System katalysierte Reaktionen. *PZ Prisma* 1999, 6, 255–264

Brandsch M. Drug transport via the intestinal peptide transporter PEPT-1. *Curr Opin Pharmacol* 2013, 13, 881–887

Buchwald P. Soft drugs: Design principles, success stories, and future perspectives. *Expert Opin Drug Metabol Toxicol* 2020, 16, 645–650

Cashman JR et al. Human flavin-containing monooxygenases. *Annu Rev Pharmacol Toxicol* 2006, 46, 65–100

Chapman E et al. Sulfotransferasen: Struktur, Mechanismus, biologische Aktivität, Inhibierung, Anwendung in Synthesen. *Angew Chem* 2004, 116, 3610–3632

Charifson PS et al. Acidic and basic drugs in medicinal chemistry: A perspective. *J Med Chem* 2014, 57, 9701–9717

Ciarimboli G. Organic cation transporters. *Xenobiotica* 2008, 38, 936–971

Denisov IG et al. Structure and chemistry of cytochrome P450. *Chem Rev* 2005, 105, 2253–2277

Di L et al. Demystifying brain penetration in central nervous system drug discovery. *J Med Chem* 2013, 56, 2–12

Di L et al. Drug-like properties. Concepts, structure, design, and methods from ADME to toxicity optimization. Academic Press, London, 2016

Dobson PD et al. Carrier-mediated cellular uptake of pharmaceutical drugs: An exception or the rule? *Nat Rev Drug Discovery* 2008, 7, 205–220

Dubey KD et al. Cytochrome P450 – the wonderful nanomachine revealed through dynamic simulations of the catalytic cycle. *Acc Chem Res* 2019, 52, 389–399

Eckford PDW et al. ABC efflux pump-based resistance to chemotherapy drugs. *Chem Rev* 2009, 109, 2989–3011

Edmondson DE et al. Structure and mechanism of monoamine oxidase. *Curr Med Chem* 2004, 11, 1983–1993

Ernst B et al. Moderne Pharmakokinetik: Transport durch Membranen. Wiley-VCH, Weinheim, 2010

Ettmayer P et al. Lessons learned from marketed and investigational prodrugs. *J Med Chem* 2004, 47, 2393–2404

Fabian J et al. Prodrugs. Arzneistoffe mit maßgeschneiderten Eigenschaften. *Pharm Ztg* 2011, 156, 2257–2263

Ghuman J et al. Structural basis of the drug-binding specificity of human serum albumin. *J Mol Biol* 2005, 353, 38–52

Gray HB et al. Living with oxygen. *Acc Chem Res* 2018, 51, 1850–1857

Hayes JD et al. Glutathione transferases. *Annu Rev Pharmacol Toxicol* 2005, 45, 51–88

Hecker SJ et al. Prodrugs of phosphates and phosphonates. *J Med Chem* 2008, 51, 2328–2345

Huang X et al. Beyond ferryl-mediated hydroxylation: 40 years of the rebound mechanism and C-H activation. *J Biol Inorg Chem* 2017, 22, 185–207

Huttenen KM et al. Prodrugs-from serendipity to rational design. *Pharmacol Rev* 2011, 63, 750–771

Kalliokoski A et al. Impact of OATP transporters on pharmacokinetics. *Br J Pharmacol* 2009, 158, 693–705

Kaivosaari S et al. *N*-Glucuronidation of drugs and other xenobiotics by human and animal UDP-glucuronosyltransferases, *Xenobiotica* 2011, 41, 652–669

Koepsell H. Organic cation transporters in health and disease. *Pharmacol Rev* 2020, 72, 253–319

Kroll T et al. Structure and function of hepatobiliary ATP binding cassette transporters. *Chem Rev* 2021, 121, 5240–5288

Lipinski CA. Lead- and drug-like compounds: The rule-of-five revolution. *Drug Discovery Today: Technol* 2004, 1, 337–341

Lu H. Stereoselectivity in drug metabolism. *Expert Opin Drug Metab Toxicol* 2007, 3, 149–158

Mano ECC et al. UDP-glucuronosyltransferases: Structure, function and drug design studies. *Curr Med Chem* 2018, 25, 3247–3255

Manallack DT et al. The significance of acid/base properties in drug discovery. *Chem Soc Rev* 2013, 42, 485–496

Mazák K et al. Physicochemical properties of zwitterionic drugs in therapy. *ChemMedChem* 2020, 15, 1102–1110

McGuigan C et al. Phosphorodiamidates as a promising new phosphate prodrug motif for antiviral drug discovery: Application to anti-HCV agents. *J Med Chem* 2011, 54, 8632–8645

Mehellou Y et al. The protide prodrug technology: From the concept to the clinic. *J Med Chem* 2018, 61, 2211–2226

Meunier B et al. Mechanism of oxidation reactions catalyzed by cytochrome P450 enzymes. *Chem Rev* 2004, 104, 3947–3980

Mignani S et al. Present drug-likeness filters in medicinal chemistry during the hit and lead optimization process: How far can they be simplified? *Drug Discovery Today* 2018, 23, 605–615

Mousa JJ et al. Structural and mechanistic diversity of multidrug transporters. *Nat Prod Rep* 2016, 33, 1255–1267

Munro AW et al. Structure and function of the cytochrome P450 peroxygenase enzymes. *Biochem Soc Trans* 2018, 46, 183–196

Napier S et al. Transporters as targets for drugs. Springer, Berlin, 2009

Nigam S. What do drug transporters really do? *Nat Rev Drug Discovery* 2015, 14, 29–44

Ortiz de Montellano, PR. Hydrocarbon hydroxylation by cytochrome P450 enzymes. *Chem Rev* 2010, 110, 932–948

Pang KS et al. Enzyme- and transporter-based drug-drug interactions. Progress and future challenges. Springer, New York, 2010

Phillips IR et al. Drug metabolism by flavin-containing monooxygenases of human and mouse. *Exp Opin Drug Metab Toxicol* 2017, 13, 167–181

Rankovic Z. CNS drug design: Balancing physicochemical properties for optimal brain exposure. *J Med Chem* 2015, 58, 2584–2608

Rautio J et al. Prodrugs: Design and clinical applications. *Nat Rev Drug Discovery* 2008, 7, 255–270

Rautio J et al. The expanding role of prodrugs in contemporary drug design and development. *Nat Rev Drug Discovery* 2018, 17, 559–587

Redasani VK et al. Prodrug design. Perspectives, approaches and applications in medicinal chemistry. Elsevier, London, 2015

Rétey J. Stereospezifität von Enzymreaktionen. *Chem Unserer Zeit* 1979, 13, 65–77

Riedmaier AE et al. Organic anion transporters and their implications in pharmacotherapy. *Pharmacol Rev* 2012, 64, 421–449

Rowland A et al. The UDP-glucuronosyltransferases: Their role in drug metabolism and detoxification. *Int J Biochem Cell Biol* 2013, 45, 1121–1132

Schneider E. ABC-Transporter: Eine Proteinfamilie für den Transport chemischer Verbindungen über biologische Membranen. *Chem Unserer Zeit* 2000, 34, 90–98

Schumann T et al. Solute carrier transporters as potential targets for the treatment of metabolic disease. *Pharmacol Rev* 2020, 72, 343–379

Shen H et al. Organic anion transporter 2: An enigmatic human solute carrier. *Drug Metab Dispos* 2017, 45, 228–236

St. Jean DJ et al. Mitigating heterocycle metabolism in drug discovery. *J Med Chem* 2012, 55, 6002–6020

Struck AW et al. S-Adenosyl-methionine-dependent methyltransferases: Highly versatile enzymes in biocatalysis, biosynthesis and other biotechnological applications. *ChemBioChem* 2012, 13, 2642–2655

Sugano K et al. Coexistence of passive and carrier-mediated processes in transport. *Nat Rev Drug Discovery* 2010, 9, 597–614

Takano M. Expression and function of efflux drug transporters in the intestine. *Pharmacol Ther* 2006, 109, 137–161

Tinworth CP et al. Facts, patterns, and principles in drug discovery: Appraising the rule of 5 with measured physicochemical data. *J Med Chem* 2020, 63, 10091–10108

Tobias SC et al. Synthesis and biological studies of novel nucleoside phosphoramidate prodrugs. *J Med Chem* 2001, 44, 4475–4480

Trippier PC. Selecting good „drug-like“ properties to optimize small molecule blood-brain barrier penetration. *Curr Med Chem* 2016, 23, 1392–1407

Tsaioun K et al. ADMET for medicinal chemists. Wiley, New Jersey, 2011

van de Waterbeemd H et al. Property-based design: Optimization of drug absorption and pharmacokinetics. *J Med Chem* 2001, 44, 1313–1333

Volk C. OCTs, OATs, and OCTNs: Structure and function of the polyspecific organic ion transporters of the SLC-22 family. *Wiley Interdiscip Rev: Membr Transp Signaling* 2014, 3, 1–13

Walsh C. Flavin coenzymes: at the crossroads of biological redox chemistry. *Acc Chem Res* 1980, 13, 148–155

Wang WW et al. The druggability of solute carriers. *J Med Chem* 2020, 63, 3834–3867

Wiemer AJ et al. Prodrugs of phosphonates and phosphates: Crossing the membrane barrier. *Top Curr Chem* 2015, 360, 115–160

Young RJ. Physical properties in drug design. *Top Med Chem* 2015, 9, 1–68

Zhou SF et al. Substrates and inhibitors of human multidrug resistance associated proteins and the implications in drug development. *Curr Med Chem* 2008, 15, 1981–2039

Unerwünschte Arzneistoffwirkungen (Kapitel 3)

Adam W. Die Singulettsauerstoff-Story. *Chem Unserer Zeit* 1981, 15, 190–196

Albini A et al. Drugs: Photochemistry and photostability. The Royal Society of Chemistry, Cambridge, 1998

Alves VM et al. Alarms about structural alerts. *Green Chem* 2016, 18, 4348–4360

Aronov AM. Common pharmacophores for uncharged human ether-a-go-go-related gene (hERG) blockers. *J Med Chem* 2006, 49, 6917–6921

Benigni R et al. Nongenotoxic carcinogenicity of chemicals: mechanisms of action and early recognition through a new set of structural alerts. *Chem Rev* 2013, 113, 2940–2957

Bharate SS. Critical analysis of drug product recalls due to nitrosamine impurities. *J Med Chem* 2021, 64, 2923–2936

Claesson A et al. Systematic approach to organizing structural alerts for reactive metabolite formation from potential drugs. *Chem Res Toxicol* 2018, 31, 389–411

Dharmaraja AT. Role of reactive oxygen species (ROS) in therapeutics and drug resistance in cancer and bacteria. *J Med Chem* 2017, 60, 3221–3240

Di Mascio P et al. Singlet molecular oxygen reactions with nucleic acids, lipids, and proteins. *Chem Rev* 2019, 119, 2043–2086

Driscoll JP et al. Metabolism and bioactivation: It's time to expect the unexpected. *J Med Chem* 2020, 63, 6303–6314

Foote CS. Definition of type I and type II photosensitized oxidation, *Photochem Photobiol* 1991, 54, 659

Gehringer M et al. Emerging and re-emerging warheads for targeted covalent inhibitors: Applications in medicinal chemistry and chemical biology. *J Med Chem* 2019, 62, 5673–5724

Halliwell B et al. Free radicals in biology and medicine. Oxford University Press, Oxford. 2015

Halliwell B et al. Hydroxyl radical is a significant player in oxidative DNA damage in vivo. *Chem Soc Rev* 2021, 50, 8355–8360

Hughes TB et al. Deep learning to predict the formation of quinone species in drug metabolism. *Chem Res Toxicol* 2017, 30, 642–656

Jamieson C et al. Medicinal chemistry of hERG optimizations: Highlights and hang-ups. *J Med Chem* 2006, 49, 5029–5046

Kalgutkar AS et al. Structural alerts, reactive metabolites, and protein covalent binding: How reliable are these attributes as predictors of drug toxicity. *Chem Biodiversity* 2009, 6, 2115–2137

Kalgutkar AS et al. Reactive drug metabolites. Wiley-VCH, Weinheim, 2012

Kalgutkar AS. Designing around structural alerts in drug discovery. *J Med Chem.* 2020, 63, 6276–6302

Kazius J et al. Derivation and validation of toxicophores for mutagenicity prediction. *J Med Chem* 2005, 48, 312–320

Langhals H et al. Chemie am Strand. Sonnenstrahlung, Hautreaktionen und Sonnenschutz. *Chem Unserer Zeit* 2004, 38, 98–112

Liu X et al. Structure-based reactivity profiles of reactive metabolites with glutathione. *Chem Res Toxicol* 2020, 33, 1579–1593

Mitcheson JS. hERG potassium channels and the structural basis of drug-induced arrhythmias. *Chem Res Toxicol* 2008, 21, 1005–1010

Monti S et al. Supramolecular photochemistry of drugs in biomolecular environments. *Chem Soc Rev* 2014, 43, 4051–4067

Müller K. Freie Radikale. Bedeutung in Pathophysiologie und Therapie. *Dtsch Apoth Ztg* 1992, 132, 1473–1482

Nepali K et al. Nitro-group-containing drugs. *J Med Chem* 2019, 62, 2851–2893

Norman BH. Drug induced liver injury (DILI). Mechanisms and medicinal chemistry avoidance/mitigation strategies. *J Med Chem* 2020, 63, 11397–11419

Onoue S et al. Drug-induced phototoxicity; an early in vitro identification of phototoxic potential of new drug entities in drug discovery and development. *Curr Drug Safety* 2009, 4, 123–136

Pischel U. Photosensibilisierung durch Pharmaka. *Nachr Chem* 2004, 52, 1243–1246

Regan SL et al. Acyl glucuronides: The good, the bad and the ugly. *Biopharm Drug Dispos* 2010, 31, 367–395

Schauder S. Phototoxische Reaktionen der Haut durch Medikamente. *Dtsch Ärzteblatt* 2005, 102, 2314–2319

Sies H. Oxidative stress: A concept in redox biology and medicine. *Redox Biol* 2015, 4, 180–183

Singh PK et al. Toxicophore exploration as a screening technology for drug design and discovery: Techniques, scope and limitations. *Arch Toxicol* 2016, 90, 1785–1802

Skonberg C et al. Metabolic activation of carboxylic acids. *Expert Opin Drug Metab Toxicol* 2008, 4, 425–438

Smith DA. Metabolism, pharmacokinetics and toxicity of functional groups impact of chemical building blocks on ADMET. The Royal Society of Chemistry, Cambridge, 2010

Smith GF. Designing drugs to avoid toxicity. *Prog Med Chem* 2011, 50, 1–47

Stachulski AV et al. Acyl glucuronides: Biological activity, chemical reactivity, and chemical synthesis. *J Med Chem* 2006, 49, 6931–6945

Stepan AF et al. Structural alert/reactive metabolite concept as applied in medicinal chemistry to mitigate the risk of idiosyncratic drug toxicity: A perspective based on the critical examination of trends in the top 200 drugs marketed in the United States. *Chem Res Toxicol* 2011, 24, 1345–1410

Thompson RA et al. Reactive metabolites: Current and emerging risk and hazard assessments. *Chem Res Toxicol* 2016, 29, 505–533

Tokura Y. Drug photoallergy. *J Cutan Immunol Allergy* 2018; 1, 48–57

Tønnesen HH. The photostability of drugs and drug formulations. Taylor & Francis, Bristol, 2003

Umbreit J. Methemoglobin – it's not just blue: A concise review. *Am J Hematol* 2007, 82, 134–144

Urbán L et al. Antitargets and drug safety. Wiley-VCH, Weinheim, 2015

Vaz RJ et al. Antitargets. Prediction and prevention of drug side effects. Wiley-VCH, Weinheim, 2015

Villamena FA. Molecular basis of oxidative stress. Chemistry, mechanisms, and disease pathogenesis. Wiley, New Jersey, 2013

Walles M et al. New perspectives on drug-induced liver injury risk assessment of acyl glucuronides. *Chem Res Toxicol* 2020, 33, 1551–1560

Zaheer MR et al. Molecular mechanisms of drug photodegradation and photosensitization. *Curr Pharm Des* 2016, 22, 768–782

Zhou S et al. Drug bioactivation, covalent binding to target proteins and toxicity relevance. *Drug Metab Rev* 2005, 1, 41–213

Arzneistoffinteraktionen (Kapitel 4)

Carpenter M et al. Clinically relevant drug-drug interactions in primary care. *Am Fam Physician* 2019, 99, 559–564

Fontana E et al. Cytochrome P450 enzymes mechanism based inhibitors: Common sub-structures and reactivity. *Curr Drug Metab* 2005, 6, 413–454

Kamel A et al. Inhibition of cytochrome P450 enzymes and biochemical aspects of mechanism-based inactivation (MBI). *Drug Discovery Today: Technol* 2013, 10, e177-e189

Karlgren M et al. Classification of inhibitors of hepatic organic anion transporting polypeptides (OATPs): influence of protein expression on drug-drug interactions. *J Med Chem* 2012, 55, 4740–4763

Kido Y et al. Profiling of a prescription drug library for potential renal drug-drug interactions mediated by the organic cation transporter 2. *J Med Chem* 2011, 54, 4548–4558

König J et al. Transporters and drug-drug interactions: Important determinants of drug disposition and effects. *Pharmacol Rev* 2013, 65, 944–966

Mirzaei MS et al. Mechanism-based inactivation of cytochrome P450 enzymes: Computational insights. *Chem Res Toxicol* 2021, 34, 959–987

Mitra A et al. Impaired drug absorption due to high stomach pH: A review of strategies for mitigation of such effect to enable pharmaceutical product development. *Mol Pharmaceutics* 2013, 10, 3970–3979

Murray BP. Mechanism-based inhibition of CYP3A4 and other cytochromes P450. *Annu Rep Med Chem* 2009, 44, 535–553

Oritz de Montellano PR. Cytochrome P450. Structure, mechanism, and biochemistry. Springer, Heidelberg, 2015

Orr STM et al. Mechanism-based inactivation (MBI) of cytochrome P450 enzymes: Structure-activity relationships and discovery strategies to mitigate drug-drug interaction risks. *J Med Chem* 2012, 55, 4896–4933

Pai PM et al. Drug interactions in infectious diseases: Mechanisms and models of drug interactions. Humana Press, Cham, 2018

Piscitelli SC et al. Drug Interactions in Infectious Diseases. Humana Press, Cham, 2011

Roberts AG et al. Mechanisms and the clinical relevance of complex drug-drug interactions. *Clin Pharmacol Adv Appl*. 2018, 10, 123–134

Scott A et al. Mechanisms of drug interactions. *Pharmacy Tech Topics* 2013,18, 1–24

Uivarosi V. Metal complexes of quinolone antibiotics and their applications: An update *Molecules* 2013, 18, 11153–11197

Zhang L et al. Scientific perspectives on drug transporters and their role in drug interactions. *Mol Pharmaceutics* 2008, 3, 62–69

Zhang L et al. pH-dependent drug-drug interactions for weak base drugs: Potential implications for new drug development. *Clin Pharmacol Ther* 2014, 96, 266–277

Arzneistoffentwicklung (Kapitel 5)

Bracher F et al. Nomenklatur. Was internationale Freinamen aussagen. *Pharm Ztg* 2002, 147, 4290–4298

Bracher F et al. Internationale Freinamen. Der Name ist Programm. *Pharm Ztg* 2021, 166, 1614–1621

Bryan MC et al. Sustainable practices in medicinal chemistry: Current state and future directions. *J Med Chem* 2013, 56, 6007–6021

Carey JS et al. Analysis of the reactions used for the preparation of drug candidate molecules. *Org Biomol Chem* 2006, 4, 2337–2347

Federsel HJ. Chemical process research and development in the 21st century: Challenges, strategies, and solutions from a pharmaceutical industry perspective. *Acc Chem Res* 2009, 42, 671–680

Fischer D et al. Die Pharmaindustrie. Einblick – Durchblick – Perspektiven. Spektrum, Heidelberg, 2010

Harrison RK. Phase II and phase III failures: 2013–2015. *Nat Rev Drug Discovery* 2016, 15, 817–818

Jordan AM. Drug discovery chemistry: A primer for the non-specialist. *Drug Discovery Today* 2009, 14, 731–744

Kar S et al. Green chemistry in the synthesis of pharmaceuticals. *Chem Rev* 2022, 122, 3637–3710

Laufer S et al. Arzneistoffentwicklung, ein moderner Zehnkampf. *Angew Chem* 2013, 125, 4164–4168

Ng R. Drugs. From discovery to approval, Wiley, Hoboken, 2015

Patrick GL. An introduction to drug synthesis. Oxford University Press, Oxford, 2015

Roughle SD et al. The medicinal chemist's toolbox: An analysis of reactions Used in the pursuit of drug candidates. *J Med Chem* 2011, 54, 3451–3479

Serafini M et al. What's in a name? Drug nomenclature and medicinal chemistry trends using INN publications. *J Med Chem* 2021, 64, 4410–4429

Summerton L et al. Green and sustainable medicinal chemistry. The Royal Society of Chemistry, Cambridge, 2016

Arzneistoffanalytik (Kapitel 6)

Bracher F et al. Arzneibuch-Kommentar. Wissenschaftliche Erläuterungen zum Arzneibuch. Wissenschaftliche Verlagsgesellschaft Stuttgart; 2020

Eger K et al. Arzneistoffanalyse. Reaktivität – Stabilität – Analytik. Deutscher Apotheker Verlag, Stuttgart, 2006

Görlitzer K. Polymethine in der Pharmazie. *Pharm Unserer Zeit* 1976, 5, 145–154

Harris DC. Lehrbuch der quantitativen Analyse. Springer, Berlin, 2014

Imming P. Arzneibuchanalytik: Grundlagen für Studium und Praxis. Wissenschaftliche Verlagsgesellschaft, Stuttgart; 2013

Kovar KA. Meisenheimer-Komplexe – Grundlagen vieler pharmazeutischer Farbreaktionen. *Pharm Unserer Zeit* 1972, 1, 17–20

Pindur U. Der Farbreaktionstyp Aldehyd-Aromat-Säure, Zwischenstufen und Farbsalze am Beispiel einiger Arzneisubstanzen. Ein Beitrag zur Strukturaufklärung in der Arzneimittelanalytik. *Pharm Unserer Zeit* 1982, 11, 74–82

Pindur U et al. Farbreaktionen in der Arzneistoffanalyse. Eine Übersicht über Mechanismen und Beispiele. *Dtsch Apoth Ztg* 1988, 128, 2127–2136

Spezieller Teil

Lehrbücher der Pharmazeutischen und Medizinischen Chemie (Arzneistoffklassen)

Auterhoff H et al. Lehrbuch der Pharmazeutischen Chemie, Wissenschaftliche Verlagsgesellschaft; Stuttgart, 1999

Beale Jr JM et al. Wilson and Gisvold's textbook of organic medicinal and pharmaceutical chemistry. Wolters Kluwer, Baltimore, 2011

Roche VF et al. Foye's principles of medicinal chemistry, Wolters Kluwer, Philadelphia, 2020

Schunack W et al. Arzneistoffe. Lehrbuch der Pharmazeutischen Chemie. Vieweg, Braunschweig, 1983

Schröder E et al. Pharmazeutische Chemie. Thieme, Stuttgart, 1982

Steinhilber D et al. Medizinische Chemie. Targets, Arzneistoffe, Chemische Biologie. Deutscher Apotheker Verlag, 2010

Allgemeine Literatur

Brittain HG. Profiles of drug substances, excipients, and related methodology, Vol. 33. Critical compilation of pKa values for pharmaceutical substances. Academic Press, London, 2007

arznei-telegramm Arzneimitteldatenbank

DrugBank Online, University of Alberta, OMx Personal Health Analytics Inc.

Gelbe Liste Pharmindex, Arzneistoffe von A-Z, Medizinische Medien Informations GmbH, Neu-Isenburg, Online-Dienst

PubChem Database, National Institutes of Health

Schwabe U et al. Arzneiverordnungsreport, Springer, Berlin, 2020

Design, Entwicklung, Synthese von Arzneistoffen

Bracher F et al. Arzneibuch-Kommentar. Wissenschaftliche Erläuterungen zum Arzneibuch. Wissenschaftliche Verlagsgesellschaft Stuttgart; 2020

Engel J et al. Pharmaceutical substances. Syntheses, patents and applications of the most relevant APIs. Thieme, Stuttgart, 2009

Fischer J et al. Analogue-based drug discovery, Wiley-VCH, Weinheim, 2006

Fischer J et al. Analogue-based drug discovery II, Wiley-VCH, Weinheim, 2010

Fischer J et al. Analogue-based drug discovery III, Wiley-VCH, Weinheim, 2013

Fischer J et al. Successful drug discovery, Vol. 1, Wiley-VCH, Weinheim, 2015

Fischer J et al. Successful drug discovery, Vol. 2, Wiley-VCH, Weinheim, 2017

Fischer J et al. Successful drug discovery, Vol. 3, Wiley-VCH, Weinheim, 2018

Fischer J et al. Successful drug discovery, Vol. 4, Wiley-VCH, Weinheim, 2019

Lednicer D. Strategies for organic drug synthesis and design. Wiley, New Jersey, 2009

Li JJ. Name reactions. A collection of detailed mechanisms and synthetic applications. Springer, Heidelberg, 2014

Patrick GL. An introduction to drug synthesis. Oxford University Press, Oxford, 2015

Raviña E. The evolution of drug discovery. From traditional medicines to modern drugs. Wiley, Weinheim, 2011

Sneader W. Drug discovery. A history. Wiley, Chichester, 2005

Vardanyan R et al. Synthesis of best-seller drugs. Academic Press, London, 2016

Wermuth CG et al. The practice of medicinal chemistry, Academic Press, London, 2015

Synthetische Methoden für neu zugelassene Arzneistoffe (2002–2019)

Li J et al. Synthetic approaches to the 2002 new drugs. *Mini-Rev Med Chem* 2004, 4, 207–233.

Liu KKC et al. Synthetic approaches to the 2003 new drugs. *Mini-Rev Med Chem* 2004, 4, 1105–1125

Li J et al. Synthetic approaches to the 2004 new drugs. *Mini-Rev Med Chem* 2005, 5, 1133–1144

Sakya SM et al. Synthetic approaches to the 2005 new drugs. *Mini-Rev Med Chem* 2007, 7, 429–450

Liu KKC et al. Synthetic approaches to the 2006 new drugs. *Mini-Rev Med Chem* 2007, 7, 1255–1269

Liu KKC et al. Synthetic approaches to the 2007 new drugs. *Mini-Rev Med Chem* 2008, 8, 1526–1548

Liu KKC et al. Synthetic approaches to the 2008 new drugs. *Mini-Rev Med Chem* 2009, 9, 1655–1675

Liu KKC et al. Synthetic approaches to the 2009 new drugs *Bioorg Med Chem* 2011, 19, 1136–1154

Liu KKC et al. Synthetic approaches to the 2010 new drugs. *Bioorg Med Chem*. 2012, 20, 1155–1174

Ding HX et al. Synthetic approaches to the 2011 new drugs. *Bioorg Med Chem* 2013, 21, 2795–2825

Ding HX et al. Synthetic approaches to the 2012 new drugs. *Bioorg Med Chem* 2014, 22, 2005–2032

Ding HX et al. Synthetic approaches to the 2013 new drugs. *Bioorg Med Chem* 2015, 23, 1895–1922

Flick AC et al. Synthetic approaches to the 2014 new drugs. *Bioorg Med Chem* 2016, 24, 1937–1980

Flick, AC et al. Synthetic approaches to the new drugs approved during 2015. *J Med Chem* 2017, 60, 6480–6515

Flick AC et al. Synthetic approaches to the new drugs approved during 2016. *J Med Chem* 2018, 61, 7004–7031

Flick AC et al. Synthetic approaches to the new drugs approved during 2017. *J Med Chem* 2019, 62, 7340–7382

Flick AC et al. Synthetic approaches to the new drugs approved during 2018. *J Med Chem* 2020, 63, 10652–10704

Flick AC et al., Synthetic approaches to the new drugs approved during 2019. *J Med Chem* 2021, 64, 3604–3657

Nervensystem und Mediatoren (Kapitel 7)

Vegetatives Nervensystem, Asthma, COPD, Antidementiva

Abbruscato TJ et al. DARK classics in chemical neuroscience: methamphetamine. *ACS Chem Neurosci* 2018, 9, 2373–2378

Alam S et al. Classics in chemical neuroscience: memantine. *ACS Chem Neurosci* 2017, 8, 1823–1829

Baur F et al. The identification of indacaterol as an ultralong-acting inhaled β_2-adrenoceptor agonist. *J Med Chem* 2010, 53, 3675–3684

Bolognesi ML et al. Alzheimer's disease: New approaches to drug discovery. *Curr Opin Chem Biol* 2009, 13, 303–308

Bouyssou T et al. Discovery of olodaterol, a novel inhaled β_2-adrenoceptor agonist with a 24 h bronchodilatory efficacy. *Bioorg Med Chem Lett* 2010, 20, 1410–1414

Brewster JT et al. Classics in chemical neuroscience: donepezil. *ACS Chem Neurosci* 2019, 10, 155–167

Camps P et al. Cholinergic drugs in pharmacotherapy of Alzheimer's disease. *Mini-Rev Med Chem* 2002, 2, 11–25

Cazzola M et al. Pharmacology and therapeutics of bronchodilators. *Pharmacol Rev* 2012, 64, 450–504

Cherezov V et al. High-resolution crystal structure of an engineered human beta$_2$-adrenergic G protein-coupled receptor. *Science* 2007, 318, 1258–1265

Costanzi S et al. Nerve agents: What they are, how they work, how to counter them. *ACS Chem Neurosci* 2018, 9, 873–885

Dunlap LE et al. Dark classics in chemical neuroscience: 3,4-methylenedioxymethamphetamine. *ACS Chem Neurosci* 2018, 9, 2408–2427

Elia J et al. Lisdexamfetamine dimesylate. *Nat Rev Drug Discovery* 2007, 6, 343–344

Erhardt PW et al. Ultra-short-acting β-adrenergic receptor blocking agents. 2. (Aryloxy)propanolamines containing esters on the aryl function. *J Med Chem* 1982, 25, 1408–1412

Furse KE et al. Three-dimensional models for β-adrenergic receptor complexes with agonists and antagonists. *J Med Chem* 2003, 46, 4450–4462.

Griffin PP et al. Gemeinsamkeiten und Unterschiede: Hemmstoffe von Beta-Adrenozeptoren. *Pharm Unserer Zeit* 2004, 33, 442–449

Held C et al. Struktur und Funktion β-adrenerger Rezeptoren. *Pharmakon* 2013, 1, 406–412

Hieble JB et al. α- and β-Adrenoceptors: From the gene to the clinic. 1. Molecular biology and adrenoceptor subclassification. *J Med Chem* 1995, 38, 3415–3444

Hughes AD et al. Multivalent dual pharmacology muscarinic antagonist and β_2 agonist (MABA) molecules for the treatment of COPD. *Prog Med Chem* 2012, 51, 71–95

Kenny B et al. Pharmacological options in the treatment of benign prostatic hyperplasia. *J Med Chem* 1997, 40, 1293–1315

Kodimuthali A et al. Recent advances on phosphodiesterase 4 inhibitors for the treatment of asthma and chronic obstructive pulmonary disease. *J Med Chem* 2008, 51, 5471–5489

Kontoyianni M et al. Three-dimensional models for agonist and antagonist complexes with β_2 adrenergic receptor. *J Med Chem* 1996, 39, 4406–4420

Kruse AC et al. Muscarinic acetylcholine receptors: Novel opportunities for drug development. *Nat Rev Drug Discovery* 2014, 13, 549–560

Lainé DI et al. Discovery of novel 1-azoniabicyclo[2.2.2]octane muscarinic acetylcholine receptor antagonists. *J Med Chem* 2009, 52, 2493–2505

Lakstygal AM et al. DARK classics in chemical neuroscience: atropine, scopolamine, and other anticholinergic deliriant hallucinogens. *ACS Chem Neurosci* 2019, 10, 2144–2159

Lamers C et al. Erfolge in der Rezeptor-Strukturaufklärung. Medizinische Chemie der β_2-Sympathomimetika. *Pharm Unserer Zeit* 2011, 40, 423–428

Mercey G et al. Reactivators of acetylcholinesterase inhibited by organophosphorus nerve agents. *Acc Chem Res* 2012, 45, 756–766

Montuschi P et al. Bronchodilating drugs for chronic obstructive pulmonary disease: Current status and future trends. *J Med Chem* 2015, 58, 4131–4164

Naito R et al. Synthesis and antimuscarinic properties of quinuclidin-3-yl 1,2,3,4-tetrahydroisoquinoline-2-carboxylate derivatives as novel muscarinic receptor antagonists. *J Med Chem* 2005, 48, 6597–6606

Peng T et al. Advances in the development of phosphodiesterase-4 inhibitors. *J Med Chem* 2020, 63, 10594–10617

Peretto I et al. Medicinal chemistry and therapeutic potential of muscarinic M_3 antagonists. *Med Res Rev.* 2009, 29, 867–902

Prat M et al. Discovery of novel quaternary ammonium derivatives of (3*R*)-quinuclidinol esters as potent and long-acting muscarinic antagonists with potential for minimal systemic exposure after inhaled administration: Identification of (3*R*)-3-{[hydroxy(di-2-thienyl)acetyl]oxy}-1-(3-phenoxypropyl)- 1-azoniabicyclo[2.2.2] octane bromide (aclidinium bromide). *J Med Chem* 2009, 52, 5076–5092

Procopiou PA et al. Synthesis and structure-activity relationships of long-acting β_2 adrenergic receptor agonists incorporating metabolic inactivation: An antedrug approach. *J Med Chem* 2010, 53, 4522–4530

Quinn DM. Acetylcholinesterase: Enzyme structure, reaction dynamics, and virtual transition states. *Chem Rev* 1987, 87, 955–979

Ruffolo RR et al. α- and β-Adrenoceptors: From the gene to the clinic. 2. Structure-activity relationships and therapeutic applications. *J Med Chem* 1995, 38, 3681–3693

Schmitz J et al. Arterielle Hypertonie und viele andere Indikationen. Die Entwicklung selektiver α_2-Rezeptor-Agonisten. *Pharm Unserer Zeit* 2011, 40, 496–502

Silva GM et al. Allosteric modulators of potential targets related to Alzheimer's disease: A review. *ChemMedChem* 2019, 14, 1467–1483

Singh M et al. Acetylcholinesterase inhibitors as Alzheimer therapy: From nerve toxins to neuroprotection. *Eur J Med Chem* 2013, 70, 165–188

Soriano-Ursuá MA et al. Recent structural advances of β_1 and β_2 adrenoceptors yield keys for ligand recognition and drug design. *J Med Chem* 2013, 56, 8207–8223

Stark I. Insektizide und Nervengase: Vergiftung und Therapie. *Chem Unserer Zeit* 1984, 18, 96–106

Strong P et al. Current approaches to the discovery of novel inhaled medicines. *Drug Discovery Today* 2018, 23, 1705–1717

Ti H et al. Targeted treatments for chronic obstructive pulmonary disease (COPD) using low-molecular-weight drugs (LMWDs). *J Med Chem* 2019, 62, 5944–5978

Timmermans PB et al. α_2 Adrenoceptors: Classification, localization, mechanisms, and targets for drugs. *J Med Chem* 1982, 25, 1389–1401

Ude C et al. Bei Bluthochdruck nicht mehr erste Wahl. Medizinische Chemie der α_1-Blocker. *Pharm Unserer Zeit* 2008, 37, 284–288

van Koppen CJ et al. Regulation of muscarinic acetylcholine signaling. *Pharmacol Ther* 2003, 98, 197–220

Vogt D et al. Arzneistoffe in der Pharmakotherapie der ADHS. *Pharmakon* 2014, 2, 26–36

Wang J et al. Oxime-induced reactivation of sarin-inhibited AChE: A theoretical mechanisms study. *J Phys Chem B* 2007, 111, 2404–2408

Wenthur CJ. Classics in chemical neuroscience: methylphenidate. *ACS Chem Neurosci* 2016, 7, 1030–1040

Xing G et al. Recent advances in β_2-agonists for treatment of chronic respiratory diseases and heart failure. *J Med Chem* 2020, 63, 15218–15242

Muskelrelaxanzien

Adam JM et al. Cyclodextrin-derived host molecules as reversal agents for the neuromuscular blocker rocuronium bromide: Synthesis and structure-activity relationships. *J Med Chem* 2002, 45, 1806–1816

Bucket WR et al. Pancuronium bromide and other steroidal neuromuscular blocking agents containing acetylcholine fragments. *J Med Chem* 1973, 16, 1116–1123

Gyermek L. Development of ultra short-acting muscle relaxant agents: History, research strategies, and challenges. *Med Res Rev* 2005, 25, 610–654

Hawkins J et al. Sugammadex for reversal of neuromuscular blockade: Uses and limitations. *Curr Pharm Des* 2019, 25, 2140–2148

Holladay MW et al. Neuronal nicotinic acetylcholine receptors as targets for drug discovery. *J Med Chem* 1997, 40, 4169–4194

Lee C. Structure, conformation, and action of neuromuscular blocking drugs. *Br J Anaesth* 2001, 87, 755–769

Welliver M et al. Discovery, development, and clinical application of sugammadex sodium, a selective relaxant binding agent. *Drug Des Dev Ther* 2008, 2, 49–59

Zentrales Nervensystem (allgemein)

Bharate SS et al. Why are the majority of active compounds in the CNS domain natural products? A critical analysis. *J Med Chem* 2018, 61, 10345–10374

Lemoine D et al. Ligand-gated ion channels: New insights into neurological disorders and ligand recognition. *Chem Rev* 2012, 112, 6285–6318

Liang J et al. Current advances on structure-function relationships of pyridoxal 5'-phosphate-dependent enzymes. *Front Mol Biosci* 2019, 6, 00004

Nichols DE et al. Serotonin receptors. *Chem Rev* 2008, 108, 1614–1641

Opioide

Alam P et al. DARK classics in chemical neuroscience: Opium, a friend or foe. *ACS Chem Neurosci* 2019, 10, 182–189

Burns SM et al. DARK classics in chemical neuroscience: fentanyl. *ACS Chem Neurosci* 2018, 9, 2428–2437

Buschmann H et al. Alte und neue µ-Opioide. µ-selektive Opioide ohne Morphinanstruktur. *Pharm Unserer Zeit* 2002, 31, 44–50

Carrupt PA et al. Morphine 6-glucuronide and morphine 3-glucuronide as molecular chameleons with unexpected lipophilicity. *J Med Chem* 1991, 34, 4, 1272–1275

Corbett AD et al. 75 Years of opioid research: The exciting but vain quest for the Holy Grail. *Br J Pharmacol* 2006, 147, S153-S162

De Gregori S et al. Morphine metabolism, transport and brain disposition. *Metab Brain Dis* 2012, 27, 1–5

Devereaux AL et al. DARK classics in chemical neuroscience: morphine. *ACS Chem Neurosci* 2018, 9, 2395–2407

Fichna J et al. The endomorphin system and its evolving neurophysiological role. *Pharmacol Rev* 2007, 59, 88–123

Frackenpohl J. Morphin und Opioid-Analgetika. *Chem Unserer Zeit* 2000, 34, 99–112

Friderichs E et al. Vom Schlüssel-Schloss-Modell zur molekularbiologischen Charakterisierung. Opiatrezeptoren. *Pharm Unserer Zeit* 2002, 31, 32–39

Garnock-Jones KP et al. Naloxegol: A review of its use in patients with opioid-induced constipation. *Drugs* 2015, 75, 419–425

Goodman AJ et al. Mu opioid receptor antagonists: Recent developments. *ChemMedChem* 2007, 2, 1552–1570

Hallberg M. Neuropeptides: Metabolism to bioactive fragments and the pharmacology of their receptors. *Med Res Rev* 2015, 35, 464–519

Hipkin RW et al. Opioid receptor antagonists for gastrointestinal dysfunction. *Annu Rep Med Chem* 2010, 45, 142–155

Inagaki M et al. Discovery of naldemedine: A potent and orally available opioid receptor antagonist for treatment of opioid-induced adverse effects. *Bioorg Med Chem Lett* 2019, 29, 73–77

Inagaki M et al. Naldemedine: Peripherally acting opioid receptor antagonist for treating opioid-induced adverse effects. *Curr Top Med Chem* 2020, 20, 2830–2842

Kyzer JL et al. Classics in chemical neuroscience: buprenorphine. *ACS Chem Neurosci* 2020, 11, 1385–1399

Mella-Raipan J et al. DARK classics in chemical neuroscience: heroin and desomorphine. *ACS Chem Neurosci* 2020, 11, 3905–3927

Peterson LA et al. Studies on the 1-methyl-4-phenyl-2,3-dihydropyridinium species 2,3-MPDP$^+$, the monoamine oxidase catalyzed oxidation product of the nitrostriatal toxin 1-methyl-4-phenyl-1,2,3,6-tetrahydropyridine (MPTP). *J Med Chem* 1985, 28, 1432–1436

Presley CC et al. DARK classics in chemical neuroscience: Opium, a historical perspective. *ACS Chem Neurosci* 2018, 9, 2503–2518

Ringuette AE et al. DARK classics in chemical neuroscience: carfentanil. *ACS Chem Neurosci* 2020, 11, 3955–3967

Schmitz J et al. Opioide in der palliativen Schmerztherapie. *Pharmakon* 2016, 4, 547–557

Vardanyan RS et al. Fentanyl-related compounds and derivatives: Current status and future prospects for pharmaceutical applications. *Future Med Chem* 2014, 6, 385–412

von Heyden M et al. Handbuch psychoaktive Substanzen. Springer, Berlin, 2018

Vučković S et al. Fentanyl analogs: Structure-activity-relationship study. *Curr Med Chem* 2009, 16, 2468–2474

Husten

Birring S et al. Antitussive therapy: A role for levodropropizine. *Pulm Pharmacol Ther* 2019, 56 79–85

Dicpinigaitis PV et al. Antitussive drugs – past, present, and future. *Pharmacol Rev* 2014, 66, 468–512

Reynolds SM. The pharmacology of cough. *Trends Pharmacol Sci* 2004, 25, 569–576

Sander K et al. Medizinisch-chemische Aspekte. Antitussiva und Expektorantien. *Pharm Unserer Zeit* 2008, 37, 462–471

Wunderer H. Zentral und peripher wirksame Antitussiva: eine kritische Übersicht. *Pharm Ztg* 1997, 142, 847–852

Schmerz und Entzündung

Albert R et al. Novel immunomodulator FTY720 is phosphorylated in rats and humans to form a single stereoisomer. Identification, chemical proof, and biological characterization of the biologically active species and its enantiomer. *J Med Chem* 2005, 48, 5373–5377

Blobaum AL et al. Structural and functional basis of cyclooxygenase inhibition. *J Med Chem* 2007,50, 1425–1441

Braselmann S et al. R406, an orally available spleen tyrosine kinase inhibitor blocks Fc receptor signaling and reduces immune complex-mediated inflammation. *J Pharmacol Exp Ther* 2006, 319, 998–1008

Brinkmann V et al. Fingolimod (FTY720): Discovery and development of an oral drug to treat multiple sclerosis. *Nat Rev Drug Discovery* 2010, 9, 883–897

Brooks P et al. Interpreting the clinical significance of the differential inhibition of cyclooxygenase-1 and cyclooxygenase-2. *Rheumatology* 1999, 38, 779–788

Brune K. 150 Jahre Anilinanalgetika. Paracetamol: gefährlicher als man denkt! *Chem Unserer Zeit* 2015, 49, 402–409

Clark JD et al. Discovery and development of Janus kinase (JAK) inhibitors for inflammatory diseases. *J Med Chem* 2014, 57, 5023–5038

Dogné JM et al. Adverse cardiovascular effects of the coxibs. *J Med Chem* 2005, 48, 2251–2257

Dyckman AJ. Modulators of sphingosine-1-phosphate pathway biology: Recent advances of sphingosine-1-phosphate receptor 1 ($S1P_1$) agonists and future perspectives. *J Med Chem* 2017, 60, 5267–5289

Ferrer MD et al. Cyclooxygenase-2 inhibitors as a therapeutic target in inflammatory fiseases. *Curr Med Chem* 2019, 26, 3225–3241

Flanagan ME et al. Discovery of CP-690,550: A potent and selective Janus kinase (JAK) inhibitor for the treatment of autoimmune diseases and organ transplant rejection. *J Med Chem* 2010, 53, 8468–8484

Flanagan ME et al. Case history: Xeljanz™ (tofacitinib citrate), a first-in-class Janus kinase inhibitor for the treatment of rheumatoid arthritis. *Annu Rep Med Chem* 2014, 49, 399–416

Flower RJ. The development of COX-2 inhibitors. *Nat Rev Drug Discovery* 2003, 2, 179–191

Forster M et al. Proteinkinasen und ihre Hemmstoffe: eine allgemeine Einführung am Beispiel der Januskinasen. *Pharmakon* 2021, 9, 102–108

Gehringer M. Januskinase-Inhibitoren: Medizinische Chemie und strukturbasiertes Design. *Pharmakon* 2021, 9, 109–117

Ghanem CI. Acetaminophen from liver to brain: New insights into drug pharmacological action and toxicity. *Pharmacol Res* 2016, 109, 119–131

Kleemann A et al. Von der Klostermedizin zu synthetischen Arzneiwirkstoffen. Meilenstein Salicylsäuresynthese. *Chem Unserer Zeit* 2012, 46, 40–47

Kuhnert N. Hundert Jahre Aspirin – Die Geschichte des wohl erfolgreichsten Medikaments des letzten Jahrhunderts. *Pharm Unserer Zeit* 2000, 29, 32–39

Lei J et al. Mechanistic insights into a classic wonder drug – aspirin. *J Am Chem Soc* 2015, 137, 70–73

Marnett LJ. Recent developments in cyclooxygenase inhibition. *Prostaglandins Other Lipid Mediators* 2002, 68–69, 153–164

Orlando BJ et al. The structure of ibuprofen bound to cyclooxygenase-2. *J Struct Biol* 2015, 189, 62–66

Pan S et al. Discovery of BAF312 (siponimod), a potent and selective S1P receptor modulator. *ACS Med Chem Lett* 2013, 4, 333–337

Penning TD et al. Synthesis and biological evaluation of the 1,5-diarylpyrazole class of cyclooxygenase-2 inhibitors: Identification of 4-[5-(4-methylphenyl)-3- (trifluoromethyl)-1*H*-pyrazol-1-yl]benzenesulfonamide (SC-58635, celecoxib). *J Med Chem* 1997, 40, 1347–1365

Prasit P et al. The discovery of rofecoxib, [MK 966, vioxx, 4-(4'-methylsulfonylphenyl)-3-phenyl-2(5*H*)-furanone], an orally active cyclooxygenase-2 inhibitor. *Bioorg Med Chem Lett* 1999, 9, 1773–1778

Rainsford KD. Ibuprofen: Pharmacology, efficacy and safety. *Inflammopharmacology* 2009, 17, 275–342

Roche VFA receptor-grounded approach to teaching nonsteroidal antiinflammatory drug chemistry and structure-activity relationships. *Am J Pharm Educ* 2009, 73, Article 143

Rouzer CA et al. Structural and chemical biology of the interaction of cyclooxygenase with substrates and non-steroidal anti-inflammatory drugs. *Chem Rev* 2020, 120, 7592–7641

Sallman AR. The history of diclofenac. *Am J Med* 1986, 80 (Suppl. 2), 29–33

Sharma V et al. Recent advancement in the discovery and development of COX-2 inhibitors: Insight into biological activities and SAR studies (2008–2019). *Bioorg Chem* 2019, 89, 103700

Shaw CF. Gold-based therapeutic agents. *Chem Rev*. 1999, 99, 2589–2600

Smith WL et al. Enzymes of the cyclooxygenase pathways of prostanoid biosynthesis. *Chem Rev* 2011, 111, 5821–5865

Spergel SH et al. Discovery of a JAK1/3 inhibitor and use of a prodrug to demonstrate efficacy in a model of rheumatoid arthritis. *ACS Med Chem Lett* 2019, 10, 306–311

Sweeny DJ et al. Metabolism of fostamatinib, the oral methylene phosphate prodrug of the spleen tyrosine kinase inhibitor R406 in humans: contribution of hepatic and gut bacterial processes to the overall biotransformation. *Drug Metab Dispos* 2010, 38, 1166–1176

Takacs-Novdk K et al. Microscopic protonation/deprotonation equilibria of the anti-inflammatory agent piroxicam. *Helv Chim Acta* 1995, 78, 553–562

Talley JJ et al. *N*-[[(5-Methyl-3-phenylisoxazol-4-yl)-phenyl]sulfonyl] propanamide, sodium salt, parecoxib sodium: A potent and selective inhibitor of COX-2 for parenteral administration. *J Med Chem* 2000, 43, 1661–1663

Tsai RS et al. Physicochemical and structural properties of non-steroidal anti-inflammatory oxicams. *Helv Chim Acta* 1993, 76, 842–854

Xie Z et al. Small-molecule kinase inhibitors for the treatment of nononcologic diseases. *J Med Chem* 2021, 64, 1283–1345

Xu S et al. Oxicams bind in a novel mode to the cyclooxygenase active site via a two-water-mediated H-bonding network. *J Biol Chem* 2014, 289, 6799–6808

Prostanoide

Asaki T et al. Selexipag: An oral and selective IP prostacyclin receptor agonist for the treatment of pulmonary arterial hypertension. *J Med Chem* 2015, 58, 7128–7137

Biringer RG A review of prostanoid receptors: expression, characterization, regulation, and mechanism of action. *J Cell Commun Signal* 2021, 15, 155–184

Collins PW et al. Synthesis of therapeutically useful prostaglandin and prostacyclin analogs. *Chem Rev* 1993, 93, 4, 1533–1564

Haeggström JZ et al. Lipoxygenase and leukotriene pathways: Biochemistry, biology, and roles in disease. *Chem Rev* 2011, 111, 5866–5898

Hirata T et al. Prostanoid receptors. *Chem Rev* 2011, 111, 6209–6230

Lindén C et al. Prostaglandin analogues in the treatment of glaucoma. *Drugs Aging* 1999, 14, 387–398

Nakamura M et al. Leukotriene receptors. *Chem Rev* 2011, 111, 6231–6298

Narumiya S et al. Prostanoid receptors: Structures, properties, and functions. *Physiol Rev* 1999, 79, 1193–1226

Stjernschantz JW. From $PGF_{2\alpha}$-isopropyl ester to latanoprost: A review of the development of xalatan. Invest. Ophthalmol. *Visual Sci* 2001, 42, 1134–1145

Young RN. Discovery of montelukast: A once-a-day oral antagonist of leukotriene D4 for the treatment of chronic asthma. *Prog Med Chem* 2001, 38, 249–277

Gicht

Doonan CJ et al. Nature of the catalytically labile oxygen at the active site of xanthine oxidase. *J Am Chem Soc* 2005, 127, 4518–4522

Elion GB. Der Purin-Weg zur Chemotherapie (Nobel-Vortrag). *Angew Chem* 1989, 101, 893–902

Hille R et al. Molybdenum enzymes in higher organisms. Coord. *Chem Rev* 2011, 255, 1179–1205

Luna G et al. Inhibitors of xanthine oxidase: Scaffold diversity and structure-based drug design. *ChemMedChem* 2019, 14, 714–743

Okamoto K et al. An extremely potent inhibitor of xanthine oxidoreductase: Crystal structure of the enzyme-inhibitor complex and mechanism of inhibition. *J Biol Chem* 2003, 278, 1848–1855

Okamoto K et al. Chemical nature and reaction mechanisms of the molybdenum cofactor of xanthine oxidoreductase. *Curr Pharm Des* 2013, 19, 2606–2614

Pacher P et al. Therapeutic effects of xanthine oxidase inhibitors: Renaissance half a century after the discovery of allopurinol. *Pharmacol Rev* 2006, 58, 87–114

Lokalanästhetika, Allgemeinanästhetika

Drake LR et al. DARK classics in chemical neuroscience: cocaine. *ACS Chem Neurosci* 2018, 9, 2358–2372

Dullenkopf A et al. Lokalanästhetika Unterschiede und Gemeinsamkeiten der „-caine". *Anaesthesist* 2003, 52, 329–340

Franks NP. General anaesthesia: From molecular targets to neuronal pathways of sleep and arousal. *Nat Rev Neurosci* 2008, 9, 370–386

Grasshoff C et al. Anaesthetic drugs: Linking molecular actions to clinical effects. *Curr Pharm Des* 2006, 12, 3665–3679

Kyle DJ et al. Sodium channel blockers. *J Med Chem* 2007, 50, 2583–2588

Lambert, DG. Mechanisms of action of general anaesthetic drugs. *Anaesthesia Intensive Care Med* 2017, 18, 344–346

Li Y et al. Regulatory effect of general anesthetics on activity of potassium channels. *Neurosci Bull* 2018, 34, 887–900

Rudolph U et al. Molecular and neuronal substrates for general anesthetics. *Nat Rev Neurosci* 2004, 5, 709–720

Ruetsch YA et al. From cocaine to ropivacaine: The history of local anesthetic drugs. *Curr Top Med Chem* 2001, 1, 175–182

Strichartz GR et al. Fundamental properties of local anesthetics. II. Measured octanol buffer partition coefficients and pKa values of clinically used drugs. *Anesth Analg* 1990, 71, 158–170

Trapani G et al. Propofol in anesthesia. Mechanism of action, structure-activity relationships, and drug delivery. *Curr Med Chem* 2000, 7, 249–271

Tyler MW et al. Classics in chemical neuroscience: ketamine. *ACS Chem Neurosci* 2017, 8, 1122–1134

Wang Y et al. Fluorine-containing inhalation anesthetics: Chemistry, properties and pharmacology. *Curr Med Chem* 2020, 27, 5599–5652

Yang X et al. Mechanism and development of modern general anesthetics. *Curr Top Med Chem* 2019, 19, 2842–2854

Anxiolytika, Hypnotika, zentrale Muskelrelaxanzien

Atkin T et al. Drugs for insomnia beyond benzodiazepines: Pharmacology, clinical applications, and discovery. *Pharmacol Rev* 2018, 70, 197–245

Calcaterra NE et al. Classics in chemical neuroscience: diazepam (valium). *ACS Chem Neurosci* 2014, 5, 253–260

Chebib M et al. GABA-activated ligand gated ion channels: Medicinal chemistry and molecular biology. *J Med Chem* 2000, 43, 1427–1447

Choi Y et al. Sleep modulating agents. *Bioorg Med Chem Lett* 2019, 29, 2025–2033

Hanson SM et al. Structural requirements for eszopiclone and zolpidem binding to the γ-aminobutyric acid type-A ($GABA_A$) receptor are different. *J Med Chem* 2008, 51, 7243–7252

Hester Jr JB et al. 6-Phenyl-4*H*-*s*-triazolo[4,3-*a*][1,4]benzodiazepines which have central nervous system depressant activity. *J Med Chem* 1971, 14, 1078–1081

Kent CN et al. Classics in chemical neuroscience: baclofen. *ACS Chem Neurosci* 2020, 11, 1740–1755

Richey SM et al. Pharmacological advances in the treatment of insomnia. *Curr Pharm Des* 2011, 17, 1471–1475

Schütz H. Benzodiazepine – Entdeckung, Entwicklung und Zukunftsperspektiven. *Pharm Unserer Zeit* 1982, 11, 161–176

Sternbach LH. The benzodiazepine story. *J Med Chem* 1979, 22, 1–7

Zlotos DP et al. MT_1 and MT_2 melatonin receptors: Ligands, models, oligomers, and therapeutic potential. *J Med Chem* 2014, 57, 3161–3185

Antiepilepika

Anger T et al. Medicinal chemistry of neuronal voltage-gated sodium channel blockers. *J Med Chem* 2001, 44, 115–137

Bellucci G et al. The metabolism of carbamazepine in humans: Steric course of the enzymatic hydrolysis of the 10,11-epoxide. *J Med Chem* 1987, 30, 768–773

Bialer M. Chemical properties of antiepileptic drugs (AEDs). *Adv Drug Delivery Rev* 2012, 64, 887–895

Dannhardt G et al. Antiepileptika – Wirkprinzipien und strukturelle Parameter. *Pharm Unserer Zeit* 2007, 36, 270–281

Errington AC et al. Voltage gated ion channels: Targets for anticonvulsant drugs. *Curr Top Med Chem* 2005, 5, 15–30

French JA. Cenobamate for focal seizures – a game changer? *Nat Rev Neurol* 2020, 16, 133–134

Ghodke-Puranik Y et al. Valproic acid pathway: Pharmacokinetics and pharmacodynamics. *Pharmacogenet and Genomics* 2013, 23, 236–241

Hibi S et al. Discovery of 2-(2-Oxo-1-phenyl-5-pyridin-2-yl-1,2-dihydropyridin-3- yl)benzonitrile (perampanel): A novel, noncompetitive α-amino-3-hydroxy- 5-methyl-4-isoxazolepropanoic acid (AMPA) receptor antagonist. *J Med Chem* 2012, 55, 10584–10600

Kenda BM et al. Discovery of 4-substituted pyrrolidone butanamides as new agents with significant antiepileptic activity. *J Med Chem* 2004, 47, 530–549

Klitgaard H et al. Brivaracetam: Rationale for discovery and preclinical profile of a selective SV2A ligand for epilepsy treatment. *Epilepsia* 2016, 57, 538–548

Löscher W et al. Synaptic vesicle glycoprotein 2A ligands in the treatment of epilepsy and beyond. *CNS Drugs* 2016, 30, 1055–1077

Maryanoff BE. Sugar sulfamates for seizure control: Discovery and development of topiramate, a structurally unique antiepileptic drug. *Curr Top Med Chem* 2009, 9, 1049–1062

Maryanoff BE. Pharmaceutical „gold" from neurostabilizing agents: Topiramate and successor molecules. *J Med Chem* 2009, 52, 3431–3440

Nanavati SM et al. Design of potential anticonvulsant agents: Mechanistic classification of GABA aminotransferase inactivators. *J Med Chem* 1989, 32, 2413–2421

Nanavati SM et al. Mechanisms of inactivation of γ-aminobutyric acid aminotransferase by the antiepilepsy drug γ-vinyl GABA (vigabatrin). *J Am Chem Soc* 1991, 113, 9341–9349

Potschka H. Wirkungsmechanismen von Antiepileptika. Teil 1: Modulation der GABAergen Neurotransmission. *Z Epileptol* 2012, 25, 114–117

Potschka H. Wirkungsmechanismen von Antiepileptika. Teil 2: Modulation der Funktion von Ionenkanälen. *Z Epileptol* 2012, 26, 85–89

Potschka H. Wirkungsmechanismen von Antiepileptika. Teil 3: Modulation der glutamatergen Neurotransmission und anderer Mechanismen *Z Epileptol* 2013, 26, 211–213

Rogawski MA. Brivaracetam: A rational drug discovery success story. *Br J Pharmacol* 2008, 154, 1555–1557

Rogawski M et al. Mechanisms of action of antiseizure drugs and the ketogenic diet. *Cold Spring Harbor Perspect Med* 2016, 6, a022780

Silva MFB et al. Valproic acid metabolism and its effects on mitochondrial fatty acid oxidation: A review. *J Inherit Metab Dis* 2008, 31, 205–216

Silverman RB. Von der Grundlagenforschung zum Blockbuster: die Entdeckung des Antiepileptikums Lyrica. *Angew Chem* 2008, 120, 3552–3556

Uno H et al. Studies on 3-substituted 1,2-benzisoxazole derivatives. 6. Syntheses of 3-(sulfamoylmethyl)-1,2-benzisoxazole derivatives and their anticonvulsant activities. *J Med Chem* 1979, 22, 180–183

Tolman JA et al. Vigabatrin: A comprehensive review of drug properties including clinical updates following recent FDA approval. *Expert Opin Pharmacother* 2009, 10, 3077–3089

Antiparkinsonmittel

Binda C et al. Crystal structures of monoamine oxidase B in complex with four inhibitors of the *N*-propargylaminoindan class. *J Med Chem* 2004, 47, 1767–1774

Bonifacio MJ et al. Kinetics and crystal structure of catechol-*O*-methyltransferase complex with co-substrate and a novel inhibitor with potential therapeutic application. *Mol Pharmacol* 2002, 62, 795–805

Borštnar R et al. Irreversible inhibition of monoamine oxidase B by the antiparkinsonian medicines rasagiline and selegiline: A computational study. *Eur J Org Chem* 2011, 6419–6433

Gütschow M. Unterstützung der Therapie mit L-DOPA. Enzyminhibitoren in der Parkinson-Therapie. *Pharm Unserer Zeit* 2006, 35, 218–225

Hubálek F et al. Inactivation of purified human recombinant monoamine oxidase A and B by rasagiline and its analogues. *J Med Chem* 2004, 47, 1760–1766

Jatana N et al. Inhibitors of catechol-*O*-methyltransferase in the treatment of neurological disorders. *Cent Nerv Syst Agents Med Chem* 2013, 13, 166–194

Kiss LE et al. Medicinal chemistry of catechol *O*-methyltransferase (COMT) inhibitors and their therapeutic utility. *J Med Chem* 2014, 57, 8692–8717

Pevarello P et al. Synthesis and anticonvulsant activity of a new class of 2-[(arylalkyl)amino]alkanamide derivatives. *J Med Chem.* 1998, 41, 579–590

Robakis D et al. Defining the role of the monoamine oxidase-B inhibitors for Parkinson's disease. *CNS Drugs* 2015, 29, 433–441

Whitfield AC et al. Classics in chemical neuroscience: levodopa. *ACS Chem Neurosci* 2014, 5, 1192–1197

Wilson SM et al. Classics in chemical neuroscience: pramipexole. *ACS Chem Neurosci* 2020, 11, 2506–2512

Youdim MBH et al. A review of the mechanisms and role of monoamine oxidase inhibitors in Parkinson's disease. *Neurology* 2004, 63 (7 Suppl. 2), S32

Antipsychotika

Ágai-Csongor É et al. Discovery of cariprazine (RGH-188): A novel antipsychotic acting on dopamine D_3/D_2 receptors. *Bioorg Med Chem Lett.* 2012, 22, 3437–3440

Awoute FH. L et al. Forty years of antipsychotic drug research – from haloperidol to paliperidone – with Dr. Paul Janssen. *Arzneim-Forsch/Drug Res* 2007, 57, 625–632

Boyd-Kimball D et al. Classics in chemical neuroscience: chlorpromazine. *ACS Chem Neurosci* 2019, 10, 79–88

Casey AB et al. Classics in chemical neuroscience: aripiprazole. *ACS Chem Neurosci* 2017, 8, 1135–1146

Chopko TC et al. Classics in chemical neuroscience: risperidone. *ACS Chem Neurosci* 2018, 9, 1520–1529

Colpaert FC. Discovering risperidone: The LSD model of psychopathology. *Nat Rev Drug Discovery* 2003, 2, 315–320

Fischer V et al. Possible role of free radical formation in clozapine (clozaril)- induced agranulocytosis. *Mol Pharmacol* 1991, 40, 846–853

Froimowitz M et al. Biologically active conformers of phenothiazines and thioxanthenes. Further evidence for a ligand model of dopamine D_2 receptor antagonists. *J Med Chem* 1993, 36, 2219–2227

Härtter S et al. Wichtig bei atypischen Antipsychotika: Pharmakokinetik, Interaktionspotential und TDM. *Pharm Unserer Zeit* 2002, 31, 546–557

Howard HR et al. 3-Benzisothiazolylpiperazine derivatives as potential atypical antipsychotic agents. *J Med Chem* 1996, 39, 143–148

Jafari S et al. Structural contributions of antipsychotic drugs to their therapeutic profiles and metabolic side effects. *J Neurochem* 2012, 120, 371–384

Janssen PAJ et al. Structure-activity relationships of the butyrophenones and dphenylbutylpiperidines. *Handb Psychopharmacol* 1978, 10, 1–35

Li P et al. Dopamine targeting drugs for the treatment of schizophrenia: Past, present and future. *Curr Top Med Chem* 2016, 16, 3385–3403

MacDonald G et al. A decade of progress in the discovery and development of „atypical“ antipsychotics. *Prog Med Chem* 2010, 49, 37–80

Pirmohamed M et al. Mechanism of clozapine-induced agranulocytosis. Current status of research and implications for drug development. *CNS Drugs* 1997, 7, 139–158

Rowley M et al. Current and novel approaches to the drug treatment of schizophrenia. *J Med Chem* 2002, 44, 477–501

Tyler MW et al. Classics in chemical neuroscience: haloperidol. *ACS Chem Neurosci* 2017, 8, 444–453

Warawa EJ et al. Behavioral approach to nondyskinetic dopamine antagonists: Identification of seroquel. *J Med Chem* 2001, 44, 372–389

Wenthur CJ et al. Classics in chemical neuroscience: clozapine. *ACS Chem Neurosci* 2013, 4, 1018–1025

Zhang A et al. Recent progress in development of dopamine receptor subtype-selective agents: Potential therapeutics for neurological and psychiatric disorders. *Chem Rev* 2007, 107, 274–302

Antidepressiva

Andersen J et al. Recent advances in the understanding of the interaction of antidepressant drugs with serotonin and norepinephrine transporters. *Chem Commun* 2009, 3677–3692

Artigas F. Future directions for serotonin and antidepressants. *ACS Chem Neurosci.* 2013, 4, 5–8

Bymaster FP et al. Duloxetine (cymbalta), a dual inhibitor of serotonin and norepinephrine reuptake. *Bioorg Med Chem Lett* 2003, 13, 4477–4480

Casarotto MG et al. Ring flexibility within tricyclic antidepressant drugs. *J Pharm Sci* 2001, 90, 713–719

Härtter S. Moderne Antidepressiva: Pharmakokinetik, Interaktionspotenzial und TDM. *Pharm Unserer Zeit* 2004, 33, 296–303

Koldsø H et al. The two enantiomers of citalopram bind to the human serotonin transporter in reversed orientations. *J Am Chem Soc* 2010, 132, 1311–1322

Mandrioli R et al. Selective serotonin reuptake inhibitors (SSRIs): Therapeutic drug monitoring and pharmacological interactions. *Curr Med Chem* 2012, 19, 1846–1863

McClure, EW et al. Classics in chemical neuroscience: amitriptyline. *ACS Chem Neurosci* 2021, 12, 354–362

Pacher P et al. Trends in the development of new antidepressants. Is there a light at the end of the tunnel? *Curr Med Chem* 2004, 11, 925–943

Schubert-Zsilavecz M et al. Wiederaufnahme-Hemmung an der Präsynapse als Wirkprinzip: Medizinische Chemie moderner Antidepressiva – Targets und Arzneistoffe. *Pharm Unserer Zeit* 2004, 33, 282–287

Spinks D et al. Serotonin reuptake inhibition: An update on current research strategies. *Curr Med Chem* 2002, 9, 799–810

Wang H et al. Structural basis for action by diverse antidepressants on biogenic amine transporters. *Nature* 2013, 503, 141–146

Welch WM. Discovery and preclinical development of the serotonin reuptake inhibitor sertraline. *Adv Med Chem* 1995, 3, 113–148

Wenthur CJ et al. Classics in chemical neuroscience: fluoxetine (prozac). *ACS Chem Neurosci* 2014, 5, 14–23

Wong DT et al. The discovery of fluoxetine hydrochloride (prozac). *Nat Rev Drug Discovery* 2005, 4, 764–774

Zettl H et al. Targets und Stereochemie. Medizinische Chemie der Trizyklischen Antidepressiva. *Pharm Unserer Zeit* 2008, 37, 206–213

Migränemittel

Clemow DB et al. Lasmiditan mechanism of action – review of a selective $5\text{-}HT_{1F}$ agonist. *J Headache Pain* 2020, 21, 71

Glen RC et al. Computer-aided design and synthesis of 5-substituted tryptamines and their pharmacology at the $5\text{-}HT_{1D}$ receptor: Discovery of compounds with potential anti-migraine properties. *J Med Chem* 1995, 38, 3566–3580

Gurrath M. Was passiert am Rezeptor? Ligand-Rezeptor-Interaktionen der 5-HT-Agonisten. *Pharm Unserer Zeit* 2002, 31, 470–478

Lamb YN. Lasmiditan: First approval. *Drugs* 2019, 79, 1989–1996

Link A et al. In der Pipeline. Triptane – neuere Entwicklungen. *Pharm Unserer Zeit* 2002, 31, 486–493

Oxford AW. Serotonin, sumatriptan, and the management of migraine. *Contemp Org Synth* 1995, 2, 35–41

Palacios JM et al. Almotriptan: Antimigraine $5\text{-}HT_{1D/1B}$ agonist. *Drugs Future* 1999, 24, 367–374

Sinz A. Weit mehr als nur α-Blocker. Die Bedeutung der Mutterkorn-Alkaloide als Arzneistoffe. *Pharm Unserer Zeit* 2008, 37, 306–309

Street LJ et al. Synthesis and serotonergic activity of *N,N*-dimethyl-2-[5-(1,2,4-triazol-1-ylmethyl)-1*H*-indol-3-yl]ethyamine and analogues. Potent agonists for $5\text{-}HT_{1D}$ receptors. *J Med Chem* 1995, 38, 1799–1810

Streller S et al. Ein chemischer Blick auf den Isenheimer Altar. Der gehörnte Roggen. *Chem Unserer Zeit* 2009, 43, 272–287

Tekes K et al. Medicinal chemistry of antimigraine drugs. *Curr Med Chem* 2013, 20, 3300–3316

Vila-Pueyo M. Targeted 5-HT_{1F} therapies for migraine. *Neurotherapeutics* 2018, 15, 291–303

Antiemetika

Appendino G et al. Cannabinoids: Occurrence and medicinal chemistry. *Curr Med Chem* 2011, 18, 1085–1099

Banister SD et al. Dark classics in chemical neuroscience: Δ^9-tetrahydrocannabinol. *ACS Chem Neurosci* 2019, 10, 2160–2175

Bow EW et al. The structure-function relationships of classical cannabinoids: CB1/CB2 modulation. *Perspect Med Chem* 2016, 8, 17–39

Darmani NA et al. Evidence for a re-evaluation of the neurochemical and anatomical bases of chemotherapy-induced vomiting. *Chem Rev* 2009, 109, 3158–3199

Gaster LM et al. Serotonin 5-HT_3 and 5-HT_4 receptor antagonists. *Med Res Rev* 1997, 17, 163–214

Harrison T et al. An orally active, water-soluble neurokinin-1 receptor antagonist suitable for both intravenous and oral clinical administration. *J Med Chem* 2001, 44, 4296–4299

Heidempergher F et al. Phenylimidazolidin-2-one derivatives as selective 5-HT_3 receptor antagonists and refinement of the pharmacophore model for 5-HT_3 receptor binding. *J Med Chem* 1997, 40, 3369–3380

Keller A et al. Metoclopramid: Leitstruktur für 5-HT_3- und 5-HT_4-Rezeptorliganden. *Pharm Ztg* 1998, 143, 2537–2545

Langlois M et al. 5-HT_4 receptor ligands: Applications and new prospects. *J Med Chem* 2003, 46, 319–343

Muñoz M et al. NK-1 receptor antagonists: A new paradigm in pharmacological therapy. *Curr Med Chem* 2011, 18, 1820–1831

Oh SJ et al. 2001, Serotonin receptor and transporter ligands – current status. *Curr Med Chem* 2001, 8, 999–1034

Parker LA et al. Regulation of nausea and vomiting by cannabinoids. *Br J Pharmacol* 2011, 163, 1411–1422

Rojas C et al. Molecular mechanisms of 5-HT_3 and NK_1 receptor antagonists in prevention of emesis. *Eur J Pharmacol* 2014, 722, 26–37

Sanger GJ et al. Metoclopramide: A template for drug discovery. *J Drug Des Res* 2017, 4, 1031

Vermuri VK et al. The medicinal chemistry of cannabinoids. Clin. *Pharmacol Ther* 2015, 97, 553–558

Zettl H et al. Vom Cocain zu innovativen Antiemetika. Medizinische Chemie der 5-HT_3-Rezeptor-Antagonisten. *Pharm Unserer Zeit* 2007, 36, 354–361

H_1-Antihistaminika

Bennack E et al. Problemlos in der Empfehlung? H_1-Antihistaminika der ersten Generation. *Pharm Unserer Zeit* 2007, 36, 202–204

Carceller E et al. [(3-Pyridylalkyl)piperidylidene]-benzocycloheptapyridine derivatives as dual antagonists of PAF and histamine. *J Med Chem* 1994, 37, 2697–2703

de Graaf C et al. Crystal structure-based virtual screening for fragment-like ligands of the human histamine H_1 receptor. *J Med Chem* 2011, 54, 8195–8206

Durant GJ et al. Chemical differentiation of histamine H_1- and H_2-receptor agonists. *J Med Chem* 1975, 18, 905–909

Kuhne S et al. Identification of ligand binding hot spots of the histamine H_1 receptor following structure-based fragment optimization. *J Med Chem* 2016, 59, 9047–9061

Pagliara A et al. Molecular properties and pharmacokinetic behavior of cetirizine, a zwitterionic H_1-receptor antagonist. *J Med Chem* 1998, 41, 853–863

Panula P et al. International union of pharmacology. XIII. Classification of histamine receptors. *Pharmacol Rev* 2015, 67,601–655

Schumacher DP et al. Superacid cyclodehydration of ketones in the production of tricyclic antihistamines. *J Org Chem* 1989, 54, 2242–2244

Shimamura T et al. Structure of the human histamine H_1 receptor complex with doxepin. *Nature* 2011, 475, 65–70

Soldovieri MV et al. Cardiotoxic effects of antihistamines: From basics to clinics (… and back). *Chem Res Toxicol* 2008, 21, 997–1004

Stark H et al. Entwicklungen, Strukturen und neue Tendenzen. H_1-Antihistaminika. *Pharm Unserer Zeit* 2004, 33, 92–98

Hormonsystem (Kapitel 8)

Schilddrüse

Das D et al. Antithyroid drug carbimazole and its analogues: Synthesis and inhibition of peroxidase-catalyzed iodination of L-tyrosine. *J Med Chem* 2008, 51, 7313–7317

Leeson PD et al. Thyroid hormone analogues. Synthesis of 3'-substituted 3,5-diiodo-L-thyronines and quantitative structure-activity studies of in vitro and in vivo thyromimetic activities in rat liver and heart. *J Med Chem* 1988, 31, 37–54

Manna D et al. Regioselective deiodination of thyroxine by iodothyronine deiodinase mimics: an unusual mechanistic pathway involving cooperative chalcogen and halogen bonding. *J Am Chem Soc* 2012, 134, 4269–4279

Manna D et al. Antithyroid drugs and their analogues: Synthesis, structure, and mechanism of action. *Acc Chem Res* 2013, 46, 2706–2715

Merk D et al. Alte und neue Therapie-Ansätze. Schilddrüsentherapeutika. *Pharm Unserer Zeit* 2012, 41, 395–400

Mondal S et al. Chemie und Biologie der Schilddrüsenhormon-Biosynthese und -Wirkung. *Angew Chem* 2016, 128, 7734–7759

Diabetes

Bhattacha S et al. An exhaustive perspective on structural insights of SGLT-2 inhibitors: A novel class of antidiabetic agent. *Eur J Med Chem* 2020, 204, 112523

Bischoff H et al. Acarbose – ein neues Wirkprinzip in der Diabetestherapie. *Nachr Chem Tech Lab* 1994, 42, 1119–1128

Cai W et al. Design of SGLT-2 inhibitors for the treatment of type 2 diabetes: A history driven by biology to chemistry. *Med Chem* 2015, 11, 317–328

Chao EC et al. SGLT-2 inhibition – a novel strategy for diabetes treatment. *Nat Rev Drug Discovery* 2010, 9, 551–559

Cheang JY et al. Glucagon-like peptide-1 (GLP-1)-based therapeutics: Current status and future opportunities beyond type 2 diabetes. *ChemMedChem* 2018, 13, 662–671

Dingermann T et al. Charakteristika der Insuline. *Pharmakon* 2013, 1, 120–127

Eckhardt M et al. 8-(3-(*R*)-Aminopiperidin-1-yl)-7- but-2-ynyl-3-methyl-1-(4-methyl-quinazolin-2-ylmethyl)-3,7-dihydropurine-2,6-dione (BI 1356), a highly potent, selective, long-acting, and orally bioavailable DPP-4 inhibitor for the treatment of type 2 diabetes. *J Med Chem* 2007, 50, 6450–6453

Flesch D et al. Medizinische Chemie oraler Antidiabetika. *Pharmakon* 2013, 1, 214–222

Jones LH et al. Medicinal chemistry of glucagon-like peptide receptor agonists. *Prog Med Chem* 2013, 52, 45–96

Juillerat-Jeanneret L. Dipeptidyl peptidase IV and its inhibitors: Therapeutics for type 2 diabetes and what else? *J Med Chem* 2014, 57, 2197–2212

Kim D et al. (2*R*)-4-Oxo-4-[3-(trifluoromethyl)-5,6-dihydro[1,2,4]triazolo[4,3-a]pyrazin- 7(8*H*)-yl]-1-(2,4,5-trifluorophenyl)butan-

2-amine: A potent, orally active dipeptidyl peptidase IV inhibitor for the treatment of type 2 diabetes. *J Med Chem* 2005, 48, 141–151

Kuhn B et al. Molecular recognition of ligands in dipeptidyl peptidase IV. *Curr Top Med Chem* 2007, 7, 609–619

Lotfy M et al. Medicinal chemistry and applications of incretins and DPP-4 inhibitors in the treatment of type 2 diabetes mellitus. *Open Med Chem J* 2011, 5, (Suppl. 2) 82–92

Lv W et al. Mechanisms and characteristics of sulfonylureas and glinides. *Curr Top Med Chem* 2020, 20, 37–56

Manandhar B et al. Glucagon-like peptide-1 (GLP-1) analogs: Recent advances, new possibilities, and therapeutic implications. *J Med Chem* 2015, 58, 1020–1037

Mark M. Vom Chemotherapeutikum zum Antidiabetikum Sulfonylharnstoffe und Glinide. *Pharm Unserer Zeit* 2002, 31, 252–262

Mascitti V et al. Discovery of a clinical candidate from the structurally unique dioxa-bicyclo[3.2.1]octane class of sodium-dependent glucose cotransporter 2 inhibitors. *J Med Chem* 2011, 54, 2952–2960

Mehanna A. Antidiabetic agents: Past, present and future. *Future Med Chem* 2013, 5, 411–430

Meng W et al. Discovery of dapagliflozin: A potent, selective renal sodium-dependent glucose cotransporter 2 (SGLT-2) inhibitor for the treatment of type 2 diabetes. *J Med Chem* 2008, 51, 1145–1149

Parkes DG et al. Discovery and development of exenatide: The first antidiabetic agent to leverage the multiple benefits of the incretin hormone, GLP-1. *Expert Opin Drug Discovery* 2013, 8, 219–244

Pernicova I et al. Metformin – mode of action and clinical implications for diabetes and cancer. *Nat Rev Endocrinol* 2014, 10, 143–156

Rena G et al. The mechanisms of action of metformin. *Diabetologia* 2017, 60, 1577–1585

Suzuki R et al. Recent developments in therapeutic peptides for the glucagon-like peptide 1 and 2 receptors. *J Med Chem* 2020, 63, 905–927

Tomovic K et al. Structure-activity relationship analysis of cocrystallized gliptin-like pyrrolidine, trifluorophenyl, and pyrimidine-2,4-dione dipeptidyl peptidase-4 inhibitors. *J Med Chem* 2021, 64, 9639–9648

Truscheit E et al. Chemie und Biochemie mikrobieller α-Glucosidasen-Inhibitoren. *Angew Chem* 1981, 93, 738–755

Villhauer EB et al. 1-[[(3-Hydroxy-1-adamantyl)amino]acetyl]-2-cyano-(*S*)-pyrrolidine: A potent, selective, and orally bioavailable dipeptidyl peptidase IV inhibitor with antihyperglycemic properties. *J Med Chem* 2003, 46, 2774–2789

Weber AE et al. Case history: JANUVIA^{TM} (sitagliptin), a selective dipeptidyl peptidase IV inhibitor for the treatment of type 2 diabetes. *Annu Rep Med Chem* 2007, 42, 95–109

Yendapally R et al. A review of phenformin, metformin, and imeglimin. *Drug Dev Res* 2020, 81, 390–401

Zettl H et al. Das Inkretinsystem als Wirkstoff-Target Medizinische Chemie der GLP-1-Analoga und DPP-IV-Inhibitoren. Pharm. Unserer Zeit 2010, 39, 108–113

Nebennierenrindenhormone

Barnes PJ. Inhaled corticosteroids. *Pharmaceuticals* 2010, 3, 514–540

Bodor N et al. Structure-activity relationships in the antiinflammatory steroids: A pattern-recognition approach. *J Med Chem* 1983, 26, 318–328

Bodor N et al. Corticosteroid design for the treatment of asthma: Structural insights and the therapeutic potential of soft corticosteroids. *Curr Pharm Des* 2006, 12, 3241–3260

Fuller PJ et al. Mechanisms of ligand specificity of the mineralocorticoid receptor. *J Endocrinol* 2012, 213, 15–24

Gessi S et al. Glucocorticoids' pharmacology: Past, present and future. *Curr Pharm Des* 2016, 16, 3540–3553

Hardy RS et al. Therapeutic glucocorticoids: Mechanisms of actions in rheumatic diseases. *Nat Rev Rheumatol* 2020, 16, 133–144

Högger P. Pharmakokinetik und Pharmakodynamik: Was passiert im Körper mit den Glucocorticoiden? *Pharm Unserer Zeit* 2003, 32, 296–301

Khan MOF et al. Synthesis and pharmacology of anti-inflammatory steroidal antedrugs. *Chem Rev* 2008, 108, 5131–5145

Ma L et al. Therapeutic compounds for Cushing's syndrome: A patent review (2012–2016). *Expert Opin Ther Pat* 2016, 26, 1307–1323

Meredith EL et al. Discovery and in vivo evaluation of potent dual CYP11B2 (aldosterone synthase) and CYP11B1 inhibitors. *ACS Med Chem Lett* 2013, 4, 1203–1207

Phillipps GH et al. Synthesis and structure-activity relationships in a series of antiinflammatory corticosteroid analogs, halomethyl androstane-17β-carbothioates and -17β-carboselenoates. *J Med Chem* 1994, 37, 3717–3729

Popper TL et al. Structure-activity relationships of a series of novel topical corticosteroids. *J Steroid Biochem* 1987, 27, 837–843

Rogerson FM et al. Mineralocorticoid action. *Steroids* 2000, 65, 61–73

Rossi M. Structural studies of metyrapone: A potent inhibitor of cytochrome P-450. *J Med Chem* 1983, 26, 1246–1252

Schäfer-Korting M et al. Bei Bronchialasthma und entzündlichen Dermatosen. Topische Glucocorticoidtherapie. *Pharm Unserer Zeit* 2003, 32, 306–312

Shapiro EL et al. 17-Heteroaroyl esters of corticosteroids. 2. 11β-Hydroxy series. *J Med Chem* 1987, 30, 1581–1588

von Langen J et al. Molecular basis of the interaction specificity between the human glucocorticoid receptor and its endogenous steroid ligand cortisol. *ChemBioChem* 2005, 6, 1110–1118

Whitehouse MW. Anti-inflammatory glucocorticoid drugs: Reflections after 60 years. *Inflammopharmacology* 2011, 19, 1–19

Wiedersberg S et al. Bioavailability and bioequivalence of topical glucocorticoids. *Eur J Pharm Biopharm* 2008, 68, 453–466

Zeelen FJ. Medicinal chemistry of steroids. *Princip Meth Biol: Mol Cell Pharmacol* 1997, 8B, 427–463

Sexualhormone

Bond P et al. Anabolic androgenic steroid-induced hepatotoxicity. *Med Hypotheses* 2016, 93, 150–153

Bull HG et al. Mechanism-based inhibition of human steroid 5α-reductase by finasteride: Enzyme-catalyzed formation of NADP-dihydrofinasteride, a potent bisubstrate analog inhibitor. *J Am Chem Soc* 1996, 118, 2359–2365

Cabeza M. Recent advances in structure of progestins and their binding to progesterone receptors. *J Enzyme Inhib Med Chem* 2015, 30, 152–159

Djerassi C. 50 Jahre Pille in Deutschland – eine Replik. *Chem Unserer Zeit* 2011, 45, 424–429

Frobenius W. „The rabbits are prepared …" The development of ethinylestradiol and ethinyltestosterone. *J Reproduktionsmed Endokrinol* 2011, 8 (Special Issue 1), 32–57

Frye SV. Discovery and clinical development of dutasteride, a potent dual 5α-reductase inhibitor. *Curr Top Med Chem* 2006, 6, 405–421

Gao W et al. Chemistry and structural biology of androgen receptor. *Chem Rev* 2005, 105, 3352–3370

Hapgood JP et al. Not all progestins are the same: Implications for usage. *Trends Pharmacol Sci* 2004, 25, 554–557

Kicman AT. Pharmacology of anabolic steroids. *Br J Pharmacol* 2008, 154, 502–521

Lednicer D. Steroid chemistry at a glance. Wiley, New York, 2010

Liang T et al. Binding of a 4-methyl-4-aza-steroid to 5 alpha-reductase of rat liver and prostate microsomes. *Endocrinology* 1983, 112, 1460–1468

Lippi G et al. Biochemistry and physiology of anabolic androgenic steroids doping. *Mini-Rev Med Chem* 2011, 11, 362–373

Makridakis N et al. Pharmacogenetic analysis of human steroid 5α-reductase type II: Comparison of finasteride and dutasteride. *J Mol Endocrinol* 2005, 34, 617–623

McKeage K et al. Ulipristal acetate: A review of its use in emergency contraception. *Drugs* 2011, 71, 935–945

Morand PF et al. Steroidal estrogens. *Chem Rev* 1968, 68, 85–124

Petrow V. The contraceptive progestogens. *Chem Rev* 1970, 70, 713–726

Raaijmakers HCA et al. The X-ray structure of RU486 bound to the progesterone receptor in a destabilized agonistic conformation. *J Biol Chem* 2009, 284, 19572–19579

Rasmusson GH et al. Azasteroids: Structure-activity relationships for inhibition of 5α-reductase and of androgen receptor binding. *J Med Chem* 1986, 29, 2298–2315

Schmidt LJ et al. Androgen receptor: Past, present and future. *Curr Drug Targets* 2013, 14, 401–407

Stoner E. The clinical development of a 5 alpha-reductase inhibitor, finasteride. *J Steroid Biochem Mol Biol* 1990, 37, 375–378

Streller S et al. Über die Heldentaten der Hormonsucher. 50 Jahre Pille in Deutschland. *Chem Unserer Zeit* 2011, 45, 270–291

Sun J et al. A review on steroidal 5α-reductase inhibitors for treatment of benign prostatic hyperplasia. *Curr Med Chem* 2011, 18, 3576–3589

Thareja S. Steroidal 5α-reductase inhibitors: A comparative 3D-QSAR study review. *Chem Rev* 2015, 115, 2883–2894

Yamana K et al. Human type 3 5α-reductase is expressed in peripheral tissues at higher levels than types 1 and 2 and its activity is potently inhibited by finasteride and dutasteride. *Horm Mol Biol Clin Invest* 2010, 2, 293–299

The „Marker Degradation“ and Creation of the Mexican Steroid Hormone Industry, 1938–1945: An International Historic Chemical Landmark, American Chemical Society International Historic Chemical Landmarks. www.acs.org/content/acs/en/education/whatischemistry/landmarks/progesteronesynthesis.html

Herz-Kreislauf-System (Kapitel 9)

Renin-Angiotensin-System

Bühlmayer P et al. Valsartan, a potent, orally active Angiotensin II antagonist developed from the structurally new amino acid series. *Bioorg Med Chem Lett* 1994, 4, 29–34

Buschmann H et al. NDMA in Valsartan. Eine Spurensuche. *Dtsch Apoth Ztg* 2018, 158, 2898–2902

Coates L et al. The Catalytic mechanism of an aspartic proteinase explored with neutron and X-ray diffraction. *J Am Chem Soc* 2008, 130, 7235–7237

Cohen NC. Structure-based drug design and the discovery of aliskiren (tekturna): Perseverance and creativity to overcome a R&D pipeline challenge. *Chem Biol Drug Des* 2007, 70, 557–565

Gurrath M. Wettlauf um ein neues Target. Der humane AT_1-Rezeptor. *Pharm Unserer Zeit* 2001, 30, 288–295

Ksander GM et al. Dicarboxylic acid dipeptide neutral endopeptidase inhibitors. *J Med Chem* 1995, 38,1689–1700

Nemec K et al. Vom Teprotid zum Captopril. Rationales Design von ACE-Hemmern. *Pharm Unserer Zeit* 2003, 32, 11–16

Ondetti MA et al. Design of specific inhibitors of angiotensin-converting enzyme: New class of orally active antihypertensive agents. *Science* 1977, 196, 441–444

Patchett AA et al. A new class of angiotensin- converting enzyme inhibitors. *Nature* 1980, 288, 280–283

Ramírez-Sánchez M et al. The renin-angiotensin system: New insight into old therapies. *Curr Med Chem* 2013, 20, 1313–1322

Ries UJ et al. 6-Substituted benzimidazoles as new nonpeptide Angiotensin II receptor antagonists: synthesis, biological activity, and structure-activity relationships. *J Med Chem* 1993, 36, 4040–4051

Schmidt B et al. Angiotensin II AT_1 receptor antagonists. Clinical implications of active metabolites. *J Med Chem* 2003, 46, 2261–2270

Tosco P et al. Physicochemical profiling of sartans: A detailed study of ionization constants and distribution coefficients. *Helv Chim Acta* 2008, 91, 468–482

Webb RL et al. Direct renin inhibitors as a new therapy for hypertension. *J Med Chem* 2010, 53, 7490–7520

Yanagisawa H et al. Nonpeptide Angiotensin II receptor antagonists: Synthesis, biological activities, and structure-activity relationships of imidazole-5-carboxylic acids bearing alkyl, alkenyl, and hydroxyalkyl substituents at the 4-position and their related compounds. *J Med Chem* 1996, 39, 323–338

Zhang C et al. Catalytic mechanism of angiotensin-converting enzyme and effects of the chloride ion. *J Phys Chem B* 2013, 117, 22, 6635–6645

Diuretika, Niere

Alterio V et al. Multiple binding modes of inhibitors to carbonic anhydrases: How to design specific drugs targeting 15 different isoforms? *Chem Rev* 2012, 112, 4421–4468

Braunschweiger A et al. Entwicklung einer erfolgreichen Wirkstoffgrupp. Medizinische Chemie der Diuretika. *Pharm Unserer Zeit* 2006, 35, 310–320

Buschauer A. Diuretika – eine chemisch-pharmakologische Betrachtung. *Pharm Ztg* 1993, 138, 177–188

Hu X et al. Molecular mechanisms of mineralocorticoid receptor antagonism by eplerenone. *Mini-Rev Med Chem* 2005, 5, 709–718

Kolkhof P et al. 30 Years of the mineralocorticoid receptor. Mineralocorticoid receptor antagonists: 60 years of research and development. *J Endocrinol* 2017, 234, T125-T140

Kondo K et al. 7-Chloro-5-hydroxy-1-[2-methyl-4-(2-methylbenzoyl-amino)benzoyl]-2,3,4,5-tetrahydro-1*H*-1-benzazepine (OPC-41061): A potent, orally active nonpeptide arginine vasopressin V_2 receptor antagonist. *Bioorgan Med Chem* 1999, 7, 1743–1754

Lang F. Glomeruläre Filtration und tubulärer Transport. Grundlagen der Nierenphysiologie. *Pharm Unserer Zeit* 2006, 35, 294–301

Piotrowski DW. Mineralocorticoid receptor antagonists for the treatment of hypertension and diabetic nephropathy. *J Med Chem* 2012, 55, 7957–7966

Supuran CT. Carbonic anhydrases: Novel therapeutic applications for inhibitors and activators. *Nat Rev Drug Discovery* 2008, 7, 168–181

Tamargo J et al. Diuretics in the treatment of hypertension. Part 1: Thiazide and thiazide-like diuretics. *Expert Opin Pharmacother* 2014, 15, 527–547

Herz, Kreislauf

Bossert F et al. 4-Aryldihydropyridine, eine neue Klasse hochwirksamer Calcium-Antagonisten. *Angew Chem* 1981, 93, 755–763

Cosconati S et al. Characterizing the 1,4-dihydropyridines binding interactions in the L-type Ca^{2+} channel: Model construction and docking calculations. *J Med Chem* 2007, 50, 1504–1513

Edraki N et al. Dihydropyridines: Evaluation of their current and future pharmacological applications. *Drug Discovery Today* 2009, 14, 058–1066

Fullerton DS et al. Cardiac glycosides. 1. A systematic study of digitoxigenin D-glycosides. *J Med Chem* 1984, 27, 3, 256–261

Goldmann S et al. 1,4-Dihydropyridine: Einfluss von Chiralität und Konformation auf die Calcium-antagonistische und -agonistische Wirkung. *Angew Chem* 1991, 103, 1587–1605

Goldmann S. Ein kurzer historischer Rückblick. Entdeckung der Calcium-Antagonisten. *Pharm Unserer Zeit* 2005, 34, 366–373

Gupta SP. Quantitative structure-activity relationship studies on Na^+,K^+-ATPase inhibitors. *Chem Rev* 2012, 112, 3171–3192

Hansen O. Interaction of cardiac glycosides with (Na^+ + K^+)-activated ATPase. A biochemical link to digitalis-induced inotropy. *Pharmacol Rev* 1984, 36, 143–163

Hegyi B et al. Selectivity problems with drugs acting on cardiac Na^+ and Ca^{2+} channels. *Curr Med Chem* 2013, 20, 2552–2571

Ignarro LI. Stickstoffmonoxid: ein einzigartiges endogenes Signalmolekül in der Gefäßbiologie (Nobel-Vortrag). *Angew Chem* 1999, 111, 2002–2013

Janis RA et al. New developments in Ca^{2+} channel antagonists. *J Med Chem* 1983, 26, 775–785

Le Grand B et al. Sodium late current blockers in ischemia reperfusion: Is the bullet magic? *J Med Chem* 2008, 51, 3856–3866

Loev B et al. „Hantzsch-type" dihydropyridine hypotensive agents. *J Med Chem* 1974, 17, 956–965

Mannhold R. Calciumantagonisten vom Dihydropyridin-Typ: Medizinisch-chemische und molekularpharmakologische Eigenschaften. *Pharm Unserer Zeit* 1995, 24, 137–153

Martin E et al. Mechanism of binding of NO to soluble guanylyl cyclase: Implication for the second NO binding to the heme proximal site. *Biochemistry* 2012, 51, 2737–2746

McCleverty JA. Chemistry of nitric oxide relevant to biology. *Chem Rev* 2004, 104, 403–418

Münzel T et al. The potential of aldehyde dehydrogenase 2 as a therapeutic target in cardiovascular disease. *Expert Opin Ther Targets* 2018, 22, 217–231

Murad F. Die Entdeckung einiger biologischer Wirkungen von Stickstoffmonoxid und seiner Rolle für die Zellkommunikation (Nobel-Vortrag). *Angew Chem* 1999, 111, 1976–1989

Nadur NF et al. The long and winding road of designing phosphodiesterase inhibitors for the treatment of heart failure. *Eur J Med Chem* 2021, 212, 113123

Nardi A et al. Advances in targeting voltage-gated sodium channels with small molecules. *ChemMedChem* 2012, 7, 1712–1740

Pearlstein R et al. Understanding the structure-activity relationship of the human ether-a-go-go-related gene cardiac K^+ channel. A model for bad behavior. *J Med Chem* 2003, 46, 2017–2022

Pollesello P et al. Calcium sensitizers: What have we learned over the last 25 years? *Int J Cardiol* 2016, 203, 543–548

Rathore H et al. Cardiac glycosides. 7. Sugar stereochemistry and cardiac glycoside activity. *J Med Chem* 1986, 29, 1945–1952

Remane H et al. Ein Sprengstoff wird Medikament. Entdeckungsgeschichte des Nitroglycerins. *Pharm Unserer Zeit* 2010, 39, 340–344

Roegler C et al. Wie zwei Zufallsentdeckungen den Markt eroberten. Medizinische Chemie der Nitrate und PDE5-Hemmer. *Pharm Unserer Zeit* 2005, 34, 361–358

Schmitz J et al. Antiarrhythmika – Taktgeber für ein unregelmäßig schlagendes Herz. *Pharmakon* 2013, 1, 326–335

Schubert-Zsilavecz M et al. Dihydropyridine und Nicht-Dihydropyridine. Medizinische Chemie der L-Typ-Calcium-Kanalblocker. *Pharm Unserer Zeit* 2010, 39, 274–279

Siama K et al. Stable angina pectoris: Current medical treatment. *Curr Pharm Des* 2013, 19, 1569–1580

Tang L et al. Structural basis for inhibition of a voltage-gated Ca^{2+} channel by Ca^{2+} antagonist drugs. *Nature* 2016, 537, 117–121

Triggle AM et al. Crystal structures of calcium channel antagonists: 2,6-Dimethyl-3,5-dicarbomethoxy-4-[2-nitro, 3-cyano-, 4-(dimethylamino)-, and 2,3,4,5,6-pentafluorophenyl]-1,4-dihydropyridine. *J Med Chem* 1980, 23, 1442–1445

Triggle DJ. 1,4-Dihydropyridines as calcium channel ligands and privileged structures. *Cell Mol Neurobiol* 2003, 23, 293–303

Wang D et al. T-Type calcium channels in health and disease. *Curr Med Chem* 2020, 27, 3098–3122

Zamponi GW et al. The physiology, pathology, and pharmacology of voltage-gated calcium channels and their future therapeutic potential. *Pharmacol Rev* 2015, 67, 821–870

Spezielle Antihypertonika

Bolli MH et al. The discovery of *N*-[5-(4-bromophenyl)-6-[2-[(5-bromo-2-pyrimidinyl)oxy]ethoxy]-4-pyrimidinyl]-*N'*-propylsulfamide (macitentan), an orally active, potent dual endothelin receptor antagonist. *J Med Chem* 2012, 55, 7849–7861

Boss C et al. From bosentan (tracleer) to macitentan (opsumit): The medicinal chemistry perspective. *Bioorg Med Chem Lett* 2016, 26, 3381–3394

Daugan A et al. The discovery of tadalafil: A novel and highly selective PDE5 inhibitor. 2: 2,3,6,7,12,12a-Hexahydropyrazino[1',2':1,6]pyrido[3,4-*b*]indole-1,4-dione analogues. *J Med Chem* 2003, 46, 4533–4542

Follmann M et al. Discovery of the soluble guanylate cyclase stimulator vericiguat (BAY 1021189) for the treatment of chronic heart failure. *J Med Chem* 2017, 60, 5146–5161

Iqbal J et al. Endothelin receptor antagonists: An overview of their synthesis and structure-activity relationship. *Mini-Rev Med Chem* 2005, 5, 381–408

Jamison CR et al. Modulation of soluble guanylate cyclase for the treatment of heart failure and related cardiovascular diseases. *Med Chem Rev* 2020, 55, 157–171

Lättig J et al. Ursachen von Selektivität, Aktivierung und Inhibierung. Molekulare Mechanismen der Endothelin-Rezeptorerkennung. *Pharm Unserer Zeit* 2010, 39, 442–447

Mittendorf J et al. Discovery of riociguat (BAY 63–2521): A potent, oral stimulator of soluble guanylate cyclase for the treatment of pulmonary hypertension. *ChemMedChem* 2009, 4, 853–865

Neidhart W et al. The discovery of nonpeptide endothelin receptor antagonists. Progression towards bosentan. *Chimia* 1996, 50, 519–524

Schmitz J et al. PAH und viele andere Indikationen. Alte und neue Endothelin-Rezeptor-Antagonisten. *Pharm Unserer Zeit* 2010, 39, 430–435

Wang PG et al. Nitric oxide donors: Chemical activities and biological applications. *Chem Rev* 2002, 102, 1091–1134

Zheng W et al. Targeted drugs for treatment of pulmonary arterial hypertension: Past, present, and future perspectives. *J Med Chem* 2020, 63, 15153–15186

Lipidsenker

Azemawah V. State of the art comprehensive review of individual statins, their differences, pharmacology, and clinical implications. *Cardiovasc Drugs Ther* 2019, 33, 625–639

Baer BR et al. Benzylic oxidation of gemfibrozil-1-*O*-β-glucuronide by P450 2C8 leads to heme alkylation and irreversible inhibition. *Chem Res Toxicol* 2009, 22, 1298–1309

Bilen O et al. Bempedoic acid (ETC-1002): An investigational inhibitor of ATP citrate lyase. *Curr Atheroscler Rep* 2016, 18, 61

Clader JW. The discovery of ezetimibe: A view from outside the receptor. *J Med Chem* 2004, 47, 1–9

Connolly PJ et al. HMG-CoA reductase inhibitors: Design, synthesis, and biological activity of tetrahydroindazole-substituted 3,5-dihydroxy-6-heptenoic acid sodium salts. *J Med Chem* 1993, 36, 3674–3685

Dhal PK et al. Biologically active polymeric sequestrants: Design, synthesis, and therapeutic applications. *Pure Appl Chem* 2007, 79, 1521–1530

Endo A. Compactin (ML-236B) and related compounds as potential cholesterol-lowering agents that inhibit HMG-CoA reductase. *J Med Chem* 1985, 28, 401–405

Endo A. A historical perspective on the discovery of statins. *Proc Jpn Acad* 2010, 86, 484–493.

Giampietro L et al. Development of fibrates as important scaffolds in medicinal chemistry. *ChemMedChem* 2019, 14, 1051–1066

Haines BE et al. The increasingly complex mechanism of HMG-CoA reductase. *Acc Chem Res* 2013, 46, 2416–2426

Istvan ES. Structural mechanism for statin inhibition of HMG-CoA reductase. *Science* 2001, 292, 1160–1164

Jia Lin et al. Niemann-Pick C1-like 1 (NPC1L1) protein in intestinal and hepatic cholesterol transport. *Annu Rev Physiol* 2011, 73, 239–259

Lalloyer F et al. Fibrates, glitazones, and peroxisome proliferator-activated receptors. *Arterioscler Thromb Vasc Biol* 2010, 30, 894–899

Mandard S et al. Peroxisome proliferator-activated receptor α target genes. *Cell Mol Life Sci* 2004, 61, 393–416

Oliver M. The clofibrate saga: A retrospective commentary. *Br J Clin Pharmacol* 2012, 74, 907–910

Roth BD et al. Inhibitors of cholesterol biosynthesis. Tetrahydro-4-hydroxy-6-[2-(1*H*-pyrrol-l-yl)ethyl]-2if-pyran-2-one inhibitors of HMG-CoA reductase. 2. Effects of introducing substituents at positions three and four of the pyrrole nucleus. *J Med Chem* 1991, 34, 357–366

Roth BD. The discovery and development of atorvastatin, a potent novel hypolipidemic agent. *Prog Med Chem* 2002, 40, 1–22

Schachter M. Chemical, pharmacokinetic and pharmacodynamic properties of statins: An update. *Fundam Clin Pharmacol* 2005, 19, 117–25

Schäfer B. Cholesterolsenker. Statine. *Chem Unserer Zeit* 2010, 44, 344–364

Stokker GE et al. 3-Hydroxy-3-methylglutaryl-coenzyme A reductase inhibitors. 1. structural modification of 5-substituted 3,5-dihydroxypentanoic acids and their lactone derivatives. *J Med Chem* 1985, 28, 347–358

Willson TM et al. The PPARs: From orphan receptors to drug discovery. *J Med Chem* 2000, 43, 527–550

Stark H. Medizinisch-chemische Aspekte von Statinen. *Pharm Unserer Zeit* 2003, 32, 464–470.

Wächtershäuser A et al. Lipid- und Lipoproteinstoffwechsel. *Pharm Unserer Zeit* 2007, 36, 98–107

Watanabe M et al. Synthesis and biological activity of methanesulfonamide pyrimidine- and *N*-methanesulfonyl pyrrole-substituted 3,5-dihydroxy-6-heptenoates, a novel series of HMG-CoA reductase inhibitors. *Bioorgan Med Chem* 1997, 5, 437–444

Blut

Banerjee R et al. Redox-linked coordination chemistry directs vitamin B_{12} trafficking. *Acc Chem Res* 2021, 54, 2003–2013

Borgias B et al. Isomerization and solution structures of desferrioxamine B complexes of Al^{3+} and Ga^{3+}. *Inorg Chem* 1989, 28, 3538–3545

Brown KL. Chemistry and enzymology of vitamin B_{12}. *Chem Rev* 2005, 105, 2075–2149

Cacciari B et al. Structure activity relationship of 4-amino-2-thiopyrimidine derivatives as platelet aggregation inhibitors. *Med Chem* 2019, 15, 863–872

Chackalamannil S. Thrombin receptor (protease activated receptor-1) antagonists as potent antithrombotic agents with strong antiplatelet effects. *J Med Chem* 2006, 49, 5389–5403

Dansette PM et al. Bioactivation of clopidogrel and prasugrel: Factors determining the stereochemistry of the thiol metabolite double bond. *Chem Res Toxicol* 2015, 28, 1338–1345

Dowd P et al. Role of oxygen in the vitamin K-dependent carboxylation reaction: Incorporation of a second atom of ^{18}O from molecular oxygen-$^{18}O_2$ into vitamin K oxide during carboxylase activity. *J Am Chem Soc* 1992, 114, 7613–7617

Dowd P et al. Vitamin K and energy transduction: A base strength amplification mechanism. *Science* 1995, 269, 1684–1691

Eble JA. Freie Fahrt für flüssiges Blut. Gerinnungshemmende Wirkung von Schlangengiften. *Chem Unserer Zeit* 2006, 40, 326–337

Farrag K et al. Neue Optionen der oralen Eisentherapie. *Arzneimitteltherapie* 2019, 37, 105–112

Geiger J. Thrombozytenaggregationshemmer. Damit Blut nicht verklumpt. *Chem Unserer Zeit* 2012, 46, 366–377

Gruber K et al. Vitamin B_{12}-derivatives-enzyme cofactors and ligands of proteins and nucleic acids. *Chem Soc Rev* 2011, 40, 4346–4363

Ham SW et al. Mechanism of oxygenation of vitamin K hydroquinone. *Chem Commun* 1997, 929–930

Harder S et al. Gestern, heute und morgen: Antikoagulanzien im Überblick. *Pharm Unserer Zeit* 2004, 33, 172–180

Hauel N et al. Structure-based design of novel potent nonpeptide thrombin inhibitors. *J Med Chem* 2002, 45, 1757–1766

Hilton JK et al. New pieces to an old puzzle: Identifying the warfarin-binding site that prevents clotting. *Nat Struct Mol Biol* 2017, 24, 5–6

Ingall AH et al. Antagonists of the platelet P2T receptor: A novel approach to antithrombotic therapy. *J Med Chem* 1999, 42, 213–220

Jiang X et al. Hydroxypyridinone-based iron chelators with broad-ranging biological activities. *J Med Chem* 2020, 63, 14470–14501

Li W et al. Structure of a bacterial homologue of vitamin K epoxide reductase. *Nature* 2010, 463, 507–512

Linhardt RJ. 2003 Claude S. Hudson award address in carbohydrate chemistry. Heparin: Structure and activity. *J Med Chem* 2003, 46, 2551–2554

Perzborn E et al. The discovery and development of rivaroxaban, an oral, direct factor Xa inhibitor. *Nat Rev Drug Discovery* 2011, 10, 61–75

Silverman RB. A model for a molecular mechanism of anticoagulant activity of 3-substituted 4-hydroxycoumarins. *J Am Chem Soc* 1980, 102, 5421–5423

Silverman RB. Model studies for a molecular mechanism of action of oral anticoagulants. *J Am Chem Soc* 1981, 103, 3910–3915

Lazarovici P et al. From snake venom's disintegrins and C-type lectins to anti-platelet drugs. *Toxins* 2019, 11, 303

Lee MS et al. Heparin: Physiology, pharmacology, and clinical application. *Rev Cardiovasc Med* 2015, 16, 189–199

Oldenburg J et al. Blutgerinnung und hämorrhagische Diathesen. *Pharm Unserer Zeit* 2006, 35, 1–28

Petitou M et al. Ein synthetisches Antithrombin III bindendes Pentasaccharid ist jetzt ein Wirkstoff! Was kommt danach? *Angew Chem* 2004, 116, 3180–3196

Pinto DJP et al. Discovery of 1-(4-methoxyphenyl)-7-oxo-6-(4-(2-oxopiperidin-1-yl)phenyl)-4,5,6,7-tetrahydro-1*H*-pyrazolo[3,4-*c*] pyridine-3-carboxamide (apixaban, BMS-562247), a highly potent, selective, efficacious, and orally bioavailable inhibitor of blood coagulation factor Xa. *J Med Chem* 2007, 50, 5339–5356

Pinto DJP. Factor Xa inhibitors: Next-generation antithrombotic agents. *J Med Chem* 2010, 53, 6243–6274

Porter WR. Warfarin: History, tautomerism and activity. *J Comput-Aided Mol Des* 2010, 24, 553–575

Quan ML et al. Factor XIa inhibitors as new anticoagulants. *J Med Chem* 2018, 61, 7425–7447

Roehrig S et al. Discovery of the novel antithrombotic agent 5-chloro-*N*-({(5S)-2-oxo-3- [4-(3-oxomorpholin-4-yl)phenyl]-1,3-oxazolidin-5-yl}methyl)thiophene- 2-carboxamide (BAY 59–7939): An oral, direct factor Xa inhibitor. *J Med Chem* 2005, 48, 5900–5908

Springthorpe B et al. From ATP to AZD6140: The discovery of an orally active reversible $P2Y_{12}$ receptor antagonist for the

prevention of thrombosis. *Bioorg Med Chem Lett* 2007, 17, 6013–6018
Straub A et al. Orale, direkte Thrombin- und Faktor-Xa-Hemmer: Kommt die Ablösung für Warfarin, Blutegel und Schweinedärme? *Angew Chem* 2011, 123, 4670–4686
Wallentin L. $P2Y_{12}$ inhibitors: Differences in properties and mechanisms of action and potential consequences for clinical use. *Eur Heart J.* 2009, 30, 1964–1977
Warkentin TE. Bivalent direct thrombin inhibitors: Hirudin and bivalirudin. *Best Pract Res Clin Haematol* 2004, 17, 105–125
Weiss G. Eisentherapie. *Oesterr Apoth Ztg* 2016, 13/14, 18–23
Young RJ. The successful quest for oral factor Xa inhibitors: Learnings for all of medicinal chemistry? *Bioorg Med Chem Lett* 2011, 21, 6228–6235

Verdauungstrakt (Kapitel 10)

Baker DE. Loperamide: A pharmacological review. *Rev Gastroenterol Disorders* 2007, 7 (Suppl. 3), S11-S18
Bamford M. H^+/K^+-ATPase inhibitors in the treatment of acid-related disorders. *Prog Med Chem* 2009, 47, 75–162
Black JW. Arzneimittel aus entschärften Hormonen. Das Prinzip des syntopischen Antagonismus (Nobel-Vortrag). *Angew Chem* 1989, 101, 910–919
Blanchet M et al. Bile acid derivatives: From old molecules to a new potent therapeutic use: an overview. *Curr Med Chem* 2018, 25, 3613–3636
Dove S et al. Structure-activity relationships of histamine H_2 receptor ligands. *Mini-Rev Med Chem* 2004, 4, 941–954
Durant GJ et al. Cyanoguanidine-thiourea equivalence in the development of the histamine H_2-receptor antagonist, cimetidine. *J Med Chem* 1977, 20, 901–906
Eberlin M et al. A comprehensive review of the pharmacodynamics, pharmacokinetics, and clinical effects of the neutral endopeptidase inhibitor racecadotril. *Front Pharmacol* 2012, 3, 93
Evans DG et al. Structural aspects of layered double hydroxides. *Struct Bond* 2006, 119, 1–87
Ganellin R. 1980 Award in medicinal chemistry. Medicinal chemistry and dynamic structure-activity analysis in the discovery of drugs acting at histamine H_2 receptors. *J Med Chem* 1981, 24, 913–920
Garale M et al. Almagate: A clinical and biochemical review. *J Health Res Rev* 2020, 7, 4–9
Grübel P et al. Interaction of an aluminium-magnesium containing antacid and gastric mucus: possible contribution to the cytoprotective function of antacids. *Aliment Pharmacol Ther* 1997, 11, 139–145
Kleemann A. Drugs for acid-related disorders (A02). *Ullmann's Encycl Ind Chem* 2020; https://doi.org/10.1002/14356007.a02_321.pub3
Kohl B et al. (H^+, K^+)-ATPase inhibiting 2-[(2-pyridylmethyl)sulfinyl] benzimidazoles. 4. A novel series of dimethoxypyridyl-substituted inhibitors with enhanced selectivity. The selection of pantoprazole as a clinical candidate. *J Med Chem* 1992, 35, 1049–1057
Kubas H et al. Medizinische Chemie von Histamin-H_2-Rezeptorantagonisten: Klassische Wirkstoffentwicklung. *Pharm Unserer Zeit* 2007, 36, 24–32
Kühler TC et al. Structure-activity relationship of omeprazole and analogues as Helicobacter pylori urease inhibitors. *J Med Chem* 1995, 38, 4906–4916
Lee KJ. Pharmacologic agents for chronic diarrhea. *Intest Res* 2015, 13, 306–312
Lindberg P et al. The mechanism of action of the antisecretory agent omeprazole. *J Med Chem* 1986, 29, 1327–1329
Lyseng-Williamson KA. Macrogol (polyethylene glycol) 4000 without electrolytes in the symptomatic treatment of chronic constipation: a profile of its use. *Drugs Ther Perspect* 2018, 34, 300–310
Malinky CA et al. DARK classics in chemical neuroscience: loperamide. *ACS Chem Neurosci* 2021, 12, 2964–2973
Menees S et al. Agents that act luminally to treat diarrhoea and constipation. *Nat Rev Gastroenterol Hepatol* 2012, 9, 661–674
Müller-Lissner S. Therapie mit Bisacodyl, Picosulfat und Prokinetika. Pathophysiologie und Diagnose der Obstipation. *Pharm Unserer Zeit* 2008, 37, 35–37, 130–134
Olbe L et al. A proton-pump inhibitor expedition: The case histories of omeprazole and esomeprazole. *Nat Rev Drug Discovery* 2003, 2, 132–139
Pellicciari R et al. 6α-Ethyl-chenodeoxycholic acid (6-ECDCA), a potent and selective FXR agonist endowed with anticholestatic activity. *J Med Chem* 2002, 45, 3569–3572
Roche VF. The chemically elegant proton pump inhibitors. *Am J Pharm Educ* 2006, 70, Article 101
Roques BP et al. The enkephalinase inhibitor thiorphan shows antinociceptive activity in mice. *Nature* 1980, 286–288
Roth HJ. Laxativa – Strukturelle und wirkungsbezogene Aspekte. *Pharm Unserer Zeit* 1994, 23, 44–51
Schmitz J. Wirkstoffe für die Therapie akuter und chronischer nicht infektiöser Diarrhöen. *Pharmakon* 2017, 5, 433–438
Shin JM. Chemistry of covalent inhibition of the gastric (H^+, K^+)-ATPase by proton pump inhibitors. *J Am Chem Soc* 2004, 126, 7800–7811
Stokbroekx RA. Synthetic antidiarrheal agents. 2,2-Diphenyl-4-(4'-aryl-4'-hydroxypiperidino)butyramides. *J Med Chem* 1973, 16, 782–786
Thiagarajah JR et al. Secretory diarrhoea: mechanisms and emerging therapies. *Nat Rev Gastroenterol Hepatol* 2015, 12, 446–457
Vesper BJ et al. Gastroesophageal reflux disease (GERD): Is there more to the story? *ChemMedChem* 2008, 3, 552–559
Wagner M. Einfache anorganische Verbindungen mit großer Wirkung. Antazida – effizient und preiswert. *Pharm Unserer Zeit* 2007, 36, 35–37
Zettl H et al. Vom Cocain zu innovativen Antiemetika. Medizinische Chemie der 5-HT_3-Rezeptor-Antagonisten. *Pharm Unserer Zeit* 2007, 36, 354–361

Haut und Knochen (Kapitel 11)

Haut

Álvarez R et al. Functions, therapeutic applications, and synthesis of retinoids and carotenoids. *Chem Rev* 2014, 114, 1–125
Anderson WK et al. Synthesis and modeling studies with monocyclic analogues of mycophenolic acid. *J Med Chem* 1996, 39, 46–55
Benjamin D et al. Rapamycin passes the torch: A new generation of mTOR inhibitors. *Nat Rev Drug Discovery* 2011, 10,868–880
Bulusu MARC et al. Chemistry of the immunomodulatory macrolide ascomycin and related analogues. *Prog Chem Org Nat Prod* 2011, 94, 59–125
Christakos S et al. Vitamin D: Metabolism, molecular mechanism of action, and pleiotropic effects, *Physiol Rev* 2016, 96, 365–408
Degitz K et al. Akne. *Z Hautkrankh (JDDG)* 2017, 15, 709–722
Diekmann J et al. The photoaddition of a psoralen to DNA proceeds via the triplet state. *J Am Chem Soc* 2019, 141, 13643–13653
Fogh K et al. Recent developments in vitamin D analogs. *Curr Pharm Des* 2000, 6, 961–972
Gasparro FP. Sunscreen photobiology: Molecular, cellular and physiological aspects, Springer, Berlin, 1997
Greb JE et al. Psoriasis. *Nat Rev Dis Primers* 2016, 2, 16082
Haiser K et al. Mechanismus der UV-induzierten Bildung von Dewar-Schäden in DNA. *Angew Chem* 2012, 124, 421–424
Hedstrom L. IMP dehydrogenase: Structure, mechanism, and inhibition. *Chem Rev* 2009, 109, 2903–2928
Huang P et al. Retinoic acid actions through mammalian nuclear receptors. *Chem Rev* 2014, 114, 233–254

Kitamura N et al. Molecular aspects of furocoumarin reactions: Photophysics, photochemistry, photobiology, and structural analysis. *J Photochem Photobiol C* 2005, 6, 168–185

Krauss J et al. Vitamine in der Dermatologie. Etablierte Therapien bei Hautkrankheiten. *Pharm Unserer Zeit* 2009, 38, 140–147

Landeck L et al. Dimethyl fumarate (DMF) vs. monoethyl fumarate (MEF) salts for the treatment of plaque psoriasis: A review of clinical data. *Arch Dermatol Res* 2018, 310, 475–483

Langhals H et al. Chemie am Strand. Sonnenstrahlung, Hautreaktionen und Sonnenschutz. *Chem Unserer Zeit* 2004, 38, 98–112

Leftheris K et al. PDE4 inhibitors for the treatment of immune-mediated and inflammatory diseases. *Med Chem Rev* 2015, 50, 171–184

Liang X et al. Syntheses, biological evaluation and SAR of ingenol mebutate analogues for treatment of actinic keratosis and non-melanoma skin cancer. *Bioorg Med Chem Lett* 2013, 23, 5624–5629

Man HW et al. Discovery of (*S*)-N-{2-[1-(3-ethoxy-4-methoxy-phenyl)-2-methanesulfonylethyl]-1,3-dioxo-2,3-dihydro-1*H*-isoindol-4-yl}acetamide (apremilast), a potent and orally active phosphodiesterase 4 and tumor necrosis factor-α inhibitor. *J Med Chem* 2009, 52, 1522–1524

Menter A et al. Psoriasis 2. Current and future management of psoriasis. *Lancet* 2007, 370, 272–284

Müller K et al. Psoriasis und Antipsoriatika. Pathobiochemische Grundlagen und Wirkmechanismen. *Dtsch Apoth Ztg* 1997, 137, 1893–1902

Müller K et al. Simple analogues of anthralin: Unusual specificity of structure and antiproliferative activity. *J Med Chem* 1997, 40, 3773–3780

Murty ARC et al. Chemistry of the immunomodulatory macrolide ascomycin and related analogues. *Prog Chem Org Nat Prod* 2011, 94, 59–126

Nelson PH et al. Structure-activity relationships for inhibition of inosine monophosphate dehydrogenase by nuclear variants of mycophenolic acid. *J Med Chem* 1996, 39, 4181–4196

Ogbourne SM et al. The value of nature's natural product library for the discovery of new chemical entities: The discovery of ingenol mebutate. *Fitoterapia* 2014, 98, 36–44

Plischke W et al. Von Steinkohlenteer bis zu Krebsmedikamenten. *Chem Unserer Zeit* 2014, 48, 124–132

Rendon A et al. Psoriasis pathogenesis and treatment. *Int J Mol Sci* 2019, 20, 1475

Saidu NEB et al. Dimethyl fumarate, a two-edged drug: Current status and future directions. *Med Res Rev* 2019, 39, 1923–1952

Shaath NA. Ultraviolet filters. *Photochem Photobiol Sci* 2010, 9, 464–469

Sieber MA et al. Azelaic acid: Properties and mode of action. *Skin Pharmacol Physiol* 2014, 27 (Suppl. 1), 9–17

Silverman Kitchin JE et al. Rediscovering mycophenolic acid: A review of its mechanism, side effects, and potential uses. *J Am Acad Dermatol.* 1997, 37, 445–449

Stütz A et al. Entstehungsgeschichte und präklinisches Profil von Pimecrolimus. *Hautarzt* 2003, 54, 405–412

Thoreau E et al. Structure-based design of trifarotene (CD5789), a potent and selective RARγ agonist for the treatment of acne. *Bioorg Med Chem Lett* 2018, 28, 1736–1741

Wang SQ et al. Principles and practice of photoprotection, Springer, Heidelberg, 2016

Werfel T et al. Diagnostik und Stufentherapie der Neurodermitis. *Dtsch Ärzteblatt* 2014, 11, 509–520

Yu OB et al. Calcitroic acid – a review. *ACS Chem Biol* 2016, 11, 2665–2672

Zhu GD et al. Synthesis of vitamin D (calciferol). *Chem Rev* 1995, 95, 1877–1952

Knochen

Barbosa JS et al. Bisphosphonates, old friends of bones and new trends in clinics. *J Med Chem* 2021, 64, 1260–1282

Dorozhkin SV et al. Die biologische und medizinische Bedeutung von Calciumphosphaten. *Angew Chem* 2002, 114, 3260–3277

Ebetino FH et al. The relationship between the chemistry and biological activity of the bisphosphonate. *Bone* 2011, 49, 20–33

Fleisch H. Bisphosphonates: Mechanisms of Action. *Endocrine Rev* 1999, 19, 80–100

Fleisch H. Bisphosphonates: Mechanisms of action. *Expert Opin Ther Patents* 2001, 11, 1371–1381

Fleisch H. Vom Wasserenthärter zum *Pharmakon.* Die Erfolgsstory einer jungen Wirkstoffklasse. *Pharm Unserer Zeit* 2001, 30, 495–499

Francis MD et al. The development of diphosphonates as significant health care products. *J Chem Edu* 1978, 55, 760–766

Gałęzowska J. Interactions between clinically used bisphosphonates and bone mineral: From coordination chemistry to biomedical applications and beyond. *ChemMedChem* 2018, 13, 289–302

Martin MB et al. Nitrogen-containing bisphosphonates as carbocation transition state analogs for isoprenoid biosynthesis. *Biochem Biophys Res Commun* 1999, 263, 754–758

Nemeth EF et al. Discovery and development of calcimimetic and calcilytic compounds. *Prog Med Chem* 2018, 57, 1–86

Rogers MJ et al. Biochemical and molecular mechanisms of action of bisphosphonates. *Bone* 2011, 49, 34–41

Russell RG. Bisphosphonates: From bench to bedside. *Ann N Y Acad Sci* 2006, 1068, 367–401

Steinhilber D. Vitamin D – das Prohormon unter den Vitaminen. *Pharmakon* 2019, 7, 106–110

Widler L et al. The chemistry of bisphosphonates: From antiscaling agents to clinical therapeutics. *Anti-Cancer Agents Med Chem* 2012, 12, 95–101

Infektionskrankheiten (Kapitel 12)

Mikrobiologie

Hof H et al. Medizinische Mikrobiologie, Thieme, Stuttgart, 2019

Suerbaum S et al. Medizinische Mikrobiologie und Infektiologie, Springer, Berlin, 2020

Antibiotika

Aldred KJ et al. Mechanism of quinolone action and resistance. *Biochemistry* 2014, 53, 1565–1574

Anderson RJ et al. Antibacterial Agents. Chemistry, mode of action, mechanisms of resistance and clinical applications. Wiley, Chichester, 2012

Aoki T et al. Cefiderocol (S-649266), a new siderophore cephalosporin exhibiting potent activities against Pseudomonas aeruginosa and other gram-negative pathogens including multi-drug resistant bacteria: structure activity relationship. *Eur J Med Chem* 2018, 155, 847–868

Barbachyn MR et al. Struktur-Wirkungs-Beziehungen von Oxazolidinonen: Grundlage der Entwicklung von Linezolid. *Angew Chem* 2003, 115, 2056–2144

Barbachyn MR. The oxazolidinones. *Top Med Chem* 2018, 26, 97–121

Barreteau H et al. Cytoplasmic steps of peptidoglycan biosynthesis. *FEMS Microbiol Rev* 2008, 32, 168–207

Birkenmeyer RD et al. Lincomycin. XI. Synthesis and structure of clindamycin, a potent antibacterial agent. *J Med Chem* 1970, 13, 616–619

Bisacchi GS. Origins of the quinolone class of antibacterials: An expanded „discovery story". *J Med Chem* 2015, 58, 4874–4882

Blaskovich MAT et al. Developments in glycopeptide antibiotics. *ACS Infect Dis* 2018, 4, 715–735

Bock L et al. Sulfonamide structure-activity relations in a cell-free system. 2. Proof for the formation of a sulfonamide-containing folate analog. *J Med Chem* 1974, 17, 23–28

Bracher F. Neuheiten bei Beta-Lactam-Antibiotika: Prodrugs und Dual-Action-Antibiotika. *Pharm Ztg* 1993, 138, 1609–1620

Brickner SJ et al. Linezolid (ZYVOX), the first member of a completely new class of antibacterial agents for treatment of serious Gram-positive infections. *J Med Chem* 2008, 51, 1981–1990

Brodersen DE et al. The structural basis for the action of the antibiotics tetracycline, pactamycin, and hygromycin B on the 30S ribosomal subunit, *Cell* 2000, 103, 1143–1154

Brown P et al. A perspective on the next generation of antibacterial agents derived by manipulation of natural products. *Prog Med Chem* 2015, 54, 135–184

Candel FJ et al. Delafloxacin: Design, development and potential place in therapy. *Drug Des Dev Ther* 2017, 11, 881–891

Chellat MF et al. Antibiotikaresistenzen gezielt überwinden. *Angew Chem* 2016, 128, 6710–6738

Cheng G et al. Antibacterial action of quinolones: From target to network. *Eur J Med Chem* 2013, 66, 555–562

Drawz SM et al. Three decades of β-lactamase inhibitors. *Clin Microbiol Rev* 2010, 23, 160–201

Eschenburg S et al. Evidence that the fosfomycin target Cys115 in UDP-*N*-acetylglucosamine enolpyruvyl transferase (MurA) Is essential for product release. *J Biol Chem* 2005, 280, 3757–3763

Fair RJ et al. Antibiotics and bacterial resistance in the 21st century. *Perspect Med Chem* 2014, 6, 25–64

Fernandes P. Fusidic acid: A bacterial elongation factor inhibitor for the oral treatment of acute and chronic Staphylococcal infections. *Cold Spring Harb Perspect Med* 2016, 6, a025437

Fernandes P et al. Differentiating the pharmacodynamics and toxicology of macrolide and ketolide antibiotics. *J Med Chem* 2020, 63, 6462–6473

Fisher JF et al. β-Lactams against the fortress of the gram-positive Staphylococcus aureus bacterium. *Chem Rev* 2021, 121, 3412–3463

Gaynor M et al. Macrolide antibiotics: Binding site, mechanism of action, resistance. *Curr Top Med Chem* 2003, 3, 949–960

González-Bello C et al. β-Lactamase inhibitors to restore the efficacy of antibiotics against superbugs. *J Med Chem* 2020, 63, 1859–1881

Greenwood D. Antimicrobial drugs. Chronicle of a twentieth century medical triumph. University Press Oxford, 2008

Grohe K. Zur Bedeutung des Cycloaracylierungsverfahrens für die Synthese moderner Fluorchinolone. *J Prakt Chem* 1993, 335, 397–409

Hecker SJ et al. Discovery of a cyclic boronic acid β-lactamase inhibitor (RPX7009) with utility vs class A serine carbapenemases. *J Med Chem* 2015, 58, 3682–3692

Henderson JF et al. Physiological functions of bacterial „multidrug“ efflux pumps. *Chem Rev* 2021, 121, 5417–5478

Hitchings GH. Selektive Inhibitoren der Dihydrofolat-Reduktase (Nobel-Vortrag). *Angew Chem* 1989, 101, 903–909

Holzgrabe U. Von Penicillin G zu tricyclischen β-Lactamen: Struktur-Wirkungs-Beziehungen. *Pharm Unserer Zeit* 2006, 35, 410–414

Iyengar BS et al. Aminoglycoside antibiotics. 6. Chemical reactions of aminoglycosides with disodium carbenicillin. *J Med Chem* 1986, 29, 611–614

Kahne D et al. Glycopeptide and lipoglycopeptide antibiotics. *Chem Rev* 2005, 105, 425–448

Katz L et al. Translation and protein synthesis: Macrolides. *Chem Rev* 2005, 105, 499–527

King DT et al. Molecular mechanism of avibactam-mediated β-lactamase inhibition. *ACS Infect Dis* 2015, 1, 175–184

Kleijn LHJ et al. The cyclic lipopeptide antibiotics. *Top Med Chem* 2018, 26, 97–121

Knowles JR. Penicillin resistance: The chemistry of β-lactamase inhibition. *Acc Chem Res* 1985, 18, 97–104

Koga H et al. Structure-activity relationships of antibacterial 6,7- and 7,8-disubstituted 1-alkyl-1,4-dihydro-4-oxoquinoline-3-carboxylic acids. *J Med Chem* 1980, 23, 1358–1363

Kompis IM et al. DNA and RNA synthesis: Antifolates. *Chem Rev* 2005, 105, 593–620

Lahiri SD et al. Structural insight into potent broad-spectrum inhibition with reversible recyclization mechanism: Avibactam in complex with CTX-M-15 and Pseudomonas aeruginosa AmpC β-lactamases. *Antimicrob Agents Chemother* 2013, 2496–2505

Li YG et al. Design, synthesis, and biological activity evaluation of a series of pleuromutilin derivatives with novel C14 side chains. *Bioorg Med Chem Lett* 2020, 30, 126969

Lima LM et al. β-Lactam antibiotics: An overview from a medicinal chemistry perspective. *Eur J Med Chem* 2020, 208, 112829

Magnet S et al. Molecular insights into aminoglycoside action and resistance. *Chem Rev* 2005, 105, 477–497

Massova I et al. Molecular bases for interactions between β-lactam antibiotics and β-lactamases. *Acc Chem Res* 1997, 30, 162–168

Mitscher LA et al. DNA gyrase inhibitors. 2. Asymmetric synthesis and biological activity of the enantiomers of 9-fluoro-3-methyl-10-(4-methyl-l-piperazinyl)-7-oxo-2,3-dihydro-7*H*-pyrido[1,2,3-*de*]-,4-benzoxazine-6-carboxylic acid (ofloxacin). *J Med Chem* 1987, 30, 2283–2286

Mitscher LA. Bacterial topoisomerase inhibitors: Quinolone and pyridone antibacterial agents. *Chem Rev* 2005, 105, 559–592

Mustaev A et al. Fluoroquinolone-gyrase-DNA complexes. Two modes of drug binding. *J Biol Chem* 2014, 289, 12300–12312

Nelson M et al. Tetracyclines in biology, chemistry and medicine. Springer, Basel, 2001

Nicolaou KC et al. Chemie, Biologie und medizinische Anwendungen der Glycopeptid-Antibiotika. *Angew Chem* 1999, 111, 2230–2287

Nierhaus KH. Nobelpreiswürdig: Aufklärung der Ribosomenstruktur und Einblicke in den Mechanismus der Translation. *Angew Chem* 2009, 121, 9389–9393

Omura S. Macrolide antibiotics. Chemistry, biology and practice. Academic Press, San Diego, 2002

Otto HH. Beta-Lactam-Antibiotika: moderne Arzneistoffe und neue Konzepte. *Pharm Ztg* 1996, 141, 259–266

Page MI, The mechanisms of reactions of β-lactam antibiotics. *Acc Chem Res* 1984, 17, 144–151

Petersen U. Die Evolution der Chinolone: Von der Nalidixinsäure zu den Chinolonen der dritten Generation. *Pharm Unserer Zeit* 2001, 30, 376–381

Pham TDM et al. Quinolone antibiotics. *Med Chem Commun* 2019, 10, 1719–1739

Prajapati JD et al. How to enter a bacterium: Bacterial porins and the permeation of antibiotics. *Chem Rev* 2021, 121, 5158–5192

Pratt RF. β-Lactamases: Why and how. *J Med Chem* 2016, 59, 8207–8220

Roldán MD et al. Reduction of polynitroaromatic compounds: The bacterial nitroreductases. *FEMS Microbiol Rev* 2008, 32, 474–500

Schäfer B. Nützliche Naturstoffe. Tetracycline. *Chem Unserer Zeit* 2017, 51, 2–17

Schmitz J. Alte und neue β-Lactamase-Inhibitoren. *Pharmakon* 2020, 8, 231–239

Silver LL. Fosfomycin: Mechanism and resistance. *Cold Spring Harb Perspect Med* 2017, 7, a025262

Scocchera E et al. The antifolate. *Top Med Chem.* 2018, 26, 123–149

Sum PE et al. Glycylcyclines. 1. A new generation of potent antibacterial agents through modification of 9-aminotetracyclines. *J Med Chem* 1994, 37, 184–188

Sun C et al. Fully synthetic tetracyclines: Increasing chemical diversity to combat multidrug-resistant bacterial infections. *Top Med Chem* 2018, 26, 55–96

Tang YZ et al. Pleuromutilin and its derivatives – the lead compounds for novel antibiotics. *Mini-Rev Med Chem* 2012, 12, 53–61

Taylor SD et al. The action mechanism of daptomycin. *Bioorgan Med Chem* 2016, 24, 6253–6268

Velkov T et al. Structure-activity relationships of polymyxin antibiotics. *J Med Chem* 2010, 53, 1898–1916

Walsh CT et al. Prospects for new antibiotics: A molecule-centered perspective. *J Antibiot* 2014, 67, 7–22

Wang DY et al. The road to avibactam: The first clinically useful non-β-lactam working somewhat like a β-lactam. *Future Med Chem* 2016, 8, 1063–1084

Williams DH et al. Structural and mode of action studies on the antibiotic vancomycin. Evidence from 270-MHz proton magnetic resonance. *J Am Chem Soc* 1977, 99, 2768–2774

Wood TM et al. The calcium-dependent lipopeptide antibiotics: structure, mechanism, & medicinal chemistry. *Med Chem Commun* 2019, 10, 634–646

Wright PM et al. Zur Rolle der chemischen Synthese in der Entwicklung antibakterieller Wirkstoffe. *Angew Chem* 2014, 126, 8984–9014

Xiao XY et al. Fluorocyclines. 1. 7-Fluoro-9-pyrrolidinoacetamido-6-demethyl-6-deoxytetracycline: A potent, broad spectrum antibacterial agent. *J Med Chem* 2012, 55, 597–605

Tuberkulose und Lepra

Argyrou A et al. New insight into the mechanism of action of and resistance to isoniazid: Interaction of Mycobacterium tuberculosis enoyl-ACP reductase with INH-NADP. *J Am Chem Soc* 2007, 129,9582–9583

Arora SK. Correlation of structure and activity in ansamycins: Structure, conformation and interactions of antibiotic rifamycin S. J. *Med Chem* 1985; 28, 1099–1102

Buschauer A. Pharmakotherapie der Tuberkulose: Wirkmechanismen und Resistenzen. *Pharm Ztg* 1997, 142, 209–223

Campbell EA et al. Structural mechanism for rifampicin inhibition of bacterial RNA polymerase. *Cell* 2001, 104, 901–912

Cholo MC et al. Mechanisms of action and therapeutic efficacies of the lipophilic antimycobacterial agents clofazimine and bedaquiline. *J Antimicrob Chemother* 2017, 72, 338–353

Floss HG et al. Rifamycin – mode of action, resistance, and biosynthesis. *Chem Rev* 2005, 105, 621–632

Gutierrez-Lugo MT et al. Natural products, small molecules, and genetics in tuberculosis drug development. *J Med Chem* 2008, 51, 2606–2612

Hooper M. The medicinal chemistry of anti-leprosy drugs. *Chem Soc Rev* 1987, 16, 437–465

Laborde J et al. Ethionamide biomimetic activation and an unprecedented mechanism for its conversion into active and non-active metabolites. *Org Biomol Chem* 2016, 14, 8848–8858

Liu Y et al. Delamanid: From discovery to its use for pulmonary multidrug-resistant tuberculosis (MDR-TB). *Tuberculosis* 2018, 111, 20–30

Jelinska A et al. Tuberculosis – present medication and therapeutic prospects. *Curr Med Chem* 2020, 27, 630–656

Johnsson K et al. Mechanistic studies of the oxidation of isoniazid by the catalase peroxidase from Mycobacterium tuberculosis. *J Am Chem Soc* 1994, 116, 7425–7426

Jones D. Tuberculosis success. *Nat Rev Drug Discovery* 2013,12, 175–176

Nishida CR. Bioactivation of antituberculosis thioamide and thiourea prodrugs by bacterial and mammalian flavin monooxygenases. *Chem-Biol Interact* 2011, 192, 21–25

O'Sullivan JF. Clofazimine analogues active against a clofazimine-resistant organism. *J Med Chem* 1988, 31, 567–572

Sasaki H et al. Synthesis and antituberculosis activity of a novel series of optically active 6-nitro-2,3-dihydroimidazo[2,1-*b*]oxazoles. *J Med Chem*. 2006, 49, 7854–7860

Singh V et al. Strategies to combat multi-drug resistance in tuberculosis. *Acc Chem Res* 2021, 54, 2361–2376

Stehr M et al. Pyrazinamide: The importance of uncovering the mechanisms of action in mycobacteria. *Expert Rev Anti-Infect Ther* 2015, 13, 593–603

Surette MR et al. The enzymes of the rifamycin antibiotic resistome. *Acc Chem Res* 2021, 54, 2065–2075

Thompson AM et al. Synthesis, reduction potentials, and antitubercular activity of ring A/B analogues of the bioreductive drug (6*S*)-2-nitro-6-{[4-(trifluoromethoxy)benzyl]oxy}-6,7-dihydro-5*H*-imidazo[2,1-*b*][1,3]oxazine (PA-824). *J Med Chem* 2009, 52, 637–645

Thompson AM et al. Development of (6*R*)-2-nitro-6-[4-(trifluoromethoxy)phenoxy]-6,7-dihydro-5*H*-imidazo[2,1-*b*][1,3]oxazine (DNDI-8219): A new lead for visceral leishmaniasis. *J Med Chem* 2018, 61, 2329–2352

Topf CM et al. Von alten und neuen antimykobakteriellen Wirkstoffen. Die Fettsäuresynthese als Angriffspunkt. *Pharm Unserer Zeit* 2012, 41, 64–70

Weeken D et al. Zufällige Entdeckungen, unterschiedliche Wirkmechanismen. Wirkstoffe gegen Mycobacterium tuberculosis in klinischer Anwendung. *Pharm Unserer Zeit* 2012, 41, 35–47

Yano T et al. Reduction of clofazimine by mycobacterial type 2 NADH: quinone oxidoreductase. A pathway for the generation of bacterial levels of reactive oxygen species. *J Biol Chem* 2011, 286, 10276–10287

Zheng J et al. *para*-Aminosalicylic acid Is a prodrug targeting dihydrofolate reductase in Mycobacterium tuberculosis. *J Biol Chem* 2013, 288, 23447–23456

Virostatika

Ballatore C. New heights for ProTides? *J Med Chem* 2021, 64, 16422–16424

Belema M et al. Discovery and development of hepatitis C virus NS5A replication complex inhibitors. *J Med Chem* 2014, 57, 1643–1672

Boehr AK et al. 2'-C-methylated nucleotides terminate virus RNA synthesis by preventing active site closure of the viral RNA-dependent RNA polymerase. *J Biol Chem* 2019, 294, 16897–16907

Cannalire R et al. A journey around the medicinal chemistry of hepatitis C virus inhibitors targeting NS4B: From target to preclinical drug candidates. *J Med Chem* 2016, 59, 16–41

Cilento ME et al. Avoiding drug resistance in HIV reverse transcriptase. *Chem Rev* 2021, 121, 3271–3296

Coburn C. Discovery of elbasvir. *Top Med Chem* 2019, 32, 111–131

Coen DM et al. Antiherpesvirus drugs: A promising spectrum of new drugs and drug targets. *Nat Rev Drug Discovery* 2003, 2, 278–288

Cote B et al. Discovery of MK-1439, an orally bioavailable non-nucleoside reverse transcriptase inhibitor potent against a wide range of resistant mutant HIV viruses. *Bioorg Med Chem Lett* 2014, 24, 917–922

Das K et al. Roles of conformational and positional adaptability in structure-based design of TMC125-R165335 (etravirine) and related non-nucleoside reverse transcriptase inhibitors that are highly potent and effective against wild-type and drug-resistant HIV-1 variants. *J Med Chem* 2004, 47, 2550–2560

De Clercq E. The design of drugs for HIV and HCV. *Nat Rev Drug Discovery* 2007, 6, 1001–1018

De Clercq E. The Discovery of antiviral agents: Ten different compounds, ten different stories. *Med Res Rev* 2008, 28, 929–953

De Clercq E. Fifty years in search of selective antiviral drugs. *J Med Chem* 2019, 62, 7322–7339

Desai MC et al. Successful strategies for the discovery of antiviral drugs. The Royal Society of Chemistry, Cambridge, 2013

Di Santo R. Inhibiting the HIV integration process: Past, present, and the future. *J Med Chem* 2014, 57, 539–566

Dorsey BD et al. L-735,524: The design of a potent and orally bioavailable HIV protease inhibitor. *J Med Chem* 1994, 37, 3443–3451

Eastman RT et al. Remdesivir: A review of its discovery and development leading to emergency use authorization for treatment of COVID-19. *ACS Cent Sci* 2020, 6, 672–683

El Marrouni A et al. The evolution of NNRTIs leading to doravirine (PIFELTRO). *Med Chem Rev* 2019, 54, 239–251

El-Sebaey SA. Recent advances in 1,2,4-triazole scaffolds as antiviral agents. *ChemistrySelect* 2020, 5, 11654–11680

Gil C et al. COVID-19: Drug targets and potential treatments. *J Med Chem* 2020, 63, 12359–12386

Gordon CP et al. Control of hepatitis C: A medicinal chemistry perspective. *J Med Chem* 2005, 48, 1–20

Holzgrabe U. Industrielle Oseltamivir-Synthese. Wie sicher war die Oseltamivir-Versorgung in Zeiten der Grippe-Pandemie? *Pharm Unserer Zeit* 2011, 40, 151–154

Janssen PAJ et al. In search of a novel anti-HIV drug: Multidisciplinary coordination in the discovery of 4-[[4-[[4-[(1*E*)-2-cyanoethenyl]-2,6-dimethylphenyl]amino]-2- pyrimidinyl]amino]benzonitrile (R278474, rilpivirine). *J Med Chem* 2005, 48, 1901–1909

Kabinger F et al. Mechanism of molnupiravir-induced SARS-CoV-2 mutagenesis. *Nat Struct Mol Biol* 2021, 28, 740–746

T et al. Carbamoyl pyridone HIV-1 integrase inhibitors. 1. Molecular design and establishment of an advanced two-metal binding pharmacophore. *J Med Chem* 2012, 55, 8735–8744

Kazmierski WM. Antiviral drugs. From basic discovery through clinical trials. Wiley, Hoboken, 2011

Kempf DJ et al. Discovery of ritonavir, a potent inhibitor of HIV protease with high oral bioavailability and clinical efficacy. *J Med Chem* 1998, 41, 602–617

Kim CU. Influenza neuraminidase inhibitors possessing a novel hydrophobic interaction in the enzyme active site: Design, synthesis, and structural analysis of carbocyclic sialic acid analogues with potent anti-influenza activity. *J Am Chem Soc* 1997, 119, 681–690

Kim EE et al. Crystal structure of HIV-1 protease in complex with VX-478, a potent and orally bioavailable inhibitor of the enzyme. *J Am Chem Soc* 1995, 117, 1181–1182

Klebe G. Molecular Modelling im Kampf gegen AIDS. Wirkstoffdesign bei der Entwicklung substratähnlicher HIV-Protease-Hemmstoffe. *Pharm Unserer Zeit* 2001, 30, 194–201

Klebe G. Wirkstoffe gegen Grippe. M2-Inhibitoren und Neuraminidase-Inhibitoren. *Pharm Unserer Zeit* 2011, 40, 144–150

Kłysik K et al. Acyclovir in the treatment of herpes viruses – a review. *Curr Med Chem* 2020, 27, 4118–4137

Kokic G et al. Mechanism of SARS-CoV-2 polymerase stalling by remdesivir. *Nat Commun* 2021, 12, 279

Kozakov D et al. Where does amantadine bind to the influenza virus M2 proton channel? *Trends Biochem Sci* 2010 35, 471–475

Krawczyk S et al. HIV-1-Reverse-Transkriptase-Inhibitoren. *Pharmakon* 2014, 2, 270–276

Kuhnert M et al. HIV-Protease-Inhibitoren. *Pharmakon* 2014, 2, 262–269

Lesbats P et al. Retroviral DNA integration. *Chem Rev* 2016, 116, 12730–12757

Lew W et al. Discovery and development of GS 4104 (oseltamivir) an orally active influenza neuraminidase inhibitor. *Curr Med Chem* 2000, 7, 663–672

Li D et al. Strategies for the design of HIV-1 non-nucleoside reverse transcriptase inhibitors: Lessons from the development of seven representative paradigms. *J Med Chem* 2012, 55, 3595–3613

Lian R et al. Acid activation mechanism of the influenza A M2 proton channel. *Proc Natl Acad Sci USA* 2016, 113, E6955-E6964

Link JO et al. Discovery of ledipasvir (GS-5885): A potent, once-daily oral NS5A inhibitor for the treatment of hepatitis C virus infection. *J Med Chem* 2014, 57, 2033–2046

Link JO et al. Discovery of velpatasvir (GS-5816): A potent pan-genotypic HCV NS5A inhibitor in the single-tablet regimens vosevi and epclusa. *Bioorg Med Chem Lett* 2019, 29, 2415–2427

Liotta DC et al. Discovery and development of the anti-human immunodeficiency virus drug, emtricitabine (emtriva, FTC). *Acc Chem Res* 2016, 49, 2091–2098

Lohmann V et al. On the history of hepatitis C virus cell culture systems. *J Med Chem* 2014, 57, 1627–1642

Ma Y et al. Medicinal chemistry strategies for discovering antivirals effective against drug-resistant viruses. *Chem Soc Rev* 2021, 50, 4514–4540

Maeda K et al. Discovery and development of anti-HIV therapeutic agents: Progress towards improved HIV medication. *Curr Top Med Chem* 2019, 19, 1621–1649

Martin JC et al. 9-(1,3-Dihydroxy-2-propoxymethyl)guanine: A new potent and selective antiherpes agent. *J Med Chem* 1983, 26, 759–761

Matthew AN et al. Drug design strategies to avoid resistance in direct-acting antivirals and beyond. *Chem Rev* 2021, 121, 3238–3270

McCauley JA et al. The invention of grazoprevir: An HCV NS3/4a protease inhibitor. *Top Med Chem* 2019, 31, 355–387

Meanwell NA. 2015 Philip S. Portoghese medicinal chemistry lectureship. Curing hepatitis C virus infection with direct-acting antiviral agents: The arc of a medicinal chemistry triumph. *J Med Chem* 2016, 59, 7311–7351

Meanwell NA et al. The 2020 Nobel prize in physiology or medicine. *J Med Chem* 2020, 63, 13197–13204

Métifiot M et al. HIV integrase inhibitors: 20-year landmark and challenges. *Adv Pharmacol* 2013, 67, 75–105

Namasivayam V et al. The journey of HIV-1 non-nucleoside reverse transcriptase inhibitors (NNRTIs) from lab to clinic. *J Med Chem* 2019, 62, 4851–4883

Njoroge FG et al. Challenges in modern drug discovery: A case study of boceprevir, an HCV protease inhibitor for the treatment of hepatitis C virus infection. *Acc Chem Res* 2008, 41, 50–59

Pei Y et al. Past, current, and future developments of therapeutic agents for treatment of chronic hepatitis B virus infection. *J Med Chem* 2017, 60, 6461–6479

Piret J et al. Clinical development of letermovir and maribavir: Overview of human cytomegalovirus drug resistance. *Antiviral Res* 2019, 163, 91–105

Ram AH et al. Remdesivir for COVID-19: A review of pharmacology, mechanism of action, in-vitro activity and clinical use based on available case studies. *J Drug Delivery Ther* 2020, 10, 264–270

Randolph JT et al. Prodrug strategies to improve the solubility of the HCV NS5A inhibitor pibrentasvir (ABT-530). *J Med Chem* 2020, 63, 11034–11044

Raney KD. Hepatitis C virus non-structural protein 3 (HCV NS3): A multifunctional antiviral target. *J Biol Chem* 2010, 285, 22725–22731

Reynolds C et al. In search of a treatment for HIV – current therapies and the role of non-nucleoside reverse transcriptase inhibitors (NNRTIs). *Chem Soc Rev* 2012, 41, 4657–4670

Schmitz J. CCR5-Antagonisten in der HIV-Therapie. *Pharmakon* 2014, 2, 277–282

Schnell J et al. Structure and mechanism of the M2 proton channel of influenza A virus. *Nature* 2008, 451, 591–595

Siegel D et al. Discovery and synthesis of a phosphoramidate prodrug of a pyrrolo[2,1-f][triazin-4-amino] adenine C-nucleoside (GS-5734) for the treatment of Ebola and emerging viruses. *J Med Chem* 2017, 60, 1648–1661

Sofia MJ et al. Discovery of a β-D-2'-deoxy-2'-α-fluoro-2'-β-*C*-methyluridine nucleotide prodrug (PSI-7977) for the treatment of hepatitis C virus. *J Med Chem* 2010, 53, 7202–7218

Sofia MJ et al. Nucleoside, nucleotide, and non-nucleoside inhibitors of hepatitis C virus NS5B RNA-dependent RNA-polymerase. *J Med Chem* 2012, 55, 2481–2531

Sofia MJ. Nucleosides and nucleotides for the treatment of viral diseases. *Annu Rep Med Chem* 2014, 49, 221–247

Sotriffer C. HIV-Integrase-Inhibitoren. *Pharmakon* 2014, 2, 284–290

Summa V et al. Discovery of raltegravir, a potent, selective orally bioavailable HIV-integrase inhibitor for the treatment of HIV-AIDS infection. *J Med Chem* 2008, 51, 5843–5855

Surleraux DLNG et al. Discovery and selection of TMC114, a next generation HIV-1 protease inhibitor. *J Med Chem* 2005, 48, 1813–1822

Swallow S. Fluorine in Medicinal Chemistry. *Prog Med Chem* 2015, 54, 65–134

Taylor JG et al. Discovery of the pan-genotypic hepatitis C virus NS3/4A protease inhibitor voxilaprevir (GS-9857): A component of vosevi. *Bioorg Med Chem Lett* 2019, 29, 2428–2436

Tsantrizos YS. Peptidomimetic therapeutic agents targeting the protease enzyme of the human immunodeficiency virus and hepatitis C virus. *Acc Chem Res* 2008, 41, 1252–1263

Turner SR et al. Tipranavir (PNU-140690): A potent, orally bioavailable nonpeptidic HIV protease inhibitor of the 5,6-dihydro-4-hydroxy-2-pyrone sulfonamide class. *J Med Chem* 1998, 41, 3467–3476

Venkatraman S et al. Discovery of (1*R*,5*S*)-N-[3- amino-1-(cyclobutylmethyl)-2,3-dioxopropyl]-3-[2(*S*)-[[[(1,1-dimethylethyl)amino]carbonyl]amino]-3,3-dimethyl-1-oxobutyl]-6,6-dimethyl- 3-azabicyclo[3.1.0]hexan-2(*S*)-carboxamide (Sch 503034), a selective, potent, orally bioavailable HCV NS3 protease inhibitor: A potential therapeutic agent for the treatment of hepatitis C infection. *J Med Chem* 2006, 49, 6074–6086

von Itzstein M. The war against influenza: Discovery and development of sialidase inhibitors. *Nat Rev Drug Discovery* 2007, 6, 967–974

Wagner R et al. Highlights of the structure-activity relationships of benzimidazole linked pyrrolidines leading to the discovery of the hepatitis C virus NS5A inhibitor pibrentasvir (ABT-530). *J Med Chem* 2018, 61, 4052–4066

Wang G et al. Discovery and development of the next-generation HCV NS3 protease inhibitor glecaprevir. *Top Med Chem* 2019, 31, 415–440

Winckler T. Ähnliche Erkrankung – unterschiedliche Viren. Systematik und Biologie der Hepatitis-Viren. *Pharm Unserer Zeit* 2011, 40, 14–24

Witkowski JT et al. Design, synthesis, and broad spectrum antiviral activity of 1-β-D-ribofuranosyl-1,2,4-triazole-3-carboxamide and related nucleosides. *J Med Chem* 1972, 15, 1150–1154

Wood A et al. The discovery of the CCR5 receptor antagonist, UK-427,857, a new agent for the treatment of HIV infection and AIDS. *Prog Med Chem* 2005, 43, 239–271

Wu G et al. Overview of recent strategic advances in medicinal chemistry. *J Med Chem* 2019, 62, 9375–9414

Xu L et al. Cobicistat (GS-9350): A potent and selective inhibitor of human CYP3A as a novel pharmacoenhancer. *ACS Med Chem Lett* 2010, 1, 209–213

Xu GG et al. Chemokine receptor CCR5 antagonist maraviroc: Medicinal chemistry and clinical applications. *Curr Top Med Chem* 2014, 14, 1504–1514

Yoshida Y et al. Structure, synthesis and inhibition mechanism of nucleoside analogues as HIV-1 reverse transcriptase inhibitors (NRTIs). *ChemMedChem* im Druck; https://doi.org/10.1002/cmdc.202000695

Antimykotika

Balkovec JM et al. Discovery and development of first in class antifungal caspofungin (cancidas) – a case study. *Nat Prod Rep* 2014, 31, 15–34

Balkovec JM. Advances in antifungal drug development. *Med Chem Rev* 2018, 53, 313–336

Bracher F et al. Medizinische Chemie und Pharmakologie von Antimykotika. *Pharmakon* 2014, 2, 191–199

Folkers G. Antimykotika: Neue Strukturen und molekulare Mechanismen. *Pharm Ztg* 1994, 139, 267–274

Gray KC et al. Amphotericin primarily kills yeast by simply binding ergosterol. *Proc Natl Acad Sci USA* 2012, 109, 2234–2239

Heeres J et al. Antimycotic azoles. 7. Synthesis and antifungal properties of a series of novel triazol-3-ones. *J Med Chem* 1984, 27, 894–900

Howard KC et al. A comprehensive overview of the medicinal chemistry of antifungal drugs: Perspectives and promise. *Chem Soc Rev* 2020, 49, 2426–2480

Lee Y et al. Antifungal drug resistance: Molecular mechanisms in *Candida albicans* and beyond. *Chem Rev* 2021, 121, 3390–3411

Liu W et al. Recent progress in the discovery of antifungal agents targeting the cell wall. *J Med Chem* 2020, 63, 12429–12459

Lorand T et al. Recent advances in antifungal agents. *Mini-Rev Med Chem* 2007, 7, 900–911

Maksimov AY et al. Organic antifungal drugs and targets of their action. *Curr Top Med Chem* 2021, 21, 705–736

Ohwada J et al. Design, synthesis and antifungal activity of a novel water soluble prodrug of antifungal triazole. *Bioorg Med Chem Lett* 2003, 13, 191–196

Ortiz A et al. The chemistry of drugs to treat Candida albicans. *Curr Top Med Chem* 2019, 19, 2554–2566

Petersen AB et al. The chemistry of griseofulvin. *Chem Rev* 2014, 114, 12088–12107

Richardson K et al. Discovery of fluconazole, a novel antifungal agent. *Rev Infect Dis* 1990, 12 (Suppl. 3), S267–S271

Stütz A et al. Synthesis and antifungal activity of (*E*)-*N*-(6,6-dimethyl-2-hepten-4-ynyl)-*N*-methyl-1-naphthalenemethanamine (SF 86-327) and related allylamine derivatives with enhanced oral activity. *J Med Chem* 1984, 27, 1539–1543

Stütz A. Allylamin-Derivate – eine neue Wirkstoffklasse in der antifungalen Chemotherapie. *Angew Chem* 1987, 99, 323–331

Tada R et al. Undressing the fungal cell wall/cell membrane – the antifungal drug targets. *Curr Pharm Des* 2013, 19, 3738–3747

Zirngibl L. Antifungal azoles. A comprehensive survey of their structures and properties. Wiley-VCH, Weinheim, 1998

Antiprotozoenmittel

Ang CW et al. Nitroimidazoles: Molecular fireworks that combat a broad spectrum of infectious diseases. *J Med Chem* 2017, 60, 7636–7657

Baiocco P et al. Molecular basis of antimony treatment in leishmaniasis. *J Med Chem* 2009, 52, 2603–2612

Birth D et al. Structural analysis of atovaquone-inhibited cytochrome bc_1 complex reveals the molecular basis of antimalarial drug action. *Nat Commun* 2014, 5, 4029

Cavalli A et al. Neglected tropical diseases: Multi-target-directed ligands in the search for novel lead candidates against Trypanosoma and Leishmania. *J Med Chem* 2009, 52, 7339–7359

Chen, PY-T et al. Binding site for coenzyme A revealed in the structure of pyruvate:ferredoxin oxidoreductase from Moorella thermoacetica. *Proc Natl Acad Sci USA* 2018, 115, 3846–3851

Clement B. Verbindungen zur Behandlung von Trypanosomeninfektionen. *Pharm Unserer Zeit* 1989, 18, 97–111

Cortez-Maya S et al. Old antiprotozoal drugs: Are they still viable options for parasitic infections or new options for other diseases? *Curr Med Chem* 2020, 27, 5403–5428

Cunningham ML et al. Mechanism of inhibition of trypanothione reductase and glutathione reductase by trivalent organic arsenicals. *Eur J Biochem* 1994, 221, 285–295

Dannhardt G et al. Thiamin. Vitamin, Arzneistoff und Reagenz in der organischen Chemie. *Pharm Unserer Zeit* 1985, 14, 177–188

de Villiers K et al. Heme detoxification in the malaria parasite: A target for antimalarial drug development. *Acc Chem Res* 2021, 54, 2649–2659

Dingsdag SA et al. Metronidazole: An update on metabolism, structure-cytotoxicity and resistance mechanisms. *J Antimicrob Chemother* 2018, 73, 265–279

Edwards DI. Nitroimidazole drugs-action and resistance mechanisms I. Mechanism of action. *J Antimicrob Chemother* 1993, 31, 9–20

Fernández-Álvaro E et al. Antimalarial chemotherapy: Natural product inspired development of preclinical and clinical candidates with diverse mechanisms of action. *J Med Chem* 2016, 59, 5587–5603

Frézard F et al. Pentavalent antimonials: New perspectives for old drugs. *Molecules* 2009, 14, 2317–2336

Ge R et al. Bioinorganic chemistry of bismuth and antimony: Target sites of metallodrugs. *Acc Chem Res* 2007, 40, 267–274

Gorobets NY et al. An overview of currently available antimalarials. *Curr Top Med Chem* 2017, 17, 2143–2157

Hall BS et al. Activation of benznidazole by trypanosomal type I nitroreductases results in glyoxal formation. *Antimicrob Agents Chemother* 2012, 56, 115–123

Keenan M et al. A new era for Chagas disease drug discovery? *Prog Med Chem* 2015, 54, 185–230

Krauth-Siegel L et al. Dithiolproteine als Hüter des intrazellulären Redoxmilieus bei Parasiten: alte und neue Wirkstoff-Targets bei Trypanosomiasis und Malaria. *Angew Chem* 2005, 117, 698–724

McGeary RP et al. Suramin: Clinical uses and structure-activity relationships. *Mini-Rev Med Chem* 2008, 8, 1384–1394

Nixon GL et al. Antimalarial pharmacology and therapeutics of atovaquone. *J Antimicrob Chemother* 2013, 68, 977–985

O'Neill PM et al. 4-Aminoquinolines – past, present, and future: A chemical perspective. *Pharmacol Ther* 1998, 77, 29–58

Patterson S et al. Current and future prospects of nitro-compounds as drugs for trypanosomiasis and leishmaniasis. *Curr Med Chem* 2019, 26, 4454–4475

Riches A et al. Anti-giardia drug discovery: Current status and gut feelings. *J Med Chem* 2020, 63, 13330–13354

Ryczak J et al. Wirkstoffe zur Behandlung von Leishmaniosen. Antimon und mehr. *Pharm Unserer Zeit* 2009, 38, 538–544

Schäfer B. Artemisinin. Ein neuer Wirkstoff gegen eine alte Krankheit. Teil 1. *Chem Unserer Zeit* 2014, 48, 134–145

Schäfer B. Artemisinin. Ein neuer Wirkstoff gegen eine alte Krankheit. Teil 2. *Chem Unserer Zeit* 2014, 48, 216–225

Schlitzer M. Wirk- und Resistenzmechanismen. Medizinische Chemie der Wirkstoffe gegen Malaria. *Pharm Unserer Zeit* 2009, 38, 512–520

Schlitzer M. Im letzten Jahrhundert entwickelt. Wirkstoffe zur Behandlung der Afrikanischen Schlafkrankheit. *Pharm Unserer Zeit* 2009, 38, 552–558

Schlitzer M et al. Medizinische Chemie einiger „Exoten" Wirkstoffe gegen Wurm- und Protozoenerkrankungen und das Virustatikum Ribavirin. *Pharm Unserer Zeit* 2010, 39, 18–26

Steverding D. The development of drugs for treatment of sleeping sickness: A historical review. *Parasites Vectors* 2010, 3, 15

Talapko J. Malaria. The past and the present. *Microorganisms* 2019, 7, 179

Tu Y. Artemisinin: Ein Geschenk der traditionellen chinesischen Medizin an die Welt (Nobel-Aufsatz). *Angew Chem* 2016, 128, 10366–10382

Weissbuch I et al. Interplay between malaria, crystalline hemozoin formation, and antimalarial drug action and design. *Chem Rev* 2008, 108, 4899–4914

Teixeira C et al. „Recycling" classical drugs for malaria. *Chem Rev* 2014, 114, 11164–11220

Wagner-Ahlfs C et al. Miltefosin – Eine Fallstudie, wie öffentliche Erfindungen für arme Länder verfügbar gemacht werden können. *Chemother J* 2010, 19, 63–69

Wilkinson SR et al. Trypanocidal activity of nitroaromatic prodrugs: Current treatments and future perspectives. *Curr Top Med Chem* 2011, 11, 2072–2084

Anthelminthika

Bansal Y et al. The therapeutic journey of benzimidazoles: A review. *Bioorgan Med Chem* 2012, 20, 6208–6236

Chabala JC et al. Ivermectin, a new broad-spectrum antiparasitic agent. *J Med Chem* 1980, 23, 1134–1136

Chen IS et al. Ivermectin and its target molecules: shared and unique modulation mechanisms of ion channels and receptors by ivermectin. *J Physiol* 2018, 596, 1833–1845

da Silva VBR et al. Medicinal chemistry of antischistosomal drugs: Praziquantel and oxamniquine. *Bioorgan Med Chem* 2017, 25, 3259–3277

Dömling A et al. Praziquantel and schistosomiasis. *ChemMedChem* 2010, 5, 1420–1434

Hofmaier T et al. Aminorex, a metabolite of the cocaine adulterant levamisole, exerts amphetamine like actions at monoamine transporters. *Neurochem Int* 2014, 73, 32–41

Kelley JM et al. Current threat of triclabendazole resistance in Fasciola hepatica. *Trends Parasitol* 2016, 32, 458–469

Laing R et al. Ivermectin – old drug, new tricks? *Trends Parasitol* 2017, 33, 463–472

Loewe H. Neuere Aspekte bei der Entwicklung von Anthelminthica. *Pharm Unserer Zeit* 1975, 3, 79–88

Mäder P et al. Chemotherapy for fighting schistosomiasis: Past, present and future. *ChemMedChem* 2018, 13, 2374–2389

Maier J et al. DARK classics in chemical neuroscience: aminorex analogues. *ACS Chem Neurosci* 2018, 9, 2484–2502

McFarland JW et al. Novel anthelmintic agents. II. Pyrantel and other cyclic amidines. *J Med Chem* 1969, 12, 1066–1079

Müller A. Wurmerkrankungen. Zu Unrecht vernachlässigt. *Pharm Unserer Zeit* 2010, 39, 42–48

Olliaro P et al. The little we know about the pharmacokinetics and pharmacodynamics of praziquantel (racemate and *R*-enantiomer). *J Antimicrob Chemother* 2014, 69, 863–870

Robinson MW et al. A possible model of benzimidazole binding to β-tubulin disclosed by invoking an inter-domain movement. *J Mol Graph Model* 2004, 23, 275–284

Sakai C et al. Mitochondrial fumarate reductase as a target of chemotherapy: From parasites to cancer cells. *Biochim Biophys Acta* 2012, 1820, 643–651

Thétiot-Laurent SAL. Chemotherapie gegen Schistosomiasis. *Angew Chem* 2013, 125, 8092–8114

Thomas CM et al. The mechanism of action of praziquantel: Can new drugs exploit similar mechanisms? *Curr Med Chem* 2020, 27, 676–696

Townsend L. The synthesis and chemistry of certain anthelmintic benzimidazoles. *Parasitol Today* 1990, 6, 107–122

Vale N et al. Praziquantel for schistosomiasis: Single-drug metabolism revisited, mode of action, and resistance. *Antimicrob Agents Chemother* 2017, 61, e02582–16 van den Enden E. Pharmacotherapy of helminth infection. *Expert Opin Pharmacother* 2009, 10, 435–451

Wolstenholme AJ et al. Glutamate-gated chloride channels. *J Biol Chem* 2012, 287, 40232–40238

Antiparasitäre Mittel

Beckmann M et al. Chemische Schädlingsbekämpfung. Insektizide für die Landwirtschaft. *Chem Unserer Zeit* 2003, 37, 88–97

Campbell WC. History of avermectin and ivermectin, with notes on the history of other macrocyclic lactone antiparasitic agents. *Curr Pharm Biotechnol* 2012, 13, 853–865

Campbell WC. Ivermectin: Eine Reflexion über Simplizität (Nobel-Aufsatz). *Angew Chem* 2016, 128, 10338–10343

Casida JE. Neonicotinoids and other insect nicotinic receptor competitive modulators: progress and prospects. *Annu Rev Entomol* 2018, 63, 125–44

Chabala JC et al. Ivermectin, a new broad-spectrum antiparasitic agent. *J Med Chem* 1980, 23, 1134–1136

DeGennaro M. The mysterious multi-modal repellency of DEET. *Fly* 2015, 9, 45–51

Elliott M et al. Synthetic insecticide with a new order of activity. *Nature* 1974, 248, 710–711

Field L et al. Voltage-gated sodium channels as targets for pyrethroid insecticides. *Eur Biophys J* 2017, 46, 675–679

Hübner K. Erst gefeiert, dann verdammt: 75 Jahre DDT. *Chem Unserer Zeit* 2014, 48, 226–229

Jeschke P et al. Nicotinische Acetylcholinrezeptor-Agonisten: ein Meilenstein für den modernen Pflanzenschutz. *Angew Chem* 2013, 125, 9640–9662

Kagabu S. Discovery of imidacloprid and further developments from strategic molecular designs. *Agric Food Chem* 2011, 59, 7, 2887–2896

Kirst HA. The spinosyn family of insecticides: Realizing the potential of natural products research. *J Antibiot* 2010, 63, 101–111

Kittaka H et al. Transient receptor potential vanilloid 4 (TRPV4) channel as a target of crotamiton and its bimodal effects. *Pflügers Arch – Eur J Physiol* 2017, 469, 1313–1323

Leal WS. The enigmatic reception of DEET – the gold standard of insect repellents. *Curr Opin Insect Sci* 2014, 6, 93–98

McTier TL et al. Discovery of sarolaner: A novel, orally administered, broad-spectrum, isoxazoline ectoparasiticide for dogs. *Vet Parasitol* 2016, 222, 3–11

Meinke PT. Perspectives in animal health: Old targets and new opportunities. *J Med Chem* 2001, 44, 641–659

Merzendorfer H. Chitin synthesis inhibitors: old molecules and new developments. *Insect Sci* 2013, 20, 121–138

Morck H. Inhaltsstoffe von Insektiziden. *Pharm Ztg* 1997, 142, Suppl. PZ 21/97, 4–6

Morck H. Autan, bekannter Name, neuer Wirkstoff. *Pharm Ztg* Suppl. 18/00, 2000, 200

Narahashi T et al. Differential actions of insecticides on target sites: basis for selective toxicity. *Hum Exp Toxicol* 2007, 26, 361–366

Omura S. Ein vortreffliches Geschenk der Erde: Ursprünge und Auswirkungen der Avermectine (Nobel-Aufsatz). *Angew Chem* 2016, 128, 10344–10364

Pickett J. Michael Elliott CBE. *Biogr Mem Fellows R Soc* 2016, 62, 109–123

Pulman DA. Deltamethrin: The cream of the crop. *J Agric Food Chem* 2011, 59, 2770–2772

Raymond-Delpech V et al. Ion channels: Molecular targets of neuroactive insecticides. *Invert Neurosci* 2005, 5, 119–133

Roth K et al. Pyrethrum – Geschichte eines Bio-Insektizids. Von Insekten, Chrysanthemen und Menschen. *Chem Unserer Zeit* 2017, 51, 162–184

Schäfer B. Nicotin und die Neonicotinoide, I. Nicotin. *Chem Unserer Zeit* 2008, 42, 330–344

Schäfer B. Nicotin und die Neonicotinoide, II. Die Neonicotinoide. *Chem Unserer Zeit* 2008, 42, 408–424

Schulz J. Pyrethroide: Chemie und Toxikologie einer Insektizidgruppe. *Pharm Ztg* 1993, 138, 1141–1156

Scott KA et al. A structural analysis of the FDA green book-approved veterinary drugs and roles in human medicine. *J Med Chem* 2020, 63, 15449–15482

Silver K et al. Molecular mechanism of action and selectivity of sodium channel blocker insecticides. *Curr Med Chem* 2017, 24, 2912–2924

Simon-Delso N et al. Systemic insecticides (neonicotinoids and fipronil): Trends, uses, mode of action and metabolites. *Environ Sci Pollut Res* 2015, 22, 5–34

Soderlund DM et al. Molecular mechanisms of pyrethroid insecticide neurotoxicity: Recent advances. *Arch Toxicol* 2012, 86, 165–181

Tomizawa M et al. Molecular recognition of neonicotinoid insecticides: The determinants of life or death. *Acc Chem Res* 2009, 42, 260–269

von Stein RT et al. Indoxacarb, metaflumizone, and other sodium channel inhibitor insecticides: Mechanism and site of action on mammalian voltage-gated sodium channels. *Pestic Biochem Physiol* 2013, 106, 101–112

Weber T et al. Isoxazolines: a novel chemotype highly effective on ectoparasites. *ChemMedChem* 2016, 11, 270–276

Zhang Y et al. The receptor site and mechanism of action of sodium channel blocker insecticides. *J Biol Chem* 2016, 291, 20113–20124

Antiseptika, Desinfektions- und Konservierungsmittel

Caruso F et al. Taurolidine antiadhesive properties on interaction with E. coli; its transformation in biological environment and interaction with bacteria cell wall. *PloS One* 2010, 5, e8927

de S. Gil E et al. Cyclic voltammetry and computational chemistry studies on the evaluation of the redox behavior of parabens and other analogues. *J Braz Chem Soc* 2012, 23, 565–572

Garner N. Die Konservierung von Körperpflegemitteln mit Parabenen. *Prax Naturwiss Chem Sch* 2014, 63, 17–20

Gao Y et al. Theoretical investigation on the kinetics and mechanisms of hydroxyl radical-induced transformation of parabens and its consequences for toxicity: Influence of alkyl-chain length. *Water Res* 2016, 91, 77–85

Gottardi W. Wäßrige Chloramin T Lösungen als Desinfektionsmittel: Chemische Zusammensetzung, Reaktivität und Toxizität. *Arch Pharm (Weinheim)* 1992, 325, 377–384

Häschke D et al. Mikrobizid, fungizid, viruzid. Welche Antiseptika eignen sich für welche Zwecke? *Dtsch Apoth Ztg* 2017, 157, 1650–1655

Hahn M et al. Electrochemical investigation of chloramine T. *Anal Chim Acta* 1994, 289, 35–42

Hofman EA et al. Formaldehyde crosslinking: A tool for the study of chromatin complexes. *J Biol Chem* 2015, 290, 26404–26411

Jennings MC et al. Quaternary ammonium compounds: An antimicrobial mainstay and platform for innovation to address bacterial resistance. *ACS Infect Dis* 2015, 1, 288–303

Konop M et al. Certain aspects of silver and silver nanoparticles in wound care: A minireview. *J Nanomater* 2016, Article ID 7614753

Mahoney LR. Antioxidantien. *Angew Chem* 1969, 81, 555–563

McDonnell G et al. Antiseptics and disinfectants: Activity, action, and resistance. *Clin Microbiol Rev* 1999, 12, 147–179

Medici S et al. Medical uses of silver: History, myths, and scientific evidence. *J Med Chem* 2019, 62, 5923–5943

Michalkiewicz S. Anodic oxidation of parabens in acetic acid-acetonitrile solutions. *J Appl Electrochem* 2013, 43, 5–97

Olmstead MN et al. Crystal and molecular structure of chloramine-T trihydrate. Absence of a sodium-nitrogen interaction in the oxidant *N*-chloro-*N*-sodiotoluene-*p*-sulfonamide. *Inorg Chem* 1986, 25, 4057–4058

Rembe JD et al. Die moderne Wundantiseptik – Indikationen und Limitationen, zwischen Wissen, Wunsch und Unsicherheit. *Gefässchirurgie* 2020, 25, 272–276

Unites States Environmental Protection Agency, PRN 88–2: Clustering of quaternary ammonium compounds, 1988; www.epa.gov/pesticide-registration/prn-88-2-clustering-quaternary-ammonium-compounds

Yoo JH. Review of disinfection and sterilization – back to the basics. *Infect Chemother* 2018, 50, 101–109

Tumorerkrankungen (Kapitel 13)

Avendaño C. Medicinal chemistry of anticancer drugs. Elsevier, Amsterdam, 2015

Todd A et al. Anticancer Therapeutics. From Drug Discovery to Clinical Applications. Wiley, Hoboken, 2018

Ward RA et al. Challenges and opportunities in cancer drug resistance. *Chem Rev* 2021, 121, 6, 3297–3351

Alkylanzien

Diethelm-Varela B et al. Nitrogen mustards as anticancer chemotherapies: Historic perspective, current developments and future trends. *Curr Top Med Chem* 2019, 19, 691–712

Baker SD et al. Absorption, metabolism, and excretion of ^{14}C-temozolomide following oral administration to patients with advanced cancer. *Clin Cancer Res* 1999, 5, 309–317

Buckley N et al. Structure-activity relations of (2-chloroethyl) nitrosoureas. 1. Deuterium isotope effects in the hydrolysis of 1-(2-chloroethyl)-1-nitrosoureas: Evidence for the rate-limiting step. *J Org Chem* 1987, 52, 484–488

Dahllöf B et al. Estramustine depolymerizes microtubules by binding to tubulin. *Cancer Res* 1993, 53, 4573–4581

Dunn JA et al. Comparative chemical and biological studies of four prototype phosphoraziridine antineoplastic agents. *Biochem Pharmacol* 1991, 41, 885–892

Kheffache D et al. Some physicochemical properties of the antitumor drug thiotepa and its metabolite tepa as obtained by density functional theory (DFT) calculations. *J Mol Model* 2010, 16, 1383–1390

Laing et al. Interaction of estramustine with tubulin isotypes. *Biochemistry* 1997, 36, 871–878

More GS et al. Nitrogen mustards as alkylating agents: A review on chemistry, mechanism of action and current USFDA status of drugs. *Anti-Cancer Agents Med Chem* 2019, 19, 1080–1102

Mohammad SN et al. Chemical reactivity of a methyldiazonium ion with nucleophilic centers of DNA bases. *J Theor Biol* 1980, 87, 401–419

Panda D et al. Stabilization of microtubule dynamics by estramustine by binding to a novel site in tubulin: A possible mechanistic basis for its antitumor action. *Proc Natl Acad Sci USA* 1997, 94, 10560–10564

Polavarapu A et al. The mechanism of guanine alkylation by nitrogen mustards: A computational study. *J Org Chem* 2012, 77, 5914–5921

Sanson C. Temozolomide – birth of a blockbuster, *Chemistry World* 2009, 49–51

Stevens MFG et al. Antitumor activity and pharmacokinetics in mice of 8-carbamoyl-3-methyl-imidazo[5,1-*d*]-1,2,3,5-tetrazin-4(3*H*)-one (CCRG 81045; M & B 39831), a novel drug with potential as an alternative to dacarbazine. *Cancer Res* 1987, 47, 5846–5852

Torabifard H et al. Mechanisms and kinetics of thiotepa and tepa hydrolysis: DFT study. *J Mol Model* 2012, 18,3563–3576

Warwick GP et al. The mechanism of alkylating agents. *Cancer Res* 1963, 23, 1315–1333

Platinkomplexe

Dasari S et al. Cisplatin in cancer therapy: Molecular mechanisms of action. *Eur J Pharmacol* 2014, 740, 364–378

Hanigan M et al. Cisplatin nephrotoxicity: Molecular mechanisms. *Cancer Ther* 2003, 1, 47–61

Kühn FE et al. Metallkomplexe als Antikrebsmittel. Konzepte in der Tumorforschung und Wirkmechanismen. *Chem Unserer Zeit* 2017, 51, 86–95

Ott I et al. Medizinische Chemie der Platinkomplexe. *Pharm Unserer Zeit* 2006, 35, 124–133

Rosenberg B et al. Inhibition of cell division in Escherichia coli by electrolysis products from a platinum electrode. *Nature* 1965, 205, 698–699

Takahara PM et al. Crystal structure of double-stranded DNA containing the major adduct of the anticancer drug cisplatin. *Nature* 1995, 377, 649–652

Weber B. Koordinationschemie. Grundlagen und aktueller Trends. Springer, Berlin, 2014

DNA-Interkalatoren

Barthel BL et al. Correlation of in situ oxazolidine formation with highly synergistic cytotoxicity and DNA cross-linking in cancer cells from combinations of doxorubicin and formaldehyde. *J Med Chem* 2016, 59, 2205–2221

Biebricher AS et al. The impact of DNA intercalators on DNA and DNA-processing enzymes elucidated through force-dependent binding kinetics. *Nat Commun* 2015, 6, 7304

Brana MF et al. Intercalators as anticancer drugs. *Curr Pharm Des* 2001, 7, 1745–1780

Burgos-Barragan G et al. Mammals divert endogenous genotoxic formaldehyde into one-carbon metabolism. *Nature* 2017, 548, 549–554

Chen J et al. Bleomycins: Towards better therapeutics. *Nat Rev Cancer* 2005, 5, 102–112

Coldwell KE et al. Detection of adriamycin-DNA adducts by accelerator mass spectrometry at clinically relevant adriamycin concentrations. *Nucleic Acids Res* 2008, 36, e100

Crane JD et al. Nickel(II) and iron(III) complexes of a diamide derivative of the hexadentate complexone *trans*-1,2-diaminocyclohexane-tetraacetic acid. *Inorg Chem Commun* 2004, 107, 107–110

Diop NK et al. Iron complexes of the cardioprotective agent dexrazoxane (ICRF-187) and its desmethyl derivative, ICRF-154: Solid state structure, solution thermodynamics, and DNA cleavage activity. *J Inorg Biochem* 2000, 78, 209–216.

Evison BJ. Pixantrone can be activated by formaldehyde to generate a potent DNA adduct forming agent. *Nucleic Acids Res* 2007, 35, 3581–3589

Fenick DJ et al. Doxoform and daunoform: Anthracycline-formaldehyde conjugates toxic to resistant tumor cells. *J Med Chem* 1997, 40, 2452–2461

Gallego J et al. Structure-affinity relationships for the binding of actinomycin D to DNA. *J Comput Aided Mol Des* 1997, 11, 114–128

Galm U et al. Antitumor antibiotics: bleomycin, enediynes, and mitomycin. *Chem Rev* 2005, 105, 739–758

Gammella E et al. The role of iron in anthracycline cardiotoxicity. *Front Pharmacol* 2014, 5, 1–6

Hasinoff BB et al. Mechanisms of action and reduced cardiotoxicity of pixantrone; a topoisomerase II targeting agent with cellular selectivity for the topoisomerase IIa isoform. *J Pharmacol Exp Ther* 2016, 356, 397–409

Kato S et al. Formaldehyde in human cancer cells: Detection by preconcentration-chemical ionization mass spectrometry. *Anal Chem* 2001, 73, 2992–2997

Ketron AC et al. Amsacrine as a topoisomerase II poison: Importance of drug-DNA interactions. *Biochemistry* 2012, 51, 1730–1739

Krapcho AP et al. 6,9-Bis[(aminoalkyl)amino]benzo[*g*]isoquinoline-5,10-diones. A novel class of chromophore-modified antitumor anthracene-9,10-diones: Synthesis and antitumor evaluations. *J Med Chem* 1994, 37, 828–837

Lyu YL et al. Topoisomerase IIβ-mediated DNA double-strand breaks: Implications in doxorubicin cardiotoxicity and prevention by dexrazoxane. *Cancer Res* 2007, 67, 8839–8846

McGowan JV et al. Anthracycline chemotherapy and cardiotoxicity. *Cardiovasc Drugs Ther* 2017, 31, 63–75

Moro S et al. Interaction model for anthracycline activity against DNA topoisomerase I. *Biochemistry* 2004, 43, 7503–7513

Newman AC. One-carbon metabolism in cancer. *Br J Cancer* 2017, 116, 1499–1504

Palchaudhuri R et al. DNA as a target for anticancer compounds: Methods to determine the mode of binding and the mechanism of action. *Curr Opin Biotechnol* 2007, 18, 497–503

Parker BS et al. A molecular understanding of mitoxantrone-DNA adduct formation. Effect of cytosine methylation and flanking sequences. *J Biol Chem* 2004, 279, 18814–18823

Perrin LC. Barminomycin forms GC-specific adducts and virtual interstrand crosslinks with DNA. *Nucleic Acids Res* 1999, 27, 1781–1787

Pontel LB et al. Endogenous formaldehyde is a hematopoietic stem cell genotoxin and metabolic carcinogen. *Mol Cell* 2015, 60, 177–188

Schäfer M et al. Kristallstrukturen von Actinomycin D und Actinomycin Z_3. *Angew Chem* 1998, 110, 2482–2485

Sterba M et al. Oxidative stress, redox signaling, and metal chelation in anthracycline cardiotoxicity and pharmacological cardioprotection. *Antioxid Redox Signal* 2013, 18, 899–929

Xu X et al. Molecular pharmacology of the interaction of anthracyclines with iron. *Mol Pharmacol* 2005, 68, 261–271

Topoisomerase-Inhibitoren

Bailly C. Contemporary challenges in the design of topoisomerase II inhibitors for cancer chemotherapy. *Chem Rev* 2012, 112, 3611–3640

Bansal S et al. Topoisomerases: Resistance versus sensitivity, how far we can go? *Med Res Rev* 2017, 37, 404–438

Capranico G et al. Type I DNA topoisomerases. *J Med Chem* 2017, 60, 2169–2192

Chen SH et al. New mechanistic and functional insights into DNA topoisomerases. *Annu Rev Biochem* 2013, 82, 139–170

Khaiwa N et al. Camptothecin's journey from discovery to WHO essential medicine: Fifty years of promise. *Eur J Med Chem* 2021, 223, 113639

Liang X et al. A comprehensive review of topoisomerase inhibitors as anticancer agents in the past decade. *Eur J Med Chem* 2019, 171, 129–168

Nitiss JL. Targeting DNA topoisomerase II in cancer chemotherapy. *Nat Rev Cancer* 2009, 9, 338–350

Pommier Y. DNA topoisomerase I inhibitors: Chemistry, biology, and interfacial inhibition. *Chem Rev* 2009, 109, 2894–2902

Pommier Y. Drugging topoisomerases: Lessons and challenges. *ACS Chem Biol* 2013, 8, 82–95

Pommier Y et al. Roles of eukaryotic topoisomerases in transcription, replication and genomic stability. *Nat Rev Mol Cell Biol* 2016, 17, 703–721

Skok Ž et al. Dual inhibitors of human DNA topoisomerase II and other cancer-related targets. *J Med Chem* 2020, 63, 884–904

Staker BL et al. Structures of three classes of anticancer agents bound to the human topoisomerase I-DNA covalent complex. *J Med Chem* 2005, 48, 2336–2345

Antimetaboliten

Bonate PL et al. Discovery and development of clofarabine: A nucleoside analogue for treating cancer. *Nat Rev Drug Discovery* 2006, 5, 855–863

Burkitt MJ et al. Nitric oxide generation from hydroxyurea: Significance and implications for leukemogenesis in the management of myeloproliferative disorders. *Blood* 2006, 107, 2219–2222

Karran P et al. Thiopurines in current medical practice: Molecular mechanisms and contributions to therapy-related cancer. *Nat Rev Cancer* 2008, 8, 24–36

Kompis IM et al. DNA and RNA synthesis: Antifolates. *Chem Rev* 2005, 105, 593–620

Madaan K et al. Hydroxyurea: A key player in cancer chemotherapy. *Expert Rev Anticancer Ther* 2012, 12, 19–29

Muhsin M et al. Pemetrexed disodium. *Nat Rev Drug Discovery* 2004, 3, 825–826

Parker WB. Enzymology of purine and pyrimidine antimetabolites used in the treatment of cancer. *Chem Rev* 2009, 109, 2880–2893

Shelton J et al. Metabolism, biochemical actions, and chemical synthesis of anticancer nucleosides, nucleotides, and base analogs. *Chem Rev.* 2016, 116, 14379–14455

Taylor EC et al. A dideazatetrahydrofolate analogue lacking a chiral center at C-6, *N*-[4-[2-(2-amino-3,4-dihydro-4-oxo-7H-pyrrolo[2,3-*d*]pyrimidin-5-yl)ethyl]benzoyll L-glutamic acid, is an inhibitor of thymidylate synthase. *J Med Chem* 1992, 35, 4450–4454

Wan Q et al. Toward resolving the catalytic mechanism of dihydrofolate reductase using neutron and ultrahigh-resolution X-ray crystallography *Proc Natl Acad Sci USA* 2014, 111, 18225–18230

Kinase-Inhibitoren

Admiraal SJ et al. Mapping the transition state for ATP hydrolysis: Implications for enzymatic catalysis. *Chem Biol* 1995, 2, 729–739

Agianian B et al. Current insights of BRAF inhibitors in cancer. *J Med Chem* 2018, 61, 5775–5793

Alton GR et al. Targeting the unactivated conformations of protein kinases for small molecule drug discovery. *Expert Opin Drug Discovery* 2008, 3, 595–605

Attwood MM et al. Trends in kinase drug discovery: Targets, indications and inhibitor design. *Nat Rev Drug Discovery* 2021, 20, 839–861

Ayala-Aguilera CC et al. Small molecule kinase inhibitor drugs (1995–2021): Medical indication, pharmacology, and synthesis. *J Med Chem* 2022, 65, 1047–1131

Blackhall F et al. Crizotinib: From discovery to accelerated development to front-line treatment. *Ann Oncol* 2016, 27, iii35-iii41

Bollag G. Vemurafenib: The first drug approved for BRAF-mutant cancer. *Nat Rev Drug Discovery* 2012, 11, 873–886

Capdeville R et al. Glivec (STI571, imatinib), a rationally developed, targeted anticancer drug. *Nat Rev Drug Discovery* 2002, 1, 493–502

Chen L et al. Recent progress of small-molecule epidermal growth factor receptor (EGFR) inhibitors against C797S resistance in non-small-cell lung cancer. *J Med Chem* 2018, 61, 4290–4300

Cohen P et al. Kinase drug discovery 20 years after imatinib: Progress and future directions. *Nat Rev Drug Discovery* 2021, 20, 551–569

Cui JJ et al. Case history: Xalkori^{TM} (crizotinib), a potent and selective dual inhibitor of mesenchymal epithelial transition (MET) and anaplastic lymphoma kinase (ALK) for cancer treatment. *Annu Rep Med Chem* 2013, 48, 421–434

Cui JJ. Targeting receptor tyrosine kinase MET in cancer: Small molecule inhibitors and clinical progress. *J Med Chem* 2014, 57, 4427–4453

Cowan-Jacob SW et al. Structural biology contributions to the discovery of drugs to treat chronic myelogenous leukaemia. *Acta Cryst* 2007, D63, 80–93

Cox AD et al. Ras history: The saga continues. *Small GTPases* 2010, 1, 2–27

Duan Y et al. Design, synthesis, and structure-activity relationships (SAR) of 3-vinylindazole derivatives as new selective tropomyosin receptor kinases (Trk) inhibitors. *Eur J Med Chem* 2020, 203, 112552

Ferguson FM et al. Kinase inhibitors: The road ahead. *Nat Rev Drug Discovery*, 2018, 17, 353–376

Ferguson KM. A structure-based view of epidermal growth factor receptor regulation. *Annu Rev Biophys* 2008, 37, 353–373

Finlay MR et al. Discovery of a potent and selective EGFR inhibitor (AZD9291) of both sensitizing and T790M resistance mutations that spares the wild type form of the receptor. *J Med Chem* 2014, 57, 8249–8267

Finlay MRV et al. Small molecule inhibitors of the epidermal growth factor receptor. *Top Med Chem* 2018, 28, 39–74

Furet P et al. Modelling study of protein kinase inhibitors: Binding mode of staurosporine and origin of the selectivity of CGP 52411. *J Comput Aided Mol Des* 1995, 9, 465–472

Furet P et al. Discovery of NVP-BYL719, a potent and selective phosphatidylinositol-3 kinase alpha inhibitor selected for clinical evaluation. *Bioorg Med Chem Lett* 2013, 23, 3741–3748

Garces AE et al. Class 1 PI3K clinical candidates and recent inhibitor design strategies: A medicinal chemistry perspective. *J Med Chem* 2019, 62, 4815–4850

Gibbons DL et al. The rise and fall of gatekeeper mutations? The BCR-ABL1T315I paradigm. *Cancer* 2012, 118, 293–299

Goldman JM et al. BCR-ABL in chronic myelogenous leukemia – how does it work? *Acta Haematol* 2008, 119, 212–217

Gschwind A et al. The discovery of receptor tyrosine kinases: Targets for cancer therapy. *Nat Rev Cancer* 2004, 4, 361–370

Hantschel O et al. Regulation of the c-Abl and Bcr-Abl tyrosine kinases. *Nat Rev Mol Cell Biol* 2004, 5, 33–44

Harris PA et al. Inhibitors of vascular endothelial growth factor receptor. *Top Med Chem* 2018, 28, 105–140

Hatcher JM et al. Small molecule inhibitors of ALK. *Top Med Chem* 2018, 28, 435–468

He M et al. A molecular dynamics investigation into the mechanisms of alectinib resistance of three ALK mutants. *J Cell Biochem* 2018, 119, 5332–5342

Heffron TP. Small molecule kinase inhibitors for the treatment of brain cancer. *J Med Chem* 2016, 59, 10030–10066

Holm M et al Medizinische Chemie und molekulare Hemmmechanismen der Tyrosinkinase-Inhibitoren. *Pharm Unserer Zeit* 2008, 37, 382–392

Huang WS et al. Discovery of brigatinib (AP26113), a phosphine oxide-containing, potent, orally active inhibitor of anaplastic lymphoma kinase. *J Med Chem* 2016, 59, 4948–4964

Hunter T et al. Discovering the first tyrosine kinase. *Proc Natl Acad Sci USA* 2015, 112, 7877–7882

Ibrahim PN et al. Case history: Vemurafenib, a potent, selective, and first-in-class inhibitor of mutant BRAF for the treatment of metastatic melanoma. *Annu Rep Med Chem* 2013, 48, 435–449

Jackson PA et al. Covalent modifiers: A chemical perspective on the reactivity of α,β-unsaturated carbonyls with thiols via hetero-Michael addition reactions. *J Med Chem* 2017, 60, 839–885

Johnson TW et al. Discovery of (10*R*)-7-amino-12-fluoro-2,10,16-trimethyl-15-oxo-10,15,16,17-tetrahydro-2*H*-8,4-(metheno) pyrazolo[4,3-h][2,5,11]-benzoxadiazacyclotetradecine-3-carbonitrile (PF-06463922), a macrocyclic inhibitor of anaplastic lymphoma kinase (ALK) and c-ros oncogene 1 (ROS1) with preclinical brain exposure and broad-spectrum potency against ALK-resistant mutations. *J Med Chem* 2014, 57, 4720–4744

Kinoshita K et al. 9-Substituted 6,6-dimethyl-11-oxo-6,11-dihydro-5*H*-benzo[*b*]carbazoles as highly selective and potent anaplastic lymphoma kinase inhibitors. *J Med Chem*. 2011, 54, 6286–6294

Klaeger S et al. The target landscape of clinical kinase drugs. *Science* 2017, 358, 1148–1164

Kong X et al. Drug discovery targeting anaplastic lymphoma kinase (ALK). *J Med Chem* 2019, 62, 10927–10954

Krishnan S et al. Design of reversible, cysteine-targeted Michael acceptors guided by kinetic and computational analysis. *J Am Chem Soc* 2014, 136, 12624–12630

Kunick C et al. Die kurze Geschichte der Proteinkinase-Inhibitoren. Jung, kompetitiv, erfolgreich. *Pharm Unserer Zeit* 2008, 37, 360–368

Levinson NM et al. Structural and spectroscopic analysis of the kinase inhibitor bosutinib and an isomer of bosutinib binding to the Abl tyrosine kinase domain. *PLoS One* 2012, 7, e29828

Li X et al. Bioactivation of the epidermal growth factor receptor inhibitor gefitinib: Implications for pulmonary and hepatic toxicities. *Chem Res Toxicol* 2009, 22, 1736–1742

Lima ML et al. Case study on receptor tyrosine kinases EGFR, VEGFR, and PDGFR. *Top Med Chem* 2020, 155–201

Lin YL et al. Explaining why gleevec is a specific and potent inhibitor of Abl kinase. *Proc Natl Acad Sci USA* 2013, 110, 1664–1669

Liu Y et al. Rational design of inhibitors that bind to inactive kinase conformations. *Nat Chem Biol* 2006, 2, 358–364

Lu X et al. Allosterische Kinaseinhibitoren – Erwartungen und Chancen. *Angew Chem* 2020, 132, 13868–13881

Marshal J. Inner workings: Tyrosine kinases, their discovery and impact. *Proc Natl Acad Sci USA* 2015, 112, 7886–7887

Marsilje TH et al. Synthesis, structure-activity relationships, and in vivo efficacy of the novel potent and selective anaplastic lymphoma kinase (ALK) inhibitor 5-chloro- *N*2-(2 isopropoxy-5-methyl-4-(piperidin-4-yl)phenyl)- *N*4-(2-(isopropylsulfonyl) phenyl)pyrimidine-2,4- diamine (LDK378) currently in phase 1 and phase 2 clinical trials. *J Med Chem* 2013, 56, 5675–5690

Matte A et al. How do kinases transfer phosphoryl groups? *Structure* 1998, 6, 413–419

McClendon CL. Dynamic architecture of a protein kinase. *Proc Natl Acad Sci USA* 2014, 111, E4623-E4631

Menichincheri M et al. Discovery of entrectinib: A new 3-aminoindazole as a potent anaplastic lymphoma kinase (ALK), c-ros oncogene 1 kinase (ROS1), and pan-tropomyosin receptor kinases (pan-TRKs) inhibitor. *J Med Chem* 2016, 59, 3392–3408

Myers SH et al. AXL inhibitors in cancer: A medicinal chemistry perspective. *J Med Chem* 2016, 59, 3593–3608

Nagar B et al. Crystal structures of the kinase domain of c-Abl in complex with the small molecule inhibitors PD173955 and imatinib (STI-571). *Cancer Res* 2002, 62, 4236–4243

Panjarian S et al. Structure and dynamic regulation of Abl kinases. *J Biol Chem* 2013, 288, 5443–5450

Pike KG. Inhibitors of the fibroblast growth factor receptor. *Top Med Chem* 2018, 28, 141–188

Qiu H et al. Design strategies for second-generation irreversible covalent inhibitors of Bruton's tyrosine kinase. *Med Chem Rev* 2020,55, 497–518

Rewcastle GW et al. Tyrosine kinase inhibitors. 5. Synthesis and structure-activity relationships for 4-[(phenylmethyl)amino]- and 4-(phenylamino)quinazolines as potent adenosine 5'-triphosphate binding site inhibitors of the tyrosine kinase domain of the epidermal growth factor receptor. *J Med Chem* 1995, 38, 3482–3487

Rice KD et al. Novel carboxamide-based allosteric MEK inhibitors: Discovery and optimization efforts toward XL518 (GDC-0973). *ACS Med Chem Lett* 2012, 3, 416–421

Richardson PF et al. Discovery of the ALK/ROS1 inhibitor, lorlatinib (PF-06463922). *Med Chem Rev* 2017, 52, 45–66

Rheault TR et al. Discovery of dabrafenib: A selective inhibitor of Raf kinases with antitumor activity against B-Raf-driven tumors. *ACS Med Chem Lett* 2013, 4, 358–362

Roskoski Jr R. STI-571: An anticancer protein-tyrosine kinase inhibitor. *Biochem Biophys Res Commun* 2003, 309, 709–717

Roskoski Jr. R. Classification of small molecule protein kinase inhibitors based upon the structures of their drug-enzyme complexes. *Pharmacol Res* 2016, 103, 26–48

Roskoski Jr. R. A historical overview of protein kinases and their targeted small molecule inhibitors. *Pharmacol Res* 2015, 100, 1–23

Roth GJ et al. Nintedanib: From discovery to the clinic. *J Med Chem* 2015, 58, 1053–1063

Sebastiano MR et al. Impact of dynamically exposed polarity on permeability and solubility of chameleonic drugs beyond the rule of 5. *J Med Chem* 2018, 61, 4189–4202

Smyth LA et al. Measuring and interpreting the selectivity of protein kinase inhibitors. *J Chem Biol* 2009, 2, 131–151

Song Z et al. Alectinib: A novel second generation anaplastic lymphoma kinase (ALK) inhibitor for overcoming clinically-acquired resistance. *Acta Pharm Sin B* 2015, 5, 34–37

Szacács Z et al. Acid-base profiling of imatinib (gleevec) and its fragments. *J Med Chem* 2005, 48, 249–255

Tan L et al. Development of selective covalent Janus kinase 3 inhibitors. *J Med Chem* 2015, 58, 6589–6606

Taylor S et al. Evolution of the eukaryotic protein kinases as dynamic molecular switches. *Phil Trans R Soc B* 2012, 367, 2517–2528

Toogood PL et al. Discovery of a potent and selective inhibitor of cyclin-dependent kinase 4/6. *J Med Chem* 2005, 48, 2388–2406

Treiber DK et al. Ins and outs of kinase DFG motifs. *Chem Biol* 2013, 20, 745–746

Valiev M et al. Phosphorylation reaction in cAPK protein kinase-free energy quantum mechanical/molecular mechanics simulations. *J Phys Chem B* 2007, 111, 13455–13464

Vanhaesebroeck B et al. PI3K inhibitors are finally coming of age. *Nat Rev Drug Discovery* 2021, 20, 741–769

Wang WC et al. Anaplastic lymphoma kinase (ALK) inhibitors: A review of design and discovery. *Med Chem Commun* 2014, 5, 1266–1279

Wang Z. Catalytic mechanisms and regulation of protein kinases. *Methods Enzymol* 2014, 548, 1–21

Wang Z et al. FLT3 inhibitors in acute myeloid leukemia: Challenges and recent developments in overcoming resistance. *J Med Chem* 2021, 64, 2878–2900

Wilhelm S et al. Discovery and development of sorafenib: A multikinase inhibitor for treating cancer. *Nat Rev Drug Discovery* 2006, 5, 835–844

Wolfson W. Ariad Pharmaceutical's Ninja cancer drug inhibits armies of mutants. *Chem Biol* 2012, 19, 1075–1076

Yan L et al. Precision medicine becomes reality- tumor type-agnostic therapy. *Cancer Commun* 2018, 38, 6

Yang J et al. Targeting PI3K in cancer: Mechanisms and advances in clinical trials. *Mol Cancer* 2019, 18, 26

Zhang S et al. The potent ALK inhibitor brigatinib (AP26113) overcomes mechanisms of resistance to first- and second-generation ALK inhibitors in preclinical models. *Clin Cancer Res* 2016, 22, 5527–5538

Zhong Y et al. Small-molecule Fms-like tyrosine kinase 3 inhibitors: An attractive and efficient method for the treatment of acute myeloid leukemia. *J Med Chem* 2020, 63, 12403–12428

Zhou T et al. Specificity and mechanism-of-action of the JAK2 tyrosine kinase inhibitors ruxolitinib and SAR302503 (TG101348). *Leukemia* 2014, 28, 404–407

Zucotto F et al. Through the „gatekeeper door“: Exploiting the active kinase conformation. *J Med Chem* 2010, 53, 2681–2694

Zuo Y et al. Small-molecule inhibitors of Bruton's tyrosine kinase. *Top Med Chem* 2018, 28, 75–104

Mitosehemmstoffe

Arnst KE et al. Current advances of tubulin inhibitors as dual acting small molecules for cancer therapy. *Med Res Rev* 2019, 39, 1398–1426

Cheng Z et al. A review of research progress of antitumor drugs based on tubulin targets. *Transl Cancer Res* 2020, 9, 4020–4027

Downing KH et al. Tubulin structure: Insights into microtubule properties and functions. *Curr Opin Struct Biol* 1998, 8, 785–791

Li W et al. Tubulin inhibitors targeting the colchicine binding site: A perspective of privileged structures. *Future Med Chem* 2017, 9, 1756–8919

Martino E et al. Vinca alkaloids and analogues as anti-cancer agents: Looking back, peering ahead. *Bioorg Med Chem Lett* 2018, 28, 2816–2826

McLoughlin EC et al. Colchicine-binding site inhibitors from chemistry to clinic: A review. *Pharmaceuticals* 2020, 13, 8

Schäfer B. Hoffnung gegen Krebs. Taxol. *Chem Unserer Zeit* 2011, 45, 32–46

Hormone und Antihormone

Ahmad I et al. Recent developments in steroidal and nonsteroidal aromatase inhibitors for the chemoprevention of estrogen-dependent breast cancer. *Eur J Med Chem* 2015, 375–386

Bai Z et al. Breast cancer, estrogen receptor and ligands. *Arch Pharm (Weinheim)* 2009, 342, 133–149

Baker JW et al. Synthesis and bacteriostatic activity of some nitrotrifluoromethylanilides. *J Med Chem* 1967, 10, 93–95

Bassetto M et al. Design and synthesis of novel bicalutamide and enzalutamide derivatives as antiproliferative agents for the treatment of prostate cancer. *Eur J Med Chem* 2016, 118, 230–243

Bhatnagar AS. The discovery and mechanism of action of letrozole. *Breast Cancer Res* Treat. 2007, 105, 7–17

Biffinger JC et al. The polar hydrophobicity of fluorinated compounds. *ChemBioChem* 2004, 5, 622–627

Bird IM et al. The hunt for a selective 17,20 lyase inhibitor; learning lessons from nature. *J Steroid Biochem Mol Biol* 2016, 163, 136–146

Bonomo S et al. Mechanism of cytochrome P450 17A1-catalyzed hydroxylase and lyase reactions. *J Chem Inf Model* 2017, 57, 1123–1133

Brodie AM et al. The effect of an aromatase inhibitor, 4-hydroxy-4-androstene-3,17-dione, on estrogen-dependent processes in reproduction and breast cancer. *Endocrinology* 1977, 100, 1684–1695

Brzozowski AM et al. Molecular basis of agonism and antagonism in the oestrogen receptor. *Nature* 1997, 389, 743–758

Bucourt R et al. New biospecific adsorbents for the purification of estradiol receptor. *J Biol Chem* 1978, 253, 8221–8228

Carlson RW et al. The history and mechanism of action of fulvestrant. *Clin Breast Cancer* 2005, 6, 5–8

Chumsri S et al. Aromatase, aromatase inhibitors, and breast cancer. *J Steroid Biochem Mol Biol* 2011, 125, 13–22

Clegg NJ et al. ARN-509: A novel anti-androgen for prostate cancer treatment. *Cancer Res* 2012, 72, 1494–1503

DeVore NM et al. Cytochrome P450 17A1 structures with prostate cancer drugs abiraterone and TOK-001. *Nature* 2012, 482, 116–119

Ellsworth K et al. MK386: A potent, selective inhibitor of the human type 1 5α-reductase. *J Steroid Biochem Mol* 1996, 58, 377–384

Farooq A. Structural and functional diversity of estrogen receptor ligands. *Curr Top Med Chem* 2015, 15, 1372–1384

Görlitzer K et al. Exemestan-Derivate – Synthese und Prüfung auf Aromatase-Hemmung. *Pharmazie* 2006, 61, 575–581

Ghosh D et al. Recent progress in the discovery of next generation inhibitors of aromatase from the structure-function perspective. *J Med Chem* 2016, 59, 5131–5148

Hong Y et al. Binding features of steroidal and nonsteroidal inhibitors. *Steroids* 2011, 76, 802–806
Jordan VC. Antiestrogens and selective estrogen receptor modulators as multifunctional medicines. 1. Receptor interactions. *J Med Chem* 2003, 46, 883–908
Jordan VC. Antiestrogens and selective estrogen receptor modulators as multifunctional medicines. 2. Clinical considerations and new agents. *J Med Chem* 2003, 46, 1081–1111
Jordan VC et al. Endoxifen: The end, or are we at the beginning? *J Clin Oncol* 2017, 35, 3378–3379
Jung ME et al. Structure-activity relationship for thiohydantoin androgen receptor antagonists for castration-resistant prostate cancer (CRPC). *J Med Chem* 2010, 53, 2779–2796
Katzenellenbogen JA. The 2010 Philip S. Portoghese medicinal chemistry lectureship: Addressing the „core issue“ in the design of estrogen receptor ligands. *J Med Chem* 2011, 54, 5271–5282
Kim SY et al. Formation of tamoxifen-DNA adducts in human endometrial explants exposed to α-hydroxytamoxifen. *Chem Res Toxicol* 2005, 18, 889–895
Levy MA et al. Epristeride is a selective and specific uncompetitive inhibitor of human steroid 5 alpha-reductase isoform 2. *J Steroid Biochem Mol Biol.* 1994, 48, 197–206
Li Z et al. Conversion of abiraterone to D4A drives antitumor activity in prostate cancer. *Nature* 2015, 523, 347–351
Li X et al. The enzyme and inhibitors of 4-ene-3-oxosteroid 5α-oxidoreductase. *Steroids* 1995, 60, 430–441
Liu H. Molecular dynamics studies on the enzalutamide resistance mechanisms induced by androgen receptor mutations. *J Cell Biochem* 2017, 118, 2792–2801
Liu HL et al. A molecular modeling study of the hydroxyflutamide resistance mechanism induced by androgen receptor mutations *Int J Mol Sci* 2017, 18, 1823–1840
Lombardi P. Exemestane, a new steroidal aromatase inhibitor of clinical relevance. *Biochim Biophys Acta* 2002, 1587, 326–337
MacGregor Schafer J et al. Allosteric silencing of activating function 1 in the 4-hydroxytamoxifen estrogen receptor complex is induced by substituting glycine for aspartate at amino acid 351. *Cancer Res* 2000, 60, 5097–5105
Miller WR et al. Aromatase inhibitors: Mechanism of action and role in the treatment of breast cancer. *Semin Oncol.* 2003, 30, 3–11
Mohler ML et al. Nonsteroidal selective androgen receptor modulators (SARMs): Dissociating the anabolic and androgenic activities of the androgen receptor for therapeutic benefit. *J Med Chem* 2009, 52, 3597–3617
Mukherjee A et al. Enantioselective binding of casodex to the androgen receptor. *Xenobiotica* 1996, 26, 117–122
Neri R et al. A biological profile of a nonsteroidal antiandrogen, SCH 13521 (4'-nitro-3"-trifluoromethylisobutyranilide). *Endocrinology* 1972, 91, 427–437
Osborne CK et al. Fulvestrant: An oestrogen receptor antagonist with a novel mechanism of action. *Br J Cancer* 2004, 90, S2-S6
Petrunak EM et al. Structures of human steroidogenic cytochrome P450 17A1 with substrates. *J Biol Chem* 2014, 289, 32952–32964
Potter GA et al. Novel steroidal inhibitors of human cytochrome $P450_{17\alpha}$ (17α-hydroxylase-$C_{17,20}$-lyase): Potential agents for the treatment of prostatic cancer. *J Med Chem* 1995, 38, 2463–2471
Quirke VM. Tamoxifen from failed contraceptive pill to best-selling breast cancer medicine: A case-study in pharmaceutical innovation. *Front Pharmacol* 2017, 8, 1–16
Rehman Y et al. Abiraterone acetate: Oral androgen biosynthesis inhibitor for treatment of castration-resistant prostate cancer. *Drug Des Devel Ther* 2012, 6, 13–18
Reid AHM et al. CYP17 inhibition as a hormonal strategy for prostate cancer. *Nat Clin Pract Urol* 2008, 5, 610–620
Robertson JFR. Selective oestrogen receptor modulators/new antioestrogens: A clinical perspective. *Cancer Treat Rev* 2004, 30, 695–706
Sack JS et al. Crystallographic structures of the ligand-binding domains of the androgen receptor and its T877A mutant complexed with the natural agonist dihydrotestosterone. *Proc Natl Acad Sci USA* 2001, 98, 4904–4909.
Santen RJ et al. History of aromatase: Saga of an important biological mediator and therapeutic target. *Endocr Rev* 2009, 30, 343–375
Schalken J et al. Enzalutamide: Targeting the androgen signalling pathway in metastatic castration-resistant prostate cancer. *BJU Int* 2016, 117, 215–225
Schwarzel WC et al. Studies on the mechanism of estrogen biosynthesis. 8. The development of inhibitors of the enzyme system in human placenta. *Endocrinology* 1973, 92, 866–880
Shiau AK. The structural basis of estrogen receptor/coactivator recognition and the antagonism of this interaction by tamoxifen. *Cell* 1998, 95, 927–937
Singh SM et al. Androgen receptor antagonists (antiandrogens): Structure-activity relationships. *Curr Med Chem* 2000, 7, 211–247
Sugawara T et al. Darolutamide is a potent androgen receptor antagonist with strong efficacy in prostate cancer models. *Int J Cancer* 2019, 145, 1382–1394
Tran C et al. Development of a second-generation antiandrogen for treatment of advanced prostate cancer. *Science* 2009, 324, 787–790
Tucker H et al. Resolution of the nonsteroidal antiandrogen 4'-cyano-3-[(4-fluorophenyl)sulfonyl]-2-hydroxy-2-methyl-3'-(trifluoromethyl)-propionanilide and the determination of the absolute configuration of the active enantiomer. *J Med Chem* 1988, 31, 885–887
Viciano I et al. Theoretical study of the mechanism of exemestane hydroxylation catalyzed by human aromatase enzyme. *J Phys Chem B* 2016, 120, 3331–3343
Wittmann BM et al. Definition of functionally important mechanistic differences among selective estrogen receptor down-regulators. *Cancer Res* 2007, 67, 9549–9560
Xia F et al. Comparisons of prostate cancer inhibitors abiraterone and TOK-001 binding with CYP17A1 through molecular dynamics. *Comput Struct Biotechnol J* 2015, 13, 520–527
Yoshimoto FK et al. Mechanism of the third oxidative step in the conversion of androgens to estrogens by cytochrome P450 19A1 steroid aromatase. *J Am Chem Soc* 2014, 136, 15016–15025
Yoshimoto FK et al. The diverse chemistry of cytochrome P450 17A1 (P450c17, CYP17A1). *J Steroid Biochem Mol Biol* 2015, 151, 52–65
Yoshimoto FK et al. Mechanism of 17α,20-lyase and new hydroxylation reactions of human cytochrome P450 17A1. *J Biol Chem* 2016, 291, 17143–17164
Zhang H et al. Targeting of the highly conserved threonine 302 residue of cytochromes P450 2B family during mechanism-based inactivation by aryl acetylenes. *Arch Biochem Biophys* 2011, 507, 135–143
Zuo M et al. Design and synthesis of indoline thiohydantoin derivatives based on enzalutamide as antiproliferative agents against prostate cancer. *Eur J Med Chem* 2017, 125, 1002–1022

PARP-Inhibitoren

Curtin NJ et al. Poly(ADP-ribose) polymerase inhibition: past, present and future. *Nat Rev Drug Discovery* 2020, 711–736
Curtin NJ. The development of rucaparib/rubraca: A story of the synergy between science and serendipity. *Cancers* 2020, 12, 564
Drew Y. The development of PARP inhibitors in ovarian cancer: From bench to bedside. *Cancers* 2020, 12, 564
Ferrari DV. Evolution of poly(ADP-ribose) polymeras-1 (PARP-1) inhibitors. From concept to clinic. *J Med Chem* 2010, 53, 4561–4584

Jones P et al. Niraparib: A poly(ADP-ribose) polymerase (PARP) inhibitor for the treatment of tumors with defective homologous recombination. *J Med Chem* 2015, 58, 3302–3314

Lal S et al. A therapeutic update on PARP inhibitors: Implications in the treatment of glioma. *Drug Discovery Today* 2021, 26, 532–541

Ryu KW et al. New facets in the regulation of gene expression by ADP-ribosylation and poly(ADP-ribose) polymerases. *Chem Rev* 2015, 115, 2453–2481

Wang B et al. Discovery and characterization of (8*S*,9*R*)-5-fluoro-8-(4-fluorophenyl)-9-(1-methyl-1*H*-1,2,4-triazol-5-yl)-2,7,8,9-tetrahydro-3*H*-pyrido[4,3,2-de]phthalazin-3-one (BMN 673, talazoparib), a novel, highly potent, and orally efficacious poly(ADP-ribose) polymerase-1/2 inhibitor, as an anticancer agent. *J Med Chem* 2016, 59, 335–357

Proteasom-Inhibitoren

Borissenko L et al. 20S Proteasome and its inhibitors: Crystallographic knowledge for drug development. *Chem Rev* 2007, 107, 687–717

Kale AJ et al. Molecular mechanisms of acquired proteasome inhibitor resistance. *J Med Chem* 2012, 55, 10317–10327

Kim KB et al. From epoxomicin to carfilzomib: Chemistry, biology, and medical outcomes. *Nat Prod Rep* 2013, 30, 600–604

Paramore A et al. Bortezomib. *Nat Rev Drug Discovery* 2003, 2, 611–612

Rentsch A et al. Synthese und Pharmakologie von Proteasom-Inhibitoren. *Angew Chem* 2013, 125, 5560–5599

Immunmodulatoren

Roth K. Eine unendliche chemische Geschichte. *Chem Unserer Zeit* 2005, 39, 212–217

Short J et al. Thalidomide-analogue biology: Immunological, molecular and epigenetic targets in cancer therapy. *Oncogene* 2013, 32, 4191–4202

Tageja N. Lenalidomide – current understanding of mechanistic properties. *Anti-Cancer Agents Med Chem* 2011, 11, 315–326

Histondesacetylase-Inhibitoren

Atadja P. Development of the pan-DAC inhibitor panobinostat (LBH589): Successes and challenges. *Cancer Lett* 2009, 280, 233–241

Ho TCS et al. Thirty years of HDAC inhibitors: 2020 insight and hindsight. *J Med Chem* 2020, 63, 12460–12484

Hedgehog-Signalweg-Inhibitoren

Galperin I et al. Inhibiting hedgehog: An update on pharmacological compounds and targeting strategies. *J Med Chem* 2019, 62, 8392–8411

Gould SE et al. Discovery and preclinical development of vismodegib. *Expert Opin Drug Discovery* 2014, 9, 1–16

Munchhof MJ et al. Discovery of PF-04449913, a potent and orally bioavailable inhibitor of smoothened. *ACS Med Chem Lett* 2012, 3, 106–111

Patel NC et al. Case history: Daurismo^{TM} (glasdegib), for the treatment of patients with acute myeloid leukemia. *Med Chem Rev* 2019, 54, 409–428

Fotodynamische Tumortherapie

Cell JP et al. Imaging and photodynamic therapy: Mechanisms, monitoring, and optimization. *Chem Rev* 2010, 110, 2795–2838

Detty MR et al. Current clinical and preclinical photosensitizers for use in photodynamic therapy. *J Med Chem* 2004, 47, 3897–3915

Greer A. Christopher Foote's discovery of the role of singlet oxygen [$^1O_2$ ($^1\Delta g$)] in photosensitized oxidation reactions. *Acc Chem Res* 2006, 39, 797–804

Hirth A et al. Photodynamische Tumortherapie. *Chem Unserer Zeit* 1999, 33, 84–94

Simões JCS et al. Conjugated photosensitizers for imaging and PDT in cancer research. *J Med Chem* 2020, 63, 14119–14150

Weiss D et al. Die bunte Welt der Porphyrine. Von der Natur zur Hochtechnologie. *Chem Unserer Zeit* 2019, 53, 12–21

Yang B et al. Reactive oxygen species (ROS)-based nanomedicine. *Chem Rev* 2019, 119, 4881–4985

Zheng Q et al. The recent progress on metal–organic frameworks for phototherapy. *Chem Soc Rev* 2021, 50, 5086–5125

BCL-2-Inhibitoren

Park CM et al. Design, synthesis, and computational studies of inhibitors of Bcl-X_L. *J Am Chem Soc* 2006, 128, 16206–16212

Yap JL et al. Expanding the cancer arsenal with targeted therapies: Disarmament of the antiapoptotic Bcl-2 proteins by small molecules. *J Med Chem* 2017, 60, 821–838

Zytoprotektiva (Kapitel 14)

Ayala A et al. Lipid peroxidation: Production, metabolism, and signaling mechanisms of malondialdehyde and 4-hydroxy-2-nonenal. *Oxid Med Cell Longev* 2014, 360438

Baillie TA et al. Glutathione: A vehicle for the transport of chemically reactive metabolites in vivo. *Acc Chem Res* 1991, 24, 264–270

Biewenga GP et al. The pharmacology of the antioxidant lipoic acid. *Gen Pharmacol* 1997, 29, 315–331

Bonrath W. Biotin – the chiral challenge. *Chimia* 2009, 63, 265–269

Burton GW et al. Autoxidation of biological molecules. 1. The antioxidant activity of vitamin E and related chain-breaking phenolic antioxidants in vitro. *J Am Chem Soc* 1981, 103, 6472–6477

Burton GW et al. Vitamin E: Application of the principles of physical organic chemistry to the exploration of its structure and function. *Acc Chem Res* 1986, 19, 194–201

Daiber A et al. Radikalchemie im Organismus Stickstoffmonoxid, Superoxid und Peroxynitrit. *Chem Unserer Zeit* 2002, 36, 366–375

Di Mascio P et al. Carotenoids, tocopherols and thiols as biological singlet molecular oxygen quenchers. *Biochem Soc Trans* 1990, 18, 1054–1056

Eggersdorfer M et al. Einhundert Jahre Vitamine – eine naturwissenschaftliche Erfolgsgeschichte. *Angew Chem* 2012, 124, 13134–13165

Foret MK et al. Connecting the „dots“: From free radical lipid autoxidation to cell pathology and disease. *Chem Rev* 2020, 120, 23, 12757–12787

Forman HJ et al. Targeting oxidative stress in disease: promise and limitations of antioxidant therapy. *Nat Rev Drug Discovery* 2021, 20, 689–709

Foyer CH et al. Ascorbate and glutathione: The heart of the redox hub. *Plant Physiol* 2011, 155, 2–18

Gonzalez-Flores J et al. The molecular biology of selenocysteine. *Biomol Concepts* 2013, 4, 349–365

Helberg J et al. Autoxidation vs. antioxidants – the fight for forever. *Chem Soc Rev* 2021, 50, 7343–7358

Jacob C et al. Schwefel und Selen: Bedeutung der Oxidationsstufe für Struktur und Funktion von Proteinen. *Angew Chem* 2003, 115, 4890–4907

Lanska DJ. The discovery of niacin, biotin, and pantothenic. *Acid Ann Nutr Metab* 2012, 61, 246–253

Meyer K. Farbenfrohe Antioxidantien. Carotinoide – Bedeutung und technische Synthesen. *Chem Unserer Zeit* 2002, 36, 178–192

Namitha KK et al. Chemistry and biotechnology of carotenoids. *Crit Rev Food Sci Nutr* 2010, 50, 728–760

Packer L et al. Alpha-lipoic acid as a biological antioxidant. *Free Radical Biol Med.* 1995, 19, 227–250

Parvez S et al. Redox signaling by reactive electrophiles and oxidants. *Chem Rev* 2018, 118, 8798–8888

Porter N et al. Mechanisms of free radical oxidation of unsaturated lipids. *Lipids* 1995, 30, 277–290

Roberfroid MB et al. Free radicals in drug research. *Adv Drug Res.* 1987, 16, 1–84

Roman M et al. Selenium biochemistry and its role for human health. *Metallomics* 2014, 6, 25–54

Roth HJ. Vitamin C. „Olle Kamelle" oder immergrüner Wirkstoff mit Zukunft? *Dtsch Apoth Ztg* 1991, 131, 414–428

Salehi B. Insights on the use of α-lipoic acid for therapeutic purposes. *Biomolecules* 2019, 9, 356

Sandmann G. Antioxidant protection from UV- and light-stress related to carotenoid structures. *Antioxidants* 2019, 8, 219

Seki M. Biological significance and development of practical synthesis of biotin. *Med Res Rev* 2006, 26, 434–482

Seib PA et al. Ascorbic acid: Chemistry, metabolism, and uses. *Adv Chem Ser* 1982, 200, 1–604

Silvestrini A et al. The role of selenium in oxidative stress and in nonthyroidal illness syndrome (NTIS): An overview. *Curr Med Chem* 2020, 27, 423–449

Spickett CM. The lipid peroxidation product 4-hydroxy-2-nonenal: advances in chemistry and analysis. *Redox Biol* 2013, 1, 145–152

Stella L et al. Stabilisierung von Radikalen durch capto-dative Substitution – C-C-Addition an radicophile Olefine. *Angew Chem* 1978, 90, 741–742

Viehe HG et al. The captodative effect. *Acc Chem Res* 1985, 18, 148–154

Zeida A et al. Catalysis of peroxide reduction by fast reacting protein thiols. *Chem Rev* 2019, 119, 10829–10855

Zhang Y. DFT study on the quenching mechanism of singlet oxygen by lycopene. *RSC Adv* 2016, 6, 98498–98505

Bildnachweis

Abb. 1.45 Nach Andrews PR et al. Functional group contributions to drug-receptor interactions. *J Med Chem* 1984, 27, 164–1657

Abb. 1.77 Nach Brandes R et al. Physiologie des Menschen mit Pathophysiologie. Springer, Heidelberg, 2019

Abb. 1.88 Nach Nelson DL et al. Lehninger: Principles of biochemistry. MacMillan, New York, 2017

Abb. 1.136 Nach Testa B. Organic stereochemistry, part 8. Prostereoisomerism and the concept of product stereoselectivity in biochemistry and xenobiotic metabolism. *Helv Chim Acta* 2013, 96, 1409–1451

Abb. 1.137 Nach Testa B. Organic stereochemistry, part 8. Prostereoisomerism and the concept of product stereoselectivity in biochemistry and xenobiotic metabolism. *Helv Chim Acta* 2013, 96, 1409–1451

Abb. 2.4 Nach Di L et al. Drug-like properties. Concepts, structure, design, and methods from ADME to toxicity optimization. Academic Press, London, 2016

Abb. 2.5 Nach Ernst B et al. Moderne Pharmakokinetik: Transport durch Membranen. Wiley-VCH, Weinheim, 2010

Abb. 2.11 Modifiziert nach Ernst B et al. Moderne Pharmakokinetik: Transport durch Membranen. Wiley-VCH, Weinheim, 2010

Abb. 2.15 Nach Di L et al. Drug-like properties. Concepts, structure, design, and methods from ADME to toxicity optimization. Academic Press, London, 2016

Abb. 2.24 Nach www.onmeda.de/anatomie/magen.html

Abb. 2.32 Di L et al. Drug-like properties. Concepts, structure, design, and methods from ADME to toxicity optimization. Academic Press, London, 2016

Abb. 2.34 Nach Brunton LL et al. Goodman & Gilman's the Pharmacological Basis of Therapeutics. McGraw Hill, New York, 2017

Abb. 2.35 Nach Brunton LL et al. Goodman & Gilman's the Pharmacological Basis of Therapeutics. McGraw Hill, New York, 2017

Abb. 2.101 Nach Di L et al. Drug-like properties. Concepts, structure, design, and methods from ADME to toxicity optimization. Academic Press, London, 2016

Abb. 6.1 Nach Bracher F et al. Arzneibuch-Kommentar. Wissenschaftliche Erläuterungen zum Arzneibuch. Wissenschaftliche Verlagsgesellschaft Stuttgart, 2020

Abb. 7.72 Modifiziert nach Patrick GL. An introduction to medicinal chemistry. Oxford University Press, Oxford, 2017

Abb. 7.352 Nach Roche VF et al. Foye's principles of medicinal chemistry. Wolters Kluwer, Philadelphia, 2020

Abb. 7.378 Modifiziert nach Lüllmann H, Mohr K, Hein L. Taschenatlas Pharmakologie, 2008)

Abb. 8.2 Nach http://physiologie.cc/C-cells.jpg

Abb. 8.21 Benjah-bmm27, Public domain, via Wikimedia Commons

Abb. 12.130 Nach Schüller T. *Dtsch Apoth Ztg* 2018, 158, 2946–2949

Abb. 12.242 Fairlamb AH et al. Trypanothione is the primary target for arsenical drugs against African trypanosomes. *Proc Natl Acad Sci USA* 1989, 86, 2607–2611

Abb. 12.294 Nach Davies TGE et al. DDT, pyrethrins, pyrethroids and insect sodium channels. *IUBMB Life* 2007, 59, 151–162

Abb. 13.1 ZfKD, Zentrum für Krebsregisterdaten im Robert Koch-Institut, 2016

Abb. 13.60 Nach Parker BS et al. A molecular understanding of mitoxantrone-DNA adduct formation. Effect of cytosine methylation and flanking sequences. *J Biol Chem* 2004, 279, 18814–18823

Fotos Kapiteleinstieg: Kap. 1 Tryfonov/stock.adobe.com | Kap. 2 bfk92/istockphoto.com | Kap. 3 chrisharvey/stock.adobe.com | Kap. 4 Paolese/stock.adobe.com | Kap. 5 Microgen/stock.adobe.com | Kap. 6 markus thoenen/stock.adobe.com | Kap. 7 johnmerlin/stock.adobe.com | Kap. 8 Maksim Shmeljov/stock.adobe.com | Kap. 9 5ph/stock.adobe.com | Kap. 10 delihayat/istockphoto.com | Kap. 11 charnsitr/stock.adobe.com | Kap. 12 fpm/istockphoto.com | Kap. 13 MAK/stock.adobe.com | Kap. 14 IMAREVA/stock.adobe.com

Formelzeichnungen/Grafiken: Autoren; FOXDESiGNER: Rebecca Wahner, Hannsjörg Wahner

Sachregister

A

B

C

D

E

F

G

H

J

K

M

N

O

P

N

O

P

S

T

U

V

W

X

Y

Z

Die Autoren

Prof. Dr. Klaus Müller

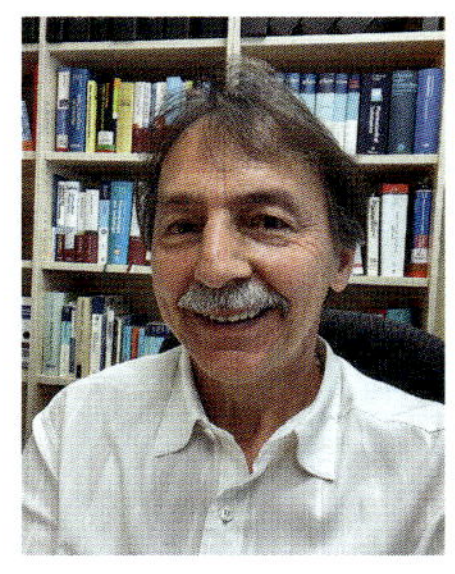

Klaus Müller studierte Pharmazie an der Universität Regensburg. 1985 Promotion zum Dr. rer. nat. im Fach Pharmazeutische Chemie (Prof. Dr. Wolfgang Wiegrebe, Regensburg). 1986–1987 Postdoktorand (DFG-Stipendiat) am Institut für Pharmazeutische Chemie sowie an der Hautklinik Rudolf-Virchow der FU Berlin. Einjähriger Forschungsaufenthalt (1988, NSF-Grants) am Department of Chemistry and Biochemistry, University of California, Los Angeles (Prof. Christopher S. Foote). 1994 Habilitation (Dr. rer. nat. habil.) für das Fach Pharmazeutische Chemie in Regensburg. 1996 Ruf auf eine Professur für Pharmazeutische Chemie an der Westfälischen Wilhelms-Universität Münster. 1999 Ruf auf ein Ordinariat für Pharmazeutische Chemie der Universität Innsbruck (abgelehnt). 2014–2016 Studiendekan des Fachbereichs Chemie und Pharmazie. Forschungsgebiete: Wirkstoffe gegen Tumor- und hyperproliferative Hauterkrankungen (Synthese und In-vitro-Assays), antileishmanielle Wirkstoffe, STAT3-Inhibitoren, reaktive Sauerstoffspezies.

Prof. Dr. Matthias Lehr

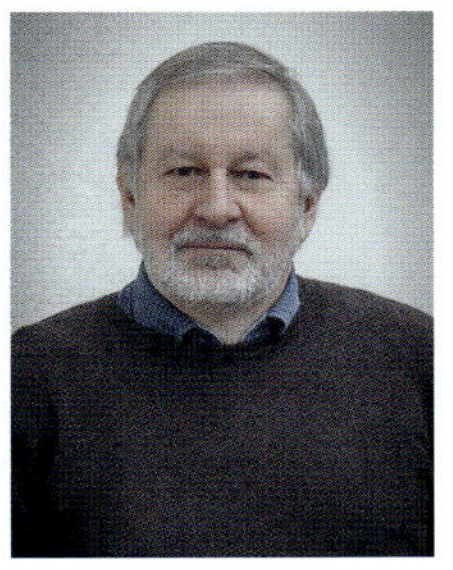

Matthias Lehr studierte Pharmazie an der Universität Regensburg sowie Lebensmittelchemie an der Universität Würzburg. 1989 Promotion zum Dr. rer. nat. im Fach Pharmazeutische Chemie (Prof. Dr. Gerd Dannhardt, Universität Regensburg). 1989–1991 tätig als Lebensmittelchemiker am Landesuntersuchungsamt für das Gesundheitswesen Südbayern in Oberschleißheim. 1997 Habilitation (Dr. rer. nat. habil.) für das Fach Pharmazeutische Chemie an der Ludwig-Maximilians-Universität München im Arbeitskreis von Prof. Dr. Hans-Dietrich Stachel. 1999 Ruf auf eine Professur für Pharmazeutische Chemie an der Westfälischen Wilhelms-Universität Münster. 2002–2004 Studiendekan des Fachbereichs Chemie und Pharmazie. Forschungsgebiete: Synthese und In-vitro-Charakterisierung von Inhibitoren von Enzymen der Arachidonsäure-Kaskade und des Endocannabinoid-Stoffwechsels sowie von Aminoxidasen.

Dr. Helge Prinz

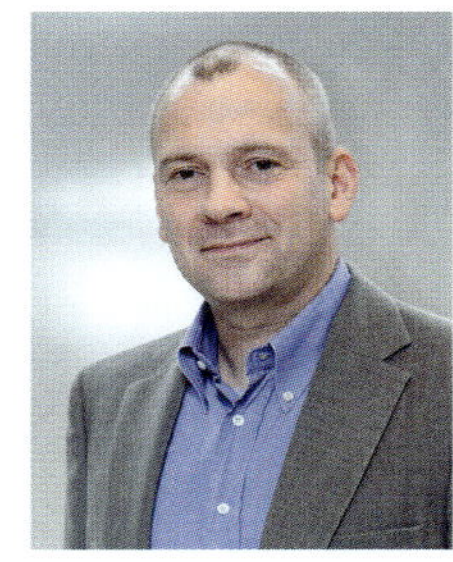

Helge Prinz studierte Pharmazie an der Johannes Gutenberg-Universität in Mainz, Approbation als Apotheker 1991. Promotion in Pharmazeutischer Chemie an der Universität Regensburg 1995. Danach Wechsel als Wissenschaftlicher Mitarbeiter an das Institut für Pharmazeutische und Medizinische Chemie der Westfälischen Wilhelms-Universität Münster. Von Juni bis Oktober 1999 Visiting Scientist an der Graduate School of Biomedical Engineering (Prof. Umezawa), Faculty of Science and Technology, Keio University, Yokohama, Japan. Die Lehrtätigkeit umfasst Seminare und praktische Übungen zur „Allgemeinen und analytischen Chemie der anorganischen Arznei-, Hilfs- und Schadstoffe (unter Einbeziehung von Arzneibuchmethoden)" sowie Vorlesungen zu „Quantitative Bestimmung von Arznei-, Hilfs- und Schadstoffen (unter Einbeziehung von Arzneibuch-Methoden)". Mitautor des Lehrbuchs „Qualitative Anorganische Analyse für Pharmazeuten und Naturwissenschaftler" (begründet von Dr. Wolfgang Werner). Schwerpunkt der wissenschaftlichen Arbeiten ist die Synthese und Prüfung niedermolekularer Hemmstoffe der Tubulinpolymerisation.

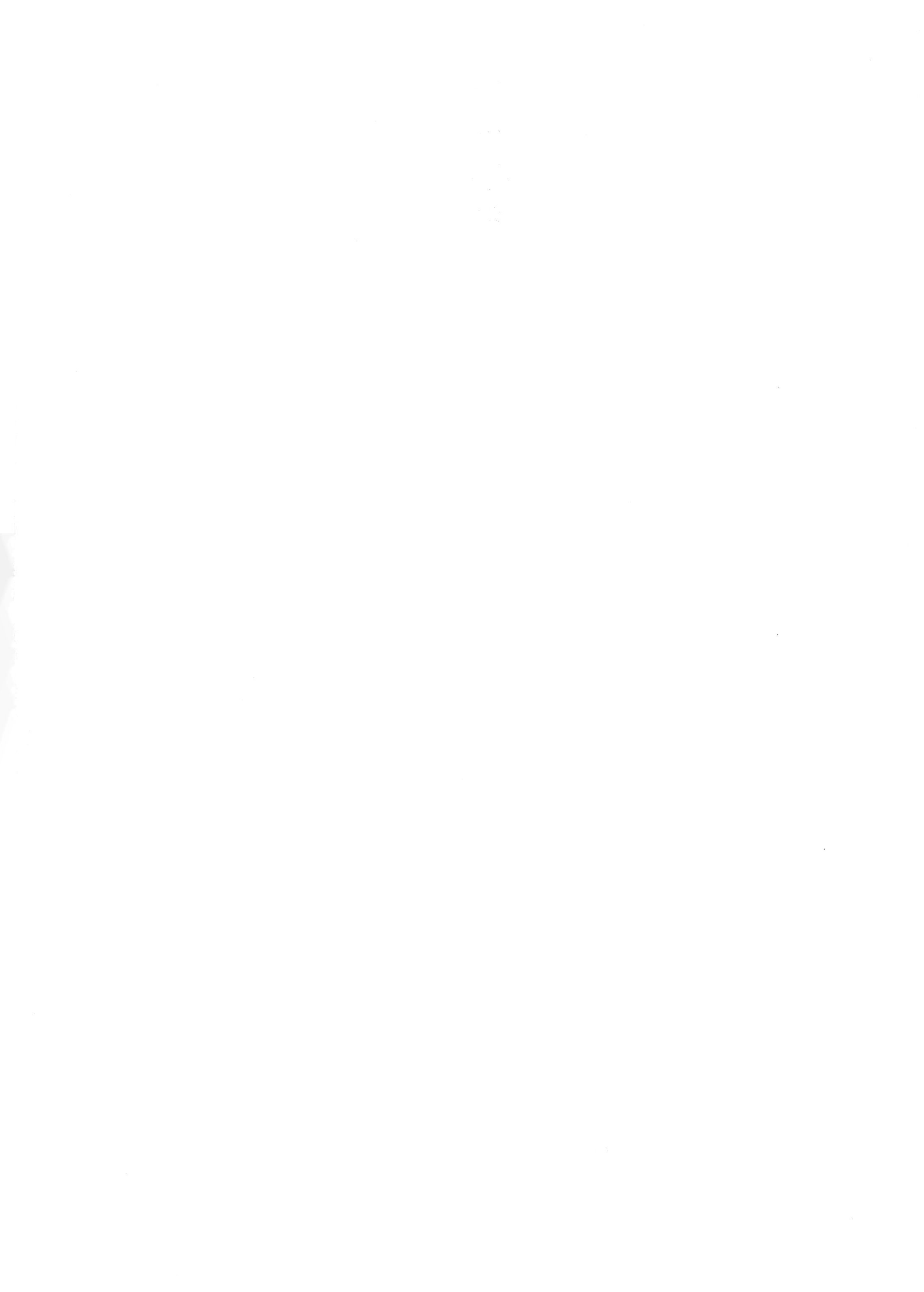